BANSAL'S MEDICAL DICTIONARY

English-Hindi

बन्सल चिकित्सीय शब्दकोष

अँग्रेजी - हिन्दी

Edited by

Dr. Shrinandan Bansal (B.M.B.S.)
Writer of Various Medical Books

Author of the following books in Hindi

- मेडिकल लेबोरेट्री टैक्नोलॉजी
- मिडवाइफरी
- शरीर-रचना विज्ञान एवं शरीर-क्रिया विज्ञान (नर्सों के लिए)
- सूक्ष्मजीव-विज्ञान (परिचारिकाओं के लिए)
- यौन रोग
- यौन शिक्षा
- मधुमेह
- ब्लड प्रैशर
- हृदय रोग एवं उपचार
- फलों एवं सब्जियों द्वार चिकित्सा
- मसालों एवं अनाजों द्वारा चिकित्सा

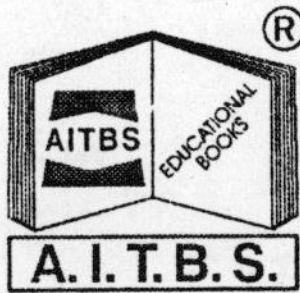

AITBS Publishers, India
MEDICAL PUBLISHERS
J-5/6, Krishan Nagar, Delhi-110051 (INDIA)
Phone: 22009096, 22009084; Fax: 011-22009074
E-mail: aitbs@bol.net.in & aitbsindia@gmail.com

First Edition : 2006
Second Editon : 2014
Third Editon : 2019

ISBN : 978-81-7473-332-0

Published by :
Virender Kumar Arya for
AITBS Publishers, India
MEDICAL PUBLISHERS
J-5/6, Krishan Nagar, Delhi - 110051 (INDIA)
Phone: 011-22009096, 22009084; Fax: 011-22009074
E-mail: aitbs@bol.net.in & aitbsindia@gmail.com

Printed by AITBS, Delhi

प्रस्तावना

चिकित्सा-विज्ञान में यूँ तो अँग्रेजी भाषा में अनेकों शब्दकोष उपलब्ध हैं परन्तु हिन्दी के बढ़ते हुए प्रचार को ध्यान में रखते हुए तथा विशेष रूप से आयुर्वेदिक कालेजों के विद्यार्थियों की ओर से अधिक मांग होने के कारण मैंने लम्बे समय के अथक परिश्रम के पश्चात् अँग्रेजी से हिन्दी भाषा में चिकित्सीय शब्दकोष का सम्पादन किया जिसे बन्सल चिकित्सीय शब्दकोष के नाम से आपके समक्ष प्रस्तुत करते हुए मुझे अपार हर्ष हो रहा है।

इसमें प्रत्येक चिकित्सीय शब्द के अर्थ एवं परिभाषा आदि को हिन्दी भाषा में बिल्कुल स्पष्ट एवं प्रासंगिक (To the point) लिखा गया है। प्रत्येक शब्द के आगे ब्रैकट में उसका हिन्दी में उच्चारण (Pronunciation) भी दिया गया है। कहीं-कहीं पर शब्दों के आगे उनके पर्यायवाची शब्दों को लिखा गया है जिनके अर्थ पढ़कर पाठक उन शब्दों के अर्थ भी समझ लेगें। शब्दों के अर्थ में यथा सम्भव आयुर्वेदिक शब्दों का भी समावेश किया गया है। भाषा बहुत ही सुन्दर, सरल एवं आसानी से समझ में आने वाली है। पुस्तक में 1142 पृष्ठ हैं जिनमें 37000 से अधिक शब्दों तथा 630 चित्रों का समावेश है। इनमें से बहुत से शब्दों के उपशीर्षक भी दिए गये हैं। पुस्तक के अन्त में 7 पृष्ठ Weights and measurement (भार एवं माप), Symbols and their meanings (चिह्न एवं उनके अर्थ), Abbreviations and their meanings (शब्दों के संक्षिप्त रूप एवं उनके अर्थ) के भी संलग्न हैं।

आयुर्वेदिक, यूनानी, होमियोपैथिक कालेज के विद्यार्थियों, नर्सों, कम्पाउन्डरों तथा मेडिकल प्रैक्टीशनरों आदि के लिए यह चिकित्सीय शब्दकोष अत्यन्त उपयोगी सिद्ध होगा, ऐसी मुझे पूर्ण आशा है।

प्रकाशक महोदय श्री वीरेन्द्र कुमार आर्य का मैं अत्यन्त आभारी हूँ जिन्होंने पुस्तक को प्रकाशित कर मेरा उत्साह बढ़ाया और पाठकों को उचित मूल्य पर अँग्रेजी-हिन्दी में एक उच्च कोटि का चिकित्सीय शब्दकोष उपलब्ध करा रहे हैं जिसे पढ़कर पाठक अवश्य लाभान्वित होंगे।

सम्पादक

डा. श्रीनन्दन बन्सल

BANSAL'S

MEDICAL DICTIONARY

English-Hindi

बन्सल चिकित्सीय शब्दकोष

अँग्रेजी - हिन्दी

अनुक्रमणिका

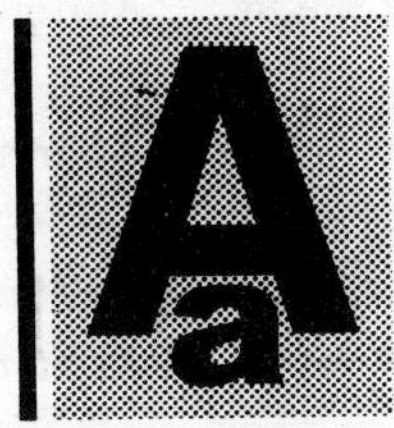

Ab- (एब-)— से, से दूर।

Abacterial (एबैक्टीरियल)— जीवाणु रहित।

Abaissement (एबेस्मेन्ट)— अवसाद या हताशा, गिरना।

Abalienation (एबालाइनेशन)— मानसिक शक्तियों की अव्यवस्था।

Abandon (एबेन्डोन)— दूसरे के अधिकार में सौंप देना, परित्याग करना।

Abandonment (एबेन्डोन्मैंट)— अधिकार या अभियोग का त्याग।

Abapical (एबेपीकल)— शिखर के विपरीत।

Abaptiston (एबाप्टिस्टन)— करोटि-उच्छेदक, कपालकर्तक यन्त्र।

Abarognosis (एबारोग्नोसिस)— भार अनुभूति का ह्रास, वजन का ज्ञान न होना।

Abarthrosis (एबारथ्रोसिस)— किसी सन्धि या जोड़ का हट जाना, उन्मुक्त रूप से घूमने वाला जोड़। चलसन्धि

Abarticular (एबार्टिकुलर)— किसी सन्धि या जोड़ से दूर।

Abarticulation (एबार्टिकुलेशन)— जोड़ का हट जाना।

Abasia (एबेसिया)— गति-असमर्थता, चलने-फिरने योग्य न होना। यह निम्न छः प्रकार का होता है–

1. **Abasia astasia** (एबेसिया एस्टेसिया)— प्रेरक समन्वय अभाव के कारण खड़ा होने या चलने में असमर्थता।
2. **Abasia atactica** (एबेसिया एटेक्टिका)— चलने में अनिश्चित गतियाँ।
3. **Abasia choreic** (एबेसिया कोरिक) — पैरों का कोरिया रोग होने के कारण गति-असमर्थता।
4. **Abasia paralytic** (एबेसिया पैरालाइटिक)— पैरों की पेशियों का पक्षाघात (लकवा) हो जाने के कारण चलन-अक्षमता या गति-असमर्थता।
5. **Abasia spastic** (एबेसिया स्पास्टिक)— टांगों में कठोरता हो जाने के कारण चलने में असमर्थता।
6. **Abasia trembling** (एबेसिया ट्रैम्बलिंग)— टांगों में कम्पन्न होने के कारण चलने-फिरने में असमर्थता।

Abasic (एबेसिक)— चलने-फिरने में असमर्थ व्यक्ति।

Abate (एबेट)— कम करना।

Abatement (एबेटमेन्ट)— दर्द अथवा लक्षण में कमी होना, उपशमन।

Abater (एबेटर)— कम करने वाला व्यक्ति, आराम पहुँचाने वाला कारक, उपशामक।

Abatic (एबेटिक)— Abasic

Abattoir (एबेट्वार)— वधशाला, कसाईखाना।

Abaxial, Abaxile (एबेक्सियल, एबेक्साइल)— शरीर अथवा शरीर के किसी भाग की अक्ष-रेखा में स्थित न रहने वाला।

Abdomen (एबडोमन)— उदर या पेट, धड़ का वक्ष या छाती से नीचे का सम्पूर्ण भाग जिसमें आमाशय, आँतें, यकृत या जिगर, प्लीहा या तिल्ली, वृक्क या गुर्दे तथा मूत्राशय आदि स्थित रहते हैं।

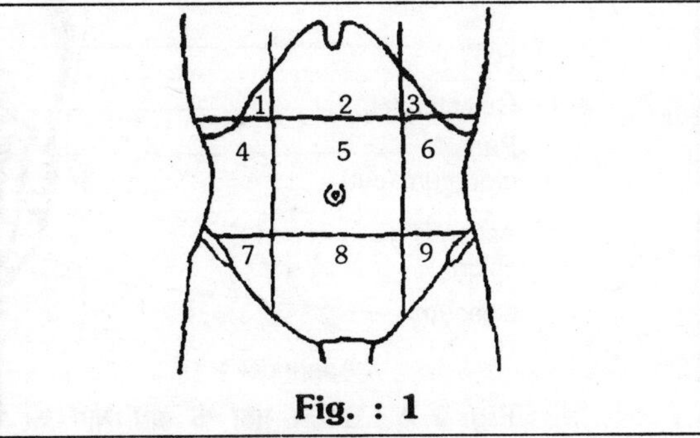

Fig. : 1

Nine regions of the abdomen. उदर के नौ प्रदेश :

1. **Right hypochondriac region** (दायाँ अधःपर्शुकीय प्रदेश)
2. **Epigastric region** (अधिजठर-प्रदेश)
3. **Left hypochondriac region** (बायाँ अधःपर्शुकीय प्रदेश)
4. **Right lumbar region** (दायाँ कटि-प्रदेश)
5. **Umbilical region** (नाभि-प्रदेश)
6. **Left lumbar region** (बायाँ कटि-प्रदेश)
7. **Right iliac region** (दायाँ श्रोणिफलक-प्रदेश)
8. **Hypogastric region** (अधोजठर-प्रदेश)
9. **Left iliac region** (बायाँ श्रोणिफलक-प्रदेश)

Abdomen proper (एबडोमन प्रोपर)— धड़ का वक्ष से नीचे तथा श्रोणि से ऊपर का भाग एबडोमन प्रोपर कहलाता है। इससे नीचे का भाग श्रोणि कहलाता है जिसमें मूत्राशय आदि स्थित रहते हैं।

Acute abdomen (एक्यूट एबडोमन)— उदर में स्थित कोई भी रोग जिससे बहुत तेज दर्द उठता है जिसके

लिये तुरन्त ही ऑपरेशन की आवश्यकता पड़ सकती है।

Carinate abdomen (कैरीनेट एबडोमन)— पार्श्वों में ढालुआँ तथा केन्द्रीय रेखा में उभरा हुआ उदर।

Pendulous abdomen (पेण्डुलस एबडोमन)— अग्र उदर-भित्ति के अत्यधिक शिथिल हो जाने के कारण जघनास्थि पर लटका हुआ पेट।

Scaphoid, boat-shaped or navicular abdomen (स्कैफॉयड, बोट शेप्ड या नेवीकुलर एबडोमन)— पिचका हुआ या नाव के आकार का पेट जैसा क्षीणता में होता है।

Tumid abdomen (ट्यूमिड एबडोमन)— फूला हुआ पेट।

Abdominal (एबडोमिनल)— उदर से सम्बन्धित, उदरीय।

Abdominal cavity (एबडोमिनल कैविटी)— उदरीय गुहा।

Abdominal crisis (एबडोमिनल क्राइसिस)— पेट में तेज दर्द होना।

Abdominal gestation (एबडोमिनल जैस्टेशन)— गर्भाशय से बाहर उदर-गुहा में गर्भावस्था का होना।

Abdominalgia (एबडोमिनैल्जिया)— पेट में दर्द होना।

Abdominal paracentesis (एबडोमिनल पैरासैन्टेसिस) — जलोदर का तरल बाहर निकालने के लिए उदरावरणीय गुहा में को छेद करना।

Abdominal reflexes (एबडोमिनल रिफ्लैक्सेज)— उदर-भित्ति के ऊपर स्थित त्वचा की उत्तेजना से उदर-भित्ति की पेशियों में संकुचन होना, उदरीय प्रतिवर्त।

Abdominal section (ऐबडोमिनल सैक्शन)— उदरछेदन, उदर में स्थित अंगों के ऑपरेशन के लिए पेट में चीरा लगाना।

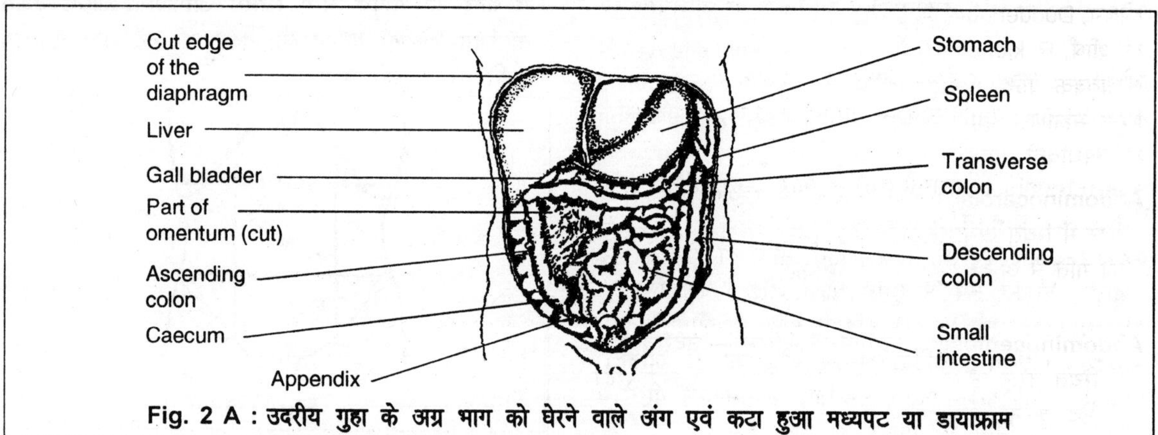

Fig. 2 A : उदरीय गुहा के अग्र भाग को घेरने वाले अंग एवं कटा हुआ मध्यपट या डायाफ्राम

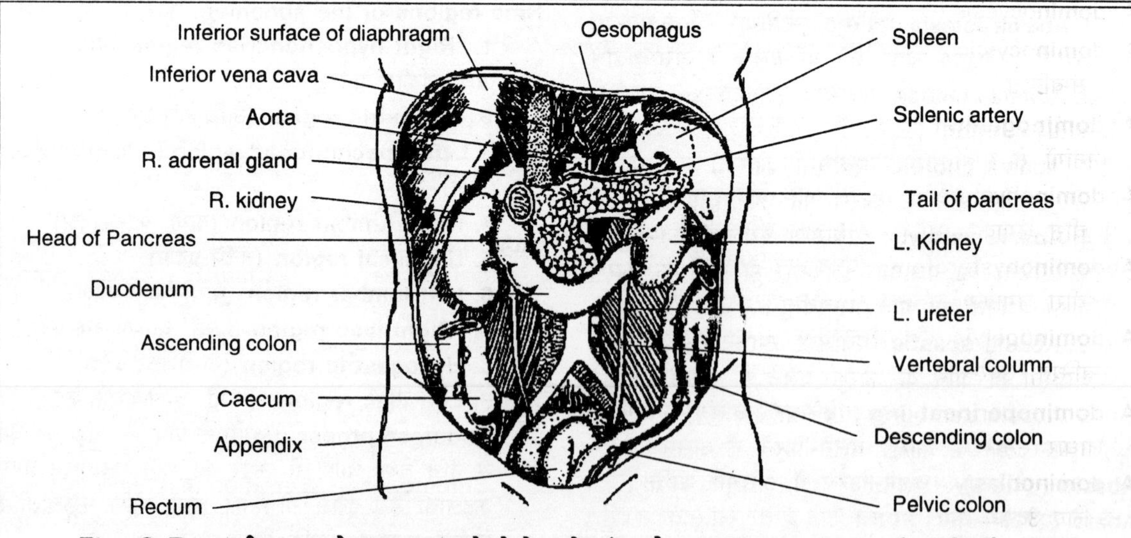

Fig. 2 B : उदरीय गुहा के पश्च भाग को घेरने वाले अंग और मध्यपट या डायाफ्राम की अधोवर्ती सतह। खण्डित रेखा आमाशय की स्थिति को दर्शाती है।

Fig. 2 A : Stomach=आमाशय, Spleen=प्लीहा या तिल्ली, Transverse colon= अनुप्रस्थ बृहदान्त्र या कोलन, Descending colon=अवरोही कोलन, Small intestine=छोटी आँत, Appendix=उण्डुकपुच्छ, Caecum=अन्धान्त्र या उण्डुक, Ascending colon=आरोही कोलन, Part of omentum (cut)=वपा का भाग (कटा हुआ), Gall bladder= पित्ताशय, Liver=यकृत या जिगर, Cut edge of the diaphragm= मध्यपट या डायाफ्राम का कटा हुआ किनारा।

Fig. 2 B : Oesophagus=ग्रासनली, Spleen= प्लीहा या तिल्ली, Splenic artery= प्लीहा-धमनी, Tail of pancreas= अग्न्याशय की दुम, L. kidney= बायाँ वृक्क, L. ureter= बायीं मूत्रनली या गवीनी, Vertebral column = कशेरुका-दण्ड, Descending colon= अवरोही कोलन, Pelvic colon= श्रोणि-कोलन, Rectum= मलाशय, Appendix= उण्डुकपुच्छ, Caecum= अन्धान्त्र या उण्डुक, Ascending colon= आरोही कोलन, Duodenum= ग्रहणी, Head of Pancreas= अग्न्याशय का शीर्ष, R. kidney= दायाँ वृक्क, R. adrenal gland= दायीं अधिवृक्क ग्रन्थि, Aorta= महाधमनी, Inferior vena cava= निम्न महाशिरा, Inferior surface of diaphragm= मध्यपट की अधोवर्ती सतह।

Abdominocardiac reflex (एबडोमिनोकार्डियक रिफ्लैक्स)— उदर में स्थित अंगों के यान्त्रिक उद्दीपन से दिल की धड़कन की गति में अन्तर आ जाना, अधिकतर यह धीमी हो जाती है।

Abdominocentesis (एबडोमिनोसैन्टेसिस)— उदरीय गुहा में स्थित तरल को बाहर निकालने के लिए यन्त्र द्वारा उदर में छेद करना, उदरवेधन।

Abdominocyesis (एबडोमिनोसाइसिस)— उदरीय गर्भावस्था।

Abdominocystic (एबडोमिनोसिस्टिक)— उदर तथा पित्ताशय से सम्बन्धित।

Abdominogenital (एबडोमिनोजैनाइटल)—उदर तथा जननांगों से सम्बन्धित, उदरजननांगी।

Abdominohysterectomy (एबडोमिनोहिस्ट्रेक्टॉमी)— पेट में चीरा लगाकर गर्भाशय को बाहर निकाल देना।

Abdominohysterotomy (एबडोमिनोहिस्टेरोटॉमी)— पेट में चीरा लगाकर गर्भाशय में चीरा लगाना।

Abdominopelvic (एबडोमिनोपैल्विक)— उदर एवं श्रोणि से सम्बन्धित, उदरश्रोणिकी।

Abdominoperineal (एबडोमिनोपैरीनियल)—उदर एवं मूलाधार सम्बन्धी, उदरमूलाधारी।

Abdominoplasty (एबडोमिनोप्लास्टी) — कान्तिवर्धक उद्देश्यों के लिए उदरीय भित्ति पर की जाने वाली प्लास्टिक सर्जरी।

Abdominoscopy(एबडोमिनोस्कोपी)— एण्डोस्कोप नामक यन्त्र द्वारा उदरीय गुहा का निरीक्षण करना, उदरान्तदर्शन।

Abdominoscrotal (एबडोमिनोस्क्रोटल) — उदर तथा वृषण सम्बन्धी, उदरअण्डकोषीय।

Abdominothoracic (एबडोमिनोथौरेसिक)— उदर एवं वक्ष से सम्बन्धित, उदरवक्षीय।

Abdominous (एबडोमिनस)— बड़े पेट वाला, तोन्दू।

Abdominovaginal (एबडोमिनोवैजाइनल)— उदर एवं योनि सम्बन्धी।

Abdominovesical (एबडोमिनोवैसाइकल)— उदर एवं मूत्राशय सम्बन्धी, उदरमूत्राशयी।

Abduce (एबडूज़)— अपावर्तन करना।

Abducens, Abducent (एबडूसैन्स, एबडूसैन्ट)— शरीर की मध्य रेखा से दूर होने वाला, अपवर्तक।

Abduct (एबडक्ट)— मध्य रेखा से दूर ले जाना, अपावर्तन।

Abduction (एबडक्शन)— हाथ-पैरों का शरीर की मध्य रेखा से दूर पार्श्व में जाना या सिर अथवा धड़ का पार्श्व में झुक जाना। अगुँलियों का किसी भुजा की अक्षीय (केन्द्रीय) रेखा से दूर जाना।

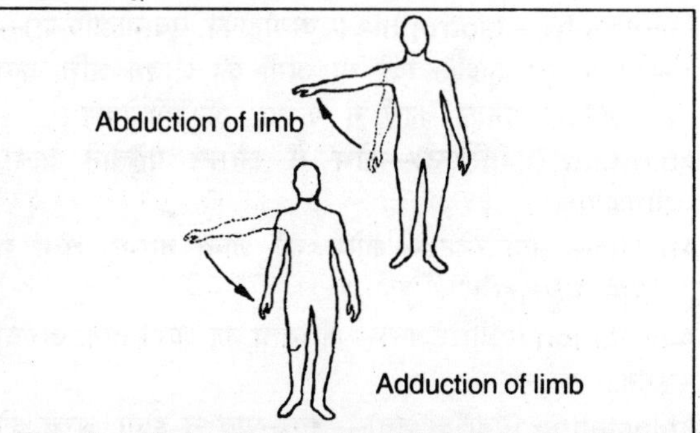

Fig. 3 : Abduction and adduction of a limb. किसी भुजा का अपावर्तन एवं अभिवर्तन।

Abductor (एबडक्टर)— ऐसी पेशी जो संकुचित होने पर शरीर के किसी भाग को शरीर की मध्य-रेखा अथवा किसी भुजा की अक्षीय (केन्द्रीय) रेखा से दूर ले जाती है, अपवर्तनी।

Abenteric (एबेन्ट्रिक)— आंतों से बाहर स्थित अंग।

Aberrant (एबेरेन्ट)— असामान्य, विपथ।

Aberratio, Aberration (एबेरेश्यो, एबेरेशन)— सामान्य से विचलित होना, प्रकाश की किरणों का अपूर्ण अपवर्तन, विपथन। उदाहरण–

Chromatic aberration (क्रोमेटिक एबेरेशन) — भिन्न तरंग-दैर्ध्य की प्रकाश किरणों का एक लैन्स के द्वारा असमान अपवर्तन जिससे एक धुँधला एवं रंगीन प्रतिबिम्ब बनता है, वर्णिक विपथन।

Chromosomal aberration (क्रोमोसोमल एबेरेशन)— गुणसूत्रों की संख्या या उनमें स्थित पदार्थ की असमानताएँ।

Distantial aberration (डिस्टेन्शियल एबेरेशन)— दूर की वस्तु देखने में धुँधलापन होना, दूर दृष्टि विचलन।

Mental aberration (मैन्टल एबेरेशन)— मस्तिष्क के सामान्य कार्यों से विचलन, मानसिक विचलन।

Spherical aberration (स्फैरिकल एबेरेशन) — किसी गोल लैन्स की प्रकाश की सभी किरणों को एक स्थान पर केन्द्रित करने में अक्षमता।

Aberrometer (एबेरोमीटर)— दृष्टि विचलन अथवा विपथन-मापक यन्त्र, विपथनमापी।

Abevacuation (एबइवाकुएशन)— अप्राकृत मलोत्सर्ग, मल-त्याग अधिक (दस्त) या कम (कब्ज) होना।

Abeyance (एबीयान्स)— कुछ समय के लिए किसी क्रिया, संवेदना अथवा दर्द का रुक जाना।

Abiogenesis (एबायोजेनेसिस)— जीवों की निर्जीव पदार्थों से उत्पत्ति, अजीवजनन।

Abiology (एबायोलॉजी)— अजीवित वस्तुओं का अध्ययन, अजैविकी।

Abiosis (एबायोसिस)— अजीवता, मृत्यु।

Abiotic (एबायोटिक)— अजीव, मृत।

Abiotrophy, Abiotrophia (एबायोट्रॉफी, एबायोट्रॉफिया)— समय से पूर्व कुछ ऊतकों या अंगों की जीवन शक्ति कम हो जाने से उनका कार्य न करना, अजीवीपोषण।

Abirritant (एबीरिटैन्ट)—क्षोभ में आराम पहुँचाने वाला, क्षोभशामक।

Abirritate (एबीरिटेट)— क्षोभ को शान्त करना, क्षोभ में आराम पहुँचाना।

Abirritation (एबीरिटेशन)— क्षोभ्यता का शान्त होना अथवा उसका उन्मूलन।

Ablactation (एबलैक्टेशन)— दुग्ध-स्राव न होना, बच्चे को माँ का दूध छुड़ाना, स्तन्यत्याजन।

Ablate (एबलेट)— काट कर अलग कर देना।

Ablation, Ablatio (एबलेशन, एबलेशियो)— कट कर अलग हो जाना, अंशोच्छेदन।

Ablepharia (एब्लेफेरिया)— जन्म से ही आँखों की पलकों का अभाव अथवा परिमाण में उनका छोटा होना।

Ablepharous (एब्लेफेरस)— बिना आंखों की पलकों वाला।

Ablepsia (एब्लेप्सिया)— दृष्टिहीनता, अन्धापन।

Abluent (एब्लुएन्ट)— शुद्ध करने वाला, शोधक या प्रक्षालक।

Ablution (एब्लुशन)— शोधन, प्रक्षालन।

Ablutomania (एब्लुटोमेनिया)— सफाई करने अथवा धोने का उन्माद, हर समय सफाई करने या धोते रहने की धुन सवार रहना।

Abnerval (एबनर्वल)— तन्त्रिका से दूर।

Abneural (एबन्यूरल)— केन्द्रीय तन्त्रिका-तन्त्र से दूर स्थित।

Abnormal (एबनॉर्मल)— असामान्य, अप्राकृत।

Abnormality (एबनॉर्मलिटी)— असामान्यता, विषमता।

Abocclusion (एबऑक्लूजन)— दाँतों का इस प्रकार निकलना कि ऊपर एवं नीचे के जबड़े के दाँत आपस में नहीं मिलते।

Abolition (एबोलिशन)— उन्मूलन, विलोपन।

Aborad (एबोराड)— मुख से दूर।

Aboral (एबोरल)— मुख के विपरीत अथवा मुख से दूर।

Abort (एबोर्ट)— गर्भस्राव करना, किसी रोग का विकास रोकना।

Aborticide (एबोर्टीसाइड)— Abortifacient.

Abortient (एबोर्शेन्ट)— Abortifacient.

Abortifacient (एबोर्टीफेशियन्ट)— कोई भी वस्तु जिससे गर्भस्राव हो जाता है, गर्भस्रावक।

Abortigenic (एबोर्टीजैनिक)— Abortifacient.

Abortion (एबोर्शन)— गर्भस्राव, छः माह से पूर्व गर्भ का गिर जाना।

एबोर्शन या गर्भस्राव निम्न 12 प्रकार के होते हैं :–

1. **Accidental abortion** (एक्सीडैन्टल एबोर्शन)— दुर्घटनावश हो जाने वाला गर्भस्राव।

2. **Artificial abortion, Abactio** (आर्टिफीशियल एबोर्शन, एबेक्शियो)— कृत्रिम गर्भस्राव, किसी उद्देश्य से किया जाने वाला गर्भस्राव जैसे किसी सर्जन द्वारा किया जाने वाला गर्भस्राव।

3. **Complete abortion** (कम्पलीट एबोर्शन)— पूर्ण गर्भस्राव, गर्भाशय से सम्पूर्ण भ्रूण का बाहर निकल जाना।

4. **Criminal abortion** (क्रीमिनल एबोर्शन)— आपराधिक गर्भस्राव।

5. **Habitual abortion** (हैबिचुअल एबोर्शन)— गर्भावस्था के प्रथम 20 सप्ताह से पूर्व 3 अथवा 3 से अधिक क्रमबद्ध गर्भावस्थाओं की समाप्ति हो जाना, बार-बार होने वाला गर्भस्राव, पुनरावर्ती गर्भस्त्राव।

6. **Incomplete abortion** (इनकम्पलीट एबोर्शन)— अपूर्ण गर्भस्राव, भ्रूण के कुछ भाग का अन्दर गर्भाशय में ठहर जाना।

7. **Inevitable abortion** (इनइवाइटेबूल एबोर्शन)— अपरिहार्य गर्भस्राव, ऐसा गर्भस्राव जिसे रोका न जा सके।

8. **Menstrual extraction abortion** (मैन्स्त्रुअल एक्सट्रैक्शन एबोर्शन)— प्रथम लुप्त मासिक धर्म के कुछ दिनों पश्चात् भ्रूण को गर्भाशय से बाहर निकाल देना।

9. **Missed abortion** (मिस्ड एबोर्शन)— अलक्षित या लीन गर्भस्राव, मृत भ्रूण का उसकी मृत्यु के पश्चात् कम से कम चार माह तक गर्भाशय में ठहरे रहना।

10. **Septic abortion** (सैप्टिक एबोर्शन)— भ्रूण तथा गर्भाशय की भीतरी दीवार में संक्रमण हो जाने से होने वाला गर्भस्राव, पूतिज गर्भस्त्राव।

11. **Spontaneous abortion** (स्पोन्टेनियस एबोर्शन)— बिना किसी प्रत्यक्ष कारण के स्वतः गर्भस्राव हो जाना, स्वतःप्रवर्तित गर्भस्राव।

12. Therapeutic abortion (थिराप्यूटिक एबोर्शन)— माँ की जान बचाने के लिए, जबकि उसका मानसिक एवं शारीरिक स्वास्थ्य गर्भावस्था के जारी रहने से खतरे में पड़ रहा हो या विकृत बच्चे अथवा बलात्कार स्वरूप या अवैध लैंगिक सम्पर्क द्वारा उत्पन्न बच्चे का जन्म न होने देने के लिए किया जाने वाला गर्भास्राव; उपचारक गर्भस्राव।

13. Threatened abortion (थ्रीटेन्ड एबोर्शन)— सम्भावित गर्भस्राव, ऐसी अवस्था जिसमें योनि से हल्का-सा रक्तस्राव होता है तथा रुक-रुक कर दर्द भी हो सकता है अथवा नहीं भी हो सकता जिसके पश्चात गर्भावस्था के प्रथम 20 सप्ताह की अवधि में भ्रूण बाहर निकल भी सकता है और नहीं भी निकल सकता। यदि भ्रूण जीवित है और गर्भाशय की दीवार से अलग नहीं हुआ है तो गर्भावस्था जारी रह सकती है।

14. Tubal abortion (ट्यूबल एबोर्शन)— उस डिम्बवाहिनी का फट जाना जिसमें अस्थानिक गर्भावस्था स्थापित हो चुकी थी और भ्रूण का डिम्बवाहिनी के झालरनुमा सिरे से होकर बाहर निकल आना, डिम्बवाहिनी गर्भस्राव।

Abortionist (एबोर्शियोनिस्ट)— गर्भस्रावक, वह व्यक्ति जो गर्भस्राव करता है।

Abortive (एबोर्टिव)— 1. गर्भस्रावी, वह कारक जो गर्भावस्था के सामान्य रूप से जारी रहने को रोकता है, 2. पूर्णता तक न पहुँचने वाला जैसे कोई रोग जो पूर्ण रूप से विकसित होने से पूर्व ही शान्त हो जाता है, गर्भस्त्रावी।

Abortiveness (एबोर्टिवनैस)— अकाल-प्रसव

Abortus (एबोर्टस)— पतित-भ्रूण, गिरा हुआ गर्भ।

Aboulia (एबाउलिया)— Abulia.

Aboulomania (एबाउलोमैनिया)— Abulomania.

Abrachia (एब्रेकिया)— जन्म से बाहों का न होना।

Abrachiocephalia, Abrachiocephaly (एब्रेकियोसिफेलिया, एब्रेकियोसिफेली) — जन्म से ही सिर तथा बाहों का न होना, प्रगण्डशीर्षहीनता।

Abrachius (एब्रेकियस)— भुजाहीन भ्रूण।

Abrade (एब्रेड)— खरोंचना।

Abrasion (एब्रेज़न)— त्वचा या श्लेष्मिक झिल्ली पर खरोंच होना। दन्त- चिकित्सा में, दाँतों पर ठीक प्रकार से ब्रुश न करने पर अथवा बाह्य पदार्थ द्वारा रगड़ से दन्त-पदार्थ (इनैमल) का पिस जाना या घिस जाना।

Abrasive (एब्रेज़िव)— खरोंच पैदा करने वाला साधन, दन्त-चिकित्सा में खरोंचने, पीसने या पालिश करने के काम आने वाली वस्तु, अपघर्षक।

Abrasiveness (एब्रेज़िवनैस)— 1. किसी पदार्थ का रगड़ कर सतह को घिस देने का गुण 2. अन्य पदार्थ को खुरच देने या घिस देने का गुण।

Abreact (एबरिएक्ट)— पिछले कष्टदायक अनुभवों को याद करके अत्यधिक भावावेगी हो जाना।

Abreast (एब्रेस्ट)— छाती से छाती मिलाते हुए।

Abrosia (एब्रोज़िया)— व्रत, क्षय।

Abruptio, Abruption (एबरप्शियो, एबरप्शन) — पृथक्करण या अलग होना जैसे अपरा का काल-पूर्व पृथक्करण या अलग होना; हड्डी का आड़ा टूटना।

Abscess (एबसेस)— विद्रधि, व्रण या फोड़ा। व्रण या फोड़े मुख्यतया निम्न प्रकार के होते हैं।

1. Acute abscess (एक्यूट एबसेस)— तीव्र विद्रधि, यह अत्यधिक उग्र रूप धारण किया हुआ फोड़ा होता है जिसमें तेज दर्द होता है।

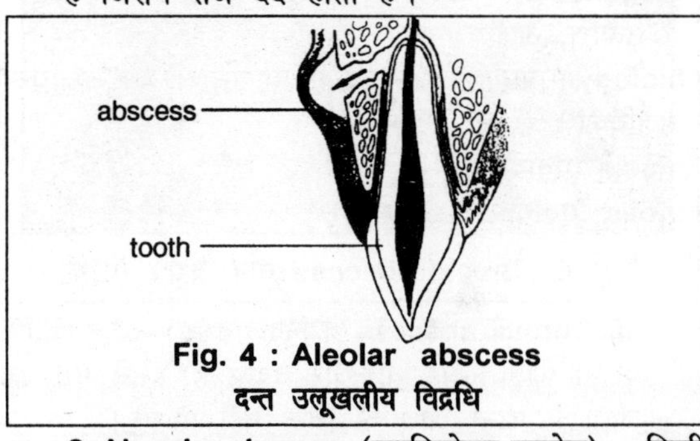

Fig. 4 : Aleolar abscess
दन्त उलूखलीय विद्रधि

2. Alveolar abscess (एलवियोलर एबसेस)— किसी दन्त-गुहा में दन्त मूल के चारों ओर बना फोड़ा। दन्तउलूखल विद्राधि।

3. Amebic abscess (अमीबिक एबसेस)— आंव की पेचिश के पश्चात् उपद्रव स्वरूप उत्पन्न होने वाला जिगर का फोड़ा जिसमें अमीबा होते हैं।

4. Anorectal abscess (एनोरेक्टल एबसेस)— गुदमलाशय विद्रधि, मलद्वार तथा मलाशय में होने वाला फोड़ा।

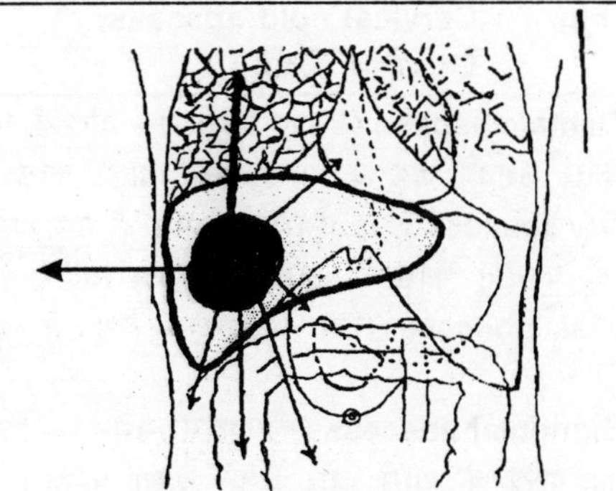

Fig. 5 : Amebic liver abscess
Arrows showing directions in which the abscess may burst. अमीबाजन्य यकृत विद्रधि तीर के चिन्हों से पता चलता है कि किन-किन दिशाओं में को फोड़ा फूट सकता है।

5. Appendicular abscess (एपैन्डीकुलर एबसेस)— वर्मीफोर्म एपैन्डिक्स में होने वाला फोड़ा, उण्डुकपुच्छ-विद्रधि।

6. Axillary abscess (एक्ज़ीलरी एबसेस)— बगल में होने वाला फोड़ा (कखराली)

7. Bone abscess (बोन एबसेस)—अस्थि की मज्जा-गुहा में, प्रान्तस्था अथवा अस्थ्यावरण में पस बन जाना।

8. Brain abscess (ब्रेन एबसेस)— मस्तिष्क में बनने वाला फोड़ा, मस्तिष्क विद्रधि।

9. Breast abscess (ब्रेस्ट एबसेस)— स्तन का फोड़ा।

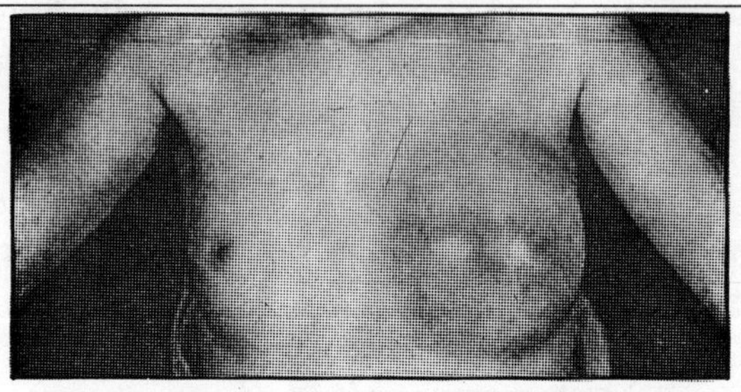

Fig. 6 : Breast abscess स्तन विद्रधि (फोड़ा)

10. Chronic abscess (क्रोनिक एबसेस)—जीर्ण विद्रधि, पुराना फोड़ा। यह धीरे-धीरे बढ़ता है, इसमें पस पड़ जाता है परन्तु शोथ के चिन्ह नहीं मिलते।

11. Cold abscess (कोल्ड एबसेस)— यह पुराना फोड़ा होता है जो अधिकतर तपेदिक की बीमारी में होता है और स्पर्श करने पर ठण्डा प्रतीत होता है, शीतल विद्रधि।

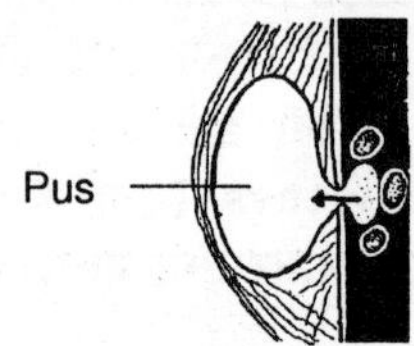

Fig. 7 : Cervical cold abscess. ग्रैव शीतल विद्रधि।

12. Dental abscess (डैन्टल एबसेस)— दाँत के पास अधिकतर उसकी जड़ के पास बनने वाला फोड़ा।

13. Dry abscess (ड्राइ एबसेस)— पस के अवशोषित होने के पश्चात् फोड़े के अवशेष, शुष्क विद्रधि।

14. Gas abscess (गैस एबसेस)— गैस से युक्त फोड़ा।

15. Glandular abscess (ग्लैण्डुलर एबसेस)— किसी लसीका ग्रन्थि के चारों ओर बनने वाला फोड़ा।

16. Metastatic abscess (मेटास्टेटिक एबसेस)— द्वितीयक विद्रधि जो लसीका अथवा रक्त-धारा के द्वारा पूतिजनक (मवाद बनाने वाले) जीवाणुओं के स्थानान्तरित हो जाने के परिणाम स्वरूप संक्रमण के प्राथमिक केन्द्र से दूर बनती है।

17. Otitic abscess (ओटाइटिक एबसेस)— मध्य कर्ण की विद्रधि।

18. Pelvic abscess (पैल्विक एबसेस)— श्रोणि-पैरीटोनियम का फोड़ा।

19. Perforating abscess (पर्फोरेटिंग एबसेस) — फूट जाने वाला फोड़ा।

20. Periapical abscess (पैरीएपीकल एबसेस)— किसी दन्त मूल के शिखर के चारों ओर बनने वाली स्थानिक दन्तउलूखल-विद्रधि।

21. Periarticular abscess (पैरीआर्टिकुलर एबसेस)— किसी सन्धि के चारों ओर बनने वाला फोड़ा।

22. Periodontal abscess (पैरीओडोन्टल एबसेस)— एक दन्तउलूखल-विद्रधि।

23. Perivesical abscess (पैरीवेसाइकिल एबसेस)— मूत्राशय के चारों ओर का फोड़ा।

24. Pott's abscess (पॉट्स एबसेस)— कशेरुका-दण्ड (रीढ़ की हड्डी) की यक्ष्मज विद्रधि।

25. Prostatic abscess (प्रोस्टेटिक एबसेस)— प्रोस्टेट ग्रन्थि में बनने वाला फोड़ा।

26. Psoas abscess (सुआस एबसेस)— यक्ष्मज स्पॉण्डीलाइटिस में उत्पन्न होने वाली और इलियोसुआस पेशी से होते हुए वंक्षण क्षेत्र तक फैल जाने वाली यक्ष्मज विद्रधि।

27. Pulmonary abscess (पल्मोनरी एबसेस)— फेफड़े में बनने वाला फोड़ा, फुफ्फुसीय विद्रधि।

28. Pulp abscess (पल्प एबसेस)— किसी दाँत के मज्जा कक्ष में कोमल ऊतक को रोगग्रस्त करने वाला फोड़ा जो सामान्यतया दन्त-क्षरण के और कभी-कभी आघात पहुँचने के कारण बन जाता है।

29. Pyemic abscess(पाइमिक एबसेस)— पूयरक्तता, रक्तविषाक्तता अथवा जीवाणु-रक्तता के परिणामस्वरूप उत्पन्न विद्रधि।

30. Radicular abscess (रेडिकुलर एबसेस)— किसी दन्त मूल के चारों ओर बनने वाली विद्रधि।

31. Renal abscess (रीनल एबसेस)— वृक्क या गुर्दे के कॉर्टेक्स का फोड़ा।

32. Residual abscess (रेज़ीडुअल एबसेस)— सूक्ष्मजीवों एवं पस के रहने के परिणाम स्वरूप पहले फोड़े के स्थान पर बार-बार बनने वाला फोड़ा, अवशिष्ट विद्रधि।

33. Stercoral abscess (स्टर्कोरल एबसेस)— पस और मल का सचंयन होने के परिणाम स्वरूप बनने वाला फोड़ा, मल-विद्रधि।

34. Sterile abscess (स्टैराइल एबसेस)— ऐसा फोड़ा जो पूतिजनक जीवाणुओं द्वारा उत्पन्न नहीं होता।

35. Stich abscess (स्टिच एबसेस)— Suture abscess.

36. Subungual abscess (सबअँगुअल एबसेस)— हाथ अथवा पैर की किसी अंगुली के नाखून के नीचे बना फोड़ा।

37. Suture abscess (स्यूचर एबसेस)— टाँके लगने के स्थान पर बनने वाला फोड़ा।

38. Tonsillar abscess (टॉन्सिलर एबसेस)— टॉन्सिल का फोड़ा।

39. Traumatic abscess(ट्रोमेटिक एबसेस)— चोट लगने के बाद बनने वाला फोड़ा।

Abscission (एबसीज़न)— शल्यक्रिया द्वारा काट कर अलग कर देना, विच्छेदन।

Absconsio (एब्सकोन्सियो)— गुहा या खात।

Absence seizure (एबसेन्स सीज़र)— इस प्रकार का दौरा पड़ना (शरीर में झटके लगना) जिसमें अचानक कुछ सेकण्ड के लिए बेहोशी हो जाती है।

Absent-minded (एबसेन्ट-माइंडेड)— जो किसी बात पर ध्यान नहीं देता, अन्यमनस्क, खोया-खोया सा रहने वाला।

Absent-mindedness (एबसेन्ट-माइन्डेडनैस)— किसी बात पर ध्यान न देना, खोया-खोया सा रहना, अन्यमनस्कता, किसी विचार में इतना खोया जाना कि आस-पास की परिस्थिति का बिल्कुल ध्यान न रहे।

Absolute alcohol (एबसोल्यूट एल्कोहॉल)— ऐसा इथाइल एल्कोहॉल जिसमें पानी 1% (एक प्रतिशत) से अधिक नहीं होता, शुद्ध मद्यसार।

Absorb (एब्ज़ौब)— अवशोषण करना।

Absorbefacient (एब्ज़ौर्बिफेसिएन्ट)—जो अवशोषण का कारक है, अवशोषण-कारक।

Absorbency (एब्ज़ौर्बेन्सी)— अवशोषित होने की क्षमता।

Absorbent (एब्ज़ौर्बेन्ट)— वह पदार्थ जो अवशोषण करता है, अवशोषक।

Absorptiometer (एब्ज़ौरशियोमीटर)— किसी द्रव द्वारा होने वाले गैस के अवशोषण को मापने वाला यन्त्र, अवशोषणमापी।

Absorption (एब्ज़ौरशन)— 1. किसी पदार्थ का शरीर की किसी सतह से घुस कर शरीर के भीतर ऊत्तकों एवं तरलों में पहुँच जाना, 2. विकिरण-चिकित्सा-विज्ञान में, ऊतक अथवा माध्यम के द्वारा विकिरण से शक्ति ग्रहण करना जिससे होकर विकिरण होता है, अवशोषण।

Cutaneous absorption (क्यूटेनियस एब्ज़ौरशन)— Percutaneous absorption.

Parenteral absorption (पैरन्ट्रल एब्ज़ौरशन) — पाचक नली के अतिरिक्त अन्य किसी मार्ग से अवशोषण होना।

Pathologic absorption (पैथोलॉजिक एब्ज़ौरशन) — किसी भी मल पदार्थ अथवा विकृतिजन्य पदार्थ जैसे पस, मूत्र या बाइल आदि का आन्त्रेतर (आन्त्र के अतिरिक्त अन्य) मार्ग से रक्त-धारा में अवशोषण होना।

Percutaneous absorption (परक्यूटेनियस एब्ज़ौरशन)— अखण्डित त्वचा से होकर औषधियों एवं अन्य पदार्थो का अवशोषण होना।

Absorptive (एब्ज़ौरप्टिव)— अवशोषक।

Absorptivity (एब्ज़ौरप्टीविटी)— अवशोषण क्षमता।

Abstain (एब्सटेन)— परित्याग करना, परहेज करना।

Abstainer (एब्सटेनर)— शराब न पीने वाला।

Abstemious (एब्सटीमियस)— अल्पाहारी, कम खाने वाला।

Abstergent (एब्सटरजेन्ट)— शोधक, सफाई करने वाला।

Abstersion (एब्सटर्जियन)— शोधन, सफाई करना।

Abstinence (एब्सटीनेन्स)— भोजन, शराब, उत्तेजक पदार्थों के सेवन एवं लैंगिक ससंर्ग से परहेज, संयम।

Abstinence syndrome (एब्सटीनेन्स सिण्ड्रोम)— शराब आदि छोड़ देने से उत्पन्न लक्षण समूह (संलक्षण)

Abstract (एब्सट्रैक्ट)— ऐसा योग जिसमें किसी औषधि के घुलनशील तत्त्वों को सान्द्र बना कर अथवा योग का वाष्पीकरण करके उसे सुखाकर पाऊडर बनाकर उसमें लैक्टोस (दूध की शुगर) मिलाया जाता है; सार; सत्व।

Abstraction (एब्सट्रैक्शन)— 1. किसी मिश्रण अथवा यौगिक से उसके किसी घटक को पृथक करना 2. किसी अपरिष्कृत औषधि से सत निकालना।

Abterminal (एबटर्मिनल)— छोर से दूर तथा केन्द्र की ओर को।

Abulia, Aboulia (एबूलिया एबाउलिया)— इच्छा शक्ति का अभाव अथवा इसकी कमी।

Abulomania (एबुलोमैनिया)— इच्छा शक्ति लुप्त हो जाने के साथ मानसिक विकृति।

Abuse (एब्यूज)— दुरुपयोग जैसे किसी औषधि या शराब आदि का।

Abutment (एब्यूटमैंट)— दन्त-चिकित्सा-विज्ञान में, किसी प्राकृतिक अथवा आरोपित दन्त का प्रतिस्थापी जिसे स्थिर या गतिशील कृत्रिम दन्त को थामे रहने के लिए प्रयोग में लाया जाता है।

A.C. (ए.सी.)— खाने से पहले

Acalcicosis (एकैल्सीकोसिस)—भोजन में कैल्सियम की कमी से होने वाला रोग।

Acalculia (एकैल्कुलिया)—परिकलन-अक्षमता, गणित का हिसाब लगाने में असमर्थता।

Acampsia (एकैम्पसिया)—अकड़ाहट, किसी हाथ या पैर में सख्तीपन।

Acantha (एकेन्था)— कंटकीय प्रवर्ध जैसे कशेरुका का।

Acanthaceous (एकेन्थेसियस)— कंटकयुक्त, कँटेदार।

Acanthesthesia (एकेन्थेस्थीसिया)— शरीर में सुई चुभने जैसी अनुभूति होना।

Acanthion (एकेन्थियोन)— अग्र नासा-शूल के आधार पर स्थित एक बिन्द, नासाग्रकण्टक

Acanthocephala (एकेन्थोसिफैला)— काँटेदार सिर वाले कृमि।

Acanthocephaliasis — काँटेदार सिर वाले कृमियों द्वारा उत्पन्न रोग।

Acanthocyte (एकेन्थोसाइट)— काँटेदार लाल रक्त कोशिका। ऐसी लाल रक्त कोशिका जिससे जीवद्रव्य के प्रक्षेपण निकल आने के कारण उसकी काँटेदार आकृति हो जाती है।

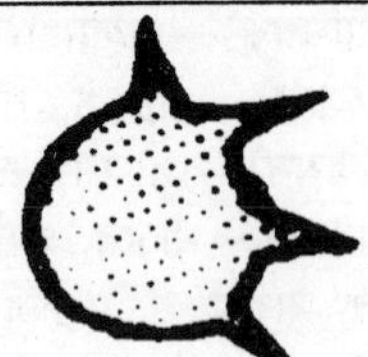

Fig. 8 : Acanthocyte (एकेन्थोसाइट)

Acanthocytosis (एकेन्थोसाइटोसिस)— रक्त में काँटेदार लाल रक्त कोशिकाओं के होने की दशा।

Acanthoid (एकेन्थॉयड)— काँटे के आकार का।

Acanthokeratodermia (एकेन्थोकेराटोडर्मिया)— हथेली तथा तलुए की त्वचा के कँटीले भाग की अतिवृद्धि एवं नाखूनों का मोटा हो जाना।

Acantholysis (एकेन्थोलाइसिस)— त्वचा की बाह्य अथवा कंटकीय परत की कोशिकाओं के अन्तर्कोशिकीय पदार्थ का ह्रास।

Acanthoma (एकेन्थोमा)— त्वचा का सुदम अर्बुद, कणिकार्बुद।

Acanthopodia (एकेन्थोपोडिया)— कुछ अमीबाओं में दाँतों के समान दिखाई देने वाले कूटपाद।

Acanthosis (एकेन्थोसिस)— त्वचा की कंटिका कोशिका अस्तर की मोटाई बढ़ जाना।

Acanthotic (एकेन्थोटिक)— कंटिका कोशिका अस्तर की बढ़ी हुई मोटाई से युक्त त्वचा।

Acanthulus (एकेन्थुलस)— जख्म से काँटा निकालने का यन्त्र।

Acapnia (एकैपनिया)— रक्त एवं ऊतकों में सामान्य से कम मात्रा में कार्बन डाईऑक्साइड का होना।

Acarbia (एकार्बिया)— रक्त में बाइकार्बोनेट की मात्रा कम हो जाना।

Acardia (एकार्डिया)— हृदय का जन्म-जात अभाव, अहृदयता।

Acardiac (एकार्डियक)— जन्म से हृदयहीन।

Acardiohemia (एकार्डियोहीमिया)— हृदय में रक्त की कमी।

Acardiotrophia (एकार्डियोट्रॉफिया)— हृदय का अपक्षय, हृदशोष।

Acardius — जुड़वाँ बच्चों में से एक जिसके हृदय नहीं होता और जो अपने साथी के अपरा के रक्त परिसंचरण का उपयोग करके जीवित रहता है।

Acariasis (एकारियेसिस)— कुटकी द्वारा उत्पन्न कोई भी रोग।

Acaricide (एकारिसाइड)— कुटकी नाशक कारक।

Acarid, Acaridan (एकारिड, एकारिडन)— किलनी या कुटकी।

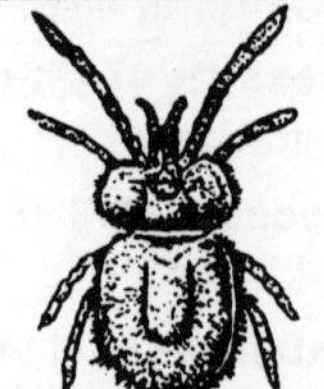

Fig. 9 : Acarid (Mite) कुटकी

Acaridiasis, Acarinosis (एकारीडिएसिस, एकारीनोसिस)— कुटकी द्वारा उत्पन्न रोग।

Acarodermatitis (एकारोडर्माटाइटिस)— कुटकी द्वारा उत्पन्न त्वक-शोथ (त्वचा की सूजन)

Acaroid (एकारॉयड)— कुटकी से मिलता-जुलता।

Acarologist (एकारोलॉजिस्ट)— किलनी एवं कुटकी सम्बन्धी ज्ञान का विशेषज्ञ।

Acarology (एकारोलॉजी)— कुटकी एवं किलनी का वैज्ञानिक अध्ययन।

Acarophobia (एकारोफोबिया)— कुटकियों, किलनियों या कीड़ों का रोगोत्पादक भय।

Acarpous (एकार्पस)— बंध्य, बांझ।

Acarus (एकारस)— कुटकी, किलनी या चीचड़ी, जूँ।

Acaryote (एकेरियोट)— केन्द्रकहीन, बिना केन्द्रक वाला।

Acatalepsia (एकेटालेप्सिया)— अनिश्चितता या सन्देह। बुद्धिहीनता या दिमाग की कमजोरी।

Acataleptic (एकेटालेप्टिक)— अनिश्चित या शंकायुक्त। बुद्धिहीन या दिमाग की कमजोरी वाला, मन्द-बुद्धि।

Acatamathesia (एकेटामेथीसिया)— बोले हुए शब्दों को समझने की असमर्थता।

Acataphasia (एकेटाफेसिया)— मस्तिष्क में क्षति हो जाने के कारण अपने विचारों को सम्बद्ध प्रकार से व्यक्त करने में असमर्थता, तुतलाना।

Acatastasia (एकेटास्टेसिया)— अनियमितता, सामान्य से हट जाना।

Acatharsia (एकेथारसिया)— अपनी इच्छानुसार मल-त्याग न होना।

Acathetic (एकेथेटिक)— धारण-अक्षम, शरीर में उत्पन्न स्रावों को धारण करने में असमर्थ।

Acathexia (एकेथेक्सिया)— शरीर में उत्पन्न स्रावों को धारण करने की अक्षमता।

Acathexis (एकेथेक्सिस)— एक मानसिक विकार जिसमें किसी वस्तु या विचार के प्रति भावावेगी अनुक्रिया नहीं होती जो सामान्यतया उस व्यक्ति के लिए बहुत महत्वपूर्ण होती है।

Acathisia (एकेथिसिया)— बैठने में परेशानी महसूस होना।

Acaudal, Acaudate (एकौडल, एकौडेट)— बिना पूँछ वाला, पुच्छहीन।

Acceleration (एक्सीलिरेशन)— गति में तेजी होना अथवा रफ्तार बढ़ना, द्रुतगति, त्वरण।

Accelerator (एक्सीलिरेटर)— कोई भी वस्तु जो किसी कार्य की गति को बढ़ाती है, गतिवर्धक।

Accelerometer (एक्सीलिरोमीटर)— समय की इकाई में वेग के परिवर्तन की दर को मापने वाला यन्त्र।

Accentuation (एकेन्चुएशन)— बोलने में किन्ही शब्दों पर अधिक जोर (महत्व) देना, प्रबलन

Accentuator (एकेन्चुएटर)— एक पदार्थ जैसे एनीलीन जो एक ऊतक या ऊतक के सूक्ष्म तत्व और अभिरजंक के बीच संयोजन होने देता है जो एनीलीन के अभाव में सम्भव नहीं होता।

Acceptor (एसेप्टर)— वह पदार्थ जो दूसरे पदार्थ के साथ संयोग कर लेता है अथवा उसे स्वीकार कर लेता है, स्वीकारक, ग्राही।

Access (एसेस)— पहुँचने अथवा प्रवेश करने का उपाय या साधन। दन्त-चिकित्सा में 1. देखने तथा सड़न को निकालने एवं किसी दाँत के पुनःस्थापन के लिए उसे तैयार करने हेतु यन्त्रों को घुमाने-फिराने के लिए आवश्यक स्थान 2. किसी दाँत के शिखर में स्थित छिद्र जो सफाई करने, दन्त-मूल नलिका को आकार प्रदान करने एवं उसे बन्द करने हेतु ठीक प्रकार से दन्त मज्जा के स्थान तक पहुँच करने के लिए आवश्यक होता है।

Accessory (एसेसरी)— न्यूनतापूरक अथवा सहायक।

Accessory sign (एसेसरी साइन)— ऐसा चिन्ह जिससे किसी रोग के होने का संकेत नहीं मिलता।

Accident (एक्सीडैन्ट)— आकस्मिक घटना, दुर्घटना।

Accidental (एक्सीडैन्टल)— दुर्घटना सम्बन्धी अथवा दुर्घटना के कारण, आकस्मिक।

Accident-prone (एक्सीडैन्ट-प्रोन)— मनौवैज्ञानिक कारणों से किसी व्यक्ति का दुर्घटनाओं के प्रति विशेषतया ग्रहणशील होना।

Accipiter (एसीपिटर)— चेहरे की पट्टी जिसके अन्तिम छोर बाज़ के पंजे की भाँति प्रतीत होते हैं।

Acclimation, Acclimatization (एक्लीमेशन, एक्लीमेटाइजेशन)— एक नये वातावरण के लिए अभ्यस्त बनने की प्रक्रिया, परिस्थिति-अनुकूलन।

Accommodation (एक्कोमोडेशन)— समायोजन या अनुकूलन। नेत्र का विभिन्न दूरियों की वस्तुओं को देखने के लिए समायोजन। यह निम्न प्रकार से हो सकता है–

A- सिलियरी पेशी B- निलम्बी स्नायु C- लैंस प्रतिबिम्ब को दृष्टि-पटल के सामने संकेन्द्रित करता है जिससे प्रतिबिम्ब

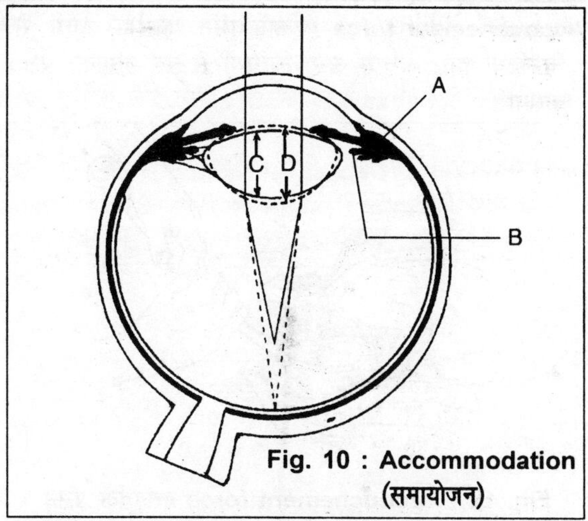

Fig. 10 : Accommodation (समायोजन)

धुधंला होता है अर्थात वस्तु धुधंली दिखाई देती है। D- लैंस प्रतिबिम्ब को दृष्टि-पटल पर संकेन्द्रित करने के लिए समायोजित होता है, जिससे प्रतिबिम्ब स्पष्ट हो जाता है अर्थात वस्तु साफ दिखाई देती है।

Absolute accommodation (एब्सोल्यूट एक्कोमोडेशन)— अलग ही किसी एक आँख का समायोजन करना।

Binocular accommodation (बाइनोकुलर एक्कोमोडेशन) — दोनों आँखों का एक साथ समायोजन करना।

Negative accommodation (निगेटिव एक्कोमोडेशन)— सिलियरी पेशियों के शिथिलन के द्वारा आँख का दूर की वस्तुओं को देखने के लिए समायोजन।

Positive accommodation (पाज़िटिव एक्कोमोडेशन)— सिलियरी पेशियों के संकुचन के द्वारा आँख का पास की वस्तुओं को देखने के लिए समायोजन।

Accommodometer (एक्कोमोडोमीटर)— आँख की समायोजन शक्ति को मापने वाला यन्त्र।

Accouchee (एकाऊची)— वह स्त्री जिसने बच्चे को जन्म दिया हो, प्रसूता।

Accouchement (एकाऊचमेंट)— प्रसव, बच्चे का जन्म लेना।

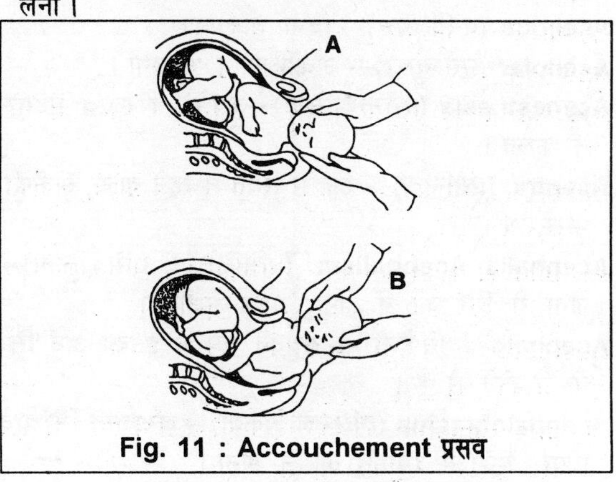

Fig. 11 : Accouchement प्रसव

Accouchement force (एकाऊचमेंट फोर्स)— हाथों से, चिमटियों द्वारा अथवा अन्य विधियों से बल लगाकर प्रसव कराना।

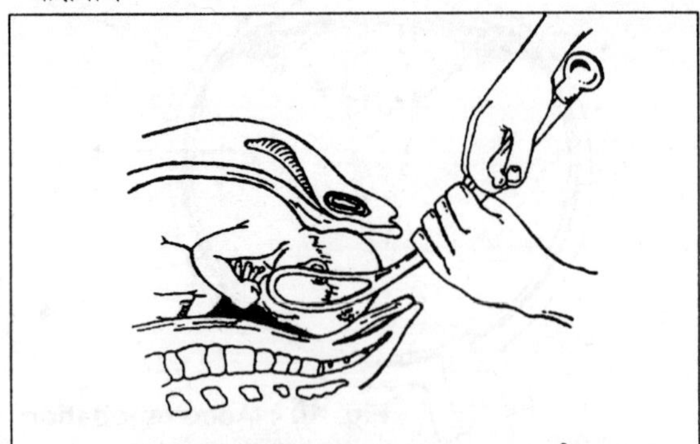

Fig. 12 : Accouchement force बलपूर्वक प्रसव चिमटियों द्वारा प्रसव कराना प्रदर्शित

Accoucheur, Accoucheuse (एकाऊचीयर, एकाऊचीयूज)— प्रसूति-तन्त्र-विशेषज्ञ या मिडवाइफ, दाई, प्रसावक।

Accrementition (एक्रीमेन्टीशन)— उसी प्रकार के ऊतक के जुड़ने से होने वाली ऊतकों की वृद्धि।

Accretiocordis (एक्रेशियोकॉर्डिस)— हृदयावरण का हृदय से बाहर आस-पास की रचनाओं से चिपक जाना

Accretion (एक्रीशन)— 1. किसी पदार्थ के जोड़ने से हुई वृद्धि, 2. संचय, 3. प्राकृतिक रूप से अलग हुए भागों का आपस में जुड़ जाना, 4. दन्त-चिकित्सा में, किसी दाँत की सतह पर अथवा उसकी गुहा में बाह्य पदार्थ जैसे सूक्ष्मजीवों के चकत्ते या पथरी का जमा होना।

Accumulation (एक्यूमुलेशन)— संचय।

Accustomed (एकसटॉम्ड)— अभ्यस्त, आदी।

ACD (ए सी डी)— एबसोल्यूट कार्डियक डलनैस।

Acecia (एसेसिया)— रोगमुक्ति, बीमारी से छुटकारा।

Acedia (एसीडिया)— भावहीनता, संज्ञाहीनता, भावावेग की कमी।

Acelious (एसीलियस)— बिना तोंद वाला।

Acellular (एसेल्युलर)— अकोशिकीय संरचना।

Acenesthesia (एसेनेस्थीसिया)—अपने को स्वस्थ महसूस न करना।

Acentric (एसेन्ट्रिक)— केन्द्र में स्थित न रहने वाला, अकेन्द्री, परिसरीय।

Acephalia, Acephalism (एसिफेलिया, एसिफेलिज्म)— जन्म से सिर का न होना, सहज-अशीर्षता

Acephalo- (एसिफेलो-)— संयुक्त रूप में इसका अर्थ सिर के न होने से है।

Acephalobrachia (एसिफलोब्रेकिया)— जन्मजात सिर एवं ऊपरी भुजाओं (बाहों) का न होना।

Acephalocardia (एसिफेलोकार्डिया)— जन्म से सिर एवं हृदय का न होना।

Acephalocardius (एसिफेलोकार्डियस)— ऐसा भ्रूण जिसमें सिर तथा हृदय नहीं होता।

Acephalochiria (एसिफेलोकाइरिया)— जन्मजात सिर एवं हाथों का न होना।

Acephalogaster (एसिफेलोगैस्टर)— भ्रूण जिसके सिर तथा आमाशय नहीं होता।

Acephalogastria (एसिफेलोगैस्ट्रिया)— जन्म से सिर, छाती एवं पेट के ऊपरी भाग का न होना।

Acephalopodia (एसिफेलोपोडिया)— सिर एवं पाँवों का जन्मजात अभाव।

Acephalopodius (एसिफेलोपोडियस)— बिना सिर तथा पाँवों वाला भ्रूण

Acephalorrhachia (एसिफेलोरेह्किया)— सिर एवं मेरुदण्ड या रीढ़ की हड्डी का जन्मजात अभाव।

Acephalostomia (एसिफेलोस्टोमिया)— सिर का जन्मजात अभाव, शरीर के ऊपरी भाग पर मुख को प्रदर्शित करने वाला केवल एक छिद्र।

Acephalothoracia (एसिफेलोथौरेसिया)— सिर एवं छाती का जन्मजात अभाव।

Acephalous, Acephalus (एसिफेलस)— बिना सिर वाला भ्रूण, शीर्षहीन।

Acephaly (एसिफैली)— Acephalia.

Acerate (एसिरेट)— तेज, नुकीला।

Acerb (एकर्ब)— तीक्ष्ण, खट्टा।

Acerbity (एसर्बिटी)— अम्लता के साथ स्तम्भकता।

Acervuline (एसरव्यूलीन)— इकट्ठा किया हुआ, गुच्छों में होना जैसे कुछ ग्रन्थियों का गुच्छों में एकत्रित हो जाना।

Acervulus (एर्सव्यूलस)— प्रमस्तिष्क की पीनियल ग्रन्थि में पाये जाने वाले कैल्सियम एवं मैग्नीसियम के फॉस्फेट एवं कार्बोनेट के परतदार कण।

Acescence (एसेसैन्स)— 1. हल्का खट्टापन 2. खट्टा करने की प्रक्रिया।

Acescent (एसेसैन्ट)— हल्का खट्टा।

Acesodyne (एसेसोडाइन)— वह पदार्थ अथवा कारक जो दर्द को दूर करता है।

Aceta (एसीटा)— एसीटम का बहुवचन।

Acetabular (एसीटाबुलर)— उलूखल अथवा एसीटाबुलम सम्बन्धी।

Acetabulectomy (एसीटाबुलेक्टॉमी)—उलूखल को काटकर निकाल देना।

Acetabuloplasty (एसीटाबुलोप्लास्टी)— प्लास्टिक सर्जरी द्वारा उलूखल या एसीटाबुलम की मरम्मत करना, उलूखलसंधान।

Acetabulum (एसीटाबुलम)— कूल्हे की हड्डी के पार्श्व तल पर स्थित प्यालेनुमा गड्ढा जिसमे फीमर हड्डी का सिर फिट रहता है, उलूखल।

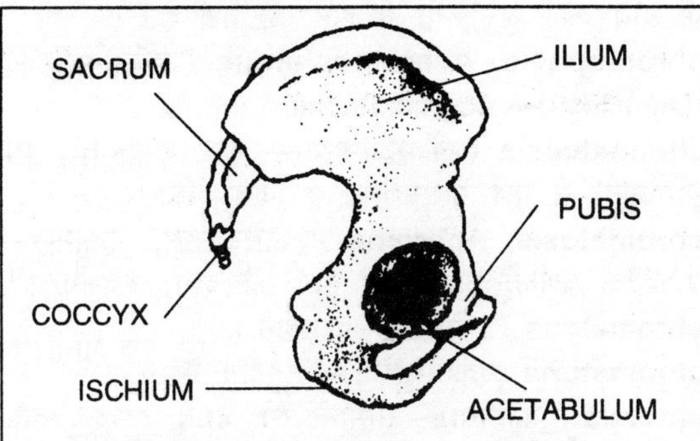

Fig. 13 : Acetabulum उलूखल

Sacrum=त्रिकास्थि, Coccyx=अनुत्रिक या पुच्छास्थि, Ischium=आसनास्थि, Acetabulum = उलूखल, Pubis= जघनास्थि, Ilium=श्रोणिफलक

Acetic (एसीटिक)— सिरके से सम्बन्धित, खट्टा।

Acetimeter (एसीटीमीटर)— तरल में एसीटिक एसिड की मात्रा का पता लगाने वाला यन्त्र।

Acetone (एसिटोन)— कीटोन। मीठी फलों की गन्ध वाला, रंगहीन, उड़नशील पदार्थ जो मधुमेह एवं लम्बे समय तक भूखे रहने की अवस्था में रक्त एवं मूत्र में पाया जाता है।

Acetonemia (एसिटोनीमिया)— रक्त में एसिटोन का अधिक मात्रा में पाया जाना।

Acetonemic (एसिटोनेमिक)— रक्त में एसीटोन के अधिक मात्रा में होने से सम्बन्धित अथवा इसके द्वारा उत्पन्न।

Acetonitrile (एसिटोनाइट्राइल)— मिथाइल सायनाइड, एक पदार्थ जो तीन या अधिक सिगरेट रोज पीने वाले व्यक्तियों के मूत्र में अधिक मात्रा में पाया जाता है।

Acetonuria (एसिटोन्यूरिया)— मूत्र में कीटोन कणों का पाया जाना जैसे कि मधुमेह या उपवास की अवस्था में होता है, एसिटोनमेह।

Acetous (एसीटस)— 1. एसिटिक एसिड से सम्बन्धित, एसिटिक एसिड को उत्पन्न करने वाला अथवा उससे मिलता-जुलता 2. खट्टे स्वाद वाला।

Acetum (एसीटम)— सिरका

Acetyl (एसिटाइल)— एक वैलेन्सी वाला मौलिक उपादान CH_3CO जो एसिटिक एसिड का संयुक्त होने वाला रूप है।

Acetylation (एसिटाइलेशन)— किसी कार्बनिक अणु में एक एसिटाइल मौलिक उपादान का प्रविष्ट होना, एसिटिलीकरण।

Acetylator (एसिटाइलेटर)— वह जीव जो चयापचयी एसिटिलीकरण की क्षमता रखता हो

Acetylbetamethylcholine (एसिटाइलबीटामिथाइल-कोलीन)— एसिटाइलकोलीन का एक व्युत्पन्न जो परानुकम्पी तन्त्रिका-तन्त्र के लिए एक शक्तिशाली उद्दीपन होता है और रक्त-चाप को कम करता है।

Acetylcholine (एसिटाइलकोलीन)— पेशी-तन्त्रिका संगम पर तन्त्रिका तन्तुओं के सिरों पर उद्दीपन के फलस्वरूप उत्पन्न होने वाला एक पदार्थ जो तन्त्रिका आवेगों के संचारण के लिए आवश्यक होता है तथा शीघ्र ही कोलीनेस्टेरेज़ नामक एन्जाइम द्वारा नष्ट हो जाता है।

Acetylcholinesterase (एसिटाइलकोलीनेस्टेरेज)— पेशियों, तन्त्रिका कोशिकाओं एवं लाल रक्त कोशिकाओं में स्थित एक एन्जाइम जो एसिटाइलकोलीन की क्रिया को रोक देता है।

Acetylene (एसिटाइलीन)— एक रंगहीन, उड़नशील, विस्फोटक गैस जिससे लहसुन जैसी गन्ध आती है।

Achalasia (एकालेजिया)— अशिथिलता, शिथिल होने में असमर्थता जैसे अभिहृद्-जठर अशिथिलता जिसमें अभिहृद-संवरणी के अशिथिलन के कारण भोजन कठिनाई के साथ आमाशय में पहुँचता है।

Ache (ऐक)— एकदम से अथवा ऐंठन के साथ होने वाले दर्द से भिन्न मन्द या तेज लगातार होने वाला दर्द, वेदना।

Acheilia (ऐकीलिया)— एक या दोनों होठों का जन्म-जात अभाव, सहजअनोष्ठता।

Acheilous, Achilous (ऐकीलस)— जन्मजात एक या दोनों होठों के अभाव से युक्त अथवा इस विकार से सम्बन्धित।

Acheiria (ऐकीरिया)— 1. एक या दोनों हाथों का जन्म-जात अभाव, सहजअहस्तता। 2. एक या दोनों हाथों का अभाव महसूस होना 3. यह निश्चित नहीं कर पाना कि शरीर के किस पार्श्व को उत्तेजित किया गया है।

Acheiropodia (एकीरोपोडिया)— दोनों हाथों एवं पाँवों का जन्म-जात अभाव।

Acheiropody, Achiropody (एकीरोपोडी)— Acheiropodia.

Acheirous, Acheirus (एकीरस)— बिना हाथ वाला भ्रूण, अहस्तभ्रूण।

Achillobursitis (एकिलोबर्साइटिस)— एकिलस टेन्डन के ऊपर स्थित बर्सा या श्लेषपुटी का शोथ।

Achillodynia (एकिलोडाइनिया)— एकिलस टेन्डन अथवा इसके बर्सा में दर्द होना।

Achillorrhaphy (एकिलोरैहफी)— एकिलस टेन्डन की सिलाई करना।

Achillotenotomy, Achillotomy (एकिलोटीनोटॉमी, एकिलोटॉमी)— शल्यक्रिया द्वारा एकिलस टेन्डन का विभाजन करना, कण्डरापेशी-उच्छेदन।

Achiria (एकाइरिया)— Acheiria.

Achlorhydria (एक्लोरहाइड्रिया)— आमाशयिक स्राव में हाइड्रोक्लोरिक एसिड का अभाव, जठर-अनम्लता।

Achloride (एक्लोराइड)— क्लोराइड के अतिरिक्त कोई लवण।

Achlorophyllous (एक्लोरोफिलस)— क्लोरोफिल से रहित जैसा कि कवकों (फफूँद) में होता है।

Achloropsia (एक्लोरोप्सिया)— वर्णान्धता जिसमें हरे रंग को नहीं पहिचाना जा सकता, हरितान्धता।

Acholia (एकोलिया)— पित्त स्राव की कमी अथवा उसका बिल्कुल न होना या ऐसी अवस्था जो पित्त के ग्रहणी या ड्योडिनम में प्रवेश करने को रोकती है, अपित्तता।

Acholic (एकोलिक)— अपैत्तिक, अपित्तता सम्बन्धी।

Acholuria (एकोलूरिया)— मूत्र में पित्त वर्णकों का अभाव, अपित्तमेह।

Acholuric (एकोलूरिक)— मूत्र में बाइल से रहित।

Achondrogenesis (एकॉण्ड्रोजेनेसिस)— भुजाओं की हड्डियों की वृद्धि का रुक जाना जिससे वे छोटी हो जाती हैं जबकि सिर एवं धड़ सामान्य रहते हैं।

Achondroplasia (एकॉण्ड्रोप्लेसिया)— लम्बी हड्डियों के अधिवर्ष पर उपास्थि के बनने में दोष उत्पन्न होना जिससे एक प्रकार का बौनापन पैदा हो जाता है, उपास्थि-अविकसन।

Achondroplastic (एकॉण्ड्रोप्लास्टिक)— उपास्थि-अविकसन से सम्बन्धित अथवा उससे युक्त।

Achoresis (एकोरैसिस)— किसी खोखले अंग जैसे आमाशय अथवा मूत्राशय का स्थायी रूप से सकुंचित हो जाना जिससे इसकी समाई कम हो जाती है।

Achroacyte (एक्रोएसाइट)— एक रंगहीन कोशिका।

Achroma (एक्रोमा)— त्वचा में रंग अथवा वर्णक का न पाया जाना जैसे ल्यूकोडर्मा या श्वित्र में, वर्णहीनता, अवर्णता।

Achromacyte (एक्रोमासाइट)— Achromocyte.

Achromasia (एक्रोमेसिया)— 1. त्वचा की सामान्य वर्णकयुक्तता की कमी 2. कोशिकाओं अथवा ऊतकों के अभिरंजित होने में अक्षमता।

Achromat (एक्रोमेट)— वर्णान्ध व्यक्ति।

Achromatic (एक्रोमेटिक)—1. रंगहीन 2. कठिनाई के साथ अभिरंजित होने वाला विशेष कर ऊतक एवं कोशिकाएँ।

Achromatin (एक्रोमेटिन)— किसी कोशिका केन्द्रक का अल्प अभिरंजित होने वाला पदार्थ, अरंजक।

Achromatinic (एक्रोमेटिनिक)— एक्रोमेटिन से सम्बन्धित अथवा उससे युक्त।

Achromatism (एक्रोमेटिज़्म)— रंगहीनता।

Achromatocyte (एक्रोमेटोसाइट)— एक विवर्णीकृत लाल रक्त कोशिका, ऐसी लाल रक्त कोशिका जिसका रंग नष्ट कर दिया गया हो।

Achromatolysis (एक्रोमेटोलाइसिस)— कोशिका के क्रोमेटिन के घुलने अथवा नष्ट होने की क्रिया।

Achromatophil (एक्रोमेटोफिल)— सामान्य रीति से अभिरंजित न हो सकने वाली कोशिका अथवा ऊतक।

Achromatophilia (एक्रोमेटोफीलिया)— अभिरंजन प्रक्रियाओं के प्रति कोई अनुक्रिया न होने की दशा।

Achromophilic, Achromophilous (एक्रोमोफिलिक, एक्रोमोफिलस)— Achromatophil.

Achromatopsia (एक्रोमेटोप्सिया)— पूर्ण वर्णान्धता, रंग पहिचानने में पूर्ण असमर्थता, अरंजित दृष्टि।

Achromatosis, Achroma (एक्रोमेटोसिस, एक्रोमा)— प्राकृतिक वर्णकयुक्तता रहित होने की दशा, अवर्णकता।

Achromatous (एक्रोमेटस)— रंगहीन।

Achromaturia (एक्रोमेचूरिया)— रंगहीन मूत्र।

Achromia (एक्रोमिया)— सामान्य रंग अथवा वर्णकयुक्तता की कमी अथवा उसका अभाव जैसे त्वचा की, वर्णहीनता, अवर्णता।

Achromic (एक्रोमिक)— रंग की कमी वाला, अवर्णिक।

Achromocyte (एक्रोमोसाइट)— हल्की पीली अर्द्ध चन्द्राकार लाल रक्त कोशिका।

Achromodermia (एक्रोमोडर्मिया)— त्वचा की रंगहीनता, चर्मवर्णहीनता।

Achromophil (एक्रोमोफिल)— Achromatophil.

Achromotrichia (एक्रोमोट्राइचिया)— बालों का रंगहीन अथवा भूरा होना। बालों का भूरापन पोषण की कमी के कारण हो सकता है।

Achylia, Achylosis (एकाइलिया, एकाइलोसिस)— वसालसीका (काइल) अथवा अन्य पाचक रसों का अभाव जैसे जठर-रस अथवा अग्न्याशयी रस का पूर्ण अभाव अथवा उनकी कमी, स्रवणहीनता।

Achylous (एकाइलस)— 1. किसी भी प्रकार के पाचक रस की कमी वाला 2. बिना काइल वाला व्यक्ति।

Achymia, Achymosis (एकाइमिया, एकाइमोसिस)— काइम की कमी अथवा उसका पूर्ण अभाव।

Acicular (एसिकुलर)— सुई की आकृति वाला, सूच्याकार।

Acid (एसिड)— किसी धातु से प्रतिक्रिया करके कोई लवण बनाने वाला तथा नीले लिटमस पेपर को लाल करने वाला पदार्थ, अम्ल या तेजाब, खट्टा। अम्ल या एसिड मुख्यतया निम्न प्रकार के होते हैं–

Acetic acid (एसिटिक एसिड)— सिरके का तेजाब।

Acetylsalicylic acid (एसिटाइल सैलीसिलिक एसिड)— Aspirin.

Amino acid (अमीनो एसिड)— प्रोटीन के पाचन का अन्तिम उत्पाद जो शरीर की वृद्धि एवं ऊतकों की मरम्मत के लिए आवश्यक है।

Ascorbic acid (एस्कोर्बिक एसिड)— विटामिन सी।

Benzoic acid (बेनजोइक एसिड)— यह चर्मविशल्कक (त्वचा की श्रृंगी परत को पृथक करने वाले) मरहमों में एवं भोजन के परिरक्षक के रूप में काम आता है।

Boric acid (बोरिक एसिड)— बोरिक अम्ल।

Carbolic acid (कार्बोलिक एसिड)— कार्बोलिक अम्ल।

Citric acid (साइट्रिक एसिड)— यह नींबू में पाया जाता है।

Fatty acid (फैटी एसिड)— असंतृप्त वसा-अम्ल जो शरीर में नहीं बनता अतः इसे भोजन द्वारा प्राप्त किया जाता है। इससे रक्त में कोलेस्ट्रॉल का स्तर नहीं बढ़ता।

Folic acid (फॉलिक एसिड)— विटामिन बी कॉमप्लैक्स का एक सदस्य जो हरे पौधों के ऊतकों, यकृत एवं यीस्ट (खमीर) में पाया जाता है।

Hydrochloric acid (हाइड्रोक्लोरिक एसिड)— नमक का तेजाब।

Lactic acid (लैक्टिक एसिड)— खट्टे दूध में लैक्टोज के खमीरण से तथा श्रम करते समय पेशियों में बनने वाला अम्ल।

Nicotinic acid (निकोटिनिक एसिड)— विटामिन बी कॉमप्लैक्स का एक घटक।

Nitric acid (नाइट्रिक एसिड)—शोरे का तेजाब।

Organic acid (ऑर्गेनिक एसिड)— कार्बन परमाणु युक्त अम्ल।

Oxalic acid (ऑक्ज़ेलिक एसिड)— यह सबसे तेज ऑर्गेनिक अम्ल होता है और विषैला होता है। इसका घोल कपड़े पर से स्याही एवं जंग के निशान मिटाने के लिए प्रभावकारी होता है।

Pantothenic acid (पैन्टोथैनिक एसिड)— विटामिन बी कॉमप्लैक्स का एक घटक।

Para-aminobenzoic acid (पैरा- अमीनोबेन्जोइक एसिड)— विटामिन बी कॉमप्लैक्स का एक घटक।

Para-aminosalicylic acid, PAS (पैरा-अमीनोसैलीसिलिक एसिड, पास)— पैरा-अमीनोसैलीसिलिक अम्ल या पास, तपेदिक रोग में दी जाने वाली एक औषधि।

Phosphoric acid (फॉस्फोरिक एसिड)— फॉस्फोरिक अम्ल।

Salicylic acid (सैलीसिलिक एसिड)— सैलीसिलिक अम्ल।

Saturated fatty acid (सेच्युरेटेड फैटी एसिड)— संतृप्त वसा-अम्ल।

Stearic acid (स्टीएरिक एसिड)— साबुन एवं ग्लिसरीन वर्तिका के बनाने के काम आने वाला अम्ल।

Sulphuric acid (सलफ्यूरिक एसिड)— सलफ्यूरिक अम्ल, गन्धक का तेजाब।

Tannic acid (टैनिक एसिड)— टैनिक अम्ल

Tartaric acid (टारटरिक एसिड)— टारटरिक अम्ल।

Taurocholic acid (टौरोकोलिक एसिड)— एक पित्त अम्ल।

Unsaturated fatty acid (अनसेच्युरेटेड फैटी एसिड)— असंतृप्त वसा-अम्ल।

Uric acid(यूरिक एसिड) —यूरिक अम्ल।

Acidaminuria (एसिडेमिनूरिया)— मूत्र में अमीनों अम्लों की अधिकता।

Acid-base balance (एसिड-बेस बैलेन्स)— वे यान्त्रिक क्रियायें जिनके द्वारा शरीर के तरलों की अम्लता एवं क्षारता साम्यावस्था में रहती है।

Acidemia (एसिडीमिया)— रक्त में अम्ल की अधिकता; अम्लरक्तता।

Acid-fast (एसिड-फास्ट)— अम्ल अप्रभावी, अम्ल स्थायी। अम्ल से अभिरंजित करने पर रंगहीन न होने वाला, इसका अधिकतर जीवाणुओं के परीक्षण में प्रयोग किया जाता है जैसे तपेदिक रोग को उत्पन्न करने वाले माइकोबैक्टीरियम ट्यूबरक्लोसिस नामक बेसीलस का परीक्षण करना जो एसिड फास्ट होता है।

Acidic (एसिडिक)— अम्लीय, खट्टा।

Acidifiable (एसिडीफायबिल)— अम्ल बन जाने योग्य।

Acidification (एसिडीफिकेशन)— खट्टा होना, किसी अम्ल में परिवर्तित होना, अम्लीकरण।

Acidifier, Acidulant (एसिडीफायर, एसिडुलैन्ट)— वह पदार्थ जो किसी अन्य पदार्थ के साथ मिलकर उसकी अम्लता को बढ़ा देता है ; वह पदार्थ जो जठर-अम्लता को बढ़ा देता है, अम्लकर।

Acidify (एसिडीफाइ)— खट्टा बनाना, किसी अम्ल में परिवर्तित करना।

Acidimeter (एसिडीमीटर)— किसी घोल में अम्ल की मुक्त मात्रा का पता लगाने वाला यन्त्र, अम्लता मापक यन्त्र।

Acidimetry (एसिडीमीट्री)— किसी तरल की अम्लता का पता लगाना, अम्लमापन।

Acidism, Acidismus (एसिडिज्म, एसिडिस्मस)— शरीर में बाहर से प्रवेश करने वाले अम्लों द्वारा उत्पन्न विषाक्तता।

Aciditoxicity (एसिडीटॉक्सीसिटी)— अम्लविषता, अम्लों द्वारा विषाक्तता, तेजाबों से जहरीला होना।

Acidity (एसिडिटी)— अम्लीय होने का गुण, खट्टापन, अम्लता।

Acidocyte (एसिडोसाइट)— श्वेत रक्त कोशिकाओं की इओसिनोफिल कोशिका।

Acidocytopenia (एसिडोसाइटोपीनिया)— रक्त में इओसिनोफिल कोशिकाओं का असामान्य रूप से संख्या में घट जाना।

Acidocytosis (एसिडोसाइटोसिस)— रक्त में इओसिनोफिल कोशिकाओं का असामान्य रूप से संख्या में बढ़ जाना।

Acidogenic (एसिडोजैनिक)— अम्लजन, अम्लता उत्पन्न करने वाला।

Acidophil, Acidophilic, Acidophilous (एसिडोफिल, एसिडोफिलिक, एसिडोफिलस)—1. कोशिका अथवा ऊतक जो अम्ल रंजकों द्वारा अभिरंजित हो जाते हैं या अम्लरागी 2. अग्र पीयूष ग्रन्थि की अम्ल से अभिरंजित होने वाली कोशिका अथवा एल्फा कोशिका 3. अम्ल माध्यम में पनपने वाला जीव।

Acidophilus milk (एसिडोफिलस मिल्क)— ऐसा दूध जिसमें लैक्टोबेसीलस एसिडोफिलस नामक जीवाणु के सम्वर्ध (पलने) से खमीकरण हो चुका हो।

Acidosis (एसिडोसिस)— अम्लों के संचित हो जाने से अथवा क्षार जैसे कार्बोनेट के अत्यधिक मात्रा में शरीर से बाहर निकल जाने से रक्त की अत्यधिक अम्लता हो जाना, अम्लरक्तता। यह निम्न प्रकार से हो सकती है:

Carbon dioxide or respiratory acidosis (कार्बन डाइऑक्साइड या रेस्पिरेटरी एसिडोसिस)— पानी में डूबने से अथवा श्वसन-अपर्याप्तता में कार्बन डाइऑक्साइड के शरीर में रुक जाने के फलस्वरूप होने वाली अम्लरक्तता।

Diabetic acidosis (डायबिटिक एसिडोसिस)— बढ़े हुए अनियन्त्रित मधुमेह रोग में किटोन कणों के संचित हो जाने के कारण होने वाली अम्लरक्तता।

Hyperchloremic acidosis (हाइपरक्लोरेमिक एसिडोसिस)— रक्त सीरम में क्लोराइड का असामान्य रूप से उच्च स्तर होने के कारण उत्पन्न होने वाली अम्लरक्तता।

Metabolic acidosis (मेटाबोलिक एसिडोसिस)— कार्बोनिक अम्ल के अतिरिक्त अन्य अम्लों के बढ़ जाने से उत्पन्न अम्लरक्तता जो अधिक मात्रा में अम्लों के ग्रहण करने, कीटोनमयता, यकृत के कार्य के अवरुद्ध हो जाने, उल्टी, दस्त, निर्जलीकरण (खुश्की) होने तथा भूखों रहने की अवस्था एवं वृक्क रोग आदि में होती है।

Renal acidosis (रीनल एसिडोसिस)— गुर्दे के कार्य में बाधा उत्पन्न हो जाने अथवा शरीर से अत्यधिक मात्रा में बाइकार्बोनेट के निकल जाने अथवा अम्लों के शरीर से न निकल पाने से उत्पन्न जीर्ण वृक्कीय रोग में हाने वाली अम्लरक्तता।

Acidotic (एसिडोटिक)— अम्लरक्तता से सम्बन्धित, अम्लरक्तक।

Acid-proof (एसिड-प्रूफ)— अम्ल-स्थायी।

Acidulate (एसिडुलेट)— कुछ तेजाबी अथवा खट्टा बनाना।

Acidulous (एसिडुलस)— हल्का सा तेजाबी या खट्टा

Acidum (एसिडम)— अम्ल

Aciduria (एसिडूरिया)— मूत्र में अम्ल का पाया जाना, अम्लमेह।

Aciduric (एसिडूरिक)— अम्ल माध्यम में वृद्धि करने वाला जैसे कुछ जीवाणु।

Acinar (एसिनर)— किसी ग्रन्थि के सबसे छोटे भाग (कोष्ठक) से सम्बन्धित।

Acinesia (एसाइनीसिया)— Akinesia.

Acinesic, Acinetic (एसाइनेसिक, एसाइनेटिक)—Akinetic.

Acini (एसिनाइ)— Acinus का बहुवचन।

Acinic (एसिनिक)— Acinar

Aciniform (एसिनीफॉर्म)— अगूँरों की शक्ल का, द्राक्षावत।

Acinitis (एसिनाइटिस)— किसी ग्रन्थि के कोष्ठकों की सूजन।

Acinose (एसिनोस)— कोष्ठकों से बना हुआ।

Acinous (एसिनस)— अगूँरों के गुच्छे से मिलती-जुलती ग्रन्थियों से सम्बन्धित।

Acinus (एसिनस)— किसी ग्रन्थि का सबसे छोटा भाग, कोष्ठक।

Acladiosis (एक्लेडियोसिस)— एक्लेडियम कवक द्वारा त्वचा पर जख्म बन जाना।

Aclasis, Aclasia (एक्लेसिस, एक्लेसिया)— एक असामान्य ऊतक जो सामान्य संरचना से उत्पन्न होकर उसी के साथ आगे को बढ़ता है जैसे उपास्थिदुर्विकसन में होता है।

Aclastic (एक्लास्टिक)— 1. एक्लेसिया से सम्बन्धित अथवा उसके गुण रखने वाला 2. प्रकाश किरणों का अपवर्तन न करने वाला अर्थात जिससे होकर प्रकाश की किरणें झुकती नहीं, अवर्तक।

Acme (एक्मी)— रोग चर्मोत्कर्ष, दारुणावस्था।

Acne (एक्नी)— यह त्वचा की स्नेह ग्रन्थियों एवं रोम कूपों का शोथज रोग (सूजन की बीमारी) होता है जिसमें त्वचा पर पिटिकाएँ अथवा पूयस्फोटिकाएँ निकल आती हैं; सामान्य पनसिका; मुहासे। मुहासे मुख्यतया निम्न प्रकार के होते हैं–

Acne artificialis (एक्नी आर्टिफीसियालिस)— कृत्रिम मुहासे जो त्वचा को खुरचने से, बाह्य क्षोभकों या औषधियों जैसे आयोडाइडों या ब्रोमाइडों आदि के आन्तरिक प्रयोग से उत्पन्न होते हैं, कृत्रिम पनसिका।

Acne atrophica (एक्नी एट्रोफिका)—शोषकर पनसिका। इस प्रकार के मुहासे जिनके निकलने के पश्चात् त्वचा पर गड्ढे एवं खुरण्ट के निशान बन जाते हैं।

Acne ciliaris (एक्नी सिलिएरिस)— आँखों की पलकों के किनारों पर निकलने वाली फुन्सियाँ (मुहासे), वर्त्मान्त पनसिका

Acne indurata (एक्नी इनड्यूरेटा)— ठोस मुहासे जिनमें त्वचा का रंग बदल जाता है तथा वह ठोस हो जाती है।

Acne keloid (एक्नी किलॉयड)— गर्दन के पीछे रोमकूपों का एक सक्रंमण जिससे खुरण्ट बन जाता है एवं त्वचा मोटी हो जाती है।

Acne neonatorum (एक्नी नियोनेटोरम)— नवजात शिशु में निकलने वाले मुहासे।

Acne rosacea (एक्नी रोज़ेसिया)— चेहरे पर निकलने वाले गुलाबी मुहासे।

Acne steroid (एक्नी स्टैरॉयड)— कॉर्टिकोस्टैरॉयड औषधियों का सार्वदैहिक अथवा स्थानीय प्रयोग करने से उत्पन्न मुहासे।

Acne tropical (एक्नी ट्रॉपिकल)— उष्ण नम जलवायु में उत्पन्न होने वाले गम्भीर प्रकार के मुहासे जिनमें सम्पूर्ण धड़ की, कन्धों, ऊपरी बाहों, नितम्बों एवं टाँगो की त्वचा सामान्यतया सबसे अधिक रोगग्रस्त होती है।

Acne vulgaris — यह मुहासों का सर्वाधिक सामान्य रूप होता है। मुहासें मुख्य रूप से चेहरे, पीठ के ऊपरी भाग एवं छाती पर निकलते हैं और सबसे अधिक यौवनारम्भ एवं किशोरावस्था में निकलते हैं।

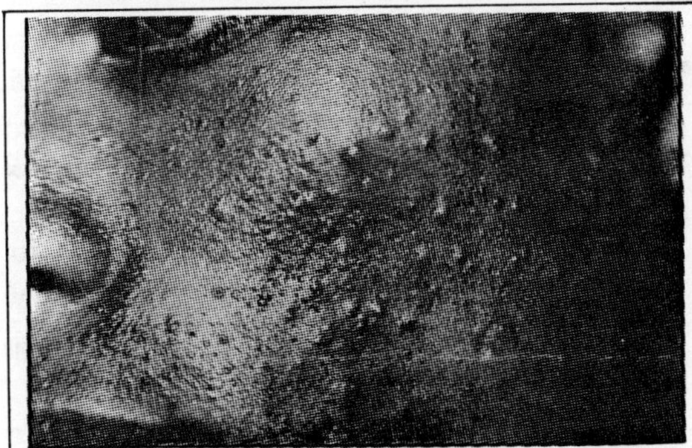

Fig. 14 : Acne vulgaris मुहासे तथा शोथयुक्त पिटिकाएँ एवं पूयस्फोटिकाएँ

Acnegenic (एक्नेजेनिक)— मुहासे उत्पन्न करने वाला, मुहासाजनक।

Acneiform (एक्नीफोर्म)— मुहासों से मिलता-जुलता, मुहासे जैसा, मुहासाकार।

Acnemia (एक्नीमिया)— पैरों की पिण्डलियों का क्षय होना।

Acnitis (एक्नाइटिस)— एक पिटिका विस्फोट जो पूयस्फोटिका बन जाता है जिसके पश्चात् हल्के व्रणचिन्ह बन जाते हैं।

Acognosia (एकोग्नोसिया)— औषधियों का ज्ञान।

Acology (एकालॉजी)— औषधि-विज्ञान, चिकित्सा-शास्त्र।

Acomia, Alopecia (एकोमिया, एलोपीसिया)— गंजापन।

Aconite (एकोनाइट)— एकोनाइटम नेपीलस की सूखी जड़ों से प्राप्त होने वाली विषैली औषधि, वत्सनाभ।

Aconitine (एकोनाइटीन)— एकोनाइट का सक्रिय तत्व, वत्सनाभ का रस।

Aconuresis, Enuresis (एकोन्यूरेसिस, एन्यूरेसिस)— अनियन्त्रित मूत्र विसर्जन, मूत्र का स्वतः निकल जाना।

Acopic (एकोपिक)— थकान दूर करने वाला।

Acorea (एकोरिया)— आँख की पुतली का अभाव।

Acoria (एकोरिया)— भूख के कारण नहीं बल्कि खाना खाने के बाद सन्तुष्टि न होने के कारण अधिक भोजन ग्रहण करना।

Acormus (एकोर्मस)— ऐसा भ्रूण जिसके सिर एवं भुजाएँ होती हैं, धड़ नहीं होता।

Acostate (एकोस्टेट)— बिना पसलियों वाला, अपर्शुक।

Acouesthesia (एकोइस्थीसिया)— ध्वनिक संवेदनशीलता।

Acoulation (एक्यूलेशन)— बहरे-गूँगे व्यक्ति को बोलना सीखाने के लिए प्रयोग में लाया जाने वाला उपकरण।

Acoumeter (एक्यूमीटर)— सुनने की तीक्ष्णता को मापने वाला यन्त्र, श्रवण-शक्ति-मापक यन्त्र।

Acousma (एकाऊज्मा)— मन कल्पित ध्वनियाँ सुनाई देना।

Acousmatagnosia (एकोसमेटाग्नोसिया)— मानसिक विकार के कारण जो कुछ कहा गया है, उसे समझने की अक्षमता।

Acousmatamnesia (एकोसमेटाम्नेसिया)— ध्वनियों को याद न रखना।

Acoustic (एकोस्टिक)— ध्वनि अथवा सुनने से सम्बन्धित, ध्वनिक।

Acoustic center (एकोस्टिक सेन्टर)— प्रमस्तिष्क के शंख-खण्ड में स्थित श्रवण-केन्द्र।

Acoustic meatus (एकोस्टिक मीटस)— बाह्य अथवा आन्तरिक श्रवणिक नली।

Acoustic nerve (एकोस्टिक नर्व)— श्रवणिक तन्त्रिका, आठवीं कपालीय तन्त्रिका।

Acousticophobia (एकोस्टिकोफोबिया)— तेज आवाजें सुनने से बहुत डर लगना।

Acoustics (एकोस्टिक्स)— ध्वनि का अथवा श्रवण का विज्ञान, श्रवणविज्ञान अथवा ध्वनिविज्ञान।

Acquired (एक्वायर्ड)— अवंशानुगत, उपार्जित, अर्जित।

Acquired immune deficiency syndrome- AIDS (एक्वायर्ड इम्यून डिफिशन्सि सिण्ड्रोम—एड्स)— रोगक्षम न्यूनता के कारण विषाणुजनक लैंगिक संसर्ग द्वारा संचारित एक संक्रामक रोग जो अधिकतर समलैंगिक पुरुषों में होता है और जिसमें ज्वर होता है, सम्पूर्ण शरीर की ग्रन्थियाँ फूल जाती हैं तथा वजन घटने लगता है, एड्स।

Acquisitus (एक्वीसाइटस)— अर्जित, उपार्जित।

Acral (एक्रल)— भुजाओं से सम्बन्धित अथवा उन्हें प्रभावित करने वाला।

Acrania (एक्रेनिया)— कपाल का आंशिक अथवा पूर्ण रूप से जन्मजात अभाव, अकपालिता।

Acranial (एक्रेनियल)— जन्म से ही कपाल से रहित। कपाल के जन्मजात अभाव से सम्बन्धित, करोटिहीन।

Acranius (एक्रेनियस)— कपाल के आंशिक अथवा पूर्ण अभाव से युक्त भ्रूण।

Acrasia (एक्रेसिया)— आत्म-नियन्त्रण की कमी।

Acratia (एक्रेशिया)— Weakness.

Acraturesis (एक्रेचुरेसिस)— मूत्राशय की अतानता (तनाव कम होना) अथवा कमजोरी के कारण मूत्र-त्याग में कठिनाई होना।

Acribometer (एक्रीबोमीटर)— बहुत ही सूक्ष्म वस्तुओं को मापने वाला यन्त्र।

Acrid (एक्रिड)— स्वाद में तीक्ष्ण या तीखा, कड़ुवा।

Acridity (एक्रीडिटी)— तीखापन, कड़ुवाहट

Acrimony (एक्रीमोनी)— अत्यधिक क्षोभक, तीक्ष्ण या काटने वाला होने का गुण।

Acrinia (एक्राइनिया)— स्राव का कम होना अथवा उसका पूर्ण अभाव।

Acritical (एक्रीटिकल)— सकंट रहित।

Acritochromacy (एक्रीटोक्रोमेसी)— वर्णान्धता, रंगों को न पहिचानना।

Acro- (एक्रो-)— अन्य शब्द से मिलकर भुजा को बताने वाला।

Acroagnosis (एक्रोएग्नोसिस)— किसी भुजा की उपस्थिति की अनुभूति न होना।

Acroanesthesia (एक्रोएनिस्थीसिया)— एक या अधिक भुजाओं में संवेदना का अभाव।

Acroarthritis (एक्रोआर्थराइटिस)— ऊर्ध्व या अधः शाखा के जोड़ों की सूजन

Acroasphyxia (एक्रोएसफाइक्सिया)— अगुंलियों के रक्त परिसंचरण में बाधा उत्पन्न हो जाना जिससे एक मन्द प्रकार का रेनाड्स रोग उत्पन्न हो जाता है जिसमें हाथ की अगुलियाँ बैंगनी-सी या मोमिया सफेद रंग की हो जाती हैं, उनका तापमान सामान्य से कम हो जाता है तथा उनमें विकृत अनुभूतियाँ होने लगती हैं।

Acroataxia (एक्रोएटैक्सिया)— हाथों पैरों की अगुँलियों की पेशियों का असमंजन।

Acrobiology (एक्रोबायोलॉजी)— वायु में उत्पन्न होने वाले जीवों का वैज्ञानिक अध्ययन।

Acrobrachycephaly (एक्रोब्रेकीसिफेली)— सिर के आगे-पीछे से छोटे होने की अवस्था।

Acrobystitis (एक्रोबाइसटाइटिस)— लिंगाग्रत्वचा-शोथ, शिश्नमुण्डच्छदशोथ।

Acrocentric (एक्रोसेन्ट्रिक)— ऐसे गुणसूत्र से सम्बन्धित जिसमें सेन्ट्रोमेयर एक सिरे के पास स्थित रहता है।

Acrocephalia, Acrocephaly (एक्रोसिफेलिया, एक्रोसिफेली)— नुकीले सिर का होना, शंकुशीर्षता।

Acrocephalic (एक्रोसिफेलिक)— नुकीले सिर वाला।

Acrocephalosyndactylia, Acrocephalosyndactyly (एक्रोसिफेलोसिण्डेक्टाइलिया, एक्रोसिफेलोसिण्डेक्टाइली)— जन्मजात सिर का चोंचदार या नुकीला एवं हाथों पैरों की अंगुलियों का आपस में जाल से जुड़ा होना, शंकुशीर्षक-युक्तांगुलिता।

Acrocephalous (एक्रोसिफैलस)— Acrocephalic.

Acrochordon (एक्रोकोर्डोन)— प्रौढ़ अथवा वृद्धावस्था की स्त्रियों में एक डण्ठल द्वारा गर्दन, आँख की पलकों, छाती के ऊपरी भाग तथा बगलों से लटकी थैली के रूप में ढीली त्वचा।

Acrocinesia, Acrocinesis (एक्रोसाइनीसिया, एक्रोसाइनेसिस)— भुजाओं का अधिक हिलना-डुलना।

Acrocinetic (एक्रोसाइनेटिक)— भुजाओं की अत्यधिक गतियाँ प्रदर्शित करने वाला।

Acrocontracture (एक्रोकॉन्ट्रैक्चर)— हाथ या पैर की पेशियों का संकुचन।

Acrocyanosis (एक्रोसायनोसिस)— भुजाओं का नीला पड़ जाना, शाखाश्यावता।

Acrocyanotic (एक्रोसायनोटिक)— शाखाश्यावता से युक्त, वह व्यक्ति जिसकी भुजाएँ नीली पड़ गई हों।

Acrodermatitis (एक्रोडर्माटाइटिस)— भुजाओं की त्वचा की सूजन। यह निम्न प्रकार की होती है–

Chronic atrophic acrodermatitis (क्रोनिक एट्रोफिक एक्रोडर्माटाइटिस)— भुजाओं की त्वचा का जीर्ण शोथ जिसके कारण का पता नहीं होता और जिसमें त्वचा का अपक्षय हो जाता है।

Continuous acrodermatitis (कन्टीनुअस एक्रोडर्माटाइटिस)— भुजाओं की त्वचा का जीर्ण शोथ जो पूरे शरीर में फैल जाता है।

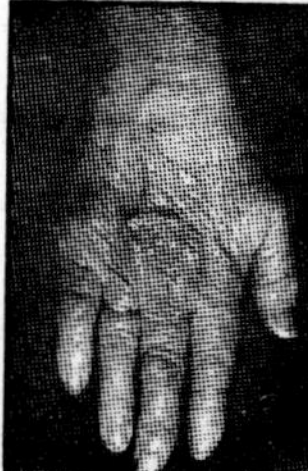

Fig 15 : Chronic atrophic acrodermatitis
क्रोनिक एट्रोफिक एक्रोडर्माटाइटिस

Enteropathica acrodermatitis (एन्ट्रोपैथिका एक्रोडर्माटाइटिस)— जिंक या जस्ते के अपावशोषण के कारण 3 सप्ताह तथा 18 महीने की आयु के बीच धीरे-धीरे उत्पन्न होने वाला एक आनुवंशिक रोग जिसमें सिर, कोहनी, घुटनों, हाथों तथा पैरों की त्वचा पर जल-पूयस्फोटिकाएँ (पानी एवं पस से भरी फुन्सियाँ) उत्पन्न हो जाती हैं तथा साथ ही दस्त आने लगते हैं और बाल झड़ जाते हैं।

Hiemalis acrodermatitis (हीमेलिस एक्रोडर्माटाइटिस)— जाड़े के मौसम में होने वाला भुजाओं की त्वचा का शोथ जो स्वतः ही गायब हो जाता है।

Acrodermatosis (एक्रोडर्मेटोसिस)— हाथों-पैरों का कोई भी त्वचा रोग।

Acrodolichomelia (एक्रोडोलीकोमेलिया)—हाथों-पैरों के असामान्य रूप से लम्बा हो जाने की अवस्था।

Acrodynia (एक्रोडाइनिया)— शैशव काल तथा प्रारम्भिक बाल्यावस्था का एक रोग जिसमें भुजाओं में दर्द होता है, उनमें सूजन हो जाती है एवं हाथों-पैरों की त्वचा में क्षत हो जाते हैं जिनमें खुजली आती है। हाथ और पैर नाक की नोक तथा गालों के साथ गुलाबी हो जाते हैं, शाखा-वेदना।

Acrodysesthesia (एक्रोडिसेस्थीसिया)— भुजाओं के बाह्य भागों में असामान्य एवं अप्रिय अनुभूतियों का उत्पन्न होना।

Acrodysostosis (एक्रोडिसोस्टोसिस)— एक ऐसा विकार जिसमें ठूंठदार अगुँलियों से युक्त छोटे हाथ-पैर होते हैं।

Acrodysplasia (एक्रोडिसप्लेसिया)— Acrocephalosyndactyly.

Acroesthesia (एक्रोइस्थेसिया)— 1. भुजाओं की बढ़ी हुई संवेदनशीलता 2. भुजाओं में दर्द होना।

Acrogeria (एक्रोगेरिया)— वह दशा जिसमें हाथों-पैरों की त्वचा में कालपूर्व वृद्धावस्था के चिन्ह नजर आते हैं।

Acrognosis (एक्रोग्नोसिस)— भुजाओं का ज्ञान होना।

Acrohyperhidrosis (एक्रोहाइपरहाइड्रोसिस)— हाथों-पैरों में अत्यधिक पसीना आना।

Acrohypothermy (एक्रोहाइपोथर्मी)— भुजाओं का असामान्य रूप से ठण्डा होना।

Acrokeratosis (एक्रोकेराटोसिस)— एक आनुवंशिक रोग जिसमें भुजाओं की त्वचा विशेषकर हाथों एवं पैरों के पृष्ठों की त्वचा प्रभावित होती है जिस पर काँटेदार वृद्धियाँ निकल आती हैं।

Acrokinesia (एक्रोकाइनेसिया)— भुजाओं का असामान्य रूप से गति करना।

Acromacria (एक्रोमेक्रिया)—हाथ की अँगुलियों का असामान्य रूप से लम्बा हो जाना।

Acromania (एक्रोमैनिया)—ऐसा उन्माद या पागलपन जिसमें रोगी अत्यधिक उत्तेजित रहता है।

Acromastitis (एक्रोमैस्टाइटिस)— चूचुकशोथ।

Acromegalia (एक्रोमेगैलिया)— Acromegaly.

Acromegalic (एक्रोमेगैलिक)— एक्रोमेगैली से सम्बन्धित अथवा उससे पीड़ित।

Acromegaly (एक्रोमेगैली)— पीयूष ग्रन्थि के वृद्धि हार्मोन के अधिक मात्रा में स्रवित होने से शरीर का अनावश्यक रूप से बढ़ जाना, महाकायता या महांगता।

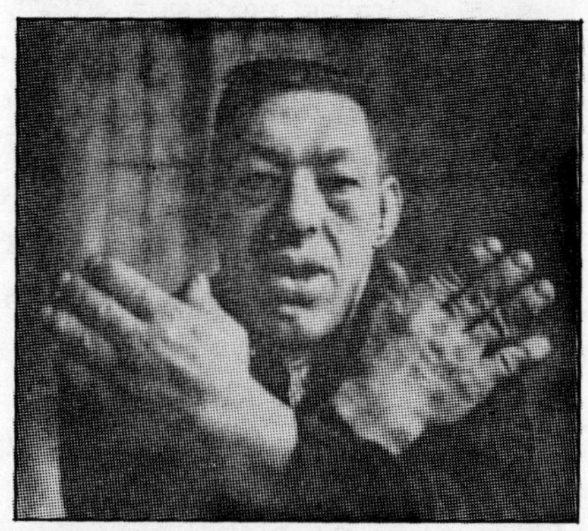

Fig. 16 : Acromegaly महाकायता या महांगता

Acromelalgia (एक्रोमेलल्जिया)— वह अवस्था जिसमें वाहिकाविस्फार होने के कारण हाथों-पैरों की त्वचा लाल, गर्म तथा वेदनायुक्त हो जाती है।

Acromelic (एक्रोमेलिक)— भुजाओं के सिरे से सम्बन्धित।

Acrometagenesis (एक्रोमेटाजेनेसिस)— भुजाओं का असामान्य रूप से बढ़ जाना।

Acromial (एक्रोमियल)—एक्रोमियन सम्बन्धी, असंकूटी।

Acromicria (एक्रोमिक्रिया)— भुजाओं का जन्म से ही छोटा होना, बाह्यांगलघुता।

Acromioclavicular (एक्रोमियोक्लैविकुलर)— एक्रोमियन एवं क्लैविकल सम्बन्धी।

Acromiocoracoid (एक्रोमियोकोराकॉयड)— एक्रोमियन एवं कोराकॉयड प्रवर्ध सम्बन्धी।

Acromiohumeral (एक्रोमियोह्यूमेरल)— एक्रोमियन एवं ह्यूमरस हड्डी से सम्बन्धित।

Acromion (एक्रोमियन)— स्कैपुला हड्डी के कंटक का पार्श्विक त्रिकोणीय प्रक्षेप जिससे कन्धे का सबसे ऊपरी बिन्दु बनता है जहाँ पर यह क्लैविकल हड्डी से जुड़कर सन्धि बनाता है, असंकूट।

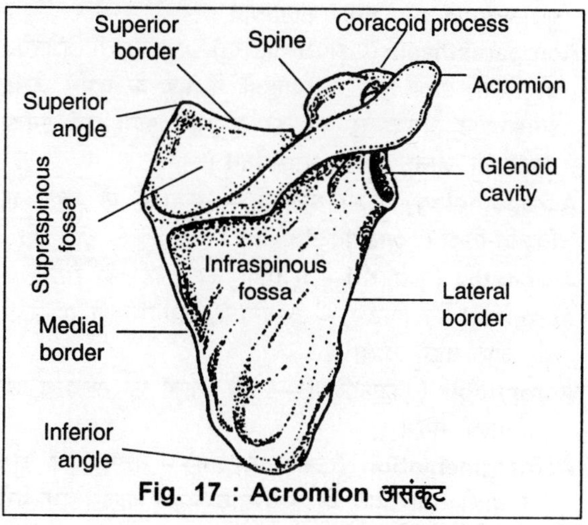

Fig. 17 : Acromion असंकूट

Spine = कण्टक, Coracoid process = असंतुण्ड प्रवर्ध, Acromion process = असंकूट प्रवर्ध, Glenoid cavity = असंगर्त, Lateral border = पार्श्विक सीमा, Inferior angle = अधोवर्ती कोण, Medial border = मध्यवर्ती सीमा, Superior angle = उर्ध्ववर्ती कोण, Superior border = उर्ध्ववर्ती सीमा, Supraspinous fossa = अधिकण्टकीय खात, Infraspinous fossa = अवकण्टकीय खात

Acromionectomy (एक्रोमियोनेक्टॉमी)— एक्रोमियन को काट कर अलग कर देना।

Acromioscapular (एक्रोमियोस्कैपुलर)— एक्रोमियन एवं स्कैपुला सम्बन्धी।

Acromiothoracic (एक्रोमियोथौरैसिक)— एक्रोमियन एवं वक्ष सम्बन्धी।

Acromphalus (एक्रोमफेलस)— नाभि-केन्द्र, अथवा नाभि का फूलना जैसा की नाभि-बहिःसरण से पहले होता है।

Acromyotonia, Acromyotonus (एक्रोमायोटोनिया, एक्रोमायोटोनस)— भुजाओं की पेशीतानता।

Acroneurosis (एक्रोन्यूरोसिस)— भुजाओं का कोई भी तन्त्रिका-रोग।

Acronyx (एक्रोनिक्स)— मांस के भीतर बढ़ने वाला नाखून, अन्तःनख।

Acro-osteolysis (एक्रो-ऑस्टियोलाइसिस)— एक पारिवारिक रोग जिसमें छोटे बच्चों के हाथों-पैरों की अँगुलियों के अन्तिम अँगुलिपर्वों की अस्थियाँ मुलायम होकर नष्ट हो जाती हैं।

Acropachy (एक्रोपैची)— हाथों-पैरों की अँगुलियों का मुद्गरण (मुद्गर के समान बन जाना), अंगुलिस्थूलता।

Acropachyderma (एक्रोपैचीडर्मा)— खोपड़ी, चेहरे एवं भुजाओं की त्वचा का मोटा हो जाना; अँगुलियों का मुद्गर के समान बन जाना एवं लम्बी हड्डियों में विकृतियाँ हो जाना।

Acroparalysis (एक्रोपैरालाइसिस)— एक या अधिक भुजाओं का पक्षाघात हो जाना, शाखाघात।

Acroparesthesia (एक्रोपेरीस्थीसिया)— भुजाओं में विशेषकर अगुँलियों, हाथों तथा अग्रबाहुओं में सूई के चुभने जैसी, झनझनाहट अथवा सुन्नता की अनुभूति होना एवं उनका कठोर हो जाना, शाखा-अपसंवेदन।

Acropathology (एक्रोपैथोलॉजी)— भुजाओं के रोगों का विकृति-विज्ञान, शाखाविकृति।

Acropathy (एक्रोपैथी)— भुजाओं का कोई भी रोग।

Acropetal (एक्रोपीटल)— ऊर्ध्वगामी, अग्राभिसारी या ऊपर की ओर बढ़ने वाला।

Acrophobia (एक्रोफोबिया)— ऊँचे स्थानों का अस्वस्थ कर देने वाला भय।

Acropigmentation (एक्रोपिगमैंटेशन)— बचपन में शुरु होने वाली तथा आयु के साथ-साथ बढ़ने वाली हाथों-पैरों की अगुंलियों की पृष्ठीय सतह की कर्बुरित एवं जालदार अतिवर्णकता।

Acroposthia (एक्रोपोस्थीया)— शिश्नमुण्डच्छद, लिंगाग्रचर्म।

Acroposthitis (एक्रोपोस्थाइटिस)— शिश्नमुण्डच्छदशोथ।

Acropurpura (एक्रोपरप्यूरा)— भुजाओं विशेषकर अँगुलियों को प्रभावित करने वाला रक्तचित्तिता रोग।

Acropustulosis (एक्रोपस्टुलोसिस)— हाथों-पैरों पर फुन्सियाँ निकल आना।

Acroscleroderma (एक्रोस्कलेरोडर्मा)— भुजाओं विशेषकर अँगुलियों की त्वचा का मोटा एवं कठोर हो जाना, त्वचा कठिनता।

Acrosclerosis (एक्रोस्कलेरोसिस)— ऊपरी भुजाओं की त्वचा कठिनता जो अधिकतर रेनौड रोग के पश्चात् होती है तथा गर्दन और चेहरे विशेषकर नाक तक पहुँच जाती है।

Acrosome (एक्रोसोम)— शुक्राणु के सिर के अगले भाग को ढकने वाली टोपी के समान झिल्लीनुमा संरचना जिसमें डिम्ब छेदन के लिए एन्जाइम होते हैं।

Acrosphacelus (एक्रोस्फेसिलस)— अगुँलियों का कोथ जो रेनौड रोग में हो सकता है।

Acroteric (एक्रोटेरिक)— अँगुलियों के सिरों से सम्बन्धित।

Acrotic (एक्रोटिक)— 1. नाड़ी की कमजोरी अथवा उसके अभाव से सम्बन्धित 2. त्वचा की सतह से सम्बन्धित।

Acrotism (एक्रोटिज्म)— नाड़ी का अभाव अथवा उसका महसूस न होना, स्पन्दनाभाव।

ACTH (ए सी टी एच)— पीयूष ग्रन्थि का एड्रिनोकॉर्टिकोट्रोपिक हार्मोन जो एड्रिनल ग्रन्थियों के कॉर्टेक्स को उत्तेजित करता है।

Acrotrophoneurosis (एक्रोट्रॉफोन्यूरोसिस)— भुजाओं की पोषणज विक्षिप्ति जिसमें पोषणज, तन्त्रिकाशोथज तथा वाहिकामय परिवर्तन होते हैं जो अधिकतर पानी में अधिक समय तक डुबोये रखने पर होते हैं।

Actin (एक्टिन)— पेशी की दो प्रोटीनों में से एक, दूसरी मायोसिन होती है जिसके साथ मिलकर यह पेशी को संकुचित करने एवं शिथिल करने का कार्य करती है।

Actinic (एक्टिनिक)— रेडिएन्ट शक्ति जैसे एक्स-रे, अल्ट्रावॉयलेट प्रकाश एवं सूर्य प्रकाश की रासायनिक परिवर्तन करने की क्षमता से सम्बन्धित, विकारक।

Actinic burns (एक्टिनिक बर्न्स)— अल्ट्रावॉयलेट अथवा सूर्य किरणों द्वारा जलना।

Actinic dermatitis (एक्टिनिक डर्माटाइटिस)— एक्स-रे, अल्ट्रावॉयलेट अथवा सूर्य किरणों द्वारा उत्पन्न त्वचाशोथ, किरणत्वक्शोथ।

Actinism (एक्टिनिज्म)— रेडिएन्ट शक्ति का वह गुण जो रासायनिक परिवर्तन उत्पन्न करता है जैसे फोटोग्राफी में।

Actinium (एक्टिनियम)— एक रेडियोसक्रिय तत्त्व।

Actino- (एक्टिनो-)— वह शब्द जो दूसरे शब्द से मिलकर किरणों का अथवा विकिरण का संकेत देता है।

Actinodermatitis (एक्टिनोडर्माटाइटिस)— विकिरण के प्रति अनावृत्त होने से उत्पन्न त्वचाशोथ।

Actinoform (एक्टिनोफोर्म)— विकिरण रूप, एक्स-रे के समान।

Actinogen (एक्टिनोजन)— कोई भी रेडियोसक्रिय तत्व।

Actinogenesis (एक्टिनोजेनेसिस)— विकिरण का उत्पन्न होना।

Actinogenic (एक्टिनोजेनिक)— 1. विकिरण उत्पन्न करने वाला 2. विकिरण द्वारा उत्पन्न।

Actinology (एक्टिनोलॉजी)— विकिरण विज्ञान।

Actinomycoma (एक्टिनोमाइकोमा)— ऐक्टिनोमाइसीज़ता द्वारा उत्पन्न अर्बुद।

Actinomycosis (एक्टिनोमाइकोसिस)— एक्टिनोमाइकोसिस एक्टिनोमाइसीज़ इसराइली नामक जीवाणु जो मुख में रहते हैं, के द्वारा उत्पन्न मनुष्य में एक जीवाणु जनित रोग है। इस रोग में गर्दन एवं चेहरे के क्षेत्र में, छाती में अथवा उदर-क्षेत्र में एक वृद्धि बन जाती है जो बाद में फट जाती है और इससे गन्धक के छोटे-छोटे पीले दानों से युक्त मवाद स्रवित होता है; एक्टिनोमाइसीज़ता।

Actinomycotic (एक्टिनोमाइकोटिक)— एक्टिनोमाइसीज़ता से सम्बंधित।

Actinoneuritis (एक्टिनोन्यूराइटिस)— रेडियम अथवा एक्स-रे के सम्मुख अनावृत्त होने के कारण उत्पन्न एक अथवा कई तन्त्रिकाओं का शोथ।

Actinophytosis (एक्टिनोफाइटोसिस)— एक्टिनोमाइसीस नामक जीवाणु द्वारा संक्रमण।

Actinopraxis (एक्टिनोप्रेक्सिस)— रोग निदान एवं चिकित्सा में प्रकाश अथवा रेडियोसक्रिय किरणों का प्रयोग।

Actinoscopy (एक्टिनोस्कोपी)— एक्स-रे द्वारा शरीर के ऊतकों एवं रचनाओं का परीक्षण।

Actinotherapy (एक्टिनोथिरैपी)— सूर्य किरणों, अल्ट्रावॉयलेट किरणों, एक्स-रे अथवा रेडियम द्वारा रोगों की चिकित्सा करना।

Actinotoxemia (एक्टिनोटॉक्सीमिया)— विकिरण की अधिक मात्रा से उत्पन्न विषैली प्रतिक्रिया।

Action (एक्शन)— किसी कार्य को करना अथवा प्रक्रिया जैसे किसी औषधि की, या किसी प्रभाव की प्राप्ति। यह निम्न प्रकार का हो सकता है–

Antagonistic action (एन्टागोनिस्टिक एक्शन) — किसी औषधि अथवा पेशी का किसी दूसरी औषधि अथवा पेशी के विपरीत कार्य करना।

Astringent action (एस्ट्रिन्जैन्ट एक्शन)— वह क्रिया जिसमें कोशिकाएँ सिकुड़ जाती हैं।

Bacteriocidal action (बैक्टीरियोसाइडल एक्शन)— वह क्रिया जिससे जीवाणु मर जाते हैं।

Bacteriostatic action (बैक्टीरियोस्टेटिक एक्शन)— वह क्रिया जो जीवाणुओं को मारे बिना ही उनकी वृद्धि को रोकती है।

Cumulative action (क्यूमुलेटिव एक्शन)— किसी औषधि की कई खुराके देने के बाद एक दम से बढ़ी हुई प्रक्रिया का होना।

Reflex action (रिफलैक्स एक्शन)— संवेदी तन्त्रिकाओं के उद्दीपन से उत्पन्न होने वाली अनैच्छिक गतियाँ जैसे तेज प्रकाश में पुतलियों का सिकुड़ना तथा आग को छूते ही हाथ को खींच लेना आदि, प्रतिवर्ती क्रिया।

Specific action (स्पेसीफिक एक्शन)— किसी औषधि की किसी पदार्थ अथवा किसी जीव पर विशेष क्रिया, विशिष्ट क्रिया।

Specific dynamic action (स्पेसीफिक डायनामिक एक्शन)— कुछ भोजन विशेषकर प्रोटीनों के निगलने एवं उनके स्वांगीकरण से उत्पन्न बढ़ी हुई चयापचयी दर।

Synergistic action (सिनरजिस्टिक एक्शन)— किसी औषधि या पेशी का किसी दूसरी औषधि या पेशी की क्रिया को बढ़ा देना।

Thermogenic action (थर्मोजैनिक एक्शन)— वह क्रिया जिसके द्वारा शरीर का तापमान बढ़ जाता है।

Trigger action (ट्राइगर एक्शन)— किसी क्रियाशीलता के घटने की क्रिया।

Activate (एक्टिवेट)— सक्रिय अथवा रेडियोसक्रिय बनाना।

Activation (एक्टिवेशन)— 1. सक्रिय बनाना 2. इलैक्ट्रोएनसिफैलोग्राम में असामान्य क्रियाशीलता का पता लगाने के लिए प्रकाश, ध्वनि, विद्युत या रासायनिक पदार्थों द्वारा मस्तिष्क को उद्दीप्त करना, सक्रियकरण।

Activator (एक्टिवेटर)— वह पदार्थ जो किसी निष्क्रिय पदार्थ को सक्रिय पदार्थ में परिवर्तित कर देता है, सक्रियकारक।

Active principle (एक्टिव प्रिन्सिपिल)— किसी औषधि में स्थित उसके प्रभावों के लिए मुख्य रूप से उत्तरदायी रासायनिक पदार्थ, सक्रिय तत्व।

Activity (एक्टिविटी)— 1. शक्ति अथवा गति का उत्पन्न होना 2. सक्रिय रहने की अवस्था, क्रियाशीलता।

Actometer (एक्टोमीटर)— सक्रियता को मापने वाला उपकरण।

Actomyosin (एक्टोमायोसिन)— किसी पेशी में विद्यमान दो प्रकार की प्रोटीन, एक्टिन एवं मायोसिन का संयुक्त रूप।

Actuator (एक्चुवेटर)— किसी यान्त्रिक अथवा वैद्युत उपकरण का वह घटक जो किसी दिये हुए कार्य की शुरूआत करता है।

Acu (एक्यू)— सुई

Acufilopressure (एक्यूफिलोप्रेशर)— सूई-दाब एवं बन्धन दोनों का संयुक्त रूप।

Acuity (एक्यूटी)— तीव्रता, स्पष्टता अथवा तीक्ष्णता जैसे दृष्टि तीक्ष्णता।

Aculeate (एक्यूलिएट)— नुकीला, तेज काँटो से आच्छादित।

Acuminate, Acuminated (एक्यूमिनेट, एक्यूमिनेटेड)— शंक्वाकार या नुकीला।

Acuminatous (एक्यूमिनेटस)— नोकदार, नुकीला।

Acuminous (एक्यूमिनस)— तेज बुद्धि वाला, कुशाग्रबुद्धि।

Acuology (एक्यूओलॉजी)— चिकित्सीय उद्देश्यों के लिए जैसे एक्यूपंक्चर में होता है, सूईयों के प्रयोग का अध्ययन।

Acupressure (एक्यूप्रेशर)— किसी रक्तस्राव करने वाली रक्त वाहिनी को उसके आस-पास के ऊतकों में सूईयों को प्रविष्ट करके उनसे दबाना, सूचीदाब।

Acupressure forceps (एक्यूप्रेशर फॉर्सेप्स)— रक्त वाहिनियों को दबाने के लिए स्प्रिंग के हैण्डिल से युक्त संदंशिका या चिमटी।

Acupuncture (एक्युपंक्चर)— शरीर के किसी विशेष स्थान का परिसरीय तन्त्रिकाओं सहित पतली एवं लम्बी सूईंयों द्वारा दर्द दूर करने, शरीर के उस स्थान को संज्ञाहीन करने एवं कुछ रोग जैसे दमे की चिकित्सा करने के लिए त्वचा में से होकर छेदन करना, सूचीवेध।

Acus (एकस)— शल्यक्रिया सम्बन्धी सूई।

Acusis (एक्युसिस)— सामान्य रूप से सुनाई देना।

Acusticus (एकस्टिकस)— श्रवणतन्त्रिका।

Acute (एक्यूट)—1. तेज या नुकीला 2. शीघ्र ही शुरु होने वाला, तीव्र लक्षणों वाला एवं शीघ्र ही समाप्त हो जाने वाला रोग, उग्र।

Acutenaculum (एक्यूटीनाकुलम)— सुई को पकड़ने वाला।

Acuteness (एक्यूटनैस)— तेजी या नुकीलापन, उग्रता या तीव्रता।

Acutorsion (एक्यूटोर्जियन)— रक्तस्राव को रोकने के लिए किसी रक्त वाहिनी को सूई से ऐंठ देना।

Acyanoblepsia (एस्यानोब्लेप्सिया)— नीले रंगों को न पहचान सकना, नीलवर्णान्धिता।

Acyanosis (एसियानोसिस)— अश्यावता, नीलिमा का अभाव।

Acyanotic (एसियानोटिक)— अश्याव अथवा नीलिमा रहित।

Acyclia (एसाइक्लिया)— संचारावरोध (प्रवाह रुक जाना)

Acyesis (एसाइसिस)— 1. स्त्री बन्ध्यता 2. गर्भावस्था का अभाव।

Acystia (एसिस्टिया)— मूत्राशय का जन्मजात अभाव।

Acystinervia, Acysteneuria (एसिस्टिनर्विया, एसिस्टीन्यूरिया)— मूत्राशय की दोषयुक्त तन्त्रिका आपूर्ति अथवा मूत्राशय का पक्षाघात।

ad (एड)— जोड़ना, नुस्खे में ad के लिखे जाने का अर्थ होता है किसी पदार्थ को नुस्खे की अन्य औषधियों के साथ एक विशिष्ट आयतन तक मिला देना; तक मिलाओ।

ad- (एड-)— उपसर्ग (शब्दों से पहले लगने वाला शब्द) जो चिपकाव या लगाव, बढ़ोतरी अथवा की ओर को प्रदर्शित करता है जैसे **adduct** (एडक्ट) में

-ad (-एड)— प्रत्यय, शब्दों के बाद में लगने वाला शब्द जो की ओर अथवा की दिशा में को प्रदर्शित करता है जैसे **cephalad** (सिफालैड) में

Adacrya (एडाक्राइया)— आँसुओं का अभाव होना।

Adactylia, Adactylism, Adactyly (एडेक्टाइलिया, एडेक्टाइलिज्म, एडेक्टाइली)— हाथ या पैर की अंगुलियों का जन्म-जात अभाव।

Adactylous (एडेक्टाइलस)— अगुँलियों से रहित।

Adamantine (एडामैन्टाइन)— 1. दाँतों के इनैमल अथवा दन्त-वल्क से सम्बन्धित 2. दाँत के इनैमल के समान बहुत कठोर।

Adamantinoma (एडामैन्टीनोमा)— जबड़े विशेष रूप से निचले जबड़े का अर्बुद जो इनैमल बनाने वाली कोशिकाओं से उत्पन्न होता है, दन्तवल्क-अर्बुद।

Adamantoblast (एडामैन्टोब्लास्ट)— Ameloblast.

Adamantoblastoma, Adamantoma (एडामैन्टो-ब्लास्टोमा, एडामैन्टोमा)— Ameloblastoma.।

Adam's apple (एडैम्स एपिल)— स्वरयन्त्र-उत्सेध, टेंटुआ।

Adams-Stokes syndrome (एडैम्स-स्टोक्स सिण्ड्रोम)— मस्तिष्क में रक्त प्रवाह की कमी होने के कारण बेहोशी हो जाना एवं दौरे पड़ना।

Adaptability (एडेप्टेबिलिटी)— अनुकूलता, परिस्थितियों के अनुकूल समायोजित करने की क्षमता।

Adaptable (एडेप्टेबिल)— अनुकूलनीय, उपयुक्त।

Adaptation (एडेप्टेशन)— 1. किसी जीव का परिवर्तित वातावरण के अनुकूल अपने को समायोजित कर लेना, अनुकूलन 2. आँखों का अपनी पुतलियों के परिमाण में परिवर्तन लाकर प्रकाश की तीव्रता की भिन्नताओं के अनुकूल समायोजन कर लेना 3. रोगक्षमीकरण 4. दन्त-चिकित्सा में किसी कृत्रिम दन्तावली का ठीक से स्थापित हो जाना।

Adapter (एडेप्टर)— किसी उपकरण के एक भाग को दूसरे भाग से जोड़ने वाला साधन।

Adaptometer (एडेप्टोमीटर)— एक यन्त्र जो दृष्टि-पर्पल के पुनर्जनन में लगने वाले समय को मापने के लिए प्रयोग में लाया जाता है।

Adaxial (एडेक्सियल)— मध्य तल की ओर।

Addict (एडिक्ट)— शारीरिक अथवा मानसिक या दोनों रूप से किसी पदार्थ, विशेषकर शराब या औषधियों पर निर्भर रहने वाला व्यक्ति जो धीरे-धीरे बढ़ती मात्राओं में इनका प्रयोग करने लगता है; व्यसनी।

Addiction (एडिक्शन)— शारीरिक अथवा मानसिक या दोनों प्रकार से किसी पदार्थ विशेषकर शराब या औषधियों पर निर्भरता जिसमें धीरे-धीरे बढ़ती मात्राओं में इनका प्रयोग होने लगता है, व्यसन।

Addisonism (एडिसोनिज़्म)— एडिसन रोग के लक्षणों से मिलते-जुलते लक्षण परन्तु वास्तव में वे एड्रीनल ग्रन्थियों के रोग से उत्पन्न हुए नहीं होते जैसे फुफ्फुसीय (फेफड़ों की) तपेदिक में त्वचा की अतिवर्णकता, सामान्य कमजोरी एवं वजन का घटना पाया जाता है।

Addison's disease (एडिसन्स डिजीज)— एड्रीनल ग्रन्थि के कॉर्टेक्स से उत्पन्न होने वाले हार्मोनों की कमी से होने वाला रोग जिसमें त्वचा की अतिवर्णकता हो जाती है तथा कमजोरी हो जाती है और वजन घटने लगता है।

Addison's planes (एडिसन्स प्लेन्स)— उदर के भीतर की रचनाओं के स्थान निर्धारण में मदद करने के लिए उदर को 9 क्षेत्रों में विभाजित करने वाले काल्पनिक तल।

Additive (एडिटिव)— वह पदार्थ जो दूसरे पदार्थ के गुणों को बढ़ाने के लिए उसके साथ मिलाया जाता है जैसे भोजन के स्वाद, रंग एवं उसकी खुशबू तथा अन्य गुणों को बढ़ाने के लिए उसमें मिलाया जाने वाला पदार्थ; योगशील।

Additivity (एडिटिविटी)— योगशील बनने का गुण अथवा योगशील होने की अवस्था।

Adducent (एडुसेन्ट)— शरीर की मध्य रेखा की ओर खींचने वाला।

Adduct (एडक्ट)— शरीर की मध्य रेखा की ओर खींचना, समीपकर्ष, केन्द्राभिमुखी।

Adduction (एडक्शन)— किसी अंग का शरीर की मध्य रेखा की ओर गति करना अथवा अँगुलियों के मामले में उनका भुजा की अक्षीय रेखा की ओर गति करना, अभिवर्तन।

Adductor (एडक्टर)— जो शरीर की मध्य रेखा अथवा किसी केन्द्र की ओर खींचता है, इसे पेशी के लिए प्रयोग किया जाता है; अभिवर्तनी।

Adelomorphous (एडीलोमॉर्फस)—अनिश्चित आकार वाला।

Adenalgia (एडीनेल्जिया)— किसी ग्रन्थि में दर्द होना, ग्रन्थिशूल।

Adenasthenia (एडीनेस्थीनिया)— ग्रन्थिल सक्रियता में कमी, ग्रन्थिशैथिल्य

Adendric, Adendritic (एडेन्ड्रिक, एडेन्ड्राइटिक)— पार्श्वतन्तु अथवा वृक्षिकाओं रहित तन्त्रिका कोशिकाएँ।

Adenectomy (एडीनेक्टॉमी)— किसी ग्रन्थि को काट कर निकाल देना, ग्रन्थ्युच्छेदन।

Adenectopia (एडीनेक्टोपिया)— किसी ग्रन्थि का असामान्य स्थिति में पाया जाना, ग्रन्थिच्युति।

Adenemphraxis (एडीनेमफ्रेक्सिस)— किसी ग्रन्थिल स्राव के निकलने में बाधा उत्पन्न हो जाना।

Adenia (एडीनिया)— शोथ के कारण उत्पन्न किसी ग्रन्थि की जीर्ण वृद्धि।

Adeniform (एडीनिफोर्म)— ग्रन्थि के आकार का, ग्रन्थ्याकार।

Adenitis (एडीनाइटिस)— किसी ग्रन्थि की सूजन, ग्रन्थिशोथ।

Adenization (एडीनाइजेशन)— ग्रन्थि के समान संरचना में असामान्य परिवर्तन होना।

Adeno- (एडीनो-)— किसी ग्रन्थि को प्रदर्शित करने वाला उपसर्ग।

Adenoblasts (एडीनोब्लास्टस)— ग्रन्थिल ऊतक को उत्पन्न करने वाली भ्रूणीय कोशिकाएँ।

Adenocarcinoma, Adenocanthoma (एडीनोकार्सिनोमा, एडीनोकैन्थोमा)— ग्रन्थिल ऊतक से उत्पन्न होने वाला कैन्सर, ग्रन्थिल कार्सिनोमा।

Adenocele (एडीनोसील)— किसी ग्रन्थि से उत्पन्न होने वाला पुटीय अर्बुद।

Adenocellulitis (एडीनोसेल्यूलाइटिस)— किसी ग्रन्थि की इसके चारों ओर के ऊतकों सहित सूजन।

Adenochondroma (एडीनोकॉण्ड्रोमा)— ऐसा अर्बुद जिसमें ग्रन्थि एवं उपास्थि दोनों के तत्व विद्यमान रहते हैं।

Adenocyst, Adenocystoma (एडीनोसिस्ट, एडीनोसिस्टोमा)— किसी ग्रन्थि से उत्पन्न होने वाला पुटीय अर्बुद, ग्रन्थिपुटी-अर्बुद।

Adenocyte (एडीनोसाइट)— किसी ग्रन्थि की परिपक्व स्रावी कोशिका।

Adenodynia (एडीनोडाइनिया)— किसी ग्रन्थि में दर्द होना।

Adenoepithelioma (एडीनोइपिथीलियोमा)— ऐसा अर्बुद जिसमें ग्रन्थिल एवं उपकला-तत्व मौजूद होते हैं।

Adenofibroma (एडीनोफाइब्रोमा)— ग्रन्थिल एवं तन्तुमय ऊतक से बना अर्बुद, ग्रीन्थतन्तु-अर्बुद।

Adenofibrosis (एडीनोफाइब्रोसिस)— तन्तुमय ऊतकों द्वारा किसी अर्बुद का ह्रास होना।

Adenogenous (एडीनोजीनस)— किसी ग्रन्थिल ऊतक से उत्पन्न होने वाला।

Adenography (एडीनोग्राफी)— ग्रन्थियों का एक्स-रे लेना, ग्रन्थिचित्रण।

Adenohypophysectomy (एडीनोहाइपोफाइजेक्टॉमी)— पीयूष ग्रन्थि के ग्रन्थिल भाग (अग्र खण्ड) को काटकर अलग कर देना।

Adenohypophysial (एडीनोहाइपोफाइज़ियल)— पीयूष ग्रन्थि के अग्र खण्ड (अग्र पीयूष ग्रन्थि) से सम्बन्धित।

Adenohypophysis (एडीनोहाइपोफाइसिस)— पीयूष ग्रन्थि का अग्र खण्ड, अग्रपीयूषिकाग्रन्थि।

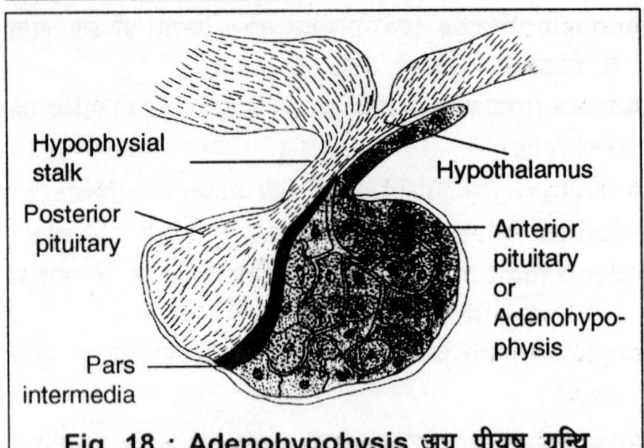

Fig. 18 : Adenohypohysis अग्र पीयूष ग्रन्थि

Adenohypophysitis (एडीनोहाइपोफाइज़ाइटिस)— अग्र पीयूष ग्रन्थि का शोथ।

Adenoid (एडीनॉयड)— 1. ग्रन्थि से मिलता-जुलता, ग्रन्थ्याभ 2. ग्रसनी-टॉन्सिल की अतिवृद्धि, कण्ठशालूक।

Adenoidectomy (एडीनॉयडेक्टॉमी)— एडीनॉयड को काट कर अलग कर देना, कण्ठशालूकोच्छेदन।

Adenoid hypertrophy (एडीनायॅड हाइपरट्रॉफी)— ग्रसनी-टॉन्सिल का बढ़ जाना जैसे कि अक्सर बच्चों में होता है।

Adenoids (एडीनॉयड्स)— 1. गलतुण्डिकाएँ 2. सामान्यतया बच्चों में संक्रमण के कारण बढ़े हुए गलतुण्डिकाओं के लिए प्रयुक्त शब्द।

Adenoiditis (एडीनॉयडाइटिस)— एडीनॉयड की सूजन।

Adenolipoma (एडीनोलाइपोमा)— ग्रन्थिल एवं वसीय दोनों प्रकार के ऊतकों से बना अर्बुद।

Adenolipomatosis (एडीनोलाइपोमेटोसिस)— गर्दन, बगल तथा जंघा के पास में बहुत से एडीनोलाइपोमाओं का बन जाना।

Adenology (एडीनोलॉजी)— ग्रन्थियों का अध्ययन, ग्रन्थिविज्ञान।

Adenolymphitis (एडीनोलिम्फाइटिस)— किसी लसीका ग्रन्थि की सूजन।

Adenolymphocele (एडीनोलिम्फोसील)— किसी लसीका ग्रन्थि का अवरोध उत्पन्न हो जाने के कारण पुटी बन जाने से चौड़ा हो जाना।

Adenolymphoma (एडीनोलिम्फोमा)— किसी लसीका ग्रन्थि का ग्रन्थ्यर्बुद, ग्रन्थिलसीकार्बुद।

Adenoma (एडीनोमा)— किसी ग्रन्थि की उपकला-कोशिकाओं का सुदम अर्बुद, ग्रन्थ्यर्बुद। यह मुख्यतया निम्न प्रकार का होता है–

Acidophilic adenoma (एसिडोफिलिक एडीनोमा)— पीयूष ग्रन्थि के अग्र खण्ड की एल्फा कोशिकाओं का अर्बुद जिससे अधिक मात्रा में वृद्धि हार्मोन स्रवित होता है जिससे अतिकायता या महाकायता रोग उत्पन्न होता है।

Basophilic adenoma (बेसोफिलिक एडीनोमा)— पीयूष ग्रन्थि के अग्र खण्ड की बीटा कोशिकाओं का अर्बुद जिससे अधिक मात्रा में एड्रिनोकॉर्टिकोट्रोपिक हार्मोन स्रवित होता है, जिससे कुशिंग सिण्ड्रोम नामक रोग उत्पन्न होता है।

Chromophobic adenoma (क्रोमोफोबिक एडीनोमा)— पीयूष ग्रन्थि के अग्र खण्ड का अर्बुद जो ऐसी कोशिकाओं का बना होता है जो एसिड या बेसिक रंजकों द्वारा आसानी से अभिरंजित नहीं होतीं और इससे मूत्रमेह या उदकमेह रोग उत्पन्न हो सकता है।

Follicular adenoma (फॉलिकुलर एडीनोमा)— थाइरॉयड ग्रन्थि का ग्रन्थ्यर्बुद।

Malignant adenoma (मैलिग्नैन्ट एडीनोमा)— ग्रन्थिकार्सिनोमा।

Sebaceous adenoma (सिबेसियस एडीनोमा)— त्वग्वसीय ग्रन्थियों विशेषकर चेहरे की त्वग्वसीय ग्रन्थियों की अतिवृद्धि, वसाग्रन्थयर्बुद।

Villous adenoma (विलस एडीनोमा)— बड़ी आँत की श्लेष्मिक सतह पर निकलने वाला कोमल बड़ा पॉलिप।

Adenomalacia (एडीनोमैलेशिया)— किसी ग्रन्थि का मुलायम हो जाना, ग्रन्थिमृदुता।

Adenomatoid (एडीनोमैटॉयड)— ग्रन्थ्यर्बुद से मिलता-जुलता।

Adenomatone (एडीनोमेटोन)— कण्ठशालूक या एडीनॉयड को काटकर अलग करने वाला एक यन्त्र।

Adenomatosis (एडीनोमेटोसिस)— ग्रन्थिल ऊतकों की बहुत सी अतिवृद्धियों के विकसित होने की दशा, ग्रन्थ्यर्बुदता।

Adenomatous (एडीनोमेटस)— ग्रन्थ्यर्बुद या एडीनॉयड अथवा कण्ठशालूक से सम्बन्धित।

Adenomegaly (एडीनोमेगैली)— किसी ग्रन्थि का बढ़ जाना।

Adenomere (एडीनोमेयर)— किसी ग्रन्थि का कार्य करने वाला भाग।

Adenomyofibroma (एडीनोमायोफाइब्रोमा)— एक तन्तु अर्बुद जिसमें ग्रन्थिल एवं पेशीय दोनों प्रकार के तत्त्व होते हैं।

Adenomyoma (एडीनोमायोमा)— ऐसा सुदम अर्बुद जिसमें ग्रन्थिल एवं चिकने पेशीय ऊतक दोनों होते हैं, ग्रन्थिपेश्यर्बुद।

Adenomyomatosis (एडीनोमायोमेटोसिस)— ऊतकों में अथवा गर्भाशय में बहुत सी ग्रन्थिपेश्यर्बुद-पर्विकाओं का बनना।

Adenomyomatous (एडीनोमायोमेटस)— ग्रन्थिपेश्यर्बुद से सम्बन्धित अथवा उससे मिलता-जुलता।

Adenomyometritis (एडीनोमायोमेट्राइटिस)— गर्भाशय का श्रोणि-शोथ के कारण अतिविकसन जो ग्रन्थिपेश्यर्बुद जैसा प्रतीत होता है।

Adenomyosarcoma (एडीनोमायोसार्कोमा)— एडीनोसार्कोमा जिसमें पेशी तन्तु भी होते हैं।

Adenomyosis (एडीनोमायोसिस)— अन्तर्गर्भाशयकला में सुदम वृद्धि का उत्पन्न होना जो बढ़कर गर्भाशय के पेशी अस्तर को प्रभावित करती है, ग्रन्थिपेश्यर्बुदत्ता।

Adenoncus (एडीनॉनकस)— किसी ग्रन्थि की वृद्धि।

Adenopathy (एडीनोपैथी)— किसी ग्रन्थि का कोई भी रोग।

Adenopharyngitis (एडीनोफेरिन्जाइटिस)— कण्ठशालूकशोथ एवं ग्रसनीशोथ।

Adenophlegmon (एडीनोफ्लैग्मोन)— किसी ग्रन्थि एवं उसके आस-पास के संयोजी ऊतक का तीव्र शोथ।

Adenophthalmia (एडीनोफ्थैलमिया)— नेत्रच्छदों में स्थित मेबोमी ग्रन्थियों की सूजन, नेत्रच्छदग्रन्थिशोथ।

Adenosarcoma (एडीनोसार्कोमा)— ग्रन्थिल एवं सार्कोमा तत्वों दोनों से बना दुर्दम अर्बुद।

Adenosclerosis (एडीनोस्कलेरोसिस)— किसी ग्रन्थि का सख्त होना, ग्रन्थिकाठिन्य।

Adenose (एडीनोस)— ग्रन्थि के समान।

Adenosis (एडीनोसिस)— 1. किसी ग्रन्थि विशेषकर लसीका ग्रन्थि का कोई रोग 2. किसी ग्रन्थि का असामान्य विकास।

Adenotome (एडीनोटोम)— कण्ठशालूकों (एडीनॉयडों) को काटकर अलग कर देने वाला यन्त्र।

Adenotomy (एडीनोटॉमी)— किसी ग्रन्थि अथवा कण्ठशालूकों में चीरा लगाना, ग्रन्थिकर्तन।

Adenotonsillectomy (एडीनोटॉन्सिलेक्टॉमी)— शल्यक्रिया द्वारा टॉन्सिल एवं एडीनॉयडों को काट कर निकाल देना।

Adenous (एडीनस)— ग्रन्थि के समान।

Adenovirus (एडीनोवाइरस)— विषाणुओं के बड़े समूह का एक जिसके द्वारा ऊपरी श्वसन-पथ में संक्रमण होता है।

Adeps (एडेप्स)— सूअर की चर्बी

Adermia (एडर्मिया)— त्वचा का जन्मजात दोषयुक्त होना अथवा इसका अभाव होना।

Adermogenesis (एडर्मोजिनेसिस)— त्वचा का अपूर्ण विकास।

A.D.H. (ए डी एच)— प्रतिमूत्रल हार्मोन।

Adherence (एडहीयरैन्स)— किसी वस्तु पर चिपकने की क्रिया अथवा चिपकने का गुण होना।

Adherence, bacterial (एडहीयरैन्स बैक्टीरियल)— किसी सतह पर जीवाणुओं का चिपकाव।

Adherent (एडहीयरैन्ट)— संलग्न अथवा चिपका हुआ जैसे दो तलों का आपस में चिपक जाना, अभिलग्न।

Adhesion (एडहीज़न)— दो तलों का आपस में चिपकना जैसे जख्म भरने में होता है, आसंजन।

Adhesiostomy (एडहीज़ियोस्टॉमी)— चिपकावों को शल्यक्रिया द्वारा अलग कर देना।

Adhesive (एडहीसिव)— चिपकने वाला अथवा जो चिपकाता है, आसंजक पलास्तर

Adhesive tape (एडहीसिव टेप)— ऐसा कपड़ा जिसके एक ओर एक आसंजक पदार्थ की परत चढ़ी होती है जिससे वह कपड़ा त्वचा पर लगाने के पश्चात् उससे चिपका रहता है, आसंजक पलस्तर।

Adiabetic (एडायाबेटिक)— एक ऊष्मा एवं ऊर्जा (शक्ति) युक्त प्रक्रिया के लिए प्रयुक्त शब्द जिसमें सिस्टम एवं चारों ओर के वातावरण के बीच ऊष्मा की न तो उपलब्धि होती और न ही ऊष्मा की हानि होती है।

Adiadochokinesia, Adiadochokinesis (एडियाडोकोकाइनेसिया, एडियाडोकोकाइनेसिस)— बारीक, जल्दी-जल्दी एवं बार-बार गतियाँ करने में असमर्थता, शीघ्रपर्यायगति भंग।

Adiaphoresis (एडियाफोरेसिस)— पसीने की कमी अथवा पसीना बिल्कुल न आना, अल्पस्वेदन अथवा स्वेदाभाव।

Adiaphoretic (एडियाफोरेटिक)— पसीना रोकने या कम करने वाला, अल्पस्वेदकारी।

Adiaphoria (एडियाफोरिया)— किन्हीं उद्दीपनों के प्रति पूर्व में अनावृत होने के फलस्वरूप, उन्ही उद्दीपनों के प्रति अनुक्रिया न करना।

Adiapneustia (एडियान्यूस्टिया)— पसीना कम आना अथवा बिल्कुल न आना।

Adiastole (एडायस्टोल)— डायस्टोल का अभाव।

Adiathermancy (एडियाथर्मैन्सी)— ऊष्मा का प्रवेश न कर सकना।

Adiemorrhysis (एडाइमोराह्इसिस)— केशिकीय परिसंचरण का अवरुद्ध हो जाना।

Adient (एडिएन्ट)— किसी उद्दीपन की ओर को गति करने के लिए प्रवृत होने वाला।

Adipectomy (एडिपेक्टॉमी)— वसीय ऊतकों को काटकर निकाल देना, वसोतकोच्छेदन।

Adipic (एडिपिक)— वसा सम्बन्धी, वसीय।

Adipo-,Adip- (एडिपो-, एडिप-)— अन्य शब्द से संयुक्त होने वाले जिनका अर्थ वसा सम्बन्धी है।

Adipocele (एडिपोसील)— ऐसा बहिःसरण अथवा हर्निया जिसमें वसीय ऊतक होता है।

Adipocelluar (एडिपोसेल्युलर)— वसा एवं संयोजी ऊतक से बना हुआ।

Adipoceratous (एडिपोसिरेटस)— शवसिक्थ सम्बन्धी।

Adipocere (एडिपोसीयर)— मृत जन्तुओं के शरीर के विघटन के दौरान उत्पन्न होने वाला मोम जैसा पदार्थ, शवसिक्थ।

Adipocerous (एडिपोसीरस)— शवसिक्थ सम्बन्धी।

Adipocyte (एडिपोसाइट)— वसा कोशिका

Adipofibroma (एडिपोफाइब्रोमा)— वसार्बुद जिसमें तन्तुमय ऊतक होते हैं।

Adipogenesis (एडिपोजेनेसिस)— वसा का उत्पादन होना।

Adipogenous, Adipogenic (एडिपोजीनस, एडिपोजेनिक)— वसा या मोटापा उत्पन्न करने वाला, मेदवर्धक या वसोत्पादक।

Adipoid (एडिपॉयड)— वसा के समान।

Adipokinesis (एडिपोकाइनेसिस)— शरीर में वसा का चलायमान एवं चयापचय होना।

Adipokinetic (एडिपोकाइनेटिक)— शरीर में वसा को चलायमान बनाने वाला कोई पदार्थ या कारक।

Adipokinin (एडिपोकाइनिन)— पीयूष ग्रन्थि के अग्र खण्ड का एक हार्मोन जो शरीर में संचित वसा की गतिशीलता को तेज कर देता है।

Adipolysis (एडिपोलाइसिस)— वसा का पाचन।

Adipoma (एडिपोमा)— वसार्बुद

Adipometer (एडिपोमीटर)— त्वचा की मोटाई मापने वाला यन्त्र।

Adiponecrosis (एडिपोनेक्रोसिस)— वसा ऊतक का परिगलन।

Adipopexis (एडिपोपेक्सिस)— वसा को संचित करना।

Adiposalgia (एडिपोसैल्जिया)— अवत्वचीय वसा में वेदनायुक्त क्षेत्रों का उत्पन्न हो जाना।

Adipose (एडिपोस)— वसा सम्बन्धी, वसीय।

Adiposis (एडिपोसिस)—1. मोटापा या शरीर में अत्यधिक वसा का संचित हो जाना 2. किसी अंग अथवा ऊतक में वसीय परिवर्तन होना।

उदाहरण–

Adiposis cerebralis (एडिपोसिस सेरीब्रेलिस)— प्रमस्तिष्कीय रोग विशेषकर पीयूष ग्रन्थि के रोग के कारण होने वाला मोटापा।

Adiposis dolorosa (एडिपोसिस डोलोरोसा)— रजोनिवृत्ति की आयु की स्त्री में जगह-जगह पर त्वचा में पाई जाने वाली वसा की वेदनायुक्त पर्विकाएँ।

Adiposis hepatica (एडिपोसिस हिपैटिका)— यकृत का वसीय व्यपजनन या अंतःसंचरण।

Adipositis (एडिपोज़ाइटिस)— वसीय ऊतकों का शोथ।

Adiposity (एडिपोज़िटी)— मोटापा।

Adiposogenital dystrophy (एडिपोसोजेनाइटल डिस्ट्रॉफी)— Frohlich's syndrome.।

Adiposuria (एडिपोसूरिया)— मूत्र में चर्बी का पाया जाना, वसामेह।

Adipsia, Adipsy (एडिप्सिया, एडिप्सी)— प्यास न लगना, अपिपासा।

Aditus (एडिटस)— किसी अंग या भाग में प्रवेश।

Adjunct (एडजंक्ट)— चिकित्सा में की गई वृद्धि।

Adjuster (एडजस्टर)— किसी तार के दोनों सिरों को पकड़ने वाला उपकरण जिससे टाँका लगाया जाता है।

Adjustment (एडजस्टमैंट)— अनुकूलन। दन्त-चिकित्सा में, कृत्रिम दन्तावली के ठीक प्रकार से फिट होने और कार्य करने के लिए उसमें किया जाने वाला कोई भी रूपान्तरण।

Adjuvant (एडजुवैन्ट)— 1. सहायक. 2. वह पदार्थ जो किसी औषधि के साथ मिलकर उसके गुण को बढ़ा देता है।

Ad lib, Ad-libitun (एड लिब, एड-लिबिटम)— यथेच्छ, इच्छानुसार।

Admedial, Admedian (एडमीडियल, एडमीडियन)— मध्यम तल की ओर अथवा उसके पास।

Adminicula (एडमिनीकुला)— Adminiculum का बहुवचन

Adminiculum (एडमिनीकुलम)— जो शरीर के किसी भाग को सहारा देता है।

Adnerval (एडनर्वल)— किसी तन्त्रिका की ओर।

Adneural (एडन्यूरल)— Adnerval

Adnexa (एडनेक्सा)— किसी अंग के सहायक अंग जैसे आँख के सहायक अंग आँख की पलकें एवं अश्रु ग्रन्थियाँ या गर्भाशय के सहायक अंग डिम्बग्रन्थि एवं डिम्ब वाहिनियाँ होती हैं, उपांग।

Adnexal (एडनेक्सल)— समीपवर्ती, पास का, उपांगीय।

Adnexectomy (एडनैक्सेक्टॉमी)— 1. किसी उपांग का उच्छेदन 2. स्त्रीरोगविज्ञान में, किसी डिम्बग्रन्थि एवं डिम्बवाहिनी का उच्छेदन

Adnexitis (एडनेक्साइटिस)— गर्भाशय की सहायक संरचनाओं या अंगों का शोथ, जरायूपांगशोथ।

Adnexogenesis (एडनेक्सोजेनेसिस)— सहायक अंगों का भ्रूण में विकास।

Adnexopexy (एडनेक्सोपैक्सी)— डिम्बग्रन्थि एवं डिम्बवाहिनी को उदर-भित्ति के साथ स्थिर कर देना।

Adolescence (एडोलेसैन्स)— यौवनारम्भ के शुरू होने से परिपक्वता तक का काल जो लगभग 11 से 19 वर्ष तक की आयु का होता है, किशोरावस्था।

Adolescent (एडोलेसैन्ट)— 1. किशोरावस्था से सम्बन्धित 2. किशोर या किशोरी।

Adoral (एडोरल)— मुख की ओर अथवा मुख के पास, अभिमुखी।

Adren - (O) — शब्द से पहले लगने वाला शब्द (उपसर्ग) जो एड्रीनल ग्रन्थि का संकेत देता है।

Adrenal (एड्रीनल)— एड्रीनल ग्रन्थि अथवा इसके स्रावों के सन्दर्भ में प्रयुक्त शब्द, वृक्क के पास अथवा इसके ऊपर।

Adrenal crisis (एड्रीनल क्राइसिस)— एड्रीनल-कॉर्टेक्स के हार्मोनों की कमी के कारण स्तब्धता की स्थिति उत्पन्न हो जाना। यदि उसकी उचित चिकित्सा नहीं की जाती है तो मृत्यु हो सकती है।

Adrenalectomy (एड्रीनलेक्टॉमी)— एक या दोनों एड्रीनल ग्रन्थियों को काटकर निकाल देना।

Adrenal gland (एड्रीनल ग्लैण्ड)— प्रत्येक वृक्क या गुर्दे की ऊपरी सतह पर स्थित एक तिकोनी अन्तःस्रावी ग्रन्थि, अधिवृक्क ग्रन्थि।

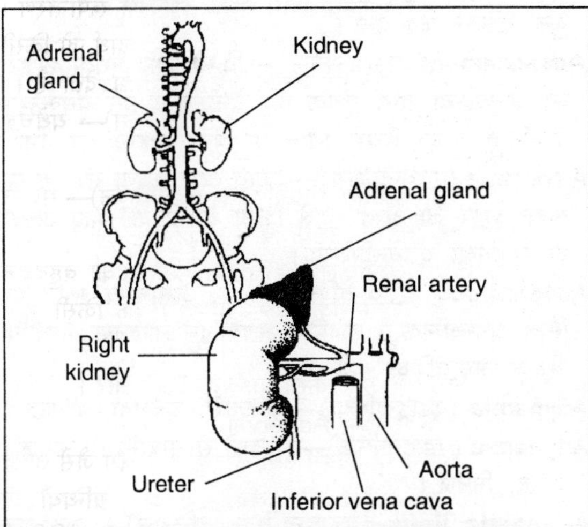

Fig. 19 : Adrenal gland अधिवृक्क ग्रन्थि

Right kidney = दायाँ वृक्क या गुर्दा, Ureter = मूत्रनली या गवीनी, Inferior vena cava = निम्न महा-शिरा, Renal artery= वृक्कीय धमनी, Aorta= महाधमनी

Adrenaline (एड्रीनालीन)— इपिनेफ्रीन।

Adrenalinemia (एड्रीनलीनीमिया)— रक्त में इपिनेफ्रीन का पाया जाना।

Adrenalinuria (एड्रीनलीनूरिया)— इपिनेफ्रीन का मूत्र में पाया जाना।

Adrenalism (एड्रीनालिज़्म)— एड्रीनल ग्रन्थि के कार्य में गड़बड़ी होने से उत्पन्न रोग।

Adrenalitis (एड्रीनलाइटिस)— एड्रीनल ग्रन्थियों की सूजन।

Adrenalopathy (एड्रीनलोपैथी)— एड्रीनल ग्रन्थि का कोई भी रोग।

Adrenal virilism (एड्रीनल विरीलिज़्म)— ऐसी दशा जिसमें एड्रीनल ग्रन्थियों से पुरुष लिंग हार्मोन का अत्यधिक उत्पादन होने के परिणाम स्वरूप स्त्री में पुरुष विशिष्टताएँ उत्पन्न हो जाती हैं, जैसे उसके मूँछ-दाढ़ी आ जाती है, मर्दानी आवाज हो जाती है तथा शरीर पर बाल उग आते हैं जिसे पुंवतरोमता कहा जाता है।

Adrenarche (एड्रीनार्क)— एड्रीनल-कॉर्टेक्स से अधिक मात्रा में स्रवित हॉमोन के कारण यौवनारम्भ काल में होने वाले परिवर्तन जैसे बगलों में और जघनास्थि पर बालों का उग आना आदि।

Adrenergic (एड्रीनर्जिक)— वे तन्त्रिका तन्तु जो उत्तेजित होने पर अपने सिरों पर इपिनेफ्रीन मुक्त करते हैं। एड्रीनालीन धर्मोत्तेजक

Adrenic (एड्रीनिक)— एड्रीनल ग्रन्थियों से सम्बन्धित।

Adrenitis (एड्रीनाइटिस)— एड्रीनल ग्रन्थियों की सूजन।

Adrenoceptive (एड्रीनोसेप्टिव)— अंगों अथवा ऊतकों के उन स्थानों से सम्बन्धित जिन पर एड्रीनालीन- धर्मोत्तेजक (एड्रीनर्जिक) संचारकों द्वारा क्रिया होती है।

Adrenocortical (एड्रीनोकॉर्टिकल)— एड्रीनल ग्रन्थि के कॉर्टेक्स से सम्बन्धित अथवा उससे उत्पन्न होने वाला, अधिवृक्क-प्रान्तस्था सम्बन्धी।

Adrenocortical hormones (एड्रीनोकॉर्टिकल हॉर्मोन्स) — एड्रीनल कॉर्टेक्स के द्वारा उत्पन्न हॉर्मोन जिन्हें सामूहिक रूप से कॉर्टिकोस्टैरॉयड कहते हैं और जिन्हें उनकी रासायनिक संरचना एवं जैव सक्रियता के अनुसार तीन मुख्य समूहों में वर्गीकृत किया गया है–ग्लूकोकॉर्टिकॉयड (कॉर्टिसोल, कॉर्टिकोस्टेरोन) जो मुख्यतः कार्बोहाइड्रेट चयापचय पर क्रिया करते हैं; मिनरलोकॉर्टिकॉयड (एल्डोस्टेरोन, डीहाइड्रो-इपिएण्ड्रोस्टेरोन) जो इलैक्ट्रोलाइट सोडियम एवं पोटेशियम के चयापचय को प्रभावित करते हैं; तथा लिंग हॉर्मोन (एण्ड्रोजन, ईस्ट्रोजन एवं प्रोजेस्टेरोन) जिनका सम्बन्ध जनन एवं लैंगिक विकास से होता है।

Adrenocorticoid (एड्रीनोकॉर्टिकॉयड)— Corticosteroid.

Adrenocorticomimetic (एड्रीनोकॉर्टिकोमाइमेटिक)— एड्रीनल कॉर्टेक्स के हार्मोनों के समान कार्य करने वाला।

Adrenocorticotropic (एड्रीनोकॉर्टिकोट्रॉपिक)— एड्रीनल कॉर्टेक्स पर उत्तेजक प्रभाव रखने वाला, अधिवृक्क-प्रान्तस्थाप्रेरक।

Adrenocorticotropic hormone, Adrenocorticotropin (एड्रीनोकॉर्टिकोट्रॉपिक हार्मोन, एड्रीनोकॉर्टिकोट्रॉपिन) — पीयूष ग्रन्थि के अग्र खण्ड से स्रवित होने वाला एक हार्मोन जो एड्रीनल कॉर्टेक्स के विकास एवं उसके निरन्तर कार्य करने के लिए आवश्यक होता है।

Adrenogenic (एड्रीनोजेनिक)— Adrenogenous.

Adrenogenous (एड्रीनोजीनस)— एड्रीनल ग्रन्थि से उत्पन्न होने वाला।

Adrenoleukodystrophy (एड्रीनोल्यूकोडिस्ट्रॉफी)—मस्तिष्क के श्वेत द्रव्य में माइलिन का ह्रास होने के कारण उत्पन्न युवा पुरुषों का एक रोग जिसमें जीर्ण एड्रीनोकॉर्टेक्स-अपर्याप्तता, त्वचा की अतिवर्णकता, प्रगतिशील मनोभ्रंश, संस्तम्भी पक्षाघात तथा अन्य बौद्धिक एवं तान्त्रिक गड़बड़ियाँ उत्पन्न हो जाती हैं।

Adrenolytic (एड्रीनोलाइटिक)—एड्रीनर्जिक तन्त्रिकाओं के कार्य को रोकने अथवा उसमें कमी करने वाला या इपिनेफ्रीन की अनुक्रिया में बाधा उत्पन्न करने वाला।

Adrenomegaly (एड्रीनोमेगैली)— किसी एक अथवा दोनों एड्रीनल ग्रन्थियों का बड़ा हो जाना।

Adrenomimetic (एड्रीनोमाइमेटिक)— अनुकम्पी तन्त्रिका-तन्त्र के उद्दीपन के फलस्वरूप उत्पन्न प्रभावों के समान कार्य करने वाला जैसा कि असर इपिनेफ्रीन या एड्रीनालीन के इन्जैक्शन के बाद होता है।

Adrenomyeloneuropathy (एड्रीनोमाइलोन्यूरोपैथी)— युवा पुरुषों में होने वाला एक विकार जिसमें जीर्ण एड्रीनल अपर्याप्तता हो जाती है, जनन-ग्रन्थि अल्पक्रियता होती है, धीरे-धीरे बढ़ता हुआ सुषुम्ना रज्जु का रोग, परिसरीय तन्त्रिका रोग हो जाता है तथा अवरोधिनियों की दुष्क्रिया हो जाती है।

Adrenopathy (एड्रीनोपैथी)— एड्रीनल ग्रन्थि का कोई भी रोग, अधिवृक्करोग।

Adrenopause (एड्रीनोपॉज़)— वह आयु जिस पर एड्रीनल ग्रन्थियों की सक्रियता समाप्त हो जाती है।

Adrenoreceptor (एड्रीनोरिसेप्टर)— एड्रीनर्जिक रिसेप्टर।

Adrenotoxin (एड्रीनोटॉक्सिन)— एड्रीनल ग्रन्थियों के लिए कोई भी विषैला पदार्थ।

Adrenotropic (एड्रीनोट्रॉपिक)— एड्रीनल ग्रन्थियों को उत्तेजित करने वाला।

Adsorb (एडज़ार्ब)— अपनी सतह पर अन्य पदार्थ को चिपका लेना, अधिशोषण करना।

Adsorbate (एडज़ॉर्बेट)— कोई भी वस्तु जो अधिशोषित होती है अर्थात दूसरे पदार्थ पर चिपकती है।

Adsorbent (एडज़ॉर्बेन्ट)— वह पदार्थ जो अन्य पदार्थों के कणों को अपनी सतह पर चिपकाता है, अधिशोषक।

Adsorption (एडज़ॉर्प्शन)— किसी पदार्थ का दूसरे पदार्थ की सतह पर चिपकना, अधिशोषण।

Adsternal (एडस्टर्नल)— उरोस्थि या स्टर्नम के पास अथवा इसकी ओर।

Adterminal (एडटर्मिनल)— किसी भी संरचना के छोर की ओर जैसे किसी नाड़ी अथवा पेशी के।

Adtorsion (एडटॉर्जियन)— दोनों आँखों का अन्दर की ओर घूम जाना, बीच में को ढेरना (दोनों आँख की पुतलियाँ नाक के पास आ जाती हैं)

Adult (एडल्ट)— पूर्णतया विकसित एवं परिपक्व व्यक्ति अथवा जीव, व्यस्क।

Adultary (एडल्टरी)— व्यभिचार, पर स्त्री अथवा पर पुरुष गमन।

Adulterant (एडल्टेरेन्ट)— मिलावट करने के लिए किसी बनाई गई वस्तु में मिलाया जाने वाला अशुद्ध एवं सस्ता पदार्थ।

Adulteration (एडल्टेरेशन)— ठगने के लिए किसी बनाई गई वस्तु में अशुद्ध एवं सस्ते पदार्थ को मिलाना, मिलावट।

Adulterer (एडल्ट्रर)— वह व्यक्ति, विशेष रूप से पुरुष जो मिलावट करता है।

Adultomorphism (एडल्टोमॉर्फिज़्म)— बच्चों के व्यवहार को बड़ों का व्यवहार समझ लेना।

Advance (एडवान्स)— 1. आगे को खिसकाना या ले जाना 2. किसी पेशी या कण्डरा को शल्यक्रिया द्वारा पृथक कर देना तथा इसे पृथक्करण के बिन्दु से दूर किसी स्थान पर पुनः संलग्न कर देना।

Advancement (एडवान्समैन्ट)— किसी पेशी अथवा कण्डरा को शल्यक्रिया द्वारा पृथक कर देना तथा इसे पृथक्करण के बिन्दु से दूर किसी स्थान पर पुनः संलग्न कर देना।

Adventitia (एडवेन्टीशिया)— किसी अंग अथवा संरचना का सबसे बाहर का अस्तर जैसे किसी धमनी का बाह्य अस्तर या ट्यूनिका एडवेन्टीशिया।

Adventitious (एडवेन्टीशियस)— 1. असामान्य स्थान पर स्थित, अपस्थानिक 2. उपार्जित अथवा दुर्घटनाजनक, प्राकृतिक अथवा आनुवंशिक नहीं।

Adynamia (एडाइनामिया)— कमजोरी, दुर्बलता, क्षीणता।

Adynamic (एडाइनामिक)—कमजोरी से सम्बन्धित। कमजोर व्यक्ति, निर्बल।

Adynamic ileus (एडाइनामिक इलियस)— आन्त्रिक गतिशीलता होने का अभाव होने के परिणामस्वरूप उत्पन्न आन्त्रिक अवरोध।

Adynatus (एडाइनेटस)— रोगी, बीमार।

Aeluropsis (एलूरोप्सिस)— नेत्र एवं नेत्रच्छद विदर का तिरछा तथा तंग होना।

Aer- (ऐर-)— किसी अन्य शब्द के साथ मिलकर वायु या किसी गैस के साथ सम्बन्ध को प्रदर्शित करने वाला शब्द।

Aerate (ऐरेट)— 1. ऑक्सीजन की आपूर्ति करना 2. फेफड़ो में रक्त के द्वारा कार्बन डाइऑक्साइड का ऑक्सीजन के लिए विनिमय अर्थात फेफड़ों में शुद्धिकरण के लिए रक्त परिसंचरण को अनावृत करना 3. किसी तरल को किसी गैस से पूर्ण करना।

Aerated (ऐरेटेड)— वायु अथवा किसी गैस से युक्त।

Aeration (ऐरेशन)— 1. वायु-सेवन करना 2. फेफड़ों में रक्त के द्वारा कार्बन डाइऑक्साइड का ऑक्सीजन के लिए विनिमय अर्थात् रक्त का ऑक्सीजन ग्रहण करके कार्बन डाइऑक्साइड मुक्त कर देना 3. किसी तरल को किसी गैस से पूर्ण करना।

Aerendocardia (ऐरेन्डोकार्डिया)— हृदय के भीतर स्थित रक्त में वायु के बुलबुले का पाया जाना, वायुहृदयता।

Aerenterectasia (ऐरेन्टैरैक्टेसिया)— गैस के द्वारा आँत का फूल जाना।

Aerial (ऐरियल)— वायवी, वायु सम्बन्धी।

Aeriferous (ऐरीफेरस)—वायुवाहक।

Aeriform (ऐरीफोर्म)— गैस के रूप में, वायु के समान।

Aero- (ऐरो-)— किसी अन्य शब्द के साथ मिलकर वायु या किसी गैस के साथ होने वाले सम्बन्ध को प्रदर्शित करने वाला शब्द।

Aerobe, Aerobion (ऐरोब, एरोबियोन)— वह सूक्ष्मजीव जो ऑक्सीजन की उपस्थिति में जीवित रहता है एवं वृद्धि करता है। वातापेक्षी।

Aerobic (ऐरोबिक)— ऑक्सीजन की उपस्थिति में जीवित रहने एवं वृद्धि करने वाले किसी सूक्ष्मजीव से सम्बन्धित, वातापेक्षी।

Aerobiology (ऐरोबायोलॉजी)— पर्यावरण की जैविक महत्व की जीवित एवं अजीवित वस्तुओं जैसे रोगजनक जीवाणुओं, प्रदूषकों एवं एलर्जी उत्पन्न करने वाले पदार्थों आदि का अध्ययन।

Aerobioscope (ऐरोबायोस्कोप)— वायु में जीवाणुज अंश का निर्धारण करने वाला उपकरण।

Aerobiosis (ऐरोबायोसिस)— ऑक्सीजन से युक्त वातावरण में रहना, वातजीवन।

Aerobiotic (ऐरोबायोटिक)— आक्सीजनयुक्त वातावरण में रहने से सम्बन्धित।

Aerocele (ऐरोसील)— वायु के भरने से बना कोई अर्बुद अथवा किसी गुहा का गैस से फूल जाना, वातपुटी

Aerocolpos (ऐरोकोल्पोस)— वायु अथवा गैस द्वारा योनि का फूल जाना, वाततियोनिविस्फार।

Aerocoly (ऐरोकोली)— गैस से कॉलन या बड़ी आँत का फूल जाना, वाततिवृहदांत्रविस्फार।

Aerocystoscopy (ऐरोसिस्टोस्कोपी)— मूत्राशयदर्शी या सिस्टोस्कोप द्वारा वायु से फूले हुए मूत्राशय का परीक्षण करना।

Aerodermectasia (ऐरोडर्मेक्टैसिया)— अधस्त्वचीय वातस्फीति अर्थात् त्वचा के नीचे वायु का इकट्ठा हो जाना जो स्वयं, चोट द्वारा अथवा शल्यक्रिया द्वारा हो सकता है।

Aerodontalgia (ऐरोडोन्टेल्जिया)— ऊँचाईयों पर पहुँचने पर वायुमण्डलीय दाब के कम हो जाने से दाँतों में दर्द होना।

Aerodontia (ऐरोडोन्शिया)— दन्त-चिकित्सा की एक शाखा जिसका सम्बन्ध दाँतों के ऊपर वायुमण्डलीय दाब के परिवर्तनों के प्रभावों से होता है।

Aerodynamics (ऐरोडाइनामिक्स)— वायु-गति-विज्ञान।

Aeroembolism (ऐरोएम्बोलिज़्म)— किसी रक्त वाहिनी में वायु के बुलबुले का पाया जाना।

Aerogastria (ऐरोगैस्ट्रिया)— आमाशय का गैस से फूल जाना।

Aerogen (ऐरोजन)— एक गैस बनाने वाला जीवाणु।

Aerogenesis (ऐरोजेनेसिस)— गैस बनना।

Aerogenic, Aerogenous (ऐरोजेनिक, ऐरोजीनस)- गैस बनाने वाला, वातजनक।

Aerogram (ऐरोग्राम)— किसी खोखले अंग में वायु या गैस भर कर उसका लिया गया एक्स-रे।

Aerohydrotherapy (ऐरोहाइड्रोथिरैपी)— वायु एवं जल द्वारा चिकित्सा, वायुजलचिकित्सा।

Aerometer (ऐरोमीटर)— गैसों का घनत्व मापने वाला एक उपकरण, गैसघनत्वमापी।

Aeroneurosis (ऐरोन्यूरोसिस)— हवाई यात्रा करने वाले व्यक्तियों में होने वाला एक क्रियात्मक तन्त्रिका-विकार।

Aero-odontodynia (ऐरोओडोन्टोडाइनिया)— Aerodontalgia.

Aero-otitis (ऐरो-ओटाइटिस)—Barotitis.

Aeropathy (ऐरोपैथी)— वायुमण्डलीय दाब में परिवर्तन होने से उत्पन्न कोई भी रोग जैसे विसम्पीडन रोग।

Aeroperitoneum, Aeroperitonia (ऐरोपैरीटोनियम, ऐरोपैरीटोनिया)— पेरीटोनियम-गुहा का गैस से फूल जाना, वाततउदरावरणविस्फार

Aerophagia, Aerophagy (ऐरोफेजिया, ऐरोफेजी)— वायु का निगलना, वायुभक्षण, वायुनिगरण।

Aerophilic, Aerophilous (ऐरोफिलिक, ऐरोफिलस)— वातापेक्षी। विकास के लिए वायु की आवश्यकता वाला।

Aerophobia (ऐरोफोबिया)— वायु का रोगोत्पादक भय, वायुभीति।

Aerophore (ऐरोफोर)— नवजात शिशु के फेफड़ों में हवा भरने वाला उपकरण, फुफ्फुसवायुप्रवेशयन्त्र।

Aerophyte (ऐरोफाइट)— सूक्ष्म पौधा जो हवा पर जीवित रहता है।

Aeropiesotherapy (ऐरोपाइसोथिरैपी)— बढ़े हुए अथवा घटे हुए दबाव पर वायु द्वारा चिकित्सा करना।

Aeroplethysmograph (ऐरोप्लेथिस्मोग्राफ)—श्वसन-आयतन की माप ज्ञात करने वाला उपकरण।

Aeroscope (ऐरोस्कोप)—वायु में स्थित दिखाई देने वाले कणों का परीक्षण करने वाला उपकरण, वायुशुद्धतामापक यन्त्र।

Aerosialophagy (ऐरोसियालोफेज़ी)— थूक एवं वायु का निगलना।

Aerosinusitis (ऐरोसाइनुसाइटिस)— वायुमण्डलीय दाब में होने वाले परिवर्तनों से उत्पन्न नासा-विवरों का शोथ।

Aerosis (ऐरोसिस)— ऊतकों में गैस इकट्ठी हो जाना।

Aerosol (एरोसोल)— किसी ठोस अथवा तरल औषधि या अन्य पदार्थ के कणों का किसी गैस में निलम्बन जिसका बारीक छिड़काव के रूप में रोगी पर प्रयोग किया जाता है।

Aerosolization (ऐरोसोलाइज़ेशन)— किसी द्रव का सूक्ष्म फुहारे के रूप में वायु में छिड़काव करना।

Aerotaxis (ऐरोटैक्सिस)— जीवों का वायु से दूर अथवा वायु की ओर गति करना।

Aerotherapy (ऐरोथिरैपी)— वायु के द्वारा रोगों की चिकित्सा करना।

Aerothermotherapy (ऐरोथर्मोथिरैपी)— गर्म वायु के द्वारा रोगों की चिकित्सा करना।

Aerotitis (ऐरोटाइटिस)— बेरोटाइटिस।

Aerotonometer (ऐरोटोनोमीटर)— रक्त में ऑक्सीजन के तनाव को मापने वाला यन्त्र, रक्तवायुतानमापी।

Aerotropism (ऐरोट्रॉपिज़्म)— जीवाणुओं एवं एककोशिकीय जन्तुओं की वायु की ओर को (धनात्मक वायु-अनुवर्तन) अथवा वायु से दूर (ऋणात्मक वायु-अनुवर्तन) गति करने की प्रवृत्ति होना।

Aerourethroscope (ऐरोयूरेथ्रोस्कोप)— वायु द्वारा फैलाकर नेत्रों द्वारा मूत्र-मार्ग का परीक्षण करने वाला उपकरण।

Aerourethroscopy (ऐरोयूरेथ्रोस्कोपी)— मूत्र-मार्ग को वायु द्वारा फैलाकर उसका नेत्रों द्वारा परीक्षण करना।

Aesthetics (ऐस्थेटिक्स)— सौन्दर्य एवं कला विज्ञान।

Aestival (ऐस्टिवल)— ग्रीष्म सम्बन्धी, ग्रीष्मकालीन।

Afebrile (एफेब्राइल)— ज्वर रहित।

Affect (अफैक्ट)— 1. प्रभाव डालना, 2. किसी उद्दीपन के द्वारा उत्पन्न मनोवेगी प्रतिक्रियायें जैसे खुशी या दुःख होना।

Affection (अफैक्शन)— 1. प्यार या स्नेह 2. शारीरिक या मानसिक रोगावस्था।

Affective (अफैक्टिव)— किसी आवेश अथवा मानसिक अवस्था से सम्बन्धित।

Afferent, Afferentia (अफेरेन्ट, अफेरेन्शिया)— केन्द्र की ओर ले जाने वाला जैसे कोई संवेदी तन्त्रिका जो आवेगों अथवा संदेश को मस्तिष्क की ओर ले जाती है अथवा कुछ शिरायें जो रक्त को हृदय की ओर ले जाती हैं, अभिवाही।

Affiliation (एफिलिएशन)— गोद लेना, किसी को दत्तक पुत्र बनाना।

Affinity (एफिनिटी)— आकर्षण।

Afflict (एफ्लिक्ट)— शारीरिक अथवा मानसिक कष्ट पहुँचाना।

Afflux (एफलक्स)— शरीर के किसी भाग को रक्त का तेजी से बहना।

Affusion (एफ्यूज़न)— उँडेलना, छिड़कना।

Afibrinogenemia (एफाइब्रिनोजेनीमिया)— रक्त में फाइब्रिनोजन की कमी अथवा इसका अभाव।

Afteraction (आफ्टरएक्शन)— उद्दीपन के समाप्त हो जाने पर किसी प्रतिक्रिया का कुछ समय के लिए जारी रहना।

Afterbirth (आफ्टरबर्थ)— अपरा एवं झिल्लियाँ जो बच्चे के जन्म के पश्चात् गर्भाशय से बाहर निकलते हैं।

Aftercare (आफ्टरकेयर)— किसी रोगनिवृत्त व्यक्ति की देखभाल करना।

Aftercataract (आफ्टरकैट्रेक्ट)— मोतियाबिन्द को निकाल देने के पश्चात् लैंस में अपारदर्शिता विकसित हो जाना।

Aftercontraction (आफ्टरकॉनट्रैक्शन)— पेशीय सकुंचन जो उद्दीपन के समाप्त हो जाने के पश्चात् भी थोड़ी देर के लिए बना रहता है।

Aftercurrent (आफ्टरकरंट)—. एक विद्युत-धारा जो किसी पेशी में उससे होकर गुजरने वाली सतत विद्युत-धारा के समाप्त हो जाने पर उसमें उत्पन्न होती है।

Afterdischarge (आफ्टरडिस्चार्ज)— उद्दीपन के समाप्त हो जाने पर किसी पेशी अथवा तन्त्रिका की अनुक्रिया बने रहना।

Aftereffect (आफ्टरइफैक्ट)— एक शारीरिक, शरीरक्रियात्मक, मनोवैज्ञानिक या भावावेगी प्रभाव जो उद्दीपन के हट जाने के बाद भी बना रहता है।

Afterglow (आफ्टरग्लो)— लैंगिक ससंर्ग के सफलतापूर्वक पूर्ण हो जाने के पश्चात् की शारीरिक एवं मानसिक शिथिलन की अवस्था जिसमें दोनों सहभोगियों में संतुष्टि के साथ खुशी नजर आती है।

Afterhearing (आफ्टरहीयरिंग)— ध्वनि को उत्पन्न करने वाले उद्दीपन के समाप्त हो जाने पर भी ध्वनि सुनाई देना।

Afterimage (आफ्टरइमेज)— किसी प्रतिबिम्ब को उत्पन्न करने वाले उद्दीपन के समाप्त हो जाने पर भी प्रतिबिम्ब का बने रहना।

Afterimpression (आफ्टरइम्प्रैसन)— Aftersensation.

Afterload (आफ्टरलोड)— प्रकुंचन के दौरान निलय-मित्ति में उत्पन्न होने वाला दाब या तनाव।

Afterpains (आफ्टरपेन्स)— बच्चा पैदा होने के बाद पहले कुछ दिनों के भीतर गर्भाशय के संकोचों के द्वारा उत्पन्न होने वाले ऐंठन के समान दर्द।

Afterperception (आफ्टरपरसैप्शन)— किसी संवेदना के उद्दीपन के समाप्त हो जाने पर उस संवेदना का बोध होना।

Afterplay (आफ्टरप्ले)— लैंगिक संसर्ग पूर्ण हो जाने के पश्चात् किया जाने वाला लैंगिक खिलवाड़ जिससे सहभोगी लैंगिक उत्तेजना के चरमोत्कर्ष पर पहुँच जाते हैं।

Aftersensation (आफ्टरसेन्सेशन)— किसी संवेदना को उत्पन्न करने वाले उद्दीपन के समाप्त हो जाने पर संवेदना का बने रहना।

Aftersound (आफ्टरसाउण्ड)— किसी ध्वनि को उत्पन्न करने वाले उद्दीपन के समाप्त हो जाने पर भी उस ध्वनि की अनुभूति बने रहना।

Aftertaste (आफ्टरटेस्ट)— किसी स्वाद को उत्पन्न करने वाले पदार्थ को हटा देने पर भी उस पदार्थ का स्वाद बने रहना।

Aftervision (आफ्टरविज़न)— Afterimage

Afunction (एफन्कशन)— दुष्क्रिया।

Ag (एजी)— चाँदी का रासायनिक प्रतीक।

Agalactia (एगैलेक्टिया)— बच्चा पैदा होने के बाद दुग्धस्राव न होना, अस्तन्यता।

Agalactorrhea (एगैलेक्टोरिह्या)— स्तनों से दूध का न निकलना।

Agalactosis (एगैलेक्टोसिस)—बच्चा पैदा होने के बाद स्तनों से दुग्ध स्रवण न होना।

Agalactous (एगैलेक्टस)— दुग्धरोधी, दुग्धरोधक, दूध का बहाव रोकने वाला।

Agalactus (एगैलेक्टस)— अस्तन्यता या स्तनों में दूध कम हो जाने अथवा उसके पूर्ण अभाव से सम्बन्धित।

Agalorrhea (एगैलोरिह्या)— दूध का बहाव रुक जाना (स्तनों में दूध बनता तो है परन्तु बाहर नहीं निकलता), स्तन्यरोध, दुग्धरोध।

Agamic (एगैमिक)—1. अलैंगिक विधि से सन्तानोत्पत्ति करने वाला 2. अलैंगिक।

Agammaglobulinemia (एगामाग्लोबुलिनीमिया)— रक्त में गामा ग्लोबुलिन की कमी।

Agamogenesis (एगैमोजेनेसिस)— अलैंगिक जनन।

Agamogenetic (एगैमोजेनेटिक)— अलैंगिक जनन को बताने वाला।

Agamogony (एगैमोगोनी)— अलैंगिक जनन।

Agamous (एगैमस)— जननांगों से रहित।

Aganglionic (एगैंगलियोनिक)— गैंगलियोन कोशिकाओं के अभाव से युक्त।

Aganglionosis (एगैंगलियोनोसिस)— परानुकम्पी गैंगलियोन कोशिकाओं का जन्मजात अभाव, सहज-अगण्डिकता।

Agape (एगैप)— आश्चर्य से मुँह खोले हुए, भौंचक्का।

Agastria (एगैस्ट्रिया)— आमाशय का अभाव।

Agastric (एगैस्ट्रिक)— आमाशय रहित

Agastroneuria (एगैस्ट्रोन्यूरिया)— आमाशय का तन्त्रिका-नियन्त्रण कम हो जाना।

Age (ऐज)— 1. जीवित व्यक्ति के जन्म से तथा अजीवित वस्तु के उत्पन्न होने के समय से वर्तमान तक का काल जिसे समय की इकाइयों में मापा जाता है, आयु या उम्र 2. जीवन का एक विशेष काल जैसे प्रौढ़ावस्था या वृद्धावस्था 3. समय व्यतीत होने के फलस्वरूप परिवर्तनों का होना। आयु निम्न प्रकार की हो सकती है–

Achievement age (एचीवमैन्ट ऐज)— किसी व्यक्ति की उसके शिक्षा स्तर उपार्जित करने के दृष्टिकोण से आयु।

Anatomical age (एनाटॉमिकल ऐज)— शारीरिक रचना के आधार पर अनुमानित आयु।

Bone age (बोन ऐज)— भुजाओं की लम्बी हड्डियों के अस्थिभवन केन्द्रों के विकास की अवस्थाओं के एक्स-रे परीक्षण के आधार पर अनुमानित आयु।

Childbearing age (चाइल्डबीयरिंग ऐज)— किसी स्त्री के जीवन में यौवनारम्भ और रजोनिवृत्ति के बीच का काल।

Chronological age (क्रोनोलौजिकल ऐज)— किसी व्यक्ति के जन्म से व्यतीत हुए समय की वास्तविक माप।

Developmental age (डेवलपमैन्टल ऐज)— किसी व्यक्ति के शारीरिक, मानसिक एवं सामाजिक विकास के द्वारा निर्धारित की गई आयु।

Gestational age (जेस्टेशनल ऐज)— अन्तिम मासिक धर्म के शुरु होने की तारीख से किसी भ्रूण की ज्ञात की गई आयु।

Menarcheal age (मेनार्कियल ऐज)— रजोदर्शन से व्यतीत हुआ समय जिसे वर्षों में अभिव्यक्त किया जाता है।

Mental age (मैन्टल ऐज)— किसी व्यक्ति की मानसिक क्षमता के आधार पर निर्धारित की गई आयु जिसे प्रमाणिक बुद्धि परीक्षणों द्वारा मापा जाता है।

Physiological age (फिजियोलॉजिकल ऐज)— शरीर के कार्य द्वारा निश्चित की गई आयु।

Age critique (ऐज क्राइटिक)— संकटावस्था की आयु; 50 वर्ष के आस-पास की आयु, रजोनिवृत्ति-काल या जननिवृत्ति-काल।

Aged (ऐजेड)— बूढा व्यक्ति, वयोवृद्ध।

Ageless (ऐजलैस)— कभी बूढ़ा होता हुआ न दीखने वाला।

Agenesia, Agenesis (एजेनेसिया, एजेनेसिस)— 1. शरीर के किसी अंग अथवा भाग का अपूर्ण विकास 2. बन्ध्यता या नपुंसकता।

Agenitalism (एजेनाइटेलिज़्म)— जननांगों अथवा उनके स्रावों का अभाव।

Agenosomia (ऐजीनोसोमिया)— जननांगों का जन्मजात अभाव अथवा उनका अल्पविकसित होना तथा आँत का अपूर्ण विकसित उदर-भित्ति से होकर बाहर को निकलना।

Agent (एजेन्ट)— 1. जो किसी प्रभाव को उत्पन्न करता है। 2. एक कारक जैसे कोई सूक्ष्मजीव या रासायनिक पदार्थ जो किसी रोग को उत्पन्न करता है।

Agerasia (एजेरेसिया)— किसी वृद्ध व्यक्ति का युवा व्यक्ति के समान दीखना।

Ageusia, Ageustia (एग्यूसिया, एग्यूस्टिया)— स्वाद की अनुभूति का पूर्ण अथवा आंशिक अभाव।

Agger (एग्गर)— एक छोटा उत्सेध या उत्थान (उभार) जैसे नाक का उभार (कंटीला अथवा खुरखुरा किनारा), नासा-शिखाग, नासाकंटक।

Agglomerate (एग्गलोमिरेट)— पिण्ड बनाना।

Agglomeration (एग्गलोमिरेशन)— समुच्चयन।

Agglutinable (एग्लुटिनेबिल)— समूहन के सक्षम।

Agglutinant (एग्लुटिनेन्ट)— समूहिका। वह पदार्थ जो चिपकाव के द्वारा जोड़ता है जैसे जख्म के भरने में होता है अथवा

किसी प्रतिजन या एण्टिजन की उत्तेजना की अनुक्रिया के फलस्वरूप शरीर में उत्पन्न प्रतिपिंड या एण्टीबॉडी।

Agglutination (एग्लुटिनेशन)—1. गुच्छों में एकत्रित हो जाना जैसे दो असंयोज्य रक्तों के मिलाने पर लाल रक्त कोशिकाओं का गुच्छो के रूप में एकत्रित हो जाना, समूहन। 2. ज़ख्म भरने में चिपकाव द्वारा सतहों के जुड़ने की क्रिया।

Agglutinative, Agglutinator (एग्लुटिनेटिव, एग्लुटिनेटर)— गुच्छों के रूप में एकत्रित करने वाला अथवा ऐसा करने के लिए सक्षम।

Agglutinin (एग्लुटिनिन)— रक्त के सीरम में विद्यमान कोई एण्टीबॉडी या पदार्थ जो अपने एण्टिजन से मिलकर एण्टिजन तत्त्वों को एक दूसरे से चिपका कर गुच्छों के रूप में बना देता है, समूहिका। उदाहरण–

Anti-Rh agglutinin (एण्टी-आरएच एग्लुटिनिन)— एक एग्लुटिनिन जो साधारणतया मानव रक्त के प्लाज़्मा में नहीं होता, जो कभी-कभी उन आरएच-निगेटिव माताओं में उत्पन्न होता है जिनमें आरएच-पॉज़िटिव भ्रूण होता है अथवा आरएच-निगेटिव रोगी में आर एच-पॉज़िटिव रक्त चढ़ाने से होता है।

Cold agglutinin (कोल्ड एग्लुटिनिन)— (O°—20°C). ऐसी समूहिका या एग्लुटिनिन जो केवल नीचे तापमान (O°–20° से.) पर ही कार्य करता है।

Group agglutinin (ग्रुप एग्लुटिनिन)— सूक्ष्मजीवों के किसी विशेष समूह पर विशिष्ट क्रिया करने वाला एग्लुटिनिन।

Immune agglutinin (इम्यून एग्लुटिनिन)— रोग विमुक्ति से या रोग उत्पन्न करने वाले सूक्ष्म-जीवों को टीके अथवा इन्जैक्शन द्वारा शरीर में पहुँचाने से रोगक्षमता उत्पन्न करने वाला रक्त में पाया जाने वाला एक विशिष्ट एग्लुटिनिन।

Major agglutinin, Chief agglutinin (मेजर एग्लुटिनिन, चीफ एग्लुटिनिन)— एक रोगक्षम एग्लुटिनिन जिसकी सबसे अधिक सान्द्रता रक्त में विद्यमान रहती है, मुख्य एग्लुटिनिन।

Minor agglutinin, Partial agglutinin (माइनर एग्लुटिनिन, पार्शियल एग्लुटिनिन)— एक रोगक्षम एग्लुटिनिन जो मुख्य एग्लुटिनिन की अपेक्षा कम सान्द्रता में रक्त में विद्यमान रहता है।

Specific agglutinin (स्पेसिफिक एग्लुटिनिन)— सामान्य एग्लुटिनिन। रक्त में पाया जाने वाला एक एग्लुटिनिन जो किसी रोग अथवा रोग उत्पन्न करने वाले सूक्ष्मजीवों के इन्जैक्शन अथवा टीके के द्वारा उत्पन्न नहीं होता।

Agglutinogen (एग्लुटिनोजन)— कोई भी पदार्थ जो एग्लुटिनिन के उत्पादन को प्रोत्साहित करता है, इस प्रकार एक एण्टिजन की भाँति कार्य करता है जैसे एग्लुटिनोजन आरएच। आर एच एक विशिष्ट पदार्थ है जो अधिकतर लोगों की लाल रक्त कोशिकाओं में विद्यमान रहता है तथा जिसे आर एच फैक्टर कहा जाता है। जिस व्यक्ति में यह पाया जाता है उसे आर एच $^+$ (आरएच पॉज़िटिव) तथा जिसमें यह नहीं होता उसे आर एच — (आरएच निगेटिव) कहा जाता है। जब किसी आर एच $^+$ (आरएच पॉज़िटिव) व्यक्ति का रक्त आर एच —(आरएच निगेटिव) व्यक्ति में चढ़ाया जाता है तो यह एक एण्टीबॉडी एण्टी-आरएच उत्पन्न करता है जो भविष्य में आर एच $^+$ रक्त चढ़ाने पर, चढ़ाये गये रक्त की लाल रक्त-कोशिकाओं को गुच्छों के रूप में एकत्रित कर देता है; समूहजन।

Agglutinogenic (एग्लुटिनोजेनिक)— एग्लुटिनिन के उत्पादन से सम्बन्धित; एग्लुटिनिन उत्पन्न करने वाला।

Agglutinophilic (एग्लुटिनोफिलिक)— शीघ्र ही गुच्छों के रूप में एकत्रित हो जाने वाला।

Aggravate (एग्रेवेट)— अधिक तीव्र बनाना।

Aggregate (एग्रीगेट)— गुच्छा बनाना अथवा आस-पास एकत्रित होना, समुच्चय करना।

Aggregated (एग्रीगेटेड)— एक जगह इकट्ठा हो जाना जिससे एक गुच्छा या पिण्ड बन जाता है।

Aggregation (एग्रीगेशन)— पदार्थों का गुच्छों के रूप में एकत्रित हो जाना अथवा उनका पास-पास हो जाना जैसे रक्त कोशिकाओं का, विशेषकर प्लेटलेटो या लाल रक्त कोशिकाओं के गुच्छे बन जाना; समुच्चयन।

Aggregometer (एग्रीगोमीटर)— बिम्बाणु समुच्चयन को मापने वाला यन्त्र।

Aggression (एग्रेशन)— विनाशकारी एवं आक्रामक व्यवहार।

Aggressive (एग्रेसिव)— विनाशकारी एवं आक्रामक व्यवहार वाला।

Aging (ऐजिंग)— समय व्यतीत होने के साथ-साथ शरीर में रचना सम्बन्धी परिवर्तन होना, वयोवृद्धि।

Agitation (एजिटेशन)— अत्यधिक शारीरिक सक्रियता, विलोडन।

Agitographia (एजिटोग्रेफिया)— बहुत जल्दी-जल्दी लिखना।

Agitolalia (एजिटोलैलिया)— Agitophasia.

Agitophasia (एजिटोफैज़िया)— असामान्य रूप से तेज बोलना जिसमें शब्द ठीक प्रकार से नहीं बोले जाते।

Aglaucopsia, Aglaukopsia (एग्लोकोप्सिया)— हरे रंग को न पहचानना।

Aglossia (एग्लोसिया)— जिह्वा का जन्मजात अभाव।

Aglossostomia (एग्लोसोसटोमिया)— जिह्वा एवं मुख छिद्र का जन्मजात अभाव।

Aglutition (एग्लुटिशन)— निगलने में अक्षमता।

Aglycemia (एग्लाइसीमिया)— रक्त में शुगर का अभाव।

Aglycosuria (एग्लाइकोसूरिया)— मूत्र में शुगर का अभाव होने की दशा।

Aglycosuric (एग्लाइकोसूरिक)— शर्करामेह (पेशाब में शुगर का जाना) से रहित।

Agminated or agminate (एग्मिनेटेड या एग्मिनेट)—गुच्छों के समूहों में।

Agnathia (एग्नेथिया)— निचले जबड़े का जन्मजात अभाव।

Agnathus (एग्नेथस)— ऐसा भ्रूण जिसका निचला जबड़ा नहीं होता।

Agnea (एग्निया)— वस्तुओं को पहचानने में असमर्थता।

AgNO3 (एजीएनओथ्री)— सिल्वर नाइट्रेट का रासायनिक प्रतीक

Agnogenic (एग्नोजेनिक)— जिसके उद्‌गम (उत्पत्ति-स्थान) या कारण का पता न हो

Agnosia (एग्नोसिया)— पहचानने में असमर्थता।

Auditory agnosia (ऑडिटरी एग्नोसिया)— ध्वनि, शब्दों या संगीत को पहचानने में असमर्थता।

Color agnosia (कलर एग्नोसिया)— रंग को पहचानने में असमर्थता।

Gustatory agnosia (गस्टेटरी एग्नोसिया)— स्वाद को पहचानने में असमर्थता।

Tactile agnosia (टैक्टाइल एग्नोसिया)—छूकर वस्तुओं को पहचानने में असमर्थता।

Visual agnosia (विजुअल एग्नोसिया)— वस्तुओं को देखकर उन्हें पहचानने में असमर्थता।

-agogue (-एगोग)— शब्दों के बाद लगने वाला शब्द जिसका अर्थ उत्पन्न करने वाला होता है।

Agomphiasis (एगोमफियेसिस)— दाँतों का न पाया जाना।

Agomphious (एगोम्फियस)—दन्त रहित।

Agonad, Agonadal (एगोनाड, एगोनाडल)— लिंग ग्रन्थियों से रहित।

Agonadism (एगोनाडिज़्म)— लिंग ग्रन्थियों रहित होने की दशा।

Agonal (एगोनल)— मृत्यु से सम्बन्धित या मृत्यु से ठीक पहले होने वाला।

Agonise (एगोनाइस)— पीड़ा देना, कष्ट सहना।

Agonist (एगोनिस्ट)— एगोनिस्ट पेशी की एक किस्म होती है जो किसी भाग को संकुचित करती है तथा दूसरी पेशी (एन्टागोनिस्ट—विरोधी) द्वारा इसके विपरीत कार्य किया जाता है जैसे कोहनी को मोड़ने में बाइसेप्स ब्रेकियाई पेशी एगोनिस्ट होती है अर्थात् यह कोहनी के जोड़ को संकुचित करती है जबकि ट्राइसेप्स एन्टागोनिस्ट या विरोधी पेशी होती है जो जोड़ को शिथिल करती है, प्रचालक।

Agony (एगोनी)— 1. मृत्यु से संघर्ष 2. अत्यधिक शारीरिक अथवा मानसिक कष्ट होना।

Agoraphobia (एगोराफोबिया)— अकेले रहने अथवा भीड़ से बहुत डर लगना।

Agoraphobic (एगोराफोबिक)— अकेले रहने अथवा भीड़ से सम्बन्धित या उससे बहुत डरने वाला।

-agra (-एग्रा)— प्रत्यय (शब्द के अन्त में जोड़ा जाने वाला शब्द) जो अचानक उठने वाले तेज दर्द को संकेतिक करता है।

Agraffe (एग्रेफ)— किसी व्रण के किनारों को आपस में मिला देने वाला यन्त्र जिसे टाँका लगाते समय प्रयोग में लाया जाता है।

Agrammatica (एग्रामेटिका)— Agrammatism.

Agrammatism (एग्रेमेटिज़्म)— प्रमस्तिष्क के रोग के कारण वाक्-केन्द्र के प्रभावित होने से व्याकरण-सम्बन्धी अथवा बुद्धि के वाक्यों के बोलने में असमर्थता, अशुद्धवाक्।

Agrammatologia (एग्रेमेटोलोजिया)— Agrammatism.

Agranulocyte (एग्रेनुलोसाइट)— कणिकाओं से रहित श्वेत रक्त कोशिका

Agranulocytic (एग्रेनुलोसाइटिक)— कणीश्वेतकोशिकाहीनता से सम्बन्धित।

Agranulocytosis (एग्रेनुलोसाइटोसिस)— रक्त में कणिकाकोशिकाओं की संख्या में कमी से उत्पन्न होने वाली दशा जिसमें तेज बुखार हो जाता है तथा मुख एवं अन्य श्लेष्मिक झिल्लियों में जख्म बन जाते हैं, कणीश्वेतकोशिका-हीनता।

Agranuloplastic (एग्रेनुलोप्लास्टिक)— कणिकीय कोशिकायें नहीं बनाने वाला बल्कि केवल अकणिकीय कोशिकायें बनाने वाला।

Agranulosis (एग्रेनुलोसिस)— कणिश्वेतकोशिकाहीनता।

Agraphia (एग्रेफिया)— लिखने की अक्षमता। यह निम्न प्रकार से हो सकती है।

Absolute agraphia (एब्सोल्यूट एग्रेफिया)— लिखने में पूर्ण अक्षमता।

Acoustic agraphia (एकाउस्टिक एग्रेफिया)— सुने गये शब्दों को लिखने की अक्षमता, श्रवणलेखनअक्षमता।

Amnemonic agraphia (एम्नेमोनिक एग्रेफिया)— वाक्य लिखने की अक्षमता यद्यपि अक्षर या शब्द लिखे जा सकते हैं।

Cerebral agraphia (सेरीब्रल एग्रेफिया)— प्रमस्तिष्क-कॉर्टेक्स में क्षति पहुँचने से विचारों को लिखकर व्यक्त करने में असमर्थता।

Motor agraphia (मोटर एग्रेफिया)— पेशीय असमंजन के कारण लिखने में असमर्थता।

Optic agraphia (ऑप्टिक एग्रेफिया)— शब्दों की नकल करने में असमर्थता।

Verbal agraphia (वर्बल एग्रेफिया)— शब्दों के लिखने में असमर्थता यद्यपि अक्षर लिखे जा सकते हैं, शाब्दिक लेखन-अक्षमता।

Agraphic (एग्रेफिक)— लिखने में असमर्थता से सम्बन्धित अथवा लिखने में असमर्थ, लेखन-अक्षमता सम्बन्धी।

Agria (एग्रिया)— उग्र सपूय विस्फोट।

Agromania (एग्रोमेनिया)— एकान्त स्थान पर रहने की तीव्र इच्छा, एकान्तप्रियता।

Agrypnia (एग्राइप्निया)— नींद न आना।

Agrypnotic (एग्राइप्नोटिक)—1. अनिद्रा से पीड़ित 2. जागरण करने वाला।

Ague (एग्यू)— मलेरिया बुखार या ठण्ड लगना, विषम-ज्वर।

Agyiophobia (एजियोफोबिया)— एगोराफोबिया का एक रूप जिसमें गली में रहने का रोगोत्पादक भय होता है।

Agyria (एगाइरिया)— प्रमस्तिष्क-कॉर्टेक्स के कर्णकों का पूर्णरूप से विकसित न होना एवं मस्तिष्क का सामान्यतया छोटा होना।

Ahypnia (एहाइप्निया)— नींद न आना, अनिद्रा

A.I. (ए.आइ.)— महाधमनी-अपर्याप्तता, कृत्रिम शुक्रसेचन।

Aichmophobia (ऐक्मोफोबिया)— नुकीली वस्तुओं अथवा अँगुलियों के स्पर्श का रोगोत्पादक भय।

A.I.D. (ए.आइ.डी.)— दाता द्वारा कृत्रिम शुक्रसेचन।

Aid (ऐड)— किसी रोगी अथवा दुर्घटनाग्रस्त व्यक्ति के लिए मदद जैसे सुनाई कम देने वाले व्यक्ति को सुनने के लिए हीयरिंग-ऐड जिसमें आवाज तेज करने वाला एक उपकरण होता है, उपलब्ध कराना अथवा दुर्घटनाग्रस्त या रोगी व्यक्ति की नियमित शल्यक्रिया सम्बन्धी अथवा औषधीय चिकित्सा से पूर्व प्राथमिक चिकित्सा करना।

Aidolites (ऐडोलाइट्स)— सक्रंमण के कारण उत्पन्न भगशोथ।

Aidolomania (ऐडोलोमैनिया)— लैंगिक संसर्ग की तीव्र इच्छा।

AIDS (ऐड्स)— एक्वायर्ड इम्यून डिफिशन्सि सिण्ड्रोम।

A.I.H. (ए.आइ.एच.)— पति के वीर्य द्वारा कृत्रिम शुक्रसेचन।

Ailment (ऐलमेन्ट)— एक छोटी बीमारी।

Ailurophobia (ऐल्यूरोफोबिया)— बिल्लियों का रोगोत्पादक भय।

Ainhum (ऐनहम)— हाथ या पैर की किसी अँगुली में संकीर्णन हो जाना जिसके कारण का पता नहीं होता और जिससे अँगुली कट कर अलग हो जाती है।

Air (एयर)— वायु। पृथ्वी को चारों ओर से घेरे रहने वाली दिखाई न देने वाली, स्वादहीन एवं गन्धहीन गैसों का मिश्रण जिसमें आयतन में लगभग 78% नाइट्रोजन, 21% ऑक्सीजन तथा .03% कार्बन डाइऑक्साइड होती है। वायु के शेष .97% भाग में जल वाष्प और अमोनिया, हीलियम, नियोन तथा आर्गन आदि गैसों के सूक्ष्मांश होते हैं।

Alveolar air (एल्वियोलर एयर)— फेफड़ों की वायु कोष्ठिकाओं में विद्यमान वायु जो फेफड़ों में वायु एवं रक्त के बीच गैस विनिमय में काम आती है।

Complemental air (कॉमप्लीमैन्टल एयर)— अन्तः श्वसनीय आरक्षित आयतन। वायु का वह आयतन जिसे वायु के उस आयतन से अधिक सांस के साथ अन्दर खींचा जा सकता है जो प्रत्येक सामान्य श्वसन में फेफड़ों के भीतर जाता और वहाँ से बाहर आता है।

Dead space air (डैड स्पेस एयर)— वायु का वह आयतन जो श्वसनीय पथों में भर जाता है और रक्त के साथ गैसों के विनिमय के लिए उपलब्ध नहीं होता।

Functional residual air (फंकश्नल रेज़ीडुअल एयर)— सामान्य निःश्वसन के अन्त में फेफड़ों में विद्यमान वायु का आयतन।

Liquid air (लिक्विड एयर)— ऐसी वायु जिसे अत्यधिक ठण्ड एवं दाब से द्रवित कर दिया गया हो।

Minimal air (मिनीमल एयर)— फेफड़ों की वायु कोष्ठिकाओं में फंसी रह जाने वाली वायु का थोड़ा-सा आयतन जिसे फेफड़ों के शरीर से बाहर निकाल देने पर भी बाहर नहीं निकाला जा सकता।

Reserve air (रिजर्व एयर)— Supplemental air.

Residual air (रेज़ीडुअल एयर)— पूर्ण निःश्वसन के पश्चात् फेफड़ों में बची रहने वाली वायु जो युवा व्यक्ति में लगभग 1500 घ.से. होती है।

Supplemental air (सप्लीमैन्टल एयर)— वायु का आयतन जिसे पूर्ण सामान्य निःश्वसन के पश्चात् सांस के साथ बाहर निकाला जा सकता है जो लगभग 1600 घ.से. होता है।

Tidal air (टाइडल एयर)— प्रत्येक सामान्य श्वसन के साथ फेफड़ों के भीतर जाने तथा वहाँ से बाहर आने वाली वायु का आयतन जो पुरुष के लिए लगभग 500 घ.से. होता है।

Vitiated air (विटियेटेड एयर)— ऐसी वायु जिसमें ऑक्सीजन की प्रतिशतता कम हो जाती है।

Air cell (ऐयर सैल)— वायुकोश, वायु पुटिका

Air cushion (ऐयर कुशन)— हवा से भरा तकिया या गद्दी।

Air embolism (ऐयर एम्बोलिज़्म)— एक वायु का बुलबुला जो किसी रक्त वाहिनी को अवरुद्ध कर देता है।

Air hunger (ऐयर हन्गर)— सांस फूलना।

Air passages (ऐयर पैसेजेज)— वायु-पथ, वायु-मार्ग।

Air pollution (ऐयर पॉल्यूशन)— वायु का हानिकारक पदार्थों जैसे मोटर गाड़ियों या ट्रकों आदि वाहनों से निकलने वाले अथवा कोयले को जलाने से उत्पन्न धुएँ से दूषित होना।

Air sac (ऐयर सैक)— वायु पुटिका।

Air sickness (ऐयर सिकनैस)— हवाई यात्रा करते समय सिर में दर्द होने, जी मिचलाने, उल्टी होने तथा चक्कर आने के लक्षण उत्पन्न होना।

Airway (ऐयर वे)—1. नासा-रन्ध्रो या मुख से फेफड़ों में विद्यमान अन्तिम सूक्ष्म श्वासनलिकाओ तक का मार्ग जिसके द्वारा वायु फेफड़ों के भीतर प्रवेश करती है तथा वहाँ से

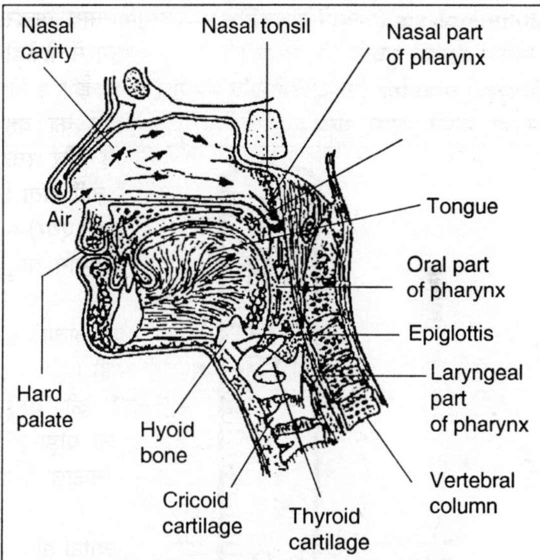

Fig 20 : Air passages वायु मार्ग

तीर के निशान नासिका से स्वरयन्त्र तक वायु मार्गों को प्रदर्शित करते हुए।

Nasal cavity = नासिका-गुहा, Air = वायु, Hyoid bone = कण्ठिकास्थि, Cricoid cartilage = मुद्रिकाभ उपास्थि, Vertebral column = कशेरूका-दण्ड, Thyroid cartilage = अवटु उपास्थि, Laryngeal part of pharynx = ग्रसनी का स्वरयन्त्रज भाग, Epiglottis = कण्ठच्छद, Oral part of pharynx = ग्रसनी का मुखी भाग, Tongue = जिह्वा, Soft palate = कोमल तालु, Hard palate = कठोर तालु, Nasal part of pharynx= ग्रसनी का नासिका वाला भाग, Nasal tonsil = नासिका-टॉन्सिल

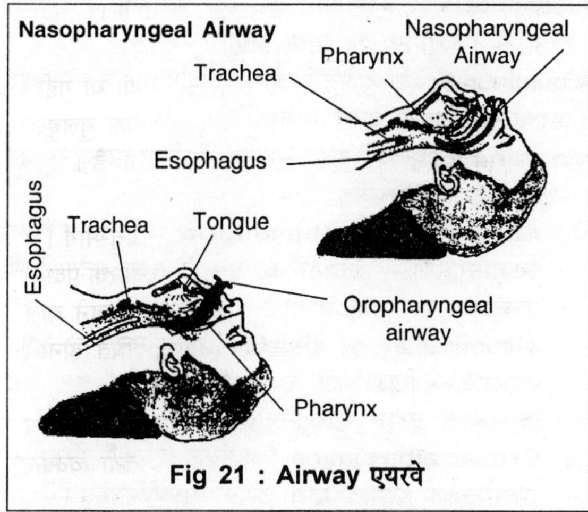

Fig 21 : Airway एयरवे

Nasopharyngeal Airway नासाग्रसनीय एयरवे
Pharynx = ग्रसनी, Trachea = श्वास-प्रणाल, Esophagus = ग्रासनली

Oropharyngeal Airway **मुख-ग्रसनीय एयरवे**
Tongue = जिह्वा

बाहर निकलती है। 2. श्वास मार्ग में अवरोध उत्पन्न होने को रोकने के लिए प्रयोग में लाया जाने वाला उपकरण जिसका विशेषकर नशा सुंघाते समय प्रयोग किया जाता है।

A.K. (ए.के.)— घुटने से ऊपर।

Akaryocyte (एकेरियोसाइट)— एक केन्द्रक विहीन कोशिका जैसे लाल रक्त कोशिका।

Akaryote (एकेरियोट)— केन्द्रक विहीन।

Akatamathesia (एकेटेमेथीसिया)— किसी बात को समझने में असमर्थता।

Akathisia (एकेथीसिया)— ऐसी दशा जिसमें चिंता एवं बेचैनी होती है तथा बैठने या लेटने में असमर्थता रहती है जैसा कि फिनोथियाजीन औषधियों की विषैली प्रतिक्रियाओं में होता है, मनोव्यथा।

Akinesia, Akinesis (एकाइनेसिया, एकाइनेसिस)— पूर्ण या आंशिक गत्याभाव या अगति।

Akinesthesia (एकाइनेस्थीसिया)— गति अनुभूति का अभाव।

Akinetic (एकाइनेटिक)— गत्याभाव से सम्बन्धित। अगतिक।

Al (एल)— एल्यूमीनियम का रासायनिक प्रतीक।

-al (-एल)— प्रत्यय जो 'से सम्बन्ध' का संकेत देता है।

Ala (एला)— एक फैला हुआ अथवा पंख के समान प्रवर्ध जैसे बाह्य कर्ण का उत्कोष्ठ या कर्णपाली, पक्षक।

Alacrima (एलेक्राइमा)— आँसुओं की कमी अथवा उनका पूर्ण अभाव।

Alalia (एलैलिया)— वाक्-अंगों में दोष उत्पन्न हो जाने अथवा उनका पक्षाघात हो जाने के कारण उत्पन्न वाक्-अक्षमता।

Alalic (एलैलिक)— बोलने में असमर्थ।

Ala-nasi (एला-नेसाइ)— प्रत्येक नासा-रन्ध्र (नथुने) की पार्श्वीय उपास्थि की दीवार।

Alar (एलर)— किसी पक्षक या पंख से सम्बन्धित अथवा पंख के समान। पक्षाभ।

Alarming (एलार्मिंग)— भयप्रद। गम्भीर।

Alate (एलेट)— पंखयुक्त।

Alba (एल्बा)— सफेद अथवा मस्तिष्क का श्वेत द्रव्य।

Albation (एल्बेशन)— सफेद करना।

Albedo (एल्बिडो)— सफेदी।

Albicans, Albidum, Albidus (एल्बीकैन्स, एल्बीडम, एल्बीडस)— सफेद।

Albiduria (एल्बीडूरिया)— सफेद अथवा रंगहीन मूत्र-त्याग होना। श्वेतमूत्रता।

Albinism (एल्बीनिज़्म)— मेलेनिन के बनने में दोष उत्पन्न होने के कारण त्वचा, बालों तथा आँखों में वर्णकयुक्तता का जन्मजात पूर्ण अथवा आंशिक अभाव, अवर्णता।

Albinis nodules (एल्बीनिस नोडयूल्स)— हृदय के माइट्रल एवं ट्राइकस्पिड कपाटों के किनारों पर स्थित छोटी-छोटी पर्विकाएँ (गाँठें)

Albino (एल्बिनो)— अवर्णता से पीड़ित व्यक्ति। वर्णहीन।

Albinoidism (एल्बीनॉयडिज़्म)— त्वचा, बालों तथा आँखों में वर्णक की कमी परन्तु यह इतनी अधिक नहीं होती जितनी अवर्णता में होती है।

Albinuria (एल्बीन्यूरिया)— Albiduria.।

Albocinereous (एल्बोसाइनेरियस)— मस्तिष्क एवं सुषुम्ना रज्जु के दोनों, श्वेत एवं धूसर द्रव्य से सम्बन्धित।

Albuginea (एल्बूजीनिया)— किसी भाग अथवा अंग जैसे आँख, शुक्र-ग्रन्थि, डिम्बग्रन्थि या प्लीहा के ऊपर ढकने वाली मजबूत, सफेद, तन्तुमय ऊतक की एक परत।

Albugineotomy (एल्बूजीनियोटॉमी)— ट्यूनिका एल्बूजीनिया, विशेषकर शुक्रग्रन्थि की में चीरा लगाना।

Albugineous (एल्बूजीनियस)— ट्यूनिका एल्बूजीनिया से सम्बन्धित अथवा उससे मिलता-जुलता।

Albuginitis (एल्बूजीनाइटिस)— ट्यूनिका एल्बूजीनिया का शोथ।

Albugo (एल्बुगो)— स्वच्छमण्डल अथवा कॉर्नियां पर सफेद अपारदर्शकता।

Albumen, Albumin (एल्ब्युमिन)— एक प्रकार की प्रोटीन जो पौधों एवं जन्तुओं के ऊतकों में पाई जाती है जो ठण्डे पानी में घुलनशील होती है तथा गर्म करने पर जम जाने वाली होती है। यह रक्त सीरम में पाई जाती है जिसे सीरम एल्ब्युमिन कहते हैं। श्वेतक।

Albuminate (एल्ब्युमिनेट)— एल्ब्युमिन के किसी अम्ल या क्षार के साथ मिलकर बनने वाला यौगिक।

Albuminaturia (एल्ब्युमिनेचूरिया)— मूत्र में एल्ब्युमिन का पाया जाना।

Albuminemia (एल्ब्युमिनेमिया)— रक्त में एल्ब्युमिन की अधिकता।

Albuminiferous (एल्ब्युमिनीफेरस)— एल्ब्युमिन उत्पन्न करने वाला।

Albuminiparous (एल्ब्युमिनीपेरस)— एल्ब्युमिन उत्पन्न करने वाला।

Albuminocholia (एल्ब्युमिनोकोलिया)— एल्ब्युमिन का पित्त या बाइल में पाया जाना।

Albuminogenous (एल्ब्युमिनोजीनस)— एल्ब्युमिन उत्पन्न करने वाला।

Albuminoid (एल्ब्युमिनॉयड)— 1. एल्ब्युमिन के समान 2. एक प्रोटीन।

Albuminolysin (एल्ब्युमिनोलाइसिन)— एक लाइसिन (एण्टीबॉडी) जो एल्ब्युमिन के टुकड़े कर देती है।

Albuminolysis (एल्ब्युमिनोलाइसिस)— एल्ब्युमिन का विघटन अथवा उसके टुकड़े हो जाना।

Albuminometer (एल्ब्युमिनोमीटर)— मूत्र में एल्ब्युमिन की मात्रा मापने वाला यन्त्र।

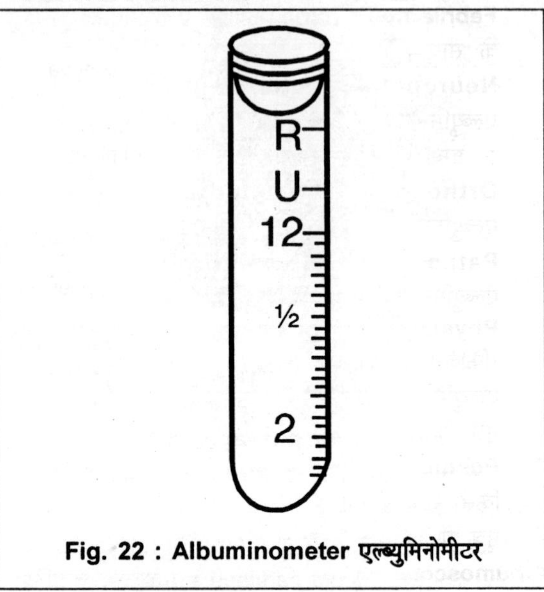

Fig. 22 : Albuminometer एल्ब्युमिनोमीटर

Albuminoptysis (एल्ब्युमिनोप्टाइसिस)— एल्ब्युमिन का बलगम में पाया जाना।

Albuminorrhea (एल्ब्युमिनोरिह्या)— मूत्र में एल्ब्युमिन का पाया जाना।

Albuminose, Albuminous (एब्युमिनोस, एल्ब्युमिनस)— एल्ब्युमिन से सम्बन्धित, उसके समान अथवा एल्ब्युमिन युक्त।

Albuminosis (एल्ब्युमिनोसिस)— रक्त प्लाज़्मा में अधिक मात्रा में एल्ब्युमिन का पाया जाना।

Albuminuretic (एल्ब्युमिनुरेटिक)— एल्ब्युमिनमेह से सम्बन्धित अथवा इसे उत्पन्न करने वाला।

Albuminuria (एल्ब्युमिनूरिया)— मूत्र में सीरम एल्ब्युमिन का पाया जाना। श्वेतकमेह

Adolescent albuminuria (एडोलेसैन्ट एल्ब्युमिनूरिया)— किशोरों के मूत्र में सूक्ष्म मात्राओं में एल्ब्युमिन का पाया जाना।

Albuminuria of athletes (एल्ब्युमिनूरिया ऑफ एथलेट्स)— खिलाड़ियों में अत्यधिक पेशीय श्रम होने के पश्चात् उत्पन्न एल्ब्युमिनूरिया।

Cardiac albuminuria (कार्डियक एल्ब्युमिनूरिया)— रक्ताधिक्यज हृद्पात द्वारा उत्पन्न एल्ब्युमिनमेह।

Dietetic albuminuria (डाइटेटिक एल्ब्युमिनूरिया)— कुछ भोज्य पदार्थों का सेवन करने के पश्चात उत्पन्न होने वाला एल्ब्युमिनमेह।

Extrarenal albuminuria, Accidental albuminuria (एक्स्ट्रारीनल एल्ब्युमिनूरिया, एक्सीडैन्टल एल्ब्युमिनूरिया)— मूत्र के पस या रक्त आदि के द्वारा दूषित हो जाने से उत्पन्न एल्ब्युमिनूरिया।

Febrile albuminuria (फैब्राइल एल्ब्युमिनूरिया)— ज्वर के साथ होने वाला एल्ब्युमिनूरिया।

Neuropathic albuminuria (न्यूरोपैथिक एल्ब्युमिनूरिया)— अपस्मार या अन्य आक्षेपिक विकारों से सम्बद्ध एल्ब्युमिनमेह।

Orthostatic albuminuria (आर्थोस्टेटिक एल्ब्युमिनूरिया)— Postural albuminuria.

Patholoigcal albuminuria (पैथोलॉजिकल एल्ब्युमिनूरिया)— किसी रोग के द्वारा उत्पन्न एल्ब्युमिनमेह।

Physiological or functional albuminuria (फिजियोलॉजिकल आर फंकश्नल एल्ब्युमिनूरिया)— अस्थायी एल्ब्युमिनमेह जो किसी रोग से सम्बद्ध नहीं होता, सामान्य मूत्र में सूक्ष्मांश में एल्ब्युमिन पाया जाता है।

Postural albuminuria (पोस्चुरल एल्ब्युमिनूरिया) — किसी व्यक्ति के लम्बे समय तक खड़े रहने पर उसके मूत्र में एल्ब्युमिन का पाया जाना।

Albumoscope (एल्ब्युमोस्कोप)— मूत्र में एल्ब्युमिन का पता लगाने वाला यन्त्र।

Albumose (एल्ब्युमोस)— प्रोटीन पाचन का मध्यवर्ती उत्पाद जो आगे पाचन-क्रिया द्वारा पेप्टोन में बदल जाता है।

Albumosemia (एल्ब्युमोसीमिया)— एल्ब्युमोस का रक्त में पाया जाना।

Albumosuria (एल्ब्युमोसूरिया)— एल्ब्युमोस का मूत्र में पाया जाना।

Albus (एल्बस)— सफेद।

Alcohol (एल्कोहॉल)— एल्कोहॉल एक रंगहीन, उड़नशील तथा ज्वलनशील द्रव है जो शुगर या शर्करा युक्त खाद्य पदार्थों जैसे अंगूर, सिरका, अनाज आदि के किण्वन (खमीरण) एवं आसवन (वाष्पन-क्रिया) द्वारा प्राप्त होता है; मद्यसार। यह निम्न प्रकार का होता है–

Common alcohol (कॉमन एल्कोहॉल)— एक मिश्रण जिसमें भार के अनुसार इथाइल एल्कोहॉल 95 प्रतिशत एवं जल 5 प्रतिशत होता है तथा इसका अधिकतर प्रयोग किया जाता है।

Denatured alcohol (डिनेचर्ड एल्कोहॉल)— ऐसा एल्कोहॉल जिसमें विषैले पदार्थ मिलाकर उसे पीने के अयोग्य बना दिया जाता है।

Diluted alcohol (डाइल्यूटेड एल्कोहॉल)— एल्कोहॉल जिसमें भार के अनुसार 41-42 प्रतिशत इथाल एल्कोहॉल तथा 58 से 59 प्रतिशत पानी होता है। यह विलायक के रूप में प्रयोग किया जाता है।

Ethyl, absolute, dehydrated or grain alcohol (इथाइल, एब्सोल्यूट, डीहाइड्रेटेड अथवा ग्रेन एल्कोहॉल)— जिसमें भार के अनुसार 99 प्रतिशत एल्कोहॉल होता है तथा एक प्रतिशत से अधिक जल नहीं होता और जिसका रासायनिक सूत्र C_2H_5OH होता है।

Methyl alcohol or Wood alcohol (मिथाइल एल्कोहॉल या वुड एल्कोहॉल)— एल्कोहॉल जो लकड़ी के आसवन से प्राप्त होता है और जिसका रासायनिक सूत्र CH_3OH है। विलायक के रूप में, ईंधन के लिए तथा इथाइल एल्कोहॉल को विकृत करने के लिए योगशील के रूप में इसका प्रयोग किया जाता है। यह मानव उपयोग के लिए उचित नहीं है।

Alcoholemia (एल्कोहॉलेमिया)— रक्त में एल्कोहॉल का पाया जाना।

Alcoholic (एल्कोहॉलिक)— 1. एल्कोहॉल सम्बन्धी अथवा एल्कोहॉल युक्त अथवा शराब से उत्पन्न 2. अत्यधिक शराब पीने से उत्पन्न लक्षणों से युक्त व्यक्ति, शराबी 3. जो शराब का दुरूपयोग करता है या इस पर निर्भर रहता है।

Alcoholic blackout (एल्कोहॉलिक ब्लैकआउट)— शराब पीने के दौरान अथवा उसके बाद कुछ समय तक जो कुछ हुआ है उसे सबको अथवा उसके कुछ भाग को भूल जाना।

Alcoholic disinfectant (एल्कोहॉलिक डिसइन्फैक्टेन्ट)— इथाइल एल्कोहॉल ग्राम पाज़ीटिव एवं ग्राम निगेटिव दोनों प्रकार के जीवाणुओं तथा माइकोबैक्टीरियम टुबरकुलोसिस के प्रति भी सबसे अच्छा विसंक्रामक होता है।

Alcoholic fermentation (एल्कोहॉलिक फर्मेन्टेशन)— यीस्ट की क्रिया द्वारा कार्बोहाइड्रेट का एल्कोहॉल में परिवर्तित हो जाना।

Alcoholic psychosis (एल्कोहॉलिक साइकोसिस)— शराब अधिक पीने से उत्पन्न मानसिक विकार।

Alcoholism (एल्कोहॉलिज़्म)— मदात्यय, शराब का नशा। यह दो प्रकार का होता है–

Acute alcoholism (एक्यूट एल्कोहॉलिज़्म)—अत्यधिक एल्कोहॉल अथवा शराब का सेवन करने से उत्पन्न दशा जिसमें अस्थायी मानसिक विकार उत्पन्न हो जाते हैं, रोगी चलते हुए लड़खड़ाता है, आँखों से धुँधला दिखाई देता है अथवा एक वस्तु की दो दिखाई देती हैं, पुतलियाँ चौड़ी हो जाती हैं, चेहरा तमतमाया रहता है, नाड़ी-गति तेज हो जाती है, रक्त-चाप कम हो जाता है तथा सुस्ती छा जाती है अथवा बेहोशी हो जाती है। मृत्यु भी हो सकती है।

Chronic alcoholism (क्रोनिक एल्कोहॉलिज़्म)—. बहुत समय से एल्कोहॉल या शराब पीने वाले व्यक्ति में उत्पन्न होने वाली एक जीर्ण प्रगतिशील दशा जिसमें शराब का सेवन कम करने अथवा उसे बिल्कुल छोड़ देने पर, छोड़ने

के लक्षण उत्पन्न हो जाते हैं, व्यवहार एवं व्यक्तित्व में परिवर्तन आ जाते हैं, दिमाग की कमजोरी हो जाती है, परिसरीय तन्त्रिका-रोग उत्पन्न हो जाते हैं, हाथ-पैर काँपने लगते हैं, दौरे भी पड़ने लग जाते हैं, सकम्प प्रलाप होता है, भूख नहीं लगती, आमाशय-शोथ एवं यकृत का सिरोह्सिस हो जाता है तथा विटामिन की कमी हो जाती है।

Alcoholization (एल्कोहॉलाइज़ेशन)— एल्कोहॉल या शराब से संतृप्त करना।

Alcoholomania (एल्कोहॉलोमैनिया)— शराब पीने की अत्यधिक इच्छा करना, शराब के लिए पागल बने रहना।

Alcoholometer (एल्कोहॉलोमीटर)— किसी तरल में एल्कोहॉल की मात्रा मापने वाला यन्त्र।

Alcoholophilia (एल्कोहॉलोफिलिया)— शराब की अत्यधिक लालसा, मद्योन्माद।

Alcoholophobia (एल्कोहॉलोफोबिया)— शराब का अथवा शराबी बनने का रोगोत्पादक भय।

Alcoholuria (एल्कोहॉलूरिया)— मूत्र में एल्कोहॉल का पाया जाना, मद्यसारमेह।

Alcohol withdrawal syndrome (एल्कोहॉल विदड्रॉल सिण्ड्रोम) — पुराने शराबी के एकदम से शराब छोड़ देने से उत्पन्न चिन्ह एवं लक्षण जिनमें हाथों में कम्पन होने या उनके डगमगाने; नाड़ी गति, श्वास-गति एवं तापमान के बढ़ जाने; चहेरे के तमतमाने एवं पसीना आने के साथ पुतलियों के चौड़ा हो जाने, चिंता, भय, विभ्रम तथा संभ्रान्ति आदि का समावेश होता है।

Alcoholysis (एल्कोहॉलाइसिस)— एल्कोहॉल मिला देने से किसी यौगिक का विघटन हो जाना।

Aldolase (एल्डोलेस)— कंकाल-पेशियों, हृदय-पेशी तथा यकृत में स्थित एक एन्जाइम जो ग्लाइकोजन को लैक्टिक एसिड में बदल देता है।

Aldosterone (एल्डोस्टेरोन)— एड्रीनल ग्रन्थि के कॉर्टेक्स से उत्पन्न होने वाला एक मिनरलोकार्टिकॉयड हार्मोन जो सोडियम, क्लोराइड तथा पोटेशियम के चयापचय को नियमित करता है।

Aldosteronism (एल्डोस्टेरोनिज़्म)— रक्त में अधिक मात्रा में एल्डोस्टेरोन हार्मोन होने की दशा।

Aldosteronogenesis (एल्डोस्टेरोनोजेनेसिस)— एल्डोस्टेरोन हार्मोन का बनना।

Aleppo boil, Delhi boil, Oriental sore (एलेप्पो बॉयल, देहली बॉयल, ओरियन्टल सोर)— लीशमैनिया ट्रोपिका परजीवी के संक्रमण द्वारा उत्पन्न त्वक् लीशमैनियता जिसमें त्वचा पर एक या अधिक जख्म बन जाते हैं।

Aleukemia (एल्यूकीमिया)— रक्त में श्वेत रक्त कोशिकाओं का पूर्ण अभाव अथवा उनकी न्यूनता, अश्वेतकोशिकारक्तता।

Aleukemic (एल्यूकीमिक)— एल्यूकीमिया की विशिष्टता से युक्त, अश्वेतकोशिकारक्तक।

Aleukia (एल्यूकिया)— रक्त में श्वेत रक्त कोशिकाओं की कमी अथवा उनका पूर्ण अभाव।

Aleukocytic (एल्यूकोसाइटिक)— जिसमें श्वेत रक्त कोशिकायें न हो।

Aleukocytosis (एल्यूकोसाइटोसिस)—रक्त में श्वेत रक्त कोशिकाओं की अत्यन्त कमी अथवा उनका पूर्ण अभाव।

Alexia (एलेक्सिया)— पढ़ने में असमर्थता या लेखान्धता अथवा शब्दान्धता।

Alexic (एलेक्सिक)— 1. लेखान्धता से सम्बन्धित 2. एलेक्सिन के समान रक्षक।

Alexin (एलेक्सिन)— परिपूरक। सामान्य सीरम में स्थित एक रक्षक पदार्थ जो एक विशिष्ट सुग्राहक की उपस्थिति में जीवाणुओं एवं अन्य कोशिकाओं को नष्ट करता है।

Alexipyretic, Antipyretic (एलेक्सीपाइरेटिक, एन्टीपाइरेटिक)— ज्वर को कम करने वाला, ज्वरनाशक।

Alexithymia (एलेक्सीथाइमिया)— किसी व्यक्ति की अपनी अनुभूतियों को पहचानने एवं उनको बताने में असमर्थता जिन्हें वह शारीरिक लक्षणों के रूप में बताता है, यह दशा सामान्यतः कोई चोट लगने के बाद उत्पन्न होती है।

Algae (एल्गी)— जड़, तने एवं पत्तियों से रहित बहुत ही छोटे पौधे जिनमें पर्णहरित होता है और ये साधारणतया नम स्थानों पर पाये जाते हैं; शैवाल; काई।

Algefacient (एल्गीफेसिएन्ट)— ठण्डा करने वाला।

Algesia, Algesthesia (एल्जेसिया, एल्जेस्थीसिया)— दर्द के लिए अत्यधिक संवेदनशीलता होना।

Algesic (एल्जेसिक)— वेदनायुक्त।

Algesichronometer (एल्जेसीक्रोनोमीटर)— दर्द महसूस करने में लगने वाले समय को मापने वाला यन्त्र।

Algesimeter, Algometer (एल्जेसीमीटर, एल्गोमीटर)— वेदना जैसे किसी तेज नुकीली वस्तु के चुभोने से उत्पन्न होती है, की संवेदनता के अंश को मापने वाला यन्त्र।

Algesimetry (एल्जेसीमीट्री)— दर्द की संवेदनता को मापना।

Algesiogenic (एल्ज़िसियोजेनिक)— दर्द पैदा करने वाला।

Algesthesia, Algesia (एल्जेस्थीसिया, एल्जेसिया)— 1. वेदना का अनुभव होना 2. वेदना के प्रति अति संवेदनशीलता।

Algetic (एल्जेटिक)— वेदना युक्त।

-algia (-एल्जिया)— शब्दों के अन्त में जुड़ने वाला शब्द जो दर्द का संकेत देता है।

Algicide (एल्गीसाइड)— काई को समाप्त करने वाला।

Algid (एल्जिड)— ठण्डा।

Algiomotor, Algiomuscular (एल्जियोमीटर, एल्जियोमस्कुलर)— वेदनायुक्त पेशीय सकुंचन उत्पन्न करने वाला।

Algiomuscular (एल्ज़ियोमस्कुलर)—Algiomotor.

Algo- (एल्गो-)— शब्दों से पहले लगने वाला शब्द जिससे दर्द का पता चलता है।

Algodystrophy (एल्गोडिस्ट्रॉफी)— किसी हड्डी में वेदना के साथ अपविकासीय परिवर्तन होना।

Algogenesis (एल्गोजेनेसिस)— वेदना उत्पन्न होना।

Algogenic (एल्गोजेनिक)— 1. दर्द पैदा करने वाला 2. शरीर का तापमान कम करके सामान्य से भी नीचे ले आने वाला।

Algolagnia (एल्गोलैग्निया)— दर्द का अनुभव करके लैंगिक सन्तुष्टि होना।

Algology, Phycology (एल्गोलॉजी, फाइकोलॉजी)— वेदना का वैज्ञानिक अध्ययन।

Algometer (एल्गोमीटर)— Algesimeter.

Algometry (एल्गोमीट्री)— Algesimetry.

Algophilia (एल्गोफीलिया)— दर्द का अनुभव होने पर लैंगिक संसर्ग में अधिक आनन्द आना।

Algophobia (एल्गोफोबिया)— दर्द का रोगोत्पादक भय।

Algor (एल्गर)— ठण्डा।

Algor mortis (एल्गर मोर्टिस)— मृत्यु के पश्चात् शरीर का तापमान धीरे-धीरे कम होना।

Algos (एल्गोस)— दर्द।

Algospasm (एल्गोस्पाज़्म)— वेदना युक्त ऐंठन।

Algovascular (एल्गोवैस्कुलर)— शूल के प्रभाव में रक्त वाहिनियों की आवकाशिका में होने वाले परिवर्तनों से सम्बन्धित।

Alible (एलाइबल)— पुष्टिकर या पोषक।

Alien (एलाइन)— बाह्य।

Alienate (एलाइनेट)— स्वयं को अलग करना।

Alienation (एलाइनेशन)— अलग रहने विशेषकर समाज से अलग रहने की प्रवृत्ति।

Alienia (एलाइनिया)— प्लीहा का अभाव।

Alienist (एलाइनिस्ट)— मानसिक रोग विशेषज्ञ।

Aliform (एलीफोर्म)— पंख के आकार का।

Aliform process (एलीफार्म प्रोसेज़)— जतूकाभ अस्थि का पंख।

Alignment (एलाइनमैन्ट)— सीधी रेखा में व्यवस्थित करना अथवा सामान्य स्थिति में लाना जैसे विकलांगविज्ञान में अस्थिभंग हुई (टूटी) हड्डी के भागों को समाान्य अवस्था में रखना अथवा दन्त चिकित्सा में दाँतों को सही स्थिति में लाना।

Aliment (एलीमेन्ट)— भोजन, पोषक पदार्थ।

Alimentary (एलीमेन्टरी)— भोजन या पोषक पदार्थ अथवा पाचक अंगों से सम्बन्धित।

Alimentary canal (एलीमेन्टरी कैनाल)— मुख से लेकर गुदा तक फैली पाचक नली, पोषण नली।

Alimentation (एलीमेन्टेशन)— शरीर का पोषण करने की क्रिया जिसके अन्तर्गत भोजन को चबाना, निगलना, उसका पाचन, अवशोषण एवं स्वांगीकरण सम्मिलित होते हैं। पुष्टिकरण। यह निम्न प्रकार से भी हो सकती है–

Artificial alimentation (आर्टिफीशियल एलीमेन्टेशन)— ऐसे रोगी के लिए जो मुख द्वारा पोषण प्राप्त नहीं कर सकता अन्तः शिरा-मार्ग द्वारा अथवा आमाशय में एक नली पहुँचा कर उसके द्वारा भोजन उपलब्ध कराके उसके शरीर का पोषण करना।

Rectal alimentation (रैक्टल एलीमेन्टेशन)— पोषक पदार्थों का ऐनीमा लगाकर भोजन उपलब्ध कराना।

Alimentotherapy, Dietotherapy (एलीमेन्टोथिरैपी, डाइटोथिरैपी)— भोजन द्वारा रोगों की चिकित्सा।

Alinement (एलाइनमेन्ट)— Alignment.

Aliphatic (एलीफेटिक)— वसीय या तेलीय।

Alipotropic (एलाइपोट्रॉपिक)— वसा के चयापचय पर प्रभाव न करने वाला।

Alkalemia (एल्केलीमिया)— रक्त में बढ़ी हुई क्षारता, क्षाररक्तता।

Alkalescence (एल्केलेसैन्स)— क्षार बनने की प्रक्रिया।

Alkalescent (एल्केलेसेन्ट)— क्षारीय अथवा क्षारीय होने वाला।

Alkali (एल्कली)— क्षार एक तीक्ष्ण या तेज बेस है, विशेषकर धात्विक हाइड्रोक्साइड होता है जो अम्ल को उदासीन करता है और इससे संयुक्त होकर लवण बनाता है। यह लाल लिटमस पेपर को नीला कर देता है।

Alkalimeter (एल्कलीमीटर)—किसी मिश्रण की क्षारता के अंश को मापने वाला उपकरण।

Alkalimetry (एल्कलीमीट्री)— किसी मिश्रण की क्षारता के अंश को मापना।

Alkaline (एल्कालाइन)— किसी क्षार की प्रतिक्रिया से युक्त, क्षारीय।

Alkaline reserve (एल्कालाइन रिजर्व)— रक्त में स्थित बेस मुख्यतया बाइकार्बोनेटों की मात्रा। जब यह मात्रा घटती है तो अम्लरक्तता की और जब बढ़ती है तो क्षारमयता की दशा कहलाती है। रक्षित क्षार

Alkaline tide (एल्कालाइन टाइड)—एल्कालाइन रिजर्व का बढ़ जाना तथा खाना खाने के बाद आमाशयिक पाचन काल में क्षारीय मूत्र का उत्पन्न होना।

Alkalinity (एल्कलीनिटी)— क्षारीय होने की दशा, क्षरियता।

Alkalinize (एल्कलीनाइज़)— क्षारीय बनाना।

Alkalinuria (एल्कलीनूरिया)— क्षारीय मूत्र, क्षारमेह।

Alkalipenia (एल्कलीपीनिया)— शरीर में स्थित रक्षित क्षार की कमी।

Alkali reserve (एल्कली रिज़र्व)— Alkaline reserve.

Alkalitherapy (एल्कलीथिरैपी)— क्षारों द्वारा रोगों की चिकित्सा।

Alkalization (एल्कलाइज़ेशन)— क्षारीय बनाने की प्रक्रिया।

Alkalize (एल्कालाइज़)— क्षारीय बनाना।

Alkalizer (एल्कालाइज़र)— क्षारीय बनाने वाला।

Alkaloid (एल्केलॉयड)— कार्बनिक क्षारीय पदार्थों के समूह में से एक जो पौधों से प्राप्त होता है, क्षाराभ। एल्केलॉयड अम्लों के साथ प्रतिक्रिया करके लवण बनाते हैं जिनका औषधि में प्रयोग किया जाता है।

Alkalometery (एल्कलोमीट्री)— किसी पदार्थ में क्षार तत्व का पता लगाना।

Alkalosis (एल्केलोसिस)— रक्त में एल्कली रिज़र्व के बढ़ जाने से उत्पन्न दशा, क्षारमयता। यह निम्न प्रकार से हो सकती है–

Altitude alkalosis (एल्टीट्यूड एल्केलोसिस)— अधिक ऊँचाई पर पहुँचने पर रक्त में क्षारता का बढ़ जाना। इससे श्वसन-क्षारमयता उत्पन्न हो जाती है।

Compensated alkalosis (कम्पन्सेटेड एल्केलोसिस)— ऐसी दशा जिसमें क्षतिपूरक यान्त्रिक विधियों से रक्त का pH फिर से सामान्य हो जाता है।

Hypochloremic alkalosis (हाइपोक्लोरेमिक एल्केलोसिस)— क्लोराइड की कमी जैसे कि अत्यधिक उल्टियों में होती है, से उत्पन्न चयापचयी क्षारमयता।

Hypokalemic alkalosis (हाइपोकैलेमिक एल्केलोसिस)— पोटेशियम की अत्यधिक कमी जो कि मूत्रल औषधियों के द्वारा चिकित्सा किए जाने पर उत्पन्न हो सकती है, से उत्पन्न होने वाली चयापचयी क्षारमयता।

Metabolic alkalosis (मेटाबोलिक एल्केलोसिस)— अत्यधिक उल्टियाँ हो जाने पर अम्ल की हानि होने, शरीर से पोटेशियम की हानि होने तथा सोडियम बाइकार्बोनेट के अधिक मात्रा में सेवन करने से उत्पन्न क्षारमयता।

Respiratory alkalosis (रैस्पीरेटरी एल्केलोसिस)— शरीर से कार्बन-डाइऑक्साइड की अधिक हानि होने से उत्पन्न दशा।

Alkalotherapy (एल्कलोथिरैपी)— क्षारों द्वारा रोगों की चिकित्सा।

Alkalotic (ऐल्केलोटिक)—क्षारमयता सम्बन्धी।

Alkaluria (एल्केलूरिया)— क्षारमेह, मूत्र की क्षारीय अवस्था।

Alkaptonuria (एल्केप्टोन्यूरिया)— मूत्र में एल्केप्टोन बॉडीज़ का पाया जाना।

All-, Allo- (एल-, एलो-)— शब्दों से पहले लगने वाला शब्द जिसका अर्थ दूसरा, भिन्न अथवा सामान्य से विचलित हो जाना है।

Allachesthesia (एलेकेस्थीज़िया)— किसी नुकीली वस्तु से चुभोने के वास्तविक बिन्दु से दूरस्थ स्थान पर दर्द महसूस होना।

Allantiasis (एलेन्टियेसिस)— डिब्बे के मांस से होने वाली विषाक्तता।

Allantochorion (एलेन्टोकोरिओन)— अपरापोषिका एवं जरायु का जुड़कर एक संरचना बनाना।

Allantogenesis (एलेन्टोजैनेसिस)— एलेन्टॉयज अथवा अपरापोषिका का बनना और विकसित होना।

Allantoic (एलेन्टॉइक)— अपरापोषिका से सम्बन्धित, अपरापोषिकीय।

Allantoid (एलेन्टॉयड)— अपरापोषिका के समान।

Allantoin (एलेन्टॉयन)— स्तनधारियों के एलेन्टॉइक एवं एम्नियोटिक तरलों में उत्पन्न होने वाला एक सफेद रवेदार पदार्थ जो प्यूरीन चयापचय का अन्तिम उत्पाद होता है।

Allantoinuria (एलेन्टॉयन्यूरिया)— मूत्र में एलेन्टॉयन का पाया जाना।

Allantois (एलेन्टॉयज़)— एक भ्रूण-उपांग जो उसके अभ्युदर तल से उत्पन्न होता है और इसकी रक्त वाहिनियों से नाभि-रज्जु की रक्त वाहिनियाँ बनती हैं, अपरापोषिका।

Allay (एले)— दबाना, शान्त करना, हल्का करना, दमन करना।

Allele (अलील)— दो या अधिक भिन्न जीनों में से एक जो जोड़ीदार समजात गुणसूत्रों के अनुरूप स्थानों पर स्थित होते हैं जिसके कारण आनुवंशिक लक्षण परिवर्तित हो जाते हैं।

Allelic (अलीलिक)— अलील सम्बन्धी।

Allelic gene (अलीलिक जीन)— अलील

Allelocatalysis (अलीलोकेटैलाइसिस)— किसी जीवाणु सम्वर्ध में उसी प्रकार की कोशिकाएँ मिलाकर उसे उत्तेजित करना।

Allelocatalytic (अलीलोकैटालाइटिक)— आपस में एक दूसरे के लिए उत्प्रेरक। दो पदार्थों को बताने वाला जिनमें से प्रत्येक दूसरे की विद्यमानता में विघटित हो जाता है।

Allelomorph (एलीलोमार्फ)— अलील।

Allelotaxis (अलीलोटैक्सिस)— कई भ्रूणीय संरचनाओं से एक अंग का विकास होना।

Allenthesis (एलेन्थेसिस)— किसी बाह्य पदार्थ का शरीर में प्रवेश होना।

Allergen, Allergenic (एलर्जेन, एलर्जेनिक)— एलर्जी उत्पन्न करने वाला कोई भी पदार्थ, प्रत्यूर्जतोत्पादक।

Allergic (एलर्जिक)— किसी एलर्जेन से सम्बन्धित, उससे संवेदनशील अथवा किसी एलर्जेन द्वारा उत्पन्न।

Allergid (एलर्जिड)— त्वचा की पिटिका या पर्विका-एलर्जिक प्रतिक्रिया।

Allergist (एलर्जिस्ट)— एलर्जी-विशेषज्ञ।

Allergization (एलर्जाइज़ेशन)— शरीर में किसी बाह्य पदार्थ को प्रविष्ट करके एलर्जी उत्पन्न करना।

Allergology (एलर्जोलॉजी)— एलर्जी के अध्ययन का विज्ञान।

Allergosis (एलर्जोसिस)— कोई भी असामान्य दशा जिसमें एलर्जी की विशिष्टताएँ पाई जाती हों।

Allergy (एलर्जी)— किसी पदार्थ (एलर्जेन) के प्रति उत्पन्न होने वाली अतिसुग्राही प्रतिक्रिया जिससे सामान्यतया कोई प्रतिक्रिया नहीं होती। यह क्षत कोशिकाओं से हिस्टामीन अथवा हिस्टामीन की भाँति पदार्थों के मुक्त होने से होती है। एलर्जी में पित्ती उछलना, स्तब्धता, दमा, एलर्जीजनक नासाशोथ या प्रतिश्याय (जुकाम) और एक्ज़िमा या छांजन आदि अवस्थायें उत्पन्न हो जाती हैं; प्रत्यूर्जता।
कारण :– सांस के साथ खिंच कर अन्दर जाने वाले पदार्थ– धूल, पराग कण, महीन रोवें, बाल, धुँआ, सुगन्धियाँ, दुर्गन्ध आदि। खाद्य पदार्थ–दूध, अण्डा, आलू आदि। औषधियाँ– प्रतिजीवी औषधियाँ जैसे-पेन्सिलीन, सीरम आदि। संक्रामक कारक–जीवाणु, विषाणु, कवक एवं परजीवी आदि। स्पर्श में आने वाले कारक–रसायन, कीड़े अथवा जन्तु द्वारा काटना, पेड़-पौधों एवं धातु का स्पर्श आदि। भौतिक कारक–गर्मी, ठण्ड, प्रकाश, विकिरण, दबाव आदि।

Allesthesia (एलिस्थीसिया)— किसी अनुभूति जैसे वेदना अथवा स्पर्श का उत्तेजना के बिन्दु से दूर महसूस होना।

Alleviate (एलीवियेट)— आराम पहुँचाना।

Alliaceous (एलिएसियस)— लहसुन अथवा प्याज़ के स्वाद वाला।

Allochesthesia (एलोचेस्थीसिया)— Allesthesia.

Allochezia, Allochetia (एलोकीज़िया, एलोचीटिया)—किसी असामान्य छिद्र से होकर मल का विसर्जित होना।

Allochiria, Allocheiria (एलोकाइरिया, एलोकीरिया)— Allesthesia.

Allochroism (एलोक्रोइज़्म)— रंग में परिवर्तन।

Allochromasia (एलोक्रोमेसिया)— बालों अथवा त्वचा के रंग में परिवर्तन।

Allocinesia (एलोसाइनेसिया)— रोगी को उसके शरीर के जिस पार्श्व को गति करने के लिए निर्देशित किया जाता है, उससे विपरीत पार्श्व की गति होना।

Allodynia (एलोडाइनिया)— हानि न पहुँचाने वाले उद्दीपन से उत्पन्न होने वाला दर्द।

Alloerotism (एलोएरोटिज़्म)— अन्य व्यक्ति के प्रति लैंगिक आकर्षण।

Allograft (एलोग्राफ्ट)— उसी जाति के प्राणी से उपलब्ध प्रतिरोपित किया जाने वाला ऊतक।

Allokinesis (एलोकाइनेसिस)— अनैच्छिक गतियाँ।

Allokinetic (एलोकाइनेटिक)—अनैच्छिक गतियों से सम्बन्धित अथवा अनैच्छिक गतियाँ प्रदर्शित करने वाला।

Allolalia (एलोलेलिया)— मस्तिष्क में हुई क्षति से उत्पन्न वाक्-दोष।

Allomerism (एलोमेरिज़्म)— आकृति में परिवर्तन हुए बिना रासायनिक संगठन में परिवर्तन होना।

Allomorphism (एलोमॉर्फिज्म)— रासायनिक संगठन में परिवर्तन हुए बिना आकृति में परिवर्तन होना।

Allongement (एलोन्गमैन्ट)— शल्यक्रिया द्वारा किसी रचना की लम्बाई बढ़ाना।

Allopath (एलोपैथ)—एलोपैथी में प्रैक्टिस करने वाला व्यक्ति, एलोपैथिक चिकित्सक।

Allopathic (एलोपैथिक)— एलोपैथी से सम्बन्धित।

Allopathy (एलोपैथी)— कोई विकृतिजनक प्रतिक्रिया उत्पन्न करके जो रोग के विपरीत होती है, किसी रोग की चिकित्सा करने की एक पद्धति।

Allophasis (एलोफेसिस)— असम्बद्ध शब्दों का बोलना।

Alloplasia, Heteroplasia (एलोप्लेसिया, हीट्रोप्लेसिया) — किसी ऊतक का ऐसे स्थान पर विकसित होना जहाँ पर सामान्यतया इसे नहीं होना चाहिए।

Alloplast (एलोप्लास्ट)— ऊतक में आरोपित करने के लिए प्रयोग में आने वाला एक हानि रहित बाह्य पदार्थ।

Alloplastic (एलोप्लास्टिक)— किसी एलोप्लास्ट से सम्बन्धित।

Alloplasty (एलोप्लास्टी)—1. लैगिंक इच्छा का अपने से हटकर दूसरे लोगों पर लग जाना। 2. निष्क्रिय पदार्थ का प्रयोग करके प्लास्टिक सर्जरी करना।

Alloploid (एलोप्लॉयड)— ऐसे दोगले व्यक्ति से सम्बन्धित जिसमें गुणसूत्रों के दो या अधिक सैट दो भिन्न पैतृक जाति से आये हुए होते हैं।

Alloploidy (एलोप्लॉयडी)— ऐलोप्लॉयड होने की दशा।

Allopolyploid (एलोपॉलीप्लॉयड)— ऐसा एलोप्लॉयड व्यक्ति जिसकी कोशिकाओं में गुणसूत्रों के तीन या अधिक अगुणित सैट होते हैं।

Allopolyploidy (एलोपोलीप्लॉयडी)— एलोपोलीप्लॉयड होने की दशा।

Allopsychic (एलोसाइकिक)— बाह्य दुनिया से सम्बन्धित मानसिक क्रियाओं से सम्बन्धित, परमानसिक।

Allopsychosis (एलोसाइकोसिस)— बोध-शक्तियों में गड़बड़ी हो जाना।

Allorhythmia (एलोरिह्दमिया)— नियमित हृद्स्पन्द या नाड़ी का अनियमित हो जाना।

Allorhythmic (एलोरिह्दमिक)— नियमित हृद्स्पन्द या नाड़ी के अनियमित हो जाने से सम्बन्धित अथवा ऐसा व्यक्ति जिसके नियमित हृद्स्पन्द या नाड़ी में अनियमितता उत्पन्न हो जाती है।

All-or-none law (आल-आर-नन ला)— किसी उद्दीपन की अनुक्रिया में हृदय या तो पूर्णतया संकुचित होगा या बिल्कुल नहीं होगा।

Allosome (एलोसोम)— किसी कोशिका के कोशिकाद्रव्य में स्थित एक बाह्य घटक जो बाहर से कोशिका में प्रवेश कर गया होता है।

Allotherm (एलोथर्म)— ऐसा जन्तु जिसके शरीर का तापमान वातावरण के तापमान के अनुसार बदलता रहता है।

Allotoxin (एलोटॉक्सिन)— शरीर में स्थित कोई भी पदार्थ जो किसी विशिष्ट जीवविष को उदासीन करता है।

Allotransplantation (एलोट्रान्सप्लान्टेशन)— किसी प्राणी से ऊतक लेकर उसी जाति के प्राणी में प्रतिरोपित करना।

Allotriodontia (एलोट्रॉयोडोन्शिया)— 1. किसी असामान्य स्थान पर किसी दाँत की वृद्धि होना 2. दाँतों का प्रतिरोपण।

Allotriogeustia (एलोट्रॉयोग्यूस्टिया)— स्वाद का बदल जाना।

Allotriophagy (एलोट्रॉयोफेगी)— भूख में गड़बड़ी पैदा हो जाना तथा साथ ही न खाने वाली वस्तुओं जैसे–मिट्टी, राख या प्लास्टर आदि का खाना, अस्वाभाविक भूख।

Allotriosmia (एलोट्रायोस्मिया)— गन्ध की गलत पहचान होना।

Allotriuria (एलोट्राइयूरिया)— असामान्य मूत्र।

Allotropic (एलोट्रॉपिक)—1. अपरूपता प्रदर्शित करने वाला अथवा उससे सम्बन्धित 2. दूसरों में रुचि रखने वाला व्यक्ति।

Allotropism, Allotropy (एलोट्रॉपिज़्म, एलोट्रॉपी)— किसी तत्त्व की दो या अधिक स्पष्ट रूपों में विद्यमानता जिनके विभिन्न भौतिक गुण होते हैं, अपरूपता।

Alloy (अलोय)— एक धात्विक पदार्थ जैसे पीतल जो दो या दो से अधिक धातुओं के मिलने से बनता है, मिश्रधातु

Alochia (एलोकिया)— प्रसव के पश्चात् योनिगत स्राव का बन्द हो जाना।

Aloe (एलोइ)— एलोइ पौधे का सूखा सत जो औषधियाँ बनाने के काम आता है, घीकुँवार का रस।

Alogia (एलोगिया)— केन्द्रीय तन्त्रिका-तन्त्र में क्षति पहुँचने के कारण बोलने में असमर्थता, वाक्-अक्षमता।

Alopecia (एलोपीसिया)— गंजापन, त्वचा से विशेषकर सिर की त्वचा से बालों का लुप्त हो जाना, खालित्य या खल्वाटता। यह निम्न प्रकार का हो सकता है–

Alopecia adnata (एलोपीसिया एडनेटा)— जन्मजात गंजापन, सहज खालित्य, बालों का जन्मजात अभाव।

Alopecia areata (एलोपीसिया एरियेटा)— स्पष्ट दीखने वाले चकत्तों के रूप में बालों का उखड़ जाना। ऐसा अधिकतर खोपड़ी अथवा दाढ़ी पर होता है, सीमित खालित्य।

Alopecia capitis totalis (एलोपीसिया कैपीटिस टोटालिस)— खोपड़ी के ऊपर से सारे बालों का सफाया हो जाना।

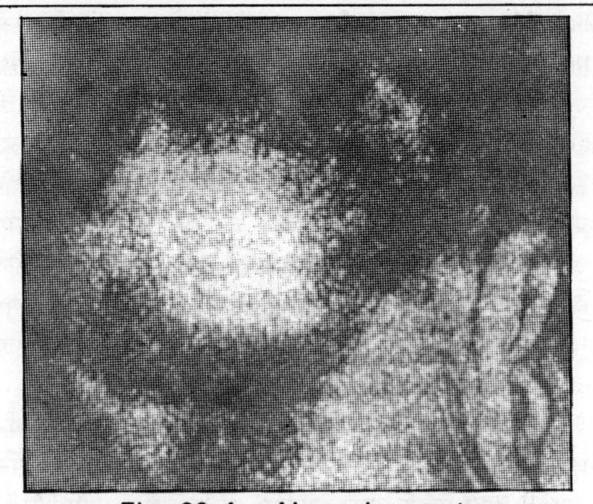

Fig. 23 A : Alopecia areata

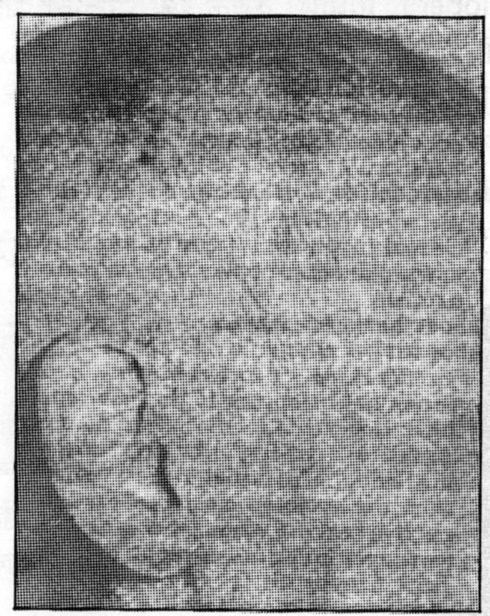

Fig. 23 B : Alopecia capitis totalis

Alopecia cicatricial (एलोपीसिया साइकेट्राइसियल) —व्रणचिन्ह-ऊतक बन जाने से होने वाला खालित्य, क्षतांक खालित्य।

Alopecia follicularis (एलोपीसिया फॉलीकुलेरिस) — खोपड़ी के रोमकूपों के शोथ के कारण उत्पन्न होने वाला गंजापन।

Alopecia generalisata (एलोपीसिया जनरलाइज़ेटा) — सम्पूर्ण शरीर से बालों का लुप्त हो जाना।

Alopecia leprotica (एलोपीसिया लेप्रोटिका)— कुष्ठ रोग में पार्श्वीय एक तिहाई भौंह एवं बरौनी तथा शरीर पर बालों का अभाव।

Alopecia medicamentosa (एलोपीसिया मेडिकेमेन्टोसा)— कुछ औषधियों विशेषकर कोशिकाओं के लिए विषाक्त पदार्थों से युक्त औषधियों द्वारा बालों का झड़ना।

Alopecia neurotica (एलोपीसिया न्यूरोटिका) — मनोवैज्ञानिक कारणों, मानसिक दबाव अथवा तन्त्रिका-रोग या तन्त्रिका-तन्त्र में आघात पहुँचने के पश्चात् होने वाला खालित्य (गंजापन)।

Alopecia senilis (एलोपीसिया सैनाइलिस)— वृद्धावस्था में होने वाला गंजापन।

Alopecia symptomatica (एलोपीसिया सिम्पटोमेटिका)— किसी लम्बे बुखार जैसे टाइफॉयड बुखार के पश्चात् अथवा किसी रोग की अवधि में बालों का झड़ जाना।

Alopecia syphilitica (एलोपीसिया सिफिलिटिका) द्वितीयक सिफिलिस में गर्दन के पीछे चकत्तों के रूप में उत्पन्न होने वाला खालित्य जो देखने में कीड़ो से खाये हुए के समान लगता है।

Alopecia totalis (एलोपीसिया टोटालिस)— खोपड़ी से बालों का पूर्ण अभाव।

Alopecia toxica (एलोपीसिया टॉक्सिका)— संक्रामक रोग के जीवविष से उत्पन्न खालित्य।

Alopecia universalis (एलोपीसिया यूनिवर्सालिस)— सम्पूर्ण शरीर से बालों का अभाव।

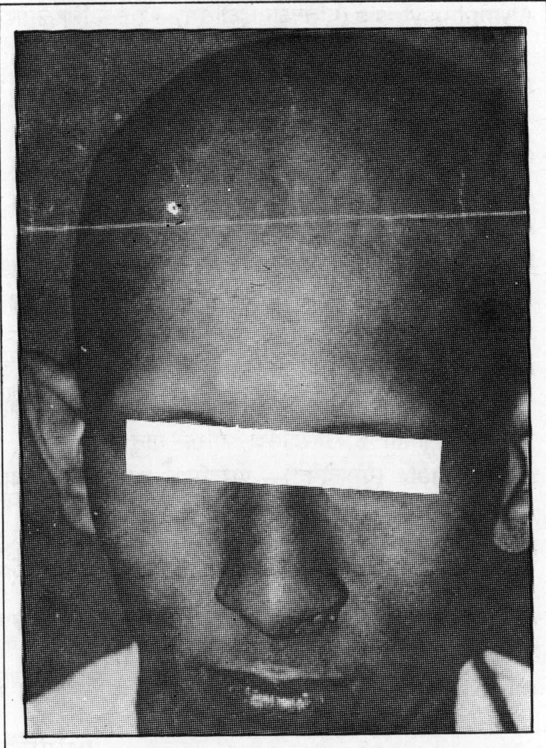

Fig 23 C : Alopecia universalis

Alopecic (एलोपीसिक)— खालित्य या गंजेपन से सम्बन्धित अथवा उससे पीड़ित।

Alpha (एल्फा)—1. ग्रीक वर्णमाला का पहला अक्षर 2. रसायन विज्ञान में, समावयवी यौगिकों की एक श्रृंखला में पहले अथवा स्थानापन्न करने वाले परमाणुओं या वर्गों की स्थिति का संकेत देने के लिए प्रयोग में लाया जाने वाला अक्षर।

Alpha-adrenergic blocking agents (एल्फा- एड्रीनर्जिक ब्लॉकिंग एजेन्ट)— ये अनुकम्पी-अनुकारी सम औषधियों जैसे एड्रीनालीन तथा नॉरएड्रीनालीन के प्रभावों को उत्तेजित करते हैं तथा रक्त-चाप को बढ़ाते हैं।

Alpha-adrenergic receptor (एल्फा-एड्रीनर्जिक रिसीप्टर)— स्वचालित तन्त्रिका-तन्त्र के मार्ग में कोई ऐसा स्थान जहाँ पर उस समय जब कि एड्रीनर्जिक पदार्थ जैसे एड्रीनालीन एवं नॉरएड्रीनालीन मुक्त होते हैं, उत्तेजित करने वाली अनुक्रियायें उत्पन्न होती हैं।

Alpha-tocopherol (एल्फा-टोकोफेरोल)— विटामिन 'ई'

Alter (आल्टर)— अण्डकोष निकाल देना या बधिया करना, बदलना।

Alteration (आल्टरेशन)— परिवर्तन

Alternans (आल्टरनैन्स)— क्रमशः एक के बाद दूसरा, अदल-बदल जैसे आल्टरनैन्स पल्सस जिसमें एक शक्तिशाली नाड़ी एक क्षीण नाड़ी के बाद और एक क्षीण नाड़ी एक शक्तिशाली नाड़ी के बाद क्रमशः उत्पन्न होती है।

Altherm, Altherm pad (एल्थर्म, एल्थर्म पैड)—ऐसा उपकरण जिसमें गर्मी उत्पन्न करने वाले रसायन होते हैं जो आँख या नासूर पर गर्मी पहुँचाने के काम आता है।

alt. hor. (आल्ट.होर.)— प्रत्येक घंटे पर।

Altitude sickness (आल्टीट्यूड सिक्नैस)— वायुमण्डलीय ऑक्सीजन की कमी से उत्पन्न होने वाला रोग जैसे हवाई यात्रा करने या पहाड़ों पर चढ़ने पर ऑक्सीजन की कमी से होता है जिसमें सिर में दर्द होता है, सांस फूलता है, घबराहट होती है, बेहोशी हो जाती है और यहाँ तक कि गम्भीर स्थिति में मृत्यु तक हो जाती है।

Altricious (आल्ट्रीसियस)— धीरे-धीरे विकसित होने वाला, लम्बे समय तक परिचर्या कराने की आवश्यकता वाला।

Al-trigenderism (आल-ट्राइजैण्डेरिज़्म)— विपरीत लिंग के व्यक्ति के साथ खेल-खेलकर, उसके साथ लम्बे समय तक बातचीत करके उसके साथ घुल-मिल जाने की स्वाभाविक प्रवृत्ति।

Alum (एलम)— फिटकरी।

Aluminosis (एल्युमिनोसिस)— फिटकरी का काम करने वाले लोगों में फिटकरी के कणों के सांस के साथ अन्दर खिंच जाने से उत्पन्न फेफड़ों का जीर्ण शोथ।

Alvei (एल्वाइ)— Alveus का बहुवचन

Alveoalgia (एल्वियोएल्जिया)— Alveolalgia

Alveobronchiolitis, Alveobronchitis (एल्वियोब्रोन्कियोलाइटिस, एल्वियोब्रोन्काइटिस)— श्वसनिकाओं अथवा सूक्ष्म श्वासनलियों एवं फुफ्फुसीय वायुकोष्ठों की सूजन।

Alveo-labial (एल्वियो-लेबियल)— दन्तउलूखल- ओष्ठ-सम्बन्धी

Alveolalgia (एल्वियोलेल्जिया)— किसी दाँत के दन्तउलूखल में दर्द होना।

Alveolar (एल्वियोलर)— किसी वायुकोष्ठ अथवा दन्त-उलूखल से सम्बन्धित, दन्तउलूखलीय।

Alveolar duct (एल्वियोलर डक्ट)— किसी श्वसनिका की एक शाखा जो फेफड़े के वायुकोष्ठों में पहुँचती है।

Alveolar periosteum (एल्वियोलर पेरीऑस्टियम)— दाँत एवं एल्वियोलर हड्डी के बीच स्थित संयोजी ऊतक।

Alveolar process (एल्वियोलर प्रोसेज)— अधोहनु (मेन्डीबिल) एवं ऊर्ध्वहनु (मैक्ज़िला) का वह भाग जिसमें दन्त-गर्त स्थित रहते हैं।

Alveolate (एल्वियोलेट)— शहद की मक्खी के छत्ते के समान; गड्ढों वाला।

Alveolectomy (एल्वियोलेक्टॉमी)— शल्यक्रिया द्वारा सम्पूर्ण दन्तउलूखल को अथवा उसके किसी भाग को काटकर अलग कर देना।

Alveoli (एल्वियोलाइ)— Alvelous का बहुवचन।

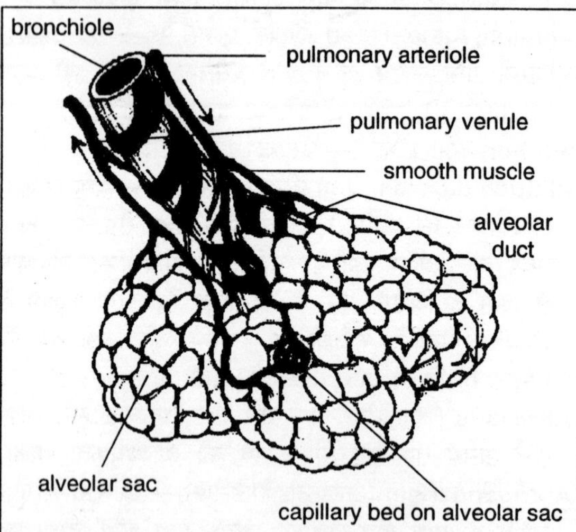

Fig. 24 : Pulmonary alveoli (फुफ्फुसीय वायुकोष्ठक, वायुकोशिकाएँ)

Bronchiole = सूक्ष्मश्वासनली, Pulmonary arteriole = फुफ्फुसीय धमनिका, Pulmonary venule = फुफ्फुसीय तनुशिरा, Smooth muscle = चिकनी पेशी, Alveolar duct = वायुकोष्ठकीय वाहिनी, Capillary bed on alveolar sac = वायुकोष्ठकीय कोश पर केशिकीय शय्या, Alveolar sac = वायुकोष्ठकीय कोश

Alveolitis (एल्वियोलाइटिस)— दन्तउलूखल अथवा वायुकोष्ठ की सूजन, दन्तउलूखलशोथ।

Alveoloclasia (एल्वियोलोक्लेसिया)— किसी दन्तउलूखल अथवा वायुकोष्ठ का नष्ट हो जाना।

Alveolodental (एल्वियोलोडैन्टल)— दन्तउलूखल एवं स्वयं दाँत से सम्बन्धित।

Alveololingual (एल्वियोलोलिंगुअल)— दन्तउलूखल-प्रवर्ध तथा जिह्वा सम्बन्धी।

Alveoloplasty (एल्वियोलोप्लास्टी)— दन्तउलूखल-प्रवर्ध की प्लास्टिक सर्जरी द्वारा मरम्मत करना।

Alveolotomy (एल्वियोलोटॉमी)— किसी दाँत के दन्तउलूखल में चीरा लगाना।

Alveolus (एल्वियोलस)—1. दन्त-गर्त, दन्तउलूखल 2. फेफड़ों की वायु-कोशिका। वायुकोष्ठ या वायुकोष्ठक।

Alveus (एल्वियस)— एक नलिका या खातिका।

Alvine (एल्वाइन)— उदर अथवा आँतों से सम्बन्धित, औदरिक।

Alvinolith (एल्विनोलिथ)— आँत की पथरी।

Alvus (एल्वस)— उदर एवं अंतरांग।

Alymphia (एलिम्फिया)— लसीका का पूर्ण अथवा आंशिक अभाव, लसीकाल्पता।

Alymphocytosis (एलिम्फोसाइटोसिस)— रक्त में लिम्फोसाइटों की कमी अथवा इनका पूर्ण अभाव।

Alymphoplasia (एलिम्फोप्लेसिया) — लसीका ऊतक के विकसित होने में अक्षमता।

a.m.a. (ए.एम.ए.)— चिकित्सा परामर्श के विरुद्ध।

Amaas (एमास)— चेचक का हल्का रूप।

Amacrine (एमेक्राइन)— लम्बे प्रवर्धों से रहित।

Amacrine cell (एमेक्राइन सैल)— रेटिना में स्थित एक रुपान्तरित तन्त्रिका कोशिका जिसमें छोटी शाखाएँ (डेंड्राइट) होती हैं परन्तु लम्बा प्रवर्ध (एक्सोन) नहीं होता।

Amalgam (एमल्गाम)— एक मिश्रण जिसमें पारा होता है जो दन्त-चिकित्सा में दाँतों को पुनःस्थापित करने के लिए प्रयोग में लाया जाता है, पारदमिश्र, पारद धातु यौगिक।

Amalgamate (एमल्गेमेट)— पारदमिश्र अथवा पारद धातु यौगिक का निमार्ण करना।

Amalgamation (एमल्गेमेशन)— पारदमिश्र बनाने के लिए धातुओं को पारे के साथ मिलाने की क्रिया।

Amalgamator (एमल्गेमेटर)— किसी धातु को पारे के साथ मिलाने वाला उपकरण।

Amarthritis (अमारथ्राइटिस)— एक ही समय में एक से अधिक जोड़ों का सूज जाना।

Amasesis (एमेसेसिस)— खाना चबाने में असमर्थता, चर्वण-अशक्तता।

Amastia (एमेस्टिया)— एक या दोनों स्तनों का जन्मजात अभाव, अस्तनता।

Amathophobia (एमैथेफोबिया)— धूल या गन्दगी का रोगोत्पादक भय।

Amativeness (एमेटिवनैस)— 1. लैंगिक इच्छा 2. प्यार करने की इच्छा।

Amaurosis (एमौरोसिस)— अंधता, अन्धापन विशेषकर जो आँख में किसी खराबी के कारण नहीं होता। यह निम्न प्रकार का हो सकता है–

Albuminuric amaurosis (एलब्यूमिन्यूरिक एमौरोसिस)— वृक्क-रोग के कारण उत्पन्न होने वाला अन्धापन।

Congenital amaurosis (कॉन्जेनाइटल एमौरोसिस)— जन्म से अंधापन, सहज अन्धता।

Diabetic amaurosis (डायबेटिक एमौरोसिस)— मधुमेह के साथ होने वाली अंधता, मधुमेहज अंधता।

Epileptoid amaurosis (इपिलेप्टॉयड एमौरोसिस)— मिर्गी का दौरा पड़ने के तुरन्त बाद अचानक होने वाली अंधता।

Fugax amaurosis (फ्यूगेक्स एमौरोसिस)— रेटिना में अपर्याप्त रक्त प्रवाह होने के कारण उत्पन्न होने वाली अस्थायी अंधता जो 10 मिनट तक रह सकती है।

Reflex amaurosis (रिफ्लैक्स एमौरोसिस)— दूरस्थ किसी भाग के क्षोभण से उत्पन्न होने वाली प्रतिवर्त क्रिया के कारण होने वाली अंधता, प्रतिवर्त अन्धता।

Saburral amaurosis (सबुरल एमौरोसिस)— तीव्र आमाशयशोथ से उत्पन्न होने वाली अंधता।

Toxic amaurosis (टॉक्सिक एमौरोसिस)— जीवविषों द्वारा उत्पन्न दृष्टि-तन्त्रिका के शोथ के कारण होने वाली अंधता। ये जीवविष अन्तर्जात हो सकते हैं जैसे मधुमेह में अथवा बहिर्जात हो सकते हैं जैसे एल्कोहॉल या तम्बाकू में, विषज अन्धता।

Uremic amaurosis (यूरेमिक एमौरोसिस)— यूरीमिया में होने वाला अंधापन।

Amaurotic (एमौरोटिक)— अंधेपन से सम्बन्धित अथवा इससे पीड़ित, मन्ददृष्टिक।

Amaxophobia (एमेक्सोफोबिया)— सवारियों का रोगात्मक भय, वाहनभीति।

Amazia (एमेज़िया)— अस्तनता।

Ambageusia (एम्बागूसिया)— जिह्वा के दोनों पार्श्वों से स्वाद का पता न लगना।

Ambi- (एम्बी-)—दोनों, दोनों पार्श्वों, चारों ओर या आस-पास का संकेत देने वाला उपसर्ग।

Ambidexterity (एम्बीडैक्सटैरिटी)— बराबर सहजता के साथ दोनों हाथों का प्रयोग करने की क्षमता।

Ambidextrism (एम्बीडैक्सट्राइज़्म)— Ambidexterity.

Ambidextrous (एम्बीडैक्सट्रस)— किसी भी हाथ से ठीक से कार्य करने में सक्षम।

Ambient (एम्बीएन्ट)— चारों ओर का स्थान।

Ambiguous (एम्बीगुअस)— किसी बात के कई अर्थ अथवा व्याख्यायें होना।

Ambilateral (एम्बीलेट्रल)— दोनों पार्श्वों से सम्बन्धित।

Ambilevous (एम्बीलीवस)— दोनों हाथों का एक सी शक्ति के साथ प्रयोग करने में असमर्थ।

Ambiopia (एम्बायोपिया)— द्विदृष्टिता, एक वस्तु की दो दिखाई देना।

Ambisexual (एम्बीसैक्सुअल)— दोनों लिंगों से सम्बन्धित।

Ambitendency (एम्बीटैन्डेन्सी)— इच्छा की द्वैधवृत्ति।

Ambivalence (एम्बीवैलेन्स)— किसी व्यक्ति अथवा वस्तु के प्रति मन में विपरीत विचारों का उत्पन्न होना, अभयवृत्तिता, अभयभाविका।

Ambivalent (एम्बीवैलेन्ट)— उभयवृत्तिता से सम्बन्धित अथवा उभयवृत्तिता वाला।

Amblyacousia (एम्बलीएकाउसिया)— श्रवण-मन्दता, सुनाई कम देना।

Amblyaphia (एम्बलीएफिया)— स्पर्श की अनुभूति कम होना, स्पर्शमन्दता।

Amblychromasia (एम्बलीक्रोमेसिया)— कोशिका केन्द्रक के हल्का अभिरंजित होने की दशा।

Amblychromatic (एम्बलीक्रोमेटिक)— हल्का अभिरंजित होने वाला।

Amblygeustia (एम्बलीग्यूस्टिया)— दोषयुक्त स्वाद, विरसता।

Amblyogenic (एम्बलीयोजैनिक)— मन्ददृष्टिता उत्पन्न करने वाला।

Amblyope (एम्बलीयोप)— मन्ददृष्टिता से पीड़ित, मन्ददृष्टिक।

Amblyopia (एम्बलीयोपिया)— आँख का कोई स्पष्ट कारण न होने पर भी धुँधला दीखना, मन्ददृष्टिता। मन्ददृष्टिता निम्न प्रकार की हो सकती है–

Color amblyopia (कलर एम्बलीयोपिया) — रंगो का धुंधला दीखना।

Crossed amblyopia (क्रॉस्ड एम्बलीयोपिया)— चेहरे के विपरीत पार्श्व की पक्षअसंवेदनता से होने वाली एक आँख की मन्ददृष्टिता।

Deprivation amblyopia (डैप्रीवेशन एम्बलीयोपिया)— आँख का उपयोग न होने से उत्पन्न मन्ददृष्टिता जैसा कि सामान्यतः मोतियाबिन्दु में होता है।

Ex anopsia amblyopia (एक्स एनोप्सिया एम्बलीयोपिया)— किसी आँख का लम्बे समय तक प्रयोग न करने पर उसमें होने वाली मन्ददृष्टिता।

Nutritional amblyopia (न्यूट्रीशनल एम्बलीयोपिया)— विटामिन बी कॉम्पलैक्स की कमी के परिणामस्वरूप उत्पन्न होने वाली मन्द-दृष्टिता, पोषणज मन्ददृष्टिता।

Reflex amblyopia (रिफ्लैक्स एम्बलीयोपिया) — परिसरीय क्षेत्र की उत्तेजना से होने वाली मन्ददृष्टिता।

Toxic amblyopia (टॉक्सिक एम्बलीयोपिया)— तम्बाकू, शराब, औषधियों अथवा अन्य विषैले पदार्थों से उत्पन्न होने वाली मन्ददृष्टिता।

Uremic amblyopia (यूरेमिक एम्बलीयोपिया)— यूरीमिया में होने वाला दृष्टि का धुँधलापन।

Amblyopiatrics (एम्बलीयोपियाट्रिक्स)— मन्ददृष्टिता की चिकित्सा, मन्ददृष्टिचिकित्साविज्ञान।

Amblyopic (एम्बलीयोपिक)— मन्ददृष्टिता से सम्बन्धित अथवा उससे पीड़ित।

Amblyoscope (एम्बलीयोस्कोप)— मन्ददृष्टिता वाली आँख में दृष्टि बढ़ाने वाला यन्त्र।

Ambon (एम्बॉन)— किसी अस्थि गर्त के किनारे के चारों ओर विद्यमान तन्तूपास्थि का उठा हुआ छल्ला।

Ambos (एमबॉस)— मध्यकर्ण की इन्कस या एन्विल अस्थि।

Ambulance (एम्बुलैन्स)— रोगी एवं दुर्घटना-ग्रस्त व्यक्ति को अस्पताल पहुँचाने वाली गाड़ी।

Ambulant, Ambulatory (एम्बुलैन्ट, एम्बुलेटरी)— चलने योग्य, जो बिस्तर पर न लेटा हो।

Ameba (अमीबा)— मिट्टी एवं पानी में पाया जाने वाला तथा परजीवी की भाँति मनुष्य में वास करने वाला एक एककोशिकीय जन्तु जिसमें अँगुलियों के समान जीवद्रव्य के प्रवर्ध निकले होते हैं जिन्हें कूटपाद कहते हैं जिनके द्वारा यह गति करता है एवं अपना भोजन प्राप्त करता है। इससे आंव की पेचिश हो जाती है।

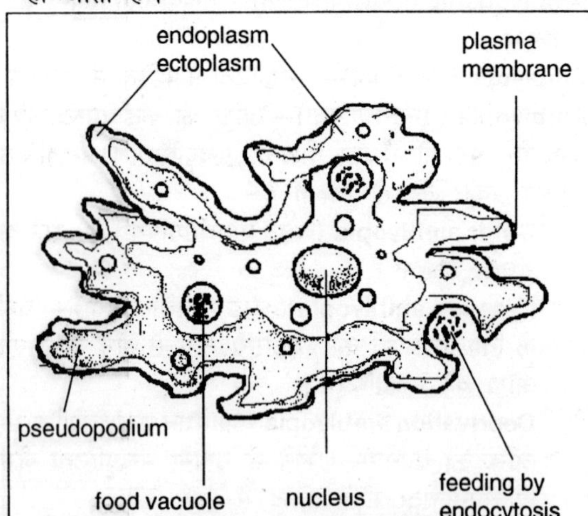

Fig 25 : Ameba अमीबा

Ectoplasm = बहिःप्रद्रव्य, Endoplasm = अन्तःप्रद्रव्य, Plasma membrane = प्लाविका कला, Feeding by endocytosis = अपनी भित्ति के अन्तर्वेशन द्वारा भक्षण करना, Nucleus = केन्द्रक, Food vacuole = भोजन रिक्तिका, Pseudopodium = कूट-पाद

Amebae (अमीबी)—Ameba का बहुवचन

Amebiasis (अमीबियेसिस)— एण्टेमीबा हिस्टोलाइटिका द्वारा उत्पन्न कॉलन या बड़ी आँत की श्लेष्मिक कला का शोथ जिसमें पेचिश होती है और श्लेष्मा (आँव) आती है तथा उपद्रव स्वरूप अमीबाजनक यकृतशोथ हो सकता है जिसमें फोड़ा बनने लगता है, अमीबारुग्णता।

Amebic (अमीबिक)— अमीबा सम्बन्धी अथवा उसके द्वारा उत्पन्न, अमीबाजन्य।

Amebicidal (अमीबीसाइडल)— Amebicide.

Amebicide, Amebacide (अमीबीसाइड, अमीबासाइड)— अमीबाओं को नष्ट करने वाला, अमीबाणुनाशक

Amebiform (एमीबीफॉर्म)— अमीबा की आकृति वाला।

Amebocyte (अमीबोसाइट)— अमीबा के समान गति करने वाली कोई भी कोशिका।

Ameboid (अमीबॉयड)— अमीबा की आकृति वाला, अमीबा से मिलता-जुलता।

Ameboidism (अमीबॉयडिज़्म)— अमीबा के समान गतियाँ।

Ameboma (अमीबोमा)— अमीबारुग्णता द्वारा उत्पन्न आँत में स्थित अर्बुद के समान एक पिण्ड।

Ameburia (अमीबूरिया)— मूत्र में अमीबाओं का पाया जाना, अमीबामेह।

Amelanotic (अमेलेनोटिक)— मेलेनिन वर्णकों की कमी वाला, अवर्णकयुक्त।

Amelia (एमेलिया)— एक या अधिक भुजाओं का जन्मजात अभाव, सहजअंगहीनता।

Amelification (एमेलीफिकेशन)— अमीलोब्लास्टों द्वारा दन्त इनैमल का बनना।

Amelioration (अमीलियोरेशन)— सुधार होना।

Ameloblast (अमीलोब्लास्ट)— इनैमल बनाने वाली कोशिका, दन्तवल्ककोशिका।

Ameloblastoma (अमीलोब्लास्टोमा)— जबड़े विशेषकर निचले जबड़े का अर्बुद जिसमें इनैमल की विशिष्टता होती है।

Amelodentinal (अमीलोडैन्टिनल)— इनैमल एवं डैन्टिन दोनों से सम्बन्धित।

Amelogenesis (अमीलोजेनेसिस)— दन्त इनैमल का बनना।

Amelogenic (अमीलोजेनिक)— इनैमल बनाने वाला।

Amelus (अमीलस)— ऐसा व्यक्ति जिसके जन्म से हाथ पैर नहीं होते, भुजाहीन।

Amenia (ऐमेनिया)— अनार्तव।

Amenomania (एमीनोमैनिया)— हास्योन्माद।

Amenorrhea (एमेनोरिह्या)— अनार्तव, मासिक धर्म अथवा आर्तव स्राव का अभाव अथवा उसका रुक जाना। यह निम्न प्रकार से हो सकता है—

Dietary amenorrhea, Nutritional amenorrhea (डाइटरी एमेनोरिह्या, न्यूट्रीशनल एमेनोरिह्या)— प्रतिबन्धित

आहार अथवा उपवास करने से वजन घट जाने के साथ मासिक धर्म या आर्तव स्राव का रुक जाना।

Emotional amenorrhea (इमोशनल एमेनोरिह्या)— स्तब्धता, भय अथवा हिस्टीरिया में मासिक धर्म का रुक जाना।

Exercise amenorrhea (एक्सरसाइज़ एमेनोरिह्या)— ऐसी स्त्रियों में होने वाला अनार्तव जो कठोर शारीरिक श्रम करती हैं या बाह्य श्रम-साध्य खेल-कूद में भाग लेती हैं।

Pathological amenorrhea (पैथोलॉजिकल एमेनोरिह्या)— किसी आंगिक रोग के कारण होने वाला अनार्तव, विकृतिजन्य अनार्तव।

Physiological amenorrhea (फिजियोलॉजिकल एमेनोरिह्या)— यौवनारम्भ से पूर्व आर्तव स्राव का अभाव तथा गर्भावस्था, दुग्धस्रवण काल में एवं रजोनिवृत्ति के पश्चात् आर्तव स्राव का रुक जाना जो किसी आंगिक रोग से सम्बन्धित नहीं होता।

Postpartum amenorrhea (पोस्टपार्टम एमेनोरिह्या)— बच्चा पैदा होने के बाद होने वाला अनार्तव जो केवल एक या दो माह तक रहता है।

Primary amenorrhea (प्राइमरी एमेनोरिह्या)— यौवनारम्भ के पश्चात् अर्थात 18 वर्ष की आयु के पश्चात् भी मासिक धर्म का न होना, प्राथमिक अनार्तव।

Secondary amenorrhea (सेकेण्ड्री एमेनोरिह्या)— मासिक धर्म का एक बार यौवनारम्भ पर शुरू होकर बाद में रुक जाना, द्वितीयक अनार्तव।

Amenorrheal, Amenorrheic (एमेनोरिह्यल, एमेनोरिह्क)— अनार्तव से सम्बन्धित, अनार्तव जिसे हो या अनार्तव के कारण।

Amenorrheic (एमेनोरिह्क)— अनार्तव से सम्बन्धित।

Amensalism (एमीनसालिज़्म)— सहजीविता जिसमें एक को हानि पहुँचती है और दूसरा लाभान्वित होता है।

Ament (एमेन्ट)— मन्द बुद्धि।

Amentia (एमेन्शिया)— 1. जन्मजात मन्दबुद्धिता (बुद्धि की कमी या दिमाग की कमजोरी) 2. मानसिक विकार जिसमें संभ्रम एवं स्थिति भ्रान्ति होती है। यह निम्न दो प्रकार का हो सकती है–

Amentia agitata (एमेन्शिया एजिटेटा)— मन्दबुद्धिता जिसमें उत्तेजना होती है।

Amentia attonita (एमेन्शिया एटोनिटा)— मन्दबुद्धिता जिसमें सुस्ती छाई रहती है।

Amential (एमेन्शियल)— मन्दबुद्धिता से सम्बन्धित।

Amerism (एमेरिज़्म)— भागों में न बँटने का गुण।

Ameristic (एमेरिस्टिक)— जिसके टुकड़े न किए जा सकते हों।

Ametria (एमीट्रिया)— गर्भाशय का जन्मजात अभाव।

Ametrohemia (एमीट्रोहीमिया)— गर्भाशय में रक्त की आपूर्ति कम होना।

Ametrometer (एमीट्रोमीटर)— अपसामान्य दृष्टि के अंश को मापने वाला यन्त्र, दृष्टिदोषमापी।

Ametropia (एमीट्रोपिया)— नेत्र की एक दशा जिसमें किसी वस्तु का प्रतिबिम्ब रेटिना पर उचित फोकस पर नहीं पड़ता जिससे दूरदृष्टिता, निकटदृष्टिता अथवा दृष्टिवैषम्य उत्पन्न हो जाता है; अपसामान्य-दृष्टि।

Ametropic (एमीट्रोपिक)— अपसामान्य-दृष्टि से पीड़ित व्यक्ति, अपसामान्य-दृष्टिक।

Amianthinopsy (एमिएन्थिनोप्सी)— बैंगनी रंग का दिखाई न देना।

Amicrobic (एमाइक्रोबिक)—1. सूक्ष्मजीवों से रहित 2. सूक्ष्मजीवों से न उत्पन्न होने वाला।

Amicroscopic (एमाइक्रोस्कोपिक)— इतना छोटा जो सूक्ष्मदर्शी द्वारा भी दिखाई नहीं देता।

Amimia (एमीमिया)— विचारों को संकेतों या हाव-भावों द्वारा अभिव्यक्त करने की शक्ति न होना, इंगिताभाव। यह निम्न दो प्रकार का हो सकता है–

Amimia amnesic (एमीमिया एम्नेसिक)— इंगिताभाव जिसमें संकेत एवं भाव तो प्रदर्शित होते हैं परन्तु उनका अर्थ याद नहीं रहता।

Amimia ataxic (एमीमिया एटेक्सिक)— इंगिताभाव जिसमें संकेत एवं भाव प्रदर्शित नहीं होते।

Amino acids (अमीनो एसिड्स)— ये प्रोटीन पाचन के अन्तिम उत्पाद होते हैं एवं शरीर का निर्माण करने वाले होते हैं, अमीनो अम्ल।

Aminoacidemia (अमीनोएसिडीमिया)— रक्त में अधिक मात्रा में अमीनों एसिडों का पाया जाना, अमीनोअम्लरक्तता।

Aminoacidopathies (अमीनोएसिडोपैथीज़)— अमीनो एसिड चयापचय के विविध रोग।

Aminoaciduria (अमीनोएसिड्यूरिया)— मूत्र में अमीनो एसिडों का अधिक पाया जाना, अमीनो-अम्लमेह।

Aminuria (अमाइन्यूरिया)— मूत्र में अमाइनों का पाया जाना।

Amitosis (एमाइटोसिस)— सीधा कोशिकीय विभाजन अर्थात् कोशिका केन्द्रक के साधारण विदलन द्वारा, केन्द्रक में परिवर्तन हुए बिना विभाजित होती है; असूत्री विभाजन।

Ammoaciduria (एमोएसिड्यूरिया)— मूत्र में अमोनिया एवं अमीनों एसिडों का असामान्य मात्रा में पाया जाना।

Ammonemia, Ammoniemia (अमोनीमिया, अमोनाइमिया)—रक्त में अमोनिया का अधिक होना।

Ammonia (अमोनिया)—(NH_3). प्रोटीनों एवं अमीनो एसिडों के विघटन से बनने वाली एक क्षारीय गैस।

Ammoniacal (अमोनिएकल)—अमोनिया के गुण वाला अथवा अमोनिया से सम्बन्धित।

Ammoniated (अमोनिएटेड)—अमोनिया युक्त।

Ammoniuria (अमोनियूरिया)— मूत्र में अत्यधिक अमोनिया का पाया जाना।

Amnesia (एम्नेसिया)— स्मृतिलोप, याददाश्त खत्म हो जाना। यह निम्न प्रकार से हो सकती है–

Anterograde amnesia (एन्ट्रोग्रेड एम्नेसिया)— किसी चोट लगने के पश्चात् होने वाली घटनाओं को भूल जाना, घटनोत्तर स्मृतिलोप।

Emotional amnesia (इमोश्नल एम्नेसिया)— किसी मनोवैज्ञानिक कारण से उत्पन्न स्मृतिलोप।

Retrograde amnesia (रीट्रोग्रेड एम्नेसिया)— किसी चोट लगने से पहले होने वाली घटनाओं को भूल जाना, घटनापूर्व स्मृतिलोप।

Transient global amnesia (ट्रान्जिएन्ट ग्लोबल एम्नेसिया)— स्वस्थ मनुष्यों में कुछ समय के लिए होने वाला स्मृतिलोप जो कुछ घण्टों तक रह सकता है। इसमें नवीन घटनाओं की याद नहीं रहती यद्यपि दूरवर्ती घटनाओं की याद रहती है।

Traumatic amnesia (ट्रॉमेटिक एम्नेसिया)—अचानक शारीरिक आघात पहुँचने से उत्पन्न स्मृतिलोप।

Visual amnesia (विज़ुअल एम्नेसिया)— वस्तुओं की आकृति की याद न रहना अथवा छपे हुए शब्दों का ज्ञान न रहना।

Amnesiac (एम्नेसियक)— Amnesic.

Amnesic (एम्नेसिक)— स्मृतिलोप से सम्बन्धित अथवा उससे पीड़ित।

Amnesic aphasia (एम्नेसिक एफेज़िया)— शब्दों को भूल जाना।

Amnestic (एम्नेस्टिक)— स्मृतिलोप से सम्बन्धित अथवा स्मृतिलोप उत्पन्न करने वाला।

Amniocentesis (एम्नियोसेन्टेसिस)— उल्व-वेधन करके उल्वोदक या गर्भोदक को सिरिंज से खींच कर बाहर निकालना।

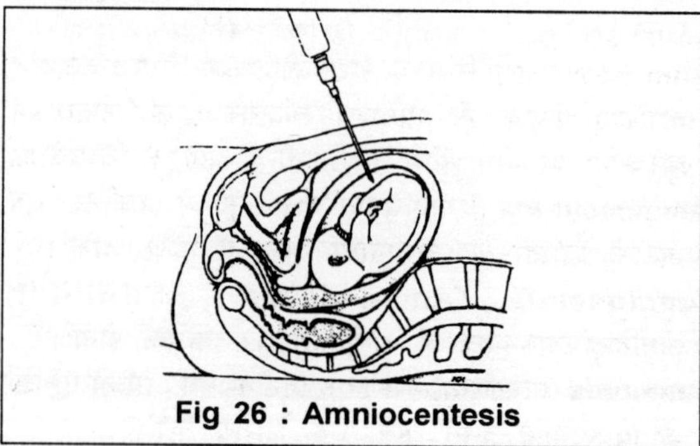

Fig 26 : Amniocentesis

उल्व-वेधन करके उल्वोदक या गर्भोदक को सिरिंज से खींचकर बाहर निकालना।

Amniochorial, Amniochorionic (एम्नियोकोरियल, एम्नियोकोरियोनिक)— उल्व तथा जरायु दोनों से सम्बन्धित।

Amniogenesis (एम्नियोजेनेसिस) — उल्व का बनना।

Amniography (एम्नियोग्राफी)—भ्रूण की विकृतियों का निदान करने के लिए किसी विकिरण-अपारदर्शक पदार्थ का उल्व-द्रव में इन्जैक्शन लगाकर उल्व-कोश का एक्स-रे परीक्षण करना, उल्व चित्रण।

Amniohook (एम्नियोहुक)— भ्रूण को क्षति पहुँचाये बिना उल्व-कोश में छेद करने वाला यन्त्र।

Amnioinfusion (एम्नियोइन्फ्यूज़न)— उल्व-द्रव में घोलों का इन्जैक्शन लगाना जो अधिकतर गर्भस्राव करने के लिए लगाया जाता है।

Amnion (एम्नियोन)— एक पतली पारदर्शक झिल्ली की थैली जिसे आम भाषा में पानी की थैली कहते हैं और जो भ्रूण को एक द्रव में तैरते हुए साधे रहती है जिसे उल्व-द्रव कहते हैं, उल्व, भ्रूणावरण

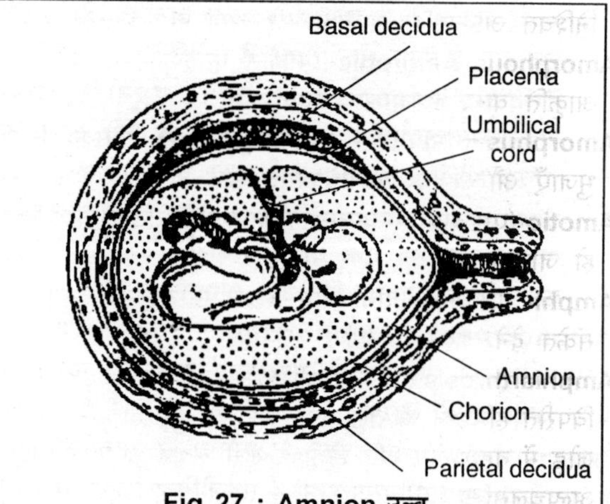

Fig 27 : Amnion उल्व

Basal decidua = आधारी पतनिका, Placenta = अपरा, Umbilical cord = नाभि-रज्जु, Amnion = उल्व, Chorion = जरायु, Parietal decidua = पार्श्विक पतनिका।

Amnionic (एम्नियोनिक)— उल्व से सम्बन्धित।

Amnionitis (एम्नियोनाइटिस) — उल्व-शोथ।

Amniorrhea (एम्निओरिह्या)— उल्व-द्रव का मुक्त होना।

Amniorrhexis (एम्निओरेह्क्सिस)— उल्व का फटना।

Amnioscope (एम्नियोस्कोप)— एक गुहान्तदर्शी या एन्डोस्कोप जिसको माता की उदर-भित्ति से गुजार कर उल्व-गुहा में प्रविष्ट करके भ्रूण तथा उल्व-द्रव को देखने के लिए प्रयोग में लाया जाता है।

Amnioscopy (एम्नियोस्कोपी)— गुहांतदर्शी का प्रयोग करके भ्रूण एवं उल्व-द्रव का परीक्षण करना।

Amniotic (एम्नियोटिक)—उल्व-सम्बन्धी।
Amniotic cavity (एम्नियोटिक कैविटी)— द्रव से भरी उल्व की गुहा।
Amniotic fluid (एम्नियोटिक फ्ल्यूड)— उल्व-कोश में स्थित एक रंगहीन तथा पारदर्शक द्रव।
Amniotic sac (एम्नियोटिक सैक)— उल्व-कोश।
Amniotitis (एम्नियोटाइटिस)— उल्व-शोथ।
Amniotome (एम्नियोटोम)—भ्रूण-कलाओं को काटने वाला यन्त्र, उल्वछेदक।
Amniotomy (एम्नियोटॉमी) —प्रसव कराने के लिए शल्य-क्रिया द्वारा भ्रूण-कलाओं को फाड़ना, उल्वछेदन।
Amnitis (एम्नाइटिस) — उल्व-शोथ।
Amoeba (अमीबा)— Ameba.
Amor (एमोर)— प्यार, विशेषकर लैंगिक प्यार।
Amorous (एमोरस)— कामुक
Amorphagnosia (एमोरफैगनोसिया)— वस्तुओं के परिमाण एवं आकार पहचानने में अक्षमता।
Amorphia, Amorphism (एमॉर्फिया, एमॉर्फिज़्म)—किसी निश्चित आकार में न होने की अवस्था।
Amorphous, Amorphic (एमॉर्फस, एमॉर्फिक)— अनिश्चित आकृति वाला, अनाकार, आकारहीन।
Amorphus (एमॉर्फस)— एक विकृत भ्रूण जिसका सिर, भुजाएँ और हृदय अल्पविकसित होते हैं।
Amotio (एमोशियो)— अलग हो जाना जैसे रेटिना का अलग हो जाना।
Amphi- (एम्फी-)— दोनों ओर, सभी ओर तथा दुगुने का संकेत देने वाला उपसर्ग।
Amphiarthrosis (एम्फियारथ्रोसिस)— एक ऐसा जोड़ जिसकी विपरीत हडिड्यों के तल उपास्थियों से जुड़े होते हैं जिससे जोड़ में बहुत कम गति होती है जैसे कशेरुकाओं के जोड़, अल्पचलसन्धि।
Amphiblestritis (एम्फीबलेस्ट्राइटिस)— रेटिना की सूजन।
Amphibolia (एम्फीबोलिया)— किसी रोग का द्विविधा-पूर्ण काल जिसमें यह पता नहीं चलता कि रोगी ठीक होगा या नहीं।
Amphibolic (एम्फीबोलिक)— 1. अनिश्चित 2. उपचयी एवं अपचयी दोनों प्रकार के कार्य करने वाला।
Amphicelous (एम्फीसीलस)— दोनों किनारों पर नतोदर जैसे एक कशेरुका।
Amphicentric (एम्फीसेन्ट्रिक)— एक ही पात्र में आरम्भ एवं समाप्त होने वाला।
Amphichroic, Amphichromatic (एम्फीक्रोइक, एम्फीक्रोमेटिक)— 1. लाल लिटमस पेपर को नीला तथा नीले को लाल करने वाला 2. अम्ल एवं क्षार दोनों प्रकार की प्रतिक्रियायें करने वाला 3. दो रंग प्रदर्शित करने वाला।
Amphicrania (एम्फीक्रेनिया)— सिर के दोनों ओर दर्द होना।
Amphigonadism (एम्फीगोनाडिज़्म)— डिम्बग्रन्थि-ऊतक एवं शुक्रग्रन्थि-ऊतक दोनों का पाया जाना।
Amphigony (एम्फीगोनी)— लैंगिक जनन।
Amphimicrobe (एम्फीमाइक्रोब)— एक ऐसा सूक्ष्मजीव जो वातावरण के अनुसार वातापेक्षी या वातनिरपेक्षी दोनों प्रकार का हो सकता है।
Amphimixis (एम्फीमिक्सिस)— जनन में माता एवं पिता की जनन कोशिकाओं का मिश्रित हो जाना, इस प्रकार माता एवं पिता दोनों की आनुवंशिक विशिष्टताओं का उत्पन्न होना।
Ampho- (एम्फो-)— दोनों का संकेत देने वाला उपसर्ग।
Amphocyte (एम्फोसाइट)— ऐसी कोशिका जो अम्लीय अथवा क्षारीय अभिरंजकों से अभिरंजित हो जाती है।
Amphodiplopia (एम्फोडिप्लोपिया)— प्रत्येक आंख से एक वस्तु की दो दीखना, उभय-द्विदृष्टि।
Ampholyte (एम्फोलाइट)— एक कार्बनिक अथवा अकार्बनिक पदार्थ जो एक अम्ल अथवा क्षार की भांति कार्य करता है, उभय-विश्लेष्य।
Amphophil, Amphophilous (एम्फोफिल, एम्फोफिलस) — अम्ल अथवा क्षारीय रंजकों से अभिरंजित होने वाला, उभयरागी।
Amphoric (एम्फोरिक)— खाली घड़े में बोलने की ध्वनि के समान, प्रणादी (ध्वनि)
Amphoric voice (एम्फोरिक वॉयस)— परिताड़न एवं परिश्रवण में सुनाई देने वाली ध्वनि जो किसी बोतल के मुख में फूँक मारने से उत्पन्न ध्वनि के समान होती है।
Amphoteric, Amphoterous (एम्फोटेरिक, एम्फोटेरस)— अम्ल एवं क्षार दोनों प्रकार की प्रतिक्रियायें करने की क्षमता रखने वाला, उभयधर्मी।
Amphotericity (एम्फोटेरिसिटी)— उभयधर्मी होने का गुण होना।
Amphoterism (एम्फोटेरिज़्म)— अम्ल एवं क्षारीय दोनों गुणों का होना।
Amphoterodiplopia (एम्फोटेरोडिप्लोपिया)— Amphodiplopia.
Amphotonia, Amphotony (एम्फोटोनिया, एम्फोटोनी) — अनुकम्पी एवं परानुकम्पी तन्त्रिका-तन्त्र दोनों की अत्यधिक उत्तेजना।
Amplification (एमप्लीफिकेशन)— वृद्धि, प्रवर्धन या विस्तारण।
Amplifier (एमप्लीफायर)— जो वृद्धि करता है, प्रवर्धक
Amplitude (एम्प्लीट्यूड)— विस्तार, बड़प्पन, प्रचुरता या पूर्णता, आयाम

Ampule (एम्प्यूल)—कांच का एक छोटा-सा पात्र जो ठीक प्रकार से सील बन्द किया होता है तथा जिसमें इन्जैक्शन द्वारा प्रयोग में लाई जाने वाली विसंक्रमित औषधि रहती है।

Ampulla (एम्प्यूला)— किसी नली के आकार की संरचना का चौड़ा भाग, तुम्बिका, कलशिका उदाहरण–

Ampulla ductus deferens (एम्प्यूला डक्टस डीफैरैन्स)— वास डीफेरेन्स का बढ़ा हुआ एवं ऐंठा हुआ दूरस्थ सिरा।

Ampulla hepatopancreatica (एम्प्यूला हिपैटोपैन्क्रियाटिका)— ग्रहणी में खुलने से पूर्व सामान्य पित्त वाहिनी एवं अग्न्याशय-वाहिनी के संयुक्त होने से बना विस्फारण।

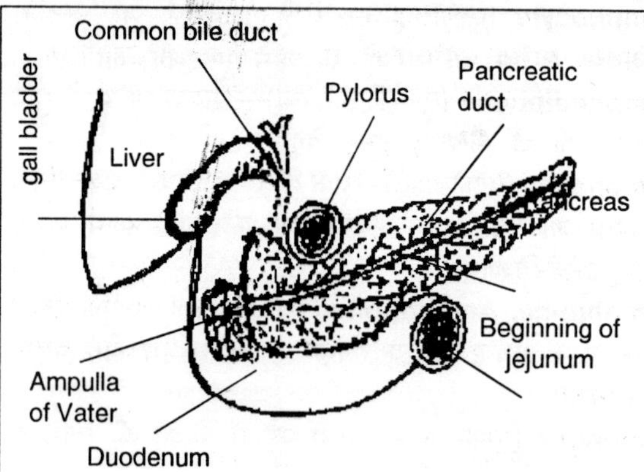

Fig. 28 : Ampulla of Hepatopancreatica (Ampulla of vater) वेटर की कलशिका

Liver = यकृत, Gallbladder = पित्ताशय, Ampulla of Vater=वेटर की कलशिका, Beginning of jejunum=जेजुनम की शुरुआत, Pancreas=अग्न्याशय, Pancreatic duct=अग्न्याशयिक वाहिनी, Pylorus= जठरनिर्गम, Duodenum=ग्रहणी या ड्योडिनम्, Common bile duct=सामान्य पित्त वाहिनी।

Ampulla of rectum (एम्प्यूला ऑफ रैक्टम)— गुदा-नलिका के शुरू होने के ठीक पहले मलाशय का हल्का विस्फारण।

Ampulla of semicircular ducts (एम्प्यूला ऑफ सेमीसर्कुलर डक्ट्स)—तीन अर्धवृत्त-वाहिनियों में से प्रत्येक के एक सिरे पर स्थित विस्फारण।

Ampulla of uterine tube (एम्प्यूला ऑफ यूटेराइन ट्यूब)— डिम्ब वाहिनी का दूरस्थ चौड़ा सिरा।

Ampulla phrenic (एम्प्यूला फ्रेनिक)— ग्रासनली का निचला चौड़ा सिरा।

Ampullar (एम्पयूलर)—किसी तुम्बिका से सम्बन्धित।

Ampullitis (एम्प्यूलाइटिस)— किसी तुम्बिका का शोथ।

Ampullula (एम्प्यूलूला)— एक छोटा विस्फारण विशेषकर किसी लसीका अथवा रक्त वाहिनी का।

Amputation (एम्पुटेशन)— किसी भुजा, भाग अथवा अंग को सामान्यतया शल्य-क्रिया द्वारा शरीर से अलग कर देना, अंगोच्छेदन। यह निम्न प्रकार से हो सकता है :–

Amputation congenital (एम्पुटेशन कॉनजेनाइटल)— भ्रूण के भागों का गर्भाशय में अंगोच्छेदन होना।

Amputation in contiguity (एम्पुटेशन इन कॉन्टिगुइटी)— किसी जोड़ पर अंगोच्छेदन होना।

Amputation in continuity (एम्पुटेशन इन कॉन्टिन्यूटी)— किसी जोड़ के अतिरिक्त किसी स्थान पर अंगोच्छेदन होना।

Amputation primary (एम्पुटेशन प्राइमरी)— शोथ आरम्भ होने से पहले किया जाने वाला अंगोच्छेदन।

Amputation secondary (एम्पुटेशन सेकण्ड्री)— पस पड़ जाने की अवधि में किया जाने वाला अंगोच्छेदन।

Amputation spontaneous (एम्पुटेशन स्पोन्टेनियस)— शल्य-क्रिया के बिना ही किसी भुजा अथवा अँगुली का शरीर से अलग हो जाना।

Amputation tertiary (एम्पुटेशन टर्शियरी)— शोथ के समाप्त हो जाने पर किया जाने वाला अंगोच्छेदन।

Amputee (एम्पुटी)— वह व्यक्ति जिसका अंगोच्छेदन कर दिया गया हो।

Amuck (एमक)— पागल की भांति।

Amusia (एम्यूज़िया)— संगीत उत्पन्न करने अथवा उसे पहचानने में अक्षमता।

Amychophobia (एमाइकोफोबिया)— 1. खरोंचे जाने का भयंकर भय लगना 2. किसी भी जन्तु के पंजों से भय लगना।

Amyelencephalia, Amyelencephaly (एमाइलेनसिफैलिया, एमाइलेनसिफैली)— मस्तिष्क एवं सुषुम्ना रज्जु का जन्मजात अभाव।

Amyelencephalic, Amyelencephalous (एमाइलेनसिफैलिक, एमाइलेनसिफैलस)— मस्तिष्क एवं सुषुम्ना रज्जु दोनों से रहित भ्रूण, सहजसुषुम्नाहीनता।

Amyelia (एमाइलिया)— सुषुम्ना रज्जु का जन्मजात अभाव, सहजसुषुम्नाहीनता

Amyelic (एमाइलिक)— वह व्यक्ति जिसमें जन्मजात सुषुम्ना रज्जु का अभाव होता है।

Amyelinated, Amyelinic (एमाइलीनेटेड, एमाइलीनिक) — जिसमें माइलिन का आवरण नहीं होता।

Amyelination (एमाइलिनेशन)— किसी तन्त्रिका के माइलिन आवरण का न बनना।

Amyelinic (एमाइलिनिक)— माइलिन आवरण रहित।

Amyeloneuria (एमाइलोन्यूरिया)— सुषुम्ना रज्जु का आंशिक पक्षाघात।

Amyelotrophy (एमाइलोट्रॉफी)— सुषुम्ना रज्जु का अपक्षय, सुषुम्नाक्षीणता।

Amyelus (एमाइलस)— सुषुम्ना रज्जु रहित भ्रूण।

Amygdala (एमाइग्डेला)— बादाम. टॉन्सिल, गलतुण्डिका

Amygdaline (एमाइग्डेलीन)— 1. बादाम के आकार का 2. टॉन्सिल सम्बन्धी।

Amygdaloid (एमाइग्डेलॉयड)— टॉन्सिल अथवा बादाम से मिलता-जुलता।

Amygdalolith (एमाइग्डेलोलिथ)— टॉन्सिल में स्थित पथरी, गलतुण्डिकाश्मरी

Amygdalopathy (एमाइग्डेलोपैथी)— किसी टॉन्सिल का कोई भी रोग, गलतुण्डिकारोग

Amygdalotome (एमाइग्डेलोटोम)— टॉन्सिल को काटकर निकाल देने वाला यन्त्र, गलतुण्डिकोच्छेदक।

Amygdalotomy (एमाइग्डेलोटॉमी)— टॉन्सिल में चीरा लगाना, गलतुण्डिका-उच्छेदन।

Amylaceous (एमाइलेसियस)— स्टार्चयुक्त, मण्डाभ।

Amylasuria (एमाइलासूरिया)— मूत्र में एमाइलेस उत्सर्जित होना।

Amylemia (एमाइलीमिया)— रक्त में स्टार्च का पाया जाना।

Amylodyspepsia (एमाइलोडिस्पेप्सिया)— स्टार्चयुक्त भोजन को पचाने की अक्षमता।

Amylogen (एमाइलोजन)— घुलनशील स्टार्च।

Amylogenesis (एमाइलोजेनेसिस)— स्टार्च का बनना।

Amylogenic (एमाइलोजेनिक)— स्टार्च बनाने वाला।

Amyloid (एमाइलॉयड)— एक-सा (एक से गाढ़ेपन का), मोम के समान मुलायम, अर्द्धपारदर्शक पदार्थ जो सम्भवतया एक ग्लाइकोप्रोटीन होता है और स्टार्च के समान होता है तथा बहुत से रोगों में अन्तराकोशिका स्थानों (कोशिकाओं के बीच के स्थानों) में जमा हो जाता है।

Amyloid nephrosis (एमाइलॉयड नेफ्रोसिस)— वृक्क के माइलॉयड व्यपजनन से उत्पन्न एक अपवृक्कीय संलक्षण।

Amyloidoma (एमाइलॉयडोमा)— एक अर्बुद जिसमें एमाइलॉयड उत्पन्न होता है।

Amyloidosis (एमाइलॉयडोसिस)— यह एक ऐसा रोग है जिसमे एमाइलॉयड ऊतकों एवं अंगों में कोशिकाओं से बाहर जमा हो जाता है। यह रोग बिना किसी कारण के प्राथमिक भी हो सकता है, जीर्ण रोगों जैसे तपेदिक, सिफिलिस, हॉजकिन रोग तथा गठियारूप सन्धिशोथ के द्वितीयक भी हो सकता है तथा आनुवंशिक भी हो सकता है।

Amylolysis (एमाइलोलाइसिस)— पाचन क्रिया में स्टार्च का शुगर में जल-अपघटन हो जाना।

Amylolytic (एमाइलोलाइटिक)— एमाइलोलाइसिस से सम्बन्धित अथवा उसके गुण वाला।

Amylolytic enzyme, Amylase (एमाइलोलाइटिक एन्जाइम, एमाइलेस)— स्टार्च का जल-अपघटन करने वाला एक एन्जाइम।

Amylopectin, Amylin (एमाइलोपेक्टिन, एमाइलिन)— स्टार्च का अघुलनशील घटक, घुलनशील घटक एमाइलोस होता है।

Amylophagia (एमाइलोफेजिया)— स्टार्च की अत्यधिक लालसा।

Amylorrhea (एमाइलोरिह्या)— मल में अत्यधिक स्टार्च का पाया जाना।

Amylorrhexis (एमाइलोरेह्क्सिस)— एन्जाइम द्वारा स्टार्च का विघटन होना।

Amylose (एमाइलोस)—1. ग्लूकोज या सैकरोज के अतिरिक्त कोई भी कार्बोहाइड्रेट 2. स्टार्च का घुलनशील घटक।

Amylosis (एमाइलोसिस)— Amyloidosis.

Amylosuria (एमाइलोसूरिया)— मूत्र में एमाइलोस का पाया जाना।

Amylum (एमाइलम)— स्टार्च, माण्ड।

Amyluria (एमाइलूरिया)— स्टार्च का अधिक मात्रा में मूत्र में पाया जाना।

Amyocardia (एमायोकार्डिया)— हृदय पेशी की दुर्बलता।

Amyoesthesia, Amyoesthesis (एमायोस्थीसिया, एमायोस्थेसिस)— पेशी संवेदना का अभाव, पेशीज्ञानहीनता।

Amyoplasia (एमायोप्लेसिया)— पेशी का न बनना, पेशीअविकसन।

Amyoplasia congenita (एमायोप्लेसिया कॉनजेनाइटा)— पेशियों के न बनने अथवा उनके विकास में कमी होने के कारण अधिकतर जोड़ों में जन्मजात कठोरता एवं विकृति हो जाना।

Amyostasia (एमायोस्टेसिया)— पेशियों में कम्पन्न होने के कारण खड़े होने में कठिनाई।

Amyostatic (एमायोस्टेटिक)— जिसमें पेशीय कम्पन्न होते हों।

Amyosthenia (एमायोस्थीनिया)— मांसपेशियों की कमजोरी, पेशीदौबल्य।

Amyosthenic (एमायोस्थेनिक)— मांसपेशियों की कमजोरी से सम्बन्धित अथवा उसे उत्पन्न करने वाला, पेशीदुर्बलकारी।

Amyotaxy (एमायोटैक्सी)— पेशीय गतिविभ्रम।

Amyotonia (एमायोटोनिया) — पेशीय अतानता।

Amyotrophia, Amyotrophy (एमायोट्रॉफिया, एमायोट्रॉफी)— पेशीय शोष।

Amyotrophic (एमायोट्रॉफिक)— पेशीशोषी।

Amyous (एमायस)— 1. पेशीय शक्ति में कमी वाला 2. पेशी रहित।

Amyxia (एमिक्सिया)— श्लेष्मा का न पाया जाना, श्लेष्महीनता।

Amyxorrhea (एमिक्सोरिह्या)— श्लेष्मा स्राव का न होना।

An- (एन-)— बिना अथवा नहीं को प्रदर्शित करने वाला उपसर्ग।

Anabasis (एनाबेसिस)— किसी रोग में हालत बिगड़ जाने का समय।

Anabiosis (एनाबायोसिस)— फिर से होश में लाना।

Anabiotic (एनाबायोटिक)— पुनः शक्ति प्रदान करने वाला।

Anabolergy (एनाबोलर्जी)— उपचय में खर्च होने वाली शक्ति।

Anabolic (एनाबोलिक)— उपचय को प्रोत्साहित करने वाला अथवा उससे सम्बन्धित।

Anabolin, Anabolite (एनाबोलिन, एनाबोलाइट)— उपचय का एक उत्पाद।

Anabolism (एनाबोलिज़्म)— निर्माण क्रिया जिसमें कोशिका रक्त से शरीर के निर्माण के लिए आवश्यक पदार्थ ग्रहण करती है तथा इस अजीवित पदार्थ को कोशिका के जीवित कोशिकाद्रव्य में परिवर्तित कर देती है, उपचय।

Anabolite (एनाबोलाइट)— Anabolin.

Anabrosis (एनाब्रोसिस)— कोमल ऊतक के ऊपरी तल पर ज़ख्म बनना।

Anabrotic (एनाब्रोटिक)— कोमल ऊतक के ऊपरी तल पर ज़ख्म बनाने वाला पदार्थ।

Anacamptics (एनाकैम्पटिक्स)—प्रकाश अथवा ध्वनि के परावर्तन का अध्ययन।

Anacamptometer (एनाकैम्पटोमीटर)— गहन प्रतिवर्त क्रियाओं की तीव्रता को मापने वाला उपकरण, प्रतिवर्तमापी।

Anacatharsis (एनाकैथारसिस)— लम्बे समय से गम्भीर उल्टियों का होना, अविराम वमन।

Anacathartic (एनाकैथार्टिक)— उल्टियाँ लाने वाला पदार्थ, वमनकारक।

Anacidity (एनासिडिटी)— अम्लता की कमी विशेषकर आमाशयिक रस में हाइड्रोक्लोरिक अम्ल की कमी, अनम्लता।

Anaclasis (एनेक्लेसिस)— किसी वस्तु के विपरीत झुकाव की स्थिति अथवा उस पर निर्भरता।

Anaclitic (एनेक्लाइटिक)— झुकने अथवा निर्भर रहने वाला।

Anacousia (एनाकाऊज़िया)— पूर्ण बधिरता।

Anacrotic pulse (एनाक्रोटिक पल्स)— ऐसी नाड़ी जिसमें किसी नाड़ी तरंग के अनुरेखण की आरोही शाखा पर दो छोटी तरंगें उत्पन्न होती हैं जैसे महाधमनी-संकीर्णता में होता है, विषमारोही नाड़ी।

Anacrotism (एनाक्रोटिज़्म)— किसी नाड़ी तरंग के अनुरेखण की आरोही शाखा पर दो छोटी तरंगों का उत्पन्न होना, विषमद्विस्पन्दता।

Anacusis (एनाकूसिस)— पूर्ण बधिरता।

Anadenia (एनाडीनिया)— 1. ग्रन्थियों का अभाव 2. ग्रन्थि के कार्य में कमी, ग्रन्थि-अल्पक्रियता।

Anadicrotic (एनाडाइक्रोटिक)— Anacrotic pulse

Anadicrotism (एनाडाइक्रोटिज़्म)— Anacrotism

Anadidymus (एनाडाइडिमस)— वह अवस्था जिसमें दो भ्रूणों की निचली भुजाएँ आपस में जुड़ी होती हैं।

Anadipsia (एनाडिप्सिया)— प्यास अधिक लगना।

Anadrenalism (एनएड्रीनालिज़्म)— एड्रीनल ग्रन्थि की कार्य करने में असमर्थता।

Anaerobe (एनेरोब)— ऑक्सीजन के अभाव में जीवित रहने एवं वृद्धि करने वाला जीव, वातनिरपेक्षी।

Anaerobic (एनेरोबिक)—वातनिरपेक्षी-सम्बन्धी।

Anaerobiosis (एनेरोबायोसिस)— 1. केवल ऑक्सीजन रहित वायुमण्डल में जीवित रहना 2. किसी अंग अथवा ऊतक का स्वतन्त्र ऑक्सीजन के अभाव में कार्य करना।

Anaerogenic (एनेरोजेनिक)— कम अथवा बिल्कुल ही गैस न बनाने वाला।

Anaeroplasty (एनेरोप्लास्टी)— मरहम पट्टी करने का ऐसा तरीका जिससे हवा निकाल दी जाती है, वायु रहित बन्धन।

Anaerosis (एनेरोसिस) — श्वसन-कार्य में बाधा उत्पन्न होना।

Anagen (एनाजेन)— बालों के विकास की वृद्धि की अवस्था।

Anagenesis (एनाजेनेसिस)—1. ऊतक की मरम्मत 2. लुप्त अंगों का पुनर्जनन।

Anagenetic (एनाजेनेटिक)— पुनर्जनन सम्बन्धी।

Anakatadidymus (एनेकेटाडाइडिमस)— एक जन्मजात अव्यवस्था जिसमें जुड़वाँ बच्चे ऊपर नीचे अलग रहते हैं परन्तु बीच में जुड़े होते हैं।

Anal (एनल)— गुदा सम्बन्धी, मलद्वारीय।

Analbuminemia (एनलबुमिनीमिया)— सीरम एलब्युमिनों की कमी अथवा उनका अभाव।

Anal coitus (एनल क्वायटस)— गुदीय मैथुन।

Analepsis (एनालेप्सिस)— किसी रोग के पश्चात् शक्ति प्राप्त करना, आरोग्यलाभ।

Analeptic (एनालेप्टिक)— केन्द्रीय तन्त्रिका-तन्त्र को उत्तेजित करने वाली औषधि, सजीवक।

Anal erotism (एनल एरोटिज़्म)— काम लिप्सा का गुदा क्षेत्र में केन्द्रित हो जाना।

Anal fetishism (एनल फैटीशिज़्म)— केवल गुदीय मैथुन में लैंगिक आकर्षण होना, व्यक्ति या तो दूसरे के साथ गुदीय मैथुन करने अथवा दूसरे व्यक्ति से स्वंय गुदीय मैथुन कराने में रुचि लेता है।

Analgesia (एनलजेसिया)— वेदना की अनुभूति न होना, वेदना असंवेदिता, वेदनाहरण।

Analgesic (एनलजेसिक)— दर्द दूर करने वाला, वेदनाहर

Analgetic (एनलजेटिक)— Analgesic

Analgia (एनलजिया)— दर्द का न होना।

Analgic (एनलजिक)— वेदना रहित।

Anal incontinence (एनल इन्कॉन्टीनैन्स)— गुदा से होकर निचली आँत से मल एवं गैस का अनैच्छिक निष्कासन।

Anallergic (एनेलर्जिक)— जो एलर्जी उत्पन्न करने वाला न हो, तीव्रग्राहिता न उत्पन्न करने वाला।

Analog (एनालॉग)— Analogue.

Analogous (एनालोगस)— कार्य अथवा आकृति में एक समान परन्तु उद्‌गम (उत्पत्ति-स्थान) या संरचना में भिन्न।

Analogue (एनालोग)— 1. दो अंग जो एक-सा कार्य करते हैं परन्तु रचना में भिन्न होते हैं। 2. रसायन विज्ञान में, एक यौगिक जो संरचना में दूसरे के समान होता है। समधर्मी।

Analogy (एनालोगी)— समधर्मी होने का गुण।

Anal stage (एनल स्टेज)— Anal erotism.

Analysand (एनालाइसैण्ड)— मनोविश्लेषण में, वह व्यक्ति जिसका विश्लेषण किया गया है।

Analysis (एनालाइसिस)—1. किसी वस्तु का उसके घटकों में पृथक्करण हो जाना 2. रसायन विज्ञान में, किसी पदार्थ अथवा यौगिक के घटकों का पता लगाना अथवा उसका अपने घटकों में अलग-अलग हो जाना 3. मनोवैज्ञानिक विश्लेषण। विश्लेषण निम्न प्रकार से किया जा सकता है–

Blood gas analysis (ब्लड गैस एनालाइसिस)— रक्त की ऑक्सीजन एवं कार्बन डाइऑक्साइड की सान्द्रता को ज्ञात करना।

Densimetric analysis (डेन्सीमेट्रिक एनालाइसिस)— किसी घोल का घनत्व ज्ञात करके फिर ठोस पदार्थों की मात्राओं की गणना करके विश्लेषण करना।

Gastric analysis (गैस्ट्रिक एनालाइसिस)— मुक्त अम्ल तथा सम्पूर्ण अम्ल की सान्द्रता ज्ञात करने के लिए आमाशयिक रस का विश्लेषण करना।

Qualitative analysis (क्वालिटेटिव एनालाइसिस)— किसी पदार्थ में उसके तत्त्वों के गुणों का पता लगाना, गुणात्मक विश्लेषण।

Quantitative analysis (क्वान्टिटेटिव एनालाइसिस)— किसी पदार्थ में स्थित प्रत्येक तत्त्व की मात्रा ज्ञात करना परिमाणात्मक विश्लेषण।

Volumetric analysis (वोल्युमेट्रिक एनालाइसिस)— द्रवों का आयतन मापकर परिमाण रूप विश्लेषण करना

Analyst (एनालिस्ट)—1. विश्लेषण करने वाला व्यक्ति, विश्लेषक। 2. मनोविश्लेषण करने वाला लाइसेन्सशुदा प्रैक्टीशनर।

Analyte (एनालाइट)— रासायनिक विश्लेषण द्वारा ज्ञात कोई पदार्थ।

Analytic (एनालाइटिक)— विश्लेषण सम्बन्धी।

Analytical balance (एनालाइटिकल बैलेन्स)— रासायनिक विश्लेषण में प्रयोग में लाई जाने वाली अत्यधिक संवेदनशील तुला।

Analyze (एनालाइज़)— भागों में विभाजित करना।

Analyzer (एनालाइज़र)— जब आकर्षण शक्ति से युक्त प्रकाश किसी विलयन से होकर गुजरता है तो उससे उत्पन्न दृष्टि-घुमाव का पता लगाने के काम आने वाला उपकरण। किसी कण्ठ ध्वनि का विश्लेषण करने के लिए; श्वास में कुछ रसायनों जैसे एल्कोहॉल की विद्यमानता का पता लगाने के लिए; प्रतिबिम्बों का; किसी विलयन में कोशिकाओं का; तथा रसायनों का विश्लेषण करने के लिए प्रयोग में लाया जाने वाला उपकरण।

Anamnesis (एनेम्नेसिस)— किसी रोगी का पिछला चिकित्सीय इतिहास, पूर्व इतिवृत्त।

Anamnestic (एनेम्नेस्टिक)— किसी रोगी के पिछले चिकित्सीय इतिहास से सम्बन्धित, पूर्व इतिवृत सम्बन्धी।

Anamniotic (एनेम्नियोटिक)— उल्व रहित।

Ananabasia (एनानाबेसिया)— ऊँचाई पर चढ़ने की इच्छा न होना।

Ananaphylaxis (एनानाफाइलैक्सिस)— विसुग्राहीकरण, तीव्रग्राहिता का रुकना।

Ananastasia (एनानास्टेसिया)— बैठी हुई स्थिति से खड़े होने की इच्छा न होना।

Anancastia (एननकास्टिया)— एक मनोग्रस्ति जिसमें व्यक्ति अपनी इच्छा के विरुद्ध कार्य करने के लिए बाध्य होता है।

Anandria (एननड्रिया)— पुरुषत्व का अभाव।

Anandrous (एननड्रस)— ऐसा पुरुष जिसके वीर्य नहीं होता, बाँझ, नपुंसक व्यक्ति।

Anangioplasia (एनानजियोप्लेसिया)— शरीर के किसी भाग का अपूर्ण वाहिकावर्धन।

Anangioplastic (एनानजियोप्लास्टिक)— किसी भाग के अपूर्ण वाहिकावर्धन से सम्बन्धित।

Anaphalantiasis (एनाफेलेनटिएसिस) — आँखों की भौंहों का न होना।

Anaphase (एनाफेज़)— अर्धसूत्री विभाजन अथवा सूत्री विभाजन में केन्द्रक के विभाजन की तृतीय अवस्था।

Anaphia (एनाफिया)— स्पर्श की अनुभूति में कमी अथवा इसका पूर्ण अभाव, स्पर्शशून्यता।

Anaphoresis (एनाफोरेसिस)— स्वेदाल्पता।

Anaphoretic (एनाफोरेटिक)— स्वेदरोधक।

Anaphoria (एनाफोरिया)— नेत्रगोलकों के ऊपर घूम जाने की प्रवृत्ति।

Anaphrodisia (एनाफ्रोडिसिया)— लैंगिक इच्छा की कमी अथवा इसका पूर्ण अभाव, कामाल्पता।

Anaphrodisiac (एनाफ्रोडिसियाक)— लैंगिक इच्छा को दबाने वाली कोई भी वस्तु, अबाजीकर।

Anaphrodite (एनाफ्रोडाइट)— लैंगिक इच्छा की कमी अथवा इसके पूर्ण अभाव से युक्त व्यक्ति।

Anaphylactia (एनाफाइलैक्टिया)— तीव्रग्राहिता।

Anaphylactic (एनाफाइलैक्टिक)— तीव्रग्राहिता से सम्बन्धित अथवा इसकी विशिष्टता से युक्त, तीव्रग्राही

Anaphylactic shock (एनाफाइलैक्टिक शॉक) — तीव्र एलर्जिक (अतिसुग्राहिता) प्रतिक्रिया जो किसी ऐसे पदार्थ का इन्जैक्शन लगाने के पश्चात् उत्पन्न होती है जिसके प्रति वह व्यक्ति सुग्राही होता है।

Anaphylactogen (एनाफाइलैक्टोजन)— एलर्जेन। कोई भी पदार्थ जो तीव्रग्राहिता उत्पन्न करता है।

Anaphylactogenesis (एनाफाइलैकटोजेनेसिस)— तीव्रग्राहिता उत्पन्न करने की प्रक्रिया।

Anaphylactogenic (एनाफाइलैक्टोजेनिक)— तीव्रग्राही प्रतिक्रियायें उत्पन्न करने वाली कोई भी वस्तु।

Anaphylactoid (एनाफाइलैक्टॉयड)— तीव्रग्राहिता सम्बन्धी अथवा इसके समान।

Anaphylaxis (एनाफाइलैक्सिस)— शरीर की किसी बाह्य प्रोटीन अथवा औषधि के प्रति हिस्टामीन, सिरोटोनिन तथा अन्य वाहिकाविस्फारक पदार्थों के मुक्त होने से उत्पन्न एलर्जी की या अतिसुग्राहिता प्रतिक्रिया जिसमें त्वचा लाल हो जाती है, खुजली आती है, पित्ती उछल आती है, सांस फूलता है, रोगी नीला पड़ जाता है, उसकी नब्ज तेज चलती है एवं बहुत महीन (धागे के समान) होती है, रक्त-चाप कम हो जाता है, बेहोशी हो जाती है और मृत्यु तक हो जाती है; तीव्रग्राहिता।

Anaplasia (एनाप्लेसिया)— कोशिकाओं की भिन्नता का समाप्त हो जाना जो कि बहुत से कैन्सर अर्बुदों की विशिष्टता होती है; अविकसन।

Anaplastic (एनाप्लास्टिक)— अविकसन सम्बन्धी।

Anapnea (एनाप्निया)— 1. श्वसन 2. पुनः श्वसन आरम्भ होना।

Anapneic (एनाप्नीक)— श्वास कष्ट में आराम पहुँचाने वाला।

Anapophysis (एनापोफाइसिस)— किसी कशेरुका का एक सहायक कंटक प्रवर्ध।

Anaptic (एनाप्टिक) — स्पर्शशून्यता से सम्बन्धित अथवा उसकी विशिष्टता वाला।

Anarithmia (एनारिथमिया)— मस्तिष्क में क्षति पहुँचने से गणना करने में अक्षमता।

Anarthria (एनार्थरिया)—साफ-साफ न बोल सकना, अस्पष्ट उच्चारण।

Anasarca (एनासार्का)—सार्वदैहिक स्थूल शोफ, सर्वांगशोफ।

Anasarcous (एनासार्कस)— शोफयुक्त।

Anaspadias (एनास्पेडियास)—शिश्न के पृष्ठ-तल पर मूत्र-मार्ग का जन्मजात छिद्र।

Anastalsis (एनास्टेलसिस)— पुनःसरण का उल्टा हो जाना।

Anastaltic (एनास्टेल्टिक)— स्तम्भक।

Anastate (एनास्टेट)— उपचय का कोई भी उत्पाद।

Anastigmatic (एनास्टिग्मैटिक)— जो विषमदृष्टिक न हो।

Anastigmats (एनास्टिग्मैट्स)— ऐसे लैन्स जिनमें दृष्टिवैषम्य दूर कर दिया गया हो।

Anastole (एनास्टोल)— पीछे को खिंचना जैसे किसी जख्म के किनारे पीछे की ओर खिंच जाते हैं।

Anastomose (एनास्टोमोस)— दो भागों विशेषकर तन्त्रिकाओं या रक्त वाहिनियों को आपस में मिलाना।

Anastomosis (एनास्टोमोसिस)— दो भागों विशेषकर तन्त्रिकाओं अथवा रक्त वाहिनियों का संयोजन, सम्मिलन।

Anastomotic (एनास्टोमोटिक)— सम्मिलन सम्बन्धी अथवा सम्मिलन से चिन्हित।

Anatomic, Anatomical (एनाटॉमिक, एनाटॉमिकल)— किसी जीव की रचना से सम्बन्धित, शारीरिक।

Anatomical position (एनाटॉमिकल पोज़ीशन)— ऐसी स्थिति जिसमें व्यक्ति पाँवों को सामने करके, बाँहों को पार्श्वों में लटकाकर तथा हथेलियों को सामने करके सीधा खड़ा होता है।

Anatomist (एनाटॉमिस्ट)— शरीर-रचना विज्ञान का विशेषज्ञ, शरीररचनाविज्ञानी।

Anatomy (एनाटॉमी)— प्राणियों की शरीर-रचना का विज्ञान, शरीर-रचना विज्ञान। अध्ययन की दृष्टि से इसके निम्न विभाग किए गए हैं–

Applied anatomy (एप्लाइड एनाटॉमी)— रोग निदान एवं चिकित्सा विशेषकर शल्य-चिकित्सा में प्रयुक्त शरीर-रचना विज्ञान।

Comparative anatomy (कम्परेटिव एनाटॉमी)— शरीर-रचना विज्ञान जिसमें विभिन्न जन्तुओं की समजात संरचनाओं की तुलना की जाती है।

Descriptive anatomy, Systematic anatomy (डेस्क्रिप्टिव एनाटॉमी, सिस्टेमेटिक एनाटॉमी)— शरीर-रचना विज्ञान जिसमें शरीर के अलग-अलग भागों का वर्णन होता है।

Developmental anatomy (डेवलपमैन्टल एनाटॉमी)— गर्भाधान के समय से लेकर युवावस्था के आरम्भ तक होने वाली रचनात्मक परिवृद्धियों का अध्ययन।

Gross anatomy, Macroscopic anatomy (ग्रौस एनाटॉमी, मैक्रोस्कोपिक एनाटॉमी)— नग्न नेत्रों से दिखाई दे सकने वाली संरचनाओं का अध्ययन।

Microscopic anatomy (माइक्रोस्कोपिक एनाटॉमी)—

ऊतक-विज्ञान। नग्न नेत्रों से दिखाई न दे सकने वाली संरचनाओं का सूक्ष्मदर्शी द्वारा अध्ययन।

Morbid anatomy, Pathological anatomy (मोर्बिड एनाटॉमी, पैथोलॉजिकल एनाटॉमी)— असामान्य, रोगग्रस्त अथवा क्षतिग्रस्त संरचनाओं का अध्ययन।

Radiological anatomy, X-ray anatomy (रेडियोलॉजिकल एनाटॉमी, एक्स-रे एनाटॉमी)— एक्स-रे फिल्म में दिखाई देने के आधार पर ऊतकों की संरचनाओं का अध्ययन।

Special anatomy (स्पेशल एनाटॉमी)— विशेष अंगों अथवा भागों की संरचनाओं का अध्ययन।

Surface anatomy (सर्फेस एनाटॉमी)— शरीर के तल के रूप एवं उस पर स्थित अंकनों का अध्ययन।

Anatripsis (एनाट्रिप्सिस)— चिकित्सा में रगड़न अथवा मालिश का प्रयोग।

Anatriptic (एनाट्रिप्टिक)— रगड़ कर प्रयोग किया जाने वाला पदार्थ अथवा औषधि, मालिश की दवा।

Anatropia (एनाट्रॉपिया)— Anaphoria.

Anaxon, Anaxone (एनाक्सोन)— एक्सोन रहित तन्त्रिका कोशिका जैसे रेटिना की।

Anazoturia (एनाज़ोटूरिया)— मूत्र में नाइट्रोजनी पदार्थों विशेषकर यूरिया की कमी होना।

Anchor (एन्कर)— किसी दाँत को रोके रखने के लिए दन्त-उलूखल में रखा जाने वाला धातु का रोप।

Anchorage (एन्कीरेज)— किसी विस्थापित अंग को शल्य-क्रिया द्वारा स्थिर करना।

Ancillary (एन्सीलरी)— अनुषंगी, सहायक।

Ancipital (एन्सीपिटल)— दो किनारों अथवा दो सिरों वाला।

Ancon (एन्कोन)— कोहनी।

Anconad (एन्कोनाड)—कोहनी की ओर।

Anconagra (एनकोनाग्रा)— कोहनी का गाऊट रोग।

Anconal, Anconeal (एन्कोनल, एन्कोनियल)— कोहनी से सम्बन्धित।

Anconitis (एन्कोनाइटिस)— कोहनी के जोड़ की सूजन।

Anconoid (एन्कोनॉयड)— कोहनी के समान।

Ancylostoma duodenale (एन्किलोस्टोमा ड्योडिनेल)— अंकुशकृमि।

Ancylostomiasis (एन्किलोस्टोमिएसिस)— अंकुशकृमि द्वारा उत्पन्न रोग।

Ancyroid (एन्सीरॉयड)— लंगर के तिकाने नुकीले भाग की आकृति वाला।

Andriatrics (एण्ड्रियाट्रिक्स)—नरविज्ञान, पुरुष रोगों विशेषकर पुरुष जननांगों के रोगों का अध्ययन।

Andro- (एण्ड्रो-)— पुरुष, नर अथवा मर्दाना को संकेतिक करने वाला उपसर्ग।

Androblastoma (एण्ड्रोब्लास्टोमा)— शुक्रग्रन्थि का सुदम अर्बुद, वृषणार्बुद।

Androgalactozemia (एन्ड्रोगैलेक्टोज़ीमिया)— पुरुष के स्तन से दूध का टपकना।

Androgen (एण्ड्रोजन)— कोई भी पदार्थ जो पुरुष विशिष्टताओं को उत्पन्न करता है या उनके विकास को प्रोत्साहित करता है (पुंस्त्वभवन) जैसे टैस्टोस्टेरोन एवं एण्ड्रोस्टेरोन हार्मोन, नर हार्मोन।

Androgenic (एण्ड्रोजेनिक)— पुंस्त्वभवन उत्पन्न करने वाला।

Androgenicity (एण्ड्रोजेनिसिटी)— पुंस्त्वभवन का प्रभाव उत्पन्न करने का गुण।

Androgenous (एण्ड्रोजीनस)— पुरुष बच्चों को जन्म देने वाली।

Androgynism (एण्ड्रोगाइनिज्म) — किसी स्त्री में नर एवं नारी दोनों विशिष्टताओं के पाए जाने की दशा।

Androgynoid (एण्ड्रोगाइनॉयड)— ऐसा पुरुष जो स्त्री से मिलता-जुलता हो अथवा जिसमें नारी की विशिष्टताएँ पायी जाती हों।

Androgynous (एण्ड्रोगाइनस)— ऐसी स्त्री जिसमें नर एवं नारी दोनों विशिष्टताएँ पायी जाती हों।

Android (एण्ड्रॉयड)— आदमी के समान।

Andrology (एण्ड्रोलॉजी)— Andriatrics.

Andromania (एण्ड्रोमैनिया)— स्त्री कामोन्माद, स्त्रियों में पाया जाने वाला कामोन्माद।

Andromimetic (एण्ड्रोमाइमेटिक)— Androgenic

Andromorphous (एण्ड्रोमॉर्फस)— शारीरिक रचना एवं देखने में पुरुष से मिलता-जुलता, पुरुषरूपी।

Andropathy (एण्ड्रोपैथी)— कोई भी रोग जो विशेषकर पुरुष को ही होता है।

Andropause (एण्ड्रोपॉज)— बढ़ती उम्र के साथ पुरुष जननांगों के कार्य में कमी हो जाना जो रजोनिवृत्ति के समान होता है।

Androphilic, Anthropophilic (एण्ड्रोफिलिक, एन्थ्रोपोफिलिक)— जन्तुओं की अपेक्षा मनुष्य को अधिक चाहने वाला जैसे कुछ परजीवी जो मनुष्य के शरीर में वास करते हैं, मानवरागी।

Androphobia (एण्ड्रोफोबिया)— पुरुष लिंग से रोगोत्पादक भय लगना, नरभीति।

Anechoic (एनीकोइक)— ऐसी वस्तु जिसमें गूँजने का गुण नहीं होता।

Anechoic room (एनीकोइक रूम) — ऐसा कमरा जिसमें आवाज नहीं गूँजती।

Anel's probe (एनल्स प्रोब)— अश्रु एवं नासा वाहिनियों की एषणी।

Anemia (अनीमिया)— रक्त की ऑक्सीजन वाहन की क्षमता में कमी हो जाना जो रक्त में लाल रक्त कोशिकाओं की संख्या अथवा हीमोग्लोबिन की मात्रा में सामान्य से नीचे कमी हो जाने पर होती है। यह बहुत से रोगों का एक लक्षण होता है जिसमें त्वचा एवं श्लेष्मिक कला पीली पड़ जाती है, कमजोरी हो जाती है, सिर में दर्द होता है, चक्कर आते हैं, सांस फूलता है, दिल की धड़कन बढ़ जाती है, मासिक धर्म रुक जाता है, हल्का ज्वर भी रहने लगता है तथा गम्भीर रोगियों के टखने पर शोफ भी हो जाता है; रक्ताल्पता, खून की कमी। रक्ताल्पता मुख्यतया निम्न प्रकार की होती है–

Achlorhydric anemia (एक्लोरहाइड्रिक अनीमिया)— आमाशयिक रस में मुक्त हाइड्रोक्लोरिक एसिड के अभाव में होने वाली ऐसी रक्ताल्पता जिसमें लाल रक्त कोशिकाएँ छोटी होती हैं तथा उनमें हीमोग्लोबिन की मात्रा भी कम होती है।

Aplastic anemia (एप्लास्टिक अनीमिया)— अस्थि मज्जा के कुछ औषधियों अथवा एक्स-रे आदि के द्वारा नष्ट हो जाने के कारण लाल रक्त कोशिकाओं के पुनर्जीवन में बाधा उत्पन्न होने से उत्पन्न रक्ताल्पता।

Deficiency or nutritional anemia (डिफिशियन्सी या न्यूट्रीशनल अनीमिया)— भोजन में पोषक तत्त्वों जैसे लोहे अथवा विटामिन आदि की कमी से या आँत द्वारा इनके अवशोषण की अक्षमता के कारण उत्पन्न रक्ताल्पता।

Folic acid deficiency anemia (फोलिक एसिड डिफिशियन्सी अनीमिया)— फोलिक एसिड की कमी के परिणामस्वरूप उत्पन्न रक्ताल्पता।

Hemolytic anemia (हीमोलाइटिक अनीमिया) — रक्ताल्पता जो लाल रक्त कोशिकाओं के टूटने अथवा उनके नष्ट होने से उत्पन्न होती है, जो आनुवंशिक या उपार्जित हो सकती है जैसे संक्रमण के फलस्वरूप अथवा कुछ औषधियों के विषैले प्रभावों से उत्पन्न हो सकती है।

Hyperchromic anemia (हाइपरक्रोमिक अनीमिया)— ऐसी रक्ताल्पता जिसमें औसत कणिका-हीमोग्लोबिन सान्द्रता (एम सी एच सी) सामान्य से अधिक होती है जिससे लाल रक्त कोशिकाएँ सामान्य से अधिक अभिरंजित होती हैं।

Hypochromic anemia (हाइपोक्रोमिक अनीमिया)— ऐसी रक्ताल्पता जिसमें हीमोग्लोबिन की कमी होती है जो लाल रक्त कोशिकाओं की संख्या में कमी होने की अपेक्षा कहीं अधिक होती है जिससे औसत कणिका-हीमोग्लोबिन सान्द्रता सामान्य से कम होती है।

Iron-deficiency anemia (आयरन-डिफ़िशियन्सी अनीमिया)— रक्त सीरम में लोहे की कमी, लौह-भण्डारों की कमी अथवा इनके अभाव के कारण होने वाली

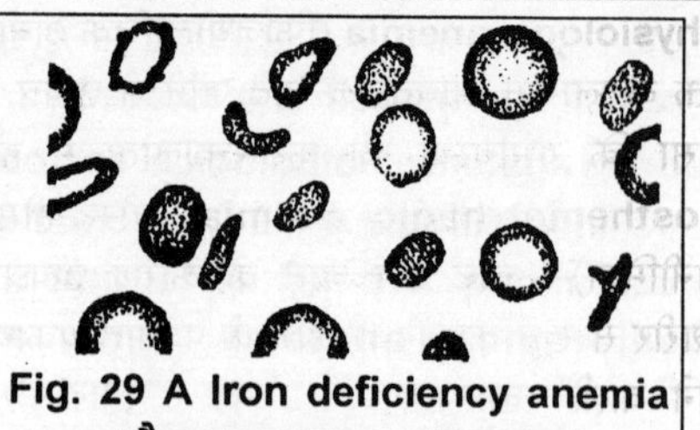

Fig. 29 A Iron deficiency anemia
लौह अल्पताजन्य रक्ताल्पता

रक्ताल्पता जो लोहे को उचित मात्रा में ग्रहण न करने, इसके अपावशोषण होने, जीर्ण रक्त हानि, गर्भावस्था तथा दुग्धस्रवण काल में होती है; लौह अल्पताजन्य रक्ताल्पता।

Macrocytic anemia (मैक्रोसाइटिक अनीमिया) — ऐसी रक्ताल्पता जिसमें लाल रक्त कोशिकाएँ असामान्य रूप से बढ़ जाती हैं, वृहत्लोहितकोशिका रक्ताल्पता।

Megaloblastic anemia (मैगालोब्लास्टिक अनीमिया)— ऐसी रक्ताल्पता जिसमें रक्त में मैगालोब्लास्ट पाये जाते हैं।

Microcytic anemia (माइक्रोसाइटिक अनीमिया)—ऐसी रक्ताल्पता जिसमें लाल रक्त कोशिकाएँ असामान्य रूप से छोटी हो जाती हैं।

Pernicious anemia (पर्निशियस अनीमिया)— एक जीर्ण वृहत्लोहितकोशिका-रक्ताल्पता या मैक्रोसाइटिक अनीमिया जो विटामिन बी$_{12}$ जो एक बहिरस्थ कारक होता है, के आँत से अवशोषित होने के लिए हाइड्रोक्लोरिक एसिड के अभाव में आमाशय के द्वारा अंतस्थ कारक के उचित मात्रा में स्रवित न होने से 50 से 80 वर्ष तक की आयु के लोगों में होता है जिसमें कमजोरी हो

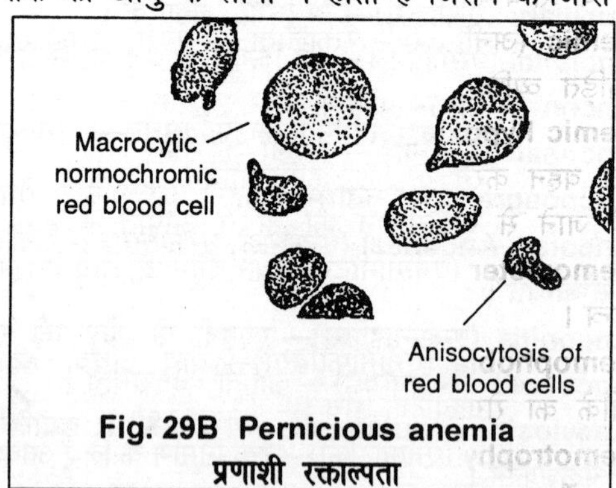

Fig. 29B Pernicious anemia
प्रणाशी रक्ताल्पता

जाती है, जीभ फटी-फटी सी हो जाती है, त्वचा का रंग नींबू के समान पीला पड़ जाता है, हाथों पैरों में झनझनाहट होती है एवं सुन्नता हो जाती है, थोड़ा-सा परिश्रम करने पर सांस फूलने लगता है, दिल की धड़कन बढ़ जाती है तथा कभी-कभी हृदय पेशी में अनॉक्सिता (ऑक्सीजन की कमी) हो जाने से हृद्शूल (दिल में दर्द) उठता है और किन्हीं-किन्हीं मामलों में पंजों एवं टखनों पर सूजन हो जाती है; प्रणाशी रक्ताल्पता।

Physiologic anemia (फिज़ियोलॉजिक अनीमिया) — रक्त के प्लाज़्मा आयतन के बढ़ जाने से उत्पन्न रक्ताल्पता जैसा कि गर्भावस्था की कूट-रक्ताल्पता में होता है।

Posthemorrhagic anemia (पोस्ट-हीमोरैह्जिक अनीमिया)— चोट लग जाने के कारण उत्पन्न रक्तस्राव (शरीर से खून का बहना) होने के पश्चात् यकायक उत्पन्न होने वाली रक्ताल्पता।

Septic anemia (सैप्टिक अनीमिया)— तीव्र संक्रमणों द्वारा उत्पन्न रक्ताल्पता

Sickle cell anemia (सिकिल सैल अनीमिया)— रक्त में अत्यधिक संख्या में अर्द्ध चन्द्राकार अथवा हँसिये के आकार की लाल रक्त कोशिकाओं के होने से उत्पन्न रक्ताल्पता, दात्रलोहितकोशिका रक्ताल्पता।

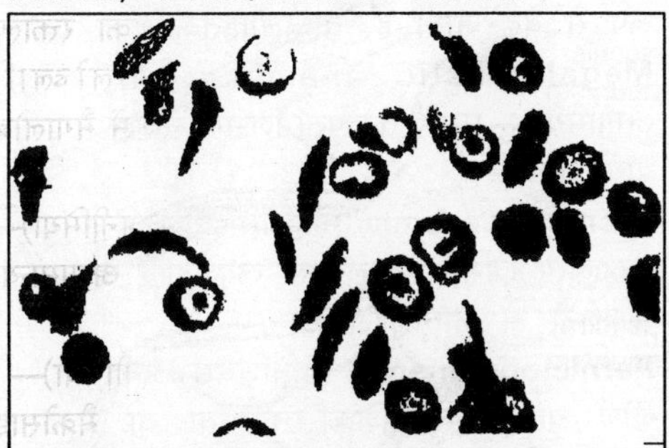

Fig. 29 C Sickle cell anemia
दात्रलोहितकोशिका रक्ताल्पता

Splenic anemia (स्प्लीनिक अनीमिया)— प्रतिहार अथवा प्लीहा-अतिरक्तदाब के कारण होने वाली प्लीहा की वृद्धि के साथ होने वाली रक्ताल्पता।

Anemic (अनीमिक)— रक्ताल्पता सम्बन्धी, रक्ताल्पता से पीड़ित व्यक्ति।

Anemic hypoxia (अनीमिक हाइपोक्सिया)— ऑक्सीजन का वहन करने के लिए हीमोग्लोबिन की मात्रा में कमी हो जाने से ऑक्सीजन की उचित आपूर्ति न होना।

Anemometer (एनीमोमीटर)— वायुवेगमापी, वायु वेग मापक यन्त्र।

Anemophobia (एनीमोफोबिया)— वायु अथवा हवा के झोंके का रोगोत्पादक भय।

Anemotrophy (एनीमोट्रॉफी)— रक्त निर्माण के लिए आवश्यक पदार्थों का अभाव जिससे अल्पविकसन-रक्ताल्पता उत्पन्न हो जाती है।

Anencephalic, Anencephalous (एननसिफेलिक, एननसिफेलस)— मस्तिष्कहीन

Anencephaly, anencephalia (ऐननसिफेली, एननसिफेलिया)— कपाल-गुम्बज़ का जन्म-जात अभाव जिसके साथ ही प्रमस्तिष्क-गोलार्द्ध पूर्णतया लुप्त हो जाते हैं अथवा वे छोटे-छोटे पिण्डों के रूप में होते हैं, मस्तिष्कहीनता।

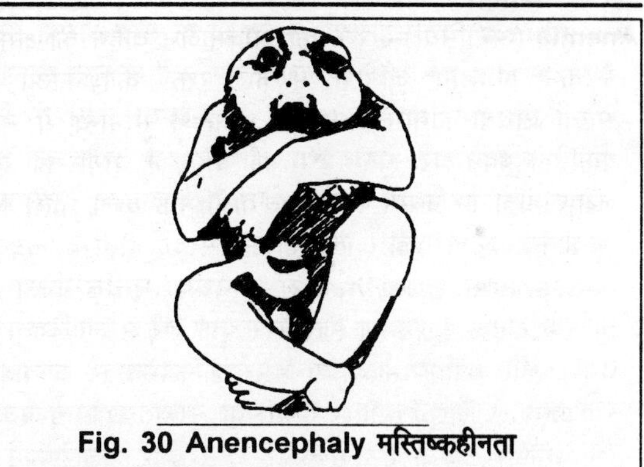

Fig. 30 Anencephaly मस्तिष्कहीनता

Anenterous (एनैन्टेरस)— जिसके आँत नहीं होती, आन्त्रविहीन।

Anenzymia (एनैन्जाइमिया)— किसी एन्ज़ाइम का जन्मजात अभाव।

Anephric (एनैफ्रिक)— गुर्दों से रहित।

Anephrogenesis (एनैफ्रोजेनेसिस)— गुर्दों का जन्मजात अभाव।

Anergasia (एनर्गेसिया)— केन्द्रीय तन्त्रिका-तन्त्र में रचना-सम्बन्धी विक्षति हो जाने के फलस्वरूप उत्पन्न क्रियात्मक सक्रियता की कमी, अक्रियाप्रवृत्ति।

Anergia (एनर्जिया)— Anergasia.

Anergic (एनर्जिक)— दुर्बल, निष्क्रिय, निश्चेष्ट।

Anergy (एनर्जी)— विशिष्ट एन्टीजनों के प्रति प्रतिक्रिया करने की क्षमता में कमी होना, प्रतिक्रिया-हीनता।

Anergy stupor (एनर्जी स्टूपर)— मनोभ्रंश की तीव्र प्रावस्था।

Aneroid (एनेरॉयड)— तरल से रहित कार्य करने वाला जैसे एनेरॉयड स्फाइग्मोमैनोमीटर (रक्तदाबमापी) जिसमें पारद (तरल) नहीं होता और रक्त-दाब या रक्त-चाप को मापने के लिए प्रयोग में लाया जाता है।

Anerythroplasia (एनइरिथ्रोप्लेसिया)— लाल रक्त कोशिकाओं का न बनना।

Anerythroplastic (एनइरिथ्रोप्लास्टिक)— लाल रक्त कोशिकाओं के न बनने से सम्बन्धित अथवा उसकी विशिष्टिता से युक्त।

Anerythropoiesis (एनइरिथ्रोपॉयसिस)— लाल रक्त कोशिकाओं का कम बनना।

Anerythropsia (एनइरिथ्रोप्सिया)— लाल रंग पहचानने में असमर्थता।

Anerythroregenerative (एनइरिथ्रोरीजेनेरेटिव)— लाल रक्त कोशिकाओं के पुनरुत्पादन के अभाव से सम्बन्धित अथवा उससे युक्त।

Anesthecinesia, Anesthekinesia (एनेस्थीसाइनेसिया, एनेस्थीकाइनेसिया)— संवेदी एवं प्रेरक दोनों का संयुक्त रूप से पक्षाघात।

Anesthesia (एनीस्थीसिया)— बेहोशी के साथ अथवा इसके बिना संवेदना का आंशिक अथवा पूर्ण रूप से लुप्त हो जाना जो किसी रोग, आघात अथवा शल्य-क्रिया करने के लिए किसी संवेदनाहारी पदार्थ या औषधि का इन्जैक्शन द्वारा अथवा सुंघाकर प्रयोग करने से होता है; संज्ञाहरण। संज्ञाहरण मुख्यतया निम्न प्रकार का होता है–

General anesthesia (जनरल एनीस्थीसिया)— सार्वदैहिक संज्ञाहरण जिसमें सम्पूर्ण शरीर प्रभावित होता है और बेहोशी हो जाती है। यह अधिकतर शल्यक्रिया करने के लिए किसी संज्ञाहारी का अन्तःशिराभ इन्जैक्शन लगाकर अथवा गैस संज्ञाहारी जैसे ईथर, क्लोरोफार्म या नाइट्रस ऑक्साइड आदि के सूंघने के द्वारा, सुषुम्ना रज्जु के अवजालतानिका अवकाश में किसी संज्ञाहारी का इन्जैक्शन लगाकर अथवा किसी संज्ञाहारी पदार्थ को मलाशय में प्रविष्ट करके उत्पन्न किया जाता है।

Local anesthesia (लोकल एनीस्थीसिया)— स्थानीय संज्ञाहरण जो एल्कोहॉल अथवा अन्य किसी पदार्थ का तन्त्रिका धड़ में अथवा इसके बहुत पास इन्जैक्शन लगाकर किसी तन्त्रिका में रोध उत्पन्न करके, शरीर के भाग को बर्फ से अथवा उड़नशील द्रव जैसे इथाइल क्लोराइड के प्रयोग से ठण्डा करके, स्थानीय संज्ञाहरण विलयन जैसे प्रोकेन हाइड्रोक्लोराइड का सीधे ऊतकों में इन्जैक्शन लगाकर जैसे किसी दाँत को निकालने के लिए मसूड़ों में इन्जैक्शन लगाकर अथवा किसी संज्ञाहारी को संज्ञाहीन (सुन्न) करने वाले स्थान के तल पर सीधे लगाने जैसे किसी संज्ञाहारी मरहम के लगाने से, उत्पन्न होता है।

Anesthesimeter (एनीस्थीसीमीटर)—1. संवेदनहीनता अथवा संज्ञाहरण के अंश को मापने वाला उपकरण 2. दिए गये संज्ञाहारी की मात्रा को नियमित करने वाला उपकरण।

Anesthesiologist (एनीस्थीसियोलॉजिस्ट)— संवेदनाहरण-विज्ञान का विशेषज्ञ।

Anesthesiology (एनीस्थीसियोलॉजी)— संवेदनाहरण अथवा संज्ञाहरण-विज्ञान।

Anesthetic (एनीस्थेटिक)— 1. संज्ञाहरण से सम्बन्धित अथवा इसे उत्पन्न करने वाला 2. वह पदार्थ जो संज्ञाहरण करता है और कार्य के अनुसार इन्हें सार्वदैहिक एवं स्थानीय दो भागों में विभाजित किया गया है।

Anesthetist (एनीस्थेटिस्ट)— संज्ञाहारी देने हेतु (विशेषकर सार्वदैहिक संज्ञाहरण के लिए) प्रशिक्षित व्यक्ति।

Anesthetization (एनीस्थेटाइज़ेशन)— संज्ञाहरण अथवा असंवेदनता का उत्पन्न होना।

Anesthetize (एनीस्थेटाइज़)— असंवेदनता उत्पन्न करना।

Anetoderma (एनीटोडर्मा)— त्वचा का अपक्षय तथा साथ ही त्वचा के बड़े-बड़े लोथड़े लटक जाना।

Aneurysm (एन्यूरिज़्म)— किसी रक्त वाहिनी के जन्मजात दोष अथवा उसकी दीवारों के कमजोर हो जाने के कारण स्थानीय रूप से विस्फारित हो जाने से बनने वाली थैलीनुमा रचना जैसे महाधमनी का एन्यूरिज़्म, फुलाव।

Saccular aneurysm— किसी धमनी के एक ओर थैलीनुमा उभार।

Fusiform aneurysm—किसी धमनी का तर्कुरूप विस्फारण।

Dissecting aneurysm – रक्त के किसी धमनी की वास्तविक अवकाशिका से धमनीय भित्ति के भीतर विद्यमान कूट अवकाशिका में चले जाने के परिणाम स्वरूप उत्पन्न दशा।

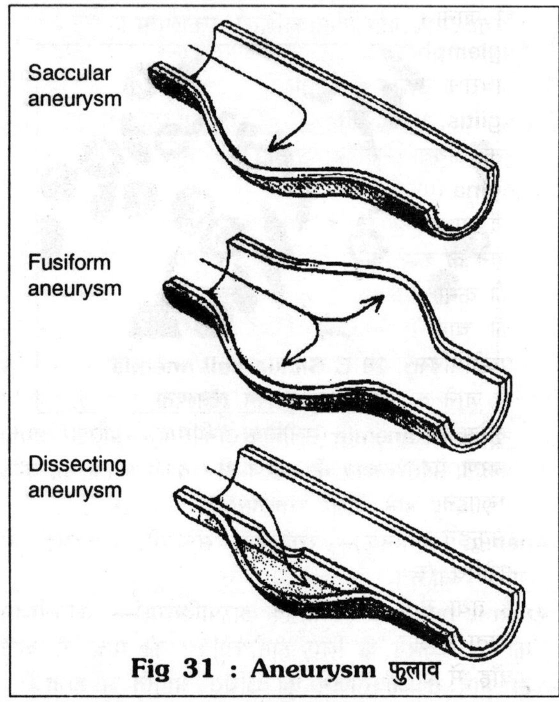

Fig 31 : Aneurysm फुलाव

Aneurysmal, Aneurysmatic (एन्यूरिज़्मल, एन्यूरिज़्मेटिक)— एन्यूरिज़्म सम्बन्धी।

Aneurysmectomy (एन्यूरिज़्मेक्टॉमी)— शल्यक्रिया द्वारा किसी एन्यूरिज़्म को काटकर निकाल देना।

Aneurysmoplasty (एन्यूरिज़्मोप्लास्टी) — प्लास्टिक सर्जरी द्वारा एन्यूरिज़्म की मरम्मत करना।

Aneurysmorrhaphy (एन्यूरिज़्मोरैह्फी)— एन्यूरिज़्म की थैलीनुमा रचना को सी कर बन्द करना।

Aneurysmotomy (एन्यूरिज़्मोटॉमी)— किसी एन्यूरिज़्म में चीरा लगाना।

Anfractuosity (एन्फ्रैक्चुओसिटी)—एक प्रमस्तिष्कीय परिखा या विदर।

Anfractuous (एन्फ्रैक्चुअस)— ऐंठा हुआ, कुण्डलित।

Angi(o)- (एन्जी-,एन्जियो-)— एक उपसर्ग जिसका अर्थ एक रक्त अथवा लसीका वाहिनी होता है।

Angiasthenia (एन्जिएस्थीनिया)— रक्त अथवा लसीका वाहिनियों की तान (शक्ति) का कम हो जाना।

Angiectasia, Angiectasis (एन्जिएक्टेसिया, एन्जिएक्टेसिस)— किसी रक्त अथवा लसीका वाहिनी का विस्फारण (चौड़ा हो जाना), वाहिका-विस्फार।

Angiectatic (एन्जिएक्टेटिक)— विस्फारित रक्त वाहिनियों की विशिष्टता से युक्त।

Angiectomy (एन्जिएक्टॉमी)— किसी रक्त वाहिनी को काट कर निकाल देना, वाहिका-उच्छेदन।

Angiectopia (एन्जिएक्टोपिया)— किसी वाहिनी का विस्थापित हो जाना।

Angiemphraxis (एन्जिएमफ्रेक्सिस)— किसी वाहिनी में अवरोध उत्पन्न हो जाना।

Angiitis, Vasculitis (एन्जाइटिस वैस्कुलाइटिस)— किसी रक्त अथवा लसीका वाहिनी का शोथ।

Angina (एन्जाइना)— 1. पेशियों में अचानक होने वाला तेज दर्द जो उन पेशियों की पूर्ति करने वाली धमनियों के सिकुड़ जाने के कारण रक्त की पूर्ति कम होने से उत्पन्न ऑक्सीजन की कमी में होता है और यह उन पेशियों की ऑक्सीजन की चाह में चिल्लाने का रूप होता है जैसे एन्जाइना एब्डोमिनिस जिसमें उदरीय धमनियों में काठिन्य (कठोरता) हो जाने के फलस्वरूप पेट में तेज दर्द होता है; एन्जाइना क्रूरिस जिसमें किसी धमनी में अवरोध उत्पन्न हो जाने के कारण पैर में दर्द होता है तथा वह नीला पड़ जाता है; एन्जाइना पैक्टोरिस जिसमें परिहृद् (कॉरोनरी) धमनी के सिकुड़ने से हृदय को पर्याप्त रक्त आपूर्ति न होने के कारण उरोस्थि (स्टर्नम हड्डी) के नीचे अचानक तेज दर्द उठता है तथा सीना जकड़ने लगता है, श्रम करने पर दर्द बढ़ जाता है और यह अक्सर बाँयें कंधे की ओर फैलकर नीचे बाँह में जाता है अथवा ऊपर जबड़े में पहुँच जाता है; हृद्शूल, 2. लुडविग्स एन्जाइना जिसमें मुँह के नीचे विस्तृत सपूय शोथ हो जाता है 3. विनसैन्ट्स एन्जाइना–इसमें मसूड़ों, मुख की श्लेष्मिक कलाओं, गले अथवा टॉन्सिलों का वेदनायुक्त कूटकला-जनक व्रण हो जाता है।

Anginal (एन्जाइनल) — एन्जाइना सम्बन्धी।

Anginiform, Anginoid (एन्जाइनीफार्म, एन्जिनॉयड)— एन्जाइना विशेषकर एन्जाइना पैक्टोरिस के समान, हृद्शूलाभ।

Anginophobia (एन्जाइनोफोबिया)— हृद्शूल या एन्जाइना पैक्टोरिस का विकृत भय, हृदशूलभीति।

Anginose (एन्जाइनोस)— एन्जाइना से सम्बन्धित अथवा उसके समान।

Angioarchitecture (एन्जियोआर्कीटैक्चर)— किसी अंग अथवा ऊतक में रक्त वाहिनियों की व्यवस्था और उनका वितरण।

Angioataxia (एन्जियोएटैक्सिया)— धमनी-तनाव में विभिन्नतायें।

Angioblast (एन्ज्यिोब्लास्ट)— वाहिनी के बनने में भाग लेने वाली कोशिका, वाहिकाप्रसू।

Angioblastoma (एन्जियोब्लास्टोमा)— मस्तिष्क अथवा मस्तिष्क या सुषुम्ना रज्जु के मस्तिष्कावरणों की किसी रक्त वाहिनी विशेष का अर्बुद, वाहिकाप्रसू-अर्बुद।

Angiocardiogram (एन्जियोकार्डियोग्राम)— किसी रेडियोअपारदर्शक रंजक के अन्तःशिराभ इन्जैक्शन के पश्चात् हृदय एवं बड़ी रक्त वाहिनियों का लिया गया एक्स-रे चित्र, वाहिकाहृद्चित्र।

Angiocardiography (एन्जियोकार्डियोग्राफी)— किसी रेडियोअपारदर्शक रंजक के अन्तःशिराभ इन्जैक्शन के पश्चात् हृदय एवं बड़ी रक्त वाहिनियों का एक्स-रे चित्रण करना, वाहिकाहृद्चित्रण।

Angiocardiokinetic (एन्जियोकार्डियोकाइनेटिक)— हृदय एवं रक्त वाहिनियों की गतियों (संकुचन एवं विस्फारण) को उत्पन्न करने वाला।

Angiocardiopathy (एन्जियोकार्डियोपैथी)— हृदय एवं रक्त वाहिनियों का रोग।

Angiocarditis (एन्जियोकार्डाइटिस)— हृदय एवं बड़ी रक्त वाहिनियों का शोथ, हृद्वाहिकाशोथ।

Angiocholecystitis (एन्जियोकोलीसिस्टाइटिस)— पित्ताशय एवं पित्त वाहिनियों का शोथ।

Angiocholitis (एन्जियोकोलाइटिस)— पित्तज वाहिनियों का शोथ।

Angiochondroma (एन्जियोकॉण्ड्रोमा)— एक ऐसा उपास्थि अर्बुद जिसमें रक्त वाहिनियों का अत्यधिक विकास होता है।

Angiodysplasia (एन्जियोडिसप्लेसिया)— छोटी रक्त वाहिनियों विशेषकर आंत की छोटी रक्त वाहिनियों की विषमताएँ।

Angiodystrophia (एन्जियोडिस्ट्रॉफिया)— रक्त वाहिनियों का दोषयुक्त पोषण।

Angioedema (एन्जियोइडीमा)— Angioneurotic edema।

Angioelephantiasis (एन्जियोएलीफैन्टियेसिस)— अवत्वचीय ऊतकों की वाहिकामयता बढ़ जाने से त्वचा के अत्यधिक मोटा हो जाने के परिणामस्वरूप हाथी-पाँव का उत्पन्न हो जाना।

Angiofibrolipoma (एन्जियोफाइब्रोलाइपोमा)— तन्तुप्रसुओं, रक्त केशिकाओं तथा वसीय ऊतक से बना अर्बुद।

Angiofibroma (एन्जियोफाइब्रोमा)— एक वाहिकार्बुद जिसमें तन्तु ऊतक होता है, वाहिकातन्तु-अर्बुद।

Angiofibrosis (एन्जियोफाइब्रोसिस)— रक्त वाहिनियों की दीवारों की तन्तुमयता।

Angiofollicular (एन्जियोफॉलिकुलर)— किसी लसीकाभ कूप तथा इसकी रक्त वाहिनियों से सम्बन्धित।

Angiogenesis (एन्जियोजेनेसिस)— भ्रूण में रक्त वाहिनियों का विकास होना।

Angiogenic (एन्जियोजेनिक)— 1. भ्रूण में रक्त वाहिनियों के विकास से सम्बन्धित, 2. वाहिकामय उद्‌गम का।

Angioglioma (एन्जियोग्लायोमा)— वाहिकार्बुद एवं तन्त्रिका-बंधार्बुद का मिश्रित अर्बुद।

Angiogliomatosis, Angiogliosis (एन्जियोग्लायोमेटोसिस, एन्जियोग्लायोसिस)— बहुत से वाहिकार्बुद एवं तन्त्रिकाबंधाबुर्द के मिश्रित अर्बुदों (एन्जियोग्लायोमाओं) का उत्पन्न हो जाना।

Angiogram (एन्जियोग्राम)— किसी रेडियोअपारदर्शक पदार्थ का किसी रक्त वाहिनी में इन्जैक्शन लगाने के पश्चात् उस वाहिनी का लिया गया एक्स-रे चित्र, वाहिकाचित्र।

Angiograph (एन्जियोग्राफ)— वाहिकाचित्रण में किसी रक्त वाहिनी का वाहिकाचित्र लेने के लिए प्रयोग में लाया जाने वाला एक यन्त्र।

Angiographic (एन्जियोग्राफिक)— वाहिका चित्रण से सम्बन्धित अथवा वाहिकाचित्रण को अपनाने वाला।

Angiography (एन्जियोग्राफी)— किसी रेडियोअपारदर्शक पदार्थ का किसी रक्त वाहिनी में इन्जैक्शन लगाने के पश्चात् उस वाहिनी का एक्स-रे चित्रण करना, वाहिकाचित्रण।

Angiohyalinosis (एन्जियोहाइलाइनोसिस)— रक्त वाहिनियों की दीवारों का काचाभ व्यपजनन।

Angiohypertonia (एन्जियोहाइपरटोनिया)— रक्त वाहिनियों विशेषकर धमनियों का ऐंठ जाना।

Angiohypotonia (एन्जियोहाइपोटोनिया)— रक्त वाहिनियों का अंगघात, आंशिक-घात अथवा उनका विस्फारण हो जाना।

Angioid (एन्जिऑयड)— रक्त वाहिनियों से मिलता-जुलता।

Angioinvasive (एन्जियोइनवैसिव)— रक्त वाहिनियों में घुसता हुआ।

Angiokeratoma (एन्जियोकैराटोमा)— त्वचा का एक रोग जो मुख्यतया पैरों एवं पंजों पर होता है, जिसमें वाहिकास्फीतियाँ अथवा अधिमांस-वृद्धियाँ उत्पन्न हो जाती हैं तथा साथ ही बाह्यत्वचा मोटी हो जाती है।

Angiokeratosis (एन्जियोकैराटोसिस)— बहुत से एन्जियोकेराटोमाओ का उत्पन्न हो जाना।

Angiokinetic (एन्जियोकाइनेटिक)— रक्त वाहिनियों के संकुचित एवं विस्फारित होने से सम्बन्धित।

Angioleukitis (एन्जियोल्यूकाइटिस)— लसीका वाहिनियों की सूजन।

Angiolipoma (एन्जियोलाइपोमा)— वाहिकार्बुद एवं वसार्बुद से बना अर्बुद, वाहिकावसार्बुद।

Angiolith (एन्जियोलिथ)— किसी रक्त वाहिनी सामान्यतः शिरा की दीवार में कैल्सियमयुक्त पदार्थ का जमा होना, शिराश्मरी।

Angiolithic (एन्ज्यिोलिथिक)— शिराश्मरी से सम्बन्धित।

Angiology (एन्ज्यिोलॉजी)— रक्त एवं लसीका वाहिनियों का विज्ञान, वाहिकाप्रकरण।

Angiolupoid (एन्जियोल्यूपॉयड)— त्वचा की एक यक्ष्मज विक्षति जो मुख्यतया नाक के पार्श्व में उत्पन्न होती है जिसमें छोटे, लाल, अण्डाकार चकत्ते उत्पन्न होते हैं तथा साथ ही तल पर वाहिकास्फीतियाँ हो जाती हैं।

Angiolymphitis (एन्जियोलिम्फाइटिस)— लसीका वाहिनियों का शोथ।

Angiolysis (एन्जियोलाइसिस)— रक्त वाहिनियों का पूर्ण अवरुद्ध हो जाना जैसा कि जन्म के पश्चात् नाभि-रज्जु को बांधने पर होता है।

Angioma (एन्जियोमा)— एक सुदम अर्बुद जो रक्त वाहिनियों (रक्तवाहिकार्बुद) अथवा लसीका वाहिनियों (लसीकावाहिकार्बुद) का बना होता है, वाहिकार्बुद।

Angiomalacia (एन्जियोमैलेसिया)— रक्त वाहिनियों की दीवारों का मुलायम हो जाना, वाहिकाप्राचीरमृदुता।

Angiomatoid (एन्जियोमाटॉयड)— वाहिकार्बुद या एन्जियोमा से मिलता-जुलता।

Angiomatosis (एन्जियोमेटोसिस)— ऐसा रोग जिसमें बहुत से वाहिकार्बुद बन जाते हैं, वाहिकार्बुदता।

Angiomatous (एन्जियोमेटस)— वाहिकार्बुद से मिलता हुआ, वाहिकार्बुदीय।

Angiomegaly (एन्जियोमेगैली)— रक्त वाहिनियों का विशेषकर आँख की पलकों में बढ़ जाना।

Angiometer (एन्जियोमीटर)— रक्त वाहिनियों का तनाव एवं उनका व्यास मापने वाला यन्त्र, वाहिकामापी।

Angiomyocardiac (एन्जियोमायोकार्डियक)— रक्त वाहिनियों एवं हृदय-पेशी से सम्बन्धित।

Angiomyofibroma (एन्जियोमायोफाइब्रोमा)— वाहिनियों, पेशीय ऊतक एवं तन्तुमय संयोजी ऊतक का बना सुदम अर्बुद।

Angiomyolipoma (एन्जियोमायोलाइपोमा)— एक सुदम अर्बुद जिसमें वाहिकामय, वसीय तथा पेशीय ऊतक होते हैं।

Angiomyoma (एन्जियोमायोमा)— ऐसा अर्बुद जो रक्त वाहिनियों एवं पेशीय ऊतक से बना होता है, धमनीपेश्यर्बुद

Angiomyoneuroma (एन्जियोमायोन्यूरोमा)— त्वचा के धमनीशिरापरक सम्मिलन का एक वेदनायुक्त अर्बुद।

Angiomyopathy (एन्जियोमायोपैथी)— रक्त वाहिनियों का कोई भी रोग जिसमें पेशी परत रोगग्रस्त होती है।

Angiomyosarcoma (एन्जियोमायोसार्कोमा)— एक अर्बुद जो वाहिकार्बुद, पेश्यर्बुद तथा सार्कोमा के तत्त्वों से बना होता है।

Angiomyxoma (एन्जियोमिक्सोमा)— एक श्लेष्मार्बुद जिसमें अधिक संख्या में वाहिनियाँ होती हैं।

Angioneurectomy (एन्जियोन्यूरेक्टॉमी)— वाहिनियों एवं तन्त्रिकाओं को काटकर निकाल देना।

Angioneuromyoma (एन्जियोन्यूरोमायोमा)— Angiomyoneuroma.

Angioneuropathy (एन्जियोन्यूरोपैथी)— एक वाहिका-स्नायविक रोग।

Angioneurosis (एन्जियोन्यूरोसिस)— वाहिकाप्रेरक प्रणाली में गड़बड़ी हो जाने के कारण रक्त वाहिनियों में ऐंठन हो जाना अथवा उनका पक्षाघात हो जाना, वाहिकातन्त्रिकता।

Angioneurotic (एन्जियोन्यूरोटिक)— वाहिकातन्त्रिकता सम्बन्धी।

Angioneurotic edema (एन्जियोन्यूरोटिक इडीमा)— त्वचा, श्लेष्मिक कलाओं अथवा अंतरागों की एक सुदम एलर्जीजनक सूजन जो अधिकतर भोजन एलर्जी से उत्पन्न होती है।

Angioneurotomy (एन्जियोन्यूरोटॉमी)— वाहिनियों एवं तन्त्रिकाओं को काटना।

Angionoma (एन्जियोनोमा)— किसी वाहिनी में जख्म बनना, वाहिकाव्रण।

Angioparalysis (एन्जियोपैरालाइसिस)— किसी रक्त वाहिनी का वाहिकाप्रेरक अंगघात।

Angioparesis (एन्जियोपैरेसिस)— किसी रक्त वाहिनी की वाहिकाप्रेरक दुर्बलता।

Angiopathic (एन्जियोपैथिक)— किसी रक्त वाहिनी अथवा लसीका वाहिनी के रोग से सम्बन्धित।

Angiopathology (एन्जियोपैथोलॉजी)— रक्त वाहिनियों के रोगों में उत्पन्न होने वाले वैकृत परिवर्तन।

Angiopathy (एन्जियोपैथी)— किसी रक्त अथवा लसीका वाहिनी का कोई भी रोग, वाहिकारूगणता।

Angioplany (एन्जियोप्लेनी)— किसी रक्त वाहिनी का अपने सामान्य स्थान से घूम जाना।

Angioplasty (एन्जियोप्लास्टी)— प्लास्टिक सर्जरी द्वारा रक्त वाहिनियों की मरम्मत करना, रक्तवाहिकासंधान।

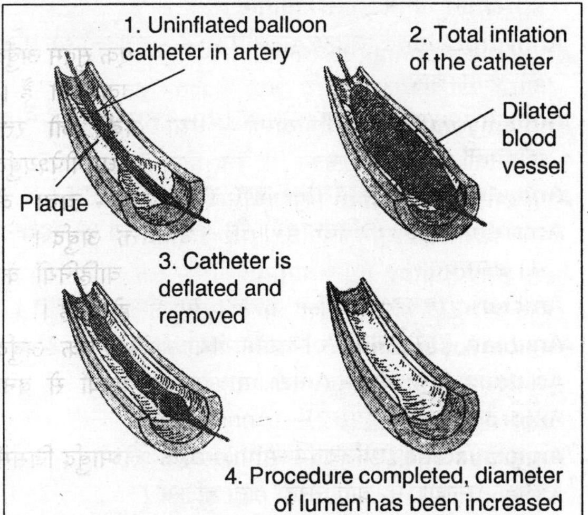

Fig. 32 Angioplasty (By ballon catheter)
रक्तवाहिकासंधान (फूलने वाली नालशलाका या कैथेटर द्वारा)

1. Uninflated baloon catheter in artery = धमनी में पिचका हुआ फूलने वाला कैथेटर। Plaque = चकत्ता
2. Total inflation of the catheter = कैथेटर को पूर्णरूप से फुलाया गया। Dilated blood vessel = विस्फारित रक्त वाहिनी
3. Catheter is deflated and removed = कैथेटर की हवा निकाल कर उसे पिचका दिया गया और निकाल लिया गया।
4. Procedure completed, diameter of lumen of the artery has been increased. कार्यवाही पूरी हो चुकी है, धमनी की अवकाशिका का व्यास बढ़ चुका है।

Angiopoiesis (एन्जियोपॉयइसिस)— रक्त वाहिनियों का बनना।

Angiopoietic (एन्जियोपॉयइटिक)— रक्त वाहिनियों के बनने से सम्बन्धित अथवा उन्हें बनाने वाला।

Angiopressure (एन्जियोप्रेसर)— रक्तस्राव को रोकने के लिए किसी रक्त वाहिनी पर लगाया गया दबाव।

Angiorhigosis (एन्जियोरह्इगोसिस)— रक्त वाहिनियों की कठोरता।

Angiorrhaphy (एन्जियोरैह्फी)— किसी वाहिनी को सीना।

Angiorrhexis (एन्जियोरैह्क्सिस)— किसी वाहिनी का फट जाना।

Angiosarcoma (एन्जियोसार्कोमा)— रक्त वाहिनियों का एक दुर्दम अर्बुद, वाहिकासार्कार्बुद।

Angiosclerosis (एन्जियोस्क्लेरोसिस)— रक्त वाहिनियों की दीवारों का कठोर हो जाना, वाहिकाप्राचीरकाठिन्य।

Angioscope (एन्जियोस्कोप)— केशिकाओं का निरीक्षण करने के लिए प्रयोग में आने वाला सूक्ष्मदर्शी।

Angioscopy (एन्जियोस्कोपी)— रक्त वाहिनियों के भीतर का देखना।

Angioscotoma (एन्जियोस्कोटोमा)— रेटिना की रक्त वाहिनियों की छाया द्वारा दृष्टि-क्षेत्र में उत्पन्न दोष।

Angiosialitis (एन्जियोसियालाइटिस)— किसी लार-वाहिनी का शोथ।

Angiosis (एन्जियोसिस)— Angiopathy.

Angiospasm (एन्जियोस्पाज़्म)— किसी रक्त वाहिनी का ऐंठन के साथ संकुचन, वाहिका-आकर्ष।

Angiospastic (एन्जियोस्पास्टिक)— वाहिका-आकर्ष से सम्बन्धित।

Angiostaxis (एन्जियोस्टैक्सिस)— रक्तस्राव की प्रवृत्ति।

Angiostenosis (एन्जियोस्टेनोसिस)— किसी वाहिनी विशेषकर रक्त वाहिनी की अवकाशिका का संकुचित होना, वाहिकासंकीर्णन।

Angiosteosis (एन्जियोस्टीयोसिस)— किसी वाहिनी का कैल्सीकरण होना।

Angiostomy (एन्जियोस्टॉमी)— ऑपरेशन द्वारा किसी रक्त वाहिनी में एक छिद्र बनाना।

Angiostrophe, Angiostrophy (एन्जियोस्ट्रोफ, एन्जियोस्ट्रोफी)— रक्तस्राव को रोकने के लिए किसी रक्त वाहिनी के कटे हुए सिरे को ऐंठ देना।

Angiosynizesis (एन्जियोसिनाइज़ेसिस)— ऐसी अवस्था जिसमें किसी वाहिनी की दीवारें कमजोर पड़ जाती हैं और बाद में वे आपस में चिपक जाती हैं।

Angiotelectasis (एन्जियोटेलेक्टेसिस)— रक्त केशिकाओं का विस्फारित हो जाना, वाहिकाविस्फार

Angiotensin (एन्जियोटैन्सिन)— यह वृक्क से मुक्त एक एन्जाइम रेनिन की एन्जियोंटैन्सिनोजन पर क्रिया होने से उत्पन्न होता है जो वाहिकासंकीर्णन करके रक्त-चाप को बढ़ाता है।

Angiotensinogen (एन्जियोटैन्सिनोजन)— यह एन्जियोटैन्सिन का पूर्वगामी होता है। यह यकृत में बनता है, रक्त सीरम में मुक्त होता है तथा वृक्क से मुक्त हुए रेनिन की क्रिया से एन्जियोटैन्सिन में परिवर्तित हो जाता है।

Angiotensinogenase (एन्जियोटैन्सिनोजीनेस)— Renin

Angiotitis (एन्जियोटाइटिस) — कान की रक्त वाहिनियों की सूजन, कर्णवाहिकाशोथ।

Angiotomy (एन्जियोटॉमी)— किसी रक्त अथवा लसीका वाहिनी में चीरा लगाना, वाहिका-उच्छेदन।

Angiotonic (एन्जियोटॉनिक)— धमनी-तनाव को बढ़ाने वाला।

Angiotribe (एन्जियोट्राइब)— रक्तस्राव को रोकने के लिए किसी धमनी के सिरे तथा उसके चारों ओर के ऊतक को कुचलने वाला यन्त्र।

Angiotripsy (एन्जियोट्राइप्सी)— एन्जियोट्राइब का प्रयोग करके रक्तस्राव को रोकना।

Angiotrophic (एन्जियोट्रॉफिक)— रक्त अथवा लसीका वाहिनियों के पोषण से सम्बन्धित।

Angitis (एन्जाइटिस)— रक्त अथवा लसीका वाहिनियों का शोथ, वाहिकाशोथ।

Angor (एन्गर)— बहुत तेज दर्द होना जैसा एन्जाइना पैक्टोरिस में होता है।

Angor animi (एन्गर एनीमाइ)— किसी व्यक्ति को यह महसूस होना कि वह मर रहा है जैसे एन्जाइना पैक्टोरिस या हृद्‌शूल में होता है।

Angstrom (एँग्सट्राम)— तरंग-दैर्ध्य की एक इकाई।

Anguish (एन्गुइश)— अत्यधिक मानसिक अथवा शारीरिक वेदना।

Angular (एन्गुलर) — जिसमें कोने अथवा कोण हों।

Angular artery (एन्गुलर आर्टरी)— नेत्र के भीतरी कोण की धमनी; चेहरे की धमनी।

Angular cheilitis (एन्गुलर चीलाइटिस)— मुख कोणों पर होठों की सूजन जिसमें मुख के कोणों में फटन हो जाती है, जलन होती है तथा शुष्कता हो जाती है और होठ फटने लगते हैं।

Angulation (एन्गुलेशन)— नलिकाकार रचनाओं जैसे आँत, किसी रक्त वाहिनी अथवा मूत्रनली द्वारा कोण बनाना अर्थात इनका मुड़ जाना।

Angulus (एन्गुलस)— कोण।

Anhaphia (एन्हेफिया)— स्पर्श का ज्ञान न होना, स्पर्शज्ञानाभाव।

Anhedonia (एन्हीडोनिया)— ऐसे कार्यों में खुशी न होना जिनसे सामान्यतया खुशी होती है।

Anhematosis (एनहीमेटोसिस)— दूषित रक्त निर्माण।

Anhemolytic (एनहीमोलाइटिक)— रक्त कोशिकाओं को नष्ट न करने वाला।

Anhepatica (एनहिपैटिका)— यकृत कार्य का समाप्त हो जाना अथवा उसमें कमी आ जाना।

Anhepatogenic (एनहिपैटोजेनिक)— यकृत से उत्पन्न न होने वाला।

Anhidrosis (एनहाइड्रोसिस)— पसीना बिल्कुल न आना अथवा कम आना जो स्थानिक अथवा सार्वदैहिक तथा अल्पकालिक अथवा स्थायी हो सकता है, स्वेदाल्पता या अस्वेदलता।

Anhidrotic (एनहाइड्रोटिक)— पसीना निकलने को कम करने अथवा रोकने वाला, अस्वेदकारी।

Anhistic, Anhistous (एनहिस्टिक, एनहिस्टस)— जिसकी कोई स्पष्ट संरचना न हो।

Anhydrase (एनहाइड्रेस)— एक एन्जाइम जो किसी रासायनिक यौगिक से जल के अलग होने को उत्तेजित करता है।

Anhydration (एनहाइड्रेशन)— निर्जलीकरण।

Anhydremia (एनहाइड्रीमिया)— रक्त में प्लाज़्मा की कमी।

Anhydride (एनहाइड्राइड)— किसी पदार्थ से जल के निकलने के पश्चात् बनने वाला यौगिक।

Anhydrochloric (एनहाइड्रोक्लोरिक)— हाइड्रोक्लोरिक एसिड की कमी वाला।

Anhydromyelia (एनहाइड्रोमाइलिया)— सुषुम्ना रज्जु में द्रव की कमी।

Anhydrous (एनहाइड्रस)— जल रहित, निर्जलीय।

Anianthinopsy (एनिएनथिनोप्सी)— बैंगनी रंग को पहचानने में असमर्थता।

Anicteric (एनइक्टैरिक)— कामला या पीलिया रहित।

Anidean (एनीडियेन)— जिसका कोई आकार न हो।

Anidous (एनीडस)— Anidean

Anidrosis (एनाइड्रोसिस)— Anhidrosis.

Anidrotic (एनाइड्रोटिक)— Anhidrotic.

Anile (एनाइल)— वृद्ध, बूढ़ा या बुढ़िया।

Anilingus (एनीलिंगस)— गुदा को चाटकर अथवा चूम कर लैंगिक उत्तेजना होना।

Anility (एनीलिटी)— वृद्धावस्था, बुढ़ापा।

Anima (एनीमा)— आत्मा

Animalcule (एनिमलक्यूल)— केवल सूक्ष्मदर्शी द्वारा दीखने वाला कोई जन्तु अथवा जीव, सूक्ष्म जन्तु।

Animate (एनिमेट)— सजीव, जीवित, चेतन।

Animatism (एनीमेटिज़्म)— यह विश्वास होना कि प्रकृति में प्रत्येक वस्तु, जीवित और अजीवित में आत्मा होती है।

Animation suspended (एनिमेशन सस्पैन्डेड)— प्राणभूत अथवा जैव क्रियाओं का अल्पकालिक रुक जाना जिससे बेहोशी हो जाती है।

Animi agitatio (एनिमाइ एजिटेशियो)—मानसिक व्याकुलता।

Anion (एनॉयन)— एक ऋणात्मक आयन जो किसी विद्युत सैल में धनात्मक इलेक्ट्रोड (एनोड) की ओर आकर्षित होता है, ऋणायन।

Anionic (एनियोनिक)— ऋणात्मक आयन सम्बन्धी।

Aniridia (एनाइराइडिया)— परितारिका का जन्मजात अभाव, अपरितारिका।

Aniseikonia (एनाइसीकोनिया)— एक ऐसा रोग जिसमें दोनों आँखों के रेटिना-प्रतिबिम्ब परिमाण एवं आकार में भिन्न होते हैं।

Anismus (एनिसमस)—मलाशय की बाह्य संकोचिनी का अत्यधिक सकुंचन।

Aniso- (एनीसो-)— शब्दों से पहले लगने वाला शब्द (उपसर्ग) जिसका अर्थ असमान अथवा असमरूप है।

Anisoaccommodation (एनिसोएक्कोमोडेशन)— दो आँखों की समायोजित करने की क्षमता में अन्तर।

Anisochromasia (एनीसोक्रोमेसिया)— लाल रक्त कोशिकाओं में हीमोग्लोबिन का असमान वितरण जैसे कि लाल रक्त कोशिकाओं का परिसर हीमोग्लोबिन जमा हो जाने के कारण वर्णकयुक्त होता है और उनका केन्द्रीय क्षेत्र रंगहीन होता है जैसा कि लौह अल्पताजन्य रक्ताल्पता में देखा जाता है।

Anisochromatic (एनीसोक्रोमेटिक)— पूर्णतया एक से रंग का न होने वाला।

Anisochromia (एनीसोक्रोमिया) — किसी वस्तु की विभिन्न रंगों में होने की अवस्था।

Anisocoria (एनीसोकोरिया)— आँखों की पुतलियों का परिमाण में बराबर न होना।

Anisocytosis (एनीसोसाइटोसिस)— ऐसी दशा जिसमें कोशिकाएँ, विशेषकर लाल रक्त कोशिकाएँ परिमाण में अत्यधिक असमान होती हैं; विषमकोशिकता

Anisodactylous (एनीसोडैक्टाइलस)— दोनों हाथों की अनुरूप अगुँलियों की असमान लम्बाई से सम्बन्धित।

Anisodactyly (एनीसोडैक्टाइली)— दोनो हाथों की अनुरूप अगुँलियों की असमान लम्बाई।

Anisognathous (एनीसोग्नेथस)— वह व्यक्ति जिसका ऊपरी जबड़ा निचले जबड़े से चौड़ा होता है।

Anisohypercytosis (एनीसोहाइपरसाइटोसिस)— ऐसा रोग जिसमें श्वेत रक्त कोशिकाएँ संख्या में बढ़ जाती हैं तथा विभिन्न प्रकार की श्वेत रक्त कोशिकाओं का अनुपात बदल जाता है।

Anisohypocytosis (एनीसोहाइपोसाइटोसिस)— ऐसा रोग जिसमें श्वेत रक्त कोशिकाएँ संख्या में घट जाती हैं तथा विभिन्न प्रकार की श्वेत रक्त कोशिकाओं का अनुपात बदल जाता है।

Anisokaryosis (एनीसोकैरीयोसिस)— कोशिका केन्द्रकों का असमान परिमाण।

Anisomastia (एनीसोमैस्टिया)— ऐसा रोग जिसमें स्तन बहुत ही असमान होते हैं।

Anisomelia (एनीसोमेलिया)— ऐसी दशा जिसमें जोड़ीदार भुजाएँ लम्बाई में असमान होती हैं, असमांगता।

Anisometrope (एनीसोमीट्रोप)— असमदृष्टिता से पीड़ित व्यक्ति।

Anisometropia (एनीसोमीट्रोपिया)— ऐसा रोग जिसमें दोनों आंखों की अपवर्तन-शक्ति असमान होती है, असमदृष्टिता।

Anisometropic (एनीसोमीट्रोपिक)— असमदृष्टिता से सम्बन्धित अथवा इससे युक्त, असमदृष्टिक।

Anisonormocytosis (एनीसोनार्मोसाइटोसिस)— ऐसी दशा जिसमें श्वेत रक्त कोशिकाओं की कुल संख्या तो सामान्य होती है, परन्तु विभिन्न प्रकार की कोशिकाओं का अनुपात असामान्य हो जाता है।

Anisophoria (एनीसोफोरिया)— विषमसंवर्तनता।

Anisopia (एनीसोपिया)— असमदृष्टि, विषमदृष्टि।

Anisopiesis (एनीसोपाइसिस)— शरीर के विभिन्न भागों के लिए गए रक्त-चाप में असमानता।

Anisopoikilocytosis (एनीसोपॉयकिलोसाइटोसिस)— ऐसी दशा जिसमें विभिन्न परिमाणों एवं असामान्य आकृतियों की श्वेत रक्त कोशिकाएँ रक्त में विद्यमान रहती हैं।

Anisorrhythmia (एनीसोरिद्मिया)— हृदय की अनियमित क्रिया।

Anisosphygmia (एनीसोस्फाइगमिया) — दोनों हाथों की रेडियल धमनियों में नाड़ी के आयतन, बल या समय में अन्तर होना।

Anisosthenic (एनीसोस्थेनिक) — असमान शक्ति वाला जैसे जोड़ीदार पेशियों में।

Anisotonic (एनीसोटॉनिक)— 1. जो समपरासारी न हो 2. विभिन्न प्रकार के तनावों वाला, विषमतानिक।

Anisotropal, Anisotropous (एनीसोट्रोपल, एनीसोट्रोपस)— 1. प्रत्येक दिशा में बराबर न होने वाला। 2. अपवर्तन-शक्ति में असमान, असमदिग्वर्ती।

Anisotropic (एनीसोट्रॉपिक)— विभिन्न दिशाओं में भिन्न दृष्टिपरक गुणों से युक्त।

Anisotropy (एनीसोट्रॉपी)— असमदिग्वर्ती होने का गुण।

Anisuria (एनीसूरिया)— बारी-बारी से अल्पमूत्रता एवं बहुमूत्रता का पाया जाना।

Ankle (एन्किल)— टाँग एवं पाँव के बीच का जोड़ जो टिबिया, फिब्यूला तथा टेलस हड्डियों के मिलने से बनता है। टखना।

Ankle clonus (एन्किल क्लोनस)— टखने का बार-बार प्रसारण एवं आकुंचन।

Ankle jerk (एन्किल जर्क)— एकिलस टैण्डन पर ठोकने से पिण्डली की पेशियों के सिकुड़ जाने के फलस्वरूप पंजे का फैल जाना।

Ankylo- (एन्किलो-)— उपसर्ग जिसका अर्थ ऐंठे हुए, झुके हुए अथवा शरीर के अंगों के जुड़े हुए होने से होता है।

Ankyloblepharon (एन्किलोब्लेफेरोन)— ऊपरी एवं निचली पलकों के किनारों का आपस में चिपक जाना, बद्धवर्त्म।

Ankylocheilia (एन्किलोचीलिया)— ऊपरी एवं निचले होठों का आपस में चिपक जाना।

Ankylocolpos (एन्किलोकोल्पोस)— योनि का छिद्र रहित अथवा बन्द रहना।

Ankylodactylia, Ankylodactyly (एन्किलोडैक्टाइलिया, एन्किलोडैक्टाइली)— हाथ या पैर की दो या दो से अधिक अँगुलियों का आपस में चिपक जाना।

Ankyloglossia (एन्किलोग्लोसिया)— जन्मजात जिह्वा बन्ध का छोटा होना, जिह्वा-बद्धता, बद्धजिह्वा, जीभ का मुख के तल से जुड़ा रहना।

Ankylomele (एन्किलोमेल)— एक वक्र या मुड़ी हुई एषणी।

Ankylopoietic (एन्किलोपॉयइटिक)— सन्धिग्रह उत्पन्न करने वाला।

Ankyloproctia (एन्किलोप्रोक्टिया)— गुदा का निकोचित अथवा अछिद्री होना।

Ankylosed (एन्किलोस्ड)— अचल एवं स्थिर सन्धि, जकड़ा हुआ जोड़।

Ankylosis (एन्किलोसिस)— किसी जोड़ की निश्चलता तथा स्थिरता, जकड़ाहट, सन्धिसमेकन।

Ankylotia (एन्किलोटिया)— कान की बाह्य श्रवण- नलिका का बन्द हो जाना।

Ankylotic (एन्किलोटिक)— सन्धिसमेकन या सन्धि की जकड़ाहट से युक्त अथवा उससे सम्बन्धित।

Ankylotome (एन्किलोटोम)— बद्धजिह्वा में जीभ के फ्रीनुलम अथवा बन्ध को काटने वाला यन्त्र।

Ankylurethria (एन्किल्यूरेथ्रिया)— मूत्र-मार्ग का निकोचन अथवा अछिद्रण।

Ankyroid (एन्किरॉयड)—हुक के आकार का।

Anlage (एन्लेग)— मूल रूप।

Annectant (एनेक्टेन्ट)— सम्बन्धित या जुड़ा हुआ।

Annexa (एनेक्सा)— किसी संरचना का सहायक भाग।

Annexitis (एनेक्साइटिस) — गर्भाशय के सहायक अंग का शोथ।

Annexopexy (एनेक्सोपैक्सी)— डिम्बवाहिनी एवं डिम्बग्रन्थि को उदरीय भित्ति से स्थिर कर देना।

Annoy (एनोय)— चिढ़ाना, परेशान करना।

Annoyance (एनोयैन्स)— खीज, चिढ़, उद्विग्नता।

Annular (एन्यूलर)— अंगूठी के आकार का, वृताकार, वलयी।

Annuloplasty (एन्यूलोप्लास्टी)— किसी हृदय-कपाट की प्लास्टिक सर्जरी द्वारा मरम्मत करना।

Annulorrhaphy (एन्यूलोरैह्फी)— हर्निया के छल्ले को सीकर बन्द करना।

Annulus (एन्यूलस)— एक छोटी अंगूठी अथवा अंगूठी के आकार की रचना, वलय।

Anochromasia (एनोक्रोमैसिया)— Anisochromasia.

Anococcygeal (एनोकॉक्सीजियल)— गुदा एवं अनुत्रिक दोनों से सम्बन्धित।

Anodal (एनोडल)— धनात्मक ध्रुव से सम्बन्धित।

Anode (एनोड)— किसी विद्युत स्रोत का धनात्मक ध्रुव जिसकी ओर ऋणात्मक आयन आकर्षित होते हैं।

Anodmia (एनोडमिया)— घ्राणज्ञानाभाव, सूँघने के ज्ञान का अभाव।

Anodontia (एनोडोन्शिया)— कुछ अथवा सभी दाँतों का जन्मजात अभाव, दन्तहीनता।

Anodontism (एनोडोन्टिज़्म)— दन्त अंकुर के विकास का जन्मजात अभाव।

Anodyne (एनोडाइन)— वेदनाहर, दर्द दूर करने वाली दवाई।

Anodynia (एनोडाइनिया)— दर्द दूर होना।

Anogenital (एनोजैनाइटल)— गुदीय एवं जननांगी क्षेत्रों से सम्बन्धित।

Anoia (एनोइया)— पूर्ण अज्ञानता, जड़ बुद्धिता।

Anomaloscope (एनोमैलोस्कोप)— वर्णान्धता का पता लगाने के लिए प्रयोग में लाया जाने वाला उपकरण।

Anomalous (एनोमैलस)— सामान्य से विचलित हो जाने वाला, असंगत।

Anomaly (एनोमैली)— विशेषकर जन्मजात अथवा आनुवंशिक त्रुटियों के फलस्वरूप सामान्य से विचलित होना, असंगति।

Anomia (एनोमिया)— वस्तुओं के नाम याद करने में असमर्थता।

Anonychia, Anonychosis (एनोनिकिया, एनोनाइकोसिस)— एक या अधिक नाखूनों का अभाव।

Anonymous (एनोनिमस)— गुमनाम, अनामी।

Anoperineal (एनोपेरिनियल)— गुदा एवं मूलाधार दोनों से सम्बन्धित।

Anophelicide (एनोफैलीसाइड)— एनोफिलीज़ मच्छरों को नष्ट करने वाली वस्तु।

Anophelifuge (एनोफैलीफ्यूज़)— ऐसी वस्तु या साधन जो एनोफिलीज़ मच्छरों को भगा देता है अथवा उन्हें काटने से रोकता है।

Anophoria (एनोफोरिया)— Anopsia.

Anophthalmia (एनोफ्थैल्मिया)— एक या दोनों आँखों का जन्मजात अभाव, अनेत्रता।

Anophthalmos (एनोफ्थैल्मोस)— Anophthalmia.

Anophthalmose (एनोफ्थैल्मोस)— जन्म से नेत्रहीन व्यक्ति।

Anopia (एनोपिया)— Anophoria.

Anoplasty (एनोप्लास्टी)— गुदा की प्लास्टिक सर्जरी।

Anopsia (एनोप्सिया)— 1. किसी एक आँख में दृष्टि का प्रयोग न करना 2. नेत्रऊर्ध्वविचलन।

Anorchia (एनोर्चिया)— Anorchism.

Anorchid (एनोर्चिड)— वह व्यक्ति जिसके शुक्रग्रन्थियाँ नहीं होतीं अथवा अनवतीर्ण शुक्रग्रन्थियाँ होती हैं।

Anorchidism, Anorchism (एनोर्चाइडिज़्म, एनोर्चिज़्म)— एक या दोनों शुक्रग्रन्थियों का जन्मजात अभाव।

Anorectal (एनोरैक्टल)— गुदा एवं मलाशय दोनों से सम्बन्धित।

Anorectic, Anorectous (एनोरेक्टिक, एनोरेक्टस)— 1. वह व्यक्ति जिसे भूख नहीं लगती, 2. ऐसा कारक जो भूख को कम करता है।

Anorectocolonic (एनोरैक्टोकोलोनिक)— गुदा, मलाशय एवं बड़ी आँत से सम्बन्धित।

Anorexia (एनोरेक्सिया)— भूख न लगना।

Anorexia nervosa (एनोरेक्सिया नर्वोसा)— मानसिक परेशानियों के कारण भूख न लगना।

Anorexiant (एनोरेक्सीएन्ट)— भूख कम कर देने वाला।

Anorexic (एनोरेक्सिक)— Anorectic.

Anorexigenic (एनोरेक्सीजेनिक)— भूख खत्म करने वाला, अरुचिजनक।

Anorgasmic (एनोर्गैज़्मिक)— वह व्यक्ति जो लैंगिक ससंर्ग के दौरान कामोत्तेजना के शिखर तक नहीं पहुँच पाता।

Anorgasmy (एनोरगैज़्मी)— लैंगिक संसर्ग अथवा हस्तमैथुन के दौरान कामोत्तेजना के चरमोत्कर्ष तक पहुँचने में अक्षमता।

Anorthography (एनोर्थोग्राफी)— लिखने में असमर्थता।

Anorthopia (एनोर्थोपिया)— विकृत दृष्टि, जिसमें सीधी रेखाएँ सीधी नहीं दिखाई देतीं, वक्रदृष्टिता।

Anorthosis (एनोर्थोसिस) — लिंग उत्थान न होना।

Anoscope (एनोस्कोप)— गुदा एवं मलाशय के निचले भाग का परीक्षण करने वाला वीक्षक (स्पेकुलम)।

Anoscopy (एनोस्कोपी)— एनोस्कोप द्वारा गुदा-नाल का परीक्षण करना।

Anosigmoidoscopy (एनोसिग्मॉयडोस्कोपी)— गुहान्तदर्शी या एण्डोस्कोप द्वारा गुदा, मलाशय तथा अवग्रहान्त्र का सीधे आँखों से देखकर परीक्षण करना।

Anosmatic (एनोस्मेटिक) — वह व्यक्ति जिसे सूँघने का ज्ञान नहीं होता।

Anosmia (एनोस्मिया)— गन्धज्ञानाभाव, अघ्राणता, सूँघने का ज्ञान न होना।

Anosmic, Anosmous (एनोस्मिक, एनोस्मस)— 1. वह व्यक्ति जिसे सूँघने का ज्ञान नहीं होता 2. गन्धहीन।

Anosodiaphoria (एनोसोडायाफोरिया)— किसी रोग के हो जाने विशेष रूप से पक्षाघात के होने के प्रति उदासीनता।

Anosognosia (एनोसोग्नोसिया)— शरीर में किसी रोग की विद्यमानता की उपेक्षा करना।

Anosognosic (एनोसोग्नोसिक)— शरीर में किसी रोग की विद्यमानता की उपेक्षा करने से सम्बन्धित।

Anosphrasia (एनोसफ्रेसिया)— गन्ध-ज्ञान का पूर्ण अथवा अपूर्ण अभाव।

Anospinal (एनोस्पाइनल)— गुदा एवं सुषुम्ना रज्जु से सम्बन्धित।

Anosteoplasia (एनोस्टियोप्लेसिया)— अस्थि निर्माण में निष्फलता, विकृत-अस्थि-रचना।

Anostosis (एनोस्टोसिस)— हड्डी का दोषयुक्त निर्माण।

Anotia (एनोशिया)— कानों का जन्मजात अभाव।

Anotropia (एनोट्रॉपिया)— नेत्रों के ऊपर चढ़ने की प्रवृत्ति।

Anotus (एनोटस)— कर्ण रहित भ्रूण।

Anovaginal (एनोवैजाइनल)— गुदा एवं योनि सम्बन्धी।

Anovarism (एनोवेरिज़्म)— डिम्बग्रन्थियों का अभाव।

Anovesical (एनोवैसाइकल)— गुदा एवं मूत्राशय सम्बन्धी।

Anovular, Anovulatory (एनोव्यूलर, एनोव्यूलेटरी)— जो किसी डिम्ब के उत्पन्न होने और उसके विसर्जित होने से सम्बद्ध नहीं होता, डिम्बाक्षरणी।

Anovulation (एनोव्यूलेशन)— डिम्बोत्सर्जन की समाप्ति।

Anoxemia (एनोक्सीमिया)— रक्त में ऑक्सीजन का सामान्य स्तर सें नीचे हो जाना, अनॉक्सीरक्तता।

Anoxia (एनोक्सिया)— अनॉक्सिता। ऊतकों को ऑक्सीजन की आपूर्ति न होना, इस शब्द का प्रयोग अक्सर अल्पऑक्सीयता के लिए भी किया जाता है जिसका अर्थ न्यून ऑक्सीजन आपूर्ति से होता है। अनॉक्सिता निम्न कारणों से हो सकती है–

Altitude anoxia (एल्टीच्यूड एनोक्सिया)— ऊँचाइयों पर पहुँचने पर वायुमण्डल में ऑक्सीजन की कमी से होने वाली अनॉक्सिता।

Anemic anoxia (एनीमिक एनोक्सिया)— रक्त में हीमोग्लोबिन की मात्रा अथवा लाल रक्त कोशिकाओं की संख्या कम होने से उत्पन्न अनॉक्सित्ता।

Anoxic anoxia (एनोक्सिक एनोक्सिया)— ऑक्सीजन आपूर्ति में बाधा पड़ जाने से उत्पन्न अनॉक्सिता जो फेफड़ों के रोगों में हो सकती है।

Histotoxic anoxia (हिस्टोटॉक्सिक एनोक्सिया)— कोशिकाओं द्वारा उपलब्ध ऑक्सीजन के उपयोग करने की क्षमता में कमी होने के परिणामस्वरूप उत्पन्न होने वाली अनॉक्सिता।

Stagnant anoxia (स्टैग्नैन्ट एनोक्सिया)— परिसरीय रक्त परिसंचरण में बाधा उत्पन्न हो जाने के कारण जैसा कि हृदय-पात में होता है, होने वाली अनॉक्सिता।

Ansa, Ansiform (एन्सा, एन्सीफॉर्म)— फंदे के आकार का।

Ansate (एन्सैट्)— Ansiform.

Ansotomy (एन्सोटॉमी)— किसी फन्दे को सामान्यतः कसने वाले फन्दे को शल्य-क्रिया द्वारा विभाजित कर देना।

Ant- (एन्ट-)— विरुद्ध को प्रदर्शित करने वाला उपसर्ग।

Antacid (एन्टेसिड)— अम्लता विशेषकर आमाशय की अम्लता को उदासीन करने वाला पदार्थ अथवा औषधि, अम्लनाशक।

Antagonism (एन्टागोनिज़्म)— एक-सी वस्तुओं का आपस में विरोध होना अथवा इनका एक दूसरे के विपरीत कार्य करना जैसा कि पेशियों, औषधियों अथवा जीवों के बीच होता है।

Antagonist (एन्टागोनिस्ट) — 1. वह औषधि जो दूसरी औषधि के प्रभावों को उदासीन करती है। 2. वह पेशी जो दूसरी पेशी के कार्य की काट करती है, प्रतिरोधी।

Antalgic (एन्टेल्जिक)— वेदनाहर।

Antalkaline (एन्टेल्केलाइन)— क्षारीयता को उदासीन करने वाला पदार्थ।

Antaphrodisiac (एन्टेफ्रोडिसियाक)— लैंगिक इच्छा का दमन करने वाला पदार्थ, कामनाशक।

Antaphroditic (एन्टाफ्रोडाइटिक)— Anaphrodisiac.

Antarthritic (एन्टार्थ्राइटिक)— सन्धिशोथ एवं गाउट में आराम पहुँचाने वाला, सन्धिशोथहर।

Antasthenic (एन्टेस्थेनिक)— कमजोरी दूर करने वाला।

Antasthmatic (एन्टेस्थमेटिक)— दमे में आराम पहुँचाने अथवा उसकी रोकथाम करने वाला, दमानाशक।

Antatrophic (एन्टेट्रॉफिक)— शोष को रोकने अथवा उससे रोगमुक्ति दिलाने वाला।

Ante- (एन्टी-) — उपसर्ग जिसका अर्थ पहले या सामने होता है।

Antebrachial (एन्टीब्रेकियल)— प्रबाहु से सम्बन्धित।

Antebrachium (एन्टीब्रेकियम)— प्रकोष्ठ, बांह का कोहनी एवं कलाई के बीच का भाग।

Antecardium (एन्टीकार्डियम)— पुरोहृद्। शरीर के अग्र तल का वह स्थान जो हृदय के ऊपर स्थित रहता है।

Antecedent (एन्टीसीडैन्ट)— पूर्वगामी।

Ante cibum—A.C. (एन्टी सीबम–ए.सी.)— नुस्खे लिखने में इसका प्रयोग किया जाता है जो भोजन से पहले को दर्शाता है।

Antecubital (एन्टीक्यूबिटल) — कोहनी के सामने।

Antecurvature (एन्टीकर्वेचर)— अग्रकुञ्चन, आगे को झुकना।

Antefebrile (एन्टीफेब्राइल)— ज्वर से पूर्व।

Anteflect (एन्टीफ्लैक्ट)— आगे को मोड़ना।

Anteflex (एन्टीफ्लैक्स)— Anteflect.

Anteflexion (एन्टीफ्लैक्सन)— शरीर के किसी अंग अथवा भाग का असामान्य रूप से आगे को मुड़ जाना जैसे गर्भाशय का, अग्रकुञ्चन।

Antegrade (एन्टीग्रेड)—सामान्य गति की दिशा में जैसा कि रक्त प्रवाह या क्रमाकुंचन में।

Antelocation (एन्टीलोकेशन)— किसी अंग का आगे को विस्थापित हो जाना।

Antemeridian (एन्टीमेरीडियन)— आधी रात से दोपहर तक का समय, पूर्वाह्न।

Antemortem (एन्टीमोर्टम)— मृत्यु से पहले।

Antemortem statement (एन्टीमोर्टम स्टेटमैन्ट)— मृत्यु से ठीक पहले किसी व्यक्ति द्वारा दिया गया बयान।

Antenatal (एन्टीनेटल)— बच्चे के जन्म से पूर्व होने वाला प्रसवपूर्व।

Antepartal, Antepartum (एन्टीपार्टल, एन्टीपार्टम)— प्रसव के प्रारम्भ होने से पूर्व उत्पन्न होने वाला जिसे माँ के सन्दर्भ में प्रयोग किया जाता है।

Anteposition (एन्टीपोज़ीशन)— आगे की स्थिति।

Anteprandial (एन्टीप्रेण्डियल)— प्रधान भोजन से पूर्व का।

Antepyretic (एन्टीपाइरेटिक)— ज्वर से पूर्व।

Anterior (एन्टीरियर)— पहले अथवा सामने स्थित, पश्च के विपरीत, अग्र, अग्रवर्ती।

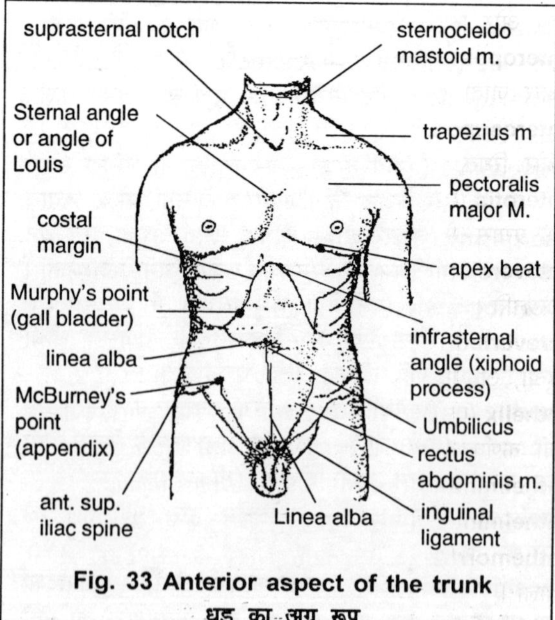

Fig. 33 Anterior aspect of the trunk
धड़ का अग्र रूप

Suprasternal notch=अधिउरोस्थिक खांच, Sternal angle or angle of Louis=उरोस्थिक कोण या लुईस का कोण, Costal margin = पर्शुकी सीमा, Murphy's point (gall bladder)=मर्फी का बिन्दु (पित्ताशय), Linea alba=उदर-मध्य रेखा, MC Burney's point (appendix)=मैकबर्नी का बिन्दु (उण्डुकपुच्छ), Ant. sup. iliac spine= अग्रज ऊर्ध्ववर्ती श्रोणिफलकीय कंटक, Inguinal ligament=वक्षंणीय स्नायु, Rectus abdominis muscle=समोदरिका पेशी, Umbilicus=नाभि, infrasternal angle (xiphoid process) =अवउरोस्थिक कोण (असिरूप प्रवर्ध), Apex beat=शिखाग्र स्पन्द, Pectoralis major muscle=पैक्टोरेलिस मेजर पेशी, Trapezius muscle=ट्रेपीज़ियस पेशी, Sterno-cleidomastoid muscle = स्टर्नोक्लीडोमैस्टॉयड पेशी।

Antero- (एन्टीरो-)— अग्र, सामने अथवा पहले को प्रदर्शित करने वाला उपसर्ग।

Anteroexternal (एन्टीरोएक्सटर्नल)— सामने एवं पार्श्व में स्थित।

Anterograde (एन्टीरोग्रेड)— आगे की ओर गति करने वाला, अग्रगामी।

Anteroinferior (एन्टीरोइन्फीरियर)— सामने एवं नीचे की ओर स्थित।

Anterointernal (एन्टीरोइन्टरनल)— सामने एवं अन्दर की ओर स्थित, अग्रान्तरीय।

Anterolateral (एन्टीरोलेट्रल)— सामने एवं एक ओर स्थित, अग्रपार्श्विक।

Anteromedial (एन्टीरोमीडियल)— Anteromedian.

Anteromedian (एन्टीरोमीडिएन)— सामने एवं मध्यम तल की ओर स्थित, अग्रमध्यस्थ।

Anteroposterior (एन्टीरोपोस्टीरियर)— सामने से पीछे की ओर जाता हुआ, अग्रपश्चज।

Anterosuperior (एन्टीरोसुपीरियर)— सामने एवं ऊपर की ओर स्थित, अग्रऊर्ध्वस्थ।

Anterotic (एन्टीरोटिक)— कामोद्दीपक अनुभूतियों से बचाव के प्रयास से सम्बन्धित।

Anteversion (एन्टीवर्ज़न)— अग्रकुञ्चन, आगे को झुकना, अग्रनति।

Anteverted (एन्टीवर्टेड)— अग्रकुञ्चित या आगे को झुका हुआ, अग्रनत।

Anthelix (एन्थेलिक्स)— बाह्य कर्ण का अर्द्ध-वृत्ताकार कटक जो कर्णकुण्डलिनी के सामने एवं नीचे स्थित होता है।

Anthelminthic (एन्थैलमिन्थिक)— Anthelmintic.

Anthelmintic (एन्थैलमिन्टिक)—कृमिनाशक।

Anthemorrhagic (एन्टहीमोरैह्जिक)—रक्तस्राव को रोकने वाला।

Anthoma (एन्थोमा)— त्वचा की वसीय वृद्धि।

Anthophobia (एन्थोफोबिया)—फूलों का रोगोत्पादक भय, पुष्पातंक।

Anthracia (एन्थ्रेसिया)—कारबंकलों की विद्यमानता।

Anthracic (एन्थ्रासिक)— एन्थ्रैक्स से सम्बन्धित।

Anthracoid (एन्थ्राकॉयड)— एन्थ्रेक्स से मिलता-जुलता अथवा उससे सम्बन्धित।

Anthracometer (एन्थ्रेकोमीटर)— वायु में कार्बन डाइऑक्साइड की मात्रा को मापने वाला यन्त्र।

Anthraconecrosis (एन्थ्रेकोनेक्रोसिस)— किसी ऊतक का कोथ (गैंग्रीन) जिसमें ऊतक सूखकर काला हो जाता है।

Anthracosilicosis (एन्थ्रेकोसिलीकोसिस)— एक प्रकार की फुफ्फुसधूलिमयता जिसमें कोयले की धूल में साँस लेने पर कार्बन एवं सिलिका (एक प्रकार का पत्थर) के कण फेफड़ों में जमा हो जाते हैं।

Anthracosis (एन्थ्रेकोसिस)— फेफड़ों में कोयले की धूल जमा हो जाने से उत्पन्न एक प्रकार की फुफ्फुसधूलिमयता जो बहुधा लक्षण रहित होती है, फुफ्फुस-कालिमा।

Anthracotic (एन्थ्राकोटिक)— एन्थ्रेक्स से पीड़ित।

Anthrax (एन्थ्रेक्स)— संक्रमित जन्तुओं जैसे भेड़, चौपाये (गाय, भैंस आदि), बकरियों और घोड़ों आदि के सम्पर्क से बेसीलस एन्थ्रेक्स नामक जीवाणु द्वारा उत्पन्न एक विशिष्ट तीव्र संक्रामक रोग। यह निम्न प्रकार का हो सकता है–

Cerebral anthrax (सेरीब्रल एन्थ्रेक्स)— मस्तिष्क का एन्थ्रेक्स रोग जिसमें बहुत तीव्र प्रालप (उन्माद) होता है और अक्सर रक्तस्रावी मस्तिष्कावरणशोथ हो जाता है।

Cutaneous anthrax (क्यूटेनियस एन्थ्रेक्स)— इसमें त्वचा की खरोंच अथवा उसके बाह्य व्रण पर संक्रमण होने से शोफज स्थान पर एक काली दुर्दम पूयस्फोटिका बन जाती है।

Intestinal anthrax (इन्टेस्टाइनल एन्थ्रेक्स)— इस प्रकार का एन्थ्रेक्स बहुत कम होता है, इसमें पेट में दर्द होता है, उल्टियाँ होती हैं एवं दस्त आते हैं, तिल्ली बढ़ जाती है तथा मल में एन्थ्रेक्स के जीवाणु—बेसीलाइ एन्थ्रेक्स पाये जाते हैं। यह रोग अधिकतर प्राणनाशक होता है।

Pulmonary anthrax (पल्मोनरी एन्थ्रेक्स)—धूल अथवा एन्थ्रेक्स रोग उत्पन्न करने वाले जीवाणुओं से युक्त जन्तुओं के बालों को साँस के साथ अन्दर खींचने से उत्पन्न होने वाला फेफड़ों का एन्थ्रेक्स जिसमें कंपकंपी चढ़कर सीने में दर्द होता है, खांसी उठती है, बलगम निकलता है जिसमें झागदार रक्त-मिश्रित थूक होता है जिसमें बेसीलाई एन्थ्रेक्स पाये जाते है, बुखार हो जाता है एवं कमजोरी बहुत हो जाती है, कुछ ही दिनों में यह रोग प्राणनाशक हो जाता है।

Anthropo- (एन्थ्रोपो-)— मनुष्य अथवा मानव जीवन से सम्बन्ध को प्रदर्शित करने वाला उपसर्ग।

Anthropobiology (एन्थ्रोपोबायोलॉजी)— मानव के जैविक सम्बन्धों का अध्ययन।

Anthropogenesis (एन्थ्रोपोजेनेसिस)— Anthropogeny.

Anthropogenic, Anthropogenetic (एन्थ्रोपोजेनिक, एन्थ्रोपोजेनेटिक)— मनुष्य के उद्‌गम एवं विकास से सम्बन्धित।

Anthropogeny (एन्थ्रोपोजेनी)— मनुष्य का उद्‌गम एवं विकास, मानवविकासविज्ञान।

Anthropoid (एन्थ्रोपॉयड)— मनुष्य से मिलता हुआ।

Anthropologist (एन्थ्रोपोलॉजिस्ट)— मानव- विज्ञान-विशेषज्ञ।

Anthropology (एन्थ्रोपोलॉजी)— मानव विज्ञान जिसमें मानव के उद्‌गम एवं उसके विकास का अध्ययन किया जाता है, नृविज्ञान, मानवविज्ञान।

Anthropometer (एन्थ्रोपोमीटर)— मानव शरीर एवं इसके भागों को मापने वाला उपकरण, मानवदेहमापी।

Anthropometric (एन्थ्रोपोमीट्रिक)— मानवदेहमिति सम्बन्धी।

Anthropometry (एन्थ्रोपोमीट्री)— मानव शरीर एवं इसके भागों को मापने का विज्ञान, मानवदेहमिति।

Anthropophagy (एन्थ्रोपोफेगी)— मानव मांस का भक्षण करना।

Anthropophilic (एन्थ्रोपोफिलिक)— जन्तुओं की अपेक्षा मनुष्य में रहना अधिक पसन्द करने वाला, यह कुछ परजीवियों के लिए प्रयोग में लाया जाता है जो मनुष्य के शरीर में वास करते हैं।

Anthropophobia (एन्थ्रोपोफोबिया)— मानव भित्ति, मानव समाज से भय।

Anthroposomatology (एन्थ्रोपोसोमैटोलॉजी)— नृविज्ञान का वह भाग जिसका सम्बन्ध मानव शरीर जैसे शरीर-रचना विज्ञान, शरीर-क्रिया विज्ञान या विकृति विज्ञान से होता है।

Anthropozoonosis (एन्थ्रोपोज़ूनोसिस)— संक्रमित पृष्ठवंशी जन्तुओं से मनुष्य में लगने वाला एक संक्रामक रोग जैसे कुत्ते से रैबीज़ रोग लगना।

Anthysteric (एन्टहिस्टेरिक)— हिस्टीरिया को रोकने अथवा उसमें आराम पहुँचाने वाला।

Anti- (एण्टी-)— एक उपसर्ग जिसका अर्थ विरुद्ध या प्रतिकूल होता है।

Antiabortifacient (एण्टीएबोर्टीफेशिएन्ट)— गर्भपात को रोकने वाला, गर्भपातरोधक।

Antiadrenergic (एण्टीएड्रीनर्जिक)— एड्रीनालिनधर्मोत्तेजक क्रिया को रोकने अथवा इसके विपरीत कार्य करने वाला।

Antiagglutinin (एण्टीएग्लूटिनिन)— किसी एग्लूटिनिन की क्रिया का विरोध करने वाली एण्टीबॉडी।

Antiaggregant, platelet (एण्टीएग्रीगैन्ट, प्लेटलेट)— एक औषधि जैसे एस्प्रीन जो बिम्बाणुओं के समूहन में बाधा उत्पन्न करती है।

Antiallergic (एण्टीएलर्जिक)— एलर्जी रोकने वाला, प्रत्यूर्जतारोधक।

Antiamebic (एण्टीएमीबिक)— अमीबा, विशेषकर एण्टेमीबा हिस्टोलाइटिका के संक्रमण को रोकने अथवा उसकी चिकित्सा करने के लिए प्रयोग में लायी जाने वाली औषधि।

Antianabolic (एण्टीएनाबोलिक)— प्रति-उपचयी।

Antianaphylactin (एण्टीएनाफाइलैक्टिन)— एनाफाइलैक्टिन के विपरीत कार्य करने वाली एण्टीबॉडी।

Antianaphylaxis (एण्टीएनाफाइलैक्सिस)— विसुग्राहीकरण। किसी सुग्राहीकरण करने वाले पदार्थ की बार-बार इतनी सूक्ष्म मात्रा देकर जिससे तीव्रसुग्राहिता न हो, तीव्रसुग्राहिता को रोकना।

Antiandrogen (एण्टीएण्ड्रोजन)— एण्ड्रोजन की क्रिया को कम करने अथवा रोकने वाला कोई भी पदार्थ।

Antianemic (एण्टीएनीमिक)—रक्ताल्पता को रोकने अथवा उससे मुक्ति दिलाने वाला, रक्ताल्पतारोधी।

Antiantibody (एण्टीएण्टीबॉडी)— किसी एण्टीबॉडी के देने के पश्चात् शरीर में उत्पन्न एक दूसरी एण्टीबॉडी।

Antiantitoxin (एण्टीएन्टीटॉक्सिन)— किसी प्रतिजीवविष (एण्टीटॉक्सिन) के देने की अनुक्रिया में शरीर में उत्पन्न एक एण्टीबॉडी जो एण्टीटॉक्सिन के प्रभाव को निष्फल करती है।

Antiapoplectic (एण्टीएपोप्लेक्टिक)— रक्तमूर्च्छा या रक्ताघात को रोकने अथवा उसमें आराम पहुँचाने वाला।

Antiarrhythmic (एण्टीएरीह्‌दमिक)— हृद्-अतालताओं पर नियन्त्रण करने वाली अथवा उन्हें रोकने वाली कोई औषधि या किसी प्रकार का श्रम।

Antiarthritic (एण्टीआर्थराइटिक)— सन्धिशोथ में आराम पहुँचाने वाला।

Antiasthmatic (एन्टीएस्थमेटिक)— दमे में आराम पहुँचाने वाला अथवा उसकी रोकथाम करने वाला।

Antibacterial (एण्टीबैक्टीरियल)— जीवाणुओं को नष्ट करने अथवा उनके उत्पादन को रोकने वाला, जीवाणुनाशक।

Antibechic (एण्टीबेकिक)— खाँसी में आराम पहुँचाने वाला, कासरोधक।

Antibiosis (एण्टीबायोसिस) — दो जीवों की समबद्धता जिसमें से एक दूसरे के लिए हानिकारक होता है, प्रतिजीविता।

Antibiotic (एण्टीबायोटिक)— प्रतिजीवी किसी सूक्ष्मजीव द्वारा उत्पन्न एक रासायनिक पदार्थ जो अन्य सूक्ष्मजीवों की वृद्धि को कम करता अथवा उन्हें नष्ट करता है। ऐसे प्रतिजीवियों का जो परपोषी के लिए विषैले नहीं होते, संक्रामक रोगों की चिकित्सा में प्रयोग किया जाता है।

Antibody (एण्टीबॉडी)— रक्त सीरम में पाया जाने वाला एक प्रोटीन पदार्थ जो किसी विशिष्ट प्रतिजन (एण्टिजन) की प्रतिक्रिया के फलस्वरूप उत्पन्न होता है। प्रतिपिण्ड

(एण्टीबॉडियाँ) पूर्व में हुए संक्रमण, टीका लगवाने, गर्भाशय में माता से भ्रूण को स्थानान्तरित होने अथवा बिना किसी प्रतिजनी उद्दीपन के दुर्घटनावश उत्पन्न हो सकते हैं। इनके अतिरिक्त बिना किसी कारण के प्राकृतिक एण्टीबॉडियाँ भी हो सकती हैं। कार्य करने की विधि के अनुसार एण्टीबॉडियाँ एग्लूटिनिन, बैक्टीरियोलाइसिन, हीमोलाइसिन, ओप्सोनिन अथवा प्रेसिपिटिन, इन वर्गों में विभाजित की गई हैं।

Antibrachial (एण्टिब्रेकियल)— Antebrachial.

Antibrachium (एण्टिब्रेकियम)— बाँह का कोहनी एवं कलाई के बीच का भाग, अग्रबाहु।

Antibromic (एन्टीब्रोमिक)— गन्धहर।

Anticalculous (एण्टिकैल्कुलस)— पथरियों के बनने को रोकने वाला।

Anticardium (एन्टिकार्डियम)— Antecardium.

Anticariogenic, Anticarious (एण्टिकेरियोजेनिक, एन्टिकेरियस)— दन्तक्षरण को रोकने वाला।

Anticatarrhal (एण्टिकैटेरह्ल)— प्रतिश्याय अथवा जुकाम में आराम पहुँचाने वाला।

Anticephalalgic (एन्टीसिफैलैल्जिक)— सिर दर्द में आराम पहुँचाने अथवा उसकी रोकथाम करने वाला।

Anticheirotonous (एन्टिचीरोटोनस)— किसी अंगूठे का ऐंठन के साथ भीतर की ओर मुड़ना।

Anticholagogue (एन्टिकोलेगोग)— पित्त स्राव को कम करने वाली औषधि।

Anticholelithogenic (एन्टिकोलीलिथोजेनिक)— पित्ताश्मरी के बनने को रोकने वाला।

Anticholesteremic (एण्टिकोलेस्टेरेमिक)—रक्त में कोलेस्ट्रॉल स्तर को कम करने वाला जैसे क्लोफाइब्रेट।

Anticholinergic (एण्टीकोलीनर्जिक)—आवेगों के परानुकम्पी तन्त्रिकाओं से होकर गुजरने के मार्ग को अवरुद्ध करने वाला।

Anticipate (एण्टिसिपेट)— किसी रोग अथवा लक्षण का उसके उत्पन्न होने के सामान्य समय से पूर्व उत्पन्न हो जाना।

Anticlinal (एण्टिक्लीनल)— विपरीत दिशाओं में झुका हुआ।

Anticoagulant (एण्टिकौगुलैण्ट)— रक्त के जमने को रोकने अथवा उसमें विलम्ब करने वाली कोई औषधि जैसे सोडियम साइट्रेट तथा हिपैरिन आदि, स्कन्दनरोधी।

Anticomplement (एण्टिकॉम्प्लीमैण्ट)— किसी पूरक के विरुद्ध कार्य करने वाला, प्रीतपूरक।

Anticomplementary (एन्टिकॉम्प्लीमैन्टरी)— ऐसे पदार्थ को निर्दिष्ट करने वाला जिसमें किसी कॉम्प्लीमैन्ट की क्रिया को कम करने अथवा उसका उन्मूलन करने की शक्ति होती है।

Anticontagious (एन्टिकॉन्टाजियस)— संसर्ग (छूत) को रोकने वाला।

Anticonvulsant (एन्टिकन्वलज़ैन्ट)— आक्षेपों को रोकने अथवा उनमें आराम पहुँचाने वाला, आक्षेपरोधी।

Anticonvulsive (एन्टिकन्वलसिव)— Anticonvulsant

Anticus (एन्टिकस)— अग्रवर्ती।

Antidepressant (एन्टिडिप्रेसैन्ट)— अवसाद को रोकने अथवा उसमें आराम पहुँचाने वाला, अवसादरोधक।

Antidiabetic (एन्टिडायबेटिक)— मधुमेह को रोकने अथवा उसमें आराम पहुँचाने वाला, मधुमेहरोधी।

Antidiarrheal (एन्टिडाइरिह्यल) — दस्त को रोकने अथवा उसकी चिकित्सा में प्रयोग में लाया जाने वाला कोई पदार्थ अथवा कोई औषधि।

Antidinic (एन्टिडाइनिक)— चक्कर आने को रोकने अथवा उसमें आराम पहुँचाने वाला, भ्रमिरोधी।

Antidiuresis (एन्टिडाइयूरेसिस)— वृक्कों द्वारा मूत्र स्राव में बाधा उत्पन्न हो जाना।

Antidiuretic (एन्टिडाइयूरेटिक)— मूत्र स्राव को कम करने वाला।

Antidotal (एन्टिडोटल)— प्रतिकारक के समान कार्य करने वाला अथवा प्रतिकारक सम्बन्धी।

Antidote (एन्टिडोट)— किसी विष के प्रभाव को उदासीन करने वाला पदार्थ, प्रतिकारक। यह निम्न प्रकार का होता है–

Chemical antidote (कैमिकल एन्टिडोट)— ऐसा प्रतिकारक जो विष से प्रतिक्रिया करके एक हानिरहित रासायनिक यौगिक बनाता है, रासायनिक प्रतिकारक।

Mechanical antidote (मैकेनिकल एन्टिडोट)— विष के अवशोषण को रोकने वाला प्रतिकारक।

Physiologic antidote (फिजियोलॉजिक एन्टिडोट) — ऐसा प्रतिकारक जो विष के विरुद्ध शरीरवृत्तिक प्रभावों को उत्पन्न करके उसके प्रभावों को निष्फल करता है।

Antidromic (एन्टिड्रोमिक)— तन्त्रिका आंवेगों को सामान्य से विपरीत दिशा में संचालित करने वाला, प्रतिदिक।

Antidysenteric (एन्टिडिसेन्ट्रिक)— पेचिश की रोकथाम करने, उसमें आराम पहुँचाने अथवा उससे मुक्ति दिलाने वाला, आमातिसाररोधी।

Antidysuric (एन्टिडिस्यूरिक)— मूत्रकृच्छ को रोकने अथवा उसमें आराम पहुँचाने वाला।

Antieczematic (एन्टिएक्ज़िमेटिक)— कोई पदार्थ अथवा औषधि जो छाजन के विरुद्ध प्रभावकारी हो, छाजनरोधी।

Antiemetic (एन्टिएमेटिक)— जी मिचलाने एवं उल्टी को रोकने वाला अथवा उसमें आराम पहुँचाने वाला, वमनरोधी।

Antienergic (एन्टिइनर्जिक)— विरुद्ध या प्रतिकूल कार्य करने वाला।

Antienzyme (एन्टिएन्ज़ाइम)— किसी एन्ज़ाइम के विरुद्ध कार्य करने वाला पदार्थ, प्रतिएन्जाइम।

Antiepileptic (एन्टिइपीलेप्टिक)— मिर्गी रोग का मुकाबला करने के लिए कोई औषधि, क्रिया अथवा आहार, अपस्मारोधी।

Antiestrogen (एन्टिइस्ट्रोजन)— ईस्ट्रोजन के कार्य में अवरोध उत्पन्न करने वाला पदार्थ।

Antiexpectorant (एन्टिएक्सपैक्टोरैन्ट)— कफनाशक।

Antifebrile (एन्टिफेब्राइल)— बुखार को कम करने वाला, ज्वररोधी, ज्वरनाशक।

Antifermentative (एन्टिफर्मेन्टेटिव)— किण्वन को रोकने अथवा कम करने वाला, किण्वनरोधी।

Antifibrillatory (एन्टिफिब्रिलेटरी)— प्रतिविकम्पी।

Antifibrinolysin (एन्टिफाइब्रिनोलाइसिन)— फाइब्रिनोलाइसिन को कम करने वाला।

Antifibrinolytic (एन्टिफाइब्रिनोलाइटिक)— फाइब्रिनोलाइसिन विघटन के विरुद्ध कार्य करने वाला पदार्थ।

Antiflatulent (एन्टिफ्लैचुलैन्ट)— आध्मान (पेट में वायु का बनना) में आराम पहुँचाने अथवा उसे रोकने वाला।

Antifungal (एन्टिफन्गल)— कवकों को समाप्त करने अथवा इनकी वृद्धि को कम करने वाला, कवकरोधी।

Antigalactagogue, Antigalactic (एन्टिगेलेक्टेगोग, एन्टिगेलेक्टिक)— दुग्धस्राव को रोकने अथवा उसे कम करने वाला, दुग्धरोधक।

Antigen (एन्टिजन)— शरीर में प्रविष्ट अथवा उसमें उत्पन्न कोई पदार्थ जिससे एण्टीबॉडी बनती है जो विशिष्टतया उस पदार्थ से प्रतिक्रिया करती है। एन्टिजन-एण्टीबॉडी प्रतिक्रिया रोगक्षमता का आधार होती है। एन्टिजन के उदाहरण जीवाणु, जीवविष तथा बाह्य रक्त आदि हैं; प्रतिजन।

Antigenemia (एन्टिजीनीमिया)— रक्त में एन्टिजन की विद्यमानता।

Antigenic (एन्टिजेनिक)— किसी एण्टीबॉडी को उत्पन्न करने की क्षमता वाला।

Antigenicity (एन्टिजेनिसिटी)— एण्डिबॉडियों के उत्पादन को उत्तेजित करने अथवा किसी एण्टीबॉडी के साथ प्रतिक्रिया करने की क्षमता।

Antiglobulin (एन्टिग्लोबुलिन)— ग्लोबुलिन के कार्य को निष्फल करने वाला पदार्थ।

Antigoitrogenic (एन्टिग्वाइट्रोजेनिक)— घेंघें के बनने को रोकने वाला।

Antigonorrheic (एन्टिगोनोरिह्क)—सुज़ाक से मुक्ति दिलाने वाला।

Antihelix (एन्टिहेलिक्स)— Anthelix

Antihelminthic (एन्टिहैल्मिन्थिक)— Anthelmintic.

Antihemagglutinin (एन्टिहीमैग्लुटिनिन)— एण्टीबॉडी सहित कोई भी पदार्थ जो लाल रक्त कोशिकाओं के समूहन को रोकता है।

Antihemolysin (एन्टिहीमोलाइसिन)— एण्टिबॉडी सहित कोई भी पदार्थ जो हीमोलाइसिन के प्रभावों को रोकता है।

Antihemolytic (एन्टिहीमोलाइटिक)— रक्त-अपघटन को रोकने वाला।

Antihemophilic factor (एन्टिहीमोफिलिक फैक्टर)— रक्त स्कन्दन कारक ८।

Antihemorrhagic (एन्टिहीमोरैह्जिक)— रक्तस्राव को रोकने अथवा उसे बन्द करने वाला, रक्तस्रावरोधी।

Antihidrotic (एन्टिहाइड्रोटिक)— Anhidrotic.

Antihistamine (एन्टिहिस्टामीन)— हिस्टामीन के प्रभावों को निष्फल करने वाली औषधि।

Antihistaminic (एन्टिहिस्टामिनिक)— हिस्टामीन के प्रभावों को निष्फल करने वाला।

Antihormone (एन्टिहार्मोन)— किसी हॉर्मोन के कार्य के विरुद्ध कार्य करने वाले पदार्थ, प्रतिहार्मोनी।

Antihydropic (एन्टिहाइड्रोपिक)— सार्वदैहिक शोफ को कम करने वाला।

Antihypercholesterolemic (एन्टिहाइपरकोलेस्टेरोलेमिक)— अतिकोलेस्टेरॉलरक्तता (रक्त में कोलेस्ट्रॉल की मात्रा अधिक होना) को रोकने अथवा उसे नियन्त्रित करने वाला कारक।

Antihypertensive (एन्टिहाइपरटेन्सिव)— उच्च रक्त-दाब की रोकथाम करने अथवा उसे नियन्त्रित करने वाला, उच्चरक्तदाबरोधक।

Antihypnotic (एन्टिहिप्नोटिक)— नींद को रोकने अथवा उसे कम करने वाला, निद्राहारी।

Antihypotensive (एन्टिहाइपोटेन्सिव)— अल्प रक्त-चाप को ठीक करने वाला।

Antihysteric (एन्टिहिस्टेरिक)— हिस्टीरिया को रोकने अथवा उसमें आराम पहुँचाने वाला।

Anti-icteric (एन्टि-इक्टेरिक)— कामला या पीलिया को रोकने अथवा उसे कम करने वाला, कामलारोधी।

Anti-immune (एन्टि-इम्यून)— रोगक्षमता को रोकने वाला।

Anti-infective (एन्टि-इन्फैक्टिव) — संक्रमण निष्फल करने वाला, संक्रमणरोधी।

Anti-inflammatory (एन्टि-इन्फ्लेमेटरी)— शोथ को कम करने वाला कारक, शोथरोधी।

Antiketogenesis (एन्टिकीटोजेनेसिस)— कीटोन कार्यों के बनने का रुक जाना अथवा उनका कम बनना।

Antiketogenic (एन्टिकीटोजेनिक)— कीटोन कॉयो के बनने को रोकने वाला, कीटोनरोधी।

Antilethargic (एन्टिलीथार्जिक)— आलस को दूर करने वाला।

Antileukocytic (एन्टिल्यूकोसाइटिक)— श्वेत रक्त कोशिकाओं के लिए विनाशकारी।

Antilipemic (एन्टिलाइपीमिक)— रक्त में वसीय पदार्थों के जमा होने को रोकने अथवा उसके विरुद्ध कार्य करने वाला।

Antilithic (एन्टिलिथिक)— पथरियों के बनने को रोकने वाला, अश्मरीरोधी।

Antiluetic (एन्टिल्यूइटिक)— सिफिलिसरोधी। सिफिलिस से रोगमुक्ति दिलाने अथवा उसमें आराम पहुँचाने वाला कारक।

Antiluteogenic (एन्टिल्यूटियोजेनिक)— पीत-पिण्ड की वृद्धि को रोकने वाला।

Antilysin (एन्टिलाइसिन)— एन्टिबॉडी जो लाइसिन की क्रिया का प्रतिरोध करती है।

Antilysis (एन्टिलाइसिस)— एन्टिलाइसिन की क्रिया होने के कारण अपघटन का रुक जाना।

Antilyssic (एन्टिलाइसिक)— अलर्क या रेबीज़रोधी। रेबीज़ की रोकथाम करने अथवा उससे रोग मुक्ति दिलाने वाला।

Antilytic (एन्टिलाइटिक)— अपघटन को रोकने अथवा उसे कम करने वाला।

Antimalarial (एन्टिमलेरियल)— मलेरिया को रोकने अथवा उसमें आराम पहुँचाने वाला, विषमज्वररोधी।

Antimetabolite (एन्टिमेटाबोलाइट)— चयापचयजरोधी।

Antimetropia (एन्टिमीट्रोपिया)— एक नेत्र-विकार जिसमें एक आँख में दूर-दृष्टिता एवं दूसरी में निकटदृष्टिता हो सकती है।

Antimicrobial, Antimicrobic (एन्टिमाइक्रोबियल, एन्टिमाइक्रोबिक)— सूक्ष्मजीवों को नष्ट करने अथवा उनकी वृद्धि को रोकने वाला, प्रतिसूक्ष्मजीवी।

Antimitotic (एन्टीमाइटोटिक) — समसूत्रणरोधी।

Antimongoloid (एन्टीमोंगोलॉयड)— एक ऐसा रोग जिसमें नेत्रच्छदीय विदर का पार्श्वीय भाग मध्यवर्ती भाग की अपेक्षा नीचा होता है।

Antimycotic (एन्टिमाइकोटिक)— कवकरोधी। कवकों की वृद्धि को कम करने अथवा उसे रोकने वाला।

Antinarcotic (एन्टिनार्कोटिक)— किसी स्वापक के प्रतिकूल कार्य करने वाला, प्रतिस्वापक।

Antinatriuresis (एन्टिनेट्रीयूरेसिस)— मूत्र में सोडियम के उत्सर्जन को कम करने वाला।

Antinauseant (एन्टिनौसिएन्ट)— मितली को रोकने अथवा उसका शमन करने वाला, मितलीरोधी।

Antineoplastic (एन्टिन्योप्लास्टिक)— अर्बुदों के विकास को कम करने अथवा उसे रोकने वाला, अर्बुदरोधी।

Antinephritic (एन्टिनैफ्राइटिक) — गुर्दों की सूजन को रोकने अथवा उसे कम करने वाला, वृक्कशोथरोधक।

Antineuralgic (एन्टिन्यूरेल्जिक)— नाड़ीशूल का शमन करने वाला, तन्त्रिकाशूलरोधक।

Antineuritic (एन्टिन्यूराइटिक)— नाड़ीशोथ को रोकने अथवा उसे कम करने वाला, तन्त्रिकाशोथरोधक।

Antinuclear (एन्टिन्यूक्लियर)— किसी कोशिका के केन्द्रक के साथ प्रतिक्रिया करने वाला।

Antiodontalgic (एन्टिओडोनटेल्जिक)— दन्तशूल में आराम पहुँचाने वाला, दन्तशूल शामक।

Antiovulatory (एन्टिओव्यूलेटरी)— डिम्बोत्सर्जन को रोकने वाला।

Antioxidant (एन्टिऑक्सीडैन्ट)— ऑक्सीकरण को रोकने अथवा उसे कम करने वाला कारक, प्रतिउपचायक।

Antioxidation (एन्टिऑक्सीडेशन)— ऑक्सीकरण को रोकना अथवा उसे कम करना।

Antipaludian (एन्टिपैल्यूडिएन)— मलेरियारोधी। मलेरिया को रोकने अथवा उससे रोग मुक्ति करने वाला।

Antiparalytic (एन्टिपैरालाइटिक)— पक्षाघात में आराम पहुँचाने वाला, पक्षाघातरोधक।

Antiparasitic (एन्टिपैरासाइटिक)— परजीवियों को नष्ट करने वाला, प्रतिपरजीवी।

Antipathic (एन्टिपैथिक)— विरोधी।

Antipathy (एन्टिपैथी)— विरोध।

Antipedicular, Antipediculotic (एन्टिपैडिकुलर, एन्टिपैडिकुलोटिक)— जुँओं के विरुद्ध प्रभावकारी कोई औषधि अथवा क्रिया, यूकानाशी।

Antiperistalsis (एन्टिपैरिस्टेल्सिस)— क्रमाकुंचन का उल्टा हो जाना अर्थात् क्रमाकुंचन गतियों का आँत से आमाशय की ओर दौड़ना।

Antiperistaltic (एन्टिपैरिस्टेल्टिक)— उल्टे क्रमाकुंचन से सम्बन्धित।

Antiperspirant (एन्टिपरस्पिरेन्ट)— Anhidrotic, Antihydrotic.

Antiphagocytic (एन्टिफौगोसाइटिक)— भक्षककोशिकाओं की क्रिया को रोकने वाला।

Antiphlogistic (एन्टिफ्लोजिस्टिक)— शोथ को रोकने अथवा कम करने वाला, शोथरोधी।

Antiphobic (एन्टिफोबिक)— भय पर नियन्त्रण करने वाला।

Antipilus (एन्टिप्लस)— रोमनाशक, बालों को नष्ट करने वाला।

Antiplastic (एन्टिप्लास्टिक)— व्रण विरोहण (जख्म भरना) को रोकने अथवा कम करने वाला।

Antiplatelet (एन्टिप्लेटलेट)— प्लेटलेट्स के लिए विनाशकारी।

Antipolycythemic (एन्टिपालीसाइथीमिक)— बहुलोहितकोशिकारक्तता अथवा पोलीसाइथीमिया के प्रति प्रभावकारी।

Antiprostaglandin (एन्टिप्रोस्टेग्लैण्डिन)— प्रोस्टेग्लैण्डिन सक्रियता में बाधा उत्पन्न करने वाली औषधि जिसका प्रयोग सन्धिशोथ एवं कष्टार्तव की चिकित्सा में किया जाता है।

Antiprostate (एन्टिप्रोस्टेट)— कूपर ग्रन्थि।

Antiprostatitis (एन्टिप्रोस्टेटाइटिस)— कूपर ग्रन्थि का शोथ।

Antiprothrombin (एन्टिप्रोथ्रॉम्बिन) — एक थक्कारोधी (खून में थक्का बनने अर्थात् खून को जमने से रोकने वाला) जो प्रोथ्रॉम्बिन को थ्रॉम्बिन में बदलने में विलम्ब करता है।

Antiprotozoal (एन्टिप्रोटोज़ोअल)— एककोशिकीय जन्तुओं को नष्ट करने वाला।

Antipruritic (एन्टिप्रुराइटिक) — खुजली को रोकने अथवा उसमें आराम पहुँचाने वाला, कण्डूरोधी।

Antipsoriatic (एन्टिसोरिएटिक)— सोरिएसिस को रोकने अथवा उसमें आराम पहुँचाने वाला।

Antipsychotic (एन्टिसाइकोटिक)— मनोविकार के प्रति प्रभावकारी।

Antiputrefactive (एन्टिप्यूट्रीफैक्टिव)— पूतीभवन अथवा मवाद पड़ने को रोकने वाला, पूतिरोधक, पूतिरोधी।

Antipyic, Antipyogenic (एन्टिपायिक, एन्टिपायोजेनिक)— पस पड़ने को रोकने अथवा उसे कम करने वाला।

Antipyresis (एन्टिपाइरेसिस)— ज्वरनाशकों का प्रयोग करके ज्वरोत्पादक रोग की चिकित्सा न करके ज्वर की लाक्षणिक चिकित्सा करना।

Antipyretic (एन्टिपाइरेटिक)— बुखार को कम करने वाला, ज्वरनाशक।

Antipyrotic (एन्टिपाइरोटिक)— जले हुए की चिकित्सा में प्रभावकारी, प्रतिदाह।

Antirabic (एन्टिरेबिक)— अलर्क को रोकने अथवा उससे रोगमुक्ति करने वाला, अलर्करोधी, जलातंकरोधी।

Antirachitic (एन्टिरैकिटिक)— बालास्थिविकार रोग को ठीक करने वाला।

Antirheumatic (एन्टिरिह्यूमेटिक)— आमवात को रोकने अथवा उसमें आराम पहुँचाने वाला, आमवातनाशक।

Antiscabietic (एन्टिस्केबीटिक)— पामा की रोकथाम अथवा उसका शमन करने के लिए लाभकारी, स्कर्वीरोधी।

Antiscorbutic (एन्टिस्कोरब्युटिक)— स्कर्वी की रोकथाम अथवा उसके शमन के लिए लाभकारी।

Antiseborrheic (एन्टिसिबोरिह्क)— त्वग्वसास्राव या सिबोरिह्या की चिकित्सा में लाभदायक।

Antisecretory (एन्टिसेक्रेटरी)— किसी ग्रन्थि अथवा अंग के स्राव को रोकने अथवा कम करने वाला, स्रावरोधी।

Antisepsis (एन्टिसेप्सिस)— रोग को उत्पन्न करने वाले सूक्ष्मजीवों की रोकथाम अथवा उन्हें नष्ट करके पूतिता को रोकना, पूतिरोधन।

Antiseptic (एन्टिसेप्टिक)— 1. पूतिता (मवाद पड़ना) को रोकने वाला, 2. वह पदार्थ जो रोगोत्पादक सूक्ष्मजीवों की वृद्धि एवं विकास को रोकता है परन्तु आवश्यक रूप से उन्हें मारता नहीं, पूतिरोधी

Antiserum (एन्टिसीरम)— सीरम जिसमें किसी विशिष्ट एन्टिजन के लिए एण्टीबॉडियाँ होती हैं जो किसी जन्तु अथवा मनुष्य से प्राप्त किया जाता है, प्रतिसीरम। एन्टिसीरम दो प्रकार के होते हैं–

Monovalent antiserum (मानोवैलेन्ट एन्टिसीरम)— ऐसा एन्टिसीरम जिसमें विशिष्टतया एक एन्टिजन के लिए एण्टीबॉडियाँ होती हैं।

Polyvalent antiserum (पोलीवैलेन्ट एन्टिसीरम)— ऐसा एन्टिसीरम जिसमें विशिष्टतया एक से अधिक एन्टिजन के लिए एण्टीबॉडियाँ होती हैं।

Antisialagogue (एन्टिसियालागोग)— थूक अथवा लार के बहाव को रोकने अथवा कम करने वाली औषधि जैसे एट्रोपीन, लालास्रावरोधक।

Antisialic (एन्टिसियालिक)— थूक या लार के स्राव को रोकने वाला।

Antisocial (एन्टिसोशल)— असामाजिक।

Antispasmodic (एन्टिस्पाज़्मोडिक)— ऐंठन को रोकने अथवा कम करने वाला, उद्वेष्टरोधी।

Antisudoral, Antisudorific (एन्टिसुडोरल, एन्टिसुडोरिफिक)— पसीने को रोकने वाला, प्रतिस्वेदी।

Antisyphilitic (एन्टिसिफिलिटिक)— सिफिलिस रोग से मुक्ति दिलाने अथवा उसमें आराम पहुँचाने वाला कारक, उपदंशरोधक।

Antitetanic (एन्टिटिटेनिक)— पेशीय संकुचन को रोकने अथवा उसका उपशमन करने वाला।

Antithenar (एन्टिथीनर)— हथेली के अल्ना हड्डी की ओर का उभार।

Antithrombin (एन्टिथ्रॉम्बिन)— वह वस्तु जो थ्रॉम्बिन की क्रिया को रोकती है।

Antithrombotic (एन्टिथ्रॉम्बोटिक)—घनास्रता अथवा रक्त स्कन्दन (रक्त में थक्का बनने) को रोकने वाला।

Antithyroid (एन्टिथाइरॉयड)— थाइरॉयड ग्रन्थि के कार्य विशेषकर थाइरॉयड हॉर्मोनों के बनने के प्रतिकूल कार्य करने वाला।

Antitonic (एन्टिटॉनिक)— तानता को कम करने वाला।

Antitoxic (एन्टिटॉक्सिक)— विष विशेषकर जीवाणु-जीवविष को अप्रभावी बनाने वाला, प्रीतजीवविषज।

Antitoxic serum (एन्टिटॉक्सिक सीरम)— ऐसा सीरम जिसमें प्रतिजीवविष होता है।

Antitoxigen (एन्टिटॉक्सीजन)— Antitoxinogen.

Antitoxin (एन्टिटॉक्सिन)— किसी जीवविष की अनुक्रिया में शरीर में उत्पन्न एक एण्टीबॉडी जो उस जीवविष के प्रभाव को उदासीन कर देती है जैसे डिफ्थीरिया, गैस गैंग्रीन तथा टेटनस आदि के प्रतिजीवविष जो उनके द्वारा उत्पन्न जीवविषों को निष्फल कर देते हैं।

Antitoxinogen (एन्टिटॉक्सीनोजन)— प्रतिजीवविष की उत्पत्ति को उत्तेजित करने वाला प्रतिजन (एन्टिजन)

Antitragicus (एन्टिट्रेज़ीकस)— कर्णपाली की एक छोटी पेशी।

Antitrichomonal (एन्टिट्राइकोमोनल)— ट्राइकोमोनास के विरुद्ध कार्य करने वाला।

Antitrismus (एन्टिट्रिस्मस)— एक रोग जिसमें कड़ेपन के साथ ऐंठन होने से मुँह खुला रहता है (बन्द नहीं होता)

Antitryptic (एन्टिट्रिप्टिक)— ट्रिप्सिन की क्रिया में बाधा उत्पन्न करने वाला।

Antituberculotic (एन्टिटुबरकुलोटिक)— क्षय रोग की चिकित्सा में प्रभावकारी, यक्ष्मारोधी।

Antitumorigenesis (एन्टिट्यूमोरीज़ेनेसिस)— किसी अर्बुद के विकसित होने में बाधा उत्पन्न हो जाना।

Antitussive (एन्टिटसिव)— खाँसी को रोकने अथवा उसमें आराम पहुँचाने वाला, कासरोधी।

Antityphoid (एन्टिटाइफॉयड)— टाइफॉयड ज्वर की रोकथाम करने अथवा उसका निवारण करने वाला।

Antivenene, Antivenin (एन्टिवेनीन, एन्टिवेनिन)— एक सीरम जिसमें विशेष रूप से किसी जन्तु अथवा कृमि के विष के लिए प्रतिजीवविष होता है जो रोगक्षमीकृत किए गए जन्तुओं के सीरम से तैयार किया जाता है और जन्तु अथवा कृमि के विष से उत्पन्न विषाक्तता की चिकित्सा में प्रयोग में लाया जाता है जैसे–प्रतिसर्पविष सीरम जो विशिष्ट सर्पों के विषों के विरुद्ध रोगक्षमीकृत किए गए घोड़ों के सीरम से उपलब्ध किया जाता है और उन सर्पों की विष चिकित्सा में प्रयोग किया जाता है, प्रतिसर्पविष

Antivenereal (एन्टिविनीरियल)— रतिज रोगों की रोकथाम करने अथवा उनसे छुटकारा दिलाने वाला।

Antivenin (एन्टिवेनिन)— एक प्रतिज़ीवविष जो किसी जन्तु अथवा कृमि विष के लिए विशिष्ट होता है।

Antivenom (एन्टिवीनम)— Antivenin.

Antivenomous (एन्टिवीनोमस)— विष की क्रिया का अवरोध उत्पन्न करने वाला।

Antiviral (एन्टिवाइरल)— विषाणुओं के लिए विनाशकारी, प्रतिविषाणुज।

Antivitamin (एन्टिविटामिन)— किसी विटामिन के कार्य के विरुद्ध कार्य करने वाला, प्रतिविटामिन।

Antivivisection (एन्टिविविसेक्शन)— जीवित जन्तुओं का प्रयोगों के लिए इस्तेमाल किए जाने पर विरोध।

Antixerophthalmic (एन्टिज़ीरोफ्थैलमिक)— शुष्काक्षिपाक के विरुद्ध कार्य करने वाला,

Antixerotic (एन्टिज़ीरोटिक)— त्वचा की शुष्कता (खुश्की) को रोकने वाला।

Antizymotic (एन्टिजाइमोटिक)— किण्वन को रोकने अथवा उसे समाप्त करने वाला कारक, किण्वनरोधी।

Antra (एन्ट्रा)— Antrum का बहुवचन।

Antral (एन्ट्रल)— किसी कोटर से सम्बन्धित, कोटरीय।

Antrectomy (एन्ट्रेक्टॉमी)— किसी कोटर को काट कर निकाल देना।

Antritis (एन्ट्राइटिस)— किसी कोटर का शोथ।

Antro- (एन्ट्रो-)— किसी कोटर से सम्बन्ध को प्रदर्शित करने वाला उपसर्ग।

Antrobuccal (एन्ट्रोबक्कल)— हन्वास्थिक विवर एवं गाल से सम्बन्धित।

Antrocele (एन्ट्रोसील)— उर्ध्वहनु-विवर में स्थित किसी पुटी में द्रव का संचित हो जाना।

Antroduodenectomy (एन्ट्रोड्योडीनेक्टॉमी)— ऑपरेशन द्वारा जठरनिर्गमीय कोटर एवं ग्रहणी के ऊपरी भाग को अलग करके निकाल देना।

Antronasal (एन्ट्रोनेज़ल)— उर्ध्वहनु-विवर एवं नासा-खात सम्बन्धी।

Antrophore (एन्ट्रोफोर)— किसी पहुँच के योग्य कोटर की स्थानीय चिकित्सा हेतु औषधियुक्त शलाका।

Antrophose (एन्ट्रोफोज)— यान्त्रिक अथवा वैद्युत उद्दीपन के द्वारा मस्तिष्क के दृष्टिपरक केन्द्रो में उत्पन्न प्रकाश या वर्ण की अनुभूति।

Antropyloric (एन्ट्रोपाइलोरिक)— जठरनिर्गमीय कोटर से सम्बन्धित अथवा उसे प्रभावित करने वाला।

Antroscope (एन्ट्रोस्कोप)— उर्ध्वहनु-विवर या कोटर का दृष्टि-परीक्षण करने के लिए प्रयोग में आने वाला यन्त्र।

Antroscopy (एन्ट्रोस्कोपी)—एन्ट्रोस्कोप का प्रयोग करके उर्ध्वहनु-विवर या कोटर का दृष्टि-परीक्षण करना।

Antrostomy (एन्ट्रोस्टॉमी)— निकास के लिए किसी कोटर में छिद्र बनाना, कोटरछेदन।

Antrotome (एन्ट्रोटोम)— कोटर-छेदन के लिए काम आने वाला यन्त्र, कोटरछेदक।

Antrotomy (एन्ट्रोटॉमी)— किसी कोटर में चीरा लगाना।

Antrotympanic (एन्ट्रोटिम्पैनिक)— कर्णमूल कोटर एवं मध्यकर्ण-गुहा सम्बन्धी।

Antrotympanitis (एन्ट्रोटिम्पैनाइटिस)— कर्णमूल कोटर एवं मध्यकर्ण-गुहा का शोथ।

Antrum (एन्ट्रम)— गुहा अथवा कोष्ठ जैसे बाह्य कर्ण नली, ग्रहणी या ड्योडिनम का पाइलोरस के निकट चौड़ा भाग (ड्योडिनम-टोपी) जो पाचन के समय दिखाई देता है, टैम्पोरल हड्डी के मैस्टॉयड भाग में स्थित वायुकोष्ठ, उर्ध्वहनु या मैक्ज़िलरी विवर, आमाशय के पाइलोरस वाले भाग का चौड़ा भाग जो आमाशय काय तथा पाइलोरिक नली के बीच स्थित रहता है, कोटर।

Anuclear (एन्यूक्लियर)— केन्द्रक रहित जैसे लाल रक्त कोशिकाएँ

Anular (एन्यूलर)— अगूँठी के आकार का।

Anulus (एन्यूलस)— शरीर की अँगूठी के आकार की अथवा वृत्ताकार संरचना।

Anuresis (एन्यूरेसिस)— मूत्र त्याग न होना।

Anuria (एन्यूरिया)— गुर्दों के द्वारा मूत्र न बनना, अमूत्रता।

Anuric (एन्यूरिक)— अमूत्रता से सम्बन्धित।

Anus (एनस)— मलाशय का शरीर के तल पर नितम्बों के बीच स्थित छिद्र जो जन्म से पूर्णतया अथवा आंशिक रूप से बन्द हो सकता है जिसे अछिद्री गुदा कहा जाता है, गुदा, मलद्वार।

Anvil (एन्विल)— मध्यवर्ती कर्ण में स्थित तीन अस्थियों में से दूसरी अस्थि।

Anxietas, Anxiety (एन्जाइटस, एन्गजाइटी)— आशंका या भय प्रतीत होना, मानसिक बेचैनी, अनिश्चितता तथा भविष्य के बारे में भय व्याप्त रहना जिससे शरीरवृत्तिक परिवर्तन जैसे हृद्-क्षिप्रता (हृदय गति का बढ़ जाना), पसीना आना तथा कम्पन आदि हो जाते हैं; चिन्ता।

Anxiety neurosis (एन्ज़ाइटी न्यूरोसिस)— एक मानसिक विकार जिसमें अत्यधिक चिन्ता होती है जिसके साथ शारीरिक लक्षण जैसे दिल की धड़कन का महसूस होना, हृदय शूल, अपच, गले में घुटन, सिर में दर्द, ठण्डा पसीना आना तथा साथ ही हाथों पैरों में कम्पन होना, आदि हो जाते हैं। चिन्ताधि।

Anxiety presenilis (एन्ज़ाइटी प्रीसेनाइलिस)— वृद्धावस्था से पूर्व चिन्ता, जरा पूर्व चिन्ता।

Anxiolytic (एन्ज़ियोलाइटिक)— चिन्ता को दूर करने अथवा कम करने वाला जिसे औषधीय अथवा मनोवैज्ञानिक चिकित्सा द्वारा किया जा सकता है।

Aorta (एओरटा)— शरीर की धमनीय प्रणाली का मुख्य धड़ जो बाँये निलय से निकलता है, महाधमनी।

Aortal (एओटल)— महाधमनी सम्बन्धी।

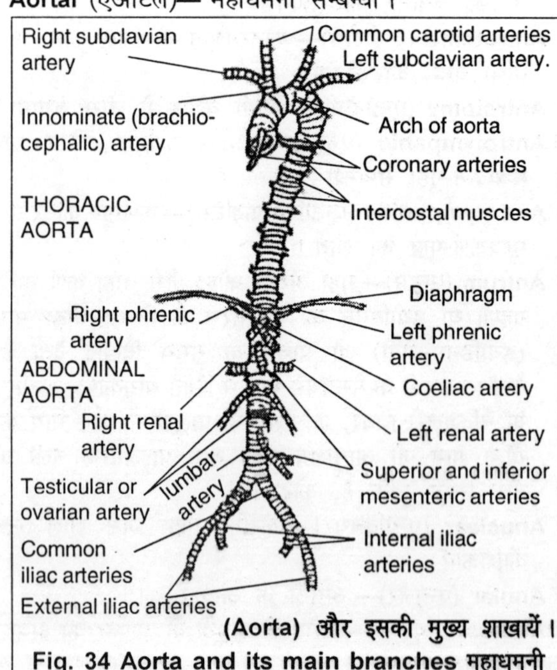

Fig. 34 Aorta and its main branches महाधमनी (Aorta) और इसकी मुख्य शाखायें।

Right subclavian artery = दायीं सबक्लेवियन धमनी, Innominate (brachiocephalic) artery = इन्नोमिनेट (ब्रेकियोसिफैलिक) धमनी, Thoracic Aorta = वक्षीय महा-धमनी, Right phrenic artery = दायीं मध्यच्छदीय धमनी, Right renal artery = दायीं वृक्कीय धमनी, Testicular or ovarian artery = वृषणीय या डिम्बाशयी धमनी, Lumbar artery = कटि-प्रदेश की धमनी, Abdominal Aorta = उदरीय महाधमनी, Common iliac arteries = सामान्य इलियक धमनियाँ, External iliac arteries = बाह्य इलियक धमनियाँ, Internal iliac arteries = आन्तरिक इलियक धमनियाँ, Superior and inferior mesenteric arteries = उर्ध्व आन्त्रयोजनी एवं अधोवर्ती आन्त्रयोजनी धमनियाँ, Left renal artery = बायीं वृक्कीय धमनी, Coeliac artery = सिलियक धमनी, Left phrenic artery = बायीं मध्यच्छदीय धमनी, Diaphragm = मध्यपट या मध्यच्छद, Intercostal muscles = अन्तरापर्शुकी पेशियाँ, Coronary arteries = कॉरोनरी धमिनयाँ, Arch of Aorta = महाधमनी का चाप, Left subclavian artery = बायीं सबक्लेवियन धमनी, Common carotid arteries = सामान्य कैरोटिड धमनियाँ

Aortalgia (एओर्टेल्जिया)— महाधमनी क्षेत्र में दर्द होना।

Aortarctia (एओरटार्कशिया)— महाधमनी का तंग या संकीर्ण होना।

Aortartia (एओरटार्शिया)— Aortostenosis.

Aortectasia (एओरटेक्टेसिया)— महाधमनी का विस्फारित (चौड़ा) हो जाना।

Aortectomy (एओरटेक्टॉमी)— महाधमनी के किसी भाग को काट कर निकाल देना।

Aortic (एओर्टिक)— महाधमनी अथवा हृदय के बाँये निलय में स्थित इसके छिद्र से सम्बन्धित, महाधमनिक।

Aortic incompetence (एओर्टिक इनकॉम्पीटैन्स)— रक्त का महाधमनी-कपाट से होकर पीछे बाँये निलय में को बहना।

Aorticopulmonary (एओर्टिकोपल्मोनरी)— महाधमनी तथा फुफ्फसीय धमनी से सम्बन्धित अथवा इनके बीच में स्थित।

Aortitis (एओरटाइटिस)— महाधमनीशोथ।

Aortoclasia (एओरटोक्लेसिया)— महाधमनी का फट जाना।

Aortocoronary (एओरटोकॉरोनरी)— महाधमनी एवं कॉरोनरी धमनियों से सम्बन्धित अथवा इनसे सम्बन्ध स्थापित करने वाला।

Aortocoronary bypass (एओरटोकॉरोनरी बाइपास)— Coronary bypass.

Aortogram (एओरटोग्राम)— महाधमनीचित्रण द्वारा ली गई एक्स-रे फिल्म।

Aortography (एओरटोग्राफी)— किसी एक्स-रे अभेद्य पदार्थ

को इन्जेक्शन द्वारा महाधमनी में प्रविष्ट करके उसका एक्स-रे लेना, महाधमनीचित्रण।

Aortolith (एओर्टोलिथ)— महाधमनी की दीवार में पथरियों का जमा हो जाना।

Aortomalacia (एओर्टोमैलेशिया)— महाधमनी की दीवारों का मुलायम हो जाना, महाधमनीमृदुता।

Aortopathy (एओर्टोपैथी)— महाधमनी का कोई भी रोग।

Aortoplasty (एओर्टोप्लास्टी)— प्लास्टिक सर्जरी द्वारा महाधमनी की मरम्मत करना।

Aortoptosia, Aortoptosis (एओरटोप्टोसिया, एओरटोप्टोसिस)— उदरीय महाधमनी का नीचे की ओर विस्थापित हो जाना।

Aortorrhaphy (एओरटोरैह्फी)— महाधमनी को सीना।

Aortosclerosis (एओरटोस्क्लेरोसिस)— महाधमनी का काठिन्य (कठोर हो जाना), महाधमनीकाठिन्य।

Aortostenosis (एओरटोस्टेनोसिस)— महाधमनी एवं इसके छिद्र का संकीर्ण हो जाना, महाधमनीसंकीर्णता।

Aortotomy (एओरटोटॉमी)— महाधमनी में चीरा लगाना।

Aosmic (एओस्मिक)— गन्ध रहित

Apallesthesia (एपैलेस्थीसिया)— त्वचा पर कम्पनों का ज्ञान न होना।

Apancrea (एपैन्क्रिया)—अग्न्याशय का अभाव।

Apancreatic (एपैन्क्रियाटिक)— अग्न्याशय के अभाव से उत्पन्न।

Aparalytic (एपैरालाइटिक)—पक्षाघात रहित।

Aparathyreosis (एपैराथाइरियोसिस)— अल्पपरावटुता।

Aparathyroidism (एपैराथाइरॉयडिज़्म)— परावटु ग्रन्थियों का जन्मजात अभाव अथवा उन्हें ऑपरेशन द्वारा काट कर निकाल देना।

Aparathyrosis (एपैराथाइरोसिस)— पैराथाइरॉयड की कमी।

Apareunia (एपैरीयूनिया)— लैंगिक संसर्ग के दौरान तकलीफ महसूस करना।

Aparthrosis (एपारथ्रोसिस)— किसी सन्धि की स्थानच्युति हो जाना।

Apastia (एपास्टिया)— भोजन करने से इन्कार करना।

Apathetic, Apathic (एपैथेटिक, एपैथिक)— उदासीन, किसी बात में कोई रुचि न लेने वाला।

Apathism (एपैथिज़्म)— उद्दीपनों के प्रति अनुक्रिया की मन्दता।

Apathy (एपैथी)— उदासीनता, किसी बात को महससू न करना अथवा आवेश का अभाव, विरक्ति।

Apellous (एपीलस)— 1. त्वचा से न ढका हुआ, जैसा किसी जख्म में होता है 2. शिश्न-मुण्डच्छद रहित जैसा कि खतना करने में कर दिया जाता है।

Apenteric (एपेन्टेरिक)— आँत से बाहर।

Apepsia (एपेप्सिया)— पाचन न होना, मंदग्नि, अग्निमांध।

Apepsinia (एपेप्सिनीया)— जठर रस या आमाशयिक रस में पेप्सिन का अभाव।

Aperient (एपीरियन्ट)— एक मृदु विरेचक।

Aperiodic (एपीरियोडिक)— जो नियतकालिक उत्पन्न होने वाला न हो।

Aperistalsis (एपेरिस्टेल्सिस)— क्रमाकुंचन गतियों का अभाव।

Aperitif (एपेरीटिफ)— शराब।

Aperitive (एपेरिटिव)— भूख बढ़ाने वाला।

Apert's syndrome (एपर्टस सिन्ड्रोम)— एक जन्मजात रोग जिसमें सिर चोंच के समान होता है तथा हाथा-पैरों की अंगुलियों के बीच जाल होता है।

Apertura, Aperture (एपरचुरा, एपरचर)— मुख या छिद्र।

Apex (एपैक्स)— किसी शंक्वाकार संरचना का नुकीला सिरा, शिखाग्र।

Apex beat (एपैक्स बीट)— प्रकुंचन में बाँये निलय के शिखाग्र के छाती की दीवार से टकराने पर उत्पन्न हृदय ध्वनि जो उरोस्थि या स्टर्नम के बीच से लगभग 3½ इंच दूर बाँये पाँचवे अंतरापर्शुका अवकाश में तथा क्लैविकल हड्डी के बीच से नीचे की ओर स्टर्नम के समानान्तर खींची गई रेखा के लगभग एक इंच के भीतर महसूस की जाती है, हृदस्पन्द, दिल की धड़कन।

Apexigraph (एपैक्सीग्राफ)— किसी दन्त मूल के शिखाग्र के परिमाण एवं उसकी स्थिति को निर्धारित करने के लिए एक उपकरण।

Aphacia (एफेसिया)— Aphakia.

Aphacic (एफेसिक)— Aphakic

Aphagia (एफेगिया)— निगलने में असमर्थता।

Aphakia (एफेकिया)— आँख में लैन्स का अभाव, लैन्सहीनता।

Aphakic (एफेकिक)— लैन्सहीनता सम्बन्धी, लैन्स रहित व्यक्ति।

Aphalangia (एफेलेन्जिया)— हाथ या पैरों की अँगुलियों का अभाव, अंगुलिहीनता।

Aphanisis (एफेनिसिस)— यह भय लगना कि लैंगिक शक्ति समाप्त हो जायेगी।

Aphasia (एफेज़िया)— मस्तिष्क-केन्द्रों के आघात अथवा उनके किसी रोग के कारण बोलकर, लिखकर या संकेतों द्वारा विचारों को अभिव्यक्त करने में अक्षमता, वाचाघात। वाचाघात निम्न प्रकार का हो सकता है—

Amnesic aphasia (एम्नेसिक एफेज़िया)— शब्दों के लिए स्मृति लोप हो जाना, स्मृति वाचाघात।

Anomic aphasia (ऐनोमिक एफेज़िया)— वस्तुओं के नाम लेने एवं उनके गुणों के विषय में बताने में असमर्थता।

Auditory aphasia (ऑडिटरी एफेज़िया)— बोले गये शब्दों को समझने में असमर्थता।

Fluent aphasia (फ्लूएन्ट एफेज़िया)— शब्द तो आसानी से बोल लिये जाते हैं परन्तु वे सही नहीं होते और अन्य बोले गये शब्दों से असम्बद्ध भी हो सकते है।

Gibberish aphasia (गिब्बेरिश एफेज़िया)— अर्थहीन वाक्य खण्डों को बोलना।

Global aphasia (ग्लोबल एफ़ेज़िया)— पूर्ण वाचाघात जिसमें सम्पर्क स्थापित करने के सभी साधन बेकार हो जाते हैं, रोगी बोल नहीं सकता, समझ नहीं सकता, पढ़ और लिख नहीं सकता।

Motor aphasia, Expressive aphasia (मोटर एफेज़िया, एक्सप्रेसिव एफेज़िया)— ऐसा वाचाघात जिसमें रोगी लिखे हुए एवं बोले गये शब्दों को समझता है और जानता है कि वह क्या कहना चाहता है परन्तु वह शब्दों का उच्चारण नहीं कर सकता।

Nominal aphasia (नौमिनल एफेज़िया)— वस्तुओं का नाम लेने में असमर्थता।

Nonfluent aphasia (नॉनफ्लूएन्ट एफेज़िया)— ऐसा वाचाघात जिसमें शब्द धीरे-धीरे तथा बहुत कोशिश के पश्चात् बोले जाते हैं।

Optic aphasia (ऑप्टिक एफेज़िया)— आवाज, स्वाद अथवा स्पर्श आदि की सहायता के बिना आँखों से देखकर किसी वस्तु का नाम न बता सकना।

Semantic aphasia (सीमेन्टिक एफेज़िया)— शब्दों का अर्थ न समझ सकना।

Sensory aphasia (सेन्सरी एफेज़िया)— बोले गये अथवा लिखे हुए शब्दों को न समझ सकना।

Traumatic aphasia (ट्रॉमेटिक एफेज़िया)— सिर में चोट लग जाने पर होने वाला वाचाघात।

Visual aphasia (विज़ुअल एफेज़िया)— लेखान्धता। लिखे हुए शब्दों को समझने में असमर्थता।

Aphasic, Aphasiac (एफेज़िक, एफेज़ियाक)— वाचाघात सम्बन्धी, वाचाघातग्रस्त।

Aphasiologist (एफेज़ियोलॉजिस्ट)— एक तन्त्रिकाविज्ञानी अथवा मनोविज्ञानी जो वाचाघात विज्ञान का विशेषज्ञ होता है।

Aphasiology (एफेज़ियोलॉजी)— वाचाघात का वैज्ञानिक अध्ययन।

Aphemesthesia (एफेमेस्थीसिया)— शब्दों को समझने में असमर्थता।

Aphemia (एफीमिया)— केन्द्रीय तन्त्रिका-तन्त्र में क्षति हो जाने से वाक् शक्ति का नष्ट हो जाना, वाक्प्रेरणाघात।

Aphephobia (एफीफोबिया)— छू जाने का विकृत भय, स्पर्शभीति।

Apheresis (एफेरेसिस)— एक कार्य-विधि जिसमें रक्त के घटकों जैसे श्वेत रक्त कोशिकाओं, लाल रक्त कोशिकाओं तथा प्लेटलेट्स आदि को रक्त से अलग किया जाता है।

Aphilopony (एफिलोपोनी)— किसी कार्य को करने में इच्छा की कमी होना।

Aphonia (एफोनिया)—स्वरयन्त्र से बोलने की आवाज न निकाल सकना जैसा कि जीर्ण स्वरयन्त्रशोथ में हो सकता है। यह मस्तिष्क की किसी क्षति के कारण नहीं होता, स्वरहानि, स्वरलोप।

Aphonic (एफोनिक)— 1. स्वरहानि से सम्बन्धित। 2. स्वरहानि से पीड़ित व्यक्ति।

Aphonogelia (एफोनोगेलिया)— जोर से हँसने में असमर्थता।

Aphonous (एफोनस)— Aphonic.

Aphose (एफोज़)— आँखों के आगे अन्धेरे या किसी छाया का बोध होना।

Aphotesthesia (एफोटेस्थीसिया)— सूर्य-प्रकाश या धूप में बहुत अधिक रहने के कारण दृष्टिपटल की प्रकाश के प्रति संवेदनशीलता कम हो जाना

Aphrasia (एफ्रेज़िया)— बोलने अथवा बोले हुए शब्दों को समझने में असमर्थता, वाचाघात, स्वरलोप।

Aphrenia (एफ्रेनिया)— मनोभ्रंश।

Aphrenic, Aphrenous (एफ्रेनिक, एफ्रेनस)— मनोभ्रंश से सम्बन्धित अथवा मनोभ्रंश से पीड़ित व्यक्ति।

Aphrodisia (एफ्रोडिसिया)— अत्यधिक कामोत्तेजना।

Aphrodisiac (एफ्रोडिसियाक)— वह वस्तु जिससे कामवासना बढ़ती है, कामोतेजक, बाजीकर।

Aphrodisiomania (एफ्रोडिसियोमैनिया)— अत्यधिक लैंगिक आनन्द की प्राप्ति के लिए पागलपन।

Aphthae (एफ्थी)— मुख की श्लेष्मिक कला पर अथवा जिह्वा के नीचे पाये जाने वाले छोटे-छोटे सफेद अथवा लाल व्रण जो एफ्थस मुखपाक की विशिष्ट पहचान होते हैं, मुखक्षत

Aphthoid (एफ्थॉयड)— एफ्थी के समान।

Aphthongia (एफ्थोन्गिया)— बोली को नियन्त्रित करने वाली पेशियों में ऐंठन आ जाने से उत्पन्न वाचाघात (बोलने में असमर्थता)।

Aphthosis (एफ्थोसिस)— ऐसा रोग जिसमें एफ्थी होती है।

Aphthous (एफ्थस)— एफ्थी से सम्बन्धित अथवा उनसे युक्त, मुखक्षतीय।

Aphylactic (एफाइलैक्टिक)— रोगक्षमता की कमी वाला।

Aphylaxis (एफाइलैक्सिस)—रोगक्षमता का अभाव।

Apical (एपिकल)— किसी रचना के शिखाग्र से सम्बन्धित, शिखाग्रीय।

Apicectomy (एपिसेक्टॉमी)— टैम्पोरल हड्डी के अश्म अथवा पिट्रस भाग के शिखाग्र को काट कर निकाल देना, शिखाग्र-उच्छेदन।

Apiceotomy (एपीसियोटॉमी)— Apicotomy.

Apices (एपिसेस)— Apex का बहुवचन।

Apicitis (एपिसाइटिस)— किसी शिखाग्र जैसे किसी फेफड़े के अथवा दन्तमूल के शिखाग्र का शोथ।

Apicoectomy (एपिकोएक्टॉमी)— किसी दन्त-मूल शिखाग्र को काट कर निकाल देना।

Apicolocator (एपीकोलोकेटर)— किसी दाँत के मूल शिखाग्र का स्थान निर्धारण करने के लिए एक उपकरण।

Apicolysis (एपिकोलाइसिस)— किसी फेफड़े के शिखर की गुहा को मिटाने के लिए शल्यक्रिया द्वारा अग्र वक्ष-भित्ति में छिद्र बनाकर फेफड़े के शिखर को पिचकाना।

Apicostome (एपीकॉस्टोम)— एपीकॉस्टोमी के ऑप्रेशन में प्रयुक्त ट्रोकार एवं कैन्यूला या प्रवेशिनी।

Apicostomy (एपीकॉस्टॉमी)— एक ऑपरेशन जिसमें किसी दाँत के मूल शिखाग्र पर पहुँचने के लिए एक ट्रोकार एवं कैन्यूला या प्रवेशिनी द्वारा दन्त उलूखनीय प्लेट में छेद किया जाता है।

Apicotomy (एपिकोटॉमी)— किसी संरचना के शिखाग्र में चीरा लगाना।

Apiculate (एपीकुलेट)— एकदम से एक छोटे बिन्दु में समाप्त हो जाने वाला।

Apinealism (एपिनीयालिज़्म)— पीनियल ग्रन्थि का अभाव।

Apiphobia (एपीफोबिया)— मधुमक्खियों का विकृत भय।

Apituitarism (एपिट्यूइटेरिज़्म)— पीयूषिका का कार्य न करना अथवा पीयूष ग्रन्थि का अभाव।

Aplacental (एप्लेसेन्टल)— अपरा रहित।

Aplanatic lens (एप्लेनेटिक लैन्स)— गोलाकार विपथन को सही करने वाला लैन्स।

Aplanatism (एप्लेनेटिज़्म)— एक लैन्स की गोलाकार विपथन से मुक्त रहने की दशा।

Aplasia (एप्लेसिया)— किसी अंग अथवा ऊतक के सामान्य विकास की कमी जैसे एप्लेसिया क्यूटिस कॉनजेनाइटा जिसमें त्वचा का, सबसे अधिक खोपड़ी की त्वचा के स्थानीय क्षेत्र का जन्मजात दोषयुक्त विकास होता है, वह स्थान अर्द्धपारदर्शक झिल्ली द्वारा ढका होता है, तथा एप्लेसिया गोनेडल जिसमें जननग्रन्थि-ऊतक का जन्मजात अभाव होता है; अविकसन।

Aplastic (एप्लास्टिक)— अविकसन सम्बन्धी, जिसका विकास कम होता है अथवा रुक जाता है, अविकसित।

Aplastic anemia (एप्लास्टिक अनीमिया)— अस्थि मज्जा के किसी विकार या उसके नष्ट होने के कारण लाल रक्त कोशिकाओं के कम बनने से उत्पन्न रक्ताल्पता, अविकासी रक्ताल्पता।

Apleuria (एप्लूरीया)— एक या अधिक पर्शुकाओं (पसलियो) का जन्मजात अभाव।

Apnea (एप्निया)— कुछ समय के लिए सांस रुक जाना, अश्वसन।

Apneic (एप्नीक)— अश्वसन से सम्बन्धित अथवा उससे पीड़ित।

Apneic oxygenation (एप्नीक ऑक्सीजिनेशन)— अश्वसन से पीड़ित रोगियों के ऊर्ध्व श्वसनीय पथ में ऑक्सीजन की आपूर्ति करना।

Apneumatic (एन्यूमेटिक)— वायु से मुक्त जैसे किसी पिचके हुए फेफड़े में होता है।

Apneumia (एन्यूमिया)— फेफड़ों का जन्मजात अभाव।

Apneusis (अन्यूसिस)— प्रश्वासदीर्घता।

Apo- (एपो-)— पृथक्करण अथवा कहीं से उत्पन्न होने को प्रदर्शित करने वाला उपसर्ग।

Apobiosis (एपोबायोसिस)— मृत्यु विशेषकर किसी भाग की मृत्यु।

Apocamnosis (एपोकैम्नोसिस)— थकान।

Apochromatic (एपोक्रोमेटिक)— वर्णक एवं गोलाकार विपथन से मुक्त, वर्णहीन।

Apochromatic lens (एपोक्रोमेटिक लैन्स)— एक ऐसा लैन्स जो गोलाकार एवं वर्णक दोनों विपथनों को सही करता है।

Apocope (एपोकोप)— अंगोच्छेदन।

Apocoptic (एपोकोप्टिक)— अंगोच्छेदन सम्बन्धी अथवा अंगोच्छेदन के परिणामस्वरूप उत्पन्न।

Apocrine (एपोक्राइन)— यह एक प्रकार की स्वेद ग्रन्थि होती है जो बगल, जघन-क्षेत्र, स्तन ग्रन्थि एवं बृहत भगोष्ठ में पाई जाती है तथा सीधे त्वचा के तल पर खुलने के बजाय जैसा कि एक्रीन स्वेद ग्रन्थियाँ करती हैं, रोमकूप में खुलती है।

Apocrustic (एपोक्रस्टिक)— स्तम्भक एवं प्रतिकारक (पीछे की ओर हटने वाला)

Apodal (एपोडल)— पंजों से रहित।

Apodemialgia (एपोडेमिएल्जिया)— घर छोड़ने की प्रबल इच्छा।

Apodia (एपोडिया)— एक या दोनों पाँवों का जन्मजात अभाव।

Apodous (एपोडस)— Apodal.

Apody (एपोडी)— Apodia.

Apoenzyme (एपोएन्जाइम)— किसी एन्जाइम का प्रोटीन वाला भाग।

Apoferritin (एपोफेरीटिन)— एक प्रोटीन जो लोहे से संयुक्त होकर फेरीटिन बनाती है।

Apogamia, Apogamy (एपोगैमिया, एपोगैमी)— Parthenogenesis.

Apogee (एपोज़ी)— किसी रोग की सबसे अधिक गम्भीर अवस्था।

Apolar (एपोलर)— ध्रुवों अथवा प्रवर्धों से रहित।

Apolepsis (एपोलेप्सिस)— 1. किसी कार्य का रुक जाना 2. किसी उत्सर्जन अथवा स्राव का ठहर जाना।

Aponeurectomy (एपोन्यूरेक्टॉमी)— किसी कंडराकला को काट कर निकाल देना।

Aponeurology (एपोन्यूरोलॉजी)— शरीर-रचना-विज्ञान की वह शाखा जिसमें कंडराकला का अध्ययन किया जाता है।

Aponeurorrhaphy (एपोन्यूरोरैफी)— किसी कंडराकला को सीना।

Aponeurosis (एपोन्यूरोसिस)—तन्तु-कला की एक चादर जो किसी पेशी को उसके द्वारा गति करने वाले अंगों से जोड़ती है, कंडराकला।

Aponeurositis (ऐपोन्यूरोसाइटिस)— किसी कंडराकला का शोथ, कण्डराकलाशोथ।

Aponeurotic (एपोन्यूरोटिक)— किसी कंडराकला से सम्बन्धित।

Aponeurotome (एपोन्यूरोटोम)— कंडराकला को काटने वाला यन्त्र, कण्डराकलाविभाजक।

Aponeurotomy (एपोन्यूरोटॉमी)—कंडराकला में चीरा लगाना, कण्डराकलाविभाजन।

Aponia (एपोनिया)— 1. अपने को श्रम से बचाये रखना 2. दर्द न होना।

Aponic (एपोनिक)— 1. एपोनिया सम्बन्धी 2. दर्द दूर करने वाला।

Apophyseal, Apophysial (एपोफीज़ियल)— विवर्ध सम्बन्धी।

Apophysis (एपोफाइसिस)— एक अतिवृद्धि विशेषकर किसी हड्डी की जो हड्डी का एक भाग बनाती है और वह कभी भी इससे पूर्णतया पृथक नहीं होतो जैसे प्रवर्ध, गुलिका या गण्डक, उदाहरण के तौर पर शंख-अस्थि का कर्णमूल प्रवर्ध; विवर्ध।

Apophysitis (एपोफाइसाइटिस)— किसी विवर्ध का शोथ।

Apoplasmia (एपोप्लाज़्मिया)— रक्त प्लाज़्मा की मात्रा में कमी हो जाना।

Apoplectic (एपोप्लेक्टिक)— रक्ताघात अथवा अपसन्यास से सम्बन्धित, रक्ताघात अथवा अपसन्यास से ग्रस्त।

Apoplectiform, Apoplectoid (एपोप्लेक्टिफार्म, एपोप्लेक्टॉयड)— रक्ताघात अथवा अपसन्यास के समान, रक्ताघातरूपी अथवा अपसन्यासरूपी।

Apoplexy, Apoplexia (एपोप्लेक्सी, एपोप्लेक्सिया)— 1. किसी अंग में प्रचुर मात्रा में रक्त परिस्रवण होना जैसे उदरीय , फुफ्फुसीय अथवा गर्भाशयी रक्ताघात हो जाना, रक्ताघात 2. मस्तिष्क में रक्तस्राव होने, अन्तःशल्य (एम्बोलस) अथवा घनास्त्र (थ्रॉम्बस) के बनने के कारण जो किसी धमनी में अवरोध उत्पन्न कर देता है, अचानक बेहोशी हो जाने के पश्चात् पक्षाघात हो जाना; अपसन्यास।

Aposia (एपोसिया)— प्यास न लगना।

Aposiopesis (एपोसियोपेसिस)— बोलते समय अचानक किसी वाक्य के बीच में रुक जाना जैसे बोला न जा रहा हो अथवा बोलने की इच्छा न कर रही हो।

Apositia (एपोसिटिया)— भोजन से अति घृणा होना।

Apostasis (एपोस्टेसिस)— 1. विद्रधि या फोड़ा 2. किसी रोग के संकट का समय अथवा उसका अन्त।

Apostaxis (एपोस्टैक्सिस)— मामूली रक्तस्राव होना या बूँद-बूँद करके खून टपकना।

Apostem, Apostema (एपोस्टेम, एपोस्टेमा)— विद्रधि या फोड़ा।

Aposthia (एपोस्थिया)— शिश्नमुण्डच्छद का जन्मजात अभाव।

Apothanasia (एपोथैनेसिया)— जीवन में वृद्धि होना।

Apothecary (एपोथीकेरी)— भेषजज्ञ या फार्मेसिस्ट।

Apotripsis (एपोट्रिप्सिस)— स्वच्छमण्डलीय अपारदर्शिता (फुल्ली) को दूर करना।

Apparatus (एप्रेटस)—1. कई अवयवों या खण्डों के लिए ऐसा प्रबन्ध जो किसी विशेष कार्य को करने के लिए एक साथ कार्य करते हैं जैसे कृत्रिम श्वसन देने के लिए एक उपकरण 2. शरीर की संरचनाओं अथवा अंगों का एक वर्ग जो किसी एक ही कार्य को करने के लिए एक साथ कार्य करते हैं जैसे पैत्तिक उपकरण जिसमें यकृत, पित्ताशय, यकृती या हिपैटिक, सिस्टिक तथा सामान्य पित्त वाहिनी (कॉमन बाइल डक्ट) सम्मिलित होती हैं जो पित्त के स्रवण एवं उत्सर्जन से सम्बन्धित होता है; अश्रु-उपकरण जो अश्रु ग्रन्थि, अश्रु वाहिनी, अश्रु कोश तथा अन्य संलग्न संरचनाओं से मिलकर बना होता है जिसका सम्बन्ध अश्रुओं के स्रवण एवं उनके नेत्र से नासा-गुहा में पहुँचने से होता है।

Appearance (एपीरियैन्स)— स्वरूप, रूप।

Appendage (एपेन्डेज)— मुख्य भाग से जुड़ी रहने वाली कोई संरचना अथवा उसकी कोई अतिवृद्धि जैसे धड़ की कोई भुजा, आँख की पलकें एवं पलकों के बाल, त्वचा के बाल तथा नाखून और गर्भाशय की डिम्ब वाहिनियाँ; उपांग।

Appendalgia (एपेन्डेल्जिया)— उदर में उण्डुकपुच्छ क्षेत्र में शूल।

Appendectomy (एपेन्डेक्टॉमी)— उण्डुकपुच्छ को काटकर निकाल देना, उण्डुकपुच्छोछेदन

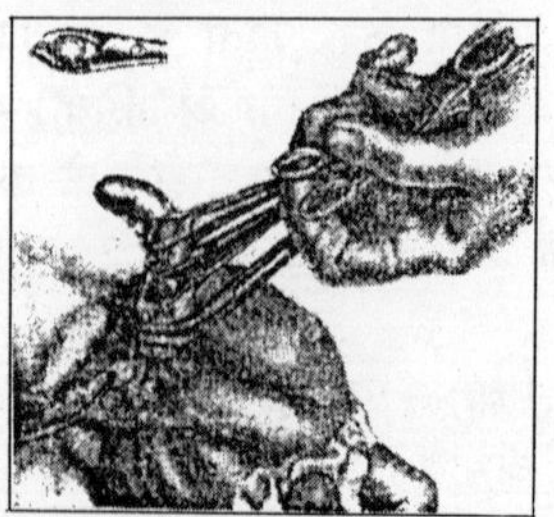

Fig. 35 : Appendectomy उण्डुकपुच्छोछेदन

Appendical, Appendiceal (एपेन्डिकल, एपेन्डिसियल)— उण्डुकपुच्छ से सम्बन्धित।

Appendicectasis (एपेण्डिसेक्टेसिस)— उण्डुकपुच्छ का विस्फारित हो जाना।

Appendicectomy (एपेन्डीसैक्टॉमी)— Appendectomy

Appendices (एपेण्डिसेस)— Appendix का बहुवचन।

Appendicitis (एपेण्डिसाइटिस)— उण्डुकपुच्छ का शोथ।

Appendicocele (एपेण्डिकोसील)— एक बहिःसरणीय कोश में विद्यमान उण्डुकपुच्छ।

Appendicoenterostomy (एपेण्डिकोएन्टेरोस्टॉमी)— Appendicostomy.

Appendicolithiasis (एपेण्डिकोलीथिएसिस)— वर्मीफार्म एपेण्डिक्स में पथरियों का बनना।

Appendicolysis (एपेण्डिकोलाइसिस)— वर्मीफार्म एपेण्डिक्स को शल्यक्रिया द्वारा आसंजनों (चिपकावों) से पृथक करना।

Appendicopathy (एपेण्डिकोपैथी)— उण्डुकपुच्छ या वर्मीफार्म एपेण्डिक्स का कोई भी रोग।

Appendicostomy (एपेण्डिकोस्टॉमी)— बड़ी आँत को सींचने अथवा उसमें से पानी बहाने के लिए शल्यक्रिया द्वारा वर्मीफार्म एपेण्डिक्स में एक छेद बनाना, उण्डुकपुच्छछेदन।

Appendicula (एपेण्डिकुला)— छोटा उपांग।

Appendicular (एपेण्डिकुलर)— 1. एपेण्डिक्स से सम्बन्धित, उण्डुकपुच्छीय 2. भुजाओं अथवा किसी उपांग से सम्बन्धित।

Appendicular skeleton (एपेण्डिकुलर स्केलेटन)— स्कन्ध-मेखला, ऊपरी भुजाओं, श्रोणि-मेखला एवं निचली भुजाओं का निर्माण करने वाली अस्थिल रचना।

Appendix (एपेण्डिक्स)— मुख्य संरचना से जुड़ा एक अतिरिक्त अथवा सहायक अंग जैसे वर्मीफार्म एपेण्डिक्स जो सीकम के अन्ध सिरे से जुड़ा कीड़े के समान लगभग 9 से. मी. लम्बा एक प्रक्षेपण (उभार) होता है; उण्डुकपुच्छ तथा असिरूप प्रवर्ध आदि।

Apperception (एपर्सेप्शन)— संवेदी उद्दीपनों को प्राप्त करने एवं उनका अर्थ समझने की क्रिया, अभिबोध।

Apperceptive (एपर्सेप्टिव)— अभिबोध सम्बन्धी।

Appersonation, Appersonification (एपर्सोनेशन, एपर्सोनीफिकेशन)— ऐसा मिथ्या विश्वास जिसमें कोई व्यक्ति दूसरे व्यक्ति की विशिष्टताओं को मान्यता देता है।

Appestat (एपीस्टेट)— मस्तिष्क का वह क्षेत्र (सम्भवतया अधश्चेतक में स्थित) जो भूख को नियन्त्रित करने से सम्बन्धित होता है।

Appetence, Appetency (एपीटेन्स, एपीटेन्सी)— अत्यधिक भूख लगना।

Appetite (एपीटाइट)— क्षुधा, भूख।

Appetite perverted (एपीटाइट परवर्टेड)— अप्राकृतिक एवं न पचने योग्य पदार्थ जैसे पेन्ट आदि के खाने की इच्छा।

Appetizer (एपीटाइज़र)— भूख बढ़ाने वाला।

Applanation (एप्लेनेशन)— असामान्य रूप से चौरस हो जाना विशेषकर स्वच्छमण्डलीय तल का चौरस होना।

Applanometer (एप्लेनोमीटर)— टोनोमीटर, अन्तःनेत्रीय दाब को मापने वाला उपकरण।

Applanometry (एप्लेनोमीट्री)— नेत्रों के भीतर का दाब मापने के लिए टोनोमीटर का प्रयोग करना।

Appliance (एप्लायन्स)— किसी कार्य विशेष को आसान बनाने के लिए प्रयोग में लाया जाने वाला उपकरण जैसे दन्त-चिकित्सा में कृत्रिम दन्तावली।

Applicator (एप्लीकेटर)— एक लकड़ी या धातु की छड़ जिसके एक सिरे पर रुई या अन्य पदार्थ का एक फॉहा लगा होता है जिसे शरीर के किसी भाग पर औषधि लगाने के लिए प्रयोग में लाया जाता है।

Apposition (एपोज़िशन)— एक दूसरे के साथ सटे रहने की अवस्था अथवा एक पदार्थ का दूसरे से जुड़ जाना जैसे ऊतक की एक परत का दूसरी परत पर चढ़ जाना।

Apprehension (एप्रीहैन्सन)— पहले से ही भय अथवा चिन्ता लग जाना, भय या आतंक अथवा अधीरता।

Apprehensive (एप्रीहैन्सिव)— आतंकित, अधीर।

Approach (एप्रोच)— शल्य-क्रिया सम्बन्धी कार्य-विधियाँ जिनसे कोई अंग अथवा भाग अनावृत होता है।

Approximal (एप्रोक्सीमल)— पास-पास स्थित।

Approximate (एप्रोक्सीमेट)— पास-पास लाना।

Approximation (एप्रोक्सीमेशन)— पास-पास लाने की क्रिया।

Apraxia (एप्रैक्सिया)— 1. संवेदी अथवा प्रेरक किसी प्रकार की कोई बाधा न होने पर उद्देश्यपूर्ण गतियाँ करने में अक्षमता, चेष्टा अक्षमता 2. वस्तुओं का ठीक प्रकार से प्रयोग न कर सकना।

Apraxic (एप्रैक्सिक)— चेष्टा अक्षमता से सम्बन्धित अथवा उससे युक्त।

Aproctia (एप्रोक्शिया)— गुदा का अछिद्री होना।

Aprofen, Aprofene, Aprophen (एप्रोफेन)— वेदनाहर एवं उद्वेष्टीरोधी।

Apron (एप्रन)— एक प्रकार का कोट जो शरीर-रचना-विज्ञान में व्यवच्छेदन करते समय, शल्य-क्रिया के समय, कुछ परिचर्या के कार्यों में तथा प्लास्टर आदि करते समय कपड़ों के बचाव के लिए पहना जाता है।

Aprosexia (एप्रोसेक्सिया)— ध्यान केन्द्रित करने की अक्षमता, एकाग्रहीनता।

Aprosody (एप्रोसोडी)— बोली में तीव्रता, सांमजस्य एवं किसी बात पर जोर देने के सामान्य परिवर्तन का अभाव।

Aprosopia (एप्रोसोपिया)— आंशिक अथवा सम्पूर्ण चेहरे का जन्मजात अभाव।

Aprosopus (एप्रोसोपस)— आंशिक अथवा पूर्ण अभाव से युक्त भ्रूण।

Apselaphesia (एप्सीलेफेसिया)— स्पर्श-ज्ञान का अभाव।
Apsithyria (एप्सीथाइरिया)— हिस्टीरिया में मुँह से आवाज न निकलना।
Apsychia (एसाइकिया)— बेहोशी।
Aptitude (एप्टीट्यूड)— सीखने या शारीरिक अथवा मानसिक कार्य करने में स्वाभाविक योग्यता अथवा निपुणता।
Aptyalia, Aptyalism (एटायलिया, एटायलिज़्म)— मुख-शुष्कता; थूक की कमी अथवा इसका पूर्ण अभाव।
Apulmonism (एपल्मोनिज़्म)— किसी फेफड़े का आंशिक अथवा पूर्ण रूप से जन्मजात अभाव।
Apus (एपस)— पाँवों से रहित व्यक्ति।
Apyetous (एपाइटस)— अपूय, पस रहित।
Apyogenous (एपायोजीनस)— जो पस या मवाद के कारण न हो।
Apyous (एपॉयस)— Apyetous
Apyretic (एपाइरेटिक)— ज्वर रहित।
Apyrexia (एपाइरैक्सिया)— ज्वर का अभाव।
Apyrexial (एपाइरैक्सियल)— ज्वर से रहित।
Apyrogenetic, Apyrogenic (एपाइरोजेनेटिक, एपाइरोजेनिक)— ज्वर न उत्पन्न करने वाला।
Aqua (एक्वा)— जल, उदाहरण के लिए आस्रुत जल, गर्म जल, चूने का पानी, गुनगुना पानी, औषधयुक्त जल, शुद्ध जल, विसंक्रमित जल।
Aquanaut (एक्वानौट)— पानी के भीतर काम करने वाला व्यक्ति।
Aquaphobia (एक्वाफोबिया)— जल का विकृत भय।
Aquapuncture (एक्वापंक्चर)— जल का अवत्वक् इन्जैक्शन।
Aquatic (एक्वेटिक)— 1. जल सम्बन्धी 2. जल में वास करने वाला।
Aqueduct (एक्वीडक्ट)— नलिका।
Aqueductus (एक्वीडक्टस)— Aqueduct
Aqueous (एक्युअस)— जलीय, जल द्वारा तैयार किया गया।
Aqueous chambers (एक्युअस चैम्बर्स)— नेत्र के अग्र एवं पश्च कोष्ठ जिनमें एक्युअस ह्यूमर भरा होता है।
Aqueous humor (एक्युअस ह्यूमर)— नेत्र के अग्र एवं पश्च कोष्ठों में भरा रहने वाला पारदर्शक तरल, नेत्रोद, चक्षु जल।
Aquiparous (एक्वीपैरस)— जल उत्पन्न करने वाला।
Aquosity (एक्वोसिटी)— 1. जलीय होने की अवस्था 2. आर्द्रता अथवा नमी।
Arachnephobia (एराकनीफोबिया)— मकड़ियों का विकृत भय।
Arachnidism (एरेक्नाइडिज़्म)— मकड़ी के काटने से उत्पन्न दैहिक दशा।
Arachnitis (एरेक्नाइटिस)— जालतानिका अथवा एरेक्नॉयड का शोथ।
Arachnodactyly (एरेक्नोडैक्टाइली)— ऐसी दशा जिसमें हाथों एवं पैरों की अंगुलियाँ असामान्य रूप से लम्बी एवं मुड़ी हुई हो जाती हैं, दीर्घागुँलिता।
Arachnoid (एरेक्नॉयड)— 1. दृढ़तानिका या ड्यूरा मेटर तथा मृदुतानिका या पाया मेटर के बीच स्थित एक झिल्लीनुमा संरचना, जालतानिका 2. मकड़ी के जाल से मिलता-जुलता।
Arachnoidal (एरेक्नॉयडल)— जालतानिका सम्बन्धी।
Arachnoidism (एरेक्नॉयडिज़्म)— Arachnidism.
Arachnoiditis (एरेक्नॉयडाइटिस)— Arachnitis.
Arachnophobia (एरेक्नोफोबिया)— मकड़ियों का विकृत भय।
Arborescent (आर्बोरीसेन्ट)—, शाखाओं वाला, वृक्ष के समान।
Arborization (आर्बोराइज़ेशन)— तन्त्रिका तन्तुओं एवं केशिकाओं का सिरे पर शाखाओं में विभक्त होना।
Arborize (आर्बोराइज़)— वृक्ष के समान शाखाओं में फैलाना।
Arbor vitae (आर्बर विटी)— शाखारूपता, पेड़ के समान शाखाओं वाला।
Arc (आर्क)— एक वक्र रेखा अथवा किसी वृत्त का कोई भाग।
Arcade (आर्केड)— चाप, तोरणिका, मेहराब।
Arcanum (आर्केनम)— गुप्त उपचार।
Arcate (आर्केट)— धनुष के आकार का।
Arch-, Arche-, Archi- (आर्च-, आर्चे-, आर्ची-)— उपसर्ग जिनका अर्थ प्रथम, मुख्य तथा आरम्भ करने वाला है।
Arch (आर्च)— एक वृत्तखण्ड अथवा धनुष के आकार की संरचना, मेहराब, चाप। इसके कुछ उदाहरण निम्नलिखित हैं—
- **Alveolar arch, Dental arch** (एल्वियोलर आर्च, डैन्टल आर्च)— प्रत्येक जबड़े में दन्तउलूखल प्रवर्ध एवं दाँतों द्वारा बना चाप, दन्तउलूखल चाप।
- **Aortic arch** (एओर्टिक आर्च)— लगभग चौथे वक्षीय कशेरुका के स्तर पर स्थित महाधमनी चाप।
- **Costal arch** (कॉस्टल आर्च)— पसलियों द्वारा बना चाप।
- **Nasal arch** (नेज़ल आर्च)— नासा-अस्थियों एवं मैक्ज़िला के नासा-प्रवर्धों द्वारा बना चाप।
- **Palmar arch** (पामर आर्च)— हथेली में बना चाप, करतल चाप।
- **Plantar arch** (प्लान्टर आर्च) — पैर के तलुवे में बना चाप, पदतल चाप।
- **Supraorbital arch** (सुप्राआर्बिटल आर्च)— नेत्र गुहा के ऊपरी किनारे से बना अस्थिल चाप।

Archencephalon (आर्केन्सीफेलान)— प्राथमिक मस्तिष्क जिससे मध्यमस्तिष्क एवं अग्रमस्तिष्क विकसित होते हैं।

Archenteron (आर्केन्ट्रान)— आद्य-आन्त्र।

Archigaster (आर्कीगैस्टर)— प्रारम्भिक भ्रूणीय पाचन नली।

Archinephron (आर्कीनेफरान)— प्रारम्भिक वृक्क।

Architis (आर्काइटिस)— गुदाशोथ; मलाशयशोथ।

Archo- (आर्को-)— मलाशय अथवा गुदा से सम्बन्ध को प्रदर्शित करने वाला उपसर्ग।

Archocele (आर्कोसील)— मलाशय का हर्निया।

Archocystocolposyrinx (आर्कोसिस्टोकोल्पोसिरिंक्स)— मलाशय, योनि एवं मूत्राशय का नालव्रण।

Archoptosis (आर्कोप्टोसिस)— मलाशय भ्रंश।

Archostenosis (आर्कोस्टेनोसिस)— मलाशय की संकीर्णता।

Archosyrin (आर्कोसाइरिन)— गुदा-नालव्रण, भगन्दर।

Arciform (आर्सिफोर्म)— मेहराब की आकृति का।

Arctation (आर्कटेशन)— किसी छिद्र अथवा नली का तंग होना।

Arcuate (आर्कुएट)— Arciform.

Arcuation (आर्कुएशन)— मोड़।

Arcus (आर्कस)— चाप, मेहराब।

Arcus aortae (आर्कस एओर्टी)—महाधमनी-चाप।

Arcus dentalis (आर्कस डैन्टालिस)—दन्त-चाप।

Arcus plantaris (आर्कस प्लान्टैरिस)—पदतलीय चाप।

Arcus senilis (आर्कस सैनाइलिस)— वृद्ध लोगों में स्वच्छमण्डल के चारों ओर दिखाई देने वाला एक अपारदर्शक सफेद छल्ला।

Ardanesthesia (आर्डेनेस्थीसिया)— गर्मी महसूस करने में अक्षमता।

Ardent (आर्डेन्ट)— जिसे बुखार चढ़ा हुआ हो, जलता हुआ।

Ardor (आर्डर)— जलन जैसे मूत्र-त्याग करते समय जलन महसूस होना।

Areatus, Areata (एरियेटस, एरियेटा)— सीमित क्षेत्रों अथवा चकत्तों में उत्पन्न होने वाला।

Arefaction (एरीफैक्शन)— शुष्कीकरण, सुखाने का कार्य।

Areflexia (एरिफ्लैक्सिया)— प्रतिवर्त क्रियाओं का अभाव, अप्रतिवर्तता।

Arenaceous, Arenoid (आरीनेसियस, आरीनॉयड)— रेत अथवा कंकड़ के समान।

Arenation (आरीनेशन)— शरीर पर गर्म रेत लगाना।

Areola (एरियोला)— एक केन्द्रीय भाग को चारों ओर से घेरे हुए विभिन्न वर्णकयुक्तता का एक वृत्ताकार क्षेत्र जैसे स्तन के चूचुक के चारों ओर का भाग, नाभि के चारों ओर का वर्णकयुक्त क्षेत्र अथवा पुतली के चारों ओर का परितारिका या आइरस का भाग; परिवेश अथवा मण्डल।

Areolar (एरियोलर)— परिवेश अथवा मण्डल सम्बन्धी, परिवेशीय, मण्डलीय।

Areolitis (एरियोलाइटिस)— स्तन-मण्डल का शोथ।

Areometer (एरियोमीटर)— तरलों का आपेक्षिक घनत्व मापने वाला यन्त्र, द्रवघनत्वमापी।

Argamblyopia (आर्गेमब्लायोपिया)— आँख का प्रयोग न करने पर दृष्टि (देखने) में कमी।

Argema (आर्गेमा)— श्वेत स्वच्छमण्डलीय व्रण।

Argentaffin, Argentaffine (आर्जेन्टाफिन, आर्जेन्टाफाइन)— ऐसी कोशिकाओं को निर्दिष्ट करने वाला जो शीघ्र ही चाँदी के लवणों से अभिरंजित हो जाती हैं और उनका रंग ब्राऊन अथवा काला हो जाता है, रजतरागी।

Argentaffinoma (आर्जेन्टाफाइनोमा)— एक अर्बुद जो आर्जेन्टाफिन कोशिकाओं से बनता है और जठरान्त्र-पथ, पित्त वाहिनियों, अग्न्याशय, श्वसनी अथवा डिम्बग्रन्थि में विकसित होता है तथा यह कैन्सर के समान संलक्षण उत्पन्न कर सकता है।

Argentation (आरजेन्टेशन)— किसी रजत लवण के साथ संसेचन।

Argentine (आरजेन्टीन)— रजत से सम्बन्धित, उससे मिलता-जुलता अथवा उससे युक्त।

Argentum (आर्जेन्टम)— चाँदी।

Argyll Robertson pupil (आर्जिल रोबर्टसन प्यूपिल)— मस्तिष्क के सिफिलिस रोग में आँखों की पुतलियों का होने वाला एक रोग जिसकी खोज डगलस आर्जिल रोबर्टसन नामक वैज्ञानिक ने की थी जिसमें पुतलियाँ छोटी हो जाती हैं, परिमाण में असमान होती हैं तथा उनके चारों ओर का किनारा अव्यवस्थित (विषम) हो जाता है और गोल होने के स्थान पर पाँच भुजाओं वाला भी हो सकता है, पुतलियाँ प्रकाश से प्रतिक्रिया नहीं करतीं परन्तु उनकी समंजन के समय संकुचित होने की शक्ति परिवर्तित नहीं होती।

Argyria (आर्जाइरिया)— लम्बे समय तक रजत लवणों का प्रयोग करते रहने से उत्पन्न रोग जिसमें त्वचा एवं श्लेष्मिक कलाओं का रंग नीला हो जाता है।

Argyric (आर्जीरिक)— रजत सम्बन्धी।

Argyrism (आर्जीरिज़्म)— Argyria.

Argyrophil (आर्जीरोफिल)— रजत लवणों से संयुक्त होने की क्षमता रखने वाली कोशिका।

Argyrosis (आर्जीरोसिस)— Argyria.

Arhinia (एरहीनिया)— नाक का जन्मजात अभाव

Ariboflavinosis (एरिबोफ्लेविनोसिस)— भोजन में रिबोफ्लेविन की कमी से होने वाला रोग जिसमें विशेषकर मुख के कोणों पर ओष्ठविदरता (होठों का फटना) हो जाती है।

Arithmomania (एरिथमोमैनीया)— गिनती करने अथवा गणित के प्रश्न हल करने का उन्माद, अंकोन्माद।

Arm (आर्म)— ऊपरी भुजा का कन्धे से लेकर कोहनी तक का भाग।

Armamentarium (आर्मेमेन्टेरियम)— किसी प्रैक्टीशनर अथवा चिकित्सालय की सम्पूर्ण सामग्री जिसमें औषधियाँ, नैदानिक एवं शल्य-क्रिया सम्बन्धी यन्त्र तथा पुस्तकें आदि सम्मिलित होती हैं, चिकित्सीय साधन।

Armpit (आर्मपिट)— बगल।

Aroma (एरोमा)— सुगन्ध।

Aromatic (एरोमेटिक)— सुगन्ध वाला, सुगन्धित।

Aromatization (ऐरोमेटाइज़ेशन)— किसी असुगन्धित पदार्थ को सुगन्धित पदार्थ में बदलना।

Arousal (एराउज़ल)— 1. कार्य करने के लिए तैयार रहने की अवस्था 2. लैंगिक उत्तेजना।

Arrector (एरेक्टर)— उठाने वाला जैसे एक एरेक्टर पेशी होती है।

Arrest (एरेस्ट)— रुक जाना जैसे किसी क्रिया अथवा रोग प्रक्रिया का रुक जाना उदाहरण–

Cardiac arrest (कार्डियक एरेस्ट)— अचानक हृदय की धड़कन का रुक जाना।

Epiphyseal arrest (इपीफाइज़ियल एरेस्ट)— लम्बी हडिड्यों की वृद्धि रुक जाना।

Pelvic arrest (पैल्विक एरेस्ट)—वह दशा जिसमें भ्रूण का प्रस्तुत होने वाला भाग माँ की श्रोणि में स्थिर हो जाता है।

Sinus arrest (साइनस एरेस्ट)— ऐसी अवस्था जिसमें हृदय का साइनस नोड हृदय स्पन्द या दिल की धड़कन के लिए आवेगों को उत्पन्न नहीं करता।

Arrhenoblastoma (एरीह्नोब्लास्टोमा)— डिम्बग्रन्थि का एक अर्बुद जो पुर्ल्लिग हार्मोन स्रवित करता है जिससे स्त्री में पुर्ल्लिग लैंगिक विशिष्टाताएँ (पुसंत्व) उत्पन्न होती हैं।

Arrhinia (एरिह्निया)— नाक का जन्मजात अभाव।

Arrhythmia (अरिह्दमिया)— हृदय स्पन्द (दिल की धड़कन) की अनियमितता, अतालता।

Arrhythmic (एरिह्दमिक)— अतालता से सम्बन्धित अथवा अतालता से युक्त।

Arrhythmogenic (एरिह्दमोजेनिक)— हृदय-अतालताएँ उत्पन्न करने के सक्षम।

Arseniasis, Arsenicism (आर्सेनिएसिस, आर्सेनिसिज़्म)— जीर्ण आर्सेनिक विषाक्तता।

Arsenical (आर्सेनिकल)— आर्सेनिक सम्बन्धी अथवा उससे युक्त।

Arsenicalism (आर्सेनिकालिज़्म)— जीर्ण आर्सेनिक विषाक्तता।

Arsenicophagy (आर्सेनिकोफेगी)— आर्सेनिक आदतन खाना।

Arsenifast (आर्सेनीफास्ट)— आर्सेनिक की विषैली क्रिया के प्रति प्रतिरोधी।

Arsenium (आर्सेनियम)— आर्सेनिक

Arsenotherapy (आर्सेनोथिरैपी)— आर्सेनिक द्वारा रोगों की चिकित्सा करना।

Arsine (आर्साइन)— रासायनिक युद्ध में प्रयोग में लायी जाने वाली एक बहुत ही जहरीली गैस।

Artefact (आर्टीफैक्ट)—मृत्यु अथवा अभिकर्मकों के द्वारा किसी कोशिका अथवा ऊतक में उत्पन्न होने वाली संरचना, कृतक।

Arteralgia (आर्टिरैल्जिया)— धमनीशूल।

Arterectomy (आर्टिरैक्टॉमी)— किसी धमनी अथवा धमनियों को काट कर निकाल देना।

Arteri- (आर्टेरी-)— Arterio

Arteria (आर्टीरिया)— धमनी।

Arteriagra (आर्टीरियाग्रा)— किसी धमनी में दर्द होना।

Arterial (आर्टीरियल)— एक या अधिक धमनियों से सम्बन्धित, धमनीय।

Arterialization (आर्टीरियालाइज़ेशन)— 1. धमनीय हो जाना 2. रक्त का ऑक्सीजन के साथ संयोजन कराना जिससे यह शिरापरक रक्त से धमनीय रक्त में परिवर्तित हो जाता है 3. एक धमनी के रूप में कार्य करने के लिए किसी शिरापरक रचना में परिवर्तन हो जाना।

Arterial varix (आर्टीरियल वैरिक्स)— एक बड़ी एवं ऐंठी हुई धमनी।

Arteriasis (आर्टीरिएसिस)— किसी धमनी में ह्रास होना।

Arteriectasis, Arteriectasia (आर्टीरिएक्टेसिस, आर्टीरिएक्टेसिया)— धमनी-विस्फारण।

Arteriectomy (आर्टीरिएक्टॉमी)— किसी धमनी के किसी भाग को काट कर निकाल देना, धमनी-उच्छेदन।

Arterio- (आर्टीरियो-)— किसी धमनी के साथ सम्बन्ध को प्रदर्शित करने वाला उपसर्ग।

Arterioatony (आर्टीरियोएटोनी)— किसी धमनी की दीवारों की तान कम हो जाना।

Arteriocapillary (आर्टीरियोकैपिलरी)— धमनियों एवं केशिकाओं दोनों से सम्बन्धित।

Arteriogram (आर्टीरियोग्राम)— किसी रेडियोअपारदर्शक पदार्थ का इन्जेक्शन लगाकर किसी धमनी का लिया गया एक्स-रे चित्र, धमनीलेख।

Arteriographic (आर्टीरियोग्राफिक)— धमनीचित्रण से सम्बन्धित अथवा उसका उपभोग करने वाला।

Arteriography (आर्टीरियोग्राफी)— किसी रेडियोअपारदर्शक पदार्थ का इन्जैक्शन लगाकर किसी धमनी का एक्स-रे चित्र खींचना, धमनीचित्रण।

Arteriola (आर्टीरियोला)— छोटी धमनी, धमनिका।

Arteriolar (आर्टीरियोलर)— धमनिका सम्बन्धी।

Arteriole (आर्टीरियोल)— एक सूक्ष्म धमनी जो एक केशिका के रूप में अग्रसरित हो जाती है, धमनिका।

Arteriolith (आर्टीरियोलिथ)—किसी धमनी में स्थित अश्मरी।

Arteriolitis (आर्टीरियोलाइटिस)— धमनिकाओं की सूजन, धमनिकाशोथ।

Arteriology (आर्टिरियोलॉजी)— धमनियों का वैज्ञानिक अध्ययन, धमनीविज्ञान।

Arteriolonecrosis (आर्टीरियोलोनेक्रोसिस)— धमनिकाओं का परिगलन अथवा उनका नष्ट होना।

Arteriolosclerosis (आर्टीरियोलोस्क्लेरोसिस)— धमनिकाओं की दीवारों का मोटा एवं कठोर हो जाना जिससे उनका लचीलापन एवं संकुचनशीलता समाप्त हो जाती है, धमनिकाकाठिन्य।

Arteriolosclerotic (आर्टीरियोलोस्क्लेरोटिक)— धमनिकाकाठिन्य से सम्बन्धित या धमनिकाकाठिन्य के लक्षणों से युक्त।

Arteriolovenous (आर्टीरियोलोवेनस)— धमनिकाओं एवं शिराओं दोनों से सम्बन्धित।

Arteriolovenular (आर्टीरियोलोवेन्यूलर)— Arteriolovenous.

Arteriomalacia (आर्टीरियोमैलेशिया)— धमनियों का असामान्य रूप से ढीला या मुलायम हो जाना।

Arteriometer (आर्टीरियोमीटर)— किसी धमनी के व्यास को अथवा स्पन्दन के दौरान इसके परिमाण में होने वाले परिवर्तन को मापने वाला एक यन्त्र।

Arteriomotor (आर्टीरियोमोटर)— धमनियों को विस्फारित एवं संकुचित करने और इस प्रकार उनके आंतरिक व्यास को परिवर्तित करने वाला।

Arteriomyomatosis (आर्टीरियोमायोमेटोसिस)— पेशी-तन्तुओं की अतिवृद्धि के कारण किसी धमनी की दीवारों का मोटा हो जाना।

Arterionecrosis (आर्टीरियोनेक्रोसिस)— धमनियों का परिगलन।

Arteriopalmus (आर्टीरियोपामस)— किसी धमनी की धड़कन की अनुभूति होना।

Arteriopathy (आर्टीरियोपैथी)— धमनी का कोई भी रोग।

Arterioplasty (आर्टीरियोप्लास्टी)— प्लास्टिक सर्जरी द्वारा किसी धमनी की मरम्मत करना, धमनीसंधान।

Arteriopressor (आर्टीरियोप्रेशर)— धमनीय रक्त-चाप को बढाने वाला।

Arteriorrhaphy (आर्टीरियोरैह्फी)— किसी धमनी की सिलाई करना।

Arteriorrhexis (आर्टीरियोरेह्क्सिस)—किसी धमनी का फट जाना।

Arteriosclerosis (आर्टीरियोस्क्लेरोसिस)— धमनियों की दीवारों का मोटा एवं कठोर हो जाना जिससे उनका लचीलापन एवं उनकी संकुचनशीलता समाप्त हो जाती हे, धमनीकाठिन्य।

Arteriosclerotic (आर्टीरियोस्क्लेरोटिक)— धमनीकाठिन्य से सम्बन्धित अथवा उसके लक्षणों से युक्त, धमनीकाठिन्यज।

Arteriospasm (आर्टीरियोस्पाज्म)— किसी धमनी में ऐठन आ जाना।

Arteriostenosis (आर्टीरियोस्टेनोसिस)— किसी धमनी का तंग हो जाना, धमनीसंकीर्णता।

Arteriostosis (आर्टीरियोस्टोसिस)— किसी धमनी का कैल्सीकरण होना।

Arteriostrepsis (आर्टीरियोस्ट्रेप्सिस)—रक्तस्राव को रोकने के लिए किसी धमनी के कटे सिरे को मरोड़ देना।

Arteriotome (आर्टीरियोटोम)— किसी धमनी को खोलने वाला चाकू, धमनीछेदक।

Arteriotomy (आर्टीरियोटॉमी)— शल्यक्रिया द्वारा किसी धमनी को विभाजित करना अथवा उसे खोलना, धमनीछेदन।

Arteriotony (आर्टीरियोटोनी)— रक्त-चाप।

Arteriovenous (आर्टीरियोवेनस)— धमनियों एवं शिराओं दोनों से सम्बन्धित, धमनीशिरापरक।

Arterioversion (आर्टीरियोवर्जन)— किसी धमनी के कटे सिरे से रक्तस्राव को रोकने के लिए धमनी की दीवार को बाहर की ओर उलट देना।

Arterioverter (आर्टिरियोवर्टर)— रक्तस्राव को रोकने के लिए किसी धमनी के कटे सिरे को बाहर की ओर उलट देने वाला यन्त्र।

Arteritis (आर्टीराइटिस)—किसी धमनी की सूजन, धमनीशोथ।

Artery (आर्टरी)— रक्त वाहिनियों में से एक जो हृदय से ऑक्सीजनित रक्त को लेकर शरीर के सभी भागों में पहुँचाती है, धमनी।

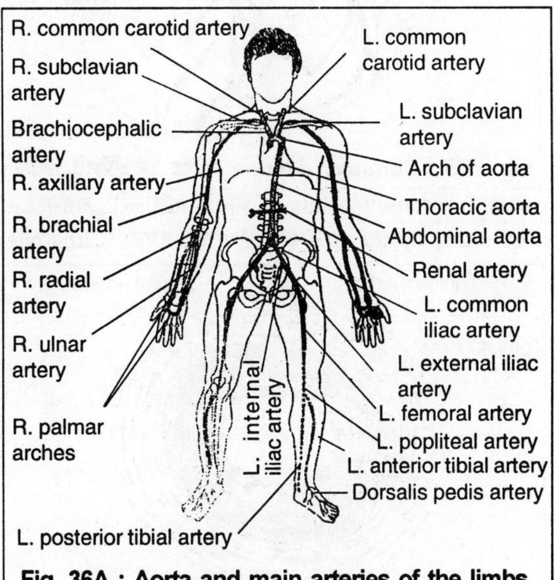

Fig. 36A : Aorta and main arteries of the limbs.
महाधमनी एवं भुजाओं की मुख्य धमनियाँ

R. common carotid artery = दार्यी सामान्य कैराटिड धमनी, R. subclavian artery = दार्यी सबक्लेवियन धमनी, Brachiocephalic artery = ब्रेकियोसिफैलिक धमनी, R. axillary artery = दार्यी कक्षी या एक्जीलरी धमनी, R. brachial artery = दार्यी ब्रेकियल धमनी, R. radial artery = दार्यी रेडियल धमनी, R. ulnar artery = दार्यी अल्नर धमनी, R. palmar arches = दायें करतलगत चाप, L. internal iliac artery = बार्यी आन्तरिक श्रोणिफलकीय या इलियक धमनी, L. posterior tibial artery = बार्यी पश्चज टिबियल धमनी, Dorsalis pedis artery = पाद अभिपृष्ठीय धमनी, L. anterior tibial artery = बार्यी अग्रज टिबियल धमनी, L. popliteal artery = बार्यी जानुपृष्ठीय धमनी, L. femoral artery = बार्यी फीमोरल धमनी, L. external iliac artery = बार्यी बाह्य श्रोणिफलकीय या इलियक धमनी, L. common iliac artery = बार्यी सामान्य इलियक धमनी, Abdominal aorta = उदरीय महाधमनी, Renal artery = वृक्कीय धमनी, Thoracic aorta = वक्षीय महाधमनी, Arch of aorta = महाधमनी का चाप, L. subclavian artery = बार्यी सबक्लेवियन धमनी, L. common carotid artery = बार्यी सामान्य कैरोटिड धमनी ।

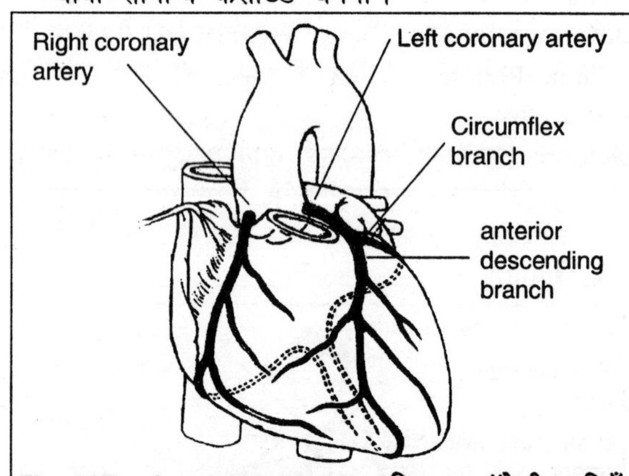

Fig. 36B : Coronary arteries. परिहृद या कॉरोनरी धमनियाँ

Right coronary artery = दार्यी कॉरोनरी धमनी, Left coronary artery = बार्यी कॉरोनरी धमनी, Circumflex

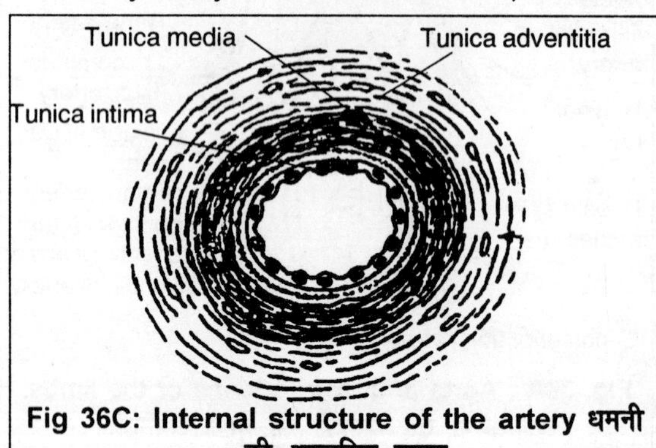

Fig 36C: Internal structure of the artery धमनी की आन्तरिक रचना

branch = परिवेष्टक शाखा, Anterior descending branch = अग्रज अवरोही शाखा ।

Tunica intima = अन्तःकचुंक या आन्तरिक अस्तर, Tunica media = मध्यवर्ती कचुंक, Tunica adventitia= बाह्य कचुंक

Arthral (आर्थरल)— जोड़ सम्बन्धी, सन्धिपरक ।

Arthralgia (आरथ्रेल्जिया)— किसी जोड़ में दर्द होना, सन्धि-वेदना ।

Arthralgic (आरथ्रेल्जिक)— सन्धि वेदना या जोड़ के दर्द से सम्बन्धित अथवा उससे पीड़ित ।

Arthrectomy (आरथ्रेक्टॉमी)— किसी जोड़ को काटकर निकाल देना, सन्धि-उच्छेदन ।

Arthredema (आर्थरीडीमा)— किसी सन्धि का शोफ ।

Arthrempyesis (आर्थरीमपाइसिस)— किसी सन्धि में पूयता (मवाद पड़ जाना)

Arthresthesia (आर्थ्रेस्थीसिया)— सन्धि गतियों का बोध होना ।

Arthritic (आर्थराइटिक)— 1. सन्धिशोथ से सम्बन्धित 2. सन्धिशोथ से पीड़ित व्यक्ति, सन्धिशोथज ।

Arthritide (आर्थराइटाइड)— गाउट अथवा सन्धिशोथ द्वारा होने वाला त्वचा विस्फोट ।

Arthritides (आर्थराइटाइडीस)— Arthritis का बहुवचन ।

Arthritis (आर्थराइटिस)— सन्धिशोथ । यह निम्न प्रकार का होता है–

Acute arthritis (एक्यूट आर्थराइटिस)— सन्धिशोथ का उग्र रूप जिसमें जोड़ में दर्द होता है एवं सूजन हो जाती है तथा वह गर्म एवं लाल हो जाता है ।

Allergic arthritis (एलर्जिक आर्थराइटिस)— भोजन एलर्जी के परिणामस्वरूप उत्पन्न अथवा किसी औषधि के देने के पश्चात् होने वाली अतिसुग्राहिता प्रतिक्रिया के कारण होने वाला सन्धिशोथ

Atrophic arthritis (एट्रोफिक आर्थराइटिस)— Rheumatoid arthritis.

Chronic inflammatory arthritis (क्रोनिक इनफ्लेमेटरी आर्थराइटिस)— Rheumatoid arthritis.

Degenerative arthritis (डीजेनेरेटिव आर्थराइटिस)— Osteoarthritis.

Gonorrheal arthritis (गोनोरिहयल आर्थराइटिस)— गोनोरिहया-संक्रमण द्वारा होने वाला सन्धिशोथ जो अधिकतर घुटनों में होता है ।

Gouty arthritis (गाउटी आर्थराइटिस)— गाउट से होने वाला सन्धिशोथ ।

Hypertrophic arthritis (हाइपरट्रॉफिक आर्थराइटिस)— Osteoarthritis.

Neurogenic arthritis, Neurotrophic arthritis

(न्यूरोजेनिक आर्थराइटिस, न्यूरोट्रॉफिक आर्थराइटिस)— किसी तन्त्रिका-रोग के कारण उत्पन्न होने वाला सन्धिशोथ जैसे सिरिंगोमाइलिया में होता है।

Osteoarthritis (ऑस्टियोआर्थराइटिस)— एक जीर्ण रोग, विशेषकर भार सहन करने वाले जोड़ जैसे घुटने के जोड़ का जीर्ण रोग जो अधिकतर पुरुष में 50 वर्ष से ऊपर की आयु में होता है जिसमें जोड़ की उपास्थियों का ह्रास होता है तथा हडिड्यों के किनारों की अतिवृद्धियाँ होती हैं। मुख्य लक्षण दर्द, सूजन, जोड़ की जकड़ाहट एवं चलने-फिरने में कठिनाई, होते हैं। परीक्षण करने पर रोगग्रस्त जोड़ को हिलाने-डुलाने से कड़क की आवाज सुनाई देती है; अस्थि-सन्धि शोथ।

Psoriatic arthritis (सोरिएटिक आर्थराइटिस)— उग्र सोरियासिस के साथ होने वाला सन्धिशोथ जिसमें अन्तिम अंतराअंगुल्यस्थि सन्धियाँ प्रभावित होती हैं।

Rheumatoid arthritis (रिह्यूमेटॉयड आर्थराइटिस) — एक जीर्ण दैहिक रोग जो प्रारम्भिक रूप से सन्धियों का रोग होता है जिसमें सन्धियों में शोथज परिवर्तन होते हैं तथा हडिड्यों का अपक्षय एवं विरलीकरण (घनत्व अथवा ठोसपन कम होना) हो जाता है जिसके बाद की अवस्थाओं में जोड़ में विकृति एवं सन्धिग्रह उत्पन्न हो जाते हैं। इसके कारण का पता नहीं है परन्तु एण्टिजन-एण्टीबॉडी प्रतिक्रिया तथा विषाणु संक्रमण इसके कारण समझे जाते हैं।

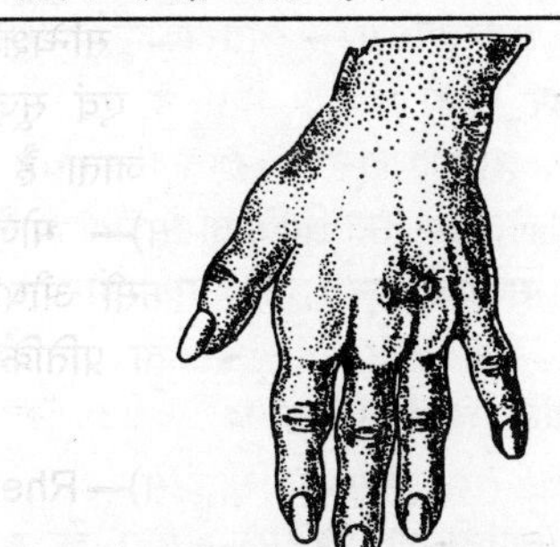

Fig. 37 Rheumatoid arthritis of the joints of hand. हाथ की सन्धियों का गठियारूप सन्धिशोथ

Suppurative arthritis (सपुरेटिव आर्थराइटिस)— किसी जोड़ की श्लेषक कला का शोथ जिसके साथ ही सन्धि सम्पुट में पस पड़ जाता है जो अधिकतर जीवाणु संक्रमण के कारण होता है।

Syphilitic arthritis (सिफिलिटिक आर्थराइटिस)— सिफिलिस की द्वितीयक एवं तृतीयक अवस्था में होने वाला सन्धिशोथ जिसमें जोड़ में दाब वेदना (दबाने पर दर्द), सूजन तथा हिलाने-डुलाने में कठिनाई होती है।

Tuberculous arthritis (ट्यूबरकुलस आर्थराइटिस)— यक्ष्मज संक्रमण द्वारा उत्पन्न जीर्ण सन्धिशोथ।

Arthro- (आर्थ्रो-)— जोड़ों से सम्बन्धित उपसर्ग।

Arthrocace (आर्थ्रोसेक)— किसी सन्धि की संक्रमित गुहा।

Arthrocele (आर्थ्रोसील)—1. किसी जोड़ की श्लेषक-कला का बहिःसरण 2. जोड़ की कोई सूजन।

Arthrocentesis (आर्थ्रोसेन्टेसिस)— किसी सन्धि अवकाश में संचित तरल का चूषण करने के लिए सुई के द्वारा उसमें वेधन करना।

Arthrochalasis (आर्थ्रोकैलेसिस)— किसी जोड़ का असामान्य रूप से शिथिल हो जाना, सन्धि-शैथिल्य।

Arthrochondritis (आर्थ्रोकॉण्डराइटिस)— किसी जोड़ की उपास्थि का शोथ।

Arthroclasia (आर्थ्रोक्लेसिया)— किसी जोड़ को गति प्रदान करने के लिए उसके सन्धिग्रह को शल्यक्रिया द्वारा तोड़ना।

Arthrodesis (आर्थ्रोडेसिस)— शल्यक्रिया सम्बन्धी कार्य से किसी जोड़ को अचल बनाना। कृत्रिम सन्धिग्रह।

Arthrodia (आर्थ्रोडिया)— संसर्पी सन्धि, विसर्पण गति करने वाली सन्धि।

Arthrodial (आर्थ्रोडियल)— संसर्पी सन्धि से सम्बन्धित।

Arthrodynia (आर्थ्रोडाइनिया)— किसी जोड़ में दर्द होना, सन्धि-वेदना।

Arthrodynic (आर्थ्रोडाइनिक)— सन्धि वेदना से सम्बन्धित अथवा उससे पीड़ित।

Arthrodysplasia (आर्थ्रोडिसप्लेसिया)— बहुत से जोड़ों की आनुवंशिक विकृति।

Arthroempyesis (आथ्रोएम्पाइसिस)— किसी जोड़ में पूयता (पस पड़ जाना), सन्धिपूतिता।

Arthroendoscopy (आर्थ्रोएण्डोस्कोपी)— एण्डोस्कोप का प्रयोग करके किसी जोड़ के भीतर का निरीक्षण करना।

Arthrogenous (आर्थ्रोजीनस)— किसी सन्धि से शुरू होने अथवा किसी सन्धि का निर्माण करने वाला।

Arthrogram (आर्थ्रोग्राम)— जोड़ में किसी रेडियोअपारदर्शक पदार्थ का इन्जैक्शन लगाकर उसकी ली गई एक्स-रे फिल्म, सन्धिचित्र।

Arthrography (आर्थ्रोग्राफी)— जोड़ में किसी रेडियोअपारदर्शक पदार्थ का इन्जैक्शन लगाकर उसका एक्स-रे खींचना, सन्धिचित्रण।

Arthrogryposis (आर्थ्रोग्राइपोसिस)— संकुचित अवस्था में किसी जोड़ का स्थिर हो जाना जो आसंजनों (चिपकावों) द्वारा हो सकता है, सन्धिवक्रता।

Arthrokleisis (आर्थ्रोक्लीसिस)— स्वाभाविक रूप से अथवा शल्य-क्रिया द्वारा उत्पन्न सन्धिग्रह।

Arthrolith (आर्थ्रोलिथ)— किसी जोड़ में पाई जाने वाली पथरी।

Arthrology (आर्थ्रोलॉजी)— जोड़ो का वैज्ञानिक अध्ययन, सन्धिविज्ञान।

Arthrolysis (आर्थ्रोलाइसिस)— किसी सन्धिग्रहित जोड़ में शल्य-क्रिया द्वारा आसंजनों को ढीला करने की क्रिया।

Arthrometer (आर्थ्रोमीटर)— किसी जोड़ की गति के अंश को मापने वाला यन्त्र।

Arthroncus (आर्थ्रोन्कस)— किसी जोड़ का अर्बुद अथवा उसकी सूजन।

Arthroneuralgia (आर्थ्रोन्यूरेल्जिया)— किसी जोड़ में अथवा उसके चारों ओर दर्द होना।

Arthronosos (आर्थ्रोनोसोस)— सन्धि रोग।

Arthro-ophthalmopathy (आर्थ्रोऑफ्थैल्मोपैथी)— सन्धियों एवं नेत्रों को प्रभावित करने वाला रोग।

Arthropathology (आर्थ्रोपैथोलॉजी)— किसी सन्धि रोग का विकृतिविज्ञान।

Arthropathy (आर्थ्रोपैथी)—कोई भी सन्धि रोग।

Arthrophyma (आर्थ्रोफाइमा)— किसी जोड़ की सूजन।

Arthrophyte (आर्थ्रोफाइट)— किसी सन्धि गुहा में होने वाली असामान्य वृद्धि।

Arthroplasty (आर्थ्रोप्लास्टी)— किसी जोड़ की प्लास्टिक सर्जरी द्वारा मरम्मत करना, सन्धिसंधान।

Arthropneumoradiography (आर्थ्रोन्यूमोरेडियोग्राफी)— किसी श्लेषक सन्धि में किसी रेडियोअर्द्धपारदर्शक माध्यम जैसे वायु या हीलियम का इन्जैक्शन लगाकर उसका एक्स-रे चित्रण करना।

Arthropyosis (आर्थ्रोपायोसिस)— किसी सन्धि गुहा में पस बनना।

Arthrorisis (आर्थ्रोराइसिस)— किसी सन्धि में पक्षाघात के कारण होने वाली अधिक गतिशीलता को सीमित करने के लिए उस पर किया जाने वाला ऑपरेशन।

Arthrorrhagia (आर्थ्रोरेह्जिया)— किसी सन्धि में रक्तस्राव होना।

Arthrosclerosis (आर्थ्रोस्क्लेरोसिस)— जोड़ों की जकड़ाहट अथवा कठोरता।

Arthroscope (आर्थ्रोस्कोप)— किसी जोड़ के भीतर का परीक्षण करने वाला एण्डोस्कोप।

Arthroscopy (आर्थ्रोस्कोपी)— एण्डोस्कोप के द्वारा किसी जोड़ के भीतर का परीक्षण करना।

Arthrosis (आर्थ्रोसिस)—1. कोई जोड़, 2. किसी जोड़ का कोई रोग।

Arthrosteitis (आर्थ्रोस्टाइटिस)— किसी जोड़ के हड्डी वाले भाग का शोथ।

Arthrostenosis (आर्थ्रोस्टेनोसिस)— किसी सन्धि का विकृत रूप से तंग हो जाना।

Arthrostomy (आर्थ्रोस्टॉमी)— निकासी के लिए शल्य-क्रिया द्वारा किसी जोड़ में छेद बनाना।

Arthrosynovitis (आर्थ्रोसाइनोवाइटिस)— किसी जोड़ की श्लेषककला का शोथ।

Arthrotome (आर्थ्रोटोम)— किसी जोड़ में चीरे लगाने वाला चाकू।

Arthrotomy (आर्थ्रोटॉमी)— किसी जोड़ में चीरा लगाना, सन्धिछेदन।

Arthrotropic (आर्थ्रोट्रॉपिक)— सन्धियों को प्रभावित करने के लिए प्रवृत्त।

Arthrous (आर्थ्रस)— जुड़ा हुआ या किसी जोड़ से सम्बन्धित।

Arthroxesis (आर्थ्रोक्सेसिस)— किसी जोड़ के रोगग्रस्त भाग को खुरचना।

Articular (आर्टिकुलर)— किसी जोड़ से सम्बन्धित, सन्धिपरक, सन्धायक।

Articularis (आर्टिकुलेरिस)— सन्धिका, लघु सन्धि।

Articulate (आर्टिकुलेट)—1. आपस में जोड़ देना जैसे किसी जोड़ को 2. दन्त-चिकित्सा में, कृत्रिम दन्तावली में दाँत फिट करना।

Articulatio (आर्टिकुलेशियो)— दो हड्डियों के मिलन का स्थान, सन्धि, जोड़।

Articulation (आर्टिकुलेशन)— कंकाल की दो या अधिक हड्डियों के मिलने का स्थान, सन्धि या जोड़। यह निम्न प्रकार का हो सकता है—

Amphiarthrosis (एम्फीआर्थरोसिस)— कम गति करने वाला जोड़।

Diarthrosis (डायरथ्रोसिस)— स्वतन्त्रतापूर्वक घूम जाने वाला जोड़, चल सन्धि।

Synarthrosis (साइनार्थ्रोसिस)—अचल सन्धि।

Articulator (आर्टिकुलेटर)— दन्त-चिकित्सा में दाँतों के निर्मोको को सही स्थिति में स्थापित करने के लिए प्रयोग में लाया जाने वाला यन्त्र।

Articulatory (आर्टिकुलेटरी)— सन्धि अथवा उच्चारण सम्बन्धी।

Articulo mortis (आर्टिकुलो मोर्टिस)— मृत्यु के क्षण।

Articulus (आर्टीकुलस)— उँगली की गाँठ या कोई जोड़।

Artifact, Artefact (आर्टिफैक्ट)— कोई भी कृत्रिम रूप से तैयार की गई वस्तु।

Artisan's cramp (आर्टिसैन्स क्रैम्प)— लम्बे समय तक एक ही कार्य करने जैसे लिखने, प्यानो बजाने, कपड़े सीने आदि में प्रयोग में आने वाली पेशियों में होने वाली ऐंठन।

Aryepiglottic (आरीइपिग्लौटिक)— आरीटीनॉयड उपास्थि एवं कण्ठच्छद से सम्बन्धित।

Arytenoid (आरीटीनॉयड)— आरीटीनॉयड उपास्थि एवं पेशियों को निर्दिष्ट करने वाला।

Arytenoidectomy (आरीटीनॉयडेक्टॉमी)— आरीटीनॉयड उपास्थि को काट कर अलग कर देना।

Arytenoideus (आरीटीनॉयडीयस)— Arytenoid muscles.

Arytenoiditis (आरीटीनॉयडाइटिस)— आरीटीनॉयड उपास्थि अथवा पेशी का शोथ।

Arytenoidopexy (आरीटीनॉयडोपैक्सी)— आरीटीनॉयड पेशी अथवा उपास्थि को शल्य-क्रिया द्वारा स्थिर करना।

Asaphia (एसेफिया)—स्पष्ट बोलने में असमर्थता।

Asbestiform (एस्बेस्टीफार्म)— रचना में एस्बेस्टस के समान तन्तुमय।

Asbestos (एस्बेस्टस)— मैग्नीसियम एवं कैल्सियम सिलिकेट का तन्तुमय अज्वलनशील रूप।

Asbestosis (एस्बेस्टोसिस)— एस्बेस्टस के कणों के सांस के साथ खिंच कर अन्दर पहुँचने से उत्पन्न फुफ्फुसधूलिमयता।

Ascariasis (एस्केरिएसिस)— एस्केरिस लम्ब्रीकॉयडस नामक गोलकृमियों के संक्रमण के द्वारा उत्पन्न रोग।

Ascaricide (एस्केरीसाइड)— गोलकृमियों को मारने वाली औषधि अथवा कोई पदार्थ।

Ascaris (एस्केरिस)— गोलकृमि।

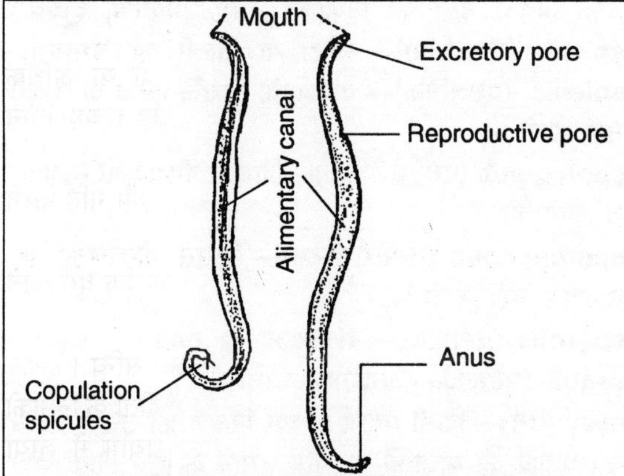

Fig. 38 Ascaris lumbricoides गोलकृमि

Mouth=मुख, Excretory pore=उत्सर्जन छिद्र, Reproductive pore=जनन छिद्र, Alimentary canal=आहार नाल, Copulation spicules=मैथुन-शूक, Anus=गुदा।

Ascendens (एसैन्डैन्ज़)— ऊपर जाने वाला।

Ascending (एसैन्डिंग)— आरोही, उर्ध्वगामी।

Ascensus (एसैन्सस)— ऊपर को जाना।

Aschheim-Zondek test (एस्कहीम-जोण्डेक टैस्ट)— पूर्व में प्रयोग में लाया जाने वाला गर्भावस्था का एक परीक्षण जिसमें रोगिणियों के मूत्र को अवत्वक् इन्जैक्शन द्वारा अपरिपक्व मादा चूहों (चुहियों) में पहुँचाया जाता है।

Aschner's phenomenon, Reflex sign (एस्कनर्स फिनोमैनन, रिफ्लैक्स साइन)— नेत्रगोलक या कैरोटिड साइनस पर दबाव डालने से नाड़ी का धीमा हो जाना।

Aschoff's nodes (अशोफ्स नोड्स)— अशोफ पर्व, गठिया रोग में हृदय-पेशी में पाई जाने वाली पर्विकाएँ।

Ascites (एसाइटिस)— उदरीय गुहा में सीरमी तरल का संचित होना, जलोदर।

Ascites chylous (एसाइटिस काइलस)— जलोदर तरल में काइल का पाया जाना जो अधिकतर वक्षीय वाहिनी के आघात अथवा उसमें अवरोध उत्पन्न हो जाने के कारण होता है।

Ascitic (एसाइटिक)— जलोदर सम्बन्धी, जलोदरीय।

Ascitogenous (एसाइटोज़ीनस)— जलोदर उत्पन्न करने वाला।

Asecretory (एसेक्रेट्री)— स्राव से रहित।

Asemasia (एसीमेसिया)— एक प्रकार का वाचाघात जिसमें शब्दों अथवा संकेतों द्वारा कुछ कहने की क्षमता नष्ट हो जाती है।

Asemia (एसीमिया)— ऐसा वाचाघात जिसमें बोले गए शब्दों अथवा संकेतों को समझने की क्षमता नष्ट हो जाती है।

Asepsis (एसेप्सिस)— निर्जीवाणुक, संक्रमण से मुक्त रहने की अवस्था, अपूति, अपूतिता।

Aseptic (एसेप्टिक)— अपूतित

Asexual (एसैक्सुअल)— अलैंगिक

Asexualizaiton (एसैक्सुआलाइज़ेशन)— डिम्बग्रन्थियों अथवा शुक्रग्रन्थियों को निकालकर बन्ध्यीकरण करना।

Ash (एश)— भस्म, राख।

Asialia (एसियालिया)— थूक का कम बनना अथवा इसका पूर्ण अभाव, लारहीनता।

Asialism (एसियालिज़्म)— लार या थूक का अभाव।

Asiderosis (एसाइडीरोसिस)— शरीर में लौह भण्डार की कमी होना।

Asitia (एसिटिया)— भोजन से घृणा होना।

Asleep (एस्लीप)— सुप्त, सोया हुआ।

Asocial (एसोशियल)— असामाजिक।

Asoma (एसोमा)— अधूरे बने धड़ एवं सिर से युक्त विकृत भ्रूण।

Asonia (एसोनिया)— संगीत ध्वनियों को सुनने के लिए बधिरता (बहरापन)

Aspastic (एस्पास्टिक)— ऐंठन रहित।

Aspecific (एस्पेसिफिक)— अविशिष्ट; जो किसी विशिष्ट रोगाणु द्वारा उत्पन्न न हुआ हो।

Aspect (एस्पैक्ट)— किसी वस्तु का रूप (आकार); दृष्टि-कोण।

Aspergillin (एस्पर्जीलिन)— एस्पर्जिलस नाइगर नामक कवक द्वारा उत्पन्न वर्णक।

Aspergilloma (एस्पर्जीलोमा)— एस्पर्जिलस नामक कवक द्वारा किसी श्वसनी अथवा फुफ्फुसीय गुहा में उत्पन्न कणिकागुल्मीय अर्बुद।

Aspergillosis (एस्पर्जिलोसिस)—एस्पर्जिलस नामक कवक के संक्रमण द्वारा उत्पन्न रोग जिसमें त्वचा, कान, नेत्रगुहा, नासा-विवरों, फेफड़ों तथा कभी-कभी हडिड्यों एवं मस्तिष्कावरणों में शोथज कणिकागुल्मीय विक्षतियाँ उत्पन्न हो जाती हैं।

Aspergillus (एस्परजिलस)— एक प्रकार का कवल (फफूँदी)

Aspermatic (एस्परमेटिक)— वीर्यहीनता अथवा अशुक्राणुता से सम्बन्धित।

Aspermatism, Aspermia (एस्पर्मेटिज़्म, एस्पर्मिया)— वीर्य का न बनना अथवा उसका स्खलित न होना, वीर्यहीनता, अशुक्राणुता।

Aspermatogenesis (एस्पर्मेटोजेनेसिस)— शुक्रग्रन्थियों की शुक्रोत्पादक प्रणाली द्वारा शुक्राणुओं का उत्पन्न न होना।

Aspermatogenic (एस्पर्मेटोजेनिक)— जिससे शुक्राणुओं का उत्पादन नही हो रहा हो।

Aspermia (एस्पर्मिया)— पुरुष के मूत्र-मार्ग से वीर्य के निष्कासन का अभाव।

Aspermous (एस्पर्मस)— Aspermatic.

Asperous (एस्पेरस)— असमान अथवा जिसमें छोटे-छोटे उभार होते हैं।

Aspersion (एस्पर्ज़न)— ऐसी जल-चिकित्सा जिसमें दिये हुए तापमान के जल को शरीर पर छिड़का जाता है।

Asphalgesia (एस्फेल्जेसिया)— कृत्रिम निद्रा में कुछ वस्तुओं को छूने पर जलन महसूस होना।

Asphyctic, Asphyctous (एस्फाइक्टिक, एस्फाइक्टस)— श्वासावरोध से सम्बन्धित अथवा इससे पीड़ित।

Asphygmia (एसफाइग्मिया)— अस्थायी रूप से नाड़ी का अभाव।

Asphyxia (एस्फाइक्सिया)— अपर्याप्त ऑक्सीजन के ग्रहण करने से उत्पन्न दशा, श्वासवरोध, अनॉक्सी श्वसन। यह निम्न प्रकार का हो सकता है–

Asphyxia carbonica (एस्फाइक्सिया कार्बोनिका)— कोयले की गैस, पानी गैस (भाप) अथवा कार्बन मोनोऑक्साइड के सांस के साथ खिंचकर अन्दर पहुँचने से उत्पन्न श्वासावरोध

Asphyxia fetal (एस्फाइक्सिया फीटल)— गर्भाशय में स्थित भ्रूण में अपरा के रक्त परिसंचरण में बाधा उत्पन्न हो जाने अथवा संवेदनाहारी औषधियों का बिना सोचे-समझे प्रयोग करने से उत्पन्न श्वासावरोध।

Asphyxia livida or asphyxia cyanotic (एस्फाइक्सिया लिविडा या एस्फाइक्सिया सायनोटिक) — श्वासावरोध जिसमें रक्त में ऑक्सीजन की कमी होने से त्वचा नीली पड़ जाती है।

Asphyxia local (एस्फाइक्सिया लोकल)— रक्त परिसंचरण के रुक जाने से उत्पन्न ऐसा श्वासावरोध जिसमें शरीर का एक सीमित भाग प्रभावित होता है जैसे हाथ की अँगुलियाँ, हाथ, पैर की अँगुलियाँ अथवा पाँव जैसा कि रेनॉड रोग में देखा जाता है।

Asphyxia neonatorum (एस्फाइक्सिया नियोनेटोरम)— नवजात शिशु में होने वाला श्वासावरोध।

Asphyxia traumatica (एस्फाइक्सिया ट्रॉमेटिका) — सीने अथवा ऊपरी उदर या दोनों के बहुत अधिक दब जाने से उत्पन्न श्वासावरोध।

Asphyxial (एस्फाइक्सियल)—श्वासावरोध सम्बन्धी।

Asphyxiant (एस्फाइक्सिएन्ट)— श्वासावरोध उत्पन्न करने वाला।

Asphyxiate (एस्फाइक्सिएट)— श्वासावरोध उत्पन्न करना।

Asphyxiation (एस्फाइक्सिएशन)— श्वासावरोध उत्पन्न करने की क्रिया।

Aspirate (एस्पिरेट)— चूषण के द्वारा अन्दर या बाहर की ओर खींचना।

Aspiration (एस्पिरेशन)— चूषण द्वारा बाहर अथवा भीतर की ओर खींचना जैसे एक यन्त्र के द्वारा जिसे एस्पिरेटर कहते हैं, चूषण करके किसी गुहा से किसी तरल को बाहर खींचना अथवा किसी बाह्य पदार्थ को अन्तःश्वसन द्वारा नाक, गले अथवा फेफड़ों में खींच लेना; चूषण।

Aspirator (एस्पिरेटर)— चूषण द्वारा किसी गुहा से किसी तरल अथवा गैसों को निकालने वाला उपकरण, चूषित्र।

Asplenia (एस्प्लेनिया)— प्लीहा या तिल्ली का अभाव।

Asplenic (एस्प्लेनिक)— वह व्यक्ति जिसके प्लीहा या तिल्ली नहीं होती।

Asporogenic (एस्पोरोजैनिक)— जिसका बीजाणुओं से जनन न होता हो।

Asporogenous (एस्पोरोजीनस)— जिससे बीजाणुओं का उत्पादन नहीं होता।

Asporous (एस्पोरस)— बीजाणुओं से रहित।

Assault (एसौल्ट)— आक्रमण करना।

Assay (एसे)— किसी पदार्थ अथवा मिश्रण का उसके घटकों एवं घटकों की मात्राओं का पता लगाने के लिए किया जाने वाला विश्लेषण।

Assimilable (एसिमिलेबिल)— स्वांगीकरण के सक्षम।

Assimilation (एसिमिलेशन)— अवशोषित भोजन का शरीर की कोशिकाओं में ऑक्सीकरण होना तथा इसका जीवद्रव्य में परिवर्तित होना, स्वांगीकरण।

Association neuron (एसोसिएशन न्यूरोन)— एक तन्त्रिका-कोशिका जो आवेगों को अभिवाही तन्त्रिका कोशिकाओ से अपवाही तन्त्रिका कोशिकाओं में संचारित करती है।

Astasia (एस्टेसिया)— प्रेरक असमंजन होने के कारण सीधे खड़े होने अथवा सीधा बैठने में असमर्थता, स्थिति-असमर्थता।

Astasia-abasia (एस्टेसिया-एबेसिया)—सामान्य ढंग से खड़े होने या चलने-फिरने में असमर्थता।

Astatic (एस्टेटिक)— सामान्य ढंग से खड़े होने में असमर्थ।

Asteatosis (एस्टियाटोसिस)— कोई भी रोग जिसमें त्वचा का स्थायी रूप से पर्पटीकरण होता है जो त्वग्वसीय स्राव की कमी अथवा उसके अभाव को संकेतिक करता है।

Aster (एस्टर)— तारक।

Astereognosis (एस्टेरीयोग्नोसिस)— वस्तुओं को छूकर उन्हें पहचानने में असमर्थता।

Asterixis (एस्टेरिक्सिस)— असामान्य रूप से पेशी कम्पन्न होना जिसमें विशेषकर हाथों में स्वतः झटके आने लगते हैं।

Asternal (एस्टर्नल)— 1. स्टर्नम से न जुड़ा हुआ 2. स्टर्नम रहित।

Asternia (एस्टर्निया)— उरोस्थि या स्टर्नम का जन्मजात अभाव।

Asteroid (एस्ट्रॉयड)— तारकरूप।

Asthenia (एस्थीनिया)— दुर्बलता, कमजोरी।

Asthenic (एस्थीनिक)— दुर्बल व्यक्ति।

Asthenocoria (एस्थीनोकोरिया)— पुतली के प्रकाश प्रतिवर्त की मन्दता अर्थात रोशनी डालने पर पुतली का कम सिकुड़ना।

Asthenometer (एस्थीनोमीटर)— पेशीय शक्ति मापक यन्त्र।

Asthenope (एस्थीनोप)— नेत्रावसाद से प्रभावित व्यक्ति।

Asthenopia (एस्थीनोपिया)— आँखों की कमजोरी अथवा उनकी थकान जिससे आँखों में एवं सिर में दर्द होता है तथा धुँधला दिखाई देने लगता है, नेत्रावसाद।

Asthenopic (एस्थीनोपिक)— नेत्रावसाद से सम्बन्धित, नेत्रावसादी।

Asthenospermia (एस्थीनोस्पर्मिया)— वीर्य में शुक्राणुओं की स्वतः गतिशीलता घट जाना।

Asthenoxia (एस्थीनोक्सिया)— त्याज्य पदार्थों का ऑक्सीकरण कम होना।

Asthenozoospermia (एस्थीनोजूस्पर्मिया)— दुर्बल-शुक्राणुता, वीर्य में शुक्राणुओं की कमजोरी होना।

Asthma (एस्थमा)— श्वसनियों या श्वास नलिकाओं में ऐंठन आ जाने से उत्पन्न श्वास लेने में कठिनाई जिसमें साँय-साँय की आवाज निकलती है, सांस फूलना, दमा। दमा मुख्यतया निम्न तीन प्रकार का होता है।

Bronchial asthma (ब्रोन्कियल एस्थमा)—श्वसन-प्रणाली के जीर्ण संक्रमण; पराग कणों या धूल आदि के सांस के साथ खिंच कर अन्दर पहुँचने, भोजन जैसे अण्डे अथवा औषधियों जैसे एस्प्रीन आदि से उत्पन्न एलर्जी; धुँए से सम्पर्क होने; मानसिक दबाव तथा शारीरिक थकान के कारण उत्पन्न दमा। इसमें प्रश्वसन (सांस लेने) में लगने वाला समय घट कर निःश्वास (सांस निकलाने) में लगे समय का 1/3 हो जाता है जो सामान्यतया बराबर होना चाहिए; श्वसनिका दमा।

Cardiac asthma (कार्डियक एस्थमा)— हृदय रोग जैसे रक्ताधिक्यज हृदय-पात में सांस फूलना। सांस लेने में परिश्रम कम करना पड़ता है परन्तु सांस जल्दी-जल्दी आता है, हृदजन्य दमा।

Renal asthma (रीनल एस्थमा)— जीर्ण वृक्कशोथ में सांस फूलना, वृक्कज दमा।

Asthmatic (एस्थमेटिक)— दमा से सम्बन्धित अथवा उससे पीड़ित, दमाग्रस्त।

Asthmogenic (एस्थमोजेनिक)— दमा उत्पन्न करने वाला।

Astigmatic (एस्टिग्मेटिक)— दृष्टिवैषम्य से पीड़ित व्यक्ति।

Astigmatism (एस्टिग्मेटिज़्म)— प्रत्यावर्तन-तलों अर्थात नेत्र के कॉर्निया एवं लैन्स के तलों की वक्रता में विभिन्न रेखाओं में अन्तर होने से उत्पन्न एक दोषयुक्त दृष्टि जिसमें प्रत्यावर्तित प्रकाश किरणें विस्तृत क्षेत्र में फैल जाती हैं और ठीक रेटिना पर केन्द्रित नहीं होतीं, दृष्टिवैषम्य। यह निम्न प्रकार का हो सकता है–

Compound astigmatism (कम्पाउण्ड एस्टिग्मेटिज़्म)— ऐसी दोषयुक्त दृष्टि अथवा दृष्टिवैषम्य जिसमें सभी रेखाओं में दूरदृष्टिता अथवा निकटदृष्टिता हो जाती है।

Corneal astigmatism (कॉर्नियल एस्टिग्मेटिज़्म)— स्वच्छमण्डल या कॉर्निया की वक्रता अथवा प्रत्यावर्तन-शक्ति में अनियमितता होने से उत्पन्न दृष्टिवैषम्य, स्वच्छपटलीय दृष्टिवैषम्य।

Hyperopic astigmatism (हाइपेरोपिक एस्टिग्मेटिज़्म)— इस प्रकार का दृष्टिवैषम्य जिसमें प्रकाश किरणें रेटिना के पीछे केन्द्रित होती हैं।

Lenticular astigmatism (लैन्टीकुलर एस्टिग्मेटिज़्म)— लैन्स की खराबी से होने वाला दृष्टिवैषम्य, लैन्सीय दृष्टिवैषम्य।

Mixed astigmatism (मिक्सड एस्टिग्मेटिज़्म)— ऐसा दृष्टिवैषम्य जिसमें एक दिशा रेखा निकट दृष्टि की तथा दूसरी दूर दृष्टि की होती है, मिश्रित दृष्टिवैषम्य।

Myopic astigmatism (मायोपिक एस्टिग्मेटिज़्म)— दृष्टिवैषम्य जिसमें प्रकाश किरणें रेटिना के सामने केन्द्रित होती हैं।

Simple astigmatism (सिम्पिल एस्टिग्मेटिज़्म)— एक ही दिशा रेखा में होने वाला दृष्टिवैषम्य।

Astigmatometer (एस्टिग्मेटोमीटर)— दृष्टिवैषम्य को मापने वाला यन्त्र, दृष्टिवैषम्य-मापी।

Astigmatometry, Astigmometry (एस्टिग्मेटोमीट्री, एस्टिग्मोमीट्री) — दृष्टिवैषम्य के प्रकार को निर्धारित करना एवं उसके अंश को मापना।

Astigmatoscope (एस्टिग्मेटोस्कोप)— दृष्टिवैषम्य का पता लगाने वाला यन्त्र, दृष्टिवैषम्य-दर्शी।

Astigmatoscopy (एस्टिग्मेटोस्कोपी)— दृष्टिवैषम्य-दर्शी का प्रयोग करके दृष्टिवैषम्य का पता लगाना।

Astigmia (एस्टिग्मिया)— Astigmatism.

Astigmometer (एस्टिग्मोमीटर)— Astigmatometer.

Astigmoscope (एस्टिग्मोस्कोप)— Astigmatoscope.

Astomatous, Astomous (एस्टोमेटस, एस्टोमस)— बिना मुँह वाला अथवा मुख छिद्र रहित।

Astomia (एस्टोमिया)— जन्मजात मुख का अभाव अथवा अछिद्रित मुख का होना।

Astomous (एस्टोमस)— Astomatous.

Astragalar (एस्ट्रागैलर)— एस्ट्रागैलस या टेलस हड्डी से सम्बन्धित।

Astragalectomy (एस्ट्रागैलेक्टॉमी)— शल्यक्रिया द्वारा एस्ट्रागैलस अथवा टेलस हड्डी को काटकर निकाल देना।

Astragalocalcaneum (एस्ट्रागैलोकैल्केनियम)—. एस्ट्रागैलस (टेलस) एवं कैल्केनियस दोनों अस्थियों से सम्बन्धित।

Astragalofibular (एस्ट्रागैलोफिब्यूलर)—एस्ट्रागैलस (टेलस) एवं फिब्यूला दोनों अस्थियों से सम्बन्धित।

Astragaloscaphoid (एस्ट्रागैलोस्कैफॉयड)— एस्ट्रागैलस (टेलस) एवं स्कैफॉयड (नेवीकुलर) दोनों अस्थियों से सम्बन्धित।

Astragalotibial (एस्ट्रागैलोटिबियल)— एस्ट्रागैलस (टेलस) एवं टिबिया दोनों अस्थियों से सम्बन्धित।

Astragalus (एस्ट्रागैलस)— टखने की टेलस हड्डी।

Astraphobia (एस्ट्राफोबिया)—बादलों की गर्जना एवं बिजली के चमकने से डर लगना, ।

Astrapophobia (एस्ट्रापोफोबिया)— Astraphobia.

Astrict (एस्ट्रिक्ट)— दबाना जैसे रक्तस्राव को रोकने के लिए किसी धमनी को दबाना।

Astriction (एस्ट्रिक्शन)— 1. स्तम्भक क्रिया 2. खून बहने को रोकने के लिए किसी धमनी को भींच देना।

Astringent (एस्ट्रिन्जैन्ट)— रक्त वाहिनियों को संकुचित करके रक्तस्राव को रोकने वाला अथवा स्राव की प्रोटीन को जमाकर उसे रोकने वाला जैसे फेरिक क्लोराइड, जिंक ऑक्साइड तथा टैनिक एसिड आदि; स्तम्भक।

Astroblast (एस्ट्रोब्लास्ट)— एस्ट्रोसाइट में विकसित होने वाली कोशिका।

Astroblastoma (एस्ट्रोब्लास्टोमा)— एक द्वितीय श्रेणी का एस्ट्रोसाइटोमा जो ऐसी कोशिकाओं का बना होता है जिनमें प्रचुर मात्रा में कोशिकाद्रव्य एवं दो या तीन केन्द्रक होते हैं।

Astrocyte (एस्ट्रोसाइट)— तारे के आकार की तन्त्रिकाबन्ध सम्बन्धी एक कोशिका, तारिका कोशिका।

Astrocytoma (एस्ट्रोसाइटोमा)— एस्ट्रोसाइट कोशिकाओं का बना एक दुर्दम अर्बुद जिसे बढ़ती हुई दुर्दमता के अनुसार चार श्रेणियों में विभाजित किया गया है, तारिकाकोशिकार्बुद।

Astroglia (एस्ट्रोगलिया)— तन्त्रिकाबन्ध-ऊतक को बनाने वाली तारिका कोशिकाएँ।

Astrophobia (एस्ट्रोफोबिया)— तारों एवं स्वर्गलोक का विकृत भय।

Asyllabia (एसाइलेबिया) — एक प्रकार की लेखान्धता या शब्दान्धता जिसमें रोगी अक्षरों को पहचानता है परन्तु शब्द नहीं बना सकता।

Asylum (एसाइलम)— आश्रम, शरण स्थल।

Asymbolia (एसिम्बोलिया)— चिन्हों जैसे शब्दों, भावों, चित्रों एवं संकेतों आदि को समझने में असमर्थता।

Asymmetrical (एसिमिट्रिकल)— असमरूपता वाला।

Asymmetry (एसिमेट्री)—असमरूपता।

Asymphytous (एसिम्फाइटस)— पृथक।

Asymptomatic (एसिम्पटोमेटिक)— लक्षणों से रहित, अलक्षणी, अलाक्षणिक।

Asynchronism (एसिनक्रोनिज़्म)—असमंजन।

Asynclitism (एसिनक्लीटिज़्म)— प्रसव में भ्रूण के सिर की तिर्यक प्रस्तुति।

Asyndesis (एसिन्डेसिस)— एक मानसिक विकार जिसमें किसी वाक्य से सम्बन्धित तत्त्वों को पूर्ण रूप से एकत्रित नहीं किया जा सकता।

Asynechia (एसाइनेकिया)— किसी संरचना में निरन्तरता का अभाव।

Asynergia, Asynergy (एसिनर्जिया, एसिनर्जी)— शरीर के भागों अथवा अंगों में असमन्वय जो सामान्यतया एक दूसरे से मिलकर कार्य करते हैं, विसंगति।

Asynergic (एसिनर्जिक)—जिसके शरीर के भागों अथवा अंगों में समन्वय न हो जो सामान्यतया एक-दूसरे से मिलकर कार्य करते हैं।

Asynesia, Asynesis (एसाइनीसिया, एसाइनीसिस)— आसानी से समझ में न आना और सामान्य बुद्धि का अभाव।

Asynodia (एसाइनोडिया)— रतिशक्तिक्षय।

Asynovia (एसाइनोविया)— किसी जोड़ के श्लेषक-तरल के स्राव की कमी।

Asyntaxia (एसिनटैक्सिया)— भ्रूण के उचित विकास में कमी हो जाना।

Asystematic (एसिस्टेमेटिक)— अक्रमानुसार

Asystole, Asystolia (एसिस्टोल, एसिस्टोलिया)— हृदय-सकुंचन अथवा हृदय-स्पन्द का अभाव, हृदय-अप्रकुंचन।

Asystolic (एसिस्टोलिक)— हृदय-अप्रकुंचन से सम्बन्धित अथवा जो प्रकुंचनीय न हो।

Atactic (एटेक्टिक)— असमन्वय से युक्त अथवा अनियमित।

Atactiform (एटेक्टीफार्म)— गतिविभ्रम के समान।

Atactilia (एटैकटाइलिया)—स्पर्श की अनुभूति का अभाव।

Ataractic (ऐटारैक्टिक)— प्रशान्तता से सम्बन्धित अथवा उसे उत्पन्न करने वाला, एक प्रशान्तक औषधि।

Ataraxia, Ataraxy (एटारैक्सिया, एटारैक्सी)— बिना अवसाद अथवा संज्ञाहीनता (बेहोशी) के मानसिक शान्ति होने की अवस्था।

Ataraxic (एटारैक्सिक)— Ataractic

Atavism (एटाविज़्म)— निकट पितर लोगों की अपेक्षा किसी दूरस्थ पितर के किसी लक्षण का प्रकट होना, पूर्वजता।

Atavistic (एटाविस्टिक)— पूर्वजता से सम्बन्धित।

Atavus (एटावस)— पूर्वज।

Ataxaphasia (एटेक्साफेज़िया)— शब्दों को वाक्यों में व्यवस्थित करने में असमर्थता।

Ataxia (एटेक्सिया)— पेशीय समन्वय का दोषयुक्त होना अथवा पेशीय क्रिया की अनियमितता, गतिविभ्रम। यह निम्न प्रकार से हो सकता है–

Alcoholic ataxia (एल्कोहॉलिक एटेक्सिया)— पुराने शराब पीने वाले लोगों में अपनी स्थिति या आसन एवं गतियों का ज्ञान न रहने से उत्पन्न गतिविभ्रम।

Bulbar ataxia (बल्बर एटेक्सिया)— मेडूला ऑब्लांगेटा या पोन्स में विक्षति हो जाने से उत्पन्न गतिविभ्रम।

Cerebellar ataxia (सेरीबेलर एटेक्सिया)—अनुमस्तिष्क अथवा सेरीबेलम के रोग से उत्पन्न गतिविभ्रम।

Choreic ataxia (कोरीक एटेक्सिया)—लास्य या कोरिया रोग से पीड़ित व्यक्ति में पाया जाने वाला गतिविभ्रम।

Friedreich's ataxia (फ्राइडरीच्स एटेक्सिया)— सुषम्ना रज्जु के अभिपृष्ठ एवं पार्श्विक स्तम्भों में आनुवंशिक काठिन्य होना जो अधिकतर बचपन में या युवावस्था में शुरू होता है तथा इसके साथ गतिविभ्रम, बोलने में अवरोध, मेरुदण्ड का पार्श्व में मुड़ जाना तथा विशिष्ट प्रकार की अनियमित गतियाँ होती हैं जिसके साथ पेशियों का विशेषकर अधः शाखाओं की पेशियों का पक्षाघात हो जाता है।

Hysterical ataxia (हिस्टीरिकल एटेक्सिया)— हिस्टीरिया के कारण पैर की पेशियों में होने वाला गतिविभ्रम।

Locomotor ataxia (लोकोमोटर एटेक्सिया)— सिफिलिस रोग उत्पन्न करने वाले जीवाणु ट्रेपोनीमा पैलीडम के द्वारा केन्द्रीय तन्त्रिका-तन्त्र का संक्रमण होने से उत्पन्न गतिविभ्रम।

Spinal ataxia (स्पाइनल एटेक्सिया)— सुषुम्ना रज्जु के रोग के कारण होने वाला गतिविभ्रम।

Ataxiadynamia (एटेक्सियाडाइनामिया)— पेशीय दुर्बलता जिसके साथ पेशियों में असमन्वय होता है।

Ataxiagram (एटेक्सियाग्राम)— एटेक्सियाग्राफ द्वारा तैयार किया गया एक अभिलेख या अनुरेखण।

Ataxiagraph (एटेक्सियाग्राफ)— गतिविभ्रम में शरीर के विचलित होने या झुकने के अंश और दिशा को मापने के लिए एक यन्त्र।

Ataxiameter (एटेक्सियामीटर)— गतिविभ्रम को मापने वाला उपकरण।

Ataxiamnesia (एटेक्सियाम्नेसिया)— गतिविभ्रम के साथ स्मृतिलोप।

Ataxiaphasia (एटेक्सियाफेज़िया)— शब्दों को वाक्यों में व्यवस्थित करने में असमर्थता।

Ataxic, Ataxial (एटेक्सिक, एटेक्सियल)— गतिविभ्रम से सम्बन्धित अथवा गतिविभ्रम वाला, गतिविभ्रमी।

Ataxophemia (एटेक्सोफीमिया)— बोलने में प्रयुक्त होने वाली पेशियों का असमंजन।

Ataxophobia (एटेक्सोफोबिया)— विकार उत्पन्न होने अथवा गन्दगी का विकृत भय।

Ataxy (एटेक्सी)— Ataxia.

Atel- (एटेल-)— अपूर्ण अथवा अपूर्णता से विकसित होने को संकेतिक करने वाला उपसर्ग।

Atelectasis (एटेलेक्टेसिस)— 1. जन्म के समय भ्रूण के फेफड़ों का पूर्ण अथवा आंशिक रूप से विस्तारित न होना 2. किसी युवा व्यक्ति का पिचका हुआ अथवा वायु रहित फेफड़ा होना।

Atelencephalia (एटेलेनसिफेलिया)— मस्तिष्क का जन्मजात अपूर्ण विकास।

Atelia (एटीलिया)— अपूर्ण विकास।

Ateliosis (एटीलियोसिस)— शरीर अथवा उसके किसी भाग का अपूर्ण विकास जैसा कि शिशुता और वामनता (बौनापन) में होता है।

Ateliotic (एटीलियोटिक)— अपूर्ण विकास से सम्बन्धित अथवा अपूर्ण विकास से युक्त।

Atelo- (एटीलो-)— अपूर्ण को प्रदर्शित करने वाला उपसर्ग।

Atelocardia (एटीलोकार्डिया)— हृदय का जन्मजात अपूर्ण विकास, अपूर्णहृदयता।

Atelocephalous (एटीलोसिफेलस)— अधूरे सिर वाला।

Atelocephaly (एटीलोसिफेली)— सिर का अपूर्ण विकास।

Atelocheilia (एटीलोकीलिया)— होंठ का अपूर्ण विकास।

Atelocheiria (एटीलोचीरिया)— हाथ का अपूर्ण विकास।

Ateloglossia (एटीलोग्लोसिया)— जिह्वा का अपूर्ण विकास।

Atelognathia (एटीलोग्नेथिया)— जबड़े का अपूर्ण विकास।

Atelomyelia (एटीलोमाइलिया)— सुषुम्ना रज्जु का अपूर्ण विकास।

Atelopodia (एटीलोपोडिया)— पाँव का अपूर्ण विकास।

Ateloprosopia (एटीलोप्रोसोपिया)— चेहरे का अपूर्ण विकास

Atelorhachidia (एटीलोरेह्काइडिया)— मेरुदण्ड का दोषपूर्ण विकास।

Atelostomia (एटीलोस्टोमिया)— मुख का अपूर्ण विकास।

Athelia (एथीलिया)— चूचुकों का जन्मजात अभाव, चुचुकहीनता।

Atherectomy (एथिरैक्टॉमी)— शल्य-क्रिया अथवा विशिष्ट नालशलाका प्रवेशन द्वारा कॉरोनरी अथवा अन्य किसी भी धमनी से मेदार्बुद को अलग कर देना।

Athermancy (एथरमैन्सी)— गर्मी का कोई असर नहीं होना।

Athermic, Athermous (एथर्मिक, एथर्मस)— ऐसा व्यक्ति जो ज्वर से पीड़ित न हो, तापशून्य, तापविहीन।

Athermosystaltic (एथर्मोसिस्टेल्टिक)— ठंड या गर्मी के प्रभाव से संकुचित न होने वाला जैसा कि कंकाल पेशियों में होता है।

Atherogenesis (एथीरोजेनेसिस)— धमनियों की दीवारों में मेदार्बुद (एथीरोमा) का बनना।

Atherogenic (एथीरोजेनिक)— मेदार्बुदजनक।

Atheroma (एथीरोमा)— वसीय व्यपजनन के कारण धमनियों की दीवारों के अन्तःअस्तर पर बनने वाला पिण्ड जो कि धमनीकलाकाठिन्य (एथीरोस्क्लेरोसिस) में होता है, मेदार्बुद।

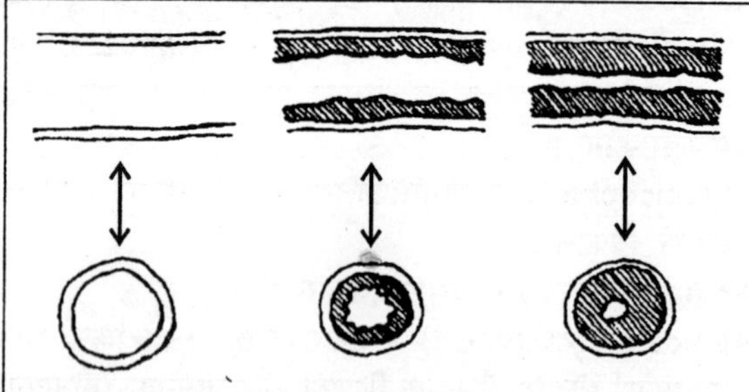

Fig. 39 Progress in atheroma formation in the arteries : In longitudinal and transverse sections. धमनियों में एथीरोमा बनने की प्रगति : लम्ब एवं अनुप्रस्थ काट में

Atheromatosis (एथीरोमेटोसिस)— धमनियों का सार्वदैहिक मेदार्बुदीय रोग (एथीरोमा-रोग)।

Atheromatous (एथीरोमेटस)— मेदार्बुद सम्बन्धी, मेदार्बुदग्रस्त।

Atherosclerosis (एथीरोस्क्लेरोसिस)— धमनियों की दीवारों का उनके अन्तःअस्तरों में एथीरोमा बनने से मोटा एवं कठोर हो जाना जिसके फलस्वरूप उनकी अवकाशिका तंग हो जाती है; धमनीकलाकाठिन्य।

Atherosclerotic (एथीरोस्क्लेरोटिक)— धमनीकलाकाठिन्य से सम्बन्धित अथवा इससे ग्रस्त व्यक्ति।

Atherosis (एथीरोसिस)— Atheroma.

Atherothrombosis (एथीरोथ्रॉम्बोसिस)— किसी मेदार्बुदग्रस्त रक्त वाहिनी में घनास्र का बनना।

Atherothrombotic (एथीरोथ्रॉम्बोटिक)— एक मेदार्बुदग्रस्त रक्त वाहिनी जिसमें एक घनास्र बन चुका है।

Athetoid (एथिटॉयड)— वलन के समान अथवा उससे पीड़ित।

Athetosis (एथिटोसिस)— मस्तिष्कशोथ एवं टेबीज डॉर्सेलिस नामक रोग के कारण उर्ध्व भुजाओं विशेषकर हाथों तथा अंगुलियों में बार-बार, धीरे-धीरे, अनियमित, ऐंठनदार, साँप के समान होने वाली अनैच्छिल गतियाँ; वलन।

Athlete (एथलेट)— पहलवान, कुश्ती लड़ने वाला, खिलाड़ी।

Athlete's foot (एथलेट्स फूट)— पैर का कवक संक्रमण।

Athrepsia, Athrepsy (एथरेप्सिया, एथरेप्सी)— सूखा रोग।

Athreptic (एथरेप्टिक)— सूखा रोग से पीड़ित।

Athrombia (एथ्रोम्बिया)— थ्रॉम्बिन की कमी से रक्त का जमना दोषयुक्त हो जाना।

Athymia (एथाइमिया)— 1. संवेदना अथवा मनोवेग रहित होने की दशा जो कुछ मानसिक विकारों में देखी जाती है 2. थाइमस ग्रन्थि अथवा इसके स्राव का अभाव।

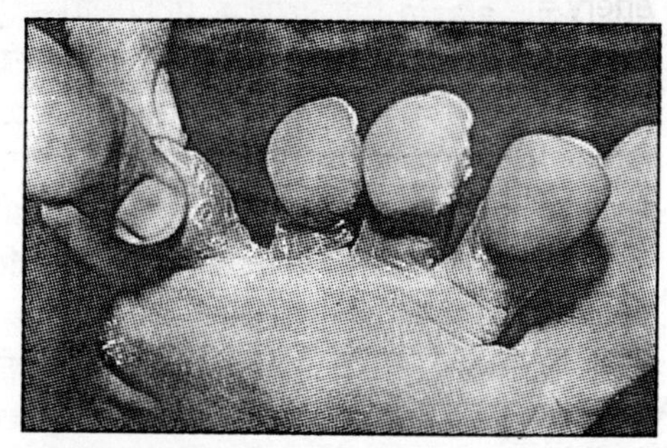

Fig. 40 Athlete's foot पाँव का कवक संक्रमण

Athymism (एथाइमिज़्म)— Athymia.

Athyrea (एथाइरीया)— Athyreosis.

Athyreosis, Athyria, Athyrosis (एथाइरियोसिस, एथाइरिया, एथाइरोसिस)— 1. अवटु ग्रन्थि के अभाव के फलस्वरूप उत्पन्न दशा 2. अवटु अल्पक्रियता।

Athyroidemia (एथाइरॉयडीमिया)— रक्त से थाइरॉयड हॉर्मोन का अभाव।

Athyroidism (एथाइरॉयडिज़्म)— अवटु अथवा थाइरॉयड के स्रावों का रुक जाना अथवा अवटु ग्रन्थि का अभाव; अवटु अल्पक्रियता।

Athyrotic (एथाइरोटिक)— अवटु ग्रन्थि के अभाव से सम्बन्धित।

Atlantad (एटलेन्टाड)— एटलस हड्डी की ओर।

Atlantal (एटलेन्टल)— एटलस सम्बन्धी।

Atlantoaxial (एटलेन्टोएक्सियल)— एटलस एवं अक्ष से सम्बन्धित।

Atlantodidymus (एटलेन्टोडाइडीमस)— एक विकृत भ्रूण जिसके एक शरीर तथा दो सिर होते हैं।

Atlanto-occipital (एटलेन्टो-ऑक्सीपिटल)— एटलस एवं ऑक्सीपिटल हड्डी से सम्बन्धित।

Atlas (एटलस)— प्रथम ग्रीवा-कशेरुका, शीर्षधर।

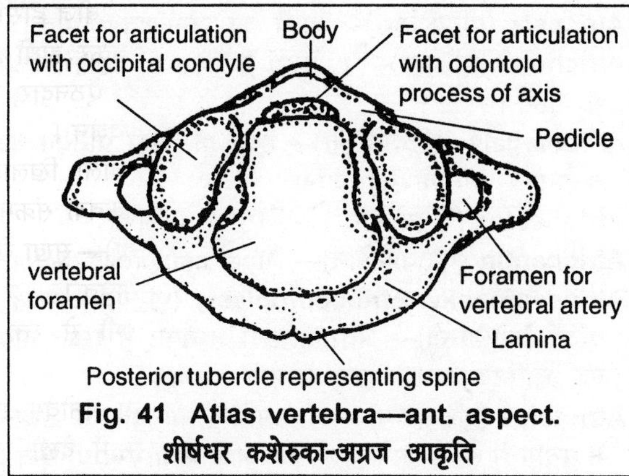

Fig. 41 Atlas vertebra—ant. aspect.
शीर्षधर कशेरुका-अग्रज आकृति

Body = कॉय, Pedicle = वृन्त, Foramen for vertebral artery = कशेरुका-धमनी के लिए रन्ध्र, Lamina = फलक या पटल, Posterior tubercle representing spine = कंटक को प्रदर्शित करती हुई पश्च गुलिका, Vertebral foramen = कशेरुका-रन्ध्र, Facet for articulation with occipital condyle = पश्चकपालीय स्थूलक के साथ जुड़ने के लिए सन्धायक सतह, Facet for articulation with odontoid process of axis = अक्ष (axis) के ओडोन्टॉयड प्रवर्ध से जुड़ने के लिए सन्धायक सतह।

Atloaxoid (एटलोएक्सॉयड)— Atlantoaxial.

Atlodidymus (एटलोडाइडीमस)— Atlantodidymus.

Atloid (एटलॉयड)— Atlantal.

Atlo-occipital (एटलोऑक्सीपिटल)— Atlanto-occipital

Atmiatrics, Atmiatry (एटमियाट्रिक्स, एटमियाट्री)— औषधियुक्त वाष्पों द्वारा फेफड़ों के रोगों की चिकित्सा करना, वाष्प-चिकित्सा।

Atmolysis (एटमोलाइसिस)— मिश्रित गैसों को छिद्रिल माध्यम से गुजार कर अलग करना, हल्की गैसें माध्यम से तीव्र गति से गुजर जाती हैं।

Atmometer (एटमोमीटर)— वाष्पन की गति को मापने वाला एक यन्त्र।

Atmosphere (एटमोस्फेयर)— पृथ्वी के चारों ओर स्थित गैसों का सम्पूर्ण आवरण जो लगभग 16 किलोमीटर ऊँचाई तक फैला होता है। वायुमण्डल 2. किसी स्थान की जलवायु की दशा।

Atmospheric (एटमोस्फेरिक)— वातावरण सम्बन्धी।

Atmospherization (एटमॉस्फेराइज़ेशन)—शिरापरक रक्त का धमनीय रक्त में परिवर्तित होना।

Atocia (एटोसिया)— स्त्री में बन्ध्यता।

Atom (एटम)— किसी तत्त्व का सबसे छोटा भाग जिसमें उस तत्त्व के सभी गुण विद्यमान रहते हैं, परमाणु।

Atomic (एटोमिक)— परमाणु अथवा परमाणुओं से सम्बन्धित, परमाणविक।

Atomization (एटोमाइज़ेशन)— किसी तरल को फुहार अथवा वाष्प में बदलने की क्रिया।

Atomize (एटोमाइज़)— किसी तरल को फुहार अथवा वाष्प में बदलना।

Atomizer (एटोमाइज़र)— किसी तरल की धारा को फुहार में बदलने वाला उपकरण।

Atonia (एटोनिया) Atony.

Atonic (एटोनिक)—सामान्य तनाव अथवा तान से रहित, अतानिक।

Atonicity (एटोनीसिटी)— तान रहित होने की दशा।

Atony (एटोनी)— सामान्य तान, तनाव अथवा शक्ति की कमी, कमजोरी; अतानता।

Atopen (एटोपेन)— एटोपी को उत्पन्न करने वाला एलर्जन।

Atopic (एटोपिक)— 1. एटोपी से सम्बन्धित; एलर्जिक 2. जिसका स्थान बदल गया हो।

Atopognosia, Atopognosis (एटोपोग्नोसिया, एटोपोग्नोसिस) — स्पर्श संवेदना का ठीक प्रकार से स्थापन करने में असमर्थता।

Atopomenorrhea (एटोपोमेनोरिह्या)— अपथप्रवृत्तार्तव, मासिक रक्तस्राव योनि द्वार से न होकर अन्य स्थान से होना।

Atopy (एटोपी)— एलर्जी उत्पन्न होने की आनुवंशिक प्रवृत्ति।

Atoxic (एटोक्सिक)— जो विषैला न हो, जो किसी विष के कारण न हो।

Atraumatic (एट्रॉमेटिक)—जो कोई चोट न पहुँचाता हो।

Atremia (एट्रीमिया)— 1. कम्पन्न का अभाव 2. हिस्टीरिया के कारण चलने में असमर्थता।

Atresia (एट्रेसिया)— शरीर के किसी सामान्य छिद्र अथवा नलिकाकार संरचना का जन्मजात अभाव अथवा जन्म से उसका बन्द होना, अविवरता अथवा अछिद्रता। इसके कुछ उदाहरण निम्नलिखित हैं–

Anal atresia (एनल एट्रेसिया)— अछिद्री गुदा।

Aortic atresia (एओरटिक एट्रेसिया)— हृदय के बाँये निलय से महाधमनी में खुलने वाले कपाटीय छिद्र का जन्मजात अभाव।

Aural atresia (औरल एट्रेसिया)— श्रवण-नली का बन्द रहना।

Duodenal atresia (डियोडिनल एट्रेसिया)— ग्रहणी या डियोडिनम के किसी भाग का जन्म से बन्द रहना।

Intestinal atresia (इन्टेस्टाइनल एट्रेसिया)— आँत के किसी भाग का जन्म से बन्द रहना।

Mitral atresia (माइट्रल एट्रेसिया)— माइट्रल कपाट छिद्र का जन्म से बन्द रहना।

Prepyloric atresia (प्रीपाइलोरिक एट्रेसिया)—आमाशय के जठर-निर्गम-अन्त का जन्म से बन्द रहना जिससे केवल आमाशय में स्थित पदार्थों की उल्टी होती है।

Pulmonary atresia (पल्मोनरी एट्रेसिया)— दाँयें निलय एवं फुफ्फुसीय धमनी के बीच स्थित फुफ्फुसीय कपाट छिद्र का जन्म से बन्द रहना।

Tricuspid atresia (ट्राइकस्पिड एट्रेसिया)— दांये अलिन्द एवं निलय के बीच स्थित ट्राइकस्पिड कपाट छिद्र का जन्म से बन्द रहना।

Urethral atresia (यूरेथ्रल एट्रेसिया)— मूत्रमार्ग-छिद्र का बन्द रहना।

Vaginal atresia (वैजाइनल एट्रेसिया)— योनि का जन्म से बन्द रहना अथवा उसका अभाव।

Atresic (एट्रेसिक)— अछिद्रता से सम्बन्धित।

Atretic (एट्रेटिक)— Atresic.

Atreto- (एट्रीटो-)— किसी छिद्र के अभाव को प्रदर्शित करने वाला उपसर्ग।

Atretocystia (एट्रीटोसिस्टिया)— किसी मूत्राशय में किसी छिद्र या द्वार का अभाव।

Atretogastria (एट्रिटोगैस्ट्रिया)— आमाशय के किसी द्वार का अभाव।

Atria (एट्रिया)— एट्रियम का बहुवचन।

Atrial (एट्रियल)— अलिन्द से सम्बन्धित, अलिन्दी।

Atrial fibrillation (एट्रियल फिब्रीलेशन)— अलिन्दी विकम्पन या एट्रियल फिब्रीलेशन में शिरानाल-अलिन्दी पर्व अथवा साइनोएट्रियल नोड से आवेग न उठकर जो सामान्यतया अलिन्द-निलयी पूलिका या बण्डल ऑफ हिज़ से होकर निलयों में पहुँचते हैं, 350-600 प्रति मिनट की गति से अलिन्द से उठते हैं, अतः केवल अलिन्द ही तेजी से तथा अनियमित रूप से सकुंचित होते हैं, निलय नहीं; अलिन्दी विकम्पन।

Atrial flutter (एट्रियल फ्लटर)— यह एक ऐसा रोग है जिसमें अलिन्दों के शीघ्रगामी एवं नियमित उत्तेजन के परिणाम स्वरूप अलिन्दों में शीघ्रगामी और नियमित संकुचन होते हैं तथा हृदय गति 200 से 350, सामान्यतः 300 प्रति मिनट हो जाती है। सामान्यतः हृद्रोध पाया जाता है जिससे अलिन्दों एवं निलयों के आवेगों की संख्या का अनुपात 2:1 हो जाता है अर्थात नाड़ी गति 100 से 175, सामान्यतः 150 हो जाती है।

Atrial natriuretic factor (एट्रियल नेट्रीयूरेटिक फैक्टर)— जब रक्त-चाप बढ़ जाता है तो यह हृदय के अलिन्दी ऊतक से उत्पन्न होने वाला एक पदार्थ होता है। यह मूत्र में सोडियम एवं जल का उत्सर्जन बढ़ाकर रक्त-चाप को कम करने का कार्य करता है।

Atrial septal defect (एट्रियल सैप्टल डिफैक्ट)— एक जन्मजात हृदय दोष जिसमें अलिन्दों के बीच स्थित पट में एक छिद्र होता है।

Atrichia (एट्रिकिया)— 1. गंजापन या बालों का अभाव, खालित्य 2. पक्ष्माभिकाओं अथवा कशाभिकाओं का अभाव।

Atricosis (एट्रिकोसिस)— बालों का जन्मजात अभाव।

Atrichous (एट्रिकस)— 1. बालों से रहित 2. कशाभिकाओं से रहित।

Atriomegaly (एट्रियोमेगैली)— हृदय के किसी एट्रियम का असामान्य रूप के बढ़ जाना।

Atrionector (एट्रियोनेक्टर)— शिरानाल-अलिन्दी पर्व।

Atriopeptin (एट्रियोपैप्टिन)— Atrial natriuretic factor.

Atrioseptopexy, Atrioseptoplasty (एट्रियोसेप्टोपैक्सी, एट्रियोसेप्टोप्लास्टी)— अंतराअलिन्दी मध्यपट में स्थित दोष की प्लास्टिक सर्जरी द्वारा मरम्मत करना।

Atriotome (एट्रियोटोम)— हृदय-अलिन्द (एट्रियम) को खोलने में प्रयोग में लाया जाने वाला एक शल्यक्रिया सम्बन्धी यन्त्र।

Atriotomy (एट्रियोटॉमी)— शल्य-क्रिया द्वारा किसी अलिन्द को खोलना।

Atrioventricular (एट्रियोवेन्ट्रिकुलर)— हृदय के अलिन्द एवं निलय दोनों से सम्बन्धित, अलिन्द-निलय- या अलिन्द-निलयी।

Atrioventricular bundle (एट्रियोवेन्ट्रिकुलर बण्डल)— बण्डल ऑफ हिज़। हृदय-पेशी तन्तुओं की एक पूलिका जो अलिन्द-निलय-पर्व से आरम्भ होकर अंतरानिलयी मध्यपट में कुछ दूर तक जाकर दो शाखाओं में विभाजित हो जाती है जो दोनों निलयों को तन्तुओं की आपूर्ति करती है। यह अपनी शाखाओं—पर्किन्जी तन्तुओं के द्वारा अलिन्द-निलय-पर्व से आवेगों को हृदय के निलयों को संचालित करती है।

Atrioventricular node (एट्रियोवेन्ट्रिकुलर नोड)— एट्रियोवेन्ट्रिकुलर नोड विशिष्ट हृदय-पेशी तन्तुओं का एक छोटा-सा संग्रह होता है जो दायें अलिन्द की पटीय भित्ति में त्रिकपर्दी कपाट के ठीक पीछे स्थित होता है। यह हृदय के आवेग के अलिन्दों से निलयों में को संचारित होने में विलम्ब उत्पन्न करता है जो निलयों का सकुंचन प्रारम्भ होने से पूर्व अलिन्दों के अपनी अन्तर्वस्तुओं को निलयों में को खाली करने के लिए आवश्यक है।

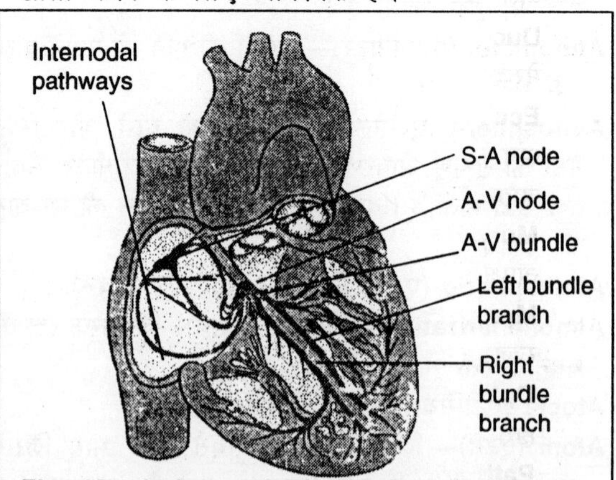

Fig. 42 : Atrioventricular node and atrioventricular bundle (Bundle of His). अलिन्द-निलयी पर्व एवं अलिन्द-निलयी पूलिका (हिज़ की पूलिका)

S-A node = साइनोएट्रियल नोड, A-V node = एट्रियोवेन्ट्रिकुलर नोड, A-V bundle = एट्रियोवेन्ट्रिकुलर बण्डल या बण्डल ऑफ हिज़, Left bundle branch = बण्डल ऑफ हिज़ की बाँयी शाखा, Right bundle branch= बण्डल ऑफ हिज़ की दाँयी शाखा, Purkinji fibers = पर्किन्जी तन्तु, Internodal pathways = S.A. node एवं A.V node के बीच स्थित मार्ग।

Atrium (एट्रियम)— एक कोष्ठ अथवा गुहा जो दूसरी संरचना, अंग अथवा कोष्ठ से जुड़ा होता है जैसे हृदय के ऊपरी भाग में प्रत्येक ओर स्थित एक छोटा कोष्ठ, अलिन्द।

Atrophia (एट्रॉफिया)— अपक्षय।

Atrophic (एट्रॉफिक)— अपक्षय से सम्बन्धित अथवा अपक्षय से ग्रस्त।

Atrophied (एट्रॉफीड)— अपक्षय से पीड़ित।

Atrophoderma (एट्रॉफोडर्मा)— त्वचा का अपक्षय।

Atrophodermatosis (एट्रॉफोडर्माटोसिस)— त्वचा का एक रोग जिसमें इसका अपक्षय होना एक प्रमुख लक्षण है।

Atrophy (एट्रॉफी)— 1. शरीर के किसी ऊतक, अंग अथवा भाग का परिमाण में घटना 2. अपक्षय होना अथवा अपक्षय करना, शोष। उदाहरण :-

Acute yellow atrophy (एक्यूट यलो एट्रॉफी)— यकृतशोथ का एक उपद्रव जिसमें यकृत सिकुड़ा हुआ एवं पीले रंग का हो जाता है तथा साथ ही कामला या पीलिया भी हो जाती है, तीव्र पीत शोष।

Atrophy of disuse (एट्रॉफी ऑफ डिस्यूज)— शरीर के किसी भाग का सामान्य व्यायाम न होने पर उत्पन्न पेशियों का अपक्षय।

Compression atrophy (कम्प्रेसन एट्रॉफी)— शरीर के किसी भाग पर लगातार दबाव पड़ने से उसमें होने वाला अपक्षय या शोष।

Duchenne-Aran atrophy (ड्यूकेन-एरन एट्रॉफी)— मेरुदण्ड-पेशीय अपक्षय।

Eccentric atrophy (इसेन्ट्रिक एट्रॉफी)— किसी खोखले अंग का अपक्षय जिससे उसकी गुहा का परिमाण बढ़ जाता है।

Muscular atrophy (मस्कुलर एट्रॉफी)— पेशियों का अपक्षय, पेशीय शोष।

Myelopathic atrophy (माइलोपैथिक एट्रॉफी)— सुषुम्ना रज्जु में विक्षति हो जाने से उत्पन्न पेशीय अपक्षय।

Optic atrophy (ऑप्टिक एट्रॉफी)— दृष्टि-नाड़ी के ह्रास से होने वाला दृष्टि-चक्रिका का अपक्षय।

Pathologic atrophy (पैथोलॉजिक एट्रॉफी)— रोग प्रक्रियाओं के प्रभावों के फलस्वरूप होने वाला अपक्षय।

Physiologic atrophy (फिजियोलॉजिक एट्रॉफी)— वृद्धावस्था के कारण शरीर में होने वाला अपक्षय।

Senile atrophy (सैनाइल एट्रॉफी)— आयु बढ़ने के साथ-साथ ऊतकों एवं अंगों का क्षय होते जाना।

Sudeck's atrophy (सुडेक्स एट्रॉफी)— चोट लगने के स्थान पर किसी हड्डी में होने वाला शोष।

Trophoneurotic atrophy (ट्रोफोन्यूरोटिक एट्रॉफी)— प्रभावित पेशियों की आपूर्ति करने वाली नाड़ियों या नाड़ी केन्द्रों के रोग से होने वाला अपक्षय।

Attendant (एटेन्डैन्ट)— वह व्यक्ति जो रोगी की देखभाल करता है, परिचारक।

Attention reflex (एटेन्शन रिफ्लैक्स)— अचानक ध्यान केन्द्रित करने पर पुतली के परिमाण में परिवर्तन होना।

Attenuant (एटैनुएन्ट)— रक्त को हल्का अथवा पतला बनाने वाला।

Attenuate (एटैनुएट)— पतला या अल्प उग्र बनाना।

Attenuation (एटैनुएशन)— 1. हल्का करने की क्रिया, तनूकरण 2. जीवाणुओं एवं विषाणुओं से मुक्ति दिलाकर उग्रता को कम करना।

Attic (ऐटिक)— मध्यकर्ण-गुहा का ऊपरी भाग जो मध्यकर्ण-कला के स्तर से ऊपर फैला होता है तथा जिसमें इन्कस हड्डी का अधिकांश भाग एवं मैलस हड्डी का सिर स्थित होते हैं, अधिमध्यकर्ण।

Atticitis (एटिसाइटिस)— अधिमध्यकर्ण का शोथ।

Atticoantrotomy (एटिकोएन्ट्रोटॉमी)— अधिमध्यकर्ण एवं कर्णमूल कोटर को शल्यक्रिया द्वारा खोल देना।

Atticomastoid (ऐटिकोमैस्टॉयड)— अधिमध्यकर्ण एवं कर्णमूल कोटर से सम्बन्धित।

Atticotomy (ऐटिकोटॉमी)— अधिमध्यकर्ण में चीरा लगाना।

Attitude (एटिच्यूड)— 1. शरीर का आसन अथवा उसकी स्थिति, प्रसूति-तन्त्र में भ्रूण के शरीर के विविध भागों का एक दूसरे से सम्बन्ध 2. किसी व्यक्ति अथवा वस्तु के प्रति व्यवहार अथवा पिछले अनुभव के आधार पर उनके विषय में बने विचार (दृष्टिकोण)।

Attitudinal (एटिच्यूडिनल)— शरीर के किसी आसन से सम्बन्धित।

Attolens (एटोलैन्स)— ऊपर उठाने वाला, उत्थापक।

Attrachens (एट्राचैन्ज़)— की ओर लाना या खींचना।

Attrition (एट्रीशन)— रगड़ से त्वचा का घिस जाना (फट जाना)।

Atypia (एटाइपिया)— सामान्य से हट जाना।

Atypical (एटिपिकल)— सामान्य से विचलित हो जाने वाला।

Audible (ऑडिबिल)— सुनाई दिया जाने वाला।

Audile (ऑडाइल)— 1. सुनने से सम्बन्धित 2. वह व्यक्ति जो अन्य साधनों से प्राप्त जानकारियों की अपेक्षा सुनी गई बातों को अधिक ध्यान में रखता है।

Audio- (ऑडियो-)— सुनने की अनुभूति को निर्दिष्ट करने वाला उपसर्ग।

Audioanalgesia, Audioanesthesia (ऑडियो-एनलजेसिया, ऑडियोएनीस्थीसिया)— ध्वनि द्वारा दर्द को शांत करना जैसा कि दर्द दूर करने के लिए दन्त-चिकित्सक द्वारा किया जाता है।

Audiogenic (ऑडियोजेनिक)— ध्वनि से उत्पन्न।

Audiogram (ऑडियोग्राम)— श्रवण-मापन से प्राप्त उपलब्धियों का एक रेखाचित्रित लेख-प्रमाण।

Audiologist (ऑडियोलॉजिस्ट)— श्रवणविज्ञान का विशेषज्ञ।

Audiology (ऑडियोलॉजी)— श्रवणविज्ञान।

Audiometer (ऑडियोमीटर)— सुनाई देने की जाँच करने वाला यन्त्र, श्रवणमापी।

Audiometric (ऑडियोमीट्रिक)— सुनने के स्तरों को मापने अथवा श्रवणमापी से सम्बन्धित।

Audiometrician, Audiometrist (ऑडियोमीट्रीशियन, ऑडियोमीट्रिस्ट)— श्रवणमिति विशेषज्ञ।

Audiometry (ऑडियोमीटरी)— सुनने के ज्ञान का परीक्षण करना, श्रवणमिति।

Audiosurgery (ऑडियोसर्जरी)— कान की शल्य-चिकित्सा करना।

Audiovisual (ऑडियोविज़ुअल)— श्रवण एवं दृष्टि दोनों संवेदों से सम्बन्धित अथवा इन दोनों को उद्दीप्त करने वाला।

Audiphone (ऑडिफोन)— दांतों अथवा किसी हड्डी से गुजार कर श्रवण-तन्त्रिका तक ध्वनि पहुँचाने वाला यन्त्र, श्रुतियन्त्र, श्रवणयन्त्र।

Audition (ऑडिशन)— सुनना, श्रवण-प्रक्रिया।

Audition chromatic (ऑडिशन क्रोमेटिक)— ऐसी दशा जिसमें ध्वनि द्वारा रंग का बोध होता है।

Audition gustatory (ऑडिशन गस्टेटरी)— ऐसी दशा जिसमें ध्वनि द्वारा स्वाद का ज्ञान होता है।.

Auditive (ऑडिटिव)— कुछ सीखने के लिए सुनने के ऊपर निर्भर रहने वाला व्यक्ति।

Audito-oculogyric reflex (ऑडिटो-ऑकुलोगाइरिक रिफ्लैक्स) — किसी भयप्रद ध्वनि की ओर अचानक सिर एवं आँखों का घूम जाना।

Auditory (ऑडिटरी)— सुनने के ज्ञान से सम्बन्धित, श्रवणीय।

Auditory epilepsy (ऑडिटरी ऐपिलेप्सी)— ऐसा मिर्गी रोग जिसका कुछ ध्वनियाँ सुन कर दौरा पड़ जाता है।

Auditory meatus (ऑडिटरी मीटस)— मध्यकर्ण-कला (कान के पर्दे) से बाह्य कर्ण तक की बाह्य श्रवण-नली, कर्णकुहर।

Auditory nerve (ऑडिटरी नर्व)— आठवीं कपालीय तन्त्रिका, श्रवण तन्त्रिका।

Auditory ossicles (ऑडिटरी ऑसीकिल्स)— मध्यकर्ण की हड्डियाँ।

Auditory reflex (ऑडिटरी रिफ्लैक्स)— अचानक किसी आवाज़ के पैदा होने से आँखों का फड़फड़ाना।

Auditory tube (ऑडिटरी ट्यूब)— यूस्टेशियन नली।

Augment (औग्मैन्ट)— जोड़ना अथवा बढ़ाना।

Augmentation (औग्मैन्टेशन)— जोड़ने अथवा बढ़ाने की क्रिया।

Augnathus (औग्नेथस)— ऐसा भ्रूण जिसके दो निचले जबड़े होते हैं।

Aula (औला)— टीका लगने से बनने वाले जलस्फोट के चारों ओर बनने वाला लाल सूजा हुआ स्थान।

Aura (औरा)— किसी रोगाक्रमण से पूर्व होने वाला उसका आभास जैसा कि मिर्गी रोग में होता है; पूर्वाभास।

Auditory aura (ऑडिटरी औरा)— ऐसा पूर्वाभास जिसमें आवाजें आने की भ्रांति हो जाती है जैसा कि मिर्गी रोग में होता है।

Visual aura (विज़ुअल औरा)— ऐसा पूर्वाभास जिसमें दृष्टिपरक भ्रान्तियाँ होने लगती हैं जैसा कि मिर्गी रोग में होता है।

Aurae (औरी)—Aura का बहुवचन।

Aural (औरल)— कान अथवा किसी पूर्वाभास से सम्बन्धित।

Aural syringe (औरल सिरिंज)— कान को धोने एवं उससे बाह्य पदार्थ तथा मैल को बाहर निकालने के लिए प्रयोग में लाई जाने वाली एक लम्बी धातु की बनी सिरिंज।

Aurantiasis cutis (औरन्टीएसिस क्यूटिस)— अत्यधिक मात्रा में केरोटीन युक्त भोज्य पदार्थ जैसे गाजर, सन्तरे आदि का सेवन करने से त्वचा में पीली वर्णकयुक्तता हो जाना।

Auriasis (औरिएसिस)— 1. स्वर्ण देने के पश्चात् त्वचा पर भूरे रंग के चकत्ते पड़ जाना 2. स्वर्ण का ऊतकों में जमा हो जाना।

Auric (औरिक)— स्वर्ण सम्बन्धी।

Auricle, Auricula (ऑरिकिल, ऑरिकुला)— 1. बाह्यकर्ण का सिर से बाहर रहने वाला भाग, पल्ला या कर्णपाली 2. प्रत्येक एट्रियम के ऊपरी अगले भाग से उभरा हुआ एक छोटा शंक्वाकार उपांग 3. पूर्व में हृदय के सम्पूर्ण एट्रियम के लिए प्रयोग में लाया जाने वाला शब्द।

Auriculae (ऑरिकुली)—Auricle का बहुवचन।

Auricular (ऑरिकुलर)— कान की कर्णपाली से सम्बन्धित।

Auriculare (ऑरिकुलेर)— बाह्य कर्ण नली के छिद्र के शिखर पर स्थित एक बिन्दु।

Auriculocranial (ऑरिकुलोक्रेनियल)— कान एवं कपाल सम्बन्धी, कर्णकपालीय।

Auriculotemporal (ऑरिकुलोटैम्पोरल)— कान एवं टैम्पोरल हड्डी के क्षेत्र से सम्बन्धित।

Auriculoventricular (ऑरिकुलोवैन्ट्रिकुलर)— अलिन्द-निलयी, अलिन्द-निलय सम्बन्धी।

Auriform (ऑरिफार्म)— कान की आकृति वाला, कर्णरूप, कर्णाकार।

Aurilave (ऑरिलेव)— बाह्य कर्ण नली की सफाई करने वाला उपकरण, कर्णशोधक यन्त्र।

Auripuncture (ऑरिपंक्चर)— शल्य-क्रिया द्वारा कर्णपटह में छिद्र करना।

Auris (ऑरिस)— कान।

Auriscalp, Auriscalpium (ऑरिस्केल्प, ऑरिस्केल्पियम)— 1. कान से बाह्य पदार्थ को खुरच कर निकालने वाला यन्त्र 2. कान-खोदनी।

Auriscope (ऑरिस्कोप)— कान के नेत्र परीक्षण के लिए प्रयोग में लाया जाने वाला यन्त्र, कर्णदर्शी

Auriscopy (ऑरिस्कोपी)— कर्णदर्शी द्वारा कान का परीक्षण करना, कर्णदर्शन।

Aurist (ऑरिस्ट)— कान विशेषज्ञ, कर्णरोगविशेषज्ञ।

Aurium (ऑरियम)— कर्ण, कान।

Aurotherapy (औरोथिरैपी)— स्वर्ण लवणों का प्रयोग करके रोगों जैसे रिह्यूमेटॉयड (गठिया रूप) सन्धिशोथ की चिकित्सा करना।

Aurum (औरम)— स्वर्ण।

Auscult, Auscultate (ऑस्कल्ट, ऑस्कल्टेट)— परिश्रवण द्वारा परीक्षण करना।

Auscultation (ऑस्कल्टेशन)— विकृत अवस्थाओं अथवा गर्भावस्था का पता लगाने के लिए शरीर के भीतर की, अधिकतर वक्षीय अथवा उदरीय अंतरांगों की ध्वनि सुनने की क्रिया। इसे बिना किसी यन्त्र की सहायता के कान लगाकर (डाइरेक्ट अथवा इमिजियेट) या किसी यन्त्र जैसे स्टेथोस्कोप की सहायता से (मीडिएट) किया जा सकता है; परिश्रवण।

Auscultatory (ऑस्कल्टेटरी)— परिश्रवण से सम्बन्धित, परिश्रवणीय।

Auscultatory percussion (ऑस्कल्टेटरी पर्कसन)— परिताड़न किए जाने के समय ही परिश्रवण भी करना।

Auscultoplectrum (ऑस्कल्टोप्लेक्ट्रम)— परिश्रवण एवं परिताड़न दोनों के लिए प्रयोग में लाया जाने वाला यन्त्र।

Autarcesis (ऑटरसेसिस)— प्राकृतिक रोगक्षमता के द्वारा संक्रमण का प्रतिरोध।

Autechoscope (ऑटेचोस्कोप)— स्वयं परिश्रवण करने के लिए प्रयोग में लाया जाने वाला यन्त्र।

Authenticity (औथेन्टीसिटी)— प्रामाणिक होने का गुण।

Autism (ऑटिज्म)— ऐसी मानसिक अवस्था जिसमें अपने में ही ध्यान केन्द्रित रहता है, स्वपरायणता।

Autism infantile (ऑटिज्म इन्फैन्टाइल)— बच्चों में लगभग 3 वर्ष की आयु में होने वाली स्वपरायणता जिसमें बच्चा अलग रहता है, शर्मीला होता है तथा दिवा स्वपन देखता है।

Autistic (ऑटिस्टिक)— स्वपरायण, वह व्यक्ति जिसका अपने में ही ध्यान केन्द्रित रहता है, जो दिवा स्वपन देखता है तथा बाह्य जगत से कोई मतलब नहीं रखता।

Auto- (ऑटो-)— उपसर्ग जिसका अर्थ स्वयं होता है।

Autoactivation (ऑटोएक्टिवेशन)— किसी ग्रन्थि का अपने ही स्राव से क्रियाशील होना।

Autoagglutination (ऑटोएग्लुटिनेशन)— व्यक्ति के अपने सीरम द्वारा रक्त कोशिकाओं का गुच्छों के रूप में इक्ट्ठा होना।

Autoagglutinin (ऑटोएग्लुटिनिन)— किसी व्यक्ति के रक्त में स्थित पदार्थ जो उसी व्यक्ति की लाल रक्त कोशिकाओं का समूहन (गुच्छों के रूप में एकत्रित करना) करता है।

Autoallergic (ऑटोएलर्जिक)— स्वएलर्जी से सम्बन्धित।

Autoallergization (ऑटोएलर्जीज़ेशन)— स्वएलर्जी उत्पन्न करना।

Autoallergy (ऑटोएलर्जी)— एक प्रतिक्रिया जिसमें व्यक्ति के अपने ऊतकों के प्रति एन्टीबॉडियाँ (ऑटोएन्टीबॉडियाँ या स्वप्रतिपिण्ड) उत्पन्न होती हैं जो रक्षात्मक होने की अपेक्षा विनाशकारी होती हैं।

Autoamputation (ऑटोएम्पुटेशन)— शरीर के किसी भाग का स्वयं ही कट कर अलग हो जाना।

Autoanalysis (ऑटोएनालाइसिस)— रोगी का स्वयं ही मनोदशा का विश्लेषण करना जिससे उसका मानसिक विकार उत्पन्न हुआ है।

Autoanalyzer (ऑटोएनालाइज़र)— स्वतः विश्लेषण करने वाला एक यन्त्र जो सामान्यतः रासायनिक विश्लेषणों में प्रयोग में लाया जाता है।

Autoantibody (ऑटोएण्टीबॉडी)— एक एण्टीबॉडी जो व्यक्ति के अपने ऊतकों के एन्टिजन की अनुक्रिया के फलस्वरूप बनती है तथा उसी के विरुद्ध प्रतिक्रिया करती है। स्वप्रतिपिण्ड

Autoantigen (ऑटोएन्टिजन)— उस व्यक्ति में एण्टीबॉडी के उत्पादन को उत्तेजित करने वाला पदार्थ जिससे यह उपलब्ध किया गया है।

Autoantitoxin (ऑटोएन्टीटॉक्सिन)— स्वयं शरीर के द्वारा उत्पन्न प्रतिजीवविष।

Autoaudible (ऑटोऑडिबिल)— स्वश्रवणीय, स्वयं सुनाई देने वाला।

Autocatalysis (ऑटोकैटालाइसिस)— एक रासायनिक प्रतिक्रिया जिसमें उत्पन्न पदार्थ प्रतिक्रिया की गति बढ़ा देते हैं और इसलिए उत्प्रेरक के रूप में कार्य करते हैं।

Autocatheterization, Autocatheterism (ऑटोकैथेट्राइज़ेशन, ऑटोकैथेट्रिज़्म)— स्वयं ही नालशलाका प्रवेशन विशेष रूप से मूत्रमार्गीय नालशलाका प्रवेशन करना।

Autochthonous (ऑटोक्थोनस)—1. उसी स्थान पर पाया जाने वाला जहाँ पर वह बनता है, जैसा कि किसी रक्त के थक्के अथवा पथरी के मामले में होता है 2. उसी व्यक्ति में किसी नये स्थान पर किसी ऊतक निरोप को निर्दिष्ट करने वाला।

Autochthonous infection (ऑटोक्थोनस इन्फैक्शन)— रोगी के शरीर में सामान्य रूप से विद्यमान जीवों द्वारा उत्पन्न संक्रमण।

Autocinesia, Autocinesis (ऑटोसाइनेसिया ऑटोसाइनेसिस)— एच्छिक गति।

Autoclasis (ऑटोक्लेसिस)— शरीर के किसी भाग का किसी आन्तरिक कारण से नष्ट हो जाना।

Autoclave (ऑटोक्लेव)— वस्तुओं का वाष्पीय दाब में निर्जीवाणुकरण करने वाला उपकरण।

Autoclaving (ऑटोक्लेविंग)— वाष्पदाबी विसंक्रमण करने वाला।

Autocrine factor (ऑटोक्राइन फैक्टर)— सम्भवतः किसी विषाणु की अनुक्रिया में कोशिका द्वारा उत्पन्न वृद्धि कारक जो कैन्सर के विकसित होने में महत्वपूर्ण होता है।

Autocystoplasty (ऑटोसिस्टोप्लास्टी)— रोगी के अपने शरीर से निरोप लेकर मूत्राशय की प्लास्टिक सर्जरी द्वारा मरम्मत करना।

Autocytolysin (ऑटोसाइटोलाइसिन)— रोगी के अपने रक्त प्लाज़्मा में पाई जाने वाली एण्टीबॉडी जिसमें कोशिकाओं अथवा ऊतकों को नष्ट करने की क्षमता होती है।

Autocytolysis (ऑटोसाइटोलाइसिस)— कोशिकाओं का स्वतः ही पाचन अथवा स्वतः नष्ट हो जाना।

Autocytotoxin (ऑटोसाइटोटॉक्सिन)— एक कोशिकाविषी स्वप्रतिपिण्ड।

Autodermic (ऑटोडर्मिक)— किसी व्यक्ति की अपनी त्वचा से सम्बन्धित

Autodigestion (ऑटोडाइज़ेशन)— अपने ही स्राव द्वारा ऊतकों को पाचन हो जाना जैसे जठर-व्रण (गैस्ट्रिक अल्सर) में आमाशयिक रस (गैस्ट्रिक जूस) द्वारा आमाश्य की दीवार का पाचन होना, स्वपाचन।

Autodiploid (ऑटोडिप्लॉयड)— गुणसूत्रों के दो सैटों से युक्त।

Autodrainage (ऑटोड्रेनेज)— किसी गुहा के तरल की एक नली द्वारा व्यक्ति के अपने निकटस्थ ऊतकों में निकासी हो जाना।

Autoecholalia (ऑटोइकोलेलिया)— किसी व्यक्ति का अपने शब्दों को बार-बार दुहराना।

Autoerotic (ऑटोएरोटिक)— स्वकामुकता से सम्बन्धित।

Autoeroticism (ऑटोएरोटिसिज़्म)— Autoerotism.

Autoerotism (ऑटोएरोटिज़्म)— अपने शरीर को देखकर लैंगिक उत्तेजना होना जैसा कि हस्तमैथुन में होता है, स्वकामुकता।

Autoexamination (ऑटोएक्ज़ामिनेशन)— स्वयं परीक्षण करना जैसा कि स्तनों का किया जाता है।

Autogenesis (ऑटोजेनेसिस)— स्वयं उत्पन्न होना।

Autogenetic, Autogenic (ऑटोजेनेटिक, ऑटोजेनिक)— स्वयं उत्पन्न होने से सम्बन्धित।

Autogenous (ऑटोजीनस)— शरीर में स्वतः उत्पन्न होने वाला।

Autograft (ऑटोग्राफ्ट)— रोगी के शरीर के किसी भाग से लिया गया ऊतक निरोप जिसे दूसरे किसी भाग पर स्थानान्तरित किया जाता है।

Autografting (ऑटोग्राफ्टिंग)— रोगी के शरीर के किसी भाग से ऊतक निरोप लेना और उसे उसके अन्य भाग पर स्थानान्तरित कर देना।

Autogram (ऑटोग्राम)— त्वचा पर एक कुन्द यन्त्र से दबाने अथवा उस पर प्रहार करने पर उस पर बनने वाली चक्र के समान एक विक्षति।

Autohemagglutination (ऑटोहीमेग्लुटिनेशन)— रोगी के अपने शरीर में उत्पन्न कारक के द्वारा लाल रक्त कोशिकाओं का गुच्छों के रूप में एकत्रित हो जाना।

Autohemagglutinin (ऑटोहीमेग्लुटिनिन)— किसी व्यक्ति के शरीर में उत्पन्न होने वाला पदार्थ जो उसकी अपनी ही लाल रक्त कोशिकाओं का समूहन करता है।

Autohemolysin (ऑटोहीमोलाइसिन)— एक एन्टीबॉडी जो उसी व्यक्ति की लाल रक्त कोशिकाओं का अपघटन कर देती है जिसके रक्त में वह बनी है।

Autohemolysis (ऑटोहीमोलाइसिस)— किसी व्यक्ति की लाल रक्त कोशिकाओं का उसी के अपने सीरम से अपघटन हो जाना।

Autohemotherapy (ऑटोहीमोथिरैपी)— रोगी के शरीर से रक्त खींचकर इसे इन्जैक्शन द्वारा उसकी पेशी में पहुँचाकर चिकित्सा करना, स्वरक्तोपचार।

Autohypnosis (ऑटोहिपनोसिस)— स्वयं उत्पन्न की गई कृत्रिम निद्रा।

Autohypnotic (ऑटोहिप्नोटिक)— स्वयं उत्पन्न की गई कृत्रिम निद्रा से सम्बन्धित।

Autohypnotism (ऑटोहिप्नोटिज़्म)— Autohypnosis.

Autoimmune (ऑटोइम्यून)— किसी व्यक्ति में उसके अपने ऊतकों के विरुद्ध उत्पन्न होने वाली एन्टीबॉडियाँ जैसा कि स्वक्षम रोगों में होता है।

Autoimmune disease (ऑटोइम्यून डिजीज)— जब शरीर की रोगक्षम यन्त्रकला दोषयुक्त हो जाती है तो वह शरीर के सामान्य अंगों के विरुद्ध एण्टीबॉडियाँ उत्पन्न करती है जिससे रिह्यूमेटॉयड सन्धिशोथ आदि रोग उत्पन्न हो जाते हैं जिन्हें स्वक्षम रोग कहा जाता है।

Autoimmunity (ऑटोइम्यूनिटी)— ऐसी दशा जिसमें शरीर के अपने ऊतकों के विरुद्ध एण्टीबॉडियाँ उत्पन्न होती हैं जिससे अतिसुग्राहिता प्रतिक्रियायें अथवा स्वक्षम रोग उत्पन्न होते हैं, स्वरोगक्षमता।

Autoimmunization (ऑटोइम्यूनाइज़ेशन)— शरीर में स्थित क्रिया द्वारा रोगक्षमीकरण उत्पन्न करना, स्वरोगक्षमीकरण।

Autoinfection (ऑटोइन्फैक्शन)— शरीर में पहले से विद्यमान किसी कारक द्वारा उत्पन्न संक्रमण।

Autoinfusion (ऑटोइनफ्यूज़न)— रक्त-चाप बढ़ाने के लिए पट्टी या किसी दाब उपकरण का प्रयोग करके रक्त को भुजाओं से प्राणाधार अंगों में को धकेलना जैसा कि सामान्यतः शरीर से रक्त या अन्य तरल की अत्यधिक हानि हो जाने पर किया जाता है।

Autoinoculation (ऑटोइनोकुलेशन)— किसी व्यक्ति के शरीर से प्राप्त जीवों का उसी के शरीर में टीका लगाना, स्वसंरोपण।

Autointoxicant (ऑटोइन्टॉक्सीकैन्ट)— Autotoxin.

Autointoxication (ऑटोइन्टॉक्सिकेशन)— शरीर में उत्पन्न किसी विषैले पदार्थ द्वारा उत्पन्न विषाक्तता, स्वविषाक्तता।

Autoisolysin (ऑटोआइसोलाइसिन)— किसी प्राणी में उत्पन्न एण्टीबॉडी जो उसी प्राणी एवं उस जाति के अन्य प्राणियों की कोशिकाओं जैसे रक्त कोशिकाओं का अपघटन करती है।

Autokeratoplasty (ऑटोकेरेटोप्लास्टी)— किसी व्यक्ति के कॉर्निया का निरोपण उसी की दूसरी आँख से प्राप्त ऊतक द्वारा करना।

Autokinesia, Autokinesis (ऑटोकाइनीसिया, ऑटोकाइनेसिस)— ऐच्छिक गति।

Autokinesis (ऑटोकाइनेसिस)— ऐच्छिक गति।

Autokinetic (ऑटोकाइनेटिक)— स्वेच्छा से चलने-फिरने योग्य।

Autolesion (ऑटोलीज़न)— स्वतः लगने वाली चोट।

Autologous (ऑटोलोगस)— उसी जीव से सम्बन्धित।

Autolysate (ऑटोलाइसेट)— स्वलयन द्वारा उत्पन्न एक विशिष्ट पदार्थ।

Autolysin (ऑटोलाइसिन)— किसी जीव में उत्पन्न एण्टीबॉडी जो उसी जीव की कोशिकाओं एवं ऊतकों को नष्ट कर सकती है, स्वलायिका।

Autolysis (ऑटोलाइसिस)— 1. कोशिकाओं अथवा ऊतकों का कोशिकाओं में ही स्थित एन्जाइमों द्वारा अपने आप अवखण्डन होना जैसे मृत्यु के पश्चात् अथवा किसी विकृतिजन्य अवस्था में होता है। 2. शरीर की कोशिकाओं का उसी के सीरम द्वारा नाश हो जाना, स्वलयन।

Autolytic (ऑटोलाइटिक)— स्वलयन सम्बन्धी।

Automatic (ऑटोमेटिक)— स्वचालित, अनैच्छिक।

Automaticity (ऑटोमेटीसिटी)— हृदय-पेशी का बिना तन्त्रिका-उद्दीपन के सकुंचित होने का गुण।

Automatism (ऑटोमेटिज़्म)— शरीर में स्वतः क्रियाओं का होना जिनका व्यक्ति को पता नहीं चलता जैसे रोमकों का हिलना-डुलना, स्वचलता।

Automatograph (ऑटोमेटोग्राफ)— स्वतः होने वाली गतियों का अभिलेखन करने वाला एक यन्त्र।

Automysophobia (ऑटोमाइसोफोबिया)— व्यक्तिगत अस्वच्छता का विकृत भय।

Autonomic (ऑटोनोमिक)—1. किसी दूसरे से नियन्त्रित न होने वाला बल्कि स्वतन्त्रता पूर्वक कार्य करने वाला, स्वसंचालित, स्वायत्त, स्वतन्त्र 2. स्वायत्त तन्त्रिका-तन्त्र से सम्बन्धित।

Autonomic nervous system (ऑटोनोमिक नर्वस सिस्टम) — तन्त्रिका-तन्त्र का वह भाग जो शरीर के अनैच्छिक कार्यों जैसे हृदय के कार्य के नियन्त्रण से सम्बन्धित रहता है तथा दो भागों—अनुकम्पी एवं परानुकम्पी तन्त्रिका-तन्त्र में विभाजित रहता है, स्वायत्त तन्त्रिका-तन्त्र।

Autonomotropic (ऑटोनोमोट्रॉपिक)—स्वायत्त तन्त्रिका-तन्त्र पर क्रिया करने वाला।

Autonomous (ऑटोनोमस)— बाह्य प्रभावों से स्वतन्त्र, स्वायत्त, स्वतन्त्र, स्वसंचालित।

Autonomy (ऑटोनोमी)— स्वायत्तता, स्वतन्त्रता।

Auto-oxidation (ऑटो-ऑक्सीडेशन)—किसी पदार्थ का ऑक्सीजन के साथ सीधा संयोजन।

Auto-oxidizable (ऑटोऑक्सीडाइज़ेबल)— ऐसे पदार्थों को निर्दिष्ट करने वाला जो ऑक्सीजन के साथ सीधे प्रतिक्रिया करते हैं।

Autopathy (ऑटोपैथी)— बिना किसी स्पष्ट बाह्य कारण के उत्पन्न होने वाला रोग।

Autophagia, Autophagy (ऑटोफेज़िया, ऑटोफेज़ी)— 1. अपने ही शरीर का मांस खाने की क्रिया, स्वभक्षण 2. अपने ही शरीर के ऊतकों के उपभोग से शरीर का पोषण होना, स्वपोषण।

Autophagic (ऑटोफेजिक)— स्वभक्षण से सम्बन्धित अथवा स्वभक्षण करने वाला।

Autophagocytosis (ऑटोफेजोसाइटोसिस)— कोशिका का स्वतः क्षतिग्रस्त अथवा अपक्षय से ग्रस्त माइटोकॉण्ड्रिया आदि को खा जाना।

Autophilia (ऑटोफीलिया)— स्वरूपकामुकता, स्वयं से प्यार करना।

Autophill (ऑटोफिल)— ऐसा व्यक्ति जिसका स्वायत्त तन्त्रिका-तन्त्र संवेदनशील होता है।

Autophobia (ऑटोफोबिया)— अकेले रहने का विकृत भय, स्वभिति, एकान्तभिति।

Autophony (ऑटोफोनी)— किसी व्यक्ति का अपनी वाणी, श्वास ध्वनियों और मरमरों को अधिक सुनना, ऐसा सामान्यतः मध्य कर्ण के रोगों में होता है।

Autoplasmotherapy (ऑटोप्लाज़्मोथिरैपी)— रोगी में उसके रक्त प्लाज़्मा का इन्जैक्शन लगाकर चिकित्सा करना।

Autoplastic (ऑटोप्लास्टिक)— स्वांश-संधान से सम्बन्धित।

Autoplasty (ऑटोप्लास्टी)— रोगी के शरीर के रोगग्रस्त अथवा क्षतिग्रस्त भाग का उसी के शरीर से लिये गये निरोप द्वारा पुनः स्थापन अथवा पुनः निर्माण करना, स्वसंधान, स्वांश-संधान।

Autopodium, plural **autopodia** (ऑटोपोडियम, बहुवचन-ऑटोपीडिया)— एक हाथ या पाँव

Autopoisonous (ऑटोपॉयज़ोनस)— Autotoxic.

Autopolyploidy (ऑटोपोलीप्लॉयडी)— गुणसूत्रों के दो पूर्ण सैटों से अधिक होने की दशा।

Autopsy (ऑटोप्सी)— मृत्यु के कारण अथवा विकृतिजन्य अवस्था का पता लगाने के लिए शरीर के अंगों एवं ऊतकों का मरणोत्तर परीक्षण, शव परीक्षा।

Autopsychic (ऑटोसाइकिक)— अपने व्यक्तित्व से अवगत रहने वाला व्यक्ति, स्वमानसिक।

Autopsychosis (ऑटोसाइकोसिस)— एक मानसिक रोग जिसमें रोगियों के अपने बारे में विचार विकृत हो जाते हैं।

Autopyotherapy (ऑटोपायोथिरैपी)— रोगियों के अपने वैकृत उत्सर्जनों जैसे पस आदि के द्वारा रोग की चिकित्सा करना।

Autoradiogram, Autoradiograph (ऑटोरेडियोग्राम, ऑटोरेडियोग्राफ)— किसी ऊतक अथवा प्राणी में स्थित रेडियोसक्रिय पदार्थों द्वारा उत्पन्न एक्स-रे फिल्म, स्वविकिरण-चित्र।

Autoradiography (ऑटोरेडियोग्राफी)— किसी ऊतक अथवा व्यक्ति का उनके भीतर स्थित रेडियोसक्रिय पदार्थों से निकलने वाली विकिरण को फोटोग्राफिक प्लेट पर अंकित करके एक्स-रे फिल्म तैयार करना।

Autoreactive (ऑटोरिएक्टिव)—किसी रोगक्षम अनुक्रिया से सम्बन्धित जो शरीर के अपने ऊतक के विरुद्ध होती है।

Autoregulation (ऑटोरेग्यूलेशन)— स्व-नियन्त्रण की क्रिया जैसे हृदय-पेशी के पम्प करने की स्व-नियन्त्रित क्रिया द्वारा शरीर के ऊतकों में रक्त प्रवाह एक-सा बना रहता है (न घटता है, न बढ़ता है।)

Autoreinfusion (ऑटोरिइन्फ्यूज़न)— रोगी के रक्तस्राव वाले स्थानों जैसे उदरीय अथवा फुफ्फुसीय गुहा से एकत्रित रक्त को अन्तःशिराभ मार्ग द्वारा उसी रोगी में पहुँचाना।

Autorrhaphy (ऑटोरैह्फी)— जख्म के किनारों के ऊतक के लम्बे एवं पतले टुकड़े लेकर उनसे सीकर जख्म को बन्द करना।

Autoscopy (ऑटोस्कोपी)— स्व-परीक्षण, स्वदर्शन।

Autosensitization (ऑटोसैन्सीटाइज़ेशन)— स्व-प्रतिरक्षण।

Autosensitize (ऑटोसैन्सीटाइज़)— किसी व्यक्ति को उसके अपने शरीर की कोशिकाओं के प्रति सुग्राही बनाना।

Autosepticemia (ऑटोसेप्टीसीमिया)— शरीर के भीतर स्थित विषों द्वारा उत्पन्न पूतिजीवरक्तता (रक्त में रोगजनक जीवाणुओं का उत्पन्न होना।)

Autoserodiagnosis (ऑटोसीरोडायग्नोसिस)— रोगी के रक्त सीरम के द्वारा रोग निदान करना।

Autoserotherapy (ऑटोसीरोथिरैपी)— रोगी के अपने रक्त सीरम का इन्जैक्शन लगाकर चिकित्सा करना।

Autoserous (ऑटोसीरस)— स्व-सीरम सम्बन्धी।

Autoserum (ऑटोसीरम)— रोगी के अपने रक्त से प्राप्त किया गया सीरम जिसे पुनः इन्जैक्शन द्वारा रोगी को दिया जाता है।

Autosite (ऑटोसाइट)— दो असमरूप यमल (जुड़वाँ) संयुक्त भ्रूणों में से एक सामान्य से बड़ा भ्रूण—स्वजीवक्षम राक्षस, दूसरा यमल अपने पोषण के लिए स्वजीवक्षम राक्षस पर निर्भर करने वाला होता है।

Autosmia (ऑटोस्मिया)— किसी व्यक्ति का अपने शरीर से निकलने वाली दुर्गन्ध से अवगत रहना।

Autosomal (ऑटोसोमल)— एक अलिंग गुणसूत्र से सम्बन्धित।

Autosomatognosis (ऑटोसोमेटोग्नोसिस)— यह महसूस होना कि शरीर का जो भाग अलग कर दिया गया है, वह मौजूद है।

Autosomatognostic (ऑटोसोमेटोग्नोस्टिक)— ऑटोसोमेटोग्नोसिस से सम्बन्धित।

Autosome (ऑटोसोम)— लिंग गुणसूत्रों (एक्स तथा वाई) के अतिरिक्त कोई भी गुणसूत्र, अलिंग गुणसूत्र, मनुष्य में ऑटोसोम के 22 जोड़े होते हैं।

Autosplenectomy (ऑटोस्प्लीनेक्टॉमी)— तन्तुमयता एवं सिकुड़न के कारण प्लीहा (तिल्ली) का लगभग पूर्ण रूप से अन्तर्धान हो जाना।

Autostimulation (ऑटोस्टिमुलेशन)— स्वयं का प्रोत्साहन या अभिप्रेरण।

Autosuggestibility (ऑटोसजस्टीबिलिटी)— एक मानसिक अवस्था जिसमें किसी व्यक्ति के मस्तिष्क में उत्पन्न होने वाला कोई भी सुझाव उसे तुरन्त ही स्वीकार्य हो जाता है।

Autosuggestion (ऑटोसज़्शन)— किसी व्यक्ति के मस्तिष्क में उठने वाले किसी विचार को उस व्यक्ति द्वारा स्वीकार कर लेना जिससे कोई शारीरिक अथवा मानसिक कार्य सम्पन्न होता है अथवा कोई परिवर्तन होता है, आत्मसुझाव।

Autosynnoia (ऑटोसिननोइया)—आत्मकेन्द्रित

Autosynthesis (ऑटोसिन्थेसिस)—स्वतः पुनरुत्पादन होना।

Autotemnous (ऑटोटेमनस)— ऐसी कोशिकाओं से सम्बन्धित जो स्व-विभाजन द्वारा फैल जाती हैं।

Autotherapy (ऑटोथिरैपी)— रोगी के अपने स्रावों का प्रयोग करके, सामान्यतः स्वजात वैक्सीन का इन्जैक्शन (टीका) लगाकर कुछ रोगों की चिकित्सा करना।

Autotopagnosia (ऑटोटोपैग्नोसिया)— शरीर के विभिन्न भागों को सही दिशा में रखने में असमर्थता।

Autotoxemia, Autotoxicosis (ऑटोटॉक्सीमिया, ऑटोटॉक्सीकोसिस)— शरीर के अन्दर उत्पन्न किसी विषैले पदार्थ के अवशोषण से विषैला हो जाना, स्वविषाक्तता।

Autotoxic (ऑटोटॉक्सिक)— शरीर में उत्पन्न किसी विषैले पदार्थ द्वारा विषैला होने वाला, स्वविषाक्त।

Autotoxin (ऑटोटॉक्सिन)— उसी शरीर में उत्पन्न होने वाला विष जिसके ऊपर यह कार्य करता है, स्वविष।

Autotransfusion (ऑटोट्रान्सफ्यूज़न)— रोगी के शरीर से रक्त लेकर उसी के शरीर में चढ़ा देना।

Autotransplant (ऑटोट्रान्सप्लान्ट)— Autograft.

Autotransplantation (ऑटोट्रान्सप्लान्टेशन)— शल्यक्रिया द्वारा शरीर के एक भाग से ऊतक का एक टुकड़ा लेकर उसे शरीर के दूसरे स्थान पर स्थानान्तरित कर देना, स्वपरारोपण, स्वप्रतिरोपण।

Autotroph (ऑटोट्रोफ)— एक स्वपोषी जीव।

Autotrophic (ऑटोट्रॉफिक)— अपना पोषण स्वयं करने वाला जैसे हरे पेड़-पौधे एवं जीवाणु जो अपना भोजन अर्थात प्रोटीन तथा कार्बोहाइड्रेट स्वयं अकार्बनिक लवणों एवं कार्बन डाइऑक्साइड से तैयार करते हैं, स्वपोषी।

Autotrophy (ऑटोट्रॉफी)— स्वपोषी होने की अवस्था।

Autotuberculin (ऑटोट्यूबरकुलिन)— रोगी के अपने थूक के सम्वर्ध से तैयार की गई ट्यूबरकुलिन।

Autovaccination (ऑटोवैक्सीनेशन)— ऑटोवैक्सीन द्वारा चिकित्सा करना।

Autovaccine (ऑटोवैक्सीन)— रोगी के शरीर से अलग किए गए विषाणुओं से तैयार की गई वैक्सीन।

Autoxidation (ऑटोक्सीडेशन)— किसी पदार्थ का स्वतः ऑक्सीकरण हो जाना जो ऑक्सीजन के सीधे सम्पर्क में रहता है।

Auxanogram (ऑक्ज़ेनोग्राम)— जीवाणुओं का एक प्लेट सम्वर्ध जिसमें जीवाणुओं की वृद्धि पर विभिन्न दशाओं का प्रभाव देखने के लिए उन्हें उपलब्ध कराया जाता है।

Auxanographic (ऑक्ज़ेनोग्रफिक)— ऑक्ज़ेनोग्राम या ऑक्ज़ेनोग्राफी से सम्बन्धित

Auxanography (ऑक्ज़ेनोग्राफी)— सूक्ष्मजीवों के सम्वर्धन के लिए सबसे उचित माध्यम का पता लगाने के लिए प्रयोग में लाई जाने वाली एक विधि।

Auxanology (ऑक्ज़ेनोलॉजी)— वृद्धि का अध्ययन।

Auxesis (आक्ज़ेसिस)— किसी जीव के परिमाण में वृद्धि जो उसकी व्यक्तिगत कोशिकाओं की संख्या में वृद्धि होने की बजाय उनके परिमाण में वृद्धि होने के कारण होती है, आकारवृद्धि।

Auxiliary (ऑक्ज़िलरी)— सहायक, आनुषंगिक।

Auxiliomotor (ऑक्ज़ीलियोमोटर)— गतिशीलता को बढ़ाने वाला।

Auxilytic (ऑक्ज़ीलाइटिक)— किसी लाइसिन की विनाशक शक्ति को बढ़ाने वाला।

Auxocardia (ऑक्सोकार्डिया)— अतिवृद्धि अथवा विस्फारण हो जाने के कारण हृदय का बढ़ जाना।

Avalvular (एवालव्यूलर)— कपाट रहित।

Avascular (एवैस्कुलर)— रक्त वाहिनियों से रहित अथवा रक्तहीन जैसे उपास्थि।

Avascularization (एवैस्कुलेराइज़ेशन)— रक्त वाहिनियों को बाँधकर अथवा कस कर पट्टी बांध कर ऊतकों से रक्त बाहर निकाल देना, अवाहिकाकरण।

A–V Block (ए-वी ब्लाक)— ऐसा हृद्रोध जिसमें आवेग अलिन्द-निलयी पर्व पर रुक जाते हैं।

A–V Bundle (ए-वी बण्डल)— ए-वी नोड से उत्पन्न होने वाली तन्तुओं की एक पूलिका जो अंतरानिलय-पट में प्रवेश करती है जहाँ पर यह दो शाखाओं में विभाजित हो जाती है जिनके तन्तु दाँये एवं बाँये निलय में चले जाते हैं, प्रत्येक शाखा के तन्तु निलयों के परकिञ्जी तन्तुओं के साथ अग्रसर हो जाते हैं।

Avenolith (एविनोलिथ)— मलाश्मरी।

Aversion (एवर्ज़न)— अति घृणा, द्वेष।

Aversive (एवर्सिव)— परिहार करने वाला।

Avian (एवियन)— पक्षियों का अथवा उनसे सम्बन्धित।

Aviation (एवियेशन)—विमानन, हवाई यात्रा करना।

Avidity (एवीडिटी)—1. किसी वस्तु के लिए अत्यधिक आकर्षण 2. एण्टीबॉडी के एन्टीजन को बाँध लेने की क्षमता से सम्बन्धित।

Avirulent (एवाइरुलैन्ट)— अतिविषण्णता से रहित।

Avitaminosis (एविटामिनोसिस)— भोजन में विटामिन की कमी से उत्पन्न होने वाला रोग, अविटामिनता।

Avitaminotic (एविटामिनोटिक)— अविटामिनता से सम्बन्धित अथवा उससे प्रभावित।

Avivement (एवाइवमैन्ट)— ज़ख्म के किनारों को सीने से पूर्व उन्हें शल्य-क्रिया द्वारा दुरुस्त कर लेना।

Avulsion (एवल्सन)— शरीर के किसी भाग अथवा रचना को चीर देना, अपदारण।

Axanthopsia (एक्ज़ेन्थोप्सिया)— पीत वर्णान्धता।

Axenic (एक्ज़ेनिक)— रोगाणु रहित अथवा विसंक्रमित।

Axial (एक्सियल)— किसी अक्ष, धुरी अथवा केन्द्र में स्थित या उससे सम्बन्धित, अक्षीय।

Axial line (एक्सियल लाइन)— शरीर अथवा इसके किसी

भाग के मुख्य अक्ष से गुजरने वाली रेखा जैसे हाथ की अक्षीय रेखा बीच की अँगुली से तथा पैर की दूसरी अँगुली से होकर गुजरती है।

Axial skeleton (एक्सियल स्केलेटन)— सिर एवं धड़, अक्षीय कंकाल।

Axiation (एक्सिएशन)— किसी अक्ष को स्थापित करना।

Axifugal (एक्सिफ्यूगल)— केन्द्रापसारी, केन्द्र अथवा अक्ष से दूर।

Axil (एक्सिल)— बगल, कक्षा।

Axile (एक्साइल)— अक्षीय।

Axilemma (एक्सीलेमा)— अक्षतंतु का बाह्य आवरण।

Axilla (एक्ज़िला)— बगल, कक्षा।

Axillary (एक्ज़िलरी)— बगल से सम्बन्धित।

Axion (एक्सियोन)— प्रमस्तिष्कमेरु-अक्ष।

Axioplasm (एक्सियोप्लाज्म)— अक्षतंतु का तन्त्रिका-द्रव्य।

Axiopodium, plural **Axiopodia** (एक्सियोपोडियम, बहुवचन-एक्सियोपोडिया)—Axopodium.

Axipetal (एक्सिपीटल)— केन्द्राभिसारी, अक्ष अथवा केन्द्र की ओर।

Axiramificate (एक्सीरैमीफिकेट)— ऐसी तन्त्रिका कोशिका को निर्दिष्ट करने वाला जिसका अक्षतंतु सामान्यतः छोटा होता है जो बहुत सी शाखाओं में टूट जाता है।

Axis (एक्सिस)— 1. शरीर के केन्द्र से गुजरने वाली रेखा अथवा जिसके चारों ओर कोई संरचना घूमती है। 2. द्वितीय ग्रैव कशेरुका, अक्ष।

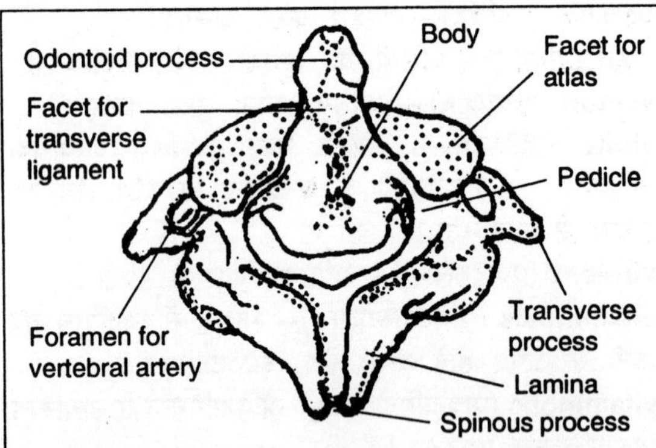

Fig. 43 Axis vertebrum. अक्ष कशेरुका

Odontoid process=दन्तवत् प्रवर्ध, Facet for transverse ligament=अनुप्रस्थ स्नायु के लिए सन्धायक सतह, Foramen for vertebral artery=कशेरुका-धमनी के लिए रन्ध्र, Spinous process = कंटकीय प्रवर्ध, Lamina= फलक या पटल Transverse process = अनुप्रस्थ प्रवर्ध, Pedicle=वृन्त, Facet for atlas=शीर्षधर या एटलस के लिए सन्धायक पृष्ठ, Body=कॉय

Axis cylinder (एक्सिस सिलेण्डर)— अक्ष-दण्ड या अक्ष-तंतु।

Axis traction (एक्सिस ट्रैक्शन)— प्रसव नली के लम्ब अक्ष की दिशा में भ्रूण को खींचना।

Axo- (एक्सो-)— अक्ष या अक्ष-तंतु से सम्बन्धित उपसर्ग।

Axodendrite (एक्सोडेण्ड्राइट)— अक्षतंतु से निकलने वाला प्रवर्ध।

Axofugal (एक्सोफ्यूज़ल)— Axifugal.

Axolemma (एक्सोलेमा)— अक्षतंतु का बाह्य आवरण।

Axolysis (एक्सोलाइसिस)— किसी अक्षतंतु का नष्ट होना।

Axometer (एक्सोमीटर)— आँख के चश्मों को समायोजित करने के लिए एक मापक उपकरण जिससे चश्में के लैन्स नेत्रों के दृष्टि-अक्षों के लिए फिट हो जाते है।

Axon, Axone (एक्सोन)— तन्त्रिका-कोशिका से निकलने वाला एक प्रवर्ध जो कोशिका काय से आवेगों को दूर ले जाता है, अक्षतंतु।

Axonal (एक्सोनल)— किसी अक्षतंतु से सम्बन्धित।

Axoneme (एक्सोनेम)— गुणसूत्र का अक्षीय धागा।

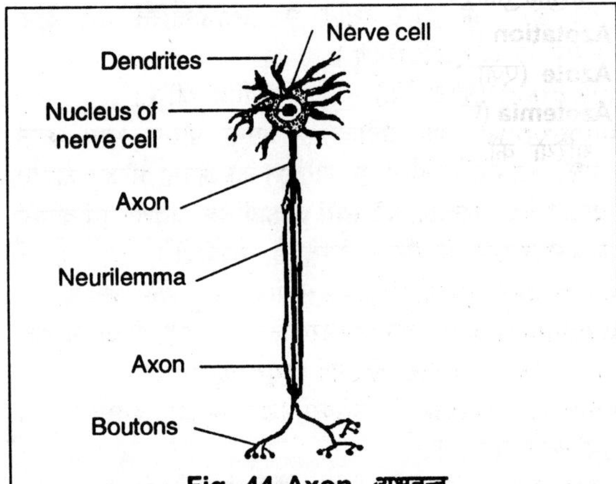

Fig. 44 Axon. अक्षतन्तु

Nerve cell = तन्त्रिका कोशिका, Dendrites = पार्श्वतन्तु, Nucleus of nerve cell = तन्त्रिका कोशिका का केन्द्रक, Axon = अक्षतन्तु, Neurilemma = तन्त्रिकावरण, Boutons = बटन

Axoneuron (एक्सोन्यूरोन)— प्रमस्तिष्कमेरु-तन्त्र की तन्त्रिका कोशिका।

Axonography (एक्सोनोग्राफी)— अक्षतंतुओं में उत्पन्न होने वाले वैद्युत परिवर्तनों का अभिलेखन करना।

Axonometer (एक्सोनोमीटर)— दृष्टिवैषम्य के अक्ष का पता लगाने वाला उपकरण।

Axonopathy (एक्सोनोपैथी)— अक्षतंतुओं का कोई भी रोग।

Axonotmesis (एक्ज़ोनोटमेसिस)— संयोजी ऊतक को क्षति पहुँचे बिना अक्षतन्तु एवं माइलिन आवरण पर आघात पहुँचना।

Axopetal (एक्सोपीटल)— अक्षतंतु से होकर तन्त्रिका-कोशिका के कोशिका काय की ओर चला हुआ।

Axoplasm (एक्सोप्लाज्म)— अक्षतंतु का कोशिकाद्रव्य (तन्त्रिकाद्रव्य)

Axopodium, plural **axopodia** (एक्सोपोडियम, बहुवचन–एक्सोपोडिया)— स्थायी कूटपाद जिसमें जीवद्रव्य का एक कड़ा अक्षीय तन्तु होता है।

Axosomatic (एक्सोसोमेटिक)— किसी अक्षतंतु के किसी तन्त्रिका कोशिका कॉय के साथ होने वाले अन्तर्ग्रथनी सम्बन्ध से सम्बन्धित।

Axospongium (एक्सोस्पॉन्जियम)— तन्त्रिका कोशिका के अक्षतंतु पदार्थ की बारीक तन्तुकी जाली।

Axotomy (एक्सोटॉमी)— किसी अक्षतंतु में चीरा लगाना।

Axungia (एक्ज़ुंगिया)— शरीर की आन्तरिक वसा, चर्बी।

Azoic (एज़ोइक)— जीवित प्राणियों से रहित।

Azoospermia (एज़ूस्पर्मिया)— वीर्य में शुक्राणुओं का अभाव, अशुक्राणुता।

Azotation (एज़ोटेशन)— वायु से नाइट्रोजन का अवशोषण।

Azote (एज़ोट)— नाइट्रोजन।

Azotemia (एज़ोटीमिया)— रक्त में नाइट्रोजन यौगिकों विशेषकर यूरिया की अधिक मात्रा में विद्यमानता।

Azotemic (एज़ोटीमिक)— रक्त में यूरिया की अधिक मात्रा में विद्यमानता होने से सम्बन्धित।

Azotenesis (एज़ोटेनेसिस)— संस्थान में अधिक मात्रा में नाइट्रोजन से होने वाला रोग, नेत्रजनरूग्णता।

Azothermia (एज़ोथर्मिया)— यूरीमिया के परिणामस्वरूप उत्पन्न ज्वर।

Azotification (एज़ोटिफिकेशन)— वायुमण्डल की नाइट्रोजन का स्थिरीकरण।

Azotized (एज़ोटिज़ेड)— नाइट्रोजन युक्त।

Azotobacter (एज़ोटोबैक्टर)— वायुमण्डल की नाइट्रोजन का स्थिरीकरण करने वाले जीवाणु।

Azoturia (एज़ोटूरिया)— मूत्र में यूरिया का अधिक मात्रा में होना, नेत्रजनमेह।

Azygos (एज़ाइगोस)— अकेले उत्पन्न होने वाला, जोड़ो में नहीं।

Azygous (एज़ाइगस)— अकेला, जोड़ीदार नहीं।

Azymia (एज़ाइमिया)— किण्व (फर्मेन्ट) अथवा एन्जाइम रहित होने की अवस्था।

Azymic, Azymous (एज़ाइमिक, एज़ाइमस)— 1. अकिण्वित 2. किसी एन्ज़ाइम की अनुपस्थिति निर्दिष्ट करने वाला।

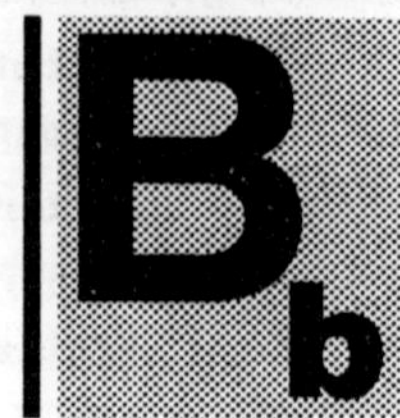

B— बीटा, ग्रीक वर्णमाला का द्वितीय अक्षर।

Ba (बे)— बेरियम का प्रतीक।

Babcocks's operation (बैबकॉक्स ऑपरेशन)— जघन शिरा या सैफेनस शिरा को काट कर निकाल देना जिसे अपस्फीत शिराओं की चिकित्सा में किया जाता है।

Babinski's sign (बेबिनस्काइस साइन)— पाँव के तलवे के बाह्य किनारे पर खुरचने से पैर के अँगूठे का ऊपर की ओर को मुड़ जाना जो मस्तिष्क या सुषुम्ना रज्जु के रोग का एक चिन्ह है।

Baby (बेबी)— शिशु, बच्चा (जो चलने योग्य नहीं होता)

Baby battered (बेबी बैटर्ड)— ऐसा शिशु जिसके शरीर में पूर्व में आघात के कारण नील पड़ गये हों, जख्म एवं व्रणचिन्ह बन गये हों, कहीं पर अस्थि-भंग (फ्रैक्चर) हो गया हो अथवा उदर में स्थित अंगों में चोट पहुँची हो।

Baby blue (बेबी ब्लयू)— ऐसा नवजात शिशु जो ऑक्सीजन की कमी से नीला पड़ गया हो।

Baby collodion (बेबी कोलाडियन)— नवजात शिशु जो पूर्णतया भेड़ या बकरी के लिखने या चित्र बनाने के लिए प्रयोग में लाये जाने वाले पतले चमड़े के समान उखड़ती हुई त्वचा से ढका हुआ हो।

BAC— रक्त में एल्कोहॉल की सान्द्रता।

Bacca (बेक्का)— रसभरी।

Bacciform (बेक्सीफार्म)— रसभरी की आकृति वाला।

Bacillar, Bacillary (बेसीलर, बेसीलरी)— दण्डाणुओं से सम्बन्धित अथवा उनके द्वारा उत्पन्न, दण्डाणुवत्।

Bacille Calmette-Guerin—BCG (Vaccine)

Bacillemia (बेसीलीमिया)— रक्त में बेसीलाई (दण्डाणुओं) का होना, दण्डाणुरक्तता।

Bacilli (बेसीलाई)— Bacillus का बहुवचन।

Bacilliform (बेसीलीफार्म)— बेसीलस से मिलती-जुलती आकृति वाला, दण्डाणुरूप।

Bacilliparous (बेसीलीपेरस)— बेसीलाई को उत्पन्न करने वाला, दण्डाणुजनक।

Bacillogenous (बेसीलोजीनस)— दण्डाणु उत्पन्न करने वाला, दण्डाणुजनक या दण्डाणुओं के कारण होने वाला।

Bacillophobia (बेसीलोफोबिया)— दण्डाणुओं (बेसीलाई) का विकृत भय, दण्डाणुभीति।

Bacillosis (बेसीलोसिस)— दण्डाणुओं या बेसीलाई का संक्रमण।

Bacillotherapy (बेसीलोथिरैपी)—दण्डाणुओं या बेसीलाई द्वारा उपचार।

Bacilluria (बेसील्यूरिया)— मूत्र में दण्डाणुओं अथवा बेसीलाई की विद्यमानता, दण्डाणुमेह।

Bacillus (बेसीलस)— कोई भी डण्डे या श्लाका अथवा छड़ की आकृति का जीवाणु, दण्डाणु। बेसीलस के कुछ उदाहरण निम्नलिखित हैं–

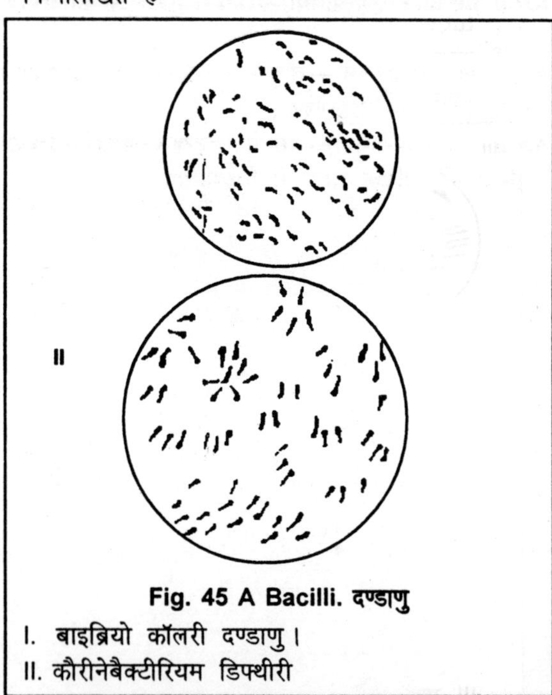

Fig. 45 A Bacilli. दण्डाणु

I. बाइब्रियो कॉलरी दण्डाणु।
II. कौरीनेबैक्टीरियम डिफ्थीरी

Bacillus acid fast (बेसीलस एसिड फास्ट)— ऐसा बेसीलस जो अम्ल से अभिरंजित करने पर रंगहीन नहीं होता, अम्ल अप्रभावी दण्डाणु।

Bacillus cholerae, Vibrio cholerae (बेसीलस कोलेरी, वाइब्रियो कोलेरी)— हैजा रोग उत्पन्न करने वाला बेसीलस या जीवाणु।

Bacillus diphtheria, Corynebacterium diphtheriae (बेसीलस डिफ्थीरिया, कौरीनेबैक्टीरियम डिफ्थीरी)—डिफ्थीरिया रोग उत्पन्न करने वाला बेसीलस।

Bacillus doderlein (बेसीलस डोडर्लीन)— यह योनि

में पाया जाता है तथा योनि की दीवारों की इपिथीलियम कोशिकाओं के ग्लाइकोजन को लैक्टिक एसिड में बदल कर योनि की सामान्य अम्लता को बनाए रखता है।

Bacillus Lactobacillus acidophilus (बेसीलस लैक्टोबेसीलस एसिडोफिलस)— ऐसा बेसीलस (जीवाणु) जो दूध की शर्कराओं का खमीरण करके लैक्टिक एसिड बनाता है जिससे दूध खट्टा हो जाता है।

Bacillus leprae, Mycobacterium leprae (बेसीलस लेपरी, माइकोबैक्टीरियम लेपरी)— कुष्ठ रोग (कोढ़) उत्पन्न करने वाला बेसीलस, कुष्ठाणु

Bacillus Streptococcus pneumoniae (बेसीलस स्ट्रैप्टोकॉकस न्यूमोनी)— इससे न्यूमोनिया रोग होता है।

Bacillus tetani, Clostridium tetani (बेसीलस टिटैनाई, क्लोस्ट्राइडियम टिटैनाई)— धनुस्तम्भ अथवा टेटनस रोग उत्पन्न करने वाला बेसीलस।

Bacillus tubercle, Mycobacterium tuberculosis (बेसीलस ट्यूबरकल, माइकोबैक्टीरियम टुबरकुलोसिस)— यक्ष्मा, क्षय-रोग अथवा तपेदिक रोग उत्पन्न करने वाला जीवाणु, यक्ष्माणु

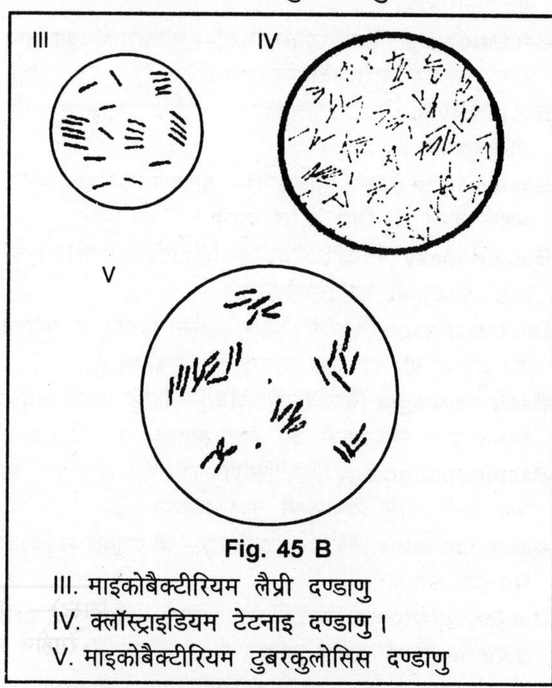

Fig. 45 B

III. माइकोबैक्टीरियम लैप्री दण्डाणु

IV. क्लॉस्ट्राइडियम टेटनाइ दण्डाणु।

V. माइकोबैक्टीरियम टुबरकुलोसिस दण्डाणु

Bacillus typhoid, Salmonella typhi (बेसीलस टाइफॉयड, साल्मोनेला टाइफाई)— इससे टाइफॉयड रोग होता है।

Back (बैक)— धड़ का पीछे का गर्दन से श्रोणि तक का क्षेत्र, पीठ, पृष्ठ।

Backache (बैकेक)— पीठ या कमर में दर्द।

Back board (बैक बोर्ड)— एक कठोर तख्ता जिसे स्ट्रेचर पर रखा जाता है जिससे कशेरुका-दण्ड (रीढ़ की हड्डी) में चोट लग जाने के मामले में रोगी की कमर सीधी रहे, मुड़े नहीं।

Back bone (बैक बोन)— मेरूदण्ड या रीढ़ की हड्डी।

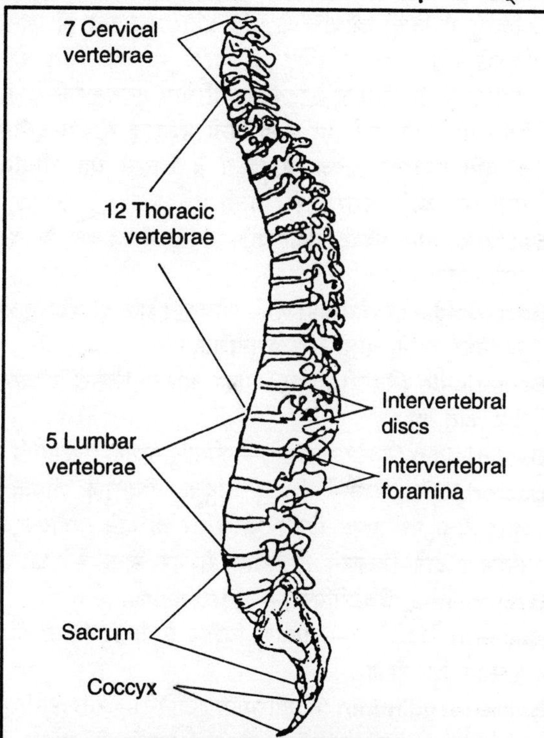

Fig. 46 Back bone (Vertebral column)
कशेरुकादण्ड, पार्श्वीय दृश्य

Cervical vertebrae=ग्रैव कशेरुकाएँ, Thoracic vertebrae =वक्षीय कशेरुकाएँ, Lumbar vertebrae= कटि- कशेरुकाएँ, Sacrum=त्रिकास्थि, Coccyx=अनुत्रिक, Intervertebral discs=अन्तराकशेरुक चक्रिकाएँ, Intervertebral foramina=अन्तराकशेरुक रन्ध्र।

Backflow (बैकफ्लो)— तरलों का असामान्य रूप से पीछे की ओर बहना।

Backrest (बैकरैस्ट)— एक समायोजित हो जाने वाला उपकरण जो बिस्तर में पीठ को सहारा देता है।

Bacteremia (बैक्टीरीमिया)— रक्त में जीवाणुओं का पाया जाना, जीवाणुतक्तता।

Bacteria (बैक्टीरिया)— सूक्ष्मजीवों का एक समूह, Bacterium का बहुवचन।

Bacterial (बैक्टीरियल)— जीवाणुओं से सम्बन्धित अथवा जीवाणुओं द्वारा उत्पन्न, जीवाणुज।

Bacterial antagonism (बैक्टीरियल एन्टागोनिज़्म)— कुछ जीवाणुओं की अन्य सूक्ष्मजीवों की वृद्धि को रोकने की क्रिया।

Bacterial meningitis (बैक्टीरियल मैनिनजाइटिस)— जीवाणुओं द्वारा उत्पन्न मस्तिष्कावरणों का शोथ, जीवाणुज मस्तिष्कावरणशोथ।

Bacterial resistance (बैक्टीरियल रेज़िस्टैन्स)— किसी जीवाणु में किसी औषधि के प्रति प्रतिरोध उत्पन्न हो जाना जिससे पहले वह प्रभावित हो जाता था जैसे क्षय रोग (तपेदिक) के जीवाणु माइकोबैक्टीरियम टुबरकुलोसिस में चिकित्सा करते रहने पर कुछ दिनों पश्चात् स्ट्रैप्टोमाइसीन के प्रति प्रतिरोध उत्पन्न हो जाता है जिससे यह औषधि रोगी पर आगे असर नहीं करती।

Bactericholia (बैक्टेरीकोलिया)— पित्त में जीवाणुओं का पाया जाना।

Bactericidal (बैक्टेरीसाइडल)— जीवाणुनाशक या जीवाणुओं को नष्ट करने वाला, जीवाणुनाशक।

Bactericide (बैक्टेरीसाइड)— ऐसा साधन जिससे जीवाणु नष्ट होते हों।

Bactericidin (बैक्टेरीसाइडिन)— जीवाणु नाशक एण्टीबॉडी।

Bacterid (बैक्टेरिड)— जीवाणु अथवा जीवाणुज जीवविष द्वारा त्वचा पर उत्पन्न किसी भी प्रकार के दाने। जीवाणुज संक्रमण दाने निकलने के स्थान से दूर होता है।

Bacteriemia (बैक्टेरीमिया)— Bacteremia.

Bacterin (बैक्टेरिन)— जीवाणु विशेष से तैयार किया गया वैक्सीन या टीका।

Bacterioagglutinin (बैक्टीरियोएग्लुटीनिन)— रक्त के सीरम में विद्यमान एक एण्टीबॉडी जो जीवाणुओं को आपस में चिपका देती है अथवा उन्हें गुच्छों के रूप में कर देती है।

Bacteriochlorophyll (बैक्टीरियोक्लोरोफिल)— कुछ जीवाणुओं द्वारा उत्पन्न एक प्रकार का पर्णहरित जिसके द्वारा प्रकाश-संश्लेषण की क्रिया होती है।

Bacteriocidal (बैक्टीरियोसाइडल)— Bactericidal.

Bacteriocide (बैक्टीरियोसाइड)— Bactericide.

Bacteriocidin (बैक्टीरियोसाइडिन)— रक्त में स्थित कोई भी पदार्थ जो जीवाणुओं को मारता है।

Bacteriocin (बैक्टीरियोसिन)— कुछ जीवाणुओं द्वारा उत्पन्न प्रोटीन जिससे निकट-सम्बन्धित जीवाणु मर जाते हैं।

Bacteriocinogen (बैक्टीरियोसाइनोजेन)— किसी कोशिका में केन्द्रक से बाहर स्थित उत्पत्ति सम्बन्धी (genetic) तत्व जिससे बैक्टीरियोसिन उत्पन्न होता है। यह जीवाणुओं में पाया जाता है।

Bacterioclasis (बैक्टीरियोक्लेसिस)— जीवाणु के टुकड़े-टुकड़े हो जाना।

Bacteriofluorescin (बैक्टीरियोफ्लोरैसिन)— जीवाणुओं द्वारा उत्पन्न एक प्रतिदीप्त पदार्थ।

Bacteriogenic (बैक्टीरियोजेनिक)— जीवाणुओं द्वारा उत्पन्न।

Bacteriogenous (बैक्टीरियोजीनस)— जीवाणुओं को पैदा करने वाला, जीवाणुजनक।

Bacteriohemagglutinin (बैक्टीरियोहीमेग्लूटीनिन)— जीवाणुज क्रिया द्वारा शरीर में बनने वाला कोई हीमेग्लूटीनिन (ऐसी एण्टीबॉडी जो लाल रक्त कोशिकाओं को एकत्रित कर गुच्छा-सा बना देती है)

Bacteriohemolysin (बैक्टीरियोहीमोलाइसिन)— जीवाणु क्रिया द्वारा शरीर में बनने वाली हीमोलाइसिन (वह पदार्थ जिससे लाल रक्त कोशिकाएँ फट जाती हैं।)

Bacterioid (बैक्टेरीऑयड)— जीवाणुओं से मिलता-जुलता।

Bacteriologic, Bacteriological (बैक्टीरियोलॉजिक, बैक्टीरियोलॉजिकल)— जीवाणु-विज्ञान से सम्बन्धित।

Bacteriologist (बैक्टीरियोलॉजिस्ट)— जीवाणु-विज्ञान-विशेषज्ञ, जीवाणुविज्ञानी।

Bacteriology (बैक्टीरियोलॉजी)— जीवाणुओं का वैज्ञानिक अध्ययन, जीवाणु-विज्ञान।

Bacteriolysin (बैक्टीरियोलाइसिन)— एक जीवाणुरोधी एण्टीबॉडी जो जीवाणुज कोशिकाओं को नष्ट कर देती है, जीवाणु-लायिका।

Bacteriolysis (बैक्टीरियोलाइसिस)— जीवाणुओं का नष्ट होना, जीवाणु नाश, जीवाणुलयन।

Bacteriolytic (बैक्टीरियोलाइटिक)— जीवाणु नाश सम्बन्धी, जीवाणुलयनी।

Bacteriolyze (बैक्टीरियोलाइज़)— जीवाणुज कोशिकाओं का भक्षण करने के लिए प्रेरित करना।

Bacteriopexy (बैक्टीरियोपैक्सी)— हिस्टियोसाइट कोशिकाओं द्वारा जीवाणुओं का स्थिरीकरण।

Bacteriophage (बैक्टीरियोफेज)— ऐसा विषाणु या वाइरस जो जीवाणुओं को नष्ट करता है, जीवाणुमक्षी।

Bacteriophagia (बैक्टीरियोफेजिया)— किसी पदार्थ अथवा साधन द्वारा जीवाणुओं का नष्ट होना।

Bacteriophagology (बैक्टीरियोफैगोलॉजी)— जीवाणुओं को नष्ट करने वाले विषाणुओं का अध्ययन।

Bacteriophobia (बैक्टीरियोफोबिया)— जीवाणुओं का विकृत भय या आतंक।

Bacteriophytoma (बैक्टीरियोफाइटोमा)— जीवाणुओं द्वारा उत्पन्न अर्बुद के समान वृद्धि।

Bacterioprecipitin (बैक्टीरियोप्रेसीपिटिन)— जीवाणुओं की क्रिया द्वारा शरीर में उत्पन्न प्रेसीपिटिन (एक प्रकार की एण्टीबॉडी)।

Bacterioprotein (बैक्टीरियोप्रोटीन)— जीवाणु कोशिकाओं में स्थित किसी भी प्रकार की प्रोटीन।

Bacteriopsonin (बैक्टीरियोप्सोनिन)— एक प्रकार की एण्टीबॉडी जो जीवाणुओं पर क्रिया करती है।

Bacteriosis (बैक्टीरियोसिस)— जीवाणुओं द्वारा उत्पन्न कोई भी रोग।

Bacteriospermia (बैक्टीरियोस्पर्मिया)— वीर्य में जीवाणुओं का पाया जाना।

Bacteriostasis (बैक्टीरियोस्टेसिस)— जीवाणु वृद्धि अथवा बहुगुणन का रुक जाना, जीवाणुरोधन।

Bacteriostat (बैक्टीरियोस्टेट)— Bacteriostatic.

Bacteriostatic (बैक्टीरियोस्टेटिक)— ऐसा साधन जो जीवाणुओं की वृद्धि अथवा बहुगुणन को रोकता है, जीवाणुरोधक।

Bacteriotherapy (बैक्टीरियोथिरैपी)—जीवाणुओं द्वारा उपचार।

Bacteriotoxic (बैक्टीरियोटॉक्सिक)— 1. जीवाणुओं के लिए विषैला 2. जीवाणुओं के जीवविष के कारण।

Bacteriotoxin (बैक्टीरियोटॉक्सिन)— विशिष्टतया जीवाणुओं द्वारा उत्पन्न अथवा उनको नष्ट करने वाला जीवविष।

Bacteriotropic (बैक्टीरियोट्रॉपिक)— जीवाणुओं की ओर को घूम जाने या गति करने वाला अथवा उनकी ओर को आकर्षित।

Bacteriotropin (बैक्टीरियोट्रोपिन)— ऐसा पदार्थ जो भक्षक-कोशिकाओं की जीवाणुओं के निगलने की क्षमता को बढ़ा देता है।

Bacteriotrypsin (बैक्टीरियोट्रिप्सिन)— जीवाणुओं, विशेष रूप से वाइब्रियो कॉलरी नामक जीवाणुओं द्वारा उत्पन्न ट्रिप्सिन के समान एक एन्जाइम।

Bacteristatic (बैक्टेरिस्टेटिक) — जीवाणुओं की वृद्धि रोकने वाला।

Bacterium (बैक्टीरियम)— एककोशिकीय सूक्ष्मजीव, जीवाणु। Bacteria का एक वचन।

Bacteriuria (बैक्टीरियूरिया)— मूत्र में जीवाणुओं की विद्यमानता, जीवाणुमेह।

Bacteroid (बैक्टीरॉयड)—जीवाणु से मिलता-जुलता।

Baculiform (बेकुलीफॉर्म)— दण्डाकार।

Baffle (बैफल)— फुहारे का एक घटक जो हवा में पैदा होने वाले बड़े-बड़े कणों को दूर करने के काम आता है।

Bag (बैग)— थैला या थैली। इसके कुछ उदाहरण निम्नलिखित हैं :–

Bag of waters (बैग ऑफ वाटर्स)— गर्भाशय में स्थित झिल्ली की थैली जिसके भीतर गर्भोदक तथा भ्रूण स्थित रहता है, भ्रूणावरण।

Barnes' bag (बार्नेस बैग)— पानी से भरी रबर की एक थैली जो गर्भाशयग्रीवा को चौड़ा करने के लिए प्रयोग की जाती है।

Breathing bag (ब्रीदिंग बैग)— एक पिचकने वाला थैला जिससे सार्वदैहिक संज्ञाहरण अथवा कृत्रिम श्वसन के दौरान अन्तःश्वसन में गैसों को अन्दर खींचा जाता है और जिसमें निःश्वसन में गैसों को छोड़ा जा सकता है।

Colostomy bag (कोलोस्टॉमी बैग)— कोलोस्टॉमी ऑपरेशन के पश्चात् उदर के छिद्र पर स्थित होकर मल-स्राव संचित करने वाला पात्र।

Ice bag (आइस बैग)—बर्फ की थैली।

Micturition bag (मिक्चूरिशन बैग)— ऐसे रोगियों का, जो चल फिर नहीं सकते (बिस्तर पर ही लेटे रहते हैं) तथा जिन्हें निरन्तर मूत्र-त्याग होता रहता है, मूत्र संचित करने वाला पात्र।

Politjer's bag (पोलिटज़र्स बैग)— रबर की एक मुलायम थैली जो श्रवण-नली को वायु से फुलाने के काम आती है।

Bagassosis (बैगासोसिस)— गन्ने से शुगर निकालने के पश्चात् बचे हुए भाग (गन्ने को खोई) से उड़ी धूल के सांस के साथ खिंचकर फेफड़ों में पहुँचने से उत्पन्न फेफड़े का रोग।

Baker leg (बेकर लैग)— ऐसा रोग जिसमें घुटने पास-पास हो जाते हैं जबकि टखने (ankles) दूर-दूर हो जाते हैं।

Baker's cyst (बेकर्स सिस्ट)— जानु सन्धि या घुटने को आस्तरित करने वाली श्लेषक कला से उत्पन्न होने वाली एक श्लेषक पुटी जो जानुपृष्ठीय खात में बनती है।

BAL (बाल)— डाइमरकैप्रोल का व्यवसायिक नाम।

Balan- (बैलेन-)— उपसर्ग जिससे शिश्नमुण्ड या भगशिश्निका मुण्ड का संकेत मिलता है।

Balance (बैलेन्स)— 1. भार-मापक यन्त्र, तुला या तराजू। 2. ऐसी अवस्था जिसमें पदार्थों का ग्रहण करना एवं उनकी निकासी लगभग बराबर होती है। 3. शरीर के विभिन्न भागों की स्थिति एवं उनके कार्यों में सन्तुलन। बैलेन्स के नीचे कुछ उदाहरण दिये जा रहे हैं–

Acid-base balance (एसिड-बेस बैलेन्स)— शरीर के द्वारा एसिड तथा बेस के उत्पादन एवं इनके उत्सर्जन के बीच में सामान्य सन्तुलन।

Analytical balance (एनालाइटिकल बैलेन्स)— प्रयोगशाला में प्रयोग में लायी जाने वाली बहुत सूक्ष्मग्राही तुला जो .05 मिलीग्राम तक के भार को माप सकती है।

Electrolyte balance (इलैक्ट्रोलाइट बैलेन्स)— ऐसी दशा जिसमें इलैक्ट्रोलाइट्स (विद्युत-अपघट्य) विशेषकर सोडियम और पोटेशियम कोशिकीय एवं चयापचयी प्रक्रियाओं के लिए उचित सान्द्रता में अपनी स्थिति बनाए रखते हैं।

Fluid balance (फ्ल्यूड बैलेन्स)— शरीर में तरल पदार्थों

विशेषकर जल के ग्रहण करने एवं उनके उत्सर्जन के बीच सन्तुलन।

Nitrogen balance (नाइट्रोजन बैलेन्स)— नाइट्रोजन के ग्रहण करने एवं मल-मूत्र में उसके उत्सर्जित होने से सम्बन्धित शरीर की दशा।

Balanced (बैलेन्सड)— सन्तुलित।

Balanced diet (बैलेन्सड डाइट)— सन्तुलित भोजन।

Balanic (बैलेनिक)— शिश्नमुण्ड अथवा भगशिश्निका मुण्ड सम्बन्धी।

Balanitis (बैलेनाइटिस)— शिश्नमुण्ड का शोथ।

Balano- (बैलेनो-)—Balan-

Balanoblennorrhea (बैलेनोब्लेनोरह्या)— बाह्य शिश्नमुण्ड का गॉनोरीह्या जनित शोथ।

Balanocele (बैलेनोसील)— शिश्नमुण्डच्छद अथवा शिश्नमुण्ड के ऊपर स्थित आवरण के फट जाने पर उसमें से शिश्नमुण्ड का बाहर को निकल जाना।

Balanochlamyditis (बैलेनोक्लेमाइडाइटिस)— भगशिश्निकामुण्ड के ऊपर स्थित आच्छद या आवरण का शोथ, भगशिश्निकामुण्डच्छदशोथ।

Balanoplasty (बैलेनोप्लास्टी)— प्लास्टिक सर्जरी द्वारा शिश्नमुण्ड की मरम्मत करना, शिश्नमुण्डसंधान।

Balanoposthitis (बैलेनोपोस्थाइटिस)— शिश्नमुण्ड एवं शिश्नमुण्डच्छद अथवा शिश्नमुण्ड के ऊपर स्थित आवरण, दोनों का शोथ।

Balanopreputial (बैलेनोप्रिप्यूशियल)— शिश्नमुण्ड एवं शिश्नमुण्डच्छद से सम्बन्धित, शिश्नमुण्डच्छदीय।

Balanorrhagia (बैलेनोरेह्ज़िया)— शिश्नमुण्ड से रक्तस्राव होना।

Balanorrhea (बैलेनोरिह्या)— शिश्नमुण्डशोथ जिसमें से पस या मवाद निकलता है।

Balantidiasis (बैलेनटाइडियेसिस)— बैलेनटीडियम कोलाई नामक एककोशिकीय जन्तु द्वारा उत्पन्न संक्रमण।

Balantidium coli—B.coli (बैलेनटीडियम कोलाई–बी. कोलाई)— मनुष्य की आँत में रहने वाला सबसे बड़ा एककोशिकीय जन्तु जिससे पेचिश का रोग हो सकता है।

Balantidosis (बैलनटाइडोसिस)— Balantidiasis.

Balanus (बैलेनस)— शिश्नमुण्ड या भगशिश्निकामुण्ड।

Balbuties (बालब्यूटीज़)— हकलाना।

Bald (बैल्ड)— गंजा।

Baldness (बैल्डनैस)— गंजापन, खालित्य, सिर पर बालों का अभाव।

Ball-and-socket joint (बाल-एण्ड-साकेट ज्वाइन्ट)— एक श्लेषक सन्धि जिसमें एक हड्डी का गोल सिर दूसरी हड्डी की नतोदरता या गुहा में घूमता है जैसे कूल्हे का जोड़।

Ballism, Ballismus (बालिज़्म, बालिज़्मस)— ऐसी दशा हो जाना जिसमें शरीर में झटका देने वाली एवं ऐंठन पैदा करने वाली गतियाँ होती हैं जैसा कोरिया रोग में होता है, लास्य।

Ballistics (बैलिस्टिक्स)— यह वह विज्ञान है जिसमें गोलियों, बमों, राकेटों एवं नियन्त्रित प्रक्षेपणास्त्रों या मिसाइलों की गतिक्षमता एवं उनके पथों का अध्ययन किया जाता है।

Ballistocardiogram (बैलिस्टोकार्डियोग्राम)— हृदय के सकुंचन, रक्त के महाधमनी में को निष्कासित होने तथा निलयो के रक्त से भरने में लगने वाले बलों के द्वारा शरीर पर पहुँचने वाले संघात का एक अभिलेख।

Ballistocardiograph BCG (बैलिस्टोकार्डियोग्राफ)— बैलिस्टोकार्डियोग्राम लेने वाला यन्त्र।

Ballistocardiography (बैलिस्टोकार्डियोग्राफी)— संघात का अर्थात बलों जैसे हृदय के सकुंचन, रक्त के महाधमनी में को निष्कासित होने तथा निलयों के रक्त से भरने में लगे बलों के द्वारा शरीर में होने वाली गतियों का अभिलेखन करना।

Ballistophobia (बैलिस्टोफोबिया)— बन्दूक से निकलने वाली गोली या मिसाइल का विकृत भय।

Balloon (बैलून)— फैलाना, चौड़ा करना अथवा फुलाना।

Balloon catheter (बैलून कैथीटर)— एक प्रकार की नालशलाका जिसमें एक या अधिक गुब्बारे होते हैं। नालशलाका को किसी तंग धमनी में निवेशित करके गुब्बारों को हवा से फुलाने पर तंग धमनी फैल जाती है।

Ballooning (बैलूनिंग)— किसी गुहा का फुलाव जैसे परीक्षण के लिए वायु आदि के द्वारा योनि का फुलाव।

Ballottable (बैलोटेबल)— प्रतिलोठन प्रदर्शित करने की क्षमता रखने वाला।

Ballottement (बैलोटमैन्ट)— परीक्षण की इस विधि द्वारा शरीर में तैरती किसी वस्तु जैसे किसी अंग या भ्रूण का पता लगाया जाता है। यह विशेषकर गर्भावस्था का पता लगाने के लिए प्रयोग में लायी जाती है जिसमें दो अंगुलियों को योनि में प्रविष्ट करके भ्रूण को धक्का देकर छोड़ देने पर वह शीघ्र ही वापिस परीक्षण करने वाली अंगुलियों पर आकर लग जाता है; प्रतिलोठन।

Ball-valve action (बाल-वाल्व एक्शन)— एक पिण्ड जैसे वृन्तीय पुटी या घनास्र अथवा रक्त के थक्के का गति करते हुए किसी नली अथवा चैम्बर (बन्द स्थान) के मार्ग को खोलकर एवं बन्द करके इनमें कभी-कभी अवरोध उत्पन्न कर देने की क्रिया।

Balm (बॉम)— शान्त करने वाला अथवा ज़ख्म भरने वाला मरहम।

Balneology (बालनियोलॉजी)— स्नान अथवा नहाने से सम्बन्धित विज्ञान।

Balneotherapy, Balneotherapeutics (बालनियोथिरैपी, बालनियोथिराप्यूटिक्स)— स्नान द्वारा रोगों की चिकित्सा, स्नानोपचार, जल-चिकित्सा।

Balneum (बालनियम)—Bath. स्नान ।

Balsam (बालसम)— बहुत से पेड़-पौधों से प्राप्त एक अर्द्धठोस, सुगन्धित, रालदार, तैलीय रस ।

Balsamic (बालसैमिक)—पेड़-पौधों से प्राप्त एक अर्द्धठोस, सुगन्धित, रालदार, तैलीय रस से सम्बन्धित ।

Bamboo spine (बम्बू स्पाइन)—एन्कीलोज़िंग स्पॉण्डीलाइटिस रोग में रीढ़ की हड्डी या मेरुदण्ड के एक्स-रे में यह बाँस के डण्डे के समान दिखाई देती है ।

Bancroftiasis, Bancroftosis (बैनक्रोफ्टियेसिस, बैनक्रोफ्टोसिस)—Bancroft's filariasis.

Bancroft's filariasis (बैन्क्रोफ्टस फाइलेरियेसिस)—व्यूचेरेरिया बैन्क्रोफ्टाई द्वारा उत्पन्न एक फाइलेरिया संक्रमण ।

Band (बैण्ड)— बन्ध या बन्धनी, ऐसा टेप या फीता जो शरीर के अंगों को आपस में मिला देता है ।

Bandage (बैण्डेज)— गॉज या अन्य पदार्थ का लम्बा टुकड़ा जो शरीर के किसी भाग पर लपेटने अथवा बाँधने के काम आता है । यह ज़ख्मों पर, अस्थिभंग तथा सन्धिच्युति हो जाने पर बाँधने के काम आता है, पट्टी । पट्टी मुख्यतया निम्न प्रकार की होती है–

Adhesive bandage (एडहीसिव बैण्डेज)— चिपकने वाले टेप की बनी पट्टी ।

Barton's bandage (बारटन्स बैन्डेज)— निचले जबड़े में अस्थिभंग हो जाने पर बाँधी जाने वाली अंग्रेजी के अंक 8 की दुहरी पट्टी ।

Butterfly bandage (बटरफ्लाई बैण्डेज)— एक चिपकने वाली पट्टी जो किसी जख्म के किनारों को मिलाने के लिए उसके टाँकों पर लगायी जाती है ।

Capeline bandage (कैपेलाइन बैन्डेज)— ऐसी पट्टी जो टोपी या कन्टोप के समान सिर, कन्धे या अंगोच्छेदन (कटे हुए भाग) स्थूणक (ठूँठ) पर बाँधी जाती है ।

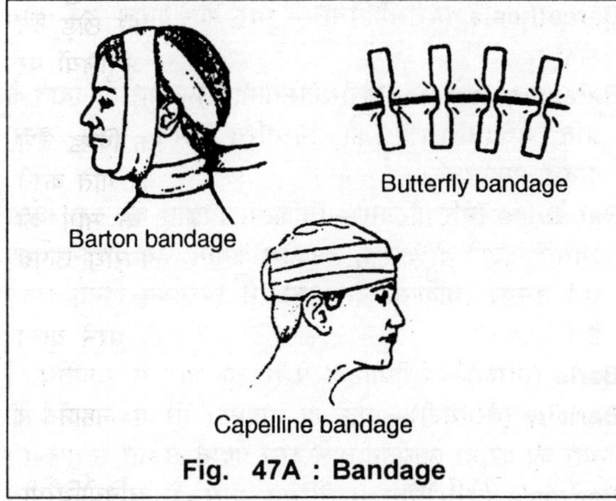

Fig. 47A : Bandage

Circular bandage (सर्कुलर बैन्डेज)— ऐसी पट्टी जो किसी भाग पर गोलाई में घूमती हो, वृत्ताकार पट्टी ।

Compression bandage (कम्प्रैसन बैन्डेज)— रक्तवाहिनियों को संकुचित किए बिना सहारा देने के लिए प्रयोग में लायी जाने वाली पट्टी, सम्पीडन पट्टी ।

Cravat-bandage (क्रैवेट बैण्डेज)— यह एक तिकोनी पट्टी के बिन्दु को उसके आधार के बीच में ले जाकर फिर वांछित चौड़ाई के अनुसार लम्बाई में कई बार लपेटकर बनायी जाती है ।

Crucial bandage (क्रूसियल बैण्डेज)— क्रॉस के आकार की पट्टी ।

Demigauntlet bandage (डैमीगौन्टलेट बैन्डेज)— ऐसी पट्टी जो हाथ को तो ढक लेती है परन्तु अँगुलियों को खुला रखती है ।

Desault's bandage (डीसौल्टस बैन्डेज)— ऐसी पट्टी जिससे क्लैविक्ल हड्डी में अस्थि-भंग हो जाने पर बगल में पैड या रुई की गद्दी रखकर कोहनी को पार्श्व में बाँध दिया जाता है ।

Elastic bandage (इलास्टिक बैन्डेज)— ऐसी पट्टी जिसमें फैलने की क्षमता होती है अर्थात् जो लचीली होती है तथा विशेषकर अपस्फीत शिराओं में प्रयोग में लायी जाती है, लचीली पट्टी ।

Esmarch's bandage (इस्मार्चस बैन्डेज)— रबर की पट्टी जो किसी भाग से रक्त को बाहर निकालने के लिए उस भाग के ऊपर तथा चारों ओर बाँधी जाती है ।

Figure-of-8 bandage (फीगर-ऑफ-8 बैन्डेज)— ऐसी पट्टी जिसमें घुमाव अंग्रेजी की संख्या 8 की भाँति एक-दूसरे को पार कर जाते हैं ।

Four-tailed bandage (फोर-टेल्ड बैण्डेज)— कपड़े की एक पट्टी जो प्रत्येक किनारे पर दो भागों में बँटी होती है, इस प्रकार यह चार पूँछो वाली पट्टी हो जाती है जिसके केन्द्रीय भाग को किसी उत्सेध जैसे ठुड्डी, नासिका, कोहनी या घुटने आदि की गति सीमित करने के लिए उस पर ढक दिया जाता है और चार पूँछों को शरीर के निकटवर्ती मुख्य भाग से जैसे अधोहनु या मैण्डिब्ल के मामले में सिर से बाँध दिया जाता हैं ।

Fricke's bandage (फ्रिक्स बैण्डेज)— वृषण या अण्डकोष को सहारा देने तथा उसे गतिहीन बनाने के लिए एक विशेष पट्टी ।

Gauntlet bandage (गौन्टलेट बैन्डेज)—ऐसी पट्टी जो हाथ तथा अँगुलियों को दस्ताने की भाँति ढक लेती है, दस्ताना पट्टी ।

Immovable bandage (इम्मोवेब्ल बैण्डेज)— शरीर के किसी भाग को गतिहीन बनाने के लिए प्रयुक्त पट्टी ।

Plaster bandage (प्लास्टर बैन्डेज)— ऐसी पट्टी जिसे प्लास्टर ऑफ पेरिस के पेस्ट के साथ कड़ा किया जाता है जो जमने के पश्चात् बहुत सख्त हो जाती है ।

Pressure bandage (प्रेसर बैन्डेज)— ऐसी पट्टी जो दबाव डालने के लिए प्रयोग में लायी जाती है। इसका प्रयोग अधिकतर रक्तस्राव को रोकने में किया जाता है।

Protective bandage (प्रोटैक्टिव बैन्डेज)— ऐसी पट्टी जो अपने नीचे स्थित क्षतिग्रस्त ऊतकों को ढक देती है अथवा ज़ख्मों पर लगे मरहम आदि को अपने स्थान पर स्थापित किए रहती है।

Quadrangular bandage (क्वाडरैन्गुलर बैण्डेज)— एक तौलिया या बड़ा रूमाल जिसकी कई प्रकार से तहें लगा दी गयी हों और जिसे पट्टी के रूप में सिर, छाती, स्तन या उदर पर लगाया जाता हो।

Spiral bandage (स्पाइरल बैन्डेज)— ऐसी पट्टी जिसका हरेक मोड़ पिछले मोड़ के आधे भाग को ढक लेता है, सर्पिल पट्टी।

Suspensory bandage (सस्पैन्सरी बैन्डेज)— ऐसी पट्टी जो शरीर के किसी भाग को सहारा देती है, परन्तु विशेषकर स्तन अथवा वृक्षण को सहारा देने वाली पट्टी, निलम्बी पट्टी।

T.bandage (टी.बैन्डेज)— ऐसी पट्टी जो अंग्रेजी के अक्षर T की आकृति की होती है तथा मूलाधार के लिए प्रयोग में लायी जाती है।

Triangular bandage (ट्राइएन्गुलर बैन्डेज)— कपड़े का त्रिकोण जो बाँह को लटकाने के काम आता है, त्रिकोणी पट्टी।

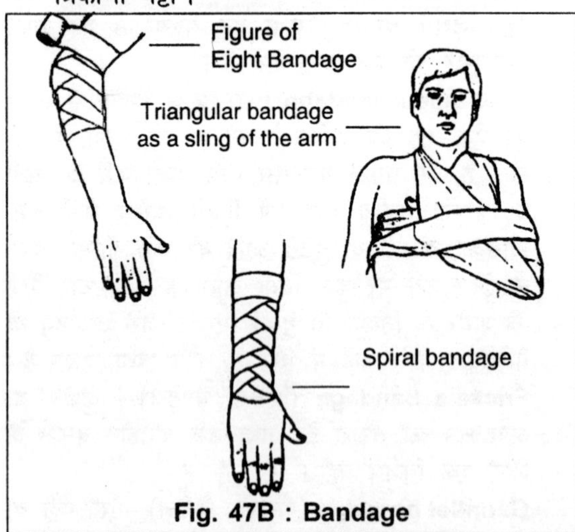

Fig. 47B : Bandage

Velpeau's bandage (वेल्पियस बैन्डेज)— ऐसी पट्टी जो ह्यूमरस हड्डी के ऊपरी सिरे तथा कन्धे के जोड़ के पास होने वाले कुछ अस्थिभंग में अचलीकरण करने के लिए तथा बाँह एवं कन्धे को छाती से बाँधने में प्रयोग में लायी जाती है।

Bandl's ring (बैनड्ल्स रिंग)— गर्भाशय के ऊर्ध्व एवं निम्न खण्ड के सगंम पर विद्यमान छल्ले के समान मोटाई एवं दन्तुरण जिससे बच्चे का प्रसव होने में बाधा उत्पन्न हो जाती है।

Bandy leg (बैन्डी लैग)— ऐसी टाँग जिसकी हड्डियाँ बाहर अथवा भीतर की ओर मुड़ जाती हैं, धनुर्जंघा।

Bane (बेन)— एक विष या अभिशाप।

Bank (बैंक)— मानव शरीर के पदार्थों या ऊतकों का भविष्य में अन्य व्यक्तियों के प्रयोग के लिए पूर्ति-भण्डार जैसे रक्त बैंक, नेत्र बैंक, वृक्क (गुर्दे) बैंक, अस्थि बैंक, शुक्राणु बैंक आदि।

Banti's syndrome (बन्टीस सिन्ड्रोम)— बन्टी का संलक्षण, ऐसा संलक्षण जिसमें रक्ताल्पता (खून की कमी), प्लीहा वृद्धि (तिल्ली का बढ़ना), रक्त-स्राव तथा अन्त में सिरोह्सिस लीवर हो जाता है।

Bar (बार)— 1. दण्ड, डण्डा, छड़ या शलाका 2. अवरोध, बाधा 3. दाब मापने की इकाई।

Bar median (बार मीडियन)— प्रोस्टेट ग्रन्थि की तन्तुमयता से मूत्र-मार्ग में अवरोध उत्पन्न हो जाना।

Baragnosis (बैरागनोसिस)— भार या दाब जानने की अक्षमता, भारज्ञानाभाव।

Barba (बारबा)— दाढ़ी।

Barber's itch (बारबर्स इच)— दाढ़ी का दाद।

Barbiturate (बारबिचूरेट)— बारबिचूरिक एसिड का लवण या उससे उत्पन्न होने वाला जिसका उसके निद्राकर एवं शामक प्रभाव के कारण प्रयोग किया जाता है।

Barbiturism (बार्बीचुरिज़्म)— बार्बीचुरेट की जीर्ण विषाक्तता।

Barbotage (बारबोटेज)— बारी-बारी से कई बार इन्जैक्शन देना तथा सीरिंज द्वारा तरल को खींच लेना जैसा कि आमाशय को धोने में किया जाता है।

Barbula hirci (बारबूला हिर्साई)— 1. कानों पर विद्यमान बाल। 2. बगल के बाल।

Baresthesia (बेरीस्थीसिया)— भार या दबाव का ज्ञान होना।

Baresthesiometer (बेरीस्थीसियोमीटर)— भार या दबाव के प्रति संवेदनशीलता को निर्धारित करने वाला यन्त्र, दाबज्ञानमापीयन्त्र।

Bariatrics (बेरियाट्रिक्स)— चिकित्सा विज्ञान की वह शाखा जिसमें मोटापे के कारण, उसकी रोकथाम, उस पर नियन्त्रण एवं उसकी चिकित्सा के विषय में अध्ययन किया जाता है।

Baric (बेरिक)— बेरोमीट्रिक प्रेशर या भार से सम्बन्धित।

Baricity (बेरीसिटी)— एक ही तापमान पर एक पदार्थ के भार की बराबर आयतन वाले दूसरे पदार्थ के भार से तुलना।

Baritosis (बेरीटोसिस)— बेरियम धूलि के सांस के साथ खिंचकर अन्दर पहुँचने से उत्पन्न फुफ्फुसधूलिमयता।

Barium (बेरियम)— क्षारीय वर्ग की एक धातु।

Barium sulfate (बेरियम सल्फेट)— यह एक्स-रे के लिए अपारदर्शक होता है अर्थात एक्स-रे इसमें से होकर नहीं जा सकतीं अतः यह पाचन नली का एक्स-रे लेने में प्रयोग में लाया जाता है।

Barlow's disease (बारलोज़ डिजीज)— शिशुओं का एक रोग जो स्तन-पान करने वाले एवं बोतल से दूध पीने वाले, दोनों बच्चों में 6 से 12 माह की आयु के बीच विटामिन सी की कमी से होता है, शिशुशितादरोग।

Baro- (बैरो-)— उपसर्ग जो भार या भारीपन का संकेत देता है।

Barognosis (बैरोग्नोसिस)— भार का ज्ञान होना, भार जानने की क्षमता।

Barograph (बैरोग्राफ)— वायुमण्डलीय दाब में होने वाले परिवर्तनों की माप लेने एवं उनका अभिलेख करने के लिए प्रयुक्त एक उपकरण।

Baromacrometer (बैरोमैक्रोमीटर)— शिशुमापी यन्त्र।

Barometer (बैरोमीटर)— वायु-दाब मापक यन्त्र, वायुदाबमापी।

Barophilic (बैरोफिलिक)— ऊँचे वायुमण्डलीय दाब में सबसे अधिक वृद्धि करने वाला, जैसा कि जीवाणुओं के विषय में कहा जाता है।

Baroreceptor (बैरोरिसीप्टर)— हृदय के अलिन्द की भित्ति में, महाधमनी-चाप तथा कैरोटिड साइनस में विद्यमान एक संवेदी तन्त्रिका का अन्त जो ब्लड प्रेशर बढ़ जाने के कारण भित्ति के फैल जाने के प्रीत संवेदनशील होता है।

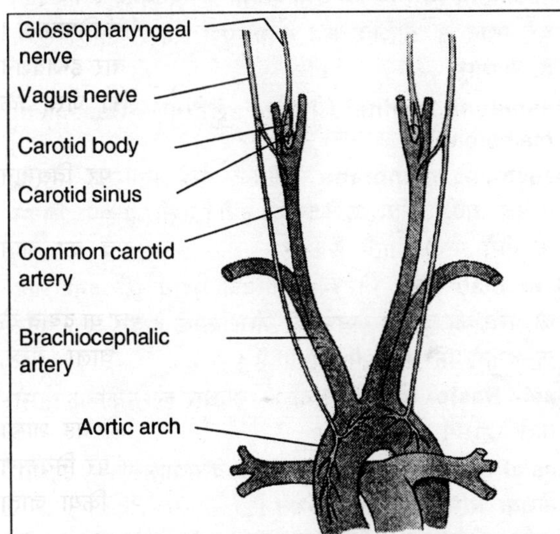

Fig. 48 : Baroreceptor बैरोरिसीप्टर कैरोटिड विवरों एवं महाधमनी-चाप में बैरोरिसीप्टर दिखाई देते हुए

Glossopharyngeal nerve = जिह्वा-ग्रसनीय तन्त्रिका, Vagus nerve = वेगस तन्त्रिका, Carotid body = कैरोटिड काय, Carotid sinus = कैरोटिड विवर, Common carotid artery = सामान्य कैरोटिड धमनी, Brachiocephalic artery = ब्रेकियोसिफैलिक धमनी, Aortic arch = महाधमनी-चाप,

Baroreceptor reflex (बैरोरिसीप्टर रिफ्लैक्स)— वह प्रक्रिया जिसमें बैरोरिसीप्टर ब्लड प्रेशर में होने वाले परिवर्तनों का पता लगा लेते हैं और हृदय गति, हृदय-सकुंचन के बल तथा रक्त वाहिनियों के व्यास में परिवर्तन ले आते हैं जिससे ब्लड प्रेशर पुनः सामान्य हो जाता है।

Baroreflexes (बैरोरिफ्लैक्सेज़)— वक्ष एवं ग्रैव क्षेत्र में स्थित बहुत सी रक्त वाहिनियों एवं हृदय तथा इसकी बड़ी वाहिनियों में स्थित तन्त्रिकाओं की उनमें विद्यमान रक्त के दाब से उत्पन्न यान्त्रिक परिवर्तनों के प्रति सुग्राहिता अनुक्रिया बैरोरिफ्लैक्स कहलाती है।

Baroscope (बैरोस्कोप)— वायु के घनत्व में होने वाले परिवर्तनों का पता लगाने वाला यन्त्र, वायुदाबदर्शीयन्त्र।

Barosinusitis (बैरोसाइनुसाइटिस)— वातावरणीय दाब में परिवर्तनों के कारण नासिका विवरों का शोथ। यह अक्सर तब होता है जब वायुयान द्वारा एक ही समय में विभिन्न ऊँचाईयों पर उड़ा जाता है।

Barospirator (बैरोस्पाइरेटर)— एक बन्द पात्र में वायु दाब में परिवर्तन करके कृत्रिम श्वास उत्पन्न करने वाला उपकरण।

Barostat (बैरोस्टेट)— यह एक ग्राही होता है जो ब्लड प्रेशर में होने वाले परिवर्तनों के प्रति संवेदनशील होता है और इसका प्रतिकार करने के लिए पुनर्निवेशन उद्दीपक उपलब्ध कराता है जैसा कि कैरोटिड साइनस में है जो ब्लड प्रेशर में होने वाले परिवर्तनों के प्रति संवेदनशील होता है।

Barotaxis (बैरोटैक्सिस)— वायुमण्डलीय दाब में परिवर्तन होने से जीवित पदार्थों का उत्तेजित हो जाना।

Barotitis (बैरोटाइटिस)— वायुमण्डलीय दाब में अचानक हुए परिवर्तनों के कारण जैसा कि हवाई यात्रा करने पर होता है, कान में उत्पन्न होने वाली सूजन।

Barotrauma (बैरोट्रोमा)— दाब के कारण पहुँचने वाला आघात, जैसे बहुत ऊँचाई पर उड़ान करने पर वायुमण्डलीय तथा अन्तःमध्यकर्णिक दाबों में अन्तर हो जाने से कान के अंगों को चोट पहुँचना।

Barotropism (बैरोट्रॉपिज़्म)—Barotaxis.

Barrel-bellied (बैरल-बेलीड)— बड़े पेट वाला, ढोलाकार उदर वाला।

Barrel-chest (बैरल-चैस्ट)— गोलाकार या ढोलाकार वक्ष।

Barrel-shaped (बैरल-शेप्ड)— ढोलाकार।

Barren (बैरेन)— बांझ, बन्ध्य।

Barrenness (बैरेननैस)— बांझपन, बन्ध्यता।

Barrier (बैरियर)— अवरोध या बाधा, सीमा, या पृथक्करण।

Barrier nursing (बैरियर नर्सिंग)— संक्रमणरोधी परिचर्या।

Barrier placental (बैरियर प्लैसेन्टल)— गर्भनाल या अपरा के ऊतकों की परतें जो भ्रूण तथा माता के रक्त के बीच पदार्थों के विनिमय को नियन्त्रित करती हैं।

Bartholinitis (बार्थोलीनाइटिस)— बार्थोलिन ग्रन्थि का शोथ।

Bartholin's abscess (बार्थोलिन्स एब्सेस)— बार्थोलिन ग्रन्थि का फोड़ा।

Bartholin's cyst (बार्थेलिन्स सिस्ट)— बार्थोलिन की ग्रन्थि में बनने वाली पुटी।

Bartholin's gland (बार्थोलिन्स ग्लैण्ड)— दो छोटी-छोटी ग्रन्थियाँ जिनमें से प्रत्येक योनि की पार्श्व की दीवार में योनि छिद्र के पास वृहत भगोष्ठों के आधार पर स्थित रहती है, बार्थोलिन ग्रन्थि।

Baruch's law (बारुच्स लॉ)— एक सिद्धान्त कि पानी का त्वचा के तापमान पर शामक प्रभाव होता है जब कि त्वचा के तापमान से नीचे अथवा ऊपर के तापमान पर इसका उत्तेजक प्रभाव होता है।

Baruria (बैरूरिया)— मूत्र का प्रवृद्ध आपेक्षिक गुरुत्व।

Bary- (बैरी-)— भारी अथवा कठोर को संकेतिक करने वाला उपसर्ग।

Baryecoia (बैरीइकोइया)— बहरापन, बधिरता।

Baryglossia (बैरीग्लोसिया)— धीरे-धीरे एवं मोटी आवाज में बोलना।

Barylalia (बैरीलेलिया)— केन्द्रीय तन्त्रिका-तन्त्र में क्षति होने के कारण अस्पष्ट तथा भर्राई हुई आवाज में बोलना।

Baryophobia (बेरियोफोबिया)— किसी को इस बात का विकृत भय कि उसका बच्चा मोटा हो जायेगा।

Baryphonia (बैरीफोनिया)— आवाज़ का गहरा एवं रुक्ष होना।

Basad (बेसाड)— आधार की ओर।

Basal (बेसल)— आधार से सम्बन्धित अथवा किसी आधार के पास स्थित, आधारिक, आधारी।

Basal cell carcinoma (बेसल सैल कार्सिनोमा)— त्वचा की आधारी कोशिकाओं में उत्पन्न होने वाला कार्सिनोमा (कैंसर) जो सामान्यतः चेहरे एवं गर्दन की त्वचा में उत्पन्न होता है और अधिकतर अल्ट्रावॉयलेट किरणों के द्वारा त्वचा के क्षतिग्रस्त हो जाने से उत्पन्न होता है। यह एक छोटी चपटी पर्विका के रूप में शुरू होता है जो धीरे-धीरे बढ़ता है और फिर इसके केन्द्र में टूट जाने के कारण एक व्रण (जख्म) बन जाता है।

Basal ganglia (बेसल गैंगलिया)— इन्हें basal nuclei भी कहा जाता है। ये प्रत्येक प्रमस्तिष्कीय गोलार्द्ध के श्वेत द्रव्य में स्थित धूसर द्रव्य के चार बड़े-बड़े पिण्ड होते हैं जिन्हें कॉडेट, लैन्टीफार्म, एमाइग्डालॉयड काय और क्लॉस्ट्रम कहा जाता है जो प्रेरक कार्यों को नियन्त्रित करते हैं।

Basalis (बेसालिस)—Basal.

Basal metabolic rate (बेसल मैटाबोलिक रेट)— चयापचयी दर जो आधारिक दशाओं में मापी जाती है जैसे खाना खाने के 12 घंटे एवं आराम के साथ पूरी नीदं लेने के पश्चात् मापी जाती है, परीक्षण से पूर्व किसी प्रकार का व्यायाम नहीं किया जाता तथा किसी प्रकार की मानसिक परेशानी नहीं होनी चाहिए और उचित तापमान हो। इसे शरीर की सतह की कैलोरीज़ प्रति वर्ग मीटर प्रति घंटा में व्यक्त किया जाता है; आधारिक चयापचयी दर।

Basal metabolism (बेसल मेटाबोलिज़्म)— ऐसे व्यक्ति को जीवित रहने के लिए आवश्यक शक्ति की मात्रा जो पूर्ण विश्राम की अवस्था में हो; आधारिक चयापचय।

Basal ration (बेसल राशन)— न्यूनतम आहार जिसमें सभी अनिवार्य घटक विद्यमान होते हैं।

Basal temperature chart (बेसल टेम्प्रेचर चार्ट)— प्रतिदिन सुबह सोकर उठने पर लिये गये तापमान का चार्ट।

Basculation (बेसक्यूलेशन)— विस्थापित गर्भाशय को हाथों द्वारा पुनः स्थापित करना, गर्भाशय-पुनर्स्थापन।

Base (बेस)— 1. किसी भी वस्तु का सबसे निचला भाग, आधार 2. किसी मिक्श्चर का मुख्य पदार्थ 3. ऐसा पदार्थ जो अम्ल से संयुक्त होकर लवण बनाता है।

Baseball finger (बेसबाल फिंगर)—Hammer finger.

Basedow's disease (बेसडोव्ज़ डिज़ीज़)— नेत्रोत्सेधी गलगण्ड।

Baseline (बेसलाइन)— किसी अज्ञात वस्तु को मापने अथवा उसका निर्धारण करने के लिए एक ज्ञात मूल्य अथवा मात्रा जैसे बेसलाइन तापमान या रक्त-चाप, आधारित रेखा।

Basement (बेसमैन्ट)— ऐसा स्थान जो अपने ऊपर के एक बड़े स्थान से आंशिक रूप से या पूर्ण रूप से अलग रहता है, आधार

Basement lamina (बेसमैन्ट लैमिना)—Basement membrane.

Basement membrane (बेसमेन्ट मेम्ब्रेन)— एक पतली, कोमल, अकोशिकीय, कोलेजन की बनी झिल्ली जो इपिथीलियम के नीचे पायी जाती है।

Base plate (बेस प्लेट)— प्लास्टिक पदार्थ की बनी शीट या परत जो कृत्रिम जबड़े की जांच करके देखने वाली प्लेट के बनाने के काम में आती है।

Basi-, Basio- (बेसी- बेसियो-)— आधार को संकेतिक करने वाले उपसर्ग।

Basial or basialis (बेसियल या बेसियालिस)— आधार अथवा बेसियोन से सम्बन्धित।

Basiarachnoiditis (बेसीएरैक्नॉयडाइटिस)— मस्तिष्क के आधार पर स्थित एरैक्नॉयड झिल्ली का शोथ, आधारीजालतनिकाशोथ।

Basic (बेसिक)— 1. बेस या आधार से सम्बन्धित अथवा बेस के गुण रखने वाला 2. अम्लों को अप्रभावी करने की क्षमता रखने वाला 3. आधारभूत, मौलिक।

Basicity (बेसीसिटी)— 1. आधार अथवा आधारिक होने का गुण 2. किसी अम्ल की संयुक्त होने की क्षमता।

Basicranial (बेसीक्रेनियल)— करोटि या खोपड़ी के आधार से सम्बन्धित, कपालाधार।

Basicranium (बेसीक्रेनियम)— करोटि या खोपड़ी का आधार।

Basifacial (बेसीफेशियल)—चेहरे के निचले भाग से सम्बन्धित।

Basihyal (बेसीहियाल)— हॉयड अस्थि का काय।

Basilad (बेसीलड)— आधार की ओर।

Basilar (बेसीलर)— आधार अथवा आधारिक भाग से सम्बन्धित, आधारी।

Basilaris (बेसीलैरिस)—Basilar.

Basilateral (बेसीलेट्रल)— दोनों ही, आधारीय एवं पार्श्वीय।

Basilemma (बेसीलेमा)— आधारिक कला।

Basilic (बेसीलिक)— प्रधान, महत्त्वपूर्ण।

Basilicus (बेसीलीकस)— किसी प्रमुख अथवा महत्त्वपूर्ण भाग या रचना को निर्दिष्ट करने वाला।

Basiloma (बेसीलोमा)— आधारिक कोशिका का कैन्सर।

Basin (बेसिन)— तरलों को रखने के लिए कटोरे के समान एक पात्र, धानी।

Basinasal (बेसीनेसल)— बेसियोन एवं नेसियोन से सम्बन्धित।

Basioccipital (बेसीऑक्सीपिटल)— पश्चकपालीय अस्थि के आधारिक प्रवर्ध से सम्बन्धित, आधारपश्चकपालीय।

Basiocciput (बेसीऑक्सीपुट)— पश्चकपालीय अस्थि का आधारिक भाग।

Basion (बेसियोन)— महा-रन्ध्र की अग्रज सीमा का मध्य बिन्दु।

Basipetal (बेसीपिटल)— आधार की ओर उतरता हुआ अथवा आधार की दिशा में विकसित होता हुआ।

Basiphobia (बेसीफोबिया)— चलने-फिरने से डरना।

Basirhinal (बेसीराइनल)— मस्तिष्क के आधार एवं नाक से सम्बन्धित।

Basis (बेसिस)— किसी वस्तु का सबसे नीचे का या प्रमुख भाग, मूलाधार।

Basisphenoid (बेसीस्फेनॉयड)— स्फेनॉयड हड्डी का आधार।

Basitemporal (बेसीटैम्पोरल)— शंखास्थिक क्षेत्र के निचले भाग से सम्बन्धित।

Basivertebral (बेसीवर्टिब्रल)— किसी कशेरुका के काय से सम्बन्धित।

Basoerythrocyte (बेसोइरिथ्रोसाइट)— ऐसी लाल रक्त कोशिका जिसमें बेसोफिल के दाने मौजूद रहते हैं।

Basoerythrocytosis (बेसोइरिथ्रोसाइटोसिस)— लाल रक्त कोशिकाओं की संख्या में वृद्धि जिसके साथ क्षाररागी कोशिकाओं के ह्रासी परिवर्तन होते हैं।

Basophil, Basophile (बेसोफिल, बेसोफाइल)— 1. कोशिकाएँ अथवा कोई संरचना जो शीघ्र ही क्षार रंगों से रंग जाती हैं, क्षाररागी। 2. पीयूष ग्रन्थि के अग्र खण्ड में पाई जाने वाली एक प्रकार की कोशिका 3. एक प्रकार की श्वेत रक्त कोशिकायें जिनमें मोटे दाने होते हैं जो क्षार रंगों से बहुत शीघ्र एवं अधिकता से रंग जाती हैं।

Basophilia (बेसोफीलिया)— रक्त में बेसोफीलिक श्वेत रक्त कोशिकाओं का असामान्य रूप से संख्या में बढ़ जाना, क्षाररागिता।

Basophilic (बेसोफीलिक)— जो क्षार रंगों से शीघ्र ही रंग जाता हो, क्षाररागीय।

Basophilism (बेसाफिलिज़्म)— बेसोफिलिक कोशिकाओं का असामान्य रूप से बढ़ जाना।

Basophobia (बेसोफोबिया)—1. चलने से असामान्य रूप से भय लगना 2. मनोवेगी कारण से खड़े होने अथवा चलने में असमर्थता।

Basophobiac (बेसोफोबिएक)— खड़े होने या चलने-फिरने की अक्षमता से ग्रस्त व्यक्ति।

Basoplasm (बेसोप्लाज़्म)— कोशिकाद्रव्य का वह भाग जो क्षारीय रंजकों से शीघ्र ही अभिरंजित हो जाता है।

Bastard (बेसटार्ड)— अवैध बच्चा।

Bath (बाथ)—1. एक माध्यम, उदाहरण के तौर पर जल, वाष्प, प्रकाश, वायु, रेत या मिट्टी जिसमें शरीर को सफाई के लिए अथवा चिकित्सा के उद्देश्य से पूर्णतया अथवा आंशिक रूप से डुबो दिया जाता है अथवा इनमें से किसी माध्यम का शरीर पर प्रयोग किया जाता है। 2. ऐसा उपकरण जिसमें शरीर को डुबो दिया जाता है। बाथ या स्नान के कुछ उदाहरण इस प्रकार हैं–

Acid bath (एसिड बाथ)— इस स्नान में 5 औंस हाइड्रोक्लोरिक एसिड या 1 गैलन शीरे को 30 गैलन पानी में मिलाया जाता है। अम्लजन-स्नान।

Air bath (एयर बाथ)— गर्म अथवा ठण्डी वायु का नग्न शरीर पर प्रयोग किया जाता है। वात-स्नान।

Alkaline bath (एल्कालाइन बाथ)— इसमें 8 औंस सोडियम बाइकार्बोनेट को 30 गैलन पानी में मिलाया जाता है। क्षारजन-स्नान।

Antipyretic bath (एन्टीपाइरैटिक बाथ)—Cold bath.

Cold bath (कोल्ड बाथ)— ठण्डे पानी से स्नान जिसमें पानी का तापमान 65°F (18.3°C) से कम होता है। यह बहुत तेज बुखार होने पर प्रयोग में लाया जाता है।

Contrast bath (कन्ट्रास्ट बाथ)— बारी-बारी से शरीर के किसी भाग को गर्म तथा ठण्डे पानी में डुबोना।

Douche bath (डूश बाथ)—डूश स्नान, शरीर पर फुहारे से पानी छिड़क कर स्नान करना।

Foot bath (फूट बाथ)— पैरों को ठण्डे पानी में डुबोना।

Full bath (फुल बाथ)— ऐसा स्नान जिसमें सिर के

अतिरिक्त सम्पूर्ण शरीर को पानी में डुबो दिया जाता है।

Hip bath (हिप बाथ)— कूल्हों एवं शरीर के निचले भाग का स्नान।

Hot bath (हौट बाथ)— शरीर को गर्म पानी में डुबो देना जिसका तापमान धीरे-धीरे बढ़ाकर 98°F से 120°F तक किया जाता है।

Mud bath (मड बाथ)— गीली मिट्टी को शरीर पर लगाना।

Mustard bath (मस्टर्ड बाथ)— यह पाँवों के लिए एक उद्दीपक स्नान होता है जिसमें लगभग 1 बड़ी चम्मच भर सूखी सरसों को एक लीटर जल में मिला कर मिश्रण तैयार किया जाता है और जिसे 100° से 104°F के तापमान वाले जल से भरे बड़े बेसिन में डाल दिया जाता हैं जिसमें पाँवों को डुबोया जाता है।

Needle bath (निड्ल बाथ)— ऐसा स्नान जिसमें पानी को बहुत ही बारीक धारों में बलपूर्वक शरीर पर छिड़का जाता है।

Salt bath (साल्ट बाथ)— 3.5 किग्रा. सोडियम क्लोराइड तथा 230 ग्राम मैग्नीसियम सल्फेट के 120 लीटर पानी में बने मिश्रण में शरीर को डुबोना।

Sitz bath (सिट्ज़ बाथ)— केवल कूल्हों एवं नितम्बों को डुबोना, कटि-स्नान।

Sponge bath (स्पंज बाथ)— इस प्रकार के स्नान में रोगी को पानी में नहीं डुबोया जाता बल्कि उसके शरीर को गीले कपड़े अथवा स्पंज से पोंछा जाता है।

Steam bath (स्टीम बाथ)— रोगी को एक सन्दूक में लिटा दिया जाता है और सिर सन्दूक से बाहर रहता है तथा किसी पात्र से कम दाब पर रोगी के ऊपर भाप गुजारी जाती है।

Sun bath (सन बाथ)— नग्न शरीर अथवा इसके किसी भाग का सूर्य के प्रकाश में अनावरण करना।

Therapeutic bath (थिराप्यूटिक बाथ)— ऐसा स्नान जिसमें किसी औषधि से युक्त जल में शरीर के किसी भाग को अथवा सम्पूर्ण शरीर को डुबो दिया जाता है।

Bathophobia (बाथोफोबिया)— ऊँचे स्थानों का अथवा ऊँचे स्थान से नीचे की ओर देखने का रोगात्मक भय।

Bathy (बेथी)— गहरा।

Bathyanesthesia (बेथीएनिस्थीसिया)— सूक्ष्म चेतनता का अभाव।

Bathycardia (बेथीकार्डिया)— शरीर-रचना में विकृति के कारण, किसी रोग के कारण नहीं, वक्ष में हृदय का नीचे स्थित रहना।

Bathyesthesia (बेथीएस्थीसिया)— सूक्ष्म चेतनता।

Bathygastry (बैथीगैस्ट्री)—Gastroptosis.

Bathyhyperesthesia (बेथीहाइपरेस्थीसिया)— पेशीय ऊतकों एवं शरीर में गहराई में स्थित संरचनाओं की अत्यधिक संवेदनशीलता।

Bathyhypesthesia (बेथीहाइपेस्थीसिया)— पेशीय ऊतकों एवं शरीर में गहराई में स्थित संरचनाओं की संवदेनशीलता समाप्त हो जाना।

Bathypnea (बेथीप्निया)— गहरा सांस।

Batten disease (बैटन डिजीज़)— चयापचय या मैटाबोलिज़्म में वंशागत गड़बड़ी होने के कारण उत्पन्न एक रोग जिसमें अन्धापन और बुद्धि ह्रास हो जाता है।

Battered child syndrome (बैटर्ड चाइल्ड सिण्ड्रोम)— किसी बच्चे के माँ या बाप अथवा किसी अभिभावक द्वारा गुस्से में उसे दण्ड देने के रूप में शरीर में चोट पहुँचाना जैसे उसके शरीर में नील पड़ जाते हैं, खरोंचे आ जाती हैं, रक्तगुल्म बन जाते हैं, जख्म बन जाते हैं, आग या सिगरेट आदि से जलाया जाता है या हड्डियाँ तोड़ दी जाती हैं।

Battle sign (बैट्ल साइन)— सिर के शंखास्थिक या पश्चबहिर्कर्णीय क्षेत्र का दलदलापन हो जाना जिससे करोटि के आधारिक क्षेत्र का अस्थि-भंग होने का संकेत मिलता है।

Baudelocque's method (बौडेलोक्यूइस मैथड)—हाथों से भ्रूण की जन्म लेने की चेहरे की प्रस्तुति को कपाल शीर्ष की प्रस्तुति में बदलना।

Baume scales (बौमी स्केल्स)— तरल पदार्थों का आपेक्षिक गुरुत्व मापने के लिए हाइड्रोमीटर नामक यन्त्र।

Bay (बे)— शरीर में स्थित कोई गड्ढा जो तरल से भरा होता है।

Bayonet leg (बेयोनेट लैग)— टिबिया एवं फिब्यूला हड्डियों का घुटने के जोड़ पर पीछे की ओर स्थानच्युत हो जाना।

BCG vaccine (बी सी जी वैक्सीन)— क्षय रोग (तपेदिक) के प्रतिकूल रोगक्षमीकरण के लिए बैसीले कालमेटे-ग्युरिन या माइकोबैक्टीरियम ट्यूबरकुलोसिस नामक जीवाणु से तैयार किया गया वैक्सीन (टीका), यक्ष्मारोधक टीका।

B.D. (बी.डी.)— दिन में दो बार।

B.E. (बी.इ.)— कोहनी से नीचे, बेरियम एनिमा।

Beaded (बीडेड)— जिसमें बहुत से छोटे-छोटे गोल उभार हों।

Beading (बीडिंग)— बहुत से छोटे-छोटे गोल उभारों का प्रकट होना।

Beads rachitic (बीड्स रेकीटिक)— बालास्थिविकार रोग से पीड़ित बच्चों में प्रत्यक्ष दीखने वाली सूजनें अथवा फुलाव जो पसली की हड्डियों एवं उनकी उपास्थियों के संगम पर दिखाई देती हैं।

Beaker (बीकर)— एक चौड़े मुँह का पतले कांच का पात्र जिसमें द्रव को उण्डेलने के लिए एक चोंच होती है और

जिसे द्रवों को मिश्रित करने या उन्हें रखने के लिए प्रयोग में लाया जाता है।

Beard (बीयर्ड)— गालों एवं ठुड्डी पर उगने वाले बाल, दाढ़ी।

Bearing down (बीयरिंग डाऊन)— प्रसव की द्वितीय अवस्था में गर्भवती स्त्री का बच्चे को बाहर निकालने के लिए जोर लगाना।

Beast-fetishism (बीस्ट फेटीशिज़्म)— पशुकामुकता

Beat (बीट)— स्पन्द अथवा धड़कन या फड़कन जैसे हृदय या किसी रक्त वाहिनी की। यह मुख्यतया निम्न प्रकार की होती हैं–

Apex beat (एपैक्स बीट)— हृदय के शिखर पर हाथ से महसूस होने वाली धड़कन जो बाईं ओर के 5वें पसली की हड्डियों के बीच के स्थान में क्लैविकूल हड्डी की मध्य रेखा में स्थित रहता है।

Artificially paced beat (आर्टीफीसियली पेस्ड बीट)— कृत्रिम पेसमेकर द्वारा उद्दीप्त एक हृदय स्पन्द।

Dropped beat (ड्रॉप्ड बीट)— हृदय के किसी निलयी सकुंचन का अभाव।

Ectopic beat (एक्टोपिक बीट)— दिल की ऐसी धड़कन जो साइनोएट्रियल नोड अथवा साइनस नोड से उत्पन्न न होकर किसी अन्य बिन्दु से उत्पन्न होती है।

Escaped beat (एसकेप्ड बीट)— दिल की ऐसी धड़कन जो असामान्य रूप से लम्बे समय तक रुकने के पश्चात् होती है।

Forced beat (फोर्स्ड बीट)— हृदय को कृत्रिम रूप से उद्दीप्त करके उत्पन्न किया गया अतिरिक्त प्रकुंचन।

Premature beat (प्रीमैच्यूर बीट)— एक अतिरिक्त प्रकुंचन।

Beau's lines (बॉज़ लाइन्स)— हाथ की अगुँलियों के नाखूनों पर आर-पार पाई जाने वाली सफेद लाइने जो समान्यतः चोट पहुँचने के कारण , कॉरोनरी अन्तर्रोध, अतिकैल्सियमरक्तता या त्वचा रोग में उत्पन्न हो जाती हैं।

Bechic (बेकिक)— खाँसी से सम्बन्धित।

Bechterew's reflex (बेकटरीव्स रिफ्लैक्स)—1. नासा-श्लेष्मकला के क्षोभण से चेहरे की पेशियों का सकुंचित हो जाना 2. प्रकाश की ओर को अनावृत होने पर पुतली का विस्फारित हो जाना।

Bed (बैड)— 1. सहारा देने वाली वस्तु 2. विश्राम करने के लिए पलंग या कोच, बिस्तर, शय्या। बैड मुख्यतया निम्न प्रकार के होते हैं–

Air bed (एयर बैड)— बिस्तर को हवा से भर दिया जाता है जो जले हुए रोगियों में एवं शय्याक्षतः (लेटे-लेटे शरीर पर जख्म बन जाना) को रोकने के लिए प्रयोग में लाया जाता है।

Capillary bed (कैपिलरी बैड)— रक्त केशिकाओं का जाल।

Fracture bed (फ्रैक्चर बैड)— यह टूटी हुई हड्डियों वाले रोगियों द्वारा प्रयोग में लाया जाता है।

Metabolic bed (मैटाबोलिक बैड)— ऐसा पलंग जिसमें रोगी के मल-मूत्र एकत्रित करने का प्रबन्ध रहता है।

Nail bed (नेल बैड)— किसी अगुँली के सिरे पर नाखून के नीचे की त्वचा।

Recovery bed (रिकवरी बैड)— चलने-फिरने वाला पलंग अथवा स्ट्रेचर जिस पर रोगी को ऑपरेशन के तुरन्त बाद लिटा दिया जाता है।

Surgical bed (सर्जिकल बैड)— ऐसा पलंग जिसमें सिरहाने या पैताने को एक दूसरे से स्वतन्त्रापूर्वक ऊँचा उठाने एवं नीचा करने का प्रबन्ध रहता है।

Water bed (वाटर बैड)— पानी से भरा रबड़ का एक गद्दा जो शय्याक्षत की रोकथाम करने के लिए प्रयोग में लाया जाता है।

Bed blocking (बैड ब्लॉकिंग)— पलंग को उसके सिरहाने अथवा पैताने पर उठाने के लिए उसके नीचे ईंट पत्थर आदि रखना।

Bedbug (बैडबग)— खटमल।

Bedfast (बैडफास्ट)— बिस्तर को न छोड़ सकने अथवा छोड़ने की इच्छा न रखने वाला, पलंग पर पड़ा रहने वाला।

Bedpan (बैडपैन)— बिस्तर पर लेटे हुए रोगी के मल-मूत्र त्याग के लिए प्रयोग में लाया जाने वाला पात्र, शय्यामलपात्र।

Bedrest (बैडरैस्ट)— शय्याविश्राम, पूर्ण विश्राम।

Bedridden (बैडरिडन)— वह व्यक्ति जो बिस्तर से उठने में असमर्थ है या बिस्तर छोड़ने का इच्छुक नहीं है, शय्याग्रस्त।

Bedsore (बैडसोर)— अधिक दिनों तक लगातार बिस्तर पर पड़े रहने से पीठ में बन जाने वाला जख्म, शय्याक्षत।

Bedwetting (बैडवैटिंग)— सोते समय स्वयं ही मूत्र विसर्जित हो जाना, शय्या मूत्रण, निद्रा मूत्रण।

Beef (बीफ)— गोमांस।

Bee sting (बी स्टिंग)— मधुमक्खी के विष से होने वाला आघात।

Beeswax (बीसवैक्स)—मधुमक्खियों के शहद के छत्ते से प्राप्त होने वाला पीला मोम जो मरहम बनाने के काम आता है।

Beet (बीट)— चुकन्दर।

Beeturia (बीटूरिया)— चुकन्दर अधिक खाने के कारण मूत्र का रंग गुलाबी से गहरा लाल होना।

Behavior (बिहेवियर)— व्यवहार, आचरण।

Behavioral (बिहेवियरल)— व्यवहार सम्बन्धी

Behaviorism (बिहेवियोरिज़्म)— मनोवैज्ञानिक सिद्धांत जो आत्म-चेतना सम्बन्धी विषय जैसे विचारों एवं मानोवेगों की

अपेक्षा बाहर से दीखने वाले एवं आकलन करने योग्य लक्षणों पर आधारित है, व्यवहारवाद।

Behaviorist (बिहेवियरिस्ट)— व्यवहार विज्ञान का विशेषज्ञ

Behcets' syndrome (बेसैट्स सिण्ड्रोम)— एक जीर्ण, पुनरावर्तक रोग जिसमें मुख में एवं जननांगों पर ज़ख्म बन जाते हैं तथा परितारिकाशोथ, असितपटलशोथ, सन्धिशोथ एवं घनास्र-शिराशोथ हो जाता है।

Bel (बेल)— ध्वनि की तीव्रता को मापने की इकाई।

Belch (बेल्च)— मुख के द्वारा गैस को आमाशय से निकालना, डकार लेना।

Belching (बेल्चिंग)— डकार लेने की क्रिया।

Belemnoid (बेलेम्नॉयड)— 1. छुरी के समान नुकीला 2. स्टीलॉयड प्रवर्ध।

Bellini's tubule (बेलीनीज़ ट्यूब्यूल)— वृक्क की सीधी संयोजक नलिका।

Bell's mania (बैल्स मैनिया)— उग्र प्रलाप।

Bell's palsy (बैल्स पाल्सी)— चेहरे के एक ओर अचानक हो जाने वाला पक्षाघात।

Bellocq's cannula (बेलोक्स केन्यूला)— नासा रक्तस्राव (नक्सीर) को रोकने के लिए नाक तथा मुँह से रक्त एवं श्लेष्मा की डाट निकालने वाला यन्त्र।

Belly (बैली)— 1. उदर या पेट 2. किसी पेशी का बीच का मांसल भाग।

Bellyache (बैलीएक)— पेट में दर्द।

Belly button (बैली बटन)— नाभि या शुण्डी।

Belonephobia (बैलोनीफोबिया)— तेज नुकीली वस्तुओं से बहुत डर लगना।

Belonoid (बैलोनॉयड)— सूई के आकार की, सूच्याकार।

Bends (बैण्ड्स)— वायु-दाब के एकदम से कम हो जाने के कारण रक्त एवं ऊतकों में बनने वाले नाइट्रोजन के बुलबुलों से उत्पन्न भुजाओं एवं उदर में दर्द।

Benediction hand (बेनेडिक्शन हैण्ड)— अन्तःप्रकोष्ठिक एवं मध्यम तन्त्रिका का पक्षाघात हो जाने के कारण कुछ अगुँलियों का आकुंचन होने के साथ हाथ का कलाई पर प्रसारित हो जाना।

Benedict's solution (बेनेडिक्ट्स सोल्यूशन)— ऐसा घोल जो मूत्र में शुगर की विद्यमानता का पता लगाने के लिए प्रयोग में लाया जाता है।

Benedict's test (बेनेडिक्ट्स टैस्ट)— मूत्र में शुगर की विद्यमानता का पता लगाने के लिए किया जाने वाला परीक्षण।

Benign (बैनाइन)— जो दुर्दम न हो, बार-बार होने वाला न हो तथा जिसके ठीक होने की सम्भावना रहती हो, सुदम।

Bent-knee (बैन्ट-नी)— वक्र जानु

Benzidine (बैन्ज़ीडीन)— एक यौगिक जो मल में रक्त के सूक्ष्मांशों का पता लगाने के लिए प्रयोग में लाया जाता है।

Berard's aneurysm (बीराईस एन्यूरिज़्म)— क्षत शिरा के चारों ओर के ऊतकों में एक धमनी-शिराभ विस्फार या फुलाव।

Berdache (बरडैक)— वह व्यक्ति जो पुरुष अथवा स्त्री होता है परन्तु वह विपरीत लिंग की भाँति कार्य करता है।

Bereavement (बिरियावेमैन्ट)— किसी प्रियजन की मृत्यु हो जाने या बहुत अधिक आर्थिक हानि हो जाने के पश्चात् दुःख, शोक एवं कष्ट होने की प्रतिक्रिया।

Beri-Beri (बेरी-बेरी)— विटामिन बी$_1$ (थायमीन हाइड्रोक्लोराइड) की कमी से उत्पन्न होने वाला रोग जिसमें पैरों में सुन्नता हो जाती है अथवा उनमें झनझनाहट होती है, कमजोरी आ जाती है, श्रम करने पर सांस फूलने लगता है, दिल की धड़कन बढ़ जाती है तथा पैरों पर सूजन आ जाती है। बेरी-बेरी।

Berkefeld filter (बर्केफैल्ड फिल्टर)— ऐसा निस्यन्दक जो इस प्रकार का बना होता है कि इससे होकर विषाणु के परिमाण के कण गुजर जाते हैं।

Bernard's duct (बरनार्डस डक्ट)— अग्न्याशय की सहायक नली।

Bernard's glandular layer (बरनार्डस ग्लैण्डुलर लेयर)— अग्न्याशय के कोष्ठकों को आस्तरित करने वाली कोशिकाओं की आन्तरिक परत।

Bertin's ligament (बर्टिन्स लिगामैन्ट)—Iliofemoral ligament.

Berylliosis (बेरीलियोसिस)— बेरीलियम नामक पदार्थ से विशेषकर फेफड़ों की विषाक्तता।

Bestial form (बेस्टियल फार्म)— जानवर से मिलता-जुलता, पाशविक रूप।

Bestiality (बेस्टियालिटी)— पशु सम्भोग।

Beta (बीटा)— 1. ग्रीक वर्ण-माला का दूसरा अक्षर जो β के रूप में लिखा जाता है 2. जो रासायनिक यौगिकों के नाम लिखने में उनके दो या अधिक समावयवी पदार्थों में से एक को भिन्न करने के लिए प्रयोग में लाया जाता है।

Beta-adrenergic blocking drugs or beta blockers (बीटा-एड्रीनर्जिक ब्लॉकिंग ड्रग्स या बीटा ब्लॉकर्स)— ये अनुकम्पीअनुकारीसम औषधियों जैसे एड्रीनालीन तथा नॉरएड्रीनालीन के प्रभावों की अवरोधक (प्रतिपक्षी) हैं और रक्त-चाप को कम करती हैं। उदाहरण के लिए प्रोप्रेनोलोल।

Beta-adrenergic receptor (बीटा-एड्रीनर्जिक रिसीप्टर) — स्वचालित तन्त्रिका-तन्त्र के मार्ग में कोई ऐसा स्थान जहाँ पर उस समय जब कि एड्रीनर्जिक पदार्थ जैसे एड्रीनालीन एवं नारएड्रीनालीन मुक्त होते हैं, संदमी (दबाने वाली) अनुक्रियायें उत्पन्न होती हैं।

Beta blocker (बीटा ब्लॉकर)— Beta-adrenergic blocking drugs.

Beta cells (बीटा सैल्स)— 1. अग्र पीयूष ग्रन्थि में पाई जाने वाली बेसोफिलिक कोशिकाएँ 2. अग्न्याशय में लैंगरहैन्स द्वीपसमूह की बीटा कोशिकाएँ जिनसे इन्सुलिन स्रवित होता है।

Betacism (बीटासिज़्म)— बोलने में दोष जिसमें बी ध्वनि का अत्यधिक प्रयोग होता है।

Beta-lactamase resistance (बीटा-लेक्टामेस रेज़िस्टैन्स)— बीटा-लेक्टामेस नामक एन्ज़ाइम उत्पन्न करने वाले सूक्ष्मजीवों की पेनीसिलीन सहित कुछ प्रकार के एन्टिबॉयटिकों की क्रिया का प्रतिरोध करने की क्षमता। इस एन्जाइम को पेनीसिलीनेज भी कहा जाता है।

Betatron (बीटाट्रोन)— ऐसा उपकरण जो उच्च-शक्ति के इलैक्ट्रोन या एक्स-रे उत्पन्न करता है।

Bevel (बीवेल)— ढलुआँ सतह जैसी किसी काटने वाले यन्त्र के किनारे की होती है।

Beverage (बिवीरेज)— शराब या मदिरा।

Bezoar (बेज़ोआर)— आमाशय एवं आँत में पाया जाने वाला बालों एवं सब्जी का गेंद के आकार का कठोर पिण्ड।

Bhang (भांग)— भांग।

Bi (बाई)— बिस्मथ का रासायनिक प्रतीक।

Bi- (बाई-)— उपसर्ग जो दो, दुगुना तथा दो बार को संकेतिक करता है।

Biarticular (बाइआर्टिकुलर)— दो जोड़ों से सम्बन्धित।

Biarticulate (बाइआर्टिकुलेट)— दो जोड़ों वाला।

Bias (बीयस)— पक्षपात

Biauricular (बाइऑरीकुलर)—दोनों बाह्य कानों से सम्बन्धित, द्विबहिर्कर्णीय।

Biaxial (बाइएक्सियल)— दो अक्षों वाला, द्विअक्षी।

Bibasic (बाइबेसिक)— ऐसे अम्ल से सम्बन्धित जिसमें दो हाइड्रोजन परमाणु होते हैं जो क्षारों द्वारा विस्थापित हो सकते हैं जिनसे लवण बनते हैं।

Bibliomania (बिबलियोमैनिया)— पुस्तकें एकत्रित करने की सनक।

Bibliotherapy (बिबलियोथिरैपी)— कुछ मानसिक व्याधियों में केवल पुस्तकें पढ़ाकर ही चिकित्सा करना।

Bibulous (बाइबूलस)— नमी को सोखने वाला, जलशोषक।

Bicameral (बाइकैमेरल)— दो गुहाओं अथवा कोष्ठकों वाला।

Bicapitate (बाइकैपिटेट)— दो सिर वाला, द्विशिरस्क,।

Bicapsular (बाइकैप्सूलर)— दो सम्पुट वाला, द्विसम्पुटी।

Bicaudal, Bicaudate (बाइकौडल, बाइकौडेट)— दो पूँछ वाला, द्विपुच्छी।

Bicellular (बाइसेल्यूलर)— 1. दो कोशिकाओं का बना हुआ, द्विकोशिकी 2. दो कोष्ठकों वाला।

Bicentric (बाइसेन्ट्रिक)— दो केन्द्रो वाला, द्विकेन्द्रिक।

Bicephalic, Bicephalous (बाइसिफैलिक, बाइसिफैलस) — दो सिर वाला, द्विशिरस्क।

Biceps (बाइसेप्स)— द्विशीर्षपेशी या दो सिरों वाली पेशी जैसी ऊपरी बाँह में बाइसैप्स ब्रेकाई पेशी।

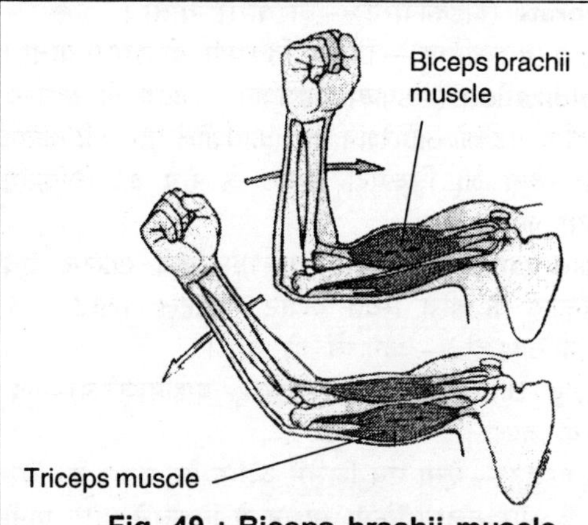

Fig. 49 : Biceps brachii muscle
ऊपरी बाँह की द्विशीर्ष पेशी।

आकुंचन के दौरान (ऊपर) द्विशीर्ष पेशी तथा प्रसारण के दौरान (नीचे) त्रिशीर्ष पेशी।

Biceps reflex (बाइसेप्स रिफ्लैक्स)— बाइसेप्स पेशी की कण्डरा को परिताड़ित करने पर पेशी का सामान्य रूप से संकुचित होना।

Bichat's fissure (बीचैट्स फिशर)— सेरीब्रम तथा सेरीबेलम के बीच में स्थित घोड़े के नाल की आकृति की फटन।

Bichat's tunic (बीचैट्स ट्यूनिक)— रक्त वाहिनियों की सबसे भीतर की परत ट्यूनिका इन्टिमा।

Biciliate (बाइसीलियेट)— दो रोमकों से युक्त

Bicipital (बाईसिपिटल)— ऐसी पेशी से सम्बन्धित जिसके दो सिरे होते हैं, द्विशिरस्कीय

Bicollis (बाइकोलिस)— दो गर्दन वाला, द्विग्रीवी।

Biconcave (बाइकौन्केव)— द्विनतोदर, विशेषकर एक प्रकार का लैन्स।

Biconvex (बाइकौन्वेक्स)— द्विउन्नोतदर विशेषकर एक प्रकार का लैन्स।

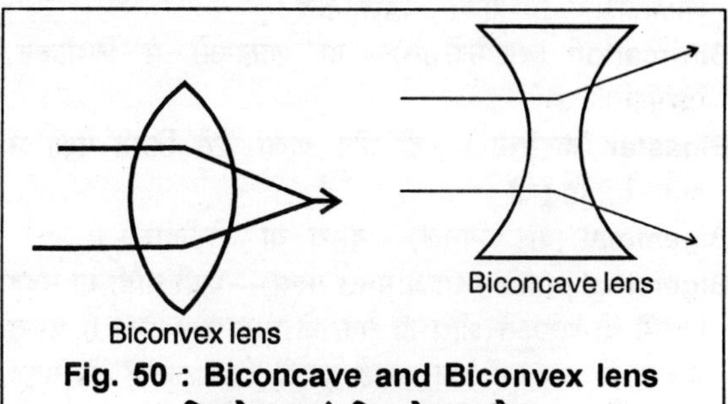

Fig. 50 : Biconcave and Biconvex lens
द्विनतोदर एवं द्विउन्नोतदर लैन्स

Bicornous, Bicornuate, Bicornate (बाइकोर्नस, बाइकोरनुएट, बाइकोरनेट)— दो सीगों वाला (द्विशृंगी) या दो प्रवर्धों से युक्त।

Bicoronal (बाइकोरोनल)— दो शिखरों से सम्बन्धित।

Bicorporate (बाइकोर्पोरेट)— दो शरीर वाला।

Bicuspid (बाइकस्पिड)— द्विमूल, द्विकपर्दी, दो उभारों वाला।

Bicuspidization (बाइकस्पीडाइज़ेशन)— हृदय के सामान्य त्रिकपर्दी कपाट को ऑपरेशन द्वारा कार्यशील द्विकपर्दी कपाट में बदल देना जो त्रिकपर्दी कपाट के रोग की चिकित्सा में किया जाता है।

Bicuspid valve (बाइकस्पिड वाल्व)— बायें अलिन्द एवं बायें निलय के बीच स्थित कपाट, माइट्रल कपाट।

B.I.D. (बी.आइ.डी.)— दिन में दो बार।

Bidactyly, Bidigital (बाइडैक्टाइली, बाइडिज़िटल)— दो अँगुलियों वाला।

Bidet (बाइडेट)— ऐसा टब जिसमें व्यक्ति पैर पसार कर बैठ सकता है और संलग्न किसी साधन से निकलने वाली पानी की धार से उसके जननांगों एवं मूलाधार क्षेत्रों की भली भाँति सफाई की जाती है।

Bidiscoidal (बाइडिस्कॉयडल)— दो चक्रिकाओं से मिलता-जुलता अथवा दो चक्रिकाओं से युक्त।

Biduous (बाइडुअस)— दो दिन तक जारी रहने वाला।

Bifacial (बाइफेसियल)— एक सी विपरीत सतहों वाला।

Bifid (बाइफिड)— जो चिर कर दो टुकड़ों में बँट गया हो अथवा जिसमें दरार पड़ गई हो, द्विखण्डी।

Bifid spine (बाइफिड स्पाइन)— मेरुदण्ड या रीढ़ की हड्डी में जन्मजात फटन, द्विमेरूता।

Bifid tongue (बाइफिड टंग)— फटी हुई जीभ, द्विजिह्वी

Bifocal (बाइफोकल)— द्विकेन्द्रीय जैसे चश्मों के द्विकेन्द्रीय लैन्स।

Bifocal glasses (बाइफोकल ग्लासेज़)— चश्मे के काँच जिनमें से प्रत्येक में विभिन्न अपवर्तन की शक्ति वाले दो लैन्स लगे होते हैं, जिनमें से एक दूर की तथा एक पास की वस्तु देखने के काम आता है।

Biforate (बाइफोरेट)—दो छिद्रों वाला।

Bifurcate, Bifurcated (बाइफर्केट, बाइफर्केटेड)— दो शाखाओं में विभाजित, द्विशाखित।

Bifurcation (बाइफर्केशन)— दो शाखाओं में विभाजन, द्विशाखन।

Bigaster (बाइगैस्टर)— दो तोंद वाला जैसे किसी पेशी में होता है, द्वितुन्दी।

Bigeminal (बाइजैमिनल)— दुहरा या जोड़ीदार।

Bigeminal pulse (बाइजैमिनल पल्स)— ऐसी नाड़ी या नब्ज़ जिसमें दो धड़कनें शीघ्र ही एक के बाद एक होती हैं परन्तु प्रत्येक दो धड़कनों का समूह दूसरी दो धड़कनों के समूह के लम्बे विराम के बाद उत्पन्न होता है।

Bigeminum (बाइजेमिनम) Plural–**bigemina** (बाइजेमिना)— एक दुहरा या जोड़ीदार काय।

Bigeminy (बाइजेमिनी)— ऐसी अवस्था उत्पन्न होना जो जोड़ों में होती है विशेषकर बाइजेमिनल नाड़ी।

Bigerminal (बाइजर्मिनल)— दो जनन कोशिकाओं अथवा डिम्बों से सम्बन्धित।

Bi-ischial (बाइ-इस्कियल)— दोनों आसनास्थिक गण्डकों से सम्बन्धित।

Bilabe (बाइलेब)— ऐसा यन्त्र जिसे मूत्राशय से छोटी-छोटी पथरियाँ निकालने के लिए मूत्रमार्ग से गुज़ारते हुए अन्दर मूत्राशय में प्रविष्ट किया जाता है।

Bilateral (बाईलेट्रल)— दोनों ओर से सम्बन्धित, दो पार्श्वों वाला, द्विपार्श्वीय।

Bilateralism (बाइलेट्रालिज्म)— ऐसी दशा जिसमें दो पार्श्व समरूप होते हैं।

Bile (बाइल)— यकृत या जिगर से स्रवित होने वाला एक गाढ़ा, चिपचिपा, कड़वे स्वाद वाला तरल पदार्थ जो पित्ताशय में इकट्ठा हो जाता है तथा आवश्यकता पड़ने पर वसा या चर्बी का पाचन करने के लिए सामान्य पित्त वाहिनी द्वारा ग्रहणी में उँडेल दिया जाता है। पित्त।

Bile acids (बाइल एसिड्स)— बाइल अथवा पित्त में स्थित कोलिक एसिड, ग्लाइकोकोलिक एसिड तथा टोरोकोलिक एसिड नामक मुख्य जटिल अम्ल जो पित्त में लवण के रूप में विद्यमान रहते हैं। पित्ताम्ल।

Bile ducts (बाइल डक्ट्स)— छोटी-छोटी वाहिनियाँ जो यकृत में स्थित रहती हैं तथा वहाँ से पित्त को यकृत-वाहनी तक ले जाती हैं जो पित्ताशय से आने वाली पुटीय वाहिनी से मिलकर सामान्य पित्त-वाहिनी का निर्माण करती हैं जो ग्रहणी में खुलती है, पित्त नलियाँ या वाहिनयाँ।

Bile pigments (बाइल पिगमैन्ट्स)— बिलीरूबिन एवं बिलीवर्डिन नामक दो पित्त वर्णक जो रक्त के हीमोग्लोबिन से बनते हैं और इन्हीं के कारण मल कत्थई रंग का होता है, पित्त वर्णक।

Bile salts (बाइल साल्ट्स)— पित्त के सोडियम ग्लाइकोकोलेट तथा सोडियम टौरोकोलेट नामक क्षार लवण, पित्त लवण।

Bilharziasis (बिलहार्ज़िएसिस) or **Schistosomiasis** (साइस्टोसोमिएसिस)— सिस्टोसोमा नामक परजीवी द्वारा उत्पन्न रोग।

Bilharziosis (बिलहारज़ियोसिस)—Schistosomiasis.

Bili- (बीली-)— पित्त या बाइल से सम्बन्धित उपसर्ग।

Biliary (बिलीयरी)— पित्त सम्बन्धी, पित्तज।

Biliary calculus (बिलीयरी कैलकुलस)— पित्ताश्मरी, पित्त-पथरी।

Biliary colic (बिलीयरी कोलिक)— पित्ताश्मरी के दबाव से अथवा इसके नीचे खिसकने से उत्पन्न दर्द, पित्तज शूल।

Biliary tract (बिलीयरी ट्रैक्ट)— पित्त के संचय एवं ग्रहणी में उसकी निकासी से सम्बन्धित अंग एवं नलियाँ, पित्तज नली।

Bilicyanin (बिलीसियानिन)— बिलीवर्डिन नामक वर्णक के ऑक्सीकरण से उत्पन्न होने वाला नीले या बैंगनी रंग का वर्णक।

Biliflavin (बिलीफ्लेविन)— बिलीवर्डिन से उत्पन्न होने वाला पीला वर्णक।

Bilifulvin (बिलीफुलविन)— बिलीरूबिन का अन्य पदार्थों के साथ मिश्रण।

Bilifuscin (बिलीफुससिन)— पित्त तथा पित्ताश्मरी से उत्पन्न होने वाला गहरे भूरे रंग का वर्णक।

Biligenesis (बाइलीजेनेसिस)— पित्त का उत्पादन।

Biligenetic, Biligenic (बाइलीजेनेटिक, बाइलीजेनिक)— पित्त बनाने वाला।

Bilious (बिलीयस)— 1. पित्त से सम्बन्धित 2. पित्ताधिक्य के लक्षणों के युक्त व्यक्ति, पैत्तिक।

Bilious fever (बिलीयस फीवर)— पित्त की उल्टी के साथ बुखार होना, पित्त-ज्वर।

Biliousness (बिलीयसनैस)— पित्त की अधिकता से होने वाला रोग जिसमें कब्ज, सिर दर्द, भूख न लगना, जी मिचलाना, पित्त की उल्टी होना तथा पेट में बेचैनी के लक्षण मिलते हैं।

Biliprasin (बिलीप्रेसिन)— पित्त में बिलीवर्डिन के समान पाया जाने वाला हरा वर्णक।

Bilirachia (बाइलीरैकिया)— सुषुम्ना-द्रव में पित्त वर्णकों का पाया जाना।

Bilirubin (बिलीरूबिन)— एक नारंगी या पीले रंग का वर्णक जो हीमोग्लेबिन में स्थित उन पदार्थों से बनता है जो लाल रक्त कोशिकाओं के नष्ट हो जाने से मुक्त होते हैं। रक्त में बिलीरूबिन वर्णक की अधिकता से कामला या पीलिया रोग हो जाता है जिसमें त्वचा एवं नेत्रश्लेष्मला (आँख की सफेद झिल्ली) पीली हो जाती है।

Bilirubinate (बिलीरूबिनेट)— बिलीरूबिन का एक लवण।

Bilirubinemia (बिलीरूबिनीमिया)— रक्त में बिलीरूबिन की विद्यमानता।

Bilirubinuria (बिलीरूबिन्यूरिया)— मूत्र में बिलीरूबिन का पाया जाना।

Bilitherapy (बाइलीथिरैपी)— पित्त अथवा पित्त लवणों द्वारा चिकित्सा।

Biliuria (बाइलीयूरिया)— मूत्र में पित्त अथवा पित्त लवणों का पाया जाना, पित्तवर्णकमेह।

Biliverdin (बिलीवर्डिन)— पित्त का एक हरा वर्णक जो बिलीरूबिन के ऑक्सीकरण से बनता है, हरित पित्त वर्णक।

Bilobate (बाइलोबेट)— दो खण्डों वाला, द्विखण्डीय।

Bilobectomy (बाइलोबैक्टॉमी)— शल्य-क्रिया द्वारा दायें फेफड़े के दो खण्डों, ऊपरी एवं बीच के या बीच के एवं निचले खण्ड को काटकर निकाल देना।

Bilobular (बाइलोब्यूलर)— दो खण्डकों वाला।

Bilocular (बाइलोक्यूलर)— दो कोष्ठकों अथवा दो भागों वाला, द्विकोष्ठकीय।

Biloma (बाइलोमा)— पैरीटोनियम-गुहा में सम्पुट के भीतर बन्द पित्त का संचय।

Bimanous (बाइमैनस)— दो हाथों वाला, द्विहस्त।

Bimanual (बाइमैनुअल)— दोनों हाथों से, द्विहस्तक।

Bimastoid (बाइमैस्टॉयड)— दोनों कर्णमूल प्रवर्धों से सम्बन्धित, द्विकर्णमूलक।

Binary (बाइनरी)— दो तत्त्वों से निर्मित अथवा दो शाखाओं में विभाजित होने वाला।

Binary gas (बाइनरी गैस)— एक विषैली गैस जिसमें दो अवयव होते हैं जिनमें से प्रत्येक अवयव स्वयं विषैला नहीं होता ।

Binaural (बाइनौरल)— दोनो कानों से सम्बन्धित, द्विकर्णी।

Binauricular (बाइनौरीकुलर)— कान की दोनों पालियों से सम्बन्धित।

Binder (बाइण्डर)— एक चौड़ी पट्टी जो पेट या छाती को सहारा देने के लिए प्रयोग में लायी जाती है।

Binder's syndrome (बाइन्डर्स सिण्ड्रोम)— एक सलंक्षण जिसमें चेहरा चपटा हो जाता है, नासिका लम्बी हो जाती है, और ऊर्ध्व हनुज चाप छोटा हो जाता है जिससे दाँत एक जगह को इकट्ठा हो जाते हैं तथा ऊपरी एवं निचले जबड़े को बन्द करने पर उनके दाँत आपस में नहीं मिलते।

Binge eating (बिंज ईटिंग)— बहुत अधिक खाने का भी थोड़ी ही देर में उपभोग हो जाना।

Binocular (बाइनोक्यूलर)— दोनों नेत्रों से सम्बन्धित, द्विनेत्रीय।

Binocular vision (बाइनोक्यूलर विज़न)— दोनों नेत्रों से सामान्य रूप से दीखना, उभय हष्टि।

Binotic, Binaural (बाइनोटिक, बाइनोरल)— दो कानों से सम्बन्धित अथवा दो कानों वाला।

Binovular (बाइनोव्यूलर)— दो डिम्बों से सम्बन्धित अथवा दो डिम्बों से उत्पन्न, द्विडिम्बी, द्विडिम्बज।

Binuclear, Binucleate (बाइन्यूक्लियर, बाइन्यूक्लियेट)— दो केन्द्रकों वाला।

Binucleation (बाइन्यूक्लिएशन)— किसी कोशिका में कोशिकाद्रव्य में विभाजन न होते हुए केन्द्रक में विभाजन के फलस्वरूप दो केन्द्रकों का बनना।

Binucleolate (बाइन्यूक्लियोलेट)— दो उपकेन्द्रकों वाला।

Bio- (बायो-)— जीवन से सम्बन्ध बताने वाला उपसर्ग।

Bioacoustics (बायोएकूस्टिक्स)— वह विज्ञान जिसमें जीवधारियों पर ध्वनि के प्रभावों का अध्ययन किया जाता है।

Bioactive (बायोएक्टिव)— जीवित वस्तुओं पर प्रभाव करने वाला।

Bioassay (बायोएसे)— भेषजगुणविज्ञान में किसी औषधि या पदार्थ के जीवित वस्तु पर होने वाले प्रभाव की एक प्रमाणिक योग के प्रभाव से तुलना करके उसकी शक्ति का पता लगाना।

Bioastronautics (बायोएस्ट्रोनॉटिक्स)— जीवधारियों पर अन्तरिक्ष की यात्रा करने एवं वहाँ पर रहने के प्रभावों का अध्ययन।

Bioavailability (बायोएवेलेबीलिटी)— किसी औषधि या पदार्थ की उसके क्रिया करने वाले स्थान पर उपलब्धि का मापदण्ड।

Bioburden (बायोबर्डन)— किसी वस्तु को सदूंषित करने वाले सूक्ष्मजीवों की संख्या।

Biocatalyst (बायोकैटालिस्ट)— किसी जीवित वस्तु द्वारा उत्पन्न एक पदार्थ जो किसी प्रतिक्रिया का उत्प्रेरण करता है जैसे कोई एन्जाइम।

Biochemic, Biochemical (बायोकैमिक, बायोकैमिकल) — जीव-रसायन शास्त्र सम्बन्धी, जीवरसायनिक।

Biochemist (बायोकैमिस्ट)— जीवरसायनविज्ञानी।

Biochemistry (बायोकैमिस्ट्री)— जीवित वस्तुओं एवं प्राणभूत (जीवन के लिए अत्यन्त आवश्यक) क्रियाओं का रसायन शास्त्र, जीवरसायन-शास्त्र

Biochemorphic (बायोकिमोर्फिक)— जैविक क्रिया एवं रासायनिक सरंचना के बीच सम्बन्ध को निर्दिष्ट करने वाला जैसे भोज्य पदार्थों एवं औषधियों में होता है।

Biochemorphology (बायोकीमोर्फोलॉजी)— रासायनिक संरचना एवं जैविक क्रिया के बीच सम्बन्धों का विज्ञान।

Biocidal, Biocide (बायोसाइडल, बायोसाइड)— जीवित जीवों को नष्ट करने वाला जैसे प्रतिजीवी औषधियाँ।

Bioclimatology (बायोक्लाइमेटोलॉजी)— जलवायु के जीवन से सम्बन्ध का अध्ययन।

Biocompatibility (बायोकॉम्पटीबिलिटी)— जीवित शरीर पर किसी भी प्रकार का विषैला प्रभाव न करने का गुण।

Biodegradable (बायोडीग्रेडेबिल)— जैव क्रियाओं जैसे जीवाणु अथवा एन्जाइम की क्रिया द्वारा साधारण रासायनिक पदार्थों में विघटन को तैय्यार।

Biodegradation (बायोडीग्रेडेशन)— जीव-रासायनिक क्रिया द्वारा कार्बनिक पदार्थों का साधारण रासायनिक पदार्थों में विघटित हो जाना।

Biodynamic (बायोडायनामिक)— जीवशक्तिविज्ञान से सम्बन्धित।

Biodynamics (बायोडाइनामिक्स)— जीवित पदार्थों के बल अथवा शक्ति का विज्ञान, जीवशक्तिविज्ञान।

Bioenergetics (बायोइनरजेटिक्स)— सभी जीवित संस्थानों के बीच सम्बन्धों एवं शक्ति के स्थानान्तरण का अध्ययन।

Bioequivalence (बायोइक्वीवैलेन्स)— एक ही औषधि के दो योगों के बीच का सम्बन्ध जिनकी मात्रा (खुराक) एक ही है तथा जिनकी उपलब्धि का माप-दण्ड भी एक-सा है।

Biofeedback (बायोफीडबैक)— किसी व्यक्ति को उसके स्वायत्त (स्वसंचालित) तन्त्रिका-तन्त्र को नियन्त्रित करने का प्रशिक्षण देना जिसके पश्चात् वह हृदय गति, रक्त-चाप तथा त्वचा के तापमान आदि पर नियन्त्रण करने योग्य हो जाता है।

Biogenesis (बायोजेनेसिस)— एक सिद्धांत कि जीवित वस्तुएँ केवल जीवित वस्तुओं से ही उत्पन्न हो सकती हैं और अजीवित पदार्थों से उनकी उत्पत्ति कभी नहीं होती, जीवात्जीवोत्पत्ति।

Biogenetic (बायोजेनेटिक)—जीवात्जीवोत्पत्ति (बायोजेनेसिस) से सम्बन्धित।

Biogenic (बायोजैनिक)— किसी जीवधारी द्वारा उत्पन्न।

Biogenic amines (बायोजेनिक एमाइन्स)— ऐसे रासायनिक पदार्थ जो मस्तिष्क एवं रक्त वाहिनियों के कार्यों को बदल देते हैं जैसे एड्रीनालीन, नॉरएड्रीनालीन, डोपामीन एवं सिरोटोनिन।

Biohazard (बायोहैज़ार्ड)— कोई भी वस्तु जो मानव प्राणी अथवा पर्यावरण के लिए हानिकारक हो।

Bioinstrument (बायोइन्स्ट्रूमैंट)— मानव शरीर से संलग्न अथवा उसमें रखा गया एक यन्त्र जो शारीरिक कार्यों के आँकड़ों का अभिलेखन करता है तथा उन्हें व्यक्ति से प्रापक एवं नियन्त्रक कक्ष को संचारित करता है।

Biokinetics (बायोकाइनेटिक्स)— जीवित प्राणियों में होने वाले वृद्धि परिवर्तनों एवं उनकी गतियों का अध्ययन, जीव-गतिविज्ञान।

Biologic, Biological (बायोलॉजिक, बायोलॉजिकल)— 1. जीव-विज्ञान सम्बन्धी जैव, जैविक 2. ऐसा औषधीय योग जो जीवित प्राणियों तथा उनसे उत्पन्न पदार्थों से बनता है जैसे सीरम तथा वैक्सीन आदि।

Biological warfare (बायोलॉजिकल वारफेयर)— ऐसा युद्ध जिसमें मानव जीवन को नष्ट करने के लिए रोग उत्पन्न करने वाले सूक्ष्मजीवों का प्रयोग किया जाता है जैसे एन्थ्रैक्स आदि।

Biologic half-life (बायोलॉजिक हॉफ-लाइफ)— रक्त, प्लाज़्मा या सीरम में किसी औषधि की सान्द्रता के 50% घटने में लगने के लिए आवश्यक समय जो औषधि के वितरण एवं निष्कासन की गति की एक माप होता है।

Biologist (बायोलॉजिस्ट)—जीवविज्ञानी।

Biology (बायोलॉजी)— जीव-विज्ञान

Bioluminescence (बायोल्यूमिनेसेन्स)— जीवित प्राणियों से प्रकाश का निकलना।

Biolysis (बायोलाइसिस)— जीवन समाप्त होना, मृत्यु। जीवलयन।

Biolytic (बायोलाइटिक)— जीवन समाप्त करने वाला, जीवनाशक। जीवनलयी।

Biomarker (बायोमार्कर)— शरीर की अवस्था का एक संकेतक जैसे शरीर का तापमान होता है।

Biomas (बायोमास)— किसी क्षेत्र विशेष में बहुत से जीवित जीवों का एकत्रित हो जाना।

Biome (बायोम)— किसी विशेष भौगोलिक क्षेत्र में रहने तथा उसकी विशिष्टता बनाने वाले प्राणियों की समग्रता।

Biomechanics (बायोमैकेनिक्स)— जीवित शरीर पर आन्तरिक या बाह्य बल की क्रिया का विज्ञान।

Biomedical (बायोमेडिकल)— औषधि के अध्ययन में प्राकृतिक विज्ञान के प्रयोग से सम्बन्धित।

Biomedical engineering (बायोमेडिकल इन्जीनियरिंग)— चिकित्सा में यन्त्र-कला विज्ञान का प्रयोग, उदाहरण के लिए इस प्रकार के जैसे हृदय के पेसमेकर, कान से सुनाई देने के लिए प्रयोग में लाए जाने वाले उपकरण, कृत्रिम हाथ-पैर आदि का विकास होना।

Biomedicine (बायोमेडिसिन)— प्राकृतिक विज्ञान (जीवविज्ञान, जीवरसायनशास्त्र आदि) के सिद्धान्तों पर आधारित चिकित्सा में प्रयोग की जाने वाली औषधि।

Biomembrane (बायोमेम्ब्रेन)— किसी जीव की कोई भी कला या झिल्ली जैसे कोशिका कला।

Biometeorology (बायोमीटियोरोलॉजी)— जीवन के हर पहलू पर मौसन-विज्ञान के प्रभावों का अध्ययन।

Biometer (बायोमीटर)— जीवों द्वारा छोड़ी गयी कार्बन डाइ-ऑक्साइड की माप लेने और इस प्रकार जीवित पदार्थों की मात्रा का पता लगाने के लिए प्रयोग में लाया जाने वाला एक उपकरण।

Biometrician (बायोमीट्रीशियन)— जीवमिति या जीवमापन शास्त्र का विशेषज्ञ।

Biometrics, Biometry (बायोमेट्रिक्स, बायोमीट्री)—1. जीव विज्ञान सम्बन्धी तथ्यों का पता लगाने के लिए सांख्यिकी का प्रयोग 2. जीवन-अवधि का पता लगाना, जीवमित्ति, जीवमापनशास्त्र।

Biomicroscope (बायोमाइक्रोस्कोप)— शरीर के अन्दर स्थित जीवित ऊतकों का निरीक्षण करने वाला सूक्ष्मदर्शक यन्त्र।

Biomicroscopy (बायोमाइक्रोस्कोपी)— शरीर में विद्यमान जीवित ऊतकों का सूक्ष्मदर्शीय परीक्षण करना।

Biomolecule (बायोमोलीक्यूल)— जीवित कोशिकाओं द्वारा उत्पन्न अणु जैसे प्रोटीन, कार्बोहाइड्रेट आदि।

Bion (बायोन)— एक जीवित प्राणी।

Bionergy (बायोनर्जी)— प्राणभूत शक्ति या जीवन शक्ति।

Bionics (बायोनिक्स)— जीवित वस्तुओं के कार्यों एवं उनकी विशिष्टताओं का वैज्ञानिक अध्ययन तथा उनसे प्राप्त ज्ञान का अजीवित वस्तुओं में प्रयोग।

Bionomics (बायोनोमिक्स)— पारिस्थितिकी।

Bionomy (बायोनोमी)— जैव क्रियाओं से सम्बन्धित विज्ञान।

Bionosis (बायोनोसिस)— रोगजनक जीवों द्वारा उत्पन्न कोई भी रोग।

Biophage (बायोफेज़)— जीवित रहने के लिए जीवित वस्तुओं से पोषण प्राप्त करने वाला।

Biophagism, Biophagy (बायोफेजिज़्म, बायोफेजी)— जीवित पदार्थों से पोषण प्राप्त करना।

Biophagous (बायोफेगस)— Biophage.

Biophotometer (बायोफोटोमीटर)— विटामिन ए की कमी होने अथवा न होने का पता लगाने वाला यन्त्र।

Biophylactic (बायोफाइलैक्टिक)— शरीर की रक्षा प्रतिक्रियाओं से सम्बन्धित।

Biophylaxis (बायोफाइलैक्सिस)— शरीर की रक्षा प्रतिक्रियायें जैसे भक्षककोशिकाक्रिया तथा शोथ आदि।

Biophysics (बायोफिजिक्स)— जीव-विज्ञान सम्बन्धी समस्याओं के लिए भौतिक-विज्ञान के सिद्धान्तों एवं उसकी विधियों का प्रयोग, जीवभौतिकी।

Bioplasm (बायोप्लाज़्म)— जीवद्रव्य।

Bioplasmic (बायोप्लाज़्मिक)— जीवद्रव्य से सम्बन्धित।

Biopsy (बायोप्सी)— जीवित शरीर से ऊतक का एक छोटा-सा टुकड़ा निकाल कर रोग निदान की पुष्टि के लिए सूक्ष्मदर्शक यन्त्र द्वारा उसका परीक्षण करना, जीवोति परीक्षण।

Biopsychosocial (बायोसाइकोसोशल)— जैविक, मनोवैज्ञानिक एवं सामाजिक

Bioptone (बायोप्टोन)— जीवोति परीक्षण के लिए ऊतक को काटकर उसका एक टुकड़ा लेने वाला यन्त्र।

Biorbital (बाइआर्बीटल)— दोनों नेत्र गुहाओं से सम्बन्धित।

Bioremediation (बायोरेमीडियेशन)— सूक्ष्मजीवों की क्रिया द्वारा हानिकारक अपशिष्ट पदार्थों एवं प्रदूषकों का अहानिकर पदार्थों में बदल जाना।

Biorhythmic (बायोरिदमिक)— एक आवर्ती घटना जैसे मासिकधर्म-चक्र जो नियमित रूप से होता रहता है।

Bios (बायोस)— जीवन

Bioscience (बायोसाइन्स)— जीवन विज्ञान।

Biosis (बायोसिस)— जीने का ढंग।

Biospectrometry (बायोस्पैक्ट्रोमीट्री)— ऊतकों में स्थित पदार्थों की मात्रा एवं उनकी किस्म को जानने के लिए स्पैक्ट्रोस्कोप नामक यन्त्र का प्रयोग करना।

Biospectroscopy (बायोस्पैक्ट्रोस्कोपी)— स्पैक्ट्रोस्कोप द्वारा ऊतकों का परीक्षण।

Biosphere (बायोस्फेयर)— पृथ्वी पर जमीन और पानी के सभी क्षेत्र और वायुमण्डल जहाँ पर जीवित जीव पाये जाते हैं।

Biostatics (बायोस्टेटिक्स)— संरचना के कार्य से सम्बन्ध का विज्ञान।

Biostatistics (बायोस्टेटिस्टिक्स)— जीव-सांख्यिकी।

Biosynthesis (बायोसिन्थेसिस)— किसी जीवित प्राणी द्वारा रासायनिक यौगिकों का बनना।

Biosynthetic (बायोसिन्थेटिक)— बायोसिन्थेसिस से सम्बन्धित अथवा उसके द्वारा उत्पन्न।

Biota (बायोटा)— किसी विशेष स्थान में रहने वाले सभी जीवित प्राणी जिनमें जन्तु एवं पेड़-पौधे सभी सम्मिलित होते हैं।

Biotaxis, Biotaxy (बायोटैक्सिस, बायोटैक्सी)— प्राणियों का शरीररचनात्मक विशिष्टताओं के अनुसार वर्गीकरण।

Biotechnology (बायोटैक्नोलॉजी)— तकनीकी एवं औद्योगिक प्रक्रियाओं में जैविक प्रणाली एवं जीवों का उपयोग।

Biotelemetery (बायोटेलेमीट्री)— इलैक्ट्रॉनिक साधनों द्वारा रोगी से दूर रहते हुए उसका तापमान लेना तथा हृदय गति ज्ञात करना एवं इ.सी.जी. तथा इ.इ.जी. आदि लेना।

Biotest (बायोटैस्ट)— किसी जीव पर किसी रासायनिक यौगिक या तकनीक के प्रभावों का पता लगाने के लिए किया जाने वाला परीक्षण।

Biotic (बायोटिक)— जीवन अथवा जीवित जीव से सम्बन्धित।

Biotics (बायोटिक्स)—प्राणभूत कार्यों से सम्बन्धित विज्ञान, जैविकी।

Biotoxication (बायोटॉक्सिकेशन)— जीवित प्राणियों द्वारा उत्पन्न विषालुता।

Biotoxicology (बायोटॉक्सीकोलॉजी)— जीवित जीव जन्तुओं द्वारा उत्पन्न विषों का वैज्ञानिक अध्ययन एवं उन विषों से उत्पन्न रोगों की चिकित्सा।

Biotoxin (बायोटॉक्सिन)— एक विषैला पदार्थ जो जीवित प्राणियों से उत्पन्न होता है अथवा उनमें पाया जाता है।

Biotransformation (बायोट्रान्सफोर्मेशन)— किसी पदार्थ जैसे किसी औषधि के शरीर में होने वाले रासायनिक परिवर्तन।

Biot's breathing (बियोज़ ब्रीदिंग)— ऐसी श्वसन क्रिया जिसमें कई छोटे-छोटे सांस लेने के पश्चात् लम्बे समय के लिए सांस रुक जाता है।

Biotype (बायोटाइप)— समान शारीरिक गठन वाले व्यक्ति।

Biovular (बाइओव्यूलर)— दो डिम्बों से उत्पन्न अथवा उनसे सम्बन्धित।

Biovular twins (बाइओव्यूलर ट्विन्स)— दो भिन्न डिम्बों से उत्पन्न होने वाले जुड़वाँ बच्चे।

Bipara (बाइपैरा)— वह स्त्री जिसने दूसरी बार ऐसे जीवित अथवा मृत बच्चे को जन्म दिया जिसका भार 500 ग्राम से अधिक है।

Biparasitic (बाइपैरासाइटिक)— ऐसे परजीवी से सम्बन्धित जो स्वयं भी दूसरे परजीवी पर जीवन व्यतीत करता है।

Biparasitism (बाइपैरासाइटिज़्म)—Hyperparasitism.

Biparental (बाइपैरेन्टल)— माँ-बाप दोनों से उत्पन्न, पुरुष एवं स्त्री।

Biparietal (बाइपैराइटल)— दोनों पैराइटल हड्डियों से सम्बन्धित।

Biparous (बाइपैरस)— दो डिम्बों अथवा बच्चों को एक साथ जन्म देने वाली, युग्मजन।

Bipartite (बाइपारटाइट)—दो भागों से बना हुआ, द्विभाजित।

Biped (बाइपेड)— दो पाँवों वाला, द्विपादी।

Bipedal (बाइपेडल)— दो पाँवों पर चलने वाला।

Bipennate, Bipenniform (बाइपिनेट, बाइपेनीफोर्म)— ऐसी मासपेशी जिसमें किसी कण्डरा के दोनों ओर पेशी तन्तु संलग्न रहते है।

Biperforate (बाइपर्फोरेट)— दो मुख अथवा छिद्रों वाला।

Biphasic (बाइफेज़िक)— दो प्रावस्थाओं वाला।

Bipolar (बाइपोलर)— 1. दो ध्रुवों वाला, द्विध्रुवी 2. दोनों ध्रुवों से सम्बन्धित।

Bipotentiality (बाइपोटेन्शियालिटी)—दो सम्भव रीतियों में से किसी एक में विकसित होना अथवा उसमें कार्य करने की क्षमता होना।

Biramous (बाइरेमस)— दो शाखाओं वाला।

Birefractive (बाइरिफ्रैक्टिव)— प्रकाश-किरण को दो में बाँटने वाला, द्विअपवर्तक।

Birefringence (बाइरैफ्रिन्जैन्स)— द्विअपवर्तन। प्रकाश की किसी किरण का दो में विभाजित हो जाना।

Birefringent (बाइरैफ्रिन्जैन्ट)—Birefractive.

Birth (बर्थ)— बच्चे का जन्म लेना, प्रसव। यह मुख्यतया निम्न प्रकार का होता है–

Complete birth (कमप्लीट बर्थ)— बच्चे का माँ से पूर्ण रूप से अलग हो जाना।

Cross birth (क्रॉस बर्थ)— भ्रूण के गर्भाशय में अनुप्रस्थ (आड़ा) लेटे रहने पर होने वाला प्रसव, अनुप्रस्थ प्रसव।

Live birth (लिव बर्थ)— ऐसे शिशु का जन्म होना जिसमें जीवन के तीन प्रमाणों–सांस लेना, हृदय की धड़कन एवं भुजाओं में गतियाँ होना, में से एक भी दिखाई देता हो। सप्राण प्रसव।

Multiple birth (मल्टीपिल बर्थ)— एक ही गर्भावस्था में उत्पन्न दो या दो से अधिक शिशुओं का जन्म लेना।

Premature birth (प्रीमेच्योर बर्थ)— अपरिपक्व बच्चे का जन्म होना, कालपूर्व प्रसव।

Birth canal (बर्थ कैनाल)— गर्भाशयग्रीवा, योनि एवं भग से बनी नली जिससे होकर प्रसव के समय बच्चा बाहर आता है; प्रसव-नली।

Birth certificate (बर्थ सर्टीफिकेट)— जन्म प्रमाण-पत्र।

Birth control (बर्थ कन्ट्रोल)— किसी भी तरीके से गर्भधारण की रोकथाम होना।

Birth defect (बर्थ डिफैक्ट)— जन्मजात कोई विकृति।

Birthing (बर्थिंग)— बच्चे को जन्म देना।

Birth injury (बर्थ इन्जरी)— प्रसव के समय नवजात शिशु में पहुँचने वाली क्षति।

Birth mark (बर्थ मार्क)— जन्म से ही किसी तिल का पाया जाना, जन्म चिह्न।

Birth palsy (बर्थ पाल्सी)— प्रसव के समय चोट पहुँचने के कारण नवजात शिशु में होने वाला दोनों पैरों अथवा एक ओर के हाथ-पैर का पक्षाघात।

Birth rate (बर्थ रेट)— किसी देश में एक वर्ष में 1000 की आबादी पर जीवित जन्म लेने वाले बच्चों की संख्या।

Bis- (बिस-)— उपसर्ग जिससे दो या दो बार का संकेत मिलता है।

Bisaxillary (बिसएक्ज़िलरी)— दोनों बगलों से सम्बन्धित।

Bisection (बाईसैक्शन)— काट कर दो भागों में विभाजन।

Bisexual (बाईसैक्सुअल)— पुरुष एवं स्त्री दोनों लिंगों की विशिष्टताओं से युक्त, द्विलिंगी, उभयलिंगी।

Bisexuality (बाईसैक्सुआलिटी)— द्विलिंगी होने की दशा।

Bisferious (बाइस्फेरियस)— दो धड़कन अथवा स्पन्द वाला।

Bis in die (बिस इन डाई)—दिन में दो बार।

Bismuthosis (बिस्मथोसिस)— जीर्ण बिस्मथ विषाक्तता।

Bistoury (बिस्चुरी)— एक छोटा, पतला, सीधा या मुड़ा हुआ शल्य-क्रिया से सम्बन्धित चाकू।

Bistratal (बाइस्ट्रेटल)— दो अस्तरों अथवा परतों वाला।

Bite (बाइट)— 1. दाँतों से काटना 2. किसी जन्तु के द्वारा काटने से बना जख्म 2. डंक मार कर काटना जैसे बिच्छु के द्वारा 4. दन्त-चिकित्सा में दाँतों को किसी प्लास्टिक पदार्थ जैसे मोम पर रखकर दबाकर मिलाने से बनी छाप।

Bite-block (बाइट-ब्लॉक)— भींच का किनारा।

Bitelock (बाइटलोक)— भींच के किनारों को मुख से बाहर भी उसी स्थिति में जैसे कि वे मुख के भीतर होते हैं, धारण करने के लिए एक दन्त्य उपकरण।

Bitemporal (बाइटैम्पोरल)— दोनों ओर की टैम्पोरल हड्डियों से सम्बन्धित, द्विशंखी।

Bite plate (बाइट प्लेट)— ऐसा दन्त्य उपकरण जो विकृत भींच को ठीक करने अथवा उसका निदान करने के काम आता है।

Bitot's spots (बीटोट्स स्पॉट्स)— विटामिन ए की कमी से नेत्रश्लेष्मला में स्थित चमकीले भूरे रंग के धब्बे।

Bitropic (बाइट्रोपिक)— दो को प्रभावित करने वाला।

Bitter (बिटर)— कडुवे स्वाद वाला, तिक्त।

Bituminosis (बिटुमिनोसिस)— एक प्रकार का फुफ्फुसधूलिमयता (न्यूमोकोनियोसिस) रोग जो मुलायम कोयले की धूल से उत्पन्न होता है।

Biuret (बायूरेट)— यूरिया का एक व्युत्पादित जो उसे गरम करने पर उपलब्ध होता है।

Biuret test (बायूरेट टैस्ट)— रक्तोद अथवा सीरम में प्रोटीन मापने की विधि।

Bivalence, Bivalency (बाइवैलेन्स, बाइवैलेन्सी)— 2 की संयोजन-शक्ति (संयोजकता) का होना।

Bivalent (बाइवैलेन्ट)—द्विसंयोजक।

Biventer, Biventral (बाइवेन्टर, बाइवेन्ट्रल)— दो उदर या पिण्ड वाला, उदाहरण के लिए दो पिण्ड वाली पेशी।

Biventricular (बाइवेन्ट्रिकुलर)— हृदय के दोनों निलयों से सम्बन्धित अथवा उन पर प्रभाव डालने वाला।

Bizygomatic (बाइज़ाइगोमेटिक)— दोनों गण्डास्थिक चापों में से प्रत्येक पर स्थित सर्वाधिक उदग्र बिन्दु से सम्बन्धित।

B.K. (बी.के.)— घुटने से नीचे।

Black (ब्लैक)— 1. रंग का अभाव या प्रकाश का परावर्तित न करना 2. काले वर्णकों की अधिकता। काला।

Black death (ब्लैक डैथ)— काली प्लेग।

Black eye (ब्लैक आई)— चोट पहुँचने के कारण आँख की पलकों एवं उसके चारों ओर के ऊतकों का कालापन।

Black head (ब्लैक हैड)— मुहासा।

Black lung (ब्लैक लंग)— कोयले की खानों में काम करने वाले लोगों में पायी जाने वाली फुफ्फुसधूलिमयता।

Black measles (ब्लैक मीज़ल्स)— खसरा का ऐसा रोग जिसमें काले दाने निकलते हैं।

Black out (ब्लैक आउट)— दृष्टिपटल एवं मस्तिष्क की रक्त आपूर्ति कम हो जाने के कारण आँखों से एकदम से दीखना बन्द हो जाना एवं कुछ देर के लिए बेहोशी हो जाना। क्षणिक अंधता।

Black vomit (ब्लैक वोमिट)— आमाशय से आने वाले रक्त की विद्यमानता के कारण काली उल्टी होना।

Blackwater fever (ब्लैकवाटर फीवर)— मलेरिया संक्रमण में काला मूत्र विसर्जित होना।

Bladder (ब्लैडर)— किसी स्राव को संचित करने के लिए

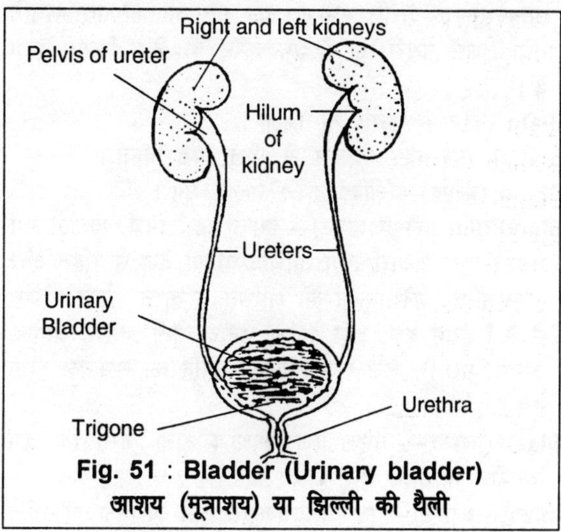

Fig. 51 : Bladder (Urinary bladder)
आशय (मूत्राशय) या झिल्ली की थैली

Right and left kidneys = दायां एवं बायां वृक्क, Hilum of kidney=वृक्क का हाइलम, Pelvis of ureter= मूत्रनली की श्रोणि, Ureters=मूत्रनलियाँ, Urinary bladder=मूत्राशय, Trigone=मूत्राशय का त्रिकोण, Urethra=मूत्र-मार्ग।

झिल्ली की थैली जैसे पित्ताशय एवं मूत्राशय। यह शब्द अधिकतर मूत्राशय के लिए प्रयोग किया जाता है।

Atony of bladder (एटोनी ऑफ ब्लैडर)— पेशीय तान कम हो जाने के कारण मूत्र-त्याग करने में असमर्थता।

Extrophy of bladder (एक्सट्रॉफी ऑफ ब्लैडर)— मूत्राशय का जन्मजात बाहर को उलट जाना। जन्म से ही उदर भित्ति बन्द नहीं होती और मूत्राशय इसमें से होकर बाहर को निकल आता है।

Hypertonic bladder (हाइपरटोनिक ब्लैडर)— मूत्राशय जिसकी पेशीय तान बढ़ी होती है। मूत्राशय की पेशियों की अति क्रियाशीलता।

Irritable bladder (इर्रिटेबिल ब्लैडर)— मूत्राशय का बार-बार सिकुड़ना जिसके साथ मूत्र-त्याग की इच्छा होती है।

Nervous bladder (नर्वस ब्लैडर)— मूत्राशय को पूर्णतया खाली करने की शक्ति के बिना मूत्र विसर्जन के लिए निरन्तर इच्छा बनी रहना।

Neurogenic bladder (न्यूरोजेनिक ब्लैडर)— केन्द्रीय तन्त्रिका-तन्त्र अथवा मूत्राशय की पूर्ति करने वाली तन्त्रिकाओं में क्षति पहुँचने के कारण कार्य में किसी भी प्रकार की गड़बड़ी से युक्त मूत्राशय।

Bladder worm (ब्लैडर वोर्म)— फीताकृमि का लार्वा रूप।

Bladder sound (ब्लैडर साउण्ड)— यह 10 इंच लम्बी एक धात्विक छड़ होती है जो दूरस्थ सिरे पर धीरे-धीरे मुड़ती जाती है और यह अंशांकित नहीं होती। इसका उपयोग ऑपरेशन के दौरान मूत्राशय की सीमाओं का पता लगाने तथा उसमें पथरी का निदान करने के लिए किया जाता है।

Blain (ब्लेन)— फुन्सी या छाला।

Blanch (ब्लैन्च)— एकदम से पीला पड़ जाना।

Bland (ब्लैण्ड)— शान्त करने वाला, मृदु।

Bland diet (ब्लैण्ड डाइट)— इसका अर्थ मिर्च, खटाई, गर्म मसालों एवं अचारों तथा अधिक घी या तेल से रहित और आमाशयिक श्लेष्मकला को क्षोभित न करने वाले भोजन से है। इसमें दूध, दही, क्रीम, पनीर, रोटी, दालों, चावल, अण्डों, मछली, फल एवं सब्जियों आदि का समावेश होता है।

Blast (ब्लॉस्ट)— बहुत तेज आवाज होना जैसा कि बम विस्फोट में होती है।

-blast (-ब्लास्ट)— एक प्रत्यय जिससे ऐसी कोशिका का संकेत मिलता है जिससे कुछ उत्पन्न होता है जैसे ऑस्टियोब्लॉस्ट एवं फाइब्रोब्लॉस्ट आदि।

Blastema (ब्लॉस्टीमा)— प्राथमिक पदार्थ या कोशिकाएँ जिनसे कोशिकाएँ तथा ऊतक बनते हैं।

Blastemic (ब्लॉस्टीमिक)—ब्लॉस्टीमा से सम्बन्धित।

Blasto- (ब्लास्टो-)— अंकुर या कली का संकेत देने वाला उपसर्ग।

Blastocele (ब्लास्टोसील)— ब्लास्टुला में स्थित तरल से भरी हुई गुहा।

Blastochyle (ब्लास्टोकाईल)— ब्लास्टोसील में स्थित तरल।

Blastocyst (ब्लास्टोसिस्ट)— स्तन-पान कराने वाले प्राणी का मोरूला अवस्था के बाद का भ्रूण जिसमें ट्रोफोब्लास्ट की बाह्य परत होती है जो भीतर के कोशिका पिण्ड से संलग्न रहती है तथा इनसे घिरी गुहा ब्लास्टोसील होती है। बीजपुटी।

Blastocyte (ब्लॉस्टोसाइट)— किसी भ्रूण की मौरूला या ब्लॉस्टुला अवस्था का एक अभिन्न ब्लॉस्टोमीयर।

Blastocytoma (ब्लास्टोसाइटोमा)— ब्लास्टोमा।

Blastoderm (ब्लॉस्टोडर्म)— ब्लास्टुला की दीवार बनाने वाली एक कोशिका मोटी परत, कोरक चर्म, बीजजनस्तर।

Blastodermal, Blastodermic (ब्लॉस्टोडर्मल, ब्लॉस्टोडर्मिक)— कोरक चर्म या ब्लॉस्टोडर्म से सम्बन्धित।

Blastogenesis (ब्लास्टोजेनेसिस)— एककोशिकीय जन्तुओं का कलिकोत्पादन द्वारा जनन अर्थात् अलैंगिक जनन।

Blastogenetic, Blastogenic (ब्लॉस्टोजेनेटिक, ब्लॉस्टोजेनिक)— एककोशिकीय जन्तुओं के कलिकोत्पादन द्वारा जनन से सम्बन्धित।

Blastolysis (ब्लास्टोलाइसिस)— किसी ब्लास्टोसिस्ट का नष्ट होना।

Blastolytic (ब्लॉस्टोलाइटिक)— किसी ब्लॉस्टोसिस्ट के नष्ट होने से सम्बन्धित।

Blastoma (ब्लास्टोमा)— भ्रूणीय कोशिकाओं, जो किसी अंग अथवा ऊतक के ब्लास्टीमा से उत्पन्न होती हैं, से बना अर्बुद, प्रसू-अबुर्द।

Blastomatosis (ब्लास्टोमेटोसिस)— ब्लास्टोमा का बनना या किसी अर्बुद का बनना।

Blastomere (ब्लास्टोमीयर)— निषेचित अण्ड के खण्डीभवन से उत्पन्न कोशिकाओं में से एक, प्रसूखण्ड।

Blastomerotomy (ब्लास्टोमीरोटॉमी)— ब्लास्टोमीयरों का नष्ट होना।

Blastomogenic (ब्लॉस्टोमोजेनिक)— ब्लॉस्टोमा उत्पन्न करने वाला।

Blastoneuropore (ब्लास्टोन्यूरोपोर)— ब्लॉस्टोपोर एवं न्यूरोपोर के संयोजन से कुछ भ्रूणों में बनने वाला एक अस्थायी मुख।

Blastopore (ब्लास्टोपोर)— आद्य-आन्त्र का गैस्ट्रुला अवस्था में भ्रूण के बाहर को खुलने वाला छिद्र।

Blastula (ब्लॉस्टुला)— निषेचित डिम्ब के विभाजन स्वरूप बनी गोल खोखली रचना जिसमें चारों ओर कोशिकाओं की एक कोशिका मोटी परत—ब्लास्टोडर्म होती है जो चारों ओर से एक गुहा ब्लास्टोसील को घेरे होती है जिसमें एक प्रकार का तरल भरा होता है।

Blastular (ब्लॉस्टुलर)— ब्लास्टुला से सम्बन्धित।

Blastulation (ब्लॉस्टुलेशन)— ब्लास्टोसील के विकसित होने पर मौरूला का ब्लास्टुला में परिवर्तित हो जाना।

Bleaching powder (ब्लीचिंग पाउडर)—ब्लीचिंग पाउडर, विरंजक चूर्ण।

Bleb (ब्लेब)— फफोला।

Bleed (ब्लीड)— रक्त वाहिनियों के फट जाने अथवा उनको काट देने पर रक्त की हानि होना।

Bleeder (ब्लीडर)— वह व्यक्ति जिसमें रक्त जमाने की क्षमता नहीं होती या कम होती है, अतः एक छोटी-सी चोट लग जाने पर ही अत्यधिक रक्तस्राव होने लगता है। रक्तस्रावी।

Bleeding (ब्लीडिंग)— रक्त का मुक्त होना, जैसे किसी रक्त वाहिनी पर आघात पहुँचने से होता है। रक्तस्राव। रक्तस्राव निम्न प्रकार से हो सकता है–

Arterial bleeding (आर्टीरियल ब्लीडिंग)— चोट खाई हुई धमनियों से चमकीले लाल रंग के रक्त का एकदम से वेग के साथ बाहर निकलना।

Break through bleeding (ब्रेक थ्रो ब्लीडिंग) — आर्तव स्रावों (मासिक धर्म) के बीच में होने वाला रक्तस्राव।

Dysfunctional uterine bleeding (डिस्फंक्शनल यूटेराइन ब्लीडिंग)— बिना किसी सार्वदैहिक, या स्थानीय कारण के जैसे गर्भाशय के तान्तव, कैंसर या शोथ में अथवा गर्भावस्था में गर्भाशय से रक्त-स्राव होना दुष्क्रियाजन्य गर्भाशय-रक्तस्राव कहलाता है।

Internal bleeding (इन्टरनल ब्लीडिंग)— आन्तरिक अंगो या स्थान से जैसे विशेष रूप से जठरान्त्रीय पथ से रक्तस्राव होना।

Menstrual bleeding (मैन्सचुरल ब्लीडिंग)— सामान्य रूप से हर माह गर्भाशय से होने वाला रक्तस्राव, आर्तव स्राव, मासिक धर्म।

Occult bleeding (ऑकल्ट ब्लीडिंग)— रक्त का इतनी कम मात्रा में मुक्त होना विशेषकर जैसा की आँतों में होता है, कि मल के रासायनिक या सूक्ष्मदर्शीय परीक्षण के द्वारा ही इसका पता चलता है।

Placentation bleeding (प्लेसेन्टेशन ब्लीडिंग)— गर्भावस्था के प्रारम्भिक सप्ताहों में गर्भाशय से होने वाला रक्तस्राव।

Venous bleeding (वेनस ब्लीडिंग)— काले लाल रंग के रक्त का स्राव।

Bleeding time (ब्लीडिंग टाइम)— रक्तस्राव के रुकने में लगने वाला समय जो साधारणतया 3 मिनट होता है।

Blending (ब्लेण्डिंग)— बहुत सी वस्तुओं का मिश्रण।

Blenn-, Blenno- (ब्लेन-, ब्लेनो-)— श्लेष्मा का संकेत देने वाले उपसर्ग।

Blennadenitis (ब्लेनेडीनाइटिस)— श्लेष्मिक ग्रन्थियों का शोथ।

Blennelytria (ब्लेनीलाइट्रिया)— श्वेतप्रदर।

Blennemesis (ब्लेनीमेसिस)— श्लेष्मा की उल्टी।

Blennogenic, Blennogenous (ब्लेनोजेनिक, ब्लेनोजीनस)— श्लेष्मा उत्पन्न करने वाला, श्लेष्मस्रावी।

Blennoid (ब्लेनॉयड)— श्लेष्मा के समान।

Blennometritis (ब्लेनोमेट्राइटिस)— गर्भाशयशोथ।

Blennophthalmia (ब्लेनोफ्थैलमिया)— नेत्रश्लेष्मलाशोथ।

Blennoptysis (ब्लेनोप्टाइसिस)— श्लेष्मा का फेफड़ों से बाहर निकलना, बलगम आना।

Blennorrhagia, Blennorrhea (ब्लेनोरेह्जिया, ब्लेनोरिह्या)— 1. श्लेष्मिक झिल्लियों से अत्यधिक मात्रा में निकलने वाला कोई भी स्राव 2. सूजाक।

Blennorrhagic (ब्लेनोरेह्जिक)— Blennorrheal.

Blennorrhea (ब्लेनोरिह्या)— Blennorrhagia.

Blennorrheal (ब्लेनोरिह्यल)— श्लेष्मिक झिल्लियों से अत्यधिक मात्रा में निकलने वाले स्राव से सम्बन्धित।

Blennorrhoeria (ब्लेनोरोह्रिया)— आँतों से श्लेष्मा का बहना, आमातिसार।

Blennostasis (ब्लेनोस्टेसिस)— अत्यधिक श्लेष्मा-स्राव का कम होना या रुक जाना।

Blennostatic (ब्लेनोस्टेटिक)— श्लेष्मिक स्राव को कम करने वाला।

Blennothorax (ब्लेनोथौरेक्स)— छाती में श्लेष्मा का जमा हो जाना।।

Blennuria (ब्लेन्यूरिया)— मूत्र में श्लेष्मा का पाया जाना, श्लेष्ममेह।

Blephara (ब्लेफेरा)— ब्लेफेरोन का बहुवचन।

Blepharadenitis (ब्लेफैराडीनाइटिस)— मीबोमियन ग्रन्थियों की सूजन।

Blepharal (ब्लेफेरल)— आँख की पलक से सम्बन्धित।

Blepharectomy (ब्लेफेरेक्टॉमी)— आँख की किसी पलक को शल्यक्रिया द्वारा आंशिक अथवा पूर्ण रूप से काट कर निकाल देना।

Blepharedema (ब्लेफेरीडीमा)— आँख की पलकों का शोफ जिससे पलकें थैली के समान प्रतीत होती हैं।

Blepharism (ब्लेफेरिज़्म)— आँखों की पलकों का फड़फड़ाना, वर्त्माकर्ष।

Blepharitis (ब्लेफेराइटिस)— आँखों की पलकों के किनारों की सूजन, वर्त्मशोथ। यह निम्न प्रकार की हो सकती है–

Blepharitis angularis (ब्लेफेराइटिस एन्गूलेरिस)— पलकों के कोणों में होने वाली सूजन जिससे अश्रु-वाहिनियों के मुख बन्द हो जाते हैं।

Blepharitis ciliaris (ब्लेफेराइटिस सिलिएरिस)— पलकों की रोम वाले किनारों की सूजन।

Blepharitis parasitica (ब्लेफेराइटिस पैरासाइटिका)— परजीवियों जैसे धुन या जुओं द्वारा उत्पन्न पलकों की सूजन।

Blepharitis squamosa (ब्लेफेराइटिस स्कुआमोसा) — पलक की पुरानी सूजन जिसमें पलक का किनारा छोटी-छोटी सफेद या भूरे रंग की परतों से ढक जाता है।

Blepharitis ulcerative (ब्लेफेराइटिस अल्सेरेटिव)— आँख की पलक के किनारे-किनारे बहुत से जख्म होते हैं तथा पलक पर रोम या बाल नहीं होते।

Blepharo- (ब्लेफेरो-)— आँख की पलक से सम्बन्धित उपसर्ग।

Blepharoadenitis (ब्लेफेरोएडीनाइटिस)— मीबोमियन ग्रन्थियों का शोथ।

Blepharoadenoma (ब्लेफेरोएडीनोमा)— आँख की पलक का ग्रन्थिल अर्बुद।

Blepharoatheroma (ब्लेफेरोएथिरोमा)— आँख की पलक की त्वग्वसीय या वसामय पुटी।

Blepharochalasis (ब्लेफेरोचैलेसिस)— आँख की ऊपरी पलक की त्वचा के लचीलेपन के अभाव में उसकी अतिवृद्धि।

Blepharochromhidrosis (ब्लेफेरोक्रोमहाइड्रोसिस)— आँखों की पलकों से रंगीन, अधिकतर नीले रंग का पसीना आना।

Blepharoclonus (ब्लेफेरोक्लोनस)— आँख की पलकों को बन्द करने वाली आर्बीकुलेरिस ऑकुलाई पेशियों का जीर्ण आकर्ष।

Blepharocoloboma (ब्लेफेरोकोलोबोमा)—Ankyloblepharon

Blepharoconjunctivitis (ब्लेफेरोकन्जंक्टीवाइटिस)— आँख की पलक एवं नेत्रश्लेष्मला का शोथ।

Blepharodiastasis (ब्लेफेरोडीयास्टेसिस)—आँख की पलकों का अत्यधिक एक दूसरे से अलग हो जाना जिससे आँख बहुत चौड़ी खुली हुई दिखाई देती है।

Blepharokeratoconjunctivitis (ब्लेफेरोकैरेटो-कन्जंक्टीवाइटिस)— आँख की पलको, स्वच्छमण्डल एवं नेत्रश्लेष्मकला का शोथ।

Blepharon (ब्लेफेरोन)— आँख की पलक, वर्त्म।

Blepharoncus (ब्लेफेरोन्कस)—आँख की पलक का अर्बुद।

Blepharopachynsis (ब्लेफेरोपैकीनसिस)—आँख की पलक का असामान्य रूप से मोटा हो जाना।

Blepharophimosis (ब्लेफेरोफाइमोसिस)— नेत्रच्छदी विदरों का असामान्य रूप से तंग या संकरा हो जाना, वर्त्मविदरसंकोच।

Blepharoplast (ब्लेफेरोप्लास्ट)— किसी कोशिका में विद्यमान क्रोमैटिन का एक छोटा-सा पिण्ड जो किसी कशाभ का आधार बनता है, कशामूलक।

Blepharoplastic (ब्लेफेरोप्लास्टिक)— आँख की पलकों की प्लास्टिक सर्जरी से सम्बन्धित।

Blepharoplasty (ब्लेफेरोप्लास्टी)— आँख की पलकों की प्लास्टिक सर्जरी, वर्त्मसंधान।

Blepharoplegia (ब्लेफेरोप्लीजिया)— आँख की किसी पलक का पक्षाघात।

Blepharoptosis (ब्लेफेरोप्टोसिस)— आँख की किसी ऊपरी पलक का नीचे को लटकना या झुक जाना।

Blepharopyorrhea (ब्लेफेरोपायोरिया)— आँख की किसी पलक से पस या मवाद निकलना।

Blepharorrhaphy (ब्लेफेरोरैह्फी)— नेत्रच्छदी विदर की लम्बाई को कम करने के लिए पलकों के किनारों का सीना।

Blepharorrhea (ब्लेफेरोरिह्या)— आँख की पलक से स्राव निकलना।

Blepharospasm (ब्लेफेरोस्पाज़्म)— आँखों की पलकों की पेशी में ऐंठन आ जाना, वर्त्माकर्ष।

Blepharostat (ब्लेफेरोस्टेट)— ऑपरेशन के समय आँख की पलकों को एक दूसरे से दूर स्थिर रखने वाला यन्त्र।

Blepharostenosis (ब्लेफेरोस्टेनोसिस)— नेत्रच्छदी विदर का संकरा होना।

Blepharosynechia (ब्लेफेरोसाइनेकिया)— आँख की ऊपरी एवं निचली पलकों के किनारों का आपस में चिपक जाना।

Blepharotomy (ब्लेफेरोटॉमी)— आँख की किसी पलक में शल्यक्रिया द्वारा चीरा लगाना, वर्त्मछेदन।

Blind (ब्लाइन्ड)— दृष्टिहीन, अंधा।

Blindness (ब्लाइन्डनैस)— दृष्टिहीनता, अन्धापन, अन्धता। यह निम्न प्रकार की हो सकती है :–

Amnesic color blindness (एमनेसिक कलर ब्लाइन्डनैस)— देखे हुए रगों के नाम याद रखने में असमर्थता, दिवान्धता।

Color blindness (कलर ब्लाइन्डनैस)— रंगों को पहिचानने में असमर्थता, वर्णान्धता।

Cortical blindness (कार्टिकल ब्लाइन्डनैस)— सेरीब्रम के कॉर्टेक्स में स्थित दृष्टि-क्षेत्र में क्षति पहुँचने से उत्पन्न अन्धता।

Day blindness (डे ब्लाइन्डनैस)— दिन में देखने में असमर्थता, दिवान्धता।

Eclipse blindness (एकलिप्स ब्लाइन्डनैस)— चश्मे का प्रयोग किए बिना ग्रहण देखने पर मैक्यूला के जल जाने से उत्पन्न अन्धापन या अन्धता।

Hysterical blindness (हिस्टीरिकल ब्लाइन्डनैस)— हिस्टीरिया रोग के आक्रमण के समय होने वाली अन्धता।

Letter blindness (लैटर ब्लाइन्डनैस)— अक्षरों का अर्थ समझने में असमर्थता।

Night or nocturnal blindness (नाइट आर नोक्चुरनल ब्लाइन्डनैस)— रात्रि में दिखाई न देना, रतौंधी।

Object blindness (ऑब्जेक्ट ब्लाइन्डनैस)—वस्तुओं को पहचानने में असमर्थता यद्यपि आँखें ठीक प्रकार से कार्य कर रही होती हैं, यह मानसिक विकार के कारण हो सकती है। वस्तु अन्धता।

Psychic blindness (साइकिक ब्लाइन्डनैस)— मस्तिष्क में क्षति पहुँचने से देखकर भी न पहिचानना, मानसिक अन्धता।

Snow blindness (स्नो ब्लाइन्डनैस)— बर्फ पर सूर्य के चका-चौंध करने वाले प्रकाश से उत्पन्न अन्धता जो अधिकतर अल्पकालिक होती है, हिमान्धता।

Transient blindness (ट्रान्जिएन्ट ब्लाइन्डनैस) — दृष्टिपटल या रेटिना की रक्त आपूर्ति में विघ्नता पड़ जाने के कारण कुछ ही देर के लिए अचानक होने वाली अन्धता।

Word blindness (वर्ड ब्लाइन्डनैस)— लिखे हुए अथवा बोले हुए शब्दों को समझने की असमर्थता, शब्दान्धता या लेखान्धता।

Blind spot (ब्लाइन्ड स्पॉट) **or Optic disk** (ऑप्टिक डिस्क)— रेटिना पर ऑप्टिक तन्त्रिका का प्रवेश स्थल जिसमें रॉड्स तथा कोन्स नहीं होते।

Blink (ब्लिंक)— आँखों को जल्दी-जल्दी खोलना एवं बन्द करना जो ऐच्छिक तथा अनैच्छिक दोनों प्रकार का हो सकता है, वर्त्मचलता।

Blink reflex (ब्लिंक रिफ्लैक्स)— किसी वस्तु के अचानक आँख की ओर गति करने की अनुक्रिया में आँखों का स्वतः बंद हो जाना।

Blister (ब्लिस्टर)— त्वचा की बाह्यत्वचा या इपिडर्मिस के नीचे अथवा इसके भीतर तरल का इकट्ठा हो जाना, फफोला या छाला। यह निम्न प्रकार का हो सकता है :–

Blister blood (ब्लिस्टर ब्लड)— रक्त वाहिनियों के फट जाने से फफोले में रक्त का पाया जाना।

Blister fever (ब्लिस्टर फीवर)— होंठ का सरल परिसर्प रोग।

Blister water (ब्लिस्टर वाटर)— साफ जलीय पदार्थों से बनने वाला फफोला।

Blistering (ब्लिस्टरींग)— जलस्फोटों का बनना, फफोला पड़ना।

Bloat (ब्लौट)— आमाशय में वायु भर जाना।

Bloated (ब्लौटेड)— गैस, पानी या सीरम से अपने सामान्य परिमाण से अधिक फूला हुआ एक खोखला अंग।

Bloating (ब्लौटिंग)— निगली गयी वायु अथवा खमीरण द्वारा उत्पन्न आन्त्रीय गैस से पेट का फूल जाना।

Block (ब्लॉक)— 1. बाधा या रुकावट 2. नाड़ी के संवेदी आवेगों का मार्ग रोकने के लिए स्थानीय असंवेदनता 3. किसी मार्ग अथवा छिद्र को अवरुद्ध करना। अवरोध या बाधा निम्न प्रकार से हो सकते हैं–

Air block (एयर ब्लॉक)— वायु का वायु मार्गों से निकल कर फेफड़ों के संयोजी ऊतकों में इकट्ठा हो जाना और इस प्रकार वायु के सामान्य बहाव में बाधा उत्पन्न करना।

Ear block (इयर ब्लॉक)— श्रवण-नलिका का संक्रमण अथवा मैल के इकट्ठा हो जाने से अवरुद्ध हो जाना।

Field block (फील्ड ब्लॉक)— छोटे-छोटे ऑपरेशनों के लिए किसी संवेदनाहारी औषधि का इन्जैक्शन लगाकर नाड़ियों के आवेगों में अवरोध उत्पन्न करके स्थानीय असंवेदनता उत्पन्न करना।

Heart block (हार्ट ब्लॉक)— साइनो-एट्रियल नोड से उठने वाले आवेग एट्रियोवैन्ट्रीकुलर नोड या बण्डल ऑफ हिज़ में कहीं पर रुक जाते हैं।

Neuromuscular block (न्यूरोमस्कुलर ब्लॉक) — प्रेरक नाड़ी की अन्तिम प्लेट से किसी पेशी को जाने वाले आवेगों का अवरुद्ध हो जाना जो एसिटाइलकोलीन की कमी के कारण हो सकता है।

Spinal block (स्पाइनल ब्लॉक)— सुषुम्ना-नली में प्रमस्तिष्कमेरू-तरल (सेरीब्रोस्पाइनल द्रव) के बहाव में अवरोध उत्पन्न हो जाना।

Blockade (ब्लॉकेड)— किसी वस्तु के कार्य में अवरोध उत्पन्न हो जाना जैसे किसी औषधि के प्रभाव या शारीरिक कार्य में रुकावट पैदा हो जाना।

Blocker (ब्लॉकर)— कोई भी वस्तु जो किसी मार्ग अथवा क्रियाशीलता आदि में रुकावट डालती है।

Blood (ब्लड)— हृदय, धमनियों, केशिकाओं एवं शिराओं से परिसंचरण करता हुआ तरल जो अपने साथ पोषण, हारर्मोन, प्रतिपिण्ड (एण्टीबॉडीज़), ऊष्मा तथा ऑक्सीजन का वहन करता हुआ शरीर की कोशिकाओं को पहुँचाता है तथा वहाँ से त्याज्य पदार्थों एवं कार्बन डाइऑक्साइड को पृथक करता है। इसमें एक तरल प्लाज्मा तथा लाल रक्त कोशिकाएँ, श्वेत रक्त कोशिकाएँ एवं प्लेटलेट्स नामक तीन प्रकार की कोशिकाएँ होती हैं; रक्त; खून। रक्त मुख्यतया निम्न प्रकार का होता है–

Aerated or arterial blood (ऐरेटेड और आर्टीरियल ब्लड)— वह रक्त जो ऑक्सीजन युक्त होता है और ऊतकों को ऑक्सीजन पहुँचाता है।

Central blood (सेन्ट्रल ब्लड)— हृदय या अस्थि-मज्जा से प्राप्त होने वाला रक्त।

Citrated blood (साइट्रेटेड ब्लड)— रक्त को जमने से रोकने के लिए सोडियम साइट्रेट युक्त रक्त।

Clotted blood (क्लॉटेड ब्लड)— जमने की क्रिया द्वारा चटनी के समान अतरल पिण्ड के रूप में परिवर्तित रक्त।

Cord blood (कॉर्ड ब्लड)— प्रसव के समय शिशु की नाभि-रज्जु की रक्त वाहिनियों में स्थित रक्त।

Defibrinated blood (डीफाइब्रीनेटेड ब्लड)— सम्पूर्ण रक्त जिससे जमने की क्रिया में फाइब्रिन अलग हो गया हो।

Menstrual blood (मैन्सच्रुअल ब्लड)— मासिक धर्म का रक्त।

Occult blood (ऑक्लट ब्लड)— रक्त का इतनी कम मात्रा में पाया जाना कि यह नग्न नेत्रों से दिखाई नहीं देता बल्कि रासायनिक जाँचों अथवा सूक्ष्मदर्शी-परीक्षण के द्वारा ही इसका पता लगाया जा सकता है।

Peripheral blood (पैरीफ्रल ब्लड)— हृदय से दूर परिसंचरण से प्राप्त रक्त, परिसरीय रक्त।

Sludged blood (स्लज्ड ब्लड)— ऐसा रक्त जिसकी लाल रक्त कोशिकाएँ छोटी-छोटी रक्त वाहिनियों में एकत्रित होकर एक पिण्ड सा बना लेती हैं और उन रक्त वाहिनियों से होकर बहने वाले रक्त की गति को धीमा कर देती हैं अथवा रक्त के बहने को रोक देती हैं।

Splanchnic blood (स्पलेन्चनिक ब्लड)— छाती, उदर तथा श्रोणि में स्थित अंगों में परिसंचरण करता हुआ रक्त जैसे फुफ्फुसीय, यकृती एवं प्लीह्ज रक्त।

Unit of blood (यूनिट ऑफ ब्लड)— रक्त का लगभग 1 पिन्ट (लगभग 20 औंस या 473 मि.ली.) जिस मात्रा में नस द्वारा चढ़ाने के लिए बोतल में उपलब्ध होता है।

Venous blood (वेनस ब्लड)— ऐसा रक्त जिसने अपनी ऑक्सीजन ऊतकों में पहुँचा दी हो और कार्बन डाइऑक्साइड में मिश्रित हो कर काला लाल हो गया हो।

Whole blood (होल ब्लड)— रक्त दाता से उपलब्ध ऐसा रक्त जिसमें कोई स्कन्दनरोधी जैसे सोडियम साइट्रेट या हिपैरिन मिला हो।

Blood bank (ब्लड बैंक)— ऐसा स्थान जहाँ पर रक्त दाताओं से रक्त प्राप्त करके रखा जाता है जब तक कि उसके आधान की आवश्यकता न हो, रक्त बैंक।

Blood-brain barrier (ब्लड-ब्रेन बैरियर)— परिसंचरण करते रक्त तथा मस्तिष्क के बीच स्थित एक झिल्ली जो मस्तिष्क के ऊतकों तथा प्रमस्तिष्कमेरु-तरल में क्षति पहुँचाने वाले पदार्थों को पहुँचने से रोकती है।

Blood casts (ब्लड कास्ट्स)— लाल रक्त कोशिकाओं के पिण्ड जो वृक्क नलिकाओं की आकृति में ढल जाते हैं और मूत्र में पाये जाते हैं, रक्त निर्मोक।

Blood clot (ब्लड क्लॉट)— रक्त का थक्का।

Blood component (ब्लड कम्पोनेन्ट)— रक्त के अवयवों में से एक जिनसे रक्त बनता है। रक्त अपनी पूर्ण अवस्था में आधानित किया जा सकता है अथवा इसके किसी एक अवयव का भी प्रयोग किया जा सकता है।

Blood component therapy (ब्लड कम्पोनैन्ट थिरैपी)— सम्पूर्ण रक्त के एक या अधिक घटक का जैसे ठसी हुई लाल रक्त कोशिकाओं का आधान करके किसी रोग की चिकित्सा करना।

Blood corpuscles (ब्लड कॉर्पुसल्स)— रक्त कोशिकाएँ–लाल रक्त कोशिकाएँ, श्वेत रक्त कोशिकाएँ तथा प्लेटलेट। रक्त कण।

Blood count (ब्लड काउन्ट)— सम्पूर्ण रक्त के प्रति घन मि. मी. में श्वेत रक्त कोशिकाओं एवं लाल रक्त कोशिकाओं की संख्या का पता लगाना, रक्त गणना।

Complete blood count (कम्प्लीट ब्लड काउन्ट)— लाल रक्त कोशिका गणना, हीमैटोक्राइट–पैक्ड सैल वाल्यूम (PCV), लाल रक्त कोशिकाओं के अभिसूचक–औसत कोशिका आयतन (MCV), औसत कोशिका हीमोग्लोबिन (MCH), तथा औसत कोशिका हीमोग्लोबिन सान्द्रता (MCHC), कुल श्वेत रक्त कोशिका गणना तथा विभिन्न प्रकारों की श्वेत रक्त कोशिकाओं की अलग-अलग गणना एवं बिम्बाणुओं या प्लेटलेटों की गणना का एक संयोजन। सम्पूर्ण रक्त गणना।

Differential W.B.C. count (डिफ्रैन्शियल डब्लू.बी. सी. काउन्ट)— 100 श्वेत रक्त कोशिकाओं में प्रत्येक प्रकार की श्वेत रक्त कोशिका की संख्या का पता लगाना, विभेदक रक्त गणना।

Blood crossmatching (ब्लड क्रॉसमैचिंग)— रक्त दाता की लाल रक्त कोशिकाओं को रक्त ग्रहण करने वाले व्यक्ति के सीरम से मिलाने (वृहत क्रासमैचिंग) तथा रक्त ग्रहण करने वाले व्यक्ति के रक्त को रक्त दाता के सीरम से मिश्रित करने (लघु क्रॉसमैंचिंग) की क्रिया।

Blood culture (ब्लड कल्चर)— निर्जीवाणुक सावधानियों के साथ शिरा से रक्त लेकर उसे उचित सम्वर्ध माध्यम में तथा रक्त में स्थित किसी भी प्रकार के जीवों की संख्या में वृद्धि के लिए सर्वोत्तम तापमान पर रखा जाता है और फिर इन्हें अलग करके सूक्ष्मदर्शक यन्त्र द्वारा इनकी पहचान की जाती है; रक्त-सम्वर्धन।

Blood donor (ब्लड डोनर)— वह व्यक्ति जो आधान में प्रयोग में लाये जाने के लिए अपना रक्त देता है, रक्त दाता।

Blood doping (ब्लड डॉपिंग)— उसी व्यक्ति में रक्त का आधान करना जिसने रक्त दान किया है जो सामान्यतः उसके खेल-कूद के कार्य में वृद्धि के लिए किया जाता है।

Blood gas analysis (ब्लड गैस एनालाइसिस)— ऑक्सीजन एवं कार्बन डाइऑक्साइड की सान्द्रता ज्ञात करने के लिए रक्त का रासायनिक विश्लेषण।

Blood groups (ब्लड ग्रुप्स)— मानव रक्त को ए, बी, ए बी तथा ओ चार वर्गों में विभाजित किया गया है। लाल रक्त कोशिकाओं की सतह पर एन्टिजन होते हैं तथा रक्त के प्लाज़्मा में एण्टीबॉडी होती है। एन्टिजन एवं एण्टीबॉडी ए तथा बी दो प्रकार के होते हैं। ए वर्ग वाले रक्त में एन्टिजन-ए तथा एण्टीबॉडी-बी, बी वर्ग वाले रक्त में एन्टिजन-बी तथा एण्टीबॉडी-ए, ए बी वर्ग वाले रक्त में दोनों एन्टिजन होते हैं परन्तु एण्टीबाडियाँ नहीं होतीं, ओ वर्ग वाले रक्त में कोई भी एन्टिजन नहीं होता परन्तु दोनों एण्टीबॉडियाँ होती हैं। जब किसी रोगी को खून चढ़ाने की आवश्यकता होती है तो रोगी एवं रक्त दाता के रक्त वर्ग का पता लगाकर ही ऐसा किया जाता है । ए रक्त वर्ग वाले रोगी को ए तथा ओ रक्त वर्ग वाले दाता का रक्त दिया जाता है, बी रक्त वर्ग वाले रोगी को बी तथा ओ वर्ग का रक्त दिया जाता है, ए बी रक्त वर्ग के रोगी (सबसे प्राप्त करने वाला) को किसी भी वर्ग का रक्त दिया जा सकता है तथा ओ वर्ग के दाता (सबको देने वाला) का रक्त किसी भी रक्त वर्ग के रोगी को दिया जा सकता है। अतः खून चढ़ाने से पहले रोगी एवं दाता के रक्त-वर्गों का पता लगाना आवश्यक है।

Blood incompatibility (ब्लड इनकॉम्पटीबिलिटी)— बेमेल रक्त का आधान होने पर रोगी में उत्पन्न होने वाली प्रतिक्रिया। प्रतिक्रिया के तुरन्त के लक्षणों में शरीर में कंपकंपी होने, शरीर के तापमान के बढ़ जाने, कटि-प्रदेश में दर्द होने, जी मिचलाने एवं उल्टी होने का समावेश होता है। देर से उत्पन्न होने वाले लक्षणों में कामला या पीलिया एवं अल्पमूत्रता का समावेश होता है। रक्त असंगति।

Blood letting (ब्लड लैटिंग)— बतौर इलाज खून का शरीर से बाहर निकालना, रक्त मोक्षण।

Blood plasma (ब्लड प्लाज़्मा)— रक्त का तरल भाग जिसमें श्वेत रक्त कोशिकाएँ, लाल रक्त कोशिकाएँ एवं प्लेटलेट्स निलम्बित रहते हैं। रक्त प्लाविका।

Blood platelets (ब्लड प्लेटलेट्स)— रक्त में विद्यमान छोटी-छोटी, रंगहीन कोशिकाएँ जिनकी माप व्यास में लगभग 3 माइक्रोन होती है और जो रक्त के जमने में विशेष भाग लेती हैं; रक्त बिम्बाणु

Blood poisoning, Septicemia, Toxemia (ब्लड पॉयजनिंग, सेप्टीसीमिया, टॉक्सीमिया)— रक्त में अत्यधिक संख्या में जीवाणुओं अथवा उनके विषों की विद्यमानता रक्त विषाक्तताक।

Blood pressure (ब्लड प्रेशर)— रक्त द्वारा रक्त वाहिनियों की दीवारों पर पड़ने वाला दबाव। यह आयु, लिंग, ऊँचाई, शारीरिक विकास एवं मानसिक स्थिति के अनुसार घटता बढ़ता रहता है, पुरुषों की अपेक्षा स्त्रियों में कम होता है, बचपन में कम तथा वृद्ध व्यक्तियों में अधिक होता है। जब रक्त-दाब या रक्त-चाप कम होता है तो यह हाइपोटेन्शन या अल्प रक्त-दाब कहलाता है, जब यह अधिक होता है तो हाइपरटेन्शन या उच्च रक्त-दाब कहलाता है। रक्त-चाप या रक्त-दाब। यह निम्न तीन प्रकार का होता है–

Diastolic blood pressure (डायस्टोलिक ब्लड प्रेशर)— हृदय के फैलने की प्रावस्था में, हृदय की धड़कनों के बीच का रक्त-चाप जो सामान्यतः 80 m.m. of Hg. (पारे का 80 मि.मी.) होता है; अनुशिथिलनीय रक्त-चाप।

Normal blood pressure (नॉर्मल ब्लड प्रेशर)— एक स्वस्थ युवा व्यक्ति में सिस्टोलिक ब्लड प्रेशर 100 से 140 m.m. Hg. (पारे का 100 से 140 मि.मी.) तथा डायस्टोलिक ब्लड प्रेशर 60 से 90 m.m Hg. (पारे का 60 से 90 मि.मी.) होता है; सामान्य रक्त-चाप।

Systolic blood pressure (सिस्टोलिक ब्लड प्रेशर)— हृदय के सकुंचन से रक्त वाहिनियों की दीवारों पर पड़ने वाला सबसे अधिक बल जो सामान्यतः 100 से 140 मिमी. परद होता है; प्रकुंचनीय रक्त-चाप।

Blood pressure monitor (ब्लड प्रेशर मोनिटर)— एक ऐसा उपकरण जो स्वयं ही कुछ समय के अन्तर से ब्लड प्रेशर ज्ञात करके उसे अंकित कर देता है, एक अलार्म या प्रकाश संकेत इससे जुड़ा होता है जो ब्लड प्रेशर के बढ़ने या उसके सामान्य से नीचे गिरने पर क्रियाशील हो जाता है।

Blood serum (ब्लड सीरम)— एक साफ तरल जो रक्त से उस समय अलग हो जाता है जब रक्त को पूर्णतया जमने दिया जाता है और इस प्रकार यह प्लाज़्मा होता है जिससे रक्त के जमते समय फाइब्रिनोजन अलग हो जाता है। इसीलिए सीरम नहीं जमता जबकि प्लाज़्मा जम जाता है; रक्त सीरम।

Bloodshot (ब्लडशोट)— शरीर के किसी भाग में छोटी-छोटी रक्त वाहिनियों का स्थानीय रक्ताधिक्य जैसे नेत्रश्लेष्मला की रक्त वाहिनियों में रक्ताधिक्य हो जाने पर उनका स्पष्ट दीखना (लाल आँखें), रक्त वर्ण।

Blood shunting (ब्लड शन्टिंग)— ऐसी अवस्था जिसमें रक्त एक अप्राकृत मार्ग से बहने लगता है, अपने प्राकृत मार्ग से नहीं बहता।

Blood smear (ब्लड स्मीयर)— रक्त की एक बूँद जो परीक्षण हेतु स्लाइड पर फैला कर पतली कर दी जाती है।

Blood sugar (ब्लड शुगर)—परिसंचरण करते हुए रक्त में ग्लूकोज के रूप में विद्यमान शुगर की मात्रा।

Blood thinner (ब्लड थिनर)—एक स्कन्दनरोधी।

Blood transfusion (ब्लड ट्रान्सफ्यूज़न)— अन्तःशिराभ मार्ग द्वारा एक व्यक्ति के रक्त को दूसरे व्यक्ति में स्थानान्तरित करना। प्रत्यक्ष या तुरन्त आधान में रक्त को एक नली द्वारा स्थानान्तरिक किया जाता है जो सीधी रक्त दाता से प्राप्तकर्त्ता

तक पहुँचती है। अप्रत्यक्ष आधान में रक्त को दाता से प्राप्त करके आधान से पूर्व एक पात्र में रखा जाता है।

Blood urea (ब्लड यूरिया)— रक्त में विद्यमान यूरिया। सामान्यतया यह प्रति 100 मि. ली. रक्त में 15 से 38. 5 मि. ग्रा. तक होता है। रक्त में यूरिया के बढ़ने से गुर्दों के कार्य में कमी हो जाने का संकेत मिलता है।

Blood vessels (ब्लड वैसील्स)— धमनियाँ, केशिकाएँ तथा शिराएँ; रक्त वाहिनियाँ।

Blood warmer (ब्लड वार्मर)— ब्लड बैंक से आये रक्त को रोगी में चढ़ाने से पूर्व उसे रोगी के शरीर के तापमान तक गर्म करने वाला उपकरण।

Bloody (ब्लडी)— रक्त की प्रकृति वाला, रक्त मिश्रित, रक्तिम।

Bloody sweat, Hemathidrosis (ब्लडी स्वीट, हीमाथाईड्रोसिस)— पसीने में स्वेद ग्रन्थियों द्वारा रक्त अथवा रक्त वर्णकों का उत्सर्जित होना।

Bloody weeping (ब्लडी वीपिंग)— नेत्रश्लेष्मला से रक्तस्राव होना।

Blotch (ब्लोच)— त्वचा पर स्थित विवर्णता का एक दाग।

Blow (ब्लो)— मुक्का मारना।

Blowing (ब्लोइंग)— सीटी के समान ध्वनि।

Blowpipe (ब्लोपाइप)— एक नली जिससे होकर वायु अथवा किसी गैस को दबाव में अग्नि ज्वाला पर ज्वाला की गर्मी को संकेन्द्रित करने तथा उसकी तीव्रता बढ़ाने के लिए गुजारा जाता है।

Blue (ब्लू)— ऑक्सीजन की कमी से उत्पन्न नीला शरीर।

Blue balls (ब्लू बॉल्स)— शुक्रग्रन्थि में दर्द होना, वीर्य के विसर्जित होने पर जिसमें आराम पहुँचता है।

Blue nevus (ब्लू नीवस)— नीला जन्मचिन्ह या तिल।

Blues (ब्लूज़)— हताशा या उदासी की अवस्था।

Blumberg's sign (ब्लमबर्ग्स साइन)— जब चिकित्सक मैकबर्नीज बिन्दु पर अपना हाथ दबाकर फौरन ही उसे हटा लेता है तो उस स्थान पर बड़ा तेज़ दर्द होता है। इस चिन्ह से पैरीटोनियमशोथ होने का संकेत मिलता है। पर्याय–रिब्राउन्ड टैन्डरनैस।

Blurring (ब्लरिंग)— आँखों के सामने धुँधलापन, धूमिल दृष्टि।

Blush (ब्लश)— मनोवेग अथवा ऊष्मा के द्वारा रक्त वाहिनियों के चौड़ा हो जाने से चेहरे एवं गर्दन का लाल हो जाना।

B.M.R. (बी.एम.आर.)— आधारी चयापचयी दर।

Boas' point (बोआज़ पाइन्ट)— आमाशयिक व्रण के रोगी में 12 वीं पृष्ठीय कशेरूका के बायीं ओर पाया जाने वाला एक स्पर्शासह्य चकत्ता।

Boat-belly (बोट-बेली)— अन्दर को धँसा हुआ पेट, नौकाकार उदर।

Bobbing (बोबिंग)— एक ऊपर और नीचे की गति।

Bodily (बॉडीली)— शरीर सम्बन्धी, शारीरिक।

Body (बॉडी)— 1. मानव का मन एवं आत्मा से पृथक भौतिक भाग 2. किसी संरचना का मुख्य भाग 3. किसी अंग का सबसे बड़ा एवं अत्यन्त महत्त्वपूर्ण भाग 4. किसी पदार्थ का पिण्ड अथवा उसका संग्रह। कॉय। कॉय या बॉडी के कुछ उदाहरण निम्नलिखित हैं :–

Acetone or ketone bodies (एसिटोन और किटोन बॉडीज)— वे पदार्थ जो वसा के दोषपूर्ण चयापचय के कारण मधुमेह के रोग से पीड़ित व्यक्तियों के रक्त में बढ़ जाते हैं। एसिटोन या किटोन कॉय।

Amygdaloid body (एमाइग्डालॉयड बॉडी)— मस्तिष्क के तृतीय वेन्ट्रिकूल की पार्श्वीय भित्ति एवं छत में धूसर द्रव्य का बादाम के आकार का एक पिण्ड।

Aortic bodies (ऑर्टिक बॉडीज)— महाधमनीय चाप के क्षेत्र में महाधमनी के दोनों ओर स्थित छोटी-छोटी संरचनाएँ जिनमें महाधमनीय तन्त्रिका के सिरे स्थित रहते हैं। ये रक्त में ऑक्सीजन की सान्द्रता तथा रक्त-चाप में परिवर्तन होने के प्रति अनुक्रिया करते हैं। महाधमनीय काय।

Aschoff bodies (एस्कोफ बॉडीज)— गठिया रोग द्वारा उत्पन्न हृद्पेशीशोथ में हृदय-पेशी में पायी जाने वाली सूक्ष्मदर्शी द्वारा दिखाई देने वाली पर्विकाएँ (दाने)।

Body of penis (बॉडी ऑफ पेनिस)— शिश्न का बाहर को लटका हुआ भाग जिसमें दण्ड एवं शिश्नमुण्ड का समावेश होता है।

Body of stomach (बॉडी ऑफ स्टोमक)— फण्डस एवं पाइलोरस के बीच स्थित आमाशय का सबसे बड़ा भाग।

Carotid body (कैरोटिड बॉडी)— कॉमन कैरोटिड धमनी के दो शाखाओं में विभाजित होने वाले स्थान पर स्थित एक छोटी एवं चपटी संरचना जिसमें ऐसी कोशिकाएँ होती हैं जो रक्त में ऑक्सीजन की सान्द्रता के एवं रक्त-चाप में परिवर्तन के प्रति अनुक्रिया करती हैं और इस प्रकार परिसंचरण को नियमित करने में मदद करती हैं। कैरोटिड कॉय।

Ciliary body (सिलियरी बॉडी)— यह नेत्रगोलक की बीच की परत यूवियल ट्रैक्ट का मोटा भाग होता है जो आगे की ओर उपतारा या आइरिस तथा पीछे की ओर रंजितपटल या कोरॉयड में समा जाता है।

Foreign body (फॉरेन बॉडी)— वह वस्तु जो ऐसे स्थान में विद्यमान रहती है जहाँ पर प्राकृतिक रूप से उसे नहीं होना चाहिए, बाह्य पदार्थ।

Immune body (इम्यून बॉडी)— प्रतिपिण्ड।

Leishman-Donovan body (लीशमैन डोनोवैन बॉडी)— कालाजार को उत्पन्न करने वाले एककोशिकीय

परजीवी लीशमैनिया डोनोवैनाई का अन्तःकोशिकी, अकशाभी रूप।

Malpighian body (मैल्पीघियन बॉडी)— वृक्क-कणिका जिसमें एक केशिकास्तवक (ग्लोमेरूलस) होता है जो बोमैन कैप्सूल में बन्द रहता है।

Mammary body (मैमरी बॉडी)— स्तन का कॉय

Negri bodies (नेग्री बॉडीज़)— रेबीज़ से संक्रमित जानवरों के मरने के पश्चात् उनके मस्तिष्क की कोशिकाओं में दिखाई देने वाली छोटी-छोटी गोल अथवा अण्डाकार रचनाएँ।

Perineal body (पेरीनियल बॉडी)— ऊतक का एक पिण्ड जो गुदा को प्रघाण एवं योनि के निचले भाग से पृथक करता है।

Pineal body (पीनियल बॉडी)— मस्तिष्क में स्थित एक छोटी शंक्वाकार संरचना जो एक डंठल द्वारा तीसरे वैन्ट्रिकल की पश्चिमी दीवार से संलग्न रहती है।

Pituitary body (पिट्यूटरी बॉडी)— पीयूष ग्रन्थि।

Suprarenal body (सुप्रारीनल बॉडी)— एड्रीनल ग्रन्थि।

Vitreous body (विट्रियस बॉडी)— एक पारदर्शक, गाढ़ा, लिसलिसा पदार्थ जो नेत्र के भीतर लैन्स तथा दृष्टिपटल (रेटिना) के बीच भरा होता है।

Body mass index (बॉडी मास इण्डैक्स)— मोटापे का आकलन करने के लिए एक सूचक जिसे किलोग्रामों में शरीर के भार को शरीर की ऊँचाई को मीटर में मापकर मीटरों के वर्ग से विभाजित करके उपलब्ध किया जाता है।

Body surface area (बॉडी सर्फेस एरिया)— शरीर की सतह का क्षेत्रफल जिसे वर्ग मीटर में व्यक्त किया जताा है जिसकी व्यक्ति की ऊँचाई एवं उसके भार का पता लग जाने पर एक प्रमाणिक सूत्र द्वारा गणना की जा सकती है। यह बच्चों के लिए औषधि देने की मात्रा की गणना करने, जले हुए रोगियों की चिकित्सा करने एवं रेडिएशन की मात्रा निश्चित करने के लिए आवश्यक है।

Boerhaave syndrome (बूरहाव सिण्ड्रोम)— ग्रासनली का स्वतः पूर्ण रूप से फट जाना जिसमें सामान्यतः बहुत ओकाई आती है या उल्टी हो जाती है।

Boil (बॉयल)— रोमकूपशोथ, बालतोड़, फुन्सी।

Boiling (बॉयलिंग)— किसी तरल के वाष्पीकरण की क्रिया।

Boiling point (बॉयलिंग पाइंट)— किसी तरल पदार्थ को वाष्पीकृत करने के लिए आवश्यक ऊष्मा का अंश जो तरल पदार्थ में स्थित रसायनों के अनुसार घटता बढ़ता है।

Bolometer (बोलोमीटर)— 1. दिल की धड़कन के बल को मापने वाला यन्त्र 2. विकिरणी ऊष्मा के सूक्ष्म अंशों को मापने वाला यन्त्र।

Bolus (बोलस)— चबाये गये खाने अथवा औषधि का बना निगल जाने के लिए तैयार गोल-पिण्ड, ग्रास, कौर।

Bonding (बोन्डिंग)— 1. प्रायिक या दीर्धकालिक निकट का सम्पर्क होने के पश्चात् दो व्यक्तियों के बीच जैसे माँ और बच्चे के, प्रेमियों के या पति और पत्नी के बीच प्रगाढ़ भावात्मक आसक्ति हो जाना। 2. दन्त-चिकित्सा में, प्लास्टिक पदार्थ, पोर्सेलीन या एक्रीलिक आदि का प्रयोग करके बहुत दाग़ी, विकृत एवं बहुत अलग-अलग हो गए या टूटे हुए दाँतों को ठीक करना।

Bone (बोन)—अस्थि या हड्डी। कठोर तथा दृढ़ संयोजी ऊतक जिससे कंकाल का निर्माण होता है और जो मुख्यतया कैल्सियम के लवणों से बना होता है। हड्डियाँ शरीर को आकृति प्रदान करती हैं तथा उसे सहारा देती हैं। हड्डियाँ मुख्यतया निम्न प्रकार की होती हैं–

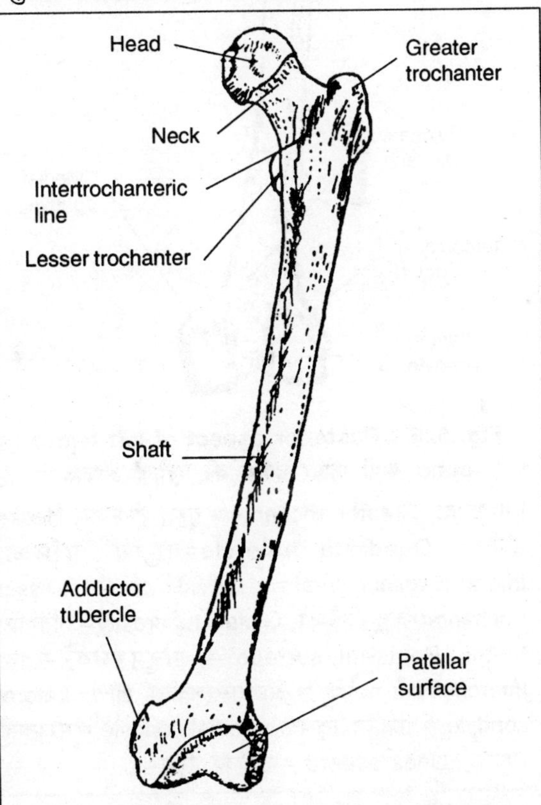

Fig. 52A : Anterior aspect of left femur bone.
बायीं फीमर अस्थि की अग्रज आकृति।

Head = शीर्ष, Greater trochanter = वृहत ट्रोकैन्टर, Neck = ग्रीवा, Intertrochanteric line = अन्तराट्रोकैन्ट्रिक रेखा, Lesser trochanter = लघु ट्रोकैन्टर, Shaft = काण्ड, Adductor tubercle = आकर्षणी गुलिका, Patellar surface = पटेला के लिए पृष्ठ।

Alveolar bone (एल्वियोलर बोन)— दाँतों को थामे रहने वाली अस्थिल रचना।

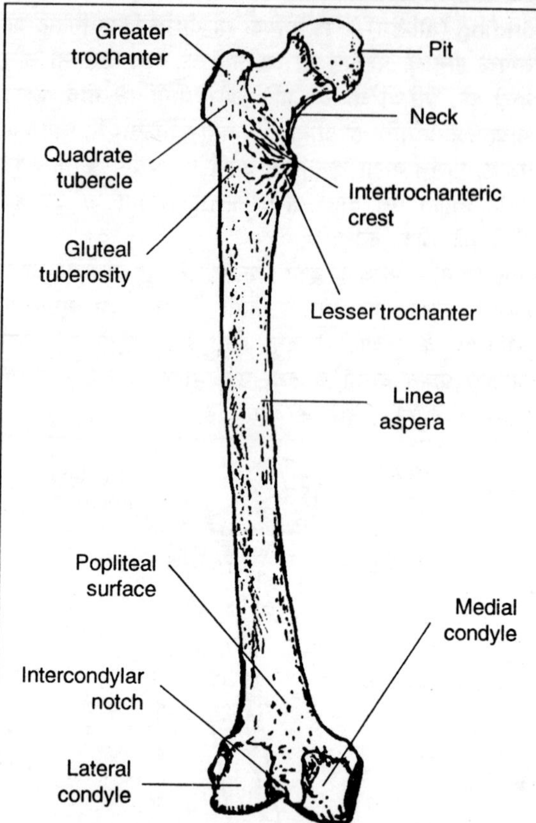

Fig. 52B : Posterior aspect of left femur bone. बायीं फीमर अस्थि की पश्चज आकृति

Pit=गड्ढा, Greater trochanter= वृहत ट्रोकैन्टर, Neck= ग्रीवा, Quadrate tubercle=चतुरस गुलिका, Intertrochanteric crest = अन्तराट्रोकैन्ट्रिक श्रृंग, Lesser trochanter=लघु ट्रोकैन्टर, Gluteal tuberosity = नितम्बीय गण्डक, Popliteal surface = जानुपृष्ठीय सतह, Intercondylar notch = अन्तरास्थूलकीय खाँच, Lateral condyle = पार्श्वीय स्थूलक, Medial condyle = मध्यवर्ती स्थूलक, Linea aspera = उर्विका रेखा

Ankle bone (एंकिल बोन)— एस्ट्रागैलस या टेलस हड्डी, टखने की हड्डी।

Breast bone (ब्रैस्ट बोन)— स्टर्नम, छाती की हड्डी।

Brittle bone (ब्रिटिल बोन)— असामान्य रूप से भंगुर हड्डी।

Cancellous bone (कैन्सिलस बोन)— पोली हड्डी।

Cartilage bone (कार्टिलेज बोन)— ऐसी अस्थि जो उपास्थि में विकसित होती हो।

Cheek bone (चीक बोन)— जाइगोमेटिक या गालों की हड्डी।

Collar bone (कॉलर बोन)— क्लैविकल या हँसली की हड्डी।

Compact bone (कम्पैक्ट बोन)— ठोस एवं कठोर हड्डी।

Cranial bone (क्रेनियल बोन)— कपाल अथवा मस्तिष्क के खोल की कोई हड्डी।

Exercise bone (एक्सरसाइज़ बोन)— अत्यधिक व्यायाम के कारण पेशी, कण्डरा या प्रावरणी में बनने वाली हड्डी।

Flat bone (फ्लैट बोन)— ऐसी हड्डी जिसकी मोटाई बहुत कम होती है, चपटी हड्डी।

Heal bone (हील बोन)— कैल्केनियस हड्डी, ऐड़ी की हड्डी।

Innominate bone (इन्नोमिनेट बोन)— कूल्हे की हड्डी जो इलियम, इस्कियम तथा प्यूबिस नामक तीन हड्डियों से मिलकर बनती है।

Ivory or marble bone (आइव्री या मार्बल बोन)— असामान्य रूप से कैल्सीकृत हड्डी।

Jaw bone (जा बोन)— मैन्डीबिल या मैक्ज़िला हड्डी विशेषकर मैन्डीबिल, निचले या ऊपरी जबड़े की हड्डी विशेषकर निचले जबड़े की हड्डी।

Long bone (लौंग बोन)— ऐसी हड्डी जिसकी लम्बाई उसकी चौड़ाई और मोटाई से अधिक होती है।

Pelvic bone (पैल्विक बोन)— कूल्हे की हड्डी।

Perichondrial bone (पैरीकॉण्ड्रियल बोन)— पैरीकॉण्ड्रियम के नीचे बनने वाली हड्डी।

Periosteal bone (पैरीऑस्टियल बोन)— पैरीऑस्टियम की ऑस्टियोब्लास्ट कोशिकाओं से बनने वाली हड्डी।

Pisiform bone (पिज़ीफार्म बोन)— कलाई की समीपस्थ पंक्ति में पायी जाने वाली मटर के परिमाण एवं आकार की एक छोटी हड्डी।

Pneumatic bone (न्यूमेटिक बोन)— वह हड्डी जिसमें वायु से भरे अवकाश स्थित रहते हैं।

Replacement bone (रिप्लेसमैंट बोन)— उपास्थि में विकसित होने वाली कोई भी हड्डी।

Semilunar bone (सेमील्यूनर)—अर्द्धचन्द्राकार हड्डी।

Sesamoid bone (सीसामॉयड बोन)— कण्डरा में विकसित होने वाली एवं किसी सन्धि के ऊपर से गुजरने वाली हड्डी जैसे पटेला।

Short bone (शोर्ट बोन)— ऐसी हड्डी जिसकी लम्बाई, चौड़ाई तथा मोटाई लगभग एक सी होती है।

Spongy bone (स्पंजी बोन)— इथमॉयड हड्डी।

Sutural bone (स्यूचरल बोन) **or Wormian bone** (वोरमियन बोन)— अनियमित आकृति की हड्डियाँ जैसे कि कपाल की सींवनों में पाई जाती हैं।

Tail bone (टेल बोन)— Coccyx.

Thigh bone (थाई बोन)— फीमर हड्डी।

Bone age (बोन ऐज़)— भुजाओं की लम्बी हड्डियों के अस्थिभवन केन्द्रों के विकास की अवस्थाओं का एक्स-रे परीक्षण करने के पश्चात ज्ञात आयु।

Bone cells (बोन सेल्स)— हड्डी बनाने वाली कोशिकाएँ–ऑस्टियोब्लॉस्ट्स, ऑस्टियोसाइट्स तथा ऑस्टियोक्लास्ट्स।

Bone cyst (बोन सिस्ट)— अस्थि का पुटीय अर्बुद।

Bone graft (बोन ग्राफ्ट)— किसी जानवर की हड्डी अथवा रोगी की किसी हड्डी से लिया जाने वाला एक टुकड़ा जो रोगी की हटी हुई हड्डी अथवा हड्डी की खराबी वाले स्थान पर स्थापित किया जाता है, अस्थि-निरोप।

Bonelet (बोनलेट)— कोई छोटी हड्डी।

Bone marrow (बोन मैरो)— अस्थि गुहाओं में भरा रहने वाला एक मुलायम कार्बनिक पदार्थ।

Bone marrow transplant (बोन मैरो ट्रान्सप्लान्ट)— एक व्यक्ति से अस्थि-मज्जा लेकर दूसरे व्यक्ति में इसका रोपण करना जैसा कि अधिकतर अविकासी रक्ताल्पता की चिकित्सा में किया जाता है।

Bony (बोनी)— हड्डी से मिलता-जुलता अथवा हड्डी की प्रकृति वाला, अस्थिल।

Booster (बूस्टर)— पूर्व में लगाये गए इन्जैक्शनों के प्रभाव को बढ़ाने के लिए रोगक्षमीकारक किसी औषधि की एक अतिरिक्त खुराक जो प्राथमिक रोगक्षमीकरण के कुछ माह अथवा वर्ष के पश्चात् दी जाती है।

Boot (बूट)— पंजे, टखने एवं टांग के निचले भाग को ढकने वाला एक विशेष प्रकार का जूता अथवा पट्टी।

Borborygmus (बोरबोरिग्मस)— बड़ी आँत के ऊपर सुनी जाने वाली गड़गड़ाहट की आवाज जो गैस के आँत में से आगे को खिसकने के कारण उत्पन्न होती है।

Border (बार्डर)— किनारा या सीमा।

Border brush (बार्डर ब्रुश)— इपिथीलियम की कोशिकाओं की स्वतन्त्र सतह पर स्थित रोम जो एक ब्रुश के समान लगे होते हैं जैसे श्वास-पथ की श्लेष्मिक कला को आस्तरित करने वाली कोशिकाओं में पाये जाते हैं।

Bordetella pertussis (बोर्डेटेला पर्टुसिस)— काली खांसी उत्पन्न करने वाला जीवाणु।

Boredom (बोरडम)— शरीर में स्फूर्ति न होने से थकान महसूस होना अथवा उदासी छाई रहना।

Borism (बोरिज़्म)— मुख द्वारा सेवन करने पर बोरैक्स की विषाक्तता के लक्षण जैसे त्वचा का शुष्क हो जाना, दाने निकल आना तथा पेट की गड़बड़ी होना।

Borreliosis (बोरेलीयोसिस)— बोरेलीया वंश के जीवाणुओं द्वारा उत्पन्न रोग।

Boss (बौस)— एक गोल उभार, उत्सेघ, घुण्डी या मूँठ।

Bosselated (बौसेलेटेड)— गोल उभारों से ढका हुआ।

Bosselation (बौसेलेशन)— ऐसी दशा जिसमें एक या अधिक गोल उभार मौजूद होते हैं।

Bossing (बॉसिंग)— माथे का उभर आना।

Botryoid (बोट्रीयॉड)— अंगूर के गुच्छे से मिलता-जुलता।

Botulin (बोटुलिन)— क्लोस्ट्राइडियम बोटुलिनम नामक जीवाणु द्वारा उत्पन्न नाड़ियों पर प्रभाव करने वाला विष जिससे तीव्र भोजन विषाक्तता हो जाती है तथा जो आमाशय अथवा आँतों के स्रावों से नष्ट नहीं होता।

Botulinogenic (बोटुलिनोजेनिक)— Botulogenic.

Botulism (बोटुलिज़्म)— भोजन में विद्यमान क्लोस्ट्राइडियम बोटुलिनम नामक जीवाणु द्वारा उत्पन्न नाड़ी प्रभावकारी विष बोटुलिन से उत्पन्न अत्यन्त तीव्र प्रकार की भोजन विषाक्तता जो भोजन के ठीक प्रकार से टीन में बन्द न करने अथवा उसे ठीक प्रकार से सुरक्षित न रखने के कारण होती है।

Botulogenic (बोटुलोजेनिक)—भोजन विषाक्तता उत्पन्न करने वाला।

Bouchut's respiration (बोउचुट्स रैस्पीरेशन)—ऐसी श्वसन (सांस) की क्रिया जिसमें निःश्वसन (सांस निकालने) में प्रश्वसन (सांस लेने) की अपेक्षा अधिक समय लगता है जैसा कि दमे में होता है।

Bouchut's tubes (बोउचुट्स ट्यूब्स)— स्वर-यन्त्र में नलिकाप्रवेशन के लिए प्रयोग में लाया जाने वाला नलियों का एक संग्रह।

Bougie (बूझी)— नली के आकार के अंगों विशेषकर पुरुष में मूत्र-मार्ग को चौड़ा करने के लिए प्रयोग में लाया जाने वाला एक बेलनाकार, लचीला, खोखला अथवा ठोस यन्त्र।

Bougienage (बूझीनेज)— किसी बूझी द्वारा चौड़ा करना।

Bouillon (बूलयान)— मांस से प्राप्त साफ शोरबा जो खाने के काम आता है तथा जीवाणुओं के सम्वर्धन माध्यम के रूप में प्रयोग में लाया जाता है।

Bouin's fluid (बूइन्ज़ फ्लूड)— सूक्ष्मदर्शीय परीक्षण के लिए ऊतकों के लिए एक स्थिरीकारक।

Boulimia (बूलाइमिया)— बहुत भूख लगना, अतिक्षुधा

Bouquet (बाउक्वेट)— रचनाओं विशेषकर रक्त वाहिनियों का एक गुच्छा।

Bouton (बूटोन)— त्वचा का लीशमैनिया रोग।

Boutonniere (बूटोनियर)— 1. अभेद्य या अगम्य (जिसमें प्रवेश न किया जा सके) निकोचन के पीछे मूलाधार से होते हुए चीरा लगाना। 2. बटन के छेद की भाँति किसी झिल्ली में स्थित छेद।

Bovine (बोवाइन)— चौपाये (गाय, बैल आदि) से सम्बन्धित अथवा उससे उत्पन्न, गोजातीय।

Bowel (बॉविल)— आँत।

Bowel incontinence (बॉवल इनकॉन्टीनैन्स)— दस्त आना, अतिसार।

Bowel movement (बॉविल मूवमैन्ट)— मल-त्याग।

Bowleg (बोलैग)— एक या दोनों टांगों का घुटने के पास बाहर की ओर को मुड़ जाना।

Bowman's capsule (बोमैन्स कैप्सूल)— वृक्कीय या मैलपीघियन कार्पुसल जो मूत्र बनने में छानने के यन्त्र की भाँति कार्य करता है।

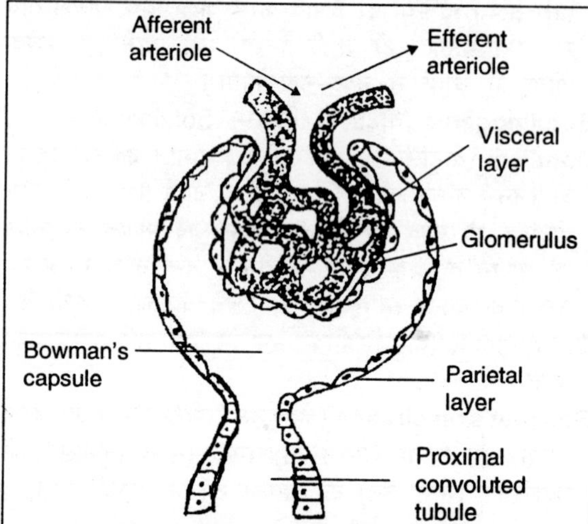

Fig. 53 Bowman's capsule and glomerulus. बोमैन्स कैप्सूल एवं केशिकागुच्छ

Afferent arteriole = अभिवाही धमनिका, Bowman's capsule = बोमैन्स कैप्सूल, Proximal convoluted tubule = समीपस्थ संवलित नलिका, Parietal layer = भित्तिक परत, Glomerulus = केशिकागुच्छ, Visceral layer = आन्तरांगी परत, Efferent arteriole = अपवाही धमनिका

Bowman's glands (बोमैन्स ग्लैण्ड्स)— घ्राण सम्बन्धी ग्रन्थियाँ जो श्लेष्मा उत्पन्न करती हैं और नासिका में घ्राणीय सतह को नम बनाये रखती हैं।

Bowman's membrane (बोमैन्स मेम्ब्रेन)— वह झिल्ली जो स्वच्छमण्डल (कार्निया) की उपकला को स्वच्छमण्डल के पदार्थ से पृथक करती है।

Box-note (बोक्स-नोट)— वातस्फीति में छाती पर परिताड़न करने पर सुनाई देने वाली एक खोखली आवाज

Boyle's law (बॉयल्स ला)— एक नियम कि एक स्थिर तापमान पर किसी गैस का आयतन दबाव की विपरीत स्थिति में घटता-बढ़ता है।

B.P. (बी.पी.)— रक्त-चाप, ब्रिटिश फार्मेकोपिया

b.p. (बी.पी.)— ऊष्मा का वह अंश (डिग्री) जिस पर कोई तरल वाष्पीकृत हो जाता है।

Brace (ब्रेस)— विकलांग विज्ञान में जोड़ों या भुजाओं को उनके स्थान में थामे रखने के लिए प्रयोग में लाया जाने वाला कोई भी उपकरण।

Brachia (ब्रेकिया)— Brachium का बहुवचन।

Brachial (ब्रेकियल)— बाँह से सम्बन्धित, प्रगण्डी।

Brachialgia (ब्रेकियाल्जिया)— बाँह में दर्द होना, प्रगण्डार्ति।

Brachialis (ब्रेकियालिस)— बाइसैप्स ब्रेकाई पेशी के ठीक नीचे स्थित बाँह की एक पेशी।

Brachial plexus (ब्रेकियल प्लैक्सस)— अन्तिम चार ग्रैव तथा प्रथम वक्ष-मेरूदण्डीय तन्त्रिकाओं का एक संग्रह जो ऊपरी बाहु, अग्र बाहु तथा हाथ की आपूर्ति करती हैं।

Brachial veins (ब्रेकियल वेन्स)— ब्रेकियल धमनी के साथ-साथ चलने वाली शिरायें।

Brachiocephalic (ब्रेकियोसिफेलिक)— बाँह तथा सिर से सम्बन्धित, प्रगण्डशीर्षी।

Brachiocrural (ब्रेकियोक्रूरल)— बाँह तथा जाँघ से सम्बन्धित।

Brachiocubital (ब्रेकियोक्यूबिटल)— बाँह एवं अग्रबाहु से सम्बन्धित।

Brachiocyllosis (ब्रेकियोसाइलोसिस)— बाँह का असामान्य रूप से मुड़ जाना।

Brachioradialis (ब्रेकियोरेडियालिस)— अग्रबाहु के पार्श्व में विद्यमान एक पेशी।

Brachium (ब्रेकियम)— 1. बाँह का कन्धे से लेकर कोहनी तक का भाग, ऊपरी बाहु। 2. वह रचना जो बाँह से मिलती-जुलती होती है।

Brachy- (ब्रेकी-)— छोटे के लिए प्रयोग में लाया जाने वाला उपसर्ग।

Brachybasia (ब्रेकीबेसिया)— आंशिक अधरागंघात में धीरे-धीरे पैरों को धसीटते हुए चलना।

Brachybasophalangia (ब्रेकीबेसोफेलेन्जिया)— समीपस्थ अँगुल्यस्थियों का असामान्य रूप से छोटा हो जाना।

Brachycardia (ब्रेकीकार्डिया)— हृदय गति में कमी होना, हृद्मन्दता। पर्याय–ब्रेडीकार्डिया।

Brachycephalia (ब्रेकीसिफैलिया)—Brachycephaly.

Brachycephalic, Brachycephalous (ब्रेकीसिफेलिक, ब्रेकीसिफेलस)— छोटे सिर वाला, लघुशिरस्क।

Brachycephalism (ब्रेकीसिफैलिज़्म)— Brachycephaly.

Brachycephaly (ब्रेकीसिफैली)— सिर का छोटा होना, लघुशिरस्कता।

Brachycheilia (ब्रेकीकीलिया)— होंठ अथवा होठों का असामान्य रूप से छोटा होना।

Brachycnemic (ब्रेकीस्नेमिक)— छोटे पैरों वाला।

Brachydactylia (ब्रेकीडैक्टाइलिया)— हाथों-पैरों की अँगुलियों का असामान्य रूप से छोटा होना।

Brachydactyly (ब्रेकीडैक्टाइली)—Brachydactylia.

Brachyesophagus (ब्रेकीइसोफेगस)— असामान्य रूप से छोटी ग्रासनली, लघुग्रासनली।

Brachyglossal (ब्रेकीग्लॉसल)— एक असामान्य रूप से छोटी जिह्वा को निर्दिष्ट करने वाला।

Brachygnathia (ब्रेकीग्नेथिया)—निचले जबड़े का असामान्य रूप से छोटा हो जाना, लघुहनुता।

Brachygnathous (ब्रेकीग्नेथस)— जिसका निचला जबड़ा असामान्य रूप से छोटा हो, लघुहनुज।

Brachymelia (ब्रेकीमीलिया)— भुजाओं का विषमानुपात में छोटा होना।

Brachymesophalangia (ब्रेकीमीसोफैलेन्जिया)— मध्यम अँगुल्यस्थियों का असामान्य रूप से छोटा होना।

Brachymetacarpalia, Brachymetacarpalism (ब्रेकीमेटाकार्पेलिया, ब्रेकीमेटाकार्पालिज़्म) — Brachymetacarpia.

Brachymetacarpia (ब्रेकीमेटाकार्पिया)— मेटाकार्पल हड्डियों का असामान्य रूप से छोटा होना।

Brachymetatarsia (ब्रेकीमेटाटार्सिया)— मेटाटार्सल हड्डियों का असामान्य रूप से छोटा होना।

Brachymetropia (ब्रेकीमीट्रोपिया)— निकटदृष्टिता; पास की वस्तु दिखाई देना, दूर की न दिखाई देना।

Brachymorphic (ब्रेकीमोर्फिक)— सामान्य से छोटा तथा चौड़ा।

Brachyodont (ब्रेकियोडोन्ट)— असामान्य रूप से छोटे दाँतो वाला।

Brachyonychia (ब्रेकियोनाइकीया) — छोटे नाखून।

Brachyphalangia (ब्रेकीफेलेन्जिया)— हाथ अथवा पैर की किसी अँगुली की एक या एक से अधिक हड्डियों का असामान्य रूप से छोटा होना।

Brachypodous (ब्रेकीपोडस)— असामान्य रूप से छोटे पाँवों वाला।

Brachyprosopic (ब्रेकीप्रोसोपिक)— जिसके विषमानुपाती छोटा चेहरा हो।

Brachyrhinia (ब्रेकीराइनीया)— नासिका का असामान्य रूप से छोटा होना।

Brachyrhynchus (ब्रेकीराइनकस)— नासिका एवं ऊर्ध्व हनु का असामान्य रूप से छोटा होना।

Brachyskelic (ब्रेकीस्केलिक)— असामान्य रूप से छोटी टाँगों से सम्बन्धित।

Brachystasis (ब्रेकीस्टेसिस)— ऐसी दशा जिसमें कोई पेशी सकुंचित होने पर शिथिल नहीं होती बल्कि अपनी छोटी अवस्था में ही रहती है (ढीली होकर बड़ी नहीं होती)।

Brachysyndactyly (ब्रेकीसिनडैक्टाइली)— हाथों या पैरों की अगुँलियों का असामान्य रूप से छोटा होना तथा निकटवर्ती अगुँलियों के बीच जाल बन जाना।

Brachytelephalangia (ब्रेकीटेलीफैलेन्जिया)— दूरस्थ अगुँल्यस्थियों का असामान्य रूप से छोटा होना।

Brachytherapy (ब्रेकीथिरैपी)— रेडिएशन चिकित्सा पद्धति में रेडियोसक्रीय पदार्थ जैसे रेडियम आदि को शरीर में आरोपित करना।

Brady- (ब्रेडी-)— धीमे को संकेतिक करने वाला उपसर्ग।

Bradyacusia (ब्रेडीएक्यूसिया)— सुनाई कम देना।

Bradyarrhythmia (ब्रेडीअरीद्मिया)— हृदय गति कम होने के साथ हृदय की धड़कनों का अनियमित हो जाना।

Bradyarthria (ब्रेडीआर्थरिया)—Bradylalia or bradyglossia.

Bradycardia (ब्रेडीकार्डिया)— हृदय स्पन्दन (धड़कन) का कम हो जाना जिसमें नाड़ी दर 60 प्रति मिनट से कम हो जाती है। हृद्मन्दता।

Bradycardiac (ब्रेडीकार्डियक)— हृद्मन्दता से सम्बन्धित अथवा हृद्मन्दता से ग्रस्त व्यक्ति।

Bradycardic (ब्रेडीकार्डिक)—Bradicardiac.

Bradycinesia (ब्रेडीसाइनीसिया)—Bradykinesia.

Bradycrotic (ब्रेडीक्रोटिक)— नाड़ी गति के कम होने से सम्बन्धित।

Bradydiastole (ब्रेडीडायस्टोल)— हृदय के अनुशिथिलन की समयावधि बढ़ जाना।

Bradyecoia (ब्रेडीइकोइया)— आंशिक रूप से बहरापन।

Bradyesthesia (ब्रेडीस्थीसिया)— अनुभूति होने में कमी आ जाना, मन्दसंवेदन।

Bradyglossia (ब्रेडीग्लोसिया)— असामान्य रूप से धीरे-धीरे बोलना।

Bradykinesia (ब्रेडीकाइनेसिया)— असामान्य रूप से धीमी गति होना।

Bradykinetic (ब्रेडीकाइनेटिक)— धीमी गति से सम्बन्धित अथवा धीमी गति वाला।

Bradylalia or Bradyglossia (ब्रेडीलेलिया और ब्रेडीग्लोसिया)— असामान्य रूप से धीरे-धीरे बोलना।

Bradylexia (ब्रेडीलेक्सिया)— पढ़ने में असामान्य रूप से धीमापन जो बुद्धि की कमी अथवा दृष्टि दोष के कारण नहीं होता।

Bradylogia (ब्रेडीलोगिया)— मस्तिष्क की गड़बड़ी के कारण असामान्य रूप से धीमा बोलना।

Bradypepsia (ब्रेडीपेप्सिया)— अति मन्द पाचन।

Bradyphagia (ब्रेडीफेजिया)—बहुत धीरे-धीरे खाना।

Bradyphemia, Bradyphrasia (ब्रेडीफीमिया, ब्रेडीफ्रेजिया)— बहुत धीरे-धीरे बोलना जैसा कि किसी मानसिक रोग में देखा जाता है, मनदवाक।

Bradypnea (ब्रेडीप्नीया)— असामान्य रूप से धीरे-धीरे सांस लेना, मन्दश्वसन।

Bradypsychia (ब्रेडीसाइकिया)— मानसिक प्रतिक्रियाओं का धीरे-धीरे उत्पन्न होना।

Bradyrhythmia (ब्रेडीरिद्मिया)— हृदय अथवा नाड़ी धड़कन की गति कम हो जाना।

Bradyspermatism (ब्रेडीस्पर्मेटिज़्म)— वीर्य का बहुत धीरे-धीरे स्खलित होना।

Bradysphygmia (ब्रेडीस्फाइग्मिया)—असामान्य रूप से धीमी नब्ज

Bradystalsis (ब्रेडीस्टेलसिस)— बहुत धीमी क्रमाकुंचन गति।

Bradytachycardia (ब्रेडीटैकीकार्डिया)— बारी-बारी से दिल की धड़कन का एक बार बढ़कर फिर कम हो जाना।

Bradytocia (ब्रेडीटोसिया)— असामान्य रूप से धीमा प्रसव, मन्दप्रसवन।

Bradyuria (ब्रेडीयूरिया)— बहुत धीरे-धीरे मूत्र-त्याग करना, मन्दमूत्रता।

Braille (बरेल)— एक ऐसा साधन जिसमें उठे हुए शब्द होते हैं जो केवल अँगुलियों द्वारा छूकर ही पहचाने जा सकते हैं अतः इसका प्रयोग अन्धे व्यक्तियों द्वारा पढ़ने के लिए किया जाता है।

Brain (ब्रेन)— कपाल के भीतर स्थित केन्द्रीय तन्त्रिका-तन्त्र, मस्तिष्क।

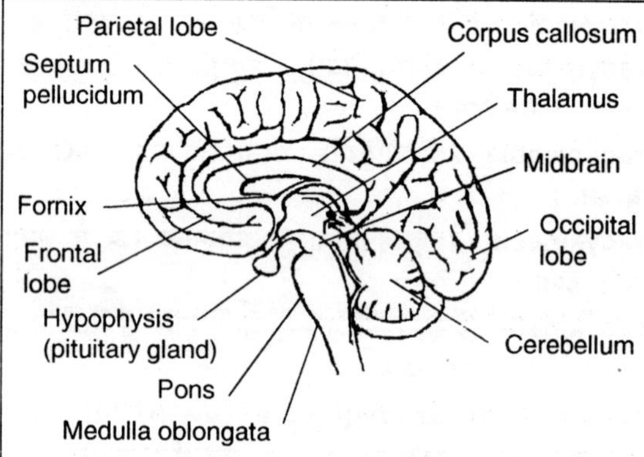

Fig. 54 : Brain. मस्तिष्क

Parietal lobe=पार्श्विक खण्ड, Septum pellucidum = अर्द्ध-पारदर्शक पट, Fornix=तोरणिका या चापिका, Frontal lobe = ललाटीय खण्ड, Pituitary gland = पियूष ग्रन्थि, Pons = पोन्स, Medulla oblongata = मेडुला ऑब्लांगेटा, Cerebellum = अनुमस्तिष्क, Occipital lobe = पश्चकपालीय खण्ड, Midbrain = मध्यमस्तिष्क, Thalamus = चेतक, Corpus callosum = महासंयोजन पिण्ड

Brain death (ब्रेन डैथ)— मस्तिष्क कार्य का रुक जाना।

Brain edema (ब्रेन इडिमा)— मस्तिष्क के भीतर स्थित जल के बढ़ जाने के कारण मस्तिष्क का आयतन बढ़ जाना।

Brain fever (ब्रेन फीवर)— मस्तिष्कावरणशोथ।

Brain scan (ब्रेन स्कैन)— रेडियोसक्रिय आइसोटोपों का अन्तःशिराभ अन्तःक्षेपण करके मस्तिष्क की रचना एवं इसके कार्य में हुई गड़बड़ी का पता लगाना।

Brain stem (ब्रेन स्टेम)— मस्तिष्क का तने के समान भाग जो प्रमस्तिष्क गोलार्द्धों को सुषुम्ना रज्जु से जोड़ता है तथा मेडुला आब्लांगेटा, पोन्स एवं मध्य-मस्तिष्क से मिलकर बना होता है।

Brain washing (ब्रेन वाशिंग)— किसी व्यक्ति के मस्तिष्क से मनोवैज्ञानिक चिकित्सा द्वारा पुराने विचारों को निकाल कर उसमें नये विचार भरना जैसा कि कभी-कभी राजनीति में किया जाता है।

Bran (ब्रान)— अनाजों का जैसे गेहूँ का भूसा।

Brandt-Andrews maneuver (ब्रेन्ड्ट-एण्ड्रीव्ज़ मैनीयूवर)— प्रसव की तृतीय अवस्था में अपरा को गर्भाशय से बाहर निकालने के लिए प्रयोग में लायी जाने वाली एक तकनीक जिसमें एक हाथ से नाभि-नाल को धीरे-धीरे खींचा जाता है और दूसरे हाथ से गर्भाशय की अगली सतह को पीछे की ओर दबाया जाता है।

Brandy (ब्रॉण्डी)—यह एक एल्कोहॉल युक्त द्रव होता है जो अँगूरों का खमीरण करके उनका अर्क खींचकर बनाया जाता है जिसमें आयतन में 50% इथाइल एल्कोहॉल होता है।

Brash (ब्राश)— स्टनर्म हड्डी के पीछे (छाती में) जलन महसूस होना तथा मुँह में खट्टा पानी आना या स्वादहीन थूक का आना, मुखाम्लता।

Brawny induration (ब्रानी इन्ड्यूरेशन)— असामान्य रूप से ऊतकों का सख्त एवं मोटा होना।

Braxton Hicks sign (ब्रेक्सटन हिक्स साइन)— वेदना रहित गर्भाशय-संकोच होते हैं जो 10 से 20 मिनट के अन्तराल पर होते हैं। ये गर्भावस्था के तीसरे माह के बाद से होना शुरू होते हैं। इस समय गर्भाशय सख्त हो जाता है तथा उसकी सीमाओं को स्पर्शन द्वारा महसूस किया जा सकता है। यह एक चिह्न है जिससे गर्भावस्था के होने की पुष्टि होती है। ये गर्भाशय-संकोचन ही आगे चलकर प्रसव संकोचों में परिवर्तित हो जाते हैं।

Breakbone fever, Dengue (ब्रेकबोन फीवर, डेंगू)— ऐसा रोग जो एकदम हो जाता है जिसमें सिर में दर्द, बुखार तथा पेशियों एवं जोड़ों में विशेषकर पीठ में दर्द होता है; हड्डीतोड़ बुखार; अस्थिभंजक ज्वर; डेंगू।

Breakdown (ब्रेकडाउन)— एक भावात्मक या मानसिक व्याधि जो सामान्यतः शीघ्र ही उत्पन्न हो जाती है तथा सामान्य मानसिक कार्यों में बाधा उत्पन्न करती है।

Breast (ब्रैस्ट)— वक्ष या छाती का ऊपरी एवं अग्र भाग जिसमें दुग्धस्रावी ग्रन्थियाँ स्थित रहती हैं जो शिशु के पोषण के लिए दुग्ध स्रवित करती हैं, स्तन।

Breast bone (ब्रैस्ट बोन)— उरोस्थि, छाती की हड्डी।

Breast fed (ब्रैस्ट फेड)— माँ के दूध पर अथवा स्तन-पान पर पलने वाला, स्तनपोषित।

Breast feeding (ब्रैस्ट फीडिंग)—शिशु का माँ के दूध पर पलना, स्तन-पान कराना।

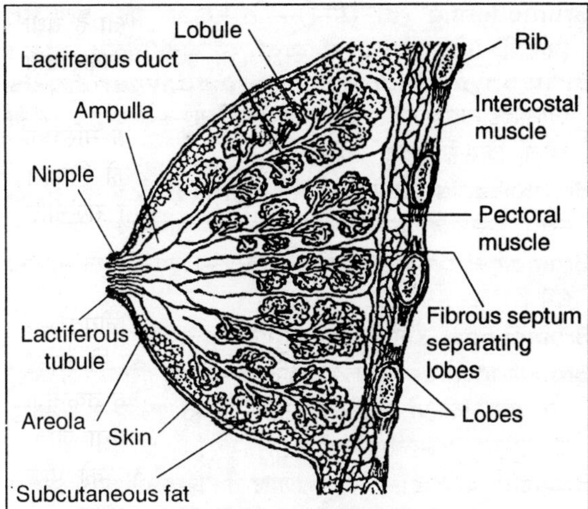

Fig. 55. : Breast. स्तन

Rib=पसली, Intercostal muscle=अन्तरापर्शुकी पेशी, Pectoral muscle=पैक्टोरल पेशी, Fibrous septum separating lobes=खण्डों को अलग करने वाला तन्तुमय पट, Lobes=खण्ड, Subcutaneous fat=अवत्वचीय वसा, Skin=त्वचा, Areola=मण्डल, Lactiferous tubule= दुग्धवाही नलिका, Nipple=चूचुक, Ampulla=तुम्बिका, Lactiferous duct= दुग्ध वाहिनी, Lobule=खण्डक।

Breast pump (ब्रेस्ट पम्प)— स्त्री के स्तन से दूध निकालने वाला यन्त्र।

Breath (ब्रीद)—फेफड़ों में बारी-बारी से बाह्य वायु का खिंचकर अन्दर आना तथा फेफड़ों से बाहर निकलना, श्वास, श्वसन।

Breath holding (ब्रीद-होल्डिंग)— सांस का रुक जाना जैसा कि सामान्यतः छोटे बच्चों में देखा जाता है।

Breathing (ब्रीदिंग)— वायु के खिंच कर अन्दर फेफड़ों में आने एवं बाहर निकलने की क्रिया, साँस, श्वसन। ब्रीदिंग के कुछ उदाहरण निम्न हैं–

Asthmatic breathing (एस्थमेटिक ब्रीदिंग)— ऐसी श्वसन क्रिया जिसमें निःश्वसन (सांस निकालने की क्रिया) में प्रश्वसन (सांस लेने की क्रिया) से अधिक समय लगता है, ऐसा श्वास-दमा में होता है।

Biot's breathing (बायोट्स ब्रीदिंग)— अनियमित रूप से बारी-बारी से सांस का बिल्कुल रुक जाना, फिर गहरी सांस लेना जैसा कि अधिकतर मस्तिष्कावरणशोथ तथा मस्तिष्क के रोगों में होता है जिनमें अन्तःकपाल-दाब बढ़ जाता है।

Cheyne-stokes breathing (चाइन-स्टोक्स ब्रीदिंग)— 10 से 60 सेकण्ड के अश्वसन (सांस का बिल्कुल रुक जाना) के पश्चात् धीरे-धीरे सांस का तेज होना और फिर धीमे होते जाना।

Intermittent positive-pressure breathing (इन्टरमिटेन्ट पॉजिटिव–प्रेशर ब्रीदिंग)— यह फेफड़ों में अधिक वायु पहुँचाने में मदद करने के लिए एक यान्त्रिक विधि है। इसके लिए एक उपकरण से दबाब के साथ फेफड़ों में वायु या ऑक्सीजन भरी जाती है। इसका उपयोग तीव्र श्वसन-पात में किया जाता है।

Kussmaul's breathing (कुसमौल्स ब्रीदिंग)— हाँफते हुए गहरे-गहरे साँस लेना जो वायु क्षुधा या मधुमेह-सन्यास की विशिष्टता है।

Mouth breathing (माउथ ब्रीदिंग)— नासिका की बजाय मुख से सांस लेना, ऐसा सामान्यतः नासिका के वायुपथों में बाधा उत्पन्न हो जाने के कारण होता है।

Shallow breathing (शैलो ब्रीदिंग)— साँस गहरा नहीं लिया जाता अतः साँस की गति बढ़ जाती है। यह फेफड़ों के तीव्र रोग में होता है।

Breatholyzer (ब्रीथोलाइज़र)— निःश्वसन में निकाली गई वायु के विशिष्ट अवयवों का विश्लेषण करने वाला उपकरण जो अधिकतर श्वास में छोड़ी गई वायु में एल्कोहॉल की विद्यमानता का पता लगाने एवं यह जानने के लिए कि कोई व्यक्ति कानूनन मादकता की अवस्था में तो नहीं है, प्रयोग में लाया जाता है।

Breech (ब्रीच)— नितम्ब।

Breech presentation (ब्रीच प्रेजेन्टेशन)— एक अप्राकृत प्रसव जिसमें बच्चा सिर की बजाय अपने नितम्बों के बल जन्म लेता है, नितम्ब प्रस्तुति।

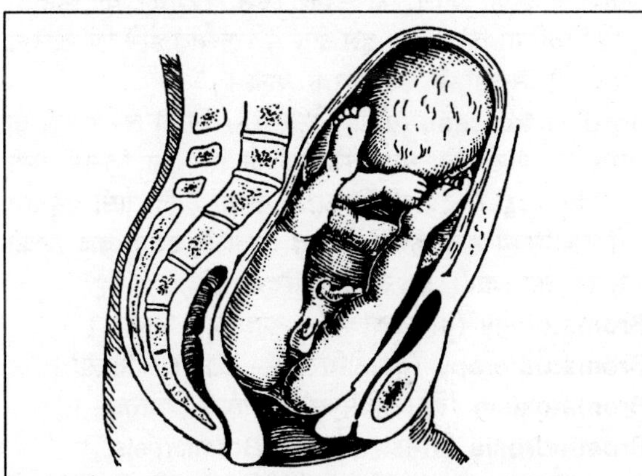

Fig. 56 : Breech presentation with extended legs. नितम्ब प्रस्तुति जिसमें टाँगे फैली हुई हैं।

Bregma (ब्रेग्मा)— खोपड़ी की सतह पर कोरोनल एवं सैजाइटल सीवनों के संगम पर स्थित एक बिन्दु।

Bregmatic (ब्रेग्मेटिक)— ब्रेग्मा से सम्बन्धित।

Bregmocardiac reflex (ब्रेग्मोकार्डियक रिफ्लैक्स)— पश्च करोटि अन्तराल अथवा फॉन्टेनेल पर दबाव डालने पर हृदय गति का कम हो जाना।

Brenner's tumor (ब्रेनर्स ट्यूमर)— डिम्बग्रन्थि का एक सुदम तन्तु-उपकलार्बुद।

Brevicollis (ब्रेवीकोलिस)— गर्दन का छोटा होना, लघुग्रीवा।

Brevilineal (ब्रेवीलीनियल)— सामान्य से छोटा तथा चौड़ा शरीर।

Brevis (ब्रेविस)— लघु, छोटा

Bridge (ब्रिज)— ऊतकों की एक संकरी पट्टी जो दो अंगों को जोड़ती है, सेतु।

Bridge of the nose (ब्रिज आफ दी नोज़)— बाह्य नासिका का ऊपरी भाग जो नेजल हड्डियों के मिलने से बनता है, नासिका-सेतु।

Bridle (ब्रिडल)—The frenum.

Bright's disease (ब्राइट्स डिज़ीज)— अपूय शोथज अथवा व्यपजननीय वृक्क का रोग जिसमें शोफ, उच्च रक्त-चाप, प्रोटीनमेह एवं रक्तमेह विशिष्ट लक्षण होते हैं।

Brim (ब्रिम)— किनारा, पर्यन्त।

Brine (ब्राइन)— समुद्री जल अथवा नमकीन पानी।

Brisement (ब्रिस्मेन्ट)— जोर लगाकर किसी वस्तु को तोड़ देना जैसे किसी सन्धिग्रह को तोड़ना।

Brittle (ब्रिटल)— भंगुर, भुरभुरा, टूटने-फूटने वाला।

Broach (ब्रोच)— दन्त-चिकित्सा में प्रयोग में लाया जाने वाला एक यन्त्र जो दन्त-नली को बढ़ाने अथवा गुद्दे को खींचकर बाहर निकालने में काम आता है।

Broca's area (ब्रोकास एरिया)— बाँये प्रमस्तिष्क गोलार्द्ध में इन्फीरियर फ्रन्टल गाइरस के पश्चज सिरे पर स्थित प्रेरक वाक् क्षेत्र जो जीभ, होंठ तथा स्वर रज्जुओं की गतियों को नियन्त्रित करता है। इस क्षेत्र में रक्तस्राव होने पर बोलना बन्द हो सकता है, वाक्प्रेरक केन्द्र।

Brodie's abscess (ब्रोडीज़ एब्सेस)— किसी लम्बी हड्डी के सिर का फोड़ा विशेषकर टिबिया के सिर का जिसमें रोगी प्रभावित हड्डी में दर्द की शिकायत करता है जो गर्मी पहुँचाने से रक्ताधिक्य होने के कारण बढ़ जाता है, इसके बाद हल्की सूजन आ जाती है; जीर्ण अस्थि-विद्रधि।

Bromatology (ब्रोमेटोलॉजी)— खाद्याहार विज्ञान।

Bromatotherapy (ब्रोमेटोथिरैपी)— आहार-चिकित्सा।

Bromatoxism (ब्रोमेटॉक्सिज़्म)—आहार विषाक्तता।

Bromhidrosis (ब्रोमहाइड्रोसिस)—Bromidrosis.

Bromidrosiphobia (ब्रोमीड्रोसीफोबिया)— किसी व्यक्ति को अपनी दुर्गन्ध से अत्यन्त भय लगना।

Bromidrosis, Bromhidrosis (ब्रोमीड्रोसिस, ब्रोमहाइड्रोसिस)— जीवाणु विघटन के कारण बदबूदार पसीना निकलना जो अधिकतर पावों, उरु सन्धियों (पेट एवं जांघ के बीच के भाग) एवं बगलों में निकलता है।

Bromism, Brominism (ब्रोमिज़्म, ब्रोमीनिज़्म)— ब्रोमाइडों का अत्यधिक अथवा अधिक दिनों तक सेवन करने से उत्पन्न विषाक्तता।

Bromoderma (ब्रोमोडर्मा)— ब्रोमाइडों की प्रत्यूर्जता (एलर्जी)-संवेदनशीलता से त्वचा पर दाने निकल आना।

Bromohyperhidrosis, Bromohyperidrosis (ब्रोमोहाइपरहाइड्रोसिस, ब्रोमोहाइपरीड्रोसिस)— अत्यधिक पसीना आना जिससे बदबू आती है।

Bromomania (ब्रोमोमैनिया)— बहुत दिनों से ब्रोमाइडों का गलत इस्तेमाल करते रहने से उत्पन्न मानसिक विकृति।

Bromomenorrhea (ब्रोमोमैनोरिह्या)— दुर्गन्ध युक्त मासिक धर्म।

Bromopnea (ब्रोमोप्निया)— दुर्गन्ध युक्त श्वास।

Bronchadenitis (ब्रोन्केडीनाइटिस)— श्वासनलियों (ब्रोन्काई) एवं श्वसनिकाओं (ब्रोन्कियोल्स) में स्थित श्लेष्मिक ग्रन्थियों की सूजन, श्वसनीग्रन्थिशोथ।

Bronchi (ब्रोन्काई)— श्वास-प्रणाल से निकलने वाली इसकी दो शाखायें जो फेफड़ों में जाती है, श्वासनलियाँ।

Bronchial (ब्रोन्कियल)— श्वासनलियों या श्वसनिकाओं से सम्बन्धित।

Bronchial glands (ब्रोन्कियल ग्लैण्ड्स)—श्वासनलियों या श्वसनिकाओं में स्थित श्लेष्मिक या मिश्रित ग्रन्थियाँ।

Bronchial tree (ब्रोन्कियल ट्री)— श्वासनलियाँ एवं श्वसनिकाएँ।

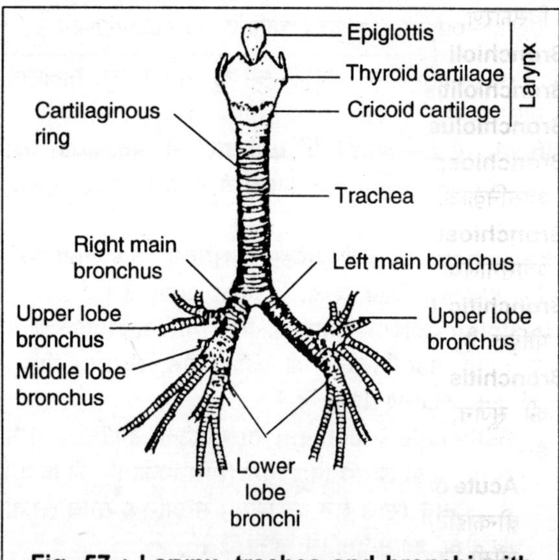

Fig. 57 : Larynx, trachea and bronchi with their branches. स्वर-यन्त्र, श्वासप्रणाल एवं श्वासनलियाँ अपनी शाखाओं के साथ

Cartilaginous ring = उपास्थिजन्य छल्ला, Right main bronchus=दायीं मुख्य श्वासनली, Upper lobe bronchus=ऊर्ध्व खण्ड की श्वासनली, Middle lobe bronchus=मध्यवर्ती खण्ड की श्वासनली, Lower lobe bronchi=अधोवर्ती खण्ड की श्वासनलियाँ, Left main bronchus=बांयी मुख्य श्वासनली, Trachea=श्वासप्रणाल,

Epiglottis=कण्ठच्छद, Thyroid cartilage=अवटु उपास्थि, Cricoid cartilage=मुद्रिकाभ उपास्थि, Larynx=स्वर-यन्त्र।

Bronchial tubes (ब्रोन्कियल ट्यूब्स)— श्वासनलियों के छोटे-छोटे विभाजन, श्वसनिकाएँ।

Bronchiarctia (ब्रोन्कियारक्टिया)— छोटी-छोटी श्वासनलियों की संकीर्णता, श्वासनलिकासंकीर्णन।

Bronchiectasis (ब्रोन्कियक्टेसिस)—एक या एक से अधिक श्वासनलियों का जीर्ण विस्फारण तथा साथ ही द्वितीयक संक्रमण, श्वासनलिकाविस्फार।

Bronchiectatic (ब्रोन्कियक्टेटिक)— श्वासनलिकाविस्फार से सम्बन्धित।

Bronchiocele (ब्रोन्कियोसील)— किसी श्वासनली का गोल विस्फारण।

Bronchiogenic (ब्रोन्कियोजेनिक)— जिसकी उत्पत्ति श्वासनलियों से होती है।

Bronchiole (ब्रोन्कियोल)— श्वासनलियों की छोटी-छोटी प्रतिशाखाओं में से एक, सूक्ष्मश्वासनलिका।

Bronchiolectasia (ब्रोन्कियोलैक्टेसिया)— Bronchiolectasis.

Bronchiolectasis (ब्रोन्कियोलेक्टेसिस)— श्वसनिकाओं का विस्फारण, श्वासनलिकाविस्फार।

Bronchioli (बोन्कियोलाइ)— Bronchiolus का बहुवचन।

Bronchiolitis (ब्रोन्कियोलाइटिस)— श्वसनिकाओं की सूजन।

Bronchiolus (ब्रोन्कियोलस)— Bronchiole.

Bronchiospasm (ब्रोन्कियोस्पाज़्म)— श्वासनलियों एवं श्वसनिकाओं की ऐंठन।

Bronchiostenosis (ब्रोन्कियोस्टेनोसिस)— छोटी-छोटी श्वासनलियों का तंग हो जाना।

Bronchitic (ब्रोन्काइटिक)— वह व्यक्ति जो खांसी रोग से पीड़ित है, श्वसनीशोथग्रस्त।

Bronchitis (ब्रोन्काइटिस)— श्वासनलियों की श्लेष्मिक कला की सूजन, खाँसी। यह मुख्यतया निम्न प्रकार की होती है–

Acute or catarrhal bronchitis (एक्यूट और कैटेरहल ब्रोन्काइटिस)— तीव्र तथा कुछ ही समय से होने वाली खाँसी जिसमें श्लेष्मा मिश्रित पस (बलगम) खूब निकलता है।

Asthmatic bronchitis (एस्थमेटिक ब्रोन्काइटिस)— ऐसी खाँसी जिससे दमा हो जाता है या पहले से हुआ दमा बढ़ जाता है।

Chronic bronchitis (क्रोनिक ब्रोन्काइटिस)— लम्बे समय से, कम से कम तीन माह से होने वाली खाँसी जिसमें अधिक मात्रा में श्लेष्मा स्रवित होता है।

Plastic bronchitis (प्लास्टिक ब्रोन्काइटिस)— ऐसी खाँसी जिसमें बहुत तेज खाँसी का धसका उठता है और बीच-बीच में सांस फूलता है। इसमें बलगम के साथ श्वासनलियों के निर्मोक भी निकलते हैं।

Bronchium (ब्रोन्कियम)— Bronchus.

Broncho- (ब्रोन्को-)—श्वासनलियों से सम्बन्धित उपसर्ग।

Bronchoadenitis (ब्रोन्कोएडीनाइटिस)— श्वासनलियों की ग्रन्थियों की सूजन, श्वसनिकाग्रन्थिशोथ।

Bronchoalveolar (ब्रोन्कोएल्वियोलर)— श्वासनलियों एवं वायुकोष्ठों से सम्बन्धित।

Bronchoblennorrhea (ब्रोन्कोब्लेनोरिह्या)— जीर्ण कास या पुरानी खाँसी जिसमें बलगम बहुत आता है जो पतला होता है।

Bronchocele (ब्रोन्कोसील)— किसी श्वासनली का स्थानीय विस्फारण।

Bronchoconstriction (ब्रोन्कोकन्सट्रिक्शन)— छोटी-छोटी श्वासनलियों का संकुचित होना।

Bronchoconstrictor (ब्रोंकोकन्सट्रिक्टर)—किसी श्वासनली को सकुंचित करने वाला।

Bronchodilatation (ब्रोन्कोडाइलेटेशन)— किसी श्वासनली का चौड़ा होना।

Bronchodilator (ब्रोन्कोडाइलेटर)— किसी श्वासनली का विस्फारण करने वाला, श्वसनीविस्फारक।

Bronchoedema (ब्रोन्कोइडीमा)— श्वासनलियों की श्लेष्म-कला की शोफज सूजन जिससे वायु मार्ग संकुचित हो जाते हैं और इस प्रकार सांस फूलने लगता है।

Bronchoesophageal (ब्रोंकोइसोफेगियल)— श्वासनली एवं ग्रासनली से सम्बन्धित।

Bronchoesophagoscopy (ब्रोन्कोइसोफेगोस्कोपी)— श्वासनलियों एवं ग्रासनली का यन्त्र द्वारा परीक्षण करना।

Bronchogenic (ब्रोन्कोजेनिक)— किसी श्वासनली से उत्पन्न होने वाला, श्वसनीजन्य।

Bronchogram (ब्रोन्कोग्राम)— फेफड़ों एवं श्वासनलियों की एक्स-रे फिल्म, श्वसनीचित्र

Bronchography (ब्रोन्कोग्राफी)— श्वासनलियों में किसी रेडियोअपारदर्शक पदार्थ को इन्जैक्शन द्वारा भर कर उनका एक्स-रे लेना।

Broncholith (ब्रोन्कोलिथ)— श्वासनली में पथरी।

Broncholithiasis (ब्रोन्कोलिथियेसिस)— श्वासनलियों का शोथ अथवा पथरियों द्वारा उनमें रुकावट पैदा होना, श्वसनी-अश्मरता।

Bronchology (ब्रोन्कोलॉजी)— श्वासप्रणाल एवं श्वासनलियों का अध्ययन एवं उनके रोगों की चिकित्सा।

Bronchomalacia (ब्रोन्कोमैलेसिया)— किसी श्वासनली का मुलायम होना, श्वसनीमृदुता।

Bronchomotor (ब्रोंकोमोटर)— श्वासनलियों का विस्फारण या संकीर्णन करने वाला।

Bronchomycosis (ब्रोन्कोमाइकोसिस)— कैन्डीडा नामक फफूँदी द्वारा उत्पन्न फेफड़ों का रोग जो क्षय रोग से मिलता जुलता है, श्वसनीकवकता।

Bronchopathy (ब्रोन्कोपैथी)— श्वासनलियों या श्वसनिकाओं का कोई भी रोग, श्वसनीविकृति।

Bronchophony (ब्रोन्कोफोनी)— किसी सामान्य श्वासनली के ऊपर आले से सुनी जाने वाली आवाज।

Bronchoplasty (ब्रोन्कोप्लास्टी)— किसी श्वासनली में उत्पन्न दोष की शल्य-क्रिया द्वारा मरम्मत करना, श्वसनीसंधान।

Bronchoplegia (ब्रोन्कोप्लेजिया)— सूक्ष्म श्वासनलियों की दीवारों में स्थित पेशियों का पक्षाघात।

Bronchopleural (ब्रोन्कोप्लयूरल)— श्वासनलियों एवं फुफ्फुसावरणी गुहा से सम्बन्धित।

Bronchopleural fistula (ब्रोन्कोप्लयूरल फिस्चुला)— फुफ्फुसावरणी गुहा एवं किसी श्वासनली में सम्बन्ध स्थापित हो जाना, श्वसनीफुफ्फुस-विदर।

Bronchopneumonia (ब्रोन्कोन्यूमोनिया)— फेफड़ों की सूजन जो अधिकतर अन्त की श्वसनिकाओं से प्रारम्भ होती है, श्वसनीफुफ्फुसशोथ।

Bronchopneumopathy (ब्रोन्कोन्यूमोपैथी)— श्वासनलियों एवं फेफड़ों के ऊतक का रोग।

Bronchopulmonary (ब्रोन्कोपल्मोनरी)—श्वासनलियों एवं फेफड़ों से सम्बन्धित।

Bronchopulmonary lavage (ब्रोन्कोपल्मोनरी लैवाज) — चिपचिपे स्रावों को दूर करने के लिए श्वासनलियों एवं श्वसनिकाओं का प्रक्षालन (धोना) करना।

Bronchorrhagia (ब्रोन्कोरेह्जिया)— श्वासनलियों में रक्तस्राव का होना।

Bronchorrhaphy (ब्रोन्कोरैह्फी)— श्वासनली में स्थित किसी जख्म को सीना।

Bronchorrhea (ब्रोन्कोरिह्या)— श्वासनलियों से अत्यधिक श्लेष्मा स्रवित होना जो कभी-कभी बहुत बदबूदार होता है, श्वसनीअतिश्लेष्मास्राव।

Bronchoscope (ब्रोन्कोस्कोप)— श्वास-प्रणाल एवं श्वासनलियों को आँखों से देखने के लिए प्रयोग में लाया जाने वाला यन्त्र, श्वसनीदर्शी।

Bronchoscopy (ब्रोन्कोस्कोपी)— ब्रोन्कोस्कोप द्वारा श्वास-प्रणाल एवं श्वासनलियों का नेत्र परीक्षण, श्वसनीदर्शन।

Bronchosinusitis (ब्रोन्कोसाइनुसाइटिस)— एक ही समय में श्वासनलियों एवं विवर का संक्रमण।

Bronchospasm (ब्रोन्कोस्पाज़्म)— श्वासनलियों की ऐंठन जैसी कि दमे मे होती है, श्वसनी-आकर्ष।

Bronchospasmolytic (ब्रोंकोस्पाज़्मोलाइटिक)— किसी श्वासनली की ऐंठन में आराम पहुँचाने वाला।

Bronchospirochetosis (ब्रोन्कोस्पाइरोचीटोसिस)— रक्तस्रावी कास

Bronchospirometer (ब्रोन्कोस्पाइरोमीटर)— एक फेफड़े द्वारा सांस के साथ खींची गई वायु के आयतन को मापने तथा विश्लेषण के लिए वायु को एकत्रित करने वाला यन्त्र, श्वसनीश्वसनमापकयन्त्र।

Bronchospirometry (ब्रोन्कोस्पाइरोमीटरी)— ब्रोन्कोस्पाइरोमीटर से एक फेफड़े द्वारा सांस के साथ खींची गई वायु के आयतन को मापना तथा विश्लेषण के लिए वायु को एकत्रित करना, श्वसनीश्वसनमिति

Bronchostaxis (ब्रोन्कोस्टैक्सिस)— किसी श्वासनली की दीवार से रक्तस्राव होना।

Bronchostenosis (ब्रोन्कोस्टैनोसिस)— किसी श्वासनली की संकीर्णता।

Bronchostomy (ब्रोन्कोस्टॉमी)— शल्यक्रिया द्वारा छाती की दीवार से होकर किसी श्वासनली में एक छेद करना।

Bronchotomy (ब्रोन्कोटॉमी)— शल्यक्रिया द्वारा किसी श्वासनली में चीरा लगाना, श्वसनीछेदन

Bronchotracheal (ब्रोन्कोट्रेक्यिल)— श्वासनलियों एवं श्वास-प्रणाल दोनों से सम्बन्धित।

Bronchovesicular (ब्रोन्कोवैसिकुलर)— श्वासनलियों एवं वायुकोषों से सम्बन्धित।

Bronchus (ब्रोन्कस)— श्वास-प्रणाल की दो बड़ी शाखाओं में से एक, श्वासनली, श्वसनी

Brontophobia (ब्रोन्टोफोबिया)— बादलों की गर्जना से बहुत डर लगना।

Broth (ब्रोथ)— 1. भोजन के लिए प्रयोग में आने वाला मांस रस, शोरबा 2. जीवाणु सम्वर्धन के लिए माध्यम बनाने हेतु काम आने वाला।

Brow (ब्रो)—1. भौंह 2. माथा

Brow presentation (ब्रो प्रेज़ेन्टेशन)— बच्चे का माथे या चेहरे के बल जन्म होना।

Brucellosis (ब्रूसीलोसिस)— ब्रूसेला वंश के जीवाणु द्वारा उत्पन्न एक संक्रामक रोग।

Bruise (ब्रुईज़)— ऐसी चोट जिसमें खाल फटती नहीं बल्कि त्वचा के नीचे स्थित ऊतकों में विद्यमान रक्त वाहिनियों के फट जाने पर रक्तस्राव होने से त्वचा का रंग बिगड़ जाता है, नील, कुचलन।

Bruissement (ब्रूइसमैन्ट)— परिश्रवण करने पर सुनाई देने वाली एक घुरघुराहट की आवाज।

Bruit (ब्रुईट)— परिश्रवण द्वारा सुनी जाने वाली एक अस्वाभाविक या अपस्थानिक ध्वनि, उदाहरण के लिए अपरा की अपस्थानिक ध्वनि जिसमें भ्रूण के रक्त परिसंचरण के कारण सगर्भा गर्भाशय से धौंकनी से निकली आवाज़ के समान आवाज़ सुनाई देती है।

Bruxism (ब्रुक्सिज़्म)— दाँत पीसना विशेषकर सोते समय।

Bryants' traction (ब्रियान्ट्स ट्रैक्शन)— फीमर हड्डी के

अस्थि-भंग में पैर के निचले भाग पर लम्बवत् लगने वाला खिंचाव।

Bubo (बूबो)— एक शोथयुक्त बढ़ा हुआ लसीका पर्व जो विशेषकर उरु (पेट तथा जाँघ के बीच का दबा हुआ भाग) तथा बगल में होता है और संक्रमण जैसे सिफिलिस, गॉनोरीह्या या सूजाक तथा क्षय रोग के संक्रमण के कारण होता है; गिल्टी।

Bubonadenitis (बूबोनेडीनाइटिस)— किसी वंक्षणीय ग्रन्थि की सूजन।

Bubonalgia (बूबोनेल्जिया)— बूबो या गिल्टी में दर्द होना।

Bubonic (बूबोनिक)— गिल्टी की विशिष्टता वाला अथवा गिल्टी से सम्बन्धित।

Bubonic plague (बूबोनिक प्लेग)— ऐसी प्लेग जिसमें लसीका पर्व विशेष रूप से उरु तथा बगल में विद्यमान लसीका पर्व सूज जाते हैं।

Bubonocele (बूबोनोसील)— वंक्षणीय अथवा उरु का हर्निया जिससे उरु स्थान में एक सूजन बन जाती है।

Bubonulus (बूबोनुलस)— किसी लसीका-वाहिनी की दिशा में उत्पन्न होने वाली विद्रधि (फोड़ा)।

Bucardia (ब्यूकार्डिया)— हृदय की तीव्र अतिवृद्धि।

Bucca (बक्का)— गाल।

Buccal (बक्कल)— गाल अथवा मुख सम्बन्धी, मुखी।

Buccal cavity (बक्कल कैविटी)— मुख।

Buccal glands (बक्कल ग्लैण्ड्स)— मुख की श्लेष्मिक कला में स्थित लार ग्रन्थियाँ।

Buccinator (बक्सीनेटर)— गाल की पेशी

Bucco- (बक्को-)— गाल का संकेत देने वाला एक उपसर्ग।

Buccoaxial (बक्कोएक्सियल)— किसी गुहा के गाल एवं अक्षीय भित्तियों से बनने वाले कोण को निर्दिष्ट करने वाला।

Buccoaxiocervical (बक्कोएक्सियोसर्वाइकल)— किसी गुहा के कपोलीय, अक्षीय एवं ग्रैव (मसूड़ों की) भित्तियों के सगंम से बनने वाले कोण को निर्दिष्ट करने वाला।

Buccocervical (बक्कोसर्वाइकल)— गाल एवं गर्दन से सम्बन्धित।

Buccodistal (बक्कोडिस्टल)— किसी दाँत की गाल की ओर की एवं दूरस्थ सतहों से सम्बन्धित।

Buccogingival (बक्कोजिन्जिवल)— किसी दाँत की गाल एवं मसूड़ों की ओर की सतहों से सम्बन्धित।

Buccolabial (बक्कोलेबियल)— किसी दाँत की गाल एवं होंठ की ओर की सतहों से सम्बन्धित।

Buccolingual (बक्कोलिंगुअल)— किसी दाँत की गाल एवं जीभ की ओर की सतहों से सम्बन्धित।

Buccomesial (बक्कोमीज़ियल)— किसी दाँत की गाल की ओर की एवं अभिमध्य सतहों से सम्बन्धित।

Bucconasal (बक्कोनेज़ल)— मुख एवं नाक दोनों से सम्बन्धित।

Buccopharyngeal (बक्कोफेरिंजियल)— मुख तथा ग्रसनी दोनों से सम्बन्धित।

Buccoversion (बक्कोवर्ज़न)— किसी पश्चज दाँत का गाल की ओर को घूम जाना।

Buccula (बक्कुला)— ठुड्ढी के नीचे स्थित वसीय ऊतक की एक तह जिससे इसे दोहरी ठुड्ढी कहा जाता है।

Buck's extension (बक्स एक्सटेंशन)— एक ऐसा उपकरण जिसमें किसी भुजा को फैलाने के लिए एक भार एवं एक घिरनी होती है जिसे भुजा पर स्थापित करके भुजा के लम्ब अक्ष में बल लगाया जाता है।

Buck's traction (बक्स ट्रैक्शन)— किसी पैर में उसके लम्ब अक्ष की रेखा में लगाया गया खिंचाव। बल एडहीसिव टेप पर लगाया जाता है जो त्वचा पर चिपका होता है।

Bucnemia (बक्कनीमिया)— किसी पैर का तनाव युक्त शोथ।

Bud (बड)— शरीर में स्थित कोई भी छोटी संरचना जो पेड़ की कली से मिलती-जुलती है।

Buerger's disease (बरजर्स डिज़ीज)— ऐसा रोग जिसमें पैर की धमनी में रुकावट पैदा हो जाती है जिसमें रोगी चलने पर पैर में दर्द होने की शिकायत करता है जो रक्त आपूर्ति में कमी के कारण होता है, रोधक घनास्रवाहिकाशोथ।

Buffalo hump (बुफैलो हम्प)— पीठ में ग्रैव क्षेत्र के नीचे वसा (चर्बी) का जमा हो जाना।

Buffer (बफर)— ऐसा पदार्थ जिसमें थोड़ी मात्रा में कोई अम्ल या क्षार मिला देने पर उसकी अम्लता या क्षारता में कोई परिवर्तन नहीं होता जैसे रक्त में हीमोग्लोबिन, उमयरोधी।

Bugger (बगर)— गुदा मैथुन करने वाला व्यक्ति।

Buggery (बगरी)— गुदा मैथुन।

Bulb (बल्ब)— कोई भी गोल या गोलाकार रचना जैसे नेत्र-गोलक, कन्द।

Bulbar (बल्बर)—गोलाकार रचना से सम्बन्धित अथवा उसके समान आकृति वाला, कन्द के समान, कन्दी।

Bulbi (बल्बाई)— Bulbus का बहुवचन।

Bulbiform (बल्बीफॉर्म)— गोलाकार आकृति जैसा, कन्दरूप।

Bulbitis (बल्बाइटिस)— मूत्र-मार्ग की इसके केन्द्रीय भाग में सूजन।

Bulbocavernosus (बल्बोकैवरनोसस)— शिश्न की दो पार्श्वीय पेशियों अर्थात कोर्पोरा कैवरनोसा का शिश्न के कन्द को आच्छादित करने वाला भाग।

Bulbocavernosus reflex (बल्बोकैवरनोसस रिफ्लैक्स) — शिश्न के पृष्ठ पर परिताड़न करने पर बल्बोकैवरनोसस पेशी का सकुंचित हो जाना।

Bulboid (बल्बॉयड)— कन्द के आकार का।

Bulbomimic reflex (बल्बोमाइमिक रिफ्लैक्स)— नेत्र-गोलक के ऊपर दबाव डालने पर चेहरे की पेशियों का सिकुड़ना।

Bulbonuclear (बल्बोन्यूक्लियर)— मेडुला ऑब्लांगेटा में स्थित केन्द्रकों से सम्बन्धित।

Bulbospinal (बल्बोस्पाइनल)— मेडुला ऑब्लांगेटा एवं सुषुम्ना रज्जु से सम्बन्धित।

Bulbospongiosus (बल्बोस्पन्जियोसस)— शिश्न की तीन पेशियों में से एक।

Bulbourethral glands (बल्बोयूरेथ्रल ग्लैण्ड्स)— कूपर ग्रन्थियाँ– दो छोटी ग्रन्थियाँ जिनमें से एक-एक प्रोस्टेट ग्रन्थि के दोनों ओर स्थित होती है।

Bulbous (बल्बस)— जिसका अन्त एक बड़ी कन्द के आकार की रचना में होता है, कन्दिल।

Bulbus (बल्बस)—Bulb.

Bulesis (बुलेसिस)— इच्छा अथवा इच्छा का कोई कार्य करना।

Bulimarexia, Bulimia (बुलीमैरेक्सिया, बुलीमिया)— Excessive hunger. अत्यधिक भूख लगना, अति क्षुधा।

Bulimia (बूलीमिया)— अत्यधिक भूख लगना; अतिक्षुधा।

Bulimic (बूलीमिक)— अतिक्षुधाग्रस्त, अत्यधिक भूख से पीड़ित अथवा अति क्षुधा से सम्बन्धित।

Bulkage (बल्केज)— कोई भी वस्तु जैसे शुगर जो आँत में विद्यमान सामग्री का आयतन बढ़ाती है और इस प्रकार क्रमाकुंचन को उद्दीप्त करती है।

Bulla, Bleb (बुल्ला, ब्लैब)— त्वचा पर स्थित बड़ा फफोला जिसमें तरल भरा होता है, जलस्फोट।

Bullous (बुलस)—एक फफोले की प्रकृति वाला, जलस्फोटी।

Bundle (बण्डल)— तन्तुओं का एक संग्रह जैसे हृदय में बण्डल ऑफ हिज़, पूलिका।

Bundle branch block (बण्डल ब्राँच ब्लॉक)— अलिन्द-निलय-पर्व से उत्पन्न होने वाले आवेगों की बण्डल ऑफ हिज़ की शाखाओं से नीचे गुज़रने में असमर्थता।

Bunion (बूनियन)— पैर के अँगूठे के जोड़ की श्लेषपुटी की सूजन एवं इसका मोटा हो जाना जिससे जोड़ बढ़ जाता है, अगँलबेढ़ा।

Bunionectomy (बूनियनेक्टॉमी)— किसी बूनियन को काट कर निकाल देना।

Bunodont (बुनोडोन्ट)— टेढ़े-मेढ़े दाँतों वाला, वक्रदन्त।

Buphthalmia, Buphthalmos (बूफथैलमिया, बूफथैलमस)— शिशु में ग्लोकोमा रोग जिसमें आँख बड़ी हो जाती है।

Bur, Burr (बर)— एक यन्त्र जो बहुत ही तीव्र गति से घूमता है और रगड़ कर या घिसकर किसी दाँत या हड्डी को काटने के काम आता है।

Buret, Burette (ब्यूरेट)— काँच की एक नली जो माप के चिन्हों द्वारा विभाजित रहती है तथा जिसके निचले सिरे पर टोंटी लगी होती है जो एक मापी गई मात्रा में तरल को निकालने के काम आती है।

Burn (बर्न)— ताप सम्बन्धी (आग, गर्म वस्तु या गर्म तरल पदार्थों से सम्पर्क होने) रसायनों (अम्ल या क्षार), विद्युत अथवा रेडिएन्ट शक्ति जैसे एक्स-रे या सूर्य प्रकाश आदि से ऊतकों पर आघात पहुँचना। जलना तीन श्रेणी का होता है– प्रथम श्रेणी : बाह्य दाह, इससे इपीडर्मिस की केवल बाह्य परत ही क्षतिग्रस्त होती है। त्वचा पर लाली होती है और इसे दबाने पर दर्द होता है। छाले नहीं बनते। द्वितीय श्रेणीः क्षत इपीडर्मिस से होकर डर्मिस में फैल जाता है। छाले बन जाते हैं। तृतीय श्रेणीः दोनों ही इपीडर्मिस एवं डर्मिस नष्ट हो जाते हैं तथा साथ ही त्वचा के नीचे स्थित ऊतक भी क्षतिग्रस्त हो जाते हैं।

Burner (बर्नर)— एक उपकरण जिससे किसी वस्तु को जलाने अथवा उसे गर्म करने के लिए लौ निकलती है, ज्वालक।

Burners (बर्नर्स)— ऊपरी भुजा में अक्सर जलन का दर्द होना।

Burning foot syndrome (बर्निंग फूट सिन्ड्रोम)— पैर के तलुवे में जलन महसूस होना जिससे अग्नि की ज्वाला-सी निकलती है।

Burnish (बर्निश)— दाँतों की मरम्मत करने वाले यन्त्र की सतह या उसके किनारे को चिकना बनाना और उस पर पालिश करना।

Burnisher (बर्निशर)— दाँतों की मरम्मत करने वाले यन्त्र की सतह या उसके किनारे को चिकना बनाने और उस पर पालिश करने वाला एक यन्त्र।

Burnout (बर्नआउट)— 1. बहुत गर्मी से किसी वस्तु को बेकार कर देना 2. शारीरिक और मानसिक थकान की अवस्था जो किसी व्यक्ति के व्यवसाय में उत्पन्न होने वाली कठिनाइयों का सामना करने या व्यवसाय की मांगों की आपूर्ति करने में असमर्थता के प्रति एक प्रतिक्रिया होती है जिसमें व्यक्ति को नींद नहीं आती, कार्य में बाधा उत्पन्न हो जाती है, उसमें नैराश्य व्याप्त हो जाता है और ऐसे व्यक्ति में शारीरिक रोग हो जाने की अधिक सम्भावना होती है।

Burp (बर्प)— डकार लेना।

Burr (बर)—Bur

Burrow (बुरो)— त्वचा में बना एक छोटा-सा छिद्र जो खुजली पैदा करने वाले परजीवी सारकोप्टीस स्कैबी के द्वारा बनता है।

Burrowing (बुरोइंग)— खुजली पैदा करने वाले परजीवी सारकोप्टीस स्कैबी द्वारा त्वचा में एक छोटा-सा छिद्र बनाना।

Bursa (बर्सा)— एक थैली अथवा गुहा जो श्लेषक तरल से भरी होती है जो रचनाओं की विशेषकर जोड़ों की रचनाओं की आपस की रगड़ को कम करता है जहाँ रगड़ होने की सम्भावना रहती है। श्लेषपुटी।

Bursa Achilles (बर्सा एकिलेस)—एकिलेस के कण्डरा एवं कैल्केनियस के बीच स्थित बर्सा।

Bursa adventitious (बर्सा एडवैन्टीशियस)— बर्सा वैसे तो नहीं होता परन्तु यह किसी रगड़ या दबाव के प्रति अनुक्रिया के फलस्वरूप विकसित हो जाता है। आनुषंगिक श्लेषपुटी।

Bursal (बर्सल)— श्लेषपुटी से सम्बन्धित।

Bursa patellar (बर्सा पटेलर)— कई बर्सों में से एक जो पटेला हड्डी के क्षेत्र में पाया है।

Bursa pharyngeal (बर्सा फेरिन्जियल)— गले में फेरिन्जियल टॉन्सिल के निचले भाग में पाई जाने वाली एक छोटी-सी अन्ध थैली।

Bursae (बर्सी)— Bursa का बहुवचन।

Bursalogy (बर्सालॉजी)— श्लेषपुटियों का शरीररचनाविज्ञान, शरीरक्रियाविज्ञान एवं विकृतिविज्ञान।

Bursectomy (बर्सेक्टॉमी)— किसी श्लेषपुटी को काट कर निकाल देना, श्लेषपुटी-उच्छेदन।

Bursitis (बर्साइटिस)— बर्सा का विशेषकर कन्धे और घुटने के जोड़ के बर्सा का शोथ, श्लेषपुटीशोथ।

Bursolith (बर्सोलिथ)— किसी श्लेषपुटी में बनने वाली पथरी।

Bursopathy (बर्सोपैथी)—Any disease of a bursa. किसी श्लेषपुटी का कोई भी रोग।

Bursotomy (बर्सोटॉमी)— किसी श्लेषपुटी में चीरा लगाना।

Bursula (बर्सुला)— एक छोटा बर्सा

Burton's line (बर्टन्स लाइन)— लेड या सीसे की जीर्ण विषाक्तता में मसूड़ों के किनारे पर दिखाई देने वाली नीली रेखा।

Butt (बट)—दो वस्तुओं के सिरों को आपस में मिला देना।

Butterfly rash (बटरफ्लाइ रैश)— चेहरे की त्वचा पर स्थित चकत्ता जो तितली के समान दिखाई देता है।

Buttocks (बटक्स)— कूल्हों के पीछे बाहर को निकलने वाले उभार, नितम्ब।

Button (बटन)— शरीर में स्थित कोई शरीररचनाविज्ञान या विकृतिविज्ञान सम्बन्धी रचना जो एक बटन के समान होती है।

Buttonhole (बटनहोल)— किसी गुहा की दीवार से होकर सीधा काटना।

Butyraceous (ब्यूटीरैशस)— मक्खन से युक्त अथवा उसके समान।

Butyrin (ब्यूटीरिन)— एक मुलायम, पीली, अर्द्धतरल वसा जो मक्खन में पायी जाती है।

Butyroid (ब्यूटीरॉयड)— देखने में अथवा गाढ़ेपन में मक्खन के समान।

Butyrometer (ब्यूटीरोमीटर)— दूध में मक्खन-वसा की मात्रा मापने का एक उपकरण।

Butyrous (ब्यूटीरस)— मक्खन के समान गाढ़ेपन वाला।

Bypass (बाईपास)— किसी धमनी जैसे कॉरोनरी धमनी अथवा उदरीय महाधमनी (एब्डोमिनल एओर्टा) के अवरुद्ध हो जाने पर रक्त परिसंचरण के लिए सर्जन द्वारा एक वैकल्पिक मार्ग बनाना।

हृदय की डबल बाईपास सर्जरी जिसमें आन्तरिक स्तनीय धमनी निरोप एवं टाँग की सैफेनस शिरा का निरोप लेकर उन्हें कॉरोनरी धमनियों के अवरोधनों के नीचे उनमें आरोपित किया जाता है।

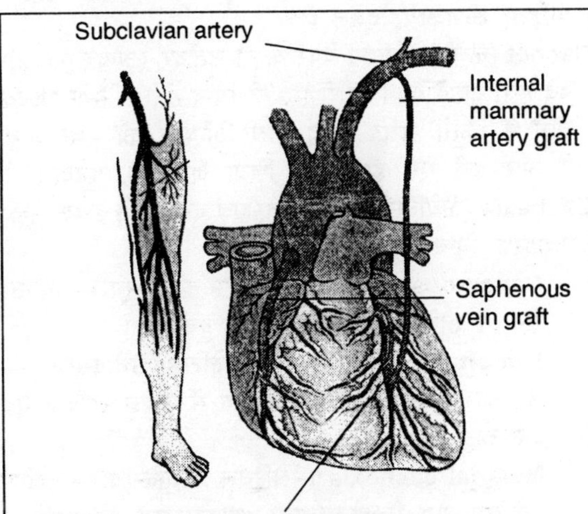

Fig. 58 : Bypass surgery. बाईपास सर्जरी

Subclavian artery = सबक्लेवियन धमनी, Internal mammary artery graft = आन्तरिक स्तनीय धमनी निरोप, Saphenous vein graft = सैफेनस शिरा निरोप, Level of coronary artery blockages. कॉरोनरी धमनी अवरोधनों का स्तर

Bysma (बाइज़्मा)— एक डाट या टैम्पोन।

Byssinosis (बाइसीनोसिस)— रूई की धूल के सांस के साथ खिंचकर अन्दर पहुँचने से उत्पन्न होने वाला फुफ्फुसधूलिमयता नामक रोग जिसमें छाती जकड़ जाती है तथा उसमें से घरघराहट या सायं-सायं की आवाज निकलती है।

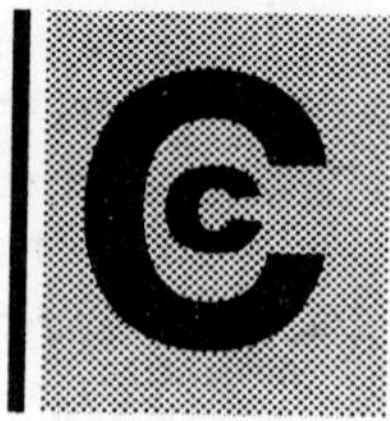

Ca (कै)— कैल्सियम का प्रतीक।

Cabots' rings (कैबट्स रिंग्स)— गम्भीर रक्ताल्पता में लाल रक्त कोशिकाओं में पायी जाने वाली धागे के समान अगूँठी के अथवा अंग्रेजी के अंक 8 के आकार की नीले रंग से अभिरंजित रचनाएँ।

Cachectic (कैचेक्टिक)— क्षीणता से सम्बन्धित अथवा उससे पीड़ित, क्षीणकाय, दुर्बल।

Cachet (कैचेट)— राइस पेपर के दो नतोदर (अन्दर की ओर दबे हुए) टुकड़े जो किनारों पर सीलबन्द होते हैं तथा जिनके बीच में किसी खराब स्वाद वाली औषधि को रखा जाता है और इन्हें ऐसे ही निगल लिया जाता है, पुटक।

Cachexia (कैचेक्सिया)— क्षीणता एवं दुर्बलता। इसके मुख्य उदाहरण निम्न हैं–

Cancerous cachexia (कैन्सेरस कैचेक्सिया)— कैन्सर रोग में होने वाली क्षीणता एवं दुर्बलता।

Lymphatic cachexia (लिम्फेटिक कैचेक्सिया) — लसीका ग्रन्थियों के हॉजकिन रोग में उत्पन्न क्षीणता एवं दुर्बलता।

Malarial cachexia (मैलेरियल कैचेक्सिया)— जीर्ण मलेरिया रोग में होने वाली क्षीणता एवं दुर्बलता।

Pituitary cachexia (पिट्यूटरी कैचेक्सिया)— पीयूष ग्रन्थि के अपक्षय से होने वाली क्षीणता एवं दुर्बलता।

Strumipriva cachexia (स्ट्रूमिप्राइवा कैचेक्सिया) — थाइरॉयड ग्रन्थि के निकाल देने से होने वाली क्षीणता एवं दुर्बलता, अनवटुक्षीणता।

Tuberculous cachexia (ट्यूबरकुलस कैचेक्सिया)— क्षय रोग के कारण होने वाली क्षीणता एवं दुर्बलता।

Cachinnation (कैकीनेशन)— खूब जोर-जोर से हँसना जैसे हँसने का दौरा पड़ गया हो।

Cacochylia (कैकोकाइलिया)— अपच

Cacoethes (कैकोइथेस)— बुरी आदत

Cacogenesis (कैकोजेनेसिस)— कोई भी असामान्य विकास या वृद्धि।

Cacogeusia (कैकोग्यूसिया)—मुँह का स्वाद खराब होना।

Cacomelia (कैकोमेलिया)— किसी भुजा की जन्मजात विकृति।

Cacoplastic (कैकोप्लास्टिक)— 1. असामान्य वृद्धि से सम्बन्धित अथवा उसे उत्पन्न करने वाला 2. सामान्य को अथवा पूर्णरूप से बनाने में असमर्थ।

Cacosmia (कैकोस्मिया)— बुरी गन्ध, या एक अप्रिय गन्ध का भ्रम हो जाना।

Cocospermia (कैकोस्पर्मिया)— शुक्राणुओं की दोषपूर्ण स्थिति, विकृतशुक्राणुता।

Cacotrophy (कैकोट्रोफी)— कुपोषण

Cadaver (कैडावर)— मानव मृत शरीर जो विच्छेदन के लिए परिरक्षित हुआ होता है, शव, लाश।

Cadaveric (कैडावेरिक)— मानव मृत शरीर से सम्बन्धित।

Cadaveric spasm (कैडावेरिक स्पाज़्म)— मृत्यु के बाद भी पेशीय संकुचन का जारी रहना।

Cadaverous (कैडावेरस)— जो पीला पड़ गया है और मृत शरीर के समान प्रतीत होता है, शवतुल्य, शववत्।

Caduca (कैडुका)— गर्भाशय की मोटी झिल्ली।

Caecal (सीकल)— अन्धान्त्र या सीकम से सम्बन्धित, उण्डुकीय।

Caecum (सीकम)— बड़ी आँत का शुरू का फूला हुआ भाग जो छोटी आँत के अन्त में होता है, अन्धान्त्र, उण्डुक।

Caelotherpay (सीलोथिरैपी)— धर्म के द्वारा चिकित्सा करना।

Caesarian section (सीज़ेरियन सैक्शन)— पेट में चीरा लगाकर गर्भाशय से भ्रूण को बाहर निकालना, शल्यजन।

Caffeine (कैफीन)— कॉफी एवं चाय में स्थित एक ऐल्केलॉयड जो केन्द्रीय तन्त्रिका-तन्त्र को उत्तेजित करने वाला एवं मूत्रल होता है।

Caffeinism (कैफीनिज़्म)— अधिक दिनों से अधिक मात्रा में कैफीन का प्रयोग करते रहने से उत्पन्न विषाक्त प्रभाव।

Cage (केग)— सन्दूक या बक्स।

Cage thoracic (केग थोरैसिक)— वक्ष को बन्द करने वाला हड्डियों का एक ढांचा जो पसलियों, मेरुदण्ड तथा स्टर्नम या छाती की हड्डी से मिलकर बना होता है।

Cainotophobia (केनोटोफोबिया)— किसी नवीन वस्तु से भय लगना।

Caisson disease (केसन डिज़ीज़)— ऐसा रोग जो एकदम से वायुमण्डलीय दाब कम हो जाने के कारण होता है जो अक्सर गोताखोरों में तथा उन लोगों में होता है जो 30,000 फीट अथवा उससे अधिक ऊँचाई पर हवाई यात्रा करते हैं। पानी में ऊँचे वायुमण्डलीय दाब पर शरीर के ऊतकों द्वारा अधिक से अधिक नाइट्रोजन का अवशोषण होता है जो गोताखोर के एकदम से पानी से बाहर निकल कर पृथ्वी की सतह पर आने से वायुमण्डलीय दाब के कम हो जाने

पर बुलबुलों के रूप में ऊतकों से मुक्त होती है जिससे सिर तथा जोड़ों में दर्द होता हैं, त्वचा पर खुजली या जलन होती है एवं गम्भीर मामलों में चक्कर आते हैं, पेट में दर्द होता है, जी मिचलाता है, उल्टी होती है, सांस जल्दी-जल्दी आने लगती है तथा पैरों पर पक्षाघात तक हो जाता है।

Caked breast (केक्ड ब्रेस्ट)— प्रसव के पश्चात् स्तन में दूध का इकट्ठा हो जाना।

Calcaneal, Calcanean (कैल्केनीयल, कैल्केनीयन)— कैल्केनीयम या कैल्केनीयस अस्थि अथवा एड़ी की हड्डी से सम्बन्धित, पर्ष्णिकीय

Calcaneoapophysitis (कैल्केनियोएपोफाइजाइटिस)— कैल्केनियस हड्डी के पिछले भाग की, जहाँ पर एकिलस कण्डरा का निवेशन होता है, सूजन एवं उसमें दर्द होना।

Calcaneoastragaloid (कैल्केनियोएस्ट्रागेलॉयड)— कैल्केनियस एवं एस्ट्रागेलस हड्डी से सम्बन्धित।

Calcaneocuboid (कैल्केनीयोक्यूबॉयड)— पार्ष्णिका या कैल्केनीयस एवं घनास्थि या क्यूबायॅड अस्थि से सम्बन्धित।

Calcaneodynia (कैल्केनियोडाइनिया)— एड़ी में दर्द होना।

Calcaneofibular (कैल्केनीयोफिब्यूलर)— कैल्केनीयस एवं बहिर्जंघिका या फिब्यूलर अस्थि से सम्बन्धित।

Calcaneonavicular (कैल्केनीयोनेवीकुलर)— कैल्केनीयस एवं नेवीकुलर अस्थि से सम्बन्धित।

Calcaneoscaphoid (कैल्केनीयोस्कैफॉयड)— कैल्केनीयस एवं नौकाभ या स्कैफॉयड अस्थि से सम्बन्धित।

Calcaneotibial (कैल्केनीयोटिबियल)— कैल्केनीयस एवं अन्तर्जंघिका या टिबिया अस्थि से सम्बन्धित।

Calcaneum, Calcaneus (कैल्केनीयम, कैल्केनीयस)— एड़ी की हड्डी जो एस्ट्रागेलस तथा क्यूबॉयड हड्डी से जुड़ी होती है, पार्ष्णिका।

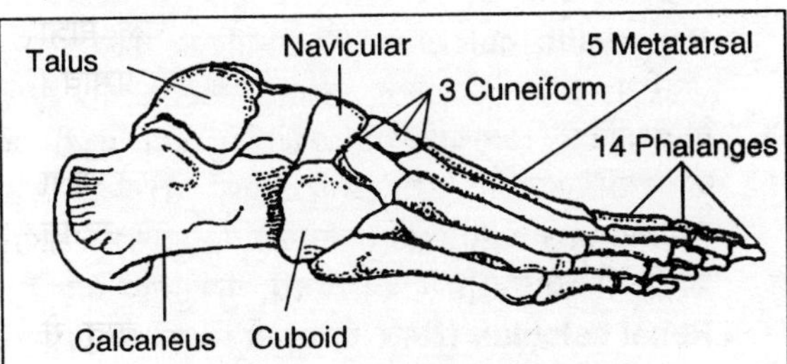

Fig. 59 : Calcaneus bone

पार्ष्णिका या कैल्केनियस अस्थि

Talus=घुटिकास्थि, Navicular=नौकाभ, 3. Cuneiform= 3 कीलाकार अस्थियां, 5 Metatarsal= 5 प्रपदिकास्थियाँ, 14 Phalanges=14 अंगुल्यस्थियाँ, Cuboid=घनास्थि, Calcaneus=पार्ष्णिका या कैल्केनियस अस्थि।

Calcanodynia (कैल्केनोडाइनिया)—Calcaneodynia.

Calcar (कैल्कर)— ठूँठ सा निकला हुआ, उत्सेघ, प्रसर।

Calcarea (कैल्केरिया)— चूना।

Calcareous (कैल्केरियस)— चूने की प्रकृति वाला, चूने से सम्बन्धित अथवा जिसमें चूना हो, खड़िया के समान।

Calcarine (कैल्केराइन)— 1. ठूँठ-सा निकला हुआ 2. उभार, प्रसर या ठूँठ से सम्बन्धित।

Calcariuria (कैल्केरीयूरिया)— मूत्र में चूने (कैल्सियम) के लवणों का पाया जाना।

Calcaroid (कैल्केरॉयड)-- मस्तिष्क ऊतक में किसी पदार्थ का जमाव जो कैल्सीकरण-सा प्रतीत होता है।

Calcemia (कैल्सीमिया)— रक्त में कैल्सियम का बढ़ जाना।

Calces (कैल्सेज़)— Calx का बहुवचन

Calcibilia (कैल्सीबीलिया)— पित्त या बाइल में कैल्सियम का पाया जाना

Calcic (कैल्सिक)— कैल्सियम अथवा चूने से सम्बन्धित।

Calcicosis (कैल्सिकोसिस)— चूने पत्थर (मार्बिल) की धूलि के सांस के साथ खिंचने से उत्पन्न होने वाला फेफड़ों का रोग।

Calciferol (कैल्सिफैरोल)— विटामिन डी$_2$, अर्गोकैल्सिफैरोल।

Calciferous (कैल्सिफेरस)— कैल्सियम अथवा चूने से युक्त।

Calcific (कैल्सिफिक)—चूने को बनाने वाला अथवा चूने से बना हुआ।

Calcification (कैल्सिफिकेशन)— कैल्सियम लवणों की किसी ऊतक में जमा होने की क्रिया, कैल्सीकरण; कैल्सीभवन।

Calcific tendinitis (कैल्सिफिक टेन्डीनाइटिस)— जीर्ण शोथयुक्त कण्डरा में कैल्सियम का जमा होना विशेषकर कन्धे की कण्डराओं में।

Calcify (कैल्सिफाइ)— कैल्सियम को जमा करना जैसा अस्थि निर्माण में होता है।

Calcigerous (कैल्सिजेरस)— कैल्सियम को उत्पन्न करने वाला अथवा कैल्सियम से युक्त।

Calcination (कैल्सिनेशन)— किसी पदार्थ को भूनकर सुखाकर उसका पाउडर बनाना।

Calcine (कैल्साइन)— उच्च तापमान पर गर्म करके जल एवं उड़नशील पदार्थ को बाहर निकाल देना।

Calcinosis (कैल्सिनोसिस)— ऊतकों में असामान्य रूप से कैल्सियम लवणों का जमा होना, कैल्सीकरण।

Calciokinesis (कैल्सियोकाइनेसिस)— संग्रहीत कैल्सियम का संचारण होना

Calciokinetic (कैल्सियोकाइनेटिक)— संग्रहीत कैल्सियम के संचारण से सम्बन्धित अथवा उसे करने वाला।

Calciol (कैल्सियोल)—Cholecalciferol.

Calciorrhachia (कैल्सियोरैह्किया)— प्रमस्तिष्कमेरू-द्रव में कैल्सियम का पाया जाना।

Calcipectic (कैल्सिपैक्टिक)— ऊतकों में कैल्सियम के स्थिरीकरण से सम्बन्धित

Calcipenia (कैल्सिपीनिया)— शरीर में कैल्सियम की कमी।

Calcipenic (कैल्सिपैनिक)— शरीर में कैल्सियम की कमी होने से सम्बन्धित।

Calcipexic (कैल्सिपैक्सिक)—Calcipectic.

Calcipexis, Calcipexy (कैल्सिपैक्सिस, कैल्सिपैक्सी)— ऊतकों में कैल्सियम का स्थिरीकरण।

Calciphilia (कैल्सीफीलिया)— कैल्सिकरण की प्रवृति होना।

Calciprivia (कैल्सिप्राइविया)— कैल्सियम की हानि।

Calciprivic (कैल्सिप्राइविक)— वह व्यक्ति जिसके शरीर से कैल्सियम की हानि हो चुकी हो।

Calcitonin (कैल्सीटोनिन)— मनुष्य में थाइरॉयड ग्रन्थि से उत्पन्न होने वाला एक हॉर्मोन जो कैल्सियम के चयापचय के लिए आवश्यक है।

Calcitriol (कैल्सिट्रॉयल)— विटामिन डी का एक चयापचयज जो आँतों से कैल्सियम एवं फॉस्फेट के अवशोषण को तथा अस्थि ऊतक में उनके जमा होने को बढ़ावा देता है।

Calcium (कैल्सियम)—यह एक चाँदी के समान सफेद धात्वीय तत्त्व है जिसका Ca प्रतीक है तथा जो हड्डियों एवं दांतों के बनने एवं उनकी कठोरता के लिए आवश्यक है एवं रक्त के जमने में इसकी बहुत महत्ता है। यह अधिकतर दूध में पाया जाता है। निम्नलिखित इसके लवण हैं –

कैल्सियम कार्बोनेट –यह एक बारीक, सफेद, स्वादहीन एवं गन्धहीन पाउडर होता है जो चाक या खड़िया में पाया जाता है तथा प्रत्यमल के रूप में इसका प्रयोग किया जाता है।

कैल्सियम क्लोराइड – इसका स्वाद नमकीन होता है और रक्त में कैल्सियम की कमी होने पर रक्त के कैल्सियम घटक को बढ़ाने में इसका प्रयोग किया जाता है और यह मैग्नीसियम विषाक्तता के लिए प्रतिकारक के रूप में कार्य करता है।

कैल्सियम ग्लूकोनेट– यह दानेदार, सफेद पाउडर होता है जिसमें गन्ध तथा स्वाद नहीं होता और जिसके कार्य कैल्सियम क्लोराइड के कार्यों के समान होते हैं।

कैल्सियम लैक्टेट –यह सफेद, गन्धहीन एवं स्वादहीन पाउडर होता है जिसका मुख द्वारा अथवा इन्जैक्शन से कैल्सियम ग्लूकोनेट के विकल्प के रूप में प्रयोग किया जाता है। यह जीर्ण सीसात्यय में प्रयोग में लाया जाता है।

कैल्सियम ऑक्ज़ेलेट –यह रवों के रूप में मूत्र में पाया जाता है तथा गुर्दे की कुछ पथरियों का यह एक भाग होता है।

कैल्सियम पैन्टोथिनेट – यह विटामिन बी कॉम्पलैक्स का एक खण्ड है और साधारणतः पाँवों में होने वाले जलन संलक्षण में इसका प्रयोग किया जाता है।

कैल्सियम फॉस्फेट –यह एक सफेद पाउडर होता है जिसका प्रत्यम्ल के रूप में अम्लाधिक्य की चिकित्सा में प्रयोग किया जाता है।

कैल्सियम सल्फेट –यह एक सफेद पाउडर होता है जो पानी को अवशोषित करता है और प्लास्टर आफ पेरिस बनाने के काम आता है।

Calcium antagonists (कैल्सियम एन्टागोनिस्ट्स)— कैल्सियम मार्ग में अवरोध उत्पन्न करने वाले।

Calcium channel blockers (कैल्सियम चैनेल ब्लॉकर्स)— वे औषधियाँ जो कैल्सियम आयनों के पेशी कोशिकाओं में अन्तः प्रवेश को धीमा करके अपनी क्रिया करती हैं।

Calciuria (कैल्सियूरिया)— मूत्र में कैल्सियम का पाया जाना।

Calcophorous (कैल्कोफोरस)— कैल्सियम लवणों या चूने से युक्त अथवा इन्हें उत्पन्न करने वाला।

Calcularly (कैल्कुलर्ली)— किसी पथरी से सम्बन्धित।

Calculi (कैल्कुलाई)— Calculus का बहुवचन।

Calculifragus (कैल्कुलीफ्रेगस)— पथरियों का टूटना।

Calculogenesis (कैल्कुलोजेनेसिस)— अश्मरियों अथवा पथरियों का बनना।

Calculosis (कैल्कुलोसिस)— पथरियों के बनने से उत्पन्न दशा।

Calculous (कैल्कुलस)— पथरी के समान

Calculus (कैल्कुलस)— खनिज लवणों का वृक्क या गुर्दे, मूत्रनली, मूत्राशय या मूत्र-मार्ग में असामान्य रूप से जमाव; अश्मरी या पथरी। पथरी मुख्यतया निम्न प्रकार की होती है–

Biliary calculus (बिलियरी कैल्कुलस)— पित्ताशय में स्थित कोई अश्मरी जो पित्त (बाइल) या कोलेस्ट्रॉल तथा पित्त वर्णकों से बनी होती है जिस पर कैल्सियम जमा हो जाता है, पित्ताश्मरी।

Pancreatic calculus (पैन्क्रियाटिक कैल्कुलस)— अवरोध उत्पन्न हो जाने अथवा संक्रमण के कारण पैन्क्रियाटिक (अग्न्याशयिक) नली में बनी पथरी जो कैल्सियम कार्बोनेट तथा अन्य लवणों से बनती है।

Pulmonary calculus (पल्मोनरी कैल्कुलस)— फेफड़े की किसी श्वासनली में बनी पथरी, फुफ्फुसीय अश्मरी।

Renal calculus (रीनल कैल्कुलस)— गुर्दे में विद्यमान कोई पथरी, वृक्कीय अश्मरी।

Salivary calculus (सैलाइवरी कैल्कुलस)— किसी लार-नली अधिकतर अवअधोहनुज ग्रन्थि (मेन्डीबिल के नीचे स्थित लार-ग्रन्थि) की लार-नली में विद्यमान अश्मरी, लाराश्मरी।

Urinary calculus (यूरीनरी कैल्कुलस)— मूत्रीय संस्थान के किसी भी भाग में विद्यमान पथरी।

Vesical calculus (वैसाइकल कैल्कुलस)— मूत्राशय में विद्यमान पथरी।

Calefacient (कैलीफेसिएन्ट)— शरीर के किसी भाग पर लगाने पर गर्मी की अनुभूति पैदा करने वाला।

Calf, plural **Calves** (काफ, काव्ज)— पैर का घुटने के नीचे तथा पीछे का मांसल भाग, पिण्डली।

Calf-bone (काफ-बोन)— फिब्यूला अस्थि

Caliber (कैलीबर)— किसी छिद्र या किसी नली के मुख का व्यास।

Calibrate (कैलीब्रेट)— किसी नलिकीय रचना का आन्तरिक व्यास मापना।

Calibration (कैलीब्रेशन)— किसी छिद्र अथवा नली के मुख का आन्तरिक व्यास मापने की क्रिया।

Calibrator (कैलीब्रेटर)— नलियों को चौड़ा करने वाला अथवा नलियों के या छिद्रों के आन्तरिक व्यास को मापने वाला यन्त्र।

Caliceal (कैलीसियल)— कैलिक्स से सम्बन्धित।

Calicectasis (कैलीसेक्टेसिस)— वृक्कीय आलवाल का चौड़ा होना।

Calicectomy (कैलीसेक्टॉमी)— किसी वृक्कीय आलवाल या कैलिक्स को काट कर निकाल देना।

Calices (कैलीसेज़)—Calyx का बहुवचन

Caliciform (कैलीसीफार्म)— प्यालेनुमा।

Calicine (कैलीसाइन)— किसी कैलिक्स की प्रकृति का अथवा उससे मिलता-जुलता।

Calicoplasty (कैलिकोप्लास्टी)—Calioplasty.

Calicotomy (कैलिकोटॉमी)— किसी आलवाल या कैलिक्स में चीरा लगाना जो सामान्यतः पथरी को निकालने के लिए लगाया जाता है।

Caliculus (कैलीकुलस)— प्यालेनुमा रचना।

Caliectasis (कैलियकटेसिस)— वृक्कीय आलवाल का विस्फारित हो जाना।

Caligo (कैलिगो)— आँखों से धुँधला दीखना, मन्द-दृष्टिता।

Calioplasty (कैलियोप्लास्टी)— प्लास्टिक सर्जरी द्वारा आलवाल या कैलिक्स की मरम्मत करना।

Caliorrhaphy (कैलियोरैह्फी)— किसी आलवाल या कैलिक्स को सी देना।

Caliotomy (कैलियोटॉमी)—Calicotomy.

Caliper (s) (कैलीपर)— ठोस अंगों जैसे वक्ष या कूल्हे के अंगों के व्यास को मापने वाला यन्त्र।

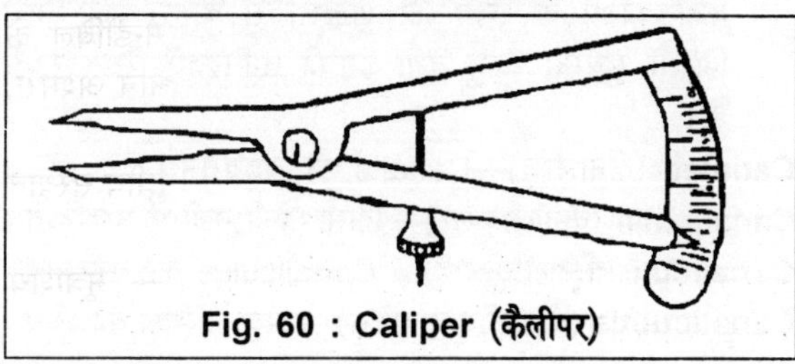

Fig. 60 : Caliper (कैलीपर)

Calix (कैलिक्स)— प्यालेनुमा अंग या गुहा, आलवाल।

Callomania (कैलोमैनिया)— किसी स्त्री का अपने को सबसे अधिक खूबसूरत समझना, स्वरूपोन्माद।

Callosal (कैलोसल)— कॉर्पस कैलोसम से सम्बन्धित।

Callosity, Callositas (कैलोसिटी, कैलोसिटास) — कठोर एवं मोटी त्वचा के अण्डाकार अथवा लम्बे क्षेत्र जो रगड़, दबाव या अन्य क्षोभकों से हाथ-पैरों पर प्रकट होते हैं; किण या घट्टा।

Callosomarginal (कैलोसोमार्जिनल)—कॉर्पस कैलोसम एवं सीमावर्ती कर्णक से सम्बन्धित।

Callous (कैलस)— कठोर; कैलस के समान।

Callus (कैलस)— 1. किण या घट्टा 2. किसी टूटी हुइ हड्डी के सिरों के बीच बनने वाला अस्थिल पदार्थ जो विरोहण की क्रिया में अन्त में अस्थि से विस्थापित हो जाता है। टूटी हुई हड्डी की विरोहण प्रक्रिया में कैलस का बनना।

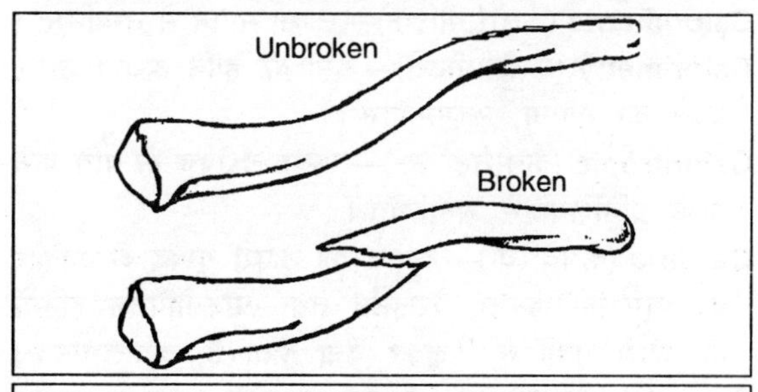

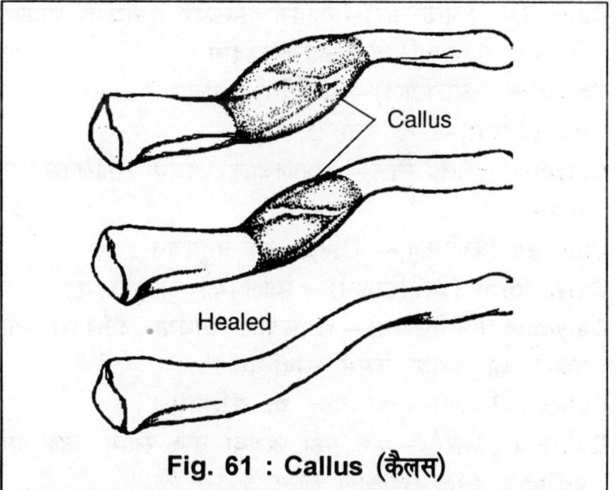

Fig. 61 : Callus (कैलस)

unbroken=साबुत हड्डी, broken=टूटी हुई हड्डी, Callus=कैलस, healed=विरोहित अर्थात् जुड़ी हुई हड्डी।

Calmative (कामेटिव)— शामक, दर्द व बेचैनी को कम करने वाला; वेदनाहर।

Calor (कैलर)— ऊष्मा जो शोथ के चार चिह्नों में से एक होती है, अन्य चिन्ह सूजन, लाली तथा वेदना होते हैं।

Caloric (कैलोरिक)— गर्मी या किसी कैलोरी से सम्बन्धित।

Caloricity (कैलोरीसिटी)— शरीर की ऊष्मा को विकसित करने एवं इसे बनाये रखने की शक्ति, उष्माशक्ति।

Calorie (कैलोरी)—यह ऊष्मा की इकाई है। यह दो प्रकार की होती :–

Large calorie (लार्ज कैलोरी)— एक किलोग्राम पानी का तापमान 14.5° सेन्टीग्रेड से बढ़ाकर 15.5° सेन्टीग्रेड करने के लिए आवश्यक ऊष्मा की मात्रा।

Small calorie (स्माल कैलोरी)— एक ग्राम पानी का एक डिग्री सेन्टीग्रेड तापमान बढ़ाने के लिए आवश्यक ऊष्मा की मात्रा।

Calorifacient (कैलोरीफेशिएन्ट)— ऊष्मा या गर्मी उत्पन्न करने वाला।

Calorific (कैलोरीफिक)— गर्मी उत्पन्न करने वाला, तापजनक।

Calorigenic (कैलोरीजेनिक)— ऊष्मा अथवा शक्ति के उत्पादन से सम्बन्धित, तापजनक, ऊष्माजनक।

Calorimeter (कैलोरीमीटर)— किसी रासायनिक प्रतिक्रिया में उत्पन्न ऊष्मा की मात्रा को मापने का यन्त्र, ऊष्मामापी।

Calorimetric (कैलोरीमीट्रिक)— ऊष्मा मापन से सम्बन्धित।

Calorimetry (कैलोरीमीटरी)— गर्मी की हानि अथवा उसके बढ़ने को मापना, ऊष्मामापन।

Caloritropic (कैलोरीट्रॉपिक)— ऊष्मा-उद्दीपन के प्रति होने वाली प्रतिक्रिया से सम्बन्धित।

Calvaria (कैलवेरिया)— कपाल का ऊपरी गुम्बद के आकार का भाग जो फ्रन्टल, पैराइटल तथा ऑक्सीपिटल हड्डियों के ऊपरी भागों से मिलकर बना होता है, कपालगुम्बद।

Calvarial (कैलवेरियल)— कपाल के ऊपरी गुम्बद के आकार के भाग से सम्बन्धित, कपालगुम्बदीय।

Calvities (कैल्विटीज़)— गंजापन, खालित्य।

Calx (कैल्क्स)— 1. चूना 2. एड़ी

Calyceal (कैलीसियल)— आलवाल अथवा कैलिक्स से सम्बन्धित।

Calyces (कैलीसेज़)— Calyx का बहुवचन

Calyciform (कैलीसिफार्म)— प्याले की आकृति का।

Calycine (कैलीसाइन)— आलवाल अथवा कैलिक्स की प्रकृति का अथवा उससे सम्बन्धित।

Calyx (कैलिक्स)— आलवाल या कैलिक्स।

Camera (कैमरा)— एक गुहा अथवा बन्द स्थान, कक्ष या प्रकोष्ठ। इसके उदाहरण निम्न हैं :–

Anterior chamber of the eye ball (एन्टीरियर चैम्बर आफ दी आई बाल)— कॉर्निया तथा आइरिस के बीच का बन्द स्थान।

Posterior chamber of the eye ball (पोस्टीरियर चैम्बर आफ दी आई बाल)— आइरिस तथा लैन्स के बीच का बन्द स्थान।

Camphor (कैम्फर)— कपूर।

Camphoraceus (कैम्फोरेसीयस)— रुप-रंग में, गाढ़ेपन में अथवा गन्ध में कपूर के समान, कर्पूवत्।

Camphorated (कैम्फोरेटेड)— कपूर से युक्त।

Campimeter (कैम्पीमीटर)— दृष्टि क्षेत्र को मापने वाला उपकरण।

Campimetry (कैम्पीमीट्री)— दृष्टि क्षेत्र को मापना।

Camplodactyly (कैम्प्लोडैक्टाइली)—Camptodactyly.

Campospasm (कैम्पोस्पाज़्म)—Camptocormia.

Camptocormia (कैम्पटोकोर्मिया)— ऐसी विरूपता जिसमें व्यक्ति के खड़ा होने पर धड़ आगे को झुका होता है।

Camptodactylia (कैम्पटोडैक्टाइलिया)— हाथ अथवा पैर की एक या अधिक अंगुलियों का स्थायी रूप से मुड़ा होना।

Camptodactyly (कैम्प्टोडैक्टाइली)— Camptodactylia.

Camptomelia (कैम्पटोमेलिया)— भुजाओं का मुड़ना जिससे स्थायी रूप से नमस्कार करने की स्थिति (आगे को झुकना) अथवा प्रभावित भाग में वक्रता उत्पन्न हो जाती है।

Camptomelic (कैम्प्टोमैलिक)— भुजाओं को मोड़ने वाला जिसके परिणामस्वरूप स्थायी रूप से नमस्कार करने की स्थिति (आगे को झुकना) अथवा प्रभावित भाग में वक्रता उत्पन्न हो जाती है।

Camptospasm (कैम्प्टोस्पाज़्म)—Camptocormia.

Canal (कैनाल)— एक संकरी नली या मार्ग। कैनाल के कुछ उदाहरण निम्नलिखित हैं–

Alimentary canal (एलीमैन्ट्री कैनाल)— भोजन प्रणाली जो मुख से गुदा तक फैली होती है।

Anal canal (एनल कैनाल)— मलाशय का अन्तिम भाग जो गुदा पर खुलता है, गुदीय नाल।

Auditory canal (ऑडिटरी कैनाल)— श्रवणीय नली।

Birth canal (बर्थ कैनाल)— वह नली, जन्म लेते समय जिससे होकर बच्चा गुजरता है जो गर्भाशयग्रीवा, योनि तथा भग से मिलकर बनती है; जनन नली; प्रसव नली।

Cervical canal (सर्वाइकल कैनाल)— गर्भाशयग्रीवा में स्थित आन्तरिक मुख से बाह्य मुख तक विस्तृत नली।

Inguinal canals (इन्गुआइनल कैनाल्स)— आभ्यान्तर से बाह्य उदरीय वृत्ताकार मुख तक का एक तिरछा मार्ग, वंक्षण नाल।

Semicircular canals (सेमीसर्कुलर कैनाल्स)— कान में स्थित लेबीरिन्थ की तीन नलिकाएँ, अर्द्धवृत्ती नलिकाएँ।

Spinal, vertebral canal (स्पाइनल, वर्टीब्रल कैनाल)— कशेरुकाओं के रन्ध्रों की श्रृंखला से बनने वाली नली जिसमें सुषुम्ना रज्जु तथा इसकी तानिकाएँ स्थित रहती हैं।

Canales (कैनालीज़)—Canalis का बहुवचन।

Canalicular (कैनालीकुलर)— किसी छोटी नली से सम्बन्धित।

Canaliculi (कैनालीकुलाई)— Canaliculus का बहुवचन।

Canaliculitis (कैनालीकुलाइटिस)— अश्रु-नलिका का शोथ।

Canaliculization (कैनालीकुलाइज़ेशन)— किसी भी ऊतक में सूक्ष्म नलिकाओ का बनना ।

Canaliculus (कैनालीकुलस)— एक छोटी नली, सूक्ष्मनलिका ।

Canalis (कैनालिस)— नली ।

Canalization (कैनालाइज़ेशन)— ऊतक में किसी नली का निर्माण होना, नलिकाकरण, नलिकाभवन ।

Canaloplasty (कैनालोप्लास्टी)— प्लास्टिक सर्जरी द्वारा किसी मार्ग जैसे बाह्य कर्णकुहर की मरम्मत करना

Cancellated (कैन्सीलेटेड)—Cancellous.

Cancelli (कैन्सीलाइ)— Cancellus का बहुवचन ।

Cancellous (कैन्सीलस)— एक पोली रचना, यह शब्द विशेषकर पोली हड्डी के लिए प्रयोग किया जाता है ।

Cancellus (कैन्सीलस)— एक जालीदार संरचना जैसी कि स्पंजी अस्थि में पायी जाती है ।

Cancer (कैन्सर)— एक दुर्दम अर्बुद जो बहुत तेजी से बढ़ता है, कर्कट । कैन्सर को दो मुख्य वर्गों में बाँटा गया है–कार्सिनोमा जो इपिथीलियल ऊतकों से उत्पन्न होता है तथा सार्कोमा जो संयोजी ऊतकों से उत्पन्न होता है ।

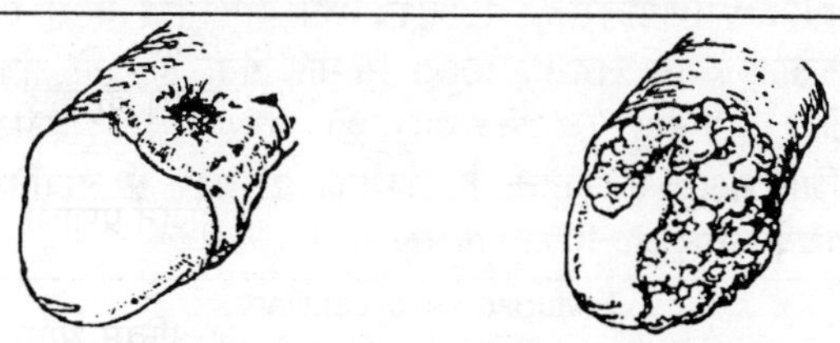

Fig. 62 : Cancer of the penis लिंग का कैन्सर

Canceremia (कैन्सेरीमिया)— रक्त में कैन्सर कोशिकाओं की विद्यमानता ।

Cancericidal (कैन्सरीसाइडल)— कैन्सर कोशिकाओं को नष्ट करने वाला

Cancerigenic, Cancerogenic (कैन्सरीजेनिक, कैन्सरोजेनिक)— कैन्सर को पैदा करने वाला

Cancerophobia (कैन्सरोफोबिया)— कैन्सर का रोगोत्पादक भय

Cancerous (कैन्सरस)— किसी दुर्दम वृद्धि से सम्बन्धित

Cancra (कैंक्रा)— Cancrum का बहुवचन ।

Cancriform (कैन्क्रीफॉर्म)— कैन्सर से मिलता-जुलता, कर्कटाकार ।

Cancroid (कैन्क्रॉयड)—1. कैंसर के समान, कर्कटाभ, कैंसराभ । 2. दुर्दम उपकला अर्बुद (एक प्रकार का त्वचा का कैन्सर) ।

Cancrum (कैंक्रुम)— शीघ्रता से फैलने वाला जख्म ।

Candida (कैन्डिडा)— यीस्ट के समान एक कवक या फफूँदी जो समान्यतया मुख, त्वचा, आंत्र-प्रणाली तथा योनि में रहता है परन्तु बहुत से रोगों को उत्पन्न कर सकता है जैसे योनिशोथ ।

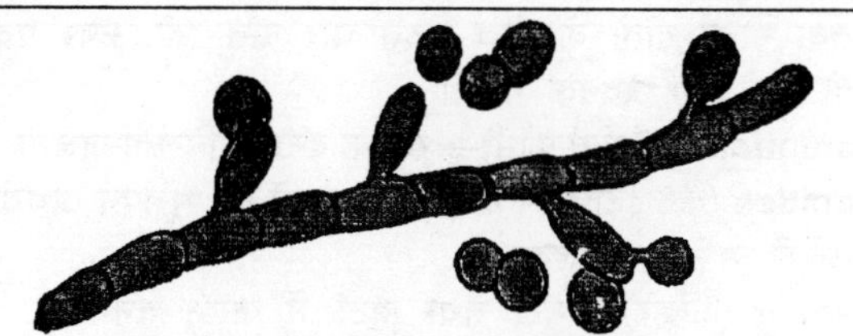

Fig. 63 : Fungus candida albicans कवक कैण्डिडा एल्बीकैन्स

Candida albicans (कैण्डिडा एल्बीकैन्स)— यह एक छोटा, अण्डाकार कवक है जिसकी यीस्ट के समान कलीकोत्पादन द्वारा वृद्धि होती है और जो सामान्यतः नम त्वचा पर, मुख में, आन्त्रीय पथ, फेफड़ों एवं योनि में पाया जाता है और जो रोग-प्रतिरोघ शक्ति कम हो जाने पर जैसे वृद्धावस्था में, किसी बीमारी के पश्चात और लम्बे समय तक एन्टीबॉयटिकों एवं कॉर्टिकोस्टैरायडों द्वारा चिकित्सा होने पर विकृतिजन्य हो जाता है और कैण्डिडा रोग (कवक संक्रमण) उत्पन्न करता है जिसमें मुख एवं योनि की श्लेष्मिक कला पर सफेद चकत्ते (अभिप्लवन) बन जाते हैं ।

Candidal (कैन्डिडल)— कैन्डिडा से सम्बन्धित अथवा उससे उत्पन्न ।

Candidemia (कैन्डिडीमिया)— रक्त में कैन्डिडा कवक की विद्यमानता ।

Candidiasis (कैन्डिडिएसिस)— कैन्डिडा एल्बीकैन्स नामक कवक द्वारा त्वचा, मुख की श्लेष्मिक झिल्ली (थ्रश) फेफड़ों तथा योनि का संक्रमण ।

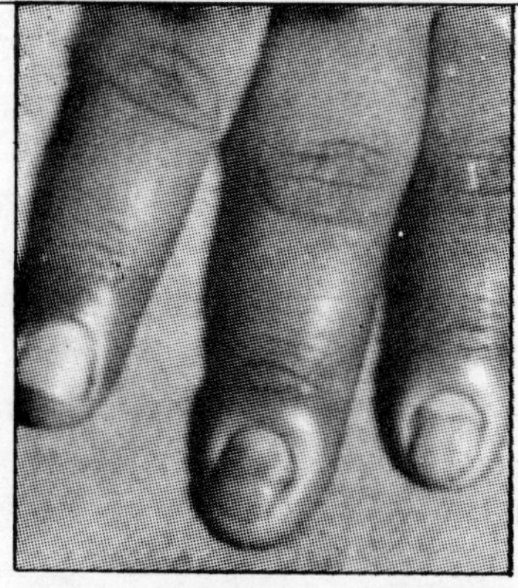

Fig. 64 : Candidiasis (कैन्डिडिएसिस)

कवक कैण्डिडा एल्बीकैन्स के संक्रमण से उत्पन्न नाखूनों के चारों ओर नख-बलियों का शोथ ।

Candidosis (कैण्डिडोसिस)— Candidiasis.

Candiduria (कैन्डिड्यूरिया)— मूत्र में कैन्डिडा का पाया जाना ।

Canine (कैनाइन)— 1. किसी कुत्ते से सम्बन्धित अथवा उसकी विशिष्टता वाला 2. एक प्रकार का दाँत, इन्सीज़र

तथा मोलर दाँतों के बीच स्थित चार दाँत (दो ऊपर एवं दो नीचे के); रदनक दन्त।

Caniniform (कैनीनीफार्म)— रदनक दन्त से मिलता-जुलता।

Canities (कैनाइटीज़)— खोपड़ी के बालों का भूरापन अथवा उनकी सफेदी, पालित्य।

Canker (कैन्कर)— मुख तथा होठों में जख्म बनना।

Cannabis (कैनेबिस)— भांग।

Cannabism (कैनेबिज़्म)— भांग का अधिक प्रयोग करने से स्वास्थ्य खराब रहना।

Canning (केनिंग)— टीन बन्दी, भोज्य पदार्थों को टीन के अन्दर बन्द करके सुरक्षित रखना।

Cannula (कैन्यूला)— किसी वाहिनी अथवा गुहा में निवेशन हेतु एक नली जिसके भीतर एक ट्रोकार होता है, शरीर से ट्रोकार को निकालने के पश्चात तरल बाहर निकलने लगता है; प्रवेशिनी।

Cannulation (कैन्यूलेशन)— शरीर के भीतर स्थित किसी नलाकार अंग अथवा गुहा में एक प्रवेशिनी या कैन्यूला का प्रवेशन।

Canthal (कैन्थल)— किसी नेत्र-कोण से सम्बन्धित।

Canthectomy (कैन्थेक्टॉमी)— किसी नेत्र-कोण को काट कर निकाल देना, नेत्रकोण-उच्छेदन

Canthi (कैन्थाइ)—Canthus का बहुवचन।

Canthitis (कैन्थाइटिस)— किसी नेत्र-कोण का शोथ।

Cantholysis (कैन्थोलाइसिस)— नेत्रच्छद विदर को चौड़ा करने के लिए एक आँख के किसी नेत्र-कोण में चीरा लगाना, नेत्रकोणवियोजन।

Canthoplasty (कैन्थोप्लास्टी)— किसी नेत्र-कोण की प्लास्टिक सर्जरी करना, नेत्रकोणसंधान।

Canthorrhaphy (कैन्थोरैह्फी)—किसी नेत्र-कोण को सीना।

Canthotomy (कैन्थोटॉमी)— शल्य-क्रिया द्वारा किसी नेत्र-कोण का विभाजन करना।

Canthus (कैन्थस)— आँखों की पलकों के बीच के विदर के दोनों किनारों पर स्थित कोण, नेत्र-कोण।

Cap (कैप)— 1. आवरण 2. ड्योडिनम का प्रथम भाग

Capacitation (कैपासाइटेशन)— स्त्री के जनन पथ में होने वाली क्रिया जिससे कोई शुक्राणु डिम्ब को निषेचित या गर्भित करने के सक्षम हो जाता है।

Capacity (कैपेसिटी)—1. किसी कार्य को करने की क्षमता 2. किसी पात्र की किसी वस्तु को अपने अन्दर समाने के लिए ली गई उसकी माप।

Capeline (कैपीलाइन)— सिर पर बाँधने वाली अथवा कटी हुई भुजा के ठूँठ या स्थूणक पर बाँधने वाली पट्टी।

Capiat (कैपिएट)— सेवन करें।

Capillarectasia (कैपीलेरेक्टेसिया)— केशिकाओं का चौड़ा होना, केशिकाविस्फार।

Capillaries (कैपीलरीज़)— केशिकाएँ।

Capillariography (कैपीलेरियोग्राफी)— एक्स-रे के प्रति अपारदर्शक किसी पदार्थ का इन्जैक्शन लगाने के बाद केशिकाओं का एक्स-रे परीक्षण करना।

Capillariomotor (कैपीलेरियोमोटर)— रक्त केशिकाओं को विस्फारित अथवा सकुंचित करने वाला।

Capillarioscopy (कैपीलेरियोस्कोपी)— सूक्ष्मदर्शी की अल्प शक्ति में अंगुली के नाखून के आधार की त्वचीय रक्त केशिकाओं का परीक्षण करना।

Capillaritis (कैपीलेराइटिस)— केशिकाओं की सूजन।

Capillarity, Capillary attraction (कैपीलरिटी, कैपीलरी एट्रैक्शन)— वह क्रिया जिसके द्वारा किसी द्रव की सतह जहाँ पर वह किसी ठोस के सम्पर्क में होती है जैसे किसी बारीक नली में हो, तो वह ऊँची उठती है अथवा नीचे गिरती है।

Capillaropathy (कैपीलेरोपैथी)— केशिकाओं का कोई भी रोग।

Capillaroscopy (कैपीलेरोस्कोपी)— नैदानिक उद्देश्य से केशिकाओं का परीक्षण करना।

Capillary (कैपीलरी)— 1. सूक्ष्म रक्त वाहिनियों में से एक जिसका व्यास लगभग .008 मि.मी. होता है जो सबसे छोटी धमनियों (धमनिकाओं) को सबसे छोटी शिराओं (शिरिकाओं) से जोड़ती हैं, केशिका 2. बाल से सम्बन्धित अथवा बाल से मिलता-जुलता।

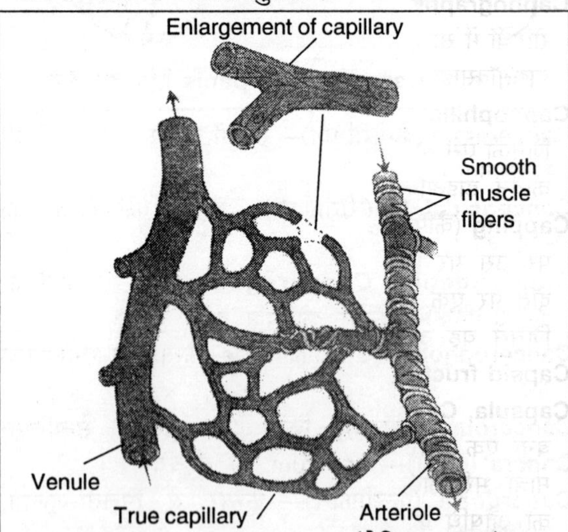

Fig. 65 : Capillary bed (केशिका शय्या)

Venule=तनुशिरा या शिरिका, True capillary=वास्तविक केशिका, Arteriole=धमनिका, Smooth muscle fibers=चिकने पेशी तन्तु, Enlargement of capillary= केशिका परिवर्धन।

Capillary permeability (कैपीलरी पर्मियाबिलीटी)—पदार्थों की केशिकाओं की दीवारों से होकर ऊतक के स्थानों में विसरण करने की क्षमता।

Capillus (कैपीलस)— खोपड़ी का बाल, रोम।

Capita (कैपिटा)— Caput का बहुवचन

Capital (कैपिटल)— सिर से सम्बन्धित।

Capitate (कैपीटेट)— 1. सिर के आकार वाला 2. कलाई की दूरस्थ पंक्ति में स्थित तीसरी हड्डी।

Capitellum (कैपीटेलम)—Capitulum.

Capitopedal (कैपीटोपेडल)— सिर एवं पाँवों से सम्बन्धित।

Capitula (कैपीटुला)—Capitulum का बहुवचन।

Capitular (कैपीटुलर)— किसी कैपीटुलम से सम्बन्धित।

Capitulum (कैपीटुलम)— किसी हड्डी का सन्धयाक (जोड़ बनाने वाला) छोटा गोल सिरा, मुण्डक। उदाहरण–

Capitulum fibulae (कैपीटुलम फिब्यूली)— फिब्यूला हड्डी का सिर जो टिबिया हड्डी से मिलकर जोड़ बनाता है।

Capitulum humeri (कैपीटुलम ह्यूमेराइ)— ह्यूमरस हड्डी का दूरस्थ गोल सिरा जो रेडियस हड्डी से मिलकर सन्धि का निर्माण करता है।

Capnogram (कैप्नोग्राम)— सांस के साथ बाहर निकाली गयी वायु में कार्बन डाइऑक्साइड अंश का एक सतत अभिलेख।

Capnograph (कैप्नोग्राफ)— एक ऐसा यन्त्र जिसके द्वारा सांस के साथ बाहर निकाली गयी वायु में CO_2 अंश को मापा जाता है।

Capnography (कैप्नोग्राफी)— कृत्रिम श्वसन पर रखे गए रोगियों में सांस के साथ निकाली गयी वायु में निरन्तर कार्बन डाइऑक्साइड स्तर का अभिलेखन करना।

Capnophilic (कैप्नोफिलिक)— ऐसे जीवाणुओं से सम्बन्धित जिनकी ऐसे वायुमण्डल में सबसे अच्छी वृद्धि होती हैं जिसमें कार्बन डाइऑक्साइड होती है।

Capping (कैपिंग)— 1. किसी दन्त-मज्जा के अनावृत होने पर उस पर किसी रक्षात्मक पदार्थ को रखना 2. किसी दाँत पर एक कृत्रिम किरीट या शिखर को स्थापित करना जिससे वह अच्छा दिखाई दे।

Capsid fructus (कैप्सिड फ्रक्टस)—लाल मिर्च।

Capsula, Capsule (कैप्सूला, कैप्सूल)—1. जिलेटिन का बना एक घुलनशील पात्र जिसमें किसी औषधि की एक मात्रा भरी होती है, जिलेटिन का बना यह ढक्कन रोगी को औषधि का स्वाद चखने से बचा देता है। 2. किसी अंग अथवा रचना को चारों ओर से ढकने वाला ढक्कन, सम्पुट। उदाहरण–

Articular capsule (आर्टिकुलर कैप्सूल)— किसी जोड़ का कैप्सूल जो तन्तु-ऊतक का बना होता है।

Bowman's capsule (बोमैन्स कैप्सूल)— गुर्दों का ग्लोमेरूलर कैप्सूल या केशिकागुच्छीय सम्पुट।

Cardiac capsule (कार्डियक कैप्सूल)— पैरीकार्डियम।

Lens capsule (लैन्स कैप्सूल)— बाह्य पारदर्शक झिल्ली जो चारों ओर से आँख के लैन्स को घेरे होती है।

Renal capsule (रीनल कैप्सूल)— गुर्दे को चारों ओर से घेरने वाला वसायुक्त संयोजी ऊतक।

Suprarenal capsule (सुप्रारीनल कैप्सूल)— सुप्रारीनल ग्रन्थि को चारों ओर से बन्द करने वाला संयोजी ऊतक।

Capsular (कैप्सुलर)— किसी सम्पुट से सम्बन्धित, सम्पुटीय।

Capsulation (कैप्सुलेशन)— किसी कैप्सूल में बन्द होना, सम्पुटन।

Capsulectomy (कैप्सूलेक्टॉमी)— किसी कैप्सूल को ऑपरेशन द्वारा अलग कर देना विशेषकर जोड़ अथवा लैन्स कैप्सूल को अलग करना।

Capsulitis (कैप्सुलाइटिस)— किसी सम्पुट का शोथ।

Capsulociliary (कैप्सूलोसिलियरी)— आँख के लैन्स कैप्सूल एवं सिलियरी संरचनाओं से सम्बन्धित।

Capsulolenticular (कैप्सूलोलैन्टीकुलर)— आँख के लैन्स तथा इसके कैप्सूल से सम्बन्धित।

Capsuloma (कैप्सूलोमा)— गुर्दे के कैप्सूल का अथवा कैप्सूल से नीचे का अर्बुद।

Capsuloplasty (कैप्सूलोप्लास्टी)— किसी कैप्सूल विशेषकर किसी जोड़ के कैप्सूल की प्लास्टिक सर्जरी द्वारा मरम्मत करना, सम्पुटसन्धान।

Capsulorrhaphy (कैप्सूलोरैह्फी)— किसी कैप्सूल को विशेषकर किसी जोड़ के कैप्सूल को अथवा किसी कैप्सूल की फटन को सीना।

Capsulotome (कैप्सूलोटोम)— आँख के लैन्स के कैप्सूल में चीरा लगाने वाला यन्त्र, सम्पुटछेदक।

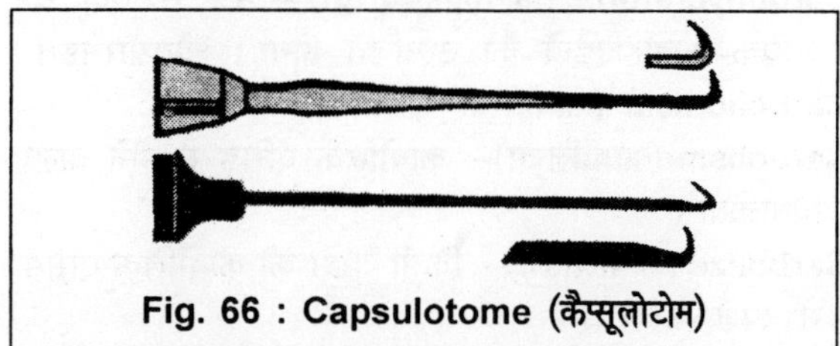

Fig. 66 : Capsulotome (कैप्सूलोटोम)

Capsulotomy (कैप्सूलोटॉमी)— किसी कैप्सूल को जैसे आँख के लैन्स के अथवा जोड़ के कैप्सूल को चीरना अथवा उसमें चीरा लगाना, सम्पुटछेदन।

Caput (कैपट)— 1. सिर, शीर्ष, मुण्ड। 2. किसी अंग अथवा भाग की मुख्य भुजा। उदाहरण –

Caput medusae (कैपट मैडूसी)— नाभि के चारों ओर स्थित त्वचा की चौड़ी शिराओं का जाल जैसा सिरोह्सिस लीवर के रोगी तथा नवजात शिशु में देखा जाता है।

Caput succedaneum (कैपट सक्सेडेनियम)— बच्चे के जन्म लेते समय उसकी खोपड़ी में तथा उसके नीचे उत्पन्न हुई सूजन।

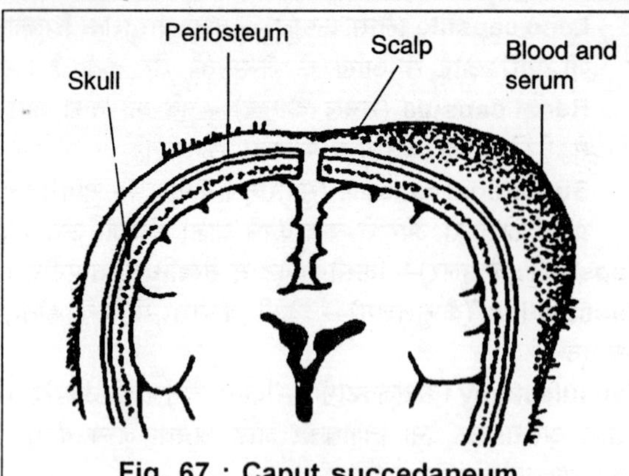

Fig. 67 : Caput succedaneum (प्रसवशीर्षशोफ)

Skull=खोपड़ी, Periosteum=अस्थ्यावरण, Scalp=कपालावरण, Blood and serum=रक्त एवं सीरम।

Carbamide (कार्बामाइड)—Urea in an anhydrous, sterile powder form. यूरिया जल रहित एवं जीवाणु रहित पाउडर के रूप में।

Carbaminohemoglobin (कार्बामिनोहीमोग्लोबिन)— कार्बन डाइऑक्साइड तथा हीमोग्लोबिन का संयोजन।

Carbohydrase (कार्बोहाइड्रेस)— एक एन्जाइम जो कार्बोहाइड्रेट का जलअपघटन करता है।

Carbohydrate (कार्बोहाइड्रेट)— कार्बन, हाइड्रोजन एवं ऑक्सीजन का एक यौगिक जिसमें हाइड्रोजन एवं ऑक्सीजन 2:1 के अनुपात में रहती हैं। कार्बोहाइड्रेट शुगर, ग्लाइकोजन, स्टार्च, डैक्सट्राइन एवं सेल्यूलोज़ होते हैं। श्वेतसार।

Carbohydraturia (कार्बोहाइड्रेचूरिया)— मूत्र में एक या अधिक कार्बोहाइड्रेटों का उत्सर्जित होना। श्वेतसारमेह।

Carbolic acid (कार्बोलिक एसिड)—Phenol.

Carbolism (कार्बोलिज़्म)— कार्बोलिक एसिड से होने वाली विषाक्तता।

Carbolize (कार्बोलाइज़)— किसी जख्म को कार्बोलिक एसिड से स्पर्श करना।

Carboluria (कार्बोलूरिया)— मूत्र में कार्बोलिक एसिड का पाया जाना।

Carbon (कार्बन)— यह एक अधात्वीय तत्त्व होता है और इसके यौगिक सभी जीवित ऊतकों के अवयव होते हैं।

Carbon dioxide (कार्बन डाइऑक्साइड)— यह कार्बन या इसके यौगिकों के दहन के परिणाम स्वरूप उत्पन्न एक रंगहीन गैस है। यह भोजन में विद्यमान कार्बन यौगिकों की अन्तिम चयापचयी उत्पाद है जो सामान्यतः फेफड़ों के द्वारा निष्कासित हो जाती है। सामान्य रूप से CO_2 सांस के साथ खींची गयी वायु में 0.03 प्रतिशत होती है जब कि सांस में निकाली गयी वायु में यह 4 प्रतिशत होती है।

Carbonemia (कार्बोनीमिया)— रक्त में कार्बोनिक एसिड की अधिकता

Carbonic (कार्बोनिक)— कार्बन से सम्बन्धित।

Carbonic acid (कार्बोनिक एसिड)— कार्बन डाईऑक्साइड तथा जल के मिश्रण से बनने वाला एसिड

Carbonize (कार्बोनाइज़)— चारकोल में बदलना।

Carbonuria (कार्बोन्यूरिया)— कार्बन-डाइऑक्साइड अथवा अन्य कार्बन यौगिकों का मूत्र में उत्सर्जित होना।

Carboxyhemoglobin (कार्बोक्सीहीमोग्लोबिन)— कार्बन मोनोऑक्साइड एवं हीमोग्लोबिन मिले हुए।

Carboxyhemoglobinemia (कार्बोक्सीहीमोग्लोबिनीमिया) — रक्त में कार्बोक्सीहीमोग्लोबिन का पाया जाना।

Carbuncle, Carbunculus (कारबंकल, कार्बन्कुलस)— सामान्यतः पीठ पर, गर्दन के पीछे तथा कन्धों पर जहाँ पर ऊतक कमजोर होते हैं, त्वचा एवं गहराई में स्थित ऊतकों का बनने वाला एक फैला हुआ फोड़ा जो सामान्यतः मधुमेह से सम्बद्ध होता है। बाद की अवस्थाओं में फोड़ा फूट जाता है जिससे त्वचा में स्थित कई छिद्रों से होकर मवादयुक्त स्राव बाहर निकलने लगता है और इसलिए कार्बन्कल देखने में चलनी के समान प्रतीत होता है जो इसका विशिष्ट लक्षण है। छिद्रार्बुद।

Carbuncular (कारबंकुलर)— कारबंकल से सम्बन्धित।

Carbunculoid (कारबंकुलॉयड)— कारबंकल से मिलता-जुलता।

Carbunculosis (कारबंकुलोसिस)— लगातार एक के बाद एक कई कारबंकलों का बनना।

Carcass (कारकास)— किसी मृत जन्तु का शरीर, पशुशव।

Carcinectomy (कार्सिनेक्टॉमी)— कैन्सर को काट कर निकाल देना।

Carcinelcosis (कार्सिनेल्कोसिस)— कैन्सर की प्रकृति वाला कोई व्रण, दुर्दम व्रणता।

Carcinogen (कार्सिनोजन)— कैन्सर को पैदा करने वाला कोई भी पदार्थ, कर्कटजन।

Carcinogenesis (कार्सिनोजेनेसिस)— कैन्सर की उत्पत्ति, कर्कटजनन।

Carcinogenic (कार्सिनोजेनिक)— कैन्सर रोग पैदा करने वाला, कर्कटजनक।

Carcinogenicity (कार्सिनोजेनेसिटी)— कैन्सर उत्पन्न करने की क्षमता अथवा प्रवृत्ति होना, कर्कटजननशीलता।

Carcinoid syndrome (कार्सिनॉयड सिण्ड्रोम)—स्थलान्तरणीय कार्सिनॉयड अर्बुद द्वारा उत्पन्न एक रोग जिसमें अत्यधिक मात्रा में सीरोटोनिन उत्पन्न होता है। इसमें कभी-कभी चेहरा तमतमा जाता है, दिल की धड़कन बढ़ जाती है, ब्लड प्रेशर कम हो जाता है, बीच-बीच में पेट में दर्द होता है और दस्त होने लगते हैं तथा शरीर का वजन घट जाता है। कर्कटाभ संलक्षण।

Carcinoid tumor (कार्सिनॉयड ट्यूमर)— आन्त्रीय पथ, पित्त वाहिनियों, अग्न्याशय, श्वासनली या डिम्बग्रन्थि में रजतरागी कोशिकाओं से उत्पन्न होने वाला एक अर्बुद जिससे एक वाहिका संकीर्णक 'सीरोटोनिन' उत्पन्न होता है। कर्कटाभ अर्बुद।

Carcinolysis (कार्सिनोलाइसिस)— कैन्सर कोशिकाओं का नष्ट होना।

Carcinolytic (कार्सिनोलाइटिक)— कैन्सर कोशिकाओं को नष्ट करने वाला।

Carcinoma (कार्सिनोमा) **or Cancer** (कैन्सर)— इपिथीलियल या उपकला-ऊतक में उत्पन्न होने वाला एक दुर्दम अर्बुद जो सीधे बढ़कर, रक्त परिसंचरण अथवा लसीका नलिकाओं द्वारा शीघ्रता से फैलकर द्वितीयक विक्षेपण या स्थलान्तरण को उत्पन्न करता है। यह शरीर के किसी भी अंग अथवा भाग को प्रभावित कर सकता है। कर्कट

Carcinomata (कार्सिनोमेटा)— Carcinoma का बहुवचन।

Carcinomatophobia, Carcinophobia (कार्सिनोमेटोफोबिया, कार्सिनोफोबिया)—कैन्सर का रोगोत्पादक भय।

Carcinomatosis, Carcinosis (कार्सिनोमेटोसिस, कार्सिनोसिस)— कैन्सर के पूरे शरीर में फैल जाने की अवस्था, कर्कटमयता, कर्कटार्बुदता।

Carcinomatous (कार्सिनोमेटस)— कैन्सर से सम्बन्धित अथवा कैन्सर की प्रकृति वाला, दुर्दम, कर्कटार्बुदाभ।

Carcinophilia (कार्सिनोफीलिया)— कैन्सर कोशिकाओं के लिए आकर्षण।

Carcinophobia (कार्सिनोफोबिया)— Carcinomatophobia.

Carcinosarcoma (कार्सिनोसार्कोमा)— एक दुर्दम अर्बुद जो कार्सिनोमा तथा सार्कोमा दोनों के ऊतकों से मिलकर बनता है।

Carcinosis (कार्सिनोसिस)— Carcinomatosis.

Carcinostatic (कार्सिनोस्टेटिक)— 1. किसी कैंसर के विकास पर होने वाले निरोधक प्रभाव से सम्बन्धित 2. वह वस्तु जिसका ऐसा प्रभाव होता है।

Cardamom, Cardamon (कार्डामोम, कार्डामोन) — इलायची।

Cardia (कार्डिया)— आमाशय का ऊपरी भाग जो ग्रासनली से जुड़ा होता है।

Cardiac (कार्डियक)— 1. हृदय सम्बन्धी 2. आमाशय के कार्डिया वाले भाग से सम्बन्धित

Cardiac arrest (कार्डियक एरैस्ट)— हृदय के कार्य का एक दम से रुक जाना, पूर्णहृद्रोध।

Cardiac atrophy (कार्डियक एट्रोफी)— हृदय का अपक्षय, हृदय-शोष।

Cardiac or cardio catheterization (कार्डियक और कार्डियो कैथेटेराइज़ेशन)— किसी रक्त वाहिनी से गुजारते हुए एक छोटी प्लास्टिक नली को हृदय में पहुँचाना।

Cardiac compensation (कार्डियक कम्पनसेशन)— हृदय के कपाटों के कार्यों में किसी प्रकार की कमी हो जाने पर हृदय का अपनी संचित शक्ति द्वारा उसकी क्षतिपूर्ति करने की क्षमता।

Cardiac cycle (कार्डियक साइकिल)— हृदय की एक धड़कन शुरू होने से लेकर दूसरी धड़कन शुरू होने तक का काल जिसमें एक प्रकुंचनीय (सिस्टोलिक) प्रावस्था होती है–इसमें अलिन्द एवं निलय सिकुड़ते हैं तथा रक्त को आगे को ढकेल देते हैं, तथा अनुशिथिलनीय (डायस्टोलिक) प्रावस्था होती है–इसमें अलिन्द एवं निलय फैलते हैं और तब वे फिर रक्त से भर जाते हैं।

Cardiac failure (कार्डियक फेल्योर)— शरीर की आवश्यकताओं की पूर्ति हेतु हृदय की पर्याप्त मात्रा में रक्त को पम्प करने की अक्षमता से उत्पन्न दशा, हृद्पात।

Cardiac hypertrophy (कार्डियक हाइपरट्रॉफी)— हृदय की अतिवृद्धि।

Cardiac insufficiency (कार्डियक इन्सफीशिएन्सी)— हृद्पात के कारण हृदय से अपर्याप्त रक्त की निकासी।

Cardiac output (कार्डियक आउटपुट)— रक्त की वह मात्रा जो प्रति मिनट दाँये अथवा बाँये निलय से मुक्त होती है।

Cardiac plexus (कार्डियक प्लैक्सस)— हृदय के आधार पर स्थित तन्त्रिकाओं का जाल जो वेगस तन्त्रिकाओं की शाखाओं एवं अनुकम्पी तन्त्रिकाओं से मिलकर बना होता है, हृद्स्नायुजाल।

Cardiac reflex (कार्डियक रिफ्लैक्स)— किसी उद्दीपन की अनुक्रिया में हृदय-गति में हुआ परिवर्तन, उदाहरण के लिए कैरोटिड साइनस की दीवार में स्थित संवेदी तन्त्रिका के सिरों के बढ़े हुए धमनीय रक्त-चाप के उद्दीपन से प्रतिवर्तीय हृदय गति का धीमी हो जाना।

Cardiac reserve (कार्डियक 'रिज़र्व)— शरीर की आवश्यकताओं की पूर्ति के लिए हृदय की रक्त की निकासी एवं रक्त-चाप को बढ़ाने की क्षमता।

Cardialgia (कार्डियाल्जिया)— हृदय क्षेत्र में वेदना।

Cardiaortic (कार्डिऑर्टिक)— हृदय एवं महाधमनी से सम्बन्धित।

Cardiasthenia (कार्डियास्थीनिया)— हृदय सम्बन्धी लक्षणों की अधिकता के साथ तन्त्रिकावसाद।

Cardiasthma (कार्डियास्थमा)— हृदय रोग के कारण सासं फूलना।

Cardiataxia (कार्डियाटैक्सिया)— हृदय की क्रिया में बहुत अधिक अनियमितता हो जाना।

Cardiatelia (कार्डियाटैलिया)— हृदय का अपूर्ण विकास

Cardiectasia, Cardiectasis (कार्डिएक्टेसिया, कार्डिएक्टेसिस)— हृदय का चौड़ा होना।

Cardiectomy (कार्डियक्टॉमी)— आमाशय के कार्डियक भाग को काटकर निकाल देना।

Cardiectopia (कार्डियक्टोपिया)— हृदय का किसी असामान्य स्थान पर स्थापित हो जाना।

Cardinal (कार्डिनल)— बहुत महत्वपूर्ण, प्रमुख।

Cardio- (कार्डियो-)—हृदय से सम्बन्धित उपसर्ग।

Cardioaccelerator (कार्डियोएक्सीलरेटर)— वह जो हृदय गति को बढ़ा देता है, हृद्त्वरक।

Cardioactive (कार्डियोएक्टिव)— हृदय पर क्रिया करने वाला।

Cardioangiography (कार्डियोएन्जियोग्राफी)— Angiocardiography.

Cardioangiology (कार्डियोएन्जियोलॉजी)— हृदय एवं रक्त वाहिनियों का विज्ञान।

Cardioaortic (कार्डियोऑर्टिक)—Cardiaortic.

Cardioarterial (कार्डियोआर्टीरियल)— हृदय एवं धमनियों से सम्बन्धित।

Cardiocele (कार्डियोसील)— हृदय का मध्यपट अथवा डायाफ्राम में स्थित छिद्र या किसी जख्म से होकर बहिःसरण होना, हृद्पुटी, हृदय-हर्निया।

Cardiocentesis (कार्डियोसेन्टेसिस)— शल्य-क्रिया द्वारा हृदय में छोटा-सा छिद्र बनाना।

Cardiochalasia (कार्डियोकैलेसिया)— आमाशय के कार्डियक मुख की पेशियों का शिथिल हो जाना

Cardiocirrhosis (कार्डियोसिरोह्सिस)— यकृत का सिरोह्सिस एवं हृदय रोग।

Cardiodiaphragmatic (कार्डियोडायाफ्रेग्मेटिक)— हृदय एवं मध्यपट से सम्बन्धित।

Cardiodilator (कार्डियोडाइलेटर)— आमाशय के कार्डिया को ग्रासनली एवं आमाशय के संगम पर चौड़ा करने वाला यन्त्र।

Cardiodiosis (कार्डियोडायोसिस)— आमाशय के कार्डियक छिद्र का चौड़ा होना।

Cardiodynamics (कार्डियोडायनामिक्स)— हृदय की क्रिया में लगने वाले बलों का विज्ञान।

Cardiodynia (कार्डियोडाइनिया)— हृदय-शूल।

Cardioesophageal (कार्डियोइसोफेगियल)— ग्रासनली एवं आमाश्य के संगम से सम्बन्धित।

Cardiogenesis (कार्डियोजेनेसिस)— भ्रूण में हृदय का विकसित होना

Cardiogenic (कार्डियोजेनिक)— हृदय जनित।

Cardiogram, Electrocardiogram (कार्डियोग्राम, इलैक्ट्रोकार्डियोग्राम)— इलैक्ट्रोकार्डियोग्राफिक मशीन द्वारा हृदय की विद्युत-क्रियाशीलता का एक विशेष कागज पर किया गया रेखांकन, हृत्स्पन्दलेख।

Cardiograph (कार्डियोग्राफ)— हृदय की विद्युत-क्रियाशीलता का अभिलेखन करने वाली मशीन, हृद्गतिलेखी।

Cardiography (कार्डियोग्राफी)— हृदय की विद्युत-क्रियाशीलता का अभिलेखन करना एवं उसका अध्ययन करना, हृद्स्पन्दलेखन।

Cardiohepatic (कार्डियोहिपैटिक)— हृदय एवं यकृत से सम्बन्धित।

Cardiohepatomegaly (कार्डियोहिपैटोमेगैली)— हृदय एवं यकृत (जिगर) का बढ़ जाना।

Cardioid (कार्डिऑयड)— हृदय से मिलता-जुलता।

Cardioinhibitory (कार्डियोइन्हीबिटरी)— हृदय की क्रिया को कम करने वाला, हृद्संदमी।

Cardiokinetic (कार्डियोकाइनेटिक)— हृदयोत्तेजक।

Cardiolith (कार्डियोलिथ)— हृदय में विद्यमान कोई पथरी।

Cardiologist (कार्डियोलॉजिस्ट)— एक काया चिकित्सक जो हृदय रोगों के निदान एवं उनकी चिकित्सा का विशेषज्ञ होता है, हृद्रोगविज्ञानी, हृदय-रोग विशेषज्ञ।

Cardiology (कार्डियोलॉजी)— हृदय एवं इसके कार्यों तथा रोगों का अध्ययन, हृदय-रोग-विज्ञान।

Cardiolysin (कार्डियोलाइसिन)— एक एन्टीबॉडी जो हृदय पेशी के लिए विनाशकारी होती है।

Cardiolysis (कार्डियोलाइसिस)— एडहीसिव मीडियास्टाइनो-पैरीकार्डाइटिस रोग (ऐसा रोग जिसमें हृदय पेशी की बाह्य परत पैरीकार्डियम मीडियास्टाइनम से चिपकी होती है।) में हृदय से आसंजनो (चिपकावों) को अलग करने वाला ऑपरेशन, परिहृद्वियोजन।

Cardiomalacia (कार्डियोमैलेसिया)— हृदय पेशी का मुलायम होना, हृद्मृदुता।

Cardiomegaly (कार्डियोमेगैली)— हृदय की वृद्धि, हृद्वहत्ता।

Cardiometry (कार्डियोमीट्री)—हृदय की लम्बाई-चौड़ाई-ऊँचाई की अथवा उसकी क्रिया के बल की माप लेना।

Cardiomotility (कार्डियोमोटीलिटी)— हृदय की गतियाँ।

Cardiomuscular (कार्डियोमस्कुलर)— हृदय-पेशी से सम्बन्धित।

Cardiomyoliposis (कार्डियोमायोलाइपोसिस)— हृदय पेशी का वसीय ह्रास होना।

Cardiomyopathy (कार्डियोमायोपैथी)— हृदय पेशी का कोई भी रोग, हृद्पेशीविकृति।

Cardiomyopathy alcoholic (कार्डियोमायोपैथी एल्कोहॉलिक)— शराब का सेवन करने से उत्पन्न होने वाला हृदय-पेशी का रोग।

Cardiomyopexy (कार्डियोमायोपैक्सी)— हृदय की रक्त आपूर्ति में सुधार लाने हेतु किसी पेशी जैसे पैक्टोरल (वक्षीय) पेशी को इस पर स्थिर कर देने के लिए किया जाने वाला ऑपरेशन।

Cardiomyoplasty (कार्डियोमायोप्लास्टी)— हृदय-पेशी का

पुनःस्थापन करने अथवा उसकी कमी को पूरा करने के लिए किसी कंकालीय पेशी के आरोपण के लिए किया जाने वाला ऑपरेशन।

Cardiomyotomy (कार्डियोमायोटॉमी)— अभिहृद-जठर या जठरागम अशिथिलता के लिए किया जाने वाला ऑपरेशन जिसमें जठरागम-ग्रासनलीय संगम को चारों ओर से घेरने वाली पेशियों को काट दिया जाता है, जबकि नीचे स्थित श्लेष्मिक कला को साबुत ही छोड़ दिया जाता है। जठरागमपेशीछेदन।

Cardionecrosis (कार्डियोनेक्रोसिस)— हृदय पेशी का परिगलन।

Cardionector (कार्डियोनेक्टर)— हृदय स्पन्दन को नियमित करने वाला। साइनोएट्रियल नोड।

Cardionephric (कार्डियोनेफ्रिक)— हृदय एवं वृक्क (गुर्दे) से सम्बन्धित।

Cardioneural (कार्डियोन्यूरल)— हृदय एवं तन्त्रिका-तन्त्र से सम्बन्धित।

Cardioneurosis (कार्डियोन्यूरोसिस)— हृदय के लक्षणों के साथ कार्यात्मक विक्षिप्ति।

Cardioomentopexy (कार्डियोओमैन्टोपैक्सी)— हृदय की रक्त आपूर्ति बढ़ाने के लिए वपा को हृदय से संलग्न करने के लिए किया जाने वाला एक ऑपरेशन।

Cardiopaludism (कार्डियोपैलूडिज़्म)—मलेरिया के कारण होने वाला हृदय रोग।

Cardiopath (का.र्डियोपैथ)—हृदय रोग से पीड़ित व्यक्ति।

Cardiopathy (कार्डियोपैथी)—हृदय का कोई भी रोग।

Cardiopericarditis (कार्डियोपैरीकार्डाइटिस)— हृदय-पेशी एवं हृदयावरण का शोथ, हृद्परिहृद्शोथ।

Cardiophobia (कार्डियोफोबिया)—हृदय रोग का रोगोत्पादक भय।

Cardiophone (कार्डियोफोन)—हृदय ध्वनि को सुनने वाला यन्त्र विशेषकर आला, हृद्हध्वनिक।

Cardioplasty (कार्डियोप्लास्टी)— आमाशय के कार्डियक मुख पर किया जाने वाला ऑपरेशन जिसके द्वारा ऐंठन आ जाने से संकुचित कार्डियक मुख को चौड़ा किया जाता है।

Cardioplegia (कार्डियोप्लीजिया)— मायोकार्डियम का संकुचित होना एकदम से रुक जाना, हृदय का पक्षाघात।

Cardioplegic (कार्डियोप्लेजिक)— हृदय के पक्षाघात से सम्बन्धित।

Cardiopneumatic (कार्डियोन्यूमेटिक)— हृदय एवं फेफड़ों से सम्बन्धित

Cardiopneumograph (कार्डियोन्यूमोग्राफ)— हृदय एवं फेफड़ों की गति का अभिलेखन करने वाला एक उपकरण।

Cardioptosis (कार्डियोप्टोसिस)— हृदय का नीचे की ओर विस्थापित हो जाना।

Cardiopulmonary (कार्डियोपल्मोनरी)— हृदय एवं फेफड़ो से सम्बन्धित, हृद्फुफ्फुसीय।

Cardiopuncture (कार्डियोपंक्चर)— शल्य-क्रिया द्वारा हृदय में छोटा-सा छिद्र बनाना, हृद्वेधन

Cardiopyloric (कार्डियोपाइलोरिक)— आमाशय के जठरागम एवं जठर-निर्गम से सम्बन्धित।

Cardiorenal (कार्डियोरीनल)— हृदय एवं वृक्कों दोनों से सम्बन्धित

Cardiorrhaphy (कार्डियोरैह्फी)— हृदय-पेशी को सीना, हृद्सीवन।

Cardiorrhexis (कार्डियोरैह्क्सिस)— हृदय का फट जाना।

Cardiosclerosis (कार्डियोस्क्लेरोसिस)— हृदय-पेशी का कठोर हो जाना, हृदय-काठिन्य।

Cardioscope (कार्डियोस्कोप)— हृदय के भीतर का परीक्षण करने वाला यन्त्र, हृद्कपाटदर्शी।

Cardioscopy (कार्डियोस्कोपी)— कार्डियोस्कोप द्वारा हृदय के भीतर का परीक्षण करना, हृद्कपाटदर्शन।

Cardiospasm (कार्डियोस्पाज़्म)—आमाशय के कार्डियक भाग में ऐंठन आ जाना जिससे कार्डियक मुख सकुंचित हो जाता है। अभिहृद्जठराकर्ष।

Cardiosphygmograph (कार्डियोस्फाइग्मोग्राफ)— हृदय एवं नाड़ी गतियों का रेखांकित रूप में अभिलेखन करने वाला यन्त्र।

Cardiostenosis (कार्डियोस्टेनोसिस)— हृदय का सकुंचित हो जाना, हृदय-संकोच।

Cardiotachometer (कार्डियोटैकोमीटर)— लम्बे समय के लिए हृदय गति को मापने वाला यन्त्र।

Cardiotachometry (कार्डियोटैक्मेमीट्री)— कार्डियोटैकोमीटर द्वारा हृदय गति को लगातार लम्बे समय तक मापना।

Cardiotherapy (कार्डियोथिरैपी)— हृदय रोगों की चिकित्सा।

Cardiothrombus (कार्डियोथ्रॉम्बस)— हृदय के किसी कक्ष में विद्यमान रक्त का एक थक्का।

Cardiothyrotoxicosis (कार्डियोथाइरोटॉक्सिकोसिस)— अवटु अतिक्रियता के कारण उत्पन्न हृदय रोग।

Cardiotomy (कार्डियोटॉमी)— दिल में चीरा लगाना, हृद्छेदन।

Cardiotonic (कार्डियोटॉनिक)— हृदय-शक्ति वर्द्धक औषधियाँ।

Cardiotopometry (कार्डियोटोपोमीट्री)— हृदय की मन्दता के क्षेत्र को मापना।

Cardiotoxic (कार्डियोटॉक्सिक)— हृदय पर एक विषैला प्रभाव करने वाला

Cardiovalvulitis (कार्डियोवाल्व्यूलाइटिस)— हृदय के कपाटों का शोथ।

Cardiovalvulotome (कार्डियोवालव्यूलोटोम)— हृदय कपाट में चीरा लगाने वाला यन्त्र।

Cardiovascular (कार्डियोवैस्कुलर)— हृदय एवं रक्त वाहिनियों से सम्बन्धित।

Cardiovasculorenal (कार्डियोवैस्कुलोरीनल)— हृदय, धमनियों एवं वृक्को से सम्बन्धित।

Cardiovasology (कार्डियोवैसोलॉजी)— हृदय एवं रक्त वाहिनियों का विज्ञान।

Cardioversion (कार्डियोवर्ज़न)— किसी हृदय-अतालता का प्राकृत साइनस अनुक्रम में बदल जाना, हृत्तालवर्धन।

Cardiovert (कार्डियोवर्ट)— हृदय को वैद्युत शॉक पहुँचा कर हृदय-अतालता को प्राकृत साइनस अनुक्रम में बदलने की क्रिया।

Cardioverter (कार्डियोवर्टर)— एक वैद्युत उपकरण जो हृदय को विद्युत-शॉक पहुँचा कर हृदय-अतालता को प्राकृत साइनस अनुक्रम में बदल देता है, हृत्तालवर्धक।

Carditis (कार्डाइटिस)— हृदय पेशी की सूजन, हृद्शोथ।

Caries (कैरीज़)—हड्डी या दाँतों का क्षय हो जाना (गल जाना), उदाहरण के लिए दन्तक्षरण (दाँतो में कीड़ा लगना) –जिसमें किसी दाँत के दन्तवल्क (इनैमल) तथा दन्त-धातु में विकैल्सीभवन होने लगता है, एवं मेरूदण्ड-क्षरण (स्पाइनल कैरीज़)–कशेरुकाओं का क्षय हो जाना जो अधिकतर क्षय रोग या पौट्स डिज़ीज के कारण होता है। क्षरण।

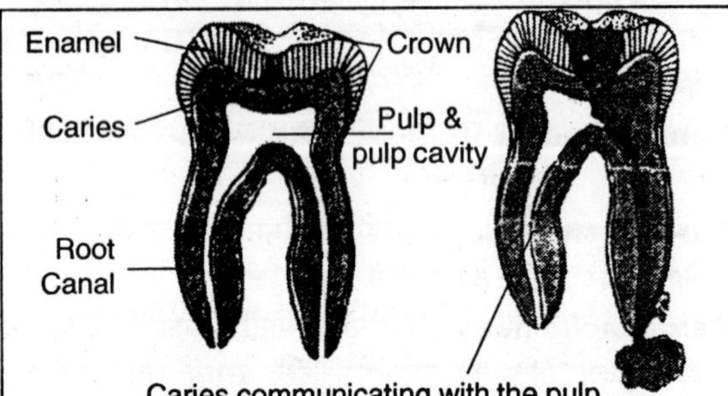

Fig. 68 : Dental caries दन्त-क्षरण

Enamel=दन्तवल्क, Crown=शीर्ष, Pulp & pulp cavity =मज्जा एवं मज्जा गुहा, Root canal=मूल नली। Caries communicating with the pulp=मज्जा से सम्पर्क स्थापित करने वाला क्षरण

Carina (कैरीना)— कटक युक्त रचना, उदाहरण के लिए श्वास-प्रणाल, श्वास-प्रणाल के निचले सिरे पर स्थित कटक दाईं एवं बाईं ओर की मुख्य श्वासनलियों के छिद्रों को पृथक करता है।

Carinate (कैरीनेट)— जिसमें सुस्पष्ट कटक हो।

Cariogenesis (कैरियोजेनेसिस)— क्षरण का उत्पन्न होना।

Cariogenic (कैरियोजेनिक)— क्षरण उत्पन्न करने वाला।

Cariostatic (कैरियोस्टेटिक)— दन्त-क्षरण की प्रगति को रोकने वाला।

Carious (कैरियस)— 1. क्षरण से प्रभावित, क्षरणग्रस्त 2. जिसमें गड्ढे या छिद्र हों।

Carminative (कार्मीनेटिव)— वह वस्तु जिसके द्वारा पाचन-नली से वायु विसर्जित हो जाती है, वातानुलोमक।

Carnal (कार्नाल)— मांस की भूख होने से सम्बन्धित।

Carneous (कार्नियस)—मांसल।

Carnivorous (कार्निवोरस)— मांसाहारी।

Carnophobia (कार्नोफोबिया)— मांस से अत्यधिक घृणा होना।

Carnose (कार्नोस)— मांस के समान।

Carnosity (कार्नोसिटी)— मांसल वृद्धि

Caro, Carnis (कैरो, कार्निस)— शरीर का मांसल भाग।

Carotenase (कैरोटीनेस)— एक एन्जाइम जो कैरोटीन को विटामिन ए में परिवर्तित कर देता है।

Carotene (कैरोटीन)— एक पीला वर्णक जो पीली सब्जियों जैसे गाजर एवं कुछ जन्तुओं में पाया जाता है और यकृत में यह विटामिन ए में परिवर्तित हो जाता है।

Carotenemia, Carotinemia or Carotenosis (कैरोटीनीमिया, कैरोटाइनीमिया आर कैरोटीनोसिस)— रक्त में कैरोटीन की विद्यमानता जिससे त्वचा पीली हो जाती है।

Carotenodermia (कैरोटीनोडर्मिया)— रक्त में कैरोटीन की विद्यमानता से त्वचा का पीला होना।

Carotenoid (कैरोटीनॉयड)— 1. कैरोटीन से मिलता-जुलता 2. हल्के पीले रंग से लाल रंग तक के वर्णकों के वर्ग में से एक।

Carotenosis cutis (कैरोटीनोसिस क्यूटिस)— कैरोटीन के बढ़ जाने पर त्वचा का रंग पीला हो जाना।

Carotic (कैरोटिक)— भावशून्य।

Caroticotympanic (कैरोटिकोटिम्पैनिक)— मन्या नाल एवं मध्य कर्ण से सम्बन्धित।

Carotid (कैरोटिड)— 1. सिर तथा गर्दन की पूर्ति करने वाली कैरोटिड धमनियों से सम्बन्धित 2. किसी भी कैरोटिड भाग जैसे कैरोटिड साइनस से सम्बन्धित।

Carotid body (कैरोटिड बॉडी)— शरीर के दोनों ओर कैरोटिड साइनस के पास स्थित एक छोटी-सी चपटी रचना जिसमें ऐसी कोशिकाएँ होती हैं जो रक्त में ऑक्सीजन सान्द्रता में होने वाले परिवर्तनों तथा रक्त-चाप में होने वाले परिवर्तनों के प्रति प्रतिक्रिया करती हैं।

Carotid bruit (कैरोटिड ब्रूइट)— ग्रैव क्षेत्र में कैरोटिड धमनी के विभाजन स्थल पर सुनाई देने वाली एक मर्मर जो हृदय से संचारित हुई नहीं होती है।

Carotid sinus (कैरोटिड साइनस)— कॉमन कैरोटिड धमनी का चौड़ा भाग जो इसके विभाजन के स्थान पर स्थित रहता है तथा जिसमें वेगस तन्त्रिका के संवेदी तन्त्रिका सिरे स्थित रहते हैं।

Carotidynia, Carotodynia (कैरोटिडाइनिया,

कैरोटोडाइनिया)— कॉमन कैरोटिड धमनी का अनुसरण करते हुए दबाने पर दर्द होना।

Carpal (कार्पल)— मणिबन्ध अथवा कलाई से सम्बन्धित, मणिबन्धीय।

Carpale (कार्पेल)— कलाई की कोई भी हड्डी।

Carpal spasm (कार्पल स्पाज़्म)— हाथ की पेशियों का अनैच्छिक सकुंचन।

Carpal tunnel (कार्पल ट्यूनल)— कलाई में स्थित एक नली।

Carpal tunnel syndrome (कार्पल ट्यूनल सिण्ड्रोम)— अंगूठे में दर्द, स्पर्शासह्यता (दबाने पर दर्द) एवं कमजोरी होना तथा उसमें व्रण बनना।

Carpectomy (कार्पेक्टॉमी)— शल्य-क्रिया द्वारा किसी कार्पल हड्डी को अलग कर देना।

Carphologia, Carphology (कार्फोलोजिया, कार्फोलोजी) — न चाहते हुए भी बिस्तर के कपड़ों को नोचना-फाड़ना जैसा कि अक्सर तेज बुखार में देखा जाता है, वस्तुलुंचनोन्माद।

Carpocarpal (कार्पोकार्पल)— Midcarpal.

Carpometacarpal (कार्पोमेटाकार्पल)— मणिबन्ध अथवा कलाई एवं करभ (कलाई और अंगुलियों के बीच स्थित अस्थियों—करभास्थियों) से सम्बन्धित।

Carpopedal (कार्पोपेडल)— कलाई एवं पाँव से सम्बन्धित।

Carpoptosis (कार्पोप्टोसिस)— हाथ का कलाई पर से अन्दर की ओर मुड़ जाना जो सीधा नहीं होता।

Carpus (कार्पस)— बाँह तथा हथा के बीच का जोड़ जो आठ कार्पल हड्डियो से मिलकर बना होता है; कलाई; मणिबन्ध।

Carrier (केरियर)— 1. वह व्यक्ति जो रोग के किन्हीं भी चिन्हों एवं लक्षणों की अनुपस्थिति में रोग उत्पन्न करने वाले सूक्ष्मजीवों को अपने शरीर में आश्रय देता है, परन्तु जिसमें दूसरे लोगों में सूक्ष्मजीवों को फैलाने की क्षमता होती है, इस प्रकार वह संक्रमण के वाहक अथवा संक्रमण फैलाने वाले के रूप में कार्य करता है। 2. वह जन्तु जो संक्रामक जीवों का वाहन करके मनुष्य तक पहुँचाता है 3. माँ भी गर्भावस्था में अपने रक्त के द्वारा शिशु में संक्रमण फैलाने में वाहक हो सकती है। 4. एक विषमयुग्मज; वह व्यक्ति जो अपने सामान्य जीन (अलील) के साथ एक अलिंगी अथवा लिंग-सम्बद्ध अप्रभावी जीन का वहन करता है।

Cartilage (कार्टिलेज)— एक विशिष्ट प्रकार का नीले-सफेद अथवा भूरे रंग का अर्द्धपारदर्शक तन्तुमय संयोजी ऊतक जिसमें तन्त्रिकाएँ एवं रक्त वाहिनियाँ नहीं होतीं जिससे कंकाल का एक भाग बनता है, उपास्थि (कार्टिलेज)। ये तीन प्रकार की होती हैं:– I. हायलीन या काचाभ उपास्थि – यह नीली-सफेद, काँच के समान दिखने वाली तथा अर्द्धपारदर्शक उपास्थि होती है जो हड्डियों की जोड़ बनाने वाली सतहों पर स्थित रहती है, पसली की उपास्थियों में, नासिका-पट, स्वर-यन्त्र तथा श्वास-प्रणाल में स्थित रहती है। II. इलास्टिक उपास्थि–यह पीले रंग की तथा स्वभाव से लचीली होती है एवं कण्ठच्छद, बाह्य कर्ण तथा कर्ण-नली में पाई जाती है। III. तन्तूपास्थि– यह तन्तुमय ऊतकों की बनी होती है जो अन्तराकशेरूका-चक्रों में पाई जाती है।

Cartilaginification (कार्टिलेजीनीफिकेशन)— उपास्थि का बनना, उपास्थिभवन।

Cartilaginoid (कार्टिलेजीनॉयड)— उपास्थि से मिलता-जुलता।

Cartilaginous (कार्टिलेजीनस)— उपास्थि से सम्बन्धित अथवा उपास्थि से बना हुआ।

Cartilago, (कार्टिलेगो) Plural **cartilagines** (कार्टिलेगाइन्स)— Cartilage.

Carum carvi (कैरम कार्वी)—काले जीरे का पौधा।

Carum copticum (कैरम कॉप्टीकम)—अजवाइन का पौधा।

Caruncle (कारंग्कल)— एक छोटी मांसल वृद्धि, मासांकुर।

Caruncula, (कारंग्कुला) Plural **carunculae** (कारंग्कुली)— Caruncle.

Carver (कार्वर)— कृत्रिम दन्त-पंक्ति में दाँतों की शरीर-रचना सम्बन्धी स्थितियों को ठीक करने के लिए प्रयोग में लाया जाने वाला यन्त्र।

Caryophyllus (केरियोफाइलस)—लवंग/लौंग।

Case (केस)— 1. रोगी के लिए बोला जाने वाला शब्द 2. चारों ओर से घेरने वाली रचना।

Caseate (कैसीयेट)—पनीरवत अपजनन होना जैसा किन्ही परिगलनों में होता है।

Caseation (कैसीएशन)—1. परिगलित ऊतक का पनीरीभवन (पनीर जैसे पदार्थ में परिवर्तित होने की क्रिया) 2. दूध के जमने की क्रिया में केसिन नामक प्रोटीन का नीचे बैठ जाना।

Case history (केस हिस्ट्री)— वर्तमान रोग के लिए रोगी के अस्पताल में भर्ती होने के समय उससे पूछ कर उसके व्यक्तिगत, पारिवारिक, वातावरणीय, सामाजिक, चिकित्सीय, व्यवसायिक तथा मनोवैज्ञानिक इतिहास को पूर्ण रूप से ज्ञात करना। रोगी इतिवृत्त।

Casein (केसिन)— दूध की मुख्य प्रोटीन जो दही एवं पनीर का आधार होती है।

Caseinogen (केसिनोजेन)— मुख्य प्रोटीन जिससे दूध में केसिन बनती है। दूध के जमकर दही बनने में केसिनोजेन का केसिन में परिवर्तित होना आवश्यक है।

Caseous (केसियस)— 1. पनीर के समान 2. ऊतक के पनीर के समान पिण्ड में परिवर्तित होने से सम्बन्धित।

Cassette (कैसेट)—एक्स-रे फिल्म रखने के लिए एक प्रकाश-सिद्ध बॉक्स अथवा फिल्म या टेप रखने का एक डिब्बा।

Cast (कास्ट)— 1. किसी वस्तु का एक साकारात्मक रूप, उदाहरण के लिए किसी खोखले अंग जैसे वृक्क नलिकाओं का इनमें बहने वाले प्लास्टिक (सांचे में ढलने योग्य) पदार्थ से बना साँचा जो मूत्रीय निर्मोक के रूप में शरीर से विसर्जित हो जाता है और जिस पदार्थ का यह बना होता है, उसी के अनुसार इसका नाम होता है, जैसे इपिथीलियल, रक्त, मोमीया तथा वसीय निर्मोक आदि। 2. किसी हड्डी के भाग का प्लास्टर ऑफ पेरिस से बना ठोस साँचा जो हड्डियों के अस्थि-भंग अथवा सन्धि स्थान-च्युति आदि में अचलीकरण के लिए लगाया जाता है 3. दन्त-चिकित्सा में, जबड़े के ऊतकों का एक साकारात्मक रूप जिसके ऊपर दन्त-पंक्ति के आधारों को बनाया जा सकता है। निर्मोक।

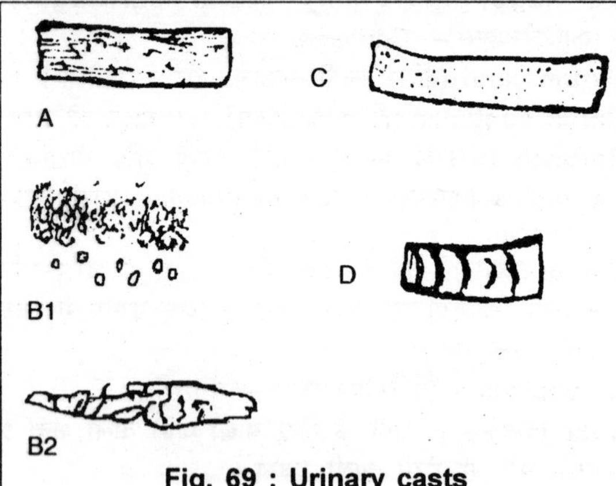

Fig. 69 : Urinary casts
मूत्र में पाये जाने वाले निर्मोक

A = Hyaline cast=काचाभ निर्मोक
B = Cellular casts=कोशिकीय निर्मोक
B1 = Red blood cell cast=लाल रक्त कोशिका निर्मोक।
B2 = Epithelial cast=इपीथीलियमी निर्मोक।
C = Granular cast=कणिकीय निर्मोक
D = Waxy cast=मोमीया निर्मोक

Casting (कास्टिग)— निर्मोचन, ढलना।

Castle's intrinsic factor (केशल्स इन्ट्रिज़िक फैक्टर)— आमाशय से स्रवित होने वाला एक पदार्थ जो सयानोकोबालामिन (विटामिन बी$_{12}$–बहिरस्थ कारक) के अवशोषण के लिए आवश्यक है, केशल का अन्तःस्थ कारक।

Castrate (कैस्ट्रेट)— शुक्रग्रन्थियों या डिम्बग्रन्थियों को अलग कर देना जिससे वह व्यक्ति जनन योग्य नहीं रहता।

Castrated (कैस्ट्रेटेड)— वह पुरुष जिसकी शुक्रग्रन्थियों अथवा वह स्त्री जिसकी डिम्बग्रन्थियों को निकाल दिया गया हो और उसे जनन के अयोग्य बना दिया गया हो।

Castration (कैस्ट्रेशन)— शुक्रग्रन्थियों या डिम्बग्रन्थियों को निकाल देना या उन्हें नष्ट कर देना अथवा निष्क्रिय बना देना, बन्ध्यीकरण।

Castration complex (कैस्ट्रेशन कम्पलैक्स)— शुक्रग्रन्थियों अथवा डिम्बग्रन्थियों को अलग कर देने का अत्यन्त भय।

Casualty (कैजुअल्टी)— 1. कोई दुर्घटना जिसमें चोट पहुँचती है अथवा मृत्यु हो जाती है। 2. किसी दुर्घटना में चोट खाया अथवा मारा गया व्यक्ति, हताहत 3. सेना का कोई सिपाही जो मृत्यु हो जाने, चोट खाने, बीमारी के कारण अथवा शत्रु द्वारा पकड़ लिए जाने पर अपनी इकाई से अलग हो जाता है क्योंकि उसके विषय में कुछ पता नहीं लगता।

Catabasis (कैटाबेसिस)— किसी रोग के कम होने की अवस्था।

Catabatic (कैटाबेटिक)— किसी रोग के कम होने की अवस्था से सम्बन्धित।

Catabolic (कैटाबोलिक)— अपचय से सम्बन्धित, अपचयी।

Catabolism (कैटाबोलिज़्म)— चयापचय की विनाशकारी प्रावस्था जो उपचय के विपरीत होती है, अपचय।

Catabolite, Catabolin (कैटाबोलाइट, कैटाबोलिन)— अपचय में उत्पन्न कोई भी वस्तु, अपचयज

Catacrotic (कैटाक्रोटिक)— ऐसे नाड़ी अनुरेखण का संकेत देने वाला जिसकी अवरोही भुजा पर एक या अधिक छोटी ऊर्ध्वगामी लहरे प्रकट होती हैं।

Catacrotism (कैटाक्रोटिज़्म)— नाड़ी की एक अनियमितता जिसमें नाड़ी के रेखांकन की अवरोही भुजा में एक छोटी अतिरिक्त लहर या दाँता प्रकट होता है।

Catadicrotic (कैटाडाइक्रोटिक)— नाड़ी की एक अनियमितता का संकेत देने वाला जिसमें नाड़ी के अनुरेखण की अवरोही भुजा में दो छोटी अतिरिक्त लहरें अथवा दाँते प्रकट होते हैं, अवद्विस्पन्दी।

Catadicrotism (कैटाडाइक्रोटिज़्म)— नाड़ी की ऐसी दशा जिसमें मुख्य स्पन्द के पश्चात् धमनी में दो छोटे फैलाव उत्पन्न हो जाते हैं जिससे अनुरेखण की अवरोही भुजा पर दो द्वितीयक ऊर्ध्वगामी तरंगे उत्पन्न होती हैं, अवद्विस्पन्दिता।

Catagenesis (कैटाजेनेसिस)— प्रत्यावर्तन या प्रतिगमन (पुनः अपने परिमाण में आ जाना अथवा वापिस अपने स्थान पर पहुँच जाना)

Catalepsy (कैटालैप्सी)— रोगी की ओर से जवाब कम मिलने की अवस्था जो मनोवैज्ञानिक रोग में उत्पन्न होती है जिसमें रोगी अचेत अवस्था में रहता है, वह नहीं चाहता कि उसे छेड़ा जाये और उसी स्थिति में लेटा रहना चाहता है जिसमें वह रखा गया है; निस्पन्दवात।

Cataleptic (कैटालैप्टिक)— निस्पन्दवात से सम्बन्धित अथवा उससे पीड़ित, निस्पन्दवातग्रस्त।

Cataleptiform, Cataleptoid (कैटालैप्टीफार्म, कैटालैप्टॉयड) — कैटालैप्सी (निस्पन्दवात) के समान।

Cataleptoid (कैटालैप्टॉयड)— निस्पन्दवात के समान।

Catalysis (कैटालाइसिस)— किसी उत्प्रेरक द्वारा किसी रासायनिक प्रतिक्रिया की गति में वृद्धि होना, उत्प्रेरण।

Catalyst, Catalyzer (कैटालिस्ट, कैटालाइज़र)— ऐसा पदार्थ जो प्रतिक्रिया में स्वयं प्रभावित हुए बिना किसी रासायनिक प्रतिक्रिया की गति को बढ़ा देता है, उत्प्रेरक।

Catalytic (कैटालाइटिक)— उत्प्रेरण से सम्बन्धित अथवा उसे प्रभावित करने वाला, उत्प्रेरक।

Catalyze (कैटालाइज)— उत्प्रेरण करना।

Catalyzer (कैटालाइजर)—Catalyst.

Catamenia (कैटामीनिया)— गर्भाशय से रक्त का मासिक स्राव, मासिक धर्म या आर्तव स्राव।

Catamnesis (कैटाम्नेसिस)— बीमारी के बाद रोगी का चिकित्सीय इतिवृत्त।

Catamnestic (कैटाम्नेस्टिक)— रोगी के चिकित्सीय इतिवृत्त से सम्बन्धित।

Cataphasia (कैटाफेज़िया)— एक वाणी दोष जिसमें लगातार एक शब्द अथवा वाक्य को दुहराया जाता है।

Cataphoresis (कैटाफोरैसिस)— वैद्युतकणसंचलन में किसी विलयन में धनात्मक-आवेशित कणों (धनायनों) का विद्युत धारा में ऋणात्मक ध्रुव की ओर गति करना।

Cataphoretic (कैटाफोरैटिक)— कैटाफोरेसिस से सम्बन्धित।

Cataphoria (कैटाफोरिया)— दृष्टि- अक्षरेखा की क्षितिज के समानान्तर तल से नीचे की ओर झुकने की प्रवृत्ति।

Cataphrenia (कैटाफ्रेनिया)— एक प्रकार का मनोभ्रंश जो किसी रोग के पश्चात् स्वास्थ्य-लाभ के समय उत्पन्न होता है।

Cataphylaxis (कैटाफाइलैक्सिस)— किसी संक्रमण के स्थान पर श्वेत रक्त कोशिकाओं एवं एण्टीबॉडियों का पहुँचना।

Cataplasia, Cataplasis (कैटाप्लेसिया, कैटाप्लेसिस)— ऊतकों या कोशिकाओं में होने वाला अपक्षय-परिवर्तन।

Cataplasm (कैटाप्लाज्म)— पुल्टिस।

Cataplectic (कैटाप्लैक्टिक)— पेशी-प्रतिष्टम्भ से सम्बन्धित।

Cataplexy, Cataplexia (कैटाप्लैक्सी, कैटाप्लैक्सिया)—एक अचानक होने वाला मनोवेगी आघात जिसमें चेतना लुप्त नहीं होती, मांसपेशियों में कमजोरी आ जाती है जिससे रोगी फर्श पर गिर पड़ता है। पेशी-प्रतिष्टंभ।

Cataract (कैट्रेक्ट)— नेत्र के लैन्स अथवा इसके सम्पुट (कैप्सूल) या दोनों की अपारदर्शकता, मोतियाबिंदु। यह मुख्यतया निम्न प्रकार का होता है–

Atopic cataract (एटोपिक कैट्रेक्ट)— यह अधिकतर युवा व्यक्तियों में 20 से 30 वर्ष की आयु के बीच होता है।

Black cataract (ब्लैक कैट्रेक्ट)—Brown cataract.

Blue cataract (ब्लू कैट्रेक्ट)— मोतियाबिंदु जिसमें छोटे-छोटे नीले बिन्दु होते हैं।

Brown cataract, Brunescent cataract (ब्राऊन कैट्रेक्ट, ब्रुनसैन्ट कैट्रेक्ट) — ब्राऊन रंग की अपारदर्शकता युक्त मोतियाबिंद जो वृद्धावस्था में होता है।

Capsular cataract (कैप्सुलर कैट्रेक्ट)— लैन्स के कैप्सूल की अपारदर्शकता वाला मोतियाबिन्द।

Complicated cataract (कम्पलीकेटेड कैट्रेक्ट)— आँख के भीतर होने वाले किसी रोग के कारण उत्पन्न मोतियाबिंद, सम्पुटी मोतियाबिन्द।

Congenital cataract (कॉनजैनाइटल कैट्रेक्ट)— जन्म से होने वाला मोतियाबिन्द जो सामान्यतया दोनों आँखों में होता है।

Coronary cataract (कॉरोनरी कैट्रेक्ट)— लैन्स के चारों ओर छल्ले के आकार की अपारदर्शकता, लैन्स के बीच का भाग साफ रहता है।

Cortical cataract (कॉर्टिकल कैट्रेक्ट)— लैन्स के कॉर्टेक्स (बाह्य परतों) की अपारदर्शकता, प्रान्तास्था मोतियाबिन्द।

Diabetic cataract (डायाबेटिक कैट्रेक्ट)— इन्सुलिन पर निर्भर रहने वाले मधुमेह में उत्पन्न होने वाला मोतियाबिन्द।

Immature cataract (इम्मेच्योर कैट्रेक्ट)— लैन्स की अपूर्ण अपारदर्शकता, अपरिपक्व मोतियाबिन्द।

Lenticular cataract (लैन्टीकुलर कैट्रेक्ट)— लैन्स की अपारदर्शकता जिसमें कैप्सूल प्रभावित नहीं होता।

Mature cataract, Ripe cataract (मेच्योर कैट्रेक्ट, राइप कैट्रेक्ट)— लैन्स की पूर्ण अपारदर्शकता, परिपक्व मोतियाबिन्द।

Secondary cataract (सेकण्ड्री कैट्रेक्ट)— किसी अन्य नेत्र-रोग जैसे असितपटलशोथ के साथ-साथ अथवा उसके बाद होने वाला मोतियाबिन्द।

Senile cataract (सैनाइल कैट्रेक्ट)— वृद्ध व्यक्तियों में होने वाला मोतियाबिन्द

Toxic cataract (टॉक्सिक कैट्रेक्ट)—किसी औषधि जैसे नेफ्थालीन की विषाक्तता के कारण उत्पन्न होने वाला मोतियाबिन्द।

Traumatic cataract (ट्रौमेटिक कैट्रेक्ट)— आँख पर चोट पहुँचने से उत्पन्न मोतियाबिन्द।

Cataractogenesis (कैट्रेक्टोजेनेसिस)— मोतियाबिन्द बनने की क्रिया।

Cataractogenic (कैट्रेक्टोजेनिक)— मोतियाबिन्द बनाने वाला।

Cataractous (कैट्रेक्टस)— मोतियाबिन्द की प्रकृति वाला।

Catarrh (कैटेरह)— श्लेष्मिक कला का शोथ विशेषकर सिर एवं गले की श्लेष्मिक कला का शोथ, नजला-जुकाम, प्रतिश्याय।

Catarrhal (कैटेरह्ल)—नजला-जुकाम से सम्बन्धित अथवा उससे ग्रस्त, प्रतिश्यायी।

Catatonia (कैटाटोनिया)— कैटाटोनिक प्रकार का साइज़ोफ्रेनिया नामक मानस रोग, एक प्रकार का साइज़ोफ्रेनिया जिसमें रोगी की एक स्थिर स्थिति में रहने की प्रवृत्ति होती है और वह हिलने-डुलने या बातचीत करने के योग्य नहीं होता।

Catatonic (कैटाटोनिक)— कैटाटोनिया से सम्बन्धित अथवा इसकी विशिष्टता वाला।

Catatricrotic (कैटाट्राइक्रोटिक)— ऐसे नाड़ी अनुरेखण को निर्दिष्ट करने वाला जिसकी अवरोही भुजा पर 3 छोटे-छोटे उत्सेध होते हैं।

Catatricrotism (कैटाट्राइक्रोटिज़्म)— एक ऐसी दशा जिसमें एक नाड़ी अनुरेखण अपनी अवरोही भुजा पर 3 छोटे-छोटे उत्सेधों को प्रदर्शित करता है।

Catatropia (कैटाट्रोपिया)— वह व्यक्ति जिसकी दोनों आंखें नीचे की ओर घूम गई हों।

Catenating (कैटेनेटिंग)— 1. जंजीर या श्रृंखला में उत्पन्न होने वाला 2. ऐसे रोग से सम्बन्धित जिसका सम्बन्ध दूसरे से होता है।

Catenoid (कैटीनॉयड)— जंजीर के समान।

Catgut (कैटगट)— एक अवशोषित होने योग्य बन्ध जो भेड़ की आँत का बना होता है और आन्तरिक अंगों के बन्धन के लिए शल्य-क्रिया में प्रयोग में लाया जाता है।

Catharsis (कैथारसिस)— विरेचन, अतिसार, दस्त हो जाना।

Cathartic (कैथारटिक)— विरेचक, दस्त लाने वाला।

Catheresis (कैथेरेसिस)— औषधियों का प्रयोग करने से उत्पन्न दुर्बलता।

Catheter (कैथीटर)— रबर, धातु, कांच या प्लास्टिक की बनी एक नली जो तरलों जैसे मूत्र को निकालने के लिए शरीर में प्रविष्ट की जाती है अथवा तरलों को शरीर की किसी गुहा में डालने के लिए प्रयोग में लायी जाती है; नालशलाका।

Catheter fever (कैथीटर फीवर)— नालशलाका प्रवेशन (कैथीटर डालने) के पश्चात् मूत्र प्रणाली के संक्रमण द्वारा उत्पन्न ज्वर।

Catheterization (कैथीटेराइजेशन)— कैथीटर को शरीर की किसी नली अथवा गुहा में प्रविष्ट करना, नालशलाका प्रवेशन। उदाहरण–

Cardiac catheterization (कार्डियक कैथीटेराइजेशन) — एक लम्बे, बारीक कैथीटर को किसी बाँह, टाँग अथवा गर्दन की किसी शिरा द्वारा हृदय-रक्त के नमूने एकत्रित करने, हृदय की अनियमितताओं का पता लगाने तथा अन्तर्हृद-दाब का निश्चय करने के लिए हृदय में पहुँचाना; हृद् कैथीटरप्रवेशन।

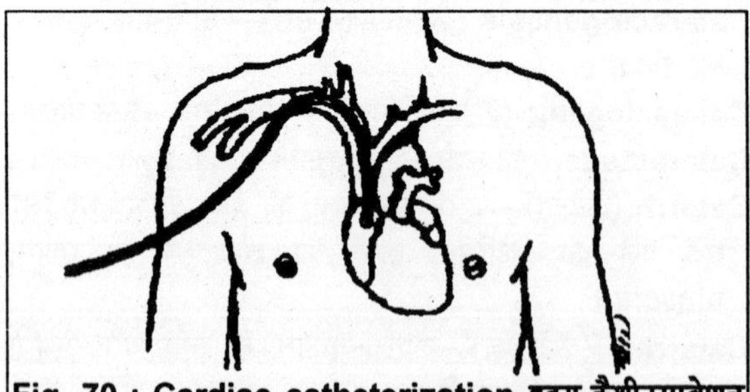

Fig. 70 : Cardiac catheterization हृदय-कैथीटरप्रवेशन

Urinary bladder catheterization (यूरीनरी ब्लैडर कैथीटेराइजेशन)— मूत्र निकालने के लिए कैथीटर को मूत्रमार्ग द्वारा मूत्राशय में प्रविष्ट करना।

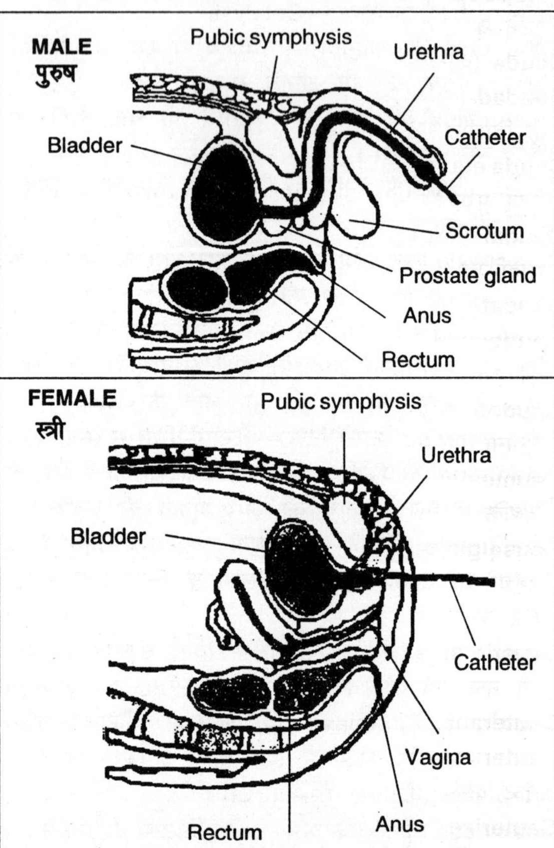

Fig. 71 : Urinary bladder catheterization (मूत्रशलाका प्रवेशन)

Bladder=मूत्राशय, Pubic symphysis=जघन-सन्धानक, Urethra=मूत्र-मार्ग, Catheter=नालशलाका या मूत्रशलाका, Scrotum=वृषण या अण्डकोष, Prostate gland= पुरःस्थग्रन्थि या प्रोस्टेट ग्रन्थि, Anus=गुदा, Rectum=मलाशय, Vagina=योनि।

Catheterize (कैथीटेराइज़)— नालशलाका को शरीर के किसी भाग में प्रविष्ट करना, इस शब्द का प्रयोग सामान्यतः मूत्राशय के नालशलाका प्रवेशन के लिए किया जाता है।

Cathexis (कैथेक्सिस)— मानसिक अथवा मनोवेगी शक्ति को किसी वस्तु अथवा विचार पर केन्द्रित करना।

Cathode (कैथोड)— ऋणात्मक विद्युदग्र जो धनाग्र या एनोड अथवा धनात्मक ध्रुव के विपरीत होता है जिससे इलैक्ट्रॉन निकलते हैं। ऋणाग्र

Cathodic (कैथोडिक)— किसी ऋणाग्र या कैथोड से सम्बन्धित।

Cation (कैटायन)— धनात्मक वैद्युत आवेश से युक्त एक आयन जो ऋणायन के विपरीत होता है, धनायन।

Catlin (कैटलिन)— शल्य-क्रिया का चाकू जिसके दो किनारे होते हैं।

Catoptrophobia (कैटोप्ट्रोफोबिया)— शीशों का अथवा उनके टूटने का विकृत भय।

Cauda (कौडा)— पूँछ अथवा पूँछ के समान रचना।

Caudad (कौडेड)— पूँछ की ओर अथवा दूरस्थ सिरा, सिर के विपरीत।

Cauda equina (कौडा इक्वाईना)— मेरु-रज्जु अथवा सुषुम्ना रज्जु पुच्छ।

Caudal (कौडल)— 1. किसी पूँछ के समान रचना से सम्बन्धित 2. निचली स्थिति में।

Caudate (कौडेट)— पूँछ वाला, पुच्छक।

Caudocephalad (कौडोसिफैलाड)— दुम के सिरे से सिर की ओर को गति करने वाला।

Caudotomy (कौडोटॉमी)— सुषुम्ना-रज्जु पुच्छ में चीरा लगाना।

Caumesthesia (कौमेस्थीसिया)— गर्मी का महसूस होना जबकि चारों ओर का तापमान सामान्य होता है।

Causalgia (कौजल्जिया)— परिसरीय तन्त्रिकाओ में आघात पहुँचने के कारण त्वचीय पोषणज परिवर्तनों के साथ बहुत तेज जलन का दर्द होना, दाहार्ति

Caustic (कॉस्टिक)— वह पदार्थ जो जलाकर जीवित ऊतकों को नष्ट कर देता है जैसे कोई क्षार, दाहक, सक्षारक।

Cauterant (कॉटेरैन्ट)— दहनकर्म करने वाली वस्तु, दाहक।

Cauterization (कॉटेराइजेशन)— कॉटरी द्वारा ऊतक को नष्ट करना, दहनकर्म।

Cauterize (कॉटेराइज़)— किसी दाहक पदार्थ से जला देना, दहनकर्म करना।

Cautery (कॉटरी)— कोई साधन जैसे दाहक (कॉस्टिक पदार्थ), विद्युत, गर्म औजार, बर्फ आदि जिसमें ऊतक को नष्ट करने के लिए प्रयोग में लाया जाता है।

Cava (केवा)— शरीर में स्थित खोखला स्थान या गुहा।

Cavagram (कैवाग्राम)—Cavogram.

Caval (कैवल)— किसी महा-शिरा से सम्बन्धित।

Cave (केव)— एक खोखला स्थान या गुहा।

Cavea (केवीया)—Cave.

Caveola, (केवीयोला) plural **Caveolae** (केवीयोली) — तरल एवं पोषक पदार्थों का अवशोषण होने के दौरान कोशिकाओं की सतह पर बनने वाला एक छोटा-सा गड्ढा।

Cavern (केवर्न)— रोग के द्वारा उत्पन्न गुहा।

Cavernitis, Cavernositis (केवर्नाइटिस, केवर्नोसाइटिस)— लिंग के खाली ऊतक कार्पस केवर्नोसम का शोथ, शिश्न गह्वरशोथ।

Cavernoma (केवरनोमा)— खाली स्थानों से युक्त एन्जियोमा।

Cavernositis (केवर्नोसाइटिस)—Cavernitis.

Cavernostomy (केवर्नोस्टॉमी)— शल्य-क्रिया द्वारा किसी फेफड़े की विद्रधि गुहा की निकासी कर देना।

Cavernous (कैवरनस)— खाली स्थानों से युक्त, गह्वरी।

Cavitary (कैविटरी)— किसी गुहा से सम्बन्धित अथवा एक या अधिक गुहाओं से युक्त, गह्वरीय।

Cavitation (कैविटेशन)— किसी गुहा का बनना, गह्वरण।

Cavitis (कैवाइटिस)— किसी महाशिरा का शोथ।

Cavity (कैविटी)— शरीर अथवा इसके किसी अंग में स्थित एक खोखला स्थान या क्षरण द्वारा किसी दाँत में बनाया गया छिद्र, गुहा। इसके कुछ उदाहरण नीचे दिये गये हैं—

Abdominal cavity (एब्डोमिनल कैविटी)— शरीर की मध्यपट या डायाफ्राम तथा श्रोणि या पैल्विस के बीच की गुहा जिसमें सभी उदरीय अंग स्थित रहते हैं, उदारीय गुहा।

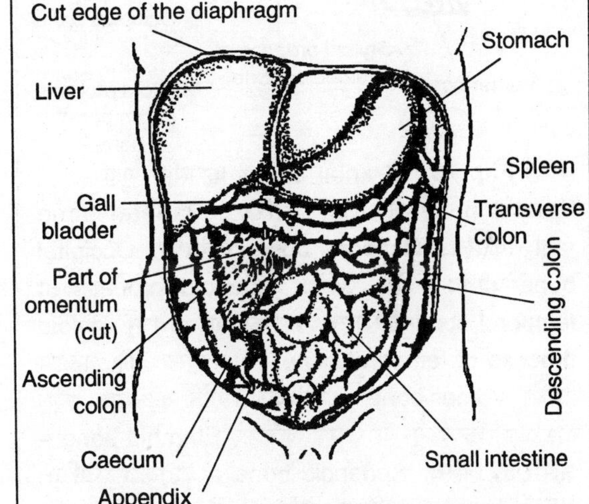

Fig. 72 : Abdominal cavity उदरीय गुहा

Stomach=आमाशय, Spleen=प्लीहा या तिल्ली, Transverse colon=अनुप्रस्थ बृहदान्त्र या कोलन, Descending colon =अवरोही कोलन, Small intestine= छोटी आँत, Appendix = उण्डुकपुच्छ, Caecum=अन्धान्त्र या उण्डुक, Ascending colon=आरोही कोलन, Part of omentum (cut)=वपा का भाग (कटा हुआ), Gallbladder =पित्ताशय, Liver=यकृत या जिगर, Cut edge of the diaphragm=मध्यपट या डायाफ्राम का कटा हुआ किनारा।

Amniotic cavity (एम्नियोटिक कैविटी)— भ्रूण तथा एम्नियोन के बीच स्थित बन्द थैली जिसमें एम्नियोटिक तरल भरा होता है।

Articular cavity (आर्टिकुलर कैविटी)—जोड़ में स्थित गुहा जो चारों ओर से साइनोवियल झिल्ली से घिरी होती है।

Buccal cavity (बक्कल कैविटी)— मुख गुहा।

Cavity of the middle ear (कैविटी ऑफ दी मिड्ल इयर)—Tympanic Cavity.

Cranial cavity (क्रेनियल कैविटी)— कपाल-अस्थियों द्वारा घिरा स्थान जिसमें मस्तिष्क स्थित रहता है।

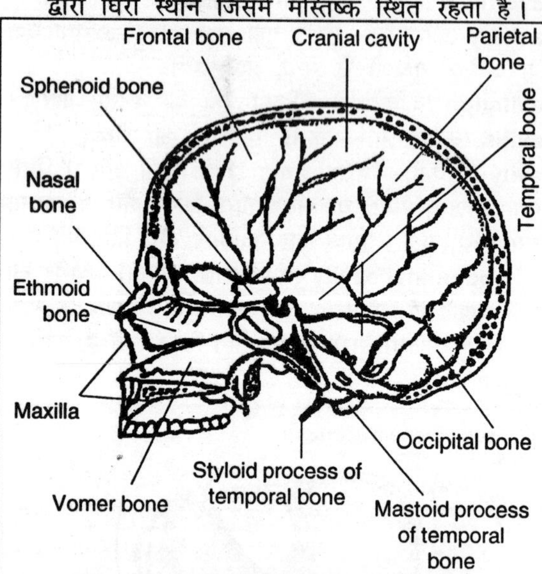

Fig. 73 : Cranial cavity कपालीय गुहा

Frontal bone=ललाटीय अस्थि, Parietal bone =पार्श्विकास्थि, Temporal bone=शखांस्थि, Occipital bone=पश्चकपालीय अस्थि, Mastoid process of temporal bone=शखांस्थि का कर्णमूल प्रवर्ध, Styloid process of temporal bone = शखांस्थि का शूकाभ प्रवर्ध, Vomer bone = सीरिका (नाक की एक हड्डी) Maxilla=ऊर्ध्वहनु या ऊपरी जबड़ा, Ethmoid bone = झझरिका अस्थि, Sphenoid bone = जतूकाभ अस्थि, Nasal bone = नासिका अस्थि।

Dental cavity (डैन्टल कैविटी)— दन्त-क्षरण द्वारा किसी दाँत में बना छिद्र, दन्त-गुहा।

Nasal cavity (नेज़ल कैविटी)— नासा-पट के प्रत्येक ओर एक गुहा।

Oral cavity (ओरल कैविटी)— मुख, मुख-गुहा।

Pelvic cavity (पैल्विक कैविटी)— श्रोणि की दीवारों के भीतर का स्थान।

Pericardial cavity (पैरीकार्डियल कैविटी)—अधिहृद्स्तर एवं हृदयावरण के बीच का स्थान, परिहृद-गुहा।

Peritoneal cavity (पैरीटोनियल कैविटी)— पर्युदर्या या उदरावरण की भित्तिक एवं अन्तरांगी परतों के बीच का स्थान जिसमें सीरमी तरल होता है।

Pleural cavity (पिल्यूरल कैविटी)— पार्श्विक (पैराइटल) एवं अन्तरांगी (विसरल) फुफ्फुसावरणों के बीच स्थित स्थान, फुफ्फुसीय गुहा।

Pulp cavity (पल्प कैविटी)— किसी दाँत में स्थित गुहा जिसमें दन्त मज्जा एवं तन्त्रिका तन्तु स्थित रहते हैं।

Thoracic cavity (थौरेसिक कैविटी)— वक्षीय भित्तियों के भीतर का स्थान जो नीचे मध्यपट तथा ऊपर ग्रीवा से परिबद्ध होता है।

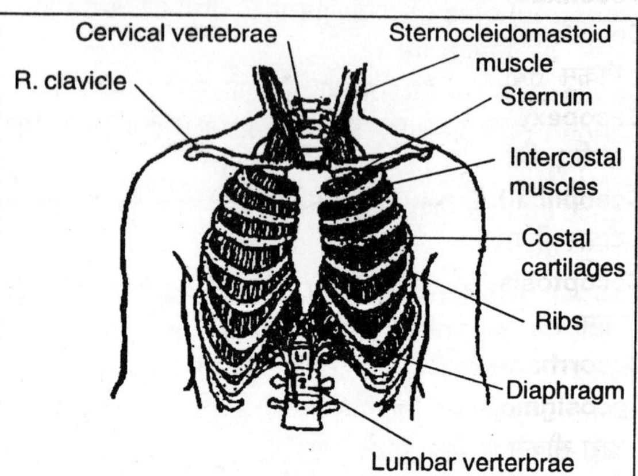

Fig. 74 : Thoracic cavity वक्षीय गुहा

Cervical vertebrae=ग्रैव कशेरुकाएँ, Sternocleido-mastoid muscle=स्टर्नोक्लीडोमैस्टॉयड पेशी (स्टर्नम तथा क्लैविकूल के मध्यवर्ती या आन्तरिक भाग से उत्पन्न होने वाली पेशी), Sternum=उरोस्थि, Intercostal muscles=अन्तरापर्शुकी पेशियाँ, Costal cartilages= पशुर्की उपास्थियाँ, Ribs =पर्शुकाएँ या पसलियाँ, Diaphragm=मध्यपट, Lumbar vertebrae=कटि कशेरुकाएँ, R. clavicle=दार्यी जत्रुक अस्थि।

Tympanic cavity (टिम्पैनिक कैविटी)— मध्य कर्ण की गुहा।

Uterine cavity (यूटेराइन कैविटी)— गर्भाशय काय में स्थित खोखला स्थान, गर्भाशय-गुहा।

Cavogram (कैवोग्राम)— किसी महा-शिरा का वाहिका चित्र।

Cavum (केवम)— एक गुहा अथवा स्थान।

C.B.C. (सी.बी.सी.)— पूर्ण रक्त गणना।

C.C. (सी.सी.)— मुख्य शिकायत।

Cebocephalus (सीबोसिफैलस)— ऐसा भ्रूण जिसका सिर बन्दर के सिर जैसा होता है जिसमें आँखें बन्द रहती हैं तथा नाक विकृत होती है।

Cabocephaly (सीबोसिफैली)— एक ऐसी दशा जिसमें भ्रूण बन्दर के सिर जैसे सिर वाला होता है जिसमें नासिका दोषयुक्त होती है या इसका अभाव होता हैं और नेत्र पास-पास स्थित होते हैं।

Cecal (सीकल)— सीकम से सम्बन्धित।

Cecectomy (सीकेक्टॉमी)— सीकम को काटकर निकाल देना।

Cecitis (सीकाइटिस)— सीकम का शोथ।

Cecocolopexy (सीकोकोलोपैक्सी)— शल्य-क्रिया द्वारा बृहदान्त्र एवं मलाशय को स्थिर करना।

Cecocolostomy (सीकोकोलोस्टॉमी)—ऐसा ऑपरेशन जिसमें सीकम को बृहदान्त्र या कोलन से जोड़ दिया जाता है।

Cecofixation (सीकोफिक्सेशन)—Cecopexy.

Cecoileostomy (सीकोइलियोस्टॉमी)— ऐसा ऑपरेशन जिसमें सीकम तथा इलियम को आपस में जोड़ दिया जाता है।

Cecopexy (सीकोपैक्सी)— शल्य-क्रिया द्वारा सीकम को उदरीय भित्ति पर स्थिर पर देना।

Cecoplication (सीकोप्लीकेशन)— विस्फारित सीकम की दीवार में एक तह बनाकर इसकी चौड़ाई को कम करना।

Cecoptosis (सीकोप्टोसिस)— सीकम का नीचे को गिर जाना।

Cecorrhaphy (सीकोरैह्फी)— सीकम की सिलाई करना।

Cecosigmoidostomy (सीकोसिग्मॉयडोस्टॉमी)—ऑपरेशन द्वारा सीकम एवं सिग्मॉयड कोलन में सम्बन्ध स्थापित करना।

Cecostomy (सीकोस्टॉमी)— शल्य-क्रिया द्वारा सीकम में एक कृत्रिम छिद्र का निर्माण करना।

Cecotomy (सीकोटॉमी)— सीकम में चीरा लगाना।

Cecum (सीकम)— बड़ी आँत का प्रथम चौड़ा भाग जो इलियम के अन्तिम सिरे पर स्थित होता है और जिससे वर्मीफार्म एपैण्डिक्स निकलती है।

Cel- (सील-) अर्बुद, सूजन अथवा हर्निया का संकेत देने वाला उपसर्ग।

-cele (-सील)— शब्द के अन्त में जुड़ने वाला शब्द जिससे अर्बुद, सूजन अथवा हर्निया का संकेत मिलता है।

Celiac (सिलियक)— उदरीय गुहा से सम्बन्धित।

Celiectomy (सीलिएक्टॉमी)— 1. उदर में स्थित किसी अंग को शल्य-क्रिया द्वारा काटकर निकाल देना 2. वेगस नाड़ी की सीलिएक शाखाओं को काटकर निकाल देना।

Celiocentesis (सिलियोसेन्टेसिस)— पेट में छेद होना।

Celiocolpotomy (सीलियोकोल्पोटॉमी)— उदरीय भित्ति के द्वारा योनि में चीरा लगाना।

Celioenterotomy (सीलियोएन्ट्रोटॉमी)— उदरीय भित्ति में चीरा लगाकर आँत में चीरा लगाना।

Celiogastrostomy (सीलियोगैस्ट्रोस्टॉमी)— जठर-नालव्रण बनाने हेतु उदरीय भित्ति में चीरा लगाना।

Celiogastrotomy (सीलियोगैस्ट्रोटॉमी)— उदरीय भित्ति में चीरा लगाकर आमाशय में चीरा लगाना।

Celiohysterectomy (सीलियोहिस्ट्रैक्टॉमी)— पेट के द्वारा गर्भाशय को काटकर बाहर निकाल देना।

Celiohysterotomy (सीलियोहिस्टैरोटॉमी)— पेट में चीरा लगाकर गर्भाशय को खोलना।

Celioma (सीलियोमा)— पेट में स्थित कोई अर्बुद।

Celiomyalgia (सीलियोमायेल्जिया)— पेट की मांस पेशियों में दर्द होना।

Celiomyomectomy (सीलियोमायोमेक्टॉमी)— पेट में चीरा लगाकर पेशीय ऊतक को काटना।

Celiomyomotomy (सीलियोमायोमोटॉमी)— उदर की पेशियों में चीरा लगाना।

Celiomyositis (सीलियोमायोसाइटिस)— उदरीय पेशियों का शोथ।

Celioparacentesis (सीलियोपैरासिनटेसिस)— उदर में स्थित किसी पदार्थ की निकासी के लिए उदर में छिद्र बनाना।

Celiopathy (सीलियोपैथी)— उदर का कोई भी रोग।

Celiorrhaphy (सीलियोरैह्फी)— उदर-भित्ति का सीना।

Celiosalpingectomy (सीलियोसैल्पिन्जेक्टॉमी)— पेट में चीरा लगाकर डिम्ब वाहिनियों को अलग कर देना।

Celioscope (सीलियोस्कोप)— उदर-गुहा का नेत्रों द्वारा परीक्षण करने में प्रयोग में आने वाला उपकरण।

Celioscopy (सीलियोस्कोपी)— सीलियोस्कोप द्वारा नेत्रों से उदर-गुहा का परीक्षण करना।

Celiotomy (सीलियोटॉमी)— उदरीय गुहा में एक चीरा लगाना।

Celitis (सीलाइटिस)— पेट की सूजन, उदरशोथ।

Cell (सेल)— यह शरीर की सूक्ष्मतम रचना है जिसे केवल सूक्ष्मदर्शक यन्त्र द्वारा ही देखा जा सकता है। यह जीवन की एक इकाई है एवं बीच में स्थित केन्द्रक तथा चारों ओर से घिरे साइटोप्लाज्म (केशिकाद्रव्य) की बनी होती है। केन्द्रक में एक केन्द्रकीय झिल्ली होती है जो न्यूक्लियोप्लाज्म (केन्द्रकद्रव्य) तथा एक या अधिक गाढ़ी रचनाओं, उपकेन्द्रकों को घेरे होती है। कोशिकाद्रव्य या साइटोप्लाज़्म केन्द्रक से बाहर का कोशिका जीवद्रव्य होता है। कोशिकाद्रव्य की सबसे बाहर की परत से कोशिका कला बनती है; कोशिका। कोशिका के प्रकार–

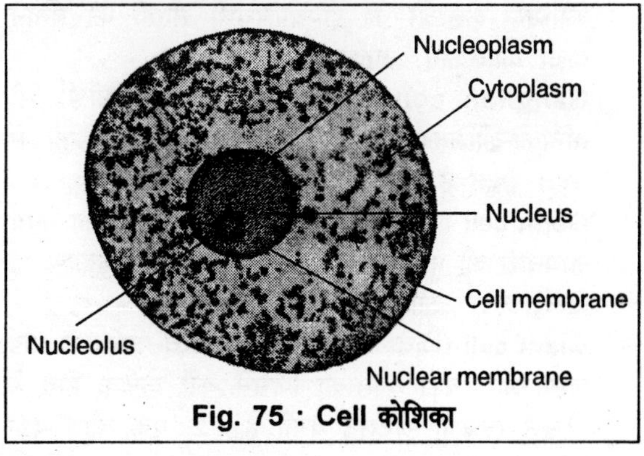

Fig. 75 : Cell कोशिका

Nucleolus=उपकेन्द्रक, Nuclear membrane=केन्द्रकीय कला, Cell membrane=कोशिका कला, Nucleus=केन्द्रक, Cytoplasm=कोशिकाद्रव्य, Nucleoplasm=केन्द्रकद्रव्य।

Acidophil cells (एसिडोफिल सैल्स)— अम्ल रंजको से अभिरंजित होने वाली कोशिकायें।

Adipose cell (एडीपोस सैल)— वसा कोशिका।

Air cell (एयर सैल)— ऐसी कोशिका जिसमें वायु भरी होती है जैसे फेफड़े के वायुकोश अथवा श्रवणीय नली में पाई जाने वाली कोशिकाएँ।

Alpha cells (एल्फा सैल्स)— कोशिकाएँ जो अग्न्याशय के लैंगरहैन्स की द्विपिकाओं में पाई जाती हैं जिनसे ग्लूकागोन स्रवित होता है तथा ये पीयूष ग्रन्थि के अग्र खण्ड की कोशिकाएँ होती है।

Basal cell (बेसल सैल)— एक प्रकार की कोशिका जो बाह्यत्वचा की आधारी परत में पाई जाती है।

Basophil cells (बेसोफिल सैल्स)— क्षारीय रंजको से अभिरंजित होने वाली कोशिकायें।

Beta cells (बीटा सैल्स)— अग्न्याशय के लैंगरहैन्स द्वीपिकाओं की कोशिकाएँ जो इन्सुलिन स्रवित करती हैं तथा पीयूष ग्रन्थि के अग्र खण्ड की बेसोफिल कोशिकाएँ।

Blood cells (ब्लड सैल्स)— रक्त में पायी जाने वाली श्वेत रक्त कोशिकायें, लाल रक्त कोशिकायें तथा बिम्बाणु।

Columnar cell (कोल्यूम्नर सैल)— ऐसी इपिथीलियम की अथवा उपकला की कोशिका जिसकी ऊँचाई चौड़ाई से अधिक होती है।

Cuboid cell (क्यूबॉयड सैल)— ऐसी कोशिका जिसकी ऊँचाई, चौड़ाई तथा गहराई सभी लगभग बराबर होती हैं।

Daughter cell (डॉटर सैल)— किसी मातृ कोशिका के विभाजन से बनने वाली कोई भी कोशिका।

Endothelial cell (एण्डोथीलियल सैल)— एक चपटी कोशिका जो रक्त वाहिनियों एवं एण्डोकार्डियम के अस्तर का निर्माण करती है, अन्तःकला-कोशिका।

Epithelial cells (इपिथीलियल सैल्स)— त्वचा एवं श्लेष्मिक कलाओं की इपिथीलियमी सतहों को बनाने वाली कोशिकाएँ, उपकला-कोशिकाँए।

Ganglion cell (गैंग्लियॉन सैल)— कोई भी तन्त्रिका-कोशिका जिसका कोशिका काय गण्डिका में स्थित रहता है, गण्डिका कोशिका।

Germ cell (जर्म सैल)— ऐसी कोशिका जिसका कार्य जीवधारी की पुनरूत्पत्ति करना है जैसे कोई शुक्राणु या डिम्ब, जनन कोशिका।

Giant cell (जियान्ट सैल)— 1. अस्थि-मज्जा में पाई जाने वाली बड़ी कोशिका जिसमें कई केन्द्रक होते हैं जिससे रक्त के प्लेटलेट बनते हैं। 2. एक बहुत बड़ी कोशिका चाहे उसमें एक या कई केन्द्रक हों, वृहत कोशिका, वृहत् कोशिका।

Mucous cell (म्यूकस सैल)— श्लेष्मा स्रवित करने वाली कोशिका जो श्लेष्मा स्रवित करने वाली ग्रन्थियों में पाई जाती है, श्लेष्मिक कोशिका।

Nerve cell (नर्व सैल)— तन्त्रिका या नाड़ी की एक कोशिका जिसमें एक कोशिका काय तथा एक लम्बा प्रवर्ध होता है जिसे एक्सौन कहते हैं जो तन्त्रिका आवेगों का प्रेषण करता है एवं अन्य प्रवर्ध डैन्ड्राइट्स होते हैं जो आवेगों को ग्रहण कर उन्हें कोशिका काय में प्रेषित करते हैं, तन्त्रिका कोशिका।

Pigment cell (पिगमैन्ट सैल)— वह कोशिका जिसमें वर्णक होता है।

Plasma cell (प्लाज़्मा सैल)— रक्त के तरल भाग प्लाज़्मा की गोलाकार कोशिका जो एण्टीबॉडी उत्पादन के लिए महत्वपूर्ण है।

Pus cells (पस सैल्स)— ये श्वेत रक्त कोशिकाओं से बनते हैं, मवाद की कोशिकाएँ।

Red blood cells (रैड ब्लड सैल्स)— लाल रक्त कोशिकाएँ जो शरीर की कोशिकाओं को ऑक्सीजन ले जाती हैं।

Stellate cells (स्टीलेट सैल्स)— सितारे की आकृति की कोशिकायें।

Taste cells (टेस्ट सैल्स)— स्वाद कलिका की कोशिकाएँ।

Visual cell (विजुअल सैल)— दृष्टिपटल अथवा रेटिना की रॉड या कोन कोशिका।

White blood cells (व्हाइट ब्लड सैल्स)— रक्त की श्वेत रक्त कोशिकाएँ

Cellicolous (सैलीकोलस)— कोशिकाओं के भीतर रहने वाला।

Cell kinetics (सैल काइनेटिक्स)— कोशिकाओं का, उनकी वृद्धि एवं विभाजन का अध्ययन।

Cell mass (सैल मास)— भ्रूण विज्ञान में, कोशिकाओं का पिण्ड जिससे कोई अंग अथवा रचना विकसित होती है।

Cell membrane, Cell wall (सैल मेम्ब्रेन, सैल वाल)— कोशिका को चारों ओर से बन्द करने वाली झिल्ली जो प्रोटीन, लाइपिड तथा कार्बोहाइड्रेट की बनी होती है, कोशिका-प्राचीर।

Cell organelle (सेल ऑर्गनिल)— किसी कोशिका के साइटोप्लाज़्म में स्थित कोई भी रचना जैसे माइटोकॉण्ड्रिया, गॉल्गी बॉडीज आदि।

Cellucidal (सैल्यूसाइडल)— कोशिकाओं का विनाशकारी।

Cellula (सेल्यूला)— बहुत छोटी कोशिका, सूक्ष्म कोशिका।

Cellular (सेल्युलर)— कोशिकाओं से सम्बन्धित अथवा कोशिकाओं से बना हुआ, कोशिकीय।

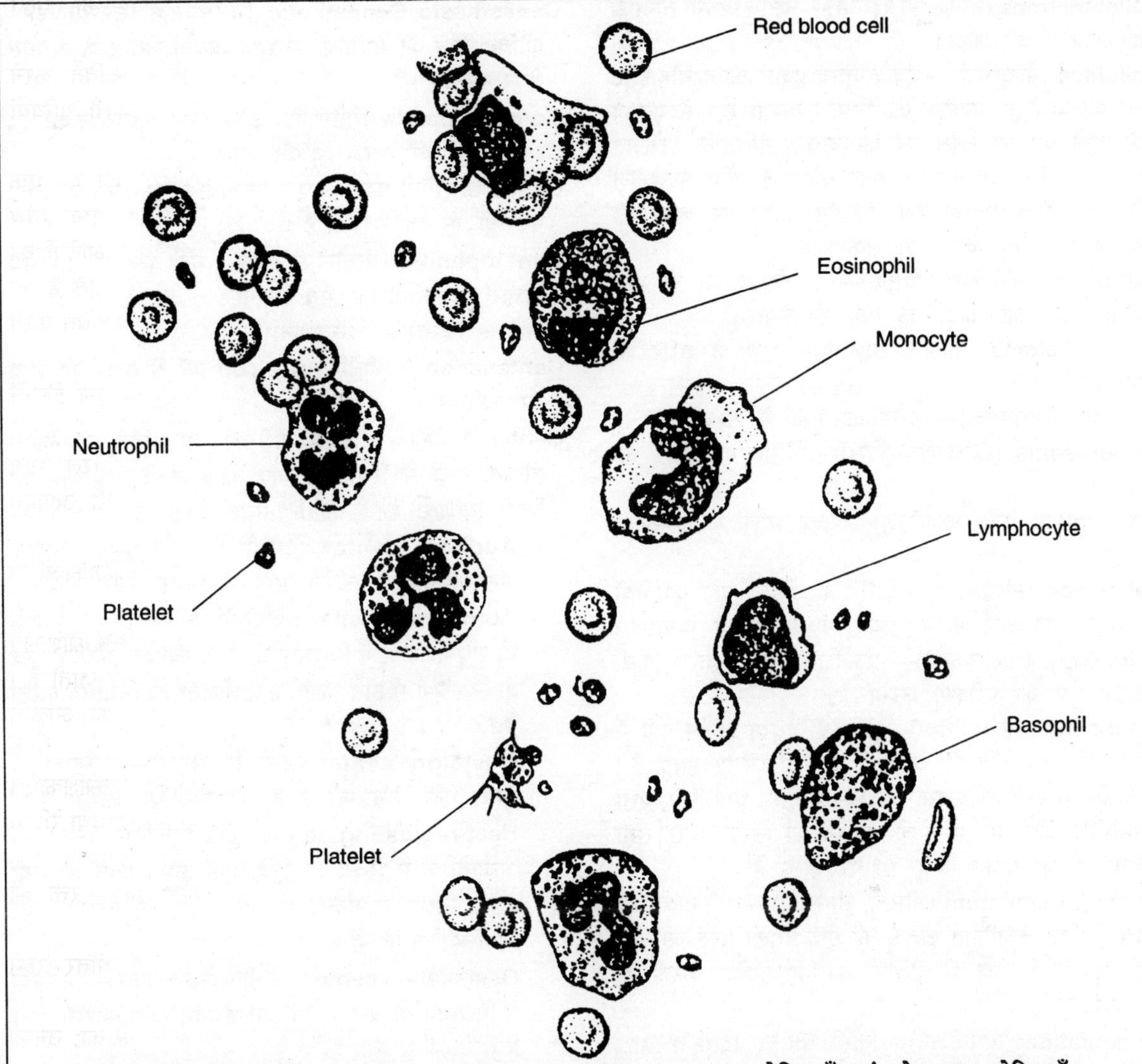

Fig. 76 : Red blood cells and white blood cells लाल रक्त कोशिकाएँ एवं श्वेत रक्त कोशिकाएँ।
Red blood cell=लाल रक्त कोशिका, Eosinophil= इओसिनरागी श्वेत रक्त कोशिका, Monocyte=एककेन्द्रक श्वेत रक्त कोशिका, Lymphocyte =लसीका-कोशिका, Basophil=क्षाररागी या बेसरागी श्वेत रक्त कोशिका, Neutrophil=उदासीनरागी श्वेत रक्त कोशिका, Platelet=बिम्बाणु।

Cellular immunity (सैल्युलर इम्यूनिटी)— टी-लिम्फोसाइटों से उत्पन्न होने वाली एन्टीबॉडियों से विकसित होने वाली रोगक्षमता, कोशिकीय रोगक्षमता।

Cellularity (सैल्यूलैरिटी)— विद्यमान कोशिकाओं का अंश, उनकी गुणवत्ता अथवा उनकी दशा।

Cellulase (सेल्यूलेस)— एक एन्जाइम जो सेल्यूलोज को सेलोबियोस में परिवर्तित कर देता है और जीवाणु एवं कवकों या फफूँदियों द्वारा स्रवित होता है जो लकड़ी को नष्ट करते हैं।

Cellulicidal (सेल्यूलीसाइडल)— कोशिकाओं को नष्ट करने वाला।

Cellulifugal (सेल्यूलीफ्यूगल)— किसी कोशिका से दूर को गति करने वाला।

Cellulipetal (सेल्यूलीपिटल)— किसी कोशिका की ओर को गति करने वाला।

Cellulitis (सेल्यूलाइटिस)— संक्रमण द्वारा संयोजी ऊतक का एक विस्तृत शोथ।

Cellulofibrous (सैल्युलोफाइब्रस)— दोनों, कोशिकीय एवं तन्तुमय।

Celluloneuritis (सेल्यूलोन्यूराइटिस)— न्यूरोन अथवा तन्त्रिका कोशिकाओं का शोथ।

Cellulose (सेल्यूलोज़)— एक तन्तुमय प्रकार का कार्बोहाइड्रेट जो पेड़-पौधों के कंकाल का निर्माण करता है। सेल्यूलोज के खाने पर यह आँत की क्रमाकुंचक गति को उत्तेजित करता है और मलोत्सरण में मदद करता है अतः सेल्यूलोज़ से युक्त भोज्य पदार्थ जैसे शलजम आदि का कब्ज की हालत में प्रयोग किया जा सकता है।

Cellulotoxic (सैल्यूलोटॉक्सिक)—1. कोशिकाओं के प्रति विषाक्त 2. कोशिकाओं के विष से उत्पन्न।

Celom, Celoma (सीलोम, सीलोमा)— भ्रूण के शरीर की गुहा।

Celomic (सीलोमिक)— शरीर की गुहा से सम्बन्धित।

Celophlebitis (सीलोफ्लेबाइटिस)— किसी महा-शिरा का शोथ।

Celoschisis (सीलोस्काइसिस)— उदर-भित्ति में जन्मजात दरार।

Celoscope (सीलोस्कोप)— शरीर की किसी गुहा का नेत्रों द्वारा परीक्षण करने के लिए प्रयोग में आने वाला उपकरण।

Celoscopy (सीलोस्कोपी)— प्रकाशिक यन्त्र द्वारा किसी शरीर गुहा का परीक्षण करना।

Celosomia (सीलोसोमिया)— उरोस्थि अथवा स्टर्नम हड्डी में जन्मजात दरार जिससे अंतरागों का बहिःसरण होता है।

Celsius scale (सेल्सियस स्केल)— सेन्टीग्रेड थर्मामीटर, ऐसा थर्मामीटर जिस पर पानी के उबलने का बिन्दु 100° तथा पानी के जमने का बिन्दु 0° पर होता है।

Cement, Cementum (सीमेन्ट, सीमेन्टम)— सीमैन्टोब्लॉस्टों द्वारा निर्मित कैल्सीकृत ऊतक की एक पतली परत जो दाँत की मूल एवं ग्रीवा के डैन्टिन को आच्छादित करती है, दन्तबज्र।

Cementation (सीमेन्टेशन)— किसी सीमेन्ट पदार्थ के द्वारा दाँतों को सलंग्न करने को क्रिया।

Cementitis (सीमेन्टाइटिस)— दन्त-सीमेन्ट का शोथ।

Cementoblast (सीमेन्टोब्लॉस्ट)— ऐसी कोशिका जिसका सम्बन्ध दन्त-मूलों पर सीमेन्ट की परत बनने से होता है, संयोजीकोशिकाप्रसू।

Cementoclasia (सीमेन्टोक्लैसिया)— सीमेन्टोक्लास्टों द्वारा सीमेन्ट का नष्ट हो जाना।

Cementoclast (सीमेन्टोक्लॉस्ट)— एक बहुत बड़ी बहुकेन्द्रकीय कोशिका जिसका सम्बन्ध पुनःशोषण द्वारा सीमेन्ट को अलग कर देने से है।

Cementogenesis (सीमेन्टोजेनेसिस)— किसी दन्त-मूल के डैन्टिन पर सीमेन्ट का विकसित होना।

Cementum (सीमेन्टम)—Cement.

Cenesthesia (सिनेस्थीसिया)— जीवित रहने की सामान्य अनुभूति, चेतना का आभास।

Cenesthesic, Cenesthetic (सिनेस्थेसिक, सिनेस्थेटिक)— जीवित रहने की सामान्य अनुभूति अथवा चेतना के आभास से सम्बन्धित।

Cenesthopathia (सिनेस्थोपैथिया)— स्वस्थ महसूस न करना।

Cenosis (सिनोसिस)— दूषित स्राव

Cenosite (सीनोसाइट)— एक परजीवीय सूक्ष्मजीव जो बिना परपोषी के रह सकता है।

Cenotophobia (सिनोटोफोबिया)— नई वस्तुओं एवं नये विचारों से अत्यधिक भय लगना।

Census (सेन्सस)— जनगणना।

Centenarian (सेन्टीनेरियन)— 100 वर्ष से ऊपर की आयु का व्यक्ति।

Center (सेन्टर)— 1. किसी शरीर का मध्य बिन्दु 2. केन्द्रीय तन्त्रिका-तन्त्र में स्थित तन्त्रिका कोशिकाओं का समूह जो किसी विशिष्ट कार्य को नियन्त्रित करता है। उदाहरण–

Auditory center (ऑडीटरी सेन्टर)— अनुप्रस्थ शंख-कर्णकों के अगले भाग में स्थित श्रवण-केन्द्र।

Autonomic center (ऑटोनोमिक सेन्टर)— मस्तिष्क या सुषुम्ना रज्जु में विद्यमान केन्द्र जो स्वायत्त तन्त्रिका-तन्त्र के नियन्त्रण में होने वाली क्रियाशीलता को नियमित करता है।

Gustatory center (गस्टेटरी सेन्टर)— मस्तिष्क में स्थित एक केन्द्र जो स्वाद को नियन्त्रित करता है।

Heat-regulating centre (हीट-रेगुलेटिंग सेन्टर) — अधश्चेतक में स्थित दो केन्द्र, एक ऊष्मा हानि का तथा दूसरा ऊष्मा उत्पादन का जो शरीर के तापमान को नियन्त्रित करते हैं।

Ossification center (ऑसीफिकेशन सेन्टर)—अस्थियों में विद्यमान वह स्थान जहाँ अस्थिभवन होना आरम्भ होता है।

Respiratory center (रैस्पीरेटरी सेन्टर)— मेडूला ऑब्लांगेटा में स्थित केन्द्र जो श्वसन-गतियों को नियन्त्रित करता है, श्वसन-केन्द्र।

Speech center (स्पीच सेन्टर)— बांये (या दांये) निम्न ललाटीय कर्णक में स्थित केन्द्र जो बोलने को नियन्त्रित करता है।

Thermoregulatory center (थर्मोरेग्युलेटरी सेन्टर)— अधःश्चेतक में पाया जाने वाला तापमान-नियन्त्रक केन्द्र

Vasoconstrictor center (वासोकन्सट्रिक्टर सेन्टर) — मेडूला में स्थित एक केन्द्र जो रक्त वाहिनियों के संकुचन में भाग लेता है।

Vasodilator center (वासोडाइलेटर सेन्टर)— मेडूला में स्थित एक केन्द्र जो रक्त वाहिनियों को चौड़ा करने में भाग लेता है।

Vasomotor center (वासोमोटर सेन्टर)— मेडुला ऑब्लाँगेटा में पाया जाने वाला एक केन्द्र जो रक्त वाहिनियों के संकुचन एवं विस्फारण को नियन्त्रित करता है।

Visual center (विज़ुअल सेन्टर)— पश्चकपालीय खण्ड में स्थित केन्द्र जो दृष्टि को नियन्त्रित करता है।

Centesis (सेन्टेसिस)— किसी गुहा में छिद्र करके उसमें से तरल को खींचना।

Centigrade (सेन्टीग्रेड)— ऐसा थर्मामीटर जो 100° में विभाजित रहता है और जिसका पानी उबलने (भाप बनने) का बिन्दु 100° तथा इसके जम कर बर्फ बनने का बिन्दु 0° है।

Centigram (सेन्टीग्राम)— ग्राम का सौंवा भाग।

Centiliter (सेन्टीलीटर)—लीटर का सौंवा भाग।

Centimeter (सेन्टीमीटर)— मीटर का सौंवा भाग।

Centinormal (सेन्टीनॉर्मल)— सामान्य का सौंवा भाग जैसे किसी विलयन की सान्द्रता होती है।

Centrad (सेन्ट्राड)— केन्द्र की ओर।

Central (सेन्ट्रल)— किसी केन्द्र पर स्थित अथवा उससे सम्बन्धित, केन्द्रीय।

Centralis (सेन्ट्रालिस)— केन्द्रीय, केन्द्र में स्थित।

Central nervous system (सेन्ट्रल नर्वस सिस्टम)— तन्त्रिका-तन्त्र का एक भाग जिसमें मस्तिष्क, सुषुम्ना रज्जु तथा इनकी तन्त्रिकाएँ सम्मिलित होते हैं, केन्द्रीय तन्त्रिका-तन्त्र।

Centraphose (सेन्ट्राफोस)— मस्तिष्क में स्थित दृष्टि-केन्द्रों में उत्पन्न अन्धेरे या प्रकाश का स्वयं को महसूस होना।

Centric (सैन्ट्रिक)— किसी केन्द्र से सम्बन्धित, केन्द्रीय।

Centriciput (सेन्ट्रीसीपुट)— पश्चकपाल एवं अग्रोपरिशीर्ष के बीच खोपड़ी की ऊपरी सतह का केन्द्रीय भाग।

Centrifugal (सैन्ट्रीफ्यूगल)— केन्द्र से दूर जाने वाला, केन्द्रापसारी।

Centrifugation (सेन्ट्रीफ्यूगेशन)— किसी घोल, मिश्रण या निलम्बन के हल्के भाग को भारी भाग से पृथक करने की क्रिया।

Centrifuge (सेन्ट्रीफ्यूज)— एक मशीन जिसमें परख नलियों को रखकर बहुत तेज गति पर घुमाया जाता है जिससे नलियों के द्रव में स्थित भारी पदार्थ नीचे बैठ जाता है तथा हल्का पदार्थ ऊपर पहुँच जाता है, अपकेन्द्रित्र।

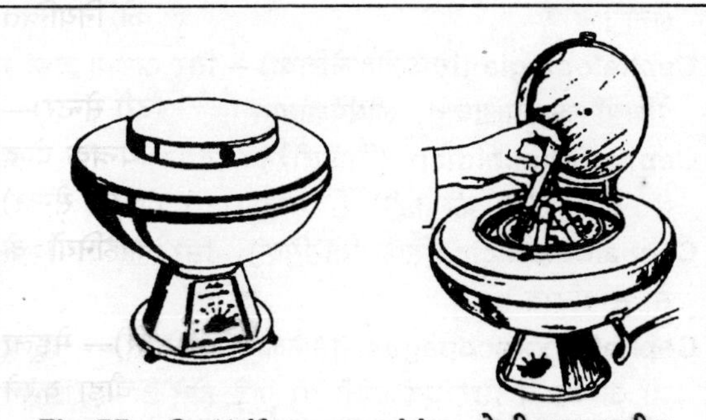

Fig 77 : Centrifuge machine सेन्ट्रीफ्यूज मशीन

Centrifuge tube सेन्ट्रीफ्यूज ट्यूब)— इसकी तली क्रमशः पतली होती जाती है और इसे अपकेन्द्रीकरण के काम में लाया जाता है। यह अनाशांकित एवं अंशांकित, दो प्रकार की होती हैं।

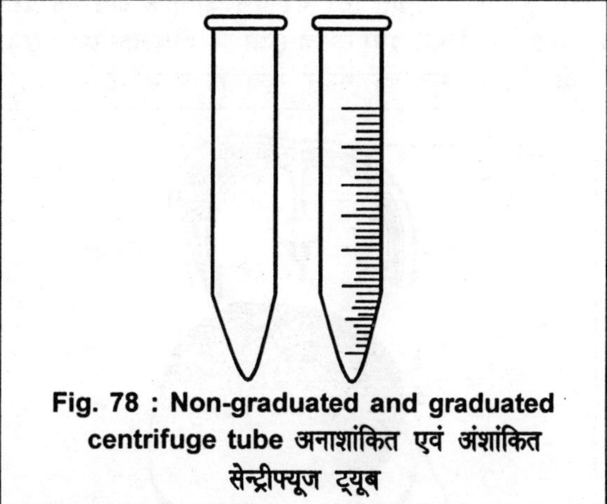

Fig. 78 : Non-graduated and graduated centrifuge tube अनाशांकित एवं अंशांकित सेन्ट्रीफ्यूज ट्यूब

Centrilobular (सेन्ट्रीलोबूलर)— किसी खण्डक के केन्द्र से सम्बन्धित

Centriole (सेन्ट्रियोल)— कोशिका के तारक काय में पाई जाने वाली सूक्ष्म कणिका, तारक केन्द्रक।

Centripetal (सेन्ट्रीपीटल)— किसी केन्द्र की ओर गति करने वाला, केन्द्राभिमुखी

Centrocyte (सेन्ट्रोसाइट)— ऐसी कोशिका जिसके जीवद्रव्य में हीमैटॉक्सीलिन से अभिरंजित हो जाने वाली विभिन्न परिमाण की एक या दो कणिकायें पाई जाती हैं।

Centromere (सेन्ट्रोमीयर)— किसी गुणसूत्र का स्पष्ट संकुचित भाग जो गुणसूत्र को दो भागों में बाँट देता है।

Centrosclerosis (सेन्ट्रोस्क्लेरोसिस)— अस्थि-मज्जा अवकाश का अस्थि ऊतक से भरना।

Centrosome (सेन्ट्रोसोम)— गाढ़े कोशिकाद्रव्य का एक क्षेत्र जो अक्सर केन्द्रक के पास होता है और जिसमें एक या दो तारक केन्द्रक होते हैं, तारक काय।

Centrosphere (सेन्ट्रोस्फीयर)— तारक काय का कोशिकाद्रव्य।

Centrostaltic (सेन्ट्रोस्टेल्टिक)—गति के केन्द्र से सम्बन्धित।

Centrum (सेन्ट्रम) 1. केन्द्र 2. कशेरुका काय।

Cephalad (सिफालेड)— सिर की ओर।

Cephalalgia (सिफैलैल्जिया)— सिर में दर्द, शीर्षाति, शिरोवेदना।

Cephalea (सिफैलिया)—Cephalgia.

Cephaledema (सिफैलीडीमा)—सिर का शोफ।

Cephalemia (सिफैलीमिया)— मस्तिष्क का रक्ताधिक्य, मस्तिष्कीय रक्तसंलयन।

Cephalhematocele (सिफैलहीमैटोसील)— परिकपाल के नीचे स्थित रक्त का अर्बुद जो एक या अधिक ड्यूरामेटर-विवरों से सम्बन्धित रहता है।

Cephalhematoma (सिफैलहीमैटोमा)— अवत्वक् (त्वचा के नीचे) स्थित रक्तयुक्त सूजन जो अधिकतर बच्चे के जन्म के कुछ दिन पश्चात् सिर पर बन जाती है जब कि प्रसव यन्त्रों (चीमटियों) द्वारा सम्पन्न हुआ हो, शीर्षरक्तसंग्रह। सूजन दो से तीन माह के भीतर लुप्त हो जाती है।

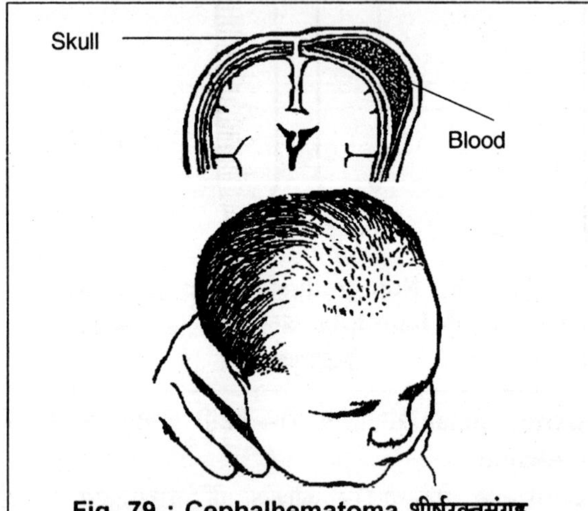

Fig. 79 : Cephalhematoma शीर्षरक्तसंग्रह
Skull=खोपड़ी, Blood=रक्त।

Cephalhydrocele (सिफैलहाइड्रोसील)— करोटि के अस्थ्यावरण के नीचे जलीय तरल का इकट्ठा हो जाना।

Cephalic (सिफैलिक)— सिर से सम्बन्धित, शीर्षी 2. श्रेष्ठ।

Cephalic index (सिफैलिक इण्डैक्स)— सिर की अधिकतम चौड़ाई का उसकी अधिकतम लम्बाई के साथ अनुपात जिसे सिर की 100 से गुणित अधिकतम चौड़ाई को उसकी अधिकतम लम्बाई से विभाजित करके {(चौड़ाई x 100) /लम्बाई } उपलब्ध किया जाता है।

Cephalitis (सिफैलाइटिस)— मस्तिष्कशोथ।

Cephalocele (सिफैलोसील)— मस्तिष्क के किसी भाग का कपाल-गुहा से बाहर निकल जाना, मस्तिष्क-बहिःसरण।

Cephalocentesis (सिफैलोसेन्टेसिस)— शल्य-क्रिया द्वारा सिर में छेद करना।

Cephalodynia, Cephalalgia (सिफैलोडाइनिया, सिफैलैल्जिया)— सिर में दर्द होना, शिरोवेदना।

Chephalogenesis (सिफैलोजेनेसिस)— भ्रूणीय अवस्था में सिर का बनना।

Cephalogram (सिफैलोग्राम)— सिर का एक्स-रे चित्र।

Cephalogyric (सिफैलोगाइरिक)— सिर के घूमने से सम्बन्धित।

Cephalohematocele (सिफैलोहीमैटोसील)— Cephalhematocele.

Cephalohematoma (सिफैलोहीमैटोमा)—Cephalhematoma.

Cephalohemometer (सिफैलोहीमोमीटर)— अन्तःकपाल दाब में हुए परिवर्तनों को बताने वाला यन्त्र।

Cephaloid (सिफैलॉयड)— सिर से मिलता-जुलता, शीर्षाभ।

Cephalomegaly (सिफैलोमिगैली)— सिर का बढ़ जाना।

Cephalomelus (सिफैलोमेलस)— ऐसा दैत्य जिसके सिर से एक भुजा निकल रही हो।

Cephalomenia (सिफैलोमीनिया)— सिर अथवा नाक से होने वाला उन्मार्गी आर्तव स्राव (मासिक धर्म), शिरोन्मुखार्तव।

Cephalomeningitis (सिफैलोमैनिनजाइटिस)— प्रमस्तिष्क एवं मस्तिष्कावरणों का शोथ, शीर्षमस्तिष्कावरणशोथ।

Cephalometer (सिफैलोमीटर)— सिर को मापने वाला उपकरण, शीर्षमापी।

Cephalometrics (सिफैलोमैट्रिक्स)— सिर की मापों का वैज्ञानिक अध्ययन।

Cephalometry (सिफैलोमीट्री)— सिर को मापना, शीर्षमिति, शीर्षमापन।

Cephalomotor (सिफैलोमोटर)— सिर की गति से सम्बन्धित

Cephalone (सिफैलोन)— वह व्यक्ति जो मन्द-बुद्धि होता है और उसका सिर बड़ा होता है।

Cephalonia (सिफैलोनिया)— ऐसी अवस्था जिसमें बुद्धि मन्दता होती है एवं सिर बड़ा होता है।

Cephalopagus (सिफैलोपेगस)— संयुक्त जुड़वाँ बच्चे जिनके सिर आपस में जुड़े होते हैं परन्तु शरीर के शेष भाग अलग-अलग रहते हैं, बद्धकपालयमल।

Cephalopathy (सिफैलोपैथी)— सिर का कोई भी रोग, शिरोव्याधि।

Cephalopelvic (सिफैलोपैल्विक)— भ्रूण के सिर के माता की श्रोणि से होने वाले सम्बन्ध से सम्बन्धित।

Cephalopelvimetry (सिफैलोपैल्वीमीट्री)— माँ की श्रोणि के तथा भ्रूण के सिर के आयाम (लम्बाई-चौड़ाई) की माप लेना।

Cephaloplegia (सिफलोहप्लेजिया)— सिर अथवा चेहरे की पेशियों का पक्षाघात, शीर्षपेशीघात।

Cephalorhachidian (सिफैलोरेह्कीडियन)— सिर तथा मेरु-दण्ड (रीढ़ की हड्डी) से सम्बन्धित।

Cephalothoracic (सिफैलोथोरैसिक)— सिर तथा वक्ष (सीना) से सम्बन्धित।

Cephalothoracopagus (सिफैलोथोरैकोपेगस)— दो भ्रूण जो आपस में सिर एवं छाती पर जुड़े होते हैं, बद्धशिरोवक्ष यमल।

Cephalotome (सिफेलोटोम)— प्रसव को आसान बनाने के लिए भ्रूण के सिर को काटने वाला यन्त्र, शिरोछिद्रक

Cephalotomy (सिफैलोटॉमी)— प्रसव की आसानी के लिए भ्रूण का सिर काटना, शिरोछेदन।

Cephalotractor (सिफलोट्रैक्टर)—प्रसव के समय भ्रूण के सिर को बाहर निकालने वाली चिमटी।

Cephalotribe (सिफैलोट्राइब)— भ्रूण के सिर को कुचलने वाला यन्त्र, कपालविदारक।

Cephalotrophic (सिफैलोट्रॉफिक)— मस्तिष्क ऊतक की ओर झुकाव वाला।

Cephalotrypesis (सिफैलोट्राइपेसिस)— खोपड़ी की हड्डी के किसी भाग को अलग कर देना।

Cera (सेरा)—Wax. मोम। यह दो प्रकार का होता है–

Cera alba (सेरा एल्बा)— सफेद मोम

Cera flava (सेरा फ्लेवा)— पीला मोम

Ceraceous (सेरासियस)— मोमीया।

Ceramics, dental (सेरामिक्स डैन्टल)— दन्त-कार्य में पोर्सीलेन या पोर्सीलेन प्रकार के पदार्थो का उपयोग।

Ceramodontia (सेरामोडोन्शिया)—Dental Ceramics.

Ceratotome (सेराटोटेम)— स्वच्छमण्डल को विभाजित करने वाला चाकू।

Ceratonosus (सेराटोनोसस)— स्वच्छमण्डल अथवा कॉर्निया का कोई रोग।

Cerclage (सरक्लेज)— ऊतकों को अथवा किसी अंग को किसी बन्ध से, तार से या फन्दे से चारों ओर से लपेटना।

Cercus (सेरकस)— बाल के समान रचना।

Cerea flexibilitas (सेरीया फ्लैक्सीबिलीटाज़)— ऐसी अवस्था जिसमें भुजाएँ उसी स्थिति में रहती हैं जिसमें उन्हें रखा गया है।

Cereals (सीरीयल्स)— अनाज, धान्य।

Cerebellar (सेरीबेलर)— अनुमस्तिष्क या सेरीबेलम से सम्बन्धित, अनुमस्तिष्कीय।

Cerebellifugal (सेरीबेलीफ्यूगल)— अनुमस्तिष्क से दूर जाने वाला।

Cerebellipetal (सेरीबेलोपीटल)— अनुमस्तिष्क की ओर बढ़ने वाला।

Cerebellitis (सेरीबेलाइटिस)— अनुमस्तिष्क का शोथ या सेरीबेलम की सूजन

Cerebellomedullary (सेरीबेलोमेडुलरी)—अनुमस्तिष्क एवं मेडुला ऑब्लाँगेटा से सम्बन्धित।

Cerebellopontine (सेरीबेलोपोन्टाइन)— अनुमस्तिष्क एवं पोन्स वेरोलाई से सम्बन्धित।

Cerebellospinal (सेरीबेलोस्पाइनल)— अनुमस्तिष्क एवं सुषुम्ना रज्जु से सम्बन्धित।

Cerebellum (सेरीबेलम)— मस्तिष्क का पोन्स तथा मेडूला ऑब्लांगेटा के पीछे स्थित एवं इनसे जुड़ा भाग, जिसमें बीच का एक भाग वर्मिस तथा दो पार्श्वीय खण्ड (गोलार्द्ध) होते हैं; अनुमस्तिष्क।

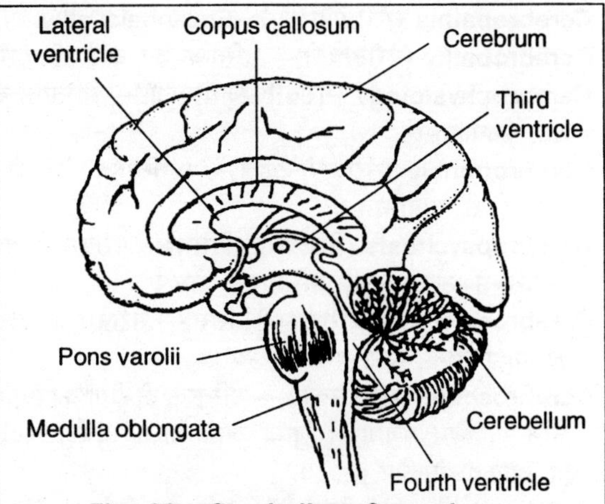

Fig. 80 : Cerebellum & cerebrum
अनुमस्तिष्क एवं प्रमस्तिष्क

Corpus callosum=कार्पस कैलोसम, Lateral ventricle=पार्श्वीय निलय, Pons varolii=पोन्स वेरोलाई, Medulla oblongata=मेडुला ऑब्लाँगेटा, Fourth ventricle=चतुर्थ निलय, Cerebellum=अनुमस्तिष्क, Third ventricle=तृतीय निलय, Cerebrum=प्रमस्तिष्क।

Cerebral (सेरीब्रल)— प्रमस्तिष्क या सेरीब्रम से सम्बन्धित, प्रमस्तिष्कीय।

Cerebral anoxia (सेरीब्रल अनॉक्सिया)—मस्तिष्क में ऑक्सीजन की कमी होना, प्रमस्तिष्कीय अनॉक्सीरक्तता।

Cerebral hemorrhage (सेरीब्रल हीमोरेज)— प्रमस्तिष्क (सेरीब्रम) की रक्त वाहिनियों के फट जाने से उसमें उत्पन्न रक्तस्राव, प्रमस्तिष्कीय रक्तस्राव।

Cerebrasthenia (सेरीब्रेस्थीनिया)— मस्तिष्क की दुर्बलता।

Cerebration (सेरीब्रेशन)— मानसिक क्रियाशीलता, सोचना।

Cerebriform (सेरीब्रीफार्म)— मस्तिष्क के बाह्य विदरों एवं संवलनो के समान।

Cerebrifugal (सेरीब्रीफ्यूगल)— सेरीब्रम से दूर जाने वाला।

Cerebripetal (सेरीब्रीपीटल)— सेरीब्रम की ओर जाने वाला।

Cerebritis (सेरीब्राइटिस)— सेरीब्रम की सूजन, प्रमस्तिष्कशोथ।

Cerebroid (सेरीब्रॉयड)— सेरीब्रम से मिलता-जुलता।

Cerebroma (सेरीब्रोमा)— मस्तिष्क ऊतक का कोई भी अप्राकृत पिण्ड।

Cerebromalacia (सेरीब्रोमैलेसिया)— सेरीब्रम का असामान्य रूप से मुलायम होना, प्रमस्तिष्कमृदुता।

Cerebromedullary (सेरीब्रोमेडूलरी)— सेरीब्रम तथा सुषुम्ना रज्जु से सम्बन्धित।

Cerebromeningitis (सेरीब्रोमैनिनजाइटिस)— सेरीब्रम एवं इसके आवरणों का शोथ।

Cerebropathia (सेरीब्रोपैथिया)—Encephalopathy.

Cerebropathy (सेरीब्रोपैथी)— मस्तिष्क का कोई भी रोग।

Cerebrophysiology (सेरीब्रोफिज़ियोलॉजी)— मस्तिष्क का शरीर-क्रियाविज्ञान

Cerebropontile (सेरीब्रोपोन्टाइल)— प्रमस्तिष्क एवं पोन्स वेरालाई से सम्बन्धित।

Cerebropsychosis (सेरीब्रोसाइकोसिस)— सेरीब्रम में क्षति पहुँचने से उत्पन्न कोई भी मानस रोग।

Cerebrosclerosis (सेरीब्रोस्क्लेरोसिस)— सेरीब्रम के पदार्थ का कड़ा होना, प्रमस्तिष्ककाठिन्य।

Cerebroscope (सेरीब्रोस्कोप)— मस्तिष्क के रोगों का निदान करने के लिए प्रयोग में लाया जाने वाला दृष्टिपटलदर्शी या ऑफथैल्मोस्कोप।

Cerebroscopy (सेरीब्रोस्कोपी)— मस्तिष्क रोगों का निदान करने के लिए ऑफ्थैलमोस्कोप का प्रयोग करना।

Cerebrose (सेरीब्रोस)— मस्तिष्क शुगर जो मस्तिष्क ऊतक से बनती है।

Cerebroside (सेरीब्रोसाइड)— एक वसीय पदार्थ जो नाड़ी एवं अन्य ऊतकों में विद्यमान रहता है।

Cerebrosis (सेरीब्रोसिस)— सेरीब्रम का कोई भी रोग।

Cerebrospinal (सेरीब्रोस्पाइनल)— सेरीब्रम एवं स्पाइनल कॉर्ड से सम्बन्धित, प्रमस्तिष्कमेरू सम्बन्धी।

Cerebrospinal axis (सेरीब्रोस्पाइनल एक्सिस)— केन्द्रीय तन्त्रिका-तन्त्र।

Cerebrospinal fever (सेरीब्रोस्पाइनल फीवर)— मस्तिष्क एवं सुषुम्ना रज्जु के मस्तिष्कावरणों के शोथ के कारण उत्पन्न ज्वर।

Cerebrospinal fluid (सेरीब्रोस्पाइनल फ्लूड)— अवजालतानिका अवकाश (मस्तिष्क एवं सुषुम्ना रज्जु के ऊपर चिपटी झिल्ली पाया मेटर एवं एराकनॉयड मेटर के बीच का स्थान) में स्थित पानी जैसा, साफ, रंगहीन तरल जो मस्तिष्क एवं सुषुम्ना रज्जु की चोटों से रक्षा करता है; प्रमस्तिष्कमेरू-द्रव।

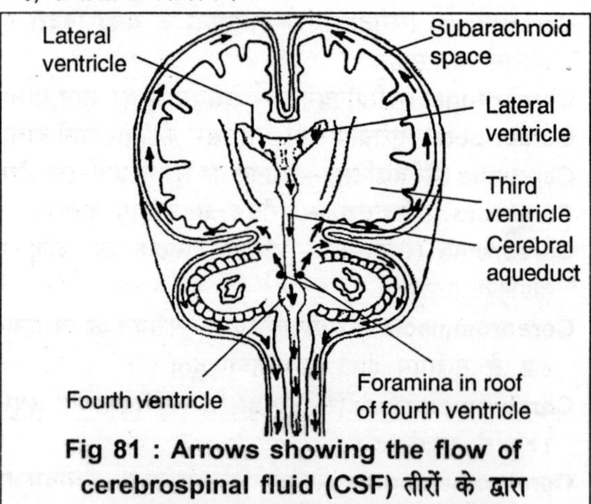

Fig 81 : Arrows showing the flow of cerebrospinal fluid (CSF) तीरों के द्वारा प्रमस्तिष्कमेरू-तरल के प्रवाह का प्रदर्शन

Lateral ventricle=पार्श्वीय निलय, Third ventricle=तृतीय निलय, Fourth ventricle=चतुर्थ निलय, Foramina in the roof of fourth ventricle=चतुर्थ निलय की छत में स्थित रन्ध्र, Cerebral aqueduct=प्रमस्तिष्कीय कुल्या, Subarachnoid space=अवजालतानिका अवकाश।

Cerebrospinal puncture (सेरीब्रोस्पाइनल पंक्चर)— प्रमस्तिष्कमेरु-द्रव को एकत्रित करने के लिए छिद्र बनाना जो अधिकतर कटि-प्रदेश में सुषुम्ना रज्जु में किया जाता है।

Cerebrotomy (सेरीब्रोटॉमी)— मस्तिष्क में चीरा लगाना।

Cerebrovascular (सेरीब्रोवैस्कुलर)— प्रमस्तिष्क की रक्त वाहिनियों से सम्बन्धित, प्रमस्तिष्कवाहिकीय।

Cerebrum (सेरीब्रम)— मस्तिष्क का सबसे बड़ा भाग जिसमें दो गोलार्द्ध होते हैं, जो एक लम्बी दरार से एक दूसरे से अलग रहते हैं, प्रमस्तिष्क देखें चित्र 80

Ceroplasty (सीरोप्लास्टी)— मोम से शारीरिक रचना के प्रतिरूप बनाना।

Certifiable (सर्टीफायेबिल)— 1. संक्रामक रोगों से सम्बन्धित जिनकी सूचना स्वास्थ्य अधिकारियों को दी जानी चाहिए 2. मन्द बुद्धि का व्यक्ति जिसे किसी संरक्षक अथवा संस्था द्वारा देखभाल की आवश्यकता होती है।

Cerumen (सेरूमेन)— कान का मैल, बाह्य कर्ण नली में मोम के समान पाया जाने वाला पदार्थ, कर्णगूथ।

Ceruminal (सेरूमिनल)— कर्णगूथ (कान का मैल) सम्बन्धी।

Ceruminolysis (सेरूमिनोलाइसिस)— बाह्य श्रवण-नली में मैल का घुल जाना।

Ceruminolytic (सेरूमिनोलाइटिक)— कान के मैल को मुलायम करने वाला उसमें डाला जाने वाला पदार्थ।

Ceruminoma (सेरूमिनोमा)— बाह्य श्रवण-नली में स्थित कर्णगूथीय ग्रन्थियों का एक सुदम अर्बुद।

Ceruminosis (सेरूमिनोसिस)— कान में अत्यधिक मैल का बनना, अतिकर्णगूथता।

Ceruminous (सेरूमिनस)— कर्णमल या कर्णगूथ सम्बन्धी।

Ceruminous glands (सेरूमिनस ग्लैण्ड्स)— बाह्य श्रवण-नली में स्थित स्वेद ग्रन्थियाँ जिनसे सेरूमन या मैल बनता है। कर्णगूथीय ग्रन्थियाँ।

Cervical (सर्वाइकल)— गर्दन अथवा गर्भाशयग्रीवा से सम्बन्धित, ग्रैव।

Cervical cap (सर्वाइकल कैप)— गर्भाधान को रोकने के लिए गर्भाशयग्रीवा के मुख पर ढकने के लिए लचीले पदार्थ की बनी टोपी।

Cervical ripening (सर्वाइकल राइपनिंग)—बच्चे के जन्म की तैयारी में गर्भाशयग्रीवा का कोमल एवं विस्फारित हो जाना।

Cervical spondylosis (सर्वाइकल स्पॉण्डीलोसिस)— गर्दन

की कशेरुकाओं एवं उनसे सम्बन्धित ऊतकों का व्यपजननीय सन्धिशोथ, ग्रैवकशेरूकाशोथ।

Cervicectomy (सर्विसेक्टॉमी)— गर्भाशयग्रीवा को काटकर निकाल देना, गर्भाशयग्रीवा-उच्छेदन।

Cervices (सर्विसेस)— Cervix का बहुवचन।

Cervicitis (सर्विसाइटिस)— गर्भाशयग्रीवाशोथ।

Cervico- (सर्वाइको-)—गर्दन अथवा किसी अंग की ग्रीवा से सम्बन्धित उपसर्ग।

Cervicobrachial (सर्वाइकोब्रेकियल)— गर्दन एवं बाँह से सम्बन्धित।

Cervicobrachialgia (सर्वाइकोब्रेकियाल्जिया)— गर्दन से बाँह में जाता हुआ दर्द।

Cervicocolpitis (सर्वाइकोकोलपाइटिस)— गर्भाशयग्रीवा एवं योनि का शोथ।

Cervicodynia (सर्वाइकोडाइनिया)— गर्दन में दर्द होना।

Cervicofacial (सर्वाइकोफेशियल)— गर्दन एवं चेहरे से सम्बन्धित।

Cervicography (सर्वाइकोग्राफी)— फोटो खींचकर गर्भाशयग्रीवा का अध्ययन करना।

Cervico-occipital (सर्वाइकोऑक्सीपिटल)— ग्रीवा एवं पश्चकपाल सम्बन्धी।

Cervicoplasty (सर्वाइकोप्लास्टी)— गर्भाशयग्रीवा की प्लास्टिक सर्जरी करना।

Cervicoscopy (सर्वाइकोस्कोपी)— गर्भाशयग्रीवा का नेत्र परीक्षण करना।

Cervicothoracic (सर्वाइकोथोरैसिक)— ग्रीवा एवं वक्ष सम्बन्धी

Cervicotomy (सर्वाइकोटॉमी)— गर्भाशयग्रीवा को चीर देना, गर्भाशयग्रीवाछेदन

Cervicovaginitis (सर्वाइकोवैजिनाइटिस)— गर्भाशयग्रीवा एवं योनि का शोथ।

Cervicovesical (सर्वाइकोवैसाइकल)— गर्भाशयग्रीवा एवं मूत्राशय से सम्बन्धित।

Cervix (सर्विक्स)— गर्दन अथवा किसी अंग का सकुंचित भाग, ग्रीवा। उदाहरण–

Cervix uteri (सर्विक्स यूटेराइ)— गर्भाशय के योनि में खुलने वाले मुख द्वार तथा इस्थमस के बीच का गर्भाशय का निचला तंग भाग, गर्भाश्यग्रीवा।

Cervix vesicae (सर्विक्स वैसाइकी)— मूत्राशय का निचला सकुंचित भाग, मूत्राशयग्रीवा।

Cesarean section (सिज़ेरियन सैक्शन)— उदरीय भित्ति के चीरे के द्वारा गर्भाशय में चीरा लगाकर भ्रूण को बाहर निकालना जिसे अक्सर उस समय किया जाता है जब भ्रूण या बच्चा श्रोणि से होकर पैदा होने के लिए बड़ा होता है अथवा श्रोणि बहुत छोटी होती है या दोनों ही दशायें विद्यमान रहती हैं, शल्यक्रियात्मक प्रजनन।

Cesticidal (कैस्टीसाइडल)— फीताकृमि नाशक।

Cestode (कैस्टोड)— एक प्रकार का फीताकृमि।

Cestodiasis (कैस्टोडियासिस)— फीताकृमि से उत्पन्न होने वाला रोग।

Cestoid (कैस्टॉयड)— फीताकृमि के समान।

Chadwick's sign (चाडविक्स साइन)— गर्भावस्था का एक चिन्ह जिसका गर्भावस्था के लगभग चौथे सप्ताह स्पष्टतः पता लग जाता है जिसमें उस समय वाहिकामयता के बढ़ जाने पर गर्भाशयग्रीवा एवं योनि गहरे नीले-बैंगनी रंग की हो जाती हैं।

Chafe (चेफ)— त्वचा में रगड़न अथवा घर्षण द्वारा चोट पहुँचाना

Chafing (चेफिंग)— कपड़ों अथवा पास की त्वचा की रगड़न से उत्पन्न त्वचा का उपरिस्थ शोथ जो मुलायम हो जाता है तथा कभी-कभी इसमें फटन हो जाती है अथवा दरारें पड़ जाती हैं जो अधिकतर बगल में, पेट और जाँघ के बीच दबे हुए भाग में, गुदा क्षेत्र में अथवा हाथों-पैरों की अँगुलियों के बीच होता है, शल्कन

Chalasia (कैलेज़िया)— छिद्रों का खुलना।

Chalaza (कैलाजा)—Chalazion.

Chalazion (कैलेज़ियोन)— आँख की पलक में स्थित एक छोटा कठोर अर्बुद जो किसी मीबोमियन ग्रन्थि के स्राव से भर जाने से फूल जाने के कारण बनता है, नेत्रवर्त्मग्रन्थि।

Chalcosis (कैल्कोसिस)— फेफड़ों एवं ऊतकों में ताँबे का जमा होना।

Chalicosis (कैलीकोसिस)— पत्थर को काटने से उत्पन्न बारीक कणों के सांस के साथ अन्दर खिंच जाने से उत्पन्न फुफ्फुसधूलिमयता (फेफड़े का रोग)।

Chalinoplasty (कैलिनोप्लास्टी)— मुख तथा होठों की प्लास्टिक सर्जरी।

Chalkitis (कैल्काइटिस)—Chalcosis.

Chalybeate (कैलीबियेट)—1. लोहे से सम्बन्धित अथवा लोहे का बना हुआ 2. कोई भी वस्तु जिसमें लोहा होता है, लौहयुक्त।

Chamber (चैम्बर)— कोई भी बन्द स्थान, कोष्ठ। इसके उदाहरण निम्न हैं–

Aqueous chamber (एकुअस चैम्बर)— नेत्र-गोलक का वह भाग जो एक तरल, एकुअस ह्यूमर से भरा होता है तथा जो अग्र एवं पश्च दो कोष्ठों में विभाजित रहता है—कार्निया एवं आइरिस के बीच का स्थान अग्र कोष्ठ तथा इसके पीछे, आइरिस एवं लैन्स की अग्र सतह के बीच का स्थान पश्च कोष्ठ होता है।

Vitreous chamber (विट्रियस चैम्बर)— लैन्स के पीछे नेत्र-गोलक के भीतर का शेष सम्पूर्ण स्थान विट्रियस चैम्बर होता है जो एक तरल विट्रियस ह्यूमर से भरा होता है। नेत्रोदकक्ष

Chamecephalic (कैमेसैफेलिक)— चपटे सिर वाला।

Chamecephalous (कैमेसैफेलस)— Chamecephalic.

Chameprosopic (कैमेप्रोसोपिक)— चौड़े चेहरे वाला।

Chancre (शैंकर)— सिफिलिस रोग में संक्रमण के प्रवेश-स्थल पर बना एक कड़ा, वेदना रहित प्राथमिक व्रण।

Chancriform (शैंक्रीफार्म)— शैंकर से मिलता-जुलता।

Chancroid (शैंकरॉयड)— सिफिलिस के अतिरिक्त एक अन्य संक्रामक रतिज व्रण जो हीमोफीलस डूकरे नामक जीवाणु द्वारा उत्पन्न होता है एवं इसकी शुरुआत जननांगों पर एक वेदना रहित बिन्दु के बनने से होती है जो बड़ा हो जाता है तथा उसमें पस पड़ जाने पर वह पूयमय हो जाता है जिसके फटने के पश्चात् जख्म बन जाता है जिसका तल खुरदरा होता है और जिससे पीला स्राव निकलता है। शैंक्राभ।

Chancroidal (शैंक्रॉयडल)— शैंक्रॉयड से सम्बन्धित अथवा उसकी प्रकृति का।

Chancrous (शैंक्रस)— शैंकर से युक्त

Change of life (चेंज ऑफ लाइफ)— Menopause; climacteric.

Channel (चैनल)— एक नली या खाँचे के समान मार्ग।

Chapped (चैप्ड)— सूजी हुई, खुरदरी तथा फटी हुई त्वचा जैसी ठण्ड के कारण हो जाती है।

Character (कैरेक्टर)— किसी व्यक्ति के गुण विशेष कर उसके व्यक्तित्व, विचारों एवं नैतिकता के गुण जिनका उसके बोलने, लिखने एवं क्रिया-कलापों से पता चलता है जिससे एक व्यक्ति की दूसरे व्यक्ति से भिन्नता हो जाती है ; चरित्र।

Characteristic (कैरेक्टरस्टिक)— किसी व्यक्ति का विशिष्ट गुण।

Charcoal (चारकोल)— लकड़ी को जलाकर तैयार किया जाने वाला कार्बन, कोयला।

Charcot-Leyden crystals (चार्कोट-लेडेन क्रिस्टल)— ये लम्बे, रंगहीन, षड्भुजाकार, दो ओर नुकीले, सूई के आकार के रवे होते हैं जो श्वास-दमा एवं खाँसी के रोगी के बलगम में पाए जाते हैं।

Charcot's joint (चारकोट्स ज्वांइट)—मेरू-रज्जुअपजनन, सिरिंगोमायलिया तथा परिसरीय तन्त्रिका-शोथ में एक प्रकार की रोगग्रस्त सन्धि जिसमें मन्द वेदना होती है एवं अस्थियों के नष्ट हो जाने के पश्चात् सन्धि में असामान्य गति होने लगती है।

Charlatan (चारलेटान)— वह व्यक्ति जो किसी विशेष ज्ञान अथवा योग्यता रखने का झूठा प्रदर्शन करता है जैसे चिकित्सा जगत में कुऐक (नीम-हकीम)। कुवैद्य

Charlatanism (चार्लेटैनिज़्म)— चिकित्सीय ज्ञान के बिना अथवा चिकित्सीय व्यवसाय के लिए अधिकृत न होते हुए रोगियों की चिकित्सा करना। कुवैद्यकी।

Charlatanry (चार्लेटैन्री)— Charlatanism.

Charles' law (चार्ल्स लॉ)— स्थिर दाब पर किसी गैस का आयतन तापमान के प्रत्यक्ष अनुपात में घटता-बढ़ता है।

Charleyhorse (चार्लीहॉर्स)— जाँघ की पेशियों में दबाव होने अथवा इनके फट जाने पर इनमें दर्द तथा स्पर्शासह्यता (दबाने से दर्द होना) होना जो अचानक शुरू हो जाता है तथा हिलने-डुलने से बढ़ जाता है।

Chart (चार्ट)— 1. कागज की एक शीट जिस पर रोगी के रोग की अवधि, उसका तापमान, नाड़ी, रक्त-चाप, श्वसन-गति, मल-मूत्र विसर्जन तथा चिकित्सक एवं नर्स की टिप्पणी लिखी जाती है। 2. पढ़ने का चार्ट–निकट दृष्टि की तीक्ष्णता के परीक्षण हेतु परिमाण में धीरे-धीरे बढ़ने वाले टाइप के अक्षरों को पढ़ने के लिए चार्ट।

Charting (चार्टिंग)—किसी रोगी की हालत में सुधार का अभिलेख तैयार करना।

Chartula (चारटुला)— कागज का एक छोटा-सा टुकड़ा जिसे मोड़ कर एक पात्र बना लिया जाता है जिसमें किसी दवाई की एक खुराक बन्द रहती है, पुड़िया।

Chasma (कैज़्मा)— एक छिद्र अथवा दरार।

Chastisement (चैस्टिसमैन्ट)— दण्ड।

Chaude-pisse (शोड-पीस)— मूत्र विसर्जन के समय जलन होना।

Chebulic myrobalans (चेबुलिक माइरोबेलान्स)— हरीतकी/हर्रा।

Check bite (चैक बाइट)— मोम की एक कठोर चादर जो दाँतों के बीच में रखकर दाँतों की भींच की परख करने के लिए प्रयोग में लाई जाती है।

Check-up (चैक-अप)— शारीरिक परीक्षण।

Cheek (चीक)—आँखों के नीचे के चेहरे के मांसल पार्श्व जिनसे मुख की पार्श्वीय भित्तियाँ बनती हैं।

Cheek-bone (चीक-बोन)—जाइगोमेटिक हड्डी।

Cheek retractor (चीक रिट्रैक्टर)— गालों को मुख के कोण पर खींच कर एक ओर ले जाने वाला एक उपकरण जिससे ऑपरेशन किया जाना वाला स्थान स्पष्ट दीख सके।

Cheese (चीज़)— दूध का थक्का जो दबाव में ठोस पिण्ड बन जाता है, पनीर।

Cheesy (चीज़ी)— पनीर से मिलता-जुलता, पनीरवत्।

Cheilalgia, Chilalgia (कीलैल्जिया)— किसी होंठ में दर्द होना।

Cheilectomy (कीलेक्टॉमी)— 1. किसी होंठ को ऑपरेशन द्वारा काट कर अलग कर देना, ओष्ठोच्छेदन 2. किसी जोड़ की गति को सुगमता प्रदान करने हेतु उसकी अप्राकृत किसी एक हड्डी को शल्य-क्रिया द्वारा निकाल देना।

Cheilectropion (कीलेक्ट्रोपियोन)— होंठ का बाहर को उलट जाना।

Cheilitis (कीइलाइटिस)— होंठ की सूजन, ओष्ठशोथ।

Cheilo-, Cheil- (कीलो-, कील-)— होठों से सम्बन्धित उपसर्ग।

Cheilognathopalatoschisis (कीलोग्नेथोपैलेटोस्काइसिस) — एक जन्मजात विकृति जिसमें कठोर एवं कोमल तालु तथा ऊपरी जबड़े एवं होंठ में विदर (दरार) हो जाती है।

Cheilophagia (कीलोफेजिया)— स्वयं अपना होठ काटने की आदत।

Cheiloplasty (कीलोप्लास्टी)— होठों पर प्लास्टिक सर्जरी करना, ओष्ठसंधान।

Cheilorrhaphy (कीलीरैह्फी)— फटे हुए होंठ की सर्जरी द्वारा मरम्मत करना।

Cheiloschisis (कीलोस्काइसिस)— खण्डोष्ठ (कटा हुआ होंठ)।

Cheilosis (कीलोसिस)— मुख के दोनों कोनों पर फट जाना एवं लाली होना जो रिबोफ्लेविन की कमी के कारण होता है, ओष्ठविदरण।

Cheilostomatoplasty (कीलोस्टोमेटोप्लास्टी)— प्लास्टिक सर्जरी द्वारा होठों एवं मुख को पूर्वावस्था में लाना, ओष्ठमुखसंधानकर्म।

Cheilotomy, Chilotomy (कीलीटोमी, काइलोटॉमी)— होंठ के किसी भाग को काटकर निकाल देना।

Cheiralgia (काइरैल्जिया)— हाथ में दर्द होना।

Cheirarthritis (काइरारथ्राइटिस)— हाथों एवं अंगुलियों के जोड़ो की सूजन, हस्त सन्धिशोथ।

Cheiro-, Cheir- (कीरो-, कीर-)— हाथ से सम्बन्धित उपसर्ग।

Cheirognostic, Chirognostic (कीरोग्नोस्टिक)— शरीर के दायें एवं बायें पार्श्व के बीच प्रभेद करने के सक्षम; यह अनुभव करने के लिए सक्षम कि शरीर के किस पार्श्व को स्पर्श किया गया है।

Cheirokinesthesia (कीरोकाइनेस्थीसिया)— हाथों में गति होने की अनुभूति होना।

Cheirology (कीरोलॉजी)—Dactylology.

Cheiromegaly (कीरोमेगैली)— हाथों एवं अंगुलियों का असामान्य रूप से बढ़ जाना।

Cheiroplasty (कीरोप्लास्टी)— हाथ पर प्लास्टिक सर्जरी करना।

Cheiropodalgia (कीरोपोडैल्जिया)— हाथों एवं पैरों में दर्द होना।

Cheirospasm (कीरोस्पाज़्म)— हाथ की पेशियों की ऐंठन जैसा कि लिखने वाले के हाथ के कम्पन्न में होता है।

Cheloid (किलॉयड)—Keloid.

Chemabrasion (कीमाब्रेज़न)— त्वचा की ऊपरी परतों को नष्ट करने के लिए किसी रसायन का प्रयोग जो अधिकतर व्रणचिन्ह तथा अतिवर्णकता आदि की चिकित्सा में किया जाता है।

Chemical (कैमिकल)— रसायन-शास्त्र से सम्बन्धित, रासायनिक, रसायन।

Chemical compound (कैमिकल कम्पाउण्ड)— वह पदार्थ जो दो या दो से अधिक रासायनिक तत्त्वों से बना होता है जो एक निश्चित अनुपात में तथा रासायनिक संयोग में होते हैं और जिसके लिए एक रासायनिक सूत्र लिखा जा सकता है जैसे H_2O पानी एवं NaCl नमक के लिए लिखा जाता है।

Chemical warfare (कैमिकल वारफेयर)— ऐसा युद्ध जिसमें विष उत्पन्न करने वाले रासायनिक पदार्थों एवं बीमारी फैलाने वाले जीवाणुओं को आम जनता में छोड़ा जाता है।

Chemiluminescence (कैमीलूमीनेसेन्स)— ठण्डा प्रकाश; रासायनिक प्रतिक्रिया के फलस्वरूप उत्पन्न होने वाला प्रकाश जिसमें गर्मी पैदा नहीं होती जैसे कुछ जीवाणुओं, कवकों (फफूँदी), जुगनुओं तथा मछलियों आदि द्वारा उत्पन्न प्रकाश।

Chemist (कैमिस्ट)— रसायन विज्ञान में प्रशिक्षित व्यक्ति, रसायनशास्त्री।

Chemistry (कैमिस्ट्री)— विज्ञान की वह शाखा जिसमें पदार्थों की आणविक एवं परमाणु सम्बन्धी रचना, तत्त्वों तथा तत्त्वों के बहुत से यौगिकों का अध्ययन किया जाता है; रसायन-विज्ञान; रसायन-शास्त्र। रसायन-विज्ञान के भेद–

Analytical chemistry (एनालाइटिकल कैमिस्ट्री)— किसी यौगिक में विद्यमान रासायनिक पदार्थों का पता लगाने अथवा उनकी मात्राओं को निर्धारित करने से सम्बन्धित रसायन-शास्त्र।

Biological chemistry (बायोलॉजिकल कैमिस्ट्री)— जीवित वस्तुओं का रसायन-विज्ञान जिसके अन्तर्गत वे सभी रासायनिक क्रियायें आती हैं जो किसी जीव में होती हैं जैसे पाचन, श्वसन, उत्सर्जन आदि।

Clinical chemistry (क्लीनिकल कैमिस्ट्री)— 1. मानव स्वास्थ्य एवं रोग का रसायन-शास्त्र 2. रोगियों से उपलब्ध पदार्थों के चिकित्सीय प्रयोगशाला में परीक्षणों में प्रयुक्त रसायन-शास्त्र।

Inorganic chemistry (इनऑर्गेनिक कैमिस्ट्री)— उन यौगिकों का रसायन-विज्ञान जिनमें कार्बन नहीं होता, अकार्बनिक रसायन-विज्ञान।

Organic chemistry (ऑर्गेनिक कैमिस्ट्री) — उन यौगिकों का रसायन-विज्ञान जिनमें कार्बन होता है; कार्बनिक रसायन-विज्ञान।

Pathological chemistry (पैथोलॉजिकल कैमिस्ट्री)— रोगों के द्वारा शरीर के ऊतकों, अंगों तथा रक्त आदि में उत्पन्न हुए रासयनिक परिवर्तनों का अध्ययन।

Pharmaceutical chemistry (फार्मेस्युटिकल कैमिस्ट्री)— औषधियों के बनाने, उनके प्रभावों एवं प्रयोगों आदि का रसायन-शास्त्र।

Chemocautery (कीमोकॉटरी)— रासायनिक कारको द्वारा दहन-कर्म करना।

Chemocoagulation (कीमोकौगुलेशन)— किसी रासायनिक कारक द्वारा जमाना।

Chemohormonal (कीमोहॉर्मोनल)— उन औषधियों से सम्बन्धित जिनमें हॉर्मोन-क्रियाशीलता होती है।

Chemokinesis (कीमोकाइनेसिस)— किसी रासायनिक पदार्थ द्वारा किसी जीव की क्रियाशीलता का बढ़ जाना।

Chemokinetic (कीमोकाइनेटिक)— किसी रासायनिक पदार्थ द्वारा अधिक क्रियाशील हो जाने से सम्बन्धित।

Chemoluminescence (कीमोल्यूमिनेसेन्स)— ऐसी रासायनिक प्रतिक्रिया जिसमें प्रकाश उत्पन्न होता है।

Chemolysis (कीमोलाइसिस)— रासायनिक क्रिया द्वारा नष्ट होना।

Chemoprophylaxis (कीमोप्रोफाइलैक्सिस) — किसी औषधि अथवा रासायनिक साधन द्वारा किसी रोग की रोकथाम करना जैसे किसी उचित औषधि का प्रयोग करके मलेरिया रोग की रोकथाम करना।

Chemopsychiatry (कीमोसाइकिएट्री)— औषधियों का प्रयोग करके मानसिक रोगों की चिकित्सा करना।

Chemoreceptor (कीमोरिसीप्टर)— एक संवेदन अंग अथवा संवेदी तन्त्रिका का सिरा जो रासायनिक पदार्थों की उत्तेजना के प्रति संवेदनशील होता है, रसायनग्राही।

Chemoreflex (कीमोरिफ्लैक्स)— किसी रासायनिक उद्दीपन के फलस्वरूप उत्पन्न प्रतिवर्त।

Chemoresistance (कीमोरैज़िस्टैन्स)— किसी रासायनिक पदार्थ अथवा औषधि के निरोधक प्रभाव के प्रति जीवाणुओं या शरीर की कुछ कोशिकाओं का प्रतिरोध।

Chemoresponse (कीमोरैस्पोन्स)— किसी रासायनिक पदार्थ के उद्दीपन के प्रति प्रतिक्रिया।

Chemosensitive (कीमोसैन्सीटिव)— किसी रासायनिक परिवर्तन के प्रति प्रतिक्रिया करने वाला।

Chemoserotherapy (कीमोसीरोथिरैपी)— किसी औषधि एवं सीरम के संयुक्त प्रयोग से किसी रोग की चिकित्सा करना।

Chemosis (कीमोसिस)— कॉर्निया के चारों ओर नेत्रश्लेष्मला का शोफ, नेत्रश्लेष्मलाशोफ।

Chemosterilant (कीमोस्टेरीलैन्ट)—1. एक रासायनिक पदार्थ जो सूक्ष्मजीवों को मारता है। 2. एक रासायनिक पदार्थ जो विशेषकर पुरुष में बन्ध्यता उत्पन्न करता है।

Chemosurgery (कीमोसर्जरी)— किसी रासायनिक यौगिक द्वारा ऊतकों को नष्ट करना।

Chemosynthesis (कीमोसिन्थेसिस)— अन्य रासायनिक पदार्थों से किसी रासायनिक यौगिक का बनना।

Chemotactic (कीमोटैक्टिक)— रसायन-अनुचलन से सम्बन्धित।

Chemotaxin (कीमोटैक्सिन)— जीवाणुओं, क्षतिग्रस्त ऊतक एवं श्वेत रक्त कोशिकाओं द्वारा मुक्त एक पदार्थ जो क्षतिग्रस्त क्षेत्र को जाने के लिए श्वेत रक्त कोशिकाओं को उद्दीप्त करता है।

Chemotaxis, Chemotropism (कीमोटैक्सिस, कीमोट्रॉपिज़्म)— जीवित जीवद्रव्य का किसी रासायनिक पदार्थ के उद्दीपन के प्रति आकर्षित होना एवं उससे दूर हटना, रसायन-अनुचलन।

Chemothalamectomy (कीमोथैलेमेक्टॉमी)— चेतक के किसी भाग का रासायनिक विनाश।

Chemotherapeutic (कीमोथिराप्यूटिक)— रसायन-चिकित्सा से सम्बन्धित।

Chemotherapeutics (कीमोथिराप्यूटिक्स)— चिकित्सा-विज्ञान की वह शाखा जिसका सम्बन्ध रसायन-चिकित्सा से होता है।

Chemotherapy (कीमोथिरैपी)— किसी रोग की किसी रासायनिक वस्तु द्वारा चिकित्सा जो रोग उत्पन्न करने वाले जीवाणुओं के लिए विषैली होती है। रसायन-चिकित्सा।

Chemotic (कीमोटिक)— नेत्रश्लेष्मलाशोफ से सम्बन्धित।

Chemotropism (कीमोट्रॉपिज़्म)—Chemotaxis.

Chest (चैस्ट)— वक्ष, छाती या सीना।

Emphysematous chest (एम्फाइजेमेटस चैस्ट)— एम्फाइज़िमा के रोगी में सीना गोल हो जाता है, इसका अग्र-पश्चज व्यास अनुप्रस्थ व्यास के बराबर हो जाता है तथा पसलियाँ क्षैतिज हो जाती हैं। इसे ढोल-आकृति की छाती भी कहा जाता है।

Flat chest (फ्लैट-चैस्ट)— छाती चपटी हो जाती है, इसका अग्र-पश्चज व्यास अनुप्रस्थ व्यास की अपेक्षा छोटा होता है, पसलियाँ मुड़ जाती हैं, स्कैपुला हड्डी स्पष्ट दिखाई देती है तथा कलैविकल हड्डियों के ऊपर एवं नीचे के स्थान दबे हुए होते हैं।

Funnel-shaped chest (फनल-शेप्ड चैस्ट)— जन्म से ही स्टर्नम हड्डी में गड्ढा पड़ा होता है जिससे छाती कीप की आकृति की हो जाती है, कीप-आकृति की छाती, कीपाकार वक्ष।

Pigeon-shaped chest (पीजिओन-शेप्ड चैस्ट) — ऐसी छाती जिसके पार्श्व चपटे होते हैं तथा स्टर्नम अथवा छाती की हड्डी उठी हुई होती है जिससे छाती देखने में कबूतर के समान लगती है। ऐसी छाती बालास्थिविकार में पाई जाती है।

Chest thump (चैस्ट थम्प)— दिल का कार्य एकदम से बन्द हो जाने पर रोगी की सामान्य हृदय गति को पूर्वावस्था में लाने के प्रयास में उसकी छाती पर पुरोहृद् क्षेत्र में जोर से मुक्का मारना अथवा थपथपाना।

Cheyne-stokes respiration (चाइन-स्टोक्स रैस्पिरेशन)— देखें चाइन-स्टोक्स ब्रीदिंग

Chiari-Frommel syndrome (चियारी-फ्रोमेल सिण्ड्रोम)— बच्चा पैदा होने के बाद से लगातार दुग्धस्रवण एवं अनार्तव (मासिक धर्म न होना) होने की स्थिति जो प्रोलैक्टिन हार्मोन के लगातार स्रवित होने तथा गोनाडोट्रॉफिक हार्मोनों की कमी के कारण होता है।

Chiasm, Chiasma (कियाज्म, कियाज्मा)— एक दूसरे को काटना अथवा व्यत्यासिका, उदाहरण के लिए ऑप्टिक कियाज्मा जिसमें दृष्टि तन्त्रिकाओं के तन्तुओं के एक दूसरे को काटने का स्थान है।

Chiasmapexy (कियाज़्मापैक्सी)— शल्य-क्रिया द्वारा अक्षि-व्यत्यासिका का स्थिरीकरण करना।

Chiasmatic (कियाज़्मेटिक)— किसी व्यत्यासिका से सम्बन्धित।

Chickenpox (चिकनपॉक्स)— एक तीव्र विषाणुजनक रोग जो बहुत संक्रामक होता है तथा जिसमें सिर में दर्द होता है और तेज बुखार हो जाता है जिसके पश्चात् शरीर पर दाने निकल आते हैं, लघुमसूरिका।

Chilblain (चिलब्लेन)— हल्का पाला पड़ने से पाँवों, हाथ या पैर की अंगुलियों में बार-बार होने वाली स्थानीय खुजली एवं सूजन, शीतक्षत, शीतदंश।

Child (चाइल्ड)— शैशव काल एवं यौवनारम्भ के बीच की आयु का मानव।

Child abuse (चाइल्ड एब्यूज़)— किसी बच्चे को मनोवेगी, शारीरिक या लैंगिक क्षति पहुँचाना।

Childbed, Puerperium (चाइल्ड बैड, प्यूरपीरियम)— प्रसूति काल।

Childbed fever (चाइल्डबैड फीवर)— प्रसूति-ज्वर।

Child birth (चाइल्ड बर्थ)— बच्चे को जन्म देने की प्रक्रिया।

Childhood (चाइल्डहुड)— जीवन का शौशव काल एवं यौवनारम्भ के बीच का काल।

Childproof (चाइल्डप्रूफ)— बच्चों के लिए अहानिकर, इसे विशेष रूप से औषधि पात्रों के लिए प्रयुक्त किया जाता हैं जिन्हें बच्चे खोल नहीं पाते।

Chilectropion (कीलेक्ट्रोपियोन)— होंठ का बाहर की ओर पलट जाना

Chilits (कीलाइटिस)— होठों की सूजन।

Chill (चिल)— ठण्ड लगने के साथ कँपकँपी चढ़ना।

Chimney sweeps' cancer (चिमनी स्वीप्स कैन्सर)— वृषण या अण्डकोष का दुर्दम उपकलाबुर्द, अण्डकोषीय कैंसर।

Chin (चिन)— निचले जबड़े का होंठ से नीचे का भाग, ठोढ़ी, चिबुक।।

Chin jerk (चिन जर्क)— जबड़े को एकदम से दबाने पर चर्वण पेशियों का प्रतिवर्त सकुंचन होना।

Chin reflex (चिन रिफ्लैक्स)— निचले जबड़े पर चोट पहुँचाने पर अवमोटन-गति (ऐंठन के साथ क्रमिक पेशीय सकुंचन एवं शिशिलन) होना।

Chip (चिप)— किसी वस्तु का छोटा टुकड़ा।

Chiragra (किराग्रा)— हाथ में दर्द होना।

Chiralgia (किराल्जिया)— बिना चोट का अथवा नाड़ी से सम्बन्धित होने वाला हाथ में दर्द।

Chirarthritis (किरार्थ्राइटिस)—Cheirarthritis.

Chirismus (किरिस्मस)— हाथ की पेशियों में होने वाली ऐंठन।

Chirognostic (किरोग्नोस्टिक)— दाँये-बाँये में भेद करने के सक्षम अथवा शरीर के उस पार्श्व को पहचानने वाला जिसे उद्दीप्त किया गया हो।

Chirokinesthesia (काइरोकाइनेस्थीसिया)— Cheirokinesthesia.

Chiromegaly (कीरोमेगैली)— हाथों-पैरों का बढ़ जाना।

Chiroplasty (कीरोप्लास्टी)— हाथ की प्लास्टिक सर्जरी, हस्तसंधान।

Chiropodalgia (कीरोपोडैल्जिया)—Cheiropodalgia.

Chiropodist (कीरोपोडिस्ट)— वह व्यक्ति जो पैरों के रोगों की चिकित्सा करता है, पाद-चिकित्सक।

Chiropody (कीरोपोडी)— पैरों के रोगों कि चिकित्सा, पाद-चिकित्सा।

Chiropractic (कीरोप्रैक्टिस)— पाद-चिकित्सा में मेडिकल प्रैक्टिस करना।

Chiropractor (कीरोप्रैक्टर)— वह व्यक्ति जो पैरों के रोगों की चिकित्सा करने के लिए प्रमाणित होता है तथा लाइसेन्स प्राप्त किए होता है।

Chirospasm (कीरोस्पाज़्म)— हाथ की पेशियों की ऐंठन, लिखते समय हाथ का काँपना, लेखक-कम्पन्न।

Chirurgery, Chirurgia (काइरर्जरी, काइरर्जिया)— शल्य-चिकित्सा।

Chisel (चीज़्ल)— दन्त-चिकित्सा एवं विकलांग-विज्ञान में प्रयोग में लाया जाने वाला एक कटाव युक्त सिरे वाला स्टील का काटने वाला यन्त्र।

Chlamydial (क्लेमाइडियल)— क्लेमाइडिया से सम्बन्धित अथवा उसके द्वारा उत्पन्न।

Chloasma (क्लोआज़्मा)— त्वचा की पीली-ब्राउन या काली वर्णकयुक्तता जो चकत्तों के रूप में होती है, विवर्णलांछन। यह निम्न प्रकार का होता है–

Chloasma gravidarum (क्लोआज़्मा ग्रेवीडेरम) — चेहरे पर ब्राउन रंग की वर्णकयुक्तता जो गर्भावस्था में होती है तथा प्रसव के पश्चात् समाप्त हो जाती है, गर्भिणी विवर्णलांछन।

Chloasma hepaticum (क्लोआज़्मा हिपैटीकम) —

यकृत रोग के कारण होने वाली त्वचा की विवर्णता।

Chloasma idiopathic (क्लोआज़्मा इडियोपैथिक) — बाह्य कारकों जैसे सूर्य, गर्मी, यान्त्रिक साधनों तथा एक्स-रे आदि में उत्पन्न विवर्णलांछन।

Chloasma symptomatic (क्लोआज़्मा सिम्पटोमैटिक)— कुछ रोगों जैसे सिफिलिस तथा कैन्सर आदि के द्वारा उत्पन्न क्लोआज़्मा।

Chloasma traumaticum (क्लोआज़्मा ट्रॉमेटीकम)— चोट लग जाने के कारण उत्पन्न त्वचा की विवर्णता।

Chloasma uterinum (क्लोआज़्मा यूटेरीनम)— गर्भावस्था का एवं गर्भाशय के अन्य रोगों के कारण उत्पन्न क्लोआज्मा।

Chloracne (क्लोरेक्नी)— जिन लोगों का क्लोरीन यौगिकों से वास्ता पड़ता है उनमें मुहासों के समान दाने निकल आना।

Chloremia (क्लोरीमिया)— रक्त में क्लोराइडों की अधिकता।

Chlorhydria (क्लोरहाइड्रिया)— आमाशय में हाइड्रोक्लोरिक एसिड की अधिकता।

Chloridemia (क्लोराइडीमिया)— रक्त में क्लोराइडो का पाया जाना।

Chloridimetry (क्लोराइडीमीट्री)— शरीर के तरलों में क्लोराइडों की मात्रा निर्धारित करने की प्रक्रिया।

Chloridometer (क्लोराइडोमीटर)— शरीर के तरलों में क्लोराइडों की मात्रा निर्धारित करने वाला एक उपकरण।

Chloridorrhea (क्लोराइडोरिया)— दस्त लगना जिसमें मल में क्लोराइडों की मात्रा अधिक होती है।

Chloriduria (क्लोराइडूरिया)— मूत्र में क्लोराइडों की अधिकता।

Chlorinated (क्लोरीनेटेड)—क्लोरीन से पूरित।

Chlorination (क्लोरीनेशन)— जीवाणुओं को मारने के लिए 10 लाख भाग पानी में .5 से 1 भाग क्लोरीन मिलाना।

Chlorite (क्लोराइट)— क्लोरस अम्ल का एक लवण जो संक्रमण नाशक एवं विरजंक के रूप में प्रयोग में लाया जाता है।

Chloroform (क्लोरोफार्म)— एक रंगहीन, साफ, भारी द्रव जिसमें ईथर के समान तेज गन्ध आती है तथा जिसका स्वाद मीठा होता है, को एक घोलक के रूप में प्रयोग किया जाता है। पहले इसका प्रयोग सुँघाकर बेहोश करने के लिए बहुत किया जाता था।

Chloroformism (क्लोरोफोर्मिज़्म)— नशे के रूप में क्लोरोफार्म सूँघने की आदत पड़ना।

Chloroleukemia (क्लोरोल्यूकीमिया)— ल्यूकीमिया रोग जिसमें शारीरिक अंगों एवं तरलों का रंग हरा हो जाता है।

Chloroma (क्लोरोमा)— कपाल-अस्थियों की पर्यस्थिकला का हरा-सा सार्कोमा, हरा कैन्सर।

Chloropenia, Hypochloremia (क्लोरोपीनिया, हाइपोक्लोरीमिया)— क्लोरीन की कमी होना।

Chloropenic (क्लोरोपीनिक)— क्लोरीन में कमी वाला।

Chlorophane (क्लोरोफेन)— दृष्टिपटल में स्थित एक हरा-सा पीला वर्णक।

Chlorophenothane (क्लोरोफीनोथेन)— कीटनाशक डी.डी. टी. पाउडर।

Chlorophyll (क्लोरोफिल)— पेड़-पौधों में स्थित एक हरा वर्णक जो प्रकाश-संश्लेषण की क्रिया के लिए आवश्यक है जिससे पेड़-पौधें अपने लिए भोजन तैयार करते हैं, पर्णहरित।

Chloropia, Chloropsia (क्लोरोपिया, क्लोरोप्सिया)— दृष्टि दोष जिसमें सभी वस्तुएँ हरी दिखाई देती हैं, हरित-दृष्टि।

Chloroprivic (क्लोरोप्राइविक)— क्लोराइडों की कमी वाला या क्लोराइडो की कमी के कारण।

Chlorosis (क्लोरोसिस)— एक प्रकार की लोहे की कमी से होने वाली रक्ताल्पता जो अधिकतर किशोर अवस्था की स्त्रियों में होती है तथा जिसमें त्वचा में हरे-पीले रंग की विवर्णता हो जाती है। हरित्पाण्डु रोग।

Chlorotic (क्लोरोटिक)— हरित्पाण्डु रोग से सम्बन्धित या उससे पीड़ित।

Chlorous (क्लोरस)— क्लोरीन से सम्बन्धित।

Chloruresis (क्लोरूरेसिस)— मूत्र में क्लोराइडों का विसर्जित होना।

Chloruretic (क्लोरूरेटिक)— मूत्र में क्लोराइड का उत्सर्जन बढ़ाने वाला।

Chloruria (क्लोरूरिया)— मूत्र में क्लोराइडों की अधिकता।

Choana (कोआना)— कोई भी कीपाकार छिद्र विशेषकर नासा गुहा एवं नासाग्रसनी के बीच स्थित युगल छिद्र, पश्चनासा-द्वार।

Choanal (कोआनल)— पश्चनासा-द्वार से सम्बन्धित।

Choanate (कोआनेट)— कीपाकार मुख से युक्त।

Choanoid (कोआनॉयड)— कीप-आकृति का, कीपाकार।

Choke (चोक)— स्वर-यन्त्र अथवा श्वास-प्रणाल पर दबाव डाल कर या इनमें अवरोध उत्पन्न करके सांस को रोकना अथवा इस प्रकार श्वास रुकने के फलस्वरूप उत्पन्न दशा।

Choked disk (चोक्ड डिस्क)— ऑप्टिक डिस्क का शोफ।

Chokes (चोक्स)— विसम्पीडन रोग अथवा ऊँचाई पर चढ़ने से उत्पन्न रोग में वायुमण्डलीय दाब से कम दाब में होने के परिणामस्वरूप श्वसनीय लक्षणों जैसे श्वासकष्ट, खाँसी तथा श्वासावरोध (दम घुटना) का उत्पन्न होना।

Choking (चोकिंग)— श्वसन-मार्ग में अवरोध उत्पन्न हो जाना जिससे सांस लेने में तथा मस्तिष्क में रक्त परिसंचरण में बाधां उत्पन्न हो जाती है।

Cholagogue (कोलागोग)— वह वस्तु जो पित्ताशय को सकुंचित होने के लिए उत्तेजित करती है और इस प्रकार आँत में को पित्त के बहाव को बढ़ाती है, पित्तरेचक।

Cholangeitis (कोलन्जीआइटिस)—Cholangitis.

Cholangiectasis (कोलन्जिएक्टेसिस)— किसी पित्त वाहिनी का चौड़ा हो जाना, पित्तवाहिनीविस्फार।

Cholangioadenoma (कोलन्जियोएडीनोमा)— किसी पित्त वाहिनी की ग्रन्थिल उपकला का अर्बुद, पित्तवाहिनी-ग्रन्थ्यर्बुद, पित्त नली का अर्बुद।

Cholangiocarcinoma (कोलन्जियोकार्सिनोमा)— Cancer of the bile ducts. पित्त वाहिनियों का कैन्सर।

Cholangioenterostomy (कोलन्जियोएण्टीरोस्टॉमी)— शल्य-क्रिया द्वारा पित्त वाहिनी एवं आँत के बीच सम्बन्ध स्थापित करना।

Cholangiofibrosis (कोलन्जियोफाइब्रोसिस) — पित्त वाहिनियों की तन्तुमयता।

Cholangiogastrostomy (कोलन्जियोगैस्ट्रोस्टॉमी)— शल्य-क्रिया द्वारा किसी पित्त वाहिनी एवं आमाशय के बीच मार्ग बनाना।

Cholangiogram (कोलन्जियोग्राम)— पित्त वाहिनियों की एक्स-रे फिल्म, पित्तवाहिनीचित्र।

Cholangiography (कोलन्जियोग्राफी)— पित्त वाहिनियों का एक्स-रे परीक्षण, पित्तवाहिनीचित्रण।

Cholangiole (कोलन्जियोल)— पित्त वाहिनी का अन्तिम सूक्ष्म भाग।

Cholangiolitis (कोलन्जियोलाइटिस)— कोलन्जियोल का शोथ।

Cholangioma (कोलन्जियोमा)— पैत्तिक नलियों का अर्बुद।

Cholangioscopy (कोलेन्जियोस्कोपी)— एक अन्तःदर्शी या एण्डोस्कोप द्वारा पित्त वाहिनियों का नेत्र परीक्षण करना।

Cholangiostomy (कोलन्जियोस्टॉमी)— ऑपरेशन द्वारा पित्ताशय में एक नालव्रण बनाना।

Cholangiotomy (कोलन्जियोटॉमी)— पथरियों को निकालने के लिए पित्त नली में चीरा लगाना।

Cholangitis (कोलन्जाइटिस)— किसी पित्त नली का शोथ, पित्तवाहिनीशोथ।

Cholanopoiesis (कोलेनोपॉयसिस)— यकृत में कोलिक एसिड का बनना।

Cholecalciferol (कोलीकैल्सीफेरोल)— विटामिन डी$_3$, एक वसा में घुलनशील रिकेटरोधी (बालास्थिविकार के विरुद्ध कार्य करने वाला) विटामिन।

Cholechromopoiesis (कोलीक्रोमोपॉयसिस)— यकृत द्वारा पित्त वर्णकों का बनना।

Cholecyst (कोलीसिस्ट)— पित्ताशय

Cholecystagogue (कोलीसिस्टागोग)— वह साधन (औषधि या कोई क्रिया) जो पित्ताशय के खाली होने को प्रोत्साहित करता है।

Cholecystalgia (कोलीसिस्टैल्जिया)— पित्ताशय में तेज दर्द उठना, पित्तशूल।

Cholecystangiography (कोलीसिस्टैन्जियोग्राफी)— एक्स-रे के लिए किसी अभेद्य पदार्थ का इन्जैक्शन लगाकर पित्ताशय एवं पित्त वाहिनियों का एक्स-रे परीक्षण करना, पित्ताशयवाहिका-चित्रण।

Cholecystectasia (कोलीसिस्टेक्टेसिया)— पित्ताशय का चौड़ा हो जाना, पित्ताशय-विस्फार।

Cholecystectomy (कोलीसिस्टेक्टॉमी)— ऑपरेशन द्वारा पित्ताशय को काट कर निकाल देना, पित्ताश्योच्छेदन।

Cholecystenterorrhaphy (कोलीसिस्टैन्टीरोरैह्फी)— पित्ताशय को आँत की दीवार के साथ सी देना।

Cholecystenterostomy (कोलीसिस्टैन्टीरोस्टॉमी)— पित्ताशय एवं छोटी आँत के बीच में शल्य-क्रिया द्वारा सम्बन्ध स्थापित करना।

Cholecystenterotomy (कोलीसिस्टैन्टीरोटॉमी)— आँत एवं पित्ताशय दोनों को चीरना।

Cholecystic (कोलीसिस्टिक)— पित्ताशय से सम्बन्धित।

Cholecystitis (कोलीसिस्टाइटिस)— पित्ताशय का शोथ जो तीव्र या जीर्ण हो सकता है।

Cholecystnephrostomy (कोलीसिस्टनैफ्रोस्टॉमी)— शल्य-क्रिया द्वारा पित्ताशय एवं वृक्कीय श्रोणि के बीच एक मार्ग बनाना।

Cholecystocolostomy (कोलीसिस्टोकोलोस्टॉमी)— शल्य-क्रिया द्वारा पित्ताशय से कोलन तक एक मार्ग बनाना।

Cholecystocolotomy (कोलीसिस्टोकोलोटॉमी)— पित्ताशय एवं बड़ी आँत में चीरा लगाना।

Cholecystoduodenostomy (कोलीसिस्टोड्योडिनोस्टॉमी) — ऑपरेशन द्वारा पित्ताशय से ग्रहणी तक का मार्ग बनाना।

Cholecystogastrostomy (कोलीसिस्टोगैस्ट्रोस्टॉमी)— शल्य-क्रिया द्वारा पित्ताशय से आमाशय में को रास्ता बनाना।

Cholecystogram (कोलीसिस्टोग्राम)— पित्ताशय की एक्स-रे फिल्म, पित्ताशयचित्र।

Cholecystography (कोलीसिस्टोग्राफी)— पित्ताशय का एक्स-रे परीक्षण, पित्ताशयचित्रण।

Cholecystoileostomy (कोलीसिस्टोइलियोस्टॉमी)— पित्ताशय एवं इलियम के बीच मार्ग बनाना।

Cholecystojejunostomy (कोलीसिस्टोजेजुनोस्टॉमी)— पित्ताशय तथा मध्यान्त्र के बीच मार्ग बनाना।

Cholecystokinetic (कोलीसिस्टोकाइनेटिक)— पित्ताशय के संकुचन को उत्तेजित करने वाला।

Cholecystokinin (कोलीसिस्टोकाइनिन)— छोटी आँत के ऊपरी भाग से रक्त में स्रवित होने वाला एक हार्मोन जो पित्ताशय के संकुचन एवं अग्न्याशय के एन्जाइम स्राव को उत्तेजित करता है।

Cholecystolithiasis (कोलीसिस्टोलिथिएसिस)— पित्ताशय में पथरी, पित्ताशयाश्मरता।

Cholecystolithotripsy (कोलीसिस्टोलिथोट्रिप्सी)— पित्ताशय को खोले बिना ही पित्ताश्मरी को कुचल देना।

Cholecystomy, Cholecystotomy (कोलीसिस्टॉमी, कोलीसिस्टोटॉमी)— पित्ताशय में चीरा लगाना।

Cholecystopathy (कोलीसिस्टोपैथी)— पित्ताशय का कोई भी रोग।

Cholecystopexy (कोलीसिस्टोपैक्सी)— पित्ताशय को उदर-भित्ति के साथ सी देना।

Cholecystoptosis (कोलीसिस्टोप्टोसिस)— पित्ताशय का अपने स्थान से नीचे की ओर हट जाना।

Cholecystorrhaphy (कोलीसिस्टोरैहूफी)— पित्ताशय की सिलाई करना।

Cholecystosonography (कोलीसिस्टोसोनोग्राफी)— पित्ताशय का परश्रव्यीय परीक्षण करना।

Cholecystostomy (कोलीसिस्टोस्टॉमी)— उदर-भित्ति द्वारा पित्ताशय में छिद्र बनाना, पित्ताशयछिद्रीकरण।

Cholecystotomy (कोलीसिस्टोटॉमी)— पित्ताश्मरियों को निकालने के लिए उदरीय भित्ति के द्वारा पित्ताशय को चीरना, पित्ताशयछेदन।

Choledoch (कोलीडोक)— पित्त वाहिनी।

Choledochal (कोलीडोकल)— सामान्य पित्त वाहिनी से सम्बन्धित

Choledochectasia (कोलीडोकेक्टेज़िया)— सामान्य पित्त वाहिनी का चौड़ा हो जाना।

Choledochectomy (कोलीडोकैक्टॉमी)— सामान्य पित्त वाहिनी के किसी भाग को काट कर निकाल देना, पित्ताशय-उच्छेदन।

Choledochiarctia (कोलीडोकियार्कटिया)— पित्त वाहिनी की संकीर्णता।

Choledochitis (कोलीडोकाइटिस)— सामान्य पित्त वाहिनी का शोथ, पित्तवाहिनीशोथ।

Choledochoduodenostomy (कोलीडोकोडिओडिनोस्टॉमी) — सामान्य पित्त वाहिनी तथा ग्रहणी के बीच मार्ग बनाना, सामान्य पित्तवाहिनी-ग्रहणी सम्मिलन।

Choledochoenterostomy (कोलीडोकोएण्ट्रोस्टॉमी)— सामान्य पित्त वाहिनी तथा आँत के बीच मार्ग बनाना, सामान्य पित्तवाहिनी-आन्त्र सम्मिलन।

Choledochogastrostomy (कोलीडोकोगैस्ट्रोस्टॉमी)— सामान्य पित्त वाहिनी एवं आमाशय के बीच मार्ग बनाना।

Choledochography (कोलीडोकोग्राफी)— एक्स-रे अभेद्य पदार्थ को देने के पश्चात् पित्त वाहिनी का एक्स-रे परीक्षण करना।

Choledochojejunostomy (कोलीडोकोजेजुनोस्टॉमी)— शल्य-क्रिया द्वारा सामान्य पित्त वाहिनी को छोटी आँत के भाग मध्यान्त्र या जेजुनम से जोड़ना।

Choledocholith (कोलीडोकोलिथ)— सामान्य पित्त वाहिनी में पथरी।

Choledocholithiasis (कोलीडोकोलिथिएसिस)— सामान्य पित्त वाहिनी में पथरियों का पाया जाना, पित्तवाहिनी-अश्मरता

Choledocholithotomy (कोलीडोकोलिथोटॉमी)— पित्त वाहिनी में चीरा लगाकर पित्ताश्मरी को निकालना, पित्तवाहिनी-अश्मरीहरण।

Choledocholithotripsy (कोलीडोकोलिथोट्रिप्सी)—सामान्य पित्त वाहिनी में स्थित पित्ताश्मरी को कुचल देना।

Choledochoplasty (कोलीडोकोप्लास्टी)— शल्य-क्रिया द्वारा सामान्य पित्त वाहिनी की मरम्मत करना।

Choledochorrhapy (कोलीडोकोरैह्फी)— सामान्य पित्त वाहिनी के कटे सिरों को सीना।

Choledochostomy (कोलीडोकोस्टॉमी)— उदर-भित्ति के द्वारा सामान्य पित्त वाहिनी में चीरा लगाना।

Choledochotomy (कोलीडोकोटॉमी)— सामान्य पित्त वाहिनी को चीरना, पित्तवाहिनीछेदन।

Choledochous (कोलीडोकस)— पित्त से युक्त अथवा उसका वहन करने वाला।

Choledochus (कोलीडोकस)— सामान्य पित्त वाहिनी।

Cholehemia (कोलीहीमिया)—Cholemia.

Choleic (कोलीक)— पित्त से सम्बन्धित, पैत्तिक, पित्तज।

Cholelith (कोलीलिथ)— पित्त के जम जाने से बनने वाली पित्ताश्मरी।

Cholelithiasis (कोलीलिथिएसिस)— पित्ताशय अथवा सामान्य पित्त वाहिनी में पित्ताश्मरियों का पाया जाना या उनका बनना, पित्ताश्मरता।

Cholelithic (कोलीलिथिक)— पित्त की पथरी से सम्बन्धित अथवा उससे उत्पन्न।

Cholelithotomy (कोलीलिथोटॉमी)— पित्ताशय अथवा सामान्य पित्त वाहिनी में चीरा लगाकर पित्ताश्मरियों को निकालना, पित्ताश्मरीहरण।

Cholelithotripsy, Cholelithotrity (कोलीलिथोट्रिप्सी, कोलीलिथोट्राइटी)— पित्ताश्मरी को कुचल देना।

Cholemesis (कोलीमेसिस)— पित्त की उल्टी होना।

Cholemia (कोलीमिया)— रक्त में पित्त अथवा पित्त वर्णक का पाया जाना, पित्तरक्तता।

Cholemic (कोलेमिक)— पित्तरक्तता से सम्बन्धित।

Cholepathia (कोलीपेथिया)— पित्त वाहिनी का रोग।

Choleperitoneum (कोलीपैरीटोनियम)— पित्त या बाइल का पैरीटोनियम में पाया जाना।

Cholepoiesis (कोलीपॉयइसिस)— पित्त का बनना, पित्तोत्पादन।

Cholepoietic (कोलीपॉयटिक)— पित्त या बाइल के निर्माण से सम्बन्धित, पित्तोत्पादक।

Cholera (कॉलरा)— एक तीव्र संक्रामक रोग जो कॉलरी वाइब्रो नामक बेसिलस (जीवाणु) द्वारा उत्पन्न होता है जिसमें चावलों के पानी (माण्ड) जैसे बहुत तेज दस्त होते हैं, उल्टी होती है, खुश्की हो जाती है, मूत्र-त्याग बहुत कम होता है, पेशियों में ऐंठन होती है तथा कमजोरी बहुत हो जाती है; विसूचिका; हैजा।

Choleragen (कॉलराजेन)— कॉलरी वाइब्रो नामक बेसिलस द्वारा उत्पन्न विष जो छोटी आँत की श्लेष्मकला (mucosa) पर क्रिया करता है और आँत में जल, क्लोराइडो तथा कार्बोनेटों के स्राव को बढ़ा देता है।

Choleraic (कॉलेरेक)— विसूचिका अथवा हैज़ा सम्बन्धी या हैज़े की प्रकृति का।

Chloleresis (कोलेरेसिस)— यकृत द्वारा पित्त या बाइल का स्रवित होना।

Choleretic (कोलेरेटिक)— वह वस्तु जो यकृत से पित्त के विसर्जन को उत्तेजित करती है, पित्तवर्धक

Cholerheic (कोलेरीहृक)— अनावशोषित पित्त लवणों के द्वितीयक रूप में उत्पन्न अतिसार (दस्त) को निर्दिष्ट करने वाला।

Choleric (कोलेरिक)— बिना किसी स्पष्ट कारण के चिढ़चिढ़ा हो जाने वाला।

Choleriform (कॉलेरीफॉर्म)— कॉलरा या हैज़े से मिलता-जुलता।

Cholerigenic, Cholerigenous (कॉलेरीजेनिक, कॉलेरीजीनस)— कॉलरा या हैज़े को उत्पन्न करने वाला।

Choleroid (कॉलरॉयड)— कॉलरा या हैज़े से मिलता-जुलता।

Choleromania (कॉलरोमैनिया)— कॉलरा में कभी-कभी होने वाला पागलपन।

Cholerophobia (कॉलरोफोबिया)— कॉलरा रोग से पीड़ित होने का विकृत भय, विसूचिकाभीति।

Cholerrhagia (कोलेरैह्जिया)— पित्त अधिक बहना।

Cholerrhagic (कोलेरैह्जिक)— पित्त के बहने से सम्बन्धित।

Cholestasia (कोलेस्टेसिया)— पित्त विसर्जन में रुकावट पैदा हो जाना।

Cholestasis (कोलेस्टेसिस)—Cholestasia.

Cholestatic (कोलेस्टेटिक)— पित्त के बहाव को कम करने अथवा पूर्ण रूप से रोक देने वाला।

Cholesteatoma (कोलेस्टियाटोमा)— अधिकतर मध्य कर्ण में पायी जाने वाली इपिथीलियमी कोशिकाओं एवं कोलेस्ट्रॉल से भरी एक पुटी जो सामान्यतः जीर्ण मध्यकर्णशोथ के परिणामस्वरूप उत्पन्न होती है।

Cholesteatomatous (कोलेस्टियाटोमेटस)— कोलेस्टियाटोमा का अथवा उससे सम्बन्धित।

Cholesteremia, Cholesterolemia (कोलेस्ट्रीमिया, कोलेस्ट्रोलीमिया) **or hypercholesterolemia** (हाइपरकोलेस्ट्रोलीमिया)— रक्त में कोलेस्ट्रॉल की अधिकता।

Cholesterin (कॉलेस्टेरिन)— कोलेस्ट्रॉल।

Cholesterinemia (कोलेस्टेरीनीमिया)—Cholesteremia.

Cholesterinosis (कोलेस्टेरीनोसिस)— Cholesterolosis.

Cholesterinuria (कोलेस्ट्रीन्यूरिया)— मूत्र में कोलेस्ट्रॉल का पाया जाना।

Cholesterohydrothorax (कोलेस्ट्रॉहाइड्रोथोरैक्स)— फुफ्फुसावरणी गुहा में तरल की विद्यमानता जिसमें कोलेस्ट्रॉल होता है।

Cholesterol (कोलेस्ट्रॉल)— वसा के समान पदार्थ (लाइपिड) जो जन्तु वसा, बहुत से तेलों, दूध, अण्डे की ज़र्दी, रक्त, तन्त्रिका-ऊतक, यकृत या जिगर, पित्त या बाइल, गुर्दों तथा एड्रीनल ग्रन्थियों में विद्यमान रहता है तथा यह बहुत सी पित्ताश्मरियों का मुख्य अवयव होता है और धमनियों के एथेरोमा में पाया जाता है।

Cholesterologenesis (कोलेस्ट्रैलोजेनेसिस)— कोलेस्ट्रॉल की उत्पत्ति होना।

Cholesterolosis (कालेस्ट्रोलोसिस)— कोलेस्ट्रॉल का असामान्य मात्रा में ऊतकों में जमा हो जाना

Cholesteroluria (कोलेस्ट्रोल्यूरिया)— मूत्र में कोलेस्ट्रॉल की विद्यमानता

Choletherapy (कोलेथिरैपी)— पित्त लवणों द्वारा चिकित्सा।

Choleuria (कोलेयूरिया) or **Choluria** (कोलूरिया)— मूत्र में बाइल का पाया जाना।

Choleverdin (कोलेवर्डिन)— पित्त की पथरियों का कामला या पीलिया रोग में मूत्र में पाया जाने वाला हरा वर्णक।

Cholic (कोलिक)—Choleic.

Cholicele (कोलीसील)— तरल के ठहर जाने के कारण पित्ताशय का बढ़ जाना।

Cholinergic (कोलीनर्जिक)— 1. तन्त्रिकाओं के सिरे जिनसे एसिटाइलकोलीन मुक्त होता है। 2. कोई भी वस्तु जो एसिटाइलकोलीन का प्रभाव दिखाती है।

Cholinoceptive (कोलीनोसेप्टिव)— प्रेरक अंगों के उन स्थानों से सम्बन्धित जो कोलीन-धर्मोत्तेजक संचारकों द्वारा क्रियाशील होते हैं।

Cholinolytic (कोलीनोलाइटिक)— एसिटाइलकोलीन अथवा कोलीन-धर्मोत्तेजक कारकों की क्रिया में बाधा उत्पन्न करने वाला।

Cholinomimetic (कोलीनोमाइमेटिक)— एसिटाइलकोलीन की क्रिया के समान क्रिया करने वाला, परानुकम्पीअनुकारी।

Cholochrome (कोलोक्रोम)— कोई भी पित्त वर्णक।

Chologenic (कोलोजेनिक)— बाइल उत्पन्न करने वाला।

Cholohemothorax (कोलोहीमोथोरैक्स)— छाती में बाइल तथा रक्त की विद्यमानता।

Chololith (कोलोलिथ)— पित्ताश्मरी।

Chololithiasis (कोलोलिथिएसिस)—Cholelithiasis.

Choloplania (कोलोप्लेनिया)— रक्त अथवा ऊतको में पित्त लवणों का पाया जाना।

Cholopoiesis (कोलोपॉयसिस)—Cholepoiesis.

Cholorrhea (कोलोरिह्या)— पित्त का अत्यधिक मात्रा में बनना, अतिपित्तस्राव।

Cholothorax (कोलोथोरैक्स)— फुफ्फुसावरणीय गुहा में पित्त का पाया जाना।

Choluria (कोलूरिया)— पित्त लवणों का मूत्र में होना, पित्त वर्णकों की उपस्थिति के कारण मूत्र का रंग बदल जाना, पित्तमेह।

Chondral (कॉण्ड्रल)— उपास्थि से सम्बन्धित।

Chondralgia (कॉण्ड्रेल्जिया)— किसी उपास्थि से में दर्द होना।

Chondralloplasia (कॉण्ड्रेलोप्लेसिया)— अप्राकृतिक स्थानों पर उपास्थि का होना।

Chondrectomy (कॉण्ड्रेक्टॉमी)— शल्य-क्रिया द्वारा किसी उपास्थि को काटकर निकाल देना, उपास्थि-उच्छेदन।

Chondric (कॉण्ड्रिक)—किसी उपास्थि से सम्बन्धित।

Chondrification (कॉण्ड्रीफिकेशन)— उपास्थि में बदल जाना, उपास्थिभवन।

Chondrin (कॉण्ड्रिन)— उपास्थि या कॉर्टिलेज को उबालने पर प्राप्त होने वाला चिपचिपा पदार्थ।

Chondritis (कॉण्ड्राइटिस)— उपास्थि का शोथ।

Chondro- (कॉण्ड्रो-)— उपास्थि से सम्बन्धित उपसर्ग।

Chondroblast (कॉण्ड्रोब्लास्ट)— उपास्थि बनाने वाली कोशिका, उपास्थिप्रसू।

Chondroblastoma (कॉण्ड्रोब्लास्टोमा)— कॉण्ड्रोब्लास्ट कोशिकाओं से उत्पन्न होने वाला सुदम अर्बुद जो किसी हड्डी के अधिवर्ध में उत्पन्न होता है, उपास्थिप्रसू-अर्बुद।

Chondrocalcinosis (कॉण्ड्रोकैल्सीनोसिस)— उपास्थि का कैल्सीकरण होना

Chondroclast (कॉण्ड्रोक्लास्ट)— एक महा कोशिका जो उपास्थि के अवशोषण में काम आती है।

Chondrocostal (कॉण्ड्रोकोस्टल)— पसलियों एवं पसलियों की उपास्थियों से सम्बन्धित।

Chondrocranium (कॉण्ड्रोक्रेनियम)— विकसित होते हुए कपाल के उपास्थीय भाग, उपास्थिकरोटि।

Chondrocyte (कॉण्ड्रोसाइट)— एक परिपक्व उपास्थि कोशिका।

Chondrodermatitis nodularis chronica helicis (कॉण्ड्रोडर्माटाइटिस नोडूलेरिस क्रोनिका हेलीसिस)— उपास्थि तथा त्वचा की शोथज अवस्था विशेषकर कान की कर्णकुण्डलिनी पर स्थित वेदना युक्त पर्विका।

Chondrodynia (कॉण्ड्रोडायनिया)— किसी उपास्थि में अथवा उसके आस-पास दर्द होना, उपास्थिशूल।

Chondrodysplasia (कॉण्ड्रोडिस्प्लेसिया)— Achondroplasia.

Chondrodystrophy (कॉण्ड्रोडिस्ट्रॉफी)—Achondroplasia.

Chondroendothelioma (कॉण्ड्रोएण्डोथिलियोमा)— एक अंतःकलाबुर्द जिसमें उपास्थि ऊतक होता है, उपास्थि अंतःकलार्बुद।

Chondrofibroma (कॉण्ड्रोफाइब्रोमा)— एक मिश्रित अर्बुद जिसमें उपास्थि अर्बुद तथा तन्तु अर्बुद के तत्त्व विद्यमान रहते हैं।

Chondrogenesis (कॉण्ड्रोजेनेसिस)— उपास्थि का बनना, उपास्थिजनन।

Chondrogenic (कॉण्ड्रोजेनिक)— उपास्थि बनाने वाला।

Chondroid (कॉण्ड्रॉयड)— उपास्थि से मिलता-जुलता, उपास्थिवत्।

Chondrolipoma (कॉण्ड्रोलाइपोमा)— एक सुदम अर्बुद जिसमें उपास्थि एवं वसीय ऊतक होते हैं।

Chondrology (कॉण्ड्रोलॉजी)— उपास्थियों का विज्ञान।

Chondrolysis (कॉण्ड्रोलाइसिस)— उपास्थि का टूटना एवं उसका अवशोषण होना।

Chondroma (कॉण्ड्रोमा)— उपास्थि का अर्बुद जिसमें दर्द नहीं होता।

Chondromalacia (कॉण्ड्रोमैलेसिया)— असामान्य रूप से उपास्थि का मुलायम हो जाना, उपास्थिमृदुता।

Chondromatosis (कॉण्ड्रोमेटोसिस)— हाथों-पैरों में बहुत से उपास्थि अर्बुदों का बनना।

Chondromatous (कॉण्ड्रोमेटस)— कॉण्ड्रोमा अथवा उपास्थि के अर्बुद से सम्बन्धित।

Chondromere (कॉण्ड्रोमीयर)— भ्रूण के कशेरुका-दण्ड की उपास्थिजनक कशेरुका।

Chondromucoprotein (कॉण्ड्रोम्यूकोप्रोटीन)— उपास्थि की कोशिकाओं एवं तन्तुओं के बीच स्थित अवकाश में एक तरल या ठोस पदार्थ।

Chondromyoma (कॉण्ड्रोमायोमा)— एक सुदम अर्बुद जिसमें पेश्यर्बुद एवं उपास्थि-अर्बुद दोनों के तत्व विद्यमान रहते हैं।

Chondromyxoma (कॉण्ड्रोमिक्सोमा)— एक अर्बुद जो श्लेष्मा-संयोजी ऊतक अर्बुद (मिक्सोमा) तथा उपास्थि-अर्बुद (कॉण्ड्रोमा) से मिलकर बनता है।

Chondromyxosarcoma (कॉण्ड्रोमिक्सोसार्कोमा)— एक सार्कोमा (अर्बुद) जिसमें उपास्थि एवं श्लेष्मा के ऊतक होते हैं।

Chondronecrosis (कॉण्ड्रोनेक्रोसिस)— उपास्थि-परिगलन।

Chondro-osseus (कॉण्ड्रो-ओसियस)— उपास्थि एवं अस्थि से बना हुआ।

Chondro-osteodystrophy (कॉण्ड्रो-ऑस्टियोडिस्ट्रॉफी) — अधिवर्धो (हड्डियों के सिरों) की जन्म-जात विकृति जिससे

बच्चा बौना रह जाता है, आगे को झुक जाता है तथा उसकी छाती कबूतर के समान हो जाती है।

Chondropathology (कॉण्ड्रोपैथोलॉजी)— उपास्थियों के रोगों का विकृति-विज्ञान।

Chondropathy (कॉण्ड्रोपैथी)— उपास्थि का कोई भी रोग।

Chondrophyte (कॉण्ड्रोफाइट)— किसी अस्थि की सन्धायक सतह पर विकसित होने वाला एक असामान्य उपास्थिमय पिण्ड।

Chondroplasia (कॉण्ड्रोप्लेसिया)— उपास्थि का बनना।

Chondroplast, Chondroblast (कॉण्ड्रोप्लास्ट, कॉण्ड्रोब्लास्ट)— उपास्थि बनाने वाली कोशिका।

Chondroplasty (कॉण्ड्रोप्लास्टी)— उपास्थि की प्लास्टिक सर्जरी करना।

Chondroporosis (कॉण्ड्रोपोरोसिस)— उपास्थि में विवरों या खाली स्थानों का बनना।

Chondrosarcoma (कॉण्ड्रोसार्कोमा)— उपास्थि का एक दुर्दम अर्बुद

Chondrosis (कॉण्ड्रोसिस)— कार्टिलेज का बनना, उपास्थिजनन।

Chondrosternal (कॉण्ड्रोस्टर्नल)— स्टर्नम-कार्टिलेज से सम्बन्धित।

Chondrosternoplasty (कॉण्ड्रोस्टर्नोप्लास्टी)— विकृत उरोस्थि या स्टर्नम को शल्य-क्रिया द्वारा ठीक करना।

Chondrotome (कॉण्ड्रोटोम)— कार्टिलेज काटने का यन्त्र।

Chondrotomy (कॉण्ड्रोटॉमी)— शल्य-क्रिया द्वारा किसी कार्टिलेज को विभाजित करना।

Chondrotrophic (कॉण्ड्रोट्रॉफिक)— उपास्थि के विकास एवं उसकी वृद्धि को प्रभावित करने वाला।

Chondroxiphoid (कॉण्ड्रोजीफॉयड)— स्टर्नम एवं जीफॉयड प्रवर्ध से सम्बन्धित।

Chondrus (कॉण्ड्रस)— उपास्थि।

Chorda (कोर्डा) plural **-Chordae** (कॉर्डी)— रज्जु। उदाहरण—

Spermatic cord (स्पर्मेटिक कॉर्ड) —वृषण-रज्जु।

Spinal cord (स्पाइनल कॉर्ड)— सुषुम्ना रज्जु।

Umbilical cord (अम्बिलाइकल कॉर्ड)— नाभि-रज्जु।

Vocal cord (वोकल कॉर्ड)— स्वर-रज्जु।

Chordal (कॉर्डल)—Pertaining to a chorda or cord. किसी रज्जु से सम्बन्धित।

Chordee (कोर्डी)—लिंग का उत्थान होने पर उसका नीचे को झुक जाना जो जन्म-जात दोष या मूत्र-मार्ग संक्रमण होने के कारण होता है।

Chorditis (कॉर्डाइटिस)—स्वर-रज्जुओं अथवा वृषण-रज्जुओं का शोथ, रज्जुशोथ।

Chordotomy (कॉर्डोटॉमी)—दर्द दूर करने के लिए किसी रज्जु का विभाजन करना।

Chorea (कोरिया)—शरीर में तीव्रता के साथ झटके लगने की अनियन्त्रित गतियाँ होना जो अधिकतर तीव्र आमवात (गठिया)-संक्रमण से सम्बद्ध होती हैं, लास्य। यह मुख्यतया निम्न दो प्रकार का होता है—

Huntington's chorea (हनटिंगटन्स कोरिया) —केन्द्रीय तन्त्रिका-तन्त्र का एक आनुवंशिक रोग जो अधिकतर 30 से 50 वर्ष की आयु के बीच होता है जिसमें पुराना धीरे-धीरे बढ़ने वाला लास्य (कोरिया) होता है एवं मानसिक ह्रास होने लगता है।

Sydenham's chorea (साइडेनहेम्स कोरिया)—यह रोग अधिकतर बचपन का होता है जो सामान्यतया 5 से 15 वर्ष के बीच की आयु में होता है तथा गर्भावस्था में अधिकतर उन स्त्रियों में जिन्हें पहले भी विशेषकर पहली गर्भावस्था में लास्य या कोरिया रोग रह चुका हो, यह रोग होता है। यह सामान्यतः आमवात ज्वर (गठिया के बुखार) से सम्बद्ध होता है और इसमें अनियन्त्रित उद्देश्यहीन गतियाँ होती रहती हैं जो धीरे-धीरे बढ़कर उग्र रूप धारण कर लेती हैं। याददाश्त कमजोर हो जाती है तथा कभी-कभी बोलने में भी रुकावट पैदा हो जाती है।

Choreal, Choreic (कोरियल, कोरीक)— लास्य या कोरिया से सम्बन्धित।

Choreiform (कोरीफार्म)— कोरिया की प्रकृति का, कोरिया के समान, लास्य रूप।

Choreoathetoid (कोरियोएथीटॉयड)— कोरियोएथीटोसिस से सम्बन्धित अथवा उसकी विशिष्टता से युक्त।

Choreoathetosis (कोरियोएथीटोसिस)— शरीर की झटके के साथ होने वाली अनैच्छिक गतियों (कोरिया प्रकार की) एवं हाथों तथा पैरों की अँगुलियों में धीरे-धीरे, अनियमित, ऐंठनदार तथा साँप के समान होने वाली अनैच्छिक गतियों (एथीटोसिस प्रकार की) का संयोजन जिसे अक्सर प्रमस्तिष्कीय अंगघात में देखा जाता है।

Choreoid (कोरिऑयड)—Choreiform.

Choreomania (कोरियोमैनिया)— नृत्य उन्माद (इसमें रोगी नाचता रहता है)।

Choreophrasia (कोरियोफ्रेसिया)— अर्थहीन शब्दों अथवा वाक्य खण्डों को बार-बार दुहराना।

Chorial (कोरियल)— जरायु सम्बन्धी।

Chorioadenoma (कोरियोएडीनोमा)— जरायु का ग्रन्थ्यर्बुद।

Chorioallantoic (कोरियोएलेन्टॉयिक)— कोरियोएलेन्टॉयस से सम्बन्धित।

Chorioallantois (कोरियोएलेन्टॉयस)— जरायु तथा अपरापोषिका के जुड़ने से बनने वाली रचना जो अपरा में विकसित हो जाती है।

Chorioamnionitis (कोरियोएमनियोनाइटिस)— भ्रूण को ढकने वाली झिल्लियों की सूजन।

Chorioangioma (कोरियोएन्जियोमा)— जरायु का वाहिकाबुर्द (रक्त वाहिनियों का अर्बुद)।

Chorioangiomatosis (कोरियोएन्जियोमेटोसिस)— Chorioangiosis.

Chorioangiosis (कोरियोएन्जियोसिस)— अपरा के अकुंरों में असामान्य रूप से रक्त वाहिनियों की संख्या बढ़ जाना।

Choriocapillaris (कोरियोकेपीलैरिस)— रंजित पटल की केशिकाओं की परत।

Choriocarcinoma (कोरियोकार्सिनोमा)— जरायु (Chorion) का कैंसर, गर्भाश्यकर्कट।

Choriocele (कोरियोसील)— आँख के रंजितपटल या कोराइड अस्तर का श्वेतपटल या स्क्लेरा के किसी छिद्र में से होकर निकल आना।

Chorioepithelioma (कोरियोइपीथीलियोमा)— Choriocarcinoma.

Choriogenesis (कोरियोजेनेसिस)— कोरियोन का बनना।

Choriomammotropin (कोरियोमैमोट्रॉपिन)— मानव अपरा-लैक्टोजन।

Chorion (कोरियोन)— भ्रूण की सबसे बाहर की झिल्ली, जरायु।

Chorionic (कोरियोनिक)— जरायु सम्बन्धी।

Chorionic plate (कोरियोनिक प्लेट)— जरायु का वह भाग जो अपरा द्वारा गर्भाशय से जुड़ा होता है।

Chorionic villi (कोरियोनिक विलाई)— जरायु से उठने वाले वाहिकामय प्रक्षेपण।

Chorionitis (कोरियोनाइटिस)— जरायु-शोथ, गर्भाशयशोथ

Chorioretinal (कोरियोरेटीनल)— आँख के रंजितपटल एवं दृष्टिपटल से सम्बन्धित।

Chorioretinitis (कोरियोरेटीनाइटिस)— रंजितपटल एवं दृष्टिपटल की सूजन।

Chorioretinopathy (कोरियोरेटीनोपैथी)— रंजितपटल तथा दृष्टिपटल दोनों का कोई भी अशोथज रोग।

Chorista (कोरिस्टा)— दोषपूर्ण विकास जिसमें ऊतक विस्थापित स्थिति में वृद्धि कर गये होते हैं।

Choristoma (कोरिस्टोमा)— भ्रूण मूलांगों के अधिक विकसित हो जाने से बना अर्बुद।

Choroid (कोरॉयड)— आँख का रक्तधर मध्य अस्तर जो स्क्लेरा तथा रेटीना के बीच स्थित रहता है, रंजितपटल।

Choroidal (कोरॉयडल)—Pertaining to the choroid. रंजितपटल सम्बन्धी।

Choroidea (कोरॉयडीया)— रंजितपटल।

Choroideremia (कोरॉयडीरेमिया)— कोरॉयड का आनुवंशिक प्राथमिक ह्रास जिससे पुरुषों में अन्धता हो जाती है परन्तु स्त्रियों पर कोई प्रभाव नहीं पड़ता अतः उनकी दृष्टि सामान्य रहती है।

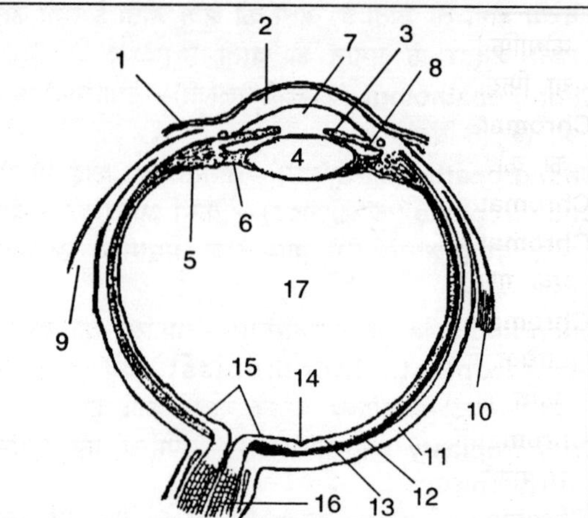

Fig. 82 : Choroid & ciliary body रंजितपटल एवं रोमक पिण्ड

1. Conjunctiva=नेत्रश्लेषमला, 2. Cornea=स्वच्छमण्डल, 3. Iris=उपतारा या परितारिका, 4. Lens=लैन्स, 5. Ciliary body=रोमक पिण्ड, 6. Suspensory ligament =निलम्बक स्नायु, 7. Anterior chamber=अग्रज कक्ष, 8. Posterior chamber=पश्चज कक्ष, 9. & 10. Muscles of the eyeball=नेत्रगोलक की पेशियां, 11. Sclera= श्वेतपटल, 12. Choroid=रंजितपटल, 13. Retina=दृष्टि पटल, 14. Macula lutea=पीत बिन्दु, 15. Optic disc=दृष्टि-चक्रिका, 16. Optic nerve=दृष्टि तन्त्रिका, 17. Vitreous body=नेत्रकाचाभ काय।

Choroiditis (कोरॉयडाइटिस)— कोरॉयड की सूजन, रंजितपटलशोथ।

Choroidocyclitis (कोरॉयडोसाइक्लाइटिस)— कोरॉयड तथा रोमक प्रवर्धों का शोथ।

Choroidoiritis (कोरॉयडोआइराइटिस)— कोरॉयड एवं परितारिका या आइरिस का शोथ।

Choroidopathy (कोरॉयडोपैथी)— कोरॉयड का कोई भी रोग।

Choroidoretinitis (कोरॉयडोरेटीनाइटिस)— कोरॉयड तथा रेटिना का शोथ।

Choroidosis (कोरॉयडोसिस)— Choroidopathy.

Choromania (कोरोमैनिया)— एक प्रकार का कोरिया रोग। नृत्य उन्माद (हर समय नाचते रहना)।

Chromaffin (क्रोमाफिन)— क्रोमियम लवणों से खूब अभिरंजित हो जाने वाला जैसे एड्रीनल ग्रन्थियों की कुछ कोशिकाएँ होती हैं।

Chromaffinoma (क्रोमाफिनोमा)— 1. अर्बुद जिसमें

क्रोमाफिन कोशिकाएँ होती हैं। 2. क्रोमाफिन कोशिकार्बुद या फियोक्रोमोसाइटोमा।

Chromaffinopathy (क्रोमेफिनोपैथी)— क्रोमाफिन ऊतक का कोई भी रोग।

Chromatic (क्रोमेटिक)— रंग से सम्बन्धित, वर्णक।

Chromatid (क्रोमेटिड)— दो अर्द्ध भागों में से एक जिनमें एक गूणसूत्र विभाजित होता है।

Chromatin (क्रोमैटिन)— किसी कोशिका के केन्द्रक में स्थित अधिक गाढ़ा अभिरंजित होने वाला पदार्थ जिसमें जीनी पदार्थ होता है।

Chromatin-negative (क्रोमैटिन-निगेटिव)— लिंग क्रोमैटिन से रहित।

Chromatinolysis (क्रोमैटिनोलाइसिस)— क्रोमैटिन का नष्ट होना।

Chromatinorrhexis (क्रोमैटिनोरैह्क्सिस)— क्रोमैटिन के टुकड़े-टुकड़े हो जाना।

Chromatin-positive (क्रोमैटिन-पॉजिटिव)— लिंग कोमैटिन से युक्त।

Chromatism (क्रोमैटिज़्म)— 1. असामान्य वर्णकयुक्तता 2. रंग का बोध होने का विभ्रम या बहम होना।

Chromatogenous (क्रोमैटोजीनस)— रंग उत्पन्न करने वाला, वर्णोत्पादक।

Chromatogram (क्रोमैटोग्राम)— क्रोमैटोग्राफी द्वारा तैयार किया गया रिकार्ड, वर्णलेख।

Chromatograph (क्रोमैटोग्राफ)— क्रोमैटोग्राफी सम्पादित करना।

Chromatographic (क्रोमैटोग्राफिक)— क्रोमैटोग्राफी से सम्बन्धित।

Chromatography (क्रोमैटोग्राफी)— किसी घोल में से दो या अधिक रासायनिक यौगिकों को अलग करने की विधि जब उसे किसी पाउडर के रूप में बने अवशोषक अथवा एक अवशोषक कागज के द्वारा छाना जाता है।

Chromatoid (क्रोमैटॉयड)— क्रोमैटिन से निर्मित पदार्थ ; क्रोमैटिन के ढंग से ही अभिरंजित हो जाने वाला।

Chromatokinesis (क्रोमैटोकाइनेसिस)— किसी कोशिका के विभाजित होते समय क्रोमैटिन का गति करना।

Chromatolysis (क्रोमैटोलाइसिस)— 1. कोशिका केन्द्रकों के क्रोमैटिन का अवखण्डित हो जाना 2. चोट पहुँचने के फलस्वरूप अथवा कुछ विकृत अवस्थाओं में तन्त्रिका कोशिकाओं में नीज़ल्स कायों का अवखण्डित हो जाना।

Chromatolytic (क्रोमैटोलाइटिक)— क्रोमैटिन अवखण्डन से सम्बन्धित।

Chromatometer (क्रोमैटोमीटर)— वर्ण बोध मापक यन्त्र।

Chromatopectic (क्रोमैटोपैक्टिक)— वर्ण अथवा अभिरंजक तरल के स्थिरीकरण से सम्बन्धित अथवा उसका स्थिरीकरण करने वाला।

Chromatopexis (क्रोमैटोपैक्सिस)— वर्ण अथवा अभिरंजक तरल का स्थिरीकरण होना।

Chromatophil, Chromatophilic (क्रोमैटोफिल, क्रोमैटोफिलिक) — एक कोशिका अथवा रचना जो आसानी से अभिरंजित हो जाती है।

Chromatophilia (क्रोमैटोफिलीया)—Chromophilia.

Chromatophobia (क्रोमैटोफोबिया)— Chromophobia.

Chromatophore (क्रोमैटोफोर)— वर्णक युक्त कोशिका।

Chromatoplasm (क्रोमैटोप्लाज़्म)— कोशिकाद्रव्य का वर्णक से युक्त भाग।

Chromatopsia (क्रोमैटोप्सिया)— एक दृष्टि दोष जिसमें रंगहीन वस्तुएँ रंगीन प्रकट होती हैं तथा रंगीन वस्तुएँ रंगहीन दिखाई देती हैं।

Chromatoptometry (क्रोमैटोप्टोमीट्री)— वर्ण-बोध को मापना, वर्णभेदमिती।

Chromatosis (क्रोमैटोसिस)— वर्णकयुक्तता

Chromatotropism (क्रोमैटोट्रॉपिज़्म)— वर्ण परिवर्तन।

Chromaturia (क्रोमैचूरिया)— मूत्र का अप्राकृत वर्ण।

Chromesthesia (क्रोमेस्थीसिया)— रंग संवेदनाओं का शब्दों, स्वाद, गन्ध या ध्वनियों से सम्बन्ध।

Chromhidrosis (क्रोमहाइड्रोसिस)— Chromidrosis.

Chromidiosis (क्रोमीडायोसिस)— क्रोमैटिन एवं केन्द्रकीय पदार्थ का केन्द्रक से कोशिका के कोशिका-द्रव्य की ओर गति करना।

Chromidrosis, Chromhidrosis (क्रोमीड्रोसिस, क्रोमहाइड्रोसिस)— रंगीन पसीने का निकलना, रंजितस्वेदलता।

Chromoblast (क्रोमोब्लास्ट)— एक भ्रूणीय कोशिका जो वर्णक कोशिका बन जाती है।

Chromocenter (क्रोमोसैन्टर)— Karyosome.

Chromocrinia (क्रोमोक्राइनिया)— वर्णकयुक्त पदार्थ का स्रवित होना अथवा विसर्जित होना।

Chromocystoscopy (क्रोमोसिस्टोस्कोपी) — रोगी को मुख द्वारा कोई रंजक पदार्थ देने के पश्चात् गवीनी (मूत्र नलियों) छिद्रों का सिस्टोस्कोप द्वारा परीक्षण।

Chromocyte (क्रोमोसाइट)— कोई भी रंगीन अथवा वर्णकयुक्त कोशिका, रंजितकोशिका।

Chromocytometer (क्रोमोसाइटोमीटर)— लाल रक्त कोशिकाओं में हीमोग्लोबिन का पता लगाने वाला यन्त्र।

Chromodacryorrhea (क्रोमोडेक्रीओरिह्या)— रक्तयुक्त आँसुओं का बहना।

Chromogen (क्रोमोजेन)— कोई भी पदार्थ जिससे कोई रंगीन करने वाला पदार्थ उत्पन्न होता है।

Chromogenesis (क्रोमोजेनेसिस)—वर्णक का बनना, वर्णोत्पादकता।

Chromogenic (क्रोमोजेनिक)— रंग अथवा वर्णक को उत्पन्न करने वाला, वर्णोत्पादक।

Chromolysis (क्रोमोलाइसिस)— Chromatolysis

Chromometer (क्रोमोमीटर)— किसी पदार्थ में वर्णक का पता लगाने वाला यन्त्र।

Chromometry (क्रोमोमीट्री)— किसी पदार्थ में रंजक पदार्थ की माप करना।

Chromomycosis (क्रोमोमाइकोसिस)— त्वचा का एक जीर्ण कवक संक्रमण जिसमें खुजली होती है तथा अधिमांस के समान पर्विकाएँ या अंकुरकार्बुद होते हैं जिनमें ज़ख्म बन जाते हैं।

Chromonychia (क्रोमोनिकीया)— नाखूनों के रंग में असामान्यता

Chromoparic (क्रोमोपेरिक)— Chromogenic

Chromopectic (क्रोमोपैक्टिक)— Chromatopectic

Chromopexis (क्रोमोपैक्सिस)— Chromatopexis.

Chromophane (क्रोमोफेन)— रेटिना का वर्णक।

Chromophil (क्रोमोफिल)— आसानी से अभिरंजित होने वाली कोशिका अथवा ऊतक।

Chromophilia (क्रोमोफिलीया)— बहुत सी कोशिकाओं का उपयुक्त रंजकों से शीघ्र ही अभिरंजित हो जाने का गुण।

Chromophilic ; Chromophilous (क्रोमोफिलिक, क्रोमोफिलस)— उपयुक्त रंजकों से शीघ्र ही अभिरंजित हो जाने वाला।

Chromophobe (क्रोमोफोब)— कोई भी कोशिका, ऊतक अथवा रचना जो एकदम से अभिरंजित नहीं होती अर्थात् रंग नहीं पकड़ती अथवा बहुत कम अभिरंजित होती हैं, या बिल्कुल ही अभिरंजित नहीं होती जैसे अग्र पीयूष ग्रन्थि की क्रोमोफोब कोशिकाएँ।

Chromophobia (क्रोमोफोबिया)— रंजकों द्वारा अभिरंजन कम होने की दशा।

Chromophobic (क्रोमोफोबिक)— अभिरंजन का प्रतिरोधक।

Chromophore (क्रोमोफोर)— किसी यौगिक में विद्यमान कोई रसायन जिसके कारण यौगिक का एक निश्चित रंग उत्पन्न होता है।

Chromophoric (क्रोमोफोरिक)— 1. किसी क्रोमोफोर से सम्बन्धित। 2. वर्णयुक्त।

Chromophose (क्रोमोफोस)— स्वयं को आँख में रंग के एक धब्बे की अनुभूति होना,

Chromophototherapy (क्रोमोफोटोथिरैपी)— Chromotherapy.

Chromopsia (क्रोमोप्सिया)— Chromatopsia.

Chromoptometer (क्रोमोप्टोमीटर)— दृष्टि तीक्ष्णता मापक यन्त्र।

Chromoradiometer (क्रोमोरेडियोमीटर)— एक्स-रे की भेदक शक्ति को मापने वाला यन्त्र।

Chromoscope (क्रोमोस्कोप)— रंग बोध का पता लगाने वाला यन्त्र।

Chromoscopy (क्रोमोस्कोपी)— वर्ण दृष्टि परीक्षण।

Chromosomal (क्रोमोसोमल)— गुणसूत्रों से सम्बन्धित, गुणसूत्री।

Chromosome (क्रोमोसोम)— कोशिका के केन्द्रक में स्थित धागे के समान एक रचना जो आनुवंशिक विशिष्टताओं को संतान में संचारित करती है, गुणसूत्र।

Chromotherapy (क्रोमोथिरैपी)— रंगीन प्रकाश द्वारा रोगों की चिकित्सा करना, रंजित-प्रकाश-चिकित्सा।

Chromotoxic (क्रोमोटॉक्सिक)— हीमोग्लोबिन पर किसी पदार्थ की विषाक्त क्रिया से उत्पन्न दशा।

Chromotrichia (क्रोमोट्राइकिया)— बालों का रंगीन होना।

Chromotrichial (क्रोमोट्राइकियल)— बालों को रंगीन बनाने से सम्बन्धित।

Chromotropic (क्रोमोट्रॉपिक)— 1. किसी रंग की ओर आकर्षित हुआ। 2. आकर्षित करने वाला रंग।

Chromoureteroscopy (क्रोमोयूरेट्रोस्कोपी)— किसी रंजक पदार्थ को मुख द्वारा देकर जिससे मूत्र रंगीन हो जाता है, सिस्टोस्कोप द्वारा गवीनी-छिद्रों का निरीक्षण करना।

Chronaxie, Chronaxy (क्रोनैक्सी)— किसी पेशी को सकुंचित करने के लिए दुगुने वोल्टेज पर विद्युत-धारा को बहने में लगा न्यूनतम समय।

Chronaximeter (क्रोनैक्सीमीटर)— क्रोनैक्सी मापक यन्त्र।

Chronaximetry (क्रोनैक्सीमीट्री)— क्रोनैक्सी की माप लेना,

Chronic (क्रोनिक)— लम्बे समय से चला आ रहा, जीर्ण, पुराना, चिरकारी।

Chronicity (क्रोनिसिटी)— जीर्ण अवस्था, जीर्णता।

Chronognosis (क्रोनोग्नोसिस)— समय व्यतीत होने का ज्ञान होना।

Chronograph (क्रोनोग्राफ)— समय के थोड़े-से अन्तरालो का भी अभिलेखन करने वाला उपकरण।

Chronometry (क्रोनोमीट्री)— समय अन्तरालों को मापना।

Chronological (क्रोनोलॉजिकल)— समय के अनुसार स्वाभाविक क्रम में उत्पन्न होने वाला।

Chronophobia (क्रोनोफोबिया)— विशेष रूप से कैदियों में समयावधि का विकृत भय।

Chronoscope (क्रोनोस्कोप)— समय के अत्यन्त सूक्ष्म अन्तरालों को मापने वाला उपकरण।

Chronotaraxis (क्रोनोटैरेक्सिस)— समय का ज्ञान न हो पाना।

Chronotropic (क्रोनोट्रॉपिक)— किसी नियतकालिक गति जैसे हृद्स्पन्द (दिल की धड़कन) के उत्पन्न होने की दर को प्रभावित करने वाला।

Chronotropism (क्रोनोट्रॉपिज़्म)— किसी नियतकालिक गति

जैसे दिल की धड़कन की नियमितता में बाधा उत्पन्न हो जाना। यह दो प्रकार का हो सकता है–

Chronotropism negative (क्रोनोट्रॉपिज़्म निगेटिव) — यह दिल की धड़कन की गति को घटाता है।

Chronotropism positive (क्रोनोट्रॉपिज़्म पॉज़िटिव)— यह दिल की धड़कन की गति को बढ़ाता है।

Chrysiasis (क्राइसियेसिस)— जीवित ऊतकों में सोने का जमा हो जाना जैसे स्वर्ण-चिकित्सा करने पर अक्सर हो जाता है।

Chrysocyanosis (क्राइसोसायनोसिस)— किसी रोग की स्वर्ण लवणों से चिकित्सा करने के परिणाम स्वरूप प्रतिक्रिया के रूप में त्वचा का नीला पड़ जाना।

Chrysoderma (क्राइसोडर्मा)— सोने के जमा होने पर त्वचा की वर्णकयुक्तता हो जाना अर्थात् उस पर चकत्ते पड़ जाना।

Chrysotherapy (क्राइसोथिरैपी)— स्वर्ण-चिकित्सा।

Chylangioma (काइलेन्जियोमा)— आँत की काइल से भरी लसीका वाहिनियों का अर्बुद।

Chylaqueous (काइलाक्वस)— जलीय वसालसीका से सम्बन्धित।

Chyle (काइल)— छोटी आँत के अंकुरों की वसालसीका वाहिनियों में विद्यमान दूध के समान एक तरल जो पाचन के उत्पाद एवं विशेषकर अवशोषित वसा से बना होता है और जो लसीका वाहिनियों द्वारा वसालसीका कुंड (उदर में स्थित वक्ष-वाहनी का चौड़ा भाग) में और फिर वक्ष-वाहिनी से होता हुआ बाईं अवजत्रुक शिरा या सबक्लेवियन वेन में जाता है जहाँ पर यह रक्त प्रवाह में प्रवेश कर जाता है; वसालसीका।

Chylectasia (काइलेक्टेसिया)— किसी वसालसीका वाहिनी का चौड़ा होना।

Chylemia (काइलीमिया)— रक्त में वसालसीका का पाया जाना।

Chylidrosis (काइलीड्रोसिस)— पसीने में एक दूधिया तरल का निकलना जो वसालसीका के समान होता है।

Chylifacient (काइलीफेसिएन्ट)— वसालसीका बनाने वाला।

Chylifaction, Chylification (काइलीफ़ेक्शन, काइलीफ़िकेशन)— वसालसीका का बनना, वसालसीकाभवन।

Chylifactive (काइलीफैक्टिव)— Chylopoietic

Chyliferous (काइलीफेरस)— 1. वसालसीका बनाने वाला 2. वसालसीका वाहक

Chyliform (काइलीफॉर्म)— वसालसीका से मिलता-जुलता, वसालसीकाभ।।

Chylocele (काइलोसील)— अण्डकोष का श्लीपद अथवा शुक्रग्रन्थियों को ढकने वाली ट्यूनिका वेजाइनालिस नामक परतों के काइल से फूल जाने के कारण अण्डकोष का बढ़ जाना, वसालसीकावृषण।

Chylocyst (काइलोसिस्ट)— वसालसीका कुंड, वक्ष-वाहिनी का उदर में स्थित चौड़ा भाग

Chyloderma (काइलोडर्मा)— फाइलेरिया रोग में बढ़ी हुई लसीका वाहिनियों तथा अण्डकोष की मोटी त्वचा में लसीका का इकट्ठा हो जाना, श्लीपद।

Chylology (काइलोलॉजी)— काइल का अध्ययन।

Chylomediastinum (काइलोमीडियास्टाइनम)— मध्यावकाश में काइल का पाया जाना।

Chylomicron (काइलोमाइक्रोन)— भोजन की वसा के पाचन एवं अवशोषण के पश्चात् रक्त में पाया जाने वाला वसालसीका का छोटा कण।

Chylomicronemia (काइलोमाइक्रोनीमिया)— रक्त में अधिक संख्या में काइलोमाइक्रोनो (वसालसीका के छोटे कणों) का पाया जाना।

Chylopericardium (काइलोपैरीकार्डियम)— हृदयावरण अथवा पैरीकार्डियम में काइल का पाया जाना, वसालसीकापरिहृद्।

Chyloperitoneum (काइलोपैरीटोनियम)— पैरीटोनियम-गुहा में काइल का पाया जाना, वसालसीकापर्युदर्या।

Chylophoric (काइलोफोरिक)— काइल को ले जाने वाला, वसालसीका वाहक।

Chylopleura (काइलोप्लूरा)— Chylothorax.

Chylopneumothorax (काइलोन्यूमोथोरैक्स) —फुफ्फुसावरणी गुहा में काइल तथा वायु दोनों का मौजूद होना।

Chylopoiesis (काइलोपॉयसिस)— काइल का बनना तथा आँतों में वसालसीका वाहिनियों द्वारा उसका अवशोषण होना।

Chylopoietic (काइलोपॉयटिक)— वसालसीका के बनने से सम्बन्धित, वसालसीकोत्पादक।

Chylorrhea (काइलोरिह्या)— वक्ष-वाहिनी के फट जाने से काइल का निकल जाना।

Chylosis (काइलोसिस)— निगले गए भोजन से आँत में वसालसीका या काइल का निर्माण होना तथा इसका पाचन एवं आँत की भित्तियों से रक्त में अवशोषित होकर ऊतकों में पहुँचना।

Chylothorax (काइलोथोरैक्स)— फुफ्फसावरणी गुहाओं में काइल का होना, वसालसीकावक्ष।

Chylous (काइलस)— काइल से सम्बन्धित अथवा काइल की प्रकृति वाला, वसालसीकी।

Chyluria (काइलूरिया)— मूत्र में काइल का पाया जाना जिससे मूत्र सफेद हो जाता है, वसालसीकामेह।

Chymase (काइमेस)— आमाशयिक रस में विद्यमान एक एन्जाइम जो अग्नयाशयी रस की क्रिया को तीव्र कर देता है।

Chyme (काइम)— आंशिक रूप से पचा हुआ पाचक स्रावों से मिश्रित अर्द्धतरल भोजन जो भोजन के पाचन के दौरान आमाशय एवं छोटी आँत में पाया जाता है, अर्धपक्वान्न।

Chymification (काइमीफ़िकेशन)— भोजन का काइम में परिवर्तित होना।

Chymopoiesis (काइमोपॉयसिस)— Chymification

Chymorrhea (काइमोरिहूया)— काइम का बहना।

Chymotrypsin (काइमोट्रिप्सिन)— अग्न्याशय द्वारा उत्पन्न एक पाचक एन्जाइम।

Chymous (काइमस)— काइम से सम्बन्धित।

Chymus (काइमस)— काइम।

Chytide (काइटाइड)— एक त्वचा की झुर्री।

Cibisotome (सिबिसोटोम)— आँख के लैन्स के कैप्सूल में चीरा लगाने वाला यन्त्र।

Cibophobia (सिबोफोबिया)— खाने से अत्यन्त भय लगना।

Cicatrectomy (साइकाट्रेक्टॉमी)— किसी व्रणचिन्ह अथवा खुरण्ट को काटकर निकाल देना।

Cicatrices (साइकाट्राइसेज़)— Cicatrix का बहुवचन।

Cicatricial (साइकाट्राइसियल)— किसी व्रणचिन्ह से सम्बन्धित।

Cicatricotomy (साइकाट्राइकोटॉमी)— किसी व्रणचिन्ह में चीरा लगाना।

Cicatrix (साइकाट्रिक्स)— व्रणचिन्ह, खुरण्ट, किसी ज़ख्म के भरने के पश्चात् बना तन्तु ऊतक, क्षतांक।

Cicatrizant (साइकाट्राइज़ैन्ट)— व्रणचिन्ह के बनने से व्रण के विरोहण में मदद करने अथवा विरोहण करने वाला।

Cicatrization (साइकाट्राइज़ेशन)— व्रणचिन्ह या खुरण्ट के बनने से किसी ज़ख्म का भरना, क्षतांकन।

Cicatrize (साइकाट्राइज़)— व्रणचिन्ह या खुरण्ट बनाकर विरोहण करना।

-cide (-साइड)— एक प्रत्यय जो ऐसी वस्तु को निर्दिष्ट करता है जो मारती है।

Cilia (सिलिया)— 1. आँखों की पलकों के बाल। 2. किसी कोशिका की सतह से निकलने वाले बालों के समान सूक्ष्म प्रवर्ध जैसे श्वसनियों (श्वासनलियों) में इपिथिलियमी कोशिकाओं से निकलने वाले सूक्ष्म प्रवर्ध जो श्लेष्मा, पस तथा धूल कणों को बाहर की ओर ढकेल देते हैं; रोम।

Ciliariscope (सिलियरिस्कोप)— आँख के बालों वाले भाग का परीक्षण करने वाला यन्त्र।

Ciliarotomy (सिलियरोटॉमी)— शल्य-क्रिया द्वारा रोमक क्षेत्र को विभाजित करना जैसा कि ग्लूकोमा में किया जाता है।

Ciliary (सिलियरी)— रोमो से सम्बन्धित अथवा रोमों से मिलता-जुलता, विशेषकर आँख की पलकों के बालों, सिलियरी बॉडी अथवा आँख की पेशी के लिए प्रयोग किया जाता है।

Ciliary apparatus, Ciliary body (सिलियरी अप्रेटस, सिलियरी बॉडी)— नेत्रगोलक की बीच की झिल्ली ट्यूनिका वैस्कुलोसा औकुलाई का बीच का मोटा भाग, देखें चित्र 82।

Ciliary glands (सिलियरी ग्लैण्ड्स)— आँख की पलक की एक प्रकार की स्वेद ग्रन्थियाँ।

Ciliary muscle (सिलियरी मसल)— आँख की सिलियरी बॉडी के एक भाग को बनाने वाली चिकनी पेशी।

Ciliate, Ciliated (सिलियेट, सिलियेटेड)— रोम युक्त जिसके रोम लगे होते हैं, रोमक।

Ciliectomy (सिलियकटॉमी)— सिलियरी बॉडी के किसी भाग को अथवा आँख की पलक के उस भाग को जिसमें रोमों की जड़े विद्यमान हों, काटकर अलग कर देना।

Ciliocytophthoria (सिलियोसाइटोफ्थोरिया)— शरीर के बहुत से तरलों में विशेष रूप से श्वसनीय स्राव में अलग हुए गतिशील रोमक गुच्छों का पाया जाना।

Ciliogenesis (सिलियोजेनेसिस)— रोमों का बनना।

Cilioretinal (सिलियोरेटाइनल)— सिलियरी काय एवं दृष्टिपटल या रेटिना से सम्बन्धित।

Ciliroscleral (सिलियोस्क्लेरल)— सिलियरी काय एवं श्वेतपटल या स्क्लेरा से सम्बन्धित।

Ciliospinal (सिलियोस्पाइनल)— सिलियरी काय एवं सुषुम्ना-रज्जु से सम्बन्धित।

Ciliostatic (सिलियोस्टेटिक)— रोमों की गतियों को रोकने वाला।

Ciliotomy (सिलियोटॉमी)— सिलियरी तन्त्रिका को शल्य-क्रिया द्वारा काटना।

Ciliotoxicity (सिलियोटॉक्सीसिटी)— किसी औषधि या पदार्थ की क्रिया जिससे रोमकों की क्रियाशीलता में बाधा उत्पन्न हो जाती है।

Cilium (सिलियम)— Cilia का एक वचन।

Cillosis (सिलोसिस)— आँख की किसी पलक का ऐंठन के साथ फड़फड़ाना।

Cimex (साइमेक्स)— खटमल।

Cimicosis (साइमीकोसिस)—खटमल द्वारा काटने से उत्पन्न खुजली।

Cinanesthesia (साइनेनेस्थीसिया)— kinanesthesia.

Cinchona (सिन्कोना)— सिन्कोना वृक्ष की सूखी छाल जो कुनीन का स्रोत है।

Cinchonism (सिन्कोनिज़्म) **or quininism** (कुनीनिज़्म) — सिन्कोना अथवा इसके क्षाराभ कुनीन की विषाक्तता, कुनीनात्यय।

Cinclisis (सिनक्लाइसिस)— शरीर के किसी भाग में तेजी से होने वाली ऐंठन के साथ गति।

Cincture sensation (सिन्कचर सैन्सेशन)— कटि प्रदेश (शरीर का पसलियों से नीचे तथा कूल्हे से ऊपर का भाग) के चारों ओर कसे हुए कटिबन्ध का महसूस होना।

Cinder (सिन्डर)— राख।

Cine- (साइन-)— गति के साथ होने वाले सम्बन्ध का संकेत देने वाला उपसर्ग।

Cineangiocardiography (साइनेएन्जियोकार्डियोग्राफी) — किसी एक्स-रे अपारदर्शक पदार्थ का इन्जैक्शन लगाकर प्रतिदीप्तिदर्शी या फ्लोरोस्कोप का प्रयोग करके हृदय एवं रक्त वाहिनियों का चित्रांकन करना।

Cinecystourethrogram (साइनेसिस्टोयूरेथ्रोग्राम)—उस समय का गतिशील मूत्राशय एवं मूत्र-मार्ग का एक्स-रे चित्र जब उन्हें किसी रेडियो अपारदर्शक पदार्थ से भर दिया गया हो और वे उसे निष्कासित कर रहे होते हैं।

Cinefluorography (साइनेफ्लूरोग्राफी)— Cineradiography

Cinematics (साइनेमेटिक्स)— गति-विज्ञान।

Cinematoradiography (साइनेमेटोरेडियोग्राफी)— किसी अंग का गति करते हुए उसका एक्स-रे लेना।

Cinemicrography (साइनेमाइक्रोग्राफी)— सूक्ष्मदर्शी द्वारा दिखाई देने वाली किसी वस्तु के चल-चित्र का अभिलेखन करना।

Cineraceous (साइनेरेसियस)— राख के समान

Cineradiography (साइनेरेडियोग्राफी)— फ्लोरोस्कोप परीक्षण के दौरान उत्पन्न प्रतिबिम्बों की चलती-फिरती तस्वीर का अभिलेखन करना, चल-एक्सरे चित्रण

Cinerea (साइनेरिया)— मस्तिष्क या सुषुम्ना रज्जु का धूसर द्रव्य

Cinereal (साइनेरियल)— मस्तिष्क या सुषम्ना रज्जु के धूसर द्रव्य से सम्बन्धित।

Cineritious (साइनेरीशियस)— राख के भूरे रंग का।

Cineurography (साइनेयूरोग्राफी)— गतिमान मूत्रीय पथ का एक्स-रे चित्रण करना।

Cinnamomum cassia (सिनेमोमम कैसिया)—दालचीनी।

Cinnamomum tamala (सिनेमोमम तैमेला)—तेजपात

Cion (सियोन)— उपजिह्वा।

Cionitis (सियोनाइटिस)— उपजिह्वा का शोथ।

Circadian (सर्केडियन)— लगभग 24 घण्टे के अन्तराल पर उत्पन्न होने वाला।

Circhoral (सर्कोरल)— एक घण्टे में एक बार उत्पन्न होने वाला।

Circinate (सर्सिनेट)—चक्राकार, कुण्डलित

Circle (सर्किल)— गोल छल्ले के समान रचना।

Circoid (सर्कायॅड)— सर्पाकृति।

Circuit (सर्किट)— 1. विद्युत-धारा का चक्राकार मार्ग 2. किसी तरल का नलियों में परिसंचरण करने से बना मार्ग 3. किसी प्रतिवर्त-चाप में संवेदी ग्राही से प्रेरक अंग तक का तन्त्रिका आवेगों का मार्ग, परिपथ।

Circular (सर्कुलर)— 1. वृत्ताकार या गोल आकृति का 2. बार-बार होने वाला।

Circulation (सर्कुलेशन)— नियमित रूप से अथवा वृत्ताकार मार्ग में गति करना जैसे रक्त का हृदय एवं रक्त वाहिनियों से होते हुए बहना, परिसंचरण। परिसंचरण मुख्यतया निम्न प्रकार का होता है :–

Blood circulation (ब्लड सर्कुलेशन)— ऐसा परिसंचरण जिसमें रक्त हृदय से निकल कर धमनियों, केशिकाओं तथा शिराओं से होता हुआ वापिस हृदय में पहुँच जाता है, रक्त परिसंचरण।

Circulation of bile salts (सर्कुलेशन ऑफ बाइल साल्ट्स)— यकृत से विसर्जित अन्य पदार्थों के साथ पित्त लवण सोडियम ग्लाइकोकोलेट तथा टैरोकोलेट आँत की श्लेष्मकला द्वारा अवशोषित हो जाते हैं तथा प्रतिहारी (पोर्टल) परिसंचरण द्वारा वापिस यकृत में पहुँच जाते हैं।

Collateral circulation (कौलेट्रल सर्कुलेशन) — शरीर के किसी भाग की पूर्ति करने वाली मुख्य नलिका में अवरोध उत्पन्न हो जाने के पश्चात् द्वितीयक नलिकाओं के द्वारा परिसंचरण स्थापित हो जाना, समपार्श्वी परिसंचरण।

Coronary circulation (कॉरोनरी सर्कुलेशन)— हृदय की मायोकार्डियम में कॉरोनरी वाहिनियों द्वारा होने वाला रक्त परिसंचरण।

Extracorporeal circulation (एक्सट्राकॉर्पोरियल सर्कुलेशन)— शरीर के बाहर रक्त का परिसंचरण जैसे किसी कृत्रिम गुर्दे अथवा हृदय-फेफड़ा उपकरण द्वारा होने वाला रक्त परिसंचरण।

Fetal circulation (फीटल सर्कुलेशन)— भ्रूण से नाभि-धमनी द्वारा बहकर अशुद्ध रक्त अपरा में पहुँचता है तथा अपरा में ऑक्सीजनयुक्त अथवा शुद्ध रक्त नाभि-शिरा द्वारा वापिस भ्रूण में पहुँचता है।

Lymph circulation (लिम्फ सर्कुलेशन)— ऊतक तरल से बनी लसीका जो शरीर के ऊतक अवकाशों में भरा होता है, लसीका- केशिकाओं में एकत्रित होती है और उनके द्वारा बड़ी लसीका वाहिनियों में पहुँचती है जो जुड़ कर दाईं लिम्फेटिक डक्ट एवं थौरैक्सिक डक्ट का निर्माण करती हैं जो सारे शरीर की लसीका को खींचती है और बड़ी शिराओं में उँडेल कर खाली हो जाती हैं।

Portal circulation (पोर्टल सर्कुलेशन)— सामान्य तौर पर, किसी अंग की केशिकाओं से बड़ी वाहिनियों के द्वारा किसी दूसरे अंग की वाहिनियों में रक्त परिसंचरण होना जो विशेषकर भोजन प्रणाली या जठरान्त्रीय पथ एवं प्लीहा से पोर्टल शिरा द्वारा रक्त के यकृत में पहुँचने के लिए लागू होता है, प्रतिहारी परिसंचरण।

Pulmonary circulation (पल्मोनरी सर्कुलेशन)— रक्त पल्मोनरी धमनी द्वारा दाँयें निलय से फेफड़ों में पहुँचता है जहाँ पर रक्त शुद्ध हो जाता है अर्थात् ऑक्सीजन

युक्त हो जाता है तथा पल्मोनरी शिरा द्वारा बाँयें अलिन्द में वापिस पहुँच जाता है, फुफ्फुसीय परिसंचरण।

Systemic circulation (सिस्टेमिक सर्कुलेशन)— फेफड़ों के अतिरिक्त रक्त का सम्पूर्ण शरीर में होने वाला सार्वदैहिक परिसंचरण।

Venous circulation (वेनस सर्कुलेशन)— शिराओं से होने वाला रक्त परिसंचरण, शिरापरक परिसंचरण।

Circulation rate (सर्कुलेशन रेट)— हृदय से प्रति मिनट निकलने वाले रक्त की मात्रा जो औसत परिमाण के तथा जिसकी नाड़ी गति 70 प्रति मिनट है, युवा व्यक्ति में लगभग 3 लीटर शरीर की सतह के प्रति वर्ग मीटर प्रति मिनट होता है।

Circulation time (सर्कुलेशन टाइम)— रक्त को चक्र पूरा करने के लिए फुफ्फुसीय एवं दैहिक परिसंचरण तन्त्र, दोनों से होकर बहने में लगा समय जिसे इन्जैक्शन द्वारा किसी पदार्थ को शिरा में पहुँचा कर तथा इन्जैक्शन के लगने वाले स्थान पर धमनियों में इसके प्रकट होने में लगे समय को ज्ञात करके मापा जाता है।

Circulatory (सर्कुलेटरी)— परिसंचरण से सम्बन्धित।

Circulatory collapse (सर्कुलेटरी कॉलेप्स)— निपात।

Circulatory failure (सर्कुलेटरी फेल्योर)—परिसंचारी पात।

Circulatory system (सर्कुलेटरी सिस्टम)— वह तन्त्र जिसमें हृदय एवं रक्त वाहिनियाँ होती हैं, परिसंचरण तन्त्र।

Circulus (सर्कुलस)— वृत्त या घेरा।

Circum- (सर्कम-)— उपसर्ग जिसका अर्थ चारों ओर से होता है।

Circumanal (सर्कमएनल)—गुदा के चारों ओर।

Circumarticular (सर्कमआर्टिकुलर)— किसी जोड़ के चारों ओर।

Circumcise (सर्कमसाइज़)—शल्य-क्रिया द्वारा शिश्नमुण्डच्छद या अग्रच्छद के सिरे को काट कर अलग कर देना।

Circumcision (सर्कमसीज़न)— लिंग के अग्रच्छद अथवा शिश्नमुण्डच्छद के सिरे को शल्य-क्रिया द्वारा काट कर अलग कर देने की क्रिया, खतना करना।

Circumcorneal (सर्कमकॉर्नियल)— स्वच्छमण्डल अथवा कॉर्निया को चारों ओर से घेरने वाला, परिस्वच्छमण्डलीय।

Circumduction (सर्कमडक्शन)— किसी भुजा अथवा आँख की वृत्ताकार गति, पर्यावर्तन।

Circumference (सर्कमफ्रैन्स)— वृत्ताकार क्षेत्र की बाह्य सीमा, परिधि।

Circumferentia (सर्कमफ्रैन्शिया)— Circumference.

Circumferential (सर्कमफेरेन्शियल)— चारों ओर से घेरने वाला अथवा शरीर के परिसर या उसकी परिधि से सम्बन्धित।

Circumflex (सर्कमफ्लैक्स)— चारों ओर घूमने वाला जैसे कोई वाहिनी, परिवेष्टक।

Circumintestinal (सर्कमइन्टैस्टाइनल)— आँत के चारों ओर।

Circumlental (सर्कमलैण्टल)— आँख के लैन्स के चारों ओर स्थित अथवा उत्पन्न होने वाला।

Circummandibular (सर्कममैण्डिबुलर)— अघोहनु या निचले जबड़े के चारों ओर।

Circumnuclear (सर्कमन्यूक्लियर)— केन्द्रक को चारों ओर से घेरने वाला अथवा क्रेन्द्रक के चारों ओर उत्पन्न होने वाला।

Circumocular (सर्कमोकुलर)— आँख को चारों ओर से घेरने वाला अथवा आँख के चारों ओर उत्पन्न होने वाला।

Circumoral (सर्कमओरल)— मुख के चारों ओर।

Circumorbital (सर्कमऑर्बिटल)— नेत्रगोलक के चारों ओर स्थित।

Circumrenal (सर्कमरीनल)— गुर्दे के चारों ओर स्थित।

Circumscribed (सर्कमस्क्राइब्ड)— सीमित क्षेत्र में बन्द, परिसीमित।

Circumstantiality (सर्कमस्टैन्शियालिटी)— मानसिक रोग का एक लक्षण जिसमें विचार प्रवाह में विघ्न पड़ जाता है और रोगी असम्बद्ध बातें करनी शुरु कर देता है।

Circumvallate (सर्कमवैलेट)— किसी दीवार, कटक अथवा उठी हुई रचना से घिरा हुआ, परिवृत्त।

Circumvascular (सर्कमवैस्कुलर)— परिवाहिका, किसी रक्त वाहिनी के चारों ओर।

Cirrhosis (सिरोह्सिस)— तन्तु-ऊतक के बन जाने के कारण यकृत का कठोर हो जाना। यह निम्न प्रकार का हो सकता है–

Alcoholic cirrhosis (एल्कोहॉलिक सिरोह्सिस)— यकृत सिरोह्सिस लगभग 20 प्रतिशत पुराने शराब पीने वाले व्यक्तियों को हो जाता है।

Atrophic cirrhosis (एट्रोफिक सिरोह्सिस)— सिरोह्सिस जिसमें यकृत का अपक्षय हो जाता है अर्थात् वह परिमाण में छोटा हो जाता है।

Biliary cirrhosis (बिलियरी सिरोह्सिस)— बहुत दिनों से बाइल के ठहरे रहने से, बाइल नलियों के शोथ अथवा कॉमन बाइल डक्ट में पथरी या अर्बुद आदि से अवरोध उत्पन्न हो जाने के कारण उत्पन्न यकृत सिरोह्सिस।

Cardiac cirrhosis (कार्डियक सिरोह्सिस)— रक्ताधिक्यज हृद्पात के कारण यकृत में उत्पन्न हुए रक्ताधिक्य से उत्पन्न यकृत सिरोह्सिस।

Fatty cirrhosis (फैटी सिरोह्सिस)— यकृत का सिरोह्सिस जिसमें यकृत कोशिकाएँ वसा से अन्तःसंचरित हो जाती हैं।

Hypertrophic cirrhosis (हाइपरट्रॉफिक सिरोह्सिस)— सिरोह्सिस जिसमें यकृत अतिवृद्धि के कारण बढ़ जाता है।

Infantile cirrhosis (इन्फैन्टाइल सिरोह्सिस)— प्रोटीन की कमी के कारण बचपन में होने वाला यकृत का सिरोह्सिस।

Metabolic cirrhosis (मेटाबोलिक सिरोह्सिस) — चयापचयी रोगों जेसे हीमोक्रोमेटोसिस, ग्लाइकोजेन स्टोरेज डिजीज, गैलेक्टोसीमिया तथा विल्सन्स डिजीज आदि के कारण होने वाला यकृत सिरोह्सिस।

Posthepatitic cirrhosis (पोस्टहिपैटाइटिक सिरोह्सिस)— यकृतशोथ के पश्चात् होने वाला यकृत सिरोह्सिस।

Syphilitic cirrhosis (सिफिलिटिक सिरोह्सिस)— उपदंश या सिफिलिस रोग की तृतीय अवस्था में होने वाला यकृत सिरोह्सिस जिसमें यकृत में गमा बन जाते हैं।

Toxic cirrhosis (टॉक्सिक सिरोह्सिस)— विषैले पदार्थों से उत्पन्न होने वाला सिरोह्सिस जैसे कार्बन-टैट्राक्लोराइड या फॉस्फोरस की विषाक्तता में होता है।

Cirrhotic (सिरोहटिक)— सिरोह्सिस से सम्बन्धित अथवा उससे पीड़ित।

Cirsectomy (सिरसेक्टॉमी)— किसी अपस्फीत शिरा के किसी भाग को काटकर निकाल देना, स्फीतशिरा-उच्छेदन

Cirsoid (सिरसॉयड)— चौड़ी एवं टेढ़ी-मेढ़ी (सर्पाकृति) शिरा से मिलता-जुलता, अपस्फीत।

Cirsomphalos (सिरसोमफेलोस)— नाभि के चारों ओर की अपस्फीत शिरायें, शिराछत्रक।

Cirsophthalmia (सिर्सोफ्थैल्मिया)— नेत्रश्लेष्मला की रक्त वाहिनियों की अपस्फीती।

Cirsotome (सिरसोटोम)— अपस्फीत शिराओं को काटने वाला यन्त्र।

Cirsotomy (सिरसोटॉमी)— अपस्फीत शिरा में बहुत से चीरे लगाकर अपस्फीति की चिकित्सा करना।

Cissa (सिसा)— न खाने योग्य पदार्थों को खाने की तीव्र इच्छा

Cistern (सिस्टर्न)— तरल का भण्डार रखने वाला पात्र, कुण्ड।

Cisterna (सिस्टर्ना)— एक थैली अथवा गुहा, महा कुण्ड। उदाहरण–

Cisterna chyli (सिस्टर्ना काइलाई)— वक्षीय वाहिनी के उदर-गुहा में उसके उद्‌गम स्थान पर स्थित एक चौड़ा भाग।

Cisterna subarachnoidalis (सिस्टर्ना सबएराक्नॉयडेलिस)— मस्तिष्क के एराक्नॉयड एवं पाया मेटर के बीच का चौड़ा स्थान जिसमें प्रमस्तिष्क-मेरु द्रव भरा होता है।

Cisternal (सिस्टर्नल)— एक बन्द स्थान से सम्बन्धित जिसमें तरल भरा होता है।

Cisternal puncture (सिस्टर्नल पंक्चर)— एक खोखली सूई द्वारा ग्रीवा-कशेरूकाओं के बीच में सुषुम्ना रज्जु के ड्यूरा मेटर एवं एराक्नॉयड मेटर के बीच स्थित स्थान में वेधन करना।

Cisternography (सिस्टर्नोग्राफी)— अवजालतानिका अवकाश में किसी रेडियोअपारदर्शक पदार्थ का इन्जैक्शन लगाकर मस्तिष्क के आधारी कुण्ड का एक्स-रे परीक्षण करना।

Citrated (साइट्रेटेड)— साइट्रेट से युक्त जैसे रक्त में सोडियम साइट्रेट का मिला होना जिससे रक्त जमता नहीं।

Citrate solution (साइट्रेट साल्यूशन)— एक घोल जो रक्त को जमने से रोकने के लिए प्रयोग में लाया जाता है।

Citrulline (साइट्रूलीन)— आर्निथीन से बनने वाला एक अमीनो एसिड जो तरबूजों में पाया जाता है।

Citrullinemia (साइट्रूलीनीमिया)— रक्त में अधिक मात्रा में साइट्रूलीन का पाया जाना।

Citrullinuria (साइट्रूलीनूरिया)— मूत्र में अधिक मात्रा में साइट्रूलीन का पाया जाना।

Clairvoyance (क्लेरवोयैन्स)— संवेदनाओं अथवा बुद्धि का प्रयोग किए बिना दूरस्थ किसी घटना से अवगत रहने की क्षमता।

Clammy (क्लेमी)— चिपचिपा या लेसदार।

Clamp (क्लैम्प)— शल्य-क्रिया सम्बन्धी एक यन्त्र जो किसी अंग, रचना अथवा वाहिनी को पकड़ने, जोड़ने, दबाने अथवा उसे सहारा देने के लिए प्रयोग में लाया जाता है, शिकंजा।

Clang (क्लैंग)— तीव्र धात्विक ध्वनि, ठन्-ठन् या झनझन शब्द होना।

Clap (क्लैप)—गॉनोरिह्या या सूजाक।

Clapotage, Clapotement (क्लैपोटेज़, कलैपोटमेन्ट)— किसी विस्फारित आमाशय की झटकों में सुनाई देने वाली कोई छपछप की आवाज।

Clapping (क्लैपिंग)— स्रावों को ढीला करने के लिए वक्ष का परिताड़न करना, इसे द्रव-निष्कासन भी कहा जाता है।

Clapton's lines (क्लैप्टन्स लाइन्स)— ताँबे की विषाक्तता के कारण मसूड़ों के दाँतों की ओर के किनारों पर बनी रेखाएँ।

Clarificant (क्लैरीफिकेन्ट)— वह पदार्थ जो किसी द्रव के गँदलेपन को साफ करता है, शोधक।

Clarification (क्लैरीफिकेशन)— किसी घोल के गँदलेपन को दूर करने की प्रक्रिया, शोधन।

Clark's rule (क्लार्क्स रूल)— बच्चों की औषधि मात्रा की गणना करने की एक विधि जिसमें बच्चे के पौंड में लिए गए वजन को युवा व्यक्ति की मात्रा से गुणा किया जाता है एवं गुणनफल को 150 से भाग दे दिया जाता है तो बच्चे की औषधि मात्रा निकल आती है।

Clasmatocyte (क्लैस्मेटोसाइट)— वृहत्भक्षककोशिका।

Clasmatosis (क्लासमेटोसिस)— टुकड़े-टुकड़े हो जाना जैसे किसी कोशिका के टुकड़े-टुकड़े हो जाना।

Clasp (क्लैस्प)— ऐसा उपकरण जिसके द्वारा किसी वस्तु को पकड़ा जाता है।

Clastic (क्लैस्टिक)— टुकड़े करने वाला।

Clastogen (क्लैस्टोजन)— वह वस्तु जो गुणसूत्रों को तोड़ डालती है।

Clastogenic (क्लैस्टोजेनिक)— जो तोड़ता है।

Clastothrix (क्लैस्टोथ्रिक्स)— बालों का खण्डन होना।

Claudication (क्लौडीकेशन)— खंजता या लंगड़ापन। यह दो प्रकार का होता है–

Intermittent claudication (इंटरमिटैन्ट क्लौडीकेशन)— चलने पर पिण्डलियों में तेज दर्द होना जो विश्राम करने पर शान्त हो जाता है तथा धमनीय अन्तर्रोध के रोगों में अपर्याप्त रक्त आपूर्ति के कारण होता है। सविरामी खंजता।

Venous claudication (वेनस क्लौडीकेशन)— शिराओं में रक्त के ठहर जाने से चलने पर पिण्डलियों में होने वाला तेज दर्द जो विश्राम करने पर शान्त हो जाता है। शिरापरक खंजता।

Claudicatory (क्लौडीकेटरी)— खंजता या लंगड़ेपन से, विशेष रूप से सविरामी खंजता से सम्बन्धित।

Claustra (क्लोस्ट्रा)— Claustrum का बहुवचन।

Claustral (क्लौस्ट्रल)— क्लौस्ट्रम से सम्बन्धित।

Claustrophilia (क्लौस्ट्रोफीलिया)— खुले स्थान में रहने से अत्यधिक भय लगना तथा एक बन्द कमरे अथवा स्थान में रहने की असामान्य रूप से इच्छा होना।

Claustrophobia (क्लौस्ट्रोफोबिया)— बन्द कमरे या बन्द स्थानों में रहने से अत्यधिक भय लगना।

Claustrum (क्लौस्ट्रम)— 1. अवरोधक 2. प्रमस्तिष्क गोलार्द्ध में बाह्य सम्पुट के पार्श्व में स्थित धूसर द्रव्य की एक पतली परत जो बाह्य सम्पुट को इन्सुला के श्वेत द्रव्य से पृथक करती है, रोधपट

Clausura (क्लॉसूरा)— Atresia

Clava (क्लेवा)— मेडुला ऑब्लॉंगेटा की पृष्ठीय सतह पर विद्यमान एक उत्सेध।

Claval (क्लेवल)— मेडुला ऑब्लॉंगेटा की पृष्ठीय सतह पर विद्यमान उत्सेध से सम्बन्धित।

Clavate (क्लेवेट)— मुद्गर की आकृति का

Clavicle (क्लैविक्ल)— हँसुली, अंग्रेजी के अक्षर 'एफ' के समान मुड़ी हुई हड्डी जो स्कैपुला तथा स्टर्नम हड्डियों से जुड़ी होती है; जत्रुक।

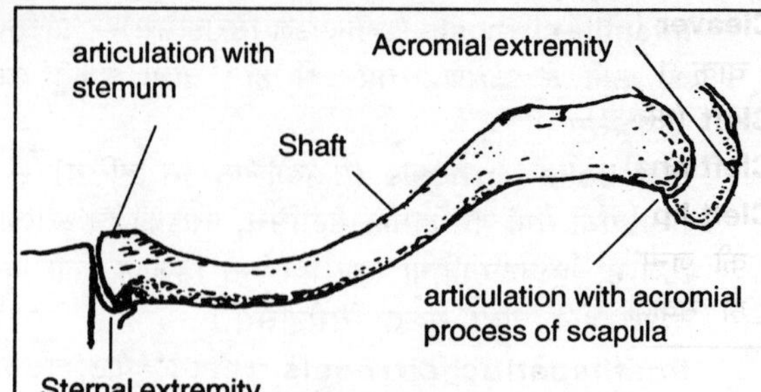

Fig. 83 : Clavicle bone जत्रुक अस्थि

Articulation with sternum=उरोस्थि या स्टर्नम के साथ बनी सन्धि, Sternal extremity=उरोस्थि-छोर, Shaft=अस्थि काण्ड, Acromial extremity=अंसकूटी छोर, Articulation with acromial process of scapula=स्कन्धफलक या स्कैपुला के असंकूटी प्रवर्ध के साथ बनी सन्धि।

Clavicotomy (क्लैविकोटॉमी)— शल्य-क्रिया द्वारा कलैविक्ल हड्डी का विभाजन करना।

Clavicular (क्लैविकुलर)— क्लैविक्ल हड्डी से सम्बन्धित, जत्रुकीय।

Clavipectoral (क्लैविपैक्टोरल)— जत्रुक या क्लैविक्ल तथा वक्ष सम्बन्धी।

Clavus (क्लेवस)— 1. घट्टा या किण 2. सिर में तेज दर्द होना जो ऐसा प्रतीत होता है जैसे कोई सिर में नाखून घूसेड़ रहा हो

Clawfoot (क्लाफूट)— पाँव की एक विकृति जिसमें तलुवा ऊँचे मेहराब की आकृति का हो जाता है तथा अँगुलियाँ प्रपद-अँगुल्यस्थिक सन्धियों पर अत्यधिक प्रसारित हो जाती हैं तथा दूरस्थ सन्धियों पर आकुंचित हो जाती हैं।

Clawhand (क्लाहैण्ड)— हाथ की एक विकृति जिसमें अँगुलियों की समीपस्थ अँगुल्यस्थियों का अधिक प्रसारण तथा मध्य एवं दूरस्थ अँगुल्यस्थियों का अत्यधिक आकुंचन हो जाता है जो अधिकतर अल्नर एवं मीडियन नाड़ी पर चोट पहुँचने के कारण होता है।

Claw toe, Hammer toe (क्ला टू, हैमर टू)— पैर की अँगुली जिसमें प्रथम अँगुल्यस्थि का अभिपृष्ठ की ओर तथा द्वितीय एवं तृतीय अगुल्यस्थियों का पदतल की ओर आकुंचन होता है जिससे अँगुली हथौड़े के समान प्रतीत होती है।

Clearance (क्लीयरैन्स)— वृक्कों द्वारा रक्त से किसी पदार्थ का पूर्णतया निष्कासित हो जाना।

Clearing agent (क्लीयरिंग एजेन्ट)— वह पदार्थ जो निष्कासन करता है।

Cleavage (क्लीएवेज)— विभाजन विशेषकर निषेचित डिम्ब का कोशिका विभाजन, विदलन।

Cleavage cell (क्लीएवेज सैल)— विदलन कोशिका, प्रसूखण्ड या ब्लास्टोमीयर।

Cleaver (क्लीयावर)— काटने या चीरने के लिए एक भारी चाकू ।

Cleft (क्लैफ्ट)— एक फटन या लम्बा छिद्र ।

Cleft anal (क्लैफ्ट एनल)— गुदीय फटन ।

Cleft lip (क्लैफ्ट लिप)— ऊपर का कटा होंठ, ऊपरी होंठ की जन्म-जात फटन जिसके साथ ही तालु में भी फटन हो सकती है, विदीर्ण ओष्ठ ।

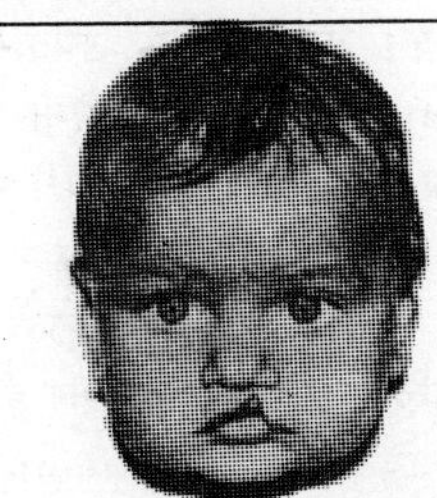

Fig. 84 : Cleft lip विदिर्ण ओष्ठ

Cleft palate (क्लैफ्ट पैलेट)— मुख की छत अर्थात् तालु में स्थित जन्म-जात फटन जिसके द्वारा मुख एवं नासा गुहाओं में सम्बन्ध स्थापित हो जाता है, खण्डतालु ।

Cleidagra, Clidagra (कलीडैग्रा)— गाउट के समान क्लैविकूल में बहुत तेज दर्द होना ।

Cleidal (क्लीडल)— क्लैविकूल से सम्बन्धित ।

Cleiodo- (क्लीडो-)— क्लैविकूल से सम्बन्धित उपसर्ग ।

Cleidocostal (क्लीडोकोस्टल)— क्लैविकूल तथा पसलियों से सम्बन्धित ।

Cleidocranial (क्लीडोक्रेनियल)— क्लैविकूल तथा सिर से सम्बन्धित ।

Cleidomastoid (क्लीडोमैस्टॉयड)— क्लैविकूल तथा मैस्टॉयड सम्बन्धी ।

Cleidorrhexis (क्लीडोरैह्क्सिस)— प्रसव हेतु भ्रूण की क्लैविकूल हड्डियों का अस्थि-भंग करना अथवा उन्हें मोड़ देना ।

Cleidotomy (क्लीडोटॉमी)— कष्ट प्रसव में प्रसव को आसान बनाने के लिए भ्रूण की किसी क्लैविकूल हड्डी को शल्य-क्रिया द्वारा विभाजित करना ।

Clenching (क्लैंचिंग)— दाँत पीसने वाला ।

Cleoid (क्लीऑयड)— एक दन्त्य यन्त्र जिसमें एक नुकीला दीर्घवृत्तीय काटने वाला सिरा होता है जिसका उपयोग दन्त्य गुहाओं को खाली करने के लिए किया जाता है ।

Cleptomania (क्लेप्टोमैनिया)— वस्तुओं को चुराने का उन्माद जिसमें चुराई गई वस्तु के वास्तविक मूल्य से कोई सम्बन्ध नहीं होता तथा चोरी करने के बाद कभी-कभी पछतावा होता है ।

Click (क्लिक)— किसी जोड़ के हिलने-डुलने पर तेज तथा बहुत ही सूक्ष्म समय के लिए उत्पन्न होने वाली ध्वनि ।

Climacophobia (क्लाइमैकोफोबिया)— ऊपर चढ़ने का विकृत भय ।

Climacteric (क्लाइमेक्ट्रिक)— स्त्री में जनन काल की समाप्ति (स्त्री जनन निवृत्ति काल, रजोनिवृत्ति), पुरुष में लैंगिक सक्रियता का ह्रास (पुरुष जनन निवृत्ति काल) ।

Climatology, medical (क्लाइमेटोलॉजी, मेडिकल)— मौसम विज्ञान की वह शाखा जिसमें जलवायु (वर्षा होना तथा तापक्रम आदि) तथा रोग से इसके सम्बन्ध के विषय में अध्ययन किया जाता है ।

Climatotherapy (क्लाइमेटोथिरैपी)— जलवायु परिवर्तन द्वारा किसी रोग की चिकत्सा करना ।

Climax (क्लाइमैक्स)—1. अत्यधिक तीव्रता का काल जैसे किसी रोग की अवधि में रोग के अत्यधिक उग्र रूप धारण करने का समय 2. कामोत्तेजना का चरम सीमा पर पहुँच जाना, चरमोत्कर्ष ।

Climograph (क्लाइमोग्राफ)— जलवायु के स्वास्थ्य पर होने वाले प्रभाव को प्रदर्शित करने वाला एक चित्र ।

Clinic (क्लीनिक)— वह स्थान जहाँ पर रोग निदान किया जाता है तथा रोगी की चिकित्सा की जाती है, चिकित्सालय ।

Clinical (क्लीनिकल)— क्लीनिक से सम्बन्धित अथवा रोगियों के वास्तविक निरीक्षण एवं चिकित्सा से सम्बन्धित, रोगविषयक ।

Clinical analysis (क्लीनिकल एनालाइसिस)— रोग के निदान एवं चिकित्सा के लिए शरीर के तरल, मल तथा ऊतकों आदि का रासायनिक विश्लेषण एवं उनका अध्ययन ।

Clinical thermometer (क्लीनिकल थर्मामीटर)— शरीर का तापमान मापने वाला एक पारद (पारे का) अथवा इलैक्ट्रॉनिक यन्त्र ।

Clinical trial (कलीनिकल ट्रॉयल)— किसी रोग के ठीक होने के लिए रोगी को दी गयी औषधि के प्रभावों को देखना ।

Clinician (क्लीनिशियन)— एक कायचिकित्सक अथवा दन्त-चिकित्सक जो रोगियों के रोग निदान एवं उनकी चिकित्सा करने में निपुण होता है ।

Clinicopathologic (क्लीनिकोपैथोलॉजिक)— किसी रोग के लक्षण एवं विकृतिविज्ञान दोनों से सम्बन्धित ।

Clinocephalic, Clinocephalous (क्लीनोसिफैलिक, क्लीनोसिफैलस)— सिर के शिखर के जन्मजात चपटा अथवा गड्ढेदार होने से सम्बन्धित ।

Clinocephaly (क्लीनोसिफैली)— सिर के शिखर का जन्मजात चपटा होना अथवा इसमें गड्ढा होना ।

Clinodactyly (क्लीनोडैक्टाइली)— एक या अधिक अँगुलियों का स्थाई रूप से घूम जाना अथवा अँगुलियों का टेढ़ापन, वक्रांगुलिता ।

Clinography (क्लीनोग्राफी)— किसी रोग के चिह्नों एवं लक्षणों का एक ग्राफीय अभिलेख तैयार करना ।

Clinoid (क्लीनॉयड)— आकृति में बिस्तर के समान, शय्याकार ।

Clinometer (क्लीनोमीटर)— Clinoscope

Clinoscope (क्लीनोस्कोप)— आँख की पेशियों की कमजोरी मापने का यन्त्र।

Clinostatism (क्लीनोस्टेटिज़्म)— लेटे रहने की अवस्था।

Clip (क्लिप)— किसी ज़ख्म के किनारों अथवा अन्य पदार्थों को आपस में मिलाकर पकड़ने के लिए अथवा छोटी रक्त वाहिनियों से रक्तस्राव रोकने के लिए प्रयोग में लाया जाने वाला धातु का एक यन्त्र।

Cliseometer (क्लाइज़ियोमीटर)— शरीर एवं श्रोणि के अक्ष के बीच के कोणों को नापने वाला यन्त्र।

Clithrophobia (क्लाइथ्रोफोबिया)— ताले में बन्द होने का रोगोत्पादक भय।

Clitoridean (क्लाइटोरीडियान)— भगशिश्निका अथवा क्लाइटोरिस से सम्बन्धित।

Clitoridectomy (क्लाइटोरीडेक्टॉमी)— भगशिश्निका अथवा क्लाइटोरिस को काट कर निकाल देना, भगशिश्निका-उच्छेदन।

Clitoriditis (क्लाइटोरीडाइटिस)— भगशिश्निकाशोथ या क्लाइटोरिस की सूजन।

Clitoridotomy (क्लाइटोरीडोटॉमी)— भगशिश्निका को चीर देना।

Clitoris (क्लाइटोरिस)— स्त्री जननांगों में एक छोटी, लम्बोतरी तथा तन कर खड़ी होने वाली रचना जो पुरुष के लिंग के तुल्य होती है, भगशिश्निका।

Clitoris crisis (क्लाइटोरिस क्राइसिस)— टेबीज़ डॉर्सेलिस नामक रोग से पीड़ित स्त्री में अचानक होने वाली लैंगिक उत्तेजना।

Clitorism (क्लाइटोरिज़्म)— 1. क्लाइटोरिस का निरन्तर वेदनायुक्त उत्थान जो पुरुष के अविरत शिश्नोत्थान के समान होता है। 2. क्लाइटोरिस का अतिवृद्धि के कारण बढ़ जाना।

Clitoritis, Clitoriditis (क्लाइटोराइटिस क्लाइटोरीडाइटिस)— क्लाइटोरिस की सूजन।

Clitoromegaly, Clitorimegaly (क्लाइटोरोमेगैली, क्लाइटोरीमेगैली)— क्लाइटोरिस का बढ़ना।

Clitoroplasty (क्लाइटोरोप्लास्टी)— क्लाइटोरिस की प्लास्टिक सर्जरी।

Clival (क्लाइवल)— ढालुआँ सतह से सम्बन्धित।

Clivus (क्लाइवस)— ढालुआँ सतह जैसे स्फैनॉयड हड्डी।

Clonal (क्लोनल)— किसी क्लोन से सम्बन्धित।

Clone (क्लोन)— अलैंगिक जनन द्वारा एक जीव या कोशिका से उत्पन्न जीवों अथवा कोशिकाओं का एक समूह।

Clonic (क्लोनिक)— अवमोटन सम्बन्धी या अवमोटनीय; पेशियों को बारी-बारी से सकुंचित एवं शिथिल करने वाला।

Clonicity (क्लोनीसिटी)— अवमोटनीय होने की दशा।

Clonicotonic (क्लोनिकोटॉनिक)— जो अवमोटनीय एवं बल्य दोनों होते हैं जैसे कुछ प्रकार की पेशीय ऐंठन।

Clonic spasm (क्लोनिक स्पाज़्म)— ऐंठन जिसमें पेशी में कठोरता होती है और फिर शिथिलता आ जाती है।

Clonism (क्लोनिज़्म)— अवमोटनीय आकर्ष की लम्बी निरन्तर बनी रहने वाली अवस्था।

Clonogenic (क्लोनोजेनिक)— किसी क्लोन से उत्पन्न होने वाला अथवा उससे बना हुआ।

Clonograph (क्लोनोग्राफ)— शरीर के भागों की ऐंठनयुक्त गतियों का अभिलेखन करने वाला उपकरण।

Clonospasm, Clonic spasm (क्लोनोस्पाज़्म, क्लोनिक स्पाज़्म)— पेशियों का शीघ्रता से बारी-बारी से सिकुड़ना एवं शिथिल होना।

Clonus (क्लोनस)— जल्दी-जल्दी अनैच्छिक रूप से पेशियों का बारी-बारी से संकुचित होना एवं शिथिल होना, अवमोटन।

Clostridia (क्लॉस्ट्राइडिया)— Clostridium का बहुवचन।

Clostridial (क्लॉस्ट्राइडियल)— क्लॉस्ट्राइडियम वंश के किसी भी जीवाणु से सम्बन्धित।

Clostridium (क्लॉस्ट्राइडियम)— एक प्रकार का जीवाणु जो मिट्टी, मनुष्य तथा घरेलू पशुओं की आँत एवं व्रण संक्रमणों में पाया जाता है। इसकी लगभग 250 जातियाँ हैं जिनमें से कुछ निम्नलिखित हैं–

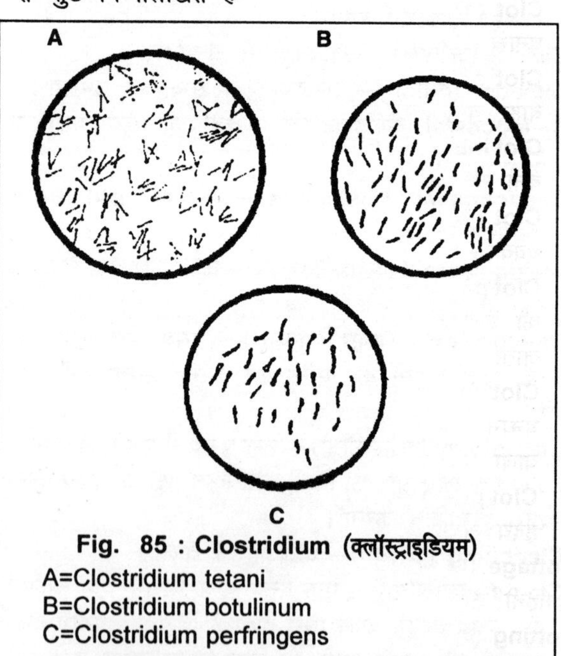

Fig. 85 : Clostridium (क्लॉस्ट्राइडियम)
A=Clostridium tetani
B=Clostridium botulinum
C=Clostridium perfringens

Clostridium bifermentans (क्लॉस्ट्राइडियम बाइफर्मेन्टैन्स)— यह मिट्टी तथा मल में पाया जाता है और इससे गैस गैन्गरीन हो जाता है।

Clostridium botulinum (क्लॉस्ट्राइडियम बोटूलिनम)— यह उचित ढंग से परिरक्षित न किए गए भोजन में वृद्धि करता है और इससे एक शक्तिशाली जीवविष उत्पन्न होता है जिससे विषाक्तता (food poisoning) हो जाती है।

Clostridium difficile (क्लॉस्ट्राइडियम डिफीसाइल)— जीवाणु की वह जाति जिसके जीवविष से लघु आन्त्र एवं वृहदान्त्र का शोथ (छोटी तथा बड़ी दोनों आँतों की सूजन) हो जाता है।

Clostridium novyi (क्लॉस्ट्राइडियम नोवी)— यह गैस गैन्गरीन का मुख्य कारण है।

Clostridium perfringens (क्लॉस्ट्राइडियम परफ्रिन्जैन्स)— यह साधारणतया गैस गैन्गरीन उत्पन्न करता है।

Clostridium tetani (क्लॉस्ट्राइडियम टिटैनाइ)— टेटनस, धनुस्तम्भ अथवा हनुस्तम्भ रोग उत्पन्न करने वाला जीवणु।

Clostridium welchii (क्लॉस्ट्राइडियम वेलचाइ)— गैस गैन्गरीन उत्पन्न करने वाला जीवाणु।

Clot (क्लॉट)— 1. एक घनास्र अथवा स्कन्द या थक्का जैसे रक्त अथवा लसीका का 2. थक्का बनाना अथवा जमाना। यह निम्न प्रकार का हो सकता है–

Clot agony (क्लॉट एगोनी)— मृत्यु के समय होने वाली पीड़ा के दौरान हृदय में बना थक्का।

Clot antemortem (क्लॉट एण्टीमॉर्टम)— मृत्यु से पूर्व हृदय में बनने वाला थक्का।

Clot of blood (क्लॉट ऑफ़ ब्लड)— रक्त से बना घनास्र।

Clot external (क्लॉट एक्स्टर्नल)— रक्त वाहिनी से बाहर बना रक्त का थक्का।

Clot internal (क्लॉट इन्टरनल)— रक्त वाहिनी के भीतर बना रक्त का थक्का।

Clot muscle (क्लॉट मसल)— किसी पेशी में बना थक्का।

Clot passive (क्लॉट पैसिव)— किसी ऐन्यूरिज़्म (फुलाव) की थैली में बना थक्का जिससे रक्त परिसंचरण रुक जाता है अथवा उसकी गति धीमी हो जाती है।

Clot plastic (क्लॉट प्लास्टिक)— किसी धमनी के बन्धन वाले बिन्दु पर धमनी के अन्तःअस्तर से बनने वाला थक्का।

Clot postmortem (क्लॉट पोस्टमार्टम)— मृत्यु के बाद हृदय अथवा किसी बड़ी रक्त वाहिनी में बना थक्का।

Clottage (क्लोटेज)— एक रक्त के थक्के के द्वारा किसी वाहिनी का बन्द हो जाना।

Clotting (क्लॉटिंग)— चोट लग जाने के फलस्वरूप किसी रक्त वाहिनी से निकले रक्त से एक लिसलिसे पदार्थ का बनना, स्कन्दन।

Clubbing (क्लबिंग)— वह दशा जिसमें हाथ के नाखून लम्बाई एवं पार्श्वों में मुड़ जाते हैं तथा कोमल ऊतकों की वृद्धि हो जाती है जो गोलाकार तथा चमकती हुई प्रतीत होती है। यह दशा सबसे अधिक श्वासनलिका विस्फारण में होती है।

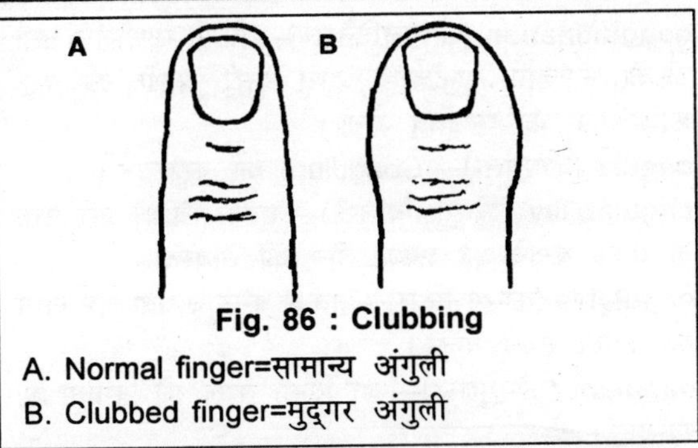

Fig. 86 : Clubbing

A. Normal finger=सामान्य अंगुली

B. Clubbed finger=मुद्गर अंगुली

Clubfoot (क्लबफूट)— जन्म-जात विकृत पैर, मुद्गरपाद।

Clubhand (क्लबहैण्ड)— हाथ की विकृति जो मुद्गरपाद से मिलती-जुलती है, मुद्गरहस्त।

Clump (क्लम्प)— 1. घोल में जीवाणुओं का एक पिण्ड 2. इकट्ठा करना।

Clumping (क्लम्पिंग)— कणों का जैसे जीवाणुओं का पिण्ड के रूप में एकत्रित हो जाना।

Cluneal (क्लूनियल)— नितम्ब सम्बन्धी।

Clunes (क्लून्स)— नितम्ब।

Cluttering (क्लट्रिंग)— एक वाणी दोष जिसमें बोलते हुए अक्षर लुप्त हो जाते हैं।

Clysis (क्लाइसिस)— शरीर से नष्ट हुए तरल को पुनःस्थापित करने अथवा पोषक तत्त्वों की पूर्ति करने हेतु या रक्त-चाप बढ़ाने के लिए किसी तरल को शरीर में मुख से न पहुँचा कर अन्य मार्गों से पहुँचाना।

Clysma, Clyster (क्लाइज़्मा, क्लिस्टर)— एनीमा।

Cm — सेन्टीमीटर।

Cm² — वर्ग सेन्टीमीटर।

Cm³ — घन सेन्टीमीटर।

C/min (सी/मिन)— प्रति मिनट संख्या।

C.mm — घन मिलीमीटर।

Cnemial (स्नेमियल)— पैर विशेषकर पिण्डली से सम्बन्धित।

Cnemis (स्नेमिस)— पिण्डली, पैर का निचला भाग, टिबिया हड्डी।

Cnemitis (स्नेमाइटिस)— टिबिया हड्डी की सूजन।

Cnemoscoliosis (स्नेमोस्कोलियोसिस)— पैर का पार्श्व में झुकना।

C.N.S. (सी.एन.एस.)— केन्द्रीय तन्त्रिका-तन्त्र।

Co (को)— कोबाल्ट का रासायनिक प्रतीक।

CO — कार्बन मोनोक्सॉइड का प्रतीक।

CO_2 — कार्बन डाइऑक्साइड का सूत्र।

Coadaptation (कोएडेप्टेशन)— एक दूसरे पर आश्रित दो अंगो में परस्पर सम्बन्धित अनुकूल परिवर्तन।

Coadunation (कोएडूनेशन)— दो भिन्न प्रकार के पदार्थों का एक पिण्ड में संयुक्त हो जाना।

Coagglutination (कोएग्लूटिनेशन)— किसी एण्टीजन तथा उसकी समजात एण्टीबॉडी द्वारा दूसरे प्राणी की रक्त कोशिकाओं का एकत्रित होना।

Coagula (कौएगुला)— Coagulum का बहुवचन।

Coagulability (कोएगुलेबिलिटी)— थक्के विशेष कर रक्त के थक्के बनाने की क्षमता होने की अवस्था।

Coagulable (कोएगुलेबिल)— थक्का बनने अथवा जम जाने की क्षमता रखने वाला।

Coagulant (कोएगुलेन्ट)— जो किसी तरल को जमाता है, स्कन्दक।

Coagulase (कोएगुलेस)— कोई भी एन्ज़ाइम जो स्कन्दन करता है अथार्त जमाता है।

Coagulate (कोएगुलेट)— 1. जमाना या थक्के बनाना 2. जम जाना या थक्के बन जाना।

Coagulated (कौएगुलेटेड)— जमा हुआ।

Coagulation (कोएगुलेशन)— स्कन्दन अथवा जमने की क्रिया या थक्के का बनना जैसे रक्त के स्कन्दन में होता है। रक्त के जमने में प्रोथॉम्बिन, थ्रॉम्बिन, थ्रॉम्बोप्लॉस्टिन, आयन रूप में कैल्सियम तथा फ़ाइब्रिनोजन मुख्य रूप से भाग लेते हैं। कैल्सियम आयनो की उपस्थिति में थ्रॉम्बोप्लास्टिन की क्रिया से प्रोथ्रॉम्बिन थ्रॉम्बिन में बदल जाता है। फिर थ्रॉम्बिन प्लाज़्मा की घुलनशील फाइब्रिनोजन पर क्रिया करके उसे अघुलनशील फ़ाइब्रिन में बदल देता है जो तन्तुओं का एक जाल बना देता है जिसमें रक्त कणिकाएँ फँस जाती हैं और इस प्रकार एक थक्का बन जाता है; स्कन्दन; आतंचन।

Coagulative (कोएगुलेटिव)— स्कन्दन करने या जमाने वाला, स्कन्दक।

Coagulometer (कोएगुलोमीटर)— रक्त के स्कन्दन-समय (जमने में लगे समय) को मापने वाला उपकरण, स्कन्दमापी।

Coagulopathy (कोएगुलोपैथी)— रक्त के जमने में कोई भी गड़बड़ी।

Coagulum (कोएगुलम)— 1. रक्त का थक्का 2. दही।

Coalesce (कौलेस)— मिल जाना।

Coalescence (कोएलेसेन्स)— शरीर के दो या अधिक भागों का आपस में जुड़ जाना, सम्मिलन।

Coal worker's pneumoconiosis (कोल वर्कर्स न्यूमोकोनियोसिस)— कोयले की धूल के सांस के साथ अन्दर जाने से कार्बन तथा सिलिका के फेफड़ों में जमा होने के कारण उत्पन्न एक प्रकार की फुफ्फुसधूलिमयता।

Coapt (कोएप्ट)— पास-पास लाना अथवा मिलाना जैसे किसी जख़्म को सीते समय उसके किनारों को मिलाया जाता है।

Coaptation (कोएप्टेशन)— पास-पास लाने की क्रिया जैसे किसी जख्म की सिलाई करने में उसे किनारों को पास-पास लाना।

Coarct (कोआर्कट)— Coarctate.

Coarctate (कोआर्कटेट)— आपस में दबाना।

Coarctation (कोआर्कटेशन)— निकोचन अथवा संकुचन।

Coarctotomy (कोआर्कटोटॉमी)— किसी निकोचन को काटना अथवा उसका विभाजन करना।

Coarse (कोर्स)—खर्खर।

Coat (कोट)— किसी अंग को ढकने वाली अथवा आस्तरित करने वाली परत जैसे आमाशय की आन्तरिक दीवारों को आस्तरित करने वाली श्लेष्मिक झिल्ली, आवरण, अस्तर।

Coca (कोका)— एक पौधे की सूखी पत्तियाँ जिससे कोकेन प्राप्त की जाती है।

Cocaine baby (कोकेन बेबी)— गर्भावस्था के दौरान माँ के द्वारा कोकेन का प्रयोग करने पर गर्भस्थ शिशु का कोकेन के प्रति अनावृत होना जिससे कालपूर्व प्रसव हो जाता है, जन्म पर बच्चे का भार कम होता है तथा जन्म की विकृतियाँ उत्पन्न हो जाती हैं।

Cocainism (कोकेनिज़्म)— कोकेन का आदतन प्रयोग करना।

Cocainization (कोकेनाइज़ेशन)— कोकेन द्वारा दर्द दूर करना।

Cocainomania (कोकेनोमैनिया)— कोकेन की अत्यधिक इच्छा होना, कोकीनोन्माद।

Cocarcinogen (कोकार्सीनोजेन)— कोई भी पदार्थ अथवा वातावरणीय कारक जो किसी कैन्सर-जनक के प्रभाव को बढ़ा देता है जिससे कैन्सर बन जाता है।

Cocarcinogenesis (कोकार्सिनोजेनेसिस)— कैन्सर की वृद्धि के लिए अनुकूल दशाओं के होने के परिणामस्वरूप केवल पूर्व में तैयार (कैन्सर के लिए उपयुक्त) कोशिकाओं में ही कैन्सर विकसित होना।

Coccal (कॉकल)— गोलाणुओं से सम्बन्धित अथवा गोलाणुओं द्वारा उत्पन्न।

Cocci (कोकाई)— Coccus का बहुवचन।

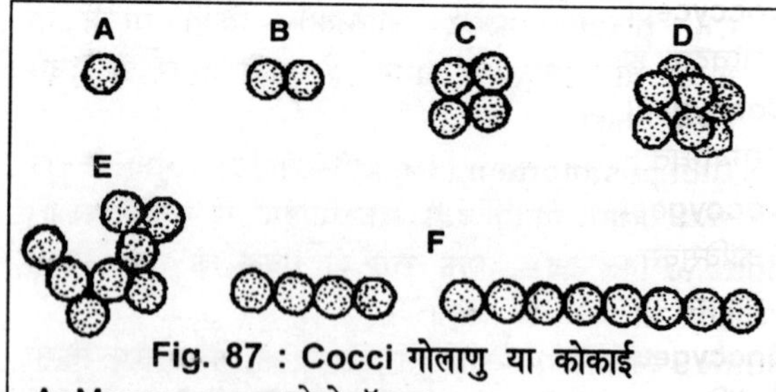

Fig. 87 : Cocci गोलाणु या कोकाई

A=Monococcus=मोनोकॉकस

B=Diplococcus=डिप्लोकॉकस

C=Tetrad=चतुष्क

D=Cuboid cocci as Sarcina=घनाभ गोलाणु जैसे सारसिना

E=Staphylococci=स्टैफिलोकोकाई

F=Streptococci=स्ट्रैप्टोकोकाई

Coccidioidin (कोक्सीडिओइडिन)— कोक्सीडिओइडीस इमिटिस नामक कवक से तैयार किया गया एक एण्टीजेनिक पदार्थ जो कोक्सीडिओइडोमाइकोसिस नामक रोग के निदान हेतु त्वचा परीक्षण के रूप में प्रयोग में लाया जाता है।

Coccidioidomycosis, Coccidioidosis (कोक्सीडिओइडोमाइकोसिस, कोक्सीडिओइडोसिस)— कोक्सीडिओइडीस इमिटिस नामक कवक के बीजाणुओं के सांस के साथ खिंचकर अन्दर जाने से उत्पन्न संक्रमण जिससे श्वसन-संस्थान में संक्रमण हो जाता है जिसमें सामान्य ठण्ड अथवा इन्फ्ल्युएंजा के लक्षण पाये जाते हैं अथवा कणिकागुल्म या ग्रैनुलोमा बन जाता है जो शरीर के किसी भी भाग में बन सकता है।

Coccigenic (कॉक्सीजेनिक)—गोलाणुओं द्वारा उत्पन्न।

Coccobacillary (कॉकोबेसिलरी)— किसी कॉकोबेसिलस से सम्बन्धित अथवा कॉकोबेसिलस का।

Coccobacilli (कॉकोबेसीलाइ)— Coccobacillus का बहुवचन।

Coccobacillus (कॉकोबेसिलस)— अण्डाकार, छोटा तथा मोटा जीवाणु।

Coccobacteria (कॉकोबैक्टीरिया)— गोलाकार जीवाणु अथवा किसी भी प्रकार के गोलाणु (कोकाइ)।

Coccogenous (कॉकोजीनस)— गोलाणुओं द्वारा उत्पन्न।

Coccoid (कॉकॉयड)— गोलाणु से मिलता-जुलता, गोलाणुवत्।

Coccus (कॉकस)— गोल जीवाणु जिसका व्यास 1 म्यू से थोड़ा कम होता है, गोलाणु।

Coccyalgia, Coccydynia (कॉक्सीएल्जिया, कॉक्सीडाइनिया) — अनुत्रिक वेदना या कॉक्सिक्स में दर्द होना।

Coccycephalus (कॉक्सीसिफ़ेलस)— ऐसा दैत्य जिसका सिर चोंच के समान नुकीला होता है।

Coccycephaly (कॉक्सीसिफेली)— एक कुरचना जिसमें सिर चोंचदार होता है।

Coccygeal (कॉक्सीजियल)— अनुत्रिक या कॉक्सिक्स से सम्बन्धित अथवा उसके क्षेत्र में विद्यमान, अनुत्रिकीय।

Coccygectomy (कॉक्सीजेक्टॉमी)— अनुत्रिक अथवा कॉक्सिक्स को काट कर निकाल देना, अनुत्रिक-उच्छेदन, गुदास्थि-उच्छेदन।

Coccygeus, Coccygeal (कॉक्सीजियस, कॉक्सीजियल)— कॉक्सिक्स से सम्बन्धित।

Coccygodynia (कॉक्सीगोडाइनिया)— कॉक्सिक्स एवं उसके आस-पास के क्षेत्र में दर्द होना।

Coccygotomy (कॉक्सीगोटॉमी)— कॉक्सिक्स में चीरा लगाना।

Coccyodynia (कॉक्सीओडाइनिया)— अनुत्रिकीय क्षेत्र में दर्द होना, अनुत्रिकवेदना।

Coccyx (कॉक्सिक्स)— कशेरूका-दण्ड की सबसे नीचे की हड्डी जो 3 से 5 कशेरूकाओं से मिलकर बनती है और ऊपर त्रिकास्थि या सैक्रम हड्डी से जुड़कर जोड़ या सन्धि बनाती है। अनुत्रिक

Cochlea (कॉक्लिया)— एक घुमावदार नली जिससे अन्तःकर्ण का एक भाग बनता है जो सुनने के लिए आवश्यक है, कर्णावर्त।

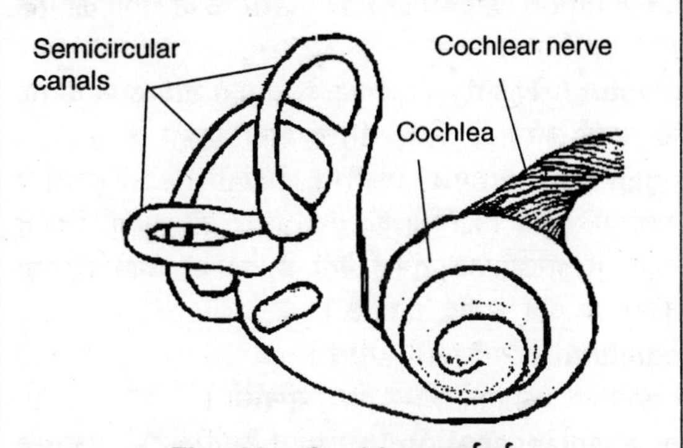

Fig. 88 : Cochlea कर्णावर्त
Semicircular canals= अर्द्धवृत्ताकार नलिकाएं, Cochlea=कर्णावर्त, Cochlear nerve=कर्णावर्ती तन्त्रिका।

Cochlear (कॉक्लियर)— कर्णावर्त अथवा कॉक्लिया से सम्बन्धित, कर्णावर्ती।

Cochleare (कॉक्लियरे)— लेटिन शब्द जो एक चम्मच अथवा चम्मच भर के लिए संकेत देता है जिसे नुस्खा लिखने में प्रयोग में लाया जाता है।

Cochleariform (कॉक्लियरीफॉर्म)— चम्मच की शक्ल का।

Cochleitis, Cochlitis (कॉक्लियाइटिस, कॉक्लाइटिस)— कॉक्लिया की सूजन, कर्णावर्तशोथ।

Cochleovestibular (कॉक्लियोवैस्टीबुलर)— कान के कॉक्लिया तथा प्रधाण या वैस्टीब्यूल से सम्बन्धित।

Cock-up toe (कॉक-अप टू)— पैर की किसी अँगुली की एक विकृति जिसमें प्रपद-अँगुल्यस्थि सन्धि का अभिपृष्ठ-आकुंचन तथा अन्तराअगुँल्यस्थि सन्धियों का आकुंचन हो जाता है।

Coctolabile (कॉक्टोलेबाइल)— गर्म करने पर परिवर्तित हो जाने वाला अथवा नष्ट हो जाने वाला।

Coctostabile (कॉक्टोस्टेबिल)— गर्म करने पर परिवर्तित अथवा नष्ट नं होने वाला।

Codependency (कोडिपैण्डैन्सी)— किसी व्यक्ति की दूसरों पर, शराब, जुआ खेलने या लैंगिक सक्रियता पर निर्भरता।

Coefficient (कोएफीसिएन्ट)—1. किसी रासायनिक सूत्र से पहले लिखी जाने वाली संख्या जिससे पता चलता है कि सूत्र को कितने से गुणा करना है। 2. दो भिन्न मात्राओं के अनुपात अथवा किन्ही कारकों की भिन्नताओं के कारण उत्पन्न प्रभाव को प्रदर्शित करने वाला।

Coelom (सिलोम)— शरीर की गुहा।

Coenesthesia (कोएनीस्थीसिया)— Cenesthesia.

Coenzyme (कोएन्जाइम)— एक एन्जाइम सक्रियकारक।

Coetaneous (कोएटेनियस)— एक ही उम्र के अथवा एक ही तारीख में पैदा हुए।

Coeur (कूर)— हृदय।

Coexcitation (कोएक्साइटेशन)— शरीर के दो भागों का एक साथ उत्तेजित होना।

Cofactor (कोफैक्टर)— एक कारक जिसके साथ अन्य कारक को कार्य करने के लिए संयुक्त होना पड़ता है।

Cogan's syndrome (कोगैन्स सिण्ड्रोम)— अन्तरालीय स्वच्छपटलशोथ (कार्निया की एक प्रकार की सूजन) जिससे कानों में झनझनाहट सुनाई देती है, चक्कर आते हैं तथा कानों से कम सुनाई देता है।

Cognition (कोगनीशन)— बोध।

Cognitive (कोगनीटिव)— बोध सम्बन्धी।

Cogwheel respiration (कोगह्वील रैस्पीरेशन)— प्रश्वसन (सांस लेने) तथा निःश्वसन (सांस निकालने) में बार-बार अचानक कुछ क्षणों के लिए उत्पन्न अवरोध।

Coherent (कोहीरैन्ट)— आपस में चिपकने वाले जैसे शरीर के भाग, संसक्त।

Cohesion (कोहीजन)— आपस में चिपकने का गुण, संसक्ति।

Cohesive (कोहीसिव)— चिपचिपा

Cohort (कोहोर्ट)— आबादी का एक भाग जिसका जन्म एक विशेष काल के दौरान हुआ हो और जिसकी पहचान जन्म-काल से होती हो जिससे भविष्य में इसकी विशिष्टताओं का पता लगाया जा सके।

Coil (कॉयल)— कुण्डलित रचना।

Coilonychia (कॉयलोनीकिया)— ऐसा रोग जिसमें अँगुलियों के नाखून पतले हो जाते हैं और उनमें गड्ढे पड़ जाते हैं तथा उनके किनारे उठे हुए होते हैं जैसा कि कभी-कभी लोह की कमी से होने वाली रक्ताल्पता में होता है।

Coin counting (कॉयन काउन्टिंग)— सकम्प अंगघात में अँगूठे एवं बड़ी अँगुली के छोर का एक दूसरे के ऊपर फिसलने वाली गतियाँ करना जिससे ये सिक्कों को गिनते हुए प्रतीत होते हैं।

Coinfection (कोइन्फैक्शन)— किसी व्यक्ति में एक साथ दो भिन्न सूक्ष्मजीवों द्वारा उत्पन्न संक्रमण।

Coital (कॉयटल)— लैंगिक संसर्ग से सम्बन्धित।

Coition, Coitus (कॉयशन, कॉयटस)— लैंगिक संसर्ग, सम्भोग।

Coitophobia (कॉयटोफोबिया)— लैंगिक संसर्ग का विकृत भय, मैथुनातंक।

Coitus (कॉयटस)— Coition.

Colalgia (कोलैल्जिया)— बड़ी आँत में दर्द होना।

Colation (कोलेशन)— छानना, निस्यन्दन।

Colauxe (कौलौक्सी)— बड़ी आँत का फूल जाना, वृहदान्त्र-विस्फार।

Cold (कोल्ड)— 1. ऊष्मा की कमी वाला अथवा जिसका तापमान कम हो जाता है। 2. जुकाम होना अथवा ठण्ड लगना जिसमें ऊर्ध्व श्वसन-मार्ग का शोथ हो जाता है, इसमें ठण्ड लगती है, हल्का सा ज्वर हो जाता है तथा छींके आती हैं, प्रतिश्याय।

Cold blooded (कोल्ड ब्लडेड)— वातावरण के तापमान के अनुसार तापमान में परिवर्तित होने वाला जैसे मेंढक, असमतापी, शीत रक्तक।

Cold pack (कोल्ड पैक)— भीगे कपड़ों में रोगी के किसी भाग को अथवा उसके सम्पूर्ण शरीर को लपेट देना, शीतल परिवेष्टन।

Cold sore (कोल्ड सोर)— चेहरे एवं होठों का हर्पीज़ सिम्प्लैक्स नामक रोग।

Cold stress (कोल्ड स्ट्रैस)— शरीर का तापमान गिर कर सामान्य से नीचे पहुँच जाना।

Colectasia (कोलेक्टेसिया)— आँत का फूल जाना।

Colectomy (कोलेक्टॉमी)— बड़ी आँत अथवा इसके किसी भाग को काटकर निकाल देना, वृहदान्त्र-उच्छेदन।

Coleocystitis (कोलियोसिस्टाइटिस)—योनि एवं मूत्राशय का शोथ, योनिमूत्राशयशोथ।

Coleoptosis (कोलियोप्टोसिस)— योनि-भित्ति का भ्रंश।

Coleotomy (कोलियोटॉमी)— योनि में चीरा लगाना।

Colibacillemia (कोलीबेसीलीमिया)— रक्त में एशेरिशिया कोलाइ की विद्यमानता।

Colibacillosis (कोलीबेसीलोसिस)— एशेरिशिया कोलाइ द्वारा संक्रमण।

Colibacilluria (कोलीबेसीलूरिया)— मूत्र में एशेरिशिया कोलाइ का पाया जाना।

Colic, Colica (कोलिक, कोलिका)— 1. किसी खोखले अंग में ऐंठन के साथ दर्द होना 2. वृहदान्त्र या बड़ी आँत से सम्बन्धित। कोलिक या शूल। यह निम्न प्रकार का हो सकता है–

Appendicular colic (एपैण्डीकुलर कोलिक)— तीव्र एपैण्डिसाइटिस में होने वाला पेट में तेज दर्द।

Biliary colic (बिलियरी कोलिक)— पित्ताश्मरियों के किसी पित्त वाहिनी में से होकर गुजरने से उत्पन्न शूल।

Gastric colic (गैस्ट्रिक कोलिक)— आमाशय में होने वाला दर्द।

Infantile colic (इन्फैन्टाइल कोलिक)— शिशुओं में जीवन के शुरू के तीन महीनों में होने वाला पेट का दर्द।

Intestinal colic (इन्टैस्टाइनल कोलिक)— बड़ी आँत

में ऐंठन के साथ दर्द होने के कारण होने वाला पेट का दर्द, आन्त्रशूल।

Lead colic (लैड कोलिक)— लैड या सीसे की विषाक्तता के कारण उत्पन्न पेट में दर्द, सीसक शूल।

Menstrual colic (मैन्सचुअल कोलिक) or **dysmenorrhea** (डिस्मैनोरिह्या)—मासिक धर्म के समय होने वाला उदर शूल, आर्तव पीड़ा।

Renal colic (रीनल कोलिक)— वृक्क (गुर्दा) क्षेत्र में होने वाला दर्द जो नीचे जांघ में पहुंचता है और अधिकतर पथरी के कारण होता है, वृक्कीय शूल।

Colicky (कोलिकी)— कोलिक (शूल) से सम्बन्धित अथवा शूल से पीड़ित।

Colicolitis (कोलिकोलाइटिस)— एशेरिशिया कोलाइ द्वारा उत्पन्न वृहदान्त्रशोथ।

Colicoplegia (कोलिकोप्लेजिया)— लैड विषाक्तता के कारण शूल एवं पक्षाघात दोनों का होना।

Colicystitis (कोलीसिस्टाइटिस)— एशेरिशिया कोलाइ द्वारा उत्पन्न मूत्राशयशोथ।

Colicystopyelitis (कोलीसिस्टोपायलाइटिस)— एशेरिशिया कोलाइ द्वारा उत्पन्न मूत्राशय का एवं वृक्क की श्रोणि का शोथ।

Coliform (कोलीफार्म)— 1. चलनी के समान 2. आँत में किण्वन अथवा खमीरण करने वाले जीवाणुओं विशेषकर एशेरिशिया से सम्बन्धित।

Colinephritis (कोलीनैफ्राइटिस)— एशेरिशिया कोलाइ द्वारा उत्पन्न वृक्कशोथ (गुर्दे की सूजन)।

Coliplication (कोलीप्लीकेशन)— चौड़ी बड़ी आँत को ठीक करने के लिये किया जाने वाला ऑपरेशन।

Colipuncture, Colocentesis (कोलीपंक्चर, कोलोसेन्टेसिस) — कोलन के फुलाव को कम करने के लिए शल्य-क्रिया द्वारा उसमें छोटा-सा छिद्र बनाना।

Colipyelitis (कोलीपायलाइटिस)— एशेरिशिया कोलाइ द्वारा उत्पन्न वृक्क की श्रोणि एवं आलवाल या कैलिक्स का शोथ।

Colipyuria (कोलीपाइयूरिया)— एशेरिशया कोलाइ द्वारा मूत्र में पास का पाया जाना।

Colisepsis (कोलीसैप्सिस)— एशेरिशिया द्वारा संक्रमण।

Colitis (कोलाइटिस)— बृहदान्त्रशोथ। यह निम्न प्रकार का हो सकता है–

Amebic colitis (अमीबिक कोलाइटिस)— एन्टैमीबा हिस्टोलाइटिका नामक परजीवी द्वारा उत्पन्न कोलाइटिस, अमीबाजनक वृहदान्त्रशोथ।

Mucous colitis (म्यूकस कोलाइटिस)— एक जीर्ण रोग जिसमें ऐंठन का दर्द होकर दस्त होता है जिसमें श्लेष्मा निकलती है, श्लेष्मिक वृहदान्त्रशोथ।

Ulcerative colitis (अल्सेरेटिव कोलाइटिस)— कोलन में पुराने जख्म होते हैं जिनसे पेट में ऐंठन का दर्द होता है, मलाशय से रक्तस्राव होता है तथा बहुत ही कम मल-पदार्थ के साथ पस एवं श्लेष्मा निकलते हैं; व्रणीय वृहदान्त्रशोथ।

Colitoxemia (कोलीटॉक्सीमिया)— कोलन बेसीलस एशेरिशिया कोलाई द्वारा उत्पन्न विषरक्तता।

Colitoxicosis (कोलीटॉक्सीकोसिस)— एशेरिशिया कोलाइ द्वारा उत्पन्न दैहिक विषाक्तता।

Colitoxin (कोलीटॉक्सिन)— कोलन बेसीलस एशेरिशिया कोलाइ द्वारा उत्पन्न जीवविष।

Coliuria (कोलीयूरिया)— मूत्र में एशेरिशिया कोलाइ का पाया जाना।

Colla (कोला)— Collum का बहुवचन।

Collagen (कोलेजन)— श्वेत तन्तुओं की एक अघुलनशील प्रोटीन जो त्वचा, कण्डरा, हड्डी, उपास्थि, स्नायु तथा अन्य सभी संयोजी ऊतकों में पाई जाती है।

Collagenation (कोलेजिनेशन)— विकसित होती हुई उपास्थि में कोलेजन का प्रकट होना।

Collagenic, Collagenous (कोलेजेनिक, कोलेजीनस)— 1. कोलेजन से सम्बन्धित 2. कोलेजन उत्पन्न करने वाला अथवा उससे युक्त।

Collagenitis (कोलेजिनाइटिस)— कोलेजन तन्तुओं का शोथ जिसमें दर्द होता है, सूजन हो जाती है एवं हल्का-सा बुखार हो जाता है।

Collagenization (कोलेजीनाइज़ेशन)— तन्तुप्रसुओं द्वारा कोलेजन की उत्पत्ति होना।

Collagenogenic (कोलेजिनोजेनिक)— कोलेजन उत्पत्ति से सम्बन्धित या कोलेजन अथवा कोलेजन तन्तु उत्पन्न करने वाला।

Collagenolysis (कोलेजिनोलाइसिस)— कोलेजन का घुल जाना अथवा नष्ट हो जाना।

Collagenolytic (कोलेजीनोलाइटिक)— कोलेजन का अपघटन करने अथवा उसे घोल देने वाला।

Collagenosis (कोलेजिनोसिस)— कोलेजन का कोई भी रोग।

Collagenous (कोलेजीनस)— कोलेजन उत्पन्न करने वाला अथवा उससे युक्त।

Collapse (कोलैप्स)— 1. रक्त परिसंचरण कम होने के कारण अचानक अत्यधिक अवसाद एवं दुर्बलता की स्थिति उत्पन्न होना 2. असामान्य रूप से किसी अंग की दीवारों का भीतर की ओर धँस जाना (जिससे अंग पिचक-सा जाता है)। निपात।

Collapsing (कोलैप्सिंग)— वह व्यक्ति जो स्तब्धता या सदमे के समान बहुत कमजोर होकर एकदम से चित्त पड़ जाता है।

Collar bone (कॉलर बोन)— क्लैविकल हड्डी, जत्रुक।

Collateral (कोलेट्रल)— 1. सहायक अथवा द्वितीयक 2. साथ-साथ चलने वाली एक छोटी पार्श्वीय शाखा जैसे किसी रक्त वाहिनी अथवा नाड़ी की होती है, समपार्श्वी।

Collateral circulation (कोलेट्रल सर्कुलेशन)— मुख्य धमनी के अवरुद्ध हो जाने पर समपार्श्वी वाहिनियों के द्वारा परिसंचरण होना।

Collecting tubules (कलेक्टिंग ट्यूब्यूल्स)— छोटी-छोटी वाहिनियाँ जो वृक्कीय नलिकाओं से मूत्र प्राप्त करती हैं।

Colles' fracture (कौलेस फ्रैक्चर)— रेडियस हड्डी के दूरस्थ सिरे का कलाई से ठीक ऊपर अनुप्रस्थ अस्थि-भंग जिससे हाथ पीछे एवं बाहर की ओर विस्थापित हो जाता है।

Colliculectomy (कौलीकुलैक्टॉमी)— कौलीकुलस सेमीनेलिस अर्थात् मूत्र-मार्ग के प्रोस्टेट ग्रन्थि के भीतर वाले भाग के भूतल पर स्थित उभार को शल्य-क्रिया द्वारा काट कर निकाल देना।

Colliculitis (कौलीकुलाइटिस)— कौलीकुलस सेमीनेलिस का शोथ।

Colliculus (कौलीकुलस)— एक छोटा-सा उभार।

Colligation (कौलीगेशन)— एक ऐसा संयोजन जिसमें घटक एक दूसरे से भिन्न प्रतीत होते हैं।

Collimation (कोलीमेशन)— प्रकाश किरणों को समानान्तर बनाने की क्रिया। इसीलिये एक्स-रे मशीनों में कोलीमेटर स्थापित रहते हैं जो यह सुनिश्चित करता है कि किरणें समानान्तर हैं, फैली हुई नहीं हैं।

Colliotomy (कौलियोटॉमी)— Adhesiotomy.

Colliquation (कौलीकुएशन)— 1. शरीर के किसी तरल का असामान्य रूप से विसर्जित होना 2. ऊतकों का व्यपजनन द्वारा मुलायम होकर तरल बन जाना, द्रवणशीलता।

Colliquative (कोलीकुएटिव)— अत्यधिक तरल के विसर्जित होने अथवा ऊतकों के व्यपजनन द्वारा मुलायम होकर तरल बन जाने से सम्बन्धित, द्रवणशील।

Collodiaphyseal (कोलोडायाफीजियल)— लम्बी हड्डी विशेषकर फीमर की गर्दन एवं कांड से सम्बन्धित।

Collodion (कोलोडियन)— एक तरल योग जिसमें पाइरोजाइलीन (बारूद), ईथर तथा एल्कोहॉल होता है जो सूखने पर एक मजबूत, पतली, पारदर्शक झिल्ली के रूप में बन जाता है अतः इसे छोटे-छोटे जख्मों को बन्द करने के लिए त्वचा पर लगाया जाता है।

Collodium (कोलोडियम)— Collodion.

Colloid (कोलॉयड)— एक संमाग विलयन, ऐसा विलयन जिसमें किसी पदार्थ के बारीक कणों (चूरे) को जब किसी विलायक में छितराया जाता है तो वे कण समान रूप से पूरे विलायक में फैल जाते हैं तथा विलयन को शान्त रखा रहने पर वे तली में नहीं बैठते, लेसदार

Colloidal (कोलॉयडल)— कोलॉयड से सम्बन्धित अथवा उसकी विशिष्टता वाला।

Colloid cyst (कोलॉयड सिस्ट)— ऐसा कोश अथवा थैली जो लिसलिसे तरल से भरी होती हैं।

Colloidin (कोलॉयडिन)— Colloid.

Colloidoclasia (कोलॉयडोक्लेसिया)— शरीर में विद्यमान कोलॉयडों के सन्तुलन में गड़बड़ी पैदा हो जाना जिससे तीव्रग्राही स्तब्धता उत्पन्न हो जाती है।

Colloidogen (कोलॉयडोजन)— ऐसा पदार्थ जो कोलॉयड-विलयन अथवा कोलॉयड-निलम्बन बनाने के सक्षम होता है।

Colloma (कोलोमा)— कैंसर का कोलॉयड व्यपजनन

Collonema (कोलोनेमा)— एक अर्बुद विशेषकर वसार्बुद जिसमें श्लेष्माभ व्यपजनन हो चुका होता है।

Collopexia (कोलोपैक्सिया)— गर्भाशयग्रीवा का स्थिरीकरण।

Collum (कोलम)— गर्दन अथवा किसी अंग का गर्दन के समान भाग, ग्रीवा।

Collunarium (कौलूनेरियम)— नासा-धोवन।

Collutorium (कौलूटोरियम) **or Collutory** (कौलूटोरी) — मुख-धोवन, गरारा।

Collyrium (कोलीरियम)— नेत्र बिन्दु (आँखों में डालने की दवा), नेत्र-धोवन (आँखें धोना)।

Coloboma (कोलोबोमा)— एक जन्मजात, विकृतिजन्य अथवा शल्यक दोष जो अधिकतर एक फटन या दरार होती है और दृष्टि तन्त्रिका, रंजितपटल, दृष्टिपटल या रेटिना, सिलियरी बॉडी, लैन्स, आइरिस अथवा नेत्र पलक में उत्पन्न होती है; नेत्रविदर।

Colocecostomy (कोलोसिकोस्टॉमी)— शल्य-क्रिया द्वारा कोलन को सीकम से जोड़ना।

Colocentesis (कोलोसैन्टेसिस)— आँत के फुलाव को कम करने के लिए शल्यक्रिया द्वारा उसमें एक छिद्र बनाना, आन्त्रछेदन, आन्त्रछिद्रण।

Colocholecystostomy (कोलोकोलेसिस्टौस्टॉमी)— वृहदान्त्र या कोलन तथा पित्ताशय में शल्य-क्रिया द्वारा सम्बन्ध स्थापित करना।

Coloclysis, Coloclyster (कोलोक्लाइसिस, कोलोक्लिस्टर)— कोलन का एनीमा, कोलन की सफाई करने के लिए इसमें मलाशय से गुजारकर किसी तरल का इन्जैक्शन लगाना।

Colocolic (कोलोकोलिक)— कोलन (आँत) से कोलन तक।

Colocolostomy (कोलोकोलोस्टॉमी)— शल्य-क्रिया द्वारा कोलन के दो भागों के बीच सम्बन्ध बनाना।

Colocutaneous (कोलोक्यूटेनियस)— 1. कोलन एवं त्वचा से सम्बन्धित 2. विकृतिजन्य अथवा शल्य-क्रिया द्वारा कोलन एवं त्वचा के बीच स्थापित संयोजन।

Colocystoplasty (कोलोसिस्टोप्लास्टी)— कोलन या आँत के एक खण्ड को मूत्राशय से संलग्न करके मूत्राशय को बड़ा करना।

Coloenteritis (कोलोएन्ट्राइटिस)— छोटी एवं बड़ी आँतों की श्लेष्मिक झिल्लियों की सूजन।

Colofixation (कोलोफिक्सेशन)— कोलन के नीचे गिर जाने की चिकित्सा में उसका स्थिरीकरण अथवा अवलम्बन (ऊपर को लटकाना) करना।

Colohepatopexy (कोलोहिपैटोपैक्सी)— आसंजनों अथवा चिपकावों द्वारा कोलन को यकृत से सलंग्न करना।

Colorlysis (कोलोलाइसिस)— कोलन को आसंजनों अथवा चिपकावों से मुक्त करने की क्रिया।

Colon (कोलन)— बड़ी आँत का अन्धान्त्र या सीकम से लेकर मलाशय अथवा रेक्टम तक का भाग जो आरोही कोलन, अनुप्रस्थ कोलन, अवरोही कोलन तथा अवग्रहान्त्र या

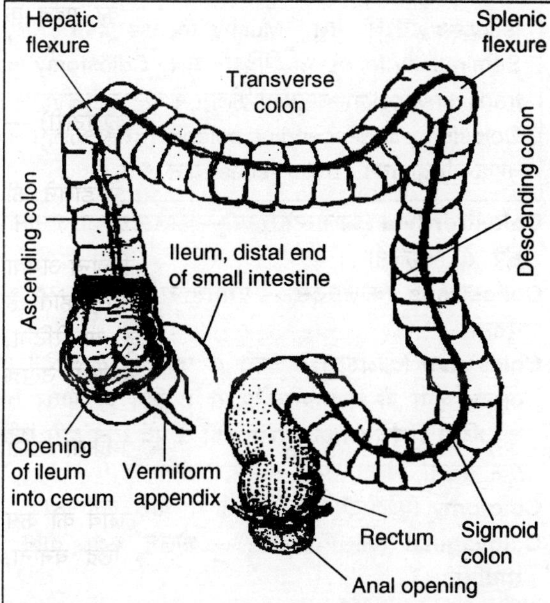

Fig. 89 : Colon & Rectum वृहदान्त्र एवं मलाशय

Hepatic flexure=यकृती वंक, Transverse colon=अनुप्रस्थ कोलन, Splenic flexure=प्लीहज वंक, Sigmoid colon=अवग्रहान्त्र या सिग्मॉयड कोलन, Rectum =मलाशय, Anal opening=गुदीय मुख, Vermiform appendix=उण्डुकपुच्छ, Opening of the ileum into cecum=उण्डुक या अन्धान्त्र में शेषान्त्र या इलियम का द्वार, Ascending colon=आरोही कोलन, Descending colon=अवरोही कोलन, Ileum, distal end of the small intestine=शेषान्त्र, छोटी आँत का दूरस्थ सिरा।

सिगमॉयड अथवा श्रोणि-कोलन, इन चार भागों में विभाजित रहता है। अवरोही कोलन सीकम से ऊपर चढ़कर यकृती बंक तक पहुँचता है जहाँ पर यह अनुप्रस्थ कोलन में विलीन हो जाता है तथा यकृत एवं आमाशय के नीचे से गुजरते हुए प्लीहा तक पहुँचता है जहाँ पर यह प्लीहा-बंक के स्थान पर नीचे को घूम जाता है और अवरोही कोलन के रूप में श्रोणि के किनारे तक पहुँच जाता है जहाँ पर यह सिगमॉयड कोलन में विलीन हो जाता है जो श्रोणि में स्थित रहता है तथा मलाशय तक फैला होता है, वृहदान्त्र।

Colonalgia (कोलोनेल्जिया)— कोलन में दर्द होना।

Colonic (कोलोनिक)— कोलन सम्बन्धी।

Colonic irrigation (कोलोनिक इर्रिगेशन)— कोलन को भरने एवं धोने के लिए इसमें किसी तरल की अधिक मात्रा का इन्जैक्शन लगाना।

Colonitis (कोलोनाइटिस)— कोलाइटिस, वृह्दान्त्रशोथ।

Colonization (कोलोनाइजेशन)— कॉलोनी या समूह बनाकर एक साथ रहने की प्रक्रिया जैसे जीवाणुओं द्वारा होता है।

Colonogram (कोलोनोग्राम)— कोलन की गतियों का ग्राफीय अभिलेख।

Colonometer (कोलोनोमीटर)— जीवाणुज कॉलोनियों को गिनने वाला उपकरण।

Colonopathy (कोलोनोपैथी)— कोलन का कोई भी रोग।

Colonopexy (कोलोनोपैक्सी)— शल्य-क्रिया द्वारा कोलन के किसी भाग को उदर-भित्ति से संलग्न करना।

Colonorrhagia (कोलोनोरेह्जिया)— कोलन से रक्तस्राव होना।

Colonorrhea (कोलोनोरिह्या)— कोलन से पानी जैसा स्राव निकलना।

Colonoscope (कोलोनोस्कोप)— सम्पूर्ण कोलन का नेत्रों द्वारा परीक्षण करने में प्रयोग में आने वाला यन्त्र, वृहदान्त्रदशी।

Colonoscopy (कोलोनोस्कोपी)— कोलोनोस्कोप द्वारा कोलन का नेत्रों से परीक्षण करना, वृहदान्त्रदर्शन।

Colony (कॉलोनी)— सूक्ष्मजीवों का एक समूह जिसे अधिकतर एक अकेले सूक्ष्मजीव द्वारा उत्पन्न समझा जाता है जैसे सम्वर्ध में जीवाणुओं का एक संग्रह।

Colony counter (कॉलोनी काउन्टर)— किसी सम्वर्ध प्लेट में जीवाणुज कॉलोनियों की गणना करने वाला उपकरण।

Colopexostomy (कोलोपैक्सोस्टॉमी)— कृत्रिम गुदा स्थापित करने के लिए कोलन के किसी भाग को काटकर इसे उदर-भित्ति के साथ जोड़ देना।

Colopexotomy (कोलोपैक्सोटॉमी)— कोलन में चीरा लगाना एवं इसे स्थिर कर देना।

Colopexy, Colopexia (कोलोपैक्सी, कोलोपैक्सिया)— टांका लगाकर सीकम अथवा सिग्मॉयड कोलन को उदर-भित्ति के साथ स्थिर कर देना।

Coloplication (कोलोप्लीकेशन)— कोलन की अवकाशिका (ल्यूमेन) को कम करने के लिए इसकी भित्तियों में वलय या तह बनाना।

Coloproctectomy (कोलोप्रोक्टैक्टॉमी)— शल्य-क्रिया द्वारा कोलन तथा रेक्टम या मलाशय को काटकर निकाल देना।

Coloproctitis (कोलोप्रोक्टाइटिस)— कोलन तथा रेक्टम का शोथ, वृहदान्त्रमलाशयशोथ।

Coloproctostomy (कोलोप्रोक्टोस्टॉमी)— कोलन के किसी खण्ड एवं मलाशय के बीच सम्बन्ध स्थापित करना।

Coloptosia (कोलोप्टोसिया)— कोलन विशेषकर अनुप्रस्थ कोलन का भ्रंश।

Coloptosis (कोलोप्टोसिस)— कोलन का नीचे को खिसक जाना, वृहदान्त्रभ्रंश।

Colopuncture (कोलोपंक्चर)— फुलाव को कम करने के लिए शल्य-क्रिया द्वारा कोलन में छेद करना।

Color blindness (कलर ब्लाइण्डनैस)— वर्णान्धता, रंगीन वस्तुओं का न दीखना।

Colorectal (कोलोरेक्टल)— कोलन एवं मलाशय से सम्बन्धित।

Colorectitis (कोलोरेक्टाइटिस)— कोलन तथा रेक्टम की सूजन।

Colorectostomy (कोलोरेक्टोस्टॉमी)— वृहदान्त्र तथा मलाशय के बीच एक मार्ग बनाना।

Colorectum (कोलोरेक्टम)— कोलन तथा रेक्टम या मलाशय।

Color gustation (कलर जस्टेशन)— किसी वस्तु को चखने से उसके रंग का पता चल जाना।

Color hearing (कलर हीयरिंग)— किसी वस्तु की आवाज सुनकर उसके रंग का ज्ञान होना।

Colorimeter (कलरीमीटर)— किसी पदार्थ के रंग के गाढ़ेपन को मापने वाला यन्त्र, विशेषकर रक्त में हीमोग्लोबिन की प्रतिशतता का पता लगाने के लिए रक्त के रंग के गाढ़ेपन को मापने वाला यन्त्र, वर्णमापक यन्त्र।

Colorimetric (कलरीमीट्रिक)— वर्णमापन से सम्बन्धित।

Colorimetry (कलरीमीटरी)— किसी पदार्थ के विशेष रूप से रक्त के रंग के गाढ़ेपन को मापने की प्रक्रिया जिससे रक्त में हीमोग्लोबिन की प्रतिशतता का पता लग जाता है, वर्णमापन।

Color Index (कलर इण्डैक्स)— प्रत्येक लाल रक्त कोशिका में हीमोग्लोबिन की मात्रा को अभिव्यक्त करने वाली पुरानी विधि।

Colorrhagia (कोलोरैह्जिया)— आँत या कोलन से असामान्य स्राव का निकलना।

Colorrhaphy (कोलोरैह्फी)— कोलन को सीना।

Colorrhea (कोलोरिह्या)— Colonorrhea.

Coloscopy (कोलोस्कोपी)— सिग्मॉयडोस्कोप का प्रयोग करके नेत्रों द्वारा कोलन का परीक्षण करना।

Colosigmoidostomy (कोलोसिग्मॉयडोस्टॉमी)— शल्य-क्रिया द्वारा अवरोही कोलन को सिग्मॉयड कोलन से जोड़ना।

Colostomy (कोलोस्टॉमी)— शल्य-क्रिया द्वारा कोलन तथा उदर की सतह के बीच एक छिद्र बनाना, वृहदान्त्रछिद्रीकरण।

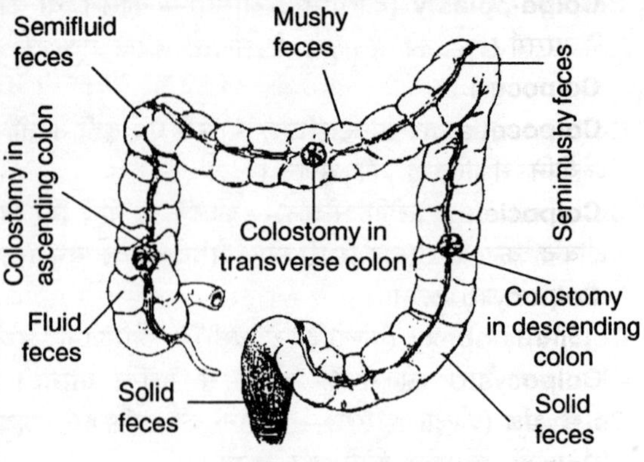

Fig. 90 : Colostomy sites
वृहदान्त्रछिद्रीकरण स्थल

Fluid feces=तरल मल, Colostomy is ascending colon=आरोही कोलन में वृहदान्त्रछिद्रीकरण, Semifluid feces=अर्द्धतरल मल, Mushy feces=गूदेदार मल, Semimushy feces=अर्द्धगूदेदार मल, Colostomy in transverse colon=अनुप्रस्थ कोलन में वृहदान्त्रछिद्रीकरण, Colostomy in descending colon=अवरोही कोलन में वृहदान्त्रछिद्रीकरण, Solid feces=ठोस मल।

Colostrorrhea (कोलोस्ट्रोरिह्या)— कोलस्ट्रम का असामान्य रूप से निकलना।

Collostrous (कोलोस्ट्रस)— प्रथमस्तन्य या कोलस्ट्रम से युक्त।

Colostrum (कोलस्ट्रम)— बच्चे के जन्म से कुछ दिन पूर्व अथवा जन्म के बाद प्रथम 2 से 3 दिन के भीतर तथा वास्तविक दुग्धस्रवण के आरम्भ होने से पूर्व स्तन द्वारा स्रवित एक पतला, पीला तरल पदार्थ, प्रथमस्तन्य।

Colotomy (कोलोटॉमी)— कोलन में चीरा लगाना।

Colovaginal (कोलोवैजाइनल)— कोलन तथा योनि से सम्बन्धित।

Colovesical (कोलोवैसाइकल)— कोलन एवं मूत्राशय सम्बन्धी।

Colpalgia (कोल्पेल्जिया)— योनि में दर्द होना।

Colpatresia (कोल्पेट्रेसिया)— योनि का बन्द हो जाना।

Colpectasia (कोल्पेक्टेसिया)— योनि का चौड़ा हो जाना।

Colpectasis, Colpectasia (कोल्पेक्टेसिस, कोल्पेक्टेसिया) — योनि का विस्फारित हो जाना।

Colpectomy (कोल्पेक्टॉमी)— योनि को काटकर निकाल देना, योनि-उच्छेदन।

Colpeurynter (कोल्पीयूरिन्टर)— योनि को फैलाने वाला यन्त्र।

Colpeurysis (कोल्पीयूराइसिस)— शल्य-क्रिया द्वारा योनि को चौड़ा करना, योनिविस्फार।

Colpitis (कोल्पाइटिस)— योनिशोथ।

Colpo-, Colp- (कोल्पो-, कोल्प-)— योनि से सम्बन्धित एक उपसर्ग।

Colpocele (कोल्पोसील)— योनि में को बहिःसरण या हर्निया।

Colpoceliotomy (कोल्पोसीलियोटॉमी)— शल्य-क्रिया द्वारा योनि से होते हुए उदर में प्रवेश करना।

Colpocleisis (कोल्पोक्लीसिस)— शल्य-क्रिया द्वारा योनि को बन्द कर देना।

Colpocystitis (कोल्पोसिस्टाइटिस)— योनि एवं मूत्राशय का शोथ।

Colpocystocele (कोल्पोसिस्टोसील)— मूत्राशय का योनि में भ्रंश।

Colpocystoplasty (कोल्पोसिस्टोप्लास्टी)— मूत्राशय-योनि नालव्रण की शल्य-क्रिया द्वारा चिकित्सा करना।

Colpocystosyrinx (कोल्पोसिस्टोसिंक्स)— मूत्राशय एवं योनि के बीच नालव्रण।

Colpocystotomy (कोल्पोसिस्टोटॉमी)— योनि से होते हुए मूत्राशय में चीरा लगाना।

Colpocystoureterotomy (कोल्पोसिस्टोयूरेट्रोटॉमी)— योनि एवं मूत्राशय से होकर मूत्रनली में चीरा लगाना।

Colpocytology (कोल्पोसाइटोलॉजी)— योनि की श्लेष्मिक झिल्ली से झड़ने वाली कोशिकाओं की तादाद एवं उनकी भिन्नताओं के आधार पर अध्ययन।

Colpodynia (कोल्पोडाइनिया)— योनि में दर्द होना।

Colpohyperplasia (कोल्पोहाइपरप्लेसिया)— योनि-भित्ति की श्लेष्मिक झिल्ली की अत्यधिक वृद्धि होना।

Colpohysterectomy (कोल्पोहिस्ट्रैक्टॉमी)— शल्य-क्रिया द्वारा योनि से होकर गर्भाशय को निकाल देना।

Colpohysteropexy (कोल्पोहिस्ट्रोपैक्सी)— योनि के द्वारा गर्भाशय का स्थिरीकरण करना।

Colpohysterotomy (कोल्पोहिस्ट्रोटॉमी)— योनि से होकर गर्भाशय को चीरना।

Colpomicroscope (कोल्पोमाइक्रोस्कोप)— योनि की श्लेष्मिक झिल्ली एवं गर्भाशयग्रीवा का परीक्षण करने वाला सूक्ष्मदर्शी।

Colpomicroscopy (कोल्पोमाइक्रोस्कोपी)— योनि की श्लेष्मिक झिल्ली एवं गर्भाशयग्रीवा का कोल्पोमाइक्रोस्कोप द्वारा परीक्षण करना।

Colpomycosis (कोल्पोमाइकोसिस)— Vaginomycosis.

Colpomyomectomy (कोल्पोमायोमेक्टॉमी)— योनि में से होकर गर्भाशय के तान्तव अर्बुद को शल्य-क्रिया द्वारा काटकर अलग कर देना।

Colpomyomotomy (कोल्पोमायोमोटॉमी)— योनि के द्वारा गर्भाशय में चीरा लगाना।

Colpoperineoplasty (कोल्पोपैरीनियोप्लास्टी)— प्लास्टिक सर्जरी द्वारा योनि एवं मूलाधार की मरम्मत करना।

Colpoperineorrhaphy (कोल्पोपैरीनियोरैह्फी)— फटी हुई योनि एवं मूलाधार को सीना, मूलाधारयोनिभितिसीवन।

Colpopexy (कोल्पोपैक्सी)— टाँके लगाकर एक ढीली तथा भ्रंश हुई योनि को उदर-भित्ति से जोड़ देना।

Colpoplasty (कोल्पोप्लास्टी)— योनि की प्लास्टिक सर्जरी करना, योनिसंधान।

Colpopoiesis (कोल्पोपॉयसिस)— शल्य-क्रिया द्वारा योनि का निर्माण करना।

Colpoptosis (कोल्पोप्टोसिस)— योनि-भ्रंश।

Colporectopexy (कोल्पोरैक्टोपैक्सी)— योनि की भित्ति से स्थिर करके भ्रंश हुए मलाशय की मरम्मत करना।

Colporrhagia (कोल्पोरेह्जिया)— योनि से अत्यधिक स्राव जाना अथवा योनि से रक्तस्राव होना।

Colporrhaphy (कोल्पोरैह्फी)— योनि को तंग बनाने के लिए योनि-भित्ति को सीना।

Colporrhexis (कोल्पोरेह्क्सिस)— योनि-भित्तियों का फट जाना, योनिभितिविदर।

Colposcope (कोल्पोस्कोप)— एक बढ़ाकर दिखाने वाले लैन्स की सहायता से योनि एवं गर्भाशयग्रीवा का परीक्षण करने हेतु एक वीक्षक अथवा स्पेकुलम, योनिदर्शी।

Colposcopy (कोल्पोस्कोपी)— कोल्पोस्कोप का प्रयोग करके योनि एवं गर्भाशयग्रीवा का परीक्षण करना, योनिदर्शन।

Colpospasm, Colpospasmus (कोल्पोस्पाज़्म, कोल्पोस्पाज़्मस)— योनि में ऐंठन होना, योनि-उद्वेष्ट।

Colpostat (कोल्पोस्टेट)— योनि में किसी यन्त्र को जैसे गर्भाशयग्रीवा के कैंसर की चिकित्सा में रेडियम एप्लीकेटर को थामे रखने के लिए प्रयोग में लाया जाने वाला उपकरण।

Colpostenosis (कोल्पोस्टेनोसिस)— योनि का तंग होना, योनिसंकीर्णता।

Colpostenotomy (कोल्पोस्टेनोटॉमी)— योनि-निकोचन की अवस्था में योनि अवकाशिका (ल्यूमेन) को चौड़ा करने के लिए निकोचन को काटने का ऑपरेशन।

Colpotherm (कोल्पोथर्म)— एक बिजली का गर्म करने का उपकरण जिसे योनि में प्रविष्ट किया जाता है।

Colpotomy (कोल्पोटॉमी)— योनि में चीरा लगाना।

Colpoureterotomy (कोल्पोयूरेट्रोटॉमी)— योनि के द्वारा गवीनी या मूत्रनली में चीरा लगाना।

Colpoxerosis (कोल्पोज़िरोसिस)— योनि का असामान्य रूप से सूख जाना।

Columella (कोल्यूमेला)— एक छोटा स्तम्भ जैसे नासा-पट का अग्र मांसल भाग, स्तम्भिका।

Column, Columna (कौलम, कौलमा)— स्तम्भ के समान सहारा देने वाली एक रचना जैसे कशेरुका-दण्ड या रीढ़ की हड्डी जिसमें 26 कशेरुकाएँ (7 गर्दन की, 12 वक्ष की,

5 कटि की, एक त्रिकास्थि या सैक्रम तथा एक अनुत्रिक या कॉक्सिक्स) होती हैं जो अन्तरा-कशेरुका-चक्रिकाओं द्वारा आपस में जुड़ी होती हैं और शरीर को सहारा देने वाली मुख्य रचना का निर्माण करती हैं तथा सुषुम्ना रज्जु को चारों ओर से बन्द किये होती हैं एवं उसकी रक्षा करती हैं; स्तम्भ।

Columna (कौलमा)— Column.

Columnar (कॉलमनर)—स्तम्भाकार।

Columnella (कोल्यूम्नेला)— Columella.

Columning, Columnization (कॉल्यूमिंग, कॉल्यूम्नाइज़ेशन)— भ्रंश हुए गर्भाशय को सहारा देने के लिए योनि में टैम्पन को प्रविष्ट करना।

Colypeptic (कोलीपैप्टिक)— पाचन में बाधा उत्पन्न करने वाला।

Coma (कॉमा)— एक गम्भीर बेहोशी की हालत जिससे रोगी को शक्तिशाली बाह्य उत्तेजनाओं के द्वारा भी नहीं उठाया जा सकता, संन्यास, गहन मूर्च्छा। यह निम्न प्रकार की हो सकती है–

Alcoholic coma (एल्कोहॉलिक कॉमा)— शराब की गम्भीर मादकता के कारण होने वाली गहन मूर्च्छा, मद्यविषज सन्यास।

Apoplectic coma (एपोप्लेक्टिक कॉमा)— मस्तिष्क आघात के कारण उत्पन्न गहन मूर्च्छा।

Diabetic coma (डायबेटिक कॉमा)— इन्सुलिन की कमी तथा एसिटोन बॉडीज अधिक बनने से अम्लरक्तता हो जाने के कारण मधुमेह रोग में उत्पन्न होने वाली गहन मूर्च्छा, मधुमेहज सन्यास।

Hepatic coma (हिपैटिक कॉमा)— यकृत के कार्य न करने के कारण उत्पन्न होने वाली गहन मूर्च्छा।

Hypoglycemic coma (हाइपोग्लाइसीमिक कॉमा) — रक्त में शुगर का स्तर गिर जाने से उत्पन्न गहन मूर्च्छा।

Irreversible coma (इर्रिवर्सिबिल कॉमा)— मस्तिष्क की मृत्यु, ऐसी गहन मूर्च्छा जिससे रोगी विमुक्त नहीं हो सकता।

Uremic coma (यूरीमिक कॉमा)— यूरीमिया में होने वाली गहन मूर्च्छा।

Vigil coma (विजि़ल कॉमा)— ऐसी गहन मूर्च्छा जिसमें रोगी की आँखें खुलकर चौड़ी हो जाती हैं और ऐसी लगती हैं जैसे घूर रही हों। चेहरा भावहीन हो जाता है। इस प्रकार की गहन मूर्च्छा टाइफॉयड में हो सकती है।

Comatose (कॉमाटोस)— गहन मूर्च्छा से सम्बन्धित अथवा उससे पीड़ित, मूर्च्छित।

Combustible (कम्बस्टिबिल)— दह्य, जलने योग्य।

Combustion (कम्बसशन)— जलना, अथवा भोजन का ऑक्सीकरण होने से गर्मी पैदा होना।

Comedo (कॉमेडो)— मुहासा।

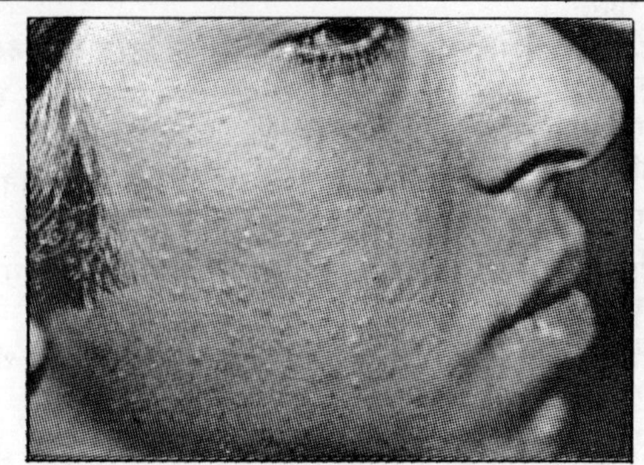

Fig. 91 : Comedones (black heads) मुहासे

Comedogenic (कॉमेडोजेनिक)— मुहासे पैदा करने वाला।

Comes (कम्स)— वह रक्त वाहिनी जो एक नाड़ी अथवा दूसरी रक्त वाहिनी के साथ-साथ चलती है।

Commensal (कॉमनसेल)— अन्य प्राणी पर या उसके भीतर अपरजीवी-सम्बन्ध से रहने वाला अर्थात् पोषद को किसी प्रकार की हानि अथवा लाभ पहुँचाये बिना उससे लाभ उठाने वाला, सहभोजी।

Commensalism (कॉमनसेलिज़्म)— सहजीविता जिसमें एक को लाभ पहुँचता है परन्तु दूसरे (पोषद) को कोई लाभ अथवा हानि नहीं पहुँचती, सहभोजिता।

Comminute (कमीन्यूट)— किसी वस्तु को तोड़कर टुकड़े-टुकड़े कर देना।

Comminuted fracture (कमीन्यूटेड फ्रैक्चर)— ऐसा अस्थि-भंग जिसमें हड्डी का चूरा हो जाता है।

Comminution (कमीन्यूशन)— किसी ठोस वस्तु के टूटकर छोटे-छोटे टुकड़े हो जाना, विखण्डन।

Commissural (कमीश्रल)— किसी संयोजिका से सम्बन्धित।

Commissure (कमीशर)— दो अनुरूप अंगों के मिलने का स्थान जैसे होंठों या आँखों की पलकों आदि का मिलने का स्थान अथवा दो समान रचनाओं को जोड़ने वाली रचना जैसे तन्त्रिका तन्तुओं की एक अनुप्रस्थ बन्धनी जो दो प्रमस्तिष्क-गोलार्द्धों को जोड़ती है, संयोजिका।

Commissurorrhaphy (कमीशुरोरैह्फी)—किसी संयोजिका के भागों को , छिद्र के परिमाण को कम करने के लिए, सीवन द्वारा आपस में जोड़ना।

Commissurotomy (कमीशुरोटॉमी)— छिद्र को चौड़ा करने के लिए संयोजिका में शल्य-क्रिया द्वारा चीरा लगाना जैसे कि द्विकपर्दी संकीर्णता (माइट्रल स्टेनोसिस) में किया जाता है, संयोजिकाछेदन।

Commode (कमोड)— मल-मूत्र पात्र, कमोड।

Common bile duct (कॉमन बाइल डक्ट)— वह वाहिनी

जो पित्ताशय की सिस्टिक नली, तथा हिपैटिक नलियों से बाइल को ड्योडिनम तक ले जाती है। सामान्य पित्त वाहिनी।

Commotio (कोमोशियो)— Concussion.

Communicable (कम्यूनिकेबिल)— एक व्यक्ति से दूसरे व्यक्ति में पहुँचने की क्षमता रखने वाला, संचरणशील, संचारी

Communicans (कम्यूनिकैन्स)— तन्त्रिकाओं अथवा धमनियों को जोड़ने वाला, संयोजी।

Communication (कम्यूनिकेशन)— दो रचनाओं के बीच एक छिद्र अथवा संयोजक मार्ग।

Communis (कम्यूनिस)— सामान्य, विशिष्ट नहीं।

Comorbidity (कोमोर्बिडिटी)— एक साथ में होने वाली परन्तु असम्बद्ध व्याधि प्रक्रिया।

Comose (कोमोस)— अतिरोमिल, अधिक बालों वाला।

Compact (कॉम्पैक्ट)— किन्हीं वस्तुओं को पास-पास लाकर तथा कस कर बाँधा गया, गठा हुआ।

Compact bone (कॉम्पैक्ट बोन)— कठोर अथवा सघन अस्थि जो सभी हड्डियों की तथा लम्बी हड्डियों के काण्ड की बाह्य परत होती है।

Compaction (कॉम्पैक्शन)— प्रसव का एक उपद्रव जिसमें जुड़वाँ बच्चों के पैदा हाने वाले भाग श्रोणि में एक साथ अड़ जाते हैं जिससे प्रसव में रुकावट पैदा हो जाती है।

Compatibility (कॉमपैटीबिलिटी)— बिना दुष्परिणाम निकले आपस में मिलने की उपयुक्तता होने की दशा, जैसे औषधियों की संयोज्यता।

Compatible (कॉमपैटिबिल)— बिना प्रतिकूल परिणामों के उत्पन्न हुए अन्य पदार्थ से मिश्रित हाने की क्षमता रखने वाला, संयोज्य।

Compensating (कम्पैन्सेटिंग)— क्षति-पूर्ति करने वाला।

Compensation (कम्पैन्सेशन)— किसी अंग के अथवा कार्य के दोष को ठीक करना, क्षतिपूर्ति।

Compensatory (कम्पैन्सेटरी)— क्षतिपूर्ति करने वाला, कमी या हानि की भरपाई करने वाला पूरक।

Complaint (कमप्लेन्ट)— लक्षण।

Complement (कॉमप्लीमैन्ट)— पूरक, सहायक

Complemental, Complementary (कॉमप्लीमैन्टल, कॉमप्लीमैन्टरी)—जिस वस्तु की कमी हो उसकी पूर्ति करने वाला, पूरक

Complement fixation test (कॉमप्लीमैन्ट फिक्सेशन टैस्ट)— एक परीक्षण जिसे वाशरमैन रिएक्शन भी कहते हैं, सिफिलिस के रोग निदान के लिए प्रयोग में लाया जाता है जिसमें एक एण्टीजन जो अधिकतर सामान्य जन्तु ऊतकों का एक एल्कोहॉली सत्त्व होता है जिसमें सुग्राही के रूप में कोलेस्ट्रॉल मिला होता है, को व्यक्ति के सीरम में मिलाया जाता है जिसके कॉमप्लीमैन्ट को सीरम को 56°C पर 30 मिनट तक गर्म करके निष्क्रिय कर दिया जाता है और गिनी-पिग (प्रयोगशाला में अनुसंधान के कार्य में प्रयोग में आने वाला कुतर कर खाने वाला छोटा पशु) के सीरम से कॉमप्लीमैन्ट को इसमें मिलाया जाता है। सीरम के रीएजिन (सिफिलिस रोग द्वारा उत्पन्न एण्टीबॉडी) की उपस्थिति से कॉमप्लीमैन्ट नष्ट हो जाता है अतः परीक्षण धनात्मक होता है अर्थात् वह व्यक्ति सिफिलिस रोग से पीड़ित रहता है। यदि कॉमप्लीमैन्ट स्वतन्त्र होता है (नष्ट नहीं होता) तो परीक्षण ऋणात्मक होता है अर्थात् वह व्यक्ति सिफिलिस रोग से पीड़ित नहीं होता।

Complementoid (कॉमप्लीमैन्टॉयड)— एक कॉमप्लीमैन्ट जिसकी अपघटन करने की शक्ति नष्ट हो चुकी होती है।

Complementophil (कॉमप्लीमैन्टोफिल)— किसी कॉमप्लीमैन्ट से जुड़ने योग्य।

Complex (कॉमप्लैक्स)—1. बहुत सी समान अथवा भिन्न वस्तुओं का संयोजन 2. पेचीदा, जटिल या उलझा हुआ 3. आंशिक अथवा पूर्ण रूप से सम्बद्ध दबे हुए विचारों का एक समूह जिनका रोगी को अक्सर कोई ज्ञान नहीं होता और जिनसे रोगी मनोवेगी हो सकता है तथा उसका व्यवहार भी बदल सकता है। 4. इलैक्ट्रोकार्डियोग्राम का वह भाग जिससे किसी अलिन्द अथवा निलय के प्रकुंचन का पता चलता है। यह निम्न प्रकार का हो सकता है–

Antigen-antibody complex (एन्टिजन एण्टीबॉडी कॉमप्लैक्स)— एन्टिजन का एण्टीबॉडी के ऊपर चिपक जाने से बना कॉमप्लैक्स।

Castration complex (केस्ट्रेशन कॉमप्लैक्स)— बन्ध्यकरण में जननांगों को क्षति पहुँचने अथवा उनके नष्ट होने का अत्यन्त भय।

Clerambault Kandinsky complex (क्लेरमबौल्ट कैण्डिन्सकी कॉमप्लैक्स)— एक मानसिक अवस्था जिसमें रोगी सोचता है कि उसका मस्तिष्क किसी दूसरे व्यक्ति के द्वारा नियन्त्रित होता है।

Ghon complex (घोन कॉमप्लैक्स)— फेफड़ों की तपेदिक में विशेषकर बच्चों में पाया जाने वाला प्राथमिक कॉमप्लैक्स जिसमें फेफड़े का प्रभावित स्थान तथा उसके अनुरूप लसीका ग्रन्थि होती है जिसमें विरोहण होता है तथा कैल्सीकरण हो जाता है।

Inferiority complex (इन्फीरियरिटी कॉमप्लैक्स)—एक मानसिक अवस्था जिसमें कोई व्यक्ति अपने को दूसरों से हीन समझने लगता है तथा हीनता को दूर करने के लिए अत्यन्त झगड़ालू एवं श्रेष्ठता प्रदर्शित करने वाला हो जाता है।

Superiority complex (सुपीरियरिटी कॉमप्लैक्स) — एक मानसिक अवस्था जिसमें कोई व्यक्ति अपने को दूसरे

से श्रेष्ठ समझता है अथवा अपने में मौजूद किसी हीनता को दूर करने के लिए बड़ा बनने का झूठा प्रदर्शन करता है।

Complexion (कॉमप्लैक्सन)— चेहरे की त्वचा का रंग-रूप।

Complexity (कॉमप्लैक्सिटी)— बहुत से परस्पर सम्बद्ध भागों से बने होने की अवस्था, जटिलता।

Compliance (कॉमप्लायन्स)— बिना फटे बल, भार अथवा दबाव की अनुक्रिया में परिमाण तथा आकृति में परिवर्तन हो जाने का गुण जैसे फेफड़े या मूत्राशय में होता है। यह दबाव परिवर्तन की प्रति इकाई में हुए आयतन परिवर्तन की माप में मापा जाता है।

Complicated (कॉमप्लीकेटेड)— जटिल बना हुआ; ऐसा रोग जिस पर रूग्णता की प्रक्रिया हावी हो गई है जिससे उसके लक्षण बदल जाते हैं और उसकी प्रगति बदतर हो जाती है।

Complication (कॉमप्लीकेशन)— उपद्रव, ऐसा रोग जो दूसरे रोग के साथ उत्पन्न हो जाता है जैसे न्यूमोनिया खसरा का एक उपद्रव हैं।

Component (कम्पोनैन्ट)— अवयव, घटक।

Component blood therapy (काम्पोनैन्ट ब्लड थिरैपी)— पूर्ण रक्त का प्रयोग करने की बजाय रक्त घटकों जैसे प्लाज्मा या लाल रक्त कोशिकाओं द्वारा चिकित्सा करना।

Compos mentis (कम्पोस मेन्टिस)— स्वस्थ मस्तिष्क वाला।

Compound (कम्पाउण्ड)— ऐसा पदार्थ जो दो या दो से अधिक पदार्थों से मिलकर बना होता है जो भार के अनुसार एक निश्चित अनुपात में मिले होते हैं तथा इनके अपने विशिष्ट गुण होते हैं, यौगिक।

Compound astigmatism (कम्पाउण्ड एस्टिग्मेटिज़्म)— लम्बवत् एवं क्षैतिज दोनों रेखाओं की निकट दृष्टि।

Compounder (कम्पाउण्डर)— कम्पाउण्डर।

Compound fracture (कम्पाउण्ड फ्रैक्चर)— हड्डी का ऐसा अस्थि-भंग जिसमें इसका टूटा सिरा त्वचा से बाहर निकल आया हो।

Compounding (कम्पाउण्डिंग)— औषधि मिश्रित करना।

Compound microscope (कम्पाउण्ड माइक्रोस्कोप)—ऐसा सूक्ष्मदर्शक यन्त्र जिसमें दो या दो से अधिक लैन्स होते हैं।

Comprehend (कम्परीहैण्ड)— किसी बात को समझना।

Comprehension (कम्परीहैन्सन)— सोचने-समझने में मानसिक शक्ति, अभिबोध।

Compress (कम्प्रैस)— 1. तह किया हुआ कपड़ा जो भीगा, सूखा, गर्म या ठण्डा तथा कभी-कभी औषधि युक्त होता है जिसे दबाव के साथ शरीर के किसी भाग पर लगाया जाता है। 2. दो संरचनाओं को आपस में दबाना जैसे किसी जख्म के किनारों को कसकर दबाकर उसे बन्द करना, सम्पीड। सम्पीड निम्न प्रकार का हो सकता है–

Cold compress (कोल्ड कम्प्रैस)— तापमान को स्थिर बनाये रखने के लिए तह किये हुए कपड़े को ठण्डे पानी में भिगोकर शरीर के निर्दिष्ट भाग पर लगाना।

Cribriform compress (क्रिब्रीफार्म कम्प्रैस)— छिद्रो से युक्त कपड़े का सम्पीड।

Fenestrated compress (फेनेस्ट्रेटेड कम्प्रैस) — ऐसा सम्पीड जिसमें स्रावों के निकलने के लिए एक छिद्र बना होता है।

Forehead compress (फोरहैड कम्प्रैस)—पानी में भिगोई गयी मुलायम तौलिया जो माथे पर रखी जाती है और जिसे हर दो मिनट बाद बदल दिया जाता है।

Hot compress (हौट कम्प्रैस)— तह किये हुए कपड़े को गर्म पानी में भिगोकर शरीर के उस स्थान पर लगाया जाता है जिसकी चिकित्सा करनी होती है तथा तापमान को स्थिर बनाये रखने के लिए इसे बार-बार बदला जाता है।

Compressible (कम्प्रैसीबिल)— सम्पीडनशील, दबने योग्य।

Compression (कम्प्रैसन)— आपस में दबाने की क्रिया अथवा आपस में दबे होने की अवस्था, सम्पीडन।

Compression gloves (कम्प्रैसन ग्लव्ज़)— हथेली एवं अँगुलियों पर दबाव बनाये रखने के लिए फैलने वाली वस्तु के बने दस्ताने जिनसे शोफ कम होने में मदद मिलती है।

Compressor (कम्प्रैसर)— शरीर के किसी भाग पर दबाव डालने वाला यन्त्र अथवा कोई भी वस्तु, सम्पीडक।

Compressorium (कम्प्रैसोरियम)— Compressor.

Compulsion neurosis (कम्पल्सन न्यूरोसिस)— विक्षिप्त अवस्था जो किसी को मूर्खतापूर्ण कार्य करने के लिए विवश करती है।

Conarium (कोनेरियम)— मस्तिष्क की पीनियल बॉडी।

Conation (कोनेशन)— किसी कार्य को करने के लिए अन्दर से उत्पन्न होने वाली इच्छा।

Conative (कोनेटिव)— किसी कार्य को करने के लिए अन्तरात्मा से उठने वाली इच्छा से सम्बन्धित जैसा कि व्यक्ति के व्यवहार एवं उसके कार्यों से पता चलता है।

Conatus (कोनेटस)— आत्म-रक्षा एवं स्वार्थ का कार्य करने वाला।

Concameration (कोनकैमेरेशन)— अन्तःसम्बद्ध गुहाओं की एक प्रणाली।

Concatenate (कोन्केटनेट)— कई रचनाओं की व्यवस्था को संकेतिक करने वाला जैसे किसी जंजीर में विद्यमान कड़ियों के समान कतार में बढ़ी हुई लसीका ग्रन्थियों का पाया जाना।

Concave (कौन्केव)— एक दबे हुए अथवा खोखले तल से युक्त, नतोदर।

Concavity (कौन्केविटी)— नतोदरता, खोखलापन।

Concavoconcave (कौन्केवोकौन्केव)— दो विपरीत तलों में से प्रत्येक का नतोदर होना।

Concavoconvex (कौन्केवोकौन्वैस)— जिसका एक तल नतोदर तथा दूसरा उन्नतोदर होता है।

Conceive (कन्सीव)— 1. गर्भवती होना 2. कोई विचार बनाना।

Concentration (कन्सेन्ट्रेशन)— 1. किसी द्रव का वाष्पीकरण होकर उसकी शक्ति का बढ़ना, सान्द्रण 2. मस्तिष्क से अन्य सभी विचारों का त्याग होकर मस्तिष्क का किसी एक ही वस्तु पर स्थिर हो जाना, एकाग्रता।

Concentric (कन्सैन्ट्रिक)— एककेन्द्रिक।

Concept (कन्सैप्ट)— मस्तिष्क में किसी वस्तु के विषय में बना विचार, धारणा।

Concepti (कन्सैप्टाइ)—Conceptus का बहुवचन।

Conception (कन्सैप्शन)— 1. गर्भाधान 2. किसी विचार को बनाने के लिए मानसिक क्रिया, धारणा।

Conceptual (कन्सैप्चुअल)— मस्तिष्क में विचार बनने से सम्बन्धित।

Conceptus (कन्सैप्टस)— गर्भाधान का उत्पाद।

Concha (कौन्का)— 1. बाह्य कर्ण या कर्णपाली 2. तीन नासिका-कौन्के हड्डियों में से एक, शुक्तिका या कौंका।

Chonchitis (कौन्काइटिस)— शुक्तिकाशोथ।

Conchoidal (कौन्कॉयडल)— खोली की शक्ल वाला, शुक्तिकाभ।

Conchoscope (कौन्कोस्कोप)— नासिका-गुहा का परीक्षण करने वाला यन्त्र, नासागह्वरदर्शी।

Conchotome (कौन्कोटोम)— मध्यम टर्बिनेट हड्डी को काट कर निकाल देने वाला एक यन्त्र, शुक्तिका-उच्छेदक।

Conchotomy (कौन्कोटॉमी)— किसी नासा-शुक्तिका में चीरा लगाना, शुक्तिका-उच्छेदन।

Concoction (कौन्कोक्शन)— गर्म करके दो औषधियों को मिलाना।

Concomitance (कॉनकमीटैन्स)— सहवर्तिता।

Concomitant (कॉनकमीटैन्ट)— उसी समय होने वाला, सहवर्ती।

Concordance (कौन्कोरडैन्स)— जुडवाँ बच्चों में से प्रत्येक में किसी जीनी विशेषक का बराबर का प्रदर्शन।

Concrement (कॉन्क्रीमैन्ट)— शरीर के किसी भाग में कैल्सियम युक्त पदार्थ का जमा होना।

Concrescence (कन्क्रेसेन्स)— संयोग, दो भिन्न भागों का मिलन।

Concrete (कन्क्रीट)— सघन, कठोर अथवा ठोस बना हुआ।

Concretio cordis (कौन्क्रेशियो कॉर्डिस)— हृदयावरण या पैरीकार्डियम की भित्तिक और अन्तरांगी परतों के व्यापक रूप में आपस में चिपक जाने के कारण हृदयावरणीय गुहा का अभिलोपन हो जाना।

Concretion (कन्क्रीशन)— अश्मरी अथवा पथरी।

Concretization (कौन्क्रीटाइज़ेशन)— किन्ही बातों का सारांश निकालने में असमर्थता।

Concubitus (कौन्कुबिटस)—लैंगिक संसर्ग, मैथुन, सम्भोग।

Concussion (कन्कसन)— 1. किसी वस्तु के धक्के से लगने वाली चोट, आघात, संघट्टन 2. किसी अंग पर मुक्का (चोट) लगने अथवा उसके गिर जाने के कारण उस अंग का कार्य न करना। यह निम्न प्रकार का हो सकता है—

Concussion of the brain, Cerebral concussion (कन्कसन ऑफ दी ब्रेन, सेरीब्रल कन्कसन)— सिर पर चोट लगने अथवा गिर जाने से कुछ समय के लिए अथवा लम्बे समय तक बेहोशी हो जाना, मस्तिष्क संघट्टन।

Concussion of the labyrinth (कन्कसन ऑफ दी लेबीरिन्थ)— सिर अथवा कान पर चोट लगने से उत्पन्न बधिरता (बहरापन)।

Condensation (कन्डैनसेशन)— 1. अधिक गाढ़ा अथवा घना बनाना, घनीकरण 2. किसी द्रव का ठोस में अथवा गैस का द्रव में बदलना 3. दन्त-चिकित्सा में दाँत में भरने वाले पदार्थ को दन्त गुहा में पैक करना 4. एक नये तथा उसी प्रकार के विचार को बनाने के लिए विचारों का मिलना 5. रसायन शास्त्र में, एक प्रकार की प्रतिक्रिया जिसमें उसी पदार्थ के दो अथवा अधिक अणु एक दूसरे से प्रतिक्रिया करते हैं तथा एक नये और भारी पदार्थ का निर्माण करते हैं जिसके रासायनिक गुण भिन्न होते हैं।

Condense (कन्डैन्स)— अधिक गाढ़ा बनाना।

Condenser (कन्डैन्सर)— 1. गैसों तथा द्रवों को ठोस बनाने वाला उपकरण, संघनित्र 2. विद्युत संचित करने वाला उपकरण 3. सूक्ष्मदर्शी द्वारा देखे जाने वाली वस्तुओं को प्रकाशित करने वाला उपकरण 4. दन्त-चिकित्सा में प्रयोग में लाया जाने वाला यन्त्र जो दन्त गुहा में दाँत में भरने वाले पदार्थ को भरने के काम आता है।

Condiment (कौण्डीमैन्ट)— वह पदार्थ जो भोजन को स्वादिष्ट बनाता है, अचार, चटनी आदि।

Condition (कण्डीशन)— अवस्था या दशा।

Conditioned reflex (कन्डीशन्ड रिफ्लैक्स)— प्रशिक्षण एवं बार-बार दुहराने से उपार्जित प्रतिवर्त, सशर्त प्रतिवर्त, सोपाधि प्रतिवर्त।

Conditioning (कण्डीशनिंग)— व्यायाम द्वारा किसी व्यक्ति की शारीरिक क्षमता बढ़ाना।

Condom (कण्डोम)— रबड़ का एक पतला आवरण जो शुक्राणुओं को योनि में प्रवेश करने से रोकने तथा संक्रमण की रोकथाम के लिए लैंगिक संसर्ग के समय लिंग पर चढ़ा लिया जाता है, निरोध।

Conductance (कन्डक्टैन्स)— शक्ति चालन अथवा संचारण की क्षमता जैसे विद्युत की, चालकता।

Conducting (कन्डक्टिंग)— उचित माध्यमों के द्वारा शक्तियों के संचारण की क्रिया, चालन।

Conduction (कन्डक्शन)— शक्ति संचारण जैसे ऊष्मा, ध्वनि या विद्युत का संचारण होना, चालन।

Conductivity (कन्डक्टीविटी)— संचारण-क्षमता, चालकता, संचारिता।

Conductor (कन्डक्टर)— वह माध्यम जिसके द्वारा ध्वनि, ऊष्मा अथवा विद्युत का संचारण होता है, संचालक।

Conduit (कन्डुइट)— तरल के मार्ग के लिए एक नली विशेषकर शल्य-क्रिया द्वारा बनाई गई एक कृत्रिम नली।

Conduplicate (कौन्डुप्लीकेट)— लम्बाई में अपने ही ऊपर दुहरा हो जाना।

Conduplicatocorpore (कौन्डुप्लीकेटोकोरपोर)—ऐसी दशा जिसमें भ्रूण (गर्भस्थ-शिशु) स्कन्ध प्रस्तुति में अपने ऊपर दुहरा हो जाता है।

Condylar (कौन्डाइलर)— स्थूलक सम्बन्धी।

Condylarthrosis (कौन्डाइलरथ्रोसिस)— ऐसी सन्धि जैसी जानु सन्धि जो स्थूलक तलों से बनती है।

Condyle (कौन्डाइल)— किसी हड्डी के सिरे पर स्थित एक गोल उभार जिससे जोड़ बनता है, स्थूलक।

Condylectomy (कौन्डाइलैक्टॉमी)— कौन्डाइल या स्थूलक को काटकर निकाल देना, स्थूलक-उच्छेदन।

Condylion (कौन्डाइलियोन)— अघोहनुज स्थूलक की बाह्य पार्श्विक या आन्तरिक मध्यवर्ती सतह पर विद्यमान एक बिन्दु।

Condyloid (कौन्डीलॉयड)— स्थूलक अथवा कौन्डाइल से सम्बन्धित अथवा उससे मिलता-जुलता, स्थूलकवत्।

Condyloma (कौन्डाइलोमा)— त्वचा की एक कोमल मांसल वृद्धि जो अक्सर बाह्य जननांगों अथवा गुदा पर दिखाई देती है, मांसार्बुद। कौन्डाइलोमा दो प्रकार का होता है—

(a) **Condyloma acuminatum** (कौन्डाइलोमा एक्यूमिनेटम)— बाह्य जननांगों पर अथवा गुदा के आस-पास के क्षेत्र में विषाणु जनक एक छोटी नुकीली वृद्धि।

(b) **Condyloma latum** (कौन्डाइलोमा लेटम)— सिफिलिस रोग में नम त्वचा की तहों में विशेषकर बाह्य जननांगों पर तथा गुदा के आस-पास के क्षेत्र में उत्पन्न चपटी वृद्धि जिससे भूरे रंग का निःस्राव निकलता है।

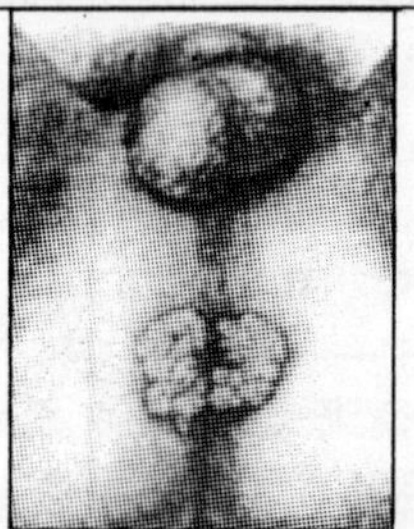

Fig. 92 : Condyloma ani गुदीय कीलाबुर्द या मांसगुल्म

Condylomatous (कौन्डाइलोमेटस)— कौन्डाइलोमा सम्बन्धी।

Condylotomy (कौन्डाइलोटॉमी)— कौन्डाइल में चीरा लगाना।

Condylus (कौन्डाइलस)— कौन्डाइल।

Cones (कोन्स)— आँख के रेटिना की बाह्य परत की फ्लास्क-आकृति की कोशिकाएँ जो रॉड्स के साथ प्रकाश-सूक्ष्मग्राही होती हैं तथा वर्ण उद्दीपन को ग्रहण करती हैं, शंकु।

Conexus (कोनेक्सस)— जोड़ने वाली संरचना, योजी।

Confabulation (कन्फेबुलेशन)— सामान्य बातचीत।

Confectio, Confection (कन्फेक्शियो, कन्फेक्शन)— शुगर के समान मीठा पदार्थ जिसमें निगलने के लिए किसी कड़ुवी औषधि को मिलाया जाता है, अवलेह।

Confertus (कोनफर्टस)— आपस में बहुत पास-पास व्यवस्थित।

Configuration (कोनफिगुरेशन)— 1. किसी वस्तु का रूप एवं आकृति 2. परमाणुओं की किसी अणु में स्थिति।

Confinement (कन्फाइन्मैन्ट)— प्रसूति काल।

Conflict (कनफ्लिक्ट)—मस्तिष्क में दो विपरीत इच्छाओं अथवा मनोवेगों का उठना, संघर्ष।

Confluence (कनफ्लूएन्स)— संगम, जैसे अग्रपश्चज विवर का अनुप्रस्थ विवरों के साथ संगम।

Confluent (कोनफ्लुएन्ट)— जुड़ने वाला जैसे कुछ त्वचीय विक्षतियाँ जिनके आपस में जुड़ने से एक चकत्ता बन जाता है।

Conformation (कोनफोर्मेशन)— किसी भाग, शरीर अथवा सामग्री का आकार।

Conformer (कोनफोर्मर)— एक साँचा जो सामान्यतः प्लास्टिक पदार्थ का बना होता है और शल्य-क्रिया द्वारा मरम्मत करने में किसी गुहा में स्थान बनाये रखने के लिए अथवा किसी कृत्रिम या प्राकृतिक छिद्र को विरोहण द्वारा बन्द होने को रोकने के लिए प्रयुक्त होता है।

Confrontation (कोनफ्रान्टेशन)— किसी रोगी के प्रतिरोधों, मनोवृत्तियों या अन्य व्यक्तियों पर होने वाले प्रभावों के विषय में समझना और समझाना।

Confusion (कनफ्यूज़न)— एक मानसिक अवस्था जिसमें कोई व्यक्ति किसी स्थान, समय अथवा व्यक्ति की वास्तविकता से बिल्कुल अनभिज्ञ रहता है परन्तु उसे उनका अस्पष्ट ज्ञान रहता है; भ्रम या भ्रान्ति।

Confusional (कन्फ्यूज़नल)— भ्रम से सम्बन्धित अथवा जिसे भ्रम हो।

Congelation (कोन्गेलेशन)— हिमीकरण या जमना अथवा हिमदाह (पाले का मारा हुआ)।

Congener (कोन्जीनर)— कोई भी वस्तु जो दूसरे के समान हो जैसे कोई वही काम करने वाली पेशी जो दूसरी पेशी करती है।

Congenerous (कोन्जीनीरस)— योगवाही पेशियों के समान एक-सा कार्य करने वाला।

Congenital (कौन्जेनाइटल)— जन्मजात, सहज

Congenitus (कौन्जेनाइटस)— जन्म-जात।

Congested (कनजैश्टेड)— रक्त की अधिक मात्रा से युक्त, रक्ताधिक्यज।

Congestion (कनजैशन)— शरीर के किसी भाग में रक्त का अधिक होना, रक्ताधिक्य। रक्ताधिक्य निम्न प्रकार से हो सकता है—

Active congestion (एक्टिव कनजैशन)— शरीर के किसी भाग में रक्त प्रवाह के अधिक होने अथवा रक्त वाहिनियों के विस्फारित होने से उत्पन्न रक्ताधिक्य, सक्रिय रक्ताधिक्य।

Hypostatic congestion (हाइपोस्टेटिक कनजैशन)— शरीर के किसी आश्रित भाग का अथवा अंग का गुरुत्व बलों द्वारा उत्पन्न रक्ताधिक्य जैसा कि शिरा अपर्याप्तता में होता है, अधःस्थितिक रक्ताधिक्य।

Passive congestion (पैसिव कनजैशन)— केशिकाओं से तनुशिराओं में होने वाले रक्त प्रवाह में विघ्न पड़ जाने से उत्पन्न रक्ताधिक्य जो हृद्‌पेशी-अपर्याप्तता के फलस्वरूप हो सकता है, निष्क्रिय रक्ताधिक्य।

Pulmonary congestion (पल्मोनरी कनजैशन)— हृदय रोग, संक्रमण अथवा आघात के कारण उत्पन्न फुफ्फुसीय वाहिनियों की अधिरक्तता; फुफ्फुसीय रक्ताधिक्य।

Congestive (कनजैशिव)— रक्ताधिक्य सम्बन्धी, रक्तसंलायी।

Congius (कौन्गीयस)— एक गैलन।

Conglobate (कौन्गलोबेट)— एक पिण्ड में एकत्रित हुआ जैसे कि लसीका ग्रन्थियाँ एक जगह इकट्ठी हो जाती हैं।

Conglobation (कौन्गलोबेशन)— एक गोल पिण्ड में एकत्रित होना।

Conglomerate (कौंग्लोमिरेट)— 1. एक पिण्ड में समुच्चय 2. गुच्छों के रूप में एकत्रित हो जाना।

Conglutin (कौन्गलूटिन)— एक प्रकार की प्रोटीन जो केज़िन से मिलती-जुलती है तथा मटर, सेम और बादाम में पाई जाती है।

Conglutinant (कौन्गलूटीनेन्ट)— आश्लेष अथवा चिपकाव को जैसे किसी जख्म के किनारों के चिपकाव को प्रोत्साहित करने वाला।

Conglutinate (कौन्गलूटीनेट)— वह जिसमें चिपकने का गुण होता है।

Conglutination (कौन्गलूटीनेशन)— 1. संयोग अथवा ऊतकों का एक दूसरे से चिपक जाना 2. लाल रक्त कोशिकाओं का समूहों में एकत्रित हो जाना।

Coni (कोनाई)— Conus का बहुवचन।

Coniasis (कोनिएसिस)— पित्ताशय एवं पित्त वाहिनियों में धूल के समान पथरियाँ।

Conical (कोनिकल)— शंक्वाकार।

Conidia (कोनीडिया)— Conidium का बहुवचन।

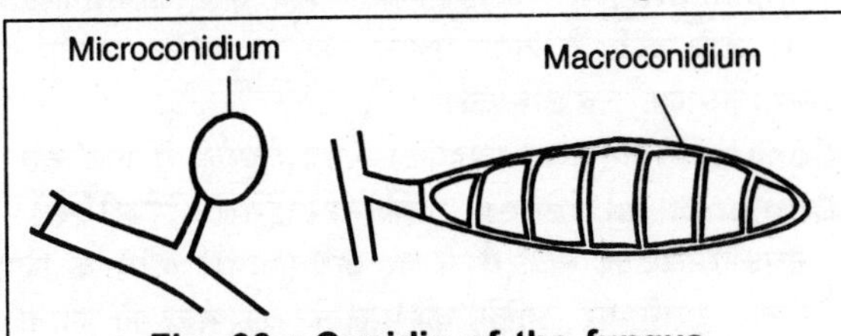

Fig. 93 : Conidia of the fungus
कवक के कोनीडियम
Microconidium=छोटा कोनीडियम, Macroconidium= बड़ा कोनीडियम।

Conidiogenous (कोनीडियोजीनस)— कोनीडियम को उत्पन्न करने वाला।

Conidiophore (कोनीडियोफोर)— कवकों में एक विशिष्ट कवकतन्तु जिसमें कोनीडिया होते हैं।

Conidium, plural **conidia** (कोनीडियम, बहुवचन कोनीडिया)— कोनीडियम कवकों का एक अलैंगिक बीजाणु होता है।

Coniofibrosis (कोनियोफाइब्रोसिस)— एस्बैस्टस अथवा सिलिका की धूल के कारण उत्पन्न फुफ्फुसधूलिमयता जिससे फेफेड़े में तन्तुमयता उत्पन्न हो जाती है।

Coniology (कोनियोलॉजी)— धूलि-अध्ययन।

Coniometer (कोनियोमीटर)— वायु में धूल की मात्रा का आकलन करने वाला एक उपकरण।

Coniosis (कोनियोसिस)— धूल को सांस के साथ अन्दर खींचने से उत्पन्न रोग।

Coniosporosis (कोनियोस्पोरोसिस)—अतिसंवेदिता प्रतिक्रिया जिसकी विशिष्टताएँ दमा तथा तीव्र फुफ्फुसशोथ होती हैं जो कोनियोस्पोरियम कोर्टिकेल नामक कवक के बीजाणुओं के सांस के साथ खिंच कर अन्दर जाने से उत्पन्न होती है, जो कुछ पेड़ों की छाल के नीचे उगता है ; उन कामगारों में पाया जाता है जो उन पेड़ों की छाल छीलते हैं।

Conization (कोनाइज़ेशन)—ऊतक के एक शंकु को जैसे गर्भाशयग्रीवा की श्लेष्मकला से शंकु को पृथक करना, शंकू-उच्छेदन।

Conjugata, Conjugate (कन्जुगेटा, कन्जुगेट)— 1. जोड़ीदार अथवा जुड़ा हुआ, संयुग्मी। 2. श्रोणि का व्यास जो सैक्रम के उत्सेध (उभार) के केन्द्र से प्यूबिक सिम्फाइसिस के पीछे तक मापा जाता है।

Conjugation (कन्जुगेशन)— 1. संयुग्मन अथवा आपस में जुड़ना 2. दो एककोशिकीय जीवों का मिलना जिससे उनके

केन्द्रकीय पदार्थों का एक दूसरे में आना जाना हो जाता है जैसा कि पैरामीसियम में होता है। 3. एक विषैले पदार्थ का शरीर के किसी प्राकृतिक पदार्थ से मिलकर एक विष रहित पदार्थ बनाना जो शरीर से बाहर निकल जाता है।

Conjunctiva (कन्जन्कटाइवा)— श्लेष्मिक कला जो नेत्रगोलकों को ढके होती है तथा पलकों को आस्तरित करती है, नेत्रश्लेष्मला, नेत्रश्लेष्मकला।

Conjunctival (कन्जन्कटाइवल)— नेत्रश्लेष्मला से सम्बन्धित।

Conjunctival reflex (कन्जन्कटाइवल रिफ्लैक्स)— नेत्रश्लेष्मला को स्पर्श करने पर अथवा स्पर्श करने के लिए केवल डराने पर आँखों की पलकों का बन्द हो जाना।

Conjunctiviplasty (कन्जन्कटाइवीप्लास्टी)— Conjunctivoplasty.

Conjunctivitis (कन्जन्कटीवाइटिस)— नेत्रश्लेष्मलाशोथ। यह मुख्यतया निम्न प्रकार का होता है–

Allergic conjunctivitis (एलर्जिक कन्जन्कटीवाइटिस) — एलर्जेन जैसे पराग कण, बीजाणु, धूल तथा जन्तु रोम आदि द्वारा उत्पन्न नेत्रश्लेष्मलाशोथ।

Catarrhal conjunctivitis (कैटेरहूल कन्जन्कटीवाइटिस) — बाह्य पदार्थों, बहुत से जीवाणुओं द्वारा तथा गर्मी, ठण्ड अथवा रसायनों के क्षोभण से उत्पन्न नेत्रश्लेष्मलाशोथ।

Gonorrheal conjunctivitis (गोनोरिह्यल कन्जन्कटीवाइटिस)— गोनोकोकाई नामक जीवाणुओं द्वारा उत्पन्न गम्भीर पूयमय नेत्रश्लेष्मलाशोथ, प्रेमहज नेत्रश्लेष्मकला शोथ।

Granular conjunctivitis (ग्रेनुलर कन्जन्कटीवाइटिस) — आँखों की पलकों के भीतर की ओर कणांकुर (दाने) बन जाने से उत्पन्न नेत्रश्लेष्मलाशोथ जो फटकर जख्म बन सकते हैं तथा फिर व्रणचिन्ह भी बन सकते हैं, रोहे।

Membranous conjunctivitis (मेम्ब्रेनस कन्जन्कटीवाइटिस)— तीव्र नेत्रश्लेष्मलाशोथ जिसमें एक मिथ्या कला बन जाती है।

Phlyctenular conjunctivitis (फ्लाईक्टेनुलर कन्जन्कटीवाइटिस)— पर्विकाएँ (छोटी-छोटी गाँठें) निकलना इस प्रकार के नेत्रश्लेष्मलाशोथ की विशिष्टता है जो फटकर जख्म बन जाती हैं तथा अधिकतर बच्चों में पाई जाती हैं।

Spring conjunctivitis (स्प्रिग कन्जन्कटीवाइटिस) — Conjunctivitis occurring in the spring season. बसन्त ऋतु में होने वाला नेत्रश्लेष्मलाशोथ।

Conjunctivoma (कन्जन्कटाइवोमा)— नेत्रश्लेष्मला का अर्बुद।

Conjunctivoplasty (कन्जन्कटाइवोप्लास्टी)— नेत्रश्लेष्मला की प्लास्टिक सर्जरी द्वारा मरम्मत करना।

Conjunctivorhinostomy (कन्जन्कटाइवोराइनोस्टॉमी) — नेत्रश्लेष्मला से होकर नासिका-गुहा में को एक मार्ग बनाना।

Connective (कनक्टिव)— दो अलग-अलग भागों को जोड़ने अथवा बाँधने वाले से सम्बन्धित, संयोजी, संयोजक।

Connective tissue (कनक्टिव टिशू)— वह ऊतक जो दूसरे ऊतकों को जोड़ता एवं सहारा देता है जैसे तन्तु ऊतक, वसा ऊतक, उपास्थि तथा हड्डी आदि, संयोजी ऊत्तक।

Connector (कनक्टर)— दो अलग-अलग भागों को जोड़ने अथवा बांधने वाला।

Conoid (कोनॉयड)— शंक्वाकार।

Consanguineous (कौन्सेन्यूनियस)— रक्त सम्बन्ध को निर्दिष्ट करने वाला

Consanguinity (कौन्सेन्यूइनिटी)— रक्त का सम्बन्ध।

Conscience (कोनसाइन्स)— अन्तर्ज्ञान, विवेक।

Conscious (कॉनसियस)— सचेत, जाग्रत अवस्था में रहने वाला, संवेदी उद्दीपनों के प्रति अनुक्रिया करने की क्षमता रखने वाला।

Consciousness (कॉनसियसनैस)— सचेत रहने की अवस्था, मस्तिष्क की संवेदी उद्दीपनों के प्रति अनुक्रिया करने की क्षमता, चेतना।

Consensual (कनसेन्सुअल)— एक भाग अथवा पार्श्व का दूसरे भाग या विपरीत पार्श्व की उत्तेजना से प्रतिवर्त उद्दीपन।

Consensual light index (कनसेन्सुअल लाइट इण्डैक्स)— एक आँख का दूसरी आँख की अपेक्षा अधिक तीव्र प्रकाश में अनावरण करने पर दोनों आँखों की पुतलियों का संकुचित होना।

Consensual reflex (कनसेन्सुअल रिफ्लैक्स)— उद्दीपन के बिन्दु से शरीर के विपरीत पार्श्व में किसी प्रतिवर्त .क्रिया का होना।

Consenting adult (कन्सैन्टिंग अडल्ट)— एक युवा पुरुष जो समलैंगिकता में भाग लेने की इच्छा प्रकट करता है।

Conservation (कन्ज़रवेशन)— हानि होने, क्षति पहुँचने या सड़ने से बचाने के लिए परिरक्षित करना।

Conservative (कनज़र्वेटिव)— रोगों की चिकित्सा करने तथा स्वास्थ्य प्राप्ति के लिए पुराने रूढ़िवादी तरीके,

Conserve (कन्ज़र्व)— Confection.

Consistency (कनसिस्टैन्सी)— घनत्व अथवा कठोरता।

Consolidant (कौन्सोलीडैन्ट)— ऐसा पदार्थ जो विरोहण या संयोजन को बढ़ावा देने वाला होता है।

Consolidation (कौन्सोलीडेशन)— घनीकरण, ठोस बनने की क्रिया जिसे विशेषकर फेफड़ों के घनीकरण के लिए प्रयोग में लाया जाता है जैसे न्यूमोनिया में होता है।

Conspecific (कोनस्पेसीफिक)— एक ही जाति का।

Constancy (कौन्सटैन्सी)— अपरिवर्तनशील होने की अवस्था।

Constant (कौन्सटैन्ट)— अपरिवर्तनशील, स्थिर।

Constellation (कौन्स्टीलेशन)— मनोरोगविज्ञान में, किसी विशेष कार्य को निर्धारित करने वाले सभी कारक।

Constipate (कौन्सटीपेट)— कब्ज पैदा करना ।

Constipated (कौन्सटीपेटेड)— मलबद्धता अथवा कब्ज से पीड़ित ।

Constipation (कौन्सटीपेशन)— कठिनाई से मल विसर्जित होना, मल विसर्जन कभी-कभी होता है जिसमें सूखा एवं कठोर मल निकलता है; मलबद्धता; कब्ज ।

Constituent (कौन्सटीट्यूएन्ट)— घटक । सम्पूर्ण वस्तु को बनाने वाला भाग जैसे किसी औषधि का घटक ।

Constitution (कौन्सटीट्यूशन)— शरीर का गठन एवं इसकी कार्य सम्बन्धी आदतें ।

Constitutional (कौन्सटीट्यूशनल)— शरीर के सम्पूर्ण गठन को प्रभावित करने वाला ।

Constitutional disease (कौन्सटीट्यूशनल डिज़ीज)— ऐसा रोग जो किसी विशिष्ट भाग की बजाय सम्पूर्ण शरीर को प्रभावित करता है ।

Constriction (कन्सट्रिक्शन)— किसी वाहिनी अथवा छिद्र का तंग या संकरा होना जैसे रक्त वाहिनियों अथवा आँख की पुतली का संकीर्ण हो जाना, संकीर्णन ।

Constrictor (कन्सट्रिक्टर)— संकीर्णन करने वाला ।

Consultant (कन्सल्टैन्ट)— परामर्शदाता ।

Consultation (कन्सल्टेशन)— परामर्श ।

Consummation (कनसुमेशन)— सुहागरात ।

Consumption (कन्ज़म्पशन)— 1. प्रयोग में आने की क्रिया 2. शरीर का क्षीण होना जैसे तपेदिक रोग में होता है, क्षय ।

Consumptive (कन्ज़म्पटिव)— क्षय रोग से सम्बन्धित अथवा उससे पीड़ित ।

Contact (कौन्टैक्ट)— 1. दो शरीरों का परस्पर स्पर्श करना अथवा पास-पास आकर मिल जाना 2. वह व्यक्ति जो हाल ही में किसी संक्रामक रोग को अनावृत्त हो चुका हो । सम्पर्क अथवा स्पर्श निम्न प्रकार से हो सकता है–

Contact complete (कौन्टैक्ट कमप्लीट)— दो दाँतों की पास-पास की सम्पूर्ण सतहों का आपस में सम्पर्क होना, पूर्ण सम्पर्क ।

Contact direct (कौन्टैक्ट डाइरेक्ट)— किसी स्वस्थ व्यक्ति का ऐसे व्यक्ति से सम्पर्क होना जो किसी संक्रामक रोग का वाहक होता है अथवा उससे पीड़ित होता है, प्रत्यक्ष सम्पर्क ।

Contact indirect (कौन्टैक्ट इनडाइरेक्ट)— किसी संक्रामक रोग का सीधे संक्रमित व्यक्ति को स्पर्श करने से फैलने की अपेक्षा अन्य माध्यम जैसे वायु अथवा संक्रमणी पदार्थों द्वारा फैलना, अप्रत्यक्ष सम्पर्क ।

Contactant (कौन्टैक्टेन्ट)— वह पदार्थ जो त्वचा के साथ सीधे सम्पर्क में रहकर एलर्जी उत्पन्न करता है ।

Contact dermatitis (कौन्टैक्ट डर्माटाइटिस)— किसी क्षोभक पदार्थ के सम्पर्क में आने से उत्पन्न त्वकशोथ (त्वचा की सूजन) ।

Contact lens (कौन्टैक्ट लैन्स)— बहुत से पदार्थों से बना एक लैन्स जो आँख के लैन्स की अपवर्तन-शक्ति को परिवर्तित करने के लिए कॉर्नियां पर फिट हो जाता है ।

Contagion (कौन्टेजियोन)— 1. प्रत्यक्ष अथवा अप्रत्यक्ष सम्पर्क द्वारा किसी संक्रामक रोग के फैलने की क्रिया, संसर्ग । 2. कोई संक्रामक रोग 3. कोई विषाणु अथवा जीवाणु जिससे कोई संक्रामक रोग उत्पन्न होता है ।

Contagious (कौन्टेजियस)— एक व्यक्ति से दूसरे व्यक्ति में प्रत्यक्ष अथवा अप्रत्यक्ष रूप से संचारित होने की क्षमता रखने वाला जैसे कोई सूक्ष्मजीव जिससे कोई रोग उत्पन्न होता है, सांसर्गिक ।

Contagiousness (कौन्टेजियसनैस)— सांसर्गिक होने का गुण ।

Contagium, Contagion (कौन्टेजियम, कौन्टेजियोन)— संक्रमण उत्पन्न करने वाला साधन, संक्रमणकारी ।

Containment (कौन्टेन्मैंट)— किसी संचारी रोग के क्षेत्रीय या सार्वभौमिक उन्मूलन की एक धारणा ।

Contaminant (कौन्टामिनैन्ट)— दूषित करने वाला पदार्थ अथवा जीव, संदूषक ।

Contaminate (कौन्टामिनेट)—प्रदूषित करना ।

Contamination (कौन्टामिनेशन)— दूषित अथवा प्रदूषित करने की क्रिया, विशेषकर रोग उत्पन्न करने वलो जीवों अथवा संक्रामक पदार्थ का निर्जीवाणुक वस्तुओं में प्रवेश करना, संदूषण ।

Content (कौन्टेन्ट)— वह वस्तु जो किसी वस्तु में रखी होती है ।

Contiguity (कौन्टीगुइटी)— सम्पर्क ।

Contiguous (कौन्टीजुअस)— सटा हुआ ।

Continence (कौन्टीनेन्स)— 1. आत्म-नियन्त्रण, संयम 2. मल-मूत्र त्याग पर नियन्त्रण करने की क्षमता ।

Continent (कौन्टीनेन्ट)— 1. कामेच्छा न रखने वाला 2. मल-मूत्र त्याग पर नियन्त्रण करने के सक्षम ।

Contortion (कौन्टोरशन)— एक असाधारण आकृति में ऐंठ जाना ।

Contour (कॉनटूर)— किसी भाग की बाह्य रूप रेखा ।

Contoured (कॉन्टूर्ड)— एक विषम एवं लहरदार सतह से युक्त ।

Contra- (कॉन्ट्रा-)— विपरीत अथवा विरुद्ध को बताने वाला उपसर्ग जैसे कॉन्ट्राइण्डिकेशन (निषेध) ।

Contra-aperture (कॉन्ट्रा-अपर्चर)— किसी फोड़े की अन्तर्वस्तुओं को आसानी से बाहर निकालने के लिए फोड़े में एक दूसरे छेद को बनाना ।

Contraception (कॉन्ट्रासेप्शन)— गर्भनिरोध।

Contraceptive (कॉन्ट्रासेप्टिव)— कोई भी औषधि, क्रिया, उपकरण अथवा विधि जिससे गर्भाधान रुक जाता है; गर्भनिरोधक।

Contract (कॉन्ट्रैक्ट)— 1. खींचना, परिमाण में घटाना या छोटा करना, संकुचित करना 2. संक्रमण द्वारा किसी रोग को ग्रहण करना।

Contractile (कॉन्ट्रैक्टाइल)— सिकुड़ने अथवा छोटा होने योग्य, संकुचनशील।

Contractility (कॉन्ट्रैक्टीलिटी)— सिकुड़ने अथवा छोटा होने की क्षमता होना, संकुचनशीलता।

Contraction (कॉन्ट्रैक्शन)— छोटा होना, कस जाना अथवा सिकुड़ जाना जैसे किसी पेशी में होता है, संकुचन। यह निम्न प्रकार से हो सकता है–

Carpopedal contraction (कार्पोपेडल कॉन्ट्रैक्शन)— टिटैनी रोग में हाथों पैरों की आकुंचनी पेशियों के सिकुड़ जाने से उत्पन्न अवस्था।

Cicatricial contraction (साइकाट्राइसियल कॉन्ट्रैक्शन)— त्वचा के खुले जख्मों का सिकुड़ना एवं स्वयं ही उनका बन्द हो जाना।

Clonic contraction (क्लोनिक कॉन्ट्रैक्शन)— पेशी का बारी-बारी से संकुचित एवं शिथिल होना

Hicks' contraction (हिक्स कॉन्ट्रैक्शन)— गर्भावस्था में वेदना रहित गर्भाशयी संकुचन।

Idiomuscular contraction (इडियोमस्कुलर कॉन्ट्रैक्शन)— किसी क्षीण पेशी में सीधे विद्युत उद्दीपन द्वारा उत्पन्न संकुचन।

Isometric contraction (आइसोमीट्रिक कॉन्ट्रैक्शन) — पेशीय संकुचन जिसमें पेशी की लम्बाई में परिवर्तन नहीं होता।

Isotonic contraction (आइसोटॉनिक कॉन्ट्रैक्शन) — पेशीय संकुचन जिसमें पेशी क्रिया के दौरान अपनी लम्बाई में परिवर्तन करके संकुचन बल को एक-सा बनाये रखती है, समतानी संकुचन।

Postural contraction (पोस्चुरल कॉन्ट्रैक्शन) — पेशियों का संकुचन जो शरीर के आसन को बनाये रखता है।

Tetanic contraction, Tonic contraction (टिटैनिक कॉन्ट्रैक्शन, टॉनिक कॉन्ट्रैक्शन)— बिना शिथिलन के अवकाशों के लगातार पेशीय संकुचन होना।

Contracture (कॉन्ट्रैक्चर)— 1. ऐंठन अथवा पक्षाघात के कारण किसी पेशी का स्थायी रूप से छोटा हो जाना 2. स्थायी रूप से पेशीय कठोरता की अवस्था। यह निम्न प्रकार का हो सकता है–

Dupuytren's contracture (ड्यूपुइट्रैन्स कॉन्ट्रैक्चर) — हथेली के प्रावरणी का संकुचन जिससे हाथ की छोटी एवं अँगूठी में पहनने वाली अँगुली में स्थायी रूप से आकुंचन हो जाता है।

Fixed contracture (फिक्सड कॉन्ट्रैक्चर)— Organic Contracture.

Functional contracture (फंक्शनल कॉन्ट्रैक्चर)— लम्बे समय तक सक्रिय पेशी संकुचन के द्वारा उत्पन्न पेशीय लघुकरण जो नींद या सार्वदैहिक संज्ञाहरण के दौरान समाप्त हो जाता है।

Ischemic contracture (इस्कीमिक कॉन्ट्रैक्चर)— दबाव, आघात अथवा ठण्ड के कारण रक्त आपूर्ति में बाधा पड़ जाने से उत्पन्न किसी पेशी में संकुचन एवं तन्तु-ह्रास।

Organic contracture (आर्गेनिक कॉन्ट्रैक्चर)— स्थिर संकुचन। यह पेशी के भीतर तन्तुमयता हो जाने के कारण उत्पन्न होता है जो चेतना अवस्था एवं अचेत्तनता अथवा मूर्च्छा दोनों में बराबर बना रहता है।

Physiological contracture (फिजियोलॉजिकल कॉन्ट्रैक्चर)— ऊष्मा, औषधियों अथवा अम्लों की क्रिया द्वारा उत्पन्न किसी पेशी में संकुचन।

Volkmann's contracture (वोल्कमैन्स कॉन्ट्रैक्चर)— अग्रबाहु की पेशियों के शोष के साथ हाथ का आकुंचन जो किसी निर्मोक या कसी हुई मरहम पट्टी के दबाव से अथवा रेडियल धमनी पर चोट पहुँचने से रक्त परिसंचरण में बाधा उत्पन्न हो जाने के कारण होता है।

Contrafissura (कॉन्ट्राफिशरा)— कपाल या खोपड़ी का चोट लगने वाले स्थान के विपरीत स्थान पर अस्थि-भंग होना।

Contraincision (कॉन्ट्राइन्सीज़न)— निकास को प्रोत्साहित करने के लिए प्रतिछेदन (एक विपरीत चीरा लगाना)।

Contraindicant (कॉन्ट्राइण्डीकैन्ट)— विपरीत का संकेत देने वाला।

Contraindication (कॉन्ट्राइण्डिकेशन)— कोई लक्षण अथवा परिस्थिति जो किसी औषधीय चिकित्सा अथवा शल्य-चिकित्सा का परिहार करने का संकेत देते हैं अन्यथा जिसे करने की सलाह दी जाती है, निषेध।

Contralateral (कॉन्ट्रालेट्रल)— शरीर के विपरीत पार्श्व में स्थित अथवा उसे प्रभावित करने वाला, प्रतिपक्षी।

Contralateral reflexes (कॉन्ट्रालेट्रल रिफ्लैक्सेस)— एक पैर का हाथ से आकुंचन करने पर विपरीत पैर का आकुंचित हो जाना, प्रतिपक्षी प्रतिवर्त।

Contrast (कॉन्ट्रास्ट)— अन्तर या भेद, शरीर के जिस भाग का एक्स-रे खींचा गया है, एक्स-रे चित्रण में उसके तथा एक्स-रे फिल्म के घनत्वों के बीच अन्तर।

Contrast medium (कॉन्ट्रास्ट मीडियम)— विकिरण विज्ञान में, एक रेडियोअपारदर्शक पदार्थ जो उस अंग के जिसका एक्स-रे खींचा गया है तथा माध्यम (रेडियोअपारदर्शक पदार्थ)

के घनत्वों के बीच के अन्तर का अध्ययन करने के लिए प्रयुक्त होता है, जैसे बेरियम सल्फेट को जब निगल लिया जाता है तो इसके आँतों से गुजरते हुए एक्स-रे खींचने पर यह आँत की बाह्य रूप रेखा को प्रदर्शित करने में सहायता करता है।

Contrast sprays (कॉन्ट्रास्ट स्प्रेज)— रक्त परिसंचरण को बढ़ाने के लिए रोगी को स्नान वाले टब में एक ओर बैठाकर उसके पैरों तथा पंजों पर एक मिनट तक गर्म पानी का छिड़काव करने के पश्चात् एक मिनट तक ठण्डे पानी से छिड़काव करना। इस प्रकार बारी-बारी से गरम एवं ठण्डे पानी से 10 मिनट तक दिन में दो बार छिड़काव करना।

Contravolitional (कॉन्ट्रावोलीशनल)— इच्छा के विरुद्ध, अनैच्छिक।

Contrecoup (कॉन्ट्रेकूप)— विपरीत दिशा में होने वाला।

Contrecoup injury (कॉन्ट्रेकूप इन्जरी)— चोट लगने वाले स्थान के विपरीत स्थान पर मस्तिष्क में पहुँचने वाली क्षति।

Control (कन्ट्रोल)— 1. नियमित अथवा प्रतिपादित करना 2. किन्हीं घटनाओं को नियन्त्रित अथवा सीमित करना जैसे गर्भाधान रोकने की विधियों द्वारा बच्चे पैदा होने को सीमित (बर्थ कन्ट्रोल) करना, नियन्त्रण। 3. एक प्रमाणिक स्तर जिसके विपरीत प्रयोगों के निरीक्षणों अथवा परिणामों की मान्यता की पुष्टि के लिए उनका परीक्षण किया जाता है।

Contrude (कॉन्टूड)— आपस में एक जगह इकट्ठा हो जाना जैसे दाँतों का।

Contrusion (कॉन्ट्रूजन)— भिंचे हुए दाँतों वाला।

Contuse (कॉन्ट्यूज)— गुम चोट मारना।

Contusion (कॉन्ट्यूज़न)— ऐसी चोट लगना जिसमें त्वचा फटती नहीं और दर्द होता है, सूजन होती है तथा त्वचा का रंग बदल जाता है; गुमचोट या नील।

Conus, plural **coni** (कोनस, बहुवचन कोनाइ)— शंकु अथवा शंक्वाकार संरचना जैसे सुषुम्ना रज्जु का निचला शंक्वाकार भाग।

Convalescence (कौन्वेलेसेन्स)— किसी रोग अथवा ऑपरेशन की समाप्ति के पश्चात् पूर्ण स्वास्थ्य लाभ प्राप्त करने में लगने वाला समय, रोगनिवृत्ति।

Convalescent (कौन्वेलेसेन्ट)— वह व्यक्ति जो किसी रोग अथवा ऑपरेशन के पश्चात् स्वास्थ्य लाभ प्राप्त कर रहा हो।

Convection (कनवैक्शन)— गर्म कणों में गति होने से ऊष्मा के द्रवों या गैसों में फैल जाने की क्रिया, संवहन।

Convergence (कन्वरजैन्स)— 1. दो या दो से अधिक वस्तुओं का एक ही बिन्दु की ओर गति करना 2. दृष्टि-रेखाओं की दिशा किसी निकट बिन्दु की ओर होना, अभिसरण।

Convergent (कन्वरजैन्ट)—Tending toward a common point. एक ही बिन्दु की ओर प्रवृत्त होने वाला।

Conversion (कन्वरज़न)— 1. एक अवस्था से दूसरी अवस्था में बदलना 2. प्रसूति-विज्ञान में, प्रसव को आसानी से सम्पन्न करने के लिए भ्रूण की गर्भाशय में विकृत स्थिति को हाथ से बदल देना।

Convertase (कन्वर्टेस)— वह एन्जाइम जो किसी पदार्थ को उसकी सक्रिय अवस्था में परिवर्तित कर देता है।

Convex (कॉन्वैक्स)— वह वस्तु जिसकी एक सतह वक्राकार तथा दूसरी समतल होती है जो किसी गेंद अथवा ग्लोब के खण्ड जैसी लगती है; उन्नतोदर, उत्तल।

Convexity (कॉन्वैक्सिटी)— उन्नतोदर होने की अवस्था, उन्नतोदरता।

Convexobasia (कॉनवैक्सोबेसिया)— पश्चकपालीय हड्डी का आगे की ओर मुड़ जाना।

Convexoconcave (कॉन्वैक्सोकॉन्केव)— वह वस्तु जिसका एक पार्श्व उन्नतोदर तथा दूसरा नतोदर होता है, उत्तलावतल।

Convexoconvex (कॉन्वैक्सोकॉन्वैक्स)— दोनों ओर उन्नतोदर तल वाला, उतलोत्तल, उभयोत्तल।

Convolute, Convoluted (कॉन्वोल्यूट, कॉन्वोल्यूटेड)— सवंलित, लपेटा हुआ।

Convoluted (कॉन्वोल्यूटेड)— संवलित, एक भाग का दूसरे पर लिपट जाना।

Convoluted tubule (कॉन्वोल्यूटेड ट्यूब्यूल)— वृक्क या गुर्दे में समीपस्थ संवलित नलिका जो हेन्ल-पाश तथा बोमैन के सम्पुट के बीच स्थित रहती है तथा दूरस्थ संवलित नलिका जो हेन्ल-पाश तथा संग्राही नलिका के बीच स्थित रहती है।

Convolution (कॉन्वोल्यूशन)— संवलन 1. किसी अंग की परत (तह), ऐंठन अथवा चक्कर जो संवलित हो गया है। 2. प्रमस्तिष्क गोलार्द्ध के तल पर स्थित एक कर्णक या गाइरस जो एक परिखा द्वारा दूसरे से पृथक रहता है।

Convulsant (कन्वलजैन्ट)— औषधियाँ अथवा विषैले पदार्थ जिनके सेवन से आक्षेप (दौरे) आने लगते हैं जैसे स्ट्रिकनीन, आक्षेपक, आक्षेपकारी।

Convulsion (कन्वलज़न)— अनैच्छिक पेशीय संकुचन एवं शिथिलन, आक्षेप आना अथवा दौरा पड़ना। आक्षेप निम्न प्रकार के हो सकते हैं–

Clonic convulsions (क्लोनिक कन्वलजन)— आक्षेप जिसमें पेशियाँ बारी-बारी से सिकुड़ती एवं शिथिल होती हैं, अवमोटनी आक्षेप।

Epileptiform convulsions (एपिलैप्टीफार्म कन्वलज़न)— आक्षेप जिसमें बेहोशी हो जाती है जैसा कि मिर्गी रोग तथा गर्भाक्षेपक अथवा एकलैम्पसिया में होता है, अपस्मारक आक्षेप।

Febrile convulsion (फैब्राइल कन्वलज़न)— तेज बुखार में पड़ने वाला दौरा जो विशेषकर बच्चों में होता है।

Hysterical convulsion (हिस्टेरीकल कन्वलज़न) — हिस्टीरिया जनित आक्षेप।

Mimetic or mimic convulsion (माइमेटिक अथवा मिमिक कन्वलज़न)— आनन आक्षेप, चेहरे की पेशियों का संकुचन एवं शिथिलन।

Puerperal convulsion (प्यूरपिरल कन्वलज़न)— किसी स्त्री में प्रसव से कुछ ही समय पूर्व, प्रसव के मध्य अथवा प्रसव के तुरन्त बाद होने वाला आक्षेप, प्रासूतिक आक्षेप।

Salaam convulsion (सलाम कन्वलज़न)— इस प्रकार का आक्षेप जिसमें पेशीय संकुचन होने से सलाम करने की स्थिति उत्पन्न होती है।

Tonic convulsion (टॉनिक कन्वलज़न)— ऐसा आक्षेप जिसमें सकुंचन कुछ देर के लिए रहते हैं जैसे टिटैनी रोग में, तानिक आक्षेप।

Toxic convulsion (टॉक्सिक कन्वलज़न)— नाड़ी संस्थान पर किसी जीवविष की क्रिया से उत्पन्न आक्षेप।

Uremic convulsion (यूरीमिक कन्वलज़न)— यूरीमिया द्वारा उत्पन्न आक्षेप।

Convulsive (कन्वलज़िव)— आक्षेप सम्बन्धी, आक्षेपिक।

Coordinate (कोऑर्डिनेट)— समन्वय में कार्य को करना।

Coordination (कोऑर्डिनेशन)— शरीर के परस्पर सम्बन्धित अंगों का एक साथ कार्य करना, समन्वय, सामंजस्य

Coossification (कोऑसीफिकेशन)— अस्थि निर्माण के द्वारा जुड़े होने की अवस्था।

Coossify (कोऑसीफाई)— एक अस्थि में संयुक्त हो जाना।

Cope (कोप)— उस कठिनाई से निबटने की क्षमता जिसका किसी व्यक्ति को सामना करना पड़ता है।

Cophosis (कोफोसिस)— बधिरता, बहरापन।

Coping (कोपिंग)— दैनिक जीवन के कष्टों का सामना करना।

Copiopia (कोपियोपिया)— आँखों पर जोर पड़ना, नेत्रावसाद।

Copious (कोपियस)— विपुल, अत्यधिक।

Copodyskinesia (कोपोडिस्काइनेसिया)— किसी कार्य को करने के लिए प्रयोग में आने वाले पेशी समूह की थकान अथवा उसके हिलने-डुलने में कठिनाई।

Coppears (कोपियर्स)— फेरस सल्फेट के नीले-हरे रवे जो संक्रमण एवं दुर्गन्ध को दूर करने के लिए प्रयोग में लाये जाते हैं।

Copremesis (कोप्रेमेसिस)— मल पदार्थ की उल्टी होना।

Copro- (कोप्रो-)— मल से सम्बन्धित एक उपसर्ग।

Coproantibody (कोप्रोएण्टीबॉडी)— आइ जी ए प्रकार की एक एण्टीबॉडी जो आँत में पायी जाती है और आँत के जीवाणुओं के प्रति रोगक्षमता से सम्बद्ध होती है।

Coprolagnia (कोप्रोलैग्निया)— मल को देखकर अथवा सूँघ कर लैंगिक उत्तेजना होना।

Coprolalia (कोप्रोलेलिया)— अश्लील शब्दों को विशेषकर मल से सम्बन्धित शब्दों को बोलना जैसा कि कुछ मानसिक रोगों में देखा जाता है, मलवाच्यता।

Coprolith (कोप्रोलिथ)— आँत में कठोर मलाश्मरी।

Coprology (कोप्रोलॉजी)— मल अध्ययन।

Coproma (कोप्रोमा)— Fecaloma.

Coprophagia (कोप्रोफेजिया)— Coprophagy.

Coprophagous (कोप्रोफेगस)— वह व्यक्ति जो मल खाता है।

Coprophagy (कोप्रोफेजी)— मल या गोबर खाना।

Coprophile (कोप्रोफाइल)— ऐसा जीव जो दूसरे जीवों द्वारा उत्सर्जित मल पदार्थ को खाता है।

Coprophilia (कोप्रोफिलिया)— मल में असामान्य रुचि होना।

Coprophilic (कोप्रोफिलिक)— वे जीवाणु जो सामान्यतया मल या गोबर में रहते हैं।

Coprophobia (कोप्रोफोबिया)— मल त्याग एवं मल से अत्यन्त घृणा होना।

Coprophrasia (कोप्रोफ्रेज़िया)— Coprolalia.

Coproplanesia (कोप्रोप्लेनेसिया)— नालव्रण अथवा भगंदर या कृत्रिम गुदा से होकर मल का निकलना।

Coproporphyria (कोप्रोपोरफाइरिया)— एक आनुवंशिक रोग जिसमें मल में अत्यधिक मात्रा में कोप्रोपोरफाइरीन उत्सर्जित होता है।

Coproporphyrin (कोप्रोपोरफाइरिन)— बिलीरूबिन के एक विघटन उत्पाद के रूप में दो पोरफाइरिन यौगिकों में से एक जो सामान्यतः सूक्ष्म मात्रा में मल में पाया जाता है परन्तु इसकी मात्रा कुछ रोगों जैसे पोलियोमायलाइटिस तथा संक्रामक यकृतशोथ आदि में बढ़ जाती है।

Coproporphyrinuria (कोप्रोपोरफाइरीनूरिया)— मूत्र में कोप्रोपोरफाइरीन की विद्यमानता।

Coprostanol (कोप्रोस्टेनोल)— मल में विद्यमान कोलेस्ट्रॉल का कोई व्युत्पन्न।

Coprostasis (कोप्रोस्टेसिस)— मल का अड़ जाना।

Coprozoa (कोप्रोजोआ)— आँत से बाहर मल में पाये जाने वाले एककोशिकीय जीव।

Coprozoic (कोप्रोजोइक)— मल में पाये जाने वाले कोप्रोजुआ से सम्बन्धित।

Copula (कोप्यूला)— जोड़ने वाली कोई संरचना।

Copulation (कोपुलेशन)— लैंगिक संसर्ग, सम्भोग।

Cor (कोर)— हृदय।

Coracoacromial (कोराकोएक्रोमियल)— एक्रोमियन तथा कोराकॉयड प्रवर्ध से सम्बन्धित, तुंड-असंकूटी।

Coracobrachialis (कोरैकोब्रेकियलिस)— स्कन्धफलक या स्कैपुला अस्थि के अंसतुण्ड प्रवर्ध एवं बाँह से सम्बन्धित।

Coracoclavicular (कोरैकोक्लैविकुलर)— अंसतुण्ड प्रवर्ध एवं जत्रुक या क्लैविकल अस्थि में सम्बन्धित, तुंड-जत्रुकी।

Coracohumeral (कोराकोह्यूमरल)— कोराकॉयड प्रवर्ध एवं ह्यूमरस हड्डी से सम्बन्धित।

Coracoid (कोराकॉयड)— कौवे की चोंच के समान, अंसतुण्ड।

Cord (कॉर्ड)— एक लम्बी, बेलनाकार, लचीली संरचना; रज्जु। इसके कुछ उदाहरण निम्न हैं :–

Spermatic cord (स्पर्मेटिक कॉर्ड)— एक रज्जु जो उदरीय वंक्षण वलय को शुक्रग्रन्थि से जोड़ती है तथा वास डिफ्रैन्स या शुक्र नली, रक्त वाहिनियों, लसीका वाहिनियों एवं तन्त्रिकाओं से मिलकर बनती है जो शुक्रग्रन्थि एवं अधिवृषण की पूर्ति करती हैं; वृषण रज्जु।

Spinal cord (स्पाइनल कॉर्ड)— केन्द्रीय नाड़ी संस्थान का वह भाग जो कशेरुका-नाल के भीतर स्थित रहता है और महा रन्ध्र से निकल कर कटि प्रदेश के ऊपरी भाग तक पहुँचता है, सुषुम्ना रज्जु।

Umbilical cord (अम्बिलाइकल कॉर्ड)— वह रज्जुं जो भ्रूण को अपरा से जोड़ती है और इसमें रक्त वाहिनियाँ होती हैं जिनके द्वारा भ्रूण का रक्त अपरा को तथा अपरा का रक्त भ्रूण को पहुँचता है, नाभि रज्जु।

Vocal cord (वोकल कॉर्ड)— स्वर-यन्त्र में स्थित ध्वनि उत्पन्न करने वाली रज्जु, स्वर रज्जु।

Cordal (कॉर्डल)— किसी रज्जु से सम्बन्धित।

Cordate (कॉर्डेट)— हृदय की आकृति का, हृदयाकार।

Cord bladder (कॉर्ड ब्लैडर)— फूला हुआ मूत्राशय जिसमें कोई कष्ट अनुभव नहीं होता।

Cordectomy (कॉर्डेक्टॉमी)— शल्यक्रिया द्वारा किसी रज्जु को निकाल देना जैसे स्वर-रज्जु को काट कर अलग कर देना।

Cordial (कॉर्डियल)— हृदय को उत्तेजित करने वाला।

Cordiform (कॉर्डिफॉर्म)— हृदयाकार।

Cordis (कोर्डिस)— हृदय का।

Corditis, Funiculitis (कॉर्डाइटिस, फ्यूनिकुलाइटिस)— वृषण रज्जुशोथ।

Cordocentesis (कॉर्डोसेन्टेसिस)— गर्भस्थ शिशु की नाभि-रज्जु से रक्त का नमूना उपलब्ध करने की एक तकनीक।

Cordopexy (कॉर्डोपैक्सी)— शल्य-क्रिया द्वारा किसी रज्जु विशेषकर स्वर-रज्जु का स्थिरीकरण करना।

Cordotomy (कॉर्डोटॉमी)— Chordotomy.

Core (कोर)— किसी संरचना का केन्द्र।

Coreclisis (कोरैक्लाइसिस)— पुतली का बन्द होना।

Corectasia, Corectasis (कोरैक्टेसिया, कोरैक्टेसिस)— किसी रोग के कारण पुतली का चौड़ा होना, ताराविस्फार

Corectome, Iridectome (कोरैक्टोम, आइरिडेक्टोम)— परितारिका अथवा आइरिस को काटने वाला यन्त्र।

Corectomy (कोरैक्टॉमी)— आइरिस को शल्यक्रिया द्वारा काट कर अलग कर देना।

Corectopia (कोरैक्टोपिया)— आँख की पुतली का आइरिस के केन्द्र के एक ओर को स्थित रहना।

Coredialysis (कोरीडायलाइसिस)— आइरिस के बाह्य किनारे को सिलियरी बॉडी से पृथक करना।

Corediastasis (कोरीडायस्टेसिस)— पुतली का चौड़ा होना।

Corelysis (कोरीलाइसिस)— लैन्स कैप्सूल एवं परितारिका या आइरिस के बीच के चिपकावों को अलग कर देना।

Coremorphosis (कोरीमोर्फोसिस)— शल्यक्रिया द्वारा एक कृत्रिम पुतली बनाना।

Corenclisis (कोरेनक्लाइसिस)— Coreclisis.

Coreometer (कोरियोमीटर)— पुतलीमापक यन्त्र।

Coreometry (कोरियोमीट्री)— आँख की पुतली को मापना।

Corepexy (कोरेपैक्सी)— तारा या पुतली के आकार अथवा उसके परिमाण को परिवर्तित करने के लिए परितारिका की सिलाई कर देना।

Coreoplastly (कोरियोप्लास्टी)— पुतली की प्लास्टिक सर्जरी करना।

Corepraxy (कोरेप्रैक्सी)— छोटी पुतली को चौड़ा करने की कार्यवाही

Corestenoma (कोरेसटेनोमा)— पुतली का तंग होना।

Core temperature (कोर टैम्प्रेचर)— गहराई में स्थित रचनाओं जैसे यकृत अथवा हृदय का तापमान।

Coretomedialysis (कोरेटोमीडियालाइसिस)— आइरिस के द्वारा एक कृत्रिम पुतली बनाना।

Coretomy (कोरेटॉमी)— आइरिस में चीरा लगाना।

Coria (कोरिया)— Corium का बहुवचन

Corium (कोरियम)— अन्तस्त्वचा अथवा यथार्थ त्वचा, बाह्यत्वचा के ठीक नीचे स्थित त्वचा की परत जिसमें रक्त केशिकाएँ, लसीका वाहिनियाँ, तन्त्रिकाओं के सिरे, रोम कूप, अपनी नलिकाओं सहित त्वग्वसीय एवं स्वेद ग्रन्थियाँ स्थित रहती है।

Corn (कोर्न)— रगड़ अथवा दबाव से उत्पन्न मोटी, सख्त एवं शृंगी (सींग के समान) त्वचा; घट्टा, किण।

Cornea (कॉर्निया)— साफ पारदर्शक अग्र भाग जिससे नेत्र गोलक का लगभग 1/6 भाग बनता है और परिधि पर श्वेतपटल या स्क्लेरा में विलीन हो जाता है, स्वच्छमण्डल।

Corneal reflex (कॉर्नियल रिफ्लैक्स)— कार्निया को सीधे क्षोभित करने पर आँखों की पलकों का बन्द हो जाना, स्वच्छमण्डलीय प्रतिवर्त।

Corneitis (कॉर्निआइटिस)— कॉर्निया की सूजन, स्वच्छमण्डलशोथ।

Corneoblepharon (कॉनियोब्लेफेरोन)— आँख की पलक का कॉर्निया से चिपक जाना।

Corneocyte (कोर्नियोसाइट)— शृंगी कोशिका।

Corneoiritis (कॉर्नियोआइराइटिस)— कॉर्निया एवं आइरिस की सूजन।

Corneosclera (कॉर्नियोस्क्लेरा)— कॉर्निया तथा स्क्लेरा को मिलाकर एक अंग समझना।

Corneoscleral (कॉर्नियोस्क्लेरल)— स्वच्छमण्डल एवं श्वेतपटल या स्क्लेरा से सम्बन्धित।

Corneous (कॉर्नियस)— शृंगी, सींग के समान।

Corneous layer, Stratum corneum (कॉर्नियस लेयर, स्ट्रेटम कॉर्नियम)— बाह्यत्वचा की बाह्य शृंगी परत।

Corneum (कोर्नियम)— बाह्यत्वचा की सबसे बाहर की परत।

Corniculate (कॉर्निकुलेट)— जिसमें छोटे-छोटे सींग के समान प्रक्षेपण (उभार) हों।

Corniculum (कॉर्निकुलम)— एक छोटा सींग के समान प्रवर्ध।

Cornification (कॉर्निफिकेशन)— कठोर शृंगी पदार्थ में बदल जाना जैसे त्वचा का होता है, श्रृंगीभवन।

Cornified (कॉर्निफाइड)— शृंगी ऊतक में परिवर्तित, शृंगित।

Cornu (कॉर्नू)— सींग के समान कोई भी प्रक्षेपण या उभार, श्रृंगाकार।

Cornua (कॉर्नुआ)— Cornu का बहुवचन।

Cornual (कॉर्नुअल)— किसी सींग के समान उभार से सम्बन्धित।

Corona, plural coronae (कोरोना, बहुवचन कोरोनी)— शीर्ष या शिखर जैसे किसी दाँत का।

Cornad (कोरोनाड)— कोरोना अथवा सिर के शिखर की ओर।

Coronale (कोरोनेल)— ललाटीय अस्थि।

Coronalis (कोरोनेलिस)— किसी शीर्ष या शिखर से सम्बन्धित।

Coronal plane (कोरोनल प्लेन)— शरीर को आगे तथा पीछे के भागों में विभाजित करने वाला तल।

Coronal suture (कोरोनल स्युचर)— कपाल की पैराइटल एवं फ्रन्टल हड्डियों को जोड़ने वाली सीवन।

Coronaria (कोरोनेरिया)— हृदय की कोई कॉरोनरी धमनी।

Coronarism (कोरोनेरिज़्म)— 1. कॉरोनरी अपर्याप्तता 2. हृदय-शूल।

Coronaritis (कॉरोनैराइटिस)— कॉरोनरी धमनी का शोथ।

Coronary (कॉरोनरी)— घेरा बनाते हुए जैसे हृदय की सीधी आपूर्ति करने वाली रक्त वाहिनियाँ, परिहृद्

Coronary arteries (कॉरोनरी आरट्रीज़)— एक जोड़ी धमनियाँ जो हृदय की मायोकार्डियम की रक्त आपूर्ति करती हैं, परिहृद् धमनियां।

Coronary bypass surgery (कॉरोनरी बाइपास सर्जरी)— शल्य-क्रिया द्वारा अवरोध के स्थान के बाद पार्श्व पथ का निर्माण करना जिससे रक्त महाधमनी से कॉरोनरी धमनी की एक आखा में बहने लगता है।

Coronary care unit (कॉरोनरी केयर यूनिट)— अस्पताल का एक विभाग जो गम्भीर कॉरोनरी थ्रॉम्बोसिस से पीड़ित रोगियों की गहन परिचर्या एवं चिकित्सीय देखभाल के लिए विशेष आधुनिक उपकरणों से सुसज्जित रहता है।

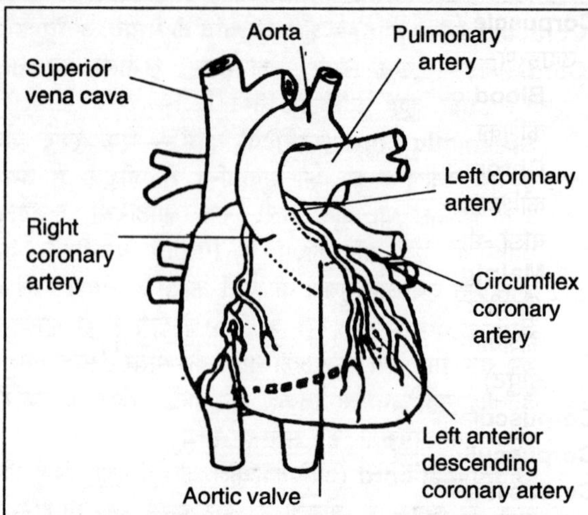

Fig. 94 : Coronary arteries कॉरोनरी धमनियां
Superior vena cava=ऊर्ध्व महा-शिरा, Aorta=महाधमनी, Pulmonary artery=फुफ्फुसीय धमनी, Left coronary artery=बायीं कॉरोनरी धमनी, Circumflex coronary artery=सरकमफ्लैक्स कॉरोनरी धमनी, Left anterior descending coronary artery=बायीं अग्रज अवरोही कॉरोनरी धमनी, Aortic valve=महाधमनीय कपाट, Right coronary artery=दायीं कॉरोनरी धमनी।

Coronary occlusion (कॉरोनरी ऑक्लूज़न)— किसी कॉरोनरी धमनी का बन्द हो जाना।

Coronary thrombosis (कॉरोनरी थ्रॉम्बोसिस)— हृदय की एक अथवा अधिक कॉरोनरी धमनियों में रक्त का जम जाना, हृदधमनी-घनास्रता।

Coronoid (कोरोनॉयड)— मुकुट के समान, किरीटाकार।

Coronoidectomy (कॉरोनॉयडेक्टॉमी)— शल्य-क्रिया द्वारा मैण्डिबिल हड्डी के कोरानॉयड प्रवर्ध को काटकर निकाल देना।

Coroparelcysis (कॉरोपेरीलसाइसिस)— केन्द्रीय कॉर्निया-अपारदर्शिता में पुतली को शल्यक्रिया द्वारा एक ओर कर देना जिससे यह कार्निया के पारदर्शक क्षेत्र में हो जाय।

Coroscopy (कोरोस्कोपी)— दृष्टिपटलदर्शन

Corotomy (कारोटॉमी)— आइरिस में चीरा लगाना।

Corpora (कॉर्पोरा)— Corpus का बहुवचन।

Corporeal (कार्पोरियल)— कायिक या शारीरिक।

Corpse (कोरप्स)— मृत मानव शरीर, शव।

Corpulence (कार्पुलैन्स)— मोटापा

Corpulent (कार्पुलैन्ट)— मोटा व्यक्ति।

Cor pulmonale (कोर पल्मोनेल)— फुफ्फुसीय धमनी-चाप बढ़ जाने से हृदय के दाँये निलय का बढ़ जाना।

Corpus (कॉर्पस)— काय। किसी अंग का मुख्य भाग।

Corpuscle (कॉर्पुसल)— एक छोटा गोल पिण्ड, कणिका। उदाहरण–

Blood corpuscle (ब्लड कार्पुसल)— एक लाल रक्त कणिका तथा श्वेत रक्त कणिका।

Chromophil (क्रोमोफिल)— तन्त्रिका कोशिका के कोशिकाद्रव्य में पाई जाने वाली छोटी कणिका जिसे नीज़्ल बॉडी भी कहते हैं।

Malpighian corpuscle, Renal corpuscle (मैल्पीघियन कॉर्पुसल, रीनल कॉर्पुसल) — गुर्दे में स्थित केशिकागुच्छ तथा इसे बन्द करने वाला सम्पुट (बोमैन्स सम्पुट)।

Corpuscular (कॉर्पुसलर)— कणिका से सम्बन्धित, कणिकीय।

Corpusculum (कॉर्पुस्कुलम)— कणिका।

Corpus luteum (कार्पस ल्यूटियम)— किसी ग्रेफियन फॉलिकल के फटने के बाद डिम्बग्रन्थि में बना पीला पिण्ड।

Correction (करक्शन)— ठीक करना जैसे दृष्टि दोष को ठीक करने के लिए विशिष्ट प्रकार के लैन्सों का प्रयोग करना।

Corrective (करक्टिव)— उस औषधि से सम्बन्धित जो ठीक करती है।

Correlation (कोरेलेशन)— वे प्रक्रियायें जिनके द्वारा शरीर की विभिन्न क्रियायें विशेषकर नाड़ी आवेग एक दूसरे के साथ उचित सम्बन्ध में रहते हैं, सह-सम्बन्ध।

Corrigent (कोरीजेन्ट)—दोष निवारक।

Corrode (कोरोड)— संक्षारण उत्पन्न करने वाला अथवा उससे प्रभावित।

Corrosion (कोरोज़ियोन)— किसी नष्ट करने अथवा क्षति पहुँचाने वाली वस्तु से किसी वस्तु का धीरे-धीरे घिसते जाना, संक्षारण।

Corrosive (कोरोसिव)— संक्षारण करने वाला, संक्षारक।

Corrugation (कोरूगेशन)—झुर्री।

Corrugator (कोरूगेटर)—त्वचा को खींचने वाली पेशी जिससे त्वचा पर झुर्रियाँ पड़ जाती हैं, संकोचक पेशी।

Cortex (कॉर्टेक्स)— किसी अंग की बाह्य परत जो भीतर के भाग मेडूला से भिन्न होती है जैसे कि एड्रीनल ग्रन्थि, गुर्दे, मस्तिष्क के प्रमस्तिष्क तथा अनुमस्तिष्क में पाई जाती है। प्रान्तस्था

Cortiadrenal (कॉर्टिएड्रीनल)— एड्रीनल ग्रन्थि के प्रान्तस्था या कॉर्टेक्स से सम्बन्धित।

Cortical (कॉर्टिकल)— किसी कॉर्टेक्स या प्रान्तस्था से सम्बन्धित।

Corticate (कॉर्टिकेट)— कॉर्टेक्स अथवा छाल वाला।

Corticectomy (कॉर्टिसेक्टॉमी)— मिर्गी रोग की चिकित्सा में प्रमस्तिष्क-कॉर्टेक्स के किसी भाग को शल्यक्रिया द्वारा काटकर अलग कर देना।

Cortices (कॉर्टिसेस)— Cortex का बहुवचन।

Corticifugal (कॉर्टिसीफ्यूगल)— कॉर्टेक्स से दूर को बढ़ने अथवा गति करने वाला, प्रान्तस्थापवाही।

Corticipetal (कॉर्टिसीपीटल)— बाह्य सतह या कॉर्टेक्स की ओर बढ़ने अथवा गति करने वाला।

Corticoadrenal (कॉर्टिकोएड्रीनल)—एड्रीनल ग्रन्थि के कॉर्टेक्स से सम्बन्धित।

Corticoafferent (कॉर्टिकोएफैरेन्ट)— Corticopetal.

Corticobulbar (कॉर्टिकोबल्बर)— प्रमस्तिष्क-प्रान्तस्था तथा मस्तिष्क स्तम्भ के ऊपरी भाग से सम्बन्धित।

Corticocerebellum (कॉर्टिकोसेरीबेलम)— कॉर्टेक्स एवं सेरीबेलम से सम्बन्धित।

Corticoefferent (कॉर्टिकोइफैरेन्ट)— Corticofugal.

Corticofugal (कॉर्टिकोफ्यूगल)— बाह्य सतह से दूर जाने वाला।

Corticoid (कार्टिकॉयड)— एड्रीनल कॉर्टेक्स का एक स्टैरॉयड हार्मोन।

Corticopeduncular (कॉर्टिकोपेडन्कुलर)— प्रमस्तिष्कीय प्रान्तस्था एवं प्रमस्तिष्कीय वृन्तों से सम्बन्धित।

Corticopleuritis (कॉर्टिकोप्लूराइटिस)— फुफ्फुसावरण के बाह्य भागों का शोथ।

Corticopontine (कॉर्टिकोपोन्टाइन)—प्रमस्तिष्क-प्रान्तस्था तथा मस्तिष्क के पोन्स से सम्बन्धित अथवा इनको जोड़ने वाला।

Corticospinal (कॉर्टिकोस्पाइनल)—प्रमस्तिष्क-प्रान्तस्था तथा सुषुम्ना रज्जु से सम्बन्धित।

Corticosteroid (कॉर्टिकोस्टैरॉयड)—लिंग हार्मोनों के अतिरिक्त एड्रीनल कॉर्टेक्स से उत्पन्न होने वाले स्टैरॉयडों में से कोई भी स्टैरॉयड।

Corticosterone (कॉर्टिकोस्टेरोन)— एड्रीनल कॉर्टेक्स का एक हार्मोन जो कार्बोहाइड्रेट, पोटेशियम तथा सोडियम चयापचय को प्रभावित करता है।

Corticothalamic (कॉर्टिकोथैलेमिक)— प्रमस्तिष्क-प्रान्तस्था तथा मस्तिष्क के चेतक या थैलेमस से सम्बन्धित अथवा इनको जोड़ने वाला।

Corticotroph (कॉर्टिकोट्रॉफ)— अग्रज पीयूष ग्रन्थि की एक कोशिका जिससे एड्रीनोकॉर्टिकोट्रॉपिक हार्मोन उत्पन्न होता है।

Corticotrophic, Corticotropic (कॉर्टिकोट्रॉफिक, कॉर्टिकोट्रॉपिक)— कॉर्टिकोट्रॉफिन से सम्बन्धित।

Corticotrophin, Corticotropin (कॉर्टिकोट्रॉफिन, कॉर्टिकोट्रॉपिन)— पीयूष ग्रन्थि के अग्र खण्ड से स्रवित होने वाला हार्मोन जो एड्रीनल कॉर्टेक्स को स्टैरॉयड हॉर्मोन स्रवित करने के लिए उद्दीप्त करता है।

Cortin (कॉर्टिन)— एड्रीनल ग्रन्थि के कॉर्टेक्स का एक सत्त।

Cortisol (कॉर्टिसोल)— एड्रीनल कॉर्टेक्स से उत्पन्न एक कॉर्टिकोस्टैरॉयड हॉर्मोन, हाइड्रोकॉर्टिसोन।

Cortisone (कार्टिसोन)— एड्रीनल ग्रन्थि के कॉर्टेक्स से पृथक होने वाला एक हार्मोन जिसका हाइड्रोकॉर्टिसोन से सम्बन्ध रहता है तथा जिसका शोथरोधी एवं एड्रीनल पुनःस्थापन चिकित्सा पद्धति के रूप में प्रयोग किया जाता है।

Coruscation (कोरसकेशन)— आँखों के सामने सहसा रोशनी की एक चमक दिखाई देना।

Corynebacterium diphtheriae (कोरीनेबैक्टीरियम डिफ्थीरी)— बच्चों में डिफ्थीरिया रोग उत्पन्न करने वाले दण्डाकार एवं अगतिशील जीवाणु।

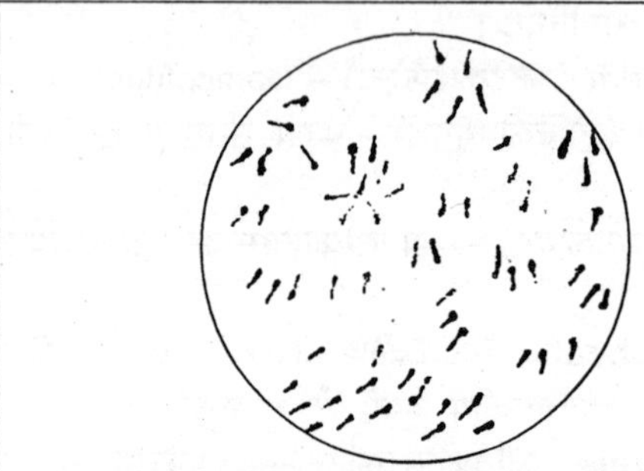

Fig. 95 : Corynebacterium diphtheriae
कार्नीबैक्टीरियम डिफ्थीरी दण्डाणु

Coryza (कोराइज़ा)— नाक की श्लेष्मिक कला का तीव्र शोथ एवं नाक से अत्यधिक पानी का बहना, प्रतिश्याय।

Cosmesis (कोस्मेसिस)— रोगी के रंग-रूप को निखारने के लिए किया जाने वाला ऑपरेशन।

Cosmetic (कोस्मेटिक)— 1. सुन्दर बनाने वाला पदार्थ अथवा योग जैसे क्रीम या पाउडर आदि 2. खूबसूरती को सुरक्षित रखने वाला, सौन्दर्यवर्धक।

Cosmetic surgery (कोस्मेटिक सर्जरी)— खूबसूरती को सुरक्षित रखने अथवा भद्दे दीखने वाले व्रणचिन्हों या जले हुए स्थान के निशानों को दूर करने के लिए की जाने वाली प्लास्टिक सर्जरी।

Costa (कोस्टा)— पर्शुका, पसली। यह निम्न प्रकार की होती है–

- **Costa fluctuans** (कोस्टा फ्लक्चुएन्स)— तैरती पसली।
- **Costa spuria** (कोस्टा स्पूरिया)— मिथ्या पसली।
- **Costa vera** (कोस्टा वेरा)— वास्तविक पसली।

Costal (कोस्टल)— किसी पसली से सम्बन्धित।

Costal cartilage (कोस्टल कार्टिलेज)— वास्तविक पसली के सिरे को उरोस्थि या स्टर्नम से जोड़ने वाली उपास्थि, पर्शुका-उपास्थि।

Costalgia (कोस्टेल्जिया)— पसली में दर्द होना।

Costalis (कोस्टेलिस)— Costal

Costectomy (कोस्टेक्टॉमी)— किसी पसली को काट कर निकाल देना।

Costiform (कोस्टीफार्म)— पसली के आकार का।

Costive (कोस्टिव)— कब्ज करने वाला, मलावरोधी।

Costiveness (कोस्टिवनैस)— मलबद्धता, कब्ज।

Costocervical (कोस्टोसर्वाइकल)— पसलियों एवं गर्दन से सम्बन्धित।

Costochondral (कोस्टोकॉण्ड्रल)— किसी पसली एवं इसकी उपास्थि से सम्बन्धित।

Costochondritis (कोस्टोकॉण्ड्राइटिस)— एक या अधिक पुर्शका-उपास्थि का शोथ।

Costoclavicular (कोस्टोक्लैविकुलर)— पसलियों एवं क्लैविकल से सम्बन्धित।

Costocoracoid (कोस्टोकोराकॉयड)— स्कैपुला हड्डी के कोराकॉयड प्रवर्ध एवं पसलियों से सम्बन्धित।

Costogenic (कोस्टोजेनिक)— किसी पसली से उत्पन्न होने वाला।

Costoinferior (कोस्टोइन्फीरियर)— निचली पसलियों से सम्बन्धित।

Costophrenic (कोस्टोफ्रैनिक)— पसलियों एवं मध्यपट से सम्बन्धित।

Costopneumopexy (कोस्टोन्यूमोपैक्सी)— किसी फेफड़े को किसी पसली से स्थिर कर देना।

Costoscapular (कोस्टोस्कैपुलर)— पसलियों एवं स्कन्धफलक या स्कैपुला से सम्बन्धित।

Costosternal (कोस्टोस्टर्नल)— किसी पसली तथा स्टर्नम से सम्बन्धित।

Costosternoplasty (कोस्टोस्टर्नोप्लास्टी)— कीपाकार छाती की सर्जरी द्वारा मरम्मत करना, स्टर्नम को सहारा देने के लिए किसी पसली के एक भाग का प्रयोग किया जाता है।

Costosuperior (कोस्टोसुपीरियर)— ऊपरी पसलियों से सम्बन्धित, अधोपर्शुकी।

Costotome (कोस्टोटोम)— किसी पसली अथवा उपास्थि को काटने वाला चाकू।

Costotomy (कोस्टोटॉमी)— किसी पसली अथवा पसली को स्टर्नम से जोड़ने वाली उपास्थि में चीरा लगाना अथवा उसका विभाजन करना।

Costotransverse (कोस्टोट्रान्सवर्स)— पसलियों एवं कशेरुकाओं के अनुप्रस्थ प्रवर्धों के बीच में स्थित।

Costotransversectomy (कोस्टोट्रान्सवर्सेक्टॉमी)— किसी पसली के किसी भाग को किसी कशेरुका के अनुप्रस्थ प्रवर्ध के साथ काटकर निकाल देना।

Costovertebral (कोस्टोवर्टिब्रल)— किसी पसली तथा कशेरुका से सम्बन्धित।

Costoxiphoid (कोस्टोज़ीफॉयड)— स्टर्नम के ज़ीफॉयड प्रवर्ध एवं पसलियों से सम्बन्धित अथवा इनको आपस में जोड़ने वाला।

Cotinine (कोटीनीन)— मूत्र में उत्सर्जित होने वाला निकोटीन का प्रमुख चयापचयज जिससे पता लगता है कि व्यक्ति ने हाल ही में सिगरेटों का सेवन किया है।

Cotton (कॉटन)— कपास के बीजों से प्राप्त होने वाला मुलायम, सफेद, तन्तुमय पदार्थ; रूई। यह निम्न दो प्रकार की होती है–

Absorbent cotton, Purified cotton (एब्जार्बेन्ट कॉटन, प्यूरीफाइड कॉटन)— रूई के तन्तु जिनसे तेल एवं अशुद्धियों को पूर्णतया दूर कर दिया जाता है तथा शल्य-चिकित्सा में प्रयोग करने के लिए इसे निर्जीवाणुकृत कर दिया जाता है।

Styptic cotton (स्टिप्टिक कॉटन)— रूई जो किसी स्तम्भक पदार्थ में मिश्रित रहती है जिससे रक्तस्राव को रोकने में मदद मिलती है।

Co-twin (को-ट्विन)— जुड़वाँ बच्चों में से कोई एक।

Cotyle (कोटाइल)— कोई भी प्यालेनुमा रचना।

Cotyloid (कोटीलॉयड)— प्याले की आकृति का, प्यालेनुमा।

Couching (काऊचिंग)— मोतियाबिन्द की एक पुरानी चिकित्सा जिसमें लैन्स को नीचे की ओर विस्थापित कर दिया जाता है।

Cough (कफ)— कफ, खाँसी, कास। यह निम्न प्रकार की हो सकती है–

Asthmatic cough (एस्थमेटिक कफ)— सांस फूलने के दौरे के समय उठने वाली खाँसी।

Bronchial cough (ब्रोन्कियल कफ)—1. श्वसनिकाविस्फार से पीड़ित रोगी में सुनी जाने वाली खाँसी जिसे स्थिति बदल जाने से बढ़ावा मिलता है जैसे सुबह सोकर उठने पर वह बढ़ जाती है। 2. श्वसनीशोथ या ब्रोन्काइटिस के रोगी में सुनी जाने वाली खाँसी जो प्रारम्भिक अवस्थाओं में सूखी होती है, रुक-रुक कर जल्दी-जल्दी आती है एवं क्षोभक होती है, बाद की अवस्थाओं में क्षोभक नहीं होती तथा आसानी से उत्पन्न होने वाली होती है जिसमें पतला बलगम निकलता है।

Dry cough (ड्राइ कफ)— ऐसी खाँसी जिसमें बलगम नहीं जाता, सूखी खाँसी।

Hacking cough (हैकिंग कफ)— ऐसी खाँसी जो थोड़ी देर के लिए तथा जल्दी-जल्दी आती है और छिछली होती है अर्थात् गहरी नहीं होती जैसी फेफड़े की तपेदिक की प्रारम्भिक अवस्था में होती है।

Moist cough, Wet cough, Productive cough (मोआयस्ट कफ, वैट कफ, प्रोडक्टिव कफ) — ऐसी खाँसी जिसके साथ बलगम निकलता है।

Reflex cough (रिफ्लैक्स कफ)— दूरस्थ किसी अंग जैसे आमाशय, मध्य कर्ण, ग्रसनी अथवा आँत के क्षोभण से उत्पन्न खाँसी।

Whooping cough (व्हूपिंग कफ)— काली खाँसी।

Counter (काउन्टर)— किसी भी वस्तु को गिनने का उपकरण जैसे रक्त कोशिकाओं को स्वतः गिनने के लिए प्रयोग में लाया जाने वाला उपकरण काउल्टर काउन्टर, गणित्र।

Counteract (काउन्टरैक्ट)— किसी वस्तु के विरुद्ध कार्य करना।

Counteraction (काउन्टरैक्शन)— एक औषधि की दूसरी औषधि के विरुद्ध क्रिया, प्रतिकर्म।

Countercurrent (काउन्टरकरन्ट)— एक धारा जो दूसरी धारा की विपरीत दिशा में प्रवाहित होती है।

Counter-drainage (काउन्टर ड्रेनेज)—प्रति-निकास।

Counter extension (काउन्टर-एक्सटैन्शन)— Countertraction.

Counterimmunoelectrophoresis (काउन्टरइम्यूनो-इलैक्ट्रोफोरेसिस) — वह प्रक्रिया जिसमें एन्टिजन एवं एण्टीबॉडियाँ विपरीत दिशाओं में गति करते हैं जब उन्हें अलग-अलग कुण्डों में रखा जाता है अर्थात एन्टिजन एनोड की ओर तथा एण्टीबाडियाँ कैथोड की ओर गति करते हैं और विसरण माध्यम में उनके मिलने पर वे अवक्षेपित हो जाते हैं और एक प्रैसीपिटिन रेखा बन जाती है, जब विसरण माध्यम में एक वैद्युत धारा प्रवाहित की जाती है।

Counterincision (काउन्टरइन्सीज़न)— निकासी को बढ़ाने अथवा जख्म के किनारों पर दबाव को कम करने के लिए जब उन्हें सी दिया जाता है, एक दूसरा चीरा लगाना।

Counterirritant (काउन्टरइर्रीटैन्ट)— प्रतिक्षोभण उत्पन्न करने वाला।

Counterirritation (काउन्टरइर्रीटेशन)— गहराई में स्थित संरचनाओं से उत्पन्न किसी क्षोभण को दबाने के लिए किया गया उपरिस्थ क्षोभण, प्रतिक्षोभण।

Counteropening (काउन्टरओपनिंग)— Counterpuncture.

Counter poison (काउन्टर पॉयज़न)— किसी विष की क्रिया को कम करने के लिए दिया जाने वाला विष, प्रतिविष।

Counterpuncture (काउन्टरपंक्चर)— ऐसी विद्रधि (फोड़े) के आश्रित भाग में बनाया गया एक दूसरा छेद जिससे पहले छेद से होकर ठीक प्रकार से निकासी नहीं हो रही होती है।

Countershock (काउन्टरशॉक)— हृदय की आवर्तिता में होने वाली गड़बड़ी को समाप्त करने के लिए हृदय में विद्युत-धारा का प्रयोग करना।

Counterstain (काउन्टरस्टेन)— सूक्ष्मदर्शीय परीक्षण के लिए पहले से अभिरंजित ऊतकों पर भिन्न रंग के एक दूसरे अभिरंजक का प्रयोग करना जिससे प्रारम्भिक रूप से

अभिरंजित ऊतकों का विभेदन करने में मदद मिलती है, प्रतिरंजन

Countertraction (काउन्टरट्रैक्शन)— प्रतिप्रसार, एक खिंचाव के विरुद्ध लगा दूसरा खिंचाव जिसे अस्थि-भंग के घटाने के लिए लगाया जाता है।

Coup (कूप)— मुक्का, आघात।

Coup de soleil (कूप डे सोलाइल)— सूर्याघात, लू लगना।

Couple (कपिल)— 1. आपस में मिलना 2. लैंगिक संसर्ग सम्पादित करना।

Coupling (कप्लिंग)— हृदयरोगविज्ञान में, एक सामान्य प्रकुंचन-हृद्स्पन्द के तुरन्त बाद नियमित रूप से समय से पूर्व एक प्रकुंचन का उत्पन्न होना।

Cover glass, Cover slip (कवर ग्लास, कवर स्लिप)— सूक्ष्मदर्शी से परीक्षण करने हेतु ऊतक को ढकने वाली काँच की बनी पतली प्लेट, आवरण-कांच।

Cowperitis (कूपेराइटिस)— शिश्नमूल अथवा कूपर्स ग्रन्थियों का शोथ।

Cowper's glands (कूपर्स ग्लैण्ड्स)— पुरुष में मटर के दाने के बराबर दो पीले, छोटे-छोटे, गोल पिण्ड जिनमें से प्रत्येक प्रोस्टेट ग्रन्थि से पूर्व मूत्र-मार्ग के दोनों ओर स्थित रहता है तथा अपने श्लेष्मिक स्राव को अपनी नलिका द्वारा मूत्र-मार्ग में उँडेलता है; शिश्नमूल ग्रन्थियाँ।

Coxa (कोक्सा)— कूल्हा अथवा कूल्हे का जोड़, नितम्ब-सन्धि

Coxalgia, Coxodynia (कोक्सैल्जिया, कोक्सोडाइनिया)— कूल्हे में दर्द होना, नितम्ब-सन्धिशूल।

Coxarthropathy (कोक्सारथ्रोपैथी)— कूल्हे के जोड़ का कोई भी रोग।

Coxarthrosis (कोक्सार्थ्रोसिस)— नितम्ब-सन्धि का अस्थिसन्धिशोथ।

Coxitis (कोक्साइटिस)— कूल्हे के जोड़ की सूजन, नितम्ब-सन्धिशोथ।

Coxodynia (कोक्सोडाइनिया)— Coxalgia.

Coxofemoral (कोक्सोफिमोरल)— कूल्हे एवं फीमर हड्डी से सम्बन्धित।

Coxotomy (कोक्सोटॉमी)— कूल्हे के जोड़ को खोलने का ऑपरेशन

Coxotuberculosis (कोक्सोट्यूबरकुलोसिस)— कूल्हे के जोड़ का क्षय रोग।

Cracked pot sound (क्रेक्ड पॉट साउण्ड)— फेफड़ों की परिताड़न ध्वनि जो किसी टूटे हुए बर्तन पर प्रहार करने से उत्पन्न ध्वनि के समान होती है जिससे फुफ्फुसीय गुहा होने का संकेत मिलता है।

Crackle (क्रेकूल)— Rale

Cradle (क्रेडिल)— एक मेहराब की शक्ल का ढाँचा जो बिस्तर के कपड़ों को किसी जख्म या अस्थि-भंग वाले भाग पर दबाव डालने से दूर रखता है, पालना।

Cradle cap (क्रेडिल कैप)— नवजात शिशु का त्वग्वसास्रावग्रस्त त्वक्शोथ।

Cramp (क्रैम्प)— एक वेदनायुक्त ऐंठन के साथ पेशीय सकुंचन, उद्वेष्टन।

Crania (क्रेनिया)— Cranium का बहुवचन।

Craniad (क्रेनियाड)— कपाल या खोपड़ी की दिशा में अथवा शरीर के ऊपरी सिरे की ओर।

Cranial (क्रेनियल)— कपाल सम्बन्धी, कपालीय।

Cranialis (क्रेनियालिस)— Cranial

Craniectomy (क्रेनियक्टॉमी)— कपाल को खोलने एवं उसके किसी भाग को अलग करने के लिए किया जाने वाला ऑपरेशन, कपालोच्छेदन।

Cranio- (क्रेनियो-)— कपाल सम्बन्धी उपसर्ग।

Cranioacromial (क्रेनियोएक्रोमियल)— कपाल एवं अंसकूट सम्बन्धी।

Cranioaural (क्रेनियोऔरल)— कपाल एवं कान से सम्बन्धित।

Craniocele (क्रेनियोसील)— कपाल से होते हुए मस्तिष्क का बहिःसरण।

Craniocerebral (क्रेनियोसेरीब्रल)— कपाल एवं मस्तिष्क सम्बन्धी।

Cranioclasis (क्रेनियोक्लेसिस)— प्रसव को आसान बनाने के लिए भ्रूण के सिर को कुचल देना।

Cranioclast (क्रेनियोक्लास्ट)— प्रसव को आसान बनाने के लिए भ्रूण के सिर को कुचलने वाला यन्त्र, कपालध्वंसी।

Cranioclasty (क्रेनियोक्लास्टी)— भ्रूण के कारण अथवा श्रोणि-निर्गम स्थान के परिमाण में छोटा होने के कारण उत्पन्न कष्ट प्रसव में भ्रूण के सिर को कुचलना, कपालध्वंसन।

Craniocleidodysostosis (क्रेनियोक्लाइडोडाइ-सोस्टोसिस)— एक जन्मजात रोग जिसमें सिर एवं चेहरे की तथा क्लैविकूल हड्डियों का दोषयुक्त अस्थिभवन होता है।

Craniodidymus (क्रेनियोडाइडीमस)— संयुक्त जुड़वाँ बच्चे जिनके शरीर जुड़े होते हैं परन्तु सिर दो होते है।

Craniofacial (क्रेनियोफेशियल)— सिर एवं चेहरे से सम्बन्धित, कपालाननीय।

Craniofenestria (क्रेनियोफेनेस्ट्रिया)—भ्रूण की करोटि या खोपड़ी का दोषयुक्त विकास जिसमें ऐसे स्थान होते हैं जहाँ पर हड्डी नहीं बनती।

Craniograph (क्रेनियोग्राफ)— खोपड़ी के लेखाचित्रों को बनाने वाला उपकरण।

Craniography (क्रेनियोग्राफी)—खोपड़ी के लेखाचित्रों का अध्ययन करना।

Craniolacunia (क्रेनियोलेक्यूनिया)— भ्रूण की खोपड़ी का दोषयुक्त विकास जिसमें भीतर की ओर गड्ढे पड़े होते हैं।

Craniology (क्रेनियोलॉजी)—खोपड़ी का अध्ययन, कपालविज्ञान।

Craniomalacia (क्रेनियोमैलेसिया)— खोपड़ी की हड्डियों का असामान्य रूप से मुलायम हो जाना, कपालमृदुता।

Craniomeningocele (क्रेनियोमैनिनजोसील)— खोपड़ी में कोई दोष या कहीं पर अस्थि का अभाव होने पर उससे होकर मस्तिष्कावरणों का बाहर निकल जाना, कपाल-मस्तिष्कावरणीय बहिःसरण।

Craniometer (क्रेनियोमीटर)—कपाल-मापक यन्त्र।

Craniometric (क्रेनियोमीट्रिक)— खोपड़ी की माप लेने से सम्बन्धित।

Craniometric points (क्रेनियोमीट्रिक पाइन्टस)— खोपड़ी पर स्थित कोई भी चिन्ह अथवा उभार जो कपाल की आकृति निर्धारित करते हैं।

Craniometry (क्रेनियोमीट्री)— खोपड़ी की माप लेना, करोटिमापन।

Craniopagus (क्रेनियोपेगस)— दो जुड़वाँ बच्चे जो सिर से जुड़े रहते हैं, बद्धकपालयमल।

Craniopathy (क्रेनियोपैथी)— खोपड़ी का कोई भी रोग, कपालविकृति

Craniopharyngeal (क्रेनियोफेरिन्जियल)—खोपड़ी एवं ग्रसनी से सम्बन्धित।

Craniopharyngioma (क्रेनियोफेरिन्जीयोमा)— पीयूष ग्रन्थि का एक अर्बुद।

Craniophore (क्रेनियोफोर)— किसी खोपड़ी की मापे लेते समय उसे थामे रखने वाला एक उपकरण।

Cranioplasty (क्रेनियोप्लास्टी)— किसी कपालीय दोष को प्लास्टिक सर्जरी द्वारा ठीक करना, कपालसन्धान।

Craniopuncture (क्रेनियोपंक्चर)— अन्वेषणात्मक उद्देश्यों के लिए कपाल में छेद करना।

Craniorhachischisis (क्रेनियोरेह्चिस्काइसिस) — खोपड़ी एवं कशेरुका-दण्ड की जन्मजात दरार या फटन, कपालमेरूदण्डविदर।

Craniorrhachidian (क्रेनियोराह्काइडियन)— Craniospinal.

Craniosacral (क्रेनियोसैक्रल)— कपाल एवं त्रिकास्थि से सम्बन्धित।

Cranioschisis (क्रेनियोस्काइसिस)— खोपड़ी की जन्मजात दरार, कपालविदर।

Craniosclerosis (क्रेनियोस्कलेरोसिस)— खोपड़ी की हड्डियों का असाधारण रूप से मोटा होना।

Cranioscopy (क्रेनियोस्कोपी)— गुहान्तदर्शी द्वारा अन्तःकपालिक सरंचनाओं का परीक्षण करना।

Craniospinal (क्रेनियोस्पाइनल)— खोपड़ी एवं मेरु-दण्ड सम्बन्धी।

Craniostenosis (क्रेनियोस्टेनोसिस)— खोपड़ी की सीवनों के समय से पूर्व बन्द हो जाने से खोपड़ी का सकुंचित हो जाना, कपालसंकीर्णता।

Craniostosis (क्रेनियोस्टोसिस)— खोपड़ी की सीवनों का जन्मजात अस्थिभवन।

Craniosynostosis (क्रेनियोसाइनोस्टोसिस)— खोपड़ी की सीवनों का समय से पूर्व बन्द हो जाना।

Craniotabes (क्रेनियोटेब्स)— शिशु-काल में खोपड़ी की अस्थियों का असाधरण रूप से मुलायम हो जाना।

Craniotome (क्रेनियोटोम)— भ्रूण की खोपड़ी में छेद करने एवं उसे विभाजित करने के लिए प्रयोग मे आने वाला यन्त्र, कपाल-उच्छेदक।

Craniotomy (क्रेनियोटॉमी)— 1. खोपड़ी पर किया जाने वाला कोई भी ऑपरेशन 2. प्रसव को आसान बनाने के लिए भ्रूण की खोपड़ी के भीतरी पदार्थों को निकालने एवं उसके सिर के परिमाण को कम करने के लिए खोपड़ी में छेद करना, करोटि-छेदन।

Craniotrypesis (क्रेनियोट्राइपेसिस)— ट्रेफाइन से खोपड़ी से हड्डी का वृत्ताकार टुकड़ा अलग करना।

Craniotympanic (क्रेनियोटिम्पैनिक)—खोपड़ी एवं मध्यकर्ण से सम्बन्धित।

Cranium (क्रेनियम)— खोपड़ी का वह भाग जिसके भीतर मस्तिष्क बन्द रहता है, कपाल।

Crapulent, Crapulous (क्रेपुलेन्ट, क्रेपुलस)— अधिक पीने एवं खाने के प्रभावों से सम्बन्धित, मादकता से सम्बन्धित।

Crater (क्रेटर)— एक गोल गड्ढा जिसके चारों ओर उठा हुआ किनारा होता है, विवर, गर्त या गड्ढा।

Crateriform (क्रेटेरीफॉर्म)— विवर या गर्त की आकृति का जैसे कुछ जीवाणुओं की कॉलोनी।

Craterization (क्रेट्राइज़ेशन)— Saucerization

Cravat bandage (क्रेवट बैण्डेज)— त्रिकोणी पट्टी।

Craving (क्रेविंग)— ललक, लालसा।

Crazing (क्रेज़िंग)— दन्त-चिकित्सा में, दाँत में भरने वाले पदार्थ की सतह पर सूक्ष्म दरारों का प्रकट होना।

Cream (क्रीम)— दूध का तैलीय अथवा वसीय भाग जिससे मक्खन तैयार किया जाता है।

Crease (क्रीज़)— एक रेखा अथवा हल्का रेखीय गड्ढा जो त्वचा की तह से बन जाता है।

Creatine (क्रिएटिन)— पेशियों का एक नेत्रजन (नाइट्रोजन) युक्त घटक।

Creatinemia (क्रिएटिनीमिया)— रक्त में क्रिएटिन का अधिक मात्रा में पाया जाना।

Creatinine (क्रिएटिनीन)— क्रिएटिन चयापचय का अन्तिम उत्पाद जो पेशी तथा रक्त में पाया जाता है एवं मूत्र में विसर्जित हो जाता है।

Creatinuria (क्रिएटिनूरिया)— मूत्र में क्रिएटिनीन की बढ़ी हुई मात्रा।

Creatorrhea (क्रिएटोरहीया)— अपचित पेशी तन्तुओं का मल में पाया जाना जैसे कि अग्न्याशयी रोग के कुछ रोगियों में देखा जाता है।

Cremaster (क्रेमास्टर)— उन पेशियों में से एक जो शुक्रग्रन्थियों एवं वृषण-रज्जु को लटकाये एवं इन्हें ढके रहती है।

Cremasteric (क्रेमास्टेरिक)— क्रेमास्टर पेशी से सम्बन्धित।

Cremasteric reflex (क्रेमास्टेरिक रिफ्लैक्स)— त्वचा पर प्रहार करने पर शुक्रग्रन्थि का ऊपर को खिंच जाना।

Cremate (क्रेमेट)— शव को जला देना।

Crematorium (क्रेमेटोरियम)— शवदाह गृह, शवों को जलाने का स्थान।

Cremnocele (क्रीम्नोसील)— आँत का वृहत् भगोष्ठ में को निकल आना।

Cremnophobia (क्रीम्नोफोबिया)— खड़ी चट्टानों अथवा ढालुआँ स्थानों का विकृत भय।

Crena, plural **crenae** (क्रीना, बहुवचन क्रीनी)— अंग्रेजी के अक्षर V के आकार का स्थान अथवा खाँच जिसमें कपालीय सीवनों में विपरीत ओर का प्रक्षेपण फिट हो जाता है, विदर या दरार।

Crenate (क्रेनेट)— दाँतेदार जैसे रक्त कोशिकाओं की दाँतेदार दशा।

Crenation (क्रेनेशन)— रक्त को 5 प्रतिशत शक्ति वाले नमक के घोल में मिलाने पर प्राकृतिक गोल लाल रक्त कोशिकाओं का दाँतेदार हो जाना अथवा पिचक जाना।

Crenocyte (क्रेनोसाइट)— दाँतेदार लाल रक्त कोशिका।

Crenocytosis (क्रेनोसाइटोसिस)— रक्त में क्रेनोसाइटों का पाया जाना।

Creophagy, Creophagism (क्रियोफेजी, क्रियोफेज़िज्म)— मांस खाना।

Crepitant (क्रेपीटेन्ट)— शुष्क एवं फटी हुई आवाज वाला, चरचराती हुई

Crepitation (क्रेपीटेशन)— 1. टूटने जैसी आवाज जो स्टेथोस्कोप या आले द्वारा फेफड़ों के कुछ रोगों में सुनी जाती है जैसे न्यूमोनिया में राल (बालों को अँगुलियों के बीच में पकड़ कर रगड़ने से उत्पन्न आवाज के समान आवाज) का सुना जाना। 2. टूटी हुई हड्डी के किनारों के आपस में रगड़ने से उत्पन्न शुष्क टूटने जैसी आवाज। चरचराहट।

Crepitus (क्रेपीटस)— 1. आँत से निकलने वाली वायु से उत्पन्न ध्वनि 2. क्रेपीटेशन।

Crescent , Crescentic (क्रिसेन्ट, क्रिसेन्टिक)— अर्द्धचन्द्राकार।

Crescograph (क्रैस्कोग्राफ)— वृद्धि के अंश और उसकी गति का अभिलेखन करने वाला एक उपकरण।

Cresol (क्रेसोल)— कोलतार से प्राप्त होने वाला पीला-ब्राउन पदार्थ जिसमें 5 प्रतिशत से अधिक फिनोल नहीं होता और जो संक्रमणहारी के रूप में प्रयोग में लाया जाता है।

Cresomania, Croesomania (क्रीसोमैनिया, क्रोइसोमैनिया)— बहुत धनवान होने का विभ्रम होना।

Crest (क्रैस्ट)— एक कटक (मेंड), प्रक्षेपण (उभार) अथवा लम्बवत् उत्सेध (ऊँचाई) विशेषकर किसी हड्डी पर स्थित, शिखा।

Cretin (क्रेटिन)— क्रेटीनिज़्म से पीड़ित व्यक्ति।

Cretinism (क्रेटीनिज़्म)— जन्मजात थाइरॉयड स्राव की कमी होने से हड्डियों एवं कोमल ऊतकों का अपविकास तथा आधारी चयापचय में कमी होने के साथ शारीरिक एवं मानसिक विकास का रुक जाना।

Cretinistic (क्रेटीनिस्टिक)— Cretinous

Cretinoid (क्रेटीनॉयड)— क्रेटीन से मिलता-जुलता अथवा क्रेटीनिज़्म के लक्षणों वाला।

Cretinous (क्रेटीनस)— किसी क्रेटीन अथवा क्रेटीनिज़्म से सम्बन्धित ; क्रेटीनिज़्म से प्रभावित।

Crevice (क्रेवाइस)— एक छोटी दरार अथवा फटन।

Crevicular (क्रेवीकुलर)— किसी फटन विशेषकर मसूड़ों की फटन से सम्बन्धित।

Crib (क्रिब)—1. किसी दाँत अथवा कृत्रिम दन्तावली के चारों ओर उसे सहारा देने वाली रचना 2. शिशु अथवा छोटे बच्चे के लिए लम्बी टाँगों एवं ऊँचे पार्श्वों वाला एक छोटा-सा पलंग।

Cribbing (क्राइबिंग)— वायु भक्षण अथवा वायु निगरण।

Cribra (क्रिब्रा)— Cribrum का बहुवचन

Cribrate (क्रिब्रेट)— चलनी के समान छेद वाला।

Cribration (क्रिब्रेशन)— छिद्रयुक्त होने की अवस्था।

Cribriform (क्रिब्रीफोर्म)— चलनी के समान

Cribrum (क्रिब्रम)— झर्झरिका अस्थि या इथमॉयड हड्डी की चलनी के समान प्लेट।

Crick (क्रिक)— एक पेशी उद्वेष्ट जो विशेष रूप से गर्दन में होता है।

Cricoarytenoid (क्रिकोएराइटीनॉयड)— मुद्रिका-उपास्थि एवं दर्वीकल्प उपास्थि से सम्बन्धित।

Cricoid (क्रिकॉयड)— 1. अँगूठी की आकृति का। 2. क्रिकॉयड कार्टिलेज।

Cricoidectomy (क्रिकॉयडेक्टॉमी)— शल्य-क्रिया द्वारा क्रिकॉयड कार्टिलेज को काट कर अलग कर देना।

Cricoidynia (क्रिकॉयडाइनिया)— क्रिकॉयड कार्टिलेज में दर्द होना।

Cricopharyngeal (क्रिकोफेरिन्जियल)— क्रिकॉयड कार्टिलेज एवं ग्रसनी सम्बन्धी।

Cricothyroid (क्रिकोथाइरॉयड)— क्रिकॉयड कार्टिलेज एवं थाइरॉयड ग्रन्थि सम्बन्धी।

Cricothyroidotomy (क्रिकोथाइरॉयडोटॉमी)— Cricothyrotomy.

Cricothyrotomy (क्रिकोथाइरोटॉमी)— क्रिकॉयड एवं थाइरॉयड कार्टिलेज का विभाजन करना।

Cricotomy (क्रिकोटॉमी)— क्रिकॉयड कार्टिलेज में चीरा लगाना।

Cricotracheotomy (क्रिकोट्रेकियोटॉमी)— क्रिकॉयड कार्टिलेज से पार कर श्वास-प्रणाल या ट्रेकिया में चीरा लगाना।

Cri du chat syndrome (क्राई डू चैट सिण्ड्रोम)— एक आनुवंशिक जन्मजात रोग जिसमें शिशु का रोना बिल्ली के रोने के समान होता है।

Criminal (क्रिमिनल)— अपराधी, दोषी।

Criminology (क्रिमिनोलॉजी)— अपराध-विज्ञान।

Crinogenic (क्राइनोजेनिक)— किसी ग्रन्थि के स्राव को उत्पन्न करने वाला।

Cripple (क्रिपिल)— पंगु या लँगड़ा व्यक्ति।

Crisis (क्राइसिस)— किसी रोग की सुधार के लिए निर्णायक अवस्था जैसे ऊँचे तापमान का 24 घंटे के भीतर एकदम से नीचे गिरकर सामान्य अथवा सामान्य से नीचे हो जाना अथवा रोग के बिगड़ने की निर्णायक अवस्था जैसे किसी रोग के काल में तेज दर्द होना, संकटावस्था। यह निम्न प्रकार की हो सकती है–

Abdominal crisis (एब्डोमिनल क्राइसिस)— बहुत से कारणों से पेट में बहुत तेज दर्द होना।

Addisonian crisis, Adrenal crisis (एडिसोनियन क्राइसिस, एड्रीनल क्राइसिस) — एडिसन के रोग के कारण तुरन्त ही एड्रीनल ग्रन्थि का निष्क्रिय जो जाना।

Celiac crisis (सिलिएक क्राइसिस)— सिलिएक रोग में शीघ्र ही कुपोषण का हो जाना जिसमें अत्यधिक पानी जैसे दस्त होते हैं, उल्टियाँ होती हैं एवं खुश्की हो जाती है।

Dietl's crisis (डाइटल्स क्राइसिस)— गुर्दे के अपने डण्ठल के ऊपर आंशिक रूप से घूम जाने के कारण गुर्दे के क्षेत्र में अचानक तेज दर्द होना, ठण्ड लगना, बुखार आ जाना, जी मिचलाना, उल्टी होना तथा सामान्य निपात हो जाना।

Salt-depletion crisis (साल्ट-डेप्लीशन क्राइसिस) — शरीर में नमक की अत्यधिक कमी हो जाने के कारण अत्यधिक उल्टी होना, खुश्की हो जाना, रक्त- चाप कम हो जाना एवं एकदम से मृत्यु हो जाना।

Tabetic crisis (टैबेटिक क्राइसिस)— सिफिलिस रोग के कारण पेट में तेज दर्द होना।

Thyroid crisis, Thyrotoxic crisis (थाइरॉयड क्राइसिस, थाइरोटॉक्सिक क्राइसिस) — अचानक अवटु विषाक्तता के लक्षणों की उग्रता में वृद्धि हो जाना।

Crista (क्राइस्टा)— शिखा अथवा खुरखुरा किनारा।

Critical (क्रीटिकल)— किसी संकटावस्था से सम्बन्धित अथवा खतरनाक।

Crocated (क्रोकेटेड)— केसर मिश्रित।

Crocus sativus (क्रोकस सैटाइवस)— केसर।

Cross (क्रॉस)— 1. क्रास की आकृति की कोई संरचना 2. दो भिन्न जाति के नर-मादा से उत्पन्न जीव।

Cross birth (क्रॉस बर्थ)— भ्रूण की अनुप्रस्थ प्रस्तुति जिसको बदलने की आवश्यकता होती है।

Cross bite (क्रॉस बाइट)— दाँतों की गलत भींच जिसमें अधोहनु-दाँत (निचले जबड़े के दाँत) मुख की दिशा अर्थात् पीछे की ओर को तिरछे होते हैं जिससे ऊर्ध्वहनु-दाँत (ऊपरी जबड़े के दाँत) निचले जबड़े के दाँतों के बाहर होते हैं अर्थात् आपस में मिलते नहीं।

Crossbreed (क्रॉसब्रीड)— दो भिन्न जातियों के नर एवं मादा के सम्भोग के फलस्वरूप उत्पन्न जीव।

Crossbreeding (क्रॉसब्रीडिंग)— दो भिन्न जाति के नर एवं मादा के लैंगिक संसर्ग के फलस्वरूप जीव का उत्पन्न होना।

Cross-eye (क्रॉस-आई)— जब किसी वस्तु को देखा जाता है तो एक आँख के दृष्टि-अक्ष का अन्दर की ओर दूसरी आँख के दृष्टि-अक्ष की ओर झुक जाना।

Cross-fertilization (क्रॉस फर्टिलाइज़ेशन)— विभिन्न जातियों के व्यक्तियों के नर एवं मादा युग्मकों का संयोग।

Cross-matching (क्रॉस-मैंचिग)— खून चढ़ाने से पहले इसकी संयोज्यता अथवा अनुकूलता को सुनिश्चित करने के लिए किया जाने वाला परीक्षण।

Cross-section (क्रॉस-सैक्शन)— किसी रचना की अनुप्रस्थ काट

Crossway (क्रॉसवे)— दो तन्त्रिका पथों का पार-गमन।

Croup (क्रूप)— शोथ, एलर्जी, ऐंठन, बाह्य पदार्थ, नवीन वृद्धि या कभी-कभी किसी झिल्ली के बन जाने के कारण जैसे कि डिफ्थीरिया में होता है, स्वर यन्त्र में उत्पन्न तीव्र अवरोध के कारण होने वाली दशा जो विशेषकर बचपन में देखी जाती है तथा जिसमें गूँजने वाली कर्कश शब्द उत्पन्न करने वाली खाँसी होती है, गले से खरखराहट की आवाज निकलती है तथा दम घोटने वाला एवं कठिन श्वसन होता है, कण्ठशोथ।

Croupous (क्रूपस)— क्रूप सम्बन्धी, कण्ठशोथज।

Croupy (क्रूपी)— क्रूप की विशिष्टताओं से युक्त।

Crowing (क्रोइंग)— साँस लेने पर एक शोर करती हुई रूक्ष आवाज का सुनाई देना।

Crown (क्राउन)— किसी अंग अथवा संरचना का सबसे ऊँचा भाग जैसे किसी दाँत का या सिर का शिखर।

Crowning (क्राउनिंग)— प्रसव की वह अवस्था जिसमें भ्रूण के शिरोवल्क का अधिकतम भाग भग पर प्रकट होने लगता है।

Crown-rump (क्राउन-रम्प)— किसी भ्रूण की माप लेने के लिए अक्ष।

Crownwork (क्राउनवर्क)— किसी दाँत का कृत्रिम क्राउन।

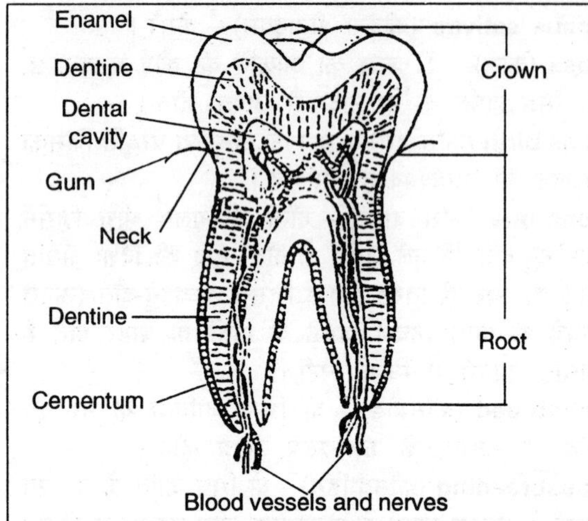

Fig. 96 : Crown of a tooth

दान्त का शिखर

Enamel=दन्तवल्क, Dentine=दन्तधातु, Dental cavity=दन्त-गुहा, Gum=मसूड़ा, Neck=ग्रीवा, Cementum=दन्तबज्र, Blood vessels and nerves=रक्त वाहिनियां एवं तन्त्रिकाएं, Root=मूल, Crown=शिखर।

Crucial (क्रूसियल)—1. क्रास की आकृति का 2. शोचनीय, संकटकालीन।

Cruciate (क्रूसियेट)— क्रास के आकार का।

Crucible (क्रूसीबिल)— एक ऐसा बर्तन जिसमें पदार्थों को रखकर ऊँचे तापमान पर पिघलाया जाता है, जलाया जाता है अथवा सुखाया जाता है, मूषा।

Cruciform (क्रूसीफॉर्म)— क्रॉस की आकृति वाला।

Crude (क्रूड)— कच्चा, प्राकृतिक अवस्था में पाया जाने वाला अथवा अपरिष्कृत।

Crunch (क्रन्च)— छाती का परिश्रवण करने पर सुनाई देने वाली ध्वनि जो हृदय-संकुचन के समकालिक होती है।

Cruor (क्रूअर)— जमा हुआ रक्त

Crura (क्रूरा)— टाँगों से मिलते-जुलते लम्बे पिण्ड।

Crural (क्रूरल)— टाँग अथवा जाँघ सम्बन्धी।

Crural hernia (क्रूरल हर्निया)— और्वी हर्निया।

Crural nerve (क्रूरल नर्व)— और्वी तन्त्रिका।

Crus (क्रस)— 1. घुटने से लेकर पंजे तक का टाँग का भाग 2. टाँग से मिलती-जुलती कोई भी रचना।

Crush (क्रश)— छोटे-छोटे टुकड़ों में कर देना, कुचल देना।

Crust, Crusta (क्रस्ट, क्रस्टा)— शरीर के किसी स्राव के सूखने से त्वचा पर बनी बाह्य परत, पपड़ी।

Crutch (क्रच)— एक लँगड़े, कमजोर अथवा चोट खाये हुए व्यक्ति की चलने में मदद करने वाला उपकरण, बैसाखी।

Crutch paralysis (क्रच पैरालाइसिस)— प्रगण्ड-जालक की तन्त्रिकाओं पर बैसाखी का दबाव पड़ने पर एक या दोनों बाहों की पेशियों का पक्षापात।

Crux, plural cruces (क्रक्स, बहुवचन-क्रूसेज़)— संगम, पारगामी।

Cry (क्राइ)— इस प्रकार के उद्दीपनों जैसे भय, दर्द, शोक अथवा खुशी की अनुक्रिया में रोने के साथ अथवा बिना रोये अचानक अस्पष्ट आवाजों का निकलना अथवा किन्हीं रोगों के कारण जैसे मिर्गी का दौरा पड़ते ही अचानक बहुत तेज चिल्लाना, रात्रि में बच्चों का तीव्र यक्ष्मज मस्तिष्कावरणशोथ के कारण या जोड़ों के दर्द के कारण अचानक चिल्लाना; चिल्लाहट।

Cryalgesia (क्रायेल्जेसिया)— ठण्ड लग जाने के कारण दर्द होना, शीतवेदना।

Cryanesthesia (क्रायेनेस्थीसिया)— ठण्ड का ज्ञान न होना।

Cryesthesia (क्रायेस्थीसिया)— ठण्ड के प्रति सूक्ष्मग्राहिता।

Crymoanesthesia (क्राइमोएनेस्थीसिया)— बर्फ जैसा ठण्डा करने पर उत्पन्न असंवेदनता।

Crymodynia (क्राइमोडाइनिया)— ठण्ड के कारण दर्द होना जैसे ठण्ड में अथवा नम मौसम में गठिया का दर्द होना।

Crymophilic (क्राइमोफिलिक)— ठण्ड को चाहने वाला।

Crymophylactic (क्राइमोफाइलैक्टिक)— ठण्ड का प्रतिरोधी।

Crymotherapy (क्राइमोथिरैपी)— ठण्ड से रोगों की चिकित्सा करना, शीतोपचार।

Cryo-, Cry- (क्रायो-, क्राइ-)— ठण्ड से सम्बन्धित एक उपसर्ग।

Cryoaerotherapy (क्राइयोऐरोथिरैपी)— ठण्डी हवा के द्वारा रोगों की चिकित्सा करना।

Cryoanalgesia (क्राइयोएनलजेसिया)— ठण्डा करके दर्द को दूर करना।

Cryoanesthesia (क्रायोएनेस्थीसिया)— ठण्ड का प्रयोग करने से उत्पन्न स्थानीय संज्ञाहरण।

Cryobank (क्राइयोबैंक)— जीवित ऊतकों जैसे वीर्य को एकत्रित करके भविष्य में प्रयोग के लिए बहुत ही कम तापमान पर सुरक्षित रखने का स्थान।

Cryobiology (क्राइयोबायोलॉजी)— शरीर के संस्थानों पर ठण्ड के प्रभावों का अध्ययन।

Cryocautery (क्राइयोकॉटरी)— ऊतकों को नष्ट करने के लिए उन्हें पर्याप्त रूप से ठण्डा करने के लिए एक उपकरण।

Cryofibrinogen (क्राइयोफाइब्रिनोजन)— एक असामान्य फाइब्रिनोजन जो ठण्डा करने पर जम जाता है तथा शरीर के तापमान पर गर्म करने पर घुल जाता है।

Cryofibrinogenemia (क्राइयोफाइब्रिनोजिनीमिया)— रक्त में क्राइयोफाइब्रिनोजन की विद्यमानता।

Cryogen (क्राइयोजन)— वह पदार्थ जिससे तापमान नीचा हो जाता है।

Cryogenic (क्राइयोजेनिक)— तापमान कम करने वाला अथवा कम तापमान से सम्बन्धित।

Cryogenics (क्राइयोजेनिक्स)— विज्ञान जिसका सम्बन्ध ठण्ड या बहुत नीचे के तापमान के उत्पन्न होने और उसके प्रभावों से है।

Cryoglobulin (क्राइयोग्लोबुलिन)— एक असामान्य प्रोटीन–ग्लोबुलिन जो कम तापमानों पर जम जाती है तथा शरीर के तापमान पर फिर से घुल जाती है।

Cryoglobulinemia (क्राइयोग्लोबुलिनीमिया)— रक्त में क्राइयोग्लोबुलिन की विद्यमानता जो ठण्ड लगने पर जम कर लिसलिसी हो जाती है।

Cryohypophysectomy (क्राइयोहाइपोफाइज़ेक्टॉमी)— ठण्ड का प्रयोग करके पीयूष ग्रन्थि को नष्ट करना।

Cryolesion (क्राइयोलीज़न)—चिकित्सीय उद्देश्यों के लिए ठण्ड के प्रति अनावृत करने से उत्पन्न क्षति।

Cryolysis (क्राइयोलाइसिस)— ठण्ड से नष्ट कर देना।

Cryometer (क्राइयोमीटर)— बहुत कम तापमान को मापने वाला थर्मामीटर।

Cryopathy (क्राइयोपैथी)— ठण्ड से होने वाली कोई भी बीमारी।

Cryophilic (क्राइयोफिलिक)— ठण्ड को चाहने वाला।

Cryophylactic (क्राइयोफाइलैक्टिक)— बहुत कम तापमान का प्रतिरोधक जैसे कि कुछ जीवाणु होते हैं।

Cryoprecipitate (क्राइयोप्रैसीपिटेट)— घुलनशील पदार्थ के ठण्डा हो जाने पर बन जाने वाला अवक्षेप।

Cryoprecipitation (क्राइयोप्रेसीपिटेशन)—घुलनशील पदार्थ से क्राइयोप्रेसीपिटेट बनने की क्रिया।

Cryopreservation (क्राइयोप्रिज़रवेशन)— शरीर से पृथक् किए गये ऊतकों, अंगों, तरलों, रक्त या वीर्य आदि को भविष्य में अन्य व्यक्ति में प्रयोग में लाने के लिए बहुत ही कम तापमान पर परिरक्षित करना।

Cryoprobe (क्राइयोप्रोब)— किसी ऊतक को ठण्डा करने के लिए प्रयोग में आने वाला यन्त्र।

Cryoprostatectomy (क्राइयोप्रोस्टेटेक्टॉमी)— एक विशेष क्राइयोप्रोब का प्रयोग करके प्रोस्टेट ग्रन्थि को जमाकर उसे नष्ट कर देना।

Cryoprotective (क्राइयोप्रोटैक्टिव)— ठण्ड के असर से बचाने के सक्षम।

Cryoprotein (क्राइयोप्रोटीन)— रक्त की कोई भी प्रोटीन जैसे क्राइयोफाइब्रिनोजन अथवा क्राइयोग्लोबुलिन जो ठण्ड से जम जाती है।

Cryoscope (क्राइयोस्कोप)— हिमांक की माप लेने वाला एक यन्त्र, हिमांकमापी।

Cryoscopy (क्राइयोस्कोपी)— किसी तरल का सामान्यतः रक्त या मूत्र का आसुत जल के हिमांक की तुलना में हिमांक ज्ञात करना, हिमांकमापन।

Cryospasm (क्राइयोस्पाज़्म)— ठण्ड से उत्पन्न ऐंठन।

Cryospray (क्राइयोस्प्रे)— ऊतकों को नष्ट करने के लिए उन पर तरल नाइट्रोजन का छिड़काव करना।

Cryostat (क्राइयोस्टेट)— तापमान को बहुत नीचा बनाये रखने के लिए एक उपकरण।

Cryosurgery (क्राइयोसर्जरी)— अत्यधिक ठण्ड पहुँचा कर किसी ऊतक को नष्ट करना।

Cryotherapy (क्राइयोथिरैपी)—ठण्ड के द्वारा रोगों की चिकित्सा करना।

Cryotolerant (क्राइयोटोलेरैन्ट)— बहुत ठण्ड को सहन करने वाला

Crypt (क्रिप्ट)— 1. एक छोटी थैलीनुमा रचना अथवा गुहा। 2. एक नलीयुक्त ग्रन्थि विशेष कर आँत की, दरी।

Cryptanamnesia, Cryptomnesia (क्रिप्टेनेम्नेसिया, क्रिप्टोमनेसिया)— अस्पष्ट स्मृति, धुँधली याददाश्त।

Cryptectomy (क्रिप्टेक्टॉमी)— किसी दरी को काट कर निकाल देना।

Cryptitis (क्रिप्टाइटिस)— किसी दरी का शोथ, पुटकशोथ।

Crypto-, Crypt- (क्रिप्टो-, क्रिप्ट-)— छिपा हुआ, गुप्त, बिना स्पष्ट कारण के, का संकेत देने वाला उपसर्ग।

Cryptocephalus (क्रिप्टोसिफेलस)— भ्रूण जिसका सिर अस्पष्ट होता है।

Cryptococcoma (क्रिप्टोकॉकोमा)—क्रिप्टोकॉकस नियोफार्मेन्स नामक कवक द्वारा उत्पन्न एक संक्रामक कणिकागुल्म जो सामान्यतः मस्तिष्क में पाया जाता है परन्तु फेफड़ों तथा और कहीं भी पाया जाता है।

Cryptococcosis (क्रिप्टोकॉकोसिस)—क्रिप्टोकॉकस नियोफार्मेन्स द्वारा उत्पन्न कवक संक्रमण जिसमें फेफड़े, त्वचा, मस्तिष्क एवं इसके आवरण (मस्तिष्कावरण) ग्रस्त हो सकते हैं।

Cryptocrystalline (क्रिप्टोक्रिस्टलाइन)— बहुत सूक्ष्म रवों से युक्त

Cryptodidymus (क्रिप्टोडीडाइमस)— एक जन्मजात दोष जिसमें एक भ्रूण दूसरे भ्रूण के शरीर में छिपा रहता है।

Cryptogenic (क्रिप्टोजेनिक)— अज्ञात या अनिश्चित कारण का

Cryptolith (क्रिप्टोलिथ)— किसी दरी में अश्मरी।

Cryptomenorrhea (क्रिप्टोमेनोरिहया)— रक्तस्राव हुए बिना ही जैसे अछिद्री योनिच्छद में होता है, मासिक धर्म के लक्षणों का उत्पन्न होना (गर्भाशय से मासिक रक्तस्राव तो होता है

परन्तु योनिच्छद में छिद्र न होने के कारण रक्त बाहर को नहीं आ पाता), प्रच्छन्नार्तव।

Cryptophthalmia (क्रिप्टोफ्थैलमिया)— नेत्रच्छद-विदर का जन्मजात अभाव, त्वचा माथे से गालों तक फैली होती है जिसमें अल्पवर्धित आँख के लिए एक छोटा-सा छिद्र होता है।

Cryptophthalmus (क्रिप्टोफ्थैलमस)—जन्म से ही आँख की पलकों का पूर्ण रूप से नेत्रगोलक से चिपटा रहना।

Cryptopodia (क्रिप्टोपोडिया)—टाँग के निचले भाग एवं पाँव की सूजन।

Cryptopyic (क्रिप्टोपाइक)— जिसके शरीर के भीतर ही भीतर पस पड़ गया हो।

Cryptorchid, Cryptorchis (क्रिप्टोरचिड, क्रिप्टोरचिस)— ऐसा व्यक्ति जिसकी शुक्रग्रन्थियाँ अवतरित होकर नीचे वृषण में नहीं पहुँचती, अनवतीर्ण शुक्रग्रन्थियों से युक्त।

Cryptorchidectomy (क्रिप्टोर्काइडेक्टॉमी)—किसी अनवतीर्ण शुक्रग्रन्थि को ठीक करने के लिए किया जाने वाला ऑपरेशन।

Cryptorchidism, Cryptorchism (क्रिप्टोरचाइडिज़्म, क्रिप्टोरचिज़्म)—एक या दोनों शुक्रग्रन्थियों का वृषण में अवतरण पात।

Cryptorrhea (क्रिप्टोरिहया)— किसी अन्तःस्रावी ग्रन्थि से अधिक स्राव निकलना।

Cryptorrhetic, Cryptorrheic (क्रिप्टोरेहटिक, क्रिप्टोरेहइक) — आन्तरिक स्रावों से सम्बन्धित।

Cryptoscope (क्रिप्टोस्कोप)— सादा एक्स-रे प्रतिदीप्तदर्शी।

Cryptoxanthin (क्रिप्टोजेन्थिन)— बहुत से भोज्य पदार्थों जैसे अण्डों एवं मक्का में पाया जाने वाला एक पदार्थ जो शरीर में पहुँच कर विटामिन ए में बदल सकता है।

Crystal (क्रिस्टल)— एक नियमित कोणीय ठोस पदार्थ जिसके बाह्य तल एक दूसरे से एक निश्चित कोण बनाये हुए होते हैं, रवा, स्फटिक।

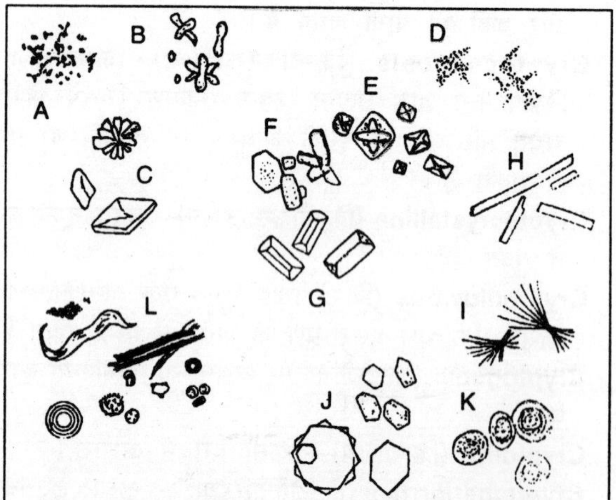

A B C D E F G H I J K L

Fig. 97 : Crystals seen in urine sediment
मूत्र-तलछट में दिखाई देने वाले रवे

A - Amorphous phosphate = अनाकार फॉस्फेट

B - Calcium carbonate = कैल्सियम कार्बोनेट

C - Uric acid = यूरिक एसिड

D - Amorphous urate = अनाकार यूरेट

E - Calcium oxalate=कैल्सियम ऑक्जेलेट

F - Uric acid (in acidic urine)=यूरिक एसिड (अम्लीय मूत्र में)

G - Triple phosphate=ट्रिपल फॉस्फेट

H - Crystals of cholesterol=कोलेस्ट्रॉल के रवे

I - Crystals of tyrosine=टाइरोसीन के रवे

J - Crystals of cystine=सिस्टीन के रवे

K - Crystals of leucine=ल्यूसीन के रवे

L - Various other materials such as hair, cotton fibres, minute drops of the oil, air bubbles and various unicellular organisms=अन्य विविध सामग्रियाँ जैसे बाल, रूई के तन्तु, तेल की सूक्ष्म बूंदें, वायु के बुलबुले एवं विविध प्रकार के एककोशिकीय जीव।

Crystalline (क्रिस्टालाइन)— क्रिस्टल से मिलता-जुलता, स्फाटिकाभ।

Crystalline lens (क्रिस्टालाइन लैन्स)— कैप्सूल में स्थित आँख का लैन्स।

Crystallization (क्रिस्टालाइज़ेशन)— क्रिस्टल या दानों का बनना।

Crystallography (क्रिस्टैलोग्राफी)— रवों का अध्ययन जो गुर्दे की पथरियों का पता लगाने के लिए किया जाता है।

Crystalloid (क्रिस्टालॉयड)— 1. रवे की भाँति, स्फाटिकाभ। 2. रवे बनने योग्य।

Crystalloiditis (क्रिस्टेलॉयडाइटिस)— आँख के रवेदार लैन्स की सूजन।

Crystallophobia (क्रिस्टेलोफोबिया)— काँच अथवा काँच से बनी वस्तुओं से अत्यधिक भय लगना।

Crystalluria (क्रस्टेलूरिया)— मूत्र में रवों का पाया जाना।

Crystal violet (क्रिस्टल वॉयलेट)— एक यौगिक जिसका जले हुए की, जख्मों एवं त्वचा तथा श्लेष्मिक कलाओं के कवकज संक्रमणों की बाह्य चिकित्सा में प्रयोग होता आ रहा है।

C.S. (सी.एस.)— सिज़ेरियन सैक्शन।

C.S.F. (सी.एस.एफ.)— प्रमस्तिष्कमेरु-तरल।

Cubital (क्यूबिटल)— अल्ना अथवा अग्रबाहु सम्बन्धी, प्रकोष्ठीय।

Cubital fossa (क्यूबिटल फोसा)— प्रकोष्ठीय खात।

Cubitus (क्यूबिटस)— कोहनी, अग्रबाहु, हाथ। यह निम्न प्रकार का होता है–

Cubitus valgus (क्यूबिटस वैल्गस)— बाँह की एक विकृति जिसमें अग्रबाहु बाहर की ओर घूम जाती है।

Cubitus varus (क्यूबिटस वेरस)— बाँह की एक विकृति जिसमें अग्रबाहु भीतर की ओर घूम जाती है।

Cuboid (क्यूबॉयड)— घनाकार, घन रूप।

Cu cm (सीयू सीएम)— घन सेन्टीमीटर।

Cuff (कफ)— एक पट्टेनुमा रचना जो किसी भाग अथवा वस्तु के चारों ओर घेरा बनाती है।

Cuffing (कफिंग)— श्वेत रक्त कोशिकाओं का एकत्रित होकर किसी रक्त वाहिनी के चारों ओर घेरा बना लेना जैसा किन्ही संक्रमणों में देखा जाता है।

Cuirass (क्यूआइरेस)— छाती के चारों ओर की सख्त पट्टी।

Cul-de-sac (कल-डे-सैक)— 1. एक अन्ध कोष्ठ 2. डगलस-कोष्ठ जो मलाशय एवं गर्भाशय की पश्चज दीवार के बीच पैरीटोनियम-गुहा की वृद्धि होता है।

Culdocentesis (कल्डोसेन्टेसिस)— तरल को खींचने के लिए योनि भित्ति के पार डगलस-कोष्ठ में छिद्र करना।

Culdoplasty (कल्डोप्लास्टी)— पश्चज तोरणिका के शिथिलीकरण के लिए योनि पर की जाने वाली प्लास्टिक सर्जरी।

Culdoscope (कल्डोस्कोप)— स्त्री की श्रोणि गुहा के अन्तरागों का परीक्षण करने के लिए प्रयोग में आने वाला एक गुहांतदर्शी अथवा एण्डोस्कोप।

Culdoscopy (कल्डोस्कोपी)— एक एण्डोस्कोप को पश्चज योनि चापिका से गुजारते हुए स्त्री की श्रोणि-गुहा में प्रविष्ट करके उसके अन्तरागों का नेत्रों द्वारा परीक्षण करना।

Culdotomy (कल्डोटॉमी)— डगलस-कोष्ठ में को पश्चज योनिगत भित्ति को चीर देना।

Culex (क्यूलेक्स)— एक प्रकार का मच्छर जो रोग उत्पन्न करने वाले जीवों का वाहन करता है।

Culicidal (क्यूलीसाइडल)— मच्छरों के लिए विनाशकारी।

Culicide (क्यूलीसाइड)— वह साधन जिससे मच्छर नष्ट हो जाते हैं।

Culicifuge (क्यूलीसिफ्यूज़)— मच्छरों को भगाने वाला साधन।

Cullen's sign (क्यूलेन्स साइन)— अस्थानिक गर्भावस्था अथवा तीव्र अग्न्याशयशोथ के फट जाने से उत्पन्न पैरीटोनियम के भीतर के रक्तस्राव से नाभि के चारों ओर की त्वचा का नीला पड़ जाना।

Culling (कुलिंग)— प्लीहा द्वारा परिसंचरण से असामान्य अथवा क्षतिग्रस्त रक्त कोशिकाओं को अलग करने की क्रिया।

Culmen, plural **culmina** (कुलमैन, बहुवचन कुलमिना)— किसी वस्तु का शिखर।

Cultivation (कल्टीवेशन)— किसी कृत्रिम माध्यम में सूक्ष्मजीवों का वृद्धि करना।

Cultural (कल्चरल)— सम्वर्ध-सम्बन्धी।

Culture (कल्चर)—1. सूक्ष्म-जीवों अथवा जीवित ऊतकों की कोशिकाओं की विशेष माध्यमों में जो उनकी वृद्धि में सहायक होते हैं, वृद्धि करना; सम्वर्धन 2. सभ्यता या संस्कृति।

Cu mm (सीयू एमएम)— घन मिलीमीटर।

Cumulation (क्यूमुलेशन)— संचय, संचयन।

Cumulative (क्यूमुलेटिव)— संचयी, संचित होने वाला।

Cumulus (क्यूमुलस)— एक छोटा उभार, कूटक।

Cuneate, Cuneiform (क्यूनियेट, क्यूनिफॉर्म)— कीलक, कीलाकार।

Cuneiform (क्यूनीफॉर्म)— Cuneate.

Cuneocuboid (क्यूनियोक्यूबॉयड)— पार्श्वीय क्यूनीफार्म एवं क्यूबॉयड अस्थियों से सम्बन्धित।

Cuneohysterectomy (क्यूनियोहिस्ट्रेक्टॉमी)— गर्भाशयग्रीवा के पश्चज तल से ऊतक के एक कीलाकार टुकड़े को काटकर अलग कर देना।

Cuneonavicular (क्यूनियोनेवीकुलर) — क्यूनीफार्म एवं नेवीकुलर अस्थियों से सम्बन्धित।

Cuneoscaphoid (क्यूनियोस्कैफॉयड)— Cuneonavicular.

Cuneus (क्यूनियस)— प्रमस्तिष्क के पश्चकपालीय खण्ड के अभिमध्य स्थित एक कीलाकार खण्डक।

Cuniculus (क्यूनीकुलस)— खुजली पैदा करने वाले कीट द्वारा त्वचा में बना छिद्र।

Cunnilingus (क्यूनीलिंगस)— मुख एवं जीभ का प्रयोग करने से स्त्री के जननांगों का उत्तेजित होना।

Cunnus (क्यूनस)— भग।

Cup (कप)— 1. एक गड्ढा अथवा खोखला 2. कपिंग ग्लास

Cupola (क्यूपोला)— Cupula.

Cupped (कप्ड)— खोखला, प्यालेनुमा बना हुआ।

Cupping (कपिंग)— एक काँच के गिलास की ऊष्मा द्वारा हवा निकालकर उसको रक्त को खींचकर बाहर सतह पर लाने के लिए त्वचा पर चिपकाना, चषकन।

Cuprum (क्यूपरम)— ताँबा।

Cupruresis (क्यूपरूरेसिस)— मूत्र में ताँबे का विसर्जित होना।

Cupruretic (क्यूपरूरेटिक)— मूत्र में ताँबे के विसर्जन से सम्बन्धित अथवा इसे बढ़ावा देने वाला।

Cupula (क्यूपुला)— किसी संरचना के ऊपर स्थित एक छोटी उल्टे प्याले के आकार की अथवा मेहराब की आकृति की टोपी, गुम्बद।

Cupular (क्यूपुलर)— 1. क्यूपुला से सम्बन्धित 2. मेहराब या गुम्बद के आकार का।

Cupulate (क्यूपुलेट)— Cupular

Cupuliform (क्यूपुलीफार्म)— Cupular.

Curage (कुरेज़)— केवल अगुँली द्वारा आखुरण करना या खुरचना।

Curare (कूरेरी)— 1. कुछ पौधों का विषैला सत 2. एक पौधे का सत जो पेशी को शिथिल करने में प्रयोग में लाया जाता है।

Curariform (कूरेरीफार्म)— ऐसी औषधि को निर्दिष्ट करने वाला जिसकी क्रिया कूरेरी के समान होती है।

Curarimimetic (कूरेरीमाइमेटिक)— कूरेरी के समान जिसकी क्रिया हो।

Curarization (कूरेराइज़ेशन)— पेशी-शिथिलन के लिए कूरेरी (ट्यूबोक्यूरैराइन) का प्रयोग करना।

Curative (क्यूरेटिव)— साध्य, आरोग्य होने योग्य।

Curd (कर्ड)— दही।

Cure (क्योर)— स्वास्थ्य प्राप्ति, रोगमुक्ति

Curet, Curette (क्यूरेट)— चम्मच के आकार का एक खुरचने वाला यन्त्र जो किसी गुहा से बाह्य पदार्थ को निकालने अथवा रोगग्रस्त तल को साफ करने में प्रयोग में लाया जाता है, खुरचनी।

Curettage (क्यूरेटाज़)— क्यूरेट द्वारा किसी गुहा जैसे गर्भाशय-गुहा को खुरचना अथवा किसी रोगग्रस्त तल की सफाई करना, खुरचना।

Curettement (क्यूरेटमैंट)— Curettage.

Curietherapy (क्यूरेथिरैपी)— रेडियम-चिकित्सा।

Curing (क्योरिंग)— किसी को ठीक करने की क्रिया।

Curling's ulcer (कर्लिन्स अल्सर)— एक तीव्र पैप्टिक अल्सर जो सामान्यतः किसी तीव्र दाब जैसे गम्भीर रूप से जल जाने के बाद उत्पन्न होता है।

Current (करन्ट)— तरल, वायु अथवा विद्युत की एक धारा या प्रवाह।

Curschmann's spirals (कूर्शमैन्स स्पाइरल्स)—कभी-कभी दमे से पीड़ित व्यक्तियों के बलगम में पाए जाने वाले इओसिनोफिलों को चारों ओर से घेरे हुए श्लेष्मा के कुण्डलित तन्तु।

Curse (कर्स)— 1. गन्दी, अपमानजनक भाषा का प्रयोग करना या गाली देना 2. चोट पहुँचाने का प्रयास करना।

Curvature (कर्वेचर)— वंकन या ढालुआँ होना, वक्रता।

Curve (कर्व)— मोड़, वक्र।

Curvilinear (कर्वीलीनियर)— किसी वक्र रेखा से सम्बन्धित।

Cushingoid (कुशिन्गॉयड)—कुशिंग-सिण्ड्रोम से मिलता-जुलता।

Cushion (कुशन)— वसीय ऊतकों का एक पिण्ड जो अपने नीचे स्थित संरचनाओं पर पड़ने वाले अनुचित दबाव को रोकता है।

Cusp (कस्प)— किसी दाँत के चबाने वाले पटल पर स्थित उभार अथवा किसी हृदय-कपाट का खण्ड, कपर्दिका।

Cuspad (कस्पाड)— किसी दन्ताग्र की ओर।

Cuspal (कस्पाल)— दन्ताग्र से सम्बन्धित।

Cuspid, Cuspidate (कस्पिड, कस्पिडेट)— 1. एक उभार वाला या नुकीला। 2. एक रदनक दाँत।

Cuspis (कस्पिस)— Cusp

Cutaneous (क्यूटेनियस)— त्वचा सम्बन्धी।

Cutdown (कटडाउन)— शिरावेधन को आसान बनाने तथा किसी सूई अथवा प्रवेशिनी को रक्त निकालने के लिए या तरलों को शिरा द्वारा चढ़ाने के लिए उसे किसी शिरा में प्रविष्ट करने हेतु उस शिरा पर चीरा लगाकर एक छोटा सा छिद्र बनाना।

Cuticle (क्यूटिकिल)— बाह्यत्वचा अथवा त्वचा की बाह्य श्रृंगीय परत।

Cuticula (क्यूटिकुला)— Cuticle.

Cuticularization (क्यूटिकुलेराइजेशन)— किसी जख्म पर त्वचा की वृद्धि हो जाना।

Cutin (क्यूटिन)— जख्मों के ऊपर रक्षात्मक आवरण के रूप में प्रयोग में लायी जाने वाली एक विशेष रूप से तैयार की गयी, पतली जन्तु झिल्ली।

Cutireaction (क्यूटीरिएक्शन)— त्वचा की शोथज अथवा क्षोभक प्रतिक्रिया।

Cutis (क्यूटिस)— त्वचा।

Cutization (क्यूटाइज़ेशन)— श्लेष्मिक कला एवं त्वचा के संगम पर श्लेष्मिक कला का त्वचा में परिवर्तित होना।

Cuvet, Cuvette (कुवेट)— एक छोटा पारदर्शक गिलास या प्लास्टिक का पात्र अथवा प्याला जिसमें प्रकाशमितिक परीक्षणों के लिए विलयनों को रखा जाता है।

C V S (सी वी एस)— हृदय रक्त परिवहन संस्थान।

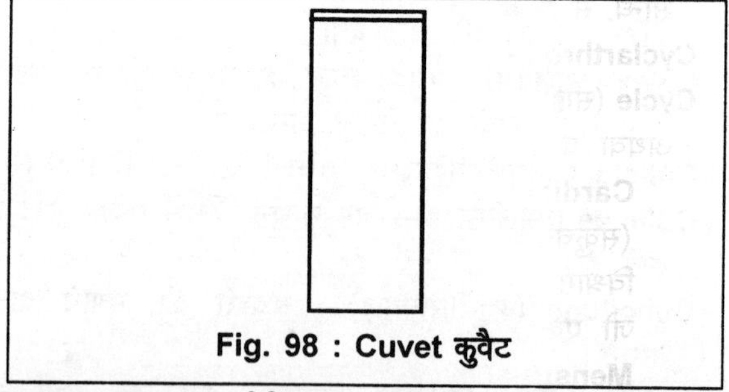

Fig. 98 : Cuvet कुवैट

Cyanemia (सायनीमिया)— रक्त का नीला हो जाना, रक्तश्यावता।

Cyanephidrosis, Cyanhidrosis (साइनेफीड्रोसिस, सियानहाइड्रोसिस)— नीलापन के लिए हुए पसीने का निकलना।

Cyano-, Cyan- (साइनो-, साइन-)— उपसर्ग जिनका अर्थ नीला होता है।

Cyanochroic, Cyanochrous (सायनोक्रोइक, साइनोक्रस)— Cyanotic

Cyanoderma (साइनोडर्मा)— त्वचा का नीला पड़ जाना।

Cyanogen (सियानोजन)— एक विषैली गैस।

Cyanomycosis (साइनोमाइकोसिस)—माइक्रोकोकस पायोसियानियस नामक जीवाणु द्वारा नीले रंग का मवाद बनना।

Cyanopathy (साइनोपैथी)— त्वचा का नीला पड़ जाना, नील-रोग।

Cyanophil, Cyanophile (साइनोफिल, साइनोफाइल)— एक कोशिका या ऊतक जो अभिरंजन की कार्य-विधि में भिन्न रूप से नीला अभिरंजित हो जाता है।

Cyanophilous (साइनोफिलस)— नीले रंग के प्रति आकर्षित होने वाला।

Cyanopia, Cyanopsia (साइनोपिया, साइनोप्सिया)— दृष्टि-दोष जिसमें सभी वस्तुएँ नीली दिखाई देती हैं, नीलदृष्टि

Cyanosed (साइनोस्ड)—श्यावता से पीड़ित।

Cyanosis (साइनोसिस)— रक्त में ऑक्सीजन तथा हीमोग्लोबिन की कमी तथा कार्बन डाइऑक्साइड की अधिकता होने से त्वचा का नीला पड़ जाना, श्यावता।

Cyanotic (साइनोटिक)— श्यावता से प्रभावित अथवा इससे सम्बन्धित।

Cyanuria (साइनूरिया)— नीले मूत्र का विसर्जित होना।

Cybernetics (साइबरनेटिक्स)— कम्प्यूटरों एवं मानव तन्त्रिका-तन्त्र का तुलनात्मक अध्ययन।

Cyberphilia (साइबरफीलिया)— मशीनों, विशेष रूप से कम्प्यूटरों का प्रयोग करने के प्रति आकर्षण।

Cyberphobia (साइबरफोबिया)— कम्प्यूटर का प्रयोग करने का विकृत भय।

Cyclarthrodial (साइक्लारथ्रोडियल)— घूम जाने के सक्षम सन्धि से सम्बन्धित।

Cyclarthrosis (साइक्लारथ्रोसिस)— घूम जाने वाली सन्धि।

Cycle (साइकिल)— नियमित अन्तरालों पर होने वाली गतियों अथवा घटनाओं की एक श्रृंखला, चक्र। उदाहरण—

Cardiac cycle (कार्डियक साइकिल)— प्रकुंचन (संकुचन), अनुशिथिलन (शिथिलन) तथा एक सूक्ष्म विश्राम (विराम) की क्रिया से एक हृद् चक्र बनता है जो एक नाड़ी स्पन्द के अनुरूप होता है।

Menstrual cycle (मैन्सच्रुअल साइकिल)— स्त्रियों में हार्मोन परिवर्तनों तथा एण्डोमीट्रियम में नियत कालिक बारम्बार होने वाले परिवर्तनों की एक श्रृंखला जो चरम बिन्दु पर पहुँच कर मासिक धर्म में परिवर्तित हो जाती है। मासिक चक्र।

Cyclectomy (साइक्लेक्टॉमी)— 1. सिलियरी बॉडी अथवा पेशी के कुछ भाग को काट कर निकाल देना 2. आँख की पलकों के रोमक किनारों को काटकर निकाल देना।

Cyclencephalus (साइक्लेन्सीफेलस)— ऐसा दानव जिसके प्रमस्तिष्क-गोलार्द्ध मिलकर एक हो जाते हैं।

Cyclencephaly, Cyclencephalia (साइक्लेनसिफैली, साइक्लेनसिफैलिया)— किसी विकृत भ्रूण में दो प्रमस्तिष्कीय गोलार्द्धों का अल्प विकास एवं संयोजन।

Cyclic (साइक्लिक)— नियतकालिक, चक्रों में होने वाला।

Cyclicotomy (साइक्लीकोटॉमी)— सिलियरी पेशी में चीरा लगाना।

Cyclic vomiting (साइक्लिक वोमिटिंग)— अधीर प्रकृति के व्यक्ति में नियतकालिक एवं बारम्बार होने वाली उल्टी।

Cyclitis (साइक्लाइटिस)— सिलियरी बॉडी की सूजन, रोमकपिण्डशोथ।

Cyclo-, Cycl- (साइक्लो-, साइक्ल-)— उपसर्ग जिनका अर्थ वृत्ताकार है या नेत्र के सिलियरी काय से सम्बन्धित है।

Cyclocephaly, Cyclocephalia (साइक्लोसिफैली, साइक्लोसिफैलिया)— Cyclencephaly, Cyclencephalia.

Cycloceratitis (साइक्लोसीराटाइटिस)— सिलियरी बॉडी एवं कार्निया की सूजन।

Cyclochoroiditis (साइक्लोकोरॉयडाइटिस)— आँख की सिलियरी बॉडी एवं कोरॉयड का शोथ।

Cyclocryotherapy (साइक्लोक्राइयोथिरैपी)— सिलियरी बॉडी को जमा कर ग्लोकोमा की चिकित्सा करना।

Cyclodestructive (साइक्लोडैस्ट्रक्टिव)— ग्लोकोमा में चक्षु जल के उत्पादन को कम करने के लिए सिलियरी काय को नष्ट कर देना।

Cyclodialysis (साइक्लोडायलाइसिस)— ग्लोकोमा में आँख के अग्र कोष्ठ एवं अधिरंजितपटली अवकाश के बीच सम्बन्ध स्थापित करना।

Cyclodiathermy (साइक्लोडायाथर्मी)— सिलियरी बॉडी के किसी भाग को डायाथर्मी द्वारा नष्ट करना।

Cycloduction (साइक्लोडक्शन)— Circumduction

Cycloid (साइक्लॉयड)— किसी वृत्त से मिलता-जुलता।

Cyclokeratitis (साइक्लोकैराटाइटिस) — स्वच्छमण्डल एवं सिलियरी काय का शोथ।

Cyclopea (साइक्लोपीया)— Cyclopia.

Cyclopean (साइक्लोपीयान)— Cyclopian

Cyclophoria (साइक्लोफोरिया)— पेशियों की कमजोरी के कारण नेत्रगोलक का घूम जाना।

Cyclophotocoagulation (साइक्लोफोटोकौगुलेशन)— ग्लोकोमा में नेत्रोद या चक्षु जल के स्राव को कम करने के लिए सिलियरी प्रवर्द्धों का प्रकाश-स्कन्दन करना।

Cyclopia (साइक्लोपिया)— एक आँख का जन्मजात अभाव होने की दशा, एकनेत्रता।

Cyclopian (साइक्लोपियान)— एकनेत्रता को निर्दिष्ट करने वाला अथवा उससे सम्बन्धित।

Cycloplegia (साइक्लोप्लेजिया)— सिलियरी पेशी का पक्षाघात, रोमकपेशीघात।

Cycloplegic (साइक्लोप्लेजिक)— सिलियरी पेशी का पक्षाघात करने वाला, रोमकपेशीघातक।

Cyclops (साइक्लोप्स)— ऐसा व्यक्ति जिसके जन्म से ही केवल एक आँख होती है।

Cyclothymia (साइक्लोथाइमिया)— चित्तवृत्ति को हताशा से अल्पोन्माद में परिवर्तित करने की मनोवृत्ति।

Cyclothymiac, Cyclothymic (साइक्लोथाइमियाक, साइक्लोथाइमिक)— साइक्लोथाइमिया से सम्बन्धित।

Cyclotomy (साइक्लोटॉमी)— आँख की सिलियरी पेशी में चीरा लगाना।

Cyclotorsion (साइक्लोटार्ज़न)— Cycloduction

Cyclotropia (साइक्लोट्रॉपिया)— पेशियों की स्थायी कमजोरी के कारण नेत्रगोलक का स्थायी रूप से घूम जाना।

Cyema (साइमा)— गर्भस्थ भ्रूण।

Cyemology (साइमोलॉजी)— भ्रूण विज्ञान।

Cyesis (साइसिस)— गर्भावस्था।

Cyetic (साइटिक)— गर्भावस्था सम्बन्धी।

Cylicotomy (साइलीकोटॉमी)— सिलियरी पेशी में चीरा लगाना।

Cylinder (सिलिण्डर)— एक खोखली नली के आकर की संरचना, बेलन।

Cylindrical (सिलिण्ड्रीकल)— बेलनाकार।

Cylindroadenoma (सिलिण्ड्रोएडीनोमा)— Cylindroma.

Cylindroid (सिलिण्ड्रॉयड)— 1. बेलनाकार 2. एक लम्बा, पतला, नली के आकार का मूत्रीय निर्मोक जो अपने ऊपर ही घूमता रहता है।

Cylindroma (सिलिण्ड्रोमा)— त्वचा का एक दुर्दम अर्बुद जो चेहरे एवं खोपड़ी पर उत्पन्न होता है तथा जिसमें काचाभ पदार्थ से घिरे उपकला कोशिकाओं के बेलनाकार पिण्ड होते हैं, बेलनार्बुद।

Cylindruria (सिलिण्डरूरिया)— मूत्र में सिलिण्ड्रॉयड की विद्यमानता।

Cyllosis (साइलोसिस)— मुद्गरपाद।

Cymbocephalic (सिम्बोसिफेलिक)— नाव के आकार का सिर वाला।

Cymbocephaly (सिम्बोसिफेली)— नाव के आकार का सिर होने की दशा।

Cynanche (साइनैन्की)— गले में गम्भीर जख्म का होना जिससे दम घुटने की नौबत आ जाती है।

Cynanthropy (साइनैनथ्रोपी)— एक मानस रोग जिसमें रोगी कुत्ते की भाँति व्यवहार करता है।

Cynic (साइनिक)—कुत्ते से सम्बन्धित।

Cynic spasm (साइनिक स्पाज़्म)— चेहरे की पेशियों की ऐंठन जिससे दाँत बाहर को निकल आते हैं।

Cynobex (साइनोबेक्स)— सूखी कुत्ते के भौंकने जैसी आवाज करने वाली खाँसी।

Cynocephaly (साइनोसिफैली)— ऐसी दशा जिसमें खोपड़ी नेत्रगुहाओं से पीछे की ओर ढलुआँ हो जाती है जिससे वह कुत्ते के सिर के समान प्रतीत होती है।

Cynodont (साइनोडोन्ट)— रदनक या भेदक दन्त।

Cynophobia (साइनोफोबिया)— कुत्तों का विकृत भय, श्वानांतक।

Cyotrophy (सायोट्रॉफी)— भ्रूण का पोषण।

Cypridophobia (साइप्रीडोफोबिया)— 1. लैंगिक ससंर्ग एवं रतिज रोग से अत्यन्त भय लगना 2. रतिज अथवा गुप्त रोग होने का मिथ्या विश्वास।

Cypriphobia (साइप्रीफोबिया)— लैंगिक ससंर्ग से बहुत डर लगना एवं उससे नफरत हो जाना, रतिभीति।

Cyrtometer (सिरटोमीटर)— सीने की परिधि एवं शरीर के अन्य वक्र तलों को मापने का एक उपकरण।

Cyrtosis — मेरु-दण्ड की कोई असामान्य वक्रता होने की दशा।

Cyst (सिस्ट)— 1. एक बन्द गुहा या थैली जो सामान्य या असामान्य दोनों प्रकार की हो सकती है तथा जिसमें अधिकतर तरल या अर्द्धठोस पदार्थ भरा होता है। 2. एक संरचना जो कुछ जीवों को अपने भीतर बन्द किए होती है जिसमें वे जीव निष्क्रिय हो जाते हैं और इन्हें एनसिस्टेड कहा जाता है जैसे कुछ एककोशिकीय जीवों की पुटी होती है। पुटी अथवा सिस्ट के कुछ उदाहरण निम्न हैं–

Adventitious cyst (एडवेन्टीशियस सिस्ट)— किसी बाह्य पदार्थ के चारों ओर बनने वाली पुटी।

Alveolar cyst (एल्वियोलर सिस्ट)— फुफ्फुसीय वायुकोशों के विस्फारित होने एवं इनके फटने से बनने वाली वायु पुटियाँ।

Baker's cyst (बेकर्स सिस्ट)— घुटने के जोड़ से श्लेषक तरल के मुक्त हो जाने से घुटने के पीछे बनी सूजन जो एक झिल्लीनुमा थैली में बन्द रहती है।

Blood cyst (ब्लड सिस्ट)— रक्तार्बुद, रक्त पुटी।

Chocolate cyst (चौकोलेट सिस्ट)— डिम्बग्रन्थि की पुटी जिसमें चौकोलेट रंग का लिसलिसा पदार्थ होता है।

Daughter cyst (डॉटर सिस्ट)— किसी अन्य पुटी की दीवारों से उत्पन्न होने वाली पुटी।

Dentigerous cyst (डेन्टीगेरस सिस्ट)— पुटी जिसमें दाँत होते हैं, दन्तधर पुटी।

Dermoid cyst (डर्मायड सिस्ट)— ऐसी पुटी जिसमें बाल, त्वग्वसा अथवा त्वचा होती है।

Exudative cyst (एक्जूडेटिव सिस्ट)— एक बन्द गुहा में स्थित निःस्राव से बनी पुटी।

Hydatid cyst (हाइडेटिड सिस्ट)— यकृत में फीताकृमि इकिनोकोकस ग्रेनुलोसस के लार्वो की वृद्धि होने से बनी पुटी।

Meibomian cyst (मीबोमियन सिस्ट)— कैलेजियन, आँख की पलक की मीबोमियन ग्रन्थि की पुटी।

Mucoid cyst (म्यूकॉयड सिस्ट)— पुटी जिसमें श्लेष्मा भरा होता है।

Ovarian cyst (ओवेरियन सिस्ट)— डिम्बग्रन्थि में बनी पुटी।

Sebaceous cyst (सिबेसियस सिस्ट)— सिबेसियस ग्रन्थि की पुटी।

Vaginal cyst (वैजाइनल सिस्ट)— योनि में बनी पुटी।

Cystadenocarcinoma (सिस्टएडिनोकार्सिनोमा)— ग्रन्थि का कैन्सर जिसके बढ़ने पर पुटियाँ बनती हैं।

Cystadenoma (सिस्टएडिनोमा)— ग्रन्थ्यर्बुद जिसमें पुटियाँ होती हैं, पुटीग्रन्थ्यर्बुद।

Cystalgia (सिस्टेल्जिया)— आशय में दर्द होना।

Cystauxe (सिस्टौक्सी)— मूत्राशय का बड़ा अथवा मोटा होना।

Cystectasia (सिस्टेक्टेसिया)— मूत्राशय का फैल जाना।

Cystectomy (सिस्टेक्टॉमी)— 1. किसी पुटी को काट कर अलग कर देना, पुटी-उच्छेदन। 2. पित्ताशय एवं पित्त नली दोनों को अथवा केवल पित्त नली को काट कर अलग कर देना 3. मूत्राशय को अथवा इसके किसी भाग को काट कर अलग कर देना, मूत्राशय-उच्छेदन।

Cystelcosis (सिस्टेल्कोसिस)— मूत्राशय में जख्म बन जाना।

Cystencephalus (सिस्टेनसिफेलस)— भ्रूण जिसके मस्तिष्क के स्थान पर झिल्लीनुमा थैली होती है।

Cystic (सिस्टिक)— 1. पुटियों से सम्बन्धित अथवा जिसमें पुटियाँ हों, पुटीय 2. मूत्राशय अथवा पित्ताशय से सम्बन्धित, मूत्राशयी या पिताशयी।

Cystic duct (सिस्टिक डक्ट)— पित्ताशय की नली जो यकृत से आने वाली यकृत-नली से मिलकर सामान्य पित्त वाहिनी बनाती है।

Cysticercoid (सिस्टीसर्कायड)— किसी फीताकृमि का पुटी के अन्दर बन्द लार्वा रूप।

Cysticercosis (सिस्टीसर्कोसिस)— फीताकृमि (टीनिया सोलियम) का लार्वा रूप में संक्रमण।

Cysticercus (सिस्टीसर्कस)— किसी फीताकृमि का लार्वा रूप।

Cysticotomy (सिस्टिकोटॉमी)— Choledochotomy.

Cystiform (सिस्टीफोर्म)— पुटी से मिलता-जुलता।

Cystigerous (सिस्टीगेरस)— जिसमें पुटियाँ हो।

Cystine (सिस्टीन)— एक गन्धक युक्त अमीनो एसिड जो प्रोटीन के पाचन के फलस्वरूप उत्पन्न होता है।

Cystinemia (सिस्टीनीमिया)— रक्त में सिस्टीन की विद्यमानता।

Cystinosis (सिस्टीनोसिस)— बचपन का एक आनुवंशिक रोग जिसमें शरीर के सभी ऊतकों में सिस्टीन जमा हो जाता है।

Cystinuria (सिस्टीनूरिया)— 1. मूत्र में सिस्टीन का पाया जाना 2. एक आनुवंशिक रोग जिसमें अधिक मात्रा में सिस्टीन तथा अन्य अमीनो अम्ल जैसे लाइसीन, आर्निथीन तथा आर्जिनीन मूत्र में विसर्जित होते हैं।

Cystirrhagia (सिस्टीरेह्जिया)— मूत्राशय से रक्तस्राव होना।

Cystistaxia, Cystistaxis (सिस्टिसटैक्सिया सिस्टसटैक्सिस)— श्लेष्मिक झिल्ली से रक्त का मूत्राशय में टपकना।

Cystitis (सिस्टाइटिस)— मूत्राशयशोथ।

Cystitome (सिस्टीटोम)— आँख के लैन्स के कैप्सूल में चीरा लगाने वाला यन्त्र, सम्पुट छेदक।

Cystitomy (सिस्टीटॉमी)— आँख के लैन्स के सम्पुट में अथवा पित्ताशय में चीरा लगाना।

Cystoadenoma (सिस्टोएडिनोमा)— Cystadenoma.

Cystocarcinoma (सिस्टोकार्सिनोमा)— पुटियों से सम्बद्ध कैंसर।

Cystocele (सिस्टोसील)— योनि में मूत्राशय का बहिःसरण होना।

Cystochromoscopy (सिस्टोक्रोमोस्कोपी)— एक रंगीन रंजक का प्रयोग करके मूत्रनलीय छिद्रों की पहचान करने के लिए मूत्राशय के भीतर का परीक्षण करना।

Cystocolostomy (सिस्टोकोलोस्टॉमी)— पित्ताशय एवं कोलन के बीच सम्बन्ध स्थापित करना

Cystoduodenostomy (सिस्टोड्योडिनोस्टॉमी)— Duodenocholecystostomy.

Cystodynia (सिस्टोडाइनिया)— मूत्राशय में दर्द होना।

Cystoelytroplasty (सिस्टोइलाइट्रोप्लास्टी)— मूत्राशय एवं योनि में पहुँची चोटों की प्लास्टिक सर्जरी द्वारा मरम्मत करना।

Cystoenterocele (सिस्टोएन्ट्रोसील)— मूत्राशय एवं आँत का सामान्यतः योनि में को बहिःसरण होना।

Cystoepiplocele (सिस्टोइपीप्लोसील)— मूत्राशय एवं वपा या ओमेन्टम के भागों का बाहर निकल आना।

Cystofibroma (सिस्टोफाइब्रोमा)— तन्तुमय अर्बुद जिसमें पुटियाँ होती हैं।

Cystogastrostomy (सिस्टोगैस्ट्रोस्टॉमी)— निकासी के लिए पास ही की किसी पुटी जैसे अग्न्याशय की पुटी को आमाशय से जोड़ना।

Cystogram (सिस्टोग्राम)— मूत्राशय का एक्स-रे, वस्तिचित्र।

Cystography (सिस्टोग्राफी)— मूत्राशय में किसी एक्स-रे अभेद्य पदार्थ को इन्जैक्शन द्वारा प्रविष्ट करके इसका एक्स-रे लेना, मूत्राशयचित्रण।

Cystoid (सिस्टॉड)— पुटी से मिलती-जुलती, पुटीवत्।

Cystojejunostomy (सिस्टोजेजुनोस्टॉमी)— समीपवर्ती किसी पुटी को जेजुनम से जोड़ना।

Cystolith (सिस्टोलिथ)— मूत्राशय की अश्मरी।

Cystolithectomy (सिस्टोलिथेक्टॉमी)— शल्यक्रिया द्वारा मूत्राशय की पथरी को निकालना।

Cystolithiasis (सिस्टोलिथिएसिस)— मूत्राशय में पथरियों का बनना।

Cystolithic (सिस्टोलिथिक)— मूत्राशय की पथरी से सम्बन्धित।

Cystolitholapaxy (सिस्टोलिथोलापैक्सी)— पथरियों को कुचल कर और फिर टुकड़ों को निकालने के लिए सिंचाई करके मूत्राशय से पथरियों को बाहर निकालना।

Cystolithotomy (सिस्टोलिथोटॉमी)— Cystolithectomy.

Cystoma (सिस्टोमा)— पुटीय अर्बुद।

Cystometer (सिस्टोमीटर)— मूत्राशय की समाई अथवा घन-परिमाण एवं दबाव पड़ने के कारण इसमें हुए परिवर्तनों को मापने वाला यन्त्र।

Cystometrography (सिस्टोमीट्रोग्रॉफी)— Cystometry

Cystometry (सिस्टोमीट्री)—मूत्राशय के दाब/आयतन सम्बन्ध की माप लेना।

Cystomorphous (सिस्टोमोर्फस)— पुटी के समान।

Cystomyoma (सिस्टोमायोमा)— पुटियों से युक्त एक पेश्यर्बुद।

Cystomyxoadenoma (सिस्टोमिक्सोएडीनोमा)— पुटियों से युक्त एक ग्रन्थ्यर्बुद जिसमें श्लेष्मार्बुद भी होता है।

Cystomyxoma (सिस्टोमिक्सोमा)— पुटियों से युक्त एक श्लेष्मार्बुद।

Cystoparalysis (सिस्टोपैरालाइसिस)— Cystoplegia.

Cystopexy (सिस्टोपैक्सी)— शल्यक्रिया द्वारा मूत्राशय को उदर-भित्ति के साथ स्थिर कर देना, मूत्राशय-स्थिरीकरण।

Cystophotography (सिस्टोफोटोग्राफी)— मूत्राशय के भीतर का फोटो खींचना।

Cystoplasty (सिस्टोप्लास्टी)— मूत्राशय की प्लास्टिक सर्जरी द्वारा मरम्मत करना, मूत्राशयसंधान।

Cystoplegia (सिस्टोप्लेजिया)— मूत्राशय का पक्षाघात।

Cystoproctostomy (सिस्टोप्रोक्टोस्टॉमी)— शल्यक्रिया द्वारा मूत्राशय एवं मलाशय के बीच सम्बन्ध स्थापित करना।

Cystoptosia, Cystoptosis (सिस्टोप्टोसिया, सिस्टोप्टोसिस) — मूत्राशय की श्लेष्मिक कला का मूत्र-मार्ग में भ्रंश।

Cystopyelitis (सिस्टोपाइलाइटिस)— मूत्राशय एवं वृक्क-गोणिका का शोथ।

Cystopyelonephritis (सिस्टोपायलोनेफ्राइटिस)— मूत्राशय एवं गोणिका सहित वृक्क दोनों का संयुक्त रूप से शोथ।

Cystoradiography (सिस्टोरेडियोग्राफी)— पित्ताशय या मूत्राशय का एक्स-रे परीक्षण करना।

Cystorectostomy (सिस्टोरेक्टोस्टॉमी)— मूत्राशय एवं मलाशय के बीच शल्य-क्रिया द्वारा संयोजन बनाना।

Cystorrhagia (सिस्टोरेह्जिया)— मूत्राशय से रक्तस्राव होना।

Cystorrhaphy (सिस्टौरैह्फी)— मूत्राशय को सीना।

Cystorrhea (सिस्टोरिह्या)— मूत्राशय से श्लेष्मा का स्राव होना।

Cystorrhexis (सिस्टौरैह्क्सिस)—मूत्राशय का फट जाना।

Cystosarcoma (सिस्टोसार्कोमा)— सार्कोमा जिसमें पुटियाँ होती हैं।

Cystoscope (सिस्टोस्कोप)— मूत्राशय के भीतर का एवं मूत्र नली या गवीनी का नेत्रों द्वारा परीक्षण करने के लिए प्रयोग में लाया जाने वाला यन्त्र, मूत्राशयदर्शी।

Cystoscopy (सिस्टोस्कोपी)— सिस्टोस्कोप द्वारा मूत्राशय एवं गवीनी का नेत्र परीक्षण करना, मूत्राश्यदर्शन।

Cystospasm (सिस्टोस्पाज़्म)— मूत्राशय का ऐंठन के साथ संकुचन, मूत्राशयोद्वेष्टन।

Cystostomy (सिस्टोस्टॉमी)— शल्य-क्रिया द्वारा मूत्राशय में छिद्र बनाना।

Cystotome (सिस्टोटोम)— मूत्राशय में या पित्ताशय में चीरा लगाने वाला यन्त्र।

Cystotomy (सिस्टोटॉमी)— मूत्राशय में या पित्ताशय में चीरा लगाना।

Cystotrachelotomy (सिस्टोट्रैकेलोटॉमी)— मूत्राशय की ग्रीवा में चीरा लगाना।

Cystoureteritis (सिस्टोयूरेटेराइटिस)— मूत्राशय एवं गवीनी दोनों का शोथ।

Cystoureterogram (सिस्टोयूरेटेरोग्राम)— मूत्राशय एवं मूत्रनली का एक्स-रे,

Cystoureterography (सिस्टोयूरेट्रोग्राफी)— मूत्राशय एवं मूत्रनलियों का एक्स-रे परीक्षण करना,

Cystourethritis (सिस्टोयूरेथ्राइटिस)— मूत्राशय एवं मूत्र-मार्ग का शोथ।

Cystourethrocele (सिस्टोयूरेथ्रोसील)—स्त्री में मूत्राशय एवं मूत्र-मार्ग का भ्रंश।

Cystourethrogram (सिस्टोयूरेथ्रोग्राम)— मूत्राशय एवं मूत्र-मार्ग का एक्स-रे, मूत्राशयपथचित्र।

Cystourethrography (सिस्टोयूरेथ्रोग्राफी)— एक्स-रे अभेद्य पदार्थ का प्रयोग करके मूत्राशय एवं मूत्र-मार्ग का एक्स-रे परीक्षण करना, मूत्राशयपथचित्रण।

Cystourethropexy (सिस्टोयूरेथ्रोपैक्सी)— मूत्राशय एवं मूत्र-मार्ग का शल्य-क्रिया द्वारा स्थिरीकरण, वस्तिमूत्रपथ-स्थिरीकरण।

Cystourethroscope (सिस्टोयूरेथ्रोस्कोप)— मूत्र-मार्ग के पश्चज भाग का एवं मूत्राशय का परीक्षण करने वाला यन्त्र, वस्तिमूत्रपथदर्शी।

Cystovesiculography (सिस्टोवैसीकुलोग्राफी)— किसी रेडियोअपारदर्शक पदार्थ का उपयोग करके मूत्राशय एवं शुक्राशयों का एक्स-रे परीक्षण करना।

Cytapheresis (साइटाफैरेसिस)— रक्त-दाता से प्राप्त रक्त में से विभिन्न कोशिकाओं को अलग करने तथा प्लाज्मा का पुनः रक्त-दाता में आघान करने की क्रिया।

-cyte (-साइट)— एक प्रत्यय जिसका अर्थ कोशिका है।

-cyto (-साइटो)— -Cyte

Cytoanalyzer (साइटोएनालाइज़र)— किसी सूक्ष्मदर्शीय लेप या किसी तरल में दुर्दम (कैंसर) कोशिकाओं का पता लगाने वाला उपकरण।

Cytoarchitectonic (साइटोआर्कीटेक्टॉनिक)— कोशिकाओं की सरंचना एवं ऊतकों में उनकी व्यवस्था से सम्बन्धित।

Cytoarchitectonics (साइटोआर्कीटैक्टोनिक्स) — Cytoarchitecture.

Cytoarchitectural (साइटोआर्कीटैक्चुरल)— कोशिकाओं की व्यवस्था से सम्बन्धित।

Cytoarchitecture (साइटोआर्कीटैक्चर)— किसी ऊतक में कोशिकाओं की व्यवस्था।

Cytobiology (साइटोबायोलॉजी)—कोशिकाओं का जीवविज्ञान।

Cytobiotaxis (साइटोबायोटैक्सिस)— कोशिकाओं का अन्य जीवित कोशिकाओं पर प्रभाव।

Cytoblast (साइटोब्लास्ट)— एक कोशिका केन्द्रक।

Cytochemism (साइटोकेमिज्म)— शरीर की कोशिकाओं की रासायनिक पदार्थों के प्रति प्रतिक्रिया।

Cytochemistry (साइटोकैमिस्ट्री)— जीवित कोशिका का रसायन-विज्ञान।

Cytochrome (साइटोक्रोम)— यूकेरियोट-कोशिकाओं के माइटोकॉण्ड्रिया में पायी जाने वाली लोहयुक्त प्रोटीन और इन्हें a, b, c तथा d इन चार वर्गों में वर्गीकृत किया गया है।

Cytochylema (साइटोकाइलीमा)— Hyaloplasm.

Cytocidal (साइटोसाइडल)— कोशिकाओं को मारने वाला।

Cytocide (साइटोसाइड)— कोई भी वस्तु जो कोशिकाओं को नष्ट करती है।

Cytoclasis (साइटोक्लेसिस)— कोशिकाओं का नष्ट होना।

Cytoclastic (साइटोक्लेस्टिक)— कोशिकाओं के लिए विनाशकारी।

Cytoclesis, Cytobiotaxis (साइटोक्लीसिस, साइटोबायोटैक्सिस)— जीवित कोशिकाओं का अन्य जीवित कोशिकाओं पर प्रभाव।

Cytodendrite (साइटोडैन्ड्राइट)— तन्त्रिका कोशिका के काय से निकलने वाला पार्श्वतन्तु या वृक्षिका।

Cytodiagnosis (साइटोडायग्नोसिस)— निस्राव अथवा तरलों में स्थित कोशिकाओं के परीक्षण से रोग निदान करना।

Cytodieresis (साइटोडाइरेसिस)— कोशिका विभाजन।

Cytogenesis (साइटोजेनेसिस)— कोशिका का उद्‌गम एवं विकास, कोशिकाजनन।

Cytogenetics (साइटोजेनेटिक्स)— आनुवंशिकी की एक शाखा जिसका सम्बन्ध कोशिकाओं के विशेष रूप से गुणसूत्रों के अध्ययन से होता है, कोशिकानुवंशिकी।

Cytogenic, Cytogenous (साइटोजेनिक, साइटोजीनस)— कोशिका उत्पन्न करने वाला।

Cytogenous (साइटोजीनस)— Cytogenic.

Cytogeny (साइटोजेनी)— कोशिका का बनना एवं उसका विकास होना

Cytoglycopenia (साइटोग्लाइकोपीनिया)— रक्त कोशिकाओं में शुगर की कमी होना।

Cytohistogenesis (साइटोहिस्टोजेनेसिस)— कोशिकाओं की संरचना का विकास।

Cytoid (साइटॉयड)— कोशिका से मिलता-जुलता, कोशिकाभ।

Cytokalipenia (साइटोकेलीपीनिया)— शरीर में अथवा रक्त कोशिकाओं में पोटेशियम की कमी होना।

Cytokeratin (साइटोकेराटिन)— Kertain

Cytokinesis (साइटोकाइनेसिस)— कोशिका विभाजन में कोशिकाद्रव्य का दो भागों में अलग-अलग हो जाना।

Cytolemma (साइटोलेम्मा)— कोशिका कला।

Cytologic (साइटोलॉजिक)— कोशिकाविज्ञान से सम्बन्धित।

Cytologist (साइटोलॉजिस्ट)— कोशिकाविज्ञान-विशेषज्ञ।

Cytology (साइटोलॉजी)— कोशिकाओं की उत्पत्ति, उनकी संरचना एवं कार्य का अध्ययन, कोशिकाविज्ञान।

Cytolysin (साइटोलाइसिन)— कोशिकाओं को नष्ट करने वाली एण्टीबॉडी, कोशिकालायिका।

Cytolysis (साइटोलाइसिस)— जीवित कोशिकाओं का नष्ट होना, कोशिकालयन।

Cytolytic (साइटोलाइटिक)— जीवित कोशिकाओं के नष्ट होने से सम्बन्धित।

Cytomegalic (साइटोमैगालिक)—अधिक बढ़ी हुई कोशिकाओं की विशिष्टता से युक्त।

Cytometaplasia (साइटोमेटाप्लेसिया)— कोशिकाओं के आकार अथवा इनके कार्य में परिवर्तन होना।

Cytometer (साइटोमीटर)— कोशिकाओं को गिनने एवं उन्हें मापने का यन्त्र, कोशिकामापी।

Cytometry (साइटोमीट्री)— कोशिकाओं को गिनना एवं मापना, कोशिकामिति।

Cytomicrosome (साइटोमाइक्रोसोम)— कोशिका के कोशिकाद्रव्य में विद्यमान एक सूक्ष्म कणिका।

Cytomorphology (साइटोमॉर्फोलॉजी)— शरीर की कोशिकाओं की आकारिकी।

Cytomorphosis (साइटोमॉर्फोसिस)— परिवर्तन जो कोशिका विकास में उत्पन्न होते हैं।

Cyton (साइटोन)— 1. एक कोशिका 2. तन्त्रिका कोशिका का काय

Cytopathic (साइटोपैथिक)— 1. कोशिकाओं में होने वाले विकृतिजन्य परिवर्तनों से सम्बन्धित 2. किसी कोशिका को नष्ट करने की क्षमता से सम्बन्धित।

Cytopathogenesis (साइटोपैथोजेनेसिस)— कोशिकाओं में विकृतिजन्य परिवर्तनों का होना।

Cytopathogenic (साइटोपैथोजेनिक)— कोशिकाओं में विकृतिजन्य परिवर्तनों को उत्पन्न करने की क्षमता वाला।

Cytopathogenicity (साइटोपैथोजेनीसिटी)— कोशिकाओं में विकृतिजन्य परिवर्तनों को उत्पन्न करने की क्षमता।

Cytopathologic, Cytopathological (साइटोपैथोलॉजिक, साइटोपैथोलॉजिकल)— किसी रोग में कोशिकाओं में होने वाले परिवर्तनों का संकेत देने वाला।

Cytopathologist (साइटोपैथोलॉजिस्ट)— कोशिकाविकृतिविज्ञान-विशेषज्ञ।

Cytopathology (साइटोपैथोलॉजी)— बीमारी में कोशिकाओं में होने वाले परिवर्तनों का अध्ययन।

Cytopathy (साइटोपैथी)— किसी कोशिका का या इसके किसी भी घटक का कोई भी रोग।

Cytopenia (साइटोपीनिया)— रक्त में कोशिकाओं की कमी होना।

Cytophagocytosis (साइटोफेगोसाइटोसिस)— भक्षक-कोशिकाओं द्वारा अन्य कोशिकाओं का नष्ट होना

Cytophagus (साइटोफेगस)— कोशिकाओं को नष्ट करने वाला, कोशिकानाशी।

Cytophagy (साइटोफेगी)— भक्षक-कोशिकाओं द्वारा अन्य कोशिकाओं का नष्ट होना।

Cytophilic (साइटोफिलिक)— कोशिकाओं के प्रति आकर्षित होना वाला जैसे एण्टीबॉडी।

Cytophotometry (साइटोफोटोमीट्री)— Cytometry.

Cytophylactic (साइटोफाइलैक्टिक)— अपघटनकारी वस्तुओं के विरुद्ध कोशिकाओं की रक्षा से सम्बन्धित।

Cytophylaxis (साइटोफाइलैक्सिस)— अपघटन के विरुद्ध कोशिकाओं की रक्षा

Cytophysiology (साइटोफिजियोलॉजी)— कोशिका का शरीरक्रियाविज्ञान।

Cytopipette (साइटोपिपेट)— कोशिकाओं के नमूने विशेषकर शरीर के तरलों या गुहाओं से लेने वाला पिपेट।

Cytoplasm (साइटोप्लाज़्म)— कोशिका का केन्द्रक से बाहर का जीवद्रव्य, कोशिकाद्रव्य।

Cytoplasmic (साइटोप्लाज़्मिक)— कोशिकाद्रव्य से सम्बन्धित।

Cytoplast (साइटोप्लास्ट)— केन्द्रकद्रव्य के अतिरिक्त कोशिका का कोशिकाद्रव्य।

Cytopoiesis (साइटोपॉयसिस)— कोशिकाओं का निर्माण होना।

Cytopreparation (साइटोप्रीप्रेशन)— कोशिकाविज्ञान सम्बन्धी परीक्षण के लिए कोशिकीय नमूने का सम्पाक।

Cytoreticulum (साइटोरैटीकुलम)— जीवद्रव्य के तरल को सहारा देने के लिए तन्तुओं का जाल।

Cytorrhyctes (साइटोराइकटीज़)— कोशिकाओं में विद्यमान अन्तःस्थ पिण्ड।

Cytoscopy (साइटोस्कोपी)— रोग निदान के उद्देश्य से किया जाने वाला कोशिकाओं का सूक्ष्मदर्शीय परीक्षण

Cytosis (साइटोसिस)— ऐसी दशा जिसमें कोशिकाओं की संख्या सामान्य से अधिक हो जाती है।

Cytoskeleton (साइटोस्केलेटन)— किसी कोशिका का आन्तरिक रचनात्मक ढाँचा।

Cytosol (साइटोसोल)— कोशिका के कोशिकाद्रव्य का तरल भाग जिसमें कोई भी ठोस पदार्थ नहीं होते।

Cytosolic (साइटोसोलिक)— साइटोसोल से सम्बन्धित अथवा साइटोसोल में विद्यमान।

Cytosome (साइटोसोम)— केन्द्रक के अतिरिक्त कोशिका का भाग।

Cytospasm (साइटोस्पाज़्म)— मूत्राशय-आकर्ष, मूत्राशय की ऐंठन।

Cytost (साइटोस्ट)— चोट खायी अथवा नष्ट हुई कोशिका से मुक्त होने वाला एक विशिष्ट जीवविष।

Cytostasis (साइटोस्टेसिस)— श्वेत रक्त कोशिकाओं का परिसंचरण रुक जाना जैसे शोथ की प्रारम्भिक अवस्थाओं में होता है।

Cytostatic (साइटोस्टेटिक)— कोशिकाओं की वृद्धि एवं इनकी गुणन क्रिया को रोकने वाला।

Cytostome (साइटोस्टोम)— एककोशिकीय जीव का मुख छिद्र।

Cytotactic (साइटोटैक्टिक)— साइटोटैक्सिया से सम्बन्धित।

Cytotaxia, Cytotaxis (साइटोटैक्सिया, साइटोटैक्सिस)— किसी उद्दीपन की अनुक्रिया के फलस्वरूप कोशिकाओं का गति करना एवं उनका व्यवस्थित हो जाना।

Cytotechnologist (साइटोटैक्नोलॉजिस्ट)—एक चिकित्सीय प्रयोगशाला तकनीशियन जो कोशिकाविकृतिविज्ञान में विशेष रूप से प्रशिक्षित होता है।

Cytotechnology (साइटोटैक्नोलॉजी)— विकृतियों का पता लगाने के लिए कोशिकाओं का सूक्ष्मदर्शीय परीक्षण करना।

Cytothesis (साइटोथेसिस)— चोट खाई हुई कोशिकाओं की मरम्मत।

Cytotoxic (साइटोटॉक्सिक)— कोशिकाओं के लिए विनाशकारी, कोशिकाविषी।

Cytotoxicity (साइटोटॉक्सीसिटी)— कोशिकाविषी होने की अवस्था।

Cytotoxin (साइटोटॉक्सिन)— एक जीवविष अथवा एण्टीबॉडी जो विशेष अंगों की कोशिकाओं के लिए विषैली होती है।

Cytotrophoblast (साइटोट्रोफोब्लॉस्ट)— बीजपोषक या ट्रोफोब्लॉस्ट की पतली आन्तरिक परत जो घनाभ कोशिकाओं की बनी होती है।

Cytotropic (साइटोट्रॉपिक)— कोशिकाओं के प्रति आकर्षित होने वाला।

Cytotropism (साइटोट्रॉपिज़्म)— 1. बाह्य उद्दीपन की अनुक्रिया में कोशिकाओं में गति होना 2. कुछ रसायनों, औषधियों, जीवाणुओं, विषाणुओं एवं गर्मी या ठण्ड आदि की शरीर की कुछ कोशिकाओं पर अपना प्रभाव डालने की प्रवृत्ति।

Cytozoic (साइटोज़ोइक)— किसी कोशिका के भीतर अथवा उससे संलग्न रहने वाला जैसे कुछ एककोशिकीय जन्तु।

Cytozoon (साइटोजून)— एक एककोशिकीय जन्तु जो अन्तःकोशिक परीजीवी की भाँति एक कोशिका में रहता है।

Cytula (साइटुला)— गर्भित डिम्ब।

Cyturia (साइटूरिया)— मूत्र में किसी भी प्रकार की कोशिकाओं का पाया जाना।

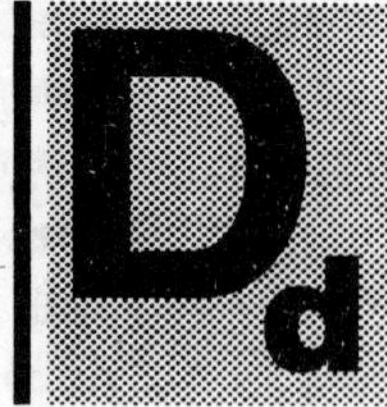

Dacnomania (डैक्नोमेनिया)— हत्या करने का उन्माद।

Dacry-, Dacryo- (डैक्री-, डैक्रीयो-)— अश्रु-ग्रन्थि या अश्रु-उपकरण अथवा अश्रुओं का संकेत देने वाला उपसर्ग।

Dacryadenalgia, Dacryoadenalgia (डैक्रीएडीनेल्जिया, डैक्रीयोएडीनेल्जिया)— किसी अश्रु-ग्रन्थि में दर्द होना।

Dacryadenitis (डैक्रीएडीनाइटिस)— किसी अश्रु-ग्रन्थि का शोथ।

Dacryadenoscirrhus (डैक्रीएडीनोसिरह्स)— किसी अश्रु-ग्रन्थि का कठोर हो जाना।

Dacryagogatresia (डैक्रीएगोगेट्रेसिया)— किसी अश्रु नली का बन्द हो जाना।

Dacryagogue, Dacryagogic (डैक्रीएगोगू, डैक्रीएगोगिक)— अश्रु स्राव को उत्तेजित करने वाला, अश्रु-उत्पादी।

Dacrycystalgia (डैक्रीसिस्टैल्जिया)— किसी अश्रु-कोश में दर्द होना।

Dacryelcosis (डैक्रीएल्कोसिस)— अश्रु-उपकरण में जख्म बना जाना।

Dacryoadenalgia (डैक्रीयोएडीनेल्जिया)— किसी अश्रु-ग्रन्थि में दर्द होना।

Dacryoadenectomy (डैक्रीयोएडीनेक्टॉमी)— शल्य-क्रिया द्वारा अश्रु-ग्रन्थि को काट कर निकाल देना।

Dacryoadenitis (डैक्रीयोएडीनाइटिस)— किसी अश्रु ग्रन्थि का शोथ, अश्रुग्रन्थिशोथ।

Dacryoblennorrhea (डैक्रीयोब्लेनोरिह्या)—1. अश्रु-कोश से श्लेष्मिक स्राव होना 2. अश्रु-कोश का जीर्ण शोथ।

Dacryocele (डैक्रीयोसील)— किसी अश्रु-कोश का बहिःसरण होना।

Dacryocyst (डैक्रीयोसिस्ट)— अश्रु- कोश।

Dacryocystalgia (डैक्रीयोसिस्टेल्जिया)— अश्रु-कोश में दर्द होना।

Dacryocystectomy (डैक्रीयोसिस्टेक्टॉमी)—किसी अश्रु-कोश की झिल्लियों को काटकर अलग कर देना, अश्रुकोशोच्छेदन।

Dacryocystitis (डैक्रीयोसिस्टाइटिस)— किसी अश्रु-कोश का शोथ।

Dacryocystoblennorrhea (डैक्रीयोसिस्टोब्लेनोरिह्या) — अश्रु-कोश का स्राव के साथ जीर्ण शोथ।

Dacryocystocele (डैक्रीयोसिस्टोसील)— किसी अश्रु-कोश का बहिःसरण।

Dacryocystogram (डैक्रीयोसिस्टोग्राम)— अश्रु-उपकरण की एक्स-रे फिल्म।

Dacryocystography (डैक्रीयोसिस्टोग्राफी)— किसी अन्तर माध्यम को प्रविष्ट करके नासाश्रु-नली का एक्स-रे परीक्षण करना।

Dacryocystoptosis (डैक्रीयोसिस्टोप्टोसिस)— अश्रु-कोश का भ्रंश

Dacryocystorhinostenosis (डैक्रीयोसिस्टोराहइ-नोस्टेनोसिस)— अश्रु-कोश को नासा-गुहा से जोड़ने वाली नली का तंग होना।

Dacryocystorhinostomy (डैक्रीयोसिस्टोराहईनोस्टॉमी) — अश्रु-कोश एवं नासा-गुहा के बीच में शल्यक्रिया द्वारा संयोजन बनाना, अश्रुकोशनासायोजीछिद्रीकरण।

Dacryocystorhinotomy (डैक्रीयोसिस्टोराहइनोटॉमी) — एषणी या सलाई का अश्रु-कोश से होते हुए नासा-गुहा में मार्ग बनाना।

Dacryocystotome (डैक्रीयोसिस्टोटोम)— अश्रु-कोश में चीरा लगाने वाला यन्त्र।

Dacryocystotomy (डैक्रीयोसिस्टोटॉमी)— अश्रु-कोश में चीरा लगाना, अश्रुकोशछेदन।

Dacryogenic (डैक्रीयोजेनिक)— अश्रुओं के बहने को उत्तेजित करने वाला।

Dacryohelcosis (डैक्रीयोहेल्कोसिस)— अश्रु-कोश अथवा वाहिनी में जख्म बनना।

Dacryohemorrhea (डैक्रीयोहीमोरिह्या)— रक्त के साथ मिश्रित अश्रुओं का बहना।

Dacryolith, Dacryolite (डैक्रीयोलिथ, डैक्रीयोलाइट)— अश्रु-उपकरण में स्थित पथरी, अश्रुकोशाश्मरी।

Dacryolithiasis (डैक्रीयोलिथिएसिस)— अश्रु-उपकरण में पथरियों का पाया जाना, अश्रुकोशाश्मरता।

Dacryoma (डैक्रीयोमा)— अश्रु-नली में अवरोध उत्पन्न हो जाने के कारण उत्पन्न अर्बुद के समान सूजन, अश्रुकोशार्बुद।

Dacryon (डैक्रीयोन)— अश्रुकोण।

Dacryops (डैक्रीयोप्स)— आँसुओं का लगातार बहते रहना, अतिअश्रुता।

Dacryopyorrhea (डैक्रीयोपायोरिह्या)— अश्रु-नली से पस का बहना, पूतिअश्रुता।

Dacryopyosis (डैक्रीयोपायोसिस)— अश्रु-उपकरण में पस का बनना।

Dacryorrhea (डैक्रीयोरिह्या)— आँसुओं का बहुत बहना।

Dacryosolenitis (डैक्रीयोसोलेनाइटिस)— अश्रु-नली अथवा नासा-नली का शोथ।

Dacryostenosis (डैक्रीयोस्टेनोसिस)— किसी अश्रु-नली का तंग हो जाना।

Dacryosyrinx (डैक्रीयोसाइरिंक्स)— 1. अश्रु-नालव्रण 2. अश्रु-नलियों का धोवन करने वाली पिचकारी।

Dactyl (डैक्टाइल)— हाथ या पैर की उँगली।

Dactylalgia (डैक्टाइलैल्जिया)—अँगुलियों में दर्द होना।

Dactylate, Dactylic, Dactylose (डैक्टाइलेट, डैक्टाइलिक, डैक्टाइलोस)— हाथ अथवा पैर की अगुँली के समान, अँगुल्याकार।

Dactyledema (डैक्टाइलीडीमा)— हाथ या पैर की अँगुलियों का शोफ।

Dactylion (डैक्टाइलियोन)— हाथ अथवा पैर की अँगुलियों के बीच चिपकाव पैदा हो जाना।

Dactylitis (डैक्टाइलाइटिस)— हाथ या पैर की किसी अँगुली का शोथ।

Dactylocampsis (डैक्टाइलोकैम्पसिस)— अँगुलियों का स्थायी आकुंचन।

Dactylocampsodynia (डैक्टाइलोकैम्पसोडाइनिया)— एक या अधिक अँगुलियों का वेदनायुक्त संकुचन।

Dactylodynia (डैक्टाइलोडाइनिया)— Dactylalgia.

Dactylogram (डैक्टाइलोग्राम)— अँगुली की छाप।

Dactylography (डैक्टाइलोग्राफी)— अँगुली छाप का अध्ययन।

Dactylogryposis (डैक्टाइलोग्राइपोसिस)— अँगुलियों का स्थायी संकुचन।

Dactylology (डैक्टाइलोलॉजी)— अँगुलियों द्वारा बनाये गये चिन्हों द्वारा व्यक्तियों के बीच सम्बन्ध स्थापित होना, अँगुलि-संकेतविज्ञान।

Dactylolysis (डैक्टाइलोलाइसिस)— हाथ या पैर की किसी अँगुली का नष्ट हो जाना जैसे कुष्ठ रोग (कोढ़) में होता है।

Dactylomegally (डैक्टाइलोमेगैली)— हाथ या पैर की अँगुलियों का अत्यधिक लम्बा हो जाना।

Dactyloscope (डैक्टाइलोस्कोप)— अँगुलिवीक्षिकी सम्पन्न करने वाला यन्त्र, अँगुलिवीक्षक, अँगुलिदर्शी।

Dactyloscopy (डैक्टाइलोस्कोपी)— व्यक्ति की पहचान के लिए उसकी अँगुलियों की छाप का परीक्षण करना, अँगुलिवीक्षिकी।

Dactylospasm (डैक्टाइलोस्पाज़्म)— हाथ या पैर की किसी अँगुली का ऐंठ जाना।

Dactylus (डैक्टाइलस)— हाथ या पैर की एक अँगुली।

Daft (डैफ्ट)— पागल, मूर्ख।

Daltonism (डाल्टोनिज़्म)— लाल-हरी वर्णान्धता, लाल-हरे रंग का न दीखना।

Dalton's law (डाल्टन्स लॉ)— डाल्टन का नियम जो बताता है कि गैसों के किसी मिश्रण में कुल दाब प्रत्येक गैस के आंशिक दाब के योग के बराबर होता है।

Dam (डाम)— एक पतली रबड़ की चादर जिसे दन्त-चिकित्सा एवं शल्य-चिकित्सा में शरीर के किसी भाग को चारों ओर के ऊतकों एवं तरलों से अलग करने के लिए प्रयोग में लाया जाता है।

Damp (डैम्प)— नम, आर्द्र।

Damping (डैम्पिंग)— क्रमिक कम्पनों के आयाम का सामान रूप से कम होते जाना जैसे किसी विद्युत धारा का।

Damp-proof (डैम्प-प्रूफ)— सील-रोक

D & C (डी एण्ड सी)— गर्भाशयग्रीवा का विस्फारण एवं गर्भाशय का आखुरण करना।

D & E (डी एण्ड इ)— गर्भाशय का विस्फारण एवं शून्यीकरण।

Danders (डैन्डर्स)— जन्तुओं की त्वचा से उतरने वाली पपड़ियाँ जिनके सांस के साथ खिंचकर अन्दर जाने से एलर्जी उत्पन्न हो जाती है।

Dandruff (डैण्ड्रफ)— 1. सफेद, सूखा, शल्कीय (पपड़ी के रूप में) पदार्थ जो सामान्य तौर पर खोपड़ी की इपीडर्मिस (बाह्यत्वचा) से झड़ता है अथवा अधिक मात्रा में किसी रोग में झड़ता है, रूसी, फास। 2. कपालावरण या शिरोवल्क का त्वग्वसास्रावग्रस्त त्वक्-शोथ (त्वचा की सिबेसियस ग्रन्थियों से निकलने वाले चर्बी जैसे पदार्थ से ग्रस्त त्वचा का शोथ)।

Dartoid (डारटॉयड)— ट्यूनिका डार्टोस से मिलता-जुलता।

Dartos (डार्टोस)— वृषण की त्वचा के नीचे स्थित पेशीय, संकुचनशील ऊतक, अण्डकोषकला।

Dartos muscle reflex (डार्टोस मसल रिफ्लैक्स)— मूलाधार पर बर्फ लगाने से अण्डकोश की डार्टोस पेशी का कीड़े के समान संकुचित हो जाना।

Dartrous (डार्ट्रस)— परिसर्प की प्रकृति वाला।

Dasymeter (डेसीमीटर)— गैसों के घनत्व को मापने वाला उपकरण।

Data (डेटा)—आँकड़े

Daughter (डॉटर)— 1. सड़ने-गलने से उत्पन्न कोई पदार्थ 2. कोशिका विभाजन से उत्पन्न जैसे पुत्री कोशिका अथवा केन्द्रक 3. किसी का स्त्री बच्चा।

Dazzle (डेज़ल)— बहुत तेज रोशनी में धुधंला दिखाई देना।

dB, db (डी बी)—Decibel.

D.D.S. (डी.डी.एस.)— दन्त-चिकित्सक

D.D.T. (डी.डी.टी.)— डाइक्लोरो-डाइफिनाइल- ट्राइक्लोरोइथेन, एक शक्तिशाली कीटाणुनाशक जिसे हल्का करके पाउडर अथवा तैलीय घोल में छिड़काव के रूप में मच्छरों आदि को नष्ट करने के लिए प्रयोग में लाया जाता है।

De- (डी-)— नीचे अथवा से का संकेत देने वाला उपसर्ग।

Deacidification (डीएसिडीफिकेशन)— अम्लता का उदासीनीकरण।

Deactivation (डीएक्टीवेशन)— निष्क्रिय बनाने अथवा निष्क्रिय होने की क्रिया।

Dead (डैड)— अजीवित, मृत

Deaf (डैफ)— आंशिक अथवा पूर्ण रूप से सुनने की शक्ति की कमी वाला, बधिर, बहरा।

Deafferentation (डीएफ्रैन्टेशन)— अभिवाही तन्त्रिका आपूर्ति का कट जाना।

Deaf-mute (डीफ-म्यूट)— वह व्यक्ति जो सुनने तथा बोलने में असमर्थ होता है।

Deaf-mutism (डीफ-म्यूटिज़्म)— सुनने तथा बोलने की अक्षमता, बधिर-मूकता।

Deafness (डीफनैस)— सुनने का आंशिक अथवा पूर्ण ह्रास, बधिरता, बहरापन। बधिरता मुख्यतया निम्न प्रकार की होती है–

Central deafness (सेन्ट्रल डीफनैस)— मस्तिष्क में क्षति पहुँचने से उत्पन्न बधिरता।

Ceruminous deafness (सेरुमिनस डीफनैस) — कान में मैल की डाट लग जाने से होने वाला बहरापन।

Conductive deafness (कन्डक्टिव डीफनैस) — ध्वनि तरंगों की श्रवणीय ग्राहकों को संचारित होने की अक्षमता के कारण उत्पन्न बधिरता जो मैल जम जाने से बाह्य श्रवणीय नली में अवरोध उत्पन्न हो जाने के कारण अथवा मध्यकर्णशोथ आदि में हो सकती है।

Hysterical deafness (हिस्टेरिकल डीफनैस) — हिस्टीरिया के रोगी में बिना किसी कारण उत्पन्न होने एवं लुप्त हो जाने वाली बधिरता।

Nerve deafness (नर्व डीफनैस)— श्रवणीय तन्त्रिका अथवा केन्द्रीय तन्त्रिका मार्गों में क्षति पहुँचने के कारण उत्पन्न बधिरता, तन्त्रिका बधिरता।

Occupational deafness (ऑक्यूपेशनल डीफनैस) — ऐसे स्थानों पर कार्य करने से उत्पन्न बधिरता जहाँ पर बड़ी तेज आवाज होती है।

Tone deafness (टोन डीफनैस)— संगीत ध्वनियों में भेद करने की क्षमता न होना।

Word deafness (वर्ड डीफनैस)— ऐसी बधिरता जिसमें ध्वनियाँ सुनाई तो देती हैं, परन्तु शब्दों का मतलब समझना असम्भव हो जाता है, शब्द बधिरता।

Dealbation (डीएल्बेशन)— सफेदी करने अथवा विरंजन (रंग उड़ाने की) की क्रिया।

Dealcoholization (डीएल्कोहॉलाइजेशन)— किसी वस्तु से एल्कोहॉल को अलग करना।

Deallergize (डीएलर्ज़ाइज)— असंवेदी बनाना।

Deaquation (डीएक्यूएशन)— खुश्क करना, किसी भी वस्तु से पानी को अलग करना।

Dearterialization (डीआर्टीरियलाइज़ेशन)— धमनीय रक्त का शिरापरक रक्त में परिवर्तित होना, रक्त से ऑक्सीजन का पृथक होना।

Dearticulation (डीआर्टीकुलेशन)— किसी जोड़ का स्थानच्युत हो जाना।

Death (डैथ)— हृदय गति अथवा शरीर के सभी प्राणभूत कार्यों का रुक जाना, मृत्यु। मृत्यु निम्न प्रकार से हो सकती है–

Brain death (ब्रेन डैथ)— ऐसी बेहोशी अथवा मस्तिष्क की क्षति जो ठीक न होती हो।

Cell death (सैल डैथ)— कोशिकाओं का पूर्ण ह्रास अथवा परिगलन (गल जाना)।

Cerebral death (सेरीब्रल डैथ)— **Brain death.**

Fetal death (फीटल डैथ)— गर्भाशय में भ्रूण की मृत्यु हो जाना।

Local death (लोकल डैथ)— किसी भाग का कोथ अथवा परिगलन हो जाना।

Deathbed statement (डैथबैड स्टेटमैन्ट)— मृत्यु से पूर्व का ब्यान।

Death certificate (डैथ सर्टिफिकेट)— किसी रजिस्टर्ड मैडिकल प्रैक्टिश्नर अथवा नगरपालिका या नगर निगम के स्वास्थ्य अधिकारी द्वारा किसी व्यक्ति की मृत्यु का दिया जाने वाला प्रमाण पत्र जिसमें उस (मृत) व्यक्ति के नाम, लिंग, आयु, जन्म तिथि, जन्म स्थान, निवास स्थान, व्यवसाय, मृत्यु की तिथि, मृत्यु का स्थान, मृत्यु के कारण तथा उत्तराधिकारी के नाम आदि का समावेश होता है।

Death rate (डैथ रेट)— किसी क्षेत्र की प्रति 1000 आबादी में एक निर्दिष्ट समय में होने वाली मौतों की संख्या, मृत्यु-दर।

Death rattle (डैथ रेटल)— मरते हुए व्यक्ति के गले से एक आवाज का सुनाई देना जो गले में श्लेष्मा संचित हो जाने से उत्पन्न होती है, मृत्यु-घर्घर, कण्ठ की मृत्युकालीन घर्घराहट।

Debilitant (डेबीलिटेन्ट)— 1. उत्तेजना को कम करने वाला उपचार, उत्तेजनाहर। 2. कमजोरी पैदा करने वाला, दुर्बलकारी।

Debilitate (डेबीलिटेट)— कमजोरी पैदा करना।

Debilitating (डेबीलिटेटिंग)— कमजोरी लाने वाला, दुर्बलकारी।

Debility (डेबीलिटी)— कमजोरी, दुर्बलता

Debond (डीबॉण्ड)— दाँत से उस दन्त-उपकरण को अलग करना जिससे उसे सलंग्न किया गया था।

Debouch (डीबाउच)— अन्य भाग में खोलना या खाली कर देना।

Debouchment (डिबाउचमैंट)— अन्य भाग में खुलना या खाली होना।

Debride (डेबराइड)— क्षत शोधन द्वारा अलग करना।

Debridement (डेबराइडमैन्ट)— किसी जख्म से बाह्य पदार्थ एवं क्षत अथवा मृतक ऊतक को अलग करना जब तक कि चारों ओर का स्वस्थ ऊतक दिखाई नहीं दे जाता, क्षतशोधन।

Debris (डेबरिस)— क्षत ऊतकों के अवशेष।

Debt (डेब्ट)— कमी, न्यूनता।

Debulking (डीबल्किंग)— किसी अर्बुद या ट्यूमर के किसी भाग को शल्य-क्रिया द्वारा काटकर अलग कर देना जिसे पूर्णतया काटकर नहीं निकाला जा सकता ।

Deca- (डेका-)—दस का संकेत देने वाला उपसर्ग।

Decagram (डेकाग्राम)— 10 ग्राम।

Decalcification (डीकैल्सीफिकेशन)—1. किसी हड्डी अथवा दाँत से कैल्सियम की हानि होना। 2. कैल्सियममय पदार्थ को अलग करने की क्रिया, विकैल्सीभवन, विकैल्सीकरण।

Decalcify (डीकैल्सीफाइ)— अम्लों द्वारा कैल्सियम अथवा इसके लवणों को हड्डी से अलग करना।

Decalcifying (डैकैल्सीफाइंग)— कोई भी वस्तु अथवा प्रक्रिया जिससे विकैल्सीकरण हो जाता है, विकैल्सीकारक।

Decaliter (डेकालीटर)— 10 लीटर

Decalvant (डीकैलवैन्ट)— बालों को नष्ट करने अथवा गंजा बनाने वाला, केशनाशक।

Decameter (डेकामीटर)— 10 मीटर

Decannulation (डीकेन्यूलेशन)— किसी प्रवेशिनी को अलग करना, नलिकानिष्कासन।

Decanormal (डैकानॉर्मल)— सामान्य विलयन से 10 गुने शक्तिशाली विलयन से सम्बन्धित।

Decant (डीकैन्ट)— किसी तरल के तलछट को पात्र की तली में छोड़ते हुए उसके ऊपरी साफ भाग को आहिस्ता से उण्डेल देना।

Decantation (डीकैन्टेशन)— किसी पात्र की तली में बचे तलछट की सतह पर बहने वाले साफ तरल को उँडेल देना, निथारना।

Decapitate (डीकैपिटेट)— सिर को काटकर अलग कर देना विशेष रूप से कष्ट प्रसव के मामले में प्रसव को सुगम बनाने के लिए शिशु का सिर काट कर अलग कर देना।

Decapitation (डीकैपिटेशन)— 1. सिर को शरीर से अलग कर देना 2. किसी हड्डी के सिर का उसके कांड से अलग होना, शीर्षोच्छेदन।

Decapsulation (डीकैप्सूलेशन)—किसी अंग के विशेषकर वृक्क के सम्पुट को अलग कर देना, सम्पुट-उच्छेदन।

Decay (डिके)— 1. सूक्ष्मजीवों की क्रिया द्वारा मृत कार्बनिक पदार्थ का धीरे-धीरे विघटन हो जाना। 2. शारीरिक एवं मानसिक शक्ति का धीरे-धीरे कम होना जैसे आयु के बढ़ने के साथ-साथ होता है।

Deceleration (डेसीलेरेशन)— शीघ्रता में कमी आना।

Decentration (डीसेन्ट्रेशन)— केन्द्र से दूर अलग होना।

Decerebrate (डीसेरीब्रेट)— पोन्स के केन्द्र पर मस्तिष्क तने का पारपरिच्छेदन करके अथवा कॉमन कैरोटिड धमनियों एवं बेसीलर धमनी को बाँधने से मस्तिष्क के कार्य को न होने देना, विप्र-मस्तिष्क।

Decerebration (डीसेरीब्रेशन)— मस्तिष्क को काटकर निकाल देना अथवा सुषुम्ना रज्जु को मस्तिष्क तने के स्तर पर काटना, प्रमस्तिष्क वियोजन।

Decerebrize (डीसेरीब्राइज)— मस्तिष्क को अलग कर देना।

Dechlorination, Dechloridation (डीक्लोरीनेशन, डीक्लोरीडेशन)— भोजन में नमक की मात्रा को कम करके शरीर में क्लोराइडों की मात्रा को कम करना।

Decholesterolization (डीकोलेस्ट्रोलाइज़ेशन)— रक्त में कोलेस्ट्रॉल की कमी करना।

Deci- (डेसी-)—10वें भाग को दर्शाने वाला उपसर्ग

Decibel (डेसीबल)— ध्वनि की तीव्रता की इकाई।

Decidophobia (डेसीडोफोबिया)— कोई निर्णय लेने में डर लगना।

Decidua (डेसिडुआ)— अन्तर्गर्भाशयकला या एण्डोमीट्रियम अथवा गर्भित गर्भाशय का अस्तर जो प्रसव के समय झड़ जाता है, पतनिका।

Decidual (डेसिडुअल)— पतनिका से सम्बन्धित अथवा उससे मिलता-जुलता।

Deciduation (डेसिडुएशन)— मासिक धर्म के समय पतनिका का झड़ना।

Deciduitis (डेसिडुआइटिस)— पतनिका की सूजन, पतनिकाशोथ।

Deciduoma (डेसिड्योमा)— गर्भाशय का एक अर्बुद जिसमें पतनिका कोशिकाएँ होती हैं, पतनिकार्बुद।

Deciduomatosis (डेसिड्योमेटोसिस)— गर्भावस्था रहित गर्भाशय में अत्यधिक एवं अनियमित पतनिका-ऊतक का बनना।

Deciduosarcoma (डेसिडुओसार्कोमा)— जरायु अथवा कोरियोन का एक अर्बुद।

Deciduous (डेसिडुअस)— गिरने वाला, जो झड़ने वाला हो, अचिर, पाती।

Deciduous teeth (डेसिडुअस टीथ)— दूध के अथवा अस्थाई दाँत, प्रत्येक जबड़े में दस होते हैं जो 6 माह की आयु में प्रकट होते हैं तथा 6 वर्ष के अन्त तक गिर जाते हैं। पाती दन्त, अचिर दन्त।

Decigram (डेसीग्राम)— एक ग्राम का दसवाँ भाग।

Deciliter (डेसीलीटर)— एक लीटर का दसवाँ भाग, 100 मिलीलीटर।

Decimeter (डेसीमीटर)— एक मीटर का दसवाँ भाग।

Decinormal (डेसीनॉर्मल)— सामान्य विलयन की शक्ति के दसवें भाग वाला।

Decipara (डेसीपेरा)— वह स्त्री जिसने 10वें जीवित अथवा मृत बच्चे को जन्म दिया हो जिसका वजन 500 ग्राम या इससे अधिक हो, दशमगर्भा।

Declination (डैक्लीनेशन)— वक्र पेशियों की दुर्बलता के कारण नेत्र-गोलक का घूमना।

Declinator (डीक्लीनेटर)— प्रतिकर्षक। किसी ऑपरेशन के दौरान शरीर की कुछ रचनाओं को एक दूसरे से दूर को पकड़ने वाला एक यन्त्र।

Decline (डैक्लाइन)— कम होना, रोगोपशमन।

Decoction (डिकोक्शन)— वनस्पति-पदार्थों को पानी के साथ उबालकर बनाई गई तरल औषधि, क्वाथ, काढ़ा।

Decollation (डिकोलेशन)— सिर को शरीर से अलग कर देना विशेषकर प्रसव के समय भ्रूण के सिर को उसके शरीर से अलग कर देना।

Decollement (डिकोलेमेन्ट)— दो चिपकी हुई रचनाओं को अलग-अलग कर देना।

Decoloration (डिकलेरेशन)— रंगहीन बना देना, विरंजन

Decompensation (डिकम्पनसेशन)— रक्त का पर्याप्त परिसंचरण बनाये रखने के लिए हृदय की अक्षमता जो सांस फूलने, शिरा-अधिरक्तता तथा शोफ से प्रदर्शित होती है; क्षति-अपूर्ति

Decompose (डीकॉम्पोज़)— 1. सड़ाना 2. किसी यौगिक को उसके घटकों में विघटित कर देना।

Decomposition (डिकम्पोज़ीशन)— 1. सड़ना-गलना, 2. किसी यौगिक या जटिल पदार्थ का उसके भागों में विघटन होना।

Decompress (डीकम्प्रेस)— वायु अथवा गैस के दाब को कम करके आराम पहुँचाना।

Decompression (डिकम्प्रेशन)— 1. विसम्पीडन या दबाव का हट जाना जैसे आँतों से गैस निकलने से होता है। 2. समुद्र में गहराई में गोता लगाने वाले व्यक्तियों में जब वे समुद्र से पृथ्वी पर आते हैं अथवा उन व्यक्तियों में जो बहुत ऊँचाईयों पर चढ़ते हैं, के रक्त एवं ऊतकों में नाइट्रोजन के बुलबुले बनने को रोकने के लिए जिनसे हाथों-पैरों एवं पेट में दर्द होता है, धीरे-धीरे दबाव का कम होना।

Decompression chamber (डीकम्प्रेशन चैम्बर)— एक कोष्ठ या कमरा जिसमें विसम्पीडन रोग से पीड़ित रोगी को रखा जाता है जिसके पश्चात् कोष्ठ के भीतर का दबाव उस स्तर तक बढ़ाया जाता है जिससे रोगी के लक्षण शान्त हो जायें और फिर दबाव को धीरे-धीरे कम किया जाता है जब तक कि दबाव बाहर के दबाव के बराबर न हो जाय।

Decompression illness (डिकम्प्रेशन इलनैस)— उन व्यक्तियों में जिनका एकदम से वायुमण्डलीय दबाव के कम होने से वास्ता पड़ता है जैसे समुद्र के गोताखोर या वायुयान चालक में होने वाला एक रोग जिसमें रक्त एवं ऊतकों में नाइट्रोजन के बुलबुलों की उपस्थिति से हाथों, पैरों तथा पेट में दर्द होता है।

Decongestant, Decongestive (डीकन्जेस्टैन्ट, डीकन्जेस्टिव)— रक्ताधिक्य अथवा शोथ को कम करने वाला।

Decongestion (डीकन्जेशन)— रक्ताधिक्यहरण।

Decontamination (डीकॉन्टामिनेशन)— किसी व्यक्ति, वस्तु अथवा स्थान को दूषित करने वाले पदार्थ जैसे जीवाणु, विषैली गैस अथवा किसी रेडियोएक्टिव पदार्थ आदि से मुक्त करना।

Decortication (डीकोर्टिकेशन)— किसी संरचना अथवा अंग की बाह्य परत को अलग कर देना जैसे प्रमस्तिष्क के कॉर्टेक्स के कुछ भाग को नीचे स्थित सफेद भाग से अलग करना, प्रान्तस्था-उच्छेदन, प्रान्तस्थाहरण।

Decrepitate (डीक्रैपिटेट)— चटकाहट की ध्वनि उत्पन्न करनें वाला।

Decrepitation (डीक्रैपिटेशन)— एक चटकाहट (चटकने की) की ध्वनि।

Decrudescence (डैक्रूडिसेन्स)— किसी रोग के लक्षणों की गम्भीरता में कमी होना।

Decubation (डेक्यूबेशन)—नीचे लेट जाने की क्रिया।

Decubital (डेक्यूबिटल)— शय्याक्षत से सम्बन्धित।

Decubitus (डेक्यूबिटस)— लेटे रहने की स्थिति, क्षैतिज स्थिति।

Decubitus ulcer (डेक्यूबिटस अल्सर)— शय्याक्षत। शरीर के किसी भाग पर लगातार पड़ने वाले दबाव से उत्पन्न जख्म जैसे किसी बीमारी में लम्बे समय तक बिस्तर पर पड़े रहने से उत्पन्न पीठ का जख्म।

Decurrent (डीकरन्ट)— नीचे की ओर फैलने वाला, अधोवर्धी।

Decussate (डेकूसेट)— अंग्रेजी के अक्षर X के रूप में क्रॉस करना अथवा क्रास हुआ।

Decussation (डेकूसेशन)— दो रचनाओं का अंग्रेजी के अक्षर एक्स के रूप में क्रॉस करना, व्यत्यास।

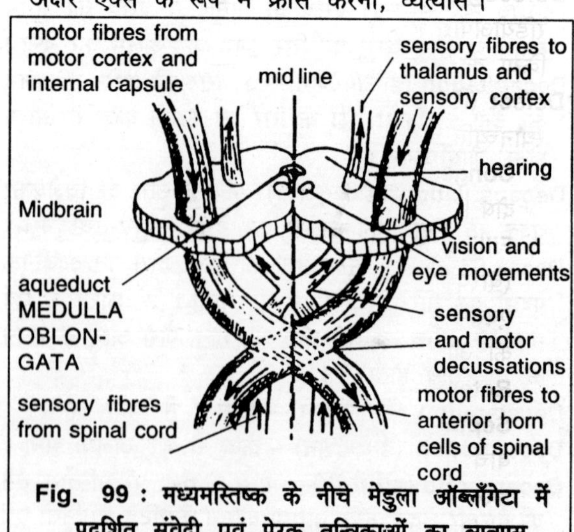

Fig. 99 : मध्यमस्तिष्क के नीचे मेडुला ऑब्लॉंगेटा में प्रदर्शित संवेदी एवं प्रेरक तन्त्रिकाओं का व्यत्यास

Motor fibres from motor cortex via the Internal capsule = प्रेरक प्रान्तस्था से आने वाले आन्तरिक सम्पुट से गुजरते हुए प्रेरक तन्तु, MIDBRAIN = मध्यमस्तिष्क, aqueduct = कुल्या, MEDULLA OBLONGATA = मेडुला ऑब्लाँगेटा, Sensory fibres from spinal cord = सुषुम्ना रज्जु से आने वाले संवेदी तन्तु, Motor fibres to anterior horn cells of spinal cord = सुषुम्ना रज्जु की अग्रज शृंगी कोशिकाओं को जाने वाले प्रेरक तन्तु, Sensory and motor decussations = संवेदी एवं प्रेरक व्यत्यास, vision and eye movements = दृष्टि एवं नेत्र गतियाँ, hearing = श्रवण, sensory fibres to thalamus and sensory cortex = चेतक तथा संवेदी प्रान्तस्था को जाने वाले संवेदी तन्तु, mid line = मध्य रेखा।

Dedentition (डीडैन्टीशन)— दाँतों का अभाव।

Dedifferentiation (डीडिफ्रैन्शियेशन)— भागों का एक संमाग अवस्था में वापिस आना।

Dedolation (डीडोलेशन)— एक तीक्ष्ण यन्त्र से सतह के खुरच जाने से बनने वाला एक तराशा गया व्रण।

De-efferentation (डी-इफैरेन्टेशन)— शरीर के किसी स्थान के लिए प्रेरक तन्त्रिका तन्तुओं का अभाव।

D E F (डी इ एफ)— एक भाव व्यक्ति जिसमें डी भरे जाने वाले, इ निकाले जाने वाले तथा एफ भरे हुए दाँतों की संख्या प्रदर्शित करते हैं।

Defatigation (डीफैटीगेशन)— अत्यधिक थकान।

Defatted (डीफैटेड)— वसा से वंचित।

Defecalgesiophobia (डीफीकैल्जेसियोफोबिया)— दर्द के कारण मल-त्याग से डर लगना।

Defecate (डीफीकेट)— मल-त्याग या मालोत्सर्ग करना।

Defecation (डीफीकेशन)— मल-त्याग, मलोत्सर्ग।

Defecography (डीफीकोग्राफी)— मलाशय में किसी रेडियोअपारदर्शक पदार्थ का उपयोग करके मलोत्सर्ग की क्रिया का एक्स-रे परीक्षण करना।

Defect (डिफैक्ट)— विकृति या दोष, कार्य का न होना, स्थानच्युति। उदाहरण–

- **Congenital defect** (कोन्जेनाइटल डिफैक्ट)— जन्मजात दोष।
- **Filling defect** (फिलिंग डिफैक्ट)— बेरियम मील (बेरियम सल्फेट का घोल पिलाना) के पश्चात् लिए गए एक्स-रे में दिखाई देने वाली आमाशय एवं आन्त्र-नली की आन्तरिक सतह की निरन्तरता की टूटन।
- **Retention defect** (रिटेन्शन डिफैक्ट)— स्मृति दोष।
- **Septal defect** (सैप्टल डिफैक्ट)— हृदय-कोष्ठों के बीच में स्थित एक या अधिक पटों का दोष जिससे हृदय के विपरीत कोष्ठों के बीच एक असामान्य सम्बन्ध स्थापित हो जाता है।

Defective (डिफैक्टिव)— 1. दोषयुक्त, दोषी 2. किसी शारीरिक, मानसिक अथवा नैतिक शक्ति की कमी वाला व्यक्ति।

Defemination (डीफैमीनेशन)— नारी गुणों की कमी अथवा उनका अभाव होना।

Defeminization (डिफैमिनाइज़ेशन)— स्त्री लैंगिक विशिष्टताओं का अभाव।

Defense (डिफैन्स)— रोग के प्रति प्रतिरोध अथवा चोट से रक्षा।

Defense reflex (डीफैन्स रिफ्लैक्स)— रक्षा में किसी क्रिया अथवा सम्भावित क्रिया के प्रति प्रत्याकुंचन होना अथवा तनाव उत्पन्न होना।

Defensive (डिफैन्सिव)— रक्षक, चोट से रक्षा करने का साधन।

Deferens, Deferent (डिफैरेन्स, डिफैरेन्ट)— दूर ले जाने वाला जैसे किसी केन्द्र से दूर ले जाने वाला, प्रवाही।

Deferentectomy (डिफैरेन्टेक्टॉमी)— किसी प्रवाही नली को काटकर निकाल देना, प्रवाहीनली-उच्छेदन।

Deferential (डिफैरेन्शियल)— डिफैरेन्ट या प्रवाही नली से सम्बन्धित अथवा उसके साथ-साथ चलने वाला।

Deferentitis (डिफैरेन्टाइटिस)— प्रवाही नली की सूजन, प्रवाहीनलीशोथ।

Deferred shock (डिफर्ड शॉक)— स्तब्धता के लक्षणों का देर से शुरू होना।

Defervescence (डिफरवेसेन्स)— ज्वर मुक्ति काल।

Defibrillation (डीफिब्रिलेशन)— हृदय के विकम्पन को औषधियों का प्रयोग करके अथवा भौतिक साधन जैसे विद्युत स्तब्धता द्वारा रोकना, तन्तुविकम्पहरण।

Defibrillator (डीफिब्रीलेटर)— हृदय के विकम्पन को रोकने वाला एक विद्युत उपकरण।

Defibrination, Defibrinization (डीफाइब्रीनेशन, डीफाइब्रीनाइज़ेशन)— रक्त से फाइब्रिन अलग करने की क्रिया, फाइब्रिनहरण।

Deficiency (डिफ़िशन्सि)— न्यूनता, कमी, अल्पता, सामान्य मात्रा से कम होना, हीनता।

Deficiency disease (डिफ़िशन्सि डिज़ीज)— शरीर में किसी आवश्यक पदार्थ की कमी से होने वाला रोग जैसे विटामिन ए की कमी से रात्रि में न दीखना (रतौंधी), न्यूनताजन्य रोग।

Deficit (डिफ़िसिट)— कमी या अभाव जैसे ऑक्सीजन की कमी होना या पेशीय अथवा मानसिक कमी।

Deflection (डिफ्लैक्शन)— पूर्व पथ से दूर को घूम जाना, विक्षेप, विपथन।

Deflexion (डीफ्लैक्सन)— प्रसव से पूर्व भ्रूण के सिर का अनाकुंचित अथवा विस्तारित स्थिति में माँ की श्रोणि में उतरना।

Defloration (डिफ्लोरेशन)— योनिच्छद का लैंगिक संसर्ग में, दुर्घटनावश, शल्यक्रिया द्वारा या योनि परीक्षण से फट जाना; कौमार्य भंग, शील भंग।

Deflorescence (डिफ्लोरेसैन्स)— किसी त्वचा के विस्फोट का लुप्त हो जाना।

Defluoridation (डीफ्लूयोराइडेशन)— समुदाय की जल आपूर्ति से अतिरिक्त फ्लूयोराइड को अलग करना।

Defluvium (डिफ्लुवियम)— गिरना, जैसे बालों का झड़ना

Defluxion, Defluxio (डिफ्लक्शन, डिफ्लक्सियो)— 1. प्रचुर मात्रा में स्राव का मुक्त होना। 2. गिरना जैसे बालों का गिरना।

Deformability (डिफोर्मेबिलिटी)— विकृत होने की क्षमता होना जैसे लाल रक्त कोशिकाएँ किसी तंग स्थान से गुजरने पर अपनी आकृति में परिवर्तन कर लेती हैं।

Deformation (डिफोर्मेशन)— पूर्व में सामान्य रूप से बने किसी भाग की आकृति को परिवर्तित करने की क्रिया।

Deforming (डीफोर्मिग)— सामान्य रूप में विसामान्यता लाने वाला, विरूपक।

Deformity (डिफोर्मिटी)— पूर्व में सामान्य रूप से बने किसी भाग की आकृति में होने वाला परिवर्तन, विरूपता।

Defunction (डीफन्कशन)— निष्क्रियता।

Defundation (डिफन्डेशन)— गर्भाशय के बुध्न को काट कर निकाल देना।

Defurfuration (डिफरफुरेशन)— बाह्यत्वचा का परतों के रूप में झड़ना।

Deganglionate (डीगैंग्लियोनेट)— गण्डिकाओं से वंचित करना।

Degenerate (डिजेनेरेट)— ह्रास करना।

Degeneration (डीजेनेरेशन)— किसी ऊतक या अंग का क्षय या ह्रास, व्यपजनन। उदाहरण निम्नलिखित हैं–

Amyloid degeneration (ऐमिलॉयड डीजेनेरेशन) — ऐमिलॉयड के ऊतकों एवं अंगों में जमा हो जाने के फलस्वरूप उत्पन्न व्यपजनन।

Atheromatous degeneration (एथीरोमेटस डीजेनेरेशन)— धमनियों के अस्तर पर लाइपिड पदार्थ का जमा हो जाना जिससे धमनियाँ तंग हो जाती हैं।

Calcareous degeneration (कैल्केरियस डीजेनेरेशन)— ऊतकों में कैल्सियम लवणों के जमा हो जाने से उत्पन्न व्यपजनन।

Cystic degeneration (सिस्टिक डीजेनेरेशन) — पुटीय व्यपजनन।

Fatty degeneration (फैटी डीजेनेरेशन)— ऊतकों में वसा के जमा हो जाने से उत्पन्न व्यपजनन।

Fibroid degeneration (फाइब्रॉयड डीजेनेरेशन)— कला-ऊतक का तन्तु ऊतक में बदलना।

Hyaline degeneration (हायलाइन डीजेनेरेशन)— ऊतकों में काचाभ के जमा हो जाने से उत्पन्न व्यपजनन जिसमें ऊतक शीशे की भाँति चमकता है, काचाभ व्यपजनन।

Macular degeneration (मैकुलर डीजेनेरेशन)— आँख की मैक्यूला का व्यपजनन।

Mucoid degeneration (म्यूकॉयड डीजेनेरेशन)— संयोजी ऊतकों में श्लेष्मा के जमा हो जाने से होने वाला व्यपजनन।

Pigmentary degeneration (पिगमैन्टरी डीजेनेरेशन)— प्रभावित कोशिकाओं मे असामान्य रंग के विकसित हो जाने के कारण उत्पन्न होने वाला व्यपजनन।

Senile degeneration (सैनाइल डीजेनेरेशन)— वृद्धावस्था में होने वाले शारीरिक एवं मानसिक परिवर्तन।

Subacute combined degeneration of the spinal cord (सबएक्यूट कम्बाइण्ड डीजेनेरेशन ऑफ दि स्पाइनल कॉर्ड)— एक रोग जिसमें विटामिन $बी_{12}$ की कमी से सुषुम्ना रज्जु के पश्च एवं पार्श्व स्तम्भों का ह्रास हो जाता है तथा साथ ही प्रणाशी रक्ताल्पता हो जाती है जिसमें तन्त्रिका-तन्त्र के बहुत से लक्षण उत्पन्न हो जाते हैं।

Degenerative (डिजेनेरेटिव)— व्यपजनन या ह्रास से सम्बन्धित अथवा ह्रास के साथ संलग्न।

Deglutible (डेग्लूटिबिल)— निगल जाने योग्य।

Deglutition (डेग्लूटिशन)— निगलने की क्रिया, निगरण।

Deglutitive (डेग्लूटीटिव)— निगलने से सम्बन्धित।

Degradation (डिग्रेडेशन)— किसी रासायनिक यौगिक का कम जटिल रूप में परिवर्तित होना जैसे पाचन क्रिया में प्रोटीन का अमीनो अम्लों में तथा कोर्बोहाइड्रेट का शर्कराओं में परिवर्तित होना। अधः पतन।

Degranulation (डीग्रेन्यूलेशन)— कणिकाओं अथवा दानों का लुप्त हो जाना अथवा उनका अभाव विशेष रूप से किसी भक्षककोशिका में।

Degree (डिग्री)— 1. तापमान मापने की एक इकाई 2. किसी रोग की गम्भीरता की कोई अवस्था 3. विद्या सम्बन्धी श्रेणी (उपाधि) 4. वृत्तखण्डों एवं कोणों को मापने की एक इकाई, एक डिग्री का अर्थ किसी वृत्त का 1/360 वां भाग होता है; अंश।

Degustation (डिगस्टेशन)— स्वाद का बोध, इसकी क्रिया अथवा कार्य।

Dehiscence (डेहीसेन्स)— फटकर खुल जाना जैसे शल्य-क्रिया द्वारा बनाये गये किसी जख्म का खुल जाना, विदरण।

Dehumanization (डीह्यूमेनाइज़ेशन)— मानव गुणों का अभाव।

Dehumidifier (डीह्यूमिडीफायर)— वायु की नमी को कम करने वाला उपकरण।

Dehydrate (डीहाइड्रेट)— शरीर अथवा ऊतकों से जल को नष्ट करना, शुष्क होना।

Dehydration (डीहाइड्रेशन)— 1. किसी पदार्थ से पानी का अलग होना। 2. शरीर से अत्यधिक तरल के निकल जाने से उत्पन्न दशा जैसा कि अत्यधिक दस्त आने अथवा हैजे में होती है। निर्जलीकरण।

Dehydrogenate (डीहाइड्रोजिनेट)— किसी रासायनिक यौगिक से हाइड्रोजन को अलग करना।

Dehypnotize (डीहिप्नोटाइज़)— सुषुप्तावस्था से बाहर लाना।

Deionization (डीआयोनाइज़ेशन)— किसी पदार्थ से आयनों को अलग करके खनिज-रहित पदार्थ उत्पन्न करना।

Dejavu (डीजावू)— किसी स्थान पर पहले रहने की अनुभूति होना।

Dejecta (डीजेक्टा)— मल, विष्ठा।

Dejection (डीजैक्शन)— 1. मानसिक अवसाद 2. मल-त्याग।

Delacrimation (डीलेक्रीमेशन)— आँसू बहुत बहना, अतिअश्रुता।

Delactation (डीलैक्टेशन)—बच्चे की माँ का दूध छुड़ाना या दुग्ध स्राव का रुक जाना, अस्तन्यता।

Delamination (डीलैमीनेशन)— अलग-अलग परतों में विभाजन।

Delead (डी-लैड)— शरीर अथवा ऊतकों से लैड को अलग करना।

Deleterious (डेलीटीरियस)— हानिकारक, घातक।

Deletion (डिलीशन)— निकल जाना; किसी गुणसूत्र से जीनी पदार्थ का निकल जाना।

Delicate (डैलीकेट)— एक कोमल एवं भंगुर वस्तु।

Deligation (डेलीगेशन)— पट्टी बाँधना या बन्ध लगाना।

Delimitation (डीलिमिटेशन)— रोग-निदान में शरीर के किसी क्षेत्र अथवा अंग की सीमाओं का निर्धारण करना।

Delinquency (डेलिन्कुएन्सी)— विशेषकर नाबालिग व्यक्ति के असामाजिक, गैरकानूनी अथवा आपराधिक कार्य; बालापचार।

Delinquent (डेलिन्कुएन्ट)— वह व्यक्ति विशेषकर नाबालिग जिसका व्यवहार सामाजिक सिद्धान्तों के विरुद्ध, गैरकानूनी अथवा आपराधिक होता है; बालापचारी।

Deliquesce (डेलीक्युइसी)— तरल अथवा नम बनाना।

Deliquescence (डेलीक्युइसेन्स)— वायु से पानी के सोखने के कारण उत्पन्न नम अथवा तरल होने की अवस्था।

Deliquescent (डेलीक्युइसेन्ट)— उस पदार्थ से सम्बन्धित जो वायुमण्डल से पानी को सोखता है।

Delire de toucher (डीलाइरे डी टचर)— वस्तुओं को छूने की तीव्र इच्छा।

Deliria (डीलीरिया)— डीलीरियम का बहुवचन।

Deliriant, Delirifacient (डिलीरिएन्ट, डिलीरीफेशिएन्ट) — वह वस्तु जिससे प्रलाप होता है जैसे एट्रोपीन; प्रलापक।

Delirious (डिलीरियस)— प्रलाप की अवस्था में।

Delirium (डिलीरियम)— कुछ रोगों जैसे बुखार आदि में कुछ समय के लिए होने वाली मानसिक गड़बड़ी जिसमें भ्रम (सही-सही ज्ञान न होना), मतिभ्रम (मिथ्या बोध), विभ्रम (मिथ्या विश्वास), उत्तेजना जैसे कपड़े फाड़ना एवं बिस्तर से उठकर भागना, बेचैनी तथा असंगत शब्दों का बोलना (बड़बड़ाना) आदि लक्षण होते हैं; प्रलाप। इसके कुछ उदाहरण निम्नलिखित हैं–

Acute delirium (एक्यूट डिलीरियम)— अचानक एकदम से एवं शीघ्रता से होने वाला प्रलाप जिसके पश्चात् रोगी ठीक हो जाता है अथवा उसकी मृत्यु हो जाती है।

Delirium epilepticum (डिलीरियम इपिलैप्टीकम) — मिर्गी के दौरे के पश्चात् अथवा उसके स्थान पर होने वाला प्रलाप।

Delirium tremens (डिलीरियम ट्रेमेन्स)— अत्यधिक शराब पीने के आदी व्यक्तियों में शराब अधिक पीने या बिल्कुल न पीने पर कम्पन एवं अत्यधिक उत्तेजना के साथ होने वाला प्रलाप; सकम्प प्रलाप।

Febrile delirium (फेब्राइल डिलीरियम)— बुखार में होने वाला प्रलाप।

Hysterical delirium (हिस्टेरिकल डिलीरियम) — हिस्टीरिया का प्रलाप।

Toxic delirium (टॉक्सिक डिलीरियम)— शरीर में विषों की विद्यमानता से उत्पन्न होने वाला प्रलाप।

Traumatic delirium (ट्रॉमेटिक डिलीरियम) — चोट लगने के पश्चात् होने वाला प्रलाप।

Delitescence (डेलीटिसेन्स)— 1. अचानक लक्षणों का शमन हो जाना 2. किसी अर्बुद अथवा त्वचीय विक्षतियों का लुप्त हो जाना।

Deliver (डिलीवर)— प्रसव में मदद करना।

Delivery (डिलीवरी)— जन्म के समय बच्चे का अपरा तथा झिल्लियों के साथ माँ के पेट से बाहर निकलना, प्रसव। प्रसव निम्न प्रकार का होता है–

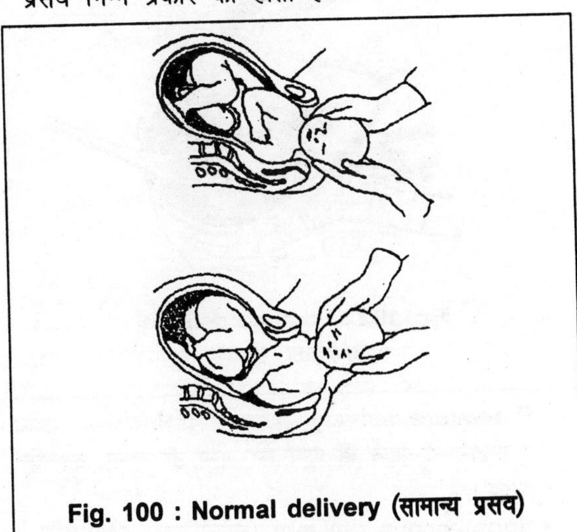

Fig. 100 : Normal delivery (सामान्य प्रसव)

क) नीचे की ओर खींचने से अगले कन्धे की मुक्ति होना। ख) ऊपर की ओर वक्र बनाते हुए ले जाने से पिछला कन्धा मूलाधार (पैरीनियम) पर आ जाता है।

Abdominal delivery (एब्डोमिनल डिलीवरी)— उदर-भित्ति में चीरा लगाने के पश्चात् गर्भाशय में चीरा लगाकर भ्रूण को निकालना।

Breech delivery (ब्रीच डिलीवरी)— ऐसा प्रसव जिसमें भ्रूण का पहले निकलने वाला भाग सिर की बजाय नितम्ब होते हैं।

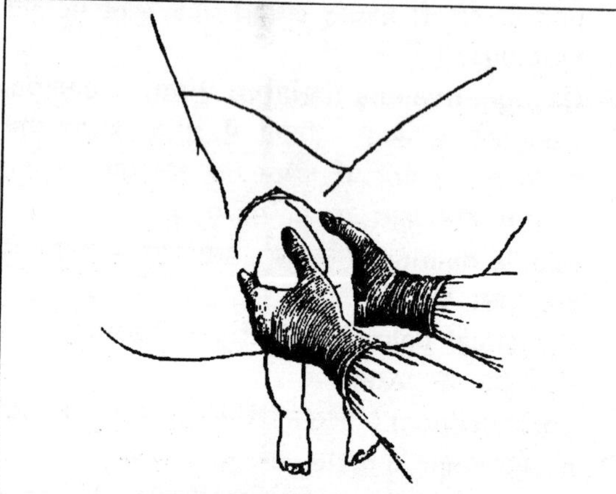

Fig. 101 : Breech delivery (नितम्ब प्रसव)

Forceps delivery (फोरसैप्स डिलीवरी)— यन्त्रों के प्रयोग से बच्चे का जन्म होना, संदशं प्रसव।

Postmortem delivery (पोस्टमार्टम डिलीवरी)— माँ की मृत्यु के बाद पेट से अथवा योनि मार्ग द्वारा बच्चे का जन्म होना, मृत्योत्तर प्रसव।

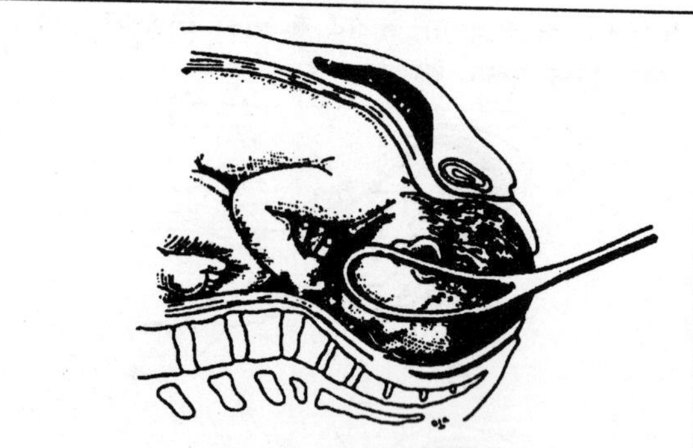

Fig. 102 : Forceps delivery (संदंशिका प्रसव)

Premature delivery (प्रिमैच्योर डिलीवरी)— समय पूरा होने से पहले ही भ्रूण का जन्म हो जाना, कालपूर्व प्रसव।

Spontaneous delivery (स्पोन्टेनियस डिलीवरी)— देखभाल करने वाले व्यक्ति की बिना किसी सहायता के बच्चे का जन्म हो जाना।

Vaginal delivery (वैजाइनल डिलीवरी)— प्रसव नली के द्वारा होने वाले बच्चे का जन्म।

Delle (डिली)— एक अभिरंजित लाल रक्त कोशिका का केन्द्रीय स्पष्ट भाग।

Dellen (डीलैन)— नेत्र की स्वच्छमण्डलीय सतह पर विद्यमान एक खात या गड्ढा।

Delomorphous (डिलोमोर्फस)— निश्चित रूप एवं आकृति वाला जैसे कोई कोशिका अथवा ऊतक होता है।

Delouse (डीलाऊज़)— शरीर से जुओं को निकाल देना।

Delousing (डीलाऊजिंग)— शरीर से जुओं को निकाल देने वाला।

Delta (डेल्टा)— 1. ग्रीक वर्णमाला का चौथा अक्षर δ 2. एक त्रिकोणीय स्थान।

Deltoid (डेल्टॉयड)— 1. ग्रीक अक्षर डेल्टा की शक्ल का 2. त्रिकोणीय।

Delusion (डेल्यूज़न)— बाह्य उद्दीपन के बिना उत्पन्न होने वाला मिथ्या विश्वास। यह निम्न उदाहरणों से स्पष्ट हो जाता है–

Delusion of grandeur (डेल्यूज़न ऑफ ग्रेन्डीयुर) — बहुत धनवान अथवा शक्तिशाली होने का मिथ्या विश्वास।

Delusion of persecution (डेल्यूज़न ऑफ परसेक्यूशन) — ऐसा मिथ्या विश्वास जिसमें रोगी यह महसूस करता है कि उसके चारों ओर प्रत्येक व्यक्ति उसके खिलाफ है।

Depressive delusion (डिप्रेसिव डेल्यूज़न)— अपने पास धन का अभाव होने का मिथ्या विश्वास।

Delusional (डेल्यूज़नल)— मिथ्या विश्वास से सम्बन्धित

Demarcation (डिमार्केशन)— सीमा निर्धारण।

Demasculinization (डीमैस्कुलीनाइज़ेशन)— नर लैंगिक विशिष्टताओं का अभाव।

Demasculinizing (डीमैस्कुलीनाइजिंग)— नर लैंगिक विशिष्टताओं से वंचित करने अथवा उनके विकास में रुकावट पैदा करने वाला।

Dement (डिमेन्ट)— मनोभ्रंश से पीड़ित व्यक्ति।

Demented (डिमेन्टेड)— विकृत मस्तिष्क वाला।

Dementia (डिमेन्शिया)— मस्तिष्क के किसी आंगिक (जैव) रोग के कारण होने वाले मानसिक शक्तियों के ह्रास के साथ बुद्धि के कार्य में कमी होना, मनोभ्रंश। यह मुख्यतया निम्न प्रकार का होता है–

Alcoholic dementia (एल्कोहॉलिक डिमेन्शिया)— पुराने शराबियों में होने वाला मनोभ्रंश।

Apoplectic dementia (एपोप्लेक्टिक डिमेन्शिया)— प्रमस्तिष्क-रक्तस्राव अथवा अर्बुद के पश्चात् होने वाला मनोभ्रंश।

Epileptic dementia (इपिलेप्टिक डिमेन्शिया)— लम्बे समय से चले आ रहे मिर्गी रोग से पीड़ित कुछ रोगियों में देखा जाने वाला मनोभ्रंश, अपस्मारी मनोभ्रंश।

Organic dementia (ऑर्गेनिक डिमेन्शिया)— नाड़ी केन्द्रों के क्षतिग्रस्त होने से उत्पन्न मनोभ्रंश।

Paralytic dementia (पैरालाइटिक डिमेन्शिया)— सामान्य पक्षाघात के साथ होने वाला मनोभ्रंश जैसे तन्त्रिका-तन्त्र की सिफिलिस में होता है।

Postfebrile dementia (पोस्टफेब्राइल डिमेन्शिया) — ज्वर के साथ होने वाले गम्भीर संक्रामक रोगों के पश्चात् होने वाला मनोभ्रंश।

Posttraumatic dementia (पोस्टट्रॉमेटिक डिमेन्शिया)— मस्तिष्क पर शारीरिक आघात पहुँचने के पश्चात् होने वाला मनोभ्रंश।

Presenile dementia (प्रिसैनाइल डिमेन्शिया) — प्रमस्तिष्क-धमनीकाठिन्य होने के कारण अधेड़ अवस्था में होने वाला मनोभ्रंश, जरापूर्व मनोभ्रंश।

Primary dementia (प्राइमरी डिमेन्शिया) — ऐसा मनोभ्रंश जो मनोविक्षिप्ति के अन्य रूप से सम्बद्ध न होकर स्वतंत्र उत्पन्न होता है।

Secondary dementia (सेकण्ड्री डिमेन्शिया) — किसी प्रारम्भिक मानसिक रोग जैसे उन्माद के पश्चात् होने वाला मनोभ्रंश।

Senile dementia (सेनाइल डिमेन्शिया)— वृद्धावस्था में होने वाला मनोभ्रंश जिसमें मानसिक ह्रास बढ़ता जाता है और स्मृति दौर्बल्य होता है, विशेषकर हाल ही की घटनाओं की याद नहीं रहती और कभी-कभी बीच-बीच में बहुत उत्तेजना हो जाती है।

Toxic dementia (टॉक्सिक डिमेन्शिया)— किसी औषधि का अत्यन्त प्रयोग करने से उत्पन्न मनोभ्रंश।

आधे को संकेतिक करने वाला उपसर्ग।

Demi- (डेमी-)— आधे को संकेतिक करने वाला उपसर्ग

Demibain (डेमीबेन)— अर्द्धस्नान, स्टिज् बाथ।

Demigaunlet (डेमीगौनलेट)— अगुँलियों एवं हाथ के लिए एक दस्ताने के समान पट्टी।

Demilune (डेमील्यून)— एक अर्द्धचन्द्राकार रचना अथवा कोशिका।

Demineralization (डीमिनेरेलाइज़ेशन)— खनिज लवणों की विशेषकर हड्डियों से हानि, विखनिजीकरण।

Demise (डिमाइस)— नष्ट होना अथवा मृत्यु।

Demography (डीमोग्राफी)— मानव आबादी का उनके स्वास्थ्य, रोग, जन्म एवं मृत्यु सम्बन्धी सांख्यिकीय अध्ययन, जानपद विज्ञान।

Demonomania (डीमोनोमैनिया)— एक प्रकार का पागलपन जिसमें व्यक्ति अपने को भूत-प्रेत समझता है, स्वप्रेतानुभूति, स्वप्रेतोन्माद।

Demonstration (डीमान्सट्रेशन) — प्रदर्शन।

Demonstrator (डीमान्सट्रेटर)— प्रदर्शक।

Demorphinization (डीमॉर्फीनाइज़ेशन)— मॉर्फीन लेने के आदी व्यक्ति के द्वारा मार्फीन की ली जाने वाली मात्रा को धीरे-धीरे कम कर देना।

Demotivate (डीमोटीवेट)— प्रेरणा का अभाव उत्पन्न करने वाला।

Demucosation (डीम्यूकोसेशन)— शरीर के किसी भाग से श्लेष्मिक झिल्ली को अलग कर देना।

Demulcent (डीमलसेन्ट)— शरीर के भाग को शान्त (दर्द आदि से) करने वाला अथवा त्वचा को मुलायम करने वाला जिस पर इसे लगाया जाता है, उपशामक।

Demyelinate (डीमाइलीनेट)— किसी तन्त्रिका के माइलिन आवरण को नष्ट कर देना अथवा इसे तन्त्रिका से अलग कर देना।

Demyelinating (डीमाइलीनेटिंग)— स्वस्थ माइलिन आवरण के लिए विनाशकारी।

Demyelination (डीमाइलीनेशन)— किसी तन्त्रिका के माइलिन आवरण का नष्ट होना अथवा इसका नाड़ी से अलग हो जाना।

Denarcotize (डीनार्कोटाइज़)— नशे में घुत किसी व्यक्ति का नशा दूर करना।

Denaturant (डिनेचुरेन्ट)— विकृतिकरण करने वाला साधन।

Denaturation (डिनेचुरेशन)— किसी पदार्थ की सामान्य प्रकृति में परिवर्तन होना जैसे एल्कोहॉल या शराब में एसिटोन मिलाकर इसे पीने के अयोग्य बना देना, विकृतिकरण।

Denatured (डीनेचर्ड)— विकृतिकरण द्वारा परिवर्तित।

Dendric (डेन्ड्रिक)— पार्श्वतन्तु से सम्बन्धित अथवा पार्श्वतन्तु या वृक्षिका युक्त।

Dendriform (डेण्ड्रीफार्म)— शाखाओं में विभाजित अथवा वृक्ष की आकृति का, वृक्षाकार।

Dendrite (डेण्ड्राइट)— किसी तन्त्रिकाकोशिका के कोशिकाद्रव्य की धागे के समान वृद्धियों में से एक जो वृक्ष की शाखाओं की भाँति विभाजित हो जाती है जो अन्य तन्त्रिकाकोशिकाओं के साथ जाल के समान रचना बनाती है, पार्श्वतन्तु या वृक्षिका।

Dendritic (डेन्ड्राइटिक)— वृक्ष की आकृति का अथवा डेन्ड्राइट सम्बन्धी। वृक्षवत्।

Dendritic calculus (डेन्ड्राइटिक कैल्कुलस)— गुर्दे की पथरी जो वृक्क-गोणिका एवं आलवाल के रूप में ढली होती है।

Dendroid (डेन्ड्रॉयड)— वृक्ष के समान शाखान्वित अथवा पार्श्वतन्तु सम्बन्धी।

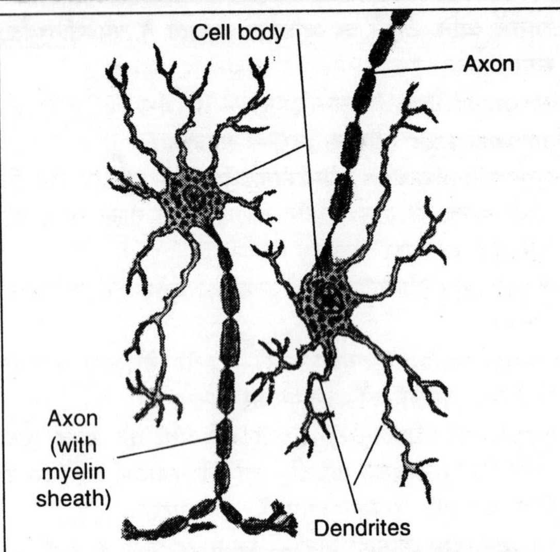

Fig. 103 : Dendrites (पार्श्वतन्तु)

Axon = अक्ष-तन्तु, Cell body=कोशिका काय, Axon with myelin sheath=माइलिन आवरण से युक्त अक्ष-तन्तु

Dendron (डेन्ड्रोन)— पार्श्वतन्तु या वृक्षिका।

Denervate (डीनर्वेट)— वितन्त्रिकीकरण करना।

Denervated (डीनर्वेटेड)— वितन्त्रिकीकरण से प्रभावित।

Denervation (डीनर्वेशन)— तन्त्रिका आपूर्ति का अभाव, वितन्त्रिकीकरण।

Dengue (डेन्गू)— हड्डीतोड़ बुखार; एक तीव्र विषाणुजनक रोग जिसमें सिर में तेज दर्द होता है, बुखार आता है, जोड़ों तथा पेशियों में दर्द होता है एवं कभी-कभी त्वचा पर दाने निकल आते हैं।

Denial (डेनियल)— अस्वीकृति, निषेध।

Denidation (डेनिडेशन)— गर्भाशय को आस्तरित करने वाली श्लेष्मिक कला की ऊपरी परिगलित सतह का मासिक स्राव के समय बाहर निकल जाना।

Denitration (डीनाइट्रेशन)—Denitrification.

Denitrification (डीनाइट्रीफिकेशन)— किसी भी पदार्थ अथवा रासायनिक यौगिक से नाइट्रोजन का अलग होना।

Denitrify (डीनाइट्रीफाइ)— किसी भी पदार्थ अथवा रासायनिक यौगिक से नाइट्रोजन को अलग करना।

Denitrogenation (डीनाइट्रोजिनेशन)— अल्प वायुमण्डलीय दाब में हवाई यात्रा करने की तैयारी करने वाले व्यक्ति के फेफड़ों एवं शरीर के उतकों से नाइट्रोजन का निष्कासन।

Denominator (डीनोमीनेटर)— किसी दर या अनुपात की गणना करने में प्रयुक्त भिन्न का निचला भाग; हर।

Dens (डेन्स)— एक दाँत अथवा दाँत के समान संरचना।

Densimeter, Densitometer (डेन्सिमीटर, डेन्सिटोमीटर)— घनत्व-मापक-यन्त्र।

Densitometry (डेन्सिटोमीटरी)— किसी पदार्थ के घनत्व का पता लगाना, घनत्वमापन।

Density (डेन्सिटी)—घनत्व, घनता अथवा ठोसपन।

Dent-, Denti-, Dento- (डेन्ट-, डेन्टी-, डेन्टो-)—दाँतों का संकेत देने वाले उपसर्ग।

Dentagra (डैन्टेग्रा)—दन्तशूल, दाँत का दर्द।

Dental (डैन्टल)— दाँत सम्बन्धी, दन्तज।

Dental arch (डैन्टल आर्च)— दाँतों की काटने एवं चबाने वाली सतहों से बनने वाला चाप, दन्त-चाप।

Dental caries (डैन्टल कैरीज़)— दन्त-क्षरण।

Dental geriatrics (डैन्टल जीरियाट्रिक्स)— बूढ़े लोगों के दाँतों के रोगों का वैज्ञानिक अध्ययन एवं उनकी चिकित्सा।

Dentalgia (डैन्टेल्जिया)— दाँत का दर्द, दन्त-शूल।

Dental plaque (डैन्टल प्लेक)— दाँतों पर लगा रहने वाला मुखीय सूक्ष्मजीवों एवं उनके उत्पादों का एक चिपचिपा पिण्ड।

Dental prosthesis (डैन्टल प्रोस्थेसिस)— कृत्रिम दन्तावली।

Dental pulp (डैन्टल पल्प)— रक्त केशिकाओं एवं तन्त्रिकाओं के जाल सहित संयोजी ऊतक जो दाँत तथा इसकी जड़ों के भीतर केन्द्रीय स्थान में स्थित रहता है, दन्त-मज्जा।

Dentaphone (डैन्टाफोन)— एक यन्त्र जिसे दाँतों पर रखने पर सुनने में सहायता मिलती है।

Dentate (डैन्टेट)— दाँतेदार, दाँतों की आकृति वाला।

Dentes (डैन्टीस)— डैन्स का बहुवचन, दाँत।

Dentia (डैन्शिया)— दाँत निकलने की क्रिया। यह निम्न दो प्रकार की हो सकती है—

Dentia praecox (डैन्शिया प्रीकोक्स)— समय से पूर्व दाँतों का निकलना जैसे जन्म से ही मुख में दाँतों की विद्यमानता।

Dentia tarda (डैन्शिया टार्डा)— दांतों का देर से निकलना।

Dentibuccal (डैन्टीबक्कल)— गाल एवं दाँतों दोनों से सम्बन्धित।

Denticle (डैन्टीकिल)— 1. एक छोटा दाँत के समान प्रवर्ध 2. एक छोटा दाँत, दन्तिका।

Denticulate (डैन्टीकुलेट)— बारीक दाँतेदार, दन्तिकी।

Dentification (डैन्टीफिकेशन)— दन्त पदार्थ का बनना।

Dentiform (डैन्टीफार्म)— दाँत के समान।

Dentifrice (डैन्टीफ्राइस)— दाँतों की सफाई करने वाला पदार्थ, दन्तमजन।

Dentigerous (डैन्टीगैरस)— दाँतों वाला।

Dentilabial (डैन्टीलेबियल)— दाँतों एवं होठों दोनों से सम्बन्धित, दन्तोष्ठीय।

Dentilingual (डैन्टीलिंगुअल)— दाँत एवं जिह्वा दोनों से सम्बन्धित, दन्तजिह्वीय।

Dentimeter (डैन्टीमीटर)— दाँतों को मापने वाला यन्त्र।

Dentin (डैन्टिन)— दाँत का मुख्य पदार्थ जो मज्जा गुहा को चारों ओर से घेरे होता है तथा किरीट पर दन्तवल्क से एवं जड़ों पर सिमेन्टम (रूपान्तरित हड्डी की पतली परत) से ढका होता है, दन्तधातु।

Dentinal (डैन्टीनल)— दन्तधात्विक, दन्तधातु सम्बन्धी।

Dentinalgia (डैन्टीनैल्जिया)—Dentalgia.

Dentine (डैन्टाइन)—Dentin.

Dentinification (डैन्टिनीफिकेशन)— दन्तधातु का बनना।

Dentinitis (डैन्टिनाइटिस)— दन्तधातु की सूजन, दन्तधातुशोथ।

Dentinocemental (डैन्टिनोसिमेन्टल)— दन्तधातु या डेन्टिन एवं दाँतों के सिमेन्ट से सम्बन्धित।

Dentinoenamel (डैन्टिनोइनैमल)— दन्तधातु एवं इनैमल से सम्बन्धित।

Dentinogenesis (डैन्टिनोजेनेसिस)— दन्त विकास में दन्तधातु का बनना, दन्तधातुजनन।

Dentinogenesis imperfecta (डैन्टिनोजेनेसिस इम्पर्फैक्टा)—एक आनुवंशिक रोग जिसमें किसी दाँत के दन्तधातु का अपूर्ण निर्माण होता है।

Dentinogenic (डैन्टिनोजेनिक)—दन्तधातु उत्पन्न करने वाला।

Dentinoid (डैन्टिनॉयड)— दन्तधातु जैसा

Dentinoma (डैन्टिनोमा)— दन्तधातु का अर्बुद।

Dentinosteoid (डैन्टिनोस्टीऑयड)— दन्तधातु एवं हड्डी दोनों से बना अर्बुद।

Dentinum (डैन्टिनम)— दन्तधातु।

Dentiparous (डैन्टिपैरस)— दाँतों के बनने एवं उनके विकास से सम्बन्धित। दाँतों वाला, दन्तधारक।

Dentist (डैन्टिस्ट)— वह व्यक्ति जो दन्त-चिकित्सा में प्रैक्टिस करने का अधिकारी होता है, दन्तचिकित्सक।

Dentistry (डैन्टिस्ट्री)— आयुर्विज्ञान की एक शाखा जो दाँतों, मसूड़ों तथा मुख गुहा से सम्बन्धित अन्य रचनाओं के रोगों की रोकथाम, निदान एवं चिकित्सा से सम्बन्धित होती है; दन्त-चिकित्सा।

Dentition (डैन्टिशन)— दाँतों की किस्म, संख्या तथा दन्त-चाप के दन्त उलूखलों में उनकी व्यवस्था; दन्तोद्भवन। यह निम्नलिखित प्रकार का होता है।

I. Dentition primary or deciduous dentition (प्रारम्भिक दन्तोद्भवन या दूध के दाँत निकलना)

1,6- Central incisor teeth = 1,6 - केन्द्रीय कृन्तक दाँत, 2, 7-lateral incisor teeth= 2,7, पार्श्वीय कृन्तक दाँत, 3,8 - Canine teeth = 3, 8 - रदनक दाँत, 4,9 - first molar teeth = 4,9 - प्रथम चर्वणक दाँत, 5,10 - second molar teeth = 5,10 - द्वितीय चर्वणक दाँत

II Dentition permanent (स्थायी दन्तोद्भवन)

1,9 - Central incisor teeth = 1,9 - केन्द्रीय कृन्तक दाँत, 2,10 - lateral incisor teeth = 2, 10 - पार्श्वीय दाँत, 3,11 - Canine teeth = 3,11 - रदनक दाँत, 4,12 - first bicuspid teeth = 4,12 -प्रथम द्विमूल दाँत, 5,13 - second bicuspid teeth = 5,13 - द्वितीय द्विमूल दाँत, 6,14 - first molar teeth = 6,14 - प्रथम चर्वणक दाँत, 5,15 - second molar teeth = 5,15 द्वितीय चर्वणक दाँत, 6,16 - third molar teeth = 6,16 -तृतीय चर्वणक दाँत

Dentition permanent (डैन्टिशन परमानैन्ट) — लगभग 6 वर्ष की आयु में 32 स्थायी दाँतों का निकलना जो

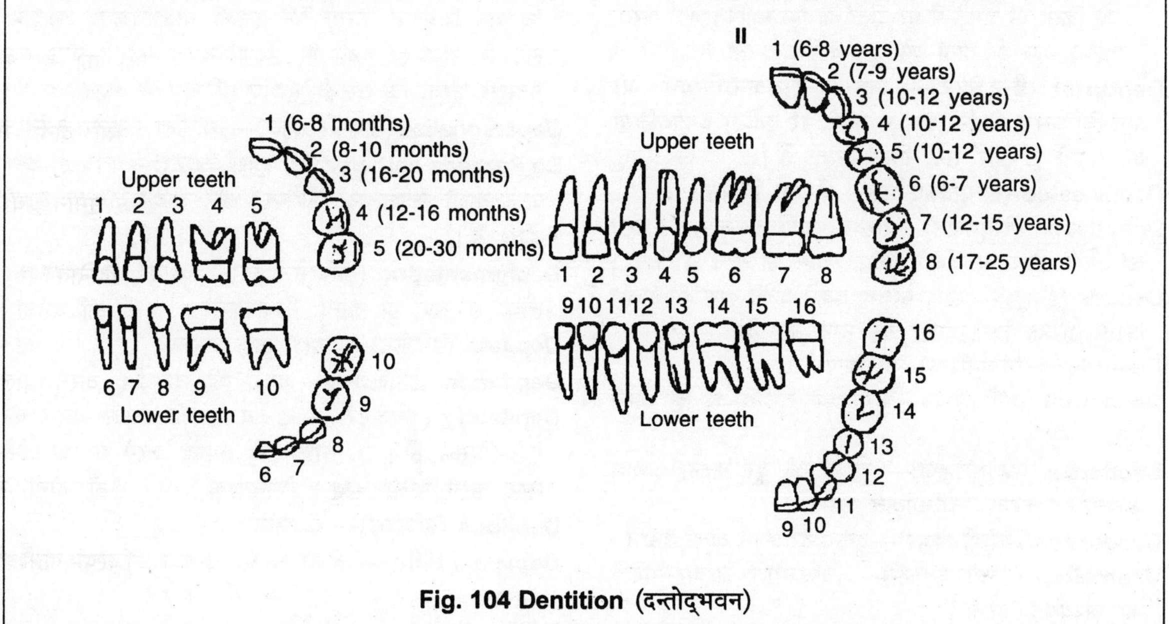

Fig. 104 Dentition (दन्तोद्भवन)

15 वर्ष की आयु तक पूर्ण हो जाते हैं, केवल अन्त्य चवर्णक दन्त (अक्कल दाढ़) रह जाते हैं जो 17 से 25 वर्ष की आयु के बीच में निकलते हैं।

Dentition primary (डैन्टिशन प्राइमरी)— 20 दूध के दाँतों का निकलना जो लगभग 6 माह की आयु में निकलने शुरू होते हैं तथा ढाई वर्ष की आयु तक पूरी तरह निकल चुके होते हैं।

Dentoalveolar (डैन्टोएल्वियोलर)— किसी दाँत एवं इसके दन्त उलूखल से सम्बन्धित।

Dentoalveolitis (डैन्टोएल्वियोलाइटिस)— पायोरिया एल्वियोलेरिस।

Dentofacial (डैन्टोफेसियल)— दाँतों एवं चेहरे से सम्बन्धित।

Dentoid (डैन्टॉयड)— दाँतों के आकार का, दन्ताभ।

Dentoidin (डैन्टॉयडिन)— दन्तधातु का कार्बनिक मूल पदार्थ

Dentolegal (डैन्टोलीगल)— दन्त-चिकित्सा एवं कानून से सम्बन्धित।

Dentulous (डैन्टुलस)— प्राकृत दाँतों वाला।

Denture (डैन्चर)— कृत्रिम दाँतों का एक पूरा सैट जो एक प्लास्टिक पदार्थ में फिट रहता है और प्राकृतिक दाँतों एवं सम्बन्धित ऊतकों के पुनःस्थापन के लिए प्रयोग में लाया जाता है, कृत्रिम दन्तावली। डैन्चर निम्न तीन प्रकार का होता है।

Full denture (फुल डैन्चर)— ऐसी कृत्रिम दन्तावली जो दोनों जबड़ों के सभी दाँतों को पुनःस्थापित करती है।

Immediate denture (इमेडिएट डैन्चर)— कृत्रिम दाँतों का एक पूरा सैट जो प्राकृतिक दाँतों को निकालने के तुरन्त बाद लगा दिया जाता है।

Partial denture (पार्शियल डैन्चर)— ऐसी कृत्रिम दन्तावली जो किसी भी जबड़े में पूरे दाँतों को पुनःस्थापित नहीं करती बल्कि कुछ ही दाँतों को पुनःस्थापित करती है।

Denturist (डैन्टुरिस्ट)— एक दन्त-तकनीशियन जो दन्त-चिकित्सक के निरीक्षण न करने पर कृत्रिम दन्तावलियों को गढ़ता है और उन्हें फिट करता है।

Denucleated (डीन्यूक्लिएटेड)— केन्द्रक विहीन।

Denudation (डेन्यूडेशन)— रक्षक अथवा ढकने वाली परत का अलग हो जाना अथवा किसी स्थान का नग्न हो जाना।

Denude (डीन्यूड)— रक्षक अथवा ढकने वाली परत को अलग करना अथवा किसी भाग को नग्न कर देना।

Denutrition (डिन्यूट्रीशन)—कुपोषण।

Deodorant (डियोडोरैन्ट)— दुर्गन्धहर, दुर्गन्ध को दूर करने वाला।

Deodorize (डियोडोराइज़)— दुर्गन्ध को दूर करना अथवा अवशोषित करना, निर्गन्धीकृत करना।

Deodorizer (डियोडोराइज़र)—दुर्गन्ध दूर करने वाला साधन।

Deontology (डीओन्टोलॉजी)— चिकित्सीय आचार-संहिता का अध्ययन करना।

Deorsum (डियोर्सम)— नीचे की ओर अथवा नीचे की ओर को घूमना।

Deorsumduction (डियोर्समडक्शन)— नीचे की ओर मुड़ना।

Deorsumversion (डियोर्समवर्ज़न)— आँखों का नीचे की ओर गति करना।

Deossification (डिऑसीफिकेशन)— हड्डी के खनिज तत्त्वों की हानि अथवा उनका अलग हो जाना।

Deoxidate (डीऑक्सीडेट)— किसी रसायन से ऑक्सीजन को अलग करना।

Deoxidation (डीऑक्सीडेशन)— किसी रसायन से ऑक्सीजन को अलग करने की क्रिया, ऑक्सीजनहरण।

Deoxidizer (डीऑक्सीडाइज़र)— ऑक्सीजन को अलग करने वाला पदार्थ।

Deoxygenation (डीऑक्सीजिनेशन)— किसी रासायनिक यौगिक अथवा ऊतक से ऑक्सीजन का अलग हो जाना।

Deoxyhemoglobin (डीऑक्सीहीमोग्लोबिन)— ऑक्सीजन के साथ जुड़ा न होने वाला हीमोग्लोबिन जो उस समय बनता है जब ऑक्सीहीमोग्लोबिन ऊतकों में अपनी ऑक्सीजन मुक्त करता है।

Depancreatize (डीपैन्क्रियाटाइज़)— अग्न्याशय को शल्य-क्रिया द्वारा काटकर अलग कर देना।

Dependence (डिपैन्डैन्स)— किसी औषधि को छोड़ देने पर उत्पन्न होने वाले लक्षणों को रोकने के लिए उस औषधि की सामान्य अथवा बढ़ती हुई मात्राओं को ग्रहण करने की मानसिक लालसा।

Dependency (डिपैन्डैन्सी)— निर्भर रहने की अवस्था।

Depersonalization (डीपर्सोनेलाइज़ेशन)— किसी व्यक्ति का यह विश्वास करना कि उसकी वास्तविकता अस्थायी रूप से नष्ट हो चुकी है अथवा बदल गई है जैसे यह महसूस करना कि उसकी भुजाएँ परिमाण में बदल गई हैं।

Depersonalize (डीपर्सोनेलाइज़)— व्यक्तित्व से वंचित करना।

De Pezzer's catheter (डि पेजर्स कैथेटर)— स्वयं ही ठहर जाने वाली मूत्रशलाका जिसका छोर कन्दीय (फूला हुआ) होता है।

Depigmentation (डीपिग्मैन्टेशन)— वर्णकों का विशेषकर त्वचा से नष्ट हो जाना, विवर्णकता।

Depilate (डेपिलेट)— बाल साफ करना।

Depilation (डेपिलेशन)— बालों की सफाई।

Depilatory (डेपिलेटरी)— 1. बालों की सफाई करने का गुण जिसमें हो। 2. बालों की सफाई करने अथवा उन्हें नष्ट करने वाली वस्तु। रोमनाशक।

Depilous (डैपिलस)— केशहीन।

Deplete (डेप्लीट)— खाली करना अथवा निःशेषण उत्पन्न करना।

Depletion (डेप्लीशन)— शरीर से रक्त, तरल आदि पदार्थों को बाहर निकालना।

Deplumation (डेप्लुमेशन)— कुछ रोगों में आँखों की पलकों का नष्ट हो जाना।

Depolarization (डीपोलेराइज़ेशन)— ध्रुवता में कमी होना अथवा उसका नष्ट हो जाना, विध्रुवण।

Depolarize (डीपोलेराइज़)— ध्रुवता से वंचित करना।

Depolymerization (डीपोलीमैराइज़ेशन)— पोलीमरो का उनके मोनोमरो में टूट जाना जैसे पोलीमर ग्लाइकोजन का मोनोमर ग्लूकोज़ में टूट जाना।

Deposit (डिपोज़िट)— 1. तलछट 2. शरीर के किसी भाग में जमा हुआ कोई पदार्थ।

Depot (डिपोट)— शरीर में स्थित एक संग्रह का स्थान जैसे किसी औषधि का जहाँ से वह वितरित हो सकती है अथवा शरीर का वह स्थान जिसमें काफी मात्रा में वसा संचित हो जाती है जैसे वसीय ऊतक में।

Depravation (डेप्रेवेशन)— किसी कार्य अथवा स्राव का विकृतिजन्य ह्रास, विकार।

Depravity (डेप्रेविटी)—Depravation.

Depressant (डिप्रेसैन्ट)— शरीर के किसी कार्य को कम करने वाला पदार्थ, अवसादक। अवसादक निम्न प्रकार के हो सकते हैं–

Cardiac depressant (कार्डियक डिप्रेसैन्ट)— ऐसा अवसादक जो हृदय गति एवं सकुंचनशीलता को कम करता है, हृदयावसादक।

Cerebral depressant (सेरीब्रल डिप्रेसैन्ट)— एक अवसादक जो मस्तिष्क की क्रियाशीलता को कम करता है जिससे रोगी मन्द बुद्धि हो जाता है एवं इतना सक्रिय नहीं रहता। ऐसे पदार्थ या औषधि की अधिक मात्रा से नींद आने लगती है; प्रमस्तिष्क-अवसादक।

Respiratory depressant (रेस्प्रेटरी डिप्रेसैन्ट)— एक अवसादक जो श्वसन की बारम्बारता तथा गहरे सांस लेने को कम करता है, श्वसन-अवसाद।

Depressed (डिप्रेस्ड)— 1. सामान्य स्तर से नीचा 2. खिन्न या उदास।

Depression (डिप्रेसन)— 1. एक खोखला अथवा नीचे को स्थित भाग 2. नीचे अथवा अन्दर की ओर विस्थापन 3. मानसिक अवसाद जिसमें व्यक्ति का मूड बदल जाता है। उसे भोजन, लिंग, कार्य, मित्रों, शौक या मनोरंजन में कोई दिलचस्पी नहीं रहती। 4. प्राणभूत कार्य का कम हो जाना जैसे श्वसन का अवसाद। अवसाद निम्न प्रकार का हो सकता है–

Agitated depression (एजिटेटेड डिप्रेसन)—अवसाद जिसमें अत्यधिक बेचैनी होती है, मानसिक एवं शारीरिक क्रियाशीलता बढ़ जाती है, रोगी लगातार अपना कार्य करता रहता है।

Congenital chondrosternal depression (कौन्जेनाइटल कॉन्ड्रोस्टर्नल डिप्रेसन) — जन्म से छाती की अगली दीवार में स्थित कीप के आकार का गड्ढा।

Endogenous depression (एण्डोजीनस डिप्रेसन) — बिना किसी प्रत्यक्ष कारण के मानसिक अवसाद।

Exogenous depression (एक्सोजीनस डिप्रेसन)— बाह्य कारकों जैसे सामाजिक अथवा वातावरणीय आदि कारकों के द्वारा उत्पन्न अवसाद।

Situated or reactive depression (सिच्युएटेड या रिएक्टिव डिप्रेसन)— किसी बाह्य परिस्थिति जैसे परिवार में किसी की मृत्यु हो जाने, कारोबार ठप्प हो जाने अथवा आर्थिक हानि होने से उत्पन्न अवसाद।

Depressive (डिप्रेसिव)— अवसाद से सम्बन्धित अथवा उसे उत्पन्न करने वाला।

Depressomotor (डिप्रेसोमोटर)— वह औषधि जो मस्तिष्क या सुषुम्ना रज्जु से गतियों के लिए पेशियों में जाने वाले आवेगों को कम करके पेशी की गतियों को कम करती है।

Depressor (डिप्रेसर)— किसी भी हिस्से को दबाने वाला यन्त्र जैसे जिह्वा-अवनामक यन्त्र (जीभ को दबाने वाला यन्त्र) जो गले के नेत्र परीक्षण को आसान बनाने के लिए जीभ को दबाता है, अवदाबी।

Depressor muscle (डिप्रेसर मसल)— पेशी जो किसी हिस्से को दबाती है अथवा नीचे को खींचती है।

Depressor nerve (डिप्रेसर नर्व)— तन्त्रिका जो उद्दीप्त होने पर किसी अंग अथवा ऊतक की क्रियाशीलता को कम करती है।

Deprivation (डेप्रीवेशन)— आवश्यक भागों, अंगों, शक्तियों अथवा कार्यों की हानि अथवा उनका अभाव।

Depulization (डीपुलाइज़ेशन)— प्लेग दण्डाणु को जन्तुओं से मानवों में पहुँचाने वाले पिस्सुओं को नष्ट करना।

Depurant (डेपुरेन्ट)— ऐसी औषधि जो उच्छिष्ट या त्याज्य पदार्थ को शरीर से बाहर निकाल कर शरीर को शुद्ध करने में मदद करती है।

Depuration (डेपुरेशन)— गन्दगियों को दूर करके शुद्ध करने की क्रिया। शोधन, शुद्धिकरण।

Depurative (डेपुरेटिव)— जिसमें सफाई करने का गुण हो, शोधक।

Depurator (डेपुरेटर)— वह वस्तु जो शुद्ध करती है, स्वच्छकारी।

Deradelphus (डेराडेल्फस)— दो जुड़वाँ बच्चे जो छाती से ऊपर जुड़े होते हैं जिससे इनका एक सिर होता है तथा छाती से नीचे दो अलग-अलग शरीर हो जाते हैं।

Deradenitis (डेराडीनाइटिस)— गर्दन की किसी लसीका ग्रन्थि का शोथ, ग्रीवाग्रन्थिशोथ।

Deradenoncus (डेराडीनन्कस)— गर्दन की किसी ग्रन्थि की सूजन अथवा इसका अर्बुद।

Deranencephaly, Deranencephalia (डीरेननसिफैली, डीरेननसिफैलिया)— जन्म से अल्पवर्धित सिर होने की दशा।

Derangement (डीरेन्जमैन्ट)—1. मानसिक कार्यों में विकार उत्पन्न हो जाना जिससे बुद्धि प्रभावित होती है। 2. शरीर के किसी भाग अथवा अंग की अव्यवस्था।

Derbyshire neck (डर्बीशायर नैक)— गलगण्ड, घेंघा।

Derealisation (डीरियलाइज़ेशन)— अयथार्थ अनुभूति।

Dereism (डेरेइज़्म)— स्वप्न-लोक अथवा कल्पना में रहना और वास्तविकता की उपेक्षा करना जैसा कि दिवा-स्वप्न में देखा जाता है।

Dereistic (डेरेइस्टिक)— स्वप्न-लोक अथवा कल्पना में रहने और वास्तविकता की उपेक्षा करने वाला।

Derencephalia (डीरेनसिफैलिया)—Derencephaly.

Derencephalocele (डीरेनसिफैलोसील)— ऊर्ध्व ग्रैव मेरू-नली में विद्यमान किसी छिद्र से होकर अल्पवर्धित मस्तिष्क का बहिःसरण।

Derencephalus (डीरेन्सीफैलस)— जन्मजात विकृत भ्रूण जिसकी खोपड़ी अल्पवर्धित (बहुत ही सूक्ष्म) होती है तथा गर्दन की कशेरुकाएँ दो भागों में विभाजित रहती हैं एवं मस्तिष्क विभाजन में स्थित रहता है।

Derencephaly (डीरेनसिफैली)— ग्रैव मेरु-दण्ड की जन्मजात फटन जिसके साथ मस्तिष्क का अभाव होता है अथवा अल्पवर्धित मस्तिष्क होता है।

Derivation (डेरिवेशन)— किसी पदार्थ का स्रोत अथवा उद्गम।

Derivative (डेरिवेटिव)— एक रासायनिक पदार्थ जो मौलिक नहीं होता बल्कि अन्य पदार्थ से उत्पन्न होता है, प्रत्युत्तेजक।

Derma (डर्मा)— कोरियम (अन्तस्त्वचा) या वास्तविक त्वचा।

Dermabrader (डर्माब्रेडर)— त्वचा को खुरचने वाला एक उपकरण।

Dermabrasion (डर्माब्रेज़न)— मुहासों के व्रणचिन्ह, तिल, त्वचा के गोदन अथवा बारीक झुर्रियों आदि से कुरूपित त्वचा को यान्त्रिक विधियों जैसे सैण्ड पेपर, तार के ब्रुशों आदि से खुरचना।

Dermad (डर्माड)— त्वचा की ओर अथवा बाह्य।

Dermadrome (डर्माड्रोम)— किसी सार्वदैहिक रोग का त्वचा में होने वाला उपद्रव।

Dermal (डर्मल)— त्वचा सम्बन्धी, त्वचीय।

Dermalaxia (डर्मालैक्सिया)— त्वचा का अत्यधिक ढीलापन अथवा उसकी कोमलता, चर्ममृदुता।

Dermalgia (डर्मेल्जिया)— त्वचा में स्थानीय दर्द होना।

Dermat-, Dermato– (डर्मेट-, डर्मेटो-)— त्वचा से सम्बन्धित होने के संकेत देने वाले उपसर्ग।

Dermatalgia (डर्मेटैल्जिया)— त्वचा के स्थानीय दर्द के साथ विकृत अनुभूति।

Dermatatrophia (डर्मेटाट्रोफिया)— त्वचा का अपक्षय।

Dermatauxe (डर्माटौक्सी)— त्वचा की अतिवृद्धि।

Dermatitides (डर्माटाइटाइडीस)— डर्माटाइटिस का बहुवचन

Dermatitis (डर्माटाइटिस)— त्वक्शोथ, त्वचा की सूजन। यह निम्न प्रकार की हो सकती है–

Actinic dermatitis (एक्टिनिक डर्माटाइटिस) — सूर्य प्रकाश, अलट्रावायलेट प्रकाश अथवा एक्स-रे आदि से आने वाले रसायन विकिरण के प्रति अनावृत्त होने पर उत्पन्न त्वक्शोथ; विकिरणी त्वक्शोथ।

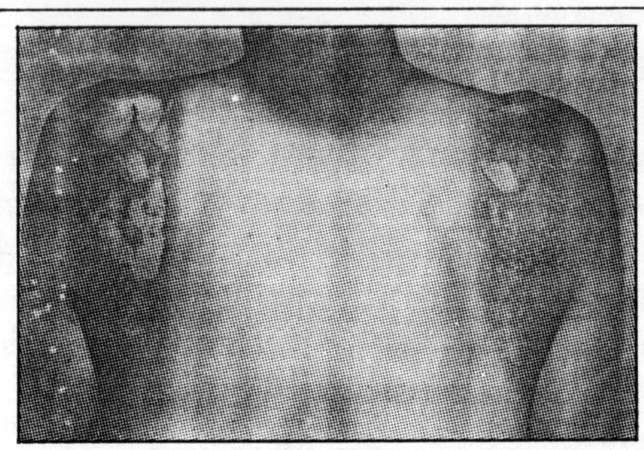

Fig. 105 Actinic dermatitis (विकिरणी त्वक्शोथ)

Aestivalis dermatitis (एस्टीवेलिस डर्माटाइटिस) — गर्मी के मौसम में होने वाला त्वक्शोथ।

Allergic dermatitis (एलर्जिक डर्माटाइटिस) — एलर्जी से होने वाला त्वक्शोथ।

Atopic dermatitis (एटोपिक डर्माटाइटिस)— त्वक्शोथ जिसके कारण का पता नहीं होता और जिसमें खुजली आती है, रोगी इसे खरोंचता है तथा दाने निकल आते हैं। इसके एलर्जी, आनुवंशिक एवं मनोवैज्ञानिक कारण हो सकते हैं। एटोपिक त्वक्शोथ।

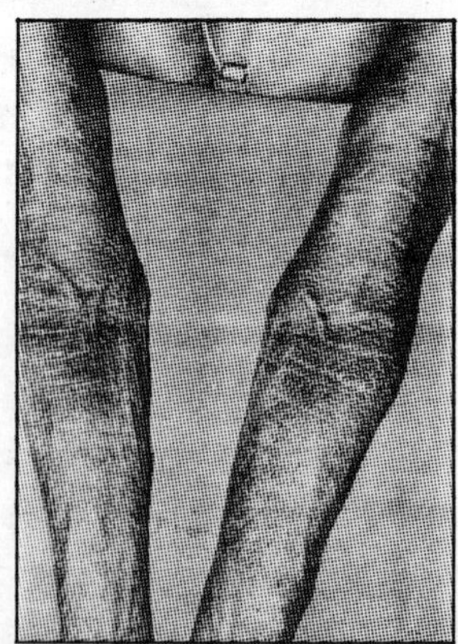

Fig. 106 Atopic dermatitis एटोपिक त्वक्शोथ

Chemical dermatitis (कैमिकल डर्माटाइटिस)— किसी रसायन के प्रयोग से उत्पन्न त्वक्शोथ जिसमें त्वचा के

रसायन के सम्पर्क में आने वाले स्थान पर लाली हो जाती है, शोफ हो जाता है तथा जलस्फोट (फफोले) बन जाते हैं।

Contact dermatitis (कॉन्टैक्ट डर्माटाइटिस) —उस पदार्थ के सम्पर्क में आने पर जिसके प्रति वह व्यक्ति संवेदनशील होता है, उत्पन्न त्वक्शोथ; स्पर्श त्वक्शोथ।

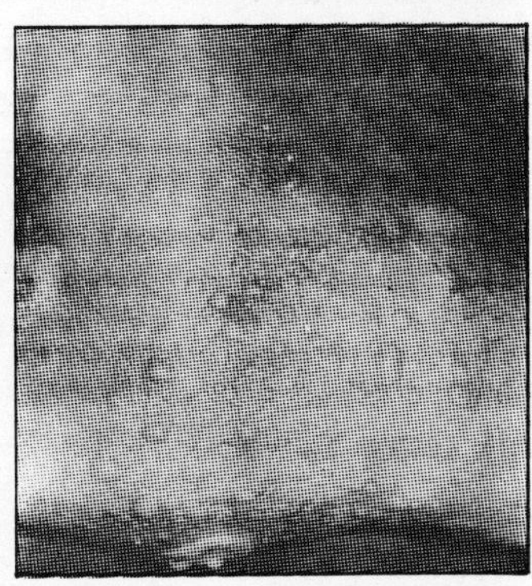

Fig. 107 स्पर्श त्वक्शोथ : किसी औषधि के स्थानीय प्रयोग से उत्पन्न

Cosmetic dermatitis (कॉस्मेटिक डर्माटाइटिस)— किसी कान्तिवर्द्धक का प्रयोग करने पर उत्पन्न त्वक्शोथ जिसमें त्वचा पर दाने निकल आते हैं।

Dermatitis hiemalis (डर्माटाइटिस हीमालिस)— ठण्ड के मौसम में होने वाला त्वक्शोथ।

Dermatitis medicamentosa (डर्माटाइटिस मेडिकेमेन्टोसा)— औषधि से निकलने वाले दाने।

Dermatitis verrucosa (डर्माटाइटिस वेरुकोसा)— कवक या फफूँदीजनक त्वचा का जीर्ण संक्रमण जिसमें अधिमांस की भांति पर्विकाएँ होती हैं।

Exfoliative dermatitis (एक्सफोलिएटिव डर्माटाइटिस)— जीर्ण त्वक्शोथ जो सामान्यतया पूरे शरीर पर होता है जिसमें त्वचा पर लाली होती है, खाल उतरने लगती है तथा त्वचा पर खुजली आती है और बाल झड़ने लगते हैं। अल्पशल्कीय त्वक्शोथ।

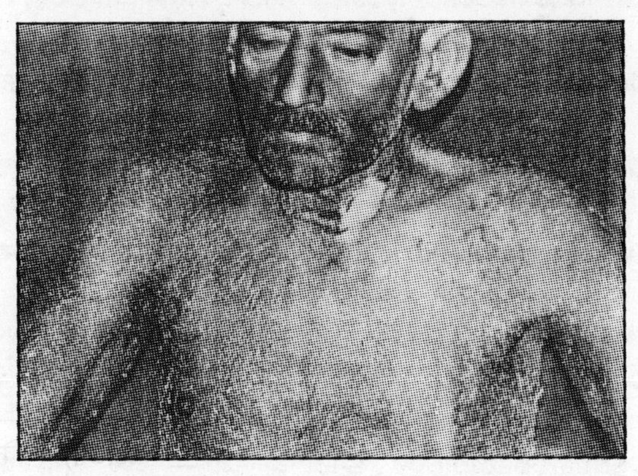

Fig. 108 अल्पशल्कीय त्वक्शोथ

Infectious eczematoid dermatitis (इन्फैक्शियस एक्ज़ैमैटॉयड डर्माटाइटिस)— किसी पस बनाने वाली बीमारी के दौरान अथवा उसके पश्चात् पूयस्फोटिकाभ एक्ज़िमा के प्रकार के दानों का निकलना, संक्रामक छाजन-रूपी त्वक्शोथ।

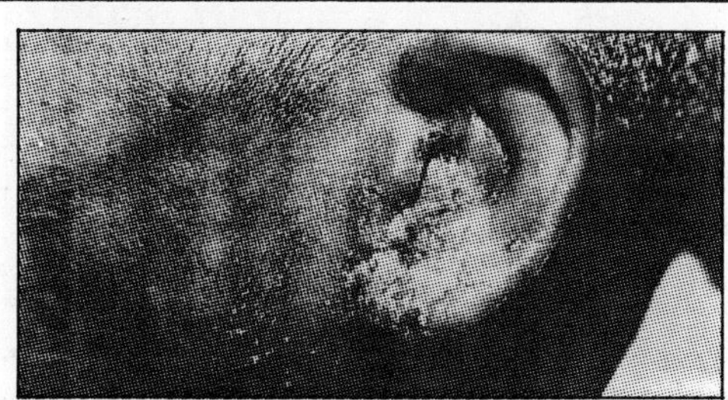

Fig. 109 संक्रामक छाज़न-रूपी त्वक्शोथ : कान से निकलने वाले सपूय स्राव से छाजन-प्रतिक्रिया का उत्पन्न होना।

Seborrheic dermatitis (सिबोरिह्क डर्माटाइटिस)— त्वचा का जीर्ण शोथ जिसके कारण का पता नहीं है। यह खोपड़ी पर शुरू होता है जिसमें गोल या अनियमित आकार की विक्षतियाँ होती हैं जो पीले-से भूरे रंग की सूखी, नम अथवा चिकनी पपड़ियों से ढकी होती हैं। इनमें खुजली आती है तथा सूखी पपड़ियों के अधिक हो जाने पर वे उखड़ने लगती हैं। त्वग्वसास्रावग्रस्त त्वक्शोथ।

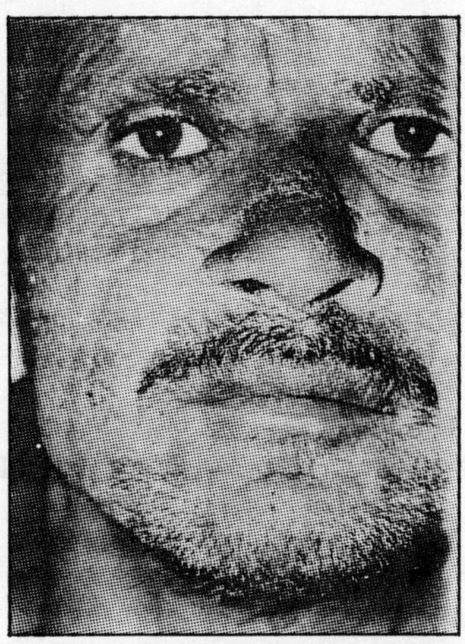

Fig. 110 त्वग्वसास्रावग्रसत त्वकशोथ।

Stasis dermatitis (स्टेसिस डर्माटाइटिस)— पैर के निचले भाग के अन्दर की ओर भीतरी गुल्फ के ठीक

ऊपर जो बाद में सम्पूर्ण निचले पैर को प्रभावित करता है, एक्जिमा प्रकार का त्वक्शोथ जिसमें शिरा अपर्याप्तता के कारण जख्म बनता है, शोफ हो जाता है तथा वर्णकयुक्तता हो जाती हैं। स्थैतिकता त्वकशोथ।

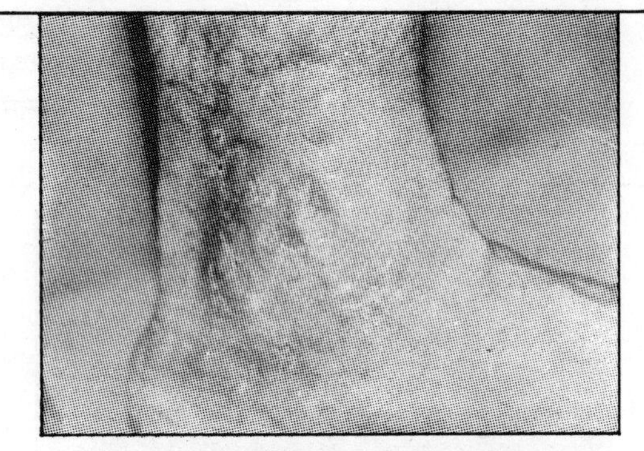

Fig. 111 : (स्थैतिकता त्वक्शोथ) पैर पर

X-ray dermatitis (एक्स-रे-डर्माटाइटिस)— त्वचा पर एक्स-किरणों के प्रभाव से होने वाला त्वचा का शोथ।

Dermato-, Dermat-, Derm- (डर्मेटो-, डर्मेट-, डर्म-)— उपसर्ग जिनका अर्थ त्वचा है।

Dermatoarthritis (डर्मेटोआर्थ्राइटिस)— त्वचा रोग जिसके साथ सन्धिशोथ हो जाता है।

Dermatoautoplasty (डर्मेटोऑटोप्लास्टी)— रोगी के अपने शरीर के किसी भाग से ली गई त्वचा द्वारा त्वचा निरोपण करना।

Dermatocele (डर्मेटोसील)— ढीली-ढाली खाल।

Dermatocellulitis (डर्मेटोसेल्यूलाइटिस)— संयोजी ऊतक का शोथ।

Dermatochalasis (डर्मेटोकैलेसिस)— त्वचा में लचीले तन्तुओं की कमी जिससे त्वचा तहों में लटक जाती है।

Dermatoconiosis (डर्मेटोकोनियोसिस)— धूल के क्षोभण से उत्पन्न होने वाला त्वक्शोथ जो विशेष रूप से औद्योगिक स्थानों पर होता है।

Dermatocyst (डर्मेटोसिस्ट)— त्वचा की पुटी।

Dermatodynia (डर्मेटोडाइनिया)— त्वचा में दर्द होना।

Dermatofibroma (डर्मेटोफाइब्रोमा)— त्वचा की एक तन्तुमय अर्बुद के समान पर्विका।

Dermatofibrosarcoma (डर्मेटोफाइब्रोसार्कोमा)— त्वचा का तन्तु-सार्कोमा।

Dermatogen (डर्मेटोजेन)— किसी त्वचा रोग से प्राप्त प्रतिजन अथवा एण्टिजन।

Dermatogenous (डर्मेटोजीनस)— त्वचा अथवा त्वचा के किसी रोग को उत्पन्न करने वाला।

Dermatoglyphics (डर्मेटोग्लाइफिक्स)— त्वचा पर हाथों-पैरों के चिन्हों का अध्ययन, अँगुलिचिन्ह-विद्या।

Dermatograph (डर्मेटोग्राफ)— त्वचा को अगुँली से दबाने पर बना एक पीला उठ हुआ चक्र, लेख या आकृति।

Dermatographia, Dermatographism, Dermatography (डर्मेटोग्रेफिया, डर्मेटोग्रेफिज़्म, डर्मेटोग्राफी)— कुछ लोगों में हिस्टामीन मुक्त होने के कारण त्वचा को अँगुलियों से दबाकर उस पर कुछ लिखा जाना अथवा उस पर कोई आकृति बनाना, त्वक्लेख।

Dermatographism (डर्मेटोग्राफिज़्म)— एक प्रकार की एलर्जी जिसमें त्वचा को अगुँली से दबाने पर अथवा इसे रगड़ने या खरोंचने से एक पीला उठा हुआ चक्र बन जाता है।

Dermatoheliosis (डर्मेटोहीलियोसिस)— सूर्य के द्वारा उत्पन्न त्वचा का ह्रास जिसमें त्वचा में झुर्रिया पड़ जाती हैं और उसका अपक्षय हो जाता है।

Dermatoheteroplasty (डर्मेटोहीटिरोप्लास्टी)— भिन्न जाति के किसी व्यक्ति से ली गई त्वचा के द्वारा त्वचा-निरोपण करना।

Dermatoid (डर्मेटॉयड)— त्वचा के समान।

Dermatologic, Dermatological (डर्मेटोलॉजिक, डर्मेटोलॉजिकल)— चर्म-रोग-विज्ञान से सम्बन्धित अथवा त्वचा को प्रभावित करने वाला।

Dermatologist (डर्मेटोलॉजिस्ट)— चर्म-रोग-विशेषज्ञ।

Dermatology (डर्मेटोलॉजी)— त्वचा एवं इसके रोगों का वैज्ञानिक अध्ययन, चर्म-रोग-विज्ञान।

Dermatolysis (डर्मेटोलाइसिस)— ढीली-ढाली त्वचा।

Dermatoma (डर्मेटोमा)— सीमित क्षेत्र में मोटी हुई त्वचा, चर्मार्बुद।

Dermatome (डर्मेटोम)— त्वचा में चीरा लगाने अथवा निरोपण के लिए त्वचा की फाँके (पतले-पतले टुकड़े) करने वाला यन्त्र, त्वचाजन, त्वचाकायांश, त्वक्-उच्छेदक।

Dermatomegaly (डर्मेटोमेगैली)— ढीली अथवा लटकी हुई त्वचा, अतिचर्मता।

Dermatomucosomyositis (डर्मेटोम्यूकोसोमायोसाइटिस) — श्लेष्मिक कला एवं पेशियों की सूजन।

Dermatomycosis (डर्मेटोमाइकोसिस)— त्वचा का कवक संक्रमण, चर्मकवकता।

Dermatomyoma (डर्मेटोमायोमा)— त्वक्पेशी-अर्बुद, त्वचा एवं पेशियों का अर्बुद।

Dermatomyositis (डर्मेटोमायोसाइटिस)— त्वक्पेशी-शोथ, त्वचा एवं पेशियों की सूजन।

Dermatopathia (डर्मेटोपैथिया)—Dermatopathy.

Dermatopathic (डर्मेटोपैथिक)— किसी चर्म-रोग से सम्बन्धित।

Dermatopathology (डर्मेटोपैथोलॉजी)— चर्म रोगों का विकृतिविज्ञान।

Dermatopathy (डर्मेटोपैथी)— त्वचा का कोई भी रोग।

Dermatophobia (डर्मेटोफोबिया)— किसी चर्म रोग के होने का अत्यन्त भय।

Dermatophylaxis (डर्मेटोफाइलैक्सिस)— हानिकर कारकों जैसे संक्रमण एवं अत्यधिक धूप आदि से त्वचा की रक्षा होना।

Dermatophyte (डर्मेटोफाइट)— एक कवक परजीवी जो त्वचा पर वृद्धि करता है, त्वक्विकारीकवक।

Dermatophytid (डर्मेटोफाइटिड)— कवक के प्रति अतिसुग्राहिता होने के कारण संक्रमण के स्थान से दूर उत्पन्न द्वितीयक त्वचा-विस्फोट।

Dermatophytosis (डर्मेटोफाइटोसिस)— हाथों-पैरों की त्वचा का विशेषकर पैरों की अँगुलियों के बीच में होने वाला कवक संक्रमण।

Dermatoplastic (डर्मेटोप्लास्टिक)— त्वचा निरोपण से सम्बन्धित, त्वक्संधान सम्बन्धी।

Dermatoplasty (डर्मेटोप्लास्टी)— त्वचा निरोपण, त्वक्संधान; चोट, ऑपरेशन अथवा बीमारी से नष्ट हुई त्वचा का जीवित त्वचा के निरोप द्वारा पुनःस्थापन करना।

Dermatopolyneuritis (डर्मेटोपोलीन्यूराइटिस)—Acrodynia.

Dermatorrhagia (डर्मेटोरेह्जिया)— त्वचा से रक्तस्राव होना, त्वग्रक्तस्राव।

Dermatorrhea (डर्मेटोरिह्या) — त्वग्वसीय ग्रन्थियों से अत्यधिक स्राव का निकलना, अतित्वग्स्राव।

Dermatorrhexis (डर्मेटोरैह्क्सिस)— त्वचा एवं त्वचा में स्थित रक्त केशिकाओं का फट जाना।

Dermatosclerosis (डर्मेटोस्क्लेरोसिस)— त्वचा का सख्त होना।

Dermatoscopy (डर्मेटोस्कोपी)— त्वचा का लैन्स अथवा सूक्ष्मदर्शी द्वारा परीक्षण।

Dermatosis (डर्मेटोसिस)— त्वचा का कोई भी रोग जिसमें शोथ का लक्षण होना आवश्यक नहीं है, त्वग्रूग्णता।

Dermatotherapy (डर्मेटोथिरैपी)— त्वचा रोगों की चिकित्सा।

Dermatothlasia (डर्मेटोथिलैसिया)— त्वचा की चिकोटी काटने और उस पर चोट पहुँचाने की तीव्र इच्छा।

Dermatotome (डर्मेटोटोम)— 1. भ्रूण की त्वचा का एक टुकड़ा 2. त्वचा में चीरा लगाने वाला यन्त्र।

Dermatrophia, Dermatrophy (डर्मेट्रॉफिया, डर्मेट्रॉफी)— त्वचा का अपक्षय अथवा उसका पतला हो जाना, त्वक्शोष।

Dermatotropic (डर्मेटोट्रॉपिक)— विशेषकर त्वचा पर कार्य करने वाला।

Dermatoxerasia (डर्मेटोज़ीरेसिया)— त्वचा का खुदरापन।

Dermatozoon (डर्मेटोजून)— त्वचा पर रहने वाला कोई भी जन्तु परजीवी।

Dermatozoonosis (डर्मेटोजूनोसिस)— जन्तु परजीवी द्वारा उत्पन्न कोई भी त्वचा रोग।

Dermatrophia (डर्मेट्रोफिया)— त्वचा का अपक्षय या शोष।

Dermic (डर्मिक)— त्वचा सम्बन्धी।

Dermis (डर्मिस)— वास्तविक त्वचा, अन्तस्त्वचा।

Dermoblast (डर्मोब्लास्ट)— मध्यजनस्तर का वह भाग जो वास्तविक त्वचा में विकसित होता है, त्वग्प्रसू।

Dermographia, Dermography (डर्मोग्रेफिया, डर्मोग्रेफी)— Dermatographia.

Dermoid (डर्मायड)— त्वचा के समान, त्वचाभ।

Dermoid cyst (डर्मायड सिस्ट)— डिम्बग्रन्थि अथवा फेफड़ों में अथवा खोपड़ी पर होने वाला एक सुदम पुटीय अर्बुद जिसमें बाल, दाँत या त्वचा पाई जाती है; त्वगपुटी।

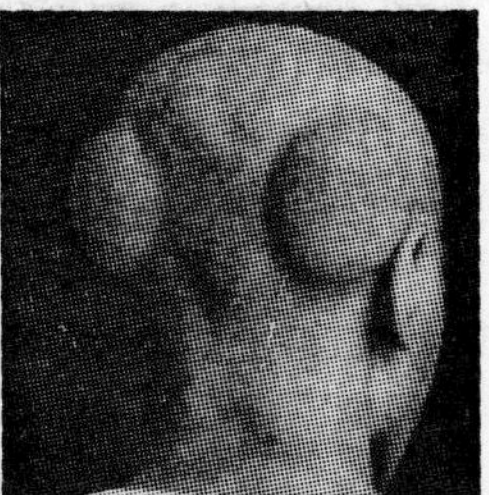

Fig. 112 Dermoid cyst त्वगपुटी

Dermoidectomy (डर्मायडेक्टॉमी)— किसी त्वग्पुटी को काटकर निकाल देना, त्वग्पुटी-उच्छेदन।

Dermolipoma (डर्मोलाइपोमा)— त्वचा का वसार्बुद।

Dermolysis (डर्मोलाइसिस)—Dermatolysis. Cutis laxa.

Dermomycosis (डर्मोमाइकोसिस)— चर्मकवकता।

Dermonarcotic (डर्मोनार्कोटिक)— किसी भी प्रयोग अथवा बीमारी से सम्बन्धित जिससे त्वचा का परिगलन हो जाता है।

Dermonosology (डर्मोनोसोलॉजी)— त्वचा रोगों के वर्गीकरण का विज्ञान।

Dermopathy (डर्मोपैथी)— त्वचा का कोई भी रोग।

Dermophlebitis (डर्मोफ्लेबाइटिस)— उपरिस्थ शिराओं एवं उनको चारों ओर से घेरने वाली त्वचा का शोथ।

Dermorrhagia (डर्मोरेह्जिया)— त्वचा से खून बहना, त्वग्रक्तस्राव।

Dermoskeleton (डर्मोस्केलेटन)— शरीर का बाह्य आवरण; बाल, नाखून तथा दाँत आदि।

Dermostenosis (डर्मोस्टेनोसिस)— त्वचा का वैकृत संकुचन।

Dermosynovitis (डर्मोसाइनोवाइटिस)— शोथयुक्त श्लेषपुटी अथवा कन्डरा पर स्थित त्वचा का शोथ।

Dermotoxin (डर्मोटॉक्सिन)— जीवाणुओं आदि के द्वारा उत्पन्न एक बहिर्जीवविष जिससे त्वचा में विकृतिजन्य परिवर्तन हो जाते हैं जैसे त्वक्रक्तिमा हो जाती है, त्वचा का ह्रास होने लगता है और परिगलन होने लगता है।

Dermotropic (डर्मोट्रॉपिक)— विशेषकर त्वचा पर कार्य करने वाला।

Dermovascular (डर्मोवैस्कुलर)— त्वचा एवं इसकी रक्त वाहिनियों से सम्बन्धित।

Derodidymus (डीरोडाइडिमस)— दो सिर वाला विकृत भ्रूण।

Derotation (डीरोटेशन)— पीछे को वापिस लौट जाना।

Desalination (डीसैलाइनेशन)— किसी पदार्थ जैसे समुद्र के पानी से आंशिक या पूर्ण रूप से लवणों का अलग हो जाना।

Desaturate (डीसैचुरेट)— विसंतृप्तिकरण करना।

Desaturation (डीसैचुरेशन)— वह क्रिया जिसके द्वारा कोई संतृप्त कार्बनिक यौगिक असंतृप्त कार्बनिक यौगिक में बदल जाता है, विसंतृप्तीकरण।

Desault's apparatus (डीसाल्ट्स एप्रेटस)— क्लैविकूल हड्डी के अस्थिभंग में प्रयोग में लायी जाने वाली पट्टी।

Descemetitis (डेस्सीमेटाइटिस)— स्वच्छमण्डल या कॉर्निया की पश्चज सतह पर स्थित डेस्सीमेट्स झिल्ली की सूजन।

Descemetocele (डेस्सीमेटोसील)— डेस्सीमेट झिल्ली का बहिःसरण।

Descemet's membrane (डेस्सीमेट्स मेम्ब्रेन)—स्वच्छमण्डल की अंतःकला-परत तथा मुख्य अस्तर के बीच स्थित एक पतली झिल्ली।

Descendens (डिसैन्डैन्स)— नीचे उतरने वाला।

Descending (डिसैन्डिंग)— नीचे उतरने वाला, अवरोही।

Descensus (डिसैन्सस)— नीचे उतरने की क्रिया या भ्रंश। उदाहरण–

Descensus testis (डिसैन्सस टैस्टिस)— शुक्रग्रन्थियों का सामान्य रूप से उदर-गुहा से वृषण में उतरना जो गर्भावस्था के अन्तिम कुछ महीनों में होता है।

Descensus uteri (डिसैन्सस यूटेराइ)— श्रोणि के फर्श में दोष उत्पन्न हो जाने के कारण गर्भाशय का योनि से होते हुए बाहर निकल आना, गर्भाशय भ्रंश।

Descent (डिसैन्ट)— भ्रूण के प्रस्तुतिकरण वाले भाग का प्रसव नली में से होकर बाहर प्रकट होना।

Desensitization (डिसेन्सीटाइज़ेशन)— सुग्राहीकारक पदार्थ अर्थात् एलर्जन को धीरे-धीरे बढ़ती इतनी सूक्ष्म मात्रा में बार-बार देकर कि इससे अतिसुग्राहिता न हो जाय, तुरन्त होने वाली अतिसुग्राहिता प्रतिक्रिया को रोकना या कम करना; विसुग्राहीकरण।

Desensitize (डिसेन्सीटाइज़)— 1. नाड़ी में अवरोध उत्पन्न करके अथवा उसे काटकर संवेदना को समाप्त कर देना। 2. विशिष्ट एण्टिजन को सूक्ष्म मात्रा में देकर अतिसुग्राहिता प्रतिक्रिया को रोकना।

Desexualize (डीसैक्सुआलाइज़)—बन्ध्यकरण करना।

Deshydremia (डेस्हाइड्रीमिया)— रक्त में जल की कमी होना।

Desiccant (डैसिकैन्ट)— खुश्की लाने वाला, अवशोषक।

Desiccate (डैसिकेट)— सुखाना या खुश्क करना।

Desiccation (डैसिकेशन)— सुखाने की क्रिया, शुष्कन या निर्जलीकरण।

Desiccative (डैसिकेटिव)—Desiccant.

Desiccator (डैसिकेटर)— 1. शुष्कक (खुश्क करने या सुखाने वाला) 2. किसी शुष्क करने वाले पदार्थ जैसे कैल्सियम क्लोराइड या सलफ्यूरिक एसिड आदि से युक्त एक उपकरण जिसमें किसी सामग्री को शुष्क होने के लिए रखा जाता है।

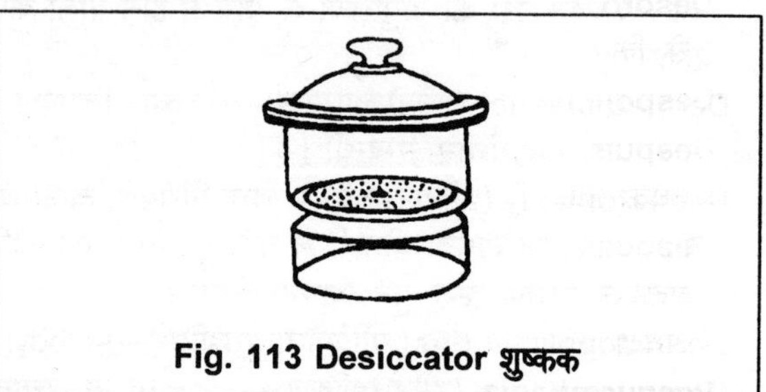

Fig. 113 Desiccator शुष्कक

Desmalgia (डेस्मेल्जिया)— स्नायु में दर्द होना, स्नायुशूल।

Desmectasia, Desmectasis (डेस्मेक्टेसिया, डेस्मेक्टेसिस)— किसी स्नायु का फैल जाना।

Desmepithelium (डेस्मेपीथीलियम)— वाहिनियों एवं श्लेषक-गुहाओं को आस्तरित करने वाली उपकला।

Desmitis (डेस्माइटिस)— किसी स्नायु की सूजन, स्नायुशोथ।

Desmo- (डेस्मो-)— किसी पट्टे या स्नायु का संकेत देने वाला उपसर्ग।

Desmocranium (डेस्मोक्रेनियम)— भ्रूण के कपाल का सबसे पहला रूप।

Desmocyte (डेस्मोसाइट)— एक सहारा देने वाली ऊतक कोशिका, तन्तुप्रसू

Desmocytoma (डेस्मोसाइटोमा)— डेस्मोसाइटों अथवा तन्तु-प्रसुओं का बना एक अर्बुद।

Desmodynia (डेस्मोडायनिया)— किसी स्नायु में दर्द होना।

Desmogenous (डेस्मोजीनस)— किसी स्नायु से उत्पन्न हुआ।

Desmography (डेस्मोग्राफी)— स्नायुओं अथवा बन्धनों का वर्णन करना या उनके बारे में लिखना।

Desmoid (डेस्मॉयड)— 1. कण्डरा के समान 2. तन्तुमय अर्बुद अथवा तान्तव।

Desmology (डेस्मोलॉजी)— स्नायु एवं कण्डराओं का विज्ञान।

Desmopathy (डेस्मोपैथी)— स्नायु का कोई भी रोग, स्नायुविकृति।

Desmoplasia (डेस्मोप्लेसिया)— तन्तु-ऊतकों का अधिक बनना एवं उनका विकास होना।

Desmoplastic (डेस्मोप्लास्टिक)— तन्तु-ऊतकों को बनाने वाला।

Desmorrhexis (डेस्मोरेह्क्सिस)— किसी स्नायु का फट जाना।

Desmosis (डेस्मोसिस)— संयोजी ऊतक का कोई भी रोग, संयोजीऊतकविकृति।

Desmotomy (डेस्मोटॉमी)— स्नायु में चीरा लगाना अथवा उसे विभाजित करना।

Desnoma (डेस्नोमा)— संयोजी ऊतक का अर्बुद।

Desorb (डीज़ार्ब)— अवशोषण अथवा अधिशोषण की अवस्था से किसी पदार्थ को अलग करना।

Despondency (डैस्पोण्डैन्सी)— हताशा, निराशा।

Despumation (डेस्पुमेशन)— किसी तरल से झागों का पृथक होना।

Desquamate (डैसक्वेमेट)— बाह्यत्वचा अथवा किसी भी सतह की बाह्य परत को पपड़ियों के रूप में झाड़ देना अथवा छील देना।

Desquamation (डैसक्वेमेशन)— बाह्यत्वचा का पपड़ी अथवा चादर के रूप में अलग होना या झड़ जाना, विशल्कन।

Desquamative (डैसक्वेमेटिव)— विशल्कन की प्रकृति का, विशल्कन से सम्बन्धित अथवा विशल्कन को उत्पन्न करने वाला; विशल्कनकारी।

Destructive (डैस्ट्रक्टिव)—नष्ट करने वाला, विनाशकारी।

Desudation (डेसुडेशन)— अत्यधिक पसीना आने के पश्चात् पूयस्फोटिकाभ विस्फोट उत्पन्न होना।

Detachment (डिटैचमैन्ट)— पृथक होने की दशा, वियोजन।

Detection (डिटैक्शन)— खोज, अनुसन्धान।

Detector (डिटैक्टर)— किसी वस्तु की विद्यमानता का पता लगाने वाला उपकरण, उदाहरण के तौर पर झूठ बोलने का पता लगाने वाला उपकरण (लाइ डिटैक्टर), अनुवेदक।

Detergent (डिटर्जेन्ट)—शोधक, अपमार्जक

Deterioration (डीटीरियोरेशन)— प्रतिगमन; शारीरिक एवं मानसिक क्रियाओं का धीरे-धीरे कम होते जाना, अवनति।

Determinant (डिटरमिनेन्ट)— वह कारक जिससे किसी भी वस्तु के गुणों का पता चलता है।

Determination (डिटरमिनेशन)— किसी पदार्थ, जीव अथवा घटना की सही-सही प्रकृति को निश्चित करना जैसे लिंग निर्धारण करना।

Determinism (डिटरमिनिज़्म)— एक सिद्धान्त कि सभी मानव कार्य पहले से स्थित परिस्थितियों के फलस्वरूप होते हैं और कुछ भी संयोगवश नहीं होता तथा व्यक्ति की इच्छा पर निर्भर नहीं करता।

Detersive (डिटर्सिव)— Detergent.

Detonation (डिटोनेशन)— विस्फोट, ध्वनि।

Detortion, Detorsion (डिटोर्शन, डिटोर्ज़ियन)—1. किसी शुक्रग्रन्थि, मूत्रनली अथवा आँत की ऐंठन को दूर करने के लिए की जाने वाली शल्य-चिकित्सा 2. शरीर की किसी विकृति को ठीक करना।

Detoxicate (डीटॉक्सीकेट)— किसी पदार्थ के विषैले गुण को अलग कर देना, निर्विषीकृत करना।

Detoxication (डिटॉक्सीकेशन)—Detoxification.

Detoxification (डीटॉक्सीफिकेशन)— किसी विषाक्त पदार्थ के विषैले गुण का निष्कासन, निर्विषीकरण।

Detoxify (डिटॉक्सीफाई)— 1. किसी पदार्थ के विषैले गुण को अलग करना। 2. किसी भी औषधि की विषैली अधिक मात्रा का सेवन करने पर उसकी चिकित्सा करना।

Detrition (डेट्रीशन)— शरीर के किसी भाग का जैसे दाँतों का रगड़ से क्षय होना, अपरदन।

Detritus (डेट्राइटस)— शरीर के किसी भाग में क्षत हो जाने के पश्चात् बचा पदार्थ अथवा किसी पदार्थ या ऊतक के विखण्डन से उत्पन्न पदार्थ, अपरद, कंकड़।

Detruncation, Decollation (डिटरन्केशन, डीकोलेशन)— सिर को विशेषकर भ्रूण के सिर को शरीर से पृथक कर देना।

Detrusor (डेट्रूसर)— शरीर का वह भाग जो नीचे को ढकेलता है जैसे कोई पेशी, निस्सारिका।

Detumescence (डीटुमिसेन्स)— 1. किसी सूजन का घटना 2. जननांगों (शिश्न एवं भगशिश्निका) के उच्छायी ऊतक का उत्थान के पश्चात् ढीला पड़ जाना, विफुल्लता।

Deuteranomalopia (डयूटिरेनोमेलोप्या)— आंशिक वर्णान्धता जिसमें हरे रंग का पूर्ण ज्ञान नहीं होता, आंशिक हरित वर्णान्धता।

Deuteranopia, Deuteranopsia (डयूटिरेनोप्या, डयूटिरेनोप्सिया)— वर्णान्धता जिसमें हरे रंग का बोध नहीं होता, हरितवर्णान्धता।

Deuteroplasm, Deutoplasm (डयूटिरोप्लाज्म, डयूटोप्लाज़्म)— पोषक उपद्रव्य।

Devasation (डीवैसेशन)— रक्त वाहिनियों का नष्ट होना।

Devascularization (डीवैस्कुलेराइजेशन)— शरीर के किसी भाग की पूर्ति करने वाली रक्त वाहिनियों में बाधा उत्पन्न हो जाने या उनके नष्ट हो जाने पर, शरीर के उस भाग के रक्त परिसंचरण में रुकावट पैदा हो जाना; निर्वाहिकाकरण

Development (डेवलपमैन्ट)— परिपक्वता की ओर वृद्धि जैसे किसी अण्डे का वृद्धि करके युवा अवस्था तक पहुंच जाना, विकास, परिवर्धन।

Developmental (डेवलपमैन्टल)— विकास सम्बन्धी।

Deviance (डेविएन्स)—Deviation.

Deviant (डेविएन्ट)— सामान्य से विचलित हो जाने वाला।

Deviate (डेविएट)— 1. सामान्य से विचलित होना 2. वह व्यक्ति जिसका व्यवहार, विशेष रूप से लैंगिक व्यवहार सामाजिक, नैतिक या कानून की दृष्टि से असामान्य हो।

Deviation (डेविएशन)— विचलन, सामान्य से विचलित होना।

Device (डीवाइस)— विशिष्ट कार्य सम्पन्न करने के लिए एक उपकरण या मशीन। उदाहरणार्थ–

Intrauterine contraceptive device or Intrauterine device—I.U.C.D. or I.U.D (इन्ट्रायूटेराइन कॉन्ट्रासैप्टिव डीवाइस या इन्ट्रायूटेराइन डीवाइस) — निषेचित अण्ड के आरोपण को रोकने के लिए कुण्डली, फन्दे, छल्ले आदि विभिन्न प्रकार की आकृतियों में कुछ विभिन्न प्रकार के पदार्थों जैसे प्लास्टिक या ताँबे से बना गर्भाशय में रखा जाने वाला उपकरण।

Deviometer (डेवियोमीटर)—तिर्यक दृष्टि में विचलन को मापने वाला यन्त्र।

Devisceration (डीविस्रेशन)— किसी अंग को काटकर निकाल देना।

Devitalization (डीवाइटालाइज़ेशन)— प्राणशक्ति का नष्ट हो जाना अथवा जीवन समाप्त हो जाना।

Devitalize (डीवाइटालाइज़)— प्राणशक्ति से वंचित करना अथवा जीवन समाप्त कर देना।

Devitalized (डीवाइटालाइज़्ड)—जीवन से रहित, मृत।

Devolution (डीवोल्यूशन)— 1. प्रतिविकास 2. अवनति।

Dew cure (डीव क्योर)— एक प्रकार की जल-चिकित्सा जिसमें नंगे पैरों ओस से भीगी घास पर चला जाता है।

Dew point (डीव पाइंट)— ओसांक

Dexter (डैक्सटर)— दाईं ओर।

Dextrad (डैक्सट्राड)— 1. दाँये पार्श्व की ओर 2. दाँये हाथ से लिखने वाला व्यक्ति।

Dextral (डैक्सट्रल)— दाईं ओर से सम्बन्धित।

Dextrality (डैक्सट्रालिटी)— दाँये हाथ से कार्य करना या लिखना, दक्षिणहस्तता।

Dextraural (डैक्सट्रौरल)— दाँयें कान से अच्छी तरह से सुनना।

Dextrinuria (डैक्सट्रिनूरिया)— मूत्र में डैक्सट्रिन की विद्यमानता।

Dextro- (डैक्सट्रो-)—दाँये का संकेत देने वाला उपसर्ग।

Dextrocardia (डैक्सट्रोकार्डिया)— हृदय का शरीर के दाईं ओर स्थित रहना, दक्षिण-हृदयता।

Dextrocardiogram (डैक्सट्रोकार्डियोग्राम)— इलैक्ट्रोकार्डियोग्राम का वह भाग जो दायें वेन्ट्रिकल से उत्पन्न होता है।

Dextrocerebral (डैक्सट्रोसेरीब्रल)— प्रबल दायें प्रमस्तिष्कीय गोलार्द्ध से युक्त

Dextrocular (डैक्सट्रोकुलर)— जिसकी बाईं आँख की अपेक्षा दाई आँख अधिक मजबूत (अधिक दृष्टि-शक्ति वाली) होती है।

Dextrocularity (डैक्सट्रोकुलेरिटी)— दाईं आँख के बाईं आँख की अपेक्षा अधिक मजबूत (अधिक दृष्टि-शक्ति वाली) होने की दशा जिससे इसका बाईं की अपेक्षा अधिक प्रयोग किया जाता है।

Dextroduction (डैक्सट्रोडक्शन)— दृष्टि-अक्ष का दाईं ओर को गति करना।

Dextrogastria (डैक्सट्रोगैस्ट्रिया)— आमाशय का दाईं ओर को विस्थापित हो जाना।

Dextrogyration (डैक्सट्रोगाइरेशन)— दाईं ओर को घूम जाना।

Dextrogyre (डैक्सट्रोगाइरी)— दाईं ओर को घूमने वाला पदार्थ।

Dextromanual (डैक्सट्रोमैनुअल)— दायें हाथ से कार्य करने वाला।

Dextropedal (डैक्सट्रोपीडल)— दायें पैर से अधिक चलने वाला, दक्षिणपादी।

Dextrophobia (डैक्सट्रोफोबिया)— शरीर के दायीं ओर विद्यमान वस्तुओं का रोगोत्पादक भय या उनसे घृणा होना।

Dextroposition (डैक्सट्रोपोज़ीशन)— दाईं ओर को विस्थापन।

Dextrorotation (डैक्सट्रोरोटेशन)— दायीं ओर को घूम जाना।

Dextrorotatory (डैक्सट्रोरोटेटरी)— प्रकाश किरणों को दाईं ओर घुमाने वाला।

Dextrosinistral (डैक्सट्रोसाइनीस्ट्रॉल)— दायें से बायें को फैलने वाला।

Dextrosuria (डैक्सट्रोसूरिया)— मूत्र में डैक्सट्रोज़ का पाया जाना।

Dextrotorsion (डैक्सट्रोटॉर्जन)— दायीं ओर को ऐंठ जाना।

Dextrotropic (डैक्सट्रोट्रॉपिक)— दाईं ओर को घूमने वाला।

Dextroversion (डैक्सट्रोवर्ज़न)— 1. दाईं ओर को घूमना विशेषकर आँखों का दाईं ओर को गति करना, दक्षिणवर्तन। 2. हृदय का छाती में दाईं ओर स्थित रहना।

Dezymotize (डीजाइमोटाइज)— किण्वों अथवा रोगाणुओं से मुक्त करना।

Dhobie itch (धोबी इच)— अधिकतर पुरुषों में होने वाला टीनिया क्रूरिस नामक कवक द्वारा उत्पन्न त्वचा का ददु (दाद) जो स्थानीय तौर पर उदर एवं जांघ के बीच के दबे स्थान पर, वृषण पर, जांघों पर तथा नितम्बों पर होता है। धोबी कण्डू।

Di- (डाइ-)— दो बार का संकेत देने वाला उपसर्ग।

Dia- (डाया–)— उपसर्ग जिसका अर्थ पूर्णतया या पूर्णरूप से है।

Diabetes (डायाबिटीज़)— ऐसा रोग जिसमें अत्यधिक मूत्र विसर्जित होना एक विशिष्ट लक्षण होता है। यह मुख्यतया निम्न दो प्रकार का होता है–

Diabetes insipidus (डायाबिटीज़ इन्सीपिडस) — युवा व्यक्ति में होने वाली डायाबिटीज़ जिसमें बहुमूत्रता (पेशाब बहुत आना) तथा अतिपिपासा (प्यास अधिक लगना) होती है, उदकमेह।

Diabetes mellitus (डायाबिटीज़ मैलाइटस)— इन्सुलिन के पर्याप्त मात्रा में उत्पन्न न होने अथवा उसका ठीक प्रकार से उपयोग न होने से उत्पन्न कार्बोहाइड्रेट-चयापचय का रोग जिसके अतिग्लूकोज़रक्तता (रक्त में सामान्य से अधिक शुगर का होना), शर्करामेह (मूत्र में शुगर का पाया जाना), बहुमूत्रता (पेशाब बहुत आना), अतिपिपासा (प्यास अधिक लगना) तथा अतिक्षुधा (भूख अधिक लगना) विशिष्ट लक्षण होते हैं; मधुमेह।

डायाबिटीज़ मैलाइटस के अन्तर्गत मुख्यतः निम्न प्रकार की डायाबिटीज़ का समावेश होता है–

(1) किशोरावस्था में उत्पन्न होने वाली या इन्सुलिन पर निर्भर रहने वाली डायाबिटीज़ अथवा टाइप I डायाबिटीज़ – इस प्रकार की डायाबिटीज़ मैलाइटस 25 वर्ष की आयु से पूर्व, अधिकतर 5 वर्ष की आयु में तथा आरम्भिक किशोरावस्था में एकदम से उत्पन्न होने वाली होती है जिसमें जीवित रहने के लिए इन्सुलिन का इन्जैक्शन लगवाने की आवश्यकता होती है अर्थात इस प्रकार की डायाबिटीज़ मैलाइटस इन्सुलिन पर निर्भर होती है।

(2) परिपक्वावस्था में प्रारम्भ होने वाली या इन्सुलिन पर निर्भर न रहने वाली अथवा टाइप II डायाबिटीज़ – इस प्रकार की डायाबिटीज़ मैलाइटस 40 वर्ष की आयु के पश्चात् उत्पन्न होती है जिसमें जीवित रहने के लिए इन्सुलिन इन्जैक्शन की आवश्यकता नहीं होती अर्थात् यह इन्सुलिन पर निर्भर नहीं होती और यह मुखीय अल्पग्लूकोजरक्तता उत्पन्न करने वाली औषधियों से नियन्त्रित हो सकती है। इस प्रकार की डायाबिटीज़ मैलाइटस मोटापे के अनुसार निम्न दो प्रकार की होती है–

1. इन्सुलिन पर निर्भर न रहने वाली डायाबिटीज़ जिसमें रोगी मोटा होता है।

2. इन्सुलिन पर निर्भर न रहने वाली डायाबिटीज़ जिसमें रोगी मोटा नहीं होता ।

(3) कुपोषण सम्बद्ध डायाबिटीज़ मैलाइटस या मधुमेह।

(4) कुछ रोगों के द्वितीयक रूप में उत्पन्न होने वाली डायाबिटीज।

(5) गर्भावस्था के दौरान उत्पन्न होने वाली डायाबिटीज़ मैलाइटस।

Diabetic (डायाबिटिक)— मधुमेह से सम्बन्धित, मधुमेहज।

Diabetic (डायाबिटिक)— मधुमेह से पीड़ित रोगी, मधुमेही।

Diabetic coma (डायाबिटिक कॉमा)—See under coma.

Diabetid (डायाबिटिड)— मधुमेह के कारण त्वचा में उत्पन्न होने वाला रोग।

Diabetogenic (डायाबिटोजेनिक)— मधुमेह रोग उत्पन्न करने वाला, मधुमेहजनक।

Diabetogenous (डायाबिटोजीनस)— मधुमेह रोग से उत्पन्न।

Diabetology (डायाबिटोलॉजी)— डायाबिटीज़ का अध्ययन।

Diabrosis (डायाब्रोसिस)— एक क्षयकरण अथवा जख्म का बनना जिससे किसी वाहिनी अथवा अंग में छिद्र हो जाता है।

Diabrotic (डायाब्रोटिक)— क्षयकरण करके अथवा जख्म बनाकर किसी वाहिनी अथवा अंग में छिद्र बनाने वाला।

Diacele (डायासील)— मस्तिष्क का तृतीय निलय।

Diacetemia (डायासिटीमिया)— रक्त में एसिटोएसीटिक एसिड की विद्यमानता के कारण उत्पन्न अम्लरक्तता।

Diacetonuria (डायासिटोनूरिया)—Diaceturia.

Diaceturia (डायासिटूरिया)— एसिटोएसीटिक एसिड का मूत्र में उत्सर्जित होना।

Diachorema (डायाकोरेमा)— मल, विष्ठा।

Diachoresis (डायाकोरेसिस)—मल-त्याग, मलोत्सर्जन।

Diaclasia (डायाक्लेसिया)— अस्थिभंग होना विशेषकर शल्य-क्रिया से पूर्व किसी हड्डी को तोड़ना, अस्थिभंजन।

Diaclasis (डायाक्लेसिस)—Diaclasia.

Diaclast (डायाक्लास्ट)— भ्रूण की खोपड़ी में छेद करने वाला यन्त्र, भ्रूणशीर्षभंजक।

Diacrinous cells (डायाक्राइनस सैल्स)— रक्त परिसंचरण में को स्रवित करने की अपेक्षा बाहर की ओर को स्रवित करने वाली कोशिकाएँ।

Diacrisis (डायाक्राइसिस)— 1. किसी स्राव के गुण में परिवर्तन होना। 2. कोई रोग जिसमें कोई स्राव बदल जाता है।

Diacritic, Diacritical (डायाक्रिटिक, डायाक्रिटिकल)— नैदानिक

Diadochocinesia (डायाडोकोसाइनीसिया)— Diadochokinesia.

Diadochokinesia (डायाडोकोकाइनीसिया)— विरोधी गतियाँ करने की क्षमता जैसे हाथों की अवतानन (हथेली नीचे की ओर) तथा उत्तानन (हथेली ऊपर की ओर) गति करना।

Diagnose (डायग्नोस)— किसी रोग को पहचानना, रोग-निदान करना।

Diagnosis (डायग्नोसिस)— 1. किसी रोग के नाम को जिससे कोई व्यक्ति पीड़ित होता है, निर्दिष्ट करने वाला शब्द ; 2. रोगी का इतिहास जानकर, उसमें विद्यमान चिन्हों एवं लक्षणों, प्रयोगशाला की जाँचों के परिणामों तथा विशिष्ट

परीक्षणों जैसे एक्स-रे एवं इलैक्ट्रोकार्डियोग्राम आदि के द्वारा किसी रोग की प्रकृति को निश्चित करना; निदान। रोग निदान निम्न प्रकार से किया जा सकता है।

Clinical diagnosis (क्लीनिकल डायग्नोसिस)— चिन्हों एवं लक्षणों के आधार पर किसी रोग का निदान करना।

Diagnosis by exclusion (डायग्नोसिस बाइ एक्सक्लूज़न)— अन्य सम्भावनाओं को अलग करके रोग निदान करना।

Differential diagnosis (डिफ्रेन्शियल डायग्नोसिस) — दो समान रोगों के लक्षणों की तुलना करके किसी रोग का निदान करना, सापेक्ष निदान, विभेदक रोगनिदान।

Pathological diagnosis (पैथोलॉजिकल डाग्नोसिस)— विकृतिजन्य जाँचों के आधार पर किसी रोग का निदान करना।

Diagnostic (डायग्नोस्टिक)— किसी रोग निदान से सम्बन्धित, नैदानिक।

Diagnostician (डायग्नोस्टिशियन)— रोग-निदान-विशेषज्ञ।

Diagnostics (डायग्नोस्टिक्स)— रोग निदान का विज्ञान एवं रोग निदान की प्रैक्टिस।

Diagram (डायाग्राम)— रेखाचित्र, मानचित्र।

Dialy- (डायली-)— एक उपसर्ग जिसका अर्थ अलग करना होता है।

Dialysance (डायलीसैन्स)— अपोहन में किसी झिल्ली से होकर गुजरने पर किसी विलेय पदार्थ के अणुओं के पूर्ण रूपेण विनिमय की प्रति मिनट दर।

Dialysate (डायलीसेट)— अपोहन में झिल्ली से होकर गुजरने वाला तरल पदार्थ, अपोहित।

Dialysis (डायलेसिस)— किसी घोल में स्थित स्फटिकाभ एवं लेसदार पदार्थों की अर्द्धपारगम्य झिल्ली के द्वारा विसरण करने की उनकी दर में अन्तर होने के कारण उनकों अलग करने की क्रिया क्योंकि स्फटिकाभ पदार्थ लेसदार पदार्थों की अपेक्षा अधिक शीघ्रता से विसरित हो जाते हैं, अपोहन।

Renal dialysis (रीनल डायलेसिस)— तरल पदार्थों एवं रसायनों को पृथक करने के लिए रक्त का अपोहन, जिन्हें सामान्यतया गुर्दे पृथक करते हैं यदि वे स्थित होते हैं और सामान्य रूप से कार्य कर रहे होते हैं।

Dialysis dementia (डायलेसिस डिमेन्शिया)— ऐसे रोगियों में देखा जाने वाला मनोभ्रंश जो वर्षों से डायलेसिस पर हों।

Dialytic (डायलाइटिक)— अपोहन सम्बन्धी अथवा अपोहन की क्रिया के समान।

Dialyzable (डायलाइज़ेबिल)—अपोहन की क्षमता वाला।

Dialyze (डायलाइज़)— अपोहन करना।

Dialyzer (डायलाइज़र)— अपोहन सम्पन्न करने वाला उपकरण, अपोहक।

Diamagnetic (डायामैग्नेटिक)— प्रतिचुम्बकीय।

Diamelia (डायामीलिया)— दो भुजाओं का अभाव।

Diameter (डायामीटर)— किसी वृत्त के केन्द्र से होकर गुजरने वाली सीधी रेखा की लम्बाई जो परिधि के विपरीत बिन्दुओं को मिलाती है, व्यास।

Diamniotic (डाइएमनियोटिक)— दो जुड़वाँ बच्चे, प्रत्येक अलग उल्व-गुहा में विकसित होता हुआ।

Diapason (डायापसन)— बधिरता के अंश को मापने वाला यन्त्र, ट्यूनिंग फोर्क।

Diapause (डायापॉज़)— जीवन का एक काल जिसमें चयापचय कम हो जाता है और विकास रुक जाता है।

Diapedesis (डायापेडेसिस)— रक्त कोशिकाओं विशेषकर श्वेत रक्त कोशिकाओं का अमीबा के समान गतियों द्वारा बिना फटी रक्त वाहिनी भित्ति से होकर बाहर निकलना, कोशिकापारण।

Diaper (डायापर)— पोतड़ा।

Diaphane (डायाफेन)— प्रारप्रदीपन में प्रयोग में लाया जाने वाला एक बहुत छोटा वैद्युत प्रकाश।

Diaphanography (डायाफैनोग्राफी)— पारप्रदीपन के द्वारा शीरर के किसी भाग का, विशेष रूप से स्तन का कैंसर के लिए परीक्षण करना।

Diaphanometer (डायाफैनोमीटर)— किसी तरल पदार्थ की पारदर्शकता द्वारा उसमें ठोस पदार्थों की मात्रा का आकलन करने वाला उपकरण।

Diaphanometry (डायाफैनोमीट्री)— किसी तरल की पारभासकता या अर्द्ध-पारदर्शकता को निर्धारित करना।

Diaphanoscope (डायाफैनोस्कोप)— शरीर की किसी गुहा का पार-प्रदीपन करने वाला यन्त्र, पारप्रदीपक।

Diaphanoscopy (डायाफैनोस्कोपी)— पारप्रदीपक का प्रयोग करके परीक्षण करना, पारप्रदीपन।

Diaphemetric (डायाफीमैट्रिक)— स्पृश्य संवेदनशीलता के अंश से सम्बन्धित।

Diaphoresis (डायाफोरेसिस)— अत्यधिक पसीना आना, स्वेदलता।

Diaphoretic (डायाफोरेटिक)— 1. अधिक पसीना आने से सम्बन्धित या वह व्यक्ति जिसे अधिक पसीना आता है। 2. वह वस्तु जिससे अधिक पसीना आता है, स्वेदकारी।

Diaphragm (डायाफ्राम)—1. वक्ष-गुहा को उदर-गुहा से अलग करने वाला पेशीकलामय विभाजन, मध्यपट 2. विभाजन करने वाली कोई भी झिल्ली अथवा संरचना 3. एक रबर अथवा प्लास्टिक की प्यालेनुमा चादर जो गर्भनिरोधक विधि के रूप में गर्भाशयग्रीवा के ऊपर स्थापित की जाती है।

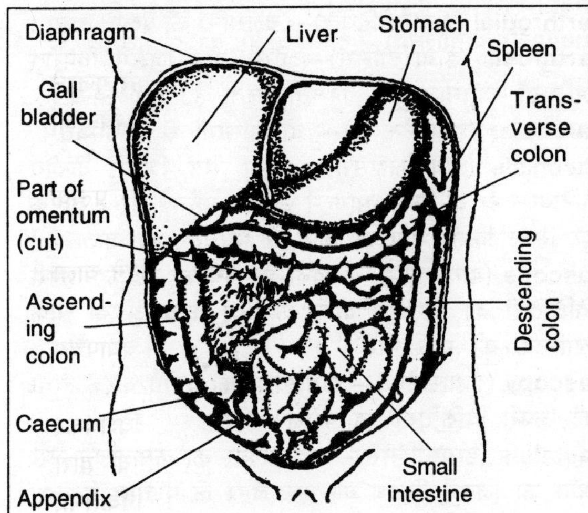

Fig. 114 : Diaphragm (मध्यपट)

Stomach = आमाशय, Spleen = प्लीहा या तिल्ली, Transverse colon=अनुप्रस्थ बृहदान्त्र या कोलन, Descending colon=अवरोही कोलन, Small intestine=छोटी आँत, Appendix=उण्डुकपुच्छ, Caecum=अन्धान्त्र या उण्डुक, Ascending colon= आरोही कोलन, Part of omentum (cut)=वपा का भाग (कटा हुआ), Gallbladder = पित्ताशय, Liver = यकृत या जिगर, Cut edge of the diaphragm = मध्यपट या डायाफ्राम का कटा हुआ किनारा।

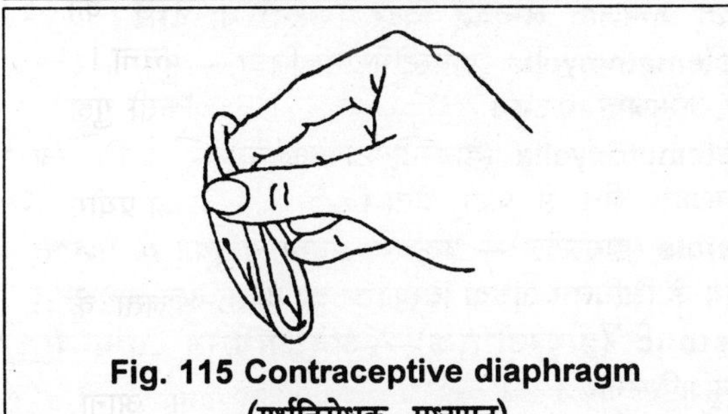

Fig. 115 Contraceptive diaphragm (गर्भनिरोधक मध्यपट)

Diaphragmalgia (डायाफ्रेग्मेल्जिया)— मध्यपट में दर्द होना।

Diaphragmatic (डायाफ्रेग्मेटिक)— मध्यपट से सम्बन्धित, मध्यपटीय।

Diaphragmatocele (डायाफ्रेग्मेटोसील)— मध्यपट का बहिःसरण।

Diaphragmodynia (डायाफ्रेग्मोडाइनिया)— डायाफ्राम में दर्द होना, मध्यपटवेदना।

Diaphyseal (डायाफीज़ियल)— किसी लम्बी हड्डी के काण्ड (अस्थिवर्ध) से सम्बन्धित अथवा उसे प्रभावित करने वाला।

Diaphysectomy (डायाफाइज़ेक्टॉमी)— किसी लम्बी हड्डी के काण्ड के भाग को शल्य-क्रिया द्वारा काटकर निकाल देना।

Diaphysial (डायाफीज़ियल)—Diaphyseal.

Diaphysis (डायाफाइसिस)— किसी लम्बी हड्डी का काण्ड, अस्थिवर्ध।

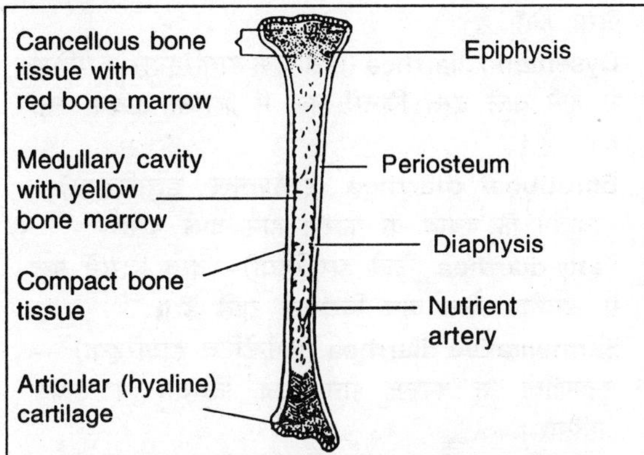

Fig. 116 : Diaphysis (अस्थिवर्ध या अस्थिदण्ड)

Cancellous bone tissue with red bone marrow = लाल अस्थि मज्जा से युक्त स्पंजी अस्थि ऊतक, Epiphysis = अधिवर्ध, Diaphysis = अस्थिवर्ध या अस्थिदण्ड (शैफ्ट) Nutrient artery = पोषक धमनी, Articular (hyaline) cartilage = सन्धायक (काचाभ) उपास्थि, Compact bone tissue = सघन अस्थि ऊतक, Medullary cavity with yellow bone marrow = पीली अस्थि मज्जा से युक्त मज्जा-गुहा, Periosteum = अस्थ्यावरण।

Diaphysitis (डायाफाइजाइटिस)— किसी लम्बी हड्डी के काण्ड का शोथ, अस्थिवर्धशोथ।

Diapiresis (डायापाइरेसिस)— सूक्ष्म कणों अथवा रक्त कोशिकाओं का बिना फटी रक्त वाहिनियों की भित्तियों से होकर बाहर निकल जाना।

Diaplacental (डायाप्लेसैन्टल)—अपरा से होकर गुजरने वाला।

Diaplasis (डायाप्लेसिस)— किसी अस्थिभंग को ठीक करना अथवा संधिच्युति को पुनःस्थापित करना, अस्थिसंयोजन।

Diapne (डायप्नी)— स्वेद, पसीना।

Diapnoic, Diapnotic (डायाप्नोइक, डायाप्नोटिक)— पसीने से सम्बन्धित अथवा पसीना लाने वाला।

Diapophysis (डायापोफाइसिस)—किसी कशेरुका का ऊपरी अनुप्रस्थ प्रवर्ध।

Diapyesis (डायापाइसिस)— पस पड़ जाना।

Diapyetic (डायापाइटिक)— पूतिजन्य, मवाद बनाने वाला।

Diarrhea (डायरिह्या)— अतिसार या दस्त आना। यह मुख्यतया निम्न प्रकार का होता है—

Acute diarrhea (एक्यूट डायरिह्या)— एकदम से होने वाला दस्त।

Cachectic diarrhea (कैचेक्टिक डायरिह्या)— अत्यन्त क्षीण रोगियों में होने वाले दस्त।

Choleraic diarrhea (कॉलेरेइक डायरिह्या)— हैजे में होने वाले दस्त जिनमें मल सफेद चावलों के मांड जैसा होता है।

Dysenteric diarrhea (डिसेन्ट्रिक डायरिह्या)— पेचिश में होने वाले दस्त जिनमें मल में श्लेष्मा अथवा रक्त होता है।

Emotional diarrhea (इमोशनल डायरिह्या)— भावावेग के दबाव के कारण होने वाले दस्त।

Fatty diarrhea (फैटी डायरिह्या)— दस्त जिसमें मल में अपचित वसा कण विद्यमान रहते हैं।

Fermentative diarrhea (फर्मेन्टेटिव डायरिह्या) — सूक्ष्मजीवों के कारण होने वाले किण्वन से उत्पन्न अतिसार।

Infantile diarrhea (इन्फैन्टाइल डायरिह्या)— दो वर्ष से कम की आयु के बच्चों में होने वाला अतिसार।

Lienteric diarrhea (लाइनटेरिक डायरिह्या)— अतिसार जिसमें पतले पानी जैसे मल में अपचित भोजन के कण विद्यमान होते हैं।

Membranous diarrhea (मेम्ब्रेनस डायरिह्या)— अतिसार जिसमें मल में आँत की श्लेष्मकला के छोटे-छोटे टुकड़े पाये जाते हैं।

Mucous diarrhea (म्यूकस डायरिह्या)— अतिसार जिसमें मल में श्लेष्मा पाया जाता है।

Nocturnal diarrhea (नॉक्चर्नल डायरिह्या)— मुख्यतः रात को होने वाले दस्त।

Parenteral diarrhea (पैरन्ट्रल डायरिह्या)— पाचन नली से बाहर स्थित संक्रमण के कारण होने वाला अतिसार।

Purulent diarrhea (प्यूरूलैन्ट डायरिह्या)— ऐसा अतिसार जिसमें मल में पस जाता है।

Simple diarrhea (सिम्पिल डायरिह्या)— ऐसा अतिसार जिसमें मल में केवल प्राकृत उत्सर्ग होता है।

Summer diarrhea (समर डायरिह्या)— बच्चों में गर्मी के मौसम में अत्यधिक गर्मी से होने वाले दस्त।

Diarrheal, Diarrheic (डायरिह्यल, डायरिह्क)— दस्त आने से सम्बन्धित।

Diarrheogenic (डायरिह्योजेनिक)—अतिसार उत्पन्न करने वाला, अतिसारजनक, दस्तावर।

Diarrhetic (डायारेह्टिक)—Diarrheal.

Diarthric (डायारथ्रिक)— दो सन्धियों से सम्बन्धित अथवा दो भिन्न सन्धियों को प्रभावित करने वाला।

Diarthrodial (डायारथ्रोडियल)— चलसन्धि की प्रकृति वाला।

Diarthrosis (डायारथ्रोसिस)— ऐसा जोड़ जिसमें विपरीत अस्थियाँ स्वतन्त्रतापूर्वक हिलती-डुलती हैं, चल सन्धि।

Diarticular (डायार्टिकुलर)— दो सन्धियों से सम्बन्धित।

Diaschisis (डीयास्काइसिस)— ऐसा रोग जिसमें केन्द्रीय तन्त्रिका-तन्त्र के किसी भाग में आघात पहुँचने पर शरीर के दूर स्थित किसी भाग के कार्य में परिवर्तन हो जाता है।

Diascope (डायास्कोप)— त्वचा पर दबाकर रखकर ऊपरी विक्षितियों का निरीक्षण करने के लिए काँच अथवा साफ प्लास्टिक की एक प्लेट।

Diascopy (डायास्कोपी)— डायास्कोप का प्रयोग करके त्वचा की ऊपरी विक्षितियों का परीक्षण करना।

Diastalsis (डायस्टेल्सिस)— एक प्रकार का क्रमाकुंचन जैसे आँत का जिसमें निरोध की एक लहर के पश्चात् सकुंचन की लहर उत्पन्न होती है।

Diastaltic (डायस्टेल्टिक)— डायस्टेल्सिस से सम्बन्धित।

Diastasis (डायास्टेसिस)— 1. दो बिना जोड़ के सामान्य रूप से आपस में जुड़ी हुई हड्डियों का अलग होना, स्थानच्युति 2. हृदय-चक्र के अनुशिथिलन के अन्त में एक विश्राम प्रावस्था जो प्रकुंचन से ठीक पहले होती है, अनुशिथिलता।

Diastatic (डायास्टेटिक)— डायास्टेसिस से सम्बन्धित।

Diastema (डायास्टीमा)— 1. एक विदर या फटन 2. पास-पास के दो दाँतों के बीच का स्थान, दन्तावकाश।

Diastematocrania (डायस्टीमेटोक्रेनिया) — कपाल पर स्थित जन्मजात लम्बवत् विदर (फटन) या दरार।

Diastematomyelia (डायस्टीमेटोमाइलिया)— सुषुम्ना रज्जु की जन्मजात फटन।

Diastematopyelia (डायस्टीमेटोपाइलिया)— श्रोणि का जन्मजात बीच से फटा होना।

Diastole (डायस्टोल)— प्रकुंचन अथवा सकुंचन के पश्चात् हृदय के शिथिलन अथवा विस्फारण का काल, अनुशिथिलन।

Diastolic (डायस्टोलिक)— अनुशिथिलन सम्बन्धी, अनुशिथिलनीय।

Diastolic pressure (डायस्टोलिक प्रेशर)— अनुशिथिलन काल में रक्त के द्वारा रक्त वाहिनियों की पार्श्वीय दीवारों पर पड़ने वाला न्यूनतम दबाव।

Diastology (डायस्टोलॉजी)— हृदय-अनुशिथिलन का अध्ययन।

Diastrephia (डायस्ट्रेफिया)— निर्दयतापूर्ण कार्य करने का उन्माद।

Diastrophic (डायस्ट्रोफिक)— मुड़ी हुई संरचना।

Diastrophism (डायस्ट्रोफिज़्म)— विरूपण जो वस्तुओं के मुड़ जाने के परिणाम स्वरूप उनमें उत्पन्न हो जाता है।

Diataxia (डायटेक्सिया)— शरीर के दोनों ओर होने वाला गतिविभ्रम।

Diathermal (डायाथर्मल)— ऊष्मा को अवशोषित करने के सक्षम।

Diathermanous (डायाथर्मेनस)—Diathermal.

Diathermia, Diathermy (डायाथर्मिया, डायाथर्मी)— औषधीय चिकित्सा में शरीर के किसी भाग में रक्त प्रवाह बढ़ाने एवं उसे गर्म करने के लिए ऊष्मा उत्पन्न करने हेतु तथा शल्य-चिकित्सा में ऊतकों को विद्युत-धारा द्वारा जमाकर तथा उनका दहन करके उन्हें नष्ट करने के लिए ऊँची आवृत्ति की विद्युत-धारा का प्रयोग, विद्युत्तापन।

Diathermic (डायाथर्मिक)— डायाथर्मी की प्रकृति वाला।

Diathermy (डायाथर्मी)—Diathermia.

Diathesis (डायथेसिस)— शारीरिक एवं मानसिक गठन का असाधारण रूप से किसी रोग विशेष जैसे एलर्जी के प्रति रूझान, प्रवृत्ति।

Diathetic (डायथेटिक)—प्रवृत्ति सम्बन्धी।

Diatomic (डायाटोमिक)— ऐसे यौगिक को निर्दिष्ट करने वाला जिसके एक अणु में दो परमाणु होते हैं।

Diaxon, Diaxone (डायक्सोन)— एक तन्त्रिका-कोशिका जिसमें दो अक्षतन्तु होते हैं।

Dibasic (डाइबेसिक)— एक अणु में हाइड्रोजन के दो परमाणुओं का होना जो किसी बेस द्वारा पुनःस्थापित हो सकते हैं।

Diblastula (डाइब्लास्टुला)— ब्लास्टुला जिसमें बहिर्जनस्तर (एक्टोडर्म) तथा अन्तःजनस्तर (एन्टोडर्म) होता है।

Dicalcic, Dicalcium (डाइकैल्सिक, डाइकैल्सियम)— एक अणु जिसमें कैल्सियम के दो परमाणु होते हैं।

Dicelous (डाइसीलस)—दो विपरीत सतहों पर गुहाओं से युक्त।

Dicentric (डाइसेन्ट्रिक)—1. दो केन्द्रों से विकसित होने वाला अथवा दो केन्द्रों वाला 2. दो गुणसूत्र बिन्दुओं वाला।

Dicephalous (डाइसिफैलस)— दो सिरों वाला, द्विशीर्षी।

Dicephalus (डाइसिफैलस)— दो सिरों वाला भ्रूण।

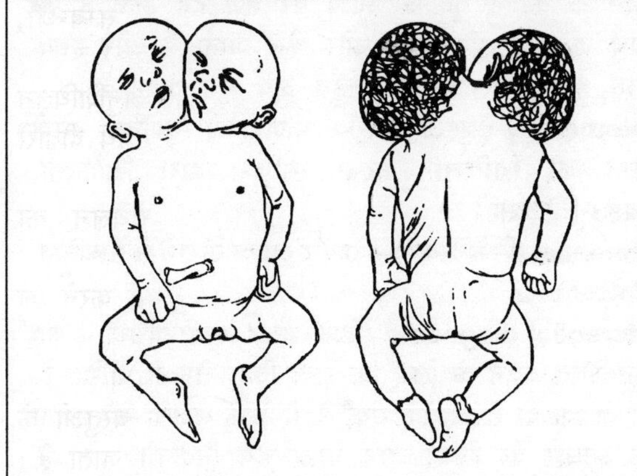

Fig. 117 : Dicephalus (दो सिर वाला भ्रूण)

Dicheilia, Dichilia (डाइकीलिया)— ऐसा होठ जो डबल दिखाई देता हो।

Dicheiria, Dichiria (डाइकीरिया) — दुगने हाथों से युक्त होना।

Dichirus (डाइकाइरस)— दो शाखाओं में विभाजित हाथों वाला, द्विशाखी हस्त।

Dichotomous (डाइकोटोमस)— दो शाखाओं में विभाजित, द्विभाजी।

Dichotomy, Dichotomization (डाइकोटॉमी, डाइकोटोमाइज़ेशन)— 1. किसी शिरा का दो शाखाओं में विभाजित होना। 2. दो भागों में विभाजित करना, द्विभाजन।

Dichroic (डाइक्रोइक)— डाइक्रोइज़्म से सम्बन्धित।

Dichroism (डाइक्रोइज़्म)— प्रत्यक्ष प्रकाश के द्वारा एक रंग का तथा संचारित या पारगत प्रकाश के द्वारा दूसरे रंग का प्रकट होने का गुण।

Dichromat (डाइक्रोमेट)—Dichromatic.

Dichromatic (डाइक्रोमेटिक) — केवल दो रंगों को देखने की क्षमता वाला।

Dichromatism, Dichromatopsia (डाइक्रोमेटिज़्म, डाइक्रोमेटोप्सिया)— केवल दो रंगों का बोध होने की क्षमता।

Dichromic (डाइक्रोमिक)— 1. क्रोमियम के दो परमाणुओं वाला 2. केवल दो रंगों वाला।

Dichromophil (डाइक्रोमोफिल)— अम्ल एवं क्षारीय दोनों रजंको से अभिरंजित होने वाली कोशिका या ऊतक।

Dichromophilic (डायक्रोमोफिलिक)— अम्ल एवं क्षार दोनों से अभिरंजित होने वाला।

Dichromophilism (डाइक्रोमोफिलिज़्म)— डबल अभिरंजन के लिए क्षमता।

Dicoelus (डाइसीलस)— 1. दो पार्श्वों में से प्रत्येक का नतोदर अथवा खोखला होना। 2. दो गुहाओं वाला।

Dicoria (डाइकोरिया)— प्रत्येक आँख में दो पुतलियों का होना।

Dicrotic (डाइक्रोटिक)— द्वि नाड़ी स्पन्द से सम्बन्धित अथवा द्विस्पन्द वाला, द्विस्पन्दी।

Dicrotic notch (डाइक्रोटिक नौच)— किसी नाड़ी रेखांकन में अवरोही भुजा पर स्थित एक दाँता।

Dicrotism (डाइक्रोटिज़्म)— द्विस्पन्द वाला होने की अवस्था, द्विस्पन्दिता।

Dictyoma, Diktyoma (डिक्टीयोमा)— रोमक उपकला का अर्बुद।

Dicyclic (डाइसाइक्लिक)— द्विचक्री, दो चक्रो वाला।

Didactylism (डाइडैक्टाइलिज़्म)— जन्मजात किसी हाथ अथवा पैर में केवल दो अँगुलियों का होना, द्विअंगुलिता।

Didactylous (डाइडैक्टाइलस)— जन्मजात एक हाथ या पैर में केवल दो अँगुलियों वाला।

Didelphia (डाइडेल्फिया)— दो गर्भाशय से युक्त होने की दशा।

Didelphic (डाइडेल्फिक)— वह स्त्री जिसके दो गर्भाशय होते हैं।

Didymalgia, Didymodynia (डीडाइमैल्जिया, डीडाइमोडाइनिया)— किसी शुक्रग्रन्थि में दर्द होना।

Didymitis (डीडाइमाइटिस)—किसी शुक्रग्रन्थि की सूजन।

Didymous (डीडाइमस)— जोड़ों में उत्पन्न होने वाला।

Didymus (डीडाइमस)— 1. शुक्रग्रन्थि 2. आपस में जुड़े हुए एक ही आकार-प्रकार के दो जुड़वाँ बच्चे।

Die (डाइ)— 1. जीवन को समाप्त कर देना 2. दन्त-चिकित्सा में, किसी दाँत की छाप से बना एक कृत्रिम डुप्लीकेट दाँत।

Dieb. alt. (डाइब. एल्ट.)— प्रत्येक अगले दिन।

Diembryony (डाइएम्ब्रियोनी)— एक ही अण्डे से दो भ्रूणों का विकसित होना।

Diencephalohypophysial (डाइएनसिफैलोहाइपो-फीज़ियल)— अन्तर्मस्तिष्क या डाइएनसिफैलॉन एवं हाइपोफाइसिस अथवा पिट्यूटरी ग्रन्थि से सम्बन्धित।

Diencephalon (डाइएनसिफैलॉन)—मस्तिष्क की मध्य रेखा पर स्थित एक संरचना जो अधिकतर प्रमस्तिष्क में धँसी होती है और बाहर से दिखाई नहीं देती एवं अधिचेतक, चेतक, पश्चचेतक तथा अधःश्चेतक से मिलकर बनी होती है।

Dieresis (डाइरेसिस)— 1. सामान्यतया आपस में जुड़े अंगों का अलग होना 2. शल्य-क्रिया द्वारा अंगों का अलग होना।

Dieretic (डाइरेटिक)— डाइरेसिस सम्बन्धी, अलग होने वाला।

Diet (डाइट)— सामान्य जीवन में किसी व्यक्ति द्वारा प्रतिदिन नियमित रूप से ग्रहण किए जाने वाले ठोस एवं द्रव खाद्य पदार्थ अथवा किसी रोग विशेष जैसे मधुमेह एवं पैप्टिक अल्सर आदि में निर्धारित किया जाने वाला भोजन, आहार, पथ्य। यह निम्न प्रकार का हो सकता है–

Balanced diet (बैलेन्सड डाइट)— ऐसा भोजन जिसमें पर्याप्त पोषण के लिए उचित अनुपात में कार्बोहाइड्रेट, वसा, प्रोटीन, खनिज, जल एवं विटामिन होते हैं; संतुलित आहार

Diabetic diet (डायबेटिक डाइट)— मधुमेह के रोगियों के लिए निर्धारित किया जाने वाला शुगर रहित भोजन, मधुमेही आहार।

High-calorie diet (हाई-कैलोरी डाइट) — प्रतिदिन 4000 से अधिक कैलोरियों वाला आहार।

High-fat diet (हाई-फैट डाइट)— वसा की अधिक मात्रा से युक्त आहार।

High-fiber diet (हाई-फाइबर डाइट)— ऐसा आहार जिसमें अधिक मात्रा में तन्तु या रेशे होते हैं जो साधारणतः सब्जियों एवं फलों आदि में पाए जाते हैं।

High-protein diet (हाई-प्रोटीन डाइट)— वह भोजन जिसमें प्रोटीन अधिक मात्रा में होती है जैसे दूध, मछली, मांस, दालें तथा काष्ठ फल आदि।

Liquid diet (लिक्विड डाइट)— दूध, फलों के जूस आदि, तरल भोजन।

Low-calorie diet (लो-कैलोरी डाइट)— शरीर के भार को एक-सा बनाये रखने के लिए आवश्यकता से कम कैलोरी युक्त भोजन जैसे एक युवा व्यक्ति के लिए दिन भर में 1200 कैलोरियों से भी कम कैलोरियों का भोजन।

Low-fat diet (लो-फैट डाइट)— ऐसा भोजन जिसमें वसा या चर्बी कम मात्रा में होती है जो अधिकतर यकृत (जिगर) के रोगों में दिया जाता है।

Roughage diet (रफेज डाइट)— इसके अन्तर्गत सब्जियाँ एवं फल आदि आते हैं जो अपने तन्तुओं (रेशों) द्वारा आँत की क्रमाकुंचन गतियों को बढ़ाते हैं अतः कब्ज के मामले में इनका प्रयोग किया जाता है।

Salt free diet (साल्ट फ्री डाइट)— लवण रहित भोजन जो उच्च रक्त-चाप तथा शोफज अवस्थाओं में दिया जाता है।

Dietary (डाइटरी)— 1. भोजन सम्बन्धी 2. भोजन नियन्त्रण पद्धति।

Dietetic (डाइटेटिक)— भोजन अथवा इसके नियमन से सम्बन्धित।

Dietitian, Dietician (डाइटीशियन)— पोषण विज्ञान का विशेषज्ञ व्यक्ति जो स्वस्थ एवं रोगी व्यक्ति में भोजन को नियन्त्रित करना जानता है, आहारविज्ञानी।

Dietl's crisis (डाइटिल्स क्राइसिस)— चलायमान गुर्दे के मामले में जब गुर्दा हिलता-डुलता है तो मूत्रनली में ऐंठन आ जाने अथवा उसमें आंशिक रूप से अवरोध उत्पन्न हो जाने के कारण गुर्दे के स्थान पर तेज दर्द होता है जो नीचे जांघ के भीतर की ओर फैल जाता है और इसके साथ ही रक्त अभिरंजित बहुत कम मूत्र आता है।

Dietotherapy (डाइटोथिरैपी)— भोजन को नियन्त्रित करके रोगों की चिकित्सा करना, भोजन द्वारा चिकित्सा, आहार-चिकित्सा।

Differential (डिफ्रेन्शियल)— अन्तर अथवा अन्तरों से सम्बन्धित, विभेदक।

Differential diagnosis (डिफ्रेन्शियल डायग्नोसिस)— यह सुनिश्चित करने के लिए कि रोगी किस रोग से पीड़ित है, दो अथवा दो से अधिक एक से रोगों के लक्षणों की तुलना के आधार पर किया जाने वाला रोग निदान।

Differential white blood cells –W.B.C. count (डिफ्रेन्शियल व्हाइट ब्लड सैल्स–डब्लू.बी.सी. काउन्ट)—

एक घन मि.मि. रक्त में प्रत्येक प्रकार की श्वेत रक्त कोशिका की संख्या ज्ञात करना; विभेदक श्वेत रक्त कोशिका गणना

Differentiated (डिफ्रेन्शियेटेड)— चारों ओर की रचनाओं अथवा प्रारम्भिक प्रकार से भिन्न लक्षण या कार्य वाला जिसे सामान्यतः ऊतकों, कोशिकाओं या कोशिकाद्रव्य के किसी भाग के लिए प्रयुक्त किया जाता है।

Differentiation (डिफ्रेन्शियेशन)— एक वस्तु को दूसरे से भिन्न करना, विभेदीकरण।

Diffluence (डिफ्लूएन्स)— तरल बनने की क्रिया।

Diffraction (डिफ्रेक्शन)— प्रकाश की किसी किरण का झुक जाना अथवा उसका अपने भागों में विघटित हो जाना, विवर्तन।

Diffusate (डिफ्यूज़ेट)— किसी झिल्ली के द्वारा विसरित पदार्थ।

Diffuse (डिफ्यूज़)— फैलाना, विसरित करना।

Diffusible (डिफ्यूज़िबिल)— फैलने के योग्य, विसरणशील।

Diffusion (डिफ्यूज़न)— 1. परासरण या विसरण 2. वह क्रिया जिसके द्वारा बहुत-सी गैसें एक दूसरे में घुसकर घुल-मिल जाती हैं अथवा विभिन्न पदार्थों के घोल यदि एक-दूसरे के सम्पर्क में रख दिए जायें तो वे रखे रहने पर एक-दूसरे में घुल-मिल जाते हैं भले ही वे एक पतली झिल्ली द्वारा एक-दूसरे से अलग हों। 3. किसी पदार्थ के अणुओं की अधिक सान्द्रता से कम सान्द्रता की ओर गति करने की प्रवृत्ति।

Digametic (डाइगामैटिक)—Heterogametic.

Digastric (डाइगैस्ट्रिक)— 1. द्वितुन्दी (दो तोंद वाला) 2. द्विपिण्डी पेशी।

Digastricus (डाइगैस्ट्रीकस)—Digastric.

Digenesis (डाइजेनेसिस)— जनन जिसमें हर तीसरी पीढ़ी अलैंगिक होती है।

Digenetic (डाइजेनेटिक)— गुणन की दो अवस्थाओं वाला, एक लिंगी तथा दूसरी अलिंगी।

Digerant (डाइजीरैन्ट)— एक पाचक।

Digest (डाइजैस्ट)— पाचन होना, पचाना।

Digestant (डाइजैस्टेन्ट)— वह कारक जो भोजन को पचाता है अथवा पाचन में मदद करता है जैसे—पेप्सिन अथवा पैन्क्रियाटिन।

Digestible (डाइजेस्टिबिल)— पचने योग्य, सुपाच्य।

Digestion (डाइजेस्शन)— वह क्रिया जिसके द्वारा पाचन नली में स्थित ठोस भोज्य पदार्थ यान्त्रिक विधि एवं रासायनिक क्रिया द्वारा तरल पदार्थों में परिवर्तित हो जाते हैं जो अवशोषित होने योग्य होते हैं। पाचन।

Digestive (डाइजैस्टिव)— पाचन सम्बन्धी।

Digestive juice (डाइजैस्टिव जूस)— पाचन क्रिया में मदद करने वाले कई स्रावों में से एक।

Digestive system (डाइजैस्टिव सिस्टम)— भोजन के अन्तर्ग्रहण (निगलना) एवं पाचन से सम्बन्धित सभी अंग एवं ग्रन्थियाँ; मुख से लेकर गुदा तक का मार्ग।

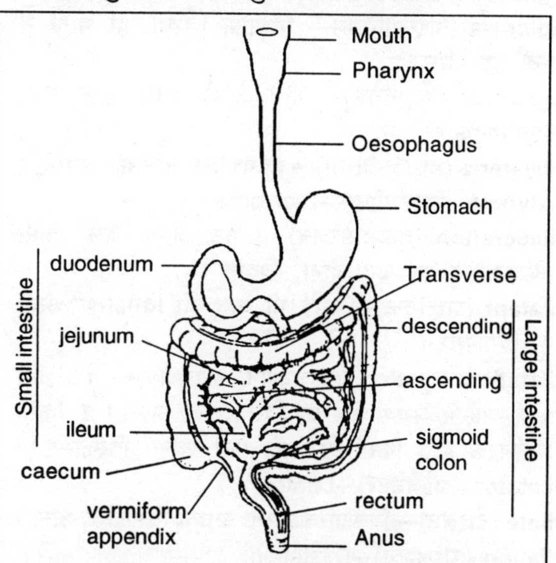

Fig. 118 : Digestive system (पाचन-संस्थान)

Mouth =मुख, Pharynx=ग्रसनी, Oesophagus= ग्रासनली, Stomach=आमाश्य, Small intestine=छोटी आँत, Duodenum=ग्रहणी या ड्योडिनम, Jejunum= मध्यान्त्र या जेजुनम, Ileum= शेषान्त्र या इलियम, Verniform appendix = उण्डुक पुच्छ, Anus = गुदा, Rectum = मलाशय, Large intestine = बड़ी आँत, Caecum = उण्डुक या अन्धान्त्र, Sigmoid colon = सिग्मायड कोलन, Ascending colon = आरोही कोलन, Descending colon = अवरोही कोलन, Transverse colon = अनुप्रस्थ कोलन।

Digit (डिजिट)— हाथ या पैर की एक अंगुली।

Digital (डिजिटल)— हाथ या पैर की अँगुली से सम्बन्धित अथवा उससे मिलता-जुलता, आंगुलिक।

Digitalism (डिज़ीटैलिज़्म)— डिजीटैलिस औषधि की अधिक मात्रा से उत्पन्न लक्षण। डिज़ीटैलिस विषाक्तता।

Digitalization (डिज़ीटैलाइज़ेशन)— डिज़ीटैलिस औषधि का तब तक प्रयोग करना जब तक वांछित रोगहर प्रभाव उत्पन्न नहीं हो जाते।

Digitate (डिजिटेट)—हाथ या पैर की अँगुलियों के समान प्रवर्धो वाला, अगुंल्याकार।

Digitation (डिजिटेशन)— हाथ या पैर की अँगुली के समान एक प्रवर्ध।

Digiti (डिजीटाइ)— Digitus या Digit का बहुवचन।

Digitiform (डिजिटीफोर्म)— अँगुली के समान।

Digitigrade (डिजिटीग्रेड)— पैर की अँगुलियों के सहारे चलने वाला।

Digitus (डिजिटस)— हाथ या पैर की एक अँगुली।

Diglossia (डाइग्लोसिया)— द्विशाखी जिह्वा, दो भागों में बँटी हुई जीभ।

Dignathus (डाइग्नेथस)— नीचे के दो जबड़ों वाला भ्रूण, द्विअवहनुक।

Dihysteria (डाइहिस्टीरिया)— दो गर्भाशय होने की अवस्था।

Diktyoma (डिक्टीयोमा)—Dictyoma.

Dilaceration (डाइलेसिरेशन)— फट जाना जैसे किसी मोतियाबिन्दु का फट जाना, विदरण।

Dilatant (डाइलेटेन्ट)— कोई भी वस्तु जो विस्फारण करती है, विस्फारक।

Dilatation, Dilation (डाइलेटेशन, डाइलेशन)— 1. किसी अंग, वाहिनी अथवा छिद्र का विस्तरित हो जाना। 2. किसी विस्फारक द्वारा किसी छिद्र का फैल जाना, विस्फारण।

Dilatator (डाइलेटेटर)—Dilator.

Dilate (डाइलेट)— विस्फारित करना अथवा विस्फारित होना।

Dilation (डाइलेशन)—Dilatation.

Dilation and curettage—D & C (डाइलेशन एण्ड क्यूरेटाज़)— विस्फारक द्वारा गर्भाशयग्रीवा को फैलाना या चौड़ा करना तथा आखुरी द्वारा गर्भाशय की भीतरी दीवार का आखुरण करना या इसे खुरचना, विस्फारण एवं आखुरण।

Dilation and evacuation —D&E (डाइलेशन एण्ड एवाकुएशन)— गर्भावस्था के द्वितीय त्रिमास के दौरान गर्भाशयग्रीवा को विस्फारित करना और गर्भाशय का आखुरण करके तथा चिमटियों का प्रयोग करके गर्भधारण के उत्पादों को निकाल देना, विस्फारण एवं शून्यीकरण।

Dilator (डाइलेटर)— छिद्रों अथवा गुहाओं को चौड़ा करने वाला यन्त्र, विस्फारक।

Dildo, Dildoe (डिल्डो, डिल्डी)— एक कृत्रिम लिंग आकार का उपकरण जो लैंगिक आनन्द के लिए योनि में प्रयुक्त होता है, कृत्रिम-शिश्न।

Diluent (डाइलुएण्ट)— घोल हल्का करने वाला, तनूकारक।

Dilute (डाइल्यूट)— किसी विलयन की सान्द्रता को कम करना।

Dilution (डाइल्यूशन)— वह क्रिया जिसके द्वारा कोई घोल हल्का किया जाता है, तनुकरण।

Dim (डिम)— हल्की रोशनी।

Dimelia (डाइमीलिया)— किसी सम्पूर्ण भुजा का अथवा इसके किसी भाग का जन्मजात द्विगुणन, द्विअंगता।

Dimension (डाइमेन्सन)— किसी वस्तु की लम्बाई, चौड़ाई एवं ऊँचाई या मोटाई।

Dimer (डाइमर)— दो समान अणुओं के मिलने से बना यौगिक।

Dimerous (डाइमेरस)— दो भागों से बनने वाला।

Dimetria (डाइमीट्रिया)— दो गर्भाशय होने की अवस्था, द्विगर्भाशयता।

Dimorphic (डाइमोर्फिक)—Dimorphous.

Dimorphism (डाइमोर्फिज़्म)— दो रूपों में स्थित रहने का गुण, द्विरूपता।

Dimorphous (डाइमोर्फस)— दो भिन्न रूपों में उत्पन्न होने वाला, द्विरूपी।

Dimple (डिम्पिल)— हल्का गड्ढा, गर्तिका।

Dimpling (डिम्पलिंग)— अवत्वक् ऊतक में खिंचाव उत्पन्न हो जाने के कारण मांस में छोटे-छोटे गड्ढे बन जाना जैसे स्तन के कैंसर में होता है।

Dineuric (डाइन्यूरिक)— दो अक्ष दण्ड प्रवर्धों वाला।

Dinical (डाइनिकल)— चक्कर आने से सम्बन्धित।

Dinomania (डाइनोमैनिया)— नृत्योन्माद, नाचने का पागलपन।

Dinus (डाइनस)— चक्कर आना

Diobus alternis (डायोबस आल्टरनिस)— हर तीसरे दिन।

Diopter, Dioptre (डायोप्टर)— किसी लैन्स की विकारस्थानिक लम्बाई के प्रति मीटर पर अपवर्तन-शक्ति की माप की इकाई।

Dioptometer (डायोप्टोमीटर)— आँख के अपवर्तन को मापने वाला उपकरण।

Dioptometry (डायोप्टोमीटरी)— आँख के अपवर्तन एवं समंजन को ज्ञात करना।

Dioptral (डायोप्ट्रल)— किसी डायोप्टर से सम्बन्धित।

Dioptric (डायोप्ट्रिक)— प्रकाश अपवर्तन से सम्बन्धित।

Dioptrics (डायोप्ट्रिक्स)— प्रकाश अपवर्तन सम्बन्धी विज्ञान।

Diotic (डायोटिक)— एक ही ध्वनि की प्रत्येक कान में एक साथ प्रस्तुति।

Diovular (डाइओव्यूलर)— दो डिम्बों वाला, द्विडिम्बज।

Diovulatory (डाइओव्यूलेटरी)— एक डिम्बग्रन्थि-चक्र में दो डिम्बों का उत्पन्न होना।

Dioxide (डाइऑक्साइड)— वह यौगिक जिसमें प्रति अणु में दो ऑक्सीजन परमाणु होते हैं।

Dip (डिप)—1. नीचे की ओर को झुकाव या ढाल 2. किसी तरल में डुबोना।

Diphallus (डाइफेलस)— पूर्ण अथवा अपूर्ण रूप से दो शिश्न अथवा भगशिश्निका का होना, द्विशाखी-शिश्न।

Diphasic (डाइफेज़िक)— दो प्रावस्थाओं में उत्पन्न होने वाला अथवा दो प्रावस्थाओं वाला, द्विप्रावस्थिक।

Diphonia (डाइफोनिया)— बोलने में एक साथ दो भिन्न स्वर ध्वनियों का उत्पन्न होना।

Diphtheria (डिफ्थीरिया)— कॉर्नीबैक्टीरियम डिफ्थीरी नामक जीवाणु द्वारा बच्चों में होने वाला एक तीव्र संक्रामक रोग जो गले, स्वर-यन्त्र अथवा नाक की श्लेष्मिक कलाओं को प्रभावित करता है और इन स्थानों पर एक भूरी-सफेद झिल्ली

बन जाती है, ज्वर हो जाता है, दर्द होता है, निगलने में रुकावट पैदा हो जाती है (बच्चा दूध, पानी आदि कुछ भी नहीं निगल पाता), आवाज बन्द हो जाती है तथा सांस लेने में बहुत कठिनाई होती है; रोहिणी।

Diphtheria antitoxin (डिफ्थीरिया एण्टीटॉक्सिन)— डिफ्थीरिया की चिकित्सा में प्रयोग में लाया जाने वाला प्रतिजीवविष।

Diphtherial (डिफ्थीरियल)— डिफ्थीरिया या रोहिणी सम्बन्धी।

Diphtheriaphor (डिफ्थीरियाफोर)— रोहिणी रोगवाहक।

Diphtheria toxoid (डिफ्थीरिया टॉक्सॉइड)— डिफ्थीरिया या रोहिणी के प्रति रोगक्षमीकरण करने वाला पदार्थ, डिफ्थीरिया जीवविषाभ।

Diphtheric, Diphtheritic (डिफ्थेरिक, डिफ्थेरीटिक)— डिफ्थीरिया सम्बन्धी।

Diphtherin (डिफ्थेरिन)— कॉर्नीबैक्टीरियम डिफ्थीरी से उत्पन्न जीवविष।

Diphtheritic (डिफ्थेरीटिक)—Diphtherial. Diphtheric.

Diphtheroid (डिफ्थेरॉयड)— 1. डिफ्थीरिया अथवा इसको उत्पन्न करने वाले जीव बेसीलस कॉर्नीबैक्टीरियम डिफ्थीरी से मिलता-जुलता 2. बेसीलस कार्नीबैक्टीरियम डिफ्थीरी द्वारा न बन कर किसी अन्य कारण से मिथ्या झिल्ली का बनना।

Diphtherotoxin (डिफ्थीरोटॉक्सिन)— बेसीलस कॉर्नीबैक्टीरियम डिफ्थीरी का विशिष्ट जीवविष।

Diphthongia (डिफ्थोन्गिया)—स्वरयन्त्र में दोष होने के कारण दो स्वर ध्वनियों का उत्पन्न होना।

Diphyodont (डाइफायोडोन्ट)— दाँतों के दो सैट वाला, एक दूध के दाँतों का तथा दूसरा स्थायी दाँतों का जैसा कि आदमी में होता है।

Diplacusis (डाइप्लेक्यूसिस)— किसी अकेले श्रवण-उद्दीपन का दो अलग-अलग ध्वनियों के रूप में ज्ञान होना।

Diplegia (डिप्लेजिया)— शरीर के दोनों ओर स्थित एक से अंगों का पक्षाघात, द्विपार्श्वघात।

Diplegic (डिप्लेजिक)—द्विपार्श्वघात सम्बन्धी।

Diplo- (डिप्लो-)— एक उपसर्ग जिसका अर्थ दुगना या दोहरा है।

Diploalbuminuria (डिप्लोएल्ब्युमिनूरिया)— शरीरक्रियात्मक एवं विकृतिजन्य एल्ब्युमिनमेह का साथ-साथ होना।

Diplobacillus (डिप्लोबेसीलस)— एक छोटा दण्डाकार जीवाणु जो जोड़ों में होता है।

Diplobacterium (डिप्लोबैक्टीरियम)— Diplobacillus.

Diploblastic (डिप्लोब्लास्टिक)— बहिर्जनस्तर एवं अन्तर्जनस्तर, दो बीजांकुर अस्तरों वाला।

Diplocardia (डिप्लोकार्डिया)— हृदय के दो अर्द्ध भागों का एक खाँचे के द्वारा आंशिक रूप से अलग होना।

Diplocephalus (डिप्लोसिफैलस)—Dicephalus.

Diplocephaly (डिप्लोसिफैली)— दो सिर वाला होने की दशा।

Diplococcemia (डिप्लोकॉक्सीमिया)— रक्त में डिप्लोकॉकस नामक जीवाणु का पाया जाना।

Diplococci (डिप्लोकोकाइ)— Diplococcus का बहुवचन।

Diplococcus (डिप्लोकॉकस)— एक प्रकार के गोलाकार जीवाणु जो जोड़ो में दिखाई देते हैं।

Diplocoria (डिप्लोकोरिया)— एक आँख में दो पुतलियों का होना, द्वितारकता।

Diploe (डिप्लोइ)— खोपड़ी की सघन हड्डी की बाह्य एवं आन्तरिक परतों के बीच स्थित स्पंजी ऊतक की एक परत, सछिद्रास्तर।

Diplogenesis (डिप्लोजेनेसिस)— दो भ्रूणों का उत्पन्न होना अथवा भ्रूण के किन्हीं भागों का डबल हो जाना।

Diploic (डिप्लोइक)— डिप्लोइ से सम्बन्धित, सछिद्रास्तर सम्बन्धी।

Diploid (डिप्लॉयड)— गुणसूत्रों के दो समूहों वाला, द्विगुणित।

Diploidy (डिप्लॉयडी)— द्विगुणित होने की अवस्था।

Diplokaryon (डिप्लोकैरियोन)— गुणसूत्रों के चार सैटों से युक्त केन्द्रक।

Diplomelituria (डिप्लोमैलाइचूरिया)— एक ही व्यक्ति में मधुमेही एवं अमधुमेही शर्करामेह का उत्पन्न होना।

Diplomyelia (डिप्लोमायीलिया)— सुषुम्ना रज्जु का लम्बाई में फटना अथवा उसमें दरार पड़ जाना जिससे वह दूनी दिखाई देती है, द्विखण्डी-सुषुम्ना।

Diploneural (डिप्लोन्यूरल)— दो भिन्न स्रोतों से आने वाली तन्त्रिकाओं से युक्त, ऐसा कुछ पेशियों के लिए कहा जाता है।

Diplopagus (डिप्लोपेगस)—Conjoined twins, see under twins

Diplophonia (डिप्लोफोनिया)—Diphonia.

Diplopia (डिप्लोपिया)— किसी अकेली वस्तु के दो प्रतिबिम्बों का बोध होना, द्विदृष्टिता। यह मुख्यतया निम्न प्रकार की होती है–

Binocular diplopia (बाइनोकुलर डिप्लोपिया)— किसी एक वस्तु के दोनों आँखों में से प्रत्येक के द्वारा एक अलग प्रतिबिम्ब का बोध होना, द्विनेत्री द्वि-दृष्टिता।

Crossed diplopia, Heteronymous diplopia (क्रॉस्ड डिप्लोपिया, हीटिरोनीमस डिप्लोपिया)— ऐसी द्वि-दृष्टिता जिसमें दाँयें हाथ की ओर का प्रतिबिम्ब बाईं ओर तथा बाँये हाथ की ओर का प्रतिबिम्ब दाईं ओर प्रकट होता है, विषमदिक् द्विदृष्टिता।

Direct diplopia, Homonymous diplopia (डाइरैक्ट डिप्लोपिया, होमोनिमस डिप्लोपिया) — ऐसी द्वि-दृष्टिता जिसमें दाँये हाथ की ओर का प्रतिबिम्ब दाईं ओर तथा

बाँये हाथ की ओर का प्रतिबिम्ब बार्यी ओर प्रकट होता है समदिक् द्विदृष्टिता।

Monocular diplopia, Unocular diplopia (मोनोकुलर डिप्लोपिया, यूनोकुलर डिप्लोपिया)— एक आँख के द्वारा उत्पन्न द्वि-दृष्टिता, एकनेत्री द्वि-दृष्टिता।

Vertical diplopia (वर्टिकल डिप्लोपिया)— ऐसी द्वि-दृष्टिता जिसमें एक ही लम्बवत तल में एक प्रतिबिम्ब दूसरे के ऊपर प्रकट होता है।

Diplopiometer (डिप्लोपायोमीटर)— द्वि-दृष्टिता को मापने वाला उपकरण।

Diplopodia (डिप्लोपोडिया)— पैर की अँगुलियों का दुगना होना।पैर की अँगुलियों का दुगना होना।

Diploscope (डिप्लोस्कोप)— द्विनेत्री द्वि-दृष्टिता का अध्ययन करने वाला उपकरण।

Diplosomatia, Diplosomia (डिप्लोसोमेटिया, डिप्लोसोमिया)— दो जुड़वाँ बच्चों की उनके शरीर के किन्ही स्थानों पर आपस में जुड़े रहने की अवस्था।

Dipodia (डाइपोडिया)— किसी पाँव का पूर्ण या अपूर्ण द्विगुणन।

Dipping (डिपिंग) —1. दाँयें हाथ की अँगुलियों को दायें अधःपर्शुकीय क्षेत्र में दबाकर यकृत का परिस्पर्शन करना 2. किसी वस्तु को किसी तरल में डुबोना।

Diprosopus (डिप्रोसोपस)— दो चेहरे वाला भ्रूण।

Dipsesis (डिप्सेसिस)—Dipsosis.

Dipsogen (डिपसोजेन)—वह वस्तु जिससे प्यास लगती है, पिपासाजनक।

Dipsomania (डिप्सोमैनिया)— शराब के लिए पागलपन, हर समय शराब की इच्छा बने रहना, मद्योन्माद।

Dipsopathy (डिप्सोपैथी)— पिपासा से सम्बद्ध रोग।

Dipsophobia (डिप्सोफोबिया)— शराब पीने का रोगोत्पादक भय।

Dipsosis (डिप्सोसिस)— अत्यधिक प्यास लगना, अतिपिपासा।

Dipsotherapy (डिप्सोथिरैपी)— कुछ रोगों की चिकित्सा में जल एवं तरल पदार्थों के ग्रहण करने को सीमित करना, पिपासोपचार।

Dipygus (डिपाइगस)—ऐसा भ्रूण जिसके दो श्रोणियाँ होती हैं।

Dipylidiasis (डीइपाइलीडिएसिस)— डीपाइलीडियम केनिनम फीताकृमि द्वारा उत्पन्न कष्ट।

Direct light reflex (डाइरेक्ट लाइट रिफ्लैक्स)— पुतली के ऊपर रोशनी डालने से तुरन्त ही इसका सिकुड़ जाना।

Director (डाइरेक्टर)— शल्य-क्रिया में चाकू का मार्ग-दर्शन करने वाला एक नालीदार यन्त्र।

Direct reflex (डाइरेक्ट रिफ्लैक्स)— प्रतिवर्त जिसमें अनुक्रिया उसी ओर होती है जिस ओर उद्दीपन होता है।

Dirigomotor (डिराइगोमोटर)— पेशीय क्रियाशीलता को नियन्त्रित करने अथवा निर्देशित करने वाला।

Dirofilariasis (डाइरोफाइलेरिएसिस)— डाइरोफाइलेरिया वंश के जीवों द्वारा उत्पन्न संक्रमण।

Dis- (डिस-)—1. नष्ट करने, उलट देने अथवा अलग कर देने को संकेतिक करने वाला उपसर्ग 2. दोहरे अथवा दूसरी बार का संकेत देने वाला उपसर्ग।

Disability (डिसएबीलिटी)— शारीरिक एवं मानसिक कार्यों को करने के लिए योग्यता की कमी जिन्हें सामान्यतया कोई व्यक्ति क्षमता में कर सकता है, अक्षमता, विकलांगता।

Disabled (डिसेबिल्ड)—विकलांग

Disaggregation (डिसेग्रीगेशन)— किसी वस्तु को उसके घटक भागों में तोड़ देना।

Disarticulation (डिसार्टिकुलेशन) — किसी जोड़ पर शल्य-क्रिया द्वारा हड्डी को काट कर अलग करना, सन्धि विच्छेदन।

Disassimilation (डिसेस्सीमिलेशन)— असमीकरण, समीकरण क्रिया का न होना, अस्वांगीकरण।

Disc (डिस्क)— एक गोल, चपटी, तश्तरीनुमा संरचना; बिम्ब या चक्रिका।

Discectomy (डिस्केकटॉमी)— अन्तराकशेरुक चक्रिका के किसी भाग को अथवा इसे सम्पूर्ण को काट कर अलग कर देना, चक्रिका-उच्छेदन।

Discharge (डिस्चार्ज)— 1. संचित ऊर्जा अथवा पदार्थ का मुक्त होना 2. किसी स्राव का बहना अथवा पस, मल तथा मूत्र आदि का विसर्जित होना 3. इस प्रकार से निकलने वाला पदार्थ; आस्राव, विसर्जन।

Disci (डिस्काइ)— Discus का बहुवचन।

Disciform (डिस्कीफार्म)— चक्रिका के आकार का, चक्रिकारूप।

Discission (डिसीज़न)— चीरा लगाना अथवा काटना जैसे मोतियाबिन्दु के ऑपरेशन में आँख के लैन्स के कैप्सूल को चीरना।

Discitis (डिस्काइटिस)— बिम्ब अथवा चक्रिका का शोथ।

Disclination (डिस्कलीनेशन)— दोनों आँखों का बाहर की ओर घूम जाना।

Discogenic (डिस्कोजेनिक)— किसी अन्तराकशेरुका-चक्रिका के द्वारा उत्पन्न, चक्रिकाजनक।

Discoid (डिस्कॉयड)— चक्रिका या बिम्ब के समान, चक्रिकाभ।

Discoloration (डिस्कलेरेशन)— मलिनीकरण, विवर्णता।

Disconjugate (डिसकन्जुगेट)— वह जो दूसरे से जुड़ा हुआ न हो।

Discopathy (डिस्कोपैथी)— किसी अन्तराकशेरुका-चक्रिका का कोई भी रोग।

Discoplacenta (डिस्कोप्लेसेन्टा)— चक्रिका के समान अपरा।

Discordance (डिस्कोर्डैन्स)— आनुवंशिकी में, किसी दिये हुए विशेषक का जुड़वाँ बच्चों में से केवल एक में पाया जाना।

Discotomy (डिस्कोटॉमी)—Discectomy.

Discrete (डिस्क्रीट)— पृथक

Discrimination (डिस्क्रीमिनेशन)— भिन्नता करने की क्रिया।

Discus (डिस्कस)— चक्रिका या बिम्ब।

Discutient (डिस्कूटीएन्ट)— छितराने वाला अथवा गायब करने वाला।

Disease (डिज़ीज)— शरीर के किसी भाग, अंग अथवा संस्थान की सामान्य संरचना अथवा उसके कार्य में उत्पन्न कोई भी अवरोध जो कुछ चिन्हों एवं लक्षणों द्वारा प्रकट होता है जिसके कारण, विकृति एवं पूर्वानुमान का पता हो भी सकता है, नहीं भी हो सकता; रोग, व्याधि। रोग मुख्यतया निम्न प्रकार के होते हैं–

Acute disease (एक्यूट डिज़ीज)— ऐसा रोग जो शीघ्र ही उत्पन्न हो जाता है और जो अपेक्षाकृत कम समय के लिए होता है, तीव्र रोग, उग्र रोग।

Anticipated disease (एन्टीसिपेटेड डिज़ीज)—ऐसा रोग जिसके उत्पन्न होने के विषय में पहले से बताया जा सकता है।

Autoimmune disease (ऑटोइम्यून डिज़ीज)— स्वक्षम रोग। ऐसा रोग जिसमें शरीर की रोगक्षम यन्त्रकलाओं का संस्थान दोषयुक्त हो जाता है और शरीर के सामान्य भागों के प्रति इतनी अधिक एण्टीबॉडियाँ उत्पन्न करता है कि ऊतकों को क्षति पहुँचती है। आमवाताभ सन्धिशोथ (गठिया से होने वाली जोड़ों की सूजन) एक स्वक्षम रोग समझा जाता है।

Chronic disease (क्रोनिक डिज़ीज)— ऐसा रोग जो धीरे-धीरे उत्पन्न होता है तथा लम्बे समय तक चलता है, जीर्ण रोग।

Communicable disease (कम्यूनिकेबिल डिज़ीज) — ऐसा रोग जिसे उत्पन्न करने वाला जीव एक व्यक्ति से दूसरे व्यक्ति में प्रत्यक्ष रूप से (सीधे) अथवा किसी वाहक के द्वारा अप्रत्यक्ष रूप से संचारित होने वाला होता है, संचारी रोग।

Complicating disease (कमप्लीकेटिंग डिज़ीज)— ऐसा रोग जो अन्य रोग की अवधि में अथवा उसके उपद्रव के रूप में उत्पन्न होता है।

Congenital disease (कॉनजेनाइटल डिज़ीज)— वह रोग जो जन्म से होता है।

Constitutional disease (कॉन्सटीट्यूश्नल डिज़ीज)— सम्पूर्ण शरीर को प्रभावित करने वाला रोग।

Contagious disease (कॉन्टेजियस डिज़ीज)— एक संक्रामक रोग जो एक व्यक्ति से दूसरे व्यक्ति में संचारित हो जाता है।

Deficiency disease (डिफीशियेन्सी डिज़ीज)— ऐसा रोग जो कुछ पोषक तत्त्वों जैसे विटामिन एवं खनिजों के अपर्याप्त मात्रा में ग्रहण करने अथवा उनका अपर्याप्त अवशोषण होने से उत्पन्न होता है, न्यूनताजन्य रोग।

Degenerative disease (डिजेनेरेटिव डिज़ीज)— ऊतकों एवं अंगों में ह्रास-परिवर्तनों के होने के फलस्वरूप उत्पन्न होने वाला रोग जो विशिष्टतया वृद्धावस्था में होता है।

Endemic disease (एण्डेमिक डिज़ीज)— किसी जाति अथवा समुदाय के लोगों में निरन्तर रहने वाला अथवा बार-बार होने वाला रोग; स्थानिक रोग।

Epidemic disease (इपिडेमिक डिज़ीज)— किसी जाति अथवा समुदाय के बहुत से लोगों में एक साथ फैलने वाला रोग, जानपदिक रोग।

Familial disease (फेमीलियल डिज़ीज)—ऐसा रोग जो एक ही परिवार के अधिकांश सदस्यों में होता है।

Focal disease (फोकल डिज़ीज)— ऐसा रोग जो किसी विशिष्ट एवं स्पष्ट क्षेत्र में होता है जैसे टॉन्सिल, एडेनॉयड आदि में।

Functional disease (फंक्शनल डिज़ीज)— ऐसा रोग जिसमें शरीर में कोई भी शरीर-रचना सम्बन्धी परिवर्तन हुए बिना लक्षण उत्पन्न हो जाते हैं।

Hemorrhagic disease of the new born (हीमोरेह्जिक डिज़ीज ऑफ दि न्यू बोर्न)— नवजात शिशु में होने वाला रक्तस्रावी रोग जैसे रूधिरज कालामल तथा रक्तचित्तिता आदि।

Hereditary disease (हियरीडीटरी डिज़ीज)— ऐसा रोग जो माँ-बाप से बच्चे में संचारित होने वाले आनुवंशिक कारकों द्वारा उत्पन्न होता है।

Idiopathic disease (इडियोपैथिक डिज़ीज)— बिना किसी कारण के उत्पन्न होने वाला रोग।

Infectious disease (इन्फैक्शियस डिज़ीज)— शरीर में रोग उत्पन्न करने वाले जीवों की विद्यमानता से उत्पन्न रोग।

Intercurrent disease (इन्टरकरन्ट डिज़ीज) — किसी अन्य असम्बद्ध रोग की अवधि में उत्पन्न होने वाला रोग।

Malignant disease (मैलिग्नैन्ट डिज़ीज)— कैंसर अथवा ऐसा रोग जो बहुत तेजी से बढ़ता है तथा सामान्यतया इससे मृत्यु का भय हो जाता है अथवा कुछ ही समय में रोगी की मृत्यु हो जाती है।

Metabolic disease (मेटाबोलिक डिज़ीज)— चयापचय में गड़बड़ी होने के कारण उत्पन्न रोग जैसे इन्सुलिन की कमी से होने वाला मधुमेह रोग।

Occupational disease (ऑक्यूपेशनल डिज़ीज)— रोगी के व्यवसाय से सम्बन्धित कारकों द्वारा उत्पन्न रोग।

Organic disease (ऑर्गेनिक डिज़ीज)— शरीर के किसी अंग अथवा ऊतक में होने वाले शरीर-रचना सम्बन्धी परिवर्तनों के कारण उत्पन्न होने वाला रोग, आंगिक रोग।

Pandemic disease (पेण्डेमिक डिज़ीज)— ऐसा जानपदिक (इपिडेमिक) रोग जो सारे संसार में फैला होता है।

Parasitic disease (पैरासाइटिक डिज़ीज)— वानस्पतिक अथवा जन्तु परजीवियों द्वारा उत्पन्न रोग।

Psychosomatic disease (साइकोसोमेटिक डिज़ीज)— मानसिक कारणों से उत्पन्न होने वाला शारीरिक रोग जैसे भावावेगी अवस्था अथवा अत्यधिक क्रोध की अवस्था में कभी-कभी पित्ती उछल आती है या दरोरें पड़ जाते हैं।

Secondary disease (सेकण्ड्री डिज़ीज)— दूसरे रोग के परिणामस्वरूप उत्पन्न होने वाला रोग जैसे अधः भुजा का कोई द्वितीयक सन्धि रोग जो स्थूलता अथवा मोटापे के कारण हो जाता है।

Self-limited disease (सैल्फ लिमिटेड डिज़ीज)— वह रोग जो बिना चिकित्सा किए भी चला जाता है।

Sporadic disease (स्पोरेडिक डिज़ीज)— कभी-कभी होने वाला रोग

Subacute disease (सबएक्यूट डिज़ीज)— ऐसा रोग जिसमें तीव्र रोग के लक्षणों की अपेक्षा कम गम्भीर लक्षण होते हैं परन्तु यह रोग लम्बे समय तक रहता है। यह तीव्र एवं जीर्ण रोग के बीच का रोग है; अनुतीव्र रोग।

Systemic disease (सिस्टेमिक डिज़ीज)— सार्वदैहिक रोग, सम्पूर्ण शरीर को प्रभावित करने वाला रोग।

Venereal disease (वेनेरियल डिज़ीज)— लैंगिक सम्पर्क द्वारा उत्पन्न रोग, रतिज रोग जैसे सिफिलिस एवं गॉनोरिया आदि।

Disengagement (डिसएन्गेज़मैन्ट)— भ्रूण के सिर का माँ की श्रोणि के भीतर से बाहर को निकल आना।

Disfluency (डिसफ्लूएन्सी)— निर्विघ्न बोलने में असमर्थता, वाणी प्रवाह मे बाधा उत्पन्न हो जाती है और वाक्यों की पुनरावृत्तियाँ हो सकती हैं।

Disfluent (डिसफ्लूएन्ट)— निर्विघ्न बोलने में असमर्थता से सम्बन्धित।

Disgerminoma (डिसज़र्मिनोमा)—Dysgerminoma.

Disharmony (डिसहार्मोनी)— सामंजस्य का अभाव, विसंगति।

Disimpaction (डिसइम्पैक्शन)— संघात या ठस जाने को दूर करना जैसे मल के ठस जाने पर उसे हाथ से बाहर निकाल देना।

Disinfect (डिसइन्फैक्ट)— रोग उत्पन्न करने वाले सूक्ष्मजीवों से मुक्ति दिलाना, विसंक्रमण करना।

Disinfectant (डिसइन्फैक्टेन्ट)— वह रासायनिक पदार्थ जो जीवाणुओं को मारकर संक्रमण को रोकता है, विसंक्रामक।

Disinfection (डिसइन्फैक्शन)— रासायनिक या भौतिक उपायों द्वारा रोगोत्पादक सूक्ष्मजीवों, उनके जीवविषों अथवा उनके वाहकों को नष्ट करना। विसंक्रमण।

Disinfector (डिसइन्फैक्टर)— विसंक्रामक।

Disinfestant (डिसइन्फैस्टैन्ट)— रोग उत्पन्न करने वाले परजीवियों एवं कीटाणुओं को मारने वाला।

Disinfestation (डिसइन्फैस्टेशन)—रोग उत्पन्न करने वाले परजीवियों एवं कीटाणुओं को मारने की क्रिया, पीड़क जन्तु नाशन।

Disinhibition (डिसइन्हिबिशन)— किसी अवरोधन को दूर करना।

Disinsected (डिसइन्सैक्टेड)— कीटाणु रहित।

Disinsection, Disinsectization (डिसइन्सैक्शन, डिसइन्सैक्टाइज़ेशन)— किसी क्षेत्र को कीड़ों से मुक्त करना।

Disinsertion (डिसइन्सर्शन)— दृष्टिपटल या रेटिना का परिधि पर से अलग होना।

Disintegrant (डिसिन्टीग्रान्ट)— वह पदार्थ जो किसी पदार्थ के अवयवों को अलग कर देता है जैसे किसी गोली में स्थित ऐसा पदार्थ जो नमी के सम्पर्क में आने पर उसे विघटित कर देता है और उसके औषधीय पदार्थों को मुक्त करता है।

Disintegrater (डिसिन्टिग्रेटर)— जो किसी पदार्थ को उसके घटकों में तोड़ देता है।

Disintegration (डिसिन्टिग्रेशन)— किसी पदार्थ का उसके अवयवों में विघटित हो जाना, अवखण्डन, वियोजन।

Disinvagination (डिसइनवैजीनेशन)— किसी अन्तर्वेशन को कम करना।

Disjoint (डिस्जुवाइन्ट)— संधि-भंग करना अथवा किसी सन्धि में स्थित हड्डियों को उनकी प्राकृतिक स्थिति से पृथक कर देना।

Disjunction (डिसजंक्शन)— अलग होने की अवस्था।

Disk, Disc (डिस्क)— एक चपटी, वृत्ताकार, तश्तरीनुमा संरचना; चक्रिका, जैसे अन्तराकशेरुका-चक्रिका जो कशेरुका कार्यों के बीच में स्थित एक तन्तूपास्थि ऊतक होता है तथा दृष्टि-चक्रिका जो आँख के दृष्टिपटल पर एक ऐसा स्थान होता है जहाँ पर दृष्टि नाड़ी इसमें प्रवेश करती है, या अन्ध बिन्दु।

Diskectomy (डिस्केक्टॉमी)— शल्यक्रिया द्वारा किसी बहिःसरण करती हुई अन्तराकशेरुका-चक्रिका को काट कर निकाल देना।

Diskiform (डिस्कीफोर्म)— चक्रिका के आकार का।

Diskitis (डिस्काइटिस)— किसी चक्रिका का विशेषकर अन्तराकशेरुका-चक्रिका का शोथ।

Diskogram (डिस्कोग्राम)— डिस्कोग्राफी द्वारा लिया गया एक्स-रे चित्र, चक्रिकाचित्रण।

Diskography (डिस्कोग्राफी)— एक्स-रे अभेद्य पदार्थ का अन्तराकशेरुका-चक्रिका में इन्जैक्शन लगाकर कशेरुका-दण्ड अथवा रीढ़ की हड्डी का एक्स-रे द्वारा परीक्षण करना।

Dislocate (डिस्लोकेट)— शरीर के किसी भाग को विशेष रूप से किसी सन्धि में किसी अस्थि को उसकी सामान्य स्थिति से विस्थापित करना।

Dislocation (डिस्लोकेशन)— शरीर के किसी भाग का विस्थापित हो जाना विशेषकर किसी सन्धि में किसी हड्डी का अपनी सामान्य स्थिति से हट जाना, संधिच्युति, स्थानच्युति। यह निम्न प्रकार की हो सकती है–

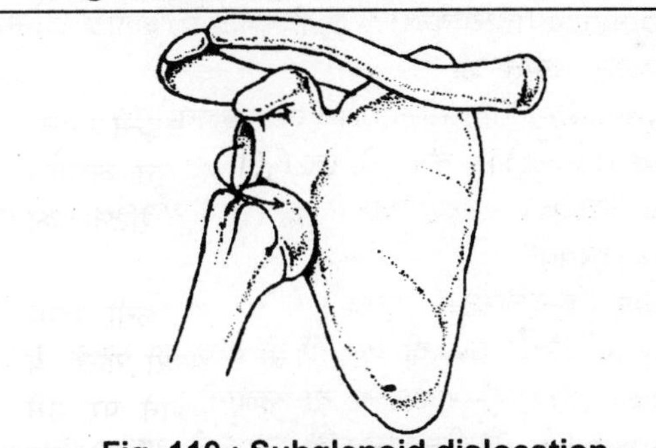

Fig. 119 : Subglenoid dislocation
अवअंसगर्त संधिच्युति

Complete dislocation (कमप्लीट डिस्लोकेशन)— ऐसी संधिच्युति जो किसी जोड़ की सतहों (तलों) को पूर्णतया अलग कर देती है, पूर्ण संधिच्युति।

Complicated dislocation (कमप्लीकेटेड डिस्लोकेशन) — अन्य आघातों से युक्त संधिच्युति।

Compound dislocation (कम्पाऊण्ड डिस्लोकेशन) —ऐसी संधिच्युति जिसमें किसी जख्म के द्वारा संधि का सम्बन्ध बाहरी हवा से हो जाता है।

Congenital dislocation (कॉनजेनाइटल डिस्लोकेशन)— जन्म से स्थित संधिच्युति।

Incomplete dislocation (इन्कमप्लीट डिस्लोकेशन)— आंशिक अथवा अपूर्ण संधिच्युति।

Metacarpophalangeal joint dislocation (मेटाकार्पोफेलन्जियल ज्वाइन्ट डिस्लोकेशन)—किसी अँगुली की संधिच्युति।

Old dislocation (ओल्ड डिस्लोकेशन)— ऐसी संधिच्युति जिसमें बहुत दिनों बाद तक पुनःस्थापन न किया गया हो।

Pathological dislocation (पैथोलॉजिकल डिस्लोकेशन)— पक्षाघात, संधि अथवा सहारा देने वाले ऊतकों के किसी रोग के परिणामस्वरूप उत्पन्न होने वाली संधिच्युति; वैकृत सन्धिच्युति।

Recent dislocation (रीसैन्ट डिस्लोकेशन)— उत्पन्न होने के तुरन्त बाद ही देखी जाने वाली संधिच्युति।

Simple dislocation (सिम्पिल डिस्लोकेशन)— ऐसी सन्धिच्युति जिसका किसी जख्म के द्वारा बाह्य वायु से सम्बन्ध स्थापित नहीं होता अर्थात् जिसमें जख्म नहीं बनता।

Traumatic dislocation (ट्रॉमेटिक डिस्लोकेशन)— अभिघात द्वारा होने वाली संधिच्युति।

Dismember (डिस्मेम्बर)— किसी भुजा अथवा इसके किसी भाग को काट कर निकाल देना।

Dismemberment (डिस्मेम्बरमेन्ट)— किसी भुजा अथवा इसके किसी भाग का कट कर निकल जाना।

Disobliteration (डिसऑब्लीट्रेशन)— वैकृत रूप से बन्द नली या मार्ग को खोल देना।

Disocclusion (डिसऑक्लूज़न)— विपरीत रहने वाले दाँतों के बीच सम्पर्क न होना।

Disomic (डाइसोमिक)— डाइसोमी से सम्बन्धित।

Disomus (डाइसोमस)— दो धड़ों वाला भ्रूण।

Disomy (डाइसोमी)— किसी व्यक्ति की कोशिकाओं में समजात गुणसूत्रों के एक जोड़े के दो सदस्यों का पाया जाना जो मानवों में एक सामान्य अवस्था होती है।

Disorder (डिसॉर्डर)— किसी कार्य में असामान्यता हो जाना; शारीरिक अथवा मानसिक रोग; विकार।

Disorganization (डिसॉर्गानाइज़ेशन)— किसी अंग अथवा संरचना के ऊतकों में होने वाला कोई भी परिवर्तन जिससे इसके बहुत से या सभी विशिष्ट लक्षण नष्ट हो जाते हैं।

Disorientation (डिसऔरियन्टेशन)— मानसिक संभ्रम की अवस्था जिसमें रोगी समय एवं स्थान का पता नहीं लगा पाता अथवा किसी व्यक्ति को नहीं पहचान पाता, स्थिति भ्रान्ति।

Disparate (डिस्पैरेट)— असमान

Dispensable (डिस्पैन्सेबिल)— वितरित करने योग्य औषधि, परिहार्य।

Dispensary (डिस्पैन्सरी)— औषधि वितरण एवं चिकित्सा करने का स्थान, औषधालय।

Dispensatory (डिस्पैन्सेटरी)— ऐसी पुस्तक जिसमें औषधियों का, उनके निर्माण एवं प्रयोगों का वर्णन होता है; औषधयोगसंग्रह।

Dispense (डिस्पैन्स)— नुस्खा तैयार करना एवं इसे रोगी को देना।

Dispermy, Dispermia (डिस्पर्मी, डिस्पर्मिया)— एक डिम्ब या अण्डाणु में दो शुक्राणुओं का प्रवेश कर जाना।

Dispersal (डिस्पर्सल)—Dispersion.

Dispersate (डिस्पर्सेट)— किसी द्रव में बहुत ही बारीक कणों का अवलम्बन (लटकाव)।

Disperse (डिस्पर्स)— छितराना जैसे बारीक कणों का किसी द्रव में छितराना।

Dispersion (डिस्पर्सन)— छितराने की क्रिया, परिक्षेपण।

Dispersoid (डिस्पर्सायड)— एक कोलाइड विलयन जिसमें बहुत सूक्ष्म कण होते हैं।

Dispersonalization (डिस्पर्सोनेलाइज़ेशन)— एक मानसिक रोग जिसमें रोगी अपने व्यक्तित्व अथवा शरीर के भागों के अस्तित्व को स्वीकार नहीं करता।

Displaceability (डिसप्लेसियाबिलिटी)— विस्थापित हो जाने की क्षमता।

Displacement (डिसप्लेस्मैन्ट)— किसी सामान्य स्थिति अथवा स्थान से हट कर असामान्य स्थिति अथवा स्थान पर पहुँच जाना, विस्थापन, स्थानच्युति।

Disposal (डिस्पोज़ल)— निपटारा।

Disposition (डिस्पोज़िशन)— एक स्वाभाविक प्रवृत्ति जो किसी रोग को ग्रहण करने की ओर प्रवृत्त होने से प्रकट हो सकती है, स्ववृत्ति।

Disproportion (डिस्प्रोपोर्शन)— किसी वस्तु का उसके सामान्य समझे जाने वाले परिमाण से भिन्न परिमाण होना जैसे शीर्ष-श्रोणि विषमानुपात अर्थात् ऐसी दशा जिसमें भ्रूण का सिर माँ की श्रोणि से बड़ा होता है, विषमानुपात।

Disruption (डिसरपशन)— बल लगाकर अलग करने की क्रिया अथवा असामान्य रूप से अलग होने की दशा।

Disruptive (डिसरप्टिव)— विदारक, विध्वंसक, विनाशकारी।

Dissect (डिस्सैक्ट)— शरीर-रचना सम्बन्धी अध्ययन करने के लिए शव के ऊतकों एवं भागों को काटना अथवा पृथक करना; विच्छेदन करना।

Dissection (डिस्सैक्शन)— विच्छेदन, व्यवच्छेदन।

Dissector (डिस्सैक्टर)— 1. विच्छेदन या व्यवच्छेदन करने वाला एक यन्त्र 2. विच्छेदन के लिए मार्गदर्शन करने वाली पुस्तक 3. विच्छेदन करने वाला व्यक्ति।

Dissemble (डिस्सैम्बल)— पथभ्रष्ट करना, मिथ्या प्रभाव डालना या सच्चाई को छिपाना।

Disseminated (डिस्सेमिनेटेड)— काफी बड़े क्षेत्र में छितराया हुआ या फैला हुआ अथवा प्रसृत, जिसे विशेष कर रोग उत्पन्न करने वाले जीवों के लिए प्रयोग किया जाता है।

Dissemination (डिस्सेमिनेशन)— प्रसार, फैलाव।

Dissepiment (डिस्सैपीमैन्ट)— एक अलग करने वाला ऊतक या पट।

Dissimilation (डिस्सीमिलेशन)—Disassimilation.

Dissimulation (डिस्सीम्यूलेशन)— सच्चाई को विशेष रूप से स्वास्थ्यावस्था के बारे में सच्चाई को छिपाना जैसा कि किसी बीमार बनने का बहाना करने वाले व्यक्ति के द्वारा किया जाता है।

Dissipation (डिस्सीपेशन)— किसी पदार्थ का छितराव।

Dissociation (डिस्सोसिएशन)— अलग होना जैसे गर्मी के द्वारा किसी जटिल यौगिक का साधारण अणुओं में अलग-अलग हो जाना, वियोजन।

Dissolution (डिस्सोल्यूशन)— 1. वह क्रिया जिसमें एक पदार्थ दूसरे में घुल जाता है, विलोपन। 2. किसी यौगिक का रासायनिक क्रिया द्वारा अपने अवयवों में विघटित हो जाना। 3. शरीर के ऊतकों का टूटना। 4. द्रवीकरण (ठोस से द्रव बनना) 5. मृत्यु।

Dissolve (डिस्सोल्व)— किसी ठोस पदार्थ को किसी द्रव में मिश्रित करना, घोलना।

Dissolvent (डिस्सोल्वेन्ट)— 1. घोलने की शक्ति रखने वाला 2. घुलने योग्य।

Dissolving (डिस्सोल्विंग)— घोल बनाने वाला, विलायक।

Dissonance (डिस्सोनैन्स)— 1. विसंगति 2. अप्रिय ध्वनियाँ विशेषकर संगीत की।

Dissymmetry (डिस्सिमीट्री)— असमरूपता।

Distad (डिस्टाड)— केन्द्र से दूर।

Distal (डिस्टल)— मध्य रेखा से दूर। समीपस्थ के विपरीत, दूरस्थ, दूरवर्ती।

Distalis (डिस्टेलिस)— दूरस्थ।

Distance (डिस्टैन्स)— दो वस्तुओं के बीच का स्थान, दूरी।

Distend (डिस्टैण्ड)— फैलाना या फुलाना।

Distensibility (डिस्टैन्सीबिलिटी)— फूलने योग्य होने का गुण।

Distension (डिस्टैन्शन)— फूलने की अवस्था, फुलाव, अफारा।

Distichiasis (डिस्टीकिएसिस)— आँख की पलकों के बालों का दो पंक्तियों में पाया जाना जिनमें से एक अथवा दोनों अन्दर नेत्रगोलक की ओर मुड़ जाती हैं, द्विपंक्तिकपक्ष्म।

Distill (डिस्टिल)— आसवन की क्रिया द्वारा किसी पदार्थ को खींच लेना।

Distillate (डिस्टीलेट)— आसवन का कोई उत्पाद।

Distillation (डिस्टीलेशन)— किसी पदार्थ को शुद्ध करने अथवा वाष्पशील (उड़नशील) पदार्थ को कम वाष्पशील पदार्थों से अलग करने के लिए गर्मी के द्वारा वाष्पीकरण करने एवं वाष्प को संघनित (जमाना) करने की क्रिया; आसवन। इसका प्रयोग अधिकतर जल को शुद्ध करने के लिए किया जाता है।

Distinct (डिस्टिंक्ट)— स्पष्ट रूप से दिखाई देने वाला।

Distobuccal (डिस्टोबक्कल)— किसी दाँत की दूरस्थ तथा मुख की ओर की दीवारों से सम्बन्धित अथवा इनके द्वारा निर्मित या किसी दन्त गुहा की दूरस्थ एवं मुख की ओर की दीवारों द्वारा निर्मित।

Distobucco-occlusal (डिस्टोबक्कोऑक्लूज़ल)— किसी चर्वणक अथवा द्विअग्री दाँत की दूरस्थ, मुखीय एवं अन्तर्रोधीय सतहों से सम्बन्धित।

Distocervical (डिस्टोसर्वाईकल)— किसी दाँत की गर्दन की दूरस्थ सतह से सम्बन्धित।

Distoclusion (डिस्टोक्लूज़न)— ऐसी अवस्था जिसमें नीचे के दाँत ऊपर के दाँतों से सामान्य स्थिति से पीछे मिलते हैं।

Distogingival (डिस्टोजिन्जाइवल)— किसी दन्त गुहा की दूरस्थ एवं मसूड़ों की ओर की दीवारों से सम्बन्धित अथवा इनसे निर्मित।

Distolabial (डिस्टोलेबियल)— किसी दाँत की दूरस्थ एवं ओष्ठय सतहों से सम्बन्धित।

Distolingual (डिस्टोलिंगुअल)— किसी दाँत की दूरस्थ एवं जिह्वीय सतहों से सम्बन्धित।

Distolinguo-occlusal (डिस्टोलिंग्वोऑक्लूज़ल)— किसी चर्वणक अथवा द्विअग्री दाँत की दूरस्थ, जिह्वीय एवं अन्तर्रोधीय सतहों से सम्बन्धित।

Distomia (डिस्टोमिया)—दो मुख वाला भ्रूण होना, द्विमुखता।

Disto-occlusal (डिस्टो-ऑक्लूज़ल)— किसी दाँत की दूरस्थ तथा भींच (दूसरे जबड़े के दाँत से मिलने) वाली सतहों से सम्बन्धित।

Disto-occlusion (डिस्टोऑक्लूज़न)— दूरस्थ अन्तर्रोध।

Distoplacement (डिस्टोप्लेस्मैन्ट)—Distoversion.

Distortion (डिस्टोर्शन)— 1. किसी वस्तु के ऐंठ जाने से उसकी आकृति या स्थिति में अन्तर आ जाना। 2. ऐंठने की गतियाँ होना जैसे चेहरे की पेशियों की होती है। 3. ऐसी विकृति जिसमें शरीर के किसी भाग अथवा संरचना की आकृति में परिवर्तन हो जाता है। 4. परीक्षित वास्तविक भाग की तुलना में एक्स-रे चित्र में उसके परिमाण तथा आकृति में अन्तर हो जाना। विरूपण।

Distoversion (डिस्टोवर्ज़न)— किसी दाँत की सामान्य से दूर एवं पीछे की ओर को कुस्थिति होना।

Distractibility (डिस्ट्रैक्टीबिलिटी)— ध्यानान्तरण।

Distraction (डिस्ट्रैक्शन)— 1. ध्यान बँटना 2. किसी सन्धि की सतहों का उनके स्नायु के फटे बिना तथा उनका विस्थापन हुए बिना अलग हो जाना।

Distress (डिस्ट्रैस) — शारीरिक अथवा मानसिक कष्ट।

Districhiasis (डिस्ट्राइकिएसिस)— एक ही रोम कूप से दो बालों का उगना।

Distrix (डिस्ट्रिक्स)— बालों का उनके किनारों पर फट जाना।

Disturbance (डिस्टरबैन्स)—सामान्य अनुक्रम में बाधा उत्पन्न होना अथवा सामान्य से विचलित होना, विक्षोभ या विघ्न। उदाहरणार्थ–

Emotional disturbance (इमोशनल डिस्टरबैन्स) — मानसिक विकार।

Ditch (डिच)— गड्ढा, खात

Diurese (डायूरेस)— मूत्र त्याग कराना।

Diuresis (डायूरेसिस)— मूत्र अधिक होना, मूत्रलता, मूत्राधिक्य।

Diuretic (डायूरेटिक)— वह पदार्थ अथवा औषधि जो पेशाब अधिक लाता है, मूत्रल।

Diurnal (डायूर्नल)— दिन के समय होने वाला अथवा इससे सम्बन्धित, दीवाकालीन।

Divagation (डाइवेगेशन)— असम्बद्ध एवं असंगत भाषण, वाणी-असन्तुलन।

Divarication (डाइवैरीकेशन)—Diastasis.

Divergence (डाइवर्जेन्स)— किसी सामान्य बिन्दु से दूर जाना, अपसरण, विच्छिन्नता।

Divergent (डाइवर्जेन्ट)— विभिन्न दिशाओं में जाने वाला, विच्छिन्न।

Diver's paralysis (डाइवर्स पैरालाइसिस)— पानी में ऊँचे वायु दाब में रहने के पश्चात् एकदम से बाहर निकल कर वापिस सामान्य वातावरणीय दबाव में आने पर गोताखोरों में होने वाला पक्षाघात्।

Diverticula (डाइवर्टिकुला)—Diverticulum का बहुवचन।

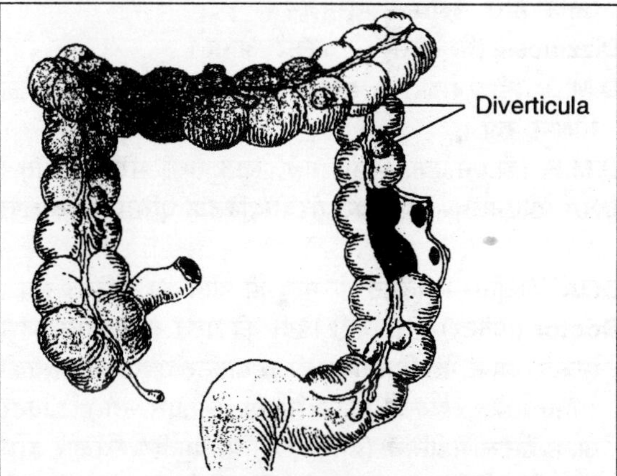

Fig. 120 : Multiple diverticula in the walls of the colon (बृहदान्त्र या कोलन की भित्तियों में बहुत सी विपुटियाँ या अंधवर्ध)

Diverticular (डाइवर्टिकुलर)— किसी विपुटी अथवा अंधवर्ध से सम्बन्धित अथवा उससे मिलता-जुलता, विपुटीय, अंधवर्धी।

Diverticulectomy (डाइवर्टिकुलेक्टॉमी)— शल्यक्रिया द्वारा किसी अंधवर्ध या विपुटी को काट कर अलग कर देना, विपुटी-उच्छेदन।

Diverticulitis (डाइवर्टिकुलाइटिस)— एक अथवा अनेक अंधवर्धों का शोथ जो तीव्र अथवा जीर्ण हो सकता है, विपुटीशोथ।

Diverticulogram (डाइवर्टिकुलोग्राम)— किसी अंधवर्ध का एक्स-रे।

Diverticuloma (डाइवर्टिकुलोमा)— वृहदान्त्र की भित्ति में पाया जाने वाला एक अर्बुद।

Diverticulopexy (डाइवर्टिकुलोपैक्सी)— ऑपरेशन द्वारा

किसी अंधवर्ध या विपुटी को लुप्त करने के लिए उसके छोर को पास की किसी रचना से कस कर बाँध देना जिससे यह आगे नहीं भरता है।

Diverticulosis (डाइवर्टिकुलोसिस)— बृहदान्त्र में बिना सूजन के अंधवर्धों या विपुटियों का पाया जाना, विपुटिता।

Diverticulum (डाइवर्टिकुलम)— एक कोष्ठ या थैली जो किसी नली अथवा खोखले अंग की दीवारों से उभार के रूप में निकल आती है जैसे कोलन या बृहदान्त्र की दीवारों में पाये जाने वाले अंधवर्ध, विपुटी।

Divulse (डाइवल्स)— फाड़ देना अथवा ताकत लगाकर दूर को खींचना।

Divulsion (डाइवल्शन)— ताकत लगाकर दूर को खींचना।

Divulsor (डाइवल्सर)— शरीर के किसी भाग विशेषकर मूत्रमार्ग को चौड़ा करने वाला यन्त्र।

Dizygotic, Dizygous (डाइज़ाइगोटिक, डाइज़ाइगस)— दो अलग-अलग युग्मनज (निषेचित डिम्ब) से सम्बन्धित अथवा उनके द्वारा उत्पन्न, द्वियुग्मजन।

Dizziness (डिज़ीनैस)— चक्कर आना।

D.M.D. (डी.एम.डी.)— डाक्टर ऑफ डैन्टल मेडीसिन का संक्षिप्त रूप।

D.M.F. (डी.एम.एफ.)—सड़े गले, लुप्त तथा भरे हुए दाँत।

DNA (डीएनए)— डीऑक्सीराइबोन्यूक्लिक एसिड का संक्षिप्त रूप।

DOA (डीओए)— पहुँचते ही मृत्यु हो जाने का संक्षिप्त रूप।

Doctor (डाक्टर)— 1. बड़ी डिग्री को प्राप्त करने वाला जैसे डॉक्टर ऑफ मेडीसिन (एम.डी.), डॉक्टर ऑफ फिलोसोफी (पी-एच.डी.), डाक्टर ऑफ साइन्स (डी.एस.-सी.), डॉक्टर ऑफ डैन्टल मेडीसिन (डी.एम.डी.) 2. प्रान्तीय सरकार द्वारा औषधीय चिकित्सा, पशु औषधीय चिकित्सा अथवा दन्त चिकित्सा में प्रैक्टिस करने के लिए लाइसेन्सशुदा व्यक्ति; चिकित्सक।

Doctrine (डॉक्ट्राइन)— सिद्धान्तों की शिक्षा पद्धति।

Dohle bodies (डोह्ली बाडीज़)— ये छोटे-छोटे (1 से 5μm) अलग-अलग रहने वाले गोल या अण्डाकार कण होते हैं जो आसमानी नीले रंग में अभिरंजित होते हैं और गम्भीर संक्रमण में, जल जाने पर, आघात या चोट पहुँचने पर, गर्भावस्था में या कैंसर में रोगियों के न्यूट्रोफिलों में पाये जाते हैं।

Dol (डोल)— डोलोरीमीटर नामक यन्त्र पर वेदना की तीव्रता के अंश को अंकित करने वाला प्रतीक।

Dolicho (डोलिको)— लम्बा।

Dolichocephalic (डोलिकोसिफैलिक)— लम्बे सिर वाला, दीर्घकपाली।

Dolichocephalous (डोलिकोसिफैलस)— Dolichocephalic.

Dolichocephaly, Dolichocephalism (डोलिकोसिफैली, डोलिकोसिफैलिज़्म)— लम्बा सिर वाला होने की दशा, दीर्घकपालिता।

Dolichocolon (डोलिकोकॉलन)— असामान्य रूप से लम्बी आँत (बृहदान्त्र), लम्बबृहदान्त्र।

Dolichocranial (डोलिकोक्रेनियल)— Dolichocephalic.

Dolichoderus (डोलिकोडेरस)— लम्बी गर्दन वाला।

Dolichofacial (डोलिकोफेसियल)— लम्बे चेहरे वाला अथवा लम्बे चेहरे से सम्बन्धित, दीर्घमुखी।

Dolichohieric (डोलिकोहीयरिक)— लम्बी दुबली-पतली त्रिकास्थि वाला।

Dolichomorphic (डोलिकोमॉर्फिक)—लम्बे, पतले शरीर वाला अथवा लम्बे एवं पतले शरीर से सम्बन्धित।

Dolichopellic, Dolichopelvic (डोलिकोपैलिक, डोकिपैल्विक) — लम्बी श्रोणि वाला।

Dolichoprosopic (डोलिकोप्रोसोपिक)— Dolichofacial.

Dolichoprosopous (डोलिकोप्रोसोपस) — Dolichofacial.

Dolichosigmoid (डोलिकोसिग्मॉयड)— लम्बी अवग्रहान्त्र वाला।

Dolichuranic (डोलिकुरेनिक)— ऊर्ध्वहनु (मैक्ज़िला) के लम्बे दन्तउलूखल-चाप से सम्बन्धित।

Dolor (डोलर)— दर्द या वेदना, शोथ के मुख्य चिन्हों में से एक।

Dolorific (डोलोरिफिक)— दर्द पैदा करने वाला, वेदनाकर।

Dolorimeter (डोलोरीमीटर)— दर्द के अंश को डोल में मापने वाला यन्त्र।

Dolorimetry (डोलोरीमीट्री)— वेदना या शूल की माप लेना, वेदनामिति।

Dolorogenic (डोलोरोजेनिक) — दर्द पैदा करने वाला।

Dolorology (डोलोरोलॉजी)— वेदना या शूल का अध्ययन एवं इसकी चिकित्सा।

Dolorous (डोलोरस)— वेदनाशील, कष्टकारक।

Domatophobia (डोमेटोफोबिया)— किसी घर में रहने से अत्यन्त भय लगना।

Dome (डोम)— गुम्बद।

Domestic (डोमेस्टिक)— घरेलू।

Domiciliary (डोमीसिलियरी)— निवास स्थान सम्बन्धी।

Dominance (डोमीनैन्स)— प्रधानता।

Dominant, Dominator (डोमीनैन्ट, डोमीनेटर)— प्रधान, प्रभावी।

Donee (डोनी)— वह व्यक्ति जो कुछ प्राप्त करता है जैसे दाता से रक्त प्राप्त करता है।

Donor (डोनर)— वह प्राणी जो अन्य शरीर में प्रयोग में लाने के लिए जीवित ऊतकों की पूर्ति करता है जैसे कोई

व्यक्ति जो खून चढ़ाने के लिए अपना खून देता है अथवा प्रतिरोपण के लिए अपना कोई अंग प्रदान करता है, दाता।

Donovan bodies (डोनोवान बॉडीज़)—ये कैलीमेटोबैक्टीरियम ग्रेन्युलोमेटिस से जिससे ग्रेन्यूलोमा इन्वाइनेल या ग्रेन्यूलोमा वेनेरियम रोग उत्पन्न होता है, संक्रमित रोगियो के कणांकुर ऊतक में बड़ी एककेन्द्रक-कोशिकाओं में गुच्छों में पाये जाने वाले नीले या काले अभिरंजित काय होते हैं।

Doozing (डूजिंग)— हल्की नींद, झपकी आना।

Dopa (डोपा)— एक रासायनिक पदार्थ जो टाइरोसीन के टाइरोसाइनेस में ऑक्सीकृत होने से बनता है और जो कैटेकोलामीन एवं मेलानिन का पूर्वगामी होता है।

Dopamine (डोपामीन)— एड्रीनल ग्रन्थि द्वारा संश्लेषित एक कैटेकोलामीन तथा नारइपिनेफ्रीन के संश्लेषण में एक मध्यस्थित उत्पाद। यह रक्त-चाप विशेषकर प्रकुंचन-रक्तचाप (सिस्टोलिक ब्लड प्रेशर) को बढ़ाने का कार्य करता है तथा केन्द्रीय तन्त्रिका-तन्त्र में तन्त्रिका-संचारक की भाँति कार्य करता है।

Dopaminergic (डोपामाइनर्जिक)— 1. डोपामीन द्वारा उत्पन्न 2. डोपामीन से प्रभावित ऊतकों या अंगों से सम्बन्धित।

Dopa-oxidase (डोपा-ऑक्सीडेस)— एक एन्जाइम जो त्वचा में डोपा को मेलानिन में ऑक्सीकृत करके वर्णकयुक्तता (त्वचा पर रंगीन धब्बे पड़ जाना) उत्पन्न करता है।

Dope (डोप)— 1. कोई भी औषधि जिसका प्रयोग उसके अस्थायी प्रभाव के लिए किया गया हो या उसे आदतन लिया गया हो। 2. ऐसी औषधि का प्रयोग करना या ग्रहण करना।

Doping (डोपिंग)— किसी औषधि या अन्य पदार्थ का किसी व्यक्ति में, विशेष रूप से कार्य में सुधार लाने के लिए किसी खिलाड़ी में प्रयोग करना।

Doppler effect (डॉपलर इफैक्ट)— तरंगों की आवृत्ति या बारम्बारता जैसे ध्वनि की जो ध्वनि को ग्रहण करने वाले एवं ध्वनि के उद्गम स्थान के बीच के अन्तर के बदल जाने पर बदल जाती है। यह अन्तर के बढ़ जाने पर घट जाती है एवं अन्तर के घट जाने पर बढ़ जाती है।

Doraphobia (डोराफोबिया)— बालों अथवा जानवरों के रोयें छूने से घृणा होना।

Dormancy (डोर्मेन्सी)— प्रसुप्तावस्था।

Dormant (डोर्मेन्ट)— निद्रित, प्रसुप्त।

Doromania (डोरोमैनीया)— उपहारों को देने की सनक।

Dorsa (डोर्सा)— Dorsum का बहुवचन।

Dorsabdominal (डोर्साब्डोमिनल)— पीठ एवं उदर सम्बन्धी।

Dorsad (डोर्साड)— पीठ की ओर, पृष्ठाभिमुख।

Dorsal (डौर्सल)—1. पीठ या कमर से सम्बन्धित, पृष्ठीय 2. पीठ के तल पर स्थित 3. अभ्युदर तल के विपरीत।

Dorsalgia (डौर्सेल्जिया)— पीठ में दर्द होना।

Dorsalis (डौर्सेलिस)— पीठ सम्बन्धी।

Dorsal vertebrae (डौर्सल वर्टीब्री)— कशेरुका-दण्ड अथवा मेरु-दण्ड की ग्रैव एवं कटि-कशेरुकाओं के बीच स्थित 12 हड्डियाँ।

Dorsi-, Dorso-, Dors- (डौर्सी-, डौर्सो- डौर्स-)— पीठ या पीछे को संकेतिक करने वाले उपसर्ग।

Dorsiduct (डौर्सीडक्ट)— पीछे की ओर खींचना।

Dorsiduction (डौर्सीडक्शन)— पीछे की ओर खींचने वाला।

Dorsiflect (डौर्सीफ्लैक्ट)— पीछे की ओर मुड़ जाना।

Dorsiflexion (डौर्सीफ्लैक्शन)— शरीर के किसी भाग जैसे हाथ या पैर का अपने जोड़ पर घूम कर शरीर के पृष्ठ तल की ओर मुड़ जाना, अभिपृष्ठ-आकुंचन।

Dorsimesad (डोर्सीमीसाड)— पृष्ठ के मध्यम तल की ओर।

Dorsimeson (डोर्सीमेसन)— पीठ का मध्यम तल।

Dorsiscapular (डॉर्सीस्कैपुलर)— स्कन्धफलक या स्कैपुला अस्थि की पृष्ठीय सतह से सम्बन्धित।

Dorsispinal (डॉर्सीस्पाइनल)— पीठ एवं कशेरुका-दण्ड से सम्बन्धित।

Dorsocentral (डौर्सोसेन्ट्रल)— पीठ के केन्द्र से सम्बन्धित, अभिपृष्ठ-अन्तःकेन्द्रिक।

Dorsocephalad (डौर्सोसिफेलड)— सिर के पीछे की ओर।

Dorsodynia (डौर्सोडाइनिया)— पीठ के ऊपरी भाग की पेशियों में दर्द होना।

Dorsolateral (डौर्सोलेट्रल)— पीठ एवं पार्श्व से सम्बन्धित, पृष्ठपार्श्विक।

Dorsolumbar (डौर्सोलम्बर)— पीठ एवं कटि प्रदेश से सम्बन्धित, अभिपृष्ठ-कटिक।

Dorsoplantar (डौर्सोप्लान्टर)— पाँव की पृष्ठीय एवं पादतलीय सतह से सम्बन्धित।

Dorsosacral position, Lithotomy position (डौर्सोसैक्रल पोज़ीशन, लिथोटॉमी पोज़ीशन)— ऐसी स्थिति जिसमें रोगिणी कमर के बल लेटती है, अपनी जंघाओं को पेट पर तथा टाँगों को जंघाओं के ऊपर आकुंचित कर (मोड़) लेती है जो पार्श्व में शरीर के मध्यम तल से दूर झुकी होती हैं। इस स्थिति का स्त्री रोग सम्बन्धी परीक्षणों एवं चिकित्साओं में प्रयोग किया जाता है।

Dorsoventral (डौर्सोवेन्ट्रल)— 1. शरीर के पीछे एवं सामने के तलों से सम्बन्धित। 2. पीठ से सामने की ओर गुजरने वाला।

Dorsum (डौर्सम)— पृष्ठ या पीठ, शरीर या शरीर के किसी भाग का ऊर्ध्व अथवा पश्च तल।

Dosage (डोसेज़)— किसी रोगी के लिए किसी औषधि अथवा विकिरण की मात्रा, बारम्बारता तथा मात्राओं की संख्या निश्चित करना तथा उनका नियमन करना।

Dose (डोज़) — किसी औषधि अथवा किसी विकिरण की एक समय में दी जाने वाली मात्रा, खुराक। यह मुख्यतया निम्न प्रकार की होती है–

Booster dose (बूस्टर डोज़)— किसी रोगक्षमीकरण करने वाले पदार्थ जैसे वैक्सीन या जीवविषाभ (टॉक्सॉयड) आदि की अतिरिक्त मात्रा जो साधारणतया प्रारम्भिक मात्रा से कम होती है, इन्जैक्शन द्वारा प्रारम्भिक रोगक्षमीकरण के प्रभाव को स्थिर करने के लिए उचित समयान्तर पर दी जाती है; अनुवर्धक मात्रा।

Curative dose (क्यूरेटिव डोज़)— वह मात्रा जो किसी रोग से मुक्ति दिलाने के लिए पर्याप्त होती है।

Divided dose (डिवाइडेड डोज)— किसी औषधि की कुल मात्रा का एक भाग जो पूरे दिन में समय-समय पर दिया जाता है, विभाजित मात्रा।

Effective dose (इफैक्टिव डोज़)— किसी औषधि की वह मात्रा जो वे प्रभाव उत्पन्न करती है जिनके लिए औषधि की वह मात्रा दी जाती है, प्रभावी मात्रा।

Fatal or lethal dose (फेटल या लीथल डोज़)— वह मात्रा जो किसी को मार देती है।

Infective dose (इन्फैक्टिव डोज़)— संक्रामक जीवों की विशेषकर जीवाणुओं एवं विषाणुओं की वह मात्रा जिससे मानव में कोई रोग उत्पन्न होता है।

Maintenance dose (मेन्टैनैन्स डोज़)—किसी औषधि के वांछित प्रभाव को बनाये रखने के लिए मात्रा।

Maximum dose (मैक्ज़िमम डोज़)— अधिकतम मात्रा जो देने के लिए सुरक्षित होती है।

Median curative dose (मीडियन क्यूरेटिव डोज़) — वह मात्रा जो किसी रोग से पीड़ित चिकित्सा कराने वाले लोगों में से 50% की रोगमुक्ति करती है।

Minimum dose (मिनीमम डोज़)— वांछित प्रभाव को उत्पन्न करने वाली सबसे कम मात्रा, अल्पतम मात्रा।

Single dose (सिंगिल डोज़)— एक दिन में केवल एक मात्रा, एकल मात्रा।

Therapeutic dose (थीराप्यूटिक डोज़)— वांछित प्रभाव को उत्पन्न करने के लिए आवश्यक मात्रा।

Toxic dose (टॉक्सिक डोज़)— विषालुता उत्पन्न करने वाली मात्रा।

Dosimeter (डोसीमीटर)—एक्स-रे की निकासी को मापने वाला यन्त्र।

Dosimetric (डोसीमीट्रिक) — डोसीमीटर सम्बन्धी।

Dosimetry (डोसीमीट्री)— विकिरण की मात्रा मापना।

Dot (डॉट)— एक सूक्ष्म बिन्दु या धब्बा।

Dotage (डॉटेज)—वृद्धावस्था, बुढ़ापा।

Double consciousness (डबल कॉनशियसनैस)— व्यक्तित्व की दो प्रावस्थाओं की अभिव्यक्ति।

Double personality (डबल पर्सनालिटी)— दोहरा व्यक्तित्व, ऐसी अवस्था जिसमें कोई व्यक्ति दो व्यक्तित्व प्रदर्शित करता है जैसे हिस्टीरिया तथा विखंडित मनस्कता में देखी जाती हैं।

Doublet (डबलैट)— वर्णिक एवं गोलीय विपथन को सही करने के लिए दो लैन्सों का एक संयोजन।

Double touch (डबल टच)— हाथ की एक अँगुली को एक गुहा में तथा अँगूठे को दूसरी में प्रविष्ट करके अन्वेषण करना।

Double uterus (डबल यूटेरस)— दो गर्भाशयों का होना।

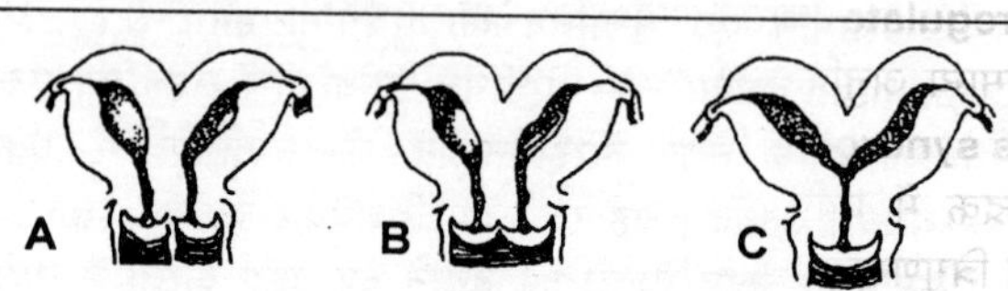

Fig. 121 Double uterus (द्वि-गर्भाशय)

A. द्वि-गर्भाशय जिसमें गर्भाशय कॉय, गर्भाशयग्रीवा एवं योनि सभी दो-दो होते हैं।
B. द्वि-गर्भाशय जिसमें गर्भाशय कॉय एवं गभाशयग्रीवा दो-दो होते हैं परन्तु योनि एक होती है।
C. द्वि-गर्भाशय जिसमें गर्भाशय कॉय दो होते हैं परन्तु गर्भाशयग्रीवा एवं योनि एक-एक होती हैं।

Double vision, Diplopia (डबल विज़न, डिप्लोपिया)— एक ही समय में किसी वस्तु के दो चित्र देखना, द्विगुण दृष्टि।

Douche (डूश)— सादे अथवा औषधि युक्त ठण्डे अथवा गर्म पानी की एक धार अथवा वायु या वाष्प की धारा को शरीर के किसी स्थान पर अथवा गुहा में छोड़ा जाना। उदाहरणार्थ–

Air douche (एयर डूश)— वायु की लहर को किसी गुहा में प्रविष्ट करना विशेषकर यूस्टेशियन नली को खोलने के लिए मध्यकर्ण में वायु को फूँकना।

Astringent douche (एस्ट्रिन्जैन्ट डूश)— श्लेष्मिक कला में सिकुड़न लाने के लिए स्तम्भक पदार्थों जैसे फिटकरी या जिंक सल्फेट से युक्त डूश।

Cleansing douche (क्लीन्जिंग डूश)— मल-त्याग अथवा किसी ऑपरेशन के पश्चात् जननांगों सहित मूलाधार-क्षेत्र को साफ करने के लिए हल्के पूतिरोधी या विसंक्रामक पदार्थ से युक्त एक बाह्य डूश।

Scotch douche (स्कॉच डूश)— त्वचा के किसी स्थानीय क्षेत्र पर बारी-बारी से गर्म एवं ठण्डे पानी की फुहार छोड़ना।

Vaginal douche (वैजाइनल डूश)— योनि का डूश जो योनि के संक्रमित होने पर उसे विसंक्रमित करने के लिए किया जाता है।

Dough (डो)— गुंथा हुआ आटा।

Doughy feeling (डोइ फीलिंग)— गुंथे हुए आटे के समान प्रतीत होना।

Douglas' cul-de-sac, Pouch (डगलस कल-डी-सैक, पौच)— मलाशय के आगे तथा गर्भाशय के पीछे स्थित पेरीटोनियम की एक थैली।

Douglasitis (डगलेसाइटिस)— डगलस कल-डी-सैक का शोथ।

Dowel (डावल)— कृत्रिम किरीट को प्राकृतिक दन्त मूल पर दृढ़ता से स्थापित करने के लिए धातु की एक पिन।

Down regulate (डाउन रैग्युलेट)— किसी अंग या संस्थान की सामान्य अनुक्रिया को रोक देना अथवा उसे दबा देना।

Down's syndrome (डौन्स सिण्ड्रोम)— यह मानव कोशिका के केन्द्रक में एक अतिरिक्त 21वें गुणसूत्र के पाये जाने अर्थात त्रिगुणसूत्रता होने से उत्पन्न (सामान्यतः प्रत्येक मानव कोशिका के केन्द्रक में गुणसूत्रों के 23 जोड़े होते हैं, 22 जोड़े कायिक या दैहिक गुणसूत्र के तथा 1 जोड़ा लिंग गुणसूत्रों का होता है) एक जन्मजात रोग है जिसमें रोगी में बुद्धि बहुत कम होती है, उसकी वृद्धि नहीं होती, माथा ढलुवाँ होता है, नाक छोटी और चपटी होती है, कान छोटे तथा नीचे को स्थित होते हैं, मोटी और फटी हुई जीभ बाहर को निकली रहती है, हाथ-पाँव चौड़े होते हैं और हाथों की छोटी अगुँलियाँ अन्दर को मुड़ी होती हैं। जन्मजात हृदय रोग हो सकता है।

Doyeres eminence (डोयर्स इमीनैन्स)— नाड़ी सूत्र के पेशी में प्रवेश करने वाले स्थान पर स्थित एक उभार।

D.P.H. (डी.पी.एच.)— जन स्वास्थ्य विभाग, जन स्वास्थ्य में सनद।

D.P.T. (डी.पी.टी.)— रोहिणी अथवा डिफ्थीरिया, काली खाँसी तथा धनुस्तम्भ या टेटनस की वैक्सीन जो शिशुओं एवं बालकों में रोगक्षमीकरण के लिए प्रयोग में लायी जाती है।

D.R. (डी.आर.)— ह्रास की प्रतिक्रिया।

Dr. (डी-आर.)— चिकित्सक।

dr. (डी-आर.)— ड्राम।

Drachm, Dram (ड्राम)— भार की एक इकाई जो 60 ग्रेन के बराबर अथवा एक औंस का आठवाँ भाग होती है।

Draft, Draught (ड्राफ्ट, ड्रौट)— किसी द्रव औषधि की मात्रा जो केवल एक ही खुराक में ली जाती है, घूँट

Dragee (ड्रैगी)— एक शुगर आस्तरित गोली।

Drain (ड्रेन)—1. निर्गम या बाहर जाने का मार्ग अथवा किसी निरर्थक पदार्थ को बाहर निकालने की नली, निकासिका 2. किसी द्रव को खींचना।

Drainage (ड्रेनेज)— आस्राव या शरीर से द्रवों को खींचना, निकासी। उदाहरणार्थ–

Discharge of pus (डिस्चार्ज ऑफ पस)— किसी जख़्म अथवा गुहा से स्वतः पस का निकलना।

Drainage by glass funnels (ड्रेनेज बाई ग्लास फनेल्स)— काँच के कीपों से निकासी करना।

Drainage by rubber tube (ड्रेनेज बाई रबर ट्यूब)— रबर की नली द्वारा किसी जख़्म अथवा गुहा जैसे उदरीय गुहा से निकासी करना।

Postural drainage (पोस्चुरल ड्रेनेज)— रोगी को ऐसी स्थिति में रखने पर जिससे गुरुत्वाकर्षण द्वारा निकासी हो सके, नाक, विवरों एवं फेफड़ों की निकासी होना।

Suction drainage (सक्शन ड्रेनेज)— किसी ट्यूब में ऋणात्मक दबाव उत्पन्न करके निकासी करना।

Drainage tube (ड्रेनेज ट्यूब)— एक उपकरण जो अधिकतर रबर का बना होता है और जख्म अथवा फोड़े से पस, सीरम, रक्त अथवा अन्य तरलों की निकासी के लिए प्रयोग में लाया जाता है।

Dram (ड्राम)—Drachm.

Dramatism (ड्रेमेटिज़्म)— मानसिक गड़बड़ियों में दिखाई देने वाला नाटकीय व्यवहार एवं ऊँचा बोलना।

Drape (ड्रेप)— 1. शरीर के उन भागों के अतिरिक्त जिनका परीक्षण किया जाना है अथवा जिनका ऑपरेशन होना है, अन्य भागों को ढकना 2. ढकने के लिए प्रयोग में लाया जाने वाला कपड़ा या अन्य सामग्री।

Drapetomania (ड्रेपीटोमैनिया)— पागलपन जिसमें कोई व्यक्ति घर से भागता है।

Drastic (ड्रास्टिक)— बहुत तेजी से असर करने वाला।

Draught (ड्रौट)—1. पेय 2. तरल औषधि की एक मात्रा जो सम्पूर्ण तुरन्त ले ली जाती है, घूंट 3. कमरे में वायु का झोंका।

Draw-sheet (ड्रा-शीट) — रोगी के नीचे बिस्तर पर बिछा देने वाली चादर जो सम्पूर्ण बिस्तर की अपेक्षा रोगी एवं नर्स दोनों के लिए बदलने में आसान होती है और यह मैले तथा रोगी के स्रावों आदि से बिस्तर की रक्षा करने के लिए प्रयोग में लायी जाती है।

Dream (ड्रीम)— सोते समय विचारों, मनोभावों, दृश्यों एवं घटनाओं का अनुभव होना जैसे वे वास्तविक हों; स्वप्न।

Drepanocyte (ड्रीपेनोसाइट)— अर्द्धचन्द्राकार कोशिका।

Drepanocytemia (ड्रीपेनोसाइटीमिया)— अर्द्धचन्द्राकार लाल रक्त कोशिकाओं से युक्त रक्ताल्पता।

Drepanocytic (ड्रीपेनोसाइटिक)— अर्द्धचन्द्राकार लाल रक्त कोशिका से सम्बन्धित अथवा उससे मिलता-जुलता।

Drepanocytosis (ड्रीपेनोसाइटोसिस)— रक्त में अर्द्धचन्द्राकार कोशिकाओं का पाया जाना।

Dresser (ड्रेसर)— मरहम पट्टी करने वाला व्यक्ति।

Dressing (ड्रेसिंग)— रोगग्रस्त स्थान अथवा जख्म को बहुत सी सामग्रियों में से किसी एक के द्वारा ढकना, उसकी रक्षा करना अथवा उसे सहारा देना; व्रणोपचार; मरहमपट्टी। मरहमपट्टी मुख्यतया निम्न प्रकार की होती है–

Absorbent dressing (एब्जॉर्बेन्ट ड्रेसिंग)— जीवाणु रहित गॉज अथवा अवशोषक रूई द्वारा मरहमपट्टी।

Antiseptic dressing (एन्टीसेप्टिक ड्रेसिंग)— गॉज को किसी पूतिरोधी घोल में भली भाँति भिगोकर उससे ड्रेसिंग करना।

Dry dressing (ड्राइ ड्रेसिंग)— सूखे गॉज, रूई अथवा किसी अन्य सूखी सामग्री से ड्रेसिंग करना।

Fixed dressing (फिक्सड ड्रेसिंग)— प्लास्टर ऑफ पेरिस के द्वारा की जाने वाली ड्रेसिंग जो अक्सर अस्थि-भंग अथवा हड्डियों के कुछ रोगों में की जाती है। जब यह ड्रेसिंग सूखती है तो यह चिकित्सित भाग को स्थिर कर देती है।

Occlusive dressing (ऑक्लूज़िव ड्रेसिंग)— ऐसी ड्रेसिंग जो बाहर से संक्रमण एवं वायु को रोकने तथा व्रण से नमी को निकलने से रोकने के लिए व्रण को पूर्णतया सील कर देती है।

Pressure dressing (प्रेसर ड्रेसिंग)— तरलों को एकत्रित होने से रोकने के लिए जख्म पर दबाव लगाने के लिए की जाने वाली ड्रेसिंग।

Dribble (ड्रिबल)— बूँद-बूँद करके टपकना जैसे फूले हुए मूत्राशय से बूँद-बूँद करके मूत्र टपकता है।

Drift (ड्रिफ्ट)— किसी बाह्य बल के कारण होने वाली गति जो अक्सर उद्देश्यहीन होती है।

Drill (ड्रिल)— 1. किसी हड्डी या अन्य कठोर पदार्थ में छेद करना 2. छेद करने का बरमा, वेधनी।

Drill-out (ड्रिल-आउट)— खोखला बना देना।

Drinker (ड्रिन्कर)— शराब पीने वाला, पियक्कड़, मद्यप।

Drip (ड्रिप)— किसी तरल औषधि को धीरे-धीरे बूँद-बूँद करके शरीर में पहुँचाना। उदाहरणार्थ–

Intravenous drip (इन्ट्रावेनस ड्रिप)— किसी उचित घोल को बूँद-बूँद करके अंतःशिराभ इन्जैक्शन द्वारा शरीर में पहुँचाना।

Murphy drip (मर्फी ड्रिप)— किसी तरल को मलाशय के द्वारा धीरे-धीरे बूँद-बूँद करके चढ़ाना।

Drive (ड्राइव)— कार्य करने के लिए बल लगाना, खींचना।

Drivelling (ड्राइवेलिंग)— निरकुंश लारमयता, लार का अनैच्छिक प्रवाह।

Dromomania (ड्रोमोमैनिया)— पागलपन जिसमें व्यक्ति घूमता रहता है, भ्रमण उन्माद।

Dromotropic (ड्रोमोट्रॉपिक)— किसी तन्त्रिका तन्तु की चालकता को प्रभावित करने वाला।

Drop (ड्रॉप)— 1. किसी तरल का एक सूक्ष्म गोलाकार पिण्ड जो लटकता है अथवा गिरता है, बूँद। 2. सामान्यतः पक्षाघात अथवा आघात के कारण शरीर के किसी भाग की अपनी सामान्य स्थिति बनाये रखने में असमर्थता जैसे एण्टीरियर टिबियल पेशियों पर पक्षाघात होने के कारण फूट ड्रॉप हो जाना जिसमें पैर लटक जाता है तथा एक्सटैन्सर पेशियों के पक्षाघात के कारण रिस्ट ड्रॉप हो जाना जिसमें हाथ अग्रबाहु से नीचे लटक जाता है।

Dropfoot (ड्रॉपफूट)—Foot drop.

Droplet (ड्रॉपलेट)— बहुत ही छोटी बूँद।

Droplet infection (ड्रॉपलेट इन्फैक्शन)— सूक्ष्म संक्रमित कणों के द्वारा जैसे छींकने के द्वारा नाक से अथवा थूकने के द्वारा मुख से संक्रमण का फैलना।

Dropper (ड्रॉपर)— बूँद-बूँद करके औषधि देने के लिए एक सिरे पर तंग नली, बिन्दुपाती।

Dropsical (ड्रॉप्सीकल)— ड्रॉपसी या जलशोफ से प्रभावित अथवा इससे सम्बन्धित, शोफमय, शोफज।

Dropsy (ड्रॉप्सी)— ऊतकों में तरल पदार्थ का संचित हो जाना जिससे शोफ उत्पन्न हो जाता है, जलशोफ।

Abdominal dropsy (एब्डोमिनल ड्रॉप्सी) — जलोदर।

Cardiac dropsy (कार्डियक ड्रॉप्सी)— हृदय-पात के परिणामस्वरूप उत्पन्न होने वाला शोफ।

Nutritional dropsy (न्यूट्रीशनल ड्रॉप्सी)— कुपोषण के द्वितीयक रूप में होने वाली अल्पप्रोटीनरक्तता के कारण्ण उत्पन्न होने वाला शोफ।

Drowning (ड्राउनिंग)— किसी तरल में डूब जाने के कारण फेफड़ों के तरल पदार्थ से भर जाने के परिणामस्वरूप श्वासावरोध एवं मृत्यु हो जाना।

Drowsiness (ड्रॉज़ीनैस)— उनींदापन या निद्रालुता।

Dr. P.H. (डी.-आर.पी.एच.)— जन-स्वास्थ्य चिकित्सक।

Drug (ड्रग)— कोई भी पदार्थ जो किसी प्राणी में प्रवेश करता है और उसके एक या अधिक कार्यों को परिवर्तित कर देता है, औषधि।

Addictive drug (एडिक्टिव ड्रग)— ऐसी औषधि जो किसी व्यक्ति को अपने प्रति व्यसनी बना देती है।

Crude drug (क्रूड ड्रग)— एक अपरिष्कृत औषधि जो सामान्यतः पौधों से प्राप्त होती है।

Psychotropic drug (साइकोट्रॉपिक ड्रग)— मस्तिष्क को प्रभावित करने वाली कोई भी औषधि।

Drug abuse (ड्रग एब्यूज़)— किसी औषधि का स्वयं ही अधिक प्रयोग करना अथवा गलत प्रयोग करना।

Drug addiction (ड्रग एडिकशन)— अत्यधिक मात्रा में अथवा निरन्तर किसी औषधि का प्रयोग करने से उत्पन्न दशा, जिसमें भूख न लगना, वजन घट जाना, बुद्धि की कमी, चलने-फिरने में सामन्जस्य स्थापित न होना, मादकता का रूप प्रकट होना, आँखे लाल हो जाना तथा कभी-कभी नाक से एक जलीय तरल का निकलना आदि लक्षण होते हैं।

Drug-fast (ड्रग-फास्ट)— प्रतिरोध जैसे जीवाणुओं का किसी औषधि की क्रिया के प्रति प्रतिरोध।

Druggist (ड्रगस्टि)— औषधि बनाने वाला।

Drug interaction (ड्रग इन्ट्रैक्शन)— दो या दो से अधिक औषधियों के एक साथ लेने पर उनसे उत्पन्न योगवाही, विरोधी अथवा कुछ मामलों में घातक प्रभाव।

Drug receptors (ड्रग रिसेप्टर्स)— किसी कोशिका का भाग अथवा कई भाग जो एक या अनेक औषधियों के साथ मिलकर कार्य करते हैं।

Drum (ड्रम)—1. मध्यकर्ण गुहा 2. कर्णपटह (कान का पर्दा)

Drumhead (ड्रमहैड)— कर्णपटह (कान का पर्दा)।

Drunkard (ड्रन्कार्ड)— शराबी, पियक्कड़, मद्यप।

Drunkenness (ड्रन्केननैस)— मद्यपता, शराब के नशे में घुत्त रहने की स्थिति।

Druse (ड्रयूज़)— ऊतक विदारण।

Drusen (ड्रूसैन)— दृष्टिपटल एवं दृष्टि-चक्रिका में दिखाई देने वाली छोटी-छोटी चमकीली रचनायें।

Dry Ice (ड्राइ आईस)— पेन्सिल के रूप में ठोस कार्बन डाइऑक्साइड जो हिमीकरण (जमाकर) द्वारा कुछ त्वचा रोगों जैसे अधिमाँस आदि की चिकित्सा में प्रयोग में लायी जाती है।

Dry measure (ड्राइ मीजर)— किसी शुष्क पदार्थ के आयतन की माप।

Dualizm (डुआलिज़्म)— 1. दोहरा होने की अवस्था 2. एक सिद्धान्त कि विभिन्न रक्त कोशिकाएँ दो प्रकार की स्तम्भ कोशिकाओं से बनती हैं, माइलॉयड कोशिकाएँ माइलोब्लास्टो से तथा लिम्फैटिक कोशिकाएँ लिम्फोब्लास्टो से उत्पन्न होती हैं। 3. एक सिद्धान्त कि मनुष्य दो स्वतन्त्र इकाइयों, शरीर एवं मस्तिष्क से मिलकर बना होता है।

Duchenne -Erb paralysis (डॅयूशेन-अर्ब पैरालाइसिस)— ऊर्ध्व प्रगण्डी तन्त्रिका-जालिका की तन्त्रिकाओं से परिपूर्ण पेशियों का पक्षाघात जैसा कि कठिन प्रसव में शिशु में हो सकता है अथवा वयस्कों में कन्धे पर भार पड़ने से हो सकता है।

Ducrey's bacillus (डूक्रेज बेसिलस)— छोटे, दण्डाकार जीवाणु जो जोड़ों में पाये जाते हैं और जिनसे शैंकराभ या कोमल शैंकर उत्पन्न होता है।

Duct (डक्ट)— स्रावों अथवा उत्सर्जनों के मार्ग के लिए एक नलिकाकार संरचना या एक तंग बन्द नली जिसमें कोई तरल पदार्थ भरा होता है; वाहिनी; नली; नलिका; इसके कुछ उदाहरण नीचे दिये जाते हैं–

Common bile duct (कॉमन बाइल डक्ट)— सिस्टिक एवं हिपैटिक नलिकाओं के जुड़ने से बनने वाली नली जो पित्त को ग्रहणी में पहुँचाती है; सामान्य पित्त वाहिनी।

Cystic duct (सिस्टिक डक्ट)—पित्ताशय की उत्सर्जन-नली। पित्त वाहिनी।

Efferent duct (इफैरेन्ट डक्ट)— किसी ग्रन्थि से स्राव ले जाने वाली नलिका।

Ejaculatory duct (इजेकुलेटरी डक्ट)— वीर्य को मूत्र-मार्ग में पहुँचाने वाली नली।

Excretory duct (एक्सक्रीट्री डक्ट)— ऐसी वाहिनी जो किसी अंग से त्याज्य पदार्थ को ले जाने का कार्य करती है।

Hepatic ducts (हिपैटिक डक्ट्स)— यकृत के दाँयें एवं बाँयें खण्डों से पित्त प्राप्त करने एवं उसे सामान्य पित्त वाहिनी में पहुँचाने वाली नलिकाएँ; यकृती वाहिनयाँ।

Lacrimal duct (लैक्रीमल डक्ट)— अश्रु-वाहिनी।

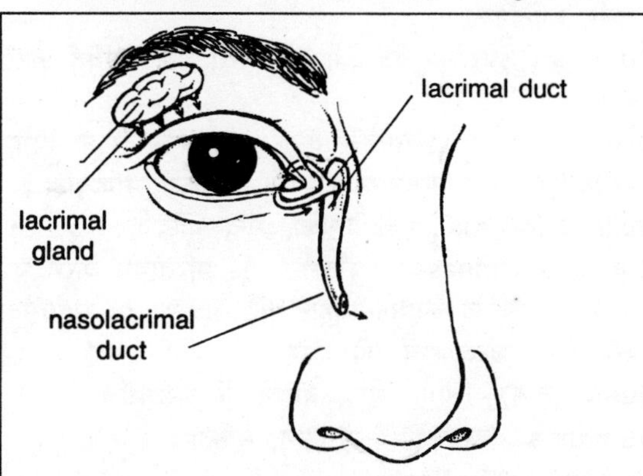

Fig. 122 : Lacrimal duct (Duct of tears)
अश्रु-वाहिनी
Lacrimal gland = अश्रु-ग्रन्थि, Nasolacrimal duct = नासा-अश्रु-वाहिनी

Lactiferous ducts (लैक्टीफेरस डक्ट्स)— स्तन-ग्रन्थि के खण्डों से स्रवित होने वाले दुग्ध को चूचुक तक पहुँचाने वाली 15 से 20 नलिकाएँ; दुग्धजन वाहिनियाँ।

Lymphatic duct (लिम्फेटिक डक्ट)— दो मुख्य नलियों में से एक जो लसीका को रक्त प्रवाह में पहुँचाती है–बाँयी लसीका वाहिनी (वक्षीय वाहिनी) तथा दाईं लसीका वाहिनी।

Pancreatic duct (पैन्क्रियाटिक डक्ट)— वह नली जो ग्रहणी में अग्न्याशयी रस पहुँचाती है, अग्न्याशयी वाहिनी।

Parotid duct (पैरोटिड डक्ट)— वह नली जिसके द्वारा पैरोटिड ग्रन्थि से स्राव मुख में पहुँचता है, कर्णपूर्ण वाहिनी।

Semicircular ducts (सेमीसर्कुलर डक्ट्स)— अन्तः कर्ण की कला-गहन की तीन लम्बी वाहिनियाँ।

Seminal or spermatic duct (सेमीनल आर स्पर्मेटिक डक्ट) — कोई भी वाहिनी जो इपिडीडिमिस से मूत्र-मार्ग में वीर्य या शुक्राणुओं को पहुँचाने का कार्य करती है।

Ductal (डक्टल)— किसी वाहिनी से सम्बन्धित।

Ductile (डक्टाइल)— बिना टूटे हुए लम्बे होने की क्षमता रखने वाला।

Duction (डक्शन)— 1. संचालित करने की क्रिया 2. किसी आँख का एक अक्ष के चारों ओर घूमना।

Ductless (डैक्टलैस)— नलिकाविहीन।

Ductless glands (डक्टलैस ग्लैण्ड्स)— नलिकाविहीन ग्रन्थियाँ, अन्तःस्रावी ग्रन्थियाँ।

Ductular (डक्टूलर)— किसी छोटी वाहिनी से सम्बन्धित।

Ductule, Ductulus (डक्ट्यूल, डक्टूलस)— बहुत छोटी नली, वाहिनिका।

Duipara (डुइपैरा)— वह स्त्री जो दूसरी बार गर्भवती होती है।

Dull (डल)— 1. परिताड़न करने पर अनुनादी न होना, अननुनादी। 2. मानसिक रूप से निष्क्रिय, मन्दबुद्धि।

Dullard (डलार्ड)— मूर्ख मनुष्य, मन्द बुद्धि।

Dullness, Dulness (डलनैस)— 1. परिताड़न करने पर सामान्य अनुनाद की कमी होने की अवस्था 2. मानसिक रूप से निष्क्रिय होने की दशा।

Dumb (डम्ब)— गूँगा, मूक, बोलने में असमर्थ।

Dumbness (डम्बनैस)— गूँगापन, मूकता।

Dummy (डमी)—Pontic.

Dumping syndrome (डम्पिंग सिण्ड्रोम)— एक संलक्षण जिसमें खाना खाने के पश्चात् पसीना आता है तथा कमजोरी आ जाती है जो आमाशय को काटकर निकाल देने के फलस्वरूप उसके भीतर स्थित पदार्थों के एकदम से छोटी आँत में पहुँच जाने के कारण होता है।

Duodenal (ड्योडिनल)— ग्रहणी सम्बन्धी।

Duodenal bulb (ड्योडिनल बल्ब)— ग्रहणी या ड्योडिनम का जठरनिर्गम या पाइलोरस से ठीक आगे का भाग।

Duodenectasis (ड्योडीनेक्टेसिस)— ड्योडिनम का जीर्ण विस्फारण।

Duodenectomy (ड्योडीनेक्टॉमी)— आंशिक अथवा पूर्ण रूप से ड्योडिनम को काटकर अलग कर देना, ग्रहणी-उच्छेदन।

Duodenitis (ड्योडिनाइटिस)— ग्रहणीशोथ।

Duodeno- (ड्योडिनो-)—एक उपसर्ग जिसका सम्बन्ध ड्योडिनम से है।

Duodenocholangitis (ड्योडीनोकोलेन्जाइटिस)— ड्योडिनम या ग्रहणी एवं सामान्य पित्त वाहिनी का शोथ।

Duodenocholecystostomy (ड्योडीनोकोलीसिस्टो-स्टॉमी)— ड्योडिनम एवं पित्ताशय के बीच सम्बन्ध स्थापित करना, ग्रहणीपित्ताशयसम्मिलन।

Duodenocholedochotomy (ड्योडीनोकोलीडोकोटॉमी) — पित्ताशय तक पहुँचने के लिए ड्योडिनम में चीरा लगाना।

Duodenocystostomy (ड्योडिनोसिस्टोस्टॉमी) — Duodenocholecystostomy.

Duodenoenterostomy (ड्योडीनोएन्टिरोस्टॉमी)— ग्रहणी एवं आँत के बीच में मार्ग बनाना।

Duodenogram (ड्योडीनोग्राम)— ड्योडिनम या ग्रहणी का एक्स-रे।

Duodenography (ड्योडीनोग्राफी)— ड्योडिनम का एक्स-रे लेना।

Duodenohepatic (ड्योडिनोहिपैटिक)— ड्योडिनम एवं यकृत सम्बन्धी।

Duodenoileostomy (ड्योडिनोइलियोस्टॉमी)— ड्योडिनम एवं इलियम के बीच सम्बन्ध बनाना।

Duodenojejunal (ड्योडीनोजेजुनल)— ड्योडिनम एवं जेजुनम सम्बन्धी, ग्रहणीमध्यान्त्र–

Duodenojejunostomy (ड्योडीनोजेजुनोस्टॉमी)— ड्योडिनम एवं जेजुनम के बीच मार्ग बनाना।

Duodenolysis (ड्योडिनोलाइसिस)— ड्योडिनम के चिपकावों को चीरना, ग्रहणीलयन।

Duodenopancreasectomy (ड्योडीनोपैन्क्रियासैक्टॉमी) — ड्योडिनम एवं अग्न्याशय के कुछ भाग को काटकर अलग कर देना, ग्रहणी-अग्न्याशयोच्छेदन।

Duodenoplasty (ड्योडिनोप्लास्टी)— प्लास्टिक सर्जरी द्वारा ड्योडिनम की मरम्मत करना, ग्रहणीसंधान।

Duodenorrhaphy (ड्योडीनोरैह्फी)— ड्योडिनम को सीना, ग्रहणीसीवन।

Duodenoscope (डॅयोडीनोस्कोप) — ड्योडिनम का परीक्षण करने वाला गुहांतदर्शी या एण्डोस्कोप, ग्रहणीदर्शी।

Duodenoscopy (ड्योडीनोस्कोपी)— गुहांतदर्शी अथवा एण्डोस्कोप द्वारा ड्योडिनम का निरीक्षण करना, ग्रहणीदर्शन।

Duodenostomy (ड्योडीनोस्टॉमी)— शल्य-क्रिया द्वारा उदर भित्ति से होकर ड्योडिनम में स्थायी छिद्र बनाना, ग्रहणी छिद्रीकरण।

Duodenotomy (ड्योडीनोटॉमी)— ड्योडिनम में चीरा लगाना, ग्रहणीछेदन।

Duodenum (ड्योडिनम)— छोटी आँत का प्रथम भाग जो पाइलोरस से जेजुनम तक फैला होता है, ग्रहणी

Duplex (डुप्लैक्स)— दो कार्यों को उपलब्ध कराने वाला।

Duplication (डुप्लीकेशन)— दोहरा होना या दुहराना, द्विगुणन।

Duplicitas (डुप्लीसिटास)— किसी भ्रूण के सिर अथवा श्रोणि के सिरे का दोहरा होना, द्विभागिता।

Dupp (डप)— स्टेथोस्कोप द्वारा हृदय के शिखाग्र पर सुनी जाने वाली द्वितीय हृद् ध्वनि जो प्रथम हृद् ध्वनि लब की अपेक्षा छोटी एवं ऊँची होती है।

Dupuytren's contracture (ड्यूपुइट्रेन्स कॉन्ट्रैक्चर)— हथेली की प्रावरणी में निकोचन हो जाने के कारण छोटी एवं अँगूठी वाली अँगुली का स्थायी रूप से हथेली की ओर मुड़ जाना, करतलप्रावरणी-आकुंचन।

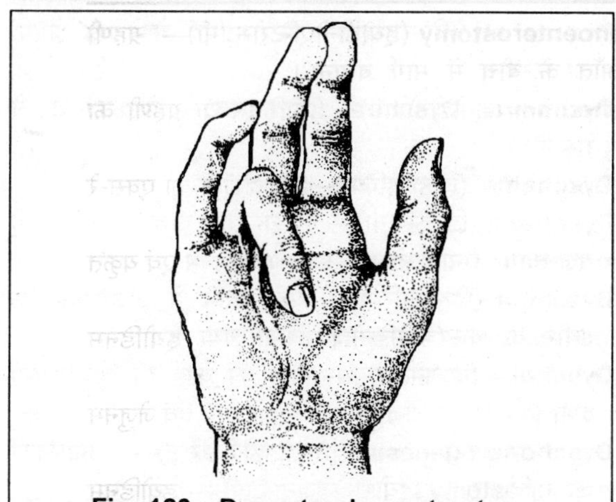
Fig. 123 : Dupuytren's contracture

Dura (ड्यूरा)— ड्यूरा मेटर या दृढ़तानिका।

Dural (ड्यूरल)— दृढ़तानिका या ड्यूरा मेटर सम्बन्धी।

Dura mater (ड्यूरा मेटर)— मस्तिष्क एवं सुषुम्ना रज्जु को ढकने वाली सबसे बाहर की झिल्लीनुमा परत, दृढ़तानिका।

Duramatral (ड्यूरामेट्रल)—Dural.

Duraplasty (ड्यूराप्लास्टी)— ड्यूरा मेटर की प्लास्टिक सर्जरी द्वारा मरम्मत करना।

Duration (ड्यूरेशन)— अवधि, मियाद।

Durematoma (ड्यूरेमेटोमा)— जालतानिका (एराक्नॉयड मेटर) एवं दृढ़तानिका के बीच रक्त का इकट्ठा होना।

Duritis (ड्यूराइटिस)— डयूरा मेटर की सूजन, दृढ़तानिकाशोथ।

Duroarachnitis (डयूरोएराक्नाइटिस)— ड्यूरा मेटर एवं एराक्नॉयड मेटर की सूजन।

Dust (डस्ट)— किसी पदार्थ का बारीक चूर्ण।

Dust cell (डस्ट सैल)— फेफड़ों के वायुकोशों की भित्तियों में पायी जाने वाली एक बृहत्भक्षककोशिका जो रोगोत्पादक सूक्ष्मजीवों एवं वायु प्रदूषण के कणों को निगल लेती है।

Dusting powder (डस्टिंग पाउडर)— त्वचा पर बुरकने वाला कोई भी बारीक पाउडर।

Dusty (डस्टी)— धूल से भरा हुआ, धूलिमय; धूल के समान।

Dwarf (ड्वार्फ)— एक असामान्य रूप से छोटा अथवा परिमाण में न्यून व्यक्ति, वामन या बौना। निम्न प्रकार से व्यक्ति बौना हो सकता है–

Achondroplastic dwarf (एकॉण्ड्रोप्लास्टिक ड्वार्फ)— एक ऐसा बौना व्यक्ति जिसका धड़ सामान्य होता है परन्तु भुजाएँ छोटी होती हैं, सिर बड़ा होता है तथा नितम्ब निकले हुए होते हैं।

Asexual dwarf (एसैक्सुअल ड्वार्फ)— लैंगिक विकास में कमी होने से युक्त व्यस्क वामन या बौना।

Ateliotic dwarf (एटीलियोटिक ड्वार्फ)— शिशु-कंकाल वाला बौना व्यक्ति।

Infantile dwarf (इन्फैन्टाइल ड्वार्फ)—सुस्पष्ट शारीरिक, मानसिक एवं लैंगिक विकास की कमी से युक्त बौना व्यक्ति

Micromelic dwarf (माइक्रोमेलिक ड्वार्फ)— ऐसा बौना व्यक्ति जिसकी भुजाएँ बहुत छोटी होती हैं।

Ovarian dwarf (ओवेरियन ड्वार्फ)— डिम्बग्रन्थियों के न होने अथवा उनके अल्पविकसित होने के कारण बौनी स्त्री।

Phocomelic dwarf (फोकोमेलिक ड्वार्फ)— भुजाओं के किसी भी जोड़े अथवा चारों भुजाओं की लम्बी हड्डियों के अस्थिवर्ध के असामान्य रूप से छोटा होने से युक्त बौना व्यक्ति।

Pituitary dwarf (पिट्यूटरी ड्वार्फ)— ऐसा बौना व्यक्ति जिसमें यह दशा अग्र पीयूष ग्रन्थि की कार्य अल्पता के कारण होती है।

Rachitic dwarf (रेकिटिक ड्वार्फ)— एक बौना व्यक्ति जिसकी यह दशा रिकेट्स (बालास्थिविकार) के कारण होती है।

Dwarfism (ड्वार्फिज़्म)— असामान्य रूप से छोटा होने की दशा, वामनता, बौनापन।

Dyad (डायड)— युग्म, युगल, जोड़ा

Dye (डाई)— रजंक द्रव्य, रंगीन बनाने वाला।

Dynamia (डाइनेमिया)— रोग से लड़ने की प्राणभूत शक्ति।

Dynamic (डाइनामिक)— प्राणभूत शक्ति से सम्बन्धित, गतिक, गतिशील।

Dynamics (डाइनामिक्स)— गति करती हुई वस्तुओं का एवं उनके बलों का वैज्ञानिक अध्ययन, गति विज्ञान, गतिकी।

Dynamo- (डाइनैमो-)— बल अथवा शक्ति को निर्दिष्ट करने वाला एक उपसर्ग।

Dynamogenesis (डाइनैमोजेनेसिस)— शक्तिजनन।

Dynamogenic (डाइनैमोजेनिक)— शक्ति बढ़ने से सम्बन्धित अथवा शक्ति बढ़ने से उत्पन्न, शक्तिजनक।

Dynamogeny (डाइनैमोजेनी)—Dynamogenesis.

Dynamograph (डाइनैमोग्राफ)— पेशीय बल का अभिलेखन करने वाला उपकरण।

Dynamometer (डाइनैमोमीटर)— 1. पेशीय बल मापक उपकरण, शक्तिमापी 2. किसी लैंस की वस्तु को बढ़ाकर देखने की शक्ति का पता लगाने वाला उपकरण।

Dynamoscope (डाइनामोस्कोप)— पेशियों का परिश्रवण करने वाला एक यन्त्र।

Dynamoscopy (डाइनामोस्कोपी)— किसी संकुचित होती हुई पेशी का परिश्रवण करना।

Dynatherm (डायनाथर्म)— डायाथर्मी को उत्पन्न करने वाला एक उपकरण।

Dyne (डाइन)— बल की दशमलव मापन (मैट्रिक) विधि की

इकाई, एक ग्राम वज़न को एक सेकण्ड में एक सेमी. तक सरकाने में लगने वाले बल की मात्रा।

Dys- (डिस-)— बुरे, कठिन एवं वेदनायुक्त को संकेतिक करने वाला उपसर्ग।

Dysacousia, Dysacusis, Dysacousma (डिसएकाउसिया, डिसएकुसिस, डिसएकाऊज़्मा)— 1. सुनने में कठिनाई होना 2. तेज आवाज़ों के सुनने से होने वाली तकलीफ।

Dysadaptation (डिसएडेप्टेशन)— प्रकाश की परिवर्तनशील तीव्रताओं के प्रति परितारिका या उपतारा एवं दृष्टिपटल के ठीक प्रकार से समायोजित होने में अक्षमता।

Dysadrenalism (डिसएड्रीनालिज़्म)— एड्रीनल ग्रन्थि के कार्य में गड़बड़ी होना अथवा एड्रीनल ग्रन्थि का कोई रोग।

Dysantigraphia (डिसेन्टीग्रेफिया)— लिखे हुए अथवा छपे हुए अक्षरों की नकल न कर सकना।

Dysaphia (डिसेफिया)— छूने पर पता न चलना, बाधित स्पृश्य संवेदनशीलता।

Dysaphic (डिसेफिक)— बाधित स्पृश्य संवेदनशीलता से सम्बन्धित।

Dysarteriotony (डिसार्टियोटोनी)— असामान्य रक्त-चाप जो बहुत ऊँचा होता है या बहुत नीचा होता है।

Dysarthria (डिसार्थरिया)— कठिन एवं दोषयुक्त बोल, दुरुच्चारण।

Dysartheric (डिसार्थेरिक)— कठिन एवं दोषयुक्त बोल अथवा दुरुच्चारण से सम्बन्धित।

Dysarthrosis (डिसॉर्थ्रोसिस)— किसी जोड़ का विकृत हो जाना, सन्धिविकृति।

Dysautonomia (डिसॉटोनोमिया)— स्वायत्त तन्त्रिका-तन्त्र का असामान्य रूप से कार्य करना, दुःस्वायत्तता।

Dysbarism (डिसबेरिज़्म)— शरीर के अल्प वातावरणीय दाब जैसे हवाई यात्रा में, के प्रति अनावृत होने के पश्चात् उत्पन्न होने वाले लक्षणों का एक समूह। गम्भीर मामलों में इसे डीकम्प्रैशन सिकनैस या विसम्पीडन रोग अथवा मोटन कहा जाता है।

Dysbasia (डिसबेसिया)—विशेषकर केन्द्रीय तन्त्रिका-तन्त्र के रोग के कारण चलने में कठिनाई होना, सकष्टचलन।

Dysbolism (डिसबोलिज़्म)—विकृत चयापचय।

Dysbulia (डिस्बूलिया)—1. क्षीण एवं अनिश्चित इच्छा शक्ति 2. ध्यान केन्द्रित करने की अक्षमता।

Dysbulic (डिस्बूलिक)— क्षीण एवं अनिश्चित इच्छा शक्ति से सम्बन्धित अथवा क्षीण एवं अनिश्चित इच्छा शक्ति वाला।

Dyscalculia (डिस्केल्कुलिया)— मस्तिष्क के रोग अथवा उसके आघात के कारण गणित के प्रश्नों को हल करने में असमर्थता।

Dyscephalia (डिसीफेलिया)— सिर एवं चेहरे की कुरचना।

Dyscephaly (डिसीफेली)— कपाल एवं चेहरे की हड्डियों की कुरचना।

Dyscheiral, Dyschiral (डिस्काइरल)— डिस्काइरिया से सम्बन्धित।

Dyscheiria (डिस्काइरिया)—Dyschiria.

Dyschezia (डिस्केजिया)— दर्द के साथ अथवा कठिनाई से मल-त्याग होना, सकष्ट मल-त्याग।

Dyschiria (डिस्काइरिया)— यह बताने में असमर्थता कि शरीर के किस ओर स्पर्श किया गया है।

Dyscholia (डिस्कोलिया)— पित्त की कोई भी विकृतिजन्य दशा।

Dyschondrogenesis (डिस्कॉण्ड्रोजेनेसिस)— उपास्थियों का कुविकास।

Dyschondroplasia (डिस्कॉण्ड्रोप्लेसिया)— उपास्थि दुर्विकसन।

Dyschondrosteosis (डिस्कॉण्ड्रोस्टीयोसिस)— कंकालीय दुर्विकसन जो स्त्रियों में अधिक गम्भीर होता है।

Dyschroa, Dyschroia (डिस्क्रोआ, डिस्क्रोइया)— त्वचा का रंग बदल जाना।

Dyschromatopsia (डिस्क्रोमेटोप्सिया)— रंग दृष्टि में खराबी उत्पन्न होना।

Dyschromia (डिस्क्रोमिया)— त्वचा का रंग बदलना अथवा त्वचा या बालों की वर्णकयुक्तता में किसी भी प्रकार की गड़बड़ी पैदा होना, विवर्णता।

Dyschronism (डिस्क्रोनिज्म)—Jet lag.

Dyscinesia, Dyskinesia (डिस्साइनेसिया, डिस्काइनेसिया)— ऐच्छिक गति करने में अक्षमता।

Dyscoria (डिस्कोरिया)— आँख की पुतली के रूप या आकार में अथवा दोनों पुतलियों की प्रकाश प्रतिवर्त क्रियाओं में असामान्यता होना।

Dyscrasia (डिस्क्रेज़िया)— रोग की अवस्था अथवा कोई विकृतिजन्य अवस्था जैसे रक्त की विकृतिजन्य अवस्था।

Dyscrasic, Dyscratic (डिस्क्रेसिक, डिस्क्रेटिक)— रोगावस्था या विकृतिजन्य अवस्था से सम्बन्धित अथवा उससे प्रभावित।

Dyscrinism (डिस्क्रीनिज़्म)— स्रावों का कोई भी विकार विशेषकर नलिका विहीन ग्रन्थियों के स्रावों का कोई भी विकार।

Dysdiadochokinesia, Dysdiadochocinesia (डिस्डायाडोकोकाइनीज़िया, डिस्डायाडोकोसाइनीज़िया)— जल्दी-जल्दी क्रम से एक के बाद दूसरी गति करने में असमर्थता।

Dysdiadochokinesis (डिस्डायाडोकोकाइनेसिस)— Adiadochokinesis.

Dysembryoma (डिसेम्ब्रियोमा)— टेराटोमा, जन्मजात अर्बुद जिसमें बाल एवं दाँत होते हैं।

Dysembryoplasia (डिसेम्ब्रियोप्लेसिया)— गर्भाशय में भ्रूण की कुरचना।

Dysemia (डाइसीमिया)— रक्त का कोई भी रोग।

Dysenteric (डिसेन्ट्रिक)— पेचिश सम्बन्धी।

Dysentery (डिसेन्ट्री)— ऐसा रोग जिसमें आँत की विशेषकर कॉलन की सूजन हो जाती है जिसके साथ पेट में दर्द, सपीडकुंथन अथवा गुदा द्वार पर ऐंठन के साथ दर्द होता है और बार-बार मल-त्याग होता है जिसमें श्लेष्मा एवं रक्त मिश्रित होता है, पेचिश। पेचिश मुख्यतया दो प्रकार की होती है–

Amebic dysentery (अमीबिक डिसेन्ट्री)— पेचिश जो एण्टेमीबा हिस्टोलाइटिका द्वारा उत्पन्न होती है जिसमें मल के साथ अधिक मात्रा में श्लेष्मा निकलता है, आँव की पेचिश।

Bacillary dysentery (बेसीलरी डिसेन्ट्री)— शिगेला वंश के जीवाणुओं द्वारा होने वाली पेचिश जिसमें मल के साथ खून जाता है, खूनी पेचिश।

Dyserethesia (डिसेरेथीसिया)— उद्दीपनों के प्रति अनुक्रिया का अभाव अथवा संज्ञाहीनता।

Dyserethism (डिसेरेथिज़्म)— उद्दीपनों के प्रति धीमी अनुक्रिया होना।

Dysergasia (डिसर्गेसिया)— ठीक प्रकार से कार्य करने में अक्षमता।

Dysergastic reaction (डिसर्गैस्टिक रिएक्शन)— मस्तिष्क में रक्त परिसंचरण कम होने एवं उसके चयापचय में कमी होने से उत्पन्न विभ्रम, भय, स्थिति भ्रान्ति, स्वप्नावस्थायें तथा अन्य मानसिक विकार।

Dysergia (डिसर्जिया)— अपवाही तन्त्रिका आवेग में दोष उत्पन्न हो जाने के कारण पेशीय ऐच्छिक गतियों में सामंजस्य स्थापित न होना।

Dysesthesia (डिसेस्थीसिया)— 1. त्वचा पर पिन एवं सुईयों के चुभने जैसी अथवा रेंगने जैसी संवेदनाओं की अनुभूति होना। 2. किसी भी प्रकार के संवेद विशेषकर स्पर्श संवेद में बाधा उत्पन्न हो जाना अर्थात उसका पता न चलना, अपसंवेदन। 3. किसी भी संवेदना से दर्द महसूस होना जिससे सामान्यतया दर्द नहीं होता। उदाहरणार्थ–

Auditory dysesthesia (ऑडिटरी डिसेस्थीसिया)— शोर गुल अथवा तेज आवाजों से तकलीफ महसूस होना।

Pedis dysesthesia (पेडिस डिसेस्थीसिया)— पैर एवं पैर की अंगुलियों की तलुवे (नीचे) की ओर अत्यधिक खुजली आना एवं जलन महसूस होना।

Dysfibrinogenemia (डिसफाब्रिनोजीनीमिया)— रक्त में बहुत से प्रकार के असामान्य फाइब्रिनोजनों का पाया जाना।

Dysfunction (डिस्फन्कशन)— शरीर के किसी अंग अथवा भाग का आसामन्य, अपर्याप्त अथवा अवरुद्ध कार्य; दुष्क्रिया।

Dysgalactia (डिस्गैलेक्टिया)— दोषयुक्त दुग्ध स्रावण।

Dysgammaglobulinemia (डिसगामाग्लोबुलिनीमिया)— रक्त में इम्यूनोग्लोबुलिनो की सान्द्रता में विषमता जो जन्मजात अथवा उपार्जित दोनों प्रकार से हो सकती है।

Dysgenesis (डिस्जेनेसिस)— कुविकास, विशेषकर भ्रूण में होने वाला कुविकास, अपजनन। उदाहरणार्थ–

Gonadal dysgenesis (गोनाडल डिस्जेनेसिस) — स्त्री में डिम्बग्रन्थियों के पीयूष ग्रन्थि हॉमोन (गोनाडोट्रोपिन) के उद्दीपन के प्रति अनुक्रिया न करने के कारण अनार्तव (मासिक धर्म न होना) हो जाता है, लैंगिक अपरिपक्वता हो जाती है तथा शरीर छोटा हो जाता है।

Dysgenic (डिस्जेनिक)— कुविकास सम्बन्धी।

Dysgenitalism (डिस्जेनाईटैलि़ज्म)— असामान्य जननांगी विकास से उत्पन्न दशा।

Dysgerminoma (डिस्जर्मीनोमा)— डिम्बग्रन्थि का दुर्दम अर्बुद, डिम्बग्रन्थ्यर्बुद।

Dysgeusia (डिस्गीयूसिया)— स्वाद की अनुभूति में अवरोध उत्पन्न हो जाना।

Dysglandular (डिस्लैण्डुलर)— ग्रन्थियों का विशेषकर आन्तरिक स्राव वाली ग्रन्थियों का असामान्य रूप से कार्य करना।

Dysglobulinemia (डिसग्लोबुलिनीमिया)— रक्त में असामान्य मात्रा में या असामान्य गुणवत्ता के ग्लोबुलिनो का पाया जाना।

Dysglycemia (डिसग्लाइसीमिया)— रक्त शर्करा के चयापचय का कोई भी विकार।

Dysgnathia (डिसग्नेथिया)— अधोहनु (मेन्डीबिल) तथा ऊर्ध्वहनु (मैक्ज़िला) की असामान्यता।

Dysgnathic (डिसग्नेथिक)— ऊर्ध्वहनु एवं अधोहनु की असामान्यता से सम्बन्धित अथवा ऐसा व्यक्ति जिसका ऊर्ध्वहनु एवं अधोहनु असामान्य हों।

Dysgnosia (डिसग्नोसिया)— बुद्धि में किसी भी प्रकार की असामान्यता, मनोविकृति।

Dysgonesis (डिसगोनेसिस)— 1. जननांगी कार्य में गड़बड़ी 2. सम्वर्ध में जीवाणुओं की वृद्धि कम होना।

Dysgonic (डिसगोनिक)— सम्वर्ध में जीवाणुओं की धीमी वृद्धि से सम्बन्धित, अपवर्धी।

Dysgraphia (डिस्ग्रेफिया)— 1. ठीक प्रकार से न लिख सकना जो अधिकतर मस्तिष्क में क्षति पहुँचने के कारण होता है। 2. लिखते समय हाथ काँपना।

Dyshematopoiesia (डिसहीमैटोपॉयसिया)— रक्त का दोषयुक्त निर्माण होना।

Dyshematopoiesis (डिसहिमैटोपॉयसिस)— रक्त का दोषयुक्त निर्माण।

Dyshematopoietic (डिसहिमैटोपॉयटिक)— रक्त के दोषयुक्त निर्माण से सम्बन्धित अथवा उसकी विशिष्टता से युक्त।

Dyshemopoiesis (डिसहीमोपॉयसिस)— Dyshematopoiesis.

Dyshemopoietic (डिसहीमोपॉयटिक)— Dyshematopoietic.

Dyshesion (डिस्हीज़न)— कोशिका चिपकाव में कोई विकार उत्पन्न हो जाना।

Dyshidria, Dyshidrosis, Dysidrosis (डिसहाइड्रिया, डिसहाइड्रोसिस, डिसाइड्रोसिस)— त्वचा में स्थित स्वेद ग्रन्थियों का कोई भी विकार।

Dyshidrosis (डिसहाइड्रोसिस)—Dyshidria.

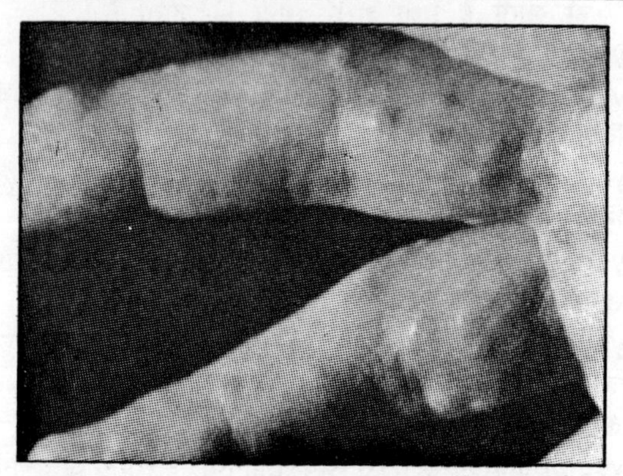

Fig. 124 : Dyshidrosis (स्वेदग्रन्थि-विकार)

Dysjunction (डिसजंक्शन)— सामान्य रूप से जुड़ी हुई रचनाओं अथवा भागों का पृथक्करण।

Dyskaryosis (डिस्केरिओसिस)— किसी कोशिका के केन्द्रक की विकृति।

Dyskaryotic (डिस्केरियोटिक)— किसी कोशिका के केन्द्रक की विकृति से सम्बन्धित अथवा उसकी विशिष्टता से युक्त।

Dyskeratoma (डिस्केराटोमा) — एक प्रकार का त्वचा अर्बुद जिसमें चेहरे, गर्दन या सिर पर अथवा बगल में एक अकेली ब्राउन लाल रंग की पर्विका या गाँठ होती है।

Dyskeratosis (डिस्केराटोसिस)— बाह्यत्वचा की उपकला-कोशिकाओं के केराटिनीकरण में कोई परिवर्तन होना जो बहुत से त्वचा रोगों का एक लक्षण होता है।

Dyskinesia (डिस्काइनीसिया)— ऐच्छिक गति की शक्ति में अवरोध उत्पन्न हो जाना, अपप्रवाह, अपगति। यह निम्न प्रकार से हो सकता है–

Dyskinesia algera (डिस्काइनीसीया एल्गेरा)— ऐसी अवस्था जिसमें तेजी से चलने-फिरने पर दर्द होता है परन्तु धीरे-धीरे चलने पर दर्द नहीं होता, ऐसी अवस्था हिस्टीरिया में पाई जाती है।

Dyskinesia intermittens (डिस्काइनीसीया इन्टरमिटैन्स)— रक्त परिसंचरण में अवरोध उत्पन्न हो जाने के कारण कभी-कभी भुजाओं का बेकार हो जाना।

Dyskinesia orofacial (डिस्काइनीसीया ओरोफेसियल)— अपप्रवाह जो शुरु में मुख एवं चेहरे को प्रभावित करता है।

Dyskinesia tarda, dyskinesia tardive (डिस्काइनीसीया टार्डा, डिस्काइनीसीया टार्डिव)— चेहरे, मुख तथा गर्दन की पेशियों की बार-बार होने वाली एनैच्छिक गतियाँ जो अधिकतर वृद्ध लोगों में होती हैं।

Dyskinesia uterine (डिस्काइनीसीया यूटेराइन)— चलने-फिरने पर गर्भाशय में दर्द होना।

Diskinesis (डिस्काइनेसिस)—Dyskinesia.

Dyskinetic (डिस्काइनेटिक)— अपप्रवाह सम्बन्धी।

Dyslalia (डिस्लेलिया)— बाह्य वाक् अंगों में दोष उत्पन्न हो जाने के कारण बोलने की क्षमता में अवरोध उत्पन्न हो जाना, वाक्विकार।

Dyslexia (डिस्लैक्सिया)— केन्द्रीय तन्त्रिका-तन्त्र में कोई दोष उत्पन्न हो जाने के कारण लिखी हुई भाषा की व्याख्या करने में असमर्थता, अपपठन।

Dyslexic (डिस्लैक्सिक)— अपपठन से सम्बन्धित।

Dyslochia (डिस्लोकिया)— विकृत सूति-स्राव विसर्जन।

Dyslogia (डिस्लोगिया)— मानसिक विकारों के कारण विचारों को अभिव्यक्त करने में कठिनाई।

Dysmasesis (डिस्मेसेसिस)— चवर्ण (चबाने) में कठिनाई होना, कष्टचर्वण।

Dysmature (डिस्मैच्योर)— दोषयुक्त विकास अथवा पक्वन।

Dysmaturity (डिस्मैच्युरिटी)— भ्रूण का अपनी गर्भावस्था आयु की अपेक्षा छोटा अथवा अपरिपक्व होना।

Dysmegalopsia (डिस्मेगालोप्सिया)— वस्तुओं के वास्तविक परिमाण को देखने में असमर्थता, वे अपने वास्तविक परिमाण से बड़ी दीखती हैं।

Dysmelia (डिस्मेलिया)— किसी एक भुजा अथवा अधिक भुजाओं में जन्मजात विकृति होना, अंगदोष।

Dysmenorrhea (डिस्मेनोरिह्या)— आर्तव काल अथवा मासिक धर्म के समय दर्द होना, कष्टार्तव। यह निम्न प्रकार का होता है।

Congestive dysmenorrhea (कन्जेशिव डिस्मेनोरिह्या)— गर्भाशय में रक्ताधिक्य होने के कारण होने वाला कष्टार्तव।

Essential dysmenorrhea (एसेन्शियल डिस्मेनोरिह्या)— बिना किसी स्पष्ट दीखने वाले कारण के होने वाला कष्टार्तव।

Inflammatory dysmenorrhea (इन्फ्लेमेटरी डिस्मेनोरिह्या)— श्रोणि में शोथ होने से उत्पन्न कष्टार्तव।

Mechanical dysmenorrhea (मैकेनिकल डिस्मेनोरिह्या)— मासिक रक्तस्राव में बाधा उत्पन्न हो जाने से उत्पन्न कष्टार्तव, यान्त्रिक कष्टार्तव।

Membranous dysmenorrhea (मेम्ब्रेनस डिस्मेनोरिह्या)— कष्टार्तव जिसमें गर्भाशय से कला-निर्मोक निकलते हैं।

Neurotic dysmenorrhea (न्यूरोटिक डिस्मेनोरिह्या)— विक्षिप्ति द्वारा उत्पन्न कष्टार्तव।

Obstructive dysmenorrhea (ऑबस्ट्रक्टिव डिस्मेनोरिह्या)— यान्त्रिक अवरोध होने के कारण होने वाला कष्टार्तव।

Ovarian dysmenorrhea (ओवेरियन डिस्मेनोरिह्या)— एक द्वितीयक प्रकार का कष्टार्तव जो किसी डिम्बग्रन्थि के किसी रोग के कारण उत्पन्न होता है।

Primary dysmenorrhea (प्राइमरी डिस्मेनोरिह्या) — मासिक धर्म के समय होने वाला दर्द जो प्रथम आर्तव काल से ही शुरू हो जाता है।

Secondary dysmenorrhea (सेकण्ड्री डिस्मेनोरिह्या)— मासिक धर्म के समय होने वाला दर्द जो प्रथम आर्तव काल के कुछ वर्ष पश्चात् शुरू होता है।

Spasmodic dysmenorrhea (स्पाज़्मोडिक डिस्मेनोरिह्या)— गर्भाशय के ऐंठनयुक्त संकुचनों के द्वारा होने वाला कष्टार्तव।

Tubal dysmenorrhea (ट्यूबल डिस्मेनोरिह्या)— एक प्रकार का द्वितीयक कष्टार्तव जो डिम्ब वाहिनियों की संकीर्णता या अन्य असामान्य दशा के कारण उत्पन्न होता है।

Uterine dysmenorrhea (यूटेराइन डिस्मेनोरिह्या) —एक प्रकार का द्वितीयक कष्टार्तव जो गर्भाशय के किसी रोग के परिणामस्वरूप उत्पन्न होता है।

Vaginal dysmenorrhea (वैजाइनल डिस्मेनोरिह्या)— एक प्रकार का द्वितीयक कष्टार्तव जो योनि में अवरोध उत्पन्न हो जाने के कारण अथवा योनि की अन्य असामान्य दशा के कारण उत्पन्न होता है।

Dysmetabolism (डिस्मेटाबोलिज़्म)— दोषपूर्ण चयापचय।

Dysmetria (डिस्मैट्रिया)— पेशीय गति या किसी कार्य की रफ्तार को नियन्त्रित करने में अक्षमता।

Dysmetropsia (डिस्मेट्रोप्सिया)— वस्तुओं को उनके सही परिमाण एवं आकृति में देखने में अक्षमता।

Dysmimia (डिस्मिमिया)— चिन्हों अथवा संकेतों द्वारा विचारों को अभिव्यक्त करने में असमर्थता।

Dysmnesia (डिस्मनेसिया)— स्मृति दौर्बल्य, याददाश्त कमजोर हो जाना।

Dysmorphia (डिस्मोर्फिया)—Dysmorphism.

Dysmorphism (डिस्मोर्फिज़्म)— आकार की असामान्यता।

Dysmorphogenesis (डिस्मोर्फोजेनेसिस)— असामान्य ऊतक निर्माण की प्रक्रिया।

Dysmorphology (डिस्मोर्फोलॉजी)— ऊतकों के असामान्य निर्माण का अध्ययन।

Dysmorphophobia (डिस्मोर्फोफोबिया)— विकृत अथवा कुरूप होने का विकृत भय।

Dysmorphosis (डिस्मोर्फोसिस)— रूप में असामान्य होना।

Dysmyelination (डिस्माइलीनेशन)— किसी तन्त्रिका तन्तु के माइलिन आवरण का भंग हो जाना।

Dysmyotonia (डिस्मायोटोनिया)— आसामान्य पेशीय तनाव।

Dysnystaxis (डिसनिस्टैक्सिस)— अर्द्ध निद्रा की अवस्था।

Dysodontiasis (डिसोडोन्टिएसिस)— दर्द के साथ अथवा कठिनाई से दाँतों का निकलना।

Dysontogenesis (डिसोन्टोजेनेसिस)— भ्रूण का दोषयुक्त विकास, सदोष परिवर्धन।

Dysontogenetic (डिसोन्टोजेनेटिक)— सदोष परिवर्धनज़।

Dysopia, Dysopsia (डिसोपिया, डिसोप्सिया)— दोषपूर्ण दृष्टि, दृष्टिदोष।

Dysorexia (डिसोरैक्सिया)— विकृत क्षुधा, क्षुधा विकार।

Dysosmia (डिसोस्मिया)— सूँघने का ज्ञान न होना।

Dysosteogenesis, Dysostosis (डिसोस्टियोजेनेसिस, डिसोस्टोसिस)— दोषयुक्त अस्थिभवन या अस्थि-निर्माण।

Dysostosis (डिसोस्टोसिस)— दोषयुक्त अस्थिभवन।

Dysoxidizable (डिसऑक्सीडाइज़ेबिल)— जिसे आसानी से ऑक्सीकृत नहीं किया जा सकता।

Dyspancreatism (डिसपैन्क्रियाटिज़्म)— अग्न्याशय अथवा पैन्क्रियाज के कार्य में गड़बड़ी पैदा हो जाना।

Dyspareunia (डिसपैरीयूनिया)— लैंगिक संसर्ग काल में दर्द होना, सकष्टसम्भोग, कृच्छमैथुन।

Dyspepsia (डिस्पैप्सिया)— पाचन क्रिया में अवरोध उत्पन्न हो जाना जिसकी खाना खाने के बाद अधिजठर प्रदेश में कष्ट होना विशिष्टता होती है, अग्निमांद्य या दुष्पचन। अग्निमांघ निम्न प्रकार का हो सकता है–

Acid dyspepsia (एसिड डिस्पैप्सिया)— आमाशय की अत्यधिक अम्लता के कारण होने वाला अग्निमांद्य।

Alcoholic dyspepsia (एल्कोहॉलिक डिस्पैप्सिया)— शराब के अत्यधिक सेवन से होने वाला अग्निमांद्य।

Biliary dyspepsia (बिलियरी डिस्पैप्सिया)— पित्त के अपर्याप्त मात्रा में स्रवित होने से उत्पन्न होने वाला अग्निमांद्य।

Cardiac dyspepsia (कार्डियक डिस्पैप्सिया)— हृदय रोग के काल में होने वाला अग्निमांद्य।

Fermentative dyspepsia (फर्मेन्टेटिव डिस्पैप्सिया)— आमाशय की अन्तर्वस्तुओं के खमीरण के साथ होने वाला अग्निमांद्य जैसा कि सामान्यतः आमाशय के विस्फारण में होता है।

Gastrointestinal dyspepsia (गैस्ट्रोइन्टेस्टाइनल

डिस्पैप्सिया)— आमाशय एवं आँतों के कार्यों में दोष उत्पन्न हो जाने से होने वाला अग्निमांद्य।

Hepatic dyspepsia (हिपैटिक डिस्पैप्सिया)— यकृत के रोग के कारण होने वाला अग्निमांद्य।

Hysterical dyspepsia (हिस्टेरिकल डिस्पैप्सिया)— हिस्टीरिया के दौरों के समय होने वाला अग्निमांद्य।

Nervous dyspepsia (नर्वस डिस्पैप्सिया)— तन्त्रिका-सम्बन्धी विकार के कारण होने वाला अग्निमांद्य।

Dyspeptic (डिस्पैप्टिक)— अग्निमांद्य से सम्बन्धित अथवा उससे पीड़ित।

Dyspermasia, dyspermatism, dyspermia (डिस्पर्मेसिया, डिस्पर्मेटिज़्म, डिस्पर्मिया)— लैंगिक संसर्ग के दौरान शुक्राणुओं के निकलने में दर्द होना।

Dysphagia, Dysphagy (डिस्फेजिया, डिस्फेजी)— निगलने में कठिनाई, निगरण कष्ट।

Dysphasia (डिस्फेज़िया)— मस्तिष्क में क्षति होने के कारण बोलने में गड़बड़ी होना, वाग्दोष।

Dysphemia (डिस्फेमिया)— मनोवैज्ञानिक कारणों से हकलाकर बोलना अथवा बोलने में अन्य विकार हो जाना।

Dysphonia (डिस्फोनिया)— बोलने में कठिनाई होना, स्वर-भंग।

Dysphoria (डिस्फोरिया)— बिना कारण उदासीनता एवं बेचैनी रहना।

Dysphrasia (डिस्फ्रेजिया)— मस्तिष्क में क्षति होने के कारण बोलने में गड़बड़ी होना, वाक्दोष

Dysphylaxia (डिस्फाइलैक्सिया)— सोकर बहुत जल्दी जाग जाना।

Dyspigmentation (डिस्पिगमैन्टेशन)— त्वचा अथवा बालों की वर्णकयुक्तता का विकार हो जाना।

Dyspinealism (डिस्पीनियालिज़्म)— पीनियल ग्रन्थि के स्राव की कमी होने से उत्पन्न दशा।

Dyspituitarism (डिस्पिट्यूटेरिज़्म)— पीयूष ग्रन्थि के कार्य में विकार उत्पन्न हो जाने से उत्पन्न रोग, दुष्पीयूषिकता।

Dysplasia (डिसप्लेसिया)— ऊतकों के विकास में असामान्यता, दुर्विकसन। यह निम्न प्रकार से हो सकता है–

Anhydrotic dysplasia (एन्हाइड्रोटिक डिसप्लेसिया) — जन्मजात स्वेद ग्रन्थियों का न पाया जाना अथवा उनकी कमी होना और दाँतों एवं नाखूनों का असामान्य विकास।

Chondroectodermal dysplasia (कॉण्ड्रोएक्टोडर्मल डिसप्लेसिया)— ऐसी अवस्था जिसमें त्वचा, बालों, हड्डियों, दाँतों एवं नाखूनों का दुर्विकास होता है तथा हृदय का जन्मजात पटीय दोष होता है।

Congenital ectodermal dysplasia (कॉनजैनाइटल एक्टोडर्मल डिसप्लेसिया)— बहिर्जन-स्तरीय रचनाओं का जन्मजात अपूर्ण विकास जैसे त्वचा का जो चिकनी और केशहीन होती है और दाँत तथा नाखून प्रभावित हो सकते हैं।

Cretinoid dysplasia (क्रेटिनॉयड डिसप्लेसिया)—ऐसी अवस्था जिसमें अवटुवामनता होती है अर्थात् शारीरिक एवं मानसिक विकास नहीं हो पाता।

Monostotic fibrous dysplasia (मोनोस्टोटिक फाइब्रस डिसप्लेसिया)— हड्डी का तन्तु-ऊतक द्वारा पुनःस्थापन हो जाना जिससे टिबिया या फीमर हड्डी में दर्द होता है।

Polyostotic fibrous dysplasia (पोलीऑस्टोटिक फाइब्रस डिसप्लेसिया)— हड्डी का रक्तहीन तन्तु-ऊतक के द्वारा पुनःस्थापन जिससे चलने में कठिनाई होती है, अस्थियों में विकृतियाँ हो जाती हैं एवं अस्थि-भंग तक हो जाते हैं।

Dysplastic (डिसप्लास्टिक)— दुर्विकसन से सम्बन्धित अथवा उससे प्रभावित।

Dyspnea (डिसनिया)— श्वास-कष्ट, कृच्छश्वसन, सांस फूलना।

Cardiac dyspnea (कार्डियक डिसनिया)— हृदय-अपर्याप्तता के कारण होने वाला श्वास-कष्ट जैसा कि तीव्र हृदयपेशी-रोधगलन में होता है।

Exertional dyspnea (एक्ज़र्शनल डिसनिया) — व्यायाम या श्रम करने के पश्चात् सांस फूलना।

Functional dyspnea (फन्क्शनल डिसनिया)— चिंता के कारण सांस फूलना।

Paroxysmal nocturnal dyspnea (पारऑक्सिमल नॉकचुर्नल डिसनिया)— स्थिति या आसन के कारण अधिकतर रात्रि में सांस फूलना जैसा कि फुफ्फुसीय शोफ के साथ रक्ताधिक्यज हृदय-पात में होता है।

Respiratory dyspnea (रेस्पीरेटरी डिसनिया)— दमे में सांस फूलना।

Dyspneic (डिसनिक)— श्वास-कष्ट से प्रभावित अथवा इसके कारण उत्पन्न।

Dyspragia, Dyspraxia (डिस्प्रेगिया, डिस्प्रेक्सिया)— किसी भी कार्य को करने में दर्द होना अथवा कठिनाई पैदा होना, दुष्क्रिया।

Dysproteinemia (डिस्प्रोटीनीमिया)— रक्त में स्थित प्रोटीन में विकार हो जाना।

Dysraphia, Dysraphism (डिस्रेफिया, डिस्रेफिज़्म)— किसी सन्धि रेखा अथवा सीवनी का पूर्णतया बन्द न होना।

Dysrhythmia (डिसरिह्दमिया)— विकृत अनुक्रम, दुस्तालता।

Dyssebacea (डिस्सेबेसिया)— रिबोफ्लेविन की कमी से होने वाला एक रोग जिसमें चेहरे के मध्य भाग पर त्वग्वसीय अथवा स्नेहिक ग्रन्थियों का अत्यधिक मात्रा में चिकना स्राव उत्पन्न होता है।

Dyssomnia (डिस्सोम्निया)— निद्रा में विघ्न पड़ जाना।

Dysspermia (डिस्सपर्मिया)— शुक्राणुओं अथवा वीर्य की क्षति।

Dysspondylism (डिस्सपाण्डीलिज़्म)— कशेरुका-दण्ड के विकास की एक विकृति।

Dysstasia (डिस्सटेसिया)— खड़े होने में कठिनाई।

Dysstatic (डिस्सटेटिक)— वह व्यक्ति जिसे खड़े होने में कठिनाई होती है।

Dyssyllabia (डिस्सीलैबिया)— एक प्रकार का हकलाना जिसमें कुछ शब्दों पर रुक जाना पड़ जाता है जिनका उच्चारण करना वक्ता के लिए कठिन होता है।

Dyssynergia (डिस्सीनर्जिया)— गतिविभ्रम, पेशीय असमंजन अथवा पेशियों में सामंजस्य स्थापित होने में विफलता; अपसहक्रिया।

Dystaxia (डिस्टैक्सिया)— ऐच्छिक गतियों को नियन्त्रण में करने में कठिनाई उत्पन्न होना।

Dystectia (डिस्टैक्शिया)— भ्रूण में स्नायविक नली का बन्द न हो सकना जिससे अयुक्त मेरु-दण्ड या मस्तिष्कावरण-हर्निया उत्पन्न हो सकता है।

Dysthymia (डिस्थाइमिया)— 1. थाइमस ग्रन्थि के दोषपूर्ण कार्य करने से उत्पन्न कोई भी रोग 2. मानसिक अवसाद।

Dysthymic (डिस्थाइमिक)— मानसिक अवसाद से सम्बन्धित।

Dysthyreosis (डिस्थाइरिओसिस)— थाइरॉयड ग्रन्थि का विकृत अथवा दोषपूर्ण कार्य करना।

Dysthyroidism (डिस्थाइरॉयडिज़्म)— थाइरॉयड ग्रन्थि का अपूर्ण विकास एवं कार्य, दुःअवटुता।

Dystocia (डिस्टोसिया)— कष्ट के साथ प्रसव होना अथवा बच्चे का जन्म लेना, कष्ट प्रसव। यह निम्न प्रकार से हो सकता है।

Fetal dystocia (फीटल डिस्टोसिया)— भ्रूण के आकार, परिमाण अथवा उसकी स्थिति के कारण होने वाला कष्ट प्रसव।

Maternal dystocia (मैटर्नल डिस्टोसिया)— माँ के अन्दर स्थित किसी रोग के कारण होने वाला कष्ट प्रसव जैसे संकुचित श्रोणि अथवा गर्भाशय में अर्बुद का पाया जाना।

Placental dystocia (प्लेसेन्टल डिस्टोसिया)— अपरा का मुश्किल से बाहर निकलना।

Dystonia (डिस्टोनिया)— विकृत पेशीय तान, दुस्तानता।

Dystonic (डिस्टोनिक)— विकृत पेशीय तान से सम्बन्धित दुस्तानता सम्बन्धी।

Dystopia (डिस्टोपिया)— कुस्थिति, किसी अंग का विस्थापन हो जाना; दुःस्थानता।

Dystopic (डिस्टोपिक)— अपने स्थान पर न रहने वाला।

Dystopy (डिस्टोपी)— दुःस्थानता।

Dystrophia, Dystrophy (डिस्ट्रॉफिया, डिस्ट्रॉफी)— दोषयुक्त पोषण अथवा चयापचय से उत्पन्न होने वला कोई भी विकार, अपविकास उदाहरण–

Adiposogenital dystrophy, Frohlich's syndrome (एडिपोसोजेनाइटल डिस्ट्रॉफी, फ्रोह्लिक्स सिण्ड्रोम)— ऐसा रोग जिसमें हाइपोथैलेमस या अधश्चेतक में गड़बड़ी होने के कारण जो भोजन लेने को नियन्त्रित करता है, मोटापा हो जाता है तथा पीयूष ग्रन्थि में गड़बड़ी होने से जो जननग्रन्थि विकास को नियन्त्रित करती है, जननांग अल्पविकसित होते हैं।

Progressive muscular dystrophy (प्रोग्रेसिव मस्कुलर डिस्ट्रॉफी)— ऐसा पारिवारिक रोग जिसमें पेशियों का धीरे-धीरे शोष एवं क्षय होता है। यह साधारणतया अल्प आयु में होता है तथा स्त्रियों की अपेक्षा पुरुषों में अधिक होता है।

Pseudohypertrophic muscular dystrophy (स्यूडोहाइपरट्रॉफिक मस्कुलर डिस्ट्रॉफी)— एक आनुवंशिक रोग जो बचपन से शुरू हो जाता है जिसमें कन्धे एवं श्रोणि-मेखला को प्रभावित करने वाला पेशीय अपविकास होता है, कमजोरी बढ़ती जाती है, पेशियों की कूट-अतिवृद्धि के पश्चात् शोष होने लगता है।

Dystrophic (डिस्ट्रॉफिक)— अपविकास सम्बन्धी।

Dystrophoneurosis (डिस्ट्रॉफोन्यूरोसिस)— 1. दोषयुक्त पोषण के कारण उत्पन्न कोई भी तन्त्रिका-विकार 2. किसी तन्त्रिका-रोग से उत्पन्न होने वाला दोषयुक्त पोषण।

Dystrophy (डिस्ट्रॉफी)—Dystrophia.

Dystrypsia (डिस्ट्राइप्सिया)— अग्न्याशयी रस की क्षति या उसका कम होना।

Dysuria (डिस्यूरिया)— दर्द के साथ अथवा कठिनाई से मूत्र-त्याग होना, मूत्रकृच्छ।

Dysuriac (डिस्यूरिएक)— मूत्रकृच्छ से पीड़ित व्यक्ति।

Dysversion (डिसवर्ज़न)— किसी भी दशा में घूम जाना परन्तु उल्टी या विपरीत दिशा में नहीं।

Dyszoospermia (डिस्ज़ूस्पर्मिया)— शुक्राणुओं का अपूर्ण निर्माण।

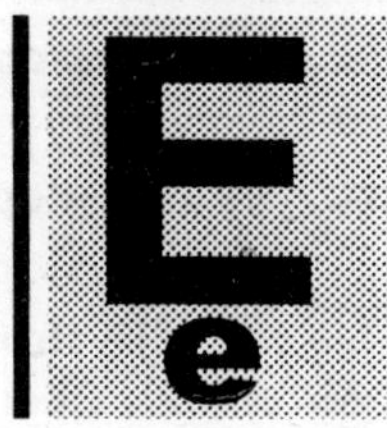

Ear (इयर)—Organ of hearing. श्रवण-अंग, कर्ण, कान ।

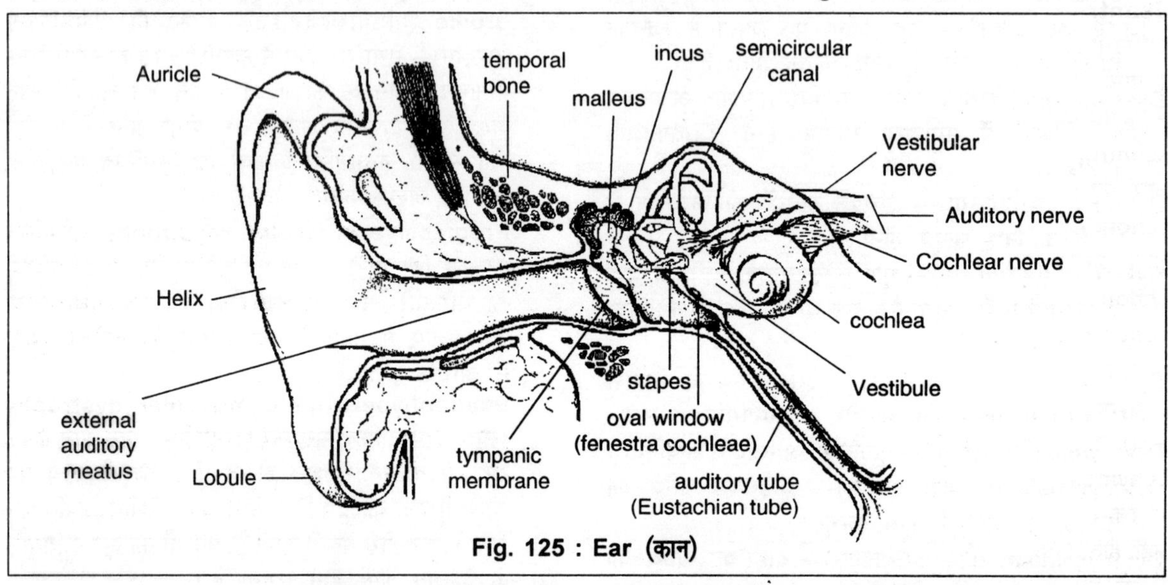

Fig. 125 : Ear (कान)

Auricle = कर्णपाली, Helix = कर्णसर्पिला, Lobule = खण्डक, External auditory meatus = बाह्य कर्ण कुहर, Tympanic membrane = कर्णपटह, Stapes = स्टैपीज अस्थिका, Oval window (fenestra cochleae) = अण्डाकार खिड़की (गवाक्ष), Auditory tube (Eustachian tube) = श्रवणीय नली (यूस्टेशियन नली), Vestibule = प्रघाण, Cochlea = कर्णावर्त, Chochlear nerve = कर्णावर्त-तन्त्रिका, Auditory nerve = श्रवणीय तन्त्रिका, Vestibular nerve = प्रघाणी तन्त्रिका, Semicircular canal = अर्द्धवत्ताकार नलिका, Incus = इन्कस अस्थिका, Malleus = मैलीयस अस्थिका, Temporal bone = शंखास्थि ।

External ear (एक्सटर्नल इयर)— बाह्य कर्ण । कर्णपाली एवं बाह्य श्रवणीय नली ।

Internal ear (इन्टरनल इयर)— आन्तरिक कर्ण । लैबीरिन्थ

Middle ear (मिडिल इयर)— मध्य कर्ण ।

Earache (इयरऐक)— कर्णशूल, कान का दर्द ।

Eardrum (इयरड्रम)— मध्यकर्ण-गुहा, कर्णपटह ।

Ear-lobe (इयर-लोब)— कर्णपाली का निचला मांसल भाग ।

Ear-plug (इयर-प्लग)—बाह्य श्रवणीय नली में अवरोध उत्पन्न करके कान में ध्वनि के प्रवेश को रोकने वाला एक उपकरण ।

Earth (अर्थ)— 1. पृथ्वी 2. मिट्टी ।

Earwax (इयरवैक्स)— कर्णगूथ, कान का मैल ।

Ebonation (एबोनेशन)— किसी जख्म से हड्डियों के टुकड़ों को अलग करना ।

Ebranlement (एब्रेन्लेमैन्ट)— किसी पुर्वंगक में अपक्षय उत्पन्न करने के लिए उसे उसके डण्ठल पर मरोड़ देना ।

Ebriecation (ईब्राइकेशन)— शराब अधिक पीने से उत्पन्न मानसिक गड़बड़ी ।

Ebrietas (ईब्राइटास)— शराबीपन

Ebullism (एबुलिज़्म)— शरीर के ऊतकों में जल वाष्प का बनना ।

Ebur (एबर)— बाह्य रूप-रेखा में हाथी दांत के समान प्रतीत होने वाला कोई ऊतक ।

Eburnation (एबरनेशन)— हड्डी का एक ठोस एवं कठोर हाथी दाँत के समान पिण्ड में बदल जाना ।

Eburneous (इबरनियस)— हाथी के दाँत के समान ।

Eburnitis (इबरनाइटिस)— दन्तधातु या डैन्टिन की बढ़ी हुई सघनता एवं कठोरता ।

Ecarteur (एकार्टर)— एक प्रकार का प्रतिकर्षक ।

Ecaudate (एकौडेट)— बिना पूँछ वाला ।

Ecbolic (एक्बोलिक)— गर्भाशय संकोचक । गर्भाशय की

पेशियों का संकुचन करके प्रसव अथवा गर्भस्राव उत्पन्न करने वाला अथवा उनमें शीघ्रता लाने वाला, गर्भोत्सारक।

Eccentric (इसेन्ट्रिक)— 1. केन्द्र से दूर स्थित, उत्पन्न होने वाला अथवा केन्द्र से दूर बढ़ने वाला 2. परिसरीय।

Eccentrochondroplasia (इसैन्ट्रोकॉण्ड्रोप्लेसिया)— अस्थिभवन के उत्केन्द्रीय केन्द्रों से अधिवर्ध का असामान्य विकास होना।

Eccentro-osteochondrodysplasia (इसैन्ट्रो-ऑस्टियोकॉण्ड्रोडिस्प्लेसिया)— हड्डियों का एक रोग जो एक सामान्य केन्द्र में उत्पन्न होने की बजाय कई विभिन्न केन्द्रों में उत्पन्न अस्थिभवन के कारण उत्पन्न होता है।

Eccentropiesis (एसेन्ट्रोपाइसिस)— भीतर से बाहर की ओर पड़ने वाला दबाव।

Ecchondroma (इकॉण्ड्रोमा)— किसी उपास्थि की अतिविकासी वृद्धि अथवा उसका अर्बुद।

Ecchondrosis (इकॉण्ड्रोसिस)—Ecchondroma.

Ecchondrotome (इकॉण्ड्रोटोम)— उपास्थि को काटकर निकालने वाला चाकू, उपस्थि-उच्छेदक।

Ecchymoma (इकाइमोमा)— रक्त के अवत्वक् (त्वचा के नीचे) ऊतकों में संचित होने से उत्पन्न सूजन, रक्तार्बुद।

Ecchymosis (इकाइमोसिस)— त्वचा अथवा श्लेष्मिक कला में रक्त-स्राव हो जाने से उत्पन्न एक धब्बा जो उभरा हुआ नहीं होता तथा गोल या अनियमित होता है और नीले या बैंगनी रंग का होता है, नीललांछन।

Ecchymotic (इकाइमोटिक)— किसी नीललांछन से मिलता-जुलता अथवा उससे सम्बन्धित।

Eccoprotic (इक्कोप्रोटिक)— मृदु विरेचक।

Eccrine (एक्राइन)— स्राव सम्बन्धी विशेषकर स्वेद स्राव से सम्बन्धित, बाह्यस्रावी।

Eccrinology (एक्राइनोलॉजी)— स्रावों एवं स्रावी (बहिःस्रावी) ग्रन्थियों का अध्ययन।

Eccrisis (इक्राइसिस)— त्याज्य पदार्थो का उत्सर्जन।

Eccritic (इक्राइटिक)— उत्सर्जन को बढ़ावा देने वाला।

Eccyclomastopathy (एक्साइक्लोमैस्टोपैथी)— एक स्तन रोग जिसमें स्तन में संयोजी ऊतक एवं उपकला-कोशिकाओं का एक पिण्ड बन जाता है।

Eccyesis (एक्कीसिस)— गर्भाशय से बाहर की अथवा अस्थानिक गर्भावस्था।

Ecdemic (एकडैमिक)— बाहर से शरीर के किसी भाग में पहुँचने वाले रोग को बताने वाला।

Ecdemomania (एक्डेमोमैनिया)— घूमने-फिरने की अत्यन्त प्रबल इच्छा, भ्रमणोन्माद।

Ecderon (एक्डेरोन)— बाह्यत्वचा अथवा त्वचा का बाहरी भाग।

Ecdysiasm (एकडिस्याज़्म)— दूसरे लोगों में लैंगिक इच्छा उत्पन्न करने के लिए उनके सामने नंगा हो जाने की प्रवृत्ति।

Ecdysis (इक्डाइसिस)— विशल्कन। बाह्यत्वचा का उखड़कर गिरना, या पपड़ी उतरना।

Ecdysist (इकडाइसिस्ट)— वह व्यक्ति जो दूसरे लोगों में लैंगिक इच्छा उत्पन्न करने के लिए उनके सामने नंगा हो जाता है।

E.C.G. (ई.सी.जी.)— इलैक्ट्रोकार्डियोग्राम, विद्युतहृद्लेख।

Echeosis (इकियोसिस)— शोरगुल होने के कारण उत्पन्न होने वाली मानसिक अशान्ति।

Echinate (इकाइनेट)— काँटेदार।

Echinococcosis (इकिनोकोकोसिस) — इकिनोकोकस फीताकृमि का संक्रमण।

Echinococcus (इकिनोकोकस)— एक प्रकार का फीताकृमि जो मनुष्य में रोग उत्पन्न करता है।

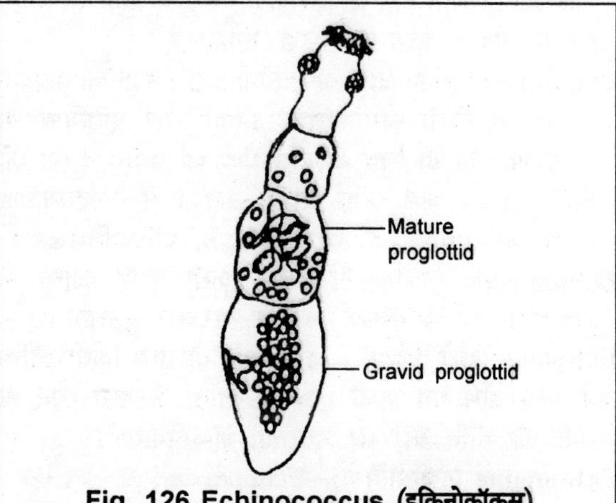

Fig. 126 Echinococcus (इकिनोकॉकस)
Mature proglottid = परिपक्व देहखण्ड, Gravid proglottid = सगर्भा देहखण्ड।

Echinosis (इकिनोसिस)— एक ऐसी दशा जिसमें लाल रक्त कोशिकाओं की बाह्य रेखाएँ चिकनी होने की बजाय दाँतेदार हो जाती हैं।

Echinulate (एकिन्यूलेट)— जीवाणुओं की एक वृद्धि जिसमें नुकीले प्रवर्ध अथवा काँटे होते हैं।

Echo (इको)— प्रतिध्वनि, गूँज।

Echoacousia (इकोएकाऊसिया)— ध्वनियों को सामान्य रूप से सुनने के पश्चात् उनकी प्रतिध्वनियों की सुनाई देने की सम्वेदना होना।

Echocardiogram (इकोकार्डियोग्राम)— इकोकार्डियोग्राफी द्वारा उत्पन्न रेखाचित्रित अभिलेख।

Echocardiography (इकोकार्डियोग्राफी)— अल्ट्रासाउण्ड का प्रयोग करके हृदय की आन्तरिक रचनाओं को दृष्टिगत करना, प्रतिध्वनिहृद्लेखन।

Echoencephalogram (इकोएन्सीफैलोग्राम)— इकोएन्सीफैलोग्राफी द्वारा उत्पन्न रिकार्ड।

Echoencephalography (इकोएन्सीफैलोग्राफी)— यह एक नैदानिक विधि है जिसमें पराश्रव्य ध्वनि तरंगों को दोनों ओर से सिर से होकर मस्तिष्क में एकत्रित किया जाता है तथा मस्तिष्क की मध्य रेखा में स्थित रचनाओं की प्रतिध्वनियों को रेखाचित्रण द्वारा रिकार्ड किया जाता है, प्रतिध्वनिमस्तिष्कलेखन।

Echogenic (इकोजेनिक)— अल्ट्रसोनोग्राफी (किसी अंग अथवा ऊतक का प्रतिबिम्ब या फोटोग्राफ उत्पन्न करने के लिए अल्ट्रासाउण्ड का प्रयोग करना) में अल्ट्रासाउण्ड तरंगों की प्रतिध्वनियाँ उत्पन्न करने वाला, प्रतिध्वनिजनक

Echogram (इकोग्राम)— इकोग्राफी द्वारा बना रिकॉर्ड।

Echographer (इकोग्राफर)—Ultrasonographer.

Echographia (इकोग्रैफिया)— ऐसी लेखन-अक्षमता जिसमें कोई व्यक्ति स्वतः नहीं लिख सकता परन्तु बोलकर लिखवाने पर या नकल करने पर लिख सकता है।

Ecography (इकोग्राफी)— अल्ट्रासोनोग्राफी। नैदानिक सहायक के रूप में किसी अंग अथवा ऊतक का प्रतिबिम्ब या फोटोग्राफ लेने के लिए अल्ट्रासाउण्ड का प्रयोग करना जो विभिन्न घनत्व वाले अंगो अथवा ऊतकों से अल्ट्रासाउण्ड तरंगों के परावर्तन के द्वारा बनता है, प्रतिध्वनिलेखन।

Echokinesia (इकोकाइनेसिया)— किसी दूसरे व्यक्ति के हाव-भावों को अनैच्छिक रूप से बार-बार दुहराना।

Echolalia (इकोलेलिया)— अन्य व्यक्तियों द्वारा किसी व्यक्ति के लिए बोले गये शब्दों को उस व्यक्ति के द्वारा स्वयं ही तोते की भाँति बार-बार दुहराना, शब्दानुकरण।

Echomimia (इकोमीमिया)—Echopraxia.

Echomotism (इकोमोटिज़्म)—Echopraxia.

Echopathy (इकोपैथी)— एक विक्षिप्ति जिसमें रोगी द्वारा दूसरे के शब्दों एवं क्रियाओं को स्वतः बार-बार दोहराया जाता है, प्रतिध्वनि-रूगणता।

Echophonia, Echophony (इकोफोनिया, इकोफोनी)— छाती का परिश्रवण करने पर डबल वाणी ध्वनियों का सुनाई देना।

Echophrasia (इकोफ्रेसिया)—Echolalia.

Echopraxia (इकोप्रेक्सिया)— दूसरे के कामों की नकल करना, क्रियानुकरण।

Echoscope (इकोस्कोप)— शरीर के भीतर गहराई में स्थित रचनाओं को प्रमाणित करने के लिए एक ऑसीलोस्कोप पर पराश्रव्य स्पन्दों द्वारा प्रतिध्वनियों (गूँज) को प्रदर्शित करने वाला एक उपकरण।

Echo sign (इको साइन)— किसी वाक्य के अन्तिम शब्द को बार-बार दुहराना जो कि मिर्गी अथवा अन्य मस्तिष्क के रोगों का चिन्ह है, ओष्ठबहिर्वर्तन।

Eclabium (एक्लेबियम)— किसी होंठ का उलट जाना।

Eclampsia (एकलैम्पसिया)— गर्भावस्था के 20 वें सप्ताह तथा प्रसव के पश्चात् पहले सप्ताह के अन्त के बीच में बेहोशी हो जाना एवं आक्षेप आना (दौरे पड़ना) जिसमें रोगिणी का रक्त चाप बढ़ जाता है, शोफ हो जाता है तथा मूत्र में एल्ब्यूमिन विसर्जित होने लगता है; गर्भाक्षेपक।

Eclampsism (एकलैम्पसिज़्म)— प्राक्गर्भाक्षेपक।

Eclamptic (एकलैम्पटिक)— गर्भाक्षेपक सम्बन्धी अथवा गर्भाक्षेपक प्रकृति वाला।

Eclamptogenic (एकलैम्पटोजेनिक)— आक्षेप उत्पन्न करने वाला, दौरे लाने वाला।

Eclamptogenous (एकलैम्पटोजीनस)— Eclamptogenic.

Eclectic (इकलैक्टिक)— विभिन्न स्रोतो से सबसे बढ़िया का चयन करने वाला।

Eclecticism (एकलैक्टिसिज़्म)— चिकित्सा की एक प्राचीन पद्धति जिसमें मुख्यतया वानस्पतिक औषधियों द्वारा रोगों की अपेक्षा व्यक्तिगत चिन्हों एवं लक्षणों की चिकित्सा की जाती है।

Ecmnesia (एक्मनेसिया)— हाल ही में हुई घटनाओं को भूल जाना जबकि पुरानी बाते याद रहती हैं, क्षणिकस्मरणशक्तिलोप।

Ecocide (इकोसाइड)— स्वेच्छा से पर्यावरण के कुछ भाग को नष्ट कर देना।

Ecoendocrinology (इकोएण्डोक्राइनोलॉजी)— अन्तःस्रावी तन्त्रों के पर्यावरण के साथ पारस्परिक क्रियाओं का अध्ययन।

Ecological (इकोलॉजिकल)— पारिस्थितिक, परिस्थिति-विज्ञान सम्बन्धी।

Ecologist (इकोलॉजिस्ट)— परिस्थिति-विज्ञान विशेषज्ञ।

Ecology (इकोलॉजी)— प्राणियों के जीवन इतिहास एवं वातावरण से उनके सम्बन्धों का अध्ययन करना, पारिस्थितिकी, परिस्थिति-विज्ञान।

Ecomania (इकोमैनिया)— अपने परिवार पर हावी होने परन्तु अधिकारियों के प्रति नम्रता का व्यवहार करने का एक मानसिक दृष्टिकोण।

Ecorche (इकोर्च)— त्वचा रहित किसी जन्तु अथवा मनुष्य का रूप जिससे पेशियाँ स्पष्ट दीखती हैं।

Ecosphere (एकोस्फेयर)— ब्रह्माण्ड का वह भाग जो जीवित प्राणियों एवं पेड़-पौधों के रहने योग्य होता है।

Ecostate (इकोस्टेट)—पसलियों से रहित, पर्शुकाहीन।

Ecosystem (इकोसिस्टम)— परिस्थिति-विज्ञान की एक मौलिक इकाई जो किसी निश्चित क्षेत्र में जीवित प्राणियों, पेड़-पौधों तथा उनके काम आने वाली अजीवित वस्तुओं से मिलकर बनती है।

Ecouvillon (इकाउविलोन)— किसी गुहा की सफाई करने एवं उस पर औषधि लगाने के लिए प्रयोग में लाया जाने वाला एक ब्रुश।

Ecouvillonage (इकाउविलोनेज)— किसी गुहा की सफाई करके उसमें ब्रुश अथवा फाहे से दवाई लगाना।

Ecphylaxis (इकफाइलैक्सिस)— ऐसी अवस्था जिसमें रक्त में विद्यमान एण्टीबॉडियाँ अशक्त हो जाती हैं।

Ecphyma (एक्फाइमा)— एक अधिमांसल वृद्धि या उभार।

Ecrasement (इक्रेसमैन्ट)— एक तार के फन्दे से उच्छेदन (काट कर निकालना) करना।

Ecraseur (इक्रेसियर)— उच्छेदन करने के लिए तार का फन्दा।

Ecstasy (एक्सटेसी)— अत्यन्त प्रसन्नता की अवस्था, अत्यानन्द, हर्षोन्माद।

Ecstatic (एक्सटेटिक)— अत्यधिक प्रसन्न व्यक्ति।

Ecstrophe (एक्सट्रोफ)— जन्म से किसी अंग का अन्दर से बाहर की ओर घूम जाना।

E.C.T. (इ.सी.टी.)— विद्युत-आक्षेपी चिकित्सा, बिजली के करन्ट से दौरे उत्पन्न करके चिकित्सा करने की पद्धति।

Ectad (एक्टाड)— बाहर की ओर।

Ectal (एक्टाल)— बाह्य, बाहरी।

Ectasia, Ectasis (एक्टेसिया, एक्टेसिस)— विस्फारण, विस्तारण अथवा आध्मान (फुलाव)

Ectasia iridis (एक्टेसिया आइराइडिस)— परितारिका के विस्थापन से आँख की पुतली का छोटा हो जाना।

Ectatic (एक्टेटिक)— फैलने योग्य

Ectental (एक्टेन्टल)— बहिर्जनस्तर एवं अन्तर्जनस्तर तथा इनको संयुक्त करने वाली रेखा से सम्बन्धित।

Ecthyma (इक्थाइमा)— त्वचा का एक संक्रमण जिसमें उपरिस्थ विक्षतियाँ होती हैं तथा पपड़ी बनने लगती है। इसके पश्चात् वर्णकयुक्तता भी हो सकती है एवं क्षत-चिन्ह भी बन सकते हैं, पूयस्फोटिका।

Ectiris (एक्टीरिस)— परितारिका का बाह्य भाग, बहिर्परितारिका।

Ecto- (एक्टो-)— उपसर्ग जिसका अर्थ बाहर की ओर होता है।

Ectoantigen (एक्टोएन्टीजन)— ऐसा एण्टीजन जो जीवाणु के बाहर शिथिलिता से संलग्न रहता है और जीवाणुज कोशिका से पृथक् हो सकता है अथवा यह जीवाणु की कोशिका कला में बनता है, बाह्यप्रतिजन।

Ectoblast (एक्टोब्लास्ट)— बहिर्जनस्तर।

Ectocardia (एक्टोकार्डिया)— हृदय का जन्मजात विस्थापन।

Ectocervical (एक्टोसर्वाइकल)— गर्भाशयग्रीवा के योनिगत भाग से सम्बन्धित।

Ectocervix (एक्टोसर्विक्स)— गर्भाशयग्रीवा का योनि में स्थित रहने वाला भाग।

Ectocineria (एक्टोसाइनेरिया)— मस्तिष्क का बाह्य धूसर द्रव्य।

Ectocolostomy (एक्टोकोलोस्टॉमी)— उदरीय भित्ति के द्वारा कोलन (बृहदान्त्र) में एक छिद्र बनाना।

Ectocondyle (एक्टोकॉण्डाइल)—किसी अस्थि का बाह्य स्थूलक।

Ectocornea (एक्टोकॉर्निया)— कार्निया या स्वच्छमण्डल की बाह्य परत।

Ectocuneiform (एक्टोक्यूनीफार्म)— बाह्य कीलाकार अस्थि।

Ectocytic (एक्टोसाइटिक)—. कोशिका से बाहर की ओर।

Ectodactylism (एक्टोडैक्टाइलिज़्म)— एक या एक से अधिक अँगुलियों का अभाव।

Ectoderm (एक्टोडर्म)— विकसित भ्रूण के तीन कोशिकीय अस्तरों में से सबसे बाहर का अस्तर जिससे बाह्यत्वचा, त्वचा की ग्रन्थियाँ, नाखून, बाल, दाँत, तन्त्रिका-तन्त्र, कान एवं आँख आदि विकसित होते हैं; बहिर्जनस्तर।

Ectodermal (एक्टोडर्मल)— बहिर्जनस्तर से सम्बन्धित, बहिर्जनस्तरीय।

Ectodermatosis, Ectodermosis (एक्टोडर्मेटोसिस, एक्टोडर्मोसिस)— बहिर्जनस्तर से उत्पन्न अंगों के जन्मजात कुविकास के परिमाण स्वरूप उत्पन्न रोग, बहिर्जनस्तर-रूगणता।

Ectodermic (एक्टोडर्मिक)—Ectodermal.

Ectodermoidal (एक्टोडर्मायडल)— बहिर्जनस्तर से मिलता-जुलता।

Ectoentad (एक्टोएन्टाड)— बाहर से अन्दर की ओर।

Ectoental (एक्टोएन्टल)—Ectental.

Ectoenzyme (एक्टोएन्जाइम)— 1. ऐसा एन्जाइम जो बाहर को विसर्जित हो जाता है और शरीर के बाहर क्रिया करता है। 2. ऐसा एन्जाइम जो कोशिका की प्लाज्मा कला की बाहय सतह से सलंग्न रहता है।

Ectogenous (एक्टोजीनस)— 1. शरीर में बाहर से प्रवेश करने वाला जैसे कोई संक्रमण 2. शरीर के बाहर वृद्धि करने वाला जैसे कोई परजीवी, बहिर्विकासी।

Ectoglobular (एक्टोग्लोब्यूलर)— रक्त कोशिकाओं से बाहर बना हुआ।

Ectogony (एक्टोगोनी)— भ्रूण का माँ पर प्रभाव।

Ectomere (एक्टोमीयर)— बहिर्जनस्तर बनाने में भाग लेने वाले प्रसू-खण्डों (ब्लास्टोमीयरों) में से एक।

Ectomorph (एक्टोमॉर्फ)— एक्टोमार्फी प्रदर्शित करने वाला व्यक्ति, कृशकाय, दुर्बल, क्षीण।

Ectomorphic (एक्टोमॉर्फिक)— कृशकाय अथवा क्षीण व्यक्ति से सम्बन्धित।

Ectomorphy (एक्टोमॉर्फी)— एक प्रकार का शारीरिक गठन जिसमें बहिर्जनस्तर से उत्पन्न होने वाले ऊतकों की प्रधानता रहती है, अंतरांगों का विकास कम होता है तथा शरीर अल्प पेशीय विकास के साथ पतला हो जाता है।

-ectomy (-एक्टॉमी)— शब्दों के अन्त में लगने वाला शब्द

(प्रत्यय) जिसका अर्थ शल्य-क्रिया द्वारा किसी अंग अथवा वृद्धि को काटकर अलग कर देना है।

Ectonuclear (एक्टोन्यूक्लियर)— किसी कोशिका के केन्द्रक से बाहर उत्पन्न होने वाला।

Ectopagus (एक्टोपेगस)— दो भ्रूण जो आपस में वक्ष स्थल पर जुड़े होते हैं।

Ectoparasite (एक्टोपैरासाइट)— शरीर के बाहर की ओर रहने वाला परजीवी जैसें जूँ अथवा किलनी आदि, बाह्य परजीवी।

Ectoparasiticide (एक्टोपैरासाइटीसाइड)— बाह्य परजीवियों को मारने के लिए सीधे परपोषी पर लगायी जाने वाली कोई वस्तु, बाह्यपरजीवीनाशक।

Ectoparasitism (एक्टोपैरासाइटिज़्म)—Infestation.

Ectophyte (एक्टोफाइट)— त्वचा पर वृद्धि करने वाला एक वनस्पति परजीवी।

Ectopia (एक्टोपिया)— किसी अंग अथवा संरचना की विशेषकर जन्म से ही कुस्थिति अथवा उसका विस्थापन जैसे हृदय का वक्षीय गुहा से बाहर को जन्मजात विस्थापन, अस्थानता, स्थानच्युति।

Ectopic (एक्टोपिक)— 1. एक असामान्य स्थिति में स्थापित 2. किसी असामान्य स्थान से उत्पन्न होने वाला। अस्थानिक

Ectopic beat (एक्टोपिक बीट)— कालपूर्व प्रकुंचन या अतिरिक्त प्रकुंचन। हृदय-सकुंचन के लिए शिरा-अलिन्द पर्व से उठने की बजाय अलिन्दों, अलिन्द-निलय पर्व, बण्डल ऑफ हिज़ अथवा निलयों से उठने वाला आवेग जो हृदय का काल पूर्व सकुंचन करता है।

Ectopic pregnancy (एक्टोपिक प्रिग्नैन्सी)— निषेचित (गर्भित) डिम्ब का गर्भाशय के बाहर, सामान्यतया डिम्ब वाहिनी में आरोपित हो जाना; अस्थानिक गर्भावस्था।

Ectopic rhythm (एक्टोपिक रिद्म)— कोई भी असामान्य अथवा अनियमित हृदय-ताल या अस्थानिक ताल।

Ectopic secretion (एक्टोपिक सिक्रीशन)— उन अर्बुदों द्वारा हार्मोनों का स्रवित होना जो उन ऊतकों से बनते हैं जो सामान्यतया हार्मोन स्रवित नहीं करते, अस्थानिक स्राव।

Ectoplacental (एक्टोप्लेसेन्टल)— अपरा के बाहर अथवा उसके चारों ओर।

Ectoplasm (एक्टोप्लाज़्म)— किसी कोशिका जीवद्रव्य का सबसे बाहरी अस्तर, बहिःप्रद्रव्य।

Ectoplasmic (एक्टोप्लाज़्मिक)— बहिःप्रद्रव्य सम्बन्धी।

Ectoplast (एक्टोप्लास्ट)— कोशिका-कला।

Ectoplastic (एक्टोप्लास्टिक)— परिधि पर बना हुआ, परिसरीय।

Ectopotomy (एक्टोपोटॉमी)— अस्थानिक गर्भावस्था में भ्रूण को अलग करके निकाल देना।

Ectopy (एक्टोपी)—किसी अंग अथवा संरचना का विस्थापन।

Ectoretina (एक्टोरेटिना)— रेटिना का बाह्य अस्तर।

Ectosarc (एक्टोसार्क)— किसी एककोशिकीय जन्तु की बाह्य झिल्ली या उसका बहिःप्रद्रव्य।

Ectoscopy (एक्टोस्कोपी)— किसी अंग का बाह्य परीक्षण।

Ectosteal (एक्टोस्टियल)— किसी हड्डी से बाहर की ओर स्थित।

Ectostosis (एक्टोस्टोसिस)— पर्यस्थिकला या पैरीऑस्टियम के नीचे हड्डी का बनना।

Ectothrix (एक्टोथ्रिक्स)— ऐसा कवक जैसे माइक्रोस्पोरम जो बालों के कॉण्डों के ऊपर आरथ्रोस्पोरों को उत्पन्न करता है।

Ectotoxin (एक्टोटॉक्सिन)—Exotoxin.

Ectozoon (एक्टोजून)—Ectoparasite.

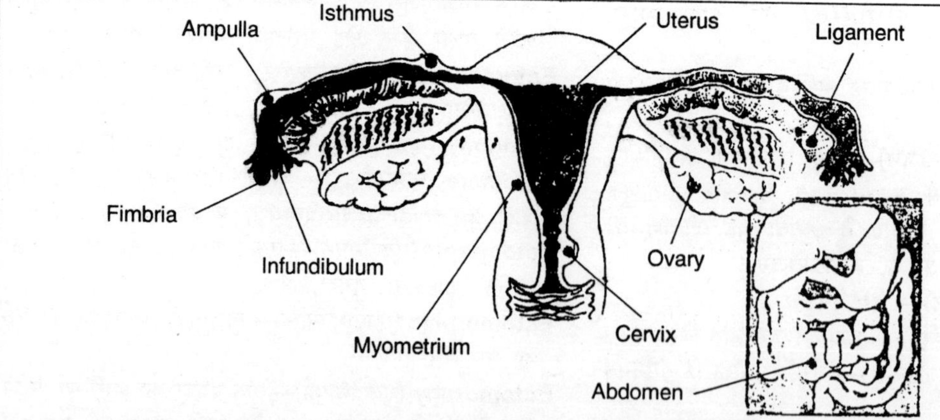

Fig. 127 Various sites of ectopic pregnancy (अस्थानिक गर्भावस्था के विभिन्न स्थल)

Ampulla = तुम्बिका, Fimbria = झल्लरी, Infundibulum = कीप, Myometrium = गर्भाशयपेशीअस्तर, Cervix = गर्भाशयग्रीवा, Ovary = डिम्बग्रन्थि, Abdomen = उदर, Ligament = स्नायु, Uterus = गर्भाशय, Isthmus = संकीर्णपथ

Ectro- (एक्ट्रो-)— एक उपसर्ग जिसका अर्थ शरीर के किसी अंग का जन्मजात अभाव है।

Ectrodactylism, Ectrodactyly (एक्ट्रोडेक्टाइलिज़्म, एक्ट्रोडेक्टाइली)— किसी अँगुली का सम्पूर्ण का अथवा उसके कुछ भाग का जन्मजात अभाव, सहज अंगुल्यभाव।

Ectrogenic (एक्ट्रोजेनिक)— वह जो जन्म से ही शरीर के किसी भाग के अभाव या उसके दोष से चिन्हित हो सहज अनगंता सम्बन्धी।

Ectrogeny (एक्ट्रोजेनी)— शरीर के किसी भाग का जन्मजात अभाव अथवा उसका दोष, सहज अनंगता।

Ectromelia (एक्ट्रोमीलिया)— भुजाओं की लम्बी हड्डियों का जन्मजात अल्प विकसन अथवा अविकसन, सहज अंगलोप।

Ectormelic (एक्ट्रोमीलिक)—Ectromelus.

Ectromelus (एक्ट्रोमीलस)— सहज अंगलोप से युक्त व्यक्ति।

Ectropic (एक्ट्रोपिक)— पूर्ण अथवा आंशिक रूप से किसी भाग के, साधारणतया आँख की पलक के बाहर की ओर उलट जाने से सम्बन्धित। बहिरवर्त

Ectropion (एक्ट्रोपियोन)— शरीर के किसी भाग जैसे आँख की पलक का बहिर्वर्तन अर्थात् बाहर को उलट जाना।

Ectropionize (एक्ट्रोपायोनाइज़)— शरीर के किसी अंग विशेषकर आँख की पलक को बाहर की ओर उलटना।

Ectropody (एक्ट्रोपोडी)— किसी पाँव का आंशिक अथवा पूर्ण अभाव, पादहीनता।

Ectrosyndactyly (एक्ट्रोसिण्डेक्टाइली)— कुछ अँगुलियों का जन्मजात अभाव तथा शेष अँगुलियाँ आपस में जुड़ी होती हैं।

Eczema (एक्ज़िमा)— छाजन, पामा। उपरिस्थ (बाह्य) त्वचा का एक नवीन या जीर्ण शोथज रोग जिसमें पहले त्वचा लाल होती है और उसमें खुजली आती है तथा छोटी-छोटी पिटिकाएँ निकल आती हैं एवं जलस्फोट बन जाते हैं जो शीघ्र ही फूट जाते हैं जिससे त्वचा की सतह पर सीरम बहने लगता है जो बाद में सूख कर पपड़ी बन जाता है। इसे शुष्क छाजन कहते हैं। जब बाह्यत्वचा की सूजन जलस्फोटों के बनने से पूर्व गल जाती है और पानी सा टपकने लगता है तो इसे स्रावी छाजन कहते हैं। छाजन मुख्यतया निम्न प्रकार का होता है –

Atopic eczema (एटोपिक एक्ज़िमा)— इस प्रकार के छाजन में त्वचा ऊपर को नहीं उठती। यह लाल एवं खुरदरी हो जाती है तथा इसमें खुजली बहुत आती है, साथ ही बारीक-बारीक फटन या दरारें हो जाती हैं जिनमें से सीरम रिसने लगता है जिसके सूखने पर पपड़ी बन जाती है। आयु के अनुसार यह तीन भागों में विभाजित किया गया है– 1. शिशु-छाजन 2. बचपन का छाजन 3. किशोरावस्था या युवावस्था में होने वाला छाजन।

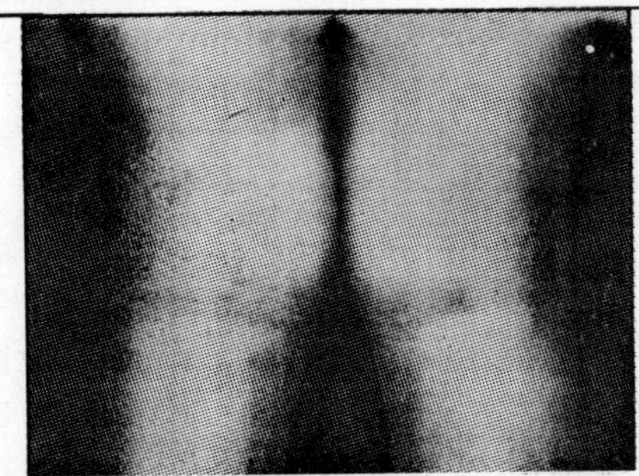

Fig. 128 : Atopic eczema in childhood
बचपन में एटोपिक एक्ज़िमा

Eczema caused by ring worm. दद्रु (दाद) द्वारा उत्पन्न छाजन।

Eczema marginatum (एक्ज़िमा मार्जिनेटम)—Tinea cruris.

Nummular eczema (न्यूमुलर एक्ज़िमा)— ऐसा छाजन जिसमें विक्षतियाँ अण्डाकार अथवा सिक्के के आकार की होती हैं जो पिंडलियों पर, प्रजंघिका (टाँग का घुटने से नीचे का अग्र भाग) पर, अग्रबाहु की प्रसारक सतह पर तथा हाथों की अंगुलियों एवं हाथों के पीछे निकलती हैं, परन्तु गम्भीर मामलों में जंघा, ऊपरी बाहुओं तथा धड़ पर भी निकल सकती हैं। यह दशा अधिकतर रिसने अथवा पपड़ी बनने की अवस्था में होती है।

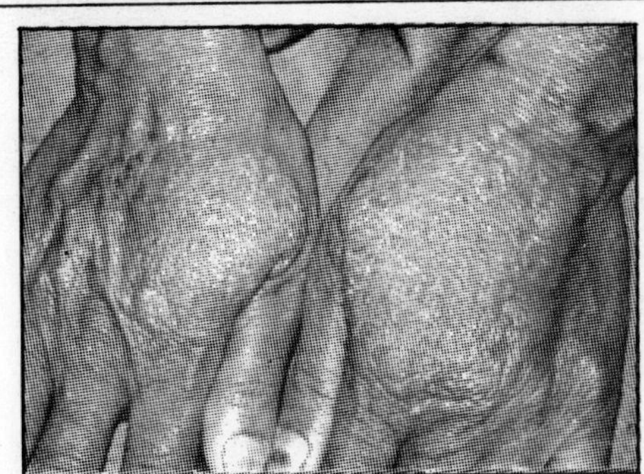

Fig. 129 Nummular eczema of the hands
हाथों का सिक्काभ छाजन

Pompholyx eczema (पमफोलिक्स एक्ज़िमा) — हाथों एवं पावों का छाजन—इस प्रकार के छाजन में हाथ की अंगुलियों एवं हथेली के सामने तथा पार्श्वो में और इसी प्रकार की स्थितियों में पैर की अंगुलियों एवं पाँवों में जल स्फोटिकाएँ बनती हैं जो आसानी से नहीं फटती बल्कि त्वचा में उबले हुए साबुदाने के दानों के समान कुछ दिनों तक रहती हैं।

Seborrheic eczema (सिबोरिहक् एक्ज़िमा)— यह एक इस प्रकार का छाजन होता है जिसमें त्वग्वसीय

ग्रन्थियों से अत्यधिक स्राव निकलता है और यह खोपड़ी से शुरू होकर माथे, कनपटी पर तथा कानों के पीछे नीचे गर्दन तक फैल जाता है।

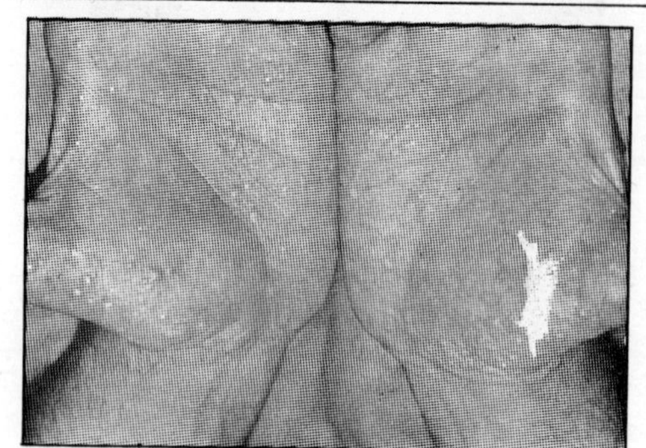

Fig. 130 : Pompholyx eczema on the palms हथेलियों पर पमफोलिक्स एक्ज़िमा

Varicose eczema (वैरीकोस एक्ज़िमा)— अपस्फीत शिरोओं से पीड़ित व्यक्ति में एक या दोनों टाँगों के निचले एक तिहाई अथवा आधे भाग के अन्दर अथवा बाहर की ओर उत्पन्न होने वाला छाजन जो इस बात पर निर्भर करता है कि अपस्फीत शिरायें टाँग के किस ओर हैं।

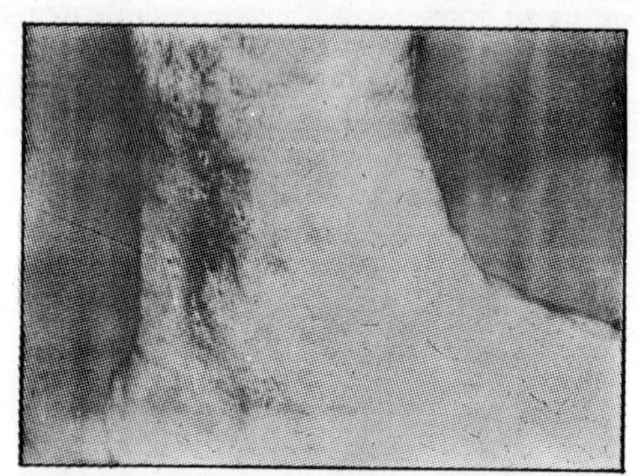

Fig. 131 : Varicose eczema वैरीकोस एक्ज़िमा

Weeping eczema (वीपिंग एक्ज़िमा)— आर्द्र या नम एक्ज़िमा जिससे स्राव टपकता है।

Eczematization (एक्ज़िमेटाइज़ेशन)— 1. एक्ज़िमा के समान किसी विस्फोट का बनना 2. पहले से विद्यमान किसी त्वचा रोग के द्वितीयक रूप में एक्ज़िमा का उत्पन्न होना।

Eczematoid (एक्ज़िमेटॉयड)— छाजन के समान।

Eczematous (एक्ज़िमेटस)— छाजन से पीड़ित अथवा छाजन के समान।

EDC (इ डी सी)— प्रसूतिकाल की सम्भावित तिथि।

EDD (इ डी डी)— प्रसव की सम्भावित तिथि।

Edea (इडीया)— बाह्य जननांग।

Edema (इडीमा)— एक स्थानीय अथवा सार्वदैहिक उत्सेध (सूजन) जिसमें शरीर के अंतराकोशिका अवकाशों में अत्यधिक तरल संचित हो जाता है। सार्वदैहिक शोफ को जलशोफ (ड्राप्सी) अथवा सर्वागंशोफ (एनासाकी) भी कहा जाता है। इडीमा या शोफ निम्न प्रकार का हो सकता है–

Angioneurotic edema (एन्जियोन्यूरोटिक इडीमा)— औषधियों, भोजन अथवा भौतिक कारकों जैसे ठण्ड या हवा के प्रति एलर्जी होने से त्वचा, अवत्वक् ऊतकों अथवा श्लेष्मिक कलाओं में अचानक सूजन उत्पन्न होने का बार-बार आक्रमण जिसके कारण का सही पता नहीं है।

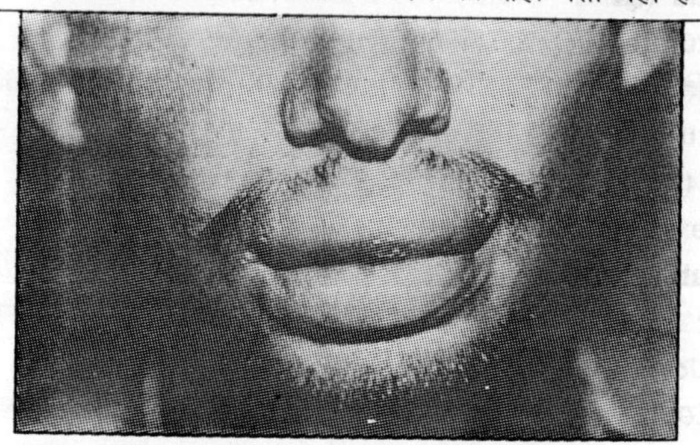

Fig. 132 : Angioneurotic edema of the lips होठों का वाहिकातन्त्रिकता-शोफ।

Brain edema (ब्रेन इडीमा)— तरल के संचित होने से मस्तिष्क ऊतकों की सूजन जो किसी अर्बुद, विषैले रसायनों अथवा संक्रमणों से उत्पन्न हो सकती है।

Cardiac edema (कार्डियक इडीमा)— रक्ताधिक्यज हृदय-पात के कारण शरीर के ऊतकों में तरल का संचित हो जाना जो शरीर के आश्रित भाग में अधिक स्पष्ट दीखता है।

Cerebral edema (सेरीब्रल इडीमा)—Brain edema.

Dependent edema (डिपेन्डेन्ट इडीमा)— शरीर के सबसे अधिक आश्रित भाग में होन वाला शोफ जैसे हृदय रोग में पावों पर हो जाता है।

Edema neonatorum (इडीमा न्योनेटोरम)— नवजात शिशु विशेषकर कालपूर्व शिशु में होने वाला अल्पकालिक शोफ जो हाथों, चेहरे, पाँवों तथा जननांगों पर होता है।

Nutritional edema (न्यूट्रीशनल इडीमा)— प्रोटीन के अपर्याप्त अन्तर्ग्रहण से उत्पन्न अल्पप्रोटीनरक्तता में उत्पन्न शोफ।

Pitting edema (पिटिंग इडीमा)— ऐसा शोफ जिसमें जोर देकर अंगुली से दबाने पर गड्ढा पड़ जाता है।

Pulmonary edema (पल्मोनरी इडीमा)— बाँये हृदय-पात के कारण फेफड़ों में तरल का संचित होना।

Salt edema (साल्ट इडीमा)—भोजन में नमक की मात्रा अधिक होने से उत्पन्न शोफ।

Edemagen (इडीमेजन)— वास्तविक शोथ की कोशिकीय

अनुक्रिया उत्पन्न करके नहीं बल्कि केशिकीय क्षति उत्पन्न करके शोफ उत्पन्न करने वाला एक क्षोभक।

Edematization (इडीमेटाइज़ेशन)— शोफयुक्त बनाने का कार्य।

Edematogenic (इडीमेटोजेनिक)— शोफ उत्पन्न करने वाला।

Edematous (इडीमेटस)— शोफ से सम्बन्धित या उससे पीड़ित, शोफज, शोफयुक्त।

Edentate (इडैन्टेट)—Edentulous.

Edentia (इडैन्टिया)— दाँतों का अभाव।

Edentulate, Edentulous (इडैन्टुलेट, इडैन्टुलस)— दाँतों से रहित।

Edentulous (इडैन्टुलस)— दाँतों से रहित।

Edge (ऐज)— किनारा।

Edible (इडिबिल)— खाने योग्य।

Educable (एज्यूकेबिल)— शिक्षित होने योग्य।

Educt (इडक्ट)— एक सत्त या सार।

Eduction (इडक्शन)— किसी दशा विशेष से मुक्ति पा जाना जैसे सार्वदैहिक संज्ञाहरण के प्रभावों से मुक्ति पा जाना।

Edulcorant (एडल्कोरैन्ट)— मीठा बनाने वाला।

Edulcorate (एडल्कोरेट)— 1. मीठा करना 2. लवणों अथवा अम्लों को धो डालना।

EEG (ईईजी)— इलैक्ट्रोएन्सीफैलोग्राम, विद्युत-मस्तिष्कलेखन।

EENT (इ इ एन टी)— आँख, कान, नाक एवं गला।

Effacement (इफेस्मैन्ट)— प्रसव के दौरान भ्रूण का मार्ग बनाने के लिए गर्भाशयग्रीवा का विस्फारित हो जाना।

Effect (इफैक्ट)— किसी कार्य का परिणाम, उदाहरण के लिए योगशील प्रभाव–दो या अधिक औषधियों के संयोग से उत्पन्न चिकित्सीय प्रभाव जो व्यक्तिगत औषधि प्रभावों के योग से बड़ा होता है, तथा संचयी प्रभाव–किसी औषधि का प्रभाव जिसका केवल उस औषधि की कई खुराकें देने के पश्चात् ही स्पष्टतः पता चलता है।

Effective (इफैक्टिव)— प्रभावशाली, प्रभावी।

Effectiveness (इफैक्टिवनैस)— किसी विशिष्ट परिणाम को उत्पन्न करने की क्षमता।

Effector (इफैक्टर)— वह पेशी जो तन्त्रिका आवेगों की सीधी अनुक्रिया में संकुचित करती है अथवा वह ग्रन्थि जो स्रवित करती है, प्रेरक, निष्पादी।

Effeminate (इफ्फेमिनेट)— किसी पुरुष में स्त्री के शारीरिक लक्षणों के विद्यमान होने की दशा से सम्बन्धित।

Effemination (इफ्फेमिनेशन)— किसी पुरुष में स्त्री के शारीरिक लक्षणों का उत्पन्न होना।

Efferent (इफैरेन्ट)— किसी केन्द्रीय अंग से दूर ले जाने वाला जैसे अपवाही तन्त्रिकाएँ जो मस्तिष्क अथवा सुषुम्ना रज्जु से आवेगों को परिसर तक ले जाती हैं।

Effervesce (इफरवेस्क)— उबालना अथवा किसी द्रव की सतह पर बुलबुले उत्पन्न करना।

Effervescence (इफरवेसेन्स)— किसी द्रव की सतह पर गैस के बुलबुले बनना।

Effervescent (इफरवेसेन्ट)— उबालने अथवा बुलबुले उत्पन्न करने वाला।

Efficacy (एफीकेसी)— वांछित प्रभाव को उत्पन्न करने के लिए क्षमता।

Efficiency (इफिशिन्सि) — क्षमता।

Effleurage (इफल्यूरेज)—मालिश करते समय थपथपाना।

Effloresce (इफ्लोरेस्क)— मणिभीकरण अथवा क्रिस्टलीकरण में पानी निकल जाने से पाउडर का बनना।

Efflorescence (इफ्लोरेसैन्स)— त्वचा की लाली।

Efflorescent (इफ्लोरेसैन्ट)—मणिभीकरण अथवा क्रिस्टलीकरण में पानी निकल जाने से पाउडर बनने वाला या सूख जाने वाला।

Effluent (एफ्लुएन्ट)— बहाने वाला।

Effluvium (एफ्लुवियम)—1. बाहर को बहना, अथवा झड़ना जैसे बालों का झड़ना 2. बदबूदार साँस निकालना जो विशेषतया विषैली प्रकृति की होती है।

Effuse (इफ्यूज़)— पतला, चारों ओर को फैलने वाला।

Effusion (इफ्यूज़न)— शरीर के किसी भाग में किसी द्रव का मुक्त होना जैसे फुफ्फुसावरणी गुहा में पस या मवाद का मुक्त होना जिससे पायोथोरैक्स बन जाता है, निःसरण, रिसाव

Egersis (एगर्सिस)— अत्यधिक जागना।

Egesta (एजेस्टा)— त्याज्य पदार्थ विशेषकर शरीर से बाहर निकाल दिया गया मल।

Egestion (एजेस्शन)— त्याज्य पदार्थ विशेषकर मल को शरीर से बाहर निकाल देना।

Egg (एग)— गर्भित मादा जनन कोशिका जो शरीर के बाहर निकल कर विकसित होती है, अण्डा।

Eglandulous (एग्लैण्डुलस)— ग्रन्थियों से रहित।

Ego (इगो)— अहम्।

Egocentric (इगोसेन्ट्रिक)— बाह्य जगत से पृथक रहकर अपने में ही मग्न रहने वाला। आत्मकेन्द्रित या अंहकेन्द्रित

Egocentricity (इगोसेन्ट्रिसिटी)— आत्मकेन्द्रित अथवा अहंकेन्द्रित होने की दशा।

Ego-dystonic (इगो-डिस्टोनिक)— उस वस्तु से सम्बन्धित जो किसी व्यक्ति के विरुद्ध हो।

Egoism (इगोइज़्म)— दूसरों का नुकसान कराके अपने फायदे को खोजना; अपने को अत्यन्त महत्वपूर्ण व्यक्ति समझना।

Egomania (इगोमैनिया)— आत्म-सम्मान एवं स्वार्थ के लिए पागलपन।

Egophony (इगोफोनी)— निःसरणयुक्त फुफ्फुसावरणशोथ में व्यक्ति के सामान्य रूप से बोलने पर छाती का परिश्रवण

करने पर तरल के ऊपरी स्तर पर बकरी के मिमियाने जैसी एक आसामान्य ध्वनि सुनाई देना।

Ego-syntonic (इगो-सिन्टोनिक)—उस वस्तु से सम्बन्धित जो किसी व्यक्ति के अनुकूल हो।

Egotism (इगोटिज़्म)— अपने को अत्यधिक महत्वपूर्ण समझने एवं अपनी योग्यताओं अथवा उपलब्धियों के विषय में डींग (शेखी) मारने की प्रवृत्ति।

Egotistical (इगोटिस्टीकल)— अहंकारी।

Egotropic (इगोट्रोपिक)— मुख्यतया अपने में ही रुचि लेने वाला (स्वार्थी) ; आत्म-केन्द्रित।

Eidetic (इडेटिक)— पूर्व में देखी गई घटनाओं अथवा वस्तुओं को ठीक उसी प्रकार से कल्पना में देखने से सम्बन्धित अथवा इसकी योग्यता रखने वाला।

Eidoptometry (इडोप्टोमीट्री)— दृष्टि तीक्ष्णता मापना।

Eikonometer (इकोनोमीटर)—असमप्रतिबिम्बता के अंश को मापने वाला यन्त्र।

Eikonometry (इकोनोमीट्री)— 1. असमप्रतिबिम्बता को मापना 2. किसी वस्तु के पहले से मालूम फोकस वाले किसी लैन्स से उत्पन्न प्रतिबिम्ब को माप कर उसकी दूरी का पता लगाना।

Eiloid (इलॉयड) — चक्कर के समान रचना वाला।

Eisodic (इसोडिक)— केन्द्राभिसारी अथवा अभिवाही।

Ejaculate (इजाकुलेट) —1. एकदम से बाहर निकाल देना 2. स्खलन में बाहर निकला वीर्य।

Ejaculatio (इजाकुलेशियो)— स्खलन

Ejaculatio praecox (इजाकुलेशियो प्रीकोक्स)— शीघ्रपतन।

Ejaculation (इजाकुलेशन)— जोर से अचानक बाहर को निकल जाना विशेषतया पुरुष मूत्रमार्ग से वीर्य का निकलना, वीर्यस्खलन।

Ejaculation retrograde (इजाकुलेशन रीट्रोग्रेड) — ऐसा स्खलन जिसमें वीर्य मूत्रमार्ग से होकर बाहर निकलने की बजाय मूत्राशय में विसर्जित होता है जैसा कि अक्सर पुरःस्थोच्छेदन (प्रोस्टेट ग्रन्थि का ऑपरेशन) के बाद होता है।

Ejaculator (इजाकुलेटर)—वीर्य स्खलनकारी पेशी, वीर्यपाती।

Ejaculatory (इजाकुलेटरी)— स्खलन सम्बन्धी, स्खलनीय।

Ejecta (इजैक्टा)— शरीर से निकाला गया त्याज्य पदार्थ, उत्सर्ग।

Ejection (इजैक्शन)— किसी वस्तु का अचानक अलग हो जाना।

Ejection fraction (इजैक्शन फ्रैक्शन) — प्रंकुचन के दौरान वेन्ट्रिकल द्वारा फेंके गए रक्त की प्रतिशतता जो 60% से 70% तक होती है।

Ejector (इजैक्टर)— शरीर से बलपूर्वक किसी पदार्थ को बाहर निकालने वाला उपकरण जैसे सैलाइवा इजैक्टर जिसका दाँतों का ऑपरेशन होते समय मुँह से थूक एवं पानी को निकालने के लिए प्रयोग किया जाता है।

Elaborate (इलाबोरेट)— साधारण सामग्रियों से जटिल पदार्थ बनाना।

Elaboration (इलाबोरेशन)— 1. साधारण सामग्रियों से जटिल पदार्थों के बनाने की क्रिया 2. भोजन का शरीर के उपभोग के लिए चयापचयकरण होना।

Elaiopathia (इलायोपैथिया) —Eleopathy.

Elaiopathy (इलायोपैथी)— गुम चोट लगने एवं नील पड़ जाने से उत्पन्न जोड़ों की सूजन जिनमें बाद में वसीय ह्रास होने लगता है।

Elastance (इलास्टैन्स)— किसी रचना में विकृति उत्पन्न करने वाले बल को हटा देने पर रचना के अपने प्रारम्भिक रूप में लौट जाने की प्रवृत्ति।

Elastic (इलास्टिक)— फैलने एवं अपने प्रारम्भिक परिमाण में वापिस लौटने के गुण वाला, प्रत्यास्थ, लचीला।

Elastica (इलास्टिका)— लचीला

Elastic cartilage (इलास्टिक कार्टिलेज)— पीली उपास्थि जैसी कि गले तथा बाह्य कर्णों आदि में पाई जाती है, लचीली उपास्थि।

Elasticity (इलास्टीसिटी)— फैलने के पश्चात् अपने प्रारम्भिक परिमाण में वापिस आने का गुण, लचीलापन, प्रत्यास्थता।

Elastin (इलास्टिन)— लचीली रचनाओं जैसे बड़ी रक्त वाहिनियों, कण्डराओं और स्नायु आदि की एक पीली बहिर्कोशिकीय संयोजी ऊतक प्रोटीन।

Elastofibroma (इलास्टोफाइब्रोमा)— एक अर्बुद जो इलास्टिक एवं तन्तुमय दोनों प्रकार के तत्त्वों से मिलकर बना होता है।

Elastoid (इलास्टॉयड)— काचाभ ह्रास द्वारा बने पदार्थ से सम्बन्धित।

Elastoidin (इलास्टॉयडिन)— एक जटिल कोलेजन

Elastoidosis, nodular (इलास्टॉयडोसिस नोड्यूलर)— नेत्रगुहाओं अथवा नाक के चारों ओर मुहासों एवं पीले, परिसीमित, मोटे चकत्तों का निकलना।

Elastolysis (इलास्टोलाइसिस)— इलास्टिक ऊतक का पाचन हो जाना।

Elastoma (इलास्टोमा)— कूट-जैन्थोमा। त्वचा का एक अर्बुद जिसमें इलास्टिक ऊतक तन्तु होते हैं।

Elastometer (इलास्टोमीटर)— लचीलेपन को मापने वाला उपकरण, प्रत्यास्थतामापी।

Elastometry (इलास्टोमीट्री)— ऊतकों के लचीलेपन को मापना, प्रत्यास्थामिति।

Elastorrhexis (इलास्टोरेहूक्सिस)— इलास्टिक ऊतक का फट जाना।

Elastosis (इलास्टोसिस)— इलास्टिक ऊतकों का कोई भी रोग, प्रत्यास्थ-ऊतकविकृति

Elation (एलेशन)— उल्लासपूर्ण भावावेग, खुशी में झूम जाना।

Elbow (एल्बो)— ऊपरी बाहु एवं अग्रबाहु के बीच का जोड़। कोहनी।

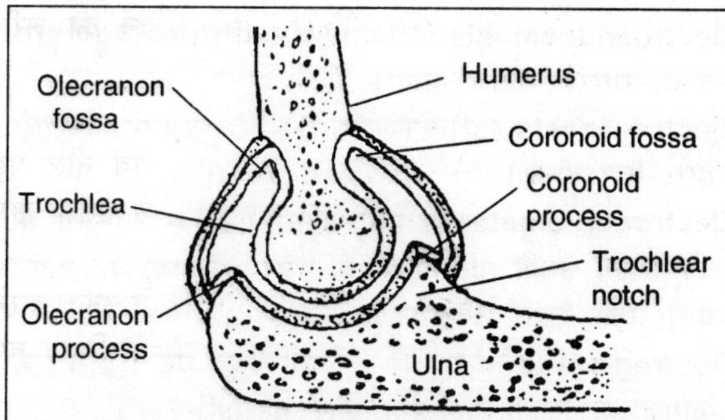

Fig. No. 133 Elbow joint, lateral aspect कोहनी सन्धि का पार्श्वीय रूप

Humerus = प्रगण्डिका या ह्यूमेरस, Coronoid fossa = किरीटाकार खात, Coronoid process = किरीटाकार प्रवर्ध, Trochlear notch=चक्रकीय खाँच, Ulna= अन्तःप्रकोष्ठिका या अल्ना, Olecranon process= कूर्पर प्रवर्ध, Trochlea=चक्रक, Olecranon fossa=कूर्पर खात।

Elcosis (एल्कोसिस)— बदबूदार जख्म।

Electe (इलेक्ट)— दूध के साथ।

Elective therapy (इलैक्टिव थिरैपी)— एक औषधीय अथवा शल्य-क्रिया सम्बन्धी चिकित्सा जिसकी तुरन्त आवश्यकता नहीं होती बल्कि यह रोगी की सुविधानुसार की जा सकती है।

Electric, Electrical (इलैक्ट्रिक, इलैक्ट्रिकल)— विद्युत से सम्बन्धित अथवा उसके द्वारा उत्पन्न; वैद्युत।

Electrical alternans (इलैक्ट्रिकल आल्टरनैन्स)— इलैक्ट्रोकार्डियोग्राम के एक या अधिक भागों में स्पन्द से स्पन्द परिवर्तन।

Electric light baker (इलैक्ट्रिक लाइट बेकर)— शरीर के किसी भाग को गर्म करने वाला उपकरण जैसा कि सन्धिशोथ में प्रयुक्त होता है।

Electric shock (इलैक्ट्रिक शॉक)— विद्युत्-स्तब्धता, विद्युत स्पर्श से बेहोशी हो जाना।

Electro-, Electr- (इलैक्ट्रो-, इलैक्टर-)— विद्युत् से सम्बन्ध होने का संकेत देने वाले उपसर्ग।

Electroacupuncture (इलैक्ट्रोएक्यूपंक्चर)—ऐसा सूचीवेध जिसमें सूईयों को विद्युत् द्वारा उत्तेजित किया जाता है।

Electroanalgesia (इलैक्ट्रोएनलजेसिया)— विद्युत् का प्रयोग करके दर्द में आराम पहुँचाना।

Electroanalysis (इलैक्ट्रोएनालाइसिस)— विद्युत् का प्रयोग करके किसी रासायनिक विश्लेषण को सम्पन्न करना, विद्युत्विश्लेषण।

Electroanesthesia (इलैक्ट्रोएनीस्थीसिया)— विद्युत् द्वारा उत्पन्न स्थानीय अथवा सार्वदैहिक असंवेदनता; विद्युत-संज्ञाहरण।

Electroaxonography (इलैक्ट्रोएक्सोनोग्राफी)— Axonography.

Electrobiology (इलैक्ट्रोबायोलॉजी)— जीवित शरीर में होने वाले विद्युत् परिवर्तनों का अध्ययन; विद्युत्जीवविज्ञान।

Electrobioscopy (इलैक्ट्रोबायोस्कॉपी)— जीवन की विद्यमानता का पता लगाने के लिए किया जाने वाला वैद्युत परीक्षण।

Electrocardiogram (इलैक्ट्रोकार्डियोग्राम)— विद्युत्-यन्त्र द्वारा लिया गया हृदय-आवेगों का अनुरेखण या रेखा चित्र, विद्युत्हृद्लेख।

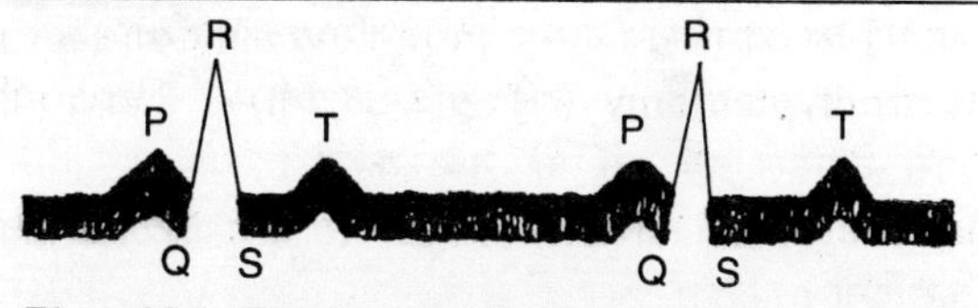

Fig. 134 Electrocardiogram of a normal healthy person सामान्य स्वस्थ व्यक्ति का इलैक्ट्रोकार्डियोग्राम

Electrocardiograph (इलैक्ट्रोकार्डियोग्राफ)— हृद्पेशी के कार्य में होने वाले वैद्युत परिवर्तनों को रिकार्ड करने वाला उपकरण, विद्युत्हृद्लेखी।

Electrocardiography (इलैक्ट्रोकार्डियोग्राफी)— विद्युत्-यन्त्र द्वारा हृदय-आवेगों का अनुरेखण बनाना।

Electrocardiophonogram (इलैक्ट्रोकार्डियोफोनोग्राम) — इलैक्ट्रोकार्डियोफोनोग्राफी द्वारा उपलब्ध हृदय ध्वनियों का अभिलेख।

Electrocardiophonograph (इलैक्ट्रोकार्डियोफोनोग्राफ) — हृदय ध्वनियों का अभिलेखन करने वाला उपकरण।

Electrocardiophonography (इलैक्ट्रोकार्डियोफोनोग्राफी)— वैद्युत विधि द्वारा हृदय ध्वनियों का अभिलेखन करना।

Electrocatalysis (इलैक्ट्रोकेटालाइसिस)— विद्युत् द्वारा उत्पन्न रासायनिक विघटन।

Electrocauterization (इलैक्ट्रोकॉट्राइज़ेशन)— विद्युत् द्वारा अथवा विद्युत् द्वारा गरम किसी धातु के तार से दहनकर्म करना; विद्युत्दहनकर्म।

Electrocautery (इलैक्ट्रोकॉटरी)— एक होल्डर में फिट हुए प्लेटिनम के तार को विद्युत् धारा से गर्म करके ऊतकों का दहन करना, विद्युत्दहनकर्म।

Electrochemical (इलैक्ट्रोकैमिकल)— विद्युत्-रासायनिक।

Electrochemistry (इलैक्ट्रोकैमिस्ट्री)— विद्युत् द्वारा उत्पन्न रासायनिक परिवर्तनों का अध्ययन, विद्युत-रसायनिकी।

Electrocision (इलैक्ट्रोसीज़न)— विद्युत्-धारा द्वारा काट कर अलग कर देना।

Electrocoagulation (इलैक्ट्रोकौगुलेशन)— विद्युत्-धारा द्वारा ऊतक का स्कन्दन करना (जमा देना), विद्युतातंचन।

Electrocontractility (इलैक्ट्रोकॉनट्रेक्टिलिटी)— विद्युत्-उद्दीपन के द्वारा किसी पेशी का संकुचित होना।

Electroconvulsive therapy (इलैक्ट्रोकनवल्सिव थिरैपी)— विद्युत् द्वारा आक्षेप (दौरे) उत्पन्न करके किसी विशिष्ट मानसिक रोग की चिकित्सा करना, विद्युत-आक्षेपी चिकित्सा।

Electrocorticogram (इलैक्ट्रोकॉर्टिकोग्राम)— विद्युत्-प्रान्तस्थालेखन द्वारा उत्पन्न अभिलेख, विद्युतप्रान्तस्थालेख।

Electrocorticography (इलैक्ट्रोकार्टिकोग्राफी)—इलैक्ट्रोडों को सीधे प्रमस्तिष्क-प्रान्तस्था पर रख कर मस्तिष्क के वैद्युत आवेगों का अभिलेखन करना, विद्युत्मस्तिषकप्रान्तस्थालेखन।

Electrocryptectomy (इलैक्ट्रोक्रिप्टेक्टॉमी)— डायाथर्मी द्वारा टॉन्सिल की दरी को नष्ट करना।

Electrocute (इलैक्ट्रोक्यूट)— विद्युत-धारा द्वारा जीवन समाप्त कर देना।

Electrocution (इलैक्ट्रोक्यूशन)— विद्युत्-धारा द्वारा जीवन समाप्त हो जाना, विद्युत्मारण।

Electrode (इलैक्ट्रोड)— वैद्युत उपकरण का एक भाग जिसके एक बिन्दु को रोगी के शरीर पर लगाया जाता है जिससे होकर विद्युत्-धारा प्रवाहित की जाती है, विद्युत् चालक।

Electrodermal (इलैक्ट्रोडर्मल)— त्वचा के विद्युत् सम्बन्धी गुणों से सम्बन्धित।

Electrodesiccation (इलैक्ट्रोडेसीकेशन)— छोटी-उच्च-बारम्बारता की विद्युत-धारा द्वारा निर्जलीकरण उत्पन्न होने से ऊतक का नष्ट होना, विद्युत्शुष्कन।

Electrodiagnosis (इलैक्ट्रोडायग्नोसिस)— विद्युत्-उपकरणों द्वारा विशेषकर हृदय, तन्त्रिकाओं एवं पेशियों के रोगों का रोग निदान, विद्युत्-निदान।

Electrodiagnostics (इलैक्ट्रोडायग्नोस्टिक्स)— विद्युत-उपकरणों द्वारा रोग निदान का विज्ञान एवं उसका अभ्यास।

Electrodialysis (इलैक्ट्रोडायालाइसिस)— किसी विलयन में जिसमें इलैक्ट्रोलाइट एवं कोलाइड दोनों होते हैं, विद्युत्-धारा प्रवाहित करके इलैक्ट्रोलाइटों को कोलाइडों से पृथक् करने की एक विधि।

Electrodynamometer (इलैक्ट्रोडाइनैमोमीटर)— किसी विद्युत्-धारा की शक्ति मापने का यन्त्र।

Electroencephalogram (इलैक्ट्रोएन्सीफैलोग्राम)— विद्युत्मस्तिष्कलेखी का अनुरेखण या रेखाचित्र, विद्युत्मस्तिष्कलेख।

Electroencephalograph (इलैक्ट्रोएन्सीफैलोग्राफ)— विद्युत्मस्तिष्कलेखन में प्रयोग किया जाने वाला यन्त्र, विद्युत्मस्तिष्कलेखी या विद्युत्मस्तिष्कलेख यन्त्र।

Electroencephalography (इलैक्ट्रोएन्सीफैलोग्राफी)— विद्युत्मस्तिष्कलेखी का अनुरेखण (रेखाचित्र) लेना, विद्युतमस्तिष्कलेखन।

Electroendosmosis (इलैक्ट्रोएण्डोस्मोसिस)— विद्युत द्वारा अन्तःपरासरण उत्पन्न होना।

Electrogenesis (इलैक्ट्रोजेनेसिस)— विद्युत्जनन, बिजली द्वारा पैदा होना।

Electrogoniometer (इलैक्ट्रोगोनियोमीटर)— सन्धियों के कोणों एवं उनके गति करने के प्रसर (फैलाव) को मापने वाला एक वैद्युत उपकरण।

Electrogram (इलैक्ट्रोग्राम) — किसी वैद्युत घटना द्वारा एक कागज या फिल्म पर बना कोई भी अभिलेख।

Electrograph (इलैक्ट्रोग्राफ)— जीवित ऊतकों द्वारा उत्पन्न वैद्युत सक्रियता का रेखाचित्रित अभिलेख, विद्युत्लेख।

Electrohemostasis (इलैक्ट्रोहीमोस्टेसिस)— उच्च-बारम्बारता की विद्युत्-धारा के द्वारा रक्तस्राव को रोकना।

Electrohysterograph (इलैक्ट्रोहिस्टीरोग्राफ)— गर्भाशय की वैद्युत सक्रियता का अभिलेखन करने वाला एक यन्त्र।

Electrohysterography (इलैक्ट्रोहिस्टीरोग्राफी)— गर्भाशय-पेशीस्तर की वैद्युत सक्रियता का अभिलेखन करना।

Electrokymogram (इलैक्ट्रोकाइमोग्राम) — इलैक्ट्रोकाइमोग्राफी द्वारा उत्पन्न लेख-प्रमाण।

Electrokymograph (इलैक्ट्रोकाइमोग्राफ)— इलैक्ट्रोकाइमोग्राफी में प्रयोग में लाया जाने वाला यन्त्र।

Electrokymography (इलैक्ट्रोकाइमोग्राफी) — हृदय अथवा अन्य गतिमान रचना जो एक्स-रे द्वारा दिखाई दे सकती हैं, की गति का एक्स-रे फिल्म पर फोटोग्राफ लेना।

Electrology (इलैक्ट्रोलॉजी)— विद्युत् से सम्बन्धित विज्ञान की शाखा।

Electrolysis (इलैक्ट्रोलाइसिस)— किसी पदार्थ में विद्युत् धारा प्रवाहित करके उसका विघटन करना। शरीर से अत्यधिक बालों को इस विधि से अलग किया जा सकता है, विद्युत-अपघटन।

Electrolyte (इलैक्ट्रोलाइट)— वह पदार्थ जो विलयन में विद्युत्-चालन के सक्षम होता है तथा विद्युत्-धारा के प्रवाहित होने से आयनों में विघटित हो जाता है जैसे अम्ल, क्षार एवं लवण, विद्युत्-अपघट्य।

Electrolytic (इलैक्ट्रोलाइटिक)— विद्युत्-अपघटन से सम्बन्धित अथवा विद्युत्-अपघटन द्वारा उत्पन्न।

Electrolyze (इलैक्ट्रोलाइज़)— किसी पदार्थ से एक विद्युत-धारा गुजार कर उसका विघटन कर देना।

Electrolyzer (इलैक्ट्रोलाइज़र)— विद्युत-अपघटन करने वाला एक उपकरण।

Electromagnet (इलैक्ट्रोमैग्नेट)— एक मृदु लोहे के अन्तर्भाग के चारों ओर लिपटे तार के कुण्डल से विद्युत-धारा प्रवाह करने से उत्पन्न अस्थायी चुम्बक, विद्युत्-चुम्बक।

Electromagnetic (इलैक्ट्रोमैग्नेटिक)— विद्युत्-चुम्बक से सम्बन्धित।

Electromagnetism (इलैक्ट्रोमैग्नेटिज़्म)— विद्युत्-धारा द्वारा उत्पन्न चुम्बकीय शक्ति, विद्युत्-चुम्बकत्व।

Electromassage (इलैक्ट्रोमैसाज)— विद्युत्-मर्दन, विद्युत् द्वारा मालिश।

Electrometer (इलैक्ट्रोमीटर)— विद्युत् शक्ति के अन्तरों को मापने वाला यन्त्र, विद्युत्मापी।

Electromicturition (इलैक्ट्रोमिक्चुरीशन)— अधरांगघात के रोगियों में मूत्रण के लिए विद्युत् द्वारा मूत्राशय को उत्तेजित करना।

Electromotive (इलैक्ट्रोमोटिव)— किसी धारा में विद्युत् के प्रवाहित होने से सम्बन्धित अथवा विद्युत् द्वारा उत्पन्न गति।

Electromotive force —EMF (इलैक्ट्रोमोटिव फोर्स -ई एम एफ)— विद्युत् को एक स्थान से दूसरे स्थान तक प्रवाहित करने वाली शक्ति जिससे एक विद्युत्-धारा उत्पन्न होती है। इसे वोल्ट में मापा जाता है।

Electromyogram (इलैक्ट्रोमायोग्राम)— किसी पेशी के विद्युत् द्वारा उत्तेजित होने पर उसके सकुंचन का रेखांकित लेख-प्रमाण, विद्युत-पेशीलेख।

Electromyograph (इलैक्ट्रोमायोग्राफ)— विद्युत्पेशीलेखन में प्रयोग में लाया जाने वाला यन्त्र, विद्युत्पेशीलेखयन्त्र।

Electromyography (इलैक्ट्रोमायोग्राफी)— किसी कंकालीय पेशी का विद्युत्पेशीलेख लेकर उसका अध्ययन करना, विद्युत्पेशीलेखन।

Electron (इलैक्ट्रॉन)— किसी परमाणु की नाभि के चारों ओर गोलाई में स्थित ऋणात्मक-पूरित कणों में से कोई एक।

Electronarcosis (इलैक्ट्रोनार्कोसिस)— मस्तिष्क पर विद्युत् का प्रयोग करके बेहोशी लाना।

Electronegative (इलैक्ट्रोनिगेटिव)— ऋणात्मक विद्युत् से पूरित जो धनात्मक विद्युत् से पूरित पिण्डों को अपनी ओर आकर्षित करता है तथा ऋणात्मक विद्युत् से पूरित पिण्डों को पीछे धकेलता है, विद्युत्-ऋणात्मक।

Electroneurography (इलैक्ट्रोन्यूरोग्राफी)— परिसरीय तन्त्रिकाओं के चालन वेग एवं अव्यक्तता को मापना।

Electroneurolysis (इलैक्ट्रोन्यूरोलाइसिस) — बिजली की सूई से किसी तन्त्रिका को नष्ट कर देना।

Electroneuromyography (इलैक्ट्रोन्यूरोमायोग्राफी)— विद्युत्पेशीलेखन जिसमें अध्ययन की जाने वाली पेशी की तन्त्रिका को विद्युत्-धारा का प्रयोग करके उत्तेजित किया जाता है।

Electronic (इलैक्ट्रोनिक)— इलैक्ट्रॉन सम्बन्धी।

Electronics (इलैक्ट्रोनिक्स)— वैद्युत उपकरणों का विज्ञान।

Electronystagmogram (इलैक्ट्रोनिस्टैग्मोग्राम)— इलैक्ट्रोनिस्टैग्मोग्राफी द्वारा उपलब्ध रिकार्ड।

Electronystagmography (इलैक्ट्रोनिस्टैग्मोग्राफी)— बाह्य नेत्र-पेशियों की विद्युत्-सक्रियता का पता लगाकर नेत्रगोलक की गतियों का अभिलेखन करने की एक विधि।

Electro-oculogram (इलैक्ट्रो-ऑकुलोग्राम)— नेत्र गतियों द्वारा उत्पन्न विद्युत्-धाराओं का अभिलेख, विद्युत्-नेत्रलेख।

Electro-osmosis (इलैक्ट्रो-ऑस्मोसिस)— एक वैद्युत क्षेत्र में किसी पदार्थ का एक झिल्ली से होकर विसरित हो जाना।

Electroparacentesis (इलैक्ट्रोपैरासिन्टेसिस)— एक वैद्युत यन्त्र से किसी तरल को जैसे आँख से तरल को बाहर निकाल देना।

Electropathology (इलैक्ट्रोपैथोलॉजी)— रोग निदान के लिए पेशियों एवं तन्त्रिकाओं की विद्युत्-प्रतिक्रिया का पता लगाना।

Electrophobia (इलैक्ट्रोफोबिया)— विद्युत् का रोगात्मक भय, विद्युत्भीति, विद्युतांतक।

Electrophoresis (इलैक्ट्रोफोरेसिस)— किसी द्रव में निलम्बित आवेशित कणों का एक वैद्युत क्षेत्र में किसी माध्यम जैसे फिल्टर पेपर पर किसी वैद्युत ध्रुव (एनोड या कैथोड) की ओर गति करना जिसका किसी पदार्थ को अलग करने तथा उसके शुद्धिकरण के लिए प्रयोग किया जाता है। वैद्युतकणसंचलन।

Electrophoretic (इलैक्ट्रोफोरेटिक) — वैद्युतकणसंचलन से सम्बन्धित।

Electrophrenic (इलैक्ट्रोफ्रेनिक)— फ्रेनिक तन्त्रिका के विद्युत्-उद्दीपन से सम्बन्धित।

Electrophysiology (इलैक्ट्रोफिजियोलॉजी)— शरीरक्रियाविज्ञान की एक शाखा जिसमें जीवित ऊतकों में होने वाले विद्युत्-परिवर्तनों का अध्ययन किया जाता है, विद्युत्-शरीरक्रियाविज्ञान।

Electroplexy (इलैक्ट्रोप्लेक्सी)— विद्युत् आक्षेप

Electropositive (इलैक्ट्रोपॉजिटिव)— धनात्मक विद्युत् से पूरित, विद्युत्-धनात्मक।

Electropuncture (इलैक्ट्रोपंक्चर)— बिजली की सुई से ऊतकों का वेधन करना।

Electroresection (इलैक्ट्रोरिसैक्शन)— किसी वैद्युत उपकरण जैसे दाहक के द्वारा ऊतक को अलग करना।

Electroretinogram (इलैक्ट्रोरेटिनोग्राम)— प्रकाश उद्दीपन द्वारा उत्पन्न रेटिना की विद्युत्-सक्रियता का लेख-प्रमाण, विद्युत्-दृष्टिपटललेख।

Electroretinograph (इलैक्ट्रोरेटिनोग्राफ)— प्रकाश उद्दीपन द्वारा उत्पन्न रेटिना की विद्युत्-सक्रियता को मापने वाला यन्त्र।

Electroscission (इलैक्ट्रोसीज़न)— विद्युत्-दहन द्वारा ऊतकों को काटना।

Electroscope (इलैक्ट्रोस्कोप)— विकिरण की तीव्रता का पता लगाने वाला यन्त्र, विद्युत्दर्शी

Electroshock (इलैक्ट्रोशॉक)— विद्युत्-धारा द्वारा उत्पन्न स्तब्धता।

Electroshock therapy (इलैक्ट्रोशॉक थिरैपी)— वैद्युत स्तब्धता (सदमा) उत्पन्न करके कुछ रोगों जैसे तीव्र अवसाद की चिकित्सा करना।

Electrospinogram (इलैक्ट्रोस्पाइनोग्राम)—विद्युत्-सुषुम्ना-लेखन द्वारा उपलब्ध अभिलेख।

Electrospinography (इलैक्ट्रोस्पाइनोग्राफी)— सुषुम्ना रज्जु की स्वतःप्रवर्तित वैद्युत सक्रियता का अभिलेखन करना।

Electrostatic (इलैक्ट्रोस्टेटिक)— स्थिर विद्युत् से सम्बन्धित।

Electrostethograph (इलैक्ट्रोस्टेथोग्राफ)— छाती की श्वसनीय एवं हृदय की ध्वनियों का अभिलेखन करने वाला वैद्युत यन्त्र।

Electrostimulation (इलैक्ट्रोस्टीमुलेशन)— विद्युत्-धारा द्वारा किसी ऊतक जैसे किसी पेशी अथवा हड्डी को उत्तेजित करना।

Electrosurgery (इलैक्ट्रोसर्जरी)— विद्युत्शल्यक्रिया।

Electrosynthesis (इलैक्ट्रोसिन्थेसिस) — विद्युत् का प्रयोग करके रासायनिक यौगिकों की रचना करना।

Electrotaxis (इलैक्ट्रोटैक्सिस) — किसी विद्युत्-उद्दीपन की ओर अथवा उससे दूर किसी कोशिका या जीव का गति करना।

Electrothanasia (इलैक्ट्रोथैनेसिया)— विद्युत्-स्तब्धता से मृत्यु हो जाना।

Electrothanatosis (इलैक्ट्रोथैनेटोसिस)— विद्युत् से मृत्यु।

Electrotherapeutics (इलैक्ट्रोथिराप्यूटिक्स)— विद्युत् द्वारा रोगों की चिकित्सा, विद्युत्-चिकित्सा।

Electrotherapist (इलैक्ट्रोथिरापिस्ट)— विद्युत्-चिकित्सा में दक्ष व्यक्ति।

Electrotherapy (इलैक्ट्रोथिरैपी)— Electrotherapeutics.

Electrothermotherapy (इलैक्ट्रोथर्मोथिरैपी)— विद्युत्-धारा द्वारा शरीर के अन्दर गर्मी उत्पन्न करके रोगों की चिकित्सा करने की पद्धति।

Electrotome (इलैक्ट्रोटोम)— शल्य-क्रिया में प्रयोग में लाया जाने वाला एक विद्युत्-दहन उपकरण।

Electrotomy (इलैक्ट्रोटॉमी)—Electrosurgery.

Electrotonic (इलैक्ट्रोटॉनिक)— विद्युत्-तान का अथवा उससे सम्बन्धित।

Electrotonus (इलैक्ट्रोटोनस)— किसी विद्युत्-धारा के प्रवाहित होते समय किसी तन्त्रिका अथवा पेशी की क्षोभ्यता में होने वाला परिवर्तन, विद्युत्-तान।

Electrotropism (इलैक्ट्रोट्रोपिज़्म)— किसी विद्युत्-धारा के प्रति कोशिकाओं की प्रतिक्रिया।

Electroversion (इलैक्ट्रोवर्ज़न)— विद्युत् द्वारा हृदय-दुस्तालता को समाप्त करने की क्रिया।

Electrovert (इलैक्ट्रोवर्ट)— हृदय-दुस्तालता को समाप्त करने के लिए विद्युत् को हृदय अथवा पुरोहृदय पर लगाना।

Electuary (इलैक्चुअरी)— किसी औषधीय पदार्थ को शहद अथवा शुगर के साथ मिला देने से बना लेई जैसा पदार्थ अथवा पेस्ट जो खाने योग्य होता है, अवलेह।

Element (एलीमैन्ट)— 1. किसी वस्तु के प्राथमिक घटकों में से एक। 2. रसायन शास्त्र में, एक पदार्थ जो साधारण रासायनिक प्रक्रियाओं द्वारा उन पदार्थों में विघटित नहीं हो सकता जो उससे भिन्न हों; तत्त्व।

Eleoma (एलियोमा)— ऊतकों में तेल का इन्जैक्शन लगाने से उत्पन्न सूजन।

Eleopathy (एलियोपैथी)— जोड़ों में वसा या चर्बी जमा हो जाने के कारण उनमें सूजन हो जाना।

Eleoptene (एलियोप्टेन)— किसी उड़नशील तेल का सबसे अधिक उड़नशील घटक।

Eleosaccharum (इलीयोसैक्केरम)— किसी वाष्पशील तेल के साथ चूर्णित शुगर का एक मिश्रण।

Eleotherapy (एलियोथिरैपी)— तेलों के प्रयोग से रोगों की चिकित्सा करना।

Elephantiasis (एलीफैन्टियेसिस) एक जीर्ण अवस्था जिसमें अधिकतर फाइलेरिया संक्रमण के कारण लसीका वाहिनियों में अवरोध उत्पन्न हो जाने से त्वचा एवं अवत्वक् ऊतकों की विशेषकर अधःशाखाओं तथा वृषण या अण्डकोश की अतिवृद्धि हो जाती है; श्लीपद, हाथी-पावँ।

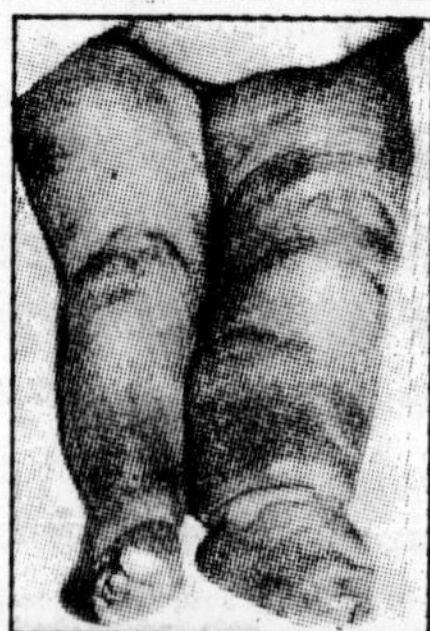

Fig. 135 Elephantiasis श्लीपद या हाथी-पाँव

Elettaria cardamomum (इलेटैरिया कार्डेमोमम)—छोटी इलायची।

Elevation (एलिवेशन)— उभार, उठा हुआ स्थान।

Elevator (एलिवेटर)— ऊतकों को ऊपर उठाने वाला यन्त्र जैसे दबी हुई हड्डी अथवा दन्त मूलों को ऊपर उठाने वाला यन्त्र, उत्थापक।

Eliminant (एलिमिनेन्ट)— बाहर निकालने अथवा रेचन में सहायता करने वाला।

Eliminate (एलिमिनेट)— बाहर निकाल देना।

Elimination (एलिमिनेशन)— बाहर निकालने की क्रिया, बहिष्करण।

Elinguation (एलिन्गुएशन)— मुख-गुहा से जिह्वा को अलग कर देने वाला ऑप्रेशन।

ELISA—Enzyme-linked Inmunosorbent assay.

Elixir (एलिक्ज़िर)— एक मीठा, सुगन्धित तरल जिसमें कुछ एल्कोहॉल (सुरासार) भी मिला होता है जिसे औषधियों के साथ मिलाकर पीने वाली औषधियाँ तैयार की जाती हैं; जलअक्सीर; सुरस।

Ellipsis (एलिप्सिस)— मानसिक रोग की चिकित्सा की अवधि में रोगी द्वारा महत्वपूर्ण शब्दों को त्याग देना।

Ellipsoid (एलिप्सॉयड)— तर्कुरूप, आगे-पीछे से पतला तथा बीच में मोटा।

Elliptical (एलिप्टीकल)— अण्डाकार, दीर्घवृत्तीय।

Elliptocyte (एलिप्टोसाइट)— अण्डाकार लाल रक्त कोशिका।

Elliptocytosis (एलिप्टोसाइटोसिस)— रक्त में अधिक संख्या में अण्डाकार लाल रक्त कोशिकाओं के होने की दशा।

Elongation (एलोन्गेशन)— फैलाने या बढ़ाने की क्रिया।

Elope (एलोप)— उस रोगी से सम्बन्धित जो बिना इजाजत अस्पताल से भागने की तैयारी में है।

Eluant (एलुएन्ट)— वह पदार्थ जिसे धोकर दूसरे पदार्थ से अलग किया गया है।

Eluate (एलुएट)— प्रोद्धावन द्वारा पृथक् किया गया पदार्थ।

Eluent (एलुएन्ट)— प्रोद्धावन में प्रयोग में लाया जाने वाला घोलक जैसे पानी।

Elutant (एलुटैन्ट)—Eluent.

Elute (एलूट)— प्रोद्धावन या क्षालन सम्पादित करना।

Elution (एलुशन)— रसायन विज्ञान में, धोकर एक पदार्थ को दूसरे से अलग करना। इस क्रिया में पदार्थ का पाउडर बनाकर पानी के साथ मिला दिया जाता है तो पदार्थ का भारी घटक नीचे तली में बैठ जाता है जबकि हल्का ऊपर की ओर रहता है जिसे आसानी से अलग किया जा सकता है। प्रोद्धावन; क्षालन।

Elutriate (एलुट्रिएट)—Elute.

Elutriation (एलुट्रिएशन)— पदार्थ को किसी विलायक में घोलकर एवं घोल को उंडेलकर पदार्थ की शुद्धि करना। इसके अघुलनशील बाह्य पदार्थ (अशुद्धियाँ) बर्तन में रह जाते हैं और इस प्रकार पदार्थ शुद्ध हो जाता है; निक्षालन।

Elytritis (एलाइट्राइटिस)— योनिशोथ।

Elytroptosis (एलाइट्रोप्टोसिस)— योनि भ्रंश, योनि की स्थानच्युति।

Emaciate (एमेसिएट)— अत्यधिक दुबला करना।

Emaciated (एमेसिएटेड)— अत्यधिक दुबला, कृशकाय।

Emaciation (एमेसिएशन)— अत्यधिक पतला-दुबला होने की दशा, कृशता।

Emaculation (एमेकुलेशन)— त्वचा से धब्बों को साफ करना।

Emailloid (एमेलॉयड)— दन्त-वल्क से उत्पन्न होने वाला अर्बुद।

Emanation (एमेनेशन)— शरीर से किसी भी वस्तु के बाहर निकलने की क्रिया, उत्सर्जन, विकिरण।

Emansio Mensium (एमेन्सियो मैन्सियम)— मासिक धर्म का देरी से होना।

Emarginate (इमार्जिनेट)— टूटे हुए किनारे से युक्त अथवा खाँचेदार।

Emargination (इमार्जिनेशन)— खाँचा।

Emasculation (इमैस्कुलेशन)— 1. बन्ध्यकरण 2. पुरुष जननांगों को शल्यक्रिया द्वारा काट कर अलग कर देना।

Embalm (एम्बाल्म)— सड़ने से बचाने के लिए मृत शरीर को रसायनों से उपचारित करना।

Embalming (एम्बेल्मिंग)— मृत शरीर को सड़ने से बचाने के लिए उसके भीतर एवं बाहर पूतिरोधी तथा रक्षक पदार्थों का प्रयोग करना।

Embarrass (एम्ब्रेस)— अवरोध उत्पन्न करना।

Embarrassment (एम्ब्रेसमैन्ट) — अवरोध

Embedding (एम्बेडिंग)— किसी ऊतक को किसी दृढ़ माध्यम जैसे पैराफीन में रखना ताकि इसके पतले-पतले खण्ड काटने पर यह कटे-फटे नहीं, साबुत बना रहे, अन्तःस्थापन।

Embelia ribes (एम्बेलिया राइबेस)— बाय विडंग

Embolalia, Embololalia, Embolophrasia (एम्बोलेलिया, एम्बोलोलेलिया, एम्बोलोफ्रेज़िया)— विक्षिप्त (पागल) मनुष्य की अर्थहीन भाषा।

Embole (एम्बोल)— 1. किसी संधिच्युति का लघुकृत होना 2. एम्बोली। ब्लास्टुला के अंतर्वेशन से गैस्ट्रुला का बनना।

Embolectomy (एम्बोलेक्टॉमी)— किसी रक्त वाहिनी से शल्यक्रिया द्वारा अन्तःशल्य को निकाल देना, अन्तःशल्यनिष्कास।

Embolemia (एम्बोलीमिया)— अन्तःशल्यरक्तता, रक्त में अन्तःशल्यों का विद्यमान रहना।

Emboli (एम्बोलाइ)— एम्बोलस का बहुवचन।

Embolia (एम्बोलिया)—Embole.

Embolic (एम्बोलिक)— अन्तःशल्यता से सम्बन्धित अथवा उसके द्वारा उत्पन्न, अन्तःशल्यीय

Emboliform (एम्बोलीफॉर्म)— अन्तःशल्याभ, अन्तःशल्याकार।

Embolism (एम्बोलिज़्म)— किसी रक्त वाहिनी में रक्त के थक्के अथवा बाह्य पदार्थ द्वारा अवरोध उत्पन्न हो जाना, अन्तःशल्यता। यह निम्न प्रकार की हो सकती है–

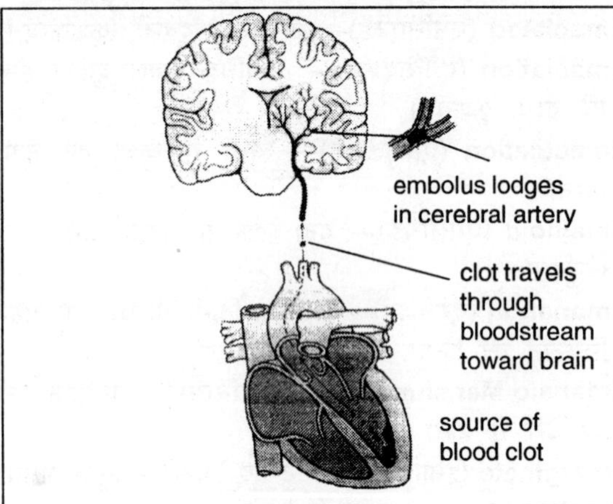

Fig. 136 Embolism अन्तःशल्यता
Source of blood clot = रक्त के थक्के का स्रोत, Clot travels through blood stream toward brain = थक्का रक्त-धारा के द्वारा भ्रमण करता हुआ मस्तिष्क की ओर जाता है, Blood clot or embolus lodges in cerebral artery = रक्त का थक्का या अन्तःशल्य प्रमस्तिष्कीय धमनी में ठहर जाता है।

Air embolism (एयर एम्बोलिज़्म)— हवा के बुलबुले से जो चोट के बाद अथवा शल्यकर्मों के पश्चात् रक्त वाहिनी में प्रवेश कर जाता है, उत्पन्न अन्तःशल्यता।

Atheromatous embolism (एथीरोमेटस एम्बोलिज़्म)— किसी वाहिनी में एथीरोमा बन जाने से उत्पन्न अन्तःशल्यता।

Cerebral embolism (सेरीब्रल एम्बोलिज़्म)— किसी प्रमस्तिष्क-धमनी की अन्तःशल्यता।

Coronary embolism (कॉरोनरी एम्बोलिज़्म) — किसी कॉरोनरी धमनी की अन्तःशल्यता।

Fat embolism (फैट एम्बोलिज़्म)— वसा के अन्तःशल्य द्वारा किसी रक्त वाहिनी में अवरोध उत्पन्न हो जाना जो विशेषकर लम्बी हड्डियों के अस्थि-भंग के पश्चात् होता है, वसा अन्तःशल्यता।

Infective embolism (इन्फैक्टिव एम्बोलिज़्म) — एक अन्तःशल्य द्वारा जिसमें जीवाणु अथवा पूति-विष होता है, किसी रक्त वाहिनी में अवरोध उत्पन्न हो जाना।

Pulmonary embolism (पल्मोनरी एम्बोलिज़्म)— फुफ्फुसीय धमनी अथवा इसकी शाखाओं में से किसी एक में अन्तःशल्य द्वारा अवरोध उत्पन्न हो जाना, फुफ्फुसधमनी अन्तःशल्यता।

Embolization (एम्बोलाइज़ेशन)— अन्तःशल्य बनने की क्रिया।

Embololalia (एम्बोलोलेलिया)—Embolalia.

Embolomycotic (एम्बोलोमाइकोटिक)— संक्रमी अन्तःशल्य से सम्बन्धित अथवा उसके द्वारा उत्पन्न।

Embolophrasia (एम्बोलोफ्रेज़िया)—Embolalia.

Embolotherapy (एम्बोलोथिरैपी)— अन्तःशल्यता उत्पन्न करके किसी रोग की चिकित्सा करना जैसे रक्तस्रावी वाहिनी में किसी पदार्थ को निवेशित करके जो अन्तःशल्य (एम्बोल्स) के रूप में कार्य करता है, रक्तस्राव को नियन्त्रित करना।

Embolus (एम्बोलस)— रक्त वाहिनी अथवा लसीका वाहिनी में विद्यमान उसमें अवरोध उत्पन्न करने वाले अघुलनशील पदार्थ का एक पिण्ड जो वहाँ पर रक्त अथवा लसीका द्वारा पहुँचता है और यह ठोस, द्रव अथवा गैसीय हो सकता है; अन्तःशल्य।

Emboly (एम्बोली)—Embole.

Embolysis (एम्बोलाइसिस)— किसी अन्तःशल्य विशेषकर किसी रक्त के थक्के के अन्तःशल्य का घुल जाना।

Embouchment (एमबाउचमैन्ट)— एक रक्त वाहिनी का दूसरी में खुलना।

Embrocation (एम्ब्रोकेशन) —1. त्वचा पर लेप लगाना 2. वह औषधि जिसकी त्वचा पर मालिश की जाती है, मर्दन।

Embryectomy (एम्ब्रिएक्टॉमी)— गर्भाशय से बाहर स्थित भ्रूण को शल्यक्रिया द्वारा काट कर अलग कर देना, भ्रूणोच्छेदन।

Embryo (एम्ब्रियो)—गर्भावस्था के दूसरे सप्ताह से लेकर आठवें सप्ताह तक का विकसित होता हुआ गर्भित डिम्ब, भ्रूण।

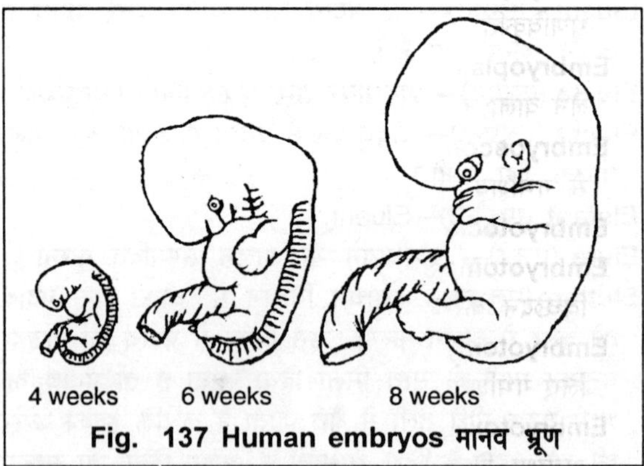

Fig. 137 Human embryos मानव भ्रूण

Embryocardia (एम्ब्रियोकार्डिया)— एक लक्षण जिसमें हृदय की प्रथम एवं द्वितीय ध्वनियाँ बराबर होती हैं और भ्रूण की हृदय ध्वनियों से मिलती-जुलती हैं, भ्रूण हृदयता।

Embryocidal (एम्ब्रियोसाइडल)— कोई भी वस्तु जो भ्रूण को मार देती है।

Embryoctony (एम्ब्रियोक्टॉनी)— गर्भाशय में स्थित जीवित भ्रूण को नष्ट कर देना।

Embryogenesis (एम्ब्रियोजेनेसिस)— भ्रूण की उत्पत्ति होना।

Embryogenetic, Embryogenic (एम्ब्रियोजेनेटिक, एम्ब्रियोजेनिक) — किसी भ्रूण से सम्बन्धित अथवा उसे उत्पन्न करने वाला, भ्रणजनक।

Embryogeny (एम्ब्रियोजेनी)— भ्रूण की वृद्धि एवं विकास।

Embryography (एम्ब्रियोग्राफी)— भ्रूण के विषय में कुछ लिखना (निबन्ध, लेख आदि)

Embryoid (एम्ब्रियोआइड)—Embryonoid.

Embryologist (एम्ब्रियोलॉजिस्ट)— भ्रूण-विज्ञान विशेषज्ञ, भ्रूणविज्ञानी।

Embryology (एम्ब्रियोलॉजी)— व्यक्ति के भ्रूणीय अवस्था में होने वाले विकास से सम्बन्धित विज्ञान, भ्रूण-विज्ञान।

Embryoma (एम्ब्रियोमा)— भ्रूण-कोशिकाओं अथवा ऊतकों का अर्बुद, भ्रूणार्बुद।

Embryomorphous (एम्ब्रियोमॉर्फस)— भ्रूण के निर्माण एवं उसकी रचना से सम्बन्धित।

Embryonal (एम्ब्रियोनल)— भ्रूण से सम्बन्धित अथवा उससे मिलता-जुलता, भ्रूणीय।

Embryonic (एम्ब्रियोनिक)— भ्रूण से सम्बन्धित अथवा भ्रूणीय अवस्था में रहने वाला, भ्रूणीय।

Embryoniform (एम्ब्रियोनीफॉर्म)—Embryonoid.

Embryonization (एम्ब्रियोनाइज़ेशन)— किसी कोशिका अथवा ऊतक का भ्रूण-रचना में परिवर्तित होना।

Embryonoid (एम्ब्रियोनॉयड)— भ्रूण के समान दीखने वाला, भ्रूणाभ।

Embryony (एम्ब्रियोनी)—किसी भ्रूण का निर्माण होना।

Embryopathy (एम्ब्रियोपैथी)— भ्रूण में स्थित कोई भी रोग, भ्रूणविकृति

Embryoplastic (एम्ब्रियोप्लास्टिक)— भ्रूण के बनने में भाग लेने वाला, इसे कोशिकाओं के लिए प्रयोग किया जाता है।

Embryoscopy (एम्ब्रियोस्कोपी)— फीटोस्कोप की सहायता से गर्भाशय में भ्रूण का सीधे नेत्रों द्वारा परीक्षण करना।

Embryotocia (एम्ब्रियोटोसिया)— गर्भस्राव।

Embryotome (एम्ब्रियोटोम)— गर्भाशय में स्थित भ्रूण का विच्छेदन करने वाला यन्त्र, भ्रूणछेदक।

Embryotomy (एम्ब्रियोटॉमी)— प्रसव को आसान बनाने के लिए गर्भाशय में स्थित भ्रूण का विच्छेदन करना, भ्रूणछेदन।

Embryotoxicity (एम्ब्रियोटॉक्सीसिटी)—किसी भ्रूण की विषाक्त अवस्था जिसके परिणामस्वरूप शरीर के किसी भाग का असामान्य विकास हो सकता है, वृद्धि में बाधा उत्पन्न हो जाती है या मृत्यु तक हो जाती है।

Embryotoxon (एम्ब्रियोटॉक्सोन)— स्वच्छमण्डल अथवा कॉर्निया के चारों ओर किनारे पर स्थित जन्मजात अँगूठी के समान अपारदर्शिता।

Embryotroph (एम्ब्रियोट्रॉफ)— गर्भाशय में भ्रूण के विकास के दौरान उसकी आपूर्ति करने वाला एक पोषक पदार्थ।

Embryotrophic (एम्ब्रियोट्रॉफिक)— भ्रूण के पोषण में होने वाली किसी भी प्रक्रिया या पोषक पदार्थों से सम्बन्धित।

Embryotrophy (एम्ब्रियोट्रॉफी)—भ्रूण का पोषण।

Embryulcia (एम्ब्रियुलसिया)— यन्त्रों द्वारा बल लगाकर भ्रूण को अलग करना।

Embryulcus (एम्ब्रियुलकस)— मृत भ्रूण को गर्भाशय से बाहर निकालने वाला एक यन्त्र।

Emedullate (एमैडुलेट)— किसी हड्डी से मज्जा को अलग करना।

Emeiocytosis (इमीयोसाइटोसिस)—Exocytosis.

Emergence (इमर्जैन्स)— मूर्च्छा-काल के पश्चात् पुनः स्वास्थ्य लाभ होना।

Emergency (इमर्जैन्सी)— रोगी की ऐसी हालत हो जाना जिसमें तुरन्त ही औषधीय या शल्यक्रियात्मक चिकित्सा की आवश्यकता होती है, आपातस्थिति।

Emergent (इमर्जैन्ट)— 1. किसी गुहा अथवा अन्य भाग से निकलने वाला 2. एकदम अचानक उत्पन्न होने वाला।

Emery (इमेरी)— एक अपघर्षक (खाल खरोंचने वाला) पदार्थ जिसमें एल्युमीनियम ऑक्साइड एवं लोह होता है।

Emesis (इमेसिस)— उल्टी होना, वमन।

Emetic (इमेटिक)— उल्टी लाने वाला, वमनकारी, वामक।

Emetocathartic (इमीटोकैथर्टिक)— दस्त एवं उल्टी दोनों को ही उत्पन्न करने वाला।

Emetogenecity (इमेटोजेनेसिटी)— वमनकारी या वामक होने का गुण।

Emetogenic (इमेटोजेनिक)— उल्टी लाने वाला, वमनकारी या वामक।

Emetology (इमीटोलॉजी)— उल्टी उत्पन्न करने वाले अंगों की शरीर-रचना एवं उल्टी की शरीर-क्रिया का अध्ययन।

-emia (-इमीया)— रक्त को निर्दिष्ट करने वाला प्रत्यय।

Emiction (एमिक्शन)— मूत्रोत्सर्जन।

Emictory (इमिक्टरी)— मूत्र के बहाव को बढ़ाने वाली औषधि, मूत्रल

Emigration (इमिग्रेशन)— शोथ की प्रक्रिया में श्वेत रक्त कोशिकाओं का सूक्ष्म रक्त वाहिनियों की दीवारों से होकर गुजरना।

Eminence (इमिनैन्स)— उत्सेध, प्रक्षेप या उभार विशेषकर किसी हड्डी का।

Eminentia (इमिनेन्शिया)—Eminence.

Emiocytosis (इमियोसाइटोसिस)—Exocytosis.

Emissary (एमिसरी)— निकास

Emissio (एमिसियो)— आस्राव, उत्सर्जन, विसर्जन।

Emission (एमिसन)—आस्राव या विसर्जन जैसे रात्रि-कालीन विसर्जन या स्वप्न-दोष जिसमें सोते समय अनियन्त्रित रूप से वीर्य का विसर्जन हो जाता है।

Emmenagogue (इमीनेगोग)— वह पदार्थ जो आर्तव स्राव को बढ़ाता है, आर्तववर्धक।

Emmenia (इमीनिया)— आर्तव स्राव, मासिक धर्म, ऋतुस्राव।

Emmenic (इमीनिक)—आर्तव सम्बन्धी, ऋतुस्रावी।

Emmeniopathy (इमीनियोपैथी)— आर्तव सम्बन्धी कोई भी विकार।

Emmenology (इमीनोलॉजी)— मासिक धर्म एवं इसके विकारों का अध्ययन, आर्तवविज्ञान।

Emmetrope (इमेट्रोप)— दृष्टि दोष से रहित व्यक्ति, सामान्य दृष्टिक।

Emmetropia (इमेट्रोपिया)—अपवर्तन में नेत्र की सामान्य दशा जिसमें जब नेत्र विश्राम में होता है, तो समानान्तर किरणें ठीक रेटिना पर केन्द्रीभूत होती हैं। सामान्य दृष्टि।

Emmetropic (इमेट्रोपिक)— सामान्य दृष्टि से सम्बन्धित।

Emollient (इमोलियेन्ट)— ऐसी वस्तु जो त्वचा को कोमल बनाती है तथा त्वचा या श्लेष्मिक कला में होने वाली चिड़चिड़ाहट में आराम पहुंचाती है, मृदुकारी।

Emotion (इमोशन)— एक मानसिक अवस्था अथवा अनुभूति जैसे भय, घृणा, प्रेम, क्रोध, दुःख अथवा आनन्द जिसमें शरीरक्रियात्मक परिवर्तन जैसे हृदय गति, श्वसनीय सक्रियता तथा पेशी तान में परिवर्तन हो जाते हैं एवं व्यवहार बदल जाता है; आवेश; भावावेग या मनोवेग।

Emotional (इमोशनल)— किसी भी मनोवेग से सम्बन्धित, आवेश-, भावावेगी, मनोवेगी।

Emotiovascular (इमोशियोवैस्कुलर)— विभिन्न प्रकार के मनोवेगों द्वारा उत्पन्न वाहिकीय परिवर्तनों से जैसे मुंह पर पिलापी छा जाने अथवा मुख के लाल हो जाने से सम्बन्धित।

Emotivity (इमोटीविटी)— आवेश-अनुक्रिया के लिए किसी व्यक्ति की क्षमता।

Empasm, Empasma (एम्पाज़्म, एम्पाज़्मा)— शरीर की दुर्गन्ध को दूर करने हेतु बाह्य प्रयोग के लिए एक सुगन्धित पाउडर।

Empathic (एम्पैथिक)— वह व्यक्ति जो दूसरे की भावनाओं को पहचानता है एवं उनके साथ घुल-मिल जाता है।

Empathy (एम्पैथी)— दूसरे की भावनाओं को पहचानना एवं उनमें घुल-मिल जाना।

Emperipolesis (एम्पेरीपोलेसिस)— लिम्फोसाइट का अन्य कोशिका में छेद करके घुस जाना एवं उसमें गति करना।

Emphractic (एम्फ्रेक्टिक)— अवरोधक।

Emphraxis (एम्फ्रेक्सिस)— रुकावट अथवा अवरोध, रोधगलन।

Emphysatherapy (एम्फाइज़ेथिरैपी)— किसी गुहा में गैस का इन्जैक्शन लगा कर चिकित्सा करना।

Emhysema (एम्फाइज़िमा)— गैस अथवा वायु द्वारा ऊतकों का वैकृत फुलाव, उदाहरण के लिए फुफ्फुसीय वातस्फीति जिसमें वायु के संचित हो जाने से फुफ्फुसीय वायुकोशों का फुलाव हो जाता है एवं शल्यक्रिया सम्बन्धी वातस्फीति जिसमें किसी ऑपरेशन के पश्चात् अवत्वक् (त्वचा के नीचे) वायु का संचयन हो जाता है।

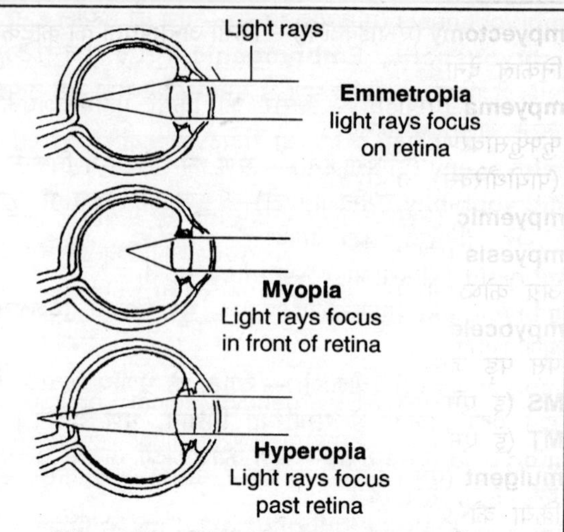

Fig. 138 : Emmetropia सामान्य दृष्टि

I Emmetropia : Light rays focus on retina.
सामान्यदृष्टिता : प्रकाश किरणों का दृष्टिपटल या रेटिना पर संकेन्द्रित होना।

II Myopia : Light rays focus in front of retina.
निकट-दृष्टिता : प्रकाश किरणों का दृष्टि पटल के सामने संकेन्द्रित होना।

III Hyperopia : Light rays focus past retina.
दूर-दृष्टिता : प्रकाश किरणों का दृष्टिपटल के पीछे संकेन्द्रित होना।

Light rays = प्रकाश किरणें

Emphysematous (एम्फाइज़ेमेटस)— वातस्फीति से पीड़ित अथवा उससे सम्बन्धित।

Empiric, Empirical (एम्पीरिक, एम्पीरिकल)— अनुभव पर आधारित। मिथ्या चिकित्सक (नीम-हकीम)

Empiricism (एम्पीरिसिज़्म)— अनुभव जो चिकित्सा विज्ञान का आधार हो। चिकित्सा करने का ढोंग करना, अनुभव पर आधारित चिकित्सा, मलबध्दताकारी।

Emplastic (एम्प्लास्टिक)— 1. कब्ज करने वाली औषधि, मलबद्धताकारी 2. आश्लेषी या चिपकने वाला अथवा प्लास्टर के रूप में प्रयोग किया जा सकने योग्य।

Emplastrum (एमप्लास्ट्रम)— प्लास्टर।

Emprosthotonos (एमप्रोस्थोटोनोस) — ऐसी ऐंठन जिसमें शरीर आगे की ओर झुक जाता है।

Emptysis (एम्पटाइसिस)— रक्त निष्ठीवन, थूक या बलगम में खून आना।

Empyectomy (एम्पाइक्टॉमी)— किसी अन्तःपूयता को काटकर निकाल देना।

Empyema (एम्पाइमा)— शरीर की किसी गुहा विशेषकर फुफ्फुसावरणी गुहा में पस या मवाद का इकट्ठा हो जाना (पायोथौरेक्स), अन्तःपूयता।

Empyemic (एम्पाइमिक)—अन्तःपूयता से सम्बन्धित।

Empyesis (एम्पाइसिस)— 1. पूयमय स्फोटिका 2. नेत्र के अग्र कोष्ठ में पस का संचित हो जाना।

Empyocele (एम्पायोसील)— जलवृषण या हाइड्रोसील में पस पड़ जाना।

EMS (इ एम एस)—Emergency Medical Service.

EMT (इ एम टी)— Emergency Medical Technician.

Emulgent (एमलजैन्ट)—1. छानने अथवा शुद्ध करने की क्रिया को प्रभावित करने वाला 2. कोई वृक्कीय धमनी अथवा शिरा 3. वह औषधि जो पित्त अथवा मूत्र के बहाव को उत्तेजित करती है।

Emulsification (इमल्सीफिकेशन)— इमल्सन बनाने की क्रिया अर्थात् वसा के बड़े कणों को एकरूप से वितरित छोटे कणों में तोड़ देना, इमल्सीकरण, पायसीकरण।

Emulsifier (इमल्सीफायर)— इमल्सन बनाने के लिए प्रयोग में लायी जाने वाली कोई भी वस्तु, पायसीकारक।

Emulsify (इमल्सीफाई)— इमल्सन या पायस बनाना।

Emulsion (इमल्सन)— ऐसा द्रव जिसमें किसी तैलीय पदार्थ के बारीक कण निलम्बित रहते हैं; पायस।

Emulsive (इमल्सिव)— ऐसे पदार्थ को निर्दिष्ट करने वाला जिसका पायस या इमल्सन बन जाता हो।

Emulsoid (इमल्सॉयड)— एक ऐसा कोलाइड जिसमें अत्यधिक जटिल कार्बनिक पदार्थ जैसे स्टार्च आदि पानी में छितरे होते हैं जो पानी को अधिक सोखकर फूल जाते हैं और पूरे पानी में फैल जाते हैं।

Emunctory (एमनक्टरी)—1. उत्सर्जन का कार्य करन वाले अंग से सम्बन्धित 2. उत्सर्गी नली।

Enamel (इनैमल)— सफेद, ठोस तथा शरीर में स्थित सबसे अधिक कठोर पदार्थ जो दाँतों के शीर्ष पर चढ़ा होता है; दन्तवल्क।

Enamelum (एनामेलम)—Enamel.

Enanthem, Enanthema (एननथेम, एननथेमा)— श्लेष्मिक कला पर विस्फोट।

Enanthematous (एननथेमेटस)— श्लेष्मिक कला पर निकले विस्फोट की प्रकृति का।

Enanthesis (एननथेसिस)— सार्वदैहिक रोग जैसे टाइफॉयड ज्वर अथवा सिफिलिस में उत्पन्न होने वाला त्वचा का विस्फोट।

Enanthrope (एननथ्रोप)— शरीर में उत्पन्न होने वाला कोई भी रोग; ऐसा रोग जिसका उद्गम शरीर में होता है।

Enantiobiosis (एननटियोबायोसिस)— वह दशा जिसमें सम्बन्धित जीव एक दूसरे के विरोधी होते हैं।

Enantiomorph (एननटियोमॉर्फ)— समावयवी पदार्थों के जोड़े में से एक, जिनमें से प्रत्येक दूसरे का शीशे का प्रतिबिम्ब होता है।

Enantiomorphic (एननटियोमॉर्फिक)— ऐसे दो अंगों से सम्बन्धित जो रूप एवं कार्यों में एक से होते हैं, कोई दूसरे से बढ़कर नहीं होता जैसे दो हाथ, प्रतिबिम्बरूणी।

Enantiomorphism (एननटियोमॉर्फ़िज़्म)— ऐसे दो अंगों का सम्बन्ध जो रूप एवं कार्यों में एक से होते हैं, जैसे दो हाथ।

Enantiomorphous (एननटियोमॉर्फस)— Enantiomorphic.

Enantiopathy (एनैनटियोपैथी)—एक रोग की चिकित्सा दूसरा रोग उत्पन्न करके करना।

Enarthritis (एनार्थ्राइटिस)— किसी उलूखल सन्धि का शोथ।

Enarthrodial (एनार्थ्रोडियल)— उलूखल सन्धि से सम्बन्धित।

Enarthrosis (एनार्थ्रोसिस)—एक उलूखल सन्धि (ऐसी सन्धि जिसमें एक हड्डी का गोल सिर दूसरी हड्डी के गर्त या गड्ढे में फिट हो जाता है) जैसे नितम्ब सन्धि (कूल्हे का जोड़)। यह एक प्रकार की चल सन्धि है।

En bloc (एन ब्लोक)—सम्पूर्ण अथवा कोई पिण्ड।

Encanthis (एन्कैन्थिस)— नेत्र की भीतरी कोण पर स्थित एक नवीन वृद्धि।

Encapsulated (एनकैप्सूलेटेड) — एक कैप्सूल में बन्द।

Encapsulation (एनकैप्सुलेशन)— 1. किसी संरचना के चारों ओर सम्पुट अथवा आवरण के बनने की क्रिया, परिसम्पुटन 2. किसी सम्पुट अथवा आवरण में बन्द वह जो उस भाग के लिए असामान्य होता है।

Encapsuled (एनकैप्सूल्ड)—Encapsulated.

Encarditis (एनकार्डाइटिस)— अन्त-हृद्शोथ।

Encatarrhaphy (एनकैटैरैह्फी)— किसी अंग अथवा ऊतक का शरीर के किसी ऐसे स्थान पर निवेशित होना जहाँ पर सामान्यतया वह नहीं पाया जाता।

Enceinte (एनसेन्टी)— गर्भवती।

Encelitis, Enceliitis (एन्सीलाइटिस)— उदरीय अंगों में से किसी एक का शोथ।

Encephalalgia (एनसिफैलेल्जिया)— सिर में बहुत तेज दर्द होना।

Encephalatrophy (एनसिफैलेट्रॉफी)— मस्तिष्क का शोष।

Encephalemia (एनसिफैलीमिया)— मस्तिष्क में रक्ताधिक्य होना।

Encephalic (एनसिफैलिक)— मस्तिष्क अथवा इसकी गुहा से सम्बन्धित।

Encephalitic (एनसिफैलाइटिक)—मस्तिष्कशोथ से सम्बन्धित।

Encephalitis (एनसिफैलाइटिस)— मस्तिष्कशोथ

Encephalitogen (एनसिफैलीटोजन)— कोई भी कारक जो मस्तिष्कशोथ उत्पन्न करता है।

Encephalitogenic (एनसिफैलीटोजेनिक)— मस्तिष्कशोथ उत्पन्न करने वाला।

Encephalocele (एनसिफैलोसील)— कपाल में स्थित किसी फटन या दरार से होकर मस्तिष्क के पदार्थ का बाहर निकलना, मस्तिष्क-हर्निया।

Encephalocystocele (एनसिफैलोसिस्टोसील)— मस्तिष्क का बहिःसरण जिसमें बहिःसरण-कोश (हर्निया की थैली) प्रमस्तिष्कमेरू-द्रव से भरा होता है।

Encephalodynia (एनसिफैलोडायनिया)— सिर में दर्द होना।

Encephalodysplasia (एनसिफैलोडिस्लेसिया)— मस्तिष्क की कोई भी जन्मजात विकृति।

Encephalogram (एनसिफैलोग्राम) — मस्तिष्क की एक्स-रे फिल्म, मस्तिष्कचित्र।

Encephalography (एनसिफैलोग्राफी)— प्रमस्तिष्कमेरू-द्रव को निकालने के पश्चात् भेदक-माध्यम के रूप में वायु अथवा अन्य किसी गैस को कटि अथवा कुण्ड वेधन द्वारा निलयों में प्रविष्ट करके मस्तिष्क का एक्स-रे परीक्षण करना, मस्तिष्क-चित्रण।

Encephaloid (एनसिफैलॉयड)— 1. मस्तिष्क पदार्थ से मिलता-जुलता, मस्तिष्काभ 2. कोमल, मस्तिष्क के समान रचना के कैंसर को निर्दिष्ट करने वाला।

Encephalolith (एनसिफैलोलिथ)— मस्तिष्क की पथरी।

Encephalology (एनसिफैलोलॉजी)— मस्तिष्क की रचना, कार्यों एवं रोगों का अध्ययन; मस्तिष्कविज्ञान।

Encephaloma (एनसिफैलोमा)— मस्तिष्कार्बुद, मस्तिष्क की रसौली।

Encephalomalacia (एनसिफैलोमैलेसिया) —मस्तिष्क का मुलायम हो जाना, मस्तिष्कमृदुता

Encephalomeningitis (एनसिफैलोमैनिनजाइटिस) — मस्तिष्क एवं इसकी झिल्लियों (मस्तिष्कावरणों) का शोथ, मस्तिष्कतानिकाशोथ।

Encephalomeningocele (एनसिफैलोमैनिन्जोसील)— मस्तिष्कावरणों एवं मस्तिष्क पदार्थ का कपाल में स्थित किसी दरार से होकर बाहर निकल आना, मस्तिष्क-तानिका-हर्निया।

Encephalomeningopathy (एनसिफैलोमैनिन्जोपैथी)— Meningoencephalopathy.

Encephalomere (एनसिफैलोमेयर)—भ्रूण-मस्तिष्क के खण्डों में से एक।

Encephalometer (एनसिफैलोमीटर)— कपाल को मापने वाला एवं मस्तिष्क के क्षेत्रों को निर्धारित करने वाला यन्त्र।

Encephalomyelitis (एनसिफैलोमायलाइटिस)— मस्तिष्क एवं सुषुम्ना-रज्जु का शोथ।

Encephalomyeloneuropathy (एनसिफैलोमायलोन्यूरोपैथी) — मस्तिष्क, सुषुम्ना-रज्जु एवं तन्त्रिकाओं का कोई भी रोग, मस्तिष्कसुषुम्नाविकृति।

Encephalomyelopathy (एनसिफैलोमायलोपैथी)— मस्तिष्क एवं सुषुम्ना-रज्जु का कोई भी रोग, मस्तिष्कसुषुम्नाविकृति

Encephalomyeloradiculitis (एनसिफैलोमायलोरेडीकुलाइटिस) — मस्तिष्क, सुषुम्ना रज्जु एवं सुषुम्ना तन्त्रिका मूलों का शोथ।

Encephalomyocarditis (एनसिफैलोमायोकार्डाइटिस) — मस्तिष्क एवं हृद्-पेशी का शोथ।

Encephalon (एनसिफैलॉन) — मस्तिष्क जिसमें प्रमस्तिष्क, अनुमस्तिष्क, मेड्यूला ऑब्लॉन्गेटा, पोन्स, आन्तर अग्रमस्तिष्क एवं मध्यमस्तिष्क सम्मिलित रहते हैं।

Encephalopathia (एनसिफैलोपैथिया)— Encephalopathy.

Encephalopathy (एनिसिफैलोपैथी) — मस्तिष्क का कोई भी रोग, मस्तिष्कविकृति।

Encephalopuncture (एनसिफैलोपंक्चर)— मस्तिष्क का शल्य-क्रिया द्वारा वेधन।

Encephalopyosis (एनसिफैलोपायोसिस) — मस्तिष्क का फोड़ा, सपूयमस्तिष्कशोथ

Encephalorrhagia (एनसिफैलोरेह्जिया) — मस्तिष्क-रक्तस्राव।

Encephalosclerosis (एनसिफैलोस्क्लेरोसिस)— मस्तिष्क का कठोर होना, मस्तिष्ककाठिन्य।

Encephaloscope (एनसिफैलोस्कोप)— खोपड़ी में बनाये गए एक छिद्र से होकर किसी मस्तिष्क फोड़े अथवा मस्तिष्क की गुहा का निरीक्षण करने के लिए प्रयोग में लाया जाने वाला एक यन्त्र।

Encephaloscopy (एनसिफैलोस्कोपी)— एनसिफैलोस्कोप द्वारा किसी मस्तिष्क विद्रधि (फोड़ा) या मस्तिष्क में विद्यमान गुहा का निरीक्षण करना।

Encephalosis (एनसिफैलोसिस) — मस्तिष्क का कोई भी ह्रासी रोग।

Encephalospinal (एनसिफैलोस्पाइनल)— मस्तिष्क एवं सुषुम्ना-रज्जु सम्बन्धी।

Encephalotome (एनसिफैलोटोम)— मस्तिष्क में चीरा लगाने वाला यन्त्र, मस्तिष्कछेदक।

Encephalotomy (एनसिफैलोटॉमी)— 1. मस्तिष्क का विच्छेदन, 2. प्रसव को आसान बनाने के लिए भ्रूण के मस्तिष्क को शल्यक्रिया द्वारा नष्ट कर देना।

Enchondral (एनकॉण्ड्रल)— उपास्थि के भीतर।

Enchondroma (एनकॉण्ड्रोमा)—किसी हड्डी के अस्थि-काण्डकोटि में अथवा ऐसे स्थान पर जहाँ पर उपास्थि नहीं होती, उत्पन्न होने वाला एक सुदम उपास्थि-अर्बुद; अन्तरूपास्थ्यर्बुद।

Enchondromatosis (एनकॉण्ड्रोमेटोसिस)— सुदम उपास्थि-अर्बुद अथवा अन्तरूपास्थ्यर्बुद का बनना।

Enchondromatous (एनकॉण्ड्रोमेटस)—अन्तरूपास्थ्यर्बुद से सम्बन्धित अथवा उसके तत्त्वों से युक्त।

Enchondrosarcoma (एनकॉण्ड्रोसार्कोमा)—उपास्थि का सार्कोमा (एक प्रकार का अर्बुद)

Enchondrosis (एनकॉण्ड्रोसिस)— Enchondroma.

Enclave (एनक्लेव) — वह ऊतक जो दूसरे प्रकार के ऊतक के भीतर बन्द हो जाता है।

Enclitic (एनक्लाइटिक)— ऐसे भ्रूण के सिर से युक्त जिसके तल माँ की श्रोणि के अनुसार झुके होते हैं।

Encolpitis (एनकोल्पाइटिस)— योनि की श्लेष्मिक झिल्ली की सूजन, योनि-श्लेष्मकलाशोथ।

Encopresis (एनकोप्रेसिस)— कब्ज होने की दशा जिसमें आँत के जलीय पदार्थ कठोर मल-पिण्डों के पार्श्व से होकर मलाशय से होकर बाहर निकल जाते हैं जिसे कभी-कभी दस्त आना समझ लिया जाता है, असंयतपुरीषता।

Encranial (एनक्रेनियल)— कपाल में स्थित।

Encranius (एनक्रेनियस)— संयुक्त जुड़वाँ बच्चों में से छोटा बच्चा जो आंशिक या पूर्ण रूप से बड़े बच्चे की कपालीय गुहा के भीतर रहता है।

Encrustation (एनक्रस्टेशन)— पर्पटी- भवन, पपड़ी जमना।

Encrusted (एनक्रस्टेड)— पर्पटीमय, पपड़ीदार।

Encyesis (एनसाइसिस)—सामान्य गर्भाशय-सगर्भता।

Encysted (एनसिस्टेड)— झिल्ली से घिरा हुआ, सम्पुटित (कैप्सूल में बन्द), अन्तर्पुटित।

Encystment (एनसिस्टमैंट)— झिल्ली से घिरे हुए होने अथवा सम्पुटित होने की दशा।

End (एण्ड)— अन्त, छोर।

Endadelphos (एण्डेडेल्फोस)— दो भ्रूण जिनमें से एक जन्म से दूसरे के शरीर अथवा उसकी किसी पुटी (रसौली) में बन्द रहता है।

Endamoeba (एण्डेमीबा)—Entamoeba.

Endangeitis, Endangiitis (एण्डेन्जाइटिस)— किसी रक्त वाहिनी के आन्तरिक अस्तर का शोथ।

Endangium (एण्डेन्जियम)— ट्यूनिका इन्टिमा, किसी रक्त वाहिनी का सबसे भीतर का अस्तर।

Endaortitis (एण्डौरटाइटिस)— महाधमनी के आन्तरिक अस्तर का शोथ।

Endarterectomy (एण्डआर्टेरेक्टॉमी)— किसी धमनी के सबसे भीतर के अस्तर को शल्यक्रिया द्वारा काटकर अलग कर देना, धमनीअन्तःअस्तर-उच्छेदन।

Endarterial (एण्डार्टिरियल)— 1. किसी धमनी के आन्तरिक भाग से सम्बन्धित 2. किसी धमनी के अन्दर।

Endarteritis (एण्डार्टीराइटिस)— किसी धमनी के सबसे भीतरी अस्तर (ट्यूनिका इन्टिमा) का शोथ, अन्तर्धमनीशोथ।

End-artery (एण्ड-आर्टरी)— वह धमनी जो दूसरी धमनियों से सम्बन्धित नहीं होती।

Endaural (एण्डौरल)— किसी कान के भीतर।

Endbrain (एण्डब्रेन)— टेलेनसिफैलॉन।

End-brush (एण्ड-ब्रुश)— किसी अक्षतन्तु के अन्तिम प्रवर्ध।

End-bud, End-bulb (एण्ड-बड, एण्ड-बल्ब)— किसी संवेदी तन्त्रिका तन्तु का अन्तिम भाग, अन्त्य कन्द।

End-diastolic (एण्ड-डायस्टोलिक)— अनुशिथिलन के अन्त में, अगले प्रकुंचन से ठीक पहले उत्पन्न होने वाला।

Endectocide (एण्डेक्टोसाइड)— अन्तः परजीवियों एवं बाह्य परजीवियों दोनों को नष्ट करने वाली कोई औषधि।

Endemic (एन्डेमिक)— किसी विशेष आबादी में उत्पन्न होने वाला कोई रोग जिसकी मृत्यु दर कम होती है जैसे खसरा, स्थानिक।

Endemiology (एण्डेमियोलॉजी)— स्थानिक रोग के उत्पन्न होने के सभी कारकों का अध्ययन, स्थानिकरोगविज्ञान।

Endemoepidemic (एण्डेमोइपीडेमिक)— स्थानिक, परन्तु कभी-कभी जानपदिक का रूप धारण करने वाला (रोग)।

Endergonic (एण्डरगोनिक)— उन रासायनिक प्रतिक्रियाओं से सम्बन्धित जिन्हें उत्पन्न होने के लिए शक्ति की आवश्यकता होती है।

Endermatic, Endermic (एण्डरमेटिक, एण्डरमिक)— त्वचा की खुरची गई सतह से अवशोषण द्वारा प्रविष्ट होने वाला, त्वचा-प्रवेशी।

Endermosis (एण्डरमोसिस)— 1. त्वचा के द्वारा औषधि का प्रयोग करना 2. किसी भी श्लेष्मिक कला का हर्पीज़ रोग।

End-feet (एन्ड-फीट)—बटन अथवा गाँठ के समान किसी नग्न तन्त्रिका तन्तु का अन्तिम चौड़ा भाग जो अन्त में अन्य तन्त्रिका कोशिका के पार्श्व तन्तु से सम्बन्धित हो जाता है।

Endgut (एण्डगट)—Hindgut.

Ending (एन्डिंग)— अन्त, विशेषकर किसी तन्त्रिका अथवा तन्त्रिका तन्तु का परिसरीय अन्त।

Endoaneurysmoplasty (एण्डोएन्यूरिज़्मोप्लास्टी)— Aneurysmoplasty.

Endoaneurysmorrhaphy (एण्डोएन्यूरिज़्मोरैहफी)— किसी एन्यूरिज़्म-कोश को खोलकर उसके छिद्र को सीना।

Endoangiitis (एण्डोएन्जाइटिस)— रक्त वाहिनियों के आन्तरिक अस्तर की सूजन।

Endoantitoxin (एण्डोएन्टीटॉक्सिन)— किसी कोशिका में स्थित प्रतिजीव विष।

Endoaortitis (एण्डोएऔर्टाइटिस)— महाधमनी के आन्तरिक अस्तर (अन्तःअस्तर) का शोथ, महाधमनी-अन्तःकलाशोथ।

Endoappendicitis (एण्डोएपेण्डीसाइटिस)— कृमिवत् उण्डुकपुच्छ की श्लेष्मिक कला का शोथ।

Endoarteritis (एण्डोआर्टिराइटिस)—Endarteritis.

Endoauscultation (एण्डोऑस्कलटेशन)— आमाशय अथवा हृदय में पहुँचाई गई नली के द्वारा परिश्रवण करना।

Endobag (एण्डोबैग)—Endosac.

Endobiotic (एण्डोबायोटिक) — किसी पोषद में परजीवी के रूप में रहने वाले जीव से सम्बन्धित।

Endoblast (एडोब्लास्ट)—1. कोशिका-केन्द्रक 2. बीजजनस्तर या ब्लास्टोडर्म की अन्तः परत।

Endobronchial (एण्डोब्रोन्कियल)—Intrabronchial.

Endobronchitis (एन्डोब्रोन्काइटिस)— श्वसनियों के उपकला-अस्तर का शोथ।

Endocardiac, Endocardial (एण्डोकार्डियक, एण्डोकार्डियल) — 1. हृदय में स्थित अथवा उसमें उत्पन्न होने वाला। 2. अन्तर्हृद्कला अथवा एण्डोकार्डियम से उत्पन्न होने वाला अथवा उससे सम्बन्धित।

Endocarditic (एण्डोकार्डाइटिक)— अन्तर्हृद्कलाशोथ से सम्बन्धित।

Endocarditis (एण्डोकार्डाइटिस)— अन्तर्हृद्कलाशोथ अथवा एण्डोकॉर्डियम की सूजन जो अधिकतर हृदय के किसी कपाट में उत्पन्न होती है परन्तु हृदय कोष्ठों की एण्डोकॉर्डियम भी प्रभावित हो सकती है। अन्तर्हृद्कलाशोथ निम्न प्रकार का हो सकता है–

Acute bacterial endocarditis (एक्यूट बैक्टीरियल एण्डोकार्डाइटिस) — एकदम से उत्पन्न होने एवं तेजी से बढ़ने वाला अन्तर्हृद्कलाशोथ या एण्डोकार्डियम का शोथ जो अधिकतर स्टैफिलोकोकाई, न्यूमोकोकाई, गोनोकोकाई तथा स्ट्रैप्टोकोकाई आदि जीवाणुओं द्वारा उत्पन्न होता है; तीव्र जीवाणुज अन्तर्हृद्कलाशोथ।

Atypical verrucous endocarditis (एटिपिकल वैरूकस एण्डोकार्डाइटिस)— बहुत से क्षयकारी रोगों के साथ होने वाला एण्डोकार्डियम का अजीवाणुज शोथ।

Infective endocarditis (इन्फैक्टिव एण्डोकार्डाइटिस)— सूक्ष्मजीवों एवं कवकों के संक्रमण द्वारा उत्पन्न अन्तर्हृद्कलाशोथ, संक्रामी अन्तर्हृद्कलाशोथ।

Malignant endocarditis (मैलिग्नैन्ट एण्डोकार्डाइटिस)— अधिकतर शरीर में किसी अन्य स्थान पर उत्पन्न पूयमय शोथ के द्वितीयक के रूप में होने वाला अन्तर्हृद्कलाशोथ जो प्राणघातक होता है।

Mural endocarditis (म्यूरल एण्डोकार्डाइटिस)— हृदय के कक्षों की भित्तियों का शोथ परन्तु कपाटों की भित्तियों का नहीं।

Nonbacterial endocarditis (नॉनबैक्टीरियल एण्डोकार्डाइटिस)—संक्रमण के कारण नहीं बल्कि एण्डोकार्डियम पर कचरा इकट्ठा हो जाने के परिणामस्वरूप उत्पन्न अन्तर्हृद्कलाशोथ।

Rheumatic endocarditis (रिह्यूमेटिक एण्डोकार्डाइटिस)— आमवात-ज्वर के पश्चात् होने वाला अन्तर्हृद्कलाशोथ, आमवाती अन्तर्हृद्कलाशोथ।

Subacute bacterial endocarditis (सबएक्यूट बैक्टीरियल एण्डोकार्डाइटिस)— स्ट्रैप्टोकोकस विरीडैन्स समूह के जीवाणुओं के संक्रमण से उत्पन्न रोग जिसके किसी अप्राकृत हृदय अथवा पूर्व में आमवात-ज्वर से क्षतिग्रस्त कपाटों में लम्बे समय तक चलने की प्रवृत्ति होती है; अनुतीव्र जीवाणुज अन्तर्हृद्कलाशोथ।

Syphilitic endocarditis (सिफिलिटिक एण्डोकार्डाइटिस)— सिफिलिस के उपद्रव स्वरूप उत्पन्न होने वाला अन्तर्हृद्कलाशोथ।

Tuberculous endocarditis (ट्यूबरकुलस एण्डोकार्डाइटिस)— माइकोबैक्टीरियम ट्यूबरकुलोसिस नामक जीवाणु द्वारा उत्पन्न अन्तर्हृद्कलाशोथ जिसमें कपाट प्रभावित होते हैं।

Ulcerative endocarditis (अल्सरेटिव एण्डोकार्डाइटिस)— यह तेजी से नष्ट करते हुए तीव्र जीवाणुज अन्तर्हृद्कलाशोथ का एक रूप है जिसमें कपाटों में जख्म बन जाते हैं।

Valvular endocarditis (वाल्व्यूलर एण्डोकार्डाइटिस)— केवल कपाटों की एण्डोकार्डियम का शोथ तथा हृदय-कोष्ठों की एण्डोकार्डियम का नहीं, कपाटीय अन्तर्हृद्कलाशोथ

Vegetative endocarditis (वेजीटेटिव एण्डोकार्डाइटिस)— इस प्रकार की एण्डोकार्डाइटिस में कपाटों की व्रणयुक्त सतहों पर छोटी-छोटी तान्तुक पर्विकाएँ (गाँठे) बन जाती हैं।

Endocardium (एण्डोकार्डियम)— हृदय की गुहाओं का सबसे भीतरी झिल्लीनुमा अस्तर जो कपाटों को ढके होता है तथा धमनियों के अन्तःअस्तर के साथ अनवरत हो जाता है। अन्तर्हृद्कला।

Endoceliac (एण्डोसीलियक)— शरीर की गुहाओं में से किसी एक के भीतर।

Endocervical (एण्डोसर्वाइकल)— अन्तर्गर्भाशयग्रीवा से सम्बन्धित।

Endocervicitis (एण्डोसर्विसाइटिस)— अन्तर्गर्भाशयग्रीवाशोथ।

Endocervix (एण्डोसर्विक्स)— गर्भाशयग्रीवा-नलिका का आन्तरिक अस्तर, अन्तर्गर्भाशयग्रीवा।

Endochondral (एण्डोकॉण्ड्रल)— किसी उपास्थि में स्थित, उससे निर्मित अथवा उपास्थि में उत्पन्न होने वाला।

Endocoagulation (एण्डोकोएगुलेशन)— Thermocoagulation.

Endocolitis (एण्डोकोलाइटिस)— बृहदान्त्र अथवा कोलन की श्लेष्मिक कला की सूजन।

Endocolpitis (एण्डोकोल्पाइटिस)— योनि की श्लेष्मिक कला का शोथ।

Endocorpuscular (एण्डोकॉर्पुसुलर)— किसी कणिका के भीतर स्थित।

Endocranial (एण्डोक्रेनियल)— कपाल के भीतर स्थित।

Endocranitis (एण्डोक्रेनाइटिस)— एण्डोक्रेनियम का शोथ, अन्तःकपालशोथ।

Endocranium (एण्डोक्रेनियम)— मस्तिष्क की दृढ़तानिका या कपाल को आस्तरित करने वाली झिल्ली, अन्तःकपाल।

Endocrinasthenia (एण्डोक्राइनेस्थीनिया)— अन्तःस्रावी ग्रन्थियों की दुष्क्रिया के कारण होने वाला तन्त्रिका दौर्बल्य (नाड़ियों की कमजोरी)

Endocrine (एण्डोक्राइन)— 1. ऐसी ग्रन्थि से सम्बन्धित जिसमें नली नहीं होती और अपने स्राव को सीधे रक्त अथवा लसीका में छोड़ती है, अन्तःस्रावी। 2. एक आन्तरिक स्राव।

Endocrine gland (एण्डोक्राइन ग्लैण्ड)—एक नलिका विहीन अथवा अन्तःस्रावी ग्रन्थि जो एक आन्तरिक स्राव जैसे हॉर्मोन को उत्पन्न करती है और उसे रक्त अथवा लसीका में छोड़ती है। अन्तःस्रावी ग्रन्थियाँ पीयूष ग्रन्थि, अवटु या थाइरॉयड ग्रन्थि, परावटु या पैराथाइरॉयड ग्रन्थियाँ, अधिवृक्क अथवा एड्रीनल ग्रन्थियाँ, अग्न्याशय के लैंगरहैन्स के द्वीपसमूह तथा जनन ग्रन्थियाँ (डिम्बग्रन्थियाँ एवं शुक्रग्रन्थियाँ) होती हैं।

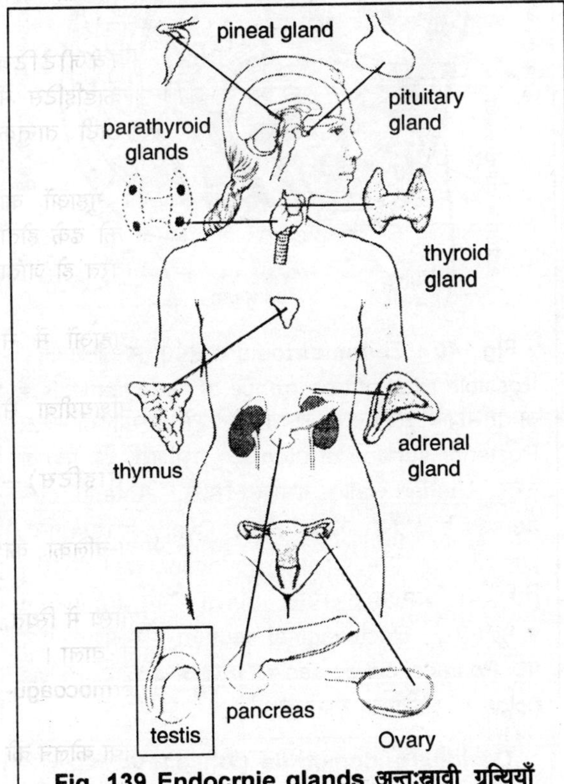

Fig. 139 Endocrnie glands अन्तःस्रावी ग्रन्थियाँ

Pineal gland = पीनियल ग्रन्थि, parathyroid glands = परावटु ग्रन्थियाँ, thymus gland = थाइमस ग्रन्थि, testis = शुक्रग्रन्थि, pancreas = अग्न्याशय, ovary = डिम्बग्रन्थि, adrenal gland = अधिवृक्क ग्रन्थि, thyroid gland = अवटु ग्रन्थि, pituitary gland = पीयूष ग्रन्थि।

Endocrinologist (एण्डोक्राइनोलॉजिस्ट)— अन्तःस्राविकी विशेषज्ञ।

Endocrinology (एण्डोक्राइनोलॉजी)— अन्तःस्रावी ग्रन्थियों का विज्ञान जिसमें अन्तःस्रावी ग्रन्थियों के कार्यों, उनके रोगों, रोगों के निदान एवं उनकी चिकित्सा का अध्ययन किया जाता है, अन्तःस्राविकी।

Endocrinopathic (एण्डोक्राइनोपैथिक)— किसी अन्तःस्रावी ग्रन्थि के विकार से उत्पन्न रोग से पीड़ित।

Endocrinopathy (एण्डोक्राइनोपैथी)— किसी एक अथवा अधिक अन्तःस्रावी ग्रन्थियों के विकार से उत्पन्न होने वाला कोई भी रोग, अन्तःस्रावी विकार।

Endocrinosis (एण्डोक्राइनोसिस)— किसी अन्तःस्रावी ग्रन्थि की दुष्क्रिया।

Endocrinotherapy (एण्डोक्राइनोथिरैपी)— अन्तःस्रावी योगों से रोगों की चिकित्सा करना।

Endocrinous (एण्डोक्राइनस)— अन्तःस्रावी सम्बन्धी।

Endocystitis (एण्डोसिस्टाइटिस)— मूत्राशय की श्लेष्मिक कला का शोथ।

Endocytosis (एण्डोसाइटोसिस)— किसी कोशिका की अपनी भित्ति के अन्तर्वेशन द्वारा बाह्य पदार्थ का भक्षण करने की विधि।

Endoderm (एण्डोडर्म)— किसी भ्रूण की कोशिकाओं की भीतरी परत, अन्तर्जनस्तर।

Endodermal (एण्डोडर्मल)— अन्तर्जनस्तर सम्बन्धी।

Endodiascope (एण्डोडिएस्कोप)— एक्स-रे ट्यूब जिसे एक्स-रे परीक्षण एवं विकिरण चिकित्सा हेतु शरीर की किसी गुहा में रखा जाता है।

Endodiascopy (एण्डोडिएस्कोपी)— शरीर की किसी गुहा का एण्डोडिएस्कोप द्वारा एक्स-रे परीक्षण करना।

Endodontia (एण्डोडोन्शिया)— Endodontics.

Endodontics (एण्डोडोन्टिक्स)— दन्त-चिकित्सा की एक शाखा जिसका सम्बन्ध दन्त-मज्जा, दन्त मूल तथा आसपास के चारों ओर के ऊतकों के रोगों के कारणों, निदान, रोकथाम एवं चिकित्सा से होता है।

Endodontist (एण्डोडोन्टिस्ट)— दन्त-चिकित्सा की शाखा एण्डोडोन्टिक्स का विशेषज्ञ।

Endodontitis (एण्डोडोन्टाइटिस)— दन्त-मज्जा का शोथ।

Endodontium (एण्डोडोन्टियम) — दन्त-मज्जा।

Endodontologist (एण्डोडोन्टोलॉजिस्ट)— Endodontist.

Endodontology (एण्डोडोन्टोलॉजी)— Endodontics.

Endodyocyte (एण्डोडायोसाइट)— Merozoite.

Endoectothrix (एण्डोएक्टोथ्रिक्स)— बालों के ऊपर एवं उनके भीतर कोई भी कवक वृद्धि।

Endoenteritis (एण्डोएन्ट्राइटिस)— आँत की श्लेष्मिक झिल्ली की सूजन।

Endoenzyme (एण्डोएन्ज़ाइम)— अन्तःकोशिक (कोशिका के भीतर स्थित) एन्ज़ाइम

Endoesophagitis (एण्डोइसोफेगाइटिस)— ग्रासनली के आन्तरिक अस्तर का शोथ।

Endogastric (एण्डोगैस्ट्रिक)— आमाश्य के भीतर से सम्बन्धित।

Endogastritis (एण्डोगैस्ट्राइटिस)— आमाशय के भीतरी अस्तर का शोथ।

Endogenic (एण्डोजेनिक)— जीव के भीतर उत्पन्न होने वाला, अन्तर्जात।

Endogenous (एण्डोजीनस)— अन्तर्जात

Endogeny (एण्डोजेनी)— कोशिका के भीतर वृद्धि बनना।

Endoglobar, Endoglobular (एण्डोग्लोबर, एण्डोग्लोब्यूलर)— किसी रक्त कणिका में स्थित।

Endointoxication (एण्डोइन्टॉक्सिकेशन)— किसी अन्तर्जात जीवविष द्वारा उत्पन्न विषाक्तता।

Endolabyrinthitis (एण्डोलैबिरिन्थाइटिस)— कला गहन का शोथ।

Endolaryngeal (एण्डोलेरिन्जियल)— स्वरयन्त्र के अन्दर स्थित अथवा उसमें उत्पन्न होने वाला।

Endolith (एण्डोलिथ)— किसी दाँत की मज्जा गुहा में पायी जाने वाली पथरी।

Endolumbar (एण्डोलम्बर)— सुषुम्ना-रज्जु के कटि-प्रदेश में।

Endolymph (एण्डोलिम्फ)— कान के लैबिरिन्थ में स्थित पीला, पारदर्शक द्रव; अन्तःकर्णोदक।

Endolymphatic (एण्डोलिम्फैटिक)— अन्तःकर्णोदक सम्बन्धी।

Endolymphic (एण्डोलिम्फिक)—अन्तःकर्णोदक या एण्डोलिम्फ से सम्बन्धित।

Endolysin (एण्डोलाइसिन)— किसी श्वेत रक्त कोशिका में स्थित एक जीवाणुनाशी पदार्थ जो जीवाणुओं को नष्ट करता है।

Endolysis (एण्डोलाइसिस)— कोशिकाओं के कोशिकाद्रव्य का अवखण्डन।

Endomastoiditis (एण्डोमैस्टॉयडाइटिस)— कर्णमूल-गुहा के श्लेष्मिक अस्तर का शोथ।

Endomerogony (एण्डोमीरोगोनी)— शाइजान्ट या खण्डप्रसू के भीतर उत्पन्न होने वाली प्रक्रिया के द्वारा बीजाणु युक्त एककोशिकीय जन्तुओं के अलैंगिक जनन में मीरोज्वाइटों का उत्पन्न होना।

Endometer (एण्डोमीटर)— किसी दन्त-मूल की नलिका की लम्बाई बताने वाला इलैक्ट्रोनिक उपकरण।

Endometrectomy (एण्डोमीट्रिएक्टॉमी)— गर्भाशय-श्लेष्मकला को काट कर अलग कर देना, अन्तर्गर्भाशयकला-उच्छेदन।

Endometria (एण्डोमीट्रिया)— एण्डोमीट्रियम का बहुवचन।

Endometrial (एण्डोमीट्रियल)— अन्तर्गर्भाशयकला सम्बन्धी।

Endometrioid (एण्डोमीट्रीऑयड)— सूक्ष्मदर्शी द्वारा देखने पर एण्डोमीट्रियम-ऊतक से मिलता-जुलता।

Endometrioma (एण्डोमीट्रियोमा)— अधिकतर डिम्बग्रन्थि में पाया जाने वाला एक अकेला अर्बुद जिसमें अन्तर्गर्भाशयकला-ऊतक होता है, अन्तर्गर्भाशयकलार्बुद।।

Endometriosis (एण्डोमीट्रियोसिस)— अन्तर्गर्भाशयकला या एण्डोमीट्रियम-ऊतक का गर्भाशय-गुहा से बाहर उत्पन्न होना। इसके उत्पन्न होने के सामान्य स्थान गर्भाशयपेशीअस्तर, डिम्बग्रन्थि, मूत्राशय, मलाशय, पर्युदर्या या पैरीटोनियम, नाभि एवं उदरच्छेदन क्षतचिन्ह आदि हैं; अन्तर्गर्भाशय-अस्थानता।

Endometritis (एण्डोमीट्राइटिस)— अन्तर्गर्भाशयकलाशोथ।

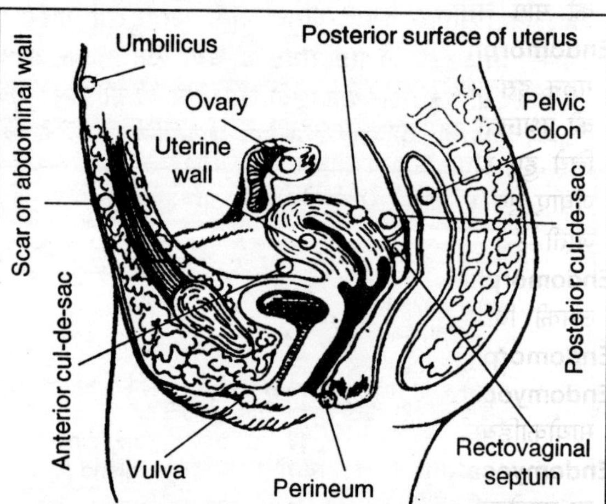

Fig.140 : Endometriosis अन्तर्गर्भाशय-अस्थानता

Possible sites of occurrence of endometriosis = अन्तर्गर्भाशय-अस्थानता उत्पन्न होने के सम्भावित स्थलः Posterior surface of uterus = गर्भाशय की पश्चज सतह, Uterine wall = गर्भाशय-भित्ति, Anterior cul-de-sac = अग्रज अन्ध कोष्ठ, Ovary = डिम्बग्रन्थि, Umbilicus = नाभि, Scar on abdominal wall = उदरीय भित्ति पर विद्यमान व्रणचिन्ह, Vulva = भग, Perineum = मूलाधार, Rectovaginal septum = मलाशय-योनि पट, Posterior cul-de-sac = पश्चज अन्ध कोष्ठ, Pelvic colon = श्रोणिगत वृहदान्त्र।

Decidual endometritis (डेसीडुअल एण्डोमीट्राइटिस) — सगर्भा गर्भाशय की श्लेष्मिक कला का शोथ।

Dissecans endometritis (डिस्सेकेन्स एण्डोमीट्राइटिस)— एण्डोमीट्रियम की सूजन जिसमें जख्म बन जाते हैं तथा श्लेष्मिक कला झड़ने लगती है।

Puerperal endometritis (प्यूरपीरल एण्डोमीट्राइटिस) —बच्चे के जन्म के पश्चात् होने वाला तीव्र अन्तर्गर्भाशयकलाशोथ।

Tuberculous endometritis (ट्यूबरकुलस एण्डोमीट्राइटिस)— माइकोबैक्टीरियम ट्यूबरकुलोसिस के संक्रमण द्वारा उत्पन्न होने वाला अन्तर्गर्भाशयकला का जीर्ण शोथ।

Endometrium (एण्डोमीट्रियम) — गर्भाशय की भीतरी सतह को आस्तरित करने वाली श्लेष्मिक झिल्ली, अन्तर्गर्भाशयकला।

Endometropic (एण्डोमीट्रोपिक)—गर्भाशय विशेषकर अन्तर्गर्भाशयकला या एण्डोमीट्रियम में किसी अनुक्रिया को उत्पन्न करने के सक्षम किसी बाह्य उद्दीपन को निर्दिष्ट करने वाला।

Endometry (एण्डोमीट्री)— किसी गुहा अथवा अंग के भीतर की माप लेना।

Endomorph (एण्डोमॉर्फ)— ऐसा व्यक्ति जिसका शारीरिक गठन इस प्रकार का होता है जिसमें अन्तर्जनस्तर-ऊतकों की प्रधानता होती है और सम्पूर्ण शरीर मुलायम एवं गोलाई लिये हुए होता है तथा पाचन अंग बढ़े होते हैं और धड़, जंघाए एवं भुजाएं ऊपर से नीचे की ओर पतली होती चली जाती हैं।

Endomorphic (एण्डोमॉर्फिक)—एण्डोमॉर्फ से सम्बन्धित अथवा उसकी विशिष्टताओं से युक्त।

Endomorphy (एण्डोमॉर्फी)— एण्डोमॉर्फ होने की दशा।

Endomyocardial (एण्डोमायोकार्डियल)—एण्डोकार्डियम एवं मायोकार्डियम से सम्बन्धित।

Endomyocarditis (एण्डोमायोकार्डाइटिस)— अन्तर्हृद्कला या एण्डोकार्डियम एवं हृद्पेशी या मायोकार्डियम का शोथ।

Endomyometritis (एण्डोमायोमीट्राइटिस)— गर्भाशय की पेशीय भित्ति (मायोमीट्रियम) के भीतर का शोथ।

Endomysium (एण्डोमाइसियम)— किसी पेशी तन्तु को चारों ओर से ढकने वाला एक बहुत ही पतला संयोजी ऊतक का आवरण।

Endoneuritis (एण्डोन्यूराइटिस)— अन्तस्तन्त्रिकाकला या एण्डोन्यूरियम का शोथ।

Endoneurium (एण्डोन्यूरियम) — किसी परिसरीय तन्त्रिका में इसके तन्तुओं को अलग करने वाला संयोजी ऊतक का आच्छद, अन्तस्तन्त्रिकाकला।

Endonucleolus (एण्डोन्यूक्लियोलस)— उपकेन्द्रक के केन्द्र के निकट एक सूक्ष्म-सा धब्बा।

Endoparasite (एण्डोपैरासाइट)— पोषद के शरीर के भीतर रहने वाला कोई भी परजीवी, अन्तःपरजीवी।

Endopathy (एण्डोपैथी)— शरीर के भीतर उत्पन्न होने वाला कोई भी रोग, अन्तःविकृति।

Endopelvic (एण्डोपैल्विक)— श्रोणी के भीतर स्थित।

Endoperiarteritis (एण्डोपैरीआर्टीराइटिस)—Panarteritis.

Endopericardiac (एण्डोपैरीकार्डियक)— हृदयावरण-गुहा के भीतर।

Endopericarditis (एण्डोपैरीकार्डाइटिस)— अन्तर्हृद्कला या एण्डोकार्डियम का शोथ जिसके साथ हृदयावरण या पैरीकार्डियम का शोथ भी हो जाता है, अन्तर्हृद्परिहृद्शोथ।

Endoperimyocarditis (एण्डोपैरीमायोकार्डाइटिस)— पैरीकार्डियम, मायोकार्डियम एवं एण्डोकार्डियम का शोथ।

Endoperitonitis (एण्डोपैरीटोनाइटिस)— पैरीटोनियम की भीतरी सतह का शोथ, अन्तःपर्युदर्याशोथ।

Endophasia (एण्डोफैज़िया)— बिना आवाज पैदा किए होठों से शब्दों का बनाना।

Endophlebitis (एण्डोफ्लैबाइटिस)— किसी शिरा के अन्तःअस्तर का शोथ, अन्तःशिराशोथ।

Endophthalmitis (एण्डोफ्थैल्माइटिस)— आँख के भीतर की सूजन, अन्तर्नेत्रशोथ।

Endophyte (एण्डोफाइट)— एक पादप परजीवी जो अपने पोषद के शरीर के भीतर रहता है, अन्तःपादपी।

Endophytic (एण्डोफाइटिक)— किसी अन्तःपादपी से सम्बन्धित।

Endoplasm (एण्डोप्लाज़्म)— किसी कोशिका के कोशिकाद्रव्य का बीच का भाग, अन्तःप्रद्रव्य।

Endoplasmic (एण्डोप्लाज़्मिक)— एण्डोप्लाज़्म या अन्तःप्रद्रव्य से सम्बन्धित।

End-organ (एण्ड-ऑर्गन)— किसी संवेदी तन्त्रिका तन्तु का अन्तिम चौड़ा भाग।

Endorhinitis (एण्डोराइनाइटिस)—प्रतिश्याय (सर्दी-जुकाम), नासिका की श्लेष्मिक झिल्लियों की सूजन, अन्तर्नासाकलाशोथ।

Endorphin (एण्डोर्फिन)— मस्तिष्क में उत्पन्न होने वाला एक रासायनिक पदार्थ पौलीपेप्टाइड जो वेदना की प्रभाव-सीमा को बढ़ाकर वेदना असंवेदिता उत्पन्न करता है।

Endorrhachis (एण्डोरैह्चिस)— सुषुम्ना नली को आस्तरित करने वाली झिल्ली।

Endosac (एण्डोसैक)— अन्तरूदरदर्शन-शल्यक्रिया में प्रयुक्त एक कोश या थैली जिसमें आसानी से बाहर निकाल देने के लिए ऊतक को रखा जाता है।

Endosalpingitis (एण्डोसैल्पिन्जाइटिस) — डिम्ब वाहिनियों को आस्तरित करने वाली श्लेष्मिक झिल्ली की सूजन, अन्तर्डिम्बवाहिनीशोथ।

Endosalpingoma (एण्डोसैल्पिन्जोमा)— गर्भाशय-नली का ग्रन्थिपेश्यर्बुद, अन्तर्डिम्बवाहिनी-अर्बुद।

Endosalpinx (एण्डोसैल्पिक्स)— गर्भाशय-नली को आस्तरित करने वाली श्लेष्मिक झिल्ली।

Endosarc (एण्डोसार्क)— किसी एककोशिकीय जन्तु का एण्डोप्लाज़्म।

Endoscope (एण्डोस्कोप) — शरीर में स्थित किसी प्राकृतिक छिद्र या द्वार द्वारा अथवा छोटा-सा चीरा लगाकर उसके द्वारा किसी खोखले अंग अथवा गुहा के भीतर का निरीक्षण करने के लिए प्रयोग में आने वाला एक यन्त्र; गुहांतदर्शी; अन्तःदर्शी।

Endoscopist (एण्डोस्कोपिस्ट)— गुहान्तदर्शी के प्रयोग में प्रशिक्षित एक विशेषज्ञ, गुहान्तदर्शनविज्ञानी।

Endoscopy (एण्डोस्कोपी)— गुहांतदर्शी या एण्डोस्कोप का प्रयोग करके शरीर के खोखले अंगों अथवा गुहाओं के भीतर का निरीक्षण करना, गुहांतदर्शन।

Endosepsis (एण्डोसेप्सिस)— शरीर के भीतर से उत्पन्न होने वाली पूतिजीवरक्तता।

Endoskeleton (एण्डोस्केलेटन)— शरीर का आन्तरिक अस्थिल ढाँचा, अन्तःकंकाल, अस्थिपंजर।

Endosmometer (एण्डोस्मोमीटर)— किसी द्रव के परासरण द्वारा झिल्ली से होकर गुजरने की तीव्रता को मापने वाला उपकरण।

Endosmosis (एण्डोस्मोसिस) — किसी द्रव का किसी कोशिका अथवा गुहा की झिल्ली से होकर अन्दर पहुँचना।

Endospore (एण्डोस्पोर)— जीवाणुज कोशिका के भीतर बनने वाला बीजाणु।

Endosteal (एण्डोस्टीयल)— एण्डोस्टीयम से सम्बन्धित, अन्तरस्थिकला सम्बन्धी।

Endosteitis (एण्डोस्टाइटिस)— एण्डोस्टीयम या अन्तर्स्थिकला का शोथ।

Endosteoma (एण्डोस्टीयोमा)— किसी अस्थि की अन्तस्था-गुहा में स्थित एक अर्बुद, अन्तःअस्थ्यर्बुद।

Endosteum (एण्डोस्टीयम)— किसी हड्डी की अन्तस्था-गुहा को आस्तरित करने वाली झिल्ली, अन्तर्स्थिकला।

Endostitis (एण्डोस्टाइटिस)— Endosteitis.

Endostoma (एण्डोस्टोमा)— Endosteoma.

Endostosis (एण्डोस्टोसिस)— किसी हड्डी की अन्तस्था-गुहा में अर्बुदों का बनना।

Endotendineum (एण्डोटेन्डीनियम)— टेन्डन या कण्डरा में तन्तुओं की पूलिकाओं के बीच में स्थित मृदु संयोजी ऊतक।

Endothelial (एण्डोथीलियल)— अन्तःकला या एण्डोथीलियम सम्बन्धी अथवा उससे बना हुआ।

Endotheliocyte (एण्डोथीलियोसाइट)— अन्तःकला-कोशिका।

Endotheliocytosis (एण्डोथीलियोसाइटोसिस)— अन्तःकला-कोशिकाओं का अत्यधिक संख्या में बढ़ जाना।

Endothelioid (एण्डोथीलियॉइड)— अन्तःकला से मिलता-जुलता, अन्तःकलाभ।

Endotheliolytic (एण्डोथीलियोलाइटिक)— अन्तःकला-ऊतक को नष्ट करने की क्षमता रखने वाला।

Endothelioma (एण्डोथीलियोमा) — रक्त वाहिनियों को आस्तरित करने वाली अन्तःकला का दुर्दम अर्बुद, अन्तःकलाबुर्द।

Endotheliomatosis (एण्डोथीलियोमेटोसिस)— बहुत से छितरे हुए अन्तःकलार्बुदों का बनना।

Endotheliomyoma (एण्डोथीलियोमायोमा)—पेशीय अर्बुद जिसमें अन्तःकला (एण्डोथीलियम) के तत्व भी विद्यमान होते हैं, अन्तःपेशीकलार्बुद।

Endotheliomyxoma (एण्डोथीलियोमिक्सोमा)— श्लेष्मिक संयोजी ऊतक से बना अर्बुद जिसमें अन्तःकलाकोशिकाएँ मिश्रित होती हैं।

Endotheliosis (एण्डोथीलियोसिस)— अन्तःकला-कोशिकाओं का वृद्धि करना।

Endotheliotoxin (एण्डोथीलियोटॉक्सिन)— एक विशिष्ट प्रकार का जीवविष जो केशिकाओं की अन्तःकला-कोशिकाओं पर क्रिया करके रक्तस्राव उत्पन्न करता है।

Endothelium (एण्डोथीलियम)— उपकला की परत जो चपटी कोशिकाओं की बनी होती है और रक्त एवं लसीका वाहिनियों, हृदय की गुहाओं तथा शरीर की अन्य बहुत सी गुहाओं को आस्तरित करती है; अन्तःकला।

Endothermal, Endothermic (एण्डोथर्मल, एण्डोथर्मिक) — ऊष्मा का अवशोषण करने वाला, ऊष्माशोषी।

Endothermy (एण्डोथर्मी)— उच्च-बारम्बारता की विद्युत्-धारा का प्रयोग करके शरीर के किसी भाग में ऊष्मा उत्पन्न करना।

Endothrix (एण्डोथ्रिक्स)— रोम काण्ड के भीतर पनपने वाला कोई भी कवक।

Endothyropexy (एण्डोथाइरोपैक्सी)— थाइरॉयड ग्रन्थि को विस्थापित कर उसे गर्दन के पार्श्व में स्थिर करना।

Endotoscope (एण्डोटोस्कोप)— कर्णदर्शी, कर्ण वीक्षक यन्त्र, कान देखने का आला।

Endotoxemia (एण्डोटॉक्सिमिया)—रक्त में अन्तर्जीवविषों की विद्यमानता से उत्पन्न होने वाली विषरक्तता।

Endotoxic (एण्डोटॉक्सिक)— अन्तर्जीवविष से सम्बन्धित।

Endotoxicosis (एण्डोटॉक्सिकोसिस)— अन्तर्जीवविष के कारण उत्पन्न होने वाली विषाक्तता, अन्तर्जीवविषण्णता।

Endotoxin (एण्डोटॉक्सिन)— जीवाणुज जीवविष जो जीवाणु के शरीर के भीतर बन्द रहता है और जीवाणु के टूटने पर ही मुक्त होता है, अन्तर्जीवविष।

Endotracheal (एण्डोट्रेकियल)— श्वास-प्रणाल के भीतर स्थित।

Endotracheitis (एण्डोट्रेकियाइटिस)— श्वास-प्रणाल को

आस्तरित करने वाली श्लेष्मिक झिल्ली की सूजन, अन्तःश्वासप्रणालशोथ।

Endotrachelitis (एण्डोट्रेकिलाइटिस)— Endocervicitis.

Endourology (एण्डोयूरोलॉजी)— यन्त्रों द्वारा जननमूंत्रागी संस्थान पर की जाने वाली नैदानिक एवं चिकित्सीय शल्यक्रियात्मक कार्यवाहियाँ।

Endovaccination (एण्डोवैक्सीनेशन)— वैक्सीनो का मुखीय प्रयोग।

Endovasculitis (एण्डोवैस्कुलाइटिस)— Endangiitis.

Endovenous (एण्डोवीनस)— अन्तःशिराभ, किसी शिरा के भीतर।

End-piece (एण्ड-पीस)— किसी शुक्राणु की दुम का अन्तिम भाग।

Endplate (एण्डप्लेट)— किसी तन्त्रिका तन्तु का किसी पेशी कोशिका पर समाप्त होने वाला अन्तिम चपटा एवं वृत्ताकार फैला हुआ भाग।

End product (एण्ड प्रोडक्ट)— प्रतिक्रियाओं की एक शृखंला के अन्त में बचा हुआ अन्तिम पदार्थ।

End-stage (एण्ड-स्टेज)— किसी रोग प्रक्रिया की अन्तिम प्रावस्था।

End-tidal (एण्ड-टाइडल)— सामान्य निःश्वसन के अन्त में।

Endurance (एण्ड्यूरैन्स)— लम्बे समय तक मानसिक या शारीरिक कष्ट को सहन करने की क्षमता।

Endyma (एन्डाइमा)— Ependyma.

Enema (एनीमा)— मलाशय में किसी तरल को प्रविष्ट करना, वस्तिकर्म, गुदवस्ति। एनीमा मुख्यतया निम्न प्रकार का होता है–

Analeptic enema (एनालेप्टिक एनीमा)— केन्द्रीय तन्त्रिका-तन्त्र को उत्तेजित करने के लिए प्रयोग में लाया जाने वाला एनीमा जिसमें एक पिन्ट पानी में चाय वाली 1/2 चम्मच नमक मिलाकर मलाशय में उसका इन्जैक्शन लगाया जाता है।

Barium enema (बेरियम एनीमा)— इसका आँत के एक्स-रे परीक्षण में नैदानिक सहायक के रूप में प्रयोग किया जाता है जिसमें बेरियम सल्फेट घोल का भेदक-माध्यम के रूप में मलाशय में इन्जैक्शन लगाकर एक्स-रे परीक्षण के दौरान उसे आँत में रोके रखा जाता है तो रेडियोअपारदर्शक बेरियम के स्तम्भ के द्वारा प्रदर्शित भरने में उत्पन्न दोषों से आँत की विकृतियों का पता चल जाता है।

Carminative enema (कार्मिनेटिव एनीमा)— पेट के वायु से फूल जाने को कम करने एवं क्रमाकुंचन को उत्तेजित करने के लिए दिया जाने वाला एनीमा।

Cleansing enema (क्लीन्जिंग एनीमा)— आँत के निचले भाग अथवा कोलन को खाली करने के लिए प्रयोग में लाया जाने वाला एनीमा।

Double-contrast enema (डबल-कॉन्ट्रास्ट एनीमा)— इसमें बेरियम सल्फेट घोल अथवा अन्य किसी रेडियोअपारदर्शक पदार्थ का इन्जैक्शन लगाकर फिर मलाशय को खाली करके वायु का इन्जैक्शन देकर निचली आँत की एक्स-रे फिल्म ली जाती है।

Emollient enema (एमोलिएन्ट एनीमा)— आँत की श्लेष्मिक झिल्ली पर तह चढ़ाकर उसकी रक्षा करके स्थानीय वेदना एवं क्षोभ को दूर करने तथा मलाशय में प्रयुक्त औषधियों के वाहन के रूप में दिया जाने वाला एनीमा।

Glycerine enema (ग्लिसरीन एनीमा)— कब्ज हो जाने पर ग्लिसरीन को बराबर मात्रा में गर्म पानी के साथ मिश्रित करके एनीमा सिरिंज द्वारा मलाशय में उसका इन्जैक्शन लगाना जो अधिकतर बच्चो को लगाया जाता है।

Lubricating enema (लुब्रिकेटिंग एनीमा)— बवासीर के ऑपरेशन के बाद मल को मुलायम बनाने एवं मलद्वारीय नली को चिकना करने के लिए दिया जाने वाला एनीमा। मल के अड़ जाने पर भी लुब्रिकेटिंग एनीमा दिया जा सकता है जिसके दो घन्टे के बाद क्लीन्जिंग या सफाई करने वाला एनीमा दे दिया जाता है।

Medicinal enema (मेडीसिनल एनीमा)— ऐसा एनीमा जिसमें कोई औषधि मिला दी जाती है। यह मलाशय अथवा आँत के कुछ रोगों में या किसी औषधि के सार्वदैहिक प्रभाव के लिए औषधि के अवशोषण हेतु दिया जाता है।

Nutrient enema (न्यूट्रिएन्ट एनीमा)— पोषक तत्वों से युक्त एनीमा जिसे उस रोगी को दिया जाता है जो और किसी भी प्रकार से भोजन प्राप्त करने में असमर्थ होता है।

Retention enema (रिटैन्शन एनीमा)— यह कम आयतन वाला एनीमा होता है जिसे पोषण उपलब्ध कराने हेतु अथवा उपचार के लिए मलाशय में धारण किया जाता है।

Saline enema (सैलाइन एनीमा)— नॉर्मल सैलाइन के घोल अथवा गर्म पानी में मैग्नीशियम सल्फेट का एनीमा।

Soap and water enema (सोप एण्ड वाटर एनीमा)— गर्म पानी में घुले साबुन का दिया जाने वाला एनीमा।

Enemator (एनीमेटर)— एनीमा देने के लिए प्रयोग में लाया जाने वाला एक उपकरण।

Enemiasis (एनीमियेसिस)— एनीमा का प्रयोग करना।

Energetics (इनर्जेटिक्स)— शक्ति का वैज्ञानिक अध्ययन, ऊर्जाविज्ञान।

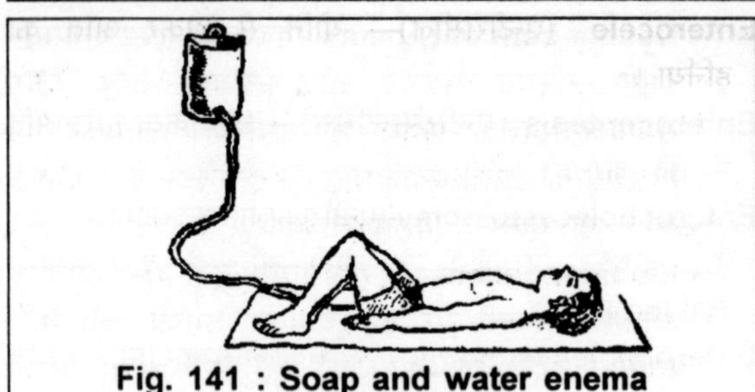

Fig. 141 : Soap and water enema
साबुन के पानी का एनीमा

Energizer (एनर्जाइज़र)— शक्ति प्रदान करने वाला।

Energy (इनर्जी)— शक्ति, ऊर्जा। कार्य करने की क्षमता।

Kinetic energy (काइनेटिक इनर्जी)— गतिज ऊर्जा।

Latent energy (लेटेन्ट इनर्जी)— प्रसुप्त या गुप्त ऊर्जा।

Nuclear energy (न्यूक्लियर इनर्जी)— नाभिकीय प्रतिक्रिया के दौरान उत्पन्न होने वाली शक्ति।

Nutritional energy (न्यूट्रीशनल इनर्जी)— पोषण द्वारा उत्पन्न ऊर्जा।

Potential energy (पोटेन्शियल इनर्जी)— शरीर में विद्यमान शक्ति जिसका समय पर उपभोग नहीं होता, स्थितिज ऊर्जा।

Radiant energy (रेडियन्ट इनर्जी)— प्रकाश किरणों में या अन्य किसी प्रकार के विकिरण में विद्यमान शक्ति विकिरण ऊर्जा।

Solar energy (सोलर इनर्जी)— सूर्यप्रकाश से उत्पन्न ऊर्जा

Enervation (इनर्वेशन)— 1. स्नायु-शक्ति की कमी अथवा स्नायु-दौर्बल्य 2. किसी तन्त्रिका को अलग कर देना अथवा उसे काट देना।

Enflagellation (एनफ्लेजिलेशन)— कशाभों की उत्पत्ति एवं उनका विकास।

Enflurane (एनफ्लूरेन)— एक अज्वलनशील एवं अविस्फोटक शक्तिशाली उड़नशील सांस के साथ खिंचकर अन्दर जाने वाला संज्ञाहारी।

Engagement (एन्गेजमैंट)— भ्रूण के सिर अथवा प्रस्तुति करने वाले भाग का उर्ध्व तंग श्रोणि मार्ग में प्रवेश कर जाना, आस्थिति।

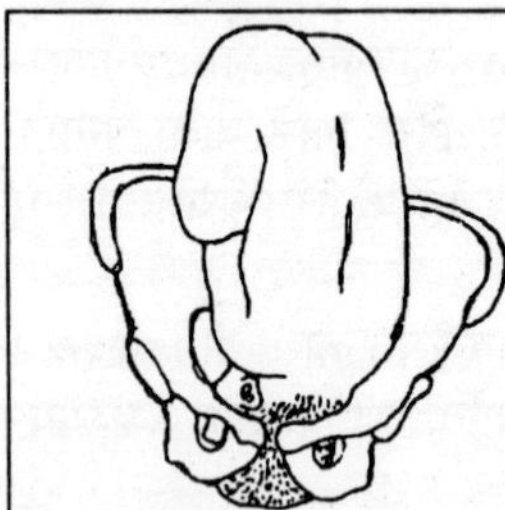

Fig. 142 : Engagement of the fetus
भ्रूण की आस्थिति

Engastrius (एनैस्ट्रियस)— एक द्विराक्षस जिसमें एक भ्रूण दूसरे के उदर में स्थित रहता है।

Englobe (एनग्लोब)— किसी गोलाकार काय द्वारा अन्तर्ग्रहण करना जैसे भक्षक-कोशिकाओं द्वारा जीवाणुओं को निगलना।

Engorged (एर्न्गोज़्ड)— किसी तरल जैसे रक्त के द्वारा फूला हुआ, रक्तसंकुल।

Engorgement (एनगोर्जमैंट)— अतिरक्तता। रक्त वाहिनियों का रक्ताधिक्य। द्रवों से फुलाव।

Engram (एनग्राम)— तन्त्रिका-तन्त्र की कोशिकाओं के जीवद्रव्य में किसी उद्दीपन अथवा अनुभव द्वारा छोड़ा गया कुछ अंश, छाप, चिन्ह।

Engraphia (एन्ग्रेफिया)— एक सिद्धान्त कि उद्दीपन स्नायु-तन्त्र की कोशिकाओं के जीवद्रव्य में अपने कुछ अंश (एनग्राम) छोड़ जाते हैं जो दुबारा उद्दीपन होने पर एक आदत बना देते है जो उद्दीपनों के समाप्त हो जाने पर बनी रहती है।

Enissophobia (एनिसोफोबिया)— समालोचना (नुक्ताचीनी होने) का भय।

Enkatarrhaphy (एन्केटैरैह्फी)— किसी संरचना के ऊपर इसके पास वाले ऊतकों को सीकर संरचना को दबा देने का ऑपरेशन।

Enkephalin (एन्केफेलिन)— Endorphin.

Enlargement (एनलार्जमैन्ट)— परिमाण में बढ़ना।

Enology, Oenology (इनोलॉजी)— शराब का वैज्ञानिक अध्ययन।

Enomania (इनोमैनिया)— एल्कोहॉलयुक्त पेय पदार्थों के लिए पागलपन, मद्योन्माद।

Enophthalmia (एनोफ्थैल्मिया)— Enophthalmos.

Enophthalmos (एनोफ्थैलमोस)— नेत्रगोलक का नेत्रगुहा के भीतर धंस जाना।

Enosimania (एनोसिमेनिया)— एक मानसिक अवस्था जिसमें रोगी अत्यधिक भयभीत (डरा हुआ) हो जाता है।

Enostosis (इनोस्टोसिस)— किसी हड्डी की गुहा में स्थित अर्बुद।

Enriched (एनरिच्ड)— अलग से किसी वस्तु को मिलाना जैसे भोजन के साथ विटामिन अथवा खनिजों को मिलाना।

Ensiform (एन्सिफोर्म)— तलवार के आकार की रचना, खड्गाकार, जीफॉयड या उरःपत्रक।

Ensisternum (एनसिस्टर्नम)— उरःपत्रक प्रवर्ध, उरोस्थि का सबसे निचला भाग।

Ensomphalus (एन्सोमफेलस)— दो भ्रूण जिनके शरीर आपस में पूर्णतया मिश्रित होते हैं परन्तु उनमें से प्रत्येक की अपनी नाभि एवं नाभि रज्जु होती है।

Enstrophe (एन्सट्रोफ)— भीतर की ओर घूम जाना।

E.N.T. (इ.एन.टी.)— कान, नाक, गला।

Entad (एन्टाड)— अन्दर अथवा केन्द्र की ओर।

Ental (एन्टल)—भीतर की ओर से सम्बन्धित, आन्तरिक, केन्द्रीय।

Entamebiasis (एन्टेमीबिएसिस)— एन्टेमीबा के संक्रमण द्वारा उत्पन्न रोग।

Entamoeba (एन्टेमीबा)— मानव की आँत में पाये जाने वाले अमीबा परीजीवियों का एक वंश। मनुष्य की आँत में इसकी सबसे अधिक पाई जाने वाली जाति एन्टेमीबा हिस्टोलाइटिका होती है।

Entasia (एन्टेसिया)— संकोचक अकड़न, तानिक-उद्वेष्ट।

Enteradenitis (एन्टीरेडीनाइटिस)— आँत की ग्रन्थियों की सूजन, आन्त्रग्रन्थिशोथ।

Enteral (एन्टेरल)—1. छोटी आँत से सम्बन्धित 2. छोटी आँत में स्थित।

Enteralgia (एन्टेरेल्जिया)— आँत में दर्द होना, आन्त्रशूल।

Enteramphalos (एन्टेरमफेलोस)— नाभि-हर्निया।

Enterdynia (एन्टरडाइनिया)— Enteralgia.

Enterectasia (एन्टैरैक्टेसिया)— छोटी आँत का विस्फारित हो जाना, आन्त्रविस्फार।

Enterectasis (एन्टीरैक्टेसिस)— Enterectasia.

Enterectomy (एन्टेरेक्टॉमी)— आँत के किसी भाग को काट कर निकाल देना, आन्त्रोच्छेदन।

Enterelcosis (एन्टेरेलकोसिस)— आँत में जख्म बन जाना, आन्त्रव्रणता।

Enteric (एन्ट्रिक)— छोटी आँत से सम्बन्धित, आन्त्रिक

Enteric-coated (एन्ट्रिक-कोटेड) — किसी विशेष यौगिक की तह चढ़ी हुई गोली अथवा कैप्सूल जो तब तक नहीं घुलता जब तक कि गोली या कैप्सूल छोटी आँत में पहुँचकर वहाँ पर द्रवों के सन्मुख अनावृत न हो जाय।

Enteric fever (एन्ट्रिक फीवर)— टाइफॉयड ज्वर, आन्त्रिक ज्वर।

Enteritis (एन्ट्राइटिस)— आँतों की विशेषकर छोटी आँत की सूजन, आन्त्रशोथ।

Entero-, Enter- (एन्टीरो-, एन्टर-)— आँतों के साथ किसी सम्बन्ध को प्रदर्शित करने वाला उपसर्ग।

Enteroanastomosis (एन्टीरोएनास्टोमोसिस)— आन्त्र सम्मिलन।

Enteroantigen (एन्टीरोएन्टिजन)— आँत से उत्पन्न होने वाला एक एन्टिजन।

Enterobacteriotherapy (एन्टीरोबैक्टीरियोथिरैपी)— आँत के जीवाणुओं से युक्त वैक्सीन द्वारा रोगों की चिकित्सा करना।

Enterobiasis (एन्टीरोबिएसिस)—सूत्रकृमियों (एन्टीरोबियस वर्मिकुलेरिस) द्वारा उत्पन्न संक्रमण, सूत्रकृमिरूग्णता।

Enterobiliary (एन्टीरोबिलियरी)— आँतों एवं पित्त वाहिनियों से सम्बन्धित।

Enterocele (एन्टीरोसील)— योनि से होकर आँत का हर्निया।

Enterocentesis (एन्टीरोसेन्टेसिस)— शल्यक्रिया द्वारा आँत में छेद करना।

Enterocholecystostomy (एन्टीरोकोलीसिस्टोस्टॉमी)— एक छिद्र बनाकर पित्ताशय एवं छोटी आँत के बीच सम्बन्ध स्थापित करना।

Enterocholecystotomy (एन्टीरोकोलीसिस्टोटॉमी)— आँत एवं पित्ताशय दोनों में चीरा लगाना।

Enterocidal (एन्टीरोसाइडल)— आँतों में रहने वाले परजीवियों को मारने वाला।

Enterocinesia (एन्टीरोसाइनीसिया)— क्रमांकुचन, आँत का गति करना।

Enterocinetic (एन्टीरोसाइनेटिक)— क्रमाकुंचन से सम्बन्धित अथवा उसे बढ़ावा देने वाला।

Enteroclysis (एन्टीरोक्लाइसिस)— आँत में किसी तरल का इन्जैक्शन लगाना।

Enterococcus (एन्टीरोकोकस)— मानव आँत में रहने वाला कोई भी स्ट्रैप्टोकोकस

Enterocoele (एन्टीरोसील)— उदरीय गुहा।

Enterocolectomy (एन्टीरोकोलेक्टॉमी)— इलियम, सीकम एवं आरोही कोलन को शल्यक्रिया द्वारा काटकर अलग कर देना।

Enterocolitis (एन्टीरोकोलाइटिस)— छोटी आँत एवं कोलन का शोथ, आन्त्रान्त्रशोथ।

Enterocolostomy (एन्टीरोकोलोस्टॉमी)— शल्यक्रिया द्वारा छोटी आँत को कोलन से जोड़ना। लघ्वांत्रबृहदांत्रसम्मिलन।

Enterocutaneous (एन्टीरोक्यूटेनियस)— त्वचा एवं आँत से अथवा इनके बीच स्थापित सम्बन्ध से सम्बन्धित।

Enterocyst (एन्टीरोसिस्ट)— आँत की दीवार में स्थित सुदम पुटी।

Enterocystocele (एन्टीरोसिस्टोसील)— मूत्राशय की दीवार एवं आँत का हर्निया।

Enterocystoma (एन्टीरोसिस्टोमा)— आँत की दीवार का पुटीय अर्बुद।

Enterocystoplasty (एन्टीरोसिस्टोप्लास्टी)—आँत के किसी भाग का प्रयोग करके प्लास्टिक सर्जरी द्वारा मूत्राशय को बढ़ाना।

Enterocyte (एन्टीरोसाइट)—आँत की एक उपकला-कोशिका।

Enterodynia (एन्टीरोडाइनिया)— आँत में दर्द होना, आंत्रशूल।

Enteroenterostomy (एन्टीरोएन्टेरोस्टॉमी) — आँत के दो खण्डों में जो लगातार नहीं होते, शल्यक्रिया द्वारा सम्बन्ध स्थापित करना; आन्त्रांत्रसम्मिलन।

Enteroepiplocele (एन्टीरोइपिप्लोसील)— छोटी आँत एवं वपा का हर्निया, आंत्रवपाहर्निया।

Enterogastric (एन्टीरोगैस्ट्रिक)— आँत एवं आमाशय सम्बन्धी।

Enterogastritis (एन्टीरोगैस्ट्राइटिस)— आन्त्र एवं आमाशय का शोथ, जठरांत्रशोथ।

Enterogastrone (एन्टीरोगैस्ट्रोन)— ग्रहणी या ड्योडिनम का एक हॉर्मोन जो आमाशय की गतिशीलता एवं उसके स्राव को कम करता है और इस प्रकार भोजन के आमाशय से ड्योडिनम में मुक्त होने को नियन्त्रित करता है।

Enterogenous (एन्टीरोजीनस)— छोटी आँत से उत्पन्न होने वाला, आन्त्रज।

Enterogram (एन्टीरोग्राम)— आँत की गतियों का अनुरेखण, आंत्र गतिलेख।

Enterograph (एन्टीरोग्राफ)— आँत की गतियों का अनुरेखण बनाने में प्रयुक्त एक यन्त्र।

Enterography (एन्टीरोग्राफी)— आँत की गतियों का एक अनुरेखण बनाना।

Enterohepatic (एन्टीरोहिपैटिक)— आँत एवं यकृत सम्बन्धी।

Enterohepatitis (एन्टीरोहिपैटाइटिस) — आँत एवं यकृत का शोथ।

Enterohepatocele (एन्टीरोहिपैटोसील)— नाभि-हर्निया जिसमें आँत तथा यकृत होता है।

Enterohydrocele (एन्टीरोहाइड्रोसील)—हाइड्रोसील जिसकी थैली में आँत का एक लूप या छल्ला होता है।

Enteroidea (एन्टीरोआयडिया)— आन्त्र-दण्डाणु (जीवाणु) द्वारा उत्पन्न आन्त्र-ज्वर जैसे टाइफॉयड ज्वर।

Enterokinesia (एन्टीरोकाइनीसिया)-- क्रमाकुंचन।

Enterokinesis (एन्टीरोकाइनेसिस)— Enterokinesia.

Enterokinetic (एन्टीरोकाइनेटिक)— क्रमाकुंचन सम्बन्धी अथवा उसे उत्तेजित करने वाला।

Enterolith (एन्टीरोलिथ)— आँत में पथरी, आंत्राश्मरी।

Enterolithiasis (एन्टीरोलिथिएसिस)—आँत में पथरियों का बनना अथवा उनका आँत में पाया जाना, आंत्राश्मरता।

Enterology (एन्टीरोलॉजी)— आँत का वैज्ञानिक अध्ययन, आंत्रविज्ञान।

Enterolysis (एन्टीरोलाइसिस)— शल्यक्रिया द्वारा आँत के आसंजनों या चिपकावों को अलग करना, आंत्रलयन।

Enteromegalia, Enteromegaly (एन्टीरोमेगैलिया, एन्टीरोमेगैली) — आँतों का बढ़ जाना, आंत्रवृद्धि।

Enteromenia (एन्टीरोमीनिया)— उन्मार्गी-आर्तव जिसमें मासिक धर्म के समय आँत से रक्तस्राव होता है।

Enteromerocele (एन्टीरोमीरोसील)— और्विक हर्निया।

Enterometer (एन्टीरोमीटर)— आँत के व्यास को मापने के लिए प्रयोग में लाया जाने वाला एक यन्त्र।

Enteromycosis (एन्टीरोमाइकोसिस)— आँत का कवक रोग, आंत्रकवकता।

Enteromyiasis (एन्टीरोमाइयासिस)— आँतों में मेगट (मक्खियों के लार्वा) की विद्यमानता से होने वाला रोग।

Enteron (एन्ट्रोन)— पाचन नली।

Enteroneuritis (एन्टीरोन्यूराइटिस)— आँत की तन्त्रिकाओं का शोथ, आंत्रतंत्रिकाशोथ।

Enteroparesis (एन्टीरोपैरेसिस)— आँतों की क्रमाकुंचन गतियों का कम हो जाना जिसके पश्चात् आँतों की दीवारें फैल जाती हैं।

Enteropathogen (एन्टीरोपैथोजन)— आँत के रोग को उत्पन्न करने वाला कोई भी सूक्ष्मजीव।

Enteropathogenesis (एन्टीरोपैथोजेनेसिस)— आँत के किसी भी रोग का उत्पन्न होना।

Enteropathy (एन्टीरोपैथी)— आँतों का कोई भी रोग, आंत्रविकृति।

Enteropexy (एन्टीरोपैक्सी)— शल्यक्रिया द्वारा आँत को उदर-भित्ति से स्थिर कर देना।

Enteroplasty (एन्टीरोप्लास्टी)— प्लास्टिक सर्जरी द्वारा आँत की मरम्मत करना, आंत्रसन्धान।

Enteroplegia (एन्टीरोप्लेजिया)— आँतों का पक्षाघात।

Enteroplex (एन्टीरोप्लैक्स)— आँतों के कटे हुए सिरों को जोड़ने वाला यन्त्र।

Enteroplexy (एन्टीरोप्लैक्सी)— आँत के विभाजित भागों को जोड़ना।

Enteroproctia (एन्टीरोप्रोक्टिया)— कृत्रिम गुदा से युक्त होने की अवस्था।

Enteroptosis (एन्टीरोप्टोसिस)— आँत का असामान्य रूप से नीचे की ओर विस्थापित हो जाना, आंत्रभ्रंश।

Enteroptotic (एन्टीरोप्टोटिक)— आँत के असामान्य रूप से नीचे की ओर विस्थापित हो जाने से सम्बन्धित अथवा उससे पीड़ित।

Enterorenal (एन्टीरोरीनल)— आँतों एवं वृक्कों दोनों से सम्बन्धित।

Enterorrhagia (एन्टीरोरैहजिया)— आँत से रक्तस्राव होना।

Enterorrhaphy (एन्टीरोरैहफी)— आँत के जख्म को, अथवा आँत को अन्य किसी रचना के साथ सीना, आंत्रसीवन।

Enterorrhexis (एन्टीरोरैह्क्सिस)— आँत का फट जाना।

Enteroscope (एन्टीरोस्कोप)— आँतों के भीतर का नेत्र-परीक्षण करने के लिए प्रयोग में लाया जाने वाला उपकरण, आंत्रदर्शी।

Enterosepsis (एन्टीरोसैप्सिस)— आँत में स्थित पदार्थों से पूतिता का उत्पन्न होना।

Enterospasm (एन्टीरोस्पाज़्म)— आँत में ऐंठन आना, आंत्र-उद्वेष्ट।

Enterostasis (एन्टीरोस्टेसिस)— आन्त्रीय स्थैतिकता जिसके

कारण भोजन को आँत से होकर गुजरने में देरी हो जाती है।

Enterostaxis (एन्टीरोस्टैक्सिस)— आँत की श्लेष्मिक कला से होकर धीरे-धीरे रक्तस्राव होना।

Enterostenosis (एन्टीरोस्टेनोसिस)— आँत का तंग होना, आंत्र संकुचन।

Enterostomy (एन्टीरोस्टॉमी)— शल्यक्रिया द्वारा उदर-भित्ति से होकर आँत में एक स्थायी छिद्र बनाना, आंत्रछिद्रीकरण।

Enterotome (एन्टीरोटोम)— आँतों में चीरा लगाने वाला एक यन्त्र, आंत्रछेदक।

Enterotomy (एन्टीरोटॉमी)— आँत में एक चीरा लगाना, आंत्रछेदन।

Enterotoxemia (एन्टीरोटॉक्सिमिया)— एक ऐसा रोग जिसमें आँत में पैदा हुए जीवविष रक्त में विद्यमान रहते हैं, आन्त्रजीवविषरक्तता।

Enterotoxication (एन्टीरोटॉक्सिकेशन)— आँत से त्याज्य संक्रमित पदार्थ के अवशोषित हो जाने के परिणामस्वरूप उत्पन्न रोग।

Enterotoxigenic (एन्टीरोटॉक्सिजेनिक)— आन्त्रजीवविष को उत्पन्न करने वाला, उससे उत्पन्न हुआ अथवा आन्त्रजीवविष की उत्पत्ति से सम्बन्धित।

Enterotoxin (एन्टीरोटॉक्सिन)— 1. आँत में स्थित पदार्थों में उत्पन्न होने वाला एक जीवविष, आंत्रजीवविष 2. आन्त्रीय श्लेष्मकला की कोशिकाओं के लिए विशिष्ट एक जीवविष 3. जीवाणु स्टैफिलोकॉकस द्वारा उत्पन्न एक बहिर्जीवविष जो भोजन विषाक्तता के लक्षण उत्पन्न करता है।

Enterotoxism (एन्टीरोटॉक्सिज़्म)— आँत में स्थित पदार्थों से जीवविषों का अवशोषण होना।

Enterotropic (एन्टीरोट्रॉपिक)— आँतों को प्रभावित करने वाला अथवा उनसे आकर्षित हुआ।

Enterovaginal (एन्टीरोवैजाइनल)— आन्त्र एवं योनि सम्बन्धी।

Enterovenous (एन्टीरोवीनस)— आँत एवं किसी शिरा की अवकाशिकाओं के बीच सम्बन्ध स्थापित करने वाला।

Enterovesical (एन्टीरोवैसाइकल)— आँत एवं मूत्राशय से सम्बन्धित अथवा इनके बीच सम्बन्ध स्थापित करने वाला।

Enterovirus (एन्टीरोवाइरस)— आँत को प्रभावित करने वाले विषाणु जो मल में विसर्जित हो जाते हैं, आंत्रविषाणु।

Enterozoic (एन्टीरोज़ोइक)— आँतों में रहने वाले परजीवियों से सम्बन्धित।

Enterozoon (एन्टीरोजून)— आँत में विद्यमान कोई जन्तु परजीवी, आंत्रपरजीवी।

Enthelmintha (एन्थेलमिन्था)— आन्त्रीय कृमि।

Entheomania (एन्थियोमैनिया)— धार्मिक उन्माद।

Enthesis (एन्थेसिस)— 1. किसी धात्विक अथवा अन्य निष्क्रिय (जिससे कोई हानि न होती हो) पदार्थ का शरीर के किसी दोष या विकृति का विरोहण (मरम्मत) करने में प्रयोग करना 2. किसी पेशी अथवा स्नायु का हड्डी के ऊपर संलग्न होने का स्थान।

Enthesitis (एन्थेसाइटिस)— किसी पेशी के किसी हड्डी पर निवेशित होने वाले स्थान का शोथ जिसकी तन्तुमयता से युक्त एवं कैल्सीकृत हो जाने की प्रवृत्ति होती है।

Enthesopathic (एन्थीसोपैथिक)— एन्थीसोपैथी को निर्दिष्ट करने वाला अथवा उसकी विशिष्टता से युक्त।

Enthesopathy (एन्थीसोपैथी)— पेशी कण्डराओं एवं लिगामैंटो के अस्थियों या सन्धि सम्पुट में निवेशन के स्थान पर उत्पन्न होने वाला एक रोग।

Enthetic (एन्थेटिक)— 1. एन्थेसिस सम्बन्धी। 2. बाहर से प्रविष्ट हुआ।

Enthetobiosis (एन्थीटोबायोसिस)— किसी यान्त्रिक रोप के ऊपर निर्भरता जैसे कृत्रिम हृदय-गतिप्रेरक के ऊपर निर्भर रहना।

Enthlasis (एन्थलेसिस)— खोपड़ी का विखण्डित अस्थिभंग जिसमें हड्डी के छोटे-छोटे टुकड़े होते हैं।

Entire (एनटायर)— लगातार चिकने किनारे वाला जिसमें गड्ढे या उभार नहीं होते।

Entity (एन्टाइटी)— किसी वस्तु की वास्तविक स्थिति।

Ento- (एन्टो-)— अन्दर या अन्दर की ओर का संकेत देने वाला उपसर्ग।

Entoblast (एन्टोब्लास्ट)— 1. अन्तर्जनस्तर 2. किसी कोशिका का उपकेन्द्रक

Entocele (एन्टोसील)— 1. आंतरिक हर्निया 2. किसी अंग का अन्दर की ओर विस्थापन।

Entochondrostosis (एन्टोकॉण्ड्रोस्टोसिस)— उपास्थि में अस्थि का विकसित होना।

Entochoroidea (एन्टोकोराइडिया)— रंजितपटल की भीतरी परत।

Entocornea (एन्टोकॉर्निया)— डेस्मेट की झिल्ली। कॉर्निया की आन्तरिक परत।

Entocranial (एन्टोक्रेनियल)— Endocranial.

Entocranium (एन्टोक्रेनियम)— Endocranium.

Entocyte (एन्टोसाइट)— अन्तःप्रद्रव्य। किसी कोशिका का बहिःप्रद्रव्य से घिरा हुआ आंतरिक भाग।

Entoderm (एन्टोडर्म)— किसी भ्रूण के तीन प्रारम्भिक जनन अस्तरों में से सबसे भीतर का जनन अस्तर जिससे ग्रसनी या गले की, श्वसन-पथ, पाचक-पथ, मूत्राशय, योनि एवं मूत्रमार्ग की उपकला विकसित होती है। अन्तःजनस्तर।

Entoected (एन्टोएक्टेड)— अन्दर से बाहर की ओर आने वाला।

Entome (एन्टोम)— मूत्रमार्ग के निकोचन को विभाजित करने वाला चाकू।

Entomion (एन्टोमियोन)— पार्श्विकास्थि के कर्णमूल कोण का छोर।

Entomology (एन्टोमोलॉजी)— जीव-विज्ञान की वह शाखा जिसका सम्बन्ध कीड़ों के अध्ययन से होता है, कीट-विज्ञान।

Entomophobia (एन्टोमोफोबिया)— कीड़ो का रोगोत्पादक भय।

Entophthalmia (एन्टोफ्थैल्मिया)— नेत्र-गोलक के आंतरिक भाग का शोथ।

Entophyte (एन्टोफाइट)— मानव शरीर में बसने वाला कोई भी वानस्पतिक परजीवी।

Entopic (एन्टोपिक)— प्राकृत या सामान्य स्थान पर उत्पन्न होने वाला अथवा वहाँ पर स्थित।

Entoplasm (एन्टोप्लाज़्म)— Endoplasm.

Entoptic (एन्टोप्टिक)— आँख के भीतर से सम्बन्धित, अन्तर्नेत्रीय।

Entoptoscopy (एन्टोप्टोस्कोपी)— आँख के भीतर का निरीक्षण करना।

Entoretina (एन्टोरेटिना)— रेटिना की भीतरी परत।

Entosarc (एन्टोसार्क)— Endosarc.

Entotic (एन्टोटिक)— 1. कान के भीतर से सम्बन्धित 2. कान के भीतर स्थित अथवा उत्पन्न होने वाला।

Entozoal (एन्टोज़ोअल)— जन्तु परजीवी से सम्बन्धित।

Entozoon, plural **entozoa** (एन्टोजून, बहुवचन एन्टोज़ोआ)—शरीर के आन्तरिक अंगों में रहने वाला एक जन्तु परजीवी, कृमि।

Entrainment (एन्ट्रेन्मैंट)— बाह्य उद्दीपक अथवा हृदय-गतिप्रेरक द्वारा हृदय की नियमित नियतकालिक गति पर नियन्त्रण।

Entropion (एन्ट्रोपियोन)—अन्दर की ओर बट जाना अथवा मुड़ जाना जैसे किसी आँख की पलक के किनारे का अन्दर की ओर मुड़ जाना, अन्तर्वर्त्मता।

Entropionize (एन्ट्रोपायोनाइज़)— अन्दर की ओर मोड़ कर सही करना।

Entropy (एन्ट्रोपी)— किसी संस्थान अथवा तन्त्र में स्थित शक्ति का वह भाग जिसे कार्य करने में प्रयोग में नहीं लाया जा सकता।

Enucleate (एन्यूक्लिएट)— पूर्णतया बाहर निकाल लेना जैसे नेत्र-गोलक को उसकी नेत्र-गुहा से बाहर निकाल लेना।

Enucleation (एन्यूक्लिएशन)— किसी अंग का अपनी सहारा देने वाली रचनाओं से प्रथक्करण जैसे नेत्र-गोलक का अपनी नेत्र-गुहा से अलग हो जाना।

Enucleator (एन्यूक्लिएटर)— किसी अर्बुद को अलग करने वाला यन्त्र।

Enuresis (एन्यूरेसिस)— अनैच्छिक मूत्रण, मूत्र की असंयति अथवा असंयत मूत्रता। यह निम्न दो प्रकार की हो सकती है–

Diurnal enuresis (डायुर्नल एन्यूरेसिस)— दिन में होने वाली असंयत मूत्रता।

Nocturnal enuresis (नोक्चुर्नल एन्यूरेसिस) — रात्रि में होने वाली असंयत मूत्रता।

Envelope (एनवेलप)— ऐसी रचना जो किसी रचना को अपने भीतर बन्द कर लेती है अथवा ढक लेती है, आवरण।

Envenomation (एनवीनोमेशन)— काटने से अथवा डंक मारने से विष का शरीर में प्रवेश करना।

Environment (एनवाइरोनमैंट)— किसी जीवधारी के जीवन, स्वास्थ्य एवं विकास को प्रभावित करने वाली बाह्य परिस्थितियाँ एवं प्रभाव; पर्यावरण, वातावरण।

Envy (एनवी)— ईर्ष्या।

Enzootic (एनज़ूटिक)— Endemic.

Enzygotic (एनज़ाइगोटिक)— एक ही डिम्ब से विकसित होने वाला।

Enzygotic twins (एनज़ाइगोटिक ट्विन्स)— एक डिम्ब से उत्पन्न होने वाले दो जुड़वाँ बच्चे।

Enzymatic (एनज़ाइमेटिक)— किसी एन्ज़ाइम से सम्बन्धित, उसके द्वारा उत्पन्न अथवा उसके समान प्रकृति वाला।

Enzyme (एन्ज़ाइम)— किसी कोशिका में उत्पन्न एक जटिल प्रोटीन जो किसी पदार्थ की, जिसके प्रति वह अक्सर विशेष रूप से कार्य करती है, रासायनिक प्रतिक्रिया को अपनी उत्प्रेरण क्रिया द्वारा बहुत तेज कर देने के सक्षम होती है। जिस पदार्थ पर एन्ज़ाइम द्वारा क्रिया होती है, उसे कार्यद्रव्य कहा जाता है। एन्ज़ाइम मुख्यतया निम्न प्रकार के होते हैं–

Amylolytic enzyme (एमाइलोलाइटिक एन्जाइम) — स्टार्च को शुगर में परिवर्तित होने की क्रिया को उत्प्रेरित करने वाला एन्जाइम।

Autolytic enzyme (ऑटोलाइटिक एन्जाइम)— स्वलयन (घुल जाना) या कोशिका पाचन करने वाला एन्ज़ाइम।

Bacterial enzyme (बैक्टीरियल एन्ज़ाइम)— जीवाणुओं द्वारा उत्पन्न एन्जाइम।

Coagulating enzyme (कोगुलेटिंग एन्जाइम)— घुलनशील प्रोटीनों को अघुलनशील प्रोटीनों में परिवर्तित होने की क्रिया में तेजी लाने वाला एक एन्ज़ाइम।

Deamidizing enzyme (डीएमीडाइजिंग एन्जाइम) — अमीनो अम्लों को अमोनिया यौगिकों में विभाजित करने वाला एक एन्ज़ाइम।

Decarboxylating enzyme (डीकार्बोक्सीलेटिंग एन्जाइम) — कार्बनिक अम्लों से कार्बन डाइऑक्साइड को अलग करने वाला एन्ज़ाइम जैसे कार्बोक्सीलेस।

Digestive enzyme (डाइजेशिव एन्जाइम) — पाचक नली में पाचन-क्रियाओं में भाग लेने वाला एक एन्ज़ाइम।

Extracellular enzyme (एक्सट्रासेल्युलर एन्ज़ाइम)— वह एन्ज़ाइम जो उस कोशिका से बाहर प्रभाव उत्पन्न करता है जिससे वह उत्पन्न हुआ है।

Fermenting enzyme (फर्मेन्टिंग एन्ज़ाइम)— जीवाणुओं अथवा यीस्ट द्वारा उत्पन्न एन्ज़ाइम जो पदार्थों विशेषकर कार्बोहाइड्रेट का किण्वन (खमीरण) करता है।

Glycolytic enzyme (ग्लाइकोलाइटिक एन्ज़ाइम) — शुगर के ऑक्सीकरण को उत्प्रेरित करने वाला एन्ज़ाइम।

Heat-stable enzyme (हीट-स्टेबल एन्जाइम) — ऐसा एन्जाइम जिस पर गर्मी का कोई प्रभाव नहीं होता।

Hydrolytic enzyme (हाइड्रोलाइटिक एन्जाइम)— जलअपघटन की क्रिया को तेज करने वाला एन्ज़ाइम।

Hydrolyzing enzyme (हाइड्रोलाइजिंग एन्जाइम)— Hydrolase.

Inhibitory enzyme (इन्हीबिटरी एन्ज़ाइम)— वह एन्ज़ाइम जो किसी रासायनिक प्रतिक्रिया को रोकता है।

Intracellular enzyme (इन्ट्रासेल्युलर एन्ज़ाइम)— उस कोशिका के भीतर कार्य करने वाला एक एन्ज़ाइम जो उसे उत्पन्न करती है।

Lipolytic enzyme (लाइपोलाइटिक एन्जाइम)— लाइपेस। वह एन्ज़ाइम जो वसाओं के जलअपघटन को उत्प्रेरित करता है।

Oxidizing enzyme (ऑक्सीडाइजिंग एन्ज़ाइम)— ऑक्सीडेस। आक्सीकर प्रतिक्रियाओं को उत्प्रेरित करने वाला एन्ज़ाइम।

Proteolytic enzyme (प्रोटीयोलाइटिक एन्ज़ाइम) — प्रोटीनों का पैप्टाइडों में परिवर्तन होने को उत्प्रेरित करने वाला एक एन्ज़ाइम।

Reducing enzyme (रिड्यूजिंग एन्ज़ाइम)— ऑक्सीजन को दूर करने वाला एन्ज़ाइम।

Respiratory enzyme (रैस्पीरेटरी एन्जाइम)— कोशिकाओं के भीतर कार्य करने वाला एवं ऑक्सीकर प्रतिक्रियाओं को उत्प्रेरित करने वाला एन्ज़ाइम जिससे शक्ति उत्पन्न होती है, जैसे साइटोक्रोम्स तथा फ्लैवोप्रोटीन।

Splitting enzyme (स्पलीटिंग एन्जाइम)— कोई भी एन्ज़ाइम जो किसी अणु के भाग को पृथक करने में सुविधा प्रदान करने का कार्य करता है।

Steatolytic enzyme (स्टीएटोलाइटिक एन्ज़ाइम) — लाइपोलाइटिक एन्ज़ाइम।

Transferring enzyme (ट्रान्सफरिंग एन्ज़ाइम)— ट्रान्सफिरेस। कोई भी एन्ज़ाइम जो एक अणु के दूसरे यौगिक पर पहुंचने में सुविधा प्रदान करता है।

Uricolytic enzyme (यूरिकोलाइटिक एन्जाइम) — वह एन्ज़ाइम जो यूरिक एसिड के यूरिया में परिवर्तित होने को उत्प्रेरित करता है।

Enzymic (एन्जाइमिक)— Enzymatic.

Enzymologist (एन्ज़ाइमोलॉजिस्ट)— एन्जाइम-विज्ञान का विशेषज्ञ।

Enzymology (एन्ज़ाइमोलॉजी)— एन्ज़ाइम तथा उनकी क्रियाओं का अध्ययन, एन्ज़ाइम-विज्ञान।

Enzymolysis (एन्ज़ाइमोलाइसिस)— किसी एन्ज़ाइम द्वारा उत्पन्न रासायनिक परिवर्तन अथवा अवखण्डन।

Enzymopathy (एन्ज़ाइमोपैथी)—किसी एन्ज़ाइम की दोषयुक्तता होने या उसकी कमी से उत्पन्न कोई भी रोग।

Enzymopenia (एन्ज़ाइमोपीनिया)— किसी एन्ज़ाइम की कमी होना।

Enzymuria (एन्जाइमूरिया)— मूत्र में एन्ज़ाइमों का पाया जाना।

Eosinoblast (इओसिनोब्लास्ट)—माइलोब्लास्ट। माइलोसाइट में विकसित होने वाली अस्थि मज्जा की एक कोशिका।

Eosinocyte (इओसिनोसाइट)— Eosinophil.

Eosinopenia (इओसिनोपीनिया)— रक्त में इओसिनोफिलो की असामान्य रूप से कमी होना।

Eosinophil (इओसिनोफिल)— एक कणिकीय श्वेत रक्त कोशिका जिसमें दो खण्ड वाला एक केन्द्रक होता है, दोनों खण्ड क्रोमैटिन के एक धागे से जुड़े होते हैं, इओसिनरागी।

Eosinophilia (इओसिनोफीलिया)— रक्त में अत्यधिक संख्या में इओसिनोफिलों का पाया जाना, इओसिनरागीकोशिकाबहुलता

Eosinophilic (इओसिनोफिलिक) — 1. इओसिनोफीलिया अथवा इओसिनोफिलों से सम्बन्धित 2. इओसिन से शीघ्र ही अभिरंजित होने वाला।

Eosinophilous (इओसिनोफिलस)—1. इओसिन से आसानी से अभिरंजित होने वाला। 2. इओसिनोफीलिया से पीड़ित व्यक्ति।

Eosinophiluria (इओसिनोफिलूरिया)—मूत्र में इओसिनोफिलो का पाया जाना।

Eosinotactic (इओसिनोटैक्टिक)— इओसिनोफिल कोशिकाओं का आकर्षित होना अथवा उनका दूर हट जाना।

Eosinotaxis (इओसिनोटैक्सिस)— किसी उद्दीपक की अनुक्रिया में इओसिनोफिलो में गति होना।

Eosophobia (इओसोफोबिया)— पौ फटने का विकृत भय।

Epactal (इपेक्टल)— सामान्य से अधिक संख्या का।

Epamniotic (इपएम्नियोटिक)— उल्व या भ्रूणावरण के ऊपर।

Eparterial (इपार्टीरियल)— किसी धमनी के ऊपर स्थित, अधिधमनीय।

Epaxial (इपैक्सियल)— किसी धुरी अथवा केन्द्र के ऊपर अथवा पीछे स्थित।

Epencephalon (इपैनसिफैलॉन)— Metencephalon.

Ependyma (इपेन्डाइमा)— प्रमस्तिष्क-निलयों एवं सुषुम्ना रज्जु की केन्द्रीय नली को आस्तरित करने वाली झिल्ली, आन्तरीय कला।

Ependymal (इपेन्डाइमल)— आन्तरीय कला से सम्बन्धित।

Ependymitis (इपेन्डाइमाइटिस)— आन्तरीयकला-शोथ।

Ependymoblast (इपेन्डाइमोब्लास्ट)— एक भ्रूणीय आन्तरीयकला-कोशिका, आंतरीयकलाप्रस्।

Ependymoblastoma (इपेन्डाइमोब्लास्टोमा)— केन्द्रीय तन्त्रिका-तन्त्र का एक तन्त्रिकाबन्ध-अर्बुद।

Ependymocyte (इपेन्डाइमोसाइट)— एक आन्तरीयकला-कोशिका।

Ependymoma (इपेन्डाइमोमा)— आन्तरीयकला-कोशिकाओं से उत्पन्न होने वाला एक अर्बुद, आन्तरीयकलार्बुद।

Ephebiatrics (इफीबियाट्रिक्स)— चिकित्सा-शास्त्र की वह शाखा जिसमें युवा व्यक्तियों के रोगों का अध्ययन किया जाता है।

Ephebic (इफेबिक)— यौवनावस्था से सम्बन्धित।

Ephebogenesis (इफीबोजेनेसिस)— यौवनारम्भ काल में शरीर में परिवर्तन उत्पन्न होना।

Ephebology (इफीबोलॉजी)— यौवनारम्भ का अध्ययन, यौवनविज्ञान।

Ephelis (इफेलिस)— Freckle.

Ephemeral (इफेमेरल)— कुछ ही समय के लिये रहने वाला, अल्पकालिक।

Ephialtes (एफिएल्ट्स)— दुःस्वप्न, बुरा सपना।

Ephidrosis (इफिड्रोसिस)— स्वेदाधिक्य, अत्यधिक पसीना आना। यह निम्न दो प्रकार का हो सकता है–

- **Ephidrosis cruenta** (इफिड्रोसिस क्रुएन्टा)— रक्त युक्त स्वेद, पसीने में खून आना।
- **Ephidrosis tincta** (इफिड्रोसिस टिंक्टा)— रंगीन पसीना।

Epi-, Ep- (इपि-, इप-)— उपसर्ग जिनका अर्थ ऊपर, के अतिरिक्त एवं बाद होता है।

Epiandrosterone (इपिएण्ड्रोस्टेरोन)— सामान्य मूत्र में कम मात्राओं में विसर्जित होने वाला एक पुर्ल्लिंगी हार्मोन।

Epiaxial (इपिएक्सियल)— अक्ष के ऊपर, अध्यक्षीय।

Epiblast (इपिब्लास्ट)— बहिर्जनास्तर। बीज-जनास्तर की कोशिकाओं की बाह्य परत, आद्यबहिर्जनास्तर।

Epiblastic (इपिब्लास्टिक)— आद्यबहिर्जनास्तर सम्बन्धी।

Epiblepharon (इपिब्लेफेरोन)— त्वचा की एक क्षैतिज तह जो आँख की ऊपरी अथवा निचली पलक के किनारे के आर-पार गुजरती है जिससे पलक के बाल भीतर की ओर आँख के विरुद्ध दब जाते हैं।

Epibulbar (इपिबल्बर)— नेत्रगोलक के ऊपर स्थित, अधिनेत्रगोलक।

Epicanthus (इपिकैन्थस)— त्वचा की एक लम्बरूप तह जो नाक के दोनों ओर होती है तथा भीतरी नेत्रकोण एवं मांसाकुर को ढके होती है, अधिनेत्रकोण।

Epicardia (इपिकार्डिया)— ग्रासनली का मध्यपट के नीचे से लेकर आमाशय तक का भाग जो लगभग 2 से.मी. लम्बा होता है, अधिहृद्।

Epicardial (इपिकार्डियल)— अधिहृद्अस्तर से सम्बन्धित।

Epicardium (इपिकार्डियम)— हृदयावरण या पैरीकार्डियम की भीतरी परत, अधिहृद्अस्तर।

Epichordal (इपिकॉर्डल)— आद्यपृष्ठवंश (भ्रूण का प्रारम्भिक मेरुदण्ड) के पीठ की ओर स्थित।

Epichorion (इपिकोरियोन)— अपरा की पतनिका का डिम्ब को ढकने वाला भाग।

Epicolic (इपिकोलिक)— बड़ी आँत के ऊपर स्थित उदर-तल, अधिबृहदांत्र।

Epicomus (इपिकोमस)— एक भ्रूण जिसके सिर से परजीवी-यमल जुड़ा होता है।

Epicondylalgia (इपिकॉण्डाइलेल्जिया)— प्रगण्डिका या ह्यूमेरस हड्डी के अधिस्थूलक के क्षेत्र में कोहनी के जोड़ में दर्द होना।

Epicondyle (इपिकॉण्डाइल)— किसी हड्डी पर इसके संधायक (जोड़ बनाने वाले) सिरे पर स्थूलक के ऊपर स्थित एक उत्सेध या उभार, अधिस्थूलक।

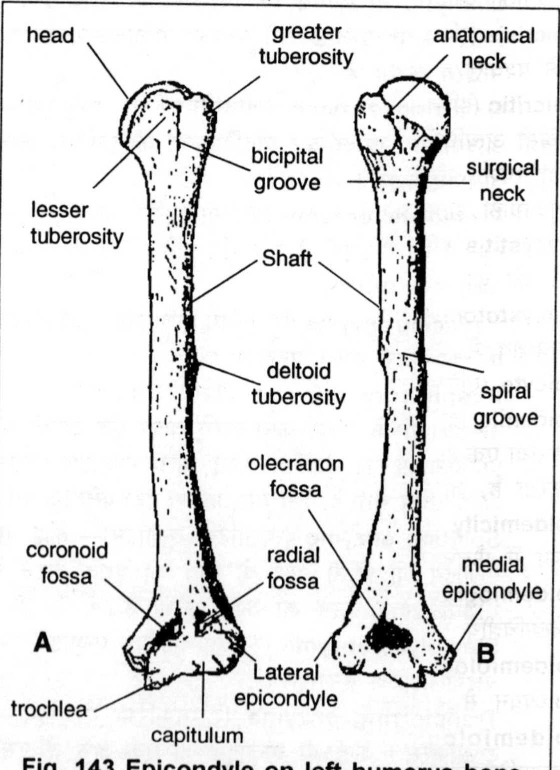

Fig. 143 Epicondyle on left humerus bone
बायीं प्रगण्डिका या ह्यूमेरस हड्डी पर अधिस्थूलक।

A-Anterior = अग्रज आकृति, B-Posterior = पश्चज आकृति
Head = शीर्ष, Greater tuberosity = वृहत गण्डक, Lesser

tuberosity = लघु गण्डक, Bicipital groove = द्विशिरस्कीय खातिका, Shaft = काण्ड, Deltoid tuberosity = त्रिकोणक गण्डक, Coronoid fossa = किरीटाकार खात, Trochlea = चक्रक, Capitulum = मुण्डक, Radial fossa = बहिःप्रकोष्ठिका-खात, Lateral epicondyle = पार्श्वीय अधिस्थूलक, Medial epicondyle = मध्यवर्ती अधिस्थूलक, Olecranon fossa = कूर्पर खात, Spiral groove = सर्पिल खातिका, Surgical neck = शल्यक्रियात्मक ग्रीवा, Anatomical neck = शरीररचनात्मक ग्रीवा।

Epicondyli (इपिकॉण्डाइली)— Epicondyle का बहुवचन।

Epicondylic (इपिकॉण्डाइलिक)— अधिस्थूलक से सम्बन्धित।

Epicondylitis (इपिकॉण्डाइलाइटिस)— किसी अधिस्थूलक का शोथ।

Epicondylus (इपिकॉण्डाइलस)— Epicondyle.

Epicoracoid (इपिकोराकॉयड)— असंतुण्ड प्रवर्ध के ऊपर।

Epicranial (इपिक्रेनियल)— कपाल के ऊपर स्थित, अधिकपाल।

Epicranium (इपिक्रेनियम)— कपाल को ढकने वाली कोमल रचनाओं को सामूहिक रूप से अधिकपाल कहा जाता है।

Epicrisis (इपिक्राइसिस)— किसी रोग की प्रारम्भिक संकटावस्था के पश्चात् होने वाला द्वितीयक संकट, सूक्ष्मसंवेदन।

Epicritic (इपिक्राइटिक)— 1. किसी संकट से सम्बन्धित 2. किसी अत्यधिक संवेदनशीलता से सम्बन्धित जैसे त्वचा की जो स्पर्श अथवा तापमान की सूक्ष्म भिन्नताओं के प्रति सूक्ष्मग्राही होती है, सूक्ष्मसंवेदी।

Epicystitis (इपिसिस्टाइटिस)— मूत्राशय के ऊपर स्थित ऊतकों का शोथ।

Epicystotomy (इपिसिस्टोटॉमी)— जघन-संधानक के ऊपर मूत्राशय में चीरा लगाना।

Epicyte (एपिसाइट)— कोशिका कला।

Epidemic (इपिडेमिक)— ऐसा रोग जो शीघ्रता से फैलता है तथा एक ही क्षेत्र के बहुत से लोगों पर एक साथ आक्रमण करता है, जानपदिक।

Epidemicity (इपिडेमिसिटी)— किसी रोग का जानपदिक रूप में फैलना।

Epidemiography (इपिडेमियोग्राफी)— जानपदिक रोगों का लेखाचित्रीय वर्णन।

Epidemiologic (इपिडीमियोलॉजिक)— जानपदिकों के अध्ययन से सम्बन्धित, जानपदिक-रोगविज्ञान सम्बन्धी।

Epidemiologist (इपिडीमियोलॉजिस्ट)— जानपदिकरोगविज्ञानी।

Epidemiology (इपिडीमियोलॉजी)—जानपदिक-रोगविज्ञान, जानपदिक रोगों का वैज्ञानिक अध्ययन।

Epiderm, Epiderma (इपिडर्म, इपिडर्मा)— बाह्यत्वचा।

Epidermal, Epidermic (इपिडर्मल, इपिडर्मिक)— बाह्यत्वचा से सम्बन्धित।

Epidermalization (इपिडर्मालाइज़ेशन)— शल्कीय इतरविकसन।

Epidermatoplasty (इपिडर्मेटोप्लास्टी)— बाह्यत्वचा के, उसके नीचे स्थित अन्तस्त्वचा या कोरियम सहित टुकड़े लेकर उनसे निरोपण करना।

Epidermic (इपिडर्मिक)— बाह्यत्वचा सम्बन्धी।

Epidermidalization (इपिडर्मीडेलाइज़ेशन)— बाह्यत्वचा-कोशिकाओं का श्लेष्मिक कोशिकाओं से विकसित होना।

Epidermidosis (इपिडर्मिडोसिस)— बाह्यत्वचा का कोई भी रोग।

Epidermis (इपिडर्मिस)— उपत्वचा या क्यूटिकल। त्वचा की रक्त वाहिनियों से रहित बाह्य परत, बाह्यत्वचा।

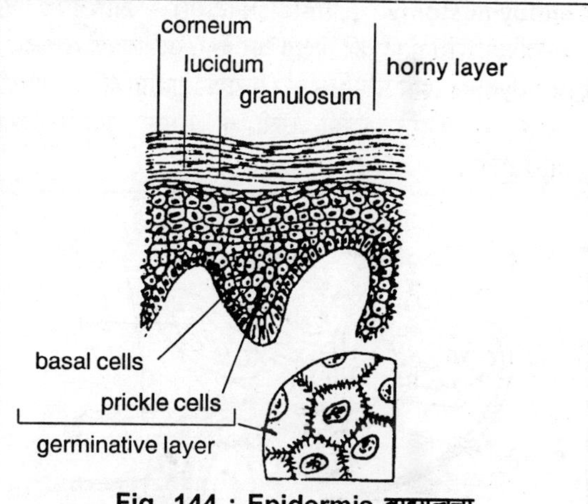

Fig. 144 : Epidermis बाह्यत्वचा

Horny layer = श्रृंगी परत, Stratum corneum = शल्की अस्तर, Stratum lucidum or clear layer = स्वच्छ अस्तर, Stratum granulosum = कणिकामय अस्तर, Germinative layer = अकुंरक परत, Basal cells = आधारी कोशिकाएँ, Prickle cells = शूक कोशिकाएँ।

Epidermitis (इपिडर्माइटिस)— बाह्यत्वचा का शोथ।

Epidermization (इपिडर्माइजेशन)—त्वचा निरोपण।

Epidermodysplasia verruciformis (इपिडर्मोडिसप्लेसिया वेरूसिफोर्मिस)— किसी विषाणु द्वारा सम्पूर्ण शरीर में अधिमाँसों का उगना।

Epidermoid (इपिडर्मायड)— 1. बाह्यत्वचा से मिलता-जुलता, बाह्यत्वचाभ 2. बाह्यत्वचा से उत्पन्न होने वाला अर्बुद।

Epidermolysis (इपिडर्मोलाइसिस)— बाह्यत्वचा का ढीला होना तथा स्वतः अथवा शरीर के किसी स्थान पर रगड़ लग जाने से छाले या फफोले बन जाना, बाह्यत्वचालयन।

Epidermoma (इपिडर्मोमा)— बाह्यत्वचा की एक अतिवृद्धि, अधिचर्मार्बुद।

Epidermomycosis (इपिडर्मोमाइकोसिस)— किसी कवक द्वारा उत्पन्न त्वचा का रोग।

Epidermophyton (इपिडर्मोफाइटोन)— कवकों का एक वंश जो त्वचा एवं नाखूनों को आक्रमित करता है, बालों को नहीं।

Epidermophytosis (इपिडर्मोफाइटोसिस)— कवकों के वंश इपिडर्मोफाइटोन की किसी जाति के संक्रमण द्वारा उत्पन्न रोग।

Epidermosis (इपिडर्मोसिस)— बाह्यत्वचा का कोई भी रोग।

Epidermotropism (इपिडर्मोट्रॉपिज़्म)— बाह्यत्वचा की ओर गति होना।

Epididymal (इपिडीडाइमल)— इपिडीडिमिस से सम्बन्धित, अधिवृषण सम्बन्धी।

Epididymectomy (इपिडीडाइमेक्टॉमी)— अधिवृषण को शल्यक्रिया द्वारा काट कर अलग कर देना, अधिवृषण-उच्छेदन।

Epididymis (इपिडीडिमिस)— प्रत्येक शुक्रग्रन्थि के पिछले किनारे से संलग्न, लम्बी रस्सी के समान एक संरचना; अधिवृषण।

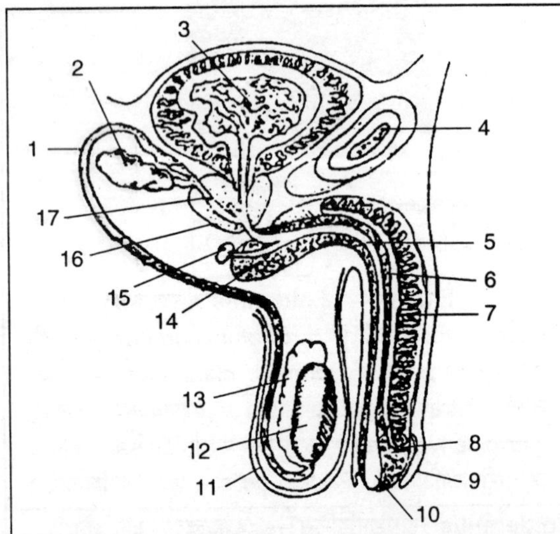

Fig. 145 A Epididymis associated with other male internal genital organs अन्य पुरुष आन्तरिक जननांगों से सम्बद्ध इपीडीडिमिस

1. Vas deferens = शुक्रवाहिनी, 2. Seminal vesicles = शुक्राशय, 3. Cavity of the urinary bladder=मूत्राशय की गुहा, 4. Symphysis pubis = जघन सन्धानक, 5. Urethra = मूत्रमार्ग, 6. Corpus spongiosum = कार्पस स्पान्जियोसम, 7. Corpus cavernosum = कार्पस कैवरनोसम, 8. Glans penis = शिश्नमुण्ड, 9. Prepuce = शिश्नमुण्डच्छद, 10. Urethral dilatation=मूत्रमार्गीय विस्फारण, 11. Scrotum = वृषण या अण्डकोष, 12. Testis = शुक्रग्रन्थि, 13. Epididymis = इपीडीडिमिस, 14. Dilation of corpus spongiosum=कार्पस स्पान्जियोसम का विस्फारण, 15. Cowper's gland=काउपर ग्रन्थि, 16. Prostate gland = प्रोस्टेट ग्रन्थि, 17. Ejaculatory duct = स्खलनीय वाहिनी।

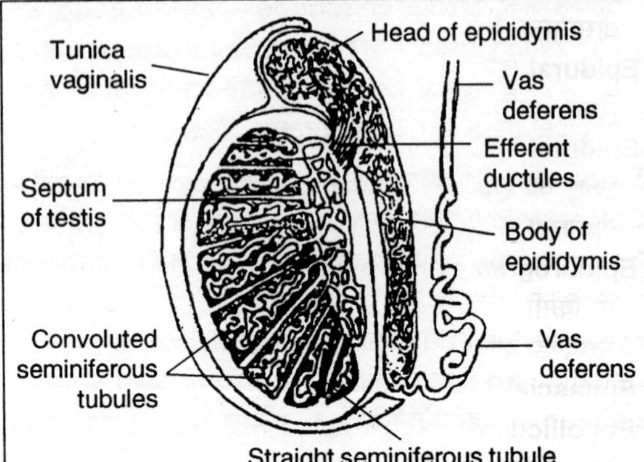

Fig. 145 B Longitudinal section of a testis
किसी शुक्रग्रन्थि की अनुलम्ब काट

Head of epididymis = इपीडीडिमिस का सिर, Tunica vaginalis = ट्यूनिका वैजाइनालिस, Septum of testis = शुक्रग्रन्थि का पट, Convoluted seminiferous tubules = कुण्डलित शुक्रजनक नलिकाएँ, Straight seminiferous tubules = सीधी शुक्रजनक नलिकाएँ, Vas deferens = शुक्र-वाहिनी या शुक्रवाहिका, Body of epididymis = इपीडीडिमिस का काय, Efferent ductules = अपवाही अति सूक्ष्म नलिकाएं।

Epididymitis (इपिडीडिमाइटिस)— अधिवृषण का शोथ।

Epididymodeferentectomy (इपिडीडिमोडिफ्रेन्टेक्टॉमी) — अधिवृषण एवं शुक्रवाहिका को शल्य-क्रिया द्वारा काट कर अलग कर देना।

Epididymodeferential (इपिडीडिमोडिफ्रेन्शियल)— अधिवृषण एवं शुक्रवाहिका दोनों से सम्बन्धित।

Epididymography (इपिडीडिमोग्राफी)— किसी भेदक माध्यम को प्रविष्ट करने के पश्चात् अधिवृषण का एक्स-रे परीक्षण करना।

Epididymo-orchitis (इपिडीडिमोआर्काइटिस)— अधिवृषण एवं शुक्रग्रन्थि दोनों की सूजन, अधिवृषण-वृषणशोथ।

Epididymoplasty (इपिडीडिमोप्लास्टी)— इपिडीडिमिस की शल्य-क्रिया द्वारा मरम्मत करना, अधिवृषणसंधान।

Epididymotomy (इपिडीडिमोटॉमी)— अधिवृषण में चीरा लगाना, अधिवृषणछेदन।

Epididymovasectomy (इपिडीडिमोवासेक्टॉमी)— इपिडीडिमिस एवं शुक्र-वाहिनी को शल्य-क्रिया द्वारा काटकर अलग कर देना।

Epididymovasostomy (इपिडीडिमोवेसोस्टॉमी)— अधिवृषण एवं शुक्रवाहिका के बीच शल्यक्रिया द्वारा सम्मिलन।

Epididymovesiculography (इपिडीडिमोवेसीकुलोग्राफी) — किसी भेदक माध्यम को प्रविष्ट करने के पश्चात् अधिवृषण एवं शुक्राशय का एक्स-रे परीक्षण करना।

Epidosis (इपिडोसिस)— शरीर के किसी भी भाग की असामान्य वृद्धि, गुल्मता।

Epidural (इपिड्यूरल)— दृढ़तानिका या ड्यूरा मेटर के ऊपर स्थित, अधिदृढ़तानिका।

Epidural space (इपिड्यूरल स्पेस)— मस्तिष्क एवं सुषुम्ना रज्जु के ड्यूरा मेटर के बाहर का स्थान, अधिदृढ़तानिका अवकाश।

Epidurography (इपिड्यूरोग्राफी)— अधिदृढ़तानिका अवकाश में किसी रेडियो-अपारदर्शक पदार्थ का इन्जैक्शन लगाकर मेरूदण्ड का एक्स-रे परीक्षण करना।

Epifascial (इपिफेशियल)— किसी प्रावरणी के ऊपर।

Epifolliculitis (इपिफॉलिकुलाइटिस)— खोपड़ी के रोम कूपों का शोथ, अधिरोमकूपशोथ।

Epigaster (इपिगैस्टर)— पश्च-आन्त्र। भ्रूण की एक संरचना जो बड़ी आँत में विकसित होती है।

Epigastralgia (इपिगैस्ट्रेल्जिया)— अधिजठर में दर्द होना, अधिजठरशूल।

Epigastric (इपिगैस्ट्रिक)— अधिजठर सम्बन्धी, अधिजठरीय।

Epigastric reflex (इपिगैस्ट्रिक रिफ्लैक्स)— अधिजठरीय प्रदेश की त्वचा को खरोंचने पर रैक्टस एब्डोमिनिस पेशी के ऊपरी भाग में सकुंचन होना, अधिजठरीय प्रतिवर्त।

Epigastrium (इपिगैस्ट्रियम)— उदर का ऊपरी एवं बीच का उरपत्रक के आस-पास का भाग, अधिजठर।

Epigastrius (इपिगैस्ट्रियस)— असमान संयुक्त जुड़वां बच्चे, छोटा बच्चा अधिजठरीय प्रदेश में बड़े से जुड़ा होता है।

Epigastrocele (इपिगैस्ट्रोसील)— अधिजठर में हर्निया।

Epigastrorrhaphy (इपिगैस्ट्रोरैह्फी)— अधिजठर-क्षेत्र में किसी उदरीय व्रण को सीना।

Epigenesis (इपिजेनेसिस)— एक सिद्धान्त कि किसी प्राणी के अंगों का विकास कोशिकाओं के उपयोग द्वारा साधारण रचनाओं के धीरे-धीरे जटिल रचनाओं में विकसित होने की क्रिया से होता है।

Epiglottic (इपिग्लोटिक)— Epiglottidean.

Epiglottidean (इपिग्लोटिडीयन)— कण्ठच्छद से सम्बन्धित।

Epiglottidectomy (इपिग्लोटिडेक्टॉमी)— कण्ठच्छद को शल्यक्रिया द्वारा काट कर अलग कर देना, कण्ठच्छद-उच्छेदन।

Epiglottiditis (इपिग्लोटिडाइटिस)— कण्ठच्छद का शोथ।

Epiglottis (इपिग्लोटिस)— पतली ढक्कन के समान उपास्थि की एक संरचना जो निगलते समय स्वरयन्त्र के द्वार को ढक लेती है और इस प्रकार भोजन को वायु मार्ग में जाने से रोकती है, कण्ठच्छद।

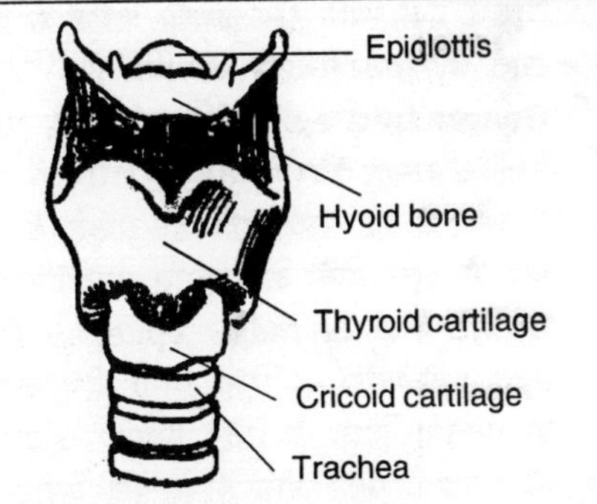

Fig. 146 : Epiglottis कण्ठच्छद

Hyoid bone = कण्ठिका अस्थि, Thyroid cartilage = अवटु उपास्थि, Cricoid cartilage = मुद्रिकाभ उपास्थि, Trachea = श्वासप्रणाल।

Epiglottitis (इपिग्लोटाइटिस)— कण्ठच्छद का शोथ।

Epignathus (इपिग्नेथस)— असमान जुड़वाँ बच्चे, छोटा बच्चा निचले जबड़े पर बड़े से जुड़ा होता है।

Epihyal (इपिहॉयल)— कण्ठिका चाप के ऊपर।

Epihyoid (इपिहॉयड)— कण्ठिका अस्थि के ऊपर।

Epikeratoprosthesis (इपीकैरेटोप्रोस्थेसिस)— इपीथीलियम को पुनःस्थापित करने के लिए कॉर्निया के आधारक ऊतक से संलग्न एक कान्टैक्ट लैन्स।

Epilamellar (इपीलैमीलर)— आधारी कला के ऊपर।

Epilate (एपिलेट)— जड़ से बालों को अलग करना।

Epilating (एपिलेटिंग)— बाल अलग कर देने वाला केशोन्मूलक।

Epilation (एपिलेशन)— बालों का जड़ से अलग होना, केशोन्मूलन।

Epilatory (एपिलेटरी)— बालों को अलग करने से सम्बन्धित अथवा जो बालों को अलग करता है, केशोन्मूलक।

Epilemma (एपिलेमा)— Endoneurium.

Epilepsia partialis continua (एपिलेप्सिया पार्शियालिस कन्टीनुआ)— शरीर के किसी सीमित भाग में निरन्तर आक्षेप या झटके आना जो कुछ घण्टों से लेकर कुछ दिनों तक रहते हैं। सतत आंशिक अपस्मार।

Epilepsy (एपिलेप्सी)— मस्तिष्क के कार्य में बारम्बार दौरे के रूप में प्रकट होने वाला विकार जिसमें कुछ ही काल के लिए बेहोशी हो जाती है और साथ ही आक्षेप (झटके) आने लगते हैं या झटके नहीं भी आते, जिनके अधिकतर मामलों के कारण का पता नहीं रहता; अपस्मार; मिर्गी रोग। अपस्मार निम्न प्रकार का होता है–

Cursive epilepsy (कर्सिव एपिलेप्सी) — ऐसा अपस्मार जिसमें रोगी भागता है।

Focal epilepsy (फोकल एपिलेप्सी)— ऐसा अपस्मार

जिसमें एक स्थान पर अथवा शरीर के एक ओर झटके आते हैं, विकारस्थानी अपस्मार।

Generalized epilepsy (जनरलाइज्ड एपिलेप्सी) — ऐसा अपस्मार जिसमें सम्पूर्ण शरीर में झटके आते हैं, वे शुरू से ही सार्वदैहिक हो सकते हैं अथवा स्थानीय रूप से शुरू होने के पश्चात् सार्वदैहिक हो जाते हैं।

Grand mal or major epilepsy (ग्राण्ड माल या मेजर एपिलेप्सी) — ऐसा मिर्गी रोग जो एक पूर्वाभास के पश्चात् होता है और जिसमें अचानक ही बेहोशी हो जाती है और शीघ्र ही सम्पूर्ण शरीर में झटके आने लगते हैं, गुरु अपस्मार, उग्र अपस्मार।

Idopathic epilepsy (इडियोपैथिक एपिलेप्सी)— ऐसा अपस्मार जिसके कारण का पता नहीं होता, अज्ञात-हेतुक अपस्मार।

Jacksonian epilepsy (जैक्सोनियन एपिलेप्सी)— ऐसा अपस्मार जिसमें शरीर के एक ओर की पेशियों के किसी वर्ग में आक्षेप या झटके आने शुरू हो जाते हैं जो बाद में पूरे शरीर में फैल जाते हैं, जैक्सोनी अपस्मार।

Myoclonic epilepsy (मायोक्लोनिक एपिलेप्सी)—एक धीरे-धीरे बढ़ने वाला आनुवंशिक अपस्मार जो बचपन में शुरू होता है जिसमें कुछ पेशियों विशेषकर भुजाओं की पेशियों में दौरों के बीच अवमोटनीय (बारम्बार संकुचित होना एवं शिथिल होना) संकुचन उत्पन्न होते हैं, पेशी-अवमोटनी अपस्मार।

Nocturnal epilepsy (नोक्चुरनल एपिलेप्सी)— केवल नींद के समय होने वाला अपस्मार जिसके लक्षण ग्राण्ड माल एपिलेप्सी के लक्षणों के समान होते हैं।

Petit mal or minor epilepsy (पेटिट माल या माइनर एपिलेप्सी)— ऐसा अपस्मार जो विशेषकर बच्चों में होता है जिसमें आक्षेप नहीं आते अर्थात् शरीर में झटके नहीं लगते बल्कि अचानक कुछ समय के लिए बेहोशी हो जाती है, लघु अपस्मार।

Photogenic epilepsy (फोटोजेनिक एपिलेप्सी)— आँख में बार-बार रोशनी की चमक पड़ने से उत्पन्न मिर्गी के दौरे।

Post-traumatic epilepsy (पोस्ट-ट्रॉमेटिक एपिलेप्सी)— सिर में चोट लग जाने के पश्चात् बार-बार होने वाले आक्षेप।

Reflex epilepsy (रिफ्लैक्स एपिलेप्सी)— संवेदी उद्दीपनों की अनुक्रिया में उत्पन्न होने वाले अपस्मार के आक्षेप, प्रतिवर्त अपस्मार।

Sensory epilepsy (सेन्सरी एपिलेप्सी)— अपस्मार जिसमें दृष्टि, गन्ध अथवा स्वाद विभ्रम उत्पन्न हो जाते हैं।

Temporal lobe epilepsy (टैम्पोरल लोब एपिलेप्सी)— मस्तिष्क की शंख-पाली के रोग के कारण होने वाला अपस्मार जिसमें रोगी अपने होश में नहीं रहता तथा उसका व्यवहार बदल जाता है एवं वह असामाजिक कार्य करने लगता है।

Tonic epilepsy (टॉनिक एपिलेप्सी)— इस प्रकार के अपस्मार के आक्षेप जिसमें सारा शरीर कठोर हो जाता है।

Epileptic (एपिलेप्टिक)—1. अपस्मार से सम्बन्धित, अपस्मारक 2. अपस्मार या मिर्गी रोग से पीड़ित व्यक्ति, अपस्मारग्रस्त।

Epileptiform (इपिलेप्टीफोर्म)—अपस्मार के समान, मिर्गीरूपी।

Epileptogenic, Epileptogenous (एपिलेप्टोजेनिक, एपिलेप्टोजीनस)— अपस्मार के जैसे आक्षेपों को उत्पन्न करने वाला, अपस्मारजनक।

Epileptoid (एपिलेप्टॉयड)— अपस्मार के समान, अपस्मार या मिर्गी रोग से मिलता-जुलता, अपस्माराम।

Epileptology (एपिलेप्टोलॉजी) — मिर्गी रोग का अध्ययन, अपस्मार-विज्ञान।

Epilesional (एपिलीज़नल)— किसी विक्षति की सतह पर उत्पन्न होने वाला अथवा उस पर प्रविष्ट किया गया।

Epiloia (इपीलोइया)— कन्दिल काठिन्य।

Epilose (एपिलोस)— केशहीन, गंजा।

Epimandibular (इपिमैन्डीबुलर)— निचले जबड़े के ऊपर स्थित।

Epimastical (एपिमैस्टिकल)— लगातार बढ़ता जाने वाला जब तक दाने नहीं निकल आते जैसे कोई ज्वर।

Epimenorrhagia (इपिमेनोरैह्जिया)— मासिक धर्म का बार-बार एवं अधिकता से होना।

Epimenorrhea (इपिमेनोरिह्या)— मासिक धर्म का असामान्य रूप से बार-बार होना, लघुचक्रीआर्तव।

Epimorphosis (इपिमोर्फोसिस)— किसी जीव के किसी भाग की कटी हुई सतह पर वृद्धि होने से उसका पुनर्जनन होना।

Epimysiotomy (इपीमाइसियोटॉमी)— किसी पेशी के आवरण को चीर देना, परिपेशिकाछेदन।

Epimysium (इपिमाइसियम)—कंकाल-पेशी के सबसे बाहर चारों ओर से घेरे रहने वाला संयोजी ऊतक का आवरण, परिपेशिका।

Epinephrine (इपिनेफ्रीन)— एड्रीनालीन। एड्रीनल ग्रन्थि के मेडुला से स्रवित होने वाला एक हार्मोन जो अनुकम्पी तन्त्रिका-तन्त्र का एक प्रबल उद्दीपक है, शक्तिशाली वाहिकादाबवर्धी, वाहिका-संकीर्णक, रक्त दाब को बढ़ाने वाला, हृद्-पेशी को उत्तेजित करने वाला, हृदय-गति को बढ़ाने वाला, हृदय-निकास को बढ़ाने वाला तथा श्वसनिका-विस्फारक होता है।

Epinephrinemia (इपिनेफ्रीनीमिया)— रक्त में इपिनेफ्रीन की विद्यमानता।

Epinephritis (इपिनेफ्राइटिस)— अधिवृक्क अथवा एड्रीनल ग्रन्थि का शोथ, अधिवृक्कग्रन्थिशोथ।

Epinephroma (इपिनेफ्रोमा)— वृक्क या गुर्दे का वसार्बुद के समान अर्बुद।

Epinephros (इपिनेफ्रोस)— अधिवृक्क ग्रन्थि या एड्रीनल गलैण्ड।

Epineural (इपिन्यूरल)— किसी तन्त्रिका-चाप के ऊपर स्थित।

Epineurial (इपिन्यूरियल)— इपिन्यूरियम या किसी तन्त्रिका के संयोजी ऊतक के आवरण से सम्बन्धित।

Epineurium (इपिन्यूरियम)— किसी तन्त्रिका का संयोजी ऊतक का आच्छद, परितंत्रिकाकला।

Epiotic (इपियोटिक)— कान के ऊपर स्थित, अधिकर्णक।

Epipastic (इपिपेस्टिक)— छिड़कने वाले पाउडर के समान प्रयोग में लाया जाने वाला।

Epipericardial (इपिपैरीकार्डियल)— हृदयावरण या पैरीकार्डियम के ऊपर।

Epipharynx (इपिफेरिंक्स)— ग्रसनी का नासिका वाला भाग।

Epiphenomenon (इपिफीनोमेनन)— किसी रोग की अवधि में अपवाद स्वरूप अथवा आकस्मिक किसी लक्षण का उत्पन्न हो जाना जिसका उस रोग से कोई सम्बन्ध नहीं होता।

Epiphora (इपिफोरा)— अश्रुओं के अत्यधिक मात्रा में उत्पन्न होने अथवा अश्रु-वाहिनी में अवरोध उत्पन्न हो जाने के कारण अश्रुओं का अत्यधिक बहना, अश्रुप्रवाह।

Epiphrenic, Epiphrenal (इपिफ्रेनिक, इपिफ्रेनल)— मध्यपट या डायाफ्राम के ऊपर या इससे ऊपर।

Epiphylaxis (इपिफाइलैक्सिस)— शरीर की रक्षक शक्तियों का बढ़ना।

Epiphyseal (इपिफाइज़ियल)— अधिवर्ध सम्बन्धी अथवा अधिवर्ध की प्रकृति वाला, अधिवर्धी।

Epiphyseolysis (इपिफाइज़ियोलाइसिस)— किसी अधिवर्ध का अलग होना।

Epiphyseopathy (इपिफाइज़ियोपैथी)— किसी अधिवर्ध का कोई भी रोग।

Epiphysial (इपिफाइज़ियल)— Epiphyseal.

Epiphysiodesis (इपिफाइज़ियोडेसिस)— 1. अधिवर्ध का अस्थिवर्ध या अस्थिकाण्ड के साथ कालपूर्व संयोजन जिसके परिणाम स्वरूप अस्थिल वृद्धि रुक जाती है। 2. ऑपरेशन द्वारा अधिवर्ध या इपिफाइसिस को आंशिक अथवा पूर्ण रूप से नष्ट कर देना।

Epiphysis (इपिफाइसिस)— 1. किसी लम्बी हड्डी का सिरा जो काण्ड की अपेक्षा चौड़ा होता है तथा काण्ड से एक उपास्थि-चक्र द्वारा पृथक रहता है। 2. किसी हड्डी का वह भाग जो अस्थिभवन के किसी द्वितीयक केन्द्र से बना होता है जो साधारणतया लम्बी हड्डियों के सिरों पर अथवा चपटी हड्डियों के किनारों पर पाया जाता है। अधिवर्ध। देखें चित्र 116।

Epiphysitis (इपिफाइज़ाइटिस) — किसी अधिवर्ध अथवा अधिवर्ध को किसी लम्बी हड्डी के काण्ड से जोड़ने वाली उपास्थि का शोथ, अधिवर्धशोथ।

Epipial (इपिपीयल)— मृदुतानिका या पाया मेटर से ऊपर अथवा उसके ऊपर स्थित।

Epiplocele (इपिप्लोसील)— हर्निया जिसमें वपा या औमेन्टम होता है।

Epiploenterocele (इपिप्लोएण्ट्रोसील)— हर्निया जिसमें वपा तथा आँत होती है, वपा-आंत्र-हर्निया।

Epiploic (इपिप्लोइक)— वपा से सम्बन्धित।

Epiploic foramen (इपिप्लोइक फोरामैन)— पर्युदर्या अथवा पेरीटोनियम की बड़ी एवं छोटी गुहाओं के बीच स्थित छिद्र।

Epiploitis (इपिप्लोआइटिस)— वपा का शोथ।

Epiplomerocele (इपिप्लोमेरोसील)— वपा से युक्त औवीं हार्निया।

Epiplomphalocele (इपिप्लोम्फैलोसील)— नाभि-हर्निया जिसमें वपा या औमेन्टस होता है।

Epiploon (इपिप्लून)— वपा या औमेन्टम

Epiplopexy (इपिप्लोपैक्सी)— औमेन्टम को अग्र उदर-भित्ति के साथ सी देना, वपापर्युदर्यासीवन।

Epiplorrhaphy (इपिप्लौरैह्फी)— औमेन्टम की सिलाई करना।

Epiplosarcomphalocele (इपिप्लोसार्कोम्फैलोसील)— Epiplomphalocele.

Epiploscheocele (इपिप्लोस्कियोसील)— वृषण-हर्निया जिसमें औमेन्टम होता है।

Epipygus (इपिपाइगस)— नितम्बों से जुड़ी रहने वाली एक अतिरिक्त भुजा।

Episclera (इपिस्क्लेरा)— आँख के श्वेतपटल की सबसे बाहर की परत, अधिश्वेतपटल।

Episcleral (इपिस्क्लेरल)—1. अधिश्वेतपटल सम्बन्धी 2. आँख के श्वेतपटल के ऊपर स्थित।

Episcleritis (इपिस्क्लेराइटिस)— अधिश्वेतपटल का शोथ।

Episioelytrorrhaphy (इपिज़ियोएलाइट्रौरैह्फी)— योनि एवं भग को सी कर तंग बनाना।

Episioperineoplasty (इपिज़ियोपैरीनियोप्लास्टी)— प्लास्टिक सर्जरी द्वारा भग एवं मूलाधार की मरम्मत करना।

Episioperineorrhaphy (इपिज़ियोपेरीनियोरैह्फी)— भग एवं मूलाधार की सिलाई करना, भगमूलाधारसीवन।

Episioplasty (इपिज़ियोप्लास्टी)— भग की प्लास्टिक सर्जरी, भगसंधान।

Episiorrhaphy (इपिज़ियोरैह्फी)— 1. वृहत् भगोष्ठों को सीना 2. फटे हुए मूलाधार की सिलाई करना।

Episiostenosis (इपिज़ियोस्टेनोसिस)— भग छिद्र का तंग होना, भगद्वारसंकीर्णता।

Episiotomy (इपिज़ियोटॉमी)— प्रसव को आसान बनाने एवं मूलाधार को फटने से रोकने के लिए प्रसव की द्वितीय अवस्था के अन्त में मूलाधार एवं योनि में एक चीरा लगाना, भगच्छेदन।

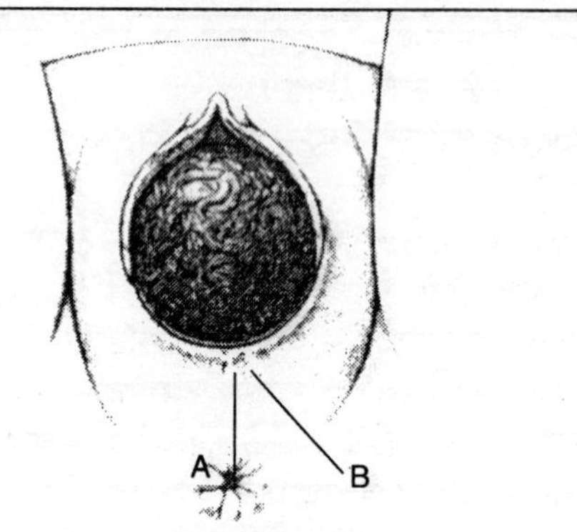

Fig. 147 : Episiotomy भगच्छेदन
(A) Median incision = मध्यस्थ चीरा
(B) Mediolateral incision = मध्यस्थ-पार्श्वीय चीरा

Episode (एपीसोड)— घटना या प्रसंग।

Epispadias (एपिस्पेडियास)— जन्मजात मूत्रमार्ग का शिश्न के पृष्ठ पर कहीं भी खुला होना, अधिमूत्रमार्ग।

Epispastic (इपिस्पेस्टिक)— स्फोटक, छाला बनाने वाला।

Epispinal (इपिस्पाइनल)— मेरु-दण्ड या सुषुम्ना रज्जु के ऊपर।

Episplenitis (इपिस्लीनाइटिस)— प्लीहा के सम्पुट का शोथ।

Epistasis (इपिस्टेसिस)— किसी भी स्राव का रुक जाना।

Epistasy (इपिस्टेसी)— Epistasis.

Epistatic (इपिस्टेटिक)— किसी स्राव के रुक जाने से सम्बन्धित।

Epistaxis (एपिस्टैक्सिस)— नक्सीर, नाक से खून बहना।

Epistemophilia (इपिस्टीमोफीलिया)— ज्ञान प्राप्त करने में रुचि।

Episternal (इपिस्टर्नल)— उरोस्थि या स्टर्नम के ऊपर स्थित।

Episternum (इपिस्टर्नम)— उरोस्थि या स्टर्नम का ऊपरी भाग, अधिउरोस्थिखण्ड।

Epistropheus (इपीस्ट्रोफियस)— Axis.

Epitendineum (इपिटेन्डीनियम)— कण्डरा को चारों ओर से ढकने वाला एक तन्तु-आवरण।

Epitenon (इपिटैनॉन)— Epitendineum.

Epithalamus (इपिथैलेमस)— मस्तिष्क के आन्तर अग्रमस्तिष्क का चेतक के ठीक उर्ध्व एवं पश्च में स्थित सबसे ऊपर का भाग जिसके अन्तर्गत पीनियल पिण्ड, समपार्श्व पट्टिकाएँ, पट्टिका तथा पट्टिका-संयोजिका आते हैं। अधिचेतक।

Epithalaxia (इपिथैलेक्सिया)— उपकला का विशेषकर आँत की उपकला का उखड़ना।

Epithelia (इपिथीलिया)—Epithelium का बहुवचन।

Epithelial (इपिथीलियल)— उपकला से सम्बन्धित अथवा उससे बना हुआ, उपकलापरक।

Epithelial casts (इपीथीलियल कास्ट्स)— वृक्कीय नलिकाओं के आकार में ढली हुई एकत्रित उखड़ी हुई वृककीय उपकला-कोशिकाएँ।

Epithelial cells (इपीथीलियल सैल्स)— एक झिल्ली जिसे बेसमेन्ट मेम्ब्रेन कहते हैं, के ऊपर स्थित आपस में सटी हुई, अनियमित आकार वाली जिनमें एक ही केन्द्रक होता है एवं रोमयुक्त अथवा रोम रहित कोशिकाएँ।

Epithelialization (इपिथीलियालाइज़ेशन)— किसी जख्म के ऊपर उपकला की वृद्धि हो जाने से जख्म का भर जाना।

Epithelialize (इपीथीलियालाइज)— उपकला द्वारा ढकना।

Epitheliitis (इपीथिलाइटिस)— उपकला का शोथ।

Epithelioblastoma (इपीथीलियोब्लास्टोमा)— उपकला-कोशिका का एक अर्बुद, उपकलाप्रसूअर्बुद।

Epitheliofibril (इपीथीलियोफाइब्रिल)— Tonofibril.

Epitheliogenic, Epitheliogenetic (इपीथीलियोजेनिक, इपीथीलियोजेनेटिक)— उपकला की वृद्धि से उत्पन्न होने वाला, उपकलाजनक।

Epithelioglandular (इपीथीलियोग्लैण्डुलर)— किसी ग्रन्थि की उपकला-कोशिकाओं से सम्बन्धित।

Epithelioid (इपीथीलियॉड)— उपकला से मिलता-जुलता, उपकलाभ।

Epitheliolysis (इपीथीलियोलाइसिस)— इपीथीलियोलाइसिन द्वारा उपकला-कोशिकाओं का नष्ट होना, उपकलालयन।

Epitheliolytic (इपीथीलियोलाइटिक)— उपकला के लिए विनाशकारी।

Epithelioma (इपीथीलियोमा)— दुर्दम उपकलार्बुद।

Epitheliomatous (इपीथीलियोमेटस)— किसी दुर्दम उपकलार्बुद से सम्बन्धित।

Epitheliopathy (इपीथीलियोपैथी)— उपकला का कोई भी रोग।

Epitheliosis (इपीथीलियोसिस) — नेत्रश्लेष्मला-उपकला का रोहों में वृद्धि करना।

Epitheliotropic (इपीथीलियोट्रॉपिक)— उपकला के प्रति आकर्षित।

Epithelium (इपीथीलियम)— उपकला। शरीर की आन्तरिक एवं बाह्य सतहों को ढकने वाली, वाहिकाओं, वाहिनियों, नलिकाओं तथा छोटी गुहाओं की सतहों को आस्तरित करने वाली एवं ग्रन्थियों को बनाने वाली कोशिकाओं की परत।

इसमें विभिन्न आकार की कोशिकाएँ होती हैं जो बहुत थोड़े से अंतराकोशिका पदार्थ द्वारा आपस में सटी होती हैं। कोशिकाएँ एक झिल्ली पर स्थित होती हैं जिसे बेसमेन्ट मेम्ब्रेन कहते हैं। उपकला के कार्य रक्षा, अवशोषण, स्रवण, विसर्जन, परिवहन, संवेदी अभिग्रहण तथा स्नेहन आदि हैं। इसे कोशिकाओं की आकृति एवं परतों की संख्या के आधार पर निम्न भागों में विभाजित किया गया है–

Ciliated epithelium (सिलिएटेड इपीथीलियम)— ऐसी उपकला जिसके स्वतन्त्र सिरे पर हिलते हुए बालों के समान उभार होते हैं, रोमक उपकला।

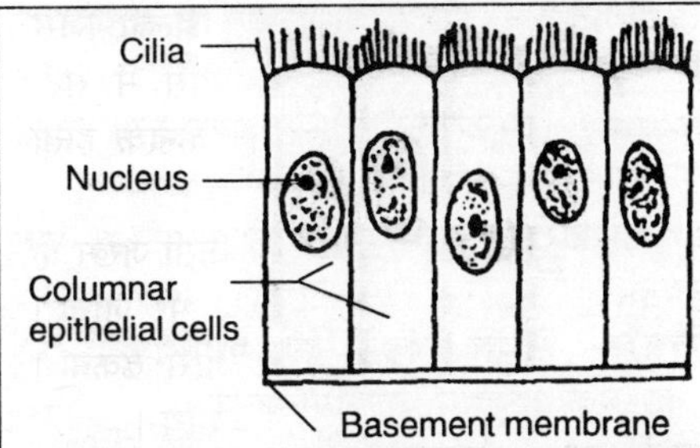

Fig. 148-I Ciliated epithelium रोमक उपकला

Cilia = रोमक, Nucleus = केन्द्रक, Columnar epithelial cells = स्तम्भाकार उपकला-कोशिकाएँ, Basement membrane = आधारक कला

Columnar epithelium (कौल्यूमनर इपीथीलियम) — खम्भों के आकार की कोशिकाओं से युक्त उपकला या इपीथीलियम, स्तम्भाकार उपकला।

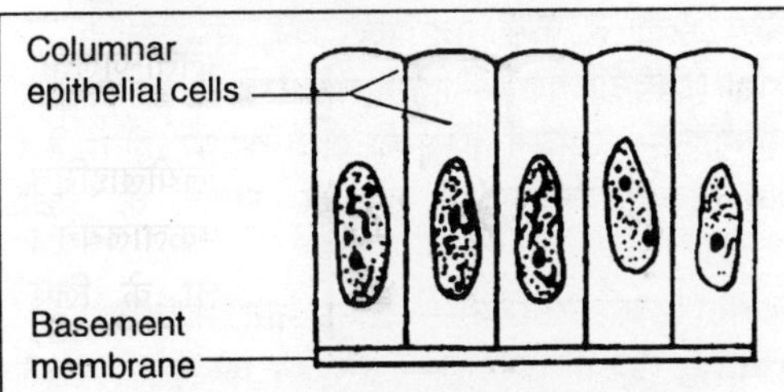

Fig. 148-II Columnar epithelium स्तम्भाकार उपकला

Columnar epithelial cells = स्तम्भाकार उपकला -कोशिकाएँ, Basement membrane = आधारक कला।

Cuboidal epithelium (क्यूबॉयडल इपीथीलियम) — घनाकार कोशिकाओं से युक्त इपीथीलियम, घनाकार उपकला।

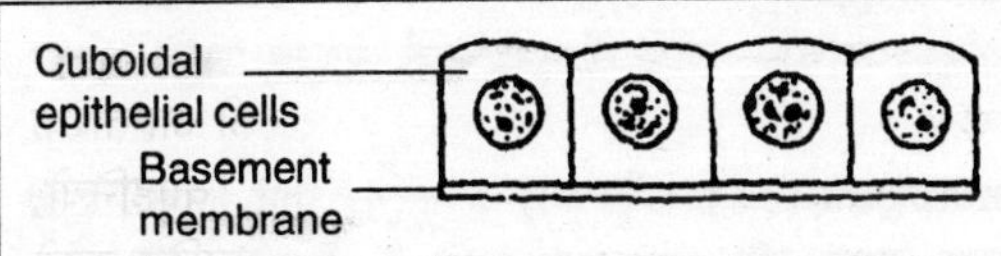

Fig.148-III Cuboidal epithelium घनाकार या घनाभ उपकला

Cuboidal epithelial cells = घनाभ उपकला-कोशिकाएँ, Basement membrane = आधारक कला।

Germinal epithelium (जर्मिनल इपीथीलियम) — भ्रूण की मोटी पैरीटोनियम की इपीथीलियम जिससे शुक्रग्रन्थियों की शुक्रजनक नलिकाएँ तथा डिम्बग्रन्थि की सतह की परत बनती है।

Glandular epithelium (ग्लैण्डुलर इपीथीलियम) — स्रावी कोशिकाओं से युक्त इपीथीलियम।

Pigmented epithelium (पिग्मैन्टेड इपीथीलियम) — इपीथीलियम जिसमें वर्णक कणिकाएँ होती हैं।

Pseudostratified epithelium (स्यूडोस्ट्रेटीफाइड इपीथीलियम)— इपीथीलियम जिसमें कोशिकाओं के आधार बेसमेन्ट मेम्ब्रेन पर स्थित होते हैं परन्तु कोशिकाओं में से कुछ के दूरस्थ सिरे सतह तक नहीं पहुँचते। कोशिकाओं के केन्द्रक विभिन्न स्तरों पर स्थित होते हैं जिससे इपीथीलियम आस्तरित अर्थात् बहुपरतीय प्रतीत होती है, मिथ्या स्तरित उपकला।

Simple epithelium (सिम्पिल इपीथीलियम)— कोशिकाओं की एक परत से बनी उपकला।

Squamous epithelium (स्क्वामस इपीथीलियम)— ऐसी इपीथीलियम जिसमें प्लेट के समान चपटी कोशिकाएँ होती हैं, शल्की उपकला।

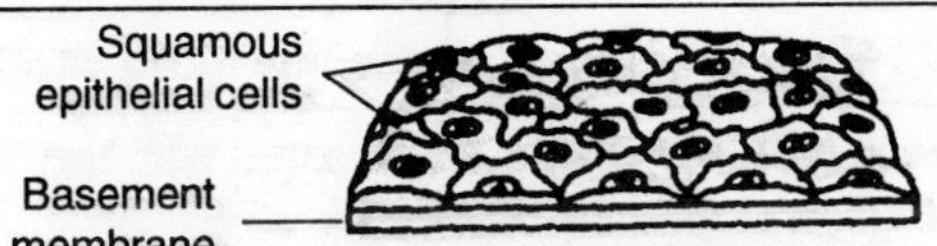

Fig. 148-IV Squamous epithelium शल्की उपकला

Squamous epithelial cells = शल्की उपकला-कोशिकाएँ, Basement membrane = आधारक कला

Stratified epithelium (स्ट्रेटीफाइड इपीथीलियम) — कोशिकाओं की एक से अधिक परत से बनने वाली इपीथीलियम, स्तरित उपकला।

Stratified squamous epithelium (स्ट्रेटीफाइड स्क्वामस इपीथीलियम)— चपटी कोशिकाओं की एक से अधिक परतों से बनी इपीथीलियम, स्तरित शल्की उपकला।

Transitional epithelium (ट्रान्ज़ीशनल इपीथीलियम)— खोखले अंगों को आस्तरित करने वाली एक प्रकार की स्तरित उपकला जिसकी कोशिकाएँ उन अंगों में होने वाले यान्त्रिक परिवर्तनों जैसे फैलना एवं संकुचित होना, के प्रति अपने को समायोजित करने वाली होती है; परिवर्ती उपकला।

Epithelization (इपीथीलाइज़ेशन)— Epithelialization.

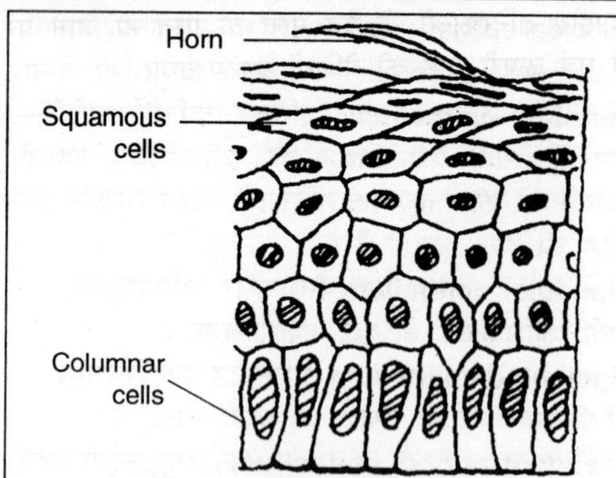

Fig. 148-V Stratified squamous epithelium (स्तरित शल्की उपकला)

Horn = श्रृंग, Squamous cells = शल्की कोशिकाएँ, Columnar cells = स्तम्भाकार कोशिकाएँ

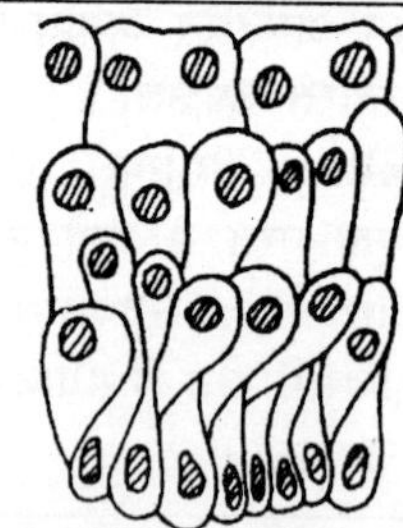

Fig. 148-VI Transitional epithelium परिवर्ती उपकला

Epithem (एपीथेम)— बाह्य रूप में प्रयुक्त कोई वस्तु जैसे कोई पुल्टिस परन्तु कोई प्लास्टर या मरहम नहीं।

Epithesis (एपीथेसिस)—किसी विकृति या विरूपता को शल्य-क्रिया द्वारा ठीक करना।

Epithet (एपीथेट)— विशिष्टताओं के अनुरूप नाम।

Epitrichial (इपीट्राइकियल)— अधिरोमस्तर अथवा भ्रूण की बाह्यत्वचा की उपरिस्थ परतों से सम्बन्धित।

Epitrichium (इपीट्राइकियम)— भ्रूण की बाह्यत्वचा की उपरिस्थ परतें, अधिरोमस्तर।

Epitrochlea (इपीट्रॉक्लिया)— ह्यूमेरस हड्डी का भीतरी स्थूलक (कॉण्डाइल)

Epitrochlear (इपीट्रॉक्लियर)— ह्यूमेरस हड्डी के भीतरी स्थूलक से सम्बन्धित।

Epitympanic (इपीटिम्पैनिक)—मध्यकर्ण-गुहा से ऊपर अथवा इसके ऊपरी भाग में।

Epitympanum (इपीटिम्पेनम)— कर्णपटह से ऊपर का क्षेत्र।

Epityphlitis (इपीटिफ्लाइटिस)— उण्डुक या अन्धान्त्र के चारों ओर के ऊतक का शोथ।

Epizoic (इपीज़ोइक)— त्वचा पर परजीवी के रूप में रहने वाला।

Epizoon, plural Epizoa (इपीजून, बहुवचन इपीजुआ) — शरीर की सतह पर रहने वाला एक जन्तु परजीवी।

Eponychia (इपोनिकीया)— नाखून की समीपस्थ तह का संक्रमण।

Eponychium (एपोनीकियम)— 1. भ्रूण की शृंगी बाह्यत्वचा जिससे नाखून का विकास होता है। 2. नाखून को चारों ओर से घेरने वाली बाह्यत्वचा।

Eponym (एपोनिम)— किसी व्यक्ति विशेष के नाम से रखा गया किसी रोग, अंग, कार्य अथवा स्थान आदि का नाम जैसे हॉजकिन का रोग; आधारनाम।

Eponymic (इपोनिमिक)— किसी आधारनाम से सम्बन्धित, आधारनामी।

Epoophorectomy (इपूफोरेक्टॉमी)— शल्यक्रिया द्वारा पराडिम्बग्रन्थि को अलग कर देना।

Epoophoron (इपूफोरोन)— डिम्बग्रन्थि से सम्बन्धित एक अवशेषी संरचना।

Epulis (इपुलिस)— निचले जबड़े की पर्यस्थिकला या अस्थ्यावरण का एक तन्तुमय सार्कोमा-अर्बुद।

Epulosis (इपुलोसिस)— क्षतांकन, विरोहण। खुरन्ट बनने से ज़ख्म का भरना।

Epulotic (इपुलोटिक)—विरोहण प्रवर्तक, खुरन्ट बनने को प्रोत्साहन देने वाला।

Equation (इक्वेशन)— दो भागों के बीच समानता की एक अभिव्यक्ति, समीकरण।

Equator (इक्वेटर)— किसी गोलाकार पिण्ड के चारों ओर खींची जाने वाली एक काल्पनिक रेखा जो उसके ध्रुवों के बीचों बीच होती है जैसे नेत्रगोलक की, मध्यरेखा।

Equatorial (इक्वेटोरियल)— किसी मध्यरेखा से सम्बन्धित।

Equi- (इक्वाइ-)— उपसर्ग जिसका अर्थ बराबर होता है।

Equiaxial (इक्वाऐक्सियल)— एक ही लम्बाई के अक्षों वाला।

Equicaloric (इक्वीकैलोरिक)— ऊष्मा मान में बराबर।

Equilibrating (इक्वीलिब्रेटिंग)— सन्तुलन को बनाये रखने वाला।

Equilibration (इक्वीलिब्रेशन)— सन्तुलन को बनाये रखना।

Equilibrium (इक्वीलिब्रियम)— सन्तुलन, साम्यावस्था।

Equimolar (इक्वीमोलर)— बराबर की संख्या के मोलों से युक्त या एक-सी मोलारिटी वाले जैसे दो या दो से अधिक पदार्थ।

Equimolecular (इक्वीमोलीकुलर)— बराबर की संख्या के अणुओं से युक्त।

Equine (इक्वाइन)— घोड़े से सम्बन्धित अथवा उससे उत्पन्न, अश्वीय।

Equinovalgus (इक्वीनोवैल्गास)— मुद्‌गर पाद जिसमें एड़ी एवं पाद बाहर की ओर घूम जाते हैं जिससे रोगी पाद के भीतर की ओर के सहारे चलता है, बहिर्नतपाद

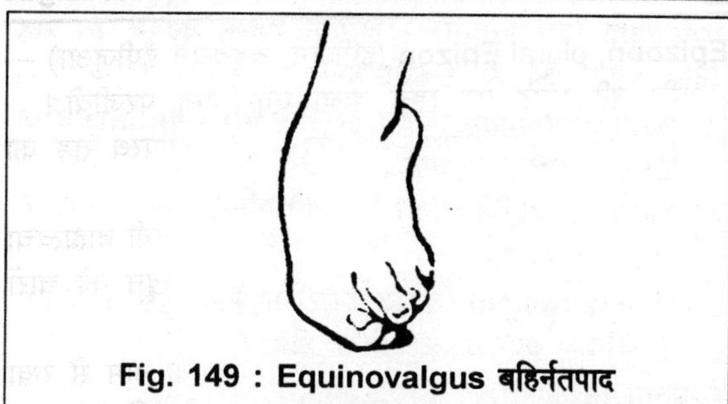

Fig. 149 : Equinovalgus बहिर्नतपाद

Equinovarus (इक्वीनोवेरस)— मुदगर पाद जिसमें एड़ी और पाद भीतर की ओर मुड़ जाते हैं जिससे रोगी पाद के बाहर की ओर के सहारे चलता है, अन्तर्नतपाद।

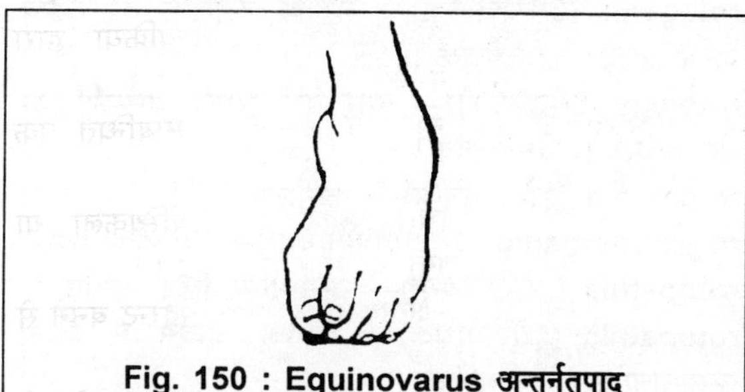

Fig. 150 : Equinovarus अन्तर्नतपाद

Equipotential (इक्वाइपोटेन्शियल)— बराबर शक्ति वाले।

Equitoxic (इक्वीटॉक्सिक)—बराबर की विषाक्तता वाला।

Equivalence (इक्वाइवैलेन्स)— तुल्य होने का गुण।

Equivalent (इक्वाइवैलेन्ट)— शक्ति अथवा मूल्य में बराबर, तुल्य, समान।

Equulosis (एक्यूलोसिस)— एक सपूय सन्धिशोथ, श्लेषककलाशोथ एवं आन्त्रशोथ जिससे कभी-कभी वृक्कों में विद्रधियाँ (फोड़े) बन जाती हैं।

Eradication (इरेडीकेशन)— उन्मूलन।

Erasion (एरेज़न)— किसी रोगी भाग को खोलकर उसके रोगी ऊतक को खुरचकर फेंक देना।

Erben's reflex (एरबेन्स रिफ्लैक्स)— सिर एवं धड़ को बलपूर्वक आगे की ओर मोड़ने पर नाड़ी गति का धीमा हो जाना।

Erb's paralysis (एर्ब्स पैरालाइसिस)— पाँचवी एवं छठी मेरुदण्डीय तन्त्रिकाओं के ग्रैव मूलों के ग्रस्त हो जाने पर कन्धे एवं ऊपरी बाहु की पेशियों का पक्षाघात हो जाना। इसमें भुजा ढीली-ढाली होकर लटक जाती है, हाथ भीतर की ओर घूम जाता है तथा गतियाँ समाप्त हो जाती हैं।

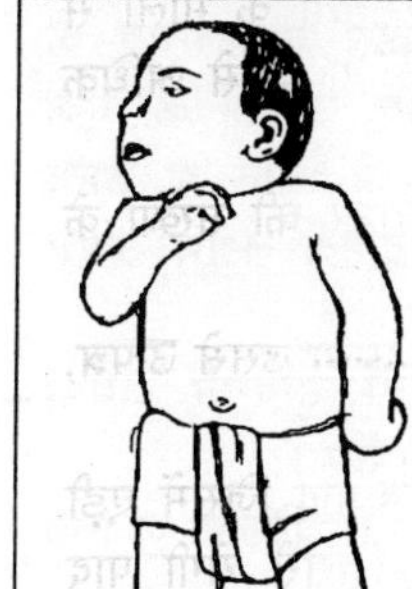

Fig. 151 : Erb's paralysis
अर्ब का पक्षाघात

Erb's point (एर्ब्स पाइन्ट)— गर्दन के पार्श्व में क्लैविकल के 2 से 3 सेमी. ऊपर तथा छठी ग्रैव कशेरुका के अनुप्रस्थ प्रवर्ध के सामने स्थित एक बिन्दु जो वैद्युत उद्दीपन होने पर बहुत-सी पेशियों को संकुचित करता है।

Erectile (इरेक्टाइल)— उत्थान अथवा खड़ा होने के लिए सक्षम, उच्छ्रायी, तनने योग्य।

Erectile tissue (इरेक्टाइल टिशू)— वाहिकामय ऊतक जो रक्त से भर जाने पर उच्छत हो जाता है अर्थात् तन जाता है या सख्त हो जाता है जैसे भगशिश्निका, शिश्न अथवा चूचुक।

Erection (इरेक्शन)— कठोरता एवं खड़ा होने की दशा जैसा कि पुरुष के शिश्न के रक्तधर पिण्ड एवं स्पंज पिण्ड में तथा स्त्री की भगशिश्निका के रक्तधर पिण्ड में अधिरक्तता हो जाने से उत्पन्न लैंगिक उत्तेजना के कारण पुरुष के शिश्न एवं स्त्री की भगशिश्निका में देखा जाता है, उत्थान, हर्षण।

Erector (इरेक्टर)— एक रचना जो खड़ा करती है जैसे कोई पेशी जो किसी भाग को ऊपर उठाती है।

Erector spinae reflex (इरेक्टर स्पाइनी रिफ्लैक्स)— इरेक्टर स्पाइनी पेशियों के ऊपर त्वचा के क्षोभण से गर्दन की पेशियों में सकुंचन होना।

Eremophobia (एरीमोफोबिया)— अकेले रहने से अत्यधिक भय लगना, एकान्तभिति।

Erethism (एरीथिज़्म)— उद्दीपनों के प्रति अत्यधिक संवेदनशीलता, अतिक्षोभ्यता।

Erethismic (एरीथिस्मिक)— अतिक्षोभ्यता से सम्बन्धित अथवा उसे उत्पन्न करने वाला।

Erethisophrenia (एरेथिसोफ्रेनिया)— बढ़ी हुई मानसिक उत्तेज्यता।

Erethistic (एरेथिस्टिक)— उत्तेजक।

Erethitic (एरेथिटिक)— Erethismic.

Ereuthophobia (इरूथोफोबिया)— लज्जारंजन (लज्जा से मुख पर लाली आना) का विकृत भय।

Ergasia (एर्गेसिया)— क्रिया-प्रवृत्ति।

Ergasiomania (एर्गेसियोमैनिया)— कार्य में व्यस्त रहने की अत्यधिक इच्छा होना, कार्योन्माद।

Ergasiophobia (एर्गेसियोफोबिया)— किसी भी कार्य को करने के लिए अथवा कोई भी जिम्मेदारी संभालने के प्रति अत्यन्त घृणा हो जाना, कार्यभिति।

Ergasthenia (एर्गेस्थीनिया)— अत्यधिक कार्य करने में कमजोरी हो जाना।

Ergastic (एर्गेस्टिक)— छिपी हुई शक्ति से युक्त।

Ergocalciferol (एर्गोकैल्सीफेरोल)— विटामिन डी$_2$।

Ergodynamograph (एर्गोडाइनेमोग्राफ)— ऐसा यन्त्र जो पेशीय बल के अंश एवं पेशीय संकुचन द्वारा हुए कार्य, दोनों का अभिलेखन करता है।

Ergogenic (एर्गोजेनिक)— कार्य बढ़ाने को प्रवृत्त।

Ergograph (एर्ग्रोग्राफ)— पेशियों के संकुचनों का अभिलेखन करने एवं पेशीय क्रिया में हुए कार्य को मापने वाला एक उपकरण।

Ergographia (एर्गोग्रेफिया)— एर्गोग्राफ एवं इसके द्वारा बनाये गए रिकार्ड से सम्बन्धित।

Ergometer (एर्गोमीटर)— किसी व्यक्ति द्वारा किए गए कार्य की मात्रा को मापने वाला उपकरण।

Ergonomics (एर्गोनोमिक्स)— वह विज्ञान जो मनुष्य की शारीरिक, शरीरक्रियात्मक एवं मनोवैज्ञानिक अवस्थाओं के अनुसार बताता है कि किस प्रकार के व्यवसाय को स्थापित किया जाय जिससे व्यवसाय ठीक प्रकार से सम्पन्न हो और मानव शक्ति का उचित उपयोग हो सके।

Ergophobia (एर्गोफोबिया)— काम करने का रोगोत्पादक भय।

Ergostat (एर्गोस्टेट)— संकुचित होती हुई पेशी के द्वारा किए गए कार्य को मापने वाली एक मशीन।

Ergosterol (अर्गोस्टैराल)— विटामिन डी$_2$ का पूर्वगामी।

Ergotherapy (एर्गोथिरैपी)— शारीरिक कार्यों के द्वारा रोगों की चिकित्सा करना।

Ergotism (एर्गोटिज़्म)— एर्गट के खाने से उत्पन्न जीर्ण विषाक्तता, अर्गटविषण्णता।

Erode (एरोड)— घिसकर कम कर देना।

Erodent (इरोडैन्ट)— जला देने वाली औषधि।

Erogenous (इरोजीनस)— लैंगिक उत्तेजना उत्पन्न करने वाला।

Erogenous zone (इरोजीनस जोन)— शरीर का कोई भी भाग जिसे स्पर्श करने अथवा उस पर प्रहार करने पर लैंगिक उत्तेजना होती है।

Erose (इरोस)— अनियमित खांचेदार या दाँतेदार किनारे को बताने वाला जिसका प्रयोग विशेष रूप से जीवाणुज कॉलोनियों के सन्दर्भ में किया जाता है।

Erosion (इरोज़न)— अपरदन ऊतक का खाया जाना अथवा उसका धीरे-धीरे नष्ट होना जैसे दन्त-अपरदन जिसमें किसी दाँत के पदार्थ का रासायनिक क्रिया द्वारा क्षय हो जाता है, अथवा गर्भाशयग्रीवा-अपरदन जिसमें गर्भाशयग्रीवा के योनि में स्थित भाग की शल्की उपकला का संक्रमण के द्वारा उत्पन्न क्षोभ के परिणामस्वरूप नाश हो जाता है।

Erosive (एरोज़िव)— अपरदन करने वाला।

Erotic (इरोटिक)—लैंगिक उग्र मनोद्वेग से सम्बन्धित, कामोत्तेजक, कामुक।

Eroticism (इरोटीसिज़्म)— लैंगिक इच्छा, कामुकता। यह निम्न प्रकार की हो सकती है–

Anal eroticism (एनल इरोटीसिज्म)— मलोत्सर्जन के दौरान उत्पन्न कामुकता।

Auto eroticism (ऑटो इरोटीसिज़्म)— हस्तमैथुन से उत्पन्न कामुकता।

Oral eroticism (ओरल इरोटीसिज़्म)— मुख के प्रयोग से लैंगिक आनन्द का प्राप्त होना।

Erotism (इरोटिज़्म)— Eroticism.

Erotization (इरोटाइज़ेशन)— किसी वस्तु या कार्य को कामुक बनाने की प्रक्रिया।

Erotogenesis (इरोटोजेनेसिस)— लैंगिक उत्तेजना की उत्पत्ति।

Erotogenic (इरोटोजेनिक)— लैंगिक उत्तेजना को उत्पन्न करने वाला, कामोत्तेजक।

Erotology (इरोटोलॉजी)— प्यार एवं इसकी अभिव्यक्तियों का अध्ययन, प्रेमविज्ञान।

Erotomania (इरोटोमैनिया)— कामोन्माद।

Erotomonomania (इरोटोमोनोमैनिया)— Erotomania.

Erotopathia (इरोटोपैथिया)— असामान्य लिंग आवेग।

Erotopathic (इरोटोपैथिक)— लैंगिक आवेग में किसी असामान्यता से सम्बन्धित।

Erotopathy (इरोटोपैथी)— लैंगिक आवेग की कोई भी विकृति या असामान्यता।

Erotophobia (इरोटोफोबिया)—यौन प्रेम का रोगोत्पादक भय।

Erratic (ऐराटिक)— उत्केन्द्रक, सनकी, भ्रमण करने वाला।

Errhine (इराह्इने)— नासा-स्राव को बढ़ाने वाला।

Error (एरर)— दोष, त्रुटि।

Erubescence (एरूबेसेन्स)—त्वचा का लाल होना।

Eructation (एरक्टेशन)— मुख द्वारा आमाशय से वायु का बाहर निकलना जिसमें अक्सर एक विशिष्ट प्रकार की ध्वनि निकलती है; डकार आना।

Eruption (इरप्शन)— 1. त्वचा विस्फोट अथवा त्वचा पर दाने जो कुछ रोगों जैसे खसरा में, कुछ औषधियों जैसे आयोडाइड का सेवन करने पर अथवा किसी सीरम का इन्जैक्शन लगाने के पश्चात् निकल आते हैं। 2. दाँत का मसूड़े से बाहर निकलना।

Eruptive (इरप्टिव)— निकलने से सम्बन्धित, विस्फोटक।

Erysipelas (एरिसिपेलास)— स्ट्रैप्टोकोकस पायोजीनस के संक्रमण द्वारा उत्पन्न त्वचा एवं अवत्वक् ऊतकों का एक सांसर्गिक रोग जिसमें त्वचा सूज जाती है, लाल हो जाती है तथा ज्वर आता है एवं अन्य सार्वदैहिक लक्षण उत्पन्न हो जाते हैं; विसर्प।

Erysipelatous (एरिसिपेलेटस)— विसर्प सम्बन्धी अथवा विसर्प की प्रकृति वाला; विसर्पी, विसर्पीय।

Erysipeloid (एरिसिपेलॉयड)— विसर्प से मिलता-जुलता, विसर्पवत्।

Erysipelotoxin (एरीसिपेलोटॉक्सिन)— स्ट्रैप्टोकोकस पायोजीनस नामक जीवाणु द्वारा उत्पन्न जीवविष जिससे विसर्प रोग उत्पन्न होता है।

Erysiphake (एरीसिफेक)— मोतियोबिन्दु के ऑपरेशन में लैन्स को अलग करने वाला छोटी चम्मच के आकार एक यन्त्र।

Erythema (इरीदीमा)— रक्त केशिकाओं का रक्ताधिक्य होने के कारण त्वचा का असामान्य रूप से लाल हो जाना, त्वक्रक्तिमा। यह निम्न प्रकार की हो सकती है–

Erythema ab igne (इरीदीमा एब इग्ने)— विकिरणी ऊष्मा में अनावृत होने से उत्पन्न त्वक्रक्तिमा।

Erythema annulare (इरीदीमा एन्यूलरी)— अँगूठी के आकार की त्वक्रक्तिमा।

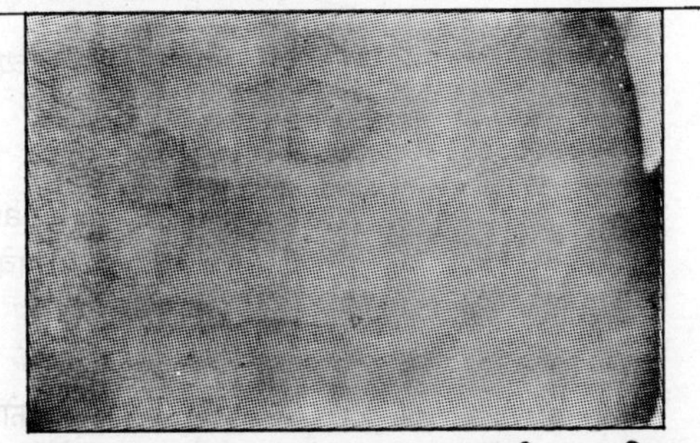

Fig.152 Erythema annulare वलयी त्वक्रक्तिमा

Erythema diffuse (इरीदीमा डिफ्यूज़)— सम्पूर्ण देह में होने वाली त्वक्रक्तिमा।

Erythema hyperaemicum (इरीदीमा हाइपरीमिकम)— ठण्ड अथवा कृत्रिम ऊष्मा जैसे गर्म पानी की बोतल अथवा विद्युत-पैड द्वारा उत्पन्न त्वक्रक्तिमा।

Erythema induratum (इरीदीमा इन्ड्यूरेटम)— युवा स्त्रियों की पिण्डलियों की त्वचा में होने वाला जीर्ण वाहिकाशोथ, दृढ़ीभूत त्वग्रक्तिमा।

Erythema infectiosum (इरीदीमा इन्फैक्शियोसम)— एक मृदु सांसर्गिक प्रकार की त्वक्रक्तिमा जो बच्चों में 4 से 12 वर्ष की आयु के बीच होती है जिसमें गुलाबी रंग के विस्फोट निकल आते हैं संक्रामी त्वक्रक्तिमा।

Erythema intertrigo (इरीदीमा इन्टरट्राइगो)— त्वचा के विपरीत पार्श्वो के आपस में रगड़ खाने से उत्पन्न त्वक्रक्तिमा।

Erythema marginatum (इरीदिमा मार्जिनेटम) — ऐसी त्वक्रक्तिमा जिसमें केन्द्र हल्का पड़ जाता है तथा किनारे उठे हुए होते हैं।

Erythema multiforme (इरीदीमा मल्टीफोर्मी)— ऐसी त्वक्रक्तिमा जिसके कई रूप होते हैं।

Erythema nodosum (इरीदीमा नोडोसम)— त्वचा का एक शोथज रोग जिसमें पैर पर लाल पर्विकाएँ (गाँठें) निकल आती हैं जिन्हें छूने पर दर्द होता है। ये अधिकतर आमवात में होती हैं परन्तु औषधि अथवा भोजन विषाक्तता से भी हो सकती हैं। पर्विल त्वक्रक्तिमा।

Erythema nodosum leprosum (इरीदीमा नोडोसम लेप्रोसम)— कुष्ठ रोग से पीड़ित व्यक्तियों में होने वाली एक प्रकार की कुष्ठ प्रतिक्रिया जिसमें स्पर्शासह्य सूजी हुई अवत्वक् पर्विकाएँ उत्पन्न हो जाती हैं।

Erythema punctate (इरीदीमा पंक्टेट)— छोटे-छोटे बिन्दुओं के रूप में होने वाली त्वक्रक्तिमा।

Erythema toxic or venenatum (इरीदीमा टॉक्सिक या वेनीनेटम)—किसी औषधि का सेवन करने से, जीवाणुज जीवविषों द्वारा अथवा अन्य विषैले पदार्थों से उत्पन्न होने वाली सार्वदैहिक त्वक्रक्तिमा या किसी विषैले पदार्थ के स्पर्श से उत्पन्न स्थानीय त्वक्रक्तिमा।

Erythematic, Erythematous (इरीदीमेटिक, इरीदीमेटस) — त्वक्रक्तिमा से सम्बन्धित अथवा त्वक्रक्तिमा की विशिष्टता वाला।

Erythemogenic (इरीदीमोजेनिक)— त्वक्रक्तिमा उत्पन्न करने वाला।

Erythralgia (इरीथ्रेल्जिया)— वेदनायुक्त त्वक्रक्तिमा।

Erythrasma (इरीथ्राज़्मा)— कॉरीनेबैक्टीरियम मिनुटिसीमम के संक्रमण से त्वचा की बड़ी तहों जैसे बगल एवं जांघ में लाली लिए हुए ब्राउन रंग के चकत्ते बन जाना।

Erythredema (इरीथ्रीडीमा)— Acrodynia.

Erythremia (इरीथ्रीमिया)— लाल रक्त कोशिकाओं एवं उनके साथ हीमोग्लोबिन सान्द्रता का बढ़ जाना, अतिलोहितकोशिकारक्तता।

Erythrism (इरीथ्रिज़्म)— बालों एवं दाढ़ी का लाल हो जाना जिससे चेहरे का रूप लाल दिखाई देता है।

Erythristic (इरिथ्रिस्टिक)— वह व्यक्ति जिसके बाल एवं दाढ़ी लाल होते हैं जिससे उसके चेहरे का रूप लाल हो जाता है।

Erythro- (इरिथ्रो-)— एक उपसर्ग जिसका अर्थ लाल होता है।

Erythroblast (इरिथ्रोब्लास्ट)— किसी भी प्रकार की केन्द्रकयुक्त लाल रक्त कोशिका, लोहितकोशिकाप्रसू।

Erythroblastemia (इरिथ्रोब्लास्टीमिया)— रक्त में अत्यधिक संख्या में लोहितकोशिकाप्रसुओं अथवा इरिथ्रोब्लास्टो की विद्यमानता।

Erythroblastic (इरिथ्रोब्लास्टिक)—इरिथ्रोब्लास्टों से सम्बन्धित।

Erythroblastoma (इरिथ्रोब्लास्टोमा)— केन्द्रकयुक्त लाल रक्त कोशिकाओं से बना एक अर्बुद।

Erythroblastopenia (इरिथ्रोब्लास्टोपीनिया)— रक्त में इरिथ्रोब्लास्टों का असामान्य रूप से कम हो जाना।

Erythroblastosis (इरिथ्रोब्लास्टोसिस)— रक्त में इरिथ्रोब्लास्टों की विद्यमानता से उत्पन्न दशा।

Erythroblastosis fetalis (इरिथ्रोब्लास्टोसिस फीटालिस)— भ्रूण की लाल रक्त कोशिकाओं के प्रतिकूल माता में बनी एण्टीबॉडी के अपरा से गुजर कर भ्रूण में पहुँचने पर नवजात शिशु में उत्पन्न रक्तसंलायी (लाल रक्त कोशिकाओं के टूटने से सम्बन्धित) रक्ताल्पता जिसके साथ कामला या पीलिया हो जाती है, जिगर एवं तिल्ली बढ़ जाते हैं तथा सारा शरीर फूल जाता है; गर्भ लोहितकोशिका-प्रसूमयता।

Erythroblastotic (इरिथ्रोब्लास्टोटिक)— लोहितकोशिका -प्रसूमयता विशेष रूप से गर्भ लोहितकोशिका-प्रसूमयता से सम्बन्धित।

Erythrocatalysis (इरिथ्रोकैटालाइसिस)— लाल रक्त कोशिकाओं का भक्षण हो जाना।

Erythrochloropia (इरिथ्रोक्लोरोपिया)— लाल एवं हरे रंग को पहचानने की क्षमता परन्तु नीले अथवा पीले रंग को न पहचान सकना, नीलपीतवर्णांधता।

Erythrochromia (इरिथ्रोक्रोमिया)— लाल रंगाई या अभिरंजन।

Erythroclasis (इरिथ्रोक्लेसिस)— लाल रक्त कोशिकाओं का टुकड़ों में टूट जाना।

Erythroclastic (इरिथ्रोक्लेस्टिक)— लाल रक्त कोशिकाओं को नष्ट करने वाला।

Erythrocyanosis (इरिथ्रोसायनोसिस)— ठण्ड के कारण विशेषकर स्त्रियों में त्वचा का नीला पड़ जाना, लोहितश्यावता।

Erythrocytapheresis (इरिथ्रोसाइटाफेरेसिस)— रक्त को निकाल कर उसकी लाल रक्त कोशिकाओं को अलग करके रोक लेना तथा शेष भाग को फिर से रक्तदाता के खून में चढ़ा देना।

Erythrocyte (इरिथ्रोसाइट)— एक परिपक्व अर्थात् केन्द्रक रहित लाल रक्त कोशिका अथवा कणिका जिसमें हिमोग्लोबिन होता है, लोहितकोशिका। यह निम्न प्रकार की होती है–

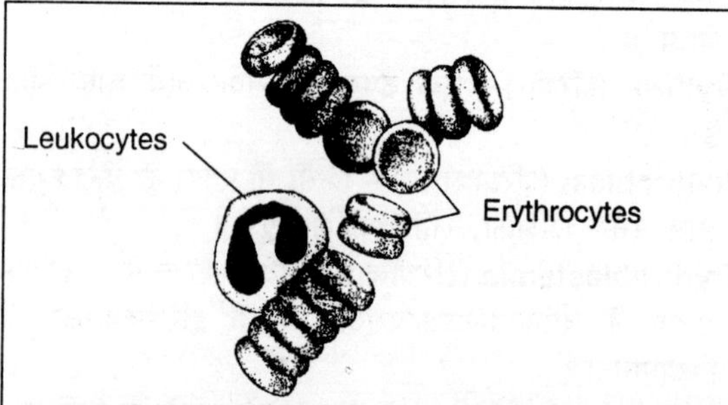

Fig. 153 Erythrocytes (Red blood cells) लोहित कोशिकाएँ (लाल रक्त कोशिकाएँ)

Leucocytes = श्वेत रक्त कोशिकाएँ

Achromatic erythrocyte (एक्रोमेटिक इरिथ्रोसाइट)— हीमोग्लेबिन के घुल जाने से उत्पन्न रंगहीन लाल रक्त कोशिका।

Basophilic erythrocyte (बेसोफिलिक इरिथ्रोसाइट)— लाल रक्त कोशिका जो नीली अभिरंजित होकर क्षाररागी पदार्थ की विद्यमानता का संकेत देती है।

Crenated erythrocyte (क्रिनेटेड इरिथ्रोसाइट)— दाँतेदार लाल रक्त कोशिका।

Hypochromic erythrocyte (हाइपोक्रोमिक इरिथ्रोसाइट)— लाल रक्त कोशिका जिसमें हीमोग्लोबिन की सान्द्रता सामान्य से कम होती है जिससे यह सामान्य से अधिक पीली प्रतीत होती है।

Immature erythrocyte (इम्मेच्योर इरिथ्रोसाइट) — कोई भी लोहितकोशिकाप्रसू या इरिथ्रोब्लास्ट।

Normochromic erythrocyte (नार्मोक्रोमिक इरिथ्रोसाइट)— सामान्य वर्ण एवं हीमोग्लोबिन की सामान्य सान्द्रता वाली रक्त कोशिका।

Orthochromatic erythrocyte (ऑर्थोक्रोमेटिक इरिथ्रोसाइट)— लाल रक्त कोशिका जो केवल अम्ल अभिरंजकों से अभिरंजित होती है और कोशिकाद्रव्य गुलाबी हो जाता है।

Polychromatic erythrocyte (पोलीक्रोमेटिक इरिथ्रोसाइट)— लाल रक्त कोशिका जो नीले के साथ संयुक्त गुलाबी अभिरंजकों से अभिरंजित होती है।

Erythrocyte sedimentation rate (इरिथ्रोसाइट सेडीमेन्टेशन रेट) — लाल रक्त कोशिकाएँ किस गति से नीचे बैठती हैं, उसका पता लगाने के लिए यह एक परीक्षण है। इस परीक्षण में परीक्षित रक्त में एक स्कन्दनरोधी को मिलाकर रक्त को एक लम्बी तंग नली में रख दिया जाता है तथा लाल रक्त कोशिकाएँ एक घंटे में जितनी दूर नीचे को गिर जाती हैं, उसे नोट कर लिया जाता है जो इरिथ्रोसाइट सेडीमेन्टेशन रेट (इ.एस.आर.) होता है। लोहितकोशिका तलछटीकरण दर

Erythrocythemia (इरिथ्रोसाइथीमिया)— रक्त में लाल रक्त कोशिकाओं की संख्या बढ़ जाना।

Erythrocytic (इरिथ्रोसाइटिक)— लाल रक्त कोशिकाओं से सम्बन्धित अथवा उनकी प्रकृति वाला।

Erythrocytoblast (इरिथ्रोसाइटोब्लास्ट)— Erythroblast.

Erythrocytolysin (इरिथ्रोसाइटोलाइसिन)— लाल रक्त कोशिकाओं को तोड़ने वाली कोई भी वस्तु।

Erythrocytolysis (इरिथ्रोसाइटोलाइसिस)— लाल रक्त कोशिकाओं का विघटन होना एवं उनमें से हीमोग्लोबिन का बाहर निकलना, लोहितकोशिकालयन।

Erythrocytometer (इरिथ्रोसाइटोमीटर)— लाल रक्त कोशिकाओं की गणना करने वाला एक यन्त्र, लोहितकोशिकामापी।

Erythrocytopenia (इरिथ्रोसाइटोपीनिया)— रक्त में लाल रक्त कोशिकाओं की संख्या में कमी होना, लोहितकोशिकाह्रास।

Erythrocytopoiesis (इरिथ्रोसाइटोपॉयसिस)— लाल रक्त कोशिकाओं का बनना।

Erythrocytorrhexis (इरिथ्रोसाइटोरैह्क्सिस)— लाल रक्त कोशिकाओं का टूटना तथा गोल चमकदार दानों एवं कोशिकाओं के छोटे-छोटे टुकड़ो का प्लाज़्मा में मुक्त होना।

Erythrocytoschisis (इरिथ्रोसाइटोस्काइसिस)— लाल रक्त कोशिकाओं का छोटे-छोटे प्लेटलेट के समान पिण्डों में टूटना।

Erythrocytosis (इरिथ्रोसाइटोसिस)— किसी दैहिक रोग के कारण रक्त में लाल रक्त कोशिकाओं की संख्या का असामान्य रूप से बढ़ जाना, लोहितकोशिकाबहुलता।

Erythrocyturia (इरिथ्रोसाइटूरिया) — मूत्र में लाल रक्त कोशिकाओं का पाया जाना।

Erythrodegenerative (इरिथ्रोडीजेनेरेटिव)— लाल रक्त कोशिकाओं के ह्रास से सम्बन्धित अथवा उसकी विशिष्टता से युक्त।

Erythroderma (इरिथ्रोडर्मा)— शरीर के बहुत से स्थानों में असामान्य रूप से त्वचा का लाल हो जाना, त्वक्लालिमा।

Erythrodermatitis (इरिथ्रोडर्माटाइटिस)— Erythroderma.

Erythrodermia (इरिथ्रोडर्मिया)— Erythroderma.

Erythrodontia (इरिथ्रोडोन्शिया)— दाँतों की लाल ब्राउन वर्णकता।

Erythrogenesis (इरिथ्रोजेनेसिस)— लाल रक्त कोशिकाओं का उत्पन्न होना, लोहितकोशिकाजनन।

Erythrogenic (इरिथ्रोजेनिक)— 1. लाल रक्त कोशिकाओं को उत्पन्न करने वाला, लोहितकोशिकाजनक 2. त्वक्रक्तिमा को उत्पन्न करने वाला।

Erythroid (इरिथ्रॉयड)— 1. लाल रंग वाला या लाल-सा 2. लाल रक्त कोशिकाओं से सम्बन्धित।

Erythrokeratodermia (इरिथ्रोकेरेटोडर्मिया)— त्वचा का लाल एवं कठोर हो जाना।

Erythrokinetics (इरिथ्रोकाइनेटिक्स)— लाल रक्त कोशिकाओं की संख्या में उत्पत्ति दर एवं उनकी जीवन अवधि का अध्ययन।

Erythroleukemia (इरिथ्रोल्यूकीमिया)— दोनों ही प्रकार की, लाल एवं श्वेत रक्त कोशिकाओं को बनाने वाले ऊतकों का एक दुर्दम अर्बुद।

Erythroleukosis (इरिथ्रोल्यूकोसिस)— रक्त में लाल रक्त कोशिकाओं एवं कणिकीय श्वेत रक्त कोशिकाओं का असामान्य रूप से बढ़ जाना।

Erythrolysin (इरिथ्रोलाइसिन)— लाल रक्त कोशिकाओं का विघटन करने वाला कारक।

Erythrolysis (इरिथ्रोलाइसिस)— लाल रक्त कोशिकाओं का विघटन।

Erythromania (इरिथ्रोमैनिया)— चेहरे एवं गर्दन का लाल हो जाना जिसे नियन्त्रित नहीं किया जा सकता।

Erythromelalgia (इरिथ्रोमेलेल्जिया)— वाहिकाविस्फारण के कारण भुजाओं विशेषकर पैरों में लाली के साथ त्वचा का तापमान बढ़ जाना एवं जलन के साथ दर्द होना।

Erythromelia (इरिथ्रोमीलिया)— भुजाओं की प्रसारक सतहों पर पीड़ाहीन त्वक्रक्तिमा।

Erythron (इरिथ्रोन)— परिभ्रमण करती हुई लाल रक्त कोशिकाओं एवं ऊतक जिससे वे उत्पन्न हुई हैं, का कुल पिण्ड।

Erythroneocytosis (इरिथ्रोनियोसाइटोसिस)— परिसरीय रक्त में अपरिपक्व लाल रक्त कोशिकाओं का पाया जाना।

Erythroparasite (इरिथ्रोपैरासाइट)— एक लाल रक्त कोशिका का परजीवी।

Erythropathy (इरिथ्रोपैथी)— लाल रक्त कोशिकाओं का कोई भी रोग, लोहितकोशिकाविकृति।

Erythropenia (इरिथ्रोपीनिया)— लाल रक्त कोशिकाओं की संख्या में कमी हो जाना, लोहितकोशिकाल्पता।

Erythrophage (इरिथ्रोफेज)— लाल रक्त कोशिकाओं को निगलने वाली भक्षक-कोशिका, लोहितकोशिकाभक्षक।

Erythrophagia (इरिथ्रोफेजिया)— भक्षक-कोशिकाओं द्वारा लाल रक्त कोशिकाओं का नष्ट होना।

Erythrophil (इरिथ्रोफिल)— लाल रंजको से शीघ्र ही अभिरंजित हो जाने वाला।

Erythrophile (इरिथ्रोफाइल) — ऐसी वस्तु जो शीघ्र ही लाल रंग से अभिरंजित हो जाती है।

Erythrophilic (इरिथ्रोफिलिक)— Erythrophil.

Erythrophilous (इरिथ्रोफिलस)— Erythrophile.

Erythrophobia (इरिथ्रोफोबिया)— 1. लाल होने का रोगोत्पादक भय 2. लाल रंग से घृणा होना।

Erythrophose (इरिथ्रोफोस)— लाल वर्णक के दानों से युक्त एक वर्णक युक्त कोशिका।

Erythropia, Erythropsia (इरिथ्रोपिया, इरिथ्रोप्सिया)— ऐसी दशा जिसमें वस्तुएँ लाल दिखाई देती हैं।

Erythroplakia (इरिथ्रोप्लेकिया)— श्लेष्मिक कला की एक लाल, मखमली, चकत्तों के समान विक्षति जो अक्सर दुर्दम वृद्धि अर्थात कैंसर में परिवर्तित हो जाती है।

Erythroplasia (इरिथ्रोप्लेसिया)—श्लेष्मिक कलाओं का एक रोग जिसमें त्वक्रक्तिमा-विक्षतियाँ निकल आती हैं।

Erythropoiesis (इरिथ्रोपॉयसिस)— लाल रक्त कोशिकाओं का बनना, लोहितकोशिकाजनन।

Erythropoietic (इरिथ्रोपॉयटिक)— लाल रक्त कोशिकाओं के बनने से सम्बन्धित, लोहितकोशिकाजनक।

Erythropoietin (इरिथ्रोपॉयीटिन)— वृक्क के द्वारा स्रवित एक हार्मोन जो लाल रक्त कोशिकाओं के बनने को प्रोत्साहित करता है।

Erythroprosopalgia (इरिथ्रोप्रोसोपेल्जिया)—एक तन्त्रिका-विकार जिसमें चेहरा लाल हो जाता है तथा उसमें दर्द होने लगता है।

Erythropsia (इरिथ्रोप्सिया)— एक दृष्टि-दोष जिसमें सभी वस्तुएँ लाल दिखाई देती हैं, लोहितदृष्टि।

Erythropsin (इरिथ्रोप्सिन)— रेटिना की छड़ों के बाह्य भाग में स्थित वर्णक।

Erythrorrhexis (इरिथ्रौरैह्क्सिस)— Erythrocytorrhexis.

Erythrosis (इरिथ्रोसिस)— त्वचा तथा श्लेष्मिक कलाओं का लाली लिए हुए बैंगनी रंग का हो जाना जैसा कि बहुलोहितकोशिकारक्तता या पोलीसाइथीमिया वेरा में देखा जाता है।

Erythrostasis (इरिथ्रोस्टेसिस)— खून के बहने में रुकावट पैदा हो जाने से लाल रक्त कोशिकाओं का रक्त वाहिनियों में इकट्ठा हो जाना, लोहितकोशिकास्थिरता।

Erythrotoxin (इरिथ्रोटॉक्सिन)— लाल रक्त कोशिकाओं पर आक्रमण करने वाला एक बहिर्जीवविष।

Erythruria (इरिथ्रूरिया)— लाल मूत्र का विसर्जित होना, लोहितमेह।

Escape (एस्केप)— मुक्त होना।

Eschar (एस्कर)— जलने से, दहनकर्म द्वारा अथवा किसी संक्षारक या तीक्ष्ण पदार्थ के प्रयोग से उत्पन्न मृतोतक।

Escharectomy (एस्कैरैक्टॉमी)— सामान्यतः जलने के पश्चात् बने सम्पूर्ण ऊतक को या उसके किसी भाग को काटकर निकाल देना।

Escharotic (एस्केरोटिक)— मृतोतक उत्पन्न करने वाला एक कारक जैसे अम्ल, क्षार, धात्विक लवण अथवा विद्युत्-दहन आदि; संक्षारक; दाहक।

Escharotomy (एस्केरोटॉमी)— मृतोतक को निकाल कर अलग कर देना।

Eschrolalia (एस्क्रोलेलिया)— Coprolalia.

Esculapian (एस्कुलेपियान)— चिकित्सा की कला अथवा किसी चिकित्सक से सम्बन्धित।

Esculent (एस्कुलैन्ट)— खाने के लिए प्रयोग में लाया जाने योग्य, भक्ष्य।

Escutcheon (एस्कुचियोन)— जघन-रोमों के फैलाव का ढंग जो पुरुष एवं स्त्री में भिन्न होता है।

-esis (-एसिस)— दशा, कार्य अथवा प्रक्रिया का संकेत देने वाला एक प्रत्यय।

Esmarch's bandage (एस्मार्क्स बैण्डेज)— 1. एक त्रिकोणी पट्टी। 2. एक रबर की पट्टी जिसका उपयोग रक्तस्राव को रोकने के लिए किया जाता है।

Eso- (इसो-)— भीतर की ओर को बताने वाला उपसर्ग (शब्दों के पहले लगने वाला शब्द)

Esodeviation (इसोडेविएशन)— 1. Esophoria 2. Esotropia.

Esodic (इसोडिक)— अभिवाही, केन्द्राभिसारी।

Esogastritis (इसोगैस्ट्राइटिस)— आमाशय की श्लेष्मिक कला की सूजन।

Esophagalgia (इसोफेगेल्जिया)— ग्रासनली में दर्द होना।

Esophageal (इसोफेगियल)— ग्रासनली सम्बन्धी।

Esophageal apoplexy (इसोफेगियल एपोप्लेक्सी)— ग्रासनली की भित्तियों के भीतर बनने वाला रक्तगुल्म।

Esophagectasia, Esophagectasis (इसोफेगेक्टेसिया, इसोफेगेक्टेसिस)— ग्रासनली का चौड़ा होना।

Esophagectomy (इसोफेगेक्टॉमी)— ग्रासनली के किसी भाग को काट कर अलग कर देना।

Esophagi (इसोफेगाइ)— इसोफेगस का बहुवचन।

Esophagism (इसोफेगिज़्म)— ग्रासनली में ऐंठन होना जिससे निगलने में कठिनाई होती है।

Esophagismus (इसोफेगिस्मस)— ग्रासनली में ऐंठन होना, ग्रासनली-उद्वेष्ट।

Esophagitis (इसोफेगाइटिस)— ग्रासनली का शोथ।

Esophagobronchial (इसोफेगोब्रोन्किएल)— ग्रासनली एवं श्वसनी सम्बन्धी।

Esophagocardioplasty (इसोफेगोकार्डियोप्लास्टी)— प्लास्टिक सर्जरी द्वारा ग्रासनली एवं आमाशय के ऊपरी सिरे की मरम्मत करना।

Esophagocele (इसोफेगोसील)— ग्रासनली का हर्निया।

Esophagocoloplasty (इसोफेगोकोलोप्लास्टी)— ग्रासनली के किसी भाग को काट कर निकाल देना एवं इसके स्थान पर बड़ी आँत का एक टुकड़ा लगाना।

Esophagoduodenostomy (इसोफेगोड्योडिनोस्टॉमी)— ग्रासनली को ग्रहणी से जोड़ना।

Esophagodynia (इसोफेगोडाइनिया)— ग्रासनली में दर्द होना।

Esophagoenterostomy (इसोफेगोएन्ट्रैस्टॉमी)— आमाशय को शल्यक्रिया द्वारा काट कर निकाल देने के पश्चात् ग्रासनली एवं आँत में सम्बन्ध स्थापित करना, ग्रासनलीआंत्र-सम्मिलन।

Esophagoesophagostomy (इसोफेगोइसोफेगोस्टॉमी) — ग्रासनली के दो दूर-दूर स्थित भागों के बीच सम्बन्ध स्थापित करना।

Esophagogastrectomy (इसोफेगोगैस्ट्रेक्टॉमी)— सम्पूर्ण आमाशय अथवा उसके किसी भाग को तथा ग्रासनली को शल्यक्रिया द्वारा काट कर अलग कर देना।

Esophagogastric (इसोफेगोगैस्ट्रिक)— ग्रासनली एवं आमाशय सम्बन्धी।

Esophagogastroanastomosis (इसोफेगोगैस्ट्रोएनास्टोमोसिस)— ग्रासनली का आमाशय से जुड़ना।

Esophagogastroduodenoscopy EGD (इसोफेगोगैस्ट्रोड्योडिनोस्कोपी)— गुहान्तदर्शी द्वारा ग्रासनली, आमाशय एवं ग्रहणी या ड्योडिनम का परीक्षण करना।

Esophagogastromyotomy (इसोफेगोगैस्ट्रोमायोटॉमी) — Esophagomyotomy.

Esophagogastroplasty (इसोफेगोगैस्ट्रोप्लास्टी)— प्लास्टिक सर्जरी द्वारा ग्रासनली एवं आमाशय की मरम्मत करना।

Esophagogastroscopy (इसोफेगोगैस्ट्रोस्कोपी)— एण्डोस्कोप या गुहांतदर्शी का प्रयोग करके ग्रासनली एवं आमाशय का निरीक्षण करना।

Esophagogastrostomy (इसोफेगोगैस्ट्रोस्टॉमी)— ग्रासनली एवं आमाशय में सम्बन्ध स्थापित करना।

Esophagogram (इसोफेगोग्राम)— Esophagram.

Esophagography (इसोफेगोग्राफी)— ग्रासनली का एक्स-रे परीक्षण।

Esophagojejunostomy (इसोफेगोजेजुनोस्टॉमी)— ग्रासनली का मध्यान्त्र से सम्मिलन।

Esophagology (इसोफेगोलॉजी)— ग्रासनली की रचना, उसके कार्यों एवं रोगों का अध्ययन।

Esophagomalacia (इसोफेगोमैलेसिया)— ग्रासनली की दीवारों का मुलायम हो जाना, ग्रासनलीमृदुता।

Esophagomycosis (इसोफेगोमाइकोसिस)— ग्रासनली का कवक संक्रमण।

Esophagomyotomy (इसोफेगोमायोटॉमी)— ग्रासनली के पेशीय अस्तर में शल्यक्रिया द्वारा चीरा लगाना।

Esophagoplasty (इसोफेगोप्लास्टी)— प्लास्टिक सर्जरी द्वारा ग्रासनली की मरम्मत करना, ग्रासनलीसंधान।

Esophagoplication (इसोफेगोप्लीकेशन)— ग्रासनली की दीवारों को भीतर की ओर मोड़ कर इसके विस्फारण को कम करना।

Esophagoptosia, Esophagoptosis (इसोफेगोप्टोसिया, इसोफेगोप्टोसिस)— ग्रासनली-भ्रंश।

Esophagorespiratory (इसोफेगोरेस्पिरेटरी) — ग्रासनली एवं श्वसन-पथ सम्बन्धी अथवा ग्रासनली का श्वसन-पथ के साथ सम्बन्ध।

Esophagoscope (इसोफेगोस्कोप)— ग्रासनली का परीक्षण करने के लिए एक प्रकार का गुहांतदर्शी, ग्रासनलीदर्शी।

Esophagoscopy (इसोफेगोस्कोपी)— गुहांतदर्शी के प्रयोग द्वारा ग्रासनली का परीक्षण करना, ग्रासनलीदर्शन।

Esophagospasm (इसोफेगोस्पाज़्म)— ग्रासनली की ऐंठन।

Esophagostenosis (इसोफेगोस्टेनोसिस)— ग्रासनली का तंग होना, ग्रासनलीसंकीणता।

Esophagostomy (इसोफेगोस्टॉमी)— शल्यक्रिया द्वारा ग्रासनली में एक छिद्र बनाना।

Esophagotome (इसोफेगोटोम)— ग्रासनली में नालव्रण बनाने वाला एक यन्त्र।

Esophagotomy (इसोफेगोटॉमी)— शल्यक्रिया द्वारा ग्रासनली में चीरा लगाना, ग्रासनलीछेदन।

Esophagotracheal (इसोफेगोट्रेकियल)— ग्रासनली एवं श्वास-प्रणाल से सम्बन्धित अथवा दोनों के बीच स्थापित सम्बन्ध।

Esophagram (इसोफेग्राम)— रेडियोअपारदर्शक पदार्थ जैसे बेरियम सल्फेट निगलने के पश्चात् ग्रासनली का लिया गया एक्स-रे चित्र।

Esophagus (इसोफेगस)— ग्रसनी से आमाशय तक फैला लगभग 9 इंच लम्बा एक पेशीकलामय नाल जो निगले हुए भोजन को मुख से आमाशय में पहुँचाता है, ग्रासनली।

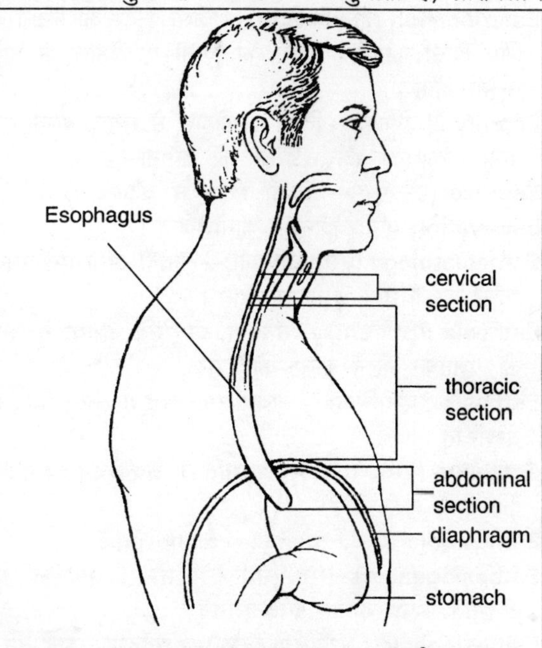

Fig. 154 : Esophagus ग्रासनली

Cervical section = ग्रैव खण्ड, Thoracic section = वक्षीय खण्ड, Abdominal section = उदरीय खण्ड, Diaphragm = मध्यपट, Stomach = आमाशय।

Esophoria (इसोफोरिया)— दृष्टि-अक्ष का अन्दर की ओर झुक जाना अथवा किसी आँख का अन्दर की ओर घूम जाना, नेत्रअभिमध्यविचलन प्रवृत्ति।

Esophoric (इसोफोरिक)— नेत्रअभिमध्यविचलन प्रवृत्ति से सम्बन्धित।

Esotropia (इसोट्रोपिया)— Esophoria.

Esotropic (इसोट्रोपिक)— नेत्रअभिमध्यविचलन से सम्बन्धित अथवा उससे अंकित।

Esquinancea (एस्कवीनैनसिया)— गले में कोई सूजन जैसे गलतुण्डिका शोथ (टॉन्सिलों का बढ़ जाना) होने से घुटन महसूस होना।

ESR (इ एस आर)— लोहितकोशिका तलछटीकरण दर।

-ess (-एस)— स्त्री लिंग को प्रदर्शित करने वाला प्रत्यय।

Essence (एसेन्स)— किसी औषधि का निकाला गया सत, सार अथवा अर्क।

Essential (एसेन्शियल)— 1. किसी सार या सत्त से सम्बन्धित 2. जिसका कोई स्पष्ट बाह्य कारण न हो, अज्ञात हेतुक 3. अपरिहार्य (औषधि के रूप में न दिया जा सकने वाला) परन्तु भोजन में इसकी पूर्ति हो जाती है जैसे एसेन्शियल फैटी एसिड्स।

Ester (ईस्टर)— किसी कार्बनिक अम्ल के किसी एल्कोहॉल के साथ संयुक्त होने से बना एक यौगिक जिससे पानी निकल जाता है।

Esterification (ईस्ट्रीफिकेशन)— किसी ईस्टर को बनाने के लिए किसी कार्बनिक अम्ल का किसी एल्कोहॉल के साथ संयुक्त होना।

Esterify (ईस्ट्रीफाइ)— किसी एल्कोहॉल से संयुक्त करके एवं पानी निकालकर किसी ईस्टर को बनाना।

Esterize (ईस्ट्राइज़)— किसी ईस्टर में बदलना।

Estervation (ईस्टरवेशन)— कामोत्तेजना।

Esthematology (एस्थेमेटोलॉजी)— संवेदी अंगों एवं उनके कार्यों का विज्ञान, संवेदनाविज्ञान।

Esthesia (एस्थीसिया)— संवेदना, अनुभूति अथवा संवेदना को प्रभावित करने वाला कोई रोग।

Esthesic (एस्थेसिक)— अवबोधन अथवा अनुभूति से सम्बन्धित।

Esthesio- (एस्थीसियो-)— अनुभूति या अवबोधन का संकेत देने वाला एक उपसर्ग।

Esthesiodic (एस्थीसियोडिक)— Esthesodic

Esthesiogenesis (एस्थीसियोजेनेसिस)— सम्वेदना या अनुभूति उत्पन्न होना, संवेदनाजनन।

Esthesiogenic (एस्थीसियोजेनिक)— संवेदना उत्पन्न करने वाला, संवेदनाजनक।

Esthesiology (एस्थीसियोलॉजी)— Esthematology.

Esthesiometer (एस्थीसियोमीटर)— स्पर्श-संवेदनशीलता को मापने वाला एक उपकरण, स्पर्श-ज्ञानमापी।

Esthesiometry (एस्थीसियोमीट्री)— स्पर्श-ज्ञानमापी द्वारा स्पर्श-संवेदनशीलता को मापना, स्पर्श-संवेदनशीलतामिति।

Esthesioneurosis (एस्थीसियोन्यूरोसिस)— कोई भी संवेदी विकार।

Esthesiophysiology (एस्थीसियोफिजियोलॉजी)— संवेदी अंगों का शरीरक्रियाविज्ञान।

Esthesioscopy (एस्थीसियोस्कोपी)— स्पर्श एवं अन्य प्रकार की संवदेनशीलता की जाँच करना।

Esthesodic (एस्थीसोडिक)— चालक अथवा संवेदी आवेगों के चालन से सम्बन्धित।

Estheticokinetic (एस्थीटिकोकाइनेटिक)— जो संवेदी एवं प्रेरक दोनों हो।

Esthetics (एस्थेटिक्स)— सौन्दर्य विज्ञान।

Estival (एस्टिवल)— ग्रीष्म ऋतु से सम्बन्धित अथवा ग्रीष्म ऋतु में उत्पन्न होने वाला, ग्रीष्मकालीन।

Estivoautumnal (एस्टिवोऑटुम्नल)— ग्रीष्म एवं शरद् ऋतु से सम्बन्धित अथवा इन ऋतुओं में उत्पन्न होने वाला।

Estradiol (ईस्ट्राडियोल)—डिम्बग्रन्थि द्वारा उत्पन्न स्टैरॉयड जिसमें ईस्ट्रोजन के गुण होते हैं।

Estrin (इस्ट्रिन)— Estrogen.

Estrinization (ईस्ट्रिनाइज़ेशन)— योनि की उपकला में कोशिकीय परिवर्तन होना जो ईस्ट्रोजन की उत्तेजना में उत्पन्न परिवर्तनों के समान होते हैं।

Estrogen (ईस्ट्रोजन)— डिम्बग्रन्थि द्वारा उत्पन्न एक नारी लिंग हार्मोन जो द्वितीयक लैंगिक विशिष्टताओं के विकसित होने के प्रति उत्तरदायी होता है।

Estrogenic (ईस्ट्रोजेनिक)— ईस्ट्रोजन उत्पन्न करने वाला अथवा उससे सम्बन्धित।

Estrone (ईस्ट्रोन)— गर्भवती स्त्री के मूत्र में पाया जाने वाला ईस्ट्रोजन उत्पन्न करने वाला एक हार्मोन।

Estuarium (इस्चुएरियम)— वाष्प स्नान।

Etat (एटेट)— एक दशा अथवा अवस्था।

Etat crible (एटेट क्राइबिल)— टाइफॉयड ज्वर में आँतों के पेयर के चकत्तों में छेद हो जाना।

Ethanol (इथेनोल)— इथाइल एल्कोहॉल।

Ether asphyxia (ईथर एस्फाइक्सिया)— ईथर सुघांकर बेहोश करने के दौरान दम घुटना।

Ethereal (इथीरियल)— ईथर से सम्बन्धित अथवा उससे बना हुआ।

Etherification (ईथरीफिकेशन)— एल्कोहॉल का ईथर में परिवर्तित हो जाना।

Etherization (ईथेराइज़ेशन)— ईथर के प्रयोग से असंवेदनता उत्पन्न करना या बेहोशी लाना।

Etherize (ईथेराइज़)— ईथर के प्रयोग से बेहोश करना।

Etheromania (ईथीरोमैनिया)— ईथर के प्रयोग का व्यसन।

Ethical (इथिकल)— आचार संहिता से सम्बन्धित।

Ethics (इथिक्स)— आचार संहिता।

Ethmo- (इथमो-)—इथमॉयड अस्थि को बताने वाला उपसर्ग।

Ethmocarditis (इथमोकार्डाइटिस)— हृदय के संयोजी ऊतक का शोथ।

Ethmocephalus (इथमोसिफेलस)— ऐसा भ्रूण जिसमें सिर अधूरा होता है, आँखें मिली हुई होती हैं तथा नासिका अल्पवर्धित होती है।

Ethmocranial (इथमोक्रेनियल)— इथमॉयड अस्थि एवं कपाल से सम्बन्धित।

Ethmofrontal (इथमोफ्रन्टल)— झर्झरिका अथवा इथमॉयड एवं ललाट या फ्रन्टल अस्थि से सम्बन्धित।

Ethmoid (इथमॉयड)— चलनी के समान, झर्झरिका।
Ethmoidal (इथमॉयडल)—इथमॉयड अस्थि से सम्बन्धित।
Ethmoidectomy (इथमॉयडेक्टॉमी)— इथमॉयड-कोशिकाओं अथवा इथमॉयड हड्डी के किसी भाग को शल्यक्रिया द्वारा काटकर अलग कर देना, झर्झरिका-उच्छेदन।
Ethmoiditis (इथमॉयडाइटिस)— इथमॉयड हड्डी अथवा इथमॉयड विवरों का शोथ।
Ethmoidotomy (इथमॉयडोटॉमी)— इथमॉयड विवर में चीरा लगाना।
Ethmolacrimal (इथमोलैक्रीमल)— इथमॉयड एवं लैक्रीमल (अश्रु) अस्थियों से सम्बन्धित।
Ethmomaxillary (इथमोमैक्ज़िलरी)— इथमॉयड एवं मैक्ज़िलरी (ऊर्ध्वहनु) हड्डियों से सम्बन्धित।
Ethmonasal (इथमोनेज़ल)— इथमॉयड एवं नासिकास्थियों से सम्बन्धित।
Ethmopalatal (इथमोपैलेटल)— इथमॉयड एवं तालु की हड्डियों से सम्बन्धित।
Ethmosphenoid (इथमोस्फैनॉयड)— इथमॉयड एवं स्फैनॉयड (जतूक) हड्डी से सम्बन्धित।
Ethmoturbinals (इथमोटर्बिनल्स)— इथमॉयड अस्थि की तीन—ऊर्ध्व, मध्यवर्ती एवं अधोवर्ती शुक्तिकाएँ।
Ethmovomerine (इथमोवोमेराइन)— इथमॉयड एवं वोमर अस्थि से सम्बन्धित।
Ethnic (एथनिक)— जाति सम्बन्धी।
Ethnobiology (एथनोबायोलॉजी)— बहुत सी जातियों के जैवी लक्षणों का अध्ययन।
Ethnocentrism (इथनोसेन्ट्रिज्म)— रोगी की हालत पर ध्यान देने की अपेक्षा उसकी देख-भाल करने वाले को अधिक महत्त्व देना।
Ethnogerontology (इथनोजीरोन्टोलॉजी)— आयु, जाति, राष्ट्रीयता एवं संस्कृति के सन्दर्भ में आबादी के वर्गों का अध्ययन करना।
Ethnography (इथनोग्राफी)— एक अकेले समाज की संस्कृति का अध्ययन करना, जातिविज्ञान।
Ethnology (एथनोलॉजी)— मानव-जाति-विज्ञान।
Ethologist (इथोलॉजिस्ट)— जन्तुव्यवहार-विज्ञान का विशेषज्ञ।
Ethology (इथोलॉजी)— जन्तुव्यवहार-विज्ञान।
Ethopharmacology (इथोफार्मेकोलॉजी)— व्यवहार पर औषधि प्रभावों का अध्ययन।
Etiolated (इटियोलेटेड)— सूर्य-प्रकाश के अभाव में पाण्डुरता या पीलेपन से ग्रस्त।
Etiolation (इटियोलेशन)— वह क्रिया जिसके द्वारा त्वचा सूर्य के प्रकाश के अभाव में पीली पड़ जाती है। पाण्डुरता, पीलापन।
Etiologic, Etiological (इटियोलॉजिक, इटियोलॉजिकल)— किसी रोग के कारण अथवा कारणों से सम्बन्धित।
Etiology (इटियोलॉजी)— रोगों के कारणों का अध्ययन।
Etiopathology (इटियोपैथोलॉजी)— असामान्य अवस्था अथवा उपलब्धि के कारण पर विचार करना।
Etiotropic (इटियोट्रॉपिक)— किसी रोग के कारण को दूर करने वाली औषधि अथवा चिकित्सा।
Etymology (इटाइमोलॉजी)— शब्दों के उद्‌गम एवं विकास का विज्ञान।
Eu- (यू-)— उपसर्ग जिसका अर्थ सामान्य, अच्छा, ठीक एवं स्वस्थ होता है।
Eubiotics (यूबायोटिक्स)— स्वास्थ्य-विज्ञान।
Eubolism (यूबोलिज़्म)— सामान्य चयापचय।
Eucapnia (यूकेप्निया)— रक्त में कार्बन डाइऑक्साइड की सामान्य मात्रा का पाया जाना।
Euchlorhydria (यूक्लोरहाइड्रिया)— आमाशयिक रस में मुक्त हाइड्रोक्लोरिक अम्ल का सामान्य मात्रा में पाया जाना।
Eucholia (यूकोलिया)— पित्त या बाइल की सामान्य दशा।
Euchromatic (यूक्रोमेटिक)— Orthochromatic.
Euchromatin (यूक्रोमेटिन)— दो क्रमबद्ध कोशिका विभाजनों के बीच के अन्तराल के दौरान गुणसूत्रों के अकुण्डलित भाग।
Euchromatopsy (यूक्रोमेटोप्सी)— सामान्य वर्ण दृष्टि।
Euchylia (यूकाइलिया)— वसालसीका की सामान्य दशा।
Euchymy (यूकाइमी)— शरीर के तरलों की स्वस्थावस्था।
Eucorticalism (यूकॉर्टीकैलिज़्म)— अधिवृक्क प्रान्तस्था का सामान्य रूप से कार्य करना।
Eucrasia (यूक्रेसिया)— सामान्य स्वास्थ्यावस्था।
Eudiaphoresis (यूडिएफोरेसिस)— पसीने का सामान्य रूप से निकलना।
Eudiemorrhysis (यूडियाइमोरह्याइसिस)— रक्त केशिकाओं से होकर रक्त का सामान्य रूप से बहना।
Eudiometer (यूडियोमीटर)— वायु की शुद्धता की जाँच करने एवं गैसों का विश्लेषण करने वाला एक यन्त्र।
Eudipsia (यूडिप्सिया)— सामान्य प्यास लगाना।
Euesthesia (यूस्थीसिया)— संवेदों की सामान्य दशा।
Eugenic (यूजेनिक)— सुजनन-विज्ञान से सम्बन्धित।
Eugenics (यूजेनिक्स)— वह विज्ञान जिसमें सन्तान के लक्षणों पर उत्पत्ति सम्बन्धी एवं प्रसवपूर्व प्रभावों का अध्ययन किया जाता है, सुजननिकी, सुजनन-विज्ञान।
Euglycemia (यूग्लाइसीमिया)— रक्त में ग्लूकोज का सामान्य मात्रा में पाया जाना।
Euglycemic (यूग्लाइसीमिक)—Normoglycemic.
Eugnosia (यूग्नोसिया)— संवेदी उद्दीपनों को उत्पन्न करने की सामान्य क्षमता।
Eugonic (यूगोनिक)— जीवाणुओं की अतिवृद्धि से सम्बन्धित, बहुवर्धी—

Eugony (यूगोनी)— बहुवर्धी।

Euhydration (यूहाइड्रेशन)— शरीर में जल का सामान्य मात्रा में होना।

Eukaryon (यूकेरियोन)— केन्द्रक-कला से चारों ओर से घिरा एक जटिल केन्द्रक जो उच्च श्रेणी के जीवों की कोशिकाओं की एक विशिष्टता होती है।

Eukaryote (यूकेरियोट)— ऐसा जीव जिसकी कोशिकाओं में केन्द्रक चारों ओर से केन्द्रक-कला से घिरा होता है।

Eukeratin (यूकेरेटिन)— बालों एवं नाखूनों आदि में पाया जाना वाला कठोर केरेटिन।

Eukinesia (यूकाइनीसिया)— सामान्य प्रेरक कार्य।

Eumelanin (यूमेलेनिन)— त्वचा में सामान्य मात्रा में पाया जाने वाला मेलेनिन।

Eumetria (यूमीट्रिया)— तन्त्रिका आवेग की सामान्य दशा जिससे कोई ऐच्छिक गति ठीक प्रकार से होती है।

Eumorphism (यूमॉर्फ़िज़्म)— किसी कोशिका के प्राकृतिक रूप का परिरक्षण।

Eunoia (यूनोइया)— मानसिक स्वस्थता।

Eunuch (यूनक)— एक बन्ध्यकृत पुरुष जिसकी शुक्रग्रन्थियाँ विशेषकर यौवनारम्भ से पूर्व निकाल दी गई हों जिससे पुरुष में द्वितीयक लैंगिक लक्षण उत्पन्न नहीं होते, नपुंसक।

Eunuchism (यून्यूकिज़्म)— पुरुष लिंग हार्मोनों के पूर्ण अभाव से उत्पन्न दशा जो शुक्रग्रन्थियों के अपक्षय या उनको निकाल देने से उत्पन्न हो सकती है, नपुंसकता।

Eunuchism pituitary (यून्यूकिज़्म पिट्यूटरी)— पीयूष ग्रन्थि के अग्र खण्ड के जननग्रन्थिपोषक (गोनाडोट्रॉफिक) हार्मोन स्रवित करने के लिए निष्क्रिय हो जाने से उत्पन्न दशा।

Eunuchoid (यून्यूकॉयड)— नपुंसक अथवा हीजड़े के गुणों वाला।

Eunuchoidism (यून्यूकॉयडिज़्म)— शुक्रग्रन्थियों अथवा पुरुष हार्मोनों की उत्पत्ति में कमी होना।

Euosmia (यूओज़्मिया)— सामान्य गन्ध।

Eupancreatism (यूपैन्क्रियाटिज़्म)— अग्न्याशय की सामान्य दशा।

Eupepsia (यूपेप्सिया)— सामान्य पाचन

Eupeptic (यूपेप्टिक)— सामान्य पाचन से सम्बन्धित।

Euphonia (यूफोनिया)— सामान्य स्पष्ट कण्ठ ध्वनि वाला होना।

Euphoretic (यूफोरेटिक)— सुखाभास से सम्बन्धित, सुखाभास से युक्त अथवा उसे उत्पन्न करने वाला।

Euphoria (यूफोरिया)— शारीरिक एवं मानसिक उत्तम स्वास्थ्य होने की अवस्था, सुखाभास।

Euphoriant (यूफोरीएन्ट)— Euphoretic.

Euplasia (यूप्लेसिया)— कोशिकाओं अथवा ऊतकों की सामान्य अवस्था।

Euplastic (यूप्लास्टिक)— आसानी से संगठित होने वाला अथवा शीघ्र ही विरोहित होने (भरने) वाला।

Euploid (यूप्लॉयड)— गुणसूत्रों के सन्तुलित सैटों वाला।

Euploidy (यूप्लॉयडी)— गुणसूत्रों के पूरे सैटों से युक्त होने की अवस्था।

Eupnea (यूप्निया)— सामान्य श्वसन।

Eupraxia (यूप्रेक्सिया)— समन्वयी गतियों को उत्पन्न करने की सामान्य क्षमता।

Eupraxic (यूप्रेक्सिक)— समन्वयी गतियों को उत्पन्न करने की क्षमता रखने वाला।

Eurhythmia (यूरिहृदमिया)— नाड़ी की नियमितता।

Eury- (यूरी-)— चौड़े का संकेत देने वाला एक उपसर्ग।

Euryblepharon (यूरीब्लेफैरोन)— जन्म से ही आँख की निचली पलक के पार्श्व में झोल पड़ जाना।

Eurycephalic (यूरीसिफेलिक)— चौड़े सिर वाला।

Eurycephalous (यूरीसिफेलस)— Eurycephalic.

Eurygnathic (यूरिग्नेथिक)— चौड़े जबड़े वाला।

Eurygnathism (यूरिग्नेथिज़्म)— चौड़े जबड़े वाला होने की दशा।

Eurygnathous (यूरिग्नेथस)— Eurygnathic.

Euryopic (यूरियोपिक)— चौड़ी आँखों वाला।

Euscope (यूस्कोप)— किसी सूक्ष्मदर्शी से परिवर्द्धित प्रतिबिम्ब को परदे पर प्रदर्शित करने वाला एक यन्त्र।

Eusitia (यूसीटिया)— सामान्य भूख।

Eustachian (यूस्टेचियन)— श्रवण-नली से सम्बन्धित।

Eustachianography (यूस्टाचियानोग्राफी)— किसी भेदक माध्यम को प्रविष्ट करने के पश्चात् यूस्टेचियन नली एवं मध्य कर्ण का एक्स-रे परीक्षण करना।

Eustachian tube (यूस्टेचियन ट्यूब)— मध्यकर्ण से लेकर ग्रसनी तक फैली 3 से 4 से.मी. लम्बी श्रवण-नली, कम्बुकर्णीनली।

Eustachitis (यूस्टेचाइटिस)— यूस्टेचियन नली का शोथ कम्बुकर्णीनलीशोथ।

Eusthenia (यूस्थीनिया)— सामान्य शक्ति।

Eusystole (यूसिस्टोल)— समय एवं बल में सामान्य प्रकुंचन।

Eusystolic (यूसिस्टोलिक)— सामान्य प्रकुंचन से सम्बन्धित।

Eutectic (यूटेक्टिक)— आसानी से पिघला हुआ।

Euthanasia (यूथेनेसिया)— आसानी से होने वाली अथवा वेदना रहित मृत्यु।

Euthenics (यूथेनिक्स)— वह विज्ञान जिसमें वातावरण को नियमित करके किसी आबादी में होने वाले सुधारों का अध्ययन किया जाता है, सुजीवनिकी।

Eutherapeutic (यूथिराप्यूटिक)— वह जिसमें रोग-मुक्ति के गुण हों।

Euthermic (यूथर्मिक)— उचित तापमान से युक्त या गर्मी को बढ़ावा देने वाला।
Euthymia (यूथाइमिया) — मानसिक शान्ति।
Euthymic (यूथाइमिक)— मानसिक शान्ति से सम्बन्धित अथवा जिसे मानसिक शान्ति हो।
Euthyroid (यूथाइरॉयड)— सामान्य रूप से कार्य करने वाली थाइरॉयड या अवटु ग्रन्थि।
Euthyroidism (यूथाइरॉयडिज़्म)— ऐसी दशा जिसमें थाइरॉयड ग्रन्थि सामान्य रूप से कार्य करती है।
Eutocia (यूटोसिया)— सामान्य प्रसव अथवा शिशु-जन्म।
Eutonia (यूटोनिया)— अपने को स्वस्थ महसूस करना, सुदेहाभास।
Eutonic (यूटॉनिक)— Normotonic.
Eutrichosis (यूट्राइकोसिस)— स्वस्थ बालों की सामान्य वृद्धि।
Eutrophia (यूट्रॉफिया)— सामान्य (उत्तम) पोषण की अवस्था।
Eutrophic (यूट्रॉफिक)— सामान्य पोषण की दशा से सम्बन्धित अथवा जिसका सामान्य रूप से पोषण होता हो।
Eutrophy (यूट्रॉफी)— Eutrophia.
Evacuant (इवाकुएन्ट)— रेचक।
Evacuate (इवाकुएट)— खाली करना या दस्त लाना।
Evacuation (इवाकुएशन)— 1. खाली करने की क्रिया विशेषकर आँतों को खाली करना अर्थात् दस्त लाने की क्रिया, रेचन, मलोत्सरण 2. आँतों से निकला पदार्थ अर्थात् मल।
Evacuator (इवाकुएटर)— खाली करने वाला जैसा कि आँतों को खाली करने वाला अथवा मूत्राशय को सींचने एवं उसकी पथरियों को निकालने वाला एक उपकरण, मलोत्सारक, मूत्रोत्सारक।
Evaginate (इवेजीनेट)— शरीर के किसी भाग अथवा अंग के अपने सामान्य स्थान से बाहर को निकलने से सम्बन्धित।
Evagination (इवेजीनेशन)— शरीर के किसी भाग अथवा अंग का बहिःसरण (बाहर को निकलना), बहिर्वतन।
Evaluation (इवैल्यूएशन)— 1. खोज या जाँच 2. स्वस्थ समझे जाने वाले व्यक्ति के शारीरिक एवं मानसिक स्वास्थ्य का मूल्यांकन।
Evanescent (इवेनेसेन्ट)— अल्पकालिक, अस्थायी, शीघ्रता से गुजरने वाला, अस्थिर।
Evaporate (इवापोरेट)— Volatilize.
Evaporating (इवापोरेटिंग)— द्रव से वाष्प में बदलने वाला।
Evaporation (इवापोरेशन)— द्रव अवस्था से वाष्प में बदलना, वाष्पन।
Evasion (इवेज़न)—बच निकलने अथवा परिहार करने की क्रिया।
Evenomation (इवीनोमेशन)— साँप अथवा किसी कीड़े के काटने से पीड़ित व्यक्ति से उसके जहर को निकाल देना।
Eventration (इवेन्ट्रेशन)— 1. उदरीय-भित्ति में स्थित छिद्र से होकर आँतों का बाहर निकल आना 2. उदरीय अंगों को अलग कर देना, आशय निस्सरण।
Eversion (इवर्ज़न)— बाहर की ओर मुड़ जाना या उलट जाना, बहिर्वर्तन।
Evert (इवर्ट)— बाहर की ओर घुमाना या उलट देना।
Evidement (इवाइडमैन्ट)— रोगग्रस्त ऊतक को खुरचकर फेंक देना।
Evil (इविल)— रोग
Eviration (एविरेशन)— 1. बन्ध्यकरण 2. किसी पुरुष का यह सोचना कि वह स्त्री बन गया है।
Evisceration (इविसिरेशन)— आन्तरिक अंगों को धक्का देकर बाहर निकाल देना, आशय-निष्कासन।
Evisceroneurotomy (इविसिरोन्यूरोटॉमी)— नेत्र-तन्त्रिका के भाग के साथ नेत्र को बाहर निकाल लेना।
Evocation (इवोकेशन)— स्मृति के आधार पर अथवा कल्पना द्वारा किसी नई वस्तु का निर्माण करना।
Evocator (एवोकेटर)— भ्रूण में अंगजनन को नियन्त्रित करने वाला एक कारक।
Evolution (एवोल्यूशन)— विकास।
Evulsion (इवल्ज़न)— 1. शरीर के किसी भाग अथवा नई वृद्धि को उखाड़ फेंकना 2. बलपूर्वक खींचना जैसे किसी दाँत को।
Ex- (एक्स-)— से दूर, बिना, बाहर की ओर एवं पूर्णरूप से, का संकेत देने वाला उपसर्ग।
Exacerbation (एक्सेसर्बेशन)— किसी रोग की तीव्रता में वृद्धि होना, प्रकोपन, तीव्रता।
Exaggerated (एक्साजिरेटेड)— बढ़ा हुआ, अतिशयित।
Exaltation (एक्सेल्टेशन)— 1. अत्यन्त प्रसन्नता अनुभव करना 2. अपनी व्यक्तिगत कुशलता अथवा स्व-महत्त्व की असामान्य अनुभूति होना।
Examination (एक्ज़ामिनेशन)— किसी रोग के निदान हेतु शारीरिक परीक्षण एवं जाँचे करना।
Exangia (एक्सेन्जिया)— किसी रक्त वाहिनी का किसी भी प्रकार का विस्फारण।
Exanthem (एक्ज़ेन्थेम)— त्वचा का कोई भी विस्फोट जिसके साथ सूजन होती है और बुखार भी आ जाता है जैसे खसरा में होता है।
Exanthema (एक्ज़ेन्थेमा)— एक्ज़ेन्थेम, त्वचा विस्फोट।
Exanthematous (एक्ज़ेन्थेमेटस)— किसी विस्फोट अथवा पित्तिका से सम्बन्धित, विस्फोटक।
Exanthesis (एक्ज़ेन्थेसिस)— त्वचा पर दाने या फुन्सियाँ निकल आना।

Exanthrope (एक्ज़ेन्थ्रोप)— शरीर से बाहर उत्पन्न होने वाला किसी रोग का कोई कारण।

Exanthropic (एक्ज़ेन्थ्रोपिक)— शरीर से बाहर उत्पन्न होने वाला।

Exarteritis (एक्सार्टीराइटिस)— Periarteritis.

Exarticulation (एक्सआर्टिकुलेशन)— 1. किसी भुजा को जोड़ पर से काटकर निकाल देना 2. किसी जोड़ का आंशिक पृथक्करण।

Excalation (एक्सकैलेशन)— किसी सामान्य शृंखला में से एक सदस्य का अभाव जैसे किसी कशेरूका का अभाव होना।

Excavatio (एक्सकेवेशियो)— Excavation.

Excavation (एक्सकैवेशन)— 1. खोखला किया गया स्थान, गड्ढा अथवा थैलीनुमा गुहा 2. किसी गुहा का बनना।

Excavator (एक्सकेवेटर)—ऊतक अथवा हड्डी को अलग करने वाला चम्मच के आकार का एक यन्त्र।

Excementosis (एक्ससिमेन्टोसिस)— किसी दाँत की मूल की सतह पर दन्तबज्र की पर्विल (गाँठदार) वृद्धि।

Excentric (एक्ससेन्ट्रिक)— Eccentric.

Excerebration (एक्ससेरीब्रेशन)— मस्तिष्क को अलग कर देना विशेषकर प्रसव को आसान बनाने के लिए भ्रूण का मस्तिष्क निकाल देना।

Excernent (एक्ससर्नेन्ट)—खाली करने वाला।

Exchanger (एक्सचेंजर)— एक ऐसा उपकरण जिसके द्वारा किसी वस्तु का विनिमय हो सकता है।

Exchange transfusion (एक्सचेंज ट्रान्सफ्यूज़न)— सम्पूर्ण रक्त को बार-बार थोड़ी-थोड़ी मात्रा में निकालना एवं उसके स्थान पर नया रक्त चढ़ाना जैसा कि अक्सर जन्म से ही रक्तलयी रोग से पीड़ित नवजात शिशु एवं यूरीमिया रोग से पीड़ित रोगियों में किया जाता है।

Excipient (एक्सीपिएन्ट)— किसी औषधि के साथ मिलाया जाने वाला कोई भी निष्क्रिय पदार्थ जो उस औषधि को उचित कठोरता एवं आकृति प्रदान करता है, अनुपान।

Excise (एक्साइज़)— शल्यक्रिया द्वारा काट कर बाहर कर देना अथवा अलग कर देना।

Excision (एक्सीज़न)— काट कर अलग करना, उच्छेदन।

Excitability (एक्साइटेबिलिटी)—चिड़चिड़ापन या उत्तेज्यता। किसी उद्दीपन के प्रति अनुक्रिया के लिए तैयारी।

Excitable (एक्साइटेबूल)— किसी उद्दीपन की अनुक्रिया में उत्तेजित होने के सक्षम।

Excitant (एक्साइटैन्ट)— शरीर के किसी विशेष कार्य को उत्तेजित करने वाला कारक, उत्तेजक।

Excitation (एक्साइटेशन)—उत्तेजित होने की क्रिया, उत्तेजन।

Excitatory (एक्साइटेटरी)— उत्तेजक।

Excitement (एक्साइटमैन्ट)— उत्तेजना, उद्दीपन।

Exciting (एक्साइटिंग)— उत्तेजित करने वाला।

Excitoglandular (एक्साइटोग्लैण्डुलर)— ग्रन्थियों के कार्यों को बढ़ाने वाला।

Excitometabolic (एक्साइटोमेटाबोलिक)— चयापचयी परिवर्तन लाने वाला।

Excitomotor (एक्साइटोमोटर)— गति लाने वाला अथवा प्रेरक कार्य को करने वाला, उत्तेजनप्रेरक।

Excitomuscular (एक्साइटोमस्कुलर)— पेशीय सक्रियता को उत्पन्न करने वाला, पेशीउत्तेजक।

Excitor (एक्साइटर)— उत्तेजक। जो किसी भाग को अधिक सक्रिय होने के लिए उत्तेजित करता है।

Excitosecretory (एक्साइटोसेक्रेटरी)— अधिक स्राव के लिए उद्दीप्त करने वाला।

Excitotoxic (एक्साइटोटॉक्सिक)— कोशिकाओं या ऊतकों को उत्तेजित करने और फिर उन्हें विषाक्त बनाने वाला।

Excitovascular (एक्साइटोवैस्कुलर)— वाहिनियों में परिवर्तन लाने वाला।

Exclave (एक्सक्लेव)— 1. किसी अंग का अलग हुआ भाग 2. एक सहायक ग्रन्थि जैसे प्लीहा (तिल्ली) या अग्न्याशय (पैन्क्रियाज़)

Exclusion (एक्सक्लूज़न)— निष्कासन, बहिष्करण, पृथक्करण अथवा दूर करना।

Excochleation (एक्सकोकलिएशन)— किसी गुहा को खुरचना।

Excoriate (एक्सकोरियेट)— त्वचा को छीलना या त्वचा का छिल जाना।

Excoriated (एक्सकोरियेटेड)— छिली हुई त्वचा।

Excoriating (एक्सकोरिएटिंग)— त्वचा छीलने वाला।

Excoriation— त्वचा का छिलना।

Excrement (एक्सक्रीमैन्ट)— शरीर से बाहर निकला हुआ त्याज्य पदार्थ विशेषकर मल पदार्थ।

Excrementitious (एक्सक्रीमेन्टीशियस)— मल-मूत्र की प्रकृति वाला अथवा उससे सम्बन्धित।

Excrescence (एक्सक्रीसेन्स)— किसी भाग की कोई भी अतिवृद्धि।

Excreta (एक्सक्रीटा)— शरीर से उत्सर्जित त्याज्य पदार्थ जैसे मल, मूत्र तथा स्वेद या पसीना आदि।

Excrete (एक्सक्रीट)— शरीर से त्याज्य पदार्थ को बाहर निकालना।

Excretion (एक्सक्रीशन)— शरीर से त्याज्य पदार्थ का बाहर निकलना, उत्सर्जन।

Excretory (एक्सक्रीटरी)— उत्सर्जन से सम्बन्धित अथवा उत्सर्जन करने वाला, उत्सर्गी।

Excruciating (एक्सक्रुसिएटिंग)— अत्यन्त पीड़ादायक।

Excursion (एक्सकर्ज़न)— किसी गति का प्रसर जो किसी

कार्य को करने के लिए नियमित रूप से बार-बार होती है जैसे चर्वण (चबाने) में जबड़ों की गति का प्रसर।

Excurvation (एक्सकर्वेशन)— बाहर की ओर वक्रता।

Excyclotorsion (एक्ससाइकिलोटार्ज़न)— Extorsion.

Excystation (एक्ससिस्टेशन)— किसी पुटी अथवा आवरण से मुक्ति पाना।

Exduction (एक्सडक्शन)— Lateroduction.

Exemia (एक्सीमिया)— रक्त वाहिनियों से द्रव का निकलना जिससे लाल रक्त कोशिकाएँ शेष रह जाती हैं।

Exencephalia (एक्सेनसिफैलिया)— ऐसी दशा जिसमें मस्तिष्क कपाल या खोपड़ी से बाहर होता है।

Exencephalic (एक्सेनसिफैलिक)— मस्तिष्क के कपाल से बाहर होने की दशा से सम्बन्धित।

Exencephalocele (एक्सेनसिफैलोसील)— मस्तिष्क का बहिःसरण।

Exencephalous (एक्सेनसिफैलस)— Exencephalic.

Exencephaly (एक्सेनसिफैली)— Exencephalia.

Exenteration (एक्सेन्टेरेशन)— आशय-निष्कासन।

Exenterative (एक्सेन्टेरेटिव)— आशय-निष्कासन से सम्बन्धित अथवा उसकी आवश्यकता वाला।

Exenteritis (एक्सेनट्राइटिस)— आँत को आच्छादित करने वाले पर्युदर्या या उदरावरण का शोथ।

Exercise (एक्सरसाइज़)— स्वास्थ्य सुधारने अथवा शारीरिक विरूपता को ठीक करने के लिए शारीरिक श्रम करना अथवा पेशियों को क्रियाशील बनाना, व्यायाम, कसरत।

Exercise bone (एक्सरसाइज बोन)— अत्यधिक परिश्रम से पेशी में अस्थिल वृद्धि का विकसित होना।

Exeresis (एक्सेरेसिस)— शल्यक्रिया द्वारा काट कर अलग कर देना।

Exergonic (एक्सर्गोनिक) — शक्ति उत्पन्न करने वाली रासायनिक प्रतिक्रियाओं से सम्बन्धित।

Exertion (एक्ज़र्शन)— परिश्रम, आयास।

Exfetation (एक्सफिटेशन)— अस्थानिक अथवा गर्भाशय से बाहर गर्भावस्था का होना।

Exflagellation (एक्सफ्लेजीलेशन)— मच्छर के आमाशय में मलेरिया परजीवी प्लाज़्मोडियम में किसी लघुयुग्मकजनक से कशाभ रूपी लघुयुग्मकों का बनना, कशाभोत्पत्ति।

Exfoliation (एक्सफोलिएशन)— मृत ऊतक का परतों के रूप में गिरना या झड़ना, पपड़ियाँ उतरना, अपशल्कन।

Exfoliative (एक्सफोलिएटिव)— परतों के रूप में गिरने या झड़ने वाला मृत ऊतक, पपड़ियों के रूप में उतरने वाला, अपशल्कित।

Exhale (एक्सहेल)— 1. सांस बाहर निकालना 2. गैस या दुर्गन्ध बाहर निकालना।

Exhalation (एक्सहेलेशन)— 1. सांस बाहर निकालने की क्रिया 2. सांस के साथ बाहर निकाला गया पदार्थ 3. अभिश्वसन या अन्तःश्वसन के विपरीत, अपश्वसन, उच्छ्वसन।

Exhaustion (एगूजाशन)— 1. अत्यधिक थकावट या थकान, क्लान्ति, श्रान्ति 2. हवा खींचने की क्रिया 3. किसी पात्र को खाली करने की क्रिया।

Exhibit (एगुज़िबिट)— 1. प्रदर्शित करना 2. जनता के देखने के लिए वस्तुओं का संग्रह।

Exhibitionism (एगूजीबिशनिज़्म)— किसी भी प्रकार से, अधिकतर जननांगों का अनावरण करके विपरीत लिंग के व्यक्ति का ध्यान अपनी ओर आकर्षित करने की प्रवृत्ति, प्रदर्शनीयता।

Exhibitionist (एगूजीबिशनिस्ट)— विशेषकर जननांगों को अनावृत करके दूसरों के ध्यान को आकर्षित करने की प्रबल इच्छा रखने वाला व्यक्ति।

Exhilarant (एक्सहिलेरैन्ट)— आनन्द दायक, उल्लासक।

Exhilaration (एक्सहिलेरेशन)— आनन्द।

Exhumation (एक्सह्यूमेशन)— दफनाने के बाद कब्र से मृत शरीर को निकाल देना, शवोत्खनन।

Exit (एक्ज़िट)— बाहर जाने का मार्ग।

Exitus (एक्ज़िटस)— मृत्यु।

Exo- (एक्सो-)— बाहर की ओर का संकेत देने वाला उपसर्ग।

Exoantigen (एक्सोएन्टीजन)— Ectoantigen.

Exobiology (एक्सोबायोलॉजी)— पृथ्वी के अतिरिक्त ब्रह्माण्ड का जीव-विज्ञान।

Exocardia (एक्सोकार्डिया)— Ectocardia.

Exocardial (एक्सोकार्डियल)— हृदय से बाहर स्थित अथवा उत्पन्न होने वाला, हृद्बाह्य।

Exocataphoria (एक्सोकेटेफोरिया)— दृष्टि-अक्ष का नीचे एवं बाहर की ओर विचलन।

Exocolitis (एक्सोकोलाइटिस)— बड़ी आँत के पैरीटोनियम-अस्तर की सूजन।

Exocrine (एक्सोक्राइन)— किसी वाहिनी के द्वारा बाहर की ओर स्रवित करने वाली ग्रन्थि, बहिःस्रावी।

Exocytosis (एक्सोसाइटोसिस)— 1. ऐसे कणों का कोशिका से मुक्त होना जो इतने बड़े होते हैं कि विसरण अथवा परासरण द्वारा कोशिका झिल्ली से होकर नहीं गुजर सकते 2. घूमती हुई श्वेत रक्त कोशिकाओं का शोथज अनुक्रिया के रूप में बाह्य त्वचा में एकत्रित हो जाना।

Exodeviation (एक्सोडेविएशन)— बाहर की ओर घूमना।

Exodic (एक्सोडिक)— Efferent; Centrifugal.

Exodontia (एक्सोडोन्शिया)— 1. किसी दाँत को निकालना, दन्त-निष्कासन 2. दाँतों का बाहर को निकल आना।

Exodontics (एक्सोडोन्टिक्स)— दन्त-चिकित्सा की वह शाखा जिसका सम्बन्ध दाँत निकालने से होता है, दन्तनिष्कासनविज्ञान।

Exodontist (एक्सोडोन्टिस्ट)— वह दन्त-चिकित्सक जो दाँत निकालने का कार्य करता है, दन्त-निष्कासक।

Exodontology (एक्सोडोन्टोलॉजी)— Exodontics.

Exoenzyme (एक्सोएन्जाइम)— वह एन्जाइम जो उस कोशिका से बाहर अपना असर दिखाता है जिससे वह उत्पन्न होता है।

Exoerythrocytic (एक्सोइरिथ्रोसाइटिक)—लाल रक्त कोशिका के बाहर उत्पन्न होने वाला।

Exogamy (एक्सोगैमी)— 1. विभिन्न कोशिकाओं से उत्पन्न युग्मकों के संयोग से एककोशिकीय जन्तुओं में गर्भाधान होना 2. लोगों के किसी विशेष वर्ग से बाहर शादी होना।

Exogastritis (एक्सोगैस्ट्राइटिस)— आमाशय के पैरीटोनियम-अस्तर का शोथ।

Exogenetic (एक्सोजेनेटिक)— Exogenous.

Exogenous (एक्सोजीनस)— किसी अंग अथवा भाग से बाहर उत्पन्न होने वाला, बहिर्जात।

Exohysteropexy (एक्सोहिस्ट्रोपैक्सी)— गर्भाशय को उदर-भिति के साथ स्थिर कर देना।

Exolever (एक्सोलीवर)— दन्त मूलों को निकालने के लिए एक रूपान्तरित उत्थापक।

Exometritis (एक्सोमीट्राइटिस)—गर्भाशय के पैरीटोनियम-अस्तर का शोथ।

Exomphalos (एक्सोम्फैलोस)— नाभि-हर्निया।

Exopathic (एक्सोपैथिक)— शरीर के बाहर उत्पन्न होने वाले रोग से सम्बन्धित।

Exophoria (एक्सोफोरिया)— दृष्टि-अक्ष का बाहर की ओर झुक जाना, दृष्टि-अक्ष बहिर्विचलन।

Exophoric (एक्सोफोरिक)— दृष्टि-अक्ष बहिर्विचलन से सम्बन्धित।

Exophthalmia (एक्ज़ोफ्थैल्मिया)— नेत्रोत्सेध, नेत्रगोलक का नेत्र गुहा से बाहर निकल आना।

Exophthalmic (एक्ज़ोफ्थैल्मिक)— नेत्रोत्सेध अथवा नेत्रगोलक के नेत्र गुहा से बाहर निकलने से सम्बन्धित, नेत्रोत्सेधी।

Exophthalmic goiter (एक्ज़ोफ़्थैल्मिक ग्वॉयटर)— नेत्रोत्सेध के साथ अवटु (थाइरॉयड) ग्रन्थि का बढ़ जाना, नेत्रोत्सेधी गलगण्ड।

Exophthalmometer (एक्ज़ोफ़्थैल्मोमीटर)— नेत्रगोलकों के बहिःसरण के अंश को मापने वाला एक यन्त्र, नेत्रोत्सेधमापी।

Exophthalmometry (एक्ज़ोफ़्थैल्मोमीटरी)— नेत्रोत्सेध में नेत्रगोलक के बहिःसरण के अंश को मापना।

Exophthalmos, Exophthalmus (एक्ज़ोफ़्थैल्मोस, एक्ज़ोफ्थैल्मस)— Exophthalmia.

Exophytic (एक्सोफाइटिक)— बाहर की ओर उगने वाला।

Exoplasm (एक्सोप्लाज़्म)— किसी कोशिका के जीवद्रव्य का बाह्य भाग, बहिःप्रद्रव्य।

Exorcism (एक्सोर्सिज़्म)— भूत-प्रेत का निष्कासन।

Exoserosis (एक्सोसीरोसिस)— सीरम अथवा निःस्राव का टपकना।

Exoskeleton (एक्सोस्केलेटन)— बाह्यत्वचा से उत्पन्न रचनाएँ जैसे बाल, दाँत एवं नाखून आदि।

Exosmosis (एक्सोस्मोसिस)— किसी द्रव का किसी झिल्ली से होकर भीतर से बाहर की ओर विसरण करना, बहिःपरासरण।

Exosplenopexy (एक्सोस्प्लीनोपैक्सी)— प्लीहा या तिल्ली को उदरीय भित्ति में विद्यमान किसी छिद्र के साथ सी देना।

Exospore (एक्सोस्पोर)— शरीर के किसी अंग या भाग के बाहर पाया जाने वाला बीजाणु।

Exosporium (एक्सोस्पोरियम)— किसी बीजाणु का बाह्य आवरण।

Exostectomy (एक्सोस्टेक्टॉमी)— शल्य-क्रिया द्वारा किसी अस्थ्यर्बुद को काटकर निकाल देना।

Exostosectomy (एक्सोस्टोसेक्टॉमी)— Exostectomy.

Exostosis (एक्सोस्टोसिस)— अस्थ्यर्बुद। हड्डी का एक सुदम अर्बुद।

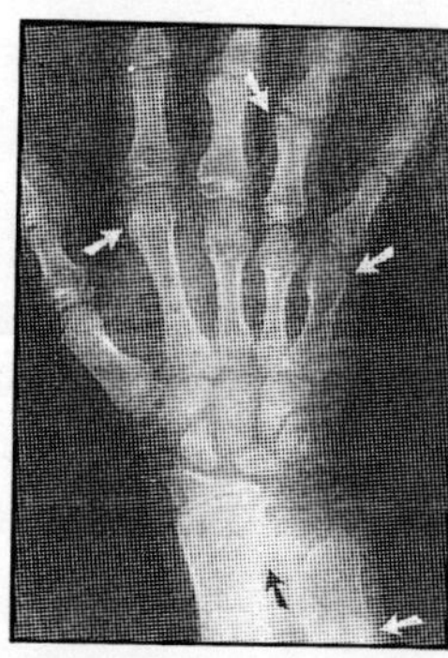

Fig. 155 : Exotosis अस्थ्यर्बुद

तीरों द्वारा दर्शाये गए कई छोटे-छोटे अस्थ्युपास्थि अर्बुद।

Exoteric (एक्सोटैरिक)— Exopathic.

Exothermal, Exothermic (एक्सोथर्मल, एक्सोथर्मिक)— ऊष्मा अथवा शक्ति को उत्पन्न करने वाली रासायनिक प्रतिक्रिया, ऊष्माक्षेपी।

Exothymopexy (एक्सोथाइमोपैक्सी) — बढ़ी हुई थाइमस ग्रन्थि को उरोस्थि या स्टर्नम के साथ सी देना।

Exotic (एक्ज़ोटिक)— विदेशों में उत्पन्न होने वाला, विदेशागत, विदेशी वस्तु।

Exotoxic (एक्सोटॉक्सिक)—किसी बहिर्जीवविष से सम्बन्धित।

Exotoxin (एक्सोटॉक्सिन)— किसी जीवाणु द्वारा उत्पन्न जीवविष जो उसके चारों ओर के माध्यम में उत्सर्जित होता है और जो रसायनों, प्रकाश एवं ऊष्मा के प्रभावों के प्रति संवेदनशील होता है; बहिर्जीवविष।

Exotropia (एक्सोट्रोपिया)— ऐसी तिर्यक् दृष्टि (टेढ़ा-मेढ़ा दिखाई देना) जिसमें एक नेत्र का दृष्टि-अक्ष दूसरे नेत्र के दृष्टि-अक्ष से दूर हट जाता है जिसके परिणाम स्वरूप द्विदृष्टिता (एक वस्तु की दो दिखाई देना) हो जाती है; नेत्र-बहिर्विचलन।

Expander (एक्सपैन्डर)— वह जो किसी वस्तु का परिमाण अथवा आयतन बढ़ाता है जैसे प्लाज़्मा वोल्यूम एक्सपैन्डर (प्लाज़्मा का आयतन बढ़ाने वाला)

Expansion (एक्सपैन्सन)—परिमाण अथवा आयतन में बढ़ना, किसी रचना का फैल जाना।

Expansive delusion (एक्सपैन्सिव डैल्यूज़न)— अपने को अधिक शक्तिशाली एवं धनवान समझना।

Expectant (एक्सपैक्टेन्ट)— प्रतीक्षा करने वाला, आकांक्षी।

Expectation (एक्सपैक्टेशन)— आशा, आकांक्षा।

Expectorant (एक्सपैक्टोरेन्ट)— बलगम को बाहर निकलने के लिए उत्तेजित करने वाला कोई पदार्थ अथवा औषधि, कफोत्सारक।

Expectorate (एक्सपैक्टोरेट)— थूकना या मुख से बलगम निकालना।

Expectoration (एक्सपैक्टोरेशन)— 1. गले अथवा फेफड़ों से श्लेष्मिक, श्लेष्मपूयाभ, रक्तोदकीय या झागदार पदार्थ का बाहर निकलना 2. बलगम या कफ।

Expel (एक्सपैल)— बाहर निकाल देना।

Experiment (एक्सपैरीमेन्ट)— परीक्षण, प्रयोग।

Experimental (एक्सपैरीमेन्टल)— परीक्षात्मक, प्रयोगात्मक।

Expert (एक्सपर्ट)— विशेषज्ञ।

Expirate (एक्सपाइरेट)— सांस के साथ निकाली गई वायु या गैस।

Expiration (एक्सपिरेशन)— 1. फेफड़ों से वायु को बाहर निकालने की क्रिया, निःश्वसन या सांस निकालना 2. समाप्ति अथवा मृत्यु।

Expiratory (एक्सपाइरेटरी)— निःश्वसन अथवा मृत्यु सम्बन्धी।

Expire (एक्सपायर)— 1. सांस बाहर निकालना 2. मरना।

Expired (एक्सपायर्ड)— 1. सांस बाहर निकाला गया 2. मृत।

Explant (एक्सप्लान्ट)—1. शरीर से जीवित ऊतक का एक टुकड़ा अलग करके वृद्धि के लिए उसे एक कृत्रिम सम्वर्धन माध्यम में रखना 2. शरीर से लिया गया जीवित ऊतक का टुकड़ा जिसकी कृत्रिम सम्वर्धन माध्यम में वृद्धि की गयी है।

Explode (एक्सप्लोड)— 1. फट जाना 2. एकदम से शुरू हो जाना जैसे किसी जानपदिक रोग का एकदम से शुरू हो जाना।

Exploration (एक्सप्लोरेशन)— नैदानिक उद्देश्यों के लिए परीक्षण अथवा जाँच करना, अन्वेषण।

Exploratory (एक्सप्लोरेटरी)— अन्वेषण सम्बन्धी, अन्वेषी।

Explorer (एक्सप्लोरर)— अन्वेषण में प्रयोग किया जाने वाला एक यन्त्र।

Explosion (एक्सप्लोज़न)— विस्फोट, धमाका।

Expose (एक्सपोज़)— 1. किसी को वस्त्रहीन अथवा नग्न कर देना 2. खोलना जैसे शल्य-चिकित्सा सम्बन्धी कार्यवाहियों में उदर-गुहा को खोलना 3. किसी संक्रमित व्यक्ति अथवा संक्रामक वस्तु, अत्यधिक ठण्ड या गर्मी अथवा विकिरण के सम्पर्क में आना 4. सबके सामने अपने जननांगों को प्रदर्शित करना।

Exposure (एक्सपोज़र)—1. किसी को वस्त्रहीन अथवा नग्न करने की क्रिया, अनावरण 2. खोलने की क्रिया जैसे शल्य-चिकित्सा सम्बन्धी कार्यवाहियों में उदर-गुहा को खोलने की क्रिया 3. किसी संक्रमित व्यक्ति अथवा संक्रामक वस्तु, अत्यधिक ठण्ड या गर्मी अथवा विकिरण के सम्पर्क में रहने की अवस्था 4. सबके सामने अपने जननांगों को प्रदर्शित करने का काम 5. शरीर की सतह पर आयनीकरण करने वाली विकिरण की मात्रा की माप।

Express (एक्सप्रैस)— 1. निचोड़ना 2. अपना मत प्रकट करना।

Expressate (एक्सप्रेसेट)— निचोड़कर बाहर निकाला गया पदार्थ।

Expression (एक्सप्रेशन)— 1. निचोड़ने की क्रिया अथवा किसी भी वस्तु को दबाव से निकालना 2. अपना मत प्रकट करने की क्रिया, अभिव्यक्ति 3. किसी बात को महसूस करने अथवा किसी शारीरिक कष्ट के फलस्वरूप बनने वाली मुखाकृति।

Expulsion (एक्सपलसन)— निष्कासन, निकालने की क्रिया।

Expulsive (एक्सपलसिव)— निकालने के लिए प्रवृत्त, निष्कासी।

Exquisite (एक्सक्वीज़ाइट)— अत्यधिक तीव्र या तीक्ष्ण जिसका सामान्यतः दर्द के लिए प्रयोग किया जाता है।

Exsanguinate (एक्ससैनग्वीनेट)— 1. परिसंचारी रक्त को निकाल लेना 2. रक्ताल्पता से ग्रस्त या रक्तहीन।

Exsanguination (एक्ससैनग्वीनेशन)— आन्तरिक अथवा बाह्य रक्तस्राव के कारण होने वाली रक्त की अत्यधिक हानि, रक्तापनयन।

Exsanguine (एक्ससैनग्वीन)— रक्ताल्पता से युक्त, खून की कमी वाला।

Exsanguinity (एक्ससैनग्वीनिटी)— रक्ताल्पता, खून की कमी।

Exsection (एक्ससेक्शन)— Excision.

Exsiccant (एक्ससिकेन्ट)— 1. सुखाने अथवा नमी को सोखने वाला, शुष्कक 2. बुरकने वाला अथवा सुखाने वाला पाउडर।

Exsiccate (एक्सीकेट)— Desiccate.

Exsiccation (एक्ससिकेशन)— सुखाने की क्रिया।

Exsiccative (एक्ससिकेटिव)— सुखाने वाला।

Exsomatize (एक्ससोमेटाइज़)— शरीर से अलग करना।

Exsorption (एक्सज़ॉर्शन)— पदार्थों का जैसे कोशिकाओं एवं इलैक्ट्रोलाइटों का रक्त से बाहर आँत की अवकाशिका में को गति करना।

Exstrophy (एक्सट्रॉफी)— किसी अंग का अन्दर से बाहर की ओर घूम जाना।

Exsufflation (एक्ससफलेशन)— किसी गुहा या गड्ढे से एक्ससफलेटर नामक यन्त्र द्वारा बलपूर्वक वायु को बाहर निकालना।

Ext. (एक्सट.)— सत।

Extemporaneous (एक्सटैम्पोरेनियस)— जो सूत्र के अनुसार नहीं बनाया गया हो बल्कि उस अवसर विशेष के लिए तात्कालिक तैयार कर लिया गया हो।

Extend (एक्सटैन्ड)— 1. किसी भुजा को सीधा करना 2. आकुंचन द्वारा जैसे किसी भुजा में बने कोण को बढ़ाना 3. बढ़ाना 4. फैलाना 5. चौड़ा करना 6. जारी रखना।

Extender (एक्सटेण्डर)— बढ़ाने वाला, प्रसारक।

Extension (एक्सटेन्सन)— 1. प्रसार या फैलाव 2. वह गति जिसके द्वारा किसी संयुक्त भाग के दोनों सिरे खिंचकर एक दूसरे से दूर हो जाते हैं। 3. वह गति जिसके द्वारा किसी भुजा के भाग सीधे हो जाते हैं अर्थात् आकुंचन के विपरीत गति 4. किसी संधिच्युत अथवा अस्थिभंग हुई भुजा पर खिंचाव लगाना (भार लटकाकर नीचे को खींचना)।

Extensor (एक्सटेन्सर)— किसी हिस्से को फैलाने वाली पेशी, प्रसारक (पेशी)

Exterior (एक्सटीरियर)— बाह्य, बाहर की ओर स्थित अथवा उत्पन्न होने वाला।

Exteriorize (एक्सटीरियोराइज़)—1. शल्यक्रिया में किसी आन्तरिक अंग को अस्थायी रूप से अनावृत कर देना। 2. किसी व्यक्ति की रुचि बाह्य कार्यों में उत्पन्न कर देना।

Extern (e) — चिकित्सा-शास्त्र का एक विद्यार्थी अथवा स्नातक जो अस्पताल में रोगियों की चिकित्सीय एवं शल्य-क्रिया सम्बन्धी देखभाल में सहायता करता है, परन्तु अस्पताल से बाहर रहता है।

External (एक्सटर्नल)— बाह्य। बाहर की ओर स्थित अथवा उत्पन्न होने वाला, आन्तरिक के विपरीत।

Externalia (एक्सटर्नेलिया)— बाह्य जननांग।

Externalize (एक्सटर्नेलाइज़)—1. शल्य-क्रिया में, शरीर के किसी भाग को बाहर की ओर अनावृत करना 2. मनोरोग चिकित्सा में किसी व्यक्ति की अन्दरूनी कलह को छिपाने के बजाय बाहर लाना।

Externus (एक्सटर्नस)— बाह्य। शरीर के किसी भाग अथवा गुहा के केन्द्र से दूर स्थित रचना।

Exteroceptive (एक्सटीरोसेप्टिव)— बाहर से उद्दीपनों को ग्रहण करने वाले अन्तिम अंगों से सम्बन्धित।

Exteroceptor (एक्सटीरोसेप्टर)— एक संवेदी अंग जैसे आँख जो शरीर के बाहर से उद्दीपन ग्रहण करने के लिए व्यवस्थित रहती है, बहिःसम्वेदी, बहिर्ग्राही।

Exterofective (एक्सटीरोफेक्टिव)— बाह्य उद्दीपनो के प्रति अनुक्रिया करने वाला।

Extima (एक्सटिमा)— सबसे बाहर का अस्तर जैसे किसी रक्त वाहिनी का सबसे बाहर का अस्तर।

Extinction (एक्सटिंक्शन)— 1. बाहर कर देने अथवा उन्मूलन कर देने की क्रिया। 2. फिर से सहारा अथवा बल न देने के परिणाम स्वरूप किसी सोपाधि प्रतिवर्त का पूर्ण रूप से गायब हो जाना।

Extinguish (एक्सटिंग्विश)— नष्ट कर देना।

Extirpation (एक्सटरपेशन)— किसी अंग अथवा ऊतक को पूर्णतया काटकर अलग कर देना; जड़ सहित निकाल कर फेंक देना। उन्मूलन।

Extorsion (एक्सटॉर्ज़न)— किसी अंग अथवा भुजा का बाहर की ओर घूम जाना।

Extortor (एक्सटार्टर)— एक बाह्य घूर्णी।

Extra- (एक्स्ट्रा-)— एक उपसर्ग जिसका अर्थ बाहर की ओर, दूर (पार) तथा के अतिरिक्त होता है।

Extra-articular (एक्सट्रा-आर्टिकुलर)— किसी जोड़ के बाहर स्थित अथवा उत्पन्न होने वाला, बहिर्सन्धिज।

Extra-axial (एक्सट्रा एक्सियल)— अक्ष से दूर।

Extra beat (एक्स्ट्रा बीट)— Extrasystole.

Extrabuccal (एक्सट्राबक्कल)— गाल से बाहर।

Extracapsular (एक्सट्राकैप्सुलर)— किसी कैप्सूल जैसे किसी जोड़ अथवा आँख के लैन्स के कैप्सूल के बाहर स्थित अथवा उत्पन्न होने वाला, बहिर्सम्पुटीय।

Extracarpal (एक्सट्राकार्पल)— मणिबन्ध या कलाई से बाहर।

Extracellular (एक्सट्रासैल्युलर)— कोशिका से बाहर, बहिर्कोशिकीय।

Extrachromosomal (एक्सट्राक्रोमोसोमल)— किसी गुणसूत्र से बाहर अथवा उससे अलग।

Extracorporeal (एक्सट्राकार्पोरियल)— शरीर के बाहर स्थित अथवा उत्पन्न होने वाला।

Extracorticospinal (एक्सट्राकॉर्टिकोस्पाइनल)— केन्द्रीय तन्त्रिका-तन्त्र के प्रान्तस्था सुषम्ना-पथ के बाहर

Extracranial (एक्सट्राक्रेनियल)— खोपड़ी या कपाल से बाहर स्थित अथवा उत्पन्न होने वाला।

Extract (एक्सट्रैक्ट)— 1. बाहर को खींचना अथवा बलपूर्वक निकाल कर अलग कर देना जैसे किसी दाँत को निकाल देना। 2. किसी औषधि का अर्क खींचने की क्रिया अथवा

रासायनिक क्रियाओं द्वारा प्राप्त सक्रिय तत्त्व जो द्रव, कोमल घनता का, चूर्ण के रूप में अथवा ठोस होता है; सत्व; सार।

Extractant (एक्सट्रैक्टेन्ट)— वह वस्तु जो किसी पदार्थों के मिश्रण से, ऊतक से या अपरिष्कृत औषधि से किसी पदार्थ का निष्कर्षण करने के लिए प्रयोग में लायी जाती है।

Extraction (एक्सट्रैक्शन)— 1. बाहर को खींचना अथवा बलपूर्वक निकाल देना जैसे किसी दाँत को बाहर निकाल देना। 2. अर्क खींचने की क्रिया द्वारा किसी औषधि के सक्रिय तत्व को अलग करना, निष्कर्षण।

Extractive (एक्सट्रैक्टिव)— निष्कर्षण की क्रिया में पृथक किया गया पदार्थ, सत्व।

Extractives (एक्सट्रैक्टीव्स)— वनस्पति एवं जन्तु ऊतकों में विद्यमान पदार्थ जिन्हें ऊतकों को विलायकों में घोलकर और फिर घोल को वाष्पीकृत करके पुनः प्राप्त करके अलग किया जा सकता है।

Extractor (एक्सट्रैक्टर)— बाह्य पिण्डों (पदार्थों) को अलग करने वाला एक यन्त्र, निष्कर्षक।

Extractum (एक्सट्रैक्टम)— Extract.

Extracystic (एक्सट्रासिस्टिक)— किसी पुटी या मूत्राशय के बाहर स्थित अथवा उत्पन्न होने वाला।

Extradural (एक्सट्राड्यूरल)— दृढ़तानिका या ड्यूरा मेटर से बाहर का, बहिर्दृढ़तानिकी।

Extraembryonic (एक्सट्राएम्ब्रियोनिक)— किसी भ्रूण के बाहर स्थित।

Extraepiphysial (एक्सट्राइपिफाइज़ियल)— जिसका किसी अधिवर्ध से सम्बन्ध नहीं होता।

Extragenic (एक्सट्राजेनिक)— किसी जीन के बाहर उत्पन्न होने वाला।

Extragenital (एक्सट्राजेनाइटल)— जननांगों से बाहर का अथवा उनसे असम्बद्ध।

Extrahepatic (एक्सट्राहिपैटिक)— यकृत के बाहर का अथवा उससे असम्बद्ध, बहिर्यकृती।

Extraligamentous (एक्सट्रालिगामैन्टस)— किसी स्नायु के बाहर उत्पन्न होने वाला अथवा उससे असम्बद्ध।

Extramalleolus (एक्सट्रामैलियोलस)— टखने का बाह्य अथवा पार्श्विक गुल्फ।

Extramedullary (एक्सट्रामैडुलरी)— किसी मेडुला विशेषकर मेडुला ऑब्लांगेटा के बाहर स्थित अथवा उत्पन्न होने वाला बहिर्सुषुम्निक, बहिर्मेरूशीर्षी।

Extramitochondrial (एक्सट्रामाइट्रोकॉण्ड्रियल)— माइटोकॉण्ड्रिया से बाहर।

Extramural (एक्सट्राम्यूरल)— किसी अंग की दीवार के बाहर स्थित अथवा उत्पन्न होने वाले।

Extraneous (एक्सट्रानियस)— किसी जीव के बाहर स्थित अथवा उससे असम्बद्ध।

Extranuclear (एक्स्ट्रान्यूक्लियर)— किसी केन्द्रक से बाहर का।

Extraocular (एक्सट्राऑकुलर)— किसी नेत्रगोलक के बाहर स्थित अथवा उत्पन्न होने वाला।

Extraoral (एक्सट्राओरल)— मुखी गुहा से बाहर।

Extraosseous (एक्सट्राऑसियस)— किसी हड्डी के बाहर उत्पन्न होने वाला।

Extraperineal (एक्सट्रापैरीनियल)— मूलाधार से असम्बन्धित।

Extraperiosteal (एक्सट्रापैरीऑस्टियल)— अस्थ्यावरण से असम्बद्ध।

Extraperitoneal (एक्सट्रापैरीटोनियल)— उदरावरणीय गुहा से बाहर।

Extraplacental (एक्सट्राप्लेसेन्टल)— अपरा से असम्बद्ध।

Extrapulmonary (एक्सट्रापल्मोनरी)— फेफड़ों से बाहर उत्पन्न होने वाला अथवा उनसे असम्बन्धित।

Extrapyramidal (एक्सट्रापाइरामिडल)— केन्द्रीय तन्त्रिका-तन्त्र के पिरामिदी पथ के बाहर स्थित।

Extrarenal (एक्सट्रारीनल)— गुर्दे से बाहर, बहिर्वृक्की।

Extrasensory (एक्सट्रासैन्सरी)— पाँच संवेदों पर निर्भर न रहने वाला बोध जैसे विचारों का स्थानान्तरण होना।

Extraserous (एक्सट्रासीरस)— रक्तोदकीय गुहा से बाहर।

Extrasomatic (एक्सट्रासोमेटिक)— शरीर से बाहर।

Extrasystole (एक्सट्रासिस्टोल)— हृदय का सामान्य संकुचन के अतिरिक्त एक अपरिपक्व संकुचन जो शिरानाल-अलिन्द-पर्व (साइनोएट्रियल नोड) के बाहर उत्पन्न होने वाले किसी आवेग की अनुक्रिया के फलस्वरूप उत्पन्न होता है, अतिरिक्त प्रकुंचन। यह निम्न प्रकार का हो सकता है–

Atrial extrasystole (एट्रियल एक्सट्रासिस्टोल)— ऐसा अतिरिक्त प्रंकुचन जिसमें आवेग अलिन्द में शिरानाल-अलिन्द-पर्व के अतिरिक्त किसी अन्य स्थान से उत्पन्न होता है।

Atrioventricular extrasystole (एट्रियोवैन्ट्रिकुलर एक्सट्रासिस्टोल)— ऐसा अतिरिक्त प्रकुंचन जिसमें आवेग अलिन्द-निलय-पर्व (एट्रियोवैन्ट्रिकुलर नोड) अथवा हिज़ की पूलिका (बण्डल ऑफ हिज़) से उठता है।

Ventricular extrasystole (वैन्ट्रिकुलर एक्सट्रासिस्टोल)— निलय से उठने वाले किसी आवेग के फलस्वरूप उत्पन्न होने वाला हृदय का अपरिपक्व संकुचन।

Extrathoracic (एक्सट्राथोरैसिक)— वक्ष से बाहर।

Extratracheal (एक्सट्राट्रेकियल)— श्वास-प्रणाल के बाहर

Extratubal (एक्सट्राट्यूबल)— किसी नली या वाहिनी से बाहर विशेषकर डिम्ब वाहिनी के बाहर।

Extrauterine (एक्सट्रायूटेराइन)— गर्भाशय के बाहर, बहिर्गर्भाशयी।

Extravaginal (एक्सट्रावैजाइनल)— योनि के बाहर।

Extravasate (एक्सट्रावेसेट)— 1. किसी वाहिनी से मुक्त होकर ऊतकों में आना जैसे सीरम, रक्त अथवा लसीका का 2. वाहिनियों से मुक्त होने वाला तरल।

Extravasation (एक्सट्रावेसेशन) — रक्त अथवा अन्य पदार्थ के किसी वाहिनी से चारों ओर के ऊतकों में मुक्त होने की क्रिया, परिस्रवण, रिसाव।

Extravascular (एक्सट्रावैस्कुलर)—किसी वाहिनी के बाहर।

Extraventricular (एक्सट्रावैन्ट्रिकुलर)— किसी निलय के बाहर स्थित अथवा उत्पन्न होने वाला।

Extraversion (एक्सट्रावर्ज़न)— Extroversion.

Extravert (एक्सट्रावर्ट)— Extrovert.

Extravisual (एक्सट्राविजुअल)— दृष्टि-क्षेत्र से बाहर।

Extremital (एक्सट्रीमिटल)— दूरस्थ। किसी भुजा से सम्बन्धित।

Extremitas (एक्सट्रीमिटास)—Extremity.

Extremity (एक्सट्रीमिटी)— 1. किसी भी वस्तु का दूरस्थ अथवा अन्तिम भाग 2. बाहु अथवा टांग।

Extrinsic (एक्सट्रिन्ज़िक) — बाहर की ओर स्थित अथवा उत्पन्न होने वाला, बहिरस्थ, बाह्य।

Extrinsic factor (एक्सट्रिन्ज़िक फैक्टर)—Vitamin B_{12}. विटामिन $बी_{12}$.

Extrinsic muscle (एक्सट्रिन्ज़िक मसल)— किसी अंग के बाहर स्थित पेशियाँ जो उसकी स्थिति को नियन्त्रित करती हैं जैसे आँख या जिह्वा की पेशियाँ।

Extrospection (एक्सट्रोस्पैक्शन)— किसी व्यक्ति के द्वारा गन्दगी तो नहीं है, यह जानने के लिए लगातार अपनी त्वचा को देखना।

Extroversion (एक्सट्रोवर्ज़न)— 1. अन्दर से बाहर को उलट जाना 2. किसी व्यक्ति का ध्यान एवं उसकी शक्ति अपने से बाहर की ओर लगना, बहिर्मुखता।

Extrovert (एक्सट्रोवर्ट)— वह व्यक्ति जो बाह्य वस्तुओं एवं कार्यों में रुचि रखता है, बहिर्मुखी।

Extrude (एक्सट्रूड)—1. बलपूर्वक बाहर निकाल देना अथवा किसी असामान्य बाह्य स्थिति को ग्रहण करना। 2. दन्त-चिकित्सा में, किसी दाँत का अन्तर्रोध (दाँतों की भींच) रेखा से बाहर की स्थिति ग्रहण करना।

Extrudoclusion (एक्सट्रूडोक्लूज़न)—Extrusion.

Extrusion (एक्सट्रूज़न)—1. बलपूर्वक बाहर निकालना अथवा किसी असामान्य बाह्य स्थिति को ग्रहण करना 2. दन्त-चिकित्सा में, किसी दाँत को अन्तर्रोध (दाँतों की भींच) रेखा से काफी आगे को धकेल दिया जाना।

Extubate (एक्सट्यूबेट)—किसी ट्यूब या नली को निकालना।

Extubation (एक्सट्यूबेशन)—किसी नली को निकाल देना नलिकानिष्कासन।

Exuberant (एक्सूबीरेन्ट)—1. उत्पादन में अत्यधिक 2. प्रसन्न।

Exudate (एक्सूडेट)—शोथ के परिणामस्वरूप रक्त वाहिनियों से मुक्त होकर ऊतकों में जमा हुआ तरल जिसमें प्रोटीन, कोशिकाओं का मलबा तथा अन्य ठोस पदार्थ होते हैं, निःस्राव।

Exudation (एक्सूडेशन)—रक्त वाहिनियों से तरल का मुक्त होकर ऊतकों में जमा होना, रिसाव, निर्यास, निःस्राव।

Exudative (एक्सूडेटिव)—निःस्राव, निर्यास अथवा रिसाव से सम्बन्धित या रिसाव के गुण वाला; निःस्रावी।

Exude (एक्सूड)—ऊतकों से होकर धीरे-धीरे गुजरना।

Exulcerans (एक्सलसीरैन्ज़)— जख्म बनाने वाला।

Exumbilication (एक्सम्बिलीकेशन)—नाभि-हर्निया।

Exuviae (एक्सयूवी)—झड़ने या गिरने वाला पदार्थ, निर्मोक।

Ex vivo (एक्स वाइवो)—जीवित शरीर से बाहर।

Eye (आई)—दृष्टि अंग, नेत्र या आँख। आँख निम्न प्रकार की हो सकती है–

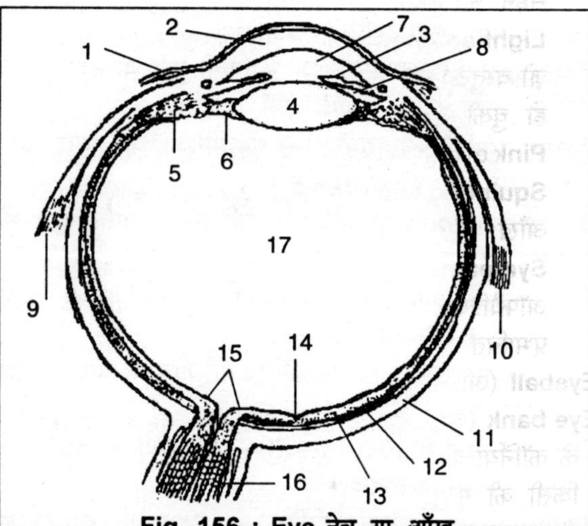

Fig. 156 : Eye नेत्र या आँख

1. Conjunctiva = श्लेषमला, 2. Cornea = स्वच्छमण्डल, 3. Iris = उपतारा या परितारिका, 4. Lens = लैन्स, 5. Ciliary body = रोमक पिण्ड, 6. Suspensory ligament = निलम्बक स्नायु, 7. Anterior chamber = अग्रज कक्ष, 8. Posterior chamber = पश्चज कक्ष, 9 and 10. Muscles of the eyeball = नेत्रगोलक की पेशियां, 11. Sclera = श्वेतपटल, 12. Choroid = रंजितपटल, 13. Retina = दृष्टिपटल, 14. Macula lutea = पीत बिन्दु, 15. Optic disc = दृष्टि चक्रिका, 16. Optic nerve = दृष्टि तन्त्रिका, 17. Vitreous body = नेत्रकाचाभ काय।

Aphakic eye (एफेकिक आई)—ऐसी आँख जिससे लैन्स निकाल दिया गया हो।

Black eye (ब्लैक आई)—आँख के चारों ओर के ऊतकों

में चोट लग जाने के कारण नील पड़ जाना जिसमें सूजन होती है एवम् दर्द होता है।

Crossed eye (क्रास्ड आई)—ऐसी तिर्यकदृष्टि जिसमें एक आँख का दृष्टि-अक्ष दूसरी आँख के दृष्टि-अक्ष की ओर झुक जाता है।

Dark-adapted eye (डार्क एडेप्टेड आई)—वस्तुओं को धुँधले प्रकाश में देखने के लिए समायोजित हुई आँख।

Dominant eye (डोमीनैन्ट आई)—दोनों आँखों में से एक जिसका प्रयोग करने के लिए रोगी अधिक महत्त्व देता है जैसे किसी बन्दूक का निशाना साधने अथवा एकनेत्री सूक्ष्मदर्शी से देखने के लिए प्रयोग किया जाना।

Exciting eye (एक्साइटिंग आई)—क्षतिग्रस्त नेत्र जो सिम्पैथेटिक ऑफ्थैल्मिया में दूसरे नेत्र को भी प्रभावित करता है।

Klieg eye (क्लाइग आई)—नेत्रों के तीव्र प्रकाश में अनावृत होने के कारण नेत्रश्लेष्मलाशोथ, आँख की पलकों की सूजन, आँखों से पानी बहना तथा प्रकाश सहन न होना।

Light-adapted eye (लाइट-एडेप्टेड आई)—वह आँख जो वस्तुओं को तेज रोशनी में देखने के लिए समायोजित हो चुकी है।

Pink eye (पिंक आई)—तीव्र सांसर्गिक नेत्रश्लेष्मलाशोथ।

Squinting eye (स्कविन्टिंग आई)—तिरछी नजर, टेढ़ी आँख, भेंगी आँख।

Sympathizing eye (सिम्पैथाइज़िंग आई)—सिम्पैथेटिक ऑफ्थैल्मिया में अक्षतिग्रस्त नेत्र जो क्षतिग्रस्त नेत्र से प्रभावित हो जाता है।

Eyeball (आईबाल)—नेत्र गोलक।

Eye bank (आई बैंक)—ऐसा स्थान जहाँ पर बाद में किसी के कॉर्निया की प्लास्टिक सर्जरी द्वारा मरम्मत करने के लिए किसी की मृत्यु हो जाने के पश्चात् निकाली गयी आँखों के स्वच्छमण्डल या कॉर्निया को परिरक्षित किया जाता है।

Eyebrow (आईब्रो)—1. आँख के ऊपर का चाप 2. इस चाप पर स्थित बाल, भ्रू, भौंह।

Eye contact (आई कॉनटैक्ट)—दो व्यक्तियों का एक दूसरे को घूरकर देखना।

Eyecup (आईकप)—एक छोटा कप जिसमें एक औषधियुक्त घोल होता है और जो आँख को धोने के लिए उस पर फिट हो जाता है।

Eye drops (आई ड्राप्स)—आँखों की एक तरल औषधि जिसे बूँदों के रूप में आँखों में डाला जाता है।

Eyeglass (आईग्लास)—दोषयुक्त दृष्टि को ठीक करने के लिए प्रयोग में लाया जाने वाला काँच का एक लैन्स।

Eyeground (आईग्राउण्ड)—नेत्र का बुध्न (फण्डस) जिसे दृष्टिपटलदर्शी या ऑफ्थैल्मोस्कोप द्वारा देखा जाता है।

Eyelash (आईलैश)—किसी नेत्रच्छद (आँख की पलक) के किनारे पर उगने वाला एक बाल, पक्ष्म, बरौनी।

Eyelid (आईलिड)—नेत्रच्छद, आँख की पलक।

Eyepiece (आईपीस)—किसी सूक्ष्मदर्शी अथवा दूरदर्शक यन्त्र का, उसका प्रयोग करने वाले व्यक्ति के सबसे पास का एक या एक से अधिक लैन्स से निर्मित भाग।

Eye-sight (आई-साइट)—दृष्टि।

Eye specialist (आई स्पेशलिस्ट)—नेत्ररोग विशेषज्ञ।

Eye spot (आई स्पाट)—किसी एककोशिकीय जीव में विद्यमान एक रंगीन धब्बा।

Eyestrain (आईस्ट्रेन)—अत्यधिक प्रयोग करने से अथवा दोषयुक्त दृष्टि होने से उत्पन्न होने वाली आँख की थकान।

Eye-tooth (आई-टूथ)—रदनक दाँत।

Eye-wash (आई-वाश)—आँखों को धोने के लिए प्रयोग में लाया जाने वाला एक उचित द्रव पदार्थ, आई लोशन अथवा आँख धोने की औषधि।

Eye-witness (आई-विटनेस)—वह व्यक्ति जिसने अपने सामने कुछ होते हुए देखा है।

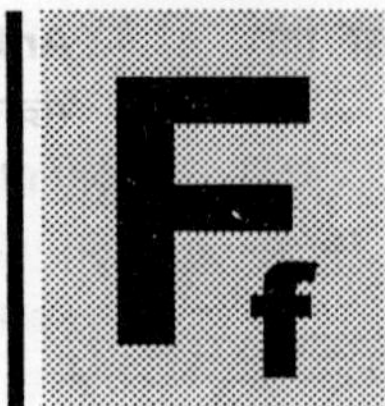

Fabella (फैबीला)— गैस्ट्रोस्नीमियस पेशी के शीर्ष के कण्डरा में कभी-कभी विकसित हो जाने वली एक वर्तुलिकाभ अस्थि, माषिका, शिम्बिका।

Fabism (फैबिज़्म)— Favism.

Fabrication (फैब्रीकेशन)— इस प्रकार झूठ बोलना कि वह सही प्रतीत होता है।

Face (फेस)— माथे से लेकर ठुड्ढी तक का, पार्श्व में कानों तक परन्तु कानों से रहित, फैला हुआ सिर का अग्र अथवा अभ्युदर भाग; आनन; चेहरा।

Face-lift (फेस-लिफ्ट)— Rhytidectomy. Rhytidoplasty.

Facet, Facette (फेसेट, फेसेटी)— शरीर की किसी हड्डी अथवा किसी अन्य कठोर सतह पर स्थित एक छोटा-सा समतल स्थान, फलक।

Facetectomy (फेस्टेक्टॉमी)— किसी कशेरुका के सन्धायक (जोड़ बनाने वाले) फलक को शल्यक्रिया द्वारा काट कर अलग कर देना, फलकोच्छेदन।

Facial (फेशियल)— चेहरे से सम्बन्धित, आननी।

Facial center (फेशियल सेन्टर)— मस्तिष्क में स्थित एक केन्द्र जिसके द्वारा चेहरे की गतियाँ उत्पन्न होती हैं, आनन केन्द्र।

Facialis (फेशियालिस)— Facial.

Facial reflex (फेशियल रिफ्लैक्स)— नेत्रगोलक के ऊपर दबाव पड़ने पर चेहरे की पेशियों का संकुचित होना, आनन प्रतिवर्त।

Facial spasm (फेशियल स्पाज़्म)— चेहरे के एक ओर अथवा आँख के चारों ओर के स्थान में आनन-तन्त्रिका द्वारा परिपूरित आनन-पेशियों में ऐंठन हो जाना, आनन उद्वेष्ट।

-facient (-फेसिएन्ट)— एक प्रत्यय जो उसको बताता है जो कुछ करता है।

Facies (फेशीज़)— 1. आनन या चेहरा 2. शरीर की किसी भी रचना का विशिष्ट तल 3. भावाकृति अथवा मुखाकृति। भावाकृति अथवा मुखाकृति के कुछ उदाहरण निम्नलिखित हैं–

Facies abdominalis (फेशीज़ एब्डोमिनैलिस)— उदर रोगों में दिखाई देने वाला चिंतित, कहीं-कहीं पर चिकोटी काटने से उठी हुई त्वचा के समान त्वचा से युक्त (चुड़ियल या झुर्रीदार), सिकुड़ा हुआ सा चेहरा।

Facies adenoid (फेशीज़ एडीनॉयड)— अक्सर बच्चों में कण्ठशालूकों अथवा एडीनॉयड ग्रन्थियों के बढ़ जाने पर दिखाई देने वाली मन्द भावाकृति तथा मुख का खुला होना।

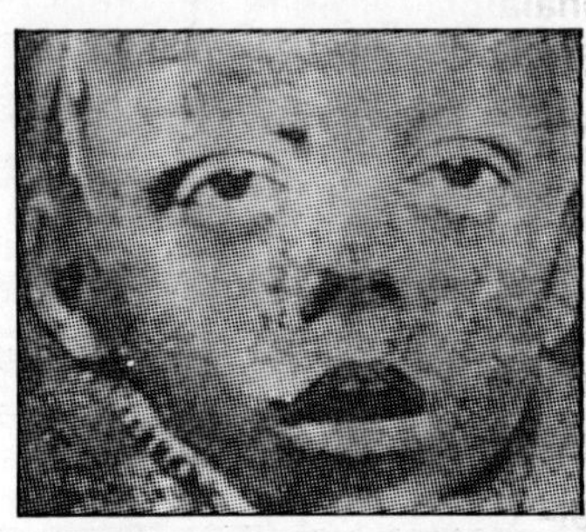

Fig. 157 : Facies adenoid (फेशीज़ एडीनॉयड)

Facies hepatica (फेशीज हिपेटिका)— मुख का पतला हो जाना, आँखों का अन्दर को धँस जाना, नेत्रश्लेष्मलाओं का पीला पड़ जाना एवं त्वचा का भूरे रंग का हो जाना जैसा कि कुछ जीर्ण यकृत रोगों में दिखाई देता है।

Facies hippocratica (फेशीज़ हिप्पोक्रेटिका) — चेहरा जिसमें त्वचा पीली पड़ जाती हैं, गाल एवं शंख या कनपटी खोखले हो जाते हैं, आँखें गड्ढों में धँस जाती हैं तथा होंठ शिथिल हो जाते हैं जैसा कि किसी लम्बे अरसे से चले आ रहे रोग या हैजे से मरने वाले व्यक्तियों में देखा जाता है।

Facies leontina (फेशीज़ लियोनटाइना)— कुछ प्रकार के कुष्ठ रोगों में दिखाई देने वाली शेर के समान मुखाकृति, सिंह मुखाकृति।

Facies mitralis (फेशीज़ माइट्रालिस)— चेहरा जिसमें गाल श्याव हो जाते हैं तथा उन पर रक्त केशिकाएँ दिखाई देती हैं जैसा कि माइट्रल अपर्याप्तता में देखा जाता है।

Facies parkinsonian (फेशीज़ पार्किनसोनियन)— मुखावरण से ढके हुए के समान एवं भावहीन चेहरा तथा जल्दी-जल्दी आँखों का खुलना एवं बन्द होना जैसा कि पार्किनसन के रोग से पीड़ित व्यक्ति में देखा जाता है।

Hound-dog facies (हाउन्ड-डॉग फेशीज़)— ऐसा चेहरे का रूप जिसमें चेहरे की ढीली त्वचा थैलियों के रूप में लटकी होती है जैसी शिकारी कुत्तों की होती है, ऐसा त्वचा शिथिलन में होता है।

Moon facies (मून फेशीज़)— गोल चेहरा जैसा कि कुशिंग के रोग में देखा जाता है, चन्द्र-मुख।

Facilitation (फेसीलिटेशन)— किसी क्रिया में शीघ्रता लाना अथवा उसमें सहायता करना।

Facing (फेंसिग)— पोर्सीलीन का एक टुकड़ा जिसे किसी दाँत की बाह्य सतह को दर्शाने के लिए काटा जाता है।

Facio- (फेशियो-)— चेहरे का संकेत देने वाला एक उपसर्ग।

Faciobrachial (फेशियोब्रेकियल)— चेहरे एवं बाँह से सम्बन्धित, आननप्रगण्डपरक।

Faciocephalalgia (फेशियोसिफेलैल्जिया)— चेहरे एवं सिर में दर्द होना, आननशीर्षार्ति।

Faciocervical (फेशियोसर्वाइकल)— चेहरे एवं गर्दन से सम्बन्धित, आननग्रैव।

Faciolingual (फेशियोलिंगुअल)— चेहरे एवं जीभ से सम्बन्धित, आननजिह्वापरक।

Facioplasty (फेशियोप्लास्टी)— चेहरे की प्लास्टिक सर्जरी, आननसंधान

Facioplegia (फेशियोप्लेजिया)— चेहरे का अंगघात, लकवा।

Facioscapulohumeral (फेशियोस्केपुलोह्यूमेरल)— चेहरे, स्केपुला एवं ऊपरी बाहु से सम्बन्धित, आननस्कन्धप्रगण्डीय।

Factitial (फैक्टीशियल)— कृत्रिम रूप से उत्पन्न किया गया।

Factitious (फैक्टीशियस)— कृत्रिम या बनाबटी, प्राकृतिक नहीं।

Factitious disorders (फैक्टीशियस डिसार्डर)— ऐसे रोग जो वास्तविक नहीं होते बल्कि केवल अस्पताल में ठहरने के लिए जिन्हें कृत्रिम रूप से पैदा किया जाता है।

Factor (फैक्टर)— 1. कोई भी वस्तु जो किसी परिणाम को प्राप्त करने में सहायक होती है, कारक 2. आनुवंशिकी में, एक जीन 3. एक आवश्यक तत्त्व जैसे भोजन में स्थित कोई विटामिन, घटक। उदाहरणार्थ –

Accessory food factor (एसेसरी फूड फैक्टर) — भोजन में विद्यमान एक पदार्थ जिससे उपभोक्ता में शक्ति उत्पन्न नहीं होती परन्तु वह सामान्य वृद्धि एवं विकास अथवा चयापचय के लिए आवश्यक होता है जैसे कोई विटामिन।

Antianemic factor (एन्टीएनीमिक फैक्टर)— एक बहिरस्थ घटक विटामिन बी$_{12}$ तथा आमाशयिक रस में विद्यमान एक अन्तरस्थ घटक की आपस की क्रिया द्वारा आमाशय एवं आँत में बनने वाला एक पदार्थ जो यकृत में संचित होता है और अस्थि मज्जा में लाल रक्त कोशिकाओं के सामान्य विकास के लिए आवश्यक है। अरक्ततारोधी घटक।

Antihemorrhagic factor (एन्टीहीमोरेह्जिक फैक्टर)— रक्तस्रावरोधी घटक, विटामिन K.

Antiinfective factor (एन्टीइन्फैक्टिव फैक्टर) — संक्रमणरोधी घटक।

Antisterility factor (एन्टिस्टेरीलिटी फैक्टर)— Vitamin E.

Coagulation factors (कोगुलेशन फैक्टर्स)— रक्त के सामान्य रूप से जमने के लिए आवश्यक रक्त में विद्यमान पदार्थ।

Extrinsic factor (एक्सट्रिन्जिक फैक्टर)— विटामिन बी$_{12}$ अथवा सायनोकोबालामिन जो अधिकतर दूध में पाया जाता है और इसकी कमी से प्रणाशी रक्ताल्पता उत्पन्न हो जाती है, बहिरस्थ घटक।

Intrinsic factor (इन्ट्रिन्ज़िक फैक्टर)— आमाशयिक ग्रन्थियों द्वारा स्रवित एक ग्लाइकोप्रोटीन जो विटामिन बी$_{12}$ के अवशोषण के लिए आवश्यक होती है, जिसकी कमी से विटामिन बी$_{12}$ की कमी हो जाती है, जिसके फलस्वरूप प्रणाशी रक्ताल्पता उत्पन्न हो जाती है; अन्तरस्थ घटक।

Platelet factors (प्लेटलेट फैक्टर्स)— रक्तस्राव को रोकने के लिए महत्त्वपूर्ण कारक जो प्लेटलेटों के भीतर अथवा उनसे संलग्न रहते हैं।

Predisposing factor (प्रीडिस्पोजिंग फैक्टर) — किसी रोग का पूर्वानुकूल कारक।

Rh factor (आर एच फैक्टर)— लाल रक्त कोशिकाओं की सतह पर विद्यमान एक एन्टीजन, माँ एवं बच्चे के एन्टीजनों के बीच असंयोज्यता से बच्चे में इरिथ्रोब्लास्टोसिस फीटैलिस नामक रोग उत्पन्न होता है।

Factorial (फैक्टोरियल)— किसी कारक से सम्बन्धित।

Facultative (फेकल्टेटिव)— किन्हीं विशेष परिस्थितियों में रहने की क्षमता से सम्बन्धित अथवा विशेष परिस्थितियों में रहने की क्षमता से युक्त, विकल्पी।

Faculty (फेकल्टी)— 1. एक सामान्य शक्ति अथवा कार्य विशेषकर मस्तिष्क के 2. किसी शिक्षा संस्थान का एक विभाग।

Faget's sign (फैगेट्स साइन)— बढ़े हुए तापमान की अपेक्षा नाड़ी गति का धीमा होना जैसा कि टाइफॉयड ज्वर में देखा जाता है।

Fahrenheit thermometer (फेहरनहाइट थर्मामीटर)— एक तापमान मापने का पैमाना जिस पर पानी के जमने का बिन्दु 32° एवं उबलने का बिन्दु 212° चिन्हित रहता है जिन्हें 'F' से दर्शाया जाता है।

Failure (फेल्योर)— ठीक प्रकार से कार्य करने में असमर्थता, उदाहरण के लिये हृदय पात जिसमें हृदय रक्त को ठीक प्रकार से पम्प करने में असमर्थ हो जाता है, वृक्क पात जिसमें वृक्क या गुर्दे उत्सर्गी पदार्थों को ठीक प्रकार से उत्सर्जित करने में असमर्थ हो जाते हैं जिसके परिणाम स्वरूप यूरीमिया हो जाता है एवम् श्वसन-पात जिसमें फेफड़े वायु

को अपने अन्दर खींचने एवं कार्बन डाऑक्साइड को बाहर निकालने के अपने कार्य को ठीक प्रकार से करने में असमर्थ हो जाते हैं; पात

Faint (फेन्ट)— मूर्च्छा, मस्तिष्क में रक्त आपूर्ति कम होने से उत्पन्न संज्ञाहीनता अथवा बेहोशी।

Falcate (फैल्केट)— हँसिये के आकार का।

Falces (फैल्सीज)— Falx का बहुवचन।

Falcial (फैल्सियल)— किसी भी हँसियाकार रचना से सम्बन्धित।

Falciform (फैल्सीफोर्म)— हँसियाकार।

Falcine (फैल्साइन)— Falcial.

Falcula (फैल्कुला)— Falx cerebelli.

Falcular (फैल्कुलर)— 1. हँसियाकार 2. अनुमस्तिष्क-दात्र से सम्बन्धित।

Fallectomy (फेलेक्टॉमी)— किसी डिम्ब वाहिनी के किसी भाग को काट कर अलग कर देना, डिम्बाहिनी-उच्छेदन।

Falling drop (फालिंग ड्रॉप)— आमाशय एवं आँत में वायु भर जाने के कारण उनके ऊपर एवं बड़ी गुहाओं में तरल तथा वायु के भर जाने पर जैसे जलवातवक्ष के ऊपर सुनी जाने वाली घन्टी बजने की टनटन की ध्वनि के समान ध्वनि।

Falling of womb (फालिंग ऑफ वौम्ब)— गर्भाशय भ्रंश।

Falling sickness (फालिंग सिकनैस)— अपस्मार, मिर्गी।

Fallopian ligament (फैलोपियन लिगामैन्ट)— गर्भाशय का राउण्ड लिगामैन्ट।

Fallopian tube (फैलोपियन ट्यूब)— गर्भाशय के ऊपरी भाग के प्रत्येक ओर से निकलकर पार्श्व में फैलने तथा पैरीटोनियम-गुहा में डिम्बग्रन्थि के पास समाप्त होने वाली एक-एक नली जिससे होकर डिम्ब डिम्बग्रन्थि से निकल कर गर्भाशय में पहुँचता है एवं शुक्राणु गर्भाशय से डिम्बग्रन्थि की ओर जाते हैं; डिम्ब-वाहिनी।

Fallotomy (फैलोटॉमी)— डिम्ब वाहिनी में चीरा लगाना, डिम्बवाहिनीछेदन।

Fallot's tetralogy (फैलट्स टैट्रालोगी)— एक जन्मजात रोग जिसमें फुफ्फुसीय धमनी संकीर्णता, अन्तरानिलयी पटीय दोष, महाधमनी का अन्तरानिलयी पट से होकर दायें निलय में पहुंच जाना जो दोनों निलयों से रक्त प्राप्त करती है तथा दायें निलय की अतिवृद्धि, इनका संयोजन होता है।

Fallout (फालआउट)— किसी परमाणविक विस्फोट के पश्चात् वायु में विकिरणशील विखण्डन उत्पादों के मुक्त होने पर इस प्रकार के पदार्थों का वायुमण्डल से पृथ्वी की सतह पर बैठना, अवपात।

False (फाल्स)— कूट, मिथ्या।

False-negative (फाल्स-निगेटिव)— एक परीक्षण जिससे पता चलता है कि जिस रोग की जाँच की गई है वह विद्यमान नहीं है जब कि वास्तव में वह होता है।

False pains (फाल्स पेन्स)— मिथ्या प्रसव वेदनाएँ।

False-positive (फाल्स-पॉज़िटिव)— एक परीक्षण जिससे पता चलता है कि जिस रोग की जाँच की गई है वह विद्यमान है जबकि वास्तव में वह नहीं होता।

False ribs (फाल्स रिब्स)— पसलियों के निचले पाँच जोड़े जो सीधे उरोस्थि से नहीं जुड़े होते, कूट पर्शुकायें।

Falsification (फाल्सीफिकेशन)— धोखा देने के लिए, मिथ्या बातों को लिखने अथवा उनको बताने का कार्य। मिथ्याकरण

Falsification retrospective (फाल्सीफिकेशन रीट्रोस्पैक्टिव)— अचेतनतावश पिछली बातों की स्मृति में परिवर्तन हो जाना, पश्चावलोकी मिथ्याकरण।

Falsifying (फाल्सीफाईंग)— किसी बात को महसूस करने का बहाना करना जो वास्तव में नहीं होती अथवा उत्तेजित करने पर भी किसी प्रकार की अनुभूति न प्रदर्शित करना।

Falx (फॉक्स)— कोई भी हँसियाकार रचना, दात्र।

Falx cerebelli (फॉक्स सेरीबेलाइ)— अनुमस्तिष्कीय गोलार्द्धों को लम्बरूप में पृथक करने वाली ड्यूरा मेटर की एक तह, अनुमस्तिष्क दात्र।

Fames (फेम्स)— क्षुधा, भूख।

Familial (फेमिलियल)— किसी परिवार से सम्बन्धित अथवा एक ही परिवार में उत्पन्न होने वाला जैसे कोई रोग; पारिवारिक।

Family (फेमिली)— 1. एक ही पूर्वज से अवरोहित व्यक्तियों का एक समूह, परिवार, कुटुम्ब 2. जीवविज्ञानी वर्गीकरण में, एक गण (आर्डर) एवं वंश (जीनस) के बीच का विभाग।

Family planning (फेमिली प्लानिंग)— परिवार नियोजन।

Famine (फेमाइन)— लगातार अत्यधिक भूख लगना।

Fang (फैन्ग)— 1. किसी दाँत की जड़, दन्तमूल। 3. एक तेज नुकीला दाँत।

Fannia (फैनिया) — छोटी घरेलू मक्खियों का एक वंश।

Fantast (फैन्टेस्ट)— दिवा स्वप्न लेने वाला।

Fantasy (फैन्टेसी)— दिवा स्वप्न लेना, कल्पना।

Farad (फेराड)— विद्युत-क्षमता की एक इकाई।

Faradic (फेराडिक)— उत्पन्न की गई विद्युत से सम्बन्धित।

Faradism (फेराडिज़्म)— तन्त्रिकाओं एवं पेशियों के रोगों की चिकित्सा में उन्हें उत्तेजित करने के लिए बीच-बीच में रुकी हुई विद्युत्-धारा का प्रयोग करना, विद्युत्-चिकित्सा।

Faradization (फेराडाइज़ेशन)— फेरेडिक करन्ट द्वारा तन्त्रिकाओं अथवा पेशियों की चिकित्सा करना।

Faradocontractility (फेरेडोकॉन्ट्रैक्टीलिटी)— फेरेडिक करन्ट के उद्दीपन में पेशियों की संकुचनशीलता।

Faradotherapy (फेरेडोथिरैपी)— फेरेडिक करन्ट द्वारा रोगों की चिकित्सा करना, विद्युत्-चिकित्सा।

Farcy (फार्सी)—जीर्ण प्रकार का ग्लैण्डर्स रोग।

Farina (फेरिना)— गेहूँ अथवा अन्य अनाज का आटा।

Farinaceous (फेरिनेसियस)— 1. स्टार्च या माड़ी से युक्त, मंडीय 2. आटे से सम्बन्धित अथवा आटे जैसा।

Farmer's lung (फार्मर्स लंग)— यह रोगोत्पादक सूक्ष्मजीव एक्टिनोमाइसीटीज़ से युक्त फफूँददार सूखी घास, भूसे या अनाज से उत्पन्न धूल के सांस के साथ अन्दर खींच लेने से उत्पन्न किसानों में देखा जाने वाला एलर्जीजन्य वायुकोष्ठिकाशोथ है जिसमें सूखी खाँसी होती है, छाती पर कसाव बना रहता है तथा श्रम करने पर सांस फूलने लगता है। किसान का फेफड़ा।

Farpoint (फारपाइंट)— अधिकतम दूरी पर स्थित वह बिन्दु जिस पर वस्तुओं को आँखों से स्पष्टतया देखा जा सकता है।

Farre's tubercles (फार्ज़ ट्यूबरकल्स)— यकृत की सतह पर दुर्दम पिण्ड।

Farsighted (फारसाइटेड)— दूरदृष्टिता से सम्बन्धित।

Farsightedness (फारसाइटेडनैस)— दूर की वस्तुओं को साफ-साफ देखने की क्षमता परन्तु पास की वस्तुएँ दिखाई न देना, दूरदृष्टिता।

Fascia (फेशिया)— तन्तु-ऊतक की एक चादर जो त्वचा के नीचे स्थित होती है तथा त्वचा को नीचे के ऊतकों से जोड़ती है अथवा पेशियों एवं शरीर के बहुत से अंगों को ढकती है, सहारा देती है तथा उन्हें अलग-अलग किए रहती है; प्रावरणी; बन्धन।

Fasciae (फेशी)— Fascia का बहुवचन।

Fascial (फेशियल)— प्रावरणी अथवा बन्धन से सम्बन्धित या उसकी प्रकृति वाला, प्रावरणीय।

Fascial reflex (फेशियल रिफ्लैक्स)— चेहरे की प्रावरणी को परिताड़ित करने के फलस्वरूप उत्पन्न पेशीय संकुचन, प्रावरणीय प्रतिवर्त।

Fasciaplasty (फेशियाप्लास्टी)— प्रावरणी की प्लास्टिक सर्जरी।

Fascicle (फेशिकिल)— एक छोटी पूलिका अथवा गुच्छा विशेषकर तन्त्रिका अथवा पेशी तन्तुओं की पूलिका।

Fascicular (फेशीकुलर)— पूलिका से सम्बन्धित।

Fasciculated (फेशीकुलेटेड)— पूलिकाओं अथवा गुच्छों में उत्पन्न होने वाला।

Fasciculation (फेशीकुलेशन)— 1. पूलिकाओं या गुच्छों का बनना, पूलिकाभवन। 2. पेशियों का त्वचा के नीचे दिखाई देने वाला एक छोटा स्थानीय अनैच्छिक संकुचन अथवा स्फुरण।

Fasciculi (फेशीकुलाइ)— Fasciculus का बहुवचन।

Fasciculus (फेशीकुलस)— Fascicle.

Fasciectomy (फेशिएक्टॉमी)— प्रावरणी के किसी टुकड़े को काट कर निकाल देना, प्रावरणी-उच्छेदन।

Fasciitis (फेशियाइटिस)—किसी प्रावरणी का शोथ।

Fascio- (फेशियो-)— फेशिया का संकेत देने वाला उपसर्ग।

Fasciodesis (फेशियोडेसिस)— शल्य-क्रिया द्वारा किसी प्रावरणी को किसी कण्डरा, हड्डी अथवा अन्य प्रावरणी से जोड़ना।

Fasciola, plural fasciolae (फेशियोला, बहुवचन फेशियोली)— तन्त्रिका या पेशी तन्तुओं की एक छोटी पूलिका।

Fascioplasty (फेशियोप्लास्टी)— प्लास्टिक सर्जरी द्वारा प्रावरणी की मरम्मत करना, प्रावरणीसंधान

Fasciorrhaphy (फेशियोरैह्फी)— प्रावरणी की सिलाई करना, प्रावरणीसीवन।

Fasciotomy (फेशियोटॉमी)— प्रावरणी को विभाजित करने के लिए उसमें चीरा लगाना।

Fascitis (फेशाइटिस)— प्रावरणी का शोथ।

Fast (फास्ट)— 1. शीघ्र या तेज 2. उपवास करना 3. किसी रासायनिक पदार्थ के प्रभावों के प्रति प्रतिरोधी होना जैसे जीवाणु माइकोबैक्टीरियम ट्यूबरकुलोसिस जो अम्ल रंजकों से अभिरंजित करने पर रंगहीन नहीं होते।

Fastidious (फास्टीडियस)— सूक्ष्मजीव-विज्ञान में, ऐसा जीव जिसे अपनी वृद्धि एवं जीवित रहने के लिए उपयुक्त पोषण एवं वातावरण की आवश्यकता होती है।

Fastidium (फास्टीडियम)— भोजन से अथवा खाना खाने से अत्यधिक घृणा होना।

Fastigium (फास्टीजियम)— उच्चतम बिन्दु, चरमसीमा।

Fastness (फास्टनैस)— जीवाणुओं का अभिरंजकों, किसी औषधि या अन्य विनाशकारी वस्तु का प्रतिरोध करने की क्षमता।

Fat (फैट)—1. शरीर का वसामय ऊतक जो शक्ति का एक भण्डार होता है। 2. वसा या चिकनाई या तैल 3. वसा अम्लों सामान्यतया पामीटिक, ओलिइक अथवा स्टीएरिक अम्ल के साथ ग्लिसरॉल का एक ईस्टर।

Fatal (फेटल)— मृत्यु लाने वाला, प्राणनाशक, घातक।

Fatality (फेटालिटी)— किसी रोग का अन्त मृत्यु में हो जाना।

Fate (फेट) — अन्तिम परिणाम।

Fatigability (फेटिगेबिलिटी)— शीघ्र ही थक जाने की अवस्था।

Fatigable (फेटीगेबिल)— बहुत कम श्रम करने पर थक जाने वाला।

Fatigue (फेटीग)— अत्यधिक कार्य या श्रम करने से उत्पन्न होने वाली थकान, शक्ति में अथवा उद्दीपन के प्रति अनुक्रिया करने की क्षमता में कमी।

Fatty (फैटी)— वसा अथवा वसीय पदार्थों से सम्बन्धित अथवा उनकी प्रकृति वाला, वसामय।

Fatty acids (फैटी एसिड्स)— वसीय अम्ल एवं ग्लिसरॉल वसा के पाचन के परिणाम स्वरूप छोटी आँत में बनते हैं जो आँत की भित्तियों में विद्यमान दुग्धवाहिनियों या लसीका-वाहिनियों के द्वारा लसीका में अवशोषित हो जाते

हैं, फिर अन्त में रक्त-धारा में पहुँच जाते हैं। मुख्य वसीय अम्ल लाइनोलीक, लाइनोलेनिक, एराकीडोनिक, स्टियरिक, पामीटिक एवं ओलीक अम्ल आदि होते हैं।

Essential fatty acids (एसेन्शियल फैटी एसिड्स) — स्वास्थ्य को बनाये रखने के लिए अनिवार्य वसीय अम्ल। इनके अन्तर्गत लाइनोलीक, लाइनोलेनिक एवं एराकीडोनिक नामक तीन वसीय अम्लों का समावेश होता है।

Saturated fatty acids (सैचुरेटेड फैटी एसिड्स)— ये वसीय अम्ल हाइड्रोजन से संतृप्त होते हैं अतः और अधिक हाइड्रोजन अवशोषित करने में सक्षम नहीं होते। स्टियरिक अम्ल एवं पामीटिक अम्ल आदि संतृप्त वसीय अम्ल हैं।

Unsaturated fatty acids (अनसैचुरेटेड फैटी एसिड्स) —ये वसीय अम्ल हाइड्रोजन से संतृप्त नहीं होते अतः अतिरिक्त हाइड्रोजन अवशोषित करने के सक्षम होते हैं। ओलीक अम्ल, लाइनोलीक अम्ल एवं लाइनोलेनिक अम्ल आदि असंतृप्त वसीय अम्ल हैं।

Fatty degeneration (फैटी डीजेनेरेशन)— कोशिकाओं के कोशिकाद्रव्य में वसा का जमा होना, वसीय अपजनन।

Fauces (फोसेस)— गले एवं ग्रसनी के बीच का संकीर्ण पथ, गलतोरणिका।

Faucial (फोसियल)— गलतोरणिका से सम्बन्धित।

Faucial reflex (फोसियल रिफ्लैक्स)— गलतोरणिका के क्षोभण के फलस्वरूप मुँह का बन्द होना अथवा उल्टी होना।

Faucitis (फोसाइटिस)— गलतोरणिका शोथ।

Fauna (फौना)— किसी निर्दिष्ट स्थान के सूक्ष्मजीवों सहित सभी जन्तु।

Faveolate (फेवीयोलेट)— मधुमक्खी के छत्ते के समान।

Faveoli (फेवियोलाइ)— Faveolus का बहुवचन।

Faveolus (फेवियोलस)— एक छोटा-सा गड्ढा, गर्त

Favus (फेवस)— त्वचा का एक कवक रोग जिसमें त्वचा पर मक्खी के छत्ते के समान पिण्ड बन जाते हैं जिनमें खुजली आती है, कवकचर्मरोग।

F.D. (एफ.डी.)— प्राणनाशक मात्रा, केन्द्रीय दूरी।

F.D.A. (एफ.डी.ए.)— भोजन एवं औषधि का सेवन कराना।

Fe (एफइ)— लोहे का रासायनिक प्रतीक।

Features (फीचर्स)— चेहरे के विभिन्न भाग जैसे माथा, आँखे, नाक, मुँह, ठुड्डी, गाल एवं कान जिनसे किसी व्यक्ति की अलग पहचान हो जाती है।

Febricant (फेब्रीकेन्ट)— Febrifacient.

Febricide (फेब्रीसाइड)— ज्वरनाशक।

Febricula (फेब्रीकुला)— अल्पकालिक मन्द ज्वर।

Febrifacient (फेब्रीफेसिएन्ट)— ज्वर उत्पन्न करने वाला, ज्वरोत्पादक।

Febrific (फेब्रीफिक)— ज्वर उत्पन्न करने अथवा उसे एक व्यक्ति से दूसरे व्यक्ति में पहुँचाने वाला।

Febrifugal (फेब्रीफ्यूगल)— Febrifuge.

Febrifuge (फेब्रीफ्यूग)— ज्वर को कम करने वाला, ज्वरशामक।

Febrile (फेब्राइल)— ज्वर से पीड़ित, किसी ज्वर से सम्बन्धित, ज्वरीय

Febriphobia (फेब्रीफोबिया)— शरीर का तापमान बढ़ने की चिन्ता अथवा उसका भय, ज्वरभीति।

Febris (फेब्रिस)— ज्वर या बुखार।

Febris enterica (फेब्रिस एन्टेरिका)— म्यादी बुखार, आन्त्रिक ज्वर।

Febris nervosa (फेब्रिस नर्वोसा)— स्नायु-ज्वर।

Fecal (फीकल)— मल से सम्बन्धित अथवा मल की प्रकृति वाला।

Fecalith (फीकालिथ)— आँत में मल पदार्थ के चारों ओर बनी एक अश्मरी, मलाश्मरी।

Fecaloid (फीकालॉयड)— मल से मिलता-जुलता, मलाभ।

Fecaloma (फीकालोमा)— मलाशय में इकट्ठे हुए मल का एक बड़ा पिण्ड जो अर्बुद के समान प्रतीत होता है, मलार्बुद।

Fecaluria (फीकेल्यूरिया)— मूत्र में मल पदार्थ की विद्यमानता, मलमेह।

Fecal vomit (फीकल वोमिट)— उल्टी में मल की विद्यमानता जो अधिकतर विपाशित हर्निया एवं आन्त्र-अवरोधन में होती है, मल वमन।

Feces (फीसीज)— मल, विष्ठा, पाखाना।

Fecula (फैक्यूला)— 1. तलछट 2. माड़ी।

Feculent (फेक्यूलेन्ट)—1. तलछट से युक्त 2. दुर्गन्धयुक्त या बदबूदार।

Fecund (फीकन्ड)— Fertile.

Fecundate (फीकन्डेट)— निषेचित अथवा गर्भित करना।

Fecundation (फीकन्डेशन)— निषेचन अथवा गर्भाधान।

Fecundation artificial (फीकन्डेशन आर्टिफीशियल)— यान्त्रिक विधियों से गर्भाशय में शुक्र-द्रव के सूचिकाभरण द्वारा गर्भाधान करना, कृत्रिम शुक्रसेचन।

Fecundity (फीकन्डिटी)— सन्तान उत्पन्न करने की क्षमता, प्रजनन शक्ति।

Feeble (फीबिल)— दुर्बल, कमजोर।

Feeble minded (फीबिल माइन्डेड)— क्षीण बुद्धि, मन्द बुद्धि।

Feeble mindedness (फीबिल माइन्डेडनैस)— क्षीण बुद्धिता, मन्द बुद्धिता।

Feed (फीड)— खाना खिलाना। पालना

Feedback (फीडबैक)— किसी सीमा तक प्रक्रिया को नियन्त्रित करने के लिए किसी सिस्टम के किसी बहिर्गम अथवा निकास के कुछ भाग का अन्तर्गम के अनुसार वापिस होना। फीडबैक धनात्मक एवं ऋणात्मक हो सकता है। यह

उस समय धनात्मक होता है जब वापसी से एक उत्तेजक प्रभाव उत्पन्न होता है और उस समय ऋणात्मक होता है जब वापसी से एक संदमी (रोकने वाला) नियन्त्रण होता है। जैसे रक्त शुगर फीडबैक यान्त्रिक विधि द्वारा नियमित होती है जिसमें एक धनात्मक फीडबैक चिन्ह से संकेत मिलता है कि जब रक्त शुगर का स्तर गिरता है तो रक्त में अधिक शुगर की आवश्यकता होती है अर्थात् अतिरिक्त शुगर से एक उत्तेजक प्रभाव उत्पन्न होता है। इसके विपरीत, जब रक्त शुगर स्तर बढ़कर सामान्य हो जाता है तो ऋणात्मक फीडबैक चिन्ह संकेत देता है कि रक्त शुगर का उत्पादन कम हो जाना अथवा रुक जाना चाहिए अर्थात् अतिरिक्त रक्त शुगर से एक संदमी नियन्त्रण होता है।

Feeder (फीडर)— भोजन कराने वाला।

Feeding (फीडिंग)— भोजन करना अथवा खाना खिलाना। यह निम्न प्रकार का हो सकता है–

Artificial feeding (आर्टफीसियल फीडिंग)— किसी शिशु को माँ के दूध के अतिरिक्त अन्य खाद्य पदार्थ का भोजन कराना। कृत्रिम आहार।

Breast feeding (ब्रैस्ट फीडिंग)— किसी शिशु को स्तन पान कराना।

Forcible feeding (फोर्सिबिल फीडिंग)— उस व्यक्ति को जबरदस्ती खाना खिलाना जो खा नहीं सकता या जो नहीं खायेगा।

Intravenous feeding (इन्ट्रावेनस फीडिंग)— किसी शिरा द्वारा तरल एवं पोषक तत्त्वों को शरीर में पहुँचाना।

Rectal feeding (रैक्टल फीडिंग)— पोषक एनीमा। पोषक तरल जैसे नॉर्मल सैलाइन विलयन के साथ 5% से 10% ग्लूकोज को मलाशय में प्रविष्ट करना।

Tube feeding (ट्यूब फीडिंग)—ऐसे मामले में जहाँ पर रोगी निगलने अथवा चबाने में असमर्थ होता है, किसी नली के द्वारा जो नाक से होकर आमाशय में पहुँचती है, तरल भोजन कराना।

Feeling (फीलिंग)— शारीरिक एवं मानसिक अनुभूति।

Feet (फीट)— टाँगों के निचले भाग, पाद, पाँव।

Fehling's solution (फेहलिंग्स सॉल्यूशन)— एक क्षारीय, ताँबे से युक्त घोल जो मूत्र में शुगर की विद्यमानता का पता लगाने एवं उसकी प्रतिशतता को निश्चित करने लिये प्रयोग में लाया जाता है।

Fel (फेल)— पित्त।

Feline (फेलाइन)— बिल्लियों से सम्बन्धित।

Fellatio (फेलेशियो)— शिश्न की मौखिक उत्तेजना, मुख-मैथुन।

Fellatrix, Fellatrice (फेलाट्रिक्स, फेलाट्राइस)— मुख-मैथुन करने वाली स्त्री।

Felon (फेलोन)— किसी अंगुली की दूरस्थ अंगुल्यस्थि की मज्जा का संक्रमण अथवा उसका फोड़ा, अंगुलबेढ़ा।

Feltwork (फेल्टवर्क)— तन्त्रिका सूक्ष्म-तन्तुओं का जाल।

Female (फिमेल)— ऐसे लिंग का व्यक्ति जो अण्डे देता है अथवा बच्चे को जन्म देता है, स्त्री, स्त्री जाति।

Feminine (फेमिनीन)— स्त्री-लिंग से सम्बन्धित अथवा स्त्री-लिंग के लक्षणों से युक्त।

Feminism (फेमिनिज़्म)— पुरुष में स्त्री के द्वितीयक लैंगिक लक्षणों का विकसित होना।

Feminization (फेमिनाइज़ेशन)— पुरुष में सामान्य अथवा विकृतिजन्य द्वितीयक स्त्री लैंगिक लक्षणों का विकसित होना।

Femoral (फिमोरल)— फीमर अथवा जांघ की हड्डी से सम्बन्धित, और्विक।

Femoral reflex (फिमोरल रिफ्लैक्स)— जांघ के ऊपरी एक तिहाई भाग के ऊपर की त्वचा के क्षोभण से घुटने का प्रसारित एवं पंजे का आकुंचित होना या मुड़ जाना, उरू-प्रतिवर्त।

Femorocele (फिमोरोसील)— और्वी या अरु-हर्निया।

Femorotibial (फिमोरोटिबियल)— फीमर एवं टिबिया हड्डियों से सम्बन्धित।

Femto- (फैम्टो-)— मीटरी पद्धति में एक उपसर्ग जो यह संकेत देता है कि इसके पश्चात् लिखी जाने वाली मूल इकाई को 10^{-15} से गुणा कर दिया जाता है अर्थात- 1000,000,000,000,000 से विभाजित कर दिया जाता है। इस प्रकार एक फैम्टोग्राम 10^{-15} ग्राम या एक ग्राम का 1000,000,000,000,000 वां भाग होता है।

Femur (फीमर)— जांघ की लम्बी हड्डी जो ऊपर कूल्हे की हड्डी से तथा नीचे टिबिया एवं पटेला से जुड़ी होती है, उरू-अस्थि।

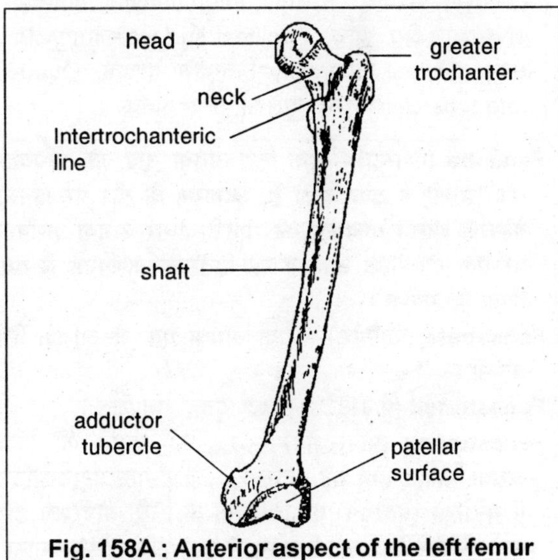

Fig. 158A : Anterior aspect of the left femur bone (बायीं फीमर अस्थि की अग्रज आकृति)

Head=शीर्ष, Greater trochanter=वृहत ट्रोकैन्टर, Neck=ग्रीवा, Intertrochanteric line=अन्तराट्रोकैन्ट्रिक रेखा,

Shaft=काण्ड, Adductor tubercle=आकर्षणी गुलिका, Patellar surface=पटेला के लिए पृष्ठ।

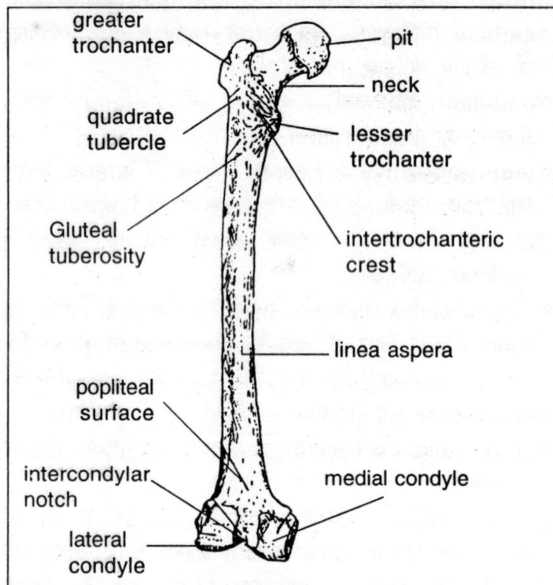

Fig. 158B : Posterior aspect of the femur bone (बायीं फीमर अस्थि की पश्चज आकृति)

Greater trochanter=वृहत ट्रोकैन्टर, Neck=ग्रीवा, Lesser trochanter=लघु ट्रोकैन्टर, Intertrochanteric crest =अन्तराट्रोकैन्ट्रिक श्रृंग, Linea aspera=उर्विका रेखा, Medial condyle=मध्यवर्ती स्थूलक, Lateral condyle=पार्श्वीय स्थूलक, Intercondylar notch=अन्तरास्थूलकीय खाँच, Popliteal surface=जानुपृष्ठीय सतह, Gluteal tuberosity=नितम्बीय गण्डक, Quadrate tubercle=चतुरस गुलिका, Pit=गर्तिका।

Fenestra (फेनेस्ट्रा)— एक छिद्र अथवा मुख जो अधिकतर एक झिल्ली से ढका होता है, उदाहरण के तौर पर फेनेस्ट्रा कोकली जिनमें मध्यकर्ण की भीतरी दीवार अथवा कर्णपटह पर एक गोल छिद्र होता है जो द्वितीयक कर्णपटह से ढका होता है, गवाक्ष।

Fenestrate (फेनेस्ट्रेट)— एक अथवा एक से अधिक छिद्र बनाना।

Fenestrated (फेनेस्ट्रेटेड)– छिद्र युक्त, गवाक्षित।

Fenestration (फेनेस्ट्रेशन)— 1. छिद्र बनाने की क्रिया अथवा छिद्रित होने की अवस्था 2. कर्ण-गहनसम्पुटकाठिन्य में बधिरता (बहरेपन) की चिकित्सा के लिए ऑपरेशन द्वारा कान के लैबिरिन्थ अथवा गहन में एक कृत्रिम छिद्र बनाना।

Feral (फेरल)— उस जानवर को बताने वाला जो जंगली होता है और पालतू नहीं होता।

Ferment (फर्मेन्ट)— खमीरण अथवा फेन उत्पन्न करने वाला कोई भी पदार्थ, किण्व, खमीर।

Fermentable (फर्मेन्टेब्ल)— वह वस्तु जिसका किण्वन या खमीरण हो सकता है।

Fermentation (फर्मेन्टेशन)— किण्वन, खमीरण। जटिल पदार्थों का साधारण पदार्थों में ऑक्सीकर विघटन जैसे जीवाणुओं, कवकच्छद (फफूँदी) या यीस्ट आदि द्वारा उत्पन्न एन्ज़ाइम या किण्वों की क्रिया द्वारा कार्बोहाइड्रेट का इथाइल एल्कोहॉल में विघटित हो जाना जिससे शक्ति उत्पन्न होती है। किण्वन का व्यावसायिक महत्त्व शराब बनाने एवं डबल रोटी पकाने आदि में है।

Fermentative (फर्मेन्टेटिव)— किण्वक।

Fermenter (फर्मेन्टर) — Fermentative.

Fermentum (फर्मेन्टम)— किण्व, यीस्ट।

Ferning (फर्निंग)— शुष्क गर्भाशयग्रीवा-श्लेष्मा का फर्न के समान दिखाई देना जिससे ईस्ट्रोजन की विद्यमानता का संकेत मिलता है।

-ferous (-फेरस)— प्रत्यय जिसका अर्थ उत्पन्न करने वाला होता है।

Ferrated (फेरेटेड)— लोहयुक्त।

Ferri-, Ferro- (फेरी-, फेरो-)— लोहे की विद्यमानता को प्रदर्शित करने वाले उपसर्ग।

Ferric (फेरिक)— लोहे से सम्बन्धित अथवा लौहयुक्त।

Ferritin (फेरीटिन)— लोहे का वह रूप जिसमें वह शरीर के ऊतकों में जमा होता है।

Ferro- (फेरो-)— लोहे की विद्यमानता का संकेत देने वाला एक उपसर्ग।

Ferrokinetics (फेरोकाइनेटिक्स)— लोहे के अवशोषण, उपयोग, संचय एवं उत्सर्जन का अध्ययन।

Ferrometer (फेरोमीटर)— रक्त में विद्यमान लोहे की मात्रा का पता लगाने वाला एक यन्त्र, लौहरक्तमापी।

Ferropexia (फेरोपैक्सिया)— लौह स्थिरीकरण।

Ferrotherapy (फेरोथिरैपी)— लोहे के द्वारा रक्ताल्पता की चिकित्सा।

Ferrous (फेरस)— लोहे से सम्बन्धित अथवा लोहे से युक्त।

Ferrugination (फेरूजिनेशन)— छोटी रक्त वाहिनियों की दीवारों में अन्य खनिजों के साथ लोहे का जमा होना।

Ferruginous (फेरूजिनस)— 1. लोहे से सम्बन्धित अथवा लोहे से युक्त 2. लोहे के जंग के समान रंग का।

Ferrule (फेरूल)— शक्ति पहुंचाने के लिए किसी दाँत की जड़ के अन्त या शिखर पर लगाया जाने वाला धातु का एक छल्ला।

Ferrum (फेरम)— लोहा।

Fertile (फर्टाइल)— गर्भ धारण करने अथवा सन्तानोत्पत्ति के योग्य, जननक्षम।

Fertility (फर्टीलिटी)— गर्भ धारण करने अथवा सन्तानोत्पत्ति करने की क्षमता, जननक्षमता।

Fertilization (फर्टीलाइज़ेशन)— स्त्री के किसी डिम्ब का पुरुष के शुक्राणु के साथ संयोग, गर्भाधान।

Fervescence (फर्वेसेन्स)— ज्वर अथवा शरीर के तापमान का बढ़ना, अतिज्वरता।

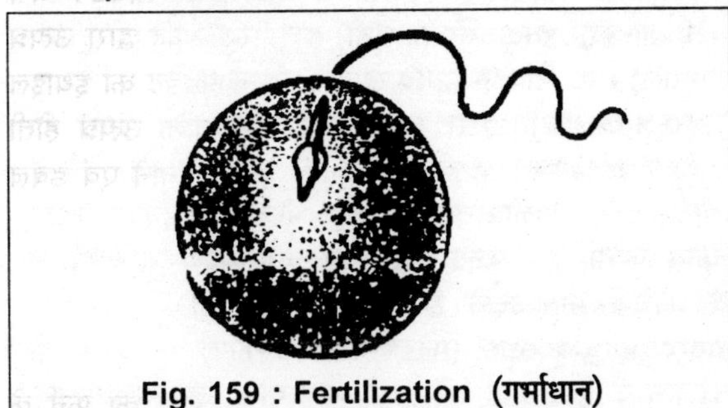

Fig. 159 : Fertilization (गर्भाधान)

Fester (फेस्टर)— सूज जाना एवं मवाद पड़ जाना।

Festinant (फेस्टीनैन्ट)— तेज रफ्तार वाला, द्रुत गति।

Festination (फेस्टीनेशन)— चाल की गति बढ़ाने की अनैच्छिक प्रवृत्ति, द्रुतगामिता।

Festoon (फैस्टून)— दन्तावली के आधार के पदार्थ में छुरी से नक्काशी कर देना जिससे मसूड़ों में स्वाभाविक रूप से गड्ढे बनने के लिए उद्दीप्त होते हैं।

Fetal (फीटल)— भ्रूण सम्बन्धी, भ्रूणज।

Fetalism (फीटालिज़्म)— प्रसव के पश्चात् भ्रूण की किसी रचना का गर्भाशय में ठहर जाना।

Fetation (फीटेशन)— गर्भावस्था।

Feticide (फेटीसाइड)— भ्रूणनाशक।

Fetid (फेटिड)— दुर्गन्धित।

Fetish (फेटिश)— विशेष लैंगिक रुचि से पूरित कोई वस्तु अथवा शरीर का कोई भाग।

Fetishism (फेटिशिज़्म)— वस्तुकामुकता।

Fetochorionic (फीटोकोरियोनिक)— भ्रूण एवं जरायु अथवा जरायु-झिल्ली से सम्बन्धित।

Fetography (फीटोग्राफी)— गर्भाशय में स्थित भ्रूण का एक्स-रे परीक्षण, भ्रूणचित्रण।

Fetology (फीटोलॉजी)— भ्रूण का अध्ययन, भ्रूणविज्ञान।

Fetometry (फीटोमीट्री)— प्रसव से पूर्व भ्रूण की विशेषकर उसके सिर की माप लेना, भ्रूणमिति।

Fetopathy (फीटोपैथी)— Embryopathy.

Fetoplacental (फीटोप्लेसेन्टल)— भ्रूण एवं इसके अपरा से सम्बन्धित।

Fetoprotein (फीटोप्रोटीन)— भ्रूण में विद्यमान एक एण्टिजन।

Fetor (फीटर)— दुर्गन्ध।

Fetoscope (फीटोस्कोप)— 1. भ्रूण की हृदय ध्वनि को सुनने के लिए एक विशेष प्रकार का स्टेथोस्कोप 2. गर्भाशय में स्थित भ्रूण को सीधे आँख से देखने के लिये प्रयोग में लाया जाने वाला एक गुहान्तदर्शी, भ्रूणदर्शी।

Fetoscopy (फीटोस्कोपी)— गर्भाशय में स्थित भ्रूण को फीटोस्कोप का प्रयोग करके सीधे आँख से देखना, भ्रूणदर्शन।

Fetotoxic (फीटोटॉक्सिक)— कोई भी वस्तु जो भ्रूण के लिये विषाक्त होती है जैसे मार्फीन, शामक औषधियाँ, तम्बाकू का धूम्रपान, स्कन्दनरोधी औषधियाँ एवं अधिक मात्राओं में विटामिन 'के' आदि।

Fetus (फीटस)— गर्भाधान के पश्चात् सातवें अथवा आठवें सप्ताह के पश्चात् से लेकर जन्म तक गर्भाशय में विकसित होता हुआ बच्चा, भ्रूण। इस समय से पूर्व यह एम्ब्रियो कहलाता है। भ्रूण निम्न प्रकार का हो सकता है–

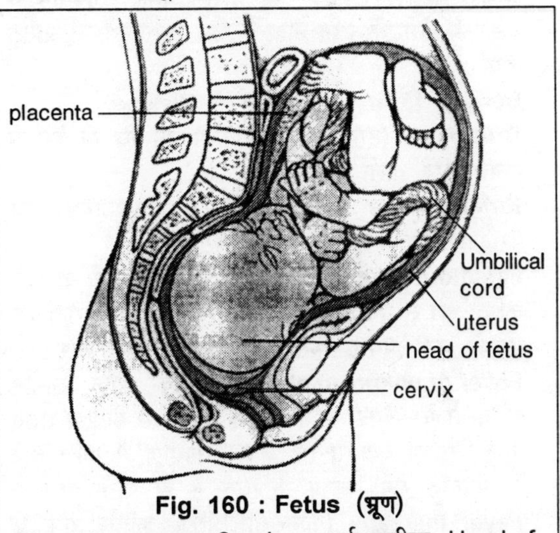

Fig. 160 : Fetus (भ्रूण)

Placenta = अपरा, Cervix = गर्भाशयग्रीवा, Head of fetus = भ्रूण का सिर, Uterus = गर्भाशय, Umbilical cord = नाभि-रज्जु।

Amorphus fetus (एमोर्फस फीटस)— ऐसा भ्रूण जिसकी कोई निश्चित आकृति नहीं होती जिससे यह भ्रूण के रूप में नहीं पहचाना जाता।

Calcified fetus (कैल्सीफाइड फीटस) — ऐसा भ्रूण जिसकी गर्भाशय में मृत्यु हो जाती है और वह कैल्सीकृत हो जाता है।

Fetus in fetu (फीटस इन फीटू)—ऐसी अवस्था जिसमें एक छोटा एवं अपूर्ण रूप से विकसित भ्रूण एक बड़े एवं पूर्ण रूप से विकसित भ्रूण के भीतर रहता है।

Mummified fetus (मम्मीफाइड फीटस)— एक मृत, सूखा हुआ एवं सिकुड़ा हुआ भ्रूण।

Papyraceus fetus (पैपीरेसियस फीटस)— एक मृत भ्रूण जो जीवित जुड़वाँ भ्रूण के विकसित होने से दबकर चपटा हो जाता है।

Parasitic fetus, Fetus in fetu (पैरासाइटिक फीटस, फीटस इन फीटू)— एक छोटा, अधूरा भ्रूण जो स्वतन्त्रतापूर्वक जीवित नहीं रह सकता बल्कि परजीवी की भाँति अन्य भ्रूण के शरीर में स्थित रहता है।

Fever (फीवर)— 1. शरीर का तापमान सामान्य (98.6°F या 37°C) से बढ़ जाना, ज्वर, बुखार 2. ऐसा रोग जिसमें शरीर का तापमान बढ़ जाने का लक्षण होता है जैसे टाइफॉयड ज्वर। ज्वर निम्न प्रकार का हो सकता है–

Break bone fever (ब्रेक ब्रोन फीवर)— Dengue.

Childbed fever (चाइल्डबैड फीवर)— बच्चे के जन्म लेने से आघात पहुँचने के पश्चात् प्रसव नली में संक्रमण हो जाने के कारण उत्पन्न होने वाला ज्वर, प्रसूति ज्वर।

Continuous or sustained fever (कन्टीन्यूअस या सस्टेन्ड फीवर)— ऐसा ज्वर जिसमें दैनिक तापमान में बहुत ही कम परिवर्तन होता है जैसे न्यूमोनिया में, सतत ज्वर

Dengue fever (डेन्गू फीवर)— Dengue.

Drug fever (ड्रग फीवर)— किसी औषधि के देने से उत्पन्न होने वाला ज्वर।

Enteric fever (एन्ट्रिक फीवर)— टाइफॉयड एवं पैराटाइफॉयड ज्वर, आन्त्रिक ज्वर।

Factitious fever (फैक्टीशियस फीवर)— रोगी के द्वारा कृत्रिम रूप से गर्म किए गये थर्मामीटर का या ज्वरोत्पादक पदार्थों का उपयोग करने से उत्पन्न कृत्रिम ज्वर।

Fever of unknown etiology (फीवर ऑफ अननोन इटियोलॉजी)— कम से कम तीन सप्ताह से हो रहा सतत् ज्वर जिसका एक सप्ताह तक अस्पताल में जाँच होने के पश्चात् रोग निदान निश्चित न हो पाया हो।

Fever thereapy (फीवर थिरैपी)— कृत्रिम रूप से उत्पन्न किए गये ज्वर का कुछ रोगों की चिकित्सा में उपयोग करना।

Induced fever (इन्ड्यूज्ड फीवर)— कृत्रिम रूप से उत्पन्न किया गया ज्वर।

Intermittent fever (इन्टरमिटेन्ट फीवर)— ऐसा ज्वर जिसमें तापमान दिन में सामान्य हो जाता है परन्तु शाम को बढ़ कर अपनी अधिकतम सीमा तक पहुँच जाता है, सविराम ज्वर।

Malaria fever (मलेरिया फीवर)— See malaria

Puerperal fever (प्यूरपीरल फीवर)— Childbed fever. Puerperal sepsis.

Relapsing fever (रिलैप्सिंग फीवर)— ऐसा रोग जिसमें एक के बाद एक ज्वर एवं सामान्य तापमान का समय आता है जिनमें से प्रत्येक 5 से 7 दिन तक रहता है, पुनरावर्ती ज्वर।

Remittent fever (रैमिटेन्ट फीवर)— ऐसा ज्वर जो कभी भी सामान्य तापमान तक नहीं उतरता बल्कि थोड़ा बहुत घटता बढ़ता है, अल्पविरामी ज्वर।

Septic fever (सैप्टिक फीवर)— रक्त में रोगोत्पादक जीवाणुओं की विद्यमानता से उत्पन्न होने वाला ज्वर, पूतिज ज्वर।

Feverish (फीवेरिश)— ज्वर से पीड़ित।

Fiat (फिएट)— नुस्खा लिखने में प्रयोग में लाया जाने वाला एक शब्द जिसका अर्थ होता है 'बनाओ'।

Fiber (फाइबर)—1. एक लम्बी धागे के समान रचना जैसे कोई तन्त्रिका तन्तु अथवा पेशी तन्तु, रेशा 2. सेल्यूलोज़, हेमीसेल्यूलोज़, पैक्टिन आदि से बने भोजन के घटक जिनका जठरान्त्र-एन्जाइमों द्वारा पाचन नहीं होता, जो पानी का अधिक अवशोषण करके भोजन का आयतन बढ़ा देते हैं और इसलिए मलोत्सरण के लिए भोजन में इनका प्रयोग किया जाता है। फलो, पत्ते एवं जड़ वाली सब्जियों में ये अधिक पाये जाते हैं।

Fibercolonoscope (फाइबरकोलोनोस्कोप) — आँत के परीक्षण के लिए प्रयोग में लाया जाने वाला एक फाइब्रोप्टिक गुहान्तदर्शी या अन्तःदर्शी।

Fibergastroscope (फाइबरगैस्ट्रोस्कोप)— आमाशय का परीक्षण करने के लिए प्रयोग में लाया जाने वाला एक फाइब्रोप्टिक गुहान्तदर्शी अथवा अन्तःदर्शी।

Fiber-illumination (फाइबर-इल्युमिनेशन)— काँच अथवा प्लास्टिक तन्तुओं की पूलिकाओं के द्वारा किसी वस्तु पर प्रकाश का संचारित होना।

Fiberoptic (फाइब्रोप्टिक)— काँच अथवा प्लास्टिक तन्तुओं की पूलिकाओं का बना एक लचीला पदार्थ जिसमें प्रकाश को संचारित करने का गुण होता है और अधिकतर अन्तःदर्शी बनाने में काम आता है।

Fiberoptics (फाइब्रोप्टिक्स)— काँच अथवा प्लास्टिक तन्तुओं की लचीली पूलिकाओं से होकर किसी प्रतिबिम्ब का संचारित होना।

Fiberscope (फाइबर्सकोप)— एक लचीला अन्तःदर्शी जिसकी अवकाशिका काँच अथवा प्लास्टिक तन्तुओं से आवृत होती है जिनमें प्रकाश को संचारित करने का गुण होता है।

Fibra, plural **fibrae** (फाइब्रा, बहुवचन फाइब्री)— तन्तु

Fibre (फाइबर)— Fiber.

Fibremia (फाइब्रीमिया)— रक्त में फाइब्रिन की विद्यमानता जिससे अन्तःशल्यता अथवा घनास्रता उत्पन्न हो जाती है।

Fibril (फाइब्रिल)— एक छोटा तन्तु अथवा सूत्र, सूक्ष्मतन्तु।

Fibrilla (फाइब्रिला)— Fibril.

Fibrillae (फाइब्रिली)— Fibrilla का बहुवचन।

Fibrillar, Fibrillary (फाइब्रिलर, फाइब्रिलरी)— सूत्रों से सम्बन्धित अथवा उनसे बना हुआ, तन्तुकी।

Fibrillate (फाइब्रिलेट)— Fibrillated.

Fibrillated (फाइब्रिलेटेड)— सूक्ष्म तन्तुओं अथवा सूत्रों से बना हुआ।

Fibrillation (फिब्रिलेशन)— 1. सूत्रों या सूक्ष्म तन्तुओं का बनना, तन्तुविकसन 2. व्यक्तिगत पेशी तन्तुओं के स्वतः सक्रिय होने के कारण एक छोटा, स्थानीय, अनैच्छिक पेशीय संकुचन; विकम्पन। उदाहरणार्थ –

Atrial fibrillation (एट्रियल फिब्रिलेशन)— अलिन्द-हृद्पेशी में बहुत तीव्र एवं अपूर्ण संकुचन होने के परिणामस्वरूप बारीक, शीघ्रगामी, अनियमित तथा असमंजित गतियों का होना; अलिन्दी विकम्पन।

Ventricular fibrillation (वैन्ट्रीकुलर फिब्रिलेशन) — बहुत ही तीव्र, पूर्णतया असमंजित निलय-हृद्पेशीय तन्तुओं के संकुचन के परिणाम स्वरूप निलय की बहुत शीघ्रगामी, अनियमित एवं असमंजित गतियों का होना। निलयी विकम्पन।

Fibrillogenesis (फाइब्रिलोजेनेसिस)— सूत्रों अथवा सूक्ष्म तन्तुओं का बनना, तन्तुजनन।

Fibrillolysis (फाइब्रिलोलाइसिस)— सूत्रों का विघटन अथवा नष्ट होना।

Fibrillolytic (फाइब्रिलोलाइटिक) — सूत्रों का विघटनकारी।

Fibrin (फाइब्रिन)— एक श्वेत, सूत्री (धागेनुमा), अघुलनशील प्रोटीन जो फाइब्रिनोजन से उस पर थ्रॉम्बिन की क्रिया से बनती है जो रक्त को जमाने के लिए आवश्यक होती है।

Fibrino- (फाइब्रिनो-)— फाइब्रिन को बताने वाला एक उपसर्ग।

Fibrinocellular (फाइब्रिनोसेल्यूलर)— फाइब्रिन एवं कोशिकाओं का बना हुआ, फाइब्रिनकोशिकी।

Fibrinogen (फाइब्रिनोजन)— रक्त प्लाविका (प्लाज़्मा) में स्थित एक प्रोटीन जो कैल्सियम आयनों की उपस्थिति में थ्रॉम्बिन की क्रिया से फाइब्रिन में परिवर्तित हो जाती है जो रक्त को जमाने में आवश्यक होती है।

Fibrinogenemia (फाइब्रिनोजीनीमिया)— रक्त में अधिक मात्रा में फाइब्रिनोजन का पाया जाना।

Fibrinogenesis (फाइब्रिनोजेनेसिस)— फाइब्रिनोजन का उत्पन्न होना।

Fibrinogenic, Fibrinogenous (फाइब्रिनोजेनिक, फाइब्रिनोजीनस)— फाइब्रिन उत्पन्न करने वाला, फाइब्रिनजनक।

Fibrinogenolysis (फाइब्रिनोजीनोलाइसिस)— रक्त में फाइब्रिनोजन का विघटन अथवा प्रविलयन (घुल जाना), फाइब्रिनोजनलयन।

Fibrinogenopenia (फाइब्रिनोजीनोपीनिया)— रक्त में फाइब्रिनोजन की कमी जो अधिकतर यकृत विकार के कारण होती है, अल्पफाइब्रिनोजनरक्तता।

Fibrinoid (फाइब्रिनॉयड)— फाइब्रिन के समान।

Fibrinolysin (फाइब्रिनोलाइसिन)— प्लाज़्मिनोजन से बना एक पदार्थ जो फाइब्रिन को घोल देता है।

Fibrinolysis (फाइब्रिनोलाइसिस)— फाइब्रिनोलाइसिन द्वारा फाइब्रिन का घुल जाना, फाइब्रिनोलयन।

Fibrinolytic (फाइब्रिनोलाइटिक)— फाइब्रिन को घोलने वाले पदार्थ से सम्बन्धित।

Fibrinopenia (फाइब्रिनोपीनिया)— रक्त में फाइब्रिन की कमी होना।

Fibrinopeptide (फाइब्रिनोपेप्टाइड)— थ्रॉम्बिन की क्रिया द्वारा रक्त के जमने की क्रिया में फाइब्रिनोजन से अलग हुआ पदार्थ।

Fibrinoplastic (फाइब्रिनोप्लास्टिक)— फाइब्रोप्लास्टिन से सम्बन्धित।

Fibrinoplatelet (फाइब्रिनोप्लेटलेट)— फाइब्रिन एवं बिम्बाणुओं (प्लेटलेटों) से बना हुआ जैसे कोई रक्त का थक्का।

Fibrinopurulent (फाइब्रिनोप्यूरूलैन्ट)— फाइब्रिन एवं पस से बनने वाला।

Fibrinoscopy (फाइब्रिनोस्कोपी)— रक्त के थक्कों के फाइब्रिन का परीक्षण करके रोग का निदान करना।

Fibrinosis (फाइब्रिनोसिस)— रक्त में फाइब्रिन का अधिक पाया जाना, फाइब्रिनरक्तता।

Fibrinous (फाइब्रिनस)— फाइब्रिन से सम्बन्धित, फाइब्रिन की प्रकृति वाला अथवा फाइब्रिन से युक्त।

Fibrinuria (फाइब्रिन्यूरिया)— मूत्र में फाइब्रिन की विद्यमानता, फाइब्रिनमेह।

Fibro- (फाइब्रो-)— एक उपसर्ग जो तन्तुओं अथवा तन्तु-ऊतकों के साथ सम्बन्ध को प्रदर्शित करता है।

Fibroadenia (फाइब्रोएडीनिया)— ग्रन्थियों का तन्तु-ह्रास।

Fibroadenoma (फाइब्रोएडीनोमा)— ग्रन्थ्यर्बुद जिसमें तन्तु-ऊतक होते हैं।

Fibroadipose (फाइब्रोएडिपोस)— तन्तुमय एवं वसीय दोनों ही, तन्तुवसीय।

Fibroangioma (फाइब्रोएन्जियोमा)— एक वाहिकार्बुद जिसमें तन्तु-ऊतक अधिक होता है।

Fibroareolar (फाइब्रोएरियोलर)— वह जिसमें तन्तु एवं सछिद्र ऊतक दोनों होते हैं।

Fibroblast (फाइब्रोब्लास्ट)— संयोजी ऊतक के तन्तुओं को उत्पन्न करने वाली कोई भी कोशिका, तन्तुप्रसू।

Fibroblastic (फाइब्रोब्लास्टिक)— तन्तुप्रसुओं या फाइब्रोब्लास्टों से सम्बन्धित।

Fibroblastoma (फाइब्रोब्लास्टोमा)— तन्तुप्रसू कोशिकाओं अथवा संयोजी ऊतक से उत्पन्न होने वाला अर्बुद, तन्तुप्रसू-अबुर्द।

Fibrobronchitis (फाइब्रोब्रोन्काइटिस)— गूँजने एवं कर्कश ध्वनि उत्पन्न करने वाली खाँसी।

Fibrocalcific (फाइब्रोकैल्सिफिक)— आंशिक रूप से कैल्सिकृत तन्तुमय पदार्थ से सम्बन्धित अथवा उसके गुण वाला।

Fibrocarcinoma (फाइब्रोकार्सिनोमा)— तन्तुकार्सिनोमा, तन्तु ऊतक का कैन्सर।

Fibrocartilage (फाइब्रोकार्टिलेज)— एक प्रकार की उपास्थि जिसके आधात्री या आधारक में सफेद अथवा कोलेजनी तन्तुओं की मोटी पूलिकाएँ पाई जाती हैं जैसा कि अंतराकशेरुका-चक्र में दिखाई देती है, तन्तूपास्थि।

Fibrocartilaginous (फाइब्रोकार्टिलेजीनस) — तन्तूपास्थि से सम्बन्धित अथवा उसका बना हुआ, तन्तूपास्थिक।

Fibrocaseous (फाइब्रोकैज़ियस)— फाइब्रोब्लास्टों से बना एक कोमल पनीर जैसा पदार्थ जो तन्तु-ऊतक में अन्तःसंचरित हो जाता है, तन्तुकिलाटी।

Fibrocellular (फाइब्रोसेल्यूलर)— तन्तुमय एवं कोशिकीय दोनो ही, तन्तुकोशिकी।

Fibrochondritis (फाइब्रोकॉण्ड्राइटिस)— तन्तूपास्थि का शोथ।

Fibrochondroma (फाइब्रोकॉण्ड्रोमा)— तन्तुमय-ऊतक एवं उपास्थि का अर्बुद, तन्तूपास्थ्यर्बुद।

Fibrocyst (फाइब्रोसिस्ट)— एक तन्तुमय अर्बुद जिसमें पुटीय ह्रास हो जाता है, तन्तुपुटी।

Fibrocystic (फाइब्रोसिस्टिक)— तन्तुपुटियों से सम्बन्धित अथवा उनसे बना हुआ, तन्तुपुटीय।

Fibrocystoma (फाइब्रोसिस्टोमा)— तन्तुअर्बुद के साथ पुटीअर्बुद संयुक्त, तन्तुपुटी-अर्बुद।

Fibrocyte (फाइब्रोसाइट)— एक तन्तुप्रसू।

Fibrodysplasia (फाइब्रोडिस्प्लेसिया)— तन्तुमय संयोजी ऊतक का असामान्य विकास, तन्तु-दुर्विकसन।

Fibroelastic (फाइब्रोइलास्टिक)— तन्तुमय एवं इलास्टिक दोनों ऊतकों से युक्त, तन्तुप्रत्यास्थऊतिमय।

Fibroelastosis (फाइब्रोइलास्टोसिस)— फाइब्रोइलास्टिक ऊतक की अतिवृद्धि, उदाहरण के लिए फाइब्रोइलास्टोसिस एण्डोकार्डियल जिसमें अन्तर्हृद्कला (एण्डोकार्डियम) की फाइब्रोइलास्टिक अतिवृद्धि होती है जिससे हृदय पात हो जाता है; तन्तुप्रत्यास्थऊतिता।

Fibroenchondroma (फाइब्रोएनकॉण्ड्रोमा)— एक अन्तरूपास्थ्यर्बुद या एनकॉण्ड्रोमा जिसमें तन्तु तत्त्व होते हैं, तन्तूपास्थि-अर्बुद, तन्तूपास्थ्यर्बुद।

Fibroepithelial (फाइब्रोइपिथीलियल)— तन्तुमय ऊतक एवं उपकला से सम्बन्धित, तन्तु उपकला–

Fibroepithelioma (फाइब्रोइपिथीलियोमा)— तन्तुमय एवं उपकला-तत्त्वों, दोनों से युक्त अर्बुद, तन्तूपकलार्बुद।

Fibrofatty (फाइब्रोफैटी)— Fibroadipose.

Fibrogenesis (फाइब्रोजेनेसिस)— तन्तुओं का उत्पादन अथवा उनका विकास होना।

Fibroglioma (फाइब्रोग्लायोमा)—. तन्त्रिकाबंधार्बुद से संयुक्त एक तन्तुअर्बुद, तन्तुतंत्रिकाबंधार्बुद।

Fibroid (फाइब्रॉयड)— एक अर्बुद जिसमें तन्तुमय ऊतक होता है अथवा तन्तुमय संरचना से मिलती-जुलती एक वृद्धि या एक तन्तुअर्बुद होता है, तान्तव जैसे गर्भाशय-तान्तव।

Fibroidectomy (फाइब्रॉयडेक्टॉमी)— किसी तान्तव अर्बुद को शल्यक्रिया द्वारा काट कर अलग कर देना तान्तव-अर्बुद उच्छेदन।

Fibroleiomyoma (फाइब्रोलियोमायोमा)— तन्तु-अर्बुद।

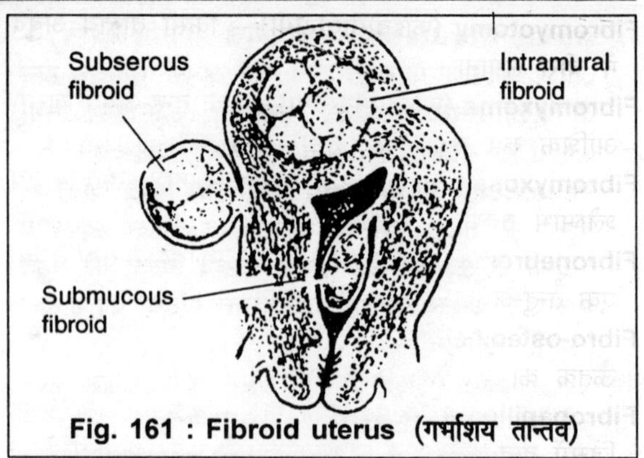

Fig. 161 : Fibroid uterus (गर्भाशय तान्तव)

Fibrolipoma (फाइब्रोलाइपोमा)— एक वसार्बुद जिसमें अधिक मात्रा में तन्तुमय ऊतक होता है, तन्तुवसार्बुद।

Fibroma (फाइब्रोमा)— तन्तुमय अथवा संयोजी ऊतक का बना एक अर्बुद, उदाहरण के लिए गर्भाशय-तान्तव तथा स्तन का तन्तु-अर्बुद।

Fibromatogenic (फाइब्रोमेटोजेनिक)— तन्तु-अर्बुद उत्पन्न करने वाला।

Fibromatoid (फाइब्रोमैटॉयड)— तन्तु-अर्बुद से मिलता-जुलता, तन्तु-अर्बुद के समान।

Fibromatosis (फाइब्रोमेटोसिस)— एक ही समय में बहुत से तन्तुअर्बुदों का उत्पन्न होना, तन्तु-अर्बुदता।

Fibromatous (फाइब्रोमेटस)— तन्तुअर्बुद से सम्बन्धित अथवा उसकी प्रकृति वाला, तन्त्वर्बुदीय।

Fibromectomy (फाइब्रोमेक्टॉमी)— तान्तव अर्बुद को शल्यक्रिया द्वारा काट कर अलग कर देना।

Fibromembranous (फाइब्रोमेम्ब्रेनस)— तन्तुमय एवं कलामय ऊतक, दोनों से युक्त।

Fibrometer (फाइब्रोमीटर)— रक्त के थक्के के बनने को मापने वाला एक यन्त्र।

Fibromuscular (फाइब्रोमस्कुलर)— तन्तुमय ऊतक एवं पेशी दोनो से बना हुआ, तन्तुपेशीय।

Fibromyalgia (फाइब्रोमायल्जिया)— सन्धियों को चारों ओर से घेरने वाली पेशियों एवं कोमल ऊतकों में होने वाला जीर्ण शूल।

Fibromyitis (फाइब्रोमाइटिस)— पेशी का शोथ जिसके पश्चात् पेशी का तन्तुमय ह्रास हो जाता है।

Fibromyoma (फाइब्रोमायोमा)— एक पेश्यर्बुद जिसमें तन्तुमय ऊतक होता है, तन्तुपेशी-अर्बुद।

Fibromyomectomy (फाइब्रोमायोमेक्टॉमी)— तन्तुपेशी-अर्बुद को, विशेषकर गर्भाशय के तन्तुपेशीअर्बुद को काट कर अलग कर देना, तन्तुपेश्यबुर्द-उच्छेदन।

Fibromyositis (फाइब्रोमायोसाइटिस)— तन्तुपेशीय ऊतक का शोथ।

Fibromyotomy (फाइब्रोमायोटॉमी)— किसी तान्तव अर्बुद में चीरा लगाना।

Fibromyxoma (फाइब्रोमिक्सोमा)— एक तन्तु-अर्बुद जिसमें आंशिक रूप से श्लेष्मार्बुद-ह्रास हो जाता है।

Fibromyxosarcoma (फाइब्रोमिक्सोसार्कोमा)— तन्तुमय एवं श्लेष्माभ तत्त्वों से युक्त सार्कोमा।

Fibroneuroma (फाइब्रोन्यूरोमा)— तन्त्रिकार्बुद के साथ संयुक्त एक तन्तु-अर्बुद, तन्त्रिकातन्तु-अर्बुद।

Fibro-osteoma (फाइब्रो-ऑस्टियोमा)— अस्थिल एवं तन्तुमय ऊतक का एक अर्बुद, अस्थि-तन्तुअर्बुद।

Fibropapilloma (फाइब्रोपेपिलोमा)— एक मिश्रित अर्बुद जिसमें तन्तु-अर्बुद एवं अंकुरकार्बुद होते हैं जो कभी-कभी मूत्राशय में पाया जाता है, तन्तु-अंकुरार्बुद।

Fibroplasia (फाइब्रोप्लेसिया)— तन्तुमय ऊतक का बनना जैसे कि जख्म भरने में होता है, तन्तुविकसन।

Fibroplastic (फाइब्रोप्लास्टिक)— तन्तु ऊतक को बनाने वाला, तन्तुजन।

Fibroplastin (फाइब्रोप्लास्टिन)— रक्त सीरम एवं शरीर के अन्य तरलों में विद्यमान एक ग्लोबुलिन।

Fibroplate (फाइब्रोप्लेट)— सन्धायक चक्रिका; सन्धि सम्पुट से सलंग्न तन्तूपास्थि की बनी एक प्लेट जो अस्थियों की सन्धायक सतहों को पृथक करती है।

Fibropolypus (फाइब्रोपॉलीपस)— मुख्य रूप से तन्तुमय ऊतक का बना एक पुर्वंगक।

Fibropurulent (फाइब्रोप्यूरूलैन्ट)— तन्तु एवं पस दोनों से युक्त।

Fibroreticulate (फाइब्रोरेटिकुलेट)— तन्तुमय ऊतक के जाल से सम्बन्धित अथवा उससे बना हुआ, तन्तुजालमय।

Fibrosarcoma (फाइब्रोसार्कोमा)— एक सार्कोमा जिसमें तन्तु-ऊतक होता है, तन्तुसार्कोमा।

Fibrose (फाइब्रोस)— तन्तु-ऊतक बनाना।

Fibroserous (फाइब्रोसीरस)— तन्तु-ऊतक एवं सीरमी तत्त्वों, दोनों के द्वारा बनने वाला, तन्तुसीरमी।

Fibrosis (फाइब्रोसिस)— असामान्य रूप से तन्तु-ऊतक का बनना, तन्तुमयता, उदाहरण के लिए न्यूमोनिया अथवा फुफ्फुसी यक्ष्मा के पश्चात् फेफड़ों में तन्तुमयता का होना।

Fibrositis (फाइब्रोसाइटिस)— श्वेत तन्तुमय संयोजी ऊतक विशेषकर चलन-तन्त्र के श्वेत तन्तुमय संयोजी ऊतक का शोथ, तन्तुशोथ।

Fibrothorax (फाइब्रोथोरैक्स)— फुफ्फुस या फेफड़े की दो फुफ्फुसावरणी परतों को एक दूसरे से चिपकाने के लिए होने वाली तन्तुमयता।

Fibrotic (फाइब्रोटिक)— तन्तुमयता से सम्बन्धित अथवा तन्तुमयता की विशिष्टता वाला।

Fibrous (फाइब्रस)— तन्तुओं द्वारा निर्मित अथवा तन्तुओं से युक्त, तन्तुमय, तान्तव।

Fibrovascular (फाइब्रोवैस्कुलर)— जो तन्तुमय एवं वाहिकामय दोनों हो।

Fibula (फिब्यूला)— पैर की घुटने से टखने तक की बाह्य एवं पतली हड्डी जो ऊपर अन्तर्जंघिका या टिबिया हड्डी से तथा नीचे अन्तर्जंघिका एवं घुटिकास्थि या टेलस हड्डी के साथ जोड़ बनाती है, बहिर्जंघिका; फिब्यूला।

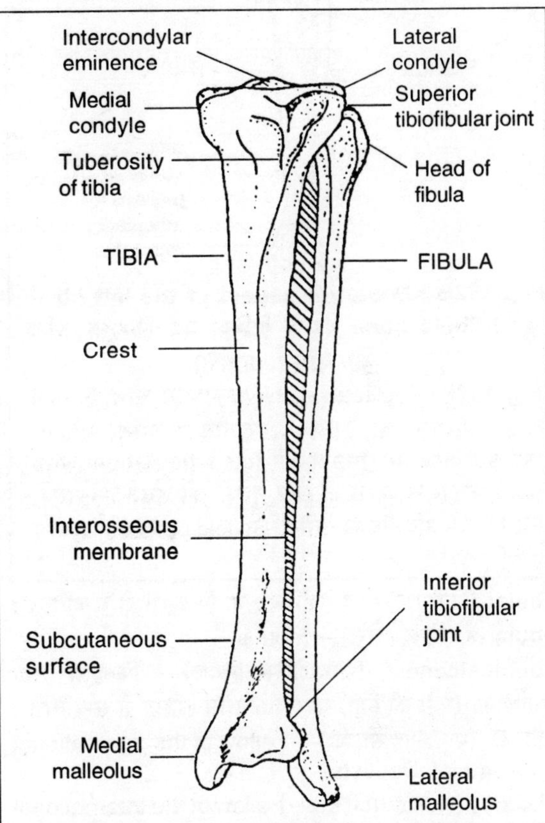

Fig. 162A : Anterior aspect of the left tibia and fibula bone (बायीं टिबिया एवं फिब्यूला अस्थि की अग्रज आकृति)

Fig. 162A : Intercondylar eminence=अन्तरास्थूलकीय उत्सेध, Lateral condyle=पार्श्वीय स्थूलक, Superior tibiofibular joint= ऊर्ध्व अन्तर्बहिर्जंघिकी सन्धि, Head of fibula=फिब्यूला का शीर्ष, FIBULA=बहिर्जंघिका अस्थि, Interosseous membrane=अन्तरास्थिक कला, Inferior tibiofibular joint=अधोवर्ती अन्तर्बहिर्जंघिकी सन्धि, Lateral malleolus=पार्श्वीय मैलियोलस, Medial malleolus= मध्यवर्ती मैलियोलस, Subcutaneous surface=अवत्वचीय सतह, Crest=शृंग, TIBIA=अन्तर्जंघिका अस्थि, Tuberosity of tibia=टिबिया का गण्डक, Medial condyle=मध्यवर्ती स्थूलक।

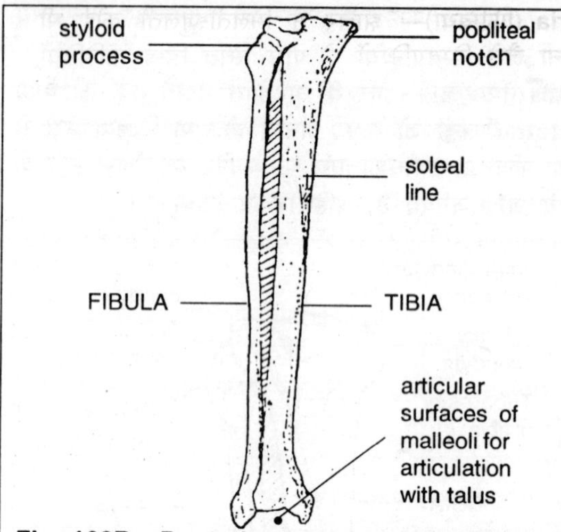

Fig. 162B : Posterior aspect of the left tibia and fibula bone (बायीं टिबिया एवं फिब्यूला अस्थि की पश्चज आकृति)

Fig. 162B : Popliteal notch=जानुपृष्ठीय खाँच, Soleal line=सोलियल रेखा, TIBIA=अन्तर्जंघिका अस्थि, Articular surface of malleoli for articulation with talus=टेलस से जुड़ने के लिए गुल्फों की सन्धायक सतहें, FIBULA= बहिर्जंघिका अस्थि, Styloid process=शूकाभ प्रवर्ध।

Fibular (फिब्यूलर)— बहिर्जंघिका या फिब्यूला से सम्बन्धित।

Fibularis (फिब्यूलेरिस)— Fibular.

Fibulocalcaneal (फिब्यूलोकैल्केनियल)— फिब्यूला तथा पार्ष्णिका (एड़ी की हड्डी) या कैल्केनियस हड्डियों से सम्बन्धित।

F.I.C.D (एफ.आइ.सी.डी.)— Fellow of the International College of Dentists.

F.I.C.S. (एफ.आई.सी.एस.)— Fellow of the International College of Surgeons.

Ficus (फाइकस)— अंजीरी मस्सा, गूमड़ी।

Fidgety (फाइडगेटी)— अशान्त, बेचैन।

Field (फील्ड)— किसी वस्तु से सम्बन्धित विशिष्ट क्षेत्र जैसे श्रवण क्षेत्र–वह अधिकतम दूरी जहाँ से कोई व्यक्ति आवाज सुन सकता है अथवा दृष्टि-क्षेत्र—वह अधिकतम क्षेत्र जहाँ तक कोई आँख देख सकती है।

Figurate (फिगुरेट)— त्वचा विक्षतियाँ जिनका एक निश्चित आकार जैसे भौगोलिक, आयताकार, घनाकार, वृत्ताकार आदि होता है।

Figure (फीगर)— 1. शरीर का रूप, आकृति अथवा बाह्य रूप रेखा 2. एक संख्या।

Fig-wart (फिग-वार्ट)— अंजीर के समान दीखने वाला मस्सा, अंजीरी मस्सा।

Fila (फाइला)— Filum का बहुवचन।

Filaceous (फाइलेसियस)— सूत्रों से बना हुआ, सौत्रिक।

Filament (फिलामैन्ट)— बारीक धागे के समान रचना, सूत्र।

Filamentary (फिलामैन्टरी)— सूत्री।

Filamentous (फिलामैन्टस)— बारीक धागों के समान रचनाओं से बना हुआ।

Filamentum, plural filamenta (फिलामैन्टम, बहुवचन फिलामैन्टा)— Filament.

Filar (फाइलर)— Filamentous.

Filaria (फाइलेरिया)— उच्च कुल फाइलेराइडिया का एक लम्बा धागे के समान गोलकृमि जो मनुष्य में फाइलेरिएसिस रोग उत्पन्न करता है।

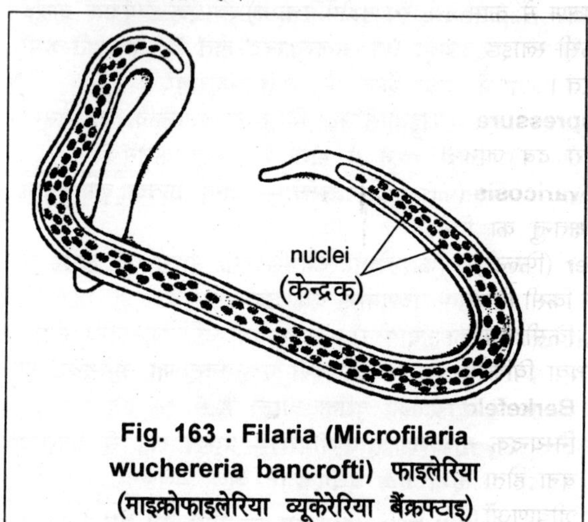

Fig. 163 : Filaria (Microfilaria wuchereria bancrofti) फाइलेरिया (माइक्रोफाइलेरिया व्यूकेरेरिया बैंक्रफ्टाइ)

Filariae (फाइलेरियाइ)— Filaria का बहुवचन।

Filarial (फाइलेरियल)— फाइलेरिया से सम्बन्धित अथवा उनके द्वारा उत्पन्न।

Filariasis (फाइलेरिएसिस)— फाइलेरिया द्वारा उत्पन्न एक जीर्ण रोग।

Filaricidal (फाइलेरिसाइडल)— फाइलेरिया कृमियों को नष्ट करने वाले से सम्बन्धित।

Filaricide (फाइलेरिसाइड)— फाइलेरियाओं को नष्ट करने वाला साधन।

Filariform (फाइलेरिफोर्म)— फाइलेरिया से मिलता-जुलता।

File (फाइल)— धातु का बना एक औज़ार जिसकी सतह खुरदरी होती है और वह खुरचने एवं चिकना करने के काम आता है, रेती

Filial (फाइलियल)— संततिज, पुत्र अथवा पुत्री सम्बन्धी।

Filiform (फिलीफोर्म)— लम्बा धागे के समान, बारीक धागों के समान रचनाओं से बना हुआ।

Filioparental (फाइलियोपैरेन्टल)— किसी बच्चे के माँ-बाप के साथ सम्बन्ध से सम्बन्धित।

Fillet (फाइलेट)— 1. शल्यक्रिया के दौरान ऊतकों पर खिंचाव उत्पन्न करने अथवा उन्हें लटकाने के लिए प्रयोग में लाये

जाने वाले धागे, रज्जु या फीते का एक फन्दा 2. तन्त्रिका-तन्त्र में मेडुला, पोन्स तथा मस्तिष्क में स्थित तन्त्रिका तन्तुओं की पूलिका।

Filling (फिलिंग)— 1. एक बनाई गई दन्त गुहा में प्रविष्ट किया जाने वाला पदार्थ जो अधिकतर एमलगम होता है। 2. दन्त गुहाओं को भरने के लिए किया जाने वाला ऑपरेशन।

Film (फिल्म)— 1. एक पतली परत 2. किसी पदार्थ सामान्यतः जिलेटिन अथवा सेल्यूलोज की प्रकाश-सुग्राही पायस या इमल्सन से आवृत एक पतली चादर जो एक्स-रे चित्रण में काम आती है। 3. रक्त अथवा अन्य पदार्थ की किसी स्लाइड अथवा कवर स्लिप पर फैलाई गई एक पतली परत।

Filopressure (फाइलोप्रेसर)— किसी रक्त वाहिनी का बन्ध द्वारा दब जाना।

Filovaricosis (फाइलोवैरीकोसिस)— किसी तन्त्रिका तन्तु के अक्षतन्तु का विस्फारित अथवा मोटा हो जाना।

Filter (फिल्टर)— 1. किसी भी छिद्रयुक्त पदार्थ से होकर जो किसी निश्चित परिमाण से बड़े कणों को गुजरने से रोकता है, किसी द्रव को गुजारना; छानना 2. द्रवों, प्रकाश किरणों अथवा विकिरणों को छानने का एक उपकरण; निस्यंदक।

Berkefeld filter (बर्कफेल्ड फिल्टर)— इस प्रकार का निस्यन्दक या फिल्टर एक विशेष प्रकार की मिट्टी का बना होता है। इसके द्वारा छनने वाले विलयनों से यह जीवाणुओं को पृथक कर देता है अतः इसे जीवाणुज निस्यन्दक भी कहा जाता है, परन्तु इससे होकर विषाणु निकल कर निस्यन्द में पहुँच जाते हैं।

Seitz filter (सीट्ज फिल्टर)— इसमें एस्बैस्टस की बनी एक चक्रिका होती है जिसे धातु के होल्डरों में निवेशित कर दिया जाता है जिनमें यह कसकर फिट हो जाती है। निर्जीवाणुकृत किया जाने वाला विलयन इससे होकर छन जाता है, जीवाणु इसके ऊपर रह जाते हैं तथा इसके नीचे निस्यन्द में जीवाणु रहित विलयन होता है। इस चक्रिका को केवल एक ही बार प्रयोग में लाया जाता है।

Filterable (फिल्ट्रेबिल)— किसी निस्यंदक के छिद्रों से होकर गुजरने की क्षमता वाला, निस्यंदी।

Filter paper (फिल्टर पेपर)— निस्यंदक-पत्र।

Filth (फिल्थ)—Dirt. गन्दगी।

Filtrate (फिल्ट्रेट)— निस्यंदक से होकर गुजरने वाला द्रव।

Filtration (फिल्ट्रेशन)— किसी द्रव को किसी निस्यंदक या चलनी से गुजार कर उसके कणों को अलग करने की क्रिया, निस्यंदन, छानना।

Filtrum (फिल्ट्रम)— निस्यंदक, चलना।

Filum (फाइलम)— एक धागे के समान संरचना, उदाहरण के लिए फाइलम टर्मिनेल—सुषुम्ना रज्जु का लम्बा धागे के समान अन्तिम भाग।

Fimbria (फिम्ब्रिया)— झालर से मिलती-जुलती कोई भी संरचना जैसे डिम्बग्रन्थियों के पास स्थित डिम्ब वाहिनियों के झालरनुमा अन्त, झल्लरी या झालर।

Fimbriate (फिम्ब्रियेट)— 1. अँगुली के समान प्रक्षेपण या उभार वाला 2. झालरों वाला।

Fimbriated (फिम्ब्रियेटेड)— झालरों वाला।

Fimbriectomy (फिम्ब्रियेक्टॉसी)—झल्लरियों या झालरों को काटकर निकाल देना।

Fimbriocele (फिम्ब्रियोसील)— हर्निया जिसमें डिम्ब वाहिनी का झालर वाला भाग स्थित रहता है।

Fimbrioplasty (फिम्ब्रियोप्लास्टी)— डिम्ब वाहिनी की झालरों की प्लास्टिक सर्जरी द्वारा मरम्मत करना।

Finding (फाइन्डिंग)— खोज, अभिज्ञान, उपलब्धि।

Finely (फाइनली)— सूक्ष्मता से।

Finger (फिंगर)— हाथ की पाँच अँगुलियों में से एक। यह निम्न प्रकार की हो सकती है–

Clubbed finger (क्लब्ड फिंगर)— ऐसी अँगुली जिसकी अन्तिम अंगुल्यस्थि बड़ी होती है।

Hammer finger (हैमर फिंगर)— ऐसी अँगुली जिसमें प्रसार कण्डरा के क्षतिग्रस्त होने के कारण अन्तिम अंगुल्यस्थि स्थायी रूप से आकुंचित हो जाती है और अँगुली हथौड़े के समान प्रतीत होती है, मुद्गर अँगुली।

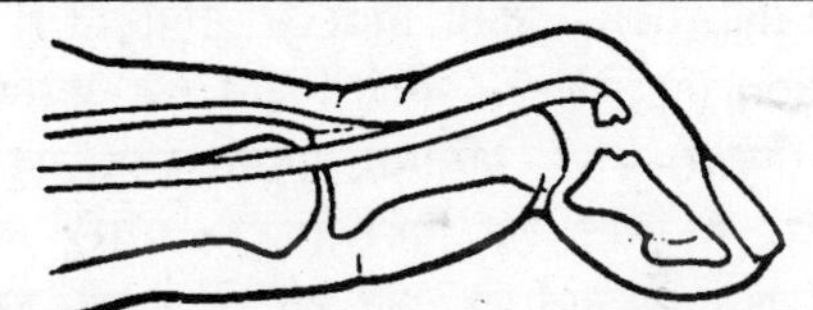

Fig. 164 : Hammer finger or mallet finger (मुद्गर उंगली)

Mallet finger (मैलेट फिंगर)— Hammer finger.

Webbed fingers (वैब्ड फिंगर्स)— जाल से जुड़ी हुई अँगुलियाँ, जालयुक्त अँगुलियाँ।

Finger cot (फिंगर कोट)— जख्म भरने की प्रक्रिया के दौरान क्षतिग्रस्त अँगुली की चोट से रक्षा करने के लिए प्लास्टिक, रबड़, चमड़े अथवा धातु का बना एक आवरण, अँगुली-धानी।

Finger print (फिंगर प्रिन्ट)— किसी अँगुली के अन्तिम माँसल भाग के त्वचीय कटकों (उभरी रेखाओं) की छाप, अँगुली छाप।

Finger spelling (फिंगर स्पेलिंग)— बहरे व्यक्तियों के लिए प्रयोग में लायी जाने वाली संचारण की विधि जिसमें अँगुलियों की विभिन्न स्थितियों के द्वारा शब्दों को अक्षरशः बताया जाता है।

Finger-stall (फिंगर-स्टाल)— Finger cot.

Finite (फाइनाइट)— सीमाओं से युक्त

Fire (फायर)— दन्त-चिकित्सा में, दाँतों के पुनःस्थापन एवं

कृत्रिम दाँत बनाने के लिए प्रयोग में आने वाले पोर्सीलेन को बनाने के काम आने वाले पदार्थों से युक्त पाउडर तथा जल को मिश्रित करना।

Fireplace (फायरप्लेस)— अँगीठी।

First aid (फर्स्ट ऐड)— डाक्टर के आने से पूर्व अथवा अस्पताल या डाक्टर की क्लीनिक में पहुँचने से पूर्व क्षतिग्रस्त या रोगी व्यक्ति को दी जाने वाली आपात कालीन सहायता एवं चिकित्सा, प्राथमिक चिकित्सा।

Fishskin disease (फ़िशस्किन डिज़ीज)— मछली की त्वचा जैसी सूखी, पपड़ीदार एवं शृंगी त्वचा; मत्स्यचर्मता।

Fission (फ़िशन)—1. चिरकर या फटकर दो या अधिक भागों में बँट जाने की क्रिया 2. जीवाणुओं, एककोशिकीय जन्तुओं या छोटे जन्तुओं में पाई जाने वाली अलैंगिक जनन की एक विधि जिसमें कोशिका अथवा शरीर दो या दो से अधिक भागों में विभाजित होता है जिनमें से प्रत्येक एक नये पूर्ण जीव में विकसित हो जाता है। 3. केन्द्रकीय विखण्डन— परमाणवीय केन्द्रक का फटना जिससे शक्ति मुक्त होती है।

Fissiparous (फ़िशिपेरस)—विखण्डन द्वारा सन्तानोत्पत्ति करने वाला, विखण्डनशील।

Fissula (फ़िशुला)— एक छोटी दरार।

Fissura (फ़िशुरा)— विदर (दरार)।

Fissurae (फ़िशुरी) — Fissura का बहुवचन।

Fissural (फ़िशुरल)— किसी विदर से सम्बन्धित।

Fissuration (फ़िशुरेशन)— विदीर्ण होने की अवस्था।

Fissure (फ़िशर)— 1. मस्तिष्क, सुषुम्ना रज्जु, यकृत एवं अन्य अंगों में स्थित एक विदर (फटन, दरार), खातिका (खाँचा) या गहरी नाली 2. फटे हुए के समान जख्म 3. किसी दाँत की दन्तवल्क या इनैमल सतह का टूट जाना। उदाहरणार्थ–

Anal fissure (एनल फ़िशर)— गुदा के किनारे लाइन में बना जख्म जिसमें दर्द होता है, गुदा विदर।

Longitudinal fissure (लौन्गीट्यूडिनल फ़िशर)— यकृत की निचली सतह पर स्थित एक दरार।

Occipitoparietal fissure (ऑक्सिपिटोपैराइटल फ़िशर)— मस्तिष्क के पश्चकालिक एवं पार्श्विक खण्डों के बीच स्थित दरार।

Oral fissure (ओरल फिशर)— मुख द्वार।

Palpebral fissure (पैल्पीब्रल फ़िशर)— आँख की ऊपरी एवं निचली पलकों के बीच का खाली स्थान, नेत्रच्छद विदर, वर्त्म विदर।

Transverse fissure (ट्रान्सवर्स फ़िशर)— मस्तिष्क के प्रमस्तिष्क एवं अनुमस्तिष्क के बीच स्थित दरार, अनुप्रस्थ विदर।

Fistula (फिश्चुला)— दो आन्तरिक अंगों के बीच स्थित एक अस्वाभाविक मार्ग अथवा किसी आन्तरिक अंग से शरीर के बाहर की ओर जाने वाला मार्ग जो जन्मजात हो सकता है अथवा फोड़ों या चोटो के लगने से उत्पन्न हो सकता है, नालव्रण या भगंदर। उदाहरणार्थ–

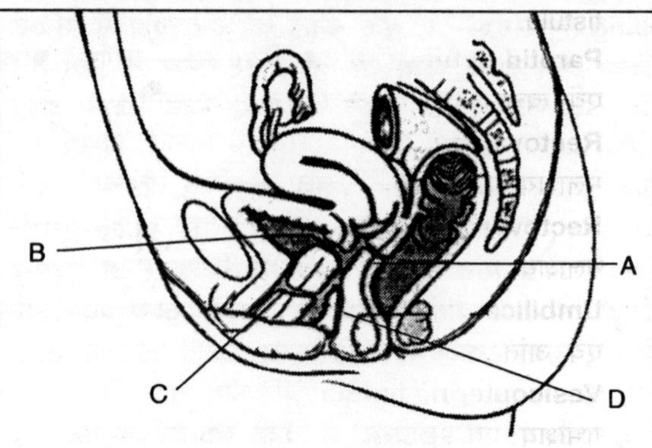

Fig. 165 : Fistula (नालव्रण या भगन्दर)

A. Rectovaginal fistula मलाशय-योनिगत नालव्रण।
B. Vesicovaginal fistula मूत्राशय-योनिगत नालव्रण।
C. Urethrovaginal fistula मूत्रमार्ग-योनिगत नालव्रण।
D. Vaginoperineal fistula योनि-मूलाधारीय नालव्रण।

Anal fistula (एनल फिश्चुला)— गुदा के पास स्थित भगंदर जो मलाशय से सम्बन्धित हो सकता है अथवा नहीं भी हो सकता, गुदीय नालव्रण।

Arteriovenous fistula (आर्टीरियोवेनस फिश्चुला)— किसी धमनी एवं शिरा के बीच स्थित पथ, धमनीशिरापरक नालव्रण।

Blind fistula (ब्लाइण्ड फिश्चुला)— एक ही ओर खुलने वाला नालव्रण अथवा वह नालव्रण जो त्वचा पर खुलता है। अन्ध भगन्दर।

Cervical fistula (सर्वाइकल फिश्चुला)— 1. गर्भाशयग्रीवा में स्थित एक असामान्य छिद्र 2. गर्दन में स्थित एक छिद्र जो गले में खुलता है।

Colovesical fistula (कोलोवैसाइकल फिश्चुला) — वृहदान्त्र या कोलन एवं मूत्राशय के बीच का भगंदर।

Complete fistua (कमप्लीट फिश्चुला)— ऐसा भगन्दर जो बाह्य एवं भीतरी दोनों सिरों पर खुलता है, पूर्ण नालव्रण।

Enterovaginal fistula (एन्ट्रोवैजाइनल फिश्चुला)— आँत एवं योनि के बीच स्थित पथ।

Enterovesical fistula (एन्ट्रोवैसाइकल फिश्चुला) — आँत एवं मूत्राशय के बीच स्थित भगंदर।

Fecal fistula (फीकल फिश्चुला)— बड़ी आँत (कोलन) के एक छिद्र एवं शरीर की बाह्य सतह पर स्थित किसी छिद्र के बीच बना एक मार्ग जिसके द्वारा मल निकलता रहता है, विष्ठा-नालव्रण।

Gastric fistula (गैस्ट्रिक फिश्चुला)— आमाशय एवं त्वचा के बीच बना एक मार्ग जठर नालव्रण।

Incomplete fistula (इनकमप्लीट फिश्चुला)— Blind fistula.

Parotid fistula (पैरोटिड फिश्चुला)— कर्णपूर्व ग्रन्थि एवं त्वचा सतह के बीच बना एक मार्ग।

Rectovaginal fistula (रैक्टोवैजाइनल फ़िश्चुला)— मलाशय एवं योनि के बीच स्थापित सम्बन्ध।

Rectovesical fistula (रैक्टोवैसाइकल फ़िश्चुला)— मलाशय एवं मूत्राशय के बीच स्थित भगंदर।

Umbilical fistula (अम्बीलाइकल फ़िश्चुला)— नाभि एवं आंत के बीच सीधा सम्बन्ध।

Vesicouterine fistula (वैसिकोयूटेराइन फ़िश्चुला)— गर्भाशय एवं मूत्राशय के बीच स्थापित सम्बन्ध।

Vesicovaginal fistula (वैसिकोवैजाइनल फ़िश्चुला)— मूत्राशय से छिद्र का योनि में खुलना, मूत्राशय-योनि नालव्रण।

Vesicovaginorectal fistula (वैसिकोवैजाइनौरैक्टल फिश्चुला) — मूत्राशय, योनि एवं मलाशय को जोड़ने वाला भगन्दर।

Fistulation (फिश्चुलेशन) — किसी भंगदर का बनना, नालव्रणता।

Fistulatome (फ़िश्चुलाटोम)— भगन्दर का ऑपरेशन करने वाला एक यन्त्र, नालव्रण-उच्छेदक।

Fistulectomy (फ़िश्चुलेक्टॉमी)— भगन्दर को शल्यक्रिया द्वारा काट कर अलग कर देना, नालव्रण-उच्छेदन।

Fistulization (फिश्चुलाइज़ेशन)— नालव्रण अथवा भगन्दर का बनना।

Fistuloenterostomy (फ़िश्चुलोएन्ट्रोस्टॉमी)— शल्यक्रिया द्वारा पैत्तिक नालव्रण को बन्द करना तथा पित्त या बाइल के आँत में पहुँचने के लिए एक नया मार्ग बनाना।

Fistulotomy (फ़िश्चुलोटॉमी)— भगन्दर में चीरा लगाना, नालव्रण-छेदन।

Fistulous (फ़िश्चुलस)— भगन्दर से सम्बन्धित, उससे युक्त अथवा उसके स्वभाव वाला।

Fit (फिट)— 1. आक्षेप या दौरा, किसी रोग का अचानक आक्रमण अथवा प्रवेग 2. किसी संरचना का दूसरी संरचना में रूपान्तरण होना 3. उपयुक्त, योग्य।

Fitness (फिटनैस)— योग्यता, उपयुक्तता।

Clinical fitness (क्लीनिकल फिटनैस)— उस रोग का पूर्णतया सफाया हो जाना जिससे कोई व्यक्ति पीड़ित हो रहा था।

Fix (फिक्स)— किसी ऊतक को रसायनों से संसाधित करना जिससे इसकी कोशिकाओं के घटक एवं उत्पाद अभिरंजन एवं सूक्ष्मदर्शीय परीक्षण के लिए परिरक्षित हो जाते हैं।

Fixation (फिक्सेशन)— 1. अचल या स्थिर बनाने की क्रिया अथवा अचल रहने की अवस्था, स्थिरीकरण 2. निश्चलता या सुस्थिरता 3. व्यक्तित्व का विकास रुक जाना 4. सूक्ष्मदर्शीय परीक्षण के लिए, ऊतक की सामान्य अवस्था में परिवर्तन लाये बिना इसकी रचना के विस्तार से परीक्षण हेतु इसे परिरक्षित करना।

Fixation complement (फिक्सेशन कमप्लीमैन्ट)— पीछे देखिए कमप्लीमैन्ट फिक्सेशन टैस्ट।

Fixative (फिक्सेटिव)—1. स्थिर करने अथवा कड़ा बनाने वाला पदार्थ। 2. विकृतिजन्य नमूनों को कठोर बनाने एवं उन्हें परिरक्षित करने के लिए प्रयोग में लाया जाने वाला पदार्थ ताकि उनकी रचनाएँ सामान्य बनी रहें। बन्धक, स्थिरकारी।

Fixing (फिक्सिंग)— सूक्ष्मदर्शी-परीक्षण के लिए ऊतक तत्त्वों को शीघ्रता से नष्ट करने वाला ताकि उनका सामान्य जीवित रूप परिरक्षित रहे।

FL (एफ एल)— Fluid. तरल।

Flaccid (फ्लैसिड)— शिथिल (ढीला-ढाला), पिलपिला, पेशीय तान की कमी वाला, कमजोर या मुलायम।

Flaccidity (फ्लैसिडिटी)— शिथिलता (ढीला-ढालापन), पिलपिलापन, पेशीय तान में कमी, कमजोरी अथवा कोमलता।

Flaccid paralysis (फ्लैसिड पैरालाइसिस)— पक्षाघात जिसमें पेशीय तान की कमी हो जाती है।

Flagella (फ्लैजिला)— Flagellum का बहुवचन।

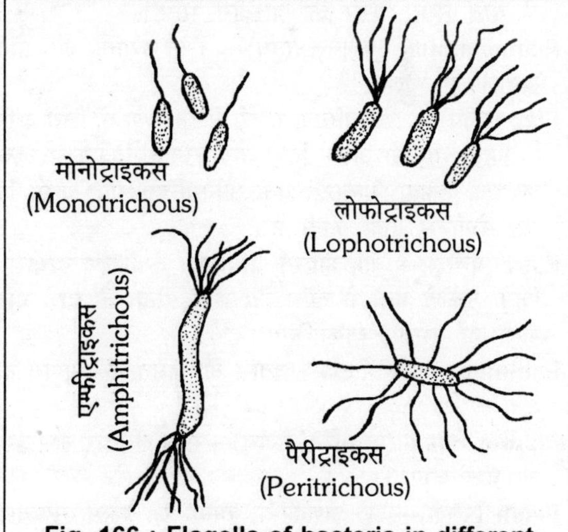

Fig. 166 : Flagella of bacteria in different arrangement (विभिन्न व्यवस्थाओं में जीवाणुओं के कशाभ)

Flagellant (फ्लेजिलैन्ट)— 1. कशाभ से सम्बन्धित 2. मालिश में थपथपाने से सम्बन्धित 3. वह व्यक्ति जो थपथपा कर मालिश करने में अभ्यास (प्रैक्टिस) करता हो।

Flagellar (फ्लैजिलर)— किसी कशाभ का अथवा उससे सम्बन्धित, कशाभी।

Flagellate (फ्लैजिलेट)— एक या अधिक कशाभों से युक्त, कशाभी।

Flagellated (फ्लैजिलेटेड)— एक या अधिक काशाभों से युक्त, कशाभित।

Flagellation (फ्लैजिलेशन)— 1. कशाभोत्पत्ति 2. थपथपा कर मालिश करना 3. कोड़ों अथवा बेतों से मार कर या मार खाकर लैंगिक उत्तेजना होना।

Flagelliform (फ्लैजेलीफोर्म)— कशाभ की आकृति का।

Flagellosis (फ्लैजिलोसिस)— कशाभी एककोशिकीय जन्तुओं द्वारा उत्पन्न रोग, कशाभ-रूग्णता।

Flagellum (फ्लैजिलम)— किसी जीवाणु अथवा एककोशिकीय जन्तु की बाह्य सतह से उत्पन्न होने वाला लम्बा बाल के समान एवं हिलने-डुलने वाला उपांग, कशाभ।

Flail (फ्लेल)— असामान्य अथवा रोगज्ञापक गतिशीलता प्रदर्शित करने वाला जैसे पसलियों में कई अस्थिभंग हो जाने से उत्पन्न शिथिल वक्ष (फ्लेल चैस्ट) अथवा किसी सन्धि को नियन्त्रित करने वाली पेशियों के पक्षाघात से होने वाली शिथिल सन्धि (फ्लेल ज्वाइंट)।

Flake (फ्लेक)— परत, शल्क, पपड़ी।

Flaking (फ्लेकिंग)— शल्कीभवन, पपड़ियाना।

Flammable (फ्लेमेबिल)— ज्वलनशील।

Flange (फ्लैन्ज)— निकला (उभरा) हुआ किनारा।

Flank (फ्लैंक)— पसलियों एवं इलियम हड्डी के ऊपरी किनारे के बीच स्थित शरीर का पार्श्वीय भाग।

Flannelmouth (फलैनलमाउथ)— ऐसा व्यक्ति जो मोटी आवाज में बोलता है।

Flap (फ्लैप)— 1. प्लास्टिक सर्जरी में निरोपण के लिये शरीर के किसी भाग से अलग किया गया ऊतक विशेषकर त्वचा का एक टुकड़ा, पल्ला2. एक अनियन्त्रित गति जैसी कि कुछ रोगों में देखी जाती है।

Flare (फ्लेयर)— वाहिकाप्रेरक प्रतिक्रिया के कारण त्वचा पर किसी नुकीले यन्त्र से खींच कर बनाई रेखा के चारों ओर फैली हुई लाली, त्वग्लालिमा।

Flarimeter (फ्लेरीमीटर)— श्वास की लघुता को मापने का यन्त्र।

Flaring, nasal (फ्लेयरिंग, नेज़ल)— सांस लेने पर नासाद्वारों का फैल जाना।

Flash (फ्लैश)— 1. क्षणदीप्ति, चमक 2. ऊष्म सम्प्रवाह, गर्मी की लहर दौड़ना।

Flash method (फ्लैश मैथड)— दूध का तापमान बढ़ाकर एकदम से 178°F (80·1°C) कर देने और कुछ मिनटों तक इतना ही बनाये रखने के बाद शीघ्र ही दूध को 40°F (4·4°C) तापमान तक ठण्डा करके उसका पास्चुरीकरण करना।

Flash point (फ्लैश पाइन्ट)— वह तापमान जिस पर कोई पदार्थ एकदम से स्वतः जल जाता है और लपटे निकलने लगती हैं।

Flask (फ्लास्क)— काँच का एक पात्र जिसमें एक संकीर्ण या पतली गर्दन होती है।

Flatfoot (फ्लैटफूट)— ऐसा रोग जिसमें पद चाप चपटा हो जाता है, चपटा-पाद, सपाट-पाद।

Flatness (फ्लेटनैस)— समतलता।

Flattened (फ्लेटेन्ड)— चपटा बनाया गया, समतल।

Flatulence (फ्लेचुलैन्स)— आमाशय एवं आँत में अत्यधिक गैस बनना, आध्मान।

Flatulent (फ्लेचुलैन्ट)— अपूर्ण पाचन एवं अन्य कारणों से आमाशय तथा आँतों में गैस बनने से प्रभावित व्यक्ति, आध्मान युक्त, आध्मान से पीड़ित व्यक्ति।

Flatus (फ्लेटस)— 1. पाचन नली में स्थित गैस, आंत्रवायु 2. गुदा से होकर निकलने वाली गैस।

Flatus tube (फ्लेटस ट्यूब)-- रबड़ की एक मलाशयी नली जिसका आध्मान (गैस से पेट फूल जाना) के गम्भीर मामलों में गैस के आसानी से बाहर निकलने के लिए या सैलाइन एनिमा देने से पूर्व प्रयोग किया जाता है, आंत्रवायु नली।

Flavedo (फ्लैविडो)— पीलापन, पिलापी अथवा भूरापन जैसे त्वचा का।

Flavescent (फ्लेवेसेन्ट)— कुछ पीलापन लिये हुये।

Flavin (फ्लेविन)— जल में घुलनशील पीत वर्णकों के वर्ग में से कोई एक जो दूध, यीस्ट, जीवाणु तथा कुछ पौधों में पाया जाता है।

Flavism (फ्लेविज़्म)— हल्का पीलापन लिये होना।

Flavo- (फ्लेवो-)— पीले को प्रदर्शित करने वाला एक उपसर्ग।

Flavoprotein (फ्लेवोप्रोटीन)— कोशिकीय श्वसन में आवश्यक पीले एन्ज़ाइमों का निर्माण करने वाली एक प्रकार की प्रोटीन।

Flavor (फ्लेवर)— 1. सुगन्ध 2. भोजन अथवा औषधि का स्वाद अच्छा बनाने के लिए उसमें मिलाया जाने वाला एक पदार्थ।

Flavoring (फ्लेवरिंग)— स्वादिष्ट बनाने वाला पदार्थ।

Flavus (फ्लैवस)— पीला

fl. dr. —Fluidram.

Flea (फ्ली)— पिस्सू।

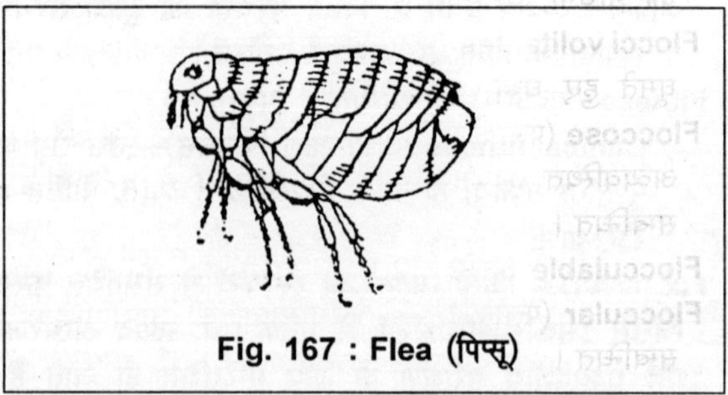

Fig. 167 : Flea (पिस्सू)

Flea infestation (फ्ली इन्फैस्टेशन)— पिस्सू के काटने से उत्पन्न कष्ट।

Flesh (फ्लैश)— मांस, गोश्त।

Fletcherism (फ्लेटचेरिज़्म)— एक समय में कम भोजन ग्रहण करना तथा उसे बहुत चबा कर खाना।

Flex (फ्लैक्स)— झुकाना या मोड़ना।

Flexibilitas cerea (फ्लैक्सीबिलिटास सीरिया)— ऐसा रोग जिसमें भुजाएँ उसी स्थिति में रह जाती हैं जिसमें उन्हें रखा जाता है।

Flexibility (फ्लैक्सीबिलिटी)— बिना टूटे हुए मुड़ जाने की क्षमता, लचीलापन, नम्यता।

Flexible (फ्लैक्सीबिल)— बिना टूटे हुए मुड़ जाने के सक्षम, लचीला, नम्य ।

Flexile (फ्लैक्साइल)— लचीला।

Fleximeter (फ्लैक्सीमीटर)— Goniometer.

Flexion (फ्लैक्सन)— कुंचन, आकुंचन, मोड़।

Flexor (फ्लैक्सर)— किसी जोड़ को मोड़ने वाली पेशी, आकुंचक, आकुंचनी।

Flexura (फ्लैक्सुरा)— Flexure.

Flexurae (फ्लैक्सुरी) — Flexura का बहुवचन।

Flexure (फ्लैक्सर)— एक मोड़ जैसे किसी अंग या रचना में होता है, वंक।

Flicker (फ्लिकर)— झिलमिलाना, फड़फड़ाना।

Flint disease (फ्लिन्ट डिज़ीज)— पत्थरों को काटने से उत्पन्न धूलि के सांस के साथ खिंचकर अन्दर जाने से होने वाली फुफ्फुसधूलिमयता।

Floaters (फ्लोटर्स)— आँखों के सामने प्रकट होने वाले विभिन्न परिमाणों एवं आकारों के धब्बे जो विट्रियस ह्यूमर में प्रोटीन के छोटे-छोटे टुकड़ों अथवा कोशिकाओं के तैरने से उत्पन्न होते हैं।

Floating (फ्लोटिंग)— तैरता हुआ, चलायमान, प्लवी।

Floating kidney (फ्लोटिंग किडनी)— अपने सामान्य स्थान से इधर-उधर को हिलने-डुलने वाला गुर्दा।

Floating ribs (फ्लोटिंग रिब्स)— 11वीं तथा 12वीं पसलियाँ जो स्टर्नम से जुड़ कर जोड़ नहीं बनातीं।

Floccillation, Floccitation (फ्लोसिलेशन, फ्लोसिटेशन)— ज्वर में अर्द्धचेतनावस्था एवं गहन तन्द्रा में बिस्तर के कपड़ों को नोचना, वस्त्र-लुंचन।

Flocci volitantes (फ्लोसाइ वोलिटेन्ट्स)— आँखों के सामने घूमते हुए धब्बे, दृष्टिचित्तिता।

Floccose (फ्लोकोस)— ऊन से परिपूर्ण; छोटे एवं घने परन्तु अव्यवस्थित आपस में गुंथे हुए तन्तुओं से बनी वृद्धि से सम्बन्धित।

Flocculable (फ्लोकुलेबूल)— उर्णित हो जाने के सक्षम।

Floccular (फ्लोकुलर)— अनुमस्तिष्क की ऊर्णपिण्डिका से सम्बन्धित।

Flocculate (फ्लोकुलेट)— ऊनदार या गुफ्फेदार हो जाना।

Flocculation (फ्लोकुलेशन)— किसी घोल में छितरे बारीक कणों का आपस में एकत्रित होकर बड़े पिण्ड बन जाना जो अक्सर नग्न नेत्रों से दिखाई दे जाते हैं, ऊर्णन।

Floccule (फ्लोक्यूल)— Flocculus.

Flocculence (फ्लोकुलैन्स)— 1. ऊर्णता, रोमिलता, 2. परतें बनने की अवस्था।

Flocculent (फ्लोकुलैन्ट)— 1. ऊनदार, ऊनी, गुफ्फेदार, रोमिल 2. श्लेष्मा के सफेद-से पपड़ीदार टुकड़ों से युक्त।

Flocculi (फ्लोकुलाइ)— Flocculus का बहुवचन।

Flocculoreaction (फ्लोकुलोरिएक्शन)— किसी सीरम प्रतिक्रिया का ऊर्णन।

Flocculus (फ्लोकुलस)—1. तन्तुमय पदार्थ का एक छोटा गुच्छा, ऊर्णपिण्डिका 2. प्रत्येक प्रमस्तिष्क गोलार्द्ध के नीचे, बीच के वृन्तक के पीछे, मध्यम विदर के दोनों ओर स्थित एक-एक छोटा खण्ड।

Flood (फ्लड)— गर्भाशय से अत्यधिक रक्तस्राव होना जैसा कि बच्चा पैदा होने के बाद या अत्यार्तव में होता है।

Flooding (फ्लडिंग)—1. खून बहुत बहना जैसा कि अक्सर मासिक-धर्म में होता है। 2. व्यवहार चिकित्सा पद्धति में, बार-बार घृणा उत्पन्न करने वाले उद्दीपनों के प्रति अनावृत करके भीति या भय की चिकित्सा करना जब तक इनसे आगे चिंता उत्पन्न नहीं होती।

Flora (फ्लोरा)— किसी क्षेत्र विशेष में विद्यमान पादप जीवों का सामूहिक रूप। उदाहरणार्थ–

Intestinal flora (इन्टेस्टाइनल फ्लोरा)— आँतों में रहने वाले जीवाणु।

Vaginal flora (वैजाइनल फ्लोरा)— योनि में रहने वाले जीवाणु।

Florid (फ्लोरिड)— रक्तिम। चमकीले लाल रंग की त्वचा।

Floss (फ्लॉस)— सिल्क का बना हुआ मोम में लिपटा धागा जो दाँतों के बीच की सफाई करने के लिए प्रयोग में लाया जाता है।

Flotation (फ्लोटेशन)— ठोस पदार्थो के द्रव पर तैरने या उसमें डूब जाने की प्रवृत्ति के द्वारा उन्हें पृथक करने की क्रिया।

Flour (फ्लोर)—गेहूँ अथवा अन्य अनाजों से प्राप्त बारीक पिसा हुआ भोजन, आटा।

Flow (फ्लो)— 1. मासिक-धर्म का स्राव 2. किसी द्रव जैसे रक्त का या किसी गैस का गति करना, प्रवाह।

Flowmeter (फ्लोमीटर)— द्रवों अथवा गैसों के बहने की गति को मापने वाला उपकरण, प्रवाहमापी।

fl-oz (एफएल-ओज़ैड)— फ्लूड औंस ; 29.57 मिलीलीटर।

Flu (फ्लू)— इन्फ्लूएन्जा।

Fluctuance (फ्लकचुएेन्स)— Fluctuation.

Fluctuant (फ्लकचुएन्ट)— घटने-बढ़ने वाला, अस्थिर, परिवर्तनशील।

Fluctuate (फ्लकचुएट)— लहराना अथवा समय-समय पर घटना-बढ़ना जैसे रक्त-चाप का अथवा किसी पदार्थ की सान्द्रता का जैसे रक्त में शुगर का घटना-बढ़ना।

Fluctuation (फ्लकचुएशन)— घटना-बढ़ना, अस्थिरता, परिवर्तन।

Fluency (फ्लूएन्सी)— बिना व्यवधानों या पुनरावृत्तियों के बराबर बोलते चले जाना।

Fluent (फ्लूएन्ट)— प्रवाही, बहता हुआ।

Fluid (फ्लयूड)— शरीर का कोई भी द्रव। उदाहरणार्थ –

Amniotic fluid (एम्नियोटिक फ्लयूड)— गर्भावस्था में भ्रूण की झिल्लियों के भीतर स्थित एक साफ पीलापन लिए हुए तरल जो चोट लगने से भ्रूण की रक्षा करता है, उल्व-तरल, गर्भोदक।

Cerebrospinal fluid (सेरीब्रोस्पाइनल फ्लयूड)— मस्तिष्क के निलयों, मस्तिष्क के चारों ओर स्थित अवजालतानिका-अवकाश तथा सुषुम्ना रज्जु की केन्द्रीय नली में पाया जाने वाला तरल, प्रमस्तिष्क-मेरू द्रव।

Extracellular fluid (एक्सट्रासेल्युलर फ्लयूड)—ऊतक कोशिकाओं के बाहर स्थित तरल एवं रक्त प्लाज्मा, बहिर्कोशिकीय तरल जो शरीर के भार का लगभग 20% होता है।

Extravascular fluid (एक्स्ट्रावैस्कुलर फ्लयूड)—रक्त वाहिनियों के बाहर स्थित शरीर के सभी तरल।

Intracellular fluid (इन्ट्रासेल्युलर फ्लयूड)— ऊतक कोशिकाओं के भीतर विद्यमान तरल, अन्तर्कोशिकीय तरल जो शरीर के भार का लगभग 30-40% होता है।

Intraocular fluid (इन्ट्राऑकुलर फ्लयूड)— नेत्र के अग्रज एवं पश्चज कोष्ठों में विद्यमान तरल, नेत्रोद या चक्षु-जल।

Pleural fluid (प्लूरल फ्लयूड)— फुफ्फुसावरणी गुहा में विद्यमान तरल।

Seminal fluid (सेमिनल फ्लयूड)— वीर्य।

Serous fluid (सीरस फ्लयूड)— सीरमी झिल्लियों द्वारा स्रवित तरल जो सीरमी गुहाओं जैसे पैरीटोनियम-गुहा में घर्षण को कम करता है।

Synovial fluid (साइनोवियल फ्लयूड)—श्लेषक-गुहाओं में स्थित तरल।

Fluidextract, Fluidextractum (फ्लयूडएक्सट्रैक्ट, फ्लयूडएक्सट्रैक्टम)— किसी वनस्पति औषधि के घुलनशील भाग का घोल जिसमें विलायक अथवा परिरक्षक के रूप में एल्कोहॉल मिला होता है तथा जिसकी शक्ति ऐसी होती है कि प्रत्येक मिलीलीटर में 1 ग्राम औषधि होती है।

Fluidity (फ्लयूडिटी)— द्रवता, तरलता।

Fluidram (फ्लयूड्राम)— तरल आयतन की एक माप जो 3·697 मि.ली. के बराबर होती है।

Fluke (फ्लयूक)— फाइलम प्लेटीहेलमिन्थीस का एक चौड़ा, चपटा परजीवीय कृमि जो मनुष्य में रक्त, आँत अथवा यकृत में विकार उत्पन्न करता है; पर्णकृमि।

Flumen (फ्लूमन)— प्रवाह या धारा

Flumina pilorum (फ्लयूमिना पिलोरम)— वक्र रेखाएँ जिनके साथ-साथ शरीर के बाल व्यवस्थित रहते हैं।

Fluor albus (फ्लूओर एल्बस)— श्वेतप्रदर या ल्यूकोरिया, योनि से सफेद स्राव निकलना।

Fluoresce (फ्लूयोरेस्क)— प्रतिदीप्ति को उत्पन्न करने अथवा उसे प्रदर्शित करने वाला।

Fluorescence (फ्लूयोरेसेन्स)— किसी पदार्थ का किसी प्रकार के प्रकाश विकिरण जैसे अल्ट्रावायलेट किरणों के प्रति अनावृत होने पर प्रकाश फेंकने का गुण, प्रतिदीप्ति।

Fluorescent (फ्लूयोरेसेन्ट)— अन्य प्रकाश किरणों के प्रति अनावृत होने पर प्रकाश फेंकने अथवा चमकने वाला, प्रतिदीप्त।

Fluoridation (फ्लूयोरिडेशन)— दन्त-क्षरण (दाँत में कीड़ा लगने) को रोकने के लिए जल आपूर्ति में फ्लूयोराइड को मिलाना।

Fluoride (फ्लूयोराइड)— फ्लूयोरीन का एक यौगिक।

Fluoridization (फ्लूयोरिडाइज़ेशन)— दाँतों पर फ्लूयोराइड घोल लगाना।

Fluorine (फ्लूयोरीन)— मिट्टी में कैल्सियम के साथ संयुक्त रूप में पाया जाने वाला एक गैसीय रासायनिक तत्त्व जो पौधों के विकास के लिए आवश्यक होता है। यह गाय के दूध, अण्डे की जर्दी तथा मस्तिष्क में भी पाया जाता है और मनुष्य में हड्डियों एवं दाँतों के बनाने में सहायता करता है।

Fluorography (फ्लूयोरोग्राफी)— Photofluorography.

Fluorometer (फ्लूयोरोमिटर)— एक्स-रे द्वारा उत्पन्न विकिरण की मात्रा को मापने वाला एक उपकरण।

Fluorometry (फ्लूयोरोमीट्री)— किसी फ्लूयोरोमीटर की सहायता से एक्स-रे द्वारा उत्पन्न विकिरण की मात्रा को मापना।

Fluoronephelometer (फ्लूयोरोनेफेलोमीटर)— किसी घोल के द्वारा छितराए गये अथवा फेंके गये प्रकाश को माप कर घोल का विश्लेषण करने वाला एक यन्त्र।

Fluorophotometry (फ्लूयोरोफोटोमीट्री)— किसी प्रतिदीप्त पदार्थ से निकले प्रकाश को मापना।

Fluororoentgenography (फ्लूयोरोरोएन्टजीनोग्राफी) — Photofluorography.

Fluoroscope (फ्लूयोरोस्कोप)— एक ऐसा उपकरण जिसमें एक प्रतिदीप्त परदा एवं एक एक्स-रे ट्यूब होती है, जो

एक्स-रे प्रतिबिम्बों के प्रतिदीप्त परदे पर पड़ने से शरीर की गहराई में स्थित संरचनाओं को देखने के काम आता है, प्रतिदीप्तिदर्शी।

Fluoroscopic (फ्लूयोरोस्कोपिक)— प्रतिदीप्तिदर्शन से सम्बन्धित अथवा उससे प्रभावित।

Fluoroscopy (फ्लूयोरोस्कोपी)— किसी प्रतिदीप्तिदर्शी का प्रयोग करके शरीर की गहराई में स्थित सरंचनाओं को देखना। प्रतिदीप्तिदर्शन।

Fluorosis (फ्लूयोरोसिस)— पीने के पानी में अत्यधिक फ्लूयोराइड होने अथवा कारखानों से निकली धूल या गैसों के, जिनमें फ्लूयोराइड होते हैं, बहुत दिनों तक सांस के साथ खिंच कर अन्दर पहुँचने से उत्पन्न फ्लूयोरीन की जीर्ण विषाक्तता जिसमें अस्थिकाठिन्य एवं अस्थिमृदुता दोनों साथ होते हैं एवं दाँतों का दन्तवल्क (इनैमल) चितकबरा हो जाता है।

Fluorouracil (फ्लूयोरोयूरासिल)— कैन्सर के कुछ प्रकारों की चिकित्सा में प्रयोग में लाया जाने वाला एक चयापचयरोधी।

Flush (फ्लश)— 1. चेहरे एवं गर्दन का लाल हो जाना जैसे हैक्टिक फ्लश जिसमें पुरानी कमजोरी लाने वाली बीमारियों जैसे फेफड़ों की तपेदिक में (जीर्ण लालिमा) या ज्वर में (तीव्र लालिमा) गाल लाल हो जाते हैं तथा हौट फ्लश जिसमें फ्लश के साथ गर्मी महसूस होती है जैसा विक्षिप्ति या रजोनिवृत्ति काल में सामान्यतया हो जाता है; सम्प्रवाह; तमतमाना 2. किसी गुहा को पानी से सींचना।

Flutter (फ्लटर)— तीव्र गति विशेषकर हृदय की जैसे एट्रियल फ्लटर जिसमें एट्रियम (अलिन्द) के प्रति मिनट 200 से 400 तक संकुचन हो जाते हैं तथा वैन्ट्रिकुलर फ्लटर जिसमें वैन्ट्रिकलो(निलयों) के प्रति मिनट 250 या इससे अधिक सकुंचन होते हैं, स्फुरण।

Flutter-fibrillation (फ्लटर-फिब्रीलेशन)— अशुद्ध अलिन्द-स्फुरण जो स्फुरण एवं विकम्पन से मिलता-जुलता है।

Flux (फ्लक्स)— 1. शरीर के किसी अंग अथवा गुहा से अत्यधिक प्रवाह या स्राव होना 2. आँतों से स्राव होना (दस्त होना)।

Fluxion (फ्लक्सन)— बहाव, निकास।

Fly (फ्लाइ)— ऐसा कीट जिसमें चूषक मुखांग एवं दो पंख होते हैं और जो रोगोत्पादक जीवों का वाहक होता है जैसे घरेलु मक्खी।

Flying blister (फ्लाइंग ब्लिस्टर)— तेजी से अपना स्थान बदलता हुआ छाला।

f.m. (एफ.एम.)— एक मिक्श्चर बनाओ। इसे नुस्खा लिखने में प्रयोग में लाया जाता है।

Foam (फोम)— फेन, झाग।

Foaming (फोमिंग)— झाग या फेन बनाने वाला।

Foamy (फोमी)— फेनयुक्त, झागदार।

Focal (फोकल)— केन्द्र-सम्बन्धी, केन्द्रीय।

Focal infection (फोकल इन्फैक्शन)— किसी बिन्दु के निकट संक्रमण का उत्पन्न होना जैसे किसी दन्त-गुहा में संक्रमण होना।

Focal lesion (फोकल लीज़न)— सीमित केन्द्रीय स्थान में उत्पन्न होने वाली विक्षति।

Foci (फोकाइ)— Focus का बहुवचन।

Focimeter (फोसीमीटर)— Lensometer.

Focus (फोकस)— 1. केन्द्र 2. वह बिन्दु जिस पर प्रकाश किरणें अथवा ध्वनि तरंगे मिलती हैं। 3. किसी रोग प्रक्रिया के आरम्भ होने का बिन्दु।

Focussing (फोकसिंग)— एक बिन्दु पर मिलने की क्रिया।

Fog (फौग)— कुहरा।

Fogging (फौगिंग)— दृष्टिवैषम्य में अपवर्ती त्रुटि का पता लगाने की एक विधि।

Foil (फॉयल)— किसी धातु की बहुत ही पतली एवं लचीली चादर, पत्रक।

Fold (फोल्ड)— वलि, पुटक, परत, तह, वलय।

Foley catheter (फोले कैथीटर)— एक प्रकार की मूत्रीय पथ की मूत्रशलाका या कैथीटर जिसके एक सिरे पर एक गुब्बारा संलग्न रहता है। कैथीटर को मूत्राशय में निवेशित करने के पश्चात उसे मूत्राशय से बाहर निकलने को रोकने के लिए जब तक गुब्बारा खाली नहीं हो जाता, गुब्बारे को निर्जीवाणुक जल से भर दिया जाता है।

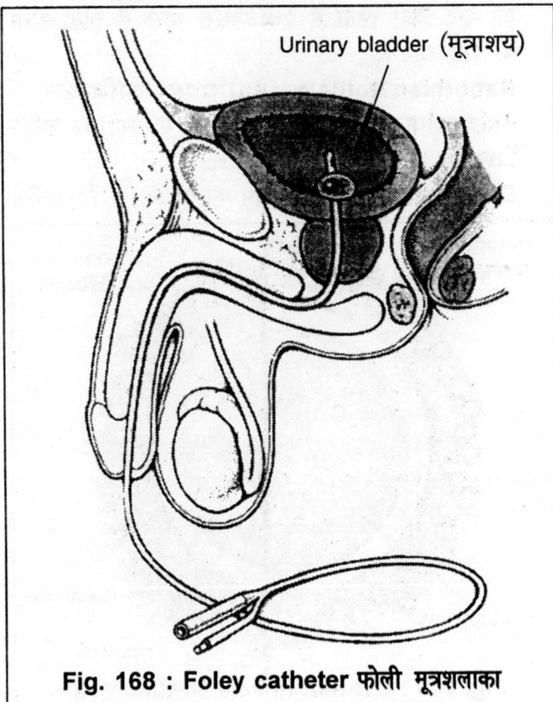

Fig. 168 : Foley catheter फोली मूत्रशलाका

Folia (फोलिया)— Folium का बहुवचन।

Foliaceous (फोलिएसीयस)— किसी पत्ती से सम्बन्धित अथवा उससे मिलता-जुलता।

Foliar (फोलीयर)— किसी पत्ती से सम्बन्धित अथवा उसके समान।

Foliate (फोलियेट) — Foliar, Foliaceous.

Folie (फोली)— मनोविक्षिप्ति, उन्माद। यह निम्नलिखित प्रकार का हो सकता है–

Folie a deux (फोली ए डीयूक्स)— दो निकटतम सम्बन्धित व्यक्तियों में एक साथ एक ही प्रकार की मनोविक्षिप्ति का उत्पन्न होना।

Folie circulaire (फोली सर्कुलेरी)— चक्कर काटने का उन्माद।

Folie du doute (फोली डु डाऊटी)— मामूली वस्तुओं के विषय में भी सन्देह होना।

Folie du pourquoi (फोली डु पौरक्योआई)— लगातार अनुचित एवं असम्बद्ध प्रश्नों को करते रहने का उन्माद।

Foliose (फोलियोस) — Foliate.

Folium (फोलियम)— पतली, चौड़ी, पत्ती के समान संरचना।

Follicle (फॉलिकिल)— एक छोटा स्रावी कोश या छोटी गुहा अथवा ग्रन्थि, कूप, पुटक। उदाहरण—

Gastric follicle (गैस्ट्रिक फॉलिकिल)— आमाशय की श्लेष्मकला में स्थित लसीका ग्रन्थियाँ।

Hair follicle (हेयर फॉलिकिल)— बाह्यत्वचा का एक नलिकाकार अन्तर्वेशन (भीतर की ओर धँसना) जो बाल को बन्द किए रहता है एवं जिससे बाल में वृद्धि होती है, रोम कूप।

Nabothian follicle (नेबोथियन फॉलिकिल)— गर्भाशयग्रीवा की श्लेष्मकला में स्थित ग्रन्थियों का पुटीय विस्फारण।

Ovarian follicle (ओवेरियन फॉलिकिल)— डिम्बग्रन्थि के कॉर्टेक्स में स्थित डिम्ब को घेरे रहने वाली एक गोलाकार संरचना, डिम्ब-ग्रन्थि पुटक।

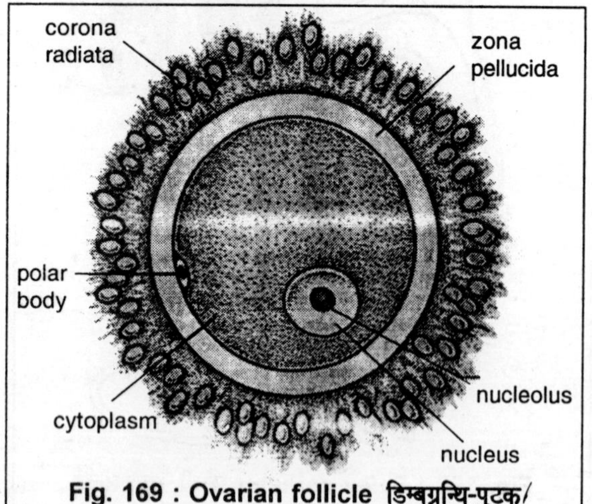

Fig. 169 : Ovarian follicle डिम्बग्रन्थि-पुटक/ Corona radiata=अरीय किरीट, Cytoplasm=कोशिकाद्रव्य, nucleus=केन्द्रक, nucleolus=उपकेन्द्रक, Zona pellucida=पूर्वडिम्बकोशिका का बाह्य अस्तर।

Sebaceous follicle (सिबेसियस फॉलिकिल)— त्वचा की एक तेल की ग्रन्थि।

Follicle-stimulating hormone (फॉलिकिल स्टिमुलेटिंग हार्मोन)— अग्र पीयूष ग्रन्थि से उत्पन्न होने वाला एक हार्मोन जो डिम्बग्रन्थि में कूप की वृद्धि को एवं शुक्रग्रन्थि में शुक्रजनन को उत्तेजित करता है। पुटक-उद्दीपक हार्मोन।

Follicle-stimulating hormone-releasing hormone (फॉलिकिल-स्टीमुलेटिंग हार्मोन-रिलीजिंग हार्मोन)— अधश्चेतक का एक हार्मोन जो अग्र पीयूष ग्रन्थि से पुटक-उद्दीपक हार्मोन की मुक्ति को उद्दीप्त करता है।

Follicular (फॉलिकुलर)— कूप अथवा कूपों से सम्बन्धित, पुटकीय।

Follicular tonsillitis (फॉलिकुलर टॉन्सिलाइटिस)— टॉन्सिल की सतह पर स्थित पुटकों का शोथ जो पस से भर जाते हैं।

Folliculi (फॉलिकुलाई)— Folliculus या Follicle का बहुवचन।

Folliculitis (फॉलिकुलाइटिस)— पुटक अथवा पुटकों का शोथ जैसे दाढ़ी का दाद, पुटकशोथ।

Folliculogenesis (फॉलिकुलोजेनेसिस)— पुटकों का बनना।

Folliculogenesis, induction of (फॉलिकुलोजेनेसिस, इन्डक्शन ऑफ)— औषधियों या हार्मोनों का प्रयोग करके डिम्बग्रन्थि में पुटकों के विकास को उद्दीप्त करना।

Folliculoma (फॉलिकुलोमा)— डिम्ब-पुटकार्बुद।

Folliculose (फॉलिकुलोस)— पुटकों से बना हुआ।

Folliculosis (फॉलिकुलोसिस)— लसीका पुटकों का अत्यधिक विकसित होना, पुटकवृद्धि।

Folliculus (फॉलिकुलस)— कूप, पुटक

Follow up (फॉलो अप)— अनुगमन करना।

Foment (फोमेन्ट)— दर्द अथवा सूजन को कम करने के लिए गर्म, भीगे हुए फलालेन आदि का बाह्य प्रयोग करना; सेंकना।

Fomentation (फोमेन्टेशन)— दर्द या सूजन को कम करने के लिए गर्म, भीगे हुए फलालेन आदि का बाह्य प्रयोग, सिकाई, सेंक।

Fomes (फोम्स)— कोई भी वस्तु जैसे कपड़े, तौलिया एवं बर्तन-भांडे आदि जो किसी रोगोत्पादक जीव को आश्रय देते हैं और उसे संचारित करते हैं, संक्रामक वस्तु।

Fomit (फोमिट) — Fomes.

Fomites (फोमिटेस)— Fomes का बहुवचन।

Fontanel, Fontanelle (फोन्टानेल, फोन्टेनेली)— भ्रूण अथवा शिशु की कपाल-अस्थियों के बीच स्थित अवकाशों में से एक जो एक झिल्ली द्वारा ढका होता है, करोटि अन्तराल या कलान्तराल। यह मुख्यतया निम्न प्रकार का होता है–

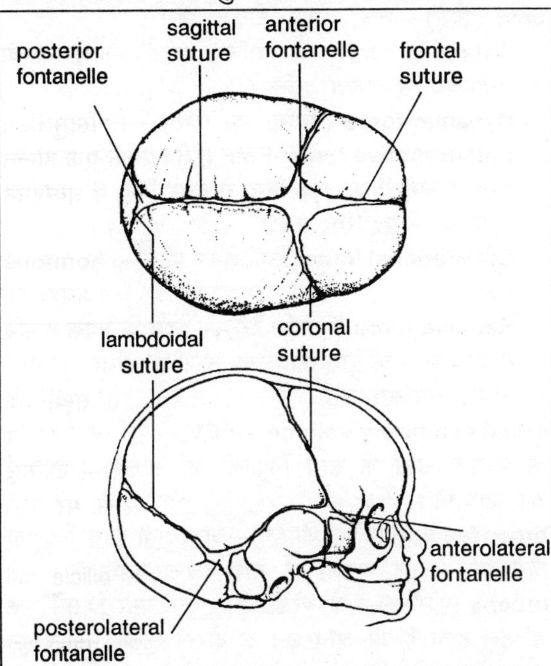

Fig. 170 : Fontanelles (करोटि अन्तराल या कलान्तराल)
Posterior fontanelle=पश्चज कलान्तराल, sagittal suture= अग्र-पश्चज सीवन, anterior fontanelle= अग्रज कलान्तराल, frontal suture = ललाटीय सीवन, lambdoidal suture=लेमूडाभ सीवन, coronal suture =किरीटी सीवन, posterolateral fontanelle= पश्च-पार्श्वीय कलान्तराल, anterolateral fontanelle= अग्र-पार्श्वीय कलान्तराल।

Anterior fontanel (एन्टीरियर फोन्टानेल)— किरीटी, ललाटीय एवं अग्रपश्चज सीवनों के संगम पर स्थित कलान्तराल।

Posterior fontanel (पोस्टीरियर फोन्टानेल)— अग्रपश्चज एवं लेमूडाभ सीवनों के संगम पर स्थित कलान्तराल।

Fonticuli (फोन्टीकुलाइ)— Fonticulus का बहुवचन।

Fonticulus (फोन्टीकुलस)— करोटि अन्तराल या कलान्तराल।

Food (फूड)— कोई भी वस्तु जो शरीर में ग्रहण करने पर गर्मी देती है, शक्ति उत्पन्न करती है तथा ऊतकों का निर्माण करके वृद्धि को बनाये रहती है। आहार, भोजन।

Food additives (फूड एडिटिव्ज़)— भोजन की गन्ध, उसका स्वाद एवं अन्य गुण बढ़ाने के लिए उसमें मिलाये जाने वाले पदार्थ।

Food adulterant (फूड एडल्टेरेन्ट)— भोज्य पदार्थ को अशुद्ध एवं सस्ता बनाने के लिए उसमें मिलाया जाने वाला पदार्थ।

Food ball (फूड बाल)— निगले हुए भोजन का आमाशय में बनने वाला एक गोलाकार पिण्ड।

Food poisoning (फूड पॉइज़निंग)— विषैले पदार्थों से युक्त भोजन को ग्रहण करने से उत्पन्न दशा।

Foot (फूट)— 1. टाँग का अन्तिम भाग जिस पर कोई व्यक्ति खड़ा होता एवं चलता है, पाद, पाँव। 2. लम्बाई की एक इकाई जिसमें 12 इंच (30.48 सेमी.) होते हैं।

Athlete's foot (एथलेट्स फूट) — Tenia pedis.

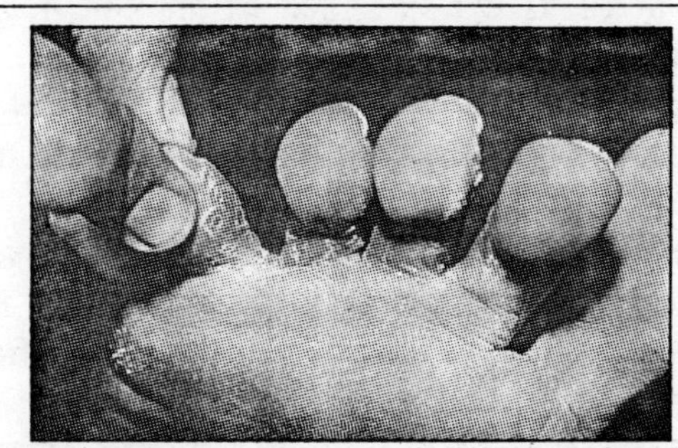

Fig. 171 : Athlete's foot=Tinea pedis

Foot board (फूट बोर्ड)— पाद पात को रोकने के लिए रोगी के बिस्तर के अन्त में लम्बरूप रखा जाने वाला एक बोर्ड।

Foot candle (फूट कैन्डल) — प्रति वर्ग फुट 1 ल्यूमैन के तुल्य प्रकाश की मात्रा।

Foot drop (फूट ड्राप)— टांग के निचले भाग की अग्र पेशियों की कमजोरी अथवा उनके पक्षाघात से पाद का पदतलीय आकुंचन जो उस रोगी में हो सकता है जो लम्बे समय तक लगातार विशेषकर बेहोशी की हालत में बिस्तर पर लेटा रहा हो, पादपात।

Footling presentation (फूटलिंग प्रीजेन्टेशन)— बच्चे के

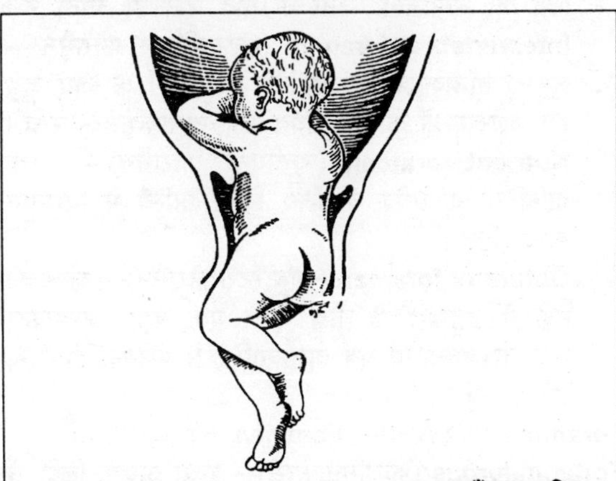

Fig. 172 : Footling presentation पाँव प्रस्तुति

जन्म लेते समय सबसे पहले पाँवों का बाहर निकलना, भ्रूणपाददर्शन, पाँव प्रस्तुति

Foot plate (फूट प्लेट)— मध्य कर्ण में स्थित स्टेपीस हड्डी का चपटा भाग जो मध्य कर्ण की अभिमध्य भीति में स्थित अण्डाकार छिद्र पर स्थापित होता है।

Foot-pound (फूट-पौण्ड)— एक पौण्ड वजन को एक फुट ऊपर उठाने के लिए आवश्यक शक्ति की मात्रा।

Foot-poundal (फूट पॉण्डल)— एक पॉण्डल का बल लगाने पर किसी वस्तु के बल की दिशा में एक फुट हट जाने पर लगने वाली शक्ति की मात्रा।

Foot print (फूट प्रिन्ट)— पाँव की छाप विशेषकर स्याही लगाकर ली गई छाप जो शिशुओं को पहिचानने में काम आती है।

Forage (फोरेज)— 1. विद्युत्-दहन द्वारा बढ़ी हुई पुरःस्थ या प्रोस्टेट ग्रन्थि में से होकर एक नाली बनाना 2. घोड़े तथा मवेशियों का भोजन।

Foramen (फोरामैन)— एक द्वार, छिद्र अथवा सूराख विशेषकर रक्त वाहिनियों या तन्त्रिकाओं के मार्ग के लिए किसी हड्डी में बना सूराख; किसी अंग की दो गुहाओं के बीच स्थित संयोजन; रन्ध्र। उदाहरण–

External auditory foramen (एक्सटर्नल ऑडिटरी फोरामैन)— बाह्य कर्ण कुहर जिससे होकर ध्वनि तरंगें कर्णपटह (कान का पर्दा) तक पहुँचती हैं।

Foramen magnum (फोरामैन मैगनम)—पश्चकपालिक अथवा ऑक्सिपिटल हड्डी में स्थित एक छिद्र जिससे होकर मस्तिष्क से आने वाली सुषुम्ना रज्जु गुजरती है, महा-रन्ध्र।

Foramen ovale (फोरामैन ओवेल)— 1. जतूकाभ अस्थि के बड़े पंख के आधार में स्थित एक बड़ा, अण्डाकार छिद्र जिससे होकर त्रिधारा-तन्त्रिका की अधोहनुज शाखा एवं एक छोटी मस्तिष्कावरणीय धमनी गुजरती है। 2. भ्रूण के हृदय के दो अलिन्दों के बीच स्थित एक छिद्र जो सामान्यतः जन्म के बाद बन्द हो जाता है।

Intervertebral foramen (इन्टरवर्टिब्रल फोरामैन)— सुषुम्ना तन्त्रिकाओं एवं वाहिनियों के मार्ग के लिए जुड़े हुए कशेरुकाओं के बीच स्थित छिद्र, अन्तर्कशेरूका-रन्ध्र।

Nutrient foramen (न्यूट्रीएन्ट फोरामैन)— रक्त वाहिनियों के प्रवेश के लिए किसी अस्थि में विद्यमान बाह्य छिद्र।

Obturator foramen (ऑब्टुरेटर फोरामैन)— कूल्हे की हड्डी में उलूखल के नीचे स्थित एक बड़ा, अण्डाकार रन्ध्र जो जघनास्थि एवं आसानास्थि से परिबद्ध होता है; गवाक्ष रन्ध्र।

Foramina (फोरामिना)— Foramen का बहुवचन।

Foraminiferous (फोरामिनीफेरस)— रन्ध्रो अथवा छिद्रों से युक्त।

Foraminotomy (फोरामिनोटॉमी)— ऑपरेशन द्वारा किसी रन्ध्र को जैसे अन्तराकशेरुक रन्ध्र को चौड़ा करना।

Foraminulum, plural foraminula (फोरामिन्यूलम, बहुवचन फोरामिन्यूला)— बहुत ही सूक्ष्म रन्ध्र।

Force (फोर्स)— बल, शक्ति, ताकत, जोर।

Catabolic force (कैटाबोलिक फोर्स)— भोजन के चयापचय से उत्पन्न शक्ति।

Dynamic force (डायनामिक फोर्स)— Energy.

Electromotive force -EMF (इलैक्ट्रोमोटिव फोर्स)— शक्ति जिससे विद्युत् एक बिन्दु से दूसरे बिन्दु को प्रवाहित होती है, विद्युत्प्रेरक बल।

Gravitational force (ग्रैवीटेशनल फोर्स)— गुरुत्वाकर्षण बल।

Reserve force (रिजर्व फोर्स)— हृदय के सामान्य रूप से कार्य करने के लिए आवश्यक ऊर्जा से अधिक उपलब्ध ऊर्जा, आरक्षित बल।

Forced expiratory volume —FEV — पूर्ण अन्तःश्वसन के पश्चात् सांस के साथ निकाली जा सकने वाली वायु का आयतन।

Forced feeding (फोर्स्ड फीडिंग)— जबरदस्ती खाना खिलाना जैसे कि अक्सर पागलों के साथ करना पड़ता है।

Forceps (फोर्सेप्स)— दो ब्लेडों वाला एक यन्त्र जिसमें एक हैण्डिल होता है जो ऑपरेशन के दौरान ऊतकों को दबाने अथवा पकड़ने, सिलाई करने वाली सूई को पकड़ने या निर्जीवाणुक ड्रेसिंग को पकड़ने आदि के काम आता है; संदशं ; चिमटी उदाहरण–

Artery forceps (आर्ट्री फोरसैप्स)— धमनी को दबाने एवं पकड़ने के काम आने वाला संदशं या फोरसैप्स या चिमटी, धमनी संदशं।

Bone forceps (बोन फोरसैप्स)— हड्डी को काटने एवं छोटे-छोटे टुकड़ों को अलग करने के काम आने वाली फोरसैप्स, अस्थि संदशं

Capsule forceps (कैप्सूल फोरसैप्स)— मोतियाबिन्दु में लैन्स के कैप्सूल को अलग करने वाली फोरसैप्स या चिमटी, सम्पुट संदशं।

Clamp forceps (क्लैम्प फोरसैप्स)— ऐसी फोरसैप्स जिसमें स्वचालित ताला होता है।

Clip forceps (क्लिप फोरसैप्स)— रक्तस्राव को रोकने के लिए रक्तस्रावी वाहिनी के सिरे को भींच देने के लिए प्रयोग में आने वाली एक छोटी चिमटी।

Dental forceps (डैन्टल फोरसैप्स)— दाँतों को निकालने के काम आने वाली फोरसैप्स (चिमटी), दन्त संदशं, दन्तनिष्कर्षक।

Dressing forceps (ड्रैसिंग फोरसैप्स)— जख्म की मरहम पट्टी करने में रूई, लिन्ट तथा निकास नली आदि को पकड़ने के काम आने वाली फोरसैप्स।

Extracting forceps (एक्सट्रैक्टिंग फोरसैप्स)— Dental forceps.

Mosquito forceps (मॉस्क्यूटो फोरसैप्स)— रक्तस्राव को रोकने के लिए प्रयोग में लायी जाने वाली बहुत छोटी, नुकीली फोरसैप्स।

Needle forceps (निडिल फोरसैप्स)— सिलाई करने वाली सुई को पकड़ने वाली फोरसैप्स।

Obstetrical forceps (ऑब्सटेट्रिकल फोरसैप्स) — प्रसव काल में माता की श्रोणि से भ्रूण के सिर को बाहर निकालने के लिए प्रयोग में लायी जाने वाली फोरसैप्स या चिमटी, प्रसूति संदंशिका।

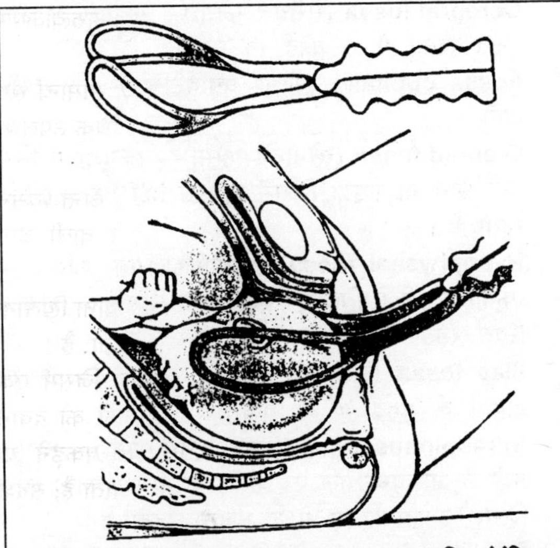

Fig. 173 : Obstetrical forceps प्रसूति संदंशिका

Rongeur forceps (रोन्गीयर फोरसैप्स)— हड्डी को काटने के लिए प्रयोग में लायी जाने वाली फोरसैप्स।

Tissue forceps (टिशू फोरसैप्स)— नाजुक ऊतकों को पकड़ने के लिए छोटे-छोटे दाँतों से युक्त फोरसैप्स।

Towel forceps (टॉवल फोरसैप्स)— ऑपरेशन किए जाने वाले जख्म के स्थान पर तौलियों को कसकर पकड़ने वाली फोरसैप्स।

Forcipate (फोर्सिपेट)— चिमटी के आकार का, संदशांकार।

Forcipressure (फोर्सिप्रेसर)— फोरसैप्स के द्वारा किसी धमनी पर दबाव लगाकर रक्तस्राव को रोकना, संदशंदाब।

Fore- (फोर-)— एक उपसर्ग जिसका अर्थ पहले अथवा के सामने होता है।

Forearm (फोरआर्म)— बाँह का कोहनी एवं कलाई के बीच का भाग, प्रकोष्ठ, अग्रबाहु।

Forebrain (फोरब्रेन)— भ्रूण के मस्तिष्क का अग्र भाग, अग्रमस्तिष्क।

Forefinger (फोरफिंगर)— प्रथम अथवा सूचकांक अँगुली, तर्जनी।

Forefoot (फोरफूट)— पाद का अगला भाग।

Foregut (फोरगट)— भ्रूण की पाचक नली का प्रथम भाग जिससे ग्रसनी, ग्रासनली, आमाशय एवं ग्रहणी का निर्माण होता है; अग्रान्त्र।

Forehead (फोरहैड)— चेहरे का आँखों से ऊपर एवं बाल-रेखा से नीचे का भाग, माथा, ललाट।

Forelock (फोर्लाक)— माथे के ठीक ऊपर उगने वाली बालों की लट।

Foremilk (फोरमिल्क) — Colostrum.

Forensic (फोरेन्सिक)— कानूनी कार्यवाहियों से सम्बन्धित अथवा उनमें प्रयोग किया जाने वाला, न्याय सम्बन्धी।

Forensic medicine (फोरेन्सिक मेडीसिन)— कानून से सम्बन्धित चिकित्सा-शास्त्र जैसे शव परीक्षण की कार्यवाही में मृत्यु के समय एवं उसके कारण का पता लगाने अथवा स्वस्थ मस्तिष्क के निर्धारण हेतु प्रयुक्त चिकित्सा-शास्त्र, न्याय सम्बन्धी चिकित्सा-शास्त्र, विधि-वैद्यक।

Foreplay (फोरप्ले)— सम्भोग पूर्व आपसी लैंगिक उत्तेजना एवं आनन्ददायक कार्य।

Forepleasure (फोरप्लीज़र)— लैंगिक संसर्ग में कामोत्तेजना के चरमोत्कर्ष पर पहुँचने से पूर्व का लैंगिक आनन्द।

Foreskin (फोरस्किन)— शिश्नमुण्डच्छद।

Forewaters (फोरवाटर्स)— गर्भाशय-ग्रन्थियों से उत्पन्न होने वाला एक पतला श्लेष्मा स्राव जो गर्भावस्था में योनि से बाहर निकलता है।

Fork (फोर्क)— अपने सिरे पर दो या अधिक भुजाओं से युक्त एक यन्त्र, उदाहरण के लिये ट्यूनिंग फोर्क जो दो भुजाओं वाला एक यन्त्र होता है जिन्हें जब पीटा जाता है तो ये काँपने लगती है और इनके कम्पन्नों को सुना एवं महसूस किया जा सकता है। यह सुनाई देने का परीक्षण करने के लिए प्रयोग में लाया जाता है।

Form (फोर्म)— किसी वस्तु का परिमाण, आकार एवं बाह्य रूप।

-form (-फोर्म)— एक प्रत्यय जिसका अर्थ 'की आकृति का' है।

Formatio (फोर्मेशियो)— रचना, निर्माण, जनना।

Formation (फोर्मेशन) — आकार अथवा रूप प्रदान करने की क्रिया अथवा किसी संरचना का विकास, निर्माण, रचना।

Forme fruste, plural **formes frustes** (फोर्म फ्रूस्ट, बहुवचन फोर्म्स फ्रूस्ट्स) — एक अपूर्ण रोग जिसे उसकी अवधि पूर्ण होने से पूर्व अवरुद्ध कर दिया गया हो।

Formic (फोर्मिक)— चींटियों से या फॉर्मिक एसिड से सम्बन्धित।

Formication (फोर्मिकेशन)— ऐसी अनुभूति होना जैसे छोटे-छोटे कीड़े शरीर पर रेंग रहे हों, पिपीलिका सरणानुभूति, रेंगन।

Formiciasis (फोर्मिसिएसिस)— चींटियों के काटने से उत्पन्न चिरचिराहट।

Formula (फॉर्मूला)— संख्याओं या चिन्हों का प्रयोग करते हुए किसी रचना या संघटन की अथवा किसी औषधि के निर्माण के निर्देशों की या किसी इच्छित परिणाम को प्राप्त करने के लिये किसी कार्यवाही का अनुगमन करने की अभिव्यक्ति, सूत्र।

Chemical formula (कैमिकल फॉर्मूला)— किसी अणु की संरचना की संकेतों द्वारा अभिव्यक्ति जो अक्षर होते हैं, प्रत्येक अक्षर से एक तत्व के एक परमाणु का तथा अक्षर के साथ की संख्या से विद्यमान परमाणुओं की संख्या का पता चलता है जैसे जल (H_2O) में है।

Empirical formula (इम्पीरिकल फॉर्मूला)— रसायन-विज्ञान में किसी यौगिक का सूत्र जो एक अणु में परमाणुओं एवं उनकी संख्याओं को प्रदर्शित करता है।

Structural formula (स्ट्रक्चरल फॉर्मूला)— ऐसा सूत्र जिसमें परमाणुओं एवं परमाणुओं के समूहों के सम्बन्धों को तथा साथ ही उनकी किस्मों एवं संख्याओं को संकेतिक किया जाता है, रचना-सूत्र।

Formulae (फॉर्मूली)— Formula का बहुवचन।

Formulary (फॉर्मूलरी)— सूत्रों का एक संग्रह।

Formulate (फॉर्मूलेट)— 1. सूत्र के रूप में किसी बात को वर्णित करना 2. किसी निर्धारित सूत्र के अनुसार तैयार करना।

Formulation (फॉर्मूलेशन)— किसी निर्धारित सूत्र के अनुसार तैयार करने की क्रिया।

Fornicate (फोर्निकेट)— 1. मेहराब के आकर का अथवा गुम्बज के समान 2. उस व्यक्ति के साथ सम्भोग करना जिसके साथ उसकी शादी न हुई हो।

Fornication (फोर्निकेशन)— दो अविवाहित सहयोगियों के बीच लैंगिक संसर्ग, कौमार्यसंगम।

Fornices (फोर्निसेस)— Fornix का बहुवचन।

Fornix (फोर्निक्स)— एक मेहराब की शक्ल की संरचना अथवा ऐसी संरचना द्वारा बना गुम्बद के समान अवकाश, तोरणिका चापिका। उदाहरणार्थ –

Fornix cerebri (फोर्निक्स सेरीब्राइ)— प्रमस्तिष्क गोलार्द्धों को जोड़ने वाली एक तन्तुमय गुम्बद के समान बन्धनी।

Fornix conjunctivae (फोर्निक्स कन्जंक्टाइवी)— नेत्रच्छदीय एवं कन्दी नेत्रश्लेष्मलाओं को जोड़ने वाली श्लेष्मिक झिल्ली की एक ढीली तह, नेत्रश्लेष्मला-तोरणिका।

Fornix uteri (फोर्निक्स यूटेराइ) — गर्भाशयग्रीवा के योनि में उभर कर आने से बनने वाले अग्र एवं पश्च अवकाश।

Fornix vaginae (फोर्निक्स वैजाइनी)— योनिगत तोरणिका।

Fortification (फोर्टीफिकेशन)— प्रबलीकरण।

Fortification spectrum (फोर्टीफिकेशन स्पैक्ट्रम)— आँखों के सामने काला धब्बा दिखाई देना जिसके चारों ओर टेढ़ी-मेढ़ी लाइने होती हैं और जिससे आँख के उस भाग में अस्थायी अन्धता हो जाती है।

Fortify (फोर्टीफाइ)— ताकतवर बनाना।

Fortis (फोर्टिस)— प्रबल, ताकतवर।

Fossa (फोसा)— एक खोखला अथवा हल्का दबा हुआ स्थान, खात। उदाहरणार्थ –

Axillary fossa (एक्ज़िलरी फोसा)— बगल, कक्षीय खात।

Cerebral fossa (सेरीब्रल फोसा)— कपाल के भीतर स्थित खातों में से कोई भी एक।

Fossa cubitalis (फोसा क्यूबिटेलिस)— प्रकोष्ठीय खात।

Glenoid fossa (ग्लेनॉयड फोसा)— स्कैपुला में स्थित एक खात या गड्ढा जिसमें ह्यूमेरस हड्डी का सिर फिट रहता है।

Hypophyseal fossa (हाइपोफाइज़ियल फोसा) — स्फेनॉयड हड्डी में विद्यमान एक गड्ढा जिसमें पीयूष ग्रन्थि स्थित रहती है।

Iliac fossa (इलियक फोसा)— श्रोणि की इलियक हड्डियों के गड्ढों में से एक।

Infraspinous fossa (इन्फ्रास्पाइनस फोसा)— स्कैपुला हड्डी के अभिपृष्ठ तल पर कटक के नीचे खोखला स्थान जिससे इन्फ्रास्पाइनस पेशी संलग्न रहती है।

Popliteal fossa (पोप्लीटियल फोसा)— जानु सन्धि (घुटने का जोड़) के पश्चज क्षेत्र में स्थित हीरे के आकार का खोखला स्थान, जानुपृष्ठीय खात।

Supratonsillar fossa (सुप्राटॉन्सिलर फोसा) — टॉन्सिल के ऊपर गलतोरणिकाओं के अग्र एवं पश्च स्तम्भों के बीच स्थित अवकाश।

Temporal fossa (टैम्पोरल फोसा)— खोपड़ी के पार्श्व में शंख रेखाओं के नीचे स्थित खात, शखांस्ति खात।

Fossae (फोसी)— Fossa का बहुवचन।

Fossette (फोसेट)—1. एक छोटा गड्ढा, खातिका 2. एक छोटा, गहरा, स्वच्छमण्डलीय व्रण।

Fossula (फोसुला)— खातिका।

Fossulate (फोसुलेट)— खातिका से युक्त।

Foudroyant (फाऊडरोयान्ट)— आकस्मिक एवं अति तीव्र उत्पन्न होने वाला।

Foulage (फोलेज)— पेशियों की मालिश में उन्हें गूँथना एवं दबाना, पेशीसम्पीडन।

Foulbrood (फाउलब्रूड)— बेसीलस (जीवाणु) एलवाई द्वारा उत्पन्न शहद की मक्खियों का एक सांसर्गिक रोग।

Fourchette (फूर्शे)— भगांजलि।

Fovea (फोविया)— एक छोटा गर्त अथवा प्यालेनुमा गड्ढा जैसे फोविया सेन्ट्रालिस रेटिनी अर्थात दृष्टिपटल (रेटिना) के पीत बिन्दु (मैकुला ल्यूटिया) के केन्द्र में स्थित एक छोटा-सा गर्त, गर्तिका।

Foveae (फोवी)— Fovea का बहुवचन।

Foveate, Foveated (फोविएट, फोविएटेड)— गर्तयुक्त, गड्ढेनुमा।

Foveation (फोविएशन)— त्वचा पर गर्तों या छोटे-छोटे गड्ढों का बन जाना जैसे चेचक में होता है, गर्तिकाभवन।

Foveola (फोवियोला)— एक सूक्ष्म-सा गर्त अथवा गड्ढा।

Foveolae (फोवियोली)— Foveola का बहुवचन।

Foveolar (फोवियोलर)— एक सूक्ष्म गर्त या गड्ढे से सम्बन्धित।

Foveolate (फोवियोलेट) — Foveate or foveated.

Fowler's position (फाउलर्स पोज़िशन)— आधा बैठने की स्थिति।

Fraction (फ्रैक्शन)— एक भाग अथवा टुकड़ा।

Fractional (फ्रैक्शनल)— किसी भाग अथवा टुकडे से सम्बन्धित।

Fractionation (फ्रैक्शनेशन) — किसी पदार्थ अथवा मिक्स्चर के घटकों का पृथक होना।

Fracture (फ्रैक्चर) — किसी हड्डी का टूटना, अस्थिभंग। अस्थिभंग मुख्यतया निम्न प्रकार के होते हैं—

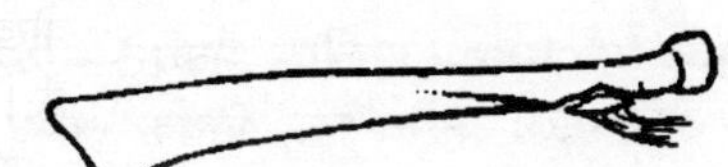

Avulsion fracture=विदारण अस्थिभंग

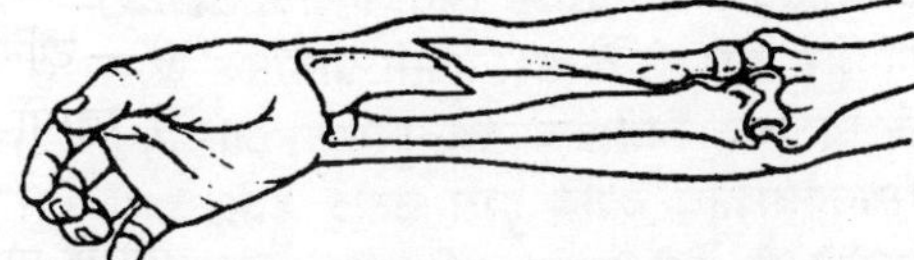

Closed fracture or simple fracture= संवृत अस्थिभंग

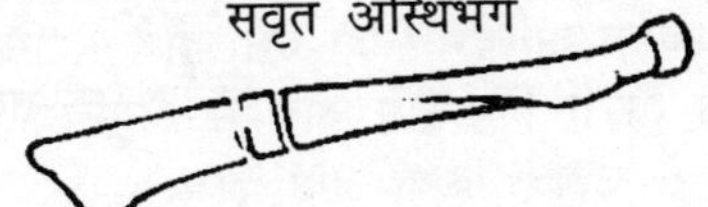

Comminuted fracture=विखण्डित अस्थिभंग

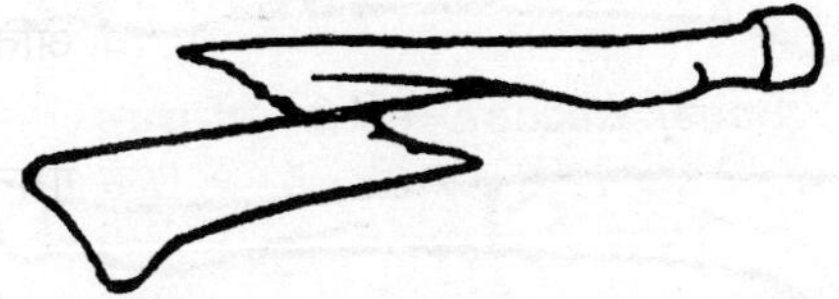

Displaced fracture=विस्थापित अस्थिभंग

Fig. 174A

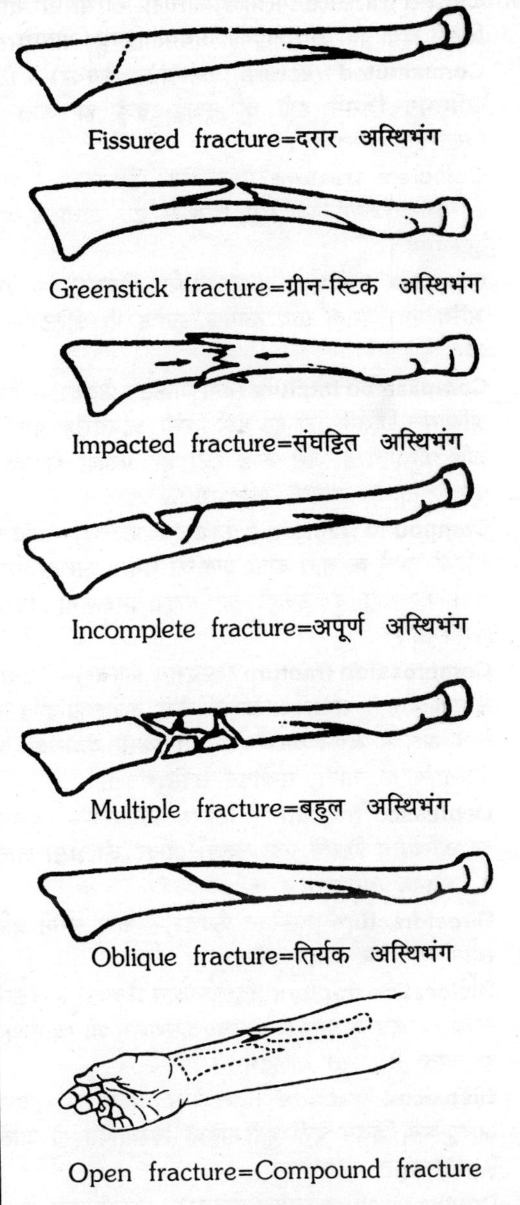

Fissured fracture=दरार अस्थिभंग

Greenstick fracture=ग्रीन-स्टिक अस्थिभंग

Impacted fracture=संघट्टित अस्थिभंग

Incomplete fracture=अपूर्ण अस्थिभंग

Multiple fracture=बहुल अस्थिभंग

Oblique fracture=तिर्यक अस्थिभंग

Open fracture=Compound fracture

Fig. 174B

Avulsion fracture (एवल्सन फ्रैक्चर)— पेशीय संकुचनों के जोर से स्नायु अथवा कण्डरा के जुड़े रहने वाले स्थान से हड्डी के एक छोटे टुकड़े का अलग हो जाना। विदारण अस्थि-भंग।

Birth fracture (बर्थ फ्रैक्चर) — प्रसव के दौरान शिशुओं में होने वाला अस्थिभंग।

Blow-out fracture (ब्लो-आउट फ्रैक्चर)— आँख पर मुक्का या चोट लगने से नेत्रगुहा-भित्ति का अस्थिभंग हो जाना।

Closed fracture (क्लोज़्ड फ्रैक्चर)— ऐसा अस्थिभंग जिसमें त्वचा पर खुला जख्म नहीं बनता, संवृत अस्थिभंग।

Comminuted fracture (कमीन्यूटेड फ्रैक्चर)— ऐसा अस्थिभंग जिसमें हड्डी के टुकड़े-टुकड़े हो जाते हैं, विखण्डित अस्थिभंग।

Complete fracture (कमप्लीट फ्रैक्चर)— ऐसा अस्थिभंग जिसमें हड्डी पूरी तरह से टूट जाती है, पूर्ण अस्थिभंग।

Complex fracture (कॉम्प्लैक्स फ्रैक्चर) — ऐसा अस्थि-भंग जिसके साथ कोमल ऊतक भी क्षतिग्रस्त हो जाते हैं।

Complicated fracture (कमप्लीकेटेड फ्रैक्चर)— ऐसा अस्थिभंग जिसमें टूटी हुई हड्डी किसी आन्तरिक अंग को क्षति पहुँचाती है जैसे कोई टूटी हुई पसली फेफड़े में घुस जाती है, जटिल अस्थिभंग।

Compound fracture (कम्पाउण्ड फ्रैक्चर)— किसी हड्डी के टूटने के साथ बाह्य व्रण का बनना अथवा त्वचा से होकर हड्डी के टुकड़ों का बाहर निकलना, विवृत अस्थिभंग।

Compression fracture (कम्प्रैसन फ्रैक्चर)— दबाव से उत्पन्न होने वाला अस्थिभंग जैसे कशेरुका-दण्ड के लम्ब अक्ष में लगने वाले दबाव से किसी कशेरुका का अस्थिभंग हो जाना, सम्पीडन अस्थिभंग।

Depressed fracture (डिप्रैस्ड फ्रैक्चर)— कपाल का अस्थिभंग जिसमें एक टुकड़ा अन्दर को चला जाता है, अवनत अस्थिभंग।

Direct fracture (डाइरेक्ट फ्रैक्चर)— चोट लगने वाले स्थान पर होने वाला अस्थिभंग।

Dislocation fracture (डिस्लोकेशन फ्रैक्चर) — किसी सन्धि या जोड़ के पास होने वाला अस्थिभंग जो स्थानच्युत हो जाता है, च्युत अस्थिभंग।

Displaced fracture (डिसप्लेस्ड फ्रैक्चर)— ऐसा अस्थि-भंग जिसमें टूटी हुई हड्डियाँ विस्थापित हो जाती हैं, विस्थापित अस्थि-भंग।

Double fracture (डबल फ्रैक्चर)— किसी हड्डी में दो स्थानों पर होने वाला अस्थिभंग, द्विगुण अस्थिभंग।

Fissured fracture (फ़िशर्ड फ्रैक्चर)— एक दरार जो हड्डी के दूसरी ओर तक नहीं पहुँचती है। दरार अस्थि-भंग।

Greenstick fracture (ग्रीनस्टिक फ्रैक्चर)— ऐसा अस्थिभंग जिसमें हड्डी का कुछ भाग टूट जाता है एवं कुछ मुड़ जाता है जिससे यह टूटी हुई हरी टहनी के समान प्रतीत होती है। इस प्रकार का अस्थिभंग अधिकतर बच्चों में विशेषकर बालास्थिविकार से पीड़ित बच्चों में पाया जाता है। ग्रीन-स्टिक अस्थिभंग।

Hairline fracture (हेयरलाइन फ्रैक्चर)— एक छोटा अस्थिभंग जो केवल एक्स-रे परीक्षण करने पर ही दिखाई देता है जिसमें हड्डी के दो खण्डों के बीच एक बहुत ही पतली बाल रेखा होती है जो पूरी हड्डी में नहीं फैलती, सूक्ष्मरेखी अस्थिभंग।

Impacted fracture (इम्पैक्टेड फ्रैक्चर)— ऐसा अस्थिभंग जिसमें हड्डी का एक टुकड़ा दूसरे में धंस जाता है। संघट्टित अस्थिभंग।

Incomplete fracture (इनकमप्लीट फ्रैक्चर)— ऐसा अस्थिभंग जिसमें अस्थिभंग-रेखा पूरी हड्डी को पार नहीं करती, अपूर्ण अस्थिभंग।

Indirect fracture (इन्डाइरेक्ट फ्रैक्चर)— चोट लगने वाले स्थान से दूर किसी स्थान पर होने वाला अस्थिभंग, अप्रत्यक्ष अस्थिभंग।

Intrauterine fracture (इन्ट्रायूटेराइन फ्रैक्चर)—गर्भाशय में स्थित भ्रूण की किसी हड्डी का अस्थिभंग होना, अन्तर्गर्भाशयी अस्थिभंग।

Linear fracture (लीनियर फ्रैक्चर)— Longitudinal fracture.

Longitudinal fracture (लॉन्जीट्यूडिनल फ्रैक्चर)— किसी हड्डी में लम्बाई में होने वाला अस्थि-भंग।

Multiple fracture (मल्टीपल फ्रैक्चर)— किसी हड्डी में एक या अधिक स्थानों पर होने वाला अस्थिभंग, बहुल अस्थिभंग।

Oblique fracture (ऑब्लीक फ्रैक्चर)— किसी हड्डी में तिरछा होने वाला अस्थि-भंग, तिर्यक अस्थि भंग।

Open fracture (ओपन फ्रैक्चर)— Compound fracture.

Pathologic fracture (पैथोलॉजिक फ्रैक्चर)— कुछ रोगों जैसे हड्डी के कैन्सर, किसी प्राथमिक कैन्सर से होने वाले द्वितीयक विक्षेप या स्थलान्तरण, अस्थिमृदुता अथवा अस्थिमज्जाशोथ आदि द्वारा उत्पन्न होने वाली हड्डी की कमजोरी से होने वाला अस्थिभंग ; वैकृत अस्थिभंग।

Ping-pong fracture (पिंग-पौंग फ्रैक्चर)— खोपड़ी का एक अवनत अस्थिभंग जो ऐसे खाँचे से मिलता-जुलता है जैसे किसी पिंग-पौंग बाल में अँगुलियों से कसकर दबाने से उत्पन्न किया गया हो।

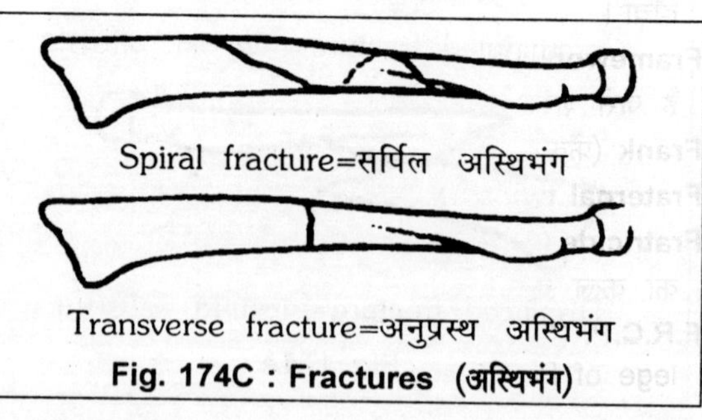

Fig. 174C : Fractures (अस्थिभंग)

Simple fracture (सिम्पूल फ्रैक्चर) — Closed fracture.

Spiral fracture (स्पाइरल फ्रैक्चर)— सर्पिल या पेंचदार अस्थिभंग।

Spontaneous fracture (स्पॉनटेनियस फ्रैक्चर)—ऐसा अस्थिभंग जिसमें कोई बाह्य क्षति नहीं होती, स्वतःप्रवर्तित अस्थिभंग।

Transverse fracture (ट्रान्सवर्स फ्रैक्चर)— ऐसा अस्थिभंग जिसमें अस्थिभंग रेखा हड्डी के लम्ब अक्ष के समकोणों पर होती है। अनुप्रस्थ अस्थिभंग।

Fracture dislocation (फ्रैक्चर डिस्लोकेशन)— किसी जोड़ के पास होने वाला अस्थिभंग जो कि (जोड़) स्थानच्युत हो जाता है, अस्थिभंग-सन्धिच्युति।

Fragilitas (फ्रेजिलिटास)— भंगुरता, भुरभुरापन। उदाहरणार्थ-

Fragilitas capillary (फ्रेजिलिटास कैपिलरी)—रक्त वाहिनियों के टूटने की प्रवृत्ति जिससे रक्तस्राव होने लगता है।

Fragilitas crinium (फ्रेजिलिटास क्राइनियम) — बालों की भंगुरता अथवा उनका कुड़कीलापन।

Fragilitas ossium (फ्रेजिलिटास ऑसियम)— अस्थि भंगुरता।

Fragilitas unguium (फ्रेजिलिटास अनगुइम) — नाखूनों की भंगुरता, नख-भगुंरता।

Fragility (फ्रेजिलिटी)—भंगुरता या टूट जाने के लिए तत्परता।

Fragilocyte (फ्रेजिलोसाइट)— एक भंगुर लाल रक्त कोशिका।

Fragilocytosis (फ्रेजिलोसाइटोसिस)— रक्त में असामान्य रूप से भंगुर लाल रक्त कोशिकाओं का पाया जाना।

Fragment (फ्रेगमैन्ट)— एक अलग हुआ भाग, एक टूटा हुआ हिस्सा अथवा एक छोटा टुकड़ा।

Fragmentation (फ्रेगमैन्टेशन)—छोटे-छोटे टुकड़ों में विभाजन, विखण्डन।

Frambesia tropica (फ्रेम्बेसिया ट्रॉपिका)— न्युपदंश, याज़।

Frambesiform (फ्रेम्बेसीफार्म)— न्युपदंश के समान।

Frame (फ्रेम)— शरीर के किसी भाग अथवा किसी वस्तु को सहारा देने या उसे अचल बनाने के लिए एक कठोर रचना जैसे लैन्सों को थामे रहने के लिए चश्में का फ्रेम, ढाँचा।

Framework (फ्रेमवर्क)— जो किसी रचना को सहारा देता है जैसे शरीर का कंकाल।

Frank (फ्रेंक)— स्पष्ट, प्रत्यक्ष।

Fraternal twins (फ्रेटर्नल टुविन्स)— द्वियुग्मनज-यमल।

Fratricide (फ्रेट्रीसाइड)— किसी व्यक्ति के भाई अथवा बहिन का कत्ल कर देना।

F.R.C.P. (एफ.आर.सी.पी.)— Fellow of the Royal College of Physicians.

F.R.C.S. (एफ.आर.सी.एस.)— Fellow of the Royal College of Surgeons.

Freckle (फ्रेकिल)— धूप में अनावृत होने के फलस्वरूप मेलेनिन के इकट्ठा हो जाने से त्वचा पर बनने वाला ब्राउन या पीलापन लिये हुये एक धब्बा, चकत्ता।

Freezing (फ्रीजिंग)— 1. गर्मी निकल जाने से द्रव से ठोस अवस्था में पहुँच जाने वाला। 2. ठण्ड से कठोर एवं अनम्य बन जाने वाला।

Freezing point (फ्रीजिंग पाइंट)— वह तापमान जिस पर द्रव जमते हैं, हिमांक बिन्दु।

Fremitus (फ्रेमिटस)— कम्पन्न जिसका ज्ञान परिस्पर्शन अथवा परिश्रवण द्वारा होता है, स्पृश्यकम्प।

Friction fremitus (फ्रिक्शन फ्रेमिटस)— शरीर की दो सूखी सतहों के आपस की रगड़ से उत्पन्न होने वाला कम्पन्न।

Rhonchal fremitus (रोह्न्कल फ्रेमिटस)— श्लेष्मा से भरी बड़ी श्वासनली में से वायु के गुजरने से उत्पन्न होने वाले कम्पन्न जिन्हें परिस्पर्शन द्वारा अनुभव किया जा सकता है, घर्घर-स्पृश्यकम्प।

Tactile fremitus (टैक्टाइल फ्रेमिटस)— जब रोगी बोलता है तो उसकी छाती पर हाथ रखने से हाथ को अनुभव होने वाला कम्पन्न अथवा स्पृश्यतरंग।

Tussive fremitus (टसिव फ्रेमिटस)— जब रोगी खाँसता है तो उसकी छाती पर हाथ रखने से हाथ को महसूस होने वाले कम्पन्न, कास-स्पृश्यकम्प।

Vocal fremitus (वोकल फ्रेमिटस)— रोगी के बोलने पर उसकी आवाज से उत्पन्न छाती के परिश्रवण द्वारा कानों को अनुभव होने वाले कम्पन्न, वाक्-स्पृश्यकम्प।

Frena (फ्रेना)— Frenum का बहुवचन।

Frenal (फ्रेनल)— फ्रीनम अथवा बन्ध से सम्बन्धित।

Frenectomy (फ्रनेक्टॉमी)— किसी फ्रीनम अथवा बन्ध को शल्यक्रिया द्वारा काट कर अलग कर देना।

Frenoplasty (फ्रीनोप्लास्टी)— प्लास्टिक सर्जरी द्वारा एक असामान्य रूप से जुड़े फ्रीनम को सही करना, बन्धसंधान।

Frenotomy (फ्रीनोटॉमी)— किसी भी फ्रीनम अथवा बन्ध विशेषकर जिह्वा-बद्धता को विभाजित करना, बन्ध-उच्छेदन।

Frenuloplasty (फ्रेनुलोप्लास्टी)— Frenoplasty.

Frenulum plural **frenula** (फ्रेनुलम, बहुवचन- फ्रेनुला)— एक लघुबंध उदाहरण के लिये फ्रेनुलम ऑफ टंग– जिह्वा के निचले पार्श्व को मुख गुहा के फर्श से जोड़ने वाला लघुबन्ध तथा फ्रेनुलम प्रीप्यूटाई –शिश्नमुण्डच्छद को शिश्नमुण्ड से जोड़ने वाला लघुबंध।

Frenum (फ्रीनम)— श्लेष्मिक कला की एक तह जो दो भागों को जोड़ती है, एक गतिशील तथा दूसरा स्थिर होता है, और गतिशील भाग की गतियों को सीमित रखती है; फ्रीनम, बंध।

Frenzy (फ्रेन्जी)— तीव्र मानसिक उद्वेग, क्रोधोन्मत्त।

Frequency (फ्रीक्वेन्सी)— बारम्बारता, समय की एक इकाई में किसी सामयिक प्रक्रिया के उत्पन्न होने की संख्या जैसे हृद्स्पन्द अथवा मूत्रण की बारम्बारता।

Fret (फ्रेट)— क्षोभित करना या चिरचिराहट पैदा करना।

Fretting (फ्रेटिंग)— क्षोभक

Fretum (फ्रेटम)— संकुचन।

Friable (फ्रियाबिल)— आसानी से टूटने अथवा पाउडर या चूर्ण के रूप में बन जाने वाला, भुरभुरा।

Friction (फ्रिक्शन)— घर्षण, रगड़।

Friction rub (फ्रिक्शन रब)— दो सूखी सतहों के रगड़ने से उत्पन्न सुनाई देने वाली ध्वनि, घर्षण ध्वनि।

Fright (फ्राइट)— अचानक अत्यधिक भय लगना।

Frigid (फ्रिजिड)— 1. ठण्डा 2. वह स्त्री जिसको उत्तेजित करने पर भी काम वासना जाग्रत नहीं होती।

Frigidity (फ्रिजिडिटी)— 1. ठण्डक 2. किसी स्त्री को उत्तेजित करने पर भी उसमें लैंगिक इच्छा का जाग्रत न होना, षंढत्व या कामशीतलता।

Frigolabile (फ्राइगोलेबाइल)— ठण्ड से आसानी से नष्ट हो जाने वाला, शीतनाशी।

Frigorific (फ्राइगोरीफिक)—ठण्डक पैदा करने वाला, शीतजनक।

Frigorism (फ्राइगोरिज़्म)— बहुत समय तक ठण्ड में अनावृत रहने के कारण उत्पन्न दशा।

Frigostabile (फ्राइगोस्टेबिल)— ठण्ड से नष्ट न हो सकने वाला, शीतस्थिरकारी।

Frigotherapy (फ्राइगोथिरैपी)— ठण्ड के द्वारा रोगों की चिकित्सा करना।

Fringe (फ्रिन्ज)— Fimbria.

Frit (फ्रिट)— 1. काँच बनाने में प्रयोग किया जाने वाला पदार्थ 2. कृत्रिम दाँतों की चमक बनाने के काम आने वाला इसी प्रकार का एक पदार्थ।

Frog belly (फ्रोग बैली)— बालास्थिविकार से पीड़ित बच्चों में लटकता हुआ पेट।

Frog face (फ्रोग फेस)— नाक के भीतर के रोग के कारण होने वाला चपटा चेहरा।

Frohlich's syndrome (फ्रोह्लिक्स सिण्ड्रोम)— अधश्चेतक या पीयूष ग्रन्थि में क्षति पहुंचने से जो सामान्यतः किसी अर्बुद के कारण होती है, बच्चों में उत्पन्न होने वाला एक रोग जिसमें बच्चे बौने रह जाते हैं, उनमें मोटापा आ जाता है और उनका लैंगिक विकास नहीं होता।

Frolement (फ्रोलमैन्ट)— 1. मालिश करते समय हाथ से बहुत हल्का रगड़ना 2. हृदयावरण-रोग में परिश्रवण द्वारा सुनी जाने वाली एक खड़खड़ाने वाली आवाज।

Frons (फ्रोन्स)— माथा, ललाट, मस्तक।

Frontad (फ्रन्टाड)— सामने की ओर।

Frontal (फ्रन्टल)— 1. अग्र 2. ललाट (माथे) की अस्थि से सम्बन्धित, ललाटीय।

Frontal bone (फ्रन्टल बोन)— माथे की हड्डी, ललाटास्थि।

Frontalis (फ्रन्टालिस)— Frontal.

Fronto- (फ्रन्टो-)— एक उपसर्ग जो अग्रज स्थिति अथवा माथे से सम्बन्ध को दर्शाता है।

Frontomalar (फ्रन्टोमैलर)— फ्रन्टल एवं मैलर हड्डियों से सम्बन्धित, ललाटगण्डास्थिक।

Frontomaxillary (फ्रन्टोमैक्ज़िलरी)— फ्रन्टल अस्थि एवं मैक्ज़िलरी अस्थियों से सम्बन्धित, ललाट-ह्नवस्थिक।

Frontonasal (फ्रन्टोनेज़ल)— फ्रन्टल विवर एवं नासिका से सम्बन्धित, ललाटनासास्थिक ।

Fronto-occipital (फ्रन्टो-ऑक्सीपिटल)— माथे एवं पश्चकपाल से सम्बन्धित, ललाटपश्चकपालास्थिक।

Frontoparietal (फ्रन्टोपैराइटल)— फ्रन्टल एवं पैराइटल अस्थियों से सम्बन्धित, ललाटपार्शिर्वकास्थिक।

Fronto-pontine (फ्रन्टो-पोन्टाइन)— माथे एवं पोन्स से सम्बन्धित, ललाट सेतुक।

Frontotemporal (फ्रन्टोटैम्पोरल)— फ्रन्टल एवं टैम्पोरल अस्थियों से सम्बन्धित, ललाटशंखास्थिक।

Frontozygomatic (फ्रन्टोजाइगोमेटिक)— माथे की एवं गाल की हड्डी से सम्बन्धित।

Frost (फ्रोस्ट)— तुषार, पाला।

Frostbite (फ्रोस्टबाइट)— अत्यधिक ठण्ड के कारण खुले रहने वाले भागों जैसे कान, गाल, नाक, एवं हाथों-पैरों की अंगुलियों आदि में क्षति पहुँचना; शीतदंश; तुषारदंश।

Frost-itch (फ्रोस्ट-इच)— ठण्ड से खुजली होना।

Froth (फ्रॉथ)— झाग, फेन।

Frothing (फ्रॉथिंग)— झाग आना।

Frottage (फ्रोटेज)— 1. विपरीत लिंग के व्यक्ति को दबाने अथवा उसे रगड़ने पर लैंगिक इच्छा का जाग्रत होना। 2. रगड़ कर मालिश करना।

Frotteur (फ्रोटियर)— वह व्यक्ति जो अपनी लैंगिक तृप्ति के लिये विपरीत लिंग के व्यक्ति को दबाने अथवा उसे रगड़ने का अभ्यास करता है।

Frotteurism (फ्रोटीयूरिज़्म)— तीव्र कामेच्छा जिससे कोई व्यक्ति विपरीत लिंग के व्यक्ति के शरीर को छूने तथा रगड़ने के लिए प्रेरित होता है, जिसे सामान्यतः भीड़-भाड़ वाले स्थानों में किया जाता है।

Frozen (फ्रोज़न)— जमा हुआ, हिमशीत।

Frozen section (फ्रोज़न सैक्शन)— किसी जमे हुए ऊतक नमूने से एक पतला टुकड़ा काटना।

Fructivorous (फ्रक्टीवोरस)— फल खाकर जीवित रहने वाला।

Fructose (फ्रक्टोस)— फलशर्करा।

Fructosemia (फ्रक्टोसीमिया)— रक्त में फलशर्करा का पाया जाना।

Fructoside (फ्रक्टोसाइड)— एक कार्बोहाइड्रेट जिसके जलअपघटन से फलशर्करा प्राप्त होती है।

Fructosuria (फ्रक्टोसूरिया)— मूत्र में फलशर्करा का पाया जाना, फलशर्करामेह।

Fruit (फ्रूट)— पौधे की परिपक्व डिम्बग्रन्थि, फल।

Fruitarian (फ्रूटेरियन)— वह व्यक्ति जो आहार में केवल फल ग्रहण करता है।

Frumentaceous (फ्रूमेन्टेसियस)— अनाज से मिलता-जुलता अथवा अनाज का।

Frustration (फ्रस्ट्रेशन)— इच्छित वस्तु के प्राप्त न होने अथवा लैंगिक तृप्ति न होने पर बढ़ा हुआ मनोवेगी तनाव, नैराश्य।

Frying (फ्राइंग)— तलना।

FSH (एफएसएच)— पीयूष ग्रन्थि के अग्र खण्ड से स्रवित होने वाला पुटक-उद्दीपक हार्मोन।

FSH-RH (एफएसएच-आरएच)— पुटक-उद्दीपक हार्मोन को मुक्त करने वाला हार्मोन।

ft. haust (एफटी हॉस्ट)— घूंट बनाओ।

Fuchsin (फुक्सिन)— ऊतक-विज्ञान एवं जीवाणु-विज्ञान में अभिरंजन के लिए प्रयोग में लाया जाने वाला एक लाल रंजक।

Fuchsinophil (फुक्सिनोफिल)— फुक्सिन रंजक से शीघ्र ही अभिरंजित हो जाने वाला।

Fuchsinophilia (फुक्सिनोफीलिया)— फुक्सिन से शीघ्र ही अभिरंजित हो जाने का गुण।

Fuchsinophilic (फुक्सिनोफिलिक) — Fuchsinophil.

Fugacity (फ्यूगासिटी)— पलायनशीलता।

-fugal (-फ्यूगल)— एक प्रत्यय जिसका अर्थ एक स्थान से दूसरे स्थान पर जाना होता है।

-fuge (-फ्यूग)— एक प्रत्यय जिसका अर्थ बाहर निकाल देना अथवा बाहर को खींचना होता है।

Fugitive (फ्यूजिटिव)— 1. अस्थायी अथवा अल्पकालिक 2. भ्रमण करने वाला, भगोड़ा, फरारी।

Fugue (फ्यूग)— हिस्टीरिया विक्षिप्ति में एक पृथक्कारी प्रतिक्रिया जिसमें व्यक्ति सामान्य रूप से कार्य करता है परन्तु जब ठीक हो जाता है तो उसे पिछली घटनाओं की याद नहीं रहती, एक चेतना-विकार।

Fugue psychogenic (फ्यूग साइकोजेनिक)— इस प्रकार के चेतना-विकार में कोई व्यक्ति अचानक एवं बिना किसी उम्मीद के अपने घर अथवा कार्य करने के स्थान से भाग जाता है और कुछ दिनों पश्चात् लौट आता है तब उसे बीती बातों की कुछ याद नहीं रहती। यह परिवार में झगड़ों से हो सकता है। सामान्यतया व्यक्ति ठीक हो जाता है और फिर ऐसा कभी नहीं होता।

Fulcrum (फलक्रम)— वह वस्तु या बिन्दु जिस पर कोई लीवर गति करता है, टेकन।

Fulgurant (फल्गुरेन्ट)— बिजली की चमक की भाँति अचानक प्रकट होने एवं चले जाने वाला जैसे कोई तेज दर्द होता है, विदीर्णकारी।

Fulgurate (फल्गुरेट)— 1. रोशनी की चमक के समान आना-जाना 2. विद्युत् चिन्गारियों के स्पर्श से नष्ट करना।

Fulgurating (फल्गुरेटिंग)— विद्युत् दहन से सम्बन्धित।

Fulguration (फल्गुरेशन)— विद्युत् दहन, विद्युत् द्वारा ऊतकों का नष्ट होना।

Fulling (फुलिंग)— मालिश करने में भुजा को हाथों में लेकर गूंथना और इसे आगे पीछे को घुमाना।

Full term (फुल टर्म)— परिपक्व, गर्भावस्था के 38 सप्ताह पूर्ण होने के पश्चात् जन्म लेने वाला शिशु, पूर्णकालिक।

Fulminant (फल्मीनेन्ट)— Fulgurant.

Fulminate (फल्मीनेट)— बहुत तीव्रता के साथ अचानक उत्पन्न हो जाना।

Fulminating (फल्मीनेटिंग)— Fulgurant.

Fulmination (फल्मीनेशन)— बहुत से यौगिकों का गर्मी अथवा रगड़ से विस्फोट हो जाना, स्फूर्जन।

Fume (फ्यूम)— भाप, धुँआ, क्रोध का आवेग।

Fumigant (फ्यूमिगैन्ट)— कमरे को विसंक्रामक करने के लिए प्रयोग में आने वाला पदार्थ जिससे धुँआ निकलता है जो कृमियों एवं चूहों आदि के लिए प्राणघातक होता है, धूमक।

Fumigate (फ्यूमिगेट) — विसंक्रमण के लिए या कीड़ों एवं चूहों आदि को नष्ट करने के लिए धुँए या किसी भी प्रकार की भाप का प्रयोग करना, धुआँरना।

Fumigation (फ्यूमिगेशन)— विषैली गैसों अथवा धुएँ से घर के कीड़े-मकोड़ों एवं चूहों आदि को नष्ट करना।

Fuming (फ्यूमिंग)— आँखों से दिखाई देने वाली भाप को निकालने वाला, धुआँ छोड़ने वाला।

Functio (फन्कशियो)— Function.

Function (फन्कशन)— शरीर के किसी अंग अथवा रचना द्वारा सम्पन्न कार्य।

Functional (फन्कशनल)— 1. किसी कार्य से सम्बन्धित 2. शरीर के किसी अंग अथवा भाग की रचना को प्रभावित न करके उसके कार्यों को प्रभावित करने वाला, क्रियात्मक।

Functional disease (फन्कशनल डिज़ीज)— शरीर के किसी अंग अथवा भाग के कार्य में, उनकी रचना में कोई परिवर्तन हुये बिना, गड़बड़ियाँ पैदा हो जाने से उत्पन्न होने वाला रोग जैसे अलिन्द-स्फुरण एवं अलिन्द-विकम्पन हृदय के क्रियात्मक रोग हैं।

Funda (फण्डा)— एक चार पूँछ वाली पट्टी।

Fundal (फण्डल)— बुध्न या फण्डस सम्बन्धी।

Fundament (फण्डामैन्ट)— 1. आधार या नींव 2. गुदा।

Fundectomy (फण्डेक्टॉमी)— किसी भी अंग के बुध्न को काट कर अलग कर देना।

Fundic (फण्डिक)— बुध्न सम्बन्धी।

Fundiform (फण्डिफॉर्म)— फन्दे के आकार का।

Fundoplication (फण्डोप्लीकेशन)— शल्य-क्रिया द्वारा आमाशय के फण्डस में खुलने वाले छिद्र के परिमाण को कम करना और पहले से अलग किये गये ग्रासनली के सिरे को इसके साथ सी देना जिसे अक्सर आमाशय के पदार्थों के ग्रासनली में को होने वाले प्रतिवाह की चिकित्सा में किया जाता है।

Fundus (फण्डस)— 1. किसी अंग की तली, पेंदी अथवा उसका आधार 2. किसी खोखले अंग का बड़ा भाग, उसका शरीर या काय, बुध्न 3. किसी खोखले अंग का इसके मुख से दूर स्थित भाग।

Fundus of the eye (फण्डस ऑफ दी आइ)— नेत्रगोलक का भीतरी काला भाग जिसे दृष्टिपटलदर्शी अथवा ऑफ्थैल्मोस्कोप का प्रयोग करके पुतलियों के द्वारा देखा जाता है, नेत्र-बुध्न।

Fundus of the gallbladder (फण्डस ऑफ दी गालब्लैडर)— पित्ताशय का निचला चौड़ा भाग, पित्ताशय-बुध्न।

Fudus of the stomach (फण्डस ऑफ दी स्टोमक)— आमाशय का सबसे ऊपर का भाग जो ग्रासनली के छिद्र के स्तर से ऊपर एवं बाईं ओर होता है, आमाशय-बुध्न।

Fundus of the urinary bladder (फण्डस ऑफ दी यूरिनरी ब्लैडर)— मूत्राशय का आधार जो मलाशय के सबसे नजदीक होता है, मूत्रशय का बुध्न।

Fundus of the uterus (फण्डस ऑफ दी यूट्रस)— डिम्ब वाहिनियों के खुलने के स्थानों से ऊपर का गर्भाशय-काय, गर्भाशयी बुध्न ।

Funduscope (फण्डस्कोप)— नेत्र-बुध्न का परीक्षण करने के लिए एक दृष्टिपटलदर्शी।

Funduscopy (फण्डस्कोपी)— दृष्टिपटलदर्शी द्वारा नेत्र-बुध्न का परीक्षण करना।

Fundusectomy (फण्डसेक्टॉमी)— आमाशय के फण्डस को शल्यक्रिया द्वारा काट कर अलग कर देना, आमाशय-उच्छेदन।

Fungal (फन्गाल)— किसी कवक से सम्बन्धित अथवा उसके द्वारा उत्पन्न।

Fungal septicemia (फन्गल सेप्टीसीमिया)— रक्त में रोगोत्पादक कवकों का पाया जाना।

Fungate (फन्गेट)— कवक वृद्धियों के समान वृद्धियाँ उत्पन्न करना।

Fungating (फन्गेटिंग)— कवक के समान तेजी से बढ़ने वाला जैसा कि कुछ अर्बुदों में होता है।

Fungemia (फन्गेमिया)— Fungal septicemia.

Fungi (फन्गाइ)— Fungus फन्गस का बहुवचन।

Fungicidal (फन्गीसाइडल) — Fungicide.

Fungicide (फन्गीसाइड)— कवकों को नष्ट करने वाला कारक, कवकनाशी, कवकनाशक।

Fungiform (फन्गीफोर्म)— किसी कवक की शक्ल का, कवकरूपी।

Fungiliform (फन्गीलीफोर्म) — Fungiform.

Fungistasis (फन्गिस्टेसिस)— कवकों की वृद्धि रुक जाना।

Fungistat (फन्गिस्टेट)— कवकों की वृद्धि रोकने वाला कारक, कवकरोधक।

Fungistatic (फन्गिस्टेटिक)— Fungistat.

Fungitoxic (फन्गिटॉक्सिक)— कवकों पर विषैला प्रभाव डालने वाला।

Fungitoxicity (फन्गीटॉक्सीसिटी) — कवकों के लिए विषैला होने का गुण।

Fungoid (फन्गॉयड)— किसी कवक की आकृति का, कवकरूप।

Fungosity (फन्गोसिटी)— एक कोमल, पोली कवक के समान वृद्धि, कवक-गुल्मता।

Fungous (फन्गस)— किसी कवक की प्रकृति का, उससे उत्पन्न अथवा उससे मिलता-जुलता।

Fungus (फन्गस)— कवक। कार्बनिक पदार्थ पर जीवित रहने वाला एक वानस्पतिक कोशिकीय जीव जिसमें पर्णहरित या क्लोरोफिल नहीं होता तथा एक दृढ़ कोशिकीय भित्ति होती है जैसे फफूँदी, खमीर या यीस्ट तथा छत्रक आदि।

Funic (फ्यूनिक)— नाभि-रज्जु से सम्बन्धित।

Funic souffle (फ्यूनिक सफूल)— नाभि-रज्जु में रक्त वाहिनियों से होकर रक्त के बहने के कारण गर्भावस्था में गर्भाशय के ऊपर सुनी जाने वाली ध्वनि जिसकी गति वही होती है जो भ्रूण के हृदय की गति होती है।

Funicle (फ्यूनिकिल)— एक छोटी धागे के समान रचना।

Funicular (फ्यूनिकुलर)— वृषण-रज्जु अथवा नाभि-रज्जु से सम्बन्धित।

Funicular process (फ्यूनिकुलर प्रोसेस)— अण्डधर कंचुक का वह भाग जो वृषण-रज्जु को ढके हुये होता है, वृषणरज्जु-जाल।

Funiculitis (फ्यूनिकुलाइटिस)— वृषण-रज्जु का शोथ।

Funiculoepididymitis (फ्यूनिकुलोइपिडीडिमाइटिस)— वृषण-रज्जु एवं अधिवृषण का शोथ।

Funiculopexy (फ्यूनिकुलोपैक्सी)— अनवतीर्ण शुक्रग्रन्थियों के मामले में वृषण-रज्जु की ऊतकों के साथ सिलाई कर देना, वृषणरज्जुबन्धन।

Funiculus (फ्यूनिकुलस)— रज्जु अथवा रज्जु के समान रचना।

Funiform (फ्यूनिफोर्म)— रज्जु के समान।

Funipuncture (फनीपंक्चर)— रक्त का नमूना उपलब्ध करने के लिए गर्भस्थ शिशु की नाभि-शिरा में छेदन करना।

Funis (फ्यूनिस)— एक रज्जु के समान रचना विशेषकर वृषण-रज्जु अथवा नाभि-रज्जु।

Funisitis (फ्यूनीसाइटिस)— नाभि-रज्जु का शोथ।

Funnel (फनल)— कीप

Funny bone (फनी बोन)— ह्यूमेरस हड्डी का आन्तरिक स्थूलक या कॉण्डाइल जिसे मजाकिया हड्डी कहा जाता है क्योंकि इस पर दबाव डालने पर अल्नर तन्त्रिका उत्तेजित होती है जिससे एक आनन्द दायक अनुभूति होती है।

F.U.O. (एफ.यू.ओ.)— ज्वर जिसके उद्गम का पता नही होता।

Fur (फर)— कुछ जन्तुओं के छोटे-छोटे, मुलायम, बारीक बाल; महीन रोयें।

Furcal (फरकल)— काँटेदार। विशाखित।

Furcation (फर्केशन)— किसी बहुमूलीय दाँत का शरीर-रचना सम्बन्धी क्षेत्र जहाँ पर मूल विभाजित होती है, विशाखन।

Furfur (फरफर)— रूसी परतें।

Furfuraceous (फरफुरेसियस)— परतदार अथवा रूसी या फ़ास की परतों के समान, भूसी जैसा।

Furor (फ्यूरर)— बहुत अधिक गुस्सा आने का आक्रमण होना।

Furred (फर्ड)— धूल के समान पदार्थ से मंढा हुआ जैसा कि जिह्वा के लिये प्रयोग किया जाता है।

Furrow (फरो)— खातिका, खाँच या सिकुड़न जैसें फरो डिजिटल–हाथ की किसी अंगुली की हथेली की ओर के जोड़ को पार करती हुई एक अनुप्रस्थ रेखा तथा फरो ग्लूटीयल–नितम्बों के बीच त्वचा पर बनी एक लम्बरूप खातिका।

Furuncle (फ्यूरन्कूल)— फोड़ा, बालतोड़, पनसिका।

Furuncular (फ्यूरन्कुलर)— किसी फुन्सी अथवा बालतोड़ से सम्बन्धित।

Furunculi (फ्यूरन्कुलाई)—Furunculus. का बहुवचन।

Furunculoid (फ्यूरन्कुलॉयड)— फुन्सी अथवा बालतोड़ से मिलता-जुलता।

Furunculosis (फ्यूरन्कुलोसिस)— 1. पनसिकाओं अथवा फुन्सियों के निकलने से उत्पन्न दशा 2. कई फुन्सियों का एक साथ निकलना।

Furunculous (फ्यूरन्कुलस)— किसी पनसिका अथवा फुन्सी से सम्बन्धित अथवा फुन्सी की प्रकृति का।

Furunculus (फ्यूरन्कुलस)— फुन्सी, फोड़ा, पनसिका, बालतोड़।

Fuscin (फुसिन)— दृष्टिपटल-उपकला में पाया जाने वाला ब्राउन रंग का एक वर्णक।

Fusible (फ्यूज़िबिल)— पिघल जाने के लिए सक्षम।

Fusiform (फ्यूजीफोर्म)— तुर्कुरूप (तकुवे के आकार का), दोनों सिरों पर पतला होता हुआ।

Fusion (फ्यूज़न)—1. जुड़ने या मिलने की क्रिया, संयोजन 2. पिघलने की क्रिया।

Fusional (फ्यूज़नल)— संयोजन से सम्बन्धित अथवा उससे युक्त।

Fusocellular (फ्यूसोसेल्युलर)— तुर्कुरूप कोशिकाओं से युक्त।

Fusospirillosis (फ्यूसोस्पाइरीलोसिस)— परिगलनकारी व्रणीय मूसड़ाशोथ।

Fusospirochetal (फ्यूसोस्पाइरोकीटल)— तर्कुरूप जीवाणु (बेसिलाइ) एवं स्पाइरोकीट से सम्बन्धित अथवा उनके द्वारा उत्पन्न।

Fusospirochetosis (फ्यूसोस्पाइरोकीटोसिस)— तर्कुरूप जीवाणु एवं स्पाइरोकीट का संक्रमण।

Fusostreptococcosis (फ्यूसोस्ट्रैप्टोकॉक्कोसिस)— तर्कुरूप जीवाणु एवं स्ट्रैप्टोकॉकस द्वारा उत्पन्न संक्रमण।

Fustigation (फस्टिगेशन)— मालिश करने में हल्की छड़ों से पीटना।

Futile (फ्यूटाइल)— निरर्थक, बेकार।

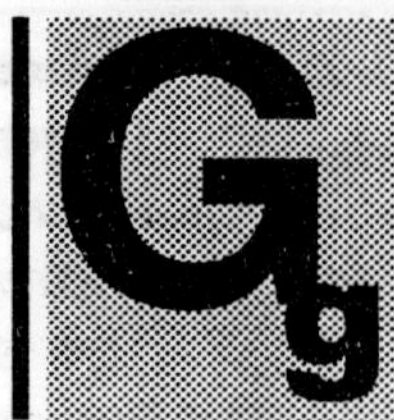

g (जी)— ग्राम का संक्षिप्त रूप।

Gag (गैग)—1. ऑपरेशन के समय मुँह खुला रखने के लिए काम में आने वाला एक उपकरण, मुखरोधिनी, 2. उल्टी के लिए प्रयत्न करना (औकाई)।

Gage (गेग)—Gauge.

Gag reflex (गैग रिफ्लैक्स)— गलतोरणिका के क्षोभण से औकाई आना एवं उल्टी होना।

Gain (गेन)— सुधार, बढ़ोतरी अथवा लाभ।

Gait (गेट)— चलने का ढंग, चाल। असामान्य चाल निम्न प्रकार की हो सकती है–

Antalgic gait (एन्टेल्जिक गेट)— रोगग्रस्त टांग में दर्द होने से बचने के लिए लंगड़ाते हुए चलना, आर्तिहर चाल।

Ataxic gait (एटेक्सिक गेट)— लड़खड़ाते हुये चलना एवं गिरने को तैयार रहना जैसा कि अक्सर उस व्यक्ति में देखा जाता है जिसने शराब अधिक पी ली हो, असामंजस्य-पूर्ण चाल।

Calcaneal gait (कैल्केनीयल गेट)— पोलियोमायलाइटिस या तन्त्रिका-तन्त्र के अन्य रोगों के द्वारा पिण्डली की पेशियों का पक्षाघात हो जाने के कारण होने वाली ऐसी चाल जिसमें एड़ियों के सहारे चला जाता है।

Cerebellar gait (सेरीबेलर गेट)— अनुमस्तिष्क के रोग में दिखाई देने वाली लड़खड़ाती चाल, अनुमस्तिष्कीय चाल।

Double step gait (डबल स्टैप गेट)— ऐसी चाल जिसमें हर तीसरा कदम भिन्न लम्बाई का होता है अथवा भिन्न गति से रखा जाता है।

Equine gait (इक्वाइन गेट)— ऐसी चाल जिसमें रोगी ऊँचे-ऊँचे कदम रखकर चलता है, अश्व-चाल।

Festinating gait (फेस्टीनेटिंग गेट)— ऐसी चाल जिसमें रोगी केवल अँगुलियों के सहारे छोटे-छोटे कदम रखता हुआ पहले धीरे-धीरे चलना शुरु करता है और फिर तेज चलने लगता है तथा तब तक चलता रहता है जब तक रुकने के लिए वह कोई वस्तु न पकड़ ले, अपत्वरित चाल।

Helicopod gait (हैलीकोपोड गेट)— ऐसी चाल जिसमें पाँव प्रत्येक कदम के साथ एक आधा वृत्त बनाता है जैसा कि कभी-कभी हिस्टीरिया में देखा जाता है।

Hemiplegic giat (हेमीप्लीजिक गेट)— इस प्रकार की चाल एक ओर के पक्षाघात से पीड़ित व्यक्ति में देखी जाती है। रोगी अपनी पक्षाघात से ग्रस्त टांग को शरीर के मध्य-तल से दूर ले जाकर और झुलाते हुये घेरा-सा बनाकर पाँव को सामान्य टांग के पाँव के सामने लाकर पटक देता है। अर्धांगघाती चाल।

Hysterical gait (हिस्टीरिकल गेट)— ऐसी चाल जिसमें पाँव को ऊपर उठा कर चलने की बजाय पीछे को घसीट लिया जाता है या आगे को धकेल दिया जाता है जैसा कि हिस्टीरिया रोग में देखा जाता है।

Parkinson's gait (पार्किनसन्स गेट)— ऐसी चाल जिसमें छोटे-छोटे कदमों से घसीटते हुए चला जाता है जैसा कि पार्किनसन्स रोग में देखा जाता है।

Scissor gait (सीज़र गेट)— ऐसी चाल जिसमें चलते समय टाँगे एक दूसरे को पार कर जाती हैं, कर्तरी चाल।

Spastic gait (स्पास्टिक गेट)— इस प्रकार की चाल जिसमें नितम्ब एवं घुटनों के जोड़ हल्के से मुड़ जाते हैं, टाँगें आपस में मिल जाती हैं तथा वे एक जकड़ी हुई टाँग के रूप में गति करती हैं। संस्तम्भी चाल।

Steppage gait (स्टीपेज गेट)— इस प्रकार की चाल पाद पात के रोगी में देखी जाती है जिसमें टांग को ऊँचा उठाया जाता है जिससे अँगुलियाँ जमीन से बिल्कुल अलग हो जायें एवं एड़ी को अँगुलियों से पूर्व नीचे जमीन पर लाया जाता है, उच्चपगक्षेपण चाल।

Tabetic gait (टैबेटिक गेट)— टांग को ऊँचा उठा कर लड़खड़ा कर चलने वाली चाल जिसमें रोगी पाँवों को जमीन पर पटक कर चलता है। यह चाल टेबीज डॉर्सेलिस रोग में देखी जाती है।

Waddling gait (वाडलिंग गेट)— ऐसी चाल जिसमें पाँव एक दूसरे से दूर हो जाते हैं और चाल बत्तख की चाल जैसी लगती है, डगमगाती चाल।

Galact-, Galacto- (गैलेक्ट-, गैलेक्टो-)— एक उपसर्ग जिसका अर्थ 'दूध से सम्बन्धित' है।

Galactacrasia (गैलेक्टेक्रेसिया)— स्तन के दूध का एक असामान्य संघटन।

Galactagogue (गैलेक्टेगोग)— दुग्ध स्राव को बढ़ाने वाला कारक, स्तन्यवर्धक।

Galactan (गैलेक्टन)— एक जटिल कार्बोहाइड्रेट जिसके जलअपघटन द्वारा गैलेक्टोज़ बनता है।

Galactemia (गैलेक्टीमिया)— रक्त में दूध का पाया जाना, दुग्धरक्तता।

Galactia (गैलेक्टिया)— स्तन्य दोष, स्तनों से कम या अधिक दूध का उतरना।

Galactic (गैलेक्टिक)— दुग्ध-स्राव से सम्बन्धित।

Galactidrosis (गैलेक्टीड्रोसिस)— दूध के समान पसीना आना, दुग्धस्वेदलता।

Galactischia (गैलेक्टिस्चिया)— दूध का बनना रुक जाना।

Galactoblast (गैलेक्टोब्लास्ट)— स्तन-ग्रन्थि के कोष्ठकों में स्थित एक कोलस्ट्रम कणिका।

Galactocele (गैलेक्टोसील)— 1. स्तन-ग्रन्थि की किसी दुग्ध वाहिनी का अर्बुद जो अवरोध उत्पन्न हो जाने के कारण दूध के इकट्ठा हो जाने से बनता है, स्तन्यपुटी 2. ऐसा जलवृषण या हाइड्रोसील जिसमें दूधिया तरल भरा होता है, दुग्धजलवृषण।

Galactography (गैलेक्टोग्राफी)— दुग्ध वाहिनियों में किसी रेडियो अपारदर्शक पदार्थ का इन्जैक्शन लगाकर उनका एक्स-रे परीक्षण करना।

Galactoid (गैलेक्टॉयड)— दूध के समान, दूधिया।

Galactoma (गैलेक्टोमा)— स्त्री स्तन का पुटीय अर्बुद।

Galactometer (गैलेक्टोमीटर)— दूध के आपेक्षिक धनत्व को मापने का उपकरण, दुग्धमापी।

Galactopexy (गैलेक्टोपैक्सी)— यकृत द्वारा गैलेक्टोज़ का स्थिरीकरण।

Galactophagous (गैलेक्टोफेगस)— दुग्धाहार पर निर्भर रहने वाला, दुग्धाहारी।

Galactophlysis (गैलेक्टोफ्लाइसिस)— ऐसे जलस्फोटों का बनना जिनमें दूध के समान पदार्थ भरा होता है।

Galactophore (गैलेक्टोफोर)— दुग्ध वाहिनी।

Galactophoritis (गैलेक्टोफोराइटिस)— किसी दुग्ध वाहिनी का शोथ।

Galactophorous (गैलेक्टोफोरस)— दूध देने वाला, दुग्धजनक।

Galactophthisis (गैलेक्टोफ्थाइसिस)—अत्यधिक दुग्ध स्राव से उत्पन्न दुर्बलता एवं कृशता, स्तन्यक्षय।

Galactophygous (गैलेक्टोफाइगस)— दुग्ध प्रवाह को रोकने वाला, दुग्धरोधी

Galactoplania (गैलेक्टोप्लेनिया)— स्तन-ग्रन्थि के अतिरिक्त शरीर के किसी अन्य भाग से दुग्ध स्राव होना।

Galactopoiesis (गैलेक्टोपॉयसिस)— स्तन-ग्रन्थियों से दूध का बनना, दुग्धोत्पादन, दुग्धजनन

Galactopoietic (गैलेक्टोपॉयटिक)— 1. दुग्ध उत्पादन से सम्बन्धित अथवा दुग्ध उत्पन्न करने की क्षमता वाला 2. कोई भी पदार्थ जो दुग्ध स्राव को बढ़ाता है, दुग्धोत्पादक।

Galactoposia (गैलेक्टोपोसिया)— दुग्धोपचार, दूध द्वारा चिकित्सा करना।

Galactopyra (गैलेक्टोपाइरा)— दुग्ध ज्वर।

Galactorrhea (गैलेक्टोरिह्या)— बच्चे को दूध पिलाना छुड़ाने के पश्चात् होने वाला अत्यधिक अथवा अनवरत दुग्ध प्रवाह, अतिस्तन्यस्रवण।

Galactoscope (गैलेक्टोस्कोप)— Lactoscope.

Galactose (गैलेक्टोज़)— यह ग्लूकोज़ का एक समावयवी होता है तथा लैक्टोज के जलअपघटन में ग्लूकोज के साथ बनता है, दुग्धशर्करा।

Galactosemia (गैलेक्टोसीमिया)— एन्जाइम गैलेक्टोज़-1-फॉस्फेट यूरिडिल ट्रान्सफिरेस के जन्मजात अभाव में, जो गैलेक्टोज़ को ग्लूकोज में परिवर्तित करता है, जन्म से होने वाले चयापचयी दोष के रूप में नवजात शिशु के रक्त में गैलेक्टोज़ का पाया जाना ; गैलेक्टोज़रक्तता।

Galactoside (गैलेक्टोसाइड)— ऐसा कार्बोहाइड्रेट जिसमें गैलेक्टोज़ होता है।

Galactosis (गैलेक्टोसिस)— दुग्ध स्रवण।

Galactostasis (गैलेक्टोस्टेसिस)— दुग्ध स्रवण बन्द हो जाना।

Galactosuria (गैलेक्टोसूरिया)— मूत्र में गैलेक्टोज़ का पाया जाना, गैलेक्टोज़मेह।

Galactotherapy (गैलेक्टोथिरैपी)— 1. माँ को औषधियाँ देकर दूध पीते बच्चे के रोगों की चिकित्सा करना 2. दुग्धाहार द्वारा रोगों की चिकित्सा करना, दुग्धोपचार।

Galactotoxin (गैलेक्टोटॉक्सिन)— दूध में जीवाणुओं द्वारा उत्पन्न एक विषैला पदार्थ।

Galactotoxism (गैलेक्टोटॉक्सिज़्म)— दूध विषाक्तता।

Galactotrophy (गैलेक्टोट्रॉफी)— केवल दुग्धाहार पर जीवन निर्वाह करना।

Galactoxism (गैलेक्टोक्सिज़्म)—Galactotoxism.

Galacturia (गैलेक्चूरिया)— दूधिया पेशाब आना, दुग्धमेह।

Galea (गैलिया)— 1. कन्टोप के आकार की रचना 2. सिर पर बाँधने वाली एक प्रकार की पट्टी, शिरोबन्ध।

Galeanthropy (गैलियनथ्रोपी)— एक भ्रान्ति कि कोई व्यक्ति बिल्ली बन गया है।

Galenicals (गैलेनिकल्स)— 1 अपरिष्कृत (कच्ची) औषधियाँ अथवा वनस्पति जगत से प्राप्त औषधियाँ 2. किसी आधिकारिक सूत्र के अनुसार निर्मित औषधियाँ।

Galeophilia (गैलियोफीलिया)— बिल्लियों का शौक।

Galeophobia (गैलियोफोबिया)— बिल्लियों का रोगात्मक भय।

Galeropia, Galeropsia (गैलीरोपिया, गैलीरोप्सिया)— असामान्य रूप से दृष्टि-स्पष्टता।

Gall (गाल)— पित्त।

Gallbladder (गालब्लैडर)— यकृत के दाँये खण्ड की निचली सतह पर स्थित नाशपाती के आकार की एक थैली जो

यकृत से आने वाले पित्त को तब तक थामे रहती है जब तक वह सिस्टिक नली द्वारा ड्योडिनम में नहीं पहुँच जाता, पित्ताशय।

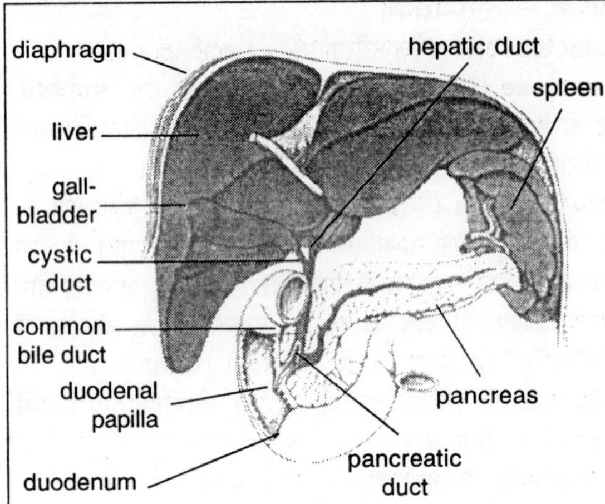

Fig. 175 : Gallbladder (पित्ताशय)

Diaphragm=मध्यपट, liver=यकृत, gallbladder= पित्ताशय, cystic duct = पित्ताशयी वाहिनी, common bile duct=सामान्य पित्त वाहिनी, duodenal papilla=ग्रहणी या ड्योडिनम का अंकुरक, duodenum = ग्रहणी या ड्योडिनम, pancreatic duct =अग्न्याशयी वाहिनी, pancreas = अग्न्याशय, spleen = प्लीहा या तिल्ली, hepatic duct=यकृती वाहिनी।

Gall duct (गाल डक्ट)— यकृत एवं पित्ताशय से पित्त या बाइल को ले जाने वाली नली, पित्त वाहिनी।

Gallon (गैलन)— तरल माप की एक इकाई जो 4 क्वार्ट्स, 3·785 लीटर अथवा 3785 मिली. के बराबर होती है। गैलन

Gallop (गैलप)— घोड़े की सरपट चाल, वल्गन।

Gallop rhythm (गैलप रिद्दम)— प्रति मिनट 100 अथवा 100 से अधिक स्पन्द की हृद्-क्षिप्रता (दिल की धड़कन तेज होना) में एक असामान्य तीसरी या चौथी ध्वनि का पाया जाना जो घोड़े की सरपट चाल से उत्पन्न ध्वनि के समान होती है जिससे हृदय में किसी गम्भीर रोग के होने का संकेत मिलता है।

Gallstone (गालस्टोन)— पित्ताशय अथवा पित्त वाहिनी में बनने वाली पथरी, पित्ताश्मरी।

Galton's whistle (गालटन्स विह्शिल)— श्रवण-परीक्षण में प्रयोग की जाने वाली एक सीटी।

Galvanic (गैल्वेनिक)— सीधी विघुत्-धारा से सम्बन्धित।

Galvanism (गैल्वेनिज़्म)— 1. रासायनिक क्रिया जैसे किसी बैटरी द्वारा उत्पन्न सीधी विद्युत्-धारा 2. दन्त-चिकित्सा में, दाँतों के पुनःस्थापन के लिए प्रयुक्त असमान वैद्युत विभव की दो धातु जैसे चाँदी और सोना जब सम्पर्क में आते हैं तो मुख में सीधी विद्युत-धारा उत्पन्न होती है जिससे मुख में दर्द होता है तथा श्वेतशल्की क्षेत्र विकसित हो जाते हैं।

Galvanization (गैल्वेनाइज़ेशन)— रोगों की चिकित्सा में सीधी विद्युत् धारा का प्रयोग, गैल्वनीकरण।

Galvano- (गैल्वेनो-)— विद्युत्-धारा को निर्दिष्ट करने वाला उपसर्ग।

Galvanocautery (गैल्वेनोकॉटरी)— विद्युत्-दहन।

Galvanocontractility (गैल्वेनोकॉन्ट्रैक्टीलिटी)— गैल्वेनो-उद्दीपन के प्रति संकुचित होने की क्षमता, विधुताकुंचनशीलता।

Galvanofaradization (गैल्वेनोफेराडाइज़ेशन)— किसी नाड़ी अथवा पेशी की चिकित्सा करने में निरन्तर तथा बीच-बीच में रुकी हुई विद्युत्-धारा, दोनों का संयुक्त प्रयोग।

Galvanometer (गैल्वेनोमीटर)— विद्युत्-चुम्बकीय क्रिया द्वारा विद्युत् धारा मापने वाला एक यन्त्र, धारामापी।

Galvanomuscular (गैल्वेनोमस्कुलर)—किसी पेशी पर सीधी विद्युत्-धारा के प्रभाव को बताने वाला।

Galvanonervous (गैल्वेनोनर्वस)— किसी तन्त्रिका पर गैल्वनी-धारा के प्रयोग से उत्पन्न।

Galvanopalpation (गैल्वेनोपैल्पेशन)— विद्युत्-धारा का प्रयोग करके त्वचा की तन्त्रिकाओं की स्पर्श-संवेदनशीलता का परीक्षण करना।

Galvanopuncture (गैल्वेनोपंक्चर)— विद्युत-सूईयों द्वारा त्वचा में छेद करना।

Galvanoscope (गैल्वेनोस्कोप)— किसी गैल्वनी-धारा की विद्यमानता एवं दिशा को दर्शाने वाला एक यन्त्र, धारादर्शी।

Galvanosurgery (गैल्वेनोसर्जरी)— शल्यक्रिया में गैल्वनी धारा का प्रयोग।

Galvanotaxis (गैल्वेनोटैक्सिस)—Electrotaxis.

Galvanotherapeutics, Galvanotherapy (गैल्वेनोथिराप्यूटिक्स, गैल्वेनोथिरैपी) —विद्युत् द्वारा रोगों की चिकित्सा करना, विद्युत्-चिकित्सा।

Galvanothermy (गैल्वेनोथर्मी)— गैल्वनी-बैटरी से उत्पन्न ऊष्मा द्वारा रोगों की चिकित्सा करना।

Galvanotonus (गैल्वेनोटोनस)— गैल्वनी-धारा द्वारा उत्पन्न तानिक संकुचन, विद्युत्तानसंकीर्णन।

Galvanotropism (गैल्वेनोट्रॉपिज़्म)— विद्युत् की तीव्रता के अनुसार किसी जीव की वृद्धि अथवा गति करने की प्रवृत्ति, विद्युत्प्रतिक्रिया।

Gametangium (गैमेटैन्जियम)— एक रचना जिसमें युग्मक उत्पन्न होते हैं।

Gamete (गैमेट)— 1. एक परिपक्व पुरुष अथवा स्त्री जनन कोशिका अर्थात् शुक्राणु या डिम्ब, युग्मक 2. अपने लैंगिक

रूप में मच्छर के आमाशय में विद्यमान मलेरिया-परजीवी के नर युग्मक (माइक्रोगैमेट या लघुयुग्मक) अथवा मादा युग्मक (मैक्रोगैमेट या बृहत्‌युग्मक)

Gametic (गैमेटिक)— युग्मक सम्बन्धी।

Gametocide (गैमेटोसाइड)— युग्मकों या युग्मक कोशिकाओं, विशेषकर मलेरिया की, को नष्ट करने वाला कारक; युग्मकनाशी।

Gametocyte (गैमेटोसाइट)— एक डिम्बाणुजनकोशिका अथवा शुक्राणुजनकोशिका जिससे युग्मक उत्पन्न होते हैं अथवा एनोफिलीज़ मच्छर के रक्त में मलेरिया-परजीवी के विकास की एक अवस्था; युग्मककोशिका।

Gametogenesis (गैमेटोजेनेसिस)— पुरुष एवं स्त्री जनन कोशिकाओं (युग्मकों) का विकसित होना, युग्मकजनन।

Gametogonia (गैमेटोगोनिया)—Gametogony.

Gametogony (गैमेटोगोनी)— 1. युग्मकों द्वारा जनन 2. मलेरिया परजीवी प्लाज़्मोडियम के जीवन-चक्र में एक प्रावस्था जिसमें नर एवं मादा युग्मक कोशिकायें बनती हैं जो मच्छर को संक्रमित करती हैं।

Gametoid (गैमेटॉयड)— युग्मक के समान।

Gametokinetic (गैमेटोकाइनेटिक)— नर एवं मादा युग्मकों के संयोजन को प्रेरित करने वाला।

Gametophagia (गैमेटोफेजिया)— युग्मनज बनने के दौरान नर या मादा युग्मक का लुप्त हो जाना।

Gamic (गैमिक)— लैंगिक

Gamma (गामा)— 1. ग्रीक वर्णमाला का तीसरा अक्षर 'γ' 2. रसायन-विज्ञान में, रासायनिक यौगिकों का नाम लेने में तीन या अधिक समावयवियों में से एक को भिन्न करने, अथवा स्थनापन्न करने वाले परमाणुओं की स्थिति का संकेत देने के लिए प्रयोग में लाया जाने वाला। 3. एक माइक्रोग्राम, अथवा एक मिलीग्राम का एक हजारवाँ भाग या एक ग्राम का 10 लाखवाँ भाग।

Gammacism (गामासिज़्म)— 'जी' तथा 'के' अक्षरों की ध्वनियों का सही उच्चारण करने में असमर्थता।

Gamma globulin (गामा ग्लोबुलिन)— रक्त में बनने वाली एक प्रोटीन, गामा रक्तगोलिका।

Gammaglobulinopathy (गामाग्लोबुलिनोपैथी)—Gammopathy.

Gamma rays (गामा रेज़)— रेडियोसक्रिय पदार्थों से निकलने वाली बहुत ही छोटी तरंगदैर्ध्य की विद्युतचुम्बकीय तरंगे जो एल्फा अथवा बीटा किरणों से अधिक भेद्य शक्ति की होती हैं, गामा रश्मियाँ।

Gammopathy (गामोपैथी)— ऐसा रोग जिसमें रक्त के सीरम में इम्यूनोग्लोबुलिन बढ़ जाता है जैसे माइलोमा में होता है।

Gamo- (गामो-)— शादी अथवा लैंगिक मिलन से सम्बन्ध का संकेत देने वाला एक उपसर्ग।

Gamogenesis (गैमोजेनेसिस)— लैगिंग जनन।

Gamogony (गैमोगोनी)—Gametogony.

Gamont (गैमोन्ट)—Gametocyte.

Gamophagia (गैमोफेजिया)—Gametophagia.

Gamophobia (गैमोफोबिया)— शादी का रोगोत्पादक भय।

Gampsodactylia (गैम्पसोडैक्टाइलिया)— नखर पाद।

Ganglia (गैंग्लिया)— Ganglion का बहुवचन।

Ganglial (गैंग्लियल)— गण्डिका सम्बन्धी।

Gangliated (गैंग्लिएटेड)— गण्डिकाओं या गैंग्लियानों से युक्त, गणिकामय।

Gangliectomy (गैंग्लिएक्टॉमी)— किसी गण्डिका या गैंग्लियान को काट कर अलग कर देना।

Gangliform (गैंग्लिफार्म)— गैंग्लियान के आकार का, गण्डिकारूप।

Gangliitis (गैंग्लाइटिस)— गण्डिकाशोथ।

Ganglioblast (गैंग्लियोब्लास्ट)— एक भ्रूणीय गण्डिका कोशिका, गण्डिकाप्रसू।

Gangliocyte (गैंग्लियोसाइट)— एक गण्डिका कोशिका।

Gangliocytoma (गैंग्लियोसाइटोमा)—Ganglioneuroma.

Glioform (गैंग्लियोफोर्म)—Gangliform.

Ganglioglioma (गैंग्लियोग्लियोमा)— किसी गण्डिका कोशिका का तन्त्रिका-बंधार्बुद।

Ganglioglioneuroma (गैंग्लियोग्लियोन्यूरोमा)— एक तन्त्रिका अर्बुद जिसमें गण्डिका या गैंग्लियान कोशिकाएँ, ग्लाया कोशिकाएँ तथा तन्त्रिका तन्तु होते हैं।

Gangliolysis (गैंग्लियोलाइसिस)— किसी गण्डिका या गैंग्लियान का टूट जाना, गण्डिकालयन।

Ganglioma (गैंग्लियोमा)— लसीकाभ ऊतक का अर्बुद, लसीकाग्रन्थ्यर्बुद।

Ganglion (गैंग्लियान)— 1. तन्त्रिका-ऊतक, मुख्यतया तन्त्रिका-कोशिका कायों का एक पिण्ड जो केन्द्रीय तन्त्रिका-तन्त्र से बाहर स्थित रहता है जैसे मेरुदण्डीय गण्डिकाएँ या

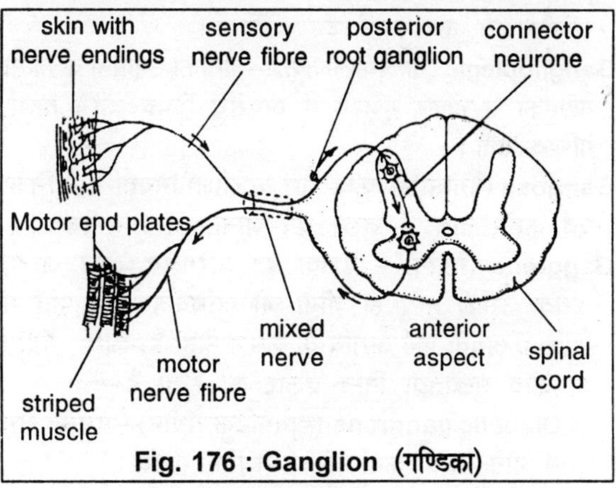

Fig. 176 : Ganglion (गण्डिका)

Skin with nerve endings=तन्त्रिका अन्तागों से युक्त त्वचा, motor end plates=प्रेरक अन्त्य प्लेटें, sensory nerve fibre=सवेंदी तन्त्रिका तन्तु, motor nerve fibre=प्रेरक तन्त्रिका तन्तु, mixed nerve=मिश्रित तन्त्रिका, posterior root ganglion=पश्चज मूल गण्डिका, connector neurone=संयोजी न्यूरोन, spinal cord=सुषुम्ना या मेरु-रज्जु, anterior aspect=अग्रज रूप, Striped muscle=रेखित पेशी।

स्पाइनल गैंग्लियान जो मेरुदण्डीय तन्त्रिकाओं के अभिपृष्ठ मूलों के विवर्धन (बढ़ोतरी) होते हैं; गण्डिका 2. किसी कण्डराकला अथवा कण्डरा पर बनने वाला एक प्रकार का पुटीय अर्बुद जैसा कि कभी-कभी मणिबन्ध (कलाई) के पृष्ठ पर बन जाता है, कण्डरापुटी, गुच्छिका।

Ganglionated (गैंग्लियोनेटेड)— गण्डिकाओं से युक्त अथवा उनसे बना हुआ।

Ganglionectomy (गैंग्लियोनेक्टामी)— किसी गण्डिका को काटकर अलग कर देना, गण्डिकोच्छेन।

Ganglioneuroma (गैंग्लियोन्यूरोमा)— एक सुदम अर्बुद जो तन्त्रिका तन्तुओं एवं परिपक्व गण्डिका कोशिकाओं का बना होता है, गण्डिकातन्त्रिकार्बुद।

Ganglioneuromatosis (गैंग्लियोन्यूरोमेटोसिस)— बहुत से व्यापक रूप से फैले हुए गण्डिकातन्त्रिकार्बुदों से युक्त।

Ganglionic (गैंग्लियोनिक)— किसी गण्डिका से सम्बन्धित अथवा उसकी प्रकृति वाला।

Ganglionic blockade (गैंग्लियोनिक ब्लॉकेड)— स्वायत्त तन्त्रिका-तन्त्र की गण्डिकाओं में उद्दीपनों के संचारण में अवरोध उत्पन्न करने वाली औषधि।

Ganglionitis (गैंग्लियोनाइटिस)— किसी गण्डिका में सूजन हो जाना, गण्डिकाशोथ, कण्डरापुटीशोथ।

Ganglionostomy (गैंग्लियोनोस्टॉमी)— किसी साधारण-सी गण्डिका में चीरा लगाना, गण्डिकाछेदन।

Ganglioplegia (गैंग्लियोप्लेजिया)— किसी गण्डिका द्वारा तन्त्रिका-उद्दीपनों के संचारण में अवरोध उत्पन्न हो जाना, गण्डिकाघात, कण्डरापुटी का पक्षाघात।

Ganglioplegic (गैंग्लियोप्लेजिक)—तन्त्रिका-उद्दीपनों के किसी गण्डिका से होकर गुजरने में अवरोध उत्पन्न करने वाला, गण्डिकाघाती।

Gangosa (गैंगोसा)— कुष्ठ रोग या लीशमैनियता में नासिका एवं कठोर तालु में ज़ख्म बन जाना, नासाग्रसनीव्रण।

Gangrene (गैंग्रीन)— ऊतक का परिगलन (गल जाना) अथवा उसकी मृत्यु हो जाना जो अधिकतर रक्त पूर्ति में आंशिक अथवा पूर्ण अभाव के कारण होता है, कोथ। गैंग्रीन या कोथ मुख्यतया निम्न प्रकार का होता है–

Diabetic gangrene (डायबेटिक गैंग्रीन)—मधुमेह रोग में होने वाला आर्द्र कोथ, मधुमेही कोथ।

Dry gangrene (ड्राइ गैंग्रीन)— ऐसा कोथ जिसमें मृत भाग में रक्त कम हो जाता है तथा यह अपूतित होता है अर्थात् इसमें पस नहीं पड़ता। ऊतक सूखकर सिकुड़ जाते हैं, शुष्क कोथ।

Embolic gangrene (एम्बोलिक गैंग्रीन)— किसी अंतःशल्यता अथवा एम्बोलिज़्म के द्वारा रक्त आपूर्ति मे अवरोध उत्पन्न हो जाने के कारण उत्पन्न कोथ।

Gas gangrene (गैस गैंग्रीन)— ऐसी गैंग्रीन जिसमें पेशियाँ एवं अवत्वक् ऊतक किसी गैस बेसीलस (जीवाणु), अधिकांशतः क्लॉस्ट्राइडियम परफ्रिन्जैन्स के द्वारा किसी जख्म में संक्रमण होने के कारण गैस से भर जाते हैं, गैस कोथ।

Hospital gangrene (हॉस्पिटल गैंग्रीन)—Decubitus ulcer.

Hot gangrene (हॉट गैंग्रीन)— किसी शोथ या सूजन के बाद होने वाली गैंग्रीन।

Idiopathic gangrene (इडियोपैथिक ग्रैंगीन)— ऐसा कोथ जिसके कारण का पता नहीं होता।

Inflammatory gangrene (इनफ्लेमेटरी गैंग्रीन)— तीव्र संक्रमणों एवं शोथ के साथ होने वाली गैंग्रीन, शोथज कोथ।

Moist gangrene (मॉयस्ट गैंग्रीन)— ऊतकों के परिगलन एवं जीवाणुज संक्रमण होने के फलस्वरूप उत्पन्न आर्द्र गैंग्रीन, आर्द्र कोथ।

Presenile spontaneous gangrene (प्रीसैनाइल स्पॉन्टेनियस गैंग्रीन)— प्रौढ़ावस्था में थ्रॉम्बोएन्जाइटिस ऑब्लीट्रैन्स या बर्जर के रोग के परिणाम स्वरूप होने वाली गैंग्रीन।

Pressure gangrene (प्रेशर गैंग्रीन)— Decubitus ulcer.

Primary gangrene (प्राइमरी गैंग्रीन)— शरीर के किसी भाग में उत्पन्न होने वाली गैंग्रीन जिसमें पहले से सूजन नहीं हुई होती है, प्राथमिक कोथ।

Secondary gangrene (सेकण्ड्री गैंग्रीन)— किसी स्थानीय शोथ या सूजन के पश्चात उत्पन्न होने वाली गैंग्रीन, द्वितीयक कोथ।

Senile gangrene (सैनाइल गैंग्रीन)— किसी धमनी विशेष रूप से किसी भुजा की धमनी में अन्तर्रोध उत्पन्न हो जाने के पश्चात् वृद्धावस्था में होने वाली गैंग्रीन, जराजन्य कोथ।

Symmetrical gangrene (सिमेट्रिकल गैंग्रीन)— वाहिका प्रेरक गड़बड़ियों के कारण शरीर के विपरीत पार्श्वों के तुल्य भागों में उत्पन्न होने वाली गैंग्रीन जैसे रेनॉड रोग एवं बर्जर रोग में उत्पन्न होने वाली गैंग्रीन, सममित कोथ।

Traumatic gangrene (ट्रौमेटिक गैंग्रीन)— अधिक चोट लग जाने के फलस्वरूप उत्पन्न गैंग्रीन।

Gangrenosis (गैंग्रीनोसिस)— गैंग्रीन का विकास।

Gangrenous (गैंग्रीनस)— गैंग्रीन की प्रकृति वाला अथवा कोथयुक्त या गैंग्रीन से पीड़ित, कोथग्रस्त।

Ganoblast (गैनोब्लास्ट)— दाँत के इनैमल को बनाने वाली कोशिका।

Gap (गैप)— एक छिद्र अथवा निरन्तरता में एक टूटन, रिक्त स्थान।

Gape (गेप)— जम्भाई लेना, मुँह फैलाना।

Garbage (गार्बेज)— कूड़ा।

Gargarism (गारगेरिज़्म)— गरारा, गंडूष।

Gargle (गार्गिल)— 1. गरारा 2. गरारा करना।

Gargoylism (गार्गोइलिज़्म)— एक जन्मजात रोग जिसमें वामनता (बौनापन), कुब्जता (कुबड़ापन) तथा अन्य कंकाल-विषमताएँ एवं लाइपॉयड चयापचय में गड़बड़ी और अधिकतर मानसिक दुर्बलता होती है।

Garlic (गार्लिक)— लहसुन।

Gas (गैस)— गैस

Gas bacillus (गैस बेसीलस)— क्लॉस्ट्राइडियम परफ्रिन्जैन्स।

Gaseous (गैसियस)— गैस की प्रकृति वाला, गैसीय।

Gasometer (गैसोमीटर)— किसी गैस का आयतन मापने के लिए एक अंशांकित यन्त्र या पात्र।

Gasometric (गैसामीट्रिक)— गैसों की माप से सम्बन्धित।

Gasometry (गैसोमीट्री)— किसी मिक्शचर में विद्यमान गैस की मात्रा को मापना, गैसमिति।

Gasp (गैस्प)— सांस को रोक लेना। जल्दी-जल्दी एवं कठिनाई के साथ सांस खींचना एवं निकालना, हाँफना।

Gas pain (गैस पेन)—आँतों के गैस से फूल जाने के कारण पेट में होने वाला दर्द।

Gaster-, Gastero-, Gastro- (गैस्टर-, गैस्टेरो-, गैस्ट्रो-)— आमाशय अथवा आमाशय के क्षेत्र को दर्शाने वाले उपसर्ग।

Gasteralgia (गैस्टेरैल्जिया)— आमाशय में दर्द होना, जठरार्ति।

Gastorrhagia (गैस्टोरैह्जिया)— आमाशय से रक्तस्राव होना।

Gastradenitis (गैस्ट्रेडीनाइटिस)— आमाशयिक ग्रन्थियों की सूजन, जठर ग्रन्थियों का शोथ, आमशयग्रन्थिशोथ।

Gastral (गैस्ट्रल)— आमाशयिक, आमाशय सम्बन्धी।

Gastralgia (गैस्ट्रेल्जिया)— किसी भी कारण से आमाशय में दर्द होना, जठरशूल।

Gastralgokenosis (ग्रैस्ट्रेल्जोकिनोसिस)— क्षुधा वेदना, खाली होने पर आमाशय में दर्द होना।

Gastratrophia (गैस्ट्राट्रोफिया)— आमाशय का शोष।

Gastrectasia, Gastrectasis (गैस्ट्रेक्टेसिया, गैस्ट्रेक्टेसिस)— आमाशय का विस्फारण (चौड़ा हो जाना), जठरविस्फार।

Gastrectomy (गैस्ट्रेक्टॉमी)— आमाशय के किसी भाग को अथवा सम्पूर्ण आमाशय को शल्य-क्रिया द्वारा काटकर अलग कर देना, जठरोच्छेदन।

Gastrelcosis (गैस्ट्रेल्कोसिस)— आमाशय में जख्म बन जाना, जठरव्रणता।

Gastric (गैस्ट्रिक)— आमाशय सम्बन्धी, आमाशयिक।

Gastricism (गैस्ट्रिसिज़्म)— आमाशय का कोई भी रोग।

Gastric juice (गैस्ट्रिक जूस)— आमाशय में स्थित जठर-ग्रन्थियों का स्राव जो एक पतला, रंगहीन द्रव होता है जिसमें पेप्सिन (जठर-रस का मुख्य एन्जाइम), हाइड्रोक्लोरिक अम्ल, म्यूसिन (एक ग्लाइकोप्रोटीन), सूक्ष्म मात्राओं में अकार्बनिक लवण एवं रक्ताल्पतारोधी तत्त्व का अंतरस्थ कारक होते हैं; जठर रस।

Gastric lavage (गैस्ट्रिक लैवाज)—अभाशय की धुलाई करना, आभाश्य प्रक्षालन।

Gastricsim (गैस्ट्रिक्सिन)— जठर-रस का एक प्रोटीयोलाइटिक (प्रोटीनजलअपघटनकारी) एन्ज़ाइम।

Gastric ulcer (गैस्ट्रिक अल्सर)— आमाशय में स्थित व्रण (जख्म)।

Gastricus (गैस्ट्रीकस)—Gastric.

Gastrin (गैस्ट्रिन)— आमाशय के जठरनिर्गम-क्षेत्र की श्लेष्मिक कला की कुछ कोशिकाओं द्वारा स्रवित होने वाला हार्मोनों का एक समूह जो जठर-अम्ल एवं पेप्सिन के स्राव को तथा अग्न्याशयी-एन्ज़ाइमों के स्रवित होने को उत्तेजित करता है तथा पित्ताशय को संकुचित करता है।

Gastrinoma (गैस्ट्रिनोमा)— गैस्ट्रिन स्रवित करने वाला अग्न्याशय का बीटा रहित आइलेट कोशिका का एक अर्बुद जो जोलिंगर-इलिसन संलक्षण से सम्बद्ध होता है।

Gastritis (गैस्ट्राइटिस)— आमाशयशोथ या जठरशोथ। यह निम्न प्रकार का हो सकता है।

Acute gastritis (एक्यूट गैस्ट्राइटिस)— आमाशय का तीव्र शोथ जिसमें अधिजठर-क्षेत्र में बहुत तेज दर्द होता है, लगातार उल्टियाँ होती रहती हैं, प्यास लगती है, भूख नहीं लगती तथा हल्का-सा बुखार हो जाता है। तीव्र जठरशोथ।

Atrophic gastritis (एट्रोफिक गैस्ट्राइटिस)— जीर्ण आमाशयशोथ जिसमें श्लेष्मिक झिल्ली एवं ग्रन्थियों का शोष हो जाता है, शोषी जठरशोथ।

Catarrhal gastritis (कैटेरह्ल गैस्ट्राइटिस)— आमाशय की श्लेष्मिक कला का शोथ एवं इसकी अतिवृद्धि तथा श्लेष्मा का अधिक रिसना, अभिष्यन्दी जठरशोथ।

Chronic gastritis (क्रोनिक गैस्ट्राइटिस)— जीर्ण आमाशयशोथ जिसमें अधिजठर-क्षेत्र में मृदु अथवा तीव्र वेदना होती है, थोड़ा-सा खाना खाने के बाद पेट फूल जाता है, हल्का-हल्का जी मिचलाता रहता है, मुँह में

बुरा स्वाद महसूस होता है तथा भूख नहीं लगती। जीर्ण जठरशोथ।

Erosive gastritis or exfoliative gastritis (इरोज़िव गैस्ट्राइटिस या एक्सफोलिएटिव गैस्ट्राइटिस)— ऐसा आमाशयशोथ जिसमें आमाशय की सतह की उपकला का अपरदन हो जाता है अर्थात् वह छिल जाती है। अपरदनकारी जठरशोथ।

Giant hypertrophic gastritis (जियान्ट हाइपरट्रॉफिक गैस्ट्राइटिस)— आमाशयशोथ जिसमें जठर-श्लेष्मिक कला का अत्यधिक प्रफलन (वृद्धि) होता है जिससे आमाशय की दीवार विस्तृत रूप से मोटी हो जाती है।

Hypertrophic gastritis (हाइपरट्रॉफिक गैस्ट्राइटिस)— आमाशयशोथ जिसमें अंतःसंचरण तथा ग्रन्थियों की अतिवृद्धि हो जाती है, अतिवृद्ध जठरशोथ।

Phlegmonous gastritis (फ्लेग्मोनस गैस्ट्राइटिस)— ऐसा आमाशयशोथ जिसमें आमाशय भित्ति में फोड़े बन जाते हैं, श्लेष्मल जठरशोथ।

Toxic gastritis (टॉक्सिक गैस्ट्राइटिस)— किसी विष की क्रिया से अथवा किसी संक्षारक पदार्थ के द्वारा उत्पन्न जठरश्लेष्मकला का शोथ।

Gastro- (गैस्ट्रो-)— आमाशय को दर्शाने वाला एक उपसर्ग।

Gastroacephalus (गैस्ट्रोएसिफेलस)— एक यमल दैत्य जिनमें से जीवनक्षम दैत्य अपने पेट पर सिर रहित परजीवी को संभाले रहता है।

Gastroamorphus (गैस्ट्रोएमोर्फस)— बड़े एवं सामान्य यमल (जुड़वाँ बच्चा) के उदर में परजीवी के रूप में रहने वाला छोटा अनाकार यमल।

Gastroanastomosis (गैस्ट्रोएनास्टोमोसिस)— आमाशय के जठरनिर्गम एवं जठरागम-अन्त के बीच मार्ग बनना, जठरशाखामिलन।

Gastroatonia (गैस्ट्रोएटोनिया)— आमाशयिक पेशियों की तान कम हो जाना।

Gastroblennorrhea (गैस्ट्रोब्लेनोरिह्या)— आमाशय से अत्यधिक श्लेष्मा का स्राव होना, जठरअतिश्लेष्मस्राव, जठरछिद्रण

Gastrobrosis (गैस्ट्रोब्रोसिस)— आमाशय में छिद्र होना, जठरछिद्रण।

Gastrocamera (गैस्ट्रोकैमरा)— आमाशय के भीतर के फोटो लेने के लिए निगल लिए जाने वाला एक छोटा-सा कैमरा।

Gastrocardiac (गैस्ट्रोकार्डियक)— आमाशय एवं हृदय सम्बन्धी।

Gastrocele (गैस्ट्रोसील)—आमाशय का हर्निया या बहिःसरण, आमाशयभ्रंश।

Gastrochronorrhea (गैस्ट्रोक्रोनोरिह्या)— निरन्तर अत्यधिक जठरीय रस का स्राव होना।

Gastrocoele (गैस्ट्रोसील)—Archenteron.

Gastrocolic (गैस्ट्रोकोलिक)— आमाशय एवं आन्त्र (कोलन) सम्बन्धी, जठर-बृहदान्त्र।

Gastrocolic reflex (गैस्ट्रोकोलिक रिफ्लैक्स)— खाली आमाशय में भोजन पहुँचने से बृहदान्त्र या कोलन में क्रमांकुचन गतियों का उत्पन्न होना, जठरबृहदांत्र-प्रतिवर्त।

Gastrocolitis (गैस्ट्रोकोलाइटिस)— आमाशय एवं कोलन का शोथ, जठरबृहदान्त्रशोथ।

Gastrocoloptosis (गैस्ट्रोकोलोप्टोसिस)— आमाशय एवं बृहदान्त्र का नीचे की ओर भ्रंश, जठरबृहदान्त्रभ्रंश।

Gastrocolostomy (गैस्ट्रोकोलोस्टॉमी)— आमाशय एवं कोलन के बीच मार्ग बनाना, जठरबृहदांत्रसम्मिलन।

Gastrocolotomy (गैस्ट्रोकोलोटॉमी)— आमाशय एवं कोलन में चीरा लगाना, जठरबृहदांत्रछेदन।

Gastrocolpotomy (गैस्ट्रोकोल्पोटॉमी)— उदरीय भित्ति में चीरा लगाकर योनि के ऊपरी भाग में चीरा लगाना।

Gastrocutaneous (गैस्ट्रोक्यूटेनियस)— आमाशय एवं त्वचा से सम्बन्धित, अथवा आमाशय एवं शरीर की त्वचा की सतह से संयोजन करने वाला जैसे कोई जठर-त्वचीय नालव्रण।

Gastrodialysis (गैस्ट्रोडायालाइसिस)— 1. आमाशय-प्रक्षालन 2. आमाशय की श्लेष्मकला का गलकर झड़ जाना।

Gastrodiaphane (गैस्ट्रोडायाफेन)— आमाशय के भीतर का पार-प्रदीपन करने वाला एवं इसकी बाह्य रूप-रेखा को उदर के द्वारा दृष्टि-गोचर करने के लिए प्रयोग में आने वाला एक छोटा-सा विद्युत्-लैम्प।

Gastrodiaphanoscopy (गैस्ट्रोडायाफेनोस्कोपी)— गैस्ट्रोडायाफेन को ग्रासनली से होकर आमाशय में प्रविष्ट करके आमाशय की दीवारों का पार-प्रदीपन करके इसके भीतर का परीक्षण करना।

Gastrodiaphany (गैस्ट्रोडायाफेनी)— आमाशय का पार-प्रदीपन।

Gastrodidymus (गैस्ट्रोडिडाइमस)— समरूप जुड़वाँ बच्चे जो उदरीय क्षेत्र पर जुड़े होते हैं।

Gastroduodenal (गैस्ट्रोड्योडिनल)— आमाशय एवं ग्रहणी सम्बन्धी, जठर-ग्रहणी-।

Gastroduodenitis (गैस्ट्रोड्योडिनाइटिस)— आमाशय एवं ग्रहणी का शोथ, जठरग्रहणीशोथ।

Gastroduodenoscopy (गैस्ट्रोड्योडीनोस्कोपी)— गुहान्तदर्शी या एण्डोस्कोप का प्रयोग करके आमाशय एवं ग्रहणी का नेत्र परीक्षण करना, आभाशयग्रहणीदर्शन।

Gastroduodenostomy (गैस्ट्रोड्योडीनोस्टॉमी)— आमाशय के जठर-निर्गम या पाइलोरस का उच्छेदन एवं आमाशय के ऊपरी भाग का ड्योडिनम के साथ सम्मिलन, अभाशयग्रहणी-सम्मिलन।

Gastrodynia (गैस्ट्रोडाइनिया)— आमाशय में दर्द होना, जठरवेदना।

Gastroenteralgia (गैस्ट्रोएन्ट्रेल्जिया)— आमाशय एवं आँत में दर्द होना, जठरांत्रशूल।

Gastroenteric (गैस्ट्रोएन्ट्रिक)— आमाशय एवं आँत से सम्बन्धित अथवा इन दोनों को प्रभावित करने वाला रोग।

Gastroenteritis (गैस्ट्रोएन्ट्राइटिस)— आमाशय एवं आन्त्र का शोथ, जठरान्त्रशोथ।

Gastroenteroanastomosis (गैस्ट्रोएन्ट्रोएनास्टोमोसिस) — Gastroenterostomy.

Gastroenterocolitis (गैस्ट्रोएन्ट्रोकोलाइटिस)— आमाशय, छोटी आँत एवं कोलन या बड़ी आँत की सूजन, जठरांत्रबृहदांत्रशोथ।

Gastroenterocolostomy (गैस्ट्रोएन्ट्रोकोलोस्टॉमी)— आमाशय, छोटी आँत एवं बृहदान्त्र के बीच मार्ग बनाना।

Gastroenterologist (गैस्ट्रोएन्ट्रोलॉजिस्ट)— जठरान्त्ररोग-विज्ञानी, आमाशय एवं आँतों के रोगों का विशेषज्ञ।

Gastroenterology (गैस्ट्रोएन्ट्रोलॉजी)— आमाशय एवं आँत तथा उनके रोगों का अध्ययन, जठरान्त्ररोगविज्ञान।

Gastroenteropathy (गैस्ट्रोएन्ट्रोपैथी)— आमाशय एवं आँत का कोई भी रोग, जठरान्त्र-विकृति।

Gastroenteroplasty (गैस्ट्रोएन्ट्रोप्लास्टी)— प्लास्टिक सर्जरी द्वारा आमाशय एवं आँत के दोषों की मरम्मत करना, जठरांत्रसंधान।

Gastroenteroptosis (गैस्ट्रोएन्ट्रोप्टोसिस)— आमाशय एवं आँत का भ्रंश, जठरान्त्रभ्रंश।

Gastroenterostomy (गैस्ट्रोएन्ट्रोस्टॉमी)— शल्य-क्रिया द्वारा आमाशय एवं आँत के बीच मार्ग बनाना, जठर-आन्त्र सम्मिलन।

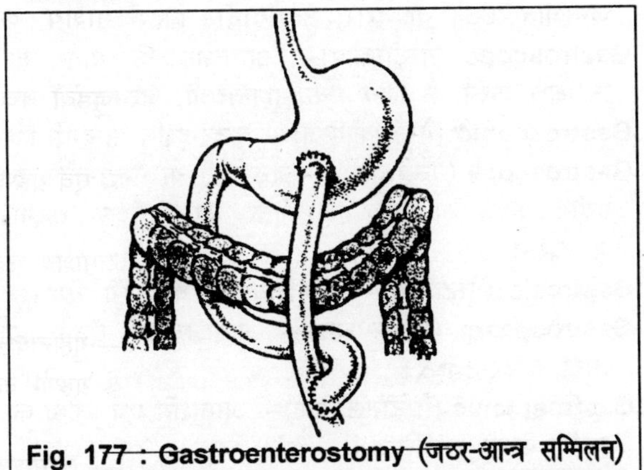

Fig. 177 : Gastroenterostomy (जठर-आन्त्र सम्मिलन)

Gastroenterotomy (गैस्ट्रोएन्ट्रोटॉमी)— उदर-भित्ति में चीरा लगाकर आमाशय एवं आँत में चीरा लगाना, जठरांत्रछेदन।

Gastroepiploic (गैस्ट्रोइपिप्लोइक)— आमाशय एवं वृहत वपा से सम्बन्धित, जठरवपाविषयक।

Gastroesophageal (गैस्ट्रोइसोफेगियल)— आमाशय एवं ग्रासनली सम्बन्धी, जठरग्रासनलीपरक।

Gastroesophagitis (गैस्ट्रोइसोफेगाइटिस)— आमाशय एवं ग्रासनली का शोथ, जठरग्रासनलीशोथ।

Gastroesophagostomy (गैस्ट्रोइसोफेगोस्टॉमी)— ग्रासनली से आमाशय में को एक मार्ग बनाना, जठरग्रासनलीसम्मिलन।

Gastrofiberscope (गैस्ट्रोफाइबरस्कोप)— आमाशय का नेत्र-परीक्षण करने के लिए प्रयोग में लाया जाने वाला फाइबरस्कोप।

Gastrogastrostomy (गैस्ट्रोगैस्ट्रोस्टॉमी)— आमाशय के पहले से दूर-दूर स्थित दो भागों के बीच मार्ग बनाना, जठरांशसम्मिलन।

Gastrogavage (गैस्ट्रोगैवेज)— आमाशय में पहुँचाई गई नली द्वारा कृत्रिम रूप से भोजन कराना।

Gastrogenic (गैस्ट्रोजेनिक)— आमाशय से उत्पन्न होने वाला, आमाशयजनक।

Gastrograph (गैस्ट्रोग्राफ)— आमाशय की गतियों को अंकित करने वाला एक यन्त्र, जठरलेख।

Gastrohelcosis (गैस्ट्रोहेल्कोसिस)— आमाशय का जख्म, जठरव्रणता।

Gastrohepatic (गैस्ट्रोहिपैटिक)— आमाशय एवं यकृत सम्बन्धी, जठरयकृतविषयक।

Gastrohepatitis (गैस्ट्रोहिपैटाइटिस)— आमाशय एवं यकृत का शोथ, जठरयकृतशोथ।

Gastroileac (गैस्ट्रोइलियक)— आमाशय एवं इलियम सम्बन्धी।

Gastroileac reflex (गैस्ट्रोइलियक रिफ्लैक्स)— भोजन के आमाशय में पहुँचने पर शेषअन्धान्त्र-कपाट का खुल जाना।

Gastroileitis (गैस्ट्रोइलियाइटिस)— आमाशय एवं शेषान्त्र या इलियम का शोथ, जठरशेषान्त्रशोथ।

Gastroileostomy (गैस्ट्रोइलियोस्टॉमी)— आमाशय एवं शेषान्त्र के बीच शल्यक्रिया द्वारा सम्मिलन, जठरशेषान्त्र-सम्मिलन।

Gastrointestinal (गैस्ट्रोइंटेस्टाइनल)— आमाशय एवं आँत सम्बन्धी, जठरांत्रपरक।

Gastrojejunocolic (गैस्ट्रोजेजुनोकोलिक)— आमाशय, मध्यान्त्र एवं वृहदान्त्र सम्बन्धी, जठरमध्यांत्रबृहदांत्रपरक।

Gastrojejunostomy (गैस्ट्रोजेजुनॉस्टॉमी)— आमाशय एवं जेजुनम या मध्यान्त्र के बीच एक मार्ग बनाना, जठर-मध्यान्त्र सम्मिलन।

Gastrokinesograph (गैस्ट्रोकाइनीसोग्राफ)— Gastrograph.

Gastrolavage (गैस्ट्रोलेवाज़)— आमाशय की धुलाई करना।

Gastrolienal (गैस्ट्रोलाइनल)— आमाशय एवं प्लीहा सम्बन्धी।

Gastrolith (गैस्ट्रोलिथ)— आमाशय में स्थित पथरी, जठराश्मरी।

Gastrolithiasis (गैस्ट्रोलिथिएसिस)— आमाशय में पथरियों का पाया जाना अथवा उनका बनना, जठराश्मरीयता।

Gastrologist (गैस्ट्रोलॉजिस्ट)— जठरविज्ञान में विशेषज्ञ।

Gastrology (गैस्ट्रोलॉजी)— आमाशय, इसके कार्यों एवं रोगों का अध्ययन; जठरविज्ञान।

Gastrolysis (गैस्ट्रोलाइसिस)— आमाशय को गतिमान बनाने के लिए शल्य-क्रिया द्वारा आमाशय एवं उसके साथ लगी संरचनाओं के बीच के आश्लेषों (चिपकावों) को तोड़ना, जठरलयन।

Gastromalacia (गैस्ट्रोमैलेसिया)— आमाशय की दीवारों का मुलायम हो जाना, जठरमृदुता।

Gastromegaly (गैस्ट्रोमेगैली)— आमाशय का बढ़ जाना, जठरवृद्धि।

Gastromelus (गैस्ट्रोमीलस)— ऐसा भ्रूण जिसके पेट पर एक अधिसंख्य टाँग होती है।

Gastromycosis (गैस्ट्रोमाइकोसिस)— आमाशय का कवक रोग।

Gastromyotomy (गैस्ट्रोमायोटॉमी)— आमाशय के पेशीय अस्तरों में चीरा लगाना।

Gastromyxorrhea (गैस्ट्रोमिक्सोरिह्या)— आमाशय से श्लेष्मा का अत्यधिक स्रवित होना, अतिश्लेष्मजठरता।

Gastronephritis (गैस्ट्रोनेफ्राइटिस)— आमाशय एवं वृक्क (गुर्दे) की सूजन।

Gastronesteostomy (गैस्ट्रोनेस्टीयोस्टामी)— Gastrojejunostomy.

Gastropagus (गैस्ट्रोपेगस)— संयुक्त यमल (जुड़वाँ बच्चे) जो उदर पर आपस में जुड़े होते हैं।

Gastropancreatic (गैस्ट्रोपैन्क्रियाटिक)— आमाशय एवं अग्न्याशय सम्बन्धी, जठराग्न्याशयिक।

Gastropancreatitis (गैस्ट्रोपैन्क्रियाटाइटिस)— आमाशय एवं अग्न्याशय का शोथ।

Gastroparalysis (गैस्ट्रोपैरालाइसिस)— आमाशय का पक्षाघात, जठरघात।

Gastroparasitus (गैस्ट्रोपैरासाइटस)— असमान परिमाण के संयुक्त जुड़वाँ बच्चे, छोटा बच्चा परजीवी के रूप में बड़े बच्चे के पेट से जुड़ा होता है या उसके अन्दर रहता है।

Gastroparesis (गैस्ट्रोपैरेसिस)— Gastroparalysis.

Gastropathic (गैस्ट्रोपैथिक)— आमाशय के रोग से सम्बन्धित।

Gastropathy (गैस्ट्रोपैथी)— आमाशय का कोई भी रोग, जठरविकृति।

Gastropexy, Gastropexis (गैस्ट्रोपैक्सी, गैस्ट्रोपैक्सिस)— आमाशय का उदर-भित्ति के साथ स्थिरीकरण, जठरस्थिरीकरण।

Gastrophrenic (गैस्ट्रोफ्रेनिक)— आमाशय एवं मध्यपट या डायाफ्राम से सम्बन्धित।

Gastroplasty (गैस्ट्रोप्लास्टी)— प्लास्टिक सर्जरी द्वारा आमाशय की मरम्मत होना, जठरसंधान।

Gastroplegia (गैस्ट्रोप्लेजिया)— आमाशय का पक्षाघात।

Gastroplication (गैस्ट्रोप्लीकेशन)— विस्फारण को कम करने के लिए आमाशय की दीवार की एक तह की सिलाई कर देना।

Gastropneumonic (गैस्ट्रोन्यूमोनिक)— Pneumogastric.

Gastroptosia (गैस्ट्रोप्टोसिया)— Gastroptosis.

Gastroptosis (गैस्ट्रोप्टोसिस)— आमाशय का नीचे की ओर विस्थापन, जठरभ्रंश।

Gastroptyxis (गैस्ट्रोप्टाइक्सिस)—Gastroplication.

Gastropulmonary (गैस्ट्रोपल्मोनरी)— आमाशय एवं फेफड़ों से सम्बन्धित, जठरफुफ्फुसी।

Gastropylorectomy (गैस्ट्रोपाइलोरैक्टॉमी)— आमाशय के जठरनिर्गम (पाइलोरस) वाले भाग को काटकर अलग कर देना, जठरनिर्गमोच्छेदन।

Gastropyloric (गैस्ट्रोपाइलोरिक)— आमाशय एवं जठरनिर्गम सम्बन्धी।

Gastroradiculitis (गैस्ट्रोरेडिकुलाइटिस)— पश्च सुषुम्ना-तन्त्रिका मूलों का शोथ जिनके संवेदी तन्तु आमाशय की आपूर्ति करते हैं।

Gastrorrhagia (गैस्ट्रोरेह्जिया)— आमाशय से रक्तस्राव होना, जठररक्तस्राव।

Gastrorrhaphy (गैस्ट्रोरैह्फी)— आमाशय की सिलाई करना, जठरसीवन।

Gastrorrhea (गैस्ट्रोरिह्या)— जठर-रस का अत्यधिक मात्रा में बनना, अतिजठरस्राव।

Gastrorrhexis (गैस्ट्रोरैह्क्सिस)— आमाशय का फट जाना या चिर जाना।

Gastroschisis (गैस्ट्रोस्काइसिस)— उदर-भित्ति में स्थित एक जन्मजात फटन या दरार, उदर-प्राचीर विदर।

Gastroscope (गैस्ट्रोस्कोप)— आमाशय के भीतर का निरीक्षण करने के लिये एक गुहान्तदर्शी, जठरदर्शी।

Gastroscopic (गैस्ट्रोस्कोपिक)— जठर-दर्शन सम्बन्धी।

Gastroscopy (गैस्ट्रोस्कोपी)— जठरदर्शी या गैस्ट्रोस्कोप का प्रयोग करके आमाशय के भीतर का निरीक्षण करना, जठरदर्शन।

Gastrosis (गैस्ट्रोसिस)— आमाशय का कोई भी रोग।

Gastrospasm (गैस्ट्रोस्पाज़्म)— आमाशय में ऐंठन आ जाना, जठर-उद्वेष्ट।

Gastrosplenic (गैस्ट्रोस्प्लीनिक)— आमाशय एवं प्लीहा का अथवा उनसे सम्बन्धित।

Gastrostaxis (गैस्ट्रोस्टेक्सिस)— आमाशय की श्लेष्मिक कला से रक्त का टपकना, जठररक्तस्रवण।

Gastrostenosis (गैस्ट्रोस्टेनोसिस)— आमाशय का तंग हो जाना, जठरसंकीर्णन।

Gastrostenosis cardiaca (गैस्ट्रोस्टेनोसिस कार्डियाका) —आमाशय के जठरागम छिद्र की संकीर्णता।

Gastrostenosis pylorica (गैस्ट्रोस्टेनोसिस पाइलोरिका)— आमाशय के जठरनिर्गम की संकीर्णता।

Gastrostogavage (गैस्ट्रोस्टोगैवेज)— एक नली को जठर-नालव्रण से गुजार कर आमाशय में पहुँचा कर भोजन कराना।

Gastrostolavage (गैस्ट्रोस्टोलेवाज)— जठर-नालव्रण के द्वारा आमाशय की सिंचाई करना।

Gastrostoma (गैस्ट्रोस्टोमा)— आमाशय का एक नालव्रण।

Gastrostomy (गैस्ट्रोस्टॉमी)— आमाशय में एक कृत्रिम छिद्र बनाना, जठरछिद्रीकरण।

Gastrosuccorrhea (गैस्ट्रोसक्कोरिह्या)— जठर-रस का अत्यधिक बनना जिससे अम्लता बढ़ जाती है, अतिजठररसस्राव।

Gastrotherapy (गैस्ट्रोथिरैपी)— आमाशयिक रोगों की चिकित्सा करना।

Gastrothoracopagus (गैस्ट्रोथोरैकोपेगस)— जन्मजात विकृत यमल (जुड़वाँ बच्चे) जो छाती एवं पेट पर आपस में जुड़े होते हैं।

Gastrotome (गैस्ट्रोटोम)— आमाशय अथवा उदर में चीरा लगाने वाला एक यन्त्र, आभाशयछेदक।

Gastrotomy (गैस्ट्रोटॉमी)— आमाशय अथवा उदर में चीरा लगाना, आभाशयछेदन।

Gastrotonometer (गैस्ट्रोटोनोमीटर)— आमाशय में भीतर के दाब को मापने वाला एक यन्त्र, जठरतानमिति।

Gastrotonometry (गैस्ट्रोटोनोमीट्री)— आमाशय के भीतर के दाब को मापना, जठरतानमिति

Gastrotoxic (गैस्ट्रोटॉक्सिक)— आमाशय के लिए विषैला।

Gastrotoxin (गैस्ट्रोटॉक्सिन)— आमाशय की श्लेष्मिक कला की कोशिकाओं के लिए विशिष्ट एक कोशिका-जीवविष।

Gastrotropic (गैस्ट्रोट्रॉपिक)— आमाशय की ओर आकर्षित होने वाला अथवा आमाशय को प्रभावित करने वाला।

Gastrotympanites (गैस्ट्रोटिम्पैनाइटीस)— आमाशय का गैस अथवा वायु से फूल जाना, जठराध्मान।

Gastrula (गैस्ट्रुला)— बुदबुद या ब्लास्टुला के पश्चात् भ्रूण के विकास की अवस्था जिसमें भ्रूण दो परतों वाला हो जाता है। बाह्य परत बहिर्जनस्तर या एक्टोडर्म अथवा इपीब्लास्ट तथा भीतरी परत अन्तर्जनस्तर या एन्डोडर्म अथवा हाइपोब्लास्ट होती है। दोनों परतें गैस्ट्रुला के किसी स्थान पर अन्दर को धँसकर एक गुहा बनाती हैं जो गैस्ट्रोसील या आद्य आन्त्र (आर्केन्ट्रोन) होती है तथा परतों के धंसने से बना छिद्र आन्त्रकन्दराछिद्र या ब्लास्टोपोर कहलाता है।

Gastrulation (गैस्ट्रुलेशन)— ब्लास्टुला से गैस्ट्रुला बनने की क्रिया, गैस्ट्रूलाभवन।

Gatch bed (गैच बैड)— ऐसा बिस्तर जिसमें रोगी को आधे बैठने की स्थिति में रखा जा सकता है।

Gatism (गेटिज़्म)—मूत्र अथवा मल असंयति (अनियन्त्रित रूप से विसर्जित होना)।

Gauge (गेज़)— 1. किसी वस्तु अथवा पदार्थ का परिमाण, उसकी समाई, मात्रा अथवा शक्ति मापने का एक उपकरण 2. माप का एक मानक।

Gaunlet (गौनलेट)— दस्ताने के समान हाथ एवं अँगुलियो को ढकने वाली एक पट्टी।

Gauss (गौस)— चुम्बकीय क्षेत्र तीव्रता की एक इकाई।

Gauze (गॉज)— मरहम पट्टी के काम आने वाला बारीक, ढीला बुना हुआ कपड़ा।

Gavage (गैवेज)— नासारन्ध्रों (नथुनों), ग्रसनी एवं ग्रासनली से गुजारते हुये आमाशय में पहुँचाई गई नली द्वारा तरल भोजन कराना, नलिकापोषण।

Gay (गे)— समलैंगिक विशेष रूप से पुरुष।

Gaze (गेज़)— लम्बे समय तक एक ही दिशा में देखते रहना अथवा घूरने की स्थिति।

Gegenhalten (गेगीन्हेल्टेन)— निष्क्रिय गति के प्रति एक अनैच्छिक प्रतिरोध जैसा कि प्रमस्तिष्क-प्रान्तस्था (सेरीब्रल कॉर्टेक्स) के रोग में होता है।

Gel (जेल) — अर्धघन अथवा चटनी के समान कोलाइड जिसमें पानी अधिक होता है, जेली।

Gelasmus (जीलसमस)— पागलों की हँसी।

Gelastic (जीलेस्टिक)— हँसी से सम्बन्धित।

Gelate (जिलेट)— जेली बनाना।

Gelatin (जिलेटिन)— एक प्रोटीन जो जन्तुओं की त्वचा एवं हड्डियों आदि के संयोजी ऊतकों में स्थित कोलेजन के जलअपघटन के द्वारा उपलब्ध होती है और कैप्सूलों आदि के बनाने के काम आती है, श्लेषा।

Gelatinase (जिलेटिनेस)— जीवाणुओं, कवकच्छद (फफूँदी) तथा यीस्ट या खमीर में पाया जाने वाला एक एन्ज़ाइम जो जिलेटिन को तरल बना देता है।

Gelatiniferous (जिलेटिनीफेरस)— जिलेटिन उत्पन्न करने वाला।

Gelatinization (जिलेटिनाइज़ेशन)— श्लेषा या जिलेटिन में परिवर्तित होना।

Gelatinize (जिलेटिनाइज)— जिलेटिन में बदल देना अथवा बदल जाना, जिलेटिनकरण या जिलेटिनभवन।

Gelatinoid (जिलेटिनॉयड)— जिलेटिन के समान।

Gelatinolytic (जिलेटिनोलाइटिक)— जिलेटिन का विघटनकारी।

Gelatinous (जिलेटिनस)— जिलेटिन से युक्त अथवा चटनी के समान, लेसदार, चिपचिपा।

Gelation (जिलेशन)— किसी घोल का चटनी के समान पदार्थ में बदलना।

Gelosis (जिलोसिस)— एक कठोर पिण्ड जो विशेषकर पेशी ऊतक में उत्पन्न होता है।

Gelotherapy (जिलोथिरैपी)— हँसा कर कुछ मानसिक रोगों की चिकित्सा करना।

Gelotripsy (जिलोट्रिप्सी)— कठोर सूजन को रगड़ना अर्थात् उसकी मालिश करना।

Gemellipara (जेमेलीपैरा)— वह स्त्री जिसने दो जुड़वाँ बच्चों को जन्म दिया हो, यमलप्रसूता।

Gemellology (जेमेलोलॉजी)— यमलों (जुड़वां बच्चों) का अध्ययन।

Geminate (जेमिनेट)— जोड़ो में उत्पन्न होने वाला, युगम।

Gemination (जेमिनेशन)— जोड़ों में विकसित होना, युग्मीकरण।

Geminous (जेमिनस)—Geminate.

Gemistocyte (जेमिस्टोसाइट)— केन्द्रीय तन्त्रिका-तन्त्र में, एक गोल या अण्डाकार तारिका कोशिका जिसमें प्रचुर मात्रा में कोशिकाद्रव्य होता है जिसमें एक उत्केन्द्रिक (केन्द्र से दूर) केन्द्रक होता है, इसे शोफ या रोधगलितांश के पास देखा जाता है।

Gemistocytoma (जेमिस्टोसाइटोमा)— Astrocytoma.

Gemma (जेमा)— कोई भी छोटी, कली के आकार की या कन्दाकार रचना जैसे कोई स्वाद कलिका या अन्य कन्द।

Gemmation (जेमेशन)— कलिकोत्पादन द्वारा कोशिका विभाजन।

Gemmule (जेम्यूल)— 1. एक जनन-कलिका 2. तन्त्रिकाकोशिका के पार्श्वतन्तुओं पर स्थित बहुत से सूक्ष्म प्रवर्धों में से एक।

Gen- (जेन-)— एक उपसर्ग जिसका अर्थ पैदा हुआ, उत्पन्न करने वाला, होने वाला है।

-gen (-जेन)— "का पूर्वगामी" को निर्दिष्ट करने वाला प्रत्यय।

Gena (जीना)— चेहरे का पार्श्व, गाल।

Genal (जीनल)— गालों से सम्बन्धित।

Gender (जैन्डर)— किसी व्यक्ति का लिंग।

Gene (जीन)—आनुवंशिकता की एक मूलभूत इकाई। प्रत्येक जीन स्वप्रजननी, अतिसूक्ष्मदर्शी द्वारा ही दिखाई देने वाला तथा किसी गुणसूत्र पर किसी निश्चित स्थान पर स्थित रहने वाला एवं नये लक्षण को उत्पन्न करने वाला होता है। आनुवंशिक लक्षण गुणसूत्रों के किसी जोड़े पर एक से स्थान पर स्थित जीनों के जोड़ों द्वारा नियन्त्रित होते हैं। जीन मुख्यतया निम्न प्रकार के होते हैं।

Allelic genes (एलीलिक जीन्स)— गुणसूत्रों के जोड़ों पर एक से स्थान पर स्थित जोड़ों में जीन।

Autosomal gene (ऑटोसोमल जीन)— लिंग गुणसूत्रों के अतिरिक्त अन्य किसी भी गुणसूत्र पर स्थित कोई जीन।

Complementary genes (कमप्लीमेन्टरी जीन्स)— दो एलील रहित जीनों के स्वतन्त्र जोड़े जिनमें से कोई भी दूसरे की अनुपस्थिति में अपना प्रभाव नहीं दिखाता।

Dominant gene (डोमिनैन्ट जीन)— ऐसा जीन जो अपने एलील (साथी जीन) की सहायता के बिना ही अपना प्रभाव दिखाता है।

Holandric genes (होलेन्ड्रिक जीन्स)— वे जीन जो Y (वाई) गुणसूत्रों पर स्थित होते हैं तथा केवल पुरुष सन्तान में ही प्रकट होते हैं।

Inhibiting gene (इनहिबिटिंग जीन)— वह जीन जो दूसरे जीन के प्रभावों को रोक देता है।

Lethal gene (लीथल जीन)— ऐसा जीन जिसकी उपस्थिति से व्यक्ति की मृत्यु हो जाती है, अधिकांशत गर्भाशय में भ्रूण की मृत्यु हो जाती है।

Modifying gene (मोडीफाईंग जीन)— वह जीन जो दूसरे जीन के प्रभाव को प्रभावित करता है अथवा परिवर्तित कर देता है।

Mutant gene (म्यूटैन्ट जीन)— एक परिवर्तित जीन जो स्थायी रूप से भिन्न प्रकार से कार्य करता है।

Operator gene (ऑपरेटर जीन)— दूसरे जीनों की क्रियाओं को नियन्त्रित करने वाला जीन।

Pleiotropic gene (प्लीयोट्रोपिक जीन)— एक से अधिक प्रभावों वाला जीन।

Recessive gene (रीसीसिव जीन)— वह जीन जो तभी कोई प्रभाव उत्पन्न करता है जब वह दोनों क्रोमोसोमों में विद्यमान हो अथवा ऐसा जीन जो सन्तान में तभी कोई प्रभाव उत्पन्न करता है जब वह माँ-बाप दोनों से सन्तान में संचारित हुआ हो।

Regulator gene (रेगुलेटर जीन)— अन्य जीन की किसी विशिष्ट सक्रियता को नियन्त्रित करने वाला एक जीन।

Sex-linked gene (सैक्स-लिंक्केड जीन)— लिंग-सम्बद्ध जीन जो लिंग गुणसूत्र विशेषकर एक्स गुणसूत्र पर स्थित होता है।

Genealogy (जीनीयालॉजी)— किसी आनुवंशिक रोग का निदान करने के लिए रोगी की वंश-परम्परा का अध्ययन करना, जीनविज्ञान।

Genera (जेनेरा)— Genus का बहुवचन।

General (जनरल)—1. सार्वदैहिक (सम्पूर्ण शरीर से सम्बन्धित) 2. सामान्य।

Generalization (जनरलाइज़ेशन)— 1. सामान्य या व्यापक बनना या बनाना 2. सार्वदैहिक बन जाना जैसे किसी स्थानीय रोग का सार्वदैहिक बन जाना।

Generalize (जनरलाइज)— 1. सामान्य बनना अथवा सामान्य बनाना 2. सार्वदैहिक बनना जैसे किसी स्थानीय रोग का सार्वदैहिक बन जाना।

Generalized (जनरलाइज़्ड)— शरीर के किसी अंग या भाग को पूर्ण रूप से ग्रस्त करने वाला।

Generate (जेनेरेट)— उत्पन्न करना, जन्म देना।

Generation (जेनेरेशन)— 1. सन्तानोत्पत्ति की क्रिया, जनन 2. पीढ़ी 3. विद्युत् धारा का उत्पादन।

Generational (जनेरेशनल)— पीढ़ियों से सम्बन्धित।

Generative (जेनेरेटिव)— सन्तानोत्पत्ति से सम्बन्धित।

Generator (जेनेरेटर)— ऊष्मा, विद्युत् अथवा आवेगों को उत्पन्न करने वाला एक उपकरण।

Generic (जेनेरिक)— 1. किसी जीनस या वंश से सम्बन्धित 2. सामान्य 3. स्पष्ट 4. किसी ऐसी औषधि के नाम को प्रदर्शित करने वाला जो व्यापारिक नाम द्वारा सुरक्षित नहीं रहती।

Genesial (जेनेसियल)— उत्पादन सम्बन्धी।

Genesiology (जेनेसियोलॉजी)— जनन विद्या।

Genesis (जेनेसिस)— 1. जनन क्रिया 2. किसी भी वस्तु का उद्‌गम अथवा प्रारम्भ होना या उत्पन्न होना जैसे कैन्सर के बनने का आरम्भ हो जाना।

Genetic (जेनेटिक)— जनन सम्बन्धी, जीनी।

Geneticist (जेनेटीसिस्ट)— आनुवंशिकीविज्ञ।

Genetics (जेनेटिक्स)— आनुवंशिकी।

Behavioral genetics (बीहेवियरल जेनेटिक्स)— व्यवहार की जाँच करने में वंशानुगत कारकों का अध्ययन।

Biochemical genetics (बायोकैमिकल जेनेटिक्स)— जीनो के जीवरसायनविज्ञान का एवं उन पर रासायनिक प्रभावों का अध्ययन।

Clinical genetics (क्लीनिकल जेनेटिक्स)— जीनी या जननिक रोगों के निदान, उनकी रोकथाम एवं चिकित्सा में आनुवंशिकी का प्रयोग।

Human genetics (ह्यूमन जेनेटिक्स)— मानव जाति के जीनी पहलुओं का अध्ययन।

Genetopathy (जेनेटोपैथी)— जनन संस्थान को प्रभावित करने वाला कोई भी रोग।

Genetotrophic (जेनेटोट्रॉफिक)— आनुवंशिकी एवं पोषण सम्बन्धी।

Genetous (जेनेटस)— जन्मजात।

Genial (जेनियल)— ठुड्ढी सम्बन्धी।

Genic (जेनिक)—जीन सम्बन्धी अथवा जीनों द्वारा उत्पन्न।

-genic (-जेनिक)— उत्पन्न करने वाला, बनाने वाला, के द्वारा उत्पन्न या बना हुआ को निर्दिष्ट करने वाला प्रत्यय।

Genicula (जेनीकुला)—Geniculum का बहुवचन।

Genicular (जेनीकुलर)— घुटने से सम्बन्धित।

Geniculate (जेनीकुलेट)—1. घुटने के समान मुड़ा हुआ, जानुवत 2. आनन-तन्त्रिका के गैंग्लियान से सम्बन्धित।

Geniculated (जेनीकुलेटेड)—Geniculate.

Geniculate otalgia (जेनिकुलेट आटेल्जिया)—आनन-तन्त्रिका से कान तक पहुँचने वाला दर्द।

Geniculum (जेनीकुलम)— 1. गाँठ के समान संरचना 2. घुटना।

Genion (जेनीयान)—ठुड्डी के कंटक की नोक, चिबुक-बिन्दु।

Genioplasty (जेनियोप्लास्टी)— ठुड्डी अथवा गाल की प्लास्टिक सर्जरी द्वारा मरम्मत करना, चिबुक-संधान।

Genital (जेनाइटल)—जननांगों से सम्बन्धित, जननांगी।

Genitalia, Genitals (जेनाइटेलिया, जेनाइटल्स)— जननांग, जननेन्द्रिय। ये निम्न प्रकार के होते हैं–

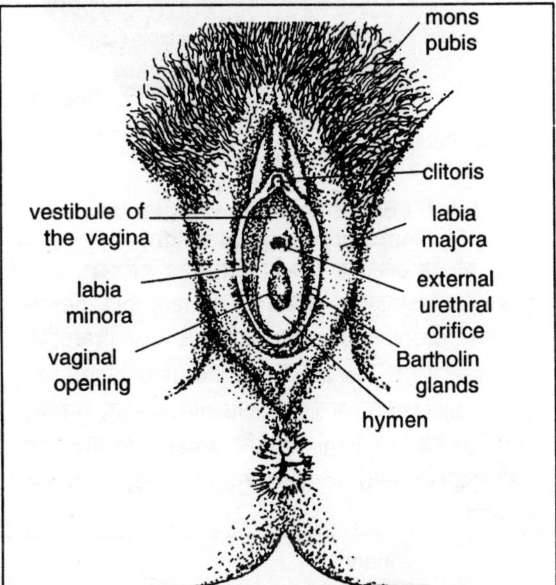

Fig. 178A : Female external genitalia (स्त्री के बाह्य जननांग)

vestibule of the vagina=योनि प्रघाण, labia minora =लघु भगोष्ठ, vaginal opening=योनि छिद्र, hymen= योनिच्छद Bartholin glands=बार्थोलिन ग्रन्थियाँ, external urethral orifice=बाह्य मूत्र-मार्ग मुख, labia majora=वृहद् भगोष्ठ, clitoris=भगनासा या भगशिश्निका, mons pubis=जघन शैल,

Female genitalia (फिमेल जेनाइटेलिया)— बाह्य स्त्री जननांग जिन्हें सामूहिक रूप से भग या वल्वा कहा जाता है जिसमें जघन शैल, बृहत भगोष्ठ, लघु भगोष्ठ, भगशिश्निका, योनि प्रघाण, बार्थोलिन ग्रन्थियों, योनिच्छद, योनि छिद्र एवं बाह्य मूत्र मार्ग छिद्र का समावेश होता है। आन्तरिक जननांगों में दो डिम्बग्रन्थियाँ, दो डिम्ब वाहिनियाँ, एक गर्भाशय एवं एक योनि होती है।

Male genitalia (मेल जेनाइटेलिया)— बाह्य पुरुष जननांग जिनमें वृषण जिसमें अपने-अपने अधिवृषणों सहित दो शुक्रग्रन्थियाँ होती हैं और जो शुक्राणुओं की

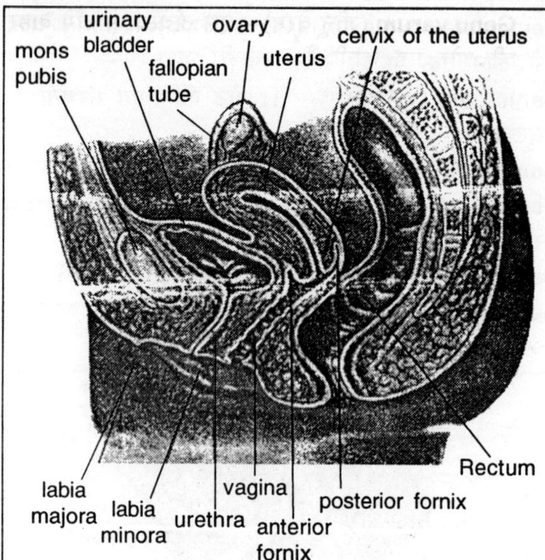

Fig.178B : Female internal genitalia (anteroposterior section)

स्त्री के आन्तरिक जननांग (अग्र-पश्च परिच्छेद)

mons pubis=जघन संधानक, urinary bladder = मूत्राशय, fallopian tube=डिम्बवाहिनी, ovary=डिम्बग्रन्थि, uterus=गर्भाशय, cervix of the uterus=गर्भाशयग्रीवा, labia majora=वृहत् भगोष्ठ, labia minora=लघु भगोष्ठ, urethra=मूत्र-मार्ग, vagina=योनि, anterior fornix=अग्र तोरणिका, posterior fornix=पश्च तोरणिका, rectum= मलाशय

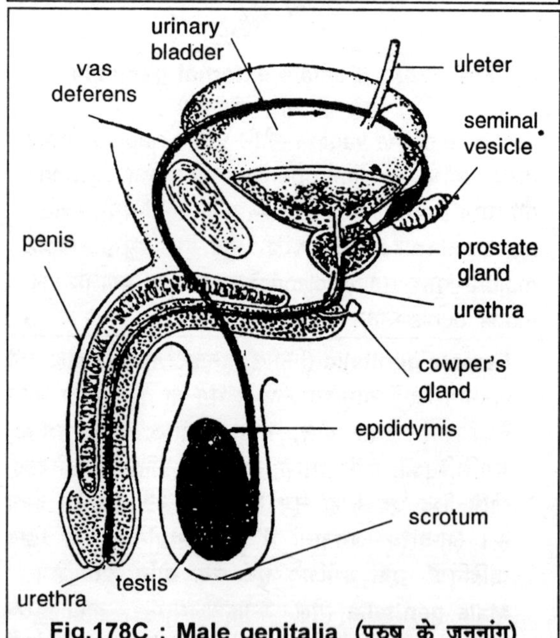

Fig.178C : Male genitalia (पुरुष के जननांग)

urinary bladder=मूत्राशय, vas deferens=शुक्र वाहिनी, penis=शिश्न, urethra=मूत्र-मार्ग, testis=शुक्रग्रन्थि, scrotum=अण्डकोष, epididymis=इपिडीडिमिस, Cowper's gland=काउपर ग्रन्थि, prostate gland=प्रोस्टेट या पुरःस्थ ग्रन्थि, seminal vesicle=शुक्राशय, ureter=मूत्रनली।

उत्पत्ति करती हैं, एवं मूत्रमार्ग सहित शिश्न सम्मिलित होते हैं। आन्तरिक जननांगों में अधिवृषणों सहित दो शुक्रग्रन्थियाँ, शुक्र-वाहिनियों सहित दो वृष्ण रज्जु, दो शुक्राशय, दो स्खलनीय वाहिनियाँ, एक पुरःस्थ या प्रोस्टेट ग्रन्थि तथा दो कूपर ग्रन्थियाँ होती हैं।

Genito- (जेनाइटो-)— जननांगों का संकेत देने वाला एक उपसर्ग।

Genitocrural (जेनाइटोक्रूरल)— जननांगों एवं जांघों से सम्बन्धित।

Genitofemoral (जेनाइटोफिमोरेल)—Genitocrural.

Genitography (जेनाइटोग्राफी)— विवर के छिद्र में भेदक माध्यम का एक इन्जैक्शन लगाकर मूत्रप्रजनन-विवर एवं आन्तरिक नलिकाओं का एक्स-रे परीक्षण करना।

Genitoplasty (जेनाइटोप्लास्टी)— प्लास्टिक सर्जरी द्वारा जननांगों की मरम्मत करना।

Genitourinary (जेनाइटोयूरीनरी)— जननांगों एवं मूत्रागों से सम्बन्धित, जननमूत्रांगी।

Genitourinary system (जेनाइटोयूरीनरी सिस्टम)— वह संस्थान अथवा तन्त्र जो मूत्र निर्माण एवं उसके उत्सर्जन सम्बन्धी अंगों तथा जननांगों से मिलकर बनता है।

Genius (जीनियस)— विशेष बुद्धि वाला अथवा अपूर्व बुद्धि का मनुष्य।

Genoblast (जीनोब्लास्ट)— गर्भित डिम्ब का केन्द्रक।

Genocide (जीनोसाइड)— जान बूझकर षड्यन्त्र रचकर किसी जाति विशेष अथवा सामाजिक समुदाय के लोगों की हत्या करना।

Genodermatology (जीनोडर्मेटोलॉजी)— त्वचा रोगों के आनुवंशिक पहलुओं का अध्ययन करना।

Genodermatosis (जीनोडर्मेटोसिस)— त्वचा का कोई भी जीनी अथवा आनुवंशिक रोग।

Genogram (जीनोग्राम)— तीन या अधिक पीढ़ियों का परिवार अभिलेख जिसमें सम्बन्धों, व्यवसायों, स्वास्थ्य, रोगों के इतिवृत्त तथा मृत्यु का समावेश होता है।

Genome (जीनोम)— गुणसूत्रों या क्रोमोसोमों के अगुणित सैट में आनुवंशिक कारकों का पूरा सैट।

Genomic (जीनोमिक)— जीनोम से सम्बन्धित।

Genomics (जीनोमिक्स)— विशेष जीवों के जीनोम की रचना का अध्ययन।

Genotoxic (जीनोटॉक्सिक)— कोशिकाओं में विद्यमान जीनी पदार्थ के लिए विषैला।

Genotype (जीनोटाइप)— व्यक्तियों का एक वर्ग जो जीनी-संगठन में एक दूसरे से मिलते-जुलते हैं, जीनप्ररूप, समजीनी।

Genotypic (जीनोटाइपिक)—Genotypical.

Genotypical (जीनोटाइपिकल)— जीनप्ररूप या समजीनी से सम्बन्धित, जीनप्ररूपी।

-genous (-जीनस)— आरम्भ होने वाला अथवा से उत्पन्न को प्रदर्शित करने वाला प्रत्यय।

Genu (जीनू)— 1. घुटना, जानु 2. मुड़े हुए घुटने के समान कोई भी रचना। घुटना निम्न प्रकार का हो सकता है–

Genu extrorsum (जीनू एक्सट्रोरसम)—Genu varum.

Genu introrsum (जीनू इन्ट्रोरसम)—Genu valgum.

Genu recurvatum (जीनू रीकर्वेटम)— घुटने पर अत्यधिक प्रसार, जानु अतिप्रसार।

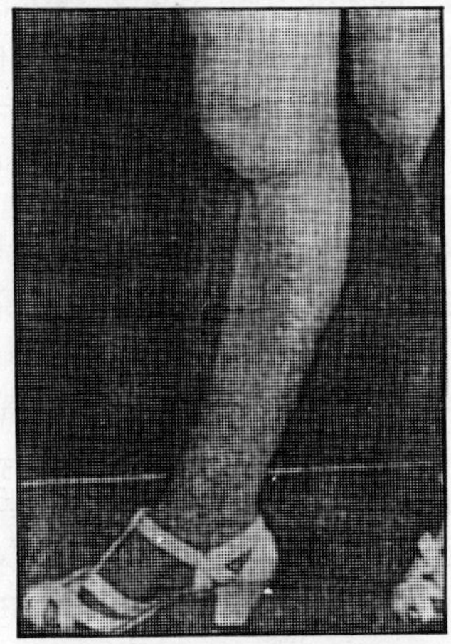

Fig. 179 : Genu recurvatum (जानु-अतिप्रसार)

Genu valgum (जीनू वैल्गम)— इस अवस्था में घुटने एक दूसरे के बहुत निकट होते हैं तथा टखने दूर-दूर स्थित रहते हैं, बहिर्नत जानु।

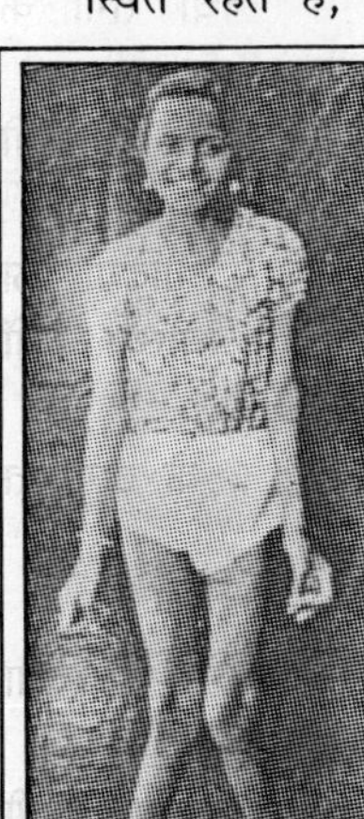

Fig. 180 : Genu valgum (बहिर्नत जानु अथवा संघट्ट जानु)

Genu varum (जीनू वेरम)— इस अवस्था में टाँगे बाहर की ओर मुड़ जाती हैं, अन्तर्नत जानु।

Genua (जीनुआ)— Genu का बहुवचन।

Genual (जेनुअल)— घुटने से सम्बन्धित, जानुपरक।

Genuclast (जीनूक्लास्ट)— घुटने में जोड़ के आश्लेषों (चिपकावों) को तोड़ने वाला एक यन्त्र।

Genucubital (जीनूक्यूबिट्‌ल)— घुटने एवं कोहनी से सम्बन्धित।

Genucubital position (जीनक्यूबिटल पोज़िशन)— ऐसी स्थिति जिसमें रोगी घुटने टेक कर बैठता है, उसकी जाँघें सीधी ऊपर को रहती हैं, शरीर को कोहनियों पर साधे रहता है तथा सिर नीचे हाथों पर रख लेता है।

Genuflex (जीनूफ्लैक्स)— घुटने पर झुका हुआ, जनुनत।

Genupectoral (जीनूपैक्टोरल)— घुटनों एवं छाती से सम्बन्धित।

Genupectoral position (जीनूपैक्टोरल पोज़िशन)— Knee-chest position.

Genus, plural **genera** (जीनस, बहुवचन जेनेरा)— जीवविज्ञान में जाति एवं कुल के बीच का विभाजन, वंश।

Genyantralgia (जेनीएन्ट्रेल्जिया)— ललाटीय नासा-विवरों में दर्द होना।

Genyantritis (जेनीएन्ट्राइटिस)— ललाटीय नासा-विवरों का शोथ।

Genyplasty (जेनीप्लास्टी)— जबड़े पर किया गया कोई भी प्लास्टिक ऑपरेशन, हनुसंधान।

Geo- (जीयो-)— पृथ्वी अथवा मिट्टी का संकेत देने वाला एक उपसर्ग।

Geode (जीयोड)— एक विस्फारित लसीका अवकाश।

Geographical tongue (जियोग्राफिकल टंग)— जिह्वा पर सतह के उखड़ने से बने चकत्ते जो नक्शों के समान प्रतीत होते हैं, भौगोलिक जिह्वा।

Geomedicine (जियोमेडिसिन)— स्वास्थ्य पर जलवायु एवं वातावरण के प्रभावों का अध्ययन।

Geopathology (जियोपैथोलॉजी)— क्षेत्रों एवं जलवायु के सम्बन्ध में रोगों का अध्ययन करना।

Geophagia, Geophagism, Geophagy (जियोफेजिया, जियोफेजिस्म, जियोफेजी) — न खाने योग्य पदार्थों जैसे खड़िया या मिट्टी आदि का खाना, मृदाभक्षण।

Geophilic (जियोफिलिक)— पृथ्वी पर अथवा मिट्टी में रहने वाले।

Geotaxis (जियोटैक्सिस)—Geotropism.

Geotragia (जियोट्रेजिया)—Geophagia.

Geotrichosis (जियोट्राइकोसिस)— जियोट्राइकम कैन्डीडम नामक कवक द्वारा फेफड़ों, मुख अथवा आँत का संक्रमण।

Geotropism (जियोट्रॉपिज़्म)— जीवित जीवों पर गुरुत्वाकर्षण शक्ति का प्रभाव।

Gephyrophobia (जीफाइरोफोबिया)— पानी का, पानी के ऊपर पुल पार करने अथवा नावों पर सैर करने का रोगोत्पादक भय।

Ger-, Gero-, Geronto- (जर-, जेरो-, जेरोन्टो-)— एक उपसर्ग जिसका अर्थ वृद्धावस्था तथा वृद्ध होता है।

Geratic (जेरेटिक)— बुढ़ापे से सम्बन्धित।

Geratology (जेरेटोलॉजी)— वृद्धावस्था का वैज्ञानिक अध्ययन।

Gereology (जेरीयोलॉजी) —Geratology.

Geriatric (जेरीयाट्रिक)— वृद्धावस्था अथवा जराचिकित्सा से सम्बन्धित।

Geriatrician (जेरीयाट्राइसियन)— जराचिकित्सा विशेषज्ञ।

Geriatrics (जेरीयाट्रिक्स)— चिकित्साशास्त्र की वह शाखा जिसका सम्बन्ध वृद्धावस्था की स्वास्थ्य समस्याओं एवं रोगों से होता है, जराचिकित्सा विज्ञान।

Geriodontics (जेरीयोडोन्टिक्स)— Gerodontics.

Germ (जर्म)— 1. रोगोत्पादक एक सूक्ष्मजीव, रोगाणु 2. एक जीवित पदार्थ जो किसी भाग अथवा सम्पूर्ण प्राणी में विकसित होने के सक्षम होता है, बीजाणु, जनन-कोशिका।

German measles (जर्मन मीज़ल्स)—Rubella.

Germ cell (जर्म सैल)—एक डिम्ब अथवा शुक्राणु, जनन कोशिका

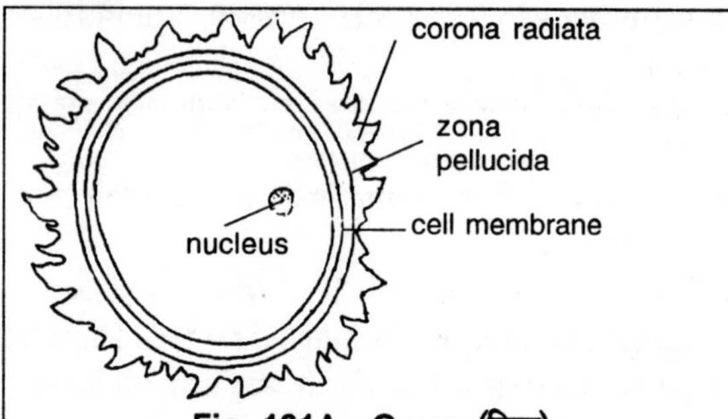

Fig. 181A : Ovum (डिम्ब)

Corona radiata=विकिरण-मण्डल, Zona pellucida= स्वच्छ-क्षेत्र, Cell membrane=कोशिका कला, Nucleus=केन्द्रक।

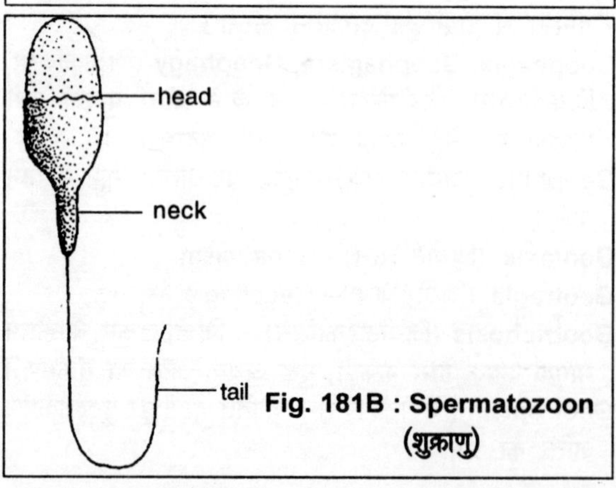

Fig. 181B : Spermatozoon (शुक्राणु)

head=सिर, neck=गर्दन, tail=दुम।

Germicidal (जर्मीसाइडल)— रोगोत्पादक सूक्ष्मजीवों को मारने वाला, रोगाणुनाशक।

Germicide (जर्मीसाइड)—Germicidal.

Germinal (जर्मीनल)— किसी जर्म अथवा जनन कोशिका या अंकुरण से सम्बन्धित अथवा जनन कोशिका की प्रकृति का, जननिक, बीज–

Germinal disk (जर्मिनल डिस्क)—Blastoderm.

Germinal epithelium (जर्मिनल इपिथीलियम)— भ्रूण के जननांगी कटक की सतह को ढकने वाली उपकला।

Germination (जर्मिनेशन)— 1. गर्भित डिम्ब अथवा अण्डाणु का भ्रूण में विकसित होना 2. किसी पौधे के बीजों का उगना, अंकुरण।

Germinative (जर्मिनेटिव)— अंकुरण अथवा किसी जनन कोशिका से सम्बन्धित।

Germinoma (जर्मिनोमा)— शुक्रग्रन्थि अथवा डिम्बग्रन्थि में स्थित जनन कोशिकाओं का एक अर्बुद।

Germ layers (जर्म लेयर्स)— भ्रूण के तीन प्राथमिक कोशिका अस्तर–बहिर्जनस्तर, मध्यजनस्तर एवं अन्तर्जनस्तर जिनसे शरीर के ऊतक एवं अंग विकसित होते हैं।

Germ plasm (जर्म प्लाज़्म)— जननीय ऊतक।

Gerocomia (जीरोकोमिया)— वृद्ध लोगों की चिकित्सीय देखभाल।

Geroderma, Gerodermia (जीरोडर्मा, जीरोडर्मिया)— बालों के समय से पूर्व झड़ जाने, त्वचा में झुर्रियाँ पड़ने एवं सार्वदैहिक शोष के उत्पन्न हो जाने के फलस्वरूप वृद्धावस्था या बुढ़ापे का प्रकट होना।

Gerodontics (जीरोडोन्टिक्स)— दन्तचिकित्सा की एक शाखा जिसका सम्बन्ध वृद्ध लोगों की दन्त समस्याओं से होता है, जरादन्तचिकित्सा।

Gerodontist (जीरोडोन्टिस्ट)— जरादन्तचिकित्सा में विशेषज्ञ।

Gerodontology (जीरोडोन्टोलॉजी)— वृद्धावस्था की दन्त-समस्याओं का अध्ययन।

Geromarasmus (जीरोमैरेस्मस)— अत्यधिक वृद्धावस्था में होने वाली कृशता।

Geromorphism (जीरोमॉर्फिज़्म)— कालपूर्व वृद्धत्व, समय से पहले बुढ़ापा आ जाना। जवानी में बुढ़ापा दिखाई देने लगना।

Gerontal (जीरोन्टल)— जराजन्य या वृद्धावस्था का। वृद्ध व्यक्ति अथवा वृद्धावस्था से सम्बन्धित।

Gerontologist (जीरोन्टोलॉजिस्ट)— जराविज्ञान-विशेषज्ञ।

Gerontology (जीरोन्टोलॉजी)— जराविद्या, जराविज्ञान।

Gerontophilia (जीरोन्टोफीलिया)— बूढ़े लोगों से स्नेह।

Gerontophobia (जीरोन्टोफोबिया)— वृद्ध लोगों का विकृत भय।

Gerontopia (जीरोन्टोपिया)— वृद्ध लोगों में केन्द्रकीय मोतियाबिन्दु के बनने से निकट-दृष्टि में सुधार होना।

Gerontotherapeutics (जीरोन्टोथिराप्यूटिक्स)— वृद्धावस्था के बहुत से पहलुओं के विकास को रोकने के लिए किसी व्यक्ति की चिकित्सा करना।

Gerontotherapy (जीरोन्टोथिरैपी)— वृद्ध लोगों के रोगों की चिकित्सा।

Gerontoxon (जीरोन्टोक्सोन)—Arcus senilis.

Geropsychiatry (जीरोसाइकियाट्री)— वृद्ध व्यक्तियों के मानसिक विकारों का निदान एवं उनकी चिकित्सा।

Gestagen (जेस्टेजन)— प्रोजेस्टेरोन के प्रभावों को उत्पन्न करने वाला।

Gestaltism (जैस्टेल्टिज़्म)— ऐसी धारणा कि वस्तुएँ पूर्ण रूप में या आकृति में होती है जिन्हें विखण्डित नहीं किया जा सकता जैसे किसी वर्ग का ज्ञान चार पृथक रेखाओं की अपेक्षा वर्ग के रूप में ही होता है।

Gestation (जेस्टेशन)— डिम्ब अथवा अण्डाणु के गर्भाधान के समय से लेकर बच्चे के जन्म लेने तक का काल, सगर्भता। जेस्टेशन निम्न प्रकार का हो सकता है—

Ectopic gestation (एक्टोपिक जेस्टेशन)— ऐसी सगर्भता जिसमें भ्रूण गर्भाशय से बाहर जैसे डिम्ब वाहिनी, डिम्बग्रन्थि या उदर-गुहा आदि में विकसित होता है; अस्थानी सगर्भता।

Plural gestation (पिल्यूरल जेस्टेशन)—ऐसी सगर्भता जिसमें एक से अधिक भ्रूण होते हैं।

Prolonged gestation (प्रोलोंग्ड जेस्टेशन)— ऐसी सगर्भता जिसका सामान्य से अधिक समय हो जाता है।

Secondary gestation (सेकण्डरी जेस्टेशन)— ऐसी सगर्भता जिसमें डिम्ब अपने आरोपण के प्रारम्भिक स्थान से अलग होकर नये स्थान पर विकिसित होता है।

Gestational age (जेस्टेशनल ऐज़)— भ्रूण की आयु जिसकी अन्तिम मासिक धर्म के प्रथम दिन से गणना की जाती है तथा जिसे सप्ताहों में व्यक्त किया जाता है।

Gestation sac (जेस्टेशन सैक)— उल्व-कोश।

Gestation time (जेस्टेशन टाइम)— सामान्य गर्भावस्था या सगर्भता की अवधि।

Gestoses (जेस्टोसेस)— Gestosis का बहुवचन।

Gestosis (जेस्टोसिस)— गर्भावस्था का कोई भी विकार।

Gesture (गैस्चर)— किसी विचार, राय या मनोभाव को अभिव्यक्त करने वाली कोई भी चेष्टा; संकेत या इशारा।

Geumaphobia (ग्यूमेफोबिया)— स्वाद का विकृत भय।

GFR (जीएफआर)— केशिकागुच्छीय निस्यन्दन दर।

GH (जी एच)—Growth Hormone. वृद्धि हार्मोन।

Ghon's primary lesion, tubercle (घोन्स प्राइमरी लीज़न, ट्यूबरकल)— प्रारम्भिक फुफ्फुसीय यक्ष्मा से पीड़ित बच्चों की फेफड़े की एक्स-रे फिल्म में दिखाई देने वाला एक छोटा-सा धब्बा।

Ghost (घोस्ट)— भूत-प्रेत, प्रेतात्मा, छाया।

Ghost corpuscle (घोस्ट कार्पुसल)— वर्णक रहित लाल रक्त कणिका।

GH-RH (जी एच-आर एच)— वृद्धि हार्मोन को मुक्त करने वाला हार्मोन।

Giant (जीयान्ट) — सामान्य से अधिक बड़ा, महा।

Giant cell (जीयान्ट सैल)— एक वृहत् कोशिका जिसमें कई केन्द्रक होते हैं जो कई कोशिकाओं के बने प्रतीत होते हैं परन्तु उनकी कोई स्पष्ट बाह्य रेखा नहीं होती।

Giantism (जीयान्टिज़्म)— कोशिकाओं, ऊतकों, अंगों, शरीर के भागों अथवा सम्पूर्ण शरीर में अत्यधिक वृद्धि होना। महाकायता।

Giardia (जियार्डिया)— नाशपाती के आकार के एककोशिकीय जन्तुओं का एक वंश जिनमें कशाभ होते हैं, मनुष्य की छोटी आँत में रहते हैं तथा इसकी श्लेष्मिक झिल्ली से लगे रहते हैं जिससे ये अपना पोषण अवशोषित करते हैं।

Giardia lamblia (जियार्डिया लैम्बलिया)— मनुष्य में पाई जाने वाली जियार्डिया की एक जाति जो मनुष्य में रोग उत्पन्न करती है।

Giardiasis (जियार्डिएसिस)— जियार्डिया लैम्बलिया के संक्रमण से उत्पन्न रोग जिसमें वसीय मल के दस्त होते हैं तथा पेट फूल जाता है।

Gibbon's hydrocele (गिब्बन्स हाइड्रोसील)— एक हाइड्रोसील एवं वृहत् हर्निया संयुक्त रूप में, सजलवृषणहर्निया।

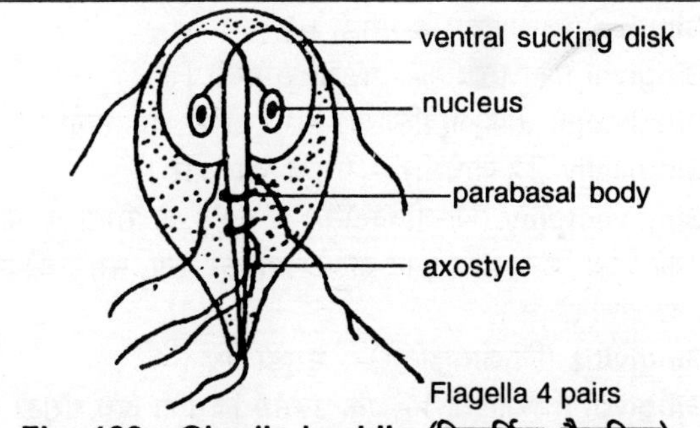

Fig. 182 : Giardia lamblia (जियार्डिया लैम्बलिया)

Ventral sucking disk=अभ्युदरीय चूषक चक्रिका, Nucleus= केन्द्रक, Parabasal body=परा-आधारी काय, Axostyle= एक्सोस्टाइल, Flagella 4 pairs=4 जोड़ी कशाभ।

Gibbosity (गिब्बोसिटी)— कुब्जता अथवा कुबड़ापन होने की दशा या आगे को झुकना।

Gibbous (गिब्बस)— कुबड़ा व्यक्ति।

Gibbus (गिब्बस)— कूबड़।

Giddiness (गिडीनैस)— चक्कर आना, शिरोघूर्णन

Gigantism (जिगान्टिज़्म)— शरीर की अथवा इसके किसी भाग की अत्यधिक वृद्धि होना, महाकायता।

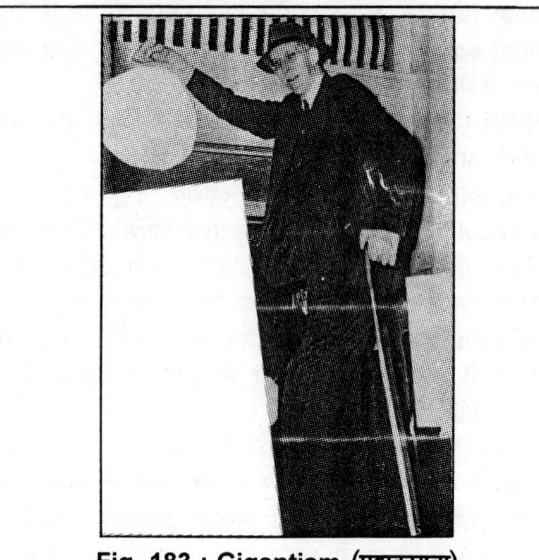

Fig. 183 : Gigantism (महाकायता)

Gigantoblast (जिगैन्टोब्लास्ट)— एक बहुत बड़ी केन्द्रक युक्त लाल रक्त कोशिका।

Gigantocyte (जिगैन्टोसाइट)— 1. एक महाकाय कोशिका। 2. एक बहुत बड़ी लाल रक्त कोशिका।

Gigantomastia (जिगैन्टोमैस्टिया)— स्तन का अत्यधिक बढ़ जाना।

Gigantosoma (जिगैन्टोसोमा)— शरीर का परिमाण असामान्य हो जाना।

Gingiva (जिन्जाइवा)— मसूड़ा।

Gingival (जिन्जाइवल)— मसूड़ा सम्बन्धी।

Gingivalgia (जिन्जीवैल्जिया)— मसूड़ो में दर्द होना।

Gingivally (जिन्जीवैली)— मसूड़ो की ओर।

Gingivectomy (जिन्जीवेक्टॉमी)— मसूड़े के रोगग्रस्त भाग को शल्य-क्रिया द्वारा काट कर अलग कर देना, मसूड़ोच्छेदन, दंतमांसोच्छेदन।

Gingivitis (जिन्जीवाइटिस)— मसूड़ाशोथ।

Gingivo- (जिन्जाइवो-)— एक उपसर्ग जिसका अर्थ मसूड़ों से है।

Gingivoglossitis (जिन्जाइवोग्लोसाइटिस)— मसूड़ों एवं जिह्वा का शोथ।

Gingivolabial (जिन्जाइवोलेबियल)— मसूड़ों एवं होठों से सम्बन्धित।

Gingivoplasty (जिन्जाइवोप्लास्टी)— प्लास्टिक सर्जरी द्वारा मसूड़ों के किनारों को सही करना, मसूड़ासंधान।

Gingivosis (जिन्जाइवोसिस)— मसूड़ों का जीर्ण विस्तृत शोथ जिसमें मसूड़ा ऊतक का व्यपजनन (ह्रास) एवं शोष हो जाता है।

Gingivostomatitis (जिन्जाइवोस्टोमेटाइटिस)— मसूड़ों एवं मुख की श्लेष्मिक कला का शोथ। यह निम्न दो प्रकार का होता है :-

Herpetic gingivitis (हर्पेटिक जिन्जीवाइटिस) — हर्पीज सिमप्लैक्स विषाणु के संक्रमण के द्वारा उत्पन्न मसूड़ों एवं मुख-श्लेष्मकला का शोथ जिसमें मुख के भीतर लाली हो जाती है, बहुत सी पुटिकाएँ बन जाती हैं, वेदनायुक्त व्रण बन जाते हैं एवं ज्वर हो जाता है।

Necrotizing ulcerative gingivitis (नेक्रोटाइजिंग अल्सेरेटिव जिन्जीवाइटिस)— तीव्र मुखपाक जिसमें मुख-श्लेष्मकला एवं मसूड़ों में जख्म बन जाते हैं एवं उनका परिगलन हो जाता है।

Ginglyform (गिंग्लीफॉर्म)— कोर सन्धि के समान।

Ginglymoarthrodial (गिंग्लीमोआर्थ्रोडियल)— ऐसे जोड़ से सम्बन्धित जो कुछ अवलम्बी एवं कुछ संसर्पी होता है।

Ginglymoid (गिंग्लीमॉयड)— कोर सन्धि से सम्बन्धित अथवा कोर सन्धि जैसा।

Ginglymus (गिंग्लीमस)— कोर सन्धि, चल सन्धि। ऐसी सन्धि जिसमें आगे-पीछे केवल एक तल में ही गति होती है।

Girdle (गर्डिल)— कोई भी वस्तु जो शरीर को चारों ओर से घेरे होती है, कटिबन्ध, मेखला जैसे–

Pectoral or shoulder girdle (पैक्टोरल या शोल्डर गर्डिल)— घेरने वाली अस्थिल संरचना जो क्लैविकल एवं स्कैपुला हड्डी से मिलकर बनती है और जिससे ऊपरी भुजा जुड़ी होती है, वक्षीय मेखला, स्कन्ध मेखला।

Pelvic girdle (पैल्विक गर्डिल)— घेरने वाली अस्थिल संरचना जो कूल्हे की दो हड्डियों से मिलकर बनती हैं जिससे निचली भुजाएँ जुड़ी होती हैं, श्रोणि मेखला।

Girdle pain (गर्डिल पेन)—Zonesthesia.

Girdle symptom (गर्डिल सिम्प्टम)— छाती पर खिंचाव महसूस होना जैसा कि कशेरुकाओं का निपात हो जाने के परिणाम स्वरूप सुषुम्ना रज्जु के सकुंचित हो जाने पर पॉट्स रोग में देखा जाता है।

Girth (गर्थ)— परिधि।

Gitter cell (गिटर सैल)— मस्तिष्क आघात के स्थानों पर पायी जाने वाली एक वृहत्भक्षककोशिका।

Glabella (ग्लेबेला)— नाक के ऊपर एवं आँखों की भौहों के बीच ललाट-अस्थि पर स्थित चिकना स्थान, स्थपनी, भ्रूमध्य।

Glabellad (ग्लेबेलाड)— भ्रूमध्य या स्थपनी की ओर।

Glabrate (ग्लेब्रेट)— 1. गंजा 2. चिकना।

Glabrous (ग्लेब्रस)—Glabrate.

Glacial (ग्लेसियस)—बर्फ के समान।

Gladiate (ग्लेडिएट)— खड्गाकार, तलवार के आकार का।

Gladiolus (ग्लेडियोलस)— उरोस्थि या स्टर्नम का बीच का एवं मुख्य भाग, उरोस्थि-काय।

Glaire (ग्लेयर)— अण्डे की सफेदी।

Glairy (ग्लेयरी)— अण्डे की सफेदी के समान।

Gland (ग्लैण्ड)— एककोशिकीय अथवा बहुकोशिकीय कोमल पिण्ड या कोई अंग जो किसी तरल को स्रवित करता है जो (तरल) उस पिण्ड से मुक्त हो जाता है एवं शरीर के अन्य भागों द्वारा इसका उपयोग हो जाता है, ग्रन्थि, गिल्टी। ग्रन्थियाँ मुख्यतया निम्न प्रकार की होती हैं :-

Accessory gland (एसेसरी ग्लैण्ड)— इसी प्रकार की रचना की किसी ग्रन्थि के पास अथवा उससे कुछ ही दूरी पर स्थित सहायक के रूप में कार्य करने वाली एक छोटी-सी ग्रन्थि, अतिरिक्त ग्रन्थि।

Adrenal gland, Suprarenal gland (एड्रीनल ग्लैण्ड, सुप्रारीनल ग्लैण्ड)— प्रत्येक वृक्क (गुर्दे) के ऊपर स्थित एक अन्तःस्रावी ग्रन्थि, अधिवृक्क ग्रन्थि।

Apocrine gland (एपोक्राइन ग्लैण्ड)— ऐसी ग्रन्थि जिससे मुक्त हुए स्राव में स्रवित करने वाली कोशिकाओं के कुछ भाग विद्यमान रहते हैं, शिखरस्रावी ग्रन्थि।

Areolar glands (एरियोलर ग्लैण्ड्स)— स्त्री के स्तन में चूचुक को चारों ओर से घेरने वाले मण्डल में स्थित त्वग्वसीय ग्रन्थियाँ, मण्डल ग्रन्थियाँ।

Axillary glands (एक्ज़ीलरी ग्लैण्ड्स)— बगल में स्थित लसीका पर्व, कक्षा ग्रन्थियाँ।

Brachial glands (ब्रेकियल ग्लैण्ड्स)— ऊपरी बाहु एवं अग्रबाहु में स्थित लसीका ग्रन्थियाँ।

Ceruminous glands (सीरूमिनस ग्लैण्ड्स)— बाह्य श्रवण-नली में स्थित ग्रन्थियाँ जिनसे कर्ण-गूथ (कान का मैल) उत्सर्जित होता है, कर्णगूथ ग्रन्थियाँ।

Cervical glands (सर्वाइकल ग्लैण्ड्स)— गर्दन में स्थित लसीका ग्रन्थियाँ, ग्रैव ग्रन्थियाँ।

Cowper's gland (कूपर्स ग्लैण्ड)— दो छोटी ग्रन्थियों में से एक जो पीले रंग की एवं मटर के परिमाण की होती है और पुरुष में मूत्रमार्ग के कन्द के नीचे स्थित होती है तथा इससे लगी एक वाहिनी होती है जो ग्रन्थि के श्लेष्मिक स्राव को मूत्रमार्ग में पहुँचाती है। इस स्राव से वीर्य का एक भाग बनता है, कूपर ग्रन्थि।

Cutaneous glands (क्यूटेनियस ग्लैण्ड्स)— त्वचा की ग्रन्थियाँ विशेषकर त्वग्वसीय ग्रन्थियाँ।

Ductless glands (डक्टलैस ग्लैण्ड्स)— अन्तःस्रावी अथवा नलिका-विहीन ग्रन्थियाँ।

Eccrine gland (एक्राइन ग्लैण्ड)— त्वचा की स्वेद ग्रन्थि, स्वेदोत्सर्गी ग्रन्थि।

Endocrine glands (एण्डोक्राइन ग्लैण्ड्स)— अन्तःस्रावी ग्रन्थियाँ।

Exocrine gland (एक्सोक्राइन ग्लैण्ड)— ऐसी ग्रन्थि जिसके स्राव वाहिनियों द्वारा शरीर की सतह पर पहुँचते हैं, बहिःस्रावी ग्रन्थि।

Gastric glands (गैस्ट्रिक ग्लैण्ड्स)— आमाशय की स्रावी ग्रन्थियाँ जिनमें फण्डिक, कार्डियक तथा पाइलोरिक ग्रन्थियाँ सम्मिलित होती हैं।

Genital glands (जैनाइटल ग्लैण्ड्स)— स्त्रियों की डिम्बग्रन्थियाँ एवं पुरुष की शुक्रग्रन्थियाँ।

Inguinal glands (इन्गुवाइनल ग्लैण्ड्स)— वंक्षण क्षेत्र में स्थित लसीका पर्व।

Lacrimal glands (लैक्रीमल ग्लैण्ड्स)— अश्रु ग्रन्थियाँ।

Lactiferous gland (लैक्टीफेरस ग्लैण्ड)—Mammary gland.

Lymph gland, Lymphatic gland (लिम्फ ग्लैण्ड, लिम्फैटिक ग्लैण्ड)— लसीका-ऊतक की पर्विका जो किसी लसीका-वाहिनी के मार्ग में पाई जाती है, लसीका-ग्रन्थि।

Mammary glands (मैमेरी ग्लैण्ड्स)— स्त्री में पाई जाने वाली दो दुग्धस्रावी ग्रन्थियाँ। प्रत्येक ग्रन्थि में 15 से 20 दुग्धजन वाहिनियाँ होती हैं जिनमें से प्रत्येक एक पृथक छिद्र द्वारा चूचुक की सतह पर दूध छोड़ती है, स्तन-ग्रन्थियाँ।

Meibomian glands (मीबोमियन गलैण्ड्स)—Tarsal glands.

Mixed gland (मिक्सड ग्लैण्ड)— ऐसी ग्रन्थि जो अन्तःस्रावी एवं बहिःस्रावी दोनों कार्य करती है जैसे अग्न्याशय।

Muciparous glands (म्यूकीपेरस ग्लैण्ड्स)— श्लेष्मा स्रवित करने वाली ग्रन्थियाँ।

Mucous glands (म्यूकस ग्लैण्ड्स)— श्लेष्मिक ग्रन्थियाँ।

Oxyntic glands (ऑक्जिन्टिक ग्लैण्ड्स)— आमाशय के बुध्न एवं काय की श्लेष्मिक कला में पायी जाने वाली जठरीय ग्रन्थियाँ।

Parathyroid glands (पैराथाइरॉयड ग्लैण्ड्स) — थाइरॉयड ग्रन्थि के पश्चज तल पर स्थित चार छोटी ग्रन्थियाँ जो पैराथाइरॉयड हार्मोन—पैराथार्मोन स्रावित करती हैं जो कैल्सियम एवं फॉस्फोरस के चयापचय को नियमित करता है, परावटु ग्रन्थियाँ।

Parotid glands (पैरोटिड ग्लैण्ड्स)— दो सबसे बड़ी लार-ग्रन्थियाँ जिनमें से प्रत्येक कान के सामने स्थित होती है, कर्णपूर्व ग्रन्थि।

Pineal gland (पीनियल ग्लैण्ड)—Pineal body.

Pituitary gland (पिट्यूटरी ग्लैण्ड)— मस्तिष्क के आधार से संलग्न एक छोटी, भूरे रंग की, अण्डाकार ग्रन्थि

जो अधश्चेतक या हाइपोथैलेमस से जुड़ी होती है तथा अग्र एवं पश्च दो खण्डों में विभाजित रहती है; पीयूष ग्रन्थि, पीयूषिका

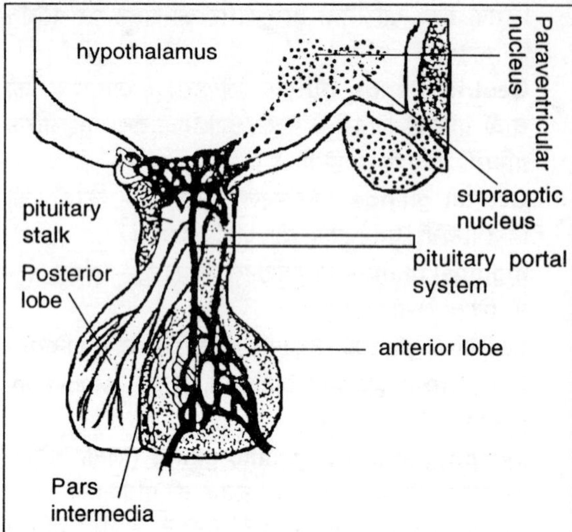

Fig. 184 : Pituitary gland (पियूष ग्रन्थि)

Hypothalamus=अधश्चेतक, pituitary stalk=पीयूष ग्रन्थि का वृन्त, posterior lobe=पश्चज खण्ड, pars intermedia=मध्यवर्ती भाग, anterior lobe=अग्रज खण्ड, pituitary portal system=पीयूष ग्रन्थि की प्रतिहारी प्रणाली, paraventricular nucleus=परानिलयी केन्द्रक, supraoptic nucleus=अधिचाक्षुष केन्द्रक।

Prostate gland (प्रोस्टेट ग्लैण्ड)— तीन खण्डों वाली एक ग्रन्थि जो पुरुष में मूत्राशय की ग्रीवा एवं मूत्रमार्ग को घेरे होती है, जिसमें वाहिनियाँ होती हैं जो मूत्रमार्ग के पुरःस्थ-भाग में खुलती हैं और उसमें ग्रन्थि के स्राव को मुक्त करती हैं जिससे वीर्य का एक भाग बनता है; पुरःस्थ ग्रन्थि।

Pyloric glands (पाइलोरिक ग्लैण्ड्स)— जठर-निर्गम या पाइलोरस के निकट स्थित जठरीय या आमाशयिक ग्रन्थियाँ जिनसे जठरीय रस स्रवित होता है, जठरनिर्गम-ग्रन्थियाँ।

Salivary glands (सैलाइवरी ग्लैण्ड्स)— तीन—पैरोटिड, सबलिंगुअल एवं सबमैण्डिबुलर लार-ग्रन्थियाँ।

Sebaceous glands (सिबेसियस ग्लैण्ड्स)— त्वग्वसा (त्वचा से निकलने वाला एक प्रकार का तैलीय पदार्थ) को स्रवित करने वाली त्वचा की ग्रन्थियाँ, त्वक्वसीय या त्वग्वसीय ग्रन्थियाँ।

Seromucous gland (सीरोम्यूकस ग्लैण्ड)— एक सीरमी एवं श्लेष्मिक दोनों की मिश्रित ग्रन्थि।

Sex glands (सैक्स ग्लैण्ड्स)— स्त्री में डिम्बग्रन्थियाँ

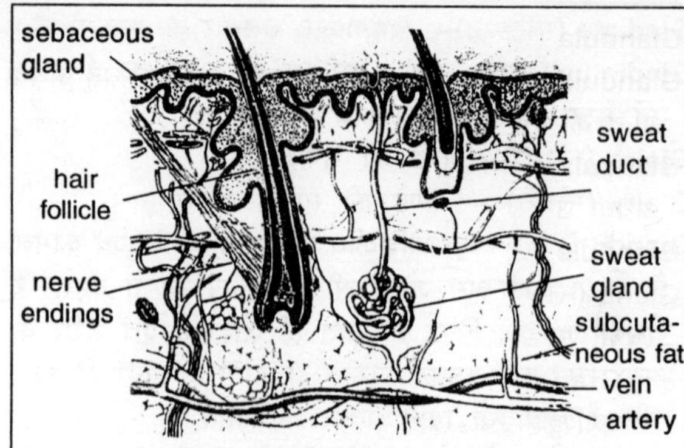

Fig. 185 : Sebaceous gland and sweat gland (त्वग्वसीय एवं स्वेद ग्रन्थि)

Sebaceous gland = त्वग्वसीय ग्रन्थि, Hair follicle = रोम-कूप या रोम-पुटक, Nerve endings = तन्त्रिका अन्त, Vein = शिरा, Artery = धमनी, Subcutaneous fat = अवत्वचीय वसा, Sweat gland = स्वेद ग्रन्थि, Sweat duct = स्वेद वाहिनी।

तथा पुरुष में शुक्रग्रन्थियाँ, लिंग ग्रन्थियाँ।

Submandibular glands (सबमैण्डीबुलर ग्लैण्ड्स)— दो लार-ग्रन्थियाँ, जिनमें से एक अधोहनु या मैण्डीबिल के नीचे प्रत्येक ओर स्थित होती है।

Sudoriferous glands (सूडोरीफेरस ग्लैण्ड्स)—Sweat glands.

Sweat glands (स्वीट ग्लैण्ड्स)— ग्रन्थियाँ जो त्वचा के नीचे स्थित रहती हैं, एक वाहिनी द्वारा त्वचा की सतह पर खुलती हैं जिनसे स्वेद या पसीना निकलता है; स्वेद ग्रन्थियाँ।

Tarsal glands (टार्सल ग्लैण्ड्स)— आँख की पलक में स्थित ग्रन्थियाँ जिनसे एक तैलीय पदार्थ स्रवित होता है जिससे पलके आपस में नहीं चिपकती।

Thyroid gland (थाइरॉयड ग्लैण्ड)— दो खण्डों से बनी एक नलिका-विहीन ग्रन्थि जिनमें से प्रत्येक खण्ड श्वास-प्रणाल के ऊपरी भाग के दोनों ओर स्थित होता है तथा इस्थमस द्वारा दोनों खण्ड आपस में जुड़े होते हैं। इस ग्रन्थि द्वारा थाइरॉक्सीन एवं ट्राइआयोडोथाइरोनीन हार्मोन उत्पन्न होते हैं जो चयापचयी दर को नियमित करने से सम्बन्धित होते है; अवटु ग्रन्थि।

Glanders (ग्लैण्डर्स)— घोड़ों का एक सांसर्गिक रोग जो स्यूडोमोनास मैलाई द्वारा मनुष्य में संचारित होता है जिसमें ज्वर हो जाता है, त्वचा एवं श्लेष्मिक कला में सूजन हो जाती है तथा फोड़े और जख्म बन जाते हैं; ग्लैण्डरर्स रोग।

Glandes (ग्लैण्ड्ज)— Glans का बहुवचन।

Glandilemma (ग्लेण्डिलेमा)— किसी ग्रन्थि का बाह्य आवरण, ग्रन्थिसम्पुट।

Glandula (ग्लैण्डुला)—एक छोटी ग्रन्थि, लघु ग्रन्थि।

Glandular (ग्लैण्डुलर)—1. किसी ग्रन्थि से सम्बन्धित अथवा ग्रन्थि की प्रकृति का, ग्रन्थिल 2. शिश्नमुण्ड से सम्बन्धित।

Glandular therapy (ग्लैण्डुलर थिरैपी)— अन्तःस्रावी ग्रन्थियों अथवा उनके सत्वों से रोगों की चिकित्सा करना।

Glandule (ग्लैण्डूल)—Glandula.

Glans (ग्लैन्स)— एक गोल पिण्ड अथवा ग्रन्थि के समान रचना, मुण्ड जैसे–

Glans clitoridis (ग्लैन्स क्लाइटोराइडिस)— भगशिश्निका का शीर्ष, भगशिश्निका मुण्ड।

Glans penis (ग्लैन्स पेनिस)— शिश्न का कन्दाकार अन्त, शिश्न मुण्ड।

Glanular (ग्लैनुलर)— शिश्न मुण्ड अथवा भगशिश्निका मुण्ड से सम्बन्धित।

Glare (ग्लेयर)— बहुत तेज चमकती रोशनी, चौंध।

Glarometer (ग्लेरोमीटर)— प्रकाश की तीव्रता को मापने वाला उपकरण, चौंधमापी।

Glass (ग्लास)— 1. पोटेशियम या सोडियम सिलीकेट तथा अन्य पदार्थों से बना एक कठोर, भंगुर (आसानी से टूट जाने वाला), आकार रहित, अधिकतर पारदर्शक पदार्थ ; कांच 2. कांच का बना एक पात्र जो अधिकतर बेलनाकार होता है। 3. दृष्टि सुधारने के लिए लगाये जाने वाले लैन्स।

Glasses (ग्लासेस)— 1. किसी फ्रेम में व्यवस्थित लैन्स जो दृष्टि-दोषों को दूर करने के लिए रोगी की आँखों के सामने लैन्सों को सही स्थिति में थामे रहता है। ग्लासें द्विकेन्द्रीय अथवा द्विनाभीय हो सकते हैं अर्थात् लैन्सों में दो भिन्न अपवर्तन-शक्तियाँ होती हैं जिनमें नीचे का भाग पास की वस्तुएँ देखने या पढ़ने में प्रयोग में लाया जाता है जबकि ऊपर का भाग दूर की वस्तुएँ देखने के काम आता है; चश्मा या ऐनक 2. धूप का चश्मा जो रोशनी की चौंध तथा वायु में स्थित कणों से आँखों की रक्षा करता है।

Glassy tissue (ग्लासी टिशू)— काचाभ ऊतक। काँच के समान दिखाई देने वाला ऊतक।

Glaucoma (ग्लोकोमा)— एक नेत्र रोग जिसमें आँख के अन्दर का दबाव बढ़ जाता है जिससे दृष्टि-नाड़ी (दबाव पड़ने के कारण) का शोष हो जाता है तथा दृष्टि मन्द हो जाती है, अधिमन्थ।

Glaucomatocyclitic (ग्लोकोमेटोसाइक्लाइटिक)— रोमकपिण्डशोथ से सम्बद्ध बढ़े हुए अन्तर्नेत्र्य दाब को निर्दिष्ट करने वाला।

Glaucomatous (ग्लोकोमेटस)— ग्लोकोमा सम्बन्धी अथवा ग्लोकोमा की प्रकृति का, अधिमन्थवत्, अधिमंथग्रस्त।

Glaze (ग्लेज़)— शीशे की तरह चमकाना।

Glazy (ग्लेज़ी)— चमकीला

Gleet (ग्लीट)— जीर्ण मूत्रमार्गशोथ में मूत्रमार्ग से निकलने वाला श्लेष्मिक अथवा सपूय स्राव, ग्लीट।

Gleety (ग्लीटी)— ग्लीट से सम्बन्धित, सूजाकग्रस्त।

Glenard's disease (ग्लीनार्ड्स डिज़ीज)— एक या अधिक आन्तरिक अंगों का भ्रंश।

Glenohumeral (ग्लीनोह्यूमेरल)— ह्यूमेरस हड्डी एवं असंगर्त गुहा से सम्बन्धित, अंसगर्तप्रगण्डिकी।

Glenoid (ग्लीनॉयड)—देखने में गर्त या गड्ढा जैसा लगना, असंगर्त।

Glenoid cavity (ग्लीनॉयड कैविटी)— स्कैपुला हड्डी में स्थित गर्त जिसमें ह्यूमेरस हड्डी का सिर फिट होता है, असंगर्त गुहा।

Glenoid fossa (ग्लीनॉयड फोसा)— टैम्पोरल हड्डी का खात जिसमें मैण्डिबूल का स्थूलक या कॉण्डाइल फिट होता है, असंगर्त खात।

Glenoid labrum (ग्लीनॉयड लेब्रम)— स्कैपुला हड्डी के ऊपर असंगर्त गुहा के चारों ओर स्थित तन्तूपास्थि ऊतक का एक छल्ला।

Glenoid lip (ग्लीनॉयड लिप)— असंगर्त गर्त के किनारे के चारों ओर स्थित तन्तुमय ऊतक का एक उठा हुआ किनारा।

Glia (ग्लाया)—Neuroglia. तन्त्रिका-बंध।

Gliacyte (ग्लायासाइट)— एक तन्त्रिका-बंध कोशिका।

Gliadin (ग्लायाडिन)— गेहूँ में स्थित एक प्रोटीन जिसमें विषैला कारक होता है जिससे सिलिएक अथवा कुक्षि-रोग उत्पन्न होता है। गेहूँ के आटे को पानी में मिलाने से बना चिपचिपा पिण्ड ग्लायाडिन के कारण होता है।

Glial (ग्लायल)— तन्त्रिका-बंध का अथवा उससे सम्बन्धित।

Glide (ग्लाइड)— फिसलना, खिसकना या सरकना।

Glidewire (ग्लाइडवायर)— एक चिकना बनाया गया पथदर्शक जिसे सामान्यतः मूत्रीय पथ में प्रयोग में लाया जाता है।

Gliding (ग्लाइडिंग)— फिसलने वाला, खिसकने या सरकने वाला।

Glioblast (ग्लियोब्लास्ट)— एक प्रारम्भिक स्नायविक कोशिका जो स्नायविक नली की प्रारम्भिक अन्तरीयक कोशिका से उत्पन्न होती है।

Glioblastoma (ग्लियोब्लास्टोमा)— तन्त्रिकाबंध कोशिका का एक दुर्दम अर्बुद, तन्त्रिकाबंधप्रसू-अर्बुद।

Glioblastoma multiforme (ग्लियोब्लास्टोमा मल्टीफोर्मी) — केन्द्रीय तन्त्रिका-तन्त्र का विशेषकर प्रमस्तिष्क का तेजी से बढ़ने वाला एक दुर्दम अर्बुद जो स्पोन्जियोब्लास्ट, एस्ट्रोब्लास्ट एवं एस्ट्रोसाइट कोशिकाओं से बना होता है; बहुरूपी तन्त्रिकाबंधप्रसू-अर्बुद।

Gliocyte (ग्लियोसाइट)— तन्त्रिकाबंध कोशिका।

Gliocytoma (ग्लियोसाइटोमा)— तन्त्रिकाबंध कोशिका का एक अर्बुद।

Gliogenous (ग्लियोजीनस)— तन्त्रिकाबंध उत्पन्न करने वाला।

Glioma (ग्लियोमा)— तन्त्रिकाबंध का सार्कोमा अर्बुद, तन्त्रिकाबंधार्बुद।

Glioma retinae (ग्लियोमा रेटिनी)— Retinoblastoma.

Gliomatosis (ग्लियोमेटोसिस)— तन्त्रिकाबंधार्बुद का बनना, तन्त्रिकाबंधार्बुदता।

Gliomatous (ग्लियोमेटस)— तन्त्रिकाबंधार्बुद से पीड़ित अथवा इसकी प्रकृति वाला, तन्त्रिकाबन्धार्बुदीय।

Gliomyoma (ग्लियोमायोमा)— तन्त्रिकाबंधार्बुद एवं पेश्यर्बुद का एक मिश्रित अर्बुद।

Gliomyxoma (ग्लियोमिक्सोमा)— तन्त्रिकाबन्धीय कोशिकाओं एवं तन्तुओं से युक्त एक श्लेष्मार्बुद।

Glioneuroma (ग्लियोन्यूरोमा)— तन्त्रिकाबंधार्बुद के तन्त्रिकार्बुद के साथ संयुक्त होने से बनने वाला अर्बुद, तन्त्रिकाबन्धतन्त्रिकार्बुद।

Gliosarcoma (ग्लियोसार्कोमा)— तन्त्रिकाबंधार्बुद एवं सार्कोमा संयुक्त रूप में, तन्त्रिकाबन्धकर्कटार्बुद।

Gliosis (ग्लियोसिस)— तन्त्रिकाबंध-कोशिकाओं का केन्द्रीय तन्त्रिका-तन्त्र में वृद्धि करना, तन्त्रिकाबंधवृद्धि।

Gliosome (ग्लियोसोम)— तन्त्रिकाबंध-कोशिकओं में पाए जाने वाले गोल पिण्डों में से एक।

Glissade (ग्लाइसेड)— स्थिरीकरण के बिन्दु को बदलने में आँख में होने वाली अनैच्छिक सरकने वाली गति।

Glissonian cirrhosis (ग्लाइसोनियन सिरह्रोसिस)— यकृत के पैरीटोनियम-अस्तर का शोथ, परियकृतशोथ।

Glissonitis (ग्लाइसोनाइटिस)— ग्लाइसन के कैप्सूल की सूजन।

Glisson's capsule (ग्लाइसन्स कैप्सूल)— यकृत का तन्तुमय ऊतक का बना बाह्य आवरण।

Glisson's disease (ग्लाइसन्स डिज़ीज)— बालास्थिविकार।

Globe (ग्लोब)— गोलक जैसे नेत्र-गोलक।

Globi (ग्लोबाइ)— Globus का बहुवचन।

Globin (ग्लोबिन)— 1. हीमोग्लोबिन का प्रोटीन घटक 2. प्रोटीनों के किसी विशेष वर्ग का कोई भी सदस्य।

Globinometer (ग्लोबिनोमीटर)— ग्लोबिनमापी।

Globoid (ग्लोबॉयड)— गोलाकार।

Globular (ग्लोब्यूलर)— गोलाकार।

Globule (ग्लोब्यूल)— एक छोटा गोलाकार पिण्ड।

Globuliferous (ग्लोबुलीफेरस)— छोटे-छोटे गोलाकार पिण्डों या कणिकाओं, विशेष रूप से लाल रक्त कोशिकाओं से युक्त।

Globulin (ग्लोबुलिन)— साधारण प्रोटीनों का एक वर्ग जो जल में अघुलनशील परन्तु नमक के घोल में घुलनशील (इयूग्लोबुलिन) होती हैं अथवा जल में घुलनशील प्रोटीन (स्यूडोग्लोबुलिन) होती हैं। ग्लोबुलिन मुख्यतया निम्न प्रकार की होती है–

Accelerator globulin (एक्सीलेरेटर ग्लोबुलिन) — रक्त के सीरम में विद्यमान एक ग्लोबुलिन जो थ्रॉम्बोप्लास्टिन एवं कैल्सियम आयन की उपस्थिति में प्रोथॉम्बिन के थ्रॉम्बिन में परिवर्तित होने की गति को बढ़ा देती है।

Alpha globulins (एल्फा ग्लोबुलिन्स)— रक्त के प्लाज़्मा में विद्यमान ग्लोबुलिन जो उदासीन अथवा क्षारीय घोलों में विद्युत्कणसंचलन द्वारा अत्यधिक गति करती हैं अतः एल्ब्युमिन के समान होती हैं।

Antihemophilic globulin (एन्टीहीमोफिलिक ग्लोबुलिन)— यह एक स्कन्दन कारक होती है अर्थात् रक्त के प्लाज़्मा में विद्यमान प्रोटीन जो रक्त के सामान्य रूप से जमने के लिये आवश्यक होती है। हीमोफीलिया से पीड़ित रोगी में इसकी कमी होती है, प्रतिहीमोफिली ग्लोबुलिन।

Beta globulins (बीटा ग्लोबुलिन्स)— रक्त के प्लाज़्मा में विद्यमान ग्लोबुलिन जो उदासीन अथवा क्षारीय घोलों में विद्युतकणसंचलन द्वारा एल्फा एवं गामा ग्लोबुलिनों की गतियों के बीच की तीव्रता से गति करती हैं।

Gamma globulins (गामा ग्लोबुलिन्स)— रक्त के प्लाज़्मा में विद्यमान ग्लोबुलिनों का एक समूह जो उदासीन या क्षारीय घोलों में विद्युत्कणसंचलन द्वारा एल्फा या बीटा ग्लोबुलिनों की अपेक्षा धीरे-धीरे गति करती हैं तथा जिनसे अधिकांश रोगक्षम एण्टीबॉडीज सम्बद्ध होती हैं।

Immune globulins (इम्यून ग्लोबुलिन्स)— सामान्यतया युवा मानव रक्त में विद्यमान एण्टीबॉडियों के साथ ग्लोबुलिनों का एक निर्जीवाणुक घोल जो दाता के प्लाज़्मा या सीरम से प्राप्त किया जाता है तथा अरोगक्षम व्यक्ति के संक्रामक यकृतशोथ, पोलियोमायलाइटिस तथा मम्प्स, कन्फेड़ या गदूद आदि के प्रति अप्रतिरोधी रोगक्षमीकरण के लिये तथा गामा ग्लोबुलिन की कमी में चिकित्सा के लिये प्रयोग में लाया जाता है।

Pertussis immune globulin (पर्टुसिस इम्यून ग्लोबुलिन)— ग्लोबुलिनों का एक निर्जीवाणुक घोल जो उस दाता के रक्त प्लाज़्मा से प्राप्त किया जाता है जिसे पर्टुसिस वैक्सीन द्वारा रोगक्षमीकृत किया गया है तथा इसे काली खाँसी की रोकथाम एवं उसकी चिकित्सा में प्रयोग में लाया जाता है।

Rabies immune globulin (रैबीज़ इम्यून ग्लोबुलिन)— रैबीज़ वैक्सीन द्वारा रोगक्षमीकृत दाता के रक्त प्लाज़्मा से प्राप्त ग्लोबुलिनों का एक निर्जीवाणुक घोल जिसे अप्रतिरोधी रोगक्षमीकरण कारक के रूप में रैबीज (पागल कुत्ते के काटने से उत्पन्न रोग) की रोकथाम के लिये प्रयोग में लाया जाता है।

Rh_0 (D) immune globulin {आर.एच.(डी.) इम्यून ग्लोबुलिन}— मानव रक्त प्लाज़्मा से प्राप्त ग्लोबुलिनों

का एक निर्जीवाणुक घोल जिसमें इरिथ्रोसाइट फैक्टर Rh_0 (D) के प्रति एण्टीबाडियाँ होती हैं। यह गर्भपात, चिकित्सार्थ गर्भपात अथवा Rh_0(D)- पाज़िटिव भ्रूण या बच्चे के जन्म के पश्चात् Rh_0(D)- निगेटिव माता में Rh_0(D) एण्टीबॉडी के बनने को रोकने के लिये प्रयोग में लाया जाता है और इस प्रकार यह अगली गर्भावस्था में गर्भलोहित-कोशिकाप्रसूमयता य इरिथ्रोब्लास्टोसिस फीटेलिस को उत्पन्न होने से रोकने के लिये लाभकारी होता है यदि बच्चा Rh- पाजिटिव होता है।

Serum globulin (सीरम ग्लोबुलिन)— ग्लोबुलिन, रक्त सीरम का एक भाग जो रक्त के सीरम अथवा प्लाज़्मा में पायी जाती हैं तथा जिनके साथ एण्टीबॉडियाँ संलग्न रहती हैं। विद्युत्कणसंचलन द्वारा इन्हें एल्फा, बीटा तथा गामा तीन प्रकार की ग्लोबुलिनों में विभाजित किया गया है जो विद्युत्कणसंचलन द्वारा उत्पन्न गति की तीव्रता में अन्तर होने के द्वारा एक दूसरे से भिन्न होती है।

Tetanus immune globulin (टेटनस इम्यून ग्लोबुलिन)— मानव दाताओं के रक्त प्लाज़्मा से प्राप्त गामा ग्लोबुलिनों का एक निर्जीवाणुक घोल, जिनका (दाता का) टेटनस टॉक्साइड द्वारा रोगक्षमीकरण हो चुका होता है। इसका धनुस्तम्भ या टेटनस रोग की रोकथाम एवं उसकी चिकित्सा में प्रयोग किया जाता है।

Globulinuria (ग्लोबुलिनूरिया)— मूत्र में ग्लोबुलिन का पाया जाना, ग्लोबिनमेह।

Globulose (ग्लोबुलोस)— ग्लोबुलिनो के पाचन के द्वारा उत्पन्न एल्ब्युमोस या प्रोटीन।

Globulus (ग्लोब्युलस)—Globule.

Globus (ग्लोबस)— गोलाकार रचना, गोलक।

Globus hystericus (ग्लोबस हिस्टीरीकस)— हिस्टीरिया में गले में एक गोला महसूस करना, वायुगोला।

Glomal (ग्लोमल)— किसी वाहिकागुच्छ या ग्लोमस से सम्बन्धित अथवा उसे संलिप्त करने वाला।

Glomangioma (ग्लोमैन्जियोमा)— अधिकतर हाथ या पैर की अँगुलियों के छोर पर अथवा त्वचा में धमनी-शिरावाहिकागुच्छ से उत्पन्न होने वाला एक सुदम अर्बुद, वाहिकागुच्छार्बुद।

Glomangiosis (ग्लोमैन्जियोसिस)— छोटी-छोटी रक्त वाहिनियों के बहुत से समूहों का बनना जिनमें से प्रत्येक वाहिका-गुच्छ के समान होता है, वाहिकागुच्छार्बुदता।

Glome (ग्लोम)—Glomus.

Glomectomy (ग्लोमेक्टॉमी)— शल्यक्रिया द्वारा किसी वाहिकागुच्छ को काट कर निकाल देना, वाहिकागुच्छोदन।

Glomera (ग्लोमेरा)— Glomus का बहुवचन।

Glomerate (ग्लोमेरेट)— गुच्छे के रूप में अथवा समूह में स्थित, गुच्छित या समूहीकृत।

Glomerular (ग्लोमेरूलर)— किसी केशिकागुच्छ से सम्बन्धित अथवा उसकी प्रकृति का, केशिकास्तवकीय, कोशिकागुच्छीय।

Glomerule (ग्लोमेरूल)—Glomerulus.

Glomeruli (ग्लोमेरूलाई)— Glomerulus का बहुवचन।

Glomerulitis (ग्लोमेरूलाइटिस)— वृक्कीय केशिकागुच्छों की सूजन, केशिकास्तवकशोथ।

Glomerulonephritis (ग्लोमेरूलोनेफ्राइटिस)— वृक्कशोथ के साथ वृक्कीय केशिकागुच्छों एवं वृक्कीय नलिकाओं का शोथ तथा उनका ह्रास, स्तवकवृक्कशोथ।

Glomerulonephropathy (ग्लोमेरूलोनेफ्रोपैथी)—वृक्कीय केशिकागुच्छों का कोई भी अशोथज रोग।

Glomerulopathy (गलोमेरूलोपैथी)— वृक्क के केशिकागुच्छ का कोई भी रोग।

Glomerulosclerosis (ग्लोमेरूलोस्कलेरोसिस)— वृक्कीय केशिकागुच्छों की तन्तुमयता।

Glomerulose (ग्लोमेरूलोस)—Glomerular.

Glomerulus (ग्लोमेरूलस)— वृक्क के बोमैन कैप्सूल अथवा ग्लोमेरूलर कैप्सूल में स्थित रक्त केशिकाओं का एक गुच्छा जो कैप्सूल से मिलकर वृक्कीय कणिका बनाता है, केशिकागुच्छ, केशिकास्तवक।

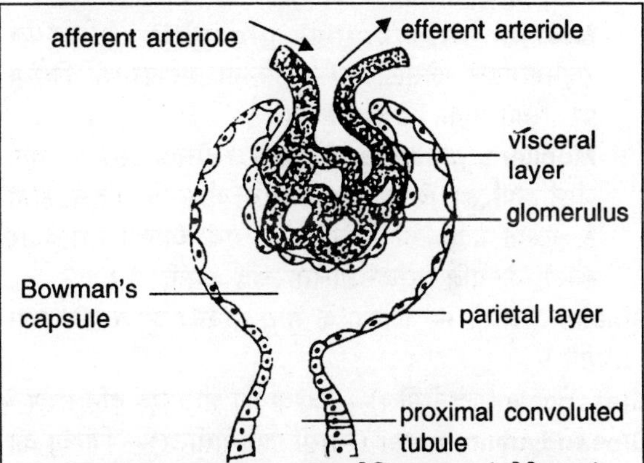

Fig. 186 : Glomerulus केशिकागुच्छ (ग्लोमेरूलस)

afferent arteriole=अभिवाही धमनिका, Bowman's capsule=बोमैन्स कैप्सूल, proximal convoluted tubule=समीपस्थ संवलित नलिका, parietal layer =भित्तिक परत, glomerulus=केशिकागुच्छ, visceral layer= अन्तरांगी परत, efferent arteriole=अपवाही धमनिका।

Glomoid (ग्लोमॉयड)— वाहिकागुच्छ के समान दिखाई देने वाला, वाहिकागुच्छाभ।

Glomus (ग्लोमस)— सीधी शिराओं से जुड़ी रहने वाली सूक्ष्म धमनिकाओं से बना एक छोटा, गोल पिण्ड जिसमें बहुत से तन्त्रिका तन्तु होते हैं, उदाहरण के लिये वाहिकागुच्छ कैरोटिकम जो सामान्य कैरोटिड काय के द्विभाजन पर एक चपटी संरचना होती है जिसमें ऐसी कोशिकाएँ होती हैं जो

रक्त में ऑक्सीजन की सान्द्रता के परिवर्तन के प्रति तथा रक्त चाप में होने वाले परिवर्तन के प्रति अनुक्रिया करती हैं, वाहिकागुच्छ।

Glossa (ग्लोसा)— जिह्वा।

Glossagra (ग्लोसेग्रा)— जिह्वा-शूल, जीभ में दर्द होना।

Glossal (ग्लोसल)— जिह्वा सम्बन्धी।

Glossalgia (ग्लोसैल्जिया)— जिह्वा वेदना, जीभ में दर्द होना।

Glossectomy (ग्लोसेक्टॉमी)— जिह्वा को आंशिक रूप से अथवा पूर्णतया शल्यक्रिया द्वारा काट कर अलग कर देना, जिह्वा-उच्छेदन।

Glossitis (ग्लोसाइटिस)—जिह्वाशोथ। यह निम्न प्रकार का हो सकता है–

Acute glossitis (एक्यूट ग्लोसाइटिस)— जिह्वाशोथ जो अधिकतर मुखपाक के साथ होता है जिसमें जिह्वा व्रणों से ढक जाती है एवं इसमें दर्द होता है तथा स्पर्श वेदना होती है।

Glossitis areata exfoliativa (ग्लोसाइटिस एरियेटा एक्सफोलिएटाइवा)— Geographical tongue.

Glossitis parasitica (ग्लोसाइटिस पैरासाइटिका)— काली अथवा रोमयुक्त जिह्वा।

Median rhomboidal glossitis (मीडियन रोह्मबॉयडल ग्लेसाइटिस)— हीरे के आकार का जिह्वा पर स्थित एक शोथज स्थान।

Moeller's glossitis (मोइलर्स ग्लोसाइटिस)— एक जीर्ण उपरिस्थ जिह्वाशोथ जिसमें जीभ में जलन होती है अथवा दर्द होता है तथा गर्म एवं चटपटे मसालेदार खानों के प्रति संवेदनशीलता बढ़ जाती है।

Glosso- (ग्लोसो-)— जिह्वा के साथ सम्बन्ध को बताने वाला उपसर्ग।

Glossocele (ग्लोसोसील)— जिह्वा का शोथ एवं बहिःसरण।

Glossodynamometer (ग्लोसोडाइनैमोमीटर)— जिह्वा की पेशियों की संकुचन-शक्ति को मापने वाला उपकरण।

Glossodynia (ग्लोसोडाइनिया)— जीभ में दर्द होना, जिह्वा वेदना।

Glossoepiglottic (ग्लोसोइपीग्लोटिक)— जिह्वा एवं कण्ठच्छद से सम्बन्धित, जिह्वाकण्ठच्छदीय।

Glossoepiglottidean (ग्लोसोइपीग्लोटीडियन)— Glossoepiglottic.

Glossograph (ग्लोसोग्राफ)— बोलते समय जिह्वा की गतियों का अभिलेख करने वाला यन्त्र।

Glossohyal (ग्लोसोहायल)— जिह्वा एवं हॉयड हड्डी से सम्बन्धित, जिह्वाकण्ठिकास्थिज।

Glossoid (ग्लोसॉयड)— जिह्वाभ, जीभ जैसा।

Glossokinesthetic (ग्लोसोकाइनेस्थेटिक)— जिह्वा की गतियों से सम्बन्धित।

Glossolabial (ग्लोसोलेबियल)— जिह्वा एवं होठों से सम्बन्धित।

Glossolalia (ग्लोसोलेलिया)— मूर्खतापूर्ण एवं असम्बद्ध बातें करना।

Glossology (ग्लोसोलॉजी)— जिह्वा एवं इसके रोगों का अध्ययन, जिह्वाविज्ञान।

Glossolysis (ग्लोसोलाइसिस)— जिह्वा का पक्षाघात, लकवा।

Glossoncus (ग्लोसोन्कस)— जिह्वा की किसी भी प्रकार की सूजन।

Glossopalatine (ग्लोसोपैलाइटन)— जिह्वा एवं तालु सम्बन्धी।

Glossopalatinus (ग्लोसोपैलेटिनस)— जिह्वा एवं तालु से सम्बन्धित।

Glossopathy (ग्लोसोपैथी)— जिह्वा का कोई भी रोग।

Glossopharyngeal (ग्लोसोफेरिन्जयल)— जिह्वा एवं ग्रसनी से सम्बन्धित।

Glossophytia (ग्लोसोफाइटिया)— काली अथवा बालों वाली जीभ, श्यामजिह्वा।

Glossoplasty (ग्लोसोप्लास्टी)— प्लास्टिक सर्जरी द्वारा जिह्वा की मरम्मत करना, जिह्वासंधान।

Glossoplegia (ग्लोसोप्लेजिया)— जिह्वा का पक्षाघात।

Glossoptosis, Glossoptosia (ग्लोसोप्टोसिस, ग्लोसोप्टोसिया)— जिह्वा का नीचे ग्रसनी की ओर को विस्थापन।

Glossopyrosis (ग्लोसोपाइरोसिस)— जीभ में जलन महसूस होना।

Glossorrhaphy (ग्लोसौरैह्फी)— जीभ के जख्म की सिलाई करना।

Glossoscopy (ग्लोसोस्कोपी)— जिह्वा का निरीक्षण करना।

Glossospasm (ग्लोसोस्पाज़्म)— जीभ का ऐंठ जाना, जिह्वाकर्ष।

Glossosteresis (ग्लोसोस्टेरेसिस)—Glossectomy.

Glossotomy (ग्लोसोटॉमी)— जीभ में चीरा लगाना।

Glossotrichia (ग्लोसोट्राइकिया)— रोवेंदार या रोमयुक्त जिह्वा।

Glossy (ग्लौसी)— चिकना एवं चमकता हुआ।

Glottal (ग्लोटल)— कण्ठद्वार से सम्बन्धित।

Glottic (ग्लोटिक)— जिह्वा अथवा कण्ठद्वार का, या उनसे सम्बन्धित।

Glottides(ग्लोटाइडीज़)—Glottis का बहुवचन।

Glottidospasm (ग्लोटाइडोस्पाज़्म)—Laryngospasm.

Glottis (ग्लॉटिस)— स्वरयन्त्र का ध्वनि उत्पन्न करने वाला उपकरण जिसमें दो स्वर रज्जु होते हैं तथा उनके बीच में खाली स्थान होता है, कण्ठद्वार, घांटी।

Glottitis (ग्लोटाइटिस)— कण्ठद्वार या घांटी का शोथ।

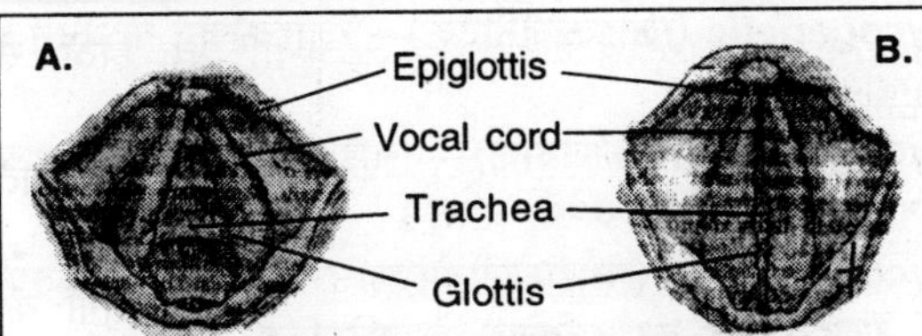

Fig. 187 : Glottis and vocal cords
(कण्ठद्वार एवं स्वर-रज्जु)

A. During breathing=सांस लेते समय, **B.** During speaking=बोलते समय, Epiglottis=कण्ठच्छद, Trachea=श्वासप्रणाल, Glottis=कण्ठद्वार, Vocal cord=स्वर-रज्जु ।

Glottology (ग्लोटोलॉजी)— जिह्वा एवं इसके रोगों का अध्ययन ।

Glove (ग्लव्) — सामान्यतः शल्य-क्रियात्मक कार्यविधियों में प्रयोग में लाया जाने वाला हाथ के लिए रबड़ का बना एक रक्षात्मक आवरण ।

Glucagon (ग्लूकेगोन)— एक पॉलीपेप्टाइड हार्मोन जो रक्त में ग्लूकोज़ की सान्द्रता को बढ़ा देता है और अल्पग्लूकोज़रक्तता की अनुक्रिया में अग्न्याशय के लैंगरहैन्स के द्वीपसमूहों की एल्फा कोशिकाओं से स्रवित होता है ।

Glucagonoma (ग्लूकेगोनोमा)— लैंगरहैन्स के द्वीपसमूहों की एल्फा कोशिकाओं का एक दुर्दम अर्बुद ।

Glucocorticoid (ग्लूकोकार्टिकॉयड)— एड्रीनल ग्रन्थि के कॉर्टेक्स से स्रवित होने वाले कॉर्टिकोस्टैरॉयड हार्मोनों के समूहों में से एक जिसका सम्बन्ध कार्बोहाइड्रेट एवं प्रोटीन चयापचय तथा अन्य क्रियाओं जैसे शोथ और एलर्जिक प्रतिक्रियाओं को रोकने से होता है । दो मुख्य ग्लूकोकार्टिकॉयड हाइड्रोकॉर्टीसोन एवं कॉर्टिसोन होते हैं ।

Glucocorticotrophic (ग्लूकोकार्टिकोट्रॉफिक)— अग्रज पीयूष ग्रन्थि का एक कारक जो एड्रीनल ग्रन्थि के कॉर्टेक्स से ग्लूकोकार्टिकॉयड हार्मोनों के उत्पादन को उद्दीप्त करता है ।

Glucogenesis (ग्लूकोजेनेसिस)— ग्लाइकोजन से ग्लूकोज़ का बनना ।

Glucogenic (ग्लूकोजेनिक)— ग्लूकोज उत्पन्न करने वाला ।

Glucokinetic (ग्लूकोकाइनेटिक)— रक्त ग्लूकोज का स्तर बनाये रखने वाला ।

Glucolysis (ग्लूकोलाइसिस)—Glycolysis.

Glucometer (ग्लूकोमीटर)— अँगुली से उपलब्ध रक्त की कुछ बूँदों में रक्त शुगर को मापने वाला एक उपकरण ।

Gluconeogenesis (ग्लूकोनियोजेनेसिस)— यकृत द्वारा कार्बोहाइड्रेट रहित स्रोतों जैसे अमीनों या वसीय अम्लों से ग्लाइकोजन बनाना ।

Glucopenia (ग्लूकोपीनिया)—Hypoglycemia.

Glucoplastic (ग्लूकोप्लास्टिक)—Glucogenic.

Glucoregulation (ग्लूकोरेगुलेशन)— ग्लूकोज़ चयापचय का नियमन ।

Glucose (ग्लूकोज़)— यह कार्बोहाइड्रेट चयापचय का अन्तिम उत्पाद होता है और शरीर की शक्ति के लिये मुख्य स्रोत होता है । अधिक ग्लूकोज़ ग्लाइकोजन में परिवर्तित होकर यकृत एवं पेशियों में जमा हो जाता है जो आवश्यकता पड़ने पर उपयोग में लाया जाता है, और अधिक हो जाने पर यह वसा में परिवर्तित होकर वसीय ऊतक के रूप में जमा हो जाता है । सामान्य रक्त शर्करा (ग्लूकोज़) स्तर 80 से 120 मि.ग्रा. प्रति 100 मि. ली. रक्त होता है जो इन्सुलिन द्वारा एक-सा बना रहता है । इन्सुलिन की कमी से कम ग्लूकोज ग्लाइकोजन में परिवर्तित होता है अतः रक्त में यह इस स्तर से ऊपर हो जाता है । इस दशा को हाइपरग्लाइसीमिया (अतिग्लूकोज़रक्तता) कहा जाता है । जब ग्लूकोज़ वृक्कीय प्रभाव-सीमा से ऊपर हो जाता है तब यह मूत्र में प्रकट हो जाता है, ऐसी दशा को ग्लाइकोसूरिया (शर्करामेह) कहा जाता है जो मधुमेह का एक लक्षण है । इन्सुलिन की अधिकता से अधिक ग्लूकोज़ ग्लाइकोजन में बदल जाता है जिससे रक्त ग्लूकोज का स्तर सामान्य से नीचे गिर जाता है, इस दशा को हाइपोग्लाइसीमिया (अल्पग्लूकोज़रक्तता) कहा जाता है ।

Glucose tolerance test (ग्लूकोज़ टोलेरैन्स टैस्ट)— रोगी की शुगर (ग्लूकोज़) का चयापचय करने की क्षमता का पता लगाने के लिये किया जाने वाला एक परीक्षण । मुख अथवा अन्तःशिरा-मार्ग द्वारा रोगी को ग्लूकोज़ की कुछ मात्रा देकर प्रत्येक घंटे पर 6 बार रक्त के नमूने लिये जाते हैं और प्रत्येक नमूने के रक्त में ग्लूकोज़ का पता लगाया जाता है । इन्सुलिन के अधिक होने के मामले में ग्लूकोज़ तीन घंटे पश्चात् अर्थात् तीसरे नमूने से सामान्य स्तर से नीचे गिरता चला जाता है । इसके विपरीत जब इन्सुलिन कम होती है तो ग्लूकोज़ तीन घंटे पश्चात् सामान्य स्तर से नीचे नहीं गिरता ।

Glucoside (ग्लूकोसाइड)— एक ग्लाइकोसाइड जिसमें ग्लूकोज़ के रूप में शुगर होती है ।

Glucosuria (ग्लूकोसूरिया)— मूत्र में ग्लूकोज़ का पाया जाना, शर्करामेह ।

Glutathionuria (ग्लूटेथायोनूरिया)— मूत्र में ग्लूटेथायोन का अधिक मात्रा में पाया जाना ।

Gluteal (ग्लूटियल)— नितम्बों से सम्बन्धित ।

Gluteal fold (ग्लूटियल फोल्ड)— जांघ एवं नितम्बों के बीच की सिकुड़न ।

Gluteal reflex (ग्लूटियल रिफ्लैक्स)— नितम्ब पेशियों का उनकी त्वचा के उद्दीपन से सिकुड़ जाना ।

Glutelin (ग्लूटेलिन)— अनाजों के बीजों में पाई जाने वाली

एक साधारण प्रोटीन जो क्षारों एवं हल्के अम्लों में घुलनशील है परन्तु उदासीन घोलों में घुलनशील नही होती।

Gluten (ग्लूटेन)— गेहूँ तथा अन्य अनाजों में पाई जाने वाली एक प्रोटीन।

Gluten enteropathy (ग्लूटेन एन्ट्रोपैथी)— सिलियक रोग; ऐसा रोग जो आन्त्र-प्रणाली से भोजन का अपावशोषण होने से सम्बद्ध होता है जिसमें दस्त आते हैं एवं कुपोषण हो जाता है।

Gluteofemoral (ग्लूटियोफिमोरल)— नितम्ब एवं जंघा से सम्बन्धित।

Gluteoinguinal (ग्लूटियोइन्गवाइनल)— नितम्ब एवं उरु सन्धि से सम्बन्धित।

Glutin (ग्लूटिन)—Gliadin.

Glutinous (ग्लूटिनस)—चिपकने वाला, चिपचिपा, लेसदार।

Glutitis (ग्लूटाइटिस)—नितम्बों की पेशियों का शोथ।

Glycemia (ग्लाइसीमिया)— रक्त में शुगर या ग्लूकोज की विद्यमानता, शर्करारक्तता।

Glycerin (ग्लिसरीन)— ग्लिसरॉल। पानी तथा एल्कोहॉल में घुलनशील एक साफ, रंगहीन, शर्बती द्रव जिसका उपयोग औषधियों के विलायक के रूप में, परिरक्षक के रूप में तथा त्वचा के बहुत से रोगों में मृदुकारी (त्वचा को मुलायम करने वाला) के रूप में किया जाता है।

Glycerite (ग्लिसराइट)— ग्लिसरीन घोल में मिश्रित कोई औषधि।

Glycerol (ग्लिसरॉल)—Glycerin.

Glycerolize (ग्लिसेरोलाइज़)— ग्लिसरीन में मिश्रित करना अथवा ग्लिसरीन में परिरक्षित करना।

Glycinuria (ग्लाइसीनूरिया) — मूत्र में ग्लाइसीन उत्सर्जित होना।

Glyco- (ग्लाइको-)-- एक उपसर्ग जिसका अर्थ शुगर होता है।

Glycocholate (ग्लाइकोकोलेट)— ग्लाइकोकोलिक अम्ल का एक लवण।

Glycoclastic (ग्लाइकोक्लास्टिक)— शुगर के जलअपघटन एवं पाचन से सम्बन्धित।

Glycogen (ग्लाइकोजन)— ग्लाइकोजन वह रूप है जिसमें कार्बोहाइड्रेट पाचन एवं अवशोषण के पश्चात् भविष्य में शुगर में परिवर्तित होने एवं पेशीय कार्य करने में प्रयुक्त होने के लिए अथवा ऊष्मा को मुक्त करने के लिए यकृत या पेशियों में जमा हो जाता है।

Glycogenase (ग्लाइकोजीनेस)—ग्लाइकोजन का जलअपघटन करने वाला एक एन्जाइम जिससे डैक्सट्रोज बनता है।

Glycogenesis (ग्लाइकोजेनेसिस)— ग्लूकोज़ से ग्लाइकोजन का बनना।

Glycogenetic (ग्लाइकोजेनेटिक)— ग्लाइकोजन के बनने से सम्बन्धित।

Glycogenic (ग्लाइकोजेनिक)— ग्लाइकोजन सम्बन्धी अथवा ग्लाइकोजन उत्पन्न करने वाला।

Glycogenolysis (ग्लाइकोजीनोलाइसिस)— शरीर के ऊतकों में गलइकोजन का ग्लूकोज़ मे परिवर्तित होना।

Glycogenolytic (ग्लाइकोजीनोलाइटिक)— ग्लाइकोजन के जलअपघटन से सम्बन्धित।

Glycogenosis (ग्लाइकोजीनोसिस)— Glycogen storage disease.

Glycogenous (ग्लाइकोजीनस)— ग्लाइकोजन उत्पन्न करने वाला।

Glycogen storage disease (ग्लाइकोजन स्टोरेज डिज़ीज)— कोई भी रोग जिसमें असामान्य रूप से यकृत में ग्लाइकोजन संचित हो जाता है।

Glycogeusia (ग्लाइकोग्यूसिया)— मुख में मीठा स्वाद मालूम देना।

Glycohemia (ग्लाइकोहीमिया)— रक्त में असामान्य मात्रा में शुगर का पाया जाना।

Glycolysis (ग्लाइकोलाइसिस)— शरीर में किसी एन्जाइम द्वारा शुगर का जलअपघटन, शर्करालयन।

Glycolytic (ग्लाइकोलाइटिक)— शुगर का जलअपघटन करने वाले से सम्बन्धित, शर्करालायी।

Glycometabolic (ग्लाइकोमेटाबोलिक)— शुगर के चयापचय से सम्बन्धित।

Glycometabolism (ग्लाइकोमेटाबोलिज़्म)— शरीर के द्वारा शुगर का उपभोग हो जाना।

Glyconeogenesis (ग्लाइकोनियोजेनेसिस)— Gluconeogenesis.

Glycopenia (ग्लाइकोपीनिया)— रक्त ग्लूकोज़ स्तर का सामान्य से नीचे हो जाना, रक्तशर्कराल्पता।

Glycopexic (ग्लाइकोपैक्सिक)— शुगर के स्थिरीकरण अथवा उसके संचित होने से सम्बन्धित।

Glycopexis (ग्लाइकोपैक्सिस)— यकृत में ग्लाइकोजन का इकट्ठा होना।

Glycophilia (ग्लाइकोफीलिया)— ऐसा रोग जिसमें ग्लूकोज़ की थोड़ी-सी मात्रा से अतिग्लूकोज़रक्तता हो जाती है, शर्करारागिता।

Glycophorin (ग्लाइकोफोरिन)— लाल रक्त कोशिकाओं की कोशिका कला की मोटाई से होकर निकलने वाली एक प्रोटीन।

Glycopolyuria (ग्लाइकोपोलीयूरिया)— मधुमेह रोग जिसमें मूत्र में शुगर तो थोड़ी-सी बढ़ी होती है परन्तु यूरिक अम्ल अधिक बढ़ा होता है।

Glycoprival, Glycoprivous (ग्लाइकोप्राइवल, ग्लाइकोप्राइवस)— कार्बोहाइड्रेटों से रहित।

Glycoprotein (ग्लाइकोप्रोटीन)— कार्बोहाइड्रेट एवं प्रोटीन से बना यौगिक।

Glycoptyalism (ग्लाइकोटायलिज़्म)— थूक में ग्लूकोज़ पाया जाना।

Glycorrhachia (ग्लाइकोरैहकिया)— प्रमस्तिष्कमेरू-द्रव में शुगर का पाया जाना, शर्कराप्रमस्तिष्कमेरूद्रवता।

Glycorrhea (ग्लाइकोरिह्या)— शरीर से शुगर का मुक्त होना, शर्करास्राव

Glycosecretory (ग्लाइकोसेक्रेटरी)— ग्लाइकोजन के बनने से सम्बन्धित।

Glycosemia (ग्लाइकोसीमिया)—Glycemia.

Glycosialia (ग्लाइकोसियालिया)—Glycoptyalism.

Glycosialorrhea (ग्लइकोसियालोरिह्या)— ग्लूकोज से युक्त अत्यधिक थूक का बनना, शर्करालालास्राव।

Glycoside (ग्लाइकोसाइड)— पौधों से उत्पन्न एक पदार्थ जिसका जलअपघटन हो जाने पर शर्करा तथा अन्य उत्पाद बनते हैं।

Glycostatic (ग्लाइकोस्टेटिक)— शरीर में शर्करा स्तर को एक-सा बनाये रखने के लिए कार्य करने वाला।

Glycosuria (ग्लाइकोसूरिया)— मूत्र में ग्लूकोज़ का पाया जाना, शर्करामेह। यह निम्न अवस्थाओं में हो सकता है:-

Alimentary glycosuria (एलीमेन्टरी ग्लाइकोसूरिया)— अत्यधिक कार्बोहाइड्रेट या शुगर का सेवन करने से उत्पन्न शर्करामेह, पोषणज शर्करामेह।

Diabetic glycosuria (डायाबेटिक ग्लाइकोसूरिया)— इन्सुलिन की कमी से होने वाले मधुमेह रोग में होने वाला शर्करामेह।

Emotional glycosuria (इमोशनल ग्लाइकोसूरिया)— भावावेगी अवस्थाओं जैसे चिन्ता में होने वाला शर्करामेह।

Pituitary glycosuria (पिट्यूटरी ग्लाइकोसूरिया)— अग्र पीयूष ग्रन्थि की दुष्क्रिया के परिणाम स्वरूप उत्पन्न शर्करामेह।

Renal glycosuria (रीनल ग्लइकोसूरिया)— ऐसी अवस्था में शर्करामेह हो जाना जब वृक्कीय नलिकाओं द्वारा ग्लूकोज़ के पुनः अवशोषण के लिए वृक्कीय प्रभाव-सीमा कम हो जाती है, वृक्कीय शर्करामेह।

Glycotrophic (ग्लाइकोट्रॉफिक)—Glycotropic.

Glycotropic (ग्लाइकोट्रॉपिक)— इन्सुलिन के विरुद्ध कार्य करने अथवा रक्त शर्करा स्तर को बढ़ाने वाला।

Glycuresis (ग्लाइकुरेसिस)—Glycosuria.

Glycuretic (ग्लाइकुरेटिक)— मूत्र में शुगर बढ़ाने वाला, शर्करामेहज।

Glycuronuria (ग्लाइकुरोनूरिया)— मूत्र में ग्लाइकुरोनिक एसिड का पाया जाना।

gm (गम)— ग्राम

Gnashing (ग्नेशिंन)— दाँत पीसना।

Gnat (ग्नैट)—डाँस, मच्छर।

Gnathalgia (ग्नैथैल्जिया)— जबड़े में दर्द होना, हनुवेदना।

Gnathic (ग्नैथिक)— जबड़े अथवा गालों से सम्बन्धित।

Gnathion (ग्नैथियोन)— ठुड्डी के बीच का एवं सबसे नीचे का बिन्दु।

Gnathitis (ग्नैथाइटिस)— जबड़े का शोथ, हनुशोथ।

Gnatho- (ग्नैथो-)— जबड़े अथवा गाल से सम्बन्धित उपसर्ग।

Gnathocephalus (ग्नैथोसिफैलस)— ऐसा भ्रूण जिसके सिर नहीं होता, केवल जबड़े होते हैं।

Gnathodynamometer (ग्नैथोडाइनेमोमीटर) — ऊपरी एवं निचले जबड़ों को बन्द करने में लगने वाले बल को मापने वाला उपकरण, हनुदाबमापी।

Gnathodynia (ग्नैथोडाइनिया)— जबड़े में दर्द होना।

Gnathological (ग्नैथोलॉजिकल)— जबड़ों के शरीररचनाविज्ञान, शरीरक्रियाविज्ञान, विकृतिविज्ञान एवं रोगों के अध्ययन से सम्बन्धित।

Gnathology (ग्नैथोलॉजी)— जबड़ों के शरीररचनाविज्ञान, शरीरक्रियाविज्ञान, विकृतिविज्ञान तथा रोगों का अध्ययन।

Gnathometer (ग्नैथोमीटर)— हनुमापक-यन्त्र, जबड़े की माप लेने वाला यन्त्र।

Gnathoplasty (ग्नैथोप्लास्टी)— प्लास्टिक सर्जरी द्वारा जबड़ों अथवा गालों की मरम्मत करना, हनुसंधान।

Gnathoschisis (ग्नैथोस्काइसिस)— जबड़े में स्थित जन्मजात विदर या दरार।

Gnosia (ग्नोसिया)— वस्तुओं को एवं उनके रूप-आकार को पहचानने की मानसिक क्षमता।

GnRH (जीएन.आर.एच.)—Gonadotropin - releasing hormone.

Goblet (गोब्लेट)— प्यालेनुमा, चषक।

Goblet cells (गोब्लेट सैल्स)— आँत एवं श्वसन-मार्गों की उपकला में पाई जाने वाली एक प्रकार की स्रावी कोशिकाएँ, चषक कोशिकाएँ।

Goggle-eyed (गौग्ल-आईड)— असामान्य रूप से बाहर को निकली आँखों वाला, नेत्रोत्सेधी।

Goiter (ग्वॉयटर)— अवटु ग्रन्थि या थाइरॉयड ग्रन्थि के बढ़ जाने से गर्दन के सामने उत्पन्न होने वाली सूजन जो भोजन में आयोडीन की कमी से, थाइरॉयड ग्रन्थि के शोथ से, अर्बुद या थाइरॉयड ग्रन्थि की कार्य-अल्पता अथवा अतिकार्य से उत्पन्न होती है; गलगण्ड, घेंघा। यह मुख्यतया निम्न प्रकार का होता है:-

Cystic goiter (सिस्टिक ग्वॉयटर)— बढ़ी हुई थाइरॉयड ग्रन्थि जिसमें एक या एक से अधिक पुटियाँ बन जाती हैं, पुटीय गलगण्ड

Diffuse goiter (डिफ्यूज़ ग्वॉयटर)— ऐसा गलगण्ड जिसमें थाइरॉयड ग्रन्थि का ऊतक गाँठों के रूप में होने की अपेक्षा सभी ओर को फैला होता है। विसृत गलगण्ड।

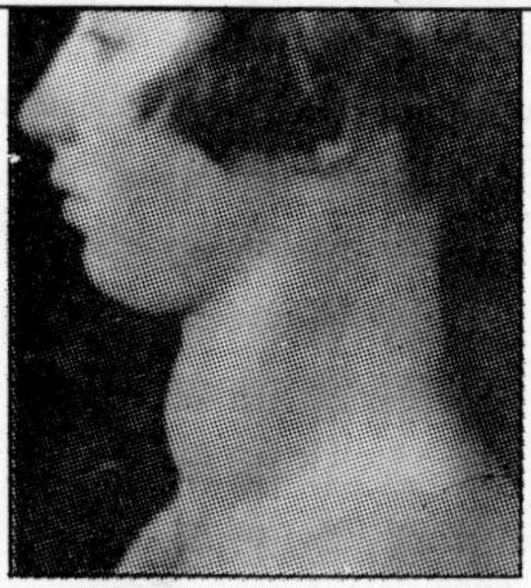

Fig. 188 : Diffuse goiter (विसृत गलमण्ड)

Diving or wandering goiter (डाइविंग या वाण्ड्रिंग ग्वॉयटर)— हिलने-डुलने अथवा इधर-उधर घूमने वाला घेंघा जो कभी उरोस्थि-खाँच के नीचे तथा कभी ऊपर स्थित होता है, भ्रमणकारी गलगण्ड।

Endemic goiter (एण्डेमिक ग्वॉयटर)— किसी एक निश्चित भौगोलिक प्रदेश में होने वाला गलगण्ड, विशेषकर जहाँ पर भोजन एवं जल में आयोडीन की कमी होती है, नेत्रोत्सेधी गलगण्ड।

Exophthalmic goiter (एक्ज़ोफ्थैल्मिक ग्वॉयटर)— अवटुविषाक्तता या नेत्रोत्सेधी गलगण्ड। ऐसा घेंघा या गलगण्ड जिसमें आँख बाहर को निकल आती हैं, नेत्रोत्सेधी गलगण्ड।

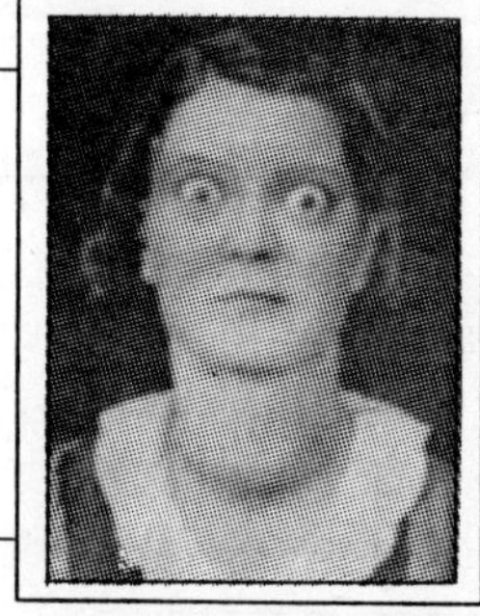

Fig. 189 : Exophthalmic goiter (नेत्रोत्सेधी गलगण्ड)

Lingual goiter (लिंगुअल ग्वॉयटर)— अवटु-जिह्वा-वाहिनी के ऊपरी सिरे का बढ़ जाना जिससे जिह्वा के पृष्ठ के पश्च भाग पर एक अर्बुद बन जाता है, जिह्वीय गलगण्ड।

Nodular goiter (नॉड्यूलर ग्वॉयटर)— बढ़ी हुई थाइरॉयड ग्रन्थि जिसमें पर्विकाएँ या गाँठें होती हैं। पर्विल गलगण्ड।

Parenchymatous goiter (पैरन्काइमेटस ग्वॉयटर)— Diffuse goiter.

Simple goiter (सिम्पिल ग्वॉयटर)— ऐसा गलगण्ड जिससे सार्वदैहिक लक्षण उत्पन्न नहीं होते।

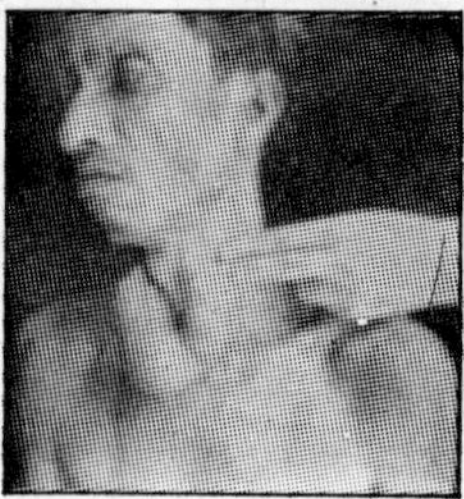

Fig. 190 : Nodular goiter (पर्विल गलगण्ड)

Suffocative goiter (सफोकेटिव ग्वॉयटर)— ऐसा घेंघा जिसके दबाव से सांस जल्दी-जल्दी चलने लगती है, श्वासरोधी गलगण्ड।

Toxic goiter (टॉक्सिक ग्वॉयटर)— Exophthalmic goiter.

Goitrin (ग्वॉयट्रिन)—बन्द गोभी एवं शलजम आदि से पृथक किया गया एक घेंघा बनाने वाला पदार्थ।

Goitrogen (ग्वॉयट्रोजन)— गलगण्ड उत्पन्न करने वाला कारक या साधन, गलगण्डजनक।

Goitrogenic (ग्वॉयट्रोजेनिक)—Goitrogen.

Goitrogenicity (ग्वॉयट्रोजेनेसिटी)— घेंघा बनाने की प्रवृत्ति।

Goitrous (ग्वाइट्रस)— गलगण्ड या घेंघा को निर्दिष्ट करने वाला अथवा उसकी विशिष्टता से युक्त, गलगण्डिक।

Golgi apparatus (गॉल्गी एप्रेटस)—लगभग सभी कोशिकाओं के केन्द्रक के पास पायी जाने वाली एक सूक्ष्म नलिकाकार झिल्लीनुमा रचना जिसमें बहुत ही सूक्ष्म लघुकोश होते हैं और इन्हें इलैक्ट्रॉन माइक्रोस्कोप द्वारा बहुत अच्छी तरह से देखा जा सकता है। कोशिका स्रावी उत्पाद इन लघुकोशों में इकट्ठा हो जाता है अतः ये स्रावी कोशिकाओं में अधिक पायी जाती है।

Golgiokinesis (गॉल्गियोकाइनेसिस)— कोशिका के सूत्रीविभाजन में गॉल्गी उपकरण के विभाजन तथा इसके दो पुत्री कोशिकाओं में वितरण की प्रक्रिया।

Gomphiasis (गोम्फिएसिस)— दाँतों का ढीलापन।

Gomphosis (गोम्फोसिस)— एक प्रकार की तन्तुमय सन्धि जिसमें एक शंक्वाकार प्रवर्ध एक अचल सन्धि में अस्थिल गर्त में फिट होता है जैसे किसी दन्त-मूल का दन्तउलूखल या दन्तकोटर में गर्त में फिट होना, दंतमूलसन्धि।

Gon- (गोन-)— एक उपसर्ग जिसका अर्थ 1. बीज या वीर्य 2. घुटना होता है।

Gonad (गोनाड)— स्त्री लिंग ग्रन्थियाँ अथवा डिम्ब ग्रन्थियाँ जिनसे जनन कोशिकाएँ डिम्ब तथा पुरुष लिंग ग्रन्थियाँ या शुक्रग्रन्थियाँ जिनसे जनन कोशिकाएँ शुक्राणु उत्पन्न होते हैं, जननग्रन्थि।

Gonadal (गोनाडल)— जननग्रन्थि सम्बन्धी।

Gonadal dysgenesis (गोनाडल डिस्जेनेसिस)—Turner's syndrome.

Gonadectomy (गोनाडेक्टॉमी)— शल्य-क्रिया द्वारा किसी जननग्रथि को काटकर अलग कर देना, जननग्रन्थि-उच्छेदन।

Gonadial (गोनाडियल)—Gonadal.

Gonadoblastoma (गोनाडोब्लास्टोमा)— किसी लिंग ग्रन्थि का एक सुदम अर्बुद।

Gonadoliberin (गोनाडोलाइबेरिन)— गोनाडोट्रॉपिन को मुक्त करने वाला अधश्चेतक का एक पदार्थ।

Gonadopathy (गोनाडोपैथी)— जननग्रन्थियों का कोई भी रोग।

Gonadorelin (गोनाडोरेलिन)— गोनाडोट्रॉपिन रिलीजिंग हार्मोन।

Gonadotherapy (गोनाडोथिरैपी)— शुक्रग्रन्थियों अथवा डिम्बग्रन्थियों के सत्त्व का प्रयोग करके जिनमें उन ग्रन्थियों के हार्मोन होते हैं, रोगों की चिकित्सा करना।

Gonadotrope (गोनाडोट्रॉप)— अग्र पीयूष ग्रन्थि की बेसोफिल-कोशिका जिससे पुटक-उद्दीपक अथवा ल्यूटिनीकारी हार्मोन उत्पन्न होते हैं।

Gonadotroph (गोनाडोट्रॉफ)—Gonadotrope.

Gonadotrophic (गोनाडोट्रॉफिक)— 1. जननग्रन्थियों को उत्तेजित करने वाला, जननग्रन्थिपोषक 2. अग्र पीयूष ग्रन्थि के हार्मोनों के लिए प्रयुक्त जो जननग्रन्थियों को प्रभावित करते हैं।

Gonadotrophic hormone (गोनाडोट्रॉफिक हार्मोन)— Gonadotropin.

Gonadotrophin (गोनाडोट्रॉफिन)— Gonadotropin.

Gonadotropic (गोनाडोट्रॉपिक)—Gonadotrophic.

Gonadotropin (गोनाडोट्रॉपिन)— एक जननग्रन्थि उद्दीपक हार्मोन, जननग्रन्थिपोषी। ये निम्न प्रकार के होते हैं :-

Anterior pituitary gonadotropins (एन्टीरियर पिट्यूटरी गोनाडोट्रॉपिन्स)— अग्र पीयूष ग्रन्थि से उत्पन्न होने वाले दो हार्मोन–पुटक उद्दीपक हार्मोन एवं ल्यूटिनीकारी हार्मोन।

Chorionic gonadotropins (कोरियोनिक गोनाडोट्रॉपिन्स)— अपरा के जरायुज अंकुरों से उत्पन्न हाने वाले गोनाडोट्रॉपिन या जननग्रन्थिपोषी जो गर्भवती स्त्री के रक्त एवं मूत्र में विद्यमान रहते हैं। मूत्र में इनकी विद्यमानता गर्भावस्था के लिए किए जाने वाले एस्कीम-जोण्डेक टैस्ट का आधार होती है।

Gonadotropin-releasing hormone (गोनाडोट्रॉपिन रिलीजिंग हार्मोन)— अधश्चेतक या हाइपोथैलेमस से उत्पन्न होने वाला एक हार्मोन जो पीयूष ग्रन्थि पर क्रिया करके जननग्रन्थिप्रेरक अथवा गोनाडोट्रॉपिक हार्मोनो की मुक्ति करता है।

Gonaduct (गोनाडक्ट)— शुक्र-वाहिनी अथवा डिम्बवाहिनी।

Gonagra (गोनाग्रा)— घुटने में गाउट का रोग होना, जानुसन्धिवात।

Gonalgia (गोनैल्जिया)— घुटने में दर्द होना, जानुशूल।

Gonangiectomy (गोनेन्जिएक्टॉमी)— शुक्रवाहिकोच्छेदन। शुक्रवाहिका को पूर्णरूप से अथवा उसके कुछ भाग को काटकर अलग कर देना।

Gonarthritis (गोनार्थ्राइटिस)— घुटने के जोड़ की सूजन, जानुसन्धिशोथ।

Gonarthrocace (गोनार्थ्रोकेस)— घुटने का यक्ष्मज सन्धिशोथ।

Gonarthromeningitis (गोनार्थ्रोमैनिन्जाइटिस)— जानु सन्धि या घुटने के जोड़ का श्लेषककलाशोथ।

Gonarthrotomy (गोनार्थ्रोटॉमी)— घुटने के जोड़ में चीरा लगाना, जानुसन्धिछेदन।

Gonatocele (गोनेटोसील)— घुटने का श्वेत शोथ अथवा अर्बुद।

Gonecyst, Gonecystis (गोनेसिस्ट, गोनेसिस्टिस)— शुक्राशय।

Gonecystitis (गोनेसिस्टाइटिस)— शुक्राशयशोथ।

Gonecystolith (गोनेसिस्टोलिथ)— किसी शुक्राशय में पथरी।

Gonecystopyosis (गोनेसिस्टोपायोसिस)— किसी शुक्राशय में पस बनना।

Gonia (गोनिया)— Gonion का बहुवचन।

Goniocraniometry (गोनियोक्रेनियोमीट्री)— कपाल के कोणों की माप लेना।

Goniometer (गोनियोमीटर)— किसी जोड़ की गतियों एवं इसके कोणों को मापने वाला एक उपकरण, कोणमापी।

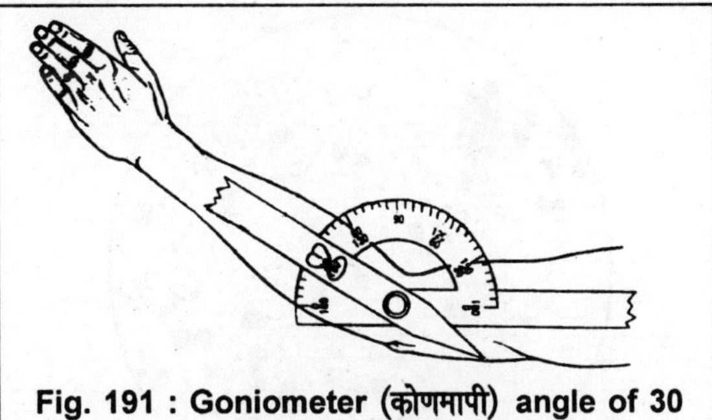

Fig. 191 : Goniometer (कोणमापी) angle of 30 degrees. 30° का कोण

Goniometer finger (गोनियोमीटर फिंगर)— किसी अंगुली की गति-सीमा को मापने वाला एक उपकरण।

Gonion (गोनियन)— मैण्डिबिल अथवा निचले जबड़े के कोण का बिन्दु, बाह्य कोणिका।

Goniopuncture (गोनियोपंक्चर)— नेत्रोद या एक्वुअस ह्यूमर को नेत्र के अग्र कोष्ठ से बाहर निकालने के लिए स्वच्छमण्डल या कॉर्निया में चीरा लगाना जैसा कि अधिकतर ग्लोकोमा की चिकित्सा में किया जाता है, स्वच्छमण्डलछेदन।

Gonioscope (गोनियोस्कोप)— नेत्र के अग्रज कक्ष के कोण का निरीक्षण करने तथा नेत्र स्वतः गतिशीलता एवं घूर्णन

(चक्कर) का पता लगाने के लिए प्रयोग में आने वाला एक यन्त्र। नेत्रकोणदर्शी।

Gonioscopy (गोनियोस्कोपी)— नेत्रकोणदर्शी द्वारा नेत्र के अग्र कोष्ठ के कोण का परीक्षण करना, नेत्रकोणदर्शन।

Goniosynechia (गोनियोसाइनेकिया)— परितारिका का आँख के स्वच्छमण्डल से चिपक जाना।

Goniotomy (गोनियोटॉमी)— नेत्रोद या एक्वुअस ह्यूमर के नेत्र की स्कलेम की नलिका में को स्वतन्त्र रूप से बहने में उत्पन्न अवरोध को शल्य-क्रिया द्वारा दूर करना, नेत्रकोणछेदन।

Gono-, Gon- (गोनो-, गोन-)— एक उपसर्ग जिसका अर्थ जननांग, वीर्य, पीढ़ी अथवा सन्तान होता है।

Gonochorism, Gonochorismus (गोनोकोरिज़्म, गोनोकोरिस्मस)— लिंग के लिए उपयुक्त जननग्रन्थियों का सामान्य विभेदन।

Gonocide (गोनोसाइड)— गोनोकॉकस नामक जीवाणु को नष्ट करने वाला।

Gonococcal (गोनोकॉकल)— गोनोकॉकस नामक जीवाणुओं से सम्बन्धित अथवा उनके द्वारा उत्पन्न।

Gonococcal conjunctivitis (गोनोकॉकल कन्जन्कटीवाइटिस)— गोनोरिह्या रोग उत्पन्न करने वाले जीव गोनोकॉकस द्वारा उत्पन्न गम्भीर सपूय नेत्रश्लेष्मकलाशोथ।

Gonococcemia (गोनोकॉक्सीमिया)— रक्त में गोनोकॉकस नामक जीवाणुओं की विद्यमानता।

Gonococci (गोनोकोकाई)— Gonococcus का बहुवचन।

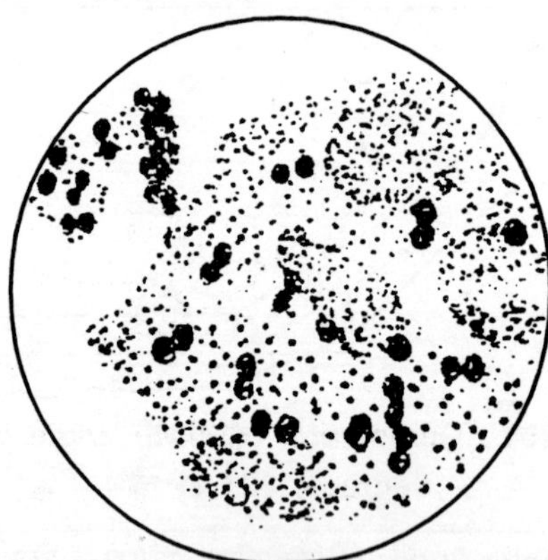

Fig. 192 : Gonococci (गोनोकॉकस)

Gonococcic (गोनोकॉक्सिक)— गोनोकॉकस सम्बन्धी।

Gonococcide (गोनोकॉक्साइड)— गोनोकॉक्स जीवाणुओं को मारने वाला कारक।

Gonococcocide (गोनोकॉकोसाइड)—Gonococcide.

Gonococcus (गोनोकॉकस)— नाइसीरिया गोनोरीह् जाति का गोनोरिह्या या सूजाक उत्पन्न करने वाला जीवाणु जो जननांगों पर, रक्त में, जोड़ों में, हृदय में, आँख, मूत्र, मल तथा फोड़ों आदि में जोड़ों के रूप में पाया जाता है।

Gonocyte (गोनोसाइट)— भ्रूण की प्रारम्भिक जनन-कोशिका।

Gonohemia (गोनोहीमिया)—Gonococcemia.

Gonophage (गोनोफेज)— गोनोकॉकस जीवाणुओं को नष्ट करने वाला विषाणु।

Gonophore (गोनोफोर)— एक सहायक जनन-अंग जैस शुक्र वाहिनी, शुक्राशय अथवा डिम्ब वाहिनी आदि।

Gonorrhea (गोनोरिह्या)— गोनोकॉकस नामक जीवाणुओं का संक्रमण जो लैंगिक सम्पर्क द्वारा एक व्यक्ति से दूसरे व्यक्ति में संचारित होते हैं। इसमें पुरुष में मूत्रमार्गशोथ हो जाता है जिसमें दर्द होता है तथा मूत्रमार्ग से पूयमय (मवाद से युक्त) स्राव निकलता है एवं मूत्र-त्याग के साथ जलन होती है। स्त्री में गोनोरिह्या साधारणतया लक्षण रहित होता है परन्तु कभी-कभी मूत्रमार्ग अथवा योनि से स्राव निकला करता है, वेदना युक्त एवं बार-बार मूत्र विसर्जित होता है तथा उदर के निचले भाग में पीड़ा होती है; सूजाक, प्रमेह।

Gonorrheal (गोनोरिह्यल)— गोनोरिह्या या सूजाक से सम्बन्धित, प्रमेहज।

Gonorrheal arthritis (गोनोरिह्यल आर्थराइटिस)— सूजाक से किसी जोड़ में सूजन हो जाना, प्रमेहज सन्धिशोथ।

Gonoscheocele (गोनोस्कियोसील)— वीर्य द्वारा किसी शुक्रग्रन्थि का सूज जाना।

Gonotoxemia (गोनोटॉक्सीमिया)— गोनोकोकाई द्वारा उत्पन्न अन्तर्जीवविष के रक्त में अवशोषित हो जाने से उत्पन्न विषाक्त दशा, प्रमेहाणुविष।

Gonotoxin (गोनोटॉक्सिन)— गोनोकॉकस द्वारा उत्पन्न जीवविष।

Gonyalgia (गोनेल्जिया)— घुटने में दर्द होना, जानुशूल।

Gonycampsis (गोनीकैम्पसिस)— घुटने की असामान्य वक्रता।

Gonycrotesis (गोनीक्रोटेसिस)— बहिर्नत जानु, संघट्ट जानु।

Gonyectyposis (गोनेक्टीपोसिस)— अन्तर्नत जानु।

Gonyocele (गोनियोसील)— घुटने का श्लेषककलाशोथ अथवा यक्ष्मज सन्धिशोथ।

Gonyoncus (गोनियोन्कस)— घुटने का अर्बुद।

Gonzo (गोन्ज़ो)— जंगलियों की तरह व्यवहार।

Goodells' sign (गुडेल्स साइन)— गर्भावस्था में गर्भाशयग्रीवा का मुलायम हो जाना।

Goose skin (गूज़ स्किन)— ठण्ड, स्तब्धता अथवा भय से होने वाले त्वचा अंकुरकों के उत्थान के कारण त्वचा का रोम कूपों के पास उभर आना अर्थात् झुर्रीदार त्वचा बन जाना; झुर्रीदार त्वचा।

Gordon's reflex (गोर्डन्स रिफ्लैक्स)— पैर की पिण्डली में गहराई में स्थित आकुंचनी पेशियों पर दबाव डालने पर पैर के अंगूठे का प्रसारित हो जाना।

Gorget (गोर्गेट)— एक चौड़ी नालीदार रचना से युक्त यन्त्र जो चाकू के बिन्दु के आघात से कोमल ऊतकों की रक्षा करने के लिए प्रयोग में लाया जाता है।

Gouge (गूज)— हड्डी के कठोर ऊतक को काट कर अलग करने वाला एक खोखला यन्त्र।

Gout (गाउट)— रक्त में यूरिक अम्ल के अत्यधिक हो जाने एवं ऊतकों तथा जोड़ों में सोडियम यूरेट के जमा होने के कारण जोड़ों में विशेषकर पैर के अँगूठे की प्रपद-अगुँलास्थिक सन्धि में सूजन हो जाना जिसमें बहुत तेज दर्द होता है जो अधिकतर रात्रि में शुरू होता है और यह रोग अधिकांशतः पुराने शराबियों में होता है।

Gout-tophaceous (गाउट-टोफेसियस)— गाउट जिसमें जोड़ों में, बाह्य कर्ण में तथा हाथ की अँगुलियों के नाखूनों के आस-पास सोडियम यूरेट के जमाव अर्थात् टोफस बन जाते हैं।

Gouty (गाउटी)— गाउट की प्रकृति का अथवा उससे सम्बन्धित।

Gouty diathesis (गाउटी डायाथेसिस)— गाउट की ओर रुझान।

G.P. (जी.पी.)— जनरल प्रैक्टीशनर, सामान्य चिकित्सक।

Gr. (ग्र.)—Grain. ग्रेन।

Graafian follicle (ग्रेफियन फॉलिकिल)— लगभग एक माह के अन्तराल से गर्भावस्था के अतिरिक्त यौवनारम्भ से लेकर रजोनिवृत्ति तक बनने वाला डिम्बग्रन्थि का एक परिपक्व जलस्फोटीय पुटक, ग्राफी पुटक।

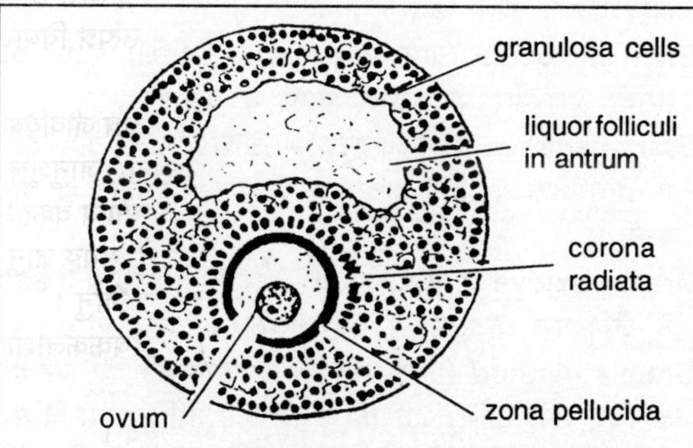

Fig. 193 : Graafian follicle (ग्राफी पुटक)

Ovum=डिम्ब, zona pellucida=स्वच्छ अस्तर, corona radiata = विकिरण-मण्डल, liquor folliculi in antrum = कोष्ठ में पुटक द्रव, granulosa cells = ग्रेन्यूलोसा कोशिकाएँ।

Gracile (ग्रेसाइल)— दुर्बल, पतला, नाजुक।

Gradatim (ग्रेडेटिम)— धीरे-धीरे।

Grade (ग्रेड)— क्रम, श्रेणी।

Graded milk (ग्रेडेड मिल्क)— श्रेणीकृत दुग्ध।

Gradient (ग्रेडिएन्ट)— एक आनुपातिक उतार-चढ़ाव, प्रवणता, क्रमिकता।

Grading (ग्रेडिंग)— क्रमनिर्धारण, श्रेणीकरण।

Graduate (ग्रेजुएट)— 1. तरलों को मापने के लिए रेखाओं से चिन्हित एक पात्र, अंशांकित कांच-पात्र 2. किसी कालेज अथवा विश्वविद्यालय से शिक्षा सम्बन्धी डिग्री प्राप्त व्यक्ति।

Graduated (ग्रेजुएटेड)— नाप, वजन अथवा आयतन की श्रेणियों की रेखाओं से चिन्हित, अंशांकित।

Graduated tenotomy (ग्रेजुएटेड टीनोटॉमी)— किसी नेत्र पेशी के किसी काण्डरा का शल्य-क्रिया द्वारा आंशिक विभाजन।

Graefe's sign (ग्रेफेज साइन)— रोगी के ऊपर से नीचे की ओर देखने पर नेत्रगोलक के नीचे की ओर घूम जाने पर आँख की ऊपरी पलक में गति न होना जिसे नेत्रोत्सेध या ग्रेव्ज डिजीज़ में देखा जाता है।

Graft (ग्राफ्ट)— 1. कोई भी ऊतक अथवा अंग जिसका आरोपण अथवा प्रतिरोपण किया जाना है, निरोप, पैबन्द 2. आरोपण या प्रतिरोपण करने की क्रिया। ग्राफ्ट के मुख्य प्रकार हैं :-

Animal graft (एनीमल ग्राफ्ट)—Zooplastic graft.

Autogenous graft (ऑटोजीनस ग्राफ्ट)— रोगी के अपने शरीर से लिया गया निरोप।

Bone graft (बोन ग्राफ्ट)— हड्डी का एक टुकड़ा जो साधारणतया टिबिया हड्डी से लिया जाता है और निकली हुई हड्डी या अस्थिल दोष का स्थान लेता है, अस्थि निरोप।

Cable graft (केबिल ग्राफ्ट)— किसी महत्वहीन तन्त्रिका के टुकड़ों के बण्डलों का केबिल के रूप में तन्त्रिका निरोप।

Cadaver graft (कैडेवर ग्राफ्ट)— मृत्यु के तुरन्त बाद शव से प्राप्त निरोप-ऊतक जैसे त्वचा, अस्थि और कॉर्निया आदि।

Composite graft (कम्पोज़िट ग्राफ्ट)— कई ऊतकों का जैसे त्वचा एवं उपास्थि का बना निरोप, सम्मिश्र निरोप।

Corneal graft (कॉर्नियल ग्राफ्ट)— स्वच्छमण्डल या कार्निया के अपारदर्शिता से युक्त भाग को अलग करना और इसे कहीं और से लिये गए स्वच्छमण्डल निरोप से पुनःस्थापित करना।

Dermal graft, Dermic graft (डर्मल ग्राफ्ट, डर्मिक ग्राफ्ट)— एक त्वचा निरोप जिससे बाह्यत्वचा एवं अवत्वक् वसा अलग कर लिए जाते हैं।

Epidermic graft (इपिडर्मिक ग्राफ्ट)— बाह्यत्वचा का एक टुकड़ा जिसे जख्म या छिली हुई सतह पर प्रतिरोपित किया जाता है।

Fascia graft (फेशिया ग्राफ्ट)— फेशिया लेटा से लिया गया एक ग्राफ्ट जिसे अन्य ऊतकों के दोषों की मरम्मत के लिए प्रयोग में लाया जाता है, प्रावरणी निरोप।

Free graft (फ्री ग्राफ्ट)— ऐसा ग्राफ्ट जो अपने स्थान

से पूर्ण रूप से मुक्त कर (एक टुकड़ा लेने की अपेक्षा) लिया जाता है और तब इसे स्थानान्तरित किया जाता है।

Full-thickness graft (फुल-थिकनैस ग्राफ्ट) — त्वचा की पूरी मोटाई से बना निरोप जिसमें अवत्वचीय वसा नहीं होती।

Heterodermic graft (हीट्रोडर्मिक ग्राफ्ट)—अन्य जाति के दाता से लिया गया त्वचा-निरोप।

Heterologous graft, Heteroplastic graft (हीट्रोलोगस ग्राफ्ट, हीट्रोप्लास्टिक ग्राफ्ट)— अन्य व्यक्ति से लिया गया ग्राफ्ट।

Homologous graft, Homoplastic graft (होमोलोगस ग्राफ्ट, होमोप्लास्टिक ग्राफ्ट)— ऐसा ग्राफ्ट जिसका दाता उसी जाति का होता है जिसका प्राप्तकर्ता होता है।

Lamellar graft (लैमेलर ग्राफ्ट)— अपारदर्शक कॉर्निया की उपरिस्थ परतों के पुनःस्थापन के लिए साफ कॉर्निया के दाता से ली जाने वाली कार्निया की बहुत पतली परत।

Nerve graft (नर्व ग्राफ्ट)— किसी दोषपूर्ण नाड़ी के किसी स्थान के पुनःस्थापन के लिए प्रतिरोपण हेतु किसी स्वस्थ नाड़ी से लिया गया एक टुकड़ा।

Ovarian graft (ओवेरियन ग्राफ्ट)— किसी डिम्बग्रन्थि के एक खण्ड को उदरीय भित्ति की पेशियों में निरोपित करना।

Post-mortem graft (पोस्टमार्टम ग्राफ्ट)— मृत्यु के पश्चात् किसी शरीर से लिया गया एक ऊतक जिसे भविष्य में किसी ऐसे रोगी के ऊपर प्रयोग के लिए जिसे ऐसे ऊतक के निरोप की आवश्यकता होती है, परिरक्षित किया गया हो।

Skin graft (स्किन ग्राफ्ट)— त्वचा का एक टुकड़ा जिसे त्वचा के नष्ट हुए भाग को प्रतिस्थापित करने के लिए जैसे अधिक उपरिस्थ जले हुए भाग पर प्रतिरोपित किया जाता है। त्वचा निरोप।

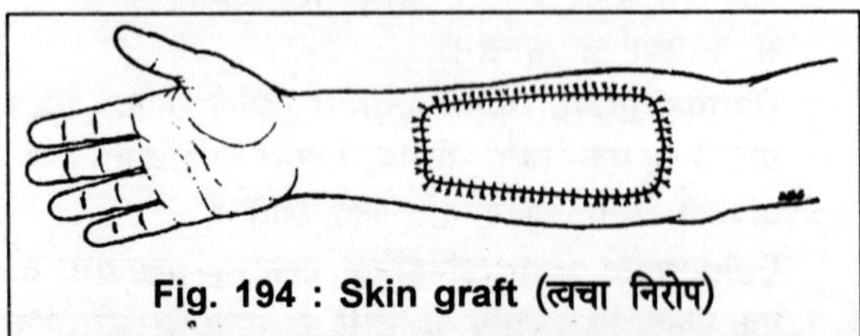

Fig. 194 : Skin graft (त्वचा निरोप)

Split-skin graft (स्प्लिट-स्किन ग्राफ्ट)— त्वचा की मोटाई के केवल एक भाग का ग्राफ्ट।

Sponge graft (स्पंज ग्राफ्ट)— स्पंज का एक छोटा टुकड़ा जिसे कणांकुरों को बनने के लिए उत्तेजित करने हेतु किसी जख्म पर रखा जाता है।

Zooplastic graft (जूप्लास्टिक ग्राफ्ट)— किसी जन्तु से लिया गया निरोप।

Grafting (ग्राफ्टिंग)— किसी ऊतक या अंग का आरोपण या प्रतिरोपण करना, पैबन्द लगाना, निरोपण।

Graham's law (ग्राह्म्स लॉ)— एक नियम जिससे पता चलता है कि किसी गैस का विसरण उसके धनत्व के वर्गमूल के विपरीतानुपाती होता है।

Grain (ग्रेन)— 1. एक बीज विशेषकर अनाज के पौधे का बीज या अनाज का दाना 2. ·065 ग्राम वजन।

Gram (ग्राम)— मैट्रिक प्रणाली में भार की एक इकाई जो लगभग एक घन सेन्टीमीटर या एक मिलीलीटर के जल के भार के बराबर होता है। यह 15.432 ग्रेन या .03527 औन्स के बराबर होता है। एक हजार ग्राम एक किलोग्राम के बराबर होते हैं।

Gram-centimeter (ग्राम-सेन्टीमीटर)— एक ग्राम भार को एक सेन्टीमीटर ऊपर उठाने पर लगने वाली शक्ति या सम्पन्न हुआ कार्य।

Graminivorous (ग्रेमिनीवोरस)— अनाज खाने वाला अथवा अनाज पर निर्भर रहने वाला।

Gram-meter (ग्राम-मीटर)— कार्य शक्ति की एक इकाई जो उस शक्ति के बराबर होती है जिसकी एक ग्राम वजन को सीधे एक मीटर की ऊँचाई तक उठाने के लिए आवश्यकता होती है।

Gram molecule (ग्राम मोलीक्यूल)— किसी पदार्थ का उसके अणु-भार के बराबर ग्रामों में वजन।

Gram-negative (ग्राम-निगेटिव)— अभिरंजन की ग्राम विधि में अभिरंजक से रहित अथवा एल्कोहॉल से रंगहीन हो जाने वाला।

Gram-positive (ग्राम-पॉजिटिव)— अभिरंजन की ग्राम विधि में जैन्शियन वॉयलेट से अभिरंजित हो जाने वाला।

Gram's method (ग्राम्स मैथड)— जीवाणुओं की पहचान के लिए उन्हें अभिरंजित करने की एक विधि, ग्राम-विधि।

Grandiose (ग्रैण्डियोज़)— मनोरोग चिकित्सा में, किसी व्यक्ति के अपने को अधिक धनवान, महत्त्वपूर्ण एवं योग्य समझने से सम्बन्धित।

Grandiosity (ग्रैण्डियोसिटी)— अपने को अधिक धनवान, महत्त्वपूर्ण एवं योग्य समझना।

Grand mal (ग्राण्ड माल)— अपस्मार का बड़ा या वृहत् रूप, दुर्दम अपस्मार।

Granular (ग्रेनुलर)— कणिकाओं या दानों से बना हुआ अथवा दानेदार, कणीय, कणिकीय।

Granulatio (ग्रेनुलेशियो)— कणिका या दाना।

Granulation (ग्रेनुलेशन)—1. किसी कठोर पदार्थ का छोटे-छोटे कणों में विभाजन 2. विरोहण करते (भरते) जख्मों में ऊतक के छोटे-छोटे गोल पिण्डों का बनना, कणांकुरण। 3. भरते

जख्मों में ऊतक के बने छोटे-छोटे गोल पिण्ड, कणांकुर। ये विरोहण की सतह पर रक्त आपूर्ति बढ़ा देते हैं। 4. बढ़े हुए जालतानिका-अंकुर जो शिरा-विवरों में उभर आते हैं जिससे कपाल की भीतरी सतह पर हल्के (छिछले) गड्ढे बन जाते हैं।

Granule (ग्रेन्यूल)— 1. एक छोटा दाने के समान पिण्ड। 2. किसी कोशिका में स्थित एक सूक्ष्म रचना जिसकी कोई निश्चित आकृति नहीं होती जैसे न्यूट्रोफिल श्वेत रक्त कोशिकाओं में पाई जाती हैं, कणिका, कण, दाना।

Granuloadipose (ग्रेनुलोएडीपोस)— वसीय ह्रास प्रदर्शित करने वाला जिसमें वसीय कणिकाएँ होती हैं।

Granuloblast (ग्रेनुलोब्लास्ट)—1. कणिकाकोशिका की मातृ कोशिका, कणिकाप्रसू 2. अस्थि मज्जा में पाई जाने वाली माइलोब्लास्ट कोशिका।

Granulocyte (ग्रेनुलोसाइट)— एक कणिकीय श्वेत रक्त कोशिका जैसे इओसिनोफिल या बेसोफिल आदि, कणिकाकोशिका।

Granulocytopathy (ग्रेनुलोसाइटोपैथी)— कणिकीय श्वेत रक्त कोशिकाओं का कोई भी विकार।

Granulocytopenia (ग्रेनुलोसाइटोपीनिया)— रक्त में कणिकीय श्वेत रक्त कोशिकाओं का असामान्य रूप से घट जाना, कणिकाकोशिकाल्पता।

Granulocytopoiesis (ग्रेनुलोसाइटोपॉयसिस)— कणिकीय श्वेत रक्त कोशिकाओं का बनना।

Granulocytopoietic (ग्रेनुलोसाइटोपॉयटिक)— कणिकीय श्वेत रक्त कोशिकाओं के बनने से सम्बन्धित।

Granulocytosis (ग्रेनुलोसाइटोसिस)— रक्त में कणिकीय श्वेत रक्त कोशिकाओं का बढ़ जाना, कणिकाकोशिकता।

Granuloma (ग्रेन्यूलोमा)— कणिकागुल्म। उदाहरणार्थः-

Annulare granuloma (एन्यूलरी ग्रेन्यूलोमा)— लाल रंग की पर्विकाओं का बनना जो एक वृत्त के रूप में व्यवस्थित रहती हैं।

Apical granuloma (एपिकल ग्रेन्यूलोमा)— दन्त-कणिकागुल्म।

Benign granuloma of the thyroid (बैनाइन ग्रेन्यूलोमा ऑफ दि थाइरॉयड)— थाइरॉयड ग्रन्थि का जीर्ण शोथ जो एक अर्बुद में परिवर्तित हो जाता है जो बाद में बहुत कठोर हो जाता है।

Dental granuloma (डैन्टल ग्रेन्यूलोमा)— किसी दाँत की जड़ पर उत्पन्न होने वाला कणिकागुल्म, दन्त-कणिकागुल्म।

Eosinophilic granuloma (इओसिनोफिलिक ग्रेन्यूलोमा)— एक प्रकार का पीतार्बुदता या जैन्थोमेटोसिस जिसमें इओसिनोफीलिया हो जाता है तथा हड्डी पर पुटियाँ बन जाती हैं; इओसिनरागी कणिकागुल्म।

Foreign body granuloma (फौरन बॉडी ग्रेन्यूलोमा)— किसी बाह्य पदार्थ जैसे टाँके आदि के चारों ओर स्थित जीर्ण शोथ।

Granuloma fissuratum (ग्रेन्यूलोमा फिश्युरेटम)— जीर्ण क्षोभण से बना एक परिसीमित, दृढ़, लाल, विदीर्ण या फटा हुआ तन्तुमय जैसा अर्बुद।

Granuloma inguinale (ग्रेन्यूलोमा इन्गुवाइनेल)— बाह्य जननांगों पर उत्पन्न होने वाली वेदना रहित पर्विका के द्वितीयक रूप में वंक्षण क्षेत्र में होने वाली एक कणिकागुल्मीय व्रणीय विक्षति।

Granuloma iridis (ग्रेन्यूलोमा आइराइडिस)— नेत्र की परितारिका या आइरिस में उत्पन्न होने वाला कणिकागुल्म।

Infectious granuloma (इन्फैक्शियस ग्रेन्यूलोमा)— कुछ विशिष्ट संक्रामक रोगों जैसे क्षय रोग, सिफिलिस तथा कवक संक्रमण आदि में बनने वाला कणिकागुल्म।

Lipoid granuloma (लाइपॉयड ग्रेन्यूलोमा)— ऐसा कणिकागुल्म जिसमें वसीय ऊतक अथवा कोलेस्ट्रॉल होता है।

Malignant granuloma (मैलिग्नैन्ट ग्रेन्यूलोमा)— हॉजकिन्स डिज़ीज।

Pyogenic granuloma (पायोजेनिक ग्रेन्यूलोमा)— ऐसा कणिकागुल्म जिसमें पूयजनक (पस बनाने वाले) जीवाणु होते हैं और जो चोट लगने वाले स्थान पर अथवा शरीर पर कहीं भी बन जाता है, इससे आसानी से रक्तस्राव होने लगता है एवं इसे स्पर्श करने पर दर्द होता है।

Swimming pool granuloma (स्वीमिंग पूल ग्रेन्यूलोमा)— तैरने के तालाब में लगने वाली चोटों के उपद्रव स्वरूप माइकोबैक्टीरियम बैलनाई द्वारा उत्पन्न ग्रेन्यूलोमा जो स्वतः ही कुछ महीनों अथवा वर्षों में ठीक होने लगता है।

Granulomatosis (ग्रैन्यूलोमेटोसिस)— बहुत से कणिकागुल्मों का बनना, कणिकागुल्मता।

Granulomatous (ग्रेन्यूलोमेटस)— कणिकागुल्मों से बना हुआ, कणिकागुल्मीय।

Granulopenia (ग्रेन्यूलोपीनिया)— रक्त में कणिकीय श्वेत रक्त कोशिकाओं का असामान्य रूप से कम हो जाना।

Granuloplasm (ग्रेन्यूलोप्लाज़्म)— दानेदार कोशिकाद्रव्य।

Granuloplastic (ग्रेन्यूलोप्लास्टिक)— कणिकाएँ या दाने बनाने वाला।

Granulopoiesis (ग्रेन्यूलोपॉयसिस)— कणिकीय श्वेत रक्त कोशिकाओं का बनना।

Granulopoietic (ग्रेन्यूलोपॉयटिक)— कणिकीय श्वेत रक्त कोशिकाओं के बनने से सम्बन्धित।

Granulopotent (ग्रेन्यूलोपोटेन्ट)— कणिकाओं के बनाने की क्षमता वाला।

Granulosa (ग्रेन्युलोसा)— डिम्बग्रन्थि के ग्राफी पुटक के पिधान या वेष्टन में कोशिकाओं की एक परत।

Granulose (ग्रेन्यूलोज़)— स्टार्च का घुलनशील भाग जो जल-अपघटन द्वारा शुगर में बदल जाता है।

Granulosis (ग्रेन्यूलोसिस)— कणिकाओं का बनना अथवा छोटी-छोटी कणिकाओं का एक पिण्ड।

Granum (ग्रेनम)— ग्रेन।

Grape sugar (ग्रेप शुगर)— डैक्सट्रोज, द्राक्षाशर्करा।

Graph (ग्राफ)— बहुत से आँकड़ो के बीच भिन्न प्रकार के सम्बन्धों को दर्शाने वाला एक रेखाचित्र, आलेख।

-graph (-ग्राफ)— आँकड़ों का अभिलेखन करने वाले यन्त्र का संकेत देने वाला प्रत्यय।

Graphanesthesia (ग्राफेनीस्थीसिया)— त्वचा को छूकर उस पर बने चित्रों या लिखे हुए शब्दों को पहचानने में अक्षमता जो सुषुम्ना रज्जु या मस्तिष्क रोग के कारण हो सकती है, लेख-असंवेदनता।

Graphesthesia (ग्रेफेस्थीसिया)— छूकर त्वचा पर अनुरेखित अथवा लिखित रेखाओं, चिन्हों, संख्याओं या शब्दों को पहचानने की क्षमता।

Grapho- (ग्रैफो-)— उपसर्ग जिसका अर्थ लिखना होता है।

Graphology (ग्रैफोलॉजी)— नाड़ियों के रोगों में अथवा व्यक्तित्व का पता लगाने के लिए हस्तलेखन का अध्ययन, हस्तलेखविज्ञान।

Graphomania (ग्रैफोमैनिया)— लिखने का उन्माद।

Graphomotor (ग्रैफोमोटर)— लिखते समय होने वाली गतियों से सम्बन्धित।

Graphopathology (ग्रैफोपैथोलॉजी)— हाथ की लिखाई का अध्ययन करके व्यक्तित्व विकारों की व्याख्या करना।

Graphophobia (ग्रैफोफोबिया)— लिखने का रोगोत्पादक भय।

Graphorrhea (ग्रैफोरिह्या)— अर्थहीन शब्दों का लिखना।

Graphospasm (ग्रैफोस्पाज्म)— लिखते समय हाथ का काँपना, लेखन-उद्वेष्ट।

-graphy (-ग्रैफी)— एक प्रत्यय जिसका अर्थ लेखन अथवा अभिलेखन से होता है।

Grasp (ग्रैस्प)— 1. कसकर पकड़ना 2. समझ।

Grating (ग्रेटिंग)— कर्कश।

Grating sound (ग्रेटिंग साउण्ड)— खुरदरी सतहों की रगड़न से होने वाली कर्कश ध्वनि।

Grattage (ग्रेटेज)— रोग उत्पन्न करने वाली अतिवृद्धि को ब्रुश से रगड़ कर अथवा खुरच कर अलग कर देना, आखुरण।

Grave (ग्रेव)— गम्भीर, खतरनाक।

Gravedo (ग्रेविडो)— ठण्ड लगना या जुकाम हो जाना, प्रतिश्याय।

Gravel (ग्रेविल)— बहुत छोटी-छोटी पथरियाँ जो कणों के रूप में बनती हैं, अश्मरी।

Grave's disease (ग्रेव्ज़ डिज़ीज)—Exophthalmic goiter.

Gravid (ग्रेविड)— गर्भवती, सगर्भा।

Gravida (ग्रेविडा)— गर्भवती स्त्री।

Gravida macromastia (ग्रेविडा मैक्रोमैस्टिया)— गर्भावस्था के दौरान स्तनों का शीघ्रता से बढ़ना।

Gravidic (ग्रेविडिक)— गर्भावस्था में उत्पन्न होने वाला।

Gravidism (ग्रेविडिज़्म)— गर्भवती होने की अवस्था।

Graviditas (ग्रेविडिटास)— गर्भावस्था।

Gravidity (ग्रेवीडिटी)— किसी स्त्री की कुल गर्भावस्थाओं की संख्या।

Gravidocardiac (ग्रेविडोकार्डियक)— गर्भावस्था के परिणाम स्वरूप होने वाले हृदय रोगों से सम्बन्धित।

Gravimeter (ग्रेवीमीटर)—Hydrometer.

Gravimetric (ग्रेवीमैट्रिक)— 1. वजन की माप से सम्बन्धित। 2. वजन लेकर पता लगाया गया।

Gravireceptors (ग्रेवीरिसीप्टर्स)— ग्राही अंग एवं तन्त्रिका अन्त जो मस्तिष्क को शरीर की स्थिति की सूचना देते है, संज्ञाग्राही।

Gravistatic (ग्रेविस्टेटिक)— गुरुत्वाकर्षण के परिणाम स्वरूप उत्पन्न जैसे गुरुत्वाकर्षण के परिणाम स्वरूप फेफड़ों का आधारी रक्ताधिक्य होना।

Gravitation (ग्रेवीटेशन)— पृथ्वी से दूर स्थित वस्तुओं के लिए पृथ्वी द्वारा उत्पन्न आकर्षण, गुरुत्वाकर्षण।

Gravity (ग्रेविटी)— 1. भार युक्त अथवा वजनदार होने का गुण 2. पृथ्वी से दूर स्थित वस्तुओं पर लगने वाली पृथ्वी द्वारा उत्पन्न आकर्षण की शक्ति या बल, गुरुत्व।

Gray matter (ग्रे मैटर)— मस्तिष्क का बाह्य एवं सुषुम्ना रज्जु का भीतरी धूसर द्रव्य।

Graze (ग्रेज़)— हल्का-सा छिल जाना।

Green blindness (ग्रीन ब्लाइण्डनैस)— हरे रंग को पहचानने में असमर्थता, हरितवर्णान्धता

Greenstick fracture (ग्रीनस्टिक फ्रैक्चर)— ऐसा अस्थिभंग जिसमें हड्डी की मोटाई का केवल कुछ भाग ही प्रभावित होता है।

Gression (ग्रेशन)— किसी दाँत का पीछे की ओर विस्थापन।

GRH (जी आर एच)— गोनाडोट्रॉपिन को मुक्त करने वाला हार्मोन।

Grid (ग्राइड)— 1. विकिरण विज्ञान में, एक उपकरण जिसमें लैड की तंग समानान्तर पत्तियों की एक शृंखला होती है जिनके बीच में कम घनत्व वाली एक सामग्री होती है। इस उपकरण का एक्स-रे फिल्म तक पहुँचने वाले छितरे विकिरण की मात्रा को कम करने के लिए प्रयोग किया जाता है। 2. क्षैतिज एवं लम्बरूप रेखाओं से युक्त एक चार्ट जिस पर ग्राफ बनाये जाते हैं।

Grief (ग्रीफ)— बाह्य हानि के प्रति एक सामान्य भावावेगी अनुक्रिया, शोक, दुःख ।

Griffe des orteils (ग्राइफ डेस ऑर्टील्स)— पाँव की पेशियों का शोष होने से पाँव का संकुचन ।

Grill-like (ग्रिल-लाइक)— झर्झरीसम

Grimace (ग्राइमेस)— मुख की विरूपता, मुँह बनाना ।

Grinder (ग्राइन्डर)— पीसने वाला; चर्वणक (चबाने वाला)

Grinder's disease (ग्राइन्डर्स डिज़ीज)— धूल के सांस के साथ खिंच कर अन्दर आने से उत्पन्न जीर्ण फुफ्फुस रोग, फुफ्फुसधूलिमयता ।

Grinder teeth (ग्राइन्डर टीथ)— चर्वणक दन्त ।

Grinding (ग्राइन्डिग) — बलपूर्वक आपस में रगड़ना जैसे चबाने में, अथवा पाउडर के रूप में पीसना ।

Grinding pains (ग्राइन्डिंग पेन्स)— प्रसव की प्रथम अवस्था में होने वाले दर्द, प्रसवपूर्व वेदना ।

Grip, Grippe (ग्रिप)— 1. इन्फ्ल्युएंजा 2. पकड़ना ।

Gripes (ग्राइप्स)— आँतों में रुक-रुक कर उठने वाले बहुत तेज दर्द, उदरशूल

Griping (ग्राइपिंग)— विशेष कर पेट में रुक-रुक कर ऐंठन जैसे तेज दर्द उठना, उदर शूल ।

Grippe (ग्रिप)— इन्फ्ल्युएंजा

Griseus (ग्राइसियस)— धूसर

Gristle (ग्रिशिल)— उपास्थि

Grit (ग्रिट)— मिट्टी, धूल या बालू के छोटे-छोटे कण; कंकड़ी ।

Grittiness (ग्रिटीनैस)— किरकिरापन ।

Groan (ग्रोन)— कराहना ।

Grocer's itch (ग्रोसर्स इच)— हाथों में आटा एवं चीनी को लेते रहने से क्षोभण के कारण हाथों में होने वाला छाजन या एक्ज़िमा ।

Grog (ग्रोग)— पानी मिली हुई शराब पीना ।

Grogginess (ग्रोगीनैस)— पियक्कड़पन ।

Groggy (ग्रोगी)— शराब पिये हुए

Groin (ग्रोइन) — पेट और जांघ के बीच में स्थित दबा हुआ भाग, उरूसन्धि, वंक्षण ।

Groove (ग्रूव)— एक तंग, लम्बा खोखला स्थान अथवा गड्ढा, या खातिका । उदाहरण के लिए हैरीसन का ग्रूव जिसमें एक क्षैतिज खातिका उरोस्थि या स्टर्नम के जीफॉयड प्रवर्ध से छाती के निचले किनारे से होते हुए फैली होती है और मध्यपट या डायाफ्राम की पर्शुका-सीमा से संलग्नता को चिह्नित करती है । यह बच्चों में सूखा रोग के अधिक बढ़ जाने पर पाया जाता है, खांचा ।

Grooved (ग्रूव्ड)— खातिका युक्त ।

Gross (ग्रौस)— काफी बड़ा अथवा नग्न नेत्रों से दीखने वाला ।

Ground (ग्राउण्ड)— 1. आधारभूत पदार्थ । 2. पाउडर के रूप में परिवर्तित ।

Ground bundle (ग्राउण्ड बण्डल)— सुषुम्ना रज्जु के ठीक धूसर द्रव्य को चारों ओर से घेरने वाले तन्त्रिका तन्तुओं का एक बण्डल ।

Ground itch (ग्राउण्ड इच)— पैर के तुलवे में होने वाली खुजली जो नंगे पैरों चलने से एन्किलोस्टोमा डियोडीनेल–एक प्रकार के अंकुश कृमि के लार्वा के मनुष्य के तलुवे में घुसने से उत्पन्न होती है ।

Group (ग्रुप)— एक-सी वस्तुओं या रचनाओं की एक संख्या जिनके विषय में एक साथ विचार किया जाता है, उदाहरण के लिए एक-सी चयापचयी विशिष्टताओं वाले जीवाणु जिनका एक वर्ग के रूप में विचार किया जाता है; समूह ।

Grover's disease (ग्रोवर्स डिजीज़)— अचानक खुजली होना जो गर्मी से बढ़ जाती है और जिसके साथ अधिमांसी पिटिकाएँ, जलस्फोट तथा छाजन के जैसे चकत्ते बन जाते हैं ।

Growth (ग्रोथ)— जीव के परिमाण में वृद्धि जो सामान्य हो सकती है जैसे किसी बच्चे की वृद्धि में होता है अथवा विकृतिजन्य हो सकती है जैसे किसी अर्बुद में होता है, वृद्धि ।

Gruel (ग्रुअल)— जल में उबला हुआ कोई भी अनाज ।

Grumose, Grumous (ग्रुमोस, ग्रुमस)— पिण्ड जैसा अथवा जमा हुआ, थक्केदार ।

Grumpy (ग्रम्पी)— बदमिज़ाज, क्रोधी ।

Gryposis (ग्राइपोसिस)— शरीर के किसी भी भाग की परन्तु विशेषकर नाखूनों की असामान्य रूप से होने वाली वक्रता अर्थात उनका अत्यधिक मुड़ जाना, नखवक्रता

gt. (जीटी)—gutta. एक बूँद

gtt. (जीटीटी)—guttae. एक से अधिक बूँदें ।

G.U. (जी. यू.)—Genitourinary. जनन-मूत्र सम्बन्धी ।

Guard (गार्ड)— किसी की रक्षा करने के लिए प्रयोग में लाया जाने वाला उपकरण जैसे मुख रक्षक ।

Guarded prognosis (गार्डेड प्रोग्नोसिस)— किसी चिकित्सक द्वारा किसी रोगी के रोग के विषय में पूर्वानुमान प्रस्तुत करना जिसके परिणाम में सन्देह होता है ।

Guardian ad litem (गार्जियन एड लाइटम)— किसी बच्चे को मानसिक या शारीरिक क्षति पहुँचने के मामले में न्यायालय द्वारा नियुक्त बच्चे के लिए एक संरक्षक ।

Gubernaculum (गुबरनेकुलम)— एक मार्ग निर्देशन करने वाली रचना । दो रचनाओं को जोड़ने वाली रज्जु के समान रचना ।

Gubler's tumor (गब्लर्स ट्यूमर)— सीसज पक्षाघात में कलाई पर स्थित तकली के आकार की एक सूजन ।

Guidance (गाइडैन्स)— मार्ग-दर्शन, निर्देशन ।

Guide (गाइड)— किसी व्यक्ति की हाथ की गति का अथवा हाथ में पकड़े यन्त्र का मार्ग-दर्शन करने वाला उपकरण, पथप्रदर्शक ।

Guidewire (गाइडवायर)— एक तार या स्प्रिंग जो किसी मूत्रशलाका (कैथीटर) या अन्य यन्त्र के स्थापन के लिए मार्गदर्शक के रूप में प्रयोग में लाया जाता है।

Guillotine (गिलोटीन)— टॉन्सिल या काकलक (यूवुला) को काटकर अलग कर देने वाला एक यन्त्र।

Guilt (गिल्ट)— गलत काम करने के परिणाम स्वरूप उत्पन्न एक मनोवेग जिसके लिए दण्ड दिए जाने की आवश्यकता है। अपराध।

Guinea pig (ग्वाइनिया पिग)— परीक्षण के उद्देश्यों से प्रयोगशाला में काम आने वाला कुतर कर खाने वाला एक छोटा जन्तु।

Gullet (गलेट)— ग्रासनली।

Gull's disease (गल्स डिज़ीज)— थाइरॉयड ग्रन्थि का शोष जिससे मिक्सिडीमा रोग उत्पन्न हो जाता है।

Gum (गम)— 1. कुछ पौधों से प्राप्त एक पदार्थ जो गीला होने पर चिपचिपा होता है परन्तु सूखने पर कड़ा हो जाता है, गोंद 2. एक मांसल पदार्थ जो दाँतों की ग्रीवाओं को चारों ओर से घेरे होता है तथा मैक्ज़िला एवं मैन्डीबिल के दन्तउलूखल प्रवर्धों को ढके होता है, मसूड़ा।

Gumboil (गमबॉयल)— मसूड़े का फोड़ा।

Gumma (गम्मा)— ऊतकों का एक कणिकागुल्मीय अर्बुद जो अधिकतर यकृत में बनता है परन्तु अन्य अंगों जैसे मस्तिष्क, हृदय, शुक्रग्रन्थि, हड्डी तथा त्वचा में भी बन सकता है। सिफिलिस रोग की तृतीयावस्था का यह एक विशिष्ट लक्षण है।

Gummatous (गम्मेटस)— गम्मा की विशिष्टता से युक्त।

Gummy (गम्मी)— मसूड़े, गोंद अथवा गम्मा से मिलता-जुलता।

Gunn's dots (गन्स डॉट्स)— आँख की रेटिना पर मैकुला के पास सफेद धब्बे।

Gunshot wound (गनशॉट वून्ड)— छेदक व्रण (छेद करने वाला जख्म) जिसमें कोई बाह्य वस्तु जैसे बन्दूक की गोली आदि हो सकती है।

Gurgling sound (गर्गलिंग साउण्ड)— किसी गुहा में तरल से होकर गुजरने वाली वायु से उत्पन्न ध्वनि, गड़गड़ाहट की आवाज।

Gurney (गर्नी)— रोगियों को लाने-लेजाने के लिए अस्पताल में प्रयोग में लाया जाने वाला पहियेदार पलंग।

Gusher (गशर)— किसी तरल का अत्यधिक बहना।

Gustation (गस्टेशन)— स्वाद का पता चलना, स्वादानुभूति।

Gustatory (गस्टेटरी)— स्वाद के ज्ञान से सम्बन्धित।

Gustometry (गस्टोमीट्री)— स्वाद ज्ञान की तीव्रता को मापना।

Gut (गट)— आँत

Gutta (गट्टा)— एक बूँद।

Guttae (गट्टी)— Gutta का बहुवचन।

Gutta-percha (गटा-पर्चा)— कुछ पौधों के दूध को सुखा या जमाकर प्राप्त होने वाला एक प्रकार का भूरापन लिए हुए लचीला पदार्थ जिसका दन्त-चिकित्सा में दाँतों को जोड़ने के लिए एवं विकलांगोपचार में स्प्लिन्ट या कुशा में प्रयोग किया जाता है, गटापारचा।

Guttat (गटेट)— बूँद-बूँद करके।

Guttate (गटेट)— बूँद के समान, बूदांकार, इसे त्वचा की कुछ विक्षतियों के लिये प्रयोग किया जाता है।

Guttatim (गटाटिम)— बूँद-बूँद करके।

Gutter (गटर)— एक खातिका या खाँचा।

Guttering (गटरिंग)— किसी हड्डी में खातिका या खाँचे को काटने वाला।

Guttur (गट्टर)— गला।

Guttural (गट्टुरल)—गले से सम्बन्धित, कण्ठ्य।

Gutturotetany (गुट्टूरोटीटैनी)— स्वर-यन्त्र की ऐंठन जिससे रोगी कुछ समय के लिए हकला कर बोलने लगता है।

Guyon's sign (गीयोन्ज साइन)— वृक्क का प्रतिलोठन।

Gymnastics (जिमनास्टिक्स)— सुव्यवस्थित ढंग से किसी विशेष उपकरण के साथ अथवा इसके बिना शारीरिक व्यायाम करना, व्यायाम विद्या।

Gymnophobia (जिम्नोफोबिया) — नग्न शरीर को देखने का रोगोत्पादक भय।

Gyn-, Gyne-, Gyneco-, Gyno- (गाइन-, गाइनी-, गाइनीको-, गाइनो-)— उपसर्ग जिनका अर्थ मादा या स्त्रियाँ है।

Gynander (गाइनैन्डर)— ऐसा प्राणी जिसमें पुरुष एवं स्त्री दोनों की विशिष्टताएँ विद्यमान रहती हैं। कूट-उभयलिंगी।

Gynandrism (गाइनैन्ड्रिज़्म)— 1. उभयलिंगता 2. स्त्री कूट-उभयलिंगता।

Gynandrobastoma (गाइनैन्ड्रोब्लास्टोमा)— डिम्बग्रन्थि का एक अर्बुद जिसमें एरीह्नोब्लास्टोमा तथा ग्रेनुलोसा सैल ट्यूमर दोनों के तत्त्व विद्यमान रहते हैं।

Gynandroid (गाइनैन्ड्रॉयड)— एक उभयलिंगी अथवा स्त्री कूट-उभयलिंगी।

Gynandromorph (गाइनैन्ड्रोमॉर्फ)— स्त्रीपुरूषता प्रदर्शित करने वाला व्यक्ति।

Gynandromorphism (गाइनैन्ड्रोमॉर्फिज़्म)— शरीर के विभिन्न ऊतकों में स्थित दोनों लिंगों के गुणसूत्रों या क्रोमोसोमों द्वारा उत्पन्न पुरुष एवं स्त्री दोनों के लैंगिक लक्षणों से युक्त होने की दशा, स्त्रीपुंरूपता।

Gynandromorphous (गाइनैन्ड्रोमॉर्फस)— नर एवं नारी दोनों विशिष्टताओं से युक्त, स्त्रीपुंरुपी।

Gynatresia (गाइनेट्रेसिया)— योनि का बन्द रहना, रुद्ध योनि।

Gynecic (गाइनीकिक)— स्त्री सम्बन्धी।

Gyneco-, Gyno- (गाइनीको- गाइनो-)— उपसर्ग जिनका अर्थ स्त्री होता है।

Gynecogenic (गाइनीकोजेनिक)— स्त्री के विशिष्ट लक्षणों को उत्पन्न करने वाला।

Gynecogram (गाइनीकोग्राम)— स्त्री जननांगों की एक्स-रे फिल्म, स्त्रीजनेन्द्रियचित्र।

Gynecography (गाइनीकोग्राफी)— स्त्री जननांगों का एक्स-रे परीक्षण करना, स्त्रीजनेन्द्रियचित्रण।

Gynecoid (गाइनीकॉयड)— स्त्री के समान, स्त्रीरूप।

Gynecologic, Gynecological (गाइनीकोलोजिक, गाइनीकोलोजिकल)— स्त्री-रोगों के अध्ययन से सम्बन्धित, स्त्रीरोगविषयक, स्त्रीरोगविज्ञान सम्बन्धी।

Gynecologist (गाइनीकोलॉजिस्ट)— स्त्री-रोग-विशेषज्ञ।

Gynecology (गाइनीकोलॉजी)— स्तनों सहित स्त्री जननांगी रोगों का अध्ययन, स्त्रीरोगविज्ञान।

Gynecomania (गाइनीकोमैनिया)— पुरुष में अत्यधिक कामेच्छा का होना।

Gynecomastia (गाइनीकोमैस्टिया)— पुरुष में स्तन-ग्रन्थियों का अत्यधिक बढ़ जाना जिनसे कभी-कभी दूध भी निकलने लगता है, पुंस्तनवृद्धि।

Gynecopathy (गाइनीकोपैथी)— कोई भी स्त्रियों का विशिष्ट रोग।

Gynecophonus (गाइनीकोफोनस)— औरतों की सी आवाज वाला।

Gynephobia (गाइनीफोबिया)— स्त्रियों से अत्यधिक घृणा होना या स्त्रियों का रोगोत्पादक भय।

Gynesic (गाइनीसिक)— स्त्री रोगों से सम्बन्धित।

Gyniatrics (गाइनियाट्रिक्स)— स्त्री रोगों की चिकित्सा।

Gyniatry (गाइनियाट्री)—Gyniatrics.

Gynopathic (गाइनोपैथिक)— स्त्री रोगों से सम्बन्धित।

Gynopathy (गाइनोपैथी)— स्त्रियों के लिए विशिष्ट कोई भी रोग।

Gynoplastics, Gynoplasty (गाइनोप्लास्टिक्स, गाइनोप्लास्टी)— प्लास्टिक सर्जरी द्वारा स्त्री जननांगों की मरम्मत करना, स्त्रीजननांग संधान।

Gypsum (जिप्सम)—1. जलयोजित कैल्सियम सल्फेट का एक प्राकृतिक रूप जिसे 130° से. तक गर्म करने पर जलीय अंश निकल जाता है और प्लास्टर ऑफ पेरिस बन जाता है। 2. अर्द्धजलयोजित जिप्सम जो दाँतों की ढलाई के लिए आवरण तैयार करने में दाँत के पत्थर के रूप में प्रयोग में लाया जाता है।

Gyrate (गाइरेट)— 1. अँगूठी के आकार का, कर्णकित या कुण्डलित 2. घूर्णन करना।

Gyration (गाइरेशन)— चारों ओर को गोलाई में घूमना, घूर्णन।

Gyre (गाइरी)— संवलन, लपेट, (ऐंठन), कर्णक।

Gyrectomy (गाइरेक्टॉमी)— शल्य-क्रिया द्वारा किसी प्रमस्तिष्क-कर्णक को काट कर अलग कर देना, कर्णक-उच्छेदन।

Gyrencephala (गाइरेनसिफेला)— बहुत से कर्णकों से चिन्हित मस्तिष्क से युक्त।

Gyrencephalic (गाइरेनसिफेलिक)—Gyrencephala.

Gyri (गाइराई)— Gyrus का बहुवचन।

Gyro- (गाइरो-)— उपसर्ग जिसका अर्थ एक वृत्त या चक्राकार अथवा अँगूठी होता है।

Gyrochrome (गाइरोक्रोम)— ऐसी तन्त्रिका कोशिका को निर्दिष्ट करने वाला जिसमें क्रोमोफिल पदार्थ छल्लों में व्यवस्थित रहता है।

Gyroma (गाइरोमा)— डिम्बग्रन्थि का एक अर्बुद जो एक संवलित पिण्ड का बना होता है, डिम्बाशयार्बुद।

Gyrometer (गाइरोमीटर)— प्रमस्तिष्क-कर्णकों को मापने वाला एक उपकरण, कर्णकमापी।

Gyrosa (गाइरोसा)— चक्कर आना।

Gyrose (गाइरोस)— लहरोंदार लाइनों अथवा वृत्तों में व्यवस्थित जैसे जीवाणु-कॉलोनियाँ।

Gyrospasm (गाइरोस्पाज़्म)— सिर को घुमा देने वाली सिर की ऐंठन, धूर्णीशिराद्वेष्ट।

Gyrous (गाइरस)—Gyrose.

Gyrus (गाइरस)— प्रमस्तिष्क-कॉर्टेक्स के बहुत से संवलनों या लहरिकाओं में से एक जो छिछली नालियों (परिखाएँ या सल्काई) तथा गहरी नालियों (विदरों या फ़िशरों) द्वारा अलग-अलग होते हैं, कर्णक।

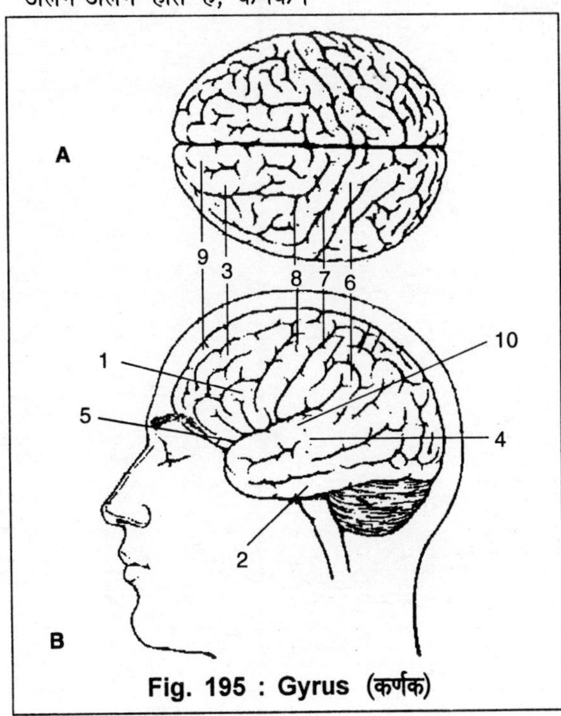

Fig. 195 : Gyrus (कर्णक)

मस्तिष्क के (A) ऊर्ध्ववर्ती एवं (B) पार्श्वीय दृश्य। 1. Inferior frontal gyrus=अधोवर्ती ललाटीय कर्णक, 2. Inferior temporal gyrus=अधोवर्ती शंखास्थिक कर्णक, 3. Middle frontal gyrus=मध्यवर्ती ललाटीय कर्णक, 4. Middle temporal gyrus=मध्यवर्ती शंखास्थिक कर्णक, 5. Orbital gyrus=नेत्रकोटरीय कर्णक, 6. Postcentral gyrus=पश्चकेन्द्रीय कर्णक, 7. Central sulcus=केन्द्रीय परिखा, 8. Precentral gyrus=पूर्वकेन्द्रीय कर्णक, 9. Superior frontal gyrus=ऊर्ध्ववर्ती ललाटीय कर्णक, 10. Superior temporal gyrus=ऊध्ववर्ती शंखास्थिक कर्णक।

Inferior frontal gyrus (इन्फीरियर फ्रन्टल गाइरस)— प्रमस्तिष्क के ललाटीय खण्ड की बाह्य सतह पर अधेवर्ती ललाटीय परिखा एवं सिलवियन विदर के बीच स्थित एक कर्णक, अघोवर्ती ललाटीय कर्णक।

Inferior temporal gyrus (इन्फीरियर टैम्पोरल गाइरस) — प्रमस्तिष्क के शंखास्थिक या कालिक खण्ड की अधोवर्ती-पार्श्वीय सतह पर स्थित एक कर्णक जो अधोवर्ती शंखास्थिक परिखा द्वारा मध्यम शंखास्थिक कर्णक से पृथक रहता है। अधोवर्ती शंखास्थिक कर्णक।

Middle frontal gyrus (मिडल फ्रन्टल गाइरस)— प्रमस्तिष्क के प्रत्येक ललाटीय खण्ड पर ऊर्ध्ववर्ती एवं अधोवर्ती ललाटीय परिखाओं के बीच स्थित एक कर्णक, मध्यवर्ती ललाटीय कर्णक।

Middle temporal gyrus (मिडल टैम्पोरल गाइरस)— शंखास्थिक या कालिक खण्ड की पार्श्वीय सतह पर ऊर्ध्ववर्ती एवं अधोवर्ती शंखास्थिक परिखाओं के बीच स्थित एक लम्बरूप कर्णक, मध्यवर्ती शंखास्थिक कर्णक।

Orbital gyrus (आर्बीटल गाइरस)— चार कर्णकों (अग्रज, पश्चज, पार्श्वीय एवं मध्यवर्ती) में से एक जिनसे ललाटीय खण्ड की अधोवर्ती सतह बनती है। नेत्रकोटरीय कर्णक।

Postcentral gyrus (पोस्टसैन्ट्रल गाइरस)— केन्द्रीय परिखा के पीछे स्थित एक कर्णक, पश्चकेन्द्रीय कर्णक।

Precentral gyrus (प्रीसैन्ट्रल गाइरस)— केन्द्रीय परिखा के सामने स्थित एक कर्णक, पूर्व-केन्द्रीय कर्णक।

Sperior frontal gyrus (सुपीरियर फ्रन्टल गाइरस)— प्रमस्तिष्कीय ललाटीय खण्ड का एक चौड़ा कर्णक जो उच्च-ललाटीय विदर के ऊपर स्थित होता है। ऊर्ध्ववर्ती ललाटीय कर्णक।

Superior temporal gyrus (सुपीरियर टैम्पोरल गाइरस) — प्रत्येक शंखास्थिक खण्ड की पार्श्वीय सतह पर सिलवियन विदर एवं ऊर्ध्ववर्ती शंखास्थिक परिखा के बीच स्थित एक लम्बरूप कर्णक, ऊर्ध्ववर्ती शंखास्थिक कर्णक।

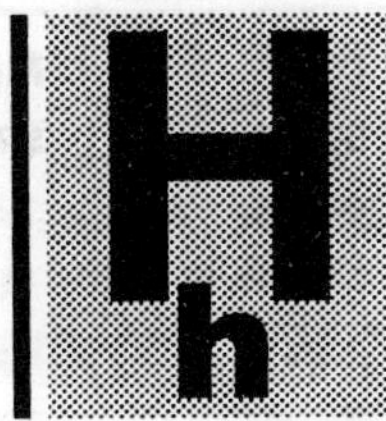

H (एच)— हाइड्रोजन का रासायनिक प्रतीक।

h (एच)— hecto, height, hour का प्रतीक

Habb's reflex (हॉब्स रिफ्लैक्स)— किसी चमकीली वस्तु पर टकटकी लगा कर देखने पर समायोजन में परिवर्तन हुए बिना पुतलियों का संकुचित होना।

Habena (हैबेना)— Habenula.

Habenula (हैबेनुला)— 1. लघुबंध अथवा चाबुक के समान रचना 2. मस्तिष्क की पीनियल ग्रन्थि से जुड़ी रहने वाली एक डठंल, वृन्तक 3. जख्म पर बाँधने वाली पट्टी, पट्टिका।

Habenular (हैबेनुलर)— पीनियल ग्रन्थि के वृन्तक (डंठल) से सम्बन्धित।

Habit (हैबिट)— 1. वह क्रिया जिसमें बार-बार उत्पन्न होने की विशिष्टता होती है, अभ्यास, आदत 2. स्वभाव 3. शारीरिक गठन विशेष कर किसी रोग से सम्बन्धित शारीरिक गठन 4. औषधियों अथवा शराब आदि मादक पेय पदार्थों का सेवन करने का व्यसन।

Habitat (हैबिटेट)— किसी जन्तु अथवा पौधे का प्राकृतिक निवास स्थान, आवास।

Habit spasm (हैबिट स्पाज़्म)— मुख-पेशियों का ऐंठन युक्त संकुचन, अभ्यासाकर्ष, टिक।

Habituated (हैबिचुएटेड)— अभ्यस्त।

Habituation (हैबिचुएशन)— अभ्यस्तता।

Habitus (हैबिटस)— किसी व्यक्ति का शारीरिक गठन जिससे किसी विशिष्ट रोग के उत्पन्न होने की प्रवृत्ति का संकेत मिलता है।

Hachement (हैचमैन्ट)— मालिश करते समय हाथ के किनारे से इस प्रकार दबाकर थपथपाना जैसे पेशी के दो टुकड़े किए जा रहे हों।

Hacking (हैकिंग)— रह-रहकर या रुक-रुक कर होने वाला।

Hacking cough (हैकिंग कफ)— रुक-रुक कर उठने वाली खाँसी।

Haem- (हीम-)— Hema.

Hagedorn needle (हैग्डोर्न निडिल)— एक शल्य-क्रिया सम्बन्धी वक्र सूचिका जिसके पार्श्व चपटे होते हैं।

Hagiotherapy (हैगियोथिरैपी)— भगवान की पूजा करके, मन्दिर या मस्जिद में जाकर अथवा अन्य धार्मिक कृत्यों द्वारा किसी रोग की चिकित्सा करना।

Hahnemannian (हैनिमैनियन)— होमियोपैथी के प्रवर्तक हैनीमैन से सम्बन्धित।

Hair (हेयर)— केरेटिन की बनी धागे के समान एक रचना जो त्वचा में दबे हुए अंकुरक से उत्पन्न होती है, बाल, रोम।

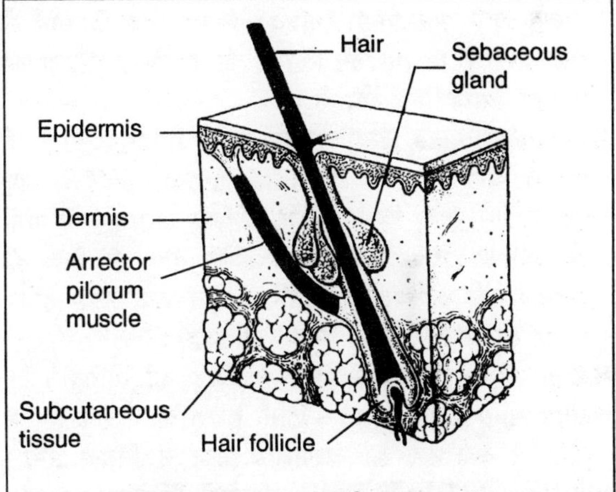

Fig. 196 : Hair (केश या बाल)

Hair=केश या बाल, Epidermis=बाह्यत्वचा, Dermis= अन्तस्त्वचा, Arrector pilorum muscle=एरैक्टर पाइलोरम पेशी, Subcutaneous tissue=अवत्वचीय ऊतक, Hair follicle=रोम कूप, Sebaceous gland = त्वग्वसीय ग्रन्थि।

Hairball (हेयरबाल)— आमाशय में पाया जाने वाला बालों का एक पिण्ड।

Hair bulb (हेयर बल्ब)— रोम मूल का निचला चौड़ा भाग, रोम कन्द।

Hair follicle (हेयर फॉलिकिल)— यह बाह्यत्वचा का एक बेलनाकार अन्तर्वेशन होता है जो त्वचा को बेधता हुआ संयोजी ऊतक तक पहुँचता है और रोम मूल को थामे रहता है। तैलीय तरल को स्रवित करने वाली त्वग्वसीय ग्रन्थियाँ तथा बाल को खड़ा करने वाली पेशी या एरैक्टर पिलाई इससे संलग्न रहती हैं, रोमपुटक, रोमकूप।

Hair papilla (हेयर पैपिला)— त्वचा का एक उभार जो रोम कूप की तली पर रोम कन्द तक फैला होता है जिसमें रक्त केशिकाएँ होती हैं जिनके द्वारा रोम अपना पोषण ग्रहण करता है, रोम अंकुरक।

Hairy (हेयरी)— 1. बालों का अथवा बालों के समान 2. बालों से ढका हुआ।

Halation (हैलेशन)— गलत दिशा से आने वाली तेज रोशनी से उत्पन्न दृष्टिमांद्य, धूमिल दृष्टि या धुंधला दीखना।

Half-life (हॉफ-लाईफ)— 1. किसी विकिरणशील या रेडियोएक्टिव पदार्थ के आधे केन्द्रकों का विकिरणसक्रिय (रेडियोएक्टिव) गलन से अपनी सक्रियता खोने में लगने वाला समय। 2. किसी जीवित शरीर, ऊतक या अंग का उसके द्वारा ग्रहण पदार्थ की आधी मात्रा को चयापचयित करने अथवा उसे निष्क्रिय करने में लगने वाला समय।

Half-value layer, Half-value thickness (हॉफ वैल्यू लेयर, हॉफ-वैल्यू थिकनैस)— दिए हुए पदार्थ की परत या मोटाई जिसे जब किसी निश्चित किरण पुंज के मार्ग में रखा जाता है तो यह उन किरणों की प्रारम्भिक तीव्रता को घटाकर आधा कर देती है।

Half way house (हॉफ वे हाऊज़)— मानसिक रोगों के रोगियों, औषधियों के व्यवसनी तथा शराबियों आदि के लिए एक निवास स्थान जिन्हें इलाज के लिए अस्पताल में भर्ती होने की आवश्यकता नहीं होती बल्कि बीच की श्रेणी की देखभाल की आवश्यकता होती है जब तक ठीक होकर वे वापिस अपने समाज में न जा सकें।

Halide (हैलाइड)— किसी एक हैलोजन का यौगिक।

Haliphagia (हैलीफेज़िया)— किसी लवण का विशेष रूप से सोडियम क्लोराइड का अत्यधिक मात्रा में निगल लेना।

Halisteresis (हैलिस्टेरेसिस)— हड्डियों में कैल्सियम की कमी, अस्थिमृदुता।

Halisteretic (हैलिस्टेरेटिक)— अस्थिमृदुता से सम्बन्धित अथवा उससे ग्रस्त।

Halitosis (हैलिटोसिस)— बदबूदार सांस, दुर्गन्धित प्रश्वसन।

Halitus (हैलिटस)— 1. निकाली गई सांस 2. सांस के साथ भाप निकालना।

Hallex, plural **hallices** (हैलेक्स, बहुवचन हैलीसेज़)— पैर का अँगूठा।

Hallucal (हैलूकल)— पैर के अँगूठे से सम्बन्धित, पादांगुष्ठविषयक।

Hallucination (हेलुसिनेशन)— ध्वनि, स्वाद, स्पर्श, गन्ध एवं दृष्टि का मिथ्या बोध जिसका वास्तविकता से कोई सम्बन्ध नहीं होता और जो बाह्य उद्दीपनों पर आधारित नहीं होता; विभ्रम जैसे –

Auditory hallucination (ऑडिटरी हैलुसिनेशन) — ध्वनियों का मिथ्या बोध या विभ्रम होना, श्रवण विभ्रम।

Gustatory hallucination (गस्टेटरी हैलुसिनेशन) — किसी वस्तु के स्वाद का पता चलना जो वास्तव में नहीं होती, स्वाद विभ्रम।

Haptic hallucination (हैप्टिक हैलुसिनेशन) — स्पर्श किए जाने, ताएमान अथवा वेदना का विभ्रम।

Hypnagogic hallucination (हिप्नेगोगिक हैलुसिनेशन)— सोने से पहले जागने की अवस्था में गिरने, डूबने आदि की अनुभूति होना जो वास्तव में सोते समय स्वप्न में दिखाई देने वाली बातें होती हैं; निद्रापूर्व विभ्रम।

Kinetic hallucination (काइनेटिक हैलुसिनेशन)— उड़ने की अथवा शरीर के या इसके किसी भाग के हिलने की अनुभूति होना।

Microptic hallucination (माइक्रोप्टिक हैलुसिनेशन)— ऐसा विभ्रम जिसमें वस्तुएँ परिमाण में छोटी हो गई दिखाई देती हैं, वामन विभ्रम।

Motor hallucination (मोटर हैलुसिनेशन)— हिलने-डुलने का काल्पनिक बोध।

Olfactory hallucination (ऑलफैक्टरी हैलुसिनेशन)— गन्ध का मिथ्या बोध, घ्राण विभ्रम।

Tactile hallucination (टैक्टाइल हैलुसिनेशन) — किसी वस्तु से स्पर्श किए जाने का मिथ्या बोध, स्पर्श विभ्रम।

Visual hallucination (विजुअल हैलुसिनेशन)— ऐसी वस्तुओं को देखने की अनुभूति होना जो वास्तव में विद्यमान नहीं होतीं, दृष्टि विभ्रम।

Hallucinogen (हैलुसिनोजन)— विभ्रम उत्पन्न करने वाला कारक (औषधियाँ, शराब आदि), विभ्रमजनक।

Hallucinogenesis (हैलुसिनोजेनेसिस)— विभ्रम की उत्पत्ति अथवा विभ्रम को उत्पन्न करना।

Hallucinogenic (हैलुसिनोजेनिक)— विभ्रम उत्पन्न करने वाला।

Hallucinosis (हैलुसिनोसिस)— विभ्रम से ग्रस्त होने की अवस्था जैसे तीव्र एल्कोहॉली विभ्रम जिसमें भय या चिंता तथा श्रवण विभ्रम होते हैं, विभ्रमता।

Hallus (हैलस)— Hallux.

Hallux (हैलक्स)— पैर का अँगूठा, पादांगुष्ठ। यह निम्न दो प्रकार का हो सकता है–

Hallux valgus (हैलक्स वेल्गस)— अन्य अँगुलियों की ओर को विस्थापित पैर का अँगूठा, बहिर्नत पादांगुष्ठ।

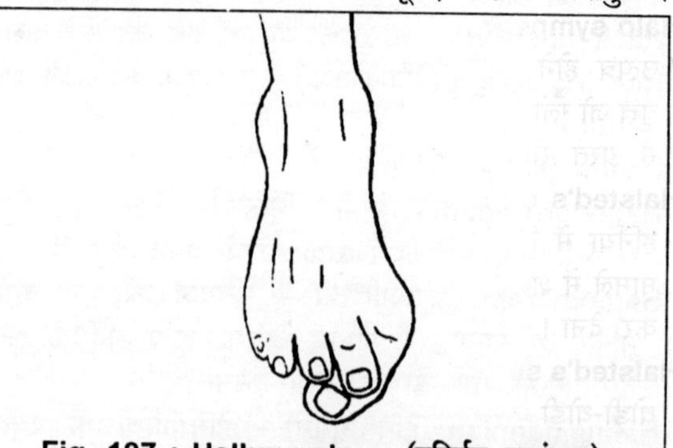

Fig. 197 : Hallux valgus (बहिर्नत पादांगुष्ठ)

Hallux varus (हैलक्स वेरस)— अन्य अँगुलियों से दूर को विस्थापित होने वाला पैर का अँगूठा, अन्तर्नत पादांगुष्ठ।

Halmatogenesis (हैल्मेटोजेनेसिस)— एक पीढ़ी से दूसरी पीढ़ी में अचानक पीढ़ी की किस्म का बदल जाना।

Halo (हैलो)— 1. मण्डल विशेषकर चूचुक का मण्डल 2. दृष्टिपटलदर्शी द्वारा नेत्र परीक्षण करने पर पीत बिन्दु के चारों ओर दिखाई देने वाला छल्ला या घेरा 3. किसी चमकती हुई वस्तु अथवा प्रकाश के चारों ओर बनने वाला प्रकाश या रंग का एक वृत्त, ज्योति मण्डल, प्रभामण्डल, परिवेश।

Halodermia (हैलोडर्मिया)— किसी हैलोजन के प्रति अनावृत होने पर त्वचा विस्फोट का प्रकट होना।

Haloduric (हैलोड्यूरिक)— अधिक सान्द्रता वाले (गाढ़े) नमक के घोल में रहने की क्षमता वाला।

Halogen (हैलोजन)— एक अधात्विक तत्त्व जो हाइड्रोजन से संयुक्त होकर अम्ल तथा धातु से मिलकर लवण बनाता है जैसे क्लोरीन, ब्रोमीन, आयोडीन एवं फ्लूओरीन आदि जिनके गुण एक से होते हैं।

Halogenation (हैलोजिनेशन)— हैलोजनों की उत्पत्ति, हैलोजनीकरण।

Halogenoderma (हैलोजनोडर्मा)— हैलोजन जैसे ब्रोमाइड या ओयाडाइड निगलने अथवा उसका इन्जैक्शन लगने पर उत्पन्न त्वचा रोग।

Haloid (हैलॉयड)— लवण अथवा हैलोजन के समान।

Halometer (हैलोमीटर)— 1. नेत्र-परिवेशों को मापने वाला एक यन्त्र 2. लाल रक्त कोशिकाओं के द्वारा फैले प्रकाश के परिवेश को माप कर लाल रक्त कोशिकाओं के परिमाण का पता लगाने वाला यन्त्र।

Halophil (हैलोफिल)— गाढ़े नमक के घोल में वृद्धि करने वाला जीव, लवणरागी।

Halophilic (हैलोफिलिक)— गाढ़े नमक के घोल में वृद्धि करने वाले जीव से सम्बन्धित।

Halosteresis (हैलोस्टेरेसिस)— हड्डियों में कैल्सियम लवणों की कमी होना।

Halo symptom (हैलो सिम्पटम)— प्रकाश के चारों ओर उत्पन्न होने वाला रंगीन एक अकेला या एक से अधिक वृत्त जो ग्लोकोमा अथवा लैन्स की बिन्दुकित अपारदर्शिकताओं से ग्रस्त रोगियों के द्वारा देखा जाता है।

Halsted's operation (हालस्टेड्स ऑपरेशन)—1. वंक्षण हर्निया में किया जाने वाला ऑपरेशन 2. स्तन कैन्सर के मामले में शल्य-क्रिया द्वारा स्तन को पूर्णतया काट कर अलग कर देना।

Halsted's suture (हालस्टेड्स स्यूचर)— आँत के जख्मों में थोड़ी-थोड़ी दूर पर लगे टांके।

Ham (हैम)— 1. घुटने के पीछे का जानुपृष्ठीय क्षेत्र 2. जाँघ, कूल्हे एवं नितम्ब का सामूहिक नाम।

Hamartia (हैमार्शिया)— दोषयुक्त ऊतक संयोग के कारण दोषपूर्ण विकास होना।

Hamartoblastoma (हैमार्टोब्लास्टोमा)— हैमार्टोमा से उत्पन्न होने वाला एक अर्बुद।

Hamartoma (हैमार्टोमा)— प्रभावित भाग में सामान्य रूप से स्थित परिपक्व कोशिकाओं एवं ऊतकों की एक अतिवृद्धि से उत्पन्न होने वाला एक सुदम अर्बुद।

Hamartomatosis (हैमार्टोमेटोसिस)— बहुत से हैमार्टोमाओं का पाया जाना।

Hamartomatous (हैमार्टोमेटस)— हैमार्टोमा से युक्त।

Hamartophobia (हैमार्टोफोबिया)— गलती का या पाप का रोगोत्पादक भय।

Hamate (हैमेट)— अंकुश-युक्त।

Hamatum (हैमेटम)— अकुंशिका अस्थि।

Hamaxophobia (हैमेक्सोफोबिया)— किसी वाहन में चढ़ने का रोगोत्पादक भय।

Hamilton's ruler test (हैमिल्टन्स रूलर टैस्ट)— सामान्यतया स्कैपुला हड्डी के एक्रोमियन एवं ह्यूमेरस हड्डी के पार्श्वीय इपिकॉण्डाइल को साथ-साथ किसी सीधे पैमाने से स्पर्श नहीं किया जा सकता। यह कन्धे की संधिच्युति या स्कैपुला हड्डी की ग्रीवा के अस्थिभंग में ही सम्भव है क्योंकि इसमें ह्यूमेरस हड्डी का शीर्ष मध्यवर्ती तल की ओर विस्थापित हो जाता है।

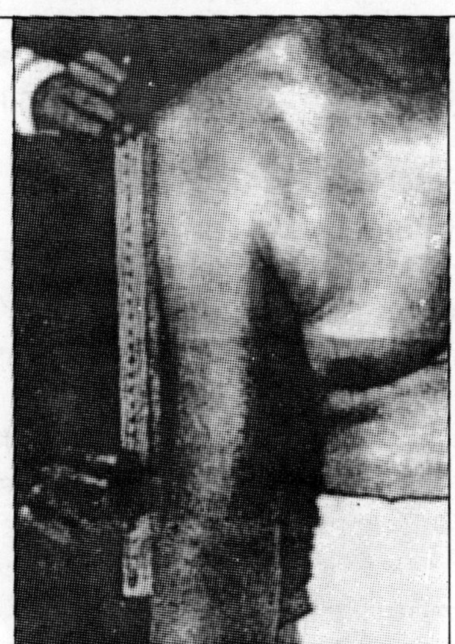

Fig 198 : Hamilton's ruler test
(हैमिल्टन्स रूलर टैस्ट)

Hammer (हैमर)— 1. ठोकने के काम आने वाला एक यन्त्र जिसमें एक सिर होता है जो एक हैण्डिल से जुड़ा होता है, हथौड़ा 2. मध्य कर्ण में स्थित हथौड़े के आकार की हड्डी मैलियस का सामान्य नाम।

Hammer finger (हैमर फिंगर)— हाथ की अँगुली की दूरस्थ सन्धि की एक विकृति जिसमें वह आंकुचित हो जाती है जिससे वह हथौड़े के समान प्रतीत होती है।

Hammer for reflex responses (हैमर फॉर रिफ्लैक्स रैस्पोन्सेज़)— ऐसा हथौड़ा जिसमें रबर का सिर होता है और जो शरीर के भागों जैसे पेशियों, कण्डराओं या तन्त्रिकाओं को कुछ प्रतिवर्त अनुक्रियायों को प्रारम्भ करने के लिए थपथपाने के काम आता है।

Hammer toe (हैमर टू)— पैर की ऐसी अंगुली जिसमें प्रथम अंगुल्यस्थि पृष्ठ की ओर आंकुचित हो जाती है तथा द्वितीय एवं तृतीय अँगुल्यस्थियाँ पदतल की ओर आकुंचित हो जाती हैं जिससे वह अँगुली हथौड़े के समान दिखाई देती है।

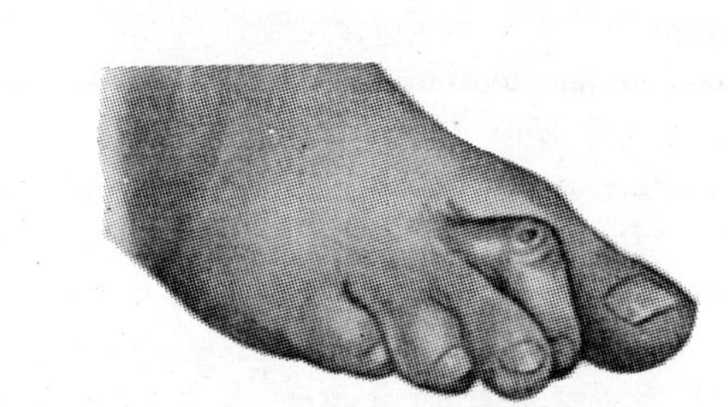

Fig. 199 : Hammer-toe with callosity (किणता से युक्त पैर की हथौड़ा अँगुली)

Hamster (हैम्सटर)— कुतर कर खाने वाला एक छोटा जन्तु जिसे अनुसंधान के लिए प्रयोगशालाओं में प्रयोग में लाया जाता है।

Hamstring (हैम्सट्रिंग)— जानुपृष्ठ-अवकाश की अभिमध्य एवं पार्श्वीय सीमाएँ बनाने वाली कण्डराओं में से एक।

Hamular (हैमुलर)— अंकुशवत्, अंकुशाभ।

Hamulus (हैमुलस)— कोई भी अंकुश के आकार की सरंचना अथवा अंकुशिका हड्डी पर स्थित अंकुश के समान प्रवर्ध, अंकुश।

Hand (हैण्ड)— ऊपरी भुजा का वह भाग जो मणिबन्ध पर अग्रबाहु से जुड़ा होता है जिसमें अपनी 8 छोटी-छोटी मणिबन्ध-अस्थियों सहित मणिबन्ध या कलाई, अपनी 5 लम्बी अस्थियों सहित करभ या हथेली अथवा हाथ का शरीर तथा 14 अँगुल्यस्थियों सहित 5 अँगुलियाँ होती हैं; हस्त; हाथ। विकृतिजन्य हाथ निम्न प्रकार का हो सकता है–

Ape hand (एपी हैण्ड)— ऐसा हाथ जिसमें अँगूठा स्थायी रूप से प्रसारित हो जाता है।

Claw hand (क्ला हैण्ड)— See under 'C'.

Cleft hand (क्लैफ्ट हैण्ड)— हाथ की ऐसी विकृति जिसमें अँगुलियों के बीच का विभाजन फैलकर करभ या हथेली तक पहुंच जाता है।

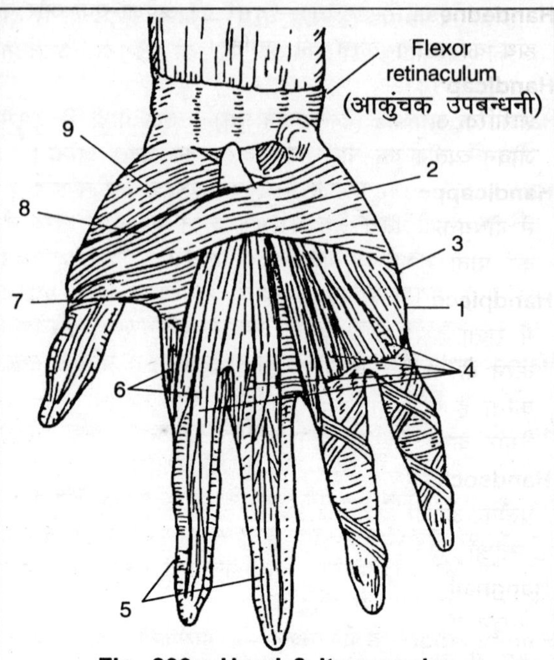

Fig. 200 : Hand & its muscles (हाथ एवं इसकी पेशियाँ)

1. Abductor digiti quinti=एब्डक्टर डिजीटाइ क्वानटाइ, 2. Transverse carpal ligament=अनुप्रस्थ कार्पल स्नायु, 3. Flexor digiti quinti brevis=फ्लैक्सर डिजीटाइ क्वानटाइ ब्रेविस, 4. Tendon of flexor digitorum sublimis=फ्लैक्सर डिजीटोरम सबलिमिस की कण्डरा, 5. Tendon of flexor digitorum profundus=फ्लैक्सर डिजीटोरम प्रोफण्डस की कण्डरा, 6. Vermiculate muscles=वर्मीकुलेट पेशियाँ, 7. Adductor pollicis=एडक्टर पालीसिज, 8. Flexor pollicis brevis=फ्लैक्सर पालीसिज ब्रेविस, 9. Abductor pollicis brevis=एब्डक्टर पालीसिज ब्रेविस।

Club hand (क्लब हैण्ड)— See under 'C'.

Drop hand (ड्रॉप हैण्ड)— हाथ अग्रबाहु या प्रकोष्ठ से नीचे को लटक जाता है।

Obstetrician's hand (ऑब्स्टेट्रीसियन-हैण्ड)— हाथ की एक ऐसी विकृति जिसमें टिटैनी रोग में हाथ करभअगुंल्यस्थिक सन्धियों एवं अन्तराअंगुल्यस्थिक सन्धियों पर प्रसारित हो जाता है तथा अँगूठा शरीर के मध्य तल की ओर घूम जाता है।

Writing hand (राइटिंग हैण्ड)— हाथ की ऐसी स्थिति जिसमें अँगूठे एवं प्रथम अँगुली के छोर छूते नजर आते हैं तथा अन्य अँगुलियाँ आकुंचित हो जाती हैं जैसे कोई लिखते समय पैन पकड़ रहा हो जैसा कि पैरालाइसिस एजिटान्स में देखा जाता है।

Handedness (हैण्डेडनैस)— दूसरे की अपेक्षा एक ओर के हाथ का प्रयोग करने की प्रवृत्ति।

Handicap (हैण्डीकैप)— जन्मजात अथवा उपार्जित कोई भी शारीरिक अथवा मानसिक दोष जो किसी व्यक्ति के सामान्य जीवन व्यतीत करने में बाधा उत्पन्न करता है, विकलांगता।

Handicapped (हैण्डीकैप्ड)— शारीरिक अथवा मानसिक रूप से दोषयुक्त व्यक्ति जो सामान्य रूप से जीवन व्यतीत नहीं कर पाता है, विकलांग।

Handpiece (हैण्डपीस)— एक दन्त-यन्त्र जो सर्जन के हाथ में रहता है जिसमें एक टेक होता है जो खरादने या छेद करने के यन्त्र को पकड़े रहता है जो घूमता अथवा कम्पन्न करता है और दाँतों को पूर्वावस्था में लाने के लिए उन्हें तैयार करने में काम आता है।

Handsocks (हैण्डसौक्स)— एक प्रकार के दस्ताने जिनमें प्रत्येक अँगुली के लिए अलग से स्थान नहीं होता जिससे वस्तुओं को पकड़ने में कठिनाई होती है।

Hangnail (हैंगनेल)— हाथ या पैर की किसी अँगुली के नाखून की जड़ अथवा उसके पार्श्व से त्वचा का आंशिक रूप से अलग हुआ एक टुकड़ा, छिलौरी।

Hanot's disease (हैनोट्स डिज़ीज)— कामला या पीलिया सहित यकृत का अतिवृद्ध सिरह्रोसिस।

Hansen's bacillus (हैन्सेन्स बेसिलस)— कुष्ठ रोग को उत्पन्न करने वाला जीवाणु माइकोबैक्टीरियम लैपरी जिसकी हैनसन ने सन् 1871 में खोज की थी।

Hansen's disease (हैन्सेन्स डिज़ीज)— कुष्ठ रोग।

Hapalonychia (हैपेलोनीकिया)— नाखूनों का पतला हो जाना जिसके परिणामस्वरूप वे मुड़ जाते हैं और टूटने लगते हैं।

Haphalgesia (हैफेल्जेसिया)— वस्तुओं को छूने पर दर्द होना; वस्तुस्पर्शार्ति; वस्तुस्पर्शभीति, वस्तुस्पर्शातंक।

Haphazard (हैफाज़र्ड)— अव्यवस्थित।

Haphephobia (हैफीफोबिया)— अन्य व्यक्ति से छू जाने का रोगोत्पादक भय, स्पर्शभीति।

Haplodont (हैप्लोडोन्ट)— कटकों से रहित दाँतों वाला अथवा जिसके दन्त शीर्ष पर गुलिकाएँ नहीं होतीं।

Haploid (हैप्लॉयड)— कायिक कोशिकाओं में सामान्य (द्विगुणित) संख्या में पाये जाने वाले गुणसूत्रों की आधी संख्या के गुणसूत्रों से युक्त जैसे जनन कोशिकाएँ डिम्ब अथवा शुक्राणु होते हैं जिनमें गुणसूत्रों की संख्या 23, द्विगुणित संख्या 46 की आधी होती है। अगुणित।

Haploidy (हैप्लॉयडी)— अगुणित होने की अवस्था।

Haplology (हैप्लोलॉजी)— तीव्र गति से बोलने पर कुछ अक्षरों का लुप्त हो जाना।

Haplopia (हैप्लोपिया)— ऐसी दशा जिसमें दो आँखों से दिखाई देने वाली वस्तु द्विदृष्टिता की तुलना में जिसमें एक वस्तु की दो वस्तुएँ दिखाई देती हैं, एक नजर आती है।

Haploscope (हैप्लोस्कोप)— दृष्टि-अक्ष का परीक्षण करने वाला एक स्टेरीयोस्कोप, त्रिविमदर्शी।

Haploscopic (हैप्लोस्कोपिक)— किसी त्रिविमदर्शी से सम्बन्धित।

Haplotype (हैप्लोटाइप)— माँ अथवा बाप किसी से भी प्राप्त सम्बद्ध जीनों के अलीलों का एक समूह।

Haptic (हैप्टिक)—स्पर्श करने से सम्बन्धित।

Haptics (हैप्टिक्स)— स्पर्श-ज्ञान का विज्ञान।

Haptodysphoria (हैप्टोडिस्फोरिया) — कुछ वस्तुओं को स्पर्श करने पर उत्पन्न एक अप्रिय अनुभूति।

Haptometer (हैप्टोमीटर)— स्पर्श-ज्ञान की तीव्रता को मापने वाला एक उपकरण।

Hard (हार्ड)— दृढ़, कठोर।

Hard chancre (हार्ड शैंकर)— सिफिलिस रोग की प्रथम अवस्था में जननांगों पर बनने वाला एक कठोर वेदना रहित व्रण जो संक्रमण के लगभग दो या तीन सप्ताहों के बाद प्रकट होता है, कठोर शैंकर, कठिन क्षत।

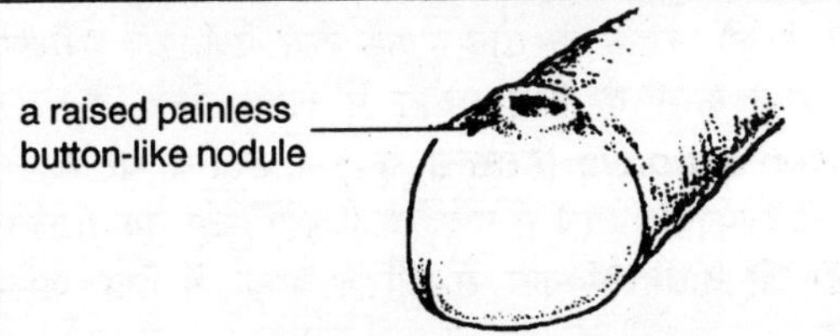

Fig. 201 : Primary chancre or Hard chancre (प्राइमरी शैंकर या हार्ड शैंकर)

A raised painless button-like nodule=एक उठी हुई वेदना रहित बटन के समान पर्विका।

Hardening (हार्डनिंग)— दृढ़ अथवा कठोर बनाने वाला।

Hardiness (हार्डीनैस)— साहस

Hardness (हार्डनैस)— 1. दृढ़ता, कठोरता 2. जल का खनिज लवणों विशेषकर कैल्सियम एवं मैग्नीसियम लवणों से युक्त होने का गुण।

Hard palate (हार्ड पैलेट)— मुख की छत (तालु) का अगला कठोर भाग जो मैक्ज़ीलरी एवं पैलाटाइन हड्डियों से सधा रहता है, कठोर तालु।

Harelip (हेयरलिप)— ऊपरी होंठ की जन्मजात लम्बरूप एक या एक से अधिक फटन (विदर), खण्डोष्ठ।

Harlequin fetus (हार्लेक्विन फीटस)— एक नवजात शिशु जिसकी त्वचा मोटी एवं काँटेदार होती है जो गहरे लाल विदरों द्वारा कई क्षेत्रों में बँटी होती है और ऐसे बच्चे कुछ ही दिनों में मर जाते हैं।

Harlequin sign (हार्लेक्विन साइन)— नवजात शिशुओं में

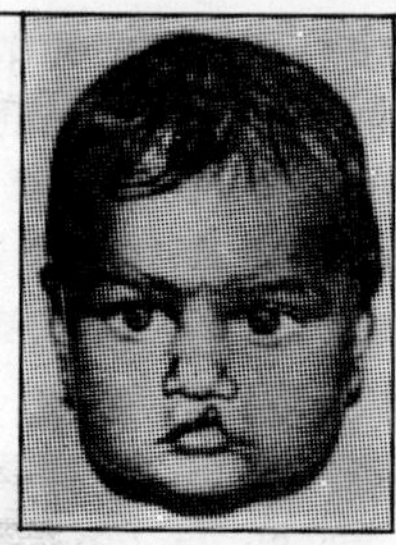

Fig. 202 : Harelip (खण्डोष्ठ)

दिखाई देने वाला एक अल्पकालिक वर्ण परिवर्तन जिसमें शरीर का आधा भाग पीला पड़ जाता है जबकि दूसरा आधा भाग लाल हो जाता है जिनके बीच में एक स्पष्ट सीमा-रेखा होती है।

Harmonic (हार्मोनिक)— सामंजस्य अथवा संगति से सम्बन्धित।

Harmony (हार्मोनी)— आराम के साथ आपस में मिलकर कार्य करने अथवा रहने की अवस्था, सामंजस्य, संगति।

Harpaxophobia (हार्पैक्सोफोबिया)— लुटेरों का रोगोत्पादक भय।

Harpoon (हार्पून)— एक यन्त्र जिसके सिरे पर एक हुक होता है जो ऊतक के छोटे टुकड़े जैसे पेशी को परीक्षण हेतु प्राप्त करने के लिए प्रयोग में लाया जाता है।

Harrison's groove (हैरीसन्स ग्रूव)— उरोस्थि या स्टर्नम हड्डी के जीफॉयड प्रवर्ध से पार्श्व में फैलता हुआ एक छिछला गड्ढा जो बालास्थिविकार से पीड़ित बच्चों में देखा जाता है।

Hartmann's solution (हार्टमैन्स सोल्यूशन)— 0.6 ग्राम सोडियम क्लोराइड (सादा नमक), 0.03 ग्राम पोटेशियम क्लोराइड, 0.02 ग्राम कैल्सियम क्लोराइड तथा 0.31 ग्राम सोडियम लैक्टेट को पानी में घोलकर पानी सहित 100 मि.ली. तक बनाया गया एक निर्जीवाणुक घोल जो निर्जलीकरण की चिकित्सा में इन्जैक्शन द्वारा प्रयोग में लाया जाता है।

Harvest (हार्वेस्ट)— किसी सम्वर्ध से नमूने प्राप्त करना अथवा जीवाणुओं या अन्य सूक्ष्मजीवों को पृथक करना।

Hashish (हशीश)— नारी हैम्प पौधों—कैनेबिस सैटाइवा के फूलों, टहनियों एवं पत्तियों से तैयार किया गया एक विशुद्ध सत्व। गोंद जैसे पदार्थ का इसकी मादकता के प्रभाव के लिए धूम्रपान किया जाता है अथवा इसे चबाया जाता है। यह भांग से अधिक शक्तिशाली होता है।

Hatchet (हैचेट)— दाँतों का एक यन्त्र जिसके सिरे पर हैण्ड्ल के अक्ष के एक कोण पर एक काटने वाला ब्लेड लगा होता है।

Haunch (हौन्च)— कुल्हा एवं नितम्ब।

Haustorium, pl. **haustoria** (हौस्टोरियम, बहुवचन में हौस्टोरिया)—पोषक पदार्थों के अवशोषण के लिए एक अंग।

Haustra (हौस्ट्रा)— बड़ी आँत या कोलन के लघुकोशों से युक्त कोष्ठ, आवलियाँ।

Haustral (हौस्ट्रल)— बृहदान्त्र-आवलियों से सम्बन्धित, आवलीपरक।

Haustration (हौस्ट्रेशन)— किसी हौस्ट्रम या आवली के बनने की क्रिया, आवलन।

Haustrum (हौस्ट्रम)— Haustra का एकवचन, आवली।

Haustus (हौस्टस)— औषधि की एक घूँट।

Haversian canal (हैवर्शियन कैनाल)— अस्थि-ऊतक में पाई जाने वाली छोटी-छोटी रक्तधर नलिकाएँ, हैवर्शियन नलिकाएँ।

Hawk (हॉक)— खखार कर गला साफ करना, खखारना।

Hay fever (हे फीवर)— पराग कणों के सांस के साथ खिंचकर अन्दर पहुँचने से उत्पन्न नाक एवं उर्ध्व श्वसन-मार्गो की श्लेष्मकलाओं का एक एलर्जीजनक रोग जिसमें ठण्ड लगती है, छींके आती हैं, आँखों से पानी बहता है तथा सिर में दर्द होता है; परागज ज्वर।

Haygarth's deformities (हेगार्थ्स डिफोर्मिटीज़)— गठियारूप सन्धिशोथ में सन्धियों की अस्थियों पर स्थित अर्बुद।

Hazardous (हैजार्डस)— हानिकर अथवा क्षति पहुँचाने वाला।

Hb. (एच बी)— हीमोग्लोबिन।

HCG (एचसीजी)— मानव जरायुज जननग्रन्थिपोषी।

HCl (एचसीएल)— हाइड्रोक्लोरिक एसिड, नमक का तेजाब।

H.D. (एच. डी.)— सुनाई देने की दूरी।

h.d. (एच. डी.)— बिस्तर पर सोने जाने के समय का एक घंटा।

HDL (एच डी एल)— अधिक घनत्व वाली लाइपोप्रोटीन।

Head (हैड)—1. सिर, शीर्ष 2. शरीर का वह भाग जिसमें मस्तिष्क एवं विशेष इन्द्रिय-ज्ञान के अंग स्थित रहते हैं। 3. किसी अस्थि या अन्य रचना का उर्ध्व (ऊपरी), अग्र (अगला) अथवा समीपस्थ सिरा।

Headache (हैडेक)— सिर दर्द जो तीव्र अथवा जीर्ण हो सकता है और पूरे सिर में, माथे में, शंख प्रदेश में, पश्चकपाल के क्षेत्र में, सिर के एक पार्श्व में अथवा सिर के ऊपरी भाग में हो सकता है। सिर दर्द के निम्नलिखित कारण हो सकते हैं–

Coital headache (कॉयटल हैडेक)— लैंगिक संसर्ग (सम्भोग) के दौरान अथवा कामोत्तेजना के चरमोत्कर्ष पर पहुँचने के तुरन्त बाद अचानक सिर में होने वाला दर्द।

Exertional headache (एग्जर्शनल हैडेक)— कठोर शारीरिक कार्य करने के पश्चात् सिर में कुछ देर के लिए होने वाला तेज दर्द।

Headache associated with high blood pressure — उच्च रक्त-चाप से पीड़ित व्यक्ति में सुबह सोकर उठने पर पश्चकपालिक क्षेत्र में दर्द होना।

Headache due to brain diseases— मस्तिष्क के रोगों जैसे प्रमस्तिष्क-धमनीकाठिन्य, प्रमस्तिष्क-ऐथरोकाठिन्य, प्रमस्तिष्क-घनास्रता, प्रमस्तिष्क-रक्तस्राव, मस्तिष्कावरणशोथ, मस्तिष्कशोथ, अवदृढ़तानिका-रक्तगुल्म (ड्यूरा मेटर के नीचे रक्त का इकट्ठा हो जाना), प्रमस्तिष्क-धमनीविस्फार, मस्तिष्क के फोड़े एवं मस्तिष्क के अर्बुद आदि में सिर में दर्द होना।

Headache due to diseases of the throat — गले के रोगों के कारण जैसे ग्रसनीशोथ, तुण्डिकाशोथ या टॉन्सिलाइटिस तथा कण्ठशालूक या एडीनॉयडों में सिर में दर्द होना।

Headache due to fever — ज्वर में सिर में दर्द होना जैसे मलेरिया तथा टाइफॉयड ज्वर में होता है।

Headache due to general disease— कुछ सार्वदेहिक रोगों जैसे अग्निमांद्य या दुष्पचन, मलबद्धता अथवा कब्ज, रक्ताल्पता (खून की कमी), मधुमेह, युरीमिया के साथ वृक्कशोथ, रूमेटिज़्म या आमवात तथा सिफिलिस आदि में सिर में दर्द होना।

Headache due to menal diseases — हिस्टीरिया आदि मानसिक रोगों में सिर में दर्द होना।

Headache due to middle ear disease — मध्य-कर्ण के रोग जैसे मध्य-कर्णशोथ में सिर में दर्द होना।

Headache due to toxic factors — 1. बर्हिजात विषैले कारक–ऐसे कमरे की अशुद्ध वायु जिसमें हवा निकलने के लिए रोशनदान या खिड़की न हो; विषैली गैसें; औषधियाँ जैसे कुनीन, मॉर्फीन, एट्रोपीन तथा हिस्टामीन आदि; तम्बाकू तथा एल्कोहॉल आदि जिनमें हिस्टामीन अधिक मात्रा में होता है। 2. अन्तर्जात विषैले कारक–नाक, विवरों, दाँतों, गले, टॉन्सिलों, मध्यकर्ण, पित्ताशय एवं एपैण्डिक्स से जीवाणुज संक्रमण के जीवविषों के अवशोषण से तथा इन्फल्युएंजा आदि से सिर में दर्द होना।

Headache occurring specifically in women — विशिष्टतया स्त्रियों में मासिक धर्म के समय, कष्टार्तव में, प्रगार्तव तनाव (मासिक धर्म से पूर्व तनाव) में, रजोनिवृत्ति काल में तथा गर्भावस्था में सिर में दर्द होना।

Histamine headache (हिस्टामीन हैडेक)— एलर्जी में हिस्टामीन के द्वारा पाया मेटर एवं ड्यूरा मेटर की धमनियों के चौड़ा होने तथा फैलने से ठप-ठप करता हुआ सिर का दर्द।

Idiopathic stabbing headache (इडियोपैथिक स्टैबिंग हैडेक)— सिर के शंखास्थि-पार्श्विक क्षेत्र में थोड़ी-थोड़ी देर के लिए बार-बार होने वाला तेज दर्द जिसके कारण का पता नहीं होता।

Migraine (माइग्रेन)— सिर के आधे भाग में होने वाला दर्द जो सुबह सोकर उठने पर अर्थात् सूर्य के निकलने पर शुरु होता है तथा दोपहर तक सबसे अधिक हो जाता है और फिर धीरे-धीरे कम होने लगता है और शाम को सूरज छिप जाने पर पूर्णतया समाप्त हो जाता है, आधा शीशी का दर्द।

Miscellaneous causes — सिर पर बाह्य दबाव पड़ने और सिर के भिंच जाने पर, सिर में चोट लगने, लू लग जाने पर, ऊँचाई पर यात्रा करने तथा शारीरिक अथवा मानसिक थकान के कारण भी सिर में दर्द हो जाता है।

Nasal and paranasal infections— प्रतिश्याय या जुकाम (ठण्ड लगना), नासाशोथ या वायुविवरशोथ अथवा साइनुसाइटिस में सिर में दर्द होना।

Ocular headache (ऑकुलर हैडेक)— दृष्टि दोषों के कारण, ग्लोकोमा में अथवा नेत्र के विभिन्न भागों के शोथ में होने वाला सिर में दर्द।

Post-traumatic headache (पोस्ट ट्रॉमेटिक हैडेक)— सिर में चोट लग जाने के पश्चात् होने वाला सिर-दर्द।

Tension headache (टैन्शन हैडेक)— चिंताओं, उत्तेजना तथा क्रोध से होने वाले मानसिक तनाव में सिर में दर्द होता है जो पश्चकपालिक क्षेत्र में महसूस होता है। इसमें पश्चकपालिक पेशियों में जगह-जगह पर ऐसे स्थान होते हैं जिन्हें दबाने पर दर्द होता है और सिर एवं गर्दन की पेशियों में खिंचाव पैदा हो जाता है।

Headgear (हैडगियर)— सिर के लिए एक रक्षात्मक आवरण जैसे टोप या हैल्मेट।

Head-louse (हैड-लाऊस)— यूका, जूँ।

Head-nodding (हैड-नोडिंग)— सिर में कम्पन।

Heal (हील)— रोग मुक्ति दिलाना अथवा स्वस्थ बनाना, विरोहण।

Healer (हीलर)— वह व्यक्ति या पदार्थ जो विरोहण या रोगमुक्त करता है।

Healing (हीलिंग)— शारीरिक अथवा मानसिक सामान्य अवस्था विशेषकर किसी शोथ या व्रण की सामान्य अवस्था की पुनःप्राप्ति जो दो प्रकार की हो सकती है—प्रथम इन्टैन्शन (प्राथमिक विरोहण) से विरोहण (जख्म भरना) जिसमें किसी जख्म के किनारे उनके बीच में कर्णांकुर ऊतक के बिना बने ही सीधे आपस में जुड़ जाते हैं तथा द्वितीय इन्टैन्शन (कणांकुरी विरोहण) से विरोहण जिसमें कोई जख्म कणांकुर ऊतक के बनने से भरता है जो जख्म के किनारों के बीच के खाली स्थान को भरता है।

Health (हैल्थ)— शारीरिक, मानसिक, एवं सामाजिक कुशलता की अवस्था, स्वास्थ्य।

Healthful (हैल्थफुल)— अच्छा स्वास्थ्य प्रदान करने वाला।

Health screening (हैल्थ स्क्रीनिंग)— जन-स्वास्थ्य परीक्षा।

Healthy (हैल्दी)— स्वास्थ्य सम्बन्धी अथवा स्वस्थ।

Hear (हीयर)— कानों के द्वारा ध्वनियों का अनुभव करना या सुनना।

Hearing (हीयरिंग)— ध्वनि का ज्ञान प्राप्त करने की क्रिया अथवा ध्वनि का ज्ञान प्राप्त करने की क्षमता, श्रवण।

Hearing after (हीयरिंग आफ्टर)— ध्वनि को उत्पन्न करने वाले उद्दीपक के द्वारा ध्वनि उत्पन्न करना बन्द कर देने के पश्चात् भी ध्वनि का सुनाई देते रहना।

Hearing aid (हीयरिंग ऐड)— बहरे व्यक्तियों द्वारा सुनने के लिए प्रयोग में लाया जाने वाला एक उपकरण जो आवाज को बढ़ा देता है।

Hearing hallucinations (हीयरिंग हैलुसिनेशन्स)— ऐसी ध्वनि के सुनाई देने की अनुभूति होना जो वास्तव में विद्यमान नहीं होती।

Hearing loss (हीयरिंग लौस)— आंशिक अथवा पूर्ण बधिरता (बहरापन)।

Heart (हार्ट)— एक तन्तुमय कोश—हृदयावरण में बन्द मध्यस्थानिका के बीच में स्थित शक्वांकार, खोखला, पेशीय, चार कोष्ठों वाला, संकुचनशील एक अंग जो रक्त को पम्प करके (धकेल कर) वाहिकामय संस्थान द्वारा शरीर के विभिन्न भागों के पोषण के लिए उनमें पहुँचाता है; हृदय; दिल।

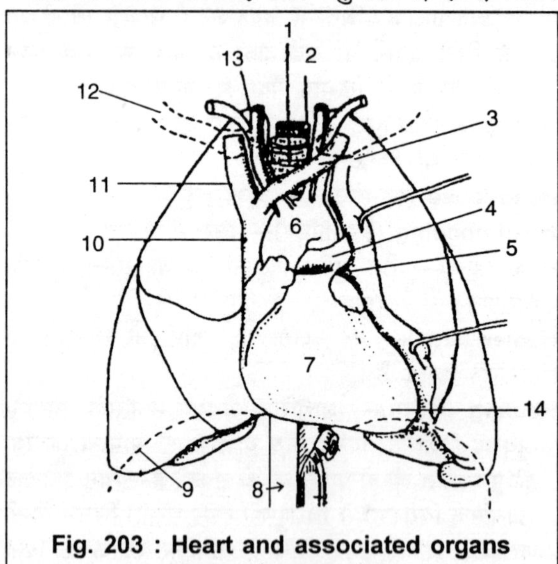

Fig. 203 : Heart and associated organs
(हृदय एवं सम्बद्ध अंग)

1. Trachea=श्वासप्रणाल, 2. Oesophagus=ग्रासनली, 3. L.brachiocephalic vein=बायीं प्रगण्डशीर्षी शिरा, 4. Pulmonary artery=फुफ्फुसीय धमनी, 5. A left pulmonary vein=एक बायीं पल्मोनरी या फुफ्फुसीय शिरा, 6. Aorta=महाधमनी, 7. Heart=हृदय, 8. Inferior vena cava=निम्न महा-शिरा, 9. Diaphragm=मध्यपट, 10. Superior vena cava=ऊर्ध्व महा-शिरा, 11. R. brachiocephalic vein=दायीं प्रागण्डशीर्षी शिरा, 12. Clavicle=जत्रुक या कण्ठास्थि, 13. Apex of lung=फेफड़े का शिखाग्र, 14. Cardiac apex=हृदय का शिखाग्र।

Abnormal heart (एब्नॉरमल हार्ट)—अप्राकृतिक हृदय—

Abdominal heart (एब्डोमिनल हार्ट)— उदर-गुहा में विस्थापित हृदय।

Athlete's heart (एथलेट्स हार्ट)— लम्बे समय तक व्यायाम होते रहने के परिणामस्वरूप खिलाड़ियों का बढ़ा हुआ हृदय।

Beri beri heart (बेरी-बेरी हार्ट)— विटामिन बी$_1$ (थायामीन हाइड्रोक्लोराइड) की कमी से उत्पन्न बेरी-बेरी रोग में बढ़ा हुआ हृदय।

Boat-shaped heart (बोट-शेप्ड हार्ट)— ऐसा हृदय जिसमें महाधमनी-प्रत्यावहन के कारण एक निलय विस्फारित (चौड़ा) हो जाता है और उसकी अतिवृद्धि हो जाती है।

Bony heart (बोनी हार्ट)— ऐसा हृदय जिसमें कैल्सियममय पदार्थ जमा हो जाता है।

Cervical heart (सर्वाइकल हार्ट)— ऐसा हृदय जो गर्दन के क्षेत्र में को विस्थापित हो जाता है।

Dilated heart (डाइलेटेड हार्ट)— हृदय की भितियों के फैलने से बढ़ा हुआ हृदय।

Drop heart (ड्रॉप हार्ट)— Cardioptosis or cardioptosia.

Fatty heart (फैटी हार्ट)— 1. ऐसा हृदय जिसमें वसीय ह्रास हो जाता है। 2. ऐसा हृदय जिस पर असामान्य मात्रा में वसा या चर्बी जमा हो जाती है।

Fibroid heart (फाइब्रॉयड हार्ट)— जीर्ण हृदयपेशीशोथ से ग्रस्त हृदय जिसमें हृदयपेशी के कुछ भाग का स्थान तन्तुमय ऊतक ले लेता है।

Hypertrophied heart (हाइपरट्रॉफीड हार्ट) — हृदय के विस्फारण के कारण नहीं बल्कि हृद्पेशी के परिमाण में बढ़ जाने के कारण बढ़ा हुआ हृदय।

Irritable heart (इर्रिटेबिल हार्ट)— तन्त्रिका-परिसंचरण-दुर्बलता जिसमें सांस फूलता है, दिल की धड़कन बढ़ जाती है, कमजोरी हो जाती है एवं थकान होती है।

Movable heart (मूवेबिल हार्ट) — ऐसा हृदय जो शरीर का आसन बदल जाने पर बहुत गति करता है।

Pendulous heart (पेण्डुलस हार्ट)— एक प्रकार का गतिशील हृदय जो बड़ी वाहिनियों से लटका हुआ प्रतीत होता है।

Three-chambered heart (थ्री-चैम्बर्ड हार्ट) — अलिन्द-पट या निलय-पट का जन्मजात अभाव जिससे हृदय में केवल एक अलिन्द तथा दो निलय या एक निलय

एवं दो अलिन्द होते हैं, तीन कोष्ठ वाला हृदय।

Tobacco heart (टुबैको हार्ट)— ऐसा हृदय जिसमें अत्यधिक तम्बाकू का प्रयोग करने से अनियमित हृदय स्पन्द होता है।

Heart attack (हार्ट अटैक)— हृद्पेशी-रोधगलन, दिल का दौरा।

Heart beat (हार्ट बीट)— हृद्स्पन्द, दिल की धड़कन।

Heart block (हार्ट ब्लॉक)— हृदय के चालक ऊतक— साइनोएट्रियल (S-A) तथा एट्रियोवैन्ट्रीकुलर (A-V) नोड, बण्डल आफ हिज़ तथा परकिञ्जी तन्तुओं के द्वारा हृदय के सामान्य आवेगों का अलिन्द या एट्रियम से निलय या वैन्ट्रीकूल में को चालन निष्फल हो जाना और इससे हृद्स्पन्द का ताल परिवर्तित हो जाना जिसे हृदय-अतालता कहा जाता है, हृद्रोध। हृद्रोध या हार्ट ब्लॉक के निम्नलिखित रूप हो सकते हैं–

Atrioventricular heart block (एट्रियोवैन्ट्रीकुलर हार्ट ब्लॉक)— हृद्रोध का एक रूप जिसमें आवेग एट्रियोवैन्ट्रीकुलर नोड या अलिन्द-निलय पर्व पर रुक जाते हैं। यह प्रथम श्रेणी का होता है जब एट्रियोवैन्ट्रीकुलर चालन समय बढ़ जाता है। उस समय द्वितीय श्रेणी का (आंशिक हृद्रोध) होता है जब सभी नहीं बल्कि कुछ आवेग अलिन्द से निलय में पहुँचते हैं। उस समय तृतीय श्रेणी का (पूर्ण हृद्रोध) होता है जब अलिन्द से निलय में बिल्कुल ही आवेग नहीं पहुँचते और अलिन्द एवं निलय एक दूसरे से स्वतन्त्र होकर कार्य करते हैं, अलिन्द-निलय हृद्रोध।

Bundle-branch heart block (बण्डल- ब्रांच हार्ट ब्लॉक)— एक प्रकार का हृद्रोध जिसमें आवेग हिज़ की पूलिका की किसी एक शाखा में रुक जाते हैं जिससे एक निलय दूसरे निलय से कुछ ही समय पूर्व स्पन्द करने के लिए उत्तेजित होता है, पूलिका-शाखा हृद्रोध।

Congenital heart block (कॉनजैनाइटल हार्ट ब्लॉक)— आवेग चालन तन्त्र के दोषपूर्ण विकास के कारण जन्म से ही विद्यमान हृद्रोध, सहज हृद्रोध।

Interventricular heart block (इन्टरवैन्ट्रीकुलर हार्ट ब्लॉक)—

Sinoatrial heart block (साइनोएट्रियल हार्ट ब्लॉक)— ऐसा हृद्रोध जिसमें साइनोएट्रियल नोड या शिरानाल-अलिन्दी पर्व से एट्रिया या अलिदों में पहुँचने वाले आवेगों का आंशिक या पूर्ण अवरोधन हो जाता है जिसके फलस्वरूप अलिन्द-स्पन्द में विलम्ब होता है अथवा उसका पूर्ण अभाव हो जाता है, शिरानाल-अलिन्दीहृद्रोध, साइनस-अलिन्दी हृद्रोध।

Heart burn (हार्ट बर्न)— अत्यम्लता में स्टर्नम या उरोस्थि के नीचे ग्रासनली में जलन महसूस होना, हृद्दाह।

Heart failure (हार्ट फेल्योर)— 1. हृदय-स्पन्द का रुक जाना 2. शरीर की आवश्यकताओं की पूर्ति हेतु पर्याप्त रक्त परिसंचरण को कायम रखने के लिए हृदय की अक्षमता जो दाँये या बाँये अथवा दोनों निलयों के निष्फल हो जाने के परिणाम स्वरूप हो जाती है, हृद्पात। हृद्पात या हार्ट फेल्योर निम्न प्रकार का हो सकता है–

Backward heart failure (बैकवार्ड हार्ट फेल्योर)— हृद्पात विशेषकर दाँये निलय के निष्फल हो जाने से उत्पन्न हृद्पात जिसमें शिराओं के द्वारा हृदय को वापिस जाने वाला रक्त घट जाता है जिसके परिणाम स्वरूप शिरा-स्थैतिकता (शिराओं में रक्त का रुक जाना) एवं रक्ताधिक्य हो जाता है।

Congestive heart failure (कन्जैशिव हार्ट फेल्योर)— शिरास्थैतिकता तथा रक्ताधिक्य एवं हृदय से रक्त की निकासी कम होने के परिणाम स्वरूप उत्पन्न होने वाला हृद्पात जिसमें कमजोरी आ जाती है, साँस फूलने लगता है, उदरीय कष्ट रहता है तथा शरीर के निचले भागों में शोफ हो जाता है।

Forward heart failure (फॉरवर्ड हार्ट फेल्योर)— ऐसा हृदपात जिसमें बाँये निलय के द्वारा पर्याप्त रक्त के पम्प न होने के कारण अथवा निलय में पर्याप्त रक्त के न पहुँचने से, हृदय से आगे को बहकर ऊतकों में पहुंचने वाला रक्त अपर्याप्त होता है।

High output heart failure (हाइ आउटपुट हार्ट फेल्योर)— ऐसा हृद्पात जिसमें हृदय-निकासी बढ़ी होती है जैसा कि अवटु-अतिक्रियता, रक्ताल्पता एवं वातस्फीति आदि में होता है।

Left-sided heart failure (लैफ्ट-साइडेड हार्ट फेल्योर)— बाँये निलय-निकास को कायम रखने में होने वाला हृद्पात जिसमें फुफ्फुसीय रक्ताधिक्य एवं शोफ हो जाता है।

Left ventricular heart failure (लैफ्ट वैन्ट्रीकुलर हार्ट फेल्योर)— Left-sided heart failure.

Low output heart failure (लो आउटपुट हार्ट फेल्योर)— ऐसी दशा जिसमें हृदय-निकास कम हो जाता है तथा रक्त निकास को एक-सा बनाये रखने के लिए हृद्पात हो जाता है।

Right-sided heart failure (राईट-साइडेड हार्ट फेल्योर)— दाँये निलय का पर्याप्त निकास कायम करने के लिए निष्फल हो जाना जिससे शिरा-रक्ताधिक्य, यकृत वृद्धि एवं दाबगर्तक शोफ (ऐसा शोफ जिसे दबाने पर गड्ढा बन जाता है) हो जाता है।

Right ventricular heart failure (राईट वैन्ट्रीकुलर हार्ट फेल्योर) — Right-sided heart failure.

Heart-lung machine (हार्ट-लंग मशीन)— हृदय एवं फेफड़ों

के कार्यो को कायम रखने के लिए एक उपकरण जबकि उनमें से एक अथवा दोनों उचित रूप से कार्य करने के लिए निष्फल हो जाते हैं।

Heart murmur (हार्ट मरमर)— हृदय का परिश्रवण करने पर सुनाई देने वाली एक अस्वाभाविक अथवा अपस्थानिक ध्वनि।

Heart rate (हार्ट रेट)— प्रति मिनट हृद्स्पन्दों (दिल की धड़कनों) की संख्या।

Heart sounds (हार्ट साउण्ड्स)— हृदय का परिश्रवण करने पर दो अलग-अलग ध्वनियाँ सुनाई देती हैं। प्रथम ध्वनि (सिस्टोलिक) बढ़ी हुई तथा मन्द होती है जो निलय के संकुचित होने तथा हृदय के छाती की दीवार से टकराने से उत्पन्न होती है। यह "लब" शब्द के समान सुनाई देती है। द्वितीय ध्वनि (डायास्टोलिक) छोटी एवं तेज होती है जो प्रथम ध्वनि के कुछ विराम के पश्चात् उत्पन्न होती है जो महाधमनी-कपाट एवं फुफ्फुसीय कपाट के बन्द होने के फलस्वरूप उत्पन्न होती है। यह "डप" शब्द के समान सुनाई देती है। द्वितीय ध्वनि के पश्चात् प्रथम ध्वनि के फिर से सुनाई देने से पूर्व एक लम्बा विराम होता है; हृदय ध्वनियाँ।

Heart transplantation (हार्ट ट्रान्सप्लान्टेशन)— किसी दुर्घटना में अथवा किसी अन्य रोग से मृत रोगी के शरीर से, जिसमें हृदय पर कोई क्षति न पहुँची हो और वह प्राप्तकर्त्ता में पहुँच कर ठीक प्रकार से कार्य कर सकता हो, हृदय लेकर शल्यक्रिया द्वारा उसका प्रतिरोपण करना।

Heat (हीट)— 1. तापमान बढ़ने की अनुभूति 2. वह शक्ति जो तापमान बढ़ाती है। 3. एक प्रकार की शक्ति जो तापमान में उतार-चढ़ाव होने के परिणाम स्वरूप स्थानान्तरित होती है। 4. ठण्ड के विपरीत गर्म होने की अवस्था 5. ऊँचा तापमान, ज्वर या शोथ के कारण होने वाली स्थानीय ऊष्मा। ऊष्मा या गर्मी निम्न प्रकार की हो सकती है :–

Conductive heat (कन्डक्टिव हीट)— ऊष्मा के स्रोत से ठण्डी वस्तु को चालन द्वारा स्थानान्तरित होने वाली ऊष्मा जब दोनों एक दूसरे के सम्पर्क में होती हैं जैसे गर्म पानी की बोतल से मिलने वाली गर्मी।

Convective heat (कन्वैक्टिव हीट)— ऊष्मा के स्रोत से किसी वस्तु या शरीर के किसी भाग को गर्म किये गये ठोस, द्रव या गैसीय पदार्थों के मार्ग द्वारा बहने वाली ऊष्मा।

Conversive heat (कनवर्सिव हीट)— ऊतकों में विद्युत् धारा द्वारा अथवा किसी प्रकार की विकिरण शक्ति द्वारा उत्पन्न ऊष्मा।

Diathermy heat (डायाथर्मी हीट)— डायाथर्मी द्वारा ऊष्मा में परिवर्तित विद्युत्-शक्ति।

Dry heat (ड्राइ हीट)— गर्मी जिसमें नमी नहीं होती। इसका प्रयोग उष्ण, शुष्क पैक द्वारा जैसे कम्बलों से, गर्म पानी की बोतल से, गर्म ईटों से, विद्युत् स्नान द्वारा या उष्ण वायु स्नान आदि के द्वारा किया जाता है।

Heat of combustion (हीट ऑफ कम्बशन)— किसी वस्तु के जलने से उत्पन्न ऊष्मा।

Heat of compression (हीट ऑफ कम्प्रेसन)— किसी गैस को सम्पीड़ित करने पर उत्पन्न ऊष्मा।

Heat of evaporation (हीट ऑफ एवापोरेशन)— किसी द्रव के वाष्पीकरण में अवशोषित होने वाली ऊष्मा।

Latent heat (लेटेन्ट हीट)— किसी दिए हुए तापमान पर ठोस को द्रव में या द्रव को गैस में परिवर्तित करने के लिए आवश्यक ऊष्मा।

Luminous heat (ल्यूमिनस हीट)— प्रकाश द्वारा उत्पन्न ऊष्मा।

Moist heat (मॉयस्ट हीट)— ऊष्मा जिसमें नमी होती है, जो गर्म अथवा ठण्डे पानी के स्नान, गर्म अथवा ठण्डी सिकाई, पुल्टिस या वाष्प स्नान आदि के रूप में प्रयोग की जाती है।

Radiant heat (रेडिएन्ट हीट)— गर्म शरीर से निकलने वाली ऊष्मा जो तरंगों के रूप में वायु से होकर गुजर जाती है।

Specific heat (स्पेसीफिक हीट)— किसी पदार्थ के एक ग्राम का 1° से. तापमान बढ़ाने के लिए आवश्यक ऊष्मा।

Heat cramps (हीट क्रैम्प्स)— गर्म वातावरण अथवा धूप में कठोर परिश्रम करने के पश्चात् तरल या नमक का सेवन न करने से शरीर का एकदम से दर्द के साथ ऐंठ जाना।

Heat exhaustion (हीट एग्ज़ॉशन्)— गर्मी में अनावरण के प्रति तीव्र प्रतिक्रिया जिसमें सिर में दर्द, चक्कर आने, जी मिचलाने तथा कमजोरी के लक्षण मिलते हैं। त्वचा ठण्डी हो जाती है तथा पुतलियाँ चौड़ी हो जाती हैं, शरीर का तापमान अधिकतर सामान्य रहता है परन्तु रक्त-चाप कम हो सकता है; आतप श्रांति।

Heat labile (हीट लेबाइल)— गर्मी के द्वारा आसानी से नष्ट होने अथवा बदल जाने वाला, ताप-अस्थिर

Heat stable (हीट स्टैबिल)— ताप स्थिर।

Heatstroke (हीटस्ट्रोक)— शरीर की ऊष्मा नियन्त्रक यान्त्रिक विधियों के निष्फल हो जाने से गर्मी के अनावरण के प्रति तीव्र एवं गम्भीर प्रतिक्रिया का होना जिसमें सिर में दर्द होता है, शरीर का तापमान बढ़ जाता है जो अधिकतर मामलों में 106°C से ऊपर हो जाता है तथा बेहोशी हो जाती है। त्वचा गर्म एवं शुष्क हो जाती है, चेहरा तमतमा जाता है तथा पुतलियाँ चौड़ी हो जाती हैं जो मृत्यु से पूर्व संकुचित हो जाती हैं, नाड़ी तथा श्वसन तीव्र हो जाते हैं और दौरे भी पड़ सकते हैं ; ऊष्माघात।

Heave (हीव)— आह भरना, क्षेप।

Hebephrenia (हेबेफ्रेनिया)— एक प्रकार का जीर्ण विखण्डित मनस्कता रोग जिसमें मूर्खता पूर्ण कार्य होते हैं, मिथ्याभ्रम एवं विभ्रम या मतिभ्रम होते हैं। रोगी एकदम से उत्तेजित हो जाता है और जरा ही देर में सुस्त हो जाता है और रोने लगता है। वह बिना किसी कारण हँसता है, अत्यधिक बोलता है तथा बे सिर पैर की बातें करता है।

Hebephrenic (हेबेफ्रेनिक)— विखण्डित मनस्कता से सम्बन्धित।

Heberden's disease (हैबरडैन्स डिज़ीज)— Arthritis deformans. Rheumatoid arthritis.

Heberden's nodes (हैबरडैन्स नोड्स)— अस्थिसंधिशोथ में हाथ की अँगुलियों की अन्तिम अंगुल्यस्थियों की बढ़ी हुई गुलिकाएँ।

Hebetic (हेबेटिक)— यौवनारम्भ से सम्बन्धित अथवा यौवनारम्भ के समय उत्पन्न होने वाला, यौवनारम्भकालिक।

Hebetude (हेबेट्यूड)— सुस्ती छाई रहनी या भावशून्यता।

Hebiatrics (हेबियाट्रिक्स)— चिकित्सा विज्ञान की वह शाखा जिसमें विशेषकर युवावस्था के रोगों के निदान एवं उनकी चिकित्सा का वर्णन होता है।

Hebosteotomy (हीबोस्टीयोटॉमी)— Hebotomy.

Hebotomy (हीबोटॉमी)— भ्रूण के प्रसव की आसानी के लिए श्रोणि-मार्ग को बढ़ाने हेतु जघनास्थि को पार करते हुए चीरा लगाना।

Hecateromeric. Hecatomeric (हैकाटैरोमेरिक, हैकाटोमेरिक)— ऐसी सुषुम्ना रज्जु की तन्त्रिका-कोशिका को निर्दिष्ट करने वाला जिसके अक्षतन्तु में दो प्रवर्ध होते हैं जिनमें से एक सुषुम्ना रज्जु के प्रत्येक पार्श्व की आपूर्ति करता है।

Hecatomeral (हैकाटोमेरल)— Hecateromeric.

Hectic (हैक्टिक)— 1. आदी, अभयस्त 2. शाम को बढ़ने वाले तापमान को निर्दिष्ट करने वाला जैसा कि क्षयरोग में देखा जाता है, क्षय संबंधी।

Hecto- (हैक्टो-)— मैट्रिक सिस्टम में, किसी इकाई का नाम रखने में 100 गुना (10^2) को संकेतिक करने वाला एक उपसर्ग। इस प्रकार हैक्टोलीटर (10^2 लीटर) 100 लीटर होता है।

Hectogram (हैक्टोग्राम)— सौ ग्राम।

Hectoliter (हैक्टोलीटर)— सौ लीटर।

Hectometer (हैक्टोमीटर)—सौ मीटर।

Hedonic (हीडोनिक)— आनन्द सम्बन्धी।

Hedonism (हीडोनिज़्म)— सोचने का ढंग जिसमें जीवन का मुख्य उद्देश्य आनन्द होता है।

Hedonophobia (हीडोनोफोबिया)— खुशी होने का रोगोत्पादक भय।

Hedrocele (हीड्रोसील)— गुदा के द्वारा बहिःसरण या भ्रंश होना।

Heel (हील)— पाँव का सबसे पिछला गोल भाग, एड़ी।

Heel bone (हील बोन)— कैल्केनियस हड्डी, एड़ी की हड्डी, पार्ष्णिकास्थि।

Hegar's sign (हैगर्स साइन)— प्रारम्भिक गर्भावस्था में गर्भाशयग्रीवा का अत्यधिक कोमल हो जाना।

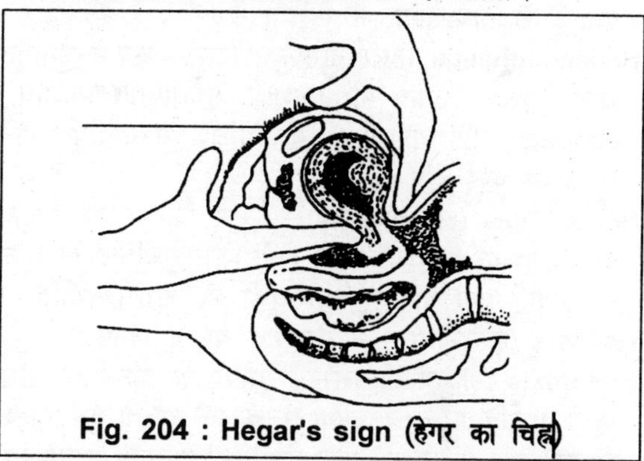

Fig. 204 : Hegar's sign (हैगर का चिह्न)

Height (हाइट)— पेंदी या तली से शिखर तक किसी वस्तु, संरचना, अंग अथवा शरीर की लम्बरूप माप; ऊँचाई।

Heimlich maneuver (हिमलिक मैनीयूवर)— श्वास-प्रणाल अथवा ग्रसनी (गले) से किसी बाह्य वस्तु को निकालने की तकनीक।

Heimlich sign (हिमलिक साइन)— किसी व्यक्ति द्वारा दम घुटने का संकेत देने के लिए हाथ के अँगूठे तथा तर्जनी उँगली से गले को पकड़ लेना।

Heinz bodies (हीन्ज़ बॉडीज)— हीमोग्लोबिन कणों के क्षतिग्रस्त होने पर लाल रक्त कोशिकाओं में विद्यमान कणिकाएँ जो कालपूर्व शिशुओं एवं रक्तसंलायी रक्ताल्पता में पाये जाते हैं।

Helcoid (हैल्कॉयड)— व्रण या जख्म के समान, व्रणाभ।

Helcology (हैल्कोलॉजी)— व्रणों का अध्ययन, व्रणविज्ञान।

Helcoma (हैल्कोमा)— स्वच्छमण्डल या कॉर्निया का व्रण।

Helcomenia (हैल्कोमीनिया)— मासिक-धर्म के समय जख्मों की उत्पत्ति होना।

Helcoplasty (हैल्कोप्लास्टी)— प्लास्टिक सर्जरी द्वारा किसी जख्म की मरम्मत करना।

Helcosis (हैल्कोसिस)— किसी जख्म का बनना, व्रणोद्भवन।

Heli (O)- { हैली (ओ)- } — सूर्य का संकेत देने वाला एक उपसर्ग।

Helical (हैलीकल)— 1. किसी कर्णकुण्डलिनी से सम्बन्धित 2. कर्णकुण्डलिनी के आकार का।

Helices (हैलीसेस)— Helix का बहुवचन।

Helicine (हैलीसीन)— 1. पेंचदार या घुमावदार, सर्पिल 2. किसी कर्णकुण्डलिनी अथवा कुण्डली से सम्बन्धित।

Helicoid (हैलीकॉयड)— किसी कर्णकुण्डलिनी से मिलता-जुलता अथवा पेंचदार।

Helicopodia (हैलिकोपोडिया)— एक चाल जिसमें पाँव अर्द्ध वृत्त बनाता हुआ चलता है जैसा कि हिस्टीरिया के कुछ रोगियों में देखा जाता है, अर्धवृत्त चाल।

Helicotrema (हैलिकोट्रेमा)— कर्णावर्त नलिका के छोर पर स्थित एक अर्द्धचन्द्राकार छिद्र जहाँ पर मध्यकर्ण-गुहा एवं प्रघाण की अधःकुल्या में मिलती हैं।

Heliencephalitis (हैलीएनसिफैलाइटिस)— धूप में अनावृत रहने के कारण उत्पन्न मस्तिष्कशोथ, सूर्यतापमस्तिष्कशोथ।

Heliopathy (हीलियोपैथी)— सूर्य प्रकाश में अनावृत होने से उत्पन्न कोई रोग।

Heliophobia (हीलियोफोबिया)— सूर्य किरणों का विकृत भय विशेषकर उस व्यक्ति को होना जिसे सूर्याघात हो चुका हो अर्थात् एक बार लू लग चुकी हो, सूर्यरश्मिभीति।

Heliosis (हीलियोसिस)— सूर्याघात या लू लगना।

Heliotaxis (हीलियोटैक्सिस)— सूर्यप्रकाश की ओर वृद्धि करने या गति करने (धनात्मक अनुचालन) अथवा सूर्य प्रकाश से दूर वृद्धि करने या गति करने (ऋणात्मक अनुचालन) की एक प्रवृत्ति।

Heliotherapy (हीलियोथिरैपी)— सूर्य के प्रकाश द्वारा रोगों की चिकित्सा करना, सूर्यरश्मिचिकित्सा।

Heliotropism (हीलियोट्रॉपिज़्म)— जीवित प्राणियों की सूर्य की ओर घूम जाने अथवा वृद्धि करने की प्रवृत्ति।

Helium (हीलियम)— वायुमण्डल में बहुत सूक्ष्म मात्रा (0.000 524%) में विद्यमान एक गैस।

Helix (हैलिक्स)— 1. कर्णपाली का ऊर्ध्व (ऊपरी) एवं पश्च (पिछला) स्वतन्त्र किनारा, कर्णकुण्डलिनी 2. चक्करदार संरचना।

Heller's test (हैलर्स टैस्ट)— मूत्र में एल्ब्युमिन का पता लगाने के लिए किया जाने वाला परीक्षण।

Hellin's law (हैलिन्स ला)— एक नियम जिससे पता चलता है कि यमल (जुड़वाँ बच्चे) 80 गर्भावस्थाओं में से एक में, त्रिज (तीन बच्चे) 6400 गर्भावस्थाओं में से एक में, चतुर्ज (चार बच्चे) 512,000 गर्भावस्थाओं में से एक में जन्म लेते हैं।

Helmet (हैल्मेट)— शिरस्त्राण।

Helminth (हैल्मिन्थ)— कीड़े के समान जन्तु।

Helminthagogue (हैल्मिन्थागौग)— परजीवीय कृमियों को आँतों से बाहर निकालने वाली कोई औषधि, कृमिनिस्सारक औषधि।

Helminthemesis (हैल्मिन्थेमेसिस)— कीड़ों की उल्टी होना, कृमिवमन।

Helminthiasis (हैल्मिन्थिएसिस)— आंतों में कृमियों का होना, कृमिरूग्णता।

Helminthic (हैल्मिन्थिक)— 1. कृमि अथवा कृमि के समान जन्तु से सम्बन्धित। 2. कृमियों द्वारा उत्पन्न 3. आँतों से कृमियों को बाहर निकालने वाले से सम्बन्धित, कृमिनिस्सारक।

Helminthicide (हैल्मिन्थीसाइड)— कृमियों को मारने वाली कोई औषधि।

Helminthism (हैल्मिन्थिज़्म)— Helminthiasis.

Helminthoid (हैल्मिन्थॉयड)— कीड़े से मिलता-जुलता, कृमिरूप, कृमिवत्।

Helminthology (हैल्मिन्थोलॉजी)— परजीवीय कृमियों का वैज्ञानिक अध्ययन, कृमिविज्ञान।

Helminthoma (हैल्मिन्थोमा)— परजीवीय कृमियों द्वारा बना अर्बुद, कृमि-अर्बुद, कृम्यर्बुद।

Helminthophobia (हैल्मिन्थोफोबिया)— कृमियों का रोगोत्पादक भय अथवा कृमियों से रोगग्रस्त होने का मिथ्याभ्रम।

Helminthous (हैल्मिन्थस)— कृमियों से पीड़ित।

Helmintic (हैल्मिन्टिक)— परजीवीय कृमियों से सम्बन्धित अथवा उनसे रोगग्रस्त।

Heloma (हीलोमा)— Clavus.Callosity or corn.

Helosis (हीलोसिस)— पलकों का बाहर की ओर उलट जाना, बहिर्वर्त्मता।

Helotomy (हीलोटॉमी)— किसी हीलोमा या ठेंठ को काट कर अलग कर देना, किण-उच्छेदन।

Helper T cells (हैल्पर टी सैल्स)— T cells.

Helplessness (हैल्पलैसनैस)— अपनी जिन्दगी के सहारे के लिए किसी व्यक्ति की दूसरों पर निर्भरता।

Hema- (हीमे-)— रक्त को संकेतिक करने वाला एक उपसर्ग।

Hemachrome (हीमाक्रोम)— रक्त का रंजक द्रव्य हीमोग्लोबिन या हीमैटिन।

Hemachrosis (हीमेक्रोसिस)— रक्त का अत्यधिक लाल होना।

Hemacytometer (हीमेसाइटोमीटर)— रक्त कोशिकाओं को गिनने वाला एक उपकरण।

Hemacytozoon (हीमेसाइटोजून)— लाल रक्त कोशिकाओं को रोगग्रस्त बनाने वाला एक एककोशिकीय परजीवी।

Hemad (हीमैड)— 1. रक्त अथवा रक्त वाहिनियों से सम्बन्धित 2. शरीर के अभ्युदर पार्श्व से सम्बन्धित जिसमें हृदय स्थित रहता है।

Hemadostenosis (हीमैडोस्टेनोसिस)— रक्त वाहिनियों का संकुचन।

Hemadsorption (हीमैडज़ार्प्शन)— लाल रक्त कोशिकाओं का अन्य कोशिकाओं, कणों अथवा सतहों से चिपकाव; रक्त-अधिशोषण।

Hemadynamometer (हीमैडाइनैमोमीटर)— रक्त-चाप मापने वाला एक उपकरण।

Hemadynamometry (हीमैडायनैमोमीट्री)— रक्त-चाप को मापना।

Hemafacient (हीमैफेशिएन्ट)— Hemopoietic.

Hemafecia (हीमेफीसिया)— रक्त से युक्त मल।

Hemagglutination (हीमेग्लुटिनेशन)— लाल रक्त कोशिकाओं का गुच्छों के रूप में एकत्रित हो जाना, लोहितकोशिका-समूहन।

Hemagglutination-inhibition (हीमेग्लुटिनेशन-इन्हिबीशन)— लाल रक्त कोशिकाओं को गुच्छों के रूप में उत्पन्न करने वाले एण्टीबॉडी अथवा विषाणु को अवरुद्ध करके लाल रक्त कोशिकाओं को गुच्छों में एकत्रित होने से रोकना।

Hemagglutinative (हीमेग्लुटीनेटिव)— लाल रक्त कोशिकाओं का समूहन करने वाला।

Hemagglutinin (हीमेग्लुटिनिन)— लाल रक्त कोशिकाओं को गुच्छों के रूप में एकत्रित करने वाली एक एण्टीबॉडी, रक्त-एग्लुटिनिन।

Hemagogic (हीमैगोगिक)— रक्त प्रवाह को बढ़ावा देने वाला।

Hemagogue (हीमेगौग)— रक्तस्राव विशेषकर मासिक रक्तस्राव को बढ़ाने वाला कारक, रक्तस्रावी।

Hemal (हीमल)— Hemad.

Hemal gland (हीमल ग्लैण्ड)— रक्त अथवा रक्त एवं लसीका से युक्त ग्रन्थि।

Hemal node (हीमेल नोड)— एक संरचना जो लसीका पर्व के समान होती है परन्तु वह लसीका वाहिनियों की अपेक्षा रक्त वाहिनियों से सम्बद्ध होती है।

Hemanalysis (हीमैनेलाइसिस)— किसी भी प्रकार का रक्त का विश्लेषण।

Hemangiectasia (हीमैन्जिएक्टेसिया)— Hemangiectasis.

Hemangiectasis (हीमैन्जिएक्टेसिस)— रक्त वाहिनियों का विस्फारण (चौड़ा हो जाना), रक्तवाहिकाविस्फार।

Hemangioameloblastoma (हीमैन्जियोअमीलोब्लास्टोमा) — अत्यधिक वाहिकामय एमीलोब्लास्टोमा अर्बुद।

Hemangioblast (हीमैन्ज्योब्लास्ट)—एक मध्यजनस्तर-कोशिका जिससे वाहिकामय अन्तःस्तर कोशिकाएँ या हीमोसाइटोब्लास्ट बनते हैं, रक्तवाहिकाप्रसू।

Hemangioblastoma (हीमैन्जियोब्लास्टोमा)— मस्तिष्क का एक केशिका-रक्तवाहिकार्बुद या हीमैन्जियोमा जो अधिकतर अनुमस्तिष्क में स्थित होता है, रक्तवाहिकाप्रसू अर्बुद।

Hemangioendothelioblastoma (हीमैन्जियोएण्डो-थीलियोब्लास्टोमा)— रक्त वाहिनियों को आस्तरित करने वाली अंतःकला-कोशिकाओं का एक अर्बुद।

Hemangioendothelioma (हीमैन्जियोएण्डोथीलियोमा) — सामान्यतया प्रमस्तिष्क-मस्तिष्कावरणों में दिखाई देने वाला एक केशिका-रक्तवाहिकार्बुद जिसका अधिकांश भाग अन्तःकला का बना होता है, रक्तवाहिकाअंतःकलार्बुद।

Hemangioendotheliosarcoma (हीमैन्जियोएण्डोथीलियोसार्कोमा)— Hemangiosarcoma.

Hemangiofibroma (हीमैन्जियोफाइब्रोमा)— तन्तुमय ऊतक से युक्त एक रक्तवाहिकार्बुद

Hemangioma (हीमैन्जियोमा)— विस्फारित रक्त वाहिनियों से बना एक सुदम अर्बुद, रक्तवाहिकार्बुद।

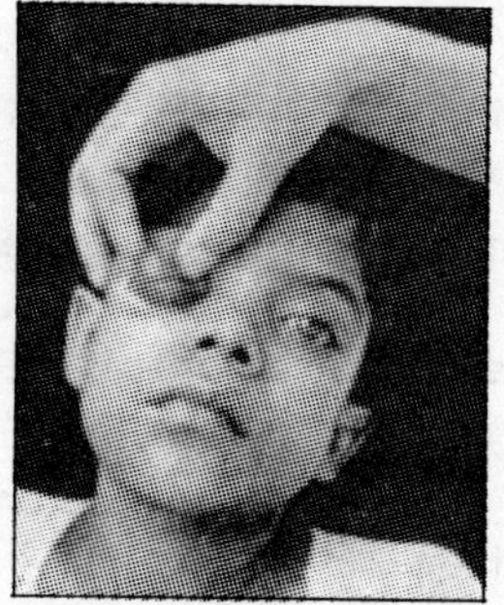

Fig. 205 : Hemangioma of the upper eyelid (आँख की ऊपरी पलक का रक्तवाहिकार्बुद)

Hemangiomatosis (हीमैन्जियोमेटोसिस)— बहुत से रक्तवाहिकार्बुदों का बनना।

Hemangiopericytoma (हीमैन्जियोपैरीसाइटोमा)— केशिकाओं में बनने वाला एक अर्बुद। यह पैरीसाइटों का बना होता है जो केशिकाओं की दीवारों के चारों ओर संयोजी ऊतक कोशिकाएँ होती हैं, रक्तवाहिकापरिकोशिकार्बुद।

Hemangiosarcoma (हीमैन्जियोसार्कोमा)— रक्त वाहिनियों का एक दुर्दम अर्बुद जो अन्तःकला एवं तन्तुप्रसू-ऊतक का बना होता है।

Hemaphein (हीमेफेन)— हीमोग्लोबिन से उत्पन्न रक्त एवं मूत्र में पायी जाने वाली भूरे रंग की सामग्री।

Hemapheism (हीमेफेइज़्म)— रक्त प्लाज़्मा एवं मूत्र में हीमेफेन का पाया जाना।

Hemapheresis (हीमेफेरेसिस)— वह क्रिया जिसके द्वारा रक्त को खींचा जाता है तथा इसके एक भाग को जिसमें प्लाज़्मा, श्वेत रक्त कोशिकाएँ तथा बिम्बाणु या प्लेट्लेट आदि होते हैं, अलग करके रोक लिया जाता है तथा शेष भाग को वापिस दाता के खून में चढ़ा दिया जाता है।

Hemaphobia (हीमेफोबिया)— रक्त को देखने का रोगोत्पादक भय।

Hemapoiesis (हीमैपॉयसिस)— रक्त का बनना।

Hemapoietic (हीमैपॉयटिक)— रक्त बनने से सम्बन्धित।

Hemarthros, Hemarthrosis (हीमार्थ्रोस, हीमार्थ्रोसिस) — किसी जोड़ में खून का रिसाव होना, रक्तसन्धि, सन्धिरक्तता।

Hemat- (हीमैट-)— एक उपसर्ग जिसका अर्थ रक्त होता है।

Hematachometer (हीमेटैकोमीटर)— Hemotachometer.

Hematapostema (हीमैटेपोस्टीमा)— ऐसा फोड़ा जिसमें खून होता है।

Hematemesis (हीमैटेमेसिस)— रक्तवमन, खून की उल्टी होना।

Hematencephalon (हीमैटेन्सीफैलोन)— मस्तिष्क-रक्तस्राव।

Hematherapy (हीमैथिरैपी)— ताजे रक्त के प्रयोग से रोगों की चिकित्सा करना।

Hematherm (हीमैथर्म)— Homeotherm.

Hemathermal (हीमैथर्मल)— गर्म खून वाला जन्तु जिसका रक्त एक स्थिर तापमान पर रहता है।

Hemathermous (हीमैथर्मस)— Hemathermal. Hematothermal.

Hemathidrosis, Hematidrosis (हीमैथाइड्रोसिस, हीमैटाइड्रोसिस) — खून मिले हुए पसीने का निकलना।

Hemathorax (हीमैथोरैक्स)— Hemothorax.

Hematic (हीमैटिक)— 1. रक्त सम्बन्धी अथवा रक्त से युक्त 2. रक्ताल्पता या खून की कमी की चिकित्सा में प्रयोग की जाने वाली औषधि।

Hematimeter (हीमैटीमीटर)— Hemocytometer. एक घन मि.मी. रक्त में कोशिकाओं की गणना करने वाला एक उपकरण।

Hematin (हीमैटिन)— हीमोग्लोबिन अणु का प्रोटीन रहित भाग, रक्तरंजक।

Hematinemia (हीमैटीनीमिया)— परिसचंरित रक्त में हीमैटिन का पाया जाना, हिमैटिनरक्तता।

Hematinic (हीमैटिनिक)— 1. रक्त सम्बन्धी 2. रक्त में हीमोग्लोबिन स्तर एवं लाल रक्त कोशिकाओं की संख्या को बढ़ाने वाला, रक्त वर्धक।

Hematinuria (हीमैटीन्यूरिया)— मूत्र में हीमैटिन या रक्तरंजक का पाया जाना, रक्तरंजकमेह।

Hemato- (हीमैटो-)— रक्त का संकेत देने वाला उपसर्ग।

Hematobilia (हीमैटोबीलिया)— पित्त अथवा पित्त वाहिनियों में रक्त का पाया जाना।

Hematobium (हीमैटोबियम)— रक्त में रहने वाला एक परजीवी।

Hematoblast (हीमैटोब्लास्ट)— हीमोसाइटोब्लास्ट।

Hematocele (हीमैटोसील)— रक्त से भरी कोई गुहा जैसे वृषण या अण्डकोष की सूजन जो शुक्रग्रन्थि की अण्डधर कंचुक या ट्यूनिका वैजाइनालिस में रक्त की विद्यमानता से उत्पन्न होती है; रक्तवृषण।

Hematocelia (हीमैटोसीलिया)— पैरीटोनियम-गुहा में रक्तस्राव होना।

Hematocephalus (हीमैटोसीफैलस)— ऐसा भ्रूण जिसके सिर में जन्म से ही रक्त का रिसाव होता है।

Hematocephaly (हीमैटोसिफैली)— किसी भ्रूण के कपाल में रक्त का रिसाव होना।

Hematochezia (हीमैटोकेज़िया)— रक्त से युक्त मल का विसर्जित होना, रक्तातिसार।

Hematochlorin (हीमैटोक्लोरिन)— अपरा से उपलब्ध हीमोग्लोबिन से उत्पन्न एक हरा रंजक द्रव्य।

Hematochromatosis (हीमैटोक्रोमेटोसिस)— हीमोग्लोबिन से अत्यधिक लोहे के जमा होने या अत्यधिक लोहे के ग्रहण करने से रक्त वर्णक द्वारा शरीर के ऊतकों का अभिरंजित होना।

Hematochyluria (हीमैटोकाइलूरिया)— मूत्र में रक्त एवं काइल या वसालसीका का पाया जाना, वसालसीकारक्तमेह।

Hematocoelia (हीमैटोसीलिया)— Hematocelia.

Hematocolpometra (हीमैटोकोल्पोमीट्रा)— मासिक धर्म के रक्त का योनि वं गर्भाशय में संचित हो जाना, रक्तपूरितयोनिगर्भाशय।

Hematocolpos (हीमैटोकोल्पोस)— अछिद्री योनिच्छद के कारण योनि में मासिक-धर्म के रक्त का संचित होना, रक्तपूरितयोनि।

Hematocrit (हीमैटोक्राइट)— 1. दिए हुए रक्त में लाल रक्त कोशिकाओं की आयतन प्रतिशतता 2. दिए हुए रक्त में लाल रक्त कोशिकाओं की आयतन प्रतिशतता का पता लगाने के लिए प्रयोग में लाया जाने वाला उपकरण अथवा इसकी कार्यविधि, लोहितकोशिकामापी।

Hematocryal (हीमैटोक्रीयल)— Poikilothermic.

Hematocyst (हीमैटोसिस्ट)—1. ऐसी पुटी जिसमें रक्त होता है, रक्तपुटी 2. मूत्राशय में रक्तस्राव होना।

Hematocystis (हीमैटोसिस्टिस)— मूत्राशय में रक्त का पाया जाना, रक्तपूरितमूत्राशय।

Hematocyte (हीमैटोसाइट)— कोई भी रक्त कोशिका।

Hematocytoblast (हीमैटोसाइटोब्लास्ट)— Hemocytoblast.

Hematocytolysis (हीमैटोसाइटोलाइसिस)— लाल रक्त कोशिकाओं का विघटन।

Hematocytometer (हीमैटोसाइटोमीटर)— रक्त के एक नमूने में लाल रक्त कोशिकाओं की गणना करने वाला एक उपकरण, रक्तकोशिकामापी।

Hematocytozoon (हीमैटोसाइटोजून)— लाल रक्त कोशिकाओं में रहने वाला एक परजीवी।

Hematocyturia (हीमैटोसाइटूरिया)— मूत्र में लाल रक्त कोशिकाओं का पाया जाना।

Hematodyscrasia (हीमैटोडिस्क्रेसिया)— Hemodyscrasia.

Hematodystrophy (हीमैटोडिस्ट्रॉफी)— Hemodystrophy.

Hematogenesis (हीमैटोजेनेसिस)— रक्त कोशिकाओं का बनना, रक्तोत्पादन।

Hematogenic, Hematogenous (हीमैटोजेनिक, हीमैटोजीनस)— 1. रक्तजन या रक्तोत्पादक, रक्त बनने से सम्बन्धित 2. रक्त सम्बन्धी अथवा रक्त से बनने वाला।

Hematohidrosis (हीमैटोहाइड्रोसिस)— खून मिले पसीने का निकलना, रक्त-स्वेदलता।

Hematohistioblast (हीमैटोहिस्टियोब्लास्ट)— Hemohistioblast.

Hematohiston (हीमैटोहिस्टन)— Globin.

Hematoid (हीमैटॉयड)— रक्त से मिलता-जुलता, रक्ताभ, खून जैसा।

Hematoidin (हीमैटॉयडिन)— हीमोग्लोबिन से बनने वाला एक पीला रवेदार पदार्थ—बिलीवर्डिन जो लाल रक्त कोशिकाओं के नष्ट हो जाने पर ऊतकों में रह जाता है।

Hematologist (हीमैटोलॉजिस्ट)— रक्त-विज्ञान-विशेषज्ञ।

Hematology (हीमैटोलॉजी)— रक्त एवं रक्त बनाने वाले ऊतकों तथा उनके रोगों का विज्ञान, रक्त-विज्ञान।

Hematolymphangioma (हीमैटोलिम्फैन्जियोमा)— विस्फारित रक्त वाहिनियों एवं लसीका वाहिनियों से बना एक अर्बुद, रक्तलसीकावाहिकार्बुद।

Hematolysis (हीमैटोलाइसिस)— Hemolysis.

Hematolytic (हीमैटोलाइटिक)—Hemolytic.

Hematoma (हीमैटोमा)— किसी रक्त वाहिनी के फट जाने पर किसी अंग, ऊतक या अवकाश में रक्त का, अधिकतर जमे हुए रक्त का बना एक पिण्ड जैसे अवदृढ़तानिका-रक्तगुल्म जिसमें सामान्यतः सिर में चोट लगने के कारण दृढ़तानिका या ड्यूरा मेटर के नीचे जमे हुए खून का एक पिण्ड बन जाता है; रक्तार्बुद; रक्तगुल्म।

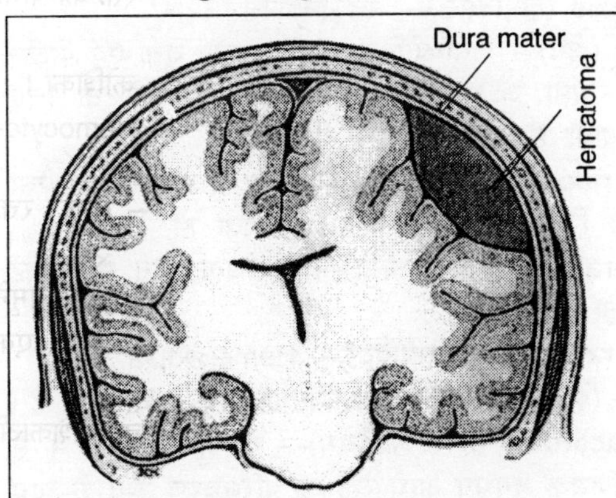

Fig. 206 : Hematoma subdural
(अवदृढ़तानिका-रक्तगुल्म)
Dura mater=दृढ़तानिका या ड्यूरा मेटर, Hematoma= रक्तगुल्म या रक्तार्बुद।

Hematomediastinum (हीमैटोमीडियास्टाइनम)— मध्यस्थानिका में खून का रिसाव होना, मध्यस्थानिकारक्तता।

Hematometer (हीमैटोमीटर)— Hemoglobinometer.

Hematometra (हीमैटोमीट्रा)— गर्भाशय में आर्तव रक्त का संचित होना, रक्तगर्भाशय।

Hematometry (हीमैटोमीट्री)— रक्त में हीमोग्लोबिन की मात्रा को मापना तथा विभिन्न प्रकार की कोशिकाओं की प्रतिशतता का पता लगाना।

Hematomphalocele (हीमैटोम्फैलोसील)— ऐसा नाभि-हर्निया जिसमें रक्त होता है, रक्तपूरित नाभि-हर्निया

Hematomyelia (हीमैटोमाइलिया)— सुषुम्ना रज्जु में रक्तस्राव होना, रक्तमेरूरज्जु।

Hematomyelitis (हीमैटोमायलाइटिस)— रक्त के रिसाव के साथ सुषुम्ना रज्जु का शोथ।

Hematomyelopore (हीमैटोमायलोपोर)— रक्तस्राव के कारण सुषुम्ना रज्जु में गुहाओं एवं नलिकाओं का बनना।

Hematonephrosis (हीमैटोनेफ्रोसिस)— वृकक की श्रोणि में रक्त का संचित हो जाना, वृककगोणिकारक्तता।

Hematonic (हीमैटॉनिक)— Hematinic.

Hematopathology (हीमैटोपैथोलॉजी)— रक्त के रोगों का अध्ययन, रक्तविकृतिविज्ञान।

Hematopathy (हीमैटोपैथी)— Hemopathy.

Hematopenia (हीमैटोपीनिया)— रक्त की कमी होना।

Hematopericardium (हीमैटोपैरीकार्डियम)— हृदयावरण-कोश में रक्त का संचित हो जाना, रक्तहृदयावरण।

Hematoperitoneum (हीमैटोपैरीटोनियम)— पैरीटोनियम-गुहा में रक्त का संचित हो जाना, रक्तपर्युदर्या।

Hematopexin (हीमैटोपैक्सिन)— कोई भी पदार्थ जो रक्त को जमाता है।

Hematopexis (हिमैटोपैक्सिस)— रक्त-स्कन्दन, खून का जमना।

Hematophage (हीमैटोफेग) — लाल रक्त कोशिकाओं को नष्ट करने वाली भक्षक-कोशिका।

Hematophagia (हीमैटोफेजिया)— 1. खून पीना 2. रक्त पर निर्भरता 3. भक्षक-कोशिकाओं द्वारा लाल रक्त कोशिकाओं का नष्ट होना।

Hematophagous (हीमैटोफेगस)— रक्त पर जीवित रहने वाला, खून पीने वाला।

Hematophilia (हीमैटोफीलिया)— Hemophilia.

Hematophobia (हीमैटोफोबिया)— Hemophobia.

Hematophyte (हीमैटोफाइट)— रक्त में विद्यमान पादप प्राणी अथवा जीवाणु।

Hematoplastic (हीमैटोप्लास्टिक)— Hematopoietic.

Hematopoiesis (हीमैटोपॉयसिस)— रक्त कोशिकाओं का निर्माण एवं उनका विकास जो सामान्यतया अस्थि मज्जा में होता है अथवा अस्थि मज्जा से बाहर प्लीहा (तिल्ली), यकृत आदि में होता है; रक्तोत्पत्ति।

Hematopoietic (हीमैटोपॉयटिक)— 1. रक्त कोशिकाओं के निर्माण एवं उनके विकास से सम्बन्धित 2. रक्त कोशिकाओं के निर्माण को बढ़ावा देने वाला कारक, रक्तोत्पादक।

Hematopoietic system (हीमैटोपॉयटिक सिस्टम)— रक्त का निर्माण करने वाले अंग जैसे अस्थि मज्जा आदि।

Hematopoietin (हीमैटोपॉयटिन)— Erythropoietin.

Hematoporphyrin (हीमैटोपोरफाइरीन)— लोह रहित हीम जो हीमोगलोबिन के विघटन का एक उत्पाद होता है।

Hematoporphyrinemia (हीमैटोपोरफाइरीनीमिया)— रक्त में हीमैटोपोरफाइरीन का पाया जाना।

Hematoporphyrinuria (हीमैटोपोरफाइरीन्यूरीया)— मूत्र में हीमैटोपोरफाइरीन का पाया जाना।

Hematopsia (हीमैटोप्सिया)— Hemophthalmia.

Hematorrhachis (हीमैटोरेह्चिस)— सुषुम्ना रज्जु में रक्तस्राव होना।

Hematorrhea (हीमैटोरिह्या)— अत्यधिक रक्तस्राव होना।

Hematosalpinx (हीमैटोसैलपिंक्स)— डिम्ब वाहिनियों में रक्त संचित हो जाना, रक्तपूरितडिम्बवाहिनी।

Hematoscheocele (हीमैटोस्कियोसील)— वृषण में रक्त का संचित हो जाना, रक्तपूरितवृषणकोष।

Hematoscope (हीमैटोस्कोप)— रक्त का दृष्टि-परीक्षण करने के लिए एक उपकरण।

Hematoscopy (हीमैटोस्कोपी)— हीमैटोस्कोप द्वारा रक्त का दृष्टि-परीक्षण करना।

Hematose (हीमैटोस)— खून से भरा हुआ।

Hematosepsis (हीमैटोसेप्सिस)— रक्त में रोगोत्पादक सूक्ष्म-जीवों की विद्यमानता, पूतिजीवरक्तता।

Hematosin (हीमैटोसिन)— Hematin.

Hematosis (हीमैटोसिस)— 1. रक्त कोशिकाओं का निर्माण एवं उनका विकास होना, रक्तजनन 2. फेफड़ो में शिरापरक रक्त का ऑक्सीजनीकरण होना।

Hematospectroscope (हीमैटोस्पैक्ट्रोस्कोप)— रक्त का परीक्षण एवं उसका विश्लेषण करने वाला एक स्पैक्ट्रोस्कोप।

Hematospectroscopy (हीमैटोस्पैक्ट्रोस्कोपी)— हीमैटोस्पैक्ट्रोस्कोप द्वारा रक्त का परीक्षण करना।

Hematospermatocele (हीमैटोस्पर्मेटोसील)— एक शुक्रपुटी जिसमें रक्त भरा होता है, रक्तपूरितशुक्रपुटी।

Hematospermia (हीमैटोस्पर्मिया)— ऐसा वीर्य जिसमें रक्त होता है, रक्तशुक्रता।

Hematostatic (हीमैटोस्टेटिक)— रक्तस्राव को रोकने वाला, रक्तस्तम्भक।

Hematostaxis (हीमैटोस्टैक्सिस)— किसी रक्त रोग के कारण स्वतः रक्तस्राव होना।

Hematosteon (हीमैटोस्टीयोन)— किसी अस्थि की अन्तस्था-गुहा में रक्तस्राव होना।

Hematothermal (हीमैटोथर्मल)— उष्ण रक्त वाला।

Hematothorax (हीमैटोथोरैक्स)— छाती जिसमें रक्त होता है।

Hematotoxic (हीमैटोटॉक्सिक)— 1. रक्त विषाक्तता से सम्बन्धित 2. रक्त कोशिकाओं के लिए विषैला।

Hematotoxin (हीमैटोटॉक्सिन)— Hemotoxin.

Hematotrachelos (हीमैटोट्रैकीलोस)— मासिक-धर्म के खून के इकट्ठा हो जाने से गर्भाशयग्रीवा का फूल जाना, रक्तपूरितगर्भाशयग्रीवा।

Hematotropic (हीमैटोट्रॉपिक)— लाल रक्त कोशिकाओं के प्रति विशेष लगाव रखने अथवा उन पर विशेष प्रभाव करने वाला।

Hematotympanum (हीमैटोटिम्पैनम)— मध्य-कर्ण में रक्त की विद्यमानता।

Hematoxin (हीमैटॉक्सिन)— Hemotoxin.

Hematoxylin (हीमैटॉक्सिलीन)— एक प्रकार का अभिरंजक जिसका ऊतक-विज्ञान में, विशेष रूप से कोशिका केन्द्रकों तथा गुणसूत्रों के अभिरंजन के लिए व्यापक रूप में प्रयोग किया जाता है।

Hematozoic (हीमैटोजोइक)— Hemozoic.

Hematozoon (हीमैटोजून)— रक्त में रहने वाला जीव, रक्तपरजीवी।

Hematozymosis (हीमैटोजाइमोसिस)— रक्त का किण्वन या खमीरण।

Hematuria (हीमैचूरिया)— मूत्र में रक्त की विद्यमानता जो वृक्क या गुर्दे से (वृक्कीय रक्तमेह), मूत्रमार्ग से (मूत्रमार्गीय रक्तमेह) अथवा मूत्राशय से (मूत्राशय-रक्तमेह) आता है।

Hemaxis (हीमैक्सिस)— रक्त-निष्कासन।

Heme (हीम)— हीमोग्लोबिन अणु का लोह युक्त एवं प्रोटीन रहित भाग जो अपने ऑक्सीजन-वाहन गुणों के लिए उत्तरदायी होता है।

Hemeralope (हीमेरेलोप)— दिवान्धता से ग्रस्त व्यक्ति, ऐसा व्यक्ति जिसको दिन में दिखाई न देता हो, दिवान्ध।

Hemeralopia (हीमेरेलोपिया)— दिवान्धता, दिन में दिखाई न देना।

Hemeranopia (हीमेरेनोपिया)— Hemeralopia.

Hemi- (हेमी-)— एक उपसर्ग जिसका अर्थ आधा होता है।

Hemiacardius (हेमीएकार्डियस)— दो जुड़वाँ भ्रूणों में से एक जिसके लगभग आधे रक्त का परिसंचरण उसी के हृदय के द्वारा होता है जबकि शेष रक्त दूसरे भ्रूण के हृदय के द्वारा परिसंचरित होता है।

Hemiacephalus (हेमीएसिफैलस)— मस्तिष्क के आधे भाग से रहित भ्रूण।

Hemiachromatopsia (हेमीएक्रोमेटोप्सिया)— आधे दृष्टि-क्षेत्र में वर्णान्धता, अर्धवर्णान्धता।

Hemiageusia (हेमीएग्यूसिया)— जिह्वा के एक ओर स्वाद का पता न लगना।

Hemiageustia (हेमीएग्यूस्टिया)— Hemiageusia.

Hemialbumin (हेमीएल्ब्युमिन)— एल्ब्युमिन के पाचन का एक उत्पाद।

Hemialgia (हेमीएल्जिया)— शरीर के आधे भाग में दर्द होना।

Hemiamaurosis (हेमीअमौरोसिस)— आधे दृष्टि-क्षेत्र में अन्धता।

Hemiamblyopia (हेमीएम्बलायोपिया)— Hemiamaurosis. Hemianopia.

Hemiamyosthenia (हेमीएमायोस्थीनिया)— शरीर के आधे भाग में सामान्य पेशीय बल का अभाव।

Hemianacusia (हेमीएनेकुसिया)— एक कान में बहरापन।

Hemianalgesia (हेमीएनल्जेसिया)— शरीर के एक ओर वेदना असंवेदिता (दर्द महसूस न होना), पक्ष निर्वेदना।

Hemianencephaly (हेमीएनैनसिफैली)— मस्तिष्क के आधे भाग का जन्मजात अभाव, अर्ध-मस्तिष्कता।

Hemianesthesia (हेमीएनीस्थीसिया)— शरीर के एक ओर असंवेदनता, पक्ष-असंवेदनता अर्थात् अनुभूति होने का अभाव।

Hemianopia. Hemianopsia (हेमीएनोपिया, हेमीएनोप्सिया)— आधे दृष्टि-क्षेत्र में अन्धापन, अर्द्धदृष्टिता।

Hemianopic (हेमीएनोपिक)— अर्द्धदृष्टिता से ग्रस्त, अर्द्धदृष्टिक।

Hemianopsia (हेमीएनोप्सिया)— Hemianopia.

Hemianosmia (हेमीएनोस्मिया)— एक नासारन्ध्र से गन्ध का ज्ञान न होना, अर्ध-अघ्राणता।

Hemiaplasia (हेमीएप्लेसिया)— किसी द्विखण्डी अंग के विशेषकर थाइरॉयड ग्रन्थि के एक खण्ड का अभाव।

Hemiapraxia (हेमीएप्रैक्सिया)— किसी व्यक्ति में शरीर के एक ओर अपनी इच्छानुसार हाथ-पैर हिलाने में असमर्थता, पक्षगतिविभ्रम।

Hemiarthroplasty (हेमीआर्थ्रोप्लास्टी)— किसी सन्धि की प्लास्टिक सर्जरी करना जिसमें एक सन्धि तल को किसी कृत्रिम सामग्री, सामान्यतः धातु के द्वारा पुनःस्थापित किया जाता है।

Hemiarthrosis (हेमीआर्थ्रोसिस)— दो हड्डियों के बीच मिथ्या सन्धि।

Hemiasynergia (हेमीएसिनर्जिया)— शरीर के एक पार्श्व को प्रभावित करने वाले भागों के समन्वय में कमी।

Hemiataxia (हेमीएटैक्सिया)— शरीर के एक ओर भद्दी गतियों का होना, पक्ष-गति-विभ्रम।

Hemiathetosis (हेमीएथेटोसिस)— शरीर के एक ओर ऊपरी भुजा में विशेषकर हाथों तथा अँगुलियों में धीमी, अनियमित, घुमावदार, सर्पिल तथा अनियन्त्रित गतियों का होना। अर्ध-अस्थिरता।

Hemiatrophy (हेमीएट्रॉफी)— शरीर के एक पार्श्व का, किसी अंग या भाग के आधे भाग का शोष अथवा अपक्षय, अर्धागंशोष।

Hemiaxial (हेमीएक्सियल)— शरीर अथवा शरीर के किसी भाग की लम्ब अक्षीय रेखा से बने किसी तिर्यक कोण पर स्थित।

Hemiballism (हेमीबेलिज़्म)— शरीर के एक पार्श्व में झटके के साथ एवं फड़फड़ाहट से युक्त गतियाँ होना।

Hemiballismus (हेमीबेलिस्मस)— Hemiballism.

Hemibladder (हेमीब्लैडर)— दो अलग-अलग भागों से निर्मित मूत्राशय जिनमें से प्रत्येक में अपनी मूत्रनली होती है।

Hemiblock (हेमीब्लॉक)— हिज़ की पूलिका की बाँयी शाखा के अग्र (ऊर्ध्व) या पश्च (निम्न) विभाजन में हृदय-आवेगों के चालन में निष्फलता।

Hemic (हीमिक)— रक्त सम्बन्धी।

Hemicanities (हेमीकेनाइटीज़)— शरीर पर एक ओर बालों का भूरा हो जाना।

Hemicardia (हेमीकार्डिया)— चार-कोष्ठीय हृदय का आधा भाग, अर्धहृद्।

Hemicastration (हेमीकैस्ट्रेशन)— किसी एक शुक्रग्रन्थि या डिम्बग्रन्थि को निकाल देना।

Hemicentrum (हेमीसेन्ट्रम)— किसी कशेरुका-काय का कोई भी आधा पार्श्विक भाग।

Hemicephalgia (हेमीसिफैल्जिया)— सिर के किसी एक आधे पार्श्व में दर्द होना जैसा कि अर्धकपाली (आधासीसी का दर्द) में होता है।

Hemicephalia (हेमीसिफैलिया)— आधे प्रमस्तिष्क का जन्मजात अभाव, अर्धमस्तिष्कता।

Hemicephalus (हेमीसिफैलस)— जन्म से केवल एक प्रमस्तिष्क गोलार्द्ध वाला।

Hemicephaly (हेमीसिफैली)— Hemicephalia.

Hemicerebrum (हेमीसेरीब्रम)— प्रमस्तिष्क गोलार्द्ध का आधा भाग।

Hemichorea (हेमीकोरिया)— शरीर के केवल एक पार्श्व को प्रभावित करने वाला लास्य या कोरिया रोग, अर्धांगलास्य।

Hemichromatopsia (हेमीक्रोमेटोप्सिया)— आधे दृष्टि-क्षेत्र में वर्णान्धता, अर्धवर्णान्धता।

Hemicolectomy (हेमीकोलेक्टॉमी)— कोलन या बड़ी आँत के आधे भाग को शल्यक्रिया द्वारा काट कर अलग कर देना, अर्धवृहदान्त्र-उच्छेदन।

Hemicorporectomy (हेमीकोर्पोरेक्टॉमी)— शरीर के निचले भाग को शल्य-क्रिया द्वारा काट कर अलग कर देना।

Hemicrania (हेमीक्रेनिया)— 1. सिर के एक पार्श्व में दर्द, अधिकतर आधा शीशी का दर्द; अर्धकपाली 2. खोपड़ी के केवल आधे भाग का जन्म से विकास होना।

Hemicraniectomy (हेमीक्रेनियक्टॉमी)— कपालीय गुम्बद को आगे से पीछे की ओर को चीरना और इसके आधे भाग को अलग करके पलट देना जैसा कि सामान्यतः मस्तिष्क पर किसी ऑपरेशन को करने से पहले किया जाता है।

Hemicraniosis (हेमीक्रेनियोसिस)— कपाल या चेहरे के आधे भाग का बढ़ जाना, अर्धकपालवृद्धि।

Hemicraniotomy (हेमीक्रेनियोटॉमी)— Hemicraniectomy.

Hemidiaphoresis (हेमीडायाफोरेसिस)— शरीर के एक ओर पसीना आना, एकपार्श्वीस्वेदन।

Hemidiaphragm (हेमीडायाफ्राम)— मध्यपट या डायाफ्राम का आधा भाग।

Hemidrosis (हेमीड्रोसिस)— 1. शरीर के एक ओर पसीना आना 2. खून मिला पसीना निकलना।

Hemidysergia (हेमीडाईसर्जिया)— शरीर के एक ओर पेशियों में सामंजस्य स्थापित न होना।

Hemidysesthesia (हेमीडिसेस्थीसिया)— शरीर के आधे भाग में विकृत संवेदना।

Hemidystrophy (हेमीडिस्ट्रॉफी)— शरीर के दोनों पार्श्वों के विकास में असमानता, अर्धपार्श्विक-अपविकास।

Hemiectromelia (हेमीएक्ट्रोमीलिया)— शरीर के एक ओर कुरूप भुजाओं का पाया जाना, एकपार्श्विक-अंगदोष।

Hemiepilepsy (हेमीएपीलेप्सी)— शरीर के आधे पार्श्विक भाग को रोगग्रस्त करने वाला अपस्मार, एकपार्श्विक-अपस्मार।

Hemifacial (हेमीफेसियल)— चेहरे के आधे भाग से सम्बन्धित अथवा उसे रोगग्रस्त करने वाला, अर्धआननीय

Hemigastrectomy (हेमीगैस्ट्रेक्टॉमी)—आमाशय के आधे भाग को शल्यक्रिया द्वारा काट कर अलग कर देना, अर्धामाशय-उच्छेदन।

Hemigeusia (हेमीग्यूसिया)— जिह्वा के एक ओर स्वाद की अनुभूति न होना।

Hemiglossal (हेमीग्लोसल)— जिह्वा के एक ओर से सम्बन्धित।

Hemiglossectomy (हेमीग्लोसेक्टॉमी)— जिह्वा के एक पार्श्व को शल्य-क्रिया द्वारा काट कर अलग कर देना, अर्धजिह्वा-उच्छेदन।

Hemiglossitis (हेमीग्लोसाइटिस)— जिह्वा के आधे भाग का शोथ, अर्धजिह्वाशोथ।

Hemignathia (हेमीग्नेथिया)— निचले जबड़े के आधे भाग का जन्मजात अभाव, अर्धचिबुकता।

Hemihepatectomy (हेमीहिपैटेक्टॉमी)— यकृत के आधे भाग को शल्य-क्रिया द्वारा काट कर अलग कर देना।

Hemihidrosis (हेमीहाइड्रोसिस)— शरीर के केवल एक ओर पसीना आना।

Hemihydranencephaly (हेमीहाइड्रेनेन्सिफैली)— एक प्रमस्तिष्कीय गोलार्द्ध का अभाव जिसके स्थान को प्रचुर मात्रा में प्रमस्तिष्कमेरु-द्रव घेरे होता है।

Hemihypalgesia (हेमीहाइपेल्जेसिया)— शरीर के एक ओर वेदना की अनुभूति कम होना, एकपार्श्विक अल्पसम्वेदिता।

Hemihyperesthesia (हेमीहाइपरीस्थीसिया) — शरीर के एक ओर सम्वेदनशीलता का बढ़ जाना।

Hemihyperhidrosis (हेमीहाइपरहाइड्रोसिस)— Hemihyperidrosis.

Hemihyperidrosis (हेमीहाइपरीड्रोसिस)— शरीर के एक ओर अत्यधिक पसीना आना, एकपार्श्विकस्वेदाधिक्य

Hemihyperplasia (हेमीहाइपरप्लेसिया)— शरीर अथवा किसी अंग के आधे भाग का अत्यधिक विकास होना।

Hemihypertonia (हेमीहाइपरटोनिया)— शरीर के एक ओर पेशी तान का बढ़ जाना।

Hemihypertrophy (हेमीहाइपरट्रॉफी)— शरीर, शरीर के किसी भाग अथवा अंग के आधे भाग की अतिवृद्धि।

Hemihypesthesia, Hemihypoesthesia (हेमीहाइपेस्थीसिया, हेमीहाइपोस्थीसिया)— शरीर के एक ओर सम्वेदनशीलता में कमी हो जाना।

Hemihypoplasia (हेमीहाइपोप्लेसिया)— शरीर अथवा किसी अंग के आधे भाग का अल्प विकास होना।

Hemihypotonia (हेमीहाइपोटोनिया)— शरीर के एक ओर पेशी तान का घट जाना, एकपार्श्विक अल्पतानता।

Hemikaryon (हेमीकेरियोन)— किसी कोशिका का एक केन्द्रक जिसमें गुणसूत्रों की आधी द्विगुणित संख्या होती है।

Hemilaminectomy (हेमीलेमीनेक्टॉमी)— केवल एक ओर के कशेरुका-फलक को शल्यक्रिया द्वारा अलग कर देना।

Hemilaryngectomy (हेमीलैरिंजैक्टॉमी)— स्वरयन्त्र के पार्श्वीय आधे भाग को शल्यक्रिया द्वारा काट कर अलग कर देना, अर्धस्वरयंत्र-उच्छेदन।

Hemilateral (हेमीलेट्रल)— शरीर के एक पार्श्वीय आधे भाग से सम्बन्धित या उसे प्रभावित करने वाला, एकपार्श्विक।

Hemilesion (हेमीलीज़न)— शरीर के एक ओर उत्पन्न होने वाली विक्षति।

Hemilingual (हेमीलिंगुअल)— जिह्वा के आधे पार्श्वीय भाग से सम्बन्धित अथवा उसे रोगग्रस्त करने वाला।

Hemimacroglossia (हेमीमैक्रोग्लोसिया)— जिह्वा के आधे पार्श्वीय भाग का बढ़ जाना।

Hemimandibulectomy (हेमीमैण्डीबुलेक्टॉमी)— निचले जबड़े की हड्डी मेन्डीबिल के आधे भाग को शल्य-क्रिया द्वारा काट कर अलग कर देना।

Hemimelia (हेमीमीलिया)— किसी भुजा के दूरस्थ सम्पूर्ण आधे भाग अथवा इसके कुछ भाग का जन्मजात अभाव।

Hemimelus (हेमीमीलस) — किसी भुजा के दूरस्थ सम्पूर्ण आधे भाग अथवा इसके कुछ भाग के अभाव से युक्त भ्रूण।

Heminephrectomy (हेमीनेफ्रेक्टॉमी)— किसी गुर्दे के एक भाग को शल्य-क्रिया द्वारा काट कर निकाल देना।

Hemineurasthenia (हेमीन्यूरेस्थीनिया)— तन्त्रिकावसाद

अथवा तन्त्रिका दौर्बल्य जो शरीर के केवल एक पार्श्व को ही प्रभावित करता है, पक्ष्मतंत्रिकावसाद।

Hemiopalgia (हेमियोपैल्जिया)— सिर के एक ओर तथा उस ओर की आँख में दर्द होना।

Hemiopia (हेमियोपिया)— दृष्टि-क्षेत्र के आधे भाग में अन्धापन, अर्द्धदृष्टिता।

Hemiopic (हेमियोपिक)— अर्द्धदृष्टिता से सम्बन्धित।

Hemipagus (हेमीपेगस)— दो भ्रूण जो आपस में वक्ष एवं नाभि पर जुड़े होते हैं।

Hemipancreatectomy (हेमीपैन्क्रियाटेक्टॉमी)—शल्य-क्रिया द्वारा अग्न्याशय के आधे भाग को काट कर अलग कर देना।

Hemiparalysis (हेमीपैरालाइसिस)— शरीर के एक ओर का पक्षाघात्।

Hemiparanesthesia (हेमीपेरेनीस्थीसिया)— शरीर के एक ओर के निचले आधे भाग की असंवेदनता।

Hemiparaplegia (हेमीपैराप्लीजिया)— शरीर के एक ओर के निचले आधे भाग का या एक टाँग का पक्षाघात, अर्धनिम्नांगघात।

Hemiparesis (हेमीपैरेसिस)— शरीर के केवल एक पार्श्व का आंशिक पक्षाघात।

Hemiparesthesia (हेमीपैरीस्थीसिया)— शरीर के एक पार्श्व की सुन्नता, पक्षांग अपसंवेदनता।

Hemiparetic (हेमीपैरेटिक)—1. शरीर के एक पार्श्व की सुन्नता से सम्बन्धित 2. वह व्यक्ति जिसका शरीर एक ओर से सुन्न हो गया हो।

Hemipelvectomy (हेमीपैल्वेक्टॉमी)— शल्य-क्रिया द्वारा श्रोणि के आधे भाग एवं टाँग को काट कर अलग कर देना।

Hemiplegia (हेमीप्लेजिया)— शरीर के एक पार्श्व का पक्षाघात, अर्धांगघात, अर्द्धांग पक्षाघात। यह निम्न प्रकार का हो सकता है–

Alternate hemiplegia (आल्टरनेट हेमीप्लेजिया)— चेहरे के एक ओर का एवं विपरीत पार्श्व के शेष शरीर का पक्षाघात, विपरीतांग पक्षाघात।

Cerebral hemiplegia (सेरीब्रल हेमीप्लेजिया)— मस्तिष्क विक्षति के कारण होने वाला एक ओर का पक्षाघात।

Crossed hemiplegia (क्रॉस्ड हेमीप्लेजिया)— विपरीतांग पक्षाघात।

Facial hemiplegia (फेशियल हेमीप्लेजिया)— चेहरे के एक पार्श्व का पक्षाघात, अर्धाननघात।

Spastic hemiplegia (स्पास्टिक हेमीप्लेजिया)— रोगग्रस्त पेशियों की संस्तम्भता से युक्त अर्द्धांग पक्षाघात संस्तम्भी अर्धांगघात।

Spinal hemiplegia (स्पाइनल हेमीप्लेजिया)— सुषुम्ना रज्जु में विक्षति होने के कारण होने वाला अर्द्धांग पक्षाघात।

Hemiplegic (हेमीप्लेजिक)— अर्द्धांग पक्षाघात से सम्बन्धित अथवा उससे ग्रस्त, अर्धांगग्रस्त

Hemisacralization (हेमीसेक्रालाइज़ेशन)— आधे पाँचवे कटि-कशेरुका का असामान्य विकास होना जिससे यह सैक्रम से जुड़ जाता है।

Hemisection (हेमीसैक्शन)— किसी अंग अथवा ऊतक को दो बराबर-बराबर भागों में विभाजित करना, अर्धपरिच्छेद, समविखण्डन।

Hemisensory (हेमीसैन्सरी)— शरीर के एक ओर अनुभूति का अभाव होना।

Hemiseptum (हेमीसैप्टम)— किसी पट का पार्श्वीय आधा भाग।

Hemisomus (हेमीसोमस)— ऐसा भ्रूण जिसके शरीर का पार्श्वीय अर्द्ध भाग लुप्त हुआ होता है या विकृत होता है।

Hemispasm (हेमीस्पाज़्म)— शरीर अथवा चेहरे के केवल एक ओर आकर्ष या ऐंठन हो जाना, पक्षाकर्ष।

Hemisphere (हेमीस्फीयर)— किसी गोलाकार रचना का आधा भाग जैसे प्रमस्तिष्क-गोलार्द्ध या अनुमस्तिष्क-गोलार्द्ध।

Hemispherectomy (हेमीस्फैरेक्टॉमी)— शल्यक्रिया द्वारा एक प्रमस्तिष्कीय गोलार्द्ध को निकाल देना।

Hemisphericum (हेमीस्फैरीकम)— अनुमस्तिष्क का गोलार्द्ध।

Hemispherium (हेमीस्फीरियम)— कोई भी प्रमस्तिष्क-गोलार्द्ध।

Hemistrumectomy (हेमीस्ट्रूमेक्टॉमी)— घेंघे के आधे भाग को शल्यक्रिया द्वारा काट कर अलग कर देना।

Hemisyndrome (हेमीसिण्ड्रोम)— 1. ऐसा दशा जिसमें शरीर के आधे भाग का अपक्षय हो जाता है या उसकी अतिवृद्धि हो जाती है। 2. सुषुम्ना रज्जु की एकपार्श्विक विक्षति।

Hemiterata (हेमीटिरेटा)— वह व्यक्ति जिसमें जन्मजात विकृत रचनाएँ होती हैं परन्तु वे इतनी बढ़ी हुई नहीं होतीं जिससे उसमें अयोग्यता अथवा कुरूपता उत्पन्न हो।

Hemiteric, Hemiteratic (हेमीटेरिक, हेमीटिरेटिक)— जन्मजात कुरूप व्यक्ति परन्तु उसमें बहुत अधिक कुरूपता नहीं होती।

Hemithermoanesthesia (हेमीथर्मोएनीस्थीसिया)— शरीर के एक ओर गर्मी एवं ठण्ड की अनुभूतियों का अभाव अर्थात् गर्मी-सर्दी का पता न चलना।

Hemithorax (हेमीथोरैक्स)— छाती का आधा भाग, अर्धवक्ष।

Hemithyroidectomy (हेमीथाइरॉयडेक्टॉमी)— अवटु ग्रन्थि या थाइरॉयड ग्लैण्ड के एक खण्ड को शल्य-क्रिया द्वारा काट कर अलग कर देना।

Hemitomias (हेमीटोमियास)— वह व्यक्ति जिसमें केवल एक शुक्रग्रन्थि होती है।

Hemitremor (हेमीट्रेमर)— शरीर के एक पार्श्वीय अर्द्ध भाग में कम्पन्न होना।

Hemivertebra (हेमीवर्टीब्रा)— किसी कशेरुका के एक पार्श्वीय अर्द्ध भाग का जन्मजात अभाव अथवा उसका अपूर्ण विकास, अर्धकेशेरूक।

Hemizygosity (हेमीजाइगोसिटी)— अलील (जीन) के जोड़े में से केवल एक से युक्त होने की अवस्था जिससे किसी विशिष्ट लक्षण का पता चलता है।

Hemizygotic (हेमीज़ाइगोटिक)— Hemizygous.

Hemizygous (हेमीज़ाइगस)— अलीलों (जीनों) के जोड़े में से केवल एक से युक्त जिससे किसी विशिष्ट लक्षण का पता चलता है।

Hemo- (हीमो-)— एक उपसर्ग जिसका अर्थ रक्त होता है।

Hemoagglutination (हेमोएग्लुटिनेशन)— लाल रक्त कोशिकाओं का गुच्छों के रूप में एकत्रित होना।

Hemoagglutinin (हीमोएग्लुटिनिन)— लाल रक्त कोशिकाओं को गुच्छों में एकत्रित करने वाली समूहिका।

Hemobilia (हीमोबीलिया)— पित्त अथवा पित्त वाहिनियों में रक्त का पाया जाना।

Hemobilinuria (हीमोबिलीन्यूरिया)— रक्त एवं मूत्र में यूरोबिलिन का पाया जाना।

Hemoblast (हीमोब्लास्ट)— एक बड़ी अस्थि मज्जा कोशिका जिससे लाल रक्त कोशिकाएँ, श्वेत रक्त कोशिकाएँ तथा प्लेटलेट उत्पन्न होते हैं।

Hemoblastosis (हीमोब्लास्टोसिस)— अस्थि मज्जा से रक्त बनाने वाली कोशिकाओं का अत्यधिक उत्पन्न होना।

Hemocatharsis (हीमोकैथारसिस)— रक्त की सफाई होना।

Hemocatheresis (हीमोकैथेरेसिस)— लाल रक्त कोशिकाओं का नष्ट होना।

Hemocatheretic (हीमोकैथेरेटिक)— लाल रक्त कोशिकाओं के नष्ट होने से सम्बन्धित, रक्तकणिकानाशी।

Hemocele (हीमोसील)— Hematocele.

Hemocholecystitis (हीमोकोलीसिस्टाइटिस)— रक्तस्रावी पित्ताशयशोथ।

Hemochorial (हीमोकोरियल)— एक प्रकार के अपरा को निर्दिष्ट करने वाला जिसमें माँ का रक्त सीधे जरायु या कोरियॉन के सम्पर्क में आता है।

Hemochromatosis (हीमोक्रोमेटोसिस)— लोह चयापचय का एक विकार जिसमें ऊतकों में अधिक लोहा जमा हो जाता है, साथ ही यकृत (जिगर) बढ़ जाता है तथा त्वचा में काँसे के रंग की वर्णकता हो जाती है और मधुमेह हो जाता है।

Hemochrome (हीमोक्रोम)— हीमोग्लोबिन।

Hemochromometer (हीमोक्रोमोमीटर)— रक्त में हीमोग्लोबिन की मात्रा का आकलन करने वाला एक वर्णमापक (वर्णमापी) यन्त्र।

Hemochromoprotein (हीमोक्रोमोप्रोटीन)— हीमोग्लेबिन से संयुक्त कोई भी प्रोटीन।

Hemoclasia (हीमोक्लेसिया)— रक्त-संलायी संकटावस्था।

Hemoclasis (हीमोक्लेसिस)— लाल रक्त कोशिकाओं का नष्ट होना, रक्तलयन।

Hemoclastic (हीमोक्लेस्टिक)— लाल रक्त कोशिकाओं को नष्ट करने वाला, रक्तलायी।

Hemoclip (हीमोक्लिप)— रक्त वाहिनियों को बाँधने के लिए प्रयोग में लाया जाने वाला धातु का एक क्लिप।

Hemoconcentration (हीमोकन्सन्ट्रेशन)— रक्त के तरल भाग के घट जाने के फलस्वरूप लाल रक्त कोशिकाओं का अपेक्षाकृत संख्या में बढ़ जाना, रक्तसान्द्रण।

Hemoconia (हीमोकोनिया) — लाल रक्त कोशिकाओं के टूटने से उत्पन्न रक्त में स्थित छोटे-छोटे रंगहीन कण, रक्त की धूल, रक्त धूलि।

Hemoconiosis (हीमोकोनियोसिस)— रक्त में रक्त धूलि का अधिक पाया जाना।

Hemocryoscopy (हीमोक्रायोस्कोपी)— रक्त के हिमीकरण (जमने) के बिन्दु (तापमान) का पता लगाना।

Hemocrystallin (हीमोक्रिस्टेलिन)— Hemoglobin.

Hemocuprein (हीमोक्यूप्रीन)— लाल रक्त कोशिकाओं में पाया जाने वाला एक नीले रंग का ताँबे से युक्त यौगिक।

Hemocyte (हीमोसाइट)— लाल रक्त कोशिका।

Hemocytoblast (हीमोसाइटोब्लास्ट)— अस्थि मज्जा में पाई जाने वाली भ्रूण-कोशिका जिससे सभी रक्त कोशिकाओं का बनना समझा जाता है, रुधिरकोशिकाप्रसू, रक्तकणिकाप्रसू।

Hemocytoblastoma (हीमोसाइटोब्लास्टोमा)— ऐसा अर्बुद जिसमें हीमोसाइटोब्लास्ट कोशिकाएँ होती हैं।

Hemocytocatheresis (हीमोसाइटोकैथेरेसिस)— Hemolysis.

Hemocytogenesis (हीमोसाइटोजेनेसिस)— रक्त कोशिकाओं का बनना।

Hemocytology (हीमोसाइटोलॉजी)— रक्त कोशिकाओं की संरचना एवं उनके कार्यों का अध्ययन।

Hemocytolysis (हीमोसाइटोलाइसिस)— Hemolysis.

Hemocytometer (हीमोसाइटोमीटर)— रक्त कोशिकाओं को गिनने के काम आने वाला उपकरण, रक्तकोशिकामापी।

Hemocytometry (हीमोसाइटोमीट्री)— लाल रक्त कोशिकाओं की गणना करना, लोहितकोशिकामापी।

Hemocytophagia (हीमोसाइटोफेज़िया)— भक्षक-कोशिका-क्रिया द्वारा लाल रक्त कोशिकाओं का निगल लिया जाना।

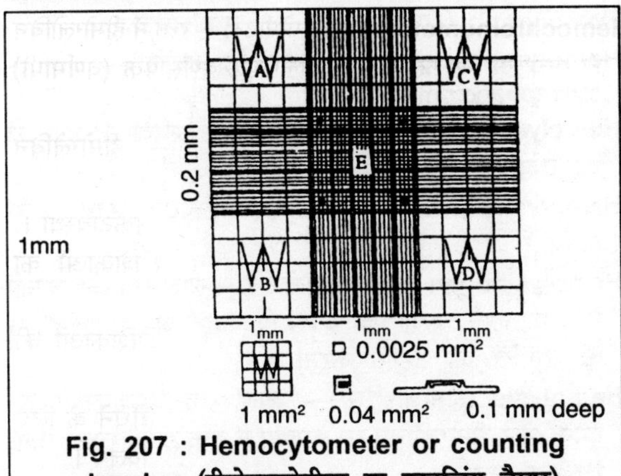

Fig. 207 : Hemocytometer or counting chamber (हीमोसाइटोमीटर या काउन्टिंग चैम्बर)

Hemocytopoiesis (हीमोसाइटोपॉयसिस)— रक्त कोशिकाओं का विकसित होना।

Hemocytotripsis (हीमोसाइटोट्रिप्सिस)— अत्यधिक दबाव से लाल रक्त कोशिकाओं का नष्ट होना।

Hemocytozoon (हीमोसाइटोजून)— रक्त में रहने वाला एक एककोशिकीय परजीवीय जन्तु।

Hemodiagnosis (हीमोडायग्नोसिस)— रक्त परीक्षण के द्वारा किसी रोग का निदान करना, रक्तरोगनिदान।

Hemodialysis (हीमोडायालाइसिस)— रक्त में स्थित कुछ रासायनिक पदार्थों की अर्धपारगम्य झिल्ली से विसरित होने की दरों में अन्तर होने के कारण, रक्त को अर्धपारगम्य झिल्ली से बनी नलियों से गुजार कर, इन पदार्थों को रक्त से अलग करना। यह एक या दोनों गुर्दों के दोषयुक्त होने अथवा उनके अभाव में रक्त को साफ करने के लिए प्रयोग में लाया जाता है; रक्त-अपोहन।

Hemodialyzer (हीमोडायालाइज़र)— रक्त-अपोहन के लिए प्रयोग में लाया जाने वाला एक उपकरण, रक्त-अपोहनयन्त्र।

Hemodilution (हीमोडाइल्यूशन)— रक्त के तरल भाग का बढ़ जाना जिससे रक्त में लाल रक्त कोशिकाओं की सान्द्रता घट जाती है, रक्ततनुता।

Hemodynamic (हीमोडायनामिक)— रक्त परिसचंरण के शारीरिक पहलुओं से सम्बन्धित।

Hemodynamics (हीमोडायनामिक्स)— रक्त की गतियों एवं रक्त के शरीर से होकर परिसंचरण करने में लगने वाले बलों का अध्ययन, रक्तसंचारविज्ञान।

Hemodynamometer (हीमोडायनेमोमीटर)— रक्त-गति को मापने वाला एक उपकरण, रक्त-गतिमापी।

Hemodyscrasia (हीमोडिस्क्रेसिया)— रक्त एवं रक्तोत्पादक ऊतक का कोई भी विकार।

Hemodystrophy (हीमोडिस्ट्रॉफी)— रक्त एवं रक्तोत्पादक ऊतकों का कोई भी रोग।

Hemofiltration (हीमोफिल्ट्रेशन)— रक्त से अतिरिक्त सामान्य चयापचयी उत्पादों को अलग करने के लिए अतिनिस्यन्दन की एक तकनीक जिसमें रक्त शरीर से रक्त-निस्यन्दक में जाता है और फिर शरीर में वापिस लौट आता है।

Hemoflagellate (हीमोफ्लैजीलेट)— परजीवी की भांति रक्त में रहने वाला कोई भी कशाभी एककोशिकीय जन्तु। ये सामान्यतः लीशमैनिया एवं ट्रिपेनोसोमा वंश के होते हैं।

Hemofuscin (हीमोफुशिन)— हीमोग्लोबिन से उत्पन्न ब्राउन वर्णक जिससे मूत्र का रंग कुछ लाल हो जाता है।

Hemogenesis (हीमोजेनेसिस)— रक्त का बनना, रक्तोत्पादन, रक्तजनन।

Hemogenic (हीमोजेनिक)— रक्त निर्माण से सम्बन्धित, रक्तोत्पादक, रक्तजनक।

Hemoglobin (हीमोग्लोबिन)— अस्थि मज्जा में बनने वाला लाल रक्त कोशिका का लोहयुक्त एवं ऑक्सीजन वाहक वर्णक जिसके कारण रक्त का रंग लाल होता है। वह युवा स्त्री के प्रति 100 मि.ली. रक्त में 12-16 ग्राम तथा युवा पुरुष के प्रति 100 मि.ली. रक्त में 14-18 ग्राम एवं बच्चों में कुछ कम होता है, रक्तकणरंजकद्रव्य।

Hemoglobinemia (हीमोग्लोबिनीमिया)— रक्त के प्लाज़्मा में हीमोग्लोबिन का पाया जाना, हीमोग्लोबिनरक्तता।

Hemoglobinocholia (हीमोग्लोबिनोकोलिया)— पित्त या बाइल में हीमोग्लोबिन का पाया जाना।

Hemoglobinolysis (हीमोग्लोबिनोलाइसिस)— हीमोग्लोबिन का विघटन होना, हीमोग्लोबिनापघटन।

Hemoglobinometer (हीमोग्लोबिनोमीटर)— रक्त में हीमोग्लोबिन की मात्रा का पता लगाने वाला एक यन्त्र, हीमोग्लोबिनमापी।

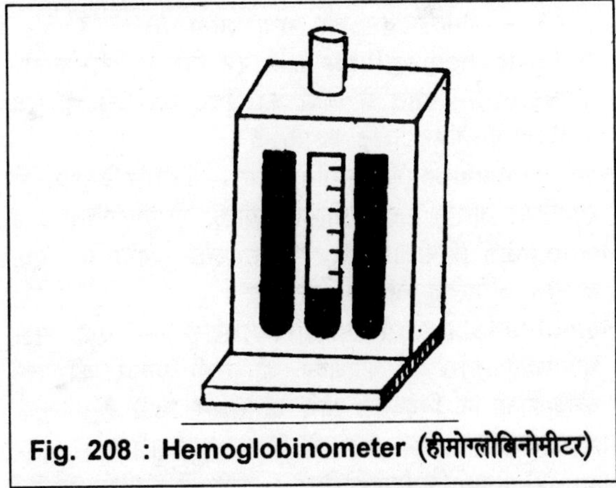
Fig. 208 : Hemoglobinometer (हीमोग्लोबिनोमीटर)

Hemoglobinometry (हीमोग्लोबिनोमीट्री)— रक्त में हीमोग्लोबिन को मापना, होमोग्लोबिनमिति।

Hemoglobinopathy (हीमोग्लोबिनोपैथी)— रक्त में दोषयुक्त अथवा असामान्य हीमोग्लोबिन होने के कारण उत्पन्न होने वाला कोई भी रोग, हीमोग्लोबिनविकृति, हीमोग्लोबिनरूग्णता।

Hemoglobinopepsia (हीमोग्लोबिनोपैप्सिया)— हीमोग्लोबिन का नष्ट होना।

Hemoglobinophilia (हीमोग्लोबिनोफीलिया)— हीमोग्लोबिन की विद्यमानता में बेहतर बढ़ोत्तरी करने का गुण।

Hemoglobinophilic (हीमोग्लोबिनोफिलिक)— हीमोग्लोबिन की विद्यमानता में अच्छी तरह वृद्धि करने वाले जीवों से सम्बन्धित।

Hemoglobinous (हीमोग्लोबिनस)— हीमोग्लोबिन से सम्बन्धित अथवा हीमोग्लोबिन से युक्त।

Hemoglobinuria (हीमोग्लोबिनूरिया)— लाल रक्त कोशिकाओं से मुक्त हीमोग्लोबिन का मूत्र में पाया जाना, हीमोग्लोबिनमेह। यह निम्न प्रकार का हो सकता है—

Cold hemoglobinuria (कोल्ड हीमोग्लोबिनूरिया)— स्थानीय अथवा सार्वदैहिक रूप से ठण्ड लग जाने से मूत्र में हीमोग्लोबिन का पाया जाना, शीत हीमोग्लोबिनमेह।

Epidemic hemoglobinuria (इपिडैमिक हीमोग्लोबिनूरिया)— नवजात शिशु के मूत्र में हीमोग्लोबिन का पाया जाना जिसमें कामला या पीलिया तथा श्यावता हो जाती है और हृदय तथा यकृत का वसीय ह्रास हो जाता है।

Intermittent hemoglobinuria (इन्टरमिटैन्ट हीमोग्लोबिनूरिया)— रात्रि में कभी-कभी मूत्र में हीमोग्लोबिन का उत्सर्जित होना।

Malarial hemoglobinuria (मलेरियल हीमोग्लोबिनूरिया)— जीर्ण फेल्सिपेरम मलेरिया संक्रमण के पश्चात् मूत्र में हीमोग्लोबिन का पाया जाना।

March hemoglobinuria (मार्च हीमोग्लोबिनूरिया) — काफी लम्बे समय तक व्यायाम करते रहने के पश्चात् मूत्र में हीमोग्लोबिन का पाया जाना।

Toxic hemoglobinuria (टॉक्सिक हीमोग्लोबिनूरिया)— बहुत से विषों का सेवन करने से भी मूत्र में हीमोग्लोबिन जाने लगता है।

Hemoglobinuric (हीमोग्लोबिनूरिक)— हीमोग्लोबिनूरिया से सम्बन्धित अथवा उससे पीड़ित व्यक्ति, हीमोग्लोबिनमेह-।

Hemogram (हीमोग्राम)— विभेदक रक्त गणना का एक लिखित अभिलेख अथवा रेखाचित्र।

Hemohistioblast (हीमोहिस्टियोब्लास्ट)— एक मूल भ्रूणमध्यजनस्तर की कोशिका जो सभी प्रकार की रक्त कोशिकाओं में विकसित होने के सक्षम होती है।

Hemoid (हीमॉयड)— रक्त से मिलता-जुलता।

Hemokinesis (हीमोकाइनेसिस)— शरीर में रक्त का बहना।

Hemokonia (हीमोकोनिया)— रक्त धूलि।

Hemokoniosis (हीमोकोनियोसिस)— Hemoconiosis.

Hemolith (हीमोलिथ)— किसी रक्त वाहिनी की दीवार में स्थित एक पथरी।

Hemology (हीमोलॉजी)— Hematology.

Hemolymph (हीमोलिम्फ)— रक्त एवं लसीका।

Hemolymphangioma (हीमोलिम्फेन्जियोमा)— Hematolymphangioma.

Hemolysate (हीमोलाइसेट)— रक्तसंलयन अथवा रक्तअपघटन का उत्पाद।

Hemolysin (हीमोलाइसिन)— रक्त-अपघटन करने वाला कारक।

Hemolysinogen (हीमोलाइसिनोजन)— लाल रक्त कोशिकाओं में पाया जाने वाला एक प्रतिजनी पदार्थ जो हीमोलाइसिन की उत्पत्ति को उद्दीप्त करता है।

Hemolysis (हीमोलाइसिस)— लाल रक्त कोशिकाओं का टूटना और हीमोग्लोबिन का प्लाज़्मा में मुक्त होना; रक्तसंलयन; रक्त-अपघटन।

Hemolytic (हीमोलाइटिक)— रक्तलयन या रक्त-अपघटन सम्बन्धी अथवा रक्त-अपघटन करने वाला कारक, रक्तसंलायी।

Hemolytopoietic (हीमोलाइटोपॉयटिक)— रक्त कोशिकाओं के बनने एवं उनके नष्ट होने से सम्बन्धित।

Hemolyzation (हीमोलाइज़ेशन)— रक्त-अपघटन होना।

Hemolyze (हीमोलाइज़)— लाल रक्त कोशिकओं को तोड़ना (अपघटन करना)।

Hemomediastinum (हीमोमीडियास्टाइनम)— Hematomediastinum.

Hemometra (हीमोमीट्रा)— Hematometra.

Hemometry (हीमोमीट्री)— Hematometry.

Hemonephrosis (हीमोनैफ्रोसिस)— Hematonephrosis.

Hemopathic (हीमोपैथिक)— रक्त रोगों से सम्बन्धित अथवा उनके कारण।

Hemopathology (हीमोपैथोलॉजी)— रक्त रोगों का अध्ययन।

Hemopathy (हीमोपैथी)— रक्त का कोई भी रोग।

Hemoperfusion (हीमोपरफ्यूज़न)— रक्त से विषैले पदार्थों को अलग करने के लिए रक्त को अधिशोषी सामग्री जैसे सक्रियित चारकोल से होकर गुजारना।

Hemopericardium (हीमोपैरीकार्डियम)— Hematopericardium.

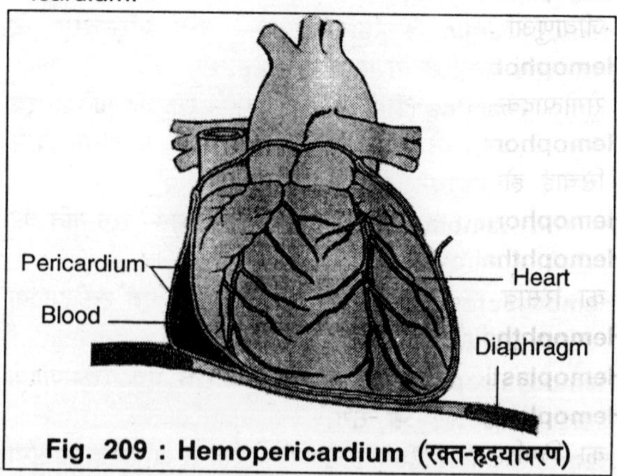

Fig. 209 : Hemopericardium (रक्त-हृदयावरण)

Pericardium=हृदयावरण, Blood=रक्त, Diaphragm= मध्यपट, Heart=हृदय।

Hemoperitoneum (हीमोपैरीटोनियम)— Hematoperitoneum.

Hemopexis (हीमोपैक्सिस)— रक्त का जमना।

Hemophage (हीमोफेज)— भक्षककोशिकाक्रिया द्वारा लाल रक्त कोशिकाओं को नष्ट करने वाली कोशिका।

Hemophagia (हीमोफेज़िया)— Hemtophagia.

Hemophagocyte (हीमोफैगोसाइट)— एक भक्षककोशिका जो लाल रक्त कोशिकाओं को निगल लेती है।

Hemophagocytosis (हीमोफैगोसाइटोसिस)— भक्षककोशिकाओं द्वारा लाल रक्त कोशिकाओं का निगलना, भक्षककोशिकाक्रिया।

Hemophil (हीमोफिल)— हीमोग्लोबिन से युक्त माध्यमों में सबसे अधिक पनपने वाले जीवाणु, रक्तग्राही।

Hemophile (हीमोफाइल)— Hemophil.

Hemophilia (हीमोफीलिया)— एक आनुवंशिक रक्तस्रावी रोग जिसमें किसी रक्त स्कन्दन कारक की कमी होने से रक्त जमने में निष्फल हो जाता है और असामान्य रक्तस्राव होने लगता है तथा जोड़ों में सूजन हो जाती है।

Hemophiliac (हीमोफीलिएक)— हीमोफीलिया रोग से ग्रस्त व्यक्ति।

Hemophilic (हीमोफीलिक)— 1. रक्त से युक्त माध्यमों में अच्छी तरह से पनपने वाले, ऐसा जीवाणुओं के लिए कहा जाता है। 2. हीमोफीलिया अथवा हीमोफीलिया रोग से ग्रस्त व्यक्ति से सम्बन्धित।

Hemophilioid (हीमोफीलिऑयड)— 1. लक्षणों के अनुसार हीमोफीलिया से मिलता-जुलता 2. कई आनुवंशिक अथवा उपार्जित रक्तस्रावी रोगों के लिए प्रयोग किया जाने वाला जो पूर्णतया स्कन्दन कारक की कमी के कारण नहीं होते।

Hemophilosis (हीमोफिलोसिस)— हीमोफिलस वंश के जीवाणुओं द्वारा उत्पन्न कोई भी रोग।

Hemophilus (हीमोफिलस)— हीमोफीलिया ग्राम ऋण जीवाणुओं का एक वंश।

Hemophobia (हीमोफोबिया)— रक्तस्राव को देखने का रोगोत्पादक भय, रक्तसंत्रास, रक्तभीति, रक्तातंक।

Hemophoresis (हीमोफोरेसिस)— रक्त से ऊतकों की सिंचाई होना।

Hemophoric (हीमोफोरिक)— रक्त का वाहन करने वाला।

Hemophthalmia (हीमोफ्थैल्मिया)— आँख के भीतर रक्त का रिसाव होना, नेत्ररक्तता।

Hemophthalmus (हीमोफ्थैल्मस)— Hemophthalmia.

Hemoplastic (हीमोप्लास्टिक) — Hematopoietic.

Hemoplasty (हीमोप्लास्टी)— रक्तोत्पादक ऊतकों द्वारा रक्त का निर्माण होना।

Hemopleura (हीमोप्ल्यूरा)— फुफ्फुसावरणी गुहा में रक्त का पाया जाना।

Hemopneumopericardium (हीमोन्यूमोपैरीकार्डियम)— हृदयावरण-गुहा में रक्त एवं वायु का पाया जाना।

Hemopneumothorax (हीमोन्यूमोथौरेक्स)— फुफ्फुसावरणी गुहा में रक्त एवं वायु का पाया जाना, रक्त-वातवक्ष।

Hemopoiesis (हीमोपॉयसिस)— Hematopoiesis.

Hemopoietic (हीमोपॉयटिक)— Hematopoietic.

Hemopoietin (हीमोपॉयटिन)— Erythropoietin.

Hemoporphyrin (हीमोपोरफाइरीन)— Hematoporphyrin.

Hemoposia (हीमोपोसिया)— रक्त पीना।

Hemoprecipitin (हीमोप्रेसीपिटिन)— रक्त में विद्यमान एक प्रेसीपिटिन।

Hemoprotein (हीमोप्रोटीन)— रक्त वर्णक हीम के साथ संयुक्त कोई भी प्रोटीन।

Hemopsonin (हीमोप्सोनिन)— एक एण्टीबॉडी जो लाल रक्त कोशिकाओं को भक्षककोशिकाक्रिया के प्रति अधिक ग्रहणशील बनाती है।

Hemoptysis (हीमोप्टाइसिस)— खून का थूकना अथवा खून मिले हुए बलगम का निकलना, रक्तनिष्ठीवन।

Hemorepellant (हीमोरिपेलैन्ट)— रक्त-विकर्षक

Hemorheology (हीमोरिह्योलॉजी)— रक्त प्रवाह का अध्ययन।

Hemorrhage (हीमोरेह्ज)— रक्त वाहिनियों से रक्त की मुक्ति, रक्तस्राव, खून बहना। रक्तस्राव जब दिखाई नहीं देता तो यह आन्तरिक या गुप्त होता है, जब यह दिखाई देता है तो बाह्य होता है। यह धमनीय हो सकता है जिसमें रक्त चमकीला लाल होता है और बड़े वेग के साथ बाहर निकलता है, केशिकीय हो सकता है जिसमें रक्तस्राव सूक्ष्म रक्त वाहिनियों से होता है और इसे केवल दबाव डालकर रोका जा सकता है। शिरापरक रक्तस्राव में रक्त अधिक निकलता है, यह काले लाल रंग का होता है तथा लगातार निकलता रहता है। रक्तस्राव के कुछ उदाहरण निम्नलिखित हैं–

Antepartum hemorrhage (एन्टीपार्टम हीमोरेह्ज)— प्रसव से पूर्व होने वाला रक्तस्राव।

Cerebral hemorrhage (सेरीब्रल हीमोरेह्ज)— प्रमस्तिष्क-रक्तस्राव।

Concealed hemorrhge (कन्सील्ड हीमोरेह्ज)—

Consecutive hemorrhage (कॉन्सीक्यूटिव हीमोरेह्ज)— किसी चोट के लगने के कुछ समय पश्चात् होने वाला रक्तस्राव।

Extradural hemorrhage (एक्स्ट्राड्यूरल हीमोरेह्ज)— खोपड़ी एवं ड्यूरा मेटर के बीच होने वाला रक्तस्राव।

Fibrinolytic hemorrhage (फाइब्रिनोलाइटिक

हीमोरेह्ज)— रक्त स्कन्दन में फाइब्रिन घटक में कोई दोष उत्पन्न हो जाने के कारण होने वाला रक्तस्राव।

Hemorrhage from the lung (हीमोरेह्ज फ्रॉम दि लंग)— फेफड़े से रक्तस्राव होना जिसमें रक्त चमकीला लाल एवं झागदार होता है।

Hemorrhage from the stomach (हीमोरेह्ज फ्रॉम दि स्टोमक)— आमाशय से रक्तस्राव होना जिसमें रक्त काला होता है और जमा हुआ भी हो सकता है।

Internal hemorrhage (इन्टरनल हीमोरेह्ज)— शरीर के अंगों अथवा उसकी गुहाओं में होने वाला रक्तस्राव।

Intracranial hemorrhage (इन्ट्राक्रेनियल हीमोरेह्ज)— कपाल के भीतर होने वाला रक्तस्राव।

Intrapartum hemorrhage (इन्ट्रापार्टम हीमोरेह्ज)— बच्चे के जन्म के समय होने वाला रक्तस्राव।

Nasal hemorrhage (नेज़ल हीमोरेह्ज)— नक्सीर छूटना।

Petechial hemorrhage (पेटीचियल हीमोरेह्ज)— छोटे-छोटे गोल धब्बों के रूप में त्वचा के नीचे होने वाला रक्तस्राव।

Postmenopausal hemorrhage (पोस्टमीनोपॉज़ल हीमोरेह्ज)— रजनोनिवृत्ति के पश्चात् योनि से होने वाला रक्तस्राव जो जनन-पथ की दुर्दमता का चिन्ह हो सकता है।

Postpartum hemorrhage (पोस्टपार्टम हीमोरेह्ज) — बच्चे के जन्म के पश्चात् गर्भाशय से होने वाला रक्तस्राव, प्रसवोत्तर रक्तस्राव।

Primary hemorrhage (प्राइमरी हीमोरेह्ज)— चोट लगने के तुरन्त बाद होने वाला रक्तस्राव।

Secondary hemorrhage (सेकण्डरी हीमोरेह्ज)— चोट लगने के कुछ समय पश्चात् होने वाला रक्तस्राव।

Subdural hemorrhage (सबड्यूरल हीमोरेह्ज)— ड्यूरा मेटर एवं एराक्नॉयड मेटर के बीच होने वाला रक्तस्राव।

Unavoidable hemorrhage (अनएवॉयडेबिल हीमोरेह्ज)— सम्मुखी अपरा के उखड़ने से होने वाला निरन्तर, वेदना रहित रक्तस्राव।

Uterine hemorrhage (यूटेराइन हीमोरेह्ज)— गर्भाशय-गुहा में होने वाला रक्तस्राव।

Hemorrhagenic (हीमोरेह्जेनिक)— रक्तस्राव उत्पन्न करने वाला, रक्तस्रावजनक।

Hemorrhagic (हीमोरेह्जिक)— रक्त-स्राव से सम्बन्धित अथवा जिसे रक्त-स्राव हो रहा हो, रक्तस्रावी।

Hemorrhagiparous (हीमोरेह्जीपेरस)— रक्त-स्राव उत्पन्न करने वाला, खून बहाने वाला।

Hemorrhea (हीमोरिह्या)— Hematorrhea.

Hemorrhoid (हीमोराह्यड)— गुदा-मलाशय-क्षेत्र में विस्फारित एवं ऐंठी हुई अर्श-शिराओं का एक पिण्ड, अर्श, बवासीर। अर्श निम्न प्रकार का होता है :–

External hemorrhoid (एक्सटर्नल हीमोरॉह्यड)— गुदा-श्लेष्मिक कला एवं गुदा-त्वचा के संगम पर स्थित अर्श, बाह्य अर्श।

Internal hemorrhoid (इन्टर्नल हीमोरॉह्यड)— गुदा-मलाशय-संगम पर स्थित अर्श, आन्तरिक अर्श।

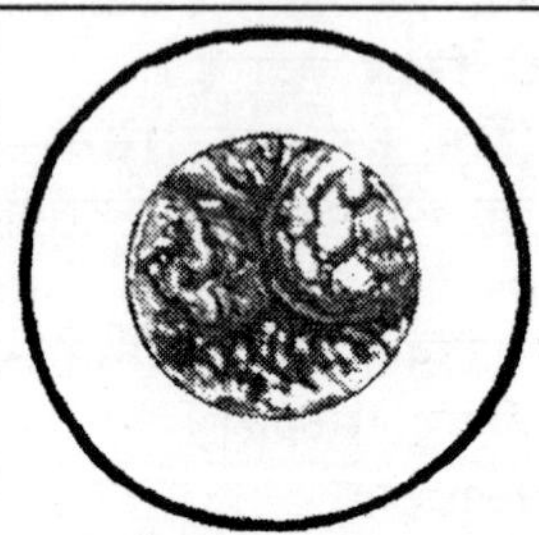

Fig. 210 : Internal hemorrhoids (आन्तरिक अर्श)

Prolapsed hemorrhoid (प्रोलैप्सड हीमोरॉह्यड) — गुदा से होकर बाहर निकला हुआ एक आन्तरिक अर्श, भ्रंश हुआ अर्श।

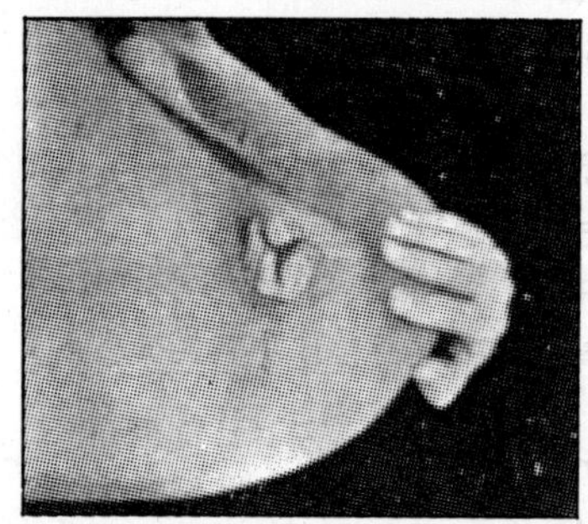

Fig. 211 : Prolapsed internal hemorrhoids (भ्रंश हुए आन्तरिक अर्श)

Strangulated hemorrhoid (स्ट्रैन्गुलेटेड हीमोरॉह्यड)— एक भ्रंश हुआ (गुदा से बाहर निकला हुआ) आन्तरिक अर्श जिसकी गुदा-संकोचिनी के संकुचन से रक्त आपूर्ति रुक जाती है।

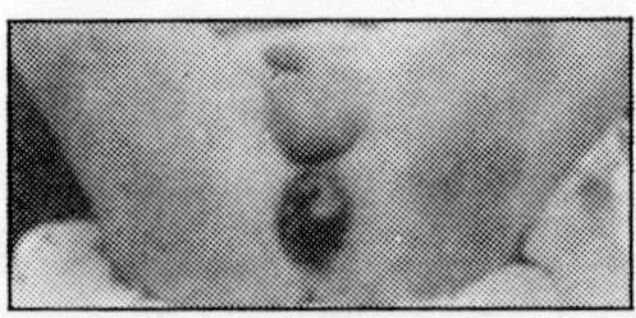

Fig. 212 : Strangulated internal hemorrhoids (विपाशित अथवा सम्पीडित आन्तरिक अर्श)

Thrombosed hemorrhoid (थ्रॉम्बोस्ड हीमोरॉह्यड)— ऐसा अर्श जिसमें जमा हुआ खून होता है।

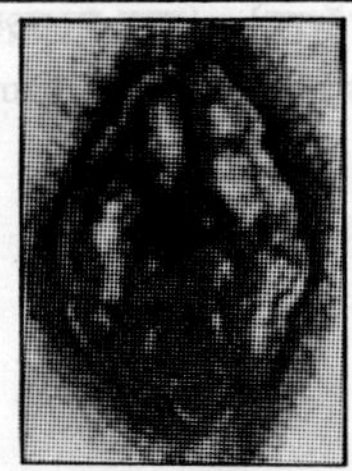

Fig. 213 : Thrombosed hemorrhoid (घनास्रता से युक्त सम्पीडित आन्तरिक अर्श)

Hemorrhoidal (हीमोरॉह्यडल)— अर्श सम्बन्धी।

Hemorrhoidectomy (हीमोरॉह्यडेक्टॉमी)— अर्शों को शल्यक्रिया द्वारा काट कर अलग कर देना, अर्शोच्छेदन।

Hemosalpinx (हीमोसैल्पिंक्स)— Hematosalpinx.

Hemosialemesis (हीमोसियालेमेसिस)— थूक के साथ मिश्रित रक्त की उल्टी होना।

Hemosiderin (हीमोसाइडेरिन)— लाल रक्त कोशिकाओं के टूटने से निकलने वाले हीमोग्लोबिन से उत्पन्न होने वाला एक लोह-युक्त वर्णक।

Hemosiderinuria (हिमोसाइडेरीनूरिया)— मूत्र में हीमोसाइडेरिन की विद्यमानता।

Hemosiderosis (हीमोसाइडेरोसिस)— हीमोसाइडेरिन का विशेषकर यकृत एवं प्लीहा में जमा होना जो ऐसे रोगों में जमा होता है जिनमें लाल रक्त कोशिकाएँ नष्ट होती हैं जैसे रक्तसंलायी अरक्तता, प्रणाशी अरक्तता तथा जीर्ण संक्रमण आदि; हीमोसाइडेरिनता।

Hemospasia (हीमोस्पेसिया)— चषकन या सींगी द्वारा रक्त निकालना, जोंक द्वारा रक्त निकालना।

Hemospermia (हीमोस्पर्मिया)— Hematospermia.

Hemostasia (हीमोस्टेसिया)— Hemostasis.

Hemostasis, Hemostasia (हीमोस्टेसिस, हीमोस्टेसिया) —1. रक्त-स्राव या रक्त परिसंचरण का रुक जाना 2. रक्त का स्थिर हो जाना, रक्तस्तम्भन।

Hemostat (हीमोस्टेट)—1. रक्त प्रवाह को रोकने हेतु एक औषधि अथवा यन्त्र जैसे रक्त वाहिनियों को सकुंचित करने के लिए एक छोटा-सा क्लैम्प 2. टॉन्सिलों के रक्तस्राव को नियन्त्रित करने के लिए एक सम्पीडक (दबाने वाला)

Hemostatic (हीमोस्टेटिक)— रक्त-स्राव को रोकने वाला, रक्त स्तम्भक।

Hemostyptic (हीमोस्टाइप्टिक)— Hemostatic.

Hemosuccuspancreaticus (हिमोसक्कसपैन्क्रियाटिकस)— सामान्यतः आघात पहुँचने, अर्बुद बन जाने अथवा शोथ आदि के परिणाम स्वरूप अग्न्याशयिक वाहिनी में रक्तस्राव होना।

Hemotachogram (हीमोटैकोग्राम)— हीमोटैकोमीटर द्वारा उत्पन्न अभिलेख।

Hemotachometer (हीमोटैकोमीटर)— धमनियों में रक्त प्रवाह की द्रुतगति को मापने वाला एक यन्त्र, रक्तगतिमापी।

Hemotherapeutics (हीमोथिराप्यूटिक्स)— रोगों की चिकित्सा में रक्त का प्रयोग।

Hemotherapy (हीमोथिरैपी) — रक्त अथवा इसके उत्पादों का प्रयोग करके रोगों की चिकित्सा करना।

Hemothorax (हीमोथौरेक्स)— फुफ्फुसावरणी गुहा में रक्त का संचित हो जाना, रक्तवक्ष।

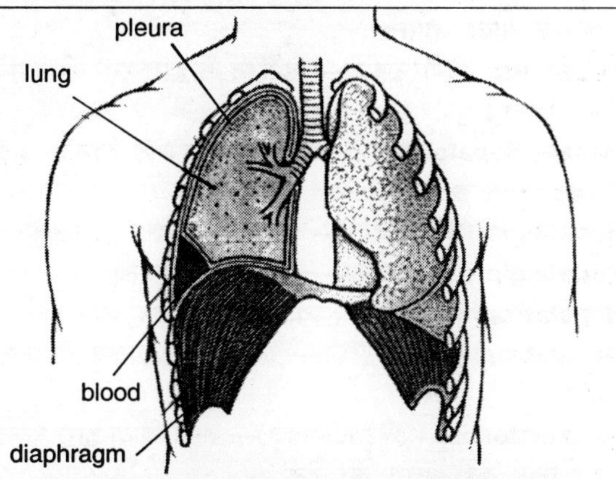

Fig. 214 : Hemothorax in the right pleural cavity {दायीं फुफ्फुसावरणी गुहा में रक्तवक्ष) (रक्त का संचयन)}

Pleura=फुफ्फुसावरण, Lung=फेफड़ा, Blood=रक्त, Diaphragm=मध्यपट।

Hemothymia (हीमोथाइमिया)— हत्या करने के लिए अत्यधिक उत्तेजित होना।

Hemotoxic (हीमोटॉक्सिक)— Hematotoxic.

Hemotoxin (हीमोटॉक्सिन)— लाल रक्त कोशिकाओं को नष्ट करने वाला जीवविष।

Hemotrophe (हीमोट्रॉफ)— माता से मातृ-रक्त से होकर विकसित होते हुए भ्रूण में पहुँच कर उसकी पूर्ति करने वाले पोषक पदार्थ।

Hemotrophic (हीमोट्रॉफिक)— माता के द्वारा विकसित होते हुए भ्रूण की पूर्ति करने वाले पोषक पदार्थों से सम्बन्धित।

Hemotropic (हीमोट्रॉपिक)— रक्त अथवा रक्त कोशिकाओं की ओर आकर्षित होने वाला।

Hemotympanum (हीमोटिम्पैनम)— मध्य कर्ण में रक्त-स्राव होना, मध्यकर्णरक्तता।

Hemozoic (हीमोज़ुइक)— रक्त में विद्यमान परजीवीय एककोशिकीय जन्तु।

Hemozoon (हीमोज़ून)— Hematozoon.

Hemp (हेम्प)— भांग।

Henry (हेनरी)— विद्युत-प्रवाह की इकाई।

Henry's law (हैनरीज़ लॉ)— एक नियम जो बताता है कि

किसी दिए हुए आयतन के द्रव द्वारा एक स्थिर तापमान पर घोली गयी किसी गैस का भार दाब के समानुपाती होता है।

Hepar (हीपर)— यकृत।

Heparin (हिपैरिन)— यह एक स्कन्दनरोधी तत्त्व होता है जो बहुत से ऊतकों विशेष रूप से यकृत एवं फेफड़ों में तथा मास्ट कोशिकाओं में पाया जाता है।

Heparinemia (हिपैरिनीमिया)— परिसंचरित रक्त में हिपैरिन अधिक पाया जाना।

Heparinize (हिपैरिनाइज़)— हिपैरिन के द्वारा रक्त को जमने से रोकना।

Hepat-, Hepato- (हिपैट-, हिपैटो-)— उपसर्ग जिनका अर्थ यकृत होता है।

Hepatalgia (हिपैटेल्जिया)— यकृत में वेदना, यकृतशूल।

Hepatalgic (हिपैटेल्जिक)— यकृतशूल सम्बन्धी।

Hepatatrophia (हिपैटेट्रॉफिया)— यकृत का शोष।

Hepatatrophy (हिपैटेट्रॉफी)— यकृत का अपक्षय या शोष होना।

Hepatectomize (हिपैटेक्टोमाइज़)— शल्य-क्रिया द्वारा यकृत को काट कर अलग कर देना।

Hepatectomized (हिपैटेक्टोमाइज़्ड)— शल्यक्रिया द्वारा काट कर अलग किया गया यकृत, उच्छिन्न यकृत।

Hepatectomy (हिपैटेक्टॉमी)— यकृत के कुछ भाग अथवा सम्पूर्ण यकृत को शल्यक्रिया द्वारा काट कर अलग कर देना, यकृत-उच्छेदन।

Hepatic (हिपैटिक)— यकृत सम्बन्धी, यकृती।

Hepatic amebiasis (हिपैटिक अमीबिएसिस)— आँव की पेचिश के उपद्रव के रूप में एण्टेमीबा हिस्टोलाइटिका द्वारा यकृत का संक्रमित होना जिसके परिणाम स्वरूप शोथ हो जाता है एवं फोड़ा बनने लगता है।

Hpatic coma (हिपैटिक कॉमा)— यकृत की निष्फलता के कारण होने वाली मूर्च्छा।

Hepatic duct (हिपैटिक डक्ट) — यकृत से पित्त या बाइल को ग्रहण करने वाली वाहिनी जो सिस्टिक वाहिनी से मिलकर

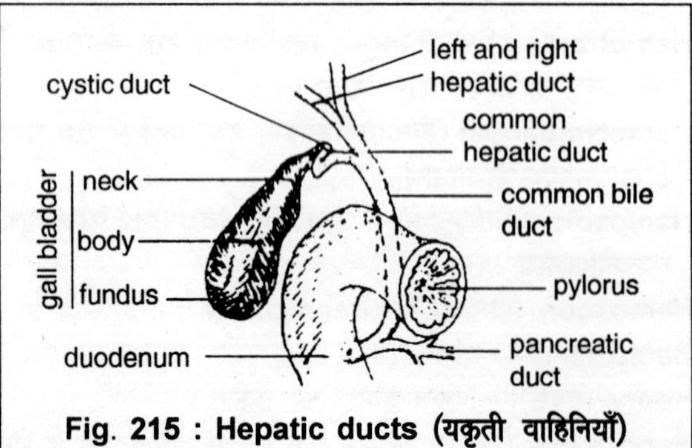

Fig. 215 : Hepatic ducts (यकृती वाहिनियाँ)

Cystic duct=पुटीय वाहिनी, Gallbladder=पित्ताशय, Neck=ग्रीवा, Body=काय, Fundus=बुध्न, Duodenum= ग्रहणी या ड्योडिनम, Pancreatic duct=अग्न्याशयिक वाहिनी, Pylorus=जठर निर्गम, Common bile duct=सामान्य पित्त वाहिनी, Common hepatic duct=सामान्य यकृती वाहिनी, Left and right hepatic duct=बार्यी एवं दार्यी यकृती वाहिनी।

सामान्य पित्त वाहिनी या कॉमन बाइल डक्ट का निर्माण करती है, यकृत-नली, यकृती वाहिनी

Hepatic flexure (हिपैटिक फ्लैक्सर)— कोलन या बृहदान्त्र का यकृत के नीचे स्थित दाँया मोड़ अथवा आरोही एवं अनुप्रस्थ कोलन का संगम।

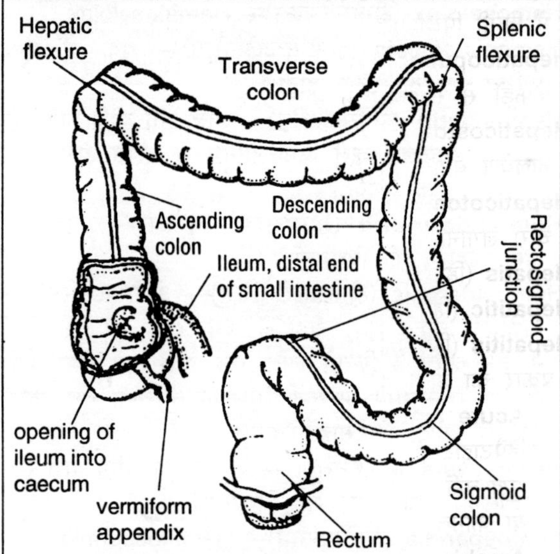

Fig. 216 : Hepatic flexure (यकृती वंक)

Hepatic flexure=यकृती वंक, Opening of ileum into caecum=सीकम में इलियस का द्वार, Vermiform appendix=उण्डुकपुच्छ या वर्मीफार्म अपैण्डिक्स, Ileum, distal end of small intestine=इलियम, छोटी आंत का दूरस्थ सिरा, Ascending colon=आरोही कोलन, Transverse colon=अनुप्रस्थ कोलन, Splenic flexure=प्लीहज वंक, Descending colon=अवरोही कोलन, Sigmoid colon=सिग्मॉयड कोलन, Rectosigmoid junction=मलाशय-सिग्मॉयड संगम, Rectum=मलाशय।

Hepatic lobes (हिपैटिक लोब्स)— यकृत के विभाजन, खण्ड अथवा पालियाँ।

Hepaticodochotomy (हिपैटिकोडोकोटॉमी)— यकृती वाहिनी एवं सामान्य पित्त वाहिनी में साथ-साथ चीरा लगाना, पित्ताशययकृत्नलीछेदन।

Hepaticoduodenostomy (हिपैटिकोड्योडिनोस्टॉमी)—

यकृती वाहिनी एवं ग्रहणी या ड्योडिनम के बीच एक छिद्र बनाना, यकृतग्रहणीसम्मिलन।

Hepaticoenterostomy (हिपैटिकोएन्ट्रोस्टॉमी)— यकृती वाहिनी एवं आँत के बीच एक छिद्र बनाना, यकृतांत्रसम्मिलन।

Hepaticogastrostomy (हिपैटिकोगैस्ट्रोस्टॉमी)— यकृती वाहिनी एवं आमाशय के बीच मार्ग बनाना।

Hepaticojejunostomy (हिपैटिकोजेजुनास्टॉमी)— यकृत-वाहिनी एवं मध्यान्त्र या जेजुनम के बीच मार्ग बनाना यकृतामाशयसम्मिलन।

Hepaticolithotomy (हिपैटिकोलिथोटॉमी)— यकृती वाहिनी में चीरा लगा कर उसमें विद्यमान अश्मरियों (पथरियों) को निकालना, पित्तनली-अश्मरीहरण।

Hepaticolithotripsy (हिपैटिकोलिथोट्रिप्सी)— यकृत—वाहिनी में किसी पित्ताश्मरी को कुचल देना, यकृतपित्ताश्मरीहरण।

Hepaticopulmonary (हिपैटिकोपल्मोनरी)— यकृत एवं फेफड़ों से सम्बन्धित।

Hepaticostomy (हिपैटिकोस्टॉमी)— यकृत-वाहिनी में स्थायी नालव्रण बनाना।

Hepaticotomy (हिपैटिकोटॉमी)— यकृत-वाहिनी में एक चीरा लगाना, यकृतवाहिनीछेदन।

Hepatis (हिपैटिस)— यकृत।

Hepatitic (हिपैटाइटिक)— यकृतशोथ से सम्बन्धित।

Hepatitis (हिपैटाइटिस)— यकृतशोथ (सूजन)। यह निम्न प्रकार का होता है :–

Acute anicteric hepatitis (एक्यूट एनिक्टेरिक हिपैटाइटिस)— यकृतशोथ जिसमें हल्का ज्वर रहता है, भूख नहीं लगती, पेट में गड़बड़ी रहती है परन्तु पीलिया या कामला नहीं होती; तीव्र कामलाहीन यकृतशोथ।

Amebic hepatitis (अमीबिक हिपैटाइटिस)— आँव की पेचिश के उपद्रव स्वरूप एण्टेमीबा हिस्टोलाइटिका के संक्रमण द्वारा उत्पन्न यकृतशोथ।

Cholangiolitic hepatitis (कोलन्जियोलाइटिक हिपैटाइटिस)— यकृत की पित्त वाहिनियों का शोथ जिसके साथ में रुद्धपथ कामला होती है और खुजली आती है तथा पित्त की उल्टी होती है, पित्तावरोधी यकृतशोथ।

Fulminant hepatitis (फल्मीनैन्ट हिपैटाइटिस)— यकृतशोथ जिसमें अचानक जी मिचलाता है, उल्टी होती है, जाड़ा चढ़ता है, तेज ज्वर हो जाता है, गम्भीर कामला हो जाती है, आक्षेप आने लगते हैं, मूर्च्छा आ जाती है तथा अक्सर 10 दिन में मृत्यु हो जाती है।

Infectious hepatitis (इन्फैक्शियस हिपैटाइटिस)— हिपैटाइटिस ए वाइरस के संक्रमण द्वारा होने वाला तीव्र यकृतशोथ जो संक्रमित पदार्थों के खाने, नासा-मुख-बिन्दु (नाक एवं मुँह से निकलने वाली सूक्ष्म बून्दें जो वायु में उड़कर दूसरे मनुष्य तक पहुँचती हैं) के द्वारा, संक्रमित मल से जल के संदूषित होने के कारण अथवा मक्खियों द्वारा फैलता है, यह आन्त्रेतर मार्ग (मुख के अतिरिक्त अन्य मार्ग जैसे इन्जैक्शन आदि) से भी संचारित हो सकता है एवं जानपदिक हो सकता है अर्थात् बहुत से लोगों में एक साथ फैल सकता है। एल्कोहॉल इसका एक सहायक कारक है। इसमें भूख नहीं लगती एवं पेट की अन्य गड़बड़ियों के पश्चात् अचानक कामला प्रकट हो जाती है, साथ में ज्वर होता है, जिगर बढ़ जाता है जिसे छूने पर दर्द होता है, सारे शरीर में बहुत खुजली आती है, मल पीले रंग का होता है, पेशियों में दर्द होता है तथा वज़न घटने लगता है।

Neonatal hepatitis (न्योनेटल हिपैटाइटिस)— शिशु में उसके जन्म के तुरन्त पश्चात् होने वाला यकृतशोथ जिसके कारण का पता नहीं है जिसमें शुरु से ही कामला होती है। इसके बढ़ने पर यकृत का सिरह्योसिस हो जाता है, नवजात यकृतशोथ।

Non-A, non-B hepatitis (नोन-ए, नोन-बी हिपैटाइटिस)— विषाणुज यकृतशोथ जो न तो हिपैटाइटिस ए वाइरस द्वारा और न ही हिपैटाइटिस बी वाइरस द्वारा उत्पन्न होता है परन्तु बहुत कुछ बी प्रकार के विषाणुज (वाइरल) यकृतशोथ के समान होता है जैसा कि रक्त अथवा प्लाज़्मा आधान के पश्चात् होता है जिसमें अचानक सिर में दर्द होता है, जाड़ा चढ़ता है, ज्वर आता है, सार्वदैहिक कमजोरी हो जाती है, जी मिचलाता है, उल्टी होती है, पेट में दर्द होता है, कामला प्रकट हो जाती है, खुजली आती है तथा यकृत बढ़ जाता है जिसे छूने पर दर्द होता है।

Toxic hepatitis (टॉक्सिक हिपैटाइटिस)— कुछ विषों द्वारा जैसे कार्बन टैट्राक्लारोइड से अथवा औषधियों द्वारा जैसे सल्फोनामाइड आदि से उत्पन्न यकृतशोथ।

Transfusion hepatitis (ट्रान्सफ्यूज़न हिपैटाइटिस) — वाइरल हिपैटाइटिस टाइप बी। रक्त अथवा प्लाज़्मा आधान के पश्चात् हिपैटाइटिस बी वाइरस द्वारा उत्पन्न यकृतशोथ जो (हिपैटाइटिस बी वाइरस) दाता के रक्त से संचारित होता है जो दाता में हानिकारक नहीं होता परन्तु प्रापक (प्राप्तकर्त्ता) में बहुत खतरनाक हो जाता है जिससे कुछ ही समय में प्रापक की मृत्यु हो सकती है।

Viral hepatitis (वाइरल हिपैटाइटिस)— ज्ञात विषाणु हिपैटाइटिस ए वाइरस एवं हिपैटाइटिस बी वाइरस सहित बहुत से विषाणुओं में से एक के द्वारा उत्पन्न सामान्य यकृतशोथ; विषाणुज यकृतशोथ।

Hepatization (हिपैटाइज़ेशन)— यकृत के समान पिण्ड में रूपान्तरण जैसे खण्डीय न्युमोनिया में घनीभवन की अवस्था में फेफड़े की सतह का यकृत-ऊतक के समान दिखाई देना, यकृतीभवन।

Hepato- (हिपैटो-)— यकृत का संकेत देने वाला उपसर्ग।
Hepatobiliary (हिपैटोबिलियरी)— यकृत एवं पित्त सम्बन्धी, यकृत-पित्त, यकृत-पित्तज।
Hepatoblastoma (हिपैटोब्लास्टोमा)— यकृत का एक दुर्दम अपरूपार्बुद अथवा टेराटोमा जो शिशुओं एवं छोटे बच्चों में होता है, यकृत्प्रसू-अर्बुद।
Hepatocarcinogen (हिपैटोकार्सिनोजन)— यकृत में कैन्सर उत्पन्न करने वाली कोई भी वस्तु।
Hepatocarcinoma (हिपैटोकार्सिनोमा)— यकृत का कार्सिनोमा अथवा कैन्सर।
Hepatocele (हिपैटोसील)— यकृत का हर्निया।
Hepatocellular (हिपैटोसेलुलर)— यकृती कोशिकाओं से सम्बन्धित अथवा उन्हें प्रभावित करने वाला, यकृत-कोशिकीय।
Hepatocholangiocystoduodenostomy (हिपैटो-कोलन्जियोसिस्टोड्योडीनास्टॉमी)— पित्ताशय के द्वारा पित्त वाहिनियों की ग्रहणी में को निकासी स्थापित करना।
Hepatocholangioduodenostomy (हिपैटोकोलन्जियो-ड्योडीनास्टॉमी)— पित्त वाहिनियों की ग्रहणी में को निकासी स्थापित करना।
Hepatocholangioenterostomy (हिपैटोकोलन्जियो-एन्ट्रोस्टॉमी)— यकृत एवं आँत के बीच में एक मार्ग बनाना।
Hepatocholangiogastrostomy (हिपैटोकोलन्जियो-गैस्ट्रोस्टॉमी)— पित्त वाहिनियों को आमाशय में खोलना।
Hepatocholangiojejunostomy (हिपैटोकोलन्जियोजेजुनॉस्टॉमी)— यकृत-वाहिनी को जेजुनम से जोड़ना, यकृत्नलीमध्यान्त्रसम्मिलन।
Hepatocholangiostomy (हिपैटोकोलन्जियोस्टॉमी)— निकासी को स्थापित करने के लिए सामान्य पित्त वाहिनी में एक छेद कर देना, यकृत्पित्तनलीसम्मिलन ।
Hepatocholangitis (हिपैटोकोलन्जाइटिस)— यकृत एवं पित्त वाहिनियों का शोथ, यकृत्पित्तनलीशोथ।
Hepatocirrhosis (हिपैटोसिरह्रोसिस)— यकृत का सिरह्रोसिस
Hepatocolic (हिपैटोकोलिक)— यकृत एवं कोलन दोनों से सम्बन्धित।
Hepatocuprein (हिपैटोकुपरीन)— यकृत में स्थित ताँबे से युक्त एक प्रोटीन।
Hepatocystic (हिपैटोसिस्टिक)— यकृत एंव पित्ताशय दोनों से सम्बन्धित।
Hepatocyte (हिपैटोसाइट)— एक यकृत-कोशिका।
Hepatoduodenostomy (हिपैटोड्योडीनोस्टॉमी) — यकृत से ग्रहणी में को एक छिद्र बनाना।
Hepatodynia (हिपैटोडाइनिया)— यकृत में दर्द होना।
Hepatodysentery (हिपैटोडिसैन्ट्री)— यकृत रोग से सम्बद्ध पेचिश।
Hepatoenteric (हिपैटोएन्ट्रिक)— यकृत एवं आँत सम्बन्धी, यकृतांत्रज।
Hepatofugal (हिपैटोफ्यूगल)— यकृत से दूर जैसे प्रतिहारी रक्त बहता है।
Hepatogastric (हिपैटोगैस्ट्रिक)— यकृत एवं आमाशय सम्बन्धी, यकृत्आमाशयिक।
Hepatogenic (हिपैटोजेनिक)— 1. यकृत ऊतक को बनाने वाला 2. यकृत में उत्पन्न।
Hepatogenous (हिपैटोजीनस)— 1. यकृत में उत्पन्न, यकृतजन्य 2. यकृत ऊतक को बनाने वाला।
Hepatogram (हिपैटोग्राम)— 1. यकृत के स्पन्दनों का अभिलेख 2. यकृत का एक्स-रे।
Hepatography (हिपैटोग्राफी)— 1. यकृत के स्पन्दनों का अभिलेखन 2. यकृत का एक्स-रे परीक्षण करना, यकृतचित्रण।
Hepatohemia (हिपैटोहीमिया)— यकृत में रक्ताधिक्य होना।
Hepatoid (हिपैटॉयड)— यकृत के आकार का, यकृताभ।
Hepatojugular (हिपैटोजुगुलर)— यकृत एवं जुगुलर शिरा सम्बन्धी।
Hepatojugular reflex (हिपैटोजुगुलर रिफ्लैक्स)— दाईं ओर के हृद्पात से ग्रस्त व्यक्ति में यकृत पर दबाव डालने पर ग्रैव शिरापरक दाब का बढ़ जाना।
Hepatolienography (हिपैटोलाइनोग्राफी)— किसी रेडियोअपारदर्शक पदार्थ का अन्तःशिराभ इन्जैक्शन लगाने के पश्चात् यकृत एवं प्लीहा का एक्स-रे परीक्षण करना।
Hepatolienomegaly (हिपैटोलाइनोमेगैली)— यकृत एवं प्लीहा की वृद्धि।
Hepatolith (हिपैटोलिथ)— यकृत में विद्यमान कोई पित्ताश्मरी (पित्त से बनी पथरी), यकृताश्मरी।
Hepatolithectomy (हिपैटोलिथेक्टॉमी)— शल्य-क्रिया द्वारा यकृत से किसी पथरी को बाहर निकाल देना, यकृताश्मरी-उच्छेदन।
Hepatolithiasis (हिपैटोलिथिएसिस)— यकृत में अश्मरियों (पथरियों) का पाया जाना, यकृताश्मरता।
Hepatologist (हिपैटोलॉजिस्ट)— यकृत रोगों का विशेषज्ञ।
Hepatology (हिपैटोलॉजी)— यकृत एवं इसके रोगों का वैज्ञानिक अध्ययन, यकृतविज्ञान।
Hepatolysin (हिपैटोलाइसिन)— यकृत कोशिकाओं को नष्ट करने वाली साइटोलाइसीन।
Hepatolysis (हिपैटोलाइसिस)— यकृत कोशिकाओं का नष्ट होना।
Hepatolytic (हिपैटोलाइटिक)— यकृत कोशिकाओं के लिए विनाशकारी।
Hepatoma (हिपैटोमा)— यकृत का एक अर्बुद, यकृतार्बुद।
Hepatomalacia (हिपैटोमैलेशिया)— यकृत का मुलायम हो जाना, यकृतमृदुता।
Hepatomegalia (हिपैटोमेगैलिया)— Hepatomegaly.

Hepatomegaly (हिपैटोमेगैली)— यकृत का बढ़ जाना, यकृतवृद्धि।

Hepatomelanosis (हिपैटोमेलेनोसिस)— यकृत में मेलेनिनमयता अथवा काले वर्णकों का जमा होना, यंकृत्मेलेनिनमयता।

Hepatomphalocele (हिपैटोम्फैलोसील)— नाभि से होकर यकृत का बाहर निकल आना, यकृतनाभिम्रस।

Hepatomphalos (हिपैटोम्फैलोस)— Hepatomphalocele.

Hepatonecrosis (हिपैटोनेक्रोसिस)— यकृत का परिगलन।

Hepatonephric (हिपैटोनेफ्रिक)— यकृत एवं वृक्क या गुर्दे से सम्बन्धित।

Hepatonephritis (हिपैटोनेफ्राइटिस)— यकृत एवं गुर्दे दोनों की सूजन।

Hepatonephromegaly (हिपैटोनेफ्रोमेगैली)— यकृत एवं वृक्क दोनों का बढ़ जाना।

Hepatopathic (हिपैटोपैथिक)— यकृत रोग उत्पन्न करने वाला।

Hepatopathy (हिपैटोपैथी)— यकृत का कोई भी रोग।

Hepatoperitonitis (हिपैटोपेरीटोनाइटिस)— यकृत के ऊपर स्थित पैरीटोनियम-आवरण का शोथ।

Hepatopetal (हिपैटोपीटल)— यकृत की ओर।

Hepatopexy (हिपैटोपैक्सी)— शल्यक्रिया द्वारा विस्थापित अथवा गतिशील यकृत को उदरीय भित्ति से स्थिर करना, यकृतस्थिरीकरण।

Hepatophage (हिपैटोफेज)— एक भक्षककोशिका जो यकृत कोशिकाओं पर आक्रमण करती है।

Hepatophyma (हिपैटोफाइमा)— यकृत का गोल या पर्विल अर्बुद।

Hepatopleural (हिपैटोप्ल्यूरल)— यकृत एवं फुफ्फुसावरणों से सम्बन्धित।

Hepatopneumonic (हिपैटोन्यूमोनिक)— यकृत एवं फेफड़ों से सम्बन्धित, उन्हें प्रभावित करने वाला अथवा उनसे संयोजन करने वाला।

Hepatoportal (हिपैटोपोर्टल)— यकृत के प्रतिहार-तन्त्र (पोर्टल सिस्टम) से सम्बन्धित, यकृत्प्रतिहारी।

Hepatoportogram (हिपैटोपोर्टोग्राम)— यकृत में स्थित पोर्टल शिरा एवं इसकी शाखाओं की एक्स-रे फिल्म।

Hepatoptosia (हिपैटोप्टोसिया)— यकृत का नीचे की ओर विस्थापित हो जाना, यकृतभ्रंश।

Hepatoptosis (हिपैटोप्टोसिस)— Hepatoptosia.

Hepatopulmonary (हिपैटोपल्मोनरी)— यकृत एवं फेफड़ों दोनों से सम्बन्धित।

Hepatorenal (हिपैटोरीनल)— यकृत एवं वृक्कों से सम्बन्धित, यकृत-वृक्कीय।

Hepatorrhagia (हिपैटोरेह्जिया)— यकृत में या यकृत से रक्तस्राव होना।

Hepatorrhaphy (हिपैटोरैह्फी)— यकृत के किसी जख्म में टाँके लगाना, यकृत्सीवन।

Hepatorrhexis (हिपैटोरैह्क्सिस)— यकृत का फट जाना, यकृत्विदर।

Hepatoscan (हिपैटोस्कैन)— यकृत का स्वविकिरण-चित्रण।

Hepatoscopy (हिपैटोस्कोपी)— यकृत का निरीक्षण करना, यकृत्दर्शन।

Hepatosis (हिपैटोसिस)— यकृत का कोई भी रोग जिसमें सूजन नहीं होती।

Hepatosplenitis (हिपैटोस्प्लीनाइटिस)— यकृत एवं प्लीहा का शोथ, यकृत्प्लीहाशोथ।

Hepatosplenography (हिपैटोस्प्लीनोग्राफी)— यकृत एवं प्लीहा का एक्स-रे परीक्षण करना, यकृत्प्लीहाचित्रण।

Hepatosplenomegaly (हिपैटोस्प्लीनोमेगैली)— यकृत एवं प्लीहा की वृद्धि, यकृत्प्लीहातिवृद्धि।

Hepatosplenopathy (हिपैटोस्प्लीनोपैथी)— यकृत एवं प्लीहा दोनों को ग्रस्त करने वाला रोग, यकृत्प्लीहाविकृति।

Hepatostomy (हिपैटोस्टॉमी)— यकृत में एक विदर (फटन या दरार) स्थापित करना।

Hepatotherapy (हिपैटोथिरैपी)— 1. यकृत अथवा यकृत-सत्व का प्रयोग करके रोगों की चिकित्सा करना 2. यकृत रोगों की चिकित्सा।

Hepatotomy (हिपैटोटॉमी)— यकृत में चीरा लगाना, यकृतछेदन।

Hepatotoxemia (हिपैटोटॉक्सीमिया)— यकृत में उत्पन्न जीवविषों द्वारा रक्त की विषाक्तता, यकृत्विषण्णता।

Hepatotoxic (हिपैटोटॉक्सिक)— यकृत कोशिकाओं पर विषैला प्रभाव रखने वाला जैसे शराब, यकृतविषकारी।

Hepatotoxicity (हिपैटोटॉक्सीसिटी)— यकृत के विषैला होने की अवस्था।

Hepatotoxin (हिपैटोटॉक्सिन)— ऐसा जीवविष जो यकृत कोशिकाओं को नष्ट करता है, यकृत्विष।

Hepta- (हेप्टा-)— एक उपसर्ग जिसका अर्थ सात होता है।

Heptachromic (हेप्टाक्रोमिक)— सभी सात रंगों को पहचान सकने वाला।

Heptaploidy (हैप्टाप्लॉयडी)— गुणसूत्रों के सात सैटों वाला।

Heptose (हेप्टोज़)— कोई भी शुगर जिसके अणु में सात कार्बन परमाणु होते हैं।

Heptosuria (हेप्टोसूरिया)— मूत्र में हेप्टोज़ का पाया जाना।

Herb (हर्ब)— कोमल तने वाला एक छोटा पौधा जिसमें लकड़ी नहीं होती और जो घरेलु उपचार हेतु अथवा सुगन्ध के रूप में प्रयोग में लाया जाता है, झाड़ी।

Herbalist (हर्बालिस्ट)— वह व्यक्ति जो जड़ी-बूटियों का प्रयोग करके रोग से मुक्ति दिलाने या जख्म भरने अथवा स्वास्थ्य को बढ़ावा देने वाला होता है।

Herbicide (हर्बीसाइड)— जड़ी बूटियों को नष्ट करने वाला पदार्थ जैसे कोई रसायन।

Herbivorous (हर्बीवोरस)— शाकाहारी, शाकभक्षी।

Herd (हर्ड)— बहुत से लोगों अथवा पशुओं के एकत्रित होने से बना एक समूह।

Hereditary (हीयरीडीटरी)— आनुवंशिक; वंशानुगत; एक पीढ़ी से दूसरी पीढ़ी में संचारित होने वाला।

Heredity (हीयरीडीटी)— आनुवंशिकता, वंशानुगतता, माँ-बाप से सन्तान में गुणों का संचारित होना।

Heredo- (हीयरीडो-)— एक उपसर्ग जिसका अर्थ आनुवंशिकता होता है।

Heredoataxia (हीयरीडोएटैक्सिया)— आनुवंशिक मेरुदण्डीय गतिविभ्रम।

Heredofamilial (हीयरीडोफेमीलियल)— वंशागत दोष के कारण कुछ परिवारों में उत्पन्न होने वाला (रोग), अनुवंशपरिवारगत।

Heredoimmunity (हीयरीडोइम्यूनिटी)— वंशागत रोगक्षमता।

Heritability (हेरीटेबीलिटी)— वंशपरम्परा से प्राप्त होने योग्य होने का गुण।

Heritable (हेरीटेबिल)— वंशपरम्परा से प्राप्त होने योग्य।

Heritage (हरीटेज)— सन्तान में संचारित होने वाले सभी लक्षण।

Hermaphrodism (हर्माफ्रोडिज़्म)— Hermaphroditism.

Hermaphrodite (हर्माफ्रोडाइट)— दोनों लिंगों (पुरुष एवं स्त्री) की जननांगी एवं लैंगिक विशिष्टताओं से युक्त प्राणी, उभयलिंगी।

Hermaphroditism (हर्माफ्रोडाइटिज़्म)— वह अवस्था जिसमें एक ही प्राणी में शुक्रग्रन्थि एवं डिम्बग्रन्थि दोनों के ऊतक विद्यमान रहते हैं, ऐसा मनुष्य में बहुत कम होता है; उभयलिंगता। यह निम्न प्रकार की हो सकती है–

Bilateral hermaphroditism (बाइलेट्रल हर्माफ्रोडाइटिज़्म)— ऐसी दशा जिसमें एक डिम्बग्रन्थि एवं एक शुक्रग्रन्थि दोनों ओर मौजूद रहते हैं।

Complex hermaphroditism (कॉमप्लैक्स हर्माफ्रोडाइटिज़्म)— ऐसी दशा जिसमें किसी प्राणी में दोनों लिंगों के आन्तरिक एवं बाह्य अंग विद्यमान होते हैं।

False hermaphroditism (फाल्स हर्माफ्रोडाइटिज़्म)— किसी प्राणी में आन्तरिक जननांगों का एक लिंग (शुक्रग्रन्थि अथवा डिम्ब ग्रन्थि) का होना परन्तु बाह्य जननांगों एवं द्वितीयक लैंगिक विशिष्टताओं का विपरीत लिंग का होना।

Lateral hermaphroditism (लेट्रल हर्माफ्रोडाइटिज़्म)— ऐसी उभयलिंगता जिसमें एक ओर एक शुक्रग्रन्थि तथा दूसरी ओर एक डिम्बग्रन्थि होती है।

Transverse hermaphroditism (ट्रान्सवर्स हर्माफ्रोडाइटिज़्म)— ऐसी दशा जिसमें बाह्य जननांग एक लिंग के तथा आन्तरिक जननांग दूसरे लिंग के होते हैं।

True hermaphroditism (ट्रू हर्माफ्रोडाइटिज़्म)— ऐसा दशा जिसमें किसी प्राणी में दोनों, शुक्रग्रन्थि एवं डिम्बग्रन्थि-जनन ग्रन्थियाँ होती हैं।

Unilateral hermaphroditism (यूनिलेट्रल हर्माफ्रोडाइटिज़्म)— उभयलिंगता जिसमें एक शुक्रग्रन्थि अथवा एक डिम्बग्रन्थि शरीर के एक ओर स्थित होती है तथा एक शुक्रग्रन्थि या एक डिम्बग्रन्थि दूसरी ओर स्थित होती हैं।

Hermetic (हर्मेटिक)— जिसमें वायु प्रवेश न कर सकती हो, वातरक्षित।

Hernia (हर्निया)— किसी अंग अथवा अंग के किसी भाग का अपनी गुहा जिसमें सामान्यतया वह स्थित रहता है, की दीवार से बाहर निकल आना, बहिःसरण। उदाहरण के लिए इन्ग्वाइनल या वंक्षण-हर्निया जिसमें वंक्षण छिद्र पर आँत बाहर को निकल आती है, फीमोरल या और्विक हर्निया जिसमें आंतें और्विक छिद्र से होकर और्विक नलिका में उतर आती हैं, अम्बिलाइकल या नाभि-हर्निया जिसमें उदरीय भीति में दोष होने के कारण आँत नाभि पर बाहर को निकल आती है तथा इपीगैस्ट्रिक या अधिजठर-हर्निया जिसमें आँत नाभि के ऊपर मध्य रेखा में उदरीय भिति में एक छिद्र से होकर बाहर निकल आती है। हर्निया मुख्यतया निम्न प्रकार का होता है–

Abdominal hernia (एब्डोमिनल हर्निया)— उदरीय भित्ति से होकर बनने वाला हर्निया, उदरीय हर्निया।

Cerebral hernia (सेरीब्रल हर्निया)— खोपड़ी में विद्यमान किसी दोष से होकर मस्तिष्क के एक भाग का बाहर निकल आना, मस्तिष्क-हर्निया।

Complete hernia (कमप्लीट हर्निया)— ऐसा हर्निया जिसमें कोश एवं उसकी अन्तर्वस्तुएँ पूर्णरूप से हर्निया-छिद्र से होकर बाहर निकल जाती हैं, पूर्ण हर्निया।

Concealed hernia (कन्सील्ड हर्निया)— हर्निया जिसका परिस्पर्शन द्वारा पता नहीं चलता अर्थात् जो छुपा होता है, गुप्त हर्निया।

Congenital hernia (कॉनजैनाइटल हर्निया)— जन्मजात हर्निया।

Diaphragmatic hernia (डायफ्रेग्मेटिक हर्निया)— मध्यपट में विद्यमान किसी छिद्र से होकर उदरीय अन्तर्वस्तुओं का वक्षीय गुहा में को बहिःसरण हो जाना, मध्यच्छदीय हर्निया।

Epigastric hernia (इपीगैस्ट्रिक हर्निया)— नाभि के ऊपर उदरमध्य रेखा से होकर उदरीय अन्तर्वस्तुओं का बहिःसरण होना, अधिजठरीय हर्निया।

Femoral hernia (फिमोरल हर्निया)— फिमोरल छिद्र से होकर आँतों का उतर आना, और्विक हर्निया।

Incarcerated hernia (इन्कासिरिटेड हर्निया)— आँतों को पूर्णरूप से अवरुद्ध करने वाला हर्निया, आन्त्ररोधज हर्निया।

Incisional hernia (इन्सीज़नल हर्निया)— शल्य-क्रिया द्वारा बने पुराने व्रणचिन्ह से होकर गुजरने वाला हर्निया, छेदनोत्तर हर्निया।

Incomplete hernia (इनकम्प्लीट हर्निया)—ऐसा हर्निया जिसमें किसी अंग का कुछ ही भाग किसी छिद्र से होकर बाहर निकलता है, अपूर्ण हर्निया।

Inguinal hernia (इन्गुवाइनल हर्निया)— आन्त से युक्त हर्निया-कोश का वंक्षण-छिद्र से होकर बाहर निकल जाना, वंक्षण-बहिःसरण। एक अप्रत्यक्ष (तिर्यक) वंक्षण-बहिःसरण या इन्गुवाइनल हर्निया में कोश आन्तरिक वंक्षण-वलय से होकर वंक्षण-नाल में पहुँच जाता है और अक्सर वृषण या अण्डकोष में को उतर जाता है जो रोगी के खाँसने पर स्पष्ट दीखता है। प्रत्यक्ष वंक्षण-बहिःसरण या इन्गुवाइनल हर्निया में हर्निया-कोश उदरीय भित्ति से होकर हेसलबैक्स त्रिभुज के क्षेत्र में निकल आता है जो मध्यतः रैक्टस एब्डोमिनिस पेशी के पार्श्वीय किनारे से, पार्श्व में गहन इपिगैस्ट्रिक धमनी तथा नीचे वंक्षण-स्नायु से घिरा होता है, जो रोगी के खड़े होते ही बाहर को निकल आता है तथा उसके लेट जाने पर किसी दबाव को लगाने से पूर्व तुरन्त ही लुप्त हो जाता है।

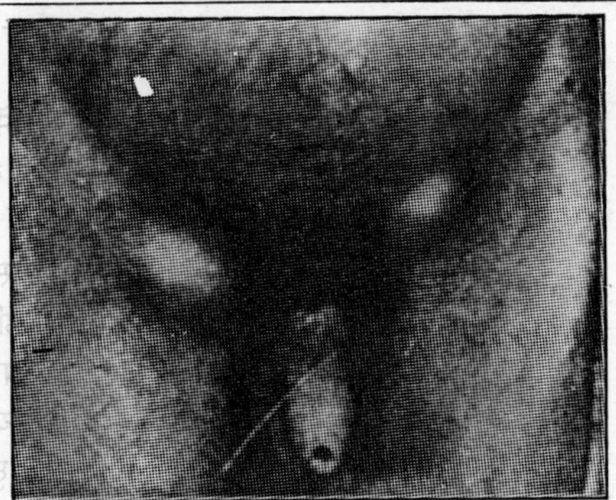

Fig. 217 : The patient with left inguinal and right femoral hernia (बायें इन्गुवाइनल एवं दायें फिमोरल हर्निया से युक्त रोगी)

Internal hernia (इन्टर्नल हर्निया)— उदर-गुहा के भीतर होने वाला हर्निया।

Irreducible hernia (इर्रिड्यूज़िब्ल हर्निया)— अलघुकरणीय हर्निया।

Reducible hernia (रीड्यूज़िब्ल हर्निया)— लघुकरणीय हर्निया।

Strangulated hernia (स्ट्रेन्गुलेटेड हर्निया)— हर्निया जो इतना अधिक संकुचित हो जाता है कि उसकी रक्त आपूर्ति रुक जाती है अतः कोथ या गैंग्रीन उत्पन्न हो जाता है जिसे केवल शल्यक्रिया द्वारा ही ठीक किया जा सकता है, विपाशित हर्निया।

Umbilical hernia (अम्बिलाइकल हर्निया)— नाभि पर त्वचा के नीचे उदरीय भित्ति से होकर आँत या वपा का बहिःसरण होना, नाभि-हर्निया।

Hernial (हर्नियल)— हर्निया सम्बन्धी।

Hernial sac (हर्नियल सैक)— पैरीटोनियम का एक कोष्ठ जिसमें हर्निया उतरता है।

Herniated (हर्निएटेड)— हर्निया से ग्रस्त व्यक्ति अथवा हर्निया के समान बाहर को निकलने वाला।

Herniation (हर्निएशन)— हर्निया का विकसित होना।

Hernio- (हर्नियो-)— हर्निया को निर्दिष्ट करने वाला एक उपसर्ग।

Hernioenterotomy (हर्नियोएन्टीरोटॉमी)— किसी हर्निया का लघुकरण करने के पश्चात् आँत में चीरा लगाना।

Herniography (हर्नियोग्राफी)— किसी भेदक माध्यम को प्रविष्ट करने के पश्चात् हर्निया का एक्स-रे परीक्षण करना।

Hernioid (हर्निऑयड)— हर्निया के समान।

Herniology (हर्नियोलॉजी)— हर्निया का वैज्ञानिक अध्ययन, हर्नियाविज्ञान, बहिःसरणविज्ञान।

Hernioplasty (हर्नियोप्लास्टी)— हर्निया के लिए प्लास्टिक सर्जरी करना, हर्नियासंधानकर्म।

Herniopuncture (हर्नियोपंक्चर)— हर्निया से तरल या गैस को निकालने के लिए किसी खोखली सूई से हर्निया में छेद करना।

Herniorrhaphy (हर्नियोरैह्फी)— शल्य-क्रिया द्वारा हर्निया की मरम्मत करने के पश्चात् हर्निया की सिलाई करना, हर्निया सीवनी, हर्नियासीवन।

Herniotome (हर्नियोटोम)— हर्निया का ऑपरेशन करने वाला चाकू, हर्निया-उच्छेदक।

Herniotomy (हर्नियोटॉमी)— हर्निया को ठीक करने के लिए किया जाने वाला काट कर अलग करने वाला ऑपरेशन, हर्निया-उच्छेदन।

Heroic measure (हीरोइक मीज़र)— मैडिकल प्रैक्टिस में, गम्भीर रूप से बीमार रोगी में प्रयुक्त एक साहसिक कार्यवाही या चिकित्सा पद्धति जो वैसे तो रोगी के जीवन को खतरे में डाल सकती है परन्तु सफल भी हो सकती है और रोगी जीवित बच सकता है।

Heroin (हेरोइन)— मॉर्फीन से निकलने वाला एक मादक या नशीला पदार्थ।

Heroinism (हेरोइनिज़्म)— हेरोइन लेने की लत पड़ जाना।

Herpangina (हर्पैन्जाइना)— एक संक्रामक रोग जिसमें गले एवं मुख के पिछले भाग में जलस्फोट (दाने) बनते हैं जिनके फटने पर जख्म बन जाते हैं, मुखी परिसर्प।

Herpes (हर्पीज़)— 1. त्वचा का एक शोथज रोग जिसमें त्वचा पर गुच्छों के रूप में छोटे-छोटे जलस्फोट (दाने) बन जाते हैं। 2. हर्पीज़ विषाणुओं द्वारा उत्पन्न रोग, विसर्प या परिसर्प। मनुष्य में चार प्रकार के हर्पीज विषाणु पाये जाते हैं। (1) हर्पीज़ सिम्प्लैक्स जो दो प्रकार का होता है– I टाइप 1. और II टाइप 2. जो भिन्न प्रकार से वृद्धि करते हैं (2) हर्पीज़ वैरीसेला-जॉस्टर वाइरस (3) एप्सटेन-बार वाइरस (4) साइटोमैगेलोवाइरस। केवल दो, हर्पीज़ सिमप्लैक्स एवं हर्पीज़ वैरीसेला-ज़ॉस्टर वाइरस मुख्य रूप से मनुष्य में रोग उत्पन्न करते हैं–

Herpes menstrualis (हर्पीज़ मैन्सच्रुआलिस)— मासिक-धर्म काल में उत्पन्न होने वाला हर्पीज़।

Herpes simplex (हर्पीज़ सिमप्लैक्स)— हर्पीज़ सिमप्लैक्स, हर्पीज़ सिमप्लैक्स वाइरस टाइप 1 के द्वारा उत्पन्न एक तीव्र संक्रामक रोग जिसमें श्लेष्मिक झिल्ली एवं त्वचा के संगम पर पतली-पतली दीवारों वाले जलस्फोट बन जाते हैं जैसे होठों के किनारों पर अथवा नासा-श्लेष्मिक कला पर बनते हैं जिनकी सामान्यतः उसी स्थान पर बार-बार बनने की प्रवृत्ति होती है। हर्पीज़ जैनाइटेलिस, जननांगों की त्वचा, एवं गुदा-मलाशय-त्वचा तथा श्लेष्मिक कला का हर्पीज़ सिमप्लैक्स वाइरस टाइप 2 के द्वारा संक्रमण जो लैंगिक सम्बन्ध द्वारा संचारित होता है।

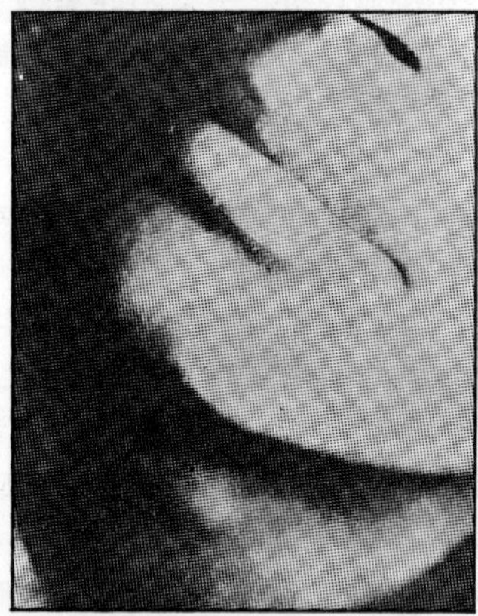

Fig. 218 : Herpes simplex on the lips
(होठों पर हर्पीज सिमप्लैक्स)

Herpes zoster (हर्पीज़ जॉस्टर)— हर्पीज़ वैरीसेला-ज़ॉस्टर वाइरस द्वारा उत्पन्न हर्पीज़ ज़ॉस्टर नामक एक तीव्र संक्रामक रोग जिसमें प्रमस्तिष्कीय गण्डिकाओं, पश्च तन्त्रिका मूलों की गण्डिकाओं एवं खण्डों में वितरित परिसरीय तन्त्रिकाओं का शोथ हो जाता है। छाती अथवा पीठ के एक ओर प्रभावित तन्त्रिकाओं की दिशा में त्वचा पर छोटे-छोटे वेदनायुक्त जलस्फोट (पानी भरे दाने) बन जाते हैं। (इसे आम भाषा में मकड़ी फलना कहते हैं जिसमें दाने जनेऊ की सीध में निकलते हैं।) यह वही विषाणु या वाइरस होता है जिससे छोटी माता निकलती है। हर्पीज़ ज़ॉस्टर आफ्थैल्मीकस—नेत्र-नाड़ी अर्थात् पाँचवी कपाल-तन्त्रिका के प्रथम विभाजन को प्रभावित करने वाला हर्पीज ज़ॉस्टर जिसमें माथे पर, आँख की पलकों पर तथा कार्निया पर जो नेत्र-नाड़ी द्वारा पूरित होते हैं, जलस्फोट एवं त्वक्-रक्तिमा-विस्फोट (पानी भरे एवं लाल रंग के दाने) निकल आते हैं।

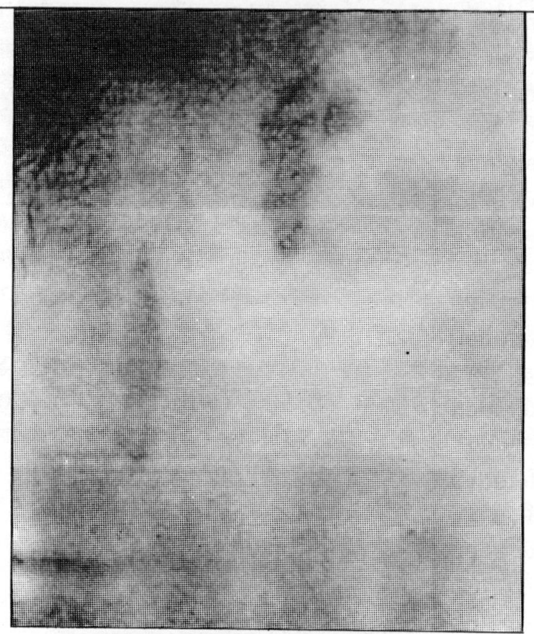

Fig. 219 : Herpes zoster on the back
(पीठ पर हर्पीज़ जॉस्टर)

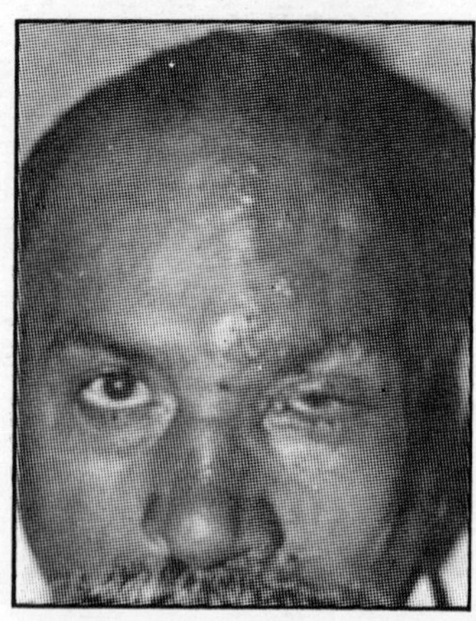

Fig. 220 : Herpes zoster ophthalmicus
(आँख का हर्पीज़ जॉस्टर रोग)

Herpetic (हर्पेटिक)— परिसर्प सम्बन्धी, परिसर्पी।
Herpetic neuralgia (हर्पेटिक न्यूरेल्जिया)— परिसर्प में तन्त्रिका-वेदना।
Herpetiform (हर्पेटीफार्म)— परिसर्प के समान।
Herpetism (हर्पेटिज़्म)— परिसर्प-विस्फोट के प्रति रूझान।
Herpetologist (हर्पेटोलॉजिस्ट)— सरीसृपविज्ञान में विशेषज्ञ।
Herpetology (हर्पेटोलॉजी)— जन्तु-विज्ञान की वह शाखा जिसका सम्बन्ध सरीसृपों एवं जलस्थलीय जन्तुओं का अध्ययन करने से है।
Hersage (हर्सेज)— परिसरीय तन्त्रिका का अलग-अलग तन्तुओं में बँट जाना।
Hertz (हर्ट्ज)— बारम्बारता की एक इकाई जो प्रति सेकण्ड एक चक्र के बराबर है। इसका प्रतीक Hz है।
Hesitancy (हैसीटेन्सी)— मूत्र की धार बननी शुरु होने में अनैच्छिक विलम्ब या अक्षमता।
Hesperidin (हैस्पेरीडिन)— सन्तरे तथा नींबू के छिल्के में स्थित एक रसायन जो केशिकाओं की पारगम्यता को कम करता अथवा उनकी शक्ति को बढ़ाता है।
Heteradelphus (हीटरेडेल्फस)— दो जुड़वाँ भ्रूण जिनमें से एक भ्रूण दूसरे से बहुत अधिक विकसित होता है।
Heteradenia (हीटरेडेनिया)— असामान्य स्थान में ग्रन्थिल ऊतक का पाया जाना।
Heteradenic (हीटरेडेनिक)— असामान्य स्थान में स्थित ग्रन्थिल ऊतक से सम्बन्धित।
Heteradenoma (हीटरेडीनोमा)— एक ग्रन्थिल अर्बुद जो ऐसे स्थान से उत्पन्न होता है जहाँ पर सामान्यतया ग्रन्थियाँ नहीं होतीं।
Heterauxesis (हीटरौक्सेसिस)— शरीर के भागों की असंगत वृद्धि (एक अनुपात में न बढ़ना)।
Heteraxial (हीटरैक्सियल)— असमान लम्बाई के अक्षों से युक्त जो एक दूसरे के अनुलम्ब होते हैं।
Heterecious (हीटरेसियस)— अपने विकास की विभिन्न अवस्थाओं में विभिन्न पोषदों पर परजीवी की भाँति रहने वाला।
Heterecism (हीटरेसिज़्म)— किसी परजीवी के भिन्न जीवन-चक्रों का भिन्न पोषदों पर विकसित होना।
Heterergic (हीटरेर्जिक)— भिन्न प्रभावों वाला।
Heteresthesia (हीटरेस्थीसिया)— त्वक्-उद्दीपनों के प्रति संवेदनशीलता में उतार-चढ़ाव।
Hetero-, Heter- (हीटरो-, हीटर-)— भिन्न अथवा अन्य से सम्बन्ध का संकेत देने वाले उपसर्ग।
Heteroagglutination (हीटरोएग्लुटिनेशन)— किसी अन्य जाति के जन्तु के सीरम द्वारा किसी जन्तु की लाल रक्त कोशिकाओं का समूहन हो जाना।
Heteroagglutinin (हीटरोएग्लुटिनिन)—1. एक एग्लुटिनिन जो दूसरी जाति के जन्तु की लाल रक्त कोशिकाओं का समूहन करती है। 2. किसी भिन्न जाति के जन्तु के एन्टिजन का इन्जैक्शन लगने के परिणामस्वरूप उत्पन्न एग्लुटिनिन।
Heteroalbumose (हीटरोएल्ब्युमोस)— एल्ब्युमोस जो जल में अघुलनशील होता है परन्तु लवणीय विलयनों या अम्लीय अथवा क्षारीय विलयनों में घुलनशील होता है।
Heteroantibody (हीटरोएन्टीबॉडी)— अन्य जाति से उत्पन्न होने वाले एण्टिजनों के साथ संयुक्त होने वाली एन्टीबॉडी, असमप्रतिपिण्ड, विषमप्रतिपिण्ड।
Heteroantigen (हीटरोएण्टिजन)— जिससे एन्टीबॉडी उत्पन्न होती है, उसके अतिरिक्त अन्य जाति से उत्पन्न होने वाला एण्टिजन।
Heteroantiserum (हीटरोएन्टिसीरम)— एक जाति के जन्तु में दूसरी जाति के जन्तु के एन्टिजन या कोशिकाओं के प्रति विकसित एन्टिसीरम।
Heteroautoplasty (हीटरोऑटोप्लास्टी)— किसी अन्य व्यक्ति से ली गई त्वचा का निरोपण करना अथवा पैबन्द लगाना।
Heteroblastic (हीटरोब्लास्टिक)— विभिन्न प्रकार के ऊतक से उत्पन्न होने वाला, होमोब्लास्टिक के विपरीत, असमप्रसू, विषमप्रसू।
Heterocellular (हीटरोसेलुलर)— विभिन्न प्रकार की कोशिकाओं से बना हुआ, विषमकोशिकीय।
Heterocentric (हीटरोसेन्ट्रिक)— विभिन्न केन्द्रों वाला।
Heterocephalus (हीटरोसिफैलस)— ऐसा भ्रूण जिसके असमान परिमाण के दो सिर होते हैं।
Heterocheiral, Heterochiral (हीटरोकीरल, हीटरोकाइरल)— दूसरे हाथ से सम्बन्धित अथवा उसके लिए निर्दिष्ट।
Heterochromatic (हीटरोक्रोमैटिक)— हीटरोक्रोमैटिन की विशिष्टता से युक्त।
Heterochromatin (हीटरोक्रोमैटिन)— दो क्रमबद्ध कोशिका विभाजनों के बीच के समय में पाया जाने वाला गुणसूत्र का अत्यधिक घनीभूत या कुण्डलित भाग जो गुणसूत्र के शेष भाग से भिन्न प्रकार से अभिरंजित होता है।
Heterochromatosis (हीटरोक्रोमेटोसिस)— 1. बाह्य पदार्थ से त्वचा की वर्णकयुक्तता 2. रंग में अन्तर होना।
Heterochromia (हीटरोक्रोमिया)— रंग में अन्तर होना जैसे हीटरोक्रोमिया आइराइडिस जिसमें दो आँखों में भिन्न रंग की परितारिका होती है, विषमवर्णकता।
Heterochromic (हीटरोक्रोमिक)— भिन्न वर्णों से युक्त, विषमवर्णी।
Heterochromosome (हीटरोक्रोमोसोम)— 1. एक्स तथा वाई अथवा लिंग गुणसूत्र 2. हीटरोक्रोमैटिन से युक्त एक गुणसूत्र जो शेष क्रोमैटिन पदार्थ से भिन्न प्रकार से अभिरंजित होता है।

Heterochromous (हीटरोक्रोमस)— असामान्य भिन्न रंग वाला।

Heterochronia (हीटरोक्रोनिया)— किसी घटना के होने अथवा किसी संरचना के उत्पन्न होने के समय में अनियमितता, विषममूल।

Heterochronic (हीटरोक्रोनिक)— भिन्न समयों पर होने वाला।

Heterochthonous (हीटरोक्थोनस)— अपने पाये जाने वाले स्थान से भिन्न स्थान से उत्पन्न होने वाला, विषममूलक।

Heterocinesia (हीटरोसाइनेसिया)— रोगी को जिन गतियों को करने का निर्देश दिया गया है, उससे भिन्न प्रकार की गतियाँ करना।

Heterocladic (हीटरोक्लेडिक)— दो भिन्न धमनियों की शाखाओं के बीच सम्मिलन से सम्बन्धित।

Heterocrine (हीटरोक्राइन)— एक से अधिक प्रकार के पदार्थ को स्रवित करने वाला, विषमस्रावी।

Heterocrisis (हीटरोक्राइसिस)— असामान्य लक्षणों से युक्त अनियमित संकटावस्था।

Heterocytotropic (हीटरोसाइटोट्रॉपिक)— किसी भिन्न जाति की कोशिकाओं के प्रति आकर्षित।

Heterodermic (हीटरोडर्मिक)— त्वचा निरोपण की विधि से सम्बन्धित जिसमें अन्य व्यक्ति से त्वचा निरोप लिया जाता है।

Heterodisperse (हीटरोडिस्पर्स)— ऐसा एरोसोल जिसके कण विभिन्न परिमाण के होते हैं।

Heterodont (हीटरोडोन्ट)— विभिन्न आकृतियों के दाँतों वाला।

Heterodromus (हीटरोड्रोमस)— विपरीत दिशा में गति करने वाला अथवा विपरीत दिशा में व्यवस्थित, विषमदिक्, असमदिक्।

Heterodymus (हीटरोडाइमस)— ऐसा भ्रूण जिसके एक दूसरा सिर, गर्दन एवं वक्ष होते हैं जो उसके वक्ष से जुड़े होते हैं।

Heteroeroticism (हीटरोइरोटीसिज़्म)— विपरीत लिंग के व्यक्ति द्वारा लैंगिक उत्तेजना उत्पन्न करना।

Heterogametic (हीटरोगैमेटिक)— ऐसा व्यक्ति जिसमें दो प्रकार के शुक्राणु उत्पन्न होते हैं जिनमें से एक में एक्स-गुणसूत्र तथा दूसरे में वाई-गुणसूत्र होता है, विषमयुग्मकी।

Heterogamous (हीटरोगैमस)— भिन्न परिमाण एवं रचना के युग्मकों के संयोजन से सम्बन्धित, विषमयुग्मकी।

Heterogamy (हीटरोगैमी)— भिन्न परिमाण एवं रचना के युग्मकों का संयोग, विषमयुग्मकता।

Heterogeneity (हीटरोजेनाइटी)— विषमांग अथवा विजातीय होने की दशा, विषमांगता।

Heterogeneous (हीटरोजीनियस)— 1. भिन्न प्रकृति वाले 2. भिन्न प्रकार के पदार्थों से बना हुआ, विषमांग, विजातीय।

Heterogenesis (हीटरोजेनेसिस)— हर तीसरी पीढ़ी में भिन्न लक्षणों से युक्त सन्तान का उत्पन्न होना, विषम-उत्पत्तिक।

Heterogenetic (हीटरोजेनेटिक)— हीटरोजेनेसिस से सम्बन्धित, विषम-उत्पत्ति सम्बन्धी।

Heterogenic, Heterogeneic (हीटरोजेनिक, हीटरोजेनीक) — विभिन्न जीन संघटनों से युक्त, विषमजीनी।

Heterogenous (हीटरोजीनस)— बाह्य उद्‌गम का।

Heterogeusia (हीटरोग्यूसिया)— जब भोजन को मुख में रखा जाता है अथवा इसे चबाया जाता है तो एक असामान्य स्वाद का पता चलना।

Heterogony (हीटरोगोनी)— Heterogenesis.

Heterograft (हीटरोग्राफ्ट)— एक जाति के जन्तु का दूसरी जाति के जन्तु में स्थानान्तरित निरोप, विषमनिरोप।

Heterography (हीटरोग्राफी)— उन शब्दों से भिन्न शब्द लिखना जिन्हें कोई व्यक्ति लिखवाना चाहता है।

Heterohemagglutination (हीटरोहीमेग्लुटिनेशन)— अन्य जाति के जन्तु से उत्पन्न हिमेग्लुटिनिन से लाल रक्त कोशिकाओं का समूहन।

Heterohemagglutinin (हीटरोहीमेग्लुटिनिन)— एक हिमेग्लुटिनिन जो अन्य जाति के जन्तु की लाल रक्त कोशिकाओं का समूहन करता है।

Heteroimmunity (हीटरोइम्यूनिटी)— अन्य जाति के एण्टिजन के प्रति रोगक्षमता होना।

Heteroinfection (हीटरोइन्फैक्शन)— शरीर के बाहर से किसी सूक्ष्मजीव द्वारा संक्रमण होना।

Heteroinoculation (हीटरोइनॉकुलेशन)— शरीर के बाहर के किसी जीवाणु का टीका लगाना।

Heterokeratoplasty (हीटरोकेरेटोप्लास्टी)— किसी अन्य जाति के प्राणी से प्राप्त कॉर्निया-ऊतक से कॉर्निया की प्लास्टिक सर्जरी करना।

Heterokinesia (हीटरोकाइनीसिया)— विपरीत दिशा में गतियाँ करना।

Heterokinesis (हीटरोकाइनेसिस)— Heterokinesia.

Heterolalia (हीटरोलेलिया)— इच्छित शब्दों के बजाय अर्थहीन शब्दों का बोलना, विषमवाक्।

Heterolateral (हीटरोलेट्रल)— दूसरे पार्श्व में स्थित अथवा वहाँ उत्पन्न होने वाला, विषमपार्श्विक।

Heteroliteral (हीटरोलिट्रल)— बोलने में किसी सही अक्षर के स्थान पर गलत अक्षर के बोलने से सम्बन्धित।

Heterologous (हीटरोलोगस)— 1. उस ऊतक से बना हुआ जो सामान्यतया शरीर के उस भाग में नहीं पाया जाता, विषमधर्मी 2. भिन्न प्राणी अथवा जाति से प्राप्त कोशिकाएँ, ऊतक अथवा रक्त।

Heterology (हीटरोलॉजी)— रचना एवं विकास आदि में सामान्य से विचलित होना।

Heterolysin (हीटरोलाइसिन)— जन्तु की एक जाति में बनने वाली एक लाइसिन जो जन्तु की भिन्न जाति की कोशिकाओं का अपघटन कर देती है।

Heterolysis (हीटरोलाइसिस)— जन्तु की भिन्न जाति की किसी अपघटनी या संलायी वस्तु से जन्तु की किसी जाति की कोशिकाओं का विघटन हो जाना, विषमलयन।

Heterolytic (हीटरोलाइटिक)— हीटरोलाइसिस से सम्बन्धित, विषमलायी।

Heteromastigote (हीटरोमैस्टीगोट)— एक कशाभी जन्तु जिसके एक अग्रज एवं एक पश्चज, दो कशाम होते हैं।

Heteromeral (हीटरोमीरल)— भिन्न रासायनिक संघटन वाला।

Heteromeric (हीटरोमेरिक)— Heteromeral.

Heteromerous (हीटरोमेरस)— Heteromeric.

Heterometaplasia (हीटरोमेटाप्लेसिया)— ऐसे ऊतक का बनना जो उस भाग के लिए जहाँ पर वह बनता है, बाह्य (बाहरी) होता है; विषमइतरविकसन।

Heterometric (हीटरोमीट्रिक) — परिमाण में होने वाले परिवर्तन पर निर्भर रहने वाला।

Heterometropia (हीटरोमीट्रोपिया)— ऐसी अवस्था जिसमें दोनों आँखों में अपवर्तन भिन्न होता है, विषमापवर्तन।

Heteromorphism (हीटरोमॉर्फिज़्म)— कोशिका-आनुवंशिकी में, कोशिका विभाजन की मध्यावस्था में दो समजात गुणसूत्रों के बीच आकार या परिमाण में अन्तर।

Heteromorphosis (हीटरोमोर्फोसिस)— 1. किसी अंग का पुनर्जनन जो उस अंग से भिन्न होता है जिसको इसने पुनःस्थापित किया है, विषमोत्पत्ति। 2. किसी अंग की असामान्य स्थिति।

Heteromorphous (हीटरोमोर्फस)— असामान्य रचना वाला, विषमरूप, विषमाकृतिक।

Heteronomous (हीटरोनोमस)— असामान्य, असमनियमी, विषमनियमी।

Heteronomy (हीटरोनोमी)— असामान्य या विषमनियमी होने की अवस्था, असमनियमता, विषमनियमता।

Heteronymous (हीटरोनिमस)— विपरीत सम्बन्धों वाला, विषमादिक्, विषमखण्डी।

Hetero-osteoplasty (हीटरो-ऑस्टियोप्लास्टी)— किसी जानवर से लिये गये निरोप द्वारा अस्थि निरोपण करना।

Heteropagus (हीटरोपेगस)— दो जुड़े हुए भ्रूण जिनके अंग असमान रूप से विकसित हुए होते हैं।

Heteropathy (हीटरोपैथी)— 1. उद्दीपनों के प्रति रोगोत्पादक संवेदनशीलता 2. किसी अन्य रोग को निष्प्रभावी करने के लिए किसी रोग को उत्पन्न करना।

Heterophagy (हीटरोफेजी)— भक्षककोशिकाक्रिया द्वारा किसी कोशिका में किसी बाह्य पदार्थ का प्रविष्ट होना।

Heterophasia (हीटरोफेज़िया)— Heterophemia.

Heterophemia, Heterophemy (हीटरोफेमिया, हीटरोफेमी)— Heterolalia. Heterophasia.

Heterophil (e) {हीटरोफिल (इ)}— 1. एक कणिकीय श्वेत रक्त कोशिका 2. सामान्य अभिरंजक के अतिरिक्त अन्य प्रकार के अभिरंजक से अभिरंजित होने वाले ऊतक या जीवाणु से सम्बन्धित, विषमरागी 3. विशिष्ट एण्टिजन के अतिरिक्त अन्य एण्टिजन से प्रतिक्रिया करने वाली एण्टीबॉडी से सम्बन्धित।

Heterophilic (हीटरोफिलिक)— 1. असामान्य की ओर आकर्षित 2. विशिष्ट एण्टिजन के अतिरिक्त अन्य एण्टिजन से एण्टीबॉडी अनुक्रिया करने वाला 3. सामान्य रूप से व्यवहार में लाये जाने वाले अभिरंजक के अतिरिक्त अन्य प्रकार के अभिरंजक से अभिरंजित होने वाला।

Heterophonia (हीटरोफोनिया)— आवाज का बदल जाना, विषमवाक्।

Heterophoralgia (हीटरोफोरेल्जिया)— एक आँख का घूम जाना जिसमें दर्द होता है, सपीड नेत्रविचलनप्रवृत्ति।

Heterophoria (हीटरोफोरिया)— आँखों की अपनी सामान्य स्थिति से घूम जाने की प्रवृत्ति, नेत्रविचलनप्रवृत्ति।

Heterophthalmia (हीटरोफ्थैल्मिया)— दो आँखों के दृष्टि-अक्षों की दिशा में अथवा उनके रंग में अन्तर।

Heterophthalmus (हीटरोफ्थैल्मस)— भिन्न रंगों की परितारिकाओं के होने के कारण आँखों को देखने पर अन्तर दिखाई देना, विषमनेत्री।

Heterophthongia (हीटरोफ्थोन्ज़िया) — Heterophoria.

Heteroplasia (हीटरोप्लेसिया)— किसी ऊतक का ऐसे स्थान पर बनना जहाँ पर सामान्यतया इसे उत्पन्न नहीं होना चाहिए, इतरविकास।

Heteroplastic (हीटरोप्लास्टिक)— इतरविकास सम्बन्धी।

Heteroplastid (हीटरोप्लास्टिड)— अन्य व्यक्ति अथवा जन्तु से लिया गया ऊतक का निरोप।

Heteroplasty (हीटरोप्लास्टी)— अन्य व्यक्ति अथवा किसी जन्तु से लिए गए ऊतक से निरोपण करना (पैबन्द लगाना)।

Heteroploid (हीटरोप्लॉयड)— गुणसूत्रों की असामान्य संख्या से युक्त।

Heteroploidy (हीटरोप्लॉयडी)— गुणसूत्रों की असामान्य संख्या से युक्त होने की दशा।

Heteroprosopus (हीटरोप्रोसोपस)— एक सिर एवं दो चेहरों वाला भ्रूण।

Heteropsia (हीटरोप्सिया)— दो आँखों में असमान दृष्टि का पाया जाना।

Heteroptics (हीटरोप्टिक्स)— दृष्टि का उल्टा हो जाना जैसे ऐसी वस्तुओं को देखना जिनका अस्तित्व नहीं होता।

Heteropyknosis (हीटरोपिक्नोसिस)— किसी गुणसूत्र के विभिन्न भागों का विभिन्न प्रगाढ़ता के साथ अभिरंजित होने (रंग जाने) का गुण, विषमघनता।

Heteropyknotic (हीटरोपिक्नोटिक)— किसी गुणसूत्र के विभिन्न भागों के विभिन्न प्रगाढ़ता के साथ अभिरंजित होने (रंग जाने) के गुण से सम्बन्धित।

Heteroscopy (हीटरोस्कोपी)— Heteropsia.

Heteroserotherapy (हीटरोसीरोथिरैपी)— अन्य व्यक्ति से प्राप्त सीरम द्वारा रोगों की चिकिस्ता करना।

Heterosexual (हीटरोसैक्सुअल)— 1. विपरीत लिंग से सम्बन्धित 2. वह व्यक्ति जो लैंगिक रूप से विपरीत लिंग के व्यक्ति की ओर आकर्षित होता है, इतरलैंगिक।

Heterosexuality (हीटरोसैक्सुआलिटी)— विपरीत लिंग के व्यक्तियों के प्रति आकर्षण, इतरलिंगी कामुकता।

Heterosis (हीटरोसिस)— प्रथम संकर (दोगली) पीढ़ी में देखी जाने वाली अधिक वृद्धि एवं शक्ति।

Heterosmia (हीटरोस्मिया)— किसी गन्ध का सही ज्ञान न होना।

Heterosome (हीटरोसोम)— आनुवंशिकी में, गुणसूत्रों का एक जोड़ा जो दोनों लिंगों के व्यक्तियों में भिन्न होता है।

Heterosuggestion (हीटरोसज़श्न)— दूसरे व्यक्ति से ली गई सलाह, स्वयं की नहीं; इतरसंसूचन।

Heterotaxia (हीटरोटैक्सिया)— शरीर के अंगों या भागों की असामान्य स्थिति, असमांगता, विषमांगता।

Heterotaxic (हीटरोटैक्सिक)— असामान्य रूप से रखा हुआ अथवा व्यवस्थित, असमांगी, विषमांगी।

Heterotaxis (हीटरोटैक्सिस)— Heterotaxia.

Heterotaxy (हीटरोटैक्सी)— Heterotaxia.

Heterotherm (हीटरोथर्म)— ऐसा जन्तु जिसका तापमान विभिन्न परिस्थितियों में पर्याप्त रूप से घटता-बढ़ता रहता है।

Heterothermic (हीटरोथर्मिक)— आंशिक रूप से शरीर के तापमान को नियमित करने वाला।

Heterothermy (हीटरोथर्मी)— ऐसी दशा जिसमें किसी जन्तु का तापमान विभिन्न परिस्थितियों में घटता-बढ़ता रहता है।

Heterotic (हीटरोटिक)— हीटरोसिस से सम्बन्धित।

Heterotonia (हीटरोटोनिया)— तनाव अथवा तान में उतार-चढ़ाव होना, विषमतानता।

Heterotopia (हीटरोटोपिया)— 1. किसी ऊतक का किसी अप्राकृतिक स्थान पर पाया जाना 2. किसी अंग अथवा भाग का अपने सामान्य स्थान से विस्थापित हो जाना।

Heterotopic (हीटरोटोपिक)— 1. विस्थापन सम्बन्धी 2. अपने स्थापन से हटा हुआ, अस्थानी।

Heterotopous (हीटरोटोपस)— Heterotopic.

Heterotopy (हीटरोटोपी)— किसी अंग अथवा शरीर के किसी भाग का विस्थापन, विस्थिति।

Heterotoxin (हीटरोटॉक्सिन)— रोगी के शरीर में उसके शरीर के बाहर से प्रविष्ट जीवविष।

Heterotransplantation (हीटरोट्रान्सप्लानटेशन)— अन्य व्यक्ति अथवा किसी जन्तु से लिए गये निरोप का प्रतिरोपण, इतरप्रतिरोपण

Heterotrichosis (हीटरोट्राइकोसिस)— शरीर पर विभिन्न रंगों के बालों का उगना।

Heterotroph (हीटरोट्रॉफ)— प्राणी जैसे मनुष्य जिसे अपनी वृद्धि एवं विकास के लिए जटिल कार्बनिक भोजन की आवश्यकता होती है, परपोषी।

Heterotrophic (हीटरोट्रॉफिक)— परपोषित।

Heterotropia (हीटरोट्रॉपिया)— नेत्रविचलन।

Heterotropy (हीटरोट्रॉपी)— Heterotropia.

Heterotypic (हीटरोटाइपिक)— जिस पर विचार-विमर्श हो चुका है अथवा जिसका परीक्षण हो चुका है, उससे भिन्न प्रकार से सम्बन्धित; विषमप्ररूपी।

Heterovaccine (हीटरोवैक्सीन)— ऐसी वैक्सीन जो उस रोग के स्रोत के अतिरिक्त अन्य किसी स्रोत से बनाई जाती है, जिसका उस रोग में प्रयोग किया जाता है।

Heteroxenous (हीटरोज़ीनस)—जीवन-चक्र को पूरा करने के लिए जिसे दो पोषदों की आवश्यकता होती है, यह कुछ परजीवियों के लिए प्रयोग में लाया जाता है।

Heterozoic (हीटरोज़ोइक)— अन्य जन्तु या जन्तु की अन्य जाति से सम्बन्धित।

Heterozygosis (हीटरोज़ाइगोसिस)— Heterozygosity.

Heterozygosity (हीटरोजाइगोसिटी)— किसी निर्दिष्ट लक्षण के दृष्टिकोण से विभिन्न एलीलों से युक्त होने की अवस्था।

Heterozygote (हीटरोज़ाइगोट)— किसी निर्दिष्ट लक्षण के लिए भिन्न एलीलों से युक्त प्राणी, विषमयुग्मज।

Heterozygous (हीटरोजाइगस)— किसी निर्दिष्ट स्थान पर विभिन्न अलीली से युक्त, विषमयुग्मजी।

Hettocyrtosis (हैटोसिर्टोसिस)— मृदु वक्रता।

Heuristic (हियूरिस्टिक)— अनुसन्धान अथवा खोज करने को प्रोत्साहित करने वाला।

Hex-, Hexa- (हैक्स-, हैक्सा-)— छः का संकेत देने वाले उपसर्ग।

Hexabasic (हैक्साबेसिक)— 6 हाइड्रोजन (H) परमाणुओं से युक्त एक अम्ल जिन्हें 6 हाइड्रोक्सिल (OH) मूलकों से प्रतिस्थापित किया जा सकता है।

Hexachromic (हैक्साक्रोमिक)— 1. छः रंगों से सम्बन्धित 2. स्पैक्ट्रम के सात रंगों में से केवल छः को ही पहचानने में सक्षम।

Hexad (हैक्साड)— 1. छः एक-सी वस्तुओं का एक समूह 2. छः वैलेन्सी वाला एक तत्त्व।

Hexadactylism (हैक्साडैक्टाइलिज़्म)— किसी भुजा के एक हाथ अथवा पैर में छः अँगुलियों के होने की दशा।

Hexadactylous (हैक्साडैक्टाइलस)— हाथ अथवा पैर में छः अँगुलियों वाला।

Hexadactyly (हैक्साडैक्टाइली)— एक भुजा में छः अँगुलियों का उत्पन्न होना।

Hexagonal (हैक्सागोनल)— षट्कोणीय।

Hexaploid (हैक्साप्लॉयड)— गुणसूत्रों के छः सेटों वाला।

Hexaploidy (हैक्साप्लॉयडी)— गुणसूत्रों के छः सैटों से युक्त होने की दशा, षट्गुणसूत्री।

Hexavaccine (हैक्सावैक्सीन)— 6 भिन्न सूक्ष्मजीवों से बनने वाली एक वैक्सीन।

Hexavalent (हैक्सावैलेन्ट)— 6 रासायनिक संयोजकताओं (वैलन्सियों) से युक्त।

Hg (एचजी)— पारद का प्रतीक।

Hiatus (हायटस)— एक द्वार, छिद्र, रन्ध्र अथवा दरार या फटन। उदाहरण के लिए–हायटस एओर्टिकस–मध्यच्छद या डायाफ्राम में स्थित एक द्वार जिससे होकर महाधमनी एवं वक्ष-वाहिनी गुजरती हैं तथा हायटस ईसोफेगियस – मध्यच्छद में स्थित एक द्वार जिससे होकर ग्रासनली गुजरती है।

Hibernation (हाइबरनेशन)— सोने की अवस्था जिसमें कुछ जन्तु जैसे मेंढक जाड़ों का मौसम बिताते हैं, सुषुप्तावस्था, शीतनिष्क्रियता।

Hiccough, Hiccup (हिक्कफ, हिक्कप)— कण्ठद्वार की ऐंठन होने तथा मध्यच्छद की ऐंठन के कारण उसके नीचे हो जाने से थोड़ी-सी देर के लिए तीव्र प्रश्वसन-ध्वनि का निकलना जो साधारणतया मध्यच्छद के क्षोभण से और अपच में होता है; हिक्का या हिचकी।

Hiccup (हिक्कप)— Hiccough.

Hick's sign (हिक्स साइन)— ब्रैक्सटन हिक्स चिन्ह। गर्भावस्था का एक चिन्ह जिसमें गर्भावस्था के तीसरे महीने के बाद से प्रत्येक 10 से 20 मिनट पर गर्भाशय में वेदना रहित संकोच होने लगते हैं और ये ही बच्चे के जन्म से पूर्व प्रसव संकोचों में परिवर्तित हो जाते हैं।

Hidebound disease (हाइडबाऊण्ड डिजीज़)— त्वचा के लचीलेपन के समाप्त होने के साथ उसका कठोर एवं मोटा हो जाना।

Hidradenitis (हाइड्रेडीनाइटिस)— स्वेद ग्रन्थियों की सूजन।

Hidradenoma (हाइड्रोडीनोमा)— स्वेद ग्रन्थियों का ग्रन्थ्यर्बुद।

Hidrocystoma (हाइड्रोसिस्टोमा)— किसी स्वेद ग्रन्थि का पुटीय अर्बुद, स्वेदपुटी-अर्बुद।

Hidromeiosis (हाइड्रोमिओसिस)— ऊष्मा में अनावृत होने पर पसीना कम आना।

Hidropoiesis (हाइड्रोपॉयसिस)— पसीने का बनना, स्वेदोत्पत्ति।

Hidropoietic (हाइड्रोपॉयटिक)— पसीना बनने से सम्बन्धित अथवा पसीना लाने वाला।

Hidrorrhea (हाइड्रोरिहृया)— बहुत पसीना आना।

Hidrosadenitis (हाइड्रोसेडीनाइटिस)— स्वेद ग्रन्थियों की सूजन।

Hidroschesis (हाइड्रोस्केसिस)— पसीना न निकलना, स्वेददमन।

Hidrose (हाइड्रोस)— पसीने से तर।

Hidrosis (हाइड्रोसिस)— अधिक पसीना आना, स्वेदोत्पादन।

Hidrotic (हाइड्रोटिक)— पसीना आने से सम्बन्धित अथवा पसीना लाने वाला, स्वेदोत्पादक।

Hieralgia (हाइरेल्जिया)— सैक्रम के स्थान पर दर्द होना।

Hierarchy (हायरार्की)— व्यक्तियों अथवा वस्तुओं के महत्त्व अथवा मूल्य के सन्दर्भ में उनका वर्गीकरण।

Hierolisthesis (हाइरोलिस्थेसिस)— सैक्रम का विस्थापित हो जाना।

Hierophobia (हाइरोफोबिया)— पवित्र वस्तुओं अथवा धार्मिक मनुष्यों से असामान्य रूप से भय लगना।

Hierotherapy (हाइरोथिरैपी)— धार्मिक कार्यों द्वारा रोगों की चिकित्सा करना।

High-residue diet (हाई-रेजीड्यू डाइट)— आहार जिसमें रूक्षांश होता है अर्थात् फलों, सब्जियों तथा अनाजों के अपाच्य तन्तु या रेशें होते हैं जो आन्त्रीय क्रमाकुंचन के लिए उद्दीपक के रूप में कार्य करते हैं तथा इनसे मल त्याग होता है अतः इस प्रकार का आहार मलबद्धता या कब्ज में प्रयोग में लाया जाता है।

Hila (हाइला)— Hilum का बहुवचन।

Hilar (हाइलर)— हाइलम अथवा हाइलस सम्बन्धी।

Hilitis (हाइलाइटिस)— किसी हाइलम विशेषकर फेफड़े के हाइलम का शोथ।

Hillock (हिल्लोक)— एक छोटा-सा उभार या उठान।

Hill's sign (हिल्स साइन)— महाधमनी-प्रत्यावहन को निर्धारित करने के लिए प्रयोग में लाया जाने वाला एक चिन्ह। जब टाँग में ब्लड प्रेशर बाँह के ब्लड प्रेशर से 20 से 40 mm. Hg. अधिक होता है तो यह चिन्ह धनात्मक होता है जो महाधमनी-प्रत्यावहन होने का संकेत देता है।

Hilton's law (हिल्टन्स लॉ)— एक नियम जो बताता है कि किसी तन्त्रिका के धड़ से शाखाएँ निकल कर न केवल किसी विशेष पेशी में जाती हैं बल्कि उस पेशी के द्वारा गति करने वाली सन्धि तथा पेशी के निवेशन के ऊपर स्थित त्वचा में भी जाती हैं।

Hilton's line (हिल्टन्स लाइन)— मूलाधार की त्वचा तथा गुदा की श्लेष्मिक झिल्ली के संगम पर स्थित एक सफेद रेखा।

Hilum (हाइलम)— Hilus.

Hilus or hilum (हाइलस या हाइलम)— 1. किसी अंग पर उसमें किसी वाहिनी, रक्त वाहिनियों तथा तन्त्रिकाओं के

प्रवेश करने अथवा उसमें से उनके निकलने वाले स्थान पर बना एक गड्ढा 2. चौथे तथा पाँचवे अभिपृष्ठ कशेरुकाओं के स्तर पर फेफड़ों की मूल 3. वृक्क की मध्यवर्ती सीमा पर विद्यमान एक गड्ढा जिससे होकर वृक्कीय धमनी एवं शिरा और वृक्कीय तन्त्रिकाएँ गुजरती हैं और जहाँ पर वृक्कीय श्रोणि का शिखाग्र स्थित रहता है।

Himantosis (हिमैन्टोसिस)— काकलक अथवा अलिजिह्वा का असामान्य रूप से बढ़ जाना।

Hindbrain (हाइन्डब्रेन)— मस्तिष्क का वह भाग जो भ्रूणीय मस्तिष्क के तीन विभाजनों में से सबसे पिछले विभाजन से विकसित होता है तथा इसमें अनुमध्यमस्तिष्क या मेटेन्सेफेलान होता है जिससे अनुमस्तिष्क एवं पोन्स बनता है तथा पुरोरज्जुमस्तिष्क होता है जिससे मेड्यूला आब्लांगेटा बनता है; पश्चमस्तिष्क।

Hindfoot (हाइन्डफूट)— टेलस एवं कैल्केनियस हड्डी के क्षेत्र से बना पाँव का पिछला भाग।

Hindgut (हाइन्डगट)— भ्रूण की वह रचना जिससे पोषण-नली का शेषान्त्र से मलाशय तक का भाग विकसित होता है, पश्चान्त्र।

Hind water (हाइन्ड वाटर)— गर्भाशय में भ्रूण के प्रस्तुतिकरण वाले भाग के पीछे विद्यमान उल्वोदक या गर्भोदक।

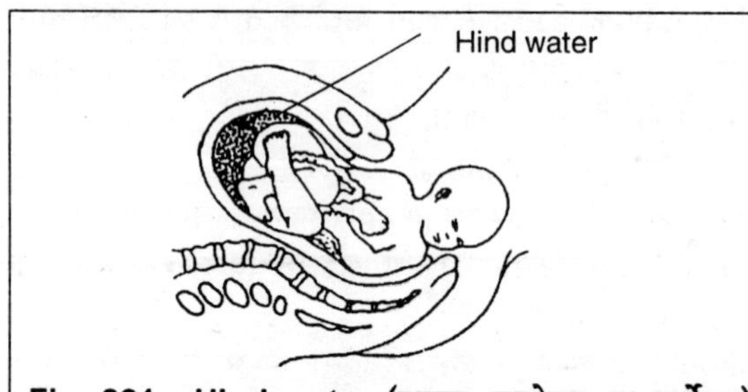

Fig. 221 : Hind water (पश्चज उल्वोदक या गर्भोदक)

Hinge joint (हिंग ज्वाइन्ट)— सन्धि के अन्तर्गत देखें।

Hip (हिप)— शरीर के प्रत्येक ओर श्रोणिगत एवं उरू अस्थियों से मिलकर बना जांघ का ऊपरी भाग, कूल्हा, नितम्ब।

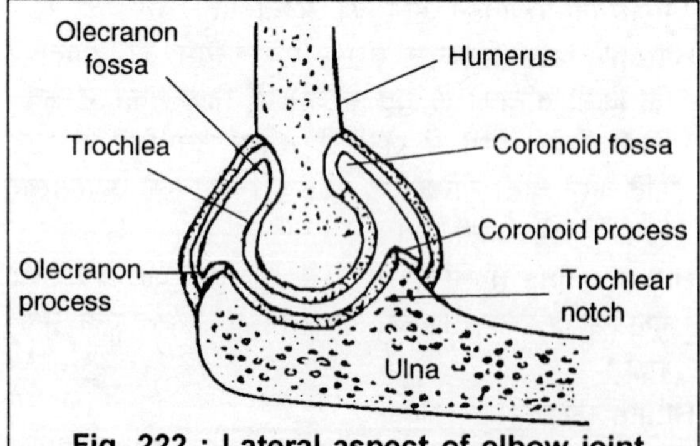

Fig. 222 : Lateral aspect of elbow joint (कोहनी सन्धि का पार्श्वीय रूप)

An example of hinge joint (कोर सन्धि का एक उदाहरण)।
Humerus=प्रगण्डिका या ह्यूमेरस, Coronoid fossa=किरीटाकार खात, Coronoid process=किरीटाकार प्रवर्ध, Trochlear notch=चक्रकीय खाँच, Ulna=अन्तःप्रकोष्ठिका, Olecranon process=कूर्पर प्रवर्ध, Trochlea=चक्रक, Olecranon fossa=कूर्पर खात।

Hip joint (हिप ज्वांइट)— उरू (फीमर) अस्थि के सिर के श्रोणि-अस्थि (Pelvic bone) की उलूखल गुहा में फिट होने से बनी एक उलूखल सन्धि, नितम्ब-सन्धि।

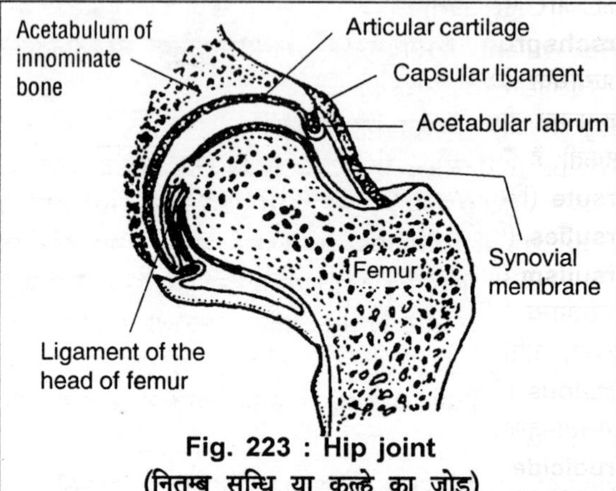

Fig. 223 : Hip joint (नितम्ब सन्धि या कूल्हे का जोड़)

Articular cartilage=सन्धायक उपास्थि, Acetabulum of innominate bone=अनामि अस्थि या इन्नोमिनेट हड्डी का उलूखल, Ligament of the head of the femur=उर्विका या फीमर के शीर्ष का लिगामैन्ट, Synovial membrane=श्लेषक कला, Acetabulum labrum=उलूखलीय होष्ठ, Capsular ligament=सम्पुटीय स्नायु, Femur=उर्विका या नितम्बास्थि।

Hippocampal (हीप्पोकैम्पल)— हिप्पोकैम्पस से सम्बन्धित।

Hippocampus (हीप्पोकैम्पस)— मस्तिष्क के पार्श्वीय निलय के अधोवर्ती श्रृंग की पेंदी का एक उभार।

Hippocrates (हिप्पोक्रेट्स)— 500 वर्ष ईसा से पूर्व चिकित्सा शास्त्र के जनक प्रसिद्ध यूनानी कायचिकित्सक जिन्हें 'चिकित्सा के पिता' के नाम से जाना जाता है।

Hippocratic facies (हिप्पोक्रेटिक फेसीज़)— लम्बी बीमारी से अथवा हैजे से मरते हुए व्यक्ति की मुखाकृति जिसमें गालों एवं कनपटियों में गड्ढे बन जाते हैं, आँखें भीतर की धँस जाती हैं तथा होंठ ढीले-ढाले हो जाते हैं।

Hippocratism (हीप्पोक्रेटिज़्म)— प्राकृतिक प्रक्रियाओं पर आधारित रोगों की चिकित्सा करने की एक विधि जिसका श्रेय हिप्पोक्रेट्स को जाता है।

Hippurate (हिप्पुरेट)— हिप्पुरिक अम्ल का एक लवण।

Hippuria (हिप्पूरिया)— मूत्र में अधिक मात्रा में हिप्पुरिक अम्ल का पाया जाना।

Hippus (हिप्पस)— पुतली के बढ़े हुए क्रमबद्ध संकुचन एवं विस्फारण अथवा उपतारा या आइरिस के कम्पन्न, तारा कम्पन्न।

Hirci (हिर्साइ)— बगल के बाल।

Hircismus (हिर्सिस्मस)— पसीने पर जीवाणुज क्रिया होने के कारण बगल से दुर्गन्ध आना।

Hircus (हिर्कस)— Hirci का एकवचन।

Hirschberg's reflex (हिरस्चबर्ग्स रिफ्लैक्स)—पैर के अँगूठे के नीचे तलुवे पर चुभोने से पाँव का शरीर के मध्यतल की ओर मुड़ जाना।

Hirschsprung's disease (हिरस्चस्प्रुन्स डिज़ीज)— अत्यधिक विस्फारित वृहदान्त्र या कोलन जो सामान्यतः जन्मजात होती है परन्तु शैशव काल या बचपन में भी हो सकती है।

Hirsute (हिर्सूट)— रोमयुक्त, बालों वाला।

Hirsuties (हिर्सूटीज़)— Hirsutism.

Hirsutism (हिर्सूटिज़्म)— अत्यधिक बालों का उगना अथवा असामान्य स्थानों में विशेषकर स्त्रियों में बालों का पाया जाना, अतिरोमता, पुंवतरोमता।

Hirtelous (हीर्टेलस)— बारीक बालों से युक्त अथवा उनसे मिलता-जुलता।

Hirudicide (हिरूडीसाइड)— जोकों को मारने वाला साधन।

Hirudin (हिरुडिन)— जोकों के मुख की श्लेष्मिक झिल्ली से स्रवित होने वाला एक सक्रिय तत्त्व जो रक्त को जमने से रोकता है।

Hirudiniasis (हिरुडीनिएसिस)— जोकों द्वारा उत्पन्न रोग, जलौका-रुग्णता।

Hirudinization (हिरुडीनाइज़ेशन)— हिरुडिन का इन्जैक्शन लगाकर या जोंको को लगाकर रक्त को न जमने योग्य बनाना।

Hirudo (हिरुडो)— जोकों का एक वंश।

Hissing (हिसिंग)— फुफकारना जैसे साँप के द्वारा किया जाता है।

Histaffine (हिस्टाफीन)— ऊतकों की ओर आकर्षित।

Histaminase (हिस्टामाइनेज़)—हिस्टामीन को निष्क्रिय करने वाला शरीर में पाया जाने वाला एक एन्ज़ाइम।

Histamine (हिस्टामीन)— शरीर के सभी ऊतकों में पाया जाने वाला एक पदार्थ जो एलर्जिक प्रतिक्रिया में अथवा चोटों में या जलने पर क्षत ऊतकों से मुक्त होकर रक्त केशिकाओं को विस्फारित कर देता है अतः उनकी पारगम्यता को बढ़ाकर शोफ उत्पन्न करता है, रक्त-चाप को कम करता है, श्वसनिकाओं (सूक्ष्म श्वास नलिकाओं) को संकुचित करता है जिससे दमा हो जाता है, हृदय गति एवं आमाशयिक अम्ल स्राव बढ़ जाते हैं।

Histamine fast (हिस्टामीन फास्ट)— हिस्टामीन के प्रति अप्रतिक्रियाशील, हिस्टामीन-स्थायी।

Histaminemia (हिस्टामीनिमिया)— रक्त में हिस्टामीन की विद्यमानता, हिस्टामीनरक्तता।

Histaminia (हिस्टामीनिया)— शरीर में स्थित हिस्टामीन द्वारा स्तब्धता हो जाना।

Histase (हिस्टेस)— ऊतक का पाचन करने वाला एक एन्जाइम।

Histidine (हिस्टीडीन)— ऊतक प्रोटीनों के जल अपघटन से प्राप्त एक अमीनो एसिड जो ऊतकों की मरम्मत एवं वृद्धि के लिए आवश्यक होता है।

Histidinemia (हिस्टीडीनीमिया)— एक आनुवंशिक चयापचयी रोग जिसमें एन्ज़ाइम हिस्टीडेज़ की क्रियाशीलता में कमी होने के कारण रक्त एवं मूत्र में अत्यधिक हीस्टीडीन पाया जाता है।

Histidinuria (हिस्टीडीनूरिया)— मूत्र में हिस्टीडीन का पाया जाना।

Histio- (हिस्टियो-)— ऊतक को निर्दिष्ट करने वाला एक उपसर्ग।

Histioblast (हिस्टियोब्लास्ट) — एक ऊतक हिस्टियोसाइट, ऊतकप्रसू।

Histiocyte (हिस्टियोसाइट)— जालीय अन्तःकला-तन्त्र की एक बड़ी भक्षककोशिका।

Histiocytoma (हिस्टियोसाइटोमा)— हिस्टियोसाइट-अर्बुद।

Histiocytosis (हिस्टियोसाइटोसिस)— हिस्टियोसाइटों का अधिक संख्या में रक्त में पाया जाना, हिस्टियोसाइटता।

Histiogenic (हिस्टियोजेनिक)— ऊतकों से बना हुआ।

Histioid (हिस्टिऑयड)— शरीर के ऊतकों में से एक से मिलता-जुलता अथवा उससे उत्पन्न हुआ।

Histioirritative (हिस्टियोइर्रिटेटिव)— संयोजी ऊतक के लिए क्षोभक।

Histioma (हिस्टियोमा)— एक ऊतक अर्बुद।

Histionic (हिस्टियोनिक)— किसी ऊतक से उत्पन्न होने वाला।

Histo- (हिस्टो-)— किसी ऊतक से सम्बन्धित होने का संकेत देने वाला एक उपसर्ग।

Histoangic (हिस्टोएन्जिक)— रक्त वाहिनियों की रचना से सम्बन्धित।

Histoblast (हिस्टोब्लास्ट)— एक ऊतक कोशिका।

Histochemistry (हिस्टोकैमिस्ट्री)— कोशिकाओं एवं ऊतकों का रसायन-विज्ञान।

Histochromatosis (हिस्टोक्रोमेटोसिस)— जालीय अन्तःकला-तन्त्र का कोई भी रोग।

Histoclastic (हिस्टोक्लास्टिक)— ऊतकों का विघटनकारी।

Histocompatibility (हिस्टोकम्पैटीबिलिटी)— रक्त आधान (खून चढ़ाने) तथा प्रतिरोपण में दाता की कोशिकाओं का

प्रापक (प्राप्तकर्त्ता) के रक्त द्वारा स्वीकार कर लेने का गुण अर्थात् प्राप्तकर्त्ता के रक्त द्वारा दाता की कोशिकाएँ नष्ट नहीं होतीं, वे जीवित रहती हैं। ऊतकसंयोज्यता।

Histocyte (हिस्टोसाइट)— एक ऊतक कोशिका।

Histocytosis (हिस्टोसाइटोसिस)— रक्त में हिस्टोसाइटों का उत्पन्न होना।

Histodiagnosis (हिस्टोडायग्नोसिस)— ऊतकों का सूक्ष्मदर्शी-परीक्षण करके रोग का निदान करना।

Histodialysis (हिस्टोडायालाइसिस)— ऊतक का अवखण्डन।

Histodifferentiation (हिस्टोडिफ्रेन्सियेशन)— वह क्रिया जिसके द्वारा कोई मूल कोशिका किसी विशिष्ट परिपक्व कोशिका में विकसित होती है, ऊतकविभेदन।

Histofluorescence (हिस्टोफ्लूयोरैसेन्स)— किसी प्रतिदीप्त पदार्थ का इन्जैक्शन लगाने के पश्चात् सूर्यप्रकाश या अल्ट्रावॉयलेट किरणों में अनावृत होने पर अथवा किसी प्राकृतिक प्रतिदीप्ति उत्पन्न करने वाले पदार्थ के परिणामस्वरूप ऊतकों की प्रतिदीप्ति होना।

Histogenesis (हिस्टोजेनेसिस)— भ्रूण के जनन अस्तर की अभिन्न कोशिकाओं से ऊतकों का विकसित होना, ऊतकजनन।

Histogenetic (हिस्टोजेनेटिक)— ऊतकजनन सम्बन्धी।

Histogenous (हिस्टोजीनस)— ऊतकों से बना हुआ, ऊतकजनित।

Histogeny (हिस्टोजैनी)— Histogenesis.

Histogram (हिस्टोग्राम)— ऊतकों की संरचना एवं उनके कार्यों का रेखाचित्रित अभिलेख, आयतचित्र।

Histography (हिस्टोग्राफी)— ऊतकों का आलेख लेना।

Histohematin (हिस्टोहीमेटिन)— विभिन्न ऊतकों में पाया जाने वाला एक हीमोग्लोबिन वर्णक।

Histohematogenous (हिस्टोहीमेटोजीनस)— ऊतक एवं रक्त दोनों से उत्पन्न होने वाला।

Histoid (हिस्टॉयड)— 1. शरीर के किसी एक ऊतक से मिलता-जुलता 2. एक प्रकार के ऊतक से बना हुआ, जैसे तन्तुअर्बुद।

Histoincompatibility (हिस्टोइन्कम्पैटीबिलिटी)— रक्त आधान (खून चढ़ाने) तथा प्रतिरोपण में दाता की कोशिकाओं का प्रापक (प्राप्तकर्त्ता) के रक्त द्वारा स्वीकार न करने का गुण अर्थात् प्राप्तकर्त्ता के रक्त के द्वारा दाता की कोशिकाएँ नष्ट हो जाती हैं, ऊतक असंयोज्यता।

Histoincompatible (हिस्टोइन्कम्पैटीबूल)— ऐसे ऊतकों को बताने वाला जो प्रतिरोपण के उपयुक्त नहीं होते।

Histokinesis (हिस्टोकाइनेसिस)— शरीर के ऊतकों में गति होना।

Histologic (हिस्टोलॉजिक)— Histological.

Histological (हिस्टोलॉजिकल)— ऊतकविज्ञान सम्बन्धी।

Histologist (हिस्टोलॉजिस्ट)— ऊतकविज्ञानविशेषज्ञ।

Histology (हिस्टोलॉजी)— ऊतकों की सूक्ष्म रचनाओं का सूक्ष्मदर्शी द्वारा अध्ययन, ऊतक-विज्ञान। यह दो प्रकार का होता है–

Normal histology (नॉर्मल हिस्टोलॉजी)— स्वस्थ ऊतक का अध्ययन।

Pathologic histology (पैथोलॉजिक हिस्टोलॉजी)— रोगग्रस्त ऊतक का अध्ययन।

Histolysis (हिस्टोलाइसिस)— ऊतकों का अवखण्डन, ऊतकलयन।

Histolytic (हिस्टोलाइटिक)— ऊतकलयन सम्बन्धी।

Histoma (हिस्टोमा)— ऊतकों का कोई भी अर्बुद, ऊतकाबुर्द।

Histometaplastic (हिस्टोमेटाप्लास्टिक)— ऊतक के इतरविकसन को बढ़ावा देने वाला, ऊतक इतरविकासी।

Histone (हिस्टोन)— कोशिकाओं के केन्द्रकों से उत्पन्न होने वाली एक साधारण प्रोटीन जो रक्त के जमने में बाधा उत्पन्न करती है।

Histoneurology (हिस्टोन्यूरोलॉजी)— Neurohistology.

Histonomy (हिस्टोनामी)— शरीर के ऊतकों की संरचना एवं विकास का एक नियम।

Histonuria (हिस्टोनूरिया)— मूत्र में हिस्टोन का पाया जाना, हिस्टोनमेह।

Histopathogenesis (हीस्टोपैथोजेनेसिस)— भ्रूण का असामान्य विकास या ऊतकों की असामान्य वृद्धि ऊतकविकृतिजनन।

Histopathological (हिस्टोपैथोलॉजिकल)— ऊतक-विज्ञान एवं विकृतिविज्ञान सम्बन्धी।

Histopathology (हिस्टोपैथोलॉजी)— रोगग्रस्त ऊतकों का ऊतक-विज्ञान, ऊतकविकृतिविज्ञान।

Histophysiology (हिस्टोफिज़ियोलॉजी)— कोशिकाओं एवं ऊतकों के कार्यों का अध्ययन, ऊतक भौतिकी।

Histoplasma (हिस्टोप्लाज़्मा)— परजीवीय कवकों का एक वंश जो हिस्टोप्लाज़्मता का रोग उत्पन्न करता है।

Histoplasmin (हिस्टोप्लाज़्मिन)— हिस्टोप्लाज़्मा कैप्सुलेटम नामक कवक के सम्वर्धनों से तैयार किया गया एक एन्टिजन जिसको हिस्टोप्लाज़्मता का निदान करने के लिए त्वचा परीक्षण के रूप में प्रयोग में लाया जाता है।

Histoplasmoma (हिस्टोप्लाज़्मोमा)— हिस्टोप्लाज़्मा कैप्सुलेटम नामक कवक द्वारा उत्पन्न एक संक्रामक कणिकागुल्म।

Histoplasmosis (हिस्टोप्लाज़्मोसिस)— हिस्टोप्लाज़्मा कैप्सुलेटम नामक कवक (फफूँदी) के संक्रमण द्वारा उत्पन्न रोग जिसमें न्यूमोनिया, ज्वर हो जाता है, रक्ताल्पता हो जाती है तथा यकृत एवं प्लीहा बढ़ जाते हैं; हिस्टोप्लाज़्मता।

Historadiography (हिस्टोरेडियोग्राफी)— ऊतकों का एक्स-रे परीक्षण।

Historetention (हिस्टोरिटैन्शन)— ऊतकों में पदार्थों का ठहर जाना।

Historrhexis (हिस्टोरैह्क्सिस)— ऊतक का टूट जाना।

Histotherapy (हिस्टोथिरैपी)— जन्तु ऊतकों के प्रयोग से रोगों की चिकित्सा करना।

Histothrombin (हिस्टोथ्रॉम्बिन)— संयोजी ऊतक से उत्पन्न एक थ्रॉम्बिन।

Histotome (हिस्टोटोम)— ऊतक को उसके सूक्ष्मदर्शी-परीक्षण के लिए बहुत पतली-पतली फाँकों में काटने वाला एक यन्त्र, ऊति-उच्छेदक, ऊत्युच्छेदक।

Histotomy (हिस्टोटॉमी)— हिस्टोटोम द्वारा किसी ऊतक को सूक्ष्मदर्शी-परीक्षण के लिए बहुत ही पतली-पतली फांकों में काटना, ऊति-उच्छेदन, ऊत्युच्छेदन।

Histotoxic (हिस्टोटॉक्सिक)— किसी ऊतक के लिए विषैला, ऊतकविषी।

Histotribe (हिस्टोट्राइब)— रक्तस्राव को रोकने के लिए ऊतकों को काटने वाला एक यन्त्र।

Histotroph (हिस्टोट्रॉफ)— विकसित होते हुए भ्रूण की प्रारम्भिक अवस्थाओं में माता के रक्त के अतिरिक्त पूर्ति करने वाले कुल पोषक पदार्थ।

Histotrophic (हिस्टोट्रॉफिक)— 1. हिस्टोट्रॉफ सम्बन्धी, ऊतकपोषक 2. ऊतक निर्माण को प्रोत्साहित करने वाला।

Histotropic (हिस्टोट्रॉपिक)— ऊतक कोशिकाओं के प्रति आकर्षित होने वाला जैसे कुछ परजीवी, अभिरंजक अथवा रासायनिक पदार्थ।

Histozoic (हिस्टोजुइक)— ऊतकों के भीतर अथवा उनके ऊपर रहने वाला जैसे कुछ एककोशिकीय परजीवी।

Histrionic (हिस्ट्रियोनिक)— अचानक उत्पन्न होने वाला।

HIV (एचआईवी)— मानव इम्यूनोडैफीशियन्सी विषाणु। एड्स रोग को उत्पन्न करने वाला एक विषाणु।

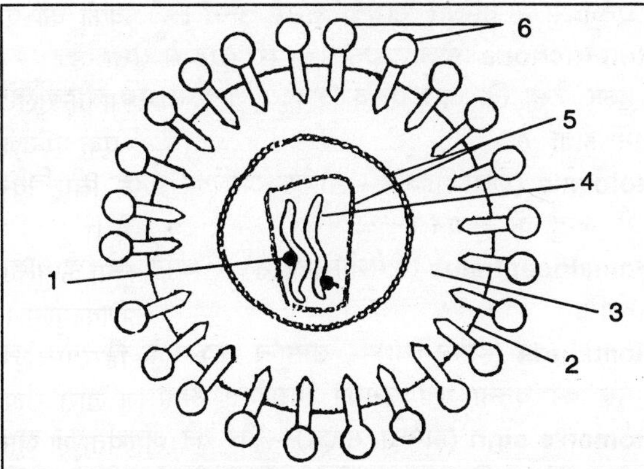

Fig. 224 : HIV Human Immunodeficiency virus causing AIDS (एच.आई.वी. एड्स रोग उत्पन्न करने वाला मानव इम्यूनोडैफीशियन्सी विषाणु)

1. Enzyme reverse transcriptase=एन्जाइम रिवर्स ट्रान्सक्रिप्टेस, 2. Outer envelope=बाह्य आवरण, 3. Outer shell=बाह्य कवच, 4. Inner shell=आन्तरिक कवच, 5. Core proteins=आभ्यान्तर प्रोटीन, 6. Envelope proteins=आवरण प्रोटीन।

Hives (हाइव्ज़)— पित्ती उछलना।

Hoarse (हौर्स)— कर्कश आवाज।

Hoarseness (हौर्सनैस)— आवाज की कर्कशता।

Hobnail liver (होबनेल लीवर)— विषम या पर्विल सतह वाला यकृत।

Hodgkin's disease (हॉजकिन्स डिजीज़)— लसीकाभ ऊतक का एक रोग जिसमें गर्दन के आस-पास से शुरु होकर पूरे शरीर में लसीका ग्रन्थियों की वेदना रहित वृद्धि हो जाती है तथा यकृत एवं प्लीहा भी बढ़ जाते हैं।

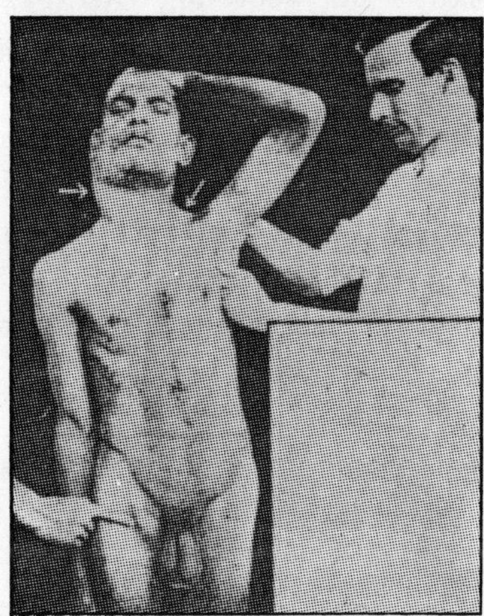

Fig. 225 : Hodgkin's disease (हॉजकिन्स रोग)

हॉजकिन के रोग से पीड़ित रोगी जिसके ग्रैव, कक्षीय एवं वक्षंणीय लसीका पर्व बढ़े होते हैं।

Hodgson's disease (हॉजसन्स डिज़ीज)— एन्यूरिज़्म (फुलाव) के बनने से महाधमनी का विस्फारण।

Hodophobia (होडोफोबिया)— यात्रा करने का विकृत भय।

Hof (होफ)—कोशिका के कोशिकाद्रव्य में स्थित खोखला स्थान जिसमें केन्द्रक धंसा होता है।

Hol-, Holo- (होल-, होलो-)— एक उपसर्ग (शब्दों से पूर्व लगने वाला शब्द) जो पूर्ण, सम्पूर्ण अथवा सजातीय का संकेत देता है।

Holandric (होलेण्ड्रिक)— केवल पुत्र सन्तान के द्वारा वंशागत (एक पीढ़ी से दूसरी पीढ़ी में पहुँचने वाला) अथवा वाइ गुणसूत्र पर स्थित जीनों से होकर संचारित होने वाला।

Holarthritic (होलारथ्राइटिक)— सभी जोड़ों की सूजन से सम्बन्धित।

Holarthritis (होलारथ्राइटिस)— सभी जोड़ों का सूज जाना।

Holden's line (होल्डेन्स लाइन)— उदर एवं उरू (जांघ) के बीच स्थित एक झुर्री या सिकुड़न अथवा खातिका।

Holding area (होल्डिंग एरिया)— एक आपातकालीन विभाग जिसमें रोगियों को इन्टैन्सिव केयर यूनिट (ICU) में स्थानान्तरित होने से पूर्व कुछ समय के लिए रखा जाता है।

Holergasia (होलर्गेसिया)— सम्पूर्ण व्यक्तित्व को प्रभावित करने वाला एक मानसिक विकार।

Holergastic (होलर्गेस्टिक)— सम्पूर्ण व्यक्तित्व को प्रभावित करने वाले मानसिक विकार से सम्बन्धित।

Holism (होलिज़्म)— यह धारणा कि व्यक्ति सम्पूर्ण रूप से ही कार्य करता है अर्थात् व्यक्तिगत भाग जैसे मस्तिष्क, हृदय आदि स्वतन्त्र रूप से कार्य नहीं करते; सम्पूर्णता।

Holistic (होलिस्टिक)— सम्पूर्णता से सम्बन्धित।

Hollow (होलो)— दबा हुआ स्थान, खोखला।

Hollow-back (होलो-बैक)— अग्रकुब्जता। कशेरुका दण्ड की अग्र पश्च वक्रता (छाती आगे को निकल आती है, पीठ में गड्ढा बन जाता है।)

Holo- (होलो-)— एक उपसर्ग जिसका अर्थ सम्पूर्ण होता है।

Holoacardius (होलोएकार्डियस)— दो असामन जुड़े हुए भ्रूण जिनमें से छोटे में हृदय का अभाव होता है अतः इसमें बड़े भ्रूण के हृदय से रक्त परिसंचरण होता है, पूर्ण-अहृदयता।

Holoblastic (होलोब्लास्टिक)— पूर्णतया विभाजित होने वाला, पूर्णभंजी।

Holocephalic (होलोसिफैलिक)— ऐसा भ्रूण जिसका सिर तो पूर्ण होता है परन्तु शरीर के अन्य भागों में कमियाँ होती हैं।

Holocord (होलोकार्ड)— सम्पूर्ण सुषुम्ना रज्जु से सम्बन्धित।

Holocrania (होलोक्रेनिया)— खोपड़ी के गुम्बज की हड्डियों का जन्मजात अभाव।

Holocrine (होलोक्राइन)— ऐसे ग्रन्थिल स्राव से युक्त जिसमें सम्पूर्ण स्रावी कोशिका अपने स्रावी उत्पादों के साथ झड़ जाती है, पूर्णस्रावी।

Holodiastolic (होलोडायस्टॉलिक)— सम्पूर्ण डायस्टोल से सम्बन्धित जैसे किसी मर्मर का सम्पूर्ण डायस्टोल अथवा अनुशिथिलन में उत्पन्न होना, पूर्ण हृत्प्रसारी।

Holoencephaly (होलोएन्सिफैली)— कपाल एवं मस्तिष्क का पूर्ण अभाव।

Holoendemic (होलोएण्डेमिक)— किसी क्षेत्र विशेष के सभी लोगों को प्रभावित करने वाला रोग।

Holoenzyme (होलोएन्जाइम)— एक पूर्ण एन्जाइम अर्थात् कोएन्जाइम के साथ एपोएन्जाइम।

Hologastroschisis (होलोगैस्ट्रोस्काइसिस)— एक जन्मजात कुरचना जिसमें उदर की सम्पूर्ण लम्बाई में एक फटन या दरार होती है।

Hologram (होलोग्राम)— होलोग्राफी द्वारा तीनों परिमापों या आयामों—लम्बाई, चौड़ाई तथा ऊँचाई में बना एक प्रतिबिम्ब।

Holography (होलोग्राफी)— तीनों परिमापों या आयामों (लम्बाई, चौड़ाई एवं ऊँचाई) में किसी वस्तु का फिल्म पर प्रतिबिम्ब प्राप्त करना।

Hologynic (होलोगाइनिक)— केवल पुत्री सन्तान के द्वारा वंशागत अथवा एक्स गुणसूत्र पर स्थित जीनों से होकर संचारित होने वाला।

Holomastigote (होलोमैस्टीगोट)— सम्पूर्ण सतह पर कशाभों से युक्त।

Holomiantic infection (होलोमाइएन्टिक इन्फैक्शन)— ऐसा संक्रमण जो किसी वर्ग के सभी लोगों के उसके प्रति अनावृत होने पर उन्हें प्रभावित करता है।

Holophrase (होलोफ्रेज़)— विभिन्न अर्थों को व्यक्त करने के लिए प्रयोग में लाया जाने वाला केवल एक शब्द जो सामान्यतः क्रिया होता है।

Holophytic (होलोफाइटिक)— पौधों के समान अर्थात् प्रकाश-संश्लेषण द्वारा भोजन प्राप्त करने वाला जैसे कुछ एककोशिकीय जन्तु करते हैं, पादपीय।

Holoprosencephaly (होलोप्रोसेन्सिफैली)— एक अतिरिक्त गुणसूत्र (त्रिगुणसूत्रता) द्वारा अग्रमस्तिष्क के एक खण्ड का जन्मजात अभाव।

Holorachischisis (होलोरेचिसकाइसिस)— सम्पूर्ण कशेरुका-दण्ड की फटन जिससे होकर सुषुम्ना रज्जु पूर्णतया बाहर निकल आती है।

Holosystolic (होलोसिस्टोलिक)— सम्पूर्ण सिस्टोल या प्रकुंचन से सम्बन्धित, पूर्णप्रकुंचनीय।

Holotetanus, Holotonia (होलोटिटैनस, होलोटोनिया) — पूरे शरीर में पेशीय ऐंठन होना।

Holotonic (होलोटॉनिक)— पूरे शरीर में होने वाली पेशीय ऐंठन से सम्बन्धित अथवा उससे ग्रस्त।

Holotrichous (होलोट्राइकस)— पूरी तरह से रोमकों से ढका हुआ जैसा कि कुछ एककोशिकीय जन्तुओं एवं जीवाणुओं में होता है।

Holozoic (होलोजोइक)— पोषण उपलब्ध करने की विधि में जन्तु के समान।

Homalocephalus (होमेलोसिफैलस)— चपटी खोपड़ी वाला व्यक्ति।

Homaluria (होमेलूरिया)— सामान्य एवं एक-सी गति पर मूत्र का बनना एवं उसका विसर्जित होना।

Homan's sign (होमैन्स साइन)— पैर की अँगुली का हाथ से अभिपृष्ठ-आकुंचन करने पर पिण्डली में दर्द होना जो पिण्डली में गहराई में स्थित शिराओं में धनास्रता होने का एक प्रारम्भिक चिन्ह है।

Homaxial (होमेक्सियल)— एक ही लम्बाई के सभी अक्षों से युक्त जैसे एक गोलाकार संरचना, समाक्षिक।

Homeo- (होमियो-)— समानता को बताने वाला एक उपसर्ग, सम-, सदृश।

Homeometric (होमियोमीट्रिक)— जिसके परिमाण में अन्तर नहीं होता।

Homeomorphous (होमियोमॉर्फस)— शक्ल से मिलता-जुलता परन्तु संघटन में भिन्न, समाकृतिक।

Homeo-osteoplasty (होमियो-ऑस्टियोप्लास्टी)— ऐसी हड्डी के टुकड़े का निरोपण करना जो उस हड्डी के समान होता है जिस पर उसे निरोपित किया जाता है।

Homeopathic (होमियोपैथिक)— होमियोपैथी सम्बन्धी।

Homeopathist (होमियोपैथिस्ट)— होमियोपैथी में प्रैक्टिस करने वाला व्यक्ति।

Homeopathy (होमियोपैथी)— इस सिद्धान्त पर आधारित चिकित्सा पद्धति कि कोई औषधि जो बड़ी मात्रा में स्वस्थ मनुष्य में किसी रोग के लक्षण उत्पन्न करती है, वही थोड़ी मात्रा में प्रयोग में लाने पर उन्ही लक्षणों को शान्त करती है। होमियोपैथी।

Homeoplasia (होमियोप्लेसिया)— शरीर के किसी भाग में पहले से विद्यमान ऊतक के समान नये ऊतक का बनना, समविकसन।

Homeoplastic (होमियोप्लास्टिक)— आस-पास के हिस्सों की रचना से सम्बन्धित अथवा उससे मिलता-जुलता, समविकासी।

Homeostasis (होमियोस्टेसिस)— समस्थिति, धातु-साम्य।

Homeostatic (होमियोस्टेटिक)— समस्थिति सम्बन्धी।

Homeotherapeutic (होमियोथिराप्यूटिक)—1. होमियोपैथिक 2. होमियोपैथी चिकित्सा पद्धति से सम्बन्धित।

Homeotherapy (होमियोथिरैपी)— ऐसे पदार्थ से जो किसी रोग को उत्पन्न करने वाले कारक के समान होता है, उस रोग की रोकथाम अथवा चिकित्सा करना।

Homeotherm (होमियोथर्म)— गर्म खूना वाला। ऐसा जन्तु जो अपने शरीर का तापमान स्थिर बनाये रखता है।

Homeothermal (होमियोथर्मल)— गर्म खून वाले जीव से सम्बन्धित।

Homeothermic (होमियोथर्मिक)— होमियोथर्म या गर्म खून वाले जन्तु से सम्बन्धित अथवा उसकी विशिष्टता वाला।

Homeotransplant (होमियोट्रान्सप्लान्ट)— किसी प्राणी से उसी जाति के अन्य प्राणी में प्रतिरोपण करने के लिए लिया गया एक ऊतक।

Homeotransplantation (होमियोट्रान्सप्लान्टेशन)— एक प्राणी से लिए गए एक ऊतक का उसी जाति के अन्य प्राणी में प्रतिरोपण करना।

Homeotypical (होमियोटिपिकल)— सामान्य के समान।

Homergic (होमर्जिक)— एक से प्रभाव वाला जैसा कि दो औषधियों के लिए कहा जाता है।

Homicidal (होमीसाइडल)— हत्या करने की प्रवृत्ति वाला।

Homicide (होमीसाइड)—1. हत्या 2. हत्यारा।

Homo- (होमो-)— उपसर्ग जिसका अर्थ उसी होता है, सम-

Homoblastic (होमोब्लास्टिक)— एक ही प्रकार के ऊतक से उत्पन्न होने वाला।

Homocentric (होमोसेन्ट्रिक)— एक ही केन्द्रक वाला।

Homochronous (होमोक्रोनस)— प्रत्येक पीढ़ी में एक ही समय अथवा एक ही आयु में उत्पन्न होने वाला।

Homocladic (होमोक्लेडिक)— एक ही धमनी की शाखाओं के बीच के किसी सम्मिलन से सम्बन्धित।

Homocytotropic (होमोसाइटोट्रॉपिक)— उसी जाति की कोशिकाओं के प्रति आकर्षित।

Homodont (होमोडोन्ट)— आकृति में सभी समान दाँतों से युक्त।

Homodromous (होमोड्रोमस)— एक ही दिशा में घूमने वाला।

Homoerotic (होमोइरोटिक)— समलैंगिक।

Homoerotism, **Homoeroticism** (होमोऐरोटिज़्म, होमोऐरोटिसिज़्म)—

Homogametic (होमोगैमेटिक)— लिंग गुणसूत्रों के सम्बन्ध में, केवल एक ही प्रकार के युग्मक को उत्पन्न करने वाला जैसे एक्स एक्स मानव स्त्री जिससे उत्पन्न सभी डिम्बों में एक्स गुणसूत्र होते हैं, समयुग्मकी।

Homogamy (होमोगैमी)— किसी विशिष्ट विशेषक में पति एवं पत्नी की समानता।

Homogenate (होमोजिनेट)— समांगीकरण (एक-सा बनाना) से उपलब्ध पदार्थ।

Homogeneity (होमोजेनीटी)— समांग (एक-सा) अथवा सजातीय होने की अवस्था, समजातता, समांगता।

Homogeneous (होमोजीनियस)— एक-सा बना हुआ, समांग।

Homogenesis (होमोजेनेसिस)— प्रत्येक पीढ़ी में एक ही क्रिया द्वारा उत्पत्ति, समजनन।

Homogenic (होमोजेनिक)— समयुग्मजी

Homogenization (होमोजीनाइज़ेशन)—एक-सा बनाने की क्रिया, समांगीकरण।

Homogenize (होमोजीनाइज)— समांग बनाना अथवा दो न मिलने योग्य पदार्थों का समांग बनाना या उनका एक-समान घोल बनाना।

Homogenized (होमोजीनाइज़्ड)— समांग बनाया हुआ, समांगीकृत।

Homogenizer (होमोजीनाइज़र)— समांग बनाने वाला, समांगीकारक।

Homogentisuria (होमोजेन्टीसूरिया)— Alkaptonuria.

Homogeny (होमोजेनी)— Homogenesis.

Homoglandular (होमोग्लैण्डुलर)— एक ही ग्रन्थि से सम्बन्धित।

Homograft (होमोग्राफ्ट)— उसी जाति के प्राणी से लिया गया प्रतिरोपण ऊतक, समनिरोप।

Homoioplasia (होमोयोप्लेज़िया)— Homeoplasia.

Homoiopodal (होमॉयोपोडल)— एक ही प्रकार के प्रवर्ध से युक्त जैसे तन्त्रिका कोशिकाएँ।

Homoiotherm (होमॉयोथर्म)— गर्म खून वाला जीव, उष्णरक्तक प्राणी।

Homoiothermal (होमॉयोथर्मल)—Homeothermic.

Homoiothermic (होमॉयोथर्मिक)— शरीर का तापमान एक-सा बनाये रखने से सम्बन्धित अथवा शरीर का तापमान एक-सा बनाये रखने वाला, नियततापी, समतापी।

Homoiothermy (होमॉयोथर्मी)— जलवायु के तापमान में परिवर्तन होने के बावजूद शरीर के तापमान को एक-सा बनाये रखना जैसा चिड़ियों में होता है।

Homokaryon (होमोकैरियोन)— एक ही कोशिकाद्रव्य में समरूप बहुत से केन्द्रक।

Homokaryotic (होमोकैरियोटिक)— एक ही कोशिकाद्रव्य में समरूप बहुत से केन्द्रकों से युक्त।

Homokeratoplasty (होमोकेरेटोप्लास्टी)— उसी जाति के प्राणी से प्राप्त कॉर्निया ऊतक का प्रतिरोपण।

Homolateral (होमोलेट्रल)— एक ही पार्श्व से सम्बन्धित अथवा एक ही पार्श्व पर स्थित, समपार्श्वी।

Homolog (होमोलोग)— Homologue.

Homologous (होमोलोगस)— रचना एवं उद्गम में एक समान, समजात, समधर्मी, समरूप।

Homologue (होमोलोग)— 1. कोई भी समजात अंग अथवा शरीर का भाग 2. रसायन-विज्ञान में, किसी शृखंला का कोई भी सदस्य जो कार्य एवं सामान्य रचना में अन्य सदस्यों से मिलता-जुलता है, परन्तु संघटन में भिन्न होता है।

Homology (होमोलॉजी)— समजात होने की अवस्था, सजातीयता, समरूपता।

Homolysin (होमोलाइसिन)— लाल रक्त कोशिकाओं को नष्ट करने वाला सीरम में स्थित एक कारक, समनाशक, समनाशी।

Homolysis (होमोलाइसिस)— हीमोलाइसिन अथवा आइसोलाइसिन द्वारा लाल रक्त कोशिकाओं का अपघटन हो जाना, समापघटन, समलयन।

Homomorphic (होमोमॉर्फिक)— एक ही परिमाण एवं आकार की दो या अधिक रचनाओं को बताने वाला, समाकृतिक।

Homonomous (होमोनोमस)— क्रमिक समजात अंगों जैसे हाथों-पैरों की अँगुलियों से सम्बन्धित, समनियमी।

Homonomy (होमोनोमी)— समनियमी होने की दशा।

Homonymous (होमोनिमस)— एक ही नाम वाले।

Homonymous diplopia (होमोनिमस डिप्लोपिया)— एक प्रकार की द्विदृष्टिता जिसमें दाईं आँख से दिखाई देने वाला प्रतिबिम्ब दाईं ओर एवं बाईं आँख से दिखाई देने वाला प्रतिबिम्ब बाईं ओर होता है, समदिक् द्विदृष्टिता।

Homophenes (होमोफीन्ज़)— ऐसे शब्द जैसे टग, टंग तथा टक आदि जिनमें दृष्टिगोचर वाक् अंग एक-सा आचरण करते हैं।

Homophil (होमोफिल)— ऐसी एण्टीबॉडी से सम्बन्धित जो केवल एक विशिष्ट एण्टिजन के साथ ही प्रतिक्रिया करती है, समरागी।

Homophile (होमोफाइल)— समलैंगिक।

Homophobia (होमोफोबिया)— समलैंगिकों का रोगोत्पादक भय।

Homoplastic (होमोप्लास्टिक)—1. होमोप्लास्टी से सम्बन्धित, समसंधानक 2. एक जैसे अंगों अथवा शरीर के भागों से युक्त जो रचना एवं कार्य में एक दूसरे के समान होते हैं।

Homoplasty (होमोप्लास्टी)— क्षतिग्रस्त ऊतक की उसी प्रकार के ऊतक का प्रयोग करके प्लास्टिक सर्जरी द्वारा मरम्मत करना, समसंधान।

Homorganic (होमोर्गैनिक)— एक से अथवा समजात अंगों से उत्पन्न, समांगजनित।

Homosexual (होमोसैक्सुअल)— एक ही लिंग के दूसरे व्यक्ति के प्रति लैंगिक रूप से आकर्षित होने वाला, समलैंगिक, समलिंगी, समलिंगकामी।

Homosexuality (होमोसैक्सुआलिटी)— एक ही लिंग के व्यक्तियों के प्रति लैंगिक आकर्षण, समलिंगीकामुकता।

Homostimulant (होमोस्टीमुलैन्ट)— किसी अंग को उत्तेजित करने वाला जिससे कोई सत्व प्राप्त किया जाता है।

Homotherm (होमोथर्म)—उष्णरक्तक।

Homothermal (होमोथर्मल)—Homoiothermic.

Homotonic (होमोटोनिक)—एक से तनाव वाला, समतानिक

Homotopic (होमोटोपिक)—शरीर पर एक ही स्थान पर उत्पन्न होने वाला, समस्थानिक।

Homotransplantation (होमोट्रान्सप्लान्टेशन)— Allotransplantation.

Homotype (होमोटाइप)— आकृति एवं कार्य में दूसरे के समान एक अंग अथवा भाग जैसे दो जोड़ीदार अंगों अथवा भागों में से एक जैसे हाथ, समरूपी।

Homotypic, Homotypical (होमोटाइपिक, होमोटिपिकल)— एक ही प्रकार या रूप का जैसे किसी जोड़ीदार अंगों या भागों में से एक, समप्रतिरूपीय।

Homozoic (होमोजोइक)— एक ही जन्तु अथवा जन्तु की जाति से सम्बन्धित।

Homozygosis (होमोजाइगोसिस)— युग्मकों के संयोजन से जिन पर एक या अधिक एक से अलील होते हैं, एक युग्मनज का बनना।

Homozygosity (होमोजाइगोसिटी)— किसी विशिष्ट लक्षण को उत्पन्न करने के लिए एक समान अलीलों से युक्त होने की दशा, समयुग्मजता।

Homozygote (होमोजाइगोट)— होमोजाइगोसिटी को प्रदर्शित करने वाला व्यक्ति, समयुग्मज।

Homozygous (होमोजाइगस)— एक से अलीलों द्वारा उत्पन्न, समयुग्मजी।

Homunculus (होमनकुलस)— ऐसा बौना जिसमें शरीर के भाग अपने सामान्य अनुपात में विकसित होते हैं।

Honey (हनी)— मधुमक्खियों द्वारा फूलों के मधुरस से तैयार किया गया एक मीठा गाढ़ा तरल पदार्थ जिसे मधु के छत्ते में जमा कर दिया जाता है। यह आयुर्वेदिक चिकित्सा-पद्धति में अनुपान के रूप में प्रयुक्त होता है अथवा भोजन के रूप में इसका उपयोग होता है।

Hook (हुक)— पकड़ने अथवा खींचने के लिए एक वक्र यन्त्र, अंकुश।

Hooklets (हुकलैट्स)— मनुष्य की आन्त्रीय भित्ति से संलग्न होने के लिए कुछ प्रकार के फीताकृमियों जैसे टीनिया सोलियम के शीर्ष के शीर्षांग को चारों ओर से घेरने वाली अंकुश के समान छोटी-छोटी रचनायें; अकुंशिकायें।

Hookworm (हुकवर्म)— मनुष्य की आँत में रहने वाला परजीवी एन्किलोस्टोमा ड्योडीनेल जो अंकुशकृमिरोग उत्पन्न करता है, अंकुशकृमि।

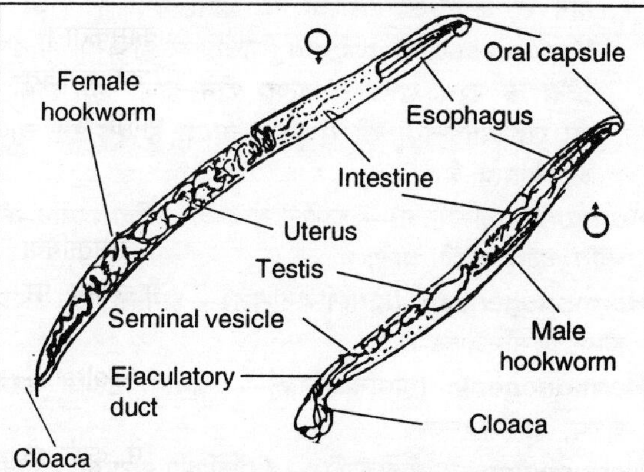

Fig. 226 : Male and Female hookworm (नर एवं मादा अकुंशकृमि)

Oral capsule=मुखीय सम्पुट, Female hookworm=मादा अकुंशकृमि, Cloaca=मल-द्वार, Esophagus=ग्रासनली, Intestine=आँत, Uterus=गर्भाशय, Testis=शुक्रग्रन्थि, Seminal vesicle=शुक्राशय, Ejaculatory duct=स्खलनीय वाहिनी, Male hookworm=नर अकुंशकृमि।

Hoover sign (हूवर साइन)— हीस्टीरियाजनित एकपार्श्विक पक्षाघात का एक चिन्ह। इस चिन्ह का पता लगाने के लिए रोगी को चित्त लिटा दिया जाता है और परीक्षक अपने एक हाथ को पक्षाघात से ग्रस्त टांग की ऐड़ी के नीचे रखता है तथा रोगी से प्रतिरोध के प्रति सामान्य टाँग को ऊपर उठाने के लिए कहता है। हीस्टीरिया-जनित पक्षाघात में परीक्षक को पक्षाघात से ग्रस्त टाँग के नीचे स्थित अपने हाथ को दबाव महसूस होता है जबकि वास्तविक पक्षाघात में कोई दबाव महसूस नहीं होता।

Hor. decub (होर. डेकूब)— सोते समय।

Hordeolum (होर्डियोलम)— अंजनी! आँख की पलक की किसी त्वगवसीय ग्रन्थि (मिबोमियन या जेसियन) का शोथ, गुहेरी।

Horizon (होरीज़ोन)— भ्रूण के विकास की 23 अवस्थाओं में से एक जो गर्भाधान से शुरु हो कर भ्रूणीय अवस्था तक रहती हैं।

Horizontal (हॉरीजॉन्टल)— शरीर का एक अनुप्रस्थ तल जो शरीर के अनुलम्ब अक्ष के समकोणों पर होता है।

Hormesis (होर्मेसिस)— किसी पदार्थ की थोड़ी मात्रा का उत्तेजक प्रभाव जो अधिक मात्रा में विषैला होता है।

Hormion (होर्मीयोन)— वोमर अस्थि की पश्चज सीमा और स्फैनॉयड अस्थि का संगम।

Hormonagogue (हार्मोनेगोग)— किसी हार्मोन के उत्पादन को बढ़ाने वाला।

Hormonal (हार्मोनल)— किसी हार्मोन से सम्बन्धित अथवा हार्मोन जैसा कार्य करने वाला।

Hormone (हार्मोन)— किसी ग्रन्थि, अंग अथवा शरीर के भाग में उत्पन्न होने वाला एक रासायनिक पदार्थ जो रक्त के द्वारा शरीर के दूसरे भाग में ले जाया जाता है जिसे रासायनिक क्रिया द्वारा वह अधिक क्रियाशील बनाता है अथवा अन्य हार्मोन के स्राव को बढ़ाता है। हर्मोन के कुछ उदाहरण निम्नलिखित हैं–

Adrenocortical hormone (एड्रीनोकॉर्ट्रिकल हॉर्मोन) — एड्रीनल ग्रन्थि के कॉर्टेक्स से उत्पन्न होने वाला हार्मोन।

Adrenocorticotropic hormone (एड्रीनोकॉर्टिकोट्रॉपिक हॉर्मोन)— पीयूष ग्रन्थि के अग्र खण्ड से स्रवित होने वाला एक हॉर्मोन जो एड्रीनल ग्रन्थि के कॉर्टेक्स को उत्तेजित करता है, अधिवृक्क-प्रान्तस्थाप्रेरक हॉर्मोन।

Adrenomedullary hormones (एड्रीनोमेड्यूलरी हॉर्मोन्स)— एड्रीनल ग्रन्थि के मेडूला या अन्तस्था से उत्पन्न होने वाले दो हॉर्मोन—इपिनैफ्रीन एवं नॉरइपिनैफ्रीन।

Androgenic hormones (एण्ड्रोजेनिक हॉर्मोन्स)— पुरुष द्वितीयक लैंगिक विशिष्टताओं को अथवा पुंस्त्व

उत्पन्न करने वाले एण्ड्रोस्टेरोन एवं टेस्टोस्टेरोन नामक हॉर्मोन।

Antidiuretic hormone (एन्टीडायूरेटिक हॉर्मोन)— पीयूष ग्रन्थि के पश्च खण्ड से स्रवित होने वाला एक हॉर्मोन जो मूत्र स्राव को कम करता है तथा वाहिकादाबवर्धी प्रभाव के द्वारा रक्त-चाप को बढ़ाता है, प्रतिमूत्रल हॉर्मोन।

Estrogen hormone (ईस्ट्रोजन हॉर्मोन)— डिम्बग्रन्थि-पुटकों से स्रवित होने वाला एक हॉर्मोन जो स्त्री लैंगिक विशिष्टताओं के विकास एवं उन्हें कायम रखने को उद्दीप्त करता है, ईस्ट्रोजन हॉर्मोन।

Follicle-stimulating hormone (फॉलिकिल स्टीमुलेटिंग हॉर्मोन)— पीयूष ग्रन्थि के अग्र खण्ड से स्रवित होने वाला एक हॉर्मोन जो स्त्री में डिम्बग्रन्थि-पुटकों की वृद्धि एवं परिपक्वता को उद्दीप्त करता है तथा पुरुष में शुक्राणुजनन को बनाये रखता है, पुटीका-उद्दीपक हॉर्मोन।

Gonadotropic hormone (गोनाडोट्रॉपिक हॉर्मोन) — अग्र पीयूष ग्रन्थि से उत्पन्न होने वाला एक हॉर्मोन जो जननग्रन्थियों को प्रभावित करता है, जननग्रन्थिप्रेरक हॉर्मोन।

Growth hormone (ग्रोथ हॉर्मोन)— पीयूष ग्रन्थि के अग्र खण्ड से स्रवित होने वाला एक हॉर्मोन जो शरीर की वृद्धि को बढ़ावा देता है, वृद्धि हॉर्मोन।

Insulin hormone (इन्सुलिन हॉर्मोन)— अग्न्याशय के लैंगरहैन्स के द्वीप समूहों की बीटा कोशिकाओं से स्रवित होने वाला एक हार्मोन जो कार्बोहाइड्रेट के चयापचय के लिए आवश्यक होता है। इसकी कमी से मधुमेह रोग हो जाता है।

Lactogenic hormone (लैक्टोजेनिक हॉर्मोन)— Prolactin.

Luteal hormone (ल्यूटीयल हॉर्मोन)—

Luteinizing hormone (ल्यूटीनाइजिंग हॉर्मोन)— पीयूष ग्रन्थि के अग्र खण्ड से बनने वाला एक हॉर्मोन जो स्त्री में पुटिका-उद्दीपक हॉर्मोन के साथ कार्य करके डिम्बग्रन्थि-पुटक के पकने एवं डिस्बोत्सर्जन (फट जाने) होने तथा इसके पीतपिण्ड में रूपान्तरित होने का कारक होता है और पुरुष में यह शुक्रग्रन्थियों की अन्तरालीय कोशिकाओं के विकास एवं उनके टेस्टोस्टेरोन के स्राव को उत्तेजित करता है, पीतपिण्डकर हॉर्मोन।

Luteotropic hormone (ल्यूटीयोट्रॉपिक हॉर्मोन)— पीयूष ग्रन्थि के अग्र खण्ड से बनने वाला एक हॉर्मोन जो पीतपिण्ड से प्रोजेस्टेरोन के स्रवित होने एवं स्तन-ग्रन्थि से दुग्ध स्राव को उत्तेजित करता है; लूटीनप्रेरक हॉर्मोन।

Melanocyte-stimulating hormone (मेलेनोसाइट-स्टीमुलेटिंग हॉर्मोन)— अग्र पीयूष ग्रन्थि से उत्पन्न होने वाला एक हॉर्मोन जो त्वचा में वर्णकता उत्पन्न करता है; मेलेनिनकोशिका-उद्दीपक हॉर्मोन।

Oxytocin hormone (ऑक्सीटोसिन हॉर्मोन)— पश्च पीयूष ग्रन्थि से उत्पन्न होने वाला एक हॉर्मोन जो गर्भाशय को संकुचित करता है; ऑक्सीटॉसिन हार्मोन।

Parathyroid hormone (पैराथाइरॉयड हॉर्मोन)— पैराथाइरॉयड ग्रन्थियों से उत्पन्न होने वाला एक हॉर्मोन जो कैल्सियम एवं फॉस्फोरस चयापचय को नियमित करता है।

Progesterone hormone (प्रोजेस्टेरोन हॉर्मोन)— पीतपिण्ड, अधिवृक्क या एड्रीनल ग्रन्थियों, या अपरा से उत्पन्न होने वाला एक हॉर्मोन जो गर्भित डिम्ब के आरोपित होने की तैयारी में आर्तव-चक्र के द्वितीय अर्द्ध भाग में गर्भाशय की अन्तर्गर्भाशयकला में परिवर्तन उत्पन्न करता है तथा इससे अपरा एवं स्तन-ग्रन्थियों का विकास होता है।

Prolactin hormone (प्रोलैक्टिन हॉर्मोन)— अग्र पीयूष ग्रन्थि का एक हॉर्मोन जो दुग्ध स्राव को उत्तेजित करता है।

Thyrotropic hormone (थाइरोट्रॉपिक हॉर्मोन)— अग्र पीयूष ग्रन्थि से उत्पन्न होने वाला एक हॉर्मोन जो थाइरॉयड ग्रन्थि के विकास एवं इसकी क्रियाशीलता को नियन्त्रित करता है; अवटु-प्रेरक हॉर्मोन।

Thyroxine hormone (थाइरॉक्सिन हार्मोन)— थाइरॉयड ग्रन्थि का एक आयोडीन-युक्त हार्मोन जो कोशिका की चयापचयज दर को बढ़ाता है। इसकी कमी होने से अवटु-अल्पक्रियता हो जाती है।

Vasopressor hormone (वासोप्रेसर हॉर्मोन)—पीयूष ग्रन्थि के पश्च खण्ड से उत्पन्न होने वाला एक हॉर्मोन जो रक्त वाहिनियों को संकुचित करता है एवं रक्त-चाप को बढ़ाता है।

Hormonic (हॉर्मोनिक)— हार्मोन सम्बन्धी अथवा हार्मोन की भाँति कार्य करने वाला।

Hormonogenesis (हॉर्मोनोजेनेसिस)— हार्मोनों का उत्पन्न होना, हॉर्मोनजनन।

Hormonogenic (हॉर्मोनोजेनिक)— हार्मोन उत्पन्न करने वाला, हार्मोनजनक।

Hormonology (हॉर्मोनोलॉजी)— हॉर्मोनों का अध्ययन, हार्मोन-विज्ञान।

Hormonopoiesis (हॉर्मोनोपॉयसिस)— Hormonogenesis.

Hormonopoietic (हॉर्मोनोपॉयटिक)— Hormonogenic.

Hormonoprivia (हॉर्मोनोप्राइविया)— हॉर्मोनो की आंशिक अथवा पूर्ण हानि।

Hormonotherapy (हॉर्मोनोथिरैपी)— हार्मोनों द्वारा रोगों की चिकित्सा करना, हार्मोनोपचार।

Hormonotropic (हॉर्मोनोट्रॉपिक)— किसी हॉर्मोन के उत्पादन को बढ़ाने वाला।

Horn (हॉर्न)— त्वचा की एक कठोर, शृंगी (सींग जैसी) अतिवृद्धि जो मुख्यतया केरेटिन की बनी होती है तथा साधारणतया चेहरे एवं कपाल पर पायी जाती है; शृंग।

Horner's syndrome (हॉरनर्स सिण्ड्रोम)— ऐसा संलक्षण जिसमें एक ओर की पुतली संकुचित हो जाती है, पलक आंशिक रूप से नीचे को लटक जाती है, नेत्रगोलक नेत्र-गुहा में को धंस जाता है, तथा कभी-कभी चेहरे के एक ओर पसीना नहीं आता।

Horny (हॉर्नी)— शृंग या सींग से मिलता-जुलता अथवा शृंग का बना हुआ, शृंगी।

Horr (हॉरर)— तीव्र भय; भयानक।

Horripilation (होरीप्लेशन)—Piloerection.

Horsepower (हॉर्सपावर)— शक्ति की एक इकाई जो 745.7 वाट के बराबर या 550 फूट पौण्ड प्रति सेकण्ड होती है।

Hor. som. (होर. सम.)— सोने से पहले।

Hospice (हॉसपिस)— ऐसी संस्था जिसमें व्यवसायिक व्यक्तियों एवं स्वयंसेवकों द्वारा मरणासन्न व्यक्तियों एवं उनके परिवारों को शारीरिक, मनोवैज्ञानिक, सामाजिक एवं आध्यात्मिक सेवा उपलब्ध कराई जाती है; आश्रम; शरणस्थल।

Hospital (हॉस्पिटल)— रोगी एवं चोट खाए हुए व्यक्ति की चिकित्सा के लिए एक संस्था, चिकित्सालय, अस्पताल।

Hospitalism (हॉस्पिटालिज़्म)— किसी छोटी-सी बीमारी के लिए भी अस्पताल में भर्ती हो जाने की प्रवृत्ति और एक बार भर्ती हो जाने के बाद अस्पताल से छुट्टी होने का प्रतिरोध करना।

Hospitalist (हॉस्पिटालिस्ट)— ऐसा डाक्टर जो मुख्य रूप से किसी अस्पताल में ड्यूटी देता है जैसे संवदेनाहारी (नशा सुंघाने वाला), पैथोलॉजिस्ट तथा रेडियोलॉजिस्ट आदि।

Hospitalization (हॉस्पिटालाइज़ेशन)— चिकित्सा के लिए किसी रोगी को अस्पताल में रखना, अन्तरंग रोगी-चिकित्सा।

Host (होस्ट)— 1. वह जीवधारी जिससे कोई परजीवी अपना पोषण ग्रहण करता है, पोषद, परपोषी 2. दो जुड़वाँ भ्रूणों में से एक बड़ा एवं सामान्य भ्रूण 3. ऊतक प्रतिरोपण में निरोप (पैबन्द) प्राप्त करने वाला व्यक्ति।

Hostility (होस्टीलिटी)— नाराजगी अथवा शत्रुता।

Hot flashes (हौट फ्लेशेज़)— सिर की ओर गर्मी की लहरें दौड़ना जिसके साथ ही चेहरा लाल हो जाता है और उसके पश्चात् पसीना आता है। ऐसा साधारणतया रजोनिवृत्ति पर होता है। तमतमाहट।

Hottentotism (हौटेन्टोटिज़्म)— अजीब किस्म से हकलाकर बोलना।

Hourglass contraction (हॉवरग्लास कॉन्ट्रैक्शन)— किसी अंग का अपने केन्द्र पर अत्यधिक एवं अनियमित रूप से संकुचित हो जाना।

Hourglass stomach (हॉवरग्लास स्टोमक)— अपने केन्द्र पर पेशीय संकुचन द्वारा विभाजित आमाशय जैसा कि अक्सर आमाशय व्रण या गैस्ट्रिक अल्सर में होता है।

House fly (हाऊज फ्लाइ)— घरेलु मक्खी जो बहुत से संक्रामक रोगों के रोगाणुओं को संचारित करती है।

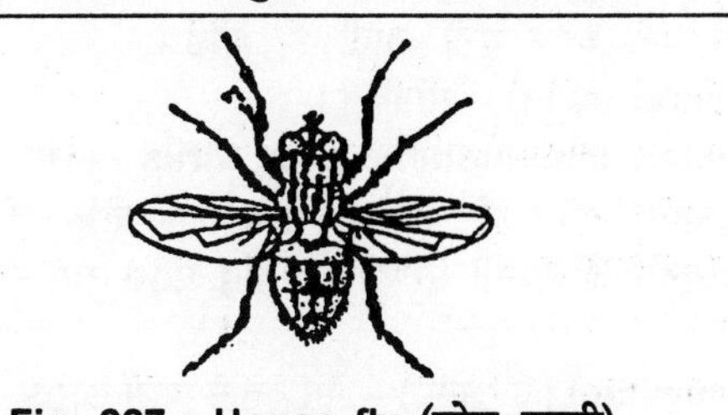

Fig. 227 : House fly (घरेलु मक्खी)

Housemaids' knee (हाऊज़ मेड्स नी)— घुटने टेक कर प्रार्थना करने पर आघात पहुँचने से पटेला हड्डी के सामने उत्पन्न सूजन से युक्त घुटना।

House officer (हाउज़ आफिसर)— ऐसा व्यक्ति जिसने कोई मेडिकल कोर्स पास किया होता है और किसी अस्पताल द्वारा रोगियों की सेवा करने के लिए नियुक्त किया गया होता है जब वह मेडिकल प्रैक्टिस में प्रशिक्षण ले रहा होता है।

House physician (हाउज़ फिज़ीशियन)— ऐसा कायचिकित्सक जो किसी अस्पताल के वरिष्ठ कायचिकित्सक के निदेशन में रोगियों की चिकित्सा एवं उनकी देख-भाल करता है।

House surgeon (हाउज़ सर्जन)— ऐसा शल्यचिकित्सक जो किसी अस्पताल में किसी वरिष्ठ शल्यचिकित्सक के निदेशन में शल्यचिकित्सीय कार्यविधियों द्वारा रोगियों की चिकित्सा करता है और उनकी देख-भाल करता है।

Howell-jolly bodies (हॉवैल-जाली बाडीज़)— ये अभिरंजित रक्त की स्लाइडों में लाल रक्त कोशिकाओं में दिखाई देने वाले गोलाकार कण होते हैं जिन्हें केन्द्रकीय कण समझा जाता है। ये जन्मजात प्लीहा के अभाव में या प्लीहा को काटकर निकाल देने के पश्चात्, रक्तसंलायी रक्ताल्पता, प्रणाशी रक्ताल्पता, थैलासीमिया तथा ल्यूकीमिया में पाये जाते हैं।

Howship lacunae (हॉशिप लैक्यूनी)— किसी अस्थि में उस स्थान पर पाये जाने वाले छोटे-छोटे गड्ढे, गर्त या नालियाँ जहाँ पर अस्थि-अवशोषी-कोशिकाओं द्वारा अस्थि पुनःअवशोषित हो गयी होती है।

H.S. (एच.एस.)— हाउज़ सर्जन।

h.s. (एच.एस.)— सोते समय।

Hue (ह्यू)— वर्ण, छवि।

Huhner test (हूहनर टैस्ट)— पुरुषा में बन्ध्यता का एक परीक्षण जिसमें किसी भी गर्भ-निरोधक उपकरण का प्रयोग न होते हुए शुक्राणुओं की स्वतः गतिशीलता की जांच करने हेतु सम्भोग के एक घण्टे के भीतर योनि से चूषण किया जाता है।

Hum (हम)— एक मृदु निरन्तर होने वाली ध्वनि जैसे वेनस हम जिसमें कुछ रक्ताल्पता की अवस्थाओं में बड़ी शिराओं से एक ध्वनि सुनी जाती है, क्ष्वेड।

Human (ह्यूमन)— मानव।

Human Immunodeficiency virus —HIV (ह्यूमन इम्यूनोडैफीशियन्सी वाइरस –एच आई वी)— जो एक्वायर्ड इम्यूनोडैफीशियन्सी सिण्ड्रोम अर्थात् एड्स रोग उत्पन्न करता है।

Humectant (ह्यूमैक्टेन्ट)— नम बनाने वाला कारक, आर्द्रकारी।

Humectation (ह्यूमैक्टेशन)— 1. रोगों की चिकित्सा में आर्द्रता (नमी) का प्रयोग करना 2. किसी अपरिष्कृत (कच्ची) औषधि का सत्त निकालने के लिए उसे पानी में भिगोना।

Humeral (ह्यूमेरल)— ह्यूमेरस हड्डी से सम्बन्धित, प्रगण्डकीय।

Humeroradial (ह्यूमेरोरेडियल)— ह्यूमेरस एवं रेडियस हड्डी से सम्बन्धित, प्रगण्डबहिप्रकोष्ठक।

Humeroscapular (ह्यूमेरोस्कैपुलर)— ह्यूमेरस एवं स्कैपुला हड्डी से सम्बन्धित, प्रगण्डस्कन्धफलकीय।

Humeroulnar (ह्यूमेरोअल्नर)— ह्यूमेरस एवं अल्ना हड्डी से सम्बन्धित, प्रगण्डिका-अन्तःप्रकोष्ठक।

Humerus (ह्यूमेरस)— बाँह की ऊपरी हड्डी जो कन्धे के जोड़ से जहाँ पर यह स्कैपुला हड्डी से जुड़ी होती है, कोहनी के जोड़ तक जाती है जहाँ पर यह रेडियस एवं अल्ना हड्डियों से जुड़ती है; प्रगण्डिका।

Humid (ह्यूमिड)— नम या तर विशेषकर वायु।

Humid gangrene (ह्यूमिड गैंग्रीन)— आर्द्र कोथ।

Humidification (ह्यूमिडीफिकेशन)—नम बनाना, आर्द्रीकरण।

Humidifier (ह्यूमिडीफायर)— किसी कमरे में वायु की नमी को बढ़ाने वाला उपकरण।

Humidity (ह्यूमिडीटी)— वायुमण्डल या जलवायु में विद्यमान आर्द्रता या नमी।

Humor (ह्यूमर)— शरीर में स्थित कोई भी तरल अथवा अर्द्ध तरल पदार्थ जैसे एक्वीयस ह्यूमर जो आँख के अग्र एवं पश्च कोष्ठों में स्थित एक साफ, पानी जैसा तरल होता है एवं विट्रियस ह्यूमर जो लैन्स तथा रेटिना के बीच के स्थान में स्थित एक अर्द्ध तरल एवं पारदर्शक पदार्थ होता है; देहद्रव।

Humoral (ह्यूमोरल)— शरीर के तरलों से सम्बन्धित, देहद्रवी।

Humoralism, Humorism (ह्यूमौरेलिज़्म, ह्यूमोरिज़्म) — एक प्राचीन सिद्धान्त कि शरीर के विविध तरलों से स्वास्थ्य एवं रोग का निर्धारण होता था।

Humpback (हम्पबैक)— कशेरुका-दण्ड का आगे की ओर इतना अधिक झुक जाना कि पीठ पर एक उभार निकल आता है, कुब्जता, कुबड़ापन।

Hunchback (हन्चबैक)— कुब्जता (कुबड़ापन) से ग्रस्त ऐसा व्यक्ति जिसकी कमर गोल हो जाती है, कुब्ज या कुबड़ा।

Hunger (हन्गर)— भोजन अथवा वायु (वायु की भूख—सांस फूलना) के प्राप्त करने की तीव्र इच्छा, क्षुधा, भूख।

Hunterian chancre (हन्टेरियन शैंकर)— Hard syphilitic chancre. See chancre.

Huntington's chorea (हनटिन्गटन्स कोरिया)— See chorea.

Hutchinson's pupil (हटचिनसन्स प्यूपिल)— केन्द्रीय तन्त्रिका-तन्त्र की सिफिलिस में अधिक विस्फारित पुतली।

Hutchinson's teeth (हटचिनसन्स टीथ) — जन्मजात सिफिलिस रोग में काटने वाले किनारों पर बने खाँचों से युक्त स्थायी केन्द्रीय ऊर्ध्व कृन्तक दाँत।

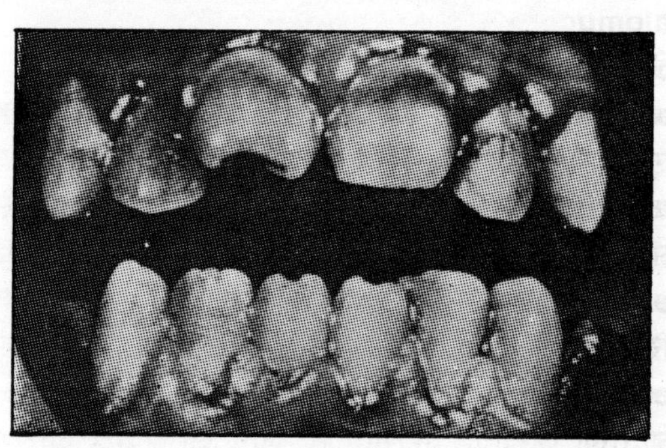

Fig. 228 : Hutchinson's teeth (हटचिनसन्स दाँत)

Hyalin (हायलीन)— ऊतकों में पाया जाने वाला एक साफ पदार्थ जिनमें एमाइलॉयड ह्रास हो चुका होता है।

Hyaline (हायलाइन)— काँच के समान एवं अर्द्ध पारदर्शक, काचाभ।

Hyaline cartilage (हायलाइन कार्टिलेज)— हड्डियों के जोड़ बनाने वाली सतहों को ढकने वाली काँच के समान, चिकनी एवं अर्द्धपारदर्शक एक उपास्थि जो वास्तविक उपास्थि होती है, काचाभ उपास्थि।

Hyaline casts (हायलाइन कास्ट्स)— मूत्र में पाये जाने वाले पीले, काँच के समान एवं पारदर्शक निर्मोक या साँचे; काचाभ निर्मोक।

Hyalinization (हायलाइनाइज़ेशन)— किसी ऊतक का काँच के समान पदार्थ में परिवर्तित होना, काचाभीकरण।

Hyalinosis (हायलाइनोसिस)— हायलाइन का ह्रास।

Hyalinuria (हायलाइनूरिया)— मूत्र में हायलाइन का पाया जाना।

Hyalitis (हायलाइटिस)— नेत्र-काचाभ द्रव या विट्रियस ह्यूमर का शोथ।

Hyalo- (हायलो-)— काँच से मिलने-जुलने का संकेत देने वाला उपसर्ग।

Hyalocyte (हायलोसाइट)— नेत्रकाचाभ काय के परिसरीय भाग में उत्पन्न होने वाली एक कोशिका।

Hyaloenchondroma (हायलोएन्कॉण्ड्रोमा)—काचाभ उपास्थि का बना उपास्थि-अर्बुद।

Hyalogen (हायलोजन)— कार्टिलेज एवं विट्रियस ह्यूमर आदि में पाया जाने वाला एक प्रोटीन पदार्थ जो हायलाइन में परिवर्तित होने योग्य होता है।

Hyaloid (हायलॉयड)— काचाभ, काँच के समान।

Hyaloiditis (हायलॉयडाइटिस) — विट्रियस ह्यूमर की हायलॉयड झिल्ली की सूजन।

Hyaloid membrane (हायलॉयड मेम्ब्रेन)— विट्रियस ह्यूमर को ढकने वाली झिल्ली।

Hyalomere (हायलोमेयर)— रक्त प्लेटलेट का पीलापन लिए हुए समांग (एक-सा) भाग।

Hyalomucoid (हायलोम्यूकॉयड)— विट्रियस काय का श्लेष्माभ।

Hyalonyxis (हायलोनिक्सिस)— विट्रियस काय में छिद्र बनाना।

Hyalophagia, Hyalophagy (हायलोफेजिया, हायलोफेजी)— काँच खाना, काचाभक्षण।

Hyalophobia (हायलोफोबिया)— काँच छूने का रोगोत्पादक भय।

Hyaloplasm (हायलोप्लाज़्म)— किसी कोशिका के कोशिकाद्रव्य का तरल भाग, काचीद्रव्य।

Hyaloserositis (हायलोसीरोसाइटिस)— किसी सीरमी कला का शोथ जिसके साथ सीरमी निःस्राव का काचाभीकरण हो जाता है, काचामसीरमीकलाशोथ।

Hyalosis (हायलोसिस)— आँख के विट्रियस ह्यूमर में विकृतिजन्य परिवर्तनों का होना।

Hyalosome (हायलोसोम)— किसी कोशिका के उपकेन्द्रक से मिलती-जुलती एक गोल अथवा अण्डाकार रचना परन्तु यह हल्की ही अभिरंजित होती है।

Hyalotome (हायलोटोम)— Hyaloplasm.

Hybaroxia (हाइबैरोक्सिया)— ऑक्सीजन चिकित्सा-पद्धति जिसमें किसी कक्ष या कमरे में सम्पूर्ण शरीर पर 1 वायुमण्डल दाब से अधिक दाब पर ऑक्सीजन का प्रयोग किया जाता है।

Hybrid (हाइब्रिड)— विभिन्न जाति के माता-पिता की सन्तान, संकर, दोगला।

Hybridism (हाइब्रीडिज़्म)— 1. संकर होने की दशा 2. संकरों का पैदा होना।

Hybridization (हाइब्रीडाइज़ेशन)— संकरों का पैदा होना।

Hybridoma (हाइब्रीडोमा)— किसी एण्टिजन-उत्पादक कोशिका एवं किसी बहु दुर्दम-मज्जार्बुद कोशिका के संयोजन से उत्पन्न होने वाली कोशिका, संकरकोशिकार्बुद।

Hydatid (हाइडेटिड)— 1. फीताकृमि एकिनोकोकस ग्रेनुलोसस के लार्वों की वृद्धि से अधिकतर यकृत में बनने वाली हाइडेटिड पुटी 2. किसी भ्रूणीय संरचना के अवशेष के रूप में एक छोटी पुटी के समान रचना जैसे हाइडेटिड सेसाइल – मोर्गेग्नाइ का हाइडेटिड जो बिना वृन्त या डण्ठल के किसी शुक्रग्रन्थि से जुड़ा होता है तथा मोर्गेग्नाइ का हाइडेटिड जो वृन्त के द्वारा किसी डिम्ब वाहिनी से जुड़ा होता है।

Hydatid fremitus (हाइडेटिड फ्रेमिटस) —किसी हाइडेटिड अर्बुद का परिस्पर्शन करने पर एक प्रकम्प संवेदना का अनुभव होना।

Hydatidiform (हाइडेटीडीफॉर्म)— हाइडेटिड के समान, हाइडेटिडरूपी।

Hydatid mole (हाइडेटिड मोल)— जरायु-अकुंरों में पुटीय ह्रास होने के कारण बहुत सी पुटियों का बनने वाला एक पिण्ड जिससे गर्भाशय में शीघ्रता से वृद्धि होती है तथा रक्तस्राव होने लगता है।

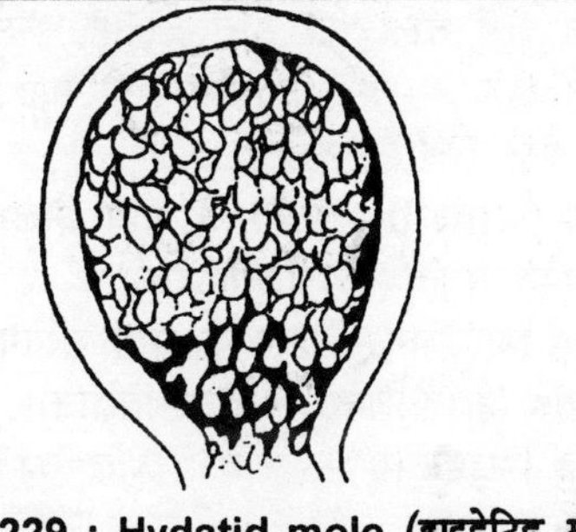

Fig. 229 : Hydatid mole (हाइडेटिड मोल)

Hydatidocele (हाइडेटिडोसील)— वृषण अथवा शुक्रग्रन्थि की हाइडेटिड पुटी।

Hydatidoma (हाइडेटिडोमा)— हाइडेटिडों से बनने वाला एक अर्बुद, जलपुटी-अबुर्द।

Hydatidosis (हाइडेटिडोसिस)— हाइडेटिड का कोई रोग, जलपुटीरूग्णता।

Hydatidostomy (हाइडेटिडोस्टॉमी)— शल्य-क्रिया द्वारा किसी हाइडेटिड पुटी में चीरा लगाकर इसके अन्दर के पदार्थों का निष्कासन कर देना, जलपुटीरिक्तिकरण।

Hydatiform (हाइडेटिफॉर्म)— Hydatidiform.

Hydatism (हाइडेटिज़्म)— किसी गुहा में तरल द्वारा उत्पन्न ध्वनि।

Hydatoid (हाइडेटॉयड)— 1. जलीय या जल के समान 2. नेत्रोद या चक्षु-जल से सम्बन्धित।

Hydradenitis (हाइड्रेडीनाइटिस)— किसी स्वेद ग्रन्थि का शोथ।

Hydradenoma (हाइड्रेडीनोमा)— किसी स्वेद ग्रन्थि का अर्बुद।

Hydraeroperitoneum (हाइडरीरोपैरीटोनियम)— पैरीटोनियम-गुहा में तरल एवं गैस का संचित होना।

Hydragogue (हाइड्रेगोग) — एक विरेचक जो पतले पानी जैसे दस्त लाकर आँतों को खाली करता है जैसे मैग्नीशियम सल्फेट, जलनिस्सारक।

Hydramnion, Hydramnios (हाइड्रेम्नियोन, हाइड्रेम्नियोज़)— उल्व-गुहा में उल्व-तरल का अधिक हो जाना जिससे गर्भाशय बहुत फैल जाता है, अति-उल्वोदकता।

Hydranencephaly (हाइड्रेनेन्सिफैली)— प्रमस्तिष्कीय गोलार्धों का जन्मजात अभाव एवं प्रमस्तिष्कमेरु-द्रव का बढ़ कर उनके स्थान को घेर लेना। आन्तरिक जलशीर्ष।

Hydrargyria (हाइड्रारगाइरिया)— पारद विषाक्तता।

Hydrargyrism (हाइड्रारगाइरिज़्म)— पारद विषाक्तता।

Hydrargyrum (हाइड्रारगाइरम)— पारद, पारा।

Hydrarthrodial (हाइड्रारथ्रोडियल)— हाइड्रारथ्रोसिस से सम्बन्धित, जलसन्धिपरक।

Hydrarthrosis (हाइड्रारथ्रोसिस)— किसी सन्धि गुहा में रिसे हुए पानी जैसे तरल का संचित होना, जलसन्धि।

Hydrate (हाइड्रेट)— जल के विभिन्न यौगिकों के साथ मिलने से बना एक रवेदार पदार्थ।

Hydrated (हाइड्रेटेड)— पानी के साथ मिला हुआ जिससे कोई हाइड्रेट बनता है, जलयोजित।

Hydration (हाइड्रेशन)— जल के साथ संयोग, जलयोजन।

Hydraulics (हाइड्रौलिक्स)— तरल-विज्ञान।

Hydremia (हाइड्रीमिया)— रक्त में जल का अधिक होना, जलरक्तता।

Hydrencephalocele (हाइड्रेन्सिफैलोसील)— कपाल में स्थित किसी विदर या फटन से होकर मस्तिष्कावरणों एवं मस्तिष्क पदार्थ का बाहर निकल आना।

Hydrencephalomeningocele(हाइड्रेन्सिफैलोमैनिन्जोसील)— खोपड़ी में स्थित किसी दोष से होकर मस्तिष्कावरणों का बहिःसरण या हर्निया जिनमें प्रमस्तिष्कमेरू-द्रव तथा मस्तिष्क पदार्थ होता है, जलशीर्षमस्तिष्कावरणपुटी।

Hydrencephalus (हाइड्रेन्सिफैलस)— मस्तिष्क के निलयों में अथवा मस्तिष्क के बाहर अत्यधिक प्रमस्तिष्कमेरू-द्रव का संचयन।

Hydriatic (हाइड्रियाटिक) — Hydriatric.

Hydriatric (हाइड्रियाट्रिक)— जल द्वारा रोगों की चिकित्सा करने से सम्बन्धित जैसे जल-चिकित्सा सम्बन्धी संस्था।

Hydriatrics (हाइड्रियाट्रिक्स)— रोगों की चिकित्सा में जल का प्रयोग करना।

Hydriatrist (हाइड्रियाट्रिस्ट)— जल-चिकित्सा में प्रैक्टिस करने वाला व्यक्ति।

Hydric (हाइड्रिक)— रासायनिक संयोजन में विद्यमान हाइड्रोजन से सम्बन्धित।

Hydro- (हाइड्रो-)— जल अथवा हाइड्रोजन सम्बन्धी उपसर्ग।

Hydroa (हाइड्रोआ)— सूर्य प्रकाश में अनावृत्त होने वाली त्वचा की सतहों पर जलस्फोटों का बनना जिनमें बहुत खुजली एवं जलन होती है, जलस्फोटी त्वक् रोग।

Hydroadipsia (हाइड्रोएडिप्सिया)— पानी के लिए प्यास न लगना।

Hydroappendix (हाइड्रोएपैण्डिक्स)— अपने अन्दर स्थित जलीय तरल के द्वारा फूली हुई वर्मीफार्म एपैण्डिक्स।

Hydrobilirubin (हाइड्रोबिलीरुबिन)— बिलीरुबिन से उत्पन्न एक गहरे भूरे-लाल रंग का वर्णक।

Hydrocalycosis (हाइड्रोकैलिकोसिस)— कीप में अवरोध उत्पन्न हो जाने के कारण किसी वृहत् वृक्कीय आलवाल का पुटीय विस्फारण, जलालवाल।

Hydrocarbon (हाइड्रोकार्बन)— केवल हाइड्रोजन एवं कार्बन से मिलकर बनने वाला एक कार्बनिक यौगिक।

Hydrocele (हाइड्रोसील)— थैलीनुमा गुहा में तरल का संचित हो जाना विशेषकर शुक्रग्रन्थि के अण्डधर कचुंक या ट्यूनिका वैजाइनालिस में तरल का संचित होना, जलवृषण।

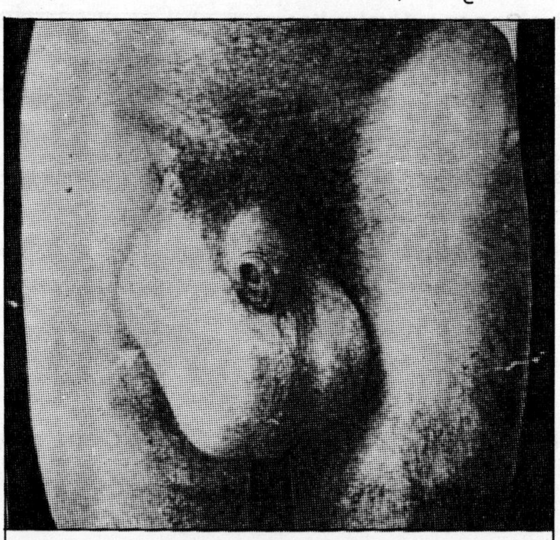

Fig. 230 : Hydrocele (जलवृषण)

Hydrocelectomy (हाइड्रोसीलेक्टॉमी)— किसी हाइड्रोसील को शल्य-क्रिया द्वारा काट कर अलग कर देना, जलवृषण-उच्छेदन।

Hydrocephalic (हाइड्रोसिफैलिक)— जलशीर्ष से सम्बन्धित अथवा उससे ग्रस्त।

Hydrocephalocele (हाइड्रोसिफैलोसील)— मस्तिष्क का जलीय बहिःसरण।

Hydrocephaloid (हाइड्रोसिफैलॉयड)— जलशीर्ष के समान, जलशीर्षाभ।

Hydrocephalus (हाइड्रोसिफैलस, हाइड्रोकेफैलस)— प्रमस्तिष्कमेरु-द्रव के मार्गों में अवरोध उत्पन्न हो जाने के परिणाम स्वरूप प्रमस्तिष्क-निलयों का विस्फारण होना एवं द्रव का खोपड़ी के भीतर संचित हो जाना जिससे सिर बड़ा हो जाता है, जलशीर्ष । जलशीर्ष निम्न प्रकार का हो सकता है–

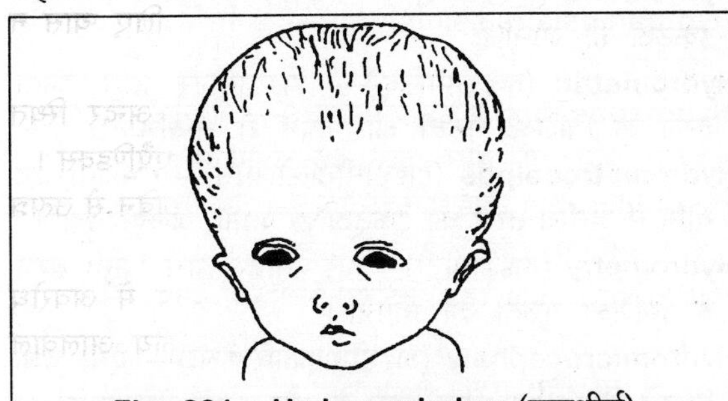

Fig. 231 : Hydrocephalus (जलशीर्ष)

Communicating hydrocephalus (कम्युनिकेटिंग हाइड्रोकेफैलस)— ऐसा जलशीर्ष जिसमें चौथे प्रमस्तिष्क-निलय एवं अवजालतानिका-अवकाश के बीच सामान्य सम्बन्ध स्थापित रहता है, संयोजी जलशीर्ष ।

Congenital hydrocephalus (कॉनजैनाइटल हाइड्रोकेफैलस)— शैशव काल में उत्पन्न जीर्ण जलशीर्ष ।

External hydrocephalus (एक्सटर्नल हाइड्रोकेफैलस)— मस्तिष्क के अवदृढ़तानिकी अवकाशों में तरल का संचयन ।

Internal hydrocephalus (इन्टर्नल हाइड्रोकेफैलस)— मस्तिष्क के निलयों में तरल का संचयन ।

Noncommunicating hydrocephalus (नॉन-कम्यूनिकेटिंग हाइड्रोकेफैलस)— मस्तिष्क के निलयों के भीतर प्रमस्तिष्कमेरु-द्रव के बहाव में अवरोध उत्पन्न हो जाने से उत्पन्न जलशीर्ष ।

Normal pressure hydrocephalus (नॉर्मल प्रेशर हाइड्रोकेफैलस)—जलशीर्ष जिसमें अवजालतानिका-अवकाशों में अपर्याप्तता के कारण प्रमस्तिष्क-निलय बढ़ जाते हैं परन्तु प्रमस्तिष्कमेरू-द्रव का दबाव सामान्य रहता है ।

Secondary hydrocephalus (सेकण्ड्री हाइड्रोकेफैलस)— चोट लगने के पश्चात् अथवा संक्रमणों जैसे मस्तिष्कावरणशोथ, मध्यकर्णशोथ अथवा सिफिलिस में होने वाला जलशीर्ष ।

Hydrocephaly (हाइड्रोसिफैली)— Hydrocephalus.

Hydrochlorate (हाइड्रोक्लोरेट)— हाइड्रोक्लोरिक अम्ल का कोई भी लवण ।

Hydrocholecystitis (हाइड्रोकोलीसिस्टाइटिस)— पित्ताशय में जलीय तरल के संचित हो जाने से इसका फूला जाना ।

Hydrocholeresis (हाइड्रोकोलेरेसिस)— यकृत से जल की अधिक मात्रा के साथ पित्त या बाइल का स्रवित होना जिसके परिणाम स्वरूप पित्त का विशिष्ट गुरुत्व, इसकी श्यानता या चिपचिपाहट तथा इसके कुल ठोस पदार्थ कम हो जाते हैं ।

Hydrocholeretic (हाइड्रोकोलेरेटिक)— जल की अधिक मात्रा के साथ यकृत से पित्त के स्रवित होने से सम्बन्धित अथवा उसे प्रोत्साहित करने वाला ।

Hydrocirsocele (हाइड्रोसिर्सोसील)— वृषण-शिरापस्फीति के साथ संयुक्त जलवृषण, जलवृषण-शिरापस्फीति ।

Hydrocollidine (हाइड्रोकोलीडीन)— सड़ती हुई मछली अथवा सड़ते हुए जानवर के मांस से उत्पन्न होने वाला एक विषैला पदार्थ ।

Hydrocolloid (हाइड्रोकोलाइड)— एक कोलाइड-निलम्बन जिसमें जल परिक्षेपण माध्यम होता है ।

Hydrocolpocele (हाइड्रोकोल्पोसील)— Hydrocolpos.

Hydrocolpos (हाइड्रोकोल्पोस)— योनि में जलीय तरल का संचित होना, जलयोनिपुटी ।

Hydrocyst (हाइड्रोसिस्ट)— एक पुटी जिसमें जलीय तरल भरा होता है, जलपुटी ।

Hydrocystoma (हाइड्रोसिस्टोमा)— एक ऐसा रोग जिसमें स्वेद ग्रन्थि में छोटी-छोटी पुटियाँ बन जाती हैं । चेहरे पर विशेषकर मध्यम आयु के पश्चात् स्त्रियों में निकलने वाली पुटियाँ ।

Hydrodensitometry (हाइड्रोडैन्सिटोमीट्री)— पानी में डूबी किसी वस्तु का भार ज्ञात करना और फिर उसके द्वारा विस्थापित पानी की माप लेना ।

Hydroderma (हाइड्रोडर्मा)— त्वचा का जलशोफ ।

Hydrodiascope (हाइड्रोडायस्कोप)— दृष्टिवैषम्य की चिकित्सा के लिए प्रयोग में लाया जाने वाला एक उपकरण ।

Hydrodictiotomy (हाइड्रोडिक्टियोटॉमी)— शल्य-क्रिया द्वारा रेटिना के विस्थापन को ठीक करना ।

Hydrodipsia (हाइड्रोडिप्सिया)— पानी के लिए प्यास लगना ।

Hydrodipsomania (हाइड्रोडिप्सोमैनिया)— पानी के लिए बार- बार प्यास लगना जैसा कि कभी-कभी मिर्गी रोग में होता है ।

Hydrodiuresis (हाइड्रोडायूरेसिस)— जल द्वारा प्रभावित मूत्रलता ।

Hydrodynamics (हाइड्रोडायनामिक्स)— द्रवों के प्रवाह के अध्ययन से सम्बन्धित भौतिक-शास्त्र की शाखा ।

Hydroencephalocele (हाइड्रोएन्सिफैलोसील)— Hydrencephalocele.

Hydrogel (हाइड्रोजेल)— एक जेली (लिसलिसा पदार्थ) जिसमें पानी होता है ।

Hydrogen (हाइड्रोजन)— एक रंगहीन, गन्धहीन एवं स्वादहीन गैस जिसका परमाणविक नं. 1, परमाणु-भार 1.00794 तथा विशिष्ट गुरुतत्व 0.069 होता है ।

Hydrogenate (हाइड्रोजिनेट)— हाइड्रोजन के साथ संयुक्त करना।

Hydrogenated (हाइड्रोजिनेटेड)— हाइड्रोजनीकृत, हाइड्रोजन के साथ संयुक्त।

Hydrogenation (हाइड्रोजिनेशन)— हाइड्रोजन मिलाकर असंतृप्त वसा को एक ठोस संतृप्त वसा में बदलने की क्रिया, हाइड्रोजनीकरण।

Hydroglossa (हाइड्रोग्लोसा)— जीभ के नीचे स्थित एक पुटीय अर्बुद।

Hydrogymnasium (हाइड्रोजिम्नेसियम)— पानी के अन्दर व्यायाम करने के लिए बना हौज।

Hydrogymnastics (हाइड्रोजिम्नेस्टिक्स)— जल के भीतर किए जाने वाले व्यायाम।

Hydrohematonephrosis (हाइड्रोहीमैटोनैफ्रोसिस)— वृक्क की श्रोणि को फैलाने वाला रक्त मिश्रित मूत्र।

Hydrokinetic (हाइड्रोकाइनेटिक)— तरलों में होने वाली गति एवं ऐसी गति को प्रदान करने में लगने वाले बलों से सम्बन्धित, जलगतिक।

Hydrokinetics (हाइड्रोकाइनेटिक्स)— गतिमान तरलों का विज्ञान।

Hydrolabile (हाइड्रोलेबाइल)— तरलों की हानि से, नमक, वसा अथवा कार्बोहाइड्रेट का सेवन कम करने से वजन को कम करने वाला।

Hydrolability (हाइड्रोलेबीलिटी)—ऐसी अवस्था जिसमें शीघ्र ही ऊतकों में विद्यमान तरल की मात्रा में परिवर्तन हो जाता है।

Hydrolase (हाइड्रोलेज़)— जलअपघटन करने वाला एक एन्ज़ाइम।

Hydrology (हाइड्रोलॉजी)— जल-विज्ञान।

Hydrolysate (हाइड्रोलाइसेट)— जलअपघटन द्वारा उत्पन्न यौगिक जैसे अमीनो अम्ल जो प्रोटीनों के जलअपघटन से प्राप्त होते हैं, जलअपघटक।

Hydrolysis (हाइड्रोलाइसिस)— एक रासायनिक विघटन जिसमें किसी पदार्थ में पानी मिला देने पर यह अपने घटकों या अवयवों में टूट जाता है, जलअपघटन।

Hydrolytic (हाइड्रोलाइटिक)— जलअपघटन सम्बन्धी।

Hydrolyze (हाइड्रोलाइज़)— किसी पदार्थ में जल मिलाकर उसका जलअपघटन करना।

Hydromassage (हाइड्रोमसाज)— पानी की धार से होने वाली मालिश।

Hydroma (हाइड्रोमा)— 1. लसपुटी 2. कोई भी पुटी जिसमें कोई जलीय पदार्थ होता है, जलपुटी।

Hydromeningitis (हाइड्रोमैनिनजाइटिस)— सीरमी रिसाव के साथ मस्तिष्कावरणों का शोथ, सजलमस्तिष्कावरणशोथ।

Hydromeningocele (हाइड्रोमैनिनजोसील)— खोपड़ी अथवा कशेरुका-दण्ड में कोई दोष होने के कारण उससे होकर मस्तिष्क अथवा सुषुम्ना रज्जु के मस्तिष्कावरणों का एक थैली के रूप में जिसमें तरल भरा होता है, बाहर निकलना।

Hydrometer (हाइड्रोमीटर)— किसी तरल का विशिष्ट गुरुत्व या घनत्व मापने वाला एक यन्त्र।

Hydrometra (हाइड्रोमीट्रा)— गर्भाशय में जलीय तरल का इकट्ठा हो जाना।

Hydrometric (हाइड्रोमीट्रिक)— हाइड्रोमीटर द्वारा किसी तरल के विशिष्ट गुरुत्व को मापने से सम्बन्धित।

Hydrometrocolpos (हाइड्रोमीट्रोकोल्पोस)— गर्भाशय एवं योनि में जलीय तरल का इकट्ठा हो जाना, जलपूरितयोनि।

Hydrometry (हाइड्रोमीट्री)— हाइड्रोमीटर द्वारा किसी तरल के विशिष्ट गुरुत्व को मापना।

Hydromicrocephaly (हाइड्रोमाइक्रोसिफैली)— ऐसा दशा जिसमें सिर बहुत छोटा होता है और इसमें सेरीब्रोस्पाइनल द्रव बढ़ी हुई मात्रा में होता है, जललघुशिरस्कता।

Hydromphalus (हाइड्रोम्फेलस)— नाभि के ऊपर स्थित एक पुटीय अर्बुद जिसमें पानी के समान द्रव भरा होता है, नाभिपुटी।

Hydromyelia (हाइड्रोमाइलिया)— सुषुम्ना रज्जु की केन्द्रीय नली का चौड़ा होना एवं इसमें बढ़ी हुई मात्रा में तरल का संचित हो जाना, जलमेरुरज्जु।

Hydromyelocele (हाइड्रोमाइलोसील)— एक थैली का जिसमें प्रमस्तिष्कमेरु-द्रव होता है, अयुक्त मेरुदण्ड (कशेरुकाओं के जुड़ने में कमी रह जाने से मेरुदण्ड-नाल की दीवारों में स्थित एक जन्मजात दोष) से बाहर निकल आना, जलसुषुम्नापुटी।

Hydromyelomeningocele (हाइड्रोमाइलोमैनिनजोसील) — तरल से भरी थैली का जिसमें सुषुम्ना रज्जु ऊतक एवं मस्तिष्कावरण होते हैं, कशेरुका- दण्ड में स्थित दोष से होकर बाहर निकल आना।

Hydromyoma (हाइड्रोमायोमा)— गर्भाशय का तरल से भरा पुटीय तान्तव, जलपेश्यार्बुद।

Hydroncus (हाइड्रोन्कस)— जलार्बुद, पानी की रसौली।

Hydronephrosis (हाइड्रोनैफ्रोसिस)— मूत्रनली या गवीनी में अवरोध उत्पन्न हो जाने से मूत्र के संचित हो जाने के कारण वृक्कीय श्रोणि एवं आलवालों का फूल जाना तथा वृक्क का अपक्षय हो जाना, जलवृक्कता।

Hydronephrotic (हाइड्रोनैफ्रोटिक)— जलवृक्कता से सम्बन्धित।

Hydroparasalpinx (हाइड्रोपैरासैल्पिंक्स)— डिम्ब वाहिनी की सहायक वाहिनियों में सीरमी द्रव का संचित हो जाना।

Hydroparotitis (हाइड्रोपैरोटाइटिस)— कर्णपूर्व अथवा पैरोटिड ग्रन्थि के शोथ के साथ इसमें तरल का संचित हो जाना।

Hydropathic (हाइड्रोपैथिक)— जल-चिकित्सा सम्बन्धी।

Hydropathy (हाइड्रोपैथी)— जल-चिकित्सा।

Hydropenia (हाइड्रोपीनिया)— शरीर में पानी की कमी होना।

Hydropenic (हाइड्रोपीनिक)— शरीर के पानी में कमी होने से सम्बन्धित अथवा जिसके शरीर में पानी की कमी हो गयी है।

Hydropericarditis (हाइड्रोपैरीकार्डाइटिस)— सीरमी रिसाव के साथ हृदयावरणशोथ, जलपरिहृद्शोथ।

Hydropericardium (हाइड्रोपैरीकार्डियम)— हृदयावरण-गुहा में जलीय तरल का संचयन जिसमें शोथ नहीं होता। जलहृदयावरण

Hydroperinephrosis (हाइड्रोपैरीनैफ्रोसिस)— संयोजी ऊतक के सीरम का गुर्दे के चारों ओर इकट्ठा हो जाना।

Hydroperitoneum (हाइड्रोपैरीटोनियम)— पर्युदर्या अथवा पैरीटोनियम-गुहा में तरल का संचित होना, जलोदर, जलपर्युदर्या।

Hydroperoxide (हाइड्रोपराक्सॉइड)—Hydrogen peroxide.

Hydropexis (हाइड्रोपैक्सिस)— जल का ठहर जाना अथवा स्थिर हो जाना।

Hydrophil (हाइड्रोफिल)— जल अथवा नमी को सोखने वाला पदार्थ।

Hydrophilia (हाइड्रोफीलिया)— जल का अवशोषण करने का गुण, जलरागिता।

Hydrophilic (हाइड्रोफीलिक)— आर्द्रताग्राही, जलरागी, जल अथवा नमी का शीघ्र ही अवशोषण करने वाला।

Hydrophilism (हाइड्रोफीलिज़्म)— Hydrophilia.

Hydrophilous (हाइड्रोफीलस)— Hydrophilic. Hygroscopic.

Hydrophobia (हाइड्रोफोबिया)—1. जलातंक, जलभीति (जल का रोगोत्पादक भय) 2. अलर्क या रेबीज़ अर्थात् पागल कुत्ते या अन्य जन्तु के काटने के फलस्वरूप उत्पन्न एक संक्रामक रोग।

Hydrophobic (हाइड्रोफोबिक)— जलातंक अथवा अलर्क (रेबीज़) सम्बन्धी।

Hydrophobophobia (हाइड्रोफोबोफोबिया)— जलातंक (अलर्क या रेबीज़) ग्रहण करने का रोगोत्पाक भय।

Hydrophthalmia (हाइड्रोफ्थैल्मिया)— Hydrophthalmos.

Hydrophthalmos (हाइड्रोफ्थैल्मोस)— नेत्रगोलक के भीतर तरल के संचित हो जाने से इसका फूल जाना, नेत्रगोलक शोफ।

Hydrophthalmus (हाइड्रोफ्थैल्मस)— Hydrophthalmos.

Hydrophysometra (हाइड्रोफाइज़ोमीट्रा)— गर्भाशय में जल एवं गैस का पाया जाना, जलवातगर्भाशयविस्फार।

Hydropic (हाइड्रोपिक)— जलशोफ सम्बन्धी अथवा जलशोफ से ग्रस्त।

Hydropneumatosis (हाइड्रोन्यूमेटोसिस)— ऊतकों में तरल एवं गैस का पाया जाना जिससे शोफ एवं वातस्फीति दोनों होते हैं, जलवातवक्ष।

Hydropneumogony (हाइड्रोन्यूमोगोनी)— किसी सन्धि में रिसाव का पता लगाने के लिए उसमें वायु का इन्जैक्शन लगाना।

Hydropneumopericardium (हाइड्रोन्यूमोपैरी-कार्डियम)— हृदयावरण में तरल एवं गैस का पाया जाना।

Hydropneumoperitoneum (हाइड्रोन्यूमोपैरीटोनियम) — पैरीटोनियम-गुहा में तरल एवं गैस का पाया जाना।

Hydropneumothorax (हाइड्रोन्यूमोथौरेक्स)— फुफ्फुसावरणी गुहा में तरल एवं गैस की विद्यमानता, जलवातवक्ष।

Hydroposia (हाइड्रोपोसिया)— पानी पीना।

Hydrops, Hydropsy (हाइड्रॉप्स, हाइड्रॉप्सी)— जलशोफ या शोफ। ऊतकों अथवा शरीर की किसी गुहा में अत्यधिक मात्रा में सीरमी तरल का संचित हो जाना, उदाहरण के लिए–रक्ताधिक्ययुक्त हृद्पात में शरीर के निचले भाग में शोफ होना तथा जलोदर अर्थात् उदर-गुहा में सीरमी तरल का संचित होना।

Hydropyonephrosis (हाइड्रोपायोनैफ्रोसिस)— वृक्कीय श्रोणि में पस एवं मूत्र का पाया जाना।

Hydrorchis (हाइड्रोर्किस)— Hydrocele.

Hydrorheostat (हाइड्रोरिह्योस्टेट)— ऐसा धारा-नियन्त्रक जिसमें जल के द्वारा विद्युत् धारा के प्रवाह में प्रतिरोध उपलब्ध कराया जाता है।

Hydrorrhachis (हाइड्रोरैह्चिस)— Hydromyelia.

Hydrorrhachitis (हाइड्रोरैह्चाइटिस)— सुषुम्ना रज्जु का शोथ जिसमें सीरमी रिसाव होता है।

Hydrorrhea (हाइड्रोरिह्या)— शरीर के किसी भी भाग से जैसे नाक से प्रचुर मात्रा में जलीय स्राव निकलना, जलस्राव।

Hydrorrhea gravidarum (हाइड्रोरिह्या ग्रेवीडेरम)— गर्भावस्था में योनि से जलीय स्राव निकलना, सगर्भ जलस्राव।

Hydrosalpinx (हाइड्रोसैल्पिक्स)— डिम्ब वाहिनी में जलीय तरल का संचयन, जल-डिम्बवाहिनी।

Hydrosarca (हाइड्रोसार्का)— Anasarca.

Hydrosarcocele (हाइड्रोसार्कोसील)— जलवृषण एवं वृषणमांसार्बुद दोनों का साथ होना, जलवृषणमांसार्बुद।

Hydroscheocele (हाइड्रोस्कियोसील)— वृषण का बहिःसरण जिसमें तरल होता है।

Hydrosis (हाइड्रोसिस)— Hidrosis.

Hydrosol (हाइड्रोसोल)— एक घोल जिसमें परिक्षेपण माध्यम जल होता है, जलविलेय।

Hydrosphygmograph (हाइड्रोस्फाइग्मोग्राफ)— एक स्पन्दनलेखी जिसमें नाड़ी स्पन्द जल स्तम्भ से होकर अभिलेखी में संचारित होता है।

Hydrostat (हाइड्रोस्टेट)— किसी पात्र में जल स्तर को पहले

से निश्चित किसी स्तर पर धारण करने के लिए प्रयोग में लाया जाने वाला एक उपकरण।

Hydrostatic (हाइड्रोस्टेटिक)— साम्यावस्था में रहने वाले द्रवों के दबाव से सम्बन्धित, द्रवस्थैतिक।

Hydrostatics (हाइड्रोस्टेटिक्स)— तरलों के साम्यावस्था में रहने पर उनके गुणों का अध्ययन।

Hydrostomia (हाइड्रोस्टोमिया)— थूक आना, मुख में बहुत अधिक तरलों का स्रवित होना।

Hydrosudotherapy (हाइड्रोस्यूडोथिरैपी)— पसीना लाकर तथा जल प्रयोग द्वारा रोगों की चिकित्सा करना।

Hydrosyringomyelia (हाइड्रोसिरिन्जोमाइलिया)— सुषुम्ना रज्जु की केन्द्रीय नली का विस्फारण एवं उसमें असामान्य रूप से तरल का संचित होना तथा सुषुम्ना रज्जु के पदार्थ में तरल से भरी गुहाओं का बनना, जलमेरूरज्जुता।

Hydrotaxis (हाइड्रोटैक्सिस)—जल अथवा नमी की ओर अथवा उससे दूर गति करना, जलगतिका।

Hydrotherapeutic (हाइड्रोथिराप्यूटिक)— Hydriatric.

Hydrotherapeutics (हाइड्रोथिराप्यूटिक्स)— जल-चिकित्सा पद्धति।

Hydrotherapist (हाइड्रोथिरापिस्ट)— जल-चिकित्सा पद्धति में प्रैक्टिस करने वाला व्यक्ति।

Hydrotherapy (हाइड्रोथिरैपी)— जल का प्रयोग करके रोगों की चिकित्सा करना, जल-चिकित्सा।

Hydrothermal (हाइड्रोथर्मल)— गर्म पानी से सम्बन्धित।

Hydrothermic (हाइड्रोथर्मिक)— गर्म किए गए जल के प्रभाव से सम्बन्धित।

Hydrothionemia (हाइड्रोथायोनीमिया)— रक्त में हाइड्रोजन सल्फाइड की विद्यमानता।

Hydrothionuria (हाइड्रोथायोनूरिया)— मूत्र में हाइड्रोजन सल्फाइड की विद्यमानता।

Hydrothorax (हाइड्रोथौरैक्स)— फुफ्फुसावरणी गुहा में सीरमी तरल का इकट्ठा हो जाना, जलवक्ष।

Hydrotis (हाइड्रोटिस)— अन्तःकर्ण अथवा मध्य कर्ण में सीरमी रिसाव होना, जलकर्ण।

Hydrotomy (हाइड्रोटॉमी)— ऊतक-विज्ञान में, पानी का इन्जैक्शन लगा कर ऊतकों को चीर देना।

Hydrotropism (हाइड्रोट्रॉपिज़्म)— नमी में पेड़-पौधों की वृद्धि होना ऋणात्मक अथवा नमी के अभाव में वृद्धि होना धनात्मक हाइड्रोट्रापिज़्म। जलानुवर्तिता।

Hydrotubation (हाइड्रोट्यूबेशन)— डिम्ब वाहिनियों को विस्फारित करने अथवा उनकी चिकित्सा करने के लिए गर्भाशयग्रीवा से गुजार कर गर्भाशय एवं डिम्ब वाहिनियों में किसी तरल औषधि या सैलाइन घोल का इन्जैक्शन लगाना, जलनलीकरण।

Hydrotympanum (हाइड्रोटिम्पैनम)— मध्य कर्ण में सीरमी द्रव का इकट्ठा हो जाना।

Hydroureter (हाइड्रोयूरेटर)— अवरोध उत्पन्न हो जाने के कारण मूत्र अथवा जलीय तरल से गवीनी या मूत्र नली का फूल जाना, जल-गवीनी।

Hydroureteronephrosis (हाइड्रोयूरेट्रोनेफ्रोसिस)— Ureterohydronephrosis.

Hydrous (हाइड्रस)— जल युक्त।

Hydrovarium (हाइड्रोवेरियम)— डिम्बग्रन्थि में तरल का इकट्ठा हो जाना, जलडिम्बाशयता।

Hydruria (हाइड्रूरिया)— मूत्र का अत्यधिक बनना एवं उसका विसर्जन होना जिसका विशिष्ट गुरुत्व कम होता है, उदकमेह।

Hygieiology (हाइजियोलॉजी)— स्वास्थ्य एवं स्वच्छता का विज्ञान।

Hygieist (हाइजिस्ट)— Hygienist.

Hygiene (हाइजीन)— स्वास्थ्य एवं इसे सुरक्षित रखने की विधियों का अध्ययन, स्वास्थ्य-विज्ञान।

Hygienic (हाइजीनिक)— स्वास्थ्य-विज्ञान सम्बन्धी, स्वास्थ्यकर, स्वस्थ।

Hygienist (हाइजीनिस्ट)— स्वास्थ्य-विज्ञान-विशेषज्ञ।

Hygienization (हाइजीनाइज़ेशन)— सफाई रखना एवं स्वास्थ्य के नियमों को स्थापित करना।

Hygric (हाइग्रिक)— नमी से सम्बन्धित।

Hygro- (हाइग्रो-)— नमी के साथ होने वाले सम्बन्ध को संकेतिक करने वाला उपसर्ग।

Hygroblepharic (हाइग्रोब्लेफैरिक)— कोई भी रचना जैसे अश्रु-ग्रन्थि अथवा कोई साधन जो आँख को नम बनाता है।

Hygroma (हाइग्रोमा)— एक कोश, पुटी अथवा श्लेषपुटी जिसमें तरल भरा होता है; लसपुटी।

Hygrometer (हाइग्रोमीटर)— वायु में नमी की मात्रा को मापने वाला यन्त्र, आर्द्रतामापी।

Hygrometry (हाइग्रोमीटरी)— वायु की नमी को मापना, आर्द्रतामापन।

Hygrophobia (हाइग्रोफोबिया)— सीलन या नमी का विकृत भय।

Hygroscopic (हाइग्रोस्कोपिक)— नमी का शीघ्रता से अवशोषण करने वाला, आर्द्रताग्राही।

Hygroscopy (हाइग्रोस्कोपी)— Hygrometry.

Hygrostomia (हाइगग्रेस्टोमिया)— थूक अधिक आना, अतिलालास्राव।

Hyl-, Hylo- (हाइल-, हाइलो-)— लकड़ी अथवा द्रव्य को प्रदर्शित करने वाले उपसर्ग।

Hyla (हाइला)— प्रमस्तिष्कीय कुल्या का एक पार्श्वीय प्रसार।

Hylephobia (हाइलेफोबिया)— जंगलों का विकृत भय।

Hymen (हाइमन)— योनि द्वार को आंशिक अथवा पूर्ण रूप से ढकने वाली श्लेष्मिक कला की एक परत, योनिच्छद। यह निम्न प्रकार की हो सकती है–

Annular hymen (एन्यूलर हाइमन)— ऐसा योनिच्छद जिसके केन्द्र में अँगूठी के आकार का एक छिद्र होता है।

Biforis hymen (बाइफोरिस हाइमन)— योनिच्छद जिसमें दो समानान्तर छिद्र होते हैं जिनके बीच में एक मोटा पट होता है।

Cribriform hymen (क्रिब्रीफोर्म हाइमन)— योनिच्छद जिसमें बहुत से छोटे-छोटे छिद्र होते हैं।

Imperforate hymen, Unruptured hymen (इमपर्फोरेट हाइमन, अनरपचर्ड हाइमन)— ऐसा योनिच्छद जिसमें कोई छिद्र नहीं होता।

Lunar hymen (ल्यूनर हाइमन)— चन्द्राकार योनिच्छद।

Ruptured or perforated hymen (रपचर्ड या पर्फोरेटेड हाइमन)— ऐसा योनिच्छद जो सम्भोग से, आघात पहुँचने से अथवा शल्य-कर्म द्वारा फट गया है।

Hymenal (हाइमनल)— योनिच्छद सम्बन्धी।

Hymenectomy (हाइमेनेक्टॉमी)— शल्य-क्रिया द्वारा योनिच्छद को काटकर निकाल देना, योनिच्छद-उच्छेदन।

Hymenitis (हाइमेनाइटिस)— योनिच्छदशोथ।

Hymenoid (हाइमनॉयड)— 1. योनिच्छद के समान 2. झिल्लीनुमा।

Hymenolepiasis (हाइमेनोलैपिएसिस)— हाइमेनोलैपिस वंश के फीताकृमि द्वारा संक्रमण।

Hymenolepis (हाइमेनोलैपिस)— फीताकृमियों का सबसे बड़ा वंश।

Hymenology (हाइमेनोलॉजी)— झिल्लियों एवं उनके रोगों का विज्ञान, योनिच्छदविज्ञान।

Hymenorrhaphy (हाइमेनोरैह्फी)— योनि को आंशिक रूप से अथवा पूर्णतया बन्द करने के लिए विदीर्ण अथवा फटे हुए योनिच्छद की सिलाई करना।

Hymenotome (हाइमेनोटोम)— झिल्लियों को विभाजित करने लिए प्रयोग में लाया जाने वाला एक चाकू।

Hymenotomy (हाइमेनोटॉमी)— योनिच्छद में चीरा लगाना, योनिच्छदछेदन।

Hyo- (हॉय-)— कण्ठिका अस्थि के साथ सम्बन्ध को संकेतिक करने वाला उपसर्ग।

Hyobasioglossus (हायोबेसियोग्लोसस)— हॉयोग्लोसल पेशी का कण्ठिका अस्थि से संलग्न रहने वाला भाग।

Hyoepiglottic, Hyoepiglottidean (हायोइपिग्लोटिक, हायोइपिग्लोटीडियन)— कण्ठिका या हॉयड हड्डी एवं कण्ठच्छद सम्बन्धी, कण्ठिका-कण्ठच्छदीय।

Hyoepiglottidean (हायोइपीग्लोटीडियन)— Hyoepiglottic.

Hyoglossal (हायोग्लोसल)— कण्ठिका अस्थि एवं जिह्वा सम्बन्धी, अथवा हायोग्लोसस पेशी से सम्बन्धित; कण्ठिकाजिह्वा-।

Hyoglossus (हायोग्लोसस)— जिह्वा की एक पेशी जिसका उद्‌गम कण्ठिका अस्थि के काय एवं बृहत् शृंग से होता है तथा जिह्वा के पृष्ठ तल पर निवेशन होता है। यह जिह्वा के पार्श्व को पीछे को एवं नीचे को खींचती है।

Hyoid (हॉयड)— अंग्रेजी के अक्षर U के आकार का या घोड़े के नाल के आकार का, कण्ठिका।

Hyoid bone (हॉयड बोन)— जिह्वा के आधार पर स्थित घोड़े के नाल के आकार की हड्डी, कण्ठिका अस्थि।

Hyomandibular (हायोमैन्डीबुलर)— हॉयड एवं मैन्डीबिल दोनों हड्डियों से सम्बन्धित, कण्ठिका-अधोहनु–

Hyopharyngeus (हायोफैरिन्जीयस)— ग्रसनी या गले की मध्यम संकीर्णक पेशी।

Hypacousia, Hypacusia, Hypacusis (हाइपेकाऊसिया, हाइपेकूसिया, हाइपेकूसिस)— सुनाई कम देना, अल्पश्रवणता।

Hypalbuminemia (हाइपैल्ब्युमिनीमिया)— Hypoalbuminemia.

Hypalbuminosis (हाइपेल्ब्युमिनोसिस)— शरीर में एल्ब्युमिन की कमी होना।

Hypalgesia (हाइपैल्जेसिया)— दर्द की अनुभूति कम होना, अल्पसंवेदिता।

Hypalgesic, Hypalgetic (हाइपैल्जेसिक, हाइपैल्जेटिक) — अल्पसंवेदिता से सम्बन्धित अथवा जिसे दर्द की अनुभूति कम होती है।

Hypalgia (हाइपैल्जिया)— Hypalgesia.

Hypamnios (हाइपैम्नियोज़)— उल्व-तरल या उल्वोदक की कमी होना, अल्पोल्वोदकता।

Hypanakinesia (हाइपेनेकाइनेसिया)— Hypanakinesis.

Hypanakinesis (हाइपेनेकाइनेसिस)— Hypokinesia.

Hypaphrodisia (हाइपैफ्रोडिसिया)—कामेच्छा का कम हो जाना।

Hyparterial (हाइपार्टीरियल)— किसी धमनी से नीचे स्थित, अधोधमनी।

Hypaxial (हाइपैक्सियल)— शरीर के लम्ब-अक्ष के नीचे स्थित, निम्नाक्षकीय।

Hypazoturia (हाइपेज़ोटूरिया)— Hypoazoturia.

Hypencephalon (हाइपेन्सिफैलान)— मध्यमस्तिष्क, पोन्स एवं मेडुला ऑब्लांगेटा।

Hypengyophobia (हाइपेनगायोफोबिया)— उत्तरदायित्व का विकृत भय।

Hyper- (हाइपर-)— एक उपसर्ग जिसका अर्थ ऊपर, अत्यधिक अथवा बढ़ा हुआ होता है, अति।

Hyperabduction (हाइपरएब्डक्शन)— Superabduction.

Hyperabsorption (हाइपरएब्ज़ॉर्पशन)— आँत से किसी पदार्थ का अवशोषण बढ़ जाना।

Hyperacid (हाइपरएसिड)— जिसमें अम्ल अधिक होता है, अत्यम्ल।

Hyperacidaminuria (हाइपरएसिडेमिनूरिया)— मूत्र में अधिक मात्रा में अमीनों अम्लों का पाया जाना।

Hyperacidity (हाइपरएसिडिटी)— आमाशय में अधिक मात्रा में अम्ल का पाया जाना, जठर अत्यम्लता।

Hyperactive (हापरएक्टिव)— अतिसक्रियता से सम्बन्धित अथवा अति सक्रियता वाला।

Hyperactivity (हाइपरएक्टीविटी)— अतिसक्रियता, अत्यधिक क्रियाशीलता।

Hyperacuity (हाइपरएक्यूटी)— विशिष्ट ज्ञान जैसे सुनने अथवा देखने की बढ़ी हुई तीक्ष्णता।

Hyperacusia (हाइपरेकुसिया)— Hyperacusis.

Hyperacusis (हाइपरेकुसिस)— ध्वनि के प्रति अत्यधिक संवेदनशीलता, श्रवण-अतिसंवेदिता।

Hyperacute (हाइपरएक्यूट)— अति तीक्ष्ण अथवा अति तीव्र।

Hyperadenosis (हाइपरेडीनोसिस)— ग्रन्थियों की वृद्धि होना, अतिग्रन्थिलता।

Hyperadiposis, Hyperadiposity (हाइपरएडिपोसिस, हाइपरएडिपोज़िटी)— अत्यधिक मोटापा, अतिमेदता।

Hyperadiposity (हाइपरएडिपोज़िटी)— Hyperadiposis.

Hyperadrenalcorticalism (हाइपरएड्रीनलकोर्टिका-लिज़्म)— Hypercorticoidism.

Hyperadrenalism (हाइपरेड्रीनालिज़्म)— एड्रीनल ग्रन्थि से अधिक स्राव निकलना, अत्यधिकवृक्कता।

Hyperadrenia (हाइपरेड्रीनिया)— Hyperadrenalism.

Hyperadrenocorticalism (हाइपरेड्रीनोकोर्टिकालिज़्म) — एड्रीनल ग्रन्थि के कॉर्टेक्स से अधिक स्राव का निकलना, अत्यधिकवृक्क-प्रान्तस्थारुग्णता।

Hyperalbuminemia (हाइपरएल्ब्युमिनीमिया)— रक्त में अधिक मात्रा में एल्ब्युमिन की विद्यमानता।

Hyperalbuminosis (हाइपरएल्ब्युमिनोसिस)— Hyperalbuminemia.

Hyperaldosteronism (हाइपरेल्डोस्टेरोनिज़्म)— एड्रीनल ग्रन्थि से अधिक एल्डोस्टेरोन का उत्पन्न होना।

Hyperalgesia (हाइपरेल्जेसिया)— Hyperalgia.

Hyperalgesic (हाइपरेल्जेसिक)— वेदना के प्रति अतिसंवेदिता से सम्बन्धित, अत्यार्ति सम्बन्धी।

Hyperalgia (हाइपरेल्जिया)— वेदना के प्रति संवेदनशीलता बढ़ जाना अर्थात् दर्द बहुत महसूस होना, अत्यार्ति।

Hyperalimentation (हाइपरएलीमेन्टेशन)— 1. उचित मात्रा से अधिक मात्रा में पोषक पदार्थों को ग्रहण करना अथवा इनको रोगी को देना, अतिपोषता। 2. बहुत बीमार रोगियों अथवा आँतों के रोग से पीड़ित व्यक्तियों को अन्तःशिराभ मार्ग द्वारा सभी पोषक पदार्थों को देना।

Hyperalkalinity (हाइपरएल्केलीनिटी)— अधिक क्षारता का होना।

Hyperaminoacidemia (हाइपरअमीनोएसिडीमिया)— रक्त में अधिक मात्रा में अमीनो अम्लों का पाया जाना।

Hyperaminoaciduria (हाइपरएमिनोएसिडूरिया)— Aminoaciduria.

Hyperammonemia (हाइपरअमोनीमिया)— रक्त में अमोनिया का अधिक पाया जाना।

Hyperamylasemia (हाइपरेमाइलेसीमिया)— रक्त सीरम में एमाइलेस का अधिक पाया जाना, अतिएमाइलेसता।

Hyperanacinesia, Hyperanacinesis (हाइपरेनेसाइनीसिया, हाइपरेनेसाइनेसिस)— Hyperanakinesia.

Hyperanakinesia (हाइपरेनेकाइनीसिया)— Hyperanakinesis.

Hyperanakinesis (हाइपरेनेकाइनेसिस)— किसी अंग का अत्यधिक कार्य अथवा गति सक्रियता।

Hyperaphia (हाइपरेफिया)— स्पर्श करने के प्रति अत्यधिक संवेदनशीलता, अतिस्पर्शसम्वेदिता।

Hyperaphic (हाइपरेफिक)— वह व्यक्ति जिसे स्पर्श करने पर अत्यधिक महसूस होता है, अतिस्पर्शसम्वेदी।

Hyperarousal (हाइपरएराऊज़ल)— मानसिक एवं शारीरिक तनाव की एक अवस्था जिसमें नींद नहीं आती, थकान होती है तथा दर्द सहन नहीं होता और व्यक्तित्व में परिवर्तन आ जाता है।

Hyperasthenia (हाइपरेस्थीनिया)— अत्यधिक कमजोरी।

Hyperazotemia (हाइपरेज़ोटीमिया)— रक्त में नाइट्रोजनी पदार्थों का पाया जाना।

Hyperazoturia (हाइपरेजोटूरिया)— मूत्र में अधिक नाइट्रोजनी पदार्थों जैसे यूरिया का अधिक पाया जाना।

Hyperbaric (हाइपरबेरिक)— सामान्य से अधिक भार, दाब अथवा विशिष्ट गुरुत्व पर।

Hyperbarism (हाइपरबेरिज़्म)— अधिक दाब के प्रति अनावृत होने की दशा अथवा वातावरणीय दाब से अधिक दाब से युक्त।

Hyperbilirubinemia (हाइपरबिलिरुबिनीमिया)— रक्त में बिलिरुबिन का अधिक पाया जाना, अतिबिलिरुबिनरक्तता।

Hyperbrachycephaly (हाइपरब्रेकीसिफैली)— सिर का अत्यधिक विषमानुपात में छोटा होना जिसका शीर्षी सूचकांक 85 से ऊपर होता है।

Hyperbradykininemia (हाइपरब्रेडीकाइनिनीमिया)— रक्त में अधिक ब्रेडीकाइनिन का पाया जाना।

Hyperbradykininism (हाइपरब्रेडीकाइनीनिज़्म)— रक्त में ब्रेडीकाइनिन का पाया जाना जिससे खड़े रहने पर सिस्टोलिक रक्त-चाप कम हो जाता है, डायस्टोलिक रक्त-चाप एवं हृदय गति बढ़ जाते हैं, त्वचा बैंगनी रंग की हो जाती है तथा पैरों पर नीललांछन उत्पन्न हो जाते हैं।

Hyperbulia (हाइपरबुलिया)— तीव्र इच्छा शक्ति।

Hypercalcemia (हाइपरकैल्सीमिया)— रक्त में कैल्सियम का अधिक पाया जाना, अतिकैल्सियमरक्तता।

Hypercalcinuria (हाइपरकैल्सीनूरिया)— Hypercalciuria.

Hypercalciuria (हाइपरकैल्सीयूरिया)— मूत्र में कैल्सियम का अधिक पाया जाना, अतिकैल्सियममेह।

Hypercalcuria (हाइपरकैल्कूरिया)— Hypercalciuria.

Hypercapnia (हाइपरकैप्निया)— रक्त में कार्बन-डाइऑक्साइड का अधिक पाया जाना।

Hypercarbia (हाइपरकार्बिया)— Hypercapnia.

Hypercardia (हाइपरकार्डिया)— हृदय की अतिवृद्धि होना।

Hypercatabolic (हाइपरकैटाबोलिक)— अति-अपचय से सम्बन्धित।

Hypercatabolism (हाइपरकैटाबोलिज़्म)— चयापचय में किसी पदार्थ या शरीर के ऊतक का अत्यधिक विघटन हो जाना जिससे शरीर का भार कम हो जाता है और वह क्षीण हो जाता है।

Hypercatharsis (हाइपरकैथारसिस)— विरेचकों (दस्तावरों) के देने के प्रत्युत्तर में बहुत अधिक दस्त आना, अतिमलोत्सर्जन।

Hypercathexis (हाइपरकैथेक्सिस)— किसी व्यक्ति की किसी वस्तु, व्यक्ति या योजना में अत्यधिक रुचि होना।

Hypercellularity (हाइपरसेल्युलरिटी)— कोशिकाओं की विशेषकर अस्थि मज्जा में कोशिकाओं की संख्या में वृद्धि, अतिकोशिकता।

Hypercementosis (हाइपरसिमेन्टोसिस)— दन्त मूलों के सिमेन्ट की अतिवृद्धि, अतिदन्तवल्कता।

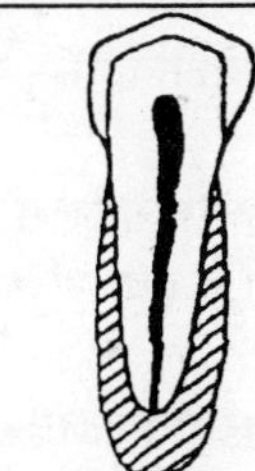

Fig. 232 : Hypercementosis
(दन्त-मूल के सिमेन्ट की अतिवृद्धि)

Hyperchloremia (हाइपरक्लोरीमिया)— रक्त में अत्यधिक मात्रा में क्लोराइडों का पाया जाना, अतिक्लोराइडता।

Hyperchlorhydria (हाइपरक्लोरहाइड्रिया)— आमाशयिक अथवा जठर रस में अत्यधिक हाइड्रोक्लोरिक अम्ल का पाया जाना, अतिहाइड्रोक्लोरिकाम्लता।

Hyperchloridation (हाइपरक्लोराइडेशन)— अत्यधिक सोडियम क्लोराइड (सामान्य लवण) ग्रहण करना।

Hyperchloruria (हाइपरक्लोरूरिया)— मूत्र में अत्यधिक क्लोराइडों का उत्सर्जन होना।

Hypercholesteremia (हाइपरकोलेस्ट्रीमिया)— रक्त में अधिक कोलेस्ट्रॉल की विद्यमानता, अतिकोलेस्ट्रॉलरक्तता।

Hypercholesterinemia (हाइपरकोलेस्ट्रीनीमिया)— Hypercholesteremia.

Hypercholesterolemia (हाइपरकोलेस्ट्रोलीमिया)— Hypercholesteremia.

Hypercholesterolemic (हाइपरकोलेस्ट्रोलीमिक)— अतिकोलेस्ट्रॉलरक्ती, जिसके रक्त में कोलस्ट्रॉल अधिक होता है।

Hypercholesterolia (हाइपरकोलेस्ट्रॉलिया)— बाइल अथवा पित्त में अत्यधिक कोलेस्ट्रॉल का पाया जाना।

Hypercholia (हाइपरकोलिया)— अत्यधिक पित्त या बाइल का बनना, अतिपित्तता, पित्ताधिक्य।

Hyperchromasia (हाइपरक्रोमेसिया)— Hyperchromatism.

Hyperchromatic (हाइपरक्रोमेटिक)— अत्यधिक वर्णकता से युक्त।

Hyperchromatic cell (हाइपरक्रोमेटिक सैल)— अधिक गाढ़ेपन के साथ अभिरंजित होने वाली कोशिका, अतिरजंक कोशिका।

Hyperchromatism (हाइपरक्रोमेटिज़्म)— 1. अत्यधिक वर्णकता 2. किसी भी संरचना की अभिरंजित होने की क्षमता का बढ़ जाना, अतिरंजकता।

Hyperchromatopsia (हाइपरक्रोमेटोप्सिया)—दोषयुक्त दृष्टि जिसमें सभी वस्तुएँ रंगीन दिखाई देती हैं।

Hyperchromatosis (हाइपरक्रोमेटोसिस)— Hyperchromatism.

Hyperchromia (हाइपरक्रोमिया)— Hyperchromatism.

Hyperchromic (हाइपरक्रोमिक)— 1. अत्यधिक वर्णकता से सम्बन्धित, अतिवर्णक 2. गाढ़ापन लिए हुए अभिरंजित।

Hyperchylia (हाइपरकाइलिया)— अत्यधिक आमाशयिक अथवा जठर-रस का स्रवित होना, अतिजठरस्राव।

Hyperchylomicronemia (हाइपरकाइलोमाइक्रोनीमिया) — रक्त में अधिक वसा कणों (काइलोमाइक्रोन) का पाया जाना।

Hypercinesia (हाइपरसाइनीज़िया)— Hyperkinesis.

Hypercinesis (हाइपरसाइनेसिस)— Hyperkinesis.

Hypercoagulability (हाइपरकौगुलेबिलिटी)— रक्त के जमने की क्षमता का बढ़ जाना, अतिस्कन्दनता।

Hypercoagulable (हाइपरकौगुलेबल)— वह व्यक्ति जिसके रक्त का स्कन्दन असामान्य रूप से बढ़ा होता है।

Hypercorticism (हाइपरकॉर्टिसिज़्म)— एड्रीनल ग्रन्थि के कॉर्टेक्स से अत्यधिक हार्मोनों का उत्पन्न होना।

Hypercorticoidism (हाइपरकोर्टिकॉयडिज़्म)— Hypercorticism.

Hypercortisolism (हाइपरकोर्टिसोलिज़्म)— Hyperadrenocorticalism.

Hypercrinism (हाइपरक्राइनिज़्म)— किसी भी अन्तःस्रावी ग्रन्थि की अत्यधिक सक्रियता के द्वारा उत्पन्न दशा।

Hypercryalgesia (हाइपरक्रायेल्जेसिया)— ठण्ड के प्रति अत्यधिक संवदेनशीलता, अतिशीतसंवदेनता।

Hypercryesthesia (हाइपरक्रायेस्थीसिया)— Hypercryalgesia.

Hypercupremia (हाइपरकुप्रीमिया)— रक्त में ताँबे का अधिक पाया जाना, अतिताम्ररक्तता।

Hypercupriuria (हाइपरकुप्रीयूरिया)— मूत्र में ताँबे का अधिक पाया जाना, अतिताम्रमेह।

Hypercyanosis (हाइपरसायनोसिस)— अत्यधिक श्यावता।

Hypercyanotic (हाइपरसायनोटिक)— अत्यधिक श्यावता वाला व्यक्ति, अतिश्याव।

Hypercyesis (हाइपरसाइसिस)— एक गर्भाशय में एक से अधिक भ्रूणों का पाया जाना।

Hypercythemia (हाइपरसाइथीमिया)— रक्त में लाल रक्त कोशिकाओं की संख्या का अत्यधिक होना, अतिलोहितकोशिकता।

Hypercytochromia (हाइपरसाइटोक्रोमिया)— रक्त कोशिकाओं के अभिरंजन की वर्धित तीव्रता।

Hypercytosis (हाइपरसाइटोसिस)— रक्त में श्वेत रक्त कोशिकाओं की संख्या का असामान्य रूप से बढ़ जाना, अतिश्वेतकोशिकारक्तता।

Hyperdactylia (हाइपरडैक्टाइलिया)— हाथ अथवा पैर में अधिसंख्य अँगुलियों का होना, बहु-अगुँलिता।

Hyperdactyly (हाइपरडैक्टाइली)— Hyperdactylia.

Hyperdefecation (हाइपरडैफीकेशन)— बार-बार मल-त्याग होना परन्तु मल का कुल भार सामान्य से अधिक नहीं होता। इसे अतिसार (दस्त आना) नहीं समझा जाता।

Hyperdicrotic (हाइपरडाइक्रोटिक)— असामान्य रूप से द्विस्पन्दी, अतिद्विस्पन्दी।

Hyperdicrotism (हाइपरडाइक्रोटिज़्म)— अत्यधिक द्विस्पन्दन होना।

Hyperdiploid (हाइपरडिप्लॉयड)— द्विगुणित संख्या से अधिक संख्या में गुणसूत्रों से युक्त।

Hyperdipsia (हाइपरडिप्सिया)— प्यास अधिक लगना।

Hyperdistention (हाइपरडिस्टैन्शन)— अत्यधिक फुलाव।

Hyperdiuresis (हाइपरडायूरेसिस)— अत्यधिक मूत्र विसर्जित होना, अतिमूत्रता, मूत्राधिक्य।

Hyperdontial (हाइपरडोन्टियल)— सामान्य संख्या से अधिक संख्या में दाँतों का पाया जाना।

Hyperdynamia (हाइपरडाइनेमिया)— पेशियों की अत्यधिक सक्रियता।

Hypereccrisia, Hypereccrisis (हाइपरेक्राइसिया, हाइपरेक्राइसिस)— असामान्य मात्रा में विसर्जन।

Hyperechema (हाइपरेकीमा)— श्रवण संवेदनाओं का बढ़ जाना, अतिश्राव्यता।

Hyperechoic (हाइपरइकोइक)— 1. अल्ट्रासोनोग्राफी में, उस सामग्री से सम्बन्धित जिससे उच्चतर आयाम की प्रतिध्वनियाँ उत्पन्न होती हैं। 2. किसी अल्ट्रासाउण्ड प्रतिबिम्ब में उस क्षेत्र को बताने वाला जिसमें प्रतिध्वनियाँ सामान्य से अधिक शक्तिशाली होती हैं।

Hyperekplexia (हाइपरएकप्लैक्सिया)— एक आनुवंशिक विकार जिसमें ऐसे उद्दीपनों विशेष रूप से श्रवणीय उद्दीपनों के प्रति जिनका पहले से कोई ज्ञान नहीं होता और जो बहुत भयानक होते हैं, रक्षात्मक प्रतिक्रियायें होती हैं जैसे पीड़ित व्यक्ति चिल्लाता है, उसके शरीर में झटके आते हैं, वह कूद जाता है और गिर पड़ता है।

Hyperelastosis (हाइपरएलास्टोसिस)— अत्यधिक लचीलापन, अतिप्रत्यास्थता।

Hyperemesis (हाइपरेमेसिस)— अत्यधिक उल्टियाँ होना, अतिवमन।

Hyperemesis gravidarum (हाइपरेमेसिस ग्रेवीडेरम)— गर्भावस्था में होने वाली अत्यधिक उल्टियाँ, गर्भिणी अतिवमन।

Hyperemetic (हाइपरेमेटिक)— जिसे उल्टियाँ बहुत होती हैं, अतिवामक।

Hyperemia (हाइप्रीमिया)— रक्ताधिक्य अथवा शरीर के किसी भाग में रक्त का अधिक हो जाना, त्वचा की लाली से जिसका पता चलता है ; अतिरक्तता।

Hyperemic (हाइपरेमिक)— अतिरक्तता से सम्बन्धित, अतिरक्तक।

Hyperemization (हाइपरेमाइज़ेशन)— चिकित्सा के उद्देश्यों से कृत्रिम रूप से अतिरक्तता उत्पन्न करना।

Hyperemotivity (हाइपरेमोटीविटी)— उद्दीपनों के प्रति अति अनुक्रिया।

Hyperencephalus (हाइपरेनसिफैलस)— ऐसा भ्रूण जिसका कपाल-गुम्बज गायब रहता है तथा मस्तिष्क अनावृत हो जाता है।

Hyperencephaly (हाइपरएन्सिफैली)— भ्रूण में कपालीय गुम्बज के विकास में उत्पन्न एक दोष जिससे अपर्याप्त रूप से विकसित मस्तिष्क अनावृत हो जाता है।

Hypereosinophilia (हाइपरइओसिनोफीलिया)— रक्त में इओसिनोफिलों की संख्या में अत्यधिक वृद्धि हो जाना, अतिइओसिनरक्तता।

Hyperepinephrinemia (हाइपरइपीनेफ्रीनीमिया)— रक्त में अधिक मात्रा में इपीनेफ्रीन का पाया जाना।

Hyperequilibrium (हाइपरेक्वीलिब्रियम)— जरा-सा घूम जाने पर ही चक्कर आने की अत्यधिक प्रवृत्ति।

Hypererethism (हाइपरेरेथिज़्म)— अत्यधिक क्षोभ्यता अथवा चिड़चिड़ापन।

Hyperergasia (हाइपरेर्गेसिया)— अत्यधिक क्रियात्मक सक्रियता, अतिक्रियात्मकता।

Hyperergia (हाइपरेर्गिया)— 1. Hyperergasia. 2. Hyperergy.

Hyperergic (हाइपरेर्जिक)— अतिसुग्राहिता अथवा अत्यन्त तीव्र एलर्जी से सम्बन्धित।

Hyperergy (हाइपेरेर्गी)— एलर्जेन के प्रति अतिसुग्राहिता अथवा अत्यन्त तीव्र एलर्जी।

Hypererythrocythemia (हाइपरइरिथ्रोसाइथीमिया)— Hypercythemia.

Hyperesophoria (हाइपरेसोफोरिया)— दृष्टि-अक्ष का ऊपर एवं अन्दर की ओर घूम जाना।

Hyperesthesia (हाइपरेस्थीसिया)— उद्दीपन जैसे वेदना अथवा स्पर्श के प्रति बढ़ी हुई सम्वेदनशीलता, अतिसंवेदिता जैसे ध्वनि अथवा श्रवणीय अतिसंवेदिता—ध्वनि के प्रति बढ़ी हुई सम्वेदनशीलता, स्वाद-अतिसंवेदिता–स्वाद के प्रति बढ़ी हुई सम्वेदनशीलता, दृष्टि-अतिसंवेदिता–प्रकाश के प्रति बढ़ी हुई सम्वेदनशीलता, स्पर्श-अतिसंवेदिता—स्पर्श के प्रति बढ़ी हुई सम्वेदनशीलता।

Hyperesthetic (हाइपरेस्थेटिक)— अतिसंवेदिता से सम्बन्धित, अतिसंवेदनशील।

Hypereuryprosopic (हाइपरयूरीप्रोसोपिक)— बहुत नीचे के तथा चौड़े चेहरे से सम्बन्धित अथवा ऐसे चेहरे से युक्त।

Hyperexcitability (हाइपरेक्साइटाबिलिटी)— अतिउत्तेज्यता, अत्यधिक उत्तेजनशीलता।

Hyperexophoria (हाइपरैक्सोफोरिया)— दृष्टि-अक्ष का ऊपर एवं बाहर की ओर घूम जाना।

Hyperextension (हाइपरैक्सटेन्शन) — अत्यधिक प्रसार।

Hyperferremia (हाइपरफेरेमिया)— रक्त में अत्यधिक मात्रा में लोहे का पाया जाना।

Hyperfibrinogenemia (हाइपरफाइब्रिनोजीनीमिया)— रक्त में अधिक फाइब्रिनोजन की विद्यमानता, अतिफाइब्रिनोजनरक्तता।

Hyperfibrinolysis (हाइपरफाइब्रिनोलाइसिस)— फाइब्रिन का अत्यधिक अपघटन होना, अतिफाइब्रिनलयन।

Hyperflexion (हाइपरफ्लैक्सन)— किसी सन्धि का बढ़ा हुआ आंकुचन।

Hyperfunction (हाइपरफंक्शन)— अत्यधिक सक्रियता, अतिकार्य, अतिक्रियता।

Hypergalactia (हाइपरगैलेक्टिया)— अत्यधिक दूध का बनना, अतिस्तन्यता।

Hypergalactosis (हाइपरगैलेक्टोसिस)— दूध का अत्यधिक स्राव होना।

Hypergammaglobulinemia (हाइपरगामाग्लोबुलिनीमिया) — रक्त में अधिक मात्रा में गामा ग्लोबुलिनों का पाया जाना।

Hyperganglionosis (हाइपरगैंग्लियोनोसिस)— तन्त्रिकाकोशिका का अतिविकसन।

Hypergenesis (हाइपरजेनेसिस)— अत्यधिक उत्पत्ति।

Hypergenetic (हाइपरजेनेटिक)— अत्यधिक उत्पत्ति से सम्बन्धित, अतिजननीय।

Hypergenitalism (हाइपरजेनाइटेलिज़्म)—जननांगों का अत्यधिक विकास।

Hypergeusesthesia, Hypergeusia (हाइपर-गीयूसेस्थीसिया, हाइपरगीयूसिया)— स्वाद-अनुभूति की अत्यधिक तीव्रता, स्वादाधिक्य।

Hypergia (हाइपर्जिया)— एलर्जनों के प्रति सम्वेदनशीलता का कम हो जाना।

Hypergic (हाइपर्जिक)— Hyperergic.

Hyperglandular (हाइपरग्लैण्डुलर)— अत्यधिक ग्रन्थि-स्रावों से युक्त, अतिग्रन्थिल।

Hyperglobulia (हाइपरग्लोबुलिया)— रक्त में अधिक लाल रक्त कोशिकाओं की विद्यमानता, अतिलोहितकोशिकता।

Hyperglobulinemia (हाइपरग्लोबुलिनीमिया)— रक्त में अत्यधिक ग्लोबुलिनों का पाया जाना।

Hyperglobulism (हाइपरग्लोबुलिज़्म)— Hyperglobulia.

Hyperglucagonemia (हाइपरग्लुकेगोनीमिया)— रक्त में अधिक ग्लूकेगोन का पाया जाना जैसा कि मधुमेह में होता है, अतिग्लूकेगोनरक्तता।

Hyperglycemia (हाइपरग्लाइसीमिया)— रक्त में शुगर का बढ़ जाना, अतिग्लूकोज़रक्तता।

Hyperglycemic (हाइपरग्लाइसीमिक)—1. अतिग्लूकोज़रक्तता से सम्बन्धित अथवा इससे ग्रस्त 2. रक्त शुगर स्तर को बढ़ाने वाला कारक।

Hyperglyceridemia (हाइपरग्लाइसेरीडीमिया)— रक्त में अत्यधिक ग्लाइसिराइड विशेषकर ट्राइग्लाइसिराइडों का पाया जाना।

Hyperglycinemia (हाइपरग्लाइसीनीमिया)— एक जन्मजात चयापचयी रोग जिसमें रक्त में अत्यधिक ग्लाइसीन होता है।

Hyperglycinuria (हाइपरग्लाइसीनूरिया)— मूत्र में अधिक ग्लाइसीन का पाया जाना।

Hyperglycogenolysis (हाइपरग्लाइकोजीनोलाइसिस)— जलअपघटन द्वारा अत्यधिक ग्लाइकोजन का ग्लूकोज़ में परिवर्तित होना जिससे शरीर में ग्लूकोज़ बहुत बढ़ जाता है, अतिग्लाइकोजनापघटन।

Hyperglycoplasmia (हाइपरग्लाइकोप्लाज़्मिया)— रक्त के प्लाज़्मा में अत्यधिक शुगर का पाया जाना।

Hyperglycorrhachia (हाइपरग्लाइकोरैह्किया)— प्रमस्तिष्कमेरु-द्रव में अत्यधिक शुगर का होना मस्तिष्कमेरूद्रवशर्कराधिक्य।

Hyperglycosemia (हाइपरग्लाइकोसीमिया)— Hyperglycemia.

Hyperglycosuria (हाइपरग्लाइकोसूरिया)— अति शर्करामेह।

Hypergnosia (हाइपरग्नोसिया)— किसी विचार की अत्यधिक अनुभूति होना।

Hypergonadism (हाइपरगोनाडिज़्म)— लिंग ग्रन्थियों की बढ़ी हुई क्रियात्मक सक्रियता जिससे कालपूर्व लैंगिक विकास होता है।

Hypergonadotropic (हाइपरगोनाडोट्रॉपिक)— गोनाडोट्रॉपिक हॉर्मोनों के उत्पादन अथवा उत्सर्जन को बताने वाला।

Hypergranulosis (हाइपरग्रेन्यूलोसिस)— अतिकेरेटिनता में बाह्यत्वचा की कणिकीय परत की मोटाई बढ़ जाना।

Hypergynecosmia (हाइपरगाइनीकोस्मिया)— परिपक्व स्त्री में द्वितीयक लैंगिक लक्षणों का अधिक विकास होना या युवा लड़की में उनका कालपूर्व विकास होना।

Hyperhedonia, Hyperhedonism (हाइपरहीडोनिया, हाइपरहीडोनिज़्म)— 1. किसी भी वस्तु में अत्यधिक प्रसन्नता अनुभव होना 2. असामान्य लैंगिक उत्तेजना।

Hyperhemoglobinemia (हाइपरहीमोग्लोबिनीमिया)— रक्त में अधिक हीमोग्लोबिन का पाया जाना।

Hyperheparinemia (हाइपरहिपैरिनीमिया)— रक्त में हिपैरिन की मात्रा बढ़ जाना।

Hyperhidrosis (हाइपरहाइड्रोसिस)— अत्यधिक पसीना आना, अतिस्वेदलता।

Hyperhydration (हाइपरहाइड्रेशन)— शरीर में पानी का बढ़ जाना, अत्युदकता, अतिजलमयता।

Hyperhydrochloria (हाइपरहाइड्रोक्लोरिया)— Hyperchlorhydria.

Hyperhydrochloridia (हाइपरहाइड्रोक्लोराइडिया)— Hyperchlorhydria.

Hyperhydropexy, Hyperhydropexis (हाइपरहाइड्रोपैक्सी, हाइपरहाइड्रोपैक्सिस)— ऊतकों में जल का स्थिरीकरण बढ़ जाना।

Hyperimmune (हाइपरइम्यून)— सीरम में अधिक मात्रा में विशिष्ट एण्टीबॉडियों से युक्त।

Hyperimmunity (हाइपरइम्यूनिटी)— उच्च रोगक्षमता होने की अवस्था।

Hyperimmunization (हाइपरइम्यूनाइज़ेशन)— बार-बार किसी एन्टिजन के इन्जैक्शन लगाकर उच्च श्रेणी की रोगक्षमता उत्पन्न करना।

Hyperimmunoglobulinemia (हाइपरइम्यूनोग्लोबुलिनीमिया)— सीरम में अत्यधिक इम्यूनोग्लोबुलिनों का विद्यमान रहना।

Hyperinfection (हाइपरइन्फैक्शन)— अत्यधिक संख्या वाले सूक्ष्मजीवों द्वारा उत्पन्न संक्रमण।

Hyperinflation (हाइपरइन्फ्लेशन)— किसी भी अंग विशेषकर फेफड़ों में वायु का बहुत भर जाना।

Hyperinosemia (हाइपरइनोसीमिया)— 1. रक्त के जमने की क्षमता बढ़ जाना 2. रक्त में अधिक फाइब्रिनोजन का पाया जाना।

Hyperinosis (हाइप्रीनोसिस)— रक्त में अधिक फाइब्रिनोजन का पाया जाना।

Hyperinsulinemia (हाइपरइन्सुलिनीमिया)— Hyperinsulinism.

Hyperinsulinism (हाइपरइन्सुलिनिज़्म)— रक्त में अधिक मात्रा में इन्सुलिन का पाया जाना, अतिइन्सुलिनता।

Hyperinvolution (हाइपरइन्वोल्यूशन)— बच्चे के जन्म के पश्चात् गर्भाशय का परिमाण में सामान्य से छोटा हो जाना, अतिप्रत्यावर्तन।

Hyperirritability (हाइपरइरीटेबिलिटी)— किसी उद्दीपन के प्रति बढ़ी हुई क्षोभ्यता, अतिक्षोभ्यता।

Hyperisotonic (हाइपरआइसोटॉनिक)— दो घोलों में से एक जिसका परासरणी दाब बढ़ा होता है।

Hyperkalemia, Hyperkaliemia (हाइपरकेलीमिया, हाइपरकेलाइमिया)— रक्त में पोटेशियम का अधिक पाया जाना।

Hyperkaluresis (हाइपरकैल्यूरेसिस)— पोटेशियम का मूत्र में अधिक मात्रा में उत्सर्जन होना।

Hyperkeratinization (हाइपरकेरेटीनाइज़ेशन)— केरेटिन के विकसित होने से बाह्यत्वचा का विशेषकर हथेली एवं तलुवे की बाह्यत्वचा का बहुत मोटा हो जाना।

Hyperkeratomycosis (हाइपरकेरेटोमाइकोसिस)— कवक-संक्रमण द्वारा बाह्यत्वचा की शृंगी परत की अतिवृद्धि।

Hyperkeratosis (हाइपरकेरेटोसिस)— बाह्यत्वचा की शृंगी परत अथवा आँख के कार्निया की अतिवृद्धि, अतिकेरेटिनता।

Hyperketonemia (हाइपरकीटोनीमिया)— रक्त में कीटोन पिण्डों का अधिक पाया जाना, अतिकीटोनरक्तता।

Hyperketonuria (हाइपरकीटोन्यूरिया)— मूत्र में अधिक कीटोन पिण्डों का पाया जाना, अतिकीटोनमेह।

Hyperketosis (हाइपरकीटोसिस)— शरीर में अत्यधिक कीटोन पिण्डों का बनना।

Hyperkinemia (हाइपरकाइनीमिया)— असामान्य रूप से बढ़ा हुआ हृदय-निकास।

Hyperkinesia, Hyperkinesis (हाइपरकाइनीसिया, हाइपरकाइनेसिस)— अत्यधिक बढ़ी हुई शारीरिक क्रियाशीलता, अतिगतिकता।

Hyperkinetic (हाइपरकाइनेटिक)— अति शारीरिक क्रियाशीलता अथवा अतिगतिकता से सम्बन्धित या अतिक्रियाशीलता अथवा अतिगतिकता वाला।

Hyperlactation (हाइपरलेक्टेशन)— दूध अधिक बनना, अतिस्तन्यता।

Hyperleukocytosis (हाइपरल्यूकोसाइटोसिस)— रक्त में श्वेत रक्त कोशिकाओं का संख्या में अत्यधिक बढ़ जाना, अतिश्वेतकोशिकारक्तता।

Hyperlexia (हाइपरलैक्सिया)— मन्द-बुद्धि वाले बच्चों में अपेक्षाकृत उन्नत पाठन योग्यता का पाया जाना।

Hyperlipemia (हाइपरलाइपीमिया)— रक्त में अत्यधिक मात्रा में वसा या चर्बी का होना, अतिवसारक्तता।

Hyperlipemic (हाइपरलाइपीमिक)— अतिवसारक्तता से सम्बन्धित अथवा उससे ग्रस्त, अतिवसारक्ती।

Hyperlipidemia (हाइपरलाइपिडीमिया)— प्लाज़्मा में विद्यमान किसी भी एक अथवा सभी लाइपिडों की सान्द्रता के बढ़ जाने के लिए प्रयोग में लाया जाने वाला एक सामान्य शब्द।

Hyperlipoidemia (हाइपरलाइपॉयडीमिया)— Hyperlipemia.

Hyperlipoproteinemia (हाइपरलाइपोप्रोटीनीमिया)— रक्त में अधिक लाइपोप्रोटीन का पाया जाना।

Hyperliposis (हाइपरलाइपोसिस)— रक्त अथवा ऊतकों में अधिक वसा या चर्बी का पाया जाना, अतिवसामयता।

Hyperlithuria (हाइपरलाइथूरिया)— मूत्र में अधिक मात्रा में लाइथिक (यूरिक) अम्ल का पाया जाना।

Hyperlogia (हाइपरलोगिया)— अत्यधिक बातें बनाना।

Hyperlordosis (हाइपरलॉर्डोसिस)— अत्यधिक अग्रकुब्जता।

Hyperlucent (हाइपरल्यूसैन्ट)— अति-अर्द्धपारदर्शक।

Hyperlysinemia (हाइपरलाइसीनीमिया) — रक्त में लाइसीन की मात्रा का बढ़ जाना।

Hypermagnesemia (हाइपरमैग्नीसीमिया)— मैग्नीशियम का रक्त सीरम में उच्च सान्द्रता में पाया जाना।

Hypermastia (हाइपरमेस्टिया)— स्तन ग्रन्थियों का अत्यधिक बढ़ जाना अथवा एक या अधिक अतिरिक्त स्तन ग्रन्थियों का पाया जाना, बृहद्स्तनता या बहुस्तनता।

Hypermature (हाइपरमेच्योर)— अधिक परिपक्व।

Hypermegasoma (हाइपरमेगासोमा)— शरीर का अत्यधिक बढ़ जाना।

Hypermelanosis (हाइपरमेलेनोसिस)— त्वचा में अत्यधिक मेलेनिन वर्णक का जमा हो जाना जो सामान्यतः गर्भावस्था में, जीर्ण वृक्कीय पात में, जीर्ण कण्डू में तथा ACTH-उत्पादक अर्बुदों आदि के द्वारा होता है।

Hypermenorrhea (हाइपरमेनोरिह्या)— अत्यधिक आर्तव-स्राव होना, अत्यार्तव।

Hypermetabolism (हाइपरमेटाबोलिज़्म)— बढ़ा हुआ चयापचय, अतिचयापचय।

Hypermetamorphosis (हाइपरमेटामोर्फोसिस)— अत्यधिक रचनात्मक या कार्यात्मक परिवर्तन होना।

Hypermetaplasia (हाइपरमेटाप्लेसिया)— एक प्रकार के ऊतक का दूसरे प्रकार के ऊतक में अत्यधिक रूपान्तरण होना जैसे उपास्थि का अस्थि में रूपान्तरण होना।

Hypermetria (हाइपरमीट्रिया)— अत्यधिक पेशीय सक्रियता।

Hypermetrope (हाइपरमीट्रोप)— वह व्यक्ति जिसे दूर की वस्तुएँ साफ दिखाई देती हैं, दूरदृष्टिक।

Hypermetropia (हाइपरमीट्रोपिया)— दूरदृष्टिता।

Hypermetropic (हाइपरमीट्रोपिक)— दूरदृष्टिता सम्बन्धी।

Hypermimia (हाइपरमीमिया)— बोलते समय बहुत अधिक हाव-भाव दिखाना।

Hypermnesia (हाइपरम्नेसिया)— अति स्मृति।

Hypermobility (हाइपरमोबीलिटी)— बढ़ी हुई गतिशीलता।

Hypermorph (हाइपरमॉर्फ)— वह व्यक्ति जिसकी खड़े होने की स्थिति में बैठने की ऊँचाई के अनुपात से अधिक ऊँचाई होती है।

Hypermotility (हाइपरमोटीलिटी)— असामान्य रूप से बढ़ी स्वतः गतिशीलता जैसे आँत की क्रमाकुंचन गतियों का बढ़ना, अतिगतिकता।

Hypermyatrophy (हाइपरमायाट्रॉफी) — किसी पेशी का असामान्य रूप से अपक्षय या शोष होना।

Hypermyesthesia (हाइपरमायेस्थीसिया)— पेशीय अतिसंवेदिता।

Hypermyotonia (हाइपरमायोटोनिया)— अत्यधिक पेशीय स्फूर्ति, अतिपेशीतानता।

Hypermyotrophy (हाइपरमायोट्रॉफी)— किसी पेशी का अत्यधिक विकसित होना, पेशी-अतिवृद्धि।

Hypernatremia (हाइपरनेट्रीमिया)— रक्त में सोडियम का अधिक पाया जाना, अतिसोडियमरक्तता।

Hyperneocytosis (हाइपरनियोसाइटोसिस)— रक्त में अपनी अपरिपक्व कोशिकाओं के साथ श्वेत रक्त कोशिकाओं का संख्या में बढ़ जाना।

Hypernephroid (हाइपरनैफ्रॉयड)— अधिवृक्क ग्रन्थि के समान अथवा अधिवृक्क ग्रन्थि के प्रकार का।

Hypernephroma (हाइपरनैफ्रोमा)— वृक्क का एक अर्बुद जिसकी रचना एड्रीनल ग्रन्थि के कॉर्टेक्स की रचना से मिलती-जुलती है।

Hyperneurotization (हाइपरन्युरोटाइज़ेशन)— किसी पेशी की शक्ति बढ़ाने के लिए इसमें किसी प्रेरक तन्त्रिका का निरोपण करना। (पैबन्द लगाना)

Hypernitremia (हाइपरनाइट्रीमिया)— रक्त में अधिक नाइट्रोजन का पाया जाना।

Hypernoia (हाइपरनोइया)— अत्यधिक मानसिक क्रियाशीलता।

Hypernutrition (हाइपरन्यूट्रीशन)— अधिक भोजन कराना।

Hyperonychia (हाइपरोनीकिया)— नाखूनों की अतिवृद्धि, अतिनखता।

Hyperope (हाइपरोप)— दूर-दृष्टिता वाला व्यक्ति, दूरदृष्टिक।

Hyperopia (हाइपरोपिया)— दूर-दृष्टिता; एक दृष्टि-दोष जिसमें नेत्र पर पहुँचने वाली प्रकाश की समानान्तर किरणें रेटिना के पीछे एक केन्द्र पर पहुँचती हैं जिसके परिणामस्वरूप दूर-दृष्टिता उत्पन्न होती है। दूरदृष्टिता।

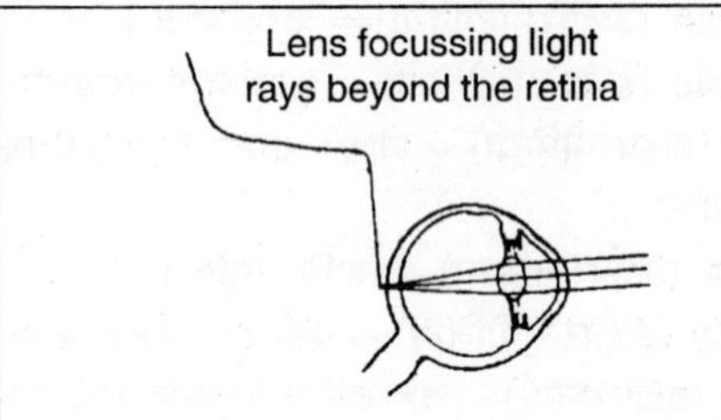

Fig. 233 : Hyperopia [far-sightedness] (दूर-दृष्टिता)

Hyperopic (हाइपरोपिक)— दूर-दृष्टिता से सम्बन्धित।

Hyperorality (हाइपरोरेलिटी)— ऐसी दशा जिसमें अनुपयुक्त वस्तुओं को मुख में रख लिया जाता है।

Hyperorchidism (हाइपरऑर्काइडिज़्म)— शुक्रग्रन्थियों की अत्यधिक क्रियात्मक सक्रियता, वृषण-अतिक्रियता।

Hyperorexia (हाइपरोरैक्सिया)— अत्यधिक भूख लगना, अतिक्षुधा।

Hyperorthocytosis (हाइपरआर्थोसाइटोसिस)—अपने विभिन्न रूपों के सामान्य अनुपात के साथ एवं अपरिपक्व श्वेत रक्त कोशिकाओं से रहित रक्त में श्वेत रक्त कोशिकाओं का बढ़ जाना।

Hyperosmia (हाइपरोस्मिया)— दुर्गन्ध के प्रति अत्यधिक सम्वेदनशीलता, अतिघ्राणसम्वेदिता।

Hyperosmolality (हाइपरऑस्मोलेलिटी)— शरीर के तरलों की बढ़ी हुई परासरणी सान्द्रता।

Hyperosmolarity (हाइपरऑस्मोलेरिटी)— किसी घोल जैसे रक्त में परासरणीय सक्रिय कणों की असामान्य रूप से बढ़ी हुई सान्द्रता।

Hyperosmotic (हाइपरऑस्मोटिक)— 1. बढ़े हुए परासरण से सम्बन्धित 2. किसी अन्य तरल की परासरणी सान्द्रता से अधिक परासरणी सान्द्रता वाला।

Hyperostosis (हाइपरऑस्टोसिस) — किसी अस्थि की अतिवृद्धि, अतिअध्यास्थिता।

Hyperostotic (हाइपरऑस्टोटिक)— किसी अस्थि की अतिवृद्धि से सम्बन्धित, अतिअध्यास्थिक।

Hyperovaria (हाइपरओवेरिया)—डिम्बग्रन्थियों के कालपूर्व विकास के परिणाम स्वरूप उनसे अत्यधिक लिंग हार्मोनों के स्रवित होने से युवा लड़कियों में कालपूर्व लैंगिक विकास होना।

Hyperovarianism (हाइपरोवेरियनिज़्म)— डिम्बग्रन्थियों से हार्मोनों का अत्यधिक स्राव होने से युवा लड़कियो में कालपूर्व लैंगिक विकास होना।

Hyperovulation (हाइपरोव्यूलेशन)— सामान्यतः हार्मोनो का प्रयोग करने की अनुक्रिया में अधिक संख्या में डिम्बों का उत्पादन होना।

Hyperoxaluria (हाइपरऑक्ज़ेलूरिया)— मूत्र में अधिक ऑक्ज़ेलेटों का पाया जाना।

Hyperoxemia (हाइपरऑक्सीमिया)— रक्त की अत्यधिक अम्लता।

Hyperoxia (हाइपरोक्सिया)— रक्त में ऑक्सीजन का बढ़ जाना, अतिऑक्सीयता।

Hyperoxidation (हाइपरॉक्सीडेशन)—अत्यधिक ऑक्सीकरण होना।

Hyperoxygenation (हाइपरॉक्सीजिनेशन)— रक्त में ऑक्सीजन की कमी से ग्रस्त रोगी में अधिक ऑक्सीजन का प्रयोग करना।

Hyperpancreatism (हाइपरपैन्क्रियाटिज़्म)— अग्न्याशय से अत्यधिक स्राव निकलना।

Hyperparasite (हाइपरपैरासाइट)— एक परजीवी जो दूसरे परजीवी पर रहता है।

Hyperparasitism (हाइपरपैरासाइटिज़्म) — ऐसी अवस्था जिसमें कोई परजीवी दूसरे परजीवी के भीतर अथवा उसके ऊपर रहता है, अतिपरजीविता।

Hyperparathyroidism (हाइपरपैराथाइरॉयडिज़्म)— पैराथाइरॉयड ग्रन्थियों की अत्यधिक सक्रियता के कारण होने वाला रोग, अतिपरावटुता।

Hyperparotidism (हाइपरपैरोटाइडिज़्म)— कर्णमूल ग्रन्थियों की क्रियाशीलता का बढ़ जाना।

Hyperpathia (हाइपरपैथिया)— संवेदी उद्दीपनों के प्रति बढ़ी हुई संवेदनशीलता।

Hyperpepsia (हाइपरपैप्सिया)— आमाशयिक रस में हाइड्रोक्लोरिक अम्ल के बढ़ जाने से अपच हो जाना।

Hyperpepsinia (हाइपरपैप्सीनिया)— आमाशयिक स्राव में पैप्सिन का बढ़ जाना।

Hyperperistalsis (हाइपरपैरिस्टैल्सिस)— आँत की अत्यधिक क्रमांकुचन गतियाँ होना, अतिक्रमाकुंचन।

Hyperphagia (हाइपरफेजिया)—अत्यधिक खाना, अतिभक्षण।

Hyperphalangism (हाइपरफैलेन्जिज़्म)— हाथ अथवा पैर की किसी अँगुली में एक अतिरिक्त अँगुल्यस्थि (अँगुली का पोर) का पाया जाना।

Hyperphasia (हाइपरफेज़िया)— बात-चीत करने की तीव्र इच्छा।

Hyperphenylalaninemia (हाइपरफिनाइलेलानीनीमिया)— रक्त में फिनाइलेलानीन का बढ़ जाना।

Hyperphonesis (हाइपरफोनेसिस)— परिश्रवण या परिताड़न में ध्वनि का तीव्र होना।

Hyperphonia (हाइपरफोनिया)— स्वर रज्जुओं के क्षोभण से हकलाना।

Hyperphoria (हाइपरफोरिया)— एक आँख का ऊपर की ओर घूम जाना, नेत्रऊर्ध्वविचलनप्रवृत्ति।

Hyperphosphatasemia (हाइपरफॉस्फेटेसीमिया)— रक्त में एल्कैलाइन फॉस्फेटेस का बढ़ जाना।

Hyperphosphatasia (हाइपरफॉस्फेटेसिया)— एक आनुवंशिक विकार जिसमें रक्त सीरम में एल्कालाइन फास्फेटेज़ की मात्रा बढ़ जाती है जिससे खोपड़ी बहुत बड़ी होती है, गर्दन एवं वक्ष छोटे होते हैं, फीमर हड्डियाँ पार्श्व में झुक जाती हैं, टिबिया हड्डियाँ सामने की ओर झुक जाती हैं और कभी-कभी मानसिक ह्रास भी हो जाता है।

Hyperphosphatemia (हाइपरफॉस्फेटीमिया)— रक्त में फॉस्फोरस का बढ़ जाना।

Hyperphosphaturia (हाइपरफॉस्फेचूरिया)— मूत्र में फास्फेटों का अधिक पाया जाना।

Hyperphospheremia (हाइपरफॉस्फेरीमिया)— रक्त में फॉस्फोरस यौगिकों का बढ़ जाना।

Hyperphrenia (हाइपरफ्रीनिया)— मानसिक सक्रियता का बढ़ जाना।

Hyperpiesia, Hyperpiesis (हाइपरपाइसिया, हाइपरपाइसिस)— अत्यधिक बढ़ा हुआ रक्त-चाप, अतिरक्तदाब।

Hyperpietic (हाइपरपाइटिक)— अत्यधिक बढ़े हुए रक्त-चाप से सम्बन्धित।

Hyperpigmentation (हाइपरपिग्मेन्टेशन)— अतिवर्णकयुक्तता, अतिवर्णकता।

Hyperpigmented (हाइपरपिग्मेन्टेड)— अतिवर्णकता से युक्त, अतिवर्णकित।

Hyperpituitarism (हाइपरपिट्यूटेरिज़्म)— पीयूष ग्रन्थि के अग्र खण्ड की अति सक्रियता के फलस्वरूप उत्पन्न दशा, अतिपीयूषिकता।

Hyperplasia (हाइपरप्लेसिया)— शरीर के किसी अंग अथवा भाग की उसकी कोशिकाओं की संख्या में अधिक वृद्धि होने के कारण अतिवृद्धि, अतिविकसन।

Hyperplasmia (हाइपरप्लाज़्मिया)— प्लाज़्मा के अवशोषण के कारण लाल रक्त कोशिकाओं का परिमाण में बढ़ जाना।

Hyperplastic (हाइपरप्लास्टिक)— अतिविकसन से सम्बन्धित, अतिविकासी।

Hyperploid (हाइपरप्लॉयड) — कोई व्यक्ति अथवा कोशिका जिसमें एक अतिरिक्त गुणसूत्र होता है और इस प्रकार इनमें गुणसूत्रों के सन्तुलित सैट नहीं होते।

Hyperploidy (हाइपरप्लॉयडी) — एक अतिरिक्त गुणसूत्र से युक्त होने और इस प्रकार गुणसूत्रों के सन्तुलित सैटों से रहित रहने की अवस्था।

Hyperpnea (हाइपर्निया)— जल्दी-जल्दी एवं गहरे सांस लेने में असामान्य वृद्धि, अतिश्वसन।

Hyperpolarization (हाइपरपोलेराइज़ेशन)— तन्त्रिकाओं की श्लेष्मिक कलाओं या पेशी कोशिकाओं के ध्रुवीकरण में वृद्धि होना, अतिध्रुवीकरण।

Hyperporosis (हाइपरपोरोसिस)— किसी हड्डी में अस्थिभंग होने के पश्चात् अत्यधिक कैलस का बनना।

Hyperposia (हाइपरपोज़िया)— थोड़े से समय में अत्यधिक तरल पदार्थों को पी लेना।

Hyperpotassemia (हाइपरपोटेशीमिया)— रक्त में अत्यधिक पोटेशियम का पाया जाना।

Hyperpragic (हाइपरप्रेगिक)— अत्यधिक मानसिक सक्रियता से युक्त।

Hyperpraxia (हापरप्रैक्सिया)— अत्यधिक मानसिक सक्रियता एवं बेचैनी।

Hyperproinsulinemia (हाइपरप्रोइन्सुलिनीमिया)— रक्त में प्रोइन्सुलिन अथवा प्रोइन्सुलिन के समान पदार्थ का स्तर बढ़ जाना।

Hyperprolactinemia (हाइपरप्रोलैक्टीनीमिया)— रक्त में प्रोलैक्टिन हारमोन का बढ़ जाना।

Hyperproteinemia (हाइपरप्रोटीनीमिया)— रक्त में प्रोटीन का बढ़ जाना, अतिप्रोटीनरक्तता।

Hyperproteinuria (हाइपरप्रोटीनूरिया)— मूत्र में अधिक प्रोटीन का होना, अतिप्रोटीनमेह।

Hyperproteosis (हाइपरप्रोटीयोसिस)— भोजन में प्रोटीन अधिक होने से उत्पन्न रोग, अतिप्रोटीनमयता।

Hyperpselaphesia (हाइपरसेलेफेज़िया)— Hyperaphia.

Hyperpsychosis (हाइपरसाइकोसिस)— अति मानसिक क्रियाशीलता।

Hyperptyalism (हाइपरटायालिज़्म)— थूक बहुत आना।

Hyperpyretic (हाइपरपाइरेटिक)— तेज बुखार से सम्बन्धित।

Hyperpyrexia (हाइपरपाइरेक्सिया)— शरीर का उच्च तापमान, अति ज्वर, ज्वराधिक्य, तेज बुखार।

Hyperpyrexial (हाइपरपाइरेक्सियल)— अति ज्वर को प्रदर्शित करने वाला।

Hyperreactive (हाइपररिएक्टिव)— उद्दीपनों के प्रति अधिक अनुक्रिया को प्रदर्शित करने वाला।

Hyperreflexia (हाइपररिफ्लैक्सिया)— प्रतिवर्त क्रियाओं का बढ़ जाना, अतिप्रतिवर्तता।

Hyperreninemia (हाइपररेनिनीमिया)— रक्त में रेनिन का बढ़ जाना।

Hyperresonance (हाइपररेज़ोनैन्स)— शरीर के किसी क्षेत्र का परिताड़न करने पर उत्पन्न बढ़ा हुआ अनुनाद, अति-अनुनाद।

Hyperresonant (हाइपररेज़ोनैन्ट)— परिताड़न करने पर अतिअनुनादी।

Hypersalemia (हाइपरसैलीमिया)— रक्त में लवण का बढ़ जाना।

Hypersaline (हाइपरसैलाइन)— ऐसा लवणीय विलयन जिसमें लवण (सोडियम क्लोराइड) अधिक होता है।

Hypersalivation (हाइपरसेलाइवेशन) — थूक बहुत आना, अतिलालास्राव, अतिलारता।

Hypersecretion (हाइपरसिक्रीशन)— अत्यधिक स्राव, अतिस्राव।

Hypersegmentation (हाइपरसैग्मैन्टेशन)— किसी ऊतक या शरीर के किसी भाग का खण्डों में अत्यधिक विभाजन होना।

Hypersensibility (हाइपरसैन्सीबिलिटी)— बाह्य पदार्थ अथवा औषधि के प्रति शरीर की अतिसुग्राहिता अथवा अतिसंवेदिता।

Hypersensitive (हाइपरसैन्सीटिव)— अतिसुग्राही, अतिसंवेदी।

Hypersensitiveness (हाइपरसैन्सीटिवनैस)— किसी उद्दीपन के प्रति अतिसुग्राहिता, अतिसंवेदिता।

Hypersensitivity (हाइपरसैन्सीटीविटी)— Hypersensitive-ness.

Hypersensitization (हाइपरसैन्सीटाइज़ेशन) — किसी वस्तु के प्रति अतिसुग्राहिता उत्पन्न करना, अतिसुग्राहीकरण।

Hyperserotonemia (हाइपरसीरोटोनीमिया)— परिसंचारी रक्त में अधिक सीरोटोनिन का पाया जाना।

Hypersexuality (हाइपरसैक्सुआलिटी)— काम वासना का बढ़ जाना, अतिकामुकता।

Hypersialosis (हाइपरसियालोसिस)— Ptyalism.

Hyperskeocytosis (हाइपरस्कियोसाइटोसिस)— Hyperneocytosis.

Hypersomatotropism (हाइपरसोमेटोट्रॉपिज़्म)— ऐसी दशा जिसमें अग्रज पीयूष ग्रन्थि से अत्यधिक वृद्धि हार्मोन (सोमैटोट्रॉपिन) का स्रवण होता है।

Hypersomnia (हाइपरसोमनिया)— अत्यधिक सोना अथवा आलस में पड़े रहना, अतिनिद्रा।

Hypersonic (हाइपरसोनिक)— ध्वनि की गति से अधिक कोई भी गति।

Hypersphyxia (हाइपरस्फाइक्सिया)— उच्च रक्त-चाप होने तथा परिसंचारी सक्रियता बढ़ी होने की दशा।

Hypersplenism (हाइपरस्प्लीनिज़्म)— प्लीहा की अति सक्रियता, प्लीहाअतिक्रियता।

Hypersteatosis (हाइपरस्टीयाटोसिस)— अत्यधिक त्वग्वसीय स्रवण।

Hypersthenia (हाइपर्सथीनिया)— सम्पूर्ण शरीर अथवा इसके किसी भाग में अधिक शक्ति होना अथवा उसका तनाव बढ़ना, अतिबल।

Hypersthenic (हाइपर्सथीनिक)— अतिबल वाला।

Hypersthenuria (हाइपर्सथेनूरिया)— बढ़ी हुई सान्द्रता का अर्थात गाढ़े मूत्र का विसर्जन होना जो अधिकतर निर्जलीकरण अथवा पसीने में अत्यधिक तरल के निकल जाने के कारण होता है।

Hypersusceptibility (हाइपरसस्सेप्टीबिलिटी)— आसानी से अधिक प्रभावित होने की अवस्था, अतिग्राहकत्व।

Hypersystole (हाइपरसिस्टोल)— प्रकुंचन का असामान्य बल अथवा उसकी अवधि, अति-प्रकुंचन।

Hypersystolic (हाइपरसिस्टौलिक)— अति-प्रकुंचन से सम्बन्धित अथवा अति-प्रकुंचन से ग्रस्त।

Hypertelorism (हाइपरटेलोरिज़्म)— शरीर के दो जोड़ीदार अंगो अथवा भागों के बीच बढ़ा हुआ फासला जैसे आँखों के बीच में होता है, दीर्घ अंगान्तरता।

Hypertensinogen (हाइपरटैन्सीनोजन)— एन्जियोटैन्सिन का पूर्वगामी।

Hypertension (हाइपरटैन्शन)— उच्च रक्त-चाप जिसमें सिस्टोलिक पारे के 140 मि.मि. से ऊपर तथा डायस्टोलिक पारे के 90 मि.मि. से ऊपर होता है। यह निम्न प्रकार का हो सकता है –

Benign hypertension (बैनाइन हाइपरटैन्शन)— जीर्ण मृदु या सुदम उच्च रक्त-चाप।

Essential hypertension, Primary hypertension (एसैन्शियल हाइपरटैन्शन, प्राइमरी हाइपरटैन्शन)— ऐसा उच्च रक्त-चाप जिसका कोई स्पष्ट कारण नहीं होता, अज्ञात हेतुक उच्च रक्त-चाप।

Malignant hypertension (मैलिग्नैन्ट हाइपरटैन्शन)— तीव्र उच्च रक्त-चाप जिसमें रक्त वाहिनियों में क्षति पहुँचती है तथा बाँये निलय में अतिवृद्धि हो जाती है एवं प्रमस्तिष्कीय रक्त-स्राव भी हो सकता है जिससे मृत्यु भी हो सकती है, दुर्दम उच्च रक्त-चाप।

Portal hypertension (पोर्टल हाइपरटैन्शन)— पोर्टल शिरा में अवरोध होने से उत्पन्न उच्च रक्त-चाप जैसा कि यकृत के सिरहोसिस में देखा जाता है, प्रतिहारी उच्च रक्त-चाप

Postpartum hypertension (पोस्टपार्टम हाइपरटैन्शन)— प्रसव पूर्ण हो जाने के तुरन्त बाद होने वाला उच्च रक्त-चाप

Pregnancy-induced hypertension (प्रिग्नैन्सी इन्ड्यूज़्ड हाइपरटैन्शन)— गर्भावस्था के दौरान होने वाला उच्च रक्त-चाप, गर्भावस्था प्रेरित उच्च रक्त-चाप।

Renal hypertension (रीनल हाइपरटैन्शन)— किसी वृक्क के रोग के कारण होने वाला उच्च रक्त-चाप जो अरक्तताजन्य वृक्क में उत्पन्न एक पदार्थ रेनिन के द्वारा वृक्कीय धमनियों का संकुचन होने से उत्पन्न होता है, वृक्कज उच्च रक्त-चाप।

Hypertensive (हाइपरटैन्सिव)— जिसका रक्त-चाप बढ़ा हुआ हो, उच्च रक्त-चापी या अतिरक्तदाबी।

Hypertensor (हाइपरटैन्सर)— रक्त-चाप बढ़ाने वाला एक कारक, अतिरक्तदाबजनक।

Hypertestoidism (हाइपरटेस्टॉयडिज़्म)— पुरुष में कालपूर्व लैंगिक विकास होना जिसमें नर हार्मोन टेस्टोस्टेरोन का अत्यधिक उत्पादन होता है।

Hyperthecosis (हाइपरथीकोसिस)— डिम्बग्रन्थि में ग्राफी पुटकों की थीका या पिधान कोशिकाओं का अतिविकसन होना।

Hyperthelia (हाइपरथीलिया)— दो से अधिक चूचुकों का होना, बहुचूचुकता।

Hyperthermalgesia (हाइपरथर्मेल्जेसिया)— गर्मी के प्रति अत्यधिक सम्वेदनशीलता, अतितापार्ति।

Hyperthermia (हाइपरथर्मिया)— 1. तीव्र ज्वर या अतिज्वर, अतिताप 2. शरीर का तापमान बढ़ाकर रोगों की चिकित्सा करना।

Hyperthermoesthesia (हाइपरथर्मोएस्थीसिया)— Hyperthermalgesia.

Hyperthrombinemia (हाइपरथ्रौम्बिनीमिया)— रक्त में थ्रौम्बिन का बढ़ जाना, अतिथ्रौम्बिनरक्तता।

Hyperthymia (हाइपरथाइमिया)— बहुत भावुक हो जाना।

Hyperthymic (हाइपरथाइमिक)— बहुत भावुक होने अथवा थाइमस-अतिक्रियता से सम्बन्धित।

Hyperthymism (हाइपरथाइमिज़्म)— थाइमस-अतिक्रियता, थाइमस ग्रन्थि की अत्यधिक बढ़ी हुई क्रियाशीलता।

Hyperthymization (हाइपरथाइमाइज़ेशन)— Hyperthymism.

Hyperthyrea (हाइपरथाइरीया)— Hyperthyroidism.

Hyperthyroidism (हाइपरथाइरॉयडिज़्म)— थाइरॉयड ग्रन्थि की अत्यधिक बढ़ी हुई क्रियाशीलता जिसमें नेत्रोत्सेधी गलगण्ड हो जाता है जिसमें नेत्रगोलक बाहर को निकल आते हैं तथा थाइरॉयड ग्रन्थि बढ़ जाती है, अवटु अतिक्रियता।

Hyperthyrosis (हाइपरथाइरोसिस)— Hyperthyroidism.

Hyperthyroxinemia (हाइपरथाइरॉक्सीनीमिया)— रक्त में अधिक थाइरॉक्सीन का पाया जाना।

Hypertonia (हाइपरटोनिया)— धमनियों अथवा पेशियों की तान बढ़ जाना, अतितानता।

Hypertonic (हाइपरटोनिक)— 1. वह जिसकी तान बढ़ी

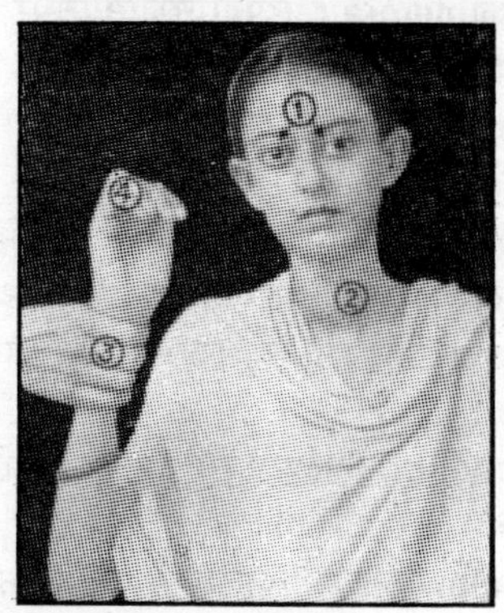

Fig. 234 : Hyperthyroidism
(अवटु-अतिक्रियता)

चार मुख्य चिह्नों से युक्त अवटु-अतिक्रियता की एक रोगिणी—1. अवटु ग्रन्थि की सूजन, 2. आँखों का निकल आना, 3. नाड़ी गति का बढ़ जाना, 4. कम्पन्न।

होती है, अतितनावी 2. ऐसा घोल जिसका परासरणी दाब उस घोल के परासरणी दाब से बढ़ा होता है जिससे उसकी तुलना की जाती है, अतिपरासारी।

Hypertonicity (हाइपरटॉनिसिटी)— अतितानता।

Hypertonous (हाइपरटोनस)— अतितनाव जैसे ऐंठन में पेशीय तनाव।

Hypertoxicity (हाइपरटॉक्सीसिटी)— अत्यधिक विषैला होने की अवस्था।

Hypertrichiasis (हाइपरट्राइकिएसिस)— Hypertrichosis.

Hypertrichophobia (हाइपरट्राइकोफोबिया)— शरीर पर बालों के होने का भय।

Hypertrichophrydia (हाइपरट्रॉइकोफ्राइडिया)— आँख की भौंहो का अधिक मोटा हो जाना, अतिभ्रूवृद्धि।

Hypertrichosis (हाइपरट्राइकोसिस)— बालों का अधिक उगना, रोमातिवृद्धि, अतिरोमता।

Hypertriglyceridemia (हाइपरट्राइग्लाइसेरीडीमिया)— रक्त में ट्राइग्लाइसेराइडों का अधिक पाया जाना।

Hypertroph (हाइपरट्रॉफ)— ऐसा सूक्ष्मजीव जिसे वृद्धि एवं प्रजनन के लिए एन्जाइमों की आपूर्ति हेतु जीवित कोशिकाओं की आवश्यकता होती है।

Hypertrophia (हाइपरट्रॉफिया)— शरीर के किसी अंग अथवा भाग की कोशिकाओं के परिमाण में बढ़ जाने के कारण होने वाली उसकी अतिवृद्धि।

Hypertrophic (हाइपरट्रॉफिक)— अतिवृद्धि से सम्बन्धित, अतिवृद्ध।

Hypertrophy (हाइपरट्रॉफी)— Hypertrophia.

Hypertropia (हाइपरट्रॉपिया)— ऐसी तिर्यक् दृष्टि जिसमें

एक आँख का दृष्टि-अक्ष स्थायी रूप से ऊपर को घूम जाता है, नेत्रऊर्ध्वविचलन।

Hyperuricemia (हाइपरयूरिसीमिया)— रक्त में यूरिक अम्ल की अधिकता।

Hyperuricemic (हाइपरयूरिसीमिक)— रक्त में यूरिक अम्ल की अधिकता से सम्बन्धित अथवा उससे युक्त।

Hyperuricuria (हाइपरयूरिकूरिया)— मूत्र में यूरिक अम्ल की अधिकता।

Hypervaccination (हाइपरवैक्सीनेशन)— पहले से प्रतिरक्षित व्यक्ति में बार-बार टीकाकरण करना।

Hypervascular (हाइपरवैस्कुलर)— अत्यधिक वाहिकामय।

Hyperventilation (हाइपरवैन्टीलेशन) — असामान्य रूप से बढ़ा हुआ फुफ्फुसीय संवातन (अधिक वायु का फेफड़ों में पहुँचना), अतिसंवातन।

Hyperviscosity (हाइपरविस्कोसिटी)— अत्यधिक श्यानता अथवा चिपचिपाहट जैसे रक्त की।

Hypervitaminosis (हाइपरविटामिनोसिस)— किसी एक अथवा अधिक विटामिनों के अधिक खाने से उत्पन्न दशा, अतिविटामिनता।

Hypervolemia (हाइपरवोलेमिया)— परिसचंरण करते रक्त का आयतन बढ़ जाना, रक्तायतन-वृद्धि।

Hypervolemic (हाइपरवोलेमिक)— रक्तायतन-वृद्धि से सम्बन्धित अथवा ऐसा व्यक्ति जिसके रक्त का आयतन बढ़ा हो।

Hypervolia (हाइपरवोलिया)— किसी कक्ष जैसे किसी कोशिका में जल के अंश में या उसके आयतन में वृद्धि होना।

Hypesthesia (हाइपेस्थीसिया)— Hypoesthesia.

Hypha (हाइफा)— किसी कवक का कवकजाल बनाने वाले सूत्रों में से एक, कवक तन्तु।

Hyphedonia (हाइफेडोनिया)— उन कार्यों में प्रसन्नता न होना जिनसे सामान्यतया किसी को प्रसन्नता होनी चाहिए।

Hyphema (हाइफीमा)— नेत्र के अग्र कोष्ठ में रक्तस्राव होना, अग्रकक्षरक्तता।

Hyphemia (हाइफीमिया)— रक्त की कमी होना, रक्तायतनह्रास।

Hyphidrosis (हाइफीड्रोसिस)— पसीना कम निकलना।

Hypnagogic (हिप्नेगौगिक)— 1. निद्राकारी अथवा नींद लाने वाला 2. नींद से ठीक पहले होने वाले स्वप्नों से सम्बन्धित।

Hypnagogic state (हिप्नेगौगिक स्टेट)— सोने एवं जागने के बीच की अवस्था।

Hypnagogue (हिप्नेगौग)— निद्राकर, निद्रा लाने वाला। निद्रा अथवा सुस्ती से सम्बन्धित।

Hypnalgia (हिप्नेल्जिया)— सोते समय दर्द महसूस होना।

Hypnic (हिप्निक)— Hypnotic.

Hypno - (हिप्नो-)— एक उपसर्ग जिसका अर्थ नींद या सम्मोहन होता है।

Hypnoanalysis (हिप्नोएनालाइसिस)— मनश्चिकित्सा की एक विधि जिसमें मनोविश्लेषण किया जाता है तथा कृत्रिम रूप से निद्रा लाई जाती है।

Hypnoanalytic (हिप्नोएनालाइटिक)— कृत्रिम रूप से निद्रा लाने एवं मनोविश्लेषण करने से सम्बन्धित।

Hypnoanesthesia (हिप्नोएनीस्थीसिया)— कृत्रिम निद्रा द्वारा संज्ञाहरण करना।

Hypnodontics (हिप्नोडोन्टिक्स)— कृत्रिम निद्रा द्वारा किसी दन्त-रोग की चिकित्सा करना।

Hypnogenesis (हिप्नोजेनेसिस)— निद्रा लाना या सम्मोहित करना, निदाजनन।

Hypnogenetic (हिप्नोजेनेटिक)— Hypnotic.

Hypnogenic (हिप्नोजेनिक)— Hypnotic.

Hypnogenous (हिप्नोजीनस)— निद्रा लाने या सम्मोहित करने से सम्बन्धित अथवा वह वस्तु जो निद्रा लाती है या सम्मोहित करती है।

Hypnoid (हिप्नॉयड)— कृत्रिम निद्रा या सम्मोहन के समान।

Hypnoidal (हिप्नॉयडल)— सोने एवं जागने के बीच की अवस्था से सम्बन्धित जो नींद के समान होती है, सम्मोहनवत्।

Hypnoidization (हिप्नॉयडाइज़ेशन) — सुला देना अथवा सम्मोहित करना।

Hypnolepsy (हिप्नोलेप्सी)— तन्द्रालुता, तन्द्रा या सुस्ती एवं निद्रा का बार-बार आक्रमण होना; निद्राधिक्य; अतिनिद्रारुग्णता।

Hypnology (हिप्नोलॉजी)— निद्रा का वैज्ञानिक अध्ययन, निद्राविज्ञान।

Hypnonarcosis (हिप्नोनार्कोसिस)— निद्राकरण एवं मादकता का संयुक्त रूप।

Hypnophobia (हिप्नोफोबिया)— सोने का रोगोत्पादक भय।

Hypnopompic (हिप्नोपॉम्पिक)— निद्रा के पश्चात् पूर्ण रूप से जागने से पूर्व निरन्तर बने रहने वाले स्वप्नों अथवा दृष्टि-प्रतिबिम्बों से सम्बन्धित।

Hypnosis (हिप्नोसिस)— कृत्रिम निद्रा, सम्मोहन।

Hypnosophy (हिप्नोसोफी)— निद्रा का अध्ययन।

Hypnotherapy (हिप्नोथिरैपी)— निद्रा लाकर रोगों की चिकित्सा करना, सम्मोहनोपचार।

Hypnotic (हिप्नोटिक)— 1. निद्राकर अथवा निद्रा लाने वाला 2. सम्मोहन सम्बन्धी।

Hypnotics (हिप्नोटिक्स)— बेहोशी उत्पन्न करके नींद लाने वाली औषधियाँ। इनके अन्तर्गत शामक, वेदनाहर, संवेदनाहारी एंव मादक औषधियाँ आती हैं।

Hypnotism (हिप्नोटिज़्म)— सम्मोहित करने की क्रिया, सम्मोहन।

Hypnotist (हिप्नोटिस्ट)— सम्मोहन विद्या की प्रैक्टिस करने वाला व्यक्ति, सम्मोहनविज्ञ।

Hypnotize (हिप्नोटाइज़)— सम्मोहित करना अथवा कृत्रिम रूप से निद्रा लाना।

Hypo-, Hyp- (हाइपो-, हाइप-)— एक उपसर्ग जो से कम अथवा नीचे का संकेत देता है।

Hypoacidity (हाइपोएसिडिटी)— आमाशय में हाइड्रोक्लोरिक अम्ल की कमी हो जाना, अल्पाम्लता।

Hypoacusis, (हाइपोएकुसिस, **Hypoacusia** हाइपोएकुसिया)— ध्वनि उद्दीपनों के प्रति कुछ घटी हुई संवेदनशीलता।

Hypoadenia (हाइपोएडीनिया)— ग्रन्थियों की सक्रियता का कम हो जाना, ग्रन्थि-अल्पक्रियता।

Hypoadrenalism (हाइपोएड्रीनालिज़्म)— एड्रीनल ग्रन्थि की सक्रियता में कमी होना, अल्पअधिवृक्कता।

Hypoadrenocorticism (हाइपोएड्रीनोकॉर्टिसिज़्म) — एड्रीनल कॉर्टेक्स की सक्रियता कम हो जाना।

Hypoaffectivity (हाइपोएफैक्टीविटी)— भावावेगी उद्दीपनों के प्रति असामान्य रूप से संवेदनशीलता का कम हो जाना।

Hypoalbuminemia (हाइपोएल्ब्युमिनीमिया)— रक्त में एल्ब्युमिन की कमी हो जाना, अल्पएल्ब्युमिनरक्तता।

Hypoaldosteronism (हाइपोएल्डोस्टेरोनिज़्म)— शरीर में एल्डोस्टेरोन की कमी हो जाना जिसके साथ रक्त-चाप कम हो जाता है एवं लवण का उत्सर्जन बढ़ जाता है।

Hypoalgesia (हाइपोएल्जेसिया)— Hypalgesia.

Hypoalimentation (हाइपोएलीमेन्टेशन)— अपर्याप्त पोषण, अल्पपोषण।

Hypoallergenic (हाइपोएलर्जेनिक)— किसी एलर्जीजनित प्रतिक्रिया को उत्पन्न करने के लिए घटी हुई शक्ति।

Hypoazoturia (हाइपोएज़ोटूरिया)— मूत्र में यूरिया कम हो जाना, अल्पमूत्राम्लमेह।

Hypobaric (हाइपोबैरिक)— सामान्य वातावरणीय दाब अथवा भार से कम दाब, या भार वाला।

Hypobarism (हाइपोबैरिज़्म)— वायुमण्डलीय दाब के शरीर के ऊतकों के भीतर के दाब से कम हो जाने से उत्पन्न होने वाली दशा।

Hypobaropathy (हाइपोबैरोपैथी)— ऊँचाई पर पहुँचने पर वायु दाब कम हो जाने से उत्पन्न रोग जैसे माऊन्टेन सिक्नैस, एविएटर्स सिक्नैस आदि।

Hypoblast (हाइपोब्लास्ट)— अन्तर्जनस्तर।

Hypoblastic (हाइपोब्लास्टिक)— अन्तर्जनस्तर सम्बन्धी।

Hypobulia (हाइपोबुलिया) — इच्छा शक्ति में कमी हो जाना।

Hypocalcemia (हाइपोकैल्सिमीया)— रक्त में कैल्सियम का घटकर सामान्य से नीचे हो जाना, अल्पकैल्सियमरक्तता।

Hypocalcification (हाइपोकैल्सीफिकेशन)— हड्डियों या दाँतों का न्यून कैल्सीकरण।

Hypocalciuria (हाइपोकैल्सियूरिया)— मूत्र में कैल्सियम का घट जाना।

Hypocapnia (हाइपोकैप्निया)— रक्त में कार्बन डाइऑक्साइड की कमी होना।

Hypocarbia (हाइपोकार्बिया) — Hypocapnia.

Hypocellularity (हाइपोसेल्युलरिटी)— किसी ऊतक में कोशिकाओं का कम हो जाना।

Hypochloremia (हाइपोक्लोरीमिया)— रक्त में क्लोराइड की कमी होना, अल्पक्लोराइडरक्तता।

Hypochloremic (हाइपोक्लोरेमिक)— रक्त में क्लोराइड की कमी होने से सम्बन्धित अथवा जिसके रक्त में क्लोराइड की कमी हो।

Hypochlorhydria (हाइपोक्लोरहाइड्रिया)— जठर-रस में हाइड्रोक्लोरिक एसिड की कमी होना। अल्पजठराम्लता।

Hypochlorization (हाइपोक्लोरीज़ेशन)— उच्च रक्त-चाप एवं कुछ वृक्कीय रोगों की चिकित्सा में आहार में सोडियम क्लोराइड (नमक) को कम करना।

Hypochloruria (हाइपोक्लोरूरिया)— मूत्र में कलोराइडों की कमी होना, अल्पक्लोराइडमेह।

Hypocholesteremia (हाइपोकोलेस्ट्रीमिया)— रक्त में कोलेस्ट्रॉल की कमी होना, अल्पकोलेस्ट्रॉलरक्तता।

Hypocholesterinemia (हाइपोकोलेस्ट्रीनीमिया)— Hypocholesterolemia.

Hypocholesterolemia (हाइपोकोलेस्ट्रोलीमिया)— Hypocholesteremia.

Hypochondria (हाइपोकॉण्ड्रिया)— Hypochondriasis.

Hypochondriac (हाइपोकॉण्ड्रियक)— 1. अधःपर्शुक प्रदेश से सम्बन्धित (अधःपर्शुकीय) अथवा रोगभ्रम से सम्बन्धित (रोगभ्रमी) 2. रोगभ्रम से ग्रस्त व्यक्ति।

Hypochondriacal (हाइपोकॉण्ड्रिएकल)— रोगभ्रम से सम्बन्धित अथवा उससे ग्रस्त।

Hypochondriac region (हाइपोकॉण्ड्रियक रीजन)— Hypochondrium.

Hypochondriasis (हाइपोकॉण्ड्रिएसिस)— किसी व्यक्ति का अपने स्वास्थ्य के बारे में अत्यधिक चिंतित रहना तथा उसमें रोग का भय व्याप्त रहना एवं उसे यह मिथ्या विश्वास होना कि वह किसी रोग से पीड़ित है; रोगभ्रम।

Hypochondrium (हाइपोकॉण्ड्रियम)— अधिजठर या इपीगैस्ट्रियम के दोनों ओर निचली पसलियों के नीचे उदर का ऊपरी भाग, अधःपर्शुक प्रदेश।

Hypochondroplasia (हाइपोकॉण्ड्रोप्लेसिया)— उपास्थियों का अल्प विकसन।

Hypochordal (हाइपोकॉर्डल)— सुषुम्ना रज्जु के अभ्युदरीय पार्श्व पर।

Hypochromasia (हाइपोक्रोमेसिया)— लाल रक्त कोशिकाओं में हीमोग्लोबिन की कमी हो जाना।

Hypochromatic (हाइपोक्रोमेटिक)— Hypochromic.

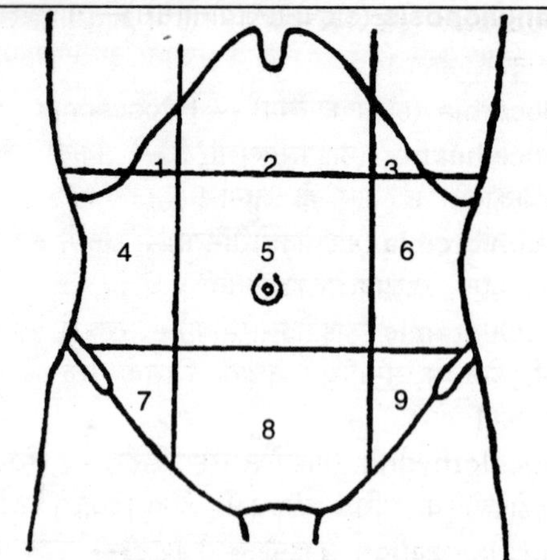

Fig. 235 : Hypochondrium (अधःपर्शुक प्रदेश)
उदर को दो क्षैतिज एवं दो अनुलम्ब रेखाओं द्वारा 9 क्षेत्रों में विभाजित किया गया है। अधःपर्शुक प्रदेश के उदर के ऊपरी भाग में पसलियों के नीचे दो क्षेत्र— दायां एवं बायां अधःपर्शुकीय क्षेत्र होते हैं।

Hypochromatism (हाइपोक्रोमेटिज़्म)— 1. असामान्य रूप से वर्णकता का कम हो जाना, अल्पवर्णता 2. किसी कोशिका केन्द्रक में क्रोमेटिन की कमी होना।

Hypochromatosis (हाइपोक्रोमेटोसिस)— किसी कोशिका में क्रोमेटिन अथवा केन्द्रक का धीरे-धीरे गायब होना।

Hypochromia (हाइपोक्रोमिया)— Hypochromasia.

Hypochromic (हाइपोक्रोमिक)— लाल रक्त कोशिकाओं में हीमोग्लेबिन की कमी से सम्बन्धित अथवा उससे युक्त, अल्पवर्णी।

Hypochrosis (हाइपोक्रोसिस)— Hypochromia.

Hypochylia (हाइपोकाइलिया)—काइल की कमी होना।

Hypocinesia (हाइपोसाइनीसिया)— चलने-फिरने की शक्ति कम हो जाना।

Hypocomplementemia (हाइपोकमप्लीमेन्टीमिया)— रक्त में कमप्लीमैन्ट की कमी होना।

Hypocondylar (हाइपोकॉण्डाइलर)— किसी स्थूलक अथवा कॉण्डाइल के नीचे स्थित।

Hypocorticism (हाइपोकॉर्टिसिज़्म)— एड्रीनल ग्रन्थि के कार्टक्स के हॉर्मोन की कमी होना, अधिवृक्कप्रान्तस्था अल्पक्रियाशीलता।

Hypocorticoidism (हाइपोकॉर्टिकॉयडिज़्म)— Hypocorticism.

Hypocrinism (हाइपोक्राइनिज़्म)— किसी ग्रन्थि विशेषकर अन्तःस्रावी ग्रन्थि के स्राव के कम हो जाने से उत्पन्न दशा।

Hypocupremia (हाइपोकूप्रीमिया)— रक्त में ताँबे की कमी होना, अल्पताम्ररक्तता।

Hypocyclosis (हाइपोसाइक्लोसिस)— नेत्र में अपर्याप्त समंजन जो सिलियरी पेशी में कमजोरी होने के कारण अथवा स्फटिकाभ लैन्स में लचीलेपन के अभाव में हो सकता है।

Hypocystotomy (हाइपोसिस्टोटॉमी)— मूत्राशय को मूलाधार की ओर से खोलना।

Hypocythemia (हाइपोसाइथीमिया)— रक्त में लाल रक्त कोशिकाओं की संख्या का घट जाना, अल्पलोहितकोशिकाल्पता।

Hypocytosis (हाइपोसाइटोसिस)— रक्त कोशिकाओं की संख्या में कमी हो जाना।

Hypodactylia (हाइपोडैक्टाइलिया)— जिसके हाथ अथवा पैर में अँगुलियों की संख्या कम हो।

Hypodactyly (हाइपोडैक्टाइली)— हाथों अथवा पैरों की अँगुलियों की संख्या सामान्य से कम होना, अल्पांगुलिता।

Hypoderm (हाइपोडर्म)— अवत्वचीय ऊतक।

Hypodermatic (हाइपोडर्मेटिक)— Hypodermic.

Hypodermatoclysis (हाइपोडर्मेटोक्लाइसिस)— Hypodermoclysis.

Hypodermatomy (हाइपोडर्मेटॉमी)—किसी अवत्वचीय रचना जैसे किसी पेशी अथवा कण्डरा को चीरना।

Hypodermiasis (हाइपोडर्मिएसिस)— हाइपोडर्मा मक्खी के संक्रमण द्वारा उत्पन्न त्वचा विस्फोट।

Hypodermic (हाइपोडर्मिक)— त्वचा के नीचे प्रविष्ट जैसे कोई अधस्त्वक् या हाइपोडर्मिक इन्जैक्शन, अधस्त्वचीय।

Hypodermis (हाइपोडर्मिस)— अवत्वक् ऊतक।

Hypodermoclysis (हाइपोडर्मोक्लाइसिस)— तरलों जैसे लवण-घोल का अवत्वक् ऊतकों में इन्जैक्शन लगाना, अधस्त्वक् द्रवाधान।

Hypodiploid (हाइपोडिप्लॉयड)— द्विगुणित संख्या से कम संख्या के गुणसूत्र से युक्त।

Hypodipsia (हाइपोडिप्सिया)— असामान्य रूप से प्यास कम हो जाना।

Hypodontia (हाइपोडॉन्शिया)— दाँतों का विकास कम होना अथवा उनका पूर्ण अभाव। अल्पदन्तता।

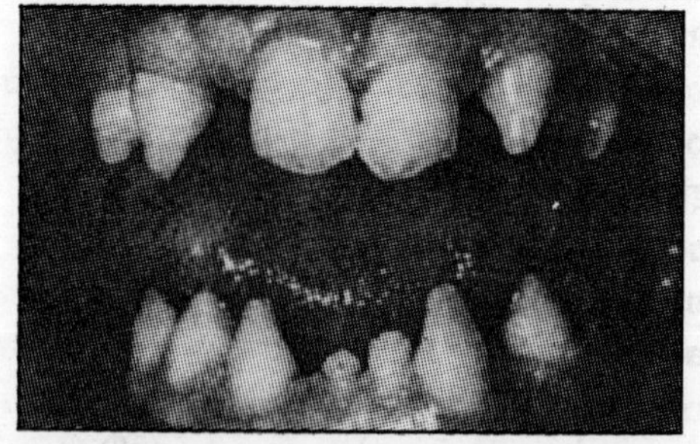
Fig. 236 : Hypodontia (दांतों का अल्प विकास अथवा उनका पूर्ण अभाव)

Hypodynamia (हाइपोडाइनेमिया)— असामान्य रूप से घटी पेशीय शक्ति।

Hypodynamic (हाइपोडायनेमिक)— कम शक्ति वाला, अल्पशक्ति।

Hypoeccrisia (हाइपोएक्राइसिया)— त्याज्य पदार्थों का उत्सर्जन कम होना।

Hypoeccrisis (हाइपोएक्राइसिस)— Hypoeccrisia.

Hypoeccritic (हाइपोएक्राइटिक)— 1. सामान्य उत्सर्जन को कम करने वाला 2. अपर्याप्त अथवा दोषयुक्त उत्सर्जन से सम्बन्धित।

Hypoechoic (हाइपोइकोइक)— किसी अल्ट्रासाउण्ड प्रतिबिम्ब में एक ऐसा क्षेत्र जिसमें प्रतिध्वनियाँ सामान्य से क्षीण होती हैं।

Hypoendocrinism (हाइपोएण्डोक्राइनिज़्म)— एक या अधिक अन्तःस्रावी ग्रन्थियों की क्रियाशीलता में कमी आ जाना।

Hypoendocrisia (हाइपोएण्डोक्राइसिया)— किसी अन्तःस्रावी ग्रन्थि का अल्प स्राव।

Hypoeosinophilia (हाइपोइओसिनोफीलिया)— रक्त में इओसिनोफिल कोशिकाओं की संख्या में कमी होना।

Hypoepinephria (हाइपोइपीनैफ्रिया)— इपीनैफ्रीन का कम बनना।

Hypoergasia (हाइपोएर्गेसिया)— क्रियात्मक सक्रियता का घट जाना।

Hypoergia (हाइपोएर्जिया)— किसी भी उद्दीपन के प्रति संवेदनशीलता का कम हो जाना।

Hypoergic (हाइपोएर्जिक)— किसी भी उद्दीपन के प्रति संवेदनशीलता के कम हो जाने से सम्बन्धित।

Hypoergy (हाइपोएर्जी)— Hypoergia.

Hypoesophoria (हाइपोइसोफोरिया)— आँख का नीचे एवं भीतर की ओर घूम जाना।

Hypoesthesia (हाइपोएस्थीसिया)— स्पर्श के प्रति अनुभूति कम हो जाना, स्पर्श अल्पसंवेदिता।

Hypoexophoria (हाइपोएक्सोफोरिया)— आँख का नीचे एवं बाहर की ओर घूम जाना।

Hypoferremia (हाइपोफेरीमिया)— रक्त में लोहे की कमी, अल्पलोहरक्तता।

Hypofertility (हाइपोफर्टीलिटी)— प्रजनन शक्ति का घट जाना।

Hypofibrinogenemia (हाइपोफाइब्रिनोजनीमिया)— रक्त में फाइब्रिनोजन की कमी, अल्पफाइब्रिनोजनरक्तता।

Hypofunction (हाइपोफंक्शन)— कार्य कम होना, अल्पकार्यशीलता, कार्याल्पता।

Hypogalactia (हाइपोगैलेक्टिया)— दूध बनने में कमी हो जाना, अल्पस्तन्यता।

Hypogalactous (हाइपोगैलेक्टस)—सामान्य से कम मात्रा में दुग्ध उत्पन्न करने या स्रवित करने वाला, अल्पदुग्धस्रावी।

Hypogammaglobulinemia (हाइपोगामाग्लोबुलिनीमिया)— रक्त में गामा ग्लोबुलिनों की कमी जो अर्जित अथवा जन्मजात हो सकती है।

Hypoganglionosis (हाइपोगैंग्लियोनोसिस)— गण्डिका की तन्त्रिका कोशिकाओं की संख्या में कमी हो जाना, अधोगण्डिकता।

Hypogastric (हाइपोगैस्ट्रिक)— अधोजठर प्रदेश से सम्बन्धित, अधोजठरीय।

Hypogastrium (हाइपोगैस्ट्रियम)— उदर का निचला एवं बीच का भाग अथवा उदर का शुण्डी या नाभि से नीचे तथा दाँये और बाँये श्रोणिफलक प्रदेशों के बीच का भाग, अधोजठर-प्रदेश।

See. Fig. 234 (8)

Hypogastrocele (हाइपोगैस्ट्रोसील)— अधोजठर प्रदेश में स्थित हर्निया, अधोजठरस्रंस।

Hypogastropagus (हाइपोगैस्ट्रोपेगस)— अधोजठर प्रदेश पर संयुक्त दो भ्रूण।

Hypogastroschisis (हाइपोगैस्ट्रोस्काइसिस)— अधोजठर प्रदेश पर जन्मजात दरार या फटन का पाया जाना, अधोजठरविदरता।

Hypogenesis (हाइपोजेनेसिस)— भ्रूणीय विकास में अवरोध उत्पन्न हो जाना जिससे शरीर की रचना दोषपूर्ण हो जाती है, अल्पविकसन, अल्पविकास।

Hypogenetic (हाइपोजेनेटिक)—शरीर की दोषपूर्ण रचना होने से सम्बन्धित, अल्पविकास सम्बन्धी।

Hypogenitalism (हाइपोजेनाइटेलिज़्म)— जननांगों का अल्प विकास जिससे द्वितीयक लैंगिक विशिष्टताओं का अपूर्ण विकास होता है, अल्पजननांगता।

Hypogeusesthesia, Hypogeusia (हाइपोग्वियूसेस्थीसिया, हाइपोग्वियूसिया)— स्वाद ज्ञान असामान्य रूप से कम हो जाना, अल्पस्वादसंवेदनता।

Hypoglobulinemia (हाइपोग्लोबुलिनीमिया)— रक्त में ग्लोबुलिनों की कमी, अल्पग्लोबुलिनरक्तता।

Hypoglossal (हाइपोग्लोसल)— जीभ के नीचे स्थित, अधोजिह्वी।

Hypoglossis (हाइपोग्लोसिस)— Hypoglottis.

Hypoglossus (हाइपोग्लोसस)— Hypoglossal.

Hypoglottis (हाइपोग्लॉटिस)— 1. रैनुला अथवा अधःजिह्वा पुटी (जीभ के नीचे निकलने वाली रसौली) 2. जीभ की निचली सतह, अधोजिह्वा।

Hypoglucagonemia (हाइपोग्लूकेगोनीमिया)— रक्त में ग्लूकेगोन की कमी होना।

Hypoglycemia (हाइपोग्लाइसीमिया)— रक्त में ग्लूकोज़ अथवा शुगर की कमी होना, अल्पग्लूकोज़रक्तता।

Hypoglycemic (हाइपोग्लाइसीमिक)— अल्पग्लूकोज़रक्तता सम्बन्धी, उससे ग्रस्त अथवा अल्पग्लूकोज़रक्तता को उत्पन्न करने वाला।

Hypoglycogenolysis (हाइपोग्लाइकोजीनोलाइसिस)— शरीर में जलअपघटन द्वारा ग्लाइकोजन के ग्लूकोज़ में परिवर्तित होने में कमी हो जाना।

Hypoglycorrhachia (हाइपोग्लाइकोरैहकिया)— प्रमस्तिष्कमेरु-द्रव में ग्लूकोज की कमी होना जैसा कि अक्सर मस्तिष्कावरणशोथ में होता है।

Hypognathous (हाइपोग्नैथस) — वह व्यक्ति जिसके ऊपरी जबड़े की अपेक्षा निचला जबड़ा छोटा होता है।

Hypognathus (हाइपोग्नेथस)— असमान परिमाण के संयुक्त जुड़वाँ बच्चे जिनमें से छोटा यमल बड़े के निचले जबड़े से संलग्न रहता है।

Hypogonadism (हाइपोगोनाडिज़्म)— लिंग ग्रन्थियों की क्रियात्मक सक्रियता में कमी हो जाना जिसके परिणाम स्वरूप लैंगिक विकास में बाधा उत्पन्न हो जाती है, जननग्रन्थि अल्पक्रियता।

Hypogonadotropic (हाइपोगोनाडोट्रॉपिक)— गोनाडोट्रॉपिन सम्बन्धी अथवा उसकी कमी से उत्पन्न होने वाला, अधोजननग्रन्थिपोषी।

Hypogranulocytosis (हाइपोग्रेनुलोसाइटोसिस)— Granulocytopenia.

Hypohepatica (हाइपोहिपैटिका)— यकृत के कार्य में कमी हो जाना।

Hypohidrosis (हाइपोहाइड्रोसिस)— पसीना बहुत कम निकलना, अल्पस्वेदलता।

Hypohydremia (हाइपोहाइड्रीमिया)— रक्त में तरल की कमी होना।

Hypohydrochloria (हाइपोहाइड्रोक्लोरिया)— Hypochlorhydria.

Hypoinsulinism (हाइपोइन्सुलिनिज़्म)— इन्सुलिन का कम बनना, अल्पइन्सुलिनता, इन्सुलिनअल्पता।

Hypoisotonic (हाइपोआइसोटॉनिक)— Hypotonic.

Hypokalemia (हाइपोकैलीमिया)— रक्त में पोटेशियम की कमी, अल्पपोटेशियमरक्तता।

Hypokalemic (हाइपोकैलीमिक)— रक्त में पोटेशियम की कमी से सम्बन्धित।

Hypokinemia (हाइपोकाइनीमिया)— परिसंचारी गति का कम हो जाना ; हृदय-निकासी का सामान्य से कम हो जाना।

Hypokinesia (हाइपोकाइनीसिया)— किसी उद्दीपक के प्रति प्रेरक प्रतिक्रिया का असामान्य रूप से कम हो जाना, अल्पगतिकता।

Hypokinesis (हाइपोकाइनेसिस)— अल्पगतिकता।

Hypokinetic (हाइपोकाइनेटिक)— अल्पगतिकता सम्बन्धी।

Hypolemmal (हाइपोलेमल)— किसी झिल्ली के नीचे स्थित।

Hypoleydigism (हाइपोलेडिज़िस्म)— शुक्रग्रन्थियों की अन्तरालीय कोशिकाओं द्वारा बहुत कम एण्ड्रोजनों का बनना।

Hypolipidemic (हाइपोलाइपीडेमिक)— रक्त की लाइपिड सान्द्रता को कम करने वाला।

Hypolipoproteinemia (हाइपोलाइपोप्रोटीनीमिया)— रक्त सीरम में लाइपोप्रोटीन की मात्रा कम हो जाना।

Hypoliposis (हाइपोलाइपोसिस)— ऊतकों में वसा की कमी होना।

Hypologia (हाइपोलोजिया)— ठीक प्रकार से बोलने में असमर्थता।

Hypolymphemia (हाइपोलिम्फीमिया)— रक्त में श्वेत रक्त कोशिकाओं की संख्या में परिवर्तन हुए बिना लिम्फोसाइटों की संख्या घट जाना।

Hypomagnesemia (हाइपोमैग्नीसीमिया)— रक्त में मैग्नीसियम की कमी होना।

Hypomania (हाइपोमैनिया)— मृदु उन्माद जिससे व्यवहार में मामूली परिवर्तन होता है, अल्पोन्माद।

Hypomastia (हाइपोमैस्टिया)— स्तन ग्रन्थियों का असामान्य रूप से छोटा होना, अल्पस्तन्ता।

Hypomazia (हाइपोमैज़िया)— Hypomastia.

Hypomelancholia (हाइपोमेलन्कोलिया)— मन्द मानसिक अवसाद।

Hypomelanosis (हाइपोमेलेनोसिस)— Leukoderma.

Hypomenorrhea (हाइपोमैनोरिह्या)— आर्तव स्राव का कम हो जाना, अल्पार्तव।

Hypometabolism (हाइपोमेटाबोलिज़्म)— अल्प चयापचय।

Hypometria (हाइपोमीट्रिया)— लक्ष्य तक पहुँचने के लिए गतियों का छोटा होना।

Hypometropia (हाइपोमीट्रोपिया)— निकटदृष्टिता, पास की वस्तुएँ दिखाई देना।

Hypomnesia, Hypomnesis (हाइपोम्नीसिया, हाइपोम्नेसिस)— स्मृति दौर्बल्य, याददाशत कमजोर हो जाना।

Hypomorph (हाइपोमॉर्फ)— ऐसा व्यक्ति जिसकी धड़ की लम्बाई के अनुपात में टाँगे छोटी होती हैं।

Hypomotility (हाइपोमोटीलिटी)— Hypokinesia.

Hypomyelination, (हाइपोमाइलिनेशन, हाइपोमाइलिनोजेनेसिस)— सुषुम्ना रज्जु एवं मस्तिष्क में माइलिन का दोषयुक्त निर्माण।

Hypomyotonia (हाइपोमायोटोनिया)— पेशीय तान में कमी हो जाना, अल्पपेशीतानता।

Hypomyxia (हाइपोमिक्सिया)— श्लेष्मा का स्राव कम होना, अल्पश्लेष्मास्राव।

Hyponanosoma (हाइपोनैनोसोमा)— अत्यधिक बौनापन।

Hyponatremia (हाइपोनेट्रीमिया)— रक्त में सोडियम की कमी, अल्पसोडियमरक्तता ; नमक की कमी हो जाना।

Hyponeocytosis (हाइपोनियोसाइटोसिस)— रक्त में श्वेत रक्त कोशिकाओं का संख्या में घट जाना जिनमें अपरिपक्व श्वेत रक्त कोशिकाएँ होती हैं।

Hyponeuria (हाइपोन्यूरिया)— स्नायुदौर्बल्य।

Hyponoia (हाइपोनोइया)— मानसिक क्रिया का मन्द पड़ जाना।

Hyponychial (हाइपोनिकीयल)— नख-शय्या से सम्बन्धित।

Hyponychium (हाइपोनीकियम) — हाथ अथवा पैर की किसी भी अँगुली का नाखून से ढका रहने वाला भाग, नख-शय्या।

Hyponychon (हाइपोनाइकोन)— नाखून के नीचे रक्तस्राव होना।

Hypo-orthocytosis (हाइपो-आर्थोसाइटोसिस)— श्वेतकोशिकाल्पता (रक्त में श्वेत रक्त कोशिकाओं की कमी) जिसमें विभिन्न प्रकार की श्वेत रक्त कोशिकाओं का अनुपात सामान्य रहता है।

Hypo-osmolality (हाइपो-ऑस्मोलेलिटी)— शरीर के तरलों की परासरणीय सान्द्रता कम हो जाना।

Hypo-ovarianism (हाइपो-ओवेरियानिज़्म) — डिम्बग्रन्थियों का ठीक प्रकार से कार्य न करना जिसके परिणाम स्वरूप डिम्बग्रन्थियों से हार्मोनों का स्रवण कम हो जाता है।

Hypopancreatism (हाइपोपैन्क्रियाटिज़्म)— अग्न्याशय की क्रियाशीलता कम हो जाना, अल्पाग्न्याशयता।

Hypopancreorrhea (हाइपोपैन्क्रियोरिह्या)— अग्न्याशयी पाचक एन्जाइम स्रावों की मुक्ति में कमी हो जाना।

Hypoparathyreosis (हाइपोपैराथाइरीओसिस)— Hypoparathyroidism.

Hypoparathyroidism (हाइपोपैराथाइरॉयडिज़्म)— परावटु अथवा पैराथाइरॉयड ग्रन्थियों की क्रियात्मक सक्रियता के अत्यधिक कम हो जाने अथवा उन्हें काट कर अलग कर देने से उत्पन्न दशा, अल्पपरावटुता।

Hypopepsia (हाइपोपेप्सिया)— पेप्सिन एन्जाइम की कमी होने से पाचन में अवरोध उत्पन्न हो जाना।

Hypopepsinia (हाइपोपेप्सिनीया)— आमाशयिक रस में पेप्सिन एन्जाइम की कमी होना।

Hypoperfusion (हाइपोपरफ्यूज़न)— किसी अंग में को होकर कम रक्त का बहना।

Hypoperistalsis (हाइपोपेरिस्टैल्सिस)— क्रमाकुंचन गतियों का कम हो जाना।

Hypophalangism (हाइपोफैलेन्जिस्म)— हाथ अथवा पैर की किसी अंगुली में एक अंगुल्यस्थि का अभाव, अल्पांगुलिपर्वता।

Hypopharynx (हाइपोफेरिंक्स)— ग्रसनी का सबसे निचला भाग जो स्वरयन्त्र में विलीन हो जाता है, अधोग्रसनी।

Hypophonesis (हाइपोफोनेसिस)— परिश्रवण अथवा परिताड़न करने पर मन्द ध्वनि सुनाई देना।

Hypophonia (हाइपोफोनिया)— स्वर पेशियों के असमंजन के कारण असामान्य रूप से क्षीण ध्वनि का उत्पन्न होना।

Hypophoria (हाइपोफोरिया)— एक आँख के दृष्टि अक्ष का नीचे की ओर झुक जाना, नेत्रअधोविचलनप्रवृत्ति।

Hypophosphatasemia (हाइपोफॉस्फेटेसीमिया)— Hypophosphatasia.

Hypophosphatasia (हाइपोफॉस्फेटेसिया)—एक जन्मजात चयापचयी रोग जिसमें रक्त के सीरम में एल्कैलाइन फॉस्फेटेस की कमी हो जाती है तथा मूत्र में फॉस्फोइथेनोलैमाइन उत्सर्जित होता है जिसकी बालास्थिविकार, दोषयुक्त दन्त विकास तथा अस्थिमृदुता से अभिव्यक्ति होती है; अल्पफॉस्फेटता, अल्पफॉस्फेटरक्तता।

Hypophosphatemia (हाइपोफॉस्फेटीमिया)— रक्त में फॉस्फेटों की कमी।

Hypophosphaturia (हाइपोफॉस्फेचूरिया)— मूत्र में फॉस्फेट का अल्प विसर्जन, अल्पफॉस्फेटमेह।

Hypophrasia (हाइपोफ्रेज़िया)— किसी मनोविक्षिप्ति के होने या मस्तिष्क में क्षति पहुँचने के साथ धीमी गति से बोला जाना अथवा बिल्कुल ही न बोला जाना।

Hypophrenia (हाइपोफ्रेनिया)— मानसिक दुर्बलता।

Hypophrenic (हाइपोफ्रेनिक)— 1. मानसिक दुर्बलता से ग्रस्त व्यक्ति 2.मध्यपट अथवा डायाफ्राम से नीचे।

Hypophyseal (हाइपोफाइज़ीयल)— पीयूष ग्रन्थि से सम्बन्धित, पीयूषिका–

Hypophysectomize (हाइपोफाइसैक्टोमाइज़)— शल्य-चिकित्सा द्वारा पीयूष ग्रन्थि को निकाल देना।

Hypophysectomy (हाइपोफाइसैक्टॉमी)— पीयूष ग्रन्थि को शल्यक्रिया द्वारा काट कर अलग कर देना, पीयूषिका-उच्छेदन।

Hypophyseoportal (हाइपोफाइज़ियोपोर्टल)— पीयूष ग्रन्थि के पोर्टल संस्थान से सम्बन्धित।

Hypophysial (हाइपोफाइज़ियल)— Hypophyseal.

Hypophysin (हाइपोफाइज़िन)— पश्चज पीयूष ग्रन्थि का एक जलीय सत्त।

Hypophyseoprivic (हाइपोफाइज़ियोप्राइविक)— पीयूष ग्रन्थि जिससे हार्मोनों का अल्प स्राव होता है।

Hypophysiotropic (हाइपोफाइज़ियोट्रॉपिक)— पीयूष ग्रन्थि को उद्दीप्त करने वाले हार्मोन को बताने वाला।

Hypophysis (होइपोफाइज़िस)— पीयूष ग्रन्थि ; जतूक या स्फैनॉयड अस्थि के पर्याणिका या सेला टर्शिका में स्थित एक अन्तःस्रावी ग्रन्थि जो अग्र एवं पश्च दो खण्डों से बनी होती है जो पीयूषिका-वृन्त द्वारा मस्तिष्क के अधश्चेतक से जुड़े होते हैं। पीयूषिका

Hypophysitis (हाइपोफाइज़ाइटिस)— पीयूष ग्रन्थि की सूजन।

Hypopiesis (हाइपोपाइसिस)— असामान्य रूप से रक्त-चाप कम हो जाना।

Hypopigmentation (हाइपोपिगमैन्टेशन)— वर्णकता कम हो जानी।

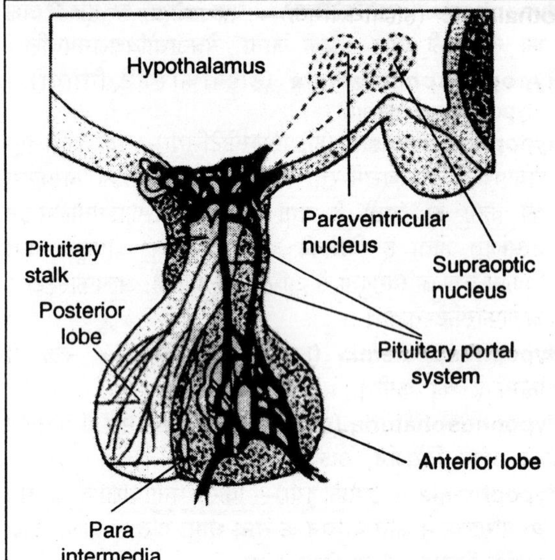

Fig. 237 : Hypophysis (Pituitary gland)

Hypothalamus=अधश्चेतक, Pituitary stalk=पीयूष ग्रन्थि का वृन्त, Posterior lobe=पश्चज खण्ड, Pars intermedia=मध्यवर्ती भाग, Anterior lobe=अग्रज खण्ड, Pituitary portal system=पीयूष ग्रन्थि की प्रतिहारी प्रणाली, Supraoptic nucleus=अधिचाक्षुष केन्द्रक, Paraventricular nucleus=परानिलयी केन्द्रक।

Hypopinealism (हाइपोपीनियालिज़्म)— पीनियल ग्रन्थि की सक्रियता कम हो जानी।

Hypopituitarism (हाइपोपिट्यूटेरिज़्म)— पीयूष ग्रन्थि से विशेषकर अग्र खण्ड से हार्मोनों के स्राव में कमी हो जाने से उत्पन्न दशा, पीयूषिका-अल्पक्रियता।

Hypoplasia (हाइपोप्लेसिया)— ऊतक का अल्प विकास, अल्प-विकसन, अल्प-वृद्धि

Hypoplastic (हाइपोप्लास्टिक)—अल्प-विकसन से सम्बन्धित अथवा उससे युक्त।

Hypopnea (हाइपोनिया)— सांस लेने की गति एवं गहराई का असामान्य रूप से घट जाना, अल्पश्वसन।

Hypoporosis (हाइपोपोरोसिस)— किसी अस्थिभंग के स्थान पर कैलस का कम बनना।

Hypoposia (हाइपोपोसिया)— तरलों का सेवन कम करना, अल्पद्रवग्रहणता।

Hypopotassemia (हाइपोपोटेशीमिया)— Hypokalemia.

Hypopraxia (हाइपोप्रेक्सिया)— असामान्य रूप से क्रियाशीलता का कम हो जाना, अल्पक्रियाशीलता।

Hypoproteinemia (हाइपोप्रोटीनीमिया)— रक्त में प्रोटीन की कमी, अल्पप्रोटीनरक्तता।

Hypoproteinosis (हाइपोप्रोटीनोसिस)— शरीर अथवा भोजन में प्रोटीनों की कमी होने की दशा।

Hypoprothrombinemia (हाइपोप्रोथ्रॉम्बिनीमिया)— रक्त में प्रोथ्रॉम्बिन की कमी, अल्पप्रोथ्रॉम्बिनरक्तता।

Hypopselaphesia (हाइपोसेलाफेज़िया)— स्पर्श करने की अनुभूति कम होना।

Hypoptyalism (हाइपोटायालिज़्म)— थूक कम बनना, अल्पलालास्रवण।

Hypopyon (हाइपोपायोन)— नेत्र के अग्र कोष्ठ में पस इकट्ठा हो जाना, अग्रकक्षपूयता।

Hyporeactive (हाइपोरिएक्टिव)— उद्दीपनों के प्रति न्यून अनुक्रिया प्रदर्शित करने वाला।

Hyporeflexia (हाइपोरिफ्लैक्सिया)— प्रतिवर्त क्रियाओं का कम हो जाना, अल्पप्रतिवर्तता।

Hyporeninemia (हाइपोरेनिनीमिया)— रक्त में रेनिन की कमी हो जाना।

Hyposalemia (हाइपोसेलीमिया)— रक्त में सोडियम क्लोराइड की कमी हो जाना।

Hyposalivation (हाइपोसैलाइवेशन)— Hypoptyalism.

Hyposcleral (हाइपोस्क्लेरल)— नेत्र के श्वेतपटल के नीचे।

Hyposecretion (हाइपोसिक्रीशन)— अल्प-स्राव।

Hyposensitive (हाइपोसैन्सीटिव)— अल्प सम्वेदनशीलता युक्त।

Hyposensitivity (हाइपोसैन्सीटीविटी)— अल्प सम्वेदनशीलता।

Hyposensitization (हाइपोसैन्सीटाइज़ेशन)— अल्पसम्वेदनशीलता का उत्पन्न होना।

Hyposialadenitis (हाइपोसियालेडीनाइटिस)— अवअधोहनुज लार-ग्रन्थि का शोथ।

Hyposkeocytosis (हाइपोस्कियोसाइटोसिस)— Hyponeocytosis.

Hyposmia (हाइपोस्मिया)— गन्ध संवेदनशीलता का कम हो जाना, अल्पघ्राणता।

Hyposmolarity (हाइपोस्मोलैरिटी)— विशेष रूप से रक्त अथवा मूत्र की परासरणी सान्द्रता का असामान्य रूप से घट जाना।

Hyposmosis (हाइपोस्मोसिस)—परासरण की तेजी में कमी हो जाना।

Hyposmotic (हाइपोस्मोटिक)— किसी अन्य तरल की ऑस्मोलैलिटी से कम ऑस्मोलैलिटी वाला।

Hyposomatotropism (हाइपोसोमेटोट्रॉपिज़्म)— ऐसी दशा जिसमें अग्रज पीयूष ग्रन्थि से कम मात्रा में वृद्धि हॉर्मोन (सोमैटोट्रॉपिन) का स्रवण होता है।

Hyposomia (हाइपोसोमिया)— शरीर का अपर्याप्त विकास होना।

Hyposomnia (हाइपोसोम्निया)— अल्पनिद्रा, निद्रा का अभाव, नींद न आना।

Hyposomniac (हाइपोसोम्नियक)— अल्प निद्रा या निद्रा के अभाव से पीड़ित व्यक्ति।

Hypospadia, Hypospadias (हाइपोस्पेडिया, हाइपोस्पेडियाज़)— मूत्र-मार्ग का जन्मजात पुरुष में शिश्न की निचली सतह पर तथा स्त्री में योनि में खुलना, अधोमूत्रमार्गता।

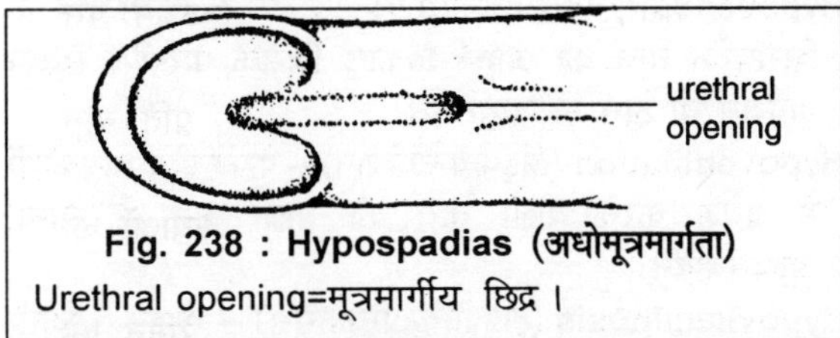

Fig. 238 : Hypospadias (अधोमूत्रमार्गता)
Urethral opening=मूत्रमार्गीय छिद्र।

Hypospadiac (हाइपोस्पेडियाक)— अधोमूत्रमार्गता से सम्बन्धित अथवा उससे ग्रस्त।

Hyposphresia (हाइपोस्फ्रेसिया)— Hyposmia.

Hyposplenism (हाइपोस्प्लीनिज़्म)— प्लीहा या तिल्ली का कार्य घट जाना, प्लीहा कार्याल्पता।

Hypostasis (हाइपोस्टेसिस)— शरीर के किसी आश्रित भाग अथवा अंग में रक्त परिसंचरण घट जाना, अधःस्थिति।

Hypostatic (हाइपोस्टेटिक)— अधःस्थिति सम्बन्धी, अधःस्थितिक।

Hyposthenia (हाइपोस्थीनिया)— दुर्बलता, कमजोरी।

Hyposthenic (हाइपोस्थीनिक)— दुर्बल या कमजोर व्यक्ति।

Hyposthenuria (हाइपोस्थीनूरिया)— अल्प विशिष्ट गुरुत्व वाले मूत्र का उत्सर्जन होना।

Hypostomia (हाइपोस्टोमिया)— जन्मजात दोष जिसमें मुख एक छोटी-सी लम्ब रूप दरार होता है।

Hypostosis (हाइपोस्टोसिस)— हड्डी का अल्प विकास।

Hypostypsis (हाइपोस्टिप्सिस)—मृदु स्तम्भकता ।

Hypostyptic (हाइपोस्टिप्टिक)— मृदु स्तम्भक।

Hyposynergia (हाइपोसिनर्जिया)— शक्तिहीन सामंजस्य।

Hyposystole (हाइपोसिस्टोल)— एक क्षीण अथवा अपूर्ण हृदय-प्रकुंचन।

Hypotelorism (हाइपोटेलोरिज़्म)—दो अंगों जैसे आँखों के बीच फासले का असामान्य रूप से कम हो जाना।

Hypotension (हाइपोटैन्शन)— 1. प्रकुंचनीय तथा अनुशिथिलनीय रक्त-दाब का सामान्य से कम हो जाना, अल्प रक्तदाब 2. तान अथवा तनाव का कम हो जाना।

Hypotension orthostatic (हाइपोटैन्शन आर्थोस्टेटिक) — अचानक उठकर खड़े होने अथवा किसी स्थिर स्थिति में खड़े रहने पर उत्पन्न होने वाला अल्प रक्त-दाब।

Hypotensive (हाइपोटैन्सिव)— अल्प रक्त-दाब से पीड़ित अथवा रक्त-दाब को कम करने वाला साधन, अल्परक्तदाबी।

Hypotensor (हाइपोटैन्सर)— दाबह्रासी साधन।

Hypothalamic (हाइपोथैलेमिक)— अधश्चेतक सम्बन्धी, अधश्चेतकी।

Hypothalamohypophysial (हाइपोथैलेमोहाइपोफाइज़ियल) — अधश्चेतक एवं पीयूष ग्रन्थि दोनों से सम्बन्धित।

Hypothalamus (हाइपोथैलेमस)— अधश्चेतक।

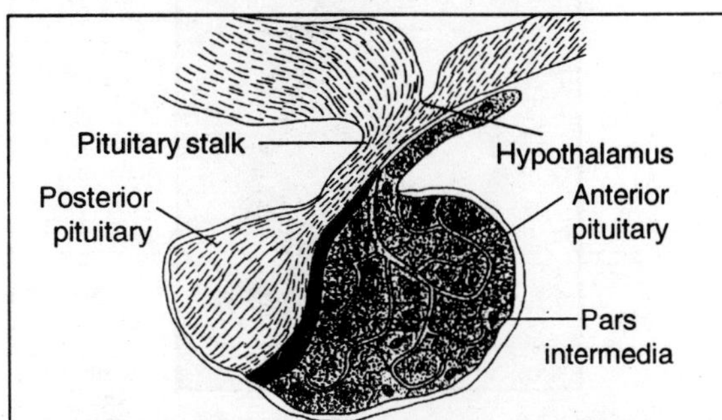

Fig. 239 : Hypothalamus (अधश्चेतक)
Pituitary stalk=पीयूष ग्रन्थि का वृन्त, posterior pituitary=पश्चज पीयूष ग्रन्थि, pars intermedia=मध्यवर्ती भाग, anterior pituitary=अग्रज पीयूष ग्रन्थि, hypothalamus=अधश्चेतक।

Hypothenar (हाइपोथीनर)— हथेली पर अल्ना हड्डी की ओर लघु अँगुली के नीचे स्थित एक मांसल उभार, कनिष्ठामूल।

Hypothermal (हाइपोथर्मल)— सामान्य से नीचे तापमान पर, अल्पोष्ण।

Hypothermia (हाइपोथर्मिया)— ठण्ड लग जाने से, तेज बुखार को कम करने के लिए कृत्रिम रूप से उत्पन्न, रक्त-दाब को कम करने अथवा शल्यक्रिया के दौरान ऑक्सीजन की आवश्यकता को कम करने से उत्पन्न शरीर का सामान्य से नीचा तापमान; अल्प ताप; अल्पोष्णता; अल्पतप्तता।

Hypothesis (हाइपोथीसिस)— अनुमान या परिकल्पना।

Hypothrombinemia (हाइपोथ्रॉम्बिनीमिया)— रक्त में थ्रॉम्बिन की कमी होना।

Hypothromboplastinemia (हाइपोथ्रॉम्बोप्लास्टिनीमिया)— रक्त में थ्रॉम्बोप्लास्टिन की कमी होना।

Hypothymia (हाइपोथाइमिया)— उद्दीपनों के प्रति भावावेगी प्रतिक्रिया में कमी हो जाना, आत्मावसाद, आत्मग्लानि।

Hypothymic (हाइपोथाइमिक)— उद्दीपनों के प्रति भावावेगी प्रतिक्रिया में कमी हो जाने से सम्बन्धित अथवा उससे ग्रस्त।

Hypothymism (हाइपोथाइमिज़्म)— थाइमस ग्रन्थि की क्रियाशीलता में कमी हो जाना, थाइमसग्रन्थि-अल्पक्रियता।

Hypothyroid (हाइपोथाइरॉयड)— थाइरॉयड ग्रन्थि जिसकी सक्रियता में कमी हो जाती है, अवटु-अल्पता।

Hypothyroidism (हाइपोथाइरॉयडिज़्म)— थाइरॉयड ग्रन्थि की क्रियाशीलता में कमी हो जाना जिसके परिणाम स्वरूप आधारी चयापचयी दर कम हो जाती है, सभी कार्य दब

जाते हैं तथा गलगण्ड या घेंघा निकल आता है; अवटु-अल्पक्रियता।

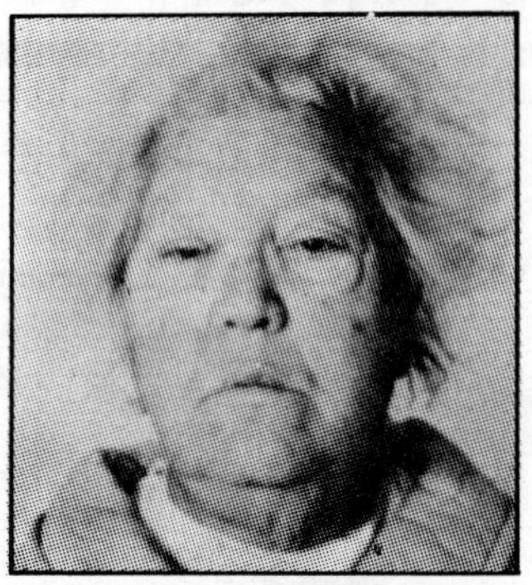

Fig. 240 : Hypothyroidism (अवटु-अल्पक्रियता)

Hypothyroxinemia (हाइपोथाइरॉक्सिनीमिया)— थाइरॉक्सिन हार्मोन का रक्त में सामान्य से कम सान्द्रता में पाया जाना।

Hypotonia (हाइपोटोनिया)— पेशियों की तान घट जाना, अल्पतनाव।

Hypotonic (हाइपोटॉनिक)— 1. पेशियों की घटी हुई तान से सम्बन्धित, अल्पतनावी, अल्पतानी 2. एक घोल जिसका परासरणी दाब दूसरे से कम होता है, अल्पपरासारी।

Hypotonicity (हाइपोटॉनिसिटी)— अल्पतानी होने की दशा।

Hypotonus (हाइपोटोनस)— Hypotonia.

Hypotony (हाइपोटोनी)— Hypotonia.

Hypotoxicity (हाइपोटॉक्सिसिटी)— विषैले गुण का असामान्य रूप से कम हो जाना, अल्पविषण्णता।

Hypotransferrinemia (हाइपोट्रान्सफेरीनीमिया)— रक्त गें ट्रान्सफेरिन की कमी होना।

Hypotrichiasis (हाइपोट्राइकियेसिस)— Hypotrichosis.

Hypotrichosis (हाइपोट्राइकोसिस)— बालों की कमी होना, अल्परोमता।

Hypotrophy (हाइपोट्रॉफी)— धीरे-धीरे कोशिकाओं एवं ऊतकों का ह्रास होना एवं उनका कार्य न करना।

Hypotropia (हाइपोट्रॉपिया)— ऐसी तिर्यक दृष्टि जिसमें एक आँख का दृष्टि-अक्ष स्थायी रूप से नीचे की ओर घूम जाता है, नेत्रअधोविचलन।

Hypotympanotomy (हाइपोटिम्पैनोटॉमी)— मध्यकर्ण-कला में चीरा लगाना, मध्यकर्णछेदन।

Hypotympanum (हाइपोटिम्पैनम)— मध्यकर्ण-गुहा की मध्यकर्ण-कला के स्तर से नीचे का भाग।

Hypouresis (हाइपोयूरेसिस)— मूत्र के प्रवाह में कमी हो जाना।

Hypouricemia (हाइपोयूरिसीमिया)— रक्त में यूरिक एसिड की कमी होना।

Hypouricuria (हाइपोयूरिकूरिया)— मूत्र में यूरिक एसिड की कमी होना।

Hypovaria (हाइपोवेरिया)— डिम्बग्रन्थियों की क्रियाशीलता कम हो जाना जिसके परिणाम स्वरूप लड़कियों में अल्प विकास होता है।

Hypovarianism (हाइपोवेरियानिज़्म)— Hypo-ovarianism.

Hypovenosity (हाइपोवेनोसिटी)— शरीर के किसी क्षेत्र के शिरापरक तन्त्र का अपूर्ण विकास जिसके परिणाम स्वरूप अपक्षय या ह्रास हो जाता है।

Hypoventilation (हाइपोवैन्टीलेशन)— फुफ्फुसीय वायुकोशों में प्रवेश करने वाली वायु की मात्रा कम हो जाना, अल्पसंवातन।

Hypovitaminosis (हाइपोविटामिनोसिस)— भोजन में किसी विटामिन की कमी से उत्पन्न होने वाली दशा, अल्पविटामिनरक्तता।

Hypovolemia (होइपोवोलीमिया)— रक्त का आयतन कम हो जाना, अल्पायतनरक्तता।

Hypovolemic (हाइपोवोलेमिक)— अल्पायतनरक्तता से सम्बन्धित अथवा उससे ग्रस्त।

Hypovolia (हाइपोवोलिया)— जलांश का घट जाना, जलाल्पता।

Hypoxemia (हाइपोक्सीमिया)— रक्त का अपर्याप्त ऑक्सीकरण होना, अल्प-ऑक्सीमियता।

Hypoxia (हाइपोक्सिया)— शरीर के ऊतकों में ऑक्सीजन की कमी होना, अल्प-ऑक्सीयता।

Altitude hypoxia (एल्टीट्यूड हाइपोक्सिया)— बहुत ऊँचाई पर पहुँचने पर सांस के साथ ग्रहण की गई वायु में ऑक्सीजन की कमी होने से उत्पन्न अल्पऑक्सीयता।

Hypoxic (हाइपोक्सिक)- - अल्प-ऑक्सीयता से सम्बन्धित या उससे ग्रस्त।

Hypsibrachycephalic (हिप्सीब्रेकीसिफैलिक)— एक चौड़े एवं ऊँचे कपाल वाला।

Hypsicephalic (हिप्सीसिफैलिक)— Oxycephalic.

Hypsicephaly (हिप्सीसिफैली)— Oxycephaly.

Hypsiconchous (हिप्सीकॉन्कस)— एक ऊंची नेत्र-गुहा से युक्त।

Hypsiloid (हिप्सीलॉयड)— अँग्रेजी के अक्षर U या Y के आकार का।

Hypsistaphylia (हिप्सीस्टेफाइलिया)— ऐसी दशा जिसमें तालु ऊँचाई पर होता है और तंग होता है।

Hypsistenocephalic (हिप्सीस्टेनोसिफैलिक)— एक ऊँचे और तंग सिर वाला।

Hypsocephalous (हिप्सोसिफैलस)— Hypsicephalic or oxycephalic.

Hypsocephaly (हिप्सोसिफैली)— Oxycephaly.

Hypsodont (हिप्सोडोन्ट)— लम्बे दाँतो वाला।

Hypsokinesis (हिप्सोकाइनेसिस)— खड़े होने पर पीछे को गिर जाना जैसा कि सकम्प पक्षाघात (पैरालाइसिस एजिटान्स) में देखा जाता है।

Hypsophobia (हिप्सोफोबिया)— अधिक ऊँचाई पर होने का रोगोत्पादक भय, उत्तुंगभीति।

Hypurgia (हाइपर्जिया)— किसी रोग की प्रगति को सुधार की ओर परिवर्तित करने वाला कारक।

Hyster- (हिस्टर-)— गर्भाशय का संकेत देना वाला एक उपसर्ग।

Hysteralgia (हिस्ट्रेल्जिया)— गर्भाशय में दर्द होना।

Hysteratresia (हिस्ट्रेटरेसिया)— गर्भाशय अविवरता, गर्भाशय का मुख बन्द रहना।

Hysterectomy (हिस्ट्रेक्टॉमी)— गर्भाशय को शल्यक्रिया द्वारा काटकर अलग कर देना, गर्भाशयोच्छेदन। यह निम्न प्रकार से हो सकता है–

Abdominal hysterectomy (एब्डोमिनल हिस्ट्रेक्टॉमी)— उदरीय भित्ति में चीरा लगाकर गर्भाशयोच्छेदन करना, उदरमार्गी गर्भाशयोच्छेदन।

Cesarean hysterectomy (सीज़ेरियन हिस्ट्रेक्टॉमी) — शल्यक्रियात्मक प्रजनन या सिज़ेरियन सैक्शन (शल्यक्रिया द्वारा बच्चे को गर्भाशय से बाहर निकालना) के समय गर्भाशय को काट कर अलग कर देना, सीजेरियन गर्भाशयोच्छेदन।

Radical hysterectomy (रेडिकल हिस्ट्रेक्टॉमी)— गर्भाशय को डिम्ब वाहिनियों, डिम्बग्रन्थियों, आस-पास की लसीका ग्रन्थियों एवं योनि के ऊपरी भाग सहित शल्यक्रिया द्वारा काट कर अलग कर देना; समूल गर्भाशयोच्छेदन।

Subtotal, partial or supracervical hysterectomy (सबटोटल, पार्शियल अथवा सुप्रासर्वाइकल हिस्ट्रेक्टॉमी)— गर्भाशयग्रीवा को छोड़कर गर्भाशयोच्छेदन करना, अपूर्ण गर्भाशयोच्छेदन।

Total or complete hysterectomy (टोटल अथवा कमप्लीट हिस्ट्रेक्टॉमी)— ऐसा गर्भाशयोच्छेदन जिसमें गर्भाशय एवं गर्भाशयग्रीवा दोनों को पूर्णतया अलग कर दिया जाता है, पूर्ण गर्भाशयोच्छेदन।

Vaginal hysterectomy (वैजाइनल हिस्ट्रेक्टॉमी)— योनि के द्वारा गर्भाशय को काट कर अलग करना, योनिमार्गी गर्भाशयोच्छेदन।

Hysteresis (हिस्टेरेसिस)— 1. दो सम्बद्ध घटनाओं में से प्रत्येक की दूसरे का साथ देने में निष्फलता 2. दो सम्बद्ध घटनाओं जैसे कारण एवं प्रभाव के उत्पन्न होने के बीच समय अधिक लगना 3. फेफड़े के वायु से भर जाने के कारण फेफड़े के फूल जाने एवं वायु के निकल जाने पर उसके पिचक जाने के बीच अन्तर।

Hystereurynter (हिस्ट्रेयूरिन्टर)— गर्भाशय के मुख को चौड़ा करने वाला एक यन्त्र।

Hystereurysis (हिस्ट्रेयूरिसिस)— गर्भाशय के मुँह को चौड़ा करना, गर्भाशयमुखविस्फारण।

Hysteria (हिस्टीरिया)— स्नायु तन्त्र के आंगिक अथवा जैव रोग से रहित मानसिक वियोजन (पृथक्करण) के फलस्वरूप उत्पन्न दशा जिसमें शारीरिक लक्षण एवं चिन्ह प्रकट होते हैं, संवेदी विघ्नताएँ उत्पन्न होती हैं तथा व्यक्तित्व में परिवर्तन हो जाते हैं। यह अधिकतर युवा स्त्रियों में होता है जिसमें उनका अपनी क्रियाओं एवं आवेगों पर कोई नियन्त्रण नहीं रहता। यह निम्न प्रकार का होता है।

Anxiety hysteria (एंगजाइटी हिस्टीरिया)— चिंता के दौरे के साथ उत्पन्न होने वाला हिस्टीरिया, चिंता हिस्टीरिया।

Fixation hysteria (फिक्सेशन हिस्टीरिया) — किसी आंगिक रोग के लक्षणों के साथ होने वाला हिस्टीरिया।

Major hysteria (मेज़र हिस्टीरिया)— हिस्टीरिया का बहुत उग्र रूप जिसमें आक्षेप आने (दौरे पड़ने) लगते हैं।

Minor hysteria (माइनर हिस्टीरिया) — हिस्टीरिया का मृदु रूप जिसमें बेहोशी नहीं होती।

Hysteriac (हिस्टीरिएक)— हिस्टीरिया से ग्रस्त व्यक्ति।

Hysteric, Hysterical (हिस्टीरिक, हिस्टीरिकल)— हिस्टीरिया सम्बन्धी।

Hysteric ataxia (हिस्टीरिक एटैक्सिया)— हिस्टीरिया में टाँग की पेशियों में दोषयुक्त समंजन।

Hystericoneuralgic (हिस्टीरिकोन्यूरेल्जिक)— हिस्टीरिया से उत्पन्न होने वाली वेदना से सम्बन्धित परन्तु जो (वेदना) तन्त्रिका शूल के समान होती है।

Hystericus (हिस्ट्रीकस)— भावावेग की एक अभिव्यक्ति जिसमें बहुधा रोनी आती है, हँसी आती है और चीख निकलती है।

Hysteritis (हिस्ट्राइटिस)— गर्भाशयशोथ।

Hystero-, Hyster- (हिस्टेरो- या हिस्ट्रो, हिस्टर-)— गर्भाशय अथवा हिस्टीरिया का संकेत देने वाला एक उपसर्ग।

Hysterobubonocele (हिस्ट्रोबुबोनोसील)— गर्भाशय के चारों ओर वंक्षण हर्निया।

Hysterocatalepsy (हिस्टीरोकैटेलेप्सी)— पेशीप्रतिष्टम्भग्रस्त लक्षणों के साथ बृहत् हिस्टीरिया।

Hysterocele (हिस्ट्रोसील)—गर्भाशय का बहिःसरण या हर्निया, गर्भाशयभ्रंश।

Hysterocleisis (हिस्ट्रोक्लीसिस)— शल्य-क्रिया द्वारा गर्भाशय के मुख को बन्द करना, गर्भाशयमुखसंरोध।

Hysterocolposcope (हिस्ट्रोकोल्पोस्कोप)— गर्भाशय-गुहा एवं योनि का निरीक्षण करने का एक यन्त्र।

Hysterocystocleisis (हिस्ट्रोसिस्टोक्लीसिस)— गर्भाशयग्रीवा को मूत्राशय की भित्ति के साथ बाँध देना।

Hysterocystopexy (हिस्ट्रोसिस्टोपैक्सी)— गर्भाशय एवं मूत्राशय दोनों की उदरीय भित्ति के साथ संलग्नता।

Hysterodynia (हिस्ट्रोडाइनिया)— गर्भाशयशूल।

Hysteroepilepsy (हिस्टीरोएपीलेप्सी)—उग्र हिस्टीरिया जिसमें अपस्मार (मिर्गी) के समान आक्षेप आते है।

Hysterogastrorrhaphy (हिस्ट्रोगैस्ट्रौरैह्फी)— गर्भाशय को आमाशय की दीवार के साथ संलग्न कर देना।

Hysterogenic (हिस्टीरोजेनिक)— हिस्टीरिया उत्पन्न करने वाला।

Hysterogenous (हिस्ट्रोजीनस)— Hysterogenic.

Hysterogram (हिस्ट्रोग्राम)— गर्भाशय का एक्स-रे चित्र।

Hysterograph (हिस्ट्रोग्राफ)— गभाशयी संकुचनों की शक्ति का अभिलेखन करने वाला एक उपकरण।

Hysterography (हिस्ट्रोग्राफी)— 1. किसी रेडियोअपारदर्शक (एक्स-रे अभेद्य) पदार्थ को गर्भाशय में प्रविष्ट करके गर्भाशय का एक्स-रे चित्रण करना, गर्भाशयचित्रण। 2. प्रसव काल में गर्भाशय के संकोचों की तीव्रता एवं उनकी बारम्बारता का लेखाचित्र-अभिलेखन करना।

Hysteroid (हिस्टीरॉयड)— हीस्टीरिया के समान।

Hysterolaparotomy (हिस्ट्रोलेपरोटॉमी)— उदर-भित्ति से होकर गर्भाशय में चीरा लगाना।

Hysterolith (हिस्ट्रोलिथ)— गर्भाशय में पथरी।

Hysterology (हिस्ट्रोलॉजी)— गर्भाशय का वैज्ञानिक अध्ययन, गर्भाशयविज्ञान।

Hysterolysis (हिस्ट्रोलाइसिस)— गर्भाशय को इसके चिपकावों से मुक्त करना, गर्भशयापघटन।

Hysteromania (हिस्टीरोमैनिया)— स्त्री में अत्यधिक कामुकता, स्त्रियों में कामोन्माद।

Hysterometer (हिस्ट्रोमीटर)— गर्भाशय को मापने वाला एक यन्त्र, गर्भाशयमापी।

Hysterometry (हिस्ट्रोमीट्री)— गर्भाशय के परिमाण को मापना, गर्भाशयमापन।

Hysteromyoma (हिस्ट्रोमायोमा)— गर्भाशय का पेश्यार्बुद अथवा तन्तुपेशीअर्बुद।

Hysteromyomectomy (हिस्ट्रोमायोमेक्टॉमी)— गर्भाशय के तान्तव अर्बुद को काट कर अलग कर देना, गर्भाशयपेश्यर्बुदोच्छेदन।

Hysteromyotomy (हिस्ट्रोमायोटॉमी)— किसी ठोस अर्बुद को निकालने के लिए गर्भाशय में चीरा लगाना, गर्भाशयछेदन।

Hysteroneurosis (हिस्ट्रोन्यूरोसिस)—गर्भाशय रोग के कारण होने वाली विक्षिप्ति।

Hystero-oophorectomy (हिस्ट्रो-ऊफोरेक्टॉमी)— एक या दोनों डिम्बग्रन्थियों के साथ गर्भाशय को काट कर अलग कर देना, गर्भाशयडिम्बग्रन्थि-उच्छेदन।

Hysteroparalysis (हिस्ट्रोपैरालाइसिस)— गर्भाशय की प्राचीरों का पक्षाघात, गर्भाशयघात।

Hysteropathy (हिस्ट्रोपैथी)— गर्भाशय का कोई भी रोग।

Hysteropexy (हिस्ट्रोपैक्सी)— विस्थापित गर्भाशय को शल्य-क्रिया द्वारा स्थिर कर देना, गर्भाशयस्थिरीकरण।

Hysteropia (हिस्ट्रोपिया)— हिस्टीरिया में उत्पन्न दृष्टि-दोष।

Hysteroplasty (हिस्ट्रोप्लास्टी)— गर्भाशय की प्लास्टिक सर्जरी करना, गर्भाशयसंधान।

Hysteropsychosis (हिस्ट्रोसाइकोसिस)— गर्भाशय के रोग में उत्पन्न मानसिक विकार।

Hysteroptosia, Hysteroptosis (हिस्ट्रोप्टोसिया, हिस्ट्रोप्टोसिस)— गर्भाशय-भ्रंश।

Hysterorrhaphy (हिस्ट्रोरैह्फी)— गर्भाशय की सिलाई करना।

Hysterorrhexis (हिस्ट्रोरैह्क्सिस)— गर्भाशय का विशेषकर गर्भवस्था में फट जाना, गर्भाशयविदर।

Hysterosalpingectomy (हिस्ट्रोसेल्पिन्जेक्टॉमी)— शल्य-क्रिया द्वारा डिम्ब वाहिनियों के साथ गर्भाशय को काट कर निकाल देना, गर्भाशय-डिम्बवाहिनी-उच्छेदन।

Hysterosalpingogram (हिस्ट्रोसेल्पिन्जोग्राम)— गर्भाशय एवं डिम्ब वाहिनियों का एक्स-रे चित्र।

Hysterosalpingography (हिस्ट्रोसेल्पिन्जोग्राफी)— गर्भाशय एवं डिम्बवाहिनियों में किसी एक्स-रे अभेद्य पदार्थ को प्रविष्ट करके इन अंगों का एक्स-रे चित्रण करना, गर्भाशयडिम्बवाहिनीचित्रण।

Hysterosalpingo-oophorectomy (हिस्ट्रोसेल्पिन्जो-ऊफोरेक्टॉमी)— गर्भाशय, डिम्ब वाहिनियों एवं डिम्बग्रन्थियों को शल्य-क्रिया द्वारा काटकर निकाल देना, गर्भाशयडिम्बवाहिनीडिम्बग्रन्थि-उच्छेदन।

Hysterosalpingostomy (हिस्ट्रोसेल्पिन्जोस्टॉमी)— किसी डिम्ब वाहिनी का गर्भाशय के साथ सम्मिलन, गर्भाशयडिम्बवाहिनीसम्मिलन।

Hysteroscope (हिस्ट्रोस्कोप)— गर्भाशय-गुहा का नेत्र परीक्षण करने के लिए प्रयोग में लाया जाने वाला एक यन्त्र, गर्भाशयदर्शी।

Hysteroscopy (हिस्ट्रोस्कोपी)— गर्भाशयदर्शी का प्रयोग करके गर्भाशय-गुहा का नेत्र परीक्षण करना, गर्भाशयदर्शन।

Hysterospasm (हिस्ट्रोस्पाज़्म)— गर्भाशय में ऐंठन आ जाना, गर्भाशयाकर्ष।

Hysterostomatomy (हिस्ट्रोस्टोमेटॉमी)— ऑपरेशन द्वारा गर्भाशय के मुख को बड़ा कर देना।

Hysterosystole (हिस्ट्रोसिस्टोल)— हृदय का विलम्बित संकुचन।

Hysterothermometry (हिस्ट्रोथर्मोमीटरी)— गर्भाशय के तापमान की माप लेना।

Hysterotome (हिस्ट्रोटोम)— गर्भाशय में चीरा लगाने वाला एक यन्त्र।

Hysterotomy (हिस्ट्रोटॉमी)— गर्भाशय में चीरा लगाना, गर्भाशयछेदन।

Hysterotrachelectomy (हिस्ट्रोट्रेकीलेक्टॉमी)— गर्भाशय-ग्रीवा को काट कर अलग कर देना, गर्भाशयग्रीवा-उच्छेदन।

Hysterotracheloplasty (हिस्ट्रोट्रेकीलोप्लास्टी)— प्लास्टिक सर्जरी द्वारा गर्भाशयग्रीवा की मरम्मत करना, गर्भाशयग्रीवासंधान।

Hysterotrachelorrhaphy (हिस्ट्रोट्रेकीलोरैह्फी)— गर्भाशयग्रीवा की सिलाई करना, गर्भाशयग्रीवासीवन।

Hysterotrachelotomy (हिस्ट्रोट्रेकीलोटॉमी)— गर्भाशयग्रीवा में चीरा लगाना, गर्भाशयग्रीवाछेदन।

Hysterotraumatic (हिस्टीरोट्रॉमेटिक)— अभिघातज हिस्टीरिया से सम्बन्धित।

Hysterotraumatism (हिस्टीरोट्रॉमेटिज़्म)— किसी चोट लगने के पश्चात् हिस्टीरिया का होना।

Hysterotubography (हिस्ट्रोट्यूबोग्राफी)— Hysterosalpingography.

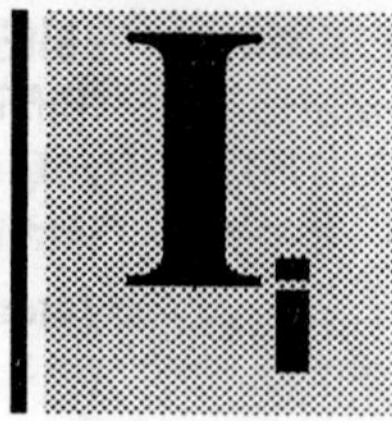

I (आई)— आयोडीन का रासायनिक प्रतीक।

Iamatology (ऐमेटोलॉजी)— औषधि-विज्ञान।

I and O (आई एण्ड ओ)— अन्तर्ग्रहण एवं निकासी।

Ianthinopsia (ऐन्थिनोप्सिया)— ऐसा दृष्टि दोष जिसमें सभी वस्तुएँ बैंगनी रंग की दिखाई देती हैं।

-iasis (-ऐसिस)— दशा अथवा अवस्था को प्रदर्शित करने वाला एक प्रत्यय (शब्दों के अन्त में जोड़ा जाने वाला शब्दांश)।

Iateria (ऐटीरिया)— चिकित्सा विधान।

Iatraliptics (ऐट्रेलिप्टिक्स)— मालिश द्वारा रोगों की चिकित्सा करना।

Iatric (ऐट्रिक)— औषधि अथवा कायचिकित्सक से सम्बन्धित।

Iatro- (ऐट्रो-)— औषधि अथवा किसी कायचिकित्सक से सम्बन्ध का संकेत देने वाला उपसर्ग।

Iatrochemistry (ऐट्रोकैमिस्ट्री)— एक प्राचीन सिद्धान्त कि जीवन तथा रोग की सभी घटनाएँ रासायनिक क्रिया पर आधारित होती हैं।

Iatrogenesis (ऐट्रोजेनेसिस)— किसी रोगी में कायचिकित्सक या शल्यचिकित्सक द्वारा की गई चिकित्सा के प्रभावों से कोई सा भी मानसिक अथवा शारीरिक रोग उत्पन्न होना।

Iatrogenic (ऐट्रोजेनिक)— उस औषधीय या शल्यक्रिया सम्बन्धी चिकित्सा को बताने वाला जो विद्यमान रोग के उपचार के रूप में स्वतः कोई मानसिक या शरीरिक रोग उत्पन्न करती है, चिकित्साजनित।

Iatrogenic disorder (ऐट्रोजेनिक डिसार्डर)— किसी कायचिकित्सक अथवा शल्यचिकित्सक द्वारा किसी रोगी की चिकित्सा करने के फलस्वरूप उसकी और अधिक बिगड़ी मानसिक अथवा शारीरिक दशा; चिकित्सक प्रेरित विकार; चिकित्सक जनित विकार।

Iatrogeny (ऐट्रोगैनी)— किसी चिकित्सक द्वारा किसी रोगी की हालत और खराब हो जाना।

Iatrology (ऐट्रोलॉजी)— चिकित्सा-विज्ञान।

Iatrophysics (ऐट्रोफिज़िक्स)—1. भौतिक अथवा यान्त्रिक विधियों द्वारा रोगों की चिकित्सा करना। 2. चिकित्सीय भौतिक शास्त्र।

Iatros (एट्रोस)— कायचिकित्सक, वैद्य, हकीम।

Iatrotechnics, Iatrotechniques (ऐट्रोटैक्नीक्स)— औषधीय एवं शल्य-चिकित्सा में प्रैक्टिस करने की तकनीक।

I.C.D. (आइसीडी)— अन्तर्गर्भाशयी गर्भनिरोधक उपकरण।

Ice bag (आईस बैग)— बर्फ से भरी जलरुद्ध रबर की थैली जो किसी स्थान को ठण्डा करने के लिए प्रयोग में लायी जाती है।

Ichnogram (इक्नोग्राम)— खड़े रहने की स्थिति में पाँव का लिया गया निशान (पाद-चिन्ह)।

Ichor (आइकोर)— किसी जख्म से निकलने वाला पतला पानी जैसा बदबूदार स्राव।

Ichoremia (आइकोरीमिया)— पूतिजीवरक्तता या रक्त विषाक्तता (खून में जहर फैल जाना)।

Ichoroid, Ichorous (आइकोरॉयड, आइकोरस)— दुर्गन्धित जलीय स्राव के समान।

Ichorous (आइकोरस)—Inchoroid.

Ichorrhea (आइकोरिह्या)— किसी जख्म से अत्यधिक दुर्गन्धित जलीय स्राव का निकलना।

Ichorrhemia (आइकोरीह्मिया)— संक्रमण द्वारा उत्पन्न पूतिता जिसमें जलीय पूय या पीप निकलता है।

Ichthyism, Ichthyismus (इक्थाइज़्म, इक्थाइस्मस)— सड़ी-गली अथवा विषैली मछली के खाने से उत्पन्न विषाक्तता, मत्स्यविषण्णता।

Ichthyo- (इक्थायो-)— शब्दों के साथ (पहले) संयुक्त होने वाला शब्दांश जिसका अर्थ मछली होता है।

Ichthyoacanthotoxin (इक्थायोएकैन्थोटॉक्सिन)— कुछ विषैली मछलियों के डंक, काँटो या दाँतों में विद्यमान एक विष।

Ichthyoacanthotoxism (इक्थायोएकैन्थोटॉक्सिज़्म)— विषैली मछलियों के काटने से उत्पन्न विषाक्तता।

Ichthyohemotoxin (इक्थायोहीमोटॉक्सिन)— कुछ विषैली मछलियों के रक्त में पाया जाने वाला एक जीवविष।

Ichthyohemotoxism (इक्थायोहीमोटॉक्सिज़्म)— इक्थायोहीमोटॉक्सिन विष से युक्त मछली को निगल लेने से उत्पन्न विषाक्तता।

Ichthyoid (इक्थॉयड)— मछली के समान।

Ichthyology (इक्थायोलॉजी)— मछलियों का अध्ययन, मत्स्य-विज्ञान।

Ichthyophagous (इक्थायोफेगस)— मछलियाँ खाने अथवा उन पर जीवन निर्वाह करने वाला।

Ichthyophobia (इक्थायोफोबिया)— मछली का विकृत भय।

Ichthyosarcotoxin (इक्थायोसार्कोटॉक्सिन)— विषैली मछलियों के मांस में पाया जाने वाला एक जीवविष।

Ichthyosarcotoxism (इक्थायोसार्कोटॉक्सिज़्म)— Ichthyism.

Ichthyosis (इक्थायोसिस)— मछली के समान सूखी, खुरदरी एवं पपड़ीदार त्वचा; मत्स्यचर्मता।

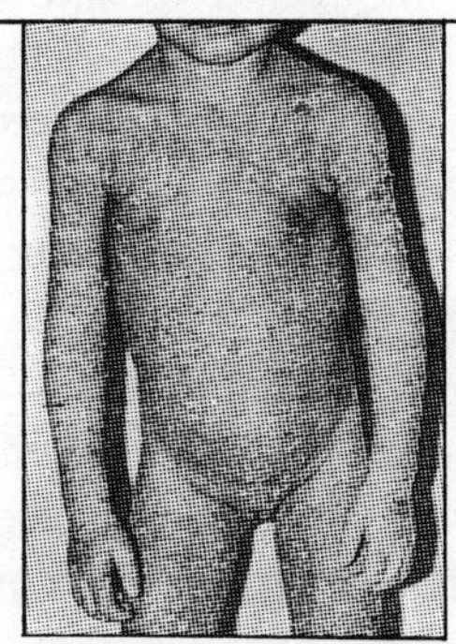

Fig. 241 Ichthyosis (मत्स्यचर्मता)

Ichthyotic (इक्थायोटिक)— मत्स्यचर्मता सम्बन्धी।

Ichthyotoxicology (इक्थायोटॉक्सिकोलॉजी)— मछलियों के विषों का अध्ययन।

Ichthyotoxicon (इक्थायोटॉक्सिकॉन)— मछली का विष।

Ichthyotoxin (इक्थायोटॉक्सिन)— मछली में पाया जाने वाला कोई भी विषैला पदार्थ।

Ichthyotoxism (इक्थायोटॉक्सिज़्म)— मछली में पाये जाने वाले किसी विषैले पदार्थ से उत्पन्न विषाक्तता।

Icing (आइसिंग)— हाल ही में चोट खाये स्थान पर दर्द एवं सूजन को कम करने के लिए बर्फ का प्रयोग करना।

ICN (आई सी एन.)— परिचारिकाओं की अन्तर्राष्ट्रीय परिषद्।

Iconolagny (इकोनोलैग्नी)— तस्वीरों अथवा वस्तुओं को देखकर उत्पन्न कामुकता।

ICP (आई सी पी)— अन्तःकपालिक दाब।

ICRP(आई सी आर पी) — विकिरणीय सुरक्षा का अन्तर्राष्ट्रीय आयोग।

-ics (-इक्स)— एक प्रत्यय जिसका अर्थ विज्ञान या ज्ञान है।

I.C.S. (आई.सी.एस.)— शल्य-चिकित्सकों का अन्तर्राष्ट्रीय विद्यालय।

ICSH (आई सी एस एच)— पुरुष में पाया जाने वाला एक हार्मोन जो शुक्रग्रन्थियों की अन्तरालीय कोशिकाओं से टेस्टोस्टेरोन हार्मोन के स्रवित होने को उत्तेजित करता है।

Ictal (इक्टल)— किसी अचानक होने वाले आक्रमण अथवा आघात से सम्बन्धित, उससे युक्त अथवा उसके द्वारा उत्पन्न, आघातजनित जैसे तीव्र अपस्मार।

Icteric (इक्टेरिक)— कामला से सम्बन्धित।

Icteritious (इक्टेरीशियस)— कामला या पीलिया के समान पीलापन लिए हुए, कामलाभ।

Ictero- (इक्टैरो-)— एक उपसर्ग जो कामला या पीलिया को निर्दिष्ट करता है।

Icteroanemia (इक्ट्रोएनीमिया)— रक्तसंलायी रक्ताल्पता एवं प्लीहा वृद्धि के साथ कामला।

Icterogenic, Icterogenous (इक्ट्रोजेनिक, इक्ट्रोजीनस)— कामला या पीलिया उत्पन्न करने वाला, कामलाजनक।

Icterohematuric (इक्ट्रोहीमेचूरिक)— कामला एवं रक्तमेह सम्बन्धी।

Icterohemoglobinuria (इक्ट्रोहीमोग्लोबिनूरिया)—कामला एवं हीमोग्लोबिनमेह सम्बन्धी

Icterohepatitis (इक्ट्रोहिपैटाइटिस)— यकृतशोथ जिसके साथ कामला हो जाती है।

Icteroid (इक्ट्रॉयड)— कामला या पीलिया के समान

Icterus (इक्ट्रस)— कामला या पीलिया

Icterus, gravis neonatorum(इक्ट्रस, ग्रेविस नियोनेटोरम)— नवजात शिशु का रक्तापघटक रोग, नवजात कामला।

Infectious icterus (इन्फैक्शियस इक्ट्रस)— यकृत के किसी संक्रमण द्वारा उत्पन्न अर्थात् संक्रामी यकृतशोथ में उत्पन्न होने वाली कामला।

Obstructive icterus (ऑब्सट्रक्टिव इक्ट्रस)—सामान्य पित्त वाहिनी या यकृती वाहिनी में पित्त के प्रवाह में अवरोध उत्पन्न हो जाने से उत्पन्न कामला। अवरोधन पित्ताश्मरियों, वाहिनियों में परजीवियों, अर्बुदों के दबाव, पुटियों या यकृत के सिरोह्सिस आदि के कारण हो सकता है।

Ictometer (इक्टोमीटर)— हृदय के शिखर स्पन्द के बल को निर्धारित करने वाला एक उपकरण।

Ictus (इक्टस)— अचानक आक्रमण, मुक्का या धक्का अथवा आघात।

I.C.U. (आई.सी.यू.)— इन्टेन्सिव केयर यूनिट, गहन चिकित्सा केन्द्र।

Id (इड)— रोग की मुख्य विक्षति से दूर प्रकट होने वाला एक त्वचा विस्फोट जो साधारणतया रोगोत्पादक कारक के प्रति एलर्जिक प्रतिक्रिया के कारण होता है।

–id (-इड)— रोग की मुख्य विक्षति से दूर प्रकट होने वाले त्वचा विस्फोट का संकेत देने वाला प्रत्यय।

Idea (आइडीया)— भावना या विचार अथवा धारणा। यह निम्न प्रकार का हो सकता है–

Autochthonous idea (ऑटोक्थोनस आइडीया)— अप्रत्याशित रूप से मस्तिष्क में उठने वाला एक अजीब विचार जिसका अन्य विचारों से कोई सम्बन्ध नहीं होता।

Compulsive idea (कम्पलसिव आइडीया)— एक ऐसा विचार जो इच्छा के विरुद्ध भी मन में बना रहता है और अनुचित कार्य करने के लिए प्रोत्साहित करता है, दुराग्राही विचार।

Dominant idea (डोमीनैन्ट आइडीया)— एक ऐसा विचार जो किसी व्यक्ति के सभी कार्यों एवं विचारों को नियन्त्रित करता है, प्रभावी विचार।

Fixed idea (फिक्सड आइडीया)— एक निरन्तर बना रहने वाला विकृत विचार अथवा विश्वास जो पूर्णतया मस्तिष्क पर हावी रहता है तथा विरुद्ध प्रमाण होने के बावजूद भी इसे बदला नहीं जा सकता, निश्चित धारणा।

Flight of idea (फ्लाइट ऑफ आइडीया)— कुछ मानसिक रोगों में उत्पन्न होने वाला एक विचार जिसमें रोगी तेजी से बोलता है जिसमें अक्सर रुकावट पैदा हो जाती है और बोलना असम्बद्ध या असंगत होता है।

Idea of reference (आइडीया ऑफ रिफ्रैन्स)— दूसरे लोगों की बातचीत से अथवा उनके कार्यों को देखकर मस्तिष्क में बनने वाला गलत विचार।

Ideal (आइडीयल)— आदर्श रूप।

Idealization (आइडीयालाइज़ेशन)— एक मानसिक क्रिया जिसमें कोई व्यक्ति जानबूझकर अथवा अज्ञानतावश किसी ज्ञात तथ्य अथवा किसी व्यक्ति के विशिष्ट गुण का अधिक मूल्यांकन करता है अर्थात् उसे बढ़ा-चढ़ा कर बताता है।

Ideation (आइडीएशन)— सोचने अथवा विचार बनाने की क्रिया, चिन्तन।

Ideational (आइडीएशनल)— चिन्तन सम्बन्धी।

Idee fixe (आइडी फिक्सी)—Fixed idea.

Identical (आइडैन्टिकल)— बिल्कुल एक समान।

Identification (आइडैन्टिफिकेशन)— पहचान।

Identity (आइडैन्टिटी)—कुल शारीरिक एवं मानसिक विशिष्टताएँ जिनके द्वारा किसी व्यक्ति को पहचाना जाता है तथा उसे दूसरों से भिन्न किया जाता है, तादात्म्य, अभिज्ञान।

Ideo- (आइडीयो-)— विचारों से सम्बन्धित शब्दों को निर्दिष्ट करने वाला एक उपसर्ग।

Ideogenetic (आइडीयोजेनेटिक)— Ideogenous.

Ideogenous (आइडीयोजीनस)— किसी विचार से उत्तेजित होने वाला।

Ideoglandular (आइडीयोग्लैण्डुलर)—विचारों के कारण ग्रन्थिल स्राव अथवा ग्रन्थिल क्रियाशीलता का बढ़ जाना (जैसे किसी स्वादिष्ट वस्तु का ख्याल आने पर मुँह में पानी आना)

Ideokinetic (आइडीयोकाइनेटिक)—Ideomotor.

Ideology (आइडीयोलॉजी)— विचारों का विज्ञान, वैचारिकी, विचार धारा।

Ideomotion (आइडीयोमोशन)— किसी प्रधान विचार के कारण मांस पेशी में गति होना।

Ideomotor (आइडीयोमोटर)— किसी प्रधान विचार के कारण मांस पेशी में गति होने से सम्बन्धित।

Ideomuscular (आइडीयोमस्कुलर)— विचार एवं पेशीय क्रियाशीलता दोनों से सम्बन्धित।

Ideophobia (आइडीयोफोबिया)— नये या भिन्न विचारों का विकृत भय।

Ideophrenia (आइडीयोफ्रेनिया)—उन्माद जिसमें विचार बहुत बदल जाते हैं।

Ideophrenic (आइडीयोफ्रेनिक)—पागल व्यक्ति जिसके विचार असामान्य रूप से परिवर्तित हो जाते हैं।

Ideovascular (आइडीयोवैस्कुलर)— वाहिकामय परिवर्तनों से सम्बन्धित जैसे विचारों, स्मृतियों अथवा भावावेगों द्वारा रक्त-चाप का बढ़ जाना।

Idio- (इडियो-)— व्यक्तिगत अथवा स्पष्ट दिखाई देने वाले को संकेतिक करने वाला उपसर्ग।

Idioagglutinin (आइडियोएग्लुटिनिन)— किसी उद्दीपक एन्टिजन का इन्जैक्शन लगाने से नहीं बल्कि प्राकृतिक रूप से रक्त में उत्पन्न होने वाला एक एग्लुटिनिन।

Idiocy (इडियोसी)— जड़बुद्धिता, मूर्खता या मूढ़ता। यह निम्न प्रकार की होती है–

Complete idiocy (कमप्लीट इडियोसी)— ऐसी जड़बुद्धिता जिसमें प्राथमिक मूल प्रवृत्तियों का जन्मजात अभाव होता है।

Cretinoid idiocy (क्रेटिनॉयड इडियोसी)— अवटु-वामनता अथवा क्रेटिनता के साथ होने वाली जड़बुद्धिता।

Epileptic idiocy (इपिलेप्टिक इडियोसी)— अपस्मार या मिर्गी रोग के साथ होने वाली जड़बुद्धिता।

Hemiplegic idiocy (हेमीप्लेजिक इडियोसी)— शिशुओं में अर्द्धांगघात के साथ होने वाली जड़बुद्धिता।

Hydrocephalic idiocy (हाइड्रोकेफैलिक इडियोसी)— जीर्ण जलशीर्ष के साथ होने वाली जड़बुद्धिता।

Microcephalic idiocy (माइक्रोकेफैलिक इडियोसी)— लघुशिरस्कता (सिर का छोटा होना) के साथ होने वाली जड़बुद्धिता।

Paralytic idiocy (पैरालाइटिक इडियोसी)— पक्षाघात में होने वाली जड़बुद्धिता।

Sensorial idiocy (सेन्सोरियल इडियोसी)— विशिष्ट संवेदों में से किसी एक के अभाव में उत्पन्न जड़बुद्धिता।

Traumatic idiocy (ट्रॉमेटिक इडियोसी)— जन्म के समय, शिशुकाल में अथवा शुरू बचपन में लगने वाली किसी चोट के कारण उत्पन्न होने वाली जड़बुद्धिता।

Idiogamist (इडियोगैमिस्ट)— केवल एक अथवा कुछ ही सहभोगियों के लिए लैंगिक रूप से शक्तिशाली व्यक्ति।

Idiogenesis (इडियोजेनेसिस)— बिना किसी ज्ञात कारण के उत्पन्न होना जैसा कि किसी रोग के लिए कहा जाता है।

Idioglossia (इडियोग्लोसिया)— दोषयुक्त उच्चारण जिसमें अर्थहीन स्वर ध्वनियाँ निकलती हैं, असम्बद्ध उच्चारण।

Idioglottic (इडियोग्लोटिक)—असम्बद्ध उच्चारण से सम्बन्धित।

Idiogram (इडियोग्राम)— किसी कोशिका के गुणसूत्रों का फोटोग्राफ, गुणसूत्री आलेख।

Idiohypnotism (इडियोहिप्नोटिज़्म)—Autohypnosis.

Idiolalia (इडियोलेलिया)— अपनी मनगढ़न्त भाषा में बोलना।

Idiolysin (इडियोलाइसिन)— रक्त में सामान्य रूप से पायी जाने वाली एक लाइसिन

Idiometritis (इडियोमीट्राइटिस)— गर्भाशय के सार-ऊतक अथवा पैरन्काइमा की सूजन।

Idiomuscular (इडियोमस्कुलर)— केवल मांसपेशियों से सम्बन्धित, पेशीविशिष्ट।

Idioneurosis (इडियोन्यूरोसिस)— बिना किसी उद्दीपन या उत्तेजना के उत्पन्न होने वाली कोई भी क्रियात्मक विक्षिप्ति।

Idionodal (इडियोनोडल)— स्वतः अलिन्दी निलयी पर्व से उत्पन्न होने वाला।

Idiopathic (इडियोपैथिक)— बिना किसी ज्ञात कारण के उत्पन्न होने वाला, अज्ञातहेतुक।

Idiopathy (इडियोपैथी)— ऐसा रोग जिसके कारण का पता नहीं चलता, मूल रोग।

Idiophrenic (इडियोफ्रेनिक)— केवल मस्तिष्क से सम्बन्धित अथवा उसमें उत्पन्न होने वाला।

Idiopsychologic (इडियोसाइकोलॉजिक) — किसी व्यक्ति के अपने मस्तिष्क में उठने वाले विचारों से सम्बन्धित।

Idiospasm (इडियोस्पाज़्म)— एक ही स्थान में होने वाली ऐंठन।

Idiosyncrasy (इडियोसिन्क्रेसी)— 1. एक आदत अथवा शारीरिक या मानसिक गुण जिनके द्वारा कोई व्यक्ति दूसरों से भिन्न होता है। 2. किसी व्यक्ति में किसी कार्य, औषधि, भोजन अथवा किसी अन्य पदार्थ विशेष के प्रति एक असामान्य सुग्राह्यता (सहज में प्रभावित हो जाना) होने का गुण, प्रकृतिवैशिष्ट्य।

Idiosyncratic (इडियोसिन्क्रेटिक)— किसी प्रकृतिवैशिष्ट्य से सम्बन्धित।

Idiot (इडियट)— निर्बुद्धि अथवा पूर्ण मूर्ख, जड़बुद्धि।

Idiotic (इडियोटिक)— निर्बुद्धि या पूर्ण मूर्ख व्यक्ति से सम्बन्धित अथवा उसके समान।

Idiotism (इडियोटिज़्म)— जड़बुद्धिता, मूर्खता।

Idiotrophic (इडियोट्रॉफिक)— अपना पोषण स्वयं प्राप्त करने की क्षमता रखने वाला।

Idiotropic (इडियोट्रॉपिक)— बाह्य जगत से अलग होकर अपने अन्दर ही ध्यान केन्द्रित करने वाला।

Idiot-savant (इडियट-सेवैन्ट)— किन्हीं मामलों में निर्बुद्धि या पूर्ण मूर्ख परन्तु उच्च बुद्धि के कार्यों जैसे गणित अथवा संगीत के लिए बहुत बुद्धिमान व्यक्ति।

Idiotypic (इडियोटिपिक)— आनुवंशिकता से सम्बन्धित।

Idiovariation (इडियोवेरिएशन)— बिना ज्ञात कारण के होने वाला उत्परिवर्तन या भ्रूणपरिवर्तन।

Idioventricular (इडियोवैन्ट्रिकुलर)— केवल हृदय-निलय सम्बन्धी, हृद्निलयात्मक, हृद्निलयी।

Igneous (इग्नियस)— अग्नि सम्बन्धी अथवा अग्नि से युक्त।

Igniextirpation (इग्निएक्सटर्पेशन)— दहनकर्म द्वारा उच्छेदन (काटकर अलग कर देना)

Ignioperation (इग्निऑपरेशन)— दहनकर्म द्वारा किया जाने वाला शस्त्रकर्म (ऑपरेशन)।

Ignipedities (इग्निपैडीटीज)— बहु तन्त्रिकाशोथ में पाँवों के तलुवों में दर्द होना।

Ignipuncture (इग्निपंक्चर)— गर्म की गई सूईयों द्वारा छेद करना, अग्निछिद्रीकरण।

Ignis (इग्निस)— अग्नि, आग।

Ignition (इग्निशन)— आग लगाने अथवा जलाने की क्रिया।

IHS (आई एच एस)— भारतीय स्वास्थ्य सेवा।

I.L.A. (आई.एल.ए.)— अन्तर्राष्ट्रीय कुष्ठ संघ।

Ilea (इलिया)— Ileum का बहुवचन।

Ileac (इलिएक)— 1. शेषान्त्र सम्बन्धी। 2. आन्त्रावरोध सम्बन्धी या आन्त्रावरोध की प्रकृति का।

Ileal (इलियल)— शेषान्त्र सम्बन्धी।

Ileectomy (इलियक्टॉमी)—शेषान्त्रोच्छेदन, शेषान्त्र को शल्यक्रिया द्वारा काट कर अलग कर देना।

Ileitis (इलियाइटिस)— इलियम का शोथ, शेषान्त्रशोथ।

Ileo- (इलियो-)—इलियम को प्रदर्शित करने वाला एक उपसर्ग।

Ileocecal (इलियोसीकल)— शेषान्त्र या इलियम तथा अन्धान्त्र अथवा उण्डुक या सीकम दोनों से सम्बन्धित, शेषान्त्र-उण्डुकीय।

Ileocecocystoplasty (इलियोसीकोसिस्टोप्लास्टी)— इलियम-सीकम के किसी खण्ड से मूत्राशय का पुन निर्माण करना।

Ileocecostomy (इलियोसीकास्टॉमी)— इलियम एवं सीकम के बीच शल्य-क्रिया द्वारा एक छिद्र बनाना, शेषान्त्र-अन्धान्त्रसम्मिलन।

Ileocecum (इलियोसीकम)— इलियम एवं सीकम संयुक्त।

Ileocolic (इलियोकोलिक)— शेषान्त्र एवं बृहदान्त्र या कोलन सम्बन्धी, शेषबृहदान्त्रज, शेषान्त्रबृहदान्त्रीय।

Ileocolitis (इलियोकोलाइटिस)— इलियम एवं कोलन की सूजन, शेषबृहदान्त्रशोथ।

Ileocolonic (इलियोकोलोनिक)—Ileocolic.

Ileocolostomy (इलियोकोलोस्टॉमी)—शल्य-क्रिया द्वारा इलियम एवं कोलन के बीच सम्मिलन, शेषबृहदान्त्र सम्मिलन। चित्र 242।

Ileocolotomy (इलियोकोलोटॉमी)— इलियम एवं कोलन में चीरा लगाना।

Ileocystoplasty (इलियोसिस्टोप्लास्टी)— इलियम की दीवार से अलग किए गए एक टुकड़े से मूत्राशय की दीवार की मरम्मत करना, शेषान्त्रमूत्राशयसंधान। चित्र 243

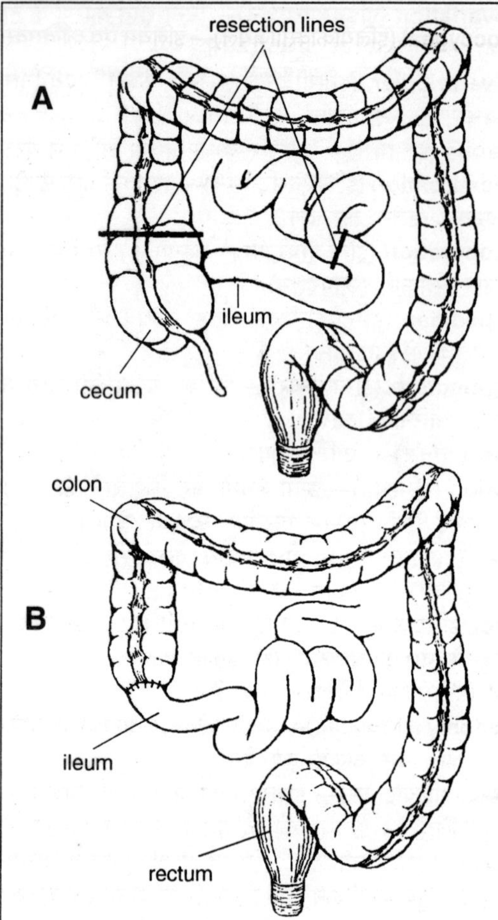

Fig. 242 Ileocolostomy (शेष-बृहदान्त्र सम्मिलन)

A= Resection of the diseased portions of ileum and cecum. शेषान्त्र या इलियम तथा अन्धान्त्र या सीकम के रोगग्रस्त भागों को काट देना। B = Anastomosis of the cut ends. कटे हुए सिरों का सम्मिलन।

Resection lines = उच्छेदन रेखाएँ, Ileum = शेषान्त्र, Cecum=अन्धान्त्र, Colon = बृहदान्त्र, Rectum = मलाशय।

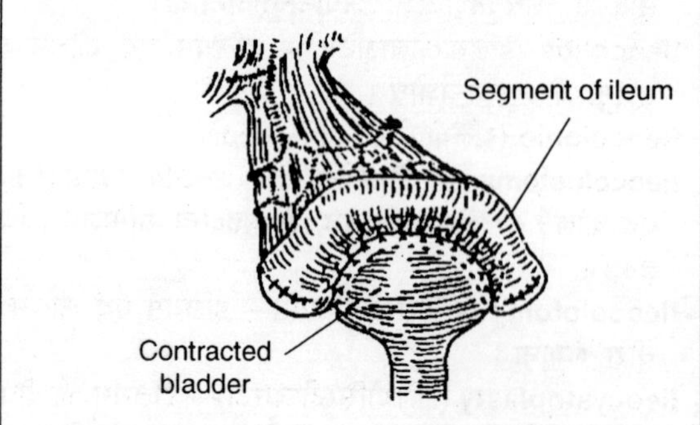

Fig. 243 Ileocystoplasty (इलियोसिस्टोप्लास्टी)

Repair of the urinary bladder by using a 6-inch segment of ileum. शेषान्त्र के 6-इन्च खण्ड का उपयोग करके मूत्राशय की मरम्मत करना।

Segment of ileum = शेषान्त्र का खण्ड,
Contracted urinary bladder = संकुचित मूत्राशय।

Ileocystostomy (इलियोसिस्टोस्टॉमी)— शल्य-क्रिया द्वारा इलियम एवं मूत्राशय के बीच एक छिद्र बनाना।

Ileoileostomy (इलियोइलियोस्टॉमी)— इलियम के एक भाग एवं दूसरे भाग के बीच सम्मिलन।

Ileojejunitis (इलियोजेजुनाइटिस)— जेजुनम एवं इलियम का शोथ।

Ileopexy (इलियोपैक्सी)— इलियम का शल्य-क्रिया द्वारा स्थिरीकरण, शेषान्त्रस्थिरीकरण।

Ileoproctostomy (इलियोप्रोक्टास्टॉमी)— इलियम एवं मलाशय के बीच एक छिद्र बनाना, शेषान्त्रमलाशयसम्मिलन।

Ileorectal (इलियोरैक्टल)— इलियम एवं मलाशय या रैक्टम सम्बन्धी।

Ileorectostomy (इलियोरैक्टोस्टॉमी)— Ileoproctostomy.

Ileorrhaphy (इलियोरैह्फी)— इलियम की सिलाई करना, शेषान्त्रसीवन।

Ileosigmoidostomy (इलियोसिग्मॉयडोस्टॉमी)— इलियम एवं अवग्रहान्त्र अथवा सिग्मॉयड कोलन के बीच शल्य-क्रिया द्वारा सम्मिलन स्थापित करना, शेषान्त्रावग्रहान्त्रसम्मिलन।

Ileostomy (इलियोस्टॉमी)— शल्य-क्रिया द्वारा उदर-भित्ति से होकर इलियम में को एक मार्ग बनाना, शेषान्त्रछिद्रीकरण।

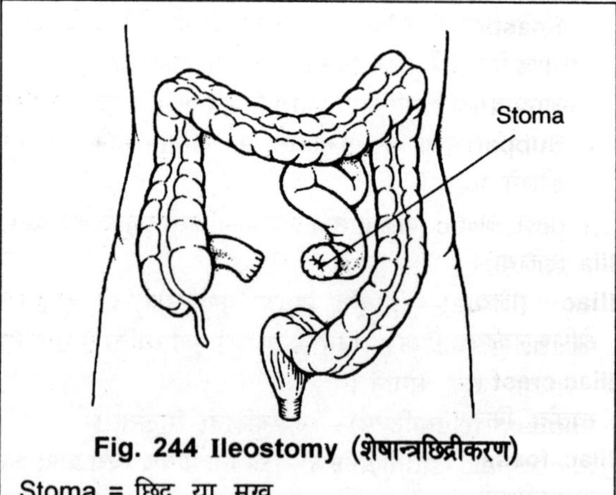

Fig. 244 Ileostomy (शेषान्त्रछिद्रीकरण)

Stoma = छिद्र या मुख

Ileostomy urinary (इलियोस्टॉमी यूरिनरी)— इलियम एवं मूत्राशय के बीच शल्य-क्रिया द्वारा एक मार्ग बनाना।

Ileotomy (इलियोटॉमी)— इलियम में एक चीरा लगाना, शेषान्त्रछेदन।

Ileotransversostomy (इलियोट्रान्सवर्सोस्टॉमी)— इलियम का अनुप्रस्थ कोलन के साथ सम्मिलन।

Ileum (इलियम)— छोटी आँत का निचला मध्यान्त्र या जेजुनम से लेकर अन्धान्त्र या सीकम तक का भाग, शेषान्त्र।

Ileum duplex (इलियम डुप्लैक्स)— इलियम का जन्मजात दो होना।

Ileus (इलियस)— आन्त्रावरोध, आँत में रुकावट पैदा हो जाना। इसके निम्नलिखित कारण हो सकते हैं–

Adynamic ileus (एडायनामिक इलियस)— आँत की पेशियों का पक्षाघात होने के कारण उत्पन्न आन्त्रावरोध, पक्षाघाती आन्त्रावरोध।

Dynamic ileus (डायनामिक इलियस)— आँत की पेशियों के संकुचित हो जाने से होने वाला आन्त्रावरोध, संस्तम्भी आन्त्रावरोध।

Mechanical ileus (मैकेनिकल इलियस)— यान्त्रिक कारणों जैसे हर्निया, आश्लेषों (चिपकावों) और वाल्वुलस आदि के द्वारा होने वाला आन्त्रावरोध; यान्त्रिक आन्त्रावरोध

Meconium ileus (मीकोनियम इलियस)— नवजात शिशु में गाढ़े जातविष्ठा (नवजात शिशु का प्रथम मल) के द्वारा आँत में रुकावट पैदा हो जाने से उत्पन्न आन्त्रावरोध, जातविष्ठा आन्त्रावरोध।

Paralytic ileus (पैरालाइटिक इलियस)—Adynamic ileus.

Postoperative ileus (पोस्टोपरेटिव इलियस)— पेट के ऑपरेशन के पश्चात् शल्य-क्रिया के दौरान आँत को हाथ में लेने अथवा असंवेदनता के द्वारा आन्त्रावरोध हो जाना।

Spastic ileus (स्पास्टिक इलियस)— आँत के किसी खण्ड में ऐंठन आ जाने से होने वाला आन्त्रावरोध, सस्तम्भी आन्त्रावरोध।

Subparta ileus (सबपार्टा इलियस)— बृहदान्त्र या कोलन पर गर्भवती गर्भाशय का दबाव पड़ने से होने वाला आन्त्रावरोध।

Ilia (इलिया)— इलियम का बहुवचन।

Iliac (इलियक)— इलियम या श्रोणिफलक सम्बन्धी, श्रेणिफलकीय।

Iliac crest (इलियक क्रेस्ट)— कूल्हा, इलियम हड्डी का ऊपरी स्वतन्त्र किनारा।

Iliac fossa (इलियक फोसा)— श्रोणि की इलियक या आस्नास्थियों के गड्ढों में से एक।

Iliac region (इलियक रीज़न)— अधोजठर-प्रदेश अथवा हाइपोगैस्ट्रियम के किसी भी ओर का वंक्षण क्षेत्र।

Iliac spine (इलियक स्पाइन)— इलियम के चार कंटकों में से कोई सा एक जिनके नाम अग्रज एवं पश्चज अधोवर्ती कंटक, तथा अग्रज एवं पश्चज ऊर्ध्ववर्ती कंटक हैं।

Ilio- (इलियो-)— इलियम हड्डी से सम्बन्ध का संकेत देने वाला उपसर्ग।

Iliococcygeal (इलियोकॉक्सीजियल)— इलियम एवं कॉक्सिक्स हड्डियों से सम्बन्धित, श्रोणिफलक एवं अनुत्रिक सम्बन्धी, श्रोणिअनुत्रिकीय।

Iliocolotomy (इलियोकोलोटॉमी)— वंक्षण क्षेत्र में कोलन में एक छिद्र बनाना।

Iliocostal (इलियोकॉस्टल)— इलियम एवं पसलियों से सम्बन्धित।

Iliofemoral (इलियोफीमोरल)— इलियम एवं फीमर हड्डी से सम्बन्धित।

Iliohypogastric (इलियोहाइपोगैस्ट्रिक)— इलियम एवं हाइपोगैस्ट्रियम सम्बन्धी।

Ilioinguinal (इलियोइन्गुवाइनल)— उरू या जाँघ तथा वंक्षण क्षेत्र सम्बन्धी।

Iliolumbar (इलियोलम्बर)—श्रोणिफलक एवं कटि-प्रदेश सम्बन्धी।

Iliopagus (इलियोपेगस)— श्रोणिफलक प्रदेश पर दो जुड़े हुए भ्रूण।

Iliopectineal (इलियोपैक्टीनियल)—श्रोणिफलक एवं जघनास्थियों से सम्बन्धित।

Iliopelvic (इलियोपैल्विक)— श्रोणिफलक-प्रदेश एवं श्रोणि सम्बन्धी।

Iliosacral (इलियोसैक्रल)— श्रोणिफलक (इलियम) तथा त्रिकास्थि (सैक्रम) सम्बन्धी।

Iliosciatic (इलियोसियाटिक)— इलियम एवं इस्कियम सम्बन्धी।

Iliospinal (इलियोस्पाइनल)— इलियम एवं मेरुदण्डीय सम्बन्धी।

Iliothoracopagus (इलियोथौरेकोपेगस)— दो भ्रूण जो श्रोणि से वक्ष या छाती तक जुड़े होते हैं।

Iliotibial (इलियोटिबियल)— इलियम एवं टिबिया हड्डी से सम्बन्धित।

Iliotrochanteric (इलियोट्रोकैन्ट्रिक)— इलियम एवं फीमर हड्डी के बृहत् ट्रोकैन्टर से सम्बन्धित।

Ilioxiphopagus (इलियोजाइफोपेगस)— श्रोणि से असिरूप प्रवर्ध तक जुड़े दो भ्रूण।

Ilium (इलियम)— श्रोणि के प्रत्येक अर्द्ध भाग में स्थित नितम्बास्थि या कूल्हे की हड्डी का ऊपरी एवं सबसे चौड़ा भाग, श्रोणिफलक।

Ill (इल)— रोगी, बीमार अथवा अस्वस्थ।

Illegitimacy (इल्लेजिट्मेसी)— अवैधता।

Illegitimate (इल्लेजिटीमेट)— अवैध, गैर कानूनी।

Illinition (इलिनिशन)— किसी मरहम के आसानी से अवशोषित होने के लिए किसी सतह का घर्षण।

Illiterate (इल्लिट्रेट)— अशिक्षित।

Illness (इलनैस)— बीमारी या रोग, अस्वस्थता, रूगणता।

Mental illness (मैन्टल इलनैस)—एक मानसिक बीमारी

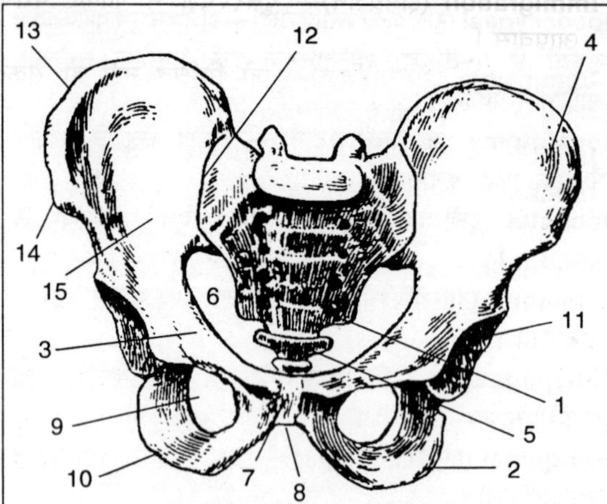

Fig. 245 Ilium (इलियम)

1. Sacrum = त्रिकास्थि, 2. Ischium = आसनास्थि, 3. Pubis = जघनास्थि, 4. Ilium = श्रोणिफलक, 5. Coccyx = अनुत्रिक या पुच्छास्थि, 6. Inlet of true pelvis = वास्तविक श्रोणि की प्रवेशिका, 7. Pubic symphysis = जघन-सन्धानक, 8. Angle under symphysis (pubic angle) = सन्धानक के नीचे का कोण (जघन-कोण), 9. Obturator foramen = गवाक्ष-रन्ध्र, 10. Ischial tuberosity = आसनास्थिक गण्डक, 11. Acetabulum = उल्लूखल, 12. Sacroiliac joint = त्रिकश्रोणिफलकीय सन्धि, 13. Iliac crest = श्रोणिफलकीय शिखा, 14. Anterior superior iliac spine = अग्रज ऊर्ध्व श्रोणिफलकीय कंटक, 15. Iliac fossa = श्रोणिफलकीय खात।

जिसमें रोगी का व्यवहार असामान्य हो जाता है जैसे विखण्डित मनस्कता या शाइजोफ्रेनिया आदि।

अन्य प्रकार की बीमारियों के लिए "Disease (डिज़ीज)'' के अन्तर्गत देखें।

Illumination (इल्यूमिनेशन)— 1. शरीर के किसी भाग अथवा अंग का या किसी वस्तु का निरीक्षण करने हेतु उसे प्रदीप्त करना, प्रदीप्ति 2. किसी वस्तु पर फेंके गये प्रकाश की मात्रा।

Dark-field illumination (डार्क-फील्ड इल्यूमिनेशन)— इस प्रकार की प्रतिदीप्ति में सूक्ष्मदर्शी में एक विशेष प्रकार के कन्डैन्सर का उपयोग किया जाता है जिसके केन्द्र में एक काला क्षेत्र होता है जो केन्द्रीय प्रकाश किरणों को स्लाइड पर विद्यमान सूक्ष्मजीवों में प्रविष्ट होने से रोकता है। प्रकाश की किरणें काले क्षेत्र के पार्श्वों से होकर गुजरती हैं और सूक्ष्मजीवों के चारों ओर प्रकाश का एक छल्ला बना देती हैं। इससे सूक्ष्मजीव काली पृष्ठभूमि के प्रति चमकीले दिखायी देते हैं और दिखाई देने वाला प्रकाश सूक्ष्मजीवों से निकलता हुआ प्रकट होता है, प्रकाश के स्रोत से नहीं। इस विधि का उपयोग अत्यन्त सूक्ष्म जीवाणु जैसे सिफिलिस रोग उत्पन्न करने वाले जीवाणु स्पाइरोकीटों का परीक्षण करने के लिए किया जाता है जो साधारण सूक्ष्मदर्शी द्वारा दिखायी नहीं देते।

Illuminator (इल्यूमिनेटर)— किसी वस्तु को देखने के लिए प्रकाश का स्रोत।

Illuminism (इल्यूमिनिज़्म)—आधिदैविक या अलौकिक प्राणियों से घनिष्ठता होने का भ्रम।

Illusion (इल्यूज़न)— भ्रम, भ्रांति।

Illusional (इल्यूज़नल)— भ्रम से सम्बन्धित, भ्रामक।

I.m. (आइ.एम.)— अन्तःपेशीय, किसी पेशी के अन्दर।

Ima (इमा)— सबसे नीचे।

Image (इमेज)— 1. किसी वास्तविक वस्तु को प्रदर्शित करने वाला विचार 2. किसी व्यक्ति अथवा वस्तु की दूसरे व्यक्ति अथवा दूसरी वस्तु के साथ बहुत कुछ होने वाली समानता 3. किसी वस्तु की तस्वीर जैसे कि किसी लैन्स अथवा शीशे में दिखाई देती है, प्रतिबिम्ब। इमेज निम्न प्रकार की होती है–

Body image (बॉडी इमेज)— किसी व्यक्ति का अपने शरीर के विषय में बना विचार जैसा कि किसी मोटे व्यक्ति का अपने शरीर के विषय में यह सोचना कि उसका शरीर बहुत ही कम मोटे व्यक्ति का शरीर है।

Double image (डबल इमेज)— द्विदृष्टिता, एक वस्तु की दो दिखाई देना।

False image (फाल्स इमेज)— त्रियकदृष्टि में ढेरने वाली आँख में बनने वाला प्रतिबिम्ब, कूट प्रतिबिम्ब।

Inverted image (इनवर्टेड इमेज)— उल्टा प्रतिबिम्ब।

Mental image (मैन्टल इमेज)— मस्तिष्क में स्मृति अथवा कल्पना द्वारा बना किसी ऐसी वस्तु का चित्र जो मौजूद नहीं होती।

Mirror image (मिरर इमेज)— किसी वस्तु का किसी शीशे में परावर्तित प्रतिबिम्ब जिसमें दाँये-बाँये भाग उल्ट जाते हैं।

Real image (रीयल इमेज)— किसी वस्तु से निकलने वाली प्रकाश की किरणों के एकत्रित होने से बनने वाला प्रतिबिम्ब जो उल्टा होता है, वास्तविक प्रतिबिम्ब।

Virtual image (वर्चुअल इमेज)— आभासी प्रतिबिम्ब।

Imagery (इमेजरी)— मन की कल्पना।

Imaginary (इमेजिनरी)— काल्पनिक।

Imagination (इमेजिनेशन)— उन वस्तुओं, व्यक्तियों अथवा स्थानों के विषय में विचार बनाना जिनका पहले से कोई पता नहीं होता; मन की कल्पना।

Imaging (इमेजिंग)— नैदानिक उद्देश्यों से किसी तस्वीर अथवा प्रतिबिम्ब का बनाना जैसे किसी रचना की एक्स-रे की तस्वीर अथवा अल्ट्रासाउण्ड द्वारा उसका प्रतिबिम्ब बनाना।

Imago (इमेगो)—1. एक प्रतिबिम्ब अथवा छाया 2. बचपन

की किसी प्रिय जन के लिए होने वाली एक यादगार जो जवानी में भी बरकरार रहती है।

Imbalance (इम्बैलेन्स)— असंतुलन; उदाहरण–

Autonomic imbalance (ऑटोनोमिक इम्बैलेन्स)— विशेषकर जहाँ तक वाहिकाप्रेरक प्रतिक्रियाओं का सम्बन्ध है, स्वसंचालित तन्त्रिका-तन्त्र की अनुकम्पी एवं परानुकम्पी शाखाओं के बीच दोषयुक्त समन्वय का होना।

Occlusal imbalance (आक्लूज़ल इम्बैलेन्स)—मुख को बन्द करने के दौरान ऊपरी जबड़े (उर्ध्वहनु) एवं निचले जबड़े (अधोहनु) के दाँतों का आपस में न भिंचना।

Sympathetic imbalance (सिम्पैथेटिक इम्बैलेन्स)— वेगस तन्त्रिका की अति उत्तेज्यता।

Vasomotor imbalance (वासोमोटर इम्बैलेन्स)— रक्त वाहिनियों में आवेगों के पहुँचने के कारण उनमें अत्यधिक संकुचन अथवा विस्फारण होना।

Imbecile (इम्बेसाइल)— मन्द बुद्धि, मूढ़, मूर्ख।

Imbecility (इम्बेसाइलिटी)—मूढ़ता, मानसिक दौर्बल्य, मूर्खता।

Imbed (इम्बेड)— किसी ऊतक के एक टुकड़े को बाद में सूक्ष्मदर्शी-परीक्षणों के लिए पतले-पतले खण्डों में काटने के दौरान अखण्डित बनाये रखने (टूटने-फूटने से बचाने) के लिए किसी कठोर माध्यम जैसे पैराफीन में रखना।

Imbedding (इम्बेडिंग)— किसी ऊतक के एक टुकड़े को बाद में सूक्ष्मदर्शी-परीक्षणों के लिए पतले-पतले खण्डों में काटने के दौरान अखण्डित बनाये रखने (टूटने-फूटने से बचाने) के लिए किसी कठारे माध्यम जैसे पैराफीन में रखने की क्रिया, अन्तर्निवेशन।

Imbibition (इम्बीबिशन)— किसी ठोस के द्वारा द्रव का अवशोषण होना, अन्तःशोषण।

Imbricate, Imbricated (इम्ब्रीकेट, इम्ब्रीकेटेड)— एक दूसरे के ऊपर चढ़े हुए जैसे मछलियों के ऊपर की पपड़ियाँ होती हैं, कोरछादित।

Imbrication (इम्ब्रीकेशन)—पेट के ऑपरेशन में कण्डराकलाओं की परतों को एक दूसरे के ऊपर चढ़ा देना।

Iminoglycinuria (इमिनोग्लाइसीनूरिया)— मूत्र में अधिक मात्रा में ग्लाइसीन एवं अमीनों अम्लों (प्रोलीन एवं हाइड्रोक्सीप्रोलीन) का पाया जाना।

Immature (इम्मेच्योर)— अपरिपक्व।

Immediate (इम्मीडीयेट)— सीधा; मध्यवर्ती पदों से रहित; अति समीप का।

Immedicable (इम्मेडीकेबिल) — असाध्य, जख्म जो भरा न जा सकता हो।

Immersion (इमर्सन)— 1. शरीर को पानी या अन्य तरल में डुबो देना। 2. सूक्ष्मदर्शिकी में, ऑब्जेक्टिव लैन्स एवं कवर ग्लास के शिखर के बीच के अवकाश को किसी तरल जैसे पानी या तेल से भरना।

Immigration (इमिग्रेशन)— दूसरे देश में जाकर बसना, आप्रवास।

Immiscible (इमिस्सीबिल)— जो मिश्रित नहीं हो सकता जैसे तेल और पानी, अमिश्रय।

Immobility (इम्मोबिलिटी)— निश्चलता, स्थिरता।

Immobilization (इम्मोबिलाइज़ेशन)— शरीर के किसी भाग को गति करने के आयोग्य बनाने की क्रिया, अचलीकरण।

Immobilize (इम्मोबिलाइज़)— गति करने के अयोग्य बनाना, गतिहीन करना।

Immovable (इम्मूवेबिल)— अचल

Immune (इम्यून)— 1. शारीरिक द्रवों में उत्पन्न एण्टीबॉडियों अथवा कोशिकीय रोगक्षमता के उत्पन्न होने या दोनों के कारण किसी रोग से सुरक्षित अथवा उसका प्रतिरोधी होने वाला, रोगक्षम 2. शारीरिक द्रवों में एण्टीबॉडियों के बनने अथवा कोशिकीय रोगक्षमता के उत्पन्न होने या दोनों से युक्त।

Immunifacient (इम्यूनिफेसिएन्ट)— रोगक्षमता उत्पन्न करने वाला, रोगक्षमकारी।

Immunity (इम्यूनिटी)— 1. किसी रोग विशेषकर संक्रामक रोग के प्रति रोगक्षम अथवा उससे सुरक्षित होने की अवस्था, रोगक्षमता, प्रतिरक्षा 2. शरीर तथा इसके ऊतकों की विभिन्न प्रकार के एण्टिजनों के प्रति अनुक्रिया। रोगक्षमता अथवा इम्यूनिटी निम्न प्रकार की होती है–

Acquired immunity (एक्वायर्ड इम्यूनिटी)— किसी संक्रामक कारक अथवा इसके एण्टिजनों के प्रति पूर्व में अनावृत होने के परिणाम स्वरूप उत्पन्न रोगक्षमता, उपार्जित रोगक्षमता।

Active immunity (एक्टिव इम्यूनिटी)—Acquired immunity.

Antiviral immunity (एन्टिवाइरल इम्यूनिटी)— प्राकृतिक रूप से उपार्जित अथवा टीकाकरण द्वारा कृत्रिम रूप से उत्पन्न विषाणुज संक्रमण के परिणामस्वरूप उत्पन्न रोगक्षमता।

Artificial immunity (ऑर्टिफीशियल इम्यूनिटी)—कृत्रिम रूप से जैसे टीका लगाकर उत्पन्न की गई रोगक्षमता, कृत्रिम रोगक्षमता।

Cellular immunity (सेलुलर इम्यूनिटी)— उपार्जित रोगक्षमता जिसमें टी-लिम्फोसाइटों के कार्य की प्रधानता होती है, कोशिकीय रोगक्षमता।

Concomitant immunity (कन्कमीटैन्ट इम्यूनिटी)— Infection immunity.

Congenital immunity (कॉनजेनाइटल इम्यूनिटी)— जन्मजात रोगक्षमता।

General immunity (जनरल इम्यूनिटी)— सम्पूर्ण शरीर की सुरक्षा करने वाली यान्त्रिक विधियों से सम्बद्ध रोगक्षमता, सार्वदैहिक रोगक्षमता।

Herd immunity (हर्ड इम्यूनिटी)— लोगों के एक समूह अथवा आबादी में होने वाले किसी रोग के प्रति रोगक्षमता।

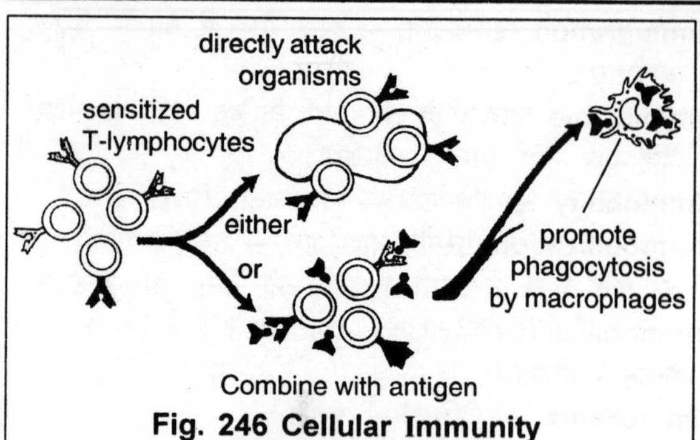

Fig. 246 Cellular Immunity
(कोशिकीय रोगक्षमता)

सुग्राहित टी-लिम्फोसाइट या तो सीधे जीवधारियों पर आक्रमण करती हैं अथवा एन्टिजन से संयुक्त हो जाती हैं जो वृहत् भक्षककोशिकाओं द्वारा भक्षककोशिकाक्रिया को प्रोत्साहित करती हैं।

Humoral immunity (ह्यूमोरल इम्यूनिटी)— शरीर के तरलों जैसे रक्त सीरम एवं दूध आदि में परिसचंरण करती हुई एण्टीबॉडियों द्वारा उत्पन्न उपार्जित रोगक्षमता।

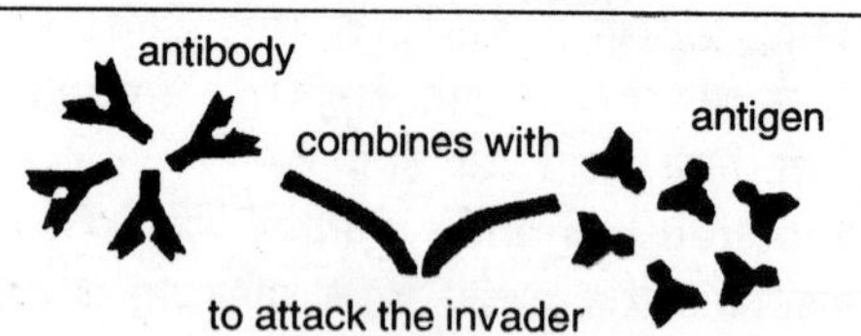

Fig. 247 Humoral Immunity
(देहद्रवी रोगक्षमता)

Antibody present in the body fluids combines with antigen to attack the invader. शरीर के तरलों में विद्यमान एन्टीबॉडी आक्रामक पर आक्रमण करने के लिए एन्टिजन से संयुक्त हो जाती है।

Infection immunity (इन्फैक्शन इम्यूनिटी)— किसी संक्रमण के होने के पश्चात् होने वाली रोगक्षमता जिससे शरीर प्रारम्भिक प्रकार का पुनः संक्रमण होने पर उसका प्रतिरोध करता है और फिर वह संक्रमण कभी नहीं होता।

Local immunity (लोकल इम्यूनिटी)— ऐसी रोगक्षमता जो शरीर के किसी सीमित क्षेत्र में अथवा ऊतक में होती है।

Maternal immunity (मैटर्नल इम्यूनिटी)— शरीर के तरल में स्थित रोगक्षमता जो अपरा द्वारा माता से भ्रूण में स्थानान्तरित हो जाती है।

Natural immunity (नेचुरल इम्यूनिटी)— किन्हीं प्राकृतिक वंशागत कारकों की विद्यमानता से किसी रोग के प्रति जन्मजात स्थायी रोगक्षमता।

Passive immunity (पैसिव इम्यूनिटी)— माँ से अपरा से होकर गर्भाशय में स्थित भ्रूण में पहुँचने वाली एण्टीबॉडियों द्वारा भ्रूण में उपार्जित अथवा नवजात शिशु के द्वारा माँ का दूध पीने से शिशु में विद्यमान उपार्जित रोगक्षमता। इस प्रकार की रोगक्षमता किसी रोग से रक्षा करने के लिए किसी व्यक्ति में एक इन्जैक्शन द्वारा एण्टीबॉडियाँ पहुंचा कर भी उत्पन्न की जा सकती है; निष्क्रिय रोगक्षमता; कृत्रिम रोगक्षमता।

Specific immunity (स्पेसिफिक इम्यूनिटी)— किसी रोग विशेष अथवा एण्टिजन के प्रति रोगक्षमता।

Immunization (इम्यूनाइज़ेशन)— किसी रोगी को रोगक्षम बनाने अथवा किसी व्यक्ति के रोगक्षम बनने की क्रिया, रोगक्षमीकरण। यह निम्न दो प्रकार की होती है–

Deliberate immunization (डेलीब्रेट इम्यूनाइज़ेशन) — किसी व्यक्ति की विशिष्ट रोगों के उत्पन्न होने से रक्षा करने के लिए अधिकतर इन्जैक्शनों द्वारा उसमें इम्यूनोजनों को प्रविष्ट करना।

Natural immunization (नेचुरल इम्यूनाइजेशन)— आँत में एवं त्वचा पर सामान्य रूप से विद्यमान जीवाणुओं के एण्टिजनों के प्रति रोगक्षमता का उत्पन्न होना।

Immunize (इम्यूनाइज़)—रोगक्षम बनाना।

Immuno- (इम्यूनो-)— रोगक्षम, रोगक्षमता का संकेत देने वाला एक उपसर्ग।

Immunoabsorbent (इम्यूनोएब्ज़ार्बेन्ट)—Immunosorbent.

Immunoadjuvant (इम्यूनोएड्जूवैन्ट)— रोगक्षम अनुक्रिया का एक अविशिष्ट उद्दीपक जैसे बी.सी.जी. का टीका।

Immunoadsorbent (इम्यूनोएड्जॉर्बैन्ट)—किसी अघुलनशील अवस्था में कोई एण्टिजन जो इम्यूनोग्लोबुलिनों के किसी मिश्रण से समजात एण्टीबॉडियों का अधिशोषण करता है।

Immunoagglutination (इम्यूनोएग्लुटिनेशन)— प्रतिपिण्ड या एण्टीबॉडी द्वारा सम्पन्न विशिष्ट समूहन।

Immunoassay (इम्यूनोएसे)— शरीर के तरलों में प्रोटीनों की मात्रा को मापना जिनका सम्बन्ध किसी एण्टिजन के अपनी विशिष्ट एण्टीबॉडी के साथ प्रतिक्रिया करने से होता है।

Immunobiology (इम्यूनोबायोलॉजी)— जीव-विज्ञान की वह शाखा जिसमें संक्रामक रोगों, अंगों के प्रतिरोपण, एलर्जी, स्वरोगक्षमता तथा कैन्सर आदि के प्रति रोगक्षम अनुक्रिया का अध्ययन किया जाता है।

Immunochemistry (इम्यूनोकैमिस्ट्री)— रोगक्षमीकरण का रसायन-शास्त्र।

Immunochemotherapy (इम्यूनोकीमोथिरैपी)— रोगक्षमता-चिकित्सा एवं रसायन-चिकित्सा दोनों के संयोग से रोगों की चिकित्सा करना।

Immunocompetence (इम्यूनोकॉम्पीटैन्स)— किसी एण्टिजन के उद्दीपन के प्रति किसी रोगक्षम अनुक्रिया के उत्पन्न करने की क्षमता।

Immunocompetent (इम्यूनोकॉम्पीटैन्ट)— सामान्य रोगक्षम अनुक्रिया की क्षमता से युक्त।

Immunocomplex (इम्यूनोकॉम्प्लैक्स)— किसी एन्टिजन एवं एण्टीबॉडी की समष्टि।

Immunocompromized (इम्यूनोकम्प्रोमाइज़्ड)— रोगक्षम अनुक्रिया से युक्त जो रोगक्षमीकरण को कम करने वाली औषधियों, किरणन, कुपोषण अथवा कुछ रोगों जैसे कैन्सर बनने से क्षीण हो जाती है।

Immunoconglutinin (इम्यूनोकोन्लुटिनिन)— किसी एण्टिजन-एण्टीबॉडी कॉम्प्लैक्स के कुछ स्थिर पूरक घटकों के प्रति उत्पन्न एण्टीबॉडी।

Immunocyte (इम्यूनोसाइट)— कोई भी लिम्फॉयड कोशिका जो एण्टिजन से प्रतिक्रिया करके एण्टीबॉडी उत्पन्न करती है, रोगक्षमकोशिका।

Immunocytoadherence (इम्यूनोसाइटोएडहीयरैन्स)— लसीका कोशिकाओं जिनकी सतह पर इम्यूनोग्लोबुलिन रहते हैं, के चारों और लाल रक्त कोशिकाओं का एकत्रित होकर गुलाब के फूल जैसी रचना बनाना।

Immunodeficiency (इम्यूनोडिफीशियैन्सी)— लसीका कोशिकाओं की अल्पक्रियता होने अथवा उनकी संख्या घट जाने के कारण एण्टिजन-उद्दीपनों के प्रति रोगक्षम अनुक्रिया में कमी हो जाना, रोगक्षमता-न्यूनता।

Immunodeficient (इम्यूनोडिफीशियन्ट)— जिसमें एन्टिजन-उद्दीपनों के प्रति रोगक्षम अनुक्रिया में कमी होती है।

Immunodepressant (इम्यूनोडिप्रैसेन्ट)—Immunosuppressant.

Immunodepressor (इम्यूनोडिप्रैसर)—Immunosuppressant.

Immunodiagnosis (इम्यूनोडायग्नोसिस)— विशिष्ट रोगक्षम अनुक्रियाओं का प्रयोग करके रोगों का निदान करना।

Immunodiffusion (इम्यूनोडिफ्यूज़न)—किसी जेली में किसी एन्टिजन एवं एण्टीबॉडी को रखकर तथा उनके एक दूसरे की ओर को विसरित होने से बने अवक्षेप का अवलोकन करके एन्टिजन-एण्टीबॉडी प्रतिक्रियाओं का अध्ययन करने की एक विधि।

Immunoelectrophoresis (इम्यूनोइलैक्ट्रोफोरेसिस)— वैद्युतकण-संचलन द्वारा शरीर के तरलों में प्रोटीनों एवं एण्टीबॉडियों की मात्रा एवं उनकी विशिष्टता की जाँच करने की एक विधि। प्रोटीनों एवं अन्य पदार्थों को उनकी वैद्युतकणसंचलन-गतिशीलता के आधार पर पहचानने की एक विधि।

Immunoenhancement (इम्यूनोएन्हैन्समैंट)— रोगक्षम अनुक्रिया में वृद्धि होना।

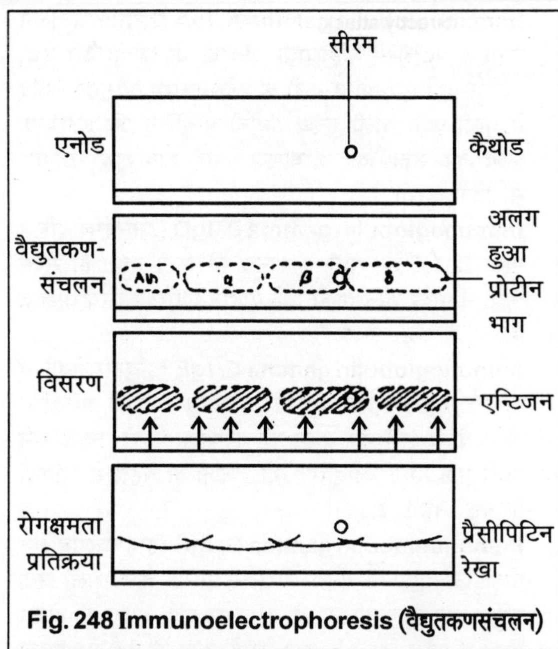

Fig. 248 Immunoelectrophoresis (वैद्युतकणसंचलन)

Immunoenhancer (इम्यूनोएन्हैन्सर)— कोई भी पदार्थ जो रोगक्षम अनुक्रिया के अंश को बढ़ा देता है।

Immunofluorescence (इम्यूनोफ्लूओरेसैन्स)— प्रतिदीप्ति या फ्लूओरेसैन्स द्वारा ऊतकों में एण्टिजन के स्थान का पता लगाने वाली एक विधि। इसके लिए ऊतक को फ्लोरेसिन से अभिरंजित किया जाता है। ऊतक में स्थित एण्टीबॉडियाँ अपने विशिष्ट एण्टिजन के साथ संयुक्त हो जाती हैं। अभिरंजित ऊतक का प्रतिदीप्त प्रकाश से सुसज्जित सूक्ष्मदर्शी द्वारा परीक्षण करके एण्टिजन की विद्यमानता का पता लगाया जाता है। ऊतक में एण्टिजन के पाये जाने पर एक आदर्शभूत प्रतिदीप्त प्रकाश प्रतिक्रिया मिलेगी।

Immunogen (इम्यूनोजन)— कोई भी पदार्थ जो किसी एण्टीबॉडी के बनने को प्रोत्साहित करता है, रोगक्षमजन।

Immunogenetics (इम्यूनोजेनेटिक्स)— किसी व्यक्ति की रोगक्षम अनुक्रिया को नियन्त्रित करने वाले जीनी या आनुवंशिक कारकों का तथा इन कारकों के पीढ़ी दर पीढ़ी संचरण का अध्ययन।

Immunogenic (इम्यूनोजेनिक)— रोगक्षमता उत्पन्न करने वाला, रोगक्षमताजनक।

Immunogenicity (इम्यूनोजेनीसिटी)—रोगक्षमता उत्पन्न करने का किसी पदार्थ का गुण, रोगक्षमताजनकता।

Immunoglobulin (इम्यूनोग्लोबुलिन)— लिम्फोसाइटों तथा प्लाज्मा कोशिकाओं से बनने वाली एक प्रकार की प्रोटीन जो एण्टीबॉडी के रूप में कार्य करती है एवं सीरम तथा शरीर के अन्य तरलों एवं ऊतकों में पायी जाती है जिसे संक्षिप्त में Ig लिखा जाता है। इम्यूनोग्लोबुलिन निम्न 5 प्रकार की होती है—

Immunoglobulin gamma A, IgA (इम्यूनोग्लोबुलिन गामा A, IgA)— बहिःस्रावी ग्रन्थियों के स्रावों जैसे दूध, श्वसन-पथों एवं आन्त्र-नली के श्लेष्मा तथा आँसुओं आदि में पायी जाने वाली मुख्य इम्यूनोग्लोबुलिन जो श्लेष्मिक कला की सतह की जीवाणुज और विषाणुज संक्रमण से रक्षा करती है।

Immunoglobulin gamma D, IgD (इम्यूनोग्लोबुलिन गामा D, IgD)— सामान्य मानव सीरम में बहुत ही सूक्ष्म मात्रा में पायी जाने वाली एक प्रोटीन जिसका कार्य अज्ञात है।

Immunoglobulin gamma E, IgE (इम्यूनोग्लोबुलिन गामा E, IgE)— श्वसन-पथों एवं आन्त्र-नली को आस्तरित करने वाली श्लेष्मिक कला की कोशिकाओं से उत्पन्न होने वाली एक गामा ग्लोबुलिन जो एलर्जी के बहुत से रोगियों में बढ़ जाती है।

Immunoglobulin gamma G, IgG (इम्यूनोग्लोबुलिन गामा G, IgG)— मानव सीरम में पायी जाने वाली एक प्रमुख इम्यूनोग्लोबुलिन जो प्रसव से पूर्व अपरा से होकर शिशु में पहुँच जाती है तथा उसमें जन्म से पूर्व रोगक्षमता उत्पन्न करती है।

Immunoglobulin gamma M,IgM (इम्यूनोग्लोबुलिन गामा M, IgM) — रोगक्षम अनुक्रिया की प्रारम्भिक अवस्था में बनने वाली एक ग्लोबुलिन।

Immunohematology (इम्यूनोहीमैटोलॉजी)—स्वरोगक्षम एवं रक्त रोगों का अध्ययन।

Immunohistochemistry (इम्यूनोहिस्टोकैमिस्ट्री)— विशेष तकनीक द्वारा ऊतकों में विशिष्ट एन्टिजनों का प्रदर्शन।

Immunoincompetency (इम्यूनोइनकॉम्पीटैन्सी)— रोगक्षम अनुक्रिया उत्पन्न करने में अक्षमता।

Immunoicompetent (इम्यूनोइनकॉम्पीटैन्ट)— किसी एण्टिजन-उद्दीपक के प्रति रोगक्षम अनुक्रिया उत्पन्न करने में असमर्थ।

Immunologic diseases (इम्यूनोलॉजिक डिजीज़ेज)— एण्टीबॉडियों के एण्टिजनों के विरुद्ध कार्य करने से होने वाले रोग जैसे एलर्जी या अतिसुग्राहिता में होता है।

Immunologist (इम्यूनोलॉजिस्ट)—रोगक्षमताविज्ञान-विशेषज्ञ, रोगक्षमताविज्ञानी।

Immunology (इम्यूनोलॉजी)— रोगक्षमता के सभी पहलुओं का अध्ययन, रोगक्षमताविज्ञान।

Immunomodulation (इम्यूनोमोड्यूलेशन)— रोगक्षम अनुक्रियाओं को परिवर्तित करने की क्षमता।

Immunomodulatory (इम्यूनोमोड्यूलेटरी)— रोगक्षम अनुक्रियाओं को परिवर्तित अथवा रूपान्तरित करने में सक्षम।

Immunoparesis (इम्यूनोपैरेसिस)— किसी संक्रामक कारक के प्रति अपर्याप्त रोगक्षम अनुक्रिया।

Immunopathogenesis (इम्यूनोपैथोजेनेसिस)— किसी रोगक्षम अनुक्रिया को आवेष्टित करते हुए किसी रोग के उत्पन्न होने की क्रिया।

Immunopathology (इम्यूनोपैथोलॉजी) — रोगों के प्रति रोगक्षम अनुक्रिया अथवा एलर्जिक प्रतिक्रिया के फलस्वरूप ऊतकों में होने वाले परिवर्तनों का अध्ययन।

Immunopathy (इम्यूनोपैथी)— रोगक्षमता विकृति।

Immunophysiology (इम्यूनोफिज़ियोलॉजी)— रोगक्षमता सम्बन्धी क्रिया का शरीरक्रियाविज्ञान।

Immunopotency (इम्यूनोपोटेन्सी)— किसी व्यक्ति की किसी एण्टिजन के प्रति एण्टीबॉडी उत्पन्न करने की शक्ति।

Immunopotentiation (इम्यूनोपोटेन्शियेशन)— रोगक्षम अनुक्रिया को अन्य पदार्थ के प्रयोग से शक्तिशाली बनाना।

Immunopotentiator (इम्यूनोपोटेन्शियेटर)— कोई भी पदार्थ जिसका टीका लगने पर रोगक्षम अनुक्रिया बढ़ जाती है।

Immunoprecipitation (इम्यूनोप्रेसीपिटेशन)— किसी एण्टिजन एवं एण्टीबॉडी के परस्पर क्रिया करने से किसी तलछट का बनना।

Immunoproliferative (इम्यूनोप्रोलीफ्रेटिव)—इम्यूनोग्लोबुलिनों को उत्पन्न करने वाली लिम्फोसाइटों की वृद्धि से युक्त।

Immunoprotein (इम्यूनोप्रोटीन)— कोई भी प्रोटीन जो रोगक्षमता को प्रतिपादित करती है।

Immunoreactant (इम्यूनोरिएक्टैन्ट)—रोगक्षमता-प्रतिक्रियाओं में संलिप्त कोई भी पदार्थ।

Immunoreaction (इम्यूनोरिएक्शन)— किसी एण्टीबॉडी की किसी एण्टिजन के प्रति प्रतिक्रिया।

Immunoreactive (इम्यूनोरिएक्टिव)— रोगक्षम-प्रतिक्रिया (किसी एण्टीबॉडी की किसी एन्टिजन के प्रति प्रतिक्रिया) को प्रदर्शित करने वाला।

Immunoregulation (इम्यूनोरेगुलेशन)— विशिष्ट रोगक्षम अनुक्रियाओं एवं बी- तथा टी- लिम्फोसाइटों तथा भक्षक कोशिकाओं की परस्पर क्रियाओं का नियंत्रण।

Immunoresponsiveness (इम्यूनोरैस्पोन्सिवनैस)—रोगक्षम अनुक्रिया की उत्पत्ति में प्रतिक्रिया करने की क्षमता।

Immunoselection (इम्यूनोसिलेक्शन)— कुछ कोशिकाओं का जीवित रहना जो उनकी सतह के एन्टिजन की एण्टीबॉडी उत्पन्न करने की क्षमता पर निर्भर करता है।

Immunosenescence (इम्यूनोसेनीसैन्स)—आयु का रोगक्षम संस्थान एवं परपोषी की रक्षा यान्त्रिकियों पर प्रभाव।

Immunosorbent (इम्यूनोज़ारबैन्ट)— किसी विलयन या निलम्बन से विशिष्ट एन्टिजन या एण्टीबॉडी को पृथक करने के लिए प्रयोग में लायी जाने वाली कोई एण्टीबॉडी अथवा एन्टिजन।

Immunostimulant (इम्यूनोस्टिमुलैन्ट)—एण्टीबॉडी के बनने को उत्तेजित करने वाला पदार्थ।

Immunostimulation (इम्यूनोस्टिमुलेशन)— किसी रोगक्षम अनुक्रिया का उत्तेजित होना।

Immunostimulator (इम्यूनोस्टिमुलेटर)—वह जो रोगक्षम संस्थान को उद्दीप्त करता है।

Immunosuppressant (इम्यूनोसप्रेसैन्ट)— रोगक्षम अनुक्रिया को कम करने वाला, रोगक्षमतादमनकारी।

Immunosuppression (इम्यूनोसप्रेसन)— रोगक्षम अनुक्रिया का रुक जाना अथवा कम हो जाना जैसे विकिरण का प्रयोग करने से होता है, रोगक्षमतादमन।

Immunosuppressive (इम्यूनोसप्रेसिव)— Immunosuppressant.

Immunosurgery (इम्यूनोसर्जरी)— शल्य-चिकित्सा में किसी विशिष्ट एण्टीजन-पदार्थ का प्रयोग करना।

Immunotherapy (इम्यूनोथिरैपी)—पहले से निर्मित एण्टीबॉडियों (सीरम अथवा गामा ग्लोबुलिन) के प्रयोग से किसी व्यक्ति का रोगक्षमीकरण करना, रोगक्षमता-चिकित्सा।

Immunotoxin (इम्यूनोटॉक्सिन)— एक प्रतिजीवविष।

Immunotransfusion (इम्यूनोट्रान्सफ्यूज़न)— ऐसे दाता से रक्ताधान होना जिसके रक्त में उस रोग की एण्टीबॉडियाँ (प्रतिपिण्ड) होती हैं जिससे रोगी पीड़ित होता है, प्रतिरक्षी-रक्ताधान।

Immunotropic (इम्यूनोट्रॉपिक)— रोगक्षम अनुक्रिया को बढ़ाने वाला।

Impact (इम्पैक्ट)—1. संघात, टक्कर। 2. कसकर दबाना।

Impacted (इम्पैक्टेड)— आपस में कसकर दबे हुए जिससे उनमें से कोई भी हिल-डुल नहीं सकता जैसे ऐसा अस्थिभंग जिसमें हड्डी के किनारे आपस में धंसे होते हैं, एक भ्रूण जो प्रसव नली में फँस जाता है, एक पथरी जो मूत्रनली में फँस जाती है अथवा मलाशय में मल का इकट्ठा हो जाना; अंतर्घट्टित।

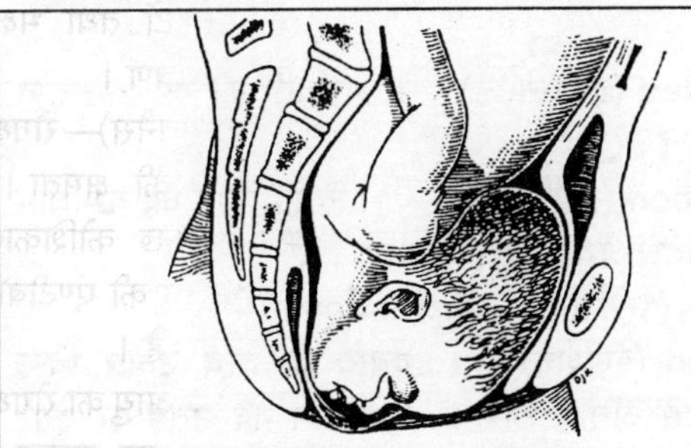

Fig. 249 Impaction of the fetus in the pelvis. Head being moulded. भ्रूण का श्रोणि में अन्तर्घट्टन। सिर श्रोणि के अनुरूप ढल गया होता है।

Impaction (इम्पैक्शन)— कसकर फँसे रहने की अवस्था, अंतर्घट्टन।

Dental impaction (डैन्टल इम्पैक्शन)— किसी दाँत का दन्त-कोटर में बन्द रहना और उसके बाहर निकल कर सामान्य स्थिति में आ जाने में रोक लग जाना।

Fecal impaction (फीकल इम्पैक्शन)— वृहदान्त्र (कोलन) या मलाशय में कठोर मल का इकट्ठा हो जाना।

Impairment (इम्पेयरमैन्ट)— शारीरिक या मानसिक स्वास्थ्य, शरीर के अंगों या भागों की रचना अथवा उनके कार्यों की कोई भी हानि या असामान्यता।

Impaled object (इम्पेल्ड ऑब्जैक्ट)— एक बाह्य पदार्थ जो त्वचा में घुस जाता है और शरीर के ऊतक में दबा रहता है।

Impalpable (इम्पैल्पेबिल)— स्पर्श करने से जिसका पता न चलता हो, अपारस्पर्शनीय।

Impar (इम्पार)— असमान या विषम।

Imparidigitate (इम्पैरीडिजिटेट)— हाथों अथवा पैरों में विषम संख्या (जो दो से न कटती हो) में होने वाली अँगुलियों से युक्त।

Impassable (इम्पासेबिल)— अगम्य, अलंघ्य।

Impatent (इम्पेटेन्ट)— बन्द, जो खुला न हो।

Impatience (इम्पेशियेन्स)—अधीरता (धैर्य न होना), बेचैनी।

Impedance (इम्पीडेन्स)—बहाव जैसे विद्युत् धारा या अन्य प्रकार की शक्ति के बहाव में जैसे ध्वनि की तरंगों के संचरण में अवरोध उत्पन्न हो जाना, अवरोध।

Impenetrable (इम्पेनेट्रेबिल)—अभेद्य (अप्रवेश्य)

Imperative (इम्प्रेटिव)—अनैच्छिक, जो अपनी इच्छा से नियन्त्रित न किया जा सके।

Imperception (इम्परसेप्शन)— कोई विचार बनाने में असमर्थता।

Imperfect (इम्परफैक्ट)— अपूर्ण, अधूरा।

Imperforate (इम्पर्फोरेट)— अछिद्री, छिद्रहीन।

Imperforation (इम्पर्फोरेशन)— छिद्रहीन होने अथवा बन्द रहने की अवस्था, अछिद्रता।

Imperious acts (इम्पीरियस एक्ट्स)— पेशीस्फुरण (पेशियों की फड़फड़ाहट) तथा गतियाँ जो अपनी इच्छा से नियन्त्रित नहीं होतीं।

Impermeable (इम्पर्मीएबल)— अप्रवेश्य।

Imperment (इम्परमैंट)— किसी विशेष अर्द्धपारगम्य झिल्ली से होकर न गुजरने वाला।

Impersistence (इम्परसिस्टैन्स)— केवल कुछ ही समय के लिए उत्पन्न होना।

Impervious (इम्पर्वियस)— अप्रवेश्य, अगम्य।

Impetiginization (इम्पेटिगाइनाइज़ेशन)— पूर्व में विद्यमान त्वक् विकृति के क्षेत्र के सक्रंमण द्वारा उत्पन्न होने वाला सपूयचर्म-विस्फोट।

Impetiginous (इम्पेटीजिनस)— सपूयचर्मस्फोटक, सपूयचर्मस्फोटकीय।

Impetigo (इम्पेटिगो)— त्वचा का एक शोथज रोग जिसमें पूयस्फोटिकायें बनती हैं जो फट जाती हैं और पीली पपड़ियाँ बन जाती हैं। ये मुख्यतया मुख तथा नासारन्ध्रों के चारों ओर पाई जाती हैं और स्टैफिलोकॉकस या स्ट्रैप्टोकॉकस अथवा दोनों के संयुक्त संक्रमण द्वारा उत्पन्न होती हैं; सपूयचर्मविस्फोट। यह दो प्रकार का होता है–

Impetigo contagiosa (इम्पेटिगो कॉन्टाजियोसा)— एक सांसर्गिक प्रकार का सपूयचर्म-विस्फोट जो मुख्यतया बच्चों में होता है जिसमें जलस्फोट एवं छाले या फफोले बन जाते हैं जो पूयमय (जिनमें मवाद बन जाता है) हो जाते हैं। ये सूखते हैं और पीली पपड़ियाँ बन जाती हैं, सांससर्गिक सपूयचर्मस्फोट।

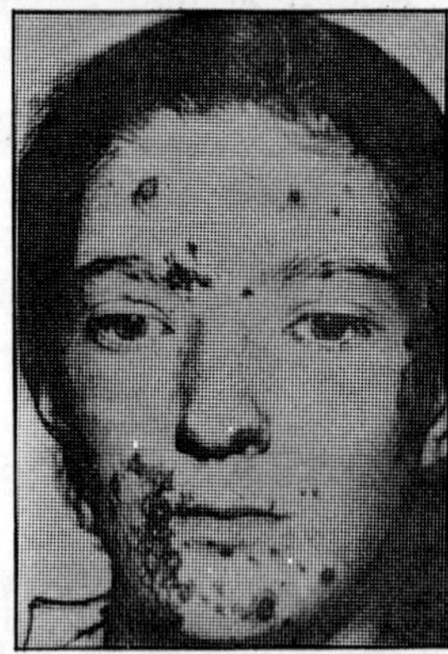

Fig. 250 Impetigo contagiosa (सांसर्गिक सपूयचर्मविस्फोट)

Impetigo herpetiformis (इम्पेटिगो हर्पेटीफोर्मिस)— बहुत ही कम होने वाली पूयमय विक्षतियाँ जिनके कारण का पता नहीं होता और जो मुख्यतया गर्भावस्था तथा अल्पकैल्सियमरक्तता में पाई जाती हैं, परिसर्पी सपूयचर्मविस्फोट।

Impetus (इम्पेटस)— प्रेरणा।

Implant (इमप्लान्ट)— 1. निरोपित अथवा निवेशित करना। 2. निरोपित अथवा निवेशित की गयी कोई भी सामग्री।

Implantation (इमप्लान्टेशन)— 1. गर्भाधान के छः या सात दिन पश्चात् गर्भित या निषेचित डिम्ब (अण्ड) का गर्भाशय की अन्तर्गर्भाशयकला (एण्डोमीट्रियम) में अन्तःस्थापित हो जाना 2. किसी ऊतक का निरोपण अथवा किसी अंग का निवेशन 3. किसी नये स्थान में किसी पदार्थ को रखना।

Implantology (इमप्लान्टोलॉजी)— निरोपण अथवा निवेशन सम्बन्धी विज्ञान।

Implosion (इमप्लोज़न)— 1. रोगी के सामने बार-बार बहुत भयानक एवं चिंता उत्पन्न करने वाली वस्तुओं को प्रस्तुत करके, जब तक भय एवं चिंता दूर न हो जाए, भय की चिकित्सा करना। 2. आकस्मिक निपात।

Imponderable (इम्पौण्डेरेबिल)— जिसे तोला अथवा नापा न जा सकता हो जैसे गर्मी, रोशनी आदि; भारहीन-तत्व।

Imposters (इम्पोस्टर्स)— नीम-हकीम।

Impotence, Impotency (इम्पोटैन्स, इम्पोटैन्सी)— नपुंसकता, नामर्दगी। यह निम्न प्रकार की होती है–

Anatomic impotency (एनाटोमिक इम्पोटैन्सी)— जननांगों में स्थित किसी दोष के कारण होने वाली नपुंसकता।

Atonic impotency (एटोनिक इम्पोटैन्सी)— लिंग उत्थान को उत्पन्न करने के लिए आवेगों का संवाहन करने वाली नाड़ियों के पक्षाघात से होने वाली नपुंसकता।

Functional impotency (फन्क्शनल इम्पोटैन्सी)— मनोवैज्ञानिक कारणों से होने वाली नपुंसकता।

Pharmacological impotency (फार्मेकोलॉजिकल इम्पोटैन्सी)— कुछ औषधियों के इतर प्रभावों अथवा नशीली वस्तुओं जैसे शराब, भांग एवं अफीम आदि के द्वारा उत्पन्न नपुंसकता।

Psychic impotency (साइकिक इम्पोटैन्सी)— मानसिक विकार के कारण होने वाली नपुंसकता।

Symptomatic impotency (सिम्पटोमेटिक इम्पोटैन्सी)— स्वास्थ्य खराब होने से, औषधियों द्वारा अथवा शरीर में स्थित किसी रोग के कारण होने वाली नपुंसकता।

Vasculogenic impotency (वैस्कुलोजेनिक इम्पोटैन्सी)— शिश्न की दण्डिकाओं कोर्पोरा कैवरनोसा में धमनीय रक्त की अपर्याप्त आपूर्ति होने से होने वाली नपुंसकता।

Impotent (इम्पोटैन्ट)— नपुंसक, नामर्द।

Impotentia (इम्पोटैन्शिया)— नपुंसकता, नामर्दगी।

Impregnate (इम्प्रीग्नेट)— 1. गर्भावस्था स्थापित करना अथवा किसी डिम्ब या अण्डाणु को गर्भित करना 2. संतृप्त बनाना।

Impregnated (इम्प्रीग्नेटेड)— 1. गर्भवती की गई 2. संतृप्त किया गया।

Impregnation (इम्प्रीग्नेशन)— 1. किसी डिम्ब का गर्भाधान 2. परिपूर्णता अथवा संतृप्तिकरण।

Impressio (इम्प्रेशिया)—Impression.

Impression (इम्प्रेशन)— 1. दबाव के द्वारा उत्पन्न चिन्ह या छाप जैसे अँगूठा छाप 2. एक अंग की सतह पर दूसरे अंग के पड़ने वाले दबाव से उत्पन्न हल्का-सा गड्ढा, खात 3. किसी वस्तु की छाप अथवा प्लास्टिक पदार्थ पर दाँतों की छाप जो (प्लास्टिक पदार्थ) बाद में ठोस हो जाता है। 4. बाह्य उद्दीपनों के द्वारा मस्तिष्क पर उत्पन्न प्रभाव 5. विचार, प्रभाव।

Impulse (इम्पल्स)— 1. अचानक बलपूर्वक आगे को ढकेलने की क्रिया 2. किसी कार्य को करने के लिए अचानक ही

निश्चय कर लेना जिसे फिर रोका नहीं जा सकता 3. कुछ ऊतकों विशेषकर तन्त्रिका तन्तुओं एवं पेशियों से संचारित होने वाला एक परिवर्तन जिससे उनमें अतिक्रियता या अल्पक्रियता होती है जैसे हृदय-स्पन्द या शिखर स्पन्द; आवेग।

Impulsion (इमपल्सन)— कुछ गलत कार्य करने अथवा अपराध करने के लिए अचानक ही मस्तिष्क में विचार उत्पन्न होना, संवेग, मनःप्रेरणा।

Impulsive (इमपल्सिव)— किसी आवेग से सम्बन्धित अथवा उसके द्वारा उत्पन्न, आवेगी।

Impure (इमप्योर)— गन्दा, अशुद्ध।

Impurity (इमप्योरिटी)— गन्दगी, अशुद्धता।

Imus (आइमस)— सबसे नीचे का

In- (इन-)— अन्दर की ओर, भीतर तथा ऋणात्मक को बताने वाला एक उपसर्ग।

-in (-इन)— जीवरासायनिक पदार्थों जैसे ग्लोबुलिन, इन्सुलिन, डिजॉक्सिन, एस्ट्रीन तथा स्ट्रैप्टोमाइसीन आदि के निर्माण में प्रयोग में लाया जाने वाला एक प्रत्यय।

Inaction (इनेक्शन)— किसी उद्दीपन के प्रति अनुक्रिया का बिल्कुल न होना अथवा कम होना।

Inactivate (इनएक्टीवेट)— निष्क्रिय बनाना।

Inactivation (इनएक्टीवेशन)— निष्क्रिय अथवा निश्चल बनाने की क्रिया जैसे रोगोत्पादक जीवाणुओं को गर्मी से अथवा अन्य विधियों से नष्ट करना, निष्क्रियकरण।

Inactivator (इनएक्टीवेटर)— निष्क्रिय अथवा निश्चल बनाने वाला अथवा बेकार कर देने वाला, निष्क्रियकर।

Inactive (इनएक्टिव)— निष्क्रिय, निश्चल।

Inactivity (इनएक्टीविटी)— निष्क्रियता।

Inadequacy (इनएडीकुएसी)— अपर्याप्तता।

Inanimate (इनानिमेट)— निर्जीव, मृत।

Inanition (इनैनीशन)— लम्बे समय तक उपवास करने अथवा अल्प पोषण द्वारा उत्पन्न क्षीणता की अवस्था।

Inapparent (इनएपैरेन्ट)— जो स्पष्ट न हो।

Inappetence (इनैप्पीटैन्स)— खाना खाने की इच्छा न होना, भूख न लगना।

Inarticulate (इनार्टिकुलेट)— 1. सन्धियों से रहित 2. शब्दों का स्पष्ट एवं बुद्धिमानी से उच्चारण न करने वाला।

In articulo mortis (इन आर्टिकुलो मोर्टिस)— ठीक मृत्यु के क्षण पर।

Inassimilable (इनएसिमिलेबूल)— जो स्वांगीकरण योग्य न हो अथवा शरीर के द्वारा जिसका उपयोग न हो सकता हो, अस्वांगीकर।

Inattention (इनएटैन्शन)— ध्यान न देना, उपेक्षा।

Inborn (इनबौर्न)— वंशानुगत अथवा जन्मजात।

Inbred (इन्ब्रेड)— कई पीढ़ियों से अवतरित व्यक्तियों को बताने वाला।

Inbreeding (इन्ब्रीडिंग)— निकट सम्बन्धित व्यक्तियों का आपस में लैंगिक सम्बन्ध स्थापित होना, अन्तःप्रजनन।

Incandescent (इन्कैण्डीसैन्ट)— प्रकाश में वृद्धि करने वाला।

Incapacitate (इनकैपासिटेट)— किसी कार्य को सम्पन्न करने के लिए शारीरिक या मानसिक रूप से अथवा दोनों प्रकार से अक्षम बनाया गया।

Incarcerated (इनकारसिरेटेड)— सीमित क्षेत्र में स्थित अथवा संकुचित या बन्द किया हुआ; बंधित; बाधित।

Incarceration (इन्कासिरिशन)— सीमित करना, संकुचन अथवा बन्दीकरण।

Incarnant (इन्कार्नैन्ट)— किसी व्रण के कणांकुरण को बढ़ाने वाला।

Incarnatio, incarnation (इन्कार्नेशियो, इन्कार्नेशन)—1. अन्दर की ओर वृद्धि करना जैसे हाथ या पैर की किसी अँगुली के नाखून का अन्दर की ओर वृद्धि करना 2. मांसाकुरण, मांस बनने की क्रिया।

Incarnative (इन्कार्नेटिव)—Incarnant.

Incasement (इन्केस्मेन्ट)— चारों ओर से किसी रचना अथवा किसी भित्ति (दीवार) से घिर जाना।

Incendiarism (इन्सैण्डियारिज़्म)—Pyromania.

Incentive (इन्सैन्टिव)— उत्प्रेरक।

Inception (इन्सेप्शन)— 1. किसी भी वस्तु का प्रारम्भ 2. निगलना 3. आन्त्रान्त्र प्रवेश।

Incertaesedis (इन्सर्टीसेडिस)—संदिग्ध स्थिति वाला।

Incest (इन्केस्ट)— निकट सम्बन्धित व्यक्तियों के बीच लैंगिक संसर्ग जिनमें कानूनन शादी नहीं हो सकती, कौटुम्बिक व्याभिचार।

Incestuous (इन्कैस्चुअस)— 1. निकट सम्बन्धित व्यक्तियों के बीच लैंगिक संसर्ग या कौटुम्बिक व्यभिचार से सम्बन्धित 2. कौटुम्बिक व्यभिचार का दोषी।

Incidence (इन्सीडैन्स)— किसी घटना अथवा रोग के उत्पन्न होने की गति, आपतन।

Incident (इन्सीडैन्ट)— घटना।

Incineration (इन्साइनेरेशन)— अग्नि द्वारा नष्ट होना, भस्मीकरण।

Incinerator (इन्साइनेरेटर)— अग्नि द्वारा नष्ट करने वाला, भस्मीकारी, भस्मक।

Incisal (इन्साइज़ल)—काटने वाला; कृन्तक एवं रदनक दाँतों के काटने वाले किनारों से सम्बन्धित।

Incipient (इन्सीपिएन्ट)— आरम्भ होने वाला, प्रारम्भिक।

Incise (इन्साइज)— तेज औजार से काटना।

Incised (इन्साइज़्ड)— किसी तेज औजार अथवा चाकू से काटा गया, छिन्न।

Incision (इन्सीज़न)— 1. किसी तेज औज़ार अथवा चाकू

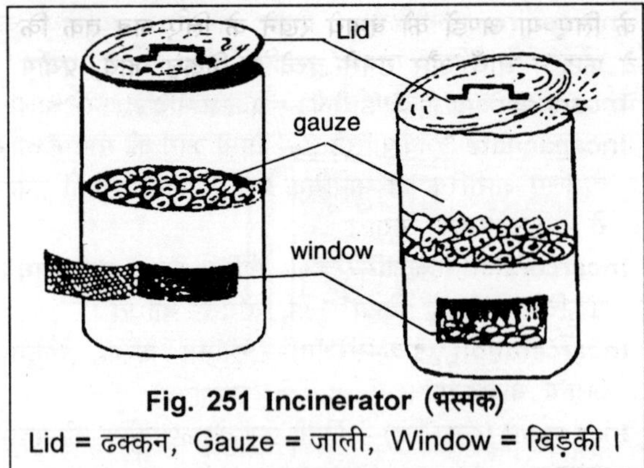

Fig. 251 Incinerator (भस्मक)
Lid = ढक्कन, Gauze = जाली, Window = खिड़की।

द्वारा काटकर बनाया गया जख्म या चीरा 2. काटने की क्रिया, छेदन, कर्तन, उत्कीर्णन।

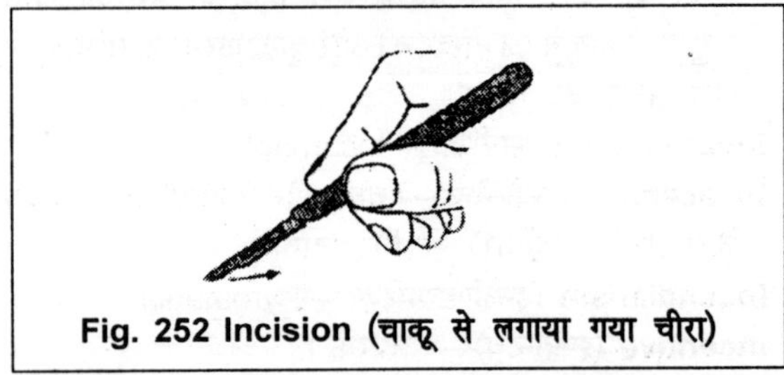

Fig. 252 Incision (चाकू से लगाया गया चीरा)

Incisive (इन्सीज़िव)— 1. काटने की शक्ति वाला अथवा तेज 2. कृन्तक दाँतों से सम्बन्धित, कृन्तकी।

Incisor (इन्सीज़र)— 1. काटने वाला 2. युवा व्यक्ति के प्रत्येक जबड़े के अगले चार काटने वाले दांतों में से एक, कृन्तक।

Incisura (इन्सीसुरा)—Incisure.

Incisure (इन्सीज़र)—1. चीरा 2. खाँच या दाँता या भंगिका।

Inclinatio (इनक्लीनेशियो)—Inclination.

Inclination (इनक्लीनेशन)— सामान्य से झुकाव अथवा लम्बरूप से झुकाव जैसे किसी दाँत का।

Inclinometer (इनक्लाइनोमीटर)— लम्बरूप एवं क्षैतिज रेखाओं से नेत्र का व्यास मापने वाला उपकरण।

Inclusion (इनक्लूज़न)— 1. अन्तर्वेशन 2. घिरी हुई अथवा बन्द कोई भी वस्तु, अन्तस्थ।

Inclusion bodies (इन्क्लूज़न बॉडीज)— निस्यन्दी अथवा छनने योग्य विषाणुओं के संक्रमण में कुछ कोशिकाओं के कोशिकाद्रव्य के केन्द्रक में स्थित पिण्ड; अन्तःस्थ पिण्ड।

Incoagulability (इनकौगुलेबिलिटी)— जमने में असमर्थता।

Incoherence (इनकोहीरैन्स)— असंगति, असम्बद्धता।

Incoherent (इनकोहीरैन्ट)—जो चिपका हुआ न हो; असंलग्न।

Incombustible (इनकम्बसटिबल)— अज्वलनशील।

Incompatibility (इनकॉम्पैटीबिलिटी)— 1. असंयोज्यता, असंगति 2. किसी व्यक्ति का अपनी स्थिति, वातावरण अथवा अपने से सम्बद्ध व्यक्ति विशेषकर पति या पत्नी अथवा किसी मित्र के अनुरूप न होना।

Incompatible (इनकॉम्पैटिबल)— 1. असंयोज्य या असंगत 2. विरोधी कार्य करने वाला, यह कुछ औषधियों के लिए प्रयोग में लाया जाता है। 3. अपनी स्थिति, अपने वातावरण या सम्बद्ध व्यक्ति विशेषकर पति या पत्नी अथवा किसी मित्र के अनुरूप न होने वाला व्यक्ति।

Incompetence, incompetency (इनकॉम्पीटैन्स, इनकॉम्पीटैन्सी)— 1. शरीर के किसी अंग अथवा भाग की सामान्य कार्य ठीक प्रकार से करने में अक्षमता जैसे हृदय के एक या अधिक कपाटों की अक्षमता जिसके फलस्वरूप उस समय जब कि कपाटों को पूर्णतया बन्द होना चाहिए था, रक्त का प्रत्यावहन (उल्टा बहना) होने लगता है। 2. वैधानिक रूप से घोषित किसी व्यक्ति की अपने कार्यों को ठीक प्रकार से करने में अक्षमता।

Aortic incompetence (एओर्टिक इनकॉम्पीटैन्स)— महाधमनीय कपाट का दोषयुक्त बन्द होना जिससे अनुशिथिलन के दौरान रक्त पीछे को बहकर बायें निलय में पहुंच जाता है।

Cardiac incompetence (कार्डियक इनकॉम्पीटैन्स)— वैन्ट्रिकूलों की बाहर को रक्त धकेलने में असमर्थता।

Mitral incompetence (माइट्रल इनकॉम्पीटैन्स)— द्विकपर्दी या माइट्रल कपाट का दोषयुक्त बन्द होना जिससे प्रकुंचन के दौरान रक्त पीछे को बहकर बायें अलिन्द में पहुंच जाता है।

Pulmonary incompetence (पल्मोनरी इनकॉम्पीटैन्स)— फुफ्फुसीय कपाट का दोषयुक्त बन्द होना जिससे अनुशिथिलन के दौरान रक्त पीछे को बहकर दाँये निलय में पहुंच जाता है।

Incompetent (इनकॉम्पीटैन्ट)—1. ठीक प्रकार से सामान्य कार्य करने में अक्षम शरीर का कोई अंग, भाग अथवा कोई व्यक्ति 2. वैधानिक रूप से अपने कार्य करने में अक्षम व्यक्ति जो मन्द बुद्धि अथवा पागल हो सकता है, अक्षम।

Incompressible (इनकम्प्रेसिबल)— जो दब न सकता हो अथवा जिसे निचोड़ा न जा सकता हो।

Incongruity (इन्कोन्गरूइटी)— अनुपयुक्तता।

Inconstant (इन्कॉन्सटैन्ट)— अस्थिर; बदल जाने वाला, अनियमित।

Incontinence (इनकॉन्टीनैन्स)— मस्तिष्क अथवा सुषुम्ना रज्जु में हुई क्षति के कारण या अवरोधिनी अथवा संकोचिनी पर नियन्त्रण न रहने के कारण उत्सर्गी पदार्थों जैसे मूत्र, मल, वीर्य अथवा दुग्ध आदि को रोकने में अक्षमता, असंयति। यह निम्न प्रकार की होती है–

Fecal incontinence (फीकल इनकॉन्टीनैन्स)— मल एवं वायु का अनियन्त्रित रूप से निकलना।

Incontinence of milk (इनकॉन्टीनैन्स ऑफ मिल्क)— अत्यधिक दुग्ध स्राव होना।

Overflow incontinence (ओवरफ्लो इनकॉन्टीनैन्स)— एक प्रकार की असंयति जिसमें मूत्राशय मूत्र से भरा होता है जो प्राकृत रूप में खाली नहीं होता परन्तु मूत्र अनियन्त्रित रूप से बूँद-बूँद करके टपकता रहता है; अतिप्रवाह मूत्र असंयति।

Stress incontinence (स्ट्रैस इनकॉन्टीनैन्स)— मूत्राशय के छिद्र पर जोर पड़ने से जैसे खाँसने, हँसने, छींकने, बोझ उठाने अथवा अचानक गति करने से जोर पड़ने पर अनिच्छा से मूत्र विसर्जित हो जाना; दबाव मूत्र असंयति।

Urinary incontinence (यूरीनरी इनकॉन्टीनैन्स)— मूत्र निकलने को नियन्त्रित करने में अक्षमता।

Incontinent (इनकॉन्टीनैन्ट)— असंयति को बताने वाला।

Incontinentia (इनकॉन्टीनैन्शिया)—Incontinence.

Incoordinate (इनकोआर्डिनेट)— 1. समन्वयी पेशीय गतियों को उत्पन्न करने में अक्षम 2. अपने कार्य को दूसरे लोगों के अनुरूप समायोजित न कर सकने वाला।

Incoordination (इनकोआर्डिनेशन)—शरीर के परस्पर सम्बन्धित अंगों एवं भागों का एक दूसरे के साथ मिलकर कार्य न करना, असमंजन, असमन्वय।

Incorporation (इनकॉर्पोरेशन)—दो या अधिक पदार्थों का संयुक्त होकर एक समांग पिण्ड बनाना, समावेशन, संयोजन।

Incrassate (इनक्रेसेट)— गाढ़ा किया हुआ, स्थूलता प्राप्त।

Incrassation (इनक्रेसेशन)— गाढ़ापन, स्थूलता या मोटापा।

Increment (इनक्रीमेन्ट)— 1. संख्या, परिमाण अथवा फैलाव में वृद्धि 2. वह मात्रा जिसके जुड़ जाने से किसी वस्तु की गुणवत्ता बढ़ जाती है।

Incretion (इन्क्रीशन)— किसी अन्तःस्रावी ग्रन्थि की कार्यात्मक क्रियाशीलता।

Incrustation (इनक्रस्टेशन)— पपड़ियों, खुरन्ट अथवा परतों का बनना; पर्पटीभवन।

Incubate (इनक्यूबेट)— किसी कालपूर्व शिशु के लिए कृत्रिम वातावरण स्थापित करने के लिए उसे इनक्यूबेटर में रखना।

Incubation (इनक्यूबेशन)— 1. रोगोत्पादक जीवों के शरीर में प्रवेश करने तथा रोग के लक्षणों के उत्पन्न होने के बीच का काल, रोगोद्भवन काल 2. जीवाणुओं अथवा ऊतकों के सम्वर्ध विकास का काल 3. किसी कालपूर्व शिशु को इनक्यूबेटर में रखकर उसके लिए कृत्रिम वातावरण स्थापित करना, ऊष्मायन।

Incubator (इनक्यूबेटर)— वातावरण के तापमान एवं इसकी नमी आदि को कालपूर्व शिशु की रक्षा हेतु उसके अनुकूलतम बनाये रखने के लिए प्रयोग में लाया जाने वाला अथवा जीवाणुओं के सम्वर्धन हेतु उचित वातावरण प्रदान करने के लिए या अण्डों को बनाये रखने के लिए जब तक कि वे फूट न जायँ और उनसे बच्चे न निकल जायें, प्रयोग में लाया जाने वाला एक उपकरण; ऊष्मायित्र।

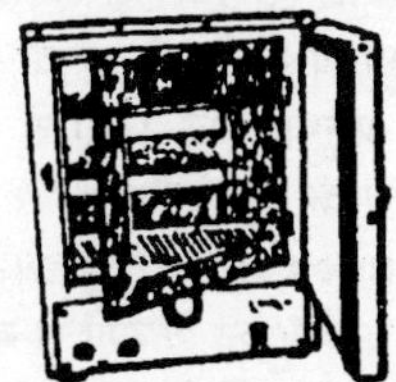

Fig. 253 Incubator (ऊष्मायित्र)

Incubus (इन्क्यूबस)— 1. बुरे-बुरे सपने दिखाई देना 2. भारी मानसिक दबाव।

Incudal (इनक्यूडल)— इनकस हड्डी से सम्बन्धित, स्थूणक सम्बन्धी।

Incudectomy (इनक्यूडेक्टॉमी)— इनकस हड्डी को शल्यक्रिया द्वारा काटकर निकाल देना, स्थूणक-उच्छेदन

Incudes (इनकूडीज़) इनकस का बहुवचन।

Incudiform (इनक्यूडीफोर्म)— इनकस हड्डी की आकृति वाला।

Incudomalleal (इन्कुडोमैलियल)— इनकस एवं स्टेपीज़ हड्डियों से सम्बन्धित।

Incudostapedial (इन्कुडोस्टैपीडियल)— इनकस एवं स्टेपीज़ हड्डियों से सम्बन्धित।

Incurable (इनक्योरेबिल)— असाध्य, ठीक न होने वाला (रोग)।

Incurvate (इनकर्वेट)— भीतर की ओर मुड़ा हुआ।

Incurvation (इनकर्वेशन)—भीतर की ओर मुड़ना, अन्तर्वक्रता।

Incus (इनकस)— मध्यकर्ण में स्थित तीन छोटी हड्डियों में से बीच की हड्डी, स्थूणक।

Incyclophoria (इनसाइक्लोफोरिया)— ढक जाने पर रोगग्रस्त नेत्र का अपने अग्र-पश्च अक्ष पर भीतर की ओर घूम जाना।

Incyclotropia (इनसाइक्लोट्रोपिया)— दोनों नेत्रों के खुले रहने पर भी रोगग्रस्त नेत्र का भीतर नाक की ओर घूम जाना, अंतश्चक्रीनेत्रविचलन।

In d. (इन डी.)— प्रतिदिन।

Indagation (इन्डेगेशन)— ध्यानपूर्वक परीक्षण करना विशेषकर प्रसूतिकाल की समाप्ति पर जननांगों की सूक्ष्मता से जाँच करना।

Indecision (इन्डीसीज़न)— निर्णय लेने में असमर्थता।

Indenization (इनडैनाइज़ेशन)—Innidiation.

Indentation (इन्डैन्टेशन)— एक खाँचा, दाँता अथवा गड्ढा।

Index (इण्डैक्स)—1. हाथ की प्रथम अथवा तर्जनी अँगुली 2. शरीर के किसी भाग अथवा दिए हुए पदार्थ की माप का किसी स्थिर स्टैण्डर्ड माप से अनुपात, सूचक, सूचकांक। उदाहरण।

Cephalic index (सिफैलिक इण्डैक्स)— खोपड़ी की चौड़ाई को 100 से गुणा करके इसकी लम्बाई से विभाजित करने से प्राप्त संख्या, शीर्ष सूचकांक।

Cerebral index (सेरीब्रल इण्डैक्स)— कपाल गुहा के अधिकतम अनुप्रस्थ व्यास के इसके अधिकतम अग्रपश्च व्यास के साथ अनुपात को 100 से गुणा करने पर प्राप्त गुणनफल, मस्तिष्क सूचकांक।

Refractive index (रिफ्रैक्टिव इण्डैक्स)— किसी लैन्स पर पड़ने वाली प्रकाश की किरणों से बने कोण का निकलने वाली किरणों से बने कोण के साथ अनुपात, अपवर्तनी सूचकांक।

Thoracic index (थौरेसिक इण्डैक्स)— वक्ष या छाती के अग्र-पश्च व्यास का इसके अनुप्रस्थ व्यास के साथ अनुपात, वक्ष सूचकांक।

Vital index (वाइटल इण्डैक्स)— किसी विशिष्ट काल में किसी आबादी में जन्म एवं मृत्यु संख्या का अनुपात, जन्म-मृत्यु सूचकांक।

Indian hemp (इण्डियन हैम्प)— भांग।

Indicanemia (इन्डीकैनीमिया)— रक्त में इन्डीकैन का पाया जाना।

Indicanidrosis (इन्डीकैनीड्रोसिस)— पसीने में इन्डीकान का उत्सर्जित होना।

Indicant (इण्डिकैन्ट)— कोई भी वस्तु जिससे किसी रोग के होने का संकेत मिलता है अथवा किसी लक्षण या चिन्ह के अभाव का संकेत मिलता है जिससे चिकित्सा के ठीक प्रकार से एवं प्रभावशाली होने का पता चलता है।

Indicanuria (इण्डीकेनूरिया)— मूत्र में इण्डीकेन का अधिक पाया जाना।

Indication (इण्डीकेशन)— कोई चिन्ह अथवा परिस्थिति जो किसी रोग की उचित चिकित्सा होने का संकेत देता है। संकेत दो प्रकार का होता है–

Causal indication (कौज़ल इण्डीकेशन)— किसी रोग के कारणों के आधार पर उसकी चिकित्सा करने के लिए संकेत।

Symptomatic indication (सिम्पटोमेटिक इण्डीकेशन)— किसी रोग के लक्षणों के अनुसार उसकी चिकित्सा के लिए संकेत।

Indicator (इण्डीकेटर)— 1. सूचक अंगुली या तर्जनी अँगुली 2. रासायनिक विश्लेषण में, कोई पदार्थ जो वर्ण परिवर्तन द्वारा अथवा किसी pH की उपलब्धि पर किसी रसायन के प्रकट होने अथवा उसके लुप्त होने का संकेत देता है, संकेतक, सूचक।

Indices (इण्डिसेज)— Index का बहुवचन।

Indifferent (इनडिफ्रैन्ट)— 1. उदासीन 2. सामान्य उद्दीपनों के प्रति अनुक्रिया न करने वाला, अविभेदी।

Indiffusible (इन्डिफ्यूज़िबल)— अविसरणीय।

In dies (इन डाइज)— प्रतिदिन।

Indigenous (इण्डीजीनस)—स्वदेशीय, देशी।

Indigestible (इन्डाइजेस्टिबल)— अपाच्य, न पचने योग्य।

Indigestion (इनडाइज़ेशन)— भोजन का पाचन न होना जिसमें एक या अधिक लक्षण मिलते हैं जैसे खाना खाने के बाद पेट में तकलीफ महसूस होना, जी मिचलाना, उल्टी होना, हृदय में जलन, अत्यम्लता (अम्ल का बढ़ जाना) जिसमें मुँह में खट्टा पानी आता है, पेट में वायु भर जाना एवं डकारे आना; अपाचन या अपच।

Indigitation (इन्डिजिटेशन)—Invagination. Intussusception.

Indignant (इन्डिग्नैन्ट)— क्रोधित।

Indignation (इन्डिग्नेशन)—अन्याय अथवा किसी दुश्चरित्रता या दुष्टता से उत्पन्न क्रोध, आक्रोश, रोष।

Indigouria (इन्डिगोयूरिया)— मूत्र में नील का पाया जाना।

Indispensable (इन्डिसपैन्सेबल)— जिसे नुस्खे के रूप में रोगी को नहीं दिया जा सकता, अपरिहार्य।

Indisposition (इन्डिस्पोज़िशन)— विकार अथवा मृदु रोग।

Indistinct (इन्डिस्टिक्ट)— अस्पष्ट, धुँधला।

Individual (इन्डीविजुअल)—अकेला, विशेष या वैयक्तिक।

Individuation (इन्डीवीडुएशन)— विकास के दौरान वैयक्तिक विशिष्टताओं का उत्पन्न होना।

Indole (इण्डोल)— मल में पाया जाने वाला एक ठोस, स्फटिकाभ पदार्थ जो आँत में ट्रिप्टोफेन के जीवाणुज विघटन का उत्पाद होता है और जिससे मल से एक विशेष प्रकार की गन्ध आती है।

Indolence (इण्डोलैन्स)— आलस्य या सुस्ती, अकर्मण्यता।

Indolent (इण्डोलैन्ट)— आलसी या सुस्त, अकर्मण्य।

Indolent ulcer (इन्डोलैन्ट अल्सर)— वह जख्म जो धीरे-धीरे भरता है परन्तु उसमें दर्द नहीं होता।

Indologenous (इण्डोलोजीनस)—इण्डोल उत्पन्न करने वाला।

Indoluria (इण्डोलूरिया)— इण्डोल का मूत्र में उत्सर्जित होना।

Indoxylemia (इण्डोक्सीलीमिया)— रक्त में इण्डोक्सील का पाया जाना।

Indoxyluria (इण्डोक्सीलूरिया)— मूत्र में इण्डोक्सील की विद्यमानता।

Induce (इन्ड्यूज़) — प्रेरित करना या उत्पन्न करना।

Induced (इन्ड्यूज्ड)— कराया गया अथवा उत्पन्न किया गया।

Inducer (इन्ड्यूज़र)— जो कुछ कराता है अथवा उत्पन्न करता है।

Induction (इन्डक्शन)— 1. कुछ कराने की क्रिया, प्रेरण जैसे गर्भाशयसंकोचक औषधियों का प्रयोग करके प्रसव कराना 2. उत्पन्न करने की क्रिया जैसे पास ही की किसी वस्तु में स्थित विद्युत् से किसी शरीर में विद्युत् धारा उत्पन्न करना।

Inductor (इन्डक्टर)— कोई भी पदार्थ जो उसके प्रति अनावृत होने वाली कोशिकाओं का एक संगठित ऊतक में विभेदन कर देता है।

Inductorium (इन्डक्टोरियम)— अधिक वोल्टेज की विद्युत् उत्पन्न करने वाला एक उपकरण जिसका शरीरक्रियात्मक जाँचों में प्रयोग किया जाता है।

Inductotherm (इन्डक्टोथर्म)— विद्युत् द्वारा ज्वर उत्पन्न करने वाला एक उपकरण, ज्वर प्रेरक उपकरण।

Inductothermy (इन्डक्टोथर्मी)— विद्युत्-चुम्बकीय क्रिया द्वारा कृत्रिम ज्वर उत्पन्न करके किसी रोग की चिकित्सा करना, ज्वरप्रेरण चिकित्सा।

Indulin (इन्डुलिन)— ऊतकविज्ञान में प्रयुक्त किसी समूह की कोई भी एक डाइ अथवा रंजक।

Indulinophil, Indulinophile (इन्डुलिनोफिल, इन्डुलिनोफाइल)— इन्डुलिन से शीघ्र ही अभिरंजित होने वाला।

Indurate (इन्ड्यूरेट)— सख्त करना, सख्त किया गया।

Indurated (इन्ड्यूरेटेड)— सख्त किया गया, कठोर।

Induration (इन्ड्यूरेशन)— 1. कठोर या सख्त बनाने की क्रिया 2. कठोर होने का गुण, कठोरता 3. शरीर में विद्यमान असामान्य रूप से कठोर कोई ऊतक या अंग जैसे सिरोह्सिस में यकृत का कठोर हो जाना।

Indurative (इन्ड्यूरेटिव)— कठोरता से सम्बन्धित।

Indusium (इन्ड्यूसियम)— 1. झिल्लीनुमा आवरण 2. एम्नियॉन या उल्व।

Indwelling (इण्ड्वैलिंग)— लम्बे समय तक शरीर के भीतर रहने वाला जैसे कोई नालशलाका, निकास नली या अन्य उपकरण।

-ine (-ईन)— रासायनिक पदार्थों जैसे क्लोरीन, कैफीन आदि के नामकरण के लिए प्रयुक्त एक प्रत्यय।

Inebriant (इनेब्रिएन्ट)— 1. कोई भी मादक वस्तु 2. शराब पीने का आदी बनाने वाला।

Inebriate (इनेब्रिएट)— शराब पिये हुये अथवा शराब पिलाना।

Inebriation (इनेब्रिएशन)— शराब पीने की आदत।

Inebriety (इनेब्रियायटी)— आदतन अधिक मात्रा में शराब पीना।

Inelastic (इनैलास्टिक)— जो लचीला न हो, अप्रत्यास्थ।

Inert (इनर्ट)— 1. निष्क्रिय 2. रसायन विज्ञान में, दूसरे रसायनों से प्रतिक्रिया न करने वाला।

Inertia (इनर्शिया)— निष्क्रियता, जड़त्व अथवा स्वतः गतिशीलता में असमर्थता जैसी गर्भाशय-जड़त्व जिसमें प्रसव के दौरान गर्भाशयी संकोचों का अभाव होता है अथवा वे कमजोर होते हैं।

In extremis (इन एक्सट्रीमिस)— मृत्यु के क्षण, मरणासन्न।

Infancy (इन्फैन्सी)— जीवन के प्रारम्भ के एक वर्ष का काल, शैशव।

Infant (इन्फैन्ट)— जन्म से लेकर एक वर्ष तक की आयु का बच्चा, शिशु। शिशु निम्न प्रकार का हो सकता है–

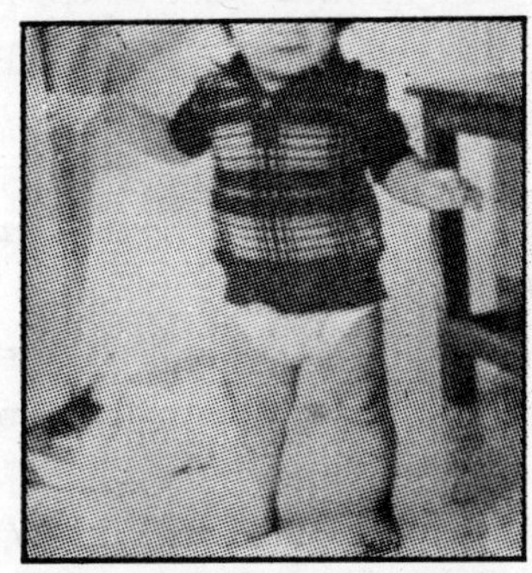

Fig. 254 Infant. Age—10 months
(शिशु—आयु 10 माह)

Immature infant (इम्मेच्योर इन्फैन्ट)— ऐसा शिशु जिसका जन्म के समय वजन 500 एवं 999 ग्राम के बीच होता है और जिसके जीवित रहने की सम्भावना कम होती है, अपरिपक्व शिशु।

Mature infant (मेच्योर इन्फैन्ट)— ऐसा शिशु जिसका जन्म के समय वजन 2500 ग्राम (ढाई किलोग्राम) या अधिक होता है और जिसके जीवित रहने की सबसे अधिक सम्भावना होती है, परिपक्व शिशु।

Newborn infant (नीवबौर्न इन्फैन्ट)— जन्म के पश्चात् प्रथम दो से चार सप्ताह की अवधि का शिशु, नवजात शिशु।

Postmature infant, Post-term infant (पोस्टमेच्योर इन्फैन्ट, पोस्ट-टर्म इन्फैन्ट)— गर्भावस्था के 42वें सप्ताह (288 दिन) के शुरु होने के पश्चात् कभी भी पैदा होने वाला शिशु।

Premature infant (प्रीमेच्योर इन्फैन्ट)— ऐसा शिशु जिसका जन्म के समय वजन 1000 और 2499 ग्राम के बीच होता है तथा जिसके जीने की कुछ अधिक सम्भावना रहती है, कालपूर्व शिशु।

Preterm infant (प्रीटर्म इन्फैन्ट)— गर्भावस्था के 37वें (259 दिन) सप्ताह के पूर्ण होने से पूर्व पैदा होने वाला शिशु।

Stillborn infant (स्टिलबोर्न इन्फैन्ट)— गर्भावस्था के 20वें सप्ताह के पूर्ण होने के पश्चात् जन्म लेने वाला शिशु परन्तु जिसमें जन्म लेने के पश्चात् जीवन के कोई चिन्ह दिखायी नहीं देते; मृत नवजात शिशु।

Term infant (टर्म इन्फैन्ट)— गर्भावस्था के 38वें सप्ताह (260 दिन) के शुरु होने से 41वें सप्ताह (287 दिन) के अन्त तक कभी भी पैदा होने वाला शिशु।

Infanticide (इन्फैन्टीसाइड)— किसी शिशु को मारने वाला, शिशुहत्यारा।

Infantile (इन्फैन्टाइल)— शैशव अथवा किसी शिशु से सम्बन्धित।

Infantilism (इन्फैन्टीलिज़्म)— एक ऐसा रोग जिसमें बचपन के लक्षण युवावस्था में भी बने रहते हैं। रोगग्रस्त व्यक्ति मन्दबुद्धि वाला होता है, उसकी बढ़ोतरी रुक जाती है और अक्सर वह बौना रह जाता है एवं उसके लिंग अंगों का अल्प विकास होता है; शिशुता। शिशुता निम्न प्रकार की हो सकती है–

Angioplastic infantilism (एन्जियोप्लास्टिक इन्फैन्टीलिज्म) — वाहिकीय प्रणाली के दोषयुक्त विकास से उत्पन्न शिशुता।

Cachectic infantilism (कैचेक्टिक इन्फैन्टीलिज़्म)— जीर्ण संक्रमण अथवा विषाक्तता के कारण होने वाली शिशुता।

Dysthyroidal infantilism (डिस्थाइरॉयडल इन्फैन्टीलिज़्म) — थाइरॉयड ग्रन्थि में स्थित किसी दोष के कारण होने वाली शिशुता।

Hepatic infantilism (हिपैटिक इन्फैन्टीलिज़्म)— यकृत के सिरहोसिस अथवा अन्य किसी रोग के द्वारा उत्पन्न शिशुता।

Pituitary infantilism (पिट्यूटरी इन्फैन्टीलिज़्म)— पीयूष ग्रन्थि के अग्र खण्ड के वृद्धि एवं जननग्रन्थिप्रेरक हार्मोन के अल्प स्राव के फलस्वरूप उत्पन्न वामनता (बौनापन) एवं लैंगिक अपरिपक्वता, पीयूषी शिशुता।

Renal infantilism (रीनल इन्फैन्टीलिज़्म)— वृक्कीय कार्य में दोष उत्पन्न हो जाने से उत्पन्न शिशुता।

Sexual infantilism (सैक्सुअल इन्फैन्टीलिज़्म)— बचपन की लैंगिक विशिष्टताओं एवं व्यवहार का यौवनारम्भ की आयु के बाद तक बने रहना।

Symptomatic infantilism (सिम्पटोमेटिक इन्फैन्टीलिज़्म) — ऊतकों का पर्याप्त विकास न होने के कारण उत्पन्न शिशुता।

Universal infantilism (यूनिवर्सल इन्फैन्टीलिज़्म)— सार्वदैहिक वामनता तथा साथ ही द्वितीयक लैंगिक विशिष्टताओं का अभाव।

Infarct (इन्फाक्र्ट)— शरीर के किसी ऊतक का वह स्थान जिसकी धमनीय रक्त आपूर्ति रुक जाने एवं कभी-कभी उस ऊतक की निकासी करने वाली शिरा में अवरोध उत्पन्न हो जाने से जिसका परिगलन हो जाता है; रोधगलितांश।

Anemia infarct (अनीमिया इन्फाक्र्ट)— रक्ताल्पता में रक्त आपूर्ति में कमी हो जाने के परिणामस्वरूप ऊतक में होने वाला परिगलन जिसमें ऊतक पीला या सफेद हो जाता है।

Embolic infarct (एम्बोलिक इन्फाक्र्ट)— अन्तःशल्य द्वारा उत्पन्न रोधगलितांश।

Hemorrhagic infarct (हीमोरैह्जिक इन्फाक्र्ट)— ऐसा रोधगलितांश जो रक्त-स्राव होने के कारण सूज जाता है और लाल हो जाता है।

Infected infarct (इन्फैकटेड इन्फाक्र्ट)— विकृतिजनक जीवाणुओं अथवा संक्रमित सामग्री द्वारा उत्पन्न रोधगलितांश।

Pale infarct (पेल इन्फाक्र्ट)—Anemic infarct.

Red infarct (रैड इन्फाक्र्ट)—Hemorrhagic infarct.

Septic infarct (सैप्टिक इन्फाक्र्ट)—Infected infarct.

Thrombotic infarct (थ्रॉम्बोटिक इन्फाक्र्ट)— किसी घनास्र द्वारा उत्पन्न रोधगलितांश।

Uric acid infarct (यूरिक एसिड इन्फाक्र्ट)— वृक्क में विद्यमान एक रोधगलितांश जो यूरिक अम्ल के रवों से वृक्कीय नलिकाओं में अवरोध उत्पन्न हो जाने के कारण उत्पन्न होता है।

White infarct (व्हाइट इन्फाक्र्ट)—Anemic infarct.

Infarctectomy (इन्फार्कटेक्टॉमी)— शल्य-क्रिया द्वारा किसी रोधगलितांश को निकाल देना।

Infarction (इन्फार्कशन)— 1. किसी रोधगलितांश का बनना या रोधगलन 2. रोधगलितांश। उदाहरणार्थ–

Cerebral infarction (सेरीब्रल इन्फार्कशन)—प्रमस्तिष्क में रक्त आपूर्ति के निष्फल हो जाने से बना एक रोधगलितांश।

Myocardial infarction (मायोकार्डियल इन्फार्कशन)— अधिकतर कॉरोनरी धमनी में घनास्र या थ्रॉम्बस के बनने से हृद्पेशी के किसी क्षेत्र में परिगलन हो जाना, हृद्पेशी रोधगलन।

Pulmonary infarction (पल्मोनरी इन्फार्कशन)— फुफ्फुसीय अन्तःशल्यता के परिणामस्वरूप धमनीय रक्त आपूर्ति अवरुद्ध हो जाने के कारण फुफ्फुस ऊतक में स्थित परिगलित क्षेत्र; फुफ्फुसीय रोधगलन।

Infect (इन्फैक्ट)—रोगोत्पादक जीवों को शरीर में अथवा किसी जख्म पर प्रविष्ट करना, संक्रमित करना।

Infected (इन्फैक्टेड)— संक्रमण से ग्रसत, संक्रमित।

Infection — रोगात्पादक कारक जैसे जीवाणु, विषाणु, कवक एंव जन्तु परजीवियों का आक्रमण तथा शरीर के ऊतकों में पहुँचकर उनका बहुगुणन जिससे हानिकारक प्रभाव उत्पन्न होतें हैं संक्रमण,उपसर्ग। संक्रमण निम्न प्रकार के होतें हैं।

Acute infection (एक्यूट इन्फैक्शन)— कुछ देर के लिए अचानक होने वाला संक्रमण

Air-borne infection (एयर-बोर्न इन्फैक्शन) — वायु द्वारा एक स्थान से दूसरे स्थान पर पहुँचने वाले संक्रामक जीव, वायुवाहित संक्रमण।

Apical infection (एपीकल इन्फैक्शन)— किसी दन्त-मूल के शिखर का संक्रमण।

Blood-borne infection (ब्लड-बोर्न इन्फैक्शन)—किसी संक्रमित व्यक्ति के रक्त के सम्पर्क में आने से संचारित संक्रमण जैसे हिपैटाइटिस या एड्स आदि ।

Chronic infection (क्रोनिक इन्फैक्शन)—जीर्ण संक्रमण ।

Cross infection (क्रॉस इन्फैक्शन)—एक व्यक्ति से दूसरे व्यक्ति, किसी जन्तु से किसी व्यक्ति अथवा अन्य स्रोत से किसी व्यक्ति में फैलने वाला संक्रमण, पारसंक्रमण ।

Cryptogenic infection (क्रिप्टोजेनिक इन्फैक्शन) — कोई भी जीवाणुज, विषाणुज अथवा अन्य संक्रमण जिसके स्रोत का पता नहीं होता ।

Droplet infection (ड्रॉपलेट इन्फैक्शन) — पहले से संक्रमित व्यक्ति के सांस निकालने,खाँसने अथवा छींकने से द्रव कणों पर निलम्बित सूक्ष्मजीवों के बाहर वातावरण में आने पर उनके सांस के द्वारा खिंचकर अन्दर पहुँचने से उत्पन्न संक्रमण; बिन्दुक संक्रमण ।

Endogenous infection (एण्डोजिनस इन्फैक्शन) — ऐसे जीवाणुओं से उत्पन्न संक्रमण जो सामान्यतया रोगोत्पादक नहीं होते और आँत में रहते हैं जैसे कि तपेदिक आदि में होता है ।

Exogenous infection (एक्सोजिनस इन्फैक्शन)—शरीर के बाहर स्थित जीवाणुओं के द्वारा उत्पन्न संक्रमण ।

Food-borne infection (फूड-बोर्न इन्फैक्शन)—संक्रमित भोजन ग्रहण करने से उत्पन्न संक्रमण ।

Fungus infection (फन्गस इन्फैक्शन) — किसी कवक द्वारा उत्पन्न संक्रमण ।

Latent infection (लेटेन्ट इन्फैक्शन)—अलाक्षणिक या गुप्त संक्रमण जो विशेष परिस्थितियों में प्रकट होता है ।

Local infection (लोकल इन्फैक्शन)— रोगोत्पादक जीवों के बसने एंव उनके बहुगुणन से किसी ऊतक में एक बिन्दु पर उत्पन्न होने तथा वहीं पर बने रहने वाला संक्रमण जैसे कोई फुन्सी या बालतोड़ ।

Low-grade infection (लो-ग्रेड इन्फैक्शन)—मृदु संक्रमण जिसमें हल्की सूजन होती है तथा पस नहीं बनता ।

Mixed infection (मिक्सड इन्फैक्शन)— दो या अधिक जीवों से होने वाला संक्रमण ।

Nosocomial infection (नोसोकोमियल इन्फैक्शन)— अस्पताल में भर्ती रहने के दौरान लगने वाला संक्रमण ।

Protozoal infection (प्रोटोजुअल इन्फैक्शन)— किसी एककोशिकीय जन्तु द्वारा उत्पन्न संक्रमण जैसे मलेरिया ।

Pyogenic infection (पायोजेनिक इन्फैक्शन)— पस बनाने वाले जीवों द्वारा उत्पन्न संक्रमण ।

Secondary infection (सेकण्डरी इन्फैक्शन)— प्रारम्भिक संक्रमण को उत्पन्न करने वाले जीव से भिन्न जीव द्वारा उत्पन्न संक्रमण, द्वितीयक संक्रमण ।

Subacute infection (सबएक्यूट इन्फैक्शन)—तीव्र एंव जीर्ण संक्रमण के बीच की अवस्था का संक्रमण ।

Subclinical infection (सबक्लीनिकल इन्फैक्शन) — विकृतिविज्ञान-परीक्षण द्वारा प्रमाणित संक्रमण परन्तु जिससे कोई लक्षण उत्पन्न नहीं होता, लक्षणहीन संक्रमण ।

Systemic infection (सिस्टेमिक इन्फैक्शन) — सम्पूर्ण शरीर में व्याप्त संक्रमण, स्थानीय नहीं; सार्वदैहिक संक्रमण ।

Water-borne infection (वाटर-बोर्न इन्फैक्शन)— जल में विद्यमान जीवों द्वारा उत्पन्न संक्रमण ।

Infectiosity (इन्फैक्शियोसिटी)—Infectiousness.

Infectious (इन्फैक्शियस) — 1. संक्रमण उत्पन्न करने वाला, संक्रामक 2. रोगोत्पादक जीवों द्वारा उत्पन्न रोग से सम्बन्धित 3. संक्रमण द्वारा संचारित होने के सक्षम ।

Infectiousness (इन्फैक्शियसनैस)— संक्रामक होने की अवस्था ।

Infective (इन्फैक्टिव)—1. संक्रमण उत्पन्न करने के सक्षम, संक्रमी, सक्रांमी, सासंर्गी 2. रोगोत्पादक जीवों से युक्त अथवा उनकी विद्यमानता से सम्बन्धित ।

Infectivity (इन्फैक्टीविटी)—किसी रोगोत्पादक जीव की संक्रमण संचारित करने की क्षमता ।

Infecundity (इन्फैकण्डिटी) — स्त्री में बांझपन, बंध्यता ।

Inference (इन्फीरैन्स)— अनुमान ।

Inferior (इन्फीरियर) — 1.नीचे स्थित अथवा निचला,निम्न, अधोवर्ती 2. शरीररचना- विज्ञान में, किसी अंग की निचली सतह के सन्दर्भ में प्रयुक्त अथवा किसी रचना को दूसरी रचना के नीचे बताने वाला ।

Inferiority complex (इन्फीरियरिटी कॉमप्लैक्स) — हीन भावना ।

Infertile (इनफर्टाइल)— सन्तान उत्पन्न करने में अक्षम, बन्ध्य ।

Infertility (इनफर्टीलिटी) — सन्तानोत्पादन में अक्षमता अथवा इसकी क्षमता में कमी हो जाना, बन्ध्यता, प्रसवन अशक्ति ।

Infest (इन्फैस्ट)— कष्ट देना, दुःख पहुँचाना ।

Infestation (इन्फैस्टेशन)— 1. कष्ट, दुःख 2. जन्तु परजीवियों जैसे कीटों और किलनियों आदि का मानव शरीर की त्वचा पर तथा कृमियों का आन्त्र में आक्रमण, जन्तुबाधा ।

Infibulation (इन्फीबुलेशन)— बाँधने या जकड़ने की क्रिया जैसे आंलिगको (ऊतक को पकड़ने वाले उपकरण) के द्वारा किसी जख्म के किनारों को बाँधना ।

Infiltrate (इन्फिल्ट्रेट) — किसी ऊतक अथवा पदार्थ से होकर गुजरना अथवा इस प्रकार गुजर कर जमा हुआ पदार्थ, रिसना अथवा अन्तःसंचरण करना ।

Infiltration (इन्फिल्ट्रेशन) — किसी पदार्थ की किसी ऊतक अथवा पदार्थ से होकर गुजरने एंव किसी कोशिका, ऊतक अथवा अंग में जमा होने की क्रिया; इस प्रकार जमा हुआ पदार्थ भी; अन्तःसंचरण । उदाहरण–

Adipose infiltration (एडीपोस इन्फिल्ट्रेशन) — वसीय अन्तःसंचरण, ऊतकों में वसा चा चर्बी का जमा होना ।

Anesthesia infiltration (एनीस्थीसिया इन्फिल्ट्रेशन)— किसी संवेदनाहारी विलयन का सीधे ऊतक में इन्जैक्शन लगाना।

Calcareous infiltration (कैल्केरियस इन्फिल्ट्रेशन) — ऊतकों में कैल्सियम अथवा मैग्नीशियम लवणों का जमाव।

Cellular infiltration (सेलुलर इन्फिल्ट्रेशन)—कोशिकाओं विशेषकर रक्त कोशिकाओं का ऊतकों में अन्तःसंचरण।

Fatty infiltration (फैटी इन्फिल्ट्रेशन) — वसीय अंतःसंचरण।

Infinite (इन्फाइनाइट) — असीमित

Infinite distance (इन्फाइनाइट डिस्टैन्स) — ऐसा फासला जिसकी कोई सीमा न हो

Infinity (इन्फाइनिटी) — 1. असीमित होने की दशा 2. स्थान, समय अथवा मात्रा जिनकी कोई सीमा न हो

Infirm (इन्फर्म) — कमजोर विशेषकर वृद्वावस्था अथवा किसी रोग के कारण

Infirmary (इन्फर्मरी) — एक अस्पताल अथवा वह स्थान जहाँ पर कमजोर व्यक्ति की देखभाल की जाती है अथवा रोगियों की चिकित्सा की जाती है, जीर्णरोगीशाला

Infirmity (इन्फर्मिटी) — 1. कमजोरी 2. बीमारी

Inflame (इन्फ़्लेम) — शोथमय होना

Inflammable (इन्फ्लेमेबूल)— ज्वलनशील।

Inflammation (इन्फ़्लेमेशन) — किसी क्षति अथवा अभिघात के प्रति रक्षात्मक अनुक्रिया के रूप में किसी ऊतक की प्रतिक्रिया जिसमें दर्द होता है, गर्मी होती है, लाली रहती है तथा सूजन होती है और उस ऊतक का वह भाग कार्य नहीं करता; शोथ। शोथ को प्रदर्शित करने वले अधिकतर शब्दों के अन्त में "itis-आइटिस" प्रत्यय लगा होता है। शोथ निम्न प्रकार का होता है-

Acute inflammation (एक्यूट इन्फ़्लेमेशन) — अचानक उत्पन्न होने एंव कुछ ही काल के लिए रहने वाला शोथ, तीव्र शोथ।

Adhesive inflammation (एडहीसिव इन्फ्लेमेशन) — शोथ जिसमें आस-पास के ऊतक चिपक जाते हैं।

Allergic inflammation (एलर्जिक इन्फ्लेमेशन)— एलर्जिक प्रतिक्रिया में उत्पन्न होने वाला शोथ।

Bacterial inflammation (बैक्टीरियल इन्फ़्लेमेशन) — जीवाणुओं की वृद्धि से उत्पन्न होने वाला शोथ, जीवाणुज शोथ।

Catarrhal inflammation (कैटेरहल इन्फ़्लेमेशन) — श्लेष्मिक कला का शोथ जिससे श्लेष्मा का अत्यधिक स्राव होता है, श्लेष्मस्रावीशोथ।

Chronic inflammation (क्रोनिक इन्फ्लेमेशन)—शोथ जो इतना गम्भीर नहीं होता और धीरे-धीरे बढ़ता है या तीव्र रूप की निरन्तरता में होता है तथा लम्बी अवधि का होता है जो कुछ सप्ताहों, महीनों अथवा वर्षों तक बना रहता है जिसमें हल्का-सा ज्वर एवं शूल होता है; जीर्णशोथ।

Exudative inflammation (एक्सूडेटिव इन्फ्लेमेशन)— ऐसा शोथ जिसमें निःस्राव होता है जो मुख्य रूप से सीरमी, सीरम-फाइब्रिनी, फाइब्रिनी या श्लेष्मिक हो सकता है।

Fibrinous inflammation (फाइब्रिनस इन्फ़्लेमेशन) — शोथ जिसके निःस्राव में अत्यधिक मात्रा में फाइब्रिन होता है, फाइब्रिनी शोथ।

Granulomatous inflammation (ग्रेनुलोमेटस इन्फ्लेमेशन)— जीर्ण शोथ जिसमें कणिका गुल्म बन जाते हैं जैसे क्षय रोग, सिफिलिस तथा कुछ कवक संक्रमणों में देखा जाता है।

Hyperplastic inflammation (हाइपरप्लास्टिक इन्फ़्लेमेशन) — शोथ जिसमें अत्यधिक तन्तुमय ऊतक बनते हैं, अतिविकासी शोथ।

Necrotic inflammation, Necrotizing inflammation (नैक्रोटिक इन्फ्लेमेशन, नैक्रोटाइजिंग इन्फ्लेमेशन)— तीव्र शोथ जिसमें प्रभावित ऊतक में परिगलन होता है।

Proliferative inflammation (प्रोलीफ्रेटिव इन्फ्लेमेशन)—Hyperplastic inflammation.

Pseudomembranous inflammation (स्यूडोमेम्ब्रेनस इन्फ़्लेमेशन) —शोथ जिसमें रोहिणी अथवा डिफ़्थीरिया में एक जीवविष के कारण जो ऊतकों का परिगलन कर देता है, मुख में, नासा-गुहा में तथा श्वसन-पथ में कूटकला बन जाती है; कूटकला-शोथ।

Purulent inflammation (प्यूरूलेन्ट इन्फ़्लेमेशन)—Suppurative inflammation.

Reactive inflammation (रिएक्टिव इन्फ़्लेमेशन)— किसी बाह्य पदार्थ अथवा मृत ऊतक के चारों ओर उत्पन्न होने वाला शोथ।

Serous inflammation (सीरस इन्फ़्लेमेशन) — ऐसा शोथ जिसमें निःस्राव मुख्यतया सीरम का बना होता है अथवा सीरमी कला का शोथ, सीरमी शोथ।

Specific inflammation (स्पेसिफिक इन्फ्लेमेशन)—किसी विशिष्ट जीव द्वारा उत्पन्न शोथ, विशिष्ट शोथ।

Subacute inflammation (सबएक्यूट इन्फ़्लेमेशन) — तीव्र एंव जीर्ण के बीच के प्रकार का शोथ, अनुतीव्र शोथ।

Suppurative inflammation (सपूरेटिव इन्फ़्लेमेशन)— ऐसा शोथ जिसमें पस या मवाद बनता है, सपूय शोथ।

Traumatic inflammation (ट्रौमेटिक इन्फ़्लेमेशन) — चोट लगने से होने वाला शोथ, अभिघातज शोथ।

Ulcerative inflammation (अल्सेरेटिव इन्फ़्लेमेशन)— ऐसा शोथ जिसके ऊपर जख्म बन जाता है, व्रणीय शोथ।

Inflammatory (इन्फ़्लेमेटरी)— किसी शोथ से सम्बन्धित अथवा उससे युक्त, शोथज।

Inflation (इन्फ़्लेशन) — फुलाव अथवा शरीर के किसी अंग अथवा भाग को वायु , गैस अथवा तरल से फुलाने की क्रिया; वातस्फीति; वायुसंचय ।

Inflator (इन्फ़्लेटर) — वायु से किसी अंग को फुलाने वाला एक उपकरण ।

Inflection (इन्फ़्लेक्शन) — भीतर की ओर झुकने की क्रिया अथवा भीतर की ओर झुके हुए होने की अवस्था, अन्तर्नति ।

Influenza (इन्फ़्ल्युंएजा) — श्वसन-पथ का एक तीव्र सांसर्गिक विषाणुजनक संक्रमण जो 2 से 7 दिन तक रहता है और अलग-अलग व्यक्तियों को होता है अथवा जानपदिक या विश्वमारी (महामारी) के रूप में भी होता है जिसमें नासा-श्लेष्मकला, ग्रसनी या गले तथा नेत्रश्लेष्मकला में सूजन हो जाती है जिससे नेत्रों में रक्ताधिक्य हो जाता है (आँखों में लाल-लाल डोरे दिखाई देते हैं) तथा इसमें अचानक ही जाड़ा चढ़ आना(ठण्ड लगकर कंपकंपी हो जाना), ज्वर हो जाना जिसमें तापमान 101°F से 103°F तक हो जाता है, सिर में दर्द, पीठ में दर्द, जुकाम होने, छींके आनी, खाँसी तथा गला खराब होने के जिससे आवाज भर्राई हुई हो जाती है, लक्षण मिलते हैं । इन्फ्लुएंजा ।

Influenzal (इन्फ़्ल्यूएंजल) — इन्फ्लुएंजा से सम्बन्धित ।

Influx (इनफ़्लक्स) — अन्तःप्रवाह

Infold (इनफोल्ड)— किसी तह में बन्द कर देना जैसा कि किसी आमाशय व्रण के ऑपरेशन में किया जाता है जिसे विक्षति की दोनों ओर की भित्तियों को आपस में सीकर बन्द कर दिया जाता है ।

Infolding (इनफोल्डिंग) — किसी तह में बंद करने की क्रिया ।

Informatics (इन्फार्मेटिक्स)—सूचना प्रौद्योगिकी का अध्ययन ।

Infra- (इन्फ्रा-)— एक उपसर्ग जिसका अर्थ नीचे, से नीचे या कम अथवा बाद होता है, अव—, निचला ।

Infra-axillary (इन्फ्रा-एक्ज़िलरी) — बगल से नीचे, अवकक्षी

Infracardiac (इन्फ्राकार्डिएक) — हृदय के नीचे, अवहृदयी ।

Infracerebral (इन्फ्रासेरीब्रल)—प्रमस्तिष्क के नीचे ।

Infraclavicular (इन्फ्राक्लैवीकुलर)— क्लैविकल हड्डी के नीचे, अवजत्रुकी ।

Infraclusion (इन्फ्राक्लूज़न) — ऐसा रोग जिसमें जबडों को बन्द करने पर किसी एक जबड़े का कोई दाँत दूसरे जबड़े के अपने विपरीत दाँत से स्पर्श नहीं करता ।

Infracolic (इन्फ्राकोलिक)— कोलन के नीचे, अववृहदान्त्र ।

Infracortical (इन्फ्राकॉर्टिकल) — किसी अंग के कॉर्टेक्स से नीचे ।

Infracostal (इन्फ्राकॉस्टल) — पसली के नीचे, अवपर्शुकी ।

Infracotyloid — कूल्हे की हड्डी के उल्लूखल के नीचे ।

Infraction (इन्फ्रेक्शन) — किसी अस्थि का अस्थिभंग जिसमें अस्थि के भाग विस्थापित नहीं होते हैं, अपूर्ण अस्थिभंग ।

Infradentale (इन्फ्राडेन्टेल)— अधोहनुज केन्द्रीय कृन्तक दाँतों के बीच एक अस्थिल बिन्दु ।

Infradian (इन्फ्रेडियन) — 24 घंटे से अधिक के समय से सम्बन्धित ।

Infradiaphragmatic (इन्फ्राडायाफ्रेग्मेटिक)— मध्यपट या डायाफ्राम के नीचे ।

Infraglenoid (इन्फ्राग्लीनॉयड)— स्कैपुला हड्डी की कूपाभ गुहा के नीचे ।

Infraglottic (इन्फ्राग्लोटिक)— कण्ठद्वार या घांटी के नीचे ।

Infrahepatic (इन्फ्राहिपैटिक)— यकृत के नीचे ।

Infrahyoid (इन्फ्राहॉयड) — हॉयड हड्डी के नीचे, अवकंठिकी ।

Inframamillary (इन्फ्रामैमीलरी)— किसी स्तन-ग्रन्थि के चूचुक के नीचे स्थित ।

Inframammary (इन्फ्रामैमेरी) — स्तन गन्थि के नीचे ।

Inframandibular (इन्फ्रामैण्डिबुलर) — अधोहनु अथवा मैण्डिबल के नीचे ।

Inframarginal (इन्फ्रामार्जिनल) — किसी किनारे के नीचे ।

Inframaxillary (इन्फ्रामैक्ज़िलरी)—ऊर्ध्वहनु या मैक्ज़िला (ऊपरी जबड़ा) के नीचे, अवहनुज ।

Infranatant (इन्फ्रानेटेन्ट)— गुरुत्वाकर्षण या अपकेन्द्री बल द्वारा किसी पात्र में किसी अघुलनशील द्रव या ठोस के नीचे बैठ जाने पर पात्र की अन्तर्वस्तुओं का निचला भाग ।

Infraocclusion (इन्फ्राऑक्लूजन) —Infraclusion.

Infraorbital (इन्फ्राआर्बिटल)— नेत्रगुहा के नीचे, अवनेत्रगुही ।

Infrapateller (इन्फ्रापटेलर) — पटेला हड्डी के नीचे, अवजानुफलकीय ।

Infrapsychic (इन्फ्रासाइकिक) — चेतना (संज्ञा) के स्तर से नीचा, स्वचालित, अवमनोजात ।

Infrapubic (इन्फ्राप्यूबिक) — जघनास्थि से नीचे ।

Infrared — विद्युत्चुम्बकीय सतरंगी विश्लेषित पट्टी या स्पैक्ट्रम का वह भाग जिसकी तरंगदैर्ध्य 730 और 1000 nm (nm = नैनोमीटर) के बीच होती हैं ।

Infrared rays (इन्फ्रारेड रेज) — अदृष्टिगोचर ऊष्मा किरणें जिनकी तरंग-दैर्ध्य स्पैक्ट्रम के अन्त के लाल रंग की तरंग-दैध्य से बड़ी होती है, इनकी तरंग-दैर्ध्य 75-1000μ (म्यू) अथवा 7500 आंगस्ट्रॉम यूनिट से 1 मि0मि0 तक होती है और इसका साधारणतया कुछ रोगों की चिकित्सा में सिकाई के रूप में प्रयोग किया जाता है ।

Infrascapular (इन्फ्रास्कैपुलर)— अंसफलक अथवा स्कैपुला हड्डी के नीचे ।

Infrasonic (इन्फ्रासोनिक) — सामान्य रूप से सुनाई देनी वाली ध्वनि तरंग बारम्बारता से कम ध्वनि तरंग बारम्बारता, अवध्वनिक ।

Infraspinous (इन्फ्रास्पाइनस) — स्कैपुला हड्डी के कंटक के नीचे, अवकंटकी ।

Infrasplenic (इन्फ्रास्प्लीनिक)—प्लीहा के तले या उससे नीचे ।

Infrasternal (इन्फ्रास्टर्नल)— उरोस्थि या स्टर्नम के नीचे ।

Infratemporal (इन्फ्राटैम्पोरल)— शंखास्थिक खात के नीचे ।

Infratentorial (इन्फ्राटेन्टोरियल)— अनुमस्तिष्क छदि के नीचे ।

Infrathoracic (इन्फ्राथौरैसिक)— वक्ष से नीचे ।

Infratonsillar (इन्फ्राटॉन्सिलर) — गले में टॉन्सिलों के नीचे ।

Infratrochlear (इन्फ्राट्रॉक्लियर) — चक्रक से नीचे, अवचक्रकी ।

Infraumbilical (इन्फ्राअम्बिलाइकल)— नाभि से नीचे ।

Infraversion (इन्फ्रावर्जन) — आँख का नीचे की ओर घूम जाना, अववर्तन ।

Infriction (इनफ्रिक्शन)— त्वचा पर मरहम को रगड़ना ।

Infundibula (इन्फण्डीबुला)— Infundibulum का बहुवचन ।

Infundibular (इन्फण्डीबुलर) — कीप सम्बन्धी ।

Infundibulectomy (इन्फण्डीबुलेक्टॉमी) — शल्य-क्रिया द्वारा किसी अंग के कीप को काटकर निकाल देना, कीपोच्छेदन ।

Infundibuliform (इन्फण्डीबुलीफोर्म) — कीपाकार ।

Infundibuloma (इन्फण्डीबुलोमा) — पीयूष ग्रन्थि के डण्ठल का एक अबुर्द ।

Infundibulo-ovarian (इन्फण्डीबुलो-ओवेरियन)— किसी डिम्ब-वाहिनी की झल्लरीयुक्त भुजा एवं डिम्बग्रन्थि से सम्बन्धित ।

Infundibulopelvic (इन्फण्डीबुलोपैल्विक) -— किसी अंग विशेषकर वृक्क के कीप एंव इसकी श्रोणि से सम्बन्धित ।

Infundibulum (इन्फण्डीबुलम) — 1.कीपाकार संरचना अथवा मार्ग 2. पीयूष ग्रन्थि की डण्ठल 3. वृक्कीय श्रोणि का एक विभाजन 4. डिम्ब-वाहिनी का दूरस्थ, कीपाकार भाग; कीप ।

Infused (इन्फ़्यूज्ड) — भिगोया गया, तर ।

Infusible (इन्फ़्यूजिबिल) — भिगोया जाने अथवा फांट बनाया जाने योग्य ।

Infusion (इन्फ़्यूजन) — 1.किसी पदार्थ के घुलनशील सक्रिय तत्वों को प्राप्त करने के लिए उसे गर्म अथवा ठण्डे पानी में भिगोना 2. इस क्रिया द्वारा प्राप्त उत्पाद,फांट, अर्क 3. कुछ रोगों की चिकित्सा में अन्तःशिरा-मार्ग द्वारा शरीर में पहुँचाया जाने वाला एक द्रव पदार्थ, आधान ।

Infusodecoction (इन्फ़्यूजोडीकोक्शन) — किसी पदार्थ को ठण्डे पानी में भिगोकर उसके पश्चात उसका क्वाथ या काढ़ा बनाना ।

Infusor (इन्फ़्यूजर) — आधानक ।

Infusum (इन्फ़्यूजम) — किसी पदार्थ को गर्म या ठण्डे पानी में भिगोने से प्राप्त होने वाला उत्पाद,फांट, अर्क ।

Ingesta (इनजैस्टा) — मुख से होकर शरीर में पहुँचा पदार्थ, खाद्य अथवा पेय पदार्थ, अन्नपान ।

Ingestant (इन्जैस्टेन्ट) — कोई भी खाद्य पदार्थ अथवा पेय जिसे मुख द्वारा ग्रहण किया जाता है ।

Ingestion (इन्जैशन)— खाद्य पदार्थ अथवा पेय को भोजन नली में ले जाने की क्रिया अथवा वह क्रिया जिससे कोई कोशिका अपने अन्दर बाह्य कणों को ग्रहण करती है, निगलना, अंतर्ग्रहण ।

Ingestive (इन्जैशिव)—अन्तर्ग्रहण या निगलने से सम्बन्धित ।

Ingravescent (इन्ग्रेवसेन्ट)— धीरे-धीरे अधिक गम्भीर बनने वाला ।

Ingredient (इन्ग्रेडिएन्ट)— किसी यौगिक अथवा मिश्रण का कोई भाग, अवयव, घटक ।

Ingression (इन्ग्रेसन)— प्रवेश, अंतर्गमन ।

Ingrowing (इन्ग्रोइंग)— भीतर की ओर वृद्धि करने वाला ।

Ingrown nail (इन्ग्रोन नेल)— ऐसा नाखून जिसका किनारा कोमल ऊतक में वृद्धि कर जाता है जिससे सूजन हो जाती है तथा दर्द होता है, अन्तर्वर्धी नख ।

Inguen (इन्गुइन) — वंक्षण प्रदेश ।

Inguinal (इन्गुवाइनल कैनाल)—वंक्षण प्रदेश सम्बन्धी, वंक्षणीय ।

Inguinal canal (इन्गुवाइनल कैनाल) — अग्र-उदरीय भीति के निचले भाग में गहरे वंक्षण-छिद्र से ऊपरी वंक्षण छिद्र तक फैला लगभग 4 से.मी. (1.5 इंच) लम्बा एक तिरछा मार्ग जो नीचे, आगे तथा मध्य तल की ओर जाता है तथा पुरुष में वृषण-रज्जु और स्त्री में गोल स्नायु का वाहन करता है । इसमें हर्निया अथवा अनवतीर्ण शुक्रग्रन्थि भी हो सकते हैं; वंक्षणीय नली; वंक्षण-नाल ।

Inguinal glands (इन्गुवाइनल गलैण्ड्स) — वंक्षण प्रदेश में स्थित लसीका पर्व ।

Inguinal region (इन्गुवाइनल रीजन)—Groin

Inguinal ring (इन्गुवाइनल रिंग)— गहन वंक्षण वलय जो वंक्षण-नाल का उदर के भीतर खुलने वाला मुख होता है तथा ऊपरी वंक्षण वलय जो जघन-शिखा के ठीक ऊपर तथा पार्श्व में स्थित वंक्षण-नाल का अन्त होता है, वंक्षण वलय ।

Inguinocrural (इन्गुवाइनोक्रूरल)— वंक्षण एवं उरू या जांघ सम्बन्धी ।

Inguinodynia (इन्गुवाइनोडायनिया)—वंक्षण प्रदेश में दर्द होना ।

Inguinolabial (इन्गुवाइनोलेबियल)— वंक्षण एवं भगोष्ठ सम्बन्धी ।

Inguinoperitoneal (इन्गुवाइनोपैरीटोनियल)—वंक्षणीय प्रदेश एवं पर्युदर्या या उदरावरण सम्बन्धी ।

Inguinoscrotal (इन्गुवाइनोस्क्रोटल)— वंक्षण एवं वृषण सम्बन्धी

Inhalant (इनहैलेन्ट) — वह पदार्थ जो सांस के साथ खींचकर अन्दर शरीर में ग्रहण किया जा सकता है, निःश्वसनी ।

Inhalation (इनहैलेशन) — 1. अन्तःश्वसन, सांस लेना, अभिश्वसन 2. वायु, वाष्प अथवा किसी गैस को फेफड़ों में खींचना 3. कुछ रोगों की चिकित्सा के लिए किसी गैस अथवा वाष्प को जैसे स्पिरिट अमोनिया एरोमेटिका को बेहोशी के लिए अथवा औषधियों के घोल को नासिका एवं ऊर्ध्व श्वसन-पथ के रोगों की चिकित्सा के लिए कणित्र (तरल पदार्थ को सूक्ष्म कणों में बदलने वाला यन्त्र) से नासा-मार्ग द्वारा फेफड़ों में प्रविष्ट करना ।

Inhale (इनहेल)— वायु को अन्दर खींचना अथवा सांस लेना ।

Inhaler (इनहेलर)— 1.औषधियों को सांस के साथ खींच कर

अन्दर फेफड़ों में पहुँचाने के लिए एक उपकरण, श्वसित्र 2. वह व्यक्ति जो सांस के साथ अन्दर खींचता है।

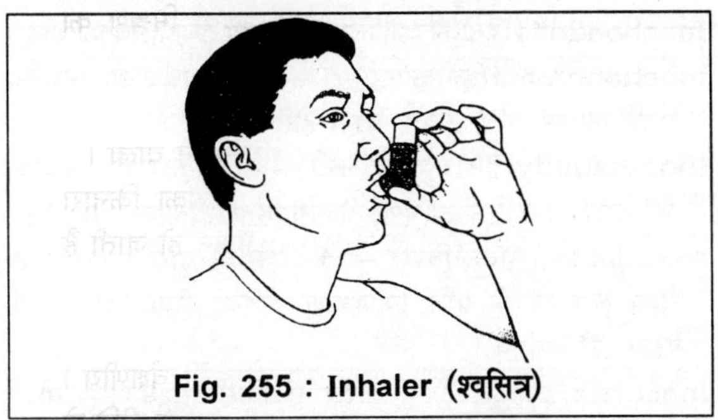
Fig. 255 : Inhaler (श्वसित्र)

Inherent (इनहीयरैन्ट)—प्राकृतिक, परिस्थितियों के परिणामस्वरूप नहीं, वंशागत, आनुवंशिक।

Inherent cauterization (इनहीयरैन्ट कॉटेराइज़ेशन)— गहनता से दहनकर्म करना या दागना।

Inheritance (इनहेरीटैन्स) —1. माँ-बाप के लक्षणों अथवा गुणों का संचारण द्वारा सन्तान को उपलब्ध होना, वंशागति 2. माँ-बाप से सन्तान में संचारित होने वाला।

Inherited (इनहेरीटेड)— किसी व्यक्ति में उसके माँ-बाप से संचारित, उपार्जित नहीं; वंशागत; आनुंवशिक।

Inhibin (इन्हीबिन)— शुक्रग्रन्थि में सीरोटोलाइ कोशिकाओं द्वारा तथा डिम्बग्रन्थि में ग्रेन्यूलोसा कोशिकाओं द्वारा स्रवित एक हार्मोन जो अग्रज पीयूष ग्रन्थि द्वारा पुटक-उद्दीपक हार्मोन के स्रवण को कम कर देता है।

Inhibition (इनहिबिशन) — किसी अंग के किसी कार्य का रुक जाना अथवा किसी मानसिक आवेग, विचार, मानसिक क्रिया या बोली का रुक जाना; संदमन; निरोध।

Inhibitor (इनहिबिटर) — अवरोध उन्पन्न करने वाला, संदमक, निरोधक।

Inhibitory (इनहिबीटरी) — रोकने वाला, संदमी; निरोधक।

Inhibitrope (इनहिबीट्रोप) — वह व्यक्ति जिसमें कुछ उद्दीपनों द्वारा आंशिक रूप से कार्य करना रुक जाता है।

Inhomogeneity (इनहोमोजेनीटी) — एक से गुण अथवा एक सी घनता (गाढ़ेपन) का अभाव।

Iniac (इनियाक)— पश्चकपाल बिन्दु से सम्बन्धित।

Iniad (इनियाड)— पश्चकपाल बिन्दु की दिशा में।

Inial (इनियल)—Iniac

Iniencephalus (इनियनसिफैलस)— एक जन्मजात विकृत भ्रूण जिसका मस्तिष्क पदार्थ पश्चकपाल में स्थित एक फटन से होकर बाहर को निकला होता है।

Iniencephaly (इनियनसिफैली)—किसी शिशु में एक जन्मजात कुरचना जिसमें मस्तिष्क पदार्थ पश्चकपाल में स्थित फटन से होकर बाहर को निकला होता है।

Inion (इनियन)— बाह्य पश्चकपालिक प्रोद्वर्ध (उभार),पश्चकपाल बिन्दु।

Iniopagus (इनियोपेगस) — दो भ्रूण जो पश्चकपाल पर जुड़े होते हैं।

Iniops (इनियोप्स) — एक भ्रूण जिसके दो चेहरे होते हैं, पिछला चेहरा अपूर्ण होता है।

Initial (इनिशियल) — प्रारम्भिक या मौलिक अथवा शुरु में ही उत्पन्न होने वाला।

Initiation (इनिशियेशन)— किसी रासायनिक अथवा एन्जाइम की प्रतिक्रिया की शुरूआत।

Initis (इनाइटिस) — 1. किसी पेशी के पदार्थ का शोथ, पेशीशोथ। 2. तन्तुमय ऊतक का शोथ, तन्तुऊतिशोथ 3. कण्डरा-शोथ।

Inject (इन्जैक्ट) — शरीर अथवा शरीर के किसी भाग में इन्जैक्शन द्वारा तरल पहुँचाना, इन्जैक्शन लगाना, अन्तःक्षेपण करना।

Injectable (इन्जैक्टेबल)— 1. जिसका इन्जैक्शन लगाया जा सकता हो 2. वह व्यक्ति जो इन्जैक्शन लगवा सकता है।

Injected (इन्जैक्टेड)— 1. इन्जैक्शन द्वारा प्रविष्ट किया गया 2. रक्ताधिक्ययुक्त।

Injection (इन्जैक्शन) — 1. अन्तःपेशीय, अवत्वक् अथवा अन्तःशिरा-मार्ग द्वारा बलपूर्वक किसी तरल को किसी अंग में अथवा शरीर के किसी भाग में प्रविष्ट करना, अन्तःक्षेपण, सूचिकाभरण 2. इस ढंग से प्रविष्ट पदार्थ 3. रक्ताधिक्य। इन्जैक्शन निम्न विधियों से लगाये जाते हैं–

Epidural injection (इपिड्यूरल इन्जैक्शन) — सुषुम्ना रज्जु के अधिदढ़तानिका-अवकाश में किसी औषधि का इन्जैक्शन लगाना।

Fractional injection (फ्रैक्शनल इन्जैक्शन)—एक-एक बार में थोड़ी-थोड़ी मात्रा का इन्जैक्शन लगाना जब तक औषधि की सम्पूर्ण मात्रा का इन्जैक्शन नहीं लग जाता।

Hypodermic injection (हाइपोडर्मिक इन्जैक्शन) — अघस्त्वक् (त्वचा के नीचे) इन्जैक्शन लगाना।

Intra-alveolar injection (इन्ट्रा-एल्वियोलर इन्जैक्शन)— किसी दाँत के आस-पास के कोमल ऊतकों में किसी संवेदनाहारी विलयन का अन्तःसंचरण करना।

Intracardial injection (इन्ट्राकार्डियल इन्जैक्शन) — दिल में इन्जैक्शन लगाना।

Intracutaneous injection (इन्ट्राक्यूटेनियस इन्जैक्शन) — त्वचा के अन्दर इन्जैक्शन लगाना, अन्तस्त्वक् इन्जैक्शन।

Intradermal injection (इन्ट्राडर्मल इन्जैक्शन) — Intracutaneous injection.

Intramuscular injection (इन्ट्रामस्कुलर इन्जैक्शन)— किसी पेशी के पदार्थ में इन्जैक्शन लगाना जैसे त्रिकोणिका अथवा डैल्टॉयड पेशी या किसी नितम्ब की पेशी में इन्जैक्शन लगाना, अन्तःपेशीय इन्जैक्शन।

Intrathecal injection (इन्ट्राथीकल इन्जैक्शन)—औषधि को अवजालतानिका अवकाश में पहुँचाने के लिए उसका कटि-वेधन द्वारा इन्जैक्शन लगाना।

Intravenous Injection (इन्ट्रावेनस इन्जैक्शन)— किसी शिरा में इन्जैक्शन लगाना, अन्तःशिराभ इन्जैक्शन।

Rectal injection (रैक्टल इन्जैक्शन)— एनीमा।

Sclerosing injection (स्क्लेरोजिंग इन्जैक्शन)— किसी रक्त वाहिनी अथवा ऊतक में किसी ऐसे पदार्थ का इन्जैक्शन लगाना जो रक्त वाहिनी को बन्द कर देता है अथवा ऊतक को कठोर बनाता है।

Spinal injection (स्पाइनल इन्जैक्शन)—सुषम्ना नाल में इन्जैक्शन लगाना।

Subcutaneous injection (सबक्यूटेनियस इन्जैक्शन)— Hypodermic injection.

Vaginal injection (वैजाइनल इन्जैक्शन)—योनिगत डूश।

Injector (इन्जैक्टर)— इन्जैक्शन लगाने के लिए एक यन्त्र, अन्तःक्षेपक।

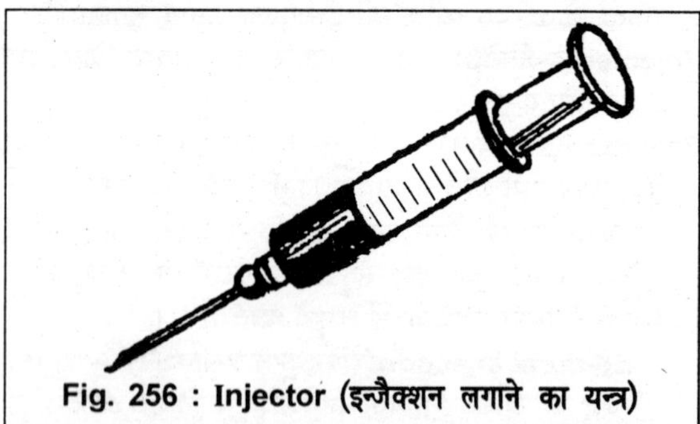

Fig. 256 : Injector (इन्जैक्शन लगाने का यन्त्र)

Injure (इन्ज़र)— क्षति पहुँचाना; पीड़ा या दुःख पहुंचाना; हानि पहुँचाना।

Injury (इन्जरी)— शरीर के किसी हिस्से में पहुँचने वाली चोट या क्षति जिससे सूजन हो जाती है या जख्म बन जाता है तथा उस भाग में अक्षमता भी हो सकती है, अभिघात।

Inlay (इनले)— किसी ऊतक दोष में भरा जाने वाला ठोस पदार्थ अथवा किसी दन्त गुहा की आकृति के अनुरूप दाँत से बाहर बना भरावन जिसे दाँत में भर कर चिपका दिया जाता है।

Inlet (इनलेट)— किसी गुहा में को प्रवेश-मार्ग जैसे श्रोणि का प्रवेश मार्ग अर्थात श्रोणि गुहा की ऊपरी सीमा; अन्तर्गम।

Innate (इन्नेट) — प्राकृतिक, स्वाभाविक।

Innervate (इनर्वेट)— किसी अंग की नाड़ी आपूर्ति को उत्तेजित करना।

Innervation (इनर्वेशन)— शरीर के किसी भाग की तन्त्रिका आपूर्ति अथवा तनित्रका उद्दीपन,तन्त्रिकाप्रेरण।

Innidiation (इन्निडिएशन)—शरीर के किसी भाग में स्थलान्तरण द्वारा पहुँची कोशिकाओं का बहुगुणन (विभाजन द्वारा वृद्धि)।

Innocent (इन्नोसैन्ट)— हानिरहित या सुदम।

Innocuous (इन्नोकुअस) — अहानिकर।

Innominatal (इन्नोमिनेटल)— कूल्हे की हड्डी से सम्बन्धित।

Innominate (इन्नोमिनेट) — नाम रहित, बेनामी।

Innoxious (इन्नोक्सियस) — Innocent, innocuous.

Innutrition (इन्न्यूट्रीशन) — पोषणाभाव।

Inochondritis (इनोकॉण्ड्राइटिस)—किसी तन्तूपास्थि का शोथ।

Inochondroma (इनोकॉण्ड्रोमा) — एक अर्बुद या उपास्थि अर्बुद जिसमें तन्तु ऊतक बहुत होते हैं।

Inoculability (इनॉकुलेबिलिटी) — टीकाग्राही अथवा टीकाव्याधिक्षम होने का गुण, टीकाग्राहिता, टीकाव्याधिक्षमता।

Inoculable (इनॉकुलेबिल) — 1. टीके के द्वारा संचारित 2. टीका लगवाने के प्रति ग्रहणशील अथवा टीका लगवाने के सक्षम, टीकाग्राही।

Inoculate (इनॉकुलेट) — शरीर में किसी सूक्ष्मजीव, सीरम अथवा विषैले पदार्थों का इन्जैक्शन लगाना; टीका लगाना।

Inoculation (इनॉकुलेशन) — किसी सूक्ष्मजीव, सीरम अथवा विषैले पदार्थों के शरीर में इन्जैक्शन लगाने की क्रिया; टीका लगाना; टीकाकरण।

Inoculum (इनॉकूलम) — टीके के द्वारा प्रविष्ट किया जाने वाला पदार्थ; संरोप।

Inocyst (इनोसिस्ट) — एक तन्तुमय सम्पुट।

Inocyte (इनोसाइट) — Fibroblast.

Inodorous (इनॉडोरस) — गन्धहीन।

Inogenesis (इनोजेनेसिस) — तन्तुमय ऊतक का बनना।

Inogenous (इनोजीनस) — ऊतक बनाने वाला अथवा ऊतक से उत्पन्न होने वाला।

Inohymenitis (इनोहाइमेनाइटिस) — किसी तन्तु-कला या कण्डराकला का शोथ।

Inolith (इनोलिथ) — तन्तु-ऊतक से बनी अश्मरी।

Inoma (इनोमा)— तन्तुअर्बुद।

Inomyositis (इनोमायोसाइटिस)— पेशी का जीर्ण शोथ जिसके साथ संयोजी ऊतक का अतिविकसन होता है।

Inomyxoma (इनोमिक्सोमा) — एक मिश्रित श्लेष्मार्बुद या मिक्सोमा एवं तन्तुअर्बुद या फाइब्रोमा।

Inoneuroma (इनोन्यूरोमा) — तन्तुतन्त्रिकार्बुद।

Inopectic (इनोपैक्टिक)— रक्त की रक्त वाहिनियों में स्वतः जम जाने की प्रवृत्ति से सम्बन्धित।

Inoperable (इनऑपरेब्ल)— जिसका ऑपरेशन नहीं किया जा सकता। शस्त्रकर्म-असाध्य।

Inopexia (इनोपैक्सिया)— रक्त की रक्त वाहनियों में स्वतः जमने की प्रवत्ति।

Inorganic (इनॉर्गेनिक) — 1. कार्बन से रहित रासायनिक यौगिक, अकार्बनिक 2. जीवित प्राणी से सम्बन्धित न होने वाला, अजैव।

Inorganic acid (इनॉर्गेनिक एसिड)— अकार्बनिक घटकों से बना अम्ल, अकार्बनिक अम्ल।

Inorganic chemistry (इनॉर्गेनिक कैमिस्ट्री) — रसायन -शास्त्र

जिसमें केवल अकार्बनिक यौगिकों का अध्ययन किया जाता है, अकार्बनिक रसायन-शास्त्र।

Inorganic compound (इनॉर्गेनिक कम्पाउण्ड)— कार्बन से रहित कोई यौगिक, अकार्बनिक यौगिक।

Inosclerosis (इनोस्क्लेरोसिस)— तन्तु-ऊतक की कठोरता बढ़ जाना।

Inoscopy (इनोस्कोपी)— शरीर के तरलों जैसे रक्त तथा बलगम आदि में फाइब्रिनी या तान्तुक पदार्थ की जाँच करके रोग का निदान करना।

Inosculating (इनॉस्कुलेटिंग) —सम्मिलनीय, सीधे सम्बन्धित होने वाला।

Inosculation (इनॉस्कुलेशन) — सम्मिलन, दो वाहिनियों का मिलन, योजन।

Inosemia (इनोसेमिया)— 1. रक्त में इनोसिटोल का पाया जाना 2. रक्त में फाइब्रिन का अधिक पाया जाना।

Inositis (इनोसाइटिस) — तन्तुमय ऊतक का शोथ।

Inosituria (इनोसिचूरिया) — मूत्र में इनोसिटोल की विद्यमानता।

Inosuria (इनोसूरिया) — Inosituria.

Inotropic (इनोट्रॉपिक) — पेशीय संकुचनशीलता के बल को प्रभावित करने वाला, पेशीप्रेरक, पेश्याकुंचप्रभावी।

Inquest (इनकुएस्ट) — किसी अचानक एंव अप्रत्याशित होने वाली मृत्यु के ढंग की किसी चिकित्सीय परीक्षक के सामने की जाने वाली कानूनी जाँच-पड़ताल; अपमृत्यु-समीक्षा।

Insalivation (इनसैलाइवेशन) — चबाने में थूक या लार को भोजन के साथ मिश्रित करने की क्रिया, लाला मिश्रण, लारमिश्रण।

Insalubrious (इनसैल्यूब्रियस)— 1. अस्वस्थ 2. स्वास्थ्य के लिए हानिकर।

Insane (इनसेन) — विक्षिप्त, पागल।

Insanitary (इनसेनीटरी) — अस्वास्थ्यकर।

Insanity (इनसेनिटी) — उन्माद, पागलपन, विक्षिप्ति

Insatiable (इन्सेटिएबिल)— सन्तुष्ट न हो सकने वाला, अतृप्त।

Inscriptio (इनस्क्रिप्शियो) — Inscription.

Inscription (इन्सक्रिप्शन) — 1. किसी नुस्खे का मुख्य भाग जिसमें औषधियों के नाम एंव उनकी मात्राएँ लिखी होती हैं, औषधि निर्देश, अन्तःनिर्देश 2. एक चिन्ह या रेखा।

Insect (इन्सैक्ट)— फाइलम आर्थ्रोपोडा के वर्ग इन्सैक्टा का कोई भी जीव जैसे मक्खियाँ, मच्छर, जूएँ, किलनियाँ, मकड़ियाँ, बिच्छु तथा मधुमक्खियाँ आदि; कीट।

Insecta (इन्सैक्टा)— फाइलम आर्थ्रोपोडा का एक वर्ग जिसके जीवों के शरीर के तीन स्पष्ट विभाजन—सिर, वक्ष एवं उदर होते हैं, तीन जोड़े संयुक्त पैर होते हैं तथा साधारणतया दो जोड़ी पंख होते हैं।

Insectarium (इन्सैक्टेरियम)— वैज्ञानिक उद्देश्यों के लिए कृमियों को रखने के लिए एक स्थान; कीटगृह।

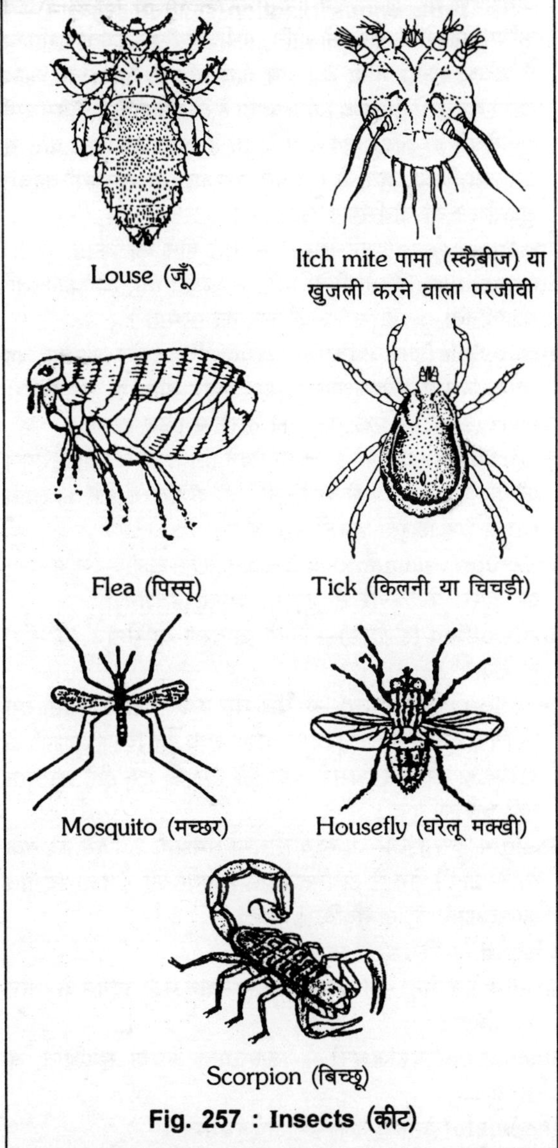

Fig. 257 : Insects (कीट)

Insect-born (इन्सैक्ट्-बोर्न)— कीटों द्वारा उत्पन्न अथवा उनके द्वारा संचारित, कीट-वाहित।

Insecticide (इन्सैक्टीसाइड)— वह औषधि या पदार्थ जो कीटों को मारता है, कीटनाशक।

Insectifuge (इन्सैक्टीफ्यूग)— कीट निवारक।

Insectivorous (इन्सैक्टीवोरस)— कीट-भक्षी।

Insectology (इन्सैक्टोलॉजी)— कीट-विज्ञान।

Insect-repellent (इन्सैक्ट-रीपेलेन्ट) — कीट निवारक, कीटों को भगाने वाला।

Insecurity (इनुसिक्योरिटी)— असुरक्षा।

Insemination (इन्सेमीनेशन)— सम्भोग के दौरान वीर्य का शिश्न से निकल कर योनि या गर्भाशयग्रीवा में जमा होना,

वीर्यरोपण या शुक्रसेचन। यह कृत्रिम भी हो सकता है जब कृत्रिम उपायों से वीर्य को योनि, गर्भाशयग्रीवा अथवा गर्भाशय में प्रविष्ट किया जाता है। जब वीर्य पति के अतिरिक्त अन्य किसी व्यक्ति से उपलब्ध किया जाता है तो इसे कृत्रिम विषमधर्मी शुक्रसेचन या वीर्यरोपण कहा जाता है और जब वीर्य पति से उपलब्ध किया जाता है तब इसे समजात या समधर्मी कृत्रिम शुक्रसेचन या वीर्यरोपण कहते हैं।

Insenescence (इनसेनेसेन्स) — वृद्ध होने की क्रिया

Insensibility (इनसेन्सीबिलिटी) — अचेतनता, विवेकहीनता, संज्ञाहीनता अथवा संवेदनशीलता का अभाव।

Insensible (इनसेन्सीबि्ल)— अचेत, विवेकहीन अथवा वह व्यक्ति जिसमें संवेदनशीलता का अभाव होता है; संज्ञाहीन।

Insert (इन्सर्ट)— एक वस्तु को दूसरे में फिट करना।

Insertion (इन्सर्शन)— 1. अन्दर रखने (निवेशन) अथवा निरोपण की क्रिया 2. किसी हड्डी पर किसी पेशी के संलग्न होने का स्थान जिससे वह हिलती-डुलती है।

Insertion velamentous (इन्सर्शन वेलामेन्टस)— नाभि-रज्जु का अपरा के किनारे से जुड़ना, पर्यन्त निवेशन।

Insheathed (इन्शीथ्ड)— किसी आवरण या सम्पुट (कैप्सूल) में बन्द।

Insidious (इन्सीडियस)—1. धीरे-धीरे बढ़ने वाला 2. किसी रोग के लिए प्रयोग में लाया जाने वाला शब्द जो बिना लक्षणों के प्रारम्भ हो जाता है जिससे रोगी को रोग के शुरु होने का पता नहीं चलता, गुप्त।

Insight (इनसाइट)—1. स्वंय सोचना समझना 2. जिस हद तक व्यक्ति अपने रोग से अवगत रहता है तथा वह रोग के स्वभाव को समझता है, अर्न्तदृष्टि।

Insipid (इन्सीपिड)— स्वाद रहित।

In situ (इन सिटू)— 1.अपने सामान्य स्थान में 2.उदुगम के स्थान में सीमित।

Insolation (इनसोलेशन) — ऊष्माघात अथवा सूर्याघात, लू लगना।

Insoluble (इन्सोल्यूबिल) — अघुलनशील।

Insomnia (इनसोम्निया) — अनिद्रा, नींद न आना।

Insomniac (इन्सोम्निएक) — अनिद्रा से पीड़ित व्यक्ति।

Insonate (इनसोनेट) — अन्ट्रासाउण्ड किरणों के प्रति अनावृत।

Insorption (इनजार्पशन)— किसी पदार्थ का रक्त में प्रवेश करना विशेषकर पाचन नली से परिसंचरण करते रक्त में प्रवेश करना।

Inspect (इन्सपैक्ट)— दृष्टि परीक्षण करना।

Inspection (इन्सपैक्शन)— दृष्टि-परीक्षण, निरीक्षण।

Inspersion (इन्सपर्शन)— छिड़कना, जैसे पाउडर को छिड़का जाता है।

Inspirate (इन्सपिरेट) — केवल एक बार सांस के साथ अन्दर खींची गई वायु।

Inspiration (इन्सपिरेशन)— अन्तःश्वसन या सांस लेना, वायु को फेंफडों में खींचना, प्रश्वसन।

Inspirator (इन्सपिरेटर) — एक प्रकार का श्वसित्र या इन्हेलर।

Inspiratory (इन्सपिरेटरी) — सांस लेने से सम्बन्धित, प्रश्वसनीय।

Inspire (इन्सपायर)— सांस लेना।

Inspired (इन्सपायर्ड) — अभिश्वसित, प्रश्वसित, सांस लिया।

Inspirometer (इन्सपाइरोमीटर) — सांस के साथ अन्दर खींची गई वायु की मात्रा का पता लगाने वाला एक उपकरण।

Inspissate (इन्सपिसेट)— तरल के वाष्पीकरण अथवा अवशोषण द्वारा गाढ़ा या मोटा करना।

Inspissated (इन्सपिसेटेड)— तरल के वाष्पीकरण अथवा अवशोषण द्वारा गाढ़ा या शुष्क किया गया, शुष्कीकृत, सान्द्रित।

Inspissation (इन्सपिसेशन) — तरल के वाष्पीकरण अथवा अवशोषण द्वारा गाढ़ा होना, शुष्कीकरण, सान्द्रण।

Inspissator (इन्सपिसेटर)— तरलों को वाष्पीकृत करने वाला एक उपकरण।

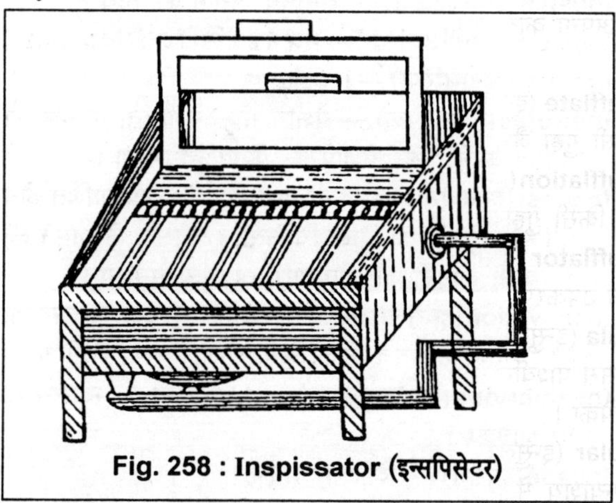

Fig. 258 : Inspissator (इन्सपिसेटर)

Instability (इनुस्टेबिलिटी) — अस्थिरता, दृढ़ न होना अथवा चंचलता।

Instable (इनुस्टेबिल) — चंचल।

Instep (इनुस्टेप) — पाँव का मेहराब के समान अभिमध्य भाग।

Instillation (इन्सटीलेशन) — बूँद-बूँद करके किसी तरल को डालना, बिन्दु पातन।

Instillator (इन्सटीलेटर)— तरलों को बूँद-बूँद करके डालने वाला उपकरण।

Instinct (इनसटिंक्ट) — कुछ वातावरणीय दशाओं एवं उद्दीपनों के प्रति किसी विशेष प्रकार से प्रतिक्रिया करने की वंशागत प्रवृत्ति, सहज-वृत्ति, मूल-प्रवृत्ति।

Instinctive (इनसटिंक्टिव)— सहजवृत्ति द्वारा ज्ञात, सहजज्ञान-मूलक।

Instrument (इन्सट्रूमैन्ट)— किसी विशिष्ट कार्य को सम्पन्न करने के लिए एक विशेष यान्त्रिक उपकरण जैसे कोई शल्यक्रिया सम्बन्धी चाकू, स्टैथोस्कोप, सूक्ष्मदर्शी आदि; यन्त्र।

Instrumental (इन्सट्रूमैन्टल) — किसी यन्त्र से सम्बन्धित, यान्त्रिक ।

Instrumentarium (इन्स्ट्रूमैंटेरियम)— किसी ऑपरेशन अथवा चिकित्सीय कार्यवाही के लिए यन्त्रों का एक संग्रहण, उपकरणसंग्रह ।

Instrumentation (इन्सट्रूमैन्टेशन)— 1. यन्त्रों का प्रयोग करना 2. यन्त्रों द्वारा किसी कार्य को सम्पन्न करना ।

Insucation (इन्सुकेशन)— विशेष रूप से किसी अपरिष्कृत औषधि को पानी में भिगोकर गला देना या उसे पानी से तर कर देना ।

Insudation (इन्सूडेशन) — 1. रक्त से उप्पन्न किसी पदार्थ का जमा होना जैसे गुर्दे में होता है । 2. इस प्रकार संचित पदार्थ ।

Insufficiency (इन्सफीशियन्सी) — 1.अपर्याप्तता जैसे एडीसन रोग में एड्रीनल ग्रन्थि के कॉर्टेक्स के हार्मोनों का अल्प स्राव 2. शरीर के किसी अंग अथवा भाग का अपना कार्य सामान्य रूप से करने में असमर्थता जैसे ह्रदय - अपर्याप्तता जिसमें ह्रदय में अपना कार्य सामान्य रूप से करने में असमर्थता हो जाती है ।

Insufflate (इन्सफ़्लेट) — वायु, गैस, वाष्प अथवा पाउडर को किसी गुहा जैसे फेफड़ों में फूँकना ।

Insufflation (इन्सफ़्लेशन) — वायु, गैस, वाष्प अथवा पाउडर को किसी गुहा जैसे फेफड़ों में फूँकने की क्रिया; प्रधमन ।

Insufflator (इन्सफ़्लेटर) — किसी गुहा में पाउडर फूँकने का एक उपकरण, प्रधमनित्र ।

Insula (इन्सुला)—प्रमस्तिष्क-प्रान्तस्था का एक त्रिकोणीय क्षेत्र जिससे पार्श्वीय प्रमस्तिष्क-खात के फर्श का निमार्ण होता है, द्वीपिका ।

Insular (इन्सुलर)— द्वीपिका अथवा किसी द्वीप समूह जैसे अग्न्याशय में स्थित लैंगरहैन्स के द्वीप समूहों से सम्बन्धित, द्वीपिकी, द्वीपिकीय ।

Insulate (इन्सुलेट)— किसी अपरिचालक सामग्री का व्यवधान उत्पन्न करके विद्युत्-धारा के प्रवाह को रोक देना ।

Insulation (इन्सुलेशन) — 1. किसी शरीर अथवा पदार्थ की उसमें विकिरण अथवा विद्युत के निकलने या उसमें उनके प्रवेश करने को रोकने के लिए किसी अपरिचालक पदार्थ से रक्षा करना, रोधन, 2. रोधन में प्रयोग किया जने वाला पदार्थ अथवा कोई सामग्री ।

Insulator (इन्सुलेटर) — अपिरचालक पदार्थ, रोधी ।

Insulin (इन्सुलिन) — अग्न्याशय के लैंगरहैन्स के द्वीप समूहों की बीटा कोशिकाओं से स्रवित होने वाल एक हार्मोन । यह एक प्रोटीन होता है जो कार्बोहाइड्रेट के उचित चयापचय एवं उचित रक्त शुगर स्तर को बनाये रखने के लिए आवश्यक होता है । इसकी कमी के परिणामस्वरूप कार्बोहाइड्रेट का उचित चयापचय नही होता और इससे मधुमेह हो जाता है जिसमें अतिग्लूकोजरक्तता एवं शर्करामेह हो जाता है । त्वचा में इन्जैक्शन लगने के पश्चात इन्सुलिन यौगिक कितनी जल्दी अपना कार्य शुरू कर देते हैं तथा कब तक उनका प्रभाव रहता है, इस आधार पर तीन वर्गों में विभाजित किए गये हैं । ये तीन वर्ग हैं—शीघ्रकारी, मध्यवर्ती एवं दीर्घकारी इन्सुलिन । इन्सुलिन निम्न प्रकार की होती है–

Crystalline or soluble insulin (क्रिस्टालाइन या सोल्यूबिल इन्सुलिन) — यह एक शीघ्र क्रिया करने वाली इन्सुलिन होती है । त्वचा में इन्जैक्शन लगने के पश्चात आधे से एक घण्टे के भीतर यह अपना कार्य करना प्रारम्भ कर देती है तथा इसके कार्य की अवधि लगभग 6 घण्टा होती है । अतः इसे दिन में दो बार दिया जाता है ।

Globin Zinc insulin (ग्लोबिन जिंक इन्सुलिन)— मध्यवर्ती-कार्यकारी इन्सुलिन । इसमें इन्सुलिन होती है जो जिंक क्लोराइड एंव ग्लोबिन के साथ जुड़ जाने से रूपान्तरित हो जाती है तथा यह अपना कार्य करना एक से दो घण्टों के बीच प्रारम्भ करती है और इसका कार्य काल 24 घंटे का होता है ।

Isophane insulin or NPH insulin (आइसोफेन इन्सुलिन या एन पी एच इन्सुलिन)— एक उदासीन स्फटिकाभ मध्यवर्ती- कार्यकारी इन्सुलिन जो आधे से एक घंटे के बीच अपना असर दिखाना शुरु करती है तथा इसकी कार्य करने की अवधि 24 घंटे होती है ।

Lente insulin (लेन्टी इन्सुलिन)—इन्सुलिन जिंक निलम्बन । यह दीर्घकारी इन्सुलिन होती है, इसकी क्रिया 5 से 8 घंण्टों के भीतर शुरु होती है और इसका असर 36 घण्टों से अधिक समय तक रहता है ।

Protamine Zinc insulin (प्रोटामीन जिंक इन्सुलिन)— यह दीर्घकारी इन्सुलिन होती है जो इन्सुलिन हाइड्रोक्लोराइड में प्रोटीन प्रोटामीन एवं जिंक के जुड़ जाने से बनती है । यह 6 से 8 घंटे में अपना कार्य करना प्रारम्भ करती है तथा इसका प्रभाव 20 से 28 घंटे तक रहता है ।

Regular insulin (रैगुलर इन्सुलिन)— एक शीघ्र ही असर दिखाने वाली इन्सुलिन है जो एक साफ विलयन होती है और जिसे अवत्वचीय मार्ग के अतिरिक्त अन्तःशिराभ मार्ग द्वारा भी दिया जा सकता है और इसे दीर्घकारी इन्सुलिन के साथ भी मिश्रित किया जा सकता है ।

Semilente insulin (सेमीलेन्टी इन्सुलिन)— इन्सुलिन जिंक निलम्बन (अमणिभ, आकारहीन)— यह 10 से 15 घंटे तक प्रभावकारी होती है ।

Ultralente insulin (अन्ट्रालेन्टी इन्सुलिन)— इन्सुलिन जिंक निलम्बन (स्फटिकाभ)–इसका प्रभाव 24 से 36 घण्टे तक रहता है ।

Insulinase (इन्सुलिनेस) — इन्सुलिन को निष्क्रय बनाने वाला एक एन्जाइम ।

Insulinemia (इन्सुलिनीमिया) — रक्त में इन्सुलिन का अधिक पाया जाना, अतिइन्सुलिनरक्तता।

Insulin lipodystrophy (इन्सुलिन लाइपोडिस्टॉफी)—उस स्थान के अवत्वक् वसा का जहाँ पर बार-बार इन्सुलिन इन्जैक्शन लगाया जाता है, अपक्षय अथवा इसकी अतिवृद्धि होना। इन्सुलिन वसा दुष्पुष्टि।

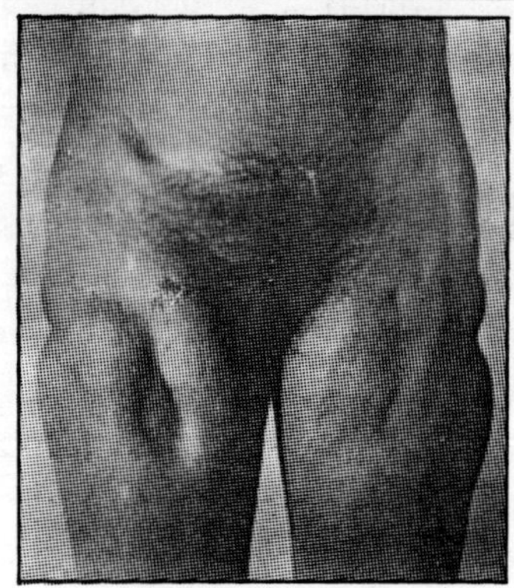

Fig. 259 : Insulin lipodystrophy (इन्सुलिन वसादुष्पुष्टि)

Insulinogenesis (इन्सुलिनोजेनेसिस)—अग्न्याशय के लैंगरहैन्स के द्वीप समूहों से इन्सुलिन की उत्पत्ति एवं उसकी मुक्ति होना, इन्सुलिनजनन।

Insulinogenic (इन्सुलिनोजेनिक)— 1. इन्सुलिन की उत्पत्ति से सम्बन्धित, इन्सुलिनजनक 2. इन्सुलिन द्वारा उत्पन्न।

Insulinoid (इन्सुलिनॉयड)—इन्सुलिन के समान अथवा इन्सुलिन के गुणों से युक्त।

Insulinoma (इन्सुलिनोमा)—Insuloma.

Insulin shock (इन्सुलिन शॉक)—इन्सुलिन की एक अति मात्रा देने के फलस्वरूप रक्त शुगर के अत्यधिक कम हो जाने (अल्पशर्करारक्तता) के कारण उत्पन्न स्तब्धता की दशा।

Insulitis (इन्सुलाइटिस)— अग्न्याशय के लैंगरहैन्स के द्वीप समूहों का शोथ, द्वीपिकाकोशिकाशोथ।

Insuloma (इन्सुलोमा)— लैंगरहैन्स के द्वीप समूहों की बीटा कोशिकाओं का एक सुदम अबुर्द जिससे अल्पग्लूकोज़रक्तता उत्पन्न हो जाती है, द्वीपिकाकोशिकार्बुद।

Insulopathic (इन्सुलोपैथिक)— इन्सुलिन के असामान्य स्राव से सम्बन्धित अथवा उससे उत्पन्न।

Insulopenic (इन्सुलोपेनिक)— परिसंचरण करते हुए रक्त में इन्सुलिन के स्तर को कम करने वाला अथवा इसे कम करने से सम्बन्धित।

Insult (इन्सल्ट)— क्षति, अभिघात (चोट) या आक्रमण।

Insultus (इन्सल्टस)— आक्रमण।

Insusceptibility (इनसस्सेप्टीबिलिटी)— रोगक्षमता अथवा किसी रोग से अप्रभावित होने की अवस्था, अग्राहकत्व।

Intake (इन्टेक)— शरीर के द्वारा ग्रहण किए गये एवं उपयोग में लाए गये सभी पदार्थ, अन्तर्ग्रहण।

Int. cib. (इन्ट. सिब.)— भोजनों के बीच।

Integral (इन्टिग्रल)— सम्पूर्ण, समस्त।

Integration (इन्टिग्रेशन)— जोड़ना या मिलाना, युग्मन, समाकलन।

Integrator (इन्टिग्रेटर) — शरीर की सतहों को मापने वाला एक उपकरण।

Integrity (इन्टिग्रिटी)— पूर्णता, अखण्डता, स्वास्थ्य, ईमानदारी, पवित्रता।

Integument (इन्टेगुमेन्ट)— चादर या त्वचा, आच्छद, अध्यावरण।

Integumentary (इन्टेगुमेन्टरी)—त्वचीय। आच्छद (चादर) या त्वचा सम्बन्धी, अध्यावरणी।

Integumentum (इन्टेगुमेन्टम)—Integument.

Intellect (इन्टैलेक्ट)— बुद्धि, ज्ञान (समझ), प्रज्ञा।

Intellectual (इन्टैलेक्चुअल) — 1.मष्तिष्क सम्बन्धी 2. बुद्धिमान।

Intellectualization (इन्टैलेक्चुआलाइजेशन)— बुद्धि के आधार पर व्यक्तिगत एंव सामाजिक समस्याओं का विश्लेषण।

Intelligence (इन्टैलीजेन्स) — समझने एंव समस्याओं को सुलझाने की योग्यता, बुद्धि, प्रज्ञा, सहज ज्ञान।

Intelligence quotient (इन्टैलीजेन्स क्योशिएन्ट) — किसी व्यक्ति से पूछे गये चुने हुए प्रश्नों के प्रति उसके उत्तरों द्वारा उस व्यक्ति का पता लगाया गया बुद्धि का सूचक, बुद्धि लब्धि।

Intemperance (इन्टैम्पैरैन्स)— किसी वस्तु का विशेष रूप से शराब का अधिक प्रयोग होना, अतिमद्यसेवन।

Intensifying (इन्टैन्सीफाईंग)— तीव्र करने वाला, बढ़ाने वाला।

Intensity (इन्टैन्सिटी)— क्रियाशीलता, शक्ति तथा विद्युत् धारा आदि का प्रसार; तीव्रता।

Intensive (इन्टैन्सिव)— तीव्रता से सम्बन्धित अथवा तीव्रता वाला।

Intensive care unit (इन्टैन्सिव केयर यूनिट)— यूनिट के अन्तर्गत देखें।

Intention (इन्टैन्शन)— 1.उद्देश्य 2.विरोहण अथवा भरने का ढंग—देखें healing (हीलिंग) के अन्तर्गत।

Inter- (इन्टर-)— एक उपसर्ग जिसका अर्थ मध्य में अथवा बीच में होता है, अंतरा-।

Interacinar (इन्टरएसिनर)— किसी ग्रन्थि के कोष्ठकों के बीच।

Interacinous (इन्टरएसिनस)—Interacinar.

Interaction (इन्टरैक्शन)—दो अथवा अधिक वस्तुओं की एक दूसरे पर कार्य करने की क्रिया, अन्योन्य क्रिया।

Interalveolar (इन्टरएल्वियोलर)—वायुकोषों विशेषकर फेफड़ों के वायुकोषों के बीच स्थित।

Interarticular (इन्टरार्टिकुलर)— जोड़ बनाने वाली सतहों के बीच में स्थित।

Interarytenoid (इन्टरआरीटिनॉयड)— दर्बीकल्प उपास्थियों के बीच।

Interatrial (इन्टरेट्रियल)— हृदय के अलिन्दों के बीच, अतंरा-अलिन्दी।

Interauricular (इन्टरॉरिकुलर)— अलिन्दों के अथवा कर्ण-पालियों के बीच स्थित।

Interbody (इन्टरबॉडी)— आस-पास के कशेरुकाओं के कार्यो के बीच, अन्तरापिण्ड।

Interbrain (इन्टरब्रेन)— 1. थैलेमेन्सीफेलोन 2. डाइएन्सीफेलोन।

Intercadence (इन्टरकैडेन्स)— दो नियमित नाड़ी स्पन्दों के बीच एक अतिरिक्त स्पन्द का उत्पन्न होना, अन्तरास्पन्द।

Intercadent (इन्टरकैडेन्ट)— वह व्यक्ति जिसमें दो नियमित नाड़ी स्पन्दों के बीच एक अतिरिक्त स्पन्द उत्पन्न होता है, अन्तरास्पन्दी।

Intercalary (इन्टरकैलरी)— बीच में प्रविष्ट किया गया अथवा व्यवधान डाला गया, अन्तरानिविष्ट।

Intercalated (इन्टरकैलेटेड)— बीच में प्रविष्ट किया गया, अंतरानिहित, अंतर्विष्ट।

Intercanalicular (इन्टरकैनालीकुलर)— किसी ऊतक की सूक्ष्म नलिकाओं के बीच स्थित।

Intercapillary (इन्टरकैपिलरी)— केशिकाओं के बीच में।

Intercarotic (इन्टरकैरोटिक)— आभ्यन्तर एंव बाह्य कैरोटिड धमनियों के बीच।

Intercarpal (इन्टरकार्पल)— कार्पल या मणिबन्ध-अस्थियों के बीच, अंतरामणिबन्ध-

Intercartilaginous (इन्टरकार्टिलेजीनस)— उपास्थियों के बीच स्थित अथवा उन्हें जोड़ने वाला।

Intercavernous (इन्टरकैवर्नस)— गह्वर-विवरों के बीच, अंतरागह्वर-

Intercellular (इन्टरसैलुलर)— कोशिकाओं के बीच, अंतराकोशिकी।

Intercentral (इन्टरसैन्ट्रल)— दो या अधिक केन्द्रों के बीच।

Interception (इन्टरसैप्शन)— अवरोध, रुकावट।

Intercerebral (इन्टरसेरीब्रल)— दो प्रमस्तिष्क-गोलार्द्धों के बीच।

Interchange (इन्टरचेंज)— विनिमय, परस्पर बदलना।

Interchondral (इन्टरकॉण्ड्रल)— उपास्थियों के बीच, अन्तरोपास्थिक।

Intercilium (इन्टरसिलियम)— आँखों की भौंहों के बीच का स्थान।

Interclavicular (इन्टरक्लैविकुलर)— क्लैविकल हड्डियों के बीच, अंतराजत्रुकी।

Intercoccygeal (इन्टरकॉक्सीजियल)— अनुत्रिक या पुच्छास्थि के खण्डों के बीच स्थित।

Intercolumnar (इन्टरकॉल्यूम्नर)— दो स्तम्भों के बीच।

Intercondylar, Intercondylous (इन्टरकॉण्डाइलर, इन्टरकॉण्डाइलस)— दो कॉण्डाइलों के बीच में, अन्तरास्थूलक।

Interconversion (इन्टरकनूवर्शन)— किसी पदार्थ के भौतिक या रासायनिक गुणों का पारस्परिक परिवर्तन।

Intercostal (इन्टरकॉस्टल)— पसलियों के बीच, अन्तरापर्शुकी।

Intercostobrachial (इन्टरकॉस्टोब्रेकियल)— अंतरापर्शुका-अवकाश एवं बाँह सम्बन्धी।

Intercostohumeral (इन्टरकॉस्टोह्यूमेरल)— अंतरापर्शुका-अवकाश एवं प्रगण्डिका या ह्यूमेरस हड्डी से सम्बन्धित अथवा उन्हें जोड़ने वाला।

Intercourse (इन्टरकोर्स)— परस्पर विनिमय, सम्पर्क या संचरण।

Sexual intercourse (सैक्सुअल इन्टरकोर्स)— मैथुन, सम्भोग, लैंगिक संसर्ग

Intercricothyrotomy (इन्टरक्राइकोथाइरोटॉमी)— मुद्रिकावटु या क्राइकोथाइरॉयड झिल्ली से होकर शल्य-क्रिया द्वारा स्वरयन्त्र में चीरा लगाना।

Intercristal (इन्टरक्रिस्टल)— किसी अस्थि अथवा अंग की दो शिखाओं के बीच, अंतराशिखी।

Intercritical (इन्टरक्रिटिकल)— रोगाक्रमणों जैसे गाउट के आक्रमणों के बीच के काल को प्रदर्शित करने वाला।

Intercrural (इन्टरक्रूरल)— दो टाँगों के बीच।

Intercurrent (इन्टरकरन्ट)— किसी अन्य रोग की अवधि के दौरान उत्पन्न होने एवं अवधि को रूपांतरित करने वाला, मध्यवर्ती।

Intercuspation (इन्टरकस्पेशन)—Intercusping.

Intercusping (इन्टरकस्पिग)— विपरीत दाँतों की अन्तर्रोधी (भींच वाली) सतहों का आपस में प्राकृतिक रूप से फिट होना।

Intercutaneomucous (इन्टरक्यूटेनियोम्यूकस)— त्वचा एवं श्लेष्मिक कला के बीच जैसे होठों या गुदा के श्लेष्मत्वचीय किनारे पर।

Interdeferential (इन्टरडिफ्रैन्शियल)— शुक्र-वाहिनियों के बीच।

Interdental (इन्टरडैन्टल)— दाँतो के बीच, अन्तरादन्ती।

Interdentium (इन्टरडैन्टियम)— दो आस-पास के दाँतों के बीच का अवकाश।

Interdigit (इन्टरडिजिट)— हाथों या पैरों की अँगुलियों के बीच, अन्तरांगुलि।

Interdigital (इन्टरडिजिटल)— हाथ अथवा पैर की दो अँगुलियों के बीच, अन्तरांगुलिक।

Interdigitation (इन्टरडिजिटेशन)
1. अँगुली के समान प्रवर्धों से शरीर के भागों का गुथ जाना।
2. इस प्रकार गूथने वाले अँगुली के समान प्रवर्धों में से एक।

Interface (इन्टरफेस)— दो कायों की एक उभ्यनिष्ठ सीमा बनाने वाली सतह, अंतरापृष्ठ।

Interfacial (इन्टरफेसियल)— अंतरापृष्ठ से सम्बन्धित, अंतरापृष्ठीय।
Interfascicular (इन्टरफेसीकुलर)— तन्तु-पूलिकाओं के बीच।
Interfemoral (इन्टरफिमोरल) — जघांओं के बीच।
Interference (इन्टरफियरैन्स) — विघ्न, बाधा।
Interfibrillar, Interfibrillary (इन्टरफिब्रिलर, इन्टरफिब्रिलरी) — सूक्ष्म तन्तुओं के बीच स्थित।
Interfibrous (इन्टरफाइब्रस)— तन्तुओं के बीच।
Interfilamentous (इन्टरफिलामैन्टस) — सूत्रों के बीच।
Interfilar mass (इन्टरफाइलर मास) — जीवद्रव्य का तरल भाग।
Interganglionic (इन्टरगैंग्लियोनिक) — गण्डिकाओं अथवा गैंग्लियान के बीच।
Intergemmal (इन्टरजेमल) — स्वाद कलिकाओं के बीच।
Intergenal (इन्टरजीनल)— विभिन्न जीनों के बीच।
Interglobular (इन्टरग्लोबुलर) — गोलिकाओं के बीच।
Intergluteal (इन्टरग्लूटियल) — नितम्बों के बीच।
Intergonial (इन्टरगोनियल)—निचले जबड़े के बाह्य कोणों के बीच।
Intergyral (इन्टरगाइरल) — प्रमस्तिष्क-कर्णकों के बीच।
Interhemicerebral (इन्टरहेमीसेरीब्रल)— प्रमस्तिष्कीय गोलार्द्धों के बीच स्थित।
Interictal (इन्टेरिक्टल)— रोगाक्रमणों अथवा ग्रहों (दौरों) के बीच उत्पन्न होने वाला, अन्तराक्षेपी।
Interior (इन्टीरियर) — किसी वस्तु का भीतरी भाग।
Interischiadic (इन्टेरिस्किएडिक)— श्रोणि की आसनास्थियों के बीच।
Interkinesis (इन्टरकाइनेसिस)— कोशिकाओं के प्रथम एंव द्वितीय अर्धसूत्री विभाजन के बीच का काल।
Interlabial (इन्टरलेबियल)— होठों अथवा किन्हीं भी दो भगोष्ठों के बीच।
Interlamellar (इन्टरलैमेलर) — पक्षकों के बीच।
Interlobar (इन्टरलोबर) — खण्डों के बीच, अन्तराखण्डी।
Interlobitis (इन्टरलोबाइटिस)— फुफ़्फ़ुसीय खण्डों को पृथक करने वाले फुफ़्फुसावरणों का शोथ, अन्तराखण्डशोथ।
Interlobular (इन्टरलोबुलर) — किसी अंग के खण्डकों के बीच, अन्तराखण्डकी
Interlobular emphysema (इन्टरलोबुलर एम्फाइजीमा)— फुफ्फुसीय खण्डकों के बीच वायु
Intermalleolar (इन्टरमैलियोलर)— गुल्फों के बीच
Intermammary (इन्टरमैमरी)— स्तनों के बीच
Intermammillary (इन्टरमैमीलरी)— स्तनों के चूचुकों के बीच
Intermarriage (इन्टरमैरिज)— रिश्तेदारी में शादी होना।
Intermaxilla (इन्टरमैक्ज़िला)— कृन्तकी अस्थि।
Intermaxillary (इन्टरमैक्ज़िलरी) — ऊर्ध्वहनुज अथवा ऊपरी जबड़े की हड्डियों के बीच
Intermediary (इन्टरमीडियरी) — 1. दो कार्यों के बीच स्थित 2.समय की दो अवधियों के बीच उत्पन्न होने वाला
Intermediate (इन्टरमीडिएट)— मध्य में स्थित; आरम्भ होने तथा समाप्त होने से पहले के बीच में उत्पन्न होने वाला, मध्यवर्ती, माध्यमिक
Intermedin (इन्टरमेडिन) — पीयूष ग्रन्थि के मध्य भाग से स्रवित होने वाला एक मैलेनिनकोशिका-उद्दीपक हार्मोन
Intermediolateral (इन्टरमीडियोलेट्रल)— मध्यवर्ती परन्तु केन्द्रीय नहीं
Intermedius (इन्टरमीडियस)— तीन रचनाओं के बीच वाली
Intermembranous (इन्टरमेम्ब्रेनस)— झिल्लियों के बीच, अंतराकला—
Intermeningeal (इन्टरमैनिन्जियल)— मस्तिष्कावरणों के बीच।
Intermenstrual (इन्टरमैन्सचुअल)— मासिक धर्मो के बीच।
Interment (इन्टरमैन्ट) — दाह संस्कार।
Intermetacarpal (इन्टरमैटाकार्पल)— करभास्थियों के बीच, अंतराकरभ-
Intermetameric (इन्टरमेटामेरिक)— दो आदिकायाशों या विखण्डों के बीच।
Intermetatarsal (इन्टरमेटाटार्सल)— प्रपदिक या मेटाटार्सल हड्डियों के बीच, अंतराप्रपद-
Intermission (इन्टरमिशन)— 1.अल्पकालिक अवरोध 2.अवकाश, मध्यान्तर
Intermit (इन्टरमिट)— कुछ देर के लिए रोक देना।
Intermittence (इन्टरमिटैन्स)— 1. किसी रोग के लक्षणों का अल्प काल के लिए रुक जाना 2. एक या अधिक नाड़ी स्पन्दों की हानि।
Intermittent (इन्टरमिटैन्ट)—समय-समय पर निष्क्रिय हो जाने वाला, सविरामी।
Intermural (इन्टरम्यूरल)— किसी अंग की दीवारों के बीच।
Intermuscular (इन्टरमस्कुलर)—पेशियों के बीच, अंतरापेशी।
Intern (इन्टर्न)— प्रैक्टिस करने से पूर्व लाइसेन्स शुदा बनने के लिए वैधानिक रूप से योग्य होने हेतु शिक्षार्थी के रूप में किसी अस्पताल में कार्य करने वाला एक चिकित्सीय स्नातक, गृह चिकित्सक
Internal (इन्टरनल)— अन्दर की ओर स्थित अथवा उत्पन्न होने वाला, भीतर बन्द, भीतर की ओर; आभ्यन्तर; आन्तरिक
Internalization (इन्टरनलाइजेशन)— एक मानसिक प्रक्रिया जिसमें अन्य लोगों की वैल्यू (महत्व), उनके दृष्टिकोण एवं स्टैण्डर्ड अज्ञानतावश अपने जैसे समझ लिए जाते हैं।
Internarial (इन्टरनेरियल)— नासारन्ध्रों के बीच।
Internasal (इन्टरनेजल)— नासा-अस्थियों के बीच।
Internatal (इन्टरनेटल)— नितम्बों के बीच।
Interne (इन्टर्नी)— Intern.
Interneuromeric (इन्टरन्यूरोमेरिक)—मेरुरज्जुखण्डों के बीच।

Interneuron (इन्टरन्यूरोन)— वह तन्त्रिकाकोशिका जिसके प्रवर्ध पूर्णरूप से एक विशिष्ट क्षेत्र में सीमित रहते हैं जैसे घ्राण खण्ड में

Interneuronal (इन्टरन्यूरोनल)— अन्तरातंत्रिकाणुक, तन्त्रिकाकोशिकाओं के बीच स्थित।

Internist (इन्टरनिस्ट)—आन्तरिक चिकित्सा में विशेषज्ञ

Internoctem (इन्टरनॉक्टम)— रात्रि में

Internodal (इन्टरनोडल)— 1. दो पर्वों के बीच 2. किसी अंतरापर्व से सम्बन्धित।

Internode (इन्टरनोड)— पास-पास के दो पर्वों के बीच का स्थान, अंतरापर्व।

Internship (इन्टर्नशिप)— चिकित्सीय स्नातक का वह काल जो वह गृह चिकित्सक के रूप में किसी अस्पताल में व्यतीत करता है।

Internuclear (इन्टरन्यूक्लियर) — केन्द्रकों के बीच स्थित, अन्ताराकेन्द्रकी।

Internuncial (इन्टरननसियल)— संयोजी माध्यम के रूप में कार्य करने वाला

Internus (इन्टर्नस)— आन्तरिक

Interocclusal (इन्टरॉक्लूजल)— विपरीत दाँतों की अन्तर्रोध-सतहों के बीच स्थित

Interoceptive (इन्ट्रोसैप्टिव)— शरीर में उत्पन्न होने वाली संवेदनाओं से सम्बन्धित, अन्तः संवेदी।

Interoceptor (इन्ट्रोसैप्टर)— एक संवेदी तन्त्रिका अन्त जो शरीर के भीतर स्थित रहता है और आन्तरिक अंगों से आवेगों को संचारित करता है, अंतःसंवेददी, अन्तर्ग्राही।

Interofective (इन्ट्रोफैक्टिव)—जीव के भीतरी भाग को प्रभावित करने वाला

Interoinferior (इन्ट्रोइन्फीरियर)— किसी भीतरी एवं नीचे की ओर की स्थिति से सम्बन्धित

Interolivary (इन्ट्रोलीवरी)— वर्तुलिका-कणों के बीच

Interorbital (इन्टरोर्बिटल)— नेत्र-गुहाओं के बीच।

Interosseal (इन्ट्रोसियल)— Interosseous.

Interosseous (इन्ट्रोसियस)—अस्थियों के बीच, अन्तरास्थिक

Interpalpebral (इन्टरपैल्पीब्रल) — आँख की पलकों के बीच

Interpandemic (इन्टरपैण्डेमिक)— किसी रोग के उसके विश्वमारी आक्रमणों के बीच उत्पन्न होने को प्रदर्शित करने वाला जैसे इन्फ्ल्युएंजा को

Interparietal (इन्टरपैराइटल)—1. किसी अंग की अथवा अंगों की दीवारों के बीच 2. पार्श्विका या पैराइटल अस्थियों के बीच 3. प्रमस्तिष्क के पार्श्विका या पैराइटल खण्डों के बीच।

Interparoxysmal (इन्टरपारोक्सिस्मल) — प्रवेगों के बीच, अन्ताप्रवेगी।

Interpediculate (इन्टरपेडीकुलेट)— कशेरुकीय वृन्तों के बीच।

Interpeduncular (इन्टरपेडन्कुलर)— वृन्तकों के बीच।

Interpersonal (इन्टरपर्सनल)— लोगों के बीच के रिश्तों एवं उनके पारस्परिक क्रिया-कलापों से सम्बन्धित।

Interphalangeal (इन्टरफैलेन्जियल)— दो समीपवर्ती अंगुल्यस्थियों के बीच

Interphase (इन्टरफेस)— दो क्रमबद्ध कोशिका विभाजनों के बीच का समय, अन्ताप्रावस्था।

Interpolar (इन्टरपोलर)— दो ध्रुवों के बीच।

Interpolation (इन्टरपोलेशन)— 1. शल्यक्रिया में, किसी ऊतक का प्रतिरोपण 2. किसी श्रृंखला में ज्ञात मूल्यों से मध्यवर्ती किसी मूल्य को ज्ञात करना

Interposed (इन्टरपोज्ड) — शरीर के भागों के बीच में निवेशित

Interposition (इन्टरपोजिशन) — शरीर के भागों के बीच मे निवेशन

Interpretation (इन्टरप्रेटेशन)— मनश्चिकित्सा में, चिकित्सक का रोगी को जो कुछ वह कहता है अथवा करता है, उसका मतलब एवं महत्व समझाना; व्याख्या।

Interproximal (इन्टरप्रॉक्ज़िमल)— दो मिली हुई सतहों के बीच

Interpubic (इन्टरप्युबिक)— जघन-अस्थियों के बीच, अन्ताजघनक।

Interpupillary (इन्टरप्यूपिलरी) — पुतलियों के बीच

Interpupillary distance (इन्टरप्यूपिलरी डिस्टैन्स)— आँखो की पुतलियों के केन्द्रों के बीच का फासला।

Interradial (इन्टर्रेडियल)— किरणों के बीच।

Interradicular (इन्टर्रेडिकुलर)— दाँतों की जड़ों के बीच।

Interrenal (इन्टर्रीनल)— गुर्दों के बीच।

Interrupted (इन्टरप्टेड)— बाधित, जिसमें विघ्न डाला गया हो; खण्डित, टूटा हुआ

Interscapilium (इन्टरस्कैपिलियम)—कन्धों के बीच का स्थान।

Interscapular (इन्टरस्कैपुलर)— स्कैपुला हड्डियों के बीच, अन्तरांसीय, अंसफलकांतरीय।

Interscapulum (इन्टरस्कैपुलम)— Interscapilium.

Intersciatic (इन्टरशियाटिक)— Interischiadic.

Intersection (इन्टरसैक्शन)— वह स्थान जहाँ पर एक रचना दूसरी को पार करती है, अंतराबंधक, अंतरायोजी।

Intersegmental (इन्टरसैग्मैन्टल)— खण्डों के बीच।

Interseptal (इन्टरसैप्टल)— दो पटों के बीच।

Interseptum (इन्टरसैप्टम)— मध्यपट या मध्यच्छद।

Intersex (इन्टरसैक्स)— वह व्यक्ति जिसमें पुरुष एवं स्त्री दोनों की विशिष्टताएँ होती हैं, उभयलिंगी।

Intersexual (इन्टरसैक्सुअल)— उभयलिंगता से सम्बन्धित अथवा उभयलिंगता की विशिष्टता से युक्त।

Intersexuality (इन्टरसैक्सुआलिटी)—एक ही प्राणी में भिन्न-भिन्न अंशों में पुरुष एवं स्त्री दोनों के शारीरिक तथा लैंगिक लक्षणों का मिश्रित होना, उभयलिंगता।

Interspace (इन्टरस्पेस)— एक-सी रचनाओं के बीच का स्थान, अन्तरावकाश ।

Interspinal (इन्टरस्पाइनल)— कंटक अथवा मेरुदण्ड के दो कंटक-प्रवर्धों के बीच ।

Interspinous (इन्टरस्पाइनस)— अन्तरकंटिकी

Interstice (इन्टरस्टिस)— किसी ऊतक अथवा रचना में एक छोटा स्थान या दरार, अन्तराल ।

Interstitial (इन्टरस्टीशियल)—शरीर के भागों के बीच या किसी ऊतक के अन्तरावकाशों में स्थित अथवा स्थापित, अन्तरालीय ।

Interstitial cells (इन्टरस्टीशियल सैल्स)— शुक्रग्रन्थियों की शुक्रजनक नलिकाओं के बीच छितरी हुई कोशिकाएँ जिनसे नर हार्मोन टैस्टोस्टेरोन स्रवित होता है । अन्तरालीय कोशिकाएँ ।

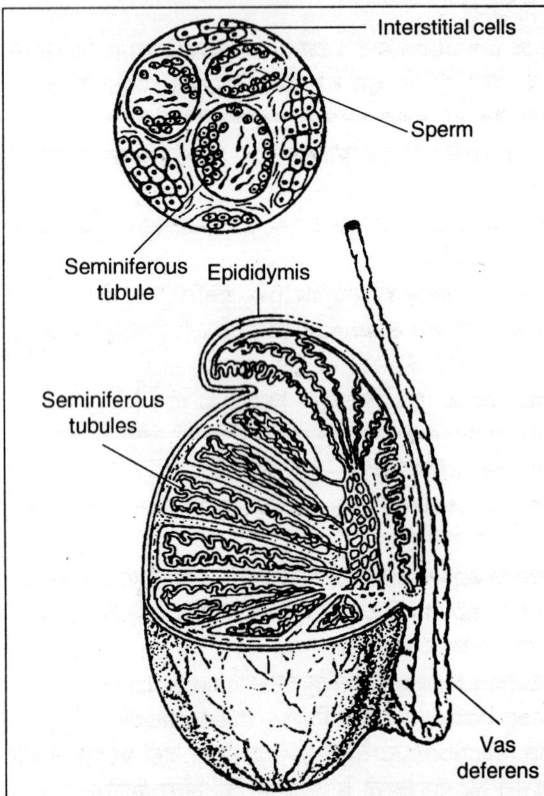

Fig. 260 : Interstitial cells (अन्तरालीय कोशिकाएँ)
Interstitial cells = अन्तरालीय कोशिकाएँ, Sperm = शुक्राणु, Seminiferous tubules = शुक्रजनक नलिकाएँ, Epididymis = इपिडीडिमिस, Vas deferens = शुक्र वाहिनी ।

Interstitial fluid (इन्टरस्टीशियल फ्लूड)— अन्तरालीय कोशिकाओं को चारों ओर से घेरने वाला तरल ।

Interstitial tissue (इन्टरस्टीशियल टिशू)— कोशिकाओं के बीच संयोजी ऊतक ।

Interstitium (इन्टरस्टीटियम)— शरीर के भागों, ऊतकों अथवा कोशिकाओं के बीच बहुत छोटा स्थान

Intersystole (इन्टरसिस्टोल)— अलिन्द-प्रकुंचन के अन्त तथा निलय-प्रकुंचन के शुरू होने के बीच का समय ।

Intertarsal (इन्टरटार्सल) — पाँव की गुल्फ अस्थियों या टार्सल हड्डियों के बीच ।

Intertendinous (इन्टरटैण्डीनस)— कण्डराओं के बीच, अंतराकण्डरीय ।

Interthalamic (इन्टरथैलेमिक)— चेतकों के बीच ।

Intertransverse (इन्टरट्रान्सवर्स)—कशेरुकाओं के बीच अथवा किसी कशेरुका के अनुप्रस्थ प्रवर्धों को जोड़ने वाला, अन्तरानुप्रस्थिक ।

Intertriginous (इन्टरट्राइजीनस) — त्वग्वलिशोथ से ग्रस्त ।

Intertrigo (इन्टरट्राइगो) — रगड़ खाने से त्वचा की विपरीत सतहों पर उत्पन्न होने वाला एक त्वकरक्तिमा-विस्फोट, त्वग्वलिशोथ ।

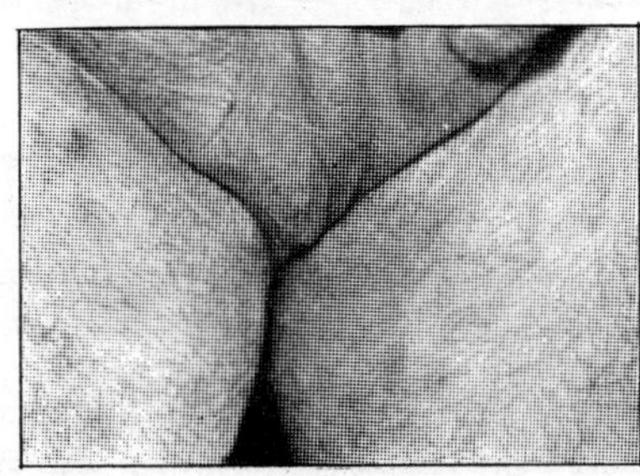

Fig. 261 : Intertrigo (त्वग्वलीशोथ)

Intertrochanteric (इन्टरट्रोकेन्ट्रिक)— उरू अस्थि या फीमर हड्डी के बड़े एवं छोटे ट्रोकेन्टरों के बीच स्थित, अन्तरागण्डकी ।

Intertubular (इन्टरट्यूबुलर)— नलिकाओं के बीच, अन्तरानलिकीय

Interureteral, Interureteric (इन्टरयूरेट्रल, इन्टरयूरेट्रिक)— गवीनियों अथवा मूत्रनलियों के बीच ।

Intervaginal (इन्टरवैजाइनल)— आवरणों के बीच

Interval (इन्टरवल)— 1.दो वस्तुओं अथवा शरीर के दो भागों के बीच का स्थान, अन्तराल 2.दो घटनाओं के बीच बीता समय जैसे कार्डियोआर्टीरियल इन्टरवल अर्थात् शिखर स्पन्द एवं बहिःप्रकोष्ठीय या रेडियल धमनी के स्पन्दन के बीच का समय, समयान्तराल 3. किसी रोग की प्रगति में पड़ने वाला व्यवधान ।

Intervalvular (इन्टरवाल्वुलर) — कपाटों के बीच

Intervascular (इन्टरवैस्कुलर) — रक्त वाहिनियों के बीच स्थित

Intervenous (इन्टरवीनस) — शिराओं के बीच, अन्ताराशिरीय

Intervention (इन्टरवेन्शन)— हस्तक्षेप, व्यवधान, मध्यस्थता ।

Interventricular (इन्टरवेन्ट्रीकुलर)—हृदय के निलयों के बीच, अन्तरानिलयी ।

Intervertebral (इन्टरवर्टिब्रल)— दो आस-पास की कशेरुकाओं के बीच, अन्तराकशेरुक ।

Intervertebral disk (इन्टरवर्टिब्रल डिस्क) — कशेरुकाओं के कायों के बीच पड़ी तन्तु-उपास्थि की एक चौड़ी एवं चपटी चक्रिका या बिम्ब ।

Intervillous (इन्टरविलस) — अंकुरों के बीच ।

Intestinal (इन्टेस्टाइनल)— आँत से सम्बन्धित, आन्त्रिक ।

Intestinal flora (इन्टेस्टाइनल फ्लोरा)— आँत में सामान्य रूप से पाये जाने वाले अविकारी जीवाणु जो उपकारक होते हैं तथा विकारी (रोगोत्पादक) जीवाणुओं के आक्रमण से शरीर की रक्षा करते हैं ।

Intestinal obstruction (इन्टेस्टाइनल ऑब्सट्रक्शन)—आँत की अवकाशिका का अवरोध

Intestinal perforation (इन्टेस्टाइनल पर्फोरेशन)— आँत में छेद का बनना ।

Intestinal putrefaction (इन्टेस्टाइनल प्यूट्रीफैक्शन) — आन्त्र-पूतीभवन, आँत में पस बन जाना या सड़ान्ध पैदा होना ।

Intestinal reflex (इन्टेस्टाइनल रिफ्लैक्स)—आँत के उस भाग से ऊपर जो उत्तेजित होता है, आँत का संकुचन एंव शिथिलन

Intestine (इन्टेस्टाइन)— पोषण-नली अथवा भोजन नली का वह भाग जो आमाशय के जठरनिर्गम द्वार से गुदा तक फैला होता है, आन्त्र । यह दो भागों मे विभाजित रहती है ।

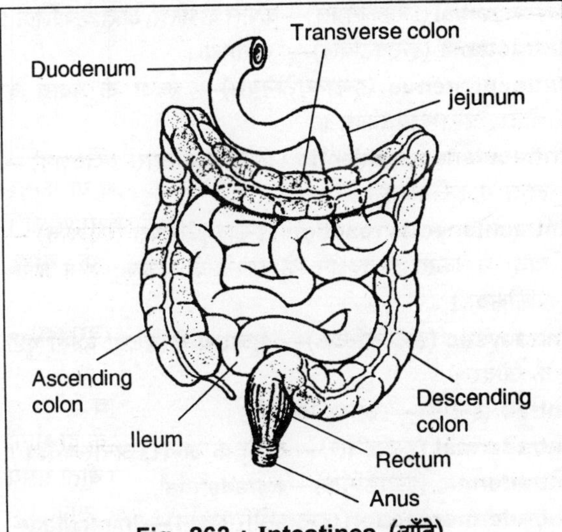

Fig. 262 : Intestines (आँतें)

Duodenum = ग्रहणी, Jejunum =मध्यान्त्र, Ileum = शेषान्त्र, Ascending colon = आरोही वृहदान्त्र, Transverse colon = अनुप्रस्थ वृहदान्त्र, Descending colon = अवरोही वृहदान्त्र, Rectum = मलाशय, Anus = मलद्वार (गुदा)

(1) Large intestine— आँत का दूरस्थ भाग जो लगभग 5 फिट लम्बा होता है और छोटी आँत के साथ अपने संगम से गुदा तक विस्तृत होता है तथा अन्धान्त्र के साथ उण्डुकपुच्छ, कोलन (आरोही, अनुप्रस्थ, अवरोही तथा अवग्रहान्त्र कोलन), मलाशय और गुद-नली से मिलकर बनता है; बृहदान्त्र, बड़ी आँत ।

(2) Small intestine— यह अन्तर्व्यास में बडी आँत की अपेक्षा छोटी होती है । यह आमाशय के जठरनिर्गम द्वार से शेषान्त्र या इलियम के अन्त तक फैली होती है जो शेषान्त्र-उण्डुक कपाट द्वारा बडी आँत से संलग्न रहती है । यह ग्रहणी या ड्योडिनम, मध्यान्त्र या जेजुनम तथा शेषान्त्र या इलियम से मिलकर बनी होती है । ड्योडिनम लगभग 8-10 इंच लम्बा होता है तथा जेजुनम से जुड़ा होता है जो लगभग 9 फिट लम्बा होता है । जेजुनम फिर इलियम से जुड़ता है जो छोटी आँत का घुमावदार भाग होता है जो लगभग 13.7 फिट लम्बा होता है और बड़ी आँत से जुड़ा होता है; क्षुद्रान्त्र; छोटी आँत ।

Intestinum (इन्टेस्टाइनम) — आँत ।

Intestinum crassum (इन्टेस्टाइनम क्रेसम) — बडी आँत, बृहदान्त्र ।

Intestinum rectum (इन्टेस्टाइनम रैक्टम) — मलाशय ।

Intestinum tenue (इन्टेस्टाइनम टेन्यू) — छोटी आँत ।

Intima (इन्टिमा) — किसी रचना की सबसे भीतरी परत जैसे किसी रक्त वाहिनी की सबसे भीतरी परत, अन्तःअस्तर ।

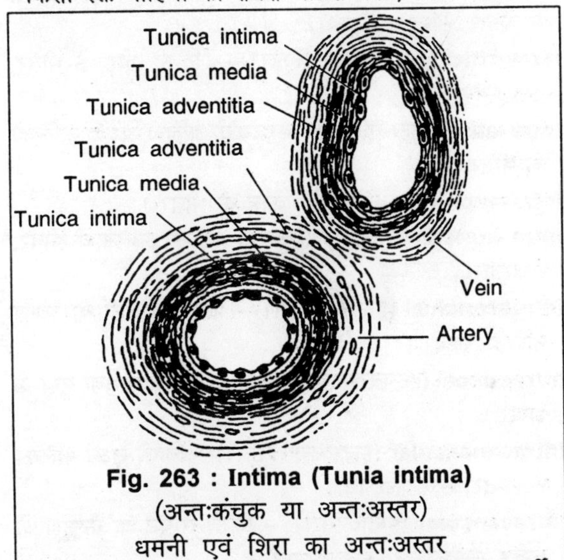

Fig. 263 : Intima (Tunia intima)
(अन्तःकंचुक या अन्तःअस्तर)
धमनी एवं शिरा का अन्तःअस्तर

Tunica intima=अन्तःअस्तर, Tunica media=मध्यवर्ती कचुंक या अस्तर, Tunica adventitia=बाह्य कंचुक या अस्तर, Vein=शिरा, Artery=धमनी ।

Intimal (इन्टिमल)— किसी रक्त वाहिनी के अन्तःअस्तर से सम्बन्धित, अन्तःअस्तरीय ।

Intimitis (इन्टिमाइटिस)—अन्तर्धमनीयशोथ, किसी अन्तःअस्तर का शोथ ।

Intolerance (इन्टोलेरैन्स)— सहन करने में अक्षमता, असह्यता, असहनशीलता ।

Intorsion(इन्टार्जियन)— आँख का अन्दर की ओर नाक की ओर घूम जाना।

Intortor (इन्टार्टर)— वह पेशी जो किसी भाग को मध्यवर्ती घुमा देती है।

Intoxation (इन्टॉक्सेशन)— विषाक्तता, विशेष रूप से जीवाणुओं अथवा विषैले जन्तुओं के जीवविष द्वारा उत्पन्न विषाक्तता।

Intoxicant(इन्टॉक्सीकैन्ट) —मादकता उत्पन्न करने वाला कारक, मादक।

Intoxication (इन्टॉक्सीकेशन)— 1.मादक अथवा विषाक्त होने की अवस्था, मादकता 2. शराब का अत्यधिक सेवन करने से उत्पन्न दशा, नशा।

Intra-(इन्ट्रा-) — एक उपसर्ग जिसका अर्थ 'के अन्दर' होता है।

Intra-abdominal (इन्ट्रा-एब्डोमिनल)— उदर के अन्दर, अन्तरुदरीय।

Intra-acinous (इन्ट्रा-एसिनस)— किसी कोष्ठक में विद्यमान।

Intra-adenoidal (इन्ट्रा-एडीनॉयडल)— कण्ठशालूकों के भीतर।

Intra-alveolar (इन्ट्रा-एल्वियोलर)— वायुकोष्ठों के भीतर।

Intra-amniotic (इन्ट्रा-एम्नियोटिक)— उल्व-तरल के भीतर, अन्तःउल्वज।

Intra-arterial (इन्ट्रा-आर्टीरियल)— धमनी अथवा धमनियों के भीतर, अन्तःधमनिक।

Intra-articular (इन्ट्रा-आर्टीकुलर)— किसी जोड़ के भीतर, अन्तःसन्धिज।

Intra-atrial (इन्ट्रा-एट्रियल)— हृदय के अलिन्द अथवा अलिन्दों के भीतर।

Intra-aural (इन्ट्रा-औरल)— कान के भीतर।

Intra-auricular (इन्ट्रा-ऑरिकुलर)— किसी अलिन्द के भीतर, अंतरालिन्दी।

Intrabronchial (इन्ट्राब्रोन्कियल)— किसी श्वसनी या श्वास नली के अन्दर।

Intrabuccal (इन्ट्राबक्कल)— गाल के ऊतक अथवा मुख के अन्दर।

Intracanalicular (इन्ट्राकैनालीकुलर)— किसी सूक्ष्म नलिका के अन्दर, अंतर्नलिकीय।

Intracapsular (इन्ट्राकैप्सुलर)— किसी सम्पुट या कैप्सूल के अन्दर, अन्तर्सम्पुटी, अन्तःसम्पुटी।

Intracardiac (इन्ट्राकार्डियक)— हृदय के अन्दर, अन्तःहृदी।

Intracarpal (इन्ट्राकार्पल)— मणिबन्ध या कलाई के अन्दर।

Intracartilaginous (इन्ट्राकार्टिलेजीनस)— किसी उपास्थि के अन्दर, अन्तरुपास्थिक।

Intracatheter (इन्ट्राकैथेटर)— किसी रक्त वाहिनी में निवेशित करने के लिए प्रयोग में लायी जाने वाली एक प्लास्टिक की नली, अन्तःकैथीटर, अन्तर्कैथीटर।

Intracavitary (इन्ट्राकैवीटरी)— किसी अंग अथवा शरीर की गुहा के भीतर।

Intracelial (इन्ट्रासीलियल)— Intracavitary.

Intracellular (इन्ट्रासेलुलर)— कोशिकाओं के अन्दर, अन्तःकोशिकी।

Intracerebellar (इन्ट्रासेरीबेलर)— मस्तिष्क के किसी अनुमस्तिष्क के अन्दर, अन्तःअनुमस्तिष्कीय।

Intracerebral (इन्ट्रासेरीब्रल)— प्रमस्तिष्क के अन्दर, अन्तःप्रमस्तिष्कीय।

Intracervical (इन्ट्रासर्वाइकल)— गर्भाशयग्रीवा-नली के अन्दर।

Intracisternal (इन्ट्रासिस्टर्नल)— मस्तिष्क के किसी कुण्ड के भीतर।

Intracolic (इन्ट्राकोलिक)— वृहदान्त्र या कोलन के भीतर।

Intracordal (इन्ट्राकॉर्डल)— Intracardiac.

Intracoronal (इन्ट्राकोरोनल)— किसी दाँत के किरीट या शिखर वाले भाग के भीतर।

Intracorporeal (इन्ट्राकोर्पोरियल)— शरीर के भीतर, अन्तःशारीरी।

Intracorpuscular (इन्ट्राकार्पुसलर) — किसी कणिका, विशेष रूप से लाल रक्त कणिका के भीतर।

Intracortical (इन्ट्राकॉर्टीकल)— प्रान्तस्था या कॉर्टेक्स के अन्दर।

Intracostal (इन्ट्राकॉस्टल)— किसी पसली की भीतरी सतह पर।

Intracranial (इन्ट्राक्रेनियल)— कपाल के भीतर, अन्तःकपालिक।

Intractable (इन्ट्रेक्टेबिल)— असाध्य।

Intracutaneous (इन्ट्राक्यूटेनियस)— त्वचा के पदार्थ के भीतर, अन्तस्त्वगूतकीय।

Intracutaneous injection (इन्ट्राक्यूटेनियस इन्जैक्शन) — त्वचा में इन्जैक्शन।

Intracutaneous reaction (इन्ट्राक्यूटेनियस रिएक्शन) — त्वचा में किसी इन्जैक्शन के लगने के पश्चात् होने वाली प्रतिक्रिया।

Intracystic (इन्ट्रासिस्टिक)— मूत्राशय में अथवा किसी पुटी के अन्दर।

Intrad (इन्ट्राड)— अन्दर की ओर।

Intradermal (इन्ट्राडर्मल)— त्वचा के अन्दर, अन्तस्त्वचीय।

Intradermic (इन्ट्राडर्मिक)— Intradermal.

Intradermoreaction (इन्ट्राडर्मोरिएक्शन)— Intracutaneous reaction.

Intraduct (इन्ट्राडक्ट)— किसी वाहिनी के भीतर, अन्तर्वाहिनिक

Intraductal (इन्ट्राडक्टल)— किसी वाहिनी के भीतर, अन्तर्वाहिनिक।

Intraduodenal (इन्ट्राड्योडिनल)— ग्रहणी या ड्योडिनम के भीतर।

Intradural (इन्ट्राड्यूरल)— दृढ़तानिका या ड्यूरा मेटर के भीतर अथवा उसमें बन्द, अन्तर्दृढ़तानिका

Intraembryonic (इन्ट्राएम्ब्रियोनिक)— भ्रूणीय शरीर के भीतर।

Intraepidermal (इन्ट्राइपिडर्मल)— बाह्यत्वचा के भीतर।

Intraepiphysial (इन्ट्राइपिफाइज़ियल)— किसी लम्बी हड्डी के अधिवर्ध के भीतर।

Intraepithelial (इन्ट्राइपिथीलियल)— उपकला के भीतर, अन्तरूपकलायी।

Intrafaradization (इन्ट्राफैराडाइज़ेशन)— किसी गुहा अथवा खोखले अंग की आन्तरिक सतह पर फैरेडिक दाहक धारा का प्रयोग करना।

Intrafascicular (इन्ट्राफेसीकुलर)— किसी रचना की तन्तु-पूलिकाओं के भीतर।

Intrafat (इन्ट्राफैट)— वसीय ऊतक में स्थित अथवा उसमें प्रवेशित।

Intrafebrile (इन्ट्राफेब्राइल)— ज्वर की अवस्था में।

Intrafilar (इन्ट्राफिलर)— किसी जाल या जाली के भीतर।

Intragalvanization (इन्ट्रागैल्वेनाइज़ेशन)— किसी गुहा अथवा खोखले अंग की आन्तरिक सतह पर गैल्वेनिक दाहक धारा का प्रयोग करना।

Intragastric (इन्ट्रागैस्ट्रिक)— आमाशय के भीतर।

Intragemmal (इन्ट्राज़ेमल)— किसी कलिका के समान अथवा कन्द के समान रचना में विद्यमान जैसे कोई तन्त्रिका अन्त होता है।

Intragenal (इन्ट्राजीनल)— किसी जीन के भीतर।

Intraglandular (इन्ट्राग्लैण्डुलर)— किसी ग्रन्थि के भीतर।

Intraglobular (इन्ट्राग्लोबुलर)— किसी गोलिका के भीतर विद्यमान।

Intragyral (इन्ट्रागाइरल)— मस्तिष्क के किसी कर्णक के भीतर।

Intrahepatic (इन्ट्राहिपैटिक)— यकृत के भीतर, अन्तर्यकृति।

Intraintestinal (इन्ट्राइन्टैस्टाइनल)— आँत के भीतर।

Intralaryngeal (इन्ट्रालैरिन्जियल)— स्वर-यन्त्र के भीतर।

Intralesional (इन्ट्रालीज़नल)— किसी विक्षति के भीतर।

Intraligamentous (इन्ट्रालिगामैन्टस)— किसी स्नायु के भीतर।

Intralobar (इन्ट्रालोबर)— किसी खण्ड के भीतर, अन्तर्खण्डी।

Intralobular (इन्ट्रालोब्यूलर)— किसी खण्डक के भीतर, अंतःखण्डकीय, अन्तर्खण्डकी।

Intralocular (इन्ट्रालोकुलर)— किसी संरचना की गुहा के भीतर।

Intralumbar (इन्ट्रालम्बर)— सुषुम्ना रज्जु के कटि-प्रदेश के भीतर।

Intraluminal (इन्ट्राल्यूमिनाल)— किसी भी नलिकाकार संरचना में स्थित।

Intramedullary (इन्ट्रामेड्यूलरी)— 1. मस्तिष्क के मेडुला ऑब्लांगेटा में स्थित 2. सुषुम्ना रज्जु के भीतर 3. किसी अस्थि मज्जा गुहा के भीतर।

Intramembranous (इन्ट्रामेम्ब्रेनस)— किसी कला या झिल्ली के अन्दर, अंतःकलाभ।

Intramitochondrial (इन्ट्रामाइटोकॉण्ड्रियल)— माइटोकॉण्ड्रिया के भीतर।

Intramolecular (इन्ट्रामालीकुलर)— किसी अणु के भीतर।

Intramural (इन्ट्राम्यूरल)— किसी अंग की दीवारों के भीतर, अन्तर्भित्तिक।

Intramuscular (इन्ट्रामस्कुलर)— किसी पेशी के भीतर, अन्तःपेशीय।

Intramyocardial (इन्ट्रामायोकार्डियल)— मायोकार्डियम के भीतर।

Intramyometrial (इन्ट्रामायोमीट्रियल)— गर्भाशयपेशी अस्तर के भीतर।

Intranasal (इन्ट्रानेज़ल)— किसी नासा-गुहा के अन्दर, अन्तर्नासिकी, अन्तर्नासी।

Intranatal (इन्ट्रानेटल)— प्रसवकालीन।

Intraneural (इन्ट्रान्यूरल)— किसी तन्त्रिका के भीतर।

Intranuclear (इन्ट्रान्यूक्लियर)— किसी कोशिका के केन्द्रक के भीतर।

Intraocular (इन्ट्राऑकुलर)— नेत्रगोलक के भीतर।

Intraoperative (इन्ट्राऑपरेटिव)— किसी ऑपरेशन के दौरान उत्पन्न होने वाला।

Intraoral (इन्ट्राओरल)— मुख के अन्दर, अन्तर्मुखी।

Intraorbital (इन्ट्राऑर्बिटल)— नेत्र-गुहा के भीतर।

Intraosseous (इन्ट्राऑसियस)— अस्थि पदार्थ के भीतर।

Intra-osteal (इन्ट्रा-ऑस्टियल)— Intraosseous

Intraovarian (इन्ट्राओवेरियन)— डिम्बग्रन्थि के भीतर।

Intra-ovular (इन्ट्रा-ओव्यूलर)— डिम्ब के भीतर।

Intraparietal (इन्ट्रापैराइटल)— 1. मस्तिष्क के पार्श्विका खण्ड के भीतर, अन्तःपार्श्विक 2. अन्तर्भित्तिक।

Intrapartum (इन्ट्रापार्टम)— प्रसव के समय उत्पन्न होने वाला।

Intrapelvic (इन्ट्रापैल्विक)— श्रोणि के भीतर।

Intrapericardiac, Intrapericardial (इन्ट्रापैरीकार्डियक, इन्ट्रापैरीकार्डियल)— हृदयावरक गुहा के भीतर।

Intraperitoneal (इन्ट्रापैरीटोनियल)— पर्युदर्या-गुहा या पैरीटोनियम-गुहा के अन्दर, अन्तःपर्युदर्यीय।

Intrapersonal (इन्ट्रापर्सनल)— Intrapsychic.

Intrapial (इन्ट्रापायाल)— मृदुतानिका के भीतर।

Intraplacental (इन्ट्राप्लेसेन्टल)— अपरा के भीतर।

Intrapleural (इन्ट्राप्लूरल)— फुफ्फुसावरणी गुहा के भीतर।

Intrapontine (इन्ट्रापोन्टाइन)— मस्तिष्क-स्तम्भ के पोन्स के भीतर।

Intraprostatic (इन्ट्राप्रोस्टेटिक)— प्रोस्टेट ग्रन्थि के भीतर।

Intraprotoplasmic (इन्ट्राप्रोटोप्लाज़्मिक)— किसी कोशिका के जीवद्रव्य के भीतर।

Intrapsychic (इन्ट्रासाइकिक)— मस्तिष्क में उत्पन्न होने वाला जैसे कलह या झगड़ों का उद्‌गम मस्तिष्क से होता है।

Intrapulmonary (इन्ट्रापल्मोनरी)— फेफड़े के पदार्थ के अन्दर, अन्तःफुफ्फुसीय।

Intrapyretic (इन्ट्रापाइरेटिक)— ज्वर-काल के दौरान।

Intrarectal (इन्ट्रारेक्टल)— मलाशय के भीतर।

Intrarenal (इन्ट्रारीनल)— गुर्दे के भीतर।

Intraretinal (इन्ट्रारेटाइनल)— आँख के दृष्टिपटल या रेटिना के भीतर।

Intrascrotal (इन्ट्रास्क्रोटल)— वृषण के भीतर।

Intrasegmental (इन्ट्रासैग्मैन्टल)— खण्डों के अन्दर।

Intraspinal (इन्ट्रास्पाइनल)— मेरुदण्ड-स्तम्भ के भीतर।

Intrasplenic (इन्ट्रास्प्लीनिक)— प्लीहा या तिल्ली के भीतर

Intrasynovial (इन्ट्रासाइनोवियल)— किसी सन्धि के श्लेषक कोश के भीतर।

Intratarsal (इन्ट्राटार्सल)— नेत्रच्छदपट्टिका के भीतर; टार्सल हड्डियों के बीच।

Intrathecal (इन्ट्राथीकल)— 1. किसी आवरण के अन्दर 2. मेरुदण्ड-नाल के भीतर।

Intrathoracic (इन्ट्राथौरैसिक)— वक्ष या छाती के भीतर, अन्तर्वक्षीय।

Intratonsillar (इन्ट्राटॉन्सिलर)— टॉन्सिल के पदार्थ के भीतर।

Intratracheal (इन्ट्राट्रेकियल)— श्वास-नाल के भीतर, अन्तःश्वासप्रणालीय।

Intratubal (इट्राट्यूबल)— किसी नली या वाहिनी, विशेषकर डिम्ब वाहिनी के भीतर।

Intratubular (इन्ट्राट्यूबुलर)— किसी नलिका के भीतर।

Intratympanic (इन्ट्राटिम्पैनिक)— मध्यकर्ण-गुहा के अन्दर।

Intrauterine (इन्ट्रायूटेराइन)— गर्भाशय के भीतर, अन्तर्गर्भाशयी।

Intrauterine contraceptive device, I U C D (इन्ट्रायूटेराइन कॉन्ट्रासेप्टिव डेवाइस, आई यू सी डी)— प्लास्टिक तथा ताँबे आदि का बना एक उपकरण जो गर्भधारण को रोकने के लिए लम्बे समय तक गर्भाशय में रखा जाता है।

Intravasation (इन्ट्रावेज़ेशन)— रक्त वाहिनियों में बाह्य पदार्थो का प्रवेश करना।

Intravascular (इन्ट्रावैस्कुलर)— रक्त वाहिनियों के भीतर, अन्तर्वाहिकी।

Intravenous (इन्ट्रावेनस)— शिरा के भीतर, अन्तःशिराभ।

Intravenous feeding (इन्ट्रावेनस फीडिंग)— सभी पोषक तत्त्वों को अन्तःशिराभ मार्ग द्वारा उपलब्ध कराना।

Intravenous infusion (इन्ट्रावेनस इन्फ्यूज़न)— तुरन्त असर लाने के लिए किसी विलयन का किसी शिरा में इन्जैक्शन लगाना जैसे रक्तस्राव अथवा स्तब्धता आदि में किया जाता है।

Intravenous medication (इन्ट्रावेनस मेडिकेशन)— किसी औषधि के निर्जीवाणुक घोल का अन्तःशिराभ इन्जैक्शन लगाना या उसे बोतल के द्वारा चढ़ाना।

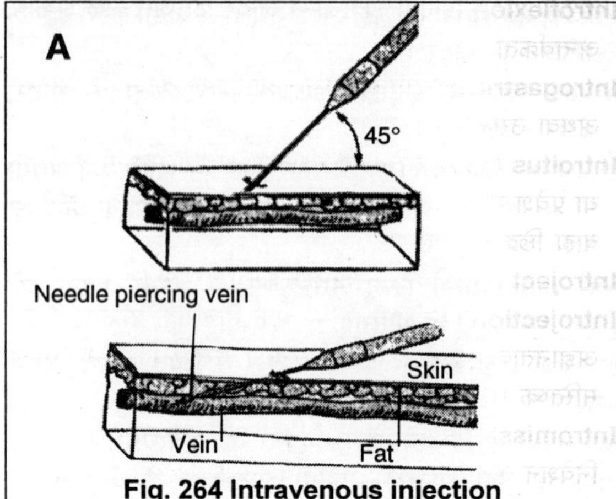

Fig. 264 Intravenous injection
(अन्तःशिराभ इन्ज़ैक्शन)

A - To pierce the skin with the needle at an angle of 45°. त्वचा में 45° के कोण पर सुई से छेद करना। B- Decrease the angle to 15° to puncture the vein. शिरा का वेधन करने के लिए कोण को घटा कर 15° कर लेना। Needle piercing vein = शिरा में छेद करती हुई सूई, Skin = त्वचा, Vein = शिरा, Fat = वसा।

Intraventricular (इन्ट्रावेन्ट्रीकुलर)— किसी निलय के भीतर, अन्तर्निलयी।

Intravesical (इन्ट्रावेसाइकल)— मूत्राशय के भीतर।

Intravital (इन्ट्रावाइटल)— जीवन में उत्पन्न होने वाला, अन्तर्जीवित।

Intra vitam (इन्ट्रा वाइटम)— जीवन में।

Intravitelline (इन्ट्रावाइटेलाइन)— पीतक के अन्दर।

Intravitreous (इन्ट्राविट्रियस)— नेत्राकाचाभद्रव या आँख के विट्रियस ह्यूमर के भीतर।

Intrinsic (इन्ट्रिन्ज़िक)— किसी भाग में पूर्णरूप से स्थित अथवा केवल वही किसी भाग से सम्बन्धित जो आवश्यक एवं प्राकृतिक होता है, अन्तःस्थ।

Intrinsic factor (इन्ट्रिन्ज़िक फैक्टर)— सामान्य रूप से जठर-रस में विद्यमान एक पदार्थ जिसके द्वारा विटामिन B_{12} का अवशोषण होता है। इसके अभाव में विटामिन B_{12} की कमी हो जाती है जिसके परिणाम स्वरूप प्रणाशी रक्ताल्पता हो जाती है; अंतस्थ कारक।

Intrinsic muscles (इन्ट्रिन्ज़िक मसल्स)— ऐसी पेशियाँ जिनका उद्‌गम एवं निवेशन पूर्णरूप से किसी एक सरंचना में होता है जैसे जिह्वा, स्वरयन्त्र अथवा आँख की पेशियाँ; अंतस्थ पेशियाँ।

Intro- (इन्ट्रो-)— एक उपसर्ग जिसका अर्थ 'अन्दर' होता है।

Introducer (इन्ट्रोड्यूज़र)— किसी नालशलाका या कैथीटर

आदि किसी यन्त्र को प्रविष्ट करने वाला एक उपकरण, अन्तःप्रवेशक ।

Introflexion (इन्ट्रोफ्लैक्शन)— अन्दर की ओर एक झुकाव, अन्तर्वक्रता ।

Introgastric (इन्ट्रोगैस्ट्रिक)— आमाशय की ओर अग्रसर अथवा उसमें पहुंचा हुआ ।

Introitus (इन्ट्रॉयटस)— किसी नली अथवा गुहा में कोई द्वार या प्रवेश मार्ग जैसे स्वरयन्त्र का ऊपरी मुख अथवा योनि का बाह्य छिद्र या योनिद्वार ।

Introject (इन्ट्रोजैक्ट)— अन्तर्निवेश ।

Introjection (इन्ट्रोजैक्शन)— एक मानसिक प्रक्रिया जिसमें अज्ञानतावश प्रिय एवं अप्रिय बाह्य वस्तुएँ किसी व्यक्ति के मस्तिष्क में समा जाती हैं ।

Intromission (इन्ट्रोमिशन)— शरीर के एक भाग का दूसरे में निवेशन अथवा रखाव; अन्तर्निवेशन ।

Intromittent (इन्ट्रोमिटैन्ट)— किसी गुहा अथवा शरीर में पहुंचाने अथवा इन्जैक्शन लगाने वाला; अन्तर्निवेशक ।

Introspection (इन्ट्रोस्पैक्शन)— अपने अन्दर झांक कर देखना । किसी व्यक्ति का अपने विचारों एवं अनुभूतियों को देखना, अन्तर्निरीक्षण ।

Introspective (इन्ट्रोस्पैक्टिव)— अन्तर्निरीक्षण से सम्बन्धित ।

Introsusception (इन्ट्रोसस्सेप्शन)— Intussusception.

Introversion (इन्ट्रोवर्ज़न)— 1. किसी अंग का बाहर से अन्दर की ओर घूम जाना 2. अपने ऊपर ही ध्यान देना, बाहरी दुनिया में रुचि कम लेना; अन्तर्मुखता ।

Introvert (इन्ट्रोवर्ट)— 1. बाहर से भीतर की ओर घूमा हुआ अंग 2. वह व्यक्ति जो अपने में ही रुचि लेता है तथा बाह्य जगत में रुचि नहीं लेता; अन्तर्मुखी ।

Intubate (इन्ट्यूबेट)— शरीर के किसी भाग विशेषकर स्वर-यन्त्र में किसी नली या ट्यूब का निवेशन करना ।

Intubation (इन्ट्यूबेशन)— शरीर के किसी भाग विशेषकर वायु प्रवेश के लिए स्वरयन्त्र में किसी नली या ट्यूब का निवेशन करने की क्रिया, नलिका-प्रवेशन ।

Intubator (इन्ट्यूबेटर)— Introducer.

Intuition (इन्ट्यूशन)— अन्तर्ज्ञान, सहजज्ञान ।

Intumesce (इन्टुमेस्क)— बढ़ाना अथवा फुलाना ।

Intumescence (इन्टुमीसेन्स)—1. सूजन या फुलाव 2. सूजन उत्पन्न करने, फुलाने अथवा बढ़ाने की क्रिया; उत्फुल्लन ।

Intumescent (इन्टुमीसेन्ट)— सूजन या फुलाव ।

Intumescentia (इन्टुमीसेन्शिया)— Intumescence.

Intussusception (इन्टुसस्सेप्शन्)— आँत के किसी भाग का आँत के ठीक नीचे स्थित अन्य किसी भाग की अवकाशिका में को भ्रंश, आन्त्रान्त्र प्रवेश ।

Intussusceptive (इन्टुसस्सेप्टिव)— आन्त्रान्त्र प्रवेश से सम्बन्धित अथवा उससे ग्रस्त; आन्त्रान्त्रप्रवेशी ।

Intussusceptum (इन्टुसस्सेप्टम)— आन्त्रान्त्र प्रवेश में भ्रंश हुआ आँत का भाग, आन्त्रविष्टांश ।

Intussuscipiens (इन्टुसस्सीपिएन्स)— आन्त्रान्त्र प्रवेश में आँत का वह भाग जो दूसरे भाग को ग्रहण करता है, आन्त्रान्त्रवेष्टक ।

Inunction (इननक्शन)— 1. मरहम अथवा किसी औषधियुक्त पदार्थ के त्वचा में रगड़ कर प्रयोग करने की क्रिया, मर्दन 2. इस प्रकार त्वचा में रगड़ा गया मरहम अथवा कोई औषधियुक्त पदार्थ ।

Inustion (इन्सशन)— गहराई में दहनकर्म करना ।

In utero (इन यूटेरो)— गर्भाशय के भीतर, गर्भाशयान्तर्गत ।

In vacuo (इन वैकुयो)— किसी गुहा अथवा स्थान के भीतर जिससे हवा निकाल दी गई हो ।

Invaginate (इन्वैजिनेट)— 1. आच्छादित करना अथवा आवरण से ढकना 2. किसी संरचना के किसी भाग को उसी संरचना के किसी भाग में निवेशित करना ।

Invaginated (इन्वैजिनेटेड)— आच्छादित अथवा आवरण में बन्द ।

Invagination (इन्वैजिनेशन)— किसी आवरण में बन्द हो जाने की क्रिया, अंतर्वेशन ।

Invaginator (इन्वैजीनेटर)— किसी ऊतक को अन्दर की ओर धकेलने के लिए प्रयोग में लाया जाने वाला एक यन्त्र ।

Invalid (इन्वैलिड)— बीमारी के कारण अयोग्य घोषित, अमान्य, अशक्त, अपंग ।

Invalidate (इन्वैलिडेट)— अयोग्य बनाना, अकर्मण्य बनाना अथवा दुर्बल करना ।

Invalidism (इन्वैलिडिज़्म)— अयोग्य या अमान्य होने की दशा, अशक्तता

Invalidity (इन्वैलिडिटी)— किसी रोग के कारण अयोग्यता अथवा अशक्तता (कमजोरी) ।

Invasion (इन्वैसन)— 1. किसी रोग के संक्रामी जीवों के शरीर में प्रवेश करने एवं उस रोग के लक्षण उत्पन्न होने के बीच का काल 2. संक्रामी जीवों का शरीर में प्रवेश करना एवं ऊतकों में उनका फैल जाना, रोगाक्रमण ।

Invasive (इन्वैसिव)— 1. शरीर में प्रवेश करने एवं ऊतकों में फैलने के गुण से युक्त जैसे कि कुछ सूक्ष्मजीव होते हैं । 2. अन्तःसंचरण करने एवं चारों ओर के ऊतक को नष्ट करने की क्षमता वाला जैसे किसी दुर्दम वृद्धि में होती है ।

Invasiveness (इन्वैसिवनैस)— 1. सूक्ष्मजीवों की शरीर में प्रवेश करने एवं ऊतकों में फैलने की क्षमता 2. अंतःसंचरण करने तथा चारों ओर के ऊतक को नष्ट करने की क्षमता जैसे किसी दुर्दम अर्बुद के द्वारा होता है ।

Inventory (इन्वैन्टरी)— वस्तुओं की सूची ।

Invermination (इनवर्मिनेशन)— आन्त्र-कृमियों द्वारा कष्ट होना, कृमि-रुग्णता ।

Inversion (इन्वर्ज़न)— 1. किसी अंग अथवा भाग के सामान्य सम्बन्ध का उल्टा हो जाना या किसी अंग का जैसे गर्भाशय का अन्दर से बाहर को निकल आना, व्युत्क्रमण 2. समलैंगिकता।

Invert (इनवर्ट)— 1. भीतर से बाहर की ओर अथवा ऊपर से नीचे की ओर घुमाना, अंतर्वर्त 2. समलैंगिक।

Invertebrate (इनवर्टिब्रेट)— ऐसे जन्तु जिनके कशेरुका-दण्ड नहीं होता, अपृष्ठवंशी।

Invertor (इनवर्टर)— एक पेशी जो किसी भाग को भीतर की ओर घुमा देती है, अपवर्तनी (पेशी)।

Investigation (इन्वैस्टिगेशन)— जाँच, अनुसन्धान या खोज, अन्वेषण।

Investing (इन्वैस्टिंग)— किसी चादर अथवा आवरण जैसे ऊतक के द्वारा चारों ओर से ढकने वाला।

Investment (इन्वैस्टमैन्ट)— एक आवरण अथवा चादर।

Inveterate (इनवेटीरेट)— दृढ़ एवं जीर्ण रोग जिसे ठीक करना कठिन होता है, दुसाध्य।

Inviscation (इनविस्केशन)— चबाने के समय लार का भोजन के साथ मिलना।

In vitro (इन वाइट्रो)— काँच की परख नली में, अन्तःकाँचपत्री।

In vivo (इन वाइवो)— जीवित शरीर के अन्दर, अंतर्जीवी।

Involucre, Involucrum (इन्वोल्यूक्र, इन्वोल्यूक्रम)— एक चादर या आवरण जैसे किसी हड्डी के संक्रमण में विविक्त का होता है, विविक्तिच्छद, आवरण।

Involuntary (इन्वॉलन्ट्री)— अनैच्छिक।

Involution (इन्वोल्यूशन)— 1. अन्दर की ओर चक्कर खा जाना या घूम जाना 2. प्रसव के पश्चात् गर्भाशय का परिमाण में घट जाना 3. शरीर के किसी अंग का अपनी शक्ति अथवा परिमाण में घटन जाना। 4. प्राकृतिक रूप से आयु बढ़ने के साथ-साथ धीरे-धीरे बढ़ने वाला ह्रास जिसके परिणाम स्वरूप अंग अथवा ऊतक सिकुड़ जाते हैं। 5. रजोनिवृत्ति के पश्चात् शरीर में होने वाला परिवर्तन। प्रत्यावर्तन

Involutional (इन्वोल्यूशनल)— प्रत्यावर्तन सम्बन्धी।

Inward (इनवार्ड)— भीतर की ओर निर्देशित।

Iodinate (आयोडिनेट)— आयोडीन से चिकित्सा करना अथवा उससे संयुक्त करना। आयोडीनीकृत।

Iodination (आयोडीनेशन)— आयोडीन के साथ मिश्रित करना।

Iodinophil, Iodinophile (आयोडीनोफिल, आयोडीनोफाइल) — Iododinophilous.

Iodinophilous (आयोडीनोफिलस)— आयोडीन से आसानी से अभिरंजित हो जाने वाला, आयोडीनरागी।

Iodism (आयोडिज़्म)— आयोडीन अथवा इसके यौगिकों के अधिक समय तक एवं अधिक मात्रा में प्रयोग करते रहने से उत्पन्न दशा, आयोडात्यय।

Iodize (आयोडाइज़)— रोगी को आयोडीन देना अथवा आयोडीन से पूरित करना, आयोडीनोपचार।

Iodized (आयोडाइज़्ड)— आयोडीन से पूरित।

Iodized salt (आयोडाइज़्ड साल्ट)— आयोडीन से युक्त नमक।

Iododerma (आयोडोडर्मा)— आयोडीन के द्वारा उत्पन्न कोई भी त्वचा रोग, आयोडीनचर्मता।

Iodoform (आयोडोफोर्म)— पीले रवों के रूप में आयोडीन का एक योग जिसका पूतिरोधी या एन्टिसैप्टिक के रूप में स्थानीय प्रयोग किया जाता है।

Iodoformism (आयोडोफोर्मिज्म)— आयोडोफोर्म द्वारा उत्पन्न विषाक्तता।

Iodophilia (आयोडोफीलिया)— वह दशा जिसमें कुछ कोशिकाएँ जैसे बहुरूपीकेन्द्रकीय श्वेत रक्त कोशिकाएँ, कुछ विकृतिजन्य अवस्थाओं जैसे जीवविषरक्तता और गम्भीर रक्ताल्पता में आयोडीन या आयोडाइडों से अभिरंजित होने पर विस्तृत भूरे-से लाल रंग से रंगे जाने को प्रदर्शित करती हैं।

Iodotherapy (आयोडोथैरैपी)— आयोडीन का प्रयोग करके रोगों की चिकित्सा करना, आयोडीनोपचार।

Iodum (आयोडम)— आयोडीन।

Ioduria (आयोडूरिया)— आयोडीन का मूत्र में उत्सर्जित होना, आयोडीनमेह।

Iometer (आयोमीटर)— आयनीकरण को मापने वाला एक उपकरण।

Ion (आयन)— विद्युत्-चार्ज का वहन करने वाला कण, आयन।

Ionic (आयोनिक)— आयन सम्बन्धी, आयनी।

Ionization (आयोनाइज़ेशन)— किसी पदार्थ का घोल में आयनों में विघटित हो जाना, आयनन।

Ionize (आयोनाइज)— आयानों में पृथक करना।

Ionogen (आयनोजन)— कोई भी वस्तु जो आयनों में पृथक हो सकती हो।

Ionophore (आयनोफोर)— कोई भी कण जैसे किसी औषधि का कण जो किसी विशिष्ट क्रिया के प्रति कोशिका कलाओं की पारगम्यता को बढ़ा देता है।

Ionophoresis (आयनोफोरेसिस)— आयनसंचलन।

Ionophoretic (आयनोफोरेटिक)— आयनसंचलन से सम्बन्धित, आयनसंचलनीय।

Ionophose (आयनोफोस)— बैंगनी रंग की उत्पत्ति।

Ionotherapy (आयनोथिरैपी)— घुलनशील लवणों के आयनों को शरीर में प्रविष्ट करके रोगों की चिकित्सा करना।

Iontophoresis (आयनटोफोरेसिस)— 1. किसी लवण के घोल से होकर विद्युत्-धारा का संचलन 2. विद्युत्-धारा के द्वारा त्वचा से होकर घुलनशील लवणों के आयनों का शरीर के ऊतकों में प्रवेश करना, आयनप्रवेशन।

Iontoquantimeter (आयनटोकुआन्टीमीटर)— एक्स-रे के द्वारा प्रयुक्त विकिरण की मात्रा एवं एक्स-रे की तीव्रता को मापने वाला एक उपकरण।

Iontoradiometer (आयनटोरेडियोमीटर)— Iontoquantimeter. Ionometer.

Iontotherapy (आयनटोथिरैपी)— विद्युत्-धारा द्वारा आयनों को शरीर में प्रविष्टि करके रोगों की चिकित्सा करना ।

Iophobia (आयोफोबिया)— 1. विषयुक्त होने का विकृत भय 2. जंग लगी हुई वस्तुओं से छू जाने का भय ।

Iotacism (आयोटेसिज़्म)— एक वाणी दोष जिसमें अन्य स्वरों के स्थान पर बार-बर लम्बी 'ई' ध्वनि निकलती है ।

Ipsation (इप्सेशन)— हस्तमैथुन ।

Ipsefact (इप्सीफैक्ट)— किसी व्यक्ति, कालोनी, आबादी अथवा जन्तुओं के व्यवहार द्वारा रासायनिक या भौतिक रूप से रूपान्तरित वातावरण ।

Ipsi - (इप्सी-)— उसी को संकेतिक करने वाला एक उपसर्ग ।

Ipsilateral (इप्सीलेट्रल)— शरीर के एक ही ओर स्थित अथवा उसे प्रभावित करने वाला, समपार्शिवक ।

IQ (आई क्यू)— Intelligence Quotient. बुद्धि लब्धि ।

Iralgia (आईरैल्जिया)— उपतारा या परितारिका में दर्द होना ।

Irascible (इरासिबिल)— एकदम से क्रोधित हो जाना ।

Irid - (आइरिड-)— आँख की उपतारा या परितारिका के साथ सम्बन्ध को प्रदिर्शत करने वाला उपसर्ग ।

Iridadenosis (आईरिडेडीनोसिस)— आँख की उपतारा या परितारिका में ग्रन्थ्यिों का बनना ।

Iridal (आईरिडल)— उपतारा से सम्बन्धित ।

Iridalgia (आईरिडैल्जिया)— परितारिकार्ति ।

Iridauxesis (आइरिडौक्सेसिस)— उपतारा का मोटा होना ।

Iridectome (आईरिडैक्टोम)— उपतारा या परितारिका उच्छेदन में उपतारा को काटने वाला एक यन्त्र ।

Iridectomesodialysis (आईरिडैक्टोमीसोडायालाइसिस) — परितारिका के भीतरी किनारे के आश्लेषों या चिपकावों को काटकर अलग करना ।

Iridectomize (आईरिडेक्टोमाइज़)— परितारिका के किसी भाग को काट कर अलग करना ।

Iridectomy (आईरिडेक्टॉमी)— परितारिका के किसी भाग को शल्यक्रिया द्वारा काटकर अलग कर देना, परितारिका-उच्छेदन, उपतारा-उच्छेदन ।

Iridectomy optical (आईरिडेक्टॉमी ऑप्टीकल)— कृत्रिम पुतली बनाने के लिए परितारिका उच्छेदन किया जाना ।

Iridectropium (आईरिडेक्ट्रोपियम)— परितारिकाबहिर्वर्तन अथवा परितारिका का बाहर की ओर मुड़ जाना ।

Iridemia (आईरिडीमिया)— परितारिका से रक्तस्राव होना ।

Iridencleisis (आईरिडेनक्लीसिस)— ग्लोकोमा में बढ़े हुए अन्तःचाक्षुष (आँख के भीतर का दाब) को कम करने के लिए परितारिका तथा किनारी के भाग को काट कर अलग करने का एक ऑपरेशन जिसमें नेत्रोद या एक्वियस ह्यूमर के बढ़े हुए आयतन को नेत्रश्लेष्मकला के नीचे कर दिया जाता है ।

Iridentropium (आईरिडेन्ट्रोपियम)— परितारिका का भीतर की ओर मुड़ जाना, परितारिकान्तर्वर्तन ।

Irideremia (आईरिडेरीमिया)— परितारिका का जन्मजात पूर्ण अथवा आंशिक अभाव, अपरितारिकता ।

Irides (आईराइड्स)— Iris का बहुवचन ।

Iridescence (आईरिडिसेन्स)— स्पैक्ट्रम के रंगों में प्रकाश को छितराने की क्षमता ।

Iridescent (आईरिडिसेन्ट)— स्पैक्ट्रम के रंगों में प्रकाश को छितराने के सक्षम, रंगदीप्त ।

Iridesis (आईरिडेसिस)— परितारिका को बाँधकर कृत्रिम रूप से पुतली का निर्माण करना, परितारिकाबन्ध, उपताराबन्ध

Iridic (आईरिडिक)— परितारिका से सम्बन्धित ।

Irido - (आईरिडो-)— एक उपसर्ग जिसका अर्थ परितारिका से सम्बन्धित होता है ।

Iridoavulsion (आईरिडोएवल्ज़न)—परितारिका का फट जाना, परितारिका-अपदारण ।

Iridocapsulitis (आईरिडोकैप्सूलाइटिस)— परितारिका एवं लैन्स के कैप्सूल का शोथ, परितारिकासम्पुटशोथ ।

Iridocele (आईरिडोसील)— स्वच्छमण्डल या कॉर्निया से होकर परितारिका के कुछ भाग का बाहर निकल आना, परितारिका-हार्निया, परितारिकास्रंस ।

Iridochorioiditis, Iridochoroiditis (आईरिडो-कोरियोआइडाइटिस, आईरिडोकोरॉयडाइटिस)— परितारिका एवं रंजितपटल दोनों का शोथ ।

Iridocoloboma (आईरिडोकोलोबोमा)— परितारिका की जन्मजात फटन या दरार, सहजपरितारिकाविदर ।

Iridoconstrictor (आईरिडोकन्सट्रिक्टर)—एक पेशी अथवा कोई औषधि जो आँख की पुतली को संकुचित करने का कार्य करती है, तारासंकीर्णक ।

Iridocorneal (आइरिडोकॉर्नियल)— परितारिका एवं स्वच्छमण्डल सम्बन्धी ।

Iridocyclectomy (आईरिडोसाइक्लेक्टॉमी)— परितारिका एवं रोमक पिण्ड या सिलियरी बॉडी के कुछ भाग को शल्यक्रिया द्वारा काट कर अलग कर देना, परितारिकारोमकपिण्ड-उच्छेदन ।

Iridocyclitis (आईरिडोसाइक्लाइटिस)— परितारिका एवं सिलियरी बॉडी की सूजन, परितारिका-रोमकपिण्डशोथ ।

Iridocyclitis heterochromic (आईरिडोसाइक्लाइटिस हीटरोक्रोमिक)— आँख की परितारिका का अवर्णकता युक्त शोथ ।

Iridocyclochoroiditis (आईरिडोसाइक्लोकोरॉयडाइटिस) — आँख के परितारिका, रोमक पिण्ड एवं रंजितपटल अथवा कोरॉयड की सूजन; परितारिकारंजितपटलरोमकपिण्डशोथ

Iridocystectomy (आईरिडोसिस्टेक्टॉमी)— परितारिका से किसी पुटी को काट कर अलग कर देना, परितारिकापुटी-उच्छेदन ।

Iridodesis (आईरिडोडेसिस)— Iridesis.

Iridodiagnosis (आईरिडोडायग्नोसिस)— परितारिका का परीक्षण करके किसी रोग का निदान करना।

Iridodialysis (आईरिडोडायालाइसिस)—परितारिका का अपने चिपकावों अथवा संलग्नताओं से पृथक्करण, परितारिका विलगन।

Iridodilator (आईरिडोडाइलेटर) — एक पेशी अथवा कोई पदार्थ जो आँख की पुतली को चौड़ा करने का कार्य करता है, ताराविस्फारक।

Iridodonesis (आईरिडोडोनेसिस)— आँख के गति करने पर परितारिका की प्रकम्पता जैसा कि लैन्सहीन नेत्र में अथवा लैन्स की आंशिक स्थानच्युति में देखा जाता है, परितारिका कम्पन।

Iridokeratitis (आईरिडोकेराटाइटिस)— परितारिका एवं स्वच्छमण्डल का शोथ।

Iridokinesia, Iridokinesis (आईरिडोकाइनीसिया, आईरिडोकाइनेसिस)— परितारिका का संकुचन एवं प्रसारण, परितारिकागतिकता।

Iridokinetic (आइरिडोकाइनेटिक)— परितारिका या उपतारा के संकुचन एवं प्रसारण से सम्बन्धित, परितारिकागतिक।

Iridoleptynsis (आईरिडोलेप्टिनसिस)– परितारिका का पतला होना अथवा उसका अपक्षय या ह्रास होना।

Iridology (आईरिडोलॉजी)— किसी रोग की प्रगति के दौरान परितारिका का अध्ययन करना जिसमें वह प्रभावित होती है।

Iridomalacia (आईरिडोमैलेशिया)— परितारिका का मुलायम होना, परितारिकामृदुता।

Iridomedialysis (आईरिडोमीडियालाइसिस)— परितारिका के भीतरी किनारे के आश्लेषों या चिपकावों को अलग करना, उपतारा-आसंजविगलन।

Iridomesodialysis (आइरिडोमीसोडायालाइसिस)— Iridomedialysis.

Iridomotor (आईरिडोमोटर)— परितारिका की गतियों से सम्बन्धित।

Iridoncus (आईरिडोन्कस)— परितारिका का अर्बुद अथवा इसकी सूजन।

Iridoparalysis (आईरिडोपैरालाइसिस)— परितारिका का पक्षाघात।

Iridoparelkysis (आईरिडोपैरेलकाइसिस)—पुतली को कृत्रिम रूप से विस्थापित करने के लिए शल्यक्रिया द्वारा परितारिका का भ्रंश उत्पन्न करना।

Iridopathy (आईरिडोपैथी)— आँख की परितारिका का कोई भी रोग।

Iridoperiphacitis, Iridoperiphakitis (आईरिडोपैरीफेसाइटिस, आईरिडोपेरीफेकाइटिस)— परितारिका एवं लैन्स के कैप्सूल के अग्र भाग का शोथ।

Iridoplegia (आईरिडोप्लेजिया)— परितारिका की संवरणी या संकोचिनी का पक्षाघात, परितारिकाघात।

Iridoptosis (आईरिडोप्टोसिस)— परितारिका का भ्रंश, परितारिकापात।

Iridopupillary (आईरिडोप्यूपिलरी)— आँख की परितारिका एवं पुतली से सम्बन्धित।

Iridorrhexis (आईरिडोरैह्क्सिस)— परितारिका का फट जाना अथवा अपने लगाव के स्थान से चिर जाना, परितारिकाविदारण।

Iridoschisis (आईरिडोस्काइसिस)— परितारिका की पीठिका का दो परतों में अलग-अलग हो जाना जिनमें से अगली परत का अवखण्डन हो जाता है, परितारिका-अस्तर-विलग्नता।

Iridosclerotomy (आईरिडोस्क्लेरोटॉमी)— श्वेतपटल अथवा स्क्लेरा एवं परितारिका के किनारे पर एक चीरा लगाना जैसा कि ग्लोकोमा में किया जाता है, परितारिकाश्वेतपटलछेदन।

Iridosteresis (आईरिडोस्टेरेसिस)— सम्पूर्ण परितारिका अथवा इसके किसी भाग को अलग करना।

Iridotasis (आईरिडोटेसिस)— ग्लोकोमा की चिकित्सा में शल्यक्रिया द्वारा परितारिका को फैलाना।

Iridotomy (आईरिडोटॉमी)— परितारिका में चीरा लगाना, परितारिकाछेदन।

Iris (आईरिस)— आँख के लैन्स एवं स्वच्छमण्डल के बीच वृत्ताकार, वर्णकयुक्त, संकुचनशील झिल्ली जो नेत्र-गोलक के अग्र एवं पश्च कोष्ठ को अलग करती है तथा केन्द्र में पुतली द्वारा छिद्रित होती है; परितारिका या उपतारा।

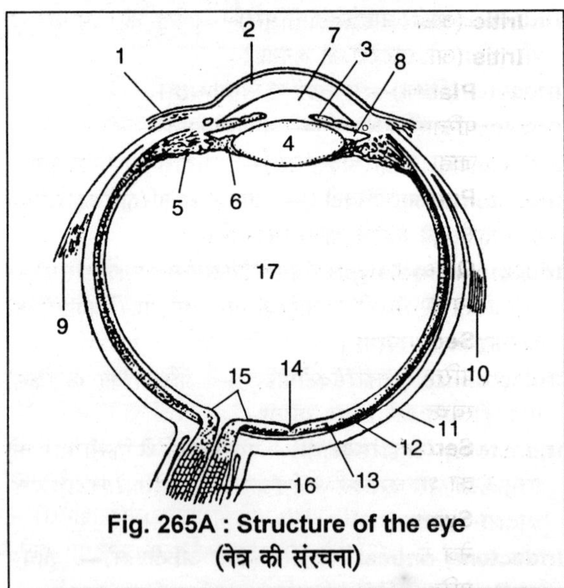

Fig. 265A : Structure of the eye
(नेत्र की संरचना)

1. Conjunctiva = श्लेष्मकला, 2. Cornea = स्वच्छमण्डल, 3. Iris = उपतारा या परितारिका, 4. Lens = लैन्स, 5. Ciliary body = रोमक पिण्ड, 6. Suspensory ligament = निलम्बक स्नायु, 7. Anterior chamber = अग्रज कक्ष, 8. Posterior chamber = पश्चज कक्ष, 9 and 10. Muscles of the eyeball = नेत्रगोलक की पेशियाँ, 11. Sclera = श्वेतपटल, 12. Choroid = रंजितपटल, 13. Retina = दृष्टिपटल, 14. Macula lutea = पीत बिन्दु, 15. Optic disc = दृष्टि चक्रिका,

16. Optic nerve = दृष्टि तन्त्रिका, 17. Vitreous body = नेत्रकाचाभ काय।

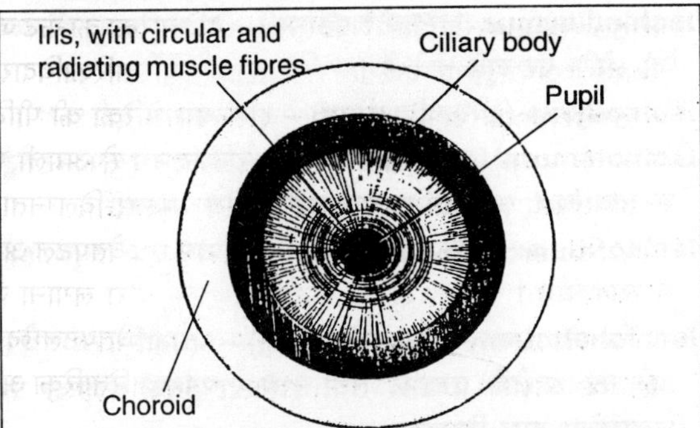

Fig. No. 265B : Front view of the iris
(सामने से दिखाई देता हुआ उपतारा)

Iris with circular and radiating muscle fibres = वृत्ताकार एवं विकीर्ण (Radiating) पेशी तन्तुओं से युक्त उपतारा, Ciliary body = रोमक पिण्ड, Pupil = तारा या पुतली, Choroid = रंजितपटल।

Irisopsia (आईरिसोप्सिया)— दृष्टि-दोष जिसमें प्रकाश के चारों ओर रंगीन वृत्त (घेरे) दिखाई देते हैं।

Iritic (आईरिटिक)— परितारिका सम्बन्धी।

Iritis (आईराइटिस)— परितारिकाशोथ।

Plastic iritis (प्लास्टिक आईराइटिस)— ऐसा परितारिकाशोथ जिसमें तान्तुक निःस्राव से नया ऊतक बन जाता है।

Purulent iritis (प्यूरूलैन्ट आईराइटिस)— सपूय निःस्राव से युक्त परितारिकाशोथ।

Quiet iritis (क्वाइट आईराइटिस)— शोथज चिन्हों जैसे स्वच्छमण्डल की लाली या शोफ से रहित परितारिकाशोथ।

Secondary iritis (सेकण्ड्री आईराइटिस)— ऐसा परितारिकाशोथ जिसमें शोथ पास की रचनाओं जैसे स्वच्छमण्डल एवं श्वेतपटल से फैला होता है।

Serous iritis (सीरस आईराइटिस)— ऐसा परितारिका का शोथ जिसमें अग्रज कक्ष में सीरमी निःस्राव होता है।

Sympathetic iritis (सिम्पैथेटिक आईराइटिस)— दूसरे नेत्र में होने वाले परितारिकाशोथ के क्रमागत होने वाला परितारिकाशोथ।

Iritoectomy (आईरिटोएक्टॉमी)— मोतियाबिन्दु की चिकित्सा में परितारिका के सूजे हुए भाग को जो पुतली को बन्द किए होता है, शल्यक्रिया द्वारा काट कर अलग कर देना।

Iritomy (आईरिटॉमी)— Iridotomy. Irotomy.

Iron lung (आयरन लंग)— कृत्रिम श्वसन उपलब्ध कराने वाला एक उपकरण, लौह फुफ्फुस; यान्त्रिक श्वसित्र।

Iron storage disease (आयरन स्टोरेज डिजीज़)— Hemochromatosis.

Irotomy (आईरोटॉमी)— कृत्रिम पुतली बनाना।

Irradiate (इरैडिएट)— एक्स-रे अथवा अन्य प्रकार के विकिरण के प्रति अनावृत करना, किरणित करना।

Irradiated (इरैडिएटेड)— किरणित।

Irradiating (इरैडिएटिंग)— एक उभयनिष्ठ केन्द्र से फैलने वाला।

Irradiation (इरैडिएशन)— रोगों की चिकित्सा एवं उनके निदान के लिए विकिरण ऊर्जा जैसे एक्स-रेज़, अल्ट्रावॉयलेट रेज़, प्रकाश एवं ऊष्मा आदि के प्रति अनावृत होना; किरणन।

Irrational (इरैश्नल)— अपरिमेय, अयुक्त।

Irreducible (इरिड्यूज़िब्ल)— घट जाने, कम हो जाने अथवा छोटा होने में असमर्थ जैसे कोई अस्थिभंग, संधिच्युति अथवा हर्निया आदि; अपुनःस्थाप्य, अलघुकरणीय।

Irregular (इर्रेगुलर)— अनियमित, अव्यवस्थित, क्रमहीन, एक सी रीति से उत्पन्न न होने वाला।

Irregularity (इर्रेगुलरिटी)— अनियमितता।

Irrelevance (इर्रेलीवैन्स)— असम्बद्धता, असंगति।

Irrelevant (इरैलीवैन्ट)— असम्बद्ध, असंगत।

Irrespirable (इरैस्पिरेब्ल)— सांस के साथ खिंचकर अन्दर न जा सकने वाला जैसे कोई विषैली गैस, बदबूदार हवा अथवा ऐसी हवा जिसमें ऑक्सीजन की पर्याप्त मात्रा नहीं होती।

Irresuscitable (इर्रीसस्सीटेब्ल)— जो पुनर्जीवित नहीं हो सकता, अपुनर्जीव्य।

Irreversible (इर्रेवर्सिब्ल)— जिसे उल्टा न जा सके, अपरावर्ती।

Irrigate (इर्रीगेट)— पानी अथवा अन्य तरल से धोना।

Irrigation (इर्रीगेशन)— जल अथवा अन्य किसी तरल की धार से धुलाई करना जैसे आमाशय, कोलन अथवा मूत्राशय आदि की धुलाई की जाती है; धावन।

Irrigator (इर्रीगेटर)— जल अथवा अन्य किसी तरल से शरीर के किसी भाग अथवा गुहा को धोने के काम आने वाला एक उपकरण।

Irritability (इर्रीटेबिलिटी)— 1. उद्दीपनों के प्रति असामान्य सम्वेदनशीलता, क्षोभशीलता या चिड़चिड़ापन 2. किसी उद्दीपन के प्रति प्रतिक्रिया करने की क्षमता जैसे पेशीय या तन्त्रिका-क्षोभ्यता जिसमें किसी उद्दीपन के प्रति किसी पेशी अथवा तन्त्रिका की सामान्य अनुक्रिया होती है।

Irritable (इर्रीटेब्ल)—1. उद्दीपनों के प्रति असामान्य रूप से संवेदनशील, क्षोम्य, चिड़चिड़ा 2. किसी उद्दीपन के प्रति प्रतिक्रिया करने के सक्षम।

Irritant (इर्रीटैन्ट)— कोई भी वस्तु जो स्थानीय रूप से प्रयोग में लाई जाने पर स्थानीय शोथज प्रतिक्रिया अथवा क्षोभ उत्पन्न करती है, क्षोभक।

Irritating (इर्रीटेटिंग)— क्षोभक।

Irritation (इर्रीटेशन)—1. उत्तेजित करने का कार्य, क्षोभण, चिड़चिड़ापन। 2. किसी क्षोभक के प्रति अधिक उत्तेजित एवं

संवेदनशील होने की अवस्था 3. किसी पेशी अथवा तन्त्रिका की उद्दीपन के प्रति सामान्य अनुक्रिया।

Irritative (ईर्रीटेटिव)— क्षोभक।

Irrumation (ईरूमेशन)— शिश्न की मौखिक उत्तेजना।

Irruption (इरप्शन)— सतह पर फूटने की क्रिया, विस्फोट।

Irruptive (इरप्टिव)— विस्फोट से सम्बन्धित अथवा विस्फोट से ग्रस्त।

Isauxesis (इसॉक्सेसिस)— भागों की वृद्धि उसी गति से होना जिस गति से सम्पूर्ण की वृद्धि होती है।

Ischemia (इस्कीमिया)— किसी रक्त वाहिनी में संकुचन हो जाने अथवा उसमें अवरोध उत्पन्न हो जाने से किसी भाग की रक्त आपूर्ति में अस्थायी न्यूनता हो जाना जैसे मायोकॉर्डियल इस्कीमिया अर्थात् हृद्पेशी में अपर्याप्त रक्त आपूर्ति; अस्थानिक अरक्तता।

Ischemic (इस्कीमिक)— अस्थानिक अरक्तता सम्बन्धी, अरक्तताजन्य।

Ischesis (इस्केसिस)— किसी सामान्य स्राव का रुक जाना।

Ischi-, Ischio- (इस्कि-, इस्कियो-)— एक उपसर्ग जिसका अर्थ इस्कियम होता है।

Ischia (इस्किया)— Ischium का बहुवचन।

Ischiac (इस्कियाक)— Sciatic.

Ischiadic (इस्कियाडिक)— Sciatic.

Ischiadicus (इस्कियाडिकस)— Sciatic.

Ischial (इस्कियल)— इस्कियम हड्डी से सम्बन्धित, आसनास्थिक।

Ischialgia (इस्किएल्जिया)— आसनास्थि में दर्द होना, आसनास्थिशूल।

Ischiatic (इस्कियाटिक)— इस्कियम हड्डी से सम्बन्धित, आसनास्थिक।

Ischiatitis (इस्कियाटाइटिस)— इस्कियम हड्डी या आसनास्थि की सूजन।

Ischidrosis (इस्काइड्रोसिस)— Anhidrosis.

Ischio- (इस्कियो-)— एक उपसर्ग जो इस्कियम से सम्बन्धित होता है।

Ischioanal (इस्कियोएनल)— इस्कियम एवं गुदा सम्बन्धी।

Ischiobulbar (इस्कियोबल्बर)— इस्कियम एवं मूत्र-मार्ग के कन्द से सम्बन्धित।

Ischiocapsular (इस्कियोकैप्सुलर)— इस्कियम एवं कूल्हे के जोड़ के सम्पुट से सम्बन्धित।

Ischiocavernosus (इस्कियोकैवरनोसस)— इस्कियम से शिश्न अथवा भगशिश्निका तक जाने वाली एक पेशी जो उनके उत्थान में सहायक होती है, शिश्नप्रहर्षणी।

Ischiocavernous (इस्कियोकैवर्नस)— आसनास्थि या इस्कियम एवं कार्पस कैवरनोसम से सम्बन्धित।

Ischiocele (इस्कियोसील)— आसनास्थि या इस्कियम के खाँच से होकर बनने वाला बहिःसरण, आसनास्थिभ्रंस।

Ischiococcygeal (इस्कियोकॉक्सीजियल)— इस्कियम एवं अनुत्रिक या कॉक्सिक्स सम्बन्धी।

Ischiodidymus (इस्कियोडाइडीमस)— दो संयुक्त जुड़वाँ बच्चे जो श्रोणि पर जुड़े होते हैं।

Ischiodynia (इस्कियोडाइनिया)— इस्कियम में दर्द होना।

Ischiofemoral (इस्कियोफिमोरल)— इस्कियम एवं फीमर हड्डी से सम्बन्धित, आसनास्थि एवं ऊर्विकास्थि सम्बन्धी।

Ischiofibular (इस्कियोफिबुलर)— इस्कियम एवं फिबुला हड्डी से सम्बन्धित।

Ischiohebotomy (इस्कियोहीबोटॉमी)— जघनास्थि या प्यूबिस हड्डी की आरोही प्रशाखा तथा इस्कियोप्यूबिक प्रशाखा का शल्यक्रिया द्वारा विभाजन।

Ischiomelus (इस्कियोमीलस)— दो असमान जुड़वाँ बच्चे, छोटे बच्चे में केवल एक ही बाँह या टाँग होती है और यह बड़े के श्रोणि-क्षेत्र से उत्पन्न हुआ होता है।

Ischioneuralgia (इस्कियोन्यूरेल्जिया)— कूल्हे में तन्त्रिकाशूल होना।

Ischionitis (इस्कियोनाइटिस)— इस्कियम हड्डी के गण्डक का शोथ।

Ischiopagus (इस्कियोपेगस)— संयुक्त जुड़वाँ बच्चे जो इस्कियम पर जुड़े होते हैं।

Ischioperineal (इस्कियोपैरीनियल)— आसनास्थि या इस्कियम और मूलाधार से सम्बन्धित।

Ischiopubic (इस्कियोप्यूबिक)— इस्कियम एवं प्यूबिस या जघनास्थि सम्बन्धी।

Ischiopubiotomy (इस्कियोप्यूबियोटॉमी)— Ischiohebotomy.

Ischiorectal (इस्कियोरैक्टल)— इस्कियम या आसनास्थि एवं मलाशय सम्बन्धी।

Ischiosacral (इस्कियोसैक्रल)— इस्कियम एवं सैक्रम सम्बन्धी।

Ischiothoracopagus (इस्कियोथोरैकोपेगस)— Iliothoracopagus.

Ischiotibial (इस्कियोटिबियल)— इस्कियम तथा टिबिया से सम्बन्धित अथवा उन्हें जोड़ने वाला।

Ischiovaginal (इस्कियोवैजाइनल)— इस्कियम एवं योनि सम्बन्धी।

Ischiovertebral (इस्कियोवर्टिब्रल)— इस्कियम एवं कशेरुका-दण्ड से सम्बन्धित।

Ischium (इस्कियम)— नितम्बास्थि अथवा कूल्हे की हड्डी का निचला भाग, आसनास्थि।

Ischochymia (इस्कोकाइमिया)— आमाशय के विस्फारित हो जाने के कारण उसमें भोजन का अवरोधन हो जाना।

Ischogalactic (इस्कोगैलेक्टिक)— दुग्ध स्राव को रोकने वाला कारक।

Ischuretic (इस्कूरेटिक)— मूत्र-त्याग के बन्द हो जाने अथवा मूत्र के ठहर जाने को दूर करने वाला, मूत्रनिस्सारक।

Ischuria (इस्कूरिया)— मूत्र-त्याग बन्द हो जाना अथवा मूत्र का रुक जाना, मूत्ररोध।

I.S.C.L.T. (आई.एस.सी.एल.टी.)— International Society of Clinical Laboratory Technologists. चिकित्सीय प्रयोगशाला तकनीकविज्ञानियों का अन्तर्राष्ट्रीय संघ।

Iseikonia (आइसीकोनिया)— वह दशा जिसमें दोनों आँखों में प्रतिबिम्ब एक-सा होता है।

Island (आईलैण्ड)— कोशिकाओं का एक गुच्छा अथवा ऊतक का एक पृथक टुकड़ा जैसे लैंगरहैन्स के द्वीपसमूह जो अग्न्याशय में कोशिकाओं के संग्रह होते हैं, द्वीप या द्वीपिका।

Islet (आइलेट)— द्वीपिका।

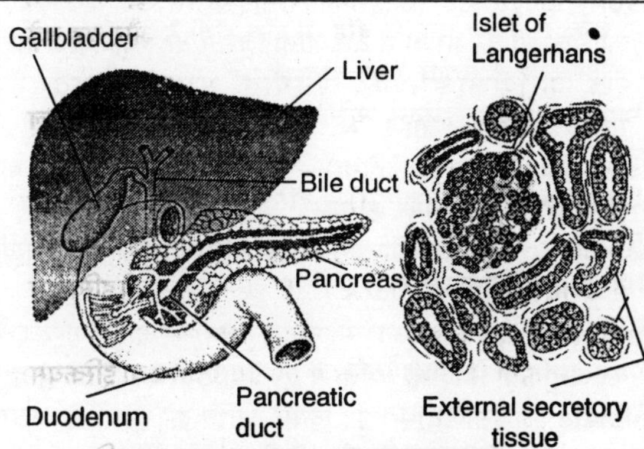

Fig. 266 : Islets of Langerhans
लैंगरहैन्स के द्वीपसमूह या द्वीपिकाएँ

Gallbladder = पित्ताशय, Bile duct = पित्त वाहिनी, Liver = यकृत, Pancreas = अग्न्याशय, Pancreatic duct = अग्न्याशयिक वाहिनी, Duodenum = ग्रहणी, Islets of Langerhans. लैंगरहैन्स के द्वीपसमूह या द्वीपिकाएँ, External secretory tissue (Zymogen cells), बाह्य स्रावी ऊतक (जाइमोजन कोशिकाएँ)।

-ism (-इज़्म)— प्रत्यय जिसका अर्थ 'का सिद्धान्त' होता है।

-ismus (-इस्मस)— एक प्रत्यय जो ऐसे शब्दों को बनाने में प्रयुक्त होता है जिनका अर्थ ऐंठन या सकुंचन होता है।

Iso- (आईसो-)— एक उपसर्ग जिसका अर्थ 'बराबर' होता है।

I.S.O. (आइ.एस.ओ.)— International Standards organization. अन्तर्राष्ट्रीय मानक संगठन।

Isoagglutination (आईसोएग्लुटिनेशन)— उसी जाति के अन्य सदस्य के रक्त की एग्लुटिनिनों द्वारा लाल रक्त कोशिकाओं का समूहन, समलोहितकोशिकासमूहन।

Isoagglutinin (आईसोएग्लुटिनिन)— किसी सीरम में विद्यमान कोई एण्टीबॉडी जो उसी जाति के प्राणी की लाल रक्त कोशिकाओं का समूहन करती हैं जिससे वह उत्पन्न होती है, समलोहितकोशिकासंश्लेषक।

Isoagglutinogen (आईसोएग्लुटिनोजन)—लाल रक्त कोशिकाओं की सतह पर संलग्न A तथा B पदार्थों में से एक जिसके द्वारा, जब लाल रक्त कोशिकाओं को ऐसे सीरम के साथ मिलाया जाता है जिसमें अनुरूप आईसोएग्लुटिनिन (anti-A या anti-B) होती हैं तो कोशिकाएँ समूहित हो जाती हैं; समलोहितकोशिकासंश्लेषकजन।

Isoallele (आईसोएलील)—समान या अनुरूप अलील (जीन)।

Isoanaphylaxis (आईसोएनाफाइलैक्सिस)— एक ही जाति के प्राणी के सीरम से उत्पन्न तीव्र ग्राहिता।

Isoantibody (आईसोएण्टीबॉडी)— किसी आइसोएण्टीजन द्वारा उत्पन्न एण्टीबॉडी, समप्रतिपिण्ड।

Isoantigen (आईसोएण्टीजन)—कुछ प्राणियों में विद्यमान एक पदार्थ जो उसी जाति के अन्य प्राणियों में एण्टीबाडियाँ उत्पन्न करता है परन्तु दाता में नहीं करता, समप्रतिजन।

Isobar (आईसोबार)— दो या अधिक रासायनिक कार्यों में से एक जिसका परमाणु भार वही होता है परन्तु परमाणु संख्या भिन्न होती है।

Isobaric (आईसोबेरिक)— उसी विशिष्ट गुरुत्व वाला जिससे इसकी तुलना की जाती है।

Isocaloric (आईसोकैलोरिक)— उतनी कैलोरी की संख्या से युक्त जितनी उस भोजन में होती है जिससे इसकी तुलना की गयी है।

Isocapnia (आइसोकैप्निया)— ऐसी दशा जिसमें धमनीय कार्बन डाइऑक्साइड दाब एक-सा बना रहता है अथवा परिवर्तित नहीं होता।

Isocellular (आईसोसैलुलर)— बराबर की तथा एक-सी कोशिकाओं का बना हुआ, समकोशिकी।

Isochromatic (आईसोक्रोमेटिक)— 1. एक से रंग से युक्त 2. एक समान रंग वाला। समवर्णक।

Isochromatophil(e) (आईसोक्रोमेटोफिल)— किसी रंजक के प्रति एक-सा आकर्षण रखने वाला, समरंजकरागी।

Isochronal (आईसोक्रोनल)— नियमित समयान्तरों में कार्य करने अथवा उत्पन्न होने वाला, समकालिक।

Isochronia (आइसोक्रोनिया)— घटनाओं की समय, गति या बारम्बारता के दृष्टिकोण से उनकी वार्तालाप का आदान-प्रदान।

Isochronic (आइसोक्रोनिक)— Isochronal.

Isochronous (आइसोक्रोनस)— Isochronal.

Isochroous (आइसोक्रुअस)— Isochromatic.

Isocoria (आइसोकोरिया)— दोनों आँखों की पुतलियों के परिमाण में बराबर होने की अवस्था।

Isocortex (आइसोकॉर्टेक्स)— Neocortex. Neopallium.

Isocytosis (आइसोसाइटोसिस)— कोशिकाओं के विशेषकर लाल रक्त कोशिकाओं के परिमाण में बराबर होने की दशा।

Isocytotoxin (आइसोसाइटोटॉक्सिन)— उसी जाति की समजातीय कोशिकाओं के लिए विनाशकारी कोशिका जीवविष।

Isodactylism (आइसोडेक्टाइलिज़्म)— हाथ अथवा पैर की बराबर लम्बाई की अँगुलियों से युक्त होने की दशा, समांगुलिता ।

Isodense (आइसोडैन्स)— ऐसा ऊतक जिसका विकिरण-घनत्व वही होता है जो अन्य या पास के ऊतक का होता है ।

Isodiametric (आइसोडायामीट्रिक)— बराबर व्यास वाला, समव्यासमापी ।

Isodontic (आइसोडोन्टिक)— बराबर परिमाण के दाँतों वाला ।

Isodose (आइसोडोस)— शरीर के विभिन्न भागों पर लगने वाली विकिरण की बराबर मात्रा ।

Isodynamic (आइसोडाइनामिक)— बराबर की शक्ति वाला, समबल, समगतिक ।

Isodynamogenic (हाइसोडाइनैमोजेनिक)— Isoenergetic.

Isoelectric (आइसोइलैक्ट्रिक)— बराबर विद्युत् विभव से युक्त, समविद्युत् विभवी ।

Isoenergetic (आइसोइनर्जेटिक)— समान शक्ति प्रदर्शित करने वाला, समशक्तिशाली ।

Isoenzyme (आइसोएन्जाइम)— एन्जाइमों के किसी वर्ग में से एक जो एक ही प्रतिक्रिया को उत्प्रेरित करते हैं परन्तु जिन्हें विशेष रासायनिक परीक्षणों द्वारा एक दूसरे से अलग किया जा सकता है ।

Isoerythrolysis (आइसोइरिथ्रोलाइसिस)—आइसोएण्टीबॉडियों द्वारा लाल रक्त कोशिकाओं का नष्ट होना ।

Isogamete (आइसोगैमेट)— 1. एक कोशिका जो उसी प्रकार की कोशिका से संयोजन करके जनन करती है । 2. एक युग्मक जो उसी युग्मक के परिमाण का होता है जिससे वह संयोजन करता है । समयुग्मक

Isogamy (आइसोगैमी)— समयुग्मकों अथवा समान कोशिकाओं के संयोजन के फलस्वरूप जनन होना ।

Isogeneic (आइसोजेनीक)— Syngeneic.

Isogeneric (आइसोजेनेरिक)— एक ही प्रकार का अथवा एक ही जाति का ।

Isogenesis (आइसोजेनेसिस)— विकास-प्रक्रियाओं में समानता ।

Isogenic (आइसोजेनिक)— Isologous.

Isogenous (आइसोजीनस)— एक ही उद्‌गम वाला जैसे किसी ऊतक या कोशिका के विकास में, सममूलक ।

Isognathous (आइसोग्नेथस)— लगभग एक-सी चौड़ाई के जबड़ों वाला ।

Isograft (आइसोग्राफ्ट)— उत्पत्ति सम्बन्धी अनुरूप (समान) प्राणी से लिया गया निरोप, समनिरोप ।

Isohemagglutination (आइसोहीमेग्लुटिनेशन)— आइसोहीमेग्लुटिनिन के द्वारा लाल रक्त कोशिकाओं का समूहन, समलोहितकोशिकासमूहन ।

Isohemagglutinin (आइसोहीमेग्लुटिनिन)— सामान्यतया मानव रक्त के सीरम में पाया जाने वाला एक पदार्थ जिसे जब असंयोज्य रक्त के साथ मिश्रित किया जाता है तो वह प्राप्तकर्त्ता के रक्त की लाल रक्त कोशिकाओं का समूहन कर देता है ।

Isohemolysin (आइसोहीमोलाइसिन)— वह पदार्थ जो उसी जाति के प्राणियों का जिससे वह प्राप्त होता है, लाल रक्त कोशिकाओं का रक्तसंलयन या अपघटन कर देता है ।

Isohemolysis (आइसोहीमोलाइसिस)— आइसोहीमोलाइसिन द्वारा उत्पन्न रक्तसंलयन ।

Isohydric (आइसोहाइड्रिक)—ऐसे दो पदार्थों को निर्दिष्ट करने वाला जिनका pH एक ही होता है ।

Isohypercytosis (आइसोहाइपरसाइटोसिस)— श्वेत रक्त कोशिकाओं का संख्या में बढ़ जाना जिसमें बहुरूपीकेन्द्रक श्वेत रक्त कोशिकाओं के अनुपात सामान्य रहते हैं, समश्वेतकोशिकाबहुलता ।

Isohypocytosis (आइसोहाइपोसाइटोसिस)— श्वेत रक्त कोशिकाओं का संख्या में घट जाना जिसमें बहुरूपीकेन्द्रक श्वेत रक्त कोशिकाओं के अनुपात सामान्य रहते हैं, समश्वेतकोशिकाल्पता ।

Isoiconia (आइसोइकोनिया)— किसी वस्तु के प्रतिबिम्ब का दोनों आँखों में बराबर होना ।

Isoiconic (आइसोइकोनिक)— वह व्यक्ति जिसकी दोनों आँखों में बराबर प्रतिबिम्ब होते हैं ।

Isoimmunization (आइसोइम्यूनाइज़ेशन)— आइसोएण्टिजनों की अनुक्रिया में किसी व्यक्ति में एण्टीबॉडियों का उत्पन्न होना ।

Isolate (आइसोलेट)— 1. किसी व्यक्ति को दूसरों से अलग करना जैसा कि संक्रामक रोग में किया जाता है । 2. रसायन विज्ञान में, किसी मिश्रण अथवा घोल से किसी पदार्थ को विशुद्ध रूप में प्राप्त करना ।

Isolated (आइसोलेटेड)— पृथक्‌भूत ।

Isolation (आइसोलेशन)— पृथक करने की क्रिया अथवा पृथक हो जाने की अवस्था जैसे (क) शरीर के किसी भाग को पृथक करना (ख) संक्रामक रोग से पीड़ित रोगी को अन्य लोगों से अलग रखना (ग) किसी मिश्रण अथवा घोल से किसी पदार्थ को विशुद्ध रूप में प्राप्त करने की क्रिया (घ) सूक्ष्मजीवों की किसी वृद्धि का क्रमबद्ध विस्तार जब तक एक विशुद्ध सम्वर्ध प्राप्त नहीं हो जाता । पृथक्करण ।

Isolecithal (आइसोलेसीथल)— ऐसा डिम्ब या अण्डाणु जिसमें अण्डपीत मामूली मात्रा में होता है जो समान रूप से वितरित होता है ।

Isoleucine (आइसोल्यूसीन)— फाइब्रिन एवं अन्य प्रोटीनों के जलअपघटन द्वारा बना एक अमीनो अम्ल ।

Isoleukoagglutinin (आइसोल्यूकोएग्लुटिनिन)— कुछ व्यक्तियों के रक्त में पायी जाने वाली एक असामान्य एण्टीबॉडी जो श्वेत रक्त कोशिकाओं का समूहन करने के सक्षम होती है ।

Isologous (आइसोलोगस)— उत्पत्ति सम्बन्धी दृष्टिकोण से एक समान ।

Isolophobia (आइसोलोफोबिया)— अकेले रहने का भय।

Isolysin (आइसोलाइसिन)— एक पदार्थ जो उसी जाति के जन्तुओं की लाल रक्त कोशिकाओं को घोल देता है जिससे वह उत्पन्न होता है।

Isolysis (आइसोलाइसिस)— आइसोलाइसिन द्वारा लाल रक्त कोशिकाओं का प्रविलयन (घुल जाना)।

Isolytic (आइसोलाइटिक)— लाला रक्त कोशिकाओं के प्रविलयन से सम्बन्धित।

Isomastigote (आइसोमैस्टिगोट)— ऐसा एककोशिकीय जन्तु जिसके एक छोर पर बराबर लम्बाई के दो या चार कशाभ होते हैं।

Isomer (आइसोमर)— दो या अधिक रासायनिक पदार्थों में से एक जिनका अणु-सूत्र एक-सा होता है परन्तु अणु में परमाणुओं की भिन्न व्यवस्था होने के कारण इनके भौतिक एवं रासायनिक गुण भिन्न होते हैं; समावयवी।

Isomeric (आइसोमेरिक)— समावयविता सम्बन्धी।

Isomerism (आइसोमेरिज़्म)— दो या दो से अधिक यौगिकों का एक-सा अणु-सूत्र होना, प्रत्येक अणु में प्रत्येक तत्त्व के परमाणुओं की एक-सी संख्या का होना परन्तु उनका व्यवस्थापन भिन्न होना; समावयविता।

Isomerization (आइसोमेरीज़ेशन)— एक समावयवी को दूसरे समावयवी में बदलने की क्रिया, समावयवीभवन, समावयवीकरण।

Isomerous (आइसोमीरस)— Isomeric.

Isometric (आइसोमीट्रिक)— बराबर की लम्बाई-चौड़ाई वाला, सममितीय।

Isometropia (आइसोमीट्रोपिया)— दोनों आँखों का एक ही अपवर्तन, समापवर्तन।

Isomorphic (आइसोमॉर्फिक)— Isomorphous.

Isomorphism (आइसोमोर्फिज़्म)— एक से रूप के होने की अवस्था, समाकृतिकता।

Isomorphous (आइसोमोर्फस)— एक-सी शक्ल वाला, समाकार।

Isonormocytosis (आइसोनोर्मोसाइटोसिस)— श्वेत रक्त कोशिकाओं की कुल एवं उनके विभिन्न प्रकारों की सामान्य संख्या से युक्त होने की दशा।

Iso-osmotic (आइसो-ऑस्मोटिक)— Isosmotic.

Isopathy (आइसोपैथी)— किसी रोग की उसी रोग को उत्पन्न करने वाले रोगाणुओं अथवा रोगग्रस्त अंग से प्राप्त पदार्थ द्वारा चिकित्सा करना, सदृश-चिकित्सा।

Isophagy (आइसोफेज़ी)— Autolysis.

Isophoria (आइसोफोरिया)— नेत्रअविचलन प्रवृत्ति।

Isopia (आइसोपिया)— दोनों नेत्रों में समदृष्टि अर्थात दोनों आँखों से बराबर दिखाई देना।

Isoplastic (आइसोप्लास्टिक)— किसी ऐसे निरोप के लिए प्रयोग किया जाने वाला शब्द जिसे किसी प्राणी से लेकर उसी जाति के दूसरे प्राणी पर निरोपित किया जाता है।

Isopotential (हाइसोपोटेनिशयल)— Isoelectric.

Isoprecipitin (आइसोप्रेसीपिटिन)— एक एण्टीबॉडी जो प्लाज़्मा या सीरम में घुलनशील एन्टिजन के साथ संयुक्त होती है और उसे अवक्षेपित कर देती है।

Isopters (आइसोप्टर्स)— दृष्टि-क्षेत्र के चार्ट पर समान दृष्टि तीक्ष्णता के बिन्दुओं को जोड़ने वाली रेखाएँ।

Isopyknic (आइसोपिक्निक)— एक से धनत्व वाला।

Isopyknosis (आइसोपिक्नोसिस)— एक से घनत्व वाला होने की दशा।

Isorrhea (आइसोरिह्या)— शरीर के द्वारा जल तथा विलेयों के अंतर्ग्रहण एवं उनके निकास के बीच साम्यावस्था।

Isosensitization (आइसोसैन्सीटाइज़ेशन)— आइसोएण्टिजन के प्रति जैसे गर्भावस्था में Rh एण्टिजन के प्रति सूक्ष्मग्राहीकरण।

Isosensitize (आइसोसैन्सीटाइज़)— स्व-प्रतिरक्षण करना।

Isoserotherapy (आइसोसीरोथिरैपी)— उस व्यक्ति के सीरम से रोग की चिकित्सा करना जो उसी रोग से पीड़ित होता है जिससे रोगी होता है।

Isoserum (आइसोसीरम)— उसी रोग से पीड़ित व्यक्ति का सीरम जिस रोग की रोगी की चिकित्सा की जानी है।

Isosexual (आइसोसैक्सुअल)— एक ही लिंग से सम्बन्धित अथवा एक ही लिंग की विशिष्टता का, समलिंगी।

Isosmotic (आइसोस्मोटिक)— एक से परासरणी दाब वाला।

Isosthenuria (आइसोस्थेनूरिया)— तरल के ग्रहण करने में विभिन्नताएँ होने के बावजूद मूत्र के विशिष्ट गुरुत्व तथा परासरणी दाब का लगातार एक-सा बने रहना।

Isotherapy (आइसोथिरैपी)— Isopathy.

Isothermal (आइसोथर्मल)— बराबर तापमान से युक्त, समतापी।

Isothermic (आइसोथर्मिक)— Isothermal.

Isothermognosis (आइसोथर्मोग्नोसिस)— दर्द, गर्मी एवं ठण्ड के सभी उद्दीपनो से गर्मी महसूस होना।

Isotonia (आइसोटोनिया)— 1. बराबर तान, तनाव अथवा क्रियाशीलता होने की अवस्था 2. दो या अधिक पदार्थों या घोलों के बराबर परासरणी दाब होने की अवस्था।

Isotonic (आइसोटॉनिक)— 1. बराबर की तान अथवा तनाव वाला, समतानी 2. एक से परासरणी दाब वाला, समपरासारी।

Isotonicity (आइसोटॉनिसिटी)— समतानी अथवा समपरासारी होने की दशा, समतनाव, समतानता।

Isotope (आइसोटोप)— रासायनिक तत्त्वों की किसी श्रृखंला में से एक जिनके रासायनिक गुण एक समान होते हैं परन्तु अपने परमाणु-भार एवं विद्युत्-आवेश में वे भिन्न होते हैं।

Isotopic (आइसोटोपिक)— एक ही रासायनिक संगठन वाला परन्तु किसी भौतिक गुण में भिन्न।

Isotransplantation (आइसोट्रान्सप्लान्टेशन)— सम-निरोप का प्रतिरोपण।

Isotropic (आइसोट्रॉपिक)— 1. प्रत्येक दिशा में एक से गुणों वाला 2. बराबर अपवर्तन वाला। समदिक्।

Isotropy (आइसोट्रॉपी)— समदिक् होने की दशा।

Isotype (आइसोटाइप)—रोगक्षमता विज्ञान में, इम्यूनोग्लोबुलिन अणु पर एक प्रतिजन-निर्धारक जो किसी जाति के प्रतिपिण्डों या एण्टीबॉडियों के मुख्य वर्गों के बीच प्रभेद करता है।

Isotypic (आइसोटाइपिक)— आइसोटाइप सम्बन्धी।

Isotypical (आइसोटिपिकल)— एक ही वर्ग का।

Isovolume (आइसोवॉल्यूम)— बराबर आयतन।

Isovolumetric (आइसोवॉल्यूमीट्रिक)— Isovolumic.

Isovolumic (आइसोवॉल्यूमिक)— आयतन में परिवर्तन लाये बिना उत्पन्न होने वाला।

Issue (इशू)— 1. सन्तान 2. पस या मवाद, रक्त अथवा अन्य पदार्थ का स्राव।

Isthmectomy (इस्थमेक्टॉमी)— किसी संकीर्ण संयोजक या इस्थमस को विशेषकर थाइरॉयड ग्रन्थि के इस्थमस को शल्यक्रिया द्वारा काट कर अलग कर देना, संकीर्णपथ-उच्छेदन।

Isthmian (इस्थमियन)— किसी संकीर्ण संयोजक या इस्थमस से सम्बन्धित।

Isthmitis (इस्थमाइटिस)— संकीर्ण संयोजक अथवा संकीर्ण पथ की सूजन, संकीर्णपथशोथ।

Isthmoparalysis (इस्थमोपैरालाइसिस)— गलतोरणिका के संकीर्ण संयोजक का पक्षाघात।

Isthmoplegia (इस्थमोप्लीजिया)— Isthmoparalysis.

Isthmospasm (इस्थमोस्पाज़्म)—इस्थमस में, जैसे गलतोरणिका अथवा डिम्ब वाहिनियों के इस्थमस में ऐंठन हो जाना।

Isthmus (इस्थमस)— दो बड़े पिण्डों अथवा भागों को जोड़ने वाला एक तंग मार्ग जैसे थाइरॉयड ग्रन्थि के दाँये एवं बांये खण्डों को जोड़ने वाला मार्ग, संकीर्णपथ, संकीर्ण संयोजक।

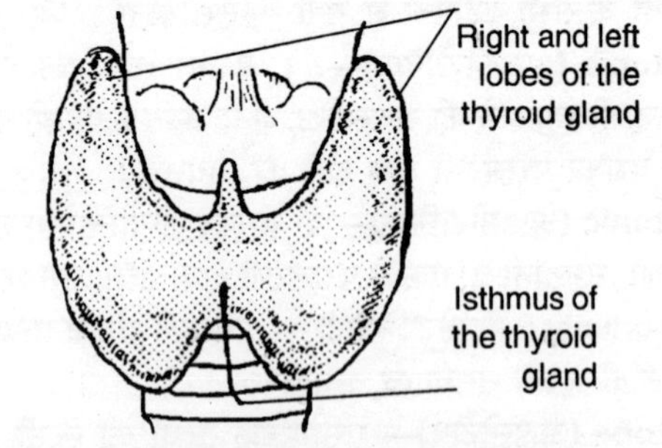

Fig. 267 Isthmus of the thyroid gland (थाइरॉयड ग्रन्थि का संकीर्णपथ)

Right & Left lobes of the thyroid gland = थाइरॉयड ग्रन्थि का दायाँ एवं बायाँ खण्ड।

Isuria (आइसूरिया)— मूत्र का एक समान गति से विसर्जित होना।

Itch (इच)— त्वचा का क्षोभ जो खरोंचने के लिए इच्छा उत्पन्न करता है। खरोंचने की इच्छा, खुजली, कण्डू। उदाहरण–

Barber's itch (बारबर्स इच)— दाढ़ी का कवक संक्रमण।

Dhobie itch (धोबी इच)— उदर एवं जांघ के बीच दबे हुए भाग एवं मूलाधार में कवक संक्रमण।

Ground itch (ग्राउन्ड इच)— नंगे पैरों जमीन पर टहलने के कारण अंकुश कृमि (हुकवर्म) के लार्वों के पाद के नीचे त्वचा में छेद करके घुस जाने से उत्पन्न त्वचा विक्षति, पाद खुजली।

Scabies (स्कैबीज़)— एक सांसर्गिक त्वचा रोग जो खुजली पैदा करने वाले सूक्ष्म परीजीवी द्वारा उत्पन्न होता है जिससे विशेषकर हाथ की अँगुलियों के बीच बहुत खुजली होती है जो रात को बढ़ जाती है।

Itching (इचिंग)— खुजली; त्वचा का क्षोभ जो शरीर के उस भाग को रगड़ने अथवा उसे खरोंचने के लिए इच्छा जाग्रत करता है।

Itch mite (इच माइट)— पामा या स्कैबीज़ उत्पन्न करने वाला सूक्ष्म परजीवी, खाज कुटकी।

-ite (-आइट)— एक प्रत्यय जिसका अर्थ 'की प्रकृति का' है।

Iter (आइटर)— शरीर के दो भागों के बीच एक नलिकाकार मार्ग, विथि, नलिकापथ।

Iteral (आइटेरल)— किसी विथि से सम्बन्धित।

Iteroparity (आइटेरोपैरिटी)— जीवन काल में एक से अधिक बार जनन करने की दशा।

Ithycyphosis, Ithyokyphosis (इथाइसाइफोसिस इथायोकाइफोसिस)— कुब्जता जिसमें कशेरुका-दण्ड का पीछे को उभार निकल आता है।

Ithylordosis (इथाइलोर्डोसिस)— अग्रकुब्जता जिसमें कशेरुका-दण्ड में पार्श्वीय वक्रता नहीं होती।

-itis (-आइटिस)— एक प्रत्यय (शब्दों के अन्त में लगने वाला शब्द) जिसका अर्थ 'का शोथ' होता है।

I. U. (आई.यू.)— Immunizing unit. International unit. रोगक्षमीकरण इकाई, अन्तरराष्ट्रीय इकाई।

I. U. C. D (आई.यू.सी.डी.)— Intrauterine contraceptive device. अन्तर्गर्भाशयी गर्भनिरोधक उपकरण।

I. U. D (आई.यू.डी.)— Intrauterine device. अन्तर्गर्भाशयी उपकरण।

I. V. (आई.वी.)— Intravenous. अन्तःशिराभ।

I-V (आई-वी.)— Intraventricular का संक्षिप्त रूप।

I.V.B. (आई.वी.बी)— Intraventricular block का संक्षिप्त रूप।

I. V. P (आई.वी.पी.)— Intravenous pyelography. किसी

भेदक माध्यम का अन्तःशिराभ इन्जैक्शन लगाने के पश्चात् वृक्कीय श्रोणि एवं मूत्रनली का एक्स-रे चित्रण करना।

I . V . T (आई.वी.टी.)— Intravenous transfusion. अन्तःशिराभ आधान, औषधीय घोल अथवा रक्त को अन्तःशिराभ इन्जैक्शन द्वारा शरीर में पहुंचाना।

I. V. U (आई.वी.यू.)—Intravenous urography. अन्तःशिराभ मूत्र-पथ चित्रण। किसी एक्स-रे अभेद्य पदार्थ का अन्तःशिराभ इन्जैक्शन लगाने के पश्चात् मूत्र-पथ के किसी भाग का एक्स-रे चित्रण करना।

Ixodiasis (इक्सोडिएसिस)— किलनियों के काटने से उत्पन्न कोई भी रोग अथवा त्वचा विक्षति, किलनीचर्मता।

Ixodic (इक्सोडिक)— किलनियों से सम्बन्धित अथवा उनके द्वारा उत्पन्न।

Ixodides (इक्सोडाइड्स)— किलनियाँ।

Ixomyelitis (इक्सोमाइलाइटिस)— कटि-प्रदेश में सुषुम्ना रज्जु का शोथ।

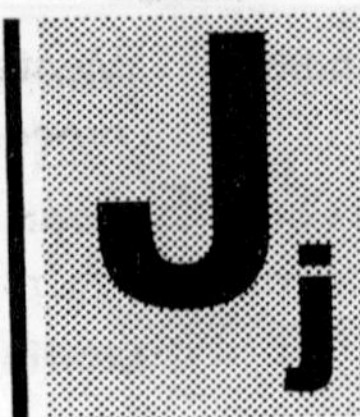

J (जे)— जूल का प्रतीक

Jab (जैब)— किसी नुकीली सामग्री से भोंकना (चुभोना)।

Jaboulay's amputation (जैबाऊलेज़ एम्पुटेशन)— जांघ का अंगोच्छेदन करके कूल्हे की हड्डी को अलग कर देना।

Jack (जैक)— 1. दुष्ट या धूर्त व्यक्ति 2. मूर्ख या बुद्धिहीन मनुष्य 3. भारी बोझा उठाने वाली मशीन।

Jacket (जैकेट)— मेरु-दण्ड को अचल बनाने अथवा विकृतियों को सही करने के लिए धड़ पर कसी जाने वाली प्लास्टर आफ पेरिस की एक पट्टी, बाह्यावरण।

Jack-knife position (जैक-नाइफ पोज़ीशन) — ऐसी स्थिति जिसमें रोगी कमर के सहारे लेटता है और कन्धों को ऊपर उठा लेता है, टाँगों के निचले भागों को जांघों पर आकुंचित कर लेता है तथा जांघें धड़ के समकोण पर होती हैं।

Jackscrew (जैकस्क्रीव)— एक पेंच के द्वारा कार्य करने वाला उपकरण जो दन्त-चाप को फैलाने अथवा अस्थिभंग के पश्चात् अस्थि के टुकड़ों की स्थिति सही करने के काम आता है।

Jacksonian epilepsy (जैक्सोनियन इपिलैप्सी)— एक स्थानिक प्रकार का अपस्मार (मिर्गी) जिसमें ग्रह (झटके) शरीर के केवल किसी सीमित भाग में ही जैसे मुख के कोण, सूचक अँगुली तथा हाथ या पैर के अँगूठे पर उत्पन्न होते हैं।

Jacquemier's sign (जैकीमीयर्स साइन)— गर्भावस्था में योनि की श्लेष्मिक कला का नीले या हल्के बैंगनी रंग का हो जाना।

Jactatio (जेक्टेशियो) — तीव्र रोग में बेचैनी के साथ सिर एवं शरीर का हिलना-डुलना।

Jactitation (जेक्टीटेशन)— तीव्र रोग में शरीर का इधर-उधर को भागना, तड़पन, व्याकुलता।

Jadelots's lines (जेडीलोट्स लाइन्स)— बच्चों के चेहरे पर स्थित रेखाएँ जो किसी रोग का संकेत देती हैं।

Jaeger's test types (जेगर्स टैस्ट टाइप्स)— निकट दृष्टि की जाँच के लिए किसी कार्ड पर छपी हुई विभिन्न परिमाणों के टाइपों की लाइनें।

Jagged (जैग्ड)— दाँतेदार या खाँचेदार।

Jaimais vu (जेमेस व्यू)— पूर्णतया अनोखे वातावरण में होने का अनुभव होना जबकि व्यक्ति सुपरिचित वातावरण में होता है।

Janeway lesion (जेनवे लीज़न)— जीवाणुज अन्तर्हृद्शोथ में हथेलियों एवं पाँवों के तलुवों पर पाया जाने वाला एक छोटा, वेदनारहित, लाल-नीला धब्बा।

Janiceps (जेनीसेप्स)— एक द्विराक्षस जिसके एक सिर तथा दो विपरीत दिशाओं में दो चेहरे होते हैं।

Jar (जार)— 1. काँच, पत्थर, मिट्टी अथवा प्लास्टिक का बना एक बड़ा पात्र जो बेलनाकार अथवा अन्य किसी आकृति में हो सकता है। 2. झटका देना।

Jargon (जारगोन)—1. मूर्खतापूर्ण भाषण 2. अपरिचित शब्दों का जो विज्ञान के किसी विशेष क्षेत्र के व्यक्तियों के लिए विशेष तौर से होते हैं, बोलना या लिखना।

Jarvis's snare (जारविस स्नेयर)— नासा-गुहाओं में स्थित वृद्धियों को अलग करने वाला एक यन्त्र।

Jaundice (जॉण्डिस)— अतिबिलिरूबिनरक्तता अर्थात् रक्त में बिलिरूबिन के अधिक हो जाने के परिणामस्वरूप बाइल पिग्मैन्ट या पित्त वर्णक के जमा हो जाने से उत्पन्न एक रोग जिसमें त्वचा, आँख के श्वेतपटल (स्क्लेरा) तथा नेत्रश्लेष्मकला, श्लेष्मिक कलाओं एवं मूत्र का रंग पीला हो जाता है; कामला या पीलिया। यह निम्न प्रकार की होती है–

- **Acholuric jaundice** (एकोल्यूरिक जॉण्डिस)— मूत्र में पित्त वर्णक से रहित कामला, अपित्तमेही कामला।
- **Cholestatic jaundice** (कोलीस्टेटिक जॉण्डिस)— किसी अवरोध अथवा यकृत कोशिकाओं में परिवर्तन होने के कारण पित्त के ड्योडिनम में पहुँचने में निष्फल हो जाने से उत्पन्न कामला, पित्तरुद्ध कामला।
- **Congenital jaundice** (कॉनजैनाइटल जॉण्डिस)— जन्मजात कामला।
- **Hematogenous jaundice, Hemolytic jaundice** (हीमैटोजीनस जॉण्डिस, हीमोलाइटिक जॉण्डिस)— लाल रक्त कोशिकाओं के रक्तसंलयन (विघटन) से उत्पन्न होने वाली कामला, रक्तसंलायी कामला।
- **Hepatocellular jaundice** (हिपैटोसेलुलर जॉण्डिस)— यकृत कोशिकाओं पर आघात पहुँचने अथवा उनके रोग के कारण होने वाली कामला, यकृत-कोशिकीय कामला।
- **Hepatogenous Jaundice** (हिपैटोजीनस जॉण्डिस)— यकृत रोग के कारण होने वाली कामला।
- **Infectious jaundice** (इन्फैक्शियस जॉण्डिस)— संक्रामक यकृतशोथ में होने वाली कामला।
- **Jaundice of the newborn** (जॉण्डिस ऑफ दि नीवबोर्न)— नवजात शिशुओं में होने वाली कामला।

Malignant jaundice (मैलिग्नैन्ट जॉण्डिस)— यकृत का तीव्र पीत अपक्षय, दुर्दम कामला।

Obstructive jaundice (ऑब्सट्रक्टिव जॉण्डिस)— पित्त के यकृत से ड्योडिनम में को होने वाले बहाव में होने वाले किसी यान्त्रिक अवरोध के परिणामस्वरूप उत्पन्न कामला, रुद्धपथ कामला।

Physiologic jaundice (फिजियोलॉजिक जॉण्डिस)— नवजात शिशुओं में होने वाली मृदु कामला जो जीवन के शुरू के कुछ दिनों तक ही रहती है और जिसकी चिकित्सा करने की आवश्यकता नहीं होती, प्राकृत कामला।

Retention jaundice (रिटैन्शन जॉण्डिस)— रक्त परिसंचरण से पित्त वर्णक को अलग करने की यकृत कोशिकाओं की अक्षमता के कारण होने वाली कामला, अवधारण कामला।

Toxic jaundice (टॉक्सिक जॉण्डिस)— जीवाणुज जीवविषों अथवा विषों जैसे कार्बन टैट्राक्लोराइड आदि के परिणामस्वरूप होने वाली कामला, विषज कामला।

Javelle water (जेवेल वाटर)— पोटेशियम या सोडियम हाइपोक्लोराइट का जलीय विलयन जिसका विरंजक एवं विसंक्रामक के रूप में प्रयोग किया जाता है।

Jaw (जा)— कोई एक अथवा दोनों, ऊर्ध्वहनु (मैक्ज़िला) एवं अधोहनु (मैण्डिबिल) हड्डियाँ जिनमें दाँत होते हैं और मुख का ढाँचा बनाती हैं; हनु; जबड़ा।

Crackling jaw (क्रैकेंलग जा)— ऐसा जबड़ा जिसके गति करने के दौरान सामान्य या रोगग्रस्त शंखअधोहनुक सन्धि में एक ध्वनि सुनाई देती है।

Lock-jaw (लॉक-जा)— जबड़े की पेशियों की तनाव युक्त ऐंठन जैसी कि धनुस्तम्भ या टेटनस में देखी जाती है, हनुस्तम्भ।

Lower jaw (लोअर जा)—Mandible.

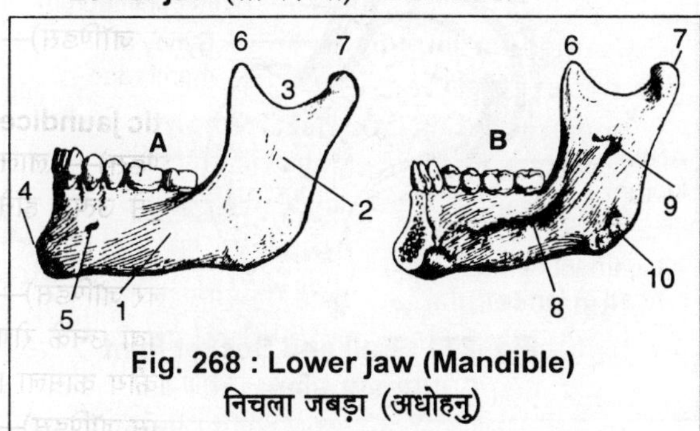

Fig. 268 : Lower jaw (Mandible)
निचला जबड़ा (अधोहनु)

A. Left half, external aspect=बायां अर्द्ध भाग, बाह्य रूप।

B. Right half, internal aspect=दायाँ अर्द्ध भाग, आन्तरिक रूप।

1. Body=काय, 2. Branch=शाखा, 3. Notch=खाँच, 4. Mental protuberance=चिबुक या ठुड्डी का उत्सेध, 5. Mental foramen=चिबुक या ठुड्डी का रन्ध्र, 6. Coronoid process=किरीटी प्रवर्ध, 7. Articular process=सन्धायक प्रवर्ध, 8. Mylohyoid line= माइलोहॉयड (कण्ठिका अस्थि एवं चर्वणक दन्त सम्बन्धी) रेखा, 9. Mandibular foramen=अधोहनुज रन्ध्र, 10. Mandibular angle=अधोहनुज कोण।

Lumpy jaw (लम्पी जा)—Actinomycosis.

Parrot jaw (पैरट जा)— कृन्तक दाँतों के बाहर निकल आने से उत्पन्न दशा, तोते के जैसा जबड़ा।

Upper jaw (अपर जा)—Maxilla.

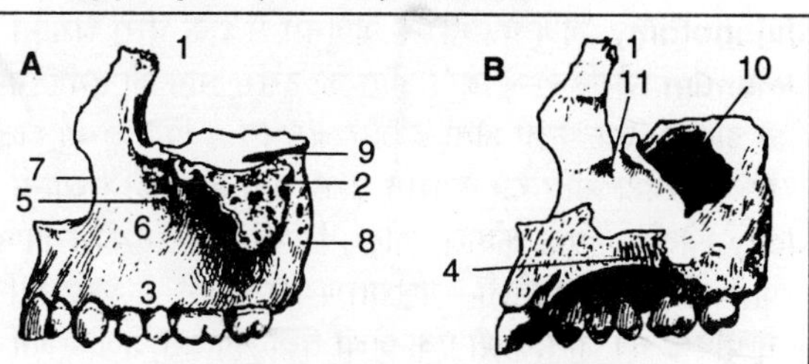

Fig. 269 Upper jaw (Maxilla)
ऊपरी जबड़ा (ऊर्ध्वहनु)

A. Left, external aspect=बायाँ, बाह्य रूप।

B. Right, internal aspect=दायाँ, आन्तरिक रूप।

1. Frontal process=ललाटीय प्रवर्ध, 2. Zygomatic process=गण्डास्थिक प्रवर्ध, 3. Alveolar process= दन्तउलूखलीय प्रवर्ध, 4. Palatine process=तालव प्रवर्ध, 5. Infraorbital foramen=अवनेत्रगुही रन्ध्र, 6. Canine fossa=रदनक-खात, 7. Nasal notch=नासिका-खाँच, 8. Maxillary tuberosity=ऊर्ध्वहनुज कन्दिलता, 9. Infraorbital sulcus=अवनेत्रगुही परिखा, 10. Maxillary sinus=ऊर्ध्वहनुज विवर, 11. Lacrimal groove =अश्रु-खाँच।

Jejunal (जेजुनल)— जेजुनम सम्बन्धी, मध्यान्त्रीय।

Jejunectomy (जेजुनेक्टॉमी)— मध्यान्त्र अथवा जेजुनम के किसी भाग अथवा सम्पूर्ण जेजुनम को शल्यक्रिया द्वारा काट कर निकाल देना।

Jejunitis (जेजुनाइटिस)— जेजुनम का शोथ, मध्यान्त्रशोथ।

Jejuno- (जेजुनो-)— एक उपसर्ग जो जेजुनम से सम्बन्ध को संकेतिक करता है।

Jejunocecostomy (जेजुनोसीकोस्टॉमी)— सीकम एवं जेजुनम को शल्यक्रिया द्वारा मिलाना।

Jejunocolostomy (जेजुनोकोलोस्टॉमी)— जेजुनम एवं कोलन के बीच शल्यक्रिया द्वारा एक मार्ग बनाना।

Jejunoileal (जेजुनोइलियल)— जेजुनम एवं इलियम से सम्बन्धित।

Jejunoileitis (जेजुनोइलियाइटिस)— जेजुनम एवं इलियम का शोथ, मध्यशेषान्त्रशोथ।

Jejunoileostomy (जेजुनोइलियोस्टॉमी)— जेजुनम एवं इलियम के बीच एक मार्ग बनाना।

Jejunojejunostomy (जेजुनोजेजुनोस्टॉमी)— जेजुनम के दो भागों के बीच एक मार्ग बनाना।

Jejunoplasty (जेजुनोप्लास्टी)— प्लास्टिक सर्जरी द्वारा जेजुनम की मरम्मत करना।

Jejunorrhaphy (जेजुनोरैह्फी)— जेजुनम की शल्यक्रिया द्वारा मरम्मत करना।

Jejunostomy (जेजुनास्टॉमी)— जेजुनम एवं उदरीय भित्ति की सतह के बीच एक स्थायी छिद्र बनाना।

Jejunotomy (जेजुनोटॉमी)— जेजुनम में एक चीरा लगाना।

Jejunum (जेजुनम)— छोटी आँत का दूसरा भाग जो ड्योडिनम से इलियम तक फैला होता है और लगभग 8 फिट लम्बा होता है और छोटी आँत का लगभग 2/5 भाग होता है; मध्यान्त्र।

Jelly (जेली)— एक कोमल, गाढ़ा, चिपचिपा, अर्द्धठोस पिण्ड जैसे कॉन्ट्रासेप्टिव जेली—गर्भधारण को रोकने के लिए योनि में प्रविष्ट की जाने वाली एक जेली तथा व्हार्टन्स जेली—नाभि रज्जु का कोमल जेली के समान संयोजी पदार्थ।

Jerk (जर्क)— 1. पेशी में अचानक होने वाली गति, प्रतिक्षेप, झटका 2. किसी पेशी या कण्डरा (टैण्डन) को ठोंकने पर होने वली प्रतिवर्त क्रियायें। उदाहरण–

Achilles jerk, Ankle jerk (एकिलस जर्क, एन्किल जर्क)— एकिलस टैण्डन को ठोंकने पर पिण्डली की पेशियों का संकुचित होना।

Elbow jerk (एल्बो जर्क)— खिंची हुई ट्राइसैप्स पेशी की कण्डरा के उद्दीपन से अग्रबाहु का प्रसारित हो जाना।

Knee jerk (नी जर्क)— जब घुटना समकोण पर आंकुचित हुआ होता है तो पटेलर टैण्डन पर ठोंकने पर पैर की निचले भाग में आगे की ओर प्रतिक्षेप या झटके आना; जानु प्रतिक्षेप।

Jerking (जर्किंग)— जिसमें प्रतिक्षेप या झटके आते हों, प्रतिक्षेपक।

Jet (जैट)— किसी रक्त वाहिनी के कटे हुए सिरे से रक्त की बहुत तेज धार फूट पड़ना।

Jitters (जिटर्स)— कँपाना या काँपना।

Joffroy's reflex (जोफरॉयज रिफ्लैक्स)— नितम्ब पर दबाव डालने पर नितम्ब-पेशियों में स्फुरण (फड़फड़ाहट) होना।

Joffroy's sign (जोफरॉयज साइन)— 1. आंगिक मस्तिष्क रोग की प्रारम्भिक अवस्थाओं में गणित के मामूली से मामूली प्रश्नों को हल न कर सकना। 2. नेत्रोत्सेध में आँखों को ऊपर घुमाने पर चेहरे की पेशियों का संकुचित न होना।

Jog (जोग)— झटके से हिलाना या हिलना, ऊपर-नीचे होना।

Jogger (जोगर)— धीरे-धीरे चलने वाला व्यक्ति।

Jogging (जोगिंग)— आनन्द के लिए अथवा शारीरिक स्वस्थता को बनाये रखने के लिए दौड़ने वाला।

Joint (ज्वाइंट)— सन्धि या जोड़। दो या अधिक हड्डियों के बीच संगम अथवा जुड़ने का स्थान जो तन्तुमय संयोजी ऊतक एवं उपास्थि का बना होता है। इसे मोटे तौर पर तीन वर्गों में विभाजित किया गया है–1. साइनार्थ्रोसिस–अचल सन्धि 2. एम्फीआर्थ्रोसिस–अल्प चल सन्धि 3. डायार्थ्रोसिस—चल सन्धि। सन्धि मुख्यतया निम्न प्रकार की होती हैं–

Amphidiarthrodial joint (एम्फीडायार्थ्रोडियल ज्वाइंट)— ऐसी सन्धि जो कोर सन्धि एवं संसर्पी सन्धि दोनों होती है।

Arthrodial joint (आर्थ्रोडियल ज्वाइंट)— संसर्पी सन्धि।

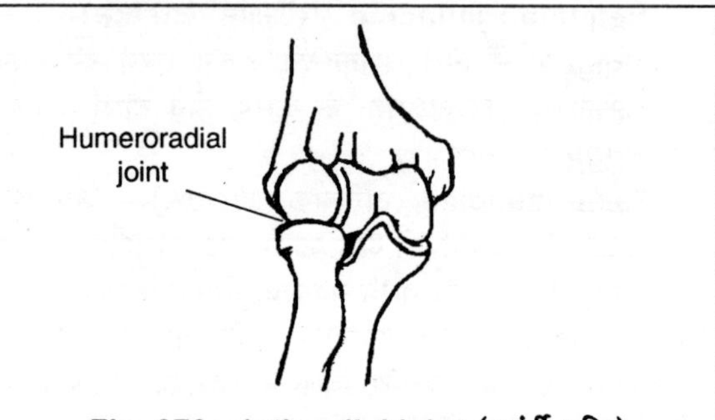

Fig. 270 : Arthrodial joint (ससंर्पी सन्धि)

Elbow (Humeroradial) joint=कोहनी (प्रगण्ड-बहिःप्रकोष्ठीय) सन्धि।

Ball and socket joint (बाल एण्ड साकेट ज्वाइंट)— ऐसा जोड़ जिसमें एक हड्डी का गोल सिरा दूसरी हड्डी की गुहा में फिट हो जाता है जैसे कूल्हे का जोड़, उलूखल सन्धि।

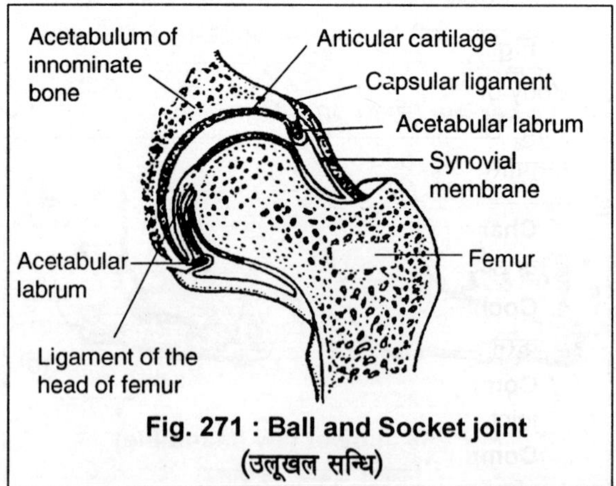

Fig. 271 : Ball and Socket joint (उलूखल सन्धि)

Acetabulum of innominate bone = अनामी अस्थि या इन्नोमिनेट हड्डी का उलूखल, Articular cartilage = सन्धायक उपास्थि, Capsular ligament = सम्पुटीय स्नायु, Acetabular labrum = उलूखलीय ओष्ठ, Synovial membrane = श्लेषक कला, Ligament of the head of femur = फीमर के शीर्ष का लिगामैंट

Biaxial joint (बाइएक्सियल ज्वाइंट)— ऐसी सन्धि जिसमें एक दूसरे के साथ समकोणों पर, दो मुख्य अक्षों में गति होती है।

Bicondylar joint (बाइकॉण्डाइलर ज्वाइंट)— एक श्लेषक सन्धि जिसमें एक अस्थि की दो गोल सतह दूसरी अस्थि पर स्थित छिछले गड्ढों में फिट होकर सन्धि का निर्माण करती हैं।

Bilocular joint (बाइलॉकुलर ज्वाइंट)— ऐसी सन्धि जो अन्तरा-सन्धायक उपास्थि द्वारा दो खण्डों में विभक्त रहती है।

Bleeder's joint (ब्लीडर्स ज्वाइंट)— हीमोफीलिया के रोगी की सन्धि जिसमें रक्तस्राव होता है।

Cartilaginous joint (कार्टिलेजीनस ज्वाइंट)— ऐसी सन्धि जिसमें अस्थियाँ उपास्थि द्वारा जुड़ी होती हैं।

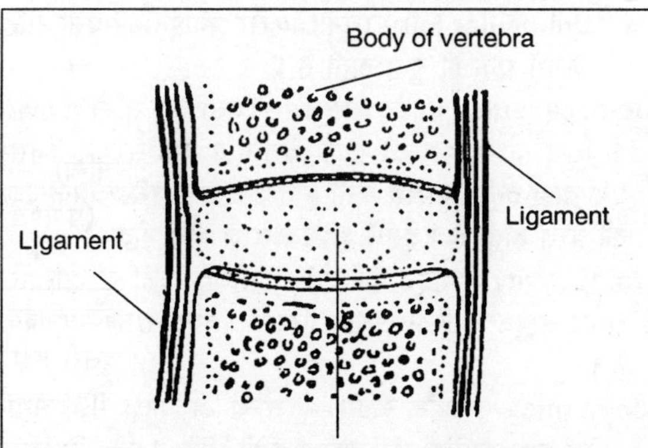

Fig. 272 Cartilaginous joint (उपास्थीय सन्धि)

Body of vertebra = कशेरुका का काय, Ligament = स्नायु, Disc of fibrocartilage (Intervertebral disc) = तन्तुपास्थि की चक्रिका (अन्तराकशेरुक चक्रिका)

Charcot's joint (चार्कोट्स ज्वाइंट)—अक्षर 'C' के खण्ड के अन्तर्गत देखें।

Cochlear joint (कोक्लियर ज्वाइंट)— पार्श्वों में गति करने वाला जोड़।

Complex joint (काम्प्लैक्स ज्वाइंट)—Compound joint.

Compound joint (कम्पाउण्ड ज्वाइंट)— दो से अधिक हड्डियों से बनने वाला जोड़।

Condyloid joint (कॉण्डीलॉयड ज्वाइंट)— ऐसा जोड़ जिसमें अक्षीय घूर्णन के अतिरिक्त सभी प्रकार की कोणीय गतियाँ हो सकती हैं।

Diarthrodial joint (डायार्थ्रोडियल ज्वाइंट)— श्लेषक सन्धि। ऐसी सन्धि जिसमें सम्पुट या कैप्सूल के भीतर हड्डियों को अलग करने वाली एक गुहा होती है जिससे सन्धि स्वतन्त्रतापूर्वक गति कर सकती है; चल सन्धि।

Enarthrodial joint (एनार्थ्रोडियल ज्वाइंट)— बहुअक्षीय सन्धि, उलूखल सन्धि।

False joint (फाल्स ज्वाइंट)— किसी अस्थि भंग के पश्चात् बनने वाला जोड़, कूट सन्धि।

Fibrous joint (फाइब्रस ज्वाइंट)— ऐसा जोड़ जिसमें हड्डियाँ तन्तुमय ऊतक से जुड़ी होती हैं, तन्तुमय सन्धि।

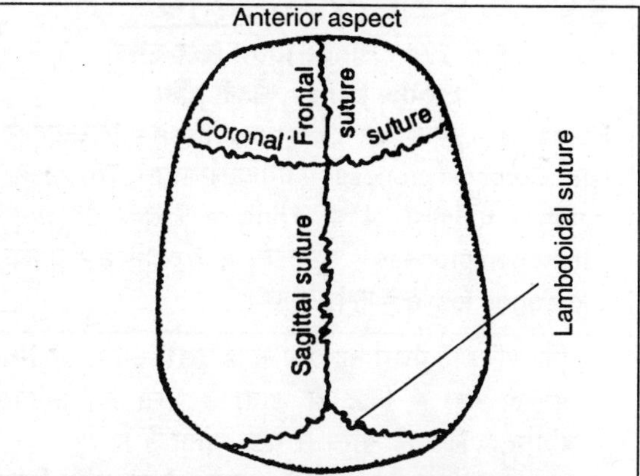

Fig. 273 : Fibrous joint (तन्तुमय सन्धि)
Anterior aspect of the skull showing the main sutures. खोपड़ी का मुख्य सीवनों को दर्शाता हुआ अग्रज रूप

Frontal suture=ललाटीय सीवनी, Coronal suture =किरीटी सीवनी, Sagittal suture = अग्र-पश्च सीवनी, Lambdoidal suture=लैम्बडॉयडल सीवनी।

Flail joint (फिलेल ज्वाइंट)— अत्यधिक गति करने वाली सन्धि, शिथिल सन्धि।

Ginglymoid joint (गिंग्लिमॉयड ज्वाइंट)— कोर सन्धि। एक श्लेषक-सन्धि जिसमें केवल आगे एवं पीछे को गति होती है।

Gliding joint (ग्लाइडिंग ज्वाइंट)— ऐसा जोड़ जिसमें हड्डियों के सिरे एक दूसरे पर खिसक या रपट जाते हैं, संसर्पी सन्धि।

Hemophilic joint (हीमोफिलिक ज्वाइंट)—Bleeder's joint.

Hinge joint (हिंग ज्वाइन्ट)— ऐसा जोड़ जो केवल आगे और पीछे को घूमता है जैसे कोहनी सन्धि, कोर सन्धि।

Immovable joint (इम्मुवेबिल ज्वाइंट)— ऐसा जोड़ जो बिल्कुल ही हिल-डुल नहीं सकता जैसे मेरुदण्ड में कशेरुकाओं के बीच का कोई जोड़, अचल सन्धि।

Mixed joint (मिक्सड ज्वाइंट)— ऐसी सन्धि जिसमें विभिन्न प्रकार की सन्धियों के गुण संयुक्त होते हैं।

Movable joint (मुवेबिल ज्वाइंट)— चल सन्धि।

Pivot joint (पाइवट ज्वाइंट)— एक श्लेषक सन्धि जिसमें

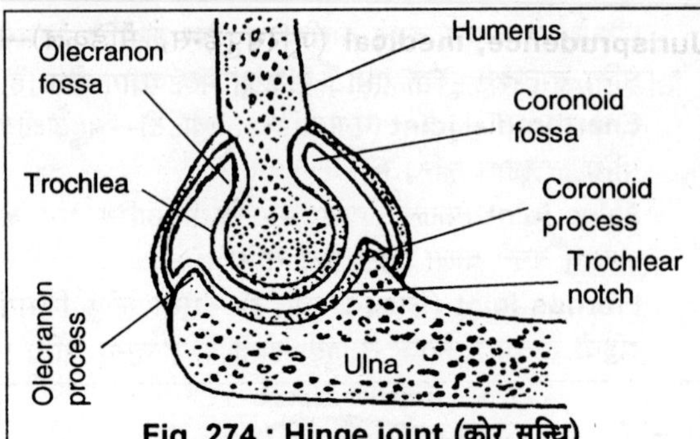

Fig. 274 : Hinge joint (कोर सन्धि)
Elbow joint = कोहनी सन्धि

Humerus = प्रगण्डिका, Coronoid fossa = किरीटाकार खात, Coronoid process = किरीटाकार प्रवर्ध, Trochlear notch = चक्रकीय खाँच, Ulna = अन्त:प्रकोष्ठिका, Olecranon process = कूर्पर प्रवर्ध, Trochlea = चक्रक Olecranon fossa = कूर्पर खात।

एक अस्थि के बेलन का एक खण्ड दूसरी अस्थि पर स्थित अनुरूप गुहा में फिट हो जाता है जैसा कि समीपस्थ बहिरन्तःप्रकोष्ठकी सन्धि में देखा जाता है।

Plane joint (प्लेन ज्वाइंट)— एक श्लेषक सन्धि जिसमें विपरीत अस्थिल सतहें चपटी अथवा हल्की-सी वक्र होती हैं जिसमें केवल खिसकने वाली गतियाँ ही हो सकती हैं।

Saddle joint (सैडल ज्वाइंट)— ऐसा जोड़ जिसमें एक हड्डी के सिरे की सतह उन्नतोदर होती है जबकि इसके विपरीत ओर की नतोदर होती है, पर्याण सन्धि।

Simple joint (सिम्पिल ज्वाइंट)— दो हड्डियों से बना जोड़, सरल सन्धि।

Synarthrodial joint (साइनार्थ्रोडियल ज्वाइंट)— अचल सन्धि।

Synovial joint (साइनोवियल ज्वाइंट)— ऐसी सन्धि

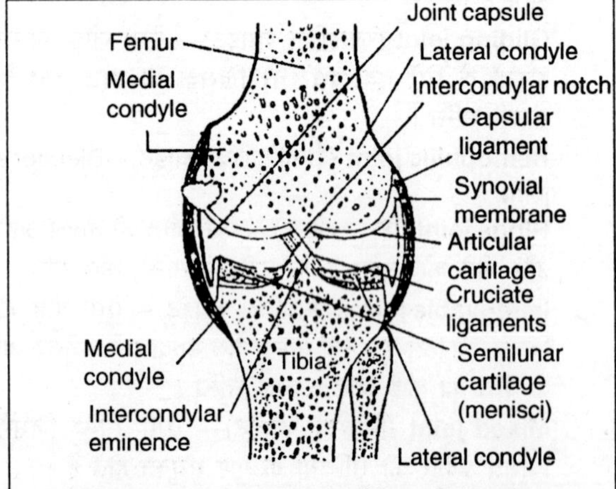

Fig. 275 : Synovial joint (श्लेषक-सन्धि) Anterior aspect of knee joint जानु सन्धि का अग्रज रूप

Femur = ऊरू अस्थि, Medial condyle = मध्यवर्ती स्थूलक, Intercondylar eminence = अन्तरास्थूलकीय उत्सेध, Lateral condyle = पार्श्वीय स्थूलक, Semilunar cartilages (menisci) = अर्द्धचन्द्राकार उपास्थियाँ (नवचन्द्रक), Cruciate ligaments = स्वास्तिक स्नायु, Articular cartilage = सन्धायक उपास्थि, Synovial membrane = श्लेषक कला, Capsular ligament = सम्पुटीय स्नायु, Intercondylar notch = अन्तरास्थूलकीय खाँच, Lateral condyle = पार्श्वीय स्थूलक, Joint capsule = सन्धि सम्पुट

जिसमें सम्पुट में श्लेषक कला द्वारा आस्तरित एक गुहा बन्द रहती है जिसमें श्लेषक-तरल भरा होता है, श्लेषक सन्धि।

Uniaxial joint (यूनीएक्सियल ज्वाइंट)— एक ही अक्ष या धुरी पर घूमने वाली सन्धि।

Unilocular joint (यूनीलोकुलर ज्वाइंट)— ऐसी सन्धि जिसमें एक ही गुहा होती है।

Joint capsule (ज्वाइंट कैप्सूल)— किसी चल सन्धि में हड्डियों के सिरों को बन्द करने वाली थैलीनुमा एक संरचना जिसमें एक बाह्य तन्तुमय परत होती है तथा एक भीतरी श्लेषक-कला की परत होती है। इसमें श्लेषक-तरल भरा होता है।

Joint cavity (ज्वाइंट कैविटी)— श्लेषक-कला से आस्तरित सन्धि सम्पुट में स्थित स्थान जिसमें श्लेषक-तरल भरा होता है।

Joint mice (ज्वाइंट माइस)— सन्धि अवकाश में विद्यमान अस्थि या उपास्थि के स्वतन्त्र छोटे-छोटे टुकड़े, विशेषकर घुटने की सन्धि में जो पूर्व में पहुँचे किसी आघात के कारण हो सकते हैं।

Joule (जूल)— एक एम्पियर विद्युत्-धारा द्वारा एक ओह्म के प्रतिरोध के विरुद्ध एक सेकण्ड में किया गया कार्य।

JRA (जेआरए)—Juvenile rheumatoid arthritis. किशोरावस्था का गठियारूप सन्धिशोथ।

Juga (जुगा)— Jugum का बहुवचन।

Jugal (जुगल)— जुड़ा हुआ या गण्डास्थि अथवा गाल से सम्बन्धित।

Jugal bone (जुगल बोन)— गण्डास्थि, कपोलास्थि।

Jugale (जुगेल)— गण्डास्थि प्रवर्ध के किनारे पर स्थित बिन्दु।

Jugal process (जुगल प्रोसेस)— गण्डास्थि प्रवर्ध।

Jugate (जुगेट)— 1. जोड़ीदार 2. कटकों से युक्त।

Jugomaxillary (जुगोमैक्ज़िलरी)— ऊर्ध्वहनु या मैक्ज़िला एवं गण्डास्थि से सम्बन्धित।

Jugular (जुगुलर)— 1. गर्दन सम्बन्धी 2. ग्रीवा-शिरा।

Jugular foramen (जुगुलर फोरामैन)— पश्चकपालिक एवं शंखास्थि के ग्रीवा-खाँचों से बना एक छिद्र।

Jugular fossa (जुगुलर फोसा)— ग्रीवा-शिरा के लिए शंखास्थि के अश्मास्थिक भाग में एक गड्ढा ।

Jugular process (जुगुलर प्रोसेस)— पश्चकपालिक अस्थि से शंखास्थि की ओर निकलने वाला एक उभार ।

Jugular veins (जुगुलर वेन्स)— ग्रीवा क्षेत्र की शिराएँ, ग्रैव शिरायें । इन्हें दो में विभाजित किया गया है—1. बाह्य ग्रीवा-शिरा—यह कपाल के बाहर से एवं चेहरे के गहराई के भागों से रक्त प्राप्त करती है । 2. आन्तरिक ग्रीवा-शिरा—यह मस्तिष्क से एवं चेहरे तथा गर्दन के उपरिस्थ भागों से रक्त प्राप्त करती है ।

Jugulate (जुगुलेट)— चिकित्सा द्वारा किसी रोग की प्रगति को तुरन्त ही रोक देना ।

Jugulation (जुगुलेशन)— चिकित्सा द्वारा किसी रोग का एकदम रुक जाना ।

Jugulum (जुगुलम)— गर्दन अथवा गला ।

Jugum (जुगुम)—1. दो सरंचनाओं को जोड़ने वाला एक कटक या खातिका (खाँच) 2. लिंग को दबाने वाली चिमटी ।

Juice (जूस)— किसी जन्तु, मनुष्य अथवा पौधे के किसी भी भाग से निकाला गया सत्व, स्रवित अथवा उत्सर्जित कोई भी तरल जैसे आमाशय की दीवारों से स्रवित होने वाला जठर-रस या आमाशयिक रस ।

Jumentous (जूमेन्टश)— घोड़े के जैसा, जैसे कुछ रोगों में मूत्र की गन्ध होती है ।

Junction (जन्कशन)— दो भागों के संयोग का अथवा उनके एक दूसरे के पास आने का स्थान जैसे म्यूकोक्यूटेनियस जन्कशन जो त्वचा एवं श्लेष्मिक कला के बीच का संगम होता है, सन्धि या संगम ।

Junctional (जन्कशनल)— संगमी ।

Junctura (जन्कचुरा)— सन्धि या जोड़ ।

Junket (जन्केट)— दावत ।

Jurisprudence, medical (जूरिसप्रुडैन्स, मेडिकल)— विधि-शास्त्र जिसका चिकित्सीय प्रैक्टिस में उपयोग होता है, चिकित्सीय विधि-शास्त्र ।

Jury-mast (जूरी-मास्ट)— मेरु-दण्ड के रोग में सिर को सहारा देने वाला एक उपकरण ।

Jusculum (जस्कुलम)— शोरबा या रसा ।

Juster's reflex (जस्टर्स रिफ्लैक्स) — हथेली को क्षोभित करने पर अँगुली का प्रसारित हो जाना ।

Justo major (जस्टो मेजर)— सामान्य से बड़ा ।

Justo minor (जस्टो माइनर)— सामान्य से छोटा ।

Juvenile (ज्वेनाइल)— 1. बचपन अथवा युवावस्था से सम्बन्धित 2. बच्चा अथवा युवक ।

Juvenile delinquent (ज्वैनाइल डेलिन्कुएन्ट)— ऐसा किशोर जो असामाजिक अथवा आपराधिक कार्य करता है और जिस पर माँ-बाप का कोई नियन्त्रण नहीं होता ।

Juxta- (जक्सटा-)—एक उपसर्ग जिसका अर्थ 'पास में स्थित' होता है ।

Juxta-articular (जक्स्टा-आर्टिकुलर)— किसी जोड़ के पास स्थित ।

Juxtaepiphysial (जक्स्टाइपीफाइज़ियल)— किसी अधिवर्ध के पास अथवा उससे लगा हुआ ।

Juxtaglomerular (जक्स्टाग्लोमेरूलर)— किसी केशिकागुच्छ के पास अथवा उससे लगा हुआ ।

Juxtangina (जक्स्टैन्जाइना)— ग्रसनी या गले की पेशियों की सूजन ।

Juxtaposition (जक्स्टापोज़िशन)— समीपवर्ती स्थिति, सानिध्य ।

Juxtapyloric (जक्स्टापाइलोरिक)— जठरनिर्गम के पास ।

Juxtaspinal (जक्स्टास्पाइनल)— मेरूदण्ड के पास ।

Juxtavesical (जक्स्टावैसाइकल)— मूत्राशय के पास स्थित ।

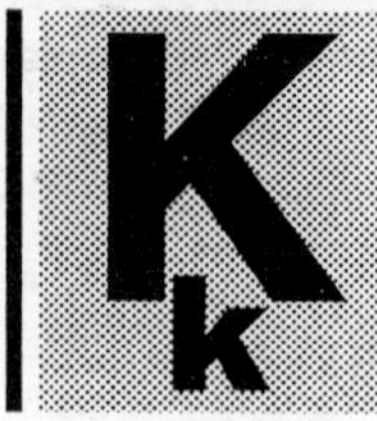

K (के)— पोटेशियम का रासायनिक प्रतीक।

Kaes's feltwork (कीज़ फैल्टवर्क)— प्रमस्तिष्क-कॉर्टेक्स में तन्त्रिका तन्तु का बना जाल।

Kahler's disease (केहलर्स डिज़ीज)— बहु दुर्दम-मज्जार्बुद।

Kaif (केफ)— औषधियों के प्रयोग द्वारा उत्पन्न स्वप्नपूर्ण प्रशान्तता (शान्ति के साथ लेटकर स्वप्न देखना)

Kainophobia (केनोफोबिया)— नये स्थलों अथवा परिस्थितियों एवं नई वस्तुओं का असामान्य भय।

Kakidrosis (कैकीड्रोसिस)— दुर्गन्धित पसीना।

Kakke (केक्की)— बहुतन्त्रिकाशोथ का स्थानिक रूप।

Kakosmia (केकोस्मिया)— दुर्गन्ध की अनुभूति होना जो वास्तव में विद्यमान नहीं होती।

Kakotrophy (कैकोट्रॉफी)— कुपोषण।

Kala-azar (कालाजार)— एक कशाभयुक्त एककोशिकीय जन्तु लीशमैनिया डोनोवैनाई जो संक्रमित बालु-मक्षिका या सैण्डफ्लाई के काटने से संचारित होता है, के द्वारा उत्पन्न संसार के ऊष्णकटिबन्धी एवं अवऊष्णकटिबन्धी प्रदेशों में फैलने वाला एक प्राणघातक संक्रामक रोग जिसमें ज्वर होता है, रक्ताल्पता एवं क्षीणता हो जाती है तथा प्लीहा एवं यकृत बढ़ जाते हैं।

Kali (कैली)— पोटाश या पोटेशियम।

Kaliemia (कैलीमिया)— रक्त में पोटेशियम की विद्यमानता।

Kaligenous (कैलीजीनस)— पोटाश बनाने वाला।

Kalimeter (कैलीमीटर)— किसी पदार्थ की क्षारीयता के अंश को मापने वाला एक उपकरण।

Kaliopenia (कैलियोपीनिया)— रक्त में पोटेशियम की कमी हो जाना।

Kaliopenic (कैलियोपैनिक)— रक्त में पोटेशियम की कमी हो जाने से सम्बन्धित।

Kalium (कैलियम)— पोटेशियम।

Kaliuresis (कैलियूरेसिस)— पोटेशियम का मूत्र में उत्सर्जित होना।

Kaliuretic (कैलियूरेटिक)— पोटेशियम के मूत्र में उत्सर्जित होने से सम्बन्धित अथवा पोटेशियम को मूत्र में उत्सर्जित करने वाला।

Kanner syndrome (केनर सिण्ड्रोम)— एक मानसिक दशा जिसमें बच्चा बचपन से अपने ऊपर ही ध्यान देता है और बाह्य जगत से अलग अकेले में रहना पसन्द करता है।

Kaolin (केओलिन)— जलयोजित एल्युमीनियम सिलीकेट जिसका अवशोषक के रूप में आन्तरिक तथा शामक एवं नमी का अवशोषण करके रक्षक के रूप में बाह्य प्रयोग होता है।

Kaolinosis (केओलिनोसिस)— केओलिन कणों के सांस के साथ अन्दर खिंच जाने से उत्पन्न फुफ्फुसधूलिमयता।

Karman cannula (कार्मैन कैन्यूला)— शुरु में ही गर्भस्राव सम्पन्न करने के लिए प्रयोग में लायी जाने वाली एक लचीली प्लास्टिक की प्रवेशिनी।

Karyo- (कैरियो-)— एक उपसर्ग जिसका अर्थ किसी कोशिका का केन्द्रक होता है।

Karyochromatophil (कैरियोक्रोमेटोफिल)— ऐसे केन्द्रक से युक्त जो अभिरंजित हो जाता है।

Karyochrome (कैरियोक्रोम)— आसानी से अभिरंजित हो जाने वाले केन्द्रक से युक्त तन्त्रिका कोशिका।

Karyoclasis (कैरियोक्लेसिस)— किसी कोशिका केन्द्रक का टुकड़े-टुकड़े हो जाना।

Karyocyte (कैरियोसाइट)— एक केन्द्रकयुक्त लाल रक्त कोशिका, मूललोहितकोशिका।

Karyogamic (कैरियोगैमिक)— कोशिका संयुग्मन में केन्द्रकों के जुड़ने से सम्बन्धित।

Karyogamy (कैरियोगैमी)— कोशिका संयुग्मन में केन्द्रकों का जुड़ना।

Karyogenesis (कैरियोजेनेसिस)— किसी कोशिका केन्द्रक का बनना।

Karyogenic (कैरियोजेनिक)—1. कोशिका केन्द्रक के बनने से सम्बन्धित 2. केन्द्रक को बनाने वाला।

Karyogonad (कैरियोगोनाड)—Micronucleus.

Karyokinesis (कैरियोकाइनेसिस)— कोशिका-विभाजन की प्रक्रिया में केन्द्रक का बराबर विभाजित होना, सूत्रीविभाजन।

Karyokinetic (कैरियोकाइनेटिक)— सूत्री विभाजन सम्बन्धी।

Karyoklasis (कैरियोक्लेसिस)— कोशिका केन्द्रक का अवखण्डन।

Karyolobic (कैरियोलोबिक)— खण्डों वाले केन्द्रक से युक्त।

Karyolobism (कैरियोलोबिज़्म)— किसी कोशिका की खण्डों वाले केन्द्रक से युक्त होने की दशा जैसे कि बहुरूपीकेन्द्रकीय श्वेत रक्त कोशिकाओं में होता है।

Karyology (कैरियोलॉजी)—कोशिकाविज्ञान की वह शाखा जिसमें कोशिका केन्द्रक का अध्ययन किया जाता है, केन्द्रकविज्ञान।

Karyolymph (कैरियोलिम्फ)—कोशिका केन्द्रक का तरल भाग।

Karyolysis (कैरियोलाइसिस)— कोशिका केन्द्रक का नष्ट होना, केन्द्रकसंलयन।

Karyolytic (कैरियोलाइटिक)— केन्द्रकसंलयन से सम्बन्धित अथवा उसे उत्पन्न करने वाला।

Karyomegaly (कैरियोमेगैली)— किसी कोशिका केन्द्रक का असामान्य रूप से बढ़ जाना।

Karyomere (कैरियोमेयर)— एक जलस्फोट या पुटिका जिसमें केन्द्रक का केवल कुछ ही भाग होता है।

Karyomicrosome (कैरियोमाइक्रोसोम)— केन्द्रकद्रव्य में स्थित कोई भी छोटा-सा कण।

Karyomitome (कैरियोमाइटोम)— केन्द्रकीय क्रोमैटिन की जाली।

Karyomitosis (कैरियोमाइटोसिस)— कोशिका विभाजन में केन्द्रकीय परिवर्तन।

Karyomorphism (कैरियोमोर्फिज़्म)— किसी कोशिका केन्द्रक का रूप।

Karyon (कैरियोन)— किसी कोशिका का केन्द्रक।

Karyophage (कैरियोफेज)— कोशिका के भीतर रहने वाला एककोशिकीय परजीवी जो उसके केन्द्रक को नष्ट करता है।

Karyoplasm (कैरियोप्लाज़्म)—Nucleoplasm.

Karyoplasmolysis (कैरियोप्लाज़्मोलाइसिस)—Achromatolysis.

Karyoplast (कैरियोप्लास्ट)— एक कोशिका केन्द्रक जो कोशिका-द्रव्य की एक पतली पट्टी तथा एक प्लाज्मा झिल्ली से घिरा होता है।

Karyopyknosis (कैरियोपिकनोसिस)— किसी कोशिका केन्द्रक का सिकुड़ जाना तथा क्रोमैटिन का संघनित होना।

Karyorrhexis (कैरियोरैह्क्सिस)— कोशिका केन्द्रक के फट जाने पर क्रोमैटिन का छोटे-छोटे कणों में अवखण्डित हो जाना, केन्द्रकभंग।

Karyosome (कैरियोसोम)— ऐसी कोशिकाओं के केन्द्रकों में जो विभाजित नहीं होतीं, पाये जाने वाले क्रोमैटिन पदार्थ के संघनित अनियमित पुंजों में से कोई एक।

Karyostasis (कैरियोस्टेसिस)— किसी कोशिका केन्द्रक की विश्रामावस्था।

Karyotheca (कैरियोथीका)— किसी कोशिका केन्द्रक को चारों ओर से घेरने वाली झिल्ली।

Karyotype (कैरियोटाइप)— कोशिका केन्द्रक का गुणसूत्री गठन।

Karyozoic (कैरियोज़ोइक)— कोशिका केन्द्रक के भीतर रहने वाला जैसे कोई अन्तःकोशिकी एककोशिकीय परजीवी।

Kata- (कैटा-)— एक उपसर्ग जिसका अर्थ नीचे, पीछे, विपरीत अथवा उल्टी क्रिया होता है।

Katabolism (कैटाबोलिज़्म)—Catabolism.

Kataplasia (कैटाप्लेसिया)—Cataplasia.

Katatonia (कैटाटोनिया)—Catatonia.

Kathisophobia (कैथिसोफोबिया)— नीचे बैठने का भय।

Kation (कैटायन)— धनात्मक विद्युत् आवेश से पूरित आयन, धनायन।

Katophoria (कैटोफोरिया)—Katotropia.

Katotropia (कैटोट्रॉपिया)— नेत्रगोलक की अत्यधिक नीचे को गिर जाने की प्रवृत्ति।

Katzenjammer (कैटजेन्ज़ामर)— शराब अधिक पीने के पश्चात् सोकर उठने पर मानसिक अवसाद, सिर दर्द, प्यास, जी मिचलाना, चिड़चिड़ाहट तथा थकान के लक्षण उत्पन्न होना।

KBr (के बीआर)— पोटेशियम ब्रोमाइड।

Kcal (के केल)— किलोकैलोरी

KCl (केसीएल)— पोटेशियम क्लोराइड।

Kegel exercises (केगल एक्सरसाइज़ेज)— स्त्रियों के मूलाधार की पेशियों को शक्तिशाली बनाने के लिए किए जाने वाले व्यायाम जो शिशु जन्म की प्रक्रियाओं एवं लैंगिक आनन्द में सहायता करते हैं।

Keith-Flack node (केथ-फ्लैक नोड)— हृदय का शिरानाल-अलिन्द पर्व।

Keith's bundle, node (केथ्स बण्डल, नोड)— हृदय का शिरानाल-अलिन्द पर्व।

Kelectome (कैलेक्टोम)— परीक्षण के लिए किसी अर्बुद पदार्थ के एक टुकड़े को निकालने वाला एक यन्त्र।

Kelis (केलिस)—Keloid.

Kelly's pad (कैलीस पैड)— ऑपरेशन टेबूल या बिस्तर के लिए एक निकास गद्दी।

Keloid (कीलॉयड)— किसी चोट लगने अथवा ऑपरेशन के पश्चात् या मुहासा निकलने के बाद त्वचा में उठा हुआ, लाल, मोटा एवं कठोर व्रणचिन्ह; चर्मक्षतार्बुद।

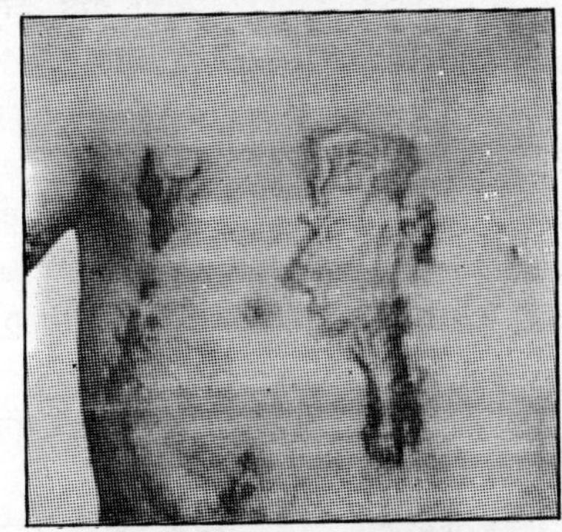

Fig. 276 : Keloid (चर्मक्षतार्बुद)

Keloidosis (कीलॉयडोसिस)— चर्मक्षतार्बुदों या कीलॉयडों का बनना।

Kelosomia (कीलोसोमिया)—Celosomia.

Kelosomus (कीलोसोमस)— एक ऐसा भ्रूण जिसकी उरोस्थि (स्टर्नम) में जन्मजात विदर या दरार होती है जिससे होकर भ्रूण के अन्तरांग बाहर निकल आते हैं।

Kelotomy (कीलोटॉमी)— संकुचित होती हुई ग्रीवा के ऊतकों से होकर विपाशित हर्निया का ऑपरेशन करना।

Kelvin scale (कैल्विन स्केल)— एक तापमान मापनी जिसमें जीरो सैल्सियस पैमाने के ऋणात्मक 273° के बराबर होता है। कैल्विन पैमाने पर जल का हिमांक 273°K तथा क्वथनांक 373°K होता है।

Kenny treatment (केनी ट्रीटमैन्ट)— पोलियोमायलाइटिस की चिकित्सा करने में प्रयुक्त भौतिक चिकित्सा-पद्धति।

Kenophobia (कीनोफोबिया)— खाली स्थानों का विकृत भय।

Kerasin (केरासिन)— मस्तिष्क ऊतक से पृथक किया गया एक सेरिब्रोसाइड।

Keratalgia (कैराटेल्जिया)— स्वच्छमण्डल में दर्द होना।

Keratectasia (केराटेक्टेसिया)— स्वच्छमण्डल का बाहर निकल आना, स्वच्छमण्डल-बहिःसरण।

Keratectomy (केराटेक्टॉमी)— स्वच्छमण्डल के किसी भाग को शल्यक्रिया द्वारा काटकर अलग कर देना, स्वच्छमण्डल-उच्छेदन।

Keratiasis (केराटिएसिस)— त्वचा पर शृंगी अधिमांसों का बनना।

Keratic (केराटिक)— 1. शृंगी 2. केराटिन सम्बन्धी 3. स्वच्छमण्डलीय।

Keratin (केराटिन)— बाह्यत्वचा, बाल एवं नाखूनों में पाया जाने वाला एक कठोर प्रोटीन पदार्थ; केराटिन।

Keratinase (केराटिनेज़)— केराटिन का जलअपघटन करने वाला एक एन्जाइम।

Keratinisation (केराटिनाइज़ेशन)— कठोर अथवा शृंगी बनने की क्रिया, केराटिनीकरण, केराटिनीभवन।

Keratinize (केराटिनाइज)— कठोर अथवा शृंगी बनना।

Keratinized (केराटिनाइज़्ड)—Cornified.

Keratinocyte (केराटिनोसाइट)— त्वचा की कोई भी कोशिका जो केराटिन का निर्माण करती है।

Keratinophilic (केराटिनोफिलिक)— ऐसे कवकों को बताने वाला जो केराटिन पर निर्वाह करते हैं जैसे डर्मेटोफाइट।

Keratinous (केराटिनस)— केराटिन से बना हुआ अथवा उसकी प्रकृति का, केराटिनी, केराटिनयुक्त।

Keratitis (केराटाइटिस)— स्वच्छमण्डलशोथ, कॉर्निया की सूजन। यह मुख्यतया निम्न प्रकार का होता है–

Actinic keratitis (एक्टिनिक केराटाइटिस)— स्वच्छमण्डल या कॉर्निया की अल्ट्रावॉयलेट प्रकाश से होने वाली प्रतिक्रिया के रूप में उत्पन्न होने वाला स्वच्छमण्डलशोथ।

Deep punctate keratitis (डीप पंक्टेट केराटाइटिस)— उपदंश-जनित परितारिकाशोथ में उत्पन्न होने वाला स्वच्छमण्डलशोथ जिसमें किसी साफ कॉर्निया में अपारदर्शिताएँ या फुल्लियाँ उत्पन्न हो जाती हैं।

Herpetic keratitis (हर्पेटिक केराटाइटिस)— 1. हर्पीज़ सिम्प्लैक्स वाइरस के संक्रमण के कारण स्वच्छमण्डल पर शाखायुक्त व्रणों का बनना 2. हर्पीज जॉस्टर आपथैल्मीकस में कोष्ठक स्वच्छमण्डलशोथ (कॉर्निया पर पानी से भरे दानों का बनना)।

Interstitial keratitis (इन्ट्रस्टीशियल केराटाइटिस) — उपदंश (सिफिलिस) अथवा क्षय रोग में 5 से 15 वर्ष तक की आयु के बच्चों में सामान्यतया पाया जाने वाला जीर्ण, गहन, अपूय (पस रहित) स्वच्छमण्डलशोथ जिसमें स्वच्छमण्डल या कॉर्निया धुँधला हो जाता है; अंतरालीय स्वच्छमण्डलशोथ।

Keratitis bullosa (केराटाइटिस बुलोसा)— स्वच्छमण्डल पर छालों का बन जाना, स्फोटी स्वच्छमण्डलशोथ।

Keratitis disciformis (केराटाइटिस डिस्सीफोर्मिस)— स्वच्छमण्डल के बीच में भूरे रंग की एक चक्राकार अपारदर्शिता; बिम्बी स्वच्छमण्डलशोथ।

Keratitis hypopyon (केराटाइटिस हाइपोपियोन)— नेत्र के अग्र कोष्ठ में सर्पाकार पूयमय व्रण।

Mycotic keratitis (माइकोटिक केराटाइटिस)— कवक संक्रमण द्वारा उत्पन्न स्वच्छमण्डलशोथ।

Necrotizing keratitis (नैक्रोटाइजिंग केराटाइटिस) — कॉर्निया का गम्भीर शोथ एवं इसका परिगलन हो जाना जैसा कि सामान्यतः हर्पीज के संक्रमण में देखा जाता है।

Neuroparalytic keratitis (न्यूरोपैरालाइटिक केराटाइटिस)—Neurotrophic keratitis.

Neurotrophic keratitis (न्यूरोट्रॉफिक केराटाइटिस)— स्वच्छमण्डलीय संवेदनाहरण के पश्चात् होने वाला स्वच्छमण्डलशोथ।

Phlyctenular keratitis (फ्लाइक्टेनुलर केराटाइटिस)— बच्चों में पाया जाने वाला एक एलर्जिक प्रकार का नेत्रश्लेष्मलाशोथ जिसके साथ स्वच्छमण्डलशोथ हो जाता है जिसमें छोटे-छोटे पर्व बन जाते हैं जिन्हें अलजी या फ्लाइक्टेनूल कहते हैं जिनके फूटने से व्रण बन जाते हैं; अलजीय स्वच्छमण्डलशोथ।

Purulent keratitis (प्यूरुलैन्ट केराटाइटिस)— ऐसा स्वच्छमण्डलशोथ जिसमें पस बन जाता है, सपूय स्वच्छमण्डलशोथ।

Sclerosing keratitis (स्क्लेरोज़िंग केराटाइटिस)— स्वच्छमण्डलशोथ के साथ श्वेतपटलशोथ।

Superficial punctate keratitis (सुपरफीशियल पन्क्टेट केराटाइटिस)— युवा व्यक्तियों में स्वच्छमण्डल की

उपरिस्थ परतों में बोमैन की झिल्ली के नीचे छोटे-छोटे भूरे रंग के धब्बों का बनना।

Trachomatous keratitis (ट्रेकोमेटस केराटाइटिस)— रोहों में होने वाला स्वच्छमण्डलशोथ।

Traumatic keratitis (ट्रोमेटिक केराटाइटिस)— स्वच्छमण्डल पर पहुँचने वाले आघात से उत्पन्न स्वच्छमण्डलशोथ।

Xerotic keratitis (जीरोटिक केराटाइटिस)— नेत्रश्लेष्मकला में खुश्की आ जाने से उत्पन्न स्वच्छमण्डलशोथ।

Kerato-, Kerat- (केराटो-, केराट-)— शृंगी पदार्थों अथवा स्वच्छमण्डल या कॉर्निया के साथ सम्बन्ध का संकेत देने वाला एक उपसर्ग।

Keratoacanthoma (केराटोएकेन्थोमा)— केराटिन डाट से भरी एक सुदम पिटिका-विक्षति।

Keratoangioma (केराटोएन्जियोमा)— Angiokeratoma.

Keratocele (केराटोसील)— किसी आघात अथवा व्रण के फलस्वरूप कार्निया से होकर डेस्मेट की झिल्ली का बाहर निकल आना, स्वच्छमण्डलस्रंस

Keratocentesis (केराटोसेन्टेसिस)— कॉर्निया का छिद्रीकरण।

Keratoconjunctivitis (केराटोकन्जन्क्टीवाइटिस)— स्वच्छमण्डल या कॉर्निया एवं नेत्रश्लेष्मला का शोथ, स्वच्छमण्डलनेत्रश्लेष्मलाशोथ यह मुख्यतया निम्न प्रकार का होता है–

Epidemic keratoconjunctivitis (इपीडेमिक केराटोकन्जन्क्टीवाइटिस)— एक तीव्र अत्यधिक संक्रामक विषाणुज स्वच्छमण्डलनेत्रश्लेष्मलाशोथ जो व्यापक रूप से फैल जाता है और जिसमें क्षेत्रीय लसीका ग्रन्थियाँ सूजन जाती हैं।

Flash keratoconjunctivitis (फ्लैश केराटो-कन्जन्क्टीवाइटिस)— तेज अल्ट्रावॉयलेट विकिरण के प्रति नेत्रों के अनावृत होने से उत्पन्न वेदनायुक्त स्वच्छमण्डल-नेत्रश्लेष्मलाशोथ।

Keratoconjunctivitis sicca (केराटोकन्जन्क्टी-वाइटिस सिक्का)— नेत्रश्लेष्मला की अतिरक्तता तथा साथ में स्वच्छमण्डलीय उपकला का मोटा हो जाना और उसका शुष्क हो जाना, आँखों में खुजली एवं जलन होना एवं दृष्टि-तीक्ष्णता का घट जाना।

Phlyctenular keratoconjunctivitis (फ्लाइक्टेनुलर केराटोकन्जन्क्टीवाइटिस)— ऐसा स्वच्छमण्डलनेत्रश्लेष्मलाशोथ जिसमें अलजी या फ्लाइक्टेनूल बन जाते हैं।

Ultraviolet keratoconjunctivitis (अल्ट्रावॉयलेट केराटोकन्जन्क्टीवाइटिस)— तीव्र अल्ट्रावॉयलेट किरणन में अनावृत होने के परिणामस्वरूप उत्पन्न होने वाला तीव्र स्वच्छमण्डलनेत्रश्लेष्मलाशोथ।

Virus Keratoconjunctivitis (वाइरस केराटोकन्जन्क्टीवाइटिस)—

Keratoconus (केराटोकोनस)— कॉर्निया के केन्द्रीय भाग का शंक्वाकार रूप में बाहर निकल आना, शंकुक-स्वच्छमण्डल।

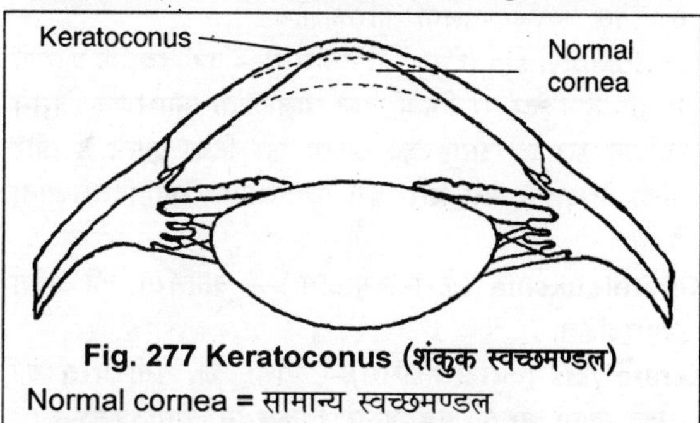

Fig. 277 Keratoconus (शंकुक स्वच्छमण्डल)

Normal cornea = सामान्य स्वच्छमण्डल

Keratocyte (केराटोसाइट)— एक विकृत लाल रक्त कोशिका जिसमें दो या अधिक शृंग के आकार की रचनायें होती हैं।

Keratoderma (केराटोडर्मा)— त्वचा की शृंगी परत की अतिवृद्धि।

Keratodermatitis (केराटोडर्मैटाइटिस)— त्वचा की शृंगी परत का शोथ।

Keratodermia (केराटोडर्मिया)—Keratoderma.

Keratoectasia (केराटोएक्टेसिया)— Keratectasia, Corneal ectasia.

Keratoelastoidosis (केराटोएलास्टॉयडोसिस)— त्वचा के लचीले ऊतक की अतिकिरेटिनता एवं उसका ह्रास होना।

Keratoepithelioplasty (केराटोइपीथीलियोप्लास्टी)— प्लास्टिक सर्जरी द्वारा स्वच्छमण्डलीय उपकला के दोषों की मरम्मत करना।

Keratogenesis (केराटोजेनेसिस)— शृंगी कोशिकाओं का उत्पन्न होना।

Keratogenetic (केराटोजेनेटिक)— शृंगी कोशिकाओं के उत्पन्न होने से सम्बन्धित।

Keratogenous (केराटोजीनस)— शृंगी वृद्धि को उत्पन्न करने वाला।

Keratoglobus (केराटोग्लोबस)— जन्मजात ग्लोकोमा में गोलाकार एवं बढ़ा हुआ कॉर्निया, गोलक-स्वच्छमण्डल।

Keratohelcosis (केराटोहेल्कोसिस)— कॉर्निया में जख्म बन जाना।

Keratohemia (केराटोहीमिया)— कॉर्निया में रक्त का पाया जाना।

Keratohyalin (केराटोहायालिन)— बाह्यत्वचा की कोशिकाओं के कोशिकाद्रव्य में विद्यमान दानेदार एक पदार्थ जिसका केराटिनीकरण में उपयोग होता है।

Keratohyaline (केराटोहायालाईन)— 1. केराटोहायालिन 2. शृंगी एवं काचाभ दोनों ही 3. केराटोहायालिन सम्बन्धी।

Keratoid (कैराटॉयड)— शृंगी अथवा स्वच्छमण्डल-ऊतक से मिलता-जुलता, स्वच्छमण्डलाभ ।

Keratoiditis (कैराटॉयडाइटिस)— स्वच्छमण्डलशोथ ।

Keratoiritis (कैरेटोआइराइटिस)— स्वच्छमण्डल एवं उपतारा का शोथ, स्वच्छमण्डलपरितारिकाशोथ

Keratoleptynsis (केराटोलैप्टिनसिस)— कान्तिवर्द्धक कारणों से दृष्टिहीन नेत्र पर किया जाने वाला एक ऑपरेशन जिसमें स्वच्छमण्डल की सतह को अलग कर दिया जाता है और कन्दी नेत्रश्लेष्मकला द्वारा इसे पुनःस्थापित कर दिया जाता है ।

Keratoleukoma (केराटोल्यूकोमा)— कॉर्निया की श्वेत अपारदर्शिता ।

Keratolysis (केराटोलाइसिस)— त्वचा की शृंगी परत का उखड़ जाना अथवा झड़ जाना, त्वक्‌लयन, चर्मविशल्कन ।

Keratolysis pitted, Keratolysis plantare sulcatum (केराटोलाइसिस पिटेड, केराटोलाइसिस प्लान्टेर सल्केटम)— ऊष्णकटिबन्धीय प्रदेशों में वर्षा ऋतु में नंगे पैरों चलने वाले युवकों में होने वाला एक रोग जिसमें पैर के तलुवे की त्वचा मोटी हो जाती है तथा इसमें गहरी-गहरी फटन या दरारें बन जाती हैं ।

Keratolytic (केराटोलाइटिक)— चर्मविशल्कन सम्बन्धी अथवा उसे उत्पन्न करने वाला, चर्मविशल्कक ।

Keratoma (केराटोमा)— 1. किण या कील 2. शृंगी वृद्धि ।

Keratomalacia (केरेटोमैलेशिया)— विटामिन 'ए' की कमी में कॉर्निया का मुलायम हो जाना, स्वच्छमण्डल-मृदुता

Keratome (केराटोम)— कॉर्निया में चीरा लगाने वाला एक चाकू, स्वच्छमण्डल-छुरिका ।

Keratometer (केराटोमीटर)— कॉर्निया की वक्रताओं को मापने वाला यन्त्र, कनीनिकामापी, स्वच्छमण्डलमापी ।

Keratometry (केराटोमीट्री)— कॉर्निया वक्रताओं को मापना, स्वच्छमण्डलमिति ।

Keratomileusis (केराटोमाइल्यूसिस)— कॉर्निया की प्लास्टिक सर्जरी जिसमें कॉर्निया के किसी भाग को अलग कर दिया जाता है, इच्छित वक्रता के अनुसार उसकी आकृति बनाई जाती है और उसे फिर कॉर्निया से संलग्न कर दिया जाता है ।

Keratomycosis (केराटोमाइकोसिस)— कॉर्निया का कवक संक्रमण, स्वच्छमण्डलकवकता ।

Keratonosis (केराटोनोसिस)— त्वचा की शृंगी परत का कोई भी अशोथज रोग अथवा इसकी विकृति ।

Keratonyxis (केराटोनिक्सिस)—Keratocentesis.

Keratopachyderma (केराटोपैकीडर्मा)— एक संलक्षण जिसमें बचपन में जन्मजात बधिरता होती है तथा हथेलियों, पाँवों के तलुवों, कोहनियों एवं घुटनों की त्वचा की अतिकिरेटिनता विकसित हो जाती है ।

Keratopathia (केरोटोपैथिया)—Keratopathy.

Keratopathy (केराटोपैथी)— कॉर्निया का कोई भी अशोथज रोग ।

Keratophakia (केराटोफेकिया)— अपवर्तक त्रुटि को दूर करने के लिए दाता के कॉर्निया का आरोपण करना ।

Keratoplasia (केराटोप्लेसिया)— किसी शृंगी परत का निर्माण अथवा नवीनीकरण ।

Keratoplasty (केराटोप्लास्टी)— स्वच्छमण्डल या कॉर्निया की प्लास्टिक सर्जरी अथवा कॉर्निया-निरोपण, स्वच्छमण्डल संधान । यह मुख्यतया निम्न प्रकार की होती है–

Allopathic keratoplasty (एलोपैथिक केराटोप्लास्टी)— काँच, प्लास्टिक अथवा अन्य किसी निष्क्रिय सामग्री द्वारा कॉर्निया का प्रतिरोपण करना ।

Autogenous keratoplasty (ऑटोजीनस केराटोप्लास्टी) — उसी व्यक्ति से ली गयी सामग्री से कॉर्निया का प्रतिरोपण करना ।

Heterogenous keratoplasty (हीटरोजीनस केराटोप्लास्टी) — अन्य किसी प्राणी से ली गई सामग्री से कॉर्निया का प्रतिरोपण करना ।

Homogenous keratoplasty (होमोजीनस केराटोप्लास्टी)— अन्य मानव प्राणी से ली गयी सामग्री से कॉर्निया का प्रतिरोपण करना ।

Keratoplasty optic (केराटोप्लास्टी ऑप्टिक)— कॉर्निया-व्रणचिन्ह को अलग करके उसे कॉर्निया ऊतक से पुनः स्थापित करना, दृष्टि स्वच्छमण्डलसंधान ।

Keratoplasty tectonic (केराटोप्लास्टी टेक्टोनिक)— आघात पहुँचने अथवा रोग के कारण होने वाली कॉर्निया-क्षति को पुनः स्थापित करने के लिए कॉर्निया-ऊतक का प्रतिरोपण करना ।

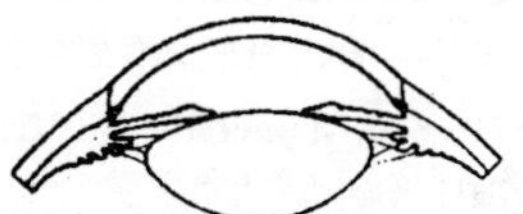

Diseased cornea (रोगग्रस्त स्वच्छमण्डल)

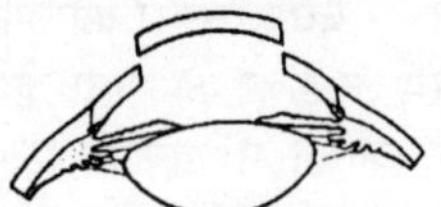

Diseased cornea removed (रोगग्रस्त निकाला गया स्वच्छमण्डल)

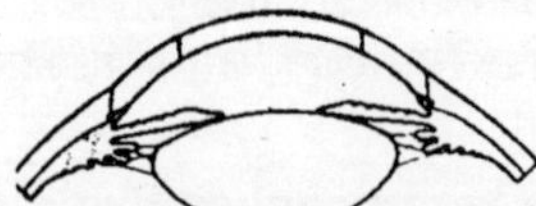

Transplantation of the cornea (स्वच्छमण्डल का प्रतिरोपण)

Fig. 278 Keratoplasty tectonic (स्वच्छमण्डलसंधान टेक्टोनिक)

Nonpenetrating keratoplasty (नॉनपेनीट्रेटिंग केराटोप्लास्टी)— कॉर्निया की ऐसी प्लास्टिक सर्जरी जिसमें कॉर्निया की केवल अग्रज परत का ही प्रयोग होता है।

Penetrating keratoplasty (पेनीट्रेटिंग केराटोप्लास्टी)— कॉर्निया का प्रतिरोपण जिसमें कॉर्निया की सभी परतें पुनःस्थापित की जाती हैं परन्तु परिसरीय या बाह्य कॉर्निया को रोक लिया जाता है।

Refractive keratoplasty (रिफ्रेक्टिव केराटोप्लास्टी)— ऐसी कॉर्निया की प्लास्टिक सर्जरी जिसमें नेत्र के अपवर्तन-दोष को दूर करने के लिए कॉर्निया की आकृति को रूपान्तरित कर दिया जाता है जैसे यदि कॉर्निया को चपटा बना दिया जाता है तो नेत्र कम निकटदृष्टिक हो जाता है।

Total keratoplasty (टोटल केराटोप्लास्टी)— ऐसा कॉर्निया का प्रतिरोपण जिसमें सम्पूर्ण कॉर्निया को निकाल कर पुनःस्थापित कर दिया जाता है।

Keratoprotein (केराटोप्रोटीन)— बालों, नाखूनों एवं बाह्यत्वचा की प्रोटीन।

Keratorrhexis (केराटोरैह्क्सिस)— कॉर्निया का फट जाना।

Keratoscleritis (केराटोस्क्लेराइटिस)— कॉर्निया एवं स्क्लेरा दोनों का शोथ।

Keratoscope (केराटोस्कोप)— कॉर्निया का दृष्टि-परीक्षण करने वाला एक यन्त्र, स्वच्छमण्डलदर्शी।

Keratoscopy (केराटोस्कोपी)— कॉर्निया का दृष्टि-परीक्षण, स्वच्छमण्डलदर्शन।

Keratose (केराटोस)— शृंगी।

Keratosis (केराटोसिस)— कोई भी शृंगीय वृद्धि, शृंगीयता, केरेटिनता। उदाहरण—

Actinic keratosis (एक्टीनिक केराटोसिस)— सूर्य प्रकाश के प्रति अत्यधिक अनावृत होने से उत्पन्न त्वचा की शृंगीय वृद्धि जो दुर्दम भी हो सकती है, विकिरणशील केरेटिनता।

Climactericum keratosis (क्लाइमेक्ट्रिकम केराटोसिस)— रजोनिवृत्ति काल में स्त्रियों की हथेलियों एवं तुलवों पर उत्पन्न होने वाली परिसीमित बाह्यत्वचा की शृंगीय परत की अतिवृद्धि।

Keratosis linguae (केराटोसिस लिंग्यू)— जिह्वा की श्वेतशल्कता।

Keratosis palmaris et plantaris (केराटोसिस पामेरिस एट प्लान्टेरिस)— हथेलियों एवं तलुवों की त्वचा का जन्मजात मोटा हो जाना जिसमें कभी-कभी वेदनायुक्त फटन हो जाती है।

Oral keratosis (ओरल केराटोसिस)—मुखी श्लेष्मकला की श्रृंगीय वृद्धि।

Pharyngeal keratosis (फेरिन्जियल केराटोसिस) — गले के टॉन्सिलों एवं आस-पास के लसीकाभ ऊतक की शृंगीय वृद्धि।

Seborrheic keratosis (सिबोरिह्क केराटोसिस)— उपकला-कोशिकाओं की बनी त्वचा की बहुत सी वर्णकयुक्त, स्पष्टतया परिसीमित, अण्डाकार, उभरी हुई विक्षतियाँ।

Senile keratosis (सेनाइल केराटोसिस)— वृद्ध व्यक्तियों की शुष्क एवं रुक्ष त्वचा, जरा-केराटिनता।

Solar keratosis (सोलर केराटोसिस)—Actinic keratosis.

Keratotome (केराटोटोम)—Keratome.

Keratotomy (केराटोटॉमी)— कॉर्निया में चीरा लगाना, स्वच्छमण्डलछेदन।

Keratotorus (केराटोटोरस)— कॉर्निया का मेहराब के आकार में बाहर निकल आना।

Keraunoneurosis (कीरॉनोन्यूरोसिस)— बादलों की गरजना एवं बिजली की चमक से उत्पन्न विक्षिप्ति।

Keraunophobia (कीरोनोफोबिया)— बादलों की गरजना एवं बिजली की चमक का विकृत भय।

Kerectomy (केरेक्टॉमी)—Keratectomy.

Kerion (केरियोन)— ट्राइकोफाइटोन टैन्सुरैन्स द्वारा उत्पन्न कपाल का कवक संक्रमण जिसमें शोथयुक्त दल-दला पिण्ड बन जाता है जिसमें टूटे हुए बाल होते हैं और जिससे पूयमय (पीपदार) पदार्थ टपकता है।

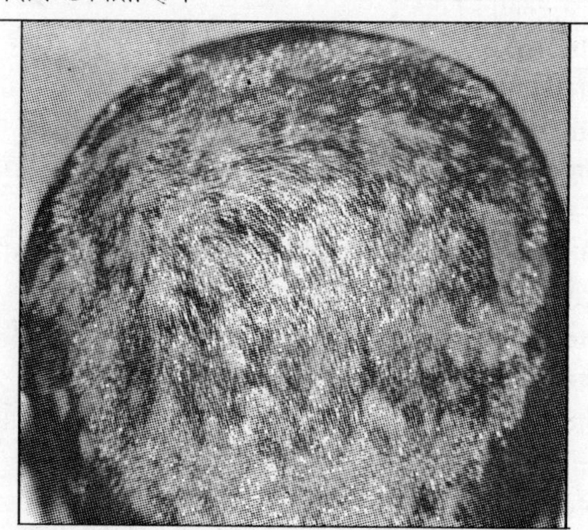

Fig. 279 Kerion (Tinea capitis) (शीर्ष-दद्रु)

Kernel (कर्नल)— गिरी।

Kernicterus (कर्निक्टीरस)— रक्त में बिलीरूबिन की मात्रा बढ़ जाने के कारण शिशुओं में जीवन के दूसरे से आठवें दिन के बीच उत्पन्न होने वाली एक प्रकार की नवजात कामला।

Kernig's sign (कर्निग्स साइन)— मस्तिष्कावरणशोथ या मैनिनजाइटिस का एक चिन्ह जिसमें जांघ को शरीर पर आंकुचित करने के पश्चात् टाँग को प्रसारित करने पर जांघ के पीछे दर्द होता है।

Ketoacidosis (कीटोएसिडोसिस)— कीटोन कणों की अधिकता से होने वाली अम्लरक्तता।

Ketoaciduria (कीटोएसिडूरिया)— मूत्र में कीटो अम्लों की विद्यमानता।

Ketogenesis (कीटोजेनेसिस)— कीटोन कणों का बनना, कीटोनजनन, कीटोन-उत्पादन।

Ketogenic (कीटोजेनिक)— कीटोन कणों को बनाने वाला अथवा कीटोन कणों में बदल जाने की क्षमता वाला, कीटोनजनक, कीटोनोत्पादक।

Ketolysis (कीटोलाइसिस)— कीटोन कणों का विघटित हो जाना, कीटोनलयन।

Ketolytic (कीटोलाइटिक)—कीटोनलयन सम्बन्धी।

Ketone (कीटोन)— कार्बोनिल ग्रुप (C= 0) से युक्त एक पदार्थ जो मधुमेह एवं भूखे रहने की स्थिति में यकृत में ग्लाइकोजन की कमी के कारण वसा चयापचय के अन्तिम उत्पादों वसीय अम्लों के आंशिक ऑक्सीकरण से यकृत में बनता है।

Ketone bodies (कीटोन बॉडीज)— वसा चयापचय के अन्तिम उत्पादों वसीय अम्लों के ऑक्सीकरण के दौरान यकृत में बना तीन यौगिकों का एक वर्ग जिसमें एसिटोएसिटिक एसिड, बीटा-हाइड्रॉक्सीब्यूट्रिक एसिड एवं एसिटोन होते हैं जिनके फलस्वरूप कीटोनरक्तता तथा कीटोनमेह हो जाता है; कीटोन कण, कीटोन पिण्ड।

Ketonemia (कीटोनीमिया)— रक्त में कीटोन कणों का अधिक पाया जाना।

Ketone threshold (कीटोन थ्रीशोल्ड)— रक्त में कीटोन का वह स्तर जिसके ऊपर कीटोन कण मूत्र में प्रकट होने लगते हैं।

Ketonic (कीटोनिक)— किसी कीटोन से सम्बन्धित अथवा उसकी विशिष्टताओं से युक्त।

Ketonization (कीटोनाइज़ेशन)— किसी कीटोन में परिवर्तित होना।

Ketonuria (कीटोनूरिया)— मूत्र में कीटोन कणों का पाया जाना, कीटोनमेह।

Ketoplasia (कीटोप्लासिया)— कीटोनों का बनना।

Ketoplastic (कीटोप्लास्टिक)— कीटोन के बनने से सम्बन्धित।

Ketose (कीटोस)— कीटोनों से युक्त कोई भी कार्बोहाइड्रेट।

Ketosis (कीटोसिस)— शरीर में कीटोन कणों का जमा हो जाना, कीटोनमयता।

Ketosuria (कीटोसूरिया)—Ketonuria.

Ketotic (कीटोटिक)— कीटोनमयता से सम्बन्धित।

Kg. (केजी.) — किलोग्राम का संक्षिप्त रूप।

Kibe (काईब)— ठण्ड के कारण हाथों अथवा पैरों पर बनने वाला एक शोथयुक्त चकत्ता।

Kidney (किडनी)— कटि-प्रदेश में मेरुदण्ड के प्रत्येक ओर पश्च उदरीय भित्ति पर पैरीटोनियम के पीछे स्थित दो बैंगनी-से भूरे रंग के उत्सर्गी अंगों में से एक। यह रक्त का निस्यन्दन (छानना) करता है और मूत्र को उत्सर्जित करता है तथा शरीर के जल एवं इलैक्ट्रोलाइट बैलेन्स को कायम रखता है। वृक्क या गुर्दा। वृक्क निम्न प्रकार का हो सकता है—

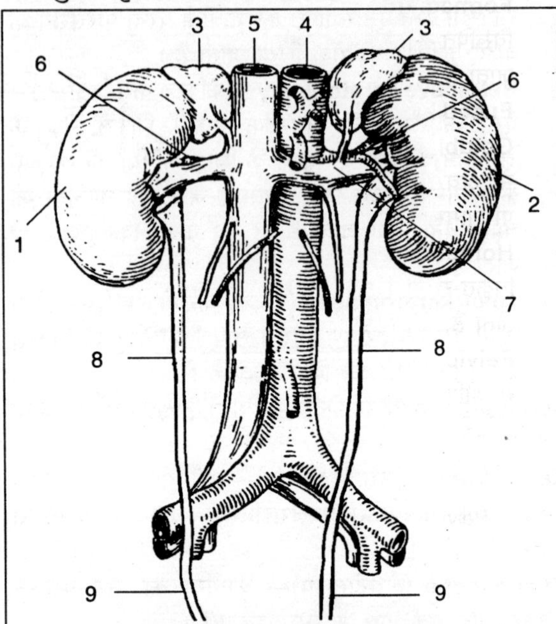

Fig. 280 : Kidneys and ureters
(वृक्क एवं मूत्रनलियाँ या गवीनियाँ)

1. Right kidney = दायाँ वृक्क, 2. Left Kidney = बायाँ वृक्क, 3. Adrenal glands = अधिवृक्क ग्रन्थियाँ, 4. Aorta = महाधमनी, 5. Inferior vena cava = निम्न महा-शिरा, 6. Renal artery = वृक्कीय धमनी, 7. Renal vein = वृक्कीय शिरा, 8 & 9. Ureters = मूत्रनलियाँ या गवीनियाँ

Amyloid kidney (एमिलॉइड किडनी)— ऐसा वृक्क जिसमें एमिलॉइड जमा हो जाता है।

Artificial kidney (आर्टीफीशियल किडनी)— वृक्क-पात अथवा वृक्कों के अभाव से ग्रस्त रोगियों की चिकित्सा के लिए प्रयोग में लाया जाने वाला एक उपकरण जो रोगी से रक्त प्राप्त करता है, इसके त्याज्य उत्पादों को पृथक करने के लिए जो सामान्यतया वृक्क के द्वारा मूत्र में उत्सर्जित हो जाते हैं, इसका अपोहन अथवा विलगन करता है और फिर रक्त को वापिस रोगी में भेज देता है; कृत्रिम वृक्क।

Atrophic kidney (एट्रॉफिक किडनी)— ऐसा वृक्क जो अपर्याप्त रक्त परिसंचरण और/या वृक्काणुओं के अभाव में परिमाण में छोटा हो जाता है।

Contracted kidney (कॉन्ट्रैक्टेड किडनी)— जीर्ण अन्तरालीय वृक्कशोथ में छोटा हुआ वृक्क, संकुचित वृक्क।

Cystic kidney (सिस्टिक किडनी)— वृक्क जिसमें पुटीयाँ बन जाती हैं, पुटीय वृक्क।

Ectopic kidney (एक्टोपिक किडनी)— अस्थानिक वृक्क।

Fatty kidney (फैटी किडनी)— वसीय ह्रास से युक्त वृक्क।

Floating kidney (फ्लोटिंग किडनी)— चल वृक्क।

Formad kidney (फोर्मेड किडनी)— एक वर्द्धित एवं विरूपित वृक्क जैसा कि कभी-कभी जीर्ण मदात्यय में देखा जाता है।

Fused kidney (फ्यूज्ड किडनी)— दो संयुत वृक्क।

Goldblatt kidney (गोल्डब्लैट किडनी)— रक्त आपूर्ति में अवरोध उत्पन्न हो जाने से युक्त वृक्क जिसके परिणामस्वरूप रक्त-चाप बढ़ जाता है।

Horseshoe kidney (हार्सशू किडनी)— जन्मजात विकृत-रचना जिसमें वृक्क घोड़े के नाल के आकार का होता है, अश्वनाल वृक्क।

Pelvic kidney (पैल्विक किडनी)— ऐसा वृक्क जो जन्म से श्रोणि में पाया जाता है, श्रोणिगत वृक्क।

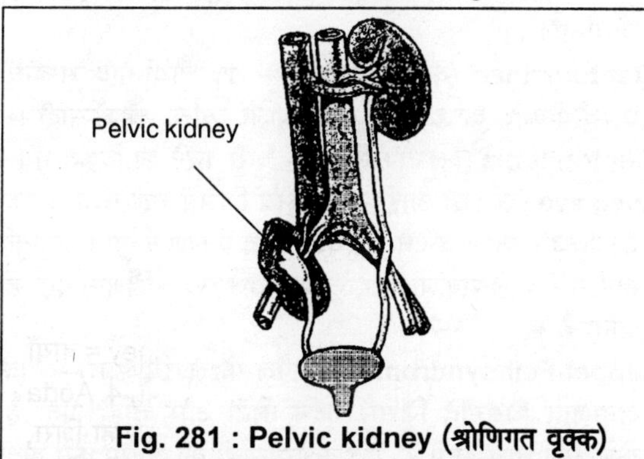

Fig. 281 : Pelvic kidney (श्रोणिगत वृक्क)

Pyelonephritic kidney (पाइलोनैफ्राइटिक किडनी)— जीर्ण गोणिकावृक्कशोथ द्वारा उत्पन्न विरूपित वृक्क।

Sacculated kidney (सेक्यूलेटेड किडनी)— ऐसी दशा जिसमें वृक्क अवशोषित हो जाता है और केवल फूला हुआ सम्पुट शेष रह जाता है।

Sponge kidney (स्पंज किडनी)—Cystic kidney.

Kilian's pelvis (किलियान्स पैल्विस)— अस्थिमृदुता से प्रभावित श्रोणि।

Kilo- (किलो-)— एक हजार का संकेत देने वाला उपसर्ग।

Kilocalorie (किलोकैलोरी)— 1. ऊष्मा की एक इकाई जो 1000 कैलोरियों के बराबर होती है। 2. पोषण में, एक किलोकैलोरी को बड़ी कैलोरी जाना जाता है जिसे बड़े 'C' से लिखा जाता है।

Kilocycle (किलोसाइकिल)— एक हजार चक्कर प्रति सेकण्ड।

Kilogram (किलोग्राम)— 1000 ग्राम का भार।

Kilogram-meter (किलोग्राम-मीटर)— एक किलोग्राम भार को एक मीटर उठाने के लिए किया जाने वाला कार्य।

Kilohertz (किलोहर्टज)— विद्युत् में एक हजार चक्रों की एक इकाई।

Kilojoule (किलोजूल)— एक हजार जूल।

Kiloliter (किलोलीटर)— एक हजार लीटर।

Kilometer (किलोमीटर)— 1000 मीटर अथवा 3280.83 फिट या 0.62 मील।

Kilounit (किलोयूनिट)— 1000 इकाई

Kilovolt (किलोवोल्ट)— 1000 वोल्ट।

Kilovoltage (किलोवोल्टेज)— किसी अनावरण के दौरान एक्स-रे ट्यूब की सबसे अधिक उत्पन्न होने वाली वोल्टेज।

Kilowatt (किलोवाट)— एक हजार वाट के बराबर विद्युत्-शक्ति की एक इकाई।

Kimmelstiel-wilson syndrome (काइमेलस्टाइल- विल्सन सिण्ड्रोम)— एक ऐसा संलक्षण जो मधुमेह के 10 या 10 से अधिक वर्ष के रोगी में उत्पन्न हो सकता है जिसमें उच्च रक्त-चाप, सार्वदैहिक शोफ एवं एल्ब्युमिनमेह होता है तथा साथ ही अल्पएल्ब्युमिनरक्तता हो जाती है एवं रक्त में यूरिया की मात्रा बढ़ जाती है।

Kinanesthesia (काइनेनेस्थीसिया)— गति की अनुभूति होने में असमर्थता।

Kine- (काइने-)— एक उपसर्ग जिसका अर्थ गति होता है।

Kinematics (काइनेमेटिक्स)— गति-विज्ञान।

Kinematograph (काइनेमेटोग्राफ)— गतिमान वस्तुओं का चित्रण करने के लिए एक उपकरण जिसका रोग निदान में प्रयोग किया जाता है।

Kineplastic (काइनेप्लास्टिक)— काइनेप्लास्टी से सम्बन्धित।

Kineplasty (काइनेप्लास्टी)— एक प्रकार का अंगोच्छेदन जिसमें स्थूलक की पेशियों का कृत्रिम भुजा में गति लाने के लिए उपयोग किया जा सकता है।

Kinesalgia (काइनेसेल्जिया)— पेशीय गति होने पर दर्द होना, पेशीगतिशूल

Kinescope (काइनेस्कोप)— आँख के अपवर्तन की जाँच करने वाला एक उपकरण।

Kinesia (काइनेसिया)— गति करने अथवा चलने-फिरने से उत्पन्न रोग जैसे कार में घूमने से उत्पन्न होने वाला रोग।

Kinesialgia (काइनेसिएल्जिया)—Kinesalgia.

Kinesiatrics (काइनेसियाट्रिक्स)—Kinesitherapy.

Kinesics (काइनेसिक्स)— शरीर की गतियों का अध्ययन।

Kinesimeter (काइनेसीमीटर)— शरीर के किसी भाग की गति के प्रसार को मापने वाला एक उपकरण।

Kinesiology (काइनेसियोलॉजी)— शरीर की पेशीय गतियों का वैज्ञानिक अध्ययन।

Kinesiometer (काइनेसियोमीटर)—Kinesimeter.

Kinesioneurosis (काइनेसियोन्यूरोसिस)— कार्यात्मक तन्त्रिका-विकार जिसमें पेशीस्फुरण एवं आकर्ष या ऐंठन हो जाती है।

Kinesiotherapy (काइनेसियोथिरैपी)— व्यायाम द्वारा रोगों की चिकित्सा करना।

Kinesipathist (काइनेसिपाथिस्ट)— ऐसा व्यक्ति जो चिकित्सक नहीं होता और व्यायाम द्वारा रोगों की चिकित्सा करता है।

Kinesis (काइनेसिस)— गति।

Kinesitherapy (काइनेसीथिरैपी)—Kinesiatrics. Kinesiotherapy.

Kinesophobia (काइनेसोफोबिया)— गति होने का विकृत भय।

Kinesthesia (काइनेस्थीसिया)— वह संवेद जिसके द्वारा स्थिति, भार एवं गति का ज्ञान होता है; गतिसंवेदना।

Kinesthesiometer (काइनेस्थीसियोमीटर)— गतिसंवेदना की जाँच करने वाला एक यन्त्र, गतिसंवेदमापी।

Kinesthesis (काइनेस्थीसिस)—Kinesthesia.

Kinesthetic (काइनेस्थेटिक)— गतिसंवेदना सम्बन्धी, गतिसंवेदी।

Kinetic (काइनेटिक)— गति सम्बन्धी, उसे उत्पन्न करने वाला अथवा गतियुक्त; गतिज।

Kinetics (काइनेटिक्स)— गतिविज्ञान।

Kinetocardiogram (काइनेटोकार्डियोग्राम)— चलहृद्लेखन द्वारा प्राप्त रेखाचित्र-अभिलेख, चलहृदलेख।

Kinetocardiograph (काइनेटोकार्डियोग्राफ)— हृदय में गति होने के कारण उत्पन्न पुरोहृदीय स्पन्दों का अभिलेखन करने वाला एक यन्त्र।

Kinetocardiography (काइनेटोकार्डियोग्राफी)— धीमे पुरोहृदीय (हृदय के ऊपर स्थित छाती का स्थान) कम्पनों का रेखाचित्र-अभिलेखन जो सुनाई नहीं देते, चलहृद्लेखन।

Kinetochore (काइनेटोकोर)— गुणसूत्र बिन्दु।

Kinetocyte (काइनेटोसाइट)— परिभ्रमण करने वाली कोशिका, चलकोशिका।

Kinetogenic (काइनेटोजेनिक)— गति उत्पन्न करने वाला।

Kinetoscope (काइनेटोस्कोप)— गति का अभिलेखन करने के लिए क्रमिक फोटो लेने वाला एक उपकरण।

Kinetosis (काइनेटोसिस)—Kinesia.

Kinetotherapy (काइनेटोथिरैपी)—Kinesiotherapy. Kinesitherapy.

Kingdom (किंगडम)— प्राणियों की एक श्रेणी जैसे जन्तु जगत जिसमें सभी जन्तुओं का समावेश होता है तथा पादप जगत जिसमें सभी पेड़-पौधों का समावेश होता है।

Kinin (काइनिन)— अन्तर्जात पेप्टाइडों के वर्ग में से कोई एक जो चिकनी पेशियों का संकुचन करते हैं, रक्त केशिकाओं की पारगम्यता को बढ़ाते हैं और इस प्रकार रक्त प्रवाह को बढ़ाते हैं और अल्परक्तदाब को उत्पन्न करते हैं।

Kininogen (काइनिनोजन)— काइनिन उत्पन्न करने वाला पदार्थ।

Kink (किंक)— किसी नली जैसे आँत अथवा मूत्रनली आदि में अप्राकृतिक मोड़।

Kinking (किंकिग)— ऐंठन, मोटन, व्यावर्तन।

Kino- (काइनो-)—Kine.

Kinomometer (काइनोमोमीटर)—किसी सन्धि में होने वाली गति के अंश को मापने वाला एक उपकरण।

Kinship (काइनशिप)— एक ही पूर्वज की सन्तान।

Kiotome (कायोटोम)— काकलक का विच्छेदन करने वाला एक यन्त्र।

Kiotomy (कायोटॉमी)— कायोटोम का प्रयोग करके काकलक का विच्छेदन करना।

Klebs-Loeffler bacillus (क्लेब्स-लोइफ्लर बेसीलस)— रोहिणी अथवा डिफ्थीरिया का बेसीलस (जीवाणु)।

Kleptolagnia (क्लेप्टोलैग्निया)— चोरी करने से लैंगिक आनन्द की प्राप्ति।

Kleptomania (क्लेप्टोमैनिया)— वस्तुओं को चुराने का उन्माद जिसमें कोई व्यक्ति न चाहते हुए भी वस्तुओं को चुराता है, चौर्योन्माद।

Kleptomaniac (क्लेप्टोमैनियक)— 1. चौर्योन्माद सम्बन्धी 2. चौर्योन्माद का प्रदर्शन करने वाला व्यक्ति, चौर्योन्मादी।

Kleptophobia (क्लेप्टोफोबिया)— चोरी करने का विकृत भय।

Klieg eye (क्लाइग आई)— वह नेत्र जिसमें चल-चित्र अथवा टेलीविज़न फिल्म बनाने में प्रयुक्त तीव्र प्रकाश के प्रति अनावृत होने से नेत्रश्लेष्मकलाशोथ, अश्रु स्रवण एवं प्रकाशासह्यता हो जाती है।

Klippel-Feil syndrome (क्लीपैल-फेइल सिण्ड्रोम)— एक जन्मजात विसंगति जिसमें गर्दन छोटी और चौड़ी होती है, केश-रेखा नीचे होती है, ग्रैव कशेरुकाओं की संख्या कम होती हैं और कशेरुकाएँ आपस में जुड़ी होती हैं, एवं मस्तिष्क-स्तम्भ तथा सेरीबेलम में असमानताएँ होती हैं।

Klismaphilia (क्लिस्मेफीलिया)— एनीमा लेने से लैंगिक आनन्द की उत्पत्ति होना।

Klumpke's paralysis (क्लम्पकीज़ पैरालाइसिस)— अग्रबाहु के पक्षाघात के साथ अपक्षय।

Knapp's forceps (नैप्स फोरसेप्स)— रोहे के कणांकुरों को निचोड़ने के लिए एक चिमटी जिसमें दो बेलनाकार ब्लेड होते हैं।

Kneading (नीडिंग)— गूँधने का कार्य।

Knee (नी)—1. फीमर की टिबिया के साथ बनी सन्धि जो आगे की ओर पटेला हड्डी या नी कैप से ढकी होती है, जानु, घुटना 2. जानु या घुटने के समान कोई भी रचना। जानु या घुटना मुख्यतया निम्न प्रकार का होता है–

Housemaid's knee (हाउज़मेड्स नी)— पटेला हड्डी के आगे श्लेषपुटी या वर्सा का शोथ जिसके भीतर तरल संचित हो जाता है। यह उन लोगों में होता है जिन्हें

बार-बार घुटने टेकने पड़ते हैं अथवा घुटने टेककर लगातार कार्य करना पड़ता है, गृह-सेविका जानु, दासी जानु।

Knock knee (नौक नी) —देखें Knock knee.

Locked knee (लॉक्ड नी)— ऐसी दशा जिसमें टाँग को प्रसारित नहीं किया जा सकता। ऐसा अक्सर अर्द्धचन्द्राकार उपास्थि के विस्थापन के कारण होता है।

Knee cap (नी कैप)— पटेला हड्डी, जानुका।

Knee joint (नी ज्वाइंट)— फीमर एवं टिबिया हड्डियों का जोड़, जानु सन्धि, घुटने का जोड़।

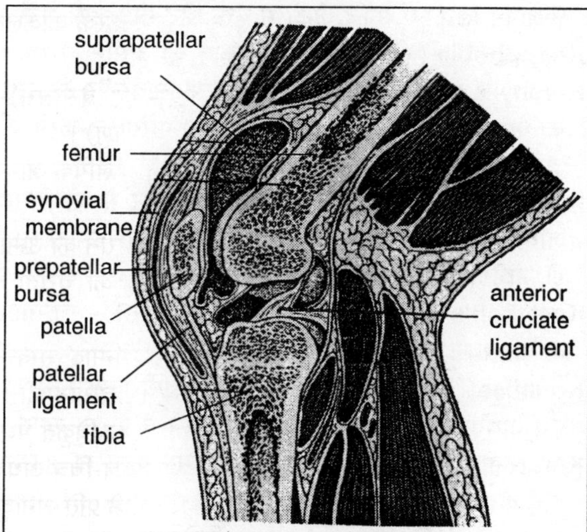

Fig. 282 Knee joint (जानु सन्धि या घुटने का जोड़)

Sagittal section = अग्र-पश्चज खण्ड।

Suprapatellar bursa = अधिजानुफलकीय श्लेषपुटी, Femur = उरु-अस्थि, Synovial membrane = श्लेषक कला, Prepatellar bursa = पूर्वजानुफलकीय श्लेषपुटी, Patella = जानुफलक, Patellar ligament = जानुफलकीय स्नायु, Tibia = अन्तर्जंघिका, Anterior cruciate ligament = अग्रज स्वास्तिक स्नायु।

Kneipp cure (नीप क्योर)— जल-चिकित्सा।

Kneippism (नीपिज़्म)— जल-चिकित्सा के रूप में नंगे पैरों ओस वाली घास पर चलना अथवा ठण्डे पानी में स्नान करना।

Knife (नाइफ)— शल्य-कर्म तथा व्यच्छेदन में प्रयोग में लाया जाने वला एक काटने वाला यन्त्र, छुरी, चाकू।

Knismogenic (निस्मोजेनिक)— गुदगुदाने वाला।

Knitting (निटिंग)— किसी टूटी हुई हड्डी के टुकड़ों या किसी जख्म के किनारों के जुड़ने की क्रिया।

Knob (नौब)— उभार अथवा पर्व या गाँठ।

Knock (नॉक)— पीटना (खटखटाना)।

Knock-knee (नौक-नी)— ऐसी दशा जिसमें घुटने असामान्य रूप से पास-पास होते है जबकि गुल्फ या टखने काफी दूर-दूर होते हैं, संघट्ट जानु।

Knot (नॉट)—1. एक या अधिक धागों, सीवनों या टाँकों, बन्धों अथवा पट्टी आदि के किनारों या उनके भागों को लपेट कर बाँध देना; गाँठ 2. शरीररचनाविज्ञान में, किसी संरचना की वृद्धि जिससे उभार या पर्व के समान रचना निकल आती है। गाँठ मुख्यतया निम्न प्रकार की होती हैं–

False knot (फाल्स नॉट)— नाभि की रक्त वाहिनियों के चक्करदार होने के फलस्वरूप उत्पन्न नाभि-रज्जु का एक बाह्य फुलाव।

Granny knot (ग्रेनी नॉट)— एक दुहरी गाँठ जिसमें द्वितीय डोरी के स्वतन्त्र सिरे उसी स्तर पर नहीं होते जिस पर प्रथम डोरी के स्वतन्त्र सिरे होते हैं बल्कि बारी-बारी से एक दूसरे के ऊपर-नीचे होते हैं।

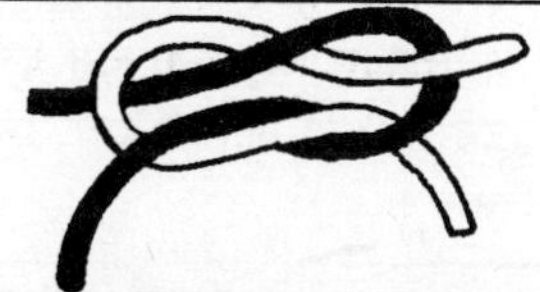

Fig. 283 A Granny knot (ग्रेनी नॉट)

Square knot (स्क्वायर नॉट)—एक दुहरी गाँठ जिसमें द्वितीय डोरी के स्वतन्त्र सिरे उसी स्तर में होते हैं जैसे प्रथम डोरी के स्वतन्त्र सिरे होते हैं।

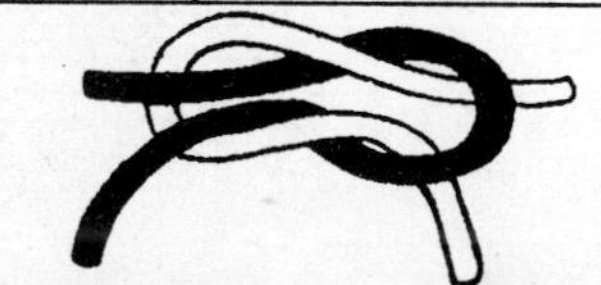

Fig. 283 B Square knot (दोहरी गाँठ)

Surgical knot (सर्जिकल नॉट)— एक दुहरी गाँठ जिसमें धागा या सीवनी (टाँका) प्रथम फँदे से होकर दो बार गुजरता है।

Fig. 283 C Surgical knot (शल्यचिकित्सीय गाँठ)

True knot (ट्रू नॉट)— भ्रूण के नाभि-रज्जु के किसी फंदे से होकर रपट जाने से बन जाने वाली गाँठ।

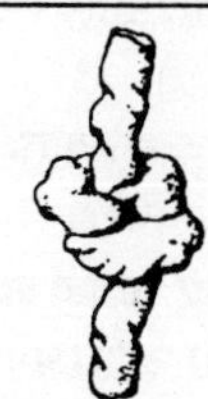

Fig. 283 D True knot (वास्तविक गाँठ) A true knot appeared in an umbilical cord. किसी नाभि-रज्जु में लगी वास्तविक गाँठ।

Knotting (नॉटिंग)— गाँठों का बनना।

Knotty (नॉटी)— गाँठदार, गंठीला।

Knuckle (नकल)— किसी भी अंगुल्यस्थि-सन्धि के पृष्ठ तल का उत्सेध (उठान), अंगुलिपर्व।

Kocher's reflex (कोकर्स रिफ्लैक्स)— अण्डकोष को दबाने पर उदरीय पेशियों का संकुचन।

Koch's bacillus (कॉक्स बेसीलस)— क्षयरोग अथवा तपेदिक को उत्पन्न करने वाला बेसीलस (जीवाणु), यक्ष्माणु, क्षय-रोगाणु।

Koch's phenomenon (कॉक्स फीनोमेनन)— क्षय रोग से पीड़ित व्यक्ति में ट्यूबरकुलिन के इन्जैक्शन के स्थान पर त्वचा में शोथ उत्पन्न हो जाना।

Kohnstamm's phenomenon (कोह्न्सटैम्स फीनोमेनन) —

Koilocyte (कोइलोसाइट)— गर्भाशयग्रीवा की शल्कीय उपकला की एक असामान्य कोशिका।

Koilonychia (कोइलोनीकिया)— हाथ की अँगुलियों के नाखूनों का दुष्पोषण या अपविकास जिसमें नाखून पतले एवं नतोदर (अन्दर की ओर दबे हुए) हो जाते हैं एवं उनके किनारे उठे हुए होते हैं, दर्बी नख।

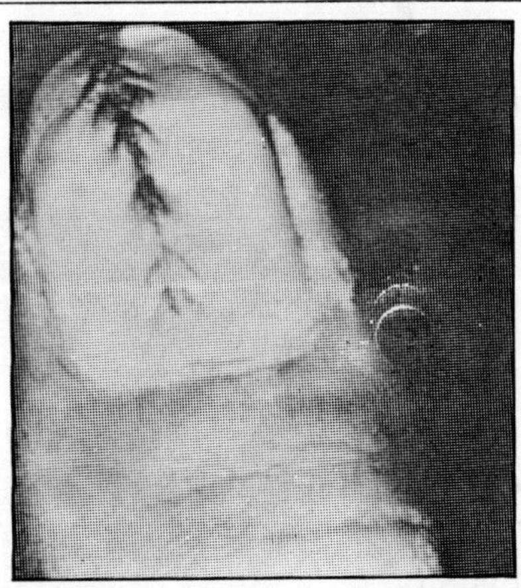

Fig. 284 : Koilonychia (कोइलोनीकिया)

Koilorrhachic (कोइलोरैह्किक)— आगे की ओर अत्यधिक नतोदर कशेरुका-दण्ड से युक्त।

Koilosternia (कोइलोस्टर्निया)— कीपाकार वक्ष से युक्त होना।

Kolp- (कोल्प-)— योनि को संकेतिक करने वाला एक उपसर्ग।

Kolpitis (कोल्पाइटिस)— योनिशोथ।

Kolypeptic (कोलीपैप्टिक)— पाचन को रोकने वाला।

Kolyseptic (कोलीसेप्टिक)— सड़ने से रोकने वाला, पूतिरोधक, पूतिरोधी।

Kolytic (कोलीटिक)— किसी निरोधक क्रिया को बताने वाला।

Kondoleon's operation (कोण्डोलियोन्स ऑपरेशन)— श्लीपद या हाथी-पाँव में आराम पहुँचाने के लिए अवत्वचीय ऊतक को निकाल देने के लिए किया जाने वाला ऑपरेशन।

Koniology (कोनियोलॉजी)— धूल एवं इसके प्रभावों का वैज्ञानिक अध्ययन।

Koniometer (कोनियोमीटर)— वायु में धूल की मात्रा का पता लगाने वाला एक उपकरण।

Koniosis (कोनियोसिस)— धूल से उत्पन्न होने वाला कोई भी रोग।

Kophemia (कोपहीमिया)— शब्द बधिरता।

Koplik's spots (कोपलिक्स स्पॉट्स)— मीज़िल्स या खसरा में विस्फोट के प्रकट होने से पूर्व मुख की श्लेष्मिक कला पर नीलापन लिए हुए सफेद केन्द्रों से युक्त छोटे-छोटे लाल धब्बे।

Kopophobia (कोपोफोबिया)— थकान का असामान्य भय।

Koranyi's sign (कौरैनीज़ साइन)— फुफ्फुसावरणीय निःसरण का एक चिन्ह जिसमें पृष्ठीय मेरु-दण्ड का परिताड़न करने पर अनुनाद बढ़ा हुआ होता है।

Koro (कोरो)— एक विकृत भय कि लिंग उदर में को सिमट जायेगा और यह विश्वास होना कि जब लिंग पूर्णरूप से लुप्त हो जायेगा तो व्यक्ति की मृत्यु हो जायेगी।

Korotkoff's sounds (कोरोटकोफ्स साउण्ड्स)— रक्त-चाप के परिश्रवण में सुनाई देने वाली ध्वनियाँ।

Koumiss (कौमिस)— किण्वित अथवा खमीरीकृत गाय का दूध अथवा गाय के दूध का खमीरण करने में प्रयुक्त पदार्थ।

Kraurosis (क्रौरोसिस)— त्वचा एवं श्लेष्मिक कला का अपक्षय होने के परिणामस्वरूप उनके शुष्क होने एवं उनमें झुर्री पड़ने अथवा उनके सिकुड़ जाने की दशा विशेषकर भग की।

Kraurosis vulvae (क्रौरोसिस वल्वी)— अधिकतर बूढ़ी स्त्रियों में दिखाई देने वाली नारी बाह्य जननांगों की शोषी दशा जिसमें बाह्य जननांग शुष्क हो जाते हैं एवं सिकुड़ जाते हैं जिनमें बहुत तेज खुजली आती है तथा त्वचा पर एक सफेद मार्बल के समान चकत्ता बन जाता है। यदि इस रोग की चिकित्सा नहीं की जाती है तो त्वचा की दुर्दमता विकसित हो सकती है अर्थात् त्वचा पर कैन्सर बन सकता है।

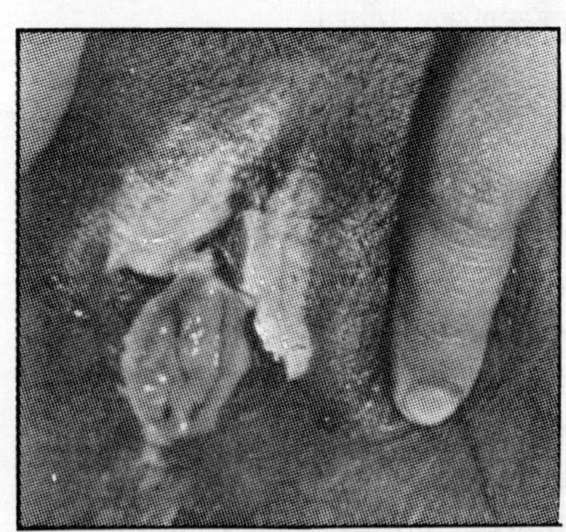

Fig. 285 : Kraurosis vulvae (क्रौरोसिस वल्वी)

Kreatin (क्रिएटिन)— पेशियों का एक नाइट्रोजनमय घटक।

Krukenberg's tumor (क्रूकेनबर्ग्स ट्यूमर)— डिम्बग्रन्थि का एक द्वितीयक दुर्दम अर्बुद जो अधिकतर दोनों ओर होता है, दुर्दमडिम्बग्रंथ्यर्बुद।

Krypton (क्रिप्टन)— थोड़ी मात्रा में वायुमण्डल में विद्यमान एक गैसीय तत्त्व।

K.U.B. (के.यू.बी.)—Kidney, ureter and bladder. वृक्क, मूत्रनली एवं मूत्राशय, इसका प्रयोग उदर के एक्स-रे अध्ययन के सन्दर्भ में किया जाता है।

Kubisagari, Kubisagaru (कूबीसागेरी, कूबीसागेरू)— Vestibular neuronitis.

Kumiss, Kumyss (क्यूमिस, क्यूमाइस)—Koumiss.

Kummell's disease or spondylitis (क्यूमेल्स डिज़ीज अथवा स्पॉण्डीलाइटिस)— कशेरुकाओं के सम्पीडन अस्थिभंग के पश्चात् होने वाला कशेरुकासन्धिशोथ अथवा स्पॉण्डीलाइटिस।

Kussmaul's breathing (कुस्मौल्स ब्रीदिंग)— तीव्र मधुमेही अम्लरक्तता तथा सन्यास या गहन मूर्च्छा में हाँफते हुए बहुत गहरे-गहरे सांस लेना।

Kussmaul's disease (कुस्मौल्स डिज़ीज)— परिधमनीशोथ पर्व।

K.V. (के.वी.)— किलोवोल्ट

Kwashiorkor (क्वाशियोरकोर)— बच्चों में तीव्र प्रोटीन अल्पता के कारण उत्पन्न एक रोग जिसमें आलस, वृद्धि के रुक जाने, मानसिक दुर्बलता, संक्रमणों के प्रति बढ़ी हुई सुग्राह्यता, शोफ, त्वक्शोथ जिसके साथ त्वचा एवं बालों के वर्णक में परिवर्तन हो जाते हैं तथा यकृत वृद्धि, के लक्षण मिलते हैं।

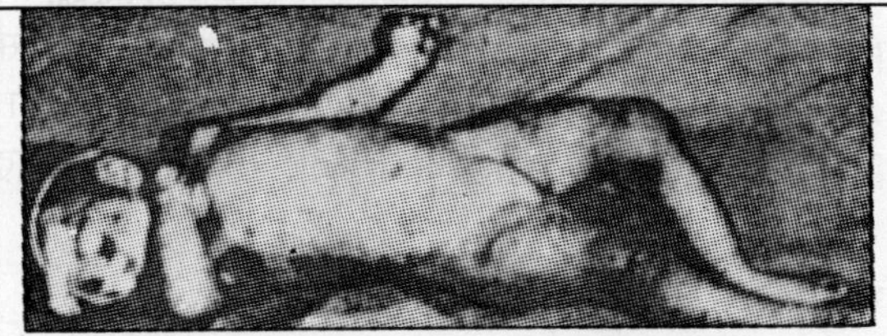

Fig. 286 Kwashiorkor (क्वाशियोरकोर)

Kyestein, Kiestein (काऐस्टीन, कायस्टीन)— रखे हुए पुराने मूत्र की सतह पर तैरने वाले जीवाणुओं अथवा गन्दगी की एक पतली परत।

Kyllosis (काइलोसिस)— मुद्गरपाद।

Kymatism (काइमेटिज़्म)— किसी पेशी के तन्तुओं का स्फुरण (फड़फड़ाहट)।

Kymogram (काइमोग्राम)— गतिलेखी अथवा काइमोग्राफ द्वारा तैयार किया गया अनुरेखण या अभिलेखन।

Kymograph (काइमोग्राफ)— 1. रक्त-चाप में हुए परिवर्तनों, स्पन्दनों, पेशीय संकुचनों, श्वसनीय गतियों आदि का अभिलेख करने वाला एक उपकरण 2. हृदय या मध्यपट अथवा डायाफ्राम की गतियों के प्रसार का अभिलेख करने वाला एक एक्स-रे उपकरण, गतिलेखी।

Kymography (काइमोग्राफी)— गतिलेखी अथवा काइमोग्राफ का प्रयोग करना, गतिलेखन।

Kymoscope (काइमोस्कोप)— रक्त प्रवाह एवं दाब को मापने वाला एक उपकरण, रुधिरधारादर्शीयन्त्र।

Kynocephalus (काइनोसिफैलस)— ऐसा भ्रूण जिसका सिर कुत्ते के सिर के समान होता है।

Kynurenine (काइनूरेनीन)— ट्रिप्टोफेन के चयापचय में एक मध्यवर्ती यौगिक।

Kyogenic (कायोजेनिक)— गर्भावस्था उत्पन्न करने वाला।

Kypho- (काइफो-)— कुब्ज या कुबड़े का संकेत देने वाला एक उपसर्ग।

Kyphorachitis (काइफोरेकाइटिस)— बालास्थिविकार में वक्ष एवं मेरु-दण्ड की विकृति जिसमें पीठ में कूबड़ निकल आता है।

Kyphos (काइफोस)— कुब्जता में मेरु-दण्ड में स्थित कूबड़।

Kyphoscoliosis (काइफोस्कोलियोसिस)— मेरु-दण्ड की पृष्ठीय एवं पार्श्वीय वक्रता, पृष्ठपार्श्वकुब्जता।

Kyphosis (काइफोसिस)— मेरु-दण्ड की वक्षीय क्षेत्र में अत्यधिक वक्रता जिसमें पीछे की ओर उन्नतोदरता हो जाती है अर्थात् उभार निकल आता है, कुब्जता, कुबड़ापन।

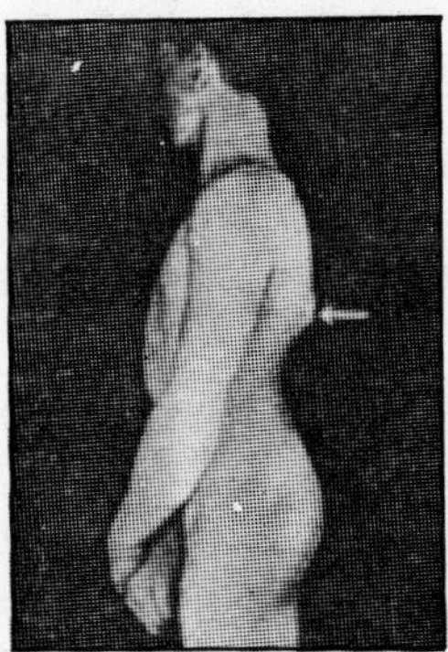

Fig. 287 : Kyphosis कुब्जता (कुबड़ापन)

Kyphotic (काइफोटिक)— कुब्ज़ता या कुबड़ेपन से ग्रस्त अथवा कुब्जता सम्बन्धी।

Kyrtorrhachic (किरटोरेह्किक)— मेरु-दण्ड की वक्रता जिसमें पीछे की ओर नतोदरता अर्थात् खोखलापन होता है।

Kysthitis (किस्थाइटिस)— योनिशोथ।

Kysthoptosis (किस्थोप्टोसिस)— योनि भ्रंश।

Kyto-(काइटो-)— किसी कोशिका को प्रदर्शित करने वाला एक उपसर्ग।

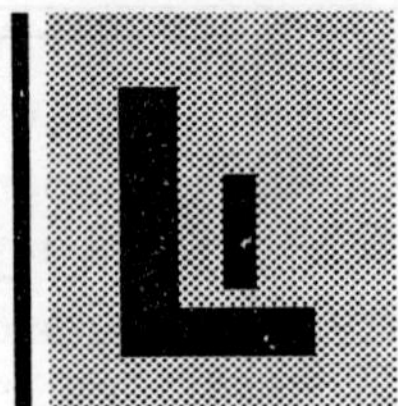

L (एल)— बाँया, लम्बाई।

L A (एल ए)—Left atrium. बाँया अलिन्द।

Labia (लेबिया)— लेबियम का बहुवचन।

Labial (लेबियल)— होठों से सम्बन्धित।

Labialism (लेबियालिज्म)— दोषयुक्त वाणी जो होठों की ध्वनि से उत्पन्न होती है, ओष्ठोच्चार।

Labialy (लेबियली)— होठों की ओर।

Labile (लेबाइल)— अस्थिर, चलायमान, एक स्थान से दूसरे स्थान को खिसक जाने वाला।

Lability (लेबीलिटी)— अस्थिरता, अथवा परिवर्तनशील होने की अवस्था।

Labio- (लेबियो-)— होंठों को प्रदर्शित करने वाला एक उपसर्ग।

Labioalveolar (लेबियोएल्वियोलर)—होंठो एवं दन्त गर्तिकाओं से सम्बन्धित।

Labiocervical (लेबियोसर्वाइकल)— होंठो के मुख की ओर की सतह एवं दन्त-ग्रीवा से सम्बन्धित।

Labiochorea (लेबियोकोरिया)— लास्य या कोरिया में होंठों का कम्पन्न जिससे रोगी हकलाने लगता है, ओष्ठकम्प।

Labioclination (लेबियोक्लाइनेशन)— किसी दाँत का सामान्य लम्बरूप से होंठ की ओर झुक जाना।

Labiodental (लेबियोडैन्टल)— होठों एवं दाँत से सम्बन्धित।

Labiogingival (लेबियोजिन्जाइवल)— होठों एवं मसूड़ों से सम्बन्धित अथवा किसी दाँत की होठ तथा मसूड़े की ओर की सतह से सम्बन्धित।

Labioglossolaryngeal (लेबियोग्लोसोलेरिन्जयल)— होंठ, जिह्वा एवं स्वरयन्त्र सम्बन्धी।

Labioglossopharyngeal (लेबियोग्लोसोफेरिन्जयल)—होंठ, जिह्वा एवं ग्रसनी या गले से सम्बन्धित।

Labiograph (लेबियोग्राफ)— बोलने में होठों की गतियों का पंजीकरण करने वाला एक उपकरण, ओष्ठलेखी।

Labiomental (लेबियोमैन्टल)— निचले होंठ एवं ठुड्डी से सम्बन्धित।

Labiomycosis (लेबियोमाइकोसिस)— होठों का कवक रोग।

Labionasal (लेबियोनेजल)— होठों एवं नाक से सम्बन्धित।

Labiopalatine (लेबियोपैलाटाइन)— होंठ एवं तालु सम्बन्धी।

Labioplacement (लेबियोप्लेसमेन्ट)— किसी दाँत का होंठ की ओर विस्थापित हो जाना।

Labioplasty (लेबियोप्लास्टी)— होंठो की प्लास्टिक सर्जरी, ओष्ठसंधान

Labiotenaculum (लेबियोटीनाकुलम)— ऑपरेशन के दौरान होठों को पकड़ने वाला एक यन्त्र।

Labioversion (लेबियोवर्जन)— किसी दाँत का अन्तर्रोध (भींच) की रेखा से होठों की ओर विस्थपित हो जाना।

Labitome (लेबीटोम)—काटने वाली चिमटी।

Labium (लेबियम)— मांसल किनारा अथवा होंठ, ओष्ठ, भगोष्ठ।

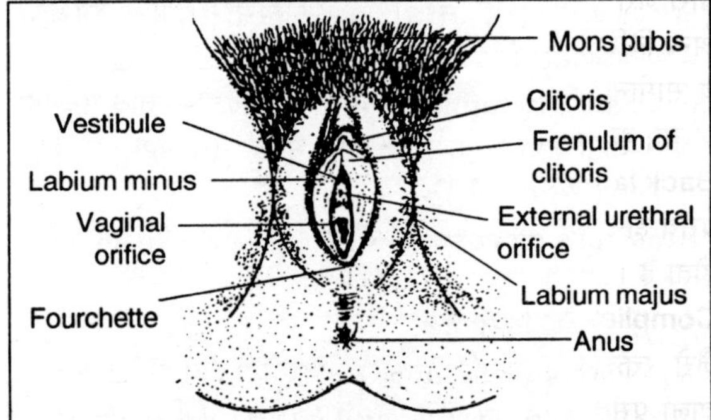

Fig. 288 Female external genital organs (नारी बाह्य जननांग)

Labium = भगोष्ठ, Vestibule = योनि प्रघाण, Labium minus = लघु भगोष्ठ, Vaginal orifice = योनि-छिद्र, Fourchette = फूर्शे, Anus = गुदा, Labium majus = बृहत् भगोष्ठ, External urethral orifice = बाह्य मूत्रमार्गीय छिद्र, Frenulum of clitoris = भगनासा या भगशिश्निका का लघुबंध, Clitoris = भगनासा या भगशिश्निका, Mons pubis = जघन शैल

Labium majus (लेबियम मेजस)— योनि-छिद्र के दोनों ओर त्वचा की एक-एक तह जिससे भग का पार्श्विक किनारा बनता है, वृहत भगोष्ठ।

Labium minus (लेबियम माइनस)— दोनों ओर वृहत भगोष्ठ एवं योनि-छिद के बीच त्वचा की एक-एक छोटी तह, लघु भगोष्ठ।

Labium oris (लेबियम ओरिस)— मुख के होंठ।

Labor (लेबर)—

स्त्री की वह क्रिया जिसके द्वारा भ्रूण गर्भाशय से योनि से होते हुए शरीर के बाहर निकल जाता है, प्रसव। इसे तीन अवस्थाओं मे विभाजित किया गया है :–

प्रथम अवस्था (विस्फारण की अवस्था)–यह नियमित

गर्भाशय-संकुचन के उत्पन्न होने पर प्रारम्भ होकर गर्भाशयग्रीवा के पूर्ण विस्फारण पर समाप्त हो जाती है।

द्वितीय अवस्था (निष्कासन अवस्था)–यह गर्भाशय-ग्रीवा के पूर्ण विस्फारण से भ्रूण के पूर्ण निष्कासन तक का काल होता है।

तृतीय अवस्था (अपरा-अवस्था)–यह भ्रूण के पूर्ण निष्कासन से अपरा एवं झिल्लियों के पूर्ण निष्कासन तक का काल होता है। प्रसव निम्न प्रकार का हो सकता है –

Active labor (एक्टिव लेबर)—Normal labor.

Arrested labor(एरेस्टेड लेबर)— गर्भाशय-जड़त्व अथवा गर्भाशय की निष्क्रियता, श्रोणि में अवरोध उत्पन्न हो जाने अथवा सार्वदैहिक रोग में निष्फल सामान्य प्रसव।

Artificial labor(आर्टीफीशियल लेबर)— कृत्रिम उपायों द्वारा जैसे गर्भाशय-संकोचक औषधियों के प्रयोग से अथवा अन्य विधियों द्वारा गर्भाशय-संकोचों को समय से पूर्व जब वे सामान्यतया होने चाहिएँ, उत्तेजित करके प्रसव सम्पन्न करना; कृत्रिम प्रसव।

Back labor (बैक लेबर)— भ्रूण के सिर की कुस्थिति में प्रसव होना जिसमें पश्चकपाल माँ की त्रिकास्थि के सम्मुख होता है। माँ को बहुत तेज कमर में दर्द महसूस होता है।

Complicated labor(कमप्लीकेटेड लेबर)— किसी उपद्रव जैसे रक्तस्राव अथवा गर्भाशय निष्क्रियता के साथ होने वाला प्रसव

Dry labor(ड्राइ लेबर)— ऐसा प्रसव जिसमें गर्भाशय-संकुचनों से पूर्व अधिकांश उल्व-द्रव निकल चुका होता है जो झिल्लियों के काल पूर्व फटने के कारण हो सकता है, शुष्क प्रसव

False labor (फाल्स लेबर)— ऐसे संकुचन होना जिनसे गर्भाशयग्रीवा विस्फारित नहीं होती तथा भ्रूण का प्रस्तुत होने वाला भाग नीचे नहीं उतरता।

Induced labor (इनड्यूज्ड लेबर)— गर्भाशयसंकोचक औषधियों, यन्त्रों जैसे चिमटी या अन्य विधियों द्वारा गर्भाशय-संकुचनों को उद्दीप्त करके होने वाला प्रसव, प्रेरित प्रसव।

Instrumental labor(इन्सट्रूमैन्टल लेबर)— यन्त्रों के प्रयोग से जैसे चिमटियों के प्रयोग से सम्पन्न प्रसव।

Missed labor(मिस्सड लेबर)— ऐसा प्रसव जिसमें गर्भाशय-संकुचन प्रारम्भ होकर समाप्त हो जाते हैं तथा भ्रूण हफ्तों अथवा महीनों तक गर्भाशय में रुका रहता है(बाहर नहीं निकलता), लीन प्रसव

Normal labor(नार्मल लेबर)— नियमित गर्भाशय-संकुचन जिनके साथ धीरे-धीरे गर्भाशयगीवा विस्फारित होती है तथा भ्रूण का प्रस्तुत होने वाला भाग अवतरित होने लगता है, सामान्य प्रसव।

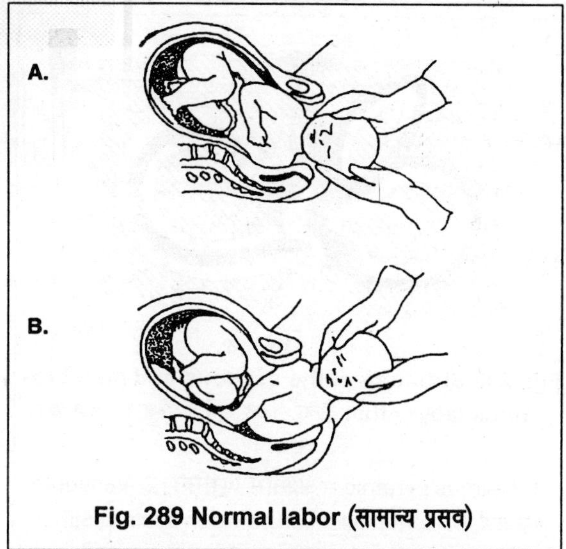

Fig. 289 Normal labor (सामान्य प्रसव)

Obstructed labor (ऑब्सट्रक्टेड लेबर)— भ्रूण की कुस्थिति, कुप्रस्तुति अथवा भ्रूण के सिर और माँ की श्रोणि के बीच विषमानुपात होने के कारण भ्रूण के प्रसव नली से होकर अवतरित होने में बाधा उत्पन्न हो जाना।

Precipitate labor(प्रसीपिटेट लेबर)— शीघ्रता से अर्थात दो-तीन घण्टे के भीतर हो जाने वाला प्रसव, सहसा प्रसव, आकस्मिक प्रसव

Premature labor(प्रीमेच्योर लेबर)— गर्भावस्था के 37 सप्ताह के समाप्त होने से पूर्व प्रारम्भ होने वाला प्रसव, कालपूर्व प्रसव

Postmature labor(पोस्टमेच्योर लेबर)— सम्भावित तिथि से दो या अधिक सप्ताह पश्चात होने वाला प्रसव, दीर्घ प्रसव।

Spontaneous labor(स्पौन्टेनियस लेबर)— ऐसा प्रसव जो बिना यान्त्रिक विधियों अथवा ऑपरेशन के द्वारा पूर्ण हो जाता है, स्वाभाविक प्रसव; स्वतःप्रवर्तित प्रसव

Laboratorian (लेबोरेटोरियन)— किसी प्रयोगशाला में कार्य करने वाला व्यक्ति।

Laboratory (लेबोरेट्री)— विज्ञान सम्बन्धी प्रयोगों, परीक्षणों अथवा रोगी से प्राप्त सामग्रियों जैसे रक्त, बलगम, मूत्र तथा मल आदि का रोग की दृष्टि से अध्ययन करने के लिए साधनों से सुसज्जित एक कमरा; प्रयोगशाला

Labra (लेब्रा)— Labrum का बहुवचन।

Labrocyte(लेब्रोसाइट)— मास्ट कोशिका

Labrum(लेब्रम)— होंठ अथवा होंठ के समान संरचना

Labyrinth(लैबीरिन्थ)—अन्तः कर्ण जो अस्थिल एवं कला-गहनों से मिलकर बनता है, गहन। यह मुख्यतया निम्न दो प्रकार की होती है-

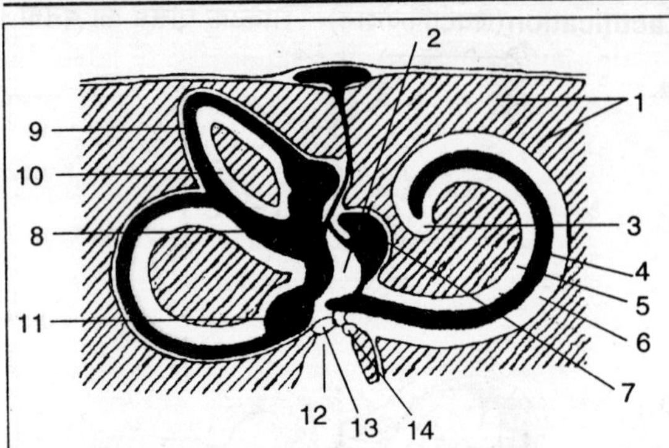

Fig. 290 Structure of the osseous and membranous labyrinths. कला गहन एवं अस्थिल गहन की रचना।

1. Petrous pyramid = अश्माभ पिरैमिड, 2. Vestibule = प्रघाण, 3. Communication between scala vestibuli and scala tympani = अघःकुल्या प्रघाण एवं अघःकुल्या मध्यकर्ण गह्वर के बीच सम्बन्ध, 4. Membranous cochlear canal = कलामय कर्णावर्ती नलिका,5. Scala vestibuli = अघःकुल्या प्रघाण, 6. Scala tympani = अघःकुल्या मध्यकर्ण, 7. Saccule = लघुकोश, 8. Utricle = बृहत् कोश, 9. Membranous semicircular canal = कलामय अर्द्धवृत्ताकार नलिका, 10. Osseous semicircular canal = अस्थिल अर्द्धवृत्ताकार नलिका, 11. Membranous ampulla = कलामय कलशिका या तुम्बिका, 12. Tympanic cavity = मध्यकर्णकह्वर, 13. Fenestra ovalis = अण्डाकार गवाक्ष, 14. Fenestra rotunda = गोल गवाक्ष।

Membranous labyrinth (मेम्ब्रेनस लैबीरिन्थ)— यह अस्थिल गहन में संरचना होती है जो प्रघाण के यूट्रीकल एवं लघुकोश, तीन अर्द्धवृत्ताकार नलिकाओं तथा कर्णावर्त वाहिनी से निर्मित होती है; कला गहन।

Osseous or bony labyrinth (ऑसियस अथवा बोनी लैबीरिन्थ)— यह प्रघाण या वेस्टीब्यूल, तीन अर्द्धवृत्ताकार नलिकाओं तथा कर्णावर्त से मिल कर बनती है; अस्थिल गहन।

Labyrinthectomy (लैबिरिन्थैक्टॉमी)— गहन-उच्छेदन।

Labyrinthine (लैबिरिन्थाइन)— गहन सम्बन्धी।

Labyrinthitis (लैबिरिन्थाइटिस)— गहन का शोथ, आन्तरकर्णशोथ।

Labyrinthotomy (लैबिरिन्थोटॉमी)— गहन में चीरा लगाना, गहन छेदन।

Labyrinthus (लैबिरिन्थस)— गहन

Lac (लैक)— 1.दूध 2. दूध के समान कोई भी औषधीय पदार्थ

Lacerable (लैसीरेबूल)— विदीर्ण (कटे-फटे) हो जाने के सक्षम

Lacerate (लैसीरेट)— फाड़ना।

Lacerated (लैसीरेटेड)— विदीर्ण या फटा हुआ अथवा टूटा हुआ

Laceration (लैसीरेशन)— 1. फाड़ना 2. व्रण अथवा माँस की अव्यवस्थित फटन, विदार, विदीर्णन।

Lacertus (लैसेर्टस)— 1. बाँह का पेशीय भाग 2.पेशीय अथवा तन्तुमय बन्धनी, लघुपूलिका

Lachrymal (लैक्रीमल)—Lacrimal.

Laciniae tubae (लैसीनी ट्यूबी)— डिम्ब वाहिनी की झल्लरियाँ।

Laciniate (लैसीनियेट)— टेढ़ा-मेढ़ा अथवा झालरदार

Lacrima (लैक्रीमा)— आँसू

Lacrimal (लैक्रीमल)— आँसुओं से सम्बन्धित, अश्रुप्रवाही।

Lacrimal apparatus (लैक्रीमल एप्रेटस)— अश्रुओं के स्रवण एवं उनके प्रवाह से सम्बन्धित एक उपकरण जिसमें अश्रु-ग्रन्थि एवं इसकी वाहिनियों, अश्रुप्रवाही ऊर्ध्ववर्ती एवं अधोवर्ती सूक्ष्मनलिकाओं, अश्रुप्रवाही कोश तथा नासा-अश्रुप्रवाही वाहिनी का समावेश होता है जो अश्रुओं को नासा-गुहा में को प्रवाहित कर देती है।

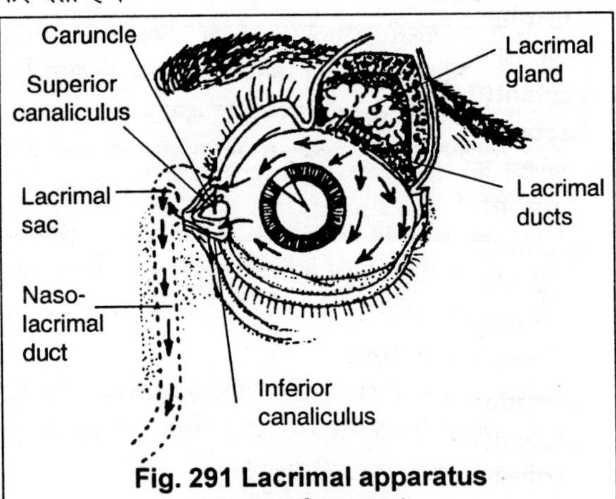

Fig. 291 Lacrimal apparatus (अश्रुप्रवाही उपकरण)

Caruncle = मांसाकुर, Superior canaliculus = ऊर्ध्ववर्ती सूक्ष्मनलिका, Lacrimal sac = अश्रुप्रवाही कोश, Nasolacrimal duct = नासा-अश्रुप्रवाही वाहिनी, Inferior canaliculus = अधोवर्ती सूक्ष्मनलिका, Lacrimal ducts = अश्रुप्रवाही वाहिनियाँ, Lacrimal gland = अश्रुप्रवाही ग्रन्थि।

Lacrimal reflex (लैक्रीमल रिफ्लैक्स)— स्वच्छमण्डलीय नेत्रश्लेष्मला के क्षोभण के फलस्वरूप आँसुओं का स्रवित होना।

Lacrimation (लैक्रीमेशन)— आँसुओं का बनना एवं बाहर निकलना, अश्रुस्रवण

Lacrimator (लैक्रीमेटर)— एक पदार्थ जैसे कोई गैस जो आँसुओं के प्रवाह को बढ़ाती है।

Lacrimatory (लैक्रीमेटरी)— आँसू बनाने वाला।

Lacrimonasal (लैक्रीमोनेजल)— अश्रुप्रवाही उपकरण एवं नासिका सम्बन्धी।

Lacrimotome (लैक्रीमोटोम)— अश्रु-कोश अथवा अश्रु-वाहिनी में चीरा लगाने वाला एक यन्त्र।

Lacrimotomy (लैक्रीमोटॉमी)— अश्रु-कोश अथवा अश्रु-वाहिनी मे चीरा लगाना।

Lact-, lacto- (लैक्ट-,लैक्टो-)— उपसर्ग जिनका अर्थ दूध होता है।

Lactacidemia (लैक्टेसिडीमिया)— रक्त में लैक्टिक एसिड का अधिक पाया जाना।

Lactacidosis (लैक्टेसिडोसिस)— लैक्टिक एसिड के बढ़ जाने से उत्पन्न अम्लरक्तता या अम्लमयता।

Lactaciduria (लैक्टेसिडूरिया)— मूत्र में लैक्टिक एसिड का पाया जाना

Lactagogue (लैक्टेगोग)— दुग्ध स्रवण करने वाला कारक, स्तन्यवर्धक

Lactalbumin (लैक्टेल्ब्युमिन)— दूध की एक घुलनशील प्रोटीन एल्ब्युमिन जो दूध को गर्म करने पर दूध की सतह के ऊपर एक झिल्ली की भांति जम जाती है।

Lactant (लैक्टेन्ट)— स्तनपायी, स्तनपान करने वाला

Lactase (लैक्टेज़)— आन्त्र-रस में पाया जाने वाला शुगर का खण्डन करने वाला एक एन्जाइम जो लैक्टोज़ को डैक्सट्रोज़ तथा गैलेक्टोज़ मे परिवर्तित कर देता है।

Lactate (लैक्टेट)— 1. लैक्टिक एसिड का कोई भी लवण 2. दूध स्रवित करना।

Lactation (लैक्टेशन)— 1. दुग्ध स्रवण (दूध बनना) या दुग्धोत्पादन 2.दुग्ध स्रवण का काल।

Lactational (लैक्टेशनल)— दुग्ध-स्रवण से सम्बन्धित।

Lacteal (लैक्टीयल)— 1.दुग्ध सम्बन्धी 2.आँत की कोई भी लसीका-वाहिनी जो वसालसीका या काइल का परिवहन करती है।

Lacteous (लैक्टीयस)— दुग्धवत्, दूध के समान, दूधिया।

Lactescence (लैक्टेसैन्स)— दूध से समानता।

Lactescent (लैक्टेसैन्ट)— दूध के समान; दूधिया।

Lactic (लैक्टिक)— दूध से सम्बन्धित

Lactic acidemia (लैक्टिक एसिडीमिया)— रक्त में लैक्टिक एसिड की विद्यमानता।

Lacticemia (लैक्टीसीमिया)— रक्त में लैक्टिक एसिड की विद्यमानता।

Lactiferous (लैक्टीफेरस)— दुग्ध का स्रवण एवं वाहन करने वाला, दुग्धजन, दुग्धस्रावी।

Lactiferous ducts (लैक्टीफेरस डक्टस)— स्तन-ग्रन्थि की वाहिनियाँ।

Lactiferous glands (लैक्टीफेरस ग्लैण्ड्स)— 1.स्तन-ग्रन्थियाँ 2.चूचक मण्डल में स्थित मोन्टगोमेरी की ग्रन्थियाँ।

Lactification (लैक्टीफिकेशन)— लैक्टिक एसिड का बनना।

Lactifugal (लैक्टीफ्यूगल)—Lactifuge.

Lactifuge (लैक्टीफ्यूज) — दुग्ध स्रवण को रोकने वाला, दुग्धशोषक।

Lactigenous (लैक्टीजीनस)— दूध बनाने वाला, दुग्धोत्पादक।

Lactigerous (लैक्टीजीरस) — दुग्ध स्रवण करने अथवा उसका वाहन करने वाला, दुग्धस्रावी या दुग्धवाहक।

Lactimorbus (लैक्टीमौर्बस)—Milk sickness.

Lactin (लैक्टिन)— लैक्टोज़, दुग्ध शर्करा।

Lactinated (लैक्टीनेटेड)— दुग्ध शर्करा से युक्त अथवा उससे तैयार किया गया।

Lactivorous (लैक्टीवोरस)— दूध पर जीवित रहने वाला, दुग्धाहारी।

Lactobacilli (लैक्टोबेसीलाइ)— Lactobacillus का बहुवचन।

Lactobacillus (लैक्टोबेसीलस)— कार्बोहाइड्रेटों का किण्वन या खमीरण करके लैक्टिक एसिड उत्पन्न करने वाले जीवाणु। ये दूध को खट्टा कर देते हैं।

Lactobacillus acidophilus (लैक्टोबेसीलस एसिडोफिलस)— दुग्ध शर्कराओं का खमीरण करके लैक्टिक एसिड उत्पन्न करने वाले जीवाणु। ये दूध, बोतल से दूध पीने वाले शिशुओं के मल, क्षरणग्रस्त दाँतो, थूक तथा योनि में पाये जाते हैं।

Lactobutyrometer (लैक्टोब्यूटीरोमीटर)— दूध में क्रीम की मात्रा का पता लगाने वाला एक यन्त्र।

Lactocele (लैक्टोसील)—किसी दुग्ध वाहिनी के बन्द हो जाने से छाती में बनने वाली कोई पुटी, स्तन्यपुटी।

Lactocrit (लैक्टोक्रिट)— दूध में वसा की मात्रा का पता लगाने वाला एक उपकरण।

Lactodensimeter (लैक्टोडैन्सीमीटर)—Lactocrit.

Lactogen (लैक्टोजन)— कोई भी पदार्थ जो दूध के उत्पादन को बढ़ाता है, दुग्धवर्धक।

Lactogenesis (लैक्टोजेनेसिस)— दूध का उत्पादन, दुग्धोत्पादन।

Lactogenic (लैक्टोजेनिक)— दुग्ध के उत्पादन को उत्तेजित करने वाला, दुग्धजनक

Lactogenic hormone (लैक्टोजेनिक हार्मोन)—Prolactin.

Lactoglobulin (लैक्टोग्लोबुलिन)— दूध में पाई जाने वाली ग्लोबुलिन (प्रोटीन)

Lactoglobulin's immune (लैक्टोग्लोबुलिन्स इम्यून)— कोलस्ट्रम में पाई जाने वाली एण्टीबाडियाँ (इम्यूनोग्लोबुलिन)।

Lactolase (लैक्टोलेज)— लैक्टिक एसिड बनाने वाला एक एन्जाइम।

Lactometer (लैक्टोमीटर)— दूध के विशिष्ट गुरुत्व का पता

लगाने वाला एक उपकरण (दूध में पानी की मिलावट का पता लगाने वाला यन्त्र), दुग्धघनत्वमापी।

Lactoprotein (लैक्टोप्रोटीन)— दूध में पाई जाने वाली कोई भी प्रोटीन।

Lactorrhea (लैक्टोरिह्या)— दूध का अत्यधिक अथवा निरन्तर बहते रहना, असंयतदुग्धस्राव

Lactoscope (लैक्टोस्कोप)— दूध की गुणवत्ता एवं शुद्धता की जाँच करने वाला एक यन्त्र।

Lactose (लैक्टोज़)— दुग्ध शर्करा जिसके जलअपघटन से ग्लूकोज़ एवं गैलेक्टोज बनते हैं।

Lactose intolerance (लैक्टोज इनटोलैरैन्स)— लैक्टेज़ एन्जाइम की न्यूनता से जो आँत से लैक्टोज़ के अवशोषण के लिए आवश्यक होता है, दूध से होने वाली असह्यता।

Lactosuria (लैक्टोसूरिया)— मूत्र में लैक्टोज़ का पाया जाना, लैक्टोज़मेह, दुग्धशर्करामेह।

Lactotherapy (लैक्टोथिरैपी)— दुग्धाहार द्वारा रोगों की चिकित्सा करना, दुग्धोपचार

Lactotoxin (लैक्टोटॉक्सिन)— विघटित दूध में विद्यमान कोई भी विषैला पदार्थ।

Lactotrope (लैक्टोट्रोप)—अग्र पीयूष ग्रन्थि की एक अम्लरागी कोशिका जिससे प्रोलैक्टिन स्रवित होता है।

Lactotroph (लैक्टोट्रोफ)—Lactotrope.

Lactotrophin (लैक्टोट्रोफिन)— प्रोलैक्टिन।

Lactotropin (लैक्टोट्रॉपिन)— प्रोलैक्टिन हॉर्मोन।

Lactovegetarian (लैक्टोवेजीटेरियन)— 1.दूध एवं सब्जियों से सम्बन्धित 2.दूध अथवा इसके उत्पादों एवं सब्जियों पर निर्भर रहने वाला व्यक्ति।

Lacuna (लैक्यूना)—1.एक छोटा खोखला स्थान, रित्तिका 2.उपास्थि, अस्थि अथवा शरीर के अन्य किसी अंग में दोष अथवा दरार।

Lacunae (लैक्यूनी)— Lacuna का बहुवचन।

Lacunar (लैक्यूनर)— रित्तिका सम्बन्धी

Lacunes (लैक्यून्स)— मस्तिष्क में स्थित छोटी-छोटी अव्यवस्थित टेढ़ी-मेढ़ी गुहाएँ।

Lacunula (लैक्यूनूला)— छोटी दरार, क्षुद्ररिक्तिका।

Lacunule (लैक्यूनूल)—Lacunula.

Lacus (लैकस)— किसी खोखले स्थान अथवा गुहा में तरल का संचित हो जाना, सर।

Lacus lacrimalis (लैकस लेक्रीमेलिस)— मध्यवर्ती नेत्रकोण का स्थान जहाँ पर आँसू एकत्रित होते हैं, अश्रुसर।

Laennec's cirrhosis (लीनेक्स सिरहोसिस)— बहुत दिनों से शराब अधिक पीने से सम्बद्ध यकृत सिरहोसिस।

Lag (लैग)— 1. किसी उद्दीपन के प्रयोग करने एवं इसके फलस्वरूप उत्पन्न प्रतिक्रिया के बीच बीता समय। 2. सम्वर्ध माध्यम में जीवाणुओं का टीका या इन्जैक्शन लगाने के बाद का प्रारम्भिक काल जिसमें वृद्धि अथवा कोशिका विभाजन की गति धीमी होती है, मन्द।

Legeniform (लैग्नीफोर्म)— कुप्पी के आकार का।

Lagging (लैंगिग)— फुफ्फुसावरणीय रोग के कारण छाती के प्रभावित पार्श्व में सवांतन-गति में कमी हो जाना।

Lagnesis (लैग्नेसिस)— पुरुषों में कामोन्माद, पुरुष की कामुकता।

Lagophthalmia (लैगोफ्थैल्मिया)—Lagophthalmos.

Lagophthalmos, Lagophthalmus (लैगोफ्थैल्मोस, लैगोफ्थैल्मस)— नेत्रच्छदों (पलकों) को बन्द करने पर नेत्रच्छद-विदर का पूर्णतया बन्द न होना, अल्पनिमेषता।

La grippe (ला ग्राईप)— इन्फ्ल्युएंजा, श्लेष्मिक ज्वर।

Lake (लेक)— तरल की एक छोटी गुहा।

Laked (लेक्ड)— रक्त प्लाज़्मा में हीमोग्लोबिन को मुक्त करने वाली अवखण्डित लाल रक्त कोशिकाएँ।

Laking (लेकिंग)— लाल रक्त कोशिकाओं से रक्त प्लाज़्मा में हीमोग्लोबिन का मुक्त होना, रक्तसंलयन।

Laky (लेकी)— रक्त सीरम अथवा प्लाज़्मा की पारदर्शक चमक से सम्बन्धित जो नष्ट हुई लाल रक्त कोशिकाओं से हीमोग्लोबिन के मुक्त होने के परिणामस्वरूप उत्पन्न होती है।

Laliatry (लैलियाट्री)— वाक विकारों का अध्ययन एवं उनकी चिकित्सा करना।

Laliophobia (लैलियोफोबिया)—Lalophobia.

Lallation (लैलेशन)— बड़बड़ाना, शिशुओं की भाँति बोलना।

Lalling (लैलिंग)— बड़बड़ाने या तुतलाने वाला।

Lalochezia (लैलोचीज़िया)— अश्लील अथवा गन्दे शब्द बोल कर अपने को मानसिक शान्ति पहुँचाना।

Lalognosis (लैलोग्नोसिस)— बोली को समझना।

Lalopathology (लैलोपैथोलॉजी)— चिकित्सा-विज्ञान की वह शाखा जिसका सम्बन्ध वाक् विकारों से होता है।

Lalopathy (लैलोपैथी)— कोई भी वाक् विकार, वाणीविकार।

Lalophobia (लैलोफोबिया)— हकलाने के डर से बोलने का विकृत भय।

Laloplegia (लैलोप्लेजिया)— वाक् पेशियों का पक्षाघात, वाचाघात।

Lalorrhea (लैलोरिह्या)— वाणी का अति प्रवाह।

Lambda (लैम्डा)— लैम्डाभ एवं अग्रपश्च सीवनों के मिलन का बिन्दु।

Lambdacism (लैम्डासिज्म)— अँग्रेजी के अक्षर 'एल' का ठीक प्रकार से उच्चारण न कर सकना।

Lambdoid, Lambdoidal (लैम्डॉयड, लैम्डॉयडल)—ग्रीक अक्षर λ (लैम्डा) के आकार का, लैम्डाभ।

Lambert (लैम्बर्ट)—चमक की एक इकाई।

Lambia (लैम्बिया)— जियार्डिया।

Lambliasis (लैम्बलिएसिस)— जियार्डिया लैम्बलिया का संक्रमण ।

Lame (लेम)— पंगु, लँगडा ।

Lamella (लैमीला)— 1.एक पतली प्लेट अथवा परत जैसे हड्डी की 2.औषधियुक्त जिलेटिन का बना एक चक्र जिसे निचली पलक के नीचे निवेशित किया जाता है, पक्षक, पटलिका, पत्रक ।

Lamellar (लैमीलर)— 1. पक्षक सम्बन्धी या पत्रकी 2.पतली-पतली प्लेटों अथवा परतों में व्यवस्थित ।

Lamellate, Lamellated (लैमीलेट, लैमीलेटेड)—

Lameness (लेमनैस)— पंगुता, लँगड़ापन ।

Lamina (लैमीना)— 1.एक पतली, चपटी परत या झिल्ली जैसे बोमैन्स मेम्ब्रन (कॉर्निया की उपकला एवं उसके पदार्थ के बीच स्थित एक पतली झिल्ली), पटल 2.किसी कशेरुका के चाप का किसी भी ओर का चपटा भाग, फलक ।

Laminae (लैमीनी)— Lamina का बहुवचन ।

Laminagram (लैमीनाग्राम)— लैमीनाग्राफी द्वारा शरीर के किसी खण्ड अथवा ऊतकों के अस्तरों की ली गयी एक्स-रे फिल्म, अस्तरचित्र ।

Laminagraph (लैमीनाग्राफ)— लैमीनाग्राफी में प्रयुक्त एक उपकरण ।

Laminagraphy (लैमीनाग्राफी)— शरीर के ऊतकों के अस्तरों का एक्स-रे परीक्षण करना, अस्तरचित्रण ।

Laminar (लैमीनर)—1.लैमीना अथवा पटल या अस्तर सम्बन्धी 2.परतों से बना हुआ ।

Laminated (लैमीनेटेड)— परतों में व्यवस्थित, आस्तरित ।

Lamination (लैमीनेशन)— परतों के समान व्यवस्थापन, पटलन, अस्तरण ।

Laminectomy (लैमीनेक्टॉमी)— किसी कशेरुका के पश्च चाप को शल्यक्रिया द्वारा काट कर अलग कर देना, फलक-उच्छेदन, कशेरुका फलक उच्छेदन ।

Laminitis (लैमीनाइटिस)— पटल अथवा फलक का शोथ ।

Laminography (लैमीनोग्राफी)— Laminagraphy.

Laminotomy (लैमीनोटॉमी)— किसी कशेरुका के किसी फलक को विभाजित करना ।

Lamp (लैम्प)— रोगों की चिकित्सा हेतु प्रकाश अथवा ऊष्मा उत्पन्न करने वाला एक उपकरण ।

Lamprophonia (लैम्प्रोफोनिया)— वाणी की स्पष्टता ।

Lamprophonic (लैम्प्रोफोनिक)— स्पष्ट वाणी से युक्त ।

Lance (लेन्स)— 1.एक दो धार वाला शल्यक्रिया सम्बन्धी चाकू अथवा कुन्तिका (लेन्सेट) 2.कुन्तिका से चीरा लगाना ।

Lanceolate (लेन्सीयोलेट)— भाले की नोक के आकार का, भालाकार ।

Lancet (लेन्सेट)— कुन्तिका; छोटा, दो धार वाला शल्यक्रिया सम्बन्धी चाकू, कुन्तिका ।

Gum lancet (गम लेन्सेट)— किसी निकलते हुए दाँत के किरीट या शीर्ष पर विद्यमान मसूड़े को चीरने वाली एक कुन्तिका ।

Lancinate (लेन्सीनेट)— विदीर्ण करना या फाड़ना ।

Lancinating (लेन्सीनेटिंग)— तेज अथवा काटने वाला जैसे कोई दर्द होता है, विदीर्णकारी ।

L and A (एल एण्ड ए)—नेत्रों की पुतलियों की प्रकाश एवं समंजन के प्रति प्रतिक्रिया ।

Landsteiner's classification (लैण्डस्टीनर्स क्लासीफिकेशन)— लाल रक्त कोशिकाओं पर एन्टिजनों की विद्यमानता के आधार पर रक्त के O,A,B and AB वर्ग ।

Langerhans' islands (लैंन्गारहैन्स आइलैण्डस)— लैन्गरहैन्स के द्वीपसमूह । सम्पूर्ण अग्न्याशय में कोशिकाओं के अलग-अलग छोटे-छोटे पिण्ड जिनमें से प्रत्येक तीन प्रकार की कोशिकाओं अर्थात एल्फा, बीटा एवं डेल्टा कोशिकाओं का बना होता है जिनमें से बीटा कोशिकाएँ प्रधान होती हैं और इनसे इन्सुलिन स्रवित होता है । द्वीप समूहों के नष्ट होने अथवा इनके कार्य में गड़बड़ी हो जाने के फलस्वरूप मधुमेह अथवा अतिग्लूकोजरक्तता हो जाती है ।

Langhans' layer (लैंगहैन्स लेयर)— अपरा की भ्रूणीय बाह्य झिल्ली के अकुंरों में विद्यमान एक कोशिकीय परत ।

Languor (लैन्गुवर)— थकान अथवा कमजोरी, शिथिलता ।

Laniary (लैनियरी)— फाड़ने योग्य जैसे रदनक दाँत ।

Lanolin (लैनोलिन)— भेड़ की ऊन से प्राप्त एक शुद्ध, वसा के समान पदार्थ जिसका मरहम के आधार के रूप में प्रयोग किया जाता है, ऊर्ण वसा ।

Lanuginous (लैनुजिनस)— गर्भरोम से आच्छादित ।

Lanugo (लैनुगो)— भ्रूण के शरीर पर स्थित रोवेंदार बाल, गर्भरोम, भ्रूणरोम ।

Laparo- (लैपरो-)— एक उपसर्ग जिसका अर्थ कटि के पार्श्व, तथा उदरीय भिति से होकर ऑपरेशन करने से सम्बन्धित होता है ।

Laparocele (लैपरोसील)— एक उदरीय बहिःसरण ।

Laparocholecystotomy (लैपरोकोलीसिस्टोटॉमी)— उदरीय भिति से होकर पित्ताशय में चीरा लगाना ।

Laparocolectomy (लैपरोकोलेक्टॉमी)— उदरीय भित्ति से होकर कोलन के किसी भाग अथवा सम्पूर्ण कोलन को काट कर निकाल देना ।

Laparocolostomy, Laparocolotomy (लैपरोकोलोस्टॉमी, लैपरोकोलोटॉमी)— उदरीय भित्ति से होकर कोलन में एक स्थायी छिद्र बनाना ।

Laparocystectomy (लैपरोसिस्टेक्टॉमी)— गर्भाशय से बाहर स्थित भ्रूण को अथवा किसी पुटी को उदर में चीरा लगाकर अलग करना ।

Laparocystidotomy (लैपरोसिस्टीडोटॉमी)— उदरीय भित्ति से होकर मूत्राशय में चीरा लगाना ।

Laparocystotomy (लैपरोसिस्टोटॉमी)— किसी पुटी के भीतर के पदार्थ अथवा किसी बहिर्गर्भाशयी भ्रूण को निकालने के लिए उदरीय भीत्ति में चीरा लगाना।

Laparoendoscopic (लैपरोएण्डोस्कोपिक)— उदर-गुहान्त दर्शन से सम्बन्धित।

Laparoenterostomy (लैपरोएन्ट्रोस्टॉमी)— उदरीय भित्ति से होकर आँत में एक कृत्रिम छिद्र बनाना।

Laparoenterotomy (लैपरोएन्ट्रोटॉमी)— कटि-प्रदेश या कोख में चीरा लगाकर आन्त्रीय गुहा में एक मुख बनाना।

Laparogastroscopy (लैपरोगैस्ट्रोस्कोपी)— आमाशय में चीरा लगाकर इसके भीतर का निरीक्षण करना।

Laparogastrostomy (लैपरोगैस्ट्रोस्टॉमी)— उदरीय भित्ति से होकर स्थायी जठर-नालव्रण का निर्माण करना।

Laparogastrotomy (लैपरोगैस्ट्रोटॉमी)— उदरीय भित्ति से होकर आमाशय में चीरा लगाना।

Laparohepatotomy (लैपरोहिपैटोटॉमी)— उदरीय भित्ति से होकर यकृत में चीरा लगाना।

Laparohysterectomy (लैपरोहिस्ट्रैक्टॉमी)— उदरीय भित्ति में चीरा लगाकर उससे होकर गर्भाशय को बाहर निकाल देना।

Laparohystero-oophorectomy (लैपरोहिस्ट्रोऊ-फोरेक्टॉमी)— उदरीय भीत्ति में चीरा लगाकर उससे होकर गर्भाशय एवं डिम्बग्रन्थियों को बाहर निकालना।

Laparohysteropexy (लैपरोहिस्ट्रोपैक्सी)— गर्भाशय का उदरीय भीत्ति के साथ स्थिरीकरण।

Laparohysterosalpingo-oophorectomy (लैपरोहिस्ट्रोसैलपिन्जो- ऊफोरेक्टॉमी)— उदरीय भीत्ति में लगे चीरे से होकर गर्भाशय, डिम्ब वाहिनियों एवं डिम्बग्रन्थियों को बाहर निकालना।

Laparohysterotomy (लैपरोहिस्ट्रोटॉमी)— उदरीय भीत्ति के चीरे से होकर गर्भाशय को चीरना।

Laparoileotomy (लैपरोइलियोटॉमी)— उदरीय भीत्ति में चीरा लगाने के पश्चात् शेषान्त्र या इलियम में चीरा लगाना।

Laparomyitis (लैपरोमाइटिस)— उदरीय भित्ति के पेशीय भाग का शोथ।

Laparomyomectomy (लैपरोमायोमेक्टॉमी)— उदरीय भित्ति के चीरे से होकर किसी पेशीय अबुर्द को काटकर बाहर निकालना।

Laparomyositis (लैपरोमायोसाइटिस)— पार्श्विक उदरीय पेशियों का शोथ।

Laparonephrectomy (लैपरोनेफरैक्टॉमी)— कटि-प्रदेश में लगाये गये चीरे से होकर किसी गुर्दे को काट कर बाहर निकालना।

Laparorrhaphy (लैपरोरैह्फी)— उदरीय भीत्ति के जख्म में टाँके लगाना, उदरसीवन।

Laparosalpingectomy (लैपरोसैलपिन्जेक्टॉमी)— उदरीय भीत्ति में लगाये गये चीरे से होकर किसी डिम्बवाहिनी को काटकर बाहर निकालना।

Laparosalpingo-oophorectomy (लैपरोसैलपिन्जो-ऊफोरेक्टॉमी)— उदरीय भत्ति में लगाये गये चीरे से होकर डिम्ब वाहनियों एवं डिम्ब ग्रन्थियों को काटकर बाहर निकालना।

Laparosalpingotomy (लैपरोसैलपिन्जोटॉमी)— पेट में चीरा लगाकर किसी डिम्ब वाहिनी में चीरा लगाना।

Laparoscope (लैपरोस्कोप)— पर्युदर्या-गुहा अथवा पैरीटोनियल कैविटी का दृष्टि परीक्षण करने वाला एक गुहांतदर्शी, अन्तरूदरदर्शी।

Laparoscopy (लैपरोस्कोपी)—अन्तरूदरदर्शी का प्रयोग करके पर्युदर्या-गुहा का नेत्र-परीक्षण करना, अन्तरूदरदर्शन।

Laparosplenectomy (लैपरोस्प्लीनेक्टॉमी)— उदरीय भीत्ति में लगाये गये चीरे से होकर प्लीहा या तिल्ली को काटकर बाहर निकाल देना।

Laparosplenotomy (लैपरोस्प्लीनोटॉमी)— उदरीय भीत्ति में चीरा लगाकर प्लीहा में चीरा लगाना।

Laparotomy (लैपरोटॉमी)— शल्य-क्रिया द्वारा पेट को खोलना, पेट का एक ऑपरेशन, उदरोच्छेदन।

Laparotrachelotomy (लैपरोट्रेकीलोटॉमी)—गर्भाशय के निम्न खण्ड में चीरा लगाकर सिजेरियन ऑपरेशन करना।

Laparotyphlotomy (लैपरोटाइफ्लोटॉमी)— पार्श्विक उदरीय भित्ति में चीरा लगाकर अन्धान्त्र में चीरा लगाना।

Lapis (लैपिस)— पथरी, अश्मरी।

Lard (लार्ड)— सुअर के पेट के भीतर की शुद्ध वसा या चर्बी

Lardaceous (लार्डेसियस)— वसाभ, वसीय।

Larva (लार्वा)— अण्डे से निकलने के पश्चात् तथा प्यूपा में रूपान्तरित होने से पूर्व जिससे वह युवा रूप में बाहर निकलता है, किसी कीट का विकासशील रूप, इल्ली, लार्वा।

Larvaceous (लार्वेसियस)—Larvate.

Larvae (लार्वी)— Larva का बहुवचन।

Larval (लार्वल)— लार्वा सम्बन्धी।

Larvate (लार्वेट)— छिपा हुआ रोग अथवा रोग का लक्षण।

Larvicidal (लार्वीसाइडल)— कीड़ों के लार्वों के लिए विनाशकारी।

Larvicide (लार्वीसाइड)— कीट लार्वों को मारने वाला एक कारक, लार्वानाशी।

Larviparous (लार्वीपिरस)— लार्वों को वहन करने वाला।

Larviphagic (लार्वीफेजिक)— लार्वों को खाने वाला जैसे कुछ मछलियाँ करती हैं।

Laryngalgia (लैरिन्जैल्जिया)— स्वरयन्त्र में दर्द होना।

Laryngeal (लैरिन्जियल)— स्वरयन्त्र सम्बन्धी, स्वरयन्त्रज।

Laryngeal reflex (लैरिन्जियल रिफ्लैक्स)— स्वरयन्त्र अथवा गलतोरणिका के क्षोभण के फलस्वरूप खाँसी उठना।

Laryngectomee (लैरिन्जैक्टोमी)— वह व्यक्ति जिसका स्वरयन्त्र निकाल दिया गया हो ।

Laryngectomy (लैरिन्जैक्टॉमी)— शल्य-क्रिया द्वारा स्वरयन्त्र को अलग करके निकाल देना, स्वरयन्त्र-उच्छेदन ।

Laryngemphraxis (लैरिन्जैम्फ्रेक्सिस)— स्वरयन्त्र में अवरोध उत्पन्न हो जाना अथवा उसका बन्द हो जाना ।

Larynges (लैरिन्जेज़)— Larynx का बहुवचन ।

Laryngismal (लैरिन्जिस्मल)— स्वरयन्त्र की ऐंठन से सम्बन्धित ।

Laryngismus (लैरिन्जिस्मस)— स्वरयन्त्र की ऐंठन, स्वरयन्त्राकर्ष ।

Laryngitic (लैरिन्जाइटिक)— 1.स्वरयन्त्र-शोथ सम्बन्धी, स्वरयन्त्रशोथज 2.स्वरयन्त्र-शोथ के परिणामस्वरूप उत्पन्न ।

Laryngitis (लैरिन्जाइटिस)— स्वरयन्त्र का शोथ । यह मुख्यतया निम्न प्रकार का होता है–

Acute catarrhal laryngitis (एक्यूट कैटेरह्ल लैरिन्जाइटिस)— तीव्र रक्ताधिक्यज स्वरयन्त्र-शोथ ।

Atrophic laryngitis (एट्रॉफिक लैरिन्जाइटिस)— स्वरयन्त्र-शोथ जिसमें स्वरयन्त्र की श्लेष्मिक कला का अपक्षय हो जाता है एवं इसका स्राव कम हो जाता है ।

Chronic laryngitis (क्रोनिक लैरिन्जाइटिस)— बार-बार होने वाले क्षोभण के कारण, तीव्र रूप के होने के पश्चात, नासाशोथ अथवा वायुविवरशोथ के द्वितीयक के रूप में, अबुर्दों के कारण, धूम्रपान अधिक करने अथवा शराब अधिक पीने से उत्पन्न दीर्घकालीन स्वरयन्त्र-शोथ; जीर्ण स्वरयन्त्रशोथ ।

Croupous laryngitis (क्रूपस लैरिन्जाइटिस)— मुख्य रूप से शिशुओं एवं बच्चों में उत्पन्न होने वाला स्वरयन्त्रशोथ जिसमें रोगी खों -खों करता रहता है, उसकी आवाज फटी-सी हो जाती है और उसके गले में घर्घराहट होती है ।

Diphtheritic laryngitis (डिफ्थेरीटिक लैरिन्जाइटिस)— रोहिणी अथवा डिफ्थीरिया में स्वरयन्त्र का शोथ जिसमें एक सफेद झिल्ली बन जाती है ।

Membranous laryngitis (मेम्ब्रेनस लैरिन्जाइटिस)— स्वरयन्त्रशोथ जिसमें एक कूट कला बन जाती है जो डिफ्थीरिया की झिल्ली या कला से भिन्न होती है, कलायुक्त स्वरयन्त्रशोथ ।

Spasmodic laryngitis (स्पाज्मोडिक लैरिन्जाइटिस)— Stridulosa laryngitis.

Stridulosa laryngitis (स्ट्राइडुलोसा लैरिन्जाइटिस)— किसी संक्रमण द्वारा बच्चों में होने वाला स्वर-यन्त्र का शोथ जिसमें गले से घरघराहट की आवाज निकलती है ।

Syphilitic laryngitis (सिफिलिटिक लैरिन्जाइटिस)— सिफिलिस के कारण होने वाला एक जीर्ण प्रकार का स्वरयन्त्रशोथ ।

Tuberculous laryngitis (टयूबरकुलस लैरिन्जाइटिस)— फुफ्फुसीय क्षय रोग के द्वितीयक के रूप में होने वाला स्वरयन्त्र का शोथ ।

Laryngo- (लैरिन्गो-)— स्वरयन्त्र से सम्बन्धित एक उपसर्ग ।

Laryngocele (लैरिन्गोसील)— एक जन्मजात वायु कोश जो स्वरयन्त्र की गुहा से सम्बन्धित होता है और गर्दन के ऊपर बाहर को फूला हुआ दिखाई देता है, स्वरयंत्रविपुटी ।

Laryngocentesis (लैरिन्गोसेन्टेसिस)— स्वरयन्त्र में चीरा लगाना अथवा इसमें छेद करना ।

Laryngoedema (लैरिन्गोइडीमा)— एलर्जीजन्य प्रतिक्रिया द्वारा उत्पन्न स्वर-यन्त्र की सूजन ।

Laryngofissure (लैरिन्गोफिसर)— अवटु उपास्थि या थाइरायॅड कार्टिलेज से होते हुए मध्यवर्ती रेखा में लगाये गये चीरे के द्वारा स्वरयन्त्र को खोलना, स्वरयंत्रछेदन ।

Laryngogram (लैरिन्गोग्राम)— स्वरयंत्र का एक्स-रे चित्र ।

Laryngograph (लैरिन्गोग्राफ)— स्वरयन्त्र-गतियों का अभिलेख करने वाला एक उपकरण ।

Laryngography (लैरिन्गोग्राफी)— स्वरयन्त्र का एक्स-रे चित्रण करना ।

Laryngologist (लैरिन्गोलॉजिस्ट)— स्वरयंत्रविज्ञान का विशेषज्ञ ।

Laryngology (लैरिन्गोलॉजी)— चिकित्सा-विज्ञान की वह शाखा जिसका सम्बन्ध गले, ग्रसनी, स्वरयंत्र, नासाग्रसनी तथा श्वासप्रणालश्वसनी-वृक्ष से होता है; स्वरयंत्र-विज्ञान ।

Laryngomalacia (लैरिन्गोमैलेशिया)— स्वरयंत्र का मुलायम होना, स्वरयंत्र-मृदुता ।

Laryngometry (लैरिन्गोमीट्री)— स्वरयंत्र की माप लेना ।

Laryngoparalysis (लैरिन्गोपैरालाइसिस)— स्वरयंत्र का पक्षाघात, स्वरयन्त्रपेशीघात ।

Laryngopathy (लैरिन्गोपैथी)— स्वरयंत्र का कोई भी रोग ।

Laryngophantom (लैरिन्गोफैन्टोम)— प्लास्टिक अथवा अन्य सामग्री का बना स्वरयंत्र का प्रतिरूप ।

Laryngopharyngeal (लैरिन्गोफेरिन्जीयल)— स्वरयंत्र एवं ग्रसनी दोनों से सम्बन्धित ।

Laryngopharyngectomy (लैरिन्गोफेरिन्जैक्टॉमी)— स्वरयंत्र एवं ग्रसनी दोनों को शल्यक्रिया द्वारा काट कर अलग कर देना, स्वरयन्त्रग्रसनी-उच्छेदन ।

Laryngopharyngitis (लैरिन्गोफेरिन्जाइटिस)— स्वरयंत्र एवं ग्रसनी का शोथ, स्वरयन्त्रग्रसनीशोथ ।

Laryngopharyngography (लैरिन्गोफेरिन्जोग्राफी)— स्वर-यन्त्र एवं ग्रसनी जब वायु से भरे होते हैं तो उनका एक्स-रे परीक्षण करना ।

Laryngopharynx (लैरिन्गोफेरिंक्स)— ग्रसनी का कण्ठच्छद के ऊपरी किनारे से नीचे का भाग जो स्वरयंत्र एवं ग्रासनली में खुलता है, स्वरयंत्रग्रसनी ।

Laryngophony (लैरिन्गोफोनी)— ग्रसनी का परिश्रवण करने पर सुनाई देने वाली स्वर ध्वनियाँ।

Laryngophthisis (लैरिन्गोपथाइसिस)— स्वरयंत्र का क्षय रोग।

Laryngoplasty (लैरिन्गोप्लास्टी)— स्वरयंत्र की प्लास्टिक सर्जरी द्वारा मरम्मत करना, स्वरयन्त्रसंधान।

Laryngoplegia (लैरिन्गोप्लेजिया)—Laryngoparalysis.

Laryngoptosis (लैरिन्गोप्टोसिस)— स्वरयंत्र का नीचे हो जाना, स्वरयन्त्रपात, स्वरयन्त्रच्युति।

Laryngorhinology (लैरिन्गोराइनोलॉजी)— चिकित्सा-विज्ञान की वह शाखा जिसमें स्वरयंत्र एवं नासिका का अध्ययन किया जाता है, स्वरयन्त्रनासाविज्ञान।

Laryngorrhagia (लैरिन्गोरैह्जिया)— स्वरयंत्र से रक्तस्राव होना।

Laryngorrhea (लैरिन्गोरिह्या)— स्वरयंत्र से अत्यधिक श्लेष्मा स्रवित होना, स्वरयंत्र-अतिस्राव।

Laryngoscleroma (लैरिन्गोस्क्लेरोमा)— स्वरयंत्र का स्क्लेरोमा।

Laryngoscope (लैरिन्गोस्कोप)— स्वरयंत्र का परीक्षण करने वाला एक गुहांतदर्शी, स्वरयंत्रदर्शी।

Laryngoscopic (लैरिन्गोस्कोपिक)— स्वरयन्त्रदर्शन से सम्बन्धित।

Laryngoscopist (लैरिन्गोस्कोपिस्ट)— स्वरयंत्रदर्शन-विशेषज्ञ।

Laryngoscopy (लैरिन्गोस्कोपी)— स्वरयंत्र के भीतर का नेत्र परीक्षण, स्वरयंत्रदर्शन।

Laryngospasm (लैरिन्गोस्पाज्म)— स्वरयंत्र की पेशियों की ऐंठन, स्वरयंत्राकर्ष।

Laryngostenosis (लैरिन्गोस्टेनोसिस)— स्वरयंत्र का तंग होना, स्वरयंत्र-संकीर्णन।

Laryngostomy (लैरिन्गोस्टॉमी)— गर्दन से होकर स्वरयंत्र में एक स्थायी छिद्र स्थापित करना, स्वरयंत्र -छिद्रीकरण।

Laryngostroboscope (लैरिन्गास्ट्रोबोस्कोप)— स्वर-रज्जुओं के कम्पन्न का निरीक्षण करने वाला एक यंत्र।

Laryngotomy (लैरिन्गोटॉमी)— स्वरयंत्र में चीरा लगाना, स्वरयंत्रछेदन, कण्ठछेदन।

Laryngotracheal (लैरिन्गोट्रेकियल)— स्वरयंत्र एवं श्वास-प्रणाल सम्बन्धी।

Laryngotracheitis (लैरिन्गोट्रेकाइटिस)— स्वरयंत्र एवं श्वास-प्रणाल का शोथ, स्वरयंत्रश्वासप्रणालशोथ।

Laryngotracheobronchitis (लैरिन्गोट्रेकियोब्रोन्काइटिस)— स्वरयंत्र एवं श्वास-प्रणाल एवं श्वसनियों का शोथ, स्वरयंत्रश्वासप्रणालश्वसनीशोथ।

Laryngotracheoplasty (लैरिन्गोट्रेकियोप्लास्टी)— प्लास्टिक सर्जरी द्वारा अवकण्ठद्वारीय संकीर्णता को दूर करना।

Laryngotracheotomy (लैरिन्गोट्रेकियोटॉमी)— स्वरयंत्र एवं श्वास-प्रणाल में चीरा लगाना।

Laryngoxerosis (लैरिन्गोजीरोसिस)— स्वरयंत्र में खुश्की आ जाना, स्वरयंत्रशुष्कता।

Larynx (लैरिंक्स)— स्वर-अंग, ग्रसनी के निचले भाग एवं श्वास-प्रणाल के बीच एक पेशीउपास्थिमय वायु मार्ग जिसमें स्वर रज्जु होते हैं; स्वरयंत्र।

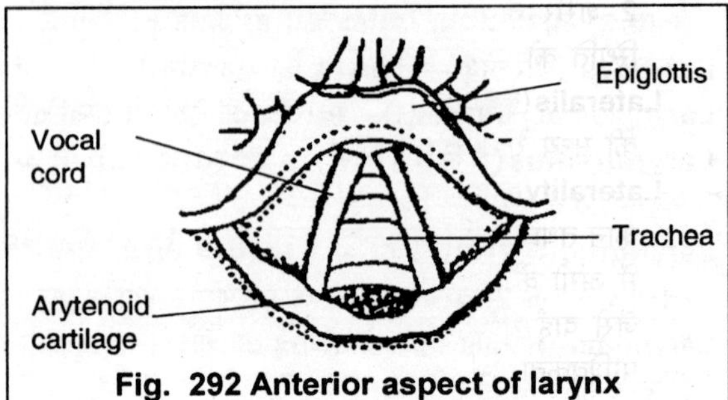

Fig. 292 Anterior aspect of larynx
(स्वरयन्त्र का अग्रज रूप)

Vocal cord = स्वर-रज्जु, Arytenoid cartilage = दर्वीकल्प उपास्थि, Trachea = श्वास-प्रणाल, Epiglottis = कण्ठच्छद।

Lascivia (लेस्सीविया)— स्त्रियों में असामान्य रूप से बढ़ी हुई कामेच्छा।

Lascivious (लेस्सीवियस)— कामुक।

Lasciviousness (लेस्सीवियसनैस)— कामुकता।

Lase (लेज़)— लेजर किरण से काटना, विभाजित करना या किसी पदार्थ को घोल देना अथवा शरीर में विद्यमान किसी रचनात्मक दोष की चिकित्सा करना।

Lasegue's sign (लेसेग्ज़ साइन)— गृध्रसी या शियाटिका का एक चिन्ह जिसमें बिस्तर पर लेटे हुए रोगी की पूरी तरह से फैली हुई टाँग को धीरे-धीरे ऊपर उठाने से उसकी कमर में कष्ट और दर्द होता है।

Laser (लेज़र)— एक ऐसा उपकरण जिससे लेजर किरण निकलती है जिसका उपयोग सूक्ष्म-शल्यकर्म, नेत्ररोगविज्ञान, दहनकर्म, चर्मरोगविज्ञान तथा अनेको नैदानिक कार्यविधियों आदि में किया जाता है।

Lasering (लेज़रिंग)— काटने, विभाजित करने या किसी पदार्थ को घोलने अथवा शरीर में विद्यमान किसी दोषयुक्त रचना की चिकित्सा करने के लिए लेज़र किरण का प्रयोग करना।

Lassitude (लेसीटयूड)— थकान, कमजोरी, सुस्ती।

Latency (लेटेन्सी)— गुप्त रहने की अवस्था।

Latent (लेटेन्ट)—1. सुषुप्तावस्था में पड़ा हुआ अथवा गुप्त 2. शान्त, निष्क्रिय।

Latent heat (लेटेन्ट हीट)— तापमान में परिवर्तन हुए बिना किसी पदार्थ के ठोस से द्रव में अथवा द्रव से वाष्प में बदलने में खर्च हुई ऊष्मा।

Latentiation (लेटेन्शियेशन)— गुप्त बनाने की क्रिया।

Latent period (लेटेन्ट पीरियड)— 1. किसी उद्दीपन के प्रारम्भ

होने तथा उसकी अनुक्रिया के बीच का समय 2.रोगोद्भवन काल अर्थात रोग ग्रहण करने तथा इसके लक्षणों के प्रकट होने के बीच का समय। गुप्त काल।

Laterad (लेटेराड)—किसी पार्श्व की ओर।

Lateral (लेट्रल)— 1.किसी पार्श्व से सम्बन्धित, पार्श्विक, पार्श्वीय 2. शरीर अथवा किसी संरचना की मध्य रेखा से दूर की स्थिति को प्रदर्शित करने वाला

Lateralis (लेट्रालिस)— यह संकेत देने वाला कि रचना शरीर की मध्य रेखा से दूर स्थित है, पार्श्वीय।

Laterality (लेट्रालिटी)— एक ही ओर के अंगों (हाथ, पैर, कान तथा आँखें) का प्रयोग करने की प्रवृत्ति। क्रॉस्ड लेट्रालिटी में अंगो के भिन्न जोड़ों के प्रतिपक्षी सदस्यों का प्रयोग करना जैसे दाईं भुजा एवं बाँये पैर का प्रयोग करना। पार्श्वीयता, पार्श्विकता

Latericeous, Lateritious (लेट्रीसियस, लेट्रीशियस)— ईंट की धूल के समान।

Lateriflexion, Lateriflection (लेट्रीफ्लैक्सन, लेट्रीफ्लैक्शन)—Lateroflexion.

Latero- (लेट्रो-)— एक उपसर्ग जिसका अर्थ पार्श्वीय या एक ओर को है।

Lateroabdominal (लेट्रोएब्डोमिनल)— शरीर के पार्श्व एवं उदर से सम्बन्धित।

Laterodeviation (लेट्रोडेविएशन)— एक ओर को विस्थापित हो जाना।

Lateroduction (लेट्रोडक्सन)— एक ओर को गति करना विशेषकर किसी आँख का एक ओर को गति करना।

Lateroflexion (लेट्रोफ्लैक्सन)— एक ओर को झुक जाना, एकपार्श्विकनति।

Laterognathism (लेट्रोग्नेथिज़्म)— अवरुद्ध वृद्धि, अस्थिभंग, अर्बुद, या कोमल ऊतकों का अपक्षय अथवा उनकी अतिवृद्धि होने के कारण अधोहन्वास्थि अथवा मैण्डीबूल की असमरूपता।

Lateroposition (लेट्रोपोजिशन) — एक ओर को विस्थापन।

Lateropulsion (लेट्रोपल्सन)— एक ओर को नीचे गिरने की अनियन्त्रित प्रवृत्ति।

Laterotorsion (लेट्रोटॉर्ज़न)— एक ओर को ऐंठ जाना।

Lateroversion (लेट्रोवर्ज़न)— एक ओर को घूम जाना।

Latissimus (लेटीसीमस)— सबसे अधिक चौड़ा; शरीररचनाविज्ञान में एक चौड़ी रचना जैसे किसी पेशी को प्रदर्शित करने वाला।

Latitude (लेटीट्यूड)— विकिरण-विज्ञान में, एक्स-रे के प्रति अनावृत होने की एक सीमा जिससे तकनीकी दृष्टि से एक सही फिल्म बनती है।

Latrine (लेट्रीन)— शौचालय।

Latus, Lata (लेटस, लेटा)— कोख, चौड़ा जैसे गर्भाशय का पृथु स्नायु (चौड़ा लिगामैंट)।

Laudable (लौडेबिल)— 1. प्रशंसनीय 2. सामान्य 3. स्वस्थ।

Laughing gas (लाफिंग गैस)— हँसाने वाली गैस, नाइट्रस ऑक्साइड।

Laughter reflex (लाफ्टर रिफ्लैक्स)— गुदगुदाने से अथवा गुदगुदाने का बहाना करने पर हँसी आ जाना जो रुकती न हो।

Lavage (लैवाज)— किसी अंग जैसे आमाशय अथवा आँत या किसी गुहा की धुलाई करना, धावन, प्रक्षालन।

Lavement (लेवमेन्ट)— वस्तिकर्म या एनीमा देना।

Laveur (लेवियर)— सिंचाई करने अथवा प्रक्षालन के लिए प्रयोग में लाया जाने वाला एक यन्त्र।

Law (लॉ)— किसी घटना के विषय में एक वैज्ञानिक कथन जो सभी स्थानों पर सत्य होता है; सिद्धान्त, नियम, विधान। सिद्धान्त या नियम के उदाहरण–

Avogadro's law (एवोगैड्रोज लॉ)— यदि तापमान एवं बाह्य दाब एक से रहते हैं तो बराबर आयतन में सभी गैसों में अणुओं की संख्या बराबर होती है।

Beer law (बीयर लॉ)— किसी रंग की अथवा प्रकाश किरण की तीव्रता उस द्रव की गहराई के विषमानुपाती होती है जिससे होकर रंग या प्रकाश किरण गुजरती है।

Bell's law (बेल्स लॉ)— अग्रज मेरुदण्डीय तन्त्रिका मूलें प्रेरक होती हैं और पश्चज मेरुदण्डीय तन्त्रिका मूलें संवेदी होती हैं।

Boyle's law (बॉयल्स लॉ)— किसी स्थिर मात्रा की किसी गैस का आयतन गैस पर पड़ने वाले दबाव के विपरीत अनुपाती एवं घनत्व समानुपाती होता है।

Charles' law (चार्लेस लॉ)— एक ही दबाव पर तापमान में भिन्नता होने से किसी गैस के आयतन में भी भिन्नता हो जाती है।

Coppet law (कोपेट लॉ)— एक से हिमांक वाले विलयनों में घुले हुए पदार्थों की सान्द्रता समान होती है।

Marey's law (मेरीज लॉ)— हृदय गति धमनीय रक्त-चाप के विपरीत अनुपाती होती है अर्थात् धमनीय रक्त-चाप के कम हो जाने पर यह बढ़ जाती है तथा धमनीय रक्त-चाप के बढ़ जाने पर यह कम हो जाती है।

Law of definite proportion (लॉ ऑफ डेफीनिट प्रोपोर्शन) — दो या अधिक तत्व जब कोई नया पदार्थ बनाने के लिए संयुक्त होते हैं तो वे भार के एक ही तथा स्थिर अनुपात में मिलते हैं।

Law of gravitation (लॉ ऑफ ग्रेवीटेशन)—Newton law.

Lax (लैक्स)— 1.तनाव रहित 2.शिथिल, यह आन्त्र-गतियों के लिए प्रयोग में लाया जाता है।

Laxation (लैक्सेशन)— आन्त्र-गतियाँ

Laxative (लैक्जेटिव)— एक खाद्य पदार्थ अथवा औषधि जिसका कब्ज की रोकथाम अथवा उसकी चिकित्सा करने के लिए प्रयोग किया जाता है। मृदु विरेचक।

Laxator (लैक्जेटर)— ढीला करने वाला।

Laxity (लैक्सिटी)— अतानता, शिथिलता।

Layer(लेयर)— अस्तर, लगभग एक-सी मोटाई की ऊतक की चादर की भाँति संरचना, परत। उदाहरण–

Ameloblastic layer(अमीलोब्लास्टिक लेयर)— दाँत की इनैमल परत।

Enamel layer (इनैमल लेयर)—Ameloblastic layer.

Germ layer(जर्म लेयर)— विकासशील भ्रूण की कोशिकाओं की तीन प्रारम्भिक परतों (बहिर्जनस्तर, अन्तर्जनस्तर, मध्यजनस्तर) में से कोई एक जिससे बहुत से अंग विकसित होते है; जननस्तर।

Germinative layer(जर्मिनेटिव लेयर)— बाह्यत्वचा की सबसे भीतरी परत जो कोशिकाओं की एक आधारी परत तथा शूक कोशिकाओं की एक परत (स्ट्रेटम स्पाइनोसम) की बनी होती है।

Horny layer(हार्नी लेयर)— त्वचा की सबसे बाहरी परत जो स्पष्ट, मृत, पपड़ी के समान झड़ने वाली कोशिकाओं की बनी होती है; श्रृंगी परत।

Lazaretto(लेजेरेटो)— सांसर्गिक रोगों की चिकित्सा हेतु एक चिकित्सालय।

lb(एलबी)— पौण्ड।

LBBB (एल बी बी बी)—Left bundle branch block. बार्यी पूलिका शाखा में अवरोधन।

L.D.(एल० डी०)—Lethel dose. घातक अथवा मारक मात्रा

L.D.L.(एल० डी० एल०)— लो डैन्सिटी लाइपोप्रोटीन।

Leachates (लीचेट्स)— किसी पदार्थ के घुलनशील घटक जो जल में घुल जाते हैं जब जल पदार्थ से होकर गुजरता है और ऐसा करने से जल संदूषित हो जाता है।

Leaching(लीचिंग)— किसी मिश्रण में से किसी पदार्थ को अलग करने के लिए उसे किसी विलायक के साथ मिलाकर जिसमें केवल इच्छित पदार्थ ही घुलता है, उस पदार्थ को पृथक करना।

Lead(लीड)— किसी विद्युतहृदलेखी अथवा इलैक्ट्रोकार्डियोग्राफ से संलग्न एक चालक तथा विद्युतहृदलेखी द्वारा बना अभिलेख भी। साधारणतया तीन परिसरीय लीडों का प्रयोग किया जाता है। लीड प्रथम—दाईं बाहु से बाँयी बाहु तक, लीड द्वितीय—दाईं बाहु से बाँयी टाँग तक , लीड तृतीय—बाँयी बाहु से बाँयी टाँग तक होती है; हृदयलेखी वाहक। ये प्रमाणित लीडें हैं। अन्य लीडें निम्नलिखित होती हैं–

Bipolar lead (बाइपोलर लीड)— विद्युतहृदयलेखन में दो इलैक्ट्रोडों की एक लीड जो शरीर के विभिन्न स्थानों पर रखे जाते हैं।

Esophageal lead(इसोफेजियल लीड)— ऐसी लीड जिसमें एक इलैक्ट्रोड को ग्रासनली के भीतर निवेशित किया जाता है।

Limb lead(लिम्ब लीड)— तीन प्रमाणित लीडों में से कोई भी एक।

Precordial lead(प्रीकार्डियल लीड)—ऐसी लीड जिसमें एक इलैक्ट्रोड को पुरोहृद् पर रखा जाता हे तथा दूसरे को किसी भुजा से जोड़ दिया जाता है।

Unipolar lead(यूनिपोलर लीड)— दो इलैक्ट्रोडों का एक सैट जिनमें से केवल एक ही विभव परिवर्तन को संचारित करता है।

Lead colic(लैड कोलिक)— सीसा विषाक्तता के कारण होने वाला पेट में ऐंठन का दर्द, सीसज उदरशूल।

Lead line(लैड लाइन)— सीसा विषाक्तता के कारण मसूड़ों पर बन जाने वाली नीली-सी रेखा।

Lead pipe contraction(लैड पाइप कॉन्ट्रैक्शन)— पेशीप्रतिष्टम्भ जिसमें भुजाएँ उसी स्थिति में रहती हैं जिसमें उन्हें रखा जाता है।

League of Red Cross Societies (लीग आफ रैड क्रास सोसाइटीज़)— राष्ट्रीय रैड क्रॉस एवं इसी प्रकार की सोसाइटियों का अन्तर्राष्ट्रीय संघ।

Lean(लीन)— कृश, पतला-दुबला

Lean body mass(लीन बॉडी मॉस)— शरीर के भार में से उसमें स्थित वसा के भार को घटाने से प्राप्त भार।

Leap(लीप)— कूदना, उछलना, कुदाना।

Leber's disease (लेबर्ज डिज़ीज)— एक वंशागत प्रकार का दृष्टि तन्त्रिका का अपक्षय जो पुरुषों को प्रभावित करता है।

Lecat's gulf(लीकेट्स गल्फ)— मूत्रमार्ग के कन्द का खोखला भाग।

Lecithal(लेसिथल) — अण्डे के पीतक से सम्बन्धित।

Lecithin(लेसीथिन)— फॉस्फोलीपिड्स के किसी वर्ग का एक वसीय पदार्थ जो रक्त, पित, मस्तिष्क, तन्त्रिकाओं, अण्ड-पीतक तथा जन्तुओं के अन्य ऊतकों में पाया जाता है।

Lecithoblast(लेसीथोब्लास्ट)— अन्तर्जनस्तर की कोशिकाओं में से एक जो वृद्धि करके पीतक-कोश बनाती है।

Lectin(लैक्टिन)— कई पादप प्रोटीनों में से एक जो लसीकाकोशिकाओं को वृद्धि करने के लिए उत्तेजित करती है।

Lectual(लैक्टुअल)— बिस्तर सम्बन्धी।

Lectulus(लैक्टुलस)— बिस्तर।

Ledge (लेज़)— शिलाफलक के समान शरीर में विद्यमान कोई रचना।

Leech(लीच)— जोंक जिसका पहले खून खींचने में प्रयोग किया जाता था।

Leeching (लीचिंग)— जोकों को रक्त खींचने के लिए शरीर पर लगाने की क्रिया जो चिकित्सा की एक पुरानी विधि है।

Left(लैफ्ट)— वाम, बाँया, दाँये का विपरीत।

Left-handedness(लैफ्ट-हैण्डेडनैस)— बाँये हाथ से लिखना।

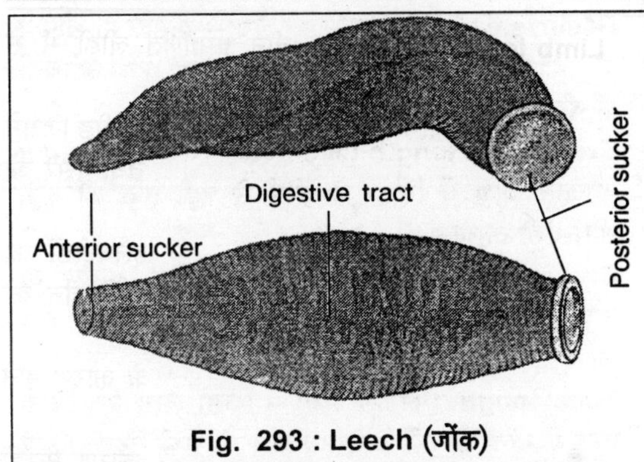

Fig. 293 : Leech (जोंक)

Anterior sucker=अग्रज चूषक, Digestive tract =पाचक नली, Posterior sucker=पश्चज चूषक

Left lateral recumbent position (लैफ्ट लेट्रल रिकमबैन्ट पोज़ीशन)— ऐसी स्थिति जिसमें रोगी बाँयी करवट लेटता है तथा दाहिने घुटने एवं जांघ को ऊपर खींच लेता है। इस स्थिति का प्रयोग मलाशय के ऑपरेशन करने एवं कभी-कभी प्रसूति तन्त्र में किया जाता है।

Leg (लैग)— अधः शाखा अथवा अधः भुजा, विशेषकर घुटने एवं टखने के बीच का भाग, टाँग या पैर। असामान्य पैर के रूप—

Anglesey leg (एन्लीसे लैग)— जुड़े हुए कृत्रिम पैर का एक रूप।

Badger leg (बैडजर लैग)— असमान लम्बाई का पैर।

Baker leg (बेकर लैग)— बहिर्नत जानु; संघट्ट जानु।

Bandy leg (बैण्डी लैग)—Bowleg.

Barbados leg (बार्बेडोज़ लैग)— श्लीपद अथवा हाथी पाँव रोग से ग्रस्त पैर।

Bayonet leg (बेयोनेट लैग) — टिबिया एवं फिबुला हड्डियों के पीछे की ओर विस्थापित होने के पश्चात घुटने का सन्धिग्रह।

Bird leg (बर्ड लैग)— पेशियों का अपक्षय होने के परिणाम स्वरूप परिमाण में छोटा हुआ पैर।

Bow leg (बो लैग)— घुटने पर बाहर की ओर मुड़ा पैर, अन्तर्नत जानु।

Elephant leg (एलीफैन्ट लैग)— टाँगों का श्लीपद, हाथी-पाँव।

Milk leg (मिल्क लैग)— प्रसव अथवा टाइफॉयड ज्वर के पश्चात् और्वी (फिमोरल) शिरा का शोथ होने के कारण कभी-कभी होने वाला शोथयुक्त श्वेत पैर।

Restless leg (रैस्टलैस लैग)— सोने से पहले पैरों में बेचैनी होना जो कभी-कभी गुर्दे में दर्द होने के कारण होती है तथा घूमने-फिरने अथवा पैरों को हिलाने-डुलाने से शान्त हो जाती है। बेचैन पैर

Scissor leg (सीज़र लैग)— ऐसी विकृति जिसमें चलते समय पैर कैंची के फलकों की भाँति एक दूसरे को पार कर जाते हैं।

White leg (व्हाइट लैग)—Milk leg. Phlegmasia alba dolens.

Leggings (लैगिंग्स)— पैरों को ढकने वाली निर्जीवाणुक चादरें जिनका ऑपरेशन थियेटर में रोगियों पर इस्तेमाल किया जाता है।

Legg's disease (लैग्स डिजीज)— ऊर्ध्व और्वी अधिवर्ध का अस्थ्युपास्थि शोथ

Legionellosis (लेगियोनेलोसिस)—Legionnaires' disease.

Legionnaires' disease (लेगियोनेयर्स डिजीज)— बेसीलस लेगियोनेला न्यूमोफीलिया के संक्रमण द्वारा उत्पन्न एक उग्र रोग जिसमें न्यूमोनिया हो जाता है, सूखी खाँसी उठती है तथा पेशियों में दर्द होता है।

Legitimacy (लेजिटिमेसी)— 1.वैधानिक होने की दशा 2.वैधानिक माता-पिता से पैदा होने की अवस्था।

Legume (लेग्यूम)— फली जैसे सेम अथवा मटर की फलियाँ।

Legumin (लेग्यूमिन)— फलियों में जैसे सेम एवं मटर की फलियों में विद्यमान एक ग्लोबुलिन।

Leguminivorous (लेग्यूमिनीवोरस)— फलियों को जैसे सेम एवं मटर की फलियों को खाने वाला।

Leiner's disease (लीनर्स डिजीज)— अपशल्कित त्वक्शोथ।

Leio- (लीयो-)— एक उपसर्ग जिसका अर्थ चिकना है।

Leiodermia (लीयोडर्मिया)— त्वक्शोथ जिसमें त्वचा असामान्य रूप से चिकनी एवं चमकीली हो जाती है।

Leiomyofibroma (लीयोमायोफाइब्रोमा)— चिकनी पेशी एवं तन्तुमय संयोजी ऊतक से बना एक सुदम अर्बुद।

Leiomyoma (लीयोमायोमा)— पेश्यर्बुद, चिकनी पेशी से बना एक सुदम अर्बुद, आरेखपेशी-अर्बुद।

Leiomyomatosis (लीयोमायोमेटोसिस)— शरीर में बहुत से आरेखपेशी-अर्बुदों के होने की अवस्था।

Leiomyomectomy (लीयोमायोमेक्टॉमी)— किसी आरेखपेशी-अर्बुद को, सामान्यतः गर्भाशय के आरेखपेशी-अर्बुद अथवा लीयोमायोमा को ऑपरेशन द्वारा काटकर निकाल देना।

Leiomyosarcoma (लीयोमायोसार्कोमा)— आरेखपेशी- अबुर्द एवं सार्कोमा दोनों संयुक्त।

Leiotrichous (लीयोट्राइकस)— चिकने अथवा सीधे बालों वाला।

Leishmania (लीशमैनिया)— परजीवी-कशाभी एककोशिकीय जन्तुओं का एक वंश जो फ्लेबोटोमाइन्स (बालु मक्षिकाओं) के काटने से संचारित होता है जिससे लीशमैनियता रोग उत्पन्न होता है। उदाहरण के लिए लीशमैनिया डोनोवैनाइ

जिससे कालाजार (अंतरांग-लीशमैनियता) तथा लीशमैनिया ट्रॉपिका जिसके द्वारा ओरिएन्टल सोर (त्वचीय लीशमैनियता) उत्पन्न होता है।

Leishmaniae (लीशमैनी)— Leishmania. का बहुवचन।

Leishmaniasis (लीशमैनिएसिस)— लीशमैनिया की किसी जाति के संक्रमण जैसे लीशमैनिया ट्रॉपिका के संक्रमण से उत्पन्न त्वचीय लीशमैनियता (ओरिएन्टल सोर) तथा लीशमैनिया डोनोवैनाइ के संक्रमण से उत्पन्न अंतरांग-लीशमैनियता (कालाजार)।

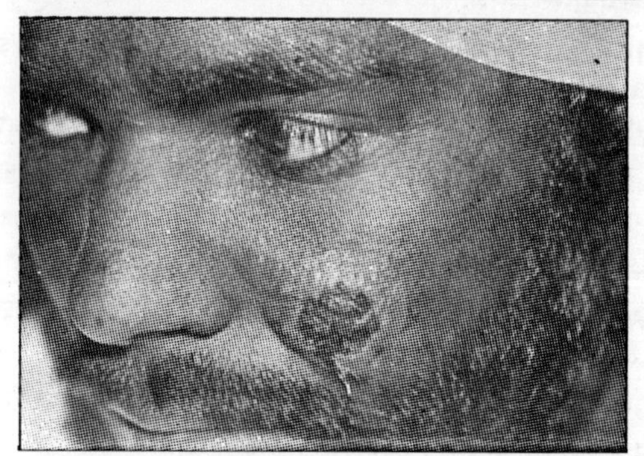

Fig. 294 : Leishmaniasis (oriental sore)
लीशमैनियता (ओरिएन्टल सोर)

Leishmaniosis (लीशमैनियोसिस)—Leishmaniasis.

Leishmanoid (लीशमैनॉयड)— लीशमैनियता के समान।

Lema (लेमा)— टार्सल ग्रन्थियों का सूखा स्राव जो आँख के भीतरी नेत्रकोण में एकत्रित हो जाता है।

Lemic (लेमिक)— किसी जानपदिक रोग से सम्बन्धित।

Lemmoblastic (लेम्मोब्लास्टिक)— तन्त्रिकाच्छद ऊतक बनाने वाला अथवा उसमें विकसित होने वाला।

Lemmocyte (लेम्मोसाइट)— तन्त्रिकाच्छद कोशिका बन जाने वाली एक कोशिका।

Lemnisci (लैम्निस्साइ)— Lemniscus. का बहुवचन।

Lemniscus (लैम्निस्कस)—1.एक बन्धनी या फीता 2. केन्द्रीय तन्त्रिका-तन्त्र में तन्तुओं की एक बन्धनी अथवा पूलिका, तन्तुबन्ध।

Lemon (लैमन)— नींबू जिसमें साइट्रस एसिड तथा एस्कोर्बिक एसिड अथवा विटामिन 'सी' होता है।

Lemoparalysis (लैमोपैरालाइसिस)— ग्रासनली का पक्षाघात।

Lemostenosis (लैमोस्टेनोसिस)— ग्रासनली का तंग हो जाना।

Length (लैंथ)— दो बिन्दुओं के बीच की दूरी की माप, लम्बाई, आयाम। चिकित्सा-विज्ञान से सम्बन्धित विभिन्न प्रकार की दूरियाँ–

Basialveolar length (बेसीएल्वियोलर लैंथ)— करोटि या खोपड़ी के महा रन्ध्र के बेसियॉन से जबड़े की अन्तरोर्ध्वहनुज सीवनी तक की दूरी।

Basinasal length (बेसीनेज़ल लैंथ)— करोटि या खोपड़ी के महा रन्ध्र के बेसियॉन से ललाटीय एवं नासिकास्थियों के बीच की सीवनी के केन्द्र तक की दूरी।

Crown-heel length (क्राउन-हील लैंथ)— भ्रूण अथवा नवजात शिशु में सिर के शीर्ष से एड़ी तक की दूरी, शीर्ष-एड़ी आयाम।

Crown-rump length (क्राउन-रम्प लैंथ)— भ्रूण या नवजात शिशु में सिर के शीर्ष से नितम्बों के शिखर तक की दूरी; शीर्ष-नितम्ब आयाम।

Focal length (फोकल लैंथ)— किसी लैन्स एवं किसी वस्तु के बीच की दूरी जिससे प्रकाश की सभी किरणें किसी केन्द्र अथवा फोकस पर पड़ती हैं।

Greatest length (ग्रेटेस्ट लैंथ)—Crown heel length.

Length of stay (लैंथ आफ स्टे)— किसी अस्पताल में भर्ती होने तथा वहाँ से छुट्टी होने के बीच के दिनों की संख्या।

Wave length (वेव लैंथ)— किसी तरंग के किसी एक बिन्दु से दूसरी तरंग के उसी बिन्दु तक की दूरी। किसी तरंग की लम्बाई से यह पता चल जाता है कि क्या तरंग एक दृष्टिगोचर प्रकाश है, एक्स-रे, गामा अथवा रेडियो तरंगें हैं; तरंग दैर्घ्य।

Lenitive (लेनीटिव)—Relieving.

Lens (लैन्स)— 1. काँच अथवा अन्य पारदर्शक पदार्थ का एक टुकड़ा जो इस प्रकार बना होता है कि इससे गुजर कर प्रकाश की किरणें एक बिन्दु पर मिलती हैं अथवा वे फैल जाती हैं। 2. नेत्र का स्फटिकाभ लैन्स। लैन्स मुख्यतया निम्न प्रकार के होते हैं–

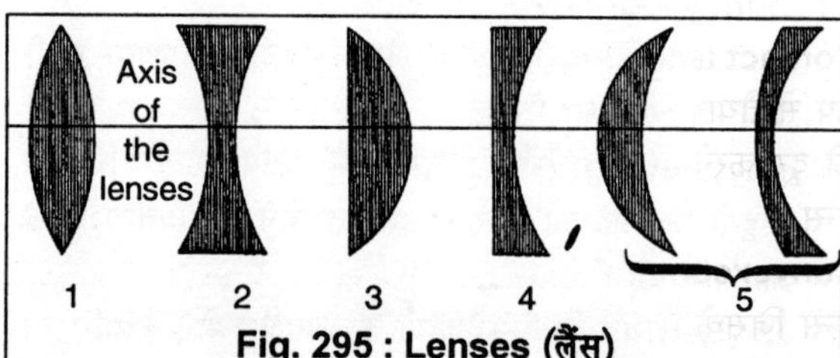

Fig. 295 : Lenses (लैंस)

1. Biconvex lens = द्विउन्नतोदर या उभयोत्तल लैन्स
2. Biconcave lens = द्विनतोदर या उभयावतल लैन्स
3. Planoconvex lens = समतल-उन्नतोदर लैन्स
4. Planoconcave lens = समतल-नतोदर लैन्स
5. Convexoconcave lens = उन्नतोदर-नतोदर या उत्तलावतल लैन्स

Axis of the lenses = लैन्सों का अक्ष

Achromatic lens (एक्रोमेटिक लैन्स)— वर्णिक विपथन को सही करने वाला लैन्स, अवर्णिक लैन्स।

Aplanatic lens (एप्लेनेटिक लैन्स)— गोलाकार विपथन को सही करने वाला लैन्स।

Apochromatic lens (एपोक्रोमेटिक लैन्स)— गोलाकार एवं वर्णिक दोनों विपथनों को सही करने वाला लैन्स।

Astigmatic lens (एस्टिग्मेटिक लैन्स)— Cylindrical lens.

Biconcave lens (बाइकौन्केव लैन्स)— ऐसा लैन्स जिसके दोनों ओर के तल नतोदर होते हैं, उभयावतल लैन्स।

Biconvex lens (बाइकौन्वैक्स लैन्स)— ऐसा लैन्स जिसके दोनों ओर के तल उन्नतोदर होते हैं, उभयोत्तल लैन्स।

Bifocal lens (बाइफोकल लैन्स)— ऐसा लैन्स जिसके निचले भाग में एक भिन्न शक्ति वाला लैन्स लगा होता है जिससे पास की वस्तुएँ देखी जाती हैं अथवा पढ़ा जाता है। ऊपरी मुख्य भाग दूर की वस्तुओं को देखने के लिए होता है, द्विकेन्द्री लैन्स।

Cataract lens (कैट्रेक्ट लैन्स)— लैन्सहीनता के लिए निर्धारित किया जाने वाला लैन्स।

Compound lens (कम्पाउण्ड लैन्स)— दो या अधिक लैन्सों का एक दृष्टिपरक संस्थान।

Concave spherical lens (कौन्केव स्फैरिकल लैन्स)— ऐसा लैन्स जो केन्द्र में पतला एवं किनारे पर मोटा होता है, इसका निकटदृष्टिता में प्रयोग किया जाता है।

Concavoconcave lens (कौन्केवोकौन्केव लैन्स)— Biconcave lens.

Concavoconvex lens (कौन्केवोकौन्वैक्स लैन्स)— ऐसा लैन्स जो एक ओर नतोदर तथा दूसरी ओर उन्नतोदर होता है।

Contact lens (कॉन्टैक्ट लैन्स)— काँच अथवा कृत्रिम रूप से तैयार सामग्री का एक वक्र लैन्स जिसे दृष्टि दोषों को दूर करने के लिए आँख पर लगाया जाता है, सम्पर्क लैन्स।

Convexconcave lens (कौन्वैक्सकौन्केव लैन्स)— ऐसा लैन्स जिसके एक ओर उन्नतोदर तल तथा इसके विपरीत ओर नतोदर तल होता है।

Convex spherical lens (कौन्वैक्स स्फैरिकल लैन्स)— ऐसा लैन्स जो केन्द्र में मोटा एवं किनारे पर पतला होता है, इसका दूरदृष्टिता में प्रयोग किया जाता है।

Corneal lens (कॉर्नियल लैन्स)— Contact lens.

Crystalline lens (क्रिस्टालाइन लैन्स)— आँख में ठीक पुतली के पीछे स्थित एक द्विउन्नतोदर, पारदर्शक, रंगहीन संरचना जो एक कैप्सूल में बन्द रहती है तथा निलम्बी स्नायु द्वारा अपने स्थान पर टिकी रहती है, स्फाटिकाभ लैन्स।

Cylindrical lens (सिलिण्ड्रीकल लैन्स)— एक लैन्स जिसमें एक खण्ड सिलेण्डर का होता है जो उसके अक्ष के समानान्तर होता है, इसका प्रयोग दृष्टिवैषम्य को दूर करने के लिए किया जाता है।

Implanted lens (इमप्लान्टेड लैन्स)— मोतियाबिन्द के ऑपरेशन में लैन्स को निकालने के पश्चात् आरोपित किया जाने वाला एक कृत्रिम लैन्स।

Oil immersion lens (ऑयल इमर्शन लैन्स)—सूक्ष्मदर्शक यन्त्र में फिट एक विशेष लैन्स जो किसी वस्तु के दिखायी देने के लिए उसके ऊपर विद्यमान ऑयल इमर्शन के सम्पर्क में आ जाता है। ऑयल इमर्शन का प्रयोग न होने की अपेक्षा इससे अधिक आवर्द्धन होता है।

Omnifocal lens (ओमनीफोकल लैन्स)— निकट दृष्टि एवं दूर दृष्टि के लिए एक लैन्स।

Planoconcave lens (प्लेनोकौन्केव लैन्स)— ऐसा लैन्स जिसका एक पार्श्व समतल तथा दूसरा नतोदर होता है।

Planoconvex lens (प्लेनोकौन्वैक्स लैन्स)— ऐसा लैन्स जिसका एक पार्श्व समतल तथा दूसरा उन्नतोदर होता है।

Spherical lens (स्फैरिकल लैन्स)— ऐसा लैन्स जिसकी सभी सतह गोलाकार होती हैं, गोलाकार लैन्स।

Spherocylindrical lens (स्फैरोसिलिण्ड्रीकल लैन्स)— एक संयुक्त गोलाकार एवं बेलनाकार लैन्स।

Trial lens (ट्रॉयल लैन्स)— दृष्टि परीक्षण के लिए प्रयोग में लाया जाने वाला कोई भी लैन्स।

Trifocal lens (ट्राइफोकल लैन्स)— ऐसा लैन्स जिसमें निकट, मध्यवर्ती एवं दूर दृष्टि तीनों के लिए एक-एक खण्ड होता है।

Lensometer (लैन्सोमीटर) — किसी लैन्स की शक्ति को मापने वाला एक यन्त्र।

Lensopathy (लैन्सोपैथी)— नेत्र के किसी लैन्स का कोई भी रोग।

Lentectomize (लैन्टेक्टोमाइज)— ऑपरेशन के द्वारा आँख के लैन्स को निकाल देना।

Lentectomy (लैन्टेक्टॉमी)— ऑपरेशन द्वारा नेत्र के लैन्स का अलग हो जाना।

Lenticonus (लैन्टीकोनस)— लैन्स की अग्र अथवा पश्च सतह का जन्मजात शंक्वाकार उभार, शंकुक लैन्स।

Lenticula (लैन्टीकुला)— लैन्स के आकार का केन्द्रक।

Lenticular (लैन्टीकुलर)— 1. नेत्र के लैन्स से सम्बन्धित 2. लैन्स की आकृति का।

Lenticulo-optic (लैन्टीकुलो-ऑप्टिक)— लैन्स के आकार के केन्द्रक एवं दृष्टि-पथ से सम्बन्धित।

Lenticulopapular (लैन्टीकुलोपैपुलर)— ऐसे त्वचा विस्फोट का संकेत देने वाला जिसमें लैन्स के आकार की पिटिकाएँ या फुन्सियाँ उत्पन्न हो जाती हैं।

Lenticulostriate (लैन्टीकुलोस्ट्रीएट)— लैन्साभ केन्द्रक एवं रेखित पिण्ड से सम्बन्धित।

Lenticulothalamic (लैन्टीकुलोथैलेमिक)— लैन्साभ केन्द्रक एवं चेतक या थैलेमस सम्बन्धी।

Lentiform (लैन्टीफॉर्म)— लैन्स की आकृति वाला, लैन्साकार।

Lentigines (लैन्टीजाइन्स)— ऊतकों में मैलेनिन वर्णक के जमा हो जाने के कारण वृद्ध लोगों की अनावृत त्वचा, सामान्यतः हाथों के पृष्ठ पर प्रकट होने वाली चपटी, भूरी चित्तियाँ।

Lentiginosis (लैन्टीजिनोसिस)— बहुत से मेचकों, वर्णकों अथवा धब्बों का बनना।

Lentiginous (लैन्टीजीनस)— 1. मेचक से ग्रस्त 2. बहुत छोटे-छोटे धब्बों से ढका हुआ।

Lentiglobus (लैन्टीग्लोबस)— किसी आँख का अत्यधिक वक्र लैन्स जिससे आगे की ओर एक गोलाकार उभार या फुलाव निकल आता है।

Lentigo (लैन्टिगो)— धूप में अनावृत होने से मैलेनिन के जमा हो जाने पर त्वचा पर बने छोटे-छोटे पीले-भूरे वर्णकयुक्त क्षेत्र; मेचक।

Lentigo maligna (लैन्टिगो मैलिग्ना)— एक वृद्धि न करने वाला दुर्दम मैलेनिन-कोशिकार्बुद।

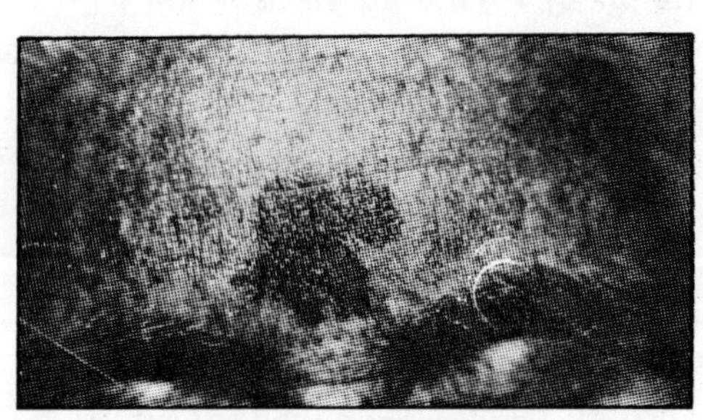

Fig. 296 : Lentigo maligma
(दुर्दम मैलेनिन-कोशिकार्बुद)

Lentitis (लैन्टाइटिस)— आँख के स्फटिकाभ लैन्स का शोथ।

Lentula, Lentulo (लेन्टुला, लेन्टुलो)— किसी दाँत की मूल नलिका में भराई करने वाले पेस्ट पदार्थ को भरने वाला दन्त-चिकित्सा में प्रयुक्त एक यन्त्र।

Leontiasis (लियोनटिएसिस)— लैप्रोमायुक्त कुष्ठ में चेहरे का शेर के चेहरे की भाँति दिखाई देना, सिंहमुखता।

Leontiasis ossea (लियोनटिएसिस ओसिया) — कपालीय अस्थियों की अतिवृद्धि के कारण चेहरे का शेर के चेहरे की भाँति दिखाई देना, सिंहमुखता।

Leper (लैपर)— कुष्ठ रोग से पीड़ित व्यक्ति, कुष्ठ रोगी, कोढ़ी।

Lepidic (लेपीडिक)— पपड़ियों से सम्बन्धित।

Lepidosis (लेपीडोसिस)— कोई भी पर्पटीयुक्त अथवा विशल्कित विस्फोट जैसे तुषाभशल्कन या सिध्म।

Lepothrix (लैपोथ्रिक्स)— एक रोग जिसमें बाल का काण्ड एक कड़े, शल्कीय, त्वग्वसीय पदार्थ में बन्द हो जाता है।

Lepra (लैप्रा)— प्राचीन काल में लैप्रोसी के लिए प्रयोग किया जाने वाला एक शब्द, परन्तु अब यह कुष्ठ रोगियों में होने वाली प्रतिक्रिया का संकेत देने के लिए प्रयोग किया जाता है।

Lepra alba (लैप्रा एल्बा)— त्वचा संवेदनाहारी एवं श्वेत हो जाती है जिसके पश्चात् विभिन्न प्रकार के पक्षाघात हो जाते हैं।

Lepra anesthetica (लैप्रा एनीस्थेटिका)— शरीर पर संवेदनाहारी स्थानों के साथ कुष्ठ रोग।

Lepra Arabum (लैप्रा एराबम)— वास्तविक अथवा पर्विल कुष्ठ रोग।

Lepra maculosa (लैप्रा मैक्यूलोसा)— कुष्ठ रोग जिसमें त्वचा पर वर्णकयुक्त क्षेत्र बन जाते हैं।

Lepra mutilans (लैप्रा म्यूटीलैन्स)— कुष्ठ रोग की अन्तिम अवस्था।

Lepra nervorum (लैप्रा नर्वोरम)— गुलिकाभ कुष्ठ जिसमें त्वचा पर अल्पवर्णकयुक्त, संवेदनाहारी, छोटी-छोटी (बिन्दु जैसी) विक्षतियाँ उत्पन्न हो जाती हैं।

Leprechaunism (लेप्रीकौनिज्म)— एक आनुवंशिक रोग जिसमें शिशु के चेहरे का रूप पिशाच के चेहरे जैसा होता है जिसके साथ शारीरिक एवं मानसिक विकास रुक जाता है, तीव्र अन्तःस्रावी विकार, कृशता तथा संक्रमण के प्रति सुग्राह्यता हो जाती है।

Leprid (लैप्रिड)— गुलिकाभ कुष्ठ की त्वचा विक्षति

Leprologist (लैप्रोलॉजिस्ट)— कुष्ठ-रोग-विज्ञानी

Leprology (लैप्रोलॉजी)— कुष्ठ रोग का अध्ययन

Leproma (लैप्रोमा)— एक त्वचीय पर्विका अथवा गुलिका जो कुष्ठार्बुदवत् कुष्ठ की एक विशिष्ट विक्षति होती है, कुष्ठिक या कुष्ठवत् अर्बुद।

Lepromatous (लैप्रोमेटस)— कुष्ठिक सम्बन्धी, कुष्ठार्बुदवत्।

Lepromin (लैप्रोमिन)— कुष्ठ रोग के कुष्ठिकीय पर्विकाओं से तैयार किया गया एक पदार्थ

Leprosarium (लैप्रोसेरियम)— कुष्ठ रोगियों की चिकित्सा एवं उनकी देखभाल करने के लिए एक अस्पताल, कुष्ठाश्रम

Leprosery (लैप्रोसरी)— कुष्ठ रोगियों (कोढ़ियों) का घर या कालोनी।

Leprostatic (लैप्रोस्टेटिक)— कुष्ठ रोग को उत्पन्न करने वाले जीवाणु माइकोबैक्टीरियम लैप्री की वृद्धि को रोकने वाला, कुष्ठाणुरोधक।

Leprosy (लैप्रोसी)— लैप्रोसी—अम्ल स्थायी दण्डाणु माइकोबैक्टीरियम लैप्री द्वारा उत्पन्न एक जीर्ण संचारी रोग जिसमें त्वचा, श्लेष्मिक कलाओं तथा परिसरीय तन्त्रिकाओं की कणिकागुल्मीय विक्षतियाँ उत्पन्न हो जाती हैं; कुष्ठ या कोढ़। कुष्ठ के दो मुख्य रूप होते हैं :(1) लैप्रोमेटस लैप्रोसी (कुष्ठार्बुदवत कुष्ठ)— इसमें शरीर के दोनों ओर त्वचा पर विक्षतियाँ होती हैं जिसमें कुष्ठिक या लैप्रोमा बन जाते हैं तथा

परिसरीय तन्त्रिकाएँ प्रभावित होती हैं जिसके साथ असंवेदनता हो जाती है तथा पेशी की कमजोरी एवं पक्षाघात हो जाता है। यह ट्यूबरकुलॉयड प्रकार से अधिक सांसर्गिक होता है। कुष्ठिक या लैप्रोमा में बहुत से माइकोबैक्टीरियम लैप्री पाये जाते हैं। (2) ट्यूबरकुलॉयड लैप्रोसी (गुलिकाभ कुष्ठ)— इसमें जल्दी ही तन्त्रिकाएँ या नाडियाँ क्षतिग्रस्त हो जाती हैं अतः जल्दी ही त्वचा असंवेदनता हो जाती है। संक्रमण बहुत ही थोड़े स्थान पर होता है और शरीर के केवल एक ओर होता है। त्वचा विक्षतियाँ बहुत ही कम संख्या में, अधिकतर एक से तीन तक उत्पन्न होती हैं। त्वचा शुष्क हो जाती है तथा पसीना नहीं निकलता और बाल हल्के हो जाते हैं। असंवेदनता के कारण हाथ या पैर की अंगुलियाँ स्वयं ही कट कर गिर जाती हैं अथवा रोगी के सोते समय चूहों द्वारा काट ली जाती हैं। ट्यूबरकुलॉयड विक्षतियों में लैप्री दण्डाणु कम होते हैं। लैप्रोमिन के प्रति त्वचा प्रतिक्रिया धनात्मक होती हैं। यह लैप्रोमेटस लैप्रोसी की भाँति इतनी सांसर्गिक नहीं होती।

उपरोक्त दोनों मुख्य प्रकारों के बीच तीन बार्डरलाइन लैप्रोसी होती हैं जिनमें दोनों मुख्य प्रकारों के लक्षण मिले रहते हैं।

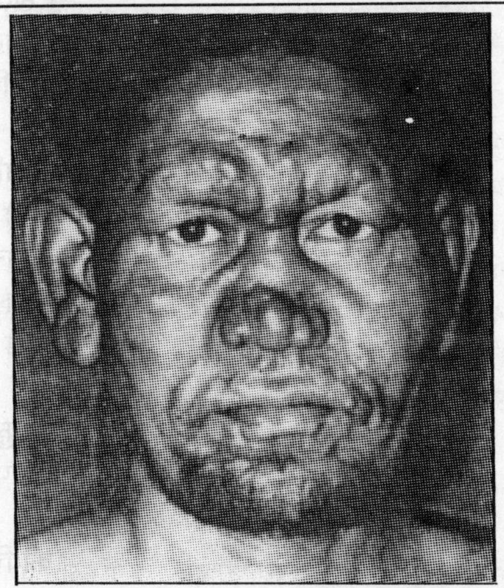

Fig No.297A : Lepromatous leprosy (कुष्ठार्बुदवत् कुष्ठ)

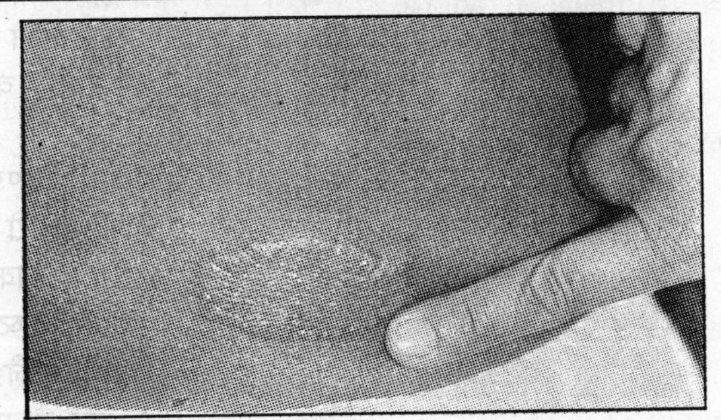

Fig No.297B : Tubercuoid leprosy (गुलिकाभ कुष्ठ)

Leprotic (लैप्रोटिक)— 1.कुष्ठ रोग से सम्बन्धित 2. कुष्ठ रोग से ग्रस्त, कुष्ठ रोगी, कोढ़ी।

Leprous (लैप्रस)— 1.कुष्ठ रोग से सम्बन्धित 2. कुष्ठ रोग से ग्रस्त, कोढ़ी।

-lepsis, - lepsy (-लैप्सिस, -लैप्सी)— प्रत्यय जिनका अर्थ झटका या दौरा होता है।

Lepto-(लैप्टो-)— एक उपसर्ग जिसका अर्थ हल्का, पतला, भंगुर होता है।

Leptocephalia (लैप्टोसिफैलिया)— वह व्यक्ति जिसकी खोपड़ी असामान्य रूप से लम्बरूप में लम्बी एवं तंग होती है, संकीर्णकपाली।

Leptocephalus (लैप्टोसिफैलस)—Leptocephalia.

Leptocephaly(लैप्टोसिफैली)—असामान्य रूप से लम्बा, संकुचित कपाल होने की दशा।

Leptochromatic (लैप्टोक्रोमेटिक)— बारीक क्रोमैटिन जाल से युक्त।

Leptocyte (लैप्टोसाइट)—टार्गेट कोशिका, कृशलोहितकोशिका।

Leptocytosis (लैप्टोसाइटोसिस)— रक्त में कृशलोहित-कोशिकाओं की विद्यमानता, कृशलोहितकोशिकता।

Leptodactylous(लैप्टोडैक्टाइलस)—हाथों या पैरों की असामान्य रूप से पतली अँगुलियों से युक्त।

Leptodactyly (लैप्टोडैक्टाइली)— हाथ अथवा पैर की अँगुलियों का असामान्य रूप से पतला हो जाना।

Leptomeningeal(लैप्टोमैनिन्जियल)—पाया मेटर एवं एराक्नॉयड मेटर से सम्बन्धित।

Leptomeninges (लैप्टोमैनिन्जीज)—पाया मेटर एवं एराक्नॉयड मेटर का एक साथ बोला जाना।

Leptomeningitis (लैप्टोमैनिन्जाइटिस) — पाया मेटर एवं एराक्नॉयड मेटर का शोथ, मृदुजालतानिकाशोथ।

Leptomeningopathy (लैप्टोमैनिन्जोपैथी)—पाया मेटर एवं एराक्नॉयड मेटर दोनों का कोई भी रोग।

Leptomeninx (लैप्टोमैनिन्क्स)—Leptomeninges का एक वचन।

Leptonema(लैप्टोनीमा)—अर्द्धसूत्री-विभाजन में पूर्वावस्था की प्रारम्भिक अवस्था जिसमें गुणसूत्र लम्बे, पतले सूत्रों में संकुचित हो जाते हैं जो एक दूसरे से अलग हो जाते हैं।

Leptopellic (लैप्टोपैलिक)—असामान्य रूप से संकुचित श्रोणि से युक्त।

Leptophonia (लैप्टोफोनिया)— आवाज की कमजोरी।

Leptophonic(लैप्टोफोनिक)—हल्की आवाज वाला।

Leptopodia(लैप्टोपोडिया)—पतले पाँवो से युक्त होने की दशा।

Leptoprosopia (लैप्टोप्रोसोपिया)— चेहरे का तंग होना

Leptoprosopic (लैप्टोप्रोसोपिक)—लम्बे, संकीर्ण चेहरे वाला; तनुआननी; दीर्घ-आननी

Leptorhine, Leptorrhine (लैप्टोराइन)—लम्बी नाक वाला

Leptoscope (लैप्टोस्कोप)— कोशिका कलाओं को मापने वाला एक उपकरण ।

Leptosomatic, Leptosomic (लैप्टोसोमेटिक्, लैप्टोसोमिक)—पतले एवं हल्के शरीर वाला

Leptosome (लैप्टोसोम)—पतला एवं हल्का-फुलका व्यक्ति, कृशकाय ।

Leptospirosis (लैप्टोस्पाइरोसिस)—लैप्टोस्पाइरा इन्टैरोगैन्स के संक्रमण के परिणाम स्वरूप उत्पन्न दशा, सक्रांमी रक्तस्रावी कामला ।

Leresis (लेरेसिस)— बुढ़ापे में बात अधिक करना

Leriche's syndrome (लेरीशेज सिण्ड्रोम)—उदरीय महाधमनी में इसके द्विभाजन पर किसी घनास्र या थ्रॉम्बस के द्वारा अवरोध उत्पन्न हो जाना जिससे अधः शाखाओं एवं नितम्बों में रुक-रुक कर अरक्तताजन्य शूल होता है तथा और्वी स्पन्दों की अल्पता अथवा उनका पूर्ण अभाव हो जाता है ।

Lesbian (लीस्बिएन)— स्त्रीसमलिंगकामुकता सम्बन्धी अथवा वह स्त्री जो स्त्रीसमलिंगकामुकता को व्यवहार में लाती हो, स्त्रीसमलैंगिक ।

Lesbianism (लीस्बिएनिज्म)—स्त्रीसमलिंगकामुकता

Lesion (लीजन) —1.किसी रोग के कारण अथवा आघात पहुँचने से त्वचा, श्लेष्मिक कला अथवा शरीर के अन्य ऊतकों का टूट जाना या उनकी निरन्तरता का समाप्त हो जाना, विक्षति 2. शरीर के किसी भाग का कार्य न करना । विक्षति के प्रकार—

Central lesion (सेन्ट्रल लीज़न)—केन्द्रीय तन्त्रिका-तन्त्र की कोई भी विक्षति

Degenerative lesion (डीजेनेरेटिव लीज़न)—ह्रास द्वारा होने वाली विक्षति

Diffuse lesion (डिफ्यूज लीज़न)—अधिक स्थान में फैलने वाली विक्षति ।

Discharging lesion (डिस्चार्जिंग लीज़न)— 1. मस्तिष्क विक्षति जिससे तन्त्रिका-आवेग मुक्त होते हैं । 2. एक विक्षति जिससे कोई रिसाव निकलता है ।

Focal lesion (फोकल लीज़न)—किसी निश्चित छोटे स्थान की विक्षति, स्थानिक विक्षति ।

Ghon's primary lesion (घोन्स प्राइमरी लीज़न)—घोन फोकस ।

Gross lesion (ग्रॉस लीज़न)—नग्न नेत्रों को दिखाई दे सकने वाली विक्षति । शरीर के अलग-अलग संस्थानों को प्रभावित करने वाली विक्षिति ।

Indiscriminate lesion (इन्डिस्क्रीमिनेट लीज़न)— शरीर के अलग-अलग संस्थानों को प्रभावित करने वाली विक्षति ।

Irritative lesion (इर्रिटेटिव लीज़न)—ऐसी विक्षति जो शरीर के उस भाग में क्रियाशीलता को उद्दीप्त करती है जिसमें वह स्थित होती है ।

Local lesion (लोकल लीज़न)—स्थानीय विक्षति ।

Peripheral lesion (पैरीफ्रल लीज़न)—परिसरीय तन्त्रिकाओं की विक्षति

Primary lesion (प्राइमरी लीज़न)— किसी रोग की प्रथम विक्षति विशेषकर सिफिलिस रोग का प्राथमिक अथवा कठोर शैंकर ।

Structural lesion (स्ट्रचुरल लीज़न)—ऊतक में परिवर्तन लाने वाली विक्षति

Systemic lesion (सिस्टेमिक लीज़न)—एक ही कार्य करने वाले अंगो में सीमित रहने वाली विक्षति

Toxic lesion (टॉक्सिक लीज़न)— सूक्ष्मजीवों के विषों अथवा जीवविषों के फलस्वरूप होने वाली विक्षति

Vascular lesion (वैस्कुलर लीज़न)— किसी रक्त वाहिनी की विक्षति ।

Lethal (लीथल)—प्राणघातक ।

Lethargic (लिथार्जिक)—1.सुस्ती अथवा आलस सम्बन्धी 2.सुस्ती अथवा आलस से ग्रस्त या सुस्त अथवा आलसी

Lethargy (लिथार्जी)—सुस्ती या आलस्य ।

Lethe (लीथे)—Amnesia.

Lethologica (लीथोलोजिका)—किसी शब्द, नाम अथवा इच्छित कार्य को अस्थायी रूप से भूल जाना ।

Leucinosis (ल्यूसीनोसिस)—शरीर में अत्यधिक ल्यूसीन का पाया जाना ।

Leucinuria (ल्यूसीनूरिया)— मूत्र में ल्यूसीन का पाया जाना ।

Leucism (ल्यूसिज़्म)— एक प्रकार की अपूर्ण रंजकहीनता ।

Leucismus (ल्यूसिस्मस)— श्वेत होने की दशा ।

Leucitis (ल्यूसाइटिस)— श्वेतपटलशोथ अथवा स्क्लेरा की सूजन ।

Leuk- (ल्यूक-)—Leuko.

Leukapheresis (ल्यूकेफेरेसिस)—रोगी से प्राप्त रक्त से श्वेत रक्त कोशिकाओं को पृथक करना तथा फिर शेष रक्त को वापिस रोगी में चढ़ा देना ।

Leukemia (ल्यूकीमिया)—रक्तोत्पादक अंगों का प्रगतिशील दुर्दम रोग जिसमें रक्त में श्वेत रक्त कोशिकाएँ एवं उनकी पूर्वगामी कोशिकाएँ संख्या में बहुत बढ़ जाती हैं; रक्त कैन्सर; अधिश्वेतकोशिकारक्तता या श्वेतरक्तता । इसे तीन मुख्य वर्गों में विभाजित किया गया है—तीव्र अधिश्वेतकोशिकारक्तता या श्वेतरक्तता (2) हरितार्बुद (3) जीर्ण अधिश्वेतकोशिकारक्तता या श्वेतरक्तता ।

(1) Acute leukemia (एक्यूट ल्यूकीमिया)—तीव्र अधिश्वेतकोशिकारक्तता । निम्न तीन प्रकार के ल्यूकीमिया तीव्र अधिश्वेतकोशिकारक्तता या ल्यूकीमिया में सम्मिलित होते हैं—

1-Acute lymphatic leukemia (एक्यूट लिम्फेटिक ल्यूकीमिया)— सम्पूर्ण शरीर में लसीका-ऊत्तकों का

अतिविकसन होता है जिससे लसीका ग्रन्थियों की वृद्धि हो जाती है तथा प्लीहा, यकृत एवं अस्थि मज्जा में लसीकाकोशिकाओं का अन्तःसंचरण हो जाता है; तीव्र लसीका अधिश्वेतकोशिकारक्तता।

2-Acute monocytic leukemia (एक्यूट मोनोसाइटिक ल्यूकीमिया)—प्लीहा, यकृत, अस्थि मज्जा एवं लसीका ग्रन्थियाँ भ्रूणीय एककेन्द्रकश्वेतकोशिकाओं (हिस्टियोसाइटों) से अन्तःसंचरित हो जाती हैं; तीव्र एककेन्द्रकअधिश्वेतकोशिकारक्तता।

3-Acute myeloid leukemia (एक्यूट माइलॉयड ल्यूकीमिया)—लसीका ग्रन्थियाँ थोड़ी बहुत ही बढ़ी होती हैं तथा प्लीहा, यकृत एवं अस्थि मज्जा प्राक्‌कणिकाश्वेतकोशिकाओं या माइलोसाइटों एवं पूर्वप्राक्‌कणिकाश्वेतकोशिकाओं या प्रीमाइलोसाइटों से अन्तःसंचरित होते हैं; तीव्र मज्जाभ अधिश्वेतकोशिकारक्तता। सभी प्रकार की तीव्र अधिश्वेतकोशिकारक्तताओं में अंगों में जैसे आमाशय, आँत, फेफड़े, मस्तिष्क, गुर्दों में तथा मुख की श्लेष्मिक कला में एवं त्वचा के नीचे रक्तस्राव हो सकता है।

(2) Chloroma (क्लोरोमा)— यह एक प्रकार का अनुतीव्र माइलॉयड अथवा कभी-कभी लिम्फेटिक ल्यूकीमिया होता है जिसमें पर्यस्थिकला ऊतकों के नीचे तथा अन्य स्थानों पर अर्बुद बन जाते हैं। हरितार्बुद।

(3) Chronic leukemia (क्रोनिक ल्यूकीमिया) —इस वर्ग में निम्नलिखित दो प्रकार के ल्यूकीमिया सम्मिलित होते हैं :-

1-Chronic lymphatic leukemia (क्रोनिक लिम्फेटिक ल्यूकीमिया)—अधिक लसीकाभ कोशिकाओं के कारण लसीका ग्रन्थियाँ बढ़ जाती हैं तथा ये उपरिस्थ होती हैं। लसीका-अन्तःसंचरण से प्लीहा बढ़ जाती है। परिप्रतिहारी संयोजी ऊतक के लसीकाकोशिकाओं से अन्तःसंचरित हो जाने के कारण यकृत बढ़ जाता है। लम्बी हड्डियों की अस्थि मज्जा भूरी हो जाती है एवं इनमें लसीकाभ इतरविकास हो जाता है; जीर्ण या चिरकारी लसीका अधिश्वेतकोशिकारक्तता।

2- Chronic myeloid leukemia (क्रोनिक माइलॉयड ल्यूकीमिया)—लसीका ग्रन्थियों पर प्रभाव कम होता है, आन्त्रयोजनी-ग्रन्थियाँ बढ़ी हो सकती हैं। प्लीहा के पदार्थ का माइलॉयड इतरविकसन हो जाता है। प्लीहा अधिक बढ़ जाती है, इसका भार 18 पौण्ड (सामान्य भार लगभग 5 से 6 पौण्ड होता है) तक हो जाता है। यकृत बढ़ जाता है और अंतःखण्डकीय केशिकाओं के चारों ओर माइलॉयड इतरविकसन से बनी बहु विद्रधियों से मिलते-जुलते क्षेत्र पाये जाते हैं। अस्थि मज्जा भूरे-लाल रंग की होती है तथा इसमें कणिकाश्वेतकोशिकाप्रसुओं या माइलोब्लास्टों की वृद्धि होती है; जीर्ण या चिरकारी मज्जाभ अधिश्वेतकोशिकारक्तता।

Leukemic (ल्यूकीमिक)—1.ल्यूकीमिया सम्बन्धी 2.ल्यूकीमिया से पीड़ित, श्वेतरक्तक।

Leukemid (ल्यूकेमिड)—ल्यूकीमिया से सम्बद्ध त्वचा का कोई भी अविशिष्ट विस्फोट जिसमें ल्यूकीमिया कोशिकाएँ हो सकती हैं अथवा नहीं भी हो सकतीं।

Leukemogen (ल्यूकीमोजन) — ल्यूकीमिया उत्पन्न करने वाला कोई भी पदार्थ, अधिश्वेतकोशिकारक्तताजनक।

Leukemogenesis (ल्यूकीमोजेनेसिस)— ल्यूकीमिया उत्पन्न करना, श्वेतरक्तता-प्रेरण।

Leukemogenic (ल्यूकीमोजेनिक)— ल्यूकीमिया के विकसित होने से सम्बन्धित, अधिश्वेतकोशिकारक्तताजनन सम्बन्धी।

Leukemoid (ल्यूकीमॉयड)— ल्यूकीमिया के लक्षणों से युक्त जो कि वास्तव में किसी अन्य रोग के कारण होते हैं, श्वेतरक्ताभ।

Leukemoid reaction (ल्यूकीमॉयड रिएक्शन)—किसी अन्य रोग के परिणाम स्वरूप ल्यूकीमिया में उत्पन्न श्वेतकोशिकाबहुलता के समान श्वेतकोशिकाबहुलता का उत्पन्न होना।

Leukin (ल्यूकिन)—श्वेत रक्त कोशिकाओं में स्थित एक तापस्थिर जीवाणुनाशक पदार्थ।

Leuko-, Leuk- (ल्यूको-, ल्यूक-)— संयुक्त होने वाला रूप जो श्वेत, रंगहीन अथवा श्वेत रक्त कोशिका से सम्बन्ध को दर्शाता है।

Leukoagglutinin (ल्यूकोएग्लुटिनिन)— श्वेत रक्त कोशिकाओं का समूहन करने वाली एक एण्टीबॉडी

Leukobilin (ल्यूकोबिलिन)—श्वेत पित्त

Leukoblast (ल्यूकोब्लास्ट)—अपरिपक्व श्वेत रक्त कोशिका के लिए प्रयोग में लाया जाने वाला एक सामान्य शब्द, श्वेतरक्तकोशिकाप्रसू।

Leukoblastosis (ल्यूकोब्लास्टोसिस)—रक्त में अत्यधिक संख्या में अपरिपक्व श्वेत कोशिकाओं का पाया जाना, श्वेतरक्तकोशिकाप्रसूमयता।

Leukocidin (ल्यूकोसाइडिन)—कुछ रोगोत्पादक जीवाणुओं द्वारा उत्पन्न एक पदार्थ जो बहुरूपीकेन्द्रक श्वेत रक्त कोशिकाओं को नष्ट करता है।

Leukocoria, Leukokoria (ल्यूकोकोरिया)—नेत्र के भीतर किसी श्वेत पिण्ड से परावर्तन होने पर श्वेत पुतली का प्रकट होना।

Leukocrit (ल्यूकोक्राइट)—सम्पूर्ण रक्त में श्वेत कोशिकाओं की आयतन प्रतिशतता।

Leukocytactic (ल्यूकोसाइटैक्टिक)—Leukocytotactic.

Leukocytal (ल्यूकोसाइटल)—श्वेत रक्त कोशिका सम्बन्धी

Leukocytaxia, Leukocytaxis (ल्यूकोसाइटैक्सिया, ल्यूकोसाइटैक्सिस)—Leukocytotaxia.

Leukocyte (ल्यूकोसाइट)— श्वेत रक्त कोशिका अथवा श्वेत रक्त कण। ये भक्षककोशिकाएँ होती हैं तथा इनका मुख्य कार्य रोगोत्पादक सूक्ष्मजीवों से शरीर की रक्षा करना है। चोट लगने पर या अन्य किसी उद्दीपन से ये रक्त वाहिनियों की भित्तियों को छेद कर रक्त वाहिनियों से बाहर ऊतकों में आ जाती हैं तथा अमीबा की भाँति गति करके रोगोत्पादक सूक्ष्मजीवों को चारों ओर से फँसा कर उन्हें निगल जाती हैं और इस प्रकार शरीर की उनसे रक्षा करती हैं और फिर वापिस रक्त प्रवाह में मिल जाती हैं। जब आक्रमणकारी सूक्ष्मजीव श्वेत रक्त कोशिकाओं को नष्ट कर देते हैं तो मृत श्वेत रक्त कोशिकाएँ पस या मवाद के रूप में इकट्ठी हो जाती हैं जिससे फोड़ा बन जाता है। जीवाणुज संक्रमण में इनकी संख्या बढ़ जाती है (श्वेतकोशिकाबहुलता)

श्वेत रक्त कोशिकाओं के दो मुख्य वर्ग होते हैं— कणिकाश्वेतकोशिकाएँ जिनके कोशिकाद्रव्य में कणिकाएँ होतीं हैं तथा अकणिकाश्वेतकोशिकाएँ जिनमें कणिकाएँ नहीं होतीं। कणिकाश्वेतकोशिकाएँ बाल उदासीनरागी कोशिकाएँ अथवा न्यूट्रोफिल 3 से 5 प्रतिशत; पूर्ण विकसित, खण्डित न्यूट्रोफिल अथवा बहुरूपीकेन्द्रक या पॉलीमोर्फोन्यूक्लियर श्वेत रक्त कोशिकाएँ (जिनमें कुछ पालियाँ होती हैं) 54 से 62 प्रतिशत; क्षाररागी अथवा बेसोफिल 0 से .75 प्रतिशत तथा इयोसिनरागी या इयोसिनोफिल 1 से 3 प्रतिशत होती हैं। अकणिकाश्वेत-कोशिकाओं के अन्तर्गत बड़ी एवं छोटी लसीकाकोशिकाएँ अथवा लिम्फोसाइट्स 25 से 33 प्रतिशत तथा एककेन्द्रकश्वेतकोशिकाएँ अथवा मोनोसाइट्स 3 से 7 प्रतिशत सम्मिलित होती हैं।

सामान्यतया एक घन मि.मी. रक्त में 5000 से 10000 तक श्वेत रक्त कोशिकाएँ होती हैं। श्वेत रक्त कोशिकाओं के विषय में साधारणतया दो बातों का पता लगाया जाता है। श्वेत रक्त कोशिकओं की कुल संख्या (टोटल काउन्ट) तथा प्रत्येक प्रकार की श्वेत रक्त कोशिका की प्रतिशतता (डिफ्रेन्शियल काउन्ट)। कुल संख्या का घटकर सामान्य (5000) से नीचे हो जाना श्वेतकोशिकाल्पता या ल्यूकोपीनिया तथा कुल संख्या का बढ़कर सामान्य (10000) से ऊपर पहुँच जाना श्वेतकोशिकाबहुलता अथवा ल्यूकोसाइटोसिस कहलाता है।

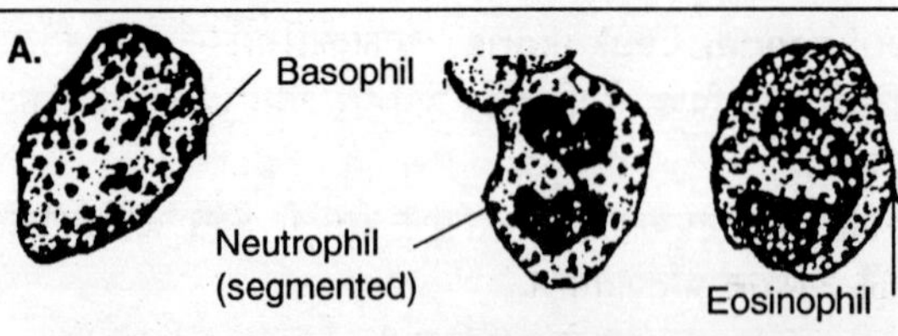

Granular leukocytes (कणिकीय श्वेत रक्त कोशिकाएं) :
Basophil=क्षाररागी, Neutrophil (segmented)= उदासीनरागी (खण्डित), Eosinophil=इओसिनरागी

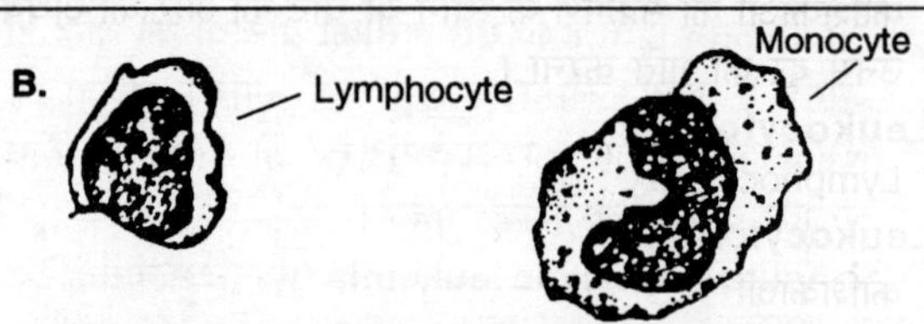

Agranular leukocytes (अकणिकीय श्वेत रक्त कोशिकाएँ) :
Lymphocyte=लसीकाकोशिका, Monocyte=एककेन्द्रक-श्वेतकोशिका

Fig 298 : Leukocytes (white blood cells)
श्वेत रक्त कोशिकाएं

Leukocythemia (ल्यूकोसाइथीमिया) —Leukemia.

Leukocytic (ल्यूकोसाइटिक)—श्वेत रक्त कोशिका सम्बन्धी।

Leukocytoblast (ल्यूकोसाइटोब्लास्ट)—वह कोशिका जिससे श्वेत रक्त कोशिकाएँ उत्पन्न होती हैं।

Leukocytoclasis (ल्यूकोसाइटोक्लेसिस)—श्वेत रक्त कोशिकाओं के केन्द्रकों का टूट जाना।

Leukocytogenesis (ल्यूकोसाइटोजेनेसिस)—श्वेत रक्त कोशिकाओं का बनना, श्वेतकोशिकाजनन।

Leukocytoid (ल्यूकोसाइटॉयड)—श्वेत रक्त कोशिका से मिलता-जुलता।

Leukocytolysin (ल्यूकोसाइटोलाइसिन)—श्वेत रक्त कोशिकाओं को नष्ट करने वाली एक लाइसिन

Leukocytolysis (ल्यूकोसाइटोलाइसिस)—श्वेत रक्त कोशिकाओं का नष्ट होना, श्वेतकोशिकालयन।

Leukocytoma (ल्यूकोसाइटोमा)—श्वेत रक्त कोशिकाओं का अर्बुद के समान एक पिण्ड

Leukocytometer (ल्यूकोसाइटोमीटर)—एक काँच की स्लाइड जिस पर मापे गए आयतन में सही ढंग से तनूकृत रक्त की श्वेत कोशिकाओं की गणना करने के लिए रेखाएँ खिंची होती हैं।

Leukocytopenia (ल्यूकोसाइटोपीनिया)—Leukopenia.

Leukocytoplania (ल्यूकोसाइटोप्लेनिया)—श्वेत रक्त कोशिकाओं का रक्त वाहिनियों से गुजर कर ऊतक में पहुँचना अथवा इनका झिल्लियों से होकर गुजरना।

Leukocytopoiesis (ल्यूकोसाइटोपॉयसिस)—Leukocyto-genesis.

Leukocytosis (ल्यूकोसाइटोसिस)—कुछ समय के लिए रक्त में श्वेत रक्त कोशिकाओं का बढ़ जाना (10000 प्रति घन मि. मी. से ऊपर) जो अधिकतर किसी संक्रमण में होता है, श्वेतकोशिकाबहुलता।

Leukocytotactic (ल्यूकोसाइटोटैक्टिक)—ल्यूकोसाइटोटैक्सिया से सम्बन्धित।

Leukocytotaxia (ल्यूकोसाइटोटैक्सिया) —Leukocytotaxis.

Leukocytotaxis (ल्यूकोसाइटोटैक्सिस)—श्वेत रक्त

कोशिकाओं का संक्रमण के स्थान या चोट की ओर को अथवा उनसे दूर को गति करना।

Leukocytotoxicity (ल्यूकोसाइटोटॉक्सीसिटी)—Lymphocytotoxicity.

Leukocytotoxin (ल्यूकोसाइटोटॉक्सिन)—श्वेत रक्त कोशिकाओं को नष्ट करने वाला जीवविष।

Leukocyturia (ल्यूकोसाइटूरिया)—मूत्र में श्वेत रक्त कोशिकाओं का पाया जाना।

Leukoderma (ल्यूकोडर्मा)—त्वचा की वर्णाकयुक्तता का स्थानीय अभाव, श्वित्र, श्वेत कुष्ठ, सफेद कोढ़।

Leukodermatous (ल्यूकोडर्मेटस)—श्वेत कुष्ठ से सम्बन्धित अथवा उसके जैसा।

Leukodontia (ल्यूकोडोन्शिया)— सफेद दाँतो से युक्त होने की दशा।

Leukodystrophia (ल्यूकोडिस्ट्रॉफिया)—Leukodystrophy.

Leukodystrophy (ल्यूकोडिस्ट्रॉफी)—मस्तिष्क के श्वेत द्रव्य का काठिन्य, श्वेत मस्तिष्क दुष्पोषण।

Leukoedema (ल्यूकोइडीमा)—मुख की श्लेष्मिक कला या जिह्वा पर श्वेतशल्कता अथवा ल्यूकोप्लेकिया की भाँति श्वेत चित्तियाँ बन जाना।

Leukoencephalitis (ल्यूकोएन्सीफैलाइटिस)—मस्तिष्क के श्वेत द्रव्य का शोथ।

Leukoencephalopathy (ल्यूकोएन्सीफैलोपैथी)— मस्तिष्क के श्वेत द्रव्य का कोई भी रोग।

Leukoerythroblastosis (ल्यूकोइरिथ्रोब्लास्टोसिस)— किसी भी रोग के कारण जिससे अस्थि मज्जा अन्तःसंचरित होकर क्रियाहीन हो जाती है, उत्पन्न रक्ताल्पता

Leukokeratosis (ल्यूकोकेराटोसिस)—Leukoplakia.

Leukokoria (ल्यूकोकोरिया)—पुतली-क्षेत्र में किसी पिण्ड की विद्यमानता से आँख की पुतली से सफेद चमक आना।

Leukokraurosis (ल्यूकोक्रौरोसिस)—Kraurosis vulvae.

Leukolymphosarcoma (ल्यूकोलिम्फोसार्कोमा)—लिम्फोसार्कोमा कोशिका का ल्यूकीमिया

Leukolysin (ल्यूकोलाइसिन)—Leukocytolysin.

Leukolysis (ल्यूकोलाइसिस)—Leukocytolysis.

Leukolytic (ल्यूकोलाइटिक)—श्वेत रक्त कोशिकाओं के विनाश से सम्बन्धित।

Leukoma (ल्यूकोमा)—घनी, श्वेत स्वच्छमण्डलीय अपारदर्शकता, श्वेत फुल्ली।

Leukomatous (ल्यूकोमेटस)— घनी, श्वेत स्वच्छमण्डलीय अपारदर्शकता से पीड़ित व्यक्ति।

Leukomyelitis (ल्यूकोमायलाइटिस)—सुषुम्ना रज्जु के श्वेत द्रव्य का शोथ।

Leukomyelopathy (ल्यूकोमायलोपैथी)—सुषुम्ना रज्जु के श्वेत द्रव्य का कोई भी रोग।

Leukomyoma (ल्यूकोमायोमा)—Lipomyoma.

Leukonecrosis (ल्यूकोनेक्रोसिस)—श्वेत कोथ।

Leukonychia (ल्यूकोनीकिया)— नाखूनों पर सफेद धब्बों अथवा रेखाओं का पाया जाना, श्वेतनखता

Leukopathia (ल्यूकोपैथिया)—1. श्वित्र 2. श्वेत रक्त कोशिकाओं का रोग

Leukopedesis (ल्यूकोपेडेसिस)—श्वेत रक्त कोशिकाओं का रक्त वाहिनियों की दीवारों से होकर गुजरना

Leukopenia (ल्यूकोपीनिया)—रक्त में श्वेत कोशिकाओं का घट कर 5000 प्रति घन मि०मी० रक्त से नीचे पहुँच जाना, श्वेतकोशिकाल्पता।

Basophilic leukopenia (बेसोफिलिक ल्यूकोपीनिया)—परिसंचारी रक्त में क्षाररागी या बेसरागी श्वेत रक्त कोशिकाओं की संख्या में कमी हो जाना, क्षाररागीश्वेतकोशिकाल्पता।

Eosinophilic leukopenia (इओसिनोफिलिक ल्यूकोपीनिया) — परिसंचारी रक्त में इओसिनरागी श्वेत रक्त कोशिकाओं की संख्या में कमी हो जाना, इओसिनरागी श्वेतकोशिकाल्पता।

Lymphocytic leukopenia (लिम्फोसाइटिक ल्यूकोपीनिया)—Lymphopenia.

Monocytic leukopenia (मानोसाइटिक ल्यूकोपीनिया)—Monocytopenia.

Neutrophilic leukopenia (न्यूट्रोफिलिक ल्यूकोपीनिया)—Neutropenia.

Leukopenic (ल्यूकोपीनिक)—श्वेतकोशिकाल्पता से सम्बन्धित।

Leukoplakia (ल्यूकोप्लेकिया) —गालों की श्लेष्मिक कलाओं पर (ल्यूकोप्लेकिया बक्कालिस) अथवा जिह्वा पर (ल्यूकोप्लेकिया लिंग्वालिस) श्वेत, मोटे तथा कठोर धब्बों अथवा चकतों का बनना जो परिमाण एवं आकृति में अनियमित होते हैं। कभी-कभी ये फट जाते हैं और दुर्दम बन जाते हैं; श्वेतशल्कता।

Leukoplakia vulva (ल्यूकोप्लेकिया वल्वा)—वृद्धा स्त्रियों में उनके भग की श्लेष्मिक कला पर श्वेत मार्बल के समान चकतों का पाया जाना जिनमें खुजली बहुत आती है; भग श्वेतशल्कता।

Leukoplakic (ल्यूकोप्लेकिक)—श्वेतशल्कता सम्बन्धी अथवा उससे पीड़ित, श्वेतशल्की।

Leukoplasia (ल्यूकोप्लेशिया)—Leukoplakia.

Leukopoiesis (ल्यूकोपॉयसिस)—श्वेतकोशिकाजनन।

Leukopoietic (ल्यूकोपॅयटिक)—श्वेत रक्त कोशिकाओं को बनाने वाला, श्वेत कोशिकाजनक।

Leukorrhagia (ल्यूकोरेह्जिया)—योनि से अत्यधिक श्वेत स्राव का निकलना।

Leukorrhea (ल्यूकोरिह्या)— गर्भाशयग्रीवा-नलिका अथवा योनि से सफेद या पीलापन लिए हुए चिपचिपे स्राव का निकलना; श्वेतप्रदर।

Menstrual leukorrhea (मैन्स्त्रुअल ल्यूकोरिह्या)—प्रत्येक मासिक-धर्म पर अथवा उससे ठीक पहले उत्पन्न होने वाला श्वेतप्रदर।

Leukorrheal (ल्यूकोरिह्यल)—श्वेतप्रदर से सम्बन्धित अथवा उससे पीड़ित।

Leukosarcoma (ल्यूकोसार्कोमा)—ल्यूकीमिया-कोशिकाओं का बना सार्कोमा अर्बुद।

Leukosarcomatosis (ल्यूकोसार्कोमेटोसिस)—ल्यूकीमिया-कोशिकाओं से बहुत से सार्कोमा अर्बुदों का बनना।

Leukosis (ल्यूकोसिस)—श्वेत रक्त कोशिकाओं को बनाने वाले ऊतकों की असामान्य वृद्धि, श्वेतरक्तता।

Leukotactic (ल्यूकोटैक्टिक)— श्वेत रक्त कोशिकाओं को आकर्षित करने के सक्षम।

Leukotaxia (ल्यूकोटैक्सिया)—Leukocytotaxia.

Leukotaxis (ल्यूकोटैक्सिस)—श्वेत रक्त कोशिकाओं का किसी स्थान की ओर गति करना अथवा इससे दूर जाना, श्वेतकोशिकाकर्षण।

Leukotome (ल्यूकोटोम)—खण्डछेदन सम्पन्न करने के लिए प्रयोग में आने वाला एक यन्त्र।

Leukotomy (ल्यूकोटॉमी)—खण्डछेदन, मस्तिष्कखण्डछेदन।

Leukotoxic (ल्यूकोटॉक्सिक)— श्वेत रक्त कोशिकाओं के लिए विनाशकारी

Leukotoxin (ल्यूकोटॉक्सिन)— श्वेतकोशिकाजीवविष।

Leukotrichia (ल्यूकोट्राइकिया)—बालों की सफेदी, श्वेतलोमता।

Leukous (ल्यूकस)—सफेद विशेषकर त्वचा से सम्बन्धित।

Levator (लीवेटर)— 1. शरीर के किसी अंग अथवा भाग को उठाने वाली पेशी, उत्थापिका। 2. दबी हुई संरचनाओं को ऊपर उठाने वाला यन्त्र, उत्तोलक।

Lever (लीवर)—दिशा, बल एवं गति को रूपान्तरित करने वाली एक मजबूत छड़, उत्तोलक।

Leverage (लीवरेज़)—किसी उत्तोलक (लीवर) या उत्थापक की वास्तविक उठाऊ दिशा।

Levigation (लेवीगेशन)—किसी पदार्थ को पीसकर पाउडर बनाना, पिष्टीकरण।

Levin's tube (लेविन्स ट्यूब)—नाक एवं आमाशय से गुजारकर ग्रहणी या ड्योडिनम में प्रविष्ट की जाने वाली एक नालशलाका अथवा कैथीटर जो आँत के ऑपरेशन के समय तथा बाद में आँत में तरलों एवं गैस के इकट्ठा होने को रोकने में मदद करता है।

Levis (लेविस)—हल्का।

Levitation (लेविटेशन)—स्वप्नों तथा कुछ मानसिक विकारों में बिना किसी सहारे के हवा में उठने अथवा हवा में घूमने-फिरने की अनुभूति होना।

Levo- (लीवो-)—बाँये को प्रदर्शित करने वाला एक उपसर्ग

Levocardia (लीवोकार्डिया)—हृदय की सामान्य स्थिति के लिए प्रयोग में लाया जाने वाला शब्द जब अन्य अन्तरांग उलट जाते हैं। वामहृदयता।

Levoclination (लीवोक्लाइनेशन)—आँखों की लम्बरूप देशान्तर रेखाओं के ऊपरी ध्रुवों का बाईं ओर को घूम जाना।

Levocycleduction (लीवोसाइक्लेडक्शन)—Levoduction.

Levocycloduction (लीवोसाइक्लोडक्शन)—Levoduction.

Levoduction (लीवोडक्शन)—किसी आँख का बाईं ओर को घूम जाना।

Levography (लीवोग्राफी)—किसी भेदक माध्यम को प्रविष्ट करके हृदय के बाईं ओर का एक्स-रे परीक्षण करना

Levogyrate, Levogyrous (लीवोगाइरेट, लीवोगाइरस)—Levorotatory.

Levogyration (लीवोगाइरेशन)—Levorotation.

Levogyrous (लीवोगाइरस)—Levorotatory.

Levophobia (लीवोफोबिया)— शरीर के बाईं ओर स्थित वस्तुओं का विकृत भय।

Levorotation (लीवोरोटेशन)—बाईं ओर को घूम जाना।

Levorotatory (लीवोरोटेटरी)—बाईं ओर को घुमाने वाला, वामावर्ती।

Levotorsion, Levoversion (लीवोटार्जन, लीवोवर्जन)—Levorotation.

Levulose (लीव्यूलोस)—फ्रक्टोज़ अथवा फल शर्करा।

Levulosemia (लीव्यूलोसीमिया)— रक्त में फ्रक्टोज़ का पाया जाना।

Levulosuria (लीव्यूलोसूरिया)—मूत्र में फ्रक्टोज का पाया जाना, लीव्यूलोसमेह।

Lewisite (लेवीसाइट)— पंगु बनाने एवं मारने के लिए युद्ध में प्रयोग की जाने वाली एक जहरीली गैस

Lexical (लैक्सीकल)—वाणी अथवा भाषा की शब्दावली को निर्दिष्ट करने वाला, शाब्दिक।

-lexis, -lexy (-लैक्सिस, -लैक्सी)—वाणी से सम्बन्धित प्रत्यय।

Leydig cells (लेडिग सैल्स)— शुक्रग्रन्थियों में अन्तरालीय ऊतक कोशिकाएँ जो टेस्टोस्टेरोन हार्मोन स्रवित करती हैं।

LGA (एल जी ए)—Large for gestational age गर्भायु से बड़ा।

L.H. (एल. एच.)—Luteinizing hormone. पीतपिंडकर हार्मोन।

Lhermitte's sign (लेह्रमाइट्स साइन)— गर्दन को आंकुचित करने से सम्पूर्ण शरीर में अचानक विद्युत् शॉक के समान शूल उत्पन्न होना।

L H R H (एल एच आर एच)—Luteinizing hormone releasing hormone. पीतपिंडकर हार्मोन को मुक्त करने वाला हार्मोन।

Li (ली)—लीथियम का रासायनिक प्रतीक।

Liability (लियाबिलिटी)—कानूनी उत्तरदायित्व।

Liberator (लिबरेटर)—वह वस्तु जो किसी शरीरक्रियात्मक, रासायनिक अथवा एन्जाइम-क्रिया को उद्दीप्त करती है।

Liberomotor (लिबरोमोटर)—ऐच्छिक गतियों से सम्बन्धित।

Libidinization (लिबीडीनाइज़ेशन)— Erotization.

Libidinous (लिबीडिनस)— कामातुर

Libido (लिबिडो)—कामलिप्सा, वासना।

Libra (लिब्रा)—1. पौण्ड 2. तुला।

Lice (लाइस)—Louse का बहुवचन।

Licensure (लाइसैनस्योर)—चिकित्सा में प्रैक्टिस करने के लिए किसी को लाइसैन्स प्रदान करना।

Licentiate (लाइसैन्सिएट)—चिकित्सा में प्रैक्टिस करने के लिए लाइसैन्सशुदा व्यक्ति।

Lichen (लाइकेन)—पिटिकीय त्वचा रोगों में से कोई भी एक रोग जिसमें विक्षतियाँ दृढ पिटिकाएँ होती हैं जो बहुत पास-पास होती हैं जैसे समतल शैवाक जो उन स्वस्थ लोगों में होता है जो भावावेगी तनावयुक्त होते हैं जिसमें परिसीमित चकत्तों में चौड़ी, चपटी, बैंगनी रंग की चमकीली पिटिकाएँ होती हैं जिनसे रोम कूप, नाखून एवं मुख की श्लेष्मिक कला प्रभावित हो सकती है; शैवाक।

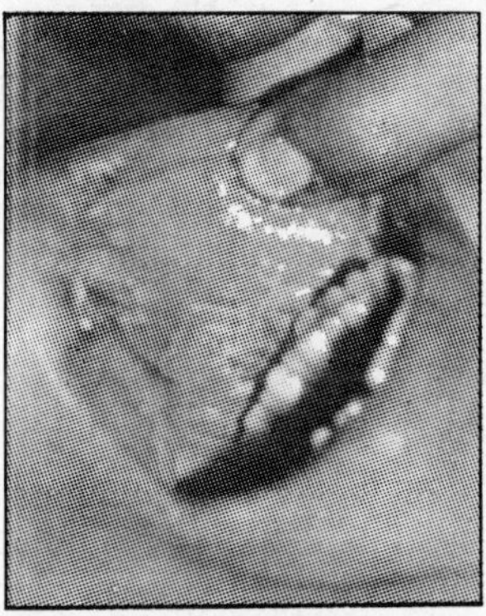

Fig 299 A : Lichen planus of the mouth
(मुख का शैवाक)

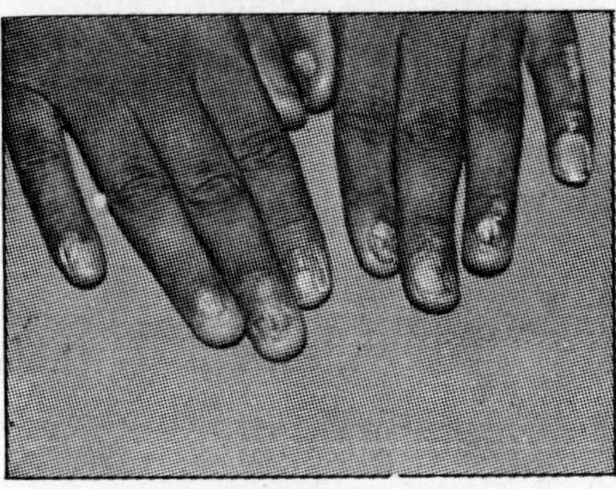

Fig 299 B : Lichen planus of the nails
(नाखूनों का शैवाक)

Lichenification (लाइकेनीफिकेशन)—1. निरन्तर क्षोभण होने (रगड़ खाने) पर त्वचा का मोटा एवं कठोर हो जाना, शैवाकीभवन 2. किसी विस्फोट का शैवाक से मिलते-जुलते रूप में परिवर्तित हो जाना।

Lichenoid (लाइकेनॉयड)—शैवाक के समान।

Lichtheim's syndrome (लिकथीम्स सिण्ड्रोम)—प्रणाशी रक्ताल्पता के फलस्वरूप उत्पन्न सुषुम्ना रज्जु का अनुतीव्र संयुक्त व्यपजनन।

Lid (लिड)— आँख की पलक

Lid reflex (लिड रिफ्लैक्स)— स्वच्छमण्डल की सीधी उत्तेजना के फलस्वरूप आँखों की पलकों का बन्द हो जाना।

Lie (लाइ)—माता के लम्ब अक्ष की अपेक्षा गर्भाशय में स्थित भ्रूण के लम्ब अक्ष की स्थिति जैसे ट्रान्सवर्स लाइ अथवा अनुप्रस्थ स्थिति, ऐसी स्थिति जिसमें गर्भाशय में स्थित भ्रूण का लम्ब अक्ष माता के लम्ब अक्ष को आड़े काटता है।

Lie detector (लाइ डिटेक्टर)—झूठ बोलने का पता लगाने वाला एक यन्त्र।

Lien (लाइन)—प्लीहा या तिल्ली।

प्लीहा के प्रकार—

Lien accessorius (लाइन एस्सीसरियस)— सहायक अथवा अतिरिक्त प्लीहा।

Lien mobilis (लाइन मोबाइलिस)— तैरती प्लीहा।

Lienal (लाइनल)— प्लीहा सम्बन्धी।

Lienculus (लाइनकुलस)—अतिरिक्त प्लीहा।

Lienitis (लाइनाइटिस)—प्लीहाशोथ, तिल्ली की सूजन।

Lienocele (लाइनोसील)—प्लीहा का बहिःसरण।

Lienography (लाइनोग्राफी)—किसी विभेदक माध्यम को प्रविष्ट करके प्लीहा का एक्स-रे परीक्षण करना।

Lienomalacia (लाइनोमैलेशिया)—प्लीहा का कोमल हो जाना, प्लीहामृदुता।

Lienomedullary (लाइनोमेडुलरी)—प्लीहा एवं अस्थि मज्जा दोनों से सम्बन्धित।

Lienomyelogenous (लाइनोमाइलोजीनस)— प्लीहा एवं अस्थि मज्जा दोनों से उत्पन्न होने वाला।

Lienomyelomalacia (लाइनोमाइलोमैलेशिया)—प्लीहा एवं अस्थि मज्जा का कोमल हो जाना।

Lienopancreatic (लाइनोपैन्क्रियाटिक)—प्लीहा एवं अग्न्याशय सम्बन्धी।

Lienorenal (लाइनोरीनल)—प्लीहा एवं वृक्क सम्बन्धी।

Lienotoxin (लाइनोटॉक्सिन)—Splenotoxin.

Lienteric (लाइनटेरिक)—अपचित भोजन से युक्त दस्तों से सम्बन्धित अथवा जिसे अपचित भोजन से युक्त दस्त आ रहे हों, अजीर्णोतिसार सम्बन्धी।

Lientery (लाइनटेरी)—दस्त आना जिसमें मल में अपचित भोजन होता है।

Lienunculus(लाइननकुलस)— सहायक अथवा अतिरिक्त प्लीहा।

Life(लाइफ)—1. जीवित रहने की अवस्था, जीवन 2. वे गुण जैसे वृद्धि तथा जनन आदि जिनसे जीवित वस्तु को अजीवित वस्तु से भिन्न किया जाता है। 3. जन्म एवं मृत्यु के बीच का समय

Life expectancy(लाइफ एक्सपैक्टैन्सी)—वर्षों में अभिव्यक्त वह काल जब तक एक ज्ञात आयु के मनुष्य के जीने की आशा की जा सकती है।

Life span(लाइफ स्पान)—किसी व्यक्ति के जीवन की अवधि।

Life style (लाइफ-स्टाइल)—किसी व्यक्ति के जीने का ढंग, उसकी आदतें एवं व्यवहार जिनसे उस व्यक्ति की दूसरों से अलग पहचान होती है।

Ligament(लिगामैंट)—1. दृढ़ तन्तुमय संयोजी ऊतक की एक बन्धनी जो अस्थियों के सन्धायक (जोड़ बनाने वाले) सिरों को जोड़कर सन्धि या जोड़ बनाती है तथा जोड़ के गति करने में सुगमता प्रदान करने अथवा उसे सीमित करने का कार्य करती है। 2. पैरीटोनियम की एक मोटी तह जो अन्तरांगों को सहारा देती है या एक अन्तरांग को दूसरे से जोड़ती है। 3. तन्तुमय संयोजी ऊतक की एक बन्धनी जो अस्थियों, उपास्थियों तथा अन्य संरचनाओं को जोड़ती है तथा प्रावरणी अथवा पेशियों को सहारा देने या उन्हें संलग्न करने का कार्य करती है; स्नायु। स्नायु के उदाहरण—

Accessory ligament (एसेसरी लिगामैंट)— अन्य स्नायु की सहायता करने वाला स्नायु, सहायक स्नायु।

Annular ligament(एन्यूलर लिगामैंट)— गोल स्नायु, वलयी स्नायु।

Broad ligament of the uterus(ब्रॉड लिगामैंट ऑफ दि यूट्रस)—गर्भाशय के पार्श्वीय किनारों से संलग्न पैरीटोनियम की तहें, पृथु स्नायु।

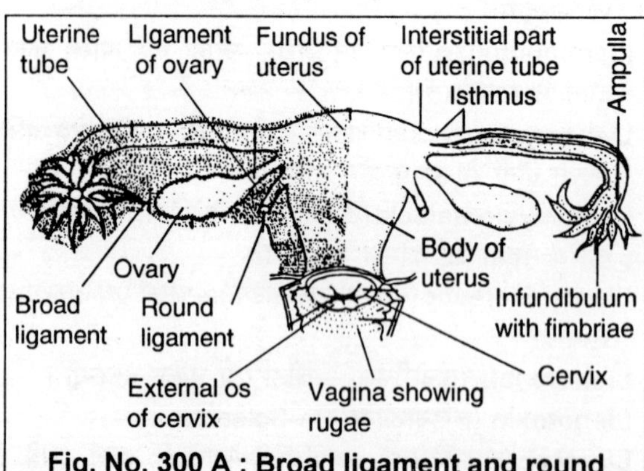

Fig. No. 300 A : Broad ligament and round ligament of the uterus(गर्भाशय का पृथु स्नायु एवं गोल स्नायु)

Uterine tube=डिम्बवाहिनी, Broad ligament of the uterus=गर्भाशय का पृथु स्नायु, Ovary=डिम्बग्रन्थि, Round ligament of the uterus=गर्भाशय का गोल स्नायु, External os of the cervix=गर्भाशयग्रीवा का बहिर्मुख, Vagina showing rugae=झुर्रियां प्रदर्शित करती हुई योनि, Cervix=गर्भाशयग्रीवा, Body of uterus=गर्भाशय का कॉय, Infundibulum with fimbriae=झिल्लरियों से युक्त कीप, Ampulla=तुम्बिका, Isthmus=संकीर्णपथ, Interstitial part of uterine tube=डिम्बवाहिनी का अन्तरालीय भाग, Fundus of uterus=गर्भाशय का बुध्न या फण्डस, Ligament of ovary=डिम्बग्रन्थि का स्नायु।

Capsular ligament(कैप्सुलर लिगामैंट)—किसी जोड़ को चारों ओर से घेरने वाले स्नायु जो श्लेषक कलाओं से आस्तरित होते हैं; सम्पुट-स्नायु।

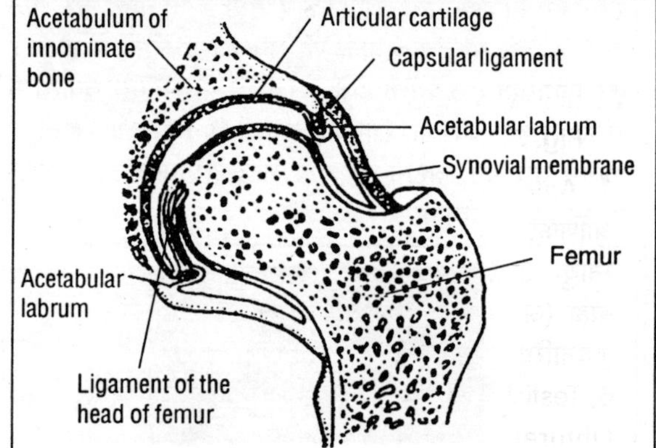

Fig. No. 300B : Capsular ligament (सम्पुटीय स्नायु)

Acetabulum of innominate bone=अनामी अस्थि या इन्नोमिनेट हड्डी का उलूखल, Acetabular labrum=उलूखलीय ओष्ठ, Ligament of the head of femur=उर्विका या फीमर के शीर्ष का स्नायु, Femur=उर्विका, Synovial membrane=श्लेषक कला, Capsular ligament=सम्पुटीय स्नायु, Articular cartilage=सन्धायक उपास्थि।

Inguinal ligament (इन्गवाइनल लिगामैंट)—इलियम के अग्र ऊर्ध्व कंटक से जघनास्थि के कंटक तक जाने वाला स्नायु, वंक्षणीय स्नायु।

Round ligament of the uterus(राउण्ड लिगामैंट ऑफ दी यूट्रस)— डिम्ब वाहिनी के प्रवेश के नीचे एवं सामने गर्भाशय से संलग्न स्नायु, गर्भाशय का गोल स्नायु।

Suspensory ligament(सस्पेन्सरी लिगामैंट)— किसी अंग को लटकाये रखने वाला स्नायु जैसे आँख के लैन्स का अथवा डिम्बग्रन्थि का निलम्बी स्नायु।

Ligamenta(लिगामैंटा)—Ligamentum का बहुवचन।

Ligamentopexis(लिगामैंटोपैक्सिस)—गर्भाशय का गोल स्नायु पर निलम्बन।

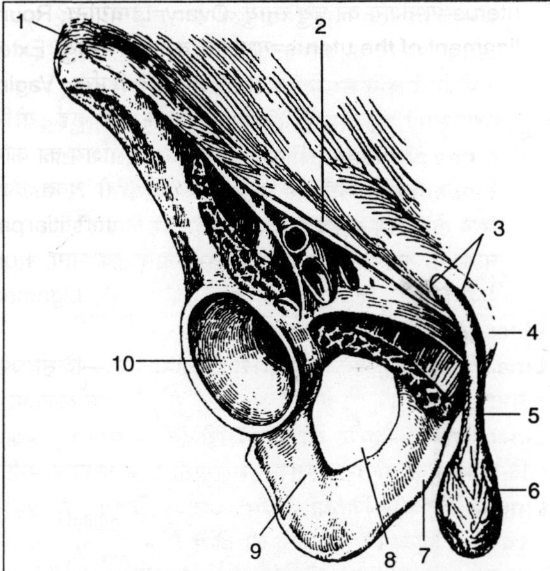

Fig. 300C : Inguinal ligament (वंक्षणीय स्नायु)

1. Anterior superior iliac spine=अग्रज ऊर्ध्ववर्ती श्रोणिफलकीय कंटक । 2. Inguinal ligament=वंक्षणीय स्नायु । 3. External (subcutaneous) inguinal ring= बाह्य (अवत्वचीय) वंक्षणीय वलय । 4. Pubic tubercle= जघनास्थि-गुलिका । 5. Spermatic cord= वृषण-रज्जु । 6. Testis=शुक्रग्रन्थि । 7. Pubic bone= जघनास्थि । 8. Obturator foramen=गवाक्ष रन्ध्र । 9. Ischium bone=आसनास्थि । 10. Acetabulum= उलूखल ।

Ligamentopexy (लिगामैंटोपैक्सी)—गोल स्नायु को छोटा करके गर्भाशय का स्थिरीकरण करना ।

Ligamentous (लिगामैंटस)— 1. स्नायु सम्बन्धी 2. स्नायु के समान ।

Ligamentum (लिगामैंटम)—स्नायु ।

Ligate (लाइगेट)—बन्ध लगाना, बाँधना

Ligation (लाइगेशन)—बन्धन, आवेष्टन ।

Ligator (लाइगेटर)—गहन भागों में विद्यमान वाहिनियों का बन्धन करने के लिए प्रयोग में लाया जाने वाला एक यन्त्र ।

Ligature (लाइगेचर)—1. बाँधने अथवा कसने की क्रिया 2. किसी वाहिनी को कसने अथवा किसी भाग को संकुचित करने के लिए प्रयोग में आने वाली कोई सामग्री जैसे कैटगट, धागा अथवा तार 3. पट्टी ।

Light (लाइट)—1. प्रकाश 2. हल्का

Axial light (एक्सियल लाइट)—ऐसा प्रकाश जिसकी किरणें एक दूसरे के तथा दृष्टि-अक्ष के समानान्तर होती हैं ।

Cold light (कोल्ड लाइट)—Fluorescent light.

Diffused light (डिफ्यूज्ड लाइट)—विस्तृत प्रकाश ।

Light adaptation (लाइट एडैप्टेशन)—किसी व्यक्ति के अन्धेरे स्थान से चमकीले प्रकाश में आने और उसमें देखने के लिए उसकी आँखों में होने वाले परिवर्तन जो मुख्य रूप से पुतलियों का संकुचन तथा रेटिना की शलाकाओं में विजुअल पर्पिल का विरंजित हो जाना है ।

Oblique light (ऑब्लीक लाइट)—ऐसा प्रकाश जो किसी सतह पर तिरछा पड़ता है ।

Polarized light (पोलाराइज्ड लाइट)—ऐसा प्रकाश जिसमें कुछ माध्यमों से परावर्तन या संचारण होने के परिणामस्वरूप तरंगे केवल एक ही दिशा में कम्पन्न करती हैं ।

Reflected light (रिफलैक्टेड लाइट)— किसी प्रदीप्त वस्तु जैसे किसी शीशे के द्वारा पीछे को फेंका गया प्रकाश ।

Refracted light (रिफ्रैक्टेड लाइट)—प्रकाश की झुकी किरणें, किरणें तब झुकती हैं जब प्रकाश एक पारदर्शक माध्यम से असमान घनत्व के दूसरे माध्यम में प्रवेश करता है ।

Transmitted light (ट्रान्समिटेड लाइट)—किसी वस्तु से होकर गुजरने वाला प्रकाश ।

Lightening (लाइटनिंग)—प्रसव के आरम्भ होने से दो से तीन सप्ताह पूर्व भ्रूण के प्रस्तुत होने वाले भाग के नीचे उतर कर श्रोणि में आ जाने पर पेट का फूलना कम महसूस होना, हल्कापन, अपरोहण ।

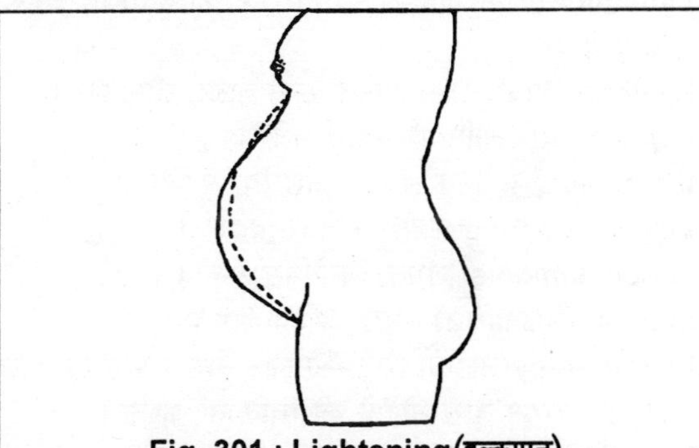

Fig. 301 : Lightening (हल्कापन)

Dotted line showing the shape of the uterus before lightening=बिन्दुकित रेखा हल्केपन से पहले गर्भाशय के आकार को प्रदर्शित करते हुए ।

Lightning pains (लाइटनिंग पेन्स)—टैबीज डार्सेलिस (सिफिलिस रोग की द्वितीयावस्था) में घुटने के बाहर की ओर, पिण्डली में, एड़ी में अथवा पाँव में तेज छुरे के भोंकने से उत्पन्न दर्द के समान कभी-कभी एकदम से उत्पन्न होने वाले तेज कष्टदायक दर्द, तड़ित दर्द, चमचमाते हुए दर्द ।

Light reflex (लाइट रिफ्लैक्स)—आँख में रोशनी चमकाने पर पुतली का सिकुड़ जाना ।

Light therapy (लाइट थिरैपी)— प्रकाश किरणों जैसे अल्ट्रावॉयलेट अथवा इन्फ्रारेड किरणों द्वारा रोगों की चिकित्सा करना

Ligneous (लिग्नियस)—लकड़ी के समान, काष्ठाभ।

Lignum (लिग्नम)—काष्ठ, लकड़ी।

Limb (लिम्ब)—1. बाहु या टांग अथवा कोई शाखा 2. किसी रचना का भुजा के समान प्रसार।

Limbi (लिम्बाइ)—Limbus का बहुवचन।

Limbic (लिम्बिक)—किसी किनारे से सम्बन्धित, सीमान्त।

Limbus (लिम्बस)—शरीर के किसी भाग का किनारा

Lime (लाइम)—कैल्सियम ऑक्साइड, चूना 2. साइट्रस औरन्टीफोलिया वृक्ष का खट्टा फल जिसमें एस्कॉर्बिक एसिड (विटामिन 'सी') होता है।

Limen (लाइमन)—प्रवेश अथवा प्रभाव-सीमा।

Limerence (लाइमैरैन्स)—प्यार में होने का भावुक आवेश।

Limes (लाइम्स)—एक सीमा या प्रभाव-सीमा।

Liminal (लिमीनल)—1. जिसे मुश्किल से ही जाना जा सकता है। 2. प्रभाव-सीमा सम्बन्धी।

Liminometer (लिमिनोमीटर)—किसी उद्दीपक की शक्ति को मापने वाला एक यन्त्र जिससे कोई प्रतिवर्त अनुक्रिया उत्पन्न होती है।

Limit (लिमिट)—1. सीमा 2. वह बिन्दु जिसके आगे कोई प्रगति नहीं हो सकती।

Limitans (लिमिटैन्स)— Limiting.

Limitation (लिमिटेशन)— सीमित रहने की अवस्था, पाबन्दी, सीमा बन्धन।

Limiting (लिमिटिंग) —सीमित करने वाला, सीमाकार।

Limnemia (लिम्नीमिया)—जीर्ण मलेरिया।

Limnemic (लिम्नेमिक)—जीर्ण मलेरिया से पीड़ित।

Limnology (लिम्नोलॉजी)—सरोवर-विज्ञान।

Limon, Limonis (लिमन, लिमोनिस)—नीबू।

Limosis (लाइमोसिस)—भूख अधिक लगना।

Limotherapy (लाइमोथिरैपी)—भोजन को नियन्त्रित करके अथवा उपवास द्वारा मोटापे की चिकित्सा करना।

Limp (लिम्प)—लँगड़ा कर चलना।

Limpid (लिम्पिड)—1. शुद्ध 2. स्वच्छ

Lincture, Linctus (लिंक्चर, लिंक्टस)—गले के रोगों में प्रयुक्त मीठा औषधीय योग जो शर्बत के रूप में होता है जिसे थोड़ा-थोड़ा करके पीया जाता है अथवा चूष या मीठी गोलियों के रूप में होता है जिन्हें चूसा जाता है।

Line (लाइन)— 1. एक लम्बा संकरा चिन्ह 2. धारी या लकीर 3. पट्टी 4. झुर्री या सिकुड़न 4. विभिन्न शरीररचना सम्बन्धी सीमा चिन्हों को मिलाने वाली एक काल्पनिक रेखा।

Linea (लीनिया)— रेखा; शरीररचना में, किसी रचना की सतह पर एक संकरा खुरदरा किनारा अथवा धारी या लकीर जैसे—

Linea alba (लीनिया एल्बा)—उदर के मध्य में उरोस्थि से जघनास्थि तक संयोजी ऊतक की एक श्वेत रेखा, उदरमध्य रेखा

Linea albicans (लीनिया एल्बीकैन्स)—गर्भावस्था, स्थूलता अथवा मोटापे के कारण या एड्रीनल ग्रन्थि के कॉर्टेक्स के हार्मोनों से लम्बे समय तक चिकित्सा करने से उदर, नितम्बों तथा स्तनों पर दिखाई देने वाली रेखाएँ ; श्वेत रेखाएँ।

Linea corneae (लीनिया कॉर्नी)—जराजन्य चाप।

Linea nigra (लीनिया नाइग्रा)— गर्भावस्था के बाद के भाग के दौरान गर्भवती स्त्री के उदर पर दिखायी देने वाली नाभि के ऊपर से जघनास्थियों तक जाने वाली एक काली रेखा।

Lineage (लिनिएज)— वंशपरम्परा।

Linear (लीनियर)—किसी रेखा से सम्बन्धित अथवा रेखा के समान, रेखित।

Liner (लाइनर)—शरीर की किसी खोखली रचना की अथवा किसी पात्र की भीतरी दीवारों पर लगायी जाने वाली सामग्री।

Lingua (लिंग्वा)—जिह्वा (जीभ) अथवा जिह्वा के समान रचना। जिह्वा निम्न प्रकार की होती है—

Lingua frenata (लिंग्वा फ्रीनेटा)—जिह्वा जिसमें बंध (ताँतुआ) बहुत छोटा होता है जिसके परिणामस्वरूप जिह्वा-बद्धता हो जाती है।

Lingua geographica (लिंग्वा जियोग्राफिका)—भौगोलिक जिह्वा।

Lingua nigra (लिंग्वा नाइग्रा)— काले बालों से युक्त जिह्वा।

Lingua plicata (लिंग्वा प्लीकेटा)—फटी हुई जीभ।

Linguae (लिंग्वी)—Lingua का बहुवचन।

Lingual (लिंग्वुअल)—1. जिह्वा सम्बन्धी 2. जीभ की शक्ल वाला।

Linguiform (लिंग्वाइफोर्म)— जीभ के आकार का।

Lingula (लिंगुला)—जीभ के आकार की रचना, जिह्विका।

Lingular (लिंगुलर)—जिह्विका सम्बन्धी।

Lingulectomy (लिंगुलेक्टॉमी)—बाँये फेफड़े के ऊपरी खण्ड की जिह्विका को शल्यक्रिया द्वारा काट कर अलग कर देना, फुफ्फुसखण्डक - उच्छेदन।

Linguo- (लिंग्वो-)—एक उपसर्ग जिसका अर्थ जिह्वा है।

Linguoclasia (लिंग्वोक्लेसिया)—किसी दाँत का जिह्वा की ओर विस्थापित हो जाना।

Linguoclination (लिंग्वोक्लाइनेशन)—जिह्वा की ओर किसी दाँत का अक्षीय झुकाव।

Linguoclusion (लिंग्वोक्लूज़न)—जिह्वा-अवरोध, जीभ से रुकावट पैदा हो जाना।

Linguodental (लिंग्वोडैन्टल)—जिह्वा एवं दाँतों से सम्बन्धित।

Linguodistal (लिंग्वोडिस्टल)—किसी दाँत के दूरस्थ भाग तथा जीभ से सम्बन्धित।

Linguogingival (लिंग्वोजिन्जाइवल)—जीभ एवं मसूड़ों से सम्बन्धित।

Linguomesial (लिंग्वोमीजियल)—किसी दाँत की जिह्वा की ओर की एवं अभिमध्य सतहों से सम्बन्धित।

Linguo - occlusal (लिंग्वो-ऑक्लूज़ल)—किसी दाँत की जिह्वापरक और अन्तर्रोधीय सतहों से सम्बन्धित अथवा उनसे परिबद्ध।

Linguopapillitis (लिंग्वोपैपीलाइटिस)— जीभ के किनारों के अंकुरकों का सूज जाना अथवा उनमें जख्म बन जाना।

Linguopulpal (लिंग्वोपल्पल)—बनायी गई किसी गुहा की जिह्वापरक एवं मज्जा की सतहों से सम्बन्धित।

Linguoversion (लिंग्वोवर्ज़न)—किसी दाँत का जीभ की ओर विस्थापित हो जाना।

Liniment (लिनीमैंट)—तेल, एल्कोहॉल अथवा जल में बना एक औषधीय योग जो दर्द को दूर करने अथवा क्षोभण का प्रतिकार करने हेतु त्वचा पर मालिश करने या पट्टी पर लगाकर बाँधने के काम आता है, लेप, विलेपन।

Linimentum (लिनीमैन्टम)— Liniment.

Lining (लाइनिंग)—किसी भी वस्तु का भीतरी आवरण, अस्तर

Linitis (लाइनाइटिस)— आमाशय अस्तर का शोथ।

Linitis plastica (लाइनाइटिस प्लास्टिका)— आमाशय के अस्तर के शोथ के साथ इसके अवश्लेष्मिककला -ऊतक का मोटा हो जाना तथा इसमें तन्तुमयता हो जाना जिससे आमाशय संकुचित हो जाता है, इसका लचीलापन समाप्त हो जाता है तथा यह सख्त हो जाता है।

Linkage (लिंकेज)—1. किसी रासायनिक यौगिक में विभिन्न परमाणुओं के बीच सम्बन्ध 2. आनुवंशिकी में, उन्हीं गुणसूत्रों पर पास-पास स्थित स्थलों पर स्थान ग्रहण किए हुए जीनों के बीच सम्बन्ध जिसके परिणामस्वरूप उन जीनों का वंशागति में सम्बन्ध स्थापित रहता है। (एक पीढ़ी से दूसरी पीढ़ी को पहुँचने में आपस में सम्बद्ध होते हैं।) 3. मनोविज्ञान में, किसी उद्दीपन तथा इसकी अनुक्रिया के बीच सम्बन्ध। सहलग्नता।

Lint (लिंट)—जख्मों पर पट्टी बाँधने के काम आने वाला सन का बना मुलायम कपड़ा।

Lintin (लिंटिन)— तैयार की गई अवशोषक रूई।

Lip (लिप)— 1. मुख का ऊपरी अथवा निचला मांसल किनारा, होंठ, ओष्ठ 2. बृहत भगोष्ठ अथवा लघु भगोष्ठ 3. शरीर में स्थित किसी छिद्र अथवा खातिका (खाँचा) की सीमा बनाने वाली ओष्ठ के समान कोई भी रचना।

Hapsburg lip (हैप्सबर्ग लिप)— एक मोटा, अतिविकसित निचला होंठ।

Lipacidemia (लाइपेसिडीमिया)—रक्त में वसीय अम्लों का अधिक पाया जाना।

Lipaciduria (लाइपेसिडूरिया)—मूत्र में वसीय अम्लों का पाया जाना।

Liparia (लाइपेरिया)— स्थूलता, मोटापा।

Liparocele (लाइपेरोसील)—1. अण्डकोषीय बहिःसरण जिसमें वसा होती है। 2. वसार्बुद।

Liparous (लाइपेरस)— मोटा।

Lipase (लाइपेस)—वसा को खण्डित करने वाला एक एन्जाइम जो वसाओं को वसीय अम्लों एवं ग्लिसरॉल में बदल देता है।

Lipasuria (लाइपेसूरिया)— मूत्र में लाइपेस एन्जाइम का पाया जाना

Lip cleft (लिप क्लैफ्ट)— जन्मजात ऊपर का कटा हुआ होंठ।

Lipectomy (लाइपेक्टॉमी)—वसीय ऊतकों को शल्यक्रिया द्वारा काट कर निकाल देना, वसोतकोच्छेदन।

Lipedema (लाइपेडीमा)—अधिक वसा का अवत्वक् ऊतकों विशेषकर अधः शाखा के अवत्वक् ऊतकों में जमा हो जाना।

Lipemia (लाइपीमिया)—रक्त में वसा का अधिक पाया जाना, वसारक्तता।

Alimentary lipemia (एलीमेन्ट्री लाइपीमिया)— खाना खाने के बाद उत्पन्न होने वाली वसारक्तता, भोजनोत्तर वसारक्तता।

Diabetic lipemia (डायाबेटिक लाइपीमिया)—अनियन्त्रित अथवा जिसकी चिकित्सा न की गयी हो, ऐसे मधुमेह की एक अभिव्यक्ति जो भोजन के लाइपिडों के दोषयुक्त चयापचय के कारण उत्पन्न होती है और इन्सुलिन का प्रयोग करने पर लुप्त हो जाती है।

Lipemia retinalis (लाइपीमिया रेटिनालिस)— ऐसी दशा जिसमें रेटिना की धमनियाँ एवं शिरायें दूध के समान सफेद दिखाई देती हैं।

Lipemic (लाइपीमिक)—वसारक्तता से सम्बन्धित।

Lipid (लाइपिड)—वसाओं अथवा वसा के समान पदार्थों के किसी वर्ग में से कोई एक जो जल में अघुलनशील तथा वसा घोलकों जैसे एल्कोहॉल, ईथर तथा क्लोरोफार्म में घुलनशील होते हैं। लाइपिड आसानी से शरीर में संचित हो जाते हैं तथा ईंधन के एक स्रोत की भाँति कार्य करते हैं, कोशिका संरचना का मुख्य घटक होते हैं तथा अन्य जैविक क्रियायें सम्पन्न करते हैं। लाइपिड वास्तविक वसा (वसीय अम्लों तथा ग्लिसरॉल के ईस्टर), लाइपॉयड (फोस्फॉलीपिड, सेरीब्रोसाइड तथा मोम) एवं स्टैरोल (कोलेस्ट्रॉल, अर्गेस्ट्रॉल) होते हैं।

Lipidemia (लाइपिडीमिया)—रक्त में लाइपिडों का अधिक पाया जाना।

Lipidolytic (लाइपिडोलाइटिक)—लाइपिड का विघटन या संलयन करने वाला।

Lipidosis (लाइपिडोसिस)—लाइपिड चयापचय का कोई भी विकार।

Lipiduria (लाइपिडूरिया)— मूत्र में लाइपिडों का पाया जाना।

Lipo-, Lip- (लाइपो-, लाइप-)—अन्य शब्दों से मिलकर वसा से सम्बन्धित शब्दों का निर्माण करने वाले शब्द।

Lipoarthritis (लाइपोआर्थराइटिस)—किसी सन्धि के वसा ऊतक का शोथ।

Lipoatrophia, Lipoatrophy(लाइपोएट्रोफिया, लाइपोएट्रोफी)—शरीर के अवत्वक् वसीय ऊतकों का अपक्षय जैसे कि इन्सुलिन का इन्जैक्शन लगाने के स्थान पर हो जाता है।

Lipoblast(लाइपोब्लास्ट)—अपरिपक्व वसा कोशिका।

Lipoblastoma(लाइपोब्लास्टोमा)—वसीय ऊतक का सुदम अर्बुद।

Lipoblastomatosis(लाइपोब्लास्टोमेटोसिस)—एक विसरित सुदम वसीय अर्बुद या लाइपोब्लास्टोमा जिसका स्थानीय अन्तःसंचरण होता है परन्तु स्थलान्तरण नहीं होता।

Lipocardiac(लाइपोकार्डियक)— वसीय हृदय से सम्बन्धित

Lipocatabolic(लाइपोकैटाबोलिक)—वसा के अपचय (टूट जाने) से सम्बन्धित।

Lipocele(लाइपोसील)—किसी बहिःसरण या हर्निया कोश में वसीय ऊतक का पाया जाना।

Lipoceratous(लाइपोसिरेटस)—वसासिक्थ सम्बन्धी।

Lipocere(लाइपोसीयर)— मांसल ऊतक के वायु रहित नमी में अनावृत होने से बना मोमिया पदार्थ, वसासिक्थ।

Lipochondrodystrophy(लाइपोकॉण्ड्रोडिस्ट्रॉफी)— Hurler syndrome. Mucopolysaccharidosis.

Lipochondroma(लाइपोकॉण्ड्रोमा)—वसीय एवं उपास्थि-तत्वों, दोनों से बना अर्बुद।

Lipochrome(लाइपोक्रोम)— वसा–घुलनशील वर्णकों का एक वर्ग।

Lipoclasis(लाइपोक्लेसिस)—वसा का खंडित होना।

Lipoclastic(लाइपोक्लेस्टिक)— वसा के खंडित होने से सम्बन्धित अथवा वसा को खंडित करने वाला, वसा भंजक

Lipocyte(लाइपोसाइट)—वसाकोशिका।

Lipodermoid(लाइपोडर्मायड)—जन्मजात अवनेत्रश्लेष्मलीय, पीला-सा सफेद, वसीय सुदम अर्बुद।

Lipodieresis(लाइपोडाइरेसिस)—वसा के टुकड़े-टुकड़े करने अथवा उसे नष्ट करने वाला।

Lipodystrophia(लाइपोडिस्ट्रॉफिया)—Lipodystrophy.

Lipodystrophy(लाइपोडिस्ट्रॉफी)—वसा चयापचय का कोई भी दोष, वसादुष्पुष्टि। यह निम्न प्रकार से हो सकता है–

Congenital total lipodystrophy(कौन्जेनाइटल टोटल लाइपोडिस्ट्रॉफी)—जन्म से ही अवत्वचीय वसा का प्रायः पूर्ण अभाव।

Insulin lipodystrophy(इन्सुलिन लाइपोडिस्ट्रॉफी)—इन्सुलिन के इन्जैक्शन के लगने के स्थान पर अवत्वक् वसा का अपक्षय अथवा इसकी अतिवृद्धि हो जाना।

Intestinal lipodystrophy(इन्टैस्टाइनल लाइपोडिस्ट्रॉफी)— इस रोग में आँत एवं आन्त्रयोजनी-लसीका उतक में वसा का जमाव हो जाता है, वसीय अतिसार (दस्त आना जिसमें मल के साथ वसा या चर्बी निकलती है) होता है, शरीर का वज़न घट जाता है तथा कमजोरी आ जाती है एवं सन्धिशोथ हो जाता है; आन्त्र वसादुष्पुष्टि।

Progressive lipodystrophy(प्रोग्रेसिव लाइपोडिस्ट्रॉफी) —धड़ के ऊपरी भाग से दोनों ओर समान रूप से अवत्वक् वसा का धीरे-धीरे कम होते जाना तथा जाँघों एवं नितम्बों पर इसका जमा होना; वर्धी वसादुष्पुष्टि।

Lipoedema(लाइपोइडीमा)—अवत्वचीय वसा का शोफ

Lipoferous(लाइपोफेरस)—वसा को उत्पन्न करने अथवा उसका वाहन करने वाला

Lipofibroma(लाइपोफाइब्रोमा)—ऐसा वसार्बुद जिसमें तन्तुमय ऊतक अधिक होता है।

Lipofuscin(लाइपोफुशिन)—हृदय-पेशी एवं चिकनी पेशी की कोशिकाओं में विद्यमान आंशिक रूप से अघुलनशील लाइपिड वर्णकों के किसी वर्ग में से एक।

Lipofuscinosis(लाइपोफुशिनोसिस)—ऊतकों में असामान्य रूप से लाइपोफुशिन के जमा होने से उत्पन्न दशा।

Lipogenesis(लाइपोजेनेसिस)—वसा या चर्बी का बनना, वसाजनन।

Lipogenetic, Lipogenic(लाइपोजेनेटिक, लाइपोजेनिक)—चर्बी बनाने वाला अथवा चर्बी से उत्पन्न, वसाजनक।

Lipogenous(लाइपोजीनस)—चर्बी बनाने वाला।

Lipogranuloma(लाइपोग्रेनुलोमा)—लाइपिड से युक्त एक पर्विका जिसके साथ कणिकागुल्मीय शोथ हो जाता है।

Lipogranulomatosis(लाइपोग्रेनुलोमेटोसिस)—वसा चयापचय की वह दशा जिसमें किसी वसा पर्विका के केन्द्र में परिगलन हो जाता है और चारों ओर का ऊतक कणिकागुल्मीय हो जाता है।

Lipoid(लाइपॉयड)—1. वसा के समान, वसाभ, वसासम। 2. लाइपिड।

Lipoidemia(लाइपॉयडीमिया)—रक्त में लाइपॉयडों का अधिक पाया जाना।

Lipoidosis(लाइपॉयडोसिस)—शरीर के ऊतकों में अत्यधिक मात्रा में लाइपॉयडों के जमा हो जाने से उत्पन्न दशा।

Lipoiduria(लाइपॉयडूरिया)—मूत्र में लाइपॉयडों का पाया जाना।

Lipolipoidosis(लाइपोलाइपॉयडोसिस)— किसी ऊतक में वसाओं एवं लाइपॉयडों का अन्तःसंचरण।

Lipolysis(लाइपोलाइसिस)—वसा का विघटन होना, वसा-अपघटन।

Lipolytic(लाइपोलाइटिक)—वसा-अपघटन सम्बन्धी, वसा-अपघटनी

Lipolytic digestion(लाइपोलाइटिक डाइजेशन)—उदासीन वसाओं का जलअपघटन द्वारा वसीय अम्लों एवं ग्लिसरॉल में बदल जाना।

Lipolytic enzyme(लाइपोलाइटिक एन्जाइम)—वसा का खण्डन करने वाला एन्जाइम।

Lipoma (लाइपोमा)—सुदम वसीय अर्बुद, वसार्बुद।

Lipoma arborescens (लाइपोमा आर्बोरेसैन्स)—किसी सन्धि में वसीय ऊतक का असामान्य रूप से वृक्ष के समान जमाव।

Lipoma cystic (लाइपोमा सिस्टिक)—ऐसा सुदम वसार्बुद जिसमें पुटियाँ होती हैं।

Lipoma diffuse (लाइपोमा डिफ्यूज)—ऐसा सुदम वसार्बुद जो निश्चित रूप से परिसीमित नहीं होता।

Lipoma osseous (लाइपोमा ऑसियस)—ऐसा सुदम वसार्बुद जिसमें अस्थिल ह्रास हो गया है।

Lipomatoid (लाइपोमैटॉयड)—सुदम वसीय अर्बुद के समान, वसार्बुदाभ।

Lipomatosis (लाइपोमेटोसिस)—ऐसा रोग जिसमें ऊतकों में अर्बुद के समान वसा जमा हो जाती है, वसार्बुदता।

Lipomatous (लाइपोमेटस)—वसार्बुद की प्रकृति का अथवा वसार्बुद से ग्रस्त।

Lipomeningocele (लाइपोमैनिन्जोसील)—एक मस्तिष्कावरण-हर्निया, जिसके ऊपर स्थित एक वसार्बुद होता है।

Lipomeria (लाइपोमेरिया)—किसी भुजा का जन्मजात अभाव।

Lipometabolic (लाइपोमेटाबोलिक)—वसा के चयापचय से सम्बन्धित।

Lipometabolism (लाइपोमेटाबोलिज्म)— वसा का चयापचय।

Lipomyoma (लाइपोमायोमा)—एक पेश्यर्बुद जिसमें वसीय ऊतक होता है।

Lipomyxoma (लाइपोमिक्सोमा)— वसार्बुद एवं श्लेष्मार्बुद अथवा मिक्सोमा का मिश्रित अर्बुद।

Liponucleoproteins (लाइपोन्यूक्लियोप्रोटीन)—लाइपिडों, न्यूक्लिक अम्लों एवं प्रोटीनों से युक्त जटिल पदार्थ।

Lipopectic (लाइपोपैक्टिक)—शरीर में वसा के संचय से युक्त।

Lipopenia (लाइपोपीनिया)— शरीर में लाइपिडों की कमी होना।

Lipopenic (लाइपोपेनिक)— शरीर में लाइपिडों की कमी होने से सम्बन्धित।

Lipopeptid, Lipopeptide (लाइपोपैप्टिड, लाइपोपैप्टाइड)—लाइपिडों एवं अमीनों एसिडों का एक जटिल पदार्थ।

Lipopexia (लाइपोपैक्यिा)—शरीर में वसा का इकट्ठा होना।

Lipophage (लाइपोफेज)—ऐसी कोशिका जो चर्बी को निगल जाती है अथवा उसका अवशोषण करती है।

Lipophagia (लाइपोफेजिया)—Lipophagy.

Lipophagic (लाइपोफेजिक)— वसा को निगलने, उसका अवशोषण करने अथवा उसे नष्ट करने वाला।

Lipophagy (लाइपोफेजी)—वसा का अवशोषण।

Lipophanerosis (लाइपोफेनीरोसिस)—कुछ कोशिकाओं में वसा का परिवर्तित हो जाना जिससे पहले से दिखायी न देने वाली वसा बिन्दुओं के रूप में दिखायी देने लगती है।

Lipophil (लाइपोफिल)—1. वसारागी 2. वसा का अवशोषण करने वाला।

Lipophilia (लाइपोफीलिया)—वसा से लगाव, वसाराग।

Lipophilic (लाइपोफीलिक)—वसारागी।

Lipoproteinemia (लाइपोप्रोटीनीमिया)—रक्त में लाइपोप्रोटीनों का अधिक पाया जाना।

Lipoproteins (लाइपोप्रोटीन्स) — क्योंकि लाइपिड (ट्राइग्लाइसेराइड, फास्फॉलीपिड तथा कोलेस्ट्रॉल) रक्त में परिसंचरण नहीं कर सकते, ये साधारण प्रोटीन के साथ संयुक्त हो जाते हैं। यह संयोजन लाइपोप्रोटीन कहलाता है। लाइपोप्रोटीनों के रूप में लाइपिड रक्त से परिसंचरण करते हैं। लाइपोप्रोटीन तीन प्रकार के होती है। (1) हाई-डैन्सिटी लाइपोप्रोटीन (HDL)—एक प्लाज्मा लाइपोप्रोटीन जिसमें प्रोटीन का स्तर ऊँचा होता है, ट्राइग्लाइसेराइड कम होते हैं, फास्फॉलीपिड का स्तर मामूली होता है एवं कोलेस्ट्रॉल कम होता है। हाई-डैन्सिटी लाइपोप्रोटीन से कॉरोनरी हृदय रोग होने की सम्भावनाएँ कम होती हैं। (2) लो-डैन्सिटी लाइपोप्रोटीन (LDL)—एक प्लाज्मा लाइपोप्रोटीन जिसमें ट्राइग्लाइसेराइडों की प्रतिशतता कम होती है, कोलेस्ट्रॉल का स्तर ऊँचा होता है तथा फास्फॉलीपिड एवं प्रोटीन मामूली मात्रा में होते हैं। (3) वेरी लो-डैन्सिटी लाइपोप्रोटीन (VLDL)— ऐसी प्लाज्मा लाइपोप्रोटीन जिसमें ट्राइग्लाइसेराइडों का स्तर ऊँचा होता है, फास्फॉलीपिड एवं कोलेस्ट्रॉल मामूली सान्द्रता में होते हैं तथा प्रोटीन कम होती है।

Liposarcoma (लाइपोसार्कोमा)— भ्रूणीय लाइपोब्लास्टिक कोशिकाओं से उत्पन्न एक दुर्दम अर्बुद जिसमें कभी-कभी सामान्य वसा कोशिकाओं के केन्द्र भी होते हैं।

Liposis (लाइपोसिस)—शरीर में असामान्य रूप से वसा का संचित हो जाना, वसामयता।

Liposoluble (लाइपोसोल्यूबिल)—वसा में घुलनशील, वसाविलेय

Lipostomy (लाइपोस्टॉमी)—मुख का जन्मजात अभाव अथवा इसका बहुत छोटा होना।

Liposuction (लाइपोसक्शन)—एक छोटा-सा चीरा लगाकर अवत्वचीय वसीय ऊतक में कुन्द छोर वाली प्रवेशिनी को प्रविष्ट करके वसा का चूषण करके अतिरिक्त अवत्वचीय वसा को निकालने की विधि।

Liposuctioning (लाइपोसक्शनिंग)—उच्च निर्वात दाब द्वारा वसा का पृथक्करण।

Lipothymia (लाइपोथाइमिया)—मूर्च्छा या बेहोशी।

Lipotrophic (लाइपोट्रॉफिक)—लाइपोट्रॉफी (शरीर में चर्बी बढ़ जाने से) से सम्बन्धित।

Lipotrophy (लाइपोट्रॉफी)—शरीर की चर्बी में बढ़ोतरी होना।

Lipotropic (लाइपोट्रॉपिक)—यकृत में वसा को कम करके वसा चयापचय पर क्रिया करने वाला, वसाप्रेरक।

Lipotropic factors (लाइपोट्रॉपिक फैक्टर्स)—वे कारक जो यकृत में वसा के संचित होने को रोकने में मदद करते हैं।

Lipotropin (लाइपोट्रॉपिन)—वसीय ऊतक से वसा को संचारित करने वाला पीयूष ग्रन्थि का एक हार्मोन।

Lipotropism, Lipotropy (लाइपोट्रॉपिज्म, लाइपोट्रॉपी)—यकृत में वसा के जमावों को हटाने के लिए की जाने वाली क्रिया से युक्त होने की दशा, वसाप्रेरण।

Lipotropy (लाइपोट्रॉपी)— Lipotropism.

Lipovaccine (लाइपोवैक्सीन)— वनस्पति तेल में एक वैक्सीन (टीका)।

Lipoxenous (लाइपोजीनस)—पूर्ण विकसित होने के पश्चात् किसी परजीवी का परपोषी को छोड़ देने से सम्बन्धित।

Lipoxeny (लाइपोक्जैनी)—पूर्ण विकसित होने के पश्चात् किसी परजीवी का परपोषी को छोड़ देना।

Lippes loop (लिपेज़ लूप)—एक प्रकार का अन्तर्गर्भाशयी गर्भनिरोधक साधन।

Lipping (लिपिंग)—सन्धि के ह्रासीय रोग में किसी अस्थिल अतिवृद्धि का विकसित होना।

Lippitude (लिप्पीट्यूड)—आँख की पलकों के किनारों पर जख्मों का बन जाना, वर्त्मव्रणता।

Lippitudo (लिप्पीट्यूडो)—Lippitude.

Lip reading (लिप रीडिंग)—जो कुछ कहा गया है उसे बोलने वाले के होठों की गतियों को देखकर समझना (बहरे लोगों के लिए यह विधि प्रयोग में लाई जाती है); ओष्ठ-पठन।

Lipsis (लिप्सिस)—अन्त होना अथवा रुक जाना।

Lipuria (लाइपूरिया)— मूत्र में चर्बी का पाया जाना, वसामेह।

Lipuric (लाइपूरिक)—वसामेह से सम्बन्धित।

Liquefacient (लिक्वीफेशिएन्ट)—ठोस को द्रव में परिवर्तित करने वाला, द्रावक।

Liquefaction (लिक्वीफैक्शन)— किसी ठोस का द्रव में परिवर्तन, द्रवण, तरलीकरण।

Liquefactive (लिक्वीफैक्टिव)—द्रवण या द्रवीकरण से सम्बन्धित।

Liquescent (लिक्वीसेन्ट)—द्रव बनने वाला।

Liqueur (लिक्वीयर)—सुगन्धित एवं मीठा एल्कोहॉलयुक्त पेय पदार्थ।

Liquid—(लिक्विड) 1. वह पदार्थ जो आसानी से बहने लगता है। 2. वह पदार्थ जो ठोस अथवा गैसीय नहीं होता। द्रव।

Liquor (लिक्वर)—1. कोई भी द्रव अथवा तरल। 2. शराब या मदिरा। 3. औषधीय पदार्थ से युक्त जलीय घोल 4. शरीर के कुछ तरलों के लिए प्रयोग में लाया जाने वाला एक शब्द जैसे लिक्वर एम्नाई—उल्व-तरल, उल्व-कोश में भ्रूण को चारों ओर से घेरने वाला एक साफ जलीय तरल तथा लिक्वर सैन्गवाइनिस—रक्त सीरम अथवा प्लाज़्मा; उदक।

Liquorrhea (लिक्वोरिह्या)—द्रव का प्रवाह।

Lisping (लिस्पिग)— अस्पष्ट बोलना, तुतलाना।

Lissencephalia (लाइसेन्सीफेलिया)—Lissencephaly.

Lissencephalic (लाइसेन्सीफेलिक)—मस्तिष्क में कर्णकों के अभाव से सम्बन्धित अथवा वह जिसके मस्तिष्क में कर्णकों का अभाव हो।

Lissencephalous (लाइसेन्सीफेलस)—उस दशा से सम्बन्धित जिसमें कर्णकों के अल्प विकास से मस्तिष्क चिकना रहता है।

Lissencephaly (लाइसेन्सीफेली)—मस्तिष्क में कर्णकों का अभाव।

Lissive (लिसिव)—पेशी की ऐंठन को दूर करने वाला।

Lissosphincter (लिसोस्फिक्टर)—चिकनी पेशीय संकोचिनी।

Lissotrichic, Lissotrichous (लिसोट्राइकिक, लिसोट्राइकस)—सीधे बालों वाला।

Lissotrichy (लिसोट्राइकी)—सीधे बालों का होना।

Liter (लीटर)—मैट्रिक प्रणाली में आयतन की एक इकाई जो 1000 मि०ली० के बराबर होती है।

Lith- (लिथ-)—Litho-

Lithagogue (लिथेगोग)—पथरियों को बाहर निकालने वाली कोई औषधि अथवा पदार्थ, अश्मरी निस्सारक।

Lithecbole (लिथेक्बोल)—किसी पथरी का बाहर निकलना।

Lithectasy (लिथेक्टेसी)—यान्त्रिक विधियों से विस्फारित मूत्र-मार्ग से होकर मूत्राशय से किसी पथरी को निकाल देना।

Lithectomy (लिथेक्टॉमी)—शल्यक्रिया द्वारा किसी पथरी को निकालना।

Lithemia (लिथीमिया)—रक्त में यूरिक एसिड का अधिक पाया जाना, अतियूरिकाम्लरक्तता।

Lithiasis (लिथिएसिस)— पथरियों को बनना, अश्मरीयता।

Lithic (लिथिक)—अश्मरीय, पथरी सम्बन्धी।

Lithic acid—यूरिक अम्ल।

Lithicosis (लिथिकोसिस)—पत्थर तोड़ने वालों की सिकतामयता; फुफ्फुसधूलिमयता।

Litho-, Lith- (लिथो-, लिथ-)—पथरी से सम्बन्धित उपसर्ग।

Lithocenosis (लिथोसीनोसिस)— पथरियों के कुचले हुए छोटे-छोटे टुकड़ों को मूत्राशय से बाहर निकालना।

Lithoclast (लिथोक्लास्ट)—बड़ी पथरियों को तोड़ने वाली चिमटी।

Lithoclasty (लिथोक्लास्टी)—किसी पथरी को छोटे-छोटे टुकड़ों में कुचल देना जो मूत्रमार्ग से होकर बाहर निकल सकें।

Lithoclysmia (लिथोक्लाइस्मिया)—मूत्राशय में किसी ऐसे पदार्थ का इन्जैक्शन लगाना जो पथरियों को घोल देता है।

Lithocystotomy (लिथोसिस्टोटॉमी)— किसी पथरी को निकालने के लिए मूत्राशय में चीरा लगाना।

Lithodialysis (लिथोडायालाइसिस)—किसी घोलक का इन्जैक्शन लगाकर पथरियों को मूत्राशय में घोल देना।

Lithogenesis (लिथोजेनेसिस)—पथरियों का बनना, अश्मरीजनन।

Lithogenic (लिथोजेनिक)—पथरियों के बनने से सम्बन्धित।

Lithogenous (लिथोजीनस)—पथरी बनाने वाला, अश्मरीजनक

Lithogeny (लिथोजेनी)—Lithogenesis.

Lithokonion (लिथोकोनियन)—मूत्राशय में स्थित पथरियों का चूरा कर देने वाला एक यन्त्र।

Litholabe (लिथोलेब)—किसी पथरी को निकालते समय उसे पकड़ने वाला एक उपकरण।

Litholapaxy (लिथोलेपैक्सी)—मूत्राशय में स्थित किसी पथरी को कुचल कर उसके छोटे-छोटे टुकडों को कैथीटर के जरिये साफ कर देना, वस्तिअश्मरीभंजन।

Lithology (लिथोलॉजी)—अश्मरी-विज्ञान

Litholysis (लिथोलाइसिस)—पथरियों का घुल जाना, अश्मलयन, अश्मविघटन।

Litholyte (लिथोलाइट)—किसी पथरी के विलायक का इन्जैक्शन लगाने वाला एक यन्त्र।

Litholytic (लिथोलाइटिक)—पथरियों को घोलने वाली वस्तु या साधन।

Lithometer (लिथोमीटर)—पथरियों का परिमाण मापने वाला एक यन्त्र।

Lithometra (लिथोमीट्रा)—गर्भाशयी ऊतक का अस्थिभवन होना।

Lithomyl (लिथोमाइल)—Lithokonion.

Lithonephritis (लिथोनैफ्राइटिस)—पथरियों के क्षोभण से उत्पन्न वृक्कशोथ।

Lithonephrotomy (लिथोनैफ्रोटॉमी)—वृक्कीय अश्मरी को निकालने के लिए वृक्क अथवा गुर्दे में चीरा लगाना, वृक्काश्मरीहरण।

Lithontriptic (लिथोनट्रिप्टिक)—Lithotriptic.

Lithopedion (लिथोपीडियन)—गर्भाशय में अथवा गर्भाशय से बाहर स्थित भ्रूण जिसकी मृत्यु हो जाती है और वह कैल्सीकृत हो जाता है, अश्मगर्भ।

Lithopedium (लिथोपीडियम)—Lithopedion.

Lithophone (लिथोफोन)—आवाज के द्वारा मूत्राशय में पथरियों की विद्यमानता का पता लगाने वाला एक यन्त्र।

Lithoscope (लिथोस्कोप)—मूत्राशय में पथरियों का निरीक्षण करने वाला एक यन्त्र।

Lithotome (लिथोटोम)—मूत्राशयछेदन सम्पन्न करने के लिए एक यन्त्र।

Lithotomist (लिथोटॉमिस्ट)—मूत्राशय-अश्मरीहरण में विशेषज्ञ।

Lithotomy (लिथोटॉमी) —पथरियों को बाहर निकालने के लिए किसी वाहिनी अथवा अंग विशेषकर मूत्राशय में चीरा लगाना, मूत्राशयछेदन, मूत्राशय-अश्मरीहरण।

Lithotomy position (लिथोटॉमी पोज़ीशन)—ऐसी स्थिति जिसमें रोगी कमर के सहारे लेटता है और जंघाओं को पेट पर तथा टाँगों को जंघाओं पर आकुंचित कर लेता है जिन्हें अपावर्तित कर दिया जाता है अर्थात् शरीर की मध्य रेख से दूर ले जाया जाता है।

Lithotresis (लिथोट्रेसिस)—कुचलने को आसान बनाने के लिए किसी पथरी में बरमा घुमाना अथवा उसमें छेद करना।

Lithotripsy (लिथोट्रिप्सी)—मूत्राशय अथवा मूत्रमार्ग में किसी पथरी को कुचलना।

Lithotriptic (लिथोट्रिप्टिक)—1. मूत्राशय या मूत्रमार्ग में किसी पथरी के कुचलने से सम्बन्धित 2. पथरियों को घोलने वाला साधन।

Lithotriptor (लिथोट्रिप्टर)—मूत्राशय में स्थित पथरी को कुचलने के लिए एक उपकरण।

Lithotriptoscopy (लिथोट्रिप्टोस्कोपी)—लिथोट्रिप्टोस्कोप के प्रयोग से सीधे देखकर मूत्राशय में पथरी को कुचल देना।

Lithotrite (लिथोट्राइट)— मूत्राशय में स्थित पथरी को कुचलने वाला एक यन्त्र, वस्तिअश्मरीभंजक।

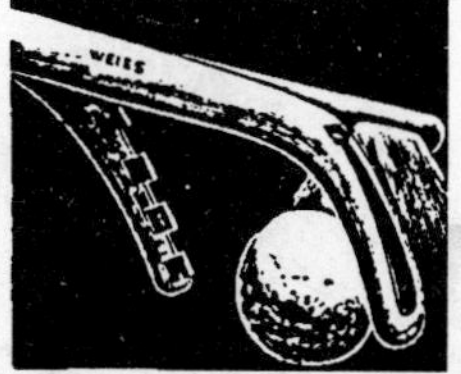

Fig. 302 : Lithotrite (लिथोट्राइट)

Lithotrity (लिथोट्राइटी)—मूत्राशय में किसी पथरी को छोटे-छोटे टुकड़ों में कुचल देना, वस्तिअश्मरीभंजन।

Lithous (लिथस)—अश्मरी सम्बन्धी, अश्माभ अथवा अश्मरी की प्रकृति वाला।

Lithoxiduria (लिथोक्सीडूरिया)—मूत्र में जेन्थिक ऑक्साइड का पाया जाना।

Lithuresis (लिथूरेसिस)— मूत्र त्याग करते समय मूत्रमार्ग से होकर छोटी-छोटी पथरियों का बाहर निकलना।

Lithureteria (लिथूरेटेरिया)—पथरियों की विद्यमानता से मूत्रनली का रोग।

Lithuria (लिथूरिया)—मूत्र में यूरिक एसिड या यूरेट का अधिक पाया जाना।

Litmus paper (लिटमस पेपर)—रसायनों द्वारा तैयार किया गया एक नीला कागज जिसका अम्ल-क्षार के सूचक के रूप में प्रयोग किया जाता है, जो अम्लों से लाल हो जाता है तथा क्षार घोल में नीला ही बना रहता है।

Litter (लिटर)—1. रोगी अथवा जख्मी व्यक्ति को ले जाने वाला स्ट्रेचर 2. किसी बहुप्रसवा स्तनपायी जन्तु द्वारा एक जन्म में उत्पन्न होने वाली सन्तान।

Little's disease (लिटिल्स डिजीज़)— सहजसंस्तम्भी अंगघात, जन्मजात ऐंठनयुक्त अंगघात।

Littre's glands (लिटर्स ग्लैण्ड्स)—मूत्रमार्गीय ग्रन्थियाँ।

Littritis (लिटराइटिस)—मूत्रमार्गीय ग्रन्थियों की सूजन।

Live birth (लीव बर्थ)—ऐसे शिशु का जन्म होना जिसमें जन्म के पश्चात् जीवन का प्रमाण मिलता है।

Livedo(लिवीडो)—त्वचा पर नीलापन लिए हुए चकतों का बन जाना अथवा सम्पूर्ण त्वचा नीली-सी हो जाना, नीलांछन।

Livedoid(लिवीडॉयड)—नीलांछन सम्बन्धी अथवा नीलांछन से मिलता-जुलता।

Liver(लीवर)—यकृत। उदर के ऊपरी भाग में दाईं ओर, मध्यपट या डायाफ्राम के ठीक नीचे स्थित एक बड़ी, चार खण्डों वाली, गहरे लाल रंग की ग्रन्थि जिसका वज़न लगभग 1200 से 1600 ग्राम तक होता है जिसका मुख्य कार्य पित्त या बाइल बनाना, रक्त के ग्लूकोज को ग्लाइकोजन में परिवर्तित करना एवं इसे संचित करना तथा अन्य बहुत से चयापचयी कार्य करने है; यकृत निम्न प्रकार का हो सकता है।

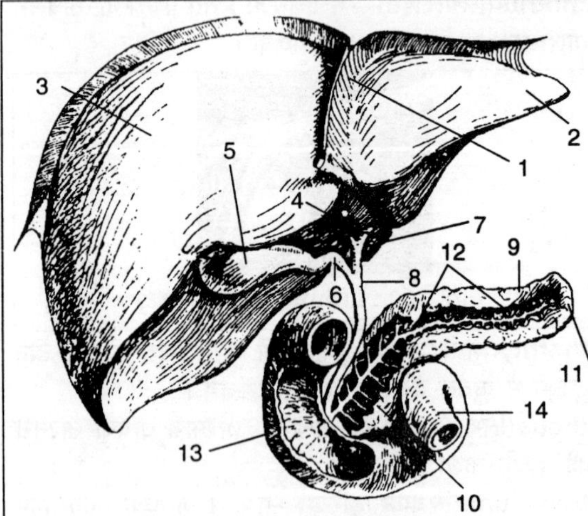

Fig. 303 : Liver (यकृत)

1. Falciform ligament=हंसियाकार स्नायु, 2. Left lobe of the liver=यकृत का बायाँ खण्ड, 3. Right lobe of the liver=यकृत का दायाँ खण्ड, 4. Quadrate lobe=चतुरस्र खण्ड, 5. Gall bladder=पित्ताशय, 6. Bile duct=पित्त वाहिनी, 7. Hepatic duct=यकृती वाहिनी, 8. Common bile duct=सामान्य पित्त वाहिनी, 9. Pancreas=अग्न्याशय, 10. Head of the pancreas=अग्न्याशय का शीर्ष, 11. Tail of the pancreas=अग्न्याशय पुच्छ, 12. Pancreatic duct=अग्न्याशयिक वाहिनी, 13. Duodenum=ग्रहणी, 14. Jejunum=मध्यान्त्र या जेजुनम।

Cirrhosis liver(सिरहोसिस लीवर)—तन्तुमय ऊतक एवं पर्विकाओं के बनने से कठोर बना हुआ यकृत।

Desiccated liver(डैसीकेटेड लीवर)—जन्तु यकृतों से तैयार किया गया एक सूखा पाउडर जिससे वसा को पृथक नहीं किया जाता है और जो मनुष्य के खाने के काम आता है।

Fatty liver(फैटी लीवर)—यकृत की कोशिकाओं में वसा के जमा हो जाने से बढ़ा हुआ यकृत, वसीय यकृत।

Floating liver(फ्लोटिंग लीवर)—आसानी से विस्थापित हो जाने वाला यकृत, चल यकृत।

Foamy liver(फोमी लीवर)—अनॉक्सीय जीवाणुओं के संक्रमण के फलस्वरूप यकृत में उत्पन्न गैस के बुलबुलों की विद्यमानता से मधुमक्खी के छत्ते के समान बना यकृत।

Hobnail liver(होबनेल लीवर)— ऐसा यकृत जिसकी सतह सिरहोसिस से नाखून के समान प्रक्षेपणों से चिन्हित हो जाती है, कीलकी यकृत

Lardaceous liver(लार्डेसियस लीवर)— मोमिया यकृत।

Nutmeg liver (नटमैग लीवर)—यकृत का जीर्ण निष्क्रिय रक्ताधिक्य जिससे केन्द्रीय प्रतिहारी क्षेत्र लाल हो जाता है तथा एक पीला-सा परिसरीय मण्डल होता है।

Polycystic liver(पोलिसिस्टिक लीवर)—बहुत सी पुटियों से युक्त यकृत।

Wandering liver(वान्ड्रिंग लीवर)—Hepatoptosis.

Waxy liver(वैक्सी लीवर)—Lardaceous liver.

Liver flap (लीवर फ्लैप)—यकृत कम्पन्न।

Liver spots(लीवर स्पॉटस)—त्वचा पर पीले-से भूरे रंग के धब्बे।

Livid (लिविड)—1. श्याव या नीलाभ 2. त्वचा की नीली-काली विवर्णता से युक्त।

Lividity(लिविडिटी)—1. त्वचा विवर्णता जैसे कुचलने से अथवा शिरा-रक्ताधिक्य से उत्पन्न त्वचा विवर्णता 2. श्याव अथवा नीलाभ होने की अवस्था।

Livor(लीवोर)—विवर्णता।

Livor mortis(लिवोर मॉर्टिस)—मृत्यु के पश्चात् शरीर के आश्रित भागों की विवर्णता।

Lixiviation(लिक्सिविएशन)—किसी घुलनशील पदार्थ को अघुलनशील पदार्थ से उनके मिश्रण को किसी उचित विलायक के साथ मिलाकर तथा घोल को अलग करके, पृथक करना, निक्षालन।

LLE(एल एल इ)—Left lower extremity. बायीं निचली भुजा।

LMP(एल एम पी)—Last menstrual period. अन्तिम ऋतुस्रावी काल।

Loading(लोडिंग)—किसी व्यक्ति की किसी पदार्थ को चयापचयित अथवा अवशोषित करने की क्षमता की जाँच करने के लिए उस पदार्थ की काफी मात्राएँ देना।

Loathing(लोथिंग)—घृणा, विरक्ति

Lobar(लोबर)—किसी खण्ड से सम्बन्धित, खण्डीय।

Lobar pneumonia(लोबर न्यूमोनिया)—फेफड़ों के एक या अधिक खण्डों का शोथ। खण्डीय न्यूमोनिया।

Lobate(लोबेट)— 1. खण्ड सम्बन्धी 2. खण्डित करने वाला 3. खण्डों में विभाजित, खण्डित।

Lobation(लोबेशन)— 1. खण्डों का बनना 2. खण्डों से युक्त होने की अवस्था।

Lobe(लोब)— किसी अंग अथवा ग्रन्थि का बहुत कुछ स्पष्ट सीमा वाला भाग जो सीमाओं द्वारा पृथक रहता है।खण्ड या पाली। खण्ड के कुछ उदाहरण-

Anterior lobe of the pituitary gland(एन्टीरियर लोब ऑफ दी पिट्यूटरी ग्लैण्ड)—पीयूष ग्रन्थि का अग्र भाग।

Hepatic lobe (हिपैटिक लोब)—यकृत का खण्ड।

Lateral lobes of the thyroid gland(लेट्रल लोब्स ऑफ दि थाइरॉयड ग्लैण्ड)— अवटु या थाइरॉयड ग्रन्थि के दो मुख्य भाग जिनमें से एक श्वास-प्रणाल के प्रत्येक ओर स्थित होता है तथा नीचे ये थाइरॉयड ग्रन्थि के संकीर्णपथ या इस्थमस से जुड़े होते हैं।

Lobes of the lungs(लोब्स ऑफ दि लंग्स)— फेफड़ों के बड़े विभाजन—बाँये फेफड़े के उर्ध्व एवं निम्न खण्ड तथा दांये फेफड़े के उर्ध्व, मध्य एवं निम्न खण्ड।

Posterior lobe of the pituitary gland (पोस्टीरियर लोब ऑफ दि पिट्यूटरी ग्लैण्ड)—पीयूष ग्रन्थि का पश्च भाग।

Lobectomy (लोबेक्टॉमी)—किसी अंग अथवा ग्रन्थि के किसी खण्ड को शल्यक्रिया द्वारा काट कर अलग कर देना, खण्डोच्छेदन।

Lobi (लोबाइ)—Lobus का बहुवचन।

Lobi cerebri (लोबाइ सेरीब्राइ)—प्रमस्तिष्कीय गोलार्द्ध के मुख्य भाग।

Lobitis (लोबाइटिस)—किसी खण्ड का शोथ जैसे फेफड़े के खण्ड का, खण्डशोथ।

Lobose, Lobous (लोबोस, लोबस)—Lobate.

Lobotomy (लोबोटॉमी)—किसी खण्ड में चीरा लगाना, खण्डछेदन।

Lobular (लोब्युलर)—1. खण्डक सम्बन्धी 2. छोटे-छोटे खण्डों से बना हुआ, 3. खण्डकाकार।

Lobulate, Lobulated (लोब्युलेट, लोब्युलेटेड)—1. खण्डों अथवा खण्डकों से बना हुआ 2. खण्डों या खण्डकों से सम्बन्धित 3. खण्डों के समान।

Lobule (लोब्यूल)—एक छोटा खण्ड अथवा किसी खण्ड को बनाने वाले छोटे-छोटे विभाजनों में से एक, खण्डक। उदाहरण–

Lobule of the epididymis (लोब्यूल ऑफ दि इपिडीडिमिस)—अधिवृषण अथवा इपिडीडिमिस के सिर के शंक्वाकार विभाजनों में से एक जो शुक्रग्रन्थि की एक अपवाही वाहिनिका से बनता है।

Lobulet, Lobulette (लोब्युलेट)—एक बहुत छोटा खण्डक।

Lobuli (लोब्युलाइ)—Lobulus का बहुवचन।

Lobulus (लोब्युलस)—खण्डक अथवा खण्ड का एक छोटा विभाजन।

Lobus (लोबस)—खण्ड या पालि।

LOC (एल ओ सी)—Level of consciousness. चेतना का स्तर।

Local (लोकल)—एक स्थान अथवा भाग पर सीमित, जो सार्वदैहिक न हो, स्थानीय, स्थानिक।

Localization (लोकालाइज़ेशन)—1. किसी निश्चित क्षेत्र का सीमा बन्धन 2. किसी क्रिया अथवा विक्षति के स्थान का पता लगाना। स्थाननिर्धारण।

Localized (लोकालाइज़्ड)—किसी सीमित क्षेत्र में प्रतिबन्धित।

Locate (लोकेट)—किसी स्थान में स्थापित करना।

Locator (लोकेटर)—बाह्य वस्तुओं को शरीर में स्थापित करने अथवा शरीर में स्थित बाह्य वस्तुओं के स्थान को ढूँढने वाला एक उपकरण, निर्धारित्र।

Lochia (लोकिया)—प्रसूति-काल में योनि से निकलने वाला स्राव जिसमें रक्त, सीरम, श्लेष्मा तथा ऊतक आदि होते है; सूतिस्राव। यह निम्न प्रकार का होता है–

Lochia alba (लोकिया एल्बा)—बच्चे के जन्म के पश्चात् सबसे अन्त में होने वाला योनि स्राव जिसमें रक्त की मात्रा कम होती है तथा श्वेत रक्त कोशिकाएँ बढ़ जाती हैं अतः यह पीलापन लिए होता है और धीरे-धीरे सफेद होने लगता है, श्वेत-सूतिस्राव।

Lochia cruenta, Lochia rubra (लोकिया क्रूएन्टा, लोकिया रूब्रा)—बच्चे के जन्म के तुरन्त बाद लगभग छः दिन तक होने वाला योनि-स्राव जो लगभग पूर्णरूप से रक्त की विद्यमानता से लाल होता है, लोहित-सूतिस्राव।

Lochia serosa (लोकिया सीरोसा)—बच्चा पैदा होने के चार-पाँच दिन बाद होने वाला पतला, जल के समान योनि-स्राव जो भूरापन लिए होता है; सीरमी सूतिस्राव।

Lochial (लोकियल)—सूतिस्राव सम्बन्धी, सूतिस्रावी।

Lochiocolpos (लोकियोकोल्पोस)—सूतिस्राव के रुकने से योनि का फूल जाना।

Lochiometra (लोकियोमीट्रा)—गर्भाशय में सूतिस्राव का रुक जाना, सूतिस्रावपूरितगर्भ।

Lochiometritis (लोकियोमीट्राइटिस)—प्रसूति-काल में गर्भाशयशोथ, सूतिस्रावी गर्भाशयशोथ।

Lochioperitonitis (लोकियोपैरीटोनाइटिस)—प्रसूति-काल में होने वाली पैरीटोनियम की सूजन, सूतिस्रावी पर्युदर्याशोथ।

Lochiorrhagia (लोकियोरेह्जिया)—सूतिस्राव का अत्यधिक बहना, विपुल सूतिस्राव।

Lochiorrhea (लोकियोरिह्या)—Lochiorrhagia.

Lochioschesis (लोकियोस्केसिस)—सूतिस्राव का रुक जाना अथवा बन्द हो जाना।

Lochometritis(लोकोमीट्राइटिस)—Lochiometritis.

Loci (लोकाइ)—Locus का बहुवचन।

Locked twins (लॉक्ड ट्विन्स)— प्रसव के दौरान यमल निम्न दो प्रकार से जनन-नली में फंस जाते हैं।

A- दोनों यमल कपालशीर्ष (Vertex) से प्रस्तुत होते हुए।

B- एक यमल की नितम्ब प्रस्तुति तथा दूसरे की कपालशीर्ष प्रस्तुति।

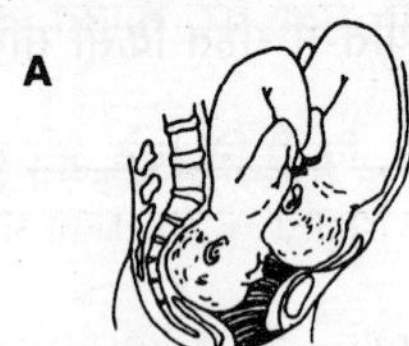

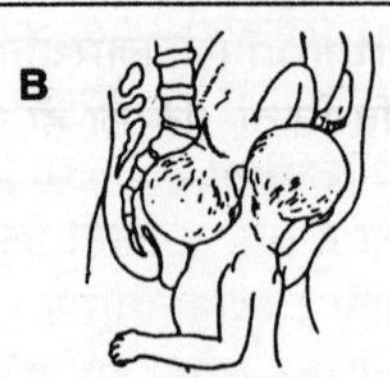

Fig. 304 Locked twins (फँसे हुए यमल)

Lockjaw (लॉकजा)—जबड़े की पेशियों की तनाव के साथ ऐंठन जैसे कि धनुस्तम्भ या टेटनस में देखी जाती है, हनुस्तम्भ।

Locomotion (लोकोमोशन)—एक स्थान से दूसरे स्थान के लिए गति करना अथवा गति करने की शक्ति, चलन, गमन।

Locomotive (लोकोमोटिव)—Locomotor.

Locomotor (लोकोमोटर)—चलन सम्बन्धी, गतिज।

Locomotor ataxia (लोकोमोटर एटैक्सिया)—देखें Ataxia locomotor.

Locomotorial (लोकोमोटोरियल)—शरीर के गति-उपकरण से सम्बन्धित।

Locomotorium (लोकोमोटोरियम)—शरीर का गति-उपकरण।

Locomotory (लोकोमोटरी)—Locomotor.

Locular (लोकुलर)—छोटी-छोटी गुहाओं में विभाजित।

Loculate (लोकुलेट)—बहुत सी गुहाओं अथवा कक्षों से युक्त।

Loculated (लोकुलेटेड)—Locular.

Loculi (लोकुलाइ)—Loculus का बहुवचन।

Loculus (लोकुलस)—एक छोटा सा स्थान अथवा गुहा, क्षुद्रगह्वर।

Locum tenant (लोकम टिनैन्ट)—एक चिकित्सक का अस्थायी रूप से दूसरे से प्रतिस्थापन।

Locum tenens (लोकम टीनैन्स)—वह चिकित्सक जो अस्थायी रूप से दूसरे चिकित्सक का स्थान ले लेता है।

Locus (लोकस)—1. एक बिन्दु अथवा स्थान 2. किसी गुणसूत्र पर किसी जीन का स्थान, स्थली।

Loeffler's bacillus (लोइफ्लर्स बेसीलस)—रोहिणी अथवा डिफ्थीरिया रोग का बेसीलस (जीवाणु) कॉरीनीबैक्टीरियम डिफ्थीरी।

Loffleria (लोफ्लेरिया)—डिफ्थीरिया बेसीलस का पाया जाना जिससे डिफ्थीरिया के लक्षण उत्पन्न नहीं होते।

Loffler's endocarditis (लोफलर्स एण्डोकार्डाइटिस)—इओसिनोफीलिया एवं अन्तर्हृद्कला या एण्डोकार्डियम की तन्तुजन मोटाई के साथ होने वाला अन्तर्हृद्कलाशोथ।

Logadectomy (लोगेडेक्टॉमी)—नेत्रश्लेष्मला के किसी भाग को शल्य-क्रिया द्वारा काट कर अलग कर देना।

Logaditis (लोगेडाइटिस)—आँख के श्वेतपटल का शोथ।

Logagnosia (लोगेग्नोसिया)—एक प्रकार का वाचाघात जिसमें लिखे हुए शब्द तो दिखाई देते हैं परन्तु उनका मतलब समझ में नहीं आता।

Logagraphia (लोगेग्रेफिया)—लिखकर अपने विचार व्यक्त करने में असमर्थता, लेखन-अक्षमता।

Logamnesia (लोगेम्नेसिया)—बोले अथवा लिखे गये शब्दों को पहचानने में असमर्थता।

Logaphasia (लोगेफेज़िया)—प्रेरक वाचाघात जिसमें रोगियों को पता होता है कि वे क्या कहना चाहते हैं परन्तु वे उसे कह नहीं सकते, उच्चारण-अक्षमता।

Logasthenia (लोगेस्थीनिया)—मानसिक गड़बड़ी होना जिसमें बोले गये शब्दों को समझने में असमर्थता हो जाती है।

Logo-, Log- (लोगो-, लोग-)—ऐसे उपसर्ग जिनका अर्थ वाणी या शब्द हैं।

Logoklony (लोगोक्लोनी)—किसी शब्द के अन्तिम अक्षर को बार-बार दुहराना।

Logokophosis (लोगोकोफोसिस)—बोले गये शब्दों को समझने में असमर्थता।

Logomania (लोगोमैनिया)—बात बहुत करना।

Logoneurosis (लोगोन्यूरोसिस)—कोई भी विक्षिप्ति जिसमें वाक् विकार होना विशेषता होती है, वाक्-तंत्रिका विक्षिप्ति।

Logopathia (लोगोपैथिया)—केन्द्रीय-तन्त्रिका तन्त्र की अव्यवस्था से होने वाला कोई भी वाक् विकार, वाक् विकृति।

Logopathy (लोगोपैथी)—Logopathia.

Logopedia (लोगोपीडिया)—Logopedics.

Logopedics (लोगोपेडिक्स)—वाक् दोषो का अध्ययन एवं उनकी चिकित्सा।

Logoplegia (लोगोप्लेजिया)—वाक् अंगों का पक्षाघात, वाचाघात।

Logorrhea (लोगोरिह्या)—Logomania.

Logospasm (लोगोस्पाज़्म)—1. हकलाना 2. विस्फोटक वाणी।

–logy (-लॉजी)—एक प्रत्यय (शब्दों में अन्त में लगने वाला शब्द) जिसका अर्थ विज्ञान अथवा 'के अध्ययन' से है।

Loiasis (लॉयासिस)—लोआ लोआ का संक्रमण।

Loin (लॉयन)—पसलियों एवं श्रोणि के बीच पीठ का निचला एवं पार्श्वों का भाग, कटि-प्रदेश, कोख।

Longevity (लौंगीविटी)—दीर्घायु।

Longing (लौंगिंग)—लालसा, उत्कण्ठा।

Longissimus (लौंगिसिमस)—सबसे लम्बा।

Longitudinal (लॉंजीट्यूडिनल)—लम्बाई में स्थित, शरीर अथवा शरीर के किसी भाग के लम्ब अक्ष के समानान्तर, अनुदैर्ध्य।

Longitudinalis (लॉंजीट्यूडिनेलिस)—Longitudinal

Longitype (लॉंजीटाइप)—Ectomorph.

Longsightedness (लौंगसाइटेडनैस)—दूरदृष्टिता।

Longus (लौंगस)— लम्बा।

Loop (लूप)—रस्सी के समान रचना में तीव्र मोड़, फन्दा जैसे हैनल का फन्दा जो वृक्कीय नलिका का आरोही एवं अवरोही फन्दा होता है।

Lop-ear (लोप-इयर)—बाह्य कर्ण की जन्मजात असामान्यता जिसमें इसका अल्प विकास होता है।

Lophotrichate (लोफोट्राइकेट)—Lophotrichous.

Lophotrichea (लोफोट्राइकिया)—गुच्छो के रूप में कशाभों से युक्त सूक्ष्मजीव।

Lophotrichous (लोफोट्राइकस)—एक सिरे पर कशाभों के गुच्छों से युक्त।

Loquacious (लोक्वेशियस)—वाचाल, बातूनी।

Loquacity (लोक्वेसिटी)—वाचालता, बातूनीपन।

Lordoma (लॉर्डोमा)—अग्रकुब्जता।

Lordoscoliosis (लॉर्डोस्कोलियोसिस)—अग्रकुब्जता के साथ पार्श्वकुब्जता।

Lordosis (लॉर्डोसिस)—मेरुदण्ड की अग्रज उन्नतोदर वक्रता, अग्रकुब्जता।

Lordotic (लॉर्डोटिक)—अग्रकुब्जता से सम्बन्धित अथवा उससे चिन्हित।

Lotio (लोशियो)—लोशन

Lotion (लोशन)—शरीर पर बाह्य प्रयोग के लिए तरल औषधीय योग जैसे जिंक कैलामीन लोशन।

Loupe (लोउप)—बढ़ाकर दिखाने वाला लैन्स, आवर्धक लैन्स।

Louse (लाउस)—यूका, जूँ। यह निम्न तीन प्रकार की होती है—

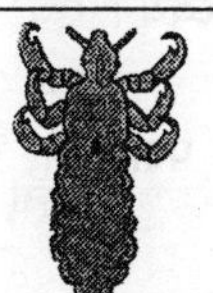
A

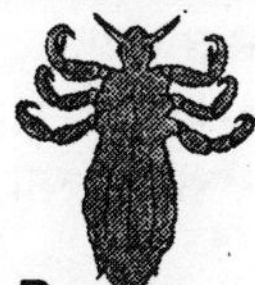
B

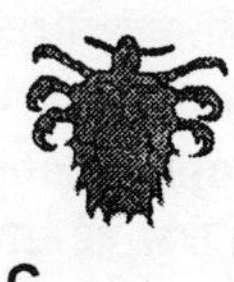
C

Fig. 305 Louse (जूँ) or pediculus

A. शिरो यूका, सिर की जूँ।
B. शरीर पर एवं कपड़ों में निवास करने वाली जूँ।
C. जघन यूका।

Pediculus humanus capitis (पेडिकुलस ह्यूमेनस कैपीटिस)—सिर के बालों में निवास करने वाली जूँ, शिरो यूका।

Pediculus humanus corporis (पेडिकुलस ह्यूमेनस कोर्पोरिस)—शरीर पर एवं कपड़ों में निवास करने वाली जूँ।

Phthirus pubis (थाइरिस प्यूबिस)—जूँ जो मुख्य रूप से जघन क्षेत्र के बालों में रहती है परन्तु यह दाढ़ी, आँख की भौहों तथा आँख की पलकों के बालों में भी पाई जाती है; जघन यूका।

Lousiness (लाऊसीनैस)—जुँओं द्वारा उत्पन्न रोग।

Lousy (लाउसी)—Pediculous.

Lox (लौक्स)—द्रव ऑक्सीजन।

Loxarthron (लोक्ज़ारथ्रोन)—संधिच्युति से रहित किसी संधि की तिर्यक्तता (तिरछा हो जाना)

Loxia (लोक्सिया)—गर्दन की पेशियों के ऐंठनयुक्त संकुचन से उत्पन्न कठोर गर्दन जो सिर को एक ओर तथा ठुड्ढी को दूसरी ओर को कर देती है।

Loxotic (लोक्सोटिक)—प्रत्येक ढंग से विरूपित।

Loxotomy (लोक्सोटॉमी)—अंगोच्छेदन।

Lozenge (लोज़ेन्ज)—औषधियुक्त चूसने की गोली, चूष।

L.P.N. (एल.पी.एन.)—Licensed practical nurse. लाइसैन्सशुदा प्रैक्टिकल नर्स।

L.R.C.P. (एल.आर.सी.पी.)—Licentiate of the Royal College of Physicians.

L.R.C.S. (एल.आर.सी.एस.)—Licentiate of the Royal College of Surgeons.

L.R.F. (एल.आर.एफ.)—Luteinizing hormone releasing factor.

L.R.F.P.S. (एल.आर.एफ.पी.एस.)—Licentiate of the Royal Faculty of Physicians and Surgeons. रॉयल फैकल्टी ऑफ फिजिशियन्स एण्ड सर्जन्स का लाइसैन्सशुदा।

L.T.H. (एल.टी.एच.)— Luteotropic hormone.

L.T.M. (एल.टी.एम.)—Long-term memory. दीर्घकालीन स्मृति।

Lubb-dupp (लब-डप्प)—परिश्रवण करने पर हृदय की सुनाई देने वाली दो ध्वनियाँ।

Lubricant (लुब्रीकेन्ट)—रगड़ को कम करने के लिए चिकना बनाने वाला जैसे कोई तैल या ग्रीस, स्नेहक।

Lubrication (लुब्रीकेशन)—स्नेहक का प्रयोग करके चिकना बनाने की क्रिया, स्नेहन।

Lucent (ल्यूसैन्ट)—चमकदार, साफ, अर्द्ध-पारदर्शक।

Lucid (ल्यूसिड)—स्वच्छ मस्तिष्क।

Lucidification (ल्यूसिडिफिकेशन)—Clarification

Lucid interval (ल्यूसिड इन्टरवल)—मानसिक रोगाक्रमणों के बीच में मानसिक स्वच्छता का काल।

Lucidity (ल्यूसिडिटी)—मानसिक स्वच्छता।

Lucifugal (ल्यूसिफ्यूगल)—तेज रोशनी से दूर भागने वाला।

Lucipetal (ल्यूसिपीटल)—तेज रोशनी की ओर आकर्षित होने वाला।

Lucotherapy (ल्यूसोथिरैपी)—प्रकाश द्वारा रोगों की चिकित्सा करना।

Ludwig's angina (लुडविग्स एन्जाइना)—ऊपरी जबड़े के नीचे अवत्वक् संयोजी ऊतक का शोथ, अवऊर्ध्वहनुज संयोजीऊतकशोथ।

L.U.E. (एल.यू.ई.) —Left upper extremity. बायीं ऊपरी भुजा।

Lues (लुईस)—सिफिलिस, उपदंश।

Luetic (लुईटिक)—1. सिफिलिस सम्बन्धी 2. सिफिलिस रोग से ग्रस्त।

Lugol's solution (ल्यूगोल्स सॉल्यूशन)—आयोडीन की चिकित्सा में प्रयुक्त एक शक्तिशाली आयोडीन विलयन जिसे बनाने के लिए 5 ग्राम आयोडीन और 10 ग्राम पोटेशियम आयोडाइड को जल में घोल कर जल को 100 मिली. तक कर लिया जाता है।

Lumbago (लम्बेगो)—कटि-प्रदेश में शूल, कटि-वेदना।

Lumbar (लम्बर)— कटि-सम्बन्धी, कटिपरक

Lumbarization (लम्बरीज़ेशन)—प्रथम त्रिकज कशेरुका का कटि-कशेरुका के रूप में विकसित होना जिसके परिणामस्वरूप पाँच की बजाय छः कटि-कशेरूकाएँ होती हैं।

Lumbar puncture (लम्बर पंक्चर)—रोग निदान के लिए अथवा संवेदनाहारी घोल का इन्जैक्शन लगाने हेतु प्रमस्तिष्क-मेरू-द्रव को निकालने के लिए कटि-प्रदेश में चौथे अंतराकशेरुका-अवकाश के स्तर पर चूषण सूई द्वारा सुषुम्ना रज्जु के अवजालतानिका-अवकाश में छिद्र करना। कटि-वेधन।

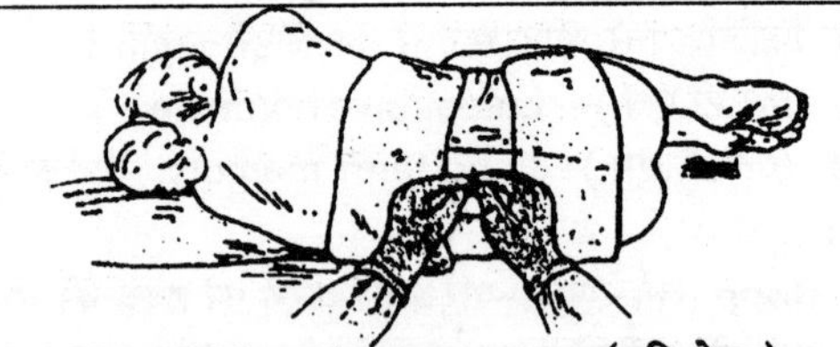

Fig. 306 Lumbar puncture (कटि-वेधन)

कटि-प्रदेश में चौथे अन्तराकशेरुका-अवकाश के स्तर पर सुषुम्ना रज्जु के अवजालतानिका अवकाश में कटि-वेधन सूई को निवेशित करना जबकि रोगी बिस्तर पर लेटा होता है और उसका सिर तथा कशेरुका-दण्ड आगे को मुड़े होते हैं।

Lumbar region (लम्बर रीज़न)—कटि-प्रदेश।

Lumbar vertebrae (लम्बर वर्टीब्री)—त्रिकास्थि एवं वक्ष-कशेरुकाओं के बीच मेरु-दण्ड की पाँच हड्डियाँ, कटि-कशेरुकाएँ।

Lumbi (लम्बाइ)—Lumbus का बहुवचन।

Lumbo- (लम्बो-)—दूसरे शब्दों के साथ संयुक्त होने वाला शब्द जिसका अर्थ कटि सम्बन्धी होता है।

Lumboabdominal (लम्बोएब्डोमिनल)—उदर के पार्श्वीय एवं अगले क्षेत्र से सम्बन्धित।

Lumbocolostomy (लम्बोकोलोस्टॉमी)— कटि-प्रदेश में लगाये गये चीरे से होकर बृहदान्त्र या कोलन तथा उदरीय सतह के बीच शल्य-क्रिया द्वारा एक छिद्र बनाना, कटिबृह्दांत्रसम्मिलन।

Lumbocolotomy (लम्बोकोलोटॉमी)—कटि-प्रदेश से होकर बड़ी आँत (कोलन) में चीरा लगाना।

Lumbocostal (लम्बोकॉस्टल)—कटि-प्रदेश एवं पसलियों से सम्बन्धित, कटिपर्शुकी।

Lumbodynia (लम्बोडाइनिया)—Lumbago.

Lumboiliac (लम्बोइलियक)—कटि एवं वंक्षण-क्षेत्र सम्बन्धी।

Lumboinguinal (लम्बोइन्गवाइनल)—Lumboiliac.

Lumbo-ovarian (लम्बो-आवेरियन)—कटि-क्षेत्र एवं डिम्बग्रन्थि से सम्बन्धित।

Lumbosacral (लम्बोसैक्रल)—कटि एवं त्रिकास्थि प्रदेश सम्बन्धी अथवा कटि-कशेरुकाओं एवं त्रिकास्थि से सम्बन्धित, कटित्रिकी।

Lumbrical (लम्ब्रीकल)—कृमि-सदृश।

Lumbricidal (लम्ब्रीसाइडल)—आन्त्रीय कृमि गोलकृमि को नष्ट करने वाला, कृमिनाशक।

Lumbricide (लम्ब्रीसाइड)—ऐस्केराइडो. (आन्त्र कृमियों) को मारने वाला साधन, कृमिनाशक।

Lumbricoid (लम्ब्रीकॉयड)—केंचुए से मिलता-जुलता, गोलकृमि।

Lumbricosis (लम्ब्रीकोसिस)—आन्त्र-कृमियों का संक्रमण, कृमिरूगणता।

Lumbricus (लम्ब्रीकस)—गोल कृमि।

Lumbus (लम्बस)—Loin.

Lumen (ल्यूमैन)—किसी नलिकाकार संरचना जैसे किसी धमनी, शिरा अथवा आँत आदि का भीतरी स्थान; अवकाशिका।

Lumina (ल्यूमिना)—Lumen का बहुवचन।

Luminal (ल्यूमिनाल)—किसी अवकाशिका जैसे रक्त वाहिनी की अवकाशिका से सम्बन्धित।

Luminalis (ल्यूमिनालिस)—Luminal.

Luminescence (ल्यूमिनेसैन्स)—ऊष्मा की उत्पत्ति हुए बिना प्रकाश की उत्पत्ति होना।

Luminiferous (ल्यूमिनीफेरस)—प्रकाश को उत्पन्न करने अथवा उसका वाहन करने वाला।

Luminophore (ल्यूमिनोफोर)—कार्बनिक यौगिकों में विद्यमान एक रसायन जिसके कारण उन यौगिकों से प्रकाश निकलता है।

Luminous (ल्यूमिनस)—प्रकाशमान, चमकीला।

Lumpectomy (लम्पेक्टॉमी)—स्तन के किसी अर्बुद को शल्यक्रिया द्वारा काट कर निकाल देना, स्तनार्बुद-उच्छेदन।

Lunacy (ल्यूनेसी)—पागलपन, विक्षिप्ति, उन्माद।

Lunar (ल्यूनर)—चन्द्रमा, एक माह अथवा चाँदी से सम्बन्धित।

Lunar caustic (ल्यूनर कॉस्टिक)—सिल्वर नाइट्रेट।

Lunare (ल्यूनेर)—Lunate.

Lunate (ल्यूनेट)—1. नवचन्द्राकार अथवा अर्द्धचन्द्राकार 2. अर्द्धचन्द्राकार हड्डी। मणिबन्ध या कलाई की निकटस्थ पंक्ति की एक हड्डी।

Lunatic (ल्यूनेटिक)—पागल, विक्षिप्त, उन्मादी

Lung (लंग)—दो स्पंज के समान कोमल श्वसनागों में से एक जो फुफ्फुसावरणी गुहा में बन्द वक्ष-गुहा के भीतर हृदय के प्रत्येक ओर स्थित रहता है, फुफ्फुस।

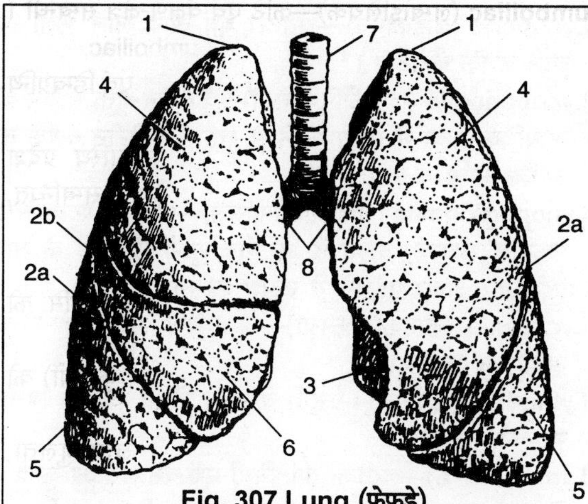

Fig. 307 Lung (फेफड़े)

1. Apex of lung = फेफड़े का शिखर, 2a & 2b. Inter-lobar grooves = अन्तराखण्डी खातिकाएँ, 3. Cardiac notch = हृदीय-खाँच, 4. Superior lobe = ऊर्ध्ववर्ती खण्ड, 5. Inferior lobe = अधोवर्ती खण्ड, 6. Middle lobe (right lung) = मध्यवर्ती खण्ड (दायाँ फेफड़ा) 7. Trachea = श्वासप्रणाल, 8. Bronchi = श्वासनलियाँ।

Black lung (ब्लैक लंग)—खानों में काम करने वाले व्यक्तियों में उत्पन्न होने वाली एक प्रकार की फुफ्फुसधूलिमयता जिसमें फेफड़े में कार्बन जमा हो जाता है।

Brown lung (ब्राउन लंग)—रूई की धूल या सन् आदि के प्रति अनावृत होने पर वायुमार्ग में अवरोध उत्पन्न हो जाता है तथा दमा हो जाता है और फेफड़े ब्राउन रंग के हो जाते हैं।

Miner's lung (माइनर्स लंग)—Black lung.

Lung motor (लंग मोटर) —फेफड़ों के भीतर वायु अथवा वायु तथा ऑक्सीजन के मिश्रण को बलपूर्वक प्रविष्ट करने वाला उपकरण।

Lungworm (लंगवोर्म)—कोई भी परजीवी-कृमि जो फेफड़ों में कष्ट पहुँचाता है।

Lunula (ल्यूनुला)—एक अर्द्धचन्द्राकार स्थान अथवा रचना जैसे हाथ-पैर की अँगुली के नाखून के आधार का सफेद स्थान या हृदय के अर्द्धचन्द्राकार कपाटों का एक खण्ड, चन्द्रक, नखचन्द्रिका।

Lunulae (ल्यूनुली)—Lunula का बहुवचन।

Lunule (ल्यूनुल)—Lunula

Lupiform (ल्यूपीफोर्म)—ल्यूपस के समान।

Lupoid (ल्यूपॉयड)—1. ल्यूपस के समान, लूपसवत् 2. त्वचा यक्ष्मा सम्बन्धी, त्वग्यक्ष्माभ।

Lupous (ल्यूपस)—1. ल्यूपस सम्बन्धी 2. ल्यूपस से पीड़ित 3. त्वग्यक्ष्मा सम्बन्धी।

Lupus (ल्यूपस)—कोई भी जीर्ण, प्रगतिशील त्वचा रोग जिसमें जख्म बनने लगते हैं। यह मुख्यतया निम्न प्रकार का होता है–

Lupus erythematosus cutaneous (ल्यूपस इरीदेमेटोसस क्यूटेनियस)—तितली के आकार का नासिका पुल तथा गालों पर स्थित त्वचा का एक जीर्ण उपरिस्थ शोथ जो कभी-कभी अन्य स्थानों पर भी हो जाता है। इस रोग के आरम्भ होने से पूर्व अधिकतर धूप में रहने का इतिहास मिलता है, त्वचीय रक्तिम ल्यूपस।

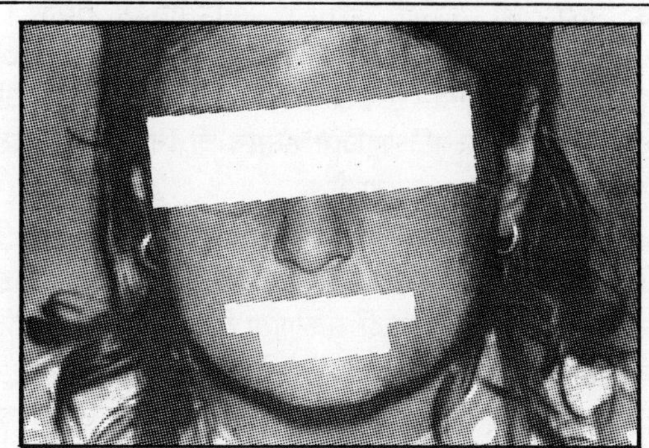

Fig. 308 Lupus erythematosus cutaneous (त्वचीय रक्तिम ल्यूपस)

Lupus erythematosus systemic (ल्यूपस इरीदेमेटोसस सिस्टेमिक)—शरीर के अंगों जैसे गुर्दों, जोड़ों तथा तन्त्रिका-तन्त्र आदि का एक जीर्ण शोथज रोग जिसके कारण का पता नहीं होता और जो अधिकतर युवा स्त्रियों में होता है। विशिष्ट तितलीनुमा विस्फोट या त्वक्रक्तिमा नासिका पुल तथा गालों पर हो सकता है; सार्वदैहिक रक्तिम ल्यूपस।

Lupus pernio (ल्यूपस पर्नियो)— Sarcoidosis.

Lupus vulgaris (ल्यूपस वल्गेरिस)—त्वचा की तपेदिक (टी. बी.) जो अधिकतर चेहरे पर होती है जिसमें लाल-से भूरे रंग के चकत्ते बन जाते हैं जिनके फट जाने पर जख्म बन जाते हैं तथा जख्मों के भर जाने पर व्रणचिन्ह रह जाते हैं, त्वचा यक्ष्मा।

LUQ (एल यू क्यू)—Left-upper quadrant of abdomen. बायें ऊपरी चतुर्थांश (उदर का) का संक्षिप्त रूप।

Lusitropic (लूसीट्रॉपिक)— हृदय की पेशी एवं उसके कक्षों के शिथिलन कार्यों से सम्बन्धित।

Lusitropy (लूसीट्रॉपी)—हृदय-पेशी एवं उसके कक्षों के शिथिलन कार्य।

Luteal (ल्यूटीयल)—पीत-पिण्ड से सम्बन्धित अथवा इसके या इसके हॉर्मोन के गुणों वाला।

Luteal hormone (ल्यूटियल हॉर्मोन)—पीत-पिण्ड द्वारा स्रवित प्रोजेस्टेरोन हॉर्मोन।

Lutein (ल्यूटिन)—पीत-पिंड, अण्ड-पीतक तथा वसा कोशिकाओं से उत्पन्न होने वाला लाइपोक्रोम अथवा पीत वर्णक।

Lutein cells (ल्यूटिन सैल्स)—डिम्बग्रन्थि की कोशिकाएँ जिनमें पीत वर्णक होता है और पीत-पिंड का निर्माण करती हैं।

Luteinic (ल्यूटिनिक)—डिम्बग्रन्थि के पीत-पिंड से सम्बन्धित।

Luteinization (ल्यूटिनाइज़ेशन)—वह क्रिया जिसके द्वारा डिम्बोत्सर्जन के पश्चात् डिम्बग्रन्थि-पुटक पीत-पिंड में बदल जाता है, ल्यूटिनीभवन।

Luteinize (ल्यूटिनाइज़)—पीतपिण्ड-ऊतक बनाना।

Luteinizing hormone (ल्यूटिनाइजिंग हॉर्मोन)—पीयूष ग्रन्थि के अग्र खण्ड से स्रवित होने वाला एक हॉर्मोन जो पीत-पिंड के विकास को उत्तेजित करता है, ल्यूटिनीकारी हॉर्मोन।

Luteinizing hormone releasing hormone (ल्यूटिनाइजिंग हॉर्मोन रिलीजिंग हॉर्मोन)—अधश्चेतक से उत्पन्न एक हॉर्मोन जो ल्यूटिनाइजिंग हॉर्मोन के निर्माण एवं उसकी मुक्ति को नियन्त्रित करता है।

Luteinoma (ल्यूटीनोमा)—Luteoma.

Lutembacher's syndrome (ल्यूटेम्बेकर्स सिण्ड्रोम)—माइट्रल स्टेनोसिस अथवा द्विकपर्दी संकीर्णता के साथ हृदय के अलिन्द का कपाटीय दोष।

Luteogenic (ल्यूटियोजेनिक)—पीत-पिण्डों को उत्पन्न करने वाला।

Luteohormone (ल्यूटियोहार्मोन)—प्रोजेस्टेरोन।

Luteolysin (ल्यूटियोलाइसिन)—पीत-पिण्ड को नष्ट करने वाला कोई भी साधन।

Luteolysis (ल्यूटियोलाइसिस)—पीत-पिण्ड का विनाश।

Luteolytic (ल्यूटियोलाइटिक)—पीत-पिण्ड का विनाश करने वाला।

Luteoma (ल्यूटियोमा)—ल्यूटिन कोशिकाओं से युक्त डिम्बग्रन्थि का एक अर्बुद, पीतपिण्डार्बुद।

Luteotrophic (ल्यूटियोट्रॉफिक)— Luteotropic.

Luteotropic (ल्यूटियोट्रॉपिक)—पीत-पिंड के बनने को उत्तेजित करने वाला।

Luteotropin (ल्यूटियोट्रॉपिन)—अग्र पीयूष ग्रन्थि का ल्यूटियोट्रॉपिक हॉर्मोन।

Luteum (ल्यूटियम)—पीत, पीला।

Luteus (ल्यूटियस)—Luteal.

Lux (लक्स)—प्रकाश तीव्रता की एक इकाई।

Luxatio (लक्सेशियो)—Luxation.

Luxation (लक्सेशन)—1. किसी अंग का विस्थापन 2. किसी सन्धि की सन्धिच्युति।

Luxuriant (लक्सुरिएन्ट)—अत्यन्त, प्रचुर।

Luxus (लक्सस)—किसी भी वस्तु की अधिकता।

L.V. N. (एल.वी.एन.)—Licensed vocational nurse. लाइसैन्सशुदा व्यवसायिक परिचारिका।

Lycanthropy (लाइकेनथ्रोपी)—भ्रान्ति जिसमें व्यक्ति अपने को जँगली जानवर समझता है।

Lycopene (लाइकोपेन)—टमाटरों एवं अन्य लाल फलों का लाल वर्णक कैरोटीन।

Lycopenemia (लाइकोपिनीमिया)—कैरोटीन-युक्त भोजन को अत्यधिक मात्रा में ग्रहण करने से रक्त में कैरोटीन वर्णक का अधिक मात्रा में पाया जाना।

Lycoperdonosis (लाइकोपर्डोनोसिस)—परिपक्व क्षत्रक जिसे पफबाल (कवक) कहते हैं, के बीजाणुओं के सांस के साथ खिंच कर अन्दर पहुँचने से उत्पन्न श्वसन-रोग।

Lycorexia (लाइकोरैक्सिया)—अत्यधिक भूख, खाने का अत्यधिक इच्छुक।

Lying-in (लाईगं-इन)—प्रसूति काल में किसी स्त्री का बिस्तर पर लेटे रहना।

Lymph (लिम्फ)—लसीका वाहिनियों एवं वसालसीका कुण्ड में विद्यमान एक रंगहीन, पारदर्शक, स्वच्छ, क्षारीय तरल जिसकी लसीकाकोशिकाएँ अथवा लिम्फोसाइट मुख्य कोशिकीय घटक होती हैं; लसीका।

Lympha (लिम्फा)—Lymph.

Lymphaden (लिम्फैडेन)—लसीका पर्व।

Lymphadenectasis (लिम्फेडीनेक्टेसिस)—किसी लसीका पर्व का बढ़ जाना, लसीकापर्व-विस्फार।

Lymphadenectomy (लिम्फेडीनेक्टॉमी)—किसी लसीका पर्व को शल्यक्रिया द्वारा काटकर अलग कर देना, लसीकापर्वोच्छेदन।

Lymphadenia (लिम्फेडीनिया)—लसीका पर्वों की अतिवृद्धि।

Lymphadenitis (लिम्फेडीनाइटिस)—लसीका पर्वों की सूजन, लसीकापर्वशोथ।

Lymphadenocele (लिम्फेडीनोसील)—किसी लसीका पर्व की पुटी।

Lymphadenogram (लिम्फेडीनोग्राम)—किसी लसीका-ग्रन्थि का एक्सर-रे।

Lymphadenography (लिम्फेडीनोग्राफी)—किसी एक्स-रे अपारदर्शक पदार्थ का इन्जैक्शन लगाकर लसीका ग्रन्थियों का एक्स-रे खींचना, लसीकापर्वचित्रण।

Lymphadenoid (लिम्फेडीनॉयड)—लसीका पर्व अथवा लसीका ऊतक से मिलता-जुलता, लसीकापर्वाभ।

Lymphadenoma (लिम्फेडीनोमा)—Lymphoma.

Lymphadenopathy (लिम्फेडीनोपैथी)—लसीका पर्वों का रोग, लसीकापर्वविकृति।

Lymphadenopathy dermatopathic (लिम्फेडीनोपैथी डर्मेटोपैथिक)—बहुत से त्वचा रोगों में क्षेत्रीय लसीका पर्वों की वृद्धि हो जाना।

Lymphadenosis benigna cutis (लिम्फेडीनोसिस बैनाइना क्यूटिस)—त्वचा में मुख्यतया चेहरे अथवा कानों पर पर्वों के रूप में लसीका कोशिकाओं का सुदम संचय, लसीकाग्रन्थिलता।

Lymphadenotomy (लिम्फेडीनोटॉमी)—किसी लसीका पर्व में चीरा लगाना।

Lymphadenovarix (लिम्फेडीनोवैरिक्स)—लसीका वाहिनियों में दबाव बढ़ जाने के कारण लसीका पर्वों का बढ़ जाना।

Lymphagogue (लिम्फेगोग)—लसीका के उत्पादन अथवा इसके प्रवाह को बढ़ाने वाला, लसीका वर्धक।

Lymphangial (लिम्फेन्जियल)—लसीका वाहिनियों से सम्बन्धित, लसीकावाहिकीय।

Lymphangiectasia (लिम्फेन्जियेक्टेसिया)—Lymphangiectasis.

Lymphangiectasis (लिम्फेन्जिएक्टेसिस)—लसीका वाहिनियों का विस्फारण, लसीकावाहिकास्फीति।

Lymphangiectatic (लिम्फेन्जियेक्टेटिक)— लसीकावाहिका-स्फीति से सम्बन्धित अथवा उससे ग्रस्त।

Lymphangiectomy (लिम्फेन्जिएक्टॉमी)—एक या अधिक लसीका-वाहिनियों को शल्यक्रिया द्वारा काट कर निकाल देना, लसीकावाहिनी-उच्छेदन।

Lymphangiitis (लिम्फेन्जाइटिस)—लसीका-वाहिनियों का शोथ।

Lymphangioendothelioma (लिम्फेन्जियोएण्डोथीलियोमा)—लसीका वाहिनियों से उत्पन्न होने वाला अन्तःकलार्बुद।

Lymphangiofibroma (लिम्फेन्जियोफाइब्रोमा)—लसीकावाहिकार्बुद एवं तन्तुअर्बुद संयुक्त।

Lymphangiogram (लिम्फेन्जियोग्राम)—लसीका वाहिनियों की एक्स-रे फिल्म।

Lymphangiography (लिम्फेन्जियोग्राफी)—किसी रेडियोअपारदर्शक पदार्थ का लसीका वाहिनियों में इन्जैक्शन लगाने के पश्चात् लसीका वाहिनियों का एक्स-रे खींचना, लसीकावाहिनीचित्रण।

Lymphangiology (लिम्फेन्जियोलॉजी)—लसीका-संस्थान का वैज्ञानिक अध्ययन, लसीकावाहिकाविज्ञान।

Lymphangioma (लिम्फेन्जियोमा)—लसीका-वाहिनियों से बना अर्बुद, लसीकावाहिकार्बुद। यह दो प्रकार का होता है—

Lymphangioma cavernous (लिम्फेन्जियोमा कैवरनस) —लसीका से भरी विस्फारित लसीका वाहिनियाँ, गह्वरी लसीकावाहिकाबुर्द।

Lymphangioma cystic (लिम्फेन्जियोमा सिस्टिक)—लसीका से भरी हुई बहुकोष्ठकी पुटियाँ, पुटीय लसीकावाहिकार्बुद।

Lymphangiomatous (लिम्फेन्जियोमेटस)—लसीकावाहिकार्बुद से सम्बन्धित अथवा उससे युक्त।

Lymphangion (लिम्फेन्जियोन)—एक लसीका-वाहिनी।

Lymphangiophlebitis (लिम्फेन्जियोफ्लेबाइटिस)—लसीका-वाहिनियों एवं शिराओं का शोथ, लसीकावाहिकाशिराशोथ।

Lymphangioplasty (लिम्फेन्जियोप्लास्टी)—शल्यक्रिया द्वारा कृत्रिम लसीका-नलिकाओं का निर्माण करना, लसीकावाहिनीसंधानकर्म।

Lymphangiosarcoma (लिम्फेन्जियोसार्कोमा)—लसीका-वाहिनियों के अन्तःकला-अस्तर से उत्पन्न होने वाला एक दुर्दम अर्बुद।

Lymphangiotomy (लिम्फेन्जियोटॉमी)—किसी लसीका-वाहिनी में चीरा लगाना, लसीकावाहिनीछेदन।

Lymphangitis (लिम्फेन्जाइटिस)—किसी लसीका-वाहिनी अथवा लसीका-वाहिनियों का शोथ।

Lymphapheresis (लिम्फेफेरेसिस)—Lymphocytapharesis.

Lymphatic (लिम्फेटिक)—1. लसीका का अथवा लसीका सम्बन्धी 2. लसीका वाहिनी।

Lymphatic organ (लिम्फेटिक ऑर्गन)—मुख्य रूप से लसीका-ऊतक से बनी संरचना जैसे लसीका पर्व, प्लीहा तथा टॉन्सिल आदि।

Lymphaticostomy (लिम्फेटिकोस्टॉमी)— किसी लसीका-वाहिनी, साधारणतया वक्ष-वाहिनी में एक छिद्र बनाना।

Lymphatic system (लिम्फेटिक सिस्टम)—वह संस्थान जिसके अन्तर्गत ऊतकों से रक्त प्रवाह तक लसीका का वाहन करने वाली सभी संरचनाएँ आती हैं। इसमें लसीका केशिकाएँ, वसालसीकावाहिनियाँ, लसीका पर्व, लसीका वाहिनियाँ तथा वक्ष-वाहिनी एवं दाईं लसीका-वाहिनी सम्मिलित होती है; लसीका-प्रणाली; लसीका-संस्थान।

Lymphatic vessels (लिम्फेटिक वैसल्स)—ऊतकों से लसीका का वहन करने वाली वाहिनियाँ, लसीका-वाहिनियाँ।

Lymphatism (लिम्फेटिज़्म)— लसीकाभ ऊतकों की अत्यधिक उत्पत्ति अथवा वृद्धि से उत्पन्न दशा।

Lymphatitis (लिम्फेटाइटिस)—लसीका-संस्थान का शोथ।

Lymphatology (लिम्फेटोलॉजी)—लसीका-संस्थान का अध्ययन।

Lymphatolysis (लिम्फेटोलाइसिस)—लसीका वाहिनियों अथवा लसीका ऊतक का नष्ट होना।

Lymphatolytic (लिम्फेटोलाइटिक)—लसीका-वाहिनयों का विनाशकारी।

Lymph cell (लिम्फ सैल)—लसीकाकोशिका।

Lymphectasia (लिम्फेक्टेसिया)—लसीका-वाहिनियों का विस्फारण।

Lymphedema (लिम्फेडीमा)—लसीका-वाहिनियों में अवरोध उत्पन्न हो जाने के कारण उत्पन्न शरीर के किसी भाग का शोफ।

Lymphemia (लिम्फेमिया)—रक्त में लसीकाकोशिकाओं का बढ़ी हुई संख्या में पाया जाना।

Lymphenteritis (लिम्फेन्टेराइटिस)—सीरमी अंतःसंचरण के साथ आन्त्रशोथ।

Lymphization (लिम्फाइज़ेशन)—लसीका का उत्पन्न होना।

Lymph node (लिम्फ नोड)—लसीका-वाहिनियों के पथ के बीच-बीच में लसीका-ऊतक के एकत्रित होने से बना एक गोल पिण्ड। जीवाणुओं के लिए ये निस्यन्दक (छानने का यन्त्र) की भाँति कार्य करते हैं और उनको रक्त में मिलने से रोकते हैं तथा ये मुख्यतया गर्दन, बगल एवं वंक्षण प्रदेश में पाये जाते हैं; लसीका पर्व।

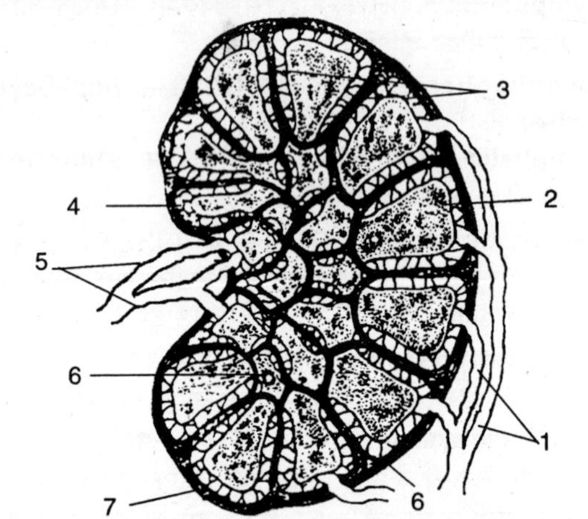

Fig. 309 Lymph node (लसीका पर्व)

Structure (संरचना) : 1. Afferent lymph Vessels = अभिवाही लसीका वाहिनियाँ, 2. तथा 4. Nodules in the substance of the node = पर्व के पदार्थ में पर्विकाएँ, 3. Trabeculae = तन्तु-बन्ध, 5. Efferent vessels = अपवाही वाहिनियाँ, 6. Lymph sinuses = लसीका विवर, 7. Capsule of the lymph node = लसीका पर्व का सम्पुट।

Lymphnoditis (लिम्फनोडाइटिस)—किसी लसीका पर्व का शोथ।

Lymphoblast (लिम्फोब्लास्ट)—वह कोशिका जिससे कोई लसीकाकोशिका या लिम्फोसाइट बनती है, लसीकाकोशिकाप्रसू।

Lymphoblastic (लिम्फोब्लास्टिक)—लसीकाकोशिकाप्रसू अथवा लिम्फोब्लास्ट सम्बन्धी।

Lymphoblastoma (लिम्फोब्लास्टोमा)—Lymphosarcoma. लसीकाकोशिकाप्रसू-अर्बुद।

Lymphoblastomatosis (लिम्फोब्लास्टोमेटोसिस)—लसीकाकोशिकाप्रसूअर्बुद या लिम्फोब्लास्टोमा की विद्यमानता से उत्पन्न दशा।

Lymphoblastosis (लिम्फोब्लास्टोसिस)—रक्त में लसीकाकोशिकाप्रसू अथवा लिम्फोब्लास्टों का अधिक संख्या में पाया जाना।

Lymphocele (लिम्फोसील)—लसीका से युक्त एक पुटी।

Lymphocinesia (लिम्फोसाइनीसिया)—Lymphokinesis.

Lymphocinesis (लिम्फोसाइनेसिस)—Lymphokinesis.

Lymphocyst (लिम्फोसिस्ट)—Lymphocele.

Lymphocytapharesis (लिम्फोसाइटेफ़ेरेसिस)—दाता से प्राप्त रक्त से चुने हुए लिम्फोसाइटों को पृथक् करके रक्त को फिर दाता में स्थानान्तरित कर देना।

Lymphocyte (लिम्फोसाइट)— एककेन्द्रक, अकणिकीय श्वेत रक्त कोशिका जिसमें सम्पूर्ण कोशिका को घेरते हुए अथवा कोशिका के अधिकतर भाग में, केन्द्र में या कोशिका के एक ओर गाढ़ा अभिरंजित होने वाला एक केन्द्रक होता है। यह लसीका पर्व में बनती है तथा मुख्य रूप से लसीकाभ ऊतक की उत्पादक होती है और रोगक्षमता में भाग लेती है। ये सामान्यतया कुल रक्त कोशिकाओं की 20% से 50% तक होती हैं परन्तु लसीका-श्वेतरक्तता में बढ़कर 90% तक हो जाती हैं; लसकीकोशिका।

Lymphocythemia (लिम्फोसाइथीमिया)—रक्त में लसीकाकोशिकाओं या लिम्फोसाइटों की अधिकता, लसीकाकोशिकाबहुलता।

Lymphocytic (लिम्फोसाइटिक)—लसीकाकोशिकाओं से सम्बन्धित, लसीकाकोशिकीय।

Lymphocytoblast (लिम्फोसाइटोब्लास्ट)—Lymphoblast.

Lymphocytoma (लिम्फोसाइटोमा)—लसीकाकोशिकाओं का एक दुर्दम अर्बुद।

Lymphocytopenia (लिम्फोसाइटोपीनिया)—रक्त में लसीकाकोशिकओं की संख्या घट जाना।

Lymphocytopharesis (लिम्फोसाइटोफेरेसिस)—Lymphocytapharesis.

Lymphocytopoiesis (लिम्फोसाइटोपॉयसिस)—लसीकाकोशिकाओं का उत्पन्न होना।

Lymphocytosis (लिम्फोसाइटोसिस)—Lymphocythemia.

Lymphocytotoxicity (लिम्फोसाइटोटॉक्सिसिटी)—लसीकाकोशिकाओं का अपघटन करने का गुण।

Lymphocytotoxin (लिम्फोसाइटोटॉक्सिन)—लिम्फोसाइटों को नष्ट करने वाला एक जीवविष।

Lymphoderma (लिम्फोडर्मा)— त्वचीय लसीका-वाहिनियों के किसी भी रोग के परिणामस्वरूप उत्पन्न दशा।

Lymphoduct (लिम्फोडक्ट)—लसीका-वाहिनी।

Lymphoepithelioma (लिम्फोइपीथीलियोमा)—गलतुण्डिकाओं अथवा टॉन्सिलों एवं नासाग्रसनी के लसीकाभ ऊतकों का पट्टकी कोशिका कार्सिनोमा; लसीकाउपकलार्बुद।

Lymphogenesis (लिम्फोजेनेसिस)—लसीका की उत्पत्ति।

Lymphogenic (लिम्फोजेनिक)—Lymphogenous.

Lymphogenous (लिम्फोजीनस)—1. लसीका उत्पन्न करने वाला, लसीकोत्पादक 2. लसीका से उत्पन्न।

Lymphoglandula (लिम्फोग्लैण्डुला)—लसीका ग्रन्थि।

Lymphogonia (लिम्फोगोनिया)—बड़ी लिम्फोसाइट जिनमें

केन्द्रक बड़े होते हैं, क्रोमैटिन कम होता है तथा जिनमें अकणिकीय कोशिकाद्रव्य होता है।

Lymphogram (लिम्फोग्राम)—लसीका वाहिनियों एवं लसीका पर्वों की एक्स-रे फिल्म।

Lymphogranuloma inguinale, Lymphogranuloma venereum (लिम्फोग्रेनुलोमा इन्वाइनेल, लिम्फोग्रेनुलोमा वेनेरियम)—एक रतिज संक्रामक रोग जिसमें जननांगों पर एक जख्म बन जाता है जिसके पश्चात् क्षेत्रीय लसीका पर्व सूज जाते हैं, बाद में लसीका-वाहिनियों में अवरोध उत्पन्न हो जाने के कारण बाह्य जननांगों का श्लीपद हो जाता है; वंक्षण लसीकाकणिकागुल्म; रतिज लसीकाकणिकागुल्म।

Lymphogranulomatosis (लिम्फोग्रेनुलोमेटोसिस)—1. लसीका-संस्थान का संक्रामक कणिकागुल्म, लसीकाकणिकागुल्मता 2. हॉजकिन का रोग।

Lymphography (लिम्फोग्राफी)—लसीका-वाहिनियों में किसी रेडियोअपारदर्शक पदार्थ का इन्जैक्शन लगाकर लसीका-वाहिनियों एवं लसीका पर्वों का एक्स-रे खींचना।

Lymphohistiocytosis (लिम्फोहिस्टियोसाइटोसिस)—लसीकाकोशिकाओं एवं भक्षककोशिकाओं की वृद्धि या उनका अन्तःसंचरण।

Lymphoid (लिम्फॉयड)—लसीका अथवा लसीका ऊतक के समान, लसीकाभ।

Lymphoid cells (लिम्फॉयड सैल्स)—लसीकाकोशिकाएँ।

Lymphoidectomy (लिम्फॉयडेक्टॉमी)—लसीकाभ ऊतक को शल्य-क्रिया द्वारा काटकर अलग कर देना।

Lymphokinesis (लिम्फोकाइनेसिस)—1. लसीका का शरीर में परिसंचरण 2. कान की अर्धवृत्त नलिकाओं में अन्तःकर्णोद का गति करना।

Lympholeukocyte (लिम्फोल्यूकोसाइट)—Lymphocyte.

Lymphology (लिम्फोलॉजी)—लसीका-वाहिनियों का विज्ञान।

Lympholytic (लिम्फोलाइटिक)—लिम्फोसाइटों को नष्ट करने वाला।

Lymphoma (लिम्फोमा)—शरीर में लसीकाभ ऊतक से उत्पन्न होने वाली कोई भी नई वृद्धि अथवा अर्बुद जैसे हॉजकिन्स डिज़ीज, लसीकार्बुद।

Lymphomatoid (लिम्फोमैटॉयड)—लसीकार्बुद के समान।

Lymphomatosis (लिम्फोमेटोसिस)—शरीर में बहुत से लसीकार्बुदों का बनना।

Lymphomatous (लिम्फोमेटस)—1. लसीकार्बुद सम्बन्धी 2. लसीकार्बुद से ग्रस्त।

Lymphomyxoma (लिम्फोमिक्सोमा)—लसीकाभ ऊतक से युक्त एक कोमल सुदम अर्बुद।

Lymphonodus (लिम्फोनोडस)—लसीका पर्व।

Lymphopathia (लिम्फोपैथिया)—Lymphopathy.

Lymphopathy (लिम्फोपैथी)—लसीका-संस्थान का कोई भी रोग।

Lymphopenia (लिम्फोपीनिया)—रक्त में लिम्फोसाइटों का संख्या में घट जाना, लसीकाकोशिकाल्पता।

Lymphoplasmapheresis (लिम्फोप्लाज़्माफेरेसिस)— एक दाता से निकाले गए रक्त से लसीकाकोशिकाओं एवं प्लाज़्मा को अलग करके रक्त के शेष भाग का दाता में पुनः आधान कर देना।

Lymphoplasmia (लिम्फोप्लाज़्मिया)—लाल रक्त कोशिकाओं में हीमोग्लोबिन का अभाव।

Lymphoplasty (लिम्फोप्लास्टी)— Lymphangioplasty.

Lymphopoiesis (लिम्फोपॉयसिस)—लसीकाकोशिकाओं अथवा लसीकाभ ऊतक का बनना, लसीकाकोशिकाजनन।

Lymphopoietic (लिम्फोपॉयटिक)—लिम्फोसाइटों को बनाने वाला, लसीकाकोशिकाजनक।

Lymphoproliferative (लिम्फोप्रोलीफ्रेटिव)—लसीकाभ ऊतक की वृद्धि से सम्बन्धित।

Lymphoreticular (लिम्फोरेटीकुलर)—लसीका पर्वों की जालीय अन्तःकला-कोशिकाओं से सम्बन्धित।

Lymphoreticulosis (लिम्फोरेटीकुलोसिस)—लसीका पर्वों की जालीय अन्तःकला-कोशिकाओं की वृद्धि।

Lymphorrhagia (लिम्फोरैह्जिया)—कट गई अथवा फटी हुई लसीका वाहिनियों से लसीका का बहना, लसीकास्राव।

Lymphorrhea (लिम्फोरिह्या)—Lymphorrhagia.

Lymphorrhoid (लिम्फोरॉह्यड)—विस्फारित लसीका वाहिनियाँ जो अर्श या बवासीर के समान होती हैं।

Lymphosarcoma (लिम्फोसार्कोमा)—हॉजकिन्स रोग के अतिरिक्त लसीकाभ ऊतक का एक दुर्दम अर्बुदीय रोग; लसीका-सार्कोमा; लसीकासार्कार्बुद।

Lymphosarcomatosis (लिम्फोसार्कोमेटोसिस)—ऐसी दशा जिसमें बहुत से लसीका-सार्कोमा विद्यमान होते हैं।

Lymphostasis (लिम्फोस्टेसिस)—लसीका प्रवाह का रुक जाना।

Lymphotaxis (लिम्फोटैक्सिस)—लिम्फोसाइटों को आकर्षित करने अथवा दूर हटा देने का गुण।

Lymphotome (लिम्फोटोम)—टॉन्सिलों एवं एडीनॉयडों से ग्रन्थिल वृद्धियों को अलग करने वाला एक यन्त्र।

Lymphotomy (लिम्फोटॉमी)—Lymphangiotomy.

Lymphotoxicity (लिम्फोटॉक्सीसिटी)—लसीकाकोशिकाओं के लिए विषाक्तता।

Lymphotoxin (लिम्फोटॉक्सिन)—सक्रियित लसीकाकोशिकाओं से मुक्त होने वाला एक लिम्फोकाइन या साइटोकाइन जीवविष जो कई प्रकार की कोशिकाओं को प्रभावित करता है।

Lymphotrophy (लिम्फोट्रॉफी)—रक्त वाहिनियों से रहित स्थानों में कोशिकाओं का लसीका से पोषण होना।

Lymphotropic (लिम्फोट्रॉपिक)— लसीका कोशिकाओं के प्रति आकर्षित।

Lymph spaces (लिम्फ स्पेसेज)— संयोजी ऊतक में लसीका से भरे स्थान।

Lymphuria (लिम्फूरिया)—मूत्र में लसीका का पाया जाना।

Lyo- (लायो-)—शब्द का अन्य शब्दों से संयुक्त होने वाला रूप जिसका अर्थ घुला हुआ अथवा ढीला होता है।

Lyoenzyme (लायोएन्जाइम)— एक बहिर्कोशिकीय एन्जाइम।

Lyogel (लायोजैल)—ऐसी जेली जिसमें पानी बहुत होता है।

Lyophil (लायोफिल)—Lyophilic.

Lyophilic (लायोफिलिक)—द्रवरागी।

Lyophilization (लायोफिलाइज़ेशन)— किसी उच्च शून्य स्थान में जमाने और फिर सुखाने की क्रिया; हिमशुष्कीकरण।

Lyophobe, Lyophobic (लायोफोब, लायोफोबिक)—द्रव विरोधी।

Lyosorption (लायोज़ार्पशन)—किसी ठोस सतह पर किसी द्रव का अधिशोषण होना।

Lyotrope (लायोट्रोप)—Lyotropic.

Lyotropic (लायोट्रॉपिक)—शीघ्र ही घुलनशील, सुविलेय।

Lypressin (लाइप्रेसिन)—सुअर की पीयूष ग्रन्थि से उपलब्ध पश्च पीयूष ग्रन्थि का एक हार्मोन जिसका प्रतिमूत्रल के रूप में प्रयोग किया जाता है।

Lyra (लाइरा)—एक वीणा के आकार की रचना।

Lysate (लाइसेट)—1. जलअपघटन के उत्पाद 2. वह जो किसी साधन द्वारा कोशिकाओं के अपघटन से उत्पन्न होता है।

Lyse (लाइस)—अपघटन करना।

Lysemia (लाइसीमिया)—लाल रक्त कोशिकाओं का अवखण्डन।

Lysimeter (लाइसीमीटर)—पदार्थों की घुलनशीलता का पता लगाने वाला एक यन्त्र।

Lysin (लाइसिन)—कोशिकाओं का अवखण्डन करने वाली एक विशिष्ट एण्टीबॉडी जैसे हीमोलाइसिन, बैक्टीरियोलाइसिन आदि।

Lysine (लाइसीन)—प्राकृतिक रूप में पाया जाने वाला एक अमीनो एसिड जो वृद्धि एवं ऊतकों की मरम्मत के लिए आवश्यक होता है।

Lysinemia (लाइसिनीमिया)—Hyperlysinemia.

Lysinogen (लाइसिनोजन)—Lysogen.

Lysinuria (लाइसिनूरिया)—मूत्र में लाइसिन का पाया जाना।

Lysis (लाइसिस)—1. किसी कोशिका अथवा अन्य पदार्थ का नष्ट होना अथवा उसका अपघटन होना, संलयन 2. धीरे-धीरे किसी ज्वर या रोग का कम होना।

Lysogen (लाइसोजन)—वह जो किसी लाइसिन को उत्पन्न करता है, संलयनजन।

Lysogenesis (लाइसोजेनेसिस)—कोशिका को नष्ट करने वाले पदार्थ लाइसिन का उत्पन्न होना।

Lysogenic (लाइसोजेनिक)—लाइसिन उत्पन्न करने वाला, लाइसिनजनक।

Lysogenicity (लाइसोजेनीसिटी)—लाइसिन उत्पन्न करने की क्षमता।

Lysogenization (लाइसोजेनाइज़ेशन)—वह प्रक्रिया जिससे कोई जीवाणु लाइसिन उत्पन्न करने वाला बन जाता है।

Lysozyme (लाइसोजाइम)—उदासीनरागी श्वेत रक्त कोशिकाओं, भक्षककोशिकाओं तथा वृहत्भक्षककोशिकाओं और आसुँओं, लार एवं पीसने तथा शरीर के अन्य स्रावों में पाया जाने वाला एक एन्जाइम जो जीवाणुओं की भित्तियों को तोड़ कर उन्हें नष्ट कर देता है।

Lysozymuria(लाइसोजाइमूरिया) —मूत्र में लाइसोजाइम का पाया जाना।

Lyssa (लाइस्सा)—अलर्क; जलातंक।

Lyssoid (लाइसॉयड)—अलर्क के समान।

Lyssophobia (लाइस्सोफोबिया)—1. अलर्क के समान हिस्टीरिया रोग 2. अलर्क का रोगोत्पादक भय।

Lyterian (लाइटेरियन)—रोगोन्मूलन, रोगमुक्ति।

Lytic (लाइटिक) —अपघटन अथवा किसी लाइसिन से सम्बन्धित; अपघटनी, संलायी।

Lyze (लाइज़)—Lyse.

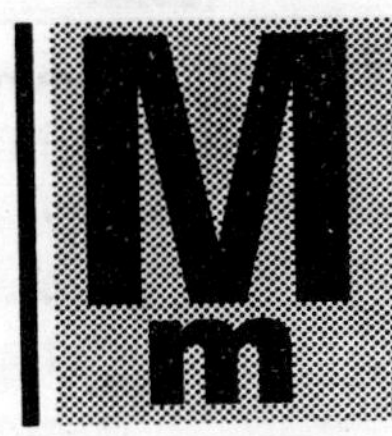

μ (mu—म्यू)— माइक्रो-उपसर्ग का एक प्रतीक जो किसी मात्रा के दस लाखवें भाग को प्रदर्शित करता है, जैसे माइक्रोग्राम जो एक ग्राम का दस लाखवाँ भाग होता है।

μμ (म्यूम्यू)—माइक्रोमाइक्रो-; माइक्रोमाइक्रोन

μμg (म्यूम्यूजी)— माइक्रोमाइक्रोग्राम का प्रतीक

m (एम)—1. मीटर 2. बूँद

mμ (एमम्यू)— मिलीमाइक्रोन का प्रतीक

M A (एम ए)— Mantal age का संक्षिप्त रूप

Macerate (मैसीरेट)— भिगोकर मुलायम करना, मसृण

Macerated (मैसीरेटेड)— भिगोकर मुलायम किया गया, मसृणित

Maceration (मैसीरेशन)— किसी तरल में भिगोकर मुलायम बनाने की क्रिया, मसृणीकरण

Machine (मशीन)— कार्य करने अथवा शक्ति उत्पन्न करने के लिए एक यान्त्रिक उपकरण, यन्त्र, मशीन

Macies (मैसीज़)— क्षय, शोष

Macrencephalia, Macrencephaly (मैक्रेनसीफैलिया, मैक्रेनसीफैली)— मस्तिष्क का असामान्य रूप से बड़ा हो जाना

Macro-, Macr- (मैक्रो-, मैक्र-)— अन्य शब्दों के साथ संयुक्त होने वाले शब्दों के रूप जिनका अर्थ बड़ा अथवा लम्बा होता है, बृहत्

Macrobacterium (मैक्रोबैक्टीरियम)—. एक बड़ा जीवाणु

Macrobiosis (मैक्रोबायोसिस)— दीर्घायु

Macrobiota (मैक्रोबायोटा)— किसी क्षेत्र के नग्न नेत्रों द्वारा दिखाई देने वाले जीव

Macrobiote (मैक्रोबायोट)—एक दीर्घायु जीव

Macrobiotic (मैक्रोबायोटिक)—दीर्घ-जीवी

Macrobiotics (मैक्रोबायोटिक्स)— जीवन के दीर्घीकरण का अध्ययन

Macroblast (मैक्रोब्लास्ट)— एक असामान्य रूप से बड़ी एवं केन्द्रक युक्त लाल रक्त कोशिका, बृहत्प्रसू, दीर्घप्रसू।

Macroblepharia (मैक्रोब्लेफेरिया)— आँख की पलक का असामान्य रूप से बढ़ जाना, बृहत्वर्त्मता।

Macroblepharon (मैक्रोब्लेफैरोन)— आँख की बड़ी पलक

Macrobrachia (मैक्रोब्रेकिया)— बाँह का असामान्य रूप से बढ़ जाना, बृहत्वर्त्मता।

Macrocardia (मैक्रोकार्डिया)—Cardiomegaly.

Macrocardius (मैक्रोकार्डियस)— ऐसा भ्रूण जिसका दिल बहुत बड़ा होता है।

Macrocephalia (मैक्रोसीफैलिया)— असामान्य रूप से सिर का बढ़ जाना

Macrocephalic (मैक्रोसीफैलिक)—Megalocephalic.

Macrocephalous (मैक्रोसीफैलस)— अत्यधिक बड़े सिर वाला अथवा उससे सम्बन्धित

Macrocephaly (मैक्रोसीफैली)— बृहत्शीर्षता

Macrocheilia (मैक्रोचीलिया)— होठों का अत्यधिक बड़ा हो जाना, बृहत्ओष्ठता

Macrocheiria (मैक्रोकाइरिया)— हाथों का अत्यधिक बड़ा हो जाना, बृहत्हस्तता

Macrocnemia (मैक्रोक्नीमिया)— घुटने के नीचे पैरों का अत्यधिक लम्बा होना

Macrocolon (मैक्रोकोलन)—Megacolon.

Macrocornea (मैक्रोकॉर्निया)—Megalocornea.

Macrocrania (मैक्रोक्रेनिया)— चेहरे की अपेक्षा खोपड़ी का अत्यधिक बड़ा हो जाना, बृहत्करोटिता।

Macrocyst (मैक्रोसिस्ट)— एक बड़ी पुटी, बृहत्पुटी।

Macrocyte (मैक्रोसाइट)— असामान्य रूप से बड़ी लाल रक्त कोशिका, बृहत्लोहितकोशिका

Macrocythemia, Macrocytosis (मैक्रोसाइथीमिया, मैक्रोसाइटोसिस)— रक्त में अधिक संख्या में बृहत्लोहितकोशिकाओं का पाया जाना, बृहत्लोहितकोशिकारक्तता

Macrocytosis (मैक्रोसाइटोसिस)—Macrocythemia.

Macrodactylia (मैक्रोडैक्टाइलिया)— हाथ अथवा पैर की एक अथवा अधिक अँगुलियों का परिमाण में अत्यधिक बढ़ जाना, बृहतांगुलिता

Macrodactyly (मैक्रोडैक्टाइली)—Macrodactylia.

Macrodont (मैक्रोडोन्ट)—. बड़े दाँतों वाला, बृहद्दन्ती

Macrodontia (मैक्रोडोन्टिया)— दाँतों का परिमाण में अत्यधिक बढ़ जाना, बृहद्दन्तता।

Macrodontism (मैक्रोडोन्टिज़्म)—Macrodontia.

Macroencephalon (मैक्रोएन्सिफैलॉन)— असामान्य रूप से बड़ा मस्तिष्क

Macroerythrocyte (मैक्रोइरिथ्रोसाइट)—Macrocyte.

Macroesthesia (मैक्रोएस्थीसिया)— ऐसी दशा जिसमें वस्तुएँ बहुत बड़ी दिखाई देतीं अथवा अनुभव होती हैं।

Macrofauna (मैक्रोफोना)— किसी स्थान विशेष में, नग्न नेत्रों से दिखाई देने वाले जीवित जन्तु जीव

Macroflora (मैक्रोफ्लोरा)— किसी स्थान विशेष में, नग्न नेत्रों से दिखाई देने वाले जीवित पादप जीव

Macrogamate (मैक्रोगैमेट)— कुछ एककोशिकीय जन्तुओं एवं साधारण पौधों में पाई जाने वाली एक बड़ी, अल्प क्रियाशील जनन कोशिका; बृहत्‌युग्मक

Macrogametocyte (मैक्रोगैमेटोसाइट)— बृहत्‌युग्मकों को उत्पन्न करने वाली कोशिका, बृहत्‌युग्मकजनक

Macrogenitosomia (मैक्रोजेनिटोसोमिया)— अत्यधिक शारीरिक विकास जिसके साथ जननांगों की असामान्य रूप से वृद्धि हो जाती है, बृहत्‌लिंगता

Macrogenitosomia praecox (मैक्रोजेनिटोसोमिया प्रीकौक्स)— अल्प आयु में होने वाली बृहत्‌लिंगता

Macrogingivae (मैक्रोजिन्जाइवी)— मसूड़ों की अतिवृद्धि

Macroglia (मैक्रोग्लिया)—Astrocyte.

Macroglobulin (मैक्रोग्लोबुलिन)— उच्च अणु-भार, लगभग 1,000,000 की एक ग्लोबुलिन

Macroglobulinemia (मैक्रोग्लोबुलिनीमिया)— रक्त में मैक्रोग्लोबुलिन का अधिक पाया जाना, मैक्रोग्लोबुलिनरक्तता

Macroglossia (मैक्रोग्लोसिया)— जिह्वा का परिमाण में अत्यधिक बढ़ जाना, बृहत्‌जिह्वा

Macrognathia (मैक्रोग्नैथिया)— जबड़े का बढ़ जाना, बृहत्‌हनुता।

Macrography (मैक्रोग्राफी)— बड़े-बड़े अक्षरों में लिखना

Macrogyria (मैक्रोगाइरिया)— प्रमस्तिष्कीय कर्णकों का अत्यधिक बढ़ जाना

Macrolabia (मैक्रोलेबिया)— होठों का बढ़ जाना

Macrolymphocyte (मैक्रोलिम्फोसाइट)— एक बड़ी लसीकाकोशिका

Macromania (मैक्रोमेनिया)— ऐसी भ्रान्ति जिसमें कोई व्यक्ति अपने शारीरिक अंगों अथवा अपने चारों ओर की वस्तुओं को बहुत बड़ा समझता है।

Macromastia (मैक्रोमैस्टिया)— स्तनों का अत्यधिक बढ़ जाना, बृहत्‌स्तनता

Macromelia (मैक्रोमीलिया)— एक या अधिक भुजाओं का बड़ा हो जाना

Macromelus (मैक्रोमीलस)— लम्बी भुजाओं वाला व्यक्ति

Macromere (मैक्रोमीयर)— एक बड़ा प्रसूखण्ड

Macromolecule (मैक्रोमोलीक्यूल)— एक बड़ा अणु

Macromonocyte (मैक्रोमोनोसाइट)— एक बड़ी एककेन्द्रकश्वेतकोशिका

Macromyeloblast (मैक्रोमाइलोब्लास्ट)— एक असामान्य रूप से बड़ा कणिकाश्वेतकोशिकाप्रसू

Macronormoblast (मैक्रोनॉर्मोब्लास्ट)— बड़ी केन्द्रकयुक्त लाल रक्त कोशिका

Macronucleus (मैक्रोन्यूक्लियस)— एक बड़ा केन्द्रक जो कोशिका के अधिक भाग को घेरे होता है, बृहत्‌केन्द्रक

Macronutrient (मैक्रोन्यूट्रीएन्ट)— एक सन्तुलित आहार में अधिक मात्रा में आवश्यक कोई भी अनिवार्य पोषक तत्त्व जैसे कार्बोहाइड्रेट, प्रोटीन एवं वसा

Macronychia (मैक्रोनीकिया)— हाथ की अँगुलियों के नाखूनों का बहुत अधिक लम्बा हो जाना, दीर्घनखरता

Macroparasite (मैक्रोपैरासाइट)—नग्न नेत्रों से दिखायी देने वाला कोई परजीवी जैसे कोई आन्त्रीय कृमि

Macropathology (मैक्रोपैथोलॉजी)— विकृतिविज्ञान जिसका सम्बन्ध रोग में भारी शरीररचनात्मक परिवर्तन होने से है।

Macropenis (मैक्रोपेनिस)—एक असामान्य रूप से लम्बा लिंग, बृहत्‌शिशन।

Macrophage (मैक्रोफेज)— बड़ी भक्षक-कोशिका जैसे शोथज स्थान में पायी जाने वाली भ्रमणशील अथवा अमीबाभ भक्षक-कोशिकाएँ, बृहत्‌भक्षककोशिका

Macrophagocyte (मैक्रोफेगोसाइट)— बड़ी भक्षककोशिका

Macrophallus (मैक्रोफेलस)— असामान्य रूप से बढ़ा हुआ शिश्न

Macrophthalmia (मैक्रोफ्थैल्मिया)— नेत्रगोलक का असामान्य रूप से बढ़ जाना, बृहद्‌नेत्रता।

Macroplasia (मैक्रोप्लेसिया)— किसी भाग अथवा विशिष्ट ऊतक का असामान्य रूप से परिमाण में बढ़ जाना

Macropodia (मैक्रोपोडिया)— पावों का बढ़ जाना, बृहत्‌पादता

Macropolycyte (मैक्रोपोलीसाइट)— एक बृहत्‌ बहुरूपीकेन्द्रक श्वेत रक्त कोशिका

Macroprosopia (मैक्रोप्रोसोपिया)— चेहरे का अत्यधिक बड़ा हो जाना, बृहदाननता।

Macroprosopous (मैक्रोप्रोसोपस)— बड़े चेहरे वाला

Macropsia (मैक्रोप्सिया)— ऐसी दशा जिसमें वस्तुएँ अपने वास्तविक परिमाण से बड़ी दिखाई देती हैं, बृहत्‌दृष्टिता

Macrorhinia (मैकरोराह्इनिया)— नाक का अत्यधिक बढ़ जाना

Macroscelia (मैक्रोस्सीलिया)— टांगों या पैरों का असामान्य रूप से बढ़ जाना

Macroscopic (मैक्रोस्कोपिक)— नग्न नेत्रों से दिखाई देने वाला, महावीक्षणीय।

Macroscopy (मैक्रोस्कोपी)—. नग्न नेत्रों से किसी वस्तु का परीक्षण करना, महावीक्षण

Macrosigmoid (मैक्रोसिग्मॉयड)— अवग्रह बृहदान्त्र का असामान्य रूप से बड़ा हो जाना

Macrosis (मैक्रोसिस)— परिमाण में वृद्धि

Macrosmatic (मैक्रोस्मेटिक)— गन्ध की तीव्र घ्राण शक्ति वाला

Macrosomatia, Macrosomia (मैक्रोसोमेटिया, मैक्रोसोमिया)—अत्यधिक बड़ा शरीर, बृहत्‌कायता

Macrosomia (मैक्रोसोमिया)—Macrosomatia.

Macrostereognosis (मैक्रोस्टीरियोग्नोसिस)— वस्तुओं के अपने परिमाण से बड़ी दिखाई देने वाला मिथ्या बोध

Macrostomia (मैक्रोस्टोमिया)— अत्यधिक चौड़ा मुँह, बृहत्मुखद्वार

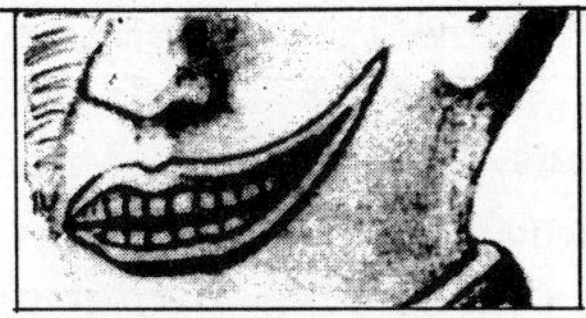

Fig. 310 : Macrostomia (बृहत् मुखद्वार)

Macrostructure (मैक्रोस्ट्रक्चर)— किसी वस्तु की सम्पूर्ण रचना

Macrothrombocyte (मैक्रोथ्रॉम्बोसाइट)— एक बड़ा बिम्बाणु

Macrothrombocytopenia (मैक्रोथ्रॉम्बोसाइटोपीनिया)—रक्त में वृहत् बिम्बाणुओं अथवा प्लेटलेटों की कमी होना

Macrotia (मैक्रोटिया)—कानों का असामान्य रूप से बढ़ जाना, बृहत्कर्णता

Macrotome (मैक्रोटोम)— शरीर को बड़े-बड़े खण्डों में काटने वाला यन्त्र

Macrotooth (मैक्रोटूथ)—एक असामान्य रूप से बड़ा दाँत

Macula, plural **maculae** (मैकुला, बहुवचन में मैकुली)— एक छोटा-सा धब्बा अथवा बिन्दु, या रंग अथवा अन्य किसी प्रकार से अपने चारों ओर के स्थान से भिन्न स्थान जैसे दृष्टिपटल या रेटिना का पीत बिन्दु, त्वचा पर स्थित कोई विवर्णित (परिवर्तित रंग का) एक धब्बा जो सतह से ऊपर उठा हुआ नहीं होता, स्वच्छमण्डलीय या कॉर्निया की अपारदर्शिता (आँख की सफेद फुल्ली) आदि

Macular (मैकुलर)—1. बिन्दु या धब्बे से सम्बन्धित 2. बिन्दुओं अथवा धब्बों से युक्त, चित्तीदार।

Macular degeneration (मैकुलर डीजेनेरेशन)— नेत्र के दृष्टिपटल अथवा रेटिना के पीत बिन्दु का ह्रास

Maculation (मैकुलेशन)—धब्बों का बनना

Macule (मैकुल)— बिन्दु या धब्बा अथवा चकत्ता

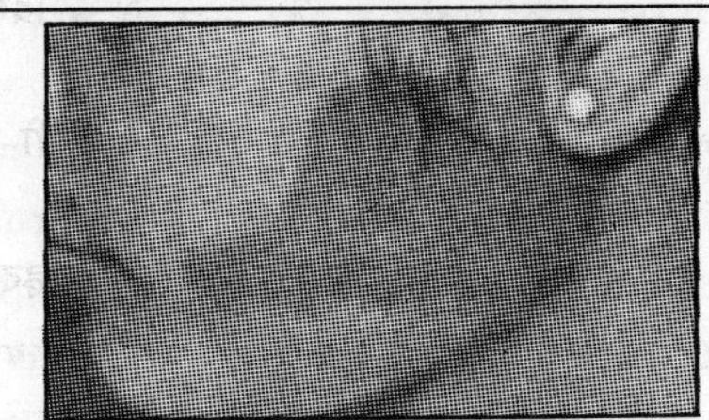

Fig. 311 : Macule (चकत्ता)

Maculocerebral (मैकुलोसेरीब्रल)— रेटिना के पीत बिन्दु एवं मस्तिष्क सम्बन्धी

Maculoerythematous (मैकुलोइरीदेमेटस)— एक बड़े क्षेत्र में फैली त्वक्रक्तिमा एवं बिन्दुओं अथवा धब्बों की विक्षतियों को बताने वाला

Maculopapular (मैकुलोपेपुलर)—बिन्दुओं एवं पिटिकाओं दोनों से बना हुआ अथवा दोनों से सम्बन्धित, चित्ती-पिटिकीय

Maculopathy (मैकुलोपैथी)— रेटिना के पीत बिन्दु को प्रभावित करने वाला रेटिना का कोई भी रोग, पीतबिन्दुविकृति।

Mad (मैड)—1. पागल 2. रेबीज़ या अलर्क (पागल कुत्ते के काटने से उत्पन्न रोग) से पीड़ित

Madarosis (मैडेरोसिस)— आँखों की पलकों के बालों अथवा भौहों का अभाव

Madelung's disease (मेडलंग्स डिजीज़)— पीठ के ऊपरी भाग, कंधों तथा गर्दन पर सार्वदैहिक समरूप वसीय ऊतकों का जमाव होना

Madescent (मेडसेन्ट)— हल्का-सा भीगा हुआ, अल्पार्द्र

Madidans (मेडीडैन्स)— जिससे जलीय पदार्थ रिसता है।

Madness (मैडनैस)— पागलपन, विक्षप्ति।

Madura foot (मदुरा फूट)— पाँव का कवक रोग, मदुरापाद।

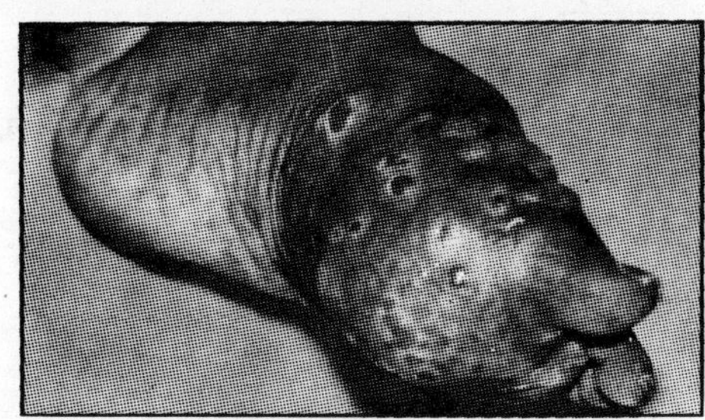

Fig. 312 : Madura foot (पाँव का कवक रोग)

Maduromycosis (मदुरोमाइकोसिस)— पाँव, टाँगें, हाथ अथवा शरीर के अन्य भागों का जीर्ण कवक संक्रमण जिसमें सूजन हो जाती है, पर्विकाएँ विकसित हो जाती हैं, फोड़ा बन जाता है तथा नासूर बन जाते हैं; मदुराकवकता

Maggot(मैगट)— किसी कीट विशेष कर मक्खियों का, कोमल शरीर वाला लार्वा जो सड़ते हुए माँस में रहता है; कीटार्भक

Magill forceps (मैगिल फोर्सेप्स)— गले से बाह्य पदार्थ को बाहर निकालने के लिए स्वरयन्त्रदर्शन में प्रयोग में लायी जाने वाली एक मुड़ी हुई चिमटी

Magistery (मैजिस्ट्री)—1. विशेष रूप से संयोजित उपचार 2. एक अवक्षेप

Magistral (मैजिस्ट्राल)— किसी चिकित्सक द्वारा किसी विशेष रोगी के लिए निर्धारित औषधियों से सम्बन्धित

Magma (मैग्मा)—1. बारीक पिसे हुए पदार्थ का जल की थोड़ी मात्रा में निलम्बन 2. पेस्ट 3. सत्त्व या सार निकालने के पश्चात् बचे हुए पदार्थ का पिण्ड

Magnet (मैग्नेट)— लोहे को आकर्षित करने वाला पदार्थ, चुम्बक

Magnetic (मैग्नेटिक)—1. चुम्बक सम्बन्धी, चुम्बकीय 2. चुम्बक के गुण वाला

Magnetism (मैग्नेटिज़्म)—चुम्बकीय गुण, चुम्बकत्व

Magnetoelectricity (मैग्नेटोइलैक्ट्रीसिटी)— मैग्नेट के प्रयोग से बनने वाली बिजली

Magnetoencephalography (मैग्नेटोएन्सिफैलोग्राफी)— मस्तिष्क के चुम्बकीय क्षेत्र का अभिलेखन करने की प्रक्रिया

Magnetometer (मैग्नेटोमीटर)— चुम्बकीय क्षेत्रों को मापने वाला एक उपकरण

Magneton (मैग्नेटन)— नाभिकीय चुम्बकीय बल की एक इकाई

Magnetotherapy (मैग्नेटोथिरैपी)— चुम्बक का प्रयोग करके रोगों की चिकित्सा करना, चुम्बक-चिकित्सा ।

Magnetropism (मैग्नेट्रॉपिज़्म)— चुम्बक के प्रभाव से किसी पौधे अथवा जीव की वृद्धि की दिशा में परिवर्तन होना

Magnification (मैग्नीफिकेशन)— किसी वस्तु को परिमाण में विशेषकर सूक्ष्मदर्शी के द्वारा देखते समय बड़ा करने की क्रिया, आवर्धन

Magnitude (मैग्नीट्यूड)— परिमाण या प्रसार

Magnocellular (मैग्नोसैलुलर)— बड़े परिमाण की कोशिकाओं से बना हुआ ।

Magnum (मैग्नम)— बड़ा, महा

Magnus (मैग्नस)— बड़ा

Maidenhead (मैडिनहैड)— योनिच्छद

Maidism (मेडिज़्म)—Pellagra.

Maim (मेम)—1. गम्भीर रूप से चोट पहुँचाना या घायल कर देना 2. किसी अंग जैसे हाथ अथवा पैर का प्रयोग करने से वंचित कर देना

Main (मेन)— हाथ

Main en griffe (मेन एन ग्राइफ)— नखरहस्त

Main succulente (मेन सक्कुलेन्टे)— किसी हाथ का शोफ, हस्त-शोफ

Maintainer (मेन्टेनर)— दाँतों को किसी निश्चित स्थिति में थामे रहने या उन्हें फिट करने के लिए एक उपकरण

Major (मेज़र)— 1. वयस्क (बालिग) 2. प्रमुख 3. कैप्टिन से ऊँचे पद का मिलिट्री अधिकारी

Mal- (माल-)— शब्द का अन्य शब्दों के साथ संयुक्त होने वाला रूप जिसका अर्थ रोग, बुरा या कमजोर होता है ।

Mal (माल)— बीमारी, रोग अथवा विकार

Mala (माला)—1. गाल 2. गण्डास्थि अथवा कपोलास्थि

Malabsorption syndrome (मालएब्ज़ार्शन सिण्ड्रोम)— आँतों से पोषक पदार्थो के विकृत अथवा अपर्याप्त अवशोषण से उत्पन्न होने वाले लक्षण; अपावशोषण संलक्षण

Malacia (मैलेशिया)— ऊतकों अथवा किसी अंग का असामान्य रूप से कोमल हो जाना, मृदुता ।

Malacic (मैलासिक)—Melacotic.

Malacoma (मैलेकोमा) शरीर के किसी अंग अथवा भाग का मुलायम हो जाना

Malacoplakia (मैलेकोप्लेकिया)— किसी खोखले अंग की श्लेष्मिक कला में कोमल चकत्तों का बन जाना

Malacosarcosis (मैलेकोसार्कोसिस)—Malacia.

Malacosis (मैलाकोसिस)—Malacia.

Malacosteon (मैलाकौस्टियोन)— अस्थिमृदुता, हड्डियों का मुलायम हो जाना

Malacotic (मैलाकोटिक)—1. कोमल 2. मृदुता की ओर प्रवृत्त (मुलायम होने वाला) 3. मृदुता सम्बन्धी

Malacotomy (मैलेकोटॉमी)— शरीर के कोमल स्थानों, विशेषकर उदरीय भित्ति में चीरा लगाना

Malactic (मैलैक्टिक)— मृदुकारी

Maladie (मैलाडाइ)—Malady.

Maladjustment (मालएडजस्टमैंट)— नये वातावरण एवं जीवन की समस्याओं के प्रति दोषयुक्त समायोजन जिससे अवसाद हो जाता है, चिंता रहती है तथा चिड़चिड़ापन पैदा हो जाता है; कुसमायोजन; कुसमंजन

Malady (मैलेडी)— रोग अथवा विकार

Malagma (मैलेग्मा)—एक पुलटिस या मृदुकारी

Malaise (मैलेस)— शारीरिक कष्ट अथवा बेचैनी महसूस होना, व्याकुलता

Malalignment (मालएलाइनमैन्ट)— रेखा से बाहर को विस्थापित हो जाना जैसे दाँतों का दन्त-चाप की रेखा से बाहर को विस्थापित हो जाना

Malar (मैलर)— गालों अथवा कपोलास्थि से सम्बन्धित

Malar bone (मैलर बोन)—Cheek bone. Zygomatic bone.

Malaria (मलेरिया)— एनोफिलीज़ वंश के संक्रमित मादा मच्छर के काटने से संचारित प्लाज़्मोडियम नामक एककोशिकीय परजीवियों की लाल रक्त कोशिकाओं में विद्यमानता से उत्पन्न होने वाला एक तीव्र अथवा जीर्ण संक्रामक रोग जिसमें समय-समय पर जाड़ा चढ़ता है और ज्वर हो जाता है (लाल रक्त कोशिकाओं के टूटने के कारण) तथा पसीना आता है। जीर्ण रोगियों में अधिकतर रक्ताल्पता हो जाती है तथा प्लीहा बढ़ जाती है। प्लाज़्मोडियम वंश की चार जातियाँ अर्थात् प्लाज़्मोडियम वाइवैक्स, प्लाज़्मोडियम फैल्सीपेरम, प्लाज़्मोडियम मलेरी तथा प्लाज़्मोडियम ओवेल मलेरिया रोग उत्पन्न करती हैं, विषम-ज्वर। मलेरिया रोग निम्न प्रकार का होता है—

Cerebral malaria (सेरीब्रल मलेरिया)— प्लाज़्मोडियम फैल्सीपेरम मलेरिया परजीवियों के मस्तिष्क में जमा हो जाने से उत्पन्न मस्तिष्क का मलेरिया जिसमें बेहोशी हो

Gametocytes of Plasmodium
(प्लाज़्मोडियम के युग्मक)
नर युग्मक या माइक्रोगैमेटोसाइट
(Male gametocytes or microgametocytes)
P. falciparum. P. malariae P. vivax

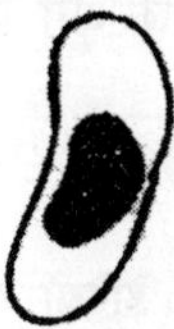
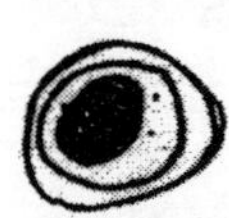
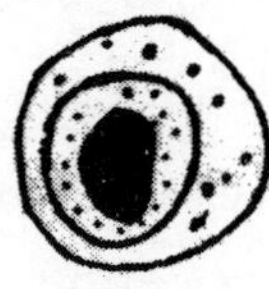

मादा युग्मक या मैक्रोगैमेटोसाइट
(Female gametocytes or macrogametocytes
P. falciparum P. malariae P. vivax

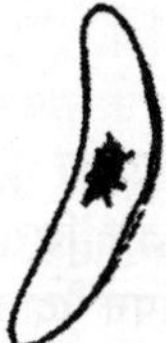
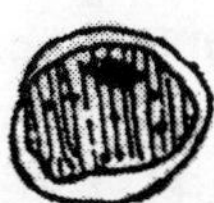
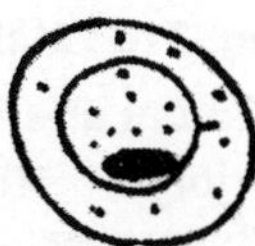

Fig. 313 Malaria (मलेरिया)

जाती है तथा बहुत तेज बुखार हो जाता है (तापमान 107°F से ऊपर हो जाता है) अथवा आक्षेप (दौरे पड़ने) आने लगते हैं या पक्षाघात हो जाता है। कभी-कभी मृत्यु भी हो जाती है।

Falciparum malaria (फैल्सीपेरम मलेरिया)— प्लाज़्मोडियम फैल्सीपेरम द्वारा उत्पन्न मलेरिया जो सबसे अधिक गम्भीर होता है, इसमें तीव्र लक्षण होते हैं एवं इससे कभी-कभी मृत्यु भी हो जाती है।

Latent malaria (लेटेन्ट मलेरिया)— ऐसा मलेरिया रोग जिसमें परजीवी रक्त में विद्यमान रहते हैं परन्तु उनसे कोई लक्षण उत्पन्न नहीं होता। इस प्रकार के मलेरिया का रोगी रोग का भण्डार होता है।

Ovale malaria (ओवेल मलेरिया)— मलेरिया परजीवी प्लाज़्मोडियम ओवेल द्वारा उत्पन्न एक मृदु प्रकार का मलेरिया रोग जिसमें बार-बार तृतीयक ज्वर का आक्रमण होता है तथा जो स्वयं ही रोगमुक्ति में समाप्त हो जाता है।

Quartan malaria (क्वार्टन मलेरिया)— प्लाज़्मोडियम मलेरी द्वारा उत्पन्न मलेरिया रोग जिसमें ज्वर प्रत्येक 72 घंटे में अथवा चौथे दिन आता है तथा लक्षण इतने तीव्र नहीं होते, चतुर्थक मलेरिया

Quotidian malaria (क्योटीडियन मलेरिया)— प्लाज़्मोडियम वाइवैक्स द्वारा उत्पन्न मलेरिया जिसमें प्रतिदिन ज्वर हो जाता है और तापमान एकदम से बढ़ जाता एवं नीचे गिर जाता है, दैनिक मलेरिया

Tertian malaria (टर्शियन मलेरिया)— मलेरिया जिसमें ज्वर तीसरे दिन होता है तथा प्रवेग जाड़ा, बुखार एवं पसीना आना, इन तीन अवस्थाओं में विभाजित रहता है; तृतीयक मलेरिया

Vivax malaria (वाइवैक्स मलेरिया)—प्लाज़्मोडियम वाइवैक्स द्वारा उत्पन्न मलेरिया का सबसे अधिक पाया जाने वाला रूप जिसमें ज्वर तीसरे दिन आता है, जो अक्सर आता रहता है।

Malariacidal (मलेरियासाइडल)— मलेरिया-परजीवियों को मारने वाला

Malarial (मलेरियल)—. 1. मलेरिया सम्बन्धित, विषमज्वरीय 2. मलेरिया से ग्रस्त 3. मलेरिया उत्पन्न करने वाला 4. मलेरिया के समान

Malariology (मलेरियोलॉजी)— मलेरिया का वैज्ञानिक अध्ययन

Malariotherapy (मलेरियोथिरैपी)— शरीर में मलेरिया-परजीवियों को इन्जैक्शन द्वारा प्रविष्ट करके केन्द्रीय तन्त्रिका-तन्त्र की सिफिलिस की चिकित्सा करना

Malarious (मलेरियस)—Malarial.

Malassimilation (मालएसीमिलेशन)— पोषक तत्त्वों का दोषयुक्त अथवा अपूर्ण स्वांगीकरण, दुःस्वांगीकरण।

Malaxate (मैलेक्ज़ेट)— गूँधना जैसे शरीर के किसी भाग की मालिश करने में गूँधना

Malaxation (मैलेक्ज़ेशन)— गूँधने का कार्य

Maldevelopment (मालडेवलपमैन्ट)— असामान्य विकास अथवा वृद्धि, कुविकास

Maldigestion (मालडाइज़ेशन)— विकृत पाचन

Male (मेल)— उस लिंग का व्यक्ति जो डिम्बों के गर्भाधान के लिए शुक्राणुओं को उत्पन्न करता है, पुरुष, नर

Malemission (मालएमिसन)— मैथुन-काल में वीर्य का स्खलित न होना

Maleruption (मालइरप्शन)— किसी दाँत का अपनी सामान्य स्थिति से बाहर निकल आना

Malformation (मालफोर्मेशन)— विकृति, कुरचना

Malfunction (मालफंक्शन)—दोषयुक्त कार्य, दुष्क्रिया।

Malic (मैलिक)— दूसरों को हानि पहुँचाने अथवा उन्हें कष्ट में देखने की मंशा

Malign (मैलिग्न)— आघात अथवा हानि पहुँचाने के लिए प्रवृत्त

Malignancy (मैलिग्नैन्सी)—1. दुर्दम होने का गुण, दुर्दमता 2. कोई कैन्सर-अर्बुद

Malignant (मैलिग्नैन्ट)— जो धीरे-धीरे और बिगड़ता चला जाता है तथा जिससे मृत्यु हो जाने की सम्भावना हो जाती है जैसे कोई कैन्सर-वृद्धि, दुर्दम

Malinger (मैलिंगर)— सहानुभूति प्राप्त करने, काम से छुट्टी

पाने अथवा हरजाना प्राप्त करने के लिए बीमार बनने का बहाना करना; छलरूग्णता

Malingerer, Malingering (मैलिंग्रर, मैलिंग्रिंग)— सहानुभूति प्राप्त करने, काम से छुट्टी पाने अथवा हरजाना प्राप्त करने के लिए बीमार बनने का बहाना करने वाला व्यक्ति; छलरोगी

Malleable (मैलिएबिल)— दबाव से आकृति में बदल जाने वाला, नम्य अथवा आघातवर्ध्य

Malleation (मैलीयेशन)— हाथों में ऐंठन हो जानी जैसे वे पास की किसी वस्तु पर प्रहार करने के लिए खिंचे हुए हो।

Malleoincudal (मैलियोइनक्यूडल)— श्रवणीय अस्थिकाओं मैलियस एवं इन्कस से सम्बन्धित

Malleolar (मैलियोलर)—गुल्फ-सम्बन्धी

Malleolus (मैलियोलस)— गुल्फसन्धि अथवा टखने के दोनों ओर प्रोद्वर्ध अथवा उभार, बहिर्जंधिका या फिबुला के निचले सिरे का उभार पार्श्वीय गुल्फ तथा अन्तर्जंधिका या टिबिया के निचले सिरे का उभार मध्यवर्ती गुल्फ कहलाता है।

Malleotomy (मैलियोटॉमी)— 1. मुद्गर के समान अन्तःकर्ण की अस्थि को विभाजित करना 2. ऑपरेशन द्वारा टखने के गुल्फों को पृथक करना

Mallet (मैलेट)— हथोड़ा, मुँगरी, मुद्गर

Mallet finger (मैलेट फिंगर)—Hammer finger.

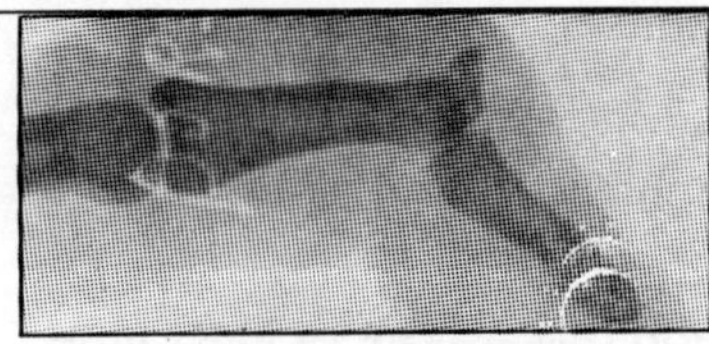

Fig. 314 : Mallet finger (मुद्गर उँगली)

Mallet toe (मैलेट टू)—Hammer toe.

Mallleus (मैलियस)— 1. मध्य कर्ण में कर्णपटह से लगी तीन अस्थिकाओं में से सबसे बड़ी 2. ग्लैंडर्स

Malnutrition (मालन्यूट्रीशन)—असंतुलित भोजन लेने, भोजन के दोषयुक्त पाचन अथवा अवशोषण के कारण शरीर में आवश्यक पदार्थो की कमी। व्यक्ति खाना तो भर पेट खाता है परन्तु उसका शरीर नहीं पनपता; कुपोषण

Malocclusion (मालाक्लुज़न)— ऊपरी एवं निचले जबड़े के दाँतों की कुस्थिति एवं उनका आपस में ठीक से न मिलना, कुधारणा

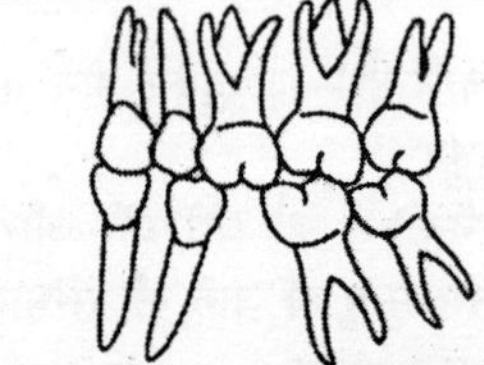

Fig. 315 : Malocclusion of the upper & lower teeth. (ऊपरी एवं निचले दाँतों के बीच कुधारणा)

Malpighian body (मैल्पीघियन बॉडी)—1. वृक्कीय कणिका जो बोमैन के सम्पुट में बन्द केशिकागुच्छ होती है। 2. प्लीहा या तिल्ली में पाया जाने वाला लसीका पर्व

Malpighian capsule (मैल्पीधियन कैप्सूल)— वृक्त या गुर्दे के कॉर्टेक्स में पाया जाने वाला एक गोलाकार पिण्ड जो एक केशिकागुच्छ या ग्लोमेरुलस तथा बोमैन के कैप्सूल का बना होता है।

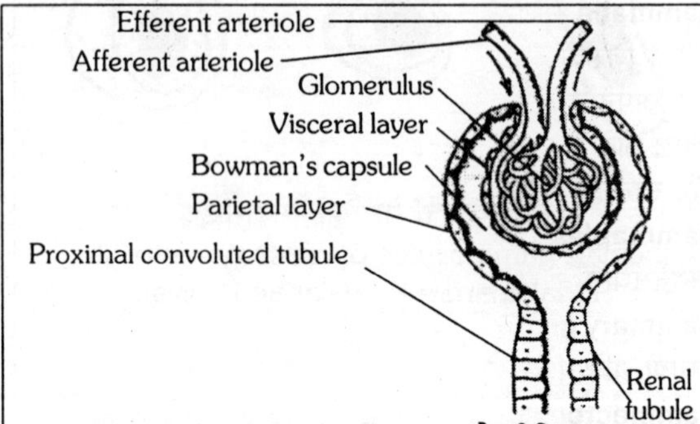

Fig. 316 : Malpighian capsule (मैल्पीधियन सम्पुट)

Efferent arteriole = अपवाही धमनिका, Afferent arteriole = अभिवाही धमनिका, Glomerulus = केशिकागुच्छ, Visceral layer = अन्तरांगी परत, Bowman's capsule = बोमैन-सम्पुट, Parietal layer = पार्श्विक परत, Proximal convoluted tubule = समीपस्थ संवलित नलिका, Renal tubule = वृक्कीय नलिका

Malpighian layer (मैल्मीधियन लेयर)— बाह्यत्वचा की सबसे भीतर की परत

Malposition (मालपोज़ीशन)—कुस्थिति

Malpractice (मालप्रैक्टिस)— चिकित्सक द्वारा किसी रोगी की गलत अथवा हानि-कारक चिकित्सा करना, दुष्चिकित्सा

Malpresentation (मालप्रेजेन्टेशन)— असामान्य भ्रूण-प्रस्तुति, कुप्रस्तुति

Malrotation (मालरोटेशन)— भ्रूणीय विकास में, असामान्य अथवा विकृतिजन्य घुमाव जैसे कशेरुका दण्ड का घूम जाना अथवा किसी अंग के सामान्य घुमाव की निष्फलता जैसे आँत का घुमाव न होना, कुघूर्णन

Maltosuria (माल्टोसूरिया)— मूत्र में माल्टोज़ का पाया जाना

Malturned (मालटर्नड)— असामान्य रूप से घूम गया जैसे कोई दाँत

Malum (मैलम)— कोई रोग

Malunion (मालयूनियन)— किसी अस्थिभंग हुई हड्डी के टुकड़ों का गलत जुड़ जाना, कुसम्मिलन

Mamelon (मैमीलॉन)— जब कोई कृन्तक दाँत निकलता है तब उसके काटने वाले किनारे पर विद्यमान तीन गोल उभारों में से एक

Mamelonated (मैमीलोनेटेड)— चूचुक के समान उत्सेधों से युक्त

Mamelonation (मैमीलोनेशन)—शरीर की किसी रचना पर चूचुक के समान उत्सेधों (उभारों) का बनना

Mamma (मैमा)—Mammary gland.

Mammal (मैमल)— मैमेलिया वर्ग का जन्तु जिसके स्तन होते हैं, स्तनपायी

Mammalgia (मैमल्जिया)— स्तन में दर्द होना

Mammalia (मैमेलिया)— जीवित जीवधारियों की उच्चतम श्रेणी जिसके अन्तर्गत सभी पृष्ठवंशियों का समावेश होता है जो अपने बच्चे को स्तन-पान कराते हैं और जिनके शरीर पर बाल होते हैं तथा जो अण्डे देने के बजाय बच्चे को जन्म देते हैं; स्तनी वर्ग

Mammaplasty (मैमाप्लास्टी)— स्तन की प्लास्टिक सर्जरी, स्तनसंधान

Mammary glands (मैमरी ग्लैण्ड्स)—स्त्री स्तनों की दो दुग्ध स्रावी ग्रन्थियाँ, स्तन-ग्रन्थियाँ देखे चित्र 55

Mammectomy (मैमेक्टॉमी)— स्तन को शल्यक्रिया द्वारा काट कर अलग कर देना, स्तनोच्छेदन

Mammiform (मैमीफोर्म)—Mammose.

Mammilla (मैमीला)— 1. स्तन का चूचुक 2. चूचुक से मिलती-जुलती कोई भी रचना

Mammillaplasty (मैमीलाप्लास्टी)—चूचुक एवं परिवेश की प्लास्टिक सर्जरी, चूचुकसंधान।

Mammillare (मैमीलरी)—Mammillary.

Mammillary (मैमीलरी)— चूचुक सम्बन्धी अथवा उसके आकार का, स्तनाकार, चूचुकाभ

Mammillate (मैमीलेट)—. चूचुक के समान प्रक्षेपणों से भरा हुआ।

Mammillated (मैमीलेटेड)—चूचुक के समान उभारों से युक्त

Mammillation (मैमीलेशन)— 1. चूचुक के समान उभारों से युक्त होने की अवस्था 2. चूचुक के समान प्रवर्ध

Mammilliform (मैमीलीफॉर्म)— चूचुक की आकृति वाला, चूचुकाकार।

Mammilliplasty (मैमीलीप्लास्टी)— किसी चूचुक पर प्लास्टिक सर्जरी करना, चूचुक संधान

Mammillitis (मैमीलाइटिस)— किसी चूचुक का शोथ

Mammitis (मैमाइटिस)— स्तनशोथ

Mammogen (मैमोजन)—Prolactin.

Mammogram (मैमोग्राम)—स्तन का एक्स-रे चित्र

Mammography (मैमोग्राफी)— स्तन का एक्स-रे परीक्षण

Mammoplasia (मैमोप्लेसिया)— स्तन का विकास

Mammoplasty (मैमोप्लास्टी)— स्तन की प्लास्टिक सर्जरी करना

Mammose (मैमोस)— 1. असामान्य रूप से बढ़े हुए स्तनों से युक्त 2. स्तन के आकार का

Mammotomy (मैमोटॉमी)— स्तन को चीरना

Mammotrophic (मैमोट्रॉफिक)— स्तन के परिमाण को अथवा उसके कार्य को बढ़ावा देने का प्रभाव रखने वाला

Mancinism (मैन्सीनिज़्म)—बाँये हाथ से लिखना

Mandible (मैण्डीबिल)— निचले जबड़े को बनाने वाली घोड़े के नाल के आकार की हड्डी, अधोहनु

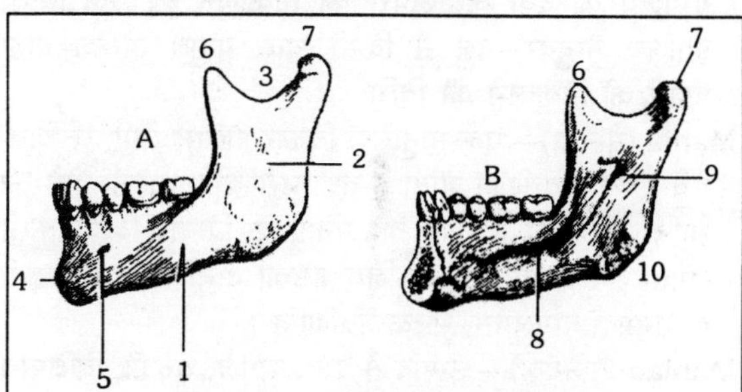

Fig. 317 : Mandible (अधोहनु)

A : Left half, external aspect=बाँया अर्द्ध भाग, बाह्य आकृति B : Right half, internal aspect=दाँया अर्द्ध भाग, आन्तरिक आकृति 1. Body=काय 2. Ramus=शाखा 3. Mandibular notch=अधोहनुज खाँच 4. Mental protuberance= चिबुक-उत्सेध 5. Mental foramen= चिबुक-रन्ध्र 6. Coronoid process= किरीटाकार प्रवर्ध 7. Condylar process = स्थूलक प्रवर्ध 8. Mylohyoid line=माईलोहॉयड रेखा 9. Mandibular foramen= अधोहनुज रन्ध्र, 10. Mandibular angle = अधोहनुज कोण

Mandibula (मैण्डीबुला)—Mandible.

Mandibulae (मैण्डीबुली)—Mandible. का बहुवचन

Mandibular (मैण्डीबुलर)— अधोहनु अथवा निचले जबड़े से सम्बन्धित, अधोहनुज

Mandibulectomy (मैण्डीबुलेक्टॉमी)— अधोहनु या मैण्डीबिल (निचला जबड़ा) को शल्य-क्रिया द्वारा काट कर अलग कर देना।

Mandibulofacial (मैण्डीबुलोफ़ेशल)— मैण्डीबिल (निचला जबड़ा) एवं चेहरे से सम्बन्धित

Mandibulo-oculofacial (मैण्डीबुलो-ऑकुलोफ़ेशल)— अधोहनु या मैण्डीबिल तथा चेहरे के नेत्रगह्वरीय भाग से सम्बन्धित

Mandibulopharyngeal (मैण्डीबुलोफेरिन्जीयल)—अधोहनु एवं ग्रसनी सम्बन्धी

Mandibulum (मैण्डीबुलम)—Mandible.

Mandrel, Mandril (मैण्डरील, मैण्ड्रिल)— दाँतों के औज़ार को पकड़े रहने वाला हैण्डिल जिससे औज़ार चारों ओर को घूम सके।

Mandrin (मैण्ड्रीन)— लचीले नालशलाका अथवा कैथीटर के लिए धातु का एक मार्ग-दर्शक

Maneuver (मैन्युवर)— कोई भी बुद्धि का कार्य (कोई भी

ऐसा काम जिसमें दिमाग लगाने की जरूरत पड़ती हो) जैसे ब्रैक्ट्स मैन्युवर–नितम्ब प्रस्तुति (बच्चे के पैदा होने में सिर की बजाय कूल्हों की प्रस्तुति अर्थात् पैरों के बल बच्चे का पैदा होना) में बाद में आने वाले सिर को निकालने की एक विधि, ब्रैण्ड्ट-एण्ड्रीव्ज़ मैन्युवर–प्रसव की तृतीय अवस्था में गर्भाशय को दबा कर अपरा को निकालने की एक विधि, हेमलिच मैन्युवर–गले से किसी खाद्य पदार्थ अथवा बाह्य पदार्थ को निकालने की विधि

Mania (मैनिया)— एक मानसिक विकार जिसमें रोगी उत्तेजित, बेचैन एवं बातूनी हो जाता है तथा उसे बड़ा आदमी होने की भ्रान्ति हो जाती है और वह मनःप्रेरक क्रियायें बहुत करने लगता है। किसी वस्तु के लिए उसकी अनुचित इच्छा रहती है; उन्माद; पागलपन; सनक; विक्षिप्ति।

Maniac (मैनियक)— उन्माद से ग्रस्त, पागल, सनकी, विक्षिप्त।

Maniacal (मैनियकल)— उन्माद सम्बन्धी अथवा उससे पीड़ित, उन्मादी।

Manic (मैनिक)—Maniacal.

Manic-depressive psychosis (मैनिक-डिप्रेसिव साइकोसिस)— एक प्रकार की मनोविक्षिप्ति जिसमें बारी-बारी से उन्माद एवं अवसाद का दौरा पड़ता है।

Manifest (मैनीफेस्ट)—स्पष्ट, अभिव्यक्त

Manifestation (मैनीफेस्टेशन)— अभिव्यक्ति; प्रकाशन

Manikin (मैनीकिन)— शरीररचनाविज्ञान की पढ़ाई में प्रयोग में आने वाला मानव शरीर अथवा इसके भागों का प्रतिरूप (मॉडल)

Maniphalanx (मैनीफैलैंक्स)— हाथ की कोई अँगुली अथवा अंगुल्यस्थि (अँगुली पर्व)

Manipulation (मैनीपुलेशन)— हाथों का प्रयोग करके कुशलता से रोगों की चिकित्सा करना, हस्तोपचार

Mannerism (मैनेरिज़्म)— वस्त्रों के, बोलने या कार्य करने के रंग-ढंग अथवा उनकी प्रकृति में विशिष्ट रूपान्तरण होना

Mannkopf's sign (मैनकोपफ्स साइन)— किसी वेदनायुक्त बिन्दु को दबाने से नाड़ी गति का बढ़ जाना

Manometer (मैनोमीटर)— द्रवों अथवा गैसों के दबाव को मापने वाला एक यन्त्र, दाबमापी

Manometry (मैनोमीटरी)— मैनोमीटर द्वारा द्रवों अथवा गैसों का दाब मापना, दाबमापन

Manoscopy (मैनोस्कोपी)— प्रातःकाल, पहला काम सुबह को

Mantle (मैन्टले)— ढकने वाली रचना अथवा परत जैसे प्रमस्तिष्क-प्रान्तस्था (कार्टेक्स), मस्तिष्क का आवरण

Mantoux reaction (मैन्टॉक्स रिएक्शन)— किसी व्यक्ति में सक्रिय अथवा निष्क्रिय यक्ष्मज संक्रमण होने पर उसकी त्वचा के भीतर पुराने ट्यूबरकुलिन का इन्जैक्शन लगाने के 24 से 72 घंटे के भीतर त्वचा का कठोर एवं लाल हो जाना, माण्टू परीक्षण

Manual (मैनुअल)— 1. हाथों से सम्बन्धित 2. हाथों से किया गया, हस्तकृत।

Manubrium (मैनुब्रियम)— कोई भी हस्तक, मूठ अथवा हैण्डिल के आकार की रचना जैसे उरोस्थि मुष्टि

Manudynamometer (मैन्यूडाइनेमोमीटर)— दन्त-चिकित्सा में, किसी यन्त्र के धकेलने से लगने वाले बल को मापने वाला एक उपकरण

Manus (मैनस)— हाथ

Mapping (मैपिंग)— किसी गुणसूत्र पर जीनों का स्थापन

Marantic (मैरेन्टिक)— 1. सूखे रोग से सम्बन्धित 2. जिसका क्षय हो रहा हो।

Marantology (मैरेन्टोलॉजी)— कमजोर, बूढ़े लोगों तथा जीर्ण रोगों जिन्हें ठीक करना कठिन होता है, से पीड़ित लोगों का अध्ययन एवं उनकी देखभाल तथा चिकित्सा करना

Marasmic (मैरस्मिक)— 1. सूखा रोग से पीड़ित, सुखण्डीग्रस्त 2. जिसका क्षय हो रहा हो।

Marasmoid (मैरस्मॉयड)—सूखा रोग के समान

Marasmus (मैरस्मस)— अपर्याप्त भोजन ग्रहण करने, कुपोषण अथवा अपावशोषण के कारण शिशु में अवत्वक् वसा तथा पेशियों का क्षय हो जाता है, साथ ही बढ़ोतरी रुक जाती है और वज़न घट जाता है। आँखें भीतर को धँस जाती हैं। त्वचा शुष्क हो जाती है तथा त्वचा की विशेषकर नितम्बों तथा जंघाओं पर ढीली-ढीली थैलियाँ सी लटक जाती हैं। क्षय, पेशियों की अल्पतानता तथा गैसीय फुलाव के कारण पेट फूल जाता है; सूखा रोग; सुखण्डी

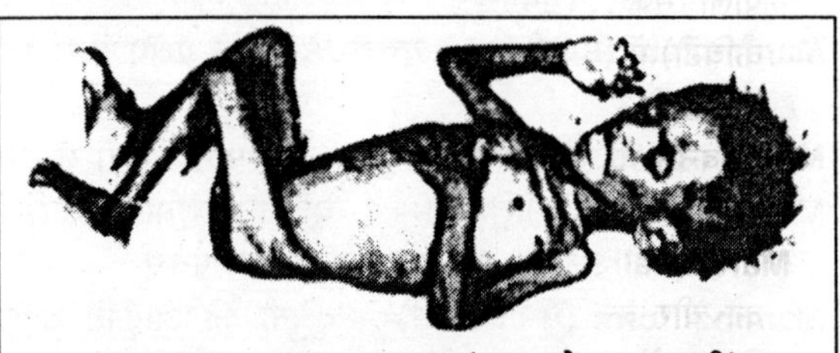

Fig. 318 : Marasmus (सूखा रोग; सुखण्डी)

Marble bone disease (मार्बल बोन डिज़ीज)—Osteopetrosis.

Marble bones (मार्बल बोन्स)— किसी एक्स-रे फिल्म में दिखाई देने वाली असामान्य रूप से कैल्सीकृत अस्थियाँ जिनमें धब्बे दिखाई देते हैं।

Marc (मार्क)— किसी औषधि को छानने के पश्चात् बचा हुआ पदार्थ, छूँछ

Marcid (मार्सिड)— 1. क्षीण या कृश 2. अत्यधिक थका हुआ

Margarine (मार्गेरीन)— शुद्ध वनस्पति तेलों अथवा वनस्पति तेलों एवं जन्तु वसाओं के संयोजन से तैयार किया गया कृत्रिम मक्खन जिसमें रंगने वाले पदार्थ एवं विटामिन 'ए' को मिला दिया जाता है।

Margin (मार्जिन)— किनारा अथवा सीमा

Marginal (मार्जिनल)— किनारे अथवा सीमा से सम्बन्धित

Margination (मार्जिनेशन)—क्षतिग्रस्त स्थान पर शोथ की प्रथम अवस्था में श्वेत रक्त कोशिकाओं का एकत्रित होना तथा उनका रक्त वाहिनियों की दीवारों पर चिपक जाना

Marginoplasty (मार्जिनोप्लास्टी)— किसी किनारे जैसे आँख की पलक की प्लास्टिक सर्जरी करना

Margo (मार्गो)— किनारा अथवा सीमा

Marie's disease (मैरीज़ डिज़ीज़)—अतिकायता

Marie's sign (मैरीज़ साइन)— नेत्रोत्सेधी गलगण्ड में हाथ में कम्पन्न दिखाई देना

Marijuana, Marihuana (मैरीजुआना, मैरीहुआना)— भाँग

Mark (मार्क)— एक धब्बा, तिल, जन्मजात त्वचीय वाहिकामय अर्बुद (रक्तवाहिकार्बुद या हीमैन्जियोमा), अभिरंजक, नील आदि

Marker (मार्कर)—1. चिन्हित करने वाला उपकरण अथवा पदार्थ 2. प्रत्यक्ष रूप से एक से दिखाई देने वाले पदार्थो अथवा रोगों के बीच भिन्नता करने वाला

Marmorated (मार्मोरेटेड)— ऐसी दशा जिसमें त्वचा संगमरमर के समान धारीदार हो जाती है।

Marrow (मैरो)— लम्बी हड्डियों में स्थित कोमल ऊतक (अस्थि मज्जा) तथा कशेरुकीय स्तम्भ में स्थित कोमल ऊतक (मेरु मज्जा या सुषुम्ना रज्जु)। मज्जा दो प्रकार की होती है–लाल मज्जा जो हड्डी के सुषिर ऊतक में पायी जाती है तथा रक्त कोशिकाओं एवं हीमोग्लोबिन के बनने से सम्बन्धित होती है। पीली मज्जा जो लम्बी हड्डियों की अन्तस्था-गुहा (मेडूलरी कैविटी) में पायी जाती है और वसा कोशिकाओं तथा संयोजी ऊतक से बनी होती है जो रक्त कोशिकाओं एवं हीमोग्लोबिन के बनने में भाग नहीं लेती

Marsh fever (मार्श फीवर)— मलेरिया, विषमज्वर।

Marsupialization (मार्सुपियालाइज़ेशन)— किसी बन्द गुहा को चीर कर और इसकी दीवारों के किनारों को ज़ख्म के किनारों के साथ सीकर इसे खुली थैली में परिवर्तित करना

Marsupium (मार्सुपियम)— वृषण, अण्डकोष

Maschaladenitis (मैस्केलेडीनाइटिस)— बगल की ग्रन्थियों का शोथ

Maschale (मास्केल)— काँख या बगल

Maschaliatry (मैस्केलियटरी)— बगल का मर्दन करके (रगड़ कर) औषधि प्रयोग करना

Maschaloncus (मैस्केलोन्कस)— बगल में किसी नई वृद्धि का निकल आना

Maschalyperidrosis (मास्केलीपैरीड्रोसिस)— बगलों में अत्यधिक पसीना आना

Masculation (मैस्कुलेशन)— पुरुष द्वितीयक लैंगिक लक्षणों का विकसित होना

Masculine (मैस्कुलाइन)— 1. पुरुष लिंग से सम्बन्धित 2. पुरुष के विशिष्ट लक्षणों वाला

Masculinity (मैस्कुलीनिटी)—पुरुष विशिष्टिताओं से युक्त होना, पुंस्त्व

Masculinization (मैस्कुलीनाइज़ेशन)—1. पुरुष में यौवनारम्भ पर पुरुष द्वितीयक लिंग विशिष्टताओं का सामान्य विकास होना 2. स्त्री में पुरुष द्वितीयक लिंग विशिष्टताओं का असामान्य रूप से विकसित होना, पुंस्त्वभवन

Masculinize (मैस्कुलीनाइज़)— स्त्री में पुरुष के द्वितीयक लिंग लक्षणों को उत्पन्न करना

Masculinovoblastoma (मैस्कुलीनोवोब्लास्टोमा)— डिम्बग्रन्थि का एक सुदम अर्बुद जिससे पुंस्त्वभवन उत्पन्न होता है (स्त्री में पुरुष के द्वितीयक लैंगिक लक्षण उत्पन्न होने लगते हैं।)

Masculinus (मैस्कुलीनस)—Masculine.

Mashing (मैशिंग)— मसलना

Mask (मास्क)— 1. सर्जन अथवा नर्स के चेहरे के लिए गॉज या अन्य पदार्थ का बना एक आवरण अथवा हवाई यात्रा करने वाले लोगों के लिए या संज्ञाहरण के दौरान रोगी में ऑक्सीजन पहुँचाने के लिए मुँह पर लगाया जाने वाला

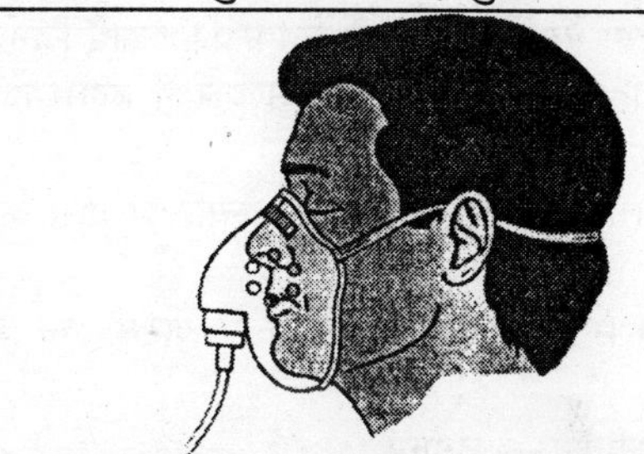

Fig. 319 : Oxygen Mask (ऑक्सीजन मुखावरण)

आवरण या बी एल बी मास्क, मुखावरण 2. चेहरे का रूप जैसे कुछ विकृत अवस्थाओं में प्रकट होता है जैसे सिफिलिस की तृतीयावस्था में गालों, माथे तथा शंखप्रदेश में विस्फोटीय भूरी वर्णकता का दिखाई देना अथवा कुछ गर्भवती स्त्रियों के चेहरे पर वर्णकयुक्त स्थानों का पाया जाना आदि 3. ढकना, छिपाना अथवा किसी को प्रवेश करने से रोकना

Masked (मास्कड)— ढका हुआ अथवा छिपाया गया

Masking (मास्किग)—1. अन्य ध्वनि के सुनने में बाधा उत्पन्न करने के लिए किसी भी प्रकार के शोर का प्रयोग करना 2. श्रवणविज्ञान में, दूसरे कान की श्रवण-शक्ति का परीक्षण करते समय पहले कान पर शोर करना

Masochism (मैसोचिज़्म)—पीड़ित होने, बाँधे जाने अथवा पीटे जाने से लैंगिक उत्तेजना का होना; परपीड़ित कामुकता

Masochist (मैसोचिस्ट)— वह व्यक्ति जो पीड़ित होने, बाँधे जाने अथवा पीटे जाने से लैंगिक रूप से उत्तेजित होने का आदि हो चुका हो; परपीड़ित-कामुक व्यक्ति

Mass (मास)— पिण्ड, लुगदी, समूह, ढेर
Massa (मासा)—Mass
Massage (मसाज)— रोगों की चिकित्सा के लिए शरीर को रगड़ना, थपथपाना अथवा गूंधना जैसे हृदय गति रुक जाने पर हृदय क्षेत्र पर थपथपाना एवं रगड़ना। मालिश या मर्दन
Masseter (मैसेटर)— मुख को बन्द करने वाली एवं चबाने की मुख्य पेशी, चर्वणिका
Masseur (मैसियर)—1. मालिश करने वाला आदमी 2. मालिश करने का यन्त्र
Masseuse (मैसीयूज)— मालिश करने वाली औरत
Massive (मैसिव)— बड़ा अथवा भारी
Massotherapy (मैसोथिरैपी)— मालिश द्वारा रोग की चिकित्सा करना, मर्दन-चिकित्सा, मर्दनोपचार।
Mastadenitis (मैस्टेडीनाइटिस)— किसी स्तन-ग्रन्थि का शोथ, स्तनग्रन्थिशोथ।
Mastadenoma (मैस्टेडीनोमा)—स्तन का एक अर्बुद, स्तनार्बुद
Mastalgia (मैस्टेल्जिया)— स्तन में दर्द होना, स्तन-वेदना
Mastatrophia (मैस्टेट्रॉफिया)— स्तनों का शोष (सूख जाना)
Mastatrophy (मैस्टेट्राफी)—Mastatrophia.
Mastauxe (मैस्टौक्सी)—स्तन का बढ़ जाना
Mast cells (मास्ट सैल्स)— संयोजी ऊतक कोशिकाएँ जिनकी कणिकाओं में हिस्टामीन होता है जिससे एलर्जी उत्पन्न होती है, मास्ट कोशिकाएँ
Mastectomy (मास्टेक्टॉमी)—स्तन को शल्यक्रिया द्वारा काट कर अलग कर देना, स्तनोच्छेदन
Masthelcosis (मास्थेल्कोसिस)— स्तन में जख्मों का बन जाना
Masticate (मैस्टीकेट)— चबाना
Mastication (मैस्टीकेशन)—चबाना, चर्वण
Masticatory (मैस्टीकेटरी)— 1. चबाने से सम्बन्धित, चर्वणीय 2. लार या थूक के स्राव को बढ़ाने के लिए चबाया जाने वाला कोई भी पदार्थ जिसे निगला नहीं जाता
Mastigote (मैस्टीगोट)— एक या अधिक कशाभों से युक्त कोई एककोशिकीय जन्तु

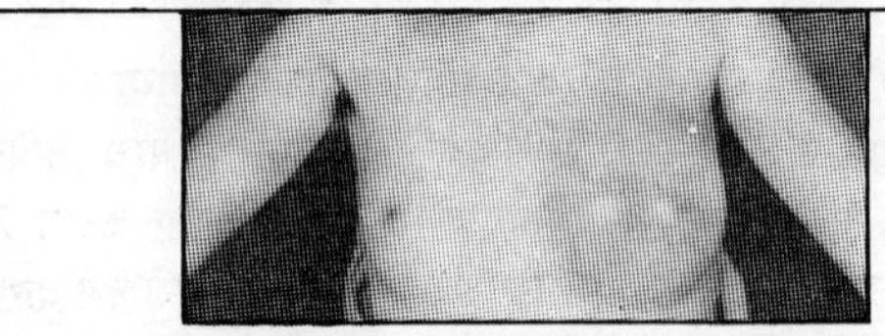
Fig. 320 : Mastitis (स्तनशोथ)

Mastitis (मैस्टाइटिस)—स्तनशोथ
Masto-, Mast- (मैस्टो-, मैस्ट-)— उपसर्ग जिनका अर्थ स्तन या कर्णमूल होता है।
Mastocarcinoma (मैस्टोकार्सिनोमा)— स्तन का कैन्सर
Mastochondroma (मैस्टोकॉण्ड्रोमा)— स्तन का उपास्थि से बना अर्बुद
Mastocyte (मैस्टोसाइट)— मास्ट कोशिका
Mastocytogenesis (मास्टोसाइटोजेनेसिस)— मास्ट कोशिकाओं का बनना एवं उनका विकास होना
Mastocytoma (मास्टोसाइटोमा)— मास्ट कोशिकाओं का इकट्ठा हो जाना जो एक अर्बुद के समान प्रतीत होता है।
Mastocytosis (मास्टोसाइटोसिस)— मास्ट कोशिकाओं का स्थानीय अथवा सार्वदैहिक संचय
Mastodynia (मैस्टोडाइनिया)— स्तन में दर्द होना, स्तनवेदना
Mastography (मैस्टोग्राफी)— स्तन का एक्स-रे परीक्षण करना
Mastoid (मैस्टॉयड)—1. स्तन के आकार का 2. शंखास्थि का कर्णमूल प्रवर्ध 3. कर्णमूल अथवा मैस्टॉयड प्रवर्ध से सम्बन्धित
Mastoidal (मैस्टॉयडल)— कर्णमूल प्रवर्ध सम्बन्धी
Mastoidale (मैस्टायडेल)— कर्णमूल प्रवर्ध पर निम्नतम बिन्दु
Mastoidalgia (मैस्टॉयडैल्जिया)— कर्णमूल प्रवर्ध में दर्द होना
Mastoid antrum (मैस्टॉयड एन्ट्रम)— एक छोटा कोष्ठ जिसके द्वारा कर्णमूल कोशिकाएँ मध्यकर्ण-गुहा से सम्बन्धित रहती हैं।
Mastoid cells (मैस्टॉयड सैल्स)— शंखास्थि के कर्णमूल प्रवर्ध में स्थित वायु अवकाश
Mastoidectomy (मैस्टॉयडेक्टॉमी)— कर्णमूल कोशिकाओं अथवा कर्णमूल प्रवर्ध को शल्यक्रिया द्वारा काट कर अलग कर देना, कर्णमूलउच्छेदन
Mastoideocentesis (मैस्टॉयडीयोसेन्टेसिस)— कर्णमूल प्रवर्ध में छिद्र करके उसके पश्चात् कर्णमूल कोशिकाओं का पारवेधन करना
Mastoiditis (मैस्टॉयडाइटिस)— कर्णमूल कोटर एवं कोशिकाओं का शोथ
Mastoidotomy (मैस्टॉयडोटॉमी)— कर्णमूल प्रवर्ध में चीरा लगाना, कर्णमूलछेदन।
Mastoid process (मैस्टॉयड प्रोसेस)— शंखास्थि के कर्णमूल भाग का नीचे तथा आगे को बाह्य कर्ण-कुहर के पीछे जाने वाला चूचुक के समान एक प्रक्षेपण, कर्णमूल प्रवर्ध
Mastology (मैस्टोलॉजी)— स्तनों का वैज्ञानिक अध्ययन, स्तनविज्ञान।
Mastomenia (मैस्टोमीनिया)— स्तन से उन्मार्गी मासिक धर्म का होना (मासिक धर्म के समय स्तनों से रक्त बहना)
Mastoncus (मैस्टोन्कस)— स्तन का कोई अर्बुद अथवा उसकी सूजन
Masto-occipital (मैस्टो-ऑक्सीपिटल)— कर्णमूल प्रवर्ध एवं पश्चकपालीय अस्थि से सम्बन्धित
Mastoparietal (मैस्टोपैराइटल)— कर्णमूल प्रवर्ध एवं पार्श्विका अस्थि सम्बन्धी
Mastopathy (मैस्टोपैथी)— स्तन-ग्रन्थि का कोई भी रोग

Mastopexy (मैस्टोपैक्सी)— शल्यक्रिया-स्थिरीकरण करके लटकते हुए स्तन को ठीक करना, स्तनस्थिरीकरण।

Mastoplasia (मैस्टोप्लेसिया)— स्तन-ग्रन्थि ऊतक का अतिविकसन

Mastoplasty (मैस्टोप्लास्टी)— स्तन की प्लास्टिक सर्जरी करना, स्तनसंधान।

Mastoptosis (मैस्टोप्टोसिस)—लटकते हुए स्तन, स्तनपात।

Mastorrhagia (मैस्टोरेह्जिया)— स्तन से रक्तस्राव होना

Mastoscirrhus (मैस्टोस्सीरह्स)— स्तन का कठोर होना

Mastosquamous (मैस्टोस्क्वैमस)—शंखास्थि के कर्णमूल प्रवर्ध एवं शल्कीय भाग से सम्बन्धित

Mastosyrinx (मैस्टोसिरिंक्स)—स्तन-ग्रन्थि का नालव्रण

Mastotomy (मैस्टोटॉमी)—. स्तन में चीरा लगाना

Masturbate (मास्टरबेट)—हस्तमैथुन करना

Masturbation (मास्टरबेशन)— हाथों से जननांगों को रगड़कर या मलकर लैंगिक उत्तेजना के चरमोत्कर्ष पर पहुँचना, हस्तमैथुन

Matching (मैचिंग)— वस्तुओं के चयन के लिए एक से गुणों वाली वस्तुओं की तुलना करना जैसे खून चढ़ाने से पहले रक्त का मिलान (तुलना) किया जाता है।

Mater (मेटर)—मस्तिष्क एवं सुषुम्ना रज्जु के ऊतक आवरण जैसे जालतानिका, दृढ़तानिका तथा मृदुतानिका

Materia (मैटीरिया)— पदार्थ या वस्तु

Materia alba (मैटीरिया एल्बा)— मसूड़ों के किनारे-किनारे, दाँतों की ग्रीवाओं के आस-पास जमा एक सफेद पदार्थ जिसमें श्लेष्मा, उपकला-कोशिकाएँ, भोजन के कण, श्वेत रक्त कोशिकाएँ तथा जीवाणु होते हैं।

Material (मैटीरियल)— पदार्थ

Materia medica (मैटीरिया मेडिका)— चिकित्सा-विज्ञान की वह शाखा जिसका सम्बन्ध रोगों की चिकित्सा के लिए प्रयोग में लायी जाने वाली औषधियों से होता है। इसमें औषधियों के स्रोत, निर्माण, मात्रा तथा प्रयोग का वर्णन होता है; औषधि निघंटु, भेषज निघंटु

Materies morbi (मैटेरीज़ मोर्बाइ)— कोई भी पदार्थ जो मृत्यु का सीधा कारण होता है।

Maternal (मैटर्नल)— 1. माता से सम्बन्धित 2. माता से उत्पन्न

Maternal deprivation syndrome (मैटर्नल डेप्रीवेशन सिण्ड्रोम)— किसी शिशु अथवा छोटे बच्चे की भावात्मक, शारीरिक एवं पोषणज उपेक्षा जिससे शिशु अथवा बच्चा भावात्मक रूप से विक्षोभित हो जाता है, वह खिंचा-खिंचा सा रहता है, उदासीन रहता है एवं उसकी वृद्धि तथा विकास रुक जाते हैं।

Maternity (मैटरनिटी)—1. मातृभाव, मातृत्व 2. किसी अस्पताल में प्रसूति-विभाग

Mating (मैटिंग)— विपरीत लिंग के व्यक्तियों का विशेषकर जनन के लिए मिलन

Matrass (मैट्रास)— शुष्क पदार्थों को गरम करने के लिए एक लम्बी गर्दन वाला काँच का पात्र

Matrices (मैट्रीसेज़)—Matrix का बहुवचन

Matrix (मैट्रिक्स)—1. किसी ऊतक की कोशिकाओं के बीच स्थित पदार्थ जैसे अस्थि आधात्री 2. वह पदार्थ जिससे कोई रचना जैसे बाल अथवा नाखून विकसित होता है। 3. गर्भाशय 4. दन्त-चिकित्सा में एमल्गम को ढालने के लिए एक सांचा

Matrixitis (मैट्रिक्साइटिस)—नखशय्याशोथ

Matron (मैट्रन)— किसी अस्पताल की अध्यक्षा, मैट्रन

Matter (मैटर)—1. कोई भी वस्तु जो स्थान घेरती है, द्रव्य। यह ठोस, द्रव अथवा गैसीय हो सकती है। 2. पस अथवा मवाद

Maturant (मैचुरैन्ट)—शीघ्र पकाने वाली औषधि

Maturate (मैचुरेट)—1. पकाना 2. पूयमय बनाना

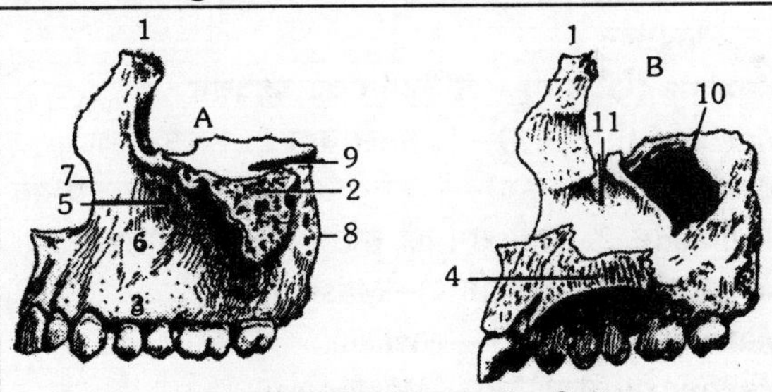

Fig. No. 321 Maxilla (ऊर्ध्वहनु)

A. Left half, external aspect. बाँया अर्द्ध भाग, बाह्य आकृति B. Right half, internal aspect. दाँया अर्द्ध भाग, आन्तरिक आकृति 1. Frontal process= ललाटीय प्रवर्ध, 2. Zygomatic process= कपोलास्थिक प्रवर्ध 3. Alveolar process= दन्तउलूखलीय प्रवर्ध 4. Palatine process= तालव प्रवर्ध, 5. Infraorbital foramen= अवनेत्रगुहीय रन्ध्र 6. Canine fossa= रदनक खात, 7. Nasal notch= नासिका-खाँचा, 8. Maxillary tuberosity= हन्वास्थिक गण्डक, 9. Infraorbital sulcus= अवनेत्रगुहीय खातिका, 10. Maxillary sinus= हन्वास्थिक विवर, 11. Lacrimal groove= अश्रुप्रवाही लीक

Maturation (मैचुरेशन)— 1. पकना या परिपक्वता 2. पूयता, पस पड़ना

Mature (मैच्योर)— 1. पूर्ण विकसित या परिपक्व 2. पूर्ण विकसित होना

Maturity (मैच्युरिटी)—परिपक्व होने की अवस्था (परिपक्वता), प्रौढ़ता

Matutinal (मेच्युटिनल)— सुबह के समय उत्पन्न होने वाला जैसे प्रात वमन

Maxilla (मैक्ज़िला)—ऊपरी जबड़े की हड्डी, ऊर्ध्वहनु

Maxillary (मैक्ज़िलरी)— ऊर्ध्वहनु या ऊपरी जबड़े अथवा मैक्ज़िला से सम्बन्धित

Maxillectomy (मैक्ज़िलैक्टॉमी)— ऊर्ध्वहनु (ऊपरी जबड़े) को शल्य-क्रिया द्वारा काट कर अलग कर देना

Maxillitis (मैक्ज़िलाइटिस)—जबड़े की ऊपरी हड्डी की सूजन, ऊर्ध्वहनुशोथ

Maxillodental (मैक्ज़िलोडैन्टल)— ऊर्ध्वहनु एवं इसमें स्थित दाँतों से सम्बन्धित

Maxillofacial (मैक्ज़िलोफ़ेशल)— ऊर्ध्वहनु एवं चेहरे से सम्बन्धित

Maxillojugal (मैक्ज़िलोजुगल)— ऊर्ध्वहनु एवं गण्डास्थि सम्बन्धी

Maxillomandibular (मैक्ज़िलोमैण्डिबुलर)—ऊर्ध्वहनु एवं अधोहनु अथवा मैक्ज़िला तथा मैण्डीबिल सम्बन्धी

Maxillopalatine (मैक्ज़िलोपैलाटाइन)— ऊर्ध्वहनु (मैक्ज़िला) एवं तालु-अस्थि सम्बन्धी

Maxillotomy (मैक्ज़िलोटॉमी)— मैक्ज़िला में चीरा लगाना; ऊर्ध्वहनुछेदन ।

Maxima (मैक्ज़िमा)— मैक्ज़िमम का बहुवचन

Maximal (मैक्ज़िमल)—1. सबसे बड़ा 2. सबसे ऊँचा

Maximum (मैक्ज़िमम)—1. सबसे अधिक मात्रा अथवा प्रभाव, अधिकतम 2. किसी रोग की सबसे अधिक गम्भीरावस्था

Mazodynia (मैज़ोडाइनिया)—Mastodynia.

Mazoitis (मैजॉयटिस)—Mastitis.

Mazopexy (मैज़ोपैक्सी)—Mastopexy.

Mazoplasia (मैज़ोप्लेसिया)—Mastoplasia.

M.B. (एम.बी.)—Bachelor of medicine. चिकित्सा-शास्त्र का स्नातक

m.b. (एम.बी.)— नुस्खे का एक चिन्ह जिसका अर्थ होता है–ठीक से मिश्रित कर लो

MBD (एमबीडी)—Maximum breathing capacity. अधिकतम श्वसन क्षमता

McBurney's point (मैकबर्नीज़ पाइंट)— तीव्र उण्डुकपुच्छशोथ (एपैण्डिसाइटिस) में नाभि से दाँये अग्र ऊर्ध्व श्रोणिफलक-कंटक तक खींची गई रेखा के बाह्य एवं मध्य तिहाई भाग के संगम पर दाबवेदना का बिन्दु

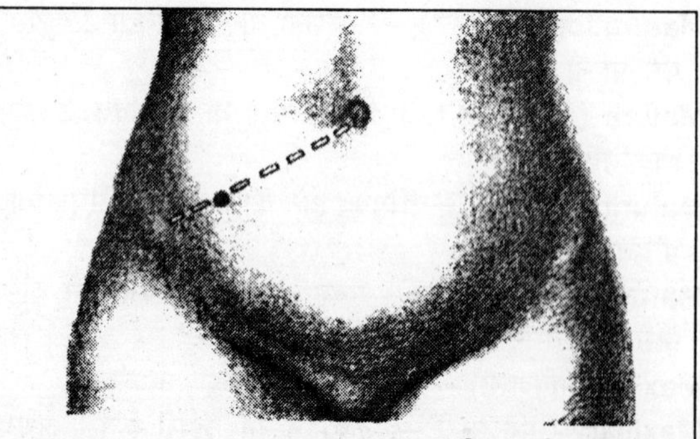

Fig. 322 : Mc Burney's point (मैकबर्नीज बिन्दु)

McBurney's sign (मैकबर्नीज़ साइन)— मैकबर्नीज़ बिन्दु पर दाबवेदना एवं कठोरता, तीव्र उण्डुकपुच्छशोथ अथवा एपैण्डिसाइटिस का एक चिन्ह

mcg (एमसीजी)— माइक्रोग्राम

MCH (एम सी एच)— Mean Corpuscular Hemoglobin औसत काणिकीय हीमोग्लोबिन

MCHC (एम सी एच सी)—Mean Corpuscular Hemoglobin Concentration. औसत कणिकीय हीमोग्लोबिन सान्द्रता

MCV (एम सी वी)—Mean Corpuscular Volume. औसत कणिकीय आयतन

M.D. (एम.डी.)— डॉक्टर ऑफ मेडीसिन

Meal (मील)— 1. किसी विशेष एवं निश्चित समय पर भोजन का ग्रहण किया गया भाग, आहार 2. किसी अनाज का आटा

Mean (मीन)— औसत, माध्य

Measles (मीज़ल्स)— जाड़ों में एवं बसन्त ऋतु में अधिकतर स्कूल जाने वाली आयु के बच्चों में रुबियोला विषाणु द्वारा उत्पन्न एक अत्यधिक सांसर्गिक रोग जिसमें नेत्रश्लेष्मलाशोथ हो जाता है, छीकें आती हैं, नासा-रक्ताधिक्य हो जाता है, घबराहट होती है, तेज ज्वर हो जाता है, मुख की श्लेष्मिक झिल्ली पर कोपलिक के धब्बे बन जाते हैं, खाँसी उठती है तथा माथे से शुरू होकर सम्पूर्ण शरीर पर फैलने वाले चित्ती-पिटिकीय दाने निकल आते हैं; खसरा; रोमान्तिका

Measles black (मीज़ल्स ब्लैक)— एक तीव्र प्रकार का खसरा रोग जिसमें त्वचा में रक्त का निःसरण होने के कारण दाने काले होते हैं ।

Measles German (मीज़ल्स जर्मन)—Rubella.

Measles hemorrhagic (मीज़ल्स हीमोरेह्जिक)—Measles black.

Measly (मीज़ली)— 1. खसरा से ग्रस्त 2. खसरा सम्बन्धी 3. खसरा के समान

Measure (मीज़र)—1. किसी वस्तु अथवा पदार्थ की लम्बाई, क्षेत्रफल, आयतन अथवा इसके वज़न का पता लगाना, माप 2. मापने में काम आने वाला उपकरण जैसे निशान लगा हुआ फीता अथवा एक अंशांकित बीकर

Measurement (मीज़रमैन्ट)— माप

Meat (मीट)— मांस

Meatal (मीटल)— कुहर अथवा द्वार सम्बन्धी, कर्णकुहरीय

Meatometer (मीटोमीटर)— किसी द्वार अथवा मार्ग के परिमाण को मापने वाला एक उपकरण

Meatoplasty (मीटोप्लास्टी)— किसी कुहर या नलिका की प्लास्टिक सर्जरी करना, कर्णकुहरसंधान

Meatorrhaphy (मीटोरैह्फी)— मूत्रमार्गमुखछेदन में बने जख्म की सिलाई करना, मूत्रमार्गमुखसीवन ।

Meatoscope (मीटोस्कोप)— किसी छिद्र अथवा द्वार का निरीक्षण करने वाला यन्त्र, कुहरदर्शी

Meatoscopy (मीटोस्कोपी)— मीटोस्कोप द्वारा किसी छिद्र अथवा द्वार विशेषकर मूत्रमार्ग-छिद्र का निरीक्षण करना, कुहरदर्शन ।

Meatotome (मीटोटोम)— किसी छिद्र में चीरा लगाने एवं इसे बड़ा करने के लिए एक चाकू जिसमें एक एषणी लगा होता है ।

Meatotomy (मीटोटॉमी)— किसी छिद्र विशेषकर मूत्रमार्ग-छिद्र में चीरा लगाना एवं उसे बड़ा करना, मूत्रमार्गमुखच्छेदन

Meatus (मीटस)— एक छिद्र अथवा मार्ग जैसे बाह्य ध्वनिक मार्ग–मध्यकर्ण-कला अथवा कर्णपटह से बाह्य कर्ण तक चलने वाली बाह्य श्रवणिक नली कर्णकुहर तथा बाह्य मूत्र-छिद्र–मूत्रमार्ग का बाह्य छिद्र

Mechanical (मैकेनीकल)— यान्त्रिक

Mechanics (मैकेनिक्स)—यान्त्रिकी

Mechanism (मैकेनिज़्म)—1. विभिन्न भागों, क्रियाओं आदि के संयोजन का एक ढंग जो एक ही कार्य सम्पन्न करते हैं । 2. किसी परिणाम को प्राप्त करने के लिए किसी क्रिया की विधि अथवा साधन जैसे शरीर की रक्षात्मक क्रियाविधि–शरीर की रक्षा करने के लिए प्रयोग किए जाने वाले साधन 3. एक मशीन अथवा मशीन के समान रचना

Mechanophobia (मैकेनोफोबिया)— मशीनरी का रोगोत्पादक भय

Mechanoreceptor (मैकेनोरिसीप्टर)—ग्राहक जो यान्त्रिक दबावों जैसे स्पर्श अथवा ध्वनि से उत्पन्न दबावों से उत्तेजित हो जाता है ।

Mechanotherapy (मैकेनोथिरैपी)— चिकित्सा के रूप में शरीर के विभिन्न भागों के व्यायाम के लिए यान्त्रिक उपकरण का प्रयोग करना, यान्त्रिकचिकित्सा

Mecism (मेसिज़्म)— शरीर की असामान्य लम्बाई होना

Mecometer (मीकोमीटर)— नवजात शिशुओं की माप लेने वाला एक यन्त्र

Meconiorrhea (मीकोनियोरिहया)— नवजात शिशु द्वारा अत्यधिक मात्रा में जातविष्ठा का उत्सर्जित होना

Meconism (मीकोनिज़्म)—अफीम-विषाक्तता

Meconium (मीकोनियम)— नवजात शिशु का प्रथम मल, जातविष्ठा

Meconium ileus (मीकोनियम इलियस)—मीकोनियम या जातविष्ठा के अड़ जाने के कारण नवजात शिशु में आन्त्रावरोध हो जाना

Meconium staining, Meconium show (मीकोनियम स्टेनिंग, मीकोनियम शो)— प्रसव के समय जब भ्रूण गर्भाशय में ही होता है तो उसके द्वारा जातविष्ठा का उत्सर्जित होना जो भ्रूण के कष्ट में होने के कारण होता है ।

Mecystasis (मीसिस्टेसिस)— वह क्रिया जिसमें कोई पेशी अपने मूल तनाव को कायम रखती है यद्यपि उसकी लम्बाई बढ़ जाती है ।

M.E.D. (एम.इ.डी.)—Minimal effective dose. अल्पतम प्रभावकारी मात्रा

Medi- (मेडी-)— बीच का संकेत देने वाला एक उपसर्ग

Media (मीडिया)—1. मीडियम का बहुवचन 2. मध्य कंचुक । किसी धमनी की बीच की अथवा पेशीय परत

Mediad (मीडियाड)— शरीर की मध्य रेखा अथवा उसके मध्य तल की ओर

Medial (मीडियल)— 1. बीच से सम्बन्धित 2. शरीर अथवा किसी रचना की मध्य रेखा के निकटतम स्थित, मध्यवर्ती

Medialis (मीडियालिस)—Medial.

Medialization (मीडियालाइज़ेशन)— किसी भाग को मध्यरेखा की ओर कर देने के लिए किया जाने वाला एक ऑपरेशन

Median (मीडियन)—बीच अथवा केन्द्र में स्थित अथवा उससे सम्बन्धित, मध्यम

Median line (मीडियन लाइन)— शरीर के मध्य-तल के दो किनारों को मिलाने वाली एक काल्पनिक रेखा, मध्यस्थ रेखा

Median plane (मीडियन प्लेन)— धड़ एवं सिर से होते हुए शरीर को दाँये एवं बाँये दो अर्द्ध भागों में बाँटने वाला एक लम्बरूप तल

Medianus (मीडियानस)—Median.

Mediastinal (मीडियास्टाइनल)—मध्यस्थानिका सम्बन्धी

Mediastinitis (मीडियास्टाइनाइटिस)—मध्यस्थानिकाशोथ

Mediastinogram (मीडियास्टाइनोग्राम)— मध्यस्थानिका की एक्स-रे फिल्म

Mediastinography (मीडियास्टाइनोग्राफी)— मध्यस्थानिका का एक्स-रे परीक्षण करना, मध्यस्थानिकाचित्रण ।

Mediastinopericarditis (मीडियास्टाइनोपैरीकार्डाइटिस)— मध्यस्थानिका एवं हृदयावरण का शोथ

Mediastinoscope (मीडियास्टाइनोस्कोप)— अध्युरोस्थिक छेदन या चीरे से होकर मध्यस्थानिका का निरीक्षण करने के लिए एक गुहान्तदर्शी या अन्तःदर्शी, मध्यस्थानिकादर्शी ।

Mediastinoscopy (मीडियास्टाइनोस्कोपी)— मध्यस्थानिका का एक विशेष प्रकार के गुहान्तदर्शी द्वारा परीक्षण करना, मध्यस्थानिकादर्शन ।

Mediastinotomy (मीडियास्टाइनोटॉमी)— मध्यस्थानिका में चीरा लगाना, मध्यस्थानिकाछेदन

Mediastinum (मीडियास्टाइनम)—1. किसी अंग के दो मुख्य भागों के बीच स्थित एक पट अथवा गुहा 2. फेफड़ों को तथा सामने उरोस्थि एवं पीछे कशेरुका-दण्ड को पृथक करने वाला ऊतकों एवं अंगों का एक पिण्ड जिसमें हृदय एवं इसकी बड़ी वाहिनियाँ, श्वास-प्रणाल, ग्रासनली, थाइमस, लसीका पर्व तथा अन्य रचनाएँ और ऊतक स्थित रहते हैं । यह अग्र, मध्य, पश्च तथा ऊर्ध्व–चार क्षेत्रों में विभाजित रहता है; मध्यस्थानिका, मध्यावकाश

Mediate (मीडियेट)—दो भागों के बीच अथवा दो पार्श्वों के बीच स्थित

Mediation (मीडिएशन)— मध्यस्थ की क्रिया

Mediator (मीडिएटर)— कुछ करने में बीच में कार्य करने वाला कारक, मध्यस्थ

Medicable (मेडिकेबिल)—. साध्य, ठीक होने वाला (रोग)

Medical (मेडिकल)—1. औषधि सम्बन्धी अथवा रोगियों की देखभाल के विज्ञान के अध्ययन से सम्बन्धित, चिकित्सीय, भेषजीय, आयुर्विज्ञानीय 2. औषधियों से जिसे चिकित्सा कराने की आवश्यकता होती है, शल्य-क्रिया द्वारा नहीं

Medical ethics (मेडिकल इथिक्स)—चिकित्साचार, उपचार-संहिता

Medical jurisprudence (मेडिकल जुरिस्प्रुडेन्स)—See jurisprudence.

Medical preparations (मेडिकल प्रीपैरेशन्स)— गोलियों, कैप्सूलों, सीरप, इन्जैक्शनों तथा मरहमों आदि के रूप में आयोजित प्रयोग में लाने के लिए तैयार औषधीय पदार्थ

Medical science (मेडिकल साइन्स)— चिकित्सा-विज्ञान, आयुर्विज्ञान

Medical transcriptionist (मेडिकल ट्रान्सक्रिप्शनिस्ट)— वह व्यक्ति जो किसी रोगी के स्वास्थ्य की देख-भाल से सम्बन्धित डाक्टर के द्वारा लिखवायी गई चिकित्सीय रिपोर्टो का मशीन पर प्रतिलेखन करता है जो रोगी के स्थायी चिकित्सीय अभिलेख का एक भाग बन जाती हैं।

Medicament (मेडिकेमेन्ट)—एक औषधि अथवा उपचार, औषधद्रव्य

Medicamentosus (मेडिकेमेन्टोसस)— औषधियों से सम्बन्धित, औषधीय।

Medicate (मेडिकेट)— 1. औषधियों द्वारा किसी रोग की चिकित्सा करना 2. औषधि से पूरित करना

Medicated (मेडिकेटेड)— किसी औषधि से पूरित, औषधियुक्त

Medication (मेडिकेशन)—1. किसी रोग की चिकित्सा में औषधियों का बाह्य, आन्तरिक, इन्जैक्शन द्वारा अथवा अन्य मार्गो द्वारा प्रयोग करना 2. औषधि से पूरित करना 3. एक औषधि अथवा उपचार

Medicator (मेडिकेटर)— शरीर के गहन भागों पर औषधियाँ लगाने के लिए एक यन्त्र

Medicinal (मेडीसिनल)—औषधि सम्बन्धी, भेषजीय

Medicinal enema (मेडीसिनल एनिमा)—ऐसा एनिमा जिसमें कोई औषधि मिला दी जाती है जो ऐसे रोगियों को दिया जाता है जिन्हें मुँह से औषधि नहीं दी जा सकती।

Medicine (मेडीसिन)— 1. एक औषधि अथवा उपचार या चिकित्सा 2. रोगों के निदान, उनकी रोकथाम, चिकित्सा तथा स्वास्थ्य बनाये रखने की कला एवं विज्ञान; चिकित्सा-शास्त्र; आयुर्विज्ञान 3. औषधियों द्वारा रोगों की चिकित्सा, शल्यक्रिया द्वारा नहीं। चिकित्सा अथवा मेडीसिन की निम्न शाखाएँ होती हैं–

Aerospace medicine (एरोस्पेस मेडीसिन)—चिकित्सा की वह शाखा जो लोगों की विकृति एवं शरीरवृत्ति का अध्ययन करके हवाई यात्रा करने वाले व्यक्तियों का चयन करने से सम्बन्धित होती है।

Alternative medicine (आल्टरनेटिव मेडीसिन)—अन्य प्रकार की चिकित्सा पद्धति जैसे आयुर्वेद, होमियोपैथी एवं प्राकृतिक चिकित्सा पद्धति आदि

Clinical medicine (क्लीनिकल मेडीसिन)— 1. बिस्तर पर लेटे हुए व्यक्ति के रोग का अध्ययन एवं उसकी चिकित्सा करना 2. किसी मेडिकल कॉलिज में मेडिकल कोर्स के अन्तिम दो वर्ष

Community medicine (कम्यूनिटी मेडीसिन)—किसी जाति अथवा समुदाय की सम्पूर्ण आबादी की चिकित्सीय देखभाल जिसमें रोग की रोकथाम करने वाली औषधि पर अधिक ध्यान दिया जाता है।

Dental medicine (डैन्टल मेडीसिन)— चिकित्सा की वह शाखा जिसका सम्बन्ध दाँतों की चिकित्सा से है।

Emergency medicine (इमर्जेन्सी मेडीसिन)— चिकित्सा की वह शाखा जो विशेषकर गम्भीर रोगियों अथवा अचानक दुर्घटनाग्रस्त व्यक्तियों से सम्बन्धित होती है जिन्हें तुरन्त ही चिकित्सा की आवश्यकता होती है।

Environmental medicine (एनवाइरन्मेन्टल मेडीसिन)— चिकित्सा की वह शाखा जो मनुष्य पर वातावरण के प्रभावों जिनमें तापमान, आर्द्रता, जल एवं वायु का प्रदूषण, विकिरण तथा आबादी का तेजी से बढ़ना आदि सम्मिलित होते हैं, से सम्बन्धित होती है।

Experimental medicine (एक्सपैरीमेन्टल मेडीसिन)— प्रयोगशाला में जन्तुओं पर प्रयोग करके किसी रोग का अध्ययन करना

Folk medicine (फोक मेडीसिन)— रोगों की चिकित्सा में घरेलु उपचारों का प्रयोग

Forensic medicine (फोरेन्सिक मेडीसिन)— देखें 'F' में

Geriatric medicine (जेरियाट्रिक मेडीसिन)—बूढ़े लोगों, सामान्यतः 65 वर्ष से ऊपर की आयु के लोगों के रोगों एवं स्वास्थ्य समस्याओं से सम्बन्धित चिकित्सा

Group medicine (ग्रुप मेडीसिन)— बहुत से विशेषज्ञों के समूह द्वारा मेडिकल प्रैक्टिस करना

Internal medicine (इन्टरनल मेडीसिन)— जिसका सम्बन्ध शरीर के आन्तरिक अंगों की शल्यक्रिया के अतिरिक्त अन्य साधनों से चिकित्सा करने से है।

Legal medicine (लीगल मेडीसिन)—Forensic medicine.

Nuclear medicine (न्यूक्लियर मेडीसिन)— चिकित्सा की वह शाखा जिसका सम्बन्ध रोगों के निदान एवं चिकित्सा में रेडियोसक्रिय पदार्थो के प्रयोग किए जाने से होता है।

Occupational medicine (ऑक्यूपेशनल मेडीसिन)— Environmental medicine.

Patent medicine (पेटेन्ट मेडीसिन)— ट्रेडमार्क से सुरक्षित औषधि जो चिकित्सक के नुस्खे के बिना बाजार में उपलब्ध हो जाती है।

Physical medicine (फिज़िकल मेडीसिन)— भौतिक साधनों जैसे गर्मी, ठण्ड, रोशनी, बिजली, हस्तोपचार अथवा यान्त्रिक उपकरणों द्वारा रोगों की चिकित्सा करना

Preclinical medicine (प्रीक्लीनिकल मेडीसिन)—1. निरोधक (रोकथाम की) चिकित्सा 2. किसी मेडिकल कोर्स के प्रथम दो वर्ष

Preventive medicine (प्रीवेन्टिव मेडीसिन)— चिकित्सा की वह शाखा जिसका सम्बन्ध रोगों की रोकथाम से होता है, निरोधक आयुर्विज्ञान

Proprietary medicine (प्रोप्राइटरी मेडीसिन)— एक औषधि जिसका फार्मूला निर्माता का केवल अपना ही फार्मूला होता है जो एक रजिस्टर्ड ट्रेडमार्क के अन्तर्गत बिकती है, एकायत्त औषधि

Socialized medicine (सोशलाइज्ड मेडीसिन)— सरकारी नियन्त्रण में मेडिकल प्रैक्टिस करना जो टैक्स लगाकर अथवा राष्ट्रीय मेडिकल इनश्योरैन्स प्रोग्राम के द्वारा चिकित्सा का खर्च वहन करती है।

Space medicine (स्पेस मेडीसिन)— चिकित्सा-शास्त्र की वह शाखा जिसका सम्बन्ध हवाई यात्रा करने के कारण उत्पन्न शरीर-क्रियात्मक रोगों से है।

Sports medicine (स्पोर्ट्स मेडीसिन)— खेल-कूद में लगने वाली चोटों से सम्बन्धित चिकित्सा-क्षेत्र

Tropical medicine (ट्रॉपिकल मेडीसिन)— प्रारम्भिक रूप से ऊष्णकटिबन्धीय एवं अवऊष्णकटिबन्धीय क्षेत्रों में उत्पन्न होने वाले, विशेषकर परजीवियों के रोगों से सम्बन्धित चिकित्सा-शास्त्र

Veterinary medicine (वेटीरीनरी मेडीसिन)— जानवरों के रोगों एवं उनके स्वास्थ्य से सम्बन्धित चिकित्सा, पशु आयुर्विज्ञान।

Medicochirurgical (मेडिकोचर्रजिकल)— औषधीय चिकित्सा एवं शल्य-चिकित्सा दोनों से सम्बन्धित

Medicolegal (मेडिकोलीगल)—न्यायवैद्यकीय, व्यवहार आयुर्विज्ञान सम्बन्धी

Medicomechanical (मेडिकोमैकेनिकल)— रोगियों की चिकित्सा करने के औषधीय एवं यान्त्रिक दोनों पहलुओं से सम्बन्धित

Medicopsychology (मेडिकोसाइकोलॉजी)— औषधि का मानसिक रोगों से सम्बन्ध

Medicosocial (मेडिकोसोशल)— औषधीय एवं सामाजिक दोनों रूपों वाला

Medicus (मेडीकस)— चिकित्सक

Medio- (मीडियो-)— उपसर्ग जिसका अर्थ बीच होता है।

Mediocarpal (मीडियोकार्पल)— मणिबन्ध-अस्थि अथवा कार्पल हड्डी के बीच से सम्बन्धित

Mediodorsal (मीडियोडॉर्सल)— मध्यम एवं पृष्ठीय तल से सम्बन्धित

Mediolateral (मीडियोलेट्रल)— किसी रचना के बीच तथा पार्श्व से सम्बन्धित

Medionecrosis (मीडियोनेक्रोसिस)— किसी रक्त वाहिनी के कंचुक माध्यम अथवा ट्यूनिका मीडिया का परिगलन

Mediopontine (मीडियोपोन्टाइन)— पोन्स वैरोलाइ के केन्द्र से सम्बन्धित

Mediotarsal (मीडियोटार्सल)— गुल्फ-अस्थि अथवा टार्सल हड्डी के बीच के भाग से सम्बन्धित

Mediotrusion (मीडियोट्रूज़न)—अधोहनु या निचले जबड़े को चलाते समय अधोहनुज स्थूलक का मध्यरेखा की ओर को धकेल दिया जाना

Medisect (मेडिसैक्ट)— शरीर अथवा किसी रचना की मध्यम रेखा के ऊपर को काटना

Meditation (मेडिटेशन)— ध्यान लगाना

Medium (मीडियम)—1. साधन अथवा माध्यम 2. सूक्ष्मजीवों अथवा कोशिकीय ऊतक के सम्वर्धन के लिए प्रयोग में लाया जाने वाला पदार्थ 3. एक पदार्थ जिससे होकर आवेग संचारित होते हैं।

Clearing medium (क्लीयरिंग मीडियम)— ऊतक-विज्ञान सम्बन्धी प्रतिरूपों को पारदर्शक बनाने वाला पदार्थ

Contrast medium (कॉनट्रास्ट मीडियम)— शरीर की आन्तरिक रचनाओं का निरीक्षण करने के लिए एक्स-रे परीक्षण में प्रयोग में लाया जाने वाला रेडियोअपारदर्शक (एक्स-रे अभेद्य) पदार्थ, विभेदक माध्यम

Medius (मीडियस)—बीच में स्थित, माध्यमिका

Medulla (मेडुला)—1. किसी अंग का भीतरी अथवा केन्द्रीय

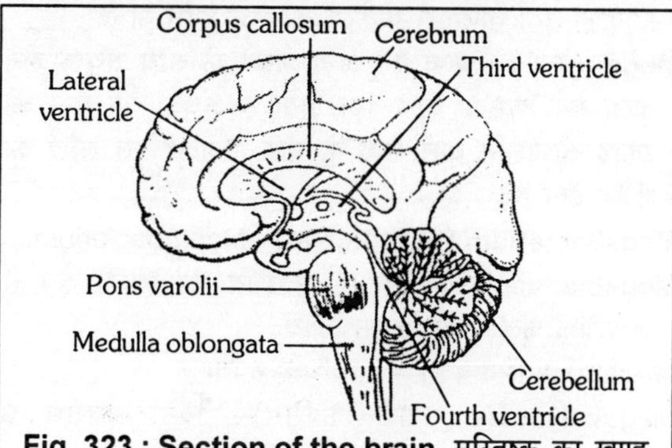

Fig. 323 : Section of the brain. मस्तिष्क का खण्ड
Medulla oblongata (मेडुला ऑब्लांगेटा)

Corpus callosum=कॉर्पस कैलोसम, Lateral ventricle=पार्श्वीय निलय, Pon's varolii=पोन्स वेरोलाइ, Fourth ventricle=चतुर्थ निलय, Cerebellum= अनुमस्तिष्क, Third ventricle= तृतीय निलय, *Cerebrum* = प्रमस्तिष्क

भाग जैसे वृक्क का (वृक्कीय पिरामिद) अथवा अधिवृक्क ग्रन्थि या एड्रीनल ग्लैण्ड का (भीतरी, लाल-भूरे रंग का मुलायम भाग), अन्तस्था 2. मज्जा 3. मेडुला ऑब्लांगेटा, मस्तिष्क स्तम्भ का वह भाग जो ऊपर पोन्स तथा नीचे सुषुम्ना रज्जु के साथ अग्रसरित हो जाता है।

Medullar (मेडुलर)—Medullary.

Medullary (मेडुलरी)— मज्जा अथवा मेडुला या अन्तस्था सम्बन्धी

Medullated (मेडुलेटेड)— मज्जा अथवा मेडुला या अन्तस्था से युक्त

Medullation (मेडुलेशन)— माइलिन आवरण द्वारा मंढे जाने की क्रिया

Medullectomy (मेडुलेक्टॉमी)— मेडुला ऑब्लाँगेटा के किसी भाग को शल्यक्रिया द्वारा काट कर अलग कर देना

Medullitis (मेडुलाइटिस)—मज्जाशोथ

Medullization (मेडुलाइज़ेशन)—असामान्य रूप से मज्जा में परिवर्तित होना

Medulloadrenal (मेडुलोएड्रीनल)—एड्रीनल ग्रन्थि के मेडुला से सम्बन्धित

Medulloarthritis (मेडुलोआर्थ्राइटिस)— हड्डी के सिरों की मज्जा का शोथ

Medulloblast (मेडुलोब्लास्ट)— तन्त्रिका-नली की एक अपरिपक्व कोशिका जो तन्त्रिकाकोशिकाप्रसू (न्यूरोब्लास्ट) अथवा तन्त्रिकाबंधीय (न्यूरोग्लीयल) कोशिका में विकसित हो सकती है।

Medulloblastoma (मेडुलोब्लास्टोमा)— मेडुलोब्लास्टों से बना अनुमस्तिष्क का एक दुर्दम अर्बुद

Medulloepithelioma (मेडुलोइपिथीलियोमा)— दृष्टिपटल-उपकला तथा तन्त्रिका-उपकला का एक दुर्दम अर्बुद

Mega- (मेगा-)— शब्द का अन्य शब्दों के साथ संयुक्त होने वाला रूप जिसका अर्थ बड़ा होता है अथवा यह माप की इकाई को दर्शाने वाले शब्द के साथ मिलकर दस लाख का संकेत देता है।

Megabacterium (मेगाबैक्टीरियम)—Macrobacterium.

Megabladder (मेगाब्लैडर)— मूत्राशय का स्थायी रूप से अत्यधिक फूल जाना, महामूत्राशय

Megabuck (मेगाबक)— अत्यधिक रुपया

Megacalycosis (मेगाकैलीकोसिस)— बिना अवरोध के वृक्कीय आलवालों का विस्फारित हो जाना

Megacardia (मेगाकार्डिया)— हृदय का बढ़ जाना

Megacephalia (मेगासिफैलिया)—Megacephaly.

Megacephalic (मेगासिफैलिक)—Macrocephalous.

Megacephalous (मेगासिफैलस)—Megacephalic.

Megacephaly (मेगासिफैली)—महाशिरस्कता

Megacoccus (मेगाकॉकस)— एक बड़ा गोलाणु

Megacolon (मेगाकोलन)—अत्यधिक विस्फारित बृह्दान्त्र अथवा कोलन, महाबृह्दान्त्र

Megacycle (मेगासाइकिल)—. 10 लाख चक्र प्रति सेकण्ड

Megacystis (मेगासिस्टिस)—Megalocystis.

Megadactyly, Megadactylia, Megadactylism (मेगाडैक्टाइली, मेगाडैक्टाइलिया, मेगाडैक्टाइलिज़्म)—Dactylomegaly. Macrodactyly. Macrodactylia. Megalodactyly.

Megadolichocolon (मेगाडोलीकोकोलन)— अत्यधिक लम्बी एवं विस्फारित वृह्दान्त्र

Megadont (मेगाडोन्ट)— बहुत बड़े दाँतों वाला

Megadontia (मेगाडोन्टिया)—बहुत बड़े दाँतों का होना

Megadontism (मेगाडोन्टिज़्म)—Macrodontia.

Megadose (मेगाडोस)— किसी पोषक जैसे किसी विटामिन की मात्रा जो उसकी प्रतिदिन की अनुशंसित मात्रा से 10 गुना अधिक होती है।

Megaesophagus (मेगाईसोफेगस)— अत्यधिक विस्फारित ग्रासनली

Megagamete (मेगागैमेट)—Macrogamete.

Megagnathia (मेगाग्नेथिया)—Macrognathia.

Megakaryoblast (मेगाकैरियोब्लास्ट)— एक अपरिपक्व महामूललोहितकोशिका

Megakaryocyte (मेगाकैरियोसाइट)— बड़ी अस्थि मज्जा कोशिका जिसमें एक अत्यधिक खण्डित केन्द्रक होता है जिससे परिपक्व रक्त प्लेटलेट उत्पन्न होते हैं, महामूललोहितकोशिका

Megakaryocytopoiesis (मेगाकैरियोसाइटोपॉयसिस)—महामूललोहितकोशिकाओं का उत्पन्न होना

Megakaryocytosis (मेगाकैरियोसाइटोसिस)— 1. महामूललोहितकोशिकाओं अथवा मेगाकैरियोसाइटों का रक्त में पाया जाना 2. अस्थि मज्जा में मेगाकैरियोसाइटों का अधिक संख्या में होना

Megakaryophthisis (मेगाकैरियोफ्थाइसिस)— अस्थि मज्जा में महामूललोहितकोशिकाओं अथवा मेगाकैरियोसाइटों की कमी हो जाना

Megalecithal (मेगालेसिथल)— ऐसा अण्डा जिसमें पीतक या जर्दी बहुत अधिक होती है।

Megalencephaly (मेगालेन्सीफैली)—मस्तिष्क का असामान्य रूप से बड़ा हो जाना

Megalgia (मेगल्जिया)—बहुत तेज दर्द उठना, अत्युग्रवेदना।

Megalo- (मेगालो-)— एक उपसर्ग जिसका अर्थ 'बड़े परिमाण का' है।

Megaloblast (मेगालोब्लास्ट)— एक बड़ी, केन्द्रकयुक्त असामान्य लाल रक्त कोशिका जैसी कि प्रणाशी रक्ताल्पता में रक्त में पायी जाती है; महालोहितकोशिकाप्रसू

Megalocardia (मेगालोकार्डिया)— हृदय की अतिवृद्धि

Megalocephalia (मेगालोसिफैलिया)—Macrocephaly.

Megalocephalic (मेगालोसिफैलिक)— बहुत बड़े सिर वाला

Megalocephaly (मेगालोसिफैली)— सिर का बहुत बड़ा होना

Megalocheiria (मेगालोकीरिया)— हाथों का असामान्य रूप से बड़ा हो जाना

Megalocornea (मेगालोकॉर्निया)—स्वच्छमण्डल अथवा कॉर्निया का जन्मजात बड़ा होना, महास्वच्छमण्डल

Megalocystis (मेगालोसिस्टिस)— असामान्य रूप से बड़ा मूत्राशय

Megalocyte (मेगालोसाइट)—बड़ी लाल रक्त कोशिका, महालोहितकोशिका

Megalocythemia (मेगालोसाइथीमिया)—Macrocythemia.

Megalocytosis (मेगालोसाइटोसिस)—Macrocythemia.

Megalodactylia (मेगालोडैक्टाइलिया)—Megalodactyly.

Megalodactylism (मेगालोडैक्टाइलिज़्म)—Megalodactyly.

Megalodactylous (मेगालोडैक्टाइलस)— बहुत बड़ी हाथ अथवा पैर की अँगुलियों वाला

Megalodactyly (मेगालोडैक्टाइली)— हाथ अथवा पैर की बहुत बड़ी अँगुलियों से युक्त होना

Megalodont (मेगालोडोन्ट)—Macrodont.

Megalodontia (मेगालोडोन्टिया)—Macrodontia.

Megaloencephalic (मेगालोएन्सिफैलिक)— असामान्य रूप से बड़े मस्तिष्क से युक्त

Megaloencephalon (मेगालोएन्सिफैलॉन)—Macroencephalon.

Megaloencephaly (मेगालोएन्सिफैली)— मस्तिष्क का अत्यधिक बढ़ जाना

Megaloenteron (मेगालोएन्ट्रोन)— असामान्य रूप से बढ़ी हुई आँत

Megaloesophagus (मेगालोईसोफेगस)— बढ़ी हुई ग्रासनली

Megalogastria (मेगालोगैस्ट्रिया)—आमाशय का बड़ा हो जाना

Megaloglossia (मेगालोग्लोसिया)—जिव्हा का बढ़ जाना

Megalographia (मेगालोग्रेफिया)—Macrography.

Megalohepatia (मेगालोहिपैटिया)—Hepatomegaly.

Megalokaryoblast (मेगालोकैरियोब्लास्ट)—Megakaryoblast.

Megalokaryocyte (मेगालोकैरियोसाइट)—Megakaryocyte.

Megalomania (मेगालोमैनिया)— एक मनोविक्षिप्ति जिसमें कोई व्यक्ति अपने को बड़ा आदमी समझने लगता है, महोन्माद

Megalomaniac (मेगालोमैनियक)—ऐसी मनोविक्षिप्ति से ग्रस्त व्यक्ति जिसमें वह अपने को बड़ा आदमी समझने लगता है, महोन्मादी

Megalomelia (मेगालोमीलिया)—Macromelia.

Megalonychosis (मेगालोनिकोसिस)— नाखूनों की अतिवृद्धि

Megalopenis (मेगालोपेनिस)— असामान्य रूप से बड़ा शिश्न

Megalophthalmus (मेगालोफ्थैल्मस)— असामान्य रूप से बड़ी आँखें

Megalopodia (मेगालोपोडिया)— असाधारण रूप से पाँवों का बड़ा होना

Megalopsia (मेगालोप्सिया)—Macropsia.

Megaloscope (मेगालोस्कोप)— एक बड़ा आतशी (बढ़ा कर देखने वाला) लैन्स

Megalosplanchnic (मेगालोस्प्लैन्कनिक)— असामान्य रूप से बड़े अन्तरागों से युक्त

Megalosplenia (मेगालोस्प्लीनिया)— प्लीहा की अतिवृद्धि

Megalosyndactylia (मेगालोसिन्डैक्टाइलिया)—Megalosyndactyly.

Megalosyndactyly (मेगालोसिण्डैक्टाइली)—बहुत बड़ी एवं जालयुक्त अंगुलियों के होने की दशा

Megaloureter (मेगालोयूरेटर)— मूत्रनली का विस्फारित हो जाना, महागवीनी

Megalourethra (मेगालोयूरेथ्रा)— मूत्र-मार्ग का जन्मजात विस्फारण

-megaly (-मीगैली)— एक प्रत्यय (शब्दों के अन्त में लगने वाला शब्द) जिसका अर्थ बड़ा होना है ।

Meganucleus (मेगान्यूक्लियस)—Macronucleus.

Megaprosopia (मेगाप्रोसोपिया)—Macroprosopia

Megaprosopous (मेगाप्रोसोपस)—बड़े चेहरे वाला

Megarectum (मेगारैक्टम)—अधिक विस्फारित मलाशय

Megasigmoid (मेगासिग्मॉयड)—Macrosigmoid.

Megasomia (मेगासोमिया)—Macrosomia.

Megathrombocyte (मेगाथ्रॉम्बोसाइट)—एक बड़ा बिम्बाणु ।

Megaureter (मेगायूरेटर)—Megaloureter.

Megavitamin (मेगाविटामिन)— सामान्य दैनिक आवश्यकता से अधिक कोई विटामिन

Megavolt (मैगावोल्ट)—10 लाख वोल्ट

Megophthalmos (मेगोफ्थैल्मोस)—Megalophthalmus.

Megrim (मैग्रिम)— अर्धकपाली, आधा सीसी का दर्द

Meibomian cyst (मीबोमियन सिस्ट)—Megaloptlhalmus.

Meibomian gland (मीबोमियन ग्लैण्ड)— आँखों की पलकों की नेत्रच्छदपट्टिकाओं एवं नेत्रश्लेष्मला के बीच स्थित त्वग्वसीय ग्रन्थियों में से एक, मीबोमी ग्रन्थि

Meibomianitis (मीबोमियानाइटिस)— मीबोमी ग्रन्थियों की सूजन, मीबोमीग्रन्थिशोथ ।

Meibomitis (मीबोमाइटिस)—Meibomianitis.

Meigs' syndrome (मीग्स सिण्ड्रोम)—डिम्बग्रन्थि का सुदम अर्बुद जिसके साथ जलोदर एवं फुफ्फुसावरणीय रिसाव होता है।

Meiogenic (मीयोजेनिक)— अर्धसूत्री विभाजन करने वाला

Meiosis (मीयोसिस)— जनन कोशिकाओं (शुक्राणुओं एवं डिम्बों) का एक प्रकार का कोशिका विभाजन जिसमें दो क्रमबद्ध कोशिका विभाजनों में प्रत्येक पुत्री केन्द्रक में दैहिक कोशिकाओं में विद्यमान गुणसूत्रों में से संख्या में आधे आ जाते हैं। जब गर्भाधान होता है तो शुक्राणु एवं डिम्ब के केन्द्रक संयुक्त होते हैं जिससे एक युग्मज उत्पन्न होता है जिसमें सम्पूर्ण गुणसूत्र पूरक होते हैं, अर्धसूत्रीविभाजन

Meiotic (मीयोटिक)—अर्द्धसूत्रीविभाजन से सम्बन्धित

Mel-, Melo- (मील-, मीलो-)— उपसर्ग जिनका अर्थ 1. भुजा 2. गाल 3. शहद या शुगर तथा 4. भेड़ होता है।

Mel (मील)— शहद

Mela (मेला)— एषणी, सलाई

Melagra (मेलैग्रा)—भुजाओं में पेशीय वेदना होना

Melalgia (मेलेल्जिया)— भुजाओं में तन्त्रिकाशूल होना

Melan- (मेलन-)— एक उपसर्ग जिसका अर्थ काला अथवा मेलेनिन होता है।

Melancholia (मेलन्कोलिया)— एक मानसिक विकार जिसमें अति अवसाद होता है, अप्रसन्नता एवं सुस्ती बनी रहती है, व्यक्ति किसी चिंता में डूबा रहता है तथा असामान्य रूप से मानसिक एवं शारीरिक सक्रियता रुक जाती है; खिन्नता या विषाद। यह निम्न प्रकार का होता है–

Acute melancholia (एक्यूट मेलन्कोलिया)— तीव्र विषाद में साधारण लक्षणों के अतिरिक्त भूख नहीं लगती, कृशता हो जाती है, नींद नहीं आती तथा तापमान कम हो जाता है।

Agitated melancholia (एजिटेटेड मेलन्कोलिया)— अवसाद जिसके साथ भावावेगी उत्तेजना हो जाती है।

Climacteric melancholia (क्लाइमेक्ट्रिक मेलन्कोलिया)—रजोनिवृत्ति काल में होने वाला विषाद

Hypochondriac melancholia (हाइपोकॉण्ड्रियक मेलन्कोलिया)—अत्यधिक रोगभ्रम की दशा

Involutional melancholia (इनवोल्यूशनल मेलन्कोलिया)— प्रौढ़ावस्था के पश्चात् आत्मबल की कमी, अपने को अयोग्य समझना, चिंता, नींद न आना, मानसिक अतिक्रियाशीलता तथा आत्महत्या करने की प्रवृत्तियों का उत्पन्न होना

Panphobic melancholia (पैनफोबिक मेलन्कोलिया)— विषाद जिसमें प्रत्येक वस्तु से भय लगता है।

Recurrent melancholia (रिकरन्ट मेलन्कोलिया)— लगभग नियमित समय पर होने वाला विषाद

Sexual melancholia (सैक्सुअल मेलन्कोलिया)— नपुंसकता, रति रोग के भय अथवा लैंगिक सन्तुष्टि न होने से सम्बद्ध विषाद

Simplex melancholia (सिमप्लैक्स मेलन्कोलिया)— विषाद अथवा खिन्नता का एक मृदु रूप जिसमें भ्रान्ति अथवा अधिक उत्तेजना नहीं होती

Stuporous melancholia (स्टुपोरस मेलन्कोलिया)— एक प्रकार का विषाद जिसमें रोगी गतिहीन एवं शान्त लेटा रहता है, उसकी आँखें स्थिर हो जाती हैं तथा उसे अपने चारों ओर की बातों का कोई ध्यान नहीं रहता।

Suicidal melancholia (सोसाइडल मेलन्कोलिया)— ऐसा विषाद जिसमें आत्महत्या करने की प्रवृत्तियाँ उत्पन्न हो जाती हैं।

Melancholic (मेलन्कोलिक)—विषादग्रस्त, खिन्न

Melancholy (मेलन्कोली)— विषाद

Melanedema (मेलेनेडीमा)— फुफ्फुसमेलेनिनमयता अर्थात् फेफड़ों में काले वर्णकों का जमा होना

Melanemia (मेलेनीमिया)—रक्त का काला होना

Melanephidrosis (मेलेनेफीड्रोसिस)— एक प्रकार की रंजितस्वेदलता (रंगीन पसीना होना) जिसमें पसीना काला होता है।

Melangeur (मेलेन्ग्वर)— परीक्षण के लिए रक्त के नमूनों को निकालने एवं उसे हल्का करने वाला एक यन्त्र

Melanidrosis (मेलेनीड्रोसिस)—Melanephidrosis.

Melaniferous (मेलेनीफेरस)— मेलेनिन अथवा अन्य काले वर्णक से युक्त

Melanin (मेलेनिन)—काला वर्णक जिससे बालों, त्वचा, मस्तिष्क के सब्सटैन्शिया नाइग्रा तथा आँख के रंजितपटल या कोराइड का रंग काला होता है। यह कुछ अर्बुदों जैसे मेलेनोमा में पाया जाता है। इसे रासायनिक विधि से तैयार किया जा सकता है तथा यह सूर्य-प्रकाश में अनावृत्त होने से उत्पन्न होता है।

Melanism (मेलेनिज़्म)— शरीर के विभिन्न भागों में मेलेनिन का असामान्य रूप से जमा हो जाना, मेलेनिनता

Melano- (मेलेनो-)— एक उपसर्ग जिसका अर्थ काला होता है।

Melanoameloblastoma (मेलेनोअमीलोब्लास्टोमा)— भ्रूण के तन्त्रिकाबहिर्जनस्तर-ऊतक का मेलेनिनी अर्बुद

Melanoblast (मेलेनोब्लास्ट)—तन्त्रिका शिखा से उत्पन्न होने वाली एक कोशिका जो मेलेनिन-कोशिका में विकसित होती है, मेलेनिन-कोशिकाप्रसू

Mélanoblastoma (मेलेनोब्लास्टोमा)— मेलेनिन से युक्त एक अर्बुद

Melanocarcinoma (मेलेनोकार्सिनोमा)— दुर्दम मेलेनिन-कोशिकार्बुद

Melanocyte (मेलेनोसाइट)—मेलेनिन बनाने वाली कोशिका, मेलेनिन-कोशिका

Melanocytoma (मेलेनोसाइटोमा)— मेलेनिन-कोशिकाओं से बना एक अर्बुद

Melanoderma (मेलेनोडर्मा)— त्वचा में असामान्य रूप से मेलेनिन वर्णक की मात्रा बढ़ जाने से उत्पन्न त्वचा की विवर्णता, त्वक्‌मेलेनिनता, कृष्णविसर्प।

Melanodermatitis (मेलेनोडर्मैटाइटिस)— त्वक्शोथ जिसमें त्वचा में मेलेनिन अधिक जमा हो जाता है।

Melanoepithelioma (मेलेनोइपिथीलियोमा)— मेलेनिन से युक्त एक दुर्दम उपकलार्बुद

Melanogen (मेलेनोजन)— एक रंगहीन पदार्थ जिसे मेलेनिन में परिवर्तित किया जा सकता है।

Melanogenemia (मेलेनोजीनीमिया)— रक्त में मेलेनिन के पूर्वगामियों का पाया जाना।

Melanogenesis (मेलेनोजेनेसिस)— मेलेनिन वर्णक का बनना

Melanoglossia (मेलेनोग्लोसिया)— काली जिह्वा

Melanoid (मेलेनॉयड)—1. मेलेनिन सम्बन्धी 2. मेलेनिन के समान

Melanoleukoderma (मेलेनोल्यूकोडर्मा)— त्वचा का कर्बुरित (चित्तकबरा) दिखाई देना जैसा कि सिफिलिस रोग में गर्दन के आस-पास की त्वचा पर दिखाई देता है।

Melanoma (मेलेनोमा)— एक वर्णकयुक्त तिल अथवा मेलेनिन उत्पन्न करने वाली कोशिकाओं से उत्पन्न होने वाला सुदम या दुर्दम अर्बुद, मेलेनिन-कोशिकार्बुद

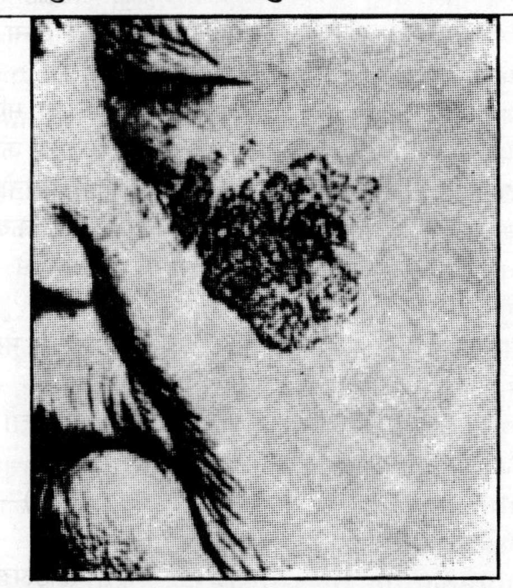

Fig. 324 : Melanoma (मेलेनिन-कोशिकार्बुद)

Melanomatosis (मेलेनोमेटोसिस)— बहुत से मेलेनिनकोशिकार्बुदों का बनना

Melanonychia (मेलेनोनीकिया)— नाखूनों की काली वर्णकता, श्यामनखता।

Melanopathy (मेलेनोपैथी)— कोई भी रोग जिसमें त्वचा की काली वर्णकता हो जाती है।

Melanophage (मेलेनोफेग)— एक भक्षक-कोशिका जिसमें निगला गया मेलेनिन होता है, मेलेनिन-भक्षी कोशिका

Melanophore (मेलेनोफोर)— काले वर्णक से युक्त कोशिका

Melanoplakia (मेलेनोप्लेकिया)— जिह्वा एवं मुख की श्लेष्मिक कला पर वर्णकयुक्त चकत्तों का बन जाना

Melanoprotein (मेलेनोप्रोटीन)—मेलेनिन से युक्त एक जटिल प्रोटीन

Melanorrhagia, Melanorrhea (मेलेनोरैह्जिया, मेलेनोरिह्या)— काला मल

Melanorrhea (मेलेनोरिह्या)—Melena.

Melanosarcoma (मेलेनोसार्कोमा)— सार्कार्बुद जिसमें मेलेनिन होता है, मेलेनिनसार्कार्बुद।

Melanoscirrhus (मेलेनोसिरह्स)— कैन्सर जिसमें काले वर्णक होते हैं।

Melanosis (मेलेनोसिस)— शरीर के विभिन्न भागों में काले वर्णकों का असामान्य रूप से जमा हो जाना, मेलेनिनमयता

Melanosome (मेलेनोसोम)— मेलेनिन-कोशिकाओं में स्थित कणिकाओं में से कोई भी कणिका जो मेलेनिन उत्पन्न करती है

Melanotic (मेलेनोटिक)— 1. मेलेनिनमयता सम्बन्धी 2. काला 3. मेलेनिन की विद्यमानता से युक्त होने की विशिष्टता वाला

Melanotrichia (मेलेनोट्राइकिया)— बालों की असामान्य रूप से अतिवर्णकता

Melanotrichia lingue (मेलेनोट्राइकिया लिंग्वी)—काली, बालों से युक्त ज़िह्वा

Melanotrichous (मेलेनोट्राइकस)— काले बालों वाला

Melanotroph (मेलेनोट्रॉफ)—पीयूष ग्रन्थि की एक कोशिका जो मेलेनोसाइट-उद्दीपक हॉर्मोन को उत्पन्न करती है।

Melanuria (मेलेनूरिया)— काले वर्णकों की मौजूदगी से काले मूत्र का विसर्जित होना, मेलेनिनमेह

Melanuric (मेलेन्यूरिक)—मेलेनिनमेह से सम्बन्धित अथवा उससे पीड़ित

Melasma (मेलाज़्मा)— त्वचा की किसी भी प्रकार की विवर्णता

Melasma gravidarum (मेलाज़्मा ग्रेवीडेरम)— गर्भावस्था-काल में त्वचा की विवर्णता

Melena (मैलीना)— काला मल

Melenemesis (मेलेनेमेसिस)— काले से रंग के पदार्थ की उल्टी होना

Melicera, Meliceris (मेलीसेरा, मेलीसेरिस)— 1. लसलसा अथवा शर्बती 2. शहद के समान अर्द्धतरल पदार्थ से युक्त एक पुटी

Melissophobia (मेलीसोफोबिया)— मधुमक्खियों अथवा बर्रों (ततैय्यों) के काटने का रोगोत्पादक भय

Melitagra (मेलीटेग्रा)— एक्ज़िमा जिसमें शहद की मक्खियों के छत्ते के समान पपड़ियाँ बन जाती हैं।

Melitemia (मेलीटीमिया)— रक्त में शुगर की असामान्य मात्रा का पाया जाना

Melitis (मेलाइटिस)—गालों की सूजन, कपोलशोथ।

Melitoptyalism (मेलाइटोटायालिज़्म)—ग्लूकोज़-युक्त लार

Meliturіa (मेलीचूरिया)— मूत्र में शुगर का पाया जाना, शर्करामेह

Mellitum (मेलाइटम)— एक औषधीय योग जिसमें शहद औषधि के वाहन के रूप में होता है।

Melo-, Mel- (मीलो-, मील-)— उपसर्ग जिसका अर्थ शाखा या भुजा होता है।

Melodidymus (मेलोडीडिमस)— अतिरिक्त भुजा से युक्त व्यक्ति

Melomelia (मीलोमेलिया)— ऐसी कुरचना जिसमें भ्रूण की सामान्य भुजाओं से एक या अधिक अल्पवर्धित भुजाएँ सलंग्न रहती है।

Melomelus (मीलोमेलस)— ऐसा भ्रूण जिसकी सामान्य भुजा से अल्पवर्धित भुजाएँ जुड़ी होती हैं।

Meloncus (मीलोन्कस)—गाल का अर्बुद, कपोलार्बुद।

Melonoplasty (मीलोनोप्लास्टी)— गाल की प्लास्टिक सर्जरी

Meloplasty (मीलोप्लास्टी)— भुजाओं की प्लास्टिक सर्जरी

Melorheostosis (मीलोरीह्योस्टोसिस)—अतिअध्यस्थिता के कारण लम्बी अस्थियों पर अनुलम्ब धारियों का उत्पन्न होना

Melosalgia (मीलोसैल्जिया)—अधः शाखाओं में दर्द होना

Meloschisis (मीलोस्काइसिस)— एक जन्मजात कटा हुआ गाल

Melotia (मीलोटिया)— कान का गाल पर जन्मजात विस्थापन

Member (मेम्बर)— भुजा

Membra (मेम्ब्रा)—Membrum का बहुवचन

Membrane (मेम्ब्रेन)—ऊतक की एक पतली, कोमल परत जो किसी अंग अथवा संरचना को ढकती है, किसी नली अथवा गुहा को आस्तरित करती है, किसी स्थान, अंग अथवा संरचना को विभाजित करती है अथवा एक भाग को दूसरे से पृथक् करती है; कला; झिल्ली। इसके कुछ उदाहरण निम्न हैं–

Basement membrane (बेसमैंट मेम्ब्रेन)— उपकलापरक कोशिकाओं को सहारा देने के लिए उनकी परत के नीचे स्थित एक अकोशिकीय कला, आधारी कला

Bowman's membrane (बोमैन्स मेम्ब्रेन)— कार्निया की अग्रज प्रतिबंधक कला

Cell membrane (सैल मेम्ब्रेन)— प्लाज़्मा कला, कोशिका के कोशिकाद्रव्य की बाह्य परत, कोशिका-कला।

Descemet's membrane (डेस्सीमेट्स मेम्ब्रेन)— स्वच्छमण्डल के मुख्य अस्तर एवं अन्तःकला-परत के बीच स्थित एक पतली काचाभ झिल्ली

Diphtheritic membrane (डिफ्थीरिटिक मेम्ब्रेन)— रोहिणी अथवा डिफ्थीरिया में श्लेष्मिक सतहों पर बनने वाली फाइब्रिनी अथवा तान्तुक कूट कला

Elastic membrane (इलास्टिक मेम्ब्रेन)— अधिकतर लचीले संयोजी ऊतक तन्तुओं से बनने वाली झिल्ली

Fetal membrane (फीटल मेम्ब्रेन)— ऐसी कला जो भ्रूण की रक्षा करती और उसे सहारा देती है तथा भ्रूण को पोषक एवं श्वसन उपलब्ध कराती है।

Interosseous membrane (इन्ट्रोसियस मेम्ब्रेन)—1. अग्रबाहु में स्थित एक तन्तुमय कला जो अल्ना अस्थि को रेडियस से जोड़ती है। 2. टाँग में स्थित एक तन्तुमय कला जो टिबिया अस्थि को फिब्यूला से जोड़ती है।

Mucous membrane (म्यूकस मेम्ब्रेन)— शरीर की गुहाओं तथा नलिकाओं को आस्तरित करने वाली झिल्ली जो श्लेष्मा स्रवित करती है और उन्हें नम बनाये रखती है, श्लेष्मिक कला

Nuclear membrane (न्यूक्लियर मेम्ब्रेन)—केन्द्रक को चारों ओर से घेरने वाली भीतरी और बाह्य दोनों में से कोई एक झिल्ली

Oral membrane (ओरल मेम्ब्रेन)— मुखग्रसनी-कला

Placental membrane (प्लेसेन्टल मेम्ब्रेन)— माता के रक्त को भ्रूण के रक्त से पृथक् करने वाली अपरा की झिल्ली

Plasma membrane (प्लाज़्मा मेम्ब्रेन)—कोशिका कला

Semipermeable membrane (सेमीपर्मिएबिल मेम्ब्रेन)— ऐसी झिल्ली जिससे होकर केवल जल एवं विलयन में कुछ पदार्थ ही गुजर सकते हैं।

Serous membrane (सीरस मेम्ब्रेन)— संयोजी ऊतक की पतली परत के ऊपर स्थित मध्यकला की बनी झिल्ली जो शरीर की बन्द गुहाओं जैसे पर्युदर्या या पैरीटोनियम, फुफ्फुसावरणों तथा हृदयावरण की गुहाओं को आस्तरित करती है। इससे एक तरल स्रवित होता है जो सतह को नम बनाये रखता है, सीरमी कला

Synovial membrane (साइनोवियल मेम्ब्रेन)— किसी श्लेषक-सन्धि के सन्धि सम्पुट की दो परतों में से भीतर की परत जिससे श्लेषक-तरल स्रवित होता है जो सन्धि गुहा में भर जाता है, श्लेषक-कला

Tympanic membrane (टिम्पैनिक मेम्ब्रेन)— मध्यकर्ण-गुहा को बाह्य श्रवणीय नली से पृथक् करने वाली झिल्ली, टिम्पेनिक कला, कर्णपटह

Virginal membrane (वर्जिनल मेम्ब्रेन)—योनिच्छद

Membranectomy (मेम्ब्रेनेक्टॉमी)— किसी झिल्ली को शल्यक्रिया द्वारा काट कर अलग कर देना

Membraniform (मेम्ब्रेनीफॉर्म)— किसी झिल्ली से मिलता-जुलता या झिल्ली की प्रकृति का, कलारूप।

Membranocartilaginous (मेम्ब्रेनोकार्टिलेजीनस)—1. 1. झिल्ली एवं उपास्थि दोनों से सम्बन्धित 2. वह जिसका कुछ भाग उपास्थिय एवं कुछ कलामय (झिल्लीयुक्त) होता है।

Membranoid (मेम्ब्रेनॉयड)— झिल्लीनुमा

Membranolysis (मेम्ब्रेनोलाइसिस)— किसी कोशिका कला का फट जाना

Membranous (मेम्ब्रेनस)— झिल्ली से सम्बन्धित अथवा उससे मिलता-जुलता

Membrum inferius (मेम्ब्रम इन्फीरियस)— निचली भुजा

Membrum muliebre (मेम्ब्रम मुलीब्री)—भगशिश्निका, भंगाकुर

Membrum superius (मेम्ब्रम सुपीरियस)—ऊपरी भुजा

Membrum virile (मेम्ब्रम वीराइल)— शिश्न, लिंग

Memory (मेमोरी)—स्मृति, याददाश्त। यह निम्न प्रकार की होती हैं–

Anterograde memory (एन्ट्रोग्रेड मेमोरी)— ऐसी स्मृति जिसमें बहुत पुरानी घटनाओं की तो याद रहती है परन्तु हाल ही में होने वाली घटनाएँ याद नहीं रहतीं।

False memory (फाल्स मेमोरी)— किसी पूर्व में हुई घटना की ठीक से याद न रहना।

Long-term memory (लाँग-टर्म मेमोरी)— बहुत पहले हुई घटनाओं की याद रहना।

Retrograde memory (रीट्रोग्रेड मेमोरी)— ऐसी स्मृति जिसमें हाल ही में हुई घटनाएँ तो याद रहती हैं परन्तु पुरानी घटनाएँ याद नहीं रहतीं।

Selective memory (सेलेक्टिव मेमोरी)— जिन घटनाओं का अनुभव हो चुका हो, उनमें से कुछ ही याद रहना।

Senile memory (सैनाइल मेमोरी)— वृद्ध लोगों में पायी जाने वाली पुरानी घटनाओं के लिए अच्छी स्मृति परन्तु हाल ही में हुई घटनाओं की याद न रहना।

Short-term memory (शार्ट-टर्म मेमोरी)—कुछ ही समय पूर्व में होने वाली घटनाओं की याद रहना।

Menacme (मीनेक्मी)— किसी स्त्री के जीवन का वह काल जिसमें मासिक धर्म होता है।

Menarchal, Menarcheal, Menarchial (मीनार्कल, मीनार्कीयल, मीनार्कियल)— रजोदर्शन सम्बन्धी

Menarche (मीनार्क)— मासिक धर्मों के शुरू होने का समय जो साधारणतया 11 वर्ष से 18 वर्ष तक होता है, रजोदर्शन

Mendelism (मेण्डेलिज़्म)— मेण्डल के नियमों में अभिव्यक्त आनुवंशिकता के सिद्धान्त

Mendel's reflex (मेण्डल्स रिफ्लैक्स)— पाँव के पृष्ठ पर परिताड़न करने पर पैर की दूसरी से पाँचवीं अँगुली का अभिपृष्ठ आकुंचन होना

Menhidrosis, Menidrosis (मेनहाइड्रोसिस, मेनीड्रोसिस)— स्वेद ग्रन्थियों से उन्मार्गी मासिक धर्म का होना, स्वेदग्रन्थ्यार्तव

Meniere's disease (मीनीयर्स डिज़ीज)— कान का एक रोग जिसमें धीरे-धीरे सुनाई देना बन्द हो जाता है, कानों में घन्टियाँ सी बजती हैं, चक्कर आते हैं तथा कानों में दबाव महसूस होता है।

Meningeal (मैनिन्जियल)— मस्तिष्कावरणों से सम्बन्धित, मस्तिष्कावरणीय

Meningeocortical (मैनिन्जियोकॉर्टिकल)— मस्तिष्कावरणों एवं मस्तिष्क के कॉर्टेक्स से सम्बन्धित

Meningeorrhaphy (मैनिन्जियोरैह्फी)— मस्तिष्कावरणों की सिलाई करना

Meninges (मैनिन्जीज)—Meninx का बहुवचन। मस्तिष्क एवं सुषुम्ना रज्जु को ढकने वाली तीन झिल्लियाँ–दृढ़तानिका या ड्यूरा मेटर (बाह्य), जालतानिका या एराक्नॉयड मेटर (बीच की) तथा मृदुतानिका या पाया मेटर (भीतरी); मस्तिष्कावरण

Meningioma (मैनिन्जियोमा)— ड्यूरा मेटर का एक कठोर वाहिकामय अर्बुद जिससे खोपड़ी का अपरदन तथा क्षरण हो जाता है, तानिकार्बुद, मस्तिष्कावरणार्बुद

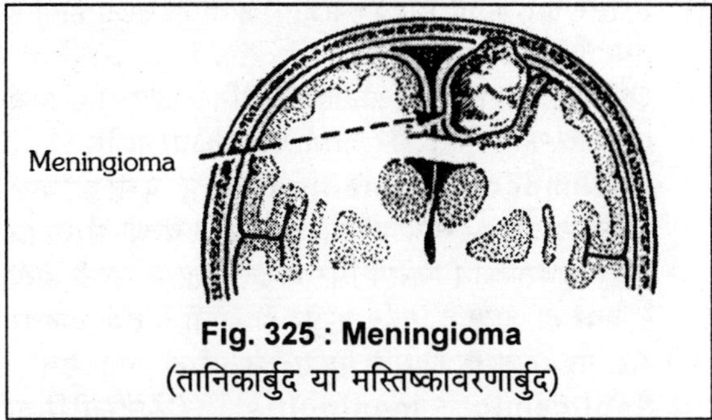

Fig. 325 : Meningioma
(तानिकार्बुद या मस्तिष्कावरणार्बुद)

Meningiomatosis (मैनिन्जियोमेटोसिस)— बहुत से तानिकार्बुदों का बनना

Meningism (मैनिन्जिज़्म)— मस्तिष्क एवं सुषुम्ना रज्जु के क्षोभण से मस्तिष्कावरणों के वास्तविक शोथ के अभाव में मस्तिष्कावरणशोथ के चिह्न एवं लक्षणों का प्रकट होना, कूटमस्तिष्कावरणशोथ।

Meningismus (मैनिन्जिस्मस)—Meningism.

Meningitic (मैनिन्जाइटिक)— मस्तिष्कावरणशोथ सम्बन्धी, मस्तिष्कावरणशोथज

Meningitis (मैनिन्जाइटिस)—मस्तिष्कावरणशोथ। यह निम्न प्रकार का होता है–

Acute aseptic meningitis (एक्यूट एसैप्टिक मैनिन्जाइटिस)—तीव्र मस्तिष्कावरणशोथ जिसमें पस नहीं बनता, और जो कुछ ही दिनों के लिए रहता है, फिर रोग से मुक्ति मिल जाती है; तीव्र अपूतिक मस्तिष्कावरणशोथ

Acute meningitis (एक्यूट मैनिन्जाइटिस)— जीवाणु, विषाणु अथवा अन्य सूक्ष्मजीवों के द्वारा उत्पन्न तीव्र मस्तिष्कावरणशोथ जो शरीर के अन्य स्थानों जैसे किसी चोट के स्थान से रक्त अथवा लसीका के द्वारा मस्तिष्कावरणों तक पहुँच जाते हैं। इसमें अनियमित ज्वर तथा सिर में तेज दर्द होता है, रोशनी एवं आवाज सहन नहीं होती, पुतलियाँ सिकुड़ जाती हैं, प्रलाप होता है, गर्दन पीछे को खिंच जाती है, दौरे पड़ने लगते हैं तथा मूर्च्छा आ जाती है।

Basilar meningitis (बेसीलर मैनिन्जाइटिस)— मस्तिष्क

के आधार के मस्तिष्कावरणों का शोथ, आधारी तानिकाशोथ

Cerebral meningitis (सेरीब्रल मैनिन्जाइटिस)— मस्तिष्क के मस्तिष्कावरणों का तीव्र अथवा जीर्ण शोथ, प्रमस्तिष्कीय तानिकाशोथ।

Cerebrospinal meningitis (सेरीब्रोस्पाइनल मैनिन्जाइटिस)— मस्तिष्क एवं सुषुम्ना रज्जु के मस्तिष्कावरणों का शोथ, मस्तिष्कमेरु-तानिकाशोथ

Meningococcal meningitis (मैनिन्जोकॉकल मैनिन्जाइटिस)— मैनिन्जोकॉकस द्वारा छोटे बच्चों में उत्पन्न मस्तिष्कावरणशोथ जिसमें एकदम से कंपकपी चढ़ जाती है, सिर में तेज दर्द (पश्चकपालीय) होता है, उल्टी होती है तथा दौरा पड़ जाता है।

Otitic meningitis (ओटाइटिक मैनिन्जाइटिस)— मध्य कर्णशोथ के पश्चात् होने वाला मस्तिष्कावरणशोथ

Pneumococcal meningitis (न्यूमोकॉकल मैनिन्जाइटिस)— न्यूमोकॉकस द्वारा छोटे बच्चों में उत्पन्न मस्तिष्कावरणशोथ जिसमें सिर में दर्द होता है, उल्टी होती है, ज्वर हो जाता है, गर्दन कठोर हो जाती है तथा अक्सर दौरा पड़ जाता है जिसके पश्चात् मूर्च्छा हो जाती है।

Septicemic meningitis (सेप्टीसीमिक मैनिन्जाइटिस)— पूतिजीवरक्तता (रक्त में रोगोत्पादक जीवाणुओं की विद्यमानता) से उत्पन्न होने वाला मस्तिष्कावरणशोथ

Serous meningitis (सीरस मैनिन्जाइटिस)— प्रमस्तिष्कीय निलयों एवं अवजालतानिका अवकाशों में सीरमी निस्राव से होने वाला मस्तिष्कावरणशोथ, सीरमी तानिकाशोथ।

Spinal meningitis (स्पाइनल मैनिन्जाइटिस)— सुषुम्ना रज्जु के मस्तिष्कावरणों का शोथ, मेरूरज्जु-तानिकाशोथ।

Sterile meningitis (स्टैराइल मैनिन्जाइटिस)— संक्रमी जीवों के अभाव में, अक्सर भेदक माध्यम का इन्जैक्शन लगाने से उत्पन्न होने वाला मस्तिष्कावरणशोथ

Traumatic meningitis (ट्रॉमेटिक मैनिन्जाइटिस)— किसी चोट के लगने के फलस्वरूप होने वाला मस्तिष्कावरणशोथ

Tuberculous meningitis (ट्यूबरकुलस मैनिन्जाइटिस)—माइकोबैक्टीरियम ट्यूबरकुलोसिस द्वारा बच्चों में उत्पन्न तीव्र मस्तिष्कावरणशोथ जिसमें तीव्र लक्षणों के उत्पन्न होने से पूर्व शाम को ज्वर हो जाता है, बेचैनी हो जाती है तथा चिड़चिड़ापन हो जाता है; यक्ष्मज मस्तिष्कावरणशोथ

Meningitophobia (मैनिन्जाइटोफोबिया)—मस्तिष्कावरणशोथ के भय से उत्पन्न होने वाला रोग जो मस्तिष्कावरणशोथ के समान होता है।

Meningo- (मैनिन्जो-)— मस्तिष्कावरणों से होने वाले सम्बन्ध को प्रदर्शित करने वाला एक उपसर्ग

Meningoarteritis (मैनिन्जोआर्टराइटिस)— मस्तिष्कावरणों की धमनियों का शोथ

Meningocele (मैनिन्जोसील)—खोपड़ी अथवा कशेरुका-दण्ड (रीढ़ की हड्डी) में स्थित किसी छिद्र से होकर मस्तिष्कावरणों का बाहर निकल आना, मस्तिष्कावरण-हर्निया

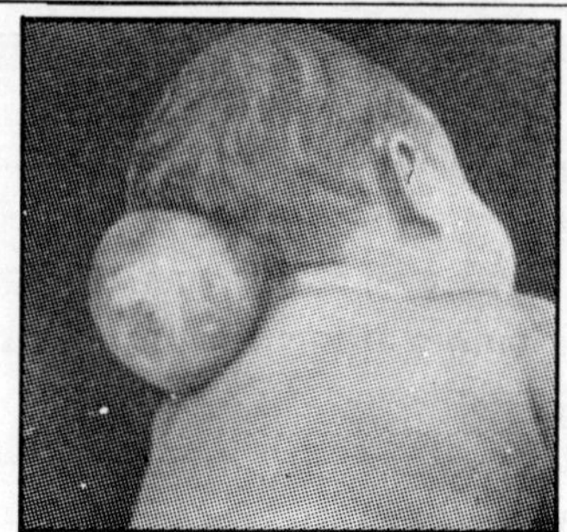

Fig. 326 : Meningocele at the occiput
[पश्चकपाल (खोपड़ी) पर मस्तिष्कावरण-हर्निया]

Meningocerebritis (मैनिन्जोसेरीब्राइटिस)— Meningocephalitis.

Meningococcemia (मैनिन्जोकॉक्सीमिया)— रक्त में मैनिन्जोकॉक्सों का पाया जाना

Meningococci (मैनिन्जोकोकाई)— मैनिन्जोकॉकस का बहुवचन

Meningococcidal (मैनिन्जोकॉक्सीडल)— मैनिन्जोकॉक्सों के लिए घातक

Meningococcus (मैनिन्जोकॉकस)— प्रमस्तिष्कीय मस्तिष्कावरणशोथ उत्पन्न करने वाला नाइसीरिया मैनिन्जाइटाइडिस का एक सूक्ष्मजीव

Meningocortical (मैनिन्जोकॉर्टिकल)— मस्तिष्कावरणों एवं मस्तिष्क के कॉर्टेक्स से सम्बन्धित

Meningocyte (मैनिन्जोसाइट)— मस्तिष्कावरणों का एक बृहत्भक्षक

Meningoencephalitis (मैनिन्जोएनसिफेलाइटिस)—मस्तिष्क एवं इसके मस्तिष्कावरणों का शोथ, तानिकामस्तिष्कशोथ

Meningoencephalocele (मैनिन्जोएनसिफेलोसील)— खोपड़ी में स्थित किसी छिद्र से होकर मस्तिष्क एवं मस्तिष्कावरणों का बाहर निकल आना

Meningoencephalomyelitis (मैनिन्जोएनसिफेलोमायलाइटिस)— मस्तिष्क, सुषुम्ना रज्जु एवं उनके आवरणों का शोथ

Meningoencephalopathy (मैनिन्जोएनसिफेलोपैथी)— मस्तिष्कावरणों एवं मस्तिष्क का कोई भी रोग

Meningogenic (मैनिन्जोजेनिक)—मस्तिष्कावरणों से उत्पन्न होने वाला

Meningomalacia (मैनिन्जोमैलेशिया)—किसी झिल्ली का मुलायल होना

Meningomyelitis (मैनिन्जोमायलाइटिस)— सुषुम्ना रज्जु एवं मस्तिष्कावरणों का शोथ, तानिका-मेरूरज्जुशोथ

Meningomyelocele (मैनिन्जोमायलोसील)— कशेरुका-दण्ड में स्थित किसी छिद्र से होकर सुषुम्ना रज्जु एवं मस्तिष्कावरणों का बाहर निकल आना

Meningomyeloradiculitis (मैनिन्जोमायलोरेडीकुला-इटिस)—मस्तिष्कावरणों, सुषुम्ना रज्जु एवं मस्तिष्क का शोथ

Meningo-osteophlebitis (मैनिन्जो-ऑस्टियोफ्लेबाइ-टिस)— पर्यस्थिकलाशोथ (पैरीऑस्टियम की सूजन) तथा किसी हड्डी की शिराओं का शोथ

Meningopathy (मैनिन्जोपैथी)— मस्तिष्कावरणों का कोई भी रोग

Meningoradicular (मैनिन्जोरेडीकुलर)—मस्तिष्कावरणों एवं प्रमस्तिष्कीय तथा सुषुम्ना तन्त्रिका मूलों से सम्बन्धित

Meningoradiculitis (मैनिन्जोरेडीकुलाइटिस)— मस्तिष्कावरणों एवं सुषुम्ना तन्त्रिका मूलों की सूजन

Meningorrhachidian (मैनिन्जोरैह्कीडियन)— सुषुम्ना रज्जु एवं मस्तिष्कावरणों से सम्बन्धित

Meningorrhagia (मैनिन्जोरैह्जिया)—प्रमस्तिष्कीय अथवा सुषुम्ना रज्जु के मस्तिष्कावरणों से रक्तस्राव होना

Meningorrhea (मैनिन्जोरिह्या)— मस्तिष्कावरणों के बीच अथवा उनके ऊपर खून का रिसाव होना

Meningosis (मैनिन्जोसिस)— झिल्लियों द्वारा कुछ हड्डियों का संलग्न होना

Meningotyphoid (मैनिन्जोटाइफॉयड)—टाइफॉयड ज्वर जिसमें मस्तिष्कावरणशोथ के लक्षण मिलते हैं।

Meningovascular (मैनिन्जोवैस्कुलर)— मस्तिष्कावरणों एवं उनकी रक्त वाहिनियों से सम्बन्धित

Meninx (मैनिन्क्स)— Meninges का एक वचन, मस्तिष्क अथवा सुषुम्ना रज्जु को ढकने वाली तीन झिल्लियों ड्यूरा मेटर, एराक्नॉयड मेटर तथा पाया मेटर में से कोई एक; तानिका

Meniscectomy (मैनिस्केक्टॉमी)— घुटने की नवचन्द्रक उपास्थि को शल्यक्रिया द्वारा काट कर अलग कर देना, नवचन्द्रकोच्छेदन

Menisci (मैनिस्काइ)—Meniscus का बहुवचन

Meniscitis (मैनिसाइटिस)— घुटने की सन्धि की नवचन्द्रक या अर्द्धचन्द्राकार उपास्थि की सूजन

Meniscocyte (मैनिस्कोसाइट)—हँसियाकार कोशिका। अर्द्धचन्द्राकार लाल रक्त कोशिका

Meniscocytosis (मैनिस्कोसाइटोसिस)— रक्त में हँसियाकार या अर्द्धचन्द्राकार लाल रक्त कोशिकाओं का अधिक संख्या में पाया जाना

Meniscosynovial (मैनिस्कोसाइनोवियल)— किसी नवचन्द्रक (घुटने की नवचन्द्राकार उपास्थि) एवं श्लेषक-कला से सम्बन्धित

Meniscotome (मैनिस्कोटोम)— किसी नवचन्द्रक को अलग करने के लिए प्रयोग में लाया जाने वाला एक यन्त्र

Meniscus (मैनिस्कस)—1. घुटने के जोड़ की अर्द्धचन्द्राकार तन्तूपास्थि, नवचन्द्रक 2. किसी पात्र में रखे किसी तरल की ऊपरी वक्र सतह 3. एक ओर नतोदर तथा दूसरी ओर उन्नतोदर लैन्स

Meno- (मैनो-)— एक उपसर्ग जिसका अर्थ मासिक धर्म होता है।

Menolipsis (मैनोलिप्सिस)— मासिक धर्म का अस्थायी रूप से रुक जाना

Menometrorrhagia (मैनोमीट्रोरैह्जिया)— अत्यधिक अथवा अनियमित मासिक रक्तस्राव होना

Menopausal (मीनोपॉजल)— रजोनिवृत्ति से सम्बन्धित

Menopause (मीनोपॉज़)—मासिक धर्म या ऋतुस्राव का रुक जाना, रजोनिवृत्ति। यह निम्न प्रकार की होती है–

Artificial menopause (आर्टीफीशियल मीनोपॉज़)— एक्स-रे किरणन अथवा गर्भाशय में रेडियम के आरोपण द्वारा उत्पन्न रजोनिवृत्ति, कृत्रिम रजोनिवृत्ति

Natural menopause (नेचुरल मीनोपॉज़)—जीवन के 35 से 58 वर्ष के बीच होने वाली रजोनिवृत्ति, प्राकृतिक रजोनिवृत्ति

Premature menopause (प्रीमेच्योर मीनोपॉज़)— 35 वर्ष की आयु से पूर्व होने वाली प्राकृतिक रजोनिवृत्ति, कालपूर्व रजोनिवृत्ति

Surgical menopause (सर्जिकल मीनोपॉज़)— डिम्बग्रन्थियों को शल्यक्रिया द्वारा काट कर अलग कर देने के पश्चात् होने वाली रजोनिवृत्ति

Menophania (मीनोफेनिया)—यौवनारम्भ पर मासिक धर्म अथवा ऋतुस्राव के प्रथम दर्शन होना, प्रथमार्तव, प्रथम रजोदर्शन।

Menoplania (मीनोप्लेनिया) उन्मार्गी ऋतुस्राव। असामान्य बहिर्गम से जैसे नाक से होकर ऋतुस्राव का होना।

Menorrhagia (मैनोरेह्जिया)— मासिक धर्म के समय अत्यधिक रक्तस्राव होना, अत्यार्तव

Menorrhalgia (मैनोरेह्ल्जिया)—कष्टार्तव

Menorrhea (मैनोरिह्या)—Menorrhagia.

Menoschesis (मीनोस्चेसिस)—मासिक धर्म का रुक जाना

Menostasis (मीनोस्टेसिस)— अनार्तव, रजोरोध

Menostaxis (मीनोस्टैक्सिस)— मासिक धर्म का समय बढ़ जाना

Menotropins (मीनोट्रोपिन्स)— रजोनिवृत्त्योतर स्त्रियों के मूत्र से उपलब्ध संयुक्त रूप में पुटक-उद्दीपक हार्मोन तथा ल्यूटिनीकारी हार्मोन जिनका बन्ध्यता में प्रयोग किया जाता है।

Menouria (मीनोयूरिया)— मूत्राशय से होकर ऋतुस्राव होना

Menoxenia (मीनोक्सीनिया)— असामान्य ऋतुस्राव या मासिक धर्म

Menses (मैन्सेस)— गर्भाशय से मासिक रक्तस्राव होना, रजोधर्म, मासिक धर्म, श्रतुस्राव।

Menstrual (मैन्सच्रुअल)— मासिक धर्म सम्बन्धी, ऋतुस्रावी

Menstrual cycle (मैन्सच्रुअल साइकिल)—श्रतुस्रावी चक्र। ऋतुस्राव अथवा मासिक धर्म एवं अन्तराऋतुस्राव-काल से सम्बद्ध गर्भाशय तथा डिम्बग्रन्थियों में उत्पन्न होने वाले परिवर्तनों की शृङ्खला। मासिक धर्म-चक्र का औसत काल 28 दिन का होता है जिसे मासिक धर्म के शुरू होने के समय से मापा जाता है। ऋतुस्राव-चक्र। इसे निम्न 4 प्रावस्थाओं में विभाजित किया गया है–

प्रफली प्रावस्था–यह काल मासिक धर्म के शुरू होने के समय से शुरू होता है जिसमें अन्तर्गर्भाशयकला अथवा एण्डोमीट्रियम मोटी एवं अधिक वाहिकामय हो जाती है। डिम्बग्रन्थि-पुटक परिपक्व होता है और ईस्ट्रोजन हार्मोन स्रवित करता है। अगले मासिक धर्म के शुरू होने के लगभग 14 दिन पूर्व पुटक के फटने एवं डिम्ब के मुक्त होने पर यह प्रावस्था समाप्त हो जाती है।

स्रावी प्रावस्था–इस काल में एण्डोमीट्रियम अधिक मोटी हो जाती है। डिम्बग्रन्थि में पीत-पिण्ड अथवा कार्पस ल्यूटियम विकसित होता है तथा प्रोजेस्टेरोन हार्मोन स्रवित करता है। यह प्रावस्था 10 से 14 दिनों तक रहती है।

प्रागार्तव प्रावस्था–मासिक धर्म के शुरू होने के लगभग दो दिन पहले तक यह प्रावस्था रहती है जिसमें एण्डोमीट्रियम सिकुड़ने लगती है तथा पीत-पिण्ड का प्रत्यावर्तन (परिमाण में घटना) शुरू हो जाता है।

मासिक धर्म-काल–यह 4 से 5 दिन तक का होता है जिसमें गर्भाशय से रक्तस्राव होता है जिसके साथ एण्डोमीट्रियम झड़ जाती है।

Menstruant (मैन्सच्रुएन्ट)—वह जिसे मासिक धर्म होता है।

Menstruate (मैन्सच्रुएट)—मासिक धर्म उत्पन्न करना

Menstruation (मैन्सच्रुएशन)— मासिक धर्म या ऋतुस्राव। औसतन प्रत्येक 28वें दिन स्त्रियों में यौवनारम्भ की आयु (9 से 17 वर्ष) से रजोनिवृत्ति तक गर्भाशय से होने वाला नियतकालिक रक्त प्रवाह जो 3 से 7 दिन तक रहता है। ऋतुस्राव अथवा मासिक धर्म गर्भावस्था में, दुग्धस्रवण काल में अस्थायी रूप से तथा रजोनिवृत्ति के पश्चात् स्थायी रूप से बन्द हो जाता है। मासिक धर्म निम्न प्रकार का होता है–

Anovulatory menstruation (एनोव्यूलेटरी मैन्सच्रुएशन)— डिम्बग्रन्थि से डिम्बोत्सर्जन के अभाव में होने वाला मासिक धर्म

Retrograde menstruation (रीट्रोग्रेड मैन्सच्रुएशन)— आर्तव-रक्त का पीछे की ओर प्रवाह होकर इसका डिम्ब वाहिनियों से होकर पैरीटोनियम-गुहा में पहुँच जाना।

Vicarious menstruation (विकेरियस मैन्सच्रुएशन)— मासिक धर्म के समय गर्भाशय के अतिरिक्त अन्य स्थानों जैसे नाक से रक्त प्रवाह होना, उन्मार्गी ऋतुस्राव

Menstruum (मैन्स्ट्रम)— विलायक माध्यम

Mensual (मैन्सुअल)— माहवार, मासिक

Mensuration (मैन्सुरेशन)— मापन-क्रिया

Mental (मैन्टल)— 1. मस्तिष्क सम्बन्धी, मानसिक 2. ठुड्डी सम्बन्धी

Mental age (मैन्टल ऐज)—मानसिक क्षमता के सम्बन्ध में किसी व्यक्ति की आयु जिसे मानसिक परीक्षणों की एक शृंखला के द्वारा निर्धारित किया जाता है।

Mental deficiency (मैन्टल डिफिशियन्सी)— मानसिक दुर्बलता

Mental fog (मैन्टल फोग)—अर्द्धचेतनावस्था

Mentalis (मैन्टालिस)—ठुड्डी की आननी पेशी

Mentality (मैन्टालिटी)—मानसिक शक्ति अथवा मानसिक सक्रियता

Mental retardation (मैन्टल रिटार्डेशन)— बुद्धि ह्रास

Mentation (मैन्टेशन)—मानसिक सक्रियता

Menton (मैन्टन)— अधोहनुज सन्धानक पर निम्नतम बिन्दु

Mentoplasty (मैन्टोप्लास्टी)— ठुड्डी की प्लास्टिक सर्जरी करना

Mentulagra (मेन्टुलेग्रा)— वेदनायुक्त अनैच्छिक लिंग उत्थान

Mentulate (मेन्टुलेट)— लम्बे शिश्न (लिंग) वाला

Mentulomania (मेन्टुलोमैनिया)— हस्तमैथुन की आदत

Mentum (मैन्टम)— ठुड्ढी

Mephitic (मेफाइटिक)— दुर्गन्ध छोड़ने वाला

Meralgia (मेरल्जिया)— जांघ में दर्द होना

Mercurial (मरक्यूरियल)— 1. पारा सम्बन्धी, पारदीय 2. पारे से युक्त पदार्थ

Mercurialisation (मरक्यूरियालाइज़ेशन)— पारे से संतृप्त करना, पारदप्रभावन

Mercurialism (मरक्यूरियालिज़्म)— जीर्ण पारद विषाक्तता जिसमें मसूड़ों पर जख्म बन जाते हैं, दाँत हिलने लगते हैं, मुँह से बदबू आती है, थूक बहुत आता है, पेट में ऐंठन जैसे दर्द उठते हैं एवं दस्त आते हैं; पारदात्यय

Mercurialized (मरक्यूरियालाइज्ड)—1. पारे से पूरित अथवा संतृप्त 2. पारे से प्रभावित अथवा जिसकी पारे से चिकित्सा की गई हो।

Meridian (मेरीडियन)—एक ग्लोब अथवा गोलाकार संरचना की सतह पर, इसके अक्ष के विपरीत छोरों को मिलाने वाली एक काल्पनिक रेखा; याम्योत्तर-रेखा

Meridiani (मेरीडियानाइ)—Meridianus का बहुवचन

Meridian of the eye (मेरीडियन ऑफ दि आई)— आँख के अग्र एवं पश्च ध्रुवों से होकर गुजरने वाला वृत्त

Meridional (मेरीडियोनल)— किसी याम्योत्तर-रेखा से सम्बन्धित

Meridrosis (मेरीड्रोसिस)—स्थानिकस्वेदन, किसी स्थान-विशेष पर पसीना आना

Merinthophobia (मेरिन्थोफोबिया)—बाँधे जाने का रोगोत्पादक भय

Meristic (मेरिस्टिक)— दोनों पार्श्वों में समरूप

Mero- (मीरो-)—एक उपसर्ग जिसका अर्थ एक भाग होता है।

Meroacrania (मीरोएक्रेनिया)—कपाल के किसी भाग का जन्मजात अभाव

Meroblastic (मीरोब्लास्टिक)— आंशिक रूप से विभाजित होने वाला जैसे कोई डिम्ब जिसका कुछ भाग ही विभाजित होता है।

Merocele (मीरोसील)— और्वी हर्निया

Merocoxalgia (मीरोकॉक्सैल्जिया)— जांघ एवं कूल्हे में दर्द होना

Merocrine (मीरोक्राइन)— उन स्रावी कोशिकाओं को प्रदर्शित करने वाला जो अपने स्रावों को मुक्त करते समय ग्रन्थि में लगी रहती हैं जैसे लार ग्रन्थियों तथा अग्न्याशय आदि की कोशिकाएँ; अंशस्रावी

Merodiastolic (मीरोडायस्टोलिक)— हृदय के अनुशिथिलन के किसी भाग से सम्बन्धित

Merogenesis (मीरोजेनेसिस)— खण्डीभवन द्वारा बहुगुणनन अथवा जनन

Merogenetic, Merogenic (मीरोजेनेटिक, मीरोजेनिक)— खण्डीभवन से सम्बन्धित

Merogony (मीरोगोनी)— किसी डिम्ब के केवल कुछ भाग का विकास होना

Meromelia (मीरोमेलिया)— किसी भुजा के किसी भाग का जन्मजात अभाव

Meromicrosomia (मीरोमाइक्रोसोमिया)— शरीर के किसी भाग का असामान्य रूप से छोटा होना

Meronecrosis (मीरोनेक्रोसिस)—कोशिकाओं की मृत्यु

Meropia (मीरोपिया)— आंशिक अन्धता

Merorhachischisis (मीरोरैह्काइस्काइसिस)— सुषुम्ना रज्जु के किसी भाग की फटन

Merosmia (मीरोस्मीया)— कुछ प्रकार की गन्ध का बोध होने में असमर्थता

Merosystolic (मीरोसिस्टोलिक)— हृदय के प्रकुंचन के किसी भाग से सम्बन्धित

Merotomy (मीरोटॉमी)—खण्डों में विभाजित करना

Merozoite (मीरोजाइट)— पोषद के शरीर में स्पोरोज्वाइट जैसे मलेरिया परजीवी प्लाज़्मोडियम के स्पोरोज्वाइट के बहुविखण्डन (विखण्डीजनन) द्वारा बने जीवों में से एक, खण्डजाणु।

Merycism (मेरीसिज़्म)— पूर्व में निगले गये भोजन का प्रत्यावहन (पुनः मुँह में आना) एवं चर्वण (चबाना)

Mes- (मीस-)— एक उपसर्ग जिसका अर्थ बीच होता है।

Mesad (मीसाड)— मध्यम बिन्दु अथवा रेखा की ओर

Mesal (मीसल)—मध्य रेखा अथवा तल में स्थित

Mesangium (मीसैन्ज़ियम)— वृक्कीय केशिका-गुच्छ की निलंबक रचना

Mesaortitis (मीसएओर्टाइटिस)—महाधमनी के मध्यम अस्तर का शोथ, महाधमनीमध्यास्तरशोथ।

Mesaraic, Mesareic (मीसारेक, मीसारीक)— आन्त्रयोजनी सम्बन्धी

Mesarteritis (मीसार्टीराइटिस)— किसी धमनी के मध्य कंचुक अथवा मध्यम अस्तर का शोथ, धमनीमध्यास्तरशोथ।

Mesaticephalic (मीसाटीसिफैलिक)—Mesocephalic.

Mesatipellic, Mesatipelvic (मीसाटीपैलिक, मीसाटीपैल्विक)— मध्यम परिमाण की श्रोणि से युक्त

Mesencephalic (मीज़ेन्सीफैलिक)—आद्य (प्रारम्भिक) मध्यमस्तिष्क सम्बन्धी

Mesencephalitis (मीज़ेन्सिफैलाइटिस)— आद्य मध्यमस्तिष्क का शोथ

Mesencephalon (मीज़ेन्सिफैलॉन)— आद्य (प्रारम्भिक) मध्यमस्तिष्क

Mesencephalotomy (मीज़ेन्सिफैलोटॉमी)— मध्यमस्तिष्क में चीरा लगाना, मध्यमस्तिष्कछेदन।

Mesenchyma, Mesenchyme (मीज़ेन्काइमा, मीज़ेन्काइम) भ्रूणीय मध्यजनस्तर को बनाने वाली कोशिकाओं का विस्तृत जाल, उपकलाहीन मध्यजनस्तर

Mesenchymal (मीज़ेन्काइमल)— उपकलाहीन मध्यजनस्तर से सम्बन्धित

Mesenchymoma (मीज़ेन्काइमोमा)— तन्तुमय एवं उपकलाहीन मध्यजनस्तर-ऊतक से बना अर्बुद

Mesenterectomy (मीज़ेन्ट्रेक्टॉमी)— शल्यक्रिया द्वारा आन्त्रयोजनी या मीज़ेन्ट्री को काट कर निकाल देना

Mesenteric (मीज़ेन्ट्रिक)— आन्त्रयोजनी सम्बन्धी, आन्त्रयोजनीय

Mesenteriolum (मीज़ेन्टीरियोलम)— एक छोटी आन्त्रयोजनी जैसे किसी आन्त्रीय विपुटी की होती है।

Mesenteriopexy (मीज़ेन्ट्रीयोपैक्सी)— फटी हुई मीज़ेन्ट्री को संलग्न करना

Mesenteriorrhaphy (मीज़ेन्ट्रीयोरैह्फी)—आन्त्रयोजनी या मीज़ेन्ट्री में टाँके लगाना

Mesenteriplication (मीज़ेन्ट्रीप्लीकेशन)—मीज़ेन्ट्री की तहों में टाँके लगाकर उसे छोटा करना

Mesenteritis (मीज़ेन्ट्राइटिस)— मीज़ेन्ट्री की सूजन, आन्त्रयोजनीशोथ

Mesenterium (मीज़ेन्ट्रीयम)—आन्त्रयोजनी या मीज़ेन्ट्री

Mesenteron (मीज़ेन्ट्रोन)— आद्यमध्यान्त्र। भ्रूणीय पाचन नली का बीच का भाग

Mesentery (मीज़ेन्ट्री)— छोटी आँत को चारों ओर से घेरने एवं उसे पश्च उदरीय भित्ति से संलग्न करने वाली पैरीटोनियम की परत, आन्त्रयोजनी

Mesh (मैश)— जाल जैसे वाहिनियों अथवा तन्त्रिकाओं का जाल

Mesiad (मीज़ियाड)—Mesad.

Mesial (मीज़ियल)—Median.

Mesially (मीज़ियली)—मध्यम रेखा की ओर

Mesio- (मीज़ियो-)— एक उपसर्ग जिसका अर्थ मुख के मध्यम तल से सम्बन्धित अथवा उसकी ओर मुख करने वाला होता है।

Mesiobuccal (मीज़ियोबक्कल)— किसी दाँत की अभिमध्य तथा मुखी या कपोलीय सतहों से सम्बन्धित अथवा इनके द्वारा निर्मित या किसी दन्त गुहा को बनाने वाली अभिमध्य एवं मुखी (कपोलीय) सतह

Mesiobucco-occlusal (मीज़ियोबक्को-ऑक्लूज़ल)—. किसी दाँत की अभिमध्य, मुखी या कपोलीय एवं अन्तर्रोधीय सतहों से सम्बन्धित

Mesiobuccopulpal (मीज़ियोबक्कोपल्पल)— किसी दन्त-गुहा की अभिमध्य, मुखी या कपोलीय एवं मज्जा के पार्श्वों से सम्बन्धित

Mesiocervical (मीज़ियोसर्वाइकल)— किसी दाँत की ग्रीवा की अभिमध्य सतह से सम्बन्धित

Mesioclusion (मीज़ियोक्लूजन)— नीचे के दाँतों का कुअन्तर्रोध (गलत भींच) जिसमें वे ऊपरी दाँतों के साथ अन्तर्रोध (भींच) की सामान्य रेखा के बाहर को निकल आते हैं।

Mesiodens (मीज़ियोडैन्स)—एक अतिरिक्त छोटा दाँत

Mesiodistal (मीज़ियोडिस्टल)— किसी दाँत की अभिमध्य एवं दूरस्थ सतहों से सम्बन्धित

Mesiogingival (मीज़ियोजिन्जाइवल)— किसी दन्त-गुहा की अभिमध्य एवं मसूड़ों की ओर की दीवार से सम्बन्धित

Mesiognathic (मीज़ियोग्नेथिक)— एक या दोनों जबड़ो की कुस्थिति से सम्बन्धित

Mesioincisal (मीज़ियोइन्सीज़ल)— किसी दाँत की अभिमध्य एवं कृन्तक सतहों से सम्बन्धित

Mesiolabial (मीज़ियोलेबियल)— किसी दाँत अथवा दन्त-गुहा की अभिमध्य तथा ओष्ठीय सतहों से सम्बन्धित

Mesiolingual (मीज़ियोलिंगुअल)— किसी दाँत अथवा दन्त-गुहा की अमिध्य एवं जिह्वा के ओर की सतह से सम्बन्धित

Mesiolinguo-occlusal (मीज़ियोलिंग्वो-ऑक्लूज़ल)— किसी दो दन्ताग्रों वाले या चर्वणक दाँत की अभिमध्य, जिह्वीय एवं अन्तर्रोधीय सतहों के सगंम से बनने वाले कोण को बताने वाला

Mesion (मीज़ियोन)— शरीर को दाँये एवं बाँये समरूप अर्द्धभागों में विभाजित करने वाला एक काल्पनिक तल, मध्यतल।

Mesio-occlusal (मीज़ियो-ऑक्लूज़ल)— किसी दाँत अथवा दन्त-गुहा की अभिमध्य एवं अन्तर्रोधीय सतहों से सम्बन्धित

Mesio-occlusion (मीज़ियो-ऑक्लूज़न)—अभिमध्य अन्तर्रोध

Mesioplacement (मीज़ियोप्लेस्मैंट)—Mesioversion.

Mesiopulpal (मीज़ियोपल्पल)— किसी दन्त-गुहा के अभिमध्य एवं दन्त-मज्जा के पार्श्वों से सम्बन्धित

Mesioversion (मीज़ियोवर्जन)— दन्त-चाप में किसी दाँत का पीछे की ओर विस्थापित हो जाना।

Mesiris (मीज़ाइरिस)—परितारिका का बीच का भाग

Mesmeric (मैस्मेरिक)—सम्मोहन विद्या से सम्बन्धित अथवा उससे उत्पन्न

Mesmerism (मैस्मेरिज़्म)— सम्मोहन विद्या

Meso- (मीज़ो-)— एक उपसर्ग जिसका अर्थ 1. बीच 2. आन्त्रयोजनी सम्बन्धी तथा 3. द्वितीयक या आंशिक होता है।

Mesoappendicitis (मीज़ोएपैण्डीसाइटिस)—मीज़ोएपैण्डिक्स की सूजन

Mesoappendix (मीज़ोएपैण्डिक्स)— उण्डुकपुच्छ की छोटी आन्त्रयोजनी

Mesoarium (मीज़ोएरियम)—Mesovarium.

Mesobilirubin (मीज़ोबिलिरूबिन)— बिलिरूबिन के अपचयन से बना एक यौगिक

Mesoblast (मीज़ोब्लास्ट)—पूर्वमध्यजनस्तर

Mesoblastema (मीज़ोब्लास्टीमा)— पूर्वमध्यजनस्तर को बनाने वाली कोशिकाएँ

Mesoblastemic (मीज़ोब्लास्टीमिक)— पूर्वमध्यजनस्तर से सम्बन्धित अथवा उससे उत्पन्न होने वाला।

Mesoblastic (मीज़ोब्लास्टिक)— पूर्वमध्यजनस्तर सम्बन्धी, पूर्वमध्यजनस्तरीय

Mesobronchitis (मीज़ोब्रोन्काइटिस)— श्वासनलियों के मध्य अस्तर का शोथ

Mesocardia (मीज़ोकार्डिया)— हृदय का वक्ष की मध्य रेखा में स्थापन

Mesocardium (मीज़ोकार्डियम)— भ्रूणीय आन्त्रयोजनी का वह भाग जो हृदय को सामने की ओर केन्द्रीय शरीर भित्ति से तथा पीछे की ओर अग्रान्त्र से जोड़ती है, हृदययोजनी

Mesocarpal (मीज़ोकार्पल)—Mediocarpal.

Mesocecal (मीज़ोसीकल)— अन्धान्त्र या सीकम की आन्त्रयोजनी से सम्बन्धित

Mesocecum (मीज़ोसीकम)— आन्त्रयोजनी (मीजेन्ट्री) का वह भाग जो अन्धान्त्र या सीकम को दाईं श्रोणिफलक-खात से जोड़ता है।

Mesocephalic (मीज़ोसिफैलिक)—1. मध्यमस्तिष्क सम्बन्धी 2. मध्यम-परिमाण के सिर वाला

Mesocephalon (मीज़ोसिफैलोन)—Mesencephalon.

Mesocephalous (मीज़ोसिफैलस)—Mesocephalic.

Mesocolic (मीज़ोकोलिक)— बृहदान्त्रयोजनी सम्बन्धी

Mesocolon (मीज़ोकोलन)— बृहदान्त्र अथवा कोलन को पश्च उदरीय भित्ति से जोड़ने वाली आन्त्रयोजनी, बृहदान्त्रयोजनी

Mesocolopexy (मीज़ोकोलोपैक्सी)— अनावश्यक गतिशीलता एवं बृहदान्त्रयोजनी के नीचे गिरने को ठीक करने के लिए बृहदान्त्रयोजनी का निलम्बन अथवा स्थिरीकरण करना

Mesocoloplication (मीज़ोकोलोप्लीकेशन)— बृहदान्त्रयोजनी की गतिशीलता को सीमित करने के लिए उसका वलीकरण करना

Mesocord (मीज़ोकार्ड)— अपरा से संलग्न नाभि-रज्जु का भाग

Mesocuneiform (मीज़ोक्यूनीफार्म)— मध्यवर्ती कीलाकार अस्थि

Mesoderm (मीज़ोडर्म)— भ्रूण के प्रारम्भिक तीन जनन अस्तरों में से बीच का अस्तर जो बहिर्जनस्तर एवं अन्तर्जनस्तर के बीच स्थित होता है जिससे संयोजी ऊतक, पेशियाँ, अस्थियाँ, उपास्थियाँ, रक्त एवं रक्त वाहिनियाँ, लसीका वाहिनियाँ तथा लसीकाभ अंग, फुफ्फुसावरण, हृदयावरण, पर्युदर्या या पैरीटोनियम, गुर्दे एवं जनन ग्रन्थियाँ आदि उत्पन्न होते हैं; मध्यजनस्तर

Mesodermal (मीज़ोडर्मल)— मध्यजनस्तर सम्बन्धी

Mesodermic (मीज़ोडर्मिक)— मध्यजनस्तर से सम्बन्धित

Mesodiastolic (मीज़ोडायास्टोलिक)— अनुशिथिलन के बीच से सम्बन्धित

Mesodont (मीज़ोडोन्ट)— मध्यम परिमाण के दाँतों वाला।

Mesoduodenal (मीज़ोड्योडिनल)— ड्योडिनम की आन्त्रयोजनी से सम्बन्धित

Mesoduodenum (मीज़ोड्योडिनम)— ड्योडिनम को उदरीय भित्ति से जोड़ने वाली आन्त्रयोजनी

Mesoenteriolum (मीज़ोएन्टीरियोलम)—Mesenteriolum.

Mesoepididymis (मीज़ोएपिडिडीमिस)— अण्डधर कंचुक की एक तह जो कभी-कभी अधिवृषण को शुक्रग्रन्थि से जोड़ती है।

Mesogaster (मीज़ोगैस्टर)—Mesogastrium.

Mesogastric (मीज़ोगैस्ट्रिक)— जठरयोजनी अथवा नाभि-क्षेत्र सम्बन्धी

Mesogastrium (मीज़ोगैस्ट्रियम)—1. भ्रूण की आन्त्रयोजनी का वह भाग जो आद्य आमाशय को ढकता है, जठरयोजनी 2. नाभि-क्षेत्र

Mesoglia (मीज़ोग्लिया)—Microglia.

Mesognathic (मीज़ोग्नेथिक)— 1. मीज़ोग्नेथियोन से सम्बन्धित 2. ऐसे चेहरे वाला जिसका जबड़ा थोड़ा बाहर को निकला होता है।

Mesognathion (मीज़ोग्नेथियोन)— अन्तराहनुज अस्थि के पार्श्वीय भाग में स्थित एक बिन्दु

Mesognathous (मीज़ोग्नेथस)— ऐसे चेहरे वाला जिसका जबड़ा थोड़ा बाहर को निकला होता है।

Mesohyloma (मीज़ोहाइलोमा)—मध्यकला का अर्बुद

Mesoileum (मीज़ोइलियम)—शेषान्त्र या इलियम की आन्त्रयोजनी

Mesojejunum (मीज़ोजेजुनम)— मध्यान्त्र अथवा जेजुनम की आन्त्रयोजनी

Mesolymphocyte (मीज़ोलिम्फोसाइट)— मध्यम परिमाण की एक लसीकाकोशिका

Mesomelia (मीज़ोमीलिया)— असामान्य रूप से छोटी अग्रबाहुओं एवं निम्न टाँगों से युक्त होना।

Mesomere (मीज़ोमीयर)—मध्यजनस्तर का इपिमेयर एवं हाइपोमेयर के बीच का भाग

Mesomeric (मीज़ोमेरिक)—किसी भुजा के बीच के खण्ड से सम्बन्धित

Mesometritis (मीज़ोमीट्राइटिस)—Myometritis.

Mesometrium (मीज़ोमीट्रियम)— 1. गर्भाशय में पेशीय व्यवस्थापन 2. पृथु स्नायु का डिम्बग्रन्थि-योजनी से नीचे का भाग

Mesomorph (मीज़ोमॉर्फ)—वह व्यक्ति जिसका शारीरिक गठन इस प्रकार का होता है जिसमें मध्यजनस्तर ऊतकों की प्रधानता होती है।

Mesomorphic (मीज़ोमॉर्फिक)— मीज़ोमॉर्फ से सम्बन्धित

Mesomorphy (मीज़ोमॉर्फी)— मीज़ोमोर्फ होने की दशा

Meson (मेज़न)—Mesion.

Mesonasal (मीज़ोनेजल)—नाक के बीच में

Mesonephric (मीज़ोनैफ्रिक)— मध्यवृक्क सम्बन्धी

Mesonephroma (मीज़ोनैफ्रोमा)— डिम्बग्रन्थि का एक दुर्दम अर्बुद

Mesoneuritis (मीज़ोन्यूराइटिस)—किसी तन्त्रिका अथवा इसके संयोजी ऊतक का शोथ जिसमें इसका आवरण ग्रस्त नहीं होता।

Meso-ontomorph (मीज़ो-ओन्टोमॉर्फ)— एक चौड़ा, गठीला व्यक्ति

Mesopexy (मीजोपैक्सी)—Mesenteriopexy.

Mesophilic (मीजोफिलिक)— मध्यम तापमान (15° से० से 42° से० तक) पर सबसे अधिक वृद्धि करने वाला जैसे कुछ जीवाणु करते है।

Mesophlebitis (मीजोफ्लेबाइटिस)—किसी शिरा के मध्यवर्ती अस्तर का शोथ

Mesophryon (मीजोफ्रीयोन)— भ्रूमध्य का मध्य बिन्दु

Mesopic (मीजोपिक)— धुँधले प्रकाश में दृष्टि से सम्बन्धित

Mesopneumon (मीज़ोन्यूमोन)— दो फुफ्फुसावरणीय परतों का फेफड़े की नाभि पर मिलन बिन्दु

Mesoprosopic (मीज़ोप्रोसोपिक)— मामूली चौड़ाई के चेहरे वाला

Mesopulmonum (मीज़ोपल्मोनम)— फुफ्फुस-योजनी

Mesorchial (मीज़ोर्कियल)— वृषणयोजनी से सम्बन्धित

Mesorchium (मीजोर्कियम)— आद्य (प्रारम्भिक) आन्त्रयोजनी का वह भाग जो भ्रूणीय शुक्रग्रन्थियों को अपने स्थान पर थामे रहती है, वृषणयोजनी

Mesorectum (मीजोरैक्टम)—मलाशय-योजनी

Mesoropter (मीज़ोरोप्टर)— नेत्रों की सामान्यावस्था जिसमें उनकी पेशियाँ विश्रामावस्था में होती हैं।

Mesorhachischisis (मीज़ोरैह्काइस्काइसिस)— सुषुम्ना रज्जु के किसी भाग की फटन

Mesorrhaphy (मीजोरैह्फी)—Mesenteriorrhaphy.

Mesorrhine (मीज़ोराइन)— मामूली-सी चौड़ाई की नाक वाला।

Mesosalpinx (मीजोसैलिंपक्स)— पृथु स्नायु का डिम्बग्रन्थि-योजनी से ऊपर का भाग, डिम्बवाहिनीयोजनी

Mesoscope (मीज़ोस्कोप)— ऐसी वस्तुओं को देखने के लिए एक यन्त्र जो सूक्ष्मदर्शीय परिमाण से बड़ी होती हैं परन्तु जिन्हें नग्न नेत्रों द्वारा स्पष्टतया नहीं देखा जा सकता।

Mesosigmoid (मीजोसिग्मॉयड)— पैरीटोनियम की तह जो अवग्रहान्त्र वंक को पश्च उदरीय भित्ति से संलग्न करती है, अवग्रहान्त्रयोजनी

Mesosigmoiditis (मीजोसिग्मॉयडाइटिस)— अवग्रहान्त्रयोजनी की सूजन, अवग्रहान्त्रयोजनीशोथ।

Mesosigmoidopexy (मीजोसिग्मॉयडोपैक्सी)— शल्यक्रिया द्वारा अवग्रहान्त्रयोज़नी का स्थिरीकरण

Mesoskelic (मीजोस्केलिक)—सामान्य लम्बाई की टाँगें

Mesosomatous (मीज़ोसोमेटस)— मध्यम ऊँचाई का व्यक्ति

Mesosomia (मीज़ोसोमिया)—मध्यम ऊँचाई

Mesostenium (मीज़ोस्टीनियम)—Mesentery.

Mesosternum (मीजोस्टर्नम)— उरोस्थि या स्टर्नम का बीच का खण्ड

Mesosystolic (मीज़ोसिस्टोलिक)— प्रकुंचन के बीच का

Mesotarsal (मीजोटार्सल)—Mediotarsal.

Mesotendineum (मीजोटैण्डीनियम)— किसी कण्डरा को इसके तन्तुमय ऊतक आवरण से जोड़ने वाला संयोजी ऊतक आवरण

Mesotendon (मीजोटैण्डन)—Mesotendineum.

Mesothelia (मीज़ोथीलिया)—Mesothelium का बहुवचन

Mesothelial (मीजोथीलियल)— मध्यकला सम्बन्धी

Mesothelioma (मीजोथीलियोमा)— मध्यकला का दुर्दम अर्बुद

Mesothelium (मीजोथीलियम)— भ्रूण के शरीर की गुहा को आस्तरित करने वाली मध्यजनस्तर से उत्पन्न कोशिकाओं की परत जो युवावस्था में उपकला या इपिथीलियम बन जाती है और वास्तविक सीरमी कलाओं (पर्युदर्या, हृदयावरण तथा फुफ्फुसावरणों) को आच्छादित करती है; मध्यकला

Mesotropic (मीज़ोट्रॉपिक)— मध्य तल की ओर घूम जाने वाला।

Mesotympanum (मीज़ोटिम्पैनम)— मध्यकर्ण का कर्णपटह के अभिमध्य का भाग

Mesovarium (मीज़ोवेरियम)— पैरीटोनियम-तह का वह भाग जो डिम्बग्रन्थि की अग्र सीमा को पृथु स्नायु की पश्च परत से जोड़ता है, डिम्बग्रन्थियोजनी

Meta- (मेटा-)—1. परिवर्तन अथवा रूपान्तरण को निर्दिष्ट करने वाला एक उपसर्ग 2. बाद, से बाद, पीछे या सबसे पिछले का संकेत देने वाला एक उपसर्ग

Metabasis (मेटाबेसिस)—किसी रोग की प्रगति में परिवर्तन होना

Metabiosis (मेटाबायोसिस)—Commensalism.

Metabolic (मेटाबोलिक)—चयापचयी

Metabolic balance (मेटाबोलिक बैलेन्स)— किसी विशिष्ट पोषक के ग्रहण करने एवं इसके उत्सर्जन में अन्तर जो ऋणात्मक हो जाता है जब ग्रहण किए गए पोषक से अधिक पोषक उत्सर्जित हो जाता है अथवा धनात्मक होता है जब उत्सर्जित हुए पोषक की अपेक्षा अधिक पोषक ग्रहण किया जाता है।

Metabolic rate (मेटाबोलिक रेट)— ऊर्जा के उपयोग की दर जो उस समय मापी जाती है जब व्यक्ति ने उपवास कर रखा हो तथा वह पूर्ण विश्रामावस्था में हो। उपयोग में आई ऊर्जा की परीक्षण के दौरान उपयोग में आई ऑक्सीजन की मात्रा से गणना की जाती है; चयापचयी दर

Metabolimeter (मेटाबोलीमीटर)— चयापचयी दर मापने वाला एक उपकरण

Metabolin (मेटाबोलिन)—Metabolite.

Metabolism (मेटाबोलिज़्म)— जीव के भीतर होने वाली सभी भौतिक एवं रासायनिक प्रक्रियायें। वह क्रिया जिसके द्वारा खाद्य पदार्थ शरीर के ऊतकों में एवं शरीर की वृद्धि, मरम्मत तथा इसके सामान्य कार्यो के लिए ऊर्जा या शक्ति में रूपान्तरित (उपचय–रचनात्मक चयापचय) हो जाते हैं तथा वह क्रिया जिसके द्वारा पदार्थ साधारण पदार्थों में विघटित (अपचय–विनाशकारी चयापचय) हो जाते हैं जो साधारणतया उत्सर्जित हो जाते हैं; चयापचय

Basal metabolism (बेसल मेटाबोलिज़्म)— प्राणाधार क्रियाओं जैसे श्वसन तथा रक्त परिसंचरण आदि को बनाये रखने में खर्च होने वाली न्यूनतम ऊर्जा। खाना खाने के 14 से 18 घंटे पश्चात् जब शरीर पूर्ण विश्रामावस्था में होता है तब इसे एक कैलोरीमीटर द्वारा मापा जाता है तथा शरीर की सतह के प्रति वर्ग मीटर प्रति घंटा कैलोरियों में इसे अभिव्यक्त किया जाता है; आधारी चयापचय

Metabolite (मेटाबोलाइट)— चयापचय का कोई भी उत्पाद, चयापचयज, चयापचयक

Metabolize (मेटाबोलाइज़)— चयापचयी क्रियाओं द्वारा खाद्य पदार्थ के गुण को बदलना

Metacarpal (मेटाकार्पल)—करभ अथवा हथेली की कोई हड्डी या करभ सम्बन्धी, करभास्थिक, करभिका

Metacarpectomy (मेटाकार्पेक्टॉमी)— किसी करभास्थि को शल्य क्रिया द्वारा काट कर निकाल देना

Metacarpi (मेटाकार्पाइ)—Metacarpus का बहुवचन

Metacarpophalangeal (मेटाकार्पोफेलेन्जियल)— हथेली एवं अंगुल्यस्थियों से सम्बन्धित

Metacarpus (मेटाकार्पस)—हाथ का कलाई एवं अंगुलियों के बीच का भाग जिसमें 5 करभास्थियाँ होती हैं, करभ, हथेली

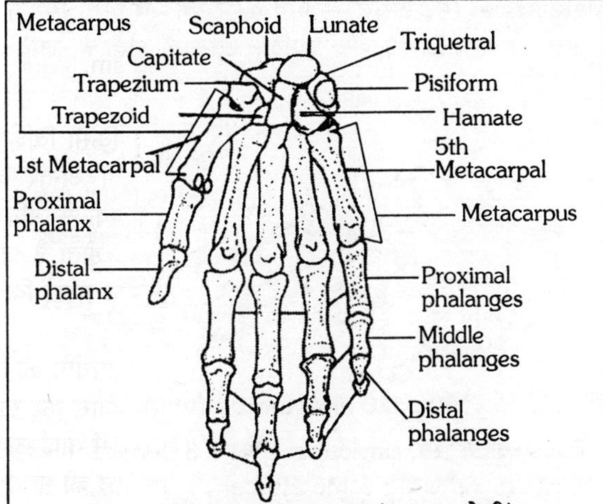

Fig. 327 : Metacarpus (करभ, हथेली)

Lunate = नवचन्द्राकार, Triquetral = त्रिकोणिका, Pisiform = पिज़ीफार्म या चणकाकार, Hamate = अंकुशिका, 5th metacarpal = पाँचवीं करभास्थि, Proximal phalanges = समीपस्थ अँगुल्यस्थियाँ, Middle phalanges = मध्यम अँगुल्यस्थियाँ, Distal phalanges = दूरस्थ अँगुल्यस्थियाँ, Distal phalanx = दूरस्थ अँगुल्यस्थि, Proximal phalanx = समीपस्थ अँगुल्यस्थि, 1st metacarpal = प्रथम करभास्थि, Trapezoid = समलम्बाभ, Trapezium = समलंबक, Capitate = समुण्डिका, Scaphoid = नौकाभ

Metacentric (मेटासेन्ट्रिक)—ऐसा गुणसूत्र, सेन्ट्रोमीयर जिसके केन्द्र में होता है।

Metachromasia, Metachromatism (मेटाक्रोमेसिया, मेटाक्रोमेटिज़्म)— ऐसी दशा जिसमें एक ही ऊतक के विभिन्न घटक अभिरंजन क्रिया में विभिन्न रंगों को ग्रहण करते हैं। रंग प्रयोग में लाए गये रजंक विलयन के रंगों से भिन्न होते हैं। विविधरंजकता

Metachromatic (मेटाक्रोमेटिक)— एक ही ऊतक के विभिन्न घटक जो अभिरंजन क्रिया में विभिन्न रंगों को ग्रहण करते हैं जो प्रयोग में लाए गये रजंक विलयन के रंगों से भिन्न होते हैं। विविधरंजकता सम्बन्धी।

Metachromatism (मेटाक्रोमेटिज़्म)—Metachromasia.

Metachromophil (मेटाक्रोमोफिल)—सामान्यतया अभिरंजन के प्रति प्रतिक्रिया न करने वाला

Metacyesis (मेटासाइसिस)— बहिर्गर्भाशय सगर्भता अथवा अस्थानी सगर्भता

Metaicteric (मेटाइक्टेरिक)—कामला या जॉण्डिस के कारण उत्पन्न होने वाला

Metainfective (मेटाइन्फैक्टिव)— किसी संक्रमण के पश्चात् उत्पन्न होने वाला

Metakinesis, Metakinesia (मेटाकाइनेसिस, मेटाकाइनीसिया)— एक दूसरे से अलग होने की क्रिया जैसे किसी गुणसूत्र में क्रोमेटिडों का एक दूसरे से अलग होना जो कोशिका के सूत्री-विभाजन की पश्चावस्था में विपरीत ध्रुवों की ओर जाते हैं।

Metalbumin (मेटेलब्यूमिन)— डिम्बग्रन्थि की पुटियों में स्थित एक प्रकार का श्लेष्मरस (म्यूसिन)

Metallesthesia (मेटालिस्थीसिया)—धातुओं को छूकर उनकी पहिचान करना

Metallic (मेटेलिक)— 1. धातु से बना हुआ, धात्विक 2. धातु सम्बन्धी 3. धातु के समान

Metalloenzyme (मेटेलोएन्जाइम)— वह एन्जाइम जिसकी संरचना में धातु आयन होता है।

Metalloid (मैटेलॉयड)— धातु जैसा, धातुवत्।

Metallophilia (मेटेलोफीलिया)— कुछ ऊतकों का किन्हीं धातु लवणों को बाँधने का गुण

Metallophobia (मेटेलोफोबिया)— धातुओं एवं धातुओं से बनी वस्तुओं का तथा उन्हें स्पर्श करने का रोगोत्पादक भय।

Metalloprotein (मेटेलोप्रोटीन)— किसी धातु ऑयन से जुड़ा हुआ एक प्रोटीन अणु जैसे हीमोग्लोबिन

Metalloscopy (मेटेलोस्कोपी)—शरीर पर धातुओं के प्रभावों का तथा शरीर की उनके प्रति प्रतिक्रिया का पता लगाना

Metallotherapy (मेटेलोथैरेपी)— रोगग्रस्त भाग पर धातुओं का प्रयोग करके रोग की चिकित्सा करना

Metallurgy (मेटेलर्जी)—धातुओं को उनके स्रोतों से उपलब्ध करने एवं उन्हें विभिन्न रूपों में निर्मित करने का विज्ञान

Metamere (मेटामेयर)—आद्य कायांश, विखण्ड

Metameric (मेटामेरिक)—Isomeric.

Metamerism (मेटामेरिज़्म)—Isomerism.

Metamorphopsia (मेटामोर्फोप्सिया)— एक दृष्टि-दोष जिसमें दिखाई देने वाली वस्तुओं का रूप बिगड़ जाता है, रूपान्तराभास, विरूपदृष्टिता

Metamorphosis (मेटामोर्फोसिस)— 1. रूपान्तरण अथवा विशेषकर विकासीय अवस्थाओं जैसे लार्वा से युवा बनने में होने वाला रचनात्मक परिवर्तन 2. विकृतिविज्ञान में, ह्रासीय परिवर्तन जैसे ह्रास द्वारा वसा का रूपान्तरण

Metamorphotic (मेटामोर्फोटिक)— रूपान्तरण या कायान्तरण से सम्बन्धित

Metamyelocyte (मेटामायलोसाइट)— उत्तरकणिका-श्वेतकोशिका

Metaneutrophil, Metaneutrophile (मेटान्यूट्रोफिल, मेटान्यूट्रोफाइल)— उदासीन रजकों से सामान्य रूप से अभिरंजित न होने वाला

Metaphase (मेटाफेस)—पूर्वावस्था के पश्चात् एवं पश्चावस्था से पूर्व कोशिका विभाजन की द्वितीय अवस्था जिसमें गुणसूत्र जिनमें से प्रत्येक में दो अर्धगुणसूत्र होते हैं, पृथक होने से पूर्व तर्कु के मध्यरेखा तल में व्यवस्थित हो जाते हैं; मध्यावस्था

Metaphrenia (मेटाफ्रेनिया)—एक मानसिक विकार जिसमें कोई व्यक्ति पारिवारिक मामलों से मुख मोड़ लेता है और अपने कार्य में रुचि लेता है।

Metaphysial, Metaphyseal (मेटाफाइज़ियल)— अस्थिकाण्डकोटि से सम्बन्धित

Metaphysis (मेटाफाइज़िस)— लम्बी हड्डी का काण्ड एवं अधिवर्ध के बीच का चौड़ा भाग, अस्थिकॉण्डकोटि।

Metaphysitis (मेटाफाइज़ाइटिस)— किसी हड्डी के अस्थिकॉण्डकोटि का शोथ

Metaplasia (मेटाप्लेसिया)— किसी प्रकार के ऊतक का इस प्रकार के ऊतक में परिवर्तित हो जाना जो उस ऊतक के लिए असामान्य होता है, इतरविकसन जैसे मज्जाभ इतरविकसन जिसमें ऐसे स्थानों में मज्जा ऊतक विकसित होता है जिसमें सामान्यतया इसे उत्पन्न नहीं होना चाहिए

Metaplasis (मेटाप्लेसिस)—Metaplasia.

Metaplasm (मेटाप्लाज़्म)— सुरक्षित पदार्थ, विशेषकर किसी कोशिका के जीवद्रव्य में स्थित पोषक पदार्थ

Metaplastic (मेटाप्लास्टिक)— इतरविकसन से सम्बन्धित अथवा उसके द्वारा बना हुआ

Metaplexus (मेटाप्लैक्सस)— मस्तिष्क के चौथे निलय में स्थित कोरॉयड जालिका

Metapneumonic (मेटान्यूमोनिक)— न्यूमोनिया के पश्चात् होने वाला

Metapyretic (मेटापाइरेटिक)— ज्वर के पश्चात्

Metarteriole (मेटार्टीरियोल)— किसी धमनिका को तनुशिरा से जोड़ने वाली सूक्ष्म वाहिनी

Metarubricyte (मेटारूब्रीसाइट)— सामान्य रूप से अभिरंजित होने वाला लोहितकोशिकाप्रसू

Metastases (मेटास्टेसिस)—Metastasis. का बहुवचन

Metastasis (मेटास्टेसिस)—1. जीवाणुओं या शरीर की कोशिकाओं (विशेषकर कैन्सर कोशिकाओं) का शरीर के एक भाग से दूसरे भाग को पहुँचना 2. किसी रोग का शरीर के एक अंग अथवा भाग से दूसरे अंग अथवा भाग को स्थानान्तरित होना जिससे इसका कोई सीधा सम्बन्ध नहीं होता। विक्षेपण अथवा स्थलान्तरण

Metastasize (मेटास्टेसाइज़)—रोगाक्रमण के स्थान से किसी रोग का स्थलान्तरण द्वारा दूर किसी स्थान पर उत्पन्न होना

Metastatic (मेटास्टेटिक)— विक्षेपी, स्थलान्तरणीय

Metasternum (मेटास्टर्नम)—उरोस्थि का खड्गवत (तलवार के आकार का) प्रवर्ध, उरःपत्रक

Metatarsal (मेटाटार्सल)— 1. प्रपद सम्बन्धी, प्रपदकीय 2. प्रपद की कोई हड्डी

Metatarsalgia (मेटाटार्सेल्जिया)—प्रपद में दर्द होना, प्रपदिकार्ति।

Metatarsophalangeal (मेटाटार्सोफेलेन्जियल)— प्रपद एवं पैर की अँगुल्यस्थियों से सम्बन्धित, प्रपद-अंगुल्यस्थिक।

Metatarsus (मेटाटार्सस)— पाँव का टखने एवं अँगुलियों के बीच का भाग जिसमें पाँच प्रपदिक अस्थियाँ होती है, प्रपद

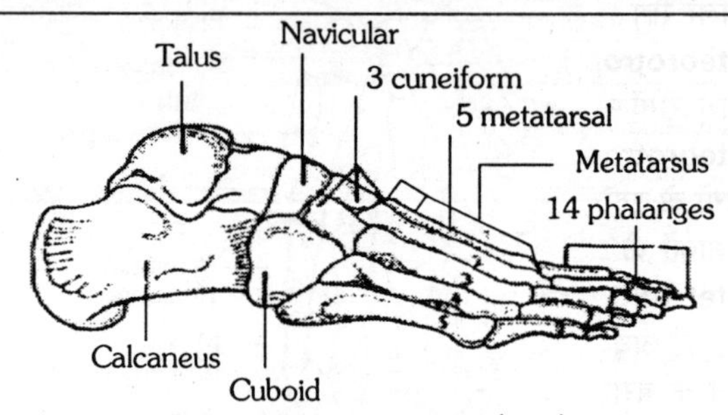

Fig. 328 Metatarsus (प्रपद)

Talus=घुटिकास्थि, Navicular=नौकाभ, 3 Cuneiform=3 कीलाकार अस्थियाँ, 5 Metatarsal=5 प्रपदिकास्थियाँ, Metatarsus = प्रपदिका, 14 Phalanges=14 अंगुल्यस्थियाँ, Cuboid=घनास्थि, Calcaneus=पार्ष्णिका या कैल्केनियस अस्थि

Metatarsus primus varus (मेटाटार्सस प्राइमस वेरस)— प्रथम प्रपदिक अस्थि का शरीर की मध्य रेखा की ओर घूम जाना

Metatarsus varus (मेटाटार्सस वेरस)— एक जन्मजात विकृति जिसमें पाँव अभिवर्तित हो जाता है जिससे बच्चे के चलने पर पैर की अँगुलियाँ भीतर की ओर होती हैं।

Metathalamus (मेटाथैलेमस)— दो जानुवत् कार्यों सहित चेतक का पश्च भाग, पश्चचेतक।

Metathesis (मेटाथेसिस)— 1. स्थान परिवर्तन 2. शरीर के किसी एक स्थान से दूसरे स्थान को किसी रोग प्रक्रिया का कृत्रिम स्थानान्तरण जहाँ पर इसकी आसानी से चिकित्सा की जा सकती है।

Metatrophia (मेटाट्रॉफिया)— 1. कुपोषण के कारण क्षीणता 2. भोजन में परिवर्तन

Metatrophic (मेटाट्रॉफिक)—भोजन में अजीवित कार्बनिक सामग्री का प्रयोग करने वाला

Metazoa (मेटाजुआ)—सभी बहुकोशिकीय जन्तु

Metazoon (मेटाजून)—Metazoa का एकवचन। एक अकेला बहुकोशिकीय जन्तु

Metazoonosis (मेटाजूनोसिस)— एक जन्तु रोग जिसे अपनी अवधि पूर्ण करने के लिए एक पृष्ठवंशी एवं एक अपृष्ठवंशी परपोषी की आवश्यकता होती है।

Metencephalic (मीटेन्सिफैलिक)—अनुमध्य मस्तिष्क से सम्बन्धित

Metencephalon (मीटेन्सिफैलोन)— पश्चमस्तिष्क का अग्र भाग जिससे अनुमस्तिष्क एवं पोन्स उत्पन्न होते हैं, अनुमध्य मस्तिष्क

Meteorism (मीटीयोरिज़्म)—उदर अथवा आँत में गैस इकट्ठा हो जाने से पेट का फूल जाना, आध्मान, अफारा

Meteoropathy (मीटीयोरोपैथी)— जलवायु परिवर्तन से होने वाला रोग

Meteorotropic (मीटियोरोट्रॉपिक)— मौसम से प्रभावित होने वाले रोगों से सम्बन्धित

Meteorotropism (मीटीयोरोट्रॉपिज्म)— जैव घटनाओं जैसे रोगों के उत्पन्न होने एवं जन्म तथा मृत्यु दर आदि पर जलवायु दशाओं के प्रभाव

Meter (मीटर)— मैट्रिक प्रणाली में किसी वस्तु की लम्बाई, चौड़ाई अथवा ऊँचाई मापने वाला एक उपकरण जो 39.371 इंच के बराबर होता है।

Metergasia (मीटरगैसिया)—Metergasis.

Metergasis (मीटरगैसिस)—कार्य में परिवर्तन होना

Methemalbumin (मीटहेमेल्ब्युमिन)— एल्ब्युमिन के हेम के साथ संयुक्त होने से शरीर में बनने वाला भूरे रंग का वर्णक

Methemalbuminemia (मीटहेमेल्ब्युमिनीमिया)— रक्त में मीटहेमेल्ब्युमिन का पाया जाना।

Methemoglobin (मीटहीमोग्लोबिन)— आघात अथवा विषैले पदार्थो द्वारा हीमोग्लोबिन के फेरस लोह के फेरिक लोह में ऑक्सीकृत होने से बनने वाला एक यौगिक

Methemoglobinemia (मीटहीमोग्लोबिनीमिया)— मेटहीमोग्लोबिन-रक्तता

Methemoglobinuria (मीटहीमोग्लोबिनूरिया)—मूत्र में मेटहीमोग्लोबिन का पाया जाना

Method (मैथड)—ढंग या विधि, कार्यविधि अथवा तकनीक, पद्धति

Methodology (मैथेडोलॉजी)— विधि-विज्ञान, पद्धतितन्त्र

Methomania (मीथोमैनिया)— मादक पदार्थों के लिए तीव्र इच्छा का होना

Methylate (मिथाइलेट)— 1. मिथाइल वर्ग को किसी पदार्थ के साथ जोड़ना 2. मिथाइल एल्कोहॉल एवं बेस का एक यौगिक

Methylation (मिथाइलेशन)— किसी यौगिक में मिथाइल वर्गो के जोड़ने की क्रिया

Metonymy (मीटोनिमी)—एक मानसिक विकार जिसमें रोगी उचित शब्द का प्रयोग नहीं करता बल्कि उसी प्रकार के अर्थ के शब्द का प्रयोग करता है।

Metopagus (मीटोपेगस)— संयुक्त जुड़वाँ बच्चे जो माथे पर आपस में जुड़े होते हैं।

Metopic (मीटोपिक)— माथे से सम्बन्धित, ललाटीय

Metopion (मीटोपियन)— ललाट बिन्दु

Metopism (मीटोपिज़्म)— वयस्क में ललाटीय सीवन का बने रहना।

Metopodynia (मीटोपोडाइनिया)—माथे में दर्द होना

Metopopagus (मीटोपोपेगस)—Metopagus.

Metopoplasty (मीटोपोप्लास्टी)— माथे की त्वचा अथवा अस्थि की प्लास्टिक सर्जरी करना

Metoxenous (मीटोज़ीनस)— जीवन चक्र को पूर्ण करने के लिए दो भिन्न पोषदों पर रहने वाला जैसा कि परजीवियों के लिए कहा जाता है।

Metoxeny (मीटोज़ेनी)— जीवन चक्र को पूरा करने के लिए दो भिन्न पोषदों पर रहना

Metr- (मीट्र-)—Metra-

Metra- (मीट्रा-)— अन्य शब्दों के साथ संयुक्त होने वाला शब्द जिसका अर्थ गर्भाशय होता है।

Metralgia (मीट्रेल्जिया)— गर्भाशयवेदना

Metratome (मीट्रेटोम)—गर्भाशय में चीरा लगाने वाला एक यन्त्र

Metratomy (मीट्रेटॉमी)—Hysterotomy.

Metratonia (मीट्रेटोनिया)—गर्भाशय-अतानता

Metratrophia (मीट्रेट्रॉफिया)—गर्भाशय-शोष

Metrectasia (मीट्रेक्टेशिया)— गर्भावस्था से रहित गर्भाशय का विस्फारण

Metrectopia (मीट्रेक्टोपिया)— गर्भाशय का विस्थापित हो जाना, गर्भाशयच्युति

Metrelcosis (मीट्रेल्कोसिस)—गर्भाशय में जख्म बन जाना

Metreurynter (मीट्रीयूरिन्टर)— एक फूलने वाली थैली जिसे गर्भाशयग्रीवा को चौड़ा करने के लिए उसमें प्रविष्ट करके फुला दिया जाता है।

Metreurysis (मीट्रीयूराइसिस)—मीट्रीयूरिन्टर द्वारा गर्भाशयग्रीवा को चौड़ा करना

Metria (मीट्रिया)— गर्भावस्था की अवधि में गर्भाशय का शोथ

Metric (मैट्रिक)—1. मापन सम्बन्धी 2. जिसका आधार मीटर हो

Metric system (मैट्रिक सिस्टम)— भार एवं माप की प्रणाली जो मापन के लिए मापन की इकाई मीटर (39.371 इंच) पर, भार के लिए भार की इकाई ग्राम (15.432 ग्रेन) तथा आयतन के लिए आयतन की इकाई लीटर (1.057 क्वार्ट्स तरल अथवा 0.908 क्वार्ट शुष्क माप) पर आधारित होती है; मैट्रिक प्रणाली

Metriocephalic (मीट्रीयोसिफैलिक)— ऊँचाई के ठीक अनुपात में जिसका सिर हो

Metritis (मीट्राइटिस)—गर्भाशयशोथ
Metro- (मीट्रो-)— एक उपसर्ग जिसका अर्थ गर्भाशय से सम्बन्धित होता है।
Metrocarcinoma (मीट्रोकार्सिनोमा)— गर्भाशय का कैन्सर
Metrocele (मीट्रोसील)— गर्भाशय का हर्निया
Metrocolpocele (मीट्रोकोल्पोसील)—गर्भाशय का हर्निया के साथ योनि में भ्रंश
Metrocystosis (मीट्रोसिस्टोसिस)— गर्भाशय में पुटियों का बनना
Metrocyte (मीट्रोसाइट)— मातृ कोशिका
Metrodynamometer (मीट्रोडाइनेमोमीटर)—गर्भाशयी सकुंचनों के बल को मापने वाला एक यन्त्र
Metrodynia (मीट्रोडायनिया)— गर्भाशयशूल
Metrofibroma (मीट्रोफाइब्रोमा)— गर्भाशय-तन्तुअर्बुद
Metroleukorrhea (मीट्रोल्यूकोरिह्या)— गर्भाशय से होने वाला श्वेतप्रदर
Metrolymphangitis (मीट्रोलिम्फैन्जाइटिस)— गर्भाशयी लसीका वाहिनियों का शोथ।
Metromalacia (मीट्रोमैलेशिया)— गर्भाशय का कोमल हो जाना
Metromalacosis (मीट्रोमैलेकोसिस)—गर्भाशयी ऊतकों का कोमल हो जाना
Metromania (मीट्रोमैनिया)— स्त्रियों का कामोन्माद
Metroparalysis (मीट्रोपैरालाइसिस)—गर्भाशय का पक्षाघात
Metropathia hemorrhagica (मीट्रोपैथिया हीमोरैह्जिका)—गर्भाशय से रक्तस्राव होना जो गर्भाशय की श्लेष्मिक कलाओं की अतिवृद्धि एवं डिम्बग्रन्थि की पुटियों से सम्बद्ध होता है।
Metropathic (मीट्रोपैथिक)— गर्भाशय-रोग से सम्बन्धित अथवा उससे उत्पन्न
Metropathy (मीट्रोपैथी)—गर्भाशय का कोई भी रोग
Metroperitoneal (मीट्रोपैरीटोनियल)— गर्भाशय एवं पैरीटोनियम सम्बन्धी
Metroperitonitis (मीट्रोपैरीटोनाइटिस)— गर्भाशय एवं पैरीटोनियम का शोथ, गर्भशयावरणशोथ।
Metrophlebitis (मीट्रोफ्लेबाइटिस)— गर्भाशय की शिराओं की सूजन, गर्भशयशिराशोथ
Metroplasty (मीट्रोप्लास्टी)— गर्भाशय की प्लास्टिक सर्जरी
Metroptosis (मीट्रोप्टोसिस)— गर्भाशय का नीचे की ओर विस्थापित हो जाना अथवा उसका भ्रंश हो जाना, गर्भाशयच्युति।
Metrorrhagia (मीट्रोरैह्जिया)—आर्तव-काल के अतिरिक्त अन्य किसी भी समय होने वाला गर्भाशय-रक्तस्राव, रक्तप्रदर।
Metrorrhea (मीट्रोरिह्या)— अत्यधिक गर्भाशय-स्राव
Metrorrhexis (मीट्रोरैह्क्सिस)— गर्भाशय का फट जाना, गर्भाशयविदर
Metrorthosis (मीट्रोर्थोसिस)— गर्भाशय के विस्थापन को सही करना
Metrosalpingitis (मीट्रोसैल्पिन्जाइटिस)— गर्भाशय एवं डिम्बवाहिनियों का शोथ, गर्भाशयडिम्बवाहिनीशोथ।
Metrosalpingography (मीट्रोसैल्पिन्जोग्राफी)— वायु अथवा किसी रेडियोअपारदर्शक (एक्स-रे अभेद्य) पदार्थ का इन्जैक्शन लगाने के पश्चात् गर्भाशय एवं डिम्ब वाहिनियों का एक्स-रे चित्रण करना, गर्भाशयडिम्बवाहिनीचित्रण।
Metroscope (मीट्रोस्कोप)—Hysteroscope.
Metroscopy (मीट्रोस्कोपी)—Hysteroscopy.
Metrostaxis (मीट्रोस्टैक्सिस)— गर्भाशय से हल्का परन्तु लगातार रक्तस्राव होना, सततार्तव।
Metrostenosis (मीट्रोस्टेनोसिस)— गर्भाशय-गुहा का संकुचित अथवा तंग होना, गर्भाशयसंकीर्णन।
Metrotome (मीट्रोटोम)—Hysterotome.
Metrotomy (मीट्रोटॉमी)—Hysterotomy.
Metrourethrotome (मीट्रोयूरेथ्रोटोम)—मूत्रमार्ग को चीरने एवं चीरे जाने वाली गहराई को मापने वाला एक यन्त्र
-metry (-मीट्री)— एक प्रत्यय जिसका अर्थ मापना होता है।
Metryperemia (मीट्रोपेरीमिया)—गर्भाशय में रक्ताधिक्य होना
MFT (एम एफ टी)—Minimum fatal dose. न्यूनतम घातक मात्रा
μg. (म्यू जी)— माइक्रोग्राम
mg. (एम जी)— मिलीग्राम
MI (एम आई)—Myocardial infarction. का संक्षिप्त रूप
Miasma (मियाज़्मा)—रोगोत्पादक वाष्प
Miasmal (मियाज़्मल)—रोगोत्पादक वाष्प सम्बन्धी
Mication (मीकेशन)— अचानक गति होना जैसे आँखों की पलकों का स्वयं ही खुलना एवं बन्द होना
Micra (माइक्रा)— Micron का बहुवचन
Micracoustic (माइक्रेकौस्टिक)— धीमी आवाज़ को सुनाई देने योग्य बनाने वाला।
Micracusia (माइक्रेकूसिया)— एक श्रवणीय भ्रम जिसमें ध्वनियाँ बहुत दूर से आती हुई मालूम देती हैं।
Micrencephalia (माइक्रेनसिफैलिया)— मस्तिष्क का असामान्य रूप से छोटा होना
Micrencephalon (माइक्रेनसिफैलोन)—1. अनुमस्तिष्क 2. लघु मस्तिष्क
Micrencephalous (माइक्रेनसिफैलस)— छोटे मस्तिष्क वाला
Micrencephaly (माइक्रेनसिफैली)—Micrencephalia.
Micro-, Micr- (माइक्रो-, माइक्र-)— छोटे परिमाण को प्रदर्शित करने वाले अथवा किसी इकाई के दस लाखवें भाग का संकेत देने वाले उपसर्ग जैसे माइक्रोग्राम एक ग्राम का दस लाखवाँ भाग होता है।
Microabscess (माइक्रोएब्सेस)— एक बहुत छोटा फोड़ा
Microadenoma (माइक्रोएडीनोमा)— एक बहुत छोटा ग्रन्थ्यर्बुद जैसा कि अग्र पीयूष ग्रन्थि का होता है।

Microaerophil (माइक्रोएरोफिल)—Microaerophilic.

Microaerophile (माइक्रोएरोफाइल)—Microaerophilic.

Microaerophilic (माइक्रोएरोफिलिक)— ऑक्सीजन की अल्प सान्द्रता में वृद्धि करने वाला, इस शब्द का प्रयोग जीवाणुओं के लिए किया जाता है; अल्पवातापेक्षी

Microaggregate (माइक्रोएग्रीगेट)— कणों का सूक्ष्मदर्शी से दिखाई देने वाला संचय जैसे रक्त में श्वेत रक्त कोशिकाओं, लाल रक्त कोशिकाओं एवं प्लेट्लेट्स आदि का एकत्रित हो जाना

Microalbuminuria (माइक्रोएल्ब्युमिनूरिया)— मूत्र में सूक्ष्म मात्रा में एल्ब्युमिन का उत्सर्जन होना

Microanalysis (माइक्रोएनालाइसिस)—किसी पदार्थ की बहुत ही सूक्ष्म मात्रा का रासायनिक विश्लेषण

Microanastomosis (माइक्रोएनास्टोमोसिस)— बहुत छोटी नलिकाकार संरचनाओं के बीच सम्मिलन

Microanatomist (माइक्रोएनाटोमिस्ट)—Histologist.

Microanatomy (माइक्रोएनाटॉमी)— ऊतक-विज्ञान; सूक्ष्मसंरचनाविज्ञान

Microaneurysm (माइक्रोएन्यूरिज़्म)— सूक्ष्मदर्शी द्वारा दिखाई देने वाला एन्यूरिज़्म (फुलाव)

Microangiitis (माइक्रोएन्जाइटिस)— बहुत छोटी रक्त वाहिनियों की सूजन

Microangiography (माइक्रोएन्जियोग्राफी)—किसी भेदक माध्यम का इन्जैक्शन लगाकर किसी अंग की अति सूक्ष्म वाहिनियों का एक्स-रे परीक्षण करना।

Microangiopathy (माइक्रोएन्जियोपैथी)— छोटी-छोटी रक्त वाहिनियों का कोई भी रोग जैसे थ्रॉम्बोटिक माइक्रोएन्जियोपैथी जिसमें धमनिकाओं एवं रक्त केशिकाओं में थ्रॉम्बस या घनास्र बन जाते हैं, सूक्ष्मवाहिकाविकृति।

Microangioscopy (माइक्रोएन्जियोस्कोपी)— रक्त केशिकाओं का सूक्ष्मदर्शी-परीक्षण

Microarteriography (माइक्रोआर्टिरियोग्राफी)—Microangiography.

Microatelectasis (माइक्रोएटलैक्टेसिस)— एक लघु फुफ्फुसीय निपात

Microbalance (माइक्रोबैलेन्स)— भार में होने वाले सूक्ष्म परिवर्तनों को मापने वाली तुला

Microbe (माइक्रोब)—रोगोत्पादक जीवाणु, रोगाणु, सूक्ष्मजीव।

Microbial (माइक्रोबियल)— रोगोत्पादक जीवाणुओं से सम्बन्धित

Microbian (माइक्रोबियन)—Microbic, Microbial.

Microbic (माइक्रोबिक)—Microbial, Microbian.

Microbicidal (माइक्रोबिसाइडल)— रोगोत्पादक जीवाणुओं को नष्ट करने वाला, जीवाणुनाशक, सूक्ष्मजीवनाशी।

Microbicide (माइक्रोबिसाइड)— रोगाणुओं को मारने वाली औषधि अथवा पदार्थ

Microbiologic (माइक्रोबायोलॉजिक)— सूक्ष्मजीवविज्ञान से सम्बन्धित, सूक्ष्मजैविकी।

Microbiologist (माइक्रोबायोलॉजिस्ट)—सूक्ष्मजीवविज्ञान का विशेषज्ञ, सूक्ष्मजीवविज्ञानी।

Microbiology (माइक्रोबायोलॉजी)—सूक्ष्मजीवों का वैज्ञानिक अध्ययन, सूक्ष्मजीवविज्ञान

Microbiophobia (माइक्रोबायोफोबिया)— रोगाणुओं का रोगोत्पादक भय

Microbiota (माइक्रोबायोटा)— किसी क्षेत्र के सूक्ष्मदर्शी द्वारा दिखाई देने वाले जीवित जीव

Microbiotic (माइक्रोबायोटिक)—Microbial.

Microbism (माइक्रोबिज़्म)—रोगाणुओं का संक्रमण

Microblast (माइक्रोब्लास्ट)— एक सूक्ष्म केन्द्रकयुक्त लाल रक्त कोशिका जिसका व्यास 5 माइक्रोन अथवा इससे कम होता है, लघुलोहितकोशिकाप्रसू

Microblepharia, Microblephary (माइक्रोब्लेफेरिया, माइक्रोब्लेफेरी)— आँखों की पलकों का असामान्य रूप से छोटा होना, लघुवर्त्मता।

Microblepharism (माइक्रोब्लेफेरिज़्म)—Microblepharia.

Microblepharon (माइक्रोब्लेफेरोन)—Microblepharia.

Microblephary (माइक्रोब्लेफेरी)—Microblepharia.

Microbodies (माइक्रोबॉडीज़)— यकृत एवं वृक्क की कोशिकाओं में पाए जाने वाले कोशिकाद्रव्य के छोटे-छोटे गोलाकार कण

Microbrachia (माइक्रोब्रेकिया)—बाहों का असामान्य रूप से छोटा होना

Microbrachius (माइक्रोब्रेकियस)— बहुत छोटी बाँहों वाला भ्रूण

Microburet (माइक्रोब्यूरेट)—एक छोटा ब्यूरेट जिसकी समाई 0.1 से 10 मि० ली० तक होती है।

Microcalcification (माइक्रोकैल्सीफिकेशन)— एक मिमी० से कम व्यास में कैल्सीकरण होना

Microcalorie (माइक्रोकैलोरी)— ऊष्मा की इकाई कैलोरी का एक हज़ारवाँ भाग

Microcardia (माइक्रोकार्डिया)— हृदय का असामान्य रूप से छोटा होना

Microcaulia (माइक्रोकौलिया)—शिश्न का असामान्य रूप से छोटा होना

Microcentrum (माइक्रोसेन्ट्रम)—तारककाय

Microcephalia (माइक्रोसिफैलिया)—सिर का असामान्य रूप से छोटा होना, लघुशिरस्कता

Microcephalic (माइक्रोसिफैलिक)— छोटे सिर वाला, लघुशिरस्क

Microcephalism (माइक्रोसिफैलिज़्म)—Microcephaly.

Microcephalous (माइक्रोसिफैलस)—Microcephalic.

Microcephaly (माइक्रोसिफैली)—Microcephalia.

Microcheilia (माइक्रोकीलिया)— होठों का असाधारण रूप से छोटा होना, लघुओष्ठता।

Microcheiria (माइक्रोकीरिया)— हाथों का असामान्य रूप से छोटा होना, लघुहस्तता।

Microchemistry (माइक्रोकैमिस्ट्री)— रसायन-शास्त्र जिसमें रासायनिक पदार्थों की सूक्ष्म मात्राओं एवं छोटे-छोटे यन्त्रों का प्रयोग किया जाता है।

Microchiria (माइक्रोकाइरिया)—Microcheiria.

Microcinematography (माइक्रोसिनेमेटोग्राफी)— गतिशील सूक्ष्मदर्शीय वस्तुओं का चित्रण करना।

Microcirculation (माइक्रोसर्कुलेशन)— रक्त अथवा लसीका का बहुत सूक्ष्म वाहिनियों से होकर बहना।

Micrococcus (माइक्रोकॉकस)—एक बहुत छोटा, गोलाकार सूक्ष्मजीव; सूक्ष्मगोलाणु।

Microcolitis (माइक्रोकोलाइटिस)— कोलन के बहुत ही छोटे-से स्थान का शोथ जिसे गुहान्तदर्शी द्वारा नहीं देखा जा सकता।

Microcolon (माइक्रोकोलन)—असाधारण रूप से छोटी बृहदान्त्र या कोलन

Microconidia (माइक्रोकोनीडिया)—Microconidium. का बहुवचन

Microconidium (माइक्रोकोनीडियम्)— कवकों में, अपेक्षाकृत छोटा कोनीडियम्

Microcoria (माइक्रोकोरिया)— पुतली का छोटा होना।

Microcornea (माइक्रोकॉर्निया)—स्वच्छमण्डल का असाधारण रूप से छोटा होना

Microcoulomb (माइक्रोकूलम)— एक कूलम का दस-लाखवाँ भाग

Microcrystalline (माइक्रोक्रिस्टालाइन)— सूक्ष्म क्रिस्टलों (रवों) का बना हुआ

Microcurie (माइक्रोक्यूरी)— विकिरण की माप जो एक क्यूरी का दस-लाखवाँ भाग होती है।

Microcyst (माइक्रोसिस्ट)— एक बहुत छोटी पुटी

Microcyte (माइक्रोसाइट)— एक बहुत छोटी लाल रक्त कोशिका जिसका व्यास 5 माइक्रोन अथवा इससे कम होता है, लघुलोहितकोशिका

Microcythemia (माइक्रोसाइथीमिया)—Microcytosis.

Microcytic (माइक्रोसाइटिक)— लघुलोहितकोशिका सम्बन्धी, लघुलोहितकोशिकीय

Microcytosis (माइक्रोसाइटोसिस)—रक्त में लघुलोहितकोशिकाओं का अत्यधिक संख्या में पाया जाना, लघुलोहितकोशिकाबहुलता

Microdactylia (माइक्रोडैक्टाइलिया)— हाथ अथवा पैर की अँगुलियों का असाधारण रूप से छोटा होना, लघु-अंगुलिता।

Microdactylous (माइक्रोडैक्टाइलस)— जिसकी हाथ या पैर की अँगुलियाँ छोटी हों।

Microdactyly (माइक्रोडैक्टाइली)—Microdactylia.

Microdetermination (माइक्रोडिटरमिनेशन)—किसी पदार्थ की बहुत ही थोड़ी मात्राओं का रासायनिक परीक्षण

Microdissection (माइक्रोडिसैक्शन)— सूक्ष्मदर्शी के नीचे रखकर ऊतकों अथवा कोशिकाओं का विच्छेदन (चीर-फाड़) करना

Microdont (माइक्रोडोन्ट)—बहुत छोटे दाँतों वाला, लघुदन्ती, सूक्ष्मदन्ती।

Microdontia (माइक्रोडोन्टिया)— एक या अधिक दाँतों का असाधारण रूप से छोटा होना, लघुदन्तता।

Microdontism (माइक्रोडोन्टिज़्म)—Microdontia.

Microdose (माइक्रोडोज़)—सूक्ष्म मात्रा

Microelectrophoresis (माइक्रोइलैक्ट्रोफोरेसिस)— किसी घोल की सूक्ष्म मात्राओं का वैद्युत्कणसंचलन

Microelements (माइक्रोएलीमैंट्स)— शरीर में बहुत ही सूक्ष्म मात्राओं में विद्यमान तत्त्व जैसे मैग्नीशियम, जिंक तथा मैंगेनीज़ आदि।

Microembolus (माइक्रोएम्बोलस)— बहुत छोटा अन्तःशल्य

Microencephaly (माइक्रोएनसिफैली)—Micrencephaly.

Microenvironment (माइक्रोएनवाइरनमैंट)— सूक्ष्मदर्शीय अथवा कोशिकीय स्तर पर वातावरण

Microerythrocyte (माइक्रोइरिथ्रोसाइट)—Microcyte.

Microevolution (माइक्रोएवोल्यूशन)— उत्परिवर्तनों से होकर जीवाणुओं एवं अन्य सूक्ष्मजीवों का विकास होना।

Microfarad (माइक्रोफेराड)— एक फेराड का दस-लाखवाँ भाग, वैद्युत् क्षमता की सूक्ष्म इकाई

Microfauna (माइक्रोफौना)— किसी क्षेत्र विशेष के सूक्ष्मदर्शीय जन्तु जीव

Microfibril (माइक्रोफाइब्रिल)— बहुत छोटा क्षुद्र-तन्तु

Microfilament (माइक्रोफिलामैन्ट)— कंकालीय पेशी में विद्यमान बहुत ही बारीक सूत्र जो सामान्यतः 5 नैनोमीटर चोड़ा तथा 100 माइक्रोमीटर लम्बा होता है।

Microfilaremia (माइक्रोफाइलेरीमिया)— रक्त में माइक्रोफाइलेरिया की विद्यमानता

Microfilaria (माइक्रोफाइलेरिया)— फाइलेरिया रोग से पीड़ित व्यक्ति के रक्त में पाया जाने वाला फाइलेरिया-कृमि का लार्वा से पूर्व रूप

Microfilariae (माइक्रोफाइलेरी)— माइक्रोफाइलेरिया का बहुवचन

Microflora (माइक्रोफ्लोरा)—किसी क्षेत्र विशेष के पादप जीव

Microgamete (माइक्रोगैमेट)— छोटा, अधिक गतिशील पुरुष युग्मक जो बड़े अल्प गतिशील स्त्री युग्मक को गर्भित करता है; लघुयुग्मक

Microgametocyte (माइक्रोगैमेटोसाइट)— लघुयुग्मकों को उत्पन्न करने वाली कोशिका, लघुयुग्मकजनक

Microgastria (माइक्रोगैस्ट्रिया)— आमाशय का असाधारण रूप से छोटा होना।

Microgenia (माइक्रोजीनिया)— ठुड्डी का असामान्य रूप से छोटा होना

Microgenitalism (माइक्रोजेनाइटालिज़्म)— बाह्य जननांगों का असामान्य रूप से छोटा होना

Microglia (माइक्रोग्लिया)—अतन्त्रिकाकोशिकाएँ जो केन्द्रीय तन्त्रिका-तन्त्र की बाह्यस्थ संरचना के कुछ भाग का निर्माण करती हैं; सूक्ष्मतन्त्रिकाबन्ध

Microgliacyte (माइक्रोग्लियासाइट)— सूक्ष्म-तन्त्रिकाबन्ध-कोशिका का पूर्वगामी

Microglioma (माइक्रोग्लियोमा)— सूक्ष्म-तन्त्रिकाबन्ध-कोशिकाओं का बना एक अर्बुद

Microgliosis (माइक्रोग्लियोसिस)— आघात पहुँचने के कारण तन्त्रिका-ऊतक में सूक्ष्मतन्त्रिकाबन्धो का पाया जाना।

Microglossia (माइक्रोग्लोसिया)— जिह्वा का असामान्य रूप से छोटा हो जाना

Micrognathia (माइक्रोग्नेथिया)— जबड़ों विशेषकर निचले जबड़े का असाधारण रूप से छोटा होना, लघु-अधोहनुता

Micrognathus (माइक्रोग्नेथस)— वह व्यक्ति जिसका निचला जबड़ा छोटा होता है, लघु-अधोहनुज

Microgonioscope (माइक्रोगोनियोस्कोप)—नेत्र के अग्र कोष्ठ के कोणों को मापने वाला एक उपकरण, नेत्रकोणमापी।

Microgram (माइक्रोग्राम)— एक मिलीग्राम का हजारवाँ या एक ग्राम का दस लाखवाँ भाग

Micrograph (माइक्रोग्राफ)— 1. सूक्ष्म गतियों को बढ़ाकर उनका चित्रण करने वाला एक उपकरण 2. किसी वस्तु का सूक्ष्मदर्शी द्वारा खींचा गया फोटो

Micrography (माइक्रोग्राफी)—1. सूक्ष्मदर्शी द्वारा सूक्ष्म वस्तुओं का अध्ययन करना 2. बहुत छोटे अक्षर लिखना

Microgyria (माइक्रोगाइरिया)— प्रमस्तिष्कीय कर्णकों का छोटा होना, लघुकर्णकता

Microgyrus (माइक्रोगाइरस)— मस्तिष्क का एक छोटा विकृत कर्णक

Microhematuria (माइक्रोहीमैचूरिया)— ऐसा रक्तमेह जिसका सूक्ष्मदर्शीय परीक्षण द्वारा मूत्र में लाल रक्त कोशिकाओं के पाए जाने पर पता लगता है।

Microhepatia (माइक्रोहिपैटिया)— यकृत का असाधारण रूप से छोटा हो जाना

Microincineration (माइक्रोइनसाइनेरेशन)— एक छोटे से ऊतक को गर्म करके जिससे कार्बनिक पदार्थ नष्ट हो जाता है तथा खनिज पदार्थ राख के रूप में शेष रह जाता है, ऊतकों में अकार्बनिक पदार्थ की उपस्थिति का पता लगाना

Microincision (माइक्रोइन्सीज़न)— सूक्ष्मदर्शी की मदद से लगाया गया एक चीरा

Microinfarct (माइक्रोइन्फार्क्ट)— सूक्ष्म धमनियों में रक्त परिसंचरण में अवरोध उत्पन्न हो जाने के कारण बना एक बहुत ही छोटा रोधगलितांश

Microinjection (माइक्रोइन्जैक्शन)—लघु पिपेट द्वारा कोशिकाओं अथवा सूक्ष्म वाहिनियों में पदार्थो का इन्जैक्शन लगाना

Microinjector (माइक्रोइन्जैक्टर)— तरलों अथवा औषधियों की सूक्ष्म मात्रा का आधान करने (रक्त में चढ़ाने) वाला एक यन्त्र

Microinvasion (माइक्रोइन्वेज़न)— किसी दुर्दम अर्बुद के आस-पास के ऊतकों में दुर्दम कोशिकाओं का वृद्धि करना

Microlentia (माइक्रोलैन्टिया)—वह व्यक्ति जिसकी आँख में बहुत छोटा स्फटिकाभ लैन्स होता है।

Microlesion (माइक्रोलीज़न)—बहुत छोटी विक्षति

Microleukoblast (माइक्रोल्यूकोब्लास्ट)—Micromyeloblast.

Microliter (माइक्रोलीटर)— लीटर का दस लाखवाँ भाग

Microlith (माइक्रोलिथ)— बहुत छोटी पथरी, सूक्ष्माश्मरी।

Microlithiasis (माइक्रोलिथिएसिस)— किसी अंग में बहुत छोटी पथरियों का बनना, लघुअश्मरता, सूक्ष्माश्मरीयता

Micrology (माइक्रोलॉजी)—सूक्ष्मदर्शी-परीक्षणों से सम्बन्धित विज्ञान, सूक्ष्मदर्शीविज्ञान

Micromanipulation (माइक्रोमैनीपुलेशन)— माइक्रोमैनीपुलेटर के द्वारा शल्य-क्रिया या विच्छेदन करना अथवा इन्जैक्शन लगाना आदि

Micromanipulator (माइक्रोमैनीपुलेटर)—सूक्ष्म प्रतिरूपों को सूक्ष्मदर्शी के नीचे हिलाने-डुलाने एवं उनका विच्छेदन आदि करने के काम आने वाला यन्त्र

Micromastia (माइक्रोमैस्टिया)— स्तनों का असामान्य रूप से छोटा हो जाना, लघुस्तनता।

Micromazia (माइक्रोमेज़िया)—Micromestia.

Micromelia (माइक्रोमीलिया)— भुजाओं का असामान्य रूप से छोटा होना

Micromelus (माइक्रोमीलस)—छोटी भुजाओं वाला व्यक्ति

Micromere (माइक्रोमेयर)— गर्भित डिम्ब के असमान खण्डीभवन (विदलन) से बने छोटे प्रसूखण्डों में से एक

Micromerozoite (माइक्रोमीरोज़ाइट)—एक छोटा मीरोज़ाइट

Micrometastasis (माइक्रोमेटास्टेसिस)— द्वितीयक स्थलानान्तरण के रूप में बहुत छोटे-छोटे अर्बुदों का उत्पन्न होना जिनका लाक्षणिक रूप में पता नहीं लगता।

Micrometer (माइक्रोमीटर)—1. एक मीटर का दस-लाखवाँ अथवा एक मिलीमीटर का हजारवाँ भाग 2. थोड़ी दूरीयों को मापने वाला एक यन्त्र, सूक्ष्ममापी

Micromethod (माइक्रोमैथड)— पदार्थ की बहुत थोड़ी मात्राओं से सम्बन्धित कोई भी तकनीक

Micrometry (माइक्रोमीट्री)— सूक्ष्ममापी द्वारा सूक्ष्मदर्शीय वस्तुओं को मापना, सूक्ष्ममिति

Micromicrogram (माइक्रोमाइक्रोग्राम)—एक माइक्रोग्राम का दस-लाखवाँ भाग

Micromicron-μμ (माइक्रोमाइक्रोन-μμ)— पूर्व में पिकोमीटर या 10^{-12} मीटर के लिए प्रयुक्त शब्द

Micromillimeter (माइक्रोमिलीमीटर)— एक मिलीमीटर का दस-लाखवाँ भाग

Micromolar (माइक्रोमोलर)—माइक्रोमोल (μ mol/L) या 10^{-6} mol/L की सान्द्रता वाला

Micromole (माइक्रोमोल)—एक मोल का दस-लाखवाँ भाग या 10^{-6} मोल

Micromyelia (माइक्रोमाइलिया)— सुषुम्ना रज्जु का असामान्य रूप से छोटा हो जाना, लघुमेरूरज्जुता

Micromyeloblast (माइक्रोमायलोब्लास्ट)— एक छोटी, अपरिपक्व प्राक्कणिकाश्वेतकोशिका

Micromyelolymphocyte (माइक्रोमायलोलिम्फोसाइट)— Micromyeloblast.

Micron (माइक्रोन)—Micrometer.

Microneedle (माइक्रोनिडिल)— सूक्ष्म कांच की सुईं

Microneurosurgery (माइक्रोन्यूरोसर्जरी)— केन्द्रीय तन्त्रिका-तन्त्र की सूक्ष्मदर्शीय वाहिनियों एवं संरचनाओं को सूक्ष्मदर्शी द्वारा बहुत बड़ा देखकर उनकी शल्यक्रिया करना

Micronic (माइक्रोनिक)— एक माइक्रोन (माइक्रोमीटर) के परिमाण वाला

Micronize (माइक्रोनाइज़)— किसी पदार्थ को कुछ ही माइक्रोन के परिमाण के कणों में चूर-चूर कर देना।

Micronodular (माइक्रोनोड्यूलर)— छोटी-छोटी पर्विकाओं से युक्त

Micronucleus (माइक्रोन्यूक्लियस)—1. एक छोटा केन्द्रक 2. केन्द्रिका

Micronutrient (माइक्रोन्यूट्रिएन्ट)— एक पोषक जिसकी थोड़ी मात्राओं में ही देने की आवश्यकता होती है।

Micronychia (माइक्रोनीकिया)— नाखूनों का असामान्य रूप से छोटा हो जाना, लघुनखता।

Microorganism (माइक्रोआर्गेनिज़्म)— सूक्ष्मदर्शीय जीव जैसे कोई जीवाणु अथवा एककोशिकीय जन्तु। रोग उत्पन्न करने वाले जीवों को विकृतिजनक सूक्ष्मजीव कहा जाता है।

Microparasite (माइक्रोपैरासाइट)— एक परजीवीय सूक्ष्मजीव

Micropathology (माइक्रोपैथोलॉजी)— सूक्ष्मजीवों द्वारा उत्पन्न रोगों का विकृतिविज्ञान

Micropenis (माइक्रोपेनिस)— बहुत छोटा शिश्न (लिंग), लघुशिश्नता।

Microphage, Microphagus (माइक्रोफेग, माइक्रोफेगस)— एक छोटी भक्षककोशिका

Microphagocyte (माइक्रोफेगोसाइट)—Microphage.

Microphakia (माइक्रोफेकिया)—आँख के स्फटिकाभ लैन्स का असामान्य रूप से छोटा हो जाना

Microphallus (माइक्रोफेलस)—Microcaulia, Micropenis.

Microphobia (माइक्रोफोबिया)— छोटी वस्तुओं अथवा रोगाणुओं का रोगोत्पादक भय

Microphone (माइक्रोफोन)—ध्वनि को तेज करने अथवा उसे संचारित करने के लिए ध्वनि पकड़ने वाला यन्त्र, ध्वनिवर्धक यन्त्र

Microphonia (माइक्रोफोनिया)— कण्ठ-ध्वनि की कमजोरी

Microphonoscope (माइक्रोफोनोस्कोप)— एक ऐसा स्टैथोस्कोप जिसमें ध्वनि की तीव्रता को बढ़ाने के लिए एक डायाफ्राम लगा होता है।

Microphony (माइक्रोफोनी)—Microphonia.

Microphotograph (माइक्रोफोटोग्राफ)— बहुत छोटे परिमाण का फोटो, सूक्ष्मदर्शीफोटोग्राफ

Microphotography (माइक्रोफोटोग्राफी)— सूक्ष्मदर्शीय वस्तुओं की फोटोग्राफी

Microphthalmia (माइक्रोफ्थैल्मिया)— एक अथवा दोनों आँखों का असामान्य रूप से छोटा होना

Microphthalmos (माइक्रोफ्थैल्मोस)—Microphthalmia.

Microphthalmus (माइक्रोफ्थैल्मस)— वह व्यक्ति जिसकी आँखें असामान्य रूप से छोटी होती हैं।

Microphyte (माइक्रोफाइट)—सूक्ष्मदर्शीय पौधा

Micropia (माइक्रोपिया)— एक दृष्टि-दोष जिसमें वस्तुएँ परिमाण में छोटी दिखाई देती हैं, लघुदृष्टिता, ह्रस्वदृष्टिता

Micropipet (माइक्रोपिपेट)—Micropipette.

Micropipette (माइक्रोपिपेट)— तरल पदार्थो की छोटी-छोटी मात्राओं को मापने वाला एक अत्यन्त ही छोटा पिपेट

Microplania (माइक्रोप्लेनिया)— लाल रक्त कोशिकाओं का क्षैतिज व्यास घट जाना

Microplasia (माइक्रोप्लेसिया)— बौनापन, वामनता

Microplethysmography (माइक्रोप्लेथीस्मोग्राफी)— रक्त प्रवाह में परिवर्तन होने के कारण किसी भाग के परिमाण में होने वाले मामूली परिवर्तनों का पता लगाना

Micropodia (माइक्रोपोडिया)— पाँवों का असामान्य रूप से छोटा होना, लघुपादता।

Microprobe (माइक्रोप्रोब)— एक बहुत छोटी एषणी जिसका सूक्ष्मशल्यकर्म में प्रयोग किया जाता है।

Microprojection (माइक्रोप्रोजैक्शन)— सूक्ष्मदर्शीय वस्तुओं के प्रतिबिम्बों का परदे पर प्रक्षेपण

Microprosopia (माइक्रोप्रोसोपिया)— चेहरे का असामान्य रूप से छोटा होना

Micropsia (माइक्रोप्सिया)—Micropia.

Micropuncture (माइक्रोपंक्चर)— किसी रचना में एक बहुत ही छोटा जैसे किसी एक अकेली कोशिका में सूक्ष्मदर्शी की मदद से छिद्र बनाना

Micropus (माइक्रोपस)—वह व्यक्ति जिसके पाँव असाधारण रूप से छोटे होते हैं, लघुपादयुक्त

Micropyle (माइक्रोपाइल)— कुछ डिम्बों को आच्छादित करने वाली झिल्ली में शुक्राणु के प्रवेश के लिए स्थित एक छिद्र, अण्डद्वार

Microradiography (माइक्रोरेडियोग्राफी)— सूक्ष्मदर्शीय वस्तुओं का एक्स-रे चित्रण करना जिसमें एक्स-रे फिल्म बड़ी होती हैं।

Microrefractometer (माइक्रोरिफ्रैक्टोमीटर)— कोशिकाओं विशेषकर लाल रक्त कोशिकाओं के अध्ययन के लिए प्रयोग में लाया जाने वाला अपवर्तनांकमापी

Microrespirometer (माइक्रोरेस्पिरोमीटर)— पृथक हुए ऊतकों में खर्च हुई ऑक्सीजन को मापने वाला एक उपकरण

Microrhinia (माइक्रोराइनिया)— नाक का असामान्य रूप से छोटा होना

Microsaccades (माइक्रोसैकेड्स)—नेत्रों की इधर-उधर को सूक्ष्म गतियाँ होना

Microscelous (माइक्रोसीलस)— छोटे पैरों वाला

Microscope (माइक्रोस्कोप)— एक दृष्टि-यन्त्र जो छोटी वस्तुओं को बहुत बढ़ाकर दिखाता है अतः छोटी वस्तुओं का जिन्हें नग्न नेत्रों से नहीं देखा जा सकता, बहुत बड़ा प्रतिबिम्ब प्राप्त करने के लिए इसका प्रयोग किया जाता है; सूक्ष्मदर्शी; सूक्ष्मदर्शक यन्त्र! सूक्ष्मदर्शी मुख्यतया निम्न प्रकार का होता है–

Binocular microscope (बाइनोकुलर माइक्रोस्कोप)— सूक्ष्मदर्शी जिसमें दो आइपीस होते हैं, द्विनेत्री सूक्ष्मदर्शी।

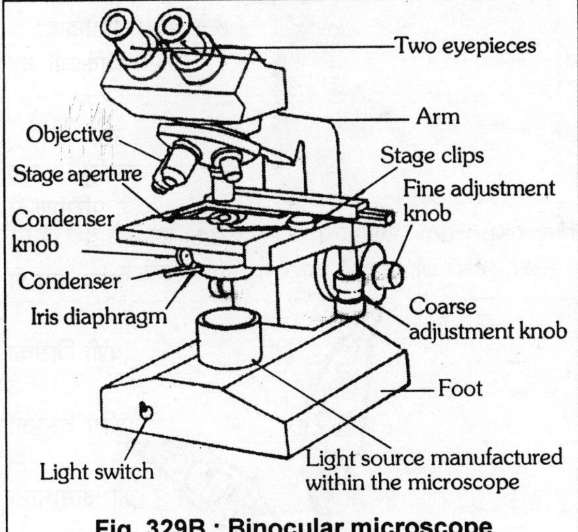

Fig. 329B : Binocular microscope
(द्विनेत्री सूक्ष्मदर्शी)

Two eye pieces = दो आइपीस, Objective = ऑब्जेक्टिव, Stage aperture = स्टेज छिद्र, Condenser knob = कन्डैन्सर घुण्डी, Condenser = कन्डैन्सर, Iris diaphragm controller = आइरिस डायाफ्राम नियन्त्रक, Light switch = प्रकाश का बटन, Light source manufactured within the microscope = माइक्रोस्कोप के भीतर बना प्रकाश स्रोत, Foot = पाद, Coarse adjustment knob = स्थूल समायोजन घुण्डी, Fine adjustment knob = सूक्ष्म समायोजन घुण्डी, Stage clips = स्टेज़ क्लिपें, Arm = भुजा

Compound microscope (कम्पाउण्ड माइक्रोस्कोप)— सूक्ष्म से सूक्ष्म कणों को देखने के लिए दो अथवा दो से अधिक लैन्सों से बना सूक्ष्मदर्शी

Electron microscope (इलैक्ट्रॉन माइक्रोस्कोप)— ऐसा सूक्ष्मदर्शी जिसमें प्रकाश के स्थान पर प्रतिदीप्त परदे पर देखने अथवा फोटो खींचने के लिए इलैक्ट्रॉन किरण प्रतिबिम्ब बनाती है।

Light microscope (लाइट माइक्रोस्कोप)—ऐसा सूक्ष्मदर्शी जिसमें वस्तु को दृष्टिगोचर प्रकाश में देख लिया जाता है।

Monocular or Simple microscope (मोनोकुलर आर सिम्पिल माइक्रोस्कोप)— केवल एक लैन्स का बना सूक्ष्मदर्शी; बढ़ाकर दिखाने वाला शीशा, आतशी शीशा

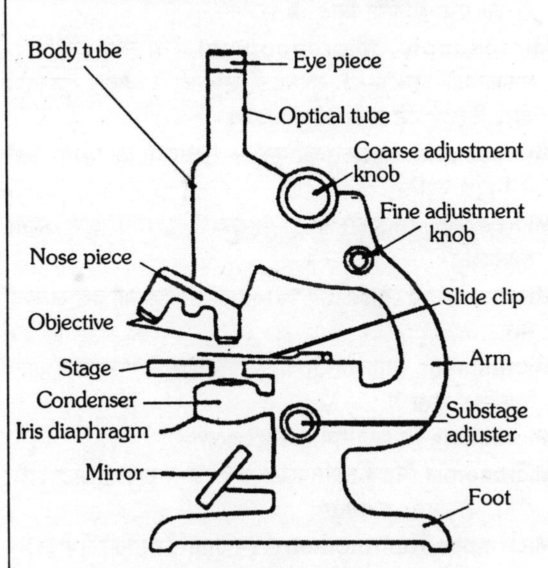

Fig. 329A : Monocular microscope
(एकनेत्री सूक्ष्मदर्शी)

Eye piece = आई पीस, Body tube = बॉडी ट्यूब, Nose piece = नोज़ पीस, Stage = स्टेज, Objective = ऑब्जेक्टिव, Condenser = कन्डैन्सर, Iris diaphragm = आइरिस डायाफ्राम, Mirror = शीशा, Foot = पाद, Substage adjuster = अधोमंच समायोजक, Arm = भुजा, Slide clip = स्लाइड क्लिप, Fine adjustment knob = सूक्ष्म समायोजन घुण्डी, Coarse adjustment knob = स्थूल समायोजन घुण्डी, Optical tube = ऑप्टीकल ट्यूब।

Operating microscope (ऑपरेटिंग माइक्रोस्कोप)— छोटी-छोटी वाहिनियों आदि के ऑपरेशन के समय उन्हें देखने के लिए प्रयोग में लाया जाने वाला सूक्ष्मदर्शी

Ultramicroscope (अल्ट्रामाइक्रोस्कोप)— ऐसी सूक्ष्मदर्शी जो प्रकाश की किरणों को छितरा देता है तथा वस्तु को पार्श्व से प्रदीप्त करता है जिससे उस वस्तु का गहरी काली पृष्ठ-भूमि के प्रति हल्के रंग में विवरण प्राप्त हो जाता है। इसका प्रयोग उस समय किया जाता है जब वस्तुएँ साधारण सूक्ष्मदर्शी से दिखाई नहीं देती जिसमें सीधे प्रकाश का प्रयोग किया जाता है।

Ultraviolet microscope (अल्ट्रावॉयलेट माइक्रोस्कोप)— ऐसा सूक्ष्मदर्शी जिसमें प्रकाश के स्रोत के रूप में अल्ट्रावॉयलेट विकिरणों का प्रयोग होता है और उन्हें संचारित करने के लिए एक प्रकाशीय प्रणाली होती है।

X-ray microscope (एक्स-रे माइक्रोस्कोप)— ऐसा सूक्ष्मदर्शी जिसमें ऐसी वस्तुओं की रचना का पता लगाने के लिए जिनसे होकर प्रकाश नहीं गुजर सकता, एक्स-रेज का प्रयोग किया जाता है।

Microscopic, Microscopical (माइक्रोस्कोपिक, माइक्रोस्कोपिकल)— 1. सूक्ष्मदर्शी सम्बन्धी 2. केवल सूक्ष्मदर्शी द्वारा दिखाई देने वाला, सूक्ष्मदर्शीय।

Microscopist (माइक्रोस्कोपिस्ट)— सूक्ष्मदर्शी का प्रयोग करने में निपुण व्यक्ति

Microscopy (माइक्रोस्कोपी)—सूक्ष्मदर्शी द्वारा परीक्षण करना, सूक्ष्मदर्शन

Microsecond (माइक्रोसेकण्ड)—एक सेकण्ड का दस-लाखवाँ भाग

Microsmatic (माइक्रोस्मेटिक)— वह जिसमें गन्ध ज्ञान अल्प विकसित होता है।

Microsome (माइक्रोसोम)—Ribosome.

Microsomia (माइक्रोसोमिया)— असामान्य रूप से छोटा शरीर होना, बौनापन, वामनता।

Microspectrophotometry (माइक्रोस्पैक्ट्रोफोटोमीट्री)— अल्ट्रावायोलेट स्पैक्ट्रम में अवशोषण के आधार पर कोशिकाओं में विद्यमान पदार्थों जैसे न्यूक्लिक एसिड का ऊतकजनक एवं रासायनिक अध्ययन करना।

Microspectroscope (माइक्रोस्पैक्ट्रोस्कोप)— सूक्ष्मदर्शी एवं स्पैक्ट्रमदर्शी का संयुक्त रूप

Microsphere (माइक्रोस्फीयर)—रोपण अथवा शरीर में या रक्त परिसंचरण में इन्जैक्शन के लिए प्रयुक्त एक सूक्ष्म पात्र

Microspherocyte (माइक्रोस्फेरोसाइट)— छोटी, गोलाकार लाल रक्त कोशिका

Microspherocytosis (माइक्रोस्फेरोसाइटोसिस)— रक्त में छोटी-छोटी, गोलाकार लाल रक्त कोशिकाओं का पाया जाना

Microsphygmia (माइक्रोस्फाइग्मिया)— एक नाड़ी जिसका अँगुली से परिस्पर्श करना कठिन हो जाता है।

Microsphygmy (माइक्रोस्फाइग्मी)—नाड़ी का छोटा होना।

Microsphyxia (माइक्रोस्फाइक्सिया)—Microsphygmy.

Microsplanchnia (माइक्रोस्प्लेन्कनिया)—अपेक्षाकृत छोटी उदरीय गुहा का होना, लघु-आशयता

Microsplanchnic (माइक्रोस्प्लेन्कनिक)— अपेक्षाकृत छोटी उदरीय गुहा से युक्त

Microsplenia (माइक्रोस्प्लीनिया)—प्लीहा या तिल्ली का असामान्य रूप से छोटा हो जाना

Microsporid (माइक्रोस्पोरिड)— माइक्रोस्पोरम के संक्रमण के स्थान से दूर एक त्वचा विस्फोट जो उस जीव के प्रति अतिसुग्राहिता की अभिव्यक्ति होता है।

Microsporidiasis (माइक्रोस्पोरीडियेसिस)— कवकों के वंश माइक्रोस्पोरम की किसी जाति का संक्रमण

Microsporidiosis (माइक्रोस्पोरीडियोसिस)— Microsporidiasis.

Microsporosis (माइक्रोस्पोरोसिस)— माइक्रोस्पोरम द्वारा होने वाला दद्रु (दाद) का संक्रमण

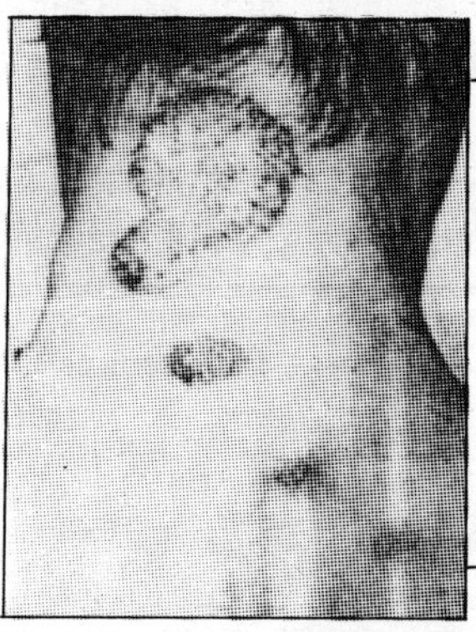

Fig 330 : Microsporosis माइक्रोस्पोरम द्वारा होने वाला दद्रु (दाद)

Microsporum (माइक्रोस्पोरम)— कवकों का एक वंश जिससे त्वचा, बालों या नाखूनों का रोग उत्पन्न होता है।

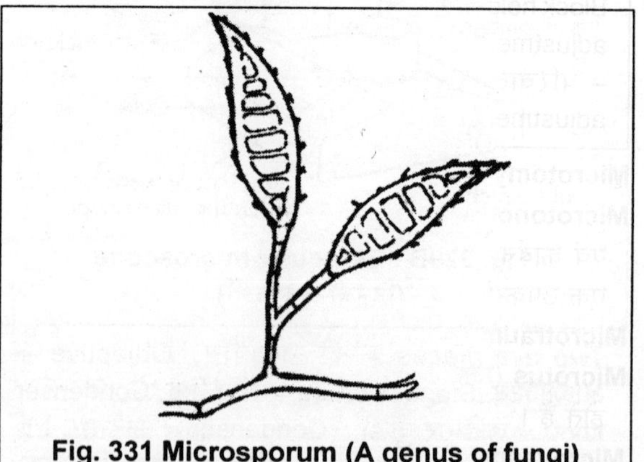

Fig. 331 Microsporum (A genus of fungi)
माइक्रोस्पोरम (कवकों का एक वंश)

Microstethophone (माइक्रो स्टै थो फो न)— Microstethoscope.

Microstethoscope (माइक्रोस्टैथोस्कोप)— एक बहुत ही छोटा स्टैथोस्कोप जो सुनी हुई ध्वनियों को बढ़ा देता है।

Microstomia (माइक्रोस्टोमिया)— मुख का असाधारण रूप से छोटा होना, लघुमुखद्वार

Microstrabismus (माइक्रोस्ट्राबिस्मस)—आँखों की बहुत ही छोटी-छोटी एवं शीघ्रगामी गतियाँ जो दिखायी नहीं देतीं।

Microsurgery (माइक्रोसर्जरी)— सूक्ष्म संरचनाओं का सूक्ष्मदर्शी के नीचे विच्छेदन करना, सूक्ष्मशल्यकर्म

Microsuture (माइक्रोस्यूचर)— सूक्ष्मशल्यकर्म में प्रयोग में लाया जाने वाला एक बहुत ही बारीक टाँका

Microsyringe (माइक्रोसिरिंज)—घोलों का बहुत थोड़ी मात्राओं में इन्जैक्शन लगाने के काम आने वाली विशेष सिरिंज जिसमें एक सूक्ष्ममापी (माइक्रोमीटर) फिट रहता है।

Microthelia (माइक्रोथीलिया)— चूचुकों का असाधारण रूप से छोटा होना।

Microtia (माइक्रोटिया)— कर्णपाली का असामान्य रूप से छोटा होना, लघुकर्णता।

Microtome (माइक्रोटोम)— सूक्ष्मदर्शीय अध्ययन के लिए ऊतकों को पलते-पतले खण्डों में काटने वाला एक यन्त्र

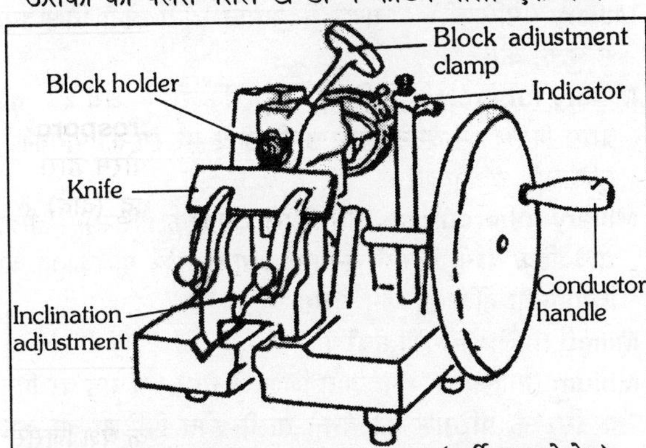

Fig. 332A : Rotary microtome (घूर्णी माइक्रोटोम)

Block holder = ब्लॉक होल्डर, Knife = चाकू, Inclination adjustment = झुकाव समायोजन, Conductor handle = परिचालक हत्था, Indicator = संकेतक, Block adjustment clamp = ब्लॉक समायोजन क्लैम्प

Microtomy (माइक्रोटॉमी)— पतले-पतले खण्डों को काटना

Microtonometer (माइक्रोटोनोमीटर)— रक्त में ऑक्सीजन एवं कार्बन डाइऑक्साइड की सान्द्रता का पता लगाने वाला एक उपकरण

Microtrauma (माइक्रोट्रॉमा)—सूक्ष्मदर्शीय आघात

Microtus (माइक्रोटस)— वह व्यक्ति जिसके कान बहुत छोटे होते हैं।

Microvascular (माइक्रोवैस्कुलर)— शरीर की बहुत बारीक रक्त वाहिनियों से सम्बन्धित

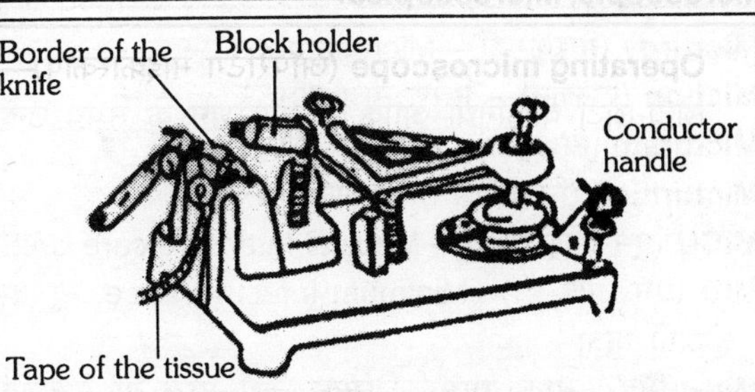

Fig. No. 332B Rocking microtome (दोलन माइक्रोटोम)

Border of the knife = चाकू का किनारा, Tape of the tissue = ऊतक का फीता, Conductor handle = परिचालक हत्था, Block holder = ब्लॉक होल्डर

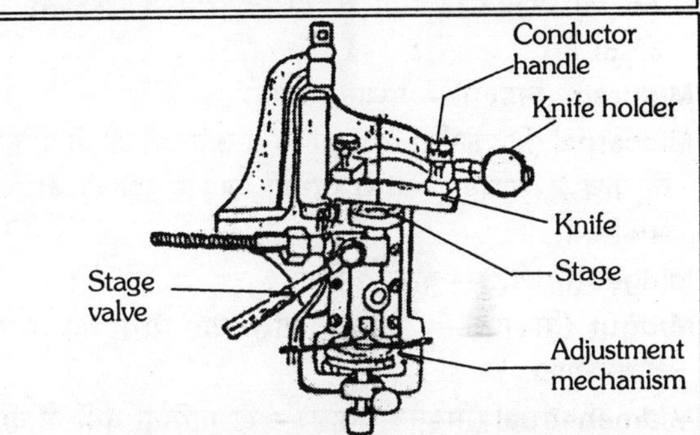

Fig. No. 332C Microtome cutting frozen tissues (जमे हुए ऊतकों को काटने वाला माइक्रोटोम)

Stage valve = मंच कपाट, Adjustment mechanism = समायोजन यान्त्रिकी, Stage = मंच, Knife = चाकू, Knife holder = चाकू धारक, Conductor handle = परिचालक हत्था

Microvasculature (माइक्रोवैस्कुलेचर)— शरीर की बारीक से बारीक रक्त वाहिनियाँ जैसे धमनिकाएँ, केशिकाएँ तथा तनुशिराएँ

Microvesicle (माइक्रोवेसीकिल)— बाह्यत्वचा के भीतर बनने वाला तरल से भरा एक बहुत ही छोटा स्थान

Microvilli (माइक्रोविलाइ)— कोशिका कलाओं की स्वतन्त्र सतह से निकलने वाले सूक्ष्म प्रवर्ध जैसे छोटी आँत की श्लेष्मिक कलाओं की कोशिकाओं पर पाये जाते हैं।

Microvillus (माइक्रोविलस)—Microvilli का एकवचन

Microvolt (माइक्रोवोल्ट)— एक वोल्ट का दस-लाखवाँ भाग

Microwave (माइक्रोवेव)— 1 मि०मी० तथा 30 से०मी० के तरंग-दैर्ध्य के बीच की तरंग

Microxycyte (माइक्रोज़ाइसाइट)— कोई भी सूक्ष्म कणिकीय कोशिका

Microżoon (माइक्रोजून)—सूक्ष्मदर्शीय जन्तु

Micrurgical (माइकरर्जिकल)—सूक्ष्मदर्शी में सूक्ष्म रचनाओं पर की जाने वाली कार्यविधियों से सम्बन्धित

Micrurgy (माइकरर्जी)—Microsurgery.

Miction (मिक्शन)— मूत्रण, मूत्र-त्याग

Micturate (मिक्चुरेट)—मूत्र-त्याग करना

Micturition (मिक्चुरीशन)—मूत्रण, मूत्र-त्याग

MICU (एम आई सी यू)—Medical Intensive care Unit.

MID (एम आई डी)—Minimum Infective dose. न्यूनतम संक्रामी मात्रा

Mid- (मिड-)—एक उपसर्ग जिसका अर्थ मध्य या मध्यवर्ती होता है।

Midbody (मिडबॉडी)— कोशिका विभाजन में, सूत्रीविभाजन की पश्चावस्था में बनने वाला सूक्ष्मनलिकाओं का एक सघन वृन्त जो अन्तिम अवस्था के दौरान पुत्री कोशिकाओं को जोड़ता है।

Midbrain (मिडब्रेन)— मध्यमस्तिष्क

Midcarpal (मिडकार्पल)— 1. मणिबन्ध-अस्थियों की दो पंक्तियों के बीच 2. मणिबन्ध-अस्थि अथवा कार्पस हड्डी के बीच से सम्बन्धित

Midget (मिडगेट)— बौना, वामन

Midgut (मिडगट)— भ्रूणीय आँत का बीच का भाग, आद्यमध्यान्त्र

Midmenstrual (मिडमैन्सच्रुअल)— दो मासिक धर्मों के बीच

Midoccipital (मिडऑक्सीपिटल)— पश्चकपाल के केन्द्रीय भाग से सम्बन्धित

Midpain (मिडपेन)— दो मासिक धर्म के बीच में होने वाली वेदना

Midplane (मिडप्लेन)— श्रोणिगत तल

Midriff (मिडरिफ)—मध्यपट या डायाफ्राम

Midsection (मिडसैक्शन)—किसी रचना के मध्य से कटा हुआ

Midsternal (मिडस्टर्नल)—उरोमध्य

Midsternum (मिडस्टर्नम)—उरोस्थि या स्टर्नम का बीच का सबसे बड़ा भाग

Midtarsal (मिडटार्सल)— गुल्फ या पदकूर्च के बीच से सम्बन्धित

Midwife (मिडवाइफ)—. वह स्त्री जो प्रसूतितन्त्र की प्रैक्टिस करती है, साविका, प्रसूति-सहायक

Midwifery (मिडवाइफरी)— प्रसूतितन्त्र

Migraine (माइग्रेन)— दिन में सिर के एक ओर होने वाला दर्द जो सूर्य के निकलने पर शुरू हो जाता है, दोपहर को सबसे अधिक होता है और उसके पश्चात् हल्का होता चला जाता है तथा शाम को सूरज छिपने पर बन्द हो जाता है; आधा सीसी का दर्द; अर्धकपाली

Migrating (माइग्रेटिंग)—एक स्थान से दूसरे स्थान को भ्रमण करने वाला, परिभ्रमी, भ्रमणशील।

Migration (माइग्रेशन)— एक स्थान से दूसरे स्थान को भ्रमण करना, परिभ्रमण

Migratory (माइग्रेटरी)— 1. परिभ्रमण सम्बन्धी 2. स्थितियों को बदलने वाला अथवा बदलने की क्षमता रखने वाला

Milkulicz (मिल्क्यूलिक्ज़)—एक तह किया हुआ गॉज़ का पैड जिसका पेट के ऑपरेशन में आन्तरिक अंगों को पैक करने के लिए तथा सामान्य रूप से स्पंज के रूप में प्रयोग किया जाता है।

Mikulicz's mask (मिल्क्युलिक्ज़्स मास्क)— ऑपरेशन के दौरान मुँह एवं नाक को ढकने के लिए गॉज़ से युक्त एक फ्रेम

Mildew (मिल्डीव)— नमी की दशाओं में बहुत से पदार्थो पर कवकों की वृद्धि से होने वाली विवर्णता अथवा उन पर उपरिस्थ परत का बन जाना, फफूंदी, कवक।

Milia (मिलिया)— Milium का बहुवचन

Miliaria (मिलियेरिया)— स्वेद ग्रन्थियों की वाहिनियों में अवरोध उत्पन्न हो जाने एवं स्वेद के रुक जाने से जलस्फोटों का बन जाना। ऐसा अधिकतर शिशुओं में, मोटे व्यक्तियों में तथा लम्बे समय तक अत्यधिक ऊष्मा के प्रति अनावृत होने वाले व्यक्तियों में, कपड़े बहुत पहनने तथा पसीना अधिक आने में होता है; स्वेदराजिका।

Miliaria alba (मिलियेरिया एल्बा)— जलस्फोट जिनमें दूधिया तरल होता है।

Miliary (मिलियरी)— बाजरे के समान छोटी-छोटी विक्षतियों से युक्त, कंगु

Miliary tubercles (मिलियरी ट्यूबरकिल्स)— क्षय रोग की प्रथम अवस्था में बनने वाली छोटी-छोटी भूरे रंग की पर्विकाएँ, गुलिकाएँ, यक्ष्मिकाएँ

Miliary tuberculosis (मिलियरी ट्यूबरकुलोसिस)— तीव्र, सार्वदैहिक यक्ष्मा जिसमें रोगग्रस्त अंग में सूक्ष्म गुलिकाओं की विद्यमानता होती है, कंगु यक्ष्मा

Milieu (मिलीयू)— वातावरण

Milium (मिलियम)— नवजात शिशु के चेहरे एवं धड़ पर पिन के सिर के परिमाण की बनने वाली श्वेत पिटिका जो कुछ सप्ताहों में लुप्त हो जाती है।

Milk (मिल्क)—1. स्तन ग्रन्थियों का स्राव जो शिशुओं का प्राकृतिक भोजन होता हैं, दुग्ध या दूध 2. कोई भी दूध के समान सफेद पदार्थ जैसे नारियल का दूध! दूध मुख्यतया निम्न प्रकार का होता है–

Breast milk (ब्रैस्ट मिल्क)—Mother's milk.

Condensed milk (कन्डैन्स्ड मिल्क)— ऐसा दूध जिसका आंशिक वाष्पीकरण करके गाढ़ा बनाया जाता है और उसमें शुगर मिलाकर उसे मीठा बना दिया जाता है, संहत दुग्ध

Cow's milk (काऊज़ मिल्क)— गाय का दूध जिसमें वसा की मात्रा कम होती है।

Evaporated milk (ऐवापोरेटेड मिल्क)—Condensed milk.

Fortified milk (फोर्टीफाइड मिल्क)— क्रीम, एल्ब्युमिन अथवा विटामिनों के मिला देने से बना बलशाली दूध

Milk powder (मिल्क पाउडर)— पाउडर के रूप में सूखा दूध

Modified milk (मोडीफाइड मिल्क)— गाय के दूध को इस प्रकार बनाया गया कि इसकी रचना बहुत कुछ मानव दूध के समान हो जाती है।

Mother's milk (मदर्स मिल्क)—स्त्री की स्तन ग्रन्थियों से उपलब्ध होने वाला दूध

Pasteurized milk (पास्च्यूराइज़्ड मिल्क)—निर्दिष्ट तापमान तक एवं निर्दिष्ट समय तक गर्म करके तुरन्त ठण्डा किया हुआ दूध। इस क्रिया से रोगोत्पादक जीवाणु तो मर जाते हैं परन्तु दूध का स्वाद नहीं बदलता।

Skimmed milk (स्किम्ड मिल्क)— ऐसा दूध जिससे क्रीम अलग कर दी गई हो।

Sour milk (सावर मिल्क)— दूध जिसमें लैक्टिक एसिड होता है जो लैक्टोबेसीलस एसिडोफिलस नामक जीवाणुओं से बनता है, खट्टा दूध

Sterilized milk (स्टेरीलाइज़्ड मिल्क)— उबाला गया दूध जिसके जीवाणु मार दिये गए होते हैं।

Milk fever (मिल्क फीवर)— प्रसूति-काल में होने वाला ज्वर

Milking (मिल्किंग)—किसी नलिकाकार रचना को इसकी पूरी लम्बाई में अँगुलियों से दबाते हुए उसमें स्थित पदार्थों को बाहर निकालना

Milk leg (मिल्क लैग)— श्रोणि की अथवा और्वी शिरा की घनास्रता के कारण उत्पन्न सूजा हुआ सफेद पैर

Milkpox (मिल्कपॉक्स)—चेचक का एक मृदु रूप

Milk teeth (मिल्क टीथ)— प्रथम अथवा पाती (गिरने वाले) दाँत

Milk tumor (मिल्क ट्यूमर)— स्तन ग्रन्थि में दूध के ठहर जाने से बनने वाला अर्बुद

Milli- (मिली-)— मैट्रिक प्रणाली में प्रयोग में आने वाला उपसर्ग जो एक हजारवें भाग को प्रदर्शित करता है जैसे मिलीग्राम जो ग्राम का हजारवाँ भाग होता है।

Milliammeter (मिलीएमीटर)— मिलीएम्पियरों को पंजीकृत करने वाला एमीटर

Milliamperage (मिलीएम्पियरेज)— एक्स-रे चित्रण में, अनावरण काल में एक्स-रे ट्यूब से गुजरने वाली विद्युत-धारा जिसे एम्पियरों में मापा जाता है।

Milliampere (मिलीएम्पियर)— एक एम्पियर का हजारवाँ भाग

Milliampere minute (मिलीएम्पियर मिनट)—विद्युत मात्रा की एक इकाई जो एक मिलीएम्पियर से एक मिनट में मुक्त होने वाली विद्युत मात्रा के तुल्यांक होती है।

Milliampere-seconds (मिलीएम्पियर-सेकण्ड्स)—एक्स-रे अनावरण की एक इकाई जो मिलीएम्पियरेज तथा सेकण्डों में अनावरण काल का गुणनफल होती है।

Millicoulomb (मिलीकूलम्ब)— एक कूलम्ब का हजारवाँ भाग जो विद्युत्-धारा की एक इकाई होती है।

Milliequivalent (मिलीइक्वीवैलेन्ट)— विलयन के किसी आयतन में इलैक्ट्रोलाइटों की सान्द्रता जिसे मिलीएक्वीवैलेन्ट प्रति लीटर (m Eq./L.) में व्यक्त किया जाता है। इसकी गणना मिलीग्राम प्रति लीटर को रसायन की वैलेन्सी से गुणा करके तथा पदार्थ के अणु-भार से विभाजित करके की जाती है।

mEq./L. = (mg./L.) x valency /molecular weight

Milligram (मिलीग्राम)—एक ग्राम का हजारवाँ भाग

Milliliter (मिलीलीटर)— एक लीटर का हजारवाँ भाग

Millimeter (मिलीमीटर)— एक मीटर का हजारवाँ भाग

Millimicrogram (मिलीमाइक्रोग्राम)— एक ग्राम का एक-अरबवाँ भाग

Millimicron (मिलीमाइक्रोन)— एक माइक्रोन का हजारवाँ अथवा एक मिलीमीटर का दस-लाखवाँ भाग

Millimole (मिलीमोल)— एक मोल का हजारवाँ भाग। इसका प्रतीक mmol है।

Milling (मिलिंग)— दलना

Milling-in (मिलिंग-इन)—दाँतों को एक दूसरे के विपरीत हिला-डुला कर तथा भींच की सतहों के बीच अपघर्षकों का प्रयोग करके दाँतों की भींच को समायोजित करने की एक विधि

Millinormal (मिलीनार्मल)— किसी विलयन की सामान्य सान्द्रता का हजारवाँ भाग

Milliosmole (मिलीऑस्मोल)— एक ऑस्मोल (परासरणी दाब की एक इकाई) का हजारवाँ भाग

Millipede (मिलीपेड)— ऐसा कीट जिसका शरीर छोटे-छोटे खण्डों में विभाजित रहता है, प्रत्येक खण्ड से दो जोड़ी टाँगें निकलती हैं। इनसे विष निकलता है जो त्वचा को क्षोभित करता है, बहुपादीकीट।

Millisecond (मिलीसेकण्ड)—एक सेकण्ड का हजारवाँ भाग

Millivolt (मिलीवोल्ट)— एक वोल्ट का हजारवाँ भाग

Milphae (मिलफी)—. आँखों की पलकों के बालों का गिर जाना

Milphosis (मिल्फोसिस)— आँखों की भौहों अथवा पलकों के बालों का अभाव

Milroy's disease (मिल्रायज़ डिज़ीज)— पैरों का जीर्ण आनुवंशिक शोफ

Mimesis (माइमेसिस)— ऐसे रोग के लिए प्रयोग किया जाने वाला शब्द जिसमें अन्य रोग के लक्षण दिखाई देते हैं।

Mimetic, Mimic (माइमेटिक, माइमिक)— अनुकरणशील

Mimmation (मिमेशन)— हकलाने का एक रूप जिसमें "m" के स्थान पर अन्य बहुत से अक्षर बोले जाते हैं।

Mimosis (माइमोसिस)—Mimesis.

Min. (मिन)— बूँद, मिनट

Mind (माइन्ड)—मस्तिष्क का कार्य जिसके द्वारा कोई व्यक्ति अपने चारों ओर के वातावरण से अवगत रहता है, उसे अनुभूतियाँ होती हैं, वह कुछ विचार एवं इच्छाएँ रखता है, उसमें भावावेग होते हैं, वह कल्पना करता है, उसे किसी बात की याद रहती है तथा वह अपना मत प्रकट करता है, कारण पेश करता है तथा निर्णय लेता है; मन; चित्त

Mineral (मिनरल)— ज़मीन से प्राप्त अकार्बनिक, समांग ठोस पदार्थ; खनिज

Mineralization (मिनरलाइज़ेशन)— ऊतकों में खनिजों का जमा होना, खनिजीभवन

Mineralized (मिनरलाइज़्ड)— खनिजयुक्त

Mineralocorticoid (मिनरलोकॉर्टिकॉयड)— एड्रीनल कॉर्टेक्स के कॉर्टिकोस्टैरॉयड हॉर्मोनों के वर्गो में से एक वर्ग जिसका सम्बन्ध वृक्कीय नलिकाओं की उपकला-कोशिकाओं में आयन परिवहन पर प्रभाव पड़ने के कारण मुख्यतया जल एवं इलैक्ट्रोलाइट सन्तुलन के नियमन से होता है जिसके फलस्वरूप शरीर में सोडियम ठहर जाता है तथा पोटेशियम शरीर से बाहर निकल जाता है।

Minilaparotomy (मिनीलैप्रोटॉमी)— यकृत की जीवोति परीक्षा आदि के लिए उदर में एक छोटा-सा चीरा लगाना

Minim (मिनिम)— एक फ्लूड ड्राम का 60वाँ भाग अथवा .06 मिलीलीटर, बूँद

Minimal (मिनिमल)— कम से कम; न्यूनतम; सबसे छोटा

Minimum (मिनिमम)—न्यूनतम मात्रा

Minimum lethal dose (मिनिमम लीथल डोज़)—किसी पदार्थ की वह कम से कम मात्रा जिससे मृत्यु हो जाती है।

Mini-stroke (मिनी-स्ट्रोक)— क्षणिक अरक्तताजन्य हृद्पेशी-रोधगलन (दिल का दौरा)

Minor (माइनर)— वैधानिक आयु से कम अर्थात् 18 वर्ष से कम आयु का व्यक्ति, अवयस्क या नाबालिग

Minute volume (मिनट वाल्यूम)— एक मिनट में सांस के साथ खींची गई वायु का आयतन

Mio- (मायो-)— एक उपसर्ग जिसका अर्थ कम अथवा छोटा होता है।

Miocardia (मायोकार्डिया)— प्रकुंचनीय सकुंचन के दौरान हृदय आयतन को काम करने वाला, प्रकुंचन

Miodidymus (मायोडीडिमस)— ऐसा भ्रूण जिसके दो सिर होते हैं जो पश्चकपाल पर जुड़े होते हैं।

Miolecithal (मायोलेसीथल)— ऐसे अण्डे से सम्बन्धित जिसमें पीतक (जर्दी) की मात्रा कम होती है।

Mionectic (मायोनेक्टिक)— ऑक्सीजन की सामान्य से कम मात्रा से युक्त अथवा उससे सम्बन्धित, विशेषकर रक्त

Mioplasmia (मायोप्लाज़्मिया)—रक्त प्लाज़्मा की मात्रा का असामान्य रूप से घट जाना

Miopragia (मायोप्रेगिया)— क्रियात्मक सक्रियता का कम हो जाना

Miopus (मायोपस)—सिर पर जुड़े हुए दो जुड़वाँ बच्चे जिनमें से एक का चेहरा अल्पवर्धित होता है।

Miosis (मायोसिस)— पुतलियों का असामान्य रूप से संकुचित हो जाना, तारासंकोच

Miotic (मायोटिक)— पुतली के संकुचन से सम्बन्धित, उसकी विशिष्टता से युक्त अथवा पुतली को संकुचित करने वाला; तारा संकोचक

Mirror (मिरर)— पीछे की ओर पॉलिश हुआ कांच जो प्रकाश की किरणों को परावर्तित करता है और इस प्रकार अपने सामने स्थित वस्तुओं के दिखाई देने वाले प्रतिबिम्ब बनाता है, दर्पण, शीशा

Dental mirror (डैन्टल मिरर)—Mouth mirror.

Frontal mirror, Head mirror (फ्रन्टल मिरर, हैड मिरर)— परीक्षक के सिर से पट्टे द्वारा बँधा गोल शीशा जो प्रकाश को किसी गुहा में फेंकता (परावर्तित करता) है और विशेषकर नासा-गुहा अथवा ग्रसनी के परीक्षण के लिए इसका प्रयोग किया जाता है, ललाट दर्पण

Mouth mirror (माउथ मिरर)— एक कोण पर किसी हैण्डिल से लगा हुआ एक छोटा-सा शीशा जिसका दन्त-चिकित्सा में दाँतों के देखने के लिए प्रयोग किया जाता है।

Mis- (मिस-)—एक उपसर्ग जिसका अर्थ बुरा, गलत, अनुचित अथवा नकारात्मक होता है।

Misandry (मीसेन्ड्री)— पुरूषों से घृणा होना।

Misanthropia (मिसेन्थ्रोपिया)—मानव प्राणी से घृणा

Misanthropy (मिसेन्थ्रोपी)—Misanthropia.

Miscarriage (मिस्कैरियेज)— गर्भावस्था के 28वें सप्ताह (छठे माह) के पश्चात् तथा 9वें माह के पूर्ण होने से पूर्व गर्भाशय से भ्रूण का बाहर निकल जाना, गर्भपात

Miscarry (मिस्कैरी)— गर्भपात होना।

Misce (मिस्से)— घटकों को मिश्रित करने के लिए नुस्खे पर डॉक्टर का कम्पाउण्डर के लिए निर्देश, मिश्रित करो

Miscegenation (मिस्सेजीनेशन)— विभिन्न जाति के लोगों के बीच लैंगिक सम्बन्ध अथवा शादी होना

Miscible (मिस्सीबिल)—मिश्रित होने योग्य

Misdiagnosis (मिसडायग्नोसिस)— एक गलत या भूल से गलत हुआ रोग-निदान

Miserable (मिज़्रेबिल)— दीन, दयनीय

Misery (मिज़री)—अत्यन्त भावात्मक दुःख

Misinterpretation (मिसइन्टरप्रीटेशन)—गलत अर्थ, दुर्निरूपण

Misocainia (मिसोकेनिया)— नये विचारों के प्रति घृणा होना

Misogamy (मिसोगैमी)—शादी से नफरत होना

Misogynist (मिसोगाइनिस्ट)— वह व्यक्ति जो औरतों से नफरत करता है।

Misogyny (मिसोगाइनी)—स्त्रियों से घृणा होना

Misologia (मिसोलोजिया)—मानसिक क्रियाशीलता से घृणा

Misoneism (मिसोनीज़्म)—नई वस्तुओं अथवा नये विचारों के घृणा

Misopedia (मिसोपीडिया)— बच्चों से घृणा होना

Misopedy (मिसोपीडी)—Misopedia.

Misplaced (मिसप्लेस्ड)—गलत स्थान पर रखा हुआ, अस्थानिक

Mist (मिस्ट)—Mistura.

Mistura (मिस्चुरा)— मिश्रण

Mite (माइट)— मनुष्य एवं घरेलू जानवरों पर परजीवी के रूप में रहने वाला एक सूक्ष्म जन्तु जिससे बहुत से त्वचा रोग उत्पन्न हो जाते हैं जैसे इच माइट (सार्कोप्टेस स्कैबियाई) मनुष्य में पामा या स्कैबीज़ तथा मेन्जे माइट घरेलू जानवरों में खाज (पशु-खाज) उत्पन्न करता है। कुटकी

Mitella (माइटेला)— बाँह के लिए गोफन या स्लिंग

Mithridatism (माइथ्रीडेटिज़्म)— किसी विष को धीरे-धीरे बढ़ती हुई मात्राओं में ग्रहण करने पर उसके प्रति रोगक्षमता उत्पन्न हो जाना

Miticidal (माइटीसाइडल)—कुटकियों के लिए विनाशकारी

Miticide (माइटीसाइड)— सूक्ष्म परजीवियों को मारने वाला पदार्थ, सूक्ष्मकीटनाशी।

Mitigate (मिटीगेट)—Palliate.

Mitigated (मिटीगेटेड)—तीव्रता में कम हो जाने वाला

Mitis (माइटिस)— मृदु

Mitochondria (माइटोकॉण्ड्रिया)— कोशिकाओं के भीतर स्थित अण्डाकार अथवा छड़ के समान कोशिकाद्रव्य की सूक्ष्मदर्शीय रचनायें जो कोशिकाओं के कार्य करने के लिए ऊर्जा का स्रोत होती हैं तथा प्रोटीन संश्लेषण एवं लाइपिड चयापचय में भाग लेती हैं; सूत्रकणिकाएँ

Mitochondrial (माइटोकॉण्ड्रियल)— सूत्रकणिकाओं (माइटोकॉण्ड्रिया) से सम्बन्धित

Mitochondrion (माइटोकॉण्ड्रियन)—Mitochondria. का एकवचन

Mitogen (माइटोजन)— कोशिका सूत्रीविभाजन करने वाला पदार्थ

Mitogenesis (माइटोजेनेसिस)— कोशिका सूत्रीविभाजन करना

Mitogenetic (माइटोजेनेटिक)— कोशिका सूत्रीविभाजन को बढ़ावा देने वाले कारकों से सम्बन्धित

Mitogenic (माइटोजेनिक)—कोशिका सूत्रीविभाजन करने वाला

Mitoma, Mitome (माइटोमा, माइटोम)— कोशिका को संभाले रहने वाला उसमें विद्यमान जीवद्रव्य का बारीक जाल

Mitoplasm (माइटोप्लाज़्म)— किसी कोशिका केन्द्रक में क्रोमैटिन-पदार्थ

Mitoplast (माइटोप्लास्ट)—अपनी बाह्य कला से रहित कोई माइटोकॉण्ड्रियन

Mitosis (माइटोसिस)— दैहिक कोशिकाओं का एक प्रकार का कोशिका विभाजन जिसमें प्रत्येक पुत्री कोशिका के केन्द्रक में जीनों के समान वितरण के साथ गुणसूत्रों की वही संख्या होती है जो पितृ-कोशिका में होती है। इस क्रिया के द्वारा शरीर की वृद्धि होती है तथा दैहिक कोशिकाएँ पुनः स्थापित होती हैं; सूत्रीविभाजन

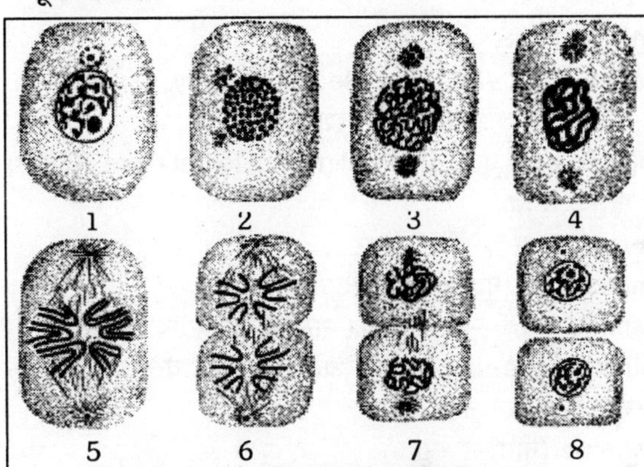

Fig. No. 333 : Mitosis (सूत्रीविभाजन)
Cell division (कोशिका विभाजन)

1. Cell = कोशिका, 2. Prophase, granular nucleus = पूर्वावस्था, कणिकीय केन्द्रक, 3. Prophase, dense ball = पूर्वावस्था, गाढ़ा गेन्दनुमा केन्द्रक, 4. Prophase, loose ball = पूर्वावस्था, ढीली-ढाली गेन्द के समान केन्द्रक, 5. Metaphase = मध्यावस्था, 6. Anaphase = पश्चावस्था या तृतीय अवस्था, 7. Telophase = अन्तिम अवस्था, 8. Two cells after division = विभाजन के पश्चात् दो कोशिकाएँ

Mitosome (माइटोसोम)— किसी कोशिकीय केन्द्रक में विद्यमान क्रोमैटिन पिण्ड

Mitotic (माइटोटिक)—सूत्रीविभाजन सम्बन्धी, सूत्रीविभाजक।

Mitral (माइट्रल)—द्विकपर्दी कपाट सम्बन्धी

Mitral commissurotomy (माइट्रल कमिसुरोटॉमी)— द्विकपर्दी संकीर्णता की शल्यकर्म चिकित्सा

Mitralization (माइट्रलाइज़ेशन)—द्विकपर्दी (माइट्रल) संकीर्णता के कारण एक्स-रे फिल्म में हृदय के बाँये किनारे का सीधा दिखाई देना

Mitral orifice (माइट्रल ऑरीफिस)— बाँया अलिन्द-निलय-द्वार, द्विकपर्दी छिद्र।

Mitral regurgitation (माइट्रल रिगर्गीटेशन)—द्विकपर्दी कपाट के पूर्णतया बन्द होने में निष्फल हो जाने के कारण रक्त का बाँये निलय से वापिस बाँये अलिन्द में को बहना, द्विकपर्दी प्रत्यावहन

Mitral stenosis (माइट्रल स्टेनोसिस)— द्विकपर्दी कपाट के छिद्र का तंग हो जाना, द्विकपर्दी संकीर्णता

Mitral valve (माइट्रल वाल्व)— हृदय का द्विमूल कपाट, द्विकपर्दी कपाट

Mittelschmerz (माइटलस्कमर्ज)—मासिक धर्मो के बीच एवं डिम्बोत्सर्जन के समय पेट में होने वाला दर्द

Mixoscopia (मिक्सोस्कोपिया)—दूसरों को सम्भोग करते देखकर लैंगिक सन्तुष्टि होना

Mixture (मिक्शचर)—दो या अधिक औषधियों का संयोजन, मिश्रण

ml (एमएल०)— मिलीलीटर

M.L.A. (एम. एल. ए.)—Medical Library Association. चिकित्सीय लाइब्रेरी एसोसियेशन

M.L.D. (एम. एल. डी.)— Minimum lethal dose. न्यूनतम घातक मात्रा

mm. (एमएम०)—मिलीमीटर

mmm. (एमएमएम०)— मिलीमाइक्रोन

Mn. (एमएन०)—मैंगनीज का रासायनिक प्रतीक

Mnemasthenia (नीमैस्थीनिया)— स्मृति दौर्बल्य जो आंगिक रोग के कारण नहीं होता

Mneme (नीम)— स्मृति

Mnemenic (नीमेनिक)—Mnemic.

Mnemic (नीमिक)— स्मृति सम्बन्धी

Mnemonic (नीमोनिक)— स्मृति में सहायक कोई भी वस्तु

Mnemonics (नीमोनिक्स)— स्मृति बढ़ाने की तकनीक अथवा कोई उपकरण

M. O. (एम. ओ.)—Medical officer. चिकित्सा अधिकारी

Moan (मौन)—कराहना

Moaning (मौनिंग)—कराहट

Mobile (मोबाइल)—गतिशील, चल

Mobility (मोबीलिटी)— गतिशीलता, चलता

Mobilization (मोबीलाइज़ेशन)— गतिशील बनाने की क्रिया

Mobilize (मोबीलाइज़)— गतिशील या चल बनाना

Modal (मोडल)—सबसे अधिक बारम्बार होने वाले अथवा सर्वाधिक सामान्य से सम्बन्धित

Modality (मोडेलिटी)— 1. सबसे अधिक बारम्बार अथवा सामान्यतया उत्पन्न होने का गुण 2. किसी भौतिक चिकित्सीय साधन का प्रयोग करने की विधि 3. कोई भी विशिष्ट संवेदी उद्दीपन जैसे स्वाद, स्पर्श अथवा दृष्टि आदि

Mode (मोड)— सबसे अधिक बारम्बार अथवा सामान्यतया उत्पन्न होने वाला, प्रणाली, पद्धति ।

Model (मॉडल)—1. प्रतिरूप या नमूना 2. आदर्श

Modeling (मॉडलिंग)—एक प्रकार की व्यवहार चिकित्सा पद्धति जिसमें किसी अन्य व्यक्ति के द्वारा किये गये व्यवहार का अवलोकन एवं उसका अनुकरण करके रोगी बुद्धि अर्जित करता है ।

Moderated (मोडेरेटेड)—Mitigated.

Moderator (मोडेरेटर)— तीव्रता कम करने वाला, मन्दक

Modification (मोडीफिकेशन)— रूपान्तरण

Modifier (मोडीफायर)—वह जो परिवर्तित या सीमित करता है ।

Modioli (मोडियोलाइ)—Modiolus. का बहुवचन

Modiolus (मोडियोलस)— कर्णावर्त का अक्षीय भाग अथवा स्तम्भिका

Modulating (मोडूलेटिंग)— वह व्यक्ति जो धोखा देने के लिए उस भाव को प्रदर्शित करने के लिए जो उसमें उत्पन्न नहीं होता, अपनी मुखाकृति बदलता है ।

Modulation (मोडूलेशन)— किसी उद्दीपन के प्रत्युत्तर में अथवा रासायनिक या भौतिक वातावरण में परिवर्तन होने के कारण किसी वस्तु के कार्य अथवा उसकी स्थिति में अन्तर हो जाना

Modulator (मोडूलेटर)—वह जो नियमित अथवा समायोजित करता है ।

Modus (मोडस)— पद्धति या विधि

Modus operandi (मोडस ओपेरेण्डाइ)— किसी कार्य को करने की विधि, कार्य-प्रणाली ।

Mogiarthria (मोजीआर्थरिया)— पेशीय असमन्वय होने के कारण उत्पन्न वाणी दोष

Mogilalia (मोगीलैलिया)—हकलाना, तुतलाना

Mogiphonia (मोगीफोनिया)— स्वर-ध्वनियाँ निकालने में कठिनाई

Moiety (मॉयटी)—किसी वस्तु का एक भाग जिसे विभाजित किया जा सकता है ।

Moist (मॉयस्ट)— नम, तर या गीला, आर्द्र

Moisture (मॉयस्चर)—नमी, आर्द्रता

Molal (मोलल)— प्रति किलोग्राम विलायक में विलेय का एक मोल धारण करने वाला

Molality (मोलालिटी)—किसी विलेय के मोलों की प्रति किलोग्राम विलायक में संख्या

Molar (मोलर)— 1. चर्वणक दन्त 2. किसी पिण्ड से सम्बन्धित, आण्विक नहीं, 3. मोल सम्बन्धी

Molariform (मोलेरीफार्म)— चर्वणक दाँत के समान

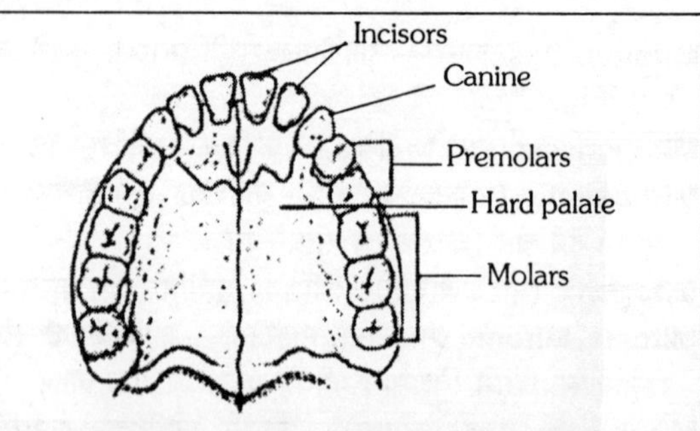

Fig. 334 : Molar teeth (चर्वणक दन्त)

Incisors=कृन्तक, Canine=रदनक या भेदक, Premolars= अग्रचर्वणक, Hard palate=कठोर तालु, Molars= चर्वणक

Molarity (मोलारिटी)—विलयन के प्रति लीटर में किसी विलेय के मोलों की संख्या

Molar solution (मोलर सॉल्यूशन)— ऐसा विलयन जिसके प्रत्येक लीटर में विलेय का एक मोल घुला होता है।

Molasses (मोलासेज़)—शीरा

Mold (मोल्ड)—1. परजीवीय एवं मृतजीवीय कवकों के किसी वर्ग का कोई कवक जो सड़ते हुए वनस्पति पदार्थ पर रुई के समान वृद्धि उत्पन्न कर देता है, तथा इस प्रकार के कवकों द्वारा उत्पन्न वृद्धि—कवकच्छद, फफूँदी 2. एक रूप जिसमें किसी वस्तु को ढाला जाता है अथवा साँचा 3. किसी पिण्ड को आकृति प्रदान करना जैसे कोई गोली 4. दन्त-चिकित्सा में, किसी कृत्रिम दाँत की आकृति

Molding (मोल्डिंग)— प्रसव के दौरान भ्रूण के सिर की आकृति को प्रसव नली के अनुकूल बनाना

Mole (मोल)— 1. त्वचा की सतह से ऊपर उठा हुआ जन्मजात वर्णकयुक्त धब्बा, तिल, न्यच्छ 2. किसी रासायनिक यौगिक की वह मात्रा जिसका ग्राम में भार उसके अणु-भार के बराबर होता है। 3. गर्भाशय में डिम्ब के ह्रास द्वारा अथवा इसमें गर्भपाती विकास के होने से बना मांसल पिण्ड

Blood mole (ब्लड मोल)— गर्भपात के पश्चात् गर्भाशय के भीतर ठहर गये रक्त के थक्के, अपरा के टुकड़े एवं झिल्लियों आदि का पिण्ड

Carneous mole (कॉर्नियस मोल)— रक्त का मोल जो कुछ समय के लिए गर्भाशय में ठहर जाने पर माँस जैसा प्रतीत होता है, मांसल मोल

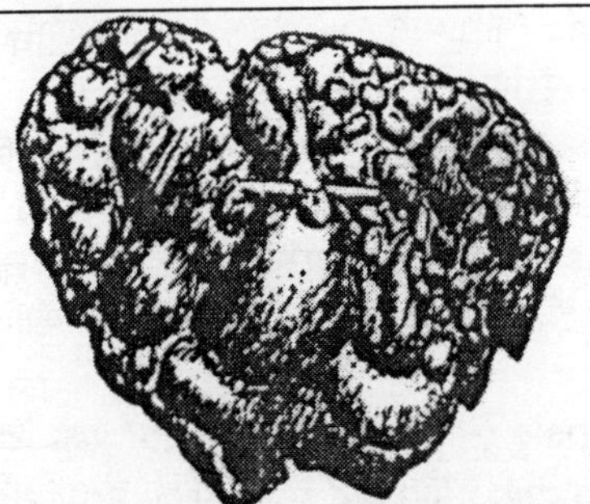

Fig. 335 : Carneous mole (मांसल पिण्ड)

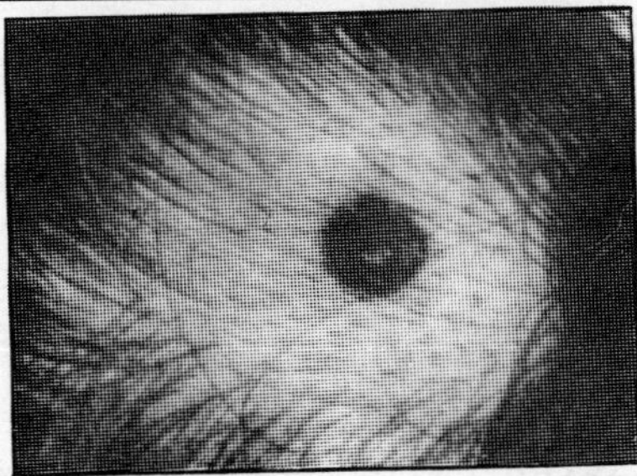

Fig. 336 : Mole on the scalp (खोपड़ी पर तिल)

Hydatid mole, Hydatidiform mole (हाइडेटिड मोल, हाइडेटीडीफार्म मोल)— जरायु-अंकुरों के पुटीय ह्रास के द्वारा बना मोल जिसमें पुटियाँ अँगूरों के समान होती हैं।

Pigmented mole (पिग्मैंटेड मोल)—Nevus pigmentosus.

Vascular mole (वैस्कुलर मोल)—Hemangioma.

Molecular (मॉलीकुलर)—अणु सम्बन्धी, आण्विक

Molecule (मॉलीक्यूल)— किसी पदार्थ का सबसे छोटा भाग जिसका आगे विभाजन नहीं हो सकता, अणु

Molilalia (मोलीलैलिया)—Mogilalia.

Molimen (मौलीमेन)— शरीर के किसी भी सामान्य कार्य को स्थापित करने के लिए प्रयास

Molimina (मोलीमिना)—Molimen का बहुवचन

Mollities (मोलाइटीज़)— शरीर के किसी भाग का असामान्य रूप से कोमल हो जाना, मृदुता

Mollities ossium (मोलाइटीज ऑसियम)—अस्थिमृदुता, हड्डियों का मुलायम हो जाना

Moll's glands (मौल्स ग्लैण्ड्स)—Ciliary glands.

Mollusc (मोलस्क)—Mollusk.

Molluscum (मोलस्कम)— त्वचा का कोई भी रोग जिसमें त्वचा पर कोमल, गोल अर्बुद बन जाते हैं; कोमलार्बुद।

Mollusk (मोलस्क)—मोलस्का संघ के जन्तुओं का सामूहिक नाम

Molt (मोल्ट)— त्वचा, उपत्वचा अथवा पंखों को झाड़ना; निमोचन

Mol.wt. (मोल.वेट.)— अणु-भार

Molysmophobia (मोलिस्मोफोबिया)—संदूषण अथवा संक्रमण का रोगोत्पादक भय

Monad (मोनाड)— 1. एक वैलेन्सी (संयोजकता) वाला तत्त्व 2. एककोशिकीय जीव 3. अर्धसूत्री विभाजन में, चतुष्टय के चार घटकों में से एक

Monarthric (मोनार्थ्रिक)— एक ही जोड़ से सम्बन्धित अथवा उसे प्रभावित क्ररने वाला

Monarthritis (मोनार्थ्राइटिस)—एक अकेले जोड़ की सूजन, एकलसंधिशोथ।

Monarticular (मोनार्टीकुलर)—Monarthric.

Monaster (मोनास्टर)— सूत्रीविभाजन में पूर्वावस्था के अन्त में बनने वाली तारे के आकार की अकेली आकृति

Monathetosis (मोनाथेटोसिस)—शरीर की केवल एक भुजा में अनियमित, घुमावदार, सर्पिल (साँप के समान) गतियाँ होना

Monatomic (मोनाटॉमिक)—1. केवल एक परमाणु से सम्बन्धित अथवा उससे युक्त 2. एक वैलेन्सी (संयोजकता) वाला

Monaural (मोनौरल)— किसी कान से सम्बन्धित

Monaxon (मोनैक्सॉन)—एक अक्षतन्तु से युक्त एक तन्त्रिकाकोशिका

Monaxonic (मोनैक्सोनिक)—ऐसी तन्त्रिकाकोशिका जिसमें एक अक्षतंतु होता है।

Mondonesi's reflex (मोण्डोनेसिस रिफ्लैक्स)—Bulbomimic reflex; facial reflex.

Mondor's disease (मोन्डोर्ज डिजीज़)— स्तन में किसी अवत्वचीय शिरा में घनास्रता एवं काठिन्य होना जिसमें स्तन से ऊपर बगल में को या नीचे अधिजठर-प्रदेश की ओर एक लम्बी, दृढ़, स्पर्शासह्य रज्जु के समान रचना फैली होती है। यह रोग किसी चोट के लगने के पश्चात् या स्वतः भी हो सकता है।

Monecious (मोनेसियस)—Monoecious.

Monesthetic (मोनेस्थेटिक)—एक ही संवेद से सम्बन्धित अथवा उसे प्रभावित करने वाला

Mongolism (मोंगोलिज़्म)—मंगोलता

Mongoloid (मोंगोलॉयड)—1. मगोंल सम्बन्धी 2. मगोंलकल्प

Monilethrix (मोनाइलथ्रिक्स)— अधिकतर जीवन के दूसरे माह तक प्रकट होने वाला एक जीनी दोष जिसमें बाल माला के समान तथा बहुत भंगुर (टूटने वाला) हो जाते हैं।

Monilia (मोनीलिया)— कवक कैण्डिडा

Monilial (मोनीलियल)— कवक मोनीलिया (कैण्डिडा) से सम्बन्धित अथवा उसके द्वारा उत्पन्न

Moniliasis (मोनीलिएसिस)— मोनीलिया अथवा कैण्डिडा का संक्रमण, मोनीलियता

Moniliform (मोनीलीफोर्म)— गले के हार अथवा माला के समान

Moniliid (मोनीलियाइड)—मोनीलिया संक्रमण की अतिसुग्राहिता के कारण शरीर के अन्य भाग में उत्पन्न होने वाला त्वचा विस्फोट

Moniliosis (मोनीलियोसिस)—Moniliasis.

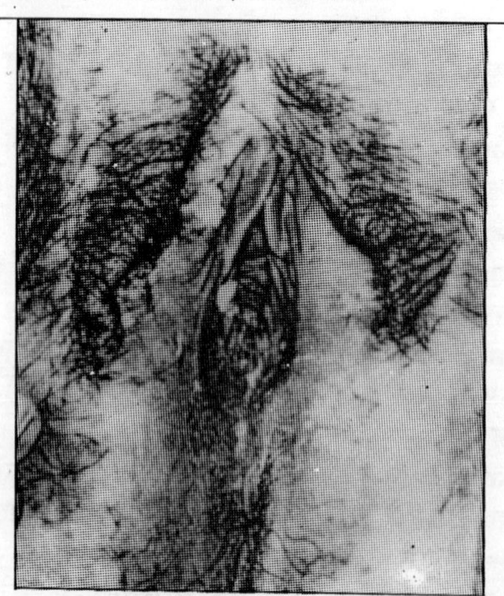

Fig 337 : Moniliasis (मोनीलियता)

Monitor (मॉनिटर)—1. किसी दशा जैसे तापमान, रक्त-चाप, हृदय अथवा श्वसनीय गति आदि को निरन्तर नियन्त्रित करना 2 ऐसा उपकरण जिसके द्वारा इस प्रकार की दशाओं का निरन्तर निरीक्षण अथवा उनका अभिलेखन किया जाता है, मॉनीटर।

Cardiac monitor (कार्डियक मॉनीटर)— एक इलैक्ट्रॉनिक मॉनीटर जिसे जब रोगी से संयोजित कर दिया जाता है तो वह एक चमकते प्रकाश के साथ हृदय के प्रत्येक स्पन्दन का संकेत देता है।

Electronic fetal monitor (इलैक्ट्रॉनिक फीटल मॉनीटर)— प्रसव से पूर्व या प्रसव के दौरान भ्रूण के हृदय के सतत नियन्त्रण के लिए प्रयोग में आने वाला एक यन्त्र

Monitoring (मॉनिटरिंग)— 1. नियन्त्रण करने वाला 2. निरीक्षण अथवा अभिलेखन करने वाला

Mono-, Mon- (मोनो-, मोन-)— एक अथवा अकेले को प्रदर्शित करने वाले उपसर्ग

Monoamelia (मोनोएमीलिया)—एक भुजा का अभाव

Monoamine (मोनोएमाइन)— एक अणु जिसमें एक एमीनो वर्ग होता है जैसे सिरोटोनिन, डोपामीन तथा नोरइपिनेफ्रीन

Monoamniotic (मोनोएम्नियोटिक)—एक ही उल्व-गुहा में विकसित होना वाला

Monoanesthesia (मोनोएनीस्थीसिया)—एक ही अंग का संज्ञाहरण

Monobacterial (मोनोबैक्टीरियल)— जीवाणुओं की एक ही जाति से सम्बन्धित

Monobasic (मोनोबेसिक)—केवल एक विस्थापित होने योग्य हाइड्रोजन परमाणु से युक्त

Monoblast (मोनोब्लास्ट)— एककेन्द्रकंश्वेतकोशिका को उत्पन्न करने वाली कोशिका, एककेन्द्रकश्वेतकोशिकाप्रसू

Monoblastoma (मोनोब्लास्टोमा)— एक अर्बुद जिसमें एककेन्द्रकश्वेतकोशिकाप्रसू एवं एककेन्द्रकश्वेतकोशिकाएँ दोनों होते हैं।

Monoblepsia (मोनोब्लेप्सिया)—1. ऐसी दशा जिसमें केवल एक आँख का प्रयोग करने पर कोई वस्तु अधिक स्पष्ट दिखाई देती है। 2. एक प्रकार की वर्णान्धता जिसमें केवल एक रंग दिखाई देता है।

Monobrachius (मोनोब्रेकियस)—ऐसा भ्रूण जिसके केवल एक बाँह होती है।

Monocardian (मोनोकार्डियन)—ऐसा प्राणी जिसमें एक ऐसा हृदय होता है जिसमें केवल एक अलिन्द एवं एक निलय होता है।

Monocelled (मोनोसेल्ड)—केवल एक कोशिका का बना हुआ, एककोशिकीय

Monocephalus (मोनोसिफैलस)— ऐसा विकृत भ्रूण जिसमें एक सिर होता है परन्तु शेष सभी भाग दुगुने होते हैं।

Monochorea (मोनोकोरिया)— किसी एक भाग अथवा भुजा को प्रभावित करने वाला लास्य या कोरिया

Monochorial (मोनोकोरियल)—Monochorionic.

Monochorionic (मोनोकोरियोनिक)— एक ही जरायु या कोरियॉन धारण करने वाली जैसा कि समान यमल के मामले में होता है।

Monochroic (मोनोक्रोइक)—Monochromatic.

Monochromasia (मोनोक्रोमेसिया)—Achromatopsia.

Monochromasy (मोनोक्रोमेसी)— वर्णान्धता जिसमें सभी रंग भूरे रंग के दिखाई देते हैं।

Monochromat (मोनोक्रोमेट)— पूर्ण वर्णान्धता से ग्रस्त व्यक्ति

Monochromatic (मोनोक्रोमेटिक)—1. पूर्ण वर्णान्धता से ग्रस्त व्यक्ति 2. केवल एक रंग वाला, एकवर्णी

Monochromatism (मोनोक्रोमेटिज़्म)— एकवर्णकता, पूर्ण वर्णान्धता

Monochromatophil (मोनोक्रोमेटोफिल)—केवल एक प्रकार के अभिरंजक से अभिरंजित होने वाला

Monochromatophile (मोनोक्रोमेटोफाइल)—Monochromatophil.

Monochromic (मोनोक्रोमिक)—Monochromatic.

Monochromophil (मोनोक्रोमोफिल)—Monochromatophil.

Monochromophile (मोनोक्रोमोफाइल)—Monochromatophil.

Monoclonal (मोनोक्लोनल)— केवल एक कोशिका से उत्पन्न होने वाला

Monococcus (मोनोकॉकस)— गोलाणु का ऐसा रूप जिसमें वह समूह या जंजीर में होने की बजाय अकेला ही होता है।

Monocontaminated (मोनोकन्टामिनेटेड)—सूक्ष्मजीवों की एक ही जाति से संक्रमित

Monocranius (मोनोक्रेनियस)—Syncephalus.

Monocrotic (मोनोक्रोटिक)—केवल एक नाड़ी तरंग का संकेत देने वाला जिसमें कोई खाँचा नहीं होता

Monocrotism (मोनोक्रोटिज़्म)— ऐसी अवस्था जिसमें नाड़ी में कोई खाँचा नहीं होता

Monocular (मोनोकुलर)— 1. केवल एक आँख से सम्बन्धित अथवा उसे प्रभावित करने वाला 2. केवल एक आईपीस से युक्त जैसे एकनेत्री सूक्ष्मदर्शी में होता है।

Monocyclic (मोनोसाइक्लिक)— एक चक्र से सम्बन्धित

Monocyesis (मोनोसाइसिस)— केवल एक भ्रूण से युक्त गर्भावस्था

Monocyte (मोनोसाइट)— एक बड़ी एककेन्द्रक श्वेत रक्त कोशिका जिसमें एक अण्डाकार अथवा गुर्दे के आकार का केन्द्रक होता है तथा जीवद्रव्य अधिक होता है, एककेन्द्रकश्वेतकोशिका

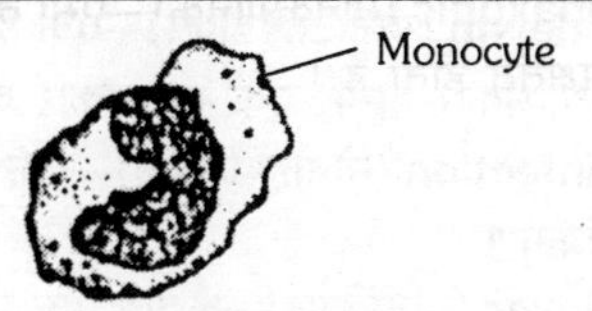

Fig. 338 : Monocyte (एककेन्द्रकश्वेतकोशिका)

Monocytic (मोनोसाइटिक)— एककेन्द्रकश्वेतकोशिका से सम्बन्धित अथवा उससे मिलता-जुलता

Monocytopenia (मोनोसाइटोपीनिया)— रक्त में एककेन्द्रकश्वेतकोशिकाओं की कमी हो जाना, एककेन्द्रकश्वेतकोशिकाल्पता।

Monocytosis (मोनोसाइटोसिस)— रक्त में एककेन्द्रकश्वेतकोशिकाओं की संख्या अत्यधिक बढ़ जाना, एककेन्द्रकश्वेतकोशिकाबहुलता।

Monodactylism (मोनोडैक्टाइलिज़्म)— किसी हाथ अथवा पाँव में केवल एक अँगुली धारण करना

Monodactyly (मोनोडैक्टाइली)— किसी हाथ अथवा पाँव में केवल एक अँगुली का पाया जाना

Monodermoma (मोनोडर्मोमा)— केवल एक जनन अस्तर से उत्पन्न होने वाला अर्बुद

Monodiplopia (मोनोडिप्लोपिया)— केवल एक नेत्र में द्विदृष्टिता का पाया जाना

Monodromia (मोनोड्रोमिया)— पेशियों अथवा तन्त्रिकाओं में केवल एक ही दिशा में चालन होना

Monoecious (मोनीसीयस)— पुरुष एवं स्त्री लिंग दोनों के जननांगों को धारण करने वाला प्राणी

Monogamy (मोनोगैमी)— एक समय में केवल एक ही व्यक्ति से शादी करना

Monogenesis (मोनोजेनेसिस)— केवल एक ही लिंग की सन्तान उत्पन्न होना, एकलिंगीजनन।

Monogenetic (मोनोजेनेटिक)—केवल एक ही लिंग की सन्तान के उत्पन्न होने से सम्बन्धित

Monogenic (मोनोजेनिक)— एक ही जीनी स्थली पर विद्यमान अलीलों के द्वारा नियंन्त्रित किसी आनुवंशिक रोग से सम्बन्धित

Monogenous (मोनोजीनस)— अलैंगिक जनन द्वारा उत्पन्न

Monogerminal (मोनोजर्मिनल)—केवल एक ही डिम्ब (अण्डाणु) से उत्पन्न होने वाला

Monogony (मोनोगोनी)— अलैंगिक जनन

Monograph (मोनोग्राफ)—एक ही विषय पर निबन्ध या शोध-प्रबन्ध

Monohydrated (मोनोहाइड्रेटेड)— जल के केवल एक अणु से संयुक्त

Monohydric (मोनोहाइड्रिक)— केवल एक विस्थापित होने योग्य हाइड्रोजन परमाणु से युक्त

Monoideism (मोनोआइडीज़्म)—एक ही विचार अथवा विषय पर पूर्वाधिकार होना, एक मृदु प्रकार का एकोन्माद

Monoinfection (मोनोइन्फैक्शन)—एक ही जाति के सूक्ष्मजीवों का संक्रमण

Monolayer (मोनोलेयर)—केवल एक परत से युक्त

Monolocular (मोनोलोकुलर)—केवल एक कोशिका अथवा गुहा वाला, एककोशिकीय ।

Monomania (मोनोमैनिया)— किसी एक ही वस्तु को पाने की सनक, एकोन्माद

Monomaniac (मोनोमैनियक)— एकोन्माद से ग्रस्त व्यक्ति

Monomastigote (मोनोमैस्टीगोट)— केवल एक कशाभ वाला

Monomelic (मोनोमेलिक)— केवल एक ही भुजा को प्रभावित करने वाला

Monomer (मोनोमर)— ऐसा अणु जो एक बहुलक बनाने के लिए उसी प्रकार के अणु से बन्ध सकता है ।

Monomeric (मोनोमेरिक)— शरीर के एक ही टुकड़े से सम्बन्धित, उससे बना हुआ अथवा उसे प्रभावित करने वाला

Monometallic (मोनोमेटालिक)—सूत्र में किसी धातु का केवल एक परमाणु धारण करने वाला

Monomicrobic (मोनोमाइक्रोबिक)— केवल एक ही जाति के जीवों से सम्बन्धित

Monomolecular (मोनोमोलीकुलर)—. एक ही अणु से सम्बन्धित

Monomorphic (मोनोमॉर्फिक)— विकास की प्रत्येक अवस्था में एक ही रूप को धारण किए रहने वाला

Monomphalus (मोनोम्फेलस)— नाभि पर जुड़े हुए दो जुड़वाँ बच्चे

Monomyoplegia (मोनोमायोप्लेजिया)—केवल एक पेशी का पक्षाघात

Monomyositis (मोनोमायोसाइटिस)— केवल एक पेशी का शोथ

Mononeural (मोनोन्यूरल)— केवल एक तन्त्रिका द्वारा पूरित अथवा उससे सम्बन्धित

Mononeuric (मोनोन्यूरिक)—Mononeural.

Mononeuritis (मोनोन्यूराइटिस)— केवल एक तन्त्रिका का शोथ, एकलतंत्रिकाशोथ ।

Mononeuropathy (मोनोन्यूरोपैथी)— केवल एक ही तन्त्रिका का रोग

Mononoea (मोनोनोइया)—एक ही विषय पर मस्तिष्क का स्थिर होना

Mononuclear (मोनोन्यूक्लियर)—एक केन्द्रक वाला, एककेन्द्रकीय ।

Mononucleosis (मोनोन्यूक्लियोसिस)—रक्त में एककेन्द्रकीय श्वेत रक्त कोशिकाओं का अधिक संख्या में पाया जाना, एककेन्द्रकश्वेतकोशिकता

Monoparesis (मोनोपैरेसिस)— शरीर के किसी एक ही भाग का आंशिकघात

Monoparesthesia (मोनोपैरेस्थीसिया)— शरीर के एक ही भाग में सुन्नता हो जाना

Monopathic (मोनोपैथिक)— शरीर के एक ही भाग को प्रभावित करने वाले रोग से सम्बन्धित

Monopathy (मोनोपैथी)—शरीर के एक ही भाग को प्रभावित करने वाला रोग

Monopenia (मोनोपीनिया)—Monocytopenia.

Monophagia (मोनोफेजिया)—1. दिन में केवल एक बार खाना खाना 2. केवल एक ही प्रकार के खाने के लिए भूख लगना

Monophagism (मोनोफेजिज़्म)—Monophagia.

Monophasia (मोनोफेज़िया)— किसी एक ही शब्द अथवा वाक्यखण्ड को बार-बार बोलने के सिवाय और कुछ भी बोलने में असमर्थता

Monophasic (मोनोफेज़िक)— किसी एक ही शब्द अथवा वाक्यखण्ड को बार-बार बोलने के सिवाय और कुछ बोलने में असमर्थ

Monophobia (मोनोफोबिया)—अकेले रहने का रोगोत्पादक भय, एकान्तभीति

Monophthalmos (मोनोफ्थैल्मोस)— केवल एक ही आँख का होना ।

Monophthalmus (मोनोफ्थैल्मस)— केवल एक आँख वाला भ्रूण

Monophyletic (मोनोफाइलेटिक)— एक ही पूर्वज से अवतरित अथवा किसी एक ही स्रोत से उत्पन्न होने वाला, एकस्रोतोद्भव

Monophyletism (मोनोफाइलेटिज़्म)— ऐसी धारणा कि समी रक्त कोशिकाएँ केवल एक स्तम्भ कोशिका से उत्पन्न होती हैं ।

Monophyodont (मोनोफायोडोन्ट)— दाँतों के केवल एक सैट को धारण करने वाला जो स्थायी होते हैं ।

Monoplasmatic (मोनोप्लाज़्मेटिक)— केवल एक ही पदार्थ अथवा ऊतक का बना हुआ

Monoplast (मोनोप्लास्ट)— एक एककोशिकीय जीव जो अपने जीवन चक्र काल में परिवर्तित नहीं होता

Monoplastic (मोनोप्लास्टिक)—ऐसे एककोशिकीय जीव से सम्बन्धित जो अपने जीवन चक्र में परिवर्तित नहीं होता ।

Monoplegia (मोनोप्लेज़िया)— एक भुजा का पक्षाघात होना, एकांगघात

Monoploid (मोनोप्लॉयड)—Haploid.

Monopodia (मोनोपोडिया)— केवल एक पाद का होना, एकपादी

Monopoiesis (मोनोपॉयसिस)— एककेन्द्रकश्वेतकोशिकाओं का उत्पन्न होना

Monopolar (मोनोपोलर)—Unipolar.

Monops (मोनोप्स)—Cyclops.

Monopsychosis (मोनोसाइकोसिस)—Monomania.

Monopus (मोनोपस)— वह व्यक्ति जिसके केवल एक पाँव होता है, एकपादी।

Monorchia (मोनोर्किया)—Monorchism.

Monorchid (मोनोर्किड)— वह व्यक्ति जिसके केवल एक शुक्रग्रन्थि होती है।

Monorchidism, Monorchism (मोनोर्काइडिज़्म, मोनोर्किज़्म)—केवल एक शुक्रग्रन्थि या एक अवतरित शुक्रग्रन्थि का पाया जाना

Monorhinic (मोनोराइ्हनिक)—1. केवल एक नाक वाला जैसे संयुक्त जुड़वाँ बच्चों में होता है। 2. वह व्यक्ति जिसमें केवल एक नासा-गुहा होती है।

Monosaccharide (मोनोसैकेराइड)—एक साधारण शुगर जिसका जलअपघटन द्वारा विघटन नहीं हो सकता जैसे फलशर्करा, गैलेक्टोज अथवा ग्लूकोज़

Monoscelous (मोनोसीलस)—केवल एक पैर वाला

Monoscenism (मोनोसीनिज़्म)— किसी पूर्व के अनुभव पर वीभत्स एकाग्रता

Monosome (मोनोसोम)— एक सहायक गुणसूत्र या अयुग्मित (अकेला) लिंग गुणसूत्र

Monosomia (मोनोसोमिया)—ऐसी दशा जिसमें संयुक्त जुड़वाँ बच्चों में दो सिर तथा एक अकेला धड़ होता है।

Monosomic (मोनोसोमिक)— गुणसूत्रों के किसी जोड़े में से एक के लुप्त हो जाने से सम्बन्धित

Monosomy (मोनोसोमी)—गुणसूत्रों के किसी जोड़े में से एक का लुप्त हो जाना

Monospasm (मोनोस्पाज़्म)— एक ही भुजा अथवा भाग की ऐंठन

Monospecific (मोनोस्पेसीफिक)— किसी विशेष प्रकार की कोशिका अथवा ऊतक को प्रभावित करने वाला या किसी अकेले एण्टीजन से प्रतिक्रिया करने वाला

Monospermy (मोनोस्पर्मी)— किसी डिम्ब या अण्डाणु में केवल एक शुक्राणु के प्रवेश कर जाने से होने वाला गर्भाधान

Monostotic (मोनोस्टोटिक)— किसी एक अकेली हड्डी से सम्बन्धित अथवा उसे प्रभावित करने वाला

Monostratal (मोनोस्ट्रेटल)—एक ही परत का बना हुआ

Monosubstituted (मोनोसब्सटीट्यूटेड)— जिसका केवल एक ही अणु पुनःस्थापित हुआ हो।

Monosymptomatic (मोनोसिम्पटोमेटिक)— जिसका केवल एक ही लक्षण होता है।

Monosynaptic (मोनोसाइनेप्टिक)—एक ही अन्तर्ग्रथन अथवा गुणसूत्री संयोजन सम्बन्धी अथवा इससे होकर गुजरने वाला

Monothermia (मोनोथर्मिया)— पूरे दिन शरीर का तापमान एक-सा रहना

Monotocous (मोनोटोकस)— एक जन्म में केवल एक ही सन्तान को उत्पन्न करने वाली

Monotricha (मोनोट्राइका)—एक ध्रुव पर एक ही कशाभ से युक्त जीवाणु

Monotrichous (मोनोट्राइकस)— एक ही कशाभ से सम्बन्धित अथवा एक ही कशाभ धारण करने वाला

Monovalence, Monovalency (मोनोवैलेन्स, मोनोवैलेन्सी)—Univalence.

Monovalent (मोनोवैलेन्ट)— एक ही वैलेन्सी वाला

Monovular (मोनोव्यूलर)—एकडिम्बी

Monoxenic (मोनोज़ेनिक)—सूक्ष्मजीवों की एक ही ज्ञात जाति से सम्बद्ध

Monoxenous (मोनोज़ीनस)— जीवन चक्र को पूर्ण करने के लिए जिसे एक ही पोषद की आवश्यकता हो, जैसा कि परजीवियों के लिए कहा जाता है।

Monoxide (मोनोक्साइड)—ऐसा ऑक्साइड जिसके अणु में केवल एक ऑक्सीजन परमाणु होता है।

Monozygotic (मोनोज़ाइगोटिक)—एक ही गर्भित डिम्ब (युग्मज) से उत्पन्न होने वाला जैसा कि एकरूप यमलों (जुड़वाँ बच्चों) के लिए कहा जाता है, एकयुग्मज–

Mons (मोन्स)— उभार, शैल

Mons pubis (मोन्स प्यूबिस)— स्त्री में जघन संधानक के ऊपर एक गोलाकार मांसल उभार जो यौवनारम्भ के पश्चात् बालों से ढक जाता है, जघन शैल

Monster (मोन्स्टर) एक बहुत विकृत भ्रूण अथवा शिशु, राक्षस

Monstriparity (मोन्स्ट्रीपैरिटी)— विकृत शिशु को जन्म देना

Monstrosity (मोन्स्ट्रोसिटी)—1. बहुत बड़ी जन्मजात विकृति 2. जन्मजात विकृत शिशु अथवा बच्चा

Montgomery's glands (मोन्टगोमेरीज़ ग्लैण्ड्स)— स्तन के चूचुक के चारों ओर स्थित छोटी-छोटी गुलिकाएँ जो गर्भावस्था एवं दुग्धस्रवण काल में बढ़ जाती हैं।

Monticuli (मोन्टीकुलाइ)—Monticulus. का बहुवचन

Monticulus (मोन्टीकुलस)— एक छोटा-सा उभार, प्रोद्वर्ध

Mood (मूड)— चित्तवृति, भावदशा

Morbid (मोर्बिड)— 1. अस्वस्थ अथवा रोगग्रस्त, विकृत 2. किसी रोग से सम्बन्धित

Morbidity (मोर्बिडिटी)— 1. रोगी होना, अस्वस्थता, विकृति 2. रोगी की दर, किसी समुदाय में रोगी व्यक्तियों का स्वस्थ व्यक्तियों के प्रति अनुपात

Morbidity rate (मोर्बिडिटी रेट)— प्रति वर्ष प्रति 1000 की आबादी पर किसी विशिष्ट रोग से पीड़ित रोगियों की संख्या

Morbific (मोर्बिफिक)— रोग उत्पन्न करने वाला, रोगजनक, विकृतिजन्य

Morbigenous (मोबीजीनस)—Pathogenic.

Morbility (मोर्बीलिटी)—Morbidity.

Morbilli (मोर्बिलाइ)— खसरा

Morbilliform (मोर्बिलीफोर्म)— खसरा के समान

Morbilous (मोर्बिलस)— खसरा सम्बन्धी

Morbus (मोर्बस)—रोग, विकार, रूग्णता ।

Morcellation, Morcellement (मोर्सीलेशन, मोर्सीलीमेन्ट)— किसी अर्बुद, भ्रूण अथवा अंग को टुकड़ों में विभाजित करके टुकड़ों को बाहर निकाल देना, खण्डशः निष्कासन

Mordant (मोरडैन्ट)— किसी अभिरंजक या रंजक को स्थिर करने वाला पदार्थ जैसे फिनोल, रंगबन्धक, रंगस्थापक ।

Morgue (मॉर्ग)— शवगृह

Moria (मोरिया)— 1. मनोभ्रंश (पागलपन) 2. मूर्खता

Moribund (मोरीबण्ड)—मरणासन्न

Morioplasty (मोरियोप्लास्टी)—एक्सीडैन्ट अथवा रोग में नष्ट हुए शरीर के अंगों को पुनःस्थापित करने के लिए प्लास्टिक सर्जरी करना

Morning sickness (मॉर्निंग सिक्नैस)—कुछ स्त्रियों में गर्भावस्था के प्रथम कुछ महीनों में सुबह के समय जी मिचलाना एवं उल्टी होना, प्रातः वमन

Moron (मोरोन)— मन्दबुद्धि, क्षीणबुद्धि

Moronity (मोरोनिटी)— मन्दबुद्धिता, क्षीणबुद्धिता

Moro reflex (मोरो रिफ्लैक्स)— किसी उद्दीपन जैसे शिशु जिस बिस्तर पर लेटा हो उसे अचानक ठोकने पर उत्पन्न उद्दीपन की अनुक्रिया में शिशुओं में दिखायी देने वाला एक प्रतिवर्त जिसमें वे अपनी बाहों को मोड़ते और फैलाते हैं जिसके पश्चात् बाँहों में आलिंगन करने (गले लगाने) वाली गति होती है ।

Morphea (मॉर्फिया)— त्वचा का काठिन्य

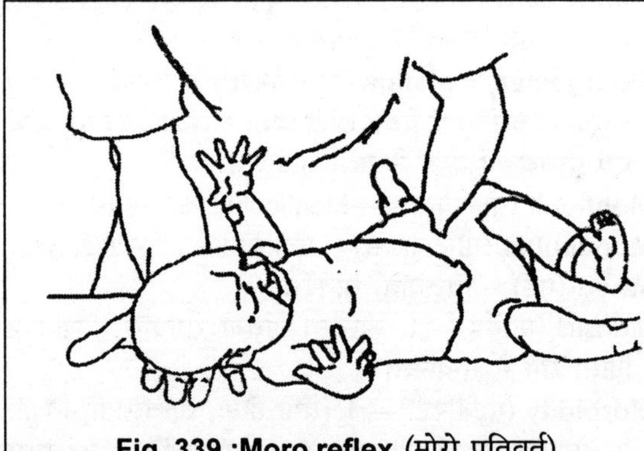

Fig. 339 :Moro reflex (मोरो प्रतिवर्त)

Morphia (मॉर्फिया)—Morphine.

Morphine (मॉर्फीन)— अफीम का मुख्य एल्कालॉयड

Morphinism (मॉर्फीनिज़्म)— मॉर्फीन का आदतन अथवा अत्यधिक प्रयोग करने से उत्पन्न दशा, मॉर्फीनव्यसन, मॉर्फीनात्यय

Morphinomania, Morphiomania (मॉर्फीनोमैनिया, मॉर्फीयोमैनिया)—1. मॉर्फीन की तीव्र इच्छा 2 मॉर्फीन के प्रयोग के फलस्वरूप उत्पन्न उन्माद (पागलपन), मॉर्फीनोन्माद

Morpho-, Morph- (मॉर्फो-, मॉर्फ-)— एक उपसर्ग जिसका अर्थ रूप, आकार या आकृति, रचना है ।

Morphogenesis (मॉर्फोजेनेसिस)— शरीर अथवा इसके भागों या अंगों की आकृति का विकास होना, अंगजनन, अंगोद्भवन ।

Morphogenetic (मॉर्फोजेनेटिक)—शरीर, इसके भागों अथवा अंगों की आकृति बनाने वाला

Morphography (मॉर्फोग्राफी)— रूप एवं रचना के आधार पर जीवधारियों का वर्गीकरण करना ।

Morphologic (मॉर्फोलॉजिक)—Morphological.

Morphological (मॉर्फोलॉजिकल)— जीवों की रचना एवं रूपों के विज्ञान से सम्बन्धित, आकृतिक, आकारिकी सम्बन्धी ।

Morphology (मॉर्फोलॉजी)—जीवों के रूप एवं रचना का विज्ञान, आकारिकी, आकृतिविज्ञान ।

Morphometric (मॉर्फोमीट्रिक)— जीवों अथवा उनके भागों के रूप की माप से सम्बन्धित

Morphometry (मॉर्फोमीट्री)— जीवों अथवा उनके भागों के रूप की माप लेना

Morphon (मॉर्फोन)— किसी जीव को बनाने वाली रचनाओं में से कोई सी एक जैसे कोई कोशिका

Morphosis (मॉर्फोसिस)— शरीर के किसी भाग अथवा अंग का बनना

Mors (मोर्स)— मृत्यु, मौत

Morsal (मॉर्सल)— काटने एवं चबाने वाला जैसे दाँतों की अन्तर्रोधीय सतह

Mors putativa (मोर्स प्यूटेटाइवा)— प्रत्यक्ष मृत्यु

Mors subita (मोर्स सुबाइटा)— अचानक होने वाली मृत्यु

Morsulus (मॉर्सुलस)— चूषिका, चूसी जाने वाली गोली

Morsus (मॉर्सस)— डिम्ब वाहिनी के डिम्बग्रन्थि की ओर के किनारे पर स्थित झालरें

Mortal (मोर्टल)— 1. प्राणघातक 2. मृत्यु में जिसका अन्त होने वाला हो ।

Mortality (मोर्टालिटी)— 1. प्राणघातक होने का गुण 2. मृत्यु दर

Mortar (मोर्टर)— खरल

Mortician (मॉर्टीसियन)— शवों को संभालने वाला व्यक्ति

Mortification (मोर्टीफिकेशन)— कोथ, परिगलन । शरीर के किसी ऊतक, अंग अथवा भाग की मृत्यु

Mortinatality (मोर्टीनेटालिटी)— मरे हुए पैदा होने वाले बच्चों एवं सामान्य जन्म दर का अनुपात

Mortise joint (मोर्टाइज़ ज्वाइंट)— टखने का जोड़

Mortuary (मोर्चरी)— 1. शवों को पहचानने एवं दाह कर्म से पूर्व उन्हें रखने का स्थान, शवगृह 2. मृत अथवा मृत्यु सम्बन्धी

Morula (मौरूला)—गर्भित डिम्ब के विदलन से बना कोशिकाओं का एक ठोस पिण्ड, कलल

Morulation (मौरूलेशन)— कलल या मौरूला का बनना

Moruloid (मौरूलॉयड)— कलल के समान

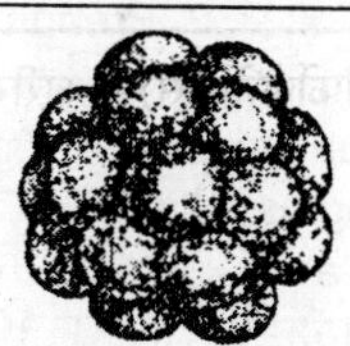

Fig. 340 : Morula (कलल)

Mosaic (मौज़ेइक)—बहुत से छोटे-छोटे टुकड़ों के आपस में फिट हो जाने से बना एक नमूना

Mosaic bone (मौज़ेइक बोन)—छोटे-छोटे टुकड़ों के आपस में फिट होने से बनी हुई प्रतीत होने वाली हड्डी जैसे पैजेट रोग में होता है।

Mosaicism (मौज़ेइसिज़्म)— एक ही व्यक्ति में दो भिन्न जीनी पदार्थों की कोशिकाओं की विद्यमानता

MOsm (मौस्म)—Milliosmole.

Mosquito (मॉस्क्यूटो)—रक्त-चूषक एवं रोग-संचारक कीट जैसे एनोफिलीज़ मच्छर जो मलेरिया रोग का संचारण करता है, मच्छर

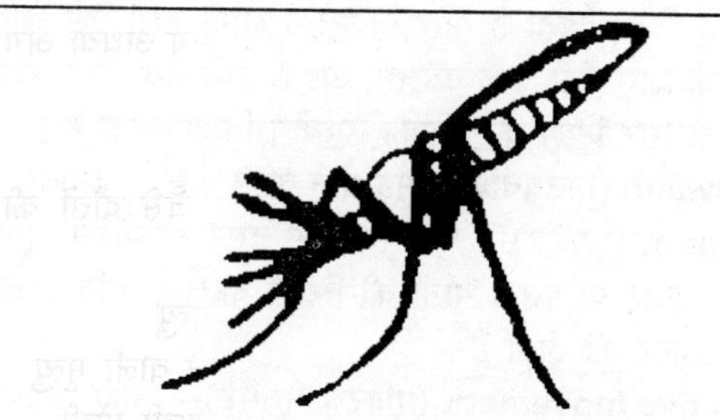

Fig. 341 : Mosquito (Anopheles) मच्छर (एनोफिलीज)

Mosquitocide (मॉस्क्यूटोसाइड)— मच्छरों अथवा उनके लार्वों को मारने वाला

Mosquito forceps (मॉस्क्यूटो फोर्सेप्स)— रक्तस्राव को रोकने के लिए बहुत ही छोटी, नाजुक एवं नुकीली चीमटी

Mote (मोट)—एक छोटा कण या धब्बा

Mother (मदर)—1. माता 2. एक संरचना जो दूसरों को उत्पन्न करती है।

Mother cell (मदर सैल)— एक कोशिका जो विभाजन द्वारा उसी प्रकार की कोशिकाओं को जन्म देती है, मातृ कोशिका

Mother's mark (मदर्स मार्क)— जन्म चिह्न, तिल।

Motile (मोटाइल)— स्वतः गतिशील, चर

Motilin (मोटीलिन)— छोटी आँत की श्लेष्मिक कला से स्रवित होने वाला एक हार्मोन जो जठरान्त्रीय पेशियों के संकुचित होने के लिए उन्हें उद्दीप्त करता है, इस प्रकार क्रमाकुंचनीय गतियों को बढ़ाता है।

Motility (मोटीलिटी)— स्वतः गतिशीलता, चरता

Motion (मोशन)— 1. गति 2. आँतों को खाली करने की क्रिया, मलोत्सर्जन 3. मल या पाखाना

Motion sickness (मोशन सिक्नैस)— कार, हवाई जहाज़ तथा पानी के जहाज़ आदि में यात्रा करने से जी मिचलाना, उल्टी होना तथा चक्कर आना; गति-रूग्णता; वाहनरूग्णता।

Motivation (मोटीवेशन)— 1. प्रेरणा 2. हिलाना-डुलाना

Motive (मोटिव)—1. प्रेरक 2. गति कराने वाला

Motofacient (मोटोफेशिएन्ट)— गति उत्पन्न करने वाला

Motoneuron (मोटोन्यूरोन)—प्रेरक तन्त्रिकाकोशिका

Motor (मोटर)—एक तन्त्रिका, पेशी अथवा शरीर का कोई भाग जिससे गतियाँ होती हैं; प्रेरक

Motor aphasia (मोटर एफेज़िया)— ऐसा रोग जिसमें रोगी किसी बात को समझता तो है परन्तु उसे शब्दों में व्यक्त नहीं कर सकता।

Motor area (मोटर एरिया)— केन्द्रीय परिखा के आगे प्रमस्तिष्क के ललाटीय खण्ड का पश्चज भाग जिससे ऐच्छिक गतियों के लिए आवेग उत्पन्न होते हैं।

Motor endplate (मोटर एण्डप्लेट)— किसी प्रेरक तन्त्रिका तन्तु का चौरस रूप से फैला हुआ सिरा जहाँ पर यह किसी पेशी तन्तु से जुड़ता है।

Motorial (मोटोरियल)— गति अथवा प्रेरक केन्द्र सम्बन्धी

Motoricity (मोटोरीसिटी)— गति-क्षमता

Motorium (मोटोरियम)—शरीर अथवा जीव का प्रेरक केन्द्र

Motorius (मोटोरियस)— कोई भी प्रेरक तन्त्रिका

Motor meter (मोटर मीटर)—गति की मात्रा, बल एवं उसकी शीघ्रता को निर्धारित करने वाला एक उपकरण

Motor nerve (मोटर नर्व)— पूर्णतया प्रेरक तन्तुओं से बनी तन्त्रिका, प्रेरक तन्त्रिका।

Motor neuron (मोटर न्यूरोन)— 1. किसी पेशी ऊतक की आपूर्ति करने वाली तन्त्रिकाकोशिका 2 एक तन्त्रिकाकोशिका जो पेशी सकुंचन उत्पन्न करने के लिए आवेगों का वाहन करती है, प्रेरक तन्त्रिकाकोशिका

Motorpathy (मोटरपैथी)—Kinesiotherapy.

Motor sense (मोटर सैन्स)—गतिसंवेदना-बोध

Motor speech area (मोटर स्पीच एरिया)— प्रमस्तिष्कीय गोलार्द्ध में स्थित स्थान जो जिह्वा, ओष्ठों एवं स्वर-रज्जुओं की गतियों को नियन्त्रित करता है। यह दाँये हाथ से लिखने वाले व्यक्ति में बाँये गोलार्द्ध में तथा बाँये हाथ से लिखने वाले व्यक्ति में दाँये गोलार्द्ध में स्थित होता है।

Mottled (मोटल्ड)— कर्बुरित, चितकबरा, चित्तीदार

Mottling (मोटलिंग)— कर्बुरित या चितकबरा होना

Moulage (माऊलेज)— 1. शरीर के किसी भाग का मोम अथवा प्लास्टिक का प्रतिरूप 2 इस प्रकार के प्रतिरूपों (मॉडलों) को ढालना

Mould (मॉल्ड)—Mold.

Mounding (माऊण्डिग)— एक गांठ का बनना जैसे तेज मुक्का लगने के पश्चात् किसी क्षयकारी पेशी में एक गाँठ का बनना

Mount (माऊन्ट)— सूक्ष्मदर्शी-परीक्षण के लिए नमूनों की स्लाइडों को तैयार करना

Mountain sickness (माऊन्टेन सिक्नैस)— शीघ्रता से बहुत ऊँचाई, सामान्यतः 10000 फीट से अधिक ऊँचाई पर पहुँच जाने से जैसे पहाड़ पर चढ़ने या हवाई यात्रा करने पर रक्त में ऑक्सीजन आपूर्ति कम हो जाने के कारण यह रोग उत्पन्न होता है। इसमें सिर में दर्द होता है, चक्कर आते हैं, पेशीय दुर्बलता हो जाती है, दिल की धड़कन बढ़ जाती है, सांस फूलने लगता है, जी मिचलाता है, उल्टियाँ होती हैं तथा बेहोशी हो जाती है। पहाड़ी रूग्णता।

Mourn (मौर्न)—दुःख को व्यक्त करना।

Mourning (मौर्निंग)— शोक, दुःख

Mouse (माऊस)—1. कुतर कर खाने वाला जन्तु 2. विशेषकर शरीर की किसी गुहा अथवा सन्धि में ऊतक का मुक्त हुआ एक छोटा-सा टुकड़ा जैसे माऊस ज्वाइंट जिसमें सन्धि अवकाश में अस्थिसन्धिशोथ अथवा आघात के कारण श्लेषक-कला या उपास्थि के टुकड़े मुक्त हो जाते हैं।

Mouse unit (माउस यूनिट)—यह ईस्ट्रोजन हॉर्मोन की वह मात्रा है जिसे ऐसी चुहिया में जिसकी डिम्बग्रन्थियों (अण्डाशयों) को निकाल दिया गया हो, प्रयोग करने पर उसकी योनिगत उपकला में एक विशिष्ट परिवर्तन हो जाता है।

Mouth (माउथ)— 1. किसी गुहा का द्वार 2. गालों की गुहा

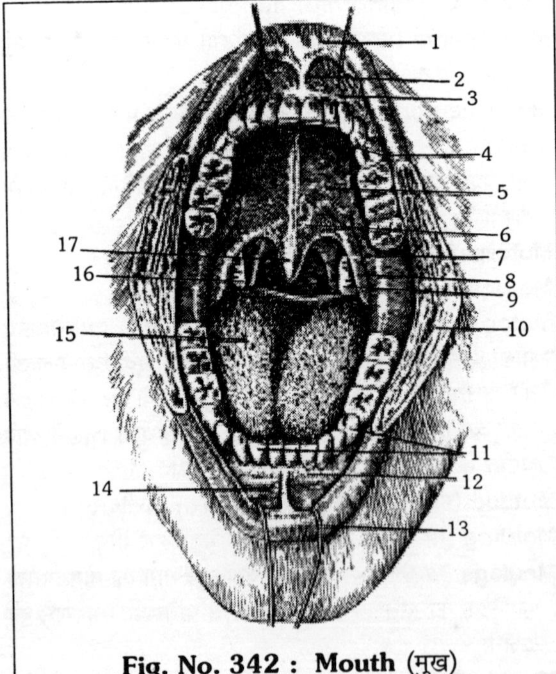

Fig. No. 342 : Mouth (मुख)

1. Upper lip= ऊपरी होंठ, 2. Frenulum of upper lip= ऊपरी होंठ का लघुबंध 3. Gum= मसूड़ा 4. Upper teeth= ऊपरी दाँत 5. Hard palate= कठोर तालु 6. Soft palate= कोमल तालु 7. Palatoglossal arch= पैलेटोग्लॉसल चाप 8. Palatopharyngeal arch= पैलेटोफैरिन्जीयल चाप 9. Palatine tonsil= पैलाटाइन टॉन्सिल 10. Section of the cheek= कपोल या गाल का खण्ड 11. Lower teeth= निचले दाँत 12. Gum= मसूड़ा 13. Lower lip= निचला होंठ 14. Frenulum of the lower lip= निचले होंठ का लघुबन्ध 15. Tongue (dorsum)= जिह्वा (पृष्ठ) 16. Fauces= गलतोरणिका 17. Uvula= कॉकलक

जिसमें जिह्वा एवं दाँत होते हैं तथा जो ग्रसनी से सम्बन्धित हो जाती है, मुख, मुँह

Mouthguard (माउथगार्ड)—सम्पर्क में रहने वाले खेलों के दौरान चोट से रक्षा करने के लिए ऊर्ध्वहनुज दाँतों को ढकने के लिए प्रयोग में लाया जाने वाला, अलग कर दिया जाने योग्य प्लास्टिक का एक उपकरण

Mouthrinse (माउथरिन्स)—Mouthwash.

Mouthstick (माउथस्टिक)— ऐसा उपकरण जो दाँतों के बीच स्थापित किया जाता है और विकलांग लोगों द्वारा ऐसे कार्य करने के लिए जैसे पृष्ठ बदलने, टाइप करने तथा पेन्ट करने आदि में सिर हिला कर इसका उपयोग किया जाता है।

Mouthwash (माउथवाश)—मुँह धोने वाला घोल, मुखधावक।

Movement (मूवमैंट)— एक स्थान से दूसरे स्थान को जाना अथवा शरीर या इसके भागों की स्थिति बदलना, गति। गति निम्न प्रकार की होती है–

Active movement (एक्टिव मूवमैंट)— बाह्य उद्दीपन से रहित ऐच्छिक गति का उत्पन्न होना, सक्रिय गति

Ameboid movement (अमीबॉयड मूवमैंट)— कूटपादों के बनने से अमीबा की भाँति गति होना, अमीबाभ गति

Associated movement (एसोसियेटेड मूवमैंट)—शरीर के भागों में होने वाली गतियाँ जो एक साथ कार्य करते हैं जैसे आँखों में होने वाली गतियाँ

Autonomic movement (आटोनोमिक मूवमैंट)— बाह्य उद्दीपन के बिना होने वाली स्वतः एवं अनैच्छिक गति

Brownian movement (ब्रोनियन मूवमैंट)— उबालने पर किसी द्रव में निलम्बित सूक्ष्म कणों की नृत्य गति

Ciliary movement (सिलियरी मूवमैंट)— किसी रोमक कोशिका अथवा उपकला के रोमकों की क्रमबद्ध गति

Fetal movement (फीटल मूवमैंट)— गर्भाशय में स्थित भ्रूण के द्वारा होने वाली गतियाँ, भ्रूर्ण गति।

Passive movement (पैस्सिव मूवमैंट)— बाह्य बल द्वारा शरीर अथवा इसके किसी भाग में होने वाली गति, निष्क्रिय गति

Peristaltic movement (पैरिस्टैल्टिक मूवमैंट)— पुरःसरण, क्रमाकुंचन

Respiratory movement (रैस्पीरेटरी मूवमैंट)—प्रश्वसन एवं निःश्वसन के दौरान वक्ष की होने वाली गति, श्वसन-गति

Vermicular movement (वर्मिकुलर मूवमैंट)—क्रमाकुंचन में आँतों की कृमियों के समान होने वाली गतियाँ

M.P.H. (एम.पी.एच.)—Master of Public health.

M.P.N. (एम.पी.एन.)—Most probable number as of bacteria in a quantity of solution. अधिकतम सम्भावित संख्या जैसे विलयन की किसी मात्रा में जीवाणुओं की संख्या

M.R.C.P. (एम.आर.सी.पी.)—Member of the Royal College and Physician.

M.R.C.S. (एम.आर.सी.एस.)—Member of the Royal College & Surgeons.

M.S. (एम. एस.)—Master of Surgery.

M.S.D. (एम.एस.डी.)—Master of Science in Dentistry.

MSH. (एमएसएच.)—Melanocyte-stimulating hormone. मेलेनिन-कोशिका-उद्दीपन हार्मोन

M.S.N. (एम.एस.एन.)—Master of Science in Nursing.

M.T. (एम.टी.)—Medical Technologist.

Mucedin (म्यूसीडिन)— ग्लूटिन से उपलब्ध एक पदार्थ

Muci- (म्यूसी-)— एक उपसर्ग जिसका अर्थ श्लेष्मिक, श्लेष्मरस या म्यूसिन होता है।

Mucid (म्यूसिड)—Muciparous.

Muciferous (म्यूसीफेरस)— श्लेष्मा उत्पन्न करने वाला, श्लेष्मोत्पादक।

Muciform (म्यूसीफार्म)—श्लेष्मा से मिलता-जुलता, श्लेष्माभ।

Mucigen (म्यूसीजन)— म्यूसिन उत्पन्न करने वाला पदार्थ

Mucigenous (म्यूसीजीनस)—Muciferous.

Mucilage (म्यूसिलेज)— किसी चिपचिपे पदार्थ का जल में घोल जो औषधि-प्रयोग के माध्यम (अनुपान) के रूप में प्रयोग में लाया जाता है, श्लेषक, लेस।

Mucilaginous (म्यूसिलेजिनस)— म्यूसिलेज के समान, चिपचिपा, लेसदार।

Mucilloid (म्यूसिलॉयड)—एक चिपचिपा योग

Mucin (म्यूसिन)— एक ग्लाइकोप्रोटीन जो श्लेष्मा का मुख्य घटक होता है, श्लेष्मरस

Mucinase (म्यूसिनेज़)— म्यूसिन पर क्रिया करने वाला एन्जाइम

Mucinemia (म्यूसिनीमिया)—रक्त में म्यूसिन की विद्यमानता

Mucinogen (म्यूसिनोजन)—म्यूसिन बनाने वाला

Mucinoid (म्यूसिनॉयड)— म्यूसिन से मिलता-जुलता

Mucinolytic (म्यूसिनोलाइटिक)— श्लेष्मरस या म्यूसिन का जलअपघटन करने अथवा उसे घोलने वाला

Mucinosis (म्यूसिनोसिस)—त्वचा में असामान्य रूप से म्यूसिन का जमा हो जाना

Mucinous (म्यूसिनस)— म्यूसिन के समान अथवा म्यूसिन के बनने की विशिष्टता से युक्त, श्लेष्मरसी

Mucinuria (म्यूसिन्यूरिया)—मूत्र में म्यूसिन का पाया जाना

Muciparous (म्यूसिपेरस)—Muciferous, Mucigenous.

Mucitis (म्यूसाइटिस)—श्लेष्मिक कला का शोथ, श्लेष्मकलाशोथ

Muco- (म्यूको-)— श्लेष्मा से सम्बन्धित होने को प्रदर्शित करने वाला दूसरे शब्दों के साथ संयुक्त होने वाला शब्द

Mucocele (म्यूकोसील)— 1. श्लेष्मा द्वारा किसी गुहा का बढ़ जाना 2. श्लेष्मा-पॉलिप अथवा श्लेष्मा-पुटी, श्लेष्मपुटिका

Mucociliary (म्यूकोसिलियरी)—श्लेष्मा एवं रोमक उपकला से सम्बन्धित

Mucocolitis (म्यूकोकोलाइटिस)—श्लेष्मिक वृहदान्त्रशोथ

Mucocolpos (म्यूकोकोल्पोस)—योनि में श्लेष्मा संचित हो जाना

Mucocutaneous (म्यूकोक्यूटेनियस)— श्लेष्मिक कला एवं त्वचा सम्बन्धी

Mucodermal (म्यूकोडर्मल)—Mucocutaneous.

Mucoenteritis (म्यूकोएण्ट्राइटिस)— आँत की श्लेष्मिक कला की सूजन

Mucoepidermoid (म्यूकोइपिडर्मायॅड)— श्लेष्मा उत्पन्न करने वाली उपकला-कोशिकाओं का बना हुआ

Mucoglobulin (म्यूकोग्लोबुलिन)— एक प्रकार की ग्लाइकोप्रोटीन

Mucoid (म्यूकॉयड)— श्लेष्मा से मिलता-जुलता, श्लेष्माभ

Mucokinesis (म्यूकोकाइनेसिस)— श्वसनीय पथ से अतिरिक्त अथवा असामान्य स्रावों को निकालने के लिए एक तकनीक

Mucolysis (म्यूकोलाइसिस)— श्लेष्मा का द्रवीकरण हो जाना, उसका घुल जाना, पाचन हो जाना अथवा वह नष्ट हो जाना।

Mucolytic (म्यूकोलाइटिक)— श्लेष्मा को नष्ट करने अथवा घोलने वाला, श्लेष्मसंलायी

Mucomembranous (म्यूकोमेम्ब्रेनस)— श्लेष्मिक कला सम्बन्धी

Mucoperichondrium (म्यूकोपैरीकॉण्ड्रियम)— पर्युपास्थि या पैरीकॉण्ड्रियम जिस पर श्लेष्मिक सतह होती है जैसे नासा-पट की

Mucoperiosteal (म्यूकोपैरीऑस्टियल)—श्लेष्मपर्यस्थिकला से सम्बन्धित

Mucoperiosteum (म्यूकोपैरीऑस्टियम)— पर्यस्थिकला या पैरीऑस्टियम जिस पर एक श्लेष्मिक सतह होती है अथवा श्लेष्मिक एवं पैरीऑस्टियम-सतहों का संयुक्त होकर एक झिल्ली बनाना

Mucopolysaccharide (म्यूकोपॉलीसैक्केराइड)— प्रोटीन एवं पॉलीसैक्केराइड से युक्त एक जटिल पदार्थ

Mucopolysaccharidosis, Mucopolysaccharidoses (म्यूकोपॉलीसैक्केराइडोसिस, म्यूकोपॉलीसैक्केराइडोसेस)— म्यूकोपॉलीसैक्केराइडो के चयापचय में कोई विकार उत्पन्न हो जाने से उत्पन्न एक रोग

Mucopolysacchariduria (म्यूकोपॉलीसैक्केराइडूरिया)—मूत्र में म्यूकोपॉलीसैक्केराइडों का पाया जाना

Mucoprotein (म्यूकोप्रोटीन)— प्रोटीन एवं म्यूकोपॉलीसैक्केराइड की एक समष्टि

Mucopurulent (म्यूकोप्यूरूलैन्ट)— श्लेष्मा एवं पस से बना हुआ, श्लेष्मपूयाभ

Mucopus (म्यूकोपस)— श्लेष्मिक पदार्थ एवं पस या मवाद का एक मिश्रण, श्लेष्मपूय।

Mucor (म्यूकोर)—कवकों का एक वंश

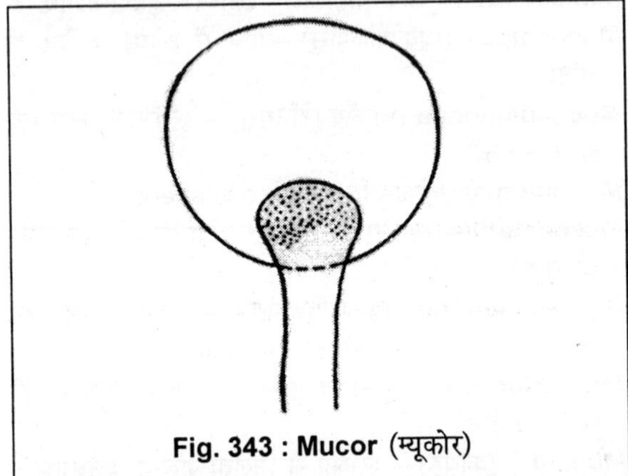

Fig. 343 : Mucor (म्यूकोर)

Mucoriferous (म्यूकोरीफेरस)— कवकच्छद अथवा कवकच्छद के समान पदार्थ से ढका हुआ

Mucorin (म्यूकोरिन)— कवकच्छदों से उत्पन्न एल्ब्युमिन के समान एक पदार्थ

Mucormycosis (म्यूकोरमाइकोसिस)—म्यूकोर वंश की किसी जाति के कवक का संक्रमण

Mucorrhea (म्यूकोरिह्या)— डिम्बोत्सर्जन के समय श्लेष्मा से युक्त बढ़ा हुआ गर्भाशयग्रीवा-स्राव

Mucosa (म्यूकोसा)—श्लेष्मिक झिल्ली, श्लेष्मकला

Mucosal (म्यूकोसल)— किसी श्लेष्मिक कला से सम्बन्धित

Mucosanguineous (म्यूकोसैन्वीनियस)— श्लेष्मा एवं रक्त को धारण करने वाला

Mucosedative (म्यूकोसिडैटिव)—शरीर की श्लेष्मिक कलाओं की वेदना को कम करने वाला

Mucoserous (म्यूकोसीरस)—1. श्लेष्मा एवं सीरम से बना हुआ 2. श्लेष्मा एवं सीरम सम्बन्धी 3. श्लेष्मा एवं सीरम दोनों को उत्पन्न करने वाला

Mucosin (म्यूकोसिन)— मोटे चिपचिपे श्लेष्मा में पाया जाने वाला श्लेष्मरस या म्यूसिन

Mucositis (म्यूकोसाइटिस)—किसी श्लेष्मिक कला का शोथ

Mucosocutaneous (म्यूकोसोक्यूटेनियस)— श्लेष्मिक कला एवं त्वचा सम्बन्धी

Mucostatic (म्यूकोस्टेटिक)— श्लेष्मा के स्राव को रोकने वाला

Mucous (म्यूकस)— श्लेष्मा सम्बन्धी, उससे मिलता-जुलता अथवा श्लेष्मा स्रवित करने वाला, श्लेष्मिक

Mucous membrane (म्यूकस मेम्ब्रेन)— उन मार्गों एवं गुहाओं को जो वायु से सम्बन्धित होते हैं, को आस्तरित करने वाली झिल्ली जैसे मुख एवं आँत आदि को आस्तरित करने वाली झिल्ली; श्लेष्मिक झिल्ली; श्लेष्मकला

Mucoviscidosis (म्यूकोविस्कीडोसिस)—Cystic fibrosis.

Mucro (म्यूक्रो)—किसी रचना का नुकीला सिरा

Mucus (म्यूकस)— श्लेष्मिक ग्रन्थियों एवं श्लेष्मिक कलाओं से स्रवित होने वाला एक चिपचिपा तरल जो म्यूसिन, जल, अकार्बनिक लवण, श्वेत रक्त कोशिकाओं तथा उपकला-कोशिकाओं का बना होता है; श्लेष्मा

Muliebria (म्यूलाइब्रिया)— स्त्री जननांग

Muliebrity (म्यूलाइब्रिटी)— नारीत्व। किसी पुरुष द्वारा यह समझना कि यौवनारम्भ से उसमें स्त्री विशिष्टताएँ विकसित हो रही हैं।

Mull (मल)— 1. पीसना या पाउडर बनाना 2. एक प्रकार की कोमल मलमल

Mult-, Multi- (मल्ट-, मल्टी-)— बहुत से अथवा अधिक का संकेत देने वाले उपसर्ग

Multangular (मल्टैन्गुलर)—बहुत से कोणों वाला

Multiallelic (मल्टीएलैलिक)—उन बहुत से जीनों से सम्बन्धित जो आनुवंशिक विशिष्टताओं को प्रभावित करते हैं।

Multiarticular (मल्टीआर्टीकुलर)— बहुत से जोड़ों से सम्बन्धित अथवा उन्हें प्रभावित करने वाला

Multibacillary (मल्टीबेसीलरी)— बहुत से दण्डाणुओं से युक्त

Multicapsular (मल्टीकैप्सुलर)— बहुत से कैप्सूलों से बना हुआ, बहुसम्पुटीय

Multicellular (मल्टीसैलुलर)— बहुत सी कोशिकाओं से बना, बहुकोशिकीय

Multicuspid, Multicuspidate (मल्टीकस्पिड, मल्टीकस्पिडेट)—बहुत सी कपर्दिकाओं से युक्त

Multicystic (मल्टीसिस्टिक)—बहुपुटीय

Multifactorial (मल्टीफैक्टोरियल)— बहुत से कारकों का परिणाम, बहुघटकीय

Multifamilial (मल्टीफेमिलीयल)— ऐसे पारिवारिक रोग से सम्बन्धित जो बहुत-सी पीढ़ियों में बच्चों को प्रभावित करता है।

Multifetation (मल्टीफीटेशन)—दो से अधिक भ्रूण वाली गर्भावस्था, बहुभ्रूणगर्भता

Multifid (मल्टीफिड)—बहुत से खण्डों में विभाजित, बहुशाखी

Multifidus (मल्टीफिडस)—Multifid.

Multifocal (मल्टीफोकल)— बहुत से केन्द्रों से सम्बन्धित अथवा उनसे उत्पन्न होने वाला

Multiform (मल्टीफार्म)— बहुत से रूपों अथवा आकृतियों वाला, बहुरूपी।

Multiglandular (मल्टीग्लैण्डुलर)—बहुत-सी ग्रन्थियों से सम्बन्धित

Multigravida (मल्टीग्रेविडा)— ऐसी स्त्री जो दो या अधिक बार गर्भिणी रह चुकी हो, बहुप्रसूता

Multi-infection (मल्टी-इन्फैक्शन)— कई प्रकार के सूक्ष्मजीवों से होने वाला संक्रमण

Multilobar (मल्टीलोबर)— बहुत-से खण्डों से बना हुआ, बहुखण्डीय।

Multilobular (मल्टीलोबुलर)— बहुत-से खण्डकों से बना हुआ, बहुखण्डकीय

Multilocular (मल्टीलोकुलर)—बहुत सी छोटी-छोटी गुहाओं वाला, बहुकोष्ठकी

Multimammae (मल्टीमैमी)—दो से अधिक स्तनों का पाया जाना

Multinodal (मल्टीनोडल)— बहुत-से पर्वों अथवा गाँठों से युक्त

Multinodular (मल्टीनॉड्यूलर)—बहुत-सी पर्विकाओं अथवा छोटी गाँठों से युक्त

Multinuclear, Multinucleate (मल्टीन्यूक्लियर, मल्टीन्यूक्लिएट)—जिसमें बहुत से केन्द्रक होते हैं, बहुकेन्द्रकीय

Multinucleosis (मल्टीन्यूक्लियोसिस)—Polynucleosis.

Multipara (मल्टीपैरा)—वह स्त्री जिसने एक से अधिक जीवित अथवा मृत जीवनक्षम भ्रूणों को जन्म दिया हो, बहुप्रसवा

Multiparity (मल्टीपैरिटी)— 1. बहुप्रसवा होना 2. एक जन्म में एक से अधिक बच्चों का उत्पन्न होना, बहुप्रसविता

Multiparous (मल्टीपैरस)— 1. एक से अधिक बच्चे पैदा करने वाली स्त्री 2. एक प्रसव में एक से अधिक बच्चा पैदा करने वाली

Multiple personality (मल्टीपूल पर्सनैलिटी)—Personality के अन्तर्गत देखें।

Multipolar (मल्टीपोलर)— दो से अधिक ध्रुवों अथवा प्रवर्धों वाला

Multisynaptic (मल्टीसाइनेप्टिक)—Polysynaptic.

Multivalence, Multivalency (मल्टीवेलेन्स, मल्टीवेलेन्सी)— बहुसंयोजक होने की अवस्था

Multivalent (मल्टीवेलेन्ट)— रसायनविज्ञान में, एक से अधिक हाइड्रोजन परमाणु को संयोजित करने की शक्ति (संयोजकता) वाला

Mummification (मम्मीफिकेशन)—1. मृत भ्रूण का शुष्क होना एवं सिकुड़ जाना, मम्मीभवन 2. शुष्क कोथ

Mumps (मम्पस)—कर्णपूर्वग्रन्थिशोथ

Mural (म्यूरल)— शरीर के किसी अंग अथवा गुहा की दीवार से सम्बन्धित अथवा उसमें उत्पन्न होने वाला, भित्तिक

Murine (म्यूराइन)— चूहों से सम्बन्धित

Murmur (मरमर)—हृदय अथवा रक्त वाहिनियों का परिश्रवण करने पर प्रकुंचन अथवा अनुशिथिलन या दोनों में सुनाई देने वाली एक अपस्थानिक मृदु फूँकने की ध्वनि, मर्मर। यह निम्न प्रकार की होती है–

Anemic murmur (अनीमिक मर्मर)— रक्ताल्पता में सुनी जाने वाली हृदय-मर्मर

Aneurysmal murmur (एन्यूरिज़्मल मर्मर)— किसी एन्यूरिज़्म या फुलाव पर सुनी जाने वाली मर्मर

Aortic regurgitant murmur (एओर्टिक रिगर्गीटैन्ट मर्मर)—महाधमनी में प्रत्यावहन (रक्त का पीछे की ओर बहना) होने के कारण हृदय की द्वितीय ध्वनि के पश्चात् होने वाली फूँकने जैसी एवं सी-सी करने की ध्वनि, महाधमनीय प्रत्यावहन-ध्वनि।

Aortic stenotic murmur (एओर्टिक स्टेनोटिक मर्मर)— महाधमनी में अवरोध उत्पन्न हो जाने के कारण प्रथम हृदय ध्वनि के साथ तथा उसके पश्चात् सुनी जाने वाली कर्कश प्रकुंचन-मर्मर

Apex murmur (एपैक्स मर्मर)— हृदय के शिखर पर सुनी जाने वाली मर्मर

Arterial murmur (आर्टीरियल मर्मर)— किसी धमनी के ऊपर उसी समय उत्पन्न होने वाली मर्मर जिस समय नाड़ी धड़कती है, धमनी-मर्मर

Cardiac murmur (कार्डियक मर्मर)— हृदय से होकर रक्त के बहने से उत्पन्न मर्मर, हृद्-मर्मर

Continuous murmur (कन्टीनुअस मर्मर)—प्रकुंचन एवं अनुशिथिलन में निरन्तर होने वाली मर्मर, सतत मर्मर

Diastolic murmur (डायस्टोलिक मर्मर)— हृदय के अनुशिथिलन के दौरान सुनी जाने वाली मर्मर, अनुशिथिलन-मर्मर

Duroziez's murmur (ड्यूरोज़ाइज़्स मर्मर)— महाधमनी-अपर्याप्तता के कारण बड़ी परिसरीय धमनियों जैसे फिमोरल धमनी पर सुनी जाने वाली प्रकुंचनीय एवं अनुशिथिलनीय मर्मर

Ejection murmur (इज़ैक्शन मर्मर)— फुफ्फुसीय एवं महाधमनीय संकीर्णता से सम्बद्ध रक्त के हृदय से होकर सबसे अधिक बहने के समय प्रकुंचन के मध्य सबसे तीव्र सुनी जाने वाली प्रकुंचनीय मर्मर, निष्कासन मर्मर

Friction murmur (फ्रिक्शन मर्मर)— दो शोथयुक्त श्लेष्मिक सतहों के आपस में रगड़ने से उत्पन्न मर्मर, घर्षण मर्मर

Functional murmur (फंक्शनल मर्मर)— सामान्य रचना वाले हृदय में उत्पन्न होने वाली मर्मर, क्रियात्मक मर्मर

Gibson murmur (गिब्सन मर्मर)—धमनी वाहिनी के रोगी में निरन्तर मशीन के समान सुनाई देने वाली मर्मर

Graham Steell's murmur (ग्राहाम स्टील्स मर्मर)— फुफ्फुसीय उच्च रक्त-चाप द्वारा उत्पन्न फुफ्फुसीय अपर्याप्तता में होने वाली एक आरम्भिक प्रकुंचनीय मर्मर

Hemic murmur (हीमिक मर्मर)—रक्ताल्पता से पीड़ित व्यक्तियों के हृदय के परिश्रवण पर सुनाई देने वाली मर्मर जो कपाटों के किसी भी दोष के अभाव में उत्पन्न होती है, अरक्तता-मर्मर

Machinery murmur (मशीनरी मर्मर)—Gibson murmur.

Mitral murmur (माइट्रल मर्मर)— द्विकपर्दी या माइट्रल अथवा द्विमूल या बाइकस्पिड कपाट के रोग के कारण इसके छिद्र पर उत्पन्न होने वाली मर्मर, द्विकपर्दी मर्मर।

Organic murmur (ऑर्गेनिक मर्मर)— हृदय, वाहिनी अथवा फेफड़े में रचनात्मक परिवर्तन होने के कारण उत्पन्न मर्मर

Pansystolic murmur (पैनसिस्टोलिक मर्मर)— सम्पूर्ण प्रकुंचन में सुनी जाने वाली हृदय मर्मर, पूर्ण-प्रकुंचन मर्मर

Pericardial murmur (पेरीकार्डियल मर्मर)— हृदयावरण के भीतर उत्पन्न होनी वाली घर्षण ध्वनि

Prediastolic murmur (प्रीडायस्टोलिक मर्मर)— अनुशिथिलन से ठीक पहले तथा उसके साथ-साथ होने वाली मर्मर

Presystolic murmur (प्रीसिस्टोलिक मर्मर)—प्रकुंचन से ठीक पहले उत्पन्न होने वाली मर्मर, प्रकुंचन पूर्व मर्मर

Pulmonary murmur (पल्मोनरी मर्मर)— फुफ्फुसीय धमनी के कपाट के रोगों के कारण इसके छिद्र पर उत्पन्न होने वाली मर्मर, फुफ्फुसीय मर्मर

Regurgitant murmur (रिगर्गीटैन्ट मर्मर)— किसी कपाट के छिद्र के विस्फारित हो जाने से रक्त के पीछे की ओर बहने से उत्पन्न होने वाली मर्मर, प्रत्यावहन मर्मर

Still's murmur (स्टिल्स मर्मर)— बच्चों में प्रकुंचन के मध्य होने वाली क्रियात्मक हृदय-मर्मर

Systolic murmur (सिस्टोलिक मर्मर)— हृदय के एक अथवा कई कपाटों पर या महाधमनी में रक्त प्रवाह में अवरोध उत्पन्न हो जाने के कारण प्रकुंचन के दौरान सुनी जाने वाली मर्मर, प्रकुंचनीय मर्मर

Tricuspid murmur (ट्राइकस्पिड मर्मर)— त्रिकपर्दी कपाट के रोग के कारण इसके छिद्र पर उत्पन्न होने वाली मर्मर

Vascular murmur (वैस्कुलर मर्मर)—किसी रक्त वाहिनी पर सुनी जाने वाली मर्मर।

Vesicular murmur (वैसीकुलर मर्मर)— फेफड़ों पर सुनाई देने वाली सामान्य श्वसनीय ध्वनि, कोष्ठकी मर्मर

Murphy's sign (मर्फीज़ साइन)—यह पित्ताशय की सूजन का पता लगाने के लिए एक चिन्ह होता है जिसमें दाँयी पर्शुका-सीमा के नीचे अँगुलियों से दबाकर परिस्पर्श करके रोगी को लम्बा सांस लेने के लिए कहा जाता है जिससे पित्ताशय के नीचे उतर कर परीक्षण करने वाली अँगुलियों पर लगने से दर्द होता है।

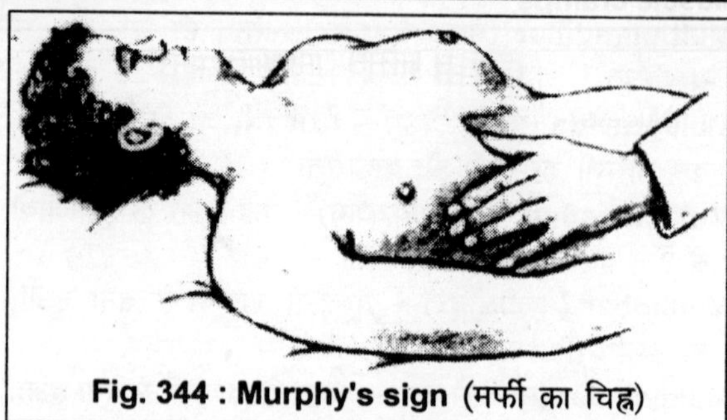

Fig. 344 : Murphy's sign (मर्फी का चिह्न)

Musca domestica (मस्का डोमेस्टिका)—घरेलु मक्खी

Muscae volitantes (मस्की वोलीटैन्ट्स)—आँख के नेत्र-काचाभद्रव में बहते हुए दिखाई देने वाले काले-काले धब्बे, दृष्टिचित्तिता

Muscegenetic (मस्सेजेनेटिक)— आँख के नेत्र-काचाभद्रव में काले-काले धब्बे उत्पन्न करने वाला

Muscicide (मस्सीसाइड)—मक्खियों को मारने वाला

Muscle (मसल)—संकुचनशील कोशिकाओं अथवा तन्तुओं का बना एक प्रकार का ऊतक जो संकुचित होकर शरीर के किसी अंग अथवा भाग में गति उत्पन्न करता है, पेशी। पेशियाँ मुख्यतया निम्न प्रकार की होती हैं–

Abductor muscle (एबडक्टर मसल)— वह पेशी जो शरीर के किसी अंग अथवा भाग को मध्य-रेखा से दूर ले जाती है, अपवर्तनी पेशी

Adductor muscle (एडक्टर मसल)— वह पेशी जो शरीर के किसी अंग अथवा भाग को मध्य-रेखा की ओर ले जाती है, अभिवर्तनी पेशी

Agonistic muscle (एगोनिस्टिक मसल)— वह पेशी जिसकी क्रिया अन्य पेशी की क्रिया से अवरुद्ध हो जाती है।

Antagonistic muscle (एन्टागोनिस्टिक मसल)— वह पेशी जो दूसरी पेशी की क्रिया की काट करती है, विरोधी पेशी

Appendicular muscle (एपैण्डीकुलर मसल)— किसी भुजा की एक पेशी

Articular muscle (आर्टीकुलर मसल)— सन्धि सम्पुट से संलग्न कोई पेशी

Axial muscle (एक्सियल मसल)—सिर अथवा धड़ की कोई कंकालीय पेशी

Cardiac muscle (कार्डियक मसल)—हृदय-पेशी

Extensor muscle (एक्सटैन्सर मसल)— शरीर के किसी अंग अथवा भाग को प्रसारित करने वाली पेशी, प्रसारिणी पेशी।

Extrinsic muscle (एक्सट्रिन्ज़िक मसल)— वह पेशी जिसका उद्गम शरीर के अंग अथवा भाग के बाहर होता है जबकि निवेशन उसके भीतर स्थित होता है।

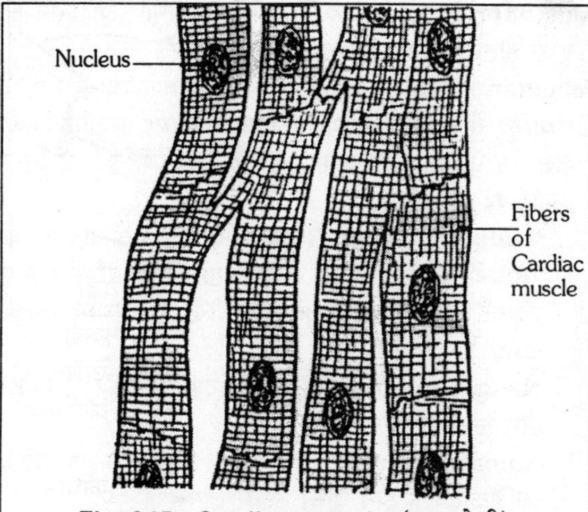

Fig. 345 : Cardiac muscle (हृदय-पेशी)
Nucleus = केन्द्रक, Fibers of cardiac muscle = हृदय-पेशी के तन्तु

Fixation muscle (फिक्सेशन मसल)— शरीर के किसी भाग को स्थिरता प्रदान करने वाली पेशी, स्थिरकारी पेशी

Flexor muscle (फ्लैक्सर मसल)—शरीर के किसी भाग को मोड़ने वाली पेशी, आकुंचनी पेशी।

Intrinsic muscle (इन्ट्रिन्ज़िक मसल)—वह पेशी जिसके उद्गम एवं निवेशन शरीर के एक ही अंग अथवा भाग में स्थित होते हैं, अन्तस्थ पेशी

Involuntary muscle (इन्वोलन्ट्री मसल)— अनैच्छिक पेशी

Skeletal muscle (स्क्लेटल मसल)— किसी हड्डी से जुड़ी रहने वाली पेशी

Smooth muscle (स्मूथ मसल)— मुख्यतया अन्तरांगों में पाई जाने वाली अरेखित, अनैच्छिक पेशी

Sphincter muscle (स्फिंक्चर मसल)— किसी वाहिनी, नली अथवा छिद्र के चारों ओर घेरा बनाती हुई तथा इस प्रकार इसके मुख को नियन्त्रित करने वाली पेशी

Striated muscle, Striped muscle (स्ट्रिएटेड मसल, स्ट्रिप्ड मसल)— ऐसी पेशी जिसमें तन्तुओं की एक के बाद एक हल्की एवं घनी बन्धनी अथवा रेखाएँ होती हैं। यह ऐच्छिक एवं कंकालीय पेशी होती है, रेखित पेशी

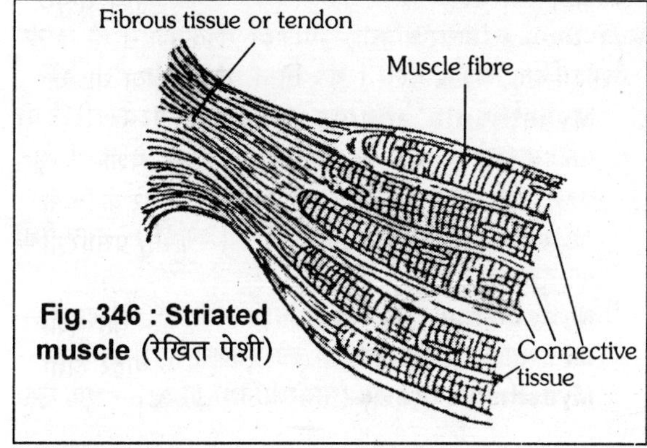

Fig. 346 : Striated muscle (रेखित पेशी)
Fibrous tissue or tendon=तन्तुमय ऊतक या कण्डरा, Muscle fibre= पेशी तन्तु, Connnective tissue= संयोजी ऊतक

Synergistic muscles (सिनरजिस्टिक मसल्स)—पेशियाँ जो एक दूसरे के कार्य में मददं पहुँचाती हैं, सहयोगी पेशी

Unstriated muscle (अनस्ट्रीएटेड मसल)— चिकनी पेशी, अरेखित पेशी

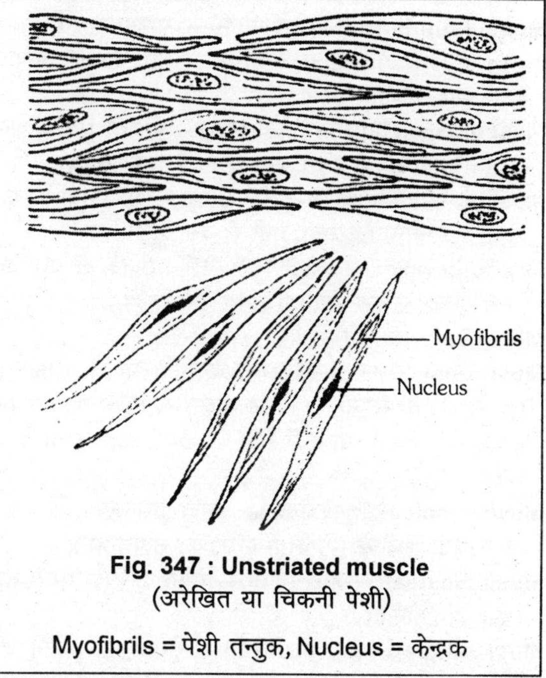

Fig. 347 : Unstriated muscle
(अरेखित या चिकनी पेशी)
Myofibrils = पेशी तन्तुक, Nucleus = केन्द्रक

Voluntary muscle (वोलन्ट्री मसल)—ऐच्छिक पेशी

Muscle cramps (मसल क्रैम्पस)— पेशियों के वेदनायुक्त अनैच्छिक संकुचन

Muscular (मस्कुलर)— पेशी सम्बन्धी अथवा पेशी से युक्त, पेशीय

Muscular dystrophy (मस्कुलर डिस्ट्रॉफी)—पेशियों का क्षय एवं शोष हो जाना, पेशी अपविकास

Muscularis (मंस्कुलैरिस)— किसी अंग अथवा नलिका की पेशीय परत, पेशीकला, पेशीअस्तर

Muscularity (मस्कुलेरिटी)— पेशीय होने की अवस्था अथवा पेशीय होने का गुण

Muscularize (मस्कुलेराइज़)—पेशी ऊतक में बदलना

Musculature (मस्कुलेचर)— शरीर अथवा इसके भागों में पेशियों का व्यवस्थापन

Musculin (मस्कुलिन)—पेशी में स्थित एक ग्लोबुलिन

Musculo- (मस्कुलो-)— पेशी से सम्बन्धित शब्दों के साथ संयुक्त होने वाला शब्द

Musculoaponeurotic (मस्कुलोएपोन्यूरोटिक)— पेशी एवं कण्डराकला सम्बन्धी अथवा इनसे बना हुआ

Musculocutaneous (मस्कुलोक्यूटेनियस)—पेशी एवं त्वचा से सम्बन्धित, उनकी आपूर्ति करने वाला अथवा उन्हें प्रभावित करने वाला; पेशीत्वचीय

Musculofascial (मस्कुलोफेशियल)— पेशी एवं प्रावरणी से सम्बन्धित अथवा इनसे बना हुआ

Musculomembranous (मस्कुलोमेम्ब्रेनस)— पेशी एवं झिल्ली से सम्बन्धित अथवा इनसे बना हुआ, पेशीकलामय

Musculophrenic (मस्कुलोफ्रेनिक)— मध्यपट एवं इसके आस-पास की पेशियों से सम्बन्धित अथवा उनकी आपूर्ति करने वाला, पेशीमध्यच्छद-

Musculoskeletal (मस्कुलोस्क्लेटल)— पेशियों एवं कंकाल से सम्बन्धित अथवा इनसे बना हुआ, पेशीकंकालीय

Musculotendinous (मस्कुलोटैण्डीनस)— पेशी तथा कण्डरा दोनों से सम्बन्धित अथवा दोनों से बना हुआ

Musculotropic (मस्कुलोट्रॉपिक)—पेशीय ऊतक को प्रभावित करने अथवा उसके प्रति आकर्षित होने वाला

Musculus (मस्कुलस)— पेशी

Mushroom (मशरूम)—सड़े-गले वनस्पति पदार्थ, लकड़ियों एवं सीलन के स्थानों पर उगने वाला छतरी के आकार का कवक (इसे देहाती भाषा में साँप की छतरी कहा जाता है।); छत्रक

Musicogenic (म्यूज़िकोजेनिक)— संगीत द्वारा उत्पन्न, विशेषकर अपस्मारक आक्षेपों (मिर्गी के दौरों) का उत्पन्न होना

Musicomania (म्यूज़िकोमैनीया)—संगीत के लिए पागल बने रहना, संगीतोन्माद

Musicotherapy (म्यूज़िकोथिरैपी)— संगीत द्वारा रोग की चिकित्सा करना

Musset's sign (मुसेज़ साइन)— हृदय के निलयी संकुचन के साथ-साथ सिर और गर्दन में बार-बार झटके आना जैसा कि बढ़ी हुई महाधमनीय अक्षमता या महाधमनीय विस्फार में देखा जाता है।

Mussitation (मस्सीटेशन)— बिना आवाज निकाले होठों का हिलना

Mutable (म्यूटेबल)— परिवर्तनशील, उत्परिवर्ती, चंचल

Mutacism (म्यूटासिज़्म)—Mytacism.

Mutagen (म्यूटाजेन)—जीनी उत्परिवर्तन उत्पन्न करने वाला एक साधन, उत्परिवर्तजनक

Mutagenesis (म्यूटाजेनेसिस)—जीनी उत्परिवर्तन का उत्पन्न होना, उत्परिवर्तजनन

Mutagenic (म्यूटाजेनिक)—Mutagen.

Mutagenicity (म्यूटाजेनीसिटी)— जीनी उत्परिवर्तन उत्पन्न करने का गुण

Mutant (म्यूटैन्ट)— 1. वह जीव जिसमें जीनी उत्परिवर्तन हो चुका होता है। 2. उत्परिवर्तन द्वारा उत्पन्न

Mutation (म्यूटेशन)— जीनी संरचना में एक स्थायी रूप से संचारित होने वाला परिवर्तन जिसके कारण सन्तान किसी लक्षण में माँ-बाप से भिन्न हो जाती है, उत्परिवर्तन। यह निम्न प्रकार का होता है–

Induced mutation (इन्ड्यूज़्ड म्यूटेशन)—औषधियों तथा रसायनों के द्वारा उत्पन्न अथवा एक्स-रे या रेडियोसक्रिय पदार्थों आदि के प्रति अनावृत होने के परिणाम स्वरूप उत्पन्न उत्परिवर्तन

Natural mutation (नेचुरल म्यूटेशन)—स्वयं ही उत्पन्न होने वाला उत्परिवर्तन

Somatic mutation (सोमेटिक म्यूटेशन)— दैहिक कोशिकाओं में होने वाला उत्परिवर्तन

Mute (म्यूट)— मूक, गूँगा

Mutilate (म्यूटीलेट)—1. शरीर की किसी भुजा अथवा इसके किसी भाग को अलग कर देना 2 शरीर के किसी भाग में गम्भीर आघात पहुँचाना जिससे वह भाग कुरूपित हो जाता है अथवा कार्य करने के योग्य नहीं रहता

Mutilation (म्यूटीलेशन)— शरीर के किसी अंग अथवा भाग को पृथक अथवा नष्ट करना

Mutism (म्यूटिज़्म)— गूँगापन, मूकता

Muttering (मटरिंग)— बड़बड़ाने वाला

Mutualism (म्यूचुआलिज़्म)— एक प्रकार की सहजीविता जिसमें दो भिन्न जातियों के जीव घनिष्ठ सम्बन्ध में रहते हैं तथा उनमें से प्रत्येक दूसरे से लाभान्वित होता है।

Mutualist (म्यूचुआलिस्ट)— एक दूसरे को लाभ पहुँचाते हुए अन्य जीव के साथ घनिष्ठ सम्बन्ध में रहने वाला एक जीव

M.W.I.A. (एम.डब्लू.आई.ए.)—Medical Women's International Association.

My-, Myo- (माइ-, मायो-)—एक उपसर्ग जिसका अर्थ पेशी से सम्बन्धित है।

Myalgia (मायेल्जिया)— पेशियों में दर्द होना, पेश्यार्ति, पेशीशूल।

Myasis (मयासिस)— शरीर में मेगट (मक्खियों के लार्वा) के पर्याक्रमण से उत्पन्न रोग

Myasthenia (मायस्थीनिया)—पेशियों में कमजोरी हो जाना, पेशीदुर्बलता, पेशीदौर्बल्य। यह निम्न प्रकार की होती है–

Myasthenia angiosclerotic (मायस्थीनिया एन्जियोस्क्लेरोटिक)— वाहिकीय परिवर्तनों के कारण होने वाली पेशी-दुर्बलता

Myasthenia cordis (मायस्थीनिया कोर्डिस)—हृदय-पेशी की दुर्बलता

Myasthenia gastrica (मायस्थीनिया गैस्ट्रिका)— आमाशय के पेशीय अस्तरों की दुर्बलता एवं अतानता

Myasthenia gravis (मायस्थीनिया ग्रेविस)— एक ऐसा

रोग जिसमें तन्त्रिकापेशीय संगम पर एसिटाइलकोलीन की कमी अथवा कोलीनेस्ट्रेस की अधिकता से शोष से रहित बहुत अधिक पेशीय दुर्बलता हो जाती है जिसमें तन्त्रिका आवेग सामान्य पेशीय संकुचन उत्पन्न करने में निष्फल हो जाते हैं; गम्भीर पेशीदुर्बलता

Myasthenic (मायस्थीनिक)—पेशीय दुर्बलता से पीड़ित व्यक्ति

Myatonia (मायाटोनिया)— पेशीय तान की कमी अथवा इसका अभाव, पेशीय अतानता

Myatony (मायाटोनी)—Myatonia.

Myatrophy (मायाट्रॉफी)— किसी पेशी का शोष हो जाना

Myc-, Myco- (माइक-, माइको-)— कवक के अर्थ में प्रयुक्त होने वाले उपसर्ग

Mycelia (माइसीलिया)—Mycelium. का बहुवचन

Mycelian (माइसीलियन)— कवक जाल से सम्बन्धित

Mycelium (माइसीलियम)— धागे के समान प्रवर्धों (कवकतन्तुओं) का पिण्ड जिससे कवक जैसे कवकच्छद का थैलस बनता है, कवक जाल

Mycetes (माइसिटीज़)— कवक

Mycethemia (माइसीथीमिया)—रक्त में कवकों का पाया जाना

Mycetism, Mycetismus (माइसेटिज़्म, माइसेटिस्मस)— कवक विषाक्तता विशेषकर छत्रक से होने वाली विषाक्तता

Mycetogenetic (माइसीटोजेनेटिक)—कवकों द्वारा उत्पन्न

Mycetogenic (माइसीटोजेनिक)—Mycetogenetic.

Mycetogenous (माइसीटोजीनस)—Mycetogenetic.

Mycetoma (माइसेटोमा)— कवक के कवक जालों से बनी अर्बुद के समान सूजन, कवकगुल्म

Myco- (माइको-)—एक उपसर्ग जिसका अर्थ कवक होता है।

Mycobacteria (माइकोबैक्टीरिया)—माइकोबैक्टीरियम वंश के जीवाणु

Mycobacteriosis (माइकोबैक्टीरियोसिस)— माइकोबैक्टीरिया का संक्रमण

Mycobacterium (माइकोबैक्टीरियम)— माइकोबैक्टीरियेसी कुल के ग्राम-धनात्मक एवं अम्ल स्थायी जीवाणुओं का एक वंश जिसमें माइकोबैक्टीरियम ट्यूबरकुलोसिस (क्षय रोगजनक) तथा माइकोबैक्टीरियम लैप्री (कुष्ठ रोगजनक) या कुष्ठाणु आदि सम्मिलित होते हैं।

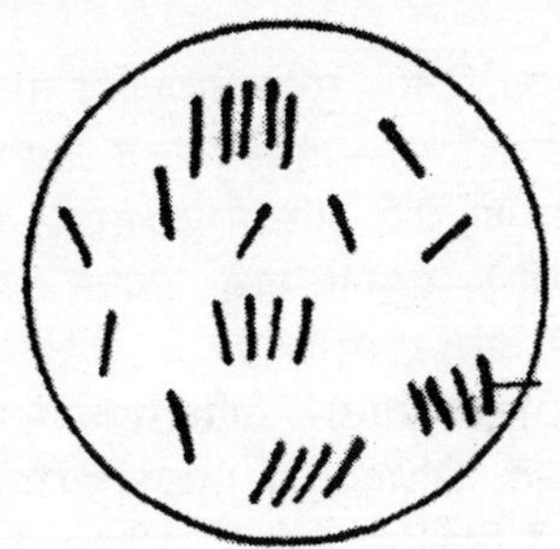

Fig. 348 : Acid-fast Mycobacterium leprae bacilli. (अम्ल-अप्रभावी माइकोबैक्टीरियम लैप्री दण्डाणु)

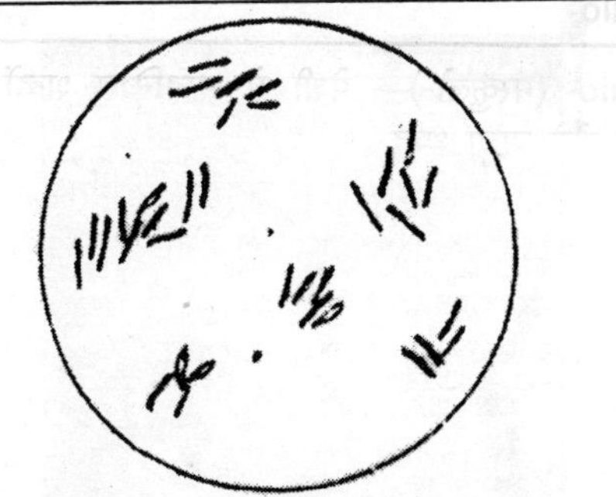

Fig. 349 : Acid-fast Mycobacterium tuberculosis bacilli. (अम्ल-अप्रभावी माइकोबैक्टीरियम टुबरकुलोसिस दण्डाणु)

Mycocide (माइकोसाइड)—Fungicide.

Mycoderma (माइकोडर्मा)—श्लेष्मिक झिल्ली

Mycodermatitis (माइकोडर्मैटाइटिस)— कवकों अथवा यीस्ट द्वारा उत्पन्न त्वक्शोथ

Mycodermomycosis (माइकोडर्मोमाइकोसिस)— Candidiasis.

Mycohemia (माइकोहीमिया)—Mycethemia.

Mycoid (माइकॉयड)— कवक के समान

Mycologist (माइकोलॉजिस्ट)— कवकविज्ञान-विशेषज्ञ, कवकविज्ञानी

Mycology (माइकोलॉजी)— कवकविज्ञान

Mycomyringitis (माइकोमाइरिन्जाइटिस)—मध्यकर्ण-कला का कवक शोथ

Mycophage (माइकोफेज़)— किसी कवक में रहने वाला कोई विषाणु

Mycophthalmia (माइकोफ्थैल्मिया)— कवक संक्रमण द्वारा उत्पन्न आँख की सूजन

Mycoplasma (माइकोप्लाज़्मा)— जीवाणुओं का एक वर्ग जिनमें वास्तविक कोशिका भित्तियाँ नहीं होतीं बल्कि वे एक तीन परतों वाली झिल्ली से परिबद्ध होते हैं जैसे M. Huminis जो जननांगी क्षेत्र के संक्रमण उत्पन्न करता है तथा M. pneumoniae जो श्वसनीय संस्थान के संक्रमण उत्पन्न करता है।

Mycopus (माइकोपस)—Mucopus.

Mycosis (माइकोसिस)—किसी कवक द्वारा उत्पन्न कोई भी रोग, कवकता

Mycostasis (माइकोस्टेसिस)— कवकों की वृद्धि का रुकना

Mycostat (माइकोस्टेट)— कवकों की वृद्धि को रोकने वाली कोई भी वस्तु

Mycostatic (माइकोस्टेटिक)—Fungistatic.

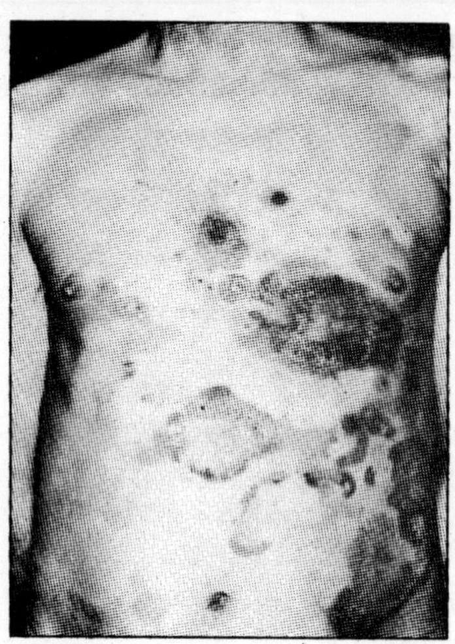

Fig. 350 : Mycosis (कवकता)

Mycotic (माइकोटिक)— किसी कवकता से सम्बन्धित अथवा कवकों द्वारा उत्पन्न

Mycotoxicosis (माइकोटॉक्सिकोसिस)— कवक-जीवविष द्वारा उत्पन्न विषाक्तता

Mycotoxin (माइकोटॉक्सिन)—किसी कवक द्वारा उत्पन्न जीवविष

Mycotoxinization (माइकोटॉक्सिनाइज़ेशन)— किसी कवक-जीवविष का टीका लगाना

Mycovirus (माइकोवाइरस)— कवकों को संक्रमित करने वाला एक विषाणु

Mydriasis (मिडरिएसिस)—पुतली का विस्फारण, ताराविस्फार

Alternating mydriasis (आल्टरनेटिंग मिडरिएसिस)— बारी-बारी से प्रत्येक आँख की पुतली का विस्फारित होना।

Paralytic mydriasis (पैरालाइटिक मिडरिएसिस)— पुतली की संवरणी पेशी का पक्षाघात होने के कारण उसका विस्फारित हो जाना।

Spastic mydriasis (स्पास्टिक मिडरिएसिस)— परितारिका या उपतारा की विस्फारक पेशी की अतिक्रियाशीलता के परिणाम स्वरूप पुतली का विस्फारित होना।

Mydriatic (मिडरिएटिक)—1. पुतली चौड़ी करने वाला, ताराविस्फारक 2. कोई भी औषधि जो पुतली चौड़ा करती है।

Myectomy (मायेक्टॉमी)— किसी पेशी के किसी भाग को शल्यकर्म द्वारा काट कर अलग कर देना, पेशी-उच्छेदन

Myectopia (मायेक्टोपिया)—किसी पेशी का विस्थापित हो जाना

Myel- (माइल-)—Myelo-

Myelalgia (माइलेल्जिया)—सुषुम्ना रज्जु में दर्द होना, मेरुरज्जुशूल

Myelanalosis (माइलेनालोसिस)—सुषुम्ना रज्जु का धीरे-धीरे क्षीण होते जाना

Myelapoplexy (माइलेपोप्लेक्सी)-- सुषुम्ना रज्जु में रक्तस्राव होना

Myelatelia (माइलेटेलिया)—सुषुम्ना रज्जु का दोषयुक्त विकास

Myelatrophy (माइलेट्रॉफी)— सुषुम्ना रज्जु का अपक्षय

Myelauxe (माइलौक्सी)—सुषुम्ना रज्जु का असामान्य रूप से बढ़ जाना

Myelemia (माइलीमिया)—Myelocytosis.

Myelencephalon (माइलेनसिफैलोन)— भ्रूणीय पश्च मस्तिष्क का सबसे पिछला भाग जिससे मेड्यूला आब्लाँगेटा बनता है, पुरोरज्जुमस्तिष्क

Myelic (माइलिक)—सुषुम्ना रज्जु से सम्बन्धित

Myelin (माइलिन)— कुछ तन्त्रिकाओं के अक्षतन्तुओं के चारों ओर आवरण बनाने वाला लाइपिडों एवं प्रोटीन का बना एक पदार्थ, माइलिन।

Myelinated (माइलीनेटेड)—माइलिन आवरण से युक्त, माइलिनावृत

Myelination (माइलीनेशन)— किसी तन्त्रिका के अक्षतन्तु के चारों ओर माइलिन आवरण का बनना, माइलिनीभवन

Myelinic (माइलीनिक)—माइलिन सम्बन्धी अथवा उससे बना हुआ, माइलिनी।

Myelinization (माइलिनाइज़ेशन)—Myelination.

Myelinoclasis (माइलिनोक्लेसिस)— माइलिन का नष्ट होना

Myelinogenesis (माइलिनोजेनेसिस)—Myelination.

Myelinogenetic (माइलिनोजेनेटिक)— माइलिन अथवा माइलिन आवरण को बनाने वाला

Myelinolysis (माइलिनोलाइसिस)— माइलिन का नष्ट होना, माइलिनसंलयन

Myelinopathy (माइलिनोपैथी)—माइलिन का कोई भी रोग

Myelinosis (माइलिनोसिस)—वसीय ह्रास जिसमें माइलिन बनता है।

Myelinotoxic (माइलिनोटॉक्सिक)—माइलिन पर विषैला प्रभाव रखने वाला

Myelitic (माइलाइटिक)—सुषुम्नारज्जुशोथ सम्बन्धी

Myelitis (माइलाइटिस)— सुषुम्ना रज्जु अथवा अस्थि मज्जा का शोथ, मेरूरज्जुशोथ, अस्थिमज्जाशोथ।

Myelo- (माइलो-)—सुषुम्ना रज्जु अथवा अस्थि मज्जा को प्रदर्शित करने वाला उपसर्ग

Myeloblast (माइलोब्लास्ट)— अस्थि मज्जा में पाई जाने वाली एक अपरिपक्व कोशिका जो प्राक्कणिकाश्वेतकोशिका या माइलोसाइट में विकसित होती है, कणिकाश्वेतकोशिकाप्रसू

Myeloblastemia (माइलोब्लास्टीमिया)— रक्त में कणिकाश्वेतकोशिकाप्रसुओं का पाया जाना

Myeloblastoma (माइलोब्लास्टोमा)— तीव्र प्राक्कणिकाश्वेतकोशिकाभ अतिश्वेतकोशिकारक्तता या एक्यूट माइलोसाइटिक ल्यूकीमिया में दिखाई देने वाला कणिकाश्वेतकोशिकाप्रसुओं या माइलोब्लास्टों से युक्त एक दुर्दम अर्बुद

Myeloblastosis (माइलोब्लास्टोसिस)— रक्त में कणिकाश्वेतकोशिकाप्रसुओं की अधिकता, कणिकाश्वेतकोशिकाप्रसूरक्तता।

Myelocele (माइलोसील)— मेरुदण्ड में स्थित किसी फटन से सुषुम्ना रज्जु का बाहर निकल आना

Myelocyst (माइलोसिस्ट)—सुषुम्ना रज्जु की अल्पवर्धित मज्जा-नलिका से बनने वाली एक पुटी

Myelocystic (माइलोसिस्टिक)—माइलोसिस्ट से सम्बन्धित अथवा उससे युक्त

Myelocystocele (माइलोसिस्टोसील)— कशेरुका-नाल में स्थित किसी दोष से होकर सुषुम्ना रज्जु के पदार्थ की बनने वाली पुटी

Myelocystomeningocele (माइलोसिस्टोमैनिन्जोसील)— माइलोसिस्टोसील एवं मैनिन्जोसील (मस्तिष्कावरण हर्निया) दोनों संयुक्त

Myelocyte (माइलोसाइट)— 1. लाल अस्थि मज्जा में स्थित एक बड़ी कोशिका जिससे कणिकीय श्वेत रक्त कोशिकाएँ उत्पन्न होती हैं, प्राक्कणिकाश्वेतकोशिका 2. तन्त्रिका-तन्त्र के धूसर द्रव्य की कोई भी कोशिका

Myelocythemia (माइलोसाइथीमिया)— रक्त में प्राक्कणिकाश्वेतकोशिकाओं या माइलोसाइटों की अधिकता

Myelocytic (माइलोसाइटिक)— माइलोसाइटों की विद्यमानता के गुण वाला अथवा माइलोसाइटों से सम्बन्धित

Myelocytoma (माइलोसाइटोमा)—Myeloma.

Myelocytomatosis (माइलोसाइटोमेटोसिस)— माइलोसाइटों का एक अर्बुद

Myelocytosis (माइलोसाइटोसिस)—Myelocythemia. Myelemia.

Myelodiastasis (माइलोडायस्टेसिस)— सुषुम्ना रज्जु का नष्ट एवं अवखण्डित होना

Myelodysplasia (माइलोडिस्प्लेसिया)— सुषुम्ना रज्जु के किसी भी भाग का दोषपूर्ण निर्माण

Myeloencephalic (माइलोएनसिफैलिक)— सुषुम्ना रज्जु एवं मस्तिष्क से सम्बन्धित

Myeloencephalitis (माइलोएनसिफैलाइटिस)— सुषुम्ना रज्जु एवं मस्तिष्क का शोथ

Myelofibrosis (माइलोफाइब्रोसिस)—अस्थि मज्जा के स्थान पर तन्तुमय ऊतक का स्थापित हो जाना, मज्जातन्तुमयता

Myelogenesis (माइलोजेनेसिस)— 1. मस्तिष्क एवं सुषुम्ना रज्जु का विकसित होना 2. किसी तन्त्रिका के अक्षतन्तु के चारों ओर माइलिन आवरण का बनना

Myelogenetic (माइलोजेनेटिक)—Myelogenic.

Myelogenic, Myelogenous (माइलोजेनिक, माइलोजीनस)— माइलिन उत्पन्न करने वाला अथवा अस्थि मज्जा में उत्पन्न होने वाला, मज्जाजनित

Myelogenous (माइलोजीनस)—Myelogenic.

Myelogeny (माइलोजेनी)—केन्द्रीय तन्त्रिका-तन्त्र के विकास के दौरान माइलिन आवरणों का परिपक्व होना।

Myelogram (माइलोग्राम)— 1. सुषुम्नारज्जुचित्रण द्वारा उपलब्ध एक्स-रे फिल्म 2. अस्थि मज्जा कोशिकाओं की विभेदक गणना

Myelography (माइलोग्राफी)— अवजालतानिका-अवकाश में किसी रेडियोअपारदर्शक पदार्थ का इन्जैक्शन लगाकर सुषुम्ना रज्जु का एक्स-रे परीक्षण करना, मेरुरज्जुचित्रण

Myeloic (माइलोइक)— ऊतक एवं उन पूर्वगामी कोशिकाओं से सम्बन्धित जिनसे उदासीनरागी, इओसिनरागी एवं क्षाररागी श्वेत रक्त कोशिकाएँ उत्पन्न होती हैं।

Myeloid (माइलॉयड)—1. अस्थि मज्जा अथवा सुषुम्ना रज्जु से सम्बन्धित 2. अस्थि मज्जा अथवा माइलोसाइटों के समान, मज्जाभ 3. अस्थि मज्जा से उत्पन्न

Myeloidosis (माइलॉयडोसिस)— मज्जाभ ऊतक का बनना

Myelolymphangioma (माइलोलिम्फैन्जियोमा)—Elephantiasis.

Myelolysis (माइलोलाइसिस)— माइलिन का घुल जाना

Myeloma (माइलोमा)—अस्थि मज्जा में सामान्यतया पाई जाने वाली कोशिकाओं का बना एक अर्बुद, मज्जार्बुद

Multiple myeloma (मल्टीपिल माइलोमा)— मज्जार्बुद अथवा माइलोमा कोशिकाओं के द्वारा अस्थि एवं अस्थि मज्जा के अन्तःसंचरण से बने बहुत से दुर्दम अर्बुद जो बढ़ते हैं तथा साधारणतया प्राणघातक होते हैं जिनमें अस्थि में वेदना होती है, अस्थिभंग हो जाता है, अस्थि नष्ट हो जाती है तथा रक्ताल्पता हो जाती है और रक्त में ग्लोबुलिन बढ़ जाता है; बहु दुर्दम-मज्जार्बुद

Myelomalacia (माइलोमैलेशिया)— सुषुम्ना रज्जु का असामान्य रूप से कोमल हो जाना, मेरुरज्जुमृदुता

Myelomatosis (माइलोमेटोसिस)—Multiple myeloma.

Myelomenia (माइलोमीनिया)— सुषुम्ना रज्जु में उन्मार्गी ऋतुस्राव होना

Myelomeningitis (माइलोमैनिन्जाइटिस)— सुषुम्ना रज्जु एवं इसके मस्तिष्कावरणों का शोथ

Myelomeningocele (माइलोमैनिन्जोसील)— मेरुदण्ड में किसी दोष के होने के कारण सुषुम्ना रज्जु एवं इसके मस्तिष्कावरणों का बाहर निकल आना, मेरुरज्जुतानिका-हर्निया

Myelomere (माइलोमीयर)— भ्रूणीय सुषुम्ना रज्जु का कोई भी खण्डांश

Myelomyces (माइलोमाइसीज़)—Encephaloma.

Myeloneuritis (माइलोन्यूराइटिस)—सुषुम्ना रज्जु एवं परिसरीय तन्त्रिकाओं का शोथ

Myelonic (माइलोनिक)— सुषुम्ना रज्जु से सम्बन्धित

Myeloparalysis (माइलोपैरालाइसिस)—सुषुम्ना रज्जु का पक्षाघात

Myelopathic (माइलोपैथिक)— सुषुम्ना रज्जु के रोग से सम्बन्धित

Myelopathy (माइलोपैथी)— सुषुम्ना रज्जु का कोई भी रोग, मेरूरज्जुविकृति ।

Ascending myelopathy (एसेण्डिंग माइलोपैथी)— सुषुम्ना रज्जु का सिर की ओर को चढ़ने वाला रोग

Descending myelopathy (डिसेण्डिग माइलोपैथी)— सुषुम्ना रज्जु का नीचे उतर कर पाँवों की ओर जाने वाला रोग

Focal myelopathy (फोकल माइलोपैथी)— सुषुम्ना रज्जु के एक छोटे से क्षेत्र का रोग

Sclerosing myelopathy (स्क्लेरोज़िंग माइलोपैथी)— सुषुम्ना रज्जु का एक रोग जिसमें वह कठोर हो जाती है ।

Transverse myelopathy (ट्रान्सवर्स माइलोपैथी)— सुषुम्ना रज्जु का उसे पार कर जाने वाला रोग

Traumatic myelopathy (ट्रॅामेटिक माइलोपैथी)— चोट लगने के परिणामस्वरूप उत्पन्न सुषुम्ना रज्जु का रोग

Myelopetal (माइलोपीटल)— सुषुम्ना रज्जु की ओर गति करने वाला

Myelophthisic (माइलोफ्थाइसिक)—सुषुम्ना रज्जु के शोष या अपक्षय से सम्बन्धित अथवा उससे पीड़ित

Myelophthisis (माइलोफ्थाइसिस)— 1. सुषुम्ना रज्जु का शोष 2. अस्थि मज्जा के स्थान पर अर्बुद का बनना

Myeloplast (माइलोप्लास्ट)— अस्थि मज्जा की श्वेत रक्त कोशिका

Myeloplax (माइलोप्लैक्स)— अस्थि मज्जा की बड़ी बहुकेन्द्रकीय कोशिका

Myeloplaxoma (माइलोप्लैक्सोमा)— अस्थि मज्जा की बड़ी बहुकेन्द्रकीय कोशिकाओं का बना अर्बुद

Myeloplegia (माइलोप्लेजिया)— सुषुम्ना रज्जु का पक्षाघात

Myelopoiesis (माइलोपॉयसिस)— अस्थि मज्जा अथवा इससे उत्पन्न होने वाली कोशिकाओं का बनना

Myelopoietic (माइलोपॉयटिक)— अस्थि मज्जा के निर्माण से सम्बन्धित

Myelopore (माइलोपोर)— सुषुम्ना रज्जु में स्थित एक छिद्र

Myeloproliferative (माइलोप्रोलीफ्रेटिव)— अस्थि मज्जा का निर्माण करने वाले ऊतक के असामान्य प्रचुरोद्भवन से सम्बन्धित

Myeloradiculitis (माइलोरेडीकुलाइटिस)— सुषुम्ना रज्जु एवं पश्च तन्त्रिका मूलों का शोथ

Myeloradiculodysplasia (माइलोरेडीकुलोडिस्प्लेसिया) — सुषुम्ना रज्जु एवं सुषुम्ना तन्त्रिका मूलों का दोषपूर्ण विकास

Myeloradiculopathy (माइलोरेडीकुलोपैथी)— सुषुम्ना रज्जु एवं सुषुम्ना तन्त्रिकाओं का कोई भी रोग

Myelorrhagia (माइलोरैह्जिया)—सुषुम्ना रज्जु में रक्तस्राव होना

Myelorrhaphy (माइलोरैह्फी)— सुषुम्ना रज्जु के किसी ज़ख्म की सिलाई करना या उसमें टाँके लगाना

Myelosarcoma (माइलोसार्कोमा)— अस्थि मज्जा कोशिकाओं का बना सार्कोमा

Myelosarcomatosis (माइलोसार्कोमेटोसिस)— छितेर हुए अस्थि मज्जा कोशिकाओं के सार्कोमा

Myeloschisis (माइलोस्काइसिस)— तन्त्रिका-नली के बन्द हो जाने में निष्फलता हो जाने के परिणाम स्वरूप विदीर्ण सुषुम्ना रज्जु

Myelosclerosis (माइलोस्क्लेरोसिस)—सुषुम्ना रज्जु का काठिन्य, सुषुम्नाकाठिन्य

Myelosis (माइलोसिस)— सुषुम्ना रज्जु के किसी अर्बुद अथवा किसी मज्जार्बुद का बनना, मज्जाबुर्दता

Myelospongium (माइलोस्पॉन्जियम)— भ्रूण की सुषुम्ना रज्जु में तन्तुकोशिकीय जाल जिससे तन्त्रिकाबन्ध उत्पन्न होता है ।

Myelosuppressive (माइलोसप्रेसिव)— अस्थि मज्जा के कार्य को कम करने वाला

Myelosyphilis (माइलोसिफिलिस)— सुषुम्ना रज्जु का सिफिलिस रोग

Myelotome (माइलोटोम)—सुषुम्ना रज्जु को चीरने के लिए प्रयोग में लाया जाने वाला एक यन्त्र

Myelotomy (माइलोटॉमी)— सुषुम्ना रज्जु की तन्त्रिकाओं को चीरना, सुषुम्नारज्जुतन्त्रिकाछेदन ।

Myelotoxic (माइलोटॉक्सिक)—अस्थि मज्जा के लिए विषाक्त

Myelotoxin (माइलोटॉक्सिन)— अस्थि मज्जा कोशिकाओं को नष्ट करने वाला जीवविष

Myenteric (माइन्टेरिक)—आन्त्रपेशी सम्बन्धी

Myenteric reflex (माइन्टेरिक रिफ्लैक्स)— आँत का उद्दीपन के बिन्दु से ऊपर संकुचित एवं इसके नीचे शिथिल होना

Myenteron (माइन्टेरोन)—आँत का पेशीय अस्तर, आंत्रपेश्यावरण ।

Myerson's sign (मायरसन्स साइन)— पार्किन्सन के रोग में, माथे या नासिका पुल पर थपथपाने पर प्रतिक्रिया स्वरूप आँखों का बार-बार मिचकाना ।

Myesthesia (माइस्थीसिया)— पेशी बोध

Myiasis (मायेसिस)— मैगटों (मक्खियों के लार्वा) से उत्पन्न रोग

Myiocephalon (माइयोसिफैलॉन)—स्वच्छमण्डल में विद्यमान किसी छिद्र से होकर परितारिका के एक भाग का बाहर निकल आना

Myiodesopsia (माइयोडीसोप्सिया)— आँखों के सामने धब्बों का दिखाई देना
Myiosis (माइयोसिस)—Myiasis.
Myitis (माइटिस)—पेशीशोथ
Mylodus (माइलोडस)— चर्वणक दन्त
Mylohyoid (माइलोहॉयड)—कण्ठिका अस्थि एवं चर्वणक दन्त सम्बन्धी
Myo- (मायो-)—एक उपसर्ग जिसका अर्थ पेशी से सम्बन्धित है।
Myoalbumin (मायोएल्ब्युमिन)— पेशीय ऊतक में विद्यमान एल्ब्युमिन
Myoalbumose (मायोएल्ब्युमोज़)—पेशी से उत्पन्न एक प्रोटीन
Myoarchitectonic (मायोआर्कीटेक्टोनिक)— पेशी तन्तुओं के रचनात्मक व्यवस्थापन से सम्बन्धित
Myoatrophy (मायोएट्रॉफी)— पेशीय अपक्षय, पेशीशोष।
Myoblast (मायोब्लास्ट)— एक भ्रूणीय कोशिका जो पेशी तन्तु की कोशिका बनता है।
Myoblastic (मायोब्लास्टिक)—मायोब्लास्ट या पेशी कोशिकाओं के निर्माण से सम्बन्धित
Myoblastoma (मायोब्लास्टोमा)— मायोब्लास्टों के समान कोशिकाओं से बना एक सुदम अर्बुद
Myobradia (मायोब्रेडिया)— किसी उद्दीपन के प्रति किसी पेशी की धीमी प्रतिक्रिया होना
Myocardia (मायोकार्डिया)—Myocardium का बहुवचन
Myocardial, Myocardiac (मायोकार्डियल, मायोकार्डियक)— हृद्पेशी सम्बन्धी, हृद्पेशीय
Myocardial infarction (मायोकार्डियल इन्फार्कशन)— एक या अधिक परिहृद् धमनियों में अन्तर्रोध उत्पन्न हो जाने के पश्चात् हृद्पेशी के किसी क्षेत्र में परिगलन (गल जाना) हो जाना जिसमें छाती के बीच में उरोस्थि के पीछे बहुत तेज दर्द होता है, दिल का दौरा
Myocardial insufficiency (मायोकार्डियल इन्सफीशियेन्सी)— हृदय की अपना सामान्य कार्य करने में असमर्थता, हृदय-अपर्याप्तता
Myocardiograph (मायोकार्डियोग्राफ)— हृदय गतियों के अनुरेखण बनाने वाला एक यन्त्र
Myocardiopathy (मायोकार्डियोपैथी)— हृद्पेशी का कोई भी रोग
Myocardiorrhaphy (मायोकार्डियोरैह्फी)— मायोकार्डियम में टाँके लगाना।
Myocarditic (मायोकार्डाइटिक)— मायोकार्डियम से सम्बन्धित
Myocarditis (मायोकार्डाइटिस)—हृद्पेशी का शोथ, हृद्पेशी-शोथ
Myocardium (मायोकार्डियम)— हृदय की दीवार की बीच की एवं मोटी परत जो हृदय-पेशी की बनी होती है, हृद्पेशी
Myocardosis (मायोकार्डोसिस)— हृद्पेशी का कोई भी ह्रासीय अथवा अशोथज रोग
Myocele (मायोसील)— किसी पेशी का अपने फटे हुए आवरण से होकर बाहर निकल आना
Myocelialgia (मायोसिलीएल्जिया)— उदरीय पेशियों में दर्द होना
Myocelitis (मायोसीलाइटिस)—उदरीय पेशियों की सूजन
Myocellulitis (मायोसेलुलाइटिस)— पेशीशोथ के साथ संयोजकऊतिशोथ
Myoceptor (मायोसेप्टर)—किसी पेशी की आपूर्ति करने वाली किसी तन्त्रिका की एण्डप्लेटें (अन्तिम चौड़े सिरे)
Myocerosis (मायोसिरोसिस)— किसी पेशी का मोमीया ह्रास
Myochorditis (मायोकोर्डाइटिस)— स्वर रज्जु की पेशियों की सूजन
Myochrome (मायोक्रोम)— कोई भी पेशी वर्णक
Myochronoscope (मायोक्रोनोस्कोप)— किसी पेशीय संकुचन को उत्पन्न करने में लगे समय का पता लगाने वाला एक उपकरण
Myocinesimeter (मायोसाइनेसीमीटर)— पेशीय क्रियाशीलता को मापने वाला एक उपकरण
Myoclonia (मायोक्लोनिया)—पेशीय स्फुरण, पेशी-अवमोटन।
Myoclonic (मायोक्लोनिक)— पेशीय स्फुरण दर्शाने वाला।
Myoclonus (मायोक्लोनस)—Myoclonia.
Myocoele (मायोसील)— किसी भ्रूण के कायखण्ड के भीतर स्थित गुहा
Myocolpitis (मायोकोल्पाइटिस)—योनि के पेशीय ऊतक का शोथ, योनिपेशीशोथ।
Myocomma (मायोकोमा)— आस-पास के मायोटोमों को पृथक करने वाला संयोजी ऊतक पट
Myocrismus (मायोक्रिस्मस)— संकुचित होती हुई पेशी का परिश्रवण करने पर कभी-कभी सुनाई देने वाली चरमराती हुई ध्वनि
Myocutaneous (मायोक्यूटेनियस)—Musculocutaneous.
Myocyte (मायोसाइट)—एक पेशी कोशिका
Myocytolysis (मायोसाइटोलाइसिस)— पेशी तन्तु का घुल जाना
Myocytoma (मायोसाइटोमा)— पेशी कोशिकाओं से बना एक अर्बुद
Myodegeneration (मायोडीजेनेरेशन)—पेशीय ह्रास
Myodemia (मायोडीमिया)— किसी पेशी का वसीय ह्रास
Myodermal (मायोडर्मल)—Musculocutaneous.
Myodesopsia (मायोडीसोप्सिया)— आँखों के आगे काले धब्बे दिखाई देना
Myodiastasis (मायोडायस्टेसिस)— किसी पेशी का विभाजन होना अथवा उसका फट जाना

Myodynamia (मायोडाइनेमिया)— पेशीय शक्ति

Myodynamics (मायोडाइनेमिक्स)— पेशीगतिविज्ञान

Myodynamometer (मायोडाइनेमोमीटर)—पेशीय शक्ति को मापने वाला एक उपकरण

Myodynia (मायोडाइनिया)— पेशी में दर्द होना, पेशीशूल ।

Myodystonia (मायोडिस्टोनिया)—पेशीय तान में विकार उत्पन्न हो जाना

Myodystrophia (मायोडिस्ट्रॉफिया)—Myodystrophy.

Myodystrophy (मायोडिस्ट्रॉफी)— पेशीय अपविकास

Myoedema (मायोइडीमा)— पेशी का शोफ

Myoelastic (मायोइलास्टिक)— पेशी एवं इलास्टिक ऊतक से सम्बन्धित

Myoelectric (मायोइलैक्ट्रिक)— पेशियों के वैद्युत गुणों से सम्बन्धित

Myoendocarditis (मायोएण्डोकार्डाइटिस)— हृद्‌पेशी-शोथ जिसके साथ अन्तर्हृद्‌शोथ होता है ।

Myoepithelial (मायोइपिथीलियल)— संकुचनशील उपकला-कोशिकाओं से सम्बन्धित

Myoepithelioma (मायोइपिथीलियोमा)— किसी स्वेद ग्रन्थि की पेशी-उपकला-कोशिकाओं से बना अर्बुद

Myoepithelium (मायोइपिथीलियम)— संकुचनशील उपकला-कोशिकाओं से बना ऊतक

Myoesthesis, Myoesthesia (मायोएस्थेसिस, मायोएस्थीसिया)—Kinesthesia.

Myofascial (मायोफेशियल)— पेशी एवं प्रावरणी का अथवा उनसे सम्बन्धित

Myofascitis (मायोफेसाइटिस)— किसी पेशी एवं उसकी प्रावरणी का शोथ

Myofibril, Myofibrilla (मायोफाइब्रिल, मायोफाइब्रिला)— पेशीय ऊतक में पाया जाने वाला बहुत छोटा तन्तु, पेशी-तन्तुक

Myofibrilla (मायोफाइब्रिला)— Myofibril.

Myofibrillae (मायोफाइब्रिली)—Myofibrilla का बहुवचन

Myofibrillar (मायोफाइब्रिलर)— पेशी-तन्तुक से सम्बन्धित

Myofibroblast (मायोफाइब्रोब्लास्ट)— ऐसी कोशिका जिसमें संकुचित होने का गुण होता है अतः यह व्रणों के संकुचन के लिए उत्तरदायी होती है ।

Myofibroma (मायोफाइब्रोमा)—पेशीय एवं तन्तुमय ऊतक से बना एक अर्बुद, पेशीतन्तुअर्बुद ।

Myofibromatosis (मायोफाइब्रोमेटोसिस)— पेशी एवं तन्तुमय ऊतक अथवा मायोफाइब्रोब्लास्टों के बने अर्बुद

Myofibrosis (मायोफाइब्रोसिस)— पेशी ऊतक के स्थान पर तन्तु-ऊतक स्थापित हो जाना, पेशी-तन्तुमयता

Myofibrositis (मायोफाइब्रोसाइटिस)—पैरीमीसियम की सूजन, पेशी-तन्तुशोथ

Myofilament (मायोफिलामैंट)— रेखित पेशी तन्तुओं के पेशी-तन्तुकों को बनाने वाली धागों के समान रचनाओं में से कोई भी एक जिसे केवल अतिसूक्ष्मदर्शी या अल्ट्रामाइक्रोस्कोप के द्वारा ही देखा जाता है, जिनमें से मोटी रचनाओं में मायोसिन तथा पतली रचनाओं में एक्टिन होता है ।

Myofunctional (मायोफंक्शनल)— किसी पेशी के कार्य से सम्बन्धित

Myogelosis (मायोगेलोसिस)— किसी पेशी के किसी भाग का कठोर होना

Myogen (मायोजन)—Myosinogen.

Myogenesis (मायोजेनेसिस)— पेशीय ऊतक का बनना, पेशीजनन

Myogenetic, Myogenic (मायोजेनेटिक, मायोजेनिक)—पेशी ऊतक से उत्पन्न होने अथवा उसे बनाने वाला, पेशीजनित या पेशीजनक ।

Myogenous (मायोजीनस)—पेशीय ऊतक में उत्पन्न होने वाला

Myoglia (मायोग्लिया)— पेशीय ऊतक में विद्यमान तन्तुओं का एक जाल जो देखने में तन्त्रिकाबन्ध के समान प्रतीत होता है ।

Myoglobin (मायोग्लोबिन)—Myohemoglobin.

Myoglobinuria (मायोग्लोबिनूरिया)— मूत्र में मायोग्लोबिन का पाया जाना, मायोग्लोबिनमेह

Myoglobulin (मायोग्लोबुलिन)—पेशियों में स्थित एक जमने योग्य ग्लोबुलिन

Myognathus (मायोग्नेथस)— असमान संयुक्त यमल जिसमें छोटे (परजीवी) यमल का अल्पवर्धित सिर बड़े या सामान्य (परपोषी या स्वजीवक्षम) के निचले जबड़े से केवल पेशी एवं त्वचा के द्वारा जुड़ा होता है ।

Myogram (मायोग्राम)— पेशीय संकुचनों का पेशीलेखन के द्वारा बना अनुरेखण, पेशीलेख

Myograph (मायोग्राफ)— पेशी संकुचनों का अनुरेखण बनाने वाला यन्त्र, पेशीलेखी

Myographic (मायोग्राफिक)—किसी पेशीलेखी अथवा इसके द्वारा बनाये गये अनुरेखण से सम्बन्धित

Myography (मायोग्राफी)— किसी पेशीलेखी द्वारा पेशीय संकुचनों का अनुरेखण बनाने की क्रिया, पेशीलेखन

Myohemoglobin (मायोहीमोग्लोबिन)—पेशी ऊतक में स्थित एक श्वसनीय वर्णक जो ऑक्सीजन वाहक के रूप में कार्य करता है ।

Myohysterectomy (मायोहिस्टेरेक्टॉमी)—Hysterectomy, subtotal.

Myoid (मॉयड)— पेशी से मिलता-जुलता, पेशीवत् ।

Myoidema (मॉयडीमा)—Myoedema.

Myoischemia (मायोइस्कीमिया)— किसी पेशी की रक्त आपूर्ति कम हो जाना

Myokerosis (मायोकेरोसिस)— किसी पेशी में मोमीया ह्रास होना

Myokinesimeter (मायोकाइनेसीमीटर)—Myocinesimeter.

Myokinesis (मायोकाइनेसिस)— 1. पेशीय क्रियाशीलता 2. शल्यक्रिया द्वारा पेशीय तन्तुओं को विस्थापित करना

Myokinetic (मायोकाइनेटिक)—पेशीय क्रियाशीलता से सम्बन्धित

Myokymia (मायोकाइमिया)—पेशीतन्तुस्फुरण

Myolemma (मायोलेमा)—Sarcolemma.

Myolipoma (मायोलाइपोमा)—पेशी ऊतक का अर्बुद जिसमें वसा होती है, पेशीवसार्बुद

Myologia (मायोलॉजिया)—Myology.

Myologist (मायोलॉजिस्ट)—पेशीविज्ञान-विशेषज्ञ

Myology (मायोलॉजी)— पेशीविज्ञान

Myolysis (मायोलाइसिस)— किसी पेशी का अवखण्डन अथवा वसीय ह्रास, पेशीलयन, पेशी-अपघटन।

Myoma (मायोमा)— पेशीय ऊतक से बना कोई अर्बुद, पेश्यर्बुद

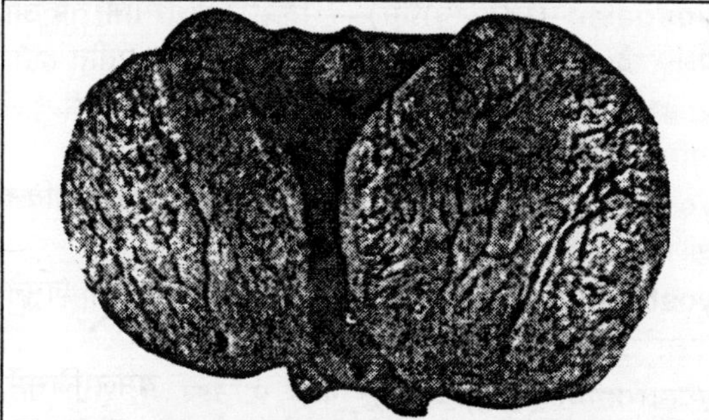

Fig. 351 : Myoma of the uterus causing narrowing of the uterine cavity (गर्भाशय का पेश्यर्बुद जिससे गर्भाशयी गुहा तंग हो जाती है)

Myomalacia (मायोमैलेशिया)— किसी पेशी का मुलायम हो जाना, पेशीमृदुता

Myomatosis (मायोमेटोसिस)— बहुत से पेश्यर्बुदों का बनना

Myomatous (मायोमेटस)— किसी पेश्यर्बुद से सम्बन्धित अथवा उससे मिलता-जुलता, पेश्यर्बुदीय

Myomectomy (मायोमेक्टॉमी)— 1. किसी पेशी के किसी भाग को शल्यक्रिया द्वारा काट कर अलग कर देना 2. किसी पेश्यर्बुद को अलग करना सामान्यतः गर्भाशय का, पेश्यर्बुदोच्छेदन

Myomelanosis (मायोमेलानोसिस)— किसी पेशी ऊतक का असामान्य रूप से काला हो जाना

Myomere (मायोमीयर)—Myotome.

Myometer (मायोमीटर)— पेशीय संकुचन को मापने वाला एक उपकरण

Myometrial (मायोमीट्रियल)—गर्भाशयपेशी-अस्तर या मायोमीट्रियम से सम्बन्धित

Myometritis (मायोमीट्राइटिस)— गर्भाशय की पेशीय भित्ति का शोथ, गर्भाशयपेशीशोथ

Myometrium (मायोमीट्रियम)— गर्भाशय की पेशीय परत, गर्भाशयपेशीअस्तर

Myomitochondria (मायोमाइटोकॉण्ड्रिया)— Myomitochondrion. का बहुवचन

Myomitochondrion (मायोमाइटोकॉण्ड्रियान)— किसी पेशी तन्तु की एक सूत्रकणिका या माइटोकॉण्ड्रियन

Myomotomy (मायोमोटॉमी)— गर्भाशय की पेशीय परत में चीरा लगाना

Myon (मायोन)—एक अकेली पेशी इकाई

Myonarcosis (मायोनार्कोसिस)—पेशीय सुन्नता

Myonecrosis (मायोनेक्रोसिस)—किसी पेशी ऊतक का परिगलन होना, पेशीगलन।

Myoneme (मायोनीम)—एक पेशी-तन्तु

Myonephropexy (मायोनेफ्रोपैक्सी)— गतिशील वृक्क को किसी पेशी से संलग्न करके स्थिर करना

Myoneural (मायोन्यूरल)— किसी पेशी में स्थित तन्त्रिका के अन्तिम छोरों से सम्बन्धित, पेशीतन्त्रिकापरक।

Myoneuralgia (मायोन्यूरेल्जिया)— पेशीय वेदना

Myoneurasthenia (मायोन्यूरैस्थीनिया)— तन्त्रिकादौर्बल्य के साथ पेशीय दुर्बलता

Myoneuroma (मायोन्यूरोमा)—आंशिक रूप से पेशीय तत्त्वों से बना तन्त्रिकार्बुद

Myonosus (मायोनोसस)—Myopathy.

Myonymy (मायोनीमी)— पेशियों की नामावली

Myopachynsis (मायोपैकीनसिस)—किसी पेशी ऊतक का असामान्य रूप से मोटा हो जाना

Myopalmus (मायोपामस)— पेशीय स्फुरण

Myoparalysis (मायोपैरालाइसिस)— किसी पेशी का पक्षाघात होना, पेशीघात।

Myoparesis (मायोपैरेसिस)—किसी पेशी की कमजोरी होना अथवा उसका आंशिक पक्षाघात होना, आंशिकपेशीघात।

Myopathia (मायोपैथिया)—Myopathy.

Myopathic (मायोपैथिक)— 1. किसी पेशीय रोग से सम्बन्धित 2. किसी पेशीय रोग से पीड़ित व्यक्ति

Myopathic facies (मायोपैथिक फेसीज़)— चेहरे की पेशियों के शिथिलन से उत्पन्न चेहरे की भावाकृति

Myopathy (मायोपैथी)— पेशी का कोई भी रोग, पेशीविकृति।

Myope (मायोप)— निकटदृष्टिता से ग्रस्त व्यक्ति, निकटदृष्टिक

Myopericarditis (मायोपैरीकार्डाइटिस)—हृद्पेशीशोथ के साथ हृदयावरणशोथ

Myoperitonitis (मायोपैरीटोनाइटिस)— उदरीय भित्ति की पेशियों के शोथ के साथ पार्श्विक पर्युदर्या का शोथ

Myophage (मायोफेग)—पेशीय ऊतक को नष्ट करने वाली बृहत्भक्षककोशिका

Myophone (मायोफोन)— एक ऐसा यन्त्र जिससे कोई व्यक्ति पेशीय संकुचनों की मरमर सुन सकता है।

Myopia (मायोपिया)— निकटदृष्टिता। एक दृष्टि-दोष जिसमें किसी वस्तु से आने वाली समानान्तर किरणें दृष्टिपटल या रेटिना के सामने संकेन्द्रित होती हैं जिससे वह वस्तु तभी साफ दिखाई देती है जब वह आँख के बहुत पास होती है; पास का दिखाई देना दूर का न दिखाई देना

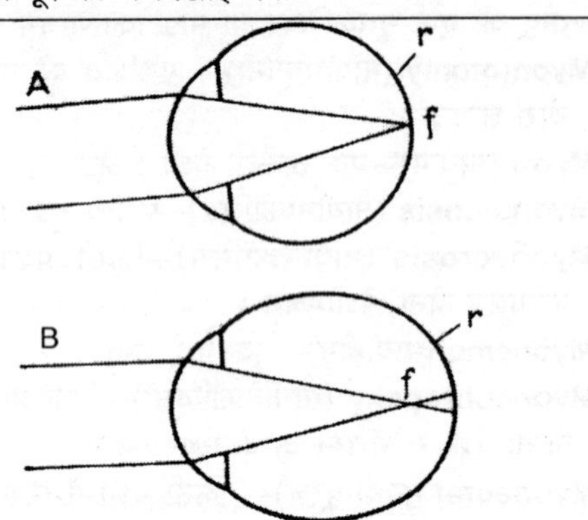

Fig. 352 : Myopia (निकटदृष्टिता)

A. Normal eye = सामान्य नेत्र

B. Myopic eye = निकटदृष्टिक नेत्र

r. Retina = दृष्टिपटल

f. Focus of parallel rays = समानान्तर किरणों का केन्द्रबिन्दु

Myopic (मायोपिक)— निकट-दृष्टिता से सम्बन्धित अथवा उससे ग्रस्त, निकटदृष्टिक।

Myoplasm (मायोप्लाज़्म)— किसी पेशी कोशिका का संकुचनशील भाग

Myoplastic (मायोप्लास्टिक)— पेशियों पर प्लास्टिक सर्जरी से सम्बन्धित, पेशीसंधानकर्म सम्बन्धी।

Myoplasty (मायोप्लास्टी)—पेशी पर प्लास्टिक सर्जरी करना, पेशीसंधानकर्म

Myopolar (मायोपोलर)—पेशीय ध्रुवता से सम्बन्धित

Myoporthosis (मायोपोर्थोसिस)— निकटदृष्टिता को ठीक करना।

Myoprotein (मायोप्रोटीन)— पेशी ऊतक में पाई जाने वाली एक प्रोटीन

Myopsis (मायोप्सिस)—Myodesopsia.

Myopsychopathy (मायोसाइकोपैथी)—मानसिक रोग से सम्बद्ध कोई भी पेशीय रोग

Myorrhaphy (मायोरैह्फी)— किसी पेशी में टाँके लगाना।

Myorrhexis (मायोरैह्क्सिस)—किसी पेशी का फट जाना, पेशीविदर

Myosalgia (मायोसैल्जिया)— किसी पेशी में दर्द होना

Myosalpingitis (मायोसैल्पिन्जाइटिस)—किसी डिम्बवाहिनी के पेशीय ऊतक का शोथ

Myosalpinx (मायोसैल्पिंक्स)—डिम्बवाहिनी का पेशीय ऊतक

Myosarcoma (मायोसार्कोमा)— पेशीजनित कोशिकाओं से बना एक दुर्दम अर्बुद, पेशीसार्कार्बुद

Myosclerosis (मायोस्क्लेरोसिस)— किसी पेशी का कठोर होना, पेशीकाठिन्य।

Myoseptum (मायोसैप्टम)—Myocomma.

Myosin (मायोसिन)— पेशी-तन्तुक में स्थित एक प्रोटीन

Myosinogen (मायोसिनोजन)— मायोसिन का पूर्वगामी

Myosinuria (मायोसिनूरिया)— मूत्र में मायोसिन का पाया जाना।

Myositic (मायोसाइटिक)—पेशीशोथ से सम्बन्धित

Myositis (मायोसाइटिस)—किसी ऐच्छिक पेशी का शोथ जो संक्रमण, आघात अथवा परजीवियों के पर्याक्रमण से होता है; पेशीशोथ

Myositis ossificans (मायोसाइटिस ऑसीफिकेन्स)— पेशीशोथ जिसमें पेशियों में अस्थि-भवन हो जाता है।

Myospasm (मायोस्पाज़्म)— किसी पेशी की ऐंठन, पेशी-उद्वेष्ट।

Myosteoma (मायोस्टीयोमा)— किसी पेशी में पाई जाने वाली अस्थिल वृद्धि

Myosthenometer (मायोस्थीनोमीटर)— पेशी शक्ति को मापने वाला एक उपकरण

Myostroma (मायोस्ट्रोमा)— पेशीय ऊतक को संभाले रहने वाला संयोजी ऊतक, पेशी पीठिका

Myostromin (मायोस्ट्रोमिन)—पेशी पीठिका में पायी जाने वाली एक प्रोटीन

Myosuria (मायोसूरिया)—Myosinuria.

Myosuture (मायोस्यूचर)—किसी पेशी में टाँके लगाना

Myotactic (मायोटैक्टिक)— किसी पेशी अथवा गतिसंवेदना-बोध से सम्बन्धित

Myotasis (मायोटेसिस)—किसी पेशी का फैलना

Myotatic (मायोटेटिक)— पेशियों के फैलने से सम्बन्धित

Myotenontoplasty (मायोटीनोन्टोप्लास्टी)— पेशियों एवं कण्डराओं की प्लास्टिक सर्जरी करना

Myotenositis (मायोटीनोसाइटिस)—किसी पेशी एवं इसकी कण्डरा का शोथ

Myotenotomy (मायोटीनोटॉमी)— किसी पेशी की कण्डरा को शल्यक्रिया द्वारा विभाजित करना

Myotherapy (मायोथिरैपी)—पेशी की ऐंठन को शिथिल करने, रक्त परिसंचरण में सुधार लाने तथा दर्द में आराम पहुँचाने के लिए एक विधि

Myothermic (मायोथर्मिक)—किसी पेशी में तापमान बढ़ने से सम्बन्धित

Myotome (मायोटोम)—1. पेशियों को काटने वाला एक चाकू, पेशीकर्तक 2. भ्रूणकायखण्ड का वह भाग जिससे ऐच्छिक पेशियाँ विकसित होती हैं।

Myotomy (मायोटॉमी)— किसी पेशी में चीरा लगाना, पेशीछेदन, पेशीकर्तन।

Myotone (मायोटोन)—Myotony or myotonia.

Myotonia (मायोटोनिया)—किसी पेशी में तनावयुक्त ऐंठन होना, पेशीतानता

Myotonia dystrophica (मायोटोनिया डिस्ट्रॉफिका)—एक आनुवंशिक रोग जिसमें पेशीय क्षीणता एवं पेशीतानता हो जाती है तथा मोतियाबिन्दु बन जाता है।

Myotonic (मायोटॉनिक)—पेशीतानता सम्बन्धी

Myotonoid (मायोटोनॉयड)— पेशीतानता के समान

Myotonometer (मायोटोनोमीटर)— पेशीय तान को मापने वाला एक यन्त्र

Myotonus (मायोटोनस)— पेशीय तान

Myotony (मायोटोनी)—Myotonia.

Myotrophic (मायोट्रॉफिक)— 1. पेशी के पोषण से सम्बन्धित 2. किसी पेशी का भार बढ़ाने वाला।

Myotrophy (मायोट्रॉफी)—पेशी का पोषण

Myotropic (मायोट्रॉपिक)—किसी पेशी की ओर आकर्षित होने वाला

Myotube (मायोट्यूब)— विकास की अवस्था में बनने वाला एक कंकालीय पेशी तन्तु जिसके केन्द्र में एक केन्द्रक होता है जो कोशिका के अधिकतम भाग को घेरे होता है।

Myovascular (मायोवैस्कुलर)— पेशियों एवं उनकी आपूर्ति करने वाली रक्त वाहिनियों से सम्बन्धित

Myringa (माइरिन्जा)—मध्यकर्ण-कला या कर्णपटह

Myringectomy (माइरिन्जैक्टॉमी)—Myringodectomy.

Myringitis (माइरिन्जाइटिस)— मध्यकर्ण-कला या कर्णपटह का शोथ

Myringo-, Myring- (माइरिन्जो-, माइरिन्ज-)— उपसर्ग जिनका अर्थ मध्यकर्णिक कला है।

Myringodectomy (माइरिन्जोडैक्टॉमी)— मध्यकर्ण-कला के किसी भाग अथवा इसे सम्पूर्ण को शल्यक्रिया द्वारा काट कर अलग कर देना, कर्णपटह-उच्छेदन

Myringodermatitis (माइरिन्जोडर्माटाइटिस)— मध्यकर्णिक कला एवं पास की त्वचा का शोथ

Myringomycosis (माइरिन्जोमाइकोसिस)— कवकों के द्वारा होने वाला मध्यकर्ण-कला का शोथ

Myringoplasty (माइरिन्जोप्लास्टी)—मध्यकर्ण-कला की प्लास्टिक सर्जरी, कर्णपटह संधानकर्म

Myringosclerosis (माइरिन्जोस्क्लेरोसिस)— मध्यकर्णिक कला में सघन संयोजी ऊतक का बनना।

Myringoscope (माइरिन्जोस्कोप)— मध्यकर्ण-कला का परीक्षण करने के लिए प्रयोग में लाया जाने वाला एक यन्त्र

Myringotome (माइरिन्जोटोम)—मध्यकर्ण-कला में चीरा लगाने वाला एक चाकू, कर्णपटहछेदक

Myringotomy (माइरिन्जोटॉमी)— मध्यकर्ण-कला में चीरा लगाना, कर्णपटहछेदन

Myrinx (माइरिंक्स)—Tympanic membrane.

Myristica (माइरिस्टिका)— जायफल

Myrmecia (मिर्मेसिया)— गुम्बद के आकार का अधिमांस

Myrmesia (मिर्मेसिया)— बमी (दीमकों द्वारा बनाया गया मिट्टी का ढेर) के आकार का अधिमांस

Mysophilia (माइसोफीलिया)—शरीर के उत्सर्जित पदार्थों को देखकर लैंगिक उत्तेजना होना

Mysophobia (माइसोफोबिया)—Molysmophobia.

Mytacism (माइटासिज़्म)—बोलने में अंग्रेजी के अक्षर एम का अत्यधिक प्रयोग करना।

Mythomania (माइथोमैनिया)— झूठ बोलने एवं किसी बात को बढ़ा-चढ़ा कर बताने की प्रवृत्ति

Mythophobia (माइथोफोबिया)— झूठ बोलने का असामान्य भय

Mytilotoxin (माइटिलोटॉक्सिन)—कुछ पेशियों में पाया जाने वाला एक तन्त्रिका-जीवविष

Myurous (माइयूरस)— धीरे-धीरे मोटाई में कम होने वाला जैसे किसी चूहे की पूँछ होती है।

Myxadenitis (मिक्सेडीनाइटिस)— श्लेष्मिक ग्रन्थियों का शोथ

Myxadenoma (मिक्सेडीनोमा)—किसी श्लेष्मिक ग्रन्थि की रचना के साथ एक उपकला-अर्बुद

Myxangitis (मिक्सेन्जाइटिस)— श्लेष्मिक ग्रन्थि वाहिनियों की सूजन

Myxasthenia (मिक्सेस्थीनिया)—श्लेष्मा का अल्प स्राव

Myxedema (मिक्सीडीमा)— भोजन में आयोडीन की कमी, शल्यकर्म द्वारा अवटु ग्रन्थि के निकाल देने अथवा उसके अपक्षय या अग्र पीयूष ग्रन्थि की अल्पक्रियाशीलता के द्वितीयक के रूप में अवटु या थाइरॉयड ग्रन्थि की अल्पक्रियाशीलता के परिणामस्वरूप बचपन में एवं युवा व्यक्तियों में होने वाला एक रोग जिसमें त्वचा शुष्क, खुरदरी एवं मोटी हो जाती है जिस पर से बाल झड़ जाते हैं, चेहरा एवं हाथ फूल जाते हैं, जिह्वा बड़ी हो जाती है, आवाज धीमी हो जाती है, रक्ताल्पता (खून की कमी) हो जाती है, ठण्ड जल्दी लगने लगती है, भावहीनता हो जाती है तथा सुस्ती छाई रहती है एवं चयापचयी दर कम हो जाती है।क मिक्सीडीमा।

Myxedematoid (मिक्सीडीमेटॉयड)—मिक्सीडीमा के समान

Myxedematous (मिक्सीडीमेटस)—मिक्सीडीमा से सम्बन्धित अथवा उससे ग्रस्त

Myxemia (मिक्सीमिया)—Mucinemia.

Myxiosis (मिक्सीयोसिस)—श्लेष्मिक स्राव

Myxo-, Myx- (मिक्सो-, मिक्स-)— श्लेष्मा से सम्बन्ध को प्रदर्शित करने वाले उपसर्ग

Myxoadenoma (मिक्सोएडीनोमा)—Myxadenoma.

Myxochondrofibrosarcoma (मिक्सोकॉण्ड्रोफाइब्रोसा-कोमा)— श्लेष्मार्बुदीय, उपास्थ्यर्बुदीय, तन्तुमय तथा सार्कोमा-तत्त्वों से बना एक दुर्दम अर्बुद

Myxochondroma (मिक्सोकॉण्ड्रोमा)— श्लेष्मार्बुदीय एवं उपास्थ्यर्बुदीय तत्त्वों से बना एक सुदम अर्बुद

Myxocystoma (मिक्सोसिस्टोमा)— श्लेष्मा धारण करने वाला एक सुदम पुटीय अर्बुद

Myxocyte (मिक्सोसाइट)— श्लेष्मिक ऊतक की कोशिकाओं में से एक

Myxoedema (मिक्सोइडीमा)—Myxedema.

Myxoenchondroma (मिक्सोएनकॉण्ड्रोमा)— उपास्थि ऊतक का एक अर्बुद जिसमें आंशिक श्लेष्मिक ह्रास हो चुका है।

Myxofibroma (मिक्सोफाइब्रोमा)— श्लेष्मिक एवं तन्तुमय ऊतक का बना अर्बुद

Myxofibrosarcoma (मिक्सोफाइब्रोसार्कोमा)—श्लेष्मार्बुद के साथ तन्तुमय सार्कोमा

Myxoglioma (मिक्सोग्लियोमा)— श्लेष्मार्बुदीय एवं तन्त्रिकाबंधार्बुदीय तत्त्वों से बना एक अर्बुद

Myxoid (मिक्सॉयड)— श्लेष्मा से मिलता-जुलता, श्लेष्माभ, श्लेष्मवत्

Myxoinoma (मिक्सोइनोमा)—Myxofibroma.

Myxolipoma (मिक्सोलाइपोमा)—Lipomyxoma.

Myxoma (मिक्सोमा)— श्लेष्मिक संयोजी ऊतक से बना अर्बुद, श्लेष्मार्बुद

Myxomatosis (मिक्सोमेटोसिस)— अधिक श्लेष्मार्बुदों का बनना

Myxomatous (मिक्सोमेटस)— श्लेष्मार्बुद से सम्बन्धित अथवा इसके लक्षणों से युक्त, ऐसा किसी पेशी के लिए कहा जाता है।

Myxomyoma (मिक्सोमायोमा)— एक पेश्यर्बुद जिसमें श्लेष्मिक ह्रास हो चुका होता है।

Myxoneuroma (मिक्सोन्यूरोमा)— श्लेष्मिक एवं तन्त्रिका ऊतक तत्त्वों से बना एक अर्बुद

Myxopapilloma (मिक्सोपैपीलोमा)— ऐसा अर्बुद जो श्लेष्मार्बुदीय एवं अंकुरकार्बुदीय तत्त्वों से बना होता है।

Myxopoiesis (मिक्सोपॉयसिस)— श्लेष्मा का बनना, श्लेष्मोत्पादन।

Myxorrhea (मिक्सोरिह्या)— श्लेष्मा का अत्यधिक स्राव होना

Myxosarcoma (मिक्सोसार्कोमा)— श्लेष्मार्बुद एवं सार्कोमा दोनों से बना मिश्रित अर्बुद

Myxosarcomatous (मिक्सोसार्कोमेटस)— मिक्सोसार्कोमा से सम्बन्धित अथवा उसकी प्रकृति वाला

Myzesis (माइज़ेसिस)— चूषक, चूसने वाला

N n

N (एन)— 1. नाइट्रोजन का रासायनिक प्रतीक 2. सामान्य

Na (एनए)—सोडियम का रासायनिक प्रतीक

NaCl (एनए सीएल)—सोडियम क्लोराइड

Nacreous (नेसरीयस)—मोती के समान चमकने वाला

N.A.D. (एन. ए. डी.)—No any disease. कोई रोग नहीं, निरोग।

Naegele's rule (नेगील्स रूल)— प्रसव के आरम्भ होने के दिन का पता लगाने के लिए एक विधि जिसमें अन्तिम मासिक धर्म के शुरू होने के दिन से पीछे को ठीक 90 दिन की गणना करके उसमें 7 दिन जोड़ दिए जाते हैं जिससे प्रसव या डिलीवरी का सम्भावित दिन निकल आता है।

N.A.E.M.S.P. (एन. ए. इ. एम. एस. पी.)—National Association of Emergency Medical Service Physicians.

N.A.E.M.T. (एन. ए. इ. एम. टी.)—National Association of Emergency Medical Technicians.

Nail (नेल)— 1. हाथ अथवा पैर की अँगुली के अन्तिम छोर की पृष्ठीय सतह पर स्थित त्वचा की शृंगीय प्लेट; नख, नाखून 2 हड्डियों के सिरों अथवा टूटी हड्डियों को जोड़ने वाली धातु, हड्डी अथवा ठोस पदार्थ की एक छड़; कील। नाखून निम्न प्रकार का हो सकता है—

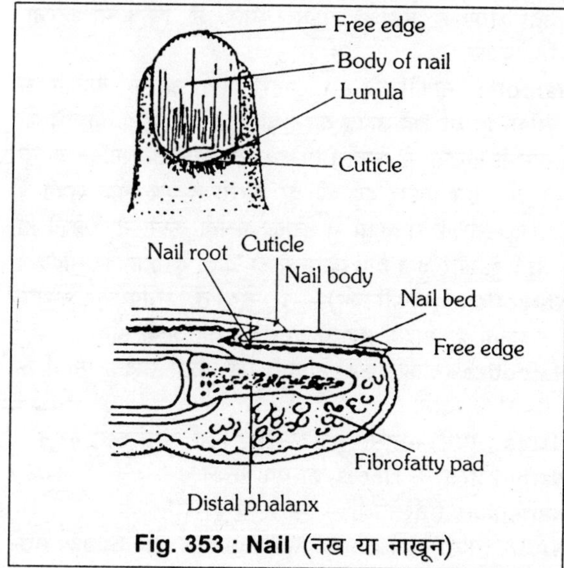

Fig. 353 : Nail (नख या नाखून)

Free edge = स्वतन्त्र किनारा, Body of nail = नख का काय, Lunula = नखचन्द्रिका, Cuticle = बाह्यत्वचा, Nail root = नख मूल, Nail body = नख काय, Nail bed = नख श्य्या, Fibrofatty pad = तन्तुमय वसीय गद्दी, Distal phalanx = दूरस्थ अगुंलिपर्व

Clubbing of the nail (क्लबिंग ऑफ दि नेल)— देखें 'Clubbing'

Eggshell nail (एग्शैल नेल)— कोमल तथा अर्द्धपारदर्शक नाखून जो आसानी से मुड़ जाता है तथा किनारे पर फट जाता है। ऐसा सन्धिशोथ, परिसरीय तन्त्रिकाशोथ, कुष्ठ रोग तथा अर्द्धांगघात में पाया जाता है।

Habit deformity nail (हैबिट डिफॉर्मिटी नेल)—नाखून की सतह को खरोंचते रहने अथवा इस पर प्रहार करते रहने की आदत से इसका टूट जाना।

Hang nail (हैंग नेल)— ऐसा नाखून जिसके किनारे की बाह्य त्वचा फटी हुई होती है।

Ingrown nail (इन्ग्रोन नेल)— ऐसा नाखून जिसके किनारे कोमल ऊतक में वृद्धि करते हैं जिससे सूजन हो जाती है तथा कभी-कभी फोड़ा बन जाता है, अन्तर्वर्धी नख

Parrot-beak nail (पैरट-बीक नेल)— हाथ की उँगली का बहुत अधिक मुड़ा हुआ नाखून जो तोते की चोंच की भाँति प्रतीत होता है।

Reedy nail (रीडी नेल)— ऐसा नाखून जिसमें लम्बाई में दरारें पड़ जाती हैं।

Smith-Petersen nail (स्मिथ-पीटरसन नेल)— एक तीन किनारों पर उभरी हुई कील जिसका और्वी या फीमर हड्डी की ग्रीवा के अस्थिभंग में फीमर के शीर्ष को स्थिर करने के लिए प्रयोग किया जाता है।

Splitting nail (स्प्लिटिंग नेल)— नाखूनों की भगुंरता होने के कारण उनका चिर जाना।

Spoon nail (स्पून नेल)—ऐसा नाखून जिसकी सतह दबी हुई होती है।

Nailbed (नेलबैड)— हाथ अथवा पैर की अँगुली का नाखून से ढका रहने वाला भाग, नखशय्या

Nail fold (नेल फोल्ड)—नाखून के किनारों के चारों ओर स्थित त्वचा में बनी खातिका या खाँच, नख-बलि

Nail groove (नेल ग्रूव)— नख-शय्या एवं नख भित्ति के बीच स्थित स्थान

Nailing (नेलिंग)— टूटी हड्डियों के किनारों अथवा टुकड़ों को जोड़ने के लिए कील का प्रयोग करना, कीलन

Nail matrix (नेल मैट्रिक्स)—नख-बलि
Nail-patella syndrome (नेल-पटेला सिण्ड्रोम)—Onycho-Osteodysplasia.
Nail root (नेल रूट)— नख-बलि से ढका रहने वाला नाखून का समीपस्थ भाग
Nail wall (नेल वाल)—नाखून के किनारों को ढकने वाली बाह्यत्वचा
Naked (नेकेड)— नग्न या नंगा
Nanism (नैनिज़्म)—Nanosomia.
Nano- (नैनो-)— उस इकाई के एक अरबवें भाग को प्रदर्शित करने वाला उपसर्ग जिसके साथ इसे जोड़ा जाता है जैसे एक नैनोग्राम एक ग्राम का एक अरबवाँ भाग होता है।
Nanocephalia (नैनोसिफैलिया)—Microcephalia.
Nanocephalic (नैनोसिफैलिक)—Nanocephalous.
Nanocephalism (नैनोसिफैलिज़्म)— बहुत छोटा सिर होना
Nanocephalous (नैनोसिफैलस)—बहुत छोटे सिर वाला
Nanocephaly (नैनोसिफैली)—Microcephaly.
Nanocormia (नैनोकोर्मिया)— धड़ अथवा शरीर का असामान्य रूप से छोटा होना
Nanocurie (नैनोकूरी)— रेडियोसक्रियता की एक इकाई जो एक कूरी के एक अरबवें भाग के बराबर होती है।
Nanogram (नैनोग्राम)— एक ग्राम का एक अरबवाँ भाग
Nanoid (नैनॉयड)— बौना जैसा, वामनवत्।
Nanomelia (नैनोमीलिया)—Micromelia.
Nanomelus (नैनोमीलस)—Micromelus.
Nanometer (नैनोमीटर)— लम्बाई की एक इकाई जो मीटर का एक अरबवाँ भाग होती है।
Nanomole (नैनोमोल)— एक अरबवाँ (10^{-9}) मोल
Nanophthalmia (नैनोफ्थैल्मिया)—Nanophthalmos.
Nanophthalmos (नैनोफ्थैल्मोस)— एक या दोनों आँखों का असामान्य रूप से छोटा हो जाना
Nanosecond (नैनोसेकण्ड)— एक सेकण्ड का एक अरबवाँ भाग
Nanosoma (नैनोसोमा)— बौना होना, वामनता, बौनापन।
Nanosomia (नैनोसोमिया)—Nanosoma.
Nanosomus (नैनोसोमस)— बौना, वामन
Nanous (नैनस)—बौना हुआ
Nanus (नैनस)— 1. बौना 2. बौने के समान
Nap (नैप)— झपकी
Nape (नेप)— गर्दन का पिछला भाग
Napex (नेपेक्स)— पश्चकपालीय प्रोद्वर्ध या उभार के नीचे स्थित शिरोवल्क अथवा कपालावरण
Naphthol (नैफ्थॉल)— नैफ्थालीन से तैयार किया जाने वाला एक पैट्रोलियम पदार्थ जिसका पूतिरोधी के रूप में एवं कुछ रंजको में प्रयोग किया जाता है।
Napiform (नैपीफोर्म)— शलजम के आकार का
Narcissism (नार्सीसिज़्म)— 1. स्वयं से प्यार करना 2 अपने नंगे शरीर को देखकर ही किसी व्यक्ति को लैंगिक आनन्द की प्राप्ति होना, स्वरूप-कामुकता
Narcissistic (नार्सीसिस्टिक)— स्वरूपकामुकता सम्बन्धी
Narco- (नार्को-)—एक उपसर्ग जिसका अर्थ सुन्नता अथवा जड़िमा (गहन तन्द्रा) होता है।
Narcoanalysis (नार्कोएनालाइसिस)— एक प्रकार की मनश्चिकित्सा जिसमें बार्बीचुरेटों का अन्तःशिराभ मार्ग द्वारा प्रयोग करके मृदु असंवेदनता उत्पन्न की जाती है तथा रोगी को अपने अन्दर दबे हुए विचारों को प्रकट करने के लिए बातचीत करने हेतु प्रोत्साहित किया जाता है; तन्द्राविश्लेषण
Narcoanesthesia (नार्कोएनीस्थीज़िया)—किसी नशीले पदार्थ जैसे मॉर्फीन आदि के द्वारा उत्पन्न असंवेदनता
Narcohypnia (नार्कोहिप्निया)—नींद के बाद होने वाली सुन्नता
Narcohypnosis (नार्कोहिप्नोसिस)— सम्मोहन द्वारा उत्पन्न गहन तन्द्रा
Narcolepsy (नार्कोलैप्सी)— बार-बार सुस्ती छा जाने एवं सो जाने का एक जीर्ण रोग, तन्द्रालुता, निद्रारोग
Narcoleptic (नार्कोलेप्टिक)— तन्द्रालुता सम्बन्धी अथवा सोने का बहुत ही इच्छुक व्यक्ति
Narcomatous (नार्कोमेटस)—नशीले पदार्थो के सेवन से उत्पन्न होने वाली गहन तन्द्रा से सम्बन्धित
Narcosis (नार्कोसिस)— मादक वस्तुओं द्वारा उत्पन्न बेहाशी, सुषुप्ति, स्वापकता, मादकता।
Narcosynthesis (नार्कोसिन्थेसिस)—Narcoanalysis.
Narcotherapy (नार्कोथिरैपी)—नशा उत्पन्न करने वाली औषधियों से बेहाशी लाकर रोगों की चिकित्सा करना, निद्रोपचार।
Narcotic (नार्कोटिक)—1. गहरी नींद अथवा बेहोशी से सम्बन्धित या उन्हें उत्पन्न करने वाला 2. एक ऐसी औषधि जो मामूली खुराकों में केन्द्रीय तन्त्रिका-तन्त्र को अवसादित करती है और इस प्रकार दर्द को दूर करती है एवं निद्रा लाती है परन्तु अधिक मात्राओं में इसका प्रयोग करने से बेहोशी हो जाती है और यहाँ तक कि मृत्यु हो जाती है, स्वापक, मादक।
Narcotism (नार्कोटिज़्म)— 1. सुषुप्ति, स्वापकता अथवा मादकता 2. मादक पदार्थो के सेवन का आदी होना
Narcotize (नार्कोटाइज़)—किसी को किसी मादक पदार्थ के प्रभाव में रखना
Nares (नेयर्स)—नासा-गुहा के बाह्य छिद्र, नासारन्ध्र, नथुने
Naris (नेरिस)— Nares का एक वचन
Naristillae (नैरिस्टीली)— नासा-बिन्दु
NASA (नासा)—National Aeronautics and Space Administration.
Nasal (नेज़ल)—नासिका सम्बन्धी

Nasal flaring (नेज़ल फ्लेयरिंग)—प्रत्येक अन्तःश्वसन के साथ नासारन्ध्रों का बाहर की ओर गति करना।

Nasal fossa (नेज़ल फोसा)—नासा-गुहा के दो अर्द्ध भागों में से एक, नासा-खात

Nasal gavage (नेज़ल गैवाज़)— नाक से होकर आमाशय में पहुँचने वाली नली के द्वारा भोजन कराना

Nasal height (नेज़ल हाइट)—नासिका-पट के निचले किनारे एवं नासामूलबिन्दु के बीच का फासला

Nasal polyp (नेज़ल पॉलिप)— नासिका की श्लेष्मकला से लटका रहने वाला एक सवृन्त पुर्वंगक

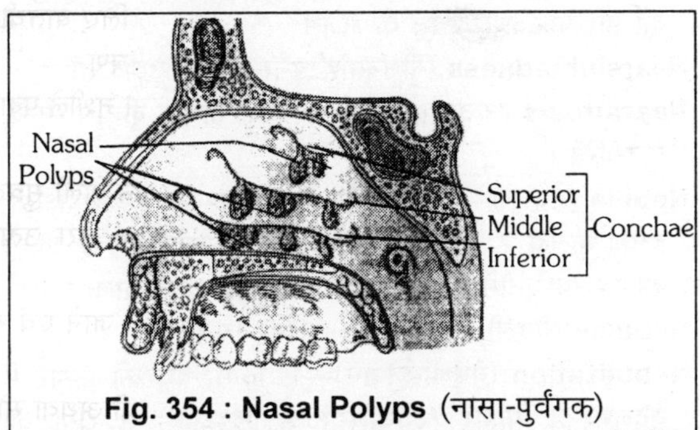

Fig. 354 : Nasal Polyps (नासा-पुर्वंगक)
Superior, middle and inferior conchae = ऊर्ध्ववर्ती, मध्यवर्ती एवं अधोवर्ती शुक्तिकाएँ

Nasal reflex (नेज़ल रिफ्लैक्स)— नासिका की श्लेष्मिक कला के क्षोभण के फलस्वरूप छींकें आना

Nasal septum (नेज़ल सेप्टम)— दो नासा-गुहाओं के बीच स्थित प्राचीर या पट, नासा-पट

Nascent (नेस्सेन्ट)— 1. नवजात 2. किसी रासायनिक यौगिक से तुरन्त मुक्त होने वाला

Nasioiniac (नेज़ियोइनियक)—नासामूल बिन्दु एवं पश्चकपाल बिन्दु से सम्बन्धित

Nasion (नेज़ियोन)—ललाट-नासा-सीवन का मध्य बिन्दु, नासामूलबिन्दु

Nasitis (नेज़ाइटिस)—नासिका का शोथ

Naso- (नेज़ो-)— एक उपसर्ग जिसका अर्थ नासिका से सम्बन्धित होता है।

Nasoantral (नेज़ोएन्ट्रल)— नासिका एवं ऊर्ध्वहनु-कोटर सम्बन्धी

Nasoantritis (नेज़ोएन्ट्राइटिस)—नासिका एवं ऊर्ध्वहनु-कोटर का शोथ, नासाकोटरशोथ।

Nasoantrostomy (नेज़ोएन्ट्रोस्टॉमी)—नासिका एवं ऊर्ध्वहनु-कोटर के बीच मार्ग बनाना

Nasociliary (नेज़ोसिलियरी)— नासिका, आँख की भौहों तथा आँखों से सम्बन्धित

Nasofrontal (नेज़ोफ्रन्टल)— ललाटीय एवं नासा-अस्थियों से सम्बन्धित

Nasogastric (नेज़ोगैस्ट्रिक)— नासिका एवं आमाशय सम्बन्धी

Nasolabial (नेज़ोलेबियल)— नासिका एवं होंठ सम्बन्धी

Nasolacrimal (नेज़ोलेक्रीमल)— नासिका एवं अश्रु-उपकरण सम्बन्धी

Nasology (नेज़ोलॉजी)—नासिका एवं इसके रोगों का अध्ययन, नासिका-विज्ञान

Nasomental (नेज़ोमेन्टल)—नासिका एवं ठुड्ढी से सम्बन्धित

Naso-oral (नेज़ो-ओरल)— नासिका एवं मुख-गुहा सम्बन्धी

Nasopalatine (नेज़ोपैलाटाइन)— नासिका एवं तालु से सम्बन्धित

Nasopharyngeal (नेज़ोफेरिन्जियल)— नासिका एवं ग्रसनी से सम्बन्धित, नासाग्रसनीय

Nasopharyngitis (नेज़ोफेरिन्जाइटिस)— नासाग्रसनीशोथ

Nasopharyngography (नेज़ोफेरिन्जोग्राफी)—नासाग्रसनी का एक्स-रे परीक्षण

Nasopharyngolaryngoscope (नेज़ोफेरिन्जोलैरिन्जोस्कोप) नासाग्रसनी एवं स्वर-यन्त्र का परीक्षण करने वाला एक नम्य या लचीला गुहान्तदर्शी, नासाग्रसनीस्वरयन्त्रदर्शी।

Nasopharyngoscope (नेज़ोफेरिन्जोस्कोप)— नासिका-पथों एवं नासाग्रसनी का दृष्टि-परीक्षण करने के लिए प्रयोग में आने वाला एक यन्त्र, नासाग्रसनीदर्शी

Nasopharyngoscopy (नेज़ोफेरिन्जोस्कोपी)— किसी दृष्टिपरक यन्त्र या किसी शीशे के द्वारा नासाग्रसनी का दृष्टि-परीक्षण करना

Nasopharynx (नेज़ोफेरिंक्स)—. कोमल तालु के ऊपर स्थित ग्रसनी का भाग, नासाग्रसनी

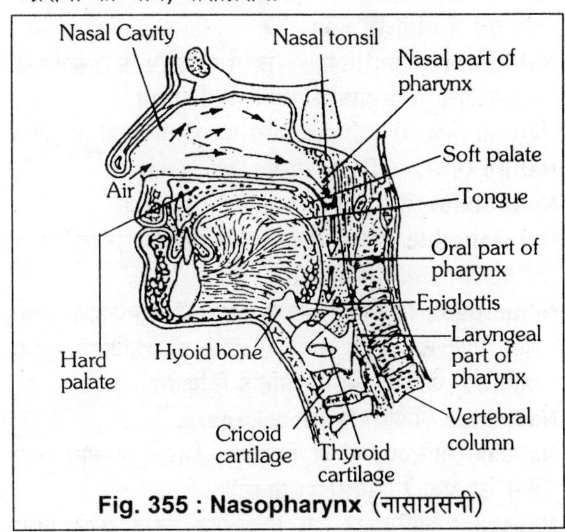

Fig. 355 : Nasopharynx (नासाग्रसनी)

Nasal cavity = नासिका-गुहा, Air = वायु, Hard palate = कठोर तालु, Hyoid bone = कण्ठिकास्थि, Cricoid cartilage = मुद्रिकाभ उपास्थि, Thyroid cartilage = अवटु उपास्थि, Vertebral column = कशेरुका-दण्ड, Laryn geal part of the pharynx = ग्रसनी का स्वरयन्त्रज भाग, Epiglottis = कण्ठच्छद, Oral part of pharynx = ग्रसनी का मुखी भाग, Tongue = जिह्वा, Soft palate = कोमल तालु, Nasal part of pharynx = ग्रसनी का नासिका वाला भाग, Nasal tonsil = नसिका-टॉन्सिल

Nasorostral (नेज़ोरोस्ट्रल)—नासिका की चोंच (नोक) से सम्बन्धित

Nasoscope (नेज़ोस्कोप)— नासा-गुहा का परीक्षण करने वाला यन्त्र, नासादर्शी

Nasoseptitis (नेज़ोसेप्टाइटिस)—नासा-पट का शोथ

Nasosinusitis (नेज़ोसाइनुसाइटिस)—सहायक नासा-विवरों का शोथ, नासाविवरशोथ ।

Nasus (नेसस)— नासिका, नाक

Natal (नेटल)—1. जन्म सम्बन्धी 2. नितम्बों से सम्बन्धित

Natality (नेटेलिटी)—जन्म दर

Natant (नेटेन्ट)—तैरने वाला

Nates (नेट्स)—नितम्ब

Natimortality (नेटीमोर्टालिटी)— सामान्य जन्म दर से मृतजात (मरे हुए पैदा होने वाले बच्चे) का अनुपात

Natis (नेटिस)— Nates का एकवचन

Native (नेटिव)— 1. स्वदेशीय 2. स्वाभाविक 3. पैदाइशी 4. प्राथमिक 5. प्राकृतिक 6. सहज

Natremia (नेट्रीमिया)—रक्त में सोडियम का पाया जाना

Natriemia (नेट्रीमिया)—Natremia.

Natrium (नेट्रीयम)— सोडियम

Natriuresis (नेट्रीयूरेसिस)— असामान्य मात्रा में सोडियम का मूत्र में विसर्जित होना

Natriuretic (नेट्रीयूरेटिक)— मूत्र में सोडियम के उत्सर्जन को बढ़ाने वाली कोई औषधि अथवा कोई साधन

Natural (नेचुरल)—जो असामान्य या कृत्रिम न हो, प्राकृतिक

Nature (नेचर)— प्रकृति, स्वभाव, गुण, प्रकार

Naturopath (नेचुरोपैथ)— प्राकृतिक चिकित्सक

Naturopathic (नेचुरोपैथिक)— प्राकृतिक चिकित्सा से सम्बन्धित अथवा उसके द्वारा

Naturopathy (नेचुरोपैथी)—प्राकृतिक स्रोतों जैसे प्रकाश, ऊष्मा, वायु, जल तथा मिट्टी आदि से रोगों की चिकित्सा करना, औषधियों के द्वारा नहीं; प्राकृतिक चिकित्सा

Naupathia (नौपैथिया)—Seasickness.

Nausea (नौसिया)— जी मिचलाना जिसके पश्चात् उल्टी होने को होती है, मतली या उत्क्लेश

Nauseant (नौसिएन्ट)—जी मिचलाहट उत्पन्न करने वाला, उत्क्लेशक

Nauseate (नौसिएट)—जी मिचलाहट उत्पन्न करना

Nauseated (नौसिएटेड)—मतली या उत्क्लेश से ग्रस्त

Nauseous (नौसियस)—1. मतली (जी मिचलाना) से सम्बन्धित अथवा उसे उत्पन्न करने वाला, उत्क्लेशी 2. वह व्यक्ति जिसका जी मिचला रहा हो ।

Navel (नेवेल)—नाभि या शुण्डी

Navicula (नेवीकुला)—एक छोटी नाव के आकार की रचना ।

Navicular (नेवीकुलर)—नाव के आकार का, नौकाभ

N.C.I. (एन. सी. आई.)—National Cancer Institute.

N.D.A. (एन. डी. ए.)—National Dental Association.

Nearsight (नीयरसाइट)— आँखों के पास की वस्तुओं को ही स्पष्टतया देखने की क्षमता, निकट दृष्टि

Nearsighted (नीयरसाइटेड)— आँखों के पास की वस्तुओं को ही स्पष्टतया देखने के सक्षम

Nearsightedness (नीयरसाइटेडनैस)—निकटदृष्टिता

Nearthrosis (नीआरथ्रोसिस)— मिथ्या अथवा कृत्रिम सन्धि, कूटसन्धि ।

Nebula (नेबुला)—1. हल्की-सी स्वच्छमण्डलीय अपारदर्शिता, हल्की फुल्ली 2. पेशाब का गदलापन (अस्वच्छता) 3. किसी कणित्र या एटोमाइज़र में प्रयोग में लाया जाने वाला पदार्थ

Nebulae (नेबुली)— Nebula का बहुवचन

Nebulization (नेबुलाइज़ेशन)—1. किसी द्रव को फुहार में बदलना 2. फुहार (औषधियों के छिड़काव) से रोगों की चिकित्सा करना

Nebulize (नेबुलाइज़)— किसी तरल को बारीक फुहार अथवा वाष्प में बदल देना

Nebulizer (नेबुलाइज़र)— फुहार उत्पन्न करने वाला उपकरण, कणित्र

Neck (नैक)— 1. शरीर का सिर एवं कंधों के बीच का भाग 2 किसी अंग का संकुचित भाग 3 किसी दाँत के शीर्ष एवं मूल के बीच का भाग । ग्रीवा, गर्दन

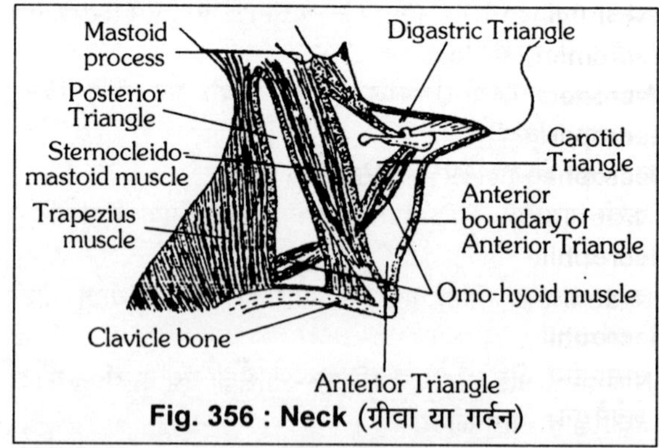

Fig. 356 : Neck (ग्रीवा या गर्दन)

Mastoid process = कर्णमूल प्रवर्ध, Posterior triangle = पश्चज त्रिभुज, Sternocleidomastoid muscle = स्टर्नो-क्लीडोमैस्टॉयड पेशी, Trapezius muscle = ट्रैपीजियस पेशी, Clavicle bone = जत्रुक अस्थि, Anterior Triangle = अग्रज त्रिभुज, Omo-hyoid muscle = ओमोहायॅड पेशी, Anterior boundary of the Anterior Triangle = अग्रज

त्रिभुज की अगज सीमा, Carotid triangle = कैरोटिड त्रिभुज, Digastric triangle = द्वितुन्दी त्रिभुज

Necklace (नैकलेस)— गर्दन को चारों ओर से घेरने वाली रचना जैसे बल्क चर्म या पेलाग्रा का विस्फोट

Necrectomy (नेक्रेक्टॉमी)—परिगलित ऊतक को शल्यकर्म द्वारा अलग कर देना

Necro- (नेक्रो-)— एक उपसर्ग जिसका अर्थ मृत्यु, मृत कोशिकाओं अथवा मृत ऊतक से सम्बन्धित होता है।

Necrobiosis (नेक्रोबॉयोसिस)— त्वचा की कोलेजन पूलिकाओं का धीरे-धीरे ह्रास एवं शोथ होना

Necrobiotic (नेक्रोबायोटिक)—नेक्रोबायोसिस सम्बन्धी अथवा उससे ग्रस्त

Necrocytosis (नेक्रोसाइटोसिस)— कोशिकाओं का मृत हो जाना एवं उनका विघटन (सड़ना) होना

Necrocytotoxin (नेक्रोसाइटोटॉक्सिन)—. कोशिकाओं को मृत बनाने वाला एक जीवविष

Necrogenic (नेक्रोजेनिक)— परिगलन अथवा मृत्यु करने वाला, मृत्युजनक।

Necrogenous (नेक्रोजीनस)—मृत पदार्थ से उत्पन्न होने वाला

Necrologist (नेक्रोलॉजिस्ट)—मर्त्यता (मृत्यु सम्बन्धी) सांख्यिकी का विशेषज्ञ

Necrology (नेक्रोलॉजी)— मर्त्यता (मृत्यु सम्बन्धी) सांख्यिकी का अध्ययन, मृत्युविज्ञान।

Necrolysis (नेक्रोलाइसिस)—परिगलन होना तथा परिगलित ऊतक का अलग होना, अतिलयन।

Necromania (नेक्रोमैनिया)— मृत्यु की बहुत तमन्ना अथवा मृत शरीरों में रुचि होना, मृत्योन्माद या शवोन्माद।

Necrometer (नेक्रोमीटर)—मृत शरीर के अंगों को मापने वाला एक उपकरण

Necromimesis (नेक्रोमाइमेसिस)— मरे हुए होने का भ्रम

Necronectomy (नेक्रोनेक्टॉमी)—Necrectomy.

Necroparasite (नेक्रोपैरासाइट)—मृतोपजीवी

Necrophagous (नेक्रोफेगस)— मृत शरीरों से भोजन प्राप्त करने वाला अर्थात् उन पर पलने वाला, मृतभक्षी, शवभक्षी।

Necrophile (नेक्रोफाइल)— मृत शरीरों में अधिक रुचि लेने वाला अथवा मृत मानव शरीर से संभोग करने वाला व्यक्ति

Necrophilia (नेक्रोफीलिया)—1. मृत्यु अथवा मृत शरीरों में असामान्य रुचि होना 2. मृत शरीर के साथ संभोग करना, शवमैथुन

Necrophilic (नेक्रोफिलिक)—शवमैथुन (नेक्रोफिलिया) सम्बन्धी

Necrophilism (नेक्रोफिलिज़्म)—मृत शरीर के प्यार में पागल बन जाना अथवा उससे संभोग करना

Necrophilous (नेक्रोफिलस)—मृत शरीरों को अधिक पसन्द करने अथवा उनसे अपना पोषण करने वाला, ऐसा सामान्यतया जीवाणुओं के लिए कहा जाता है।

Necrophobia (नेक्रोफोबिया)— मृत शरीरों का रोगोत्पादक भय, शवभीति

Necropneumonia (नेक्रोन्यूमोनिया)-- फुफ्फुसीय कोथ

Necropsy (नेक्रोप्सी)—मृत्यु का कारण पता लगाने के लिए शव परीक्षण करना

Necrosadism (नेक्रोसेडिज़्म)— मृत शरीरों को अंग-भंग करने पर लैंगिक तृप्ति होना।

Necroscopy (नेक्रोस्कोपी)—Postmortem examination.

Necrose (नेक्रोस)— परिगलन करना अथवा परिगलित होना

Necrosectomy (नेक्रोसेक्टॉमी)— परिगलित ऊतक को शल्यक्रिया द्वारा काटकर निकाल देना।

Necrosin (नेक्रोसिन)— शोथयुक्त ऊतकों से उपलब्ध एक पदार्थ जो सामान्य ऊतक में शोथज परिवर्तन उत्पन्न करता है।

Necrosis (नेक्रोसिस)— किसी ऊतक अथवा हड्डी के किसी भाग का मृत हो जाना जिसके चारों ओर का स्थान स्वस्थ रहता है, परिगलन। परिगलन निम्न प्रकार का होता है–

Anemic necrosis (एनीमिक नेक्रोसिस)— रक्ताल्पता (खून की कमी) से शरीर के प्रभावित भाग की रक्त आपूर्ति कम हो जाने से उस भाग में उत्पन्न परिगलन

Aseptic necrosis (एसेप्टिक नेक्रोसिस)—संक्रमण से रहित होने वाला परिगलन

Caseous necrosis (केज़ियस नेक्रोसिस)—Cheesy necrosis.

Central necrosis (सेन्ट्रल नेक्रोसिस)— किसी भाग के केवल केन्द्र में उत्पन्न होने वाला परिगलन

Cheesy necrosis (चीज़ी नेक्रोसिस)— ऐसा परिगलन जिसमें ऊतक पनीर के समान बन जाता है जैसा कि अक्सर क्षय रोग एवं सिफिलिस में देखा जाता है, किलाटी परिगलन

Coagulation necrosis (कौगुलेशन नेक्रोसिस)— ऐसा परिगलन जिसका परिगलित क्षेत्र जम जाता है, आतंची परिगलन

Colliquative necrosis (कॉलीकुएटिव नेक्रोसिस)—Liquefactive necrosis.

Dry necrosis (ड्राइ नेक्रोसिस)—Dry gangrene.

Embolic necrosis (एम्बोलिक नेक्रोसिस)— अन्तःशल्य के परिणामस्वरूप होने वाला परिगलन

Fat necrosis (फैट नेक्रोसिस)— वसीय ऊतक के छोटे-छोटे छितरे हुए क्षेत्रों में परिगलन होना, वसा-परिगलन

Fibrinous necrosis (फाइब्रीनस नेक्रोसिस)—Coagulation necrosis.

Focal necrosis (फोकल नेक्रोसिस)—छोटे-छोटे छितरे हुए क्षेत्रों में स्थित परिगलन जो अधिकतर संक्रमण में देखे जाते हैं।

Gummatous necrosis (गमेटस नेक्रोसिस)— सिफिलिस के गम्मा में होने वाला परिगलन

Ischemic necrosis (इस्कीमिक नेक्रोसिस)—Coagulation necrosis.

Liquefactive necrosis (लिक्वीफैक्टिव नेक्रोसिस)— ऊतकों के द्रवीकरण से होने वाला परिगलन, द्रवणशील परिगलन

Moist necrosis (मॉयस्ट नेक्रोसिस)— परिगलन जिसके साथ मृत ऊतक कोमल एवं नम हो जाता है, आर्द्र परिगलन

Postpartum pituitary necrosis (पोस्टपार्टम पिट्यूटरी नेक्रोसिस)— बच्चे का जन्म होने के पश्चात् पीयूष ग्रन्थि में होने वाला परिगलन

Putrefactive necrosis (प्यूट्रीफैक्टिव नेक्रोसिस)— जीवाणु-विघटन के द्वारा उत्पन्न होने वाला परिगलन

Radiation necrosis (रेडियेशन नेक्रोसिस)— विकिरण के प्रति अनावृत होने से उत्पन्न परिगलन

Superficial necrosis (सुपरफीसियल नेक्रोसिस)— किसी ऊतक की केवल बाह्य परतों में होने वाला परिगलन, उपरिस्थ परिगलन

Thrombotic necrosis (थ्रॉम्बोटिक नेक्रोसिस)— घनास्त्र या थ्रॉम्बस के बनने के कारण उत्पन्न होने वाला परिगलन

Total necrosis (टोटल नेक्रोसिस)—सम्पूर्ण अंग अथवा भाग में होने वाला परिगलन

Ustilaginea necrosis (अस्टीलेगिनीया नेक्रोसिस)— अर्गट विषाक्तता के कारण उत्पन्न होने वाला परिगलन

Necrospermia (नेक्रोस्पर्मिया)— वीर्य में मृत अथवा अगतिशील शुक्राणुओं का पाया जाना, मृतशुक्राणुता

Necrosteon, Necrosteosis (नेक्रोस्टीयोन, नेक्रोस्टीयोसिस)—अस्थि का कोथ

Necrotic (नेक्रोटिक)— परिगलन सम्बन्धी, परिगलित

Necrotizing (नेक्रोटाइज़िंग)— परिगलन करने वाला, परिगलनकारी

Necrotomy (नेक्रोटॉमी)— 1. मृत शरीर का विच्छेदन करना, शव-व्यच्छेदन 2. किसी विविक्त अथवा परिगलित ऊतक को शल्यकर्म द्वारा काट कर अलग कर देना

Necrotoxin (नेक्रोटॉक्सिन)— परिगलन करने वाला कोई जीवविष

Needle (निडिल)—टाँके लगाने, बन्ध लगाने अथवा वेधन (छेद करने) के लिए प्रयोग में लाया जाने वाला नुकीला यन्त्र जो सीधा अथवा मुड़ा हुआ होता है; सूचिका; सूई। सूचिका या सूईं निम्न प्रकार की होती हैं–

Aneurysm needle (एन्यूरिज़्म निडिल)—किसी रक्त वाहिनी को बाँधने के काम आने वाली एक वक्र सूचिका जिसमें एक हैण्डिल लगा होता है।

Aspirating needle (एस्पिरेटिंग निडिल)— किसी गुहा से तरल को निकालने के लिए प्रयोग में लायी जाने वाली एक लम्बी खोखली सूईं, चूषक सूचिका

Biopsy needle (बायोप्सी निडिल)—ऊतकविज्ञान सम्बन्धी परीक्षण के लिए किसी ऊतक के केन्द्रीय भाग को उपलब्ध करने हेतु प्रयोग में लायी जाने वाली एक खोखली सूईं

Cataract needle (कैट्रेक्ट निडिल)—मोतियाबिन्दु को अलग करने के लिए प्रयोग में लायी जाने वाली सूचिका

Cutting needle (कटिंग निडिल)—. कोणीय सतह से युक्त एक शल्यचिकित्सीय सूईं जो कड़े ऊतक में छेद करने के लिए विशेष रूप से बनी होती है।

Discission needle (डिस्सीज़न निडिल)— लैन्स के कैप्सूल में बहुत से कटान बनाने हेतु एक विशेष मोतियाबिन्दु की सूईं

Hagedorn needle (हेगडोर्न निडिल)— सिलाई करने वाली एक वक्र, चपटी सूईं

Hypodermic needle (हाइपोडर्मिक निडिल)—त्वचा के नीचे औषधियों का इन्जैक्शन लगाने के लिए प्रयोग में लायी जाने वाली एक छोटी, सीधी, खोखली सूईं; अधस्त्वक् सूचिका

Knife needle (नाइफ निडिल)— आँख पर किए जाने वाले ऑप्रेशनों में प्रयोग में आने वाला एक बारीक सूईं की भाँति नुकीला चाकू

Ligature needle (लाइगेचर निडिल)—Aneurysm needle.

Lumbar puncture needle (लम्बर पंक्चर निडिल)— एक लम्बी खोखली सूईं जिसके साथ एक पतली एषणी होती है और जो सुषुम्ना रज्जु में प्रवेशन के लिए तथा प्रमस्तिष्क-मेरु-तरल को बाहर खींचने के लिए प्रयोग में लायी जाती है।

Reverdin's needle (रिवर्डिन्स निडिल)— सीवन का वाहन करने वाली शल्यकर्म सम्बन्धी एक सूचिका जिसके शिखर पर एक नेत्र होता है जिसे एक लीवर द्वारा खोला एवं बन्द किया जा सकता है।

Stop needle (स्टॉप निडिल)—एक ऐसी सूचिका जिसके शिखर पर एक नेत्र होता है तथा इसके दूसरे सिरे पर उभरे हुए किनारे होते हैं जो सूईं को अधिक गहराई में घुसने से रोकते हैं।

Needling (निडलिंग)— किसी सूईं से छेद करना, सूचीकरण, विपाटन

Negation (निगेशन)— अस्वीकार

Negative (निगेटिव)—ऋणात्मक

Negativism (निगेटिविज़्म)—प्रस्तावित कार्यों को न करना (निष्क्रिय नकारात्मकता) अथवा उनके विरूद्ध कार्य करना (सक्रिय नकारात्मकता)

Negatron (निगाट्रॉन)—. ऋणात्मक इलैक्ट्रॉन

Negri bodies (नीग्री बॉडीज़)—अलर्क या रेबीज़ (पागल कुत्ते के काटने से उत्पन्न रोग) से ग्रस्त व्यक्ति के मस्तिष्क की तन्त्रिका कोशिकाओं में पाए जाने वाले सूक्ष्म कण

Neisseria (नाइसीरिया)— जीवाणुओं का एक वंश जो ग्राम-निगेटिव गोलाणु होते हैं तथा सामान्यतः जोड़ों में पाये जाते हैं। मनुष्य में इनकी दो जातियाँ रोग उत्पन्न करती हैं–नाइसीरिया गोनोरीह (गोनोकॉकस) जिससे सूजाक उत्पन्न होता है तथा नाइसीरिया मैनिन्जाइटाइडिस (मैनिन्जोकॉकस) जिससे मैनिन्जाइटिस उत्पन्न होती है।

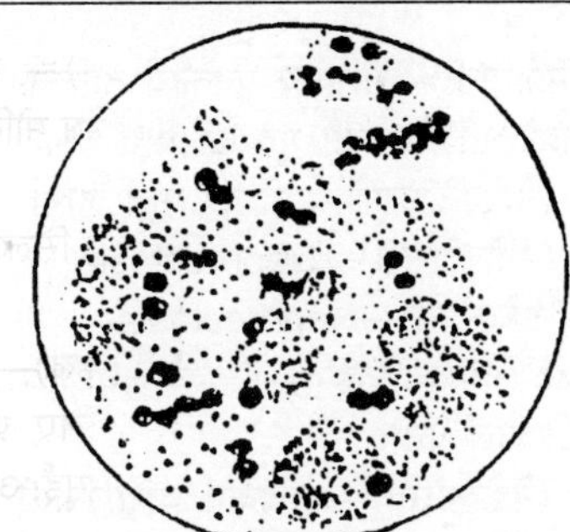

Fig. 357 : Neisseria gonorrheae (Gonococci) नाईसीरीया गोनोरीह (गोनोकोकाई)

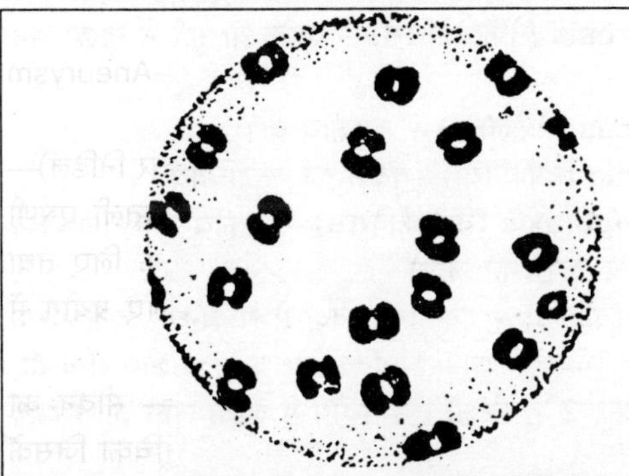

Fig. 358 : Neisseria meningitidis (Meningococci) नाईसीरीया मैनिनजाइटाइडिस (मैनिनजोकोकाई)

Nelton's line (नेल्टन्स लाइन)—अग्रज ऊर्ध्ववर्ती श्रोणिफलकीय कंटक से आसनास्थिक गण्डक तक खींची गयी रेखा।

Nem (नेम)— पोषण की एक इकाई जो एक ग्राम स्तन दुग्ध के पोषक मूल्य के तुल्य होती है।

Nema-, Nemat-, Nemato- (निमै-, निमैट-, निमैटो-)— उपसर्ग जिनका अर्थ धागा या धागे के समान होता है।

Nemathelminth (निमैथैल्मिन्थ)—संघ या फाइलम निमैथैल्मिनथीज़ का एक गोलकृमि

Nemathelminthes (निमैथैल्मिन्थीज़)— गोलकृमियों का संघ

Nematicide (निमैटीसाइड)—Nematocide.

Nematization (निमैटाइज़ेशन)— गोलकृमियों द्वारा उत्पीड़न

Nematoblast (निमैटोब्लास्ट)—Spermatid. Spermatoblast.

Nematocide (निमैटोसाइड)— गोलकृमियों को मारने वाला कारक, गोलकृमिनाशक।

Nematoda (निमैटोडा)—फाइलम निमैथैल्मिनथीज़ का एक वर्ग जिसके अन्तर्गत गोलकृमि एवं सूत्रकृमि आदि आते हैं।

Nematode (निमैटोड)—वर्ग निमैटोडा का कोई भी सदस्य अथवा गोलकृमि

Nematodiasis (निमैटोडिएसिस)—वर्ग निमैटोडा के किसी कृमि द्वारा उत्पन्न रोग

Nematoid (निमैटॉयड)— किसी गोलकृमि अथवा सूत्रकृमि के समान

Nematology (निमैटोलॉजी)—वर्ग निमैटोडा के कृमियों का अध्ययन

Nematospermia (निमैटोस्पर्मिया)— लम्बी पूंछों वाले शुक्राणुओं का पाया जाना

Neo- (नियो-)—एक उपसर्ग जिसका अर्थ नया अथवा हाल ही का होता है, नव–

Neoadjuvant therapy (नियोएडजूवैन्ट थिरैपी)—कैंसर की चिकित्सा में कैंसर के ऑपरेशन से पहले औषधियों या विकिरण का प्रयोग करना।

Neoantigen (नियोएण्टिजन)—कुछ अर्बुदों की कोशिकाओं के केन्द्रकों के भीतर स्थित एक प्रतिजन (एण्टिजन)

Neoarthrosis (नियोआर्थ्रोसिस)— एक मिथ्या सन्धि

Neobiogenesis (नियोबायोजेनेसिस)—एक सिद्धान्त कि जीवन अकार्बनिक पदार्थ से उत्पन्न नहीं हो सकता

Neoblastic (नियोब्लास्टिक)— किसी नये ऊतक से सम्बन्धित, उसे बनाने वाला, उसमें उत्पन्न होने वाला अथवा उसकी प्रकृति का

Neocinetic (नियोसाइनेटिक)—Neokinetic.

Neocortex (नियोकॉर्टेक्स)—Neopallium.

Neofetal (नियोफीटल)— अन्तर्गर्भाशयी जीवन के आठवें या नौवें सप्ताह के भ्रूण से सम्बन्धित

Neofetus (नियोफीटस)— अन्तर्गर्भाशय-जीवन में आठवें अथवा नवें सप्ताह का भ्रूण

Neoformation (नियोफोर्मेशन)—1. पुनर्जनन 2. अर्बुद अथवा नवीन वृद्धि

Neogala (न्योगेला)— बच्चा पैदा होने के पश्चात् स्तनों से निकलने वाला प्रथम दूध

Neogenesis (नियोजेनेसिस)—ऊतक का पुनर्जनन

Neogenetic (नियोजेनेटिक)— नवीन निर्माणों से सम्बन्धित अथवा नव निर्मित

Neohymen (नियोहाइमन)—कूट-कला अथवा नवीन कला

Neokinetic (नियोकाइनेटिक)— तन्त्रिका-प्रेरक क्रियाविधि से सम्बन्धित जो पेशीय नियन्त्रण को नियमित करता है।

Neolalism (नियोलेलिज़्म)— नवीन शब्दों अथवा वाक्यखण्डों को बोलना जिनका अर्थ उन्हें बोलने वाले रोगी को ही पता होता है।

Neologism (नियोलोगिज़्म)—1. एक नया शब्द अथवा वाक्यखण्ड जिसका अर्थ उसे बोलने वाले रोगी को ही मालूम होता है। 2. एक मानसिक रोग जिसमें रोगी अर्थहीन शब्दों को बोलता है अथवा ऐसे शब्दों को बोलता है जिनके अर्थ उसे ही पता होते हैं, व्यर्थशब्दनिर्माण।

Neomembrane (नियोमेम्ब्रेन)—Pseudomembrane. Neohymen.

Neomorph (नियोमॉर्फ)—नव निर्माण

Neomorphism (नियोमॉर्फिज़्म)—Neomorph.

Neon (नियोन)— 10 लाख भाग में केवल 18 भाग के अनुपात में वायु में स्थित एक गैस जिसका रासायनिक प्रतीक Ne है।

Neonatal (नियोनेटल)—नवजात शिशु से सम्बन्धित

Neonate (नियोनेट)— चार सप्ताह तक की आयु का नवजात शिशु

Neonatologist (नियोनेटोलॉजिस्ट)—नवजातशिशुविज्ञान-विशेषज्ञ

Neonatology (नियोनेटोलॉजी)— नवजात शिशुओं की देखभाल, उनके रोगों के निदान एवं चिकित्सा का अध्ययन

Neonatorum (नियोनेटोरम)—नवजात शिशु से सम्बन्धित

Neopallium (नियोपैलियम)— नवप्रावारक

Neopathy (नियोपैथी)—नया रोग अथवा किसी रोग का कोई नया उपद्रव

Neophilism (नियोफिलिज़्म)— नये व्यक्तियों, वस्तुओं अथवा दृश्यों से विकृत प्यार

Neophobia (नियोफोबिया)— 1. नये व्यक्तियों, वस्तुओं अथवा दृश्यों का रोगोत्पादक भय 2. जो भी अज्ञात हो अथवा जिन्हें समझा न गया हो, उन सभी से घृणा होना

Neophrenia (नियोफ्रेनिया)— प्रारम्भिक युवावस्था में मानसिक ह्रास होना

Neoplasia (नियोप्लेसिया)— किसी अर्बुद का बनना

Neoplasm (नियोप्लाज़्म)—अर्बुद अथवा एक नवीन तथा असामान्य वृद्धि जो सुदम अथवा दुर्दम हो सकती है।

Neoplastic (नियोप्लास्टिक)— किसी अर्बुद से सम्बन्धित अथवा उसकी प्रकृति का, नवोत्पादित

Neoplasty (नियोप्लास्टी)—शल्यकर्म द्वारा शरीर के भागों का बनाना अथवा उन्हें पूर्वावस्था में लाना

Neostomy (नियोस्टॉमी)— शल्यकर्म द्वारा किसी एक अंग में अथवा दो अंगों के बीच कृत्रिम छिद्र बनाना

Neovascularization (नियोवैस्कुलाराइज़ेशन)— रक्त वाहिनियों का किसी ऐसे ऊतक में प्रचुरोद्भवन होना जिसमें वे सामान्यतः नहीं पायी जातीं या ऊतक में सामान्य रूप से पायी जाने वाली रक्त वाहिनियों से भिन्न प्रकार की रक्त वाहिनियों का प्रचुरोद्भवन होना।

Nephelometer (नीफेलोमीटर)— किसी तरल की आविलता या धूमिलता (गदलापन) मापने वाला एक उपकरण

Nephelometry (नीफेलोमीट्री)— नीफेलोमीटर द्वारा किसी तरल की आविलता या धूमिलता (गदलापन) को मापना

Nephelopia (नेफीलोपिया)— धुँधला दिखाई देना

Nephr- (नेफ्र-)—वृक्क या गुर्दे को प्रदर्शित करने वाला उपसर्ग

Nephradenoma (नेफ्रेडीनोमा)—वृक्कीय ग्रन्थ्यर्बुद

Nephralgia (नेफ्रेल्जिया)—किसी गुर्दे में दर्द होना, वृक्कशूल

Nephralgic (नेफ्रेल्जिक)—गुर्दे के दर्द से सम्बन्धित

Nephrapostasis (नेफ्रेपोस्टेसिस)—वृक्कीय व्रण (गुर्दे में फोड़ा बन जाना)

Nephratony (नेफ्रेटॉनी)—सामान्य वृक्कीय तान का अभाव

Nephrauxe (नेफ्रोक्सी)—किसी गुर्दे का बड़ा होना

Nephrectasia (नेफ्रेक्टेसिया)—गुर्दे का फूल जाना

Nephrectasis (नेफ्रेक्टेसिस)—Nephrectasia.

Nephrectasy (नेफ्रेक्टेसी)—Nephrectasia.

Nephrectomize (नेफ्रेक्टोमाइज़)— शल्यक्रिया द्वारा एक या दोनों गुर्दों को निकाल देना

Nephrectomy (नेफ्रेक्टॉमी)—शल्यकर्म द्वारा किसी गुर्दे को निकाल देना

Nephredema (नेफ्रीडीमा)— वृक्कीय रोग के कारण उत्पन्न शोफ

Nephrelcosis (नेफ्रेल्कोसिस)— वृक्क या गुर्दे में ज़ख्म बन जाना

Nephrelcus (नेफ्रेल्कस)— वृक्कीय व्रण

Nephremia (नेफ्रीमिया)—वृक्क का रक्ताधिक्य

Nephremphraxis (नेफ्रेम्फ्रेक्सिस)—वृक्कीय रक्त वाहिनियों में अवरोध उत्पन्न हो जाना

Nephric (नेफ्रिक)— वृक्कीय, वृक्क से सम्बन्धित, वृक्कपरक

Nephritic (नेफ्राइटिक)—1. वृक्क अथवा वृक्कशोथ सम्बन्धी, वृक्कशोथज 2. वृक्कशोथ में प्रयोग में लाया जाने वाला कोई पदार्थ

Nephritis (नेफ्राइटिस)—वृक्कशोथ। यह निम्न प्रकार का होता है–

Acute nephritis (एक्यूट नेफ्राइटिस)—तीव्र वृक्कशोथ

Analgesic nephritis (एनलजेसिक नेफ्राइटिस)—वेदनाहर औषधियों का अत्यधिक सेवन करने के परिणाम स्वरूप उत्पन्न जीर्ण वृक्कशोथ

Chronic nephritis (क्रोनिक नेफ्राइटिस)— जीर्ण वृक्कशोथ

Glomerular nephritis (ग्लोमेरूलर नेफ्राइटिस)—Glomerulonephritis.

Hereditary nephritis (हीयरीडिटरी नेफ्राइटिस)—पारिवारिक वृक्कशोथ जिसके बढ़ जाने पर जीर्ण वृक्कीय पात हो जाता है।

Interstitial nephritis (इन्ट्रस्टीशियल नेफ्राइटिस)—वृक्क के अन्तरालीय ऊतक का शोथ, अन्तरालीय वृक्कशोथ।

Parenchymatous nephritis (पैरेन्काइमेटस नेफ्राइटिस)—वृक्क के पैरेन्काइमा को प्रभावित करने वाला शोथ, सारऊतकी वृक्कशोथ

Suppurative nephritis (सपूरेटिव नेफ्राइटिस)—वृक्कशोथ जिसमें फोड़ा बन जाता है, सपूय वृक्कशोथ।

Transfusion nephritis (ट्रान्सफ्यूज़न नेफ्राइटिस)—असंगत रक्त के आधान से उत्पन्न होने वाला वृक्कशोथ

Nephritogenic (नेफ्राइटोजेनिक)—वृक्कशोथ उत्पन्न करने वाला, वृक्कशोथजनक

Nephro-, Nephr- (नेफ्रो-, नेफ्र-)— उपसर्ग जिनका अर्थ वृक्क से सम्बन्धित होता है।

Nephroabdominal (नेफ्रोएब्डोमिनल)—वृक्क एवं उदर सम्बन्धी

Nephroblastoma (नेफ्रोब्लास्टोमा)—Wilms' tumor.

Nephrocalcinosis (नेफ्रोकैल्सिनोसिस)—वृक्कीय नलिकाओं में कैल्सियम फॉस्फेट का जमा होना, वृक्क-कैल्सियमता

Nephrocapsectomy (नेफ्रोकैप्सेक्टॉमी)—वृक्कीय सम्पुट (कैप्सूल) को शल्यकर्म द्वारा काट कर अलग कर देना, वृक्कसम्पुटोच्छेदन।

Nephrocardiac (नेफ्रोकार्डियक)— वृक्क एवं हृदय सम्बन्धी

Nephrocele (नेफ्रोसील)—वृक्क का हर्निया

Nephrocolic (नेफ्रोकोलिक)—1. वृक्क एवं कोलन सम्बन्धी 2. वृक्कीय शूल

Nephrocolopexy (नेफ्रोकोलोपैक्सी)—वृक्क एवं कोलन का शल्यक्रिया द्वारा निलम्बन

Nephrocoloptosis (नेफ्रोकोलोप्टोसिस)—वृक्क एवं कोलन का नीचे की ओर विस्थापन, वृक्कबृहदांत्रच्युति।

Nephrocystanastomosis (नेफ्रोसिस्टेनास्टोमोसिस)—वृक्क एवं मूत्राशय के बीच एक कृत्रिम मार्ग बनाना

Nephrocystitis (नेफ्रोसिस्टाइटिस)— वृक्क एवं मूत्राशय का शोथ

Nephrocystosis (नेफ्रोसिस्टोसिस)— वृक्कीय पुटियों का बनना

Nephrogenetic (नेफ्रोजेनेटिक)—वृक्क ऊतक को उत्पन्न करने वाला, वृक्क से उत्पन्न होने वाला, वृक्कजनक, वृक्कजन्य

Nephrogenic (नेफ्रोजेनिक)—Nephrogenetic.

Nephrogenous (नेफ्रोजीनस)—Nephrogenetic.

Nephrogram (नेफ्रोग्राम)—वृक्क का एक्स-रे चित्र

Nephrography (नेफ्रोग्राफी)— वृक्क का एक्स-रे चित्रण करना, वृक्कचित्रण

Nephrohydrosis (नेफ्रोहाइड्रोसिस)—अवरोध उत्पन्न हो जाने के कारण वृक्कीय श्रोणि एवं आलवालों में मूत्र का संचित हो जाना

Nephrohypertrophy (नेफ्रोहाइपरट्रॉफी)—वृक्क की अतिवृद्धि

Nephroid (नेफ्रॉयड)—वृक्क के आकार का, वृक्काभ

Nephrolith (नेफ्रोलिथ)— वृक्क में अश्मरी, वृक्काश्मरी

Nephrolithiasis (नेफ्रोलिथिएसिस)—वृक्क में अश्मरियों की विद्यमानता, वृक्काश्मरता

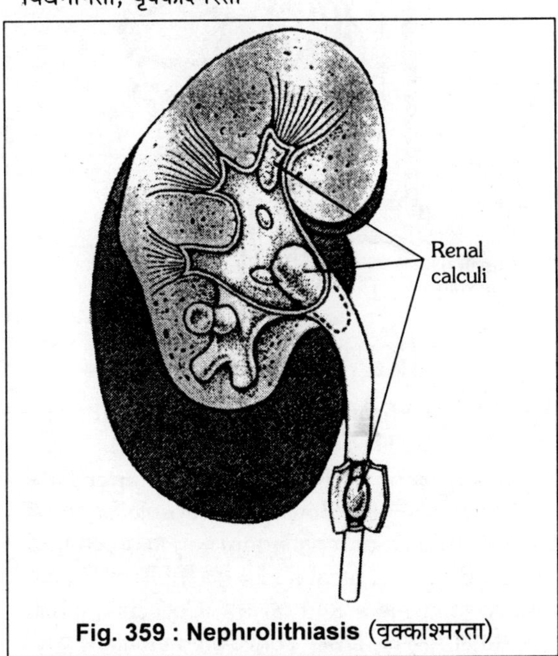

Fig. 359 : Nephrolithiasis (वृक्काश्मरता)

Nephrolithotomy (नेफ्रोलिथोटॉमी)— किसी पथरी को निकालने के लिए किसी वृक्क में चीरा लगाना, वृक्काश्मरीहरण

Nephrology (नेफ्रोलॉजी)—वृक्क की संरचना एवं कार्य का अध्ययन, वृक्कविज्ञान

Nephrolysine (नेफ्रोलाइसीन)—एक विषैला पदार्थ विशेषकर एक एण्टिजन जो वृक्कीय ऊतक को नष्ट करता है।

Nephrolysis (नेफ्रोलाइसिस)—1. आसंजनों से किसी वृक्क का पृथक् होना 2. वृक्क के पदार्थ का नष्ट होना, वृक्कलयन

Nephrolytic (नेफ्रोलाइटिक)—वृक्क या गुर्दे के लिए विनाशकारी, वृक्कलयनकारी

Nephroma (नेफ्रोमा)— वृक्कीय अर्बुद

Nephromalacia (नेफ्रोमैलेशिया)— किसी वृक्क का मुलायम हो जाना, वृक्कमृदुता

Nephromegaly (नेफ्रोमीगैली)—वृक्क का बड़ा हो जाना, अतिवृक्कता।

Nephromere (नेफ्रोमीयर)— भ्रूण में स्थित एक खण्ड जिससे वृक्क विकसित होता है।

Nephron (नेफ्रोन)— वृक्क की रचनात्मक एवं क्रियात्मक इकाई, वृक्काणु

Nephroncus (नेफ्रोन्कस)— एक वृक्कीय अर्बुद

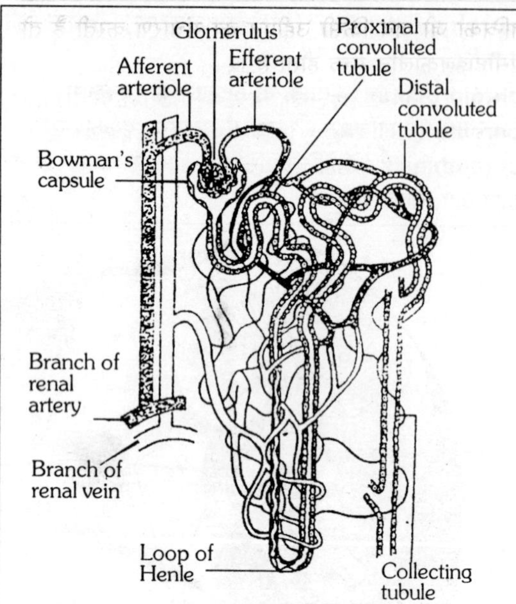

Fig. 360 : Nephron (रक्त वाहिनियों की व्यवस्था सहित वृक्काणु या नैफ्रान का चित्र)

Glomerulus = केशिकागुच्छ, Afferent arteriole = अभिवाही धमनिका, Bowman's capsule = बोमैन्स कैप्सूल, Branch of renal artery = वृक्कीय धमनी की शाखा, Branch of renal vein = वृक्कीय शिरा की शाखा, Loop of Henle = हेनल का लूप, Collecting tubule = संग्राही नलिका, Distal convoluted tubule = दूरस्थ संवलित नलिका, Proximal convoluted tubule = समीपस्थ संवलित नलिका, Efferent arteriole = अपवाही धमनिका

Nephronophthisis (नेफ्रोनोफ्थाइसिस)— वृक्क का क्षयकारी रोग

Nephroparalysis (नेफ्रोपैरालाइसिस)— वृक्क का पक्षाघात

Nephropathia (नेफ्रोपैथिया)—Nephropathy.

Nephropathic (नेफ्रोपैथिक)— वृक्कीय रोग उत्पन्न करने वाला।

Nephropathy (नेफ्रोपैथी)— वृक्क का कोई भी रोग, वृक्कविकृति।

Nephropexy (नेफ्रोपैक्सी)— शल्यकर्म द्वारा किसी तैरते हुए वृक्क को संलग्न करना, चल वृक्क स्थिरीकरण

Nephrophthisis (नैफ्रोफ्थाइसिस)— वृक्क का क्षय रोग

Nephroptosia (नेफ्रोप्टोसिया)—Nephroptosis.

Nephroptosis (नैफ्रोप्टोसिस)— वृक्क का नीचे की ओर भ्रंश या विस्थापन, वृक्कच्युति

Nephropyelitis (नेफ्रोपाइलाइटिस)—वृक्कीय श्रोणि तथा वृक्क के पैरेन्काइमा का शोथ, वृक्कगोणिकाशोथ

Nephropyelography (नेफ्रोपाइलोग्राफी)—वृक्क एवं वृक्कीय श्रोणि का एक्स-रे परीक्षण

Nephropyeloplasty (नेफ्रोपाइलोप्लास्टी)—वृक्क एवं वृक्कीय श्रोणि की प्लास्टिक सर्जरी करना, वृक्कगोणिकासंधानकर्म

Nephropyosis (नेफ्रोपायोसिस)— किसी वृक्क में पस पड़ जाना, वृक्कपूयता

Nephrorrhagia (नेफ्रोरैह्जिया)— वृक्क से रक्तस्राव होना

Nephrorrhaphy (नेफ्रोरैह्फी)—वृक्क या गुर्दे की सिलाई करना

Nephros (नेफ्रोस)—वृक्क या गुर्दा

Nephrosclerosis (नेफ्रोस्क्लेरोसिस)—वृक्क या गुर्दे का कठोर हो जाना, वृक्ककाठिन्य

Nephrosclerotic (नेफ्रोस्क्लेरोटिक)—वृक्ककाठिन्य से सम्बन्धित अथवा उसे उत्पन्न करने वाला

Nephroscope (नेफ्रोस्कोप)—वृक्क के भीतर का नेत्र परीक्षण करने वाला यन्त्र

Nephroscopy (नेफ्रोस्कोपी)— नेफ्रोस्कोप द्वारा वृक्क के भीतर का नेत्र परीक्षण करना

Nephrosis (नेफ्रोसिस)—वृक्क का कोई भी अशोथज रोग, अपवृक्कता

Nephrosonephritis (नेफ्रोसोनेफ्राइटिस)— एक वृक्कीय रोग जिसमें वृक्कशोथ एवं अपवृक्कता दोनों होते हैं।

Nephrostomy (नेफ्रोस्टॉमी)—वृक्कीय श्रोणि में एक कृत्रिम नालव्रण बनाना, वृक्कछिद्रीकरण

Nephrotic (नेफ्रोटिक)— अपवृक्कता सम्बन्धी अथवा उसके द्वारा उत्पन्न, अपवृक्कीय

Nephrotic syndrome (नेफ्रोटिक सिण्ड्रोम)—केशिकागुच्छ का एक रोग जिससे प्रोटीनमेह, सार्वदैहिक शोफ तथा अल्पएल्ब्युमिनरक्तता हो जाती है।

Nephrotome (नेफ्रोटोम)—Nephromere.

Nephrotomic (नेफ्रोटॉमिक)— भ्रूण के उस खण्ड से सम्बन्धित जिससे वृक्क विकसित होता है।

Nephrotomogram (नेफ्रोटोमोग्राम)— वृक्क का एक टोमोग्राम

Nephrotomography (नेफ्रोटोमोग्राफी)—किसी रेडियोअपारदर्शक रंजक का अन्तःशिराभ इन्जैक्शन लगाकर किसी वृक्क का टोमोग्राम लेना जो किसी वृक्क से उत्सर्जित हो जाता है।

Nephrotomy (नेफ्रोटॉमी)— किसी वृक्क में चीरा लगाना

Nephrotoxic (नेफ्रोटॉक्सिक)—वृक्क कोशिकाओं को नष्ट करने वाला पदार्थ, वृक्कविषकर

Nephrotoxicity (नेफ्रोटॉक्सिसिटी)— वृक्क के लिए विषाक्त होना

Nephrotoxin (नेफ्रोटॉक्सिन)—वृक्क कोशिकाओं को नष्ट करने वाला विषैला पदार्थ

Nephrotresis (नेफ्रोट्रेसिस)—कटि या कोख से होकर वृक्क में एक स्थायी उत्सर्गी छिद्र का निर्माण करना

Nephrotrophic (नेफ्रोट्रॉफिक)—Nephrotropic.

Nephrotropic (नेफ्रोट्रॉपिक)—वृक्कों को प्रभावित करने वाला

Nephrotuberculosis (नेफ्रोट्यूबरकुलोसिस)—वृक्क का क्षय रोग

Nephrotyphoid (नेफ्रोटाइफॉयड)— वृक्कीय रोग जिसके उपद्रव स्वरूप टाइफॉयड ज्वर हो जाता है।

Nephroureterectomy (नेफ्रोयूरेट्रेक्टॉमी)—वृक्क के साथ मूत्रनली अथवा इसके किसी भाग को शल्यक्रिया द्वारा काट कर निकाल देना, वृक्कगवीनी-उच्छेदन

Nephroureterocystectomy (नेफ्रोयूरेट्रोसिस्टेक्टॉमी)—वृक्क या गुर्दे, मूत्रनली या गवीनी एवं मूत्राशय के कुछ भाग को अथवा सम्पूर्ण मूत्राशय को शल्यक्रिया द्वारा काटकर निकाल देना; वृक्कगवीनीमूत्राशय-उच्छेदन।

Nephrydrosis (नेफ्रीड्रोसिस)— अवरोध उत्पन्न हो जाने के कारण वृक्कीय श्रोणि का फूल जाना

Nerve (नर्व)—तन्त्रिका तन्तुओं से बनी रज्जु की भाँति एक संरचना जो केन्द्रीय तन्त्रिका-तन्त्र (मस्तिष्क एवं सुषुम्ना रज्जु) तथा शरीर के विभिन्न भागों के बीच आवेगों को लाने-ले जाने का कार्य करती है; तन्त्रिका या नाड़ी। यह निम्न प्रकार की होती है–

Abducent nerve (एब्डुसैन्ट नर्व)—छठी कपालीय तन्त्रिका

Accelerator nerve (एक्सीलरेटर नर्व)—एक हृदय-अनुकम्पी तन्त्रिका जो उत्तेजित होने पर हृद् स्पन्द (दिल की धड़कन) को बढ़ा देती है।

Accessory nerve (एसेसरी नर्व)—ग्यारहवीं कपालीय तन्त्रिका

Acoustic nerve (एकौस्टिक नर्व)— आठवीं कपालीय तन्त्रिका

Adrenergic nerve (एड्रीनर्जिक नर्व)—एक अनुकम्पी तन्त्रिका जो जब किसी उद्दीपन का संचारण करती है तो अन्तर्ग्रथन पर नॉरइपीनैफ्रीन मुक्त करती है।

Afferent nerve (एफैरेन्ट नर्व)—कोई भी तन्त्रिका जो परिसर से केन्द्रीय तन्त्रिका तन्त्र को आवेगों का संचारण करती है; अभिवाही तन्त्रिका

Articular nerve (आर्टिकुलर नर्व)— किसी सन्धि की आपूर्ति करने वाली तन्त्रिका, सन्धि-तंत्रिका।

Autonomic nerve (ऑटोनोमिक नर्व)—स्वसंचालित तन्त्रिका-तन्त्र की कोई तन्त्रिका

Centrifugal nerve (सेन्ट्रीफ्यूगल नर्व)— अपवाही तन्त्रिका

Centripetal nerve (सेन्ट्रीपीटल नर्व)— अभिवाही तन्त्रिका

Cerebrospinal nerve (सेरीब्रोस्पाइनल नर्व)— मस्तिष्क या सुषुम्ना रज्जु से उत्पन्न होने वाली कोई तन्त्रिका

Cholinergic nerve (कोलीनर्जिक नर्व)—एक परानुकम्पी तन्त्रिका जो जब किसी उद्दीपन का संचारण करती है तो एसीटाइलकोलीन मुक्त होता है।

Cranial nerve (क्रेनियल नर्व)— मस्तिष्क से उत्पन्न होकर मस्तिष्क के रन्ध्रों से गुजर कर जाने वाली तन्त्रिकाओं के 12 जोड़ों में से एक तन्त्रिका, कपालीय तन्त्रिका

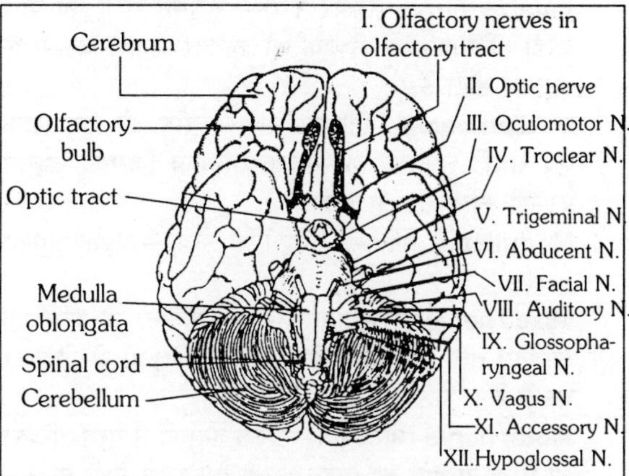

Fig. 361 : Cranial nerves (कपालीय तन्त्रिकाएँ)

Cerebrum= प्रमस्तिष्क, Olfactory bulb = ध्राण कन्द, Optic tract = दृष्टि-पथ, Medulla oblongata = मेडुला ऑब्लांगेटा, Spinal cord = सुषुम्ना रज्जु, Cerebellum = अनुमस्तिष्क, I. Olfactory nerves in olfactory tract = ध्राण पथ में विद्यमान ध्राण-तन्त्रिकाएं, II. Optic nerve = दृष्टि-तन्त्रिका, III. Oculomotor nerve = नेत्रप्रेरक तन्त्रिका, VI. Trochlear nerve = चक्रक तन्त्रिका, V. Trigeminal nerve = त्रिधारीय तन्त्रिका, VI. Abducent nerve = अपकार्षिणी या अपवर्तनी तन्त्रिका, VII. Facial nerve = आनन तन्त्रिका, VIII. Auditory nerve = श्रवणीय तन्त्रिका, IX. Glossopharyngeal nerve = जिह्वाग्रसनीय तन्त्रिका, X. Vagus nerve = वेगस तन्त्रिका, XI. Accessory nerve = सहायक तन्त्रिका, XII. Hypoglossal nerve = अधोजिह्वा तन्त्रिका

Depressor nerve (डिप्रैसर नर्व)—कोई भी अभिवाही तन्त्रिका जो उत्तेजित हो जाने पर किसी अंग की क्रियाशीलता को कम कर देती है, रक्तदाबह्रासी तन्त्रिका

Efferent nerve (इफैरैन्ट नर्व)—प्रेरक तन्त्रिका। वह तन्त्रिका जो केन्द्रीय तन्त्रिका-तन्त्र से परिसर को आवेगों को संचारित करती है, अपवाही तन्त्रिका

Excitatory nerve (एक्साइटेटरी नर्व)—ऐसी तन्त्रिका जो ऐसे आवेगों को संचारित करती है जो शरीर के किसी भाग के कार्य को उत्तेजित करते हैं।

Excitoreflex nerve (एक्साइटोरिफ्लैक्स नर्व)—एक अन्तरांग-तन्त्रिका जो प्रतिवर्त क्रिया उत्पन्न करती है।

Facial nerve (फेशियल नर्व)— सातवीं कपालीय तन्त्रिका

Gangliated nerve (गैंग्लिएटेड नर्व)— अनुकम्पी तन्त्रिका-तन्त्र की कोई भी तन्त्रिका

Glossopharyngeal nerve (ग्लोसोफेरिन्जीयल नर्व)— नवीं कपालीय तन्त्रिका

Inhibitory nerve (इनहीबिटरी नर्व)— ऐसी तन्त्रिका जो उत्तेजित होने पर शरीर के किसी भाग की क्रियाशीलता को कम करती है।

Lumbar nerve (लम्बर नर्व)— सुषुम्ना रज्जु की पाँच जोड़ी तन्त्रिकाओं में से एक जो कटिपरक कशेरुकाओं के अनुरूप होती हैं।

Median nerve (मीडियन नर्व)— बाँह की एक प्रेरक एवं संवेदी तन्त्रिका की संयुक्त तन्त्रिका जिसका उद्गम प्रगण्डी स्नायुजाल से होता है।

Medullated nerve (मेडुलेटेड नर्व)—Myelinated nerve.

Mixed nerve (मिक्सड नर्व)— ऐसी तन्त्रिका जो अभिवाही (संवेदी) तथा अपवाही (प्रेरक) दोनों तन्तुओं से मिलकर बनती है।

Motor nerve (मोटर नर्व)—प्रेरक तन्तुओं से युक्त तन्त्रिका जो प्रेरक आवेगों का वाहन करती है जिससे पेशी सकुंचन को उत्तेजना मिलती है; प्रेरक तन्त्रिका

Olfactory nerve (ऑलफैक्टरी नर्व)— प्रथम कपालीय तन्त्रिका

Optic nerve (ऑप्टिक नर्व)—द्वितीय कपालीय तन्त्रिका

Parasympathetic nerve (पैरासिम्पैथेटिक नर्व)— स्वसंचालित तन्त्रिका-तन्त्र के परानुकम्पी विभाजन की एक तन्त्रिका, परानुकम्पी तन्त्रिका

Peripheral nerve (पेरीफ्रल नर्व)— केन्द्रीय तन्त्रिका-तन्त्र से बाहर की कोई भी तन्त्रिका, परिसरीय तन्त्रिका

Pressor nerve (प्रेशर नर्व)— एक अभिवाही तन्त्रिका जो उत्तेजित होकर रक्त वाहिनियों को संकुचित करके रक्त-चाप को बढ़ाती है, रक्तदाबवर्धक तन्त्रिका

Radial nerve (रेडियल नर्व)—यह प्रगण्डी जालिका की सबसे बड़ी शाखा होती है जो ऊपरी बाहु की ट्राइसैप्स ब्रेकाई पेशी की तथा पश्चज सतह की त्वचा की, अग्रबाहु की पश्चज सतह की पेशियों एवं त्वचा की तथा हाथ के अँगूठे, दो अँगुलियों एवं तीसरी अँगुली के पार्श्वीय आधे भाग की आपूर्ति करती है, बहिप्रकोष्ठीय तन्त्रिका, रेडियल तन्त्रिका

Sciatic nerve (शियाटिक नर्व)— यह शरीर में सबसे बड़ी तन्त्रिका है जो त्रिकज जालिका से उत्पन्न होती है और अपने उद्गम पर लगभग 2 सेमी. चौड़ी होती है। यह श्रोणि-गुहा से वृहत् आसन–रन्ध्र से होते हुए नितम्ब में पहुँचती है जहाँ से उतरकर यह जंघा के पश्चज भाग में पहुँच जाती है और हैमस्ट्रिंग पेशियों (Hamstring muscles) की आपूर्ति करती है। फीमर हड्डी के बीच में यह दो शाखाओं में विभाजित हो जाती है–टिबिया तन्त्रिका एवं पैरोनियल तन्त्रिका; आसन तन्त्रिका

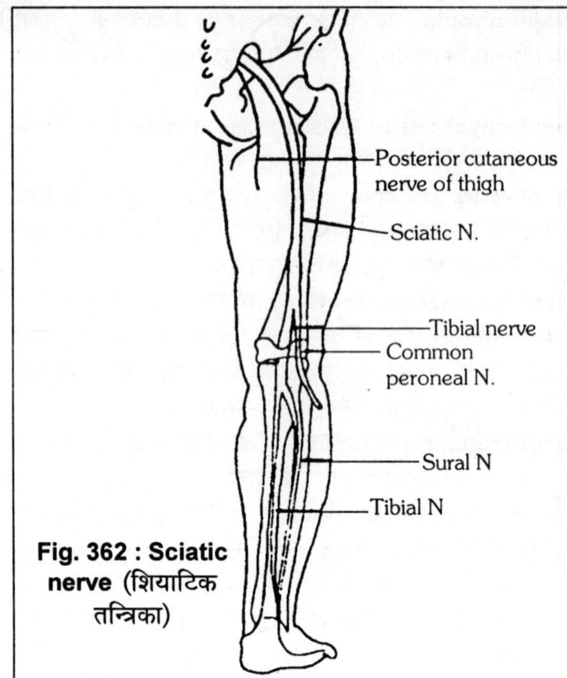

Fig. 362 : Sciatic nerve (शियाटिक तन्त्रिका)

Posterior view of the leg = टाँग का पश्चज दृश्य

Posterior cutaneous nerve of thigh = जंघा की पश्चज त्वचीय तन्त्रिका, Sciatic nerve = शियाटिक तन्त्रिका, Tibial nerve = अन्तर्जंधिकी या टिबियल तन्त्रिका, Common peroneal nerve = सामान्य बहिर्जंधिकीय या पैरोनियल तन्त्रिका, Sural nerve = पिण्डली की या सूरल तन्त्रिका

Secretory nerve (सेक्रेटरी नर्व)— एक ऐसी अभिवाही तन्त्रिका जो उत्तेजित होने पर ग्रन्थिल स्राव को बढ़ाती है; स्रावी तन्त्रिका; स्रावी तन्त्रिका।

Sensory nerve (सेन्सरी नर्व)—एक परिसरीय तन्त्रिका जो आवेगों को किसी संवेदी अंग से सुषुम्ना रज्जु अथवा मस्तिष्क को संचारित करती है; संवेदी तन्त्रिका

Somatic nerves (सोमेटिक नर्व्ज़)—कंकालीय पेशियों एवं दैहिक ऊतकों की आपूर्ति करने वाली प्रेरक तथा संवेदी तन्त्रिकाएँ

Spinal nerves (स्पाइनल नर्व्ज़)— ये सुषुम्ना रज्जु से निकलने वाली परिसरीय तन्त्रिकाओं के 31 जोड़े होते हैं जिनमें 8 ग्रैव (गर्दन के), 12 वक्षीय (छाती के), 5 कटि-प्रदेश के, 5 सेक्रमी तथा 1 अनुत्रिकीय जोड़ा सम्मिलित होते हैं; मेरु तन्त्रिकाएँ; सुषुम्ना तन्त्रिकाएँ।

Splanchnic nerve (स्प्लैन्कनिक नर्व)—ऐसी तन्त्रिका जो अन्तरांगों एवं रक्त वाहिनियों की आपूर्ति करती है।

Sympathetic nerve (सिम्पैथेटिक नर्व)—स्वसंचालित तन्त्रिका-तन्त्र के अनुकम्पी विभाजन की एक तन्त्रिका, अनुकम्पी तन्त्रिका

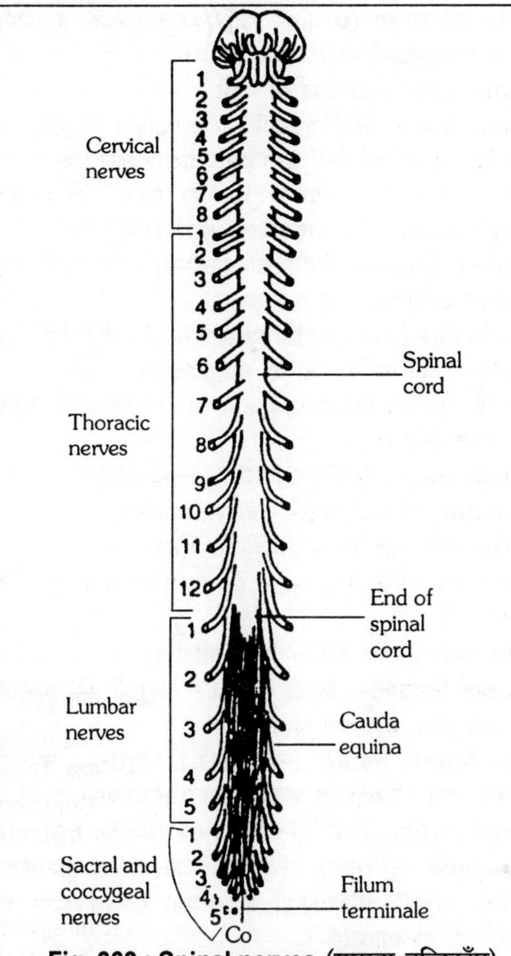

Fig. 363 : Spinal nerves (सुषुम्ना तन्त्रिकाँए)

8 Cervical nerves = 8 ग्रैव तन्त्रिकाएँ,
12 Thoracic nerves = 12 वक्षीय तन्त्रिकाएँ,
5 Lumbar nerves = 5 कटिपरक तन्त्रिकाएँ,
5 Sacral nerves = 5 त्रिकज तन्त्रिकाएँ
1Coccygeal nerve = 1 अनुत्रिकीय तन्त्रिका,

31 Cranial nerves

Filum terminale = मेरू-अन्त्य सूत्र, Cauda equina = सुषुम्ना पुच्छ, End of the spinal cord = सुषुम्ना रज्जु का अन्त, Spinal cord = सुषुम्ना रज्जु

Trigeminal nerve (ट्राइजेमिनल नर्व)—पाँचवीं कपालीय तन्त्रिका, चेहरे की संवेदी तथा चर्वण की पेशियों की प्रेरक मुख्य तन्त्रिका; त्रिधारीय तन्त्रिका

Ulnar nerve (अल्नर नर्व)— यह प्रगण्डी जालिका से उत्पन्न होती है और ऊपरी बाहु के नीचे पहुँच कर ह्यूमेरस अस्थि के मध्यवर्ती अधिस्थूलक के पीछे से होते हुए नीचे को जाकर अग्रबाहु के अग्रज खण्ड की अल्ना अस्थि की ओर से होते हुए हाथ में पहुँचती है और अग्रबाहु की अल्ना अस्थि की ओर की पेशियों की आपूर्ति करती है और फिर नीचे उतर कर कनिष्ठामूल की पेशियों की तथा सम्पूर्ण छोटी उँगली एवं तीसरी अगुँली के मध्यवर्ती अर्द्ध भाग की आपूर्ति करती है। अन्तःप्रकोष्ठीय तन्त्रिका

Vagus nerve (वेगस नर्व)—दसवीं कपालीय तन्त्रिका जो उद्दीप्त होने पर हृदय गति को कम करती है।

Vasoconstrictor nerve (वासोकन्सट्रिक्टर नर्व)—एक तन्त्रिका जो उत्तेजित होने पर रक्त वाहिनियों को संकुचित करती है, वाहिकासंकीर्णक तन्त्रिका

Vasodilator nerve (वासोडाइलेटर नर्व)— ऐसी तन्त्रिका जो उत्तेजित होने पर रक्त वाहिनियों को विस्फारित करती है, वाहिकाविस्फारक तन्त्रिका

Vasomotor nerve (वासोमोटर नर्व)—वाहिनियों के संकुचन एवं विस्फारण से सम्बन्धित तन्त्रिका

Nerve endings (नर्व एण्डिंग्स)— किसी परिसरीय रचना में विद्यमान किसी तन्त्रिका तन्तु (अक्षतन्तु या पार्श्वतन्तु) के अन्त जो संवेदी या प्रेरक हो सकते हैं।

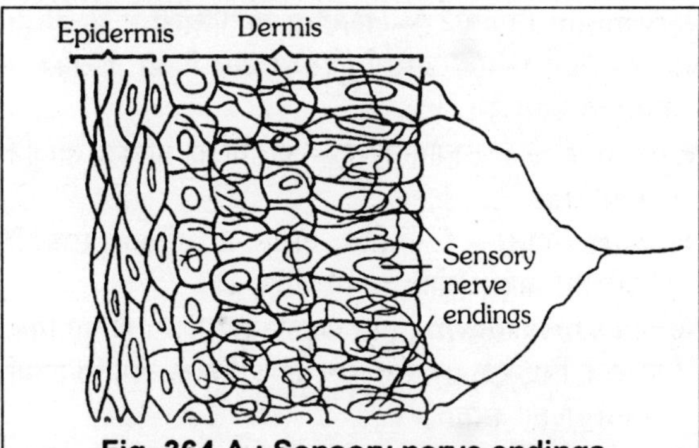

Fig. 364 A : Sensory nerve endings in the skin (त्वचा में संवेदी तन्त्रिका अन्त)

Epidermis = बाह्यत्वचा, Dermis = अन्तस्त्वचा, Sensory nerve endings = संवेदी तन्त्रिका अन्त

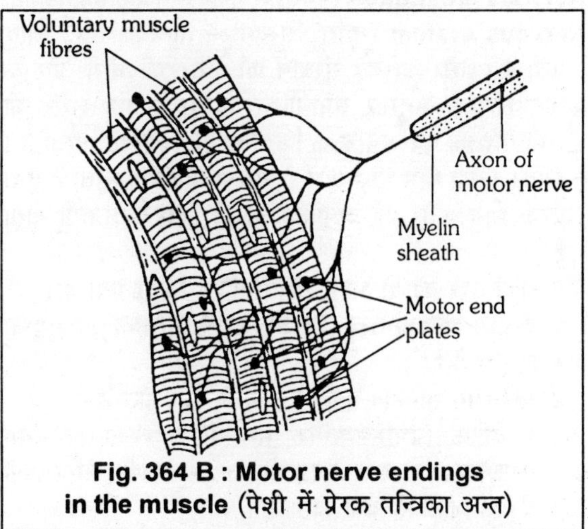

Fig. 364 B : Motor nerve endings in the muscle (पेशी में प्रेरक तन्त्रिका अन्त)

Voluntary muscle fibres = ऐच्छिक पेशी तन्तु, Axon of motor nerve = प्रेरक तन्त्रिका का अक्षतन्तु, Myelin sheath = माइलिन आवरण, Motor end plates = प्रेरक अन्त्य प्लेटें

Nerve fiber (नर्व फाइबर)—अक्षतन्तु जिसका सम्बन्ध आवेगों के संचारण से है।

Nerve fibril (नर्व फाइब्रिल)—किसी तन्त्रिकाकोशिका के कोशिकाद्रव्य तथा कोशिका प्रवर्धो में स्थित एक बहुत ही बारीक तन्तु

Nerve grafting (नर्व ग्राफ्टिंग)— तन्त्रिका आरोपण

Nerve impulse (नर्व इम्पल्स)— वह उत्तेजक-क्रिया जो किसी तन्त्रिका तन्तु के उत्तेजित होने पर उससे होकर गुजरती है।

Nerve plexus (नर्व प्लक्सस)— तन्त्रिकाओं का जाल

Nervi (नर्वाइ)— Nervus का बहुवचन

Nervimotility (नर्वीमोटीलिटी)— तन्त्रिका-उद्दीपन के प्रत्युत्तर में गति करने की क्षमता

Nervimotion (नर्वीमोशन)—तन्त्रिकीय उद्दीपक की अनुक्रिया में गति होना

Nervimotor (नर्वीमोटर)— किसी प्रेरक तन्त्रिका से सम्बन्धित

Nervo- (नर्वो-)—एक उपसर्ग जिसका अर्थ किसी तन्त्रिका से सम्बन्धित होता है।

Nervomuscular (नर्वोमस्कुलर)— पेशियों की तन्त्रिका आपूर्ति से सम्बन्धित

Nervous (नर्वस)— 1. चिंतित, अधीर 2. तन्त्रिका सम्बन्धी 3. उत्तेजित अथवा क्षोभित होने योग्य

Nervous breakdown (नर्वस ब्रेकडाउन)—किसी भी मानसिक विकार के लिए एक प्रचलित नाम जो व्यक्ति के सामान्य कार्यो में विघ्न उत्पन्न करता है।

Nervous debility (नर्वस डैबीलिटी)— तन्त्रिका-श्रान्ति, स्नायुदौर्बल्य

Nervous impulse (नर्वस इम्पल्स)—Nerve impulse.

Nervousness (नर्वसनैस)—अधीरता

Nervous prostration (नर्वस प्रोस्ट्रेशन)—Neurasthenia.

Nervous system (नर्वस सिस्टम)— तन्त्रिका-तन्त्र, स्नायु प्रणाली। शरीर का वह संस्थान जो शरीर को चारों ओर के वातावरण के अनुसार समायोजित करता है तथा शरीर की सभी ऐच्छिक एवं अनैच्छिक क्रियाओं को नियमित करता है। इसका संवेदी भाग चारों ओर से सूचना एकत्रित करता है तथा प्रेरक भाग शरीर की अनुक्रियाओं के लिए उत्तरदायी होता है।

तन्त्रिका-तन्त्र को दो भागों में विभाजित किया गया है।

1. केन्द्रीय तन्त्रिका-तन्त्र (CNS)–इसमें मस्तिष्क एवं सुषुम्ना रज्जु होते हैं।

2. परिसरीय तन्त्रिका-तन्त्र–इसके दो भाग होते हैं–

I. दैहिक (प्रमस्तिष्क-मेरु सम्बन्धी) तन्त्रिका-तन्त्र–यह कपालीय तन्त्रिकाओं के 12 जोड़े तथा मेरुदण्डीय तन्त्रिकाओं के 31 जोड़ों से बना होता है।

II. स्वसंचालित (आशयिक) तन्त्रिका-तन्त्र–यह अनुकम्पी तथा परानुकम्पी तन्त्रों से बनता है।

Nervus (नर्वस)—तन्त्रिका या नाड़ी

Nesidiectomy (नेसीडियेक्टॉमी)— अग्न्याशय की आइलेट कोशिकाओं को शल्यकर्म द्वारा काट कर निकाल देना

Nesidioblast (नेसीडियोब्लास्ट)— अग्न्याशय की आइलेट कोशिकाओं को उत्पन्न करने वाली कोशिकाओं में से एक

Nesidioblastoma (नेसीडियोब्लास्टोमा)—अग्न्याशय की आइलेट कोशिकाओं का एक अर्बुद

Nesidioblastosis (नेसीडियोब्लास्टोसिस)— लैंगरहैन्स की दीपिकाओं की कोशिकाओं का अतिविकसन

Nest (नैस्ट)—कोशिकाओं का एक पिण्ड जो चिड़िया के घोंसले के समान होता है।

Nesteostomy (नैस्टीयोस्टॉमी)—Jejunostomy.

Nestiatria (नैस्टियाट्रिया)— उपवास चिकित्सा

n. et m. (एन. एट एम.)— रात और सुबह

Ne tr. num. (ने ट्र. नम.)— मत दो जब तक पैसे का भुगतान न हुआ हो

Nettle rash (नेटिल रैश)— पित्ती उछलना

Network (नैटवर्क)— किसी संरचना में तन्तुओं की व्यवस्था जो एक जाल के समान होती है।

Neur-, Neuri-, Neuro- (न्यूर-, न्यूराइ-, न्यूरो-)— उपसर्ग जिनका अर्थ तन्त्रिका, तन्त्रिका ऊतक तथा तन्त्रिका-तन्त्र है।

Neurad (न्यूराड)—किसी तन्त्रिका अथवा इसके अक्ष की ओर

Neuragmia (न्यूरेग्मिया)— किसी तन्त्रिका धड़ का फट जाना

Neural (न्यूरल)—तन्त्रिकाओं से अथवा तन्त्रिका-तन्त्र से सम्बन्धित, तन्त्रिकापरक।

Neuralgia (न्यूरेल्जिया)— एक अथवा अधिक तन्त्रिकाओं या नाड़ियों के साथ-साथ उत्पन्न होने वाला दर्द, तन्त्रिकाशूल

Neuralgic (न्यूरेल्जिक)— तन्त्रिकाशूल का अथवा इससे सम्बन्धित

Neuralgiform (न्यूरेल्जिफार्म)— तन्त्रिकाशूल के समान

Neural spine (न्यूरल स्पाइन)— कंटकीय मेरुदण्डीय प्रवर्ध

Neuramebimeter (न्यूरेमीबीमीटर)—किसी तन्त्रिका के द्वारा किसी उद्दीपन के प्रति अनुक्रिया करने में लगने वाले समय को मापने वाला एक उपकरण

Neuranagenesis (न्यूरेनेजेनेसिस)—किसी नाड़ी का पुनर्जनन

Neurapophysis (न्यूरेपोफाइसिस)— किसी कशेरुका का दो पार्श्वों में से कोई सा भी एक पार्श्व जो जुड़कर तन्त्रिका-चाप बनाता है।

Neurapraxia (न्यूरेप्रेक्सिया)— किसी परिसरीय तन्त्रिका का ह्रास रहित कार्य न करना, तंत्रिका-अल्पक्रियता

Neurarchy (न्यूरेर्की)— शरीर के ऊपर तन्त्रिका-तन्त्र का प्रभुत्व (प्रधानता)

Neurarthropathy (न्यूरेरथ्रोपैथी)—Neuroarthropathy.

Neurasthenia (न्यूरेस्थीनिया)—तन्त्रिका-दौर्बल्य

Neurasthenic (न्यूरेस्थेनिक)— 1. तन्त्रिका-दौर्बल्य से सम्बन्धित 2. तन्त्रिका-दौर्बल्य से पीड़ित व्यक्ति

Neuratrophia, Neuratrophy (न्यूरेट्रॉफिया, न्यूरेट्रॉफी)— 1. तन्त्रिका-ऊतक का अपक्षय 2. तन्त्रिका-तन्त्र का अल्प पोषण

Neuratrophic (न्यूरेट्रॉफिक)—तन्त्रिका-ऊतक के अपक्षय अथवा तन्त्रिका-तन्त्र के अल्प पोषण से ग्रस्त व्यक्ति

Neuraxis (न्यूरैक्सिस)—1. अक्षतन्तु 2. प्रमस्तिष्कमेरु-अक्ष अथवा केन्द्रीय तन्त्रिका-तन्त्र

Neuraxitis (न्यूरैक्साइटिस)— मस्तिष्कशोथ

Neuraxon (न्यूरैक्सोन)— अक्ष-तन्तु

Neurectasia, Neurectasis, Neurectasy (न्यूरेक्टेसिया, न्यूरेक्टेसिस, न्यूरेक्टेसी)—किसी तन्त्रिका को शल्यक्रिया द्वारा खींचकर फैला देना, तन्त्रिका विस्फार।

Neurectomy (न्यूरेक्टॉमी)—किसी तन्त्रिका का आंशिक अथवा पूर्ण उच्छेदन, तन्त्रिकोच्छेदन

Neurectopia, Neurectopy (न्यूरेक्टोपिया, न्यूरेक्टोपी)— किसी तन्त्रिका का विस्थापित हो जाना अथवा उसकी असामान्य स्थिति होना, तन्त्रिका-अस्थानता।

Neurenteric (न्यूरेन्ट्रिक)—भ्रूण के तन्त्रिका-नाल एवं आन्त्र-नली से सम्बन्धित, तन्त्रिकांत्रज

Neurepithelium (न्यूरेपिथीलियम)—Neuroepithelium.

Neurergic (न्यूरेर्जिक)—किसी तन्त्रिका की सक्रियता से सम्बन्धित

Neurexeresis (न्यूरेक्सीरेसिस)— तन्त्रिका-शूल के शमन के लिए शल्यक्रिया द्वारा किसी तन्त्रिका को चीरना

Neuriatry (न्यूरिएट्री)—Neurology.

Neurilemma (न्यूरीलेम्मा)— किसी तन्त्रिका तन्तु को चारों ओर से बन्द करने वाली एक पतली झिल्लीनुमा चादर, तन्त्रिकाच्छद, तन्त्रिकावरण।

Neurilemmitis (न्यूरीलेम्माइटिस)—तन्त्रिकाच्छद का शोथ, तन्त्रिकावरणशोथ।

Neurilemmoma, Neurilemoma (न्यूरीलेमोम्मा, न्यूरीलेमोमा)—तन्त्रिकाच्छद का एक अर्बुद, तन्त्रिकाच्छदार्बुद

Neurilemmosarcoma (न्यूरीलेम्मोसार्कोमा)—एक दुर्दम तन्त्रिकाच्छदार्बुद

Neurility (न्यूरीलिटी)— तन्त्रिकाओं का उद्दीपनों को संचालित करने का गुण

Neurimotility (न्यूरीमोटीलिटी)—Nervimotility.

Neurimotor (न्यूरीमोटर)— किसी प्रेरक तन्त्रिका से सम्बन्धित

Neurinoma (न्यूरीनोमा)—Neurilemmoma.

Neurinomatosis (न्यूरिनोमेटोसिस)—Neurofibromatosis.

Neurite (न्यूराइट)—Neuroxon.

Neuritic (न्यूराइटिक)— तन्त्रिकाशोथ सम्बन्धी, तन्त्रिकाशोथज

Neuritis (न्यूराइटिस)— किसी तन्त्रिका अथवा तन्त्रिकाओं का शोथ, तन्त्रिकाशोथ। यह निम्न प्रकार का होता है–

Adventitial neuritis (एडवेन्टीशियल न्यूराइटिस)— तन्त्रिका आच्छद का शोथ

Ascending neuritis (एसैन्डिंग न्यूराइटिस)— शोथ जो परिसर से दूर किसी तन्त्रिका के साथ-साथ ऊपर को चढ़ता है; आरोही तन्त्रिकाशोथ

Axial neuritis (एक्सियल न्यूराइटिस)— किसी तन्त्रिका के आन्तरिक भाग का शोथ

Degenerative neuritis (डीजेनेरेटिव न्यूराइटिस)— तन्त्रिकाशोथ जिसमें तन्त्रिका में शीघ्र ही ह्रास होने लगता है।

Descending neuritis (डिसैन्डिंग न्यूराइटिस)—शोथ जो परिसर की ओर किसी तन्त्रिका के साथ-साथ नीचे को जाता है; अवरोही तन्त्रिकाशोथ

Diabetic neuritis— मधुमेहज तन्त्रिकाशोथ

Dietetic neuritis, Endemic neuritis (डाइटेटिक न्यूराइटिस, एण्डेमिक न्यूराइटिस)—

Disseminated neuritis (डिस्सीमिनेटेड न्यूराइटिस)— तन्त्रिकाशोथ जिसमें तन्त्रिकाओं का एक बड़ा वर्ग ग्रस्त होता है, विस्तृत तन्त्रिकाशोथ

Interstitial neuritis (इन्टर्स्टीशियल न्यूराइटिस)— किसी तन्त्रिका के संयोजी ऊतक का शोथ, अंतरालीय तन्त्रिकाशोथ

Multiple neuritis (मल्टीपिल न्यूराइटिस)— एक ही समय में एक से अधिक परिसरीय तन्त्रिकाओं का शोथ होना, बहुतन्त्रिकाशोथ

Nodosa neuritis (नोडोसा न्यूराइटिस)— तन्त्रिकाशोथ जिसमें तन्त्रिकाओं पर पर्व बन जाते हैं।

Peripheral neuritis (पैरीफ्रल न्यूराइटिस)— परिसरीय तन्त्रिकाओं का शोथ

Rheumatic neuritis (रिह्यूमेटिक न्यूराइटिस)— तन्त्रिकाशोथ जिसमें आमवात या रूमेटिज़्म के लक्षण होते हैं।

Sciatic neuritis (शियाटिक न्यूराइटिस)—शियाटिक तन्त्रिका का शोथ, गृध्रसी

Senile neuritis (सैनाइल न्यूराइटिस)—वृद्ध व्यक्तियों में होने वाला तन्त्रिकाशोथ जिससे अधिकतर भुजाएँ प्रभावित होती हैं।

Toxic neuritis (टॉक्सिक न्यूराइटिस)— विषों से होने वाला तन्त्रिकाशोथ

Traumatic neuritis (ट्रॉमेटिक न्यूराइटिस)— किसी आघात या चोट के पश्चात् होने वाला तन्त्रिकाशोथ

Neuro-(न्यूरो-)— एक उपसर्ग जिसका अर्थ किसी तन्त्रिका, तन्त्रिका-ऊतक अथवा तन्त्रिका-तन्त्र से सम्बन्धित होता है।

Neuroallergy (न्यूरोएलर्जी)— तन्त्रिका-ऊतक में होने वाली एक एलर्जीजन्य प्रतिक्रिया

Neuroanastomosis (न्यूरोएनास्टोमोसिस)—एक तन्त्रिका का दूसरी तन्त्रिका के साथ शल्यकर्म द्वारा सम्मिलन

Neuroanatomy (न्यूरोएनाटॉमी)— तन्त्रिका-तन्त्र का शरीररचनाविज्ञान

Neuroarthropathy (न्यूरोआर्थ्रोपैथी)— कोई भी सन्धि रोग जो किसी केन्द्रीय अथवा परिसरीय तन्त्रिका-तन्त्र के रोग से सम्बद्ध होता है, तन्त्रिकासन्धिविकृति

Neuroastrocytoma (न्यूरोएस्ट्रोसाइटोमा)— केन्द्रीय तन्त्रिका-तन्त्र का एक अर्बुद जो तन्त्रिका कोशिकाओं एवं ग्लाया-कोशिकाओं का बना होता है।

Neuroaugmentation (न्यूरोऑग्मेन्टेशन)— तन्त्रिका-तन्त्र की क्रियाशीलता को बढ़ाने के लिए वैद्युत उद्दीपन का प्रयोग करना।

Neuroaugmentive (न्यूरोऑग्मेन्टिव)—तन्त्रिका-तन्त्र की क्रियाशीलता को बढ़ाने के लिए वैद्युत उद्दीपन का प्रयोग करने से सम्बन्धित

Neurobiologist (न्यूरोबायोलॉजिस्ट)—तन्त्रिका-जीवविज्ञान का विशेषज्ञ

Neurobiology (न्यूरोबायोलॉजी)—तन्त्रिका-तन्त्र का जीवविज्ञान

Neurobiotaxis (न्यूरोबायोटैक्सिस)— उस स्थान की ओर तन्त्रिका कोशिका कार्यों का गति करना अथवा उनके अक्षतन्तुओं का वृद्धि करना जहाँ से वे उद्दीप्त होते हैं।

Neuroblast (न्यूरोब्लास्ट)—एक भ्रूणीय कोशिका जिससे तन्त्रिका-कोशिका का निर्माण होता है, तन्त्रिकाकोशिकाप्रसू

Neuroblastoma (न्यूरोब्लास्टोमा)— मुख्यतया न्यूरोब्लास्टों से बना तथा अधिकतर शिशुओं एवं 10 वर्ष तक की आयु के बच्चों में होने वाला तन्त्रिका-तन्त्र से उत्पन्न एक सार्कोमा अर्बुद, तन्त्रिकाकोशिकाप्रसू-अर्बुद

Neurocanal (न्यूरोकैनाल)— सुषुम्ना रज्जु की केन्द्रीय नली

Neurocardiac (न्यूरोकार्डियक)— तन्त्रिका-तन्त्र एवं हृदय सम्बन्धी

Neurocentral (न्यूरोसेन्ट्रल)— किसी कशेरुका के केन्द्र एवं कशेरुकीय चाप से सम्बन्धित

Neurocentrum (न्यूरोसेन्ट्रम)— कशेरुका काय

Neurochemistry (न्यूरोकैमिस्ट्री)—तन्त्रिकाविज्ञान की वह शाखा जिसका सम्बन्ध तन्त्रिका-तन्त्र के रसायन-शास्त्र से होता है।

Neurochitin (न्यूरोकाइटिन)—Neurokeratin.

Neurochorioretinitis (न्यूरोकोरियोरेटिनाइटिस)—दृष्टि-तन्त्रिकाशोथ के साथ रंजितपटल तथा दृष्टिपटल का शोथ

Neurochoroiditis (न्यूरोकोरॉयडाइटिस)— दृष्टि-तन्त्रिका एवं रंजितपटल का शोथ, तन्त्रिकारंजितपटलशोथ।

Neurocirculatory (न्यूरोसर्कुलेटरी)— तन्त्रिका-तन्त्र एवं परिसंचरण सम्बन्धी

Neurocladism (न्यूरोक्लेडिज़्म)— किसी तन्त्रिकाकोशिका के प्रवर्ध से नई शाखाओं का बनना

Neuroclonic (न्यूरोक्लोनिक)— तन्त्रिका-तन्त्र से उत्पन्न होने वाली ऐंठन से युक्त

Neurocoele (न्यूरोसील)—प्रमस्तिष्कमेरू-अक्ष में गुहाओं का बनना

Neurocranium (न्यूरोक्रेनियम)— मस्तिष्क को बन्द रखने वाला खोपड़ी का भाग

Neurocrine (न्यूरोक्राइन)—1. तन्त्रिकाओं पर किसी अन्तःस्रावी प्रभाव को अथवा तन्त्रिकाओं के अन्तःस्रावी ऊतकों पर प्रभाव को प्रदर्शित करने वाला 2. तन्त्रिकाओं के स्राव से सम्बन्धित

Neurocristopathy (न्यूरोक्रिस्टोपैथी)— तन्त्रिका-शिखा के कुविकास से उत्पन्न होने वाला कोई भी रोग

Neurocutaneous (न्यूरोक्यूटेनियस)— तन्त्रिकाओं एवं त्वचा से सम्बन्धित

Neurocyte (न्यूरोसाइट)— तन्त्रिका-कोशिका

Neurocytolysis (न्यूरोसाइटोलाइसिस)—तन्त्रिकाकोशिकाओं का नष्ट होना।

Neurocytoma (न्यूरोसाइटोमा)—तन्त्रिकाकोशिकार्बुद

Neurodealgia (न्यूरोडिएल्जिया)— रेटिना में दर्द होना

Neurodegenerative (न्यूरोडिजेनेरेटिव)— तन्त्रिका-तन्त्र के ऊतक के ह्रास से सम्बन्धित

Neurodendrite (न्यूरोडैन्ड्राइट)—Dendrite.

Neurodendron (न्यूरोडैन्डरोन)—Dendrite.

Neurodermatitis (न्यूरोडर्मैटाइटिस)—भावात्मक गड़बड़ी के कारण उत्पन्न होने वाला त्वचा का शोथ जिसमें खुजली होती है, तन्त्रिकात्वक्शोथ

Neurodermatosis (न्यूरोडर्मैटोसिस)—तन्त्रिका-उद्गम का कोई भी त्वचा रोग

Neurodermatrophia (न्यूरोडर्मैट्रॉफिया)— तन्त्रिका-रोग से होने वाला त्वचा का अपक्षय

Neurodiagnosis (न्यूरोडायग्नोसिस)—तन्त्रिका-रोगों का निदान

Neurodynamic (न्यूरोडायनामिक)—तन्त्रिका-शक्ति से सम्बन्धित

Neurodynia (न्यूरोडायनिया)—एक अथवा अधिक नाड़ियों में दर्द होना, तन्त्रिकाशूल

Neuroectoderm (न्यूरोएक्टोडर्म)— वह भ्रूणीय ऊतक जो तन्त्रिका-ऊतक को जन्म देता है। तन्त्रिकाबहिर्जनस्तर

Neuroectodermal (न्यूरोएक्टोडर्मल)—तन्त्रिकाबहिर्जनस्तर सम्बन्धी

Neuroectomy (न्यूरोएक्टॉमी)—Neurectomy.

Neuroeffector (न्यूरोइफैक्टर)—किसी तन्त्रिका-कोशिका तथा प्रेरक अंग जिसे यह तन्त्रिकाप्रेरण करती है, के बीच संगम का अथवा उससे सम्बन्धित

Neuroencephalomyelopathy (न्यूरोएन्सिफैलोमाइलोपैथी)—मस्तिष्क, सुषुम्ना रज्जु तथा तन्त्रिकाओं का रोग

Neuroendocrine (न्यूरोएण्डोक्राइन)—तन्त्रिका सम्बन्धी एवं अन्तःस्रावी तन्त्रों से सम्बन्धित

Neuroendocrinology (न्यूरोएण्डोक्राइनोलॉजी)—तन्त्रिका-तन्त्र एवं अन्तःस्रावी तन्त्र के बीच के सम्बन्ध का अध्ययन

Neuroenteric (न्यूरोएन्ट्रिक)— तन्त्रिका-तन्त्र एवं आँतों से सम्बन्धित

Neuroepidermal (न्यूरोइपिडर्मल)—तन्त्रिका-तन्त्र एवं बाह्यत्वचा से सम्बन्धित अथवा इन्हें उत्पन्न करने वाला।

Neuroepithelioma (न्यूरोइपिथीलियोमा)—Neurocytoma.

Neuroepithelium (न्यूरोइपिथीलियम)—1. विशिष्ट कोशिकाओं से बनी उपकला जो बाह्य उद्दीपनों को ग्रहण करने में संवेदी कोशिकाओं की भाँति कार्य करती है। 2. बहिर्जनस्तर-उपकला जिससे केन्द्रीय तन्त्रिका-तन्त्र विकसित होता है, तन्त्रिका-उपकला

Neurofibril, Neurofibrilla (न्यूरोफाइब्रिल, न्यूरोफाइब्रिला)—तन्त्रिकाकोशिका के काय के कोशिकाद्रव्य में प्रत्येक दिशा में जाने वाली सूक्ष्म धागे जैसी रचनाओं में से एक जो अक्षतन्तु तथा पार्श्वतन्तुओं में फैल जाते हैं, तन्त्रिकातन्तुक

Neurofibrillar (न्यूरोफाइब्रिलर)—तन्त्रिका-तन्तुओं से सम्बन्धित

Neurofibroma (न्यूरोफाइब्रोमा)— किसी तन्त्रिका के संयोजी ऊतक का एक अर्बुद जो मुख में, फुफ्फुसावरणों अथवा आमाशय में उत्पन्न हो सकता है; तन्त्रिकातन्तु-अर्बुद

Neurofibromatosis (न्यूरोफाइब्रोमेटोसिस)— परिसरीय तन्त्रिकाओं पर विभिन्न परिमाणों के बहुत से अर्बुदों का बनना जो तन्त्रिकार्बुद अथवा तन्तुअर्बुद हो सकते हैं, तन्त्रिकातन्तु-अर्बुदता

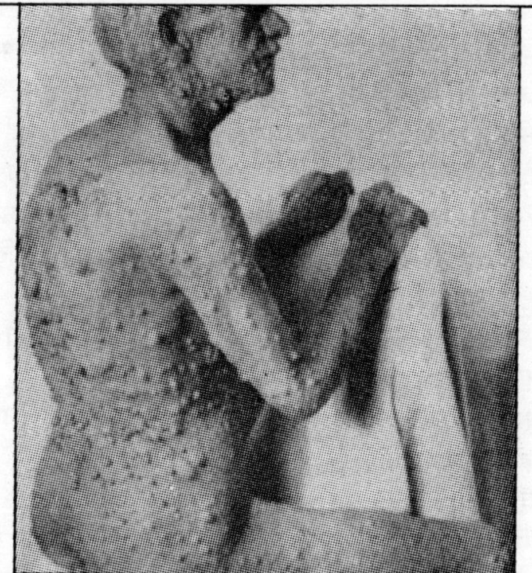

Fig. 365 : Neurofibromatosis (तन्त्रिकातन्तु-अर्बुदता)

Neurofibrosarcoma (न्यूरोफाइब्रोसार्कोमा)— एक दुर्दम तन्त्रिकातन्तु-अर्बुद

Neurofibrositis (न्यूरोफाइब्रोसाइटिस)— तन्त्रिका तन्तुओं का शोथ

Neurofilament (न्यूरोफिलामैंट)— सूक्ष्म धागे के समान रचनाओं में से एक जिससे तन्त्रिका-तन्तुक बनता है।

Neurogangliitis (न्यूरोगैंग्लाइटिस)— तन्त्रिका-गण्डिका का शोथ

Neuroganglion (न्यूरोगैंग्लियान)— तन्त्रिका-ऊतक का एक पिण्ड

Neurogastric (न्यूरोगैस्ट्रिक)— आमाशय की तन्त्रिकाओं से सम्बन्धित

Neurogenesis (न्यूरोजेनेसिस)—तन्त्रिका-ऊतक का विकसित होना, तन्त्रिकाजनन

Neurogenetic (न्यूरोजेनेटिक)— 1. किसी तन्त्रिका या नाड़ी के बनने से सम्बन्धित 2. नाड़ियों में उत्पन्न होने से सम्बन्धित

Neurogenic (न्यूरोजेनिक)— तन्त्रिका-ऊतक को बनाने वाला अथवा उससे उत्पन्न होने वाला, तन्त्रिकाजनक या तन्त्रिकाजन्य

Neurogenous (न्यूरोजीनस)—Neurogenic.

Neuroglia (न्यूरोग्लिया)— तन्त्रिका-ऊतक का संयोजी अथवा उसे सम्भाले रहने वाला ऊतक जो आघात अथवा संक्रमण के प्रति तन्त्रिका-तन्त्र की प्रतिक्रिया में भी विशेष भाग लेता है, तन्त्रिकाबन्ध

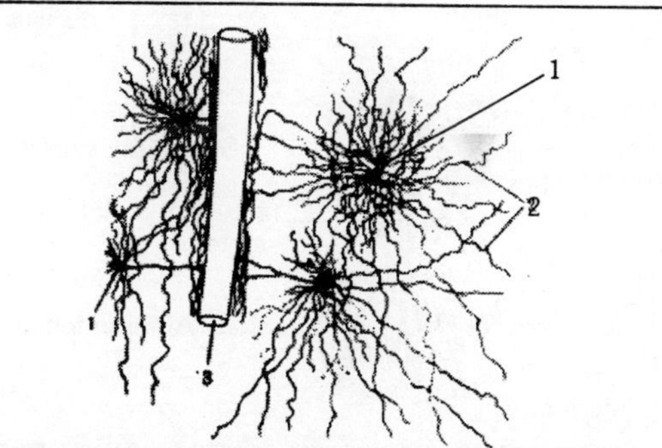

Fig. 366 : Neuroglia cells (तन्त्रिकाबन्ध कोशिकाएँ)

1- Cell body = कोशिका काय 2- Processes = प्रवर्ध
3- Blood capillary = रक्त केशिका

Neurogliacyte (न्यूरोग्लियासाइट)— तन्त्रिकाबन्ध बनाने वाली कोशिकाओं में से कोई भी एक

Neuroglial (न्यूरोग्लियल)— तन्त्रिकाबन्ध से सम्बन्धित, तन्त्रिकाबन्धीय।

Neurogliar (न्यूरोग्लियर)—Neuroglial.

Neuroglioma (न्यूरोग्लायोमा)—तन्त्रिकाबन्धीय कोशिकाओं से बना एक अर्बुद, तन्त्रिकाबन्धार्बुद

Neurogliomatosis (न्यूरोग्लायोमेटोसिस)— तन्त्रिका-तन्त्र में बहुत से तन्त्रिकाबन्धार्बुदों का बनना

Neurogliosis (न्यूरोग्लायोसिस)—बहुत से तन्त्रिकाबन्धार्बुदों का बनना

Neuroglycopenia (न्यूरोग्लाइकोपीनिया)— मस्तिष्क के कार्य में गड़बड़ी पैदा करने वाली जीर्ण अल्पग्लूकोज़रक्तता

Neurogram (न्यूरोग्राम)— पिछले अनुभवों की मस्तिष्क पर छोड़ी गई छाप

Neurography (न्यूरोग्राफी)— तन्त्रिका-तन्त्र का अध्ययन

Neurohematology (न्यूरोहीमेटोलॉजी)— तन्त्रिका-रोगों में रक्त में होने वाले परिवर्तनों का अध्ययन

Neurohistology (न्यूरोहिस्टोलॉजी)— तन्त्रिका-तन्त्र का ऊतक-विज्ञान

Neurohormone (न्यूरोहार्मोन)— 1. तन्त्रिका-तन्त्र के कार्य को प्रभावित करने वाला एक हार्मोन 2. तन्त्रिका-उद्दीपन के कारण मुक्त होने वाला एक हॉर्मोन

Neurohumor (न्यूरोह्यूमर)—नाड़ी या तन्त्रिका के सिरे पर मुक्त होने वाला एक रासायनिक पदार्थ जैसे एसिटाइलकोलीन जो पेशीतन्त्रिका-संगम के आर-पार आवेगों को संचारित करता है।

Neurohypophysial (न्यूरोहाइपोफाइज़ियल)—पीयूष ग्रन्थि के मध्यवर्ती भाग सहित पश्चज खण्ड से सम्बन्धित

Neurohypophysis (न्यूरोहाइपोफाइसिस)—मध्यवर्ती भाग सहित पीयूष ग्रन्थि का पश्चज खण्ड

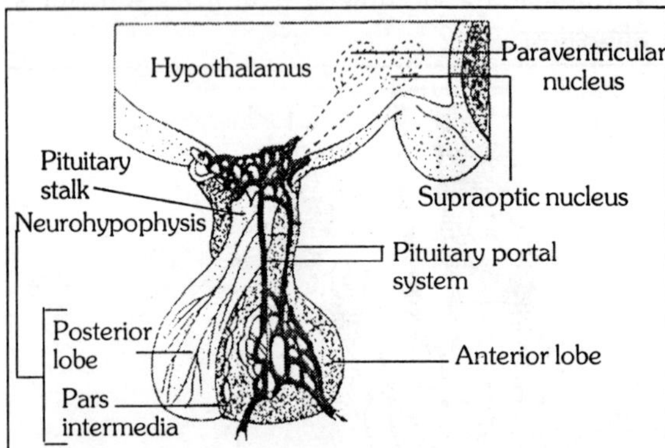

Fig. 367 : Neurohypophysis (पश्चज पीयूष ग्रन्थि)

Hypothalamus = अधश्चेतक, Pituitary stalk = पीयूष ग्रन्थि का वृन्त, Posterior lobe = पश्चज खण्ड, Pars intermedia = मध्यवर्ती भाग, Anterior lobe = अग्रज खण्ड, Pituitary portal system = पीयूष ग्रन्थि की प्रतिहारी प्रणाली, Supraoptic nucleus = अधिचाक्षुष केन्द्रक, Paraventricular nucleus = परानिलयी केन्द्रक

Neuroid (न्यूरॉयड)— तन्त्रिका के समान, तन्त्रिकाभ

Neuroinduction (न्यूरोइन्डक्शन)— मानसिक संसूचन या सुझाव

Neurokeratin (न्यूरोकेराटिन)— तन्त्रिका तन्तुओं के माइलिन आवरण में पाया जाने वाला एक प्रकार का केराटिन

Neurokyme (न्यूरोकाइम)— किसी नाड़ी की क्रिया

Neurolemma (न्यूरोलेम्मा)—Neurilemma.

Neurolemmitis (न्यूरोलेम्माइटिस)—Neurilemmitis.

Neurolemmoma (न्यूरोलेम्मोमा)—Neurilemoma.

Neuroleptanalgesia (न्यूरोलैप्टेनलजेसिया)—वेदनाहर एवं मनोवियोजी औषधियों का प्रयोग करने से वेदनाहरण तथा स्मृति-लोप हो जाना, मनोवियोगी-असंवेदनता।

Neuroleptanesthesia (न्यूरोलैप्टेनेस्थीसिया)— मनोवियोजी (तन्त्रिका-तन्त्र को प्रभावित करने वाली) औषधि के अन्तःशिराभ इन्जैक्शन तथा एक वेदनाहर द्वारा उत्पन्न सार्वदैहिक असंवेदनता

Neuroleptic (न्यूरोलैप्टिक)—तन्त्रिका-तन्त्र पर क्रिया करने वाली औषधि, मनोवियोजी औषधि

Neurologic, Neurological (न्यूरोलॉजिक, न्यूरोलॉजिकल)—तन्त्रिका के या स्नायु-रोगों के अध्ययन से सम्बन्धित

Neurologist (न्यूरोलॉजिस्ट)— तन्त्रिकाविज्ञान का विशेषज्ञ, तन्त्रिकाविज्ञानी

Neurology (न्यूरोलॉजी)—चिकित्सा-शास्त्र की वह शाखा जिसमें तन्त्रिका-तन्त्र तथा इसके रोगों का अध्ययन किया जाता है, तन्त्रिकाविज्ञान

Neurolymphomatosis (न्यूरोलिम्फोमेटोसिस)—तन्त्रिका-तन्त्र का दुर्दम लसीकार्बुद

Neurolysin (न्यूरोलाइसिन)— तन्त्रिका कोशिकाओं को नष्ट करने वाला पदार्थ, तन्त्रिकालयनक, तन्त्रिकाविषज।

Neurolysis (न्यूरोलाइसिस)—1. तन्त्रिका ऊतक का विखण्डन अथवा नाश, तन्त्रिकालयन 2. तनाव को कम करने के लिये किसी तन्त्रिका को फैलाना 3. किसी तन्त्रिका के चारों ओर के चिपकावों को अलग करना

Neurolytic (न्यूरोलाइटिक)— तन्त्रिकालयन सम्बन्धी

Neuroma (न्यूरोमा)— तन्त्रिका कोशिकाओं एवं तन्त्रिका तन्तुओं से बना कोई अर्बुद अथवा इनसे बनी कोई नवीन वृद्धि, तन्त्रिकार्बुद

Acoustic neuroma (एकाउस्टिक न्यूरोमा)—आठवीं कपालीय तन्त्रिका का एक सुदम अर्बुद जिससे सिर में दर्द होता है, कानों में घण्टियाँ-सी बजती हैं तथा सुनाई नहीं देता। श्रवणीय तन्त्रिकार्बुद।

Amputation neuroma (एम्पुटेशन न्यूरोमा)—अंगोच्छेदन के पश्चात् स्थूलक की तन्त्रिकाओं पर उत्पन्न होने वाला तन्त्रिकार्बुद, अंगोच्छेदनतन्त्रिकार्बुद।

False neuroma (फाल्स न्यूरोमा)—Neurofibroma. Pseudoneuroma.

Neuroma cutis (न्यूरोमा क्यूटिस)— त्वचा में उत्पन्न होने वाला तन्त्रिकार्बुद

Traumatic neuroma (ट्रॉमेटिक न्यूरोमा)—किसी जख्म में तन्त्रिका के क्षतिग्रस्त हो जाने के परिणामस्वरूप जख्म में उत्पन्न होने वाला तन्त्रिकार्बुद

Neuromalacia (न्यूरोमैलेसिया)—तन्त्रिकाओं अथवा

तन्त्रिका-ऊतक का असामान्य रूप से कोमल हो जाना, तन्त्रिकामृदुता

Neuromatosis (न्यूरोमेटोसिस)—शरीर में बहुत से तन्त्रिकार्बुदों का बनना

Neuromatous (न्यूरोमेटस)—किसी तन्त्रिकार्बुद से सम्बन्धित, तन्त्रिकार्बुदग्रस्त

Neuromelanin (न्यूरोमेलानिन)—तन्त्रिका-तन्त्र की कुछ तन्त्रिकाकोशिकाओं विशेष रूप से श्याम द्रव्य में सामान्य रूप से पाया जाने वाला एक रूपान्तरित मेलानिन वर्णक

Neuromeningeal (न्यूरोमैनिन्जियल)— तन्त्रिका-ऊतक एवं मस्तिष्कावरणों के संलिप्त होने से सम्बन्धित

Neuromere (न्यूरोमेयर)—भ्रूण में तन्त्रिका-नली की दीवार में तथा पश्चमस्तिष्क की अभ्युदर-पार्श्वीय सतह पर स्थित खण्डीय उभारों की शृंखला में से कोई एक, मेरुरज्जुखण्ड

Neuromimetic (न्यूरोमाइमेटिक)— किसी ऐसी औषधि की क्रिया से सम्बन्धित जो तन्त्रिका आवेगों से प्रभावित होने वाले अंग की अनुक्रिया को उद्दीप्त करती है।

Neuromuscular (न्यूरोमस्कुलर)— तन्त्रिकाओं एवं पेशियों दोनों से सम्बन्धित

Neuromyasthenia (न्यूरोमायस्थीनिया)—मनोवेगी विकार के कारण होने वाली पेशीय दुर्बलता

Neuromyelitis (न्यूरोमायलाइटिस)—तन्त्रिकाओं एवं सुषुम्ना रज्जु का शोथ, तन्त्रिकासुषुम्नाशोथ

Neuromyopathic (न्यूरोमायोपैथिक)—तन्त्रिकाओं एवं पेशियों दोनों के रोगों से सम्बन्धित

Neuromyopathy (न्यूरोमायोपैथी)— तन्त्रिकाओं एवं पेशियों दोनों का कोई भी रोग, तन्त्रिकापेशीविकृति।

Neuromyositis (न्यूरोमायोसाइटिस)—तन्त्रिकापेशीशोथ

Neuron (न्यूरोन)— तन्त्रिका कोशिका जो एक कोशिका काय की बनी होती है जिसमें एक केन्द्रक होता है और इसके चारों ओर कोशिकाद्रव्य होता है तथा प्रवर्ध–एक अक्षतन्तु एवं एक या अधिक पार्श्वतन्तु होते हैं। यह तन्त्रिका-तन्त्र की रचनात्मक तथा क्रियात्मक इकाई होती है तथा आवेगों के उत्पन्न करने तथा उनके चालन में भाग लेती है। तन्त्रिकाकोशिका। यह निम्न प्रकार की होती है–

Afferent neuron (एफैरैन्ट न्यूरोन)— ऐसी तन्त्रिकाकोशिका जो किसी तन्त्रिका आवेग को किसी ग्राहक से मस्तिष्क अथवा सुषुम्ना रज्जु को संचालित करती है, अभिवाही तन्त्रिकाकोशिका

Associative neuron (एसोसियेटिव न्यूरोन)— ऐसी तन्त्रिकाकोशिका जो संवेदी एवं प्रेरक तन्त्रिकाकोशिका के बीच मध्यस्थता का कार्य करती है।

Central neuron (सेन्ट्रल न्यूरोन)— केवल केन्द्रीय तन्त्रिका-तन्त्र में स्थित तन्त्रिकाकोशिका

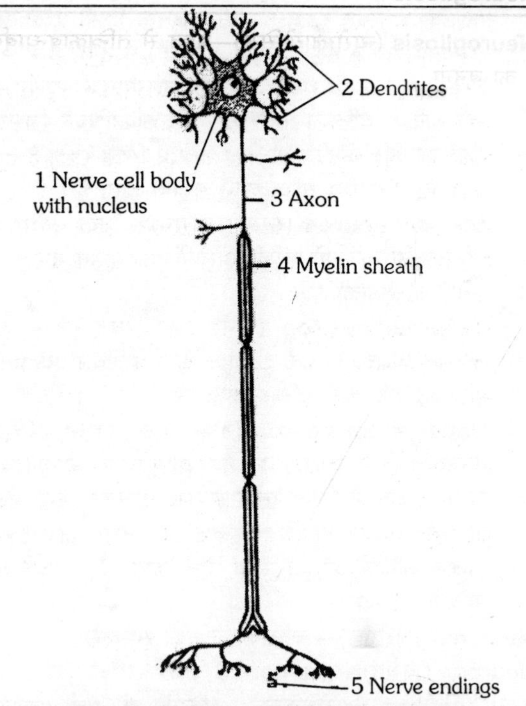

Fig. 368 : Neuron (तन्त्रिकाकोशिका)

1. Nerve cell body with nucleus = केन्द्रक युक्त तन्त्रिका कोशिका काय
2. Dendrites = पार्श्व तन्तु
3. Axon = अक्ष-तन्तु या तन्त्रिकाक्ष
4. Myelin sheath = माइलिन आवरण
5. Nerve endings = तन्त्रिका अन्त

Efferent neuron (इफैरैन्ट न्यूरोन)— ऐसी तन्त्रिकाकोशिका जो किसी तन्त्रिका आवेग को मस्तिष्क अथवा सुषुम्ना रज्जु से दूर अनुक्रिया करने वाले अंग को संचालित करती है, अपवाही तन्त्रिकाकोशिका

Lower motor neuron (लोअर मोटर न्यूरोन)— वह तन्त्रिकाकोशिका जिसका कोशिका काय सुषुम्ना रज्जु के धूसर द्रव्य में स्थित होता है तथा इसका अक्षतन्तु रेखित पेशी तन्तुओं को तन्त्रिकाप्रेरित करता है, अधःप्रेरक तन्त्रिकाकोशिका

Motor neuron (मोटर न्यूरोन)—पेशी संकुचन को उत्पन्न करने वाले तन्त्रिका आवेगों को ले जाने वाली तन्त्रिकाकोशिका, प्रेरक तन्त्रिकाकोशिका

Multipolar neuron (मल्टीपोलर न्यूरोन)— एक अक्षतन्तु तथा कई पार्श्वतन्तुओं से युक्त तन्त्रिकाकोशिका, बहुध्रुवीय तन्त्रिकाकोशिका

Postganglionic neuron (पोस्टगैंग्लियोनिक न्यूरोन)— एक तन्त्रिकाकोशिका जिसका कोशिका काय स्वसंचालित

गण्डिका में स्थित रहता है तथा अक्षतन्तु किसी प्रेरक अंग (चिकनी अथवा हृद् पेशी या ग्रन्थियाँ) में होता है।

Preganglionic neuron (प्रीगैंग्लियोनिक न्यूरोन)— स्वसंचालित तन्त्रिका-तन्त्र की तन्त्रिकाकोशिका जिसका कोशिका काय केन्द्रीय तन्त्रिका-तन्त्र में स्थित रहता है तथा अक्षतन्तु परिसरीय गण्डिका में समाप्त होता है।

Sensory neuron (सेन्सरी न्यूरोन)— एक अभिवाही तन्त्रिकाकोशिका जो संवेदी आवेगों का वाहन करती है, संवेदी तन्त्रिकाकोशिका

Unipolar neuron (यूनीपोलर न्यूरोन)— वह तन्त्रिकाकोशिका जिसके कोशिका काय में केवल एक प्रवर्ध होता है, एकध्रुवीय तन्त्रिकाकोशिका

Upper motor neuron (अपर मोटर न्यूरोन)— ऐसी तन्त्रिकाकोशिका जिसका कोशिका काय प्रमस्तिष्क-कार्टेक्स के प्रेरक क्षेत्र में स्थित रहता है तथा अक्षतन्तु नीचे उतर कर सुषुम्ना रज्जु में पहुँचता है तथा अधःप्रेरक तन्त्रिकाकोशिकाओं के साथ गुँथ जाता है, ऊर्ध्वप्रेरक तन्त्रिकाकोशिका

Neuronal (न्यूरोनल)— तन्त्रिकाकोशिका सम्बन्धी

Neurone (न्यूरोन)—Neuron.

Neuronephric (न्यूरोनैफ्रिक)—तन्त्रिका के एवं वृक्कीय संस्थानों से सम्बन्धित

Neuronevus (न्यूरोनीवस)—त्वचा के अन्दर स्थित एक जन्म चिन्ह या तिल

Neuronitis (न्यूरोनाइटिस)—तन्त्रिकाकोशिकाशोथ

Neuronophage (न्यूरोनोफेज़)—ऐसी भक्षककोशिका जो तन्त्रिका-तन्त्र में तन्त्रिकाकोशिकाओं को नष्ट करती है।

Neuronophagia, Neuronophagy (न्यूरोनोफेजिया, न्यूरोनोफेजी)—भक्षककोशिकाओं द्वारा तन्त्रिकाकोशिकाओं का नष्ट होना, तन्त्रिकाकोशिकाभक्षण

Neuronyxis (न्यूरोनिक्सिस)—किसी तन्त्रिका का सूचीवेधन करना

Neuro-oncology (न्यूरो-ऑंकोलॉजी)—चिकित्सा-शास्त्र की एक शाखा जिसका सम्बन्ध तन्त्रिका-तन्त्र पर अर्बुदों के प्रत्यक्ष एवं अप्रत्यक्ष रूप से होने वाले प्रभावों से है।

Neuro-ophthalmology (न्यूरो-आफ्थैल्मोलॉजी)—आँख का तन्त्रिकाविज्ञान

Neuro-optic (न्यूरो-ऑप्टिक)—केन्द्रीय तन्त्रिका-तन्त्र एवं नेत्रों से सम्बन्धित

Neuro-otology (न्यूरो-ऑटोलॉजी)—चिकित्सा-शास्त्र की वह शाखा जिसका सम्बन्ध श्रवणीय प्रणाली से सम्बद्ध तन्त्रिका-तन्त्र से होता है।

Neuropacemaker (न्यूरोपेसमेकर)— ऐसा उपकरण जिसे सुषुम्ना रज्जु के वैद्युत उद्दीपन के लिए आरोपित किया जाता है।

Neuropapilitis (न्यूरोपैपिलाइटिस)— दृष्टि-तन्त्रिका का शोथ

Neuroparalysis (न्यूरोपैरालाइसिस)— किसी तन्त्रिका अथवा तन्त्रिकाओं के रोग के कारण होने वाला पक्षाघात, तन्त्रिकाघात

Neuroparalytic (न्यूरोपैरालाइटिक)—तन्त्रिका-पक्षाघात से सम्बन्धित अथवा उससे पीड़ित

Neuropath (न्यूरोपैथ)— तन्त्रिका-तन्त्र के किसी रोग से पीड़ित कोई व्यक्ति

Neuropathia (न्यूरोपैथिया)—Neuropathy.

Neuropathic (न्यूरोपैथिक)— तन्त्रिकाविकृति सम्बन्धी

Neuropathogenesis (न्यूरोपैथोजेनेसिस)—किसी तन्त्रिका-रोग का उत्पन्न होना एवं बढ़ना, तन्त्रिकाविकृतिजनन।

Neuropathogenicity (न्यूरोपैथोजेनिसिटी)— तन्त्रिका ऊतक में विकृतिजन्य परिवर्तनों को उत्पन्न करने की क्षमता

Neuropathology (न्यूरोपैथोलॉजी)— तन्त्रिका-तन्त्र के रोगों का विकृतिविज्ञान, तन्त्रिकाविकृतिविज्ञान।

Neuropathy (न्यूरोपैथी)— तन्त्रिकाओं का कोई भी रोग, तन्त्रिकाविकृति।

Ascending neuropathy (एसैन्डिंग न्यूरोपैथी)— तन्त्रिका-तन्त्र का ऐसा रोग जो शरीर के निचले भाग से ऊपर को चढ़ता है।

Auditory neuropathy (ऑडिटरी न्यूरोपैथी)— बच्चों में होने वाला श्रवणीय तन्त्रिकाओं का एक रोग जिसमें कानों से सुनाई नहीं देता।

Descending neuropathy (डिसैन्डिंग न्यूरोपैथी)— तन्त्रिका-तन्त्र का ऐसा रोग जो शरीर के ऊपरी भाग से नीचे को जाता है।

Diabetic neuropathy (डायाबेटिक न्यूरोपैथी)— मधुमेह में उत्पन्न होने वाला परिसरीय तन्त्रिका-तन्त्र, स्वसंचालित तन्त्रिका-तन्त्र तथा कुछ कपालीय तन्त्रिकाओं का कोई रोग

Lead neuropathy (लैड न्यूरोपैथी)— जीर्ण सीसज विषाक्तता में दिखायी देने वाला बहुत-सी तन्त्रिकाओं का एक रोग जिसमें सामान्यतः मणिबन्धस्रंस हो जाता है।

Optic neuropathy (ऑप्टिक न्यूरोपैथी)— अक्षितन्त्रिकाओं का एक रोग, सामान्यतः एक नेत्र रोगग्रस्त होता है। जीर्ण अवस्था में रोगग्रस्त नेत्र में अंधापन हो सकता है।

Neuropharmacology (न्यूरोफार्मेकोलॉजी)—भेषजगुणविज्ञान की वह शाखा जिसका सम्बन्ध औषधियों के तन्त्रिका-तन्त्र के ऊपर होने वाले प्रभावों के अध्ययन से होता है, तन्त्रिकाभेषजगुणविज्ञान

Neurophilic (न्यूरोफिलिक)—तन्त्रिका-ऊतक की ओर आकर्षित

Neurophonia (न्यूरोफोनिया)—वाक् पेशियों के स्फुरण (फड़फड़ाना) या उनमें ऐंठन हो जाने के फलस्वरूप उत्पन्न चिल्लाहट जिसे रोका नहीं जा सकता।

Neurophthalmology (न्यूरोफ्थैल्मोलॉजी)—Neuro-ophthalmology.

Neurophthisis (न्यूरोफ्थाइसिस)—तन्त्रिका ऊतक का क्षीण होना

Neurophysician (न्यूरोफिज़ीशियन)—तन्त्रिकाकायचिकित्सक

Neurophysin (न्यूरोफाइसिन)— अधश्चेतक में स्रवित घुलनशील प्रोटीनों के वर्ग में से कोई एक प्रोटीन जो ऑक्सीटोसिन तथा वासोप्रेसिन के परिवहन में भाग लेती है।

Neurophysiology (न्यूरोफिज़ीयोलॉजी)—तन्त्रिका-तन्त्र का शरीरक्रियाविज्ञान, तन्त्रिकाक्रियाविज्ञान

Neuropil, Neuropile (न्यूरोपिल, न्यूरोपाइल)— माइलिन रहित तन्तुकों का एक जाल जिसमें केन्द्रीय तन्त्रिका-तन्त्र के तन्त्रिका प्रवर्ध विभाजित होते है।

Neuroplasm (न्यूरोप्लाज़्म)— तन्त्रिकाकोशिका का जीवद्रव्य, तन्त्रिकाद्रव्य

Neuroplasmic (न्यूरोप्लाज़्मिक)— तन्त्रिकाद्रव्य सम्बन्धी

Neuroplasty (न्यूरोप्लास्टी)— नाड़ियों की प्लास्टिक सर्जरी करना, तन्त्रिकासंधान

Neuroplegic (न्यूरोप्लेजिक)— तन्त्रिका-तन्त्र के किसी रोग के कारण उत्पन्न पक्षाघात से सम्बन्धित, तन्त्रिकाघाती।

Neuroplexus (न्यूरोप्लैक्सस)— तन्त्रिका कोशिकाओं अथवा तन्तुओं का एक जाल।

Neuropodia (न्यूरोपोडिया)—Neuropodium का बहुवचन

Neuropodium (न्यूरोपोडियम)—एक प्रकार के अन्तर्ग्रथन में किसी एक अक्षतन्तु का छोटा कन्द के समान अन्तस्थ

Neuropore (न्यूरोपोर)—किसी भ्रूण में तन्त्रिका-नाल से बाहर की ओर खुलने वाला छिद्र जो भ्रूण के विकसित होने पर बन्द हो जाता है, तन्त्रिकारन्ध्र

Neuropotential (न्यूरोपोटेन्शियल)—नाड़ी-शक्ति

Neuropraxia (न्यूरोप्रैक्सिया)—आघात अथवा चोट पहुँचने के कारण तथा रचना में किसी परिवर्तन के हुए बिना किसी तन्त्रिका की तन्त्रिका आवेग को संचालित करने में अक्षमता, तन्त्रिकाक्षति।

Neuropsychiatrist (न्यूरोसाइकियाट्रिस्ट)— तन्त्रिका-मनोरोग चिकित्सक

Neuropsychiatry (न्यूरोसाइकियाट्री)— तन्त्रिकाविज्ञान एवं मनोरोगविज्ञान दोनों संयुक्त

Neuropsychologic, Neuropsychological (न्यूरोसाइकोलॉजिक, न्यूरोसाइकोलॉजिकल)— तन्त्रिका-मनोविज्ञान से सम्बन्धित

Neuropsychology (न्यूरोसाइकोलॉजी)— तन्त्रिकीय एवं मनोवैज्ञानिक रोगों का अध्ययन

Neuropsychopathic (न्यूरोसाइकोपैथिक)—तन्त्रिकीय एवं मनोरोग-विज्ञान सम्बन्धी

Neuropsychopathy (न्यूरोसाइकोपैथी)—तन्त्रिका सम्बन्धी एवं मानसिक रोग दोनों संयुक्त

Neuropsychopharmacology (न्यूरोसाइकोफार्मेकोलॉजी)— औषधियों के मानसिक रोगों पर होने वाले प्रभावों का अध्ययन

Neuroradiography (न्यूरोरेडियोग्राफी)—तन्त्रिका-तन्त्र का एक्स-रे चित्रण

Neuroradiology (न्यूरोरेडियोलॉजी)—तन्त्रिका-तन्त्र का एक्स-रे परीक्षण

Neuroretinitis (न्यूरोरेटिनाइटिस)—दृष्टि-तन्त्रिका एवं दृष्टिपटल का शोथ, तन्त्रिका-दृष्टिपटलशोथ

Neuroretinopathy (न्यूरोरेटिनोपैथी)—दृष्टि-तन्त्रिका एवं दृष्टिपटल का कोई भी रोग

Neurorrhaphy (न्यूरोरैह्फी)—किसी विभाजित तन्त्रिका के सिरों की सिलाई करना

Neurosarcocleisis (न्यूरोसार्कोक्लीसिस)— तन्त्रिकावेदना में आराम पहुँचाने के लिए किया जाने वाला एक ऑपरेशन

Neurosarcoma (न्यूरोसार्कोमा)—एक सार्कोमा जिसमें तन्त्रिकार्बुदग्रस्त तत्त्व विद्यमान होते हैं, तन्त्रिकासार्कार्बुद।

Neuroscience (न्यूरोसाइन्स)— तन्त्रिका-तन्त्र का भ्रूण-विज्ञान, शरीररचनाविज्ञान, शरीरक्रियाविज्ञान, ऊतकविकृतिविज्ञान, जीवरसायनविज्ञान तथा भेषजगुणविज्ञान; तन्त्रिकाविज्ञान

Neuroscientist (न्यूरोसाइन्टिस्ट)— तन्त्रिका-विज्ञान का विशेषज्ञ

Neurosclerosis (न्यूरोस्क्लेरोसिस)—किसी तन्त्रिका-ऊतक का कठोर होना

Neurosecretion (न्यूरोसीक्रीशन)— 1. तन्त्रिका कोशिकाओं की स्रावी क्रियाशीलता 2. किसी तन्त्रिका कोशिका से मुक्त होने वाला रासायनिक पदार्थ

Neurosecretory (न्यूरोसेक्रेटरी)— तन्त्रिकाकोशिकीय स्राव सम्बन्धी

Neurosensory (न्यूरोसेन्सरी)—किसी संवेदी तन्त्रिका से सम्बन्धित

Neurosis (न्यूरोसिस)— झगड़ों का निबटारा न होने से उत्पन्न एक मनोवेगी विकार जिसका चिंता मुख्य लक्षण होती है, विक्षिप्ति। विक्षिप्ति निम्न प्रकार की होती है–

Accidental neurosis (एक्सीडैन्टल न्यूरोसिस)— दुर्घटना (एक्सीडैन्ट) अथवा चोट लगने से उत्पन्न होने वाली विक्षिप्ति जिसमें हिस्टीरिया के लक्षण उत्पन्न होते हैं, अभिघातज विक्षिप्ति

Anxiety neurosis (एन्जाइटी न्यूरोसिस)— ऐसी विक्षिप्ति जिसमें चिंता बहुत होती है जो इसका मुख्य लक्षण है तथा रोजमर्रा की जिन्दगी में विघ्न डालता है, चिंता विक्षिप्ति

Cardiac neurosis (कार्डियक न्यूरोसिस)—तन्त्रिका-तन्त्र के तथा परिसंचरणीय कार्यो में गड़बड़ी होने से श्रान्ति (थकान) होना तथा पुरोहृद्-वेदना होना, हृदय-विक्षिप्ति

Compensation neurosis (कम्पैन्सेशन न्यूरोसिस)— किसी दुर्घटना के पश्चात् किसी व्यक्ति में होने वाली विक्षिप्त जो सोचता है कि वह बीमार रहने पर हर्जाना वसूल कर सकता है।

Compulsive neurosis (कमपल्सिव न्यूरोसिस)— ऐसी विक्षिप्ति जिसमें किसी व्यक्ति को इच्छा के विरुद्ध जबरदस्ती कोई काम करना पड़ता है।

Fatigue neurosis (फेटीग न्यूरोसिस)—Neurasthenia.

Hypochondrial neurosis (हाइपोकॉण्ड्रियल न्यूरोसिस)— ऐसी विक्षिप्ति जिसमें व्यक्ति असामान्य रूप से स्वास्थ्य के प्रति सजग रहता है जिसके साथ उसे किसी रोग से पीड़ित होने का भ्रम हो जाता है।

Hysterical neurosis (हिस्टीरिकल न्यूरोसिस)— हिस्टीरिया में उत्पन्न होने वाली विक्षिप्ति जिसमें कुछ शारीरिक लक्षण दिखायी देते हैं जैसे आँखों से धुँधला दिखायी देता है, भुजाएँ सुन्न हो जाती हैं अथवा उनका पक्षाघात हो जाता है तथा गम्भीर मामलों में आक्षेप आने (दौरे पड़ने) लगते हैं, आदि।

Obsessional neurosis (ओबसेश्नल न्यूरोसिस)—ऐसी विक्षिप्ति जिसमें नियन्त्रित न हो सकने वाली मनोग्रस्तियाँ व्यक्ति के व्यवहार पर हावी हो जाती हैं।

Occupational neurosis (ऑक्यूपेशनल न्यूरोसिस)— किसी व्यक्ति के व्यवसाय के कारण होने वाली विक्षिप्ति, व्यवसायज विक्षिप्ति

Phobic neurosis (फोबिक न्यूरोसिस)— ऐसी विक्षिप्ति जिसमें किसी वस्तु, आदत अथवा स्थिति को छोड़ने का बहुत भय होता है जिसे वह व्यक्ति हानि रहित समझता है।

Sexual neurosis (सैक्सुअल न्यूरोसिस)— लैंगिक कार्य को ग्रस्त करने वाली विक्षिप्ति

Traumatic neurosis (ट्रॉमैटिक न्यूरोसिस)—Accidental neurosis.

War neurosis (वार न्यूरोसिस)— युद्ध की स्थितियों से उत्पन्न सैनिकों में दिखाई देने वाली विक्षिप्ति

Neuroskeletal (न्यूरोस्केलेटल)— तन्त्रिका-तन्त्र एवं कंकाल-तन्त्र सम्बन्धी

Neuroskeleton (न्यूरोस्केलेटन)— तन्त्रिका-तन्त्र को चारों ओर से बन्द करने एवं उसकी रक्षा करने वाला कंकाल का भाग अर्थात् कपाल (मस्तिष्क-कोटर) तथा कशेरुका-दण्ड

Neurosome (न्यूरोसोम)—1. तन्त्रिका-कोशिका काय 2. तन्त्रिका-कोशिका के जीवद्रव्य में स्थित एक सूक्ष्म कणिका

Neurospasm (न्यूरोस्पाज़्म)— किसी तन्त्रिका सम्बन्धी रोग के कारण उत्पन्न होने वाला ऐंठनयुक्त पेशीय स्फुरण (फड़फड़ाना)

Neurosplanchnic (न्यूरोस्प्लैन्कनिक)— प्रमस्तिष्कमेरु-तन्त्र तथा तन्त्रिका-तन्त्र सम्बन्धी

Neurospongioma (न्यूरोस्पोन्जियोमा)—Spongioblastoma.

Neurosteroid (न्यूरोस्टैरॉयड)—मस्तिष्क के भीतर उत्पन्न होने वाला स्टैरॉयड

Neurostimulator (न्यूरोस्टिमुलेटर)— केन्द्रीय अथवा परिसरीय तन्त्रिका-तन्त्र के वैद्युत उद्दीपन के लिए प्रयोग में आने वाला एक उपकरण

Neurosurgeon (न्यूरोसर्जन)—तन्त्रिका-तन्त्र की शल्यक्रिया का विशेषज्ञ, तन्त्रिकाशल्यचिकित्सक

Neurosurgery (न्यूरोसर्जरी)—तन्त्रिका-तन्त्र की शल्यक्रिया (चीराफाड़ी), तन्त्रिकाशल्यकर्म

Neurosuture (न्यूरोस्यूचर)—Neurorrhaphy.

Neurosyphilis (न्यूरोसिफिलिस)— केन्द्रीय तन्त्रिका-तन्त्र का सिफिलिस रोग, तन्त्रिका-तन्त्र का उपदंश

Neurotaxis (न्यूरोटैक्सिस)— किसी लक्ष्य की दिशा में किसी तन्त्रिकाकोशिका का बढ़ जाना।

Neurotendinous (न्यूरोटैण्डीनस)— किसी तन्त्रिका तथा कण्डरा से सम्बन्धित

Neurotension (न्यूरोटैन्शन)—Neurectasis.

Neurothecitis (न्यूरोथीसाइटिस)— किसी तन्त्रिका के आवरण का शोथ

Neurothekeoma (न्यूरोथीकियोमा)— किसी त्वचीय तन्त्रिका के आवरण से उत्पन्न होने वाला एक सुदम श्लेष्मार्बुद

Neurothele (न्यूरोथील)—एक तन्त्रिका अंकुरक

Neurotherapeutics (न्यूरोथिराप्यूटिक्स)—Neurotherapy.

Neurotherapy (न्यूरोथिरैपी)— तन्त्रिका-तन्त्र के रोगों की चिकित्सा करना

Neurotic (न्यूरोटिक)— 1. विक्षिप्ति से सम्बन्धित 2. विक्षिप्ति से पीड़ित, विक्षिप्त 3. अधीर व्यक्ति

Neurotic disorder (न्यूरोटिक डिसार्डर)—मानसिक विकार

Neuroticism (न्यूरोटीसिज़्म)—एक विक्षिप्त अवस्था अथवा विशेषक

Neurotization (न्यूरोटाइज़ेशन)— 1. विभाजन के पश्चात् किसी तन्त्रिका का पुनर्जनन 2. पक्षाघातग्रस्त पेशी में किसी तन्त्रिका को प्रविष्ट करना

Neurotize (न्यूरोटाइज़)—तन्त्रिका पदार्थ को उपलब्ध कराना

Neurotmesis (न्यूरोटमेसिस)— नाड़ी पर चोट पहुँचना जिसके साथ उसका कार्य करना पूर्णतया समाप्त हो जाता है, तन्त्रिकाविच्छेद

Neurotology (न्यूरोटोलॉजी)—Otoneurology.

Neurotome (न्यूरोटोम)—नाड़ियों को विभाजित करने के लिए प्रयोग में आने वाला सूईं के समान बारीक चाकू

Neurotomography (न्यूरोटोमोग्राफी)—केन्द्रीय तन्त्रिका-तन्त्र की टोमोग्राफी

Neurotomy (न्यूरोटॉमी)— किसी तन्त्रिका को विभाजित करना अथवा उसका विच्छेदन करना, तन्त्रिकोच्छेदन

Neurotonic (न्यूरोटॉनिक)—1. तन्त्रिका के फैलाव से सम्बन्धित 2. तन्त्रिका-तन्त्र का उत्तेजक

Neurotony (न्यूरोटॉनी)—दर्द को दूर करने के लिए तन्त्रिका को फैलाना

Neurotoxic (न्यूरोटॉक्सिक)—तन्त्रिका कोशिकाओं के लिए विषैला

Neurotoxicity (न्यूरोटॉक्सीसिटी)— तन्त्रिका ऊतक पर विषैला प्रभाव डालने की क्षमता

Neurotoxin (न्यूरोटॉक्सिन)—तन्त्रिका कोशिकाओं को नष्ट करने वाला जीवविष

Neurotransducer (न्यूरोट्रान्सड्यूसर)— एक तन्त्रिकाकोशिका जो ऐसे हार्मोनों का निर्माण करती एवं उन्हें मुक्त करती है जो तन्त्रिका-तन्त्र तथा पीयूष ग्रन्थि के बीच एक क्रियात्मक कड़ी का कार्य करते हैं।

Neurotransmitter (न्यूरोट्रान्समिटर)—उत्तेजना से तन्त्रिका के अन्तिम सिरे पर मुक्त होने वाला एक पदार्थ जैसे एसिटाइलकोलीन जो अन्तर्ग्रथनों एवं पेशीतन्त्रिका-संगम पर तन्त्रिका आवेगों के संचारण में भाग लेता है।

Neurotrauma (न्यूरोट्रॉमा)— किसी नाड़ी पर चोट पहुँचना।

Neurotripsy (न्यूरोट्रिप्सी)— शल्यकर्म द्वारा किसी नाड़ी को कुचल देना, तन्त्रिकासदंलन।

Neurotrophasthenia (न्यूरोट्रोफेस्थीनिया)—तन्त्रिका-तन्त्र का कुपोषण

Neurotrophic (न्यूरोट्रॉफिक)—तन्त्रिकापोषित

Neurotrophy (न्यूरोट्रॉफी)—किसी अंग अथवा रचना के पोषण तथा कार्य पर तन्त्रिका आवेगों का प्रभाव, तन्त्रिकापोषण

Neurotropic (न्यूरोट्रॉपिक)—Neurophilic.

Neurotropism (न्यूरोट्रॉपिज़्म)—तन्त्रिका-ऊतक की ओर आकर्षण, तन्त्रिकाराग

Neurotropy (न्यूरोट्रॉफी)—Neurotropism.

Neurotrosis (न्यूरोट्रोसिस)—Neurotroma.

Neurotubule (न्यूरोट्यूब्यूल)— तन्त्रिकाकोशिकाओं, अक्षतन्तु तथा पार्श्वतन्तुओं में पाई जाने वाली सूक्ष्म नलिकाओं में से एक जिसे केवल इलैक्ट्रॉन सूक्ष्मदर्शी के द्वारा ही देखा जा सकता है।

Neurovaccine (न्यूरोवैक्सीन)— वैक्सीन वाइरस जिसे किसी खरगोश के मस्तिष्क में वाइरस को वृद्धि करके तैयार किया जाता है।

Neurovaricosis (न्यूरोवैरीकोसिस)— किसी नाड़ी के मार्ग में बहुत सी सूजन का बनना

Neurovascular (न्यूरोवैस्कुलर)—तन्त्रिका-तन्त्र तथा वाहिकामय तन्त्र दोनों से सम्बन्धित अथवा रक्त वाहिनियों के अन्तर्व्यास को नियन्त्रित करने वाली तन्त्रिकाओं से सम्बन्धित

Neurovegetative (न्यूरोवेजीटेटिव)— स्वसंचालित तन्त्रिका-तन्त्र से सम्बन्धित

Neurovirus (न्यूरोवाइरस)— वह विषाणु या वाइरस जो तन्त्रिका-ऊतक में अपनी वृद्धि के कारण रूपान्तरित हो गया हो जिसका वैक्सीन बनाने में प्रयोग किया जाता है।

Neurovisceral (न्यूरोविसरल)—Neurosplanchnic.

Neurula (न्यूरूला)—किसी भ्रूण की गैस्ट्रूला के बाद की प्रारम्भिक अवस्था जिसमें प्रथम बार तन्त्रिका-तन्त्र प्रकट होता है।

Neurulae (न्यूरूली)— Neurula का बहुवचन

Neurulation (न्यूरूलेशन)— प्रारम्भिक भ्रूण में तन्त्रिका-पट्टिका का बनना तथा बाद में इसका बन्द हो जाना एवं तन्त्रिका-नली का बनना

Neutral (न्यूट्रल)—1. जो न तो क्षारीय होता है और न अम्लीय, उदासीन 2. तटस्थ

Neutralization (न्यूट्रालाइज़ेशन)— 1. किसी पदार्थ के प्रभाव को नष्ट करने की क्रिया जैसे किसी अम्ल को किसी क्षार से तथा किसी क्षार को किसी अम्ल से उदासीन करने की क्रिया, उदासीनीकरण 2. किसी पदार्थ अथवा औषधि जिससे विकृत प्रभाव उत्पन्न होते हैं, के प्रभावों को रोकने की क्रिया

Neutralize (न्यूट्रालाइज़)— 1. उदासीन बनाना 2. काट करना तथा अप्रभावी बनाना

Neutralizing (न्यूट्रालाइज़िंग)— उदासीनकर

Neutral point (न्यूट्रल पाइंट)— pH पैमाने पर स्थित एक बिन्दु pH 7.0 जिस पर कोई विलयन प्रतिक्रिया में न तो अम्लीय और न ही क्षारीय होता है अर्थात् वह उदासीन होता है।

Neutrocyte (न्यूट्रोसाइट)— उदासीनरागी श्वेत रक्त कोशिका

Neutrocytopenia (न्यूट्रोसाइटोपीनिया)—Neutropenia.

Neutrocytosis (न्यूट्रोसाइटोसिस)—Neutrophilia.

Neutron (न्यूट्रॉन)— पदार्थ के परमाणुओं में परमाणवीय केन्द्रक का प्रोटोनों के साथ स्थित रहने वाला एक घटक जो विद्युत्-उदासीन होता है।

Neutropenia (न्यूट्रोपीनिया)— रक्त में उदासीनरागी कोशिकाओं का संख्या में घट जाना, उदासीनरागीकोशिकाअल्पता

Malignant neutropenia (मैलिग्नैन्ट न्यूट्रोपीनिया)—Agranulocytosis.

Neutrophil (न्यूट्रोफिल)— 1. ऐसा केन्द्रक धारण करने वाली कणिकीय (दानेदार) श्वेत रक्त कोशिका जिसमें तीन से पाँच

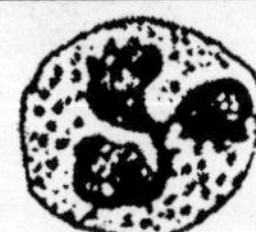

Fig. 369 : Neutrophil (उदासीनरागीकोशिका)

खण्ड होते हैं जो क्रोमैटिन के धागों से आपस में जुड़े होते हैं तथा कोशिकाद्रव्य में बहुत सी सूक्ष्म कणिकायें होती हैं। 2. उदासीन रंजकों से अभिरंजित हो जाने वाला, उदासीनरागी

Neutrophilia (न्यूट्रोफिलिया)—रक्त में उदासीनरागी श्वेत रक्त कोशिकाओं का संख्या में बढ़ जाना

Neutrophilic (न्यूट्रोफिलिक)— 1. उदासीनरागी श्वेत रक्त कोशिकाओं से सम्बन्धित 2. उदासीन रंजकों से आसानी से अभिरंजित हो जाने वाला

Neutrophilopenia (न्यूट्रोफिलोपीनिया)—Neutropenia.

Neutrophilous (न्यूट्रोफिलस)—Neutrophilic.

Neutrotaxis (न्यूट्रोटैक्सिस)— उदासीनरागी श्वेत रक्त कोशिकाओं का किसी वस्तु से दूर हट जाना या उसकी ओर आकर्षित होना

Nevi (नेवाइ)— Nevus का बहुवचन

Nevocarcinoma (नीवोकार्सिनोमा)—Malignant melanoma.

Nevocyte (नीवोसाइट)— न्यच्छ-कोशिका

Nevoid (नीवॉयड)— न्यच्छवत्, तिल के समान

Nevolipoma (नीवोलाइपोमा)—वसार्बुद जिसमें बहुत-सी रक्त वाहिनियाँ एवं वसा ऊतक होते हैं।

Nevose (नीवोस)— वह व्यक्ति जिसके तिल होता है।

Nevoxanthoendothelioma (नीवोज़ैंथोएण्डोथीलियोमा) शिशुओं की भुजाओं की प्रसारक सतह पर पीलापन लिए हुए भूरे रंग की पिटिकाओं अथवा पर्विकाओं का उत्पन्न होना

Nevus (नीवस)—1. जन्मचिन्ह। तिल या न्यच्छ। वर्णकयुक्तता के कारण होने वाली त्वचा के सीमित क्षेत्र की एक जन्मजात विवर्णता 2. रक्त वाहिनियों के अतिविकसन के कारण त्वचा के सीमित क्षेत्र में होने वाला वाहिकामय अर्बुद

Araneus nevus (ऐरानीयस नीवस)—Spider nevus.

Capillary nevus (कैपीलरी नीवस)— त्वचा से ऊपर उठा हुआ विस्फारित केशिकाओं का एक न्यच्छद या तिल

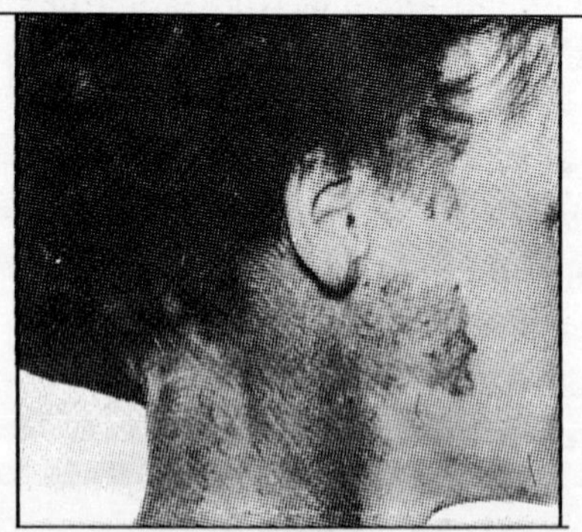

Fig. 370 : Capillary nevus (केशिकीय न्यच्छद)

Cutaneous nevus (क्यूटेनियस नीवस)—त्वचा पर तिल का बनना, त्वक्-न्यच्छ

Hairy nevus (हेयरी नीवस)— ऐसा तिल जिस पर बाल अधिक उग आते हैं।

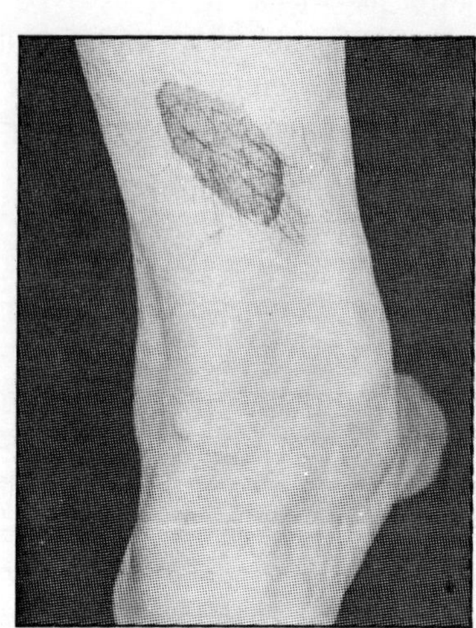

Fig. 371 : Hairy nevus (रोमिक तिल)

Nevocytic nevus (नीवोसाइटिक नीवस)—एक सामान्य तिल

Sebaceous nevus (सीबेसियस नीवस)—बाह्यत्वचा में पाया जाने वाला एक तिल जिसमें त्वग्वसीय ग्रन्थि ऊतक होता है।

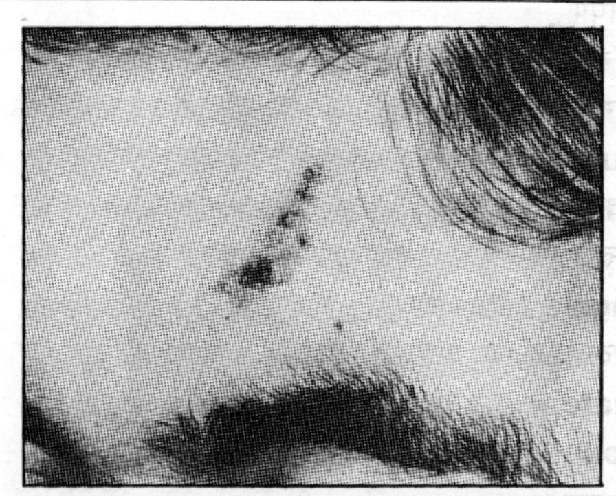

Fig. 372 : Sebaceous nevus (त्वग्वसीय तिल)

Newborn (नीवबोर्न)—1. नवजात शिशु 2. एक माह तक का शिशु

Nexus (नैक्सस)— संयोजन या कड़ी

Nib (निब)— दन्त-चिकित्सा में, किसी सघन बनाने वाले यन्त्र का चिकना या दाँतेदार फलक जो सघन होने वाले पुनःस्थापित करने वाले पदार्थ के सम्पर्क में होता है।

Niche (निक)— किसी चिकनी सतह पर स्थित एक गड्ढा, विशेषकर एक्स-रे परीक्षण करने पर अथवा नग्न नेत्रों से

दिखाई देने वाला किसी खोखले अंग की दीवार में स्थित एक अपरदन या क्षरण

Nicking (निकिंग)—दृष्टिपटल की रक्त वाहिनियों का स्थानीय संकीर्णन

Nicolas-Favre disease (निकोलस-फेवरे डिज़ीज)—Cymphogranuloma venereum.

Nicotine (निकोटीन)— तम्बाकू से प्राप्त एक बहुत ही विषैला एल्केलॉइड

Nicotinic (निकोटिनिक)—निकोटीन सम्बन्धी

Nicotinism (निकोटीनिज़्म)— तम्बाकू अथवा निकोटीन के अत्यधिक प्रयोग से उत्पन्न विषाक्तता

Nicotinomimetic (निकोटिनोमाइमेटिक)— निकोटीन के प्रभावों के समान प्रभाव उत्पन्न करने वाला

Nictation (निक्टेशन)—आँखों की पलकों का स्वतः जल्दी-जल्दी बन्द होना एवं खुलना

Nictitate (निक्टीटेट)— आँखों की पलकों को जल्दी-जल्दी बन्द करना एवं खोलना

Nictitating (निक्टीटेटिंग)—जल्दी-जल्दी बन होने एवं खुलने वाला

Nictitating spasm (निक्टीटेटिंग स्पाज़्म)— आँख की पलक की अवमोटनीय ऐंठन जिसके साथ यह निरन्तर बन्द होती एवं खुलती रहती है।

Nidal (नाइडल)—किसी उद्गमकेन्द्र से सम्बन्धित

Nidation (नाइडेशन)— निषेचित डिम्ब का अन्तर्गर्भाशयकला में आरोपण, डिम्बारोपण

Nidus (नाइडस)— 1. घोंसले के समान संरचना 2. संक्रमण का उद्गमकेन्द्र 3. किसी तन्त्रिका का केन्द्रक अथवा उद्गम

Nightguard (नाइटगार्ड)—सोते समय दाँतों के अभिघातज घर्षण को रोकने के लिए रात में दाँतों पर पहना जाने वाला एक दन्तज उपकरण

Nightingale (नाइटिंगेल)— एक ब्रिटिश परिचारिका जो आधुनिक परिचर्या की संस्थापक थी।

Nightmare (नाइटमेयर)—एक भयानक स्वप्न, दुःस्वपन

Nightsoil (नाइटसॉयल)— मल, पाखाना

Night terrors (नाइट टैरर्स)— भयानक स्वप्न जिनसे डर कर बच्चा जाग जाता है और चिल्लाने लगता है, निशाभिति, निशांतक

Nigra (नाइग्रा)—

Nigri-, Nigro- (नाइग्री-, नाइग्रो-)—उपसर्ग जिनका अर्थ कालेपन से सम्बन्धित होता है।

Nigricans (नाइग्रीकेन्स)— काला किया हुआ

Nigrities (नाइग्रीटीज़)—कालापन; काली वर्णकता

Nigrities linguae (नाइग्रीटीज़ लिंग्वी)— जिह्वा की काली वर्णकता

Nigrostriatal (नाइग्रोस्ट्रिएटल)— तन्त्रिका तन्तुओं की उस पूलिका से सम्बन्धित जो मस्तिष्क के काले द्रव्य को रेखित पिण्ड से जोड़ती है।

Nihilism (निहीलिज़्म)— 1. प्रत्येक वस्तु में अवास्तविकता का अथवा उसकी अस्तित्व-हीनता का भ्रम (बहम) होना 2. औषधीय चिकित्सा की क्षमता में विश्वास न होना

Nikolsky's sign (निकोल्सकीज़ साइन)— पेम्फीगस रोग (फफोले) का एक चिन्ह जिसमें त्वचा की बाह्य परत हल्की-सी रगड़ जाने अथवा जरा-सी चोट लग जाने पर ही साफ हो जाती है।

Niphablepsia (निफाब्लेप्सिया)—बर्फ को देखने से उत्पन्न होने वाली अन्धता

Niphotyphlosis (निफोटिफ्लोसिस)—Niphablepsia.

Nipple (निपिल)— 1. प्रत्येक स्तन के छोर पर चारों ओर से एक मण्डल से घिरा हुआ वर्णकयुक्त प्रक्षेपण (उभार) जिससे स्त्री में दुग्धवाही वाहिनियाँ दुग्ध निकालती हैं; चूचुक 2. दूध पिलाने वाली बोतल का रबर का टुन्ना (निपिल) जो स्त्री के चूचुक के तुल्य होता है।

Nipple shield (निपिल शील्ड)—दुग्धस्रवण काल में प्राकृतिक चूचुक की रक्षा करने के लिए प्रयोग में लाया जाने वाला एक कृत्रिम चूचुक

Nissl bodies (निज़्ल बॉडीज़)— तन्त्रिकाकोशिकाओं के कोशिका कार्यों तथा पार्श्वतन्तुओं में कणिकाओं के रूप में पाया जाने वाला क्रोमोफिल पदार्थ जिसका सम्बन्ध प्रोटीन के निर्माण तथा चयापचय से होता है। ये थकान तथा कुछ वैकृत अवस्थाओं में धुल जाते हैं अथवा गायब हो जाते हैं।

Nisus (नाइसस)—प्रयास, श्रम अथवा बल या शक्ति

Nit (निट)— यूका अथवा जूँ या अन्य परजीवीय कीट का अण्डा, लीख

Nitremia (नाइट्रीमिया)—Azotemia.

Nitric (नाइट्रिक)— नाइट्रोजन से सम्बन्धित अथवा उसे धारण करने वाला

Nitrification (नाइट्रीफिकेशन)—वह क्रिया जिसके द्वारा अमोनिया अथवा अन्य यौगिकों की नाइट्रोजन नाइट्राइट तथा नाइट्रेट में आक्सीकृत हो जाती है जैसे कि मिट्टी में नाइट्रीफाईंग जीवाणुओं के द्वारा किया जाता है; नाइट्रीकरण

Nitrifying (नाइट्रीफाईंग)—नाइट्रीकरण की क्रिया

Nitrite (नाइट्राइट)— नाइट्रस एसिड का कोई भी लवण। नाइट्राइट रक्त वाहिनियों को विस्फारित करते हैं एवं रक्त वाप को कम करते हैं अतः एमाइल नाइट्राइट का हृद्शूल की चिकित्सा में प्रयोग किया जाता है।

Nitritoid (नाइट्रीटॉयड)— किसी नाइट्राइट के समान

Nitrituria (नाइट्रीटूरिया)—मूत्र में नाइट्राइटों का पाया जाना

Nitro-, Nitr- (नाइट्रो-, नाइट्र-)— शब्द का दूसरे शब्दों के साथ संयुक्त होने वाला रूप जो नाइट्रोजन के साथ संयोजन का संकेत देता है।

Nitrogen (नाइट्रोजन)—वायुमण्डल में इसके लगभग 80% आयतन में पायी जाने वाली एक रंगहीन, गन्धहीन तथा स्वादहीन गैस। यह सभी प्रोटीनों का घटक होती है तथा ऊतकों को बनाने में मुख्य भाग लेती है–

Nitrogen dioxide (नाइट्रोजन डाइऑक्साइड)—नाइट्रोजन पैरॉक्साइड के विघटन से अथवा नाइट्रिक एसिड पर धातुओं की प्रतिक्रिया से उत्पन्न होने वाली भूरा रंग लिए हुए एक क्षोभक गैस

Nitrogen monoxide (नाइट्रोजन मोनोक्साइड)—नाइट्रस ऑक्साइड, हँसाने वाली गैस

Nitrogen mustards (नाइट्रोजन मस्टर्ड्स)—नाइट्रोजन के मस्टर्ड यौगिक जो लसीकाभ ऊतक को नष्ट करते हैं अतः हॉजकिन के रोग में तथा लसीका-सार्कोमा, जीर्ण मज्जाभ अतिश्वेतकोशिकारक्तता आदि में भी इनका प्रयोग किया जाता है। इनमें मीक्लोरेथैमाइन आदि सम्मिलित होते हैं जिन्हें सैलाइन के साथ (बोतल से) बूँद-बूँद करके रक्त में पहुँचाया जाता है।

Nonprotein nitrogen (नॉनप्रोटीन नाइट्रोजन)—भोजन, रक्त अथवा अन्य पदार्थ में स्थित नाइट्रोजन परन्तु यह प्रोटीन के रूप में नहीं होती।

Nitrogenase (नाइट्रोजीनेस)—नाइट्रोजन के अमोनिया में अपचयित होने की गति में तेजी लाने वाला एक एन्जाइम

Nitrogen cycle (नाइट्रोजन साइकिल)— एक प्राकृतिक चक्र जिसमें जन्तुओं द्वारा नाइट्रोजन मिट्टी में मुक्त होती है, मिट्टी से पौधों के पोषण के लिए उनमें पहुँचती है और फिर वनस्पति भोजन के द्वारा यह वापिस जन्तुओं में पहुँच जाती है; नाइट्रोजन चक्र

Nitrogen equilibrium (नाइट्रोजन इक्वीलिब्रियम)— ऐसी दशा जिसमें मूत्र, मल तथा पसीने में उत्सर्जित नाइट्रोजन की मात्रा भोजन से शरीर द्वारा ग्रहण की गई नाइट्रोजन की मात्रा के बराबर होती है।

Nitrogen fixation (नाइट्रोजन फिक्सेशन)—मिट्टी में स्थित जीवाणुओं की क्रिया से वायुमण्डलीय नाइट्रोजन का नाइट्रेट में परिवर्तित हो जाना

Nitrogen leg (नाइट्रोजन लैग)— किसी प्रोटीन के निगलने तथा प्रोटीन में स्थित नाइट्रोजन की बराबर मात्रा में नाइट्रोजन के उत्सर्जित होने के बीच लगने वाला समय

Nitrogen narcosis (नाइट्रोजन नार्कोसिस)—उच्च सान्द्रता में नाइट्रोजन गैस के मस्तिष्क सहित शरीर के ऊतकों पर प्रभाव जो शराब अधिक पी लेने वाले व्यक्ति में उत्पन्न प्रभावों के समान होते हैं जैसे कि गोताखोरों में देखा जाता है।

Nitrogenous (नाइट्रोजीनस)—नाइट्रोजन से सम्बन्धित अथवा उसे धारण करने वाला

Nitroglycerin (नाइट्रोग्लिसरीन)— ग्लिसरीन पर सलफ्यूरिक एवं नाइट्रिक अम्लों की क्रिया से बनने वाला एक तैलीय, विस्फोटक, रंगहीन तरल जिसका वाहिकाविस्फारक के रूप में विशेष रूप से हृद्शूल में प्रयोग किया जाता है।

Nitrometer (नाइट्रोमीटर)— किसी रासायनिक प्रतिक्रिया में उत्पन्न नाइट्रोजन की मात्रा को मापने वाला एक उपकरण, नाइट्रोजनमापी

Nitrous (नाइट्रस)— निम्नतम संयोजकता में नाइट्रोजन से युक्त

Nocardia (नोकार्डिया)— ग्राम-धनात्मक ऑक्सीय या वातापेक्षी-जीवाणुओं का एक वंश। नोकार्डिया एस्टीरॉयड्स जाति मनुष्य में फेफड़ों अथवा त्वचा के रोग उत्पन्न करती है। त्वचा में बनने वाले फोड़े माइसीटोमा कहलाते हैं। नोकार्डिया ब्रेसीलिएनसिस जाति से जीर्ण अवत्वक् फोड़े बनते हैं।

Nocardiae (नोकार्डी)—Nocardia का बहुवचन

Nocardial (नोकार्डियल)— नोकार्डिया सम्बन्धी

Nocardioform (नोकार्डियोफार्म)— नोकार्डिया वंश के जीवाणुओं से मिलता-जुलता

Nocardiosis (नोकार्डियोसिस)—नोकार्डिया के संक्रमण के फलस्वरूप उत्पन्न रोग

Nocebo (नोसीबो)—किसी कूटभेषज (रोगी की संतुष्टि के लिए दी जाने वाली निष्क्रिय औषधि) का प्रयोग करने पर उत्पन्न अप्रिय प्रभाव

Noci- (नोसाइ-)—दर्द अथवा चोट को प्रदर्शित करने वाला एक उपसर्ग

Nociassociation (नोसीएसोसियेशन)—शल्यकर्म सम्बन्धी स्तब्धता में अथवा किसी आघात के पहुँचने के पश्चात् तन्त्रिका शक्ति का मुक्त हो जाना जिसका ज्ञान नहीं होता

Nociceptive (नोसीसेप्टिव)—मस्तिष्क के उद्दीपनों से सम्बन्धित

Nociceptive impulses (नोसीसेप्टिव इमपल्सेस)— शूल की संवेदनाओं को उत्पन्न करने वाले आवेग

Nociceptive reflex (नोसीसेप्टिव रिफ्लैक्स)— वेदनायुक्त उद्दीपनों द्वारा उत्पन्न एक प्रतिवर्त

Nociceptor (नोसीसेप्टर)— वेदनायुक्त उद्दीपनों को ग्रहण करने एवं उन्हें संचारित करने वाली एक तन्त्रिका

Nocifensor (नोसीफैन्सर)— ऐसी प्रक्रियाओं या यान्त्रिक विधियों को बताने वाला जो चोट से शरीर की रक्षा करती हैं।

Noci-influence (नोसी-इन्फ्ल्यूएन्स)— हानिकारक अथवा अभिघातज प्रभाव

Nociperception (नोसीपर्सेप्शन)—नाड़ियों द्वारा वेदनायुक्त उद्दीपनों का बोध होना

Noct (नॉक्ट)— रात्रि, रात

Noctalbuminuria (नॉक्टएल्ब्युमिनूरिया)— रात्रि में मूत्र में अधिक एल्ब्युमिन का उत्सर्जित होना

Noctambulation (नॉक्टएम्बुलेशन)—नींद में चलना, निद्राचलन

Noctambulism (नॉक्टएम्बुलिज़्म)—Somnambulism. Noctambulation.

Noctiphobia (नॉक्टीफोबिया)—रात्रि एवं अंधेरे का रोगोत्पादक भय, निशाभीति

Noctograph (नोक्टोग्राफ)—Scotograph.

Nocturia (नॉक्यूरिया)—रात्रि में अत्यधिक मूत्र-त्याग होना, निशामेह

Nocturnal (नॉक्चुर्नल)— रात्रि से सम्बन्धित अथवा रात्रि में उत्पन्न होने वाला, नैश, रात्रिकालीन

Nocturnal emission (नॉक्चुर्नल एमिसन)— स्वप्न दोष

Nocturnal enuresis (नॉक्चुर्नल एन्यूरेसिस)—रात को सोते समय मूत्र की असंयति (मूत्र का अनियन्त्रित रूप से विसर्जित होते रहना)

Nocuous (नौकुअस)— हानिकारक, क्षति पहुँचाने वाला, विषैला

Nodal (नोडल)—किसी प्रोद्वर्ध, उभार, पर्व या सूजन से सम्बन्धित

Nodal rhythm (नोडल रिद्म)— हृदय-ताल जो अलिन्द-निलय-पर्व से उत्पन्न होता है।

Nodding (नोडिंग)—सिर की अनैच्छिक गतियाँ होना, बेमतलब सिर हिलाते रहना

Nodding spasm (नोडिंग स्पाज़्म)— उरःकर्णमूल-पेशियों में ऐंठन हो जाने के कारण सिर का हिलना जो ऐसा प्रकट होता है जैसे व्यक्ति सलाम कर रहा हो।

Node (नोड)— 1. गाँठ, प्रोद्वर्ध या उभार अथवा सूजन के रूप में ऊतक का एक छोटा-सा पिण्ड, पर्व, गाँठ 2. एक छोटा-सा गोलाकार अंग अथवा कोई संरचना। उदाहरण–

Atrioventricular node (एट्रियोवैन्ट्रीकुलर नोड)— अंतराअलिन्द-पट के निचले भाग में स्थित परकिञ्जी तन्तुओं का एक संग्रह जिससे हिज़् की पूलिका उत्पन्न होती है, अलिन्द-निलयी पर्व

Bouchard's node (बाउचार्डस नोड)—गठियारूप सन्धिशोथ में, समीपस्थ अन्तराअँगुल्यस्थिक सन्धियों की अस्थिल सूजन

Heberden's node (हैबरडैन्स नोड)— अस्थिसंधिशोथ में हाथ की अँगुलियों की अन्तिम अंतराअंगुल्यस्थि-सन्धियों पर दिखाई देने वाली छोटी, कठोर सूजन

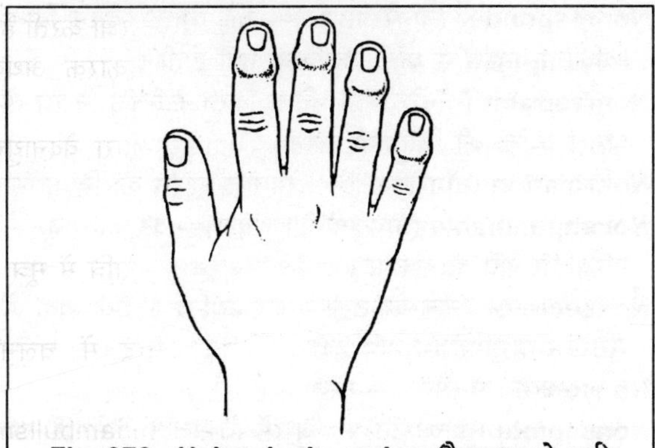

Fig. 373 : Heberden's nodes (हैबरडन के पर्व)

Haygarth's nodes (हेगार्थस नोड्स)— गठियारूप सन्धिशोथ में दिखायी देने वाली सन्धियों की सूजन

Lymph node (लिम्फ नोड)— लसीका-वाहिनियों के साथ-साथ रहने वाला लसीकाभ ऊतक का पिण्ड, लसीका-पर्व

Rheumatoid nodules (रीह्यूमैटॉयड नोड्यूल्स)— आमवाताभ या गठियारूप सन्धिशोथ से पीड़ित कुछ रोगियों के अस्थिल उत्सेधों पर सर्वाधिक सामान्य रूप से उत्पन्न होने वाली तन्तुमय ऊतक की अवत्वचीय पर्विकाएँ

Sinoatrial node, Sinus node (साइनोएट्रियल नोड, साइनस नोड)— दाँये अलिन्द की दीवार में ऊर्ध्व महा-शिरा (सुपीरियर वेना केवा) के प्रवेश द्वार के पास परकिञ्जी तन्तुओं का एक संग्रह जिसमें सामान्यतया हृद्स्पन्द उत्पन्न करने वाले आवेग उत्पन्न होते हैं अतः इसे हृदय का गतिचालक कहते हैं, शिरानाल-अलिन्द पर्व

Syphilitic node (सिफिलिटिक नोड)— जन्मजात सिफिलिस रोग में लम्बी हड्डियों के सिरे पर पायी जाने वाली परिसीमित सूजन जिसमें रात में दर्द होता है।

Virchow node (वर्को नोड)— किसी एक अधिजत्रुकीय लसीका पर्व का बढ़ जाना जिसे सामान्यतः वक्षीय या उदरीय अंगों के प्राथमिक कैंसर में देखा जाता है।

Nodi (नोडाइ)—Nodus का बहुवचन

Nodose (नोडोस)— बीच-बीच में पर्वों या गांठों से युक्त

Nodosity (नोडोसिटी)—1. पर्व 2. पर्वों को धारण करना, पर्विलता

Nodular (नोड्यूलर)— पर्विकाओं को धारण करने वाला अथवा उनके समान, पर्विल

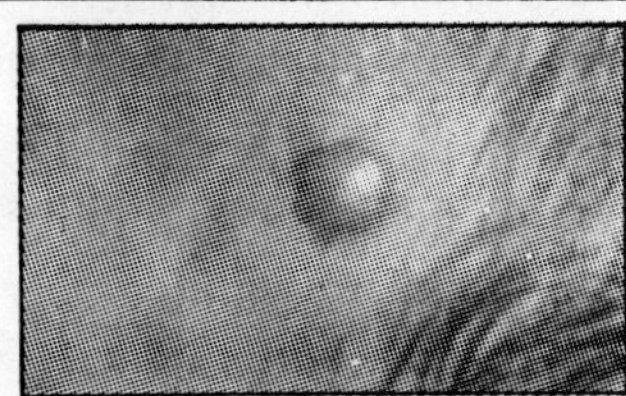

Fig. 374 : Nodule (पर्विका)

Nodulation (नोड्यूलेशन)— पर्विकाओं का बनना

Nodule (नोड्यूल)— 1. एक छोटा पर्व, पर्विका 2. कोशिकाओं का एक छोटा-सा संग्रह। उदाहरण–

Aggregate nodules (एग्रीगेट नोड्यूल्स)— एकाकी लसीका पर्विकाओं का एक समूह जैसे छोटी आँत की पीयर की चित्तियाँ

Aschoff's nodule (एस्कॉफ्स नोड्यूल)— आमवात-हृद्शोथ में हृद्पेशी में पाई जाने वाली पर्विका

Noduli (नोड्यूलाइ)— Nodule का बहुवचन

Nodulus (नोड्यूलस)— पर्विका

Nodus (नोडस)—पर्व

Noematachograph (नीमेटेकोग्राफ)— मानसिक क्रियाशीलता में लगने वाले समय का अभिलेखन करने वाला एक उपकरण

Noematachometer (नीमेटेकोमीटर)— साधारण बोध में लगने वाले समय को मापने वाला एक उपकरण

Noematic (नीमेटिक)— सोचने की मानसिक प्रक्रिया से सम्बन्धित

Noesis (नीसिस)— सोचने की क्रिया

Noetic (नोइटिक)— सोचने की क्रिया से सम्बन्धित

Noise (नाइज़्)— शोर

Noli me tangere (नोली मी टेन्जीरी)—Rodent ulcer.

Noma (नोमा)—साधारणतया अल्पपोषित बच्चों में गालों की श्लेष्मिक कला अथवा मसूड़े से त्वचा की सतह की ओर शीघ्रता से फैलने वाला कोथ या गैंगरीन, मुखकोथ, कोथजमुखपाक।

Nomadism (नोमाडिज़्म)—बेचैनी

Noma pudendi (नोमा प्यूडेन्डाइ)— विशेषकर छोटे बच्चों में बृहत् भगोष्ठ में जख्म बनना, भगकोथज व्रण

Nomenclature (नोमेनक्लेचर)—तकनीकी अथवा विज्ञान सम्बन्धी नामों की पद्धति, नामकरण

Nomina Anatomica (नोमिना एनाटॉमिका)— सन् 1955 से नियतकालिक होने वाली बैठकों में शरीररचनाविज्ञानियों के अन्तरर्राष्ट्रीय सम्मेलन द्वारा अपनायी गयी शरीररचना सम्बन्धी पारिभाषिक शब्दावली

Nomogram (नोमोग्राम)—एक आलेख या ग्राफ जिस पर किन्हीं भी दो परिवर्तियों के मूल्यों का अन्य के मूल्यों का पता लगाने के लिए प्रयोग किया जा सकता है, सामान्य मानकलेख

Nomograph (नोमोग्राफ)—Nomogram.

Nomography (नोमोग्राफी)—एक सामान्य मानकलेख का बनना।

Nomotopic (नोमोटोपिक)— किसी सामान्य स्थान पर उत्पन्न होने वाला

Non- (नन-)—अभाव अथवा अस्वीकृति को प्रदर्शित करने वाला एक उपसर्ग

Nonabsorbable (नॉनएब्ज़ार्बेबिल)— अवशोषित होने के अयोग्य, अनवशोषणीय

Nonadherent (नॉनएडहीयरैन्ट)—न चिपकने वाला, अचिप्य।

Nonan (नोनन)—प्रत्येक नवें दिन फिर से प्रकट होने वाला

Noncariogenic (नॉनकैरियोजेनिक)— जिससे दन्त-क्षरण नहीं होता।

Noncellular (नॉनसैलुलर)— अकोशिकीय

Noncomedogenic (नॉनकोमेडोजेनिक)— जो मुहासे बनने को बढ़ावा न देता हो।

Non compos mentis (नॉन कम्पस मैन्टिस)— स्वच्छ मस्तिष्क जिसका न हो, असमाहित चित्त, मन्दबुद्धि।

Nonconductor (नॉनकन्डक्टर)—एक ऐसा पदार्थ जो विद्युत्, ध्वनि अथवा ऊष्मा को संचारित नहीं करता है अथवा कठिनाई से ही उसको संचारित करता है।

Nondisjunction (नॉनडिसजंक्शन)— किसी जोड़े के दो समजात गुणसूत्रों के अर्द्धसूत्रीविभाजन में पृथक् होने में निष्फलता

Nonelectrolyte (नॉनइलैक्ट्रोलाइट)— एक पदार्थ जो विलयन में विद्युत् का चालन नहीं करता

Nonigravida (नॉनीग्रेविडा)—वह स्त्री जो नवीं बार गर्भवती हुई हो, नवमगर्भा

Noninfective (नॉनइन्फैक्टिव)— असंक्रामी

Non-intoxicating (नॉन-इन्टॉक्सिकेटिंग)— अमादक

Noninvasive (नॉनइन्वैसिव)— अप्रसारक

Nonipara (नोनीपैरा)— वह स्त्री जिसने नौ बार बच्चे को जन्म दिया हो, नवमप्रसूता

Nonmedullated (नॉनमेडुलेटेड)—माइलिन रहित

Non-motile (नॉन-मोटाइल)—गतिहीन

Nonmyelinated (नॉनमाइलिनेटेड)—माइलिन रहित

Non-nucleated (नॉन-न्यूक्लियेटेड)—केन्द्रक से रहित

Nonocclusion (नॉनऑक्लुज़न)—ऐसी दशा जिसमें दाँत आपस में मिलने में सक्षम नहीं होते

Nonopaque (नॉनओपेक)—जो अपारदर्शक न हो विशेषकर एक्स-रे के लिए अपारदर्शक न हो

Nonparous (नॉनपैरस)—Nulliparous.

Non-pathogenic (नॉन-पैथोजेनिक)—अविकारी

Nonpolar (नॉनपोलर)— ध्रुवों से रहित

Nonprotein (नॉनप्रोटीन)—कोई भी पदार्थ जो प्रोटीन से उत्पन्न हुआ नहीं होता।

Nonproteogenic (नॉनप्रोटीयोजेनिक)— प्रोटीन उत्पन्न न करने वाला।

Non rep (नॉन रिप)— मत दुहराओ

Nonresectable (नॉनरिसैक्टेबल)—जिसे शल्यक्रिया द्वारा अलग न किया जा सकता हो।

Nonresponder (नॉनरैस्पोण्डर)— वह व्यक्ति जिसमें किसी चिकित्सा-पद्धति से कोई प्रतिक्रिया नहीं होती।

Nonrestraint (नॉनरेस्ट्रेन्ट)—बिना किसी यान्त्रिक निरोध के पागल व्यक्ति की चिकित्सा करना

Nonrotation (नॉनरोटेशन)—. सामान्य घूर्णन की निष्फलता

Nonsaponifiable (नॉनसैपोनीफॉयबल)— वह जो साबुन में परिवर्तित नहीं हो सकता।

Nonsecretor (नॉनसीक्रेटर)— वह व्यक्ति जिसके थूक में ABO रक्त एण्टिजन नहीं होते

Nonsense (नॉनसैन्स)— मूर्ख

Nonseptate (नॉनसेप्टेट)— जिसमें विभाजक भित्तियाँ नहीं होतीं

Nonsexual (नॉनसैक्सुअल)— अलैंगिक
Nonspecific (नॉनस्पेसीफिक)— किसी विशेष कारण से उत्पन्न न होने वाला जैसा किसी रोग के लिए कहा जाता है।
Non-suppurative (नॉन-सपूरेटिव)— पस न बनाने वाला, अपूय
Nontoxic (नॉनटॉक्सिक)— जो विषैला न हो अथवा विष न बनाता हो
Nonunion (नॉनयूनियन)— किसी अस्थिभंग हुई हड्डी के सिरों के जुड़ने में निष्फलता
Nonus (नोनस)—1. नवाँ 2. अधोजिह्वी नाड़ी
Nonuterotropic (नॉनयूट्रोट्रॉपिक)— जिसका गर्भाशय पर कोई प्रभाव नहीं होता।
Nonvalent (नॉनवैलेन्ट)— जिसमें रासायनिक वैलेन्सी अथवा संयोजकता न हो
Nonvascular (नॉनवैस्कुलर)—Avascular.
Nonverbal (नॉनवर्बल)—जो शब्दों के द्वारा नहीं बल्कि चिन्हों, प्रतीकों, चेहरे की मुद्राओं, संकेतों तथा आसन आदि के द्वारा सम्प्रेषित होता हो।
Nonviable (नॉनवॉयबिल)— जीवित रहने के अयोग्य, जीवन-अक्षम
Nookleptia (नूकलेप्टिया)— एक मनोग्रस्ति कि किसी के विचार दूसरों के द्वारा चुरा लिए गये हैं।
Noopsyche (नूसाइकी)— मानसिक प्रक्रियायें
Noose (नूस)—पाश, फन्दा
Noradrenergic (नॉरएड्रिनर्जिक)— नॉरइपिनैफ्रीन द्वारा क्रियाशील होने वाला अथवा उसे स्रवित करने वाला
Norm (नॉर्म)— 1. प्रमाणिक अथवा आदर्श 2. सामान्य
Norm- (नॉर्म-)— एक उपसर्ग जिसका अर्थ सामान्य, साधारण, औसत होता है।
Norma (नॉर्मा)— एक आकृति या रूप विशेषकर खोपड़ी के सन्दर्भ में जैसे नॉर्मा अग्र या नार्मा ललाटीय, प्रतिरूप, नमूना, सामान्य
Normae (नॉर्मी)— Norma का बहुवचन
Normal (नॉर्मल)— 1. प्रमाणिक; उचित कार्य करने वाला; प्राकृतिक रूप से उत्पन्न होने वाला; सामान्य, स्वभाविक, स्वस्थ, नियमित 2. मानसिक विकार से मुक्त अथवा औसत बुद्धि वाला 3. ऐसे विलयन को प्रदर्शित करने वाला जिसके प्रत्येक 1000 मि.ली. में सक्रिय पदार्थ का एक ग्राम तुल्य भार होता है।
Normalization (नॉर्मलाइज़ेशन)—सामान्य बनाना, प्रसामान्यीकरण
Normalize (नॉर्मलाइज़)— प्रसामान्यीकरण को प्रभावित करना।
Normal solution (नॉर्मल सॉल्यूशन)—एक ऐसा विलयन जो बराबर आयतन के किसी बेस या अम्ल के सामान्य विलयन को उदासीन करता है।
Normative (नॉर्मेटिव)—सामान्य अथवा प्रायः से सम्बन्धित
Normergic (नॉर्मर्जिक)—सामान्य ढंग से प्रतिक्रिया करने वाला अथवा उससे सम्बन्धित
Normo- (नॉर्मो-)— सामान्य अथवा व्यावहारिक का प्रदर्शन करने वाला एक उपसर्ग
Normobaric (नॉर्मोबेरिक)—समुद्र तल के दाब के तुल्य वायुदाबमापी के दाब को निर्दिष्ट करने वाला।
Normoblast (नॉर्मोब्लास्ट)—किसी साधारण लाल रक्त कोशिका के परिमाण के बराबर केन्द्रकयुक्त लाल रक्त कोशिका, लोहितकोशिकाप्रसू
Normoblastosis (नॉर्मोब्लास्टोसिस)—. लोहितकोशिकाप्रसुओं का अत्यधिक बनना
Normocalcemia (नॉर्मोकैल्सीमिया)— रक्त में कैल्सियम का सामान्य स्तर होना
Normocapnia (नॉर्मोकैप्निया)— रक्त में सामान्य सान्द्रता में कार्बन डाइऑक्साइड का पाया जाना
Normocapnic (नॉर्मोकैप्निक)— रक्त में कार्बन डाइऑक्साइड की सामान्य मात्रा से युक्त
Normocephalic (नॉर्मोसिफैलिक)—Mesocephalic.
Normocholesterolemia (नॉर्मोकोलेस्ट्रॉलीमिया)— रक्त में सामान्य मात्रा में कोलेस्ट्रॉल का पाया जाना, सामान्य कोलेस्ट्रॉलरक्तता
Normochromasia (नॉर्मोक्रोमेसिया)— किसी ऊतक की सामान्य अभिरंजन की क्षमता
Normochromia (नॉर्मोक्रोमिया)—रक्त का सामान्य रंग का पाया जाना
Normochromic (नॉर्मोक्रोमिक)—सामान्य रंग वाला जैसा कि लाल रक्त कोशिकाओं के लिए कहा जाता है।
Normocyte (नॉर्मोसाइट)— परिमाण, आकृति एवं रंग में सामान्य एक लाल रक्त कोशिका, सामान्य-लोहितकोशिका
Normocytosis (नॉर्मोसाइटोसिस)— रक्त की लाल रक्त कोशिकाओं की सामान्य अवस्था, सामान्यलोहितकोशिकता।
Normoerythrocyte (नॉर्मोइरिथ्रोसाइट)—Normocyte.
Normoglycemia (नॉर्मोग्लाइसीमिया)—. रक्त में शुगर का सामान्य मात्रा में पाया जाना
Normoglycemic (नॉर्मोग्लाइसीमिक)— रक्त में शुगर की सामान्य मात्रा को धारण करने वाला
Normokalemia (नॉर्मोकैलीमिया)— रक्त में पोटेशियम का सामान्य मात्रा में पाया जाना
Normoorthocytosis (नॉर्मोआर्थोसाइटोसिस)—रक्त में श्वेत रक्त कोशिकाओं का संख्या में बढ़ जाना परन्तु विभिन्न प्रकार की श्वेत रक्त कोशिकाओं का अनुपात सामान्य बने रहना
Normospermic (नॉर्मोस्पर्मिक)—सामान्य शुक्राणुओं को उत्पन्न करने वाला
Normosthenuria (नॉर्मोस्थेनूरिया)— सामान्य मात्रा में एवं सामान्य विशिष्ट गुरुत्व के मूत्र का उत्सर्जित होना

Normotensive (नॉर्मोटेन्सिव)— सामान्य तान, तनाव अथवा रक्त-चाप वाला व्यक्ति

Normothermia (नॉर्मोथर्मिया)— शरीर का सामान्य तापमान होना

Normotonia (नॉर्मोटेनिया)— सामान्य तान या तनाव

Normotonic (नार्मोटॉनिक)— सामान्य पेशीय तान वाला

Normotopia (नॉर्मोटोपिया)—नियमित स्थान पर स्थिति

Normotopic (नॉर्मोटॉपिक)—1. सही स्थान पर स्थित 2 सामान्य स्थिति से सम्बन्धित

Normovolemia (नॉर्मोवोलीमिया)—रक्त का आयतन सामान्य होना

Nos- (नोस-)— एक उपसर्ग जिसका अर्थ रोग होता है।

Nose (नोज़)— गन्ध ज्ञान का एक अंग तथा श्वसन-उपकरण का एक भाग जो चेहरे के बीचों-बीच एक उभार होता है तथा एक पट द्वारा दो कोष्ठों में विभाजित रहता है, नासिका, नाक, नासा।

Hammer nose (हैमर नोज़)—Rhinophyma.

Saddle nose (सैडिल नोज़)— ऐसी नाक जिसका नासिका पुल दबा हुआ रहता है जैसा कि सिफिलिस की तृतीयावस्था में देखा जाता है, पर्याण नासा

Nosebleed (नोज़ब्लीड)—. नक्सीर छूटना, नासारक्तस्रवण

Nosencephalus (नोज़ेन्सिफैलस)— ऐसा भ्रूण जिसका कपाल एवं मस्तिष्क दोषयुक्त होता है।

Nosepiece (नोज़पीस)— सूक्ष्मदर्शी का वह भाग जिससे अभिदृश्यक लैन्स जुड़े होते हैं।

Nosetiology (नोज़टियोलॉजी)— किसी रोग के कारण का अध्ययन

Nosh (नोश)—1. भोजन के बीच का नाश्ता 2. दो भोजन के बीच में खाना

Noso- (नोसो-)— किसी रोग से होने वाले सम्बन्ध को प्रदर्शित करने वाला एक उपसर्ग

Nosoacusis (नोसोएक्युसिस)— किसी रोग के कारण सुनाई कम देना, वृद्धावस्था के कारण नहीं

Nosochthonography (नोसोक्थोनोग्राफी)— रोगों के भौगोलिक प्रसार का अध्ययन

Nosocomial (नोसोकोमियल)—किसी अस्पताल से सम्बन्धित अथवा उससे उत्पन्न होने वाला

Nosocomium (नोसोकोमियम)— अस्पताल, चिकित्सालय

Nosode (नोसोड)— दवा के रूप में प्रयोग किया जाने वाला कोई रोगज पदार्थ, रोगज औषध

Nosogenesis (नोसोजेनेसिस)—किसी रोग का विकसित होना, रोगजनन।

Nosogenic (नोसोजेनिक)—रोगोत्पादक

Nosogeny (नोसोगैनी)—Nosogenesis.

Nosogeography (नोसोजियोग्राफी)—Nosochthonography.

Nosographic (नोसोग्राफिक)— किसी रोग के लिखित वर्णन से सम्बन्धित

Nosography (नोसोग्राफी)—किसी रोग का लिखित वर्णन, रोगवर्णन।

Nosohemia (नोसोहीमिया)—रक्त रोग

Nosology (नोसोलॉजी)—रोगवर्गीकरणविज्ञान

Nosomania (नोसोमैनिया)— एक भ्रान्ति जिसमें कोई व्यक्ति अपने को किसी रोग से पीड़ित समझता है, रोगी होने का बहम

Nosometry (नोसोमीट्री)— व्यवसायों एवं सामाजिक दशाओं में रुग्णता दर की माप लेना

Nosomycosis (नोसोमाइकोसिस)—परजीवीय कवक के द्वारा उत्पन्न कोई भी रोग

Nosonomy (नोसोनोमी)—रोगों का वर्गीकरण

Nosophilia (नोसोफीलिया)—बीमार होने की तीव्र इच्छा

Nosophobia (नोसोफोबिया)—बीमारी का अथवा किसी विशिष्ट रोग का रोगोत्पादक भय, रोगभीति, रोगातंक।

Nosophyte (नोसोफाइट)— रोग उत्पन्न करने वाला एक पादप सूक्ष्मजीव

Nosopoietic (नोसोपॉयटिक)— रोग उत्पन्न करने वाला

Nosotaxy (नोसोटैक्सी)—Nosology.

Nosotherapy (नोसोथिरैपी)— किसी अन्य रोग को उत्पन्न करके किसी रोग की चिकित्सा करना

Nosotoxic (नोसोटॉक्सिक)— रोग उत्पन्न करने वाले जीवविष को उत्पन्न करने वाली कोई भी वस्तु

Nosotoxicosis (नोसोटॉक्सिकोसिस)— विषाक्तता के द्वारा उत्पन्न कोई भी रोग

Nosotrophy (नोसोट्रॉफी)— बीमार व्यक्ति की परिचर्या करना एवं उसे भोजन कराना

Nosotropic (नोसोट्रॉपिक)— किसी रोग के लक्षणों के विरुद्ध निर्देशित

Nostalgia (नोस्टैल्जिया)— घर पर ही रहने का रोग, घर वापिस जाने की तीव्र इच्छा, गृहातुरता

Nostomania (नोस्टोमैनिया)— घर पर ही रहने के लिए अथवा घर वापिस जाने के लिए उन्माद (पागलपन)

Nostophobia (नोस्टोफोबिया)— घर वापस जाने का रोगोत्पादक भय

Nostril (नोस्ट्रिल)— नासिका के बाह्य दो छिद्रों में से एक, नासाद्वार, नासारन्ध्र, नथुना

Nostrum (नोस्ट्रम)— एक कुवैद्य (नीम हकीम) का, पेटेन्ट अथवा गुप्त उपचार

Nosus (नोसस)—नासिका, नाक, नासा।

Notal (नोटल)—पीठ सम्बन्धी, पृष्ठीय।

Notalgia (नोटेल्जिया)— पीठ में दर्द होना, पृष्ठशूल।

Notancephalia (नोटेन्सिफैलिया)—खोपड़ी की पीठ का जन्मजात अभाव

Notanencephalia (नोटेनेन्सिफैलिया)— अनुमस्तिष्क का अभाव

Notch (नॉच)— किसी हड्डी अथवा अन्य संरचना के किनारे पर स्थित एक गहरा खाँचा या एक तंग खाली स्थान, भंगिका या खाँच, उदाहरण–

Acetabular notch (एसीटाबुलर नॉच)—उलूखल के अधोवर्ती किनारे पर विद्यमान खाँच

Anterior and posterior cerebellar notches (एण्टीरियर एण्ड पोस्टीरियर सेरीबेलर नॉचेज)— ये अनुमस्तिष्कीय गोलार्द्धों को अलग करने वाले गहरे खाँच होते हैं।

Cardiac notch (कार्डियक नॉच)—बायें फेफड़े के अग्रज किनारे पर विद्यमान नतोदरता जिसमें हृदय निकला होता है, अभिहृद्फुफ्फुसभंगिका।

Interclavicular notch (इन्टरक्लैविकुलर नॉच)—दो जत्रुक या क्लैविकल अस्थियों के खाँचों के बीच उरोस्थि या स्टर्नम की मुष्टि की ऊपरी सतह पर स्थित एक गोल खाँच या भंगिका

Radial notch (रेडियल नॉच)— अन्तःप्रकोष्ठिका या अल्ना अस्थि के किरीटाकार प्रवर्ध के पार्श्व में विद्यमान खाँच जो बहिःप्रकोष्ठिका या रेडियस हड्डी के सिर के साथ जुड़कर सन्धि बनाता है।

Sternal notch (स्टर्नल नॉच)— उरोस्थि मुष्टि की ऊपरी सतह पर विद्यमान खाँच

Ulnar notch (अल्नर नॉच)— अन्तःप्रकोष्ठिका या अल्ना अस्थि के सिर को ग्रहण करने के लिए बहिःप्रकोष्ठिका या रेडियस अस्थि के दूरस्थ सिरे पर स्थित एक खाँच

Vertebral notch (वर्टिब्रल नॉच)—किसी कशेरूका के वृन्तक के ऊपर एवं नीचे की अवतलताओं में से एक

Notched (नॉच्ड)— खाँच से युक्त

Note (नोट)— 1. एक निश्चित ऊँचाई की ध्वनि 2. संक्षिप्त टिप्पणी

Note blindness (नोट ब्लाइन्डनैस)— संगीत ध्वनियों को पहचानने में असमर्थता

Notencephalocele (नोटेन्सिफैलोसील)—सिर के पीछे मस्तिष्क का बाहर को निकल आना

Notencephalus (नोटेन्सिफैलस)—ऐसा भ्रूण जिसका मस्तिष्क सिर के पीछे बाहर को निकला होता है।

Notifiable diseases (नोटीफॉयबल डिज़ीजेज)— स्थानीय स्वास्थ्य अधिकारियों को सूचित किए जाने वाले रोग, उदाहरण के लिए सांसर्गिक रोग जैसे चेचक, हैजा आदि; सूच्य रोग

Noto- (नोटो-)— पीठ के साथ सम्बन्ध होने का संकेत देने वाला एक उपसर्ग

Notochord (नोटोकॉर्ड)— भ्रूण में आँत के पृष्ठ पर स्थित तथा अग्र सिरे से पश्च सिरे तक फैली हुई कोशिकाओं की छड़ के आकार की एक रज्जु जो भ्रूण के अक्षीय कंकाल का निर्माण करती है, आद्यपृष्ठवंश

Notochordal (नोटोकॉर्डल)—आद्यपृष्ठवंश से सम्बन्धित

Notogenesis (नोटोजेनेसिस)—आद्यपृष्ठवंश का विकास होना

Notomelus (नोटोमीलस)— एक विकृत भ्रूण जिसकी पीठ से अतिरिक्त भुजाएँ जुड़ी होती हैं।

Noumenon (नाऊमैनन)—वह जिसे कोई व्यक्ति अपनी बुद्धि से जानता है, संवेदी अनुभूति द्वारा नहीं

Nourishment (नरिशमैंट)— पोषक पदार्थ, पोषण

Noxa (नोक्सा)— स्वास्थ्य के लिए हानिकारक कोई भी वस्तु

Noxious (नोक्सियस)—क्षति पहुँचाने वाला, हानिकारक, विषाक्त।

N.P.O. (एन.पी.ओ.)—Non per os. मुँह से कुछ न लेना

n.p.t. (एन.पी.टी.)—Normal pressure and temperature. सामान्य दाब तथा तापमान

NSAID (एन.एस.ए.आइ.डी.)—Non Steroidal anti inflammatory drugs. स्टैरॉयड रहित शोथरोधी औषधियाँ जैसे आइबुप्रोफेन आदि

Nubecula (नुबेकुला)— स्वच्छमण्डल (कॉर्निया) अथवा मूत्र का धुंधलापन

Nubile (नुबाइल)— उस लड़की से सम्बन्धित जिसने यौवनारम्भ की आयु पार कर ली है।

Nubility (नुबीलिटी)— शादी के लिए योग्यता

Nucha (नुका)— गर्दन का पिछला भाग, पश्चग्रीवा

Nuchal (नुकल)— गर्दन के पश्च भाग से सम्बन्धित, मन्या

Nuclear (न्यूक्लियर)— केन्द्रक सम्बन्धी, केन्द्रकीय

Nucleate (न्यूक्लियेट)—1. केन्द्रक बनाना 2. केन्द्रक से युक्त

Nucleated (न्यूक्लियेटेड)— एक अथवा अधिक केन्द्रकों को धारण करने वाला

Nucleation (न्यूक्लियेशन)— घोंसले के समान रचना बनाने की क्रिया

Nuclei (न्यूक्लियाई)— Nucleus का बहुवचन

Nucleiform (न्यूक्लिफोर्म)— केन्द्रक के आकार का

Nuclein (न्यूक्लिन)—कोशिका केन्द्रक का एक रासायनिक घटक

Nucleo- (न्यूक्लियो-)— एक उपसर्ग जिसका अर्थ केन्द्रक से सम्बन्धित होता है।

Nucleocapsid (न्यूक्लियोकैप्सिड)— विषाणु में, प्रोटीन आवरण (कैप्सिड) एवं विषाणु में विद्यमान न्यूक्लिक अम्ल

Nucleochylema (न्यूक्लियोकाइलेमा)— केन्द्रक रस

Nucleochyme (न्यूक्लियोकाइम)—Nucleochylema.

Nucleofugal (न्यूक्लियोफ्यूगल)—कोशिका में किसी केन्द्रक से दूर जाने वाला

Nucleoid (न्यूक्लियॉड)—किसी केन्द्रक के समान

Nucleolar (न्यूक्लियोलर)— उपकेन्द्रक सम्बन्धी

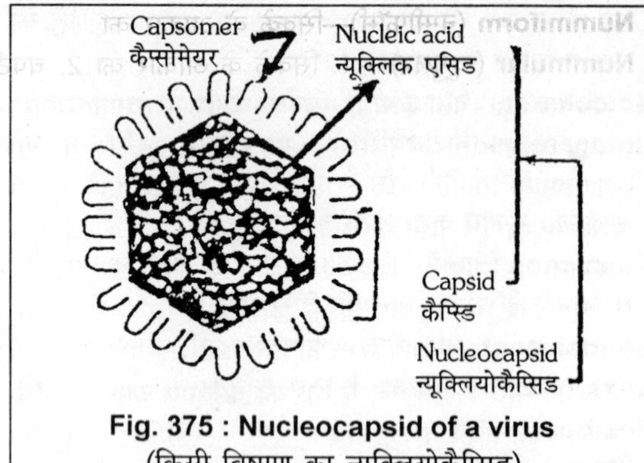

Fig. 375 : Nucleocapsid of a virus
(किसी विषाणु का न्यूक्लियोकैप्सिड)

Nucleoli (न्यूक्लियोलाई)—Nucleolus का बहुवचन

Nucleoliform (न्यूक्लियोलीफोर्म)—उपकेन्द्रक के समान

Nucleoloid (न्यूक्लियोलॉयड)—उपकेन्द्रक जैसा

Nucleolonema (न्यूक्लियोलोनेमा)— किसी कोशिका के उपकेन्द्रक के भीतर बारीक कणिकीय पदार्थ के धागों का बना एक जाल

Nucleolus (न्यूक्लियोलस)—कोशिका के केन्द्रक में स्थित एक गोलाकार संरचना, उपकेन्द्रक

Nucleomicrosome (न्यूक्लियोमाइक्रोसोम)—Karyomicrosome.

Nucleon (न्यूक्लियोन)—परमाणु के केन्द्रक के कणों में से एक अर्थात् एक प्रोटोन या न्यूट्रोन

Nucleonics (न्यूक्लियोनिक्स)— परमाणवीय केन्द्रकों एवं इनकी प्रतिक्रियाओं का अध्ययन

Nucleopetal (न्यूक्लियोपीटल)— केन्द्रक की ओर गति करने वाला

Nucleophagocytosis (न्यूक्लियोफैगोसाइटोसिस)— भक्षककोशिकाओं द्वारा केन्द्रकों का पूर्णतया निगल जाना

Nucleophilic (न्यूक्लियोफिलिक)—केन्द्रक की ओर आकर्षित

Nucleoplasm (न्यूक्लियोप्लाज़्म)— कोशिका केन्द्रक का जीवद्रव्य, केन्द्रकद्रव्य

Nucleoplasmic (न्यूक्लियोप्लाज़्मिक)— केन्द्रकद्रव्य से सम्बन्धित

Nucleoprotein (न्यूक्लियोप्रोटीन)—कोशिकाओं के केन्द्रकों में पाई जाने वाली एक साधारण प्रोटीन जैसे हिस्टोन के किसी न्यूक्लिक एसिड के साथ संयुक्त होने से बनने वाली एक संयुग्मित प्रोटीन

Nucleoreticulum (न्यूक्लियोरेटीकुलम)— किसी केन्द्रक में कोई भी जालरूपी ढांचा

Nucleorrhexis (न्यूक्लियोरैह्क्सिस)— किसी केन्द्रक का खण्डित हो जाना

Nucleotoxin (न्यूक्तियोटॉक्सिन)—कोशिका केन्द्रकों पर क्रिया करने वाला अथवा उनसे उत्पन्न जीवविष

Nucleus (न्यूक्लियस)— 1. किसी कोशिका में स्थित एक गोलाकार काय जो एक पतली केन्द्रकीय कला, केन्द्रकद्रव्य, क्रोमैटिन, कोशिकांगों (माइटोकॉण्ड्रिया आदि) तथा एक या अधिक उपकेन्द्रकों का बना होता है जो वृद्धि, चयापचय, जनन तथा किसी कोशिका की विशिष्टताओं के संचारण के लिए आवश्यक होता है; केन्द्रक 2. केन्द्रीय तन्त्रिका-तन्त्र विशेषकर मस्तिष्क में स्थित तन्त्रिका कोशिकाओं का एक समूह अथवा धूसर द्रव्य का एक पिण्ड जिसका किसी तन्त्रिका विशेष के सूत्रों से सीधा सम्बन्ध रहता है। 3. एक केन्द्रीय बिन्दु जिसके चारों ओर कोई पदार्थ जमा हो जाता है जैसे अश्मरी (पथरी) में होता है।

Arcuate nucleus (आर्कुएट न्यूक्लियस)—मेहराब के आकार का केन्द्रक, चापाकार केद्रक।

Atomic nucleus (एटोमिक न्यूक्लियस)—किसी परमाणु का केन्द्रीय भाग जिसमें प्रोटोन तथा न्यूट्रॉन होते हैं।

Auditory nucleus (ऑडिटरी न्यूक्लियस)— जहाँ से श्रवणीय तन्त्रिकाएँ उत्पन्न होती हैं, वहाँ तन्त्रिका कोशिकाओं का एक जाल

Basal nuclei (बेसल न्यूक्लियाई)— प्रमस्तिष्कीय गोलार्द्धों के आधार पर धूसर द्रव्य के बड़े-बड़े पिण्ड, आधारी केन्द्रक

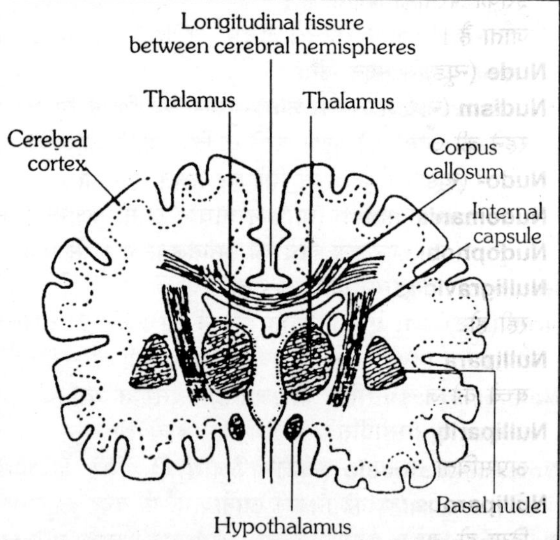

Fig. 376 : Basal nuclei (आधारी केन्द्रक)

Longitudinal fissure between cerebral hemispheres = प्रमस्तिष्कीय गोलार्द्धों के बीच में अनुलम्ब विदर, Thalamus = चेतक, Cerebral cortex = प्रमस्तिष्कीय प्रान्तस्था, Hypothalamus = अधश्चेतक, Basal nuclei = आधारी केन्द्रक, Internal capsule = आन्तरिक सम्पुट, Corpus callosum = कॉर्पस कैलोसम

Caudate nucleus (कॉडेट न्यूक्लियस)—मस्तिष्क के पार्श्वीय निलय से सम्बद्ध कॉर्पस स्ट्रेयटम के एक भाग का

निर्माण करने वाला धूसर द्रव्य का कॉमा आकार का एक पिण्ड

Cuneate nucleus (क्यूनियेट न्यूक्लियस)— मेडुला ऑब्लांगेटा में विद्यमान एक केन्द्रक, कीलक केन्द्रक

Fertilization nucleus (फर्टीलाइज़ेशन न्यूक्लियस)— किसी डिम्ब के निषेचन में पुरुष एवं स्त्री केन्द्रकों के संयोजन से उत्पन्न केन्द्रक

Mother nucleus (मदर न्यूक्लियस)— वह केन्द्रक जो दो या अधिक पुत्री केन्द्रकों में विभाजित हो जाता है।

Motor nucleus (मोटर न्यूक्लियस)— वह केन्द्रक जिससे किसी तन्त्रिका के प्रेरक तन्तु उत्पन्न होते हैं।

Nerve of origin (नर्व ऑफ ओरीज़िन)— तन्त्रिका कोशिकाओं का एक संग्रह जिससे किसी तन्त्रिका अथवा तन्त्रिका पथ के तन्तु उत्पन्न होते हैं।

Paraventricular nucleus (पैरावेन्ट्रीकुलर न्यूक्लियस)— अधश्चेतक के अधिचाक्षुष भाग में तीसरे निलय की भिति में कोशिकाओं का एक संग्रह

Supraoptic nucleus (सुप्राऑप्टिक न्यूक्लियस)— अधश्चेतक में अक्षि-व्यत्यासिका के पार्श्वीय भाग के ठीक ऊपर स्थित एक केन्द्रक

Nuclide (न्यूक्लाइड)— कोई भी परमाणविक केन्द्रक जिसे इसकी परमाणविक संख्या, मात्रा तथा शक्ति द्वारा पहिचाना जाता है।

Nude (न्यूड)— नग्न, नंगा

Nudism (न्यूडिज़्म)— 1. कपड़े उतारने की तीव्र इच्छा 2. नंगा रहने की आदत

Nudo- (न्यूडो-)— नग्न को प्रदर्शित करने वाला एक उपसर्ग

Nudomania (न्यूडोमैनिया)—नंगा रहने के लिए पागलपन

Nudophobia (न्यूडोफोबिया)— नग्न रहने का विकृत भय

Nulligravida (नलीग्रेविडा)— वह स्त्री जो कभी गर्भवती न रही हो

Nullipara (नलीपैरा)—वह स्त्री जिसने कभी भी जीवनक्षम बच्चे को जन्म न दिया हो, अप्रसवा, बांझ, बंध्या

Nulliparity (नलीपैरिटी)—जीवनक्षम बच्चे को जन्म न देना, अप्रसविता, बन्ध्यता, बांझपन

Nulliparous (नलीपैरस)— जिसने कभी भी बच्चे को जन्म न दिया हो, बांझ, बन्ध्य

Nullisomatic (नलीसोमेटिक)— एक जोड़ी गुणसूत्रों के अभाव वाला

Numb (नम्ब)—अनुभूति अथवा गति करने की शक्ति जिसमें कम हो गई हो जैसा कि ठण्ड से हो जाता है।

Numbness (नम्बनैस)—शरीर के किसी भाग में विशेषकर ठण्ड से संवेदना की कमी होना, सुन्नता, स्पर्शज्ञानहीनता

Numeral (न्यूमेरल)— किसी संख्या को प्रदर्शित करने वाला अथवा उससे सम्बन्धित

Nummiform (नम्मीफॉर्म)—सिक्के के आकार का

Nummular (न्यूमुलर)— 1. सिक्के के आकार का 2. चपटी चक्रिकाओं से बना हुआ 3. सिक्कों के ढेर के समान व्यवस्थित

Nummulation (न्यूम्यूलेशन)—सिक्के के आकार के पिण्ड का बनना

Nunnation (नन्नेशन)— अंग्रेजी के अक्षर 'एन' को अधिकतर बोलना

Nurse (नर्स)— 1. वह व्यक्ति जो किसी रोगी की देखभाल करता है, परिचारिका, नर्स 2. शिशु को स्तनपान कराना 3. किसी अयोग्य या दुर्बल व्यक्ति की देखभाल करना 4. किसी छोटे बच्चे की देखभाल करना

Nurse-midwife (नर्स-मिडवाईफ)—एक्र पंजीकृत परिचारिका (नर्स) जो गर्भवती स्त्री की देखभाल करती है, प्रसव का प्रबन्ध करती है तथा प्रसव के बाद नवजात शिशु एवं उसकी माँ की देखभाग करती है; धाय-परिचारिका

Nurse-midwifery (नर्स-मिडवाइफरी)— किसी पंजीकृत नर्स द्वारा गर्भवती स्त्री की देखभाल करना, प्रसव का प्रबन्ध करना तथा प्रसव के पश्चात् नवजात शिशु एवं उसकी माँ की देखभाल करना

Nursery (नर्सरी)— अस्पताल का वह विभाग जहाँ पर नवजात बच्चों की देखभाल की जाती है, शिशुपालनगृह

Nurse's aide (नर्स एडी)— वह व्यक्ति जो रोगी को खाना खिलाकर, नहलाकर तथा तापमान आदि लेकर नर्सों के कार्य में मदद पहुँचाता है।

Nursing (नर्सिंग)— 1. शिशु को स्तनपान कराना 2. रोगी की देखभाल करना, परिचर्या

Nutation (न्यूटेशन)— हिलाना जैसे सिर का हिलाना

Nutrient (न्यूट्रीएन्ट)—1. पोषक 2. पौष्टिक पदार्थ

Nutrilite (न्यूट्रीलाइट)—कोई भी अनिवार्य पौष्टिक पदार्थ जिसकी केवल सूक्ष्म मात्राओं में आवश्यकता होती है।

Nutriment (न्यूट्रीमैंट)—1. पोषण 2. पौष्टिक पदार्थ

Nutriology (न्यूट्रियोलॉजी)—पोषण विज्ञान

Nutrition (न्यूट्रीशन)— पौष्टिक पदार्थों के अन्तर्ग्रहण, पाचन, अवशोषण, स्वांगीकरण तथा उपयोग की क्रियाओं का कुल योग; पोषण

Nutritional (न्यूट्रीशनल)— पोषण सम्बन्धी, पोषणज

Nutritionist (न्यूट्रीशनिस्ट)—पोषण विज्ञान का विशेषज्ञ, पोषणविद्

Nutritious (न्यूट्रीशियस)— पौष्टिक, पुष्टिकर

Nutritive (न्यूट्रीटिव)— 1. पोषण सम्बन्धी 2. पोषक, पोषण करने वाला, पौष्टिक, पुष्टिकर

Nutriture (न्यूट्रीचर)—पोषण से सम्बन्धित शरीर की अवस्था

Nyctalbuminuria (निक्टेलब्युमिनूरिया)—Noctalbuminuria.

Nyctalgia (निक्टैल्जिया)— रात्रि में दर्द होना, निशार्ति।

Nyctalope (निक्टेलोप)— निशान्ध या रतौंधी से ग्रस्त व्यक्ति

Nyctalopia (निक्टेलोपिया)— रतौंधी, रात को दिखाई न देना

Nyctamblyopia (निक्टेमब्लायोपिया)— आँखों में प्रत्यक्ष परिवर्तन हुए बिना रात्रि में धुंधला दिखाई देना।

Nyctanopia (निक्टेनोपिया)—Nyctalopia.

Nyctaphonia (निक्टेफोनिया)— हिस्टीरिया में रात्रि में मुँह से आवाज़ न निकलना

Nycterine (निक्टेराइन)—रात्रि में उत्पन्न होने वाला

Nycterohemeral (निक्टेरोहीमेरल)—Nyctohemeral.

Nycthemerus (निक्थेमेरस)—दिन और रात दोनों से सम्बन्धित

Nycto- (निक्टो-)—रात्रि अथवा अन्धेरे को प्रदर्शित करने वाला एक उपसर्ग

Nyctohemeral (निक्टोहेमेरल)—Nycthemerus.

Nyctophilia (निक्टोफीलिया)— अन्धेरे अथवा रात्रि के प्रति अधिक लगाव

Nyctophobia (निक्टोफोबिया)— अन्धेरे अथवा रात्रि का रोगोत्पादक भय, अन्धकारभीति, निशाभीति

Nyctophonia (निक्टोफोनिया)—Nyctaphonia.

Nyctotyphlosis (निक्टोटिफ्लोसिस)—Nyctalopia. Night blindness.

Nycturia (निक्चूरिया)—Nocturia.

Nymph (निम्फ)—कीट के विकास की एक अवस्था जिसमें पंख एवं जननांग पूर्णतया विकसित नहीं हुए होते हैं।

Nympha (निम्फा)—लघु भगोष्ठ

Nymphae (निम्फी)— Nympha का बहुवचन

Nymphal (निम्फल)—लघु भगोष्ठों से सम्बन्धित

Nymphectomy (निम्फेक्टॉमी)—लघु भगोष्ठों को शल्यक्रिया द्वारा काट कर अलग कर देना, लघुभगोष्ठ-उच्छेदन

Nymphitis (निम्फाइटिस)—लघु भगोष्ठों का शोथ

Nympho- (निम्फो-)—लघु भगोष्ठों के साथ के सम्बन्ध को संकेतिक करने वाला एक उपसर्ग

Nymphocaruncular sulcus (निम्फोकैरनकुलर सल्कस)— योनिच्छद शेष एवं लघु भगोष्ठ के बीच स्थित गड्ढा

Nymphohymenal sulcus (निम्फोहाइमेनल सल्कस)— दोनों ओर लघु भगोष्ठ एवं योनिच्छद के बीच गड्ढा

Nympholabial (निम्फोलेबियल)—लघु भगोष्ठों एवं वृहत् भगोष्ठों से सम्बन्धित

Nympholepsy (निम्फोलैप्सी)— उन्माद या पागलपन विशेष रूप से कामोत्तेजक प्रकार का

Nymphomania (निम्फोमैनिया)—किसी स्त्री में अत्यधिक कामेच्छा होना, स्त्री-कामोन्माद

Nymphomaniac (निम्फोमैनियक)— अत्यधिक कामेच्छा से ग्रस्त स्त्री, कामोन्मादग्रस्त स्त्री

Nymphomaniacal (निम्फोमैनियाकल)—स्त्री-कामोन्माद से सम्बन्धित अथवा उसे प्रदर्शित करने वाला।

Nymphoncus (निम्फोन्कस)— लघु भगोष्ठों की सूजन अथवा उनका अर्बुद

Nymphotomy (निम्फोटॉमी)—लघु भगोष्ठों अथवा भगशिश्निका में चीरा लगाना

Nystagmic (निस्टैग्मिक)—अक्षिदोलन सम्बन्धी अथवा उससे पीड़ित

Nystagmiform (निस्टैग्मीफार्म)— अक्षिदोलन के समान

Nystagmogram (निस्टैग्मोग्राम)— निस्टैग्मोग्राफ द्वारा उत्पन्न अनुरेखण

Nystagmograph (निस्टैग्मोग्राफ)—अक्षिदोलन में नेत्रगोलक की गतियों का अभिलेखन करने वाला एक उपकरण

Nystagmography (निस्टैग्मोग्राफी)—अक्षिदोलन का अभिलेखन करने की तकनीक

Nystagmoid (निस्टैग्मॉयड)—अक्षिदोलन के समान

Nystagmus (निस्टैग्मस)—नेत्रगोलक की निरन्तर होने वाली (क्षैतिज, लम्बरूप, घूर्णनीय या मिश्रित अर्थात् दो प्रकार की) अनैच्छिक गति, अक्षिदोलन। यह निम्न प्रकार का होता है–

Amaurotic nystagmus (एमौरोटिक निस्टैग्मस)—. सामान्यतः गम्भीर रूप से घटी हुई दृष्टि में पाया जाने वाला दोलायमान अक्षिदोलन

Aural nystagmus (औरल निस्टैग्मस)—कान के लैबिरिन्थ या गहन के किसी रोग के कारण उत्पन्न होने वाला अक्षिदोलन

Cheyne's nystagmus (चाईन्स निस्टैग्मस)— क्रमबद्ध अक्षिदोलन जो अताल-श्वसन के अनुक्रम से मिलता-जुलता है।

Compressive nystagmus (कम्प्रैसिव निस्टैग्मस)— Jerky nystagmus.

Congenital nystagmus (कॉनजैनाइटल निस्टैग्मस)— जन्म से होने वाला अक्षिदोलन

Convergence nystagmus (कनवर्जैन्स निस्टैग्मस)— नेत्रों का धीरे-धीरे शरीर की मध्य रेखा से दूर जाना जिसके पश्चात् शीघ्र ही शरीर की मध्य रेखा की ओर आना

Dissociated nystagmus (डिस्सोसियेटेड निस्टैग्मस)— एक नेत्र में होने वाला अक्षिदोलन जो दूसरे नेत्र में होने वाले अक्षिदोलन के समान नहीं होता

End-position nystagmus (एण्ड-पोज़ीशन निस्टैग्मस)—आँखों के देखने की अन्तिम स्थितियों (ढेरने) में उत्पन्न होने वाला अक्षिदोलन

Fixation nystagmus (फिक्सेशन निस्टैग्मस)—एक वस्तु को देखते रहने से ही उत्पन्न होने वाला अक्षिदोलन

Jerky nystagmus (जर्की निस्टैग्मस)— ऐसा अक्षिदोलन जिसमें नेत्र धीरे-धीरे एक दिशा में घूमते हैं और फिर शीघ्र ही झटके के साथ पीछे को हो जाते हैं।

Latent nystagmus (लेटेन्ट निस्टैग्मस)— ऐसा अक्षिदोलन जो उसी समय होता है जब एक आँख बन्द होती है।

Lateral nystagmus (लेट्रल निस्टैग्मस)— आँखों की अनियन्त्रित क्षैतिज गति

Miner's nystagmus (माइनर्स निस्टैग्मस)—अन्धेरे के प्रति लम्बे समय से अनावृत होने के कारण कोयले की खानों में कार्य करने वाले कामगारों में उत्पन्न होने वाला अक्षिदोलन

Opticokinetic nystagmus (ऑप्टिकोकाइनेटिक निस्टैग्मस)— निरन्तर गति करती हुई वस्तुओं जैसे टेलीफोन के खम्भों को किसी चलती रेलगाड़ी अथवा कार से देखने पर होने वाला सामान्य अक्षिदोलन

Positional nystagmus (पोज़ीशनल निस्टैग्मस)— ऐसा अक्षिदोलन जो तभी उत्पन्न होता है जब सिर किसी विशेष स्थिति में हो।

Rhythmic nystagmus (रिहदमिक निस्टैग्मस)—ऐसा अक्षिदोलन जिसमें आँखें एक दिशा में धीरे-धीरे गति करती हैं और फिर झटके के साथ शीघ्र ही वापिस आ जाती हैं।

Rotatory nystagmus (रोटेट्री निस्टैग्मस)—अक्षिदोलन जिसमें आँखें अक्ष के चारों ओर घूमती हैं, घूर्णी अक्षिदोलन।

Vertical nystagmus (वर्टिकल निस्टैग्मस)— आँखों का ऊपर-नीचे को गतियाँ करना

Vestibular nystagmus (वेस्टीबुलर निस्टैग्मस)—कान के रोगों के कारण होने वाला अक्षिदोलन

Nystaxis (निस्टैक्सिस)—Nystagmus.

Nysten's law (निस्टैन्स लॉ)—ऐसा नियम कि मत्युज काठिन्य चर्वण पेशियों से शुरू होता है और सिर से बढ़कर नीचे शरीर में पहुँचता है, पैर एवं पंजे सबसे बाद में प्रभावित होते हैं।

Nyxis (निक्सिस)—छेद करना, वेधन, परिवेधन।

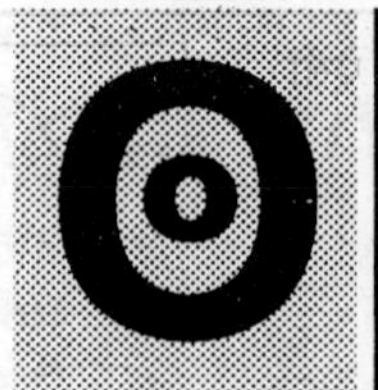

O(ओ)—ऑक्सीजन का रासायनिक प्रतीक

O_2— ऑक्सीजन के आणिवक सूत्र का प्रतीक

O_3— ओज़ोन का प्रतीक

Oarialgia (ओएरिएल्जिया)— डिम्बग्रन्थि में दर्द होना

Oario-, Oari- (ओएरियो-, ओएरी-)—डिम्बग्रन्थि से सम्बन्धित उपसर्ग

Oarium (ओएरियम)— डिम्बग्रन्थि, डिम्बाशय, अण्डाशय

Oasis (ओएसिस)— चारों ओर से अस्वस्थ ऊतक से घिरा हुआ स्वस्थ ऊतक का क्षेत्र

Oat (ओट)— एक अनाज, जई

Oath (ओथ)—शपथ

Oatmeal (ओटमील)—जई का आटा

O. B. (ओ० बी०)—Obstetrics. प्रसूति तन्त्र

Ob- (ओब-)—एक उपसर्ग जिसका अर्थ की ओर, विरुद्ध या विपरीत अथवा के मार्ग में होता है।

Obcecation (ऑब्सीकेशन)— आंशिक अन्धता

Obdormition (ओबडोर्मीशन)— किसी भुजा की आपूर्ति करने वाले तन्त्रिका धड़ पर दबाव पड़ने से भुजा में उत्पन्न सुन्नता जिसके पश्चात् झनझनाहट महसूस होती है। भुजा के लिए सामान्यतया कहा जाता है कि वह सो गई है।

Obduction (ओबडक्शन)—शव परीक्षा, मरणोत्तर परीक्षा, मृत्यु का कारण पता लगाने के लिए मृत शरीर का परीक्षण करना

Obeliac (ओबीलियाक)—ओबीलियान या शिखाबिन्दु सम्बन्धी

Obeliad (ओबीलियाड)—ओबीलियान या शिखाबिन्दु की ओर

Obelion (ओबीलियान)— कपाल पर पार्श्विक रन्ध्रों के बीच लेम्डाभ सीवन के पास अग्रपश्चज सीवन पर स्थित एक बिन्दु, शिखाबिन्दु

Obese (ओबेस)— मोटा, स्थूल

Obesity (ओबेसिटी)—मोटापा, स्थूलता

Obfuscation (ओबफस्केशन)—1. भ्रम पैदा करना 2. संभ्रम या भ्रम

Obituary (ओबीचुअरी)—मृत्यु-समाचार

Object (ऑब्जैक्ट)—1. कोई भी वस्तु जिसका ज्ञानेन्द्रियों द्वारा ज्ञान हो सकता है। 2. उद्देश्य

Object blindness (ऑब्जैक्ट ब्लाइन्डनैस)— एक ऐसी अवस्था जिसमें मस्तिष्क वस्तुओं को नहीं पहचानता यद्यपि ये आँखों से सही-सही दिखाई देती हैं।

Objective (ऑब्जैक्टिव)— 1. दूसरे व्यक्तियों द्वारा जिसका ज्ञान हो सके जैसे किसी रोग के लक्षण, वस्तुपरक 2. कोई परिणाम जिसकी प्राप्ति के लिए प्रयास किया जाता है। 3. किसी सूक्ष्मदर्शी का लैन्स जो उस वस्तु के निकटतम होता है जिसका परीक्षण किया जाता है, अभिदृश्यक

Objective sign (ऑब्जैक्टिव साइन)—रोगी में विद्यमान एक चिह्न जिसे चिकित्सक द्वारा देखा या सुना जा सकता है अथवा छूकर उसे महसूस किया जा सकता है।

Object relations (ऑब्जैक्ट रिलेशन्स)—अन्य व्यक्तियों या वस्तुओं के प्रति भावात्मक लगाव

Obligate (ऑब्लीगेट)—आवश्यक बनाना, बाध्य करना

Oblique (ऑब्लीक)— तिरछा, वक्र, तिर्यक

Obliquimeter (ऑब्लीक्वीमीटर)—श्रोणि के किनारे एवं शरीर के अक्ष के बीच के कोण को मापने वाला एक उपकरण

Obliquity (ऑब्लीक्वीटी)— तिर्यक्ता, तिरछापन

Obliquus (ऑब्लीकस)—Oblique.

Obliterans (ऑब्लीटीरैन्स)—लोपक, गायब करने वाला

Obliteration (ऑब्लीट्रेशन)— शरीर के किसी अंग अथवा भाग का रोग, ह्रास या शल्यकर्म आदि के द्वारा पूर्णतया अलग हो जाना; अभिलोपन

Oblivion (ऑब्लीवियोन)— विस्मृति, भूल जाना

Oblongata (ऑब्लाँगेटा)—Medulla oblongata.

Obmutescence (ऑब्मुटीसैन्स)—Aphonia.

Obnubilate (ऑब्नुबिलेट)— भ्रम पैदा करना

Obnubilation (ऑब्नुबिलेशन)— भ्रम

Obscenity (ऑब्ससेनिटी)—अश्लीलता

Obscure (ऑब्सक्योर)—1. अस्पष्ट अथवा छिपा हुआ जैसे किसी रोग का कारण हो सकता है। 2. अस्पष्ट बनाना अथवा छिपाना

Observation (ऑब्ज़र्वेशन)—किसी वस्तु को भली भाँति देखना, पर्यवेक्षण।

Observerscope (ऑब्ज़र्वरस्कोप)—एक प्रकार का गुहान्तदर्शी या एण्डोस्कोप जिसके द्वारा दो व्यक्ति किसी स्थान को एक साथ देख सकते हैं।

Obsession (ऑब्सेसन)— एक मानसिक विकार जिसमें मस्तिष्क में निरन्तर उत्पन्न होने वाले अनैच्छिक विचारों या आवेगों का अनुकरण करने की अनियन्त्रित इच्छा होती है, मनोग्रस्ति, मनोद्वेग, प्रेतबाधा। यह निम्न प्रकार का होता है—

Impulsive obsession (इमपल्सिव ऑब्सेसन)— ऐसी मनोग्रस्ति जिसमें रोगी विचारों के अनुसार कार्य करता है।

Inhibitory obsession (इन्हीबिटरी ऑब्सेसन)— ऐसी मनोग्रस्ति जिसमें विचारों के अनुसार कार्य करने में रुकावटें पैदा हो जाती हैं।

Obsessional neurosis (ऑब्सेसनल न्यूरोसिस)— एक मनस्तन्त्रिका-विक्षिप्ति जिसमें मनोग्रस्ति होती है जो व्यक्ति के व्यवहार पर नियन्त्रण रखती है।

Obsessive-compulsive (ऑब्सेसिव-कमपल्सिव)— चिंता दूर करने हेतु कुछ कार्यो अथवा धार्मिक रीति-रिवाज़ को बार-बार सम्पन्न करने के लिए बाध्य

Obsolescence (ओब्सोलेसैन्स)— बेकार हो जाना अथवा पुराना पड़ जाना, अप्रचलन, लोप

Obstacle (ऑब्स्टेकूल)—विघ्न; बाधा या अवरोध

Obstetric (ऑब्स्टेट्रिक)—प्रसूति-विज्ञान सम्बन्धी, प्रासूतिक

Obstetrical (ऑब्स्टेट्रीकल)— प्रसूति-विज्ञान सम्बन्धी

Obstetrician (ऑब्स्टेट्रीशियन)— वह चिकित्सक जो किसी स्त्री की गर्भावस्था काल में तथा प्रसव के पश्चात् चिकित्सा करता है एवं बच्चों को जन्माता है, प्रसूतविज्ञानी; धातृविज्ञानी

Obstetrics (ऑब्स्टेट्रिक्स)—चिकित्सा-शास्त्र की वह शाखा जिसका सम्बन्ध गर्भावस्था, प्रसव तथा प्रसवोत्तर-काल से होता है; प्रसूति-विज्ञान

Obstinacy (ऑब्स्टीनेसी)— हठ, जिद्द, दुराग्रह

Obstinate (ऑब्स्टीनेट)—हठी, जिद्दी, दुराग्रही

Obstipation (ऑब्सटीपेशन)—कब्ज बहुत होना, मलबद्धता

Obstructed (ऑब्सट्रक्टेड)— अवरुद्ध, रुका हुआ

Obstruction (ऑब्सट्रक्शन)—अवरोध, रुकावट

Obstructive (ऑब्सट्रक्टिव)—अवरोधी

Obstruent (ऑब्सट्र ूएन्ट)—अवरोध उत्पन्न करने वाला, अवरोधक।

Obtund (ओबटण्ड)— मन्द बुद्धि बना देना।

Obtundent (ओबटण्डैन्ट)—1. मन्द बुद्धि बनाने के सक्षम अथवा दर्द को शान्त करने वाला 2. एक शामक अथवा आंशिक संवेदनाहारी औषधि

Obturation (ऑब्टूरेशन)—किसी मार्ग अथवा छिद्र का बन्द हो जाना

Obturator (ऑब्टूरेटर)— किसी गुहा अथवा छिद्र को बन्द करने वाली एक प्राकृतिक अथवा कृत्रिम चक्री या प्लेट, गवाक्ष

Obturator foramen (ऑब्टूरेटर फोरामेन)—कूल्हे की हड्डी की उल्लूखल-गुहा के नीचे स्थित एक बड़ा अण्डाकार रन्ध्र जो जघनास्थि एवं आसनास्थि से परिबद्ध होता है।

Obturator sign (ऑब्टूरेटर साइन)— कूल्हे को भीतर की ओर घुमाने पर ऑब्टूरेटर इन्टर्नस पेशी के खिंच जाने पर दर्द होना जो तीव्र उण्डुकपुच्छशोथ का एक चिह्न है।

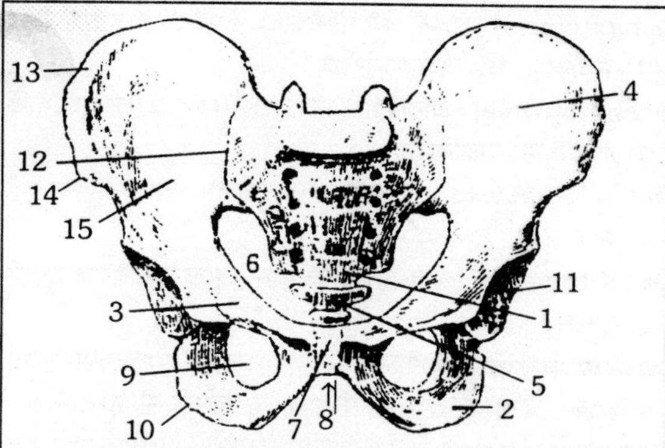

Fig. 377 : Obturator foramen (गवाक्ष रन्ध्र)

1. Sacrum = त्रिकास्थि 2. Ischium = आसनास्थि 3. Pubis = जघनास्थि 4. Ilium = श्रोणिफलक 5. Coccyx = अनुत्रिक अस्थि 6. Inlet of true pelvis = वास्तविक श्रोणि का अन्तर्गम 7. Pubic symphysis = जघन सन्धानक 8. Angle of pubic symphysis = जघन सन्धानक का कोण 9. Obturator foramen = गवाक्ष रन्ध्र 10. Ischial tuberosity = आसनास्थिक गण्डक 11. Acetabulum cavity = उलूखल गुहा 12. Sacroiliac joint = त्रिकश्रोणिफलकीय सन्धि 13. Iliac crest = श्रोणिफलकीय शृंग 14. Anterior superior iliac spine = अग्र ऊर्ध्व श्रोणिफलकीय कंटक 15. Iliac fossa = श्रोणिफलकीय खात

Obtuse (ऑब्ट्यूज़)— 1. जो नुकीला न हो अर्थात् अतीक्ष्ण (भुथरा) हो। 2. मन्द (बुद्धि) 3. मूढ़ (मूर्ख)

Obtusion (ऑब्ट्यूज़न)—1. संवेदनशीलता का नष्ट होना या मन्द होना 2. भुथरा (धारहीन) बनाने का कार्य, अतीक्ष्णता

O.C. (ओ०सी०)—Oral contraceptive. मौखिक गर्भनिरोधक

Occipital (ऑक्सीपिटल)—सिर के पिछले भाग से सम्बन्धित, पश्चकपालीय

Occipitalis (ऑक्सीपिटैलिस)—Occipital.

Occipitalization (ऑक्सीपिटालाइज़ेशन)—पश्चकपालीय एवं शीर्षधर या ऐटलस अस्थियों का संयोजन

Occipito- (ऑक्सीपिटो-)— पश्चकपाल तथा अन्य भाग के बीच सम्बन्ध को प्रदर्शित करने वाला एक उपसर्ग

Occipitoatloid (ऑक्सीपिटोएटलॉयड)—पश्चकपालीय एवं शीर्षधर अस्थियों से सम्बन्धित

Occipitoaxial (ऑक्सीपिटोएक्सियल)—Occipitoaxoid.

Occipitoaxoid (ऑक्सीपिटोएक्सॉयड)—पश्चकपालीय एवं अक्ष अस्थियों से सम्बन्धित

Occipitobregmatic (ऑक्सीपिटोब्रेग्मेटिक)—पश्चकपाल एवं बह्मबिन्दु अथवा ब्रेग्मा से सम्बन्धित

Occipitocervical (ऑक्सीपिटोसर्वाइकल)—पश्चकपाल एवं ग्रीवा सम्बन्धी

Occipitofacial (ऑक्सीपिटोफेसियल)— पश्चकपाल एवं चेहरे से सम्बन्धित, पश्चकपालाननीय।

Occipitofrontal (ऑक्सीपिटोफ्रन्टल)—पश्चकपाल एवं माथे या ललाट से सम्बन्धित

Occipitomastoid (ऑक्सीपिटोमैस्टॉयड)— पश्चकपाल एवं कर्णमूल प्रवर्ध से सम्बन्धित

Occipitomental (ऑक्सीपिटोमैन्टल)— पश्चकपाल एवं ठुड्ढी से सम्बन्धित

Occipitoparietal (ऑक्सीपिटोपैराइटल)— पश्चकपाल एवं पार्श्विका अस्थियों अथवा मस्तिष्क के खण्डों से सम्बन्धित

Occipitotemporal (ऑक्सीपिटोटैम्पोरल)— पश्चकपाल एवं शंखास्थियों से सम्बन्धित

Occipitothalamic (ऑक्सीपिटोथैलेमिक)— पश्चकपालीय खण्ड एवं चेतक सम्बन्धी

Occiput (ऑक्सीपुट)— सिर का पिछला भाग, पश्चकपाल

Occlude (ऑक्लूड)— अवरोध उत्पन्न करना अथवा कसकर बन्द करना, भींचना।

Occluder (ऑक्लूडर)— दंत-चिकित्सा में प्रयोग में लाया जाने वाला दाँतों को फिट करने वाल एक यन्त्र।

Occlusal (ऑक्लूज़ल)— किसी छिद्र के बन्द होने से सम्बन्धित

Occlusion (ऑक्लूज़न)—1. किसी मार्ग का बन्द हो जाना 2. अवरोध 3. दोनों जबड़ों के बन्द हो जाने पर दाँतों का आपस में सम्बन्ध, अन्तर्रोध

Occlusive (ऑक्लूज़िव)—. अन्तर्रोध सम्बन्धी

Occlusometer (ऑक्लूसोमीटर)—Gnathodynamometer.

Occult (ऑक्ल्ट)— अस्पष्ट अथवा छिपा हुआ, गुप्त, अदृश्य।

Occult blood (ऑक्ल्ट ब्लड)— रक्त का इतनी सूक्ष्म मात्रा में पाया जाना कि केवल सूक्ष्मदर्शी-परीक्षण अथवा रासायनिक परीक्षणों के द्वारा ही इसका पता लगाया जा सकता है, अदृश्य या गुप्त रक्त

Occupation neurosis (ऑक्यूपेशन न्यूरोसिस)—कुछ व्यवसायों से उत्पन्न होने वाली विक्षिप्ति

Ochlesis (ओकलेसिस)—बहुत भीड़ से उत्पन्न होने वाला कोई भी रोग

Ochlophobia (ओकलोफोबिया)—भीड़ अथवा घनी आबादी वाले स्थानों का रोगोत्पादक भय

Ochrodermia (ओक्रोडर्मिया)—त्वचा का पीत विवर्णन

Ochrometer (ओक्रोमीटर)— केशिका के रक्त-चाप को मापने वाला एक उपकरण

Ochronosis (ओक्रोनोसिस)— एक ऐसा रोग जिसमें चयापचयी विकार के फलस्वरूप एल्काप्टोन कणों के जमा हो जाने के कारण त्वचा, मूत्र तथा शरीर के कुछ अन्य ऊतकों में काली वर्णकता हो जाती है; गैरिकता

Ochronotic (ओक्रोनोटिक)—गैरिकता से सम्बन्धित अथवा उससे युक्त

Ocrylate (ओक्रीलेट)— शल्यकर्म के लिए एक चिपकने वाला ऊतक

Octa-, Octo- (औक्टा-, औक्टो-)—उपसर्ग जिनका अर्थ आठ होता है।

Octad (ओक्टाड)—Octavalent.

Octagonal (औक्टागोनल)—अष्टभुज

Octahedron (औक्टाहेड्रोन)— आँठ भुजाओं वाली ठोस आकृति

Octan (औक्टान)—प्रत्येक आठवें दिन पुनः प्रकट होने वाला जैसे कोई ज्वर होता है।

Octaploid (औक्टाप्लॉयड)— 1. गुणसूत्रों के आठ जोड़ों को धारण करने से सम्बन्धित 2. गुणसूत्रों के आठ जोड़े धारण करने वाला

Octaploidy (औक्टाप्लॉयडी)—गुणसूत्रों के आठ जोड़े धारण करना

Octarius (ओक्टेरियस)—Pint.

Octavalent (औक्टेवैलेन्ट)— जिसकी वैलेन्सी आठ हो

Octavus (ओक्टावस)— श्रवणीय (आठवीं कपालीय) तन्त्रिका

Octigravida (औक्टीग्रेविडा)— वह स्त्री जो आठ बार गर्भवती रह चुकी हो

Octipara (औक्टीपैरा)— वह स्त्री जिसने आठ बच्चों को जन्म दिया हो

Octogenarian (औक्टोजीनेरियन)— वह व्यक्ति जिसकी आयु 70 से 80 वर्ष के बीच हो।

Ocular (ऑकुलर)— 1. नेत्र अथवा दृष्टि सम्बन्धी, चाक्षुष 2. सूक्ष्मदर्शी का आईपीस

Ocularist (ऑकुलेरिस्ट)— कृत्रिम नेत्रों को बनाने एवं उन्हें स्थापित करने का विशेषज्ञ, नेत्रविज्ञानी

Oculenta (ऑकुलेन्टा)— Oculentum का बहुवचन

Oculentum (ऑकुलेन्टम)— आँख का मरहम

Oculi (ऑकुलाइ)—Oculus का बहुवचन

Oculist (ऑकुलिस्ट)— नेत्र-रोग विशेषज्ञ

Oculo- (ऑकुलो-)—एक उपसर्ग जिसका अर्थ नेत्र से सम्बन्धित होता है।

Oculoauriculovertebral (ऑकुलोऑरीकुलोवर्टिब्रल)— नेत्रों, कानों एवं कशेरुकाओं से सम्बन्धित

Oculocardiac reflex (ऑकुलोकार्डियक रिफ्लैक्स)— नेत्रगोलक के ऊपर दबाव डालने पर नाड़ी का धीमी हो जाना

Oculocerebrorenal (ऑकुलोसेरीब्रोरीनल)— नेत्रों, मस्तिष्क एवं वृक्कों से सम्बन्धित

Oculocutaneous (ऑकुलोक्यूटेनियस)— नेत्र एवं त्वचा से सम्बन्धित अथवा इन्हें प्रभावित करने वाला

Oculodentodigital (ऑकुलोडैन्टोडिजीटल)— नेत्रों, दाँतों एवं अँगुलियों से सम्बन्धित

Oculodermal (ऑकुलोडर्मल)— नेत्रों एवं त्वचा से सम्बन्धित

Oculodynia (ऑकुलोडाइनिया)— नेत्रगोलक में दर्द होना

Oculofacial (ऑकुलोफेशियल)—नेत्र एवं चेहरे से सम्बन्धित

Oculoglandular (ऑकुलोग्लैण्डुलर)—नेत्र-ग्रन्थि सम्बन्धी

Oculography (ऑकुलोग्राफी)— नेत्रों की स्थिति एवं उनकी गतियों का अभिलेखन करना, नेत्रगतिलेखन

Oculogyration (ऑकुलोगाइरेशन)—नेत्र का अपने अग्र-पश्च अक्ष के चारों ओर वृत्ताकार गति करना

Oculogyria (ऑकुलोगाइरिया)— नेत्रगोलकों के घूर्णन की सीमाएँ

Oculogyric (ऑकुलोगाइरिक)—नेत्र से सम्बन्धित अथवा उसकी गति उत्पन्न करने वाला, नेत्रपरिभ्रमी

Oculomotor (ऑकुलोमोटर)—नेत्र गतियों से सम्बन्धित अथवा उन्हें प्रभावित करने वाला, नेत्र-प्रेरक

Oculomotorius (ऑकुलोमोटोरियस)— नेत्र-प्रेरक नाड़ी

Oculomycosis (ऑकुलोमाइकोसिस)— नेत्र का कोई भी कवक रोग

Oculonasal (ऑकुलोनेज़ल)—नेत्र एवं नासिका सम्बन्धी

Oculopathy (ऑकुलोपैथी)—Ophthalmopathy.

Oculoplastic (ऑकुलोप्लास्टिक)—नेत्र की प्लास्टिक सर्जरी को प्रदर्शित करने वाला

Oculopupillary (ऑकुलोप्यूपिलरी)— नेत्र की पुतली से सम्बन्धित

Oculozygomatic (ऑकुलोजाइगोमेटिक)— नेत्र एवं गण्डास्थि से सम्बन्धित

Oculus (ऑकुलस)— नेत्र, आँख

O.D. (ओ०डी०)—Overdose. अतिमात्रा

O.D. (ओ०डी०)—Everyday. प्रतिदिन

Odaxesmus (ओडेक्सेसमस)—काटे जाने की अनुभूति होना

Odaxetic (ओडेक्सेटिक)—डंक चुभने जैसी अनुभूति अथवा खुजली उत्पन्न करने वाला

Oddi's sphincter (ओडाइज़ स्फिक्वर)— ड्योडिनम या ग्रहणी में वेटर की तुम्बिका या कलशिका पर सामान्य पित्त वाहिनी के द्वार पर स्थित एक संवरणी या अवरोधिनी, ओडी की संवरणी

Odditis (ओडाइटिस)—ओडी की संवरणी का शोथ

Odogenesis (ओडोजेनेसिस)— किसी कटी हुई तन्त्रिका के किनारों से अक्षतन्तुओं की वृद्धि होना जिससे खाली स्थान भर जाता है और तन्त्रिका की मरम्मत होने लगती है।

Odont-, Odonto- (ओडोन्ट-, ओडोन्टो-)—उपसर्ग जिनका अर्थ दाँत होता है।

Odontagra (ओडोन्टेग्रा)— दाँत में दर्द होना, दन्तशूल

Odontalgia (ओडोन्टेल्जिया)—दन्त शूल

Odontalgic (ओडोन्टैल्जिक)—दन्त-शूल से सम्बन्धित अथवा उससे ग्रस्त

Odontatrophy (ओडोन्टेट्रॉफी)—दाँतों का अपूर्ण विकास

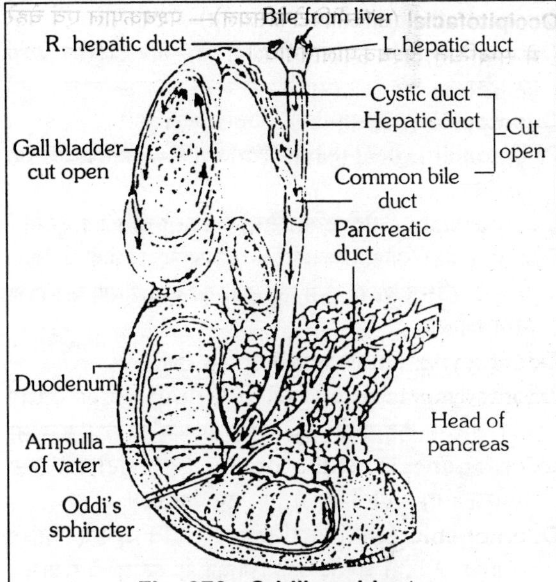

Fig. 378 : Oddi's sphincter
(ओडाई की संकोचिनी)

R. hepatic duct = दायीं यकृती वाहिनी, Gallbladder cut open = काटकर खोला गया पित्ताशय, Duodenum = ग्रहणी, Ampulla of vater = वेटर की कलशिका, Oddi's sphincter = ओडाई की संकोचिनी, Head of pancreas = अग्न्याशय का शीर्ष, Pancreatic duct = अग्न्याशयिक वाहिनी, Cystic duct = पुटीय वाहिनी, Hepatic duct = यकृती वाहिनी, Common bile duct = सामान्य पित्त वाहिनी, L. hepatic duct = बायीं यकृती वाहिनी, Bile from liver = यकृत से पित्त का आना

Odontectomy (ओडोन्टेक्टॉमी)—शल्यकर्म द्वारा किसी दाँत को निकाल देना, दन्त-उच्छेदन, दन्तनिष्कर्षण।

Odonterism (ओडोन्टेरिज़्म)—दाँतों का किटकिटाना

Odontia (ओडोन्टिया)—1. दन्तशूल 2. दाँतों की असामान्यता

Odontiasis (ओडोन्टीयेसिस)— दाँत निकलना

Odontic (ओडोन्टिक)— दाँतों से सम्बन्धित, दन्तपरक

Odontinoid (ओडोन्टीनॉयड)— 1. दन्तधातु के समान 2. किसी दाँत से, अधिकतर उसकी मूल अथवा ग्रीवा से निकलने वाली एक छोटी-सी अपवृद्धि 3. दाँत के समान

Odontitis (ओडोन्टाइटिस)—दन्तशोथ

Odonto-, Odont- (ओडोन्टो-, ओडोन्ट-)—शब्द का अन्य शब्दों के साथ संयुक्त होने वाला रूप जिसका अर्थ दाँत अथवा दाँतों से सम्बन्धित होता है।

Odontoblast (ओडोन्टोब्लास्ट)— संयोजी ऊतक कोशिकाओं में से एक जो डैन्टिन जमा करके दन्त-मज्जा की बाह्य सतह का निर्माण करती है, दन्तकोशिकाप्रसू

Odontoblastoma (ओडोन्टोब्लास्टोमा)—दन्तकोशिकाप्रसुओं से बना एक अर्बुद

Odontobothrion (ओडोन्टोबोथ्रियोन)— दन्त-गर्त

Odontobothritis (ओडोन्टोबोथ्राइटिस)—दन्तउलूखल प्रवर्ध का शोथ

Odontocele (ओडोन्टोसील)—दन्तउलूखल पुटी

Odontochirurgical (ओडोन्टोचिरर्जिकल)—दन्त-शल्यकर्म से सम्बन्धित

Odontoclasis (ओडोन्टोक्लेसिस)— किसी दाँत का टूटना

Odontoclast (ओडोन्टोक्लास्ट)— एक अस्थिअवशोषी कोशिका जो पाती (गिरने वाले) दाँतों की मूलों का अवशोषण करती है, दन्तमूलशोषक

Odontodynia (ओडोन्टोडायनिया)—दन्तशूल

Odontodysplasia (ओडोन्टोडिसप्लेसिया)— एक अथवा आस-पास के कई दाँतों का असामान्य रूप से विकास होना

Odontogenesis, Odontogeny (ओडोन्टोजेनेसिस, ओडोन्टोजैनी)— दाँतों का बनना, दन्तजनन

Odontogenic (ओडोन्टोजेनिक)—1. दाँत बनाने वाला, दन्तजनक 2. दाँत बनाने वाले ऊतकों से उत्पन्न होने वाला

Odontograph (ओडोन्टोग्राफ)— दन्त इनैमल की विषम सतह के अंश का पता लगाने के लिए एक उपकरण

Odontography (ओडोन्टोग्राफी)—ओडोन्टोग्राफ द्वारा दन्त इनैमल की विषम सतह के अंश का पता लगाना

Odontoid (ओडोन्टॉयड)— दाँत के समान, दन्ताभ, दन्तवत्

Odontolith (ओडोन्टोलिथ)—दाँतों पर जमने वाला कैल्सियममय पदार्थ, दन्तमल (दाँतों पर जमने वाला मैल), दन्ताश्मरी

Odontologist (ओडोन्टोलॉजिस्ट)— दन्त-विज्ञानी अथवा दन्त-शल्यचिकित्सक

Odontology (ओडोन्टोलॉजी)— दाँतों का वैज्ञानिक अध्ययन, दन्तविज्ञान

Odontolysis (ओडोन्टोलाइसिस)—किसी दाँत से कैल्सियम की हानि होना, दन्तापघटन

Odontoma (ओडोन्टोमा)— दन्त-ऊतक का कोई भी अर्बुद, दन्तार्बुद

Odontonecrosis (ओडोन्टोनैक्रोसिस)— किसी दाँत का परिगलन होना

Odontoneuralgia (ओडोन्टोन्यूरैल्जिया)— किसी क्षरणग्रस्त दाँत द्वारा उत्पन्न आनन-तीन्त्रकाशूल

Odontonomy (ओडोन्टोनोमी)—दाँतों का नामकरण होना

Odontonosology (ओडोन्टोनोसोलॉजी)— दन्त-चिकित्सा

Odontoparallaxis (ओडोन्टोपैरालैक्सिस)—दाँतों की अनियमितता

Odontopathy (ओडोन्टोपैथी)— दाँतों का कोई भी रोग, दन्तविकृति

Odontophobia (ओडोन्टोफोबिया)—दाँतों को देखने का विकृत भय

Odontoplasty (ओडोन्टोप्लास्टी)—किसी दाँत की सतह की प्लास्टिक सर्जरी द्वारा मरम्मत करना

Odontoprisis (ओडोन्टोप्राइसिस)—दाँतों का पीसना

Odontoptosis (ओडोन्टोप्टोसिस)— ऊपरी जबड़े के किसी दाँत का नीचे की ओर विस्थापित हो जाना ।

Odontorrhagia (ओडोन्टोरैह्जिया)—दाँतों से खून निकलना

Odontoschism (ओडोन्टोसिज़्म)—किसी दाँत में फटन या विदर हो जाना

Odontoscope (ओडोन्टोस्कोप)— दाँतों एवं मुख का दृष्टि-परीक्षण करने के लिए प्रयोग में लाया जाने वाला एक यन्त्र ।

Odontoscopy (ओडोन्टोस्कोपी)— ओडोन्टोस्कोप द्वारा मुख एवं दाँतों का परीक्षण करना

Odontosis (ओडोन्टोसिस)—दाँतों का बनना अथवा निकलना

Odontotherapy (ओडोन्टोथिरैपी)—रोगग्रस्त दाँतों की चिकित्सा, दन्तचिकित्सा

Odontotomy (ओडोन्टोटॉमी)—किसी दाँत में चीरा लगाना, दन्त-छेदन

Odor (ओडर)— गन्ध

Odorant (ओडौरैन्ट)—कोई भी पदार्थ जो गन्ध-ज्ञान को उत्तेजित करता है, घ्राणशक्तिवर्धक

Odoriferous (ओडोरीफेरस)—किसी गन्ध से युक्त । सुगन्धित

Odorimeter (ओडोरीमीटर)—किसी पदार्थ की घ्राणीय अनुभूतियों को उत्पन्न करने की क्षमता को मापने के लिए प्रयोग में लाया जाने वाला एक यन्त्र, ओडोरीमीटर

Odorimetry (ओडोरीमीट्री)—ओडोरीमीटर द्वारा किसी पदार्थ की घ्राणीय अनुभूतियों को उत्पन्न करने की क्षमता को मापना

Odorivection (ओडोरीवैक्शन)—किसी गन्ध का वहन करना जैसा कि वायु में होता है ।

Odorless (ओडरलैस)— गन्धहीन

Odorography (ओडोरोग्राफी)—गन्धों का वर्णन

Odorous (ओडोरस)—जिसमें कुछ गन्ध होती है ।

Odynacusis (ओडीनेक्यूसिस)—ऐसा रोग जिसमें शोर से कान में दर्द होता है ।

-odynia (-ओडाइनिया)—एक प्रत्यय (शब्दों के अन्त में जुड़ने वाला शब्द का भाग) जिसका अर्थ दर्द होता है ।

Odynometer (ओडाइनोमीटर)—दर्द को मापने वाला एक उपकरण, वेदनामापक

Odynophagia (ओडाइनोफेजिया)—निगलने पर दर्द होना, कृच्छ्रनिगरण, निगरणकष्ट

Odynophobia (ओडाइनोफोबिया)—. दर्द का रोगोत्पादक भय

Odynophonia (ओडाइनोफोनिया)— ध्वनि का प्रयोग करने पर उत्पन्न वेदना

Oenology (इनोलॉजी)— शराब का अध्ययन

Official (ऑफिसियल)—भारतीय भेषजकोष एवं राष्ट्रीय सूत्र संहिता द्वारा अधिकार प्राप्त, यह औषधियों के लिए प्रयोग में लाया जाता है, अधिकृत

Officinal (ऑफिसिनल)—किसी ड्रगिस्ट की दुकान पर नियमित रूप से बिक्री के लिए रखा हुआ

Ohm (ओह्म)— विद्युत्-प्रतिरोध की एक इकाई जो उस चालक के प्रतिरोध के बराबर होती है जिसमें एक वोल्ट के विभव द्वारा एक एम्पीयर की धारा उत्पन्न की जाती है।

Ohmammeter (ओह्मामीटर)—ओह्ममीटर एवं एमीटर संयुक्त रूप में

Ohmmeter (ओह्ममीटर)— किसी चालक के विद्युत-प्रतिरोध का पता लगाने वाला एक उपकरण

Ohm's law (ओह्म्स लॉ)—एक नियम कि एम्पीयर में व्यक्त की जाने वाली किसी विद्युत्-धारा की शक्ति, वोल्ट में व्यक्त की जाने वाली विद्युत्-प्रेरक शक्ति को ओह्म में व्यक्त प्रतिरोध से विभाजित किए जाने के बराबर होती है।

-oid (-ऑयड)—एक प्रत्यय जिसका अर्थ मिलता-जुलता है।

Oikofugic (ओइकोफ्यूगिक)—घर छोड़ने के लिए मजबूर

Oikomania (ओइकोमैनिया)— घर पर क्लेश रहने से उत्पन्न मानसिक विकार

Oikophobia (ओइकोफोबिया)—घर से घृणा होना

Oil (ऑयल)—एक चिकना तरल जो पानी के साथ मिश्रित नहीं होता जैसे खनिजों से प्राप्त होने वाला मिट्टी का तेल, वनस्पतियों से प्राप्त होने वाला मूँगफली का तेल, बादाम का तेल तथा अरण्डी का तेल आदि एवं जन्तुओं से प्राप्त तेल जैसे कॉड लीवर ऑयल आदि। इन्हें स्थिर अथवा वसीय (जो उड़नशील न हो) तेल जैसे अरण्डी का तेल, ऑलिव ऑयल तथा कॉड लीवर ऑयल आदि तथा उड़नशील तेल जैसे पीपरमिन्ट ऑयल आदि में विभाजित किया गया है।

Ointment (ऑयन्टमैन्ट)— शरीर पर बाह्य प्रयोग के लिए किसी औषधि से युक्त एक अर्द्धठोस पदार्थ, मरहम

Olea (ओलिया)— Oleum का बहुवचन

Oleaginous (ऑलियाजीनस)— तेलीय, चिकना

Oleate (ऑलिएट)—1. ऑलिक एसिड का कोई भी लवण 2. ऑलिक एसिड में किसी पदार्थ का घोल

Oleatum (ऑलिएटम)—Oleate.

Olecranal (ओलिक्रेनल)— कोहनी से सम्बन्धित

Olecranarthritis (ओलिक्रेनार्थ्राइटिस)— कोहनी के जोड़ की सूजन

Olecranarthrocae (ओलिक्रेनार्थ्रोसी)— कोहनी के जोड़ पर यक्ष्मज व्रण का बनना

Olecranarthropathy (ओलीक्रेनार्थ्रोपैथी)—कोहनी के जोड़ का कोई भी रोग

Olecranoid (ओलीक्रेनॉयड)— ओलीक्रेनन या कूर्पर के समान

Olecranon (ओलीक्रेनन)— कोहनी के जोड़ के पीछे अल्ना हड्डी का एक बड़ा प्रवर्ध, कूर्पर

Oleic (ऑलिक)— तेल से सम्बन्धित अथवा उससे उत्पन्न, तैलीय

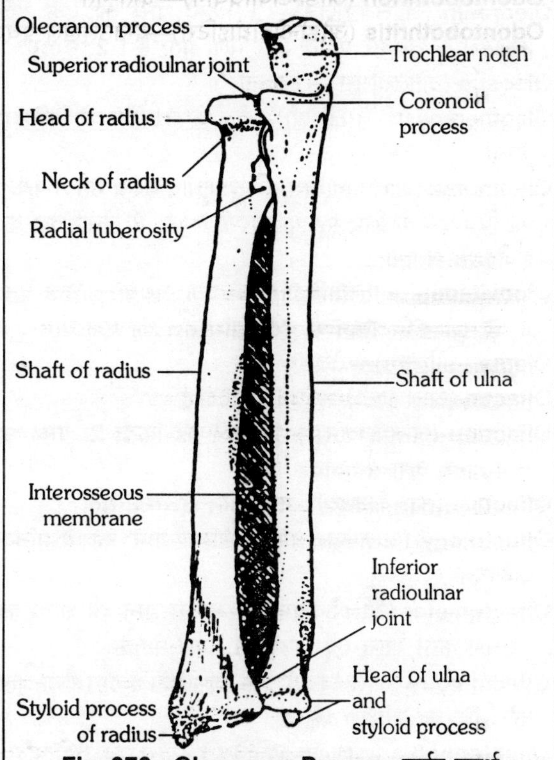

Fig. 379 : Olecranon Process कूर्पर प्रवर्ध

Olecranon process = कूर्पर प्रवर्ध Trochlear notch = चक्रकीय खाँच, Coronoid process = किरीटाकार प्रवर्ध, Shaft of ulna = अल्ना का काण्ड, Inferior radioulnar joint = अधोवर्ती बहिरन्तःप्रकोष्ठी सन्धि, Head of ulna and styloid process = अन्तःप्रकोष्ठिका या अल्ना का शीर्ष और शूकाभ प्रवर्ध, Styloid process of radius = बहिःप्रकोष्ठिका या रेडियस का शूकाभ प्रवर्ध, Interosseous membrane = अन्तरास्थिक कला, Shaft of radius = रेडियस का काण्ड, Radial tuberosity = बहिःप्रकोष्ठकी गण्डक, Neck of radius = रेडियस की ग्रीवा, Head of radius = रेडियस का शीर्ष, Superior radioulnar joint = ऊर्ध्व बहिरन्तःप्रकोष्ठकी सन्धि

Oleo- (ऑलियो-)—एक उपसर्ग जिसका अर्थ तेल होता है।

Oleoarthrosis (ऑलियोआर्थ्रोसिस)— चिकित्सा के लिए तेल को किसी सन्धि में प्रविष्ट करना

Oleogranuloma (ऑलियोग्रेनुलोमा)— निरन्तर तेल के सम्पर्क में रहने से अथवा तेलीय पदार्थों का अवत्वक् इन्जैक्शन्न लगने के स्थान पर बनने वाला कणिकागुल्म

Oleoinfusion (ओलियोइन्फ्यूज़न)— औषधियों को तेल के साथ मिश्रित करके बना फांट

Oleoma (ओलियोमा)—Oleogranuloma.

Oleometer (ओलियोमीटर)—तेल की शुद्धता की जाँच करने के लिए एक उपकरण

Oleoresin (ओलियोरेज़िन)— 1. किसी पौधे का एक सत्त जिसमें एक रालदार पदार्थ और तेल होता है। 2. मरहम

Oleosus (ओलियोसस)— चिकना

Oleotherapy (ओलियोथिरैपी)— तेल के द्वारा रोग की चिकित्सा करना

Oleothorax (ओलियोथौरैक्स)— फुफ्फुसीय यक्ष्मा रोग में फेफड़े को पिचकाने के लिए फुफ्फुसावरणीय गुहा में किसी तेल का इन्जैक्शन लगाना

Oleovitamin (ओलियोविटामिन)—एक अथवा अधिक वसा में घुलनशील विटामिन से युक्त खाद्य तेल का एक योग

Oleum (ओलियम)— तेल

Olfactie (आलफैक्टी)—सूंघने की इकाई

Olfaction (आलफैक्शन)— 1. सूंघने की क्रिया 2. गन्ध का ज्ञान होना, घ्राण-संवेदना

Olfactive (आलफैक्टिव)—गन्ध ज्ञान से सम्बन्धित

Olfactology (आलफैक्टोलॉजी)—गन्ध ज्ञान का वैज्ञानिक अध्ययन

Olfactometer (आलफैक्टोमीटर)— गन्ध-ज्ञान की शक्ति का परीक्षण करने वाला एक उपकरण, घ्राण-मापक

Olfactometry (आलफैक्टोमीट्री)—घ्राण-मापक द्वारा गन्ध-ज्ञान की शक्ति का परीक्षण करना

Olfactophobia (आलफैक्टोफोबिया)—गन्ध का रोगोत्पादक भय

Olfactory (आलफैक्टरी)—गन्ध सम्बन्धी

Olfactory membrane (आलफैक्टरी मेम्ब्रेन)—नासा-गुहा के ऊपरी भाग में स्थित श्लेष्मिक कला जिसमें घ्राण ग्राहक स्थित होते हैं।

Olfactory nasal sulcus (आलफैक्टरी नेज़ल सलकस)— नासा-गुहा की दीवार में स्थित एक अग्र-पश्चज खातिका

Olfactory organ (आलफैक्टरी ऑर्गन)— नासिका, नाक

Olfactory striae (आलफैक्टरी स्ट्री)— घ्राण-पथ की मूलों को बनाने वाले तन्तुओं की तीन (पार्श्विक, मध्यस्थित एवं अभिमध्य) पट्टियाँ

Olfactory tract (आलफैक्टरी ट्रैक्ट)— घ्राण-कन्द से पीछे मस्तिष्क के अग्र छिद्रयुक्त पदार्थ की ओर प्रसारित होने वाले तन्त्रिका तन्तुओं की पट्टी, जहाँ यह बढ़ती है तथा घ्राण-रेखाओं में विभाजित हो जाती है।

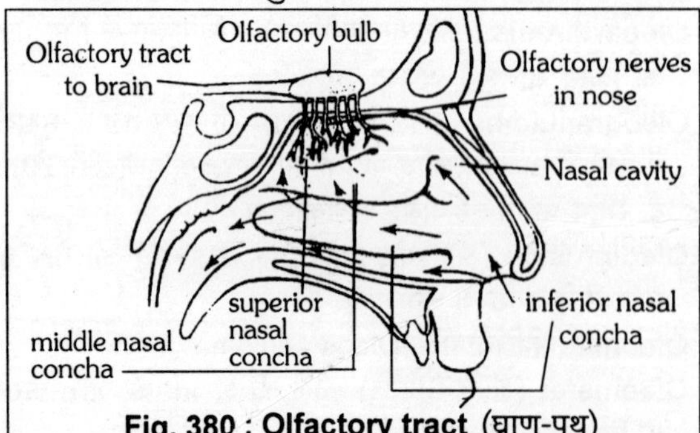

Fig. 380 : Olfactory tract (घ्राण-पथ)

Olfactory bulb = घ्राण-कन्द, Olfactory nerves in nose = नासिका में घ्राण-तन्त्रिकाएँ, Nasal cavity = नासा-गुहा, Superior nasal concha = ऊर्ध्ववर्ती नासा-शुक्तिका, Middle nasal concha = मध्यम नासा-शुक्तिका, Inferior nasal concha = अधोवर्ती नासा-शुक्तिका, Olfactory tract to brain = मस्तिष्क को जाने वाला घ्राण-पथ

Olig- (ओलिग-)—Oligo-

Oligamnios (ओलिगैम्नियोस)—Oligohydramnios.

Oligemia (ओलीगीमिया)—शरीर में रक्त आयतन का घट जाना, अल्परक्तता

Oligemic (ओलीगेमिक)—जिसमें रक्त का आयतन कम होता है, अल्परक्ती

Olighidria, Oligidria (ओलिगहाइड्रिया, ओलिगीड्रिया)— पसीना कम आना

Oligo-, Olig- (ओलिगो-, ओलिग-)—शब्दों के साथ संयुक्त होने वाला शब्द का रूप जिसका अर्थ छोटा या थोड़ा होता है, अल्प-

Oligoamnios (ओलिगोएम्नियोज़)—Oligohydramnios.

Oligocardia (ओलिगोकार्डिया)—Bradycardia.

Oligocholia (ओलिगोकोलिया)—पित्त की कमी

Oligochromemia (ओलिगोक्रोमेमिया)—रक्त में हीमोग्लोबिन की कमी होना

Oligochylia (ओलिगोकाइलिया)—जठर-रस की कमी हो जाना

Oligochymia (ओलिगोकाइमिया)— काइम की कमी होना

Oligocystic (ओलिगोसिस्टिक)—जिसमें कुछ पुटियाँ होती है, अल्पपुटीय।

Oligocythemia (ओलिगोसाइथीमिया)—रक्त कोशिकाओं की कमी हो जाना

Oligodactylia (ओलिगोडैक्टाइलिया)—हाथ अथवा पैरों की अँगुलियों का संख्या में सामान्य से कम होना, अल्पांगुलिता

Oligodactyly (ओलिगोडैक्टाइली)— हाथ अथवा पैर की एक अथवा अधिक अँगुलियों का जन्मजात अभाव, अल्पांगुलिता

Oligodendria (ओलिगोडैन्ड्रिया)—Oligodendroglia.

Oligodendroblast (ओलिगोडैण्ड्रोब्लास्ट)— ओलिगोडैण्ड्रोसाइट की एक आद्य पूर्वगामी कोशिका

Oligodendroblastoma (ओलिगोडैण्ड्रोब्लास्टोमा)— ओलिगोडैण्ड्रोब्लास्टों का अर्बुद

Oligodendrocyte (ओलिगोडैण्ड्रोसाइट)— अल्पदन्द्रोन की एक कोशिका

Oligodendroglia (ओलिगोडैण्ड्रोग्लिया)—केन्द्रीय तन्त्रिका-तन्त्र के तन्त्रिकाबंध को बनाने वाली अतन्त्रिका-कोशिकाएँ, अल्पदन्द्रोन

Oligodendroglioma (ओलिगोडैण्ड्रोग्लियोमा)—प्रमस्तिष्क में

उत्पन्न होने वाला अल्पदन्द्रोनकोशिकाओं का बना एक दुर्दम अर्बुद
Oligodipsia (ओलिगोडिप्सिया)—प्यास कम लगना, तृष्णाभाव
Oligodontia (ओलिगोडोन्टिया)—दाँतों का सामान्य से कम संख्या में पाया जाना
Oligodynamic (ओलिगोडायनामिक)—थोड़ी-सी मात्रा में प्रभावकारी, अल्पमात्रक-क्रियाशील
Oligogalactia (ओलिगोगैलेक्टिया)—अल्पदुग्धस्राव
Oligohemia (ओलिगोहीमिया)—शरीर में रक्त की कमी हो जाना।
Oligohydramnios (ओलिगोहाइड्रेम्नियोज़)—उल्व-तरल की असामान्य रूप से मात्रा कम हो जाना, अल्प-उल्वोदकता
Oligohydruria (ओलिगोहाइड्रूरिया)—मूत्र की असामान्य रूप से उच्च सान्द्रता होना।
Oligolecithal (ओलिगोलैसिथल)—अल्प पीतक को धारण करने वाला अण्डा
Oligoleukocythemia (ओलिगोल्यूकोसाइथीमिया)—रक्त में श्वेत रक्त कोशिकाओं की कमी हो जाना।
Oligomastigate (ओलिगोमैस्टीगेट)—दो कशाभों से युक्त सूक्ष्मजीव
Oligomenorrhea (ओलिगोमैनोरीह्या)— थोड़ी मात्रा में अथवा कभी-कभी मासिक धर्म होना, अल्पार्तव
Oligomorphic (ओलिगोमार्फिक)—वृद्धि के केवल कुछ ही परिवर्तनों से होकर गुजरने वाला
Oligonephronic (ओलिगोनैफ्रोनिक)—जिसके केवल कुछ ही वृक्काणु होते हैं।
Oligopepsia (ओलिगोपैप्सिया)—Hypopepsia.
Oligophosphaturia (ओलिगोफॉस्फेचूरिया)— मूत्र में अल्प मात्रा में फॉस्फेटों का उत्सर्जित होना।
Oligophrenia (ओलिगोफ्रेनिया)—मानसिक ह्रास, मन्दबुद्धिता
Oligoplasmia (ओलिगोप्लाज़्मिया)—रक्त के प्लाज़्मा की कमी होना।
Oligoplastic (ओलिगोप्लास्टिक)—किसी ऊतक की प्लास्टिक सर्जरी द्वारा मरम्मत कम होना।
Oligopnea (ओलिगोप्निया)— उथला श्वसन जिसमें इसकी गति कम हो जाती है जो 6 से 10 प्रति मिनट तक हो जाती है, अल्पश्वसन
Oligoposy (ओलिगोपोसी)—तरलों को अल्प मात्रा में ग्रहण करना।
Oligoptyalism (ओलिगोटायालिज़्म)—थूक का स्राव कम होना, अल्पलारता
Oligoria (ओलिगोरिया)—एक प्रकार का विषाद अथवा खिन्नता जिसमें वस्तुओं एवं लोगों के प्रति भावहीनता हो जाती है।
Oligosialia (ओलिगोसियालिया)—Oligoptyalism
Oligospermatism (ओलिगोस्पर्मेटिज़्म)—Oligospermia.
Oligospermia (ओलिगोस्पर्मिया)—वीर्य में शुक्राणुओं की कमी हो जाना, अल्पशुक्राणुता
Oligosymptomatic (ओलिगोसिम्प्टोमेटिक)—कुछ ही लक्षणों से युक्त
Oligosynaptic (ओलिगोसाइनेप्टिक)— कुछ ही अन्तर्ग्रथनों को ग्रस्त करने वाले तन्त्रिका मार्ग
Oligotrichia (ओलिगोट्राइकिया)— बालों की जन्मजात न्यूनता
Oligotrichosis (ओलिगोट्राइकोसिस)—Hypotrichosis. Oligotrichia.
Oligotrophia, Oligotrophy (ओलिगोट्रॉफिया, ओलिगोट्रॉफी)— अपर्याप्त पोषण, अल्पोषण
Oligozoospermatism, Oligozoospermia (ओलिगोज़ूस्पर्मेटिज़्म, ओलिगोज़ूस्पर्मिया)—Oligospermia.
Oligozoospermia (ओलिगोज़ूस्पर्मिया)—Oligozospermatism. Oligospermia.
Oliguresis (ओलिग्यूरेसिस)—अल्प मात्रा में अथवा कम बार मूत्र-त्याग होना
Oliguria (ओलिगूरिया)— मूत्र का अल्प मात्रा में बनना, अल्पमूत्रता
Oliva (ओलीवा)—मेडुला ऑब्लांगेटा की अम्युदरीय पार्श्विक सतह पर पिरामिदी पथ के पार्श्व में स्थित एक अण्डाकार काय, वर्तुलिका
Olivae (ओलीवी)—Oliva का बहुवचन
Olivary (ओलीवरी)— ओलीवा से सम्बन्धित
Olivary body (ओलीवरी बॉडी)—Oliva.
Olive (ओलीव)—Oliva.
Olivifugal (ओलिवीफ्यूगल)—मस्तिष्क के ओलिवरी केन्द्रक से दूर
Olivipetal (ओलिवीपीटल)—मस्तिष्क के ओलिवरी केन्द्रक की ओर
Olivopontocerebellar (ओलिवोपोन्टोसेरीबेलर)— मस्तिष्क के वर्तुलिका-केन्द्रक, पोन्स तथा अनुमस्तिष्क से सम्बन्धित
-ology (-ओलॉजी)— एक प्रत्यय जिसका अर्थ अध्ययन अथवा का विज्ञान है।
Olophonia (ओलोफोनिया)—स्वर-अंगों के कुविकास के कारण दोषयुक्त वाक् (बोली) हो जाना
o.m. (ओ०एम०)—रोज सुबह
-oma (-ओमा)— अर्बुद को प्रदर्शित करने वाला प्रत्यय
Omagra (ओमेग्रा)— कन्धे में गाऊट होना, स्कन्धवात
Omalgia (ओमेल्जिया)— कन्धे में दर्द होना, स्कन्धशूल
Omarthritis (ओमार्थ्राइटिस)— कन्धे में सूजन होना, स्कन्ध-सन्धिशोथ
Ombrophobia (ओम्ब्रोफोबिया)—तूफान, बादलों की गड़गड़ाहट अथवा वर्षा का विकृत भय
Omenta (ओमेन्टा)—Omentum. का बहुवचन

Omental (ओमेन्टल)—वपा सम्बन्धी

Omentectomy (ओमेन्टेक्टॉमी)—वपा के किसी भाग अथवा सम्पूर्ण वपा को काट कर निकाल देना, वपा-उच्छेदन

Omentitis (ओमेन्टाइटिस)—वपाशोथ

Omentofixation (ओमेन्टोफिक्सेशन)—Omentopexy.

Omentopexy (ओमेन्टोपैक्सी)— वपा का उदरीय भित्ति अथवा पास के अंग के साथ स्थिरीकरण, वपा-स्थिरीकरण

Omentoplasty (ओमेन्टोप्लास्टी)—वपा की प्लास्टिक सर्जरी करना

Omentorrhaphy (ओमेन्टोरैह्फी)— वपा की सिलाई करना

Omentosplenopexy (ओमेन्टोस्लीनोपैक्सी)—वपा एवं प्लीहा दोनों का स्थिरीकरण

Omentotomy (ओमेन्टोटॉमी)— वपा में चीरा लगाना, वपाछेदन।

Omentovolvulus (ओमेन्टोवोलव्यूलस)—वपा में ऐंठन आ जाना

Omentum (ओमेन्टम)— आमाशय से उदर के समीपस्थ अंगों तक प्रसारित होने वाली पर्युदर्या या पैरीटोनियम की एक तह। यह दो भागों में विभाजित रहती है— वृहत वपा जो आमाशय की वृहत वक्रता से लटक कर आँत की अनुप्रस्थ बृहदान्त्र की अग्र सतह से जुड़ती है तथा लघु वपा जो आमाशय की लघु वक्रता एवं ग्रहणी अथवा ड्योडिनम के प्रथम 2 से०मी० से यकृत तक पहुँचती है।

Omentumectomy (ओमेन्टूमेक्टॉमी)—Omentectomy.

Omitis (ओमाइटिस)—कन्धे की सूजन होना, स्कन्धशोथ।

omn. bih. (ओम्न० बीह०)—प्रत्येक दो घण्टे पर

omn. hor. (ओम्न० होर०)— प्रत्येक घण्टे पर

Omni- (ओम्नी-)—सभी को प्रदर्शित करने वाला उपसर्ग

omni mane (ओम्नी मेन)— प्रति प्रातः

Omnivorous (ओम्नीवोरस)— वनस्पति एवं जन्तु भोजन दोनों को खाने वाला।

omn. noct. (ओम्न० नॉक्ट०)— प्रत्येक रात्रि

Omno- (ओम्नो-)—कन्धे से सम्बन्धित शब्दों के साथ संयुक्त होने वाला शब्द का रूप

omn. quad. hor. (ओम्न० क्वाड० होर०)—प्रत्येक चौथाई घण्टे पर

Omoclavicular (ओमोक्लैविकुलर)— कन्धे एवं क्लैविक्ल से सम्बन्धित

Omodynia (ओमोडाइनिया)— कन्धे में दर्द होना

Omohyoid (ओमोहॉयड)— कन्धे एवं हॉयड हड्डी से सम्बन्धित

Omophagia (ओमोफेजिया)—कच्चे भोजन विशेषकर मांस को खाना।

Omotocia (ओमोटोशिया)— कालपूर्व प्रसव

Omphal-, Omphalo- (ओम्फल-, ओम्फैलो-)— नाभि से सम्बन्ध होने को प्रदर्शित करने वाले उपसर्ग

Omphalectomy (ओम्फैलेक्टॉमी)—नाभि को शल्यकर्म द्वारा काट कर निकाल देना, नाभि-उच्छेदन

Omphalelcosis (ओम्फैलेल्कोसिस)— नाभि या शुण्डि में जख्म बनना, नाभिव्रण

Omphalic (ओम्फैलिक)—नाभि या शुण्डि से सम्बन्धित, नाभिपरक

Omphalitis (ओम्फैलाइटिस)— नाभिशोथ

Omphaloangiopagus (ओम्फैलोएन्जियोपेगस)— नाभि-रज्जु की वाहिनियों द्वारा आपस मे जुड़े हुए दो जुड़वाँ भ्रूण जिनमें से एक दूसरे की नाभि अथवा अपरा से रक्त प्राप्त करता है।

Omphalocele (ओम्फैलोसील)—जन्म-जात नाभि-हर्निया

Omphaloenteric (ओम्फैलोएन्ट्रिक)—नाभि एवं आँत से सम्बन्धित

Omphalomesenteric (ओम्फैलोमिज़ेन्ट्रिक)—नाभि एवं आन्त्रयोजनी सम्बन्धी, नाभिआन्त्रयोजनिक

Omphaloncus (ओम्फैलोन्कस)—नाभि का अर्बुद अथवा इसकी सूजन

Omphalopagus (ओम्फैलोपेगस)—उदर पर आपस में जुड़े दो भ्रूण

Omphalophlebitis (ओम्फैलोफ्लेबाइटिस)—नाभि-शिराओं का शोथ, नाभिशिराशोथ

Omphalorrhagia (ओम्फैलोरेह्जिया)—नाभि से रक्तस्राव होना

Omphalorrhea (ओम्फैलोरिह्या)— नाभि पर लसीका का स्राव होना

Omphalorrhexis (ओम्फैलोरैह्क्सिस)— नाभि का फट जाना

Omphalos (ओम्फैलोस)—नाभि या शुण्डी

Omphalosite (ओम्फैलोसाइट)— नाभि-रज्जु की वाहिनियों द्वारा आपस में जुड़े हुए यमलों में से अल्पविकसित यमल जो विकसित यमल की नाभि-रज्जु की वाहिनियों से अपने रक्त की आपूर्ति करता है।

Omphalosotor (ओम्फैलोसोटर)—बच्चे के जन्म के समय स्थानच्युत नाभि-रज्जु को पुनःस्थापित करने के लिए प्रयोग में लाया जाने वाला एक उपकरण

Omphalospinous (ओम्फैलोस्पाइनस)—नाभि एवं अग्र ऊर्ध्व श्रोणि-कंटक से सम्बन्धित

Omphalotomy (ओम्फैलोटॉमी)— जन्म के समय नाभि-रज्जु को काट देना, नाभिरज्जु-उच्छेदन

Omphalotripsy (ओम्फैलोट्रिप्सी)—कुचल कर नाभि-रज्जु को अलग कर देना

Omphalovesical (ओम्फैलोवैसाइकल)— मूत्राशय एवं नाभि से सम्बन्धित

Omphalus (ओम्फैलस)— नाभि, शुण्डी

o.n. (ओ० एन०)— प्रत्येक रात्रि

Onanism (ओनानिज़्म)—वीर्य स्खलन से पूर्व शिश्न को योनि से बाहर निकाल लेना, अपूर्ण मैथुन, आत्मव्यभिचार

Onanist (ओनानिस्ट)—वह व्यक्ति जो वीर्य स्खलन से पूर्व शिश्न को योनि से बाहर निकाल लेता है, आत्मव्यभिचारी

Onchogryphosis (ओन्कोग्राइफोसिस)— नखवक्रता

Onco- (ओन्को-)—एक उपसर्ग जिसका अर्थ अर्बुद, सूजन अथवा पिण्ड होता है।

Oncocyte (ओन्कोसाइट)— एक बड़ी स्तम्भाकार कोशिका जिसमें अत्यधिक कणिकीय (दानेदार) एवं अम्लरागी-कोशिकाद्रव्य होता है जिसमें अधिक संख्या में सूत्रक कणिकाएँ (माइटोकाण्ड्रिया) होती हैं। यह अर्बुद बन सकती है।

Oncocytoma (ओन्कोसाइटोमा)— इओसिनरागी उपकला-कोशिकाओं विशेषकर लाला-ग्रन्थियों एवं परावटु (पैराथाइरॉयड) ग्रन्थियों की इओसिनरागी उपकला-कोशिकाओं का एक ग्रन्थ्यर्बुद

Oncofetal (ओन्कोफीटल)—भ्रूण में स्थित अर्बुदों से सम्बन्धित

Oncogene (ओन्कोजीन)—किसी विषाणु में पाया जाने वाला एक जीन जो किसी कोशिका को दुर्दम बना देता है।

Oncogenesis (ओन्कोजेनेसिस)— अर्बुदों का बनना, अर्बुदजनन

Oncogenic (ओन्कोजेनिक)— अर्बुदों को बनाने वाला, अर्बुदजनक

Oncogenous (ओन्कोजीनस)—किसी अर्बुद से उत्पन्न होने वाला

Oncoides (ओन्कॉयड्स)—शरीर के किसी भाग का बड़ा हो जाना अथवा सूज जाना।

Oncologist (ओन्कोलॉजिस्ट)—अर्बुदविज्ञान का विशेषज्ञ, अर्बुदविज्ञानी

Oncology (ओन्कोलॉजी)— अर्बुदों का अध्ययन, अर्बुदविज्ञान

Oncolysate (ओन्कोलाइसेट)— अर्बुद कोशिकाओं को नष्ट करने वाला।

Oncolysis (ओन्कोलाइसिस)— अर्बुद का अवशोषण अथवा प्रविलयन, अर्बुदलयन

Oncolytic (ओन्कोलाइटिक)—अर्बुद कोशिकाओं को नष्ट करने वाला, अर्बुदलयनिक

Oncoma (ओन्कोमा)— अर्बुद, रसौली

Oncometer (ओन्कोमीटर)—आन्तरिक अंगों के परिमाण की विभिन्नताओं को मापने वाला एक उपकरण

Oncometric (ओन्कोमीट्रिक)— आन्तरिक अंगों के परिमाण की विभिन्नताओं को मापने से सम्बन्धित

Oncometry (ओन्कोमीट्री)—आन्तरिक अंगों के परिमाण के परिवर्तनों को मापना

Oncornaviruses (ओन्कोरनावाइरसेस)— RNA विषाणुओं का एक वर्ग जिससे मानव प्राणियों अथवा जन्तुओं में कैंसर हो सकता है।

Oncosis (ओन्कोसिस)—ऐसा रोग जिसमें अर्बुद उत्पन्न हो जाते हैं, अर्बुदोत्पत्ति

Oncotherapy (ओन्कोथिरैपी)—अर्बुदों की चिकित्सा करना

Oncothlipsis (ओन्कोथ्लाइप्सिस)— अर्बुद के द्वारा उत्पन्न दाब

Oncotic (ओन्कोटिक)— सूजन से सम्बन्धित, उसके द्वारा उत्पन्न अथवा सूजन द्वारा चिह्नित

Oncotomy (ओन्कोटॉमी)—किसी अर्बुद, फोड़े अथवा फुन्सी या बालतोड़ में चीरा लगाना।

Oncotropic (ओन्कोट्रॉपिक)—अर्बुद कोशिकाओं के लिए विशेष रूप से आकर्षण रखने वाला।

Oncovirus (ओन्कोवाइरस)—कैंसर को उत्पन्न करने वाला कोई भी विषाणु

Oneir (O) - {ओनीयर (ओ)-}— स्वप्नों को प्रदर्शित करने वाला एक उपसर्ग

Oneiric (ओनीरिक)— स्वप्नों से सम्बन्धित

Oneirism (ओनीरिज़्म)—जाग्रतावस्था में स्वप्न दीखना।

Oneirodynia (ओनीरोडाइनिया)—स्वप्नों में दर्द होना।

Oneirogmus (ओनीरोग्मस)—स्वप्न-दोष

Oneirology (ओनीरोलॉजी)— स्वप्नों का वैज्ञानिक अध्ययन

Oneiroscopy (ओनीरोस्कोपी)— मानसिक विकार का निदान करने हेतु स्वप्नों का विश्लेषण करना।

Oniomania (ओनीयोमैनिया)—रुपया खर्च करने का उन्माद (पागलपन), क्रयोन्माद

Oniric (ओनीरिक)—Oneiric.

Onlay (ओन्ले)—किसी अंग की सतह पर लगाया जाने वाला निरोप

Onomatology (ओनोमेटोलॉजी)—नामकरण

Onomatomania (ओनोमेटोमैनिया)— कुछ शब्दों अथवा नामों को बार-बार दोहराने का उन्माद

Onomatophobia (ओनोमेटोफोबिया)— किसी नाम अथवा शब्द को सुनने का रोगोत्पादक भय

Onomatopoiesis (ओनोमेटोपॉयसिस)— अर्थहीन शब्दों एवं ध्वनियों का उत्पन्न होना

Onset (ऑनसैट)— प्रारम्भ

Ontogenesis (ओन्टोजेनेसिस)—Ontogeny.

Ontogenetic (ओन्टोजेनेटिक)—व्यक्तिवृत्त सम्बन्धी

Ontogeny (ओन्टोजेनी)—किसी प्राणी के विकास का पूर्ण इतिहास, व्यक्तिवृत्त

Onych-, Onycho- (ओनिक-, ओनिको-)—उपसर्ग जिनका अर्थ नाखूनों से सम्बन्धित होता है।

Onychalgia (ओनीकैल्जिया)— नाखूनों में दर्द होना, नखशूल

Onychatrophia (ओनीकैट्रॉफिया)—नाखूनों का अपक्षय, नखशोष

Onychatrophy (ओनीकैट्रॉफी)—Onychatrophia

Onychauxis (ओनीकौक्सिस)—नाखूनों की अतिवृद्धि

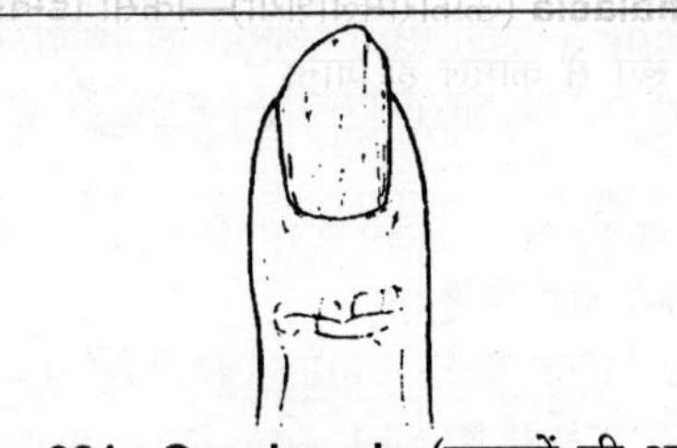

Fig. 381 : Onychauxis (नाखूनों की अतिवृद्धि)

Onychectomy (ओनीकैक्टॉमी)—नाखून को शल्यकर्म द्वारा अलग कर देना, नख-उच्छेदन

Onychia (ओनीकिया)—नखशय्या की सूजन जिसमें पस पड़ जाता है जिसके फलस्वरूप नाखून गिर जाता है, नखशोथ

Onychitis (ओनीकाइटिस)—नखशय्या का शोथ

Onychoclasis (ओनीकोक्लेसिस)—नाखूनों का टूटना

Onychocryptosis (ओनीकोक्रिप्टोसिस)—अन्दर की ओर बढ़ा हुआ पैर की अँगुली का नाखून, नखान्तःवृद्धि

Onychodystrophy (ओनीकोडिस्ट्रॉफी)—किसी नाखून का कुविकास होना

Onychogenic (ओनीकोजेनिक)— नाखून उत्पन्न करने वाला, नखजनक

Onychograph (ओनीकोग्राफ)—हाथ की अँगुलियों के नाखूनों के नीचे स्थित केशिकाओं के रक्त-चाप का अभिलेखन करने वाला एक उपकरण

Onychogryposis (ओनीकोग्राइपोसिस)—नाखूनों की अतिवृद्धि जिसके साथ ये भीतर की ओर मुड़ जाते हैं, नखवक्रता

Onychoheterotopia (ओनीकोहीटीरोटोपिया)—नाखूनों का असामान्य स्थापन

Onychoid (ओनीकॉयड)—हाथ की अँगुली के नाखून की भाँति, नखाभ, नखवत्

Onychology (ओनीकोलॉजी)—नाखूनों का अध्ययन

Onycholysis (ओनीकोलाइसिस)—नखशय्या से नाखून का ढीला होना अथवा उसका अलग हो जाना, नखलयन

Onychoma (ओनीकोमा)—नाखून अथवा नखशय्या का कोई अर्बुद, नखार्बुद

Onychomadesis (ओनीकोमाडेसिस)—नाखूनों का पूर्ण अभाव होना

Onychomalacia (ओनीकोमैलेसिया)—नाखूनों का असामान्य रूप से मुलायम हो जाना

Onychomycosis (ओनीकोमाइकोसिस)—नाखूनों का कवक रोग जिसमें नाखून अपारदर्शक, सफेद, मोटे तथा भुरभुरे (आसानी से चूरा हो जाने वाले) हो जाते हैं; नखकवकता

Onychopathology (ओनीकोपैथोलॉजी)—नाखूनों के रोगों का अध्ययन

Onychopathy (ओनीकोपैथी)—नाखूनों का कोई भी रोग, नखविकृति

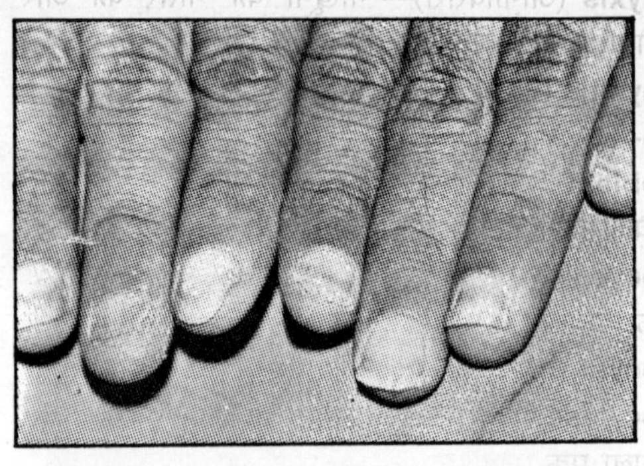

Fig. 382 : Onychomycosis (नखकवकता)

Onychophagia (ओनीकोफेजिया)— नाखून काटने की आदत, नखचर्वणता

Onychophagy (ओनीकोफेजी)—Onychophagia.

Onychophosis (ओनीकोफोसिस)—पैर की अँगुली के नाखून के नीचे बाह्यत्वचा की श्रृंगीय परतों का जमाव

Onychophyma (ओनीकोफाइमा)—नाखून का वेदनायुक्त ह्रास जिसके साथ अतिवृद्धि हो जाती है।

Onychoptosis (ओनीकोप्टोसिस)—नाखूनों का गिरना

Onychorrhexis (ओनीकोरैह्क्सिस)—नाखूनों का स्वयं ही टूटना

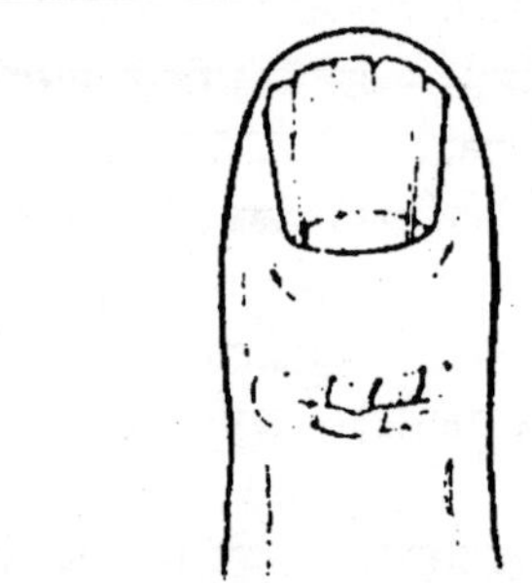

Fig. 383 : Onychorrhexis
(नाखूनों का स्वतः ही टूटना)

Onychoschizia (ओनीकोस्काइज़िया)—Onycholysis.

Onychosis (ओनीकोसिस)—Onychopathy.

Onychostroma (ओनीकोस्ट्रोमा)— आधारिक पदार्थ जिससे नाखून विकसित होता है।

Onychotillomania (ओनीकोटिलोमैनिया)— नाखूनों को नोचने अथवा उन्हें फाड़ने का पागलपन

Onychotomy (ओनीकोटॉमी)—हाथ अथवा पैर की अँगुली के नाखून में चीरा लगाना, नखछेदन

Onychotrophy (ओनीकोट्रॉफी)— नाखूनों का पोषण

Onyx (ओनीक्स)—1. हाथ अथवा पैर की अँगुली का नाखून 2. आँख के स्वच्छमण्डल की परतों के बीच मवाद का जमाव

Onyxis (ओनीक्सिस)— नाखूनों की भीतर की ओर वृद्धि होना, अन्तःनखोत्पति

Onyxitis (ओनीक्साइटिस)—Onychia.

Oo- (ऊ-)— एक उपसर्ग जिसका अर्थ एक अण्डा होता है।

Ooblast (ऊब्लास्ट)—एक आद्य कोशिका जिससे अण्डा विकसित होता है।

Oocyesis (ऊसाइसिस)— डिम्बग्रन्थि में अस्थानिक गर्भावस्था का पाया जाना

Oocyst (ऊसिस्ट)—युग्मकपुटी, सम्पुटित युग्मक

Oocytase (ऊसाइटेस)—डिम्बग्रन्थि-कोशिकाओं को नष्ट करने वाला एक एन्जाइम

Oocyte (ऊसाइट)— अपरिपक्व डिम्ब, डिम्बाणुजनकोशिका

Oogenesis (ऊजेनेसिस)—अण्डे या डिम्ब का बनना तथा विकसित होना, डिम्बजनन

Oogenetic (ऊजेनेटिक)—डिम्बजनन सम्बन्धी, डिम्बजनक

Oogenic (ऊजेनिक)—Oogenetic.

Oogenous (ऊजीनस)—Oogenetic.

Oogonia (ऊगोनिया)—Oogonium का बहुवचन।

Oogonium (ऊगोनियम)— एक आद्य कोशिका जिससे कोई अपरिपक्व डिम्ब उत्पन्न होता है, डिम्बाणुप्रसूजन

Ookinesia (ऊकाइनेसिया)—Ookinesis.

Ookinesis (ऊकाइनेसिस)—परिपक्वता एवं गर्भाधान के दौरान किसी डिम्ब के भीतर होने वाली सूत्रीविभाजनीय गतियाँ

Ookinete (ऊकाइनेट)— मच्छर के शरीर में मलेरिया-परजीवी के जीवन-चक्र में उत्पन्न होने वाला एक लम्बा गतिशील युग्मनज (गर्भित डिम्ब), चलयुग्मक

Oolemma (ऊलैम्मा)— अपरिपक्व डिम्ब की प्लाज़्मा कला

Oophagia (ऊफेज़िया)—Oophagy.

Oophagy (ऊफेजी)— अण्डों का खाना

Oophor- (ऊफोर-)—डिम्बग्रन्थि के साथ के सम्बन्ध को प्रदर्शित करने वाला एक उपसर्ग

Oophoralgia (ऊफोरैल्जिया)—डिम्बग्रन्थि में दर्द होना, डिम्बाशय-शूल

Oophorauxe (ऊफोरौक्सी)—डिम्बग्रन्थि का बढ़ जाना

Oophorectomy (ऊफोरेक्टॉमी)—किसी डिम्बग्रन्थि को काटकर अलग कर देना, डिम्बग्रन्थि-उच्छेदन

Oophoritis (ऊफोराइटिस)—डिम्बग्रन्थि का शोथ, डिम्बाशयशोथ

Oophorocystectomy (ऊफोरोसिस्टेक्टॉमी)—किसी डिम्बग्रन्थि की पुटी को शल्यकर्म द्वारा काट कर अलग कर देना, डिम्बाणुपुटी-उच्छेदन

Oophorocystosis (ऊफोरोसिस्टोसिस)— किसी डिम्बग्रन्थि-पुटी का विकसित होना

Oophorohysterectomy (ऊफोरोहिस्ट्रेक्टॉमी)—गर्भाशय एवं डिम्बग्रन्थियों को शल्यकर्म द्वारा काट कर अलग कर देना

Oophoroma (ऊफोरोमा)—डिम्बग्रन्थि का दुर्दम अर्बुद

Oophoromalacia (ऊफोरोमैलेशिया)—किसी डिम्बग्रन्थि का असामान्य रूप से कोमल हो जाना

Oophoromania (ऊफोरोमैनिया)—डिम्बग्रन्थि के रोग से पागलपन हो जाना, डिम्बग्रन्थिविकृतिज विक्षिप्ति

Oophoron (ऊफोरोन)— डिम्बग्रन्थि

Oophoropathy (ऊफोरोपैथी)— डिम्बग्रन्थि का कोई भी रोग

Oophoropeliopexy (ऊफोरोपेलियोपैक्सी)— श्रोणि की दीवार से किसी विस्थापित डिम्बग्रन्थि को सीना

Oophoropexy (ऊफोरोपैक्सी)—किसी विस्थापित डिम्बग्रन्थि का स्थिरीकरण

Oophoroplasty (ऊफोरोप्लास्टी)—प्लास्टिक सर्जरी द्वारा डिम्बग्रन्थि की मरम्मत करना, डिम्बग्रन्थिसंधान

Oophororrhaphy (ऊफोरौरैह्फी)— श्रोणीय भित्ति से संलग्न करके डिम्बग्रन्थि का निलम्बन करना

Oophorosalpingectomy (ऊफोरोसैल्पिन्जैक्टॉमी)—किसी डिम्ब वाहिनी तथा डिम्बग्रन्थि को शल्यक्रिया द्वारा अलग कर देना

Oophorosalpingitis (ऊफोरोसैल्पिन्जाइटिस)— डिम्बग्रन्थि एवं डिम्ब वाहिनी का शोथ

Oophorostomy (ऊफोरोस्टॉमी)— निकासी के लिए किसी डिम्बग्रन्थि-पुटी में चीरा लगाना

Oophorotomy (ऊफोरोटॉमी)—किसी डिम्बग्रन्थि में चीरा लगाना

Oophorrhagia (ऊफौरैह्जिया)—डिम्बग्रन्थि से रक्तस्राव होना

Oophorrhaphy (ऊफौरैह्फी)—श्रोणि भित्ति के साथ किसी विस्थापित डिम्बग्रन्थि की सिलाई करना

Ooplasm (ऊप्लाज्म)— किसी डिम्ब का कोशिकाद्रव्य, डिम्बद्रव्य

Oosome (ऊसोम)—डिम्ब या अण्डाणु में पाया जाने वाला कोशिकाद्रव्य का एक काय जो जनन कोशिका में को चला जाता है।

Oosperm (ऊस्पर्म)— गर्भित डिम्ब

Ootheca (ऊथीका)—डिम्बग्रन्थि

Ootid (ऊटिड)—किसी द्वितीयक डिम्बाणुजन-कोशिका के अर्धसूत्री विभाजन द्वारा उत्पन्न कोशिका जो डिम्ब में विकसित हो जाती है, डिम्बाणुप्रसू

Ooze (ऊज़)—रिसना, स्रवण

Opacification (ओपैसीफिकेशन)—1. अपारदर्शक बनाने की क्रिया। 2. अपारदर्शिता का विकसित होना

Opacity (ओपेसिटी)—अपारदर्शिता

Opalescent (ओपेलेसेन्ट)—दूधिया पत्थर के समान

Opaque (ओपेक)—. 1. प्रकाश किरणों अथवा एक्स-रेज़ के लिए अप्रवेश्य। 2. जो पारदर्शक न हो, अपारदर्शक

O.P.D. (ओ० पी० डी०)—Outpatient-department. बाह्य रोगी विभाग

Open (ओपिन)—1. जो बन्द न हो 2. जो ढका हुआ न हो अथवा अनावृत 3. वेधन करना
Opening (ओपेनिंग)—1. छिद्र या सूराख 2. किसी ऊतक अथवा अंग का प्रवेश द्वार 3. खुल जाने की क्रिया
Operable (ऑप्रेबिल)—शस्त्रकर्म अथवा ऑपरेशन कराये जाने योग्य
Operant (ऑपैरैन्ट)— कोई भी अनुक्रिया जो विशिष्ट बाह्य उद्दीपनों द्वारा उत्पन्न नहीं होती परन्तु किन्हीं विशेष परिस्थितियों में किसी एक गति से बार-बार उत्पन्न होती है।
Operate (ऑपेरेट)—किसी ऑपरेशन को सम्पादित करना
Operation (ऑपरेशन)— 1. शल्यचिकित्सक के द्वारा हाथों अथवा यन्त्रों से किया गया कोई भी कार्य 2. शल्य चिकित्सा सम्बन्धी क्रिया-विधि, शस्त्रकर्म शल्यकर्म। ऑपरेशन या शस्त्रकर्म निम्न प्रकार के होते हैं–

Ablative operation (एब्लेटिव ऑपरेशन)—ऐसा ऑपरेशन जिसमें किसी भाग को अलग किया जाता है।
Cosmetic operation (कॉस्मेटिक ऑपरेशन)— शरीर के किसी भाग के रूप को निखारने के लिए किया जाने वाला ऑपरेशन
Exploratory operation (एक्सप्लोरेट्री ऑपरेशन)— किसी रोग के निदान के लिए किया जाने वाला ऑपरेशन
Major operation (मेज़र ऑपरेशन)—सार्वदैहिक संवेदनाहरण में किया जाने वाला गम्भीर अथवा खतरनाक ऑपरेशन
Minor operation (माइनर ऑपरेशन)—. ऐसा ऑपरेशन जो गम्भीर अथवा खतरनाक नहीं होता तथा जिसे स्थानीय संवेदनाहरण में किया जा सकता है।
Plastic operation (प्लास्टिक ऑपरेशन)—सतह अथवा अन्य रचनाओं की मरम्मत के लिए किया जाने वाला ऑपरेशन, संधान शस्त्रकर्म
Radical operation (रैडिकल ऑपरेशन)—क्षतिग्रस्त अथवा अर्बुदीय ऊतक को बड़ी मात्रा में निकाल देने के लिए किया जाने वाला ऑपरेशन, उन्मूलक शस्त्रकर्म
Reconstructive operation (रीकन्सट्रक्टिव ऑपरेशन)— किसी अभाव अथवा दोष की मरम्मत के लिए किया जाने वाला ऑपरेशन
Subtotal operation (सबटोटल ऑपरेशन)—ऐसा ऑपरेशन जिसमें किसी अंग का केवल कुछ ही भाग अलग किया जाता है।

Operative (ऑपरेटिव)—किसी ऑपरेशन से सम्बन्धित अथवा उसके द्वारा लाया गया, शल्योपचारक, शल्यक्रियात्मक
Operative dentistry (ऑपरेटिव डैन्टिस्ट्री)—आरोग्य-कारक दन्त-चिकित्सा
Operator (ऑपरेटर)—शल्यचिकित्सा सम्बन्धी ऑपरेशनों को करने वाला व्यक्ति, शल्यकर्मी, शल्यचिकित्सक
Opercular (ओपरकुलर)— ढकने वाली रचना से सम्बन्धित
Operculated (ओपरकुलेटेड)— जिसमें कोई ढक्कन हो।
Operculitis (ओपरकुलाइटिस)— आंशिक रूप से निकलने वाले दाँतों के ऊपर स्थित मसूड़ों का शोथ
Operculum (ओपरकुलम)— 1. कोई भी आवरण या आच्छद। 2. श्लेष्मा की डाट जो गर्भावस्था के दौरान गर्भाशयग्रीवा के मुख में भरी होती है। 3. प्रमस्तिष्क के ललाटीय, पार्श्विक तथा कालिक खण्डों से उत्पन्न तथा द्वीपिका को ढकने वाली प्रावार की तहें
Ophiasis (ओफीयेसिस)—सिर के कालिक तथा पश्चकपालीय किनारों पर एक पट्टी के रूप में उत्पन्न होने वाला गंजापन
Ophidiasis (ओफीडिएसिस)—Ophidism.
Ophidiophobia (ओफीडियोफोबिया)—साँपों का रोगोत्पादक भय
Ophidism (ओफीडिज़्म)— सर्प विषाक्तता
Ophiotoxemia (ओफीयोटॉक्सिमीया)—सर्प वीनम (विष) द्वारा उत्पन्न विषाक्तता
Ophritis, Ophryitis (ऊफराइटिस, ऊफरीयाइटिस)— आँख की भौंह की सूजन
Ophryogenes (ओफ्रियोजीन्स)— भौंहों से सम्बन्धित
Ophryon (ओफरीयोन)— चेहरे की मध्यम रेखा का माथे के सबसे निचले भाग से होकर गुजरने वाली अनुप्रस्थ रेखा के साथ मिलन बिन्दु
Ophryosis (ओफरीयोसिस)— आँख की भौंहों में ऐंठन होना
Ophthalmagra (ऑफ्थैल्मैग्रा)—आँख में एकदम से दर्द हो जाना
Ophthalmalgia (ऑफ्थैल्मैल्जिया)— आँख में दर्द होना, नेत्रशूल
Ophthalmatrophy (ऑफ्थैल्मेट्रॉफी)—नेत्रगोलक का अपक्षय
Ophthalmectomy (ऑफ्थैल्मेक्टॉमी)—किसी आँख को शल्यकर्म द्वारा निकाल देना
Ophthalmencephalon (ऑफ्थैल्मेन्सीफेलान)—दृष्टि-पटल, दृष्टि-तन्त्रिकाएँ, दृष्टि-व्यत्यासिका, दृष्टि-पथ तथा मस्तिष्क के दृष्टि-केन्द्र
Ophthalmia (ऑफ्थैल्मिया)—नेत्रश्लेष्मला सहित नेत्र का तीव्र शोथ, नेत्रश्लेष्मलाशोथ, नेत्राभिष्यन्द। यह निम्न प्रकार का हो सकता है–

Catarrhal ophthalmia (कैटेरह्ल ऑफ्थैल्मिया)—सपूय प्रकार का तीव्र नेत्रश्लेष्मलाशोथ
Egyptian ophthalmia (इजिप्टीयन ऑफ्थैल्मिया)— रोहें, कणिकीय नेत्रश्लेष्मलाशोथ
Gonorrheal ophthalmia (गॉनोरिह्यल ऑफ्थैल्मिया)— गॉनोकोकस के संक्रमण द्वारा उत्पन्न पूयमय तीव्र नेत्रश्लेष्मलाशोथ
Granular ophthalmia (ग्रेनुलर ऑफ्थैल्मिया)— रोहें

Neonatorum ophthalmia (न्योनेटोरम ऑफ्थैल्मिया)— जन्म के समय माता के संक्रमित योनि-स्राव से नवजात शिशु में उत्पन्न होने वाला तीव्र पूयमय नेत्रश्लेष्मलाशोथ, नवजात नेत्राभिष्यन्द

Phlyctenular ophthalmia (फ्लाइक्टेनुलर ऑफ्थैल्मिया)— अधिकतर बच्चों में उत्पन्न होने वाला एक एलर्जीजन्य प्रकार का नेत्रश्लेष्मलाशोथ जिसमें नेत्रश्लेष्मला अथवा स्वच्छमण्डल पर पर्विकाएँ बन जाती हैं, अलजीय नेत्राभिष्यन्द

Purulent ophthalmia (प्यूरूलैन्ट ऑफ्थैल्मिया)— नेत्रश्लेष्मलाशोथ जिसमें पूयमय स्राव निकलता है जो अधिकतर गॉनोकोकस संक्रमण के कारण होता है।

Scrofulous ophthalmia (स्क्रोफुलस ऑफ्थैल्मिया)— Phlyctenular ophthalmia.

Spring ophthalmia (स्प्रिंग आफ्थैल्मिया)— वर्ष की बसन्त ऋतु में होने वाला नेत्रश्लेष्मलाशोथ जो अधिकतर पराग कणों के प्रति एक एलर्जी-प्रतिक्रिया होती है।

Ophthalmiatrics (ऑफ्थैल्मियाट्रिक्स)— नेत्र रोगों की चिकित्सा

Ophthalmic (ऑफ्थैल्मिक)— नेत्र सम्बन्धी

Ophthalmitis (ऑफ्थैल्माइटिस)— आँख की सूजन, नेत्रशोथ

Ophthalmo- (ऑफ्थैल्मो-)— एक उपसर्ग जिसका अर्थ नेत्र सम्बन्धी होता है।

Ophthalmoblennorrhea (ऑफ्थैल्मोब्लेनोरिह्या)— गॉनोकोकस के संक्रमण के कारण नेत्रशोथ अथवा नेत्रश्लेष्मलाशोथ जिसमें पूयमय स्राव होता है।

Ophthalmocele (ऑफ्थैल्मोसील)— Exophthalmos.

Ophthalmocopia (ऑफ्थैल्मोकोपिया)—आँखों की कमजोरी अथवा थकान जिसके साथ आँखों में एवं सिर में दर्द होता है तथा धुंधला दिखाई देता है, नेत्रावसाद

Ophthalmodesmitis (ऑफ्थैल्मोडैस्माइटिस)—नेत्र की कण्डराओं का शोथ

Ophthalmodiagnosis (ऑफ्थैल्मोडायग्नोसिस)— नेत्र-प्रतिक्रिया द्वारा किसी नेत्र रोग का निदान करना

Ophthalmodiaphanoscope (ऑफ्थैल्मोडायाफेनोस्कोप)— पार-प्रदीपन द्वारा दृष्टिपटल का परीक्षण करने वाला एक उपकरण, नेत्रपारप्रदीपक

Ophthalmodonesis (ऑफ्थैल्मोडोनेसिस)—आँख में कम्पन्न की गति होना, नेत्रकम्पन्न

Ophthalmodynamometer (ऑफ्थैल्मोडाइनेमोमीटर)— नेत्र-धमनियों में का दाब मापने वाला एक उपकरण, नेत्ररक्तदाबमापी

Ophthalmodynamometry (ऑफ्थैल्मोडाइनेमोमीट्री)— नेत्ररक्तदाबमापी द्वारा नेत्र-धमनियों में के दाब को मापना, नेत्ररक्तदाबमिति

Ophthalmodynia (ऑफ्थैल्मोडाइनिया)—आँख में दर्द होना, नेत्रवेदना

Ophthalmoeikonometer (ऑफ्थैल्मोइकोनोमीटर)— नेत्र के अपवर्तन का पता लगाने तथा नेत्रों में नेत्र-प्रतिबिम्बों के आपेक्षिक परिमाण एवं आकृति को मापने वाला एक उपकरण, नेत्रप्रतिबिम्बमापी

Ophthalmofunduscope (ऑफ्थैल्मोफण्डस्कोप)— नेत्र के बुघ्न अथवा फण्डस का परीक्षण करने वाला एक उपकरण

Ophthalmography (ऑफ्थैल्मोग्राफी)—नेत्र एवं इसके रोगों का विवरण

Ophthalmogyric (ऑफ्थैल्मोगाइरिक)— Oculogric.

Ophthalmolith (ऑफ्थैल्मोलिथ)— अश्रु-वाहिनी में स्थित अश्मरी, नेत्राश्मरी

Ophthalmologist (ऑफ्थैल्मोलॉजिस्ट)— नेत्ररोगविशेषज्ञ

Ophthalmology (ऑफ्थैल्मोलॉजी)— चिकित्सा-विज्ञान की वह शाखा जिसका सम्बन्ध आँखों से होता है, नेत्रविज्ञान

Ophthalmomalacia (ऑफ्थैल्मोमैलेशिया)—आँख का असामान्य रूप से कोमल हो जाना, नेत्रमृदुता

Ophthalmomelanosis (ऑफ्थैल्मोमेलेनोसिस)— मेलेनिन के जमा हो जाने से नेत्रश्लेष्मकला एवं इससे संलग्न ऊतकों का विवर्णन

Ophthalmometer (ऑफ्थैल्मोमीटर)—नेत्रस्वच्छवैषम्यमिति में प्रयोग में लाया जाने वाला एक यन्त्र, नेत्रस्वच्छवैषम्यमापी

Ophthalmometry (ऑफ्थैल्मोमीट्री)— नेत्रस्वच्छवैषम्यमापी द्वारा नेत्र के दोषों एवं अपवर्तन-शक्तियों का पता लगाना, नेत्रस्वच्छवैषम्यमिति

Ophthalmomycosis (ऑफ्थैल्मोमाइकोसिस)— नेत्र का किसी कवक द्वारा उत्पन्न कोई भी रोग, नेत्रकवकता

Ophthalmomyiasis (ऑफ्थैल्मोमायेसिस)—मक्खियों के लार्वो के आक्रमण से उत्पन्न आँख का रोग

Ophthalmomyitis (ऑफ्थैल्मोमाइटिस)—नेत्र-पेशियों का शोथ

Ophthalmomyositis (ऑफ्थैल्मोमायोसाइटिस)— Ophthalmomyitis.

Ophthalmomyotomy (ऑफ्थैल्मोमायोटॉमी)— नेत्र की पेशियों में चीरा लगाना, नेत्रपेशीछेदन

Ophthalmoneuritis (ऑफ्थैल्मोन्यूराइटिस)— नेत्र-तन्त्रिकाओं का शोथ

Ophthalmopathy (ऑफ्थैल्मोपैथी)—नेत्र का कोई भी रोग, नेत्रविकृति

Ophthalmophacometer (ऑफ्थैल्मोफैकोमीटर)— नेत्रलैन्समापी

Ophthalmophlebotomy (ऑफ्थैल्मोफ्लैबोटॉमी)— रक्ताधिक्य में आराम पहुँचाने के लिए रक्ताधिक्ययुक्त नेत्र की नेत्रश्लेष्मकला को चीर देना।

Ophthalmophthisis (ऑफ्थैल्मोफ्थाइसिस)— Ophthalmomalacia.

Ophthalmoplasty (ऑफ्थैल्मोप्लास्टी)— प्लास्टिक सर्जरी द्वारा किसी आँख की मरम्मत करना, नेत्रसंधान

Ophthalmoplegia (ऑफ्थैल्मोप्लीजिया)— नेत्र पेशियों का पक्षाघात, नेत्रपेशीघात, नेत्रघात

Ophthalmoptosis (ऑफ्थैल्मोप्टोसिस)— Exophthalmos.

Ophthalmoreaction (ऑफ्थैल्मोरिएक्शन)—क्षयरोग अथवा टाइफॉयड ज्वर से पीड़ित व्यक्तियों की आँखों में ट्यूबरकुलिन अथवा टाइफॉयड जीवविष की एक बूँद डालने के पश्चात् होने वाली नेत्र की प्रतिक्रिया

Ophthalmorrhagia (ऑफ्थैल्मोरैह्जिया)— नेत्र से रक्तस्राव होना, नेत्ररक्तस्राव

Ophthalmorrhea (ऑफ्थैल्मोरिह्या)—नेत्र से स्राव निकलना

Ophthalmorrhexis (ऑफ्थैल्मोरैह्क्सिस)—किसी नेत्रगोलक का फट जाना, नेत्रविदरण

Ophthalmoscope (ऑफ्थैल्मोस्कोप)—आँख के भीतर विशेषकर दृष्टिपटल या रेटिना का परीक्षण करने वाला एक यन्त्र, दृष्टिपटलदर्शी, नेत्रदर्शी

Ophthalmoscopic (ऑफ्थैल्मोस्कोपिक)—दृष्टिपटलदर्शन सम्बन्धी

Ophthalmoscopy (ऑफ्थैल्मोस्कोपी)— दृष्टिपटलदर्शी द्वारा आँख के भीतर का परीक्षण करना, दृष्टिपटलदर्शन, नेत्रान्तदर्शन

Ophthalmospasm (ऑफ्थैल्मोस्पाज़्म)— नेत्र-पेशियों में ऐंठन आ जाना।

Ophthalmostasis (ऑफ्थैल्मोस्टेसिस)—ऑपरेशन के दौरान आफ्थैल्मोस्टेट के द्वारा नेत्रगोलक को स्थिर करना।

Ophthalmostat (ऑफ्थैल्मोस्टेट)— किसी ऑपरेशन के समय नेत्रगोलक को स्थिर करने वाला एक यन्त्र

Ophthalmostatometer (ऑफ्थैल्मोस्टेटोमीटर)— नेत्रों की स्थिति को सुनिश्चित करने के लिए प्रयोग में लाया जाने वाला एक यन्त्र

Ophthalmosteresis (ऑफ्थैल्मोस्टेरेसिस)— किसी नेत्र का अभाव होना।

Ophthalmosynchysis (ऑफ्थैल्मोसिन्काइसिस)—नेत्र के भीतर निःसरण या रिसाव होना।

Ophthalmothermometer (ऑफ्थैल्मोथर्मोमीटर)— आँख के रोगों में इसके तापमान को मापने वाला एक यन्त्र

Ophthalmotomy (ऑफ्थैल्मोटॉमी)—नेत्रगोलक में चीरा लगाना।

Ophthalmotonometer (ऑफ्थैल्मोटोनोमीटर)— नेत्र के भीतर तनाव का पता लगाने वाला एक यन्त्र

Ophthalmotoxin (ऑफ्थैल्मोटॉक्सिन)— नेत्रों के लिए विषैला कोई भी पदार्थ

Ophthalmotrope (ऑफ्थैल्मोट्रॉप)—बाह्य नेत्र-पेशियों की गतियों को प्रदर्शित करने वाला एक यान्त्रिक नेत्र

Ophthalmotropometer (ऑफ्थैल्मोट्रॉपोमीटर)— नेत्र की गतियों को मापने के काम आने वाला यन्त्र

Ophthalmovascular (ऑफ्थैल्मोवैस्कुलर)—नेत्र की रक्त वाहिनियों से सम्बन्धित

Ophthalmoxerosis (ऑफ्थैल्मोज़ीरोसिस)— Xerophthalmia.

Ophthalmoxyster (ऑफ्थैल्मोज़िस्टर)— नेत्रश्लेष्मला को खुरचने के काम आने वाला एक यन्त्र

-opia (-ओपिया)— दृष्टि को निर्दिष्ट करने वाला एक प्रत्यय

Opiate (ओपिएट)—1. अफीम से उत्पन्न कोई भी औषधि 2. नींद लाने वाली कोई भी औषधि, निद्राकारी

Opioid (ओपिऑयड)—अफीम के समान कार्य करने वाला परन्तु जो अफीम से उत्पन्न नहीं होता।

Opiomania (ओपियोमैनिया)—अफीम अथवा इसके उत्पादों को ग्रहण करने का उन्माद, अफीमोन्माद

Opiophagism (ओपियोफेगिज़्म)—अफीम खाने का आदी होना।

Opisthenar (ओपिस्थीनर)—हाथ का पृष्ठ

Opisthiobasial (ओपिस्थियोबेसियल)— ओपिस्थियोन एवं बेसियोन दोनों से सम्बन्धित

Opisthion (ओपिस्थियोन)—. महा-रन्ध्र के निचले किनारे के मध्य में बेसियोन के विपरीत स्थित एक बिन्दु, पश्चमध्यबिन्दु

Opisthionasial (ओपिस्थियोनेज़ियल)—ओपिस्थियोन एवं नेज़ियोन से सम्बन्धित

Opistho-, Opisth- (ओपिस्थो-, ओपिस्थ-)—पीठ को संकेतिक करने वाले उपसर्ग

Opisthocheilia, Opisthochilia (ओपिस्थोकीलिया, ओपिस्थोकाइलिया)—होठों का अपगमन

Opisthognathism (ओपिस्थोग्नेथिज़्म)— निचले जबड़े का सामान्य से कम परिमाण का होना।

Opisthoporeia (ओपिस्थोपोरीया)— प्रेरक नियन्त्रण के अभाव में अनियन्त्रित रूप से पीछे को चलना।

Opisthotic (ओपिस्थोटिक)—कान के पीछे अथवा उसके भीतर स्थित, कर्णपश्चक

Opisthotonoid (ओपिस्थोटोनॉयड)— धनुर्वात(शरीर का पीछे की ओर मुड़ कर धनुष के समान बन जाना) के समान

Opisthotonos (ओपिस्थोटोनस)—एक प्रकार की ऐंठन जिसमें सिर तथा एड़ियाँ पीछे को तथा शेष शरीर आगे की ओर मुड़ जाता है जिससे शरीर धनुष के समान प्रतीत होता है जैसा कि धनुस्तम्भ या टेटनस में देखा जाता है, धनुर्वात

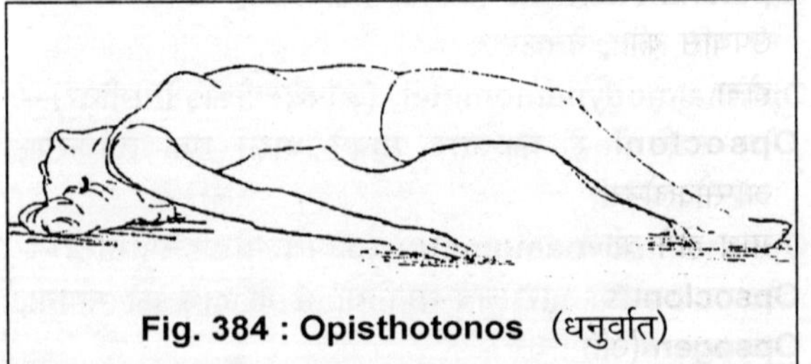

Fig. 384 : Opisthotonos (धनुर्वात)

Opisthotonus (ओपिस्थोटोनस)— Opisthotonos.

Opium (ओपियम)— यह Papaver somniferum के अपरिपक्व सम्पुटों को चीरने पर उपलब्ध हवा में सूखा हुआ एक दूधिया पदार्थ होता है जिसमें लगभग 20 एल्कालॉयड होते हैं, सर्व सामान्य रूप से मार्फीन होता है। अफीम

Opiumism (ओपियमिज़्म)—1. अफीम लेने की आदत 2. अफीम का अत्यधिक प्रयोग करने से उत्पन्न शारीरिक दशा, अफीमात्यय

Opocephalus (ओपोसिफैलस)—ऐसा भ्रूण जिसके नाक एवं मुँह नहीं होता तथा कान सिर पर आपस में जुड़े होते हैं। नेत्र-गुहा केवल एक होती है अथवा दो बहुत पास-पास होती हैं।

Opodidymus (ओपोडीडाइमस)— एक भ्रूण जिसके दो संयुक्त सिर होते हैं तथा आंशिक रूप से संयुक्त संवेदी अंग होते हैं।

Oppenheim's gait (ओपिनहीम्स गेट)— ऐसी चाल जिसमें सिर, शरीर तथा भुजाएँ इधर-उधर को हिलती रहती हैं।

Oppilation (ओपिलेशन)— 1. अवरोध या रुकावट 2. कब्ज, मलबद्धता

Oppilative (ओपिलेटिव)—1. अवरोधक 2. मलावरोधक, कब्ज करने वाला।

Opponens (ओप्पोनैन्स)— विपरीत कार्य करने वाला

Opportunistic (अपॉर्चुनिस्टिक)— ऐसा जीव जो केवल उसी परपोषी में रोग उत्पन्न करता है जिसकी अन्य रोगों अथवा औषधियों के प्रयोग से प्रतिरोधशक्ति कम हो गयी है।

Oppositional (अपोज़ीशनल)— सम्मुखी

Opposure (ओपोस्योर)—टाँके लगाते या सिलाई करते समय ऊतकों को आपस में मिला देना।

Oppression (ऑप्रेसन)—श्वासावरोध

Opsialgia (ओपसियेल्जिया)— चेहरे का नाड़ीजन्य शूल, आननर्ति, आननशूल

Opsin (ओपसिन)—दृष्टिपटल के रॉड एवं कोन की एक प्रोटीन जिससे दृष्टि-वर्णक बनते हैं।

Opsinogen (ओपसिनोजन)—ऑप्सोनिन की उत्पत्ति करने वाला एक एण्टीजन

Opsinogenous (ऑप्सिनोजीनस)— ऑप्सोनिन को उत्पन्न करने के सक्षम

Opsiometer (ऑप्सियोमीटर)— Optometer.

Opsiuria (ऑप्सियूरिया)— खाना खाने के बाद की अपेक्षा उपवास की अवस्था में मूत्र का अधिक शीघ्रता से उत्सर्जित होना

Opsoclonia, Opsoclonus (ऑप्सोक्लोनिया, ऑप्सोक्लोनस)—नेत्रों की अनैच्छिक, अतालबद्ध, झटके के साथ होने वाली गतियाँ; नेत्रसंकोच

Opsoclonus (ऑप्सोक्लोनस)— Opsoclonia.

Opsogen (ऑप्सोजन)— Opsinogen.

Opsomania (ऑप्सोमैनिया)—किसी विशेष खाने के लिए अत्यधिक लालसा होना।

Opsonic (ऑप्सोनिक)— ऑप्सोनिन से अथवा चिकित्सा में उनके प्रयोग से सम्बन्धित

Opsonification (ऑप्सोनीफिकेशन)—कोशिकाओं अथवा जीवाणुओं को अधिक आसानी से भक्षित किए जाने योग्य बनाने में ऑप्सोनिनो का प्रभाव

Opsonin (ऑप्सोनिन)— रक्त सीरम में पाया जाने वाला एक पदार्थ (एण्टीबॉडी) जो जीवाणुओं एवं अन्य कोशिकाओं पर क्रिया करके उन्हें भक्षित किए जाने योग्य बना देता है।

Opsoninopathy (ऑप्सोनिनोपैथी)— ऐसी दशा जिसमें रक्त सीरम में ऑप्सोनिन का स्तर कम हो जाता है जिसके फलस्वरूप संक्रमण के प्रति ग्राहकत्व बढ़ जाता है।

Opsonization (ऑप्सोनाइज़ेशन)— Opsonification.

Opsonize (ऑप्सोनाइज)— भक्षणकोशिकाक्रिया को आसान बनाना।

Opsonocytophagic (ऑप्सोनोसाइटोफेगिक)— सीरम में ऑप्सोनिनों की विद्यमानता में रक्त की भक्षण-कोशिका-क्रिया से सम्बन्धित

Opsonometry (ऑप्सोनोमीट्री)— रक्त सीरम में ऑप्सोनिन की मात्रा को मापना।

Opsonophilia (ऑप्सोनोफीलिया)— ऑप्सोनिनों के प्रति आकर्षण

Opsonophilic (ऑप्सोनोफिलिक)— ऑप्सोनिनों के प्रति आकर्षित

Opsonotherapy (ऑप्सोनोथिरैपी)— जीवाणुज वैक्सीन से किसी विशिष्ट ओप्सोनिन को उद्दीप्त करके किसी रोग की चिकित्सा करना

Optesthesia (ऑप्टेस्थेसिया)— दृष्टि-उद्दीपनों का बोध करने की क्षमता, दृष्टि-संवेदना

Optic (ऑप्टिक)— नेत्र अथवा दृष्टि से सम्बन्धित, चाक्षुष या दृष्टिपरक

Optical (ऑप्टीकल)— दृष्टि सम्बन्धी, प्रकाशिक

Optic chiasma (ऑप्टिक चियाज़्मा)— मस्तिष्क में दृष्टि-नाड़ी तन्तुओं का एक्स के आकार में पार-गमन, दृष्टि-व्यत्यासिका

Optic disk (ऑप्टिक डिस्क)— अन्ध बिन्दु, दृष्टिपटल में दृष्टि-नाड़ी के प्रवेश करने का स्थान

Optician (ऑप्टीशियन)— दृष्टि सम्बन्धी उपकरणों को बनाने में विशेषज्ञ, नेत्रोपकरण-निर्माता

Opticianry (ऑप्टीसियानरी)—नुस्खों में दिए गए नम्बरों के अनुसार लैन्सों को फिट करके चश्मे तैयार करने की कला

Opticist (ऑप्टीसिस्ट)— दृग्विद्या का विशेषज्ञ

Optico- (ऑप्टिको-)— शब्द का अन्य शब्दों के साथ संयुक्त होने वाला रूप जो नेत्र अथवा दृष्टि से होने वाले सम्बन्ध को प्रदर्शित करता है।

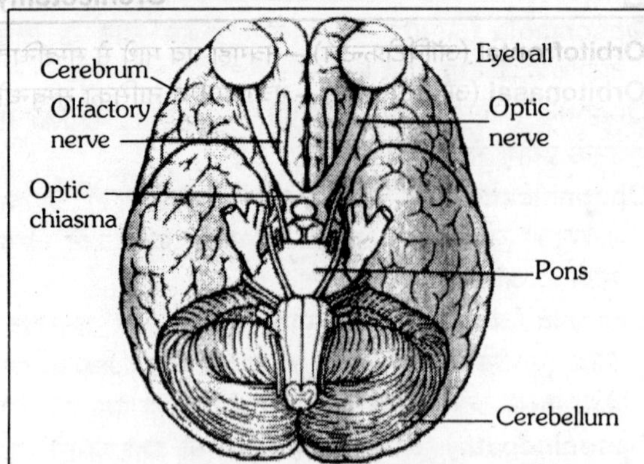

Fig. 385 : Optic chiasma (दृष्टि-व्यत्यासिका)

Cerebrum = प्रमस्तिष्क, Olfactory nerve = घ्राण-तन्त्रिका, Optic chiasma = दृष्टि-व्यत्यासिका, Cerebellum = अनुमस्तिष्क, Pons = पोन्स, Optic nerve = दृष्टि-तन्त्रिका, Eyeball = नेत्रगोलक

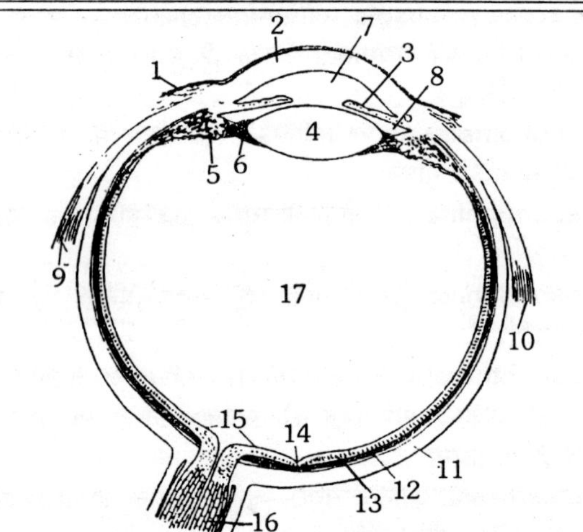

Fig. 386 : Optic disk (दृष्टि-चक्रिका)

1. Conjunctiva = नेत्रश्लेष्मकला, 2. Cornea = स्वच्छमण्डल, 3. Iris = उपतारा या परितारिका, 4. Lens = लैन्स, 5. Ciliary body = रोमक पिण्ड, 6. Suspensory ligament = निलम्बक स्नायु, 7. Anterior chamber of the eye = नेत्र का अग्रज कक्ष, 8. Posterior chamber of the eye = नेत्र का पश्चज कक्ष, 9. and 10. Muscles of the eyeball = नेत्रगोलक की पेशियाँ, 11. Sclera = श्वेतपटल, 12. Choroid = रंजितपटल, 13. Retina = दृष्टिपटल, 14. Macula lutea = पीत बिन्दु, 15. Optic disc = दृष्टि-चक्रिका

Opticochiasmatic (ऑप्टिकोचियाज्मेटिक)— दृष्टि-तन्त्रिकाओं एवं व्यत्यासिका सम्बन्धी

Opticociliary (ऑप्टिकोसिलियरी)— दृष्टि एवं रोमक तन्त्रिकाओं से सम्बन्धित

Opticokinetic (ऑप्टिकोकाइनेटिक)— नेत्र की गति से सम्बन्धित

Opticopupillary (ऑप्टिकोप्यूपिलरी)— दृष्टि-तन्त्रिका एवं तारा सम्बन्धी

Optic papilla (ऑप्टिक पैपिला)— Optic disk.

Optics (ऑप्टिक्स)—प्रकाश एवं दृष्टि का विज्ञान, दृग्विद्या

Optimism (ऑप्टीमिज़्म)— प्रत्येक वस्तु में अच्छाई ही देखने की प्रवृत्ति

Optimum (ऑप्टीमम)— सर्वोत्तम, इष्टतम, अनुकूलतम

Opto- (ऑप्टो-)—एक उपसर्ग जिसका अर्थ दृष्टि अथवा नेत्र होता है।

Optochiasmic (ऑप्टोचियाज़्मिक)— Opticochiasmatic.

Optogram (ऑप्टोग्राम)—प्रकाश के द्वारा दृष्टिपटल के बैंगनी रंग को उड़ा देने से दृष्टिपटल पर बनने वाला बाह्य वस्तु का प्रतिबिम्ब

Optokinetic (ऑप्टोकाइनेटिक)— आँख के स्फुरण (फड़फड़ाहट) से सम्बन्धित जैसा कि अक्षिदोलन में होता है।

Optomeninx (ऑप्टोमैनिन्क्स)—दृष्टिपटल

Optometer (ऑप्टोमीटर)—नेत्र की अपवर्तन-शक्ति को मापने वाला एक उपकरण, नेत्रापवर्तनमापी, दृष्टिमापी

Optometrist (ऑप्टोमीट्रिस्ट)— दृष्टिमितिज्ञ

Optometry (ऑप्टोमीट्री)— दृष्टि की अपवर्तन-शक्ति को मापना एवं दृष्टि-दोषों को औषधियों से रहित, लैन्सों अथवा दृष्टि-सहायकों से दूर करना; दृष्टिमिति; नेत्रापवर्तनमिति

Optomyometer (ऑप्टोमायोमीटर)— नेत्र-पेशियों की शक्ति को मापने वाला एक उपकरण, नेत्रपेशीमापी

Optophone (ऑप्टोफोन)—प्रकाश शक्ति को ध्वनि तरंगों में परिवर्तित करने वाला एक यन्त्र जिसका अन्धे व्यक्ति के द्वारा प्रयोग किया जाता है।

Optotype (ऑप्टोटाइप)—दृष्टि की तीक्ष्णता का पता लगाने के लिए प्रयोग में लाया जाने वाला परीक्षण टाइप

O. R. (ओ० आर०)— Operating room. ऑपरेशन करने का कमरा

Ora (ओरा)— 1. OS का बहुवचन 2. मुख

Orad (ओराड)—मुख की ओर

Orae (ओरी)—Ora का बहुवचन

Oral (ओरल)—मुख से सम्बन्धित, मुख द्वारा ग्रहण किया गया अथवा मुख में लगाया गया; मुखी; मौखिक

Orality (ओरेलिटी)—मनोलैंगिक विकास की मौखिक अवस्था जैसे खाने के अतिरिक्त अन्य वस्तुओं को चूसना अथवा चबाना

Oralogy (ओरेलॉजी)— मुख के रोगों का अध्ययन

Oral rehydration solution (ओरल रीहाइड्रेशन सॉल्यूशन)— अतिसार (दस्त आना) तथा विसूचिका (हैजा) आदि की पुनर्जलयोजन चिकित्सा-पद्धति में विश्व स्वास्थ्य संगठन द्वारा

अनुशंसित एक घोल जिसमें प्रति लीटर पीने के पानी में 3.5 ग्राम सोडियम क्लोराइड, 2.5 ग्राम सोडियम बाइकार्बोनेट, 1.5 ग्राम पोटेशियम क्लोराइड तथा 20 ग्राम ग्लूकोज़ घुला होता है।

Orb (ओर्ब)— एक गोलाकार पिण्ड विशेषकर नेत्रगोलक

Orbicular (ऑर्बीकुलर)—वृत्ताकार

Orbiculare (ऑर्बीकुलेरी)— मध्य कर्ण में इन्कस हड्डी की लम्बी भुजा के ऊपर स्थित एक छोटी अण्डाकार गाँठ जो स्टेपीस हड्डी के सिर के साथ मिलकर जोड़ बनाती है।

Orbicularis (ऑर्बीकुलेरिस)—किसी छिद्र को चारों ओर से घेरने वाली पेशी को दिया जाने वाला नाम, वर्तुलपेशी

Orbiculus (ऑर्बीकुलस)—किसी छिद्र को चारों ओर से घेरने वाली पेशी जैसे नेत्र की रोमक पेशियाँ अथवा मुख को चारों ओर से घेरने वाली वृत्ताकार पेशी

Orbit (ऑर्बिट)—खोपड़ी की अस्थिल गुहा जिसमें अपनी पेशियों, रक्त वाहिनियों तथा तन्त्रिकाओं सहित नेत्र-गोलक स्थित रहता है; नेत्रगुहा, नेत्रकोटर

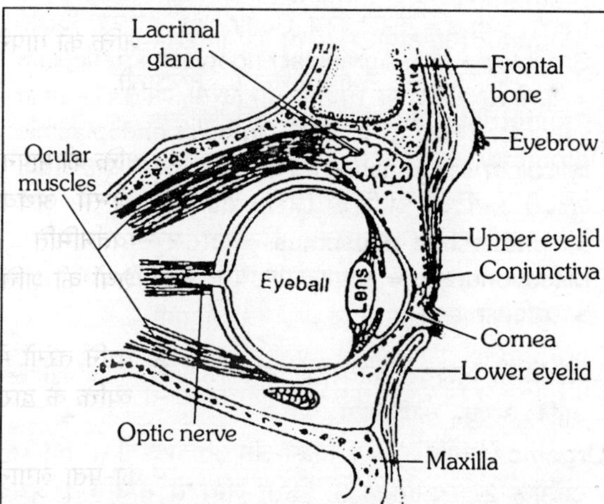

Fig. 387 Orbit : Containing the eyeball and the ocular muscles

(नेत्र-गुहा : जिसमें नेत्रगोलक एवं नेत्र्य पेशियाँ होती हैं)

Lacrimal gland = अश्रुप्रवाही ग्रन्थि, Eyeball = नेत्रगोलक, Ocular muscles = नेत्र्य पेशियाँ, Optic nerve = दृष्टि-तन्त्रिका, Maxilla = हन्वास्थि या ऊपरी जबड़े की अस्थि, Lower eyelid = निचली पलक, Cornea = स्वच्छमण्डल, Conjunctiva = नेत्रश्लेष्मकला, Upper eyelid = ऊपरी पलक, Eyebrow = भौंह, Frontal bone = ललाटीय अस्थि, Lens = लैन्स

Orbita (ऑर्बिटा)— Orbit.

Orbital (ऑर्बिटल)—नेत्रगुहा से सम्बन्धित, नेत्रकोटरीय

Orbitale (ऑर्बीटेल)—अस्थिल नेत्र-गुहा के निचले किनारे पर निम्नतम बिन्दु जिसे त्वचा के नीचे महसूस किया जा सकता है।

Orbitalis (ऑर्बिटेलिस)— Orbital.

Orbitofrontal (ऑर्बिटोफ्रन्टल)— नेत्रगुहा एवं माथे से सम्बन्धित

Orbitonasal (ऑर्बिटोनेज़ल)— नेत्रगुहा एवं नासिका सम्बन्धी

Orbitonometer (ऑर्बिटोनोमीटर)— नेत्रगोलक पर किसी दबाव के पड़ने से इसके पीछे की ओर होने वाले विस्थापन को मापने वाला एक उपकरण, नेत्रपश्चदाबमापी

Orbitonometry (ऑर्बिटोनोमीट्री)— नेत्रगोलक के ऊपर लगने वाले दाब से नेत्रगोलक के पीछे की ओर नेत्रगुहा में होने वाले विस्थापन को नेत्रपश्चदाबमापी द्वारा मापना, नेत्रपश्चदाबमिति

Orbitopagus (ऑर्बिटोपेगस)— असमान संयुक्त यमल जिनमें से छोटा भ्रूण बड़े भ्रूण की किसी नेत्र-गुहा से सलंग्न रहता है।

Orbitopathy (ऑर्बिटोपैथी)— नेत्र-गुहा का कोई भी रोग

Orbitosphenoid (ऑर्बिटोस्फैनॉयड)— नेत्र-गुहा एवं जतूकाभ या कीलाकार अस्थि से सम्बन्धित

Orbitotomy (ऑर्बिटोटॉमी)—किसी नेत्रगुहा में चीरा लगाना, नेत्रगुहाछेदन

Orchalgia (ऑर्केल्जिया)— Orchialgia.

Orchectomy (ऑर्केक्टॉमी)—किसी शुक्रग्रन्थि को शल्यकर्म द्वारा निकाल देना, वृष्णोच्छेदन

Orcheoplasty (ऑर्कियोप्लास्टी)— प्लास्टिक सर्जरी द्वारा शुक्रग्रन्थि की मरम्मत करना

Orchi-, Orchio- (ऑर्कि-, आर्कियो-)— शुक्रग्रन्थियों से होने वाले सम्बन्ध को प्रदर्शित करने वाले उपसर्ग

Orchialgia (ऑर्किएल्जिया)—शुक्रग्रन्थियों में दर्द होना, वृषणशूल

Orchichorea (ऑर्किकोरिया)—शुक्रग्रन्थियों में अनियन्त्रित रूप से झटके लगना

Orchidalgia (ऑर्किडैल्जिया)— Orchialgia.

Orchidectomy (ऑर्किडैक्टॉमी)— Orchectomy. Orchiectomy.

Orchidic (ऑर्किडिक)— शुक्रग्रन्थियों से सम्बन्धित

Orchiditis (ऑर्किडाइटिस)—शुक्रग्रन्थि का शोथ

Orchido- (ऑर्किडो-)—शुक्रग्रन्थियों से होने वाले सम्बन्ध को बताने वाला एक उपसर्ग

Orchidoncus (ऑर्किडोन्कस)—शुक्रग्रन्थि का एक अर्बुद

Orchidopexy (ऑर्किडोपैक्सी)— अनवतीर्ण शुक्रग्रन्थि को वृषण में स्थानान्तरित करके वहाँ पर इसकी सिलाई कर देना, वृषणस्थिरीकरण

Orchidoplasty (ऑर्किडोप्लास्टी)—अनवतीर्ण शुक्रग्रन्थि को वृषण में स्थानान्तरित करना

Orchidoptosis (ऑर्किडोप्टोसिस)—शुक्रग्रन्थियों का नीचे की ओर विस्थापन

Orchidorrhaphy (ऑर्किडोरैह्फी)— Orchiopexy.

Orchidotomy (ऑर्किडोटॉमी)— किसी शुक्रग्रन्थि में चीरा लगाना

Orchiectomy (ऑर्किएक्टॉमी)— शल्यक्रिया द्वारा एक या दोनों शुक्रग्रन्थियों को काट कर निकाल देना

Orchiepididymitis (ऑर्किएपिडीडिमाइटिस)— शुक्रग्रन्थि एवं इपिडीडिमिस का शोथ

Orchilytic (ऑर्किलाइटिक)—शुक्रग्रन्थि-ऊतक के लिए विनाशकारी

Orchio- (ऑर्कियो-)— Orchi.

Orchiocele (ऑर्कियोसील)— 1. किसी शुक्रग्रन्थि का बहिःसरण 2. किसी शुक्रग्रन्थि का अर्बुद

Orchiodynia (ऑर्कियोडाइनिया)—शुक्रग्रन्थि में दर्द होना

Orchiomyeloma (ऑर्कियोमाइलोमा)— शुक्रग्रन्थि का प्लाज़्मासाइटोमा

Orchioncus (ऑर्कियोन्कस)—शुक्रग्रन्थि का अर्बुद

Orchioneuralgia (ऑर्कियोन्यूरैल्जिया)—शुक्रग्रथि में दर्द होना

Orchiopathy (ऑर्कियोपैथी)— किसी शुक्रग्रन्थि का कोई भी रोग, वृषणविकृति

Orchiopexy (ऑर्कियोपैक्सी)—अनवतीर्ण शुक्रग्रन्थि का वृषण में स्थिरीकरण अथवा इसकी वहाँ पर सिलाई कर देना

Orchioplasty (ऑर्कियोप्लास्टी)—प्लास्टिक सर्जरी द्वारा किसी शुक्रग्रन्थि की मरम्मत करना, वृषणसंधान

Orchiorrhaphy (ऑर्कियोरैह्फी)—अनवतीर्ण शुक्रग्रन्थि की वृषण में चारों ओर के ऊतक के साथ सिलाई करना

Orchioscheocele (ऑर्कियोस्कियोसील)— शुक्रग्रन्थि के अर्बुद के साथ अण्डकोषीय हर्निया

Orchioscirrhus (ऑर्कियोसिरह्स)—अर्बुद बनने के कारण किसी शुक्रग्रन्थि का कठोर हो जाना

Orchiotherapy (ऑर्कियोथिरैपी)— शुक्रग्रन्थियों के सत्त द्वारा किसी रोग की चिकित्सा करना।

Orchiotomy (ऑर्कियोटॉमी)— किसी शुक्रग्रन्थि में चीरा लगाना, वृषणछेदन

Orchis (ऑर्किस)— शुक्रग्रन्थि

Orchitic (ऑर्काइटिक)—शुक्रग्रन्थिशोथ से सम्बन्धित अथवा उसके द्वारा उत्पन्न

Orchitis (आर्काइटिस)— किसी शुक्रग्रन्थि का शोथ, वृषणशोथ

Orchitolytic (ऑर्किटोलाइटिक)— Orchilytic.

Orchotomy (ऑर्कोटॉमी)— Orchidotomy. Orchiotomy.

Order (ऑर्डर)—जीवविज्ञानी वर्गीकरण में वर्ग या उपवर्ग के ठीक नीचे तथा कुल के ऊपर का विभाजन, क्रम

Ordure (ऑर्ड्यूर)—मल अथवा अन्य उत्सर्ग

Orectic (ओरैक्टिक)—भूख से सम्बन्धित

Orexia (ओरैक्सिया)— क्षुधा, भूख

Orexigenic (ओरैक्सीजेनिक)—क्षुधावर्धक, भूख बढ़ाने वाला

Oreximania (ओरैक्सीमैनिया)— बिना खाने के पतला होने के भय से खाना खाने की प्रबल इच्छा

Organ (ऑर्गन)— अंग। शरीर का विशेष कार्य करने वाला एक भाग जैसे उत्सर्गी तथा जनन-अंग आदि

Organelle (ऑर्गेनेल)— किसी कोशिका की विशिष्ट रचना जो किसी निश्चित कार्य को करती है जैसे माइटोकॉण्ड्रिया आदि, अंगक, कोशिकांग

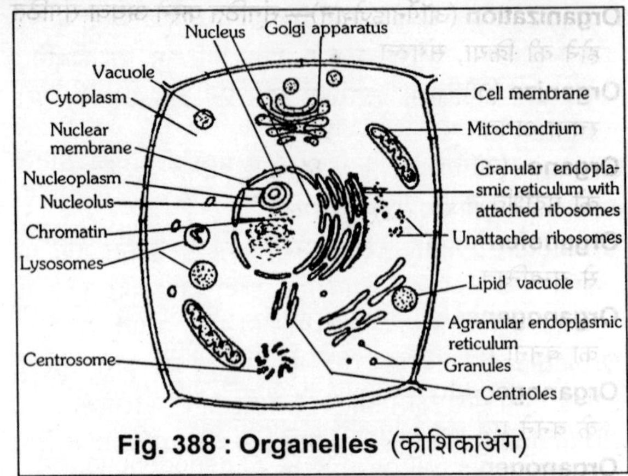

Fig. 388 : Organelles (कोशिकाअंग)

Golgi apparatus = गॉल्जी उपकरण, Nucleus = केन्द्रक, Vacuole = रिक्तिका, Cytoplasm = कोशिकाद्रव्य, Nuclear membrane = केन्द्रकीय कला, Nucleolus = केन्द्रिका या उपकेन्द्रक, Nucleoplasm = केन्द्रकद्रव्य, Chromatin = क्रोमेटिन, Lysosomes = लाइसोसोम, Centrosome = तारक काय, Centrioles = तारक केन्द्रक, Granules = कण, Agranular endoplasmic reticulum = कणों से रहित या चिकनी अर्न्तद्रव्यी जालिका, Lipid vacuole = लाइपिड रिक्तिका, Granular endoplasmic reticulum with attached ribosomes = कण युक्त अथवा खुरदरी अर्न्तद्रव्यी जालिका जिससे राइबोसोम संलग्न रहते हैं, Unattached ribosomes = असंलग्न राइबोसोस, Mitochondrium = माइटोकॉण्ड्रियम, Cell membrane = कोशिका कला

Organic (ऑर्गेनिक)— 1. किसी अंग अथवा अंगों से सम्बन्धित, आंगिक 2. रचनात्मक 3. किसी जीव से सम्बन्धित अथवा उससे उत्पन्न होने वाला, जैविक 4. कार्बन को धारण करने वाले रासायनिक पदार्थो को प्रदर्शित करने वाला।

Organic disease (ऑर्गेनिक डिज़ीज)—ऐसा रोग जिसमें शरीर के अंगों में पता लगाये जाने योग्य परिवर्तन उत्पन्न हो जाते हैं, आंगिक रोग

Organicism (ऑर्गेनीसिज़्म)— एक सिद्धान्त कि सभी रोग आंगिक विकार के कारण होते हैं।

Organicist (ऑर्गेनीसिस्ट)—वह व्यक्ति जो इस बात में विश्वास करता है कि सभी रोग आंगिक विकार के कारण उत्पन्न होते हैं।

Organic psychosis (ऑर्गेनिक साइकोसिस)— मस्तिष्क में रचनात्मक परिवर्तन होने से उत्पन्न मनोविक्षिप्तियाँ

Organism (ऑर्गेनिज़्म)—जन्तु अथवा पादप कोई भी जीवित वस्तु, जीव

Organismal (ऑर्गेनिज़्मल)— जीव सम्बन्धी

Organization (ऑर्गेनाइज़ेशन)— संगठित करने अथवा संगठित होने की क्रिया, संगठन

Organize (ऑर्गेनाइज़)— किसी आकारहीन अवस्था से किसी रचना अथवा अंग में विकसित होना

Organo- (ऑर्गेनो-)—किसी अंग के साथ होने वाले सम्बन्ध को प्रदर्शित करने वाला एक उपसर्ग

Organoferric (ऑर्गेनोफेरिक)—लोहे से युक्त कार्बनिक यौगिक से सम्बन्धित

Organogenesis (ऑर्गेनोजेनेसिस)— भ्रूणीय ऊतकों से अंगों का बनना एवं उनका विकास होना, अंगजनन

Organogenetic (ऑर्गेनोजेनेटिक)—भ्रूणीय ऊतकों से अंगों के बनने एवं उनके विकास से सम्बन्धित

Organogenic (ऑर्गेनोजेनिक)— Organogenetic.

Organogeny (ऑर्गेनोजेनी)— Organogenesis.

Organography (ऑर्गेनोग्राफी)—एक्स-रे में शरीर के अंगों का दिखाई देना

Organoid (ऑर्गेनॉयड)—1. किसी अंग से मिलता-जुलता 2. कोशिकांग

Organoleptic (ऑर्गेनोलेप्टिक)—किसी अंग को प्रभावित करने वाला

Organology (ऑर्गेनोलॉजी)— शारीरिक अंगों का अध्ययन, अंगविज्ञान, अंगशास्त्र

Organoma (ऑर्गेनोमा)— किसी अंग का अर्बुद

Organomegaly (ऑर्गेनोमेंगैली)— अन्तरांगों का बढ़ जाना

Organon (ऑर्गेनॉन)— अंग

Organonomy (ऑर्गेनोनोमी)—जीवित जीवों की जैव क्रियाओं को नियन्त्रित करने वाले नियम

Organopathy (ऑर्गेनोपैथी)— किसी अंग का कोई भी रोग, अंगविकृति

Organopexy (ऑर्गेनोपैक्सी)—शल्यकर्म द्वारा किसी अंग का स्थिरीकरण करना।

Organoscopy (ऑर्गेनोस्कोपी)—गुहान्तदर्शी द्वारा किसी उदरीय अंग का परीक्षण करना।

Organotherapy (ऑर्गेनोथिरैपी)— जन्तु अंगों के सत्त का प्रयोग करके रोगों की चिकित्सा करना, अंगरस-चिकित्सा

Organotrope, Organotropic (ऑर्गेनोट्रॉप, ऑर्गेनोट्रॉपिक)—कुछ अंगों के प्रति जिसे लगाव हो, अंगप्रेरक

Organotrophic (ऑर्गेनोट्रॉफिक)—शरीर के अंगों के पोषण से सम्बन्धित, अंगपोषी

Organotropism (ऑर्गेनोट्रॉपिज़्म)—रासायनिक यौगिकों अथवा विकृतिजनक कारकों का विशेष ऊतकों या शारीरिक अंगों के प्रति विशेष लगाव

Organotropy (ऑर्गेनोट्रॉपी)— Organotropism.

Organ-specific (ऑर्गेन-स्पेसीफिक)— किसी एक अकेले अंग से उत्पन्न होने वाला अथवा किसी विशेष अंग को प्रभावित करने वाला।

Organum (ऑर्गेनम)— अंग

Orgasm (ऑर्गेज़्म)— लैंगिक संसर्ग (सम्भोग) का उत्कर्ष (सबसे अधिक आनन्द प्राप्ति), लैंगिक चरमोत्कर्ष

Orgasmic (ऑर्गेज़्मिक)—लैंगिक चरमोत्कर्ष से सम्बन्धित अथवा उसे उत्पन्न करने वाला।

Oriental sore (ओरिएन्टल सोर)— Leishmaniasis (Cutaneous)

Orientation (ओरिएन्टेशन)—समय एवं स्थान के दृष्टिकोण से किसी व्यक्ति की किसी वातावरण में अपने को समायोजित करने की क्षमता

Orifice (ओरीफिस)— 1. शरीर की किसी गुहा का मुख, प्रवेश द्वार अथवा निकास 2. कोई भी रन्ध्र, कुहर, द्वार अथवा छिद्र

Orificia (ओरीफिसीया)— Orificium का बहुवचन

Orificial (ओरीफिसीयल)— किसी छिद्र या मुख से सम्बन्धित

Orificium (ओरीफीसियम)— Orifice.

Origin (ओरीज़िन)— किसी वस्तु का स्रोत अथवा उसकी शुरुआत का स्थान जैसे किसी पेशी का अधिक स्थिर रहने वाला सिरा, उद्‌गम, प्रारम्भ

Original (ओरीज़िनल)— प्रारम्भिक, मौलिक

Orinotherapy (ओरिनोथिरैपी)— उच्च पर्वतीय चिकित्सा

Oris (ओरिस)— Orifice.

Oro- (ओरो-)—मुख को प्रदर्शित करने वाला एक उपसर्ग

Orodiagnosis (ओरोडायग्नोसिस)—सीरम अथवा सीरम प्रतिक्रियाओं का प्रयोग करके किसी रोग का निदान करना

Orodigitofacial (ओरोडिज़िटोफेशल)— मुख, अँगुलियों एवं चेहरे से सम्बन्धित।

Orofacial (ओरोफेशल)— मुख एवं चेहरे से सम्बन्धित

Orogenital (ओरोजेनाइटल)— मुख एवं जननांगों से सम्बन्धित, मुखजननेन्द्रिय

Orolingual (ओरोलिंगुअल)—मुख एवं जिह्वा सम्बन्धी

Oromeningitis (ओरोमैनिन्जाइटिस)— Orrhomeningitis.

Oronasal (ओरोनेज़ल)— मुख एवं नासिका सम्बन्धी

Oropharyngeal (ओरोफेरिन्जीयल)— मुख एवं ग्रसनी (गला) से सम्बन्धित

Oropharynx (ओरोफेरिन्क्स)—कोमल तालु एवं कण्ठच्छद के ऊपरी किनारे के बीच स्थित ग्रसनी का मध्य भाग

Orosomucoid (ओरोसोम्यूकॉयड)—रक्त-प्लाज़्मा में पाया जाने वाला एक एल्फा 1-ग्लोबुलिन

Orotherapy (ओरोथिरैपी)— रोगक्षम व्यक्तियों अथवा जन्तुओं से प्राप्त रक्त-सीरम के इन्जैक्शन लगा कर रोगों की चिकित्सा करना

Orotracheal (ओरोट्रेकियल)— मुख एवं श्वासप्रणाल के बीच के मार्ग से सम्बन्धित

Orphan (ओर्फान)— ऐसा बच्चा जिसके माँ-बाप मर चुके हों या जिनका कुछ पता न हो।

Orrhology (ओरोह्लॉजी)— सीरमो एवं उनकी प्रतिक्रियाओं का अध्ययन

Orrhomeningitis (औरोह्मैनिन्जाइटिस)— किसी सीरमी कला का शोथ

Orrhoreaction (औरोह्रिएक्शन)—सीरम के इन्जैक्शन से होने वाली प्रतिक्रिया

Orrhorrhea (औरोह्रिह्या)— शरीर की किसी संरचना से पतले, रंगहीन स्राव का निकालना

Orrhotherapy (औरोह्थिरैपी)— Serotherapy.

O.R.S. (ओ० आर० एस०)— Oral Rehydration Solution.

O.R.T. (ओ० आर० टी०)— Oral Rehydration Therapy. मुख द्वारा ओरल रीहाइड्रेशन सॉल्यूशन का प्रयोग कराके अतिसार अथवा विसूचिका आदि में उत्पन्न होने वाले निर्जलीकरण की चिकित्सा करना।

Orthergasia (ऑर्थरगेसिया)— सामान्य मानसिक अवस्था

Orthesis (ऑर्थेसिस)— Orthosis.

Orthetics (ऑर्थेटिक्स)— Orthotics.

Orthetist (ऑर्थेटिस्ट)— Orthotist.

Ortho- (ऑर्थो-)— शब्द का अन्य शब्दों के साथ संयुक्त होने वाला रूप जिसका अर्थ सीधा, सामान्य तथा सही या ठीक होता है।

Orthocephalic (ऑर्थोसिफैलिक)— सही अनुपात के सिर को धारण करने वाला

Orthocephalous (ऑर्थोसिफैलस)— Orthocephalic.

Orthochorea (ऑर्थोकोरीया)— ऐसा लास्य रोग जो उस व्यक्ति में होता है जो खड़े रहने की स्थिति में होता है।

Orthochromatic (ऑर्थोक्रोमैटिक)— सामान्य रूप से अभिरंजित हो जाने वाला

Orthochromophil (ऑर्थोक्रोमोफिल)— उदासीन रंजकों द्वारा सामान्य रूप से अभिरंजित होने वाला

Orthochromophile (ऑर्थोक्रोमोफाइल)— Orthochromophil.

Orthocytosis (ऑर्थोसाइटोसिस)—रक्त में केवल परिपक्व कोशिकाओं का पाया जाना

Orthodentin (ऑर्थोडैन्टिन)— नलिकाकार दन्तधातु

Orthodeoxia (ऑर्थोडीऑक्सिया)— खड़े रहने की स्थिति में धमनीय अल्पऑक्सीजनरक्तता (खून में ऑक्सीजन का घट जाना) का बढ़ जाना

Orthodiagraph (ऑर्थोडायाग्राफ)— अंगों अथवा बाह्य पदार्थों की बाह्य रूपरेखाओं तथा स्थितियों का सही-सही अभिलेखन करने वाला एक यंत्र जैसा कि एक्स-रे में देखा जाता है।

Orthodigita (ऑर्थोडिज़िटा)— हाथों अथवा पैरों की अँगुलियों की कुरचनाओं का ठीक होना।

Orthodontia (ऑर्थोडोन्टिया)— Orthodontics.

Orthodontics (ऑर्थोडोन्टिक्स)— दन्त-चिकित्सा की वह शाखा जिसका सम्बन्ध दाँतों की गड़बड़ी की रोकथाम एवं उन्हें सही करने से होता है, विषमदन्तविज्ञान

Orthodontist (ऑर्थोडोन्टिस्ट)— विषमदन्त-चिकित्सक

Orthodromic (ऑर्थोड्रोमिक)— तन्त्रिका आवेगों को सामान्य दिशा में संचालित करने वाला, यह शब्द तन्त्रिका तन्तुओं के लिए प्रयोग किया जाता है।

Orthogenesis (ऑर्थोजेनेसिस)— एक जैविक नियम कि किसी जन्तु जाति का विकास किसी निर्दिष्ट दिशा में होता है तथा अन्तस्थ कारकों द्वारा नियन्त्रित रहता है, बाह्य कारकों से नहीं

Orthogenic (ऑर्थोजेनिक)— ऑर्थोजेनेसिस से सम्बन्धित

Orthogenics (ऑर्थोजेनिक्स)— Eugenics.

Orthognathic (ऑर्थोग्नेथिक)— Orthognathous.

Orthognathics (ऑर्थोग्नेथिक्स)— जबड़े की हड्डियों की कुस्थिति से सम्बन्धित विज्ञान

Orthognathous (ऑर्थोग्नेथस)— वह व्यक्ति जिसके जबड़े सीधे होते हैं।

Orthograde (ऑर्थोग्रेड)—शरीर को सीधा करके चलने वाला जैसा कि आदमी करता है।

Orthokeratology (ऑर्थोकैरेटोलॉजी)— निकटदृष्टिता की चिकित्सा करने के लिए एक विशेष कठोर कॉन्टैक्ट लैन्स द्वारा स्वच्छमण्डल या कॉर्निया को दबाकर उसकी वक्रता को परिवर्तित करना।

Orthokeratosis (ऑर्थोकैराटोसिस)—एक केन्द्रक रहित परत का बनना जैसे सामान्य बाह्यत्वचा में बन जाती है।

Orthomechanical (ऑर्थोमैकेनिकल)— बन्धनियों, कृत्रिम अंगों तथा विकलांगी उपकरणों से सम्बन्धित

Orthomechanotherapy (ऑर्थोमैकेनोथिरैपी)— बन्धनियों, कृत्रिम अंगों तथा विकलांगी उपकरणों द्वारा रोगों की चिकित्सा करना

Orthomelic (ऑर्थोमेलिक)— विकृत बाहों एवं टांगों को ठीक करने वाला

Orthometer (ऑर्थोमीटर)—नेत्रगोलकों के बहिःसरण (बाहर को निकल आना) या प्रतिगमन (पीछे को धँस जाना) के अंश को मापने वाला एक यन्त्र

Orthomolecular (ऑर्थोमोलीकुलर)—इस सिद्धान्त से सम्बधिन्त कि कुछ रोग शरीर में होने वाले जीव-रासायनिक परिवर्तनों से सम्बन्धित होते हैं जिनके परिणामस्वरूप कुछ पोषकों जैसे विटामिनों की माँग बढ़ जाती है और इन पोषकों का प्रयोग करके उनकी चिकित्सा की जा सकती है।

Orthomyxoviruses (ऑर्थोमिक्सोवाइरसेज़)—इन्फ्लुएंजा को उत्पन्न करने वाले विषाणु

Orthopedia (ऑर्थोपीडिया)— Orthopedics.

Orthopedic (ऑर्थोपेडिक)—1. विकलांग-विज्ञान से सम्बन्धित 2. कंकाल-तन्त्र की विकृतियों की रोकथाम अथवा उनका निवारण

Orthopedics (ऑर्थोपेडिक्स)— चिकित्सा-शास्त्र की वह शाखा जिसका सम्बन्ध कंकाल-तन्त्र एवं इससे सम्बद्ध संरचनाओं की विकृतियों की रोकथाम तथा उनके निवारण से होता है, विकलांग-विज्ञान

Orthopedist (ऑर्थोपेडिस्ट)— विकलांग-विज्ञान का विशेषज्ञ, विकलांग-विज्ञानी

Orthopercussion (ऑर्थोपर्कसन)— परिताड़न करने वाली अँगुली की दूरस्थ अंगुल्यस्थि को परिताड़ित की जाने वाली सतह पर लम्बरूप में रखकर उससे परिताड़न करना

Orthophoria (ऑर्थोफोरिया)—नेत्र पेशियों का सामान्य सन्तुलन, नेत्रअविचलन-प्रवृत्ति

Orthophoric (ऑर्थोफोरिक)—नेत्र पेशियों के सामान्य सन्तुलन अथवा नेत्रअविचलन-प्रवृत्ति से सम्बन्धित

Orthophrenia (ऑर्थोफ्रेनिया)—सामाजिक सम्बन्धों में सामान्य मानसिक अवस्था

Orthopnea (ऑर्थोप्निया)— बैठे होने अथवा खड़े होने की स्थिति के अतिरिक्त किसी भी स्थिति में सांस लेने में कष्ट होना, ऊर्ध्वस्थ-श्वसन

Orthopneic (ऑर्थोप्नीक)—ऊर्ध्वस्थ-श्वसन से सम्बन्धित अथवा उससे पीड़ित

Orthopneic position (ऑर्थोप्नीक पोज़ीशन)—रक्ताधिक्ययुक्त हृदय-पात अथवा किसी फुफ्फुसीय रोग के रोगी की बैठने या आधा बैठने की स्थिति जिसमें उसे सांस लेने में कठिनाई नहीं होती।

Orthopoxvirus (ऑर्थोपोक्सवाइरस)— विषाणुओं का एक वंश जिसमें चेचक उत्पन्न करने वाले विषाणु वैरियोला का समावेश होता है।

Orthopraxis (ऑर्थोप्रैक्सिस)—विकृतियों को यान्त्रिक विधि से अथवा शल्यक्रिया द्वारा ठीक करना

Orthopraxy (ऑर्थोप्रैक्सी)— Orthopraxis.

Orthopsychiatry (ऑर्थोसाइकियाट्री)—मनोरोगविज्ञान की वह शाखा जिसका सम्बन्ध मानसिक तथा भावावेगी विकास से होता है जिसमें बाल मनोरोगविज्ञान एवं मानसिक स्वस्थवृत्त भी सम्मिलित होते है।

Orthoptic (ऑर्थोप्टिक)— दोनों नेत्रों में सामान्य दृष्टि से सम्बन्धित अथवा उनमें सामान्य दृष्टि उत्पन्न करने वाला

Orthoptics (ऑर्थोप्टिक्स)— दोनों नेत्रों में दृष्टि-दोषों को ठीक करने का विज्ञान

Orthoptic training (ऑर्थोप्टिक ट्रेनिंग)—तिर्यकदृष्टि (ढेरना) को ठीक करने के लिए नेत्र पेशियों का व्यायाम करना

Orthoptist (ऑर्थोप्टिस्ट)—नेत्रों में दृष्टि-दोषों को ठीक करने में निपुण

Orthoroentgenography (ऑर्थोरोएण्टजीनोग्राफी)—एक्स-रे चित्रण की कार्यविधि द्वारा आन्तरिक अंगों के परिमाण एवं स्थिति की माप लेना।

Orthoscope (ऑर्थोस्कोप)— पानी की एक परत के द्वारा स्वच्छमण्डल के अपवर्तन को उदासीन करने वाला एक उपकरण

Orthoscopic (ऑर्थोस्कोपिक)— 1. ठीक एवं अविरूपित दृष्टि धारण करने वाला 2. ऑर्थोस्कोप द्वारा नेत्र परीक्षण से सम्बन्धित

Orthoscopy (ऑर्थोस्कोपी)—ऑर्थोस्कोप द्वारा नेत्र परीक्षण करना।

Orthosis (ऑर्थोसिस)—शरीर के गतिशील भागों की विकृतियों को ठीक करने के लिए एक विकलांगी उपकरण

Orthostatic (ऑर्थोस्टेटिक)—खड़े रहने की स्थिति से सम्बन्धित अथवा उसके द्वारा उत्पन्न, ऊर्ध्वस्थितिज

Orthostatic hypotension (ऑर्थोस्टेटिक हाइपोटेन्शन)— खड़े रहने अथवा एक-सी स्थिति में रहने से उत्पन्न अल्प रक्त-चाप

Orthostatism (ऑर्थोस्टेटिज़्म)—शरीर की सीधा खड़ा रहने की स्थिति

Orthotast (ऑर्थोटैस्ट)—वक्र अस्थियों को सीधा करने वाला एक उपकरण

Orthothanasia (ऑर्थोथेनेसिया)—स्वाभाविक मृत्यु

Orthotic (ऑर्थोटिक)—1. ऑर्थोसिस सम्बन्धी 2. खड़े रहने की स्थिति से सम्बन्धित अथवा उससे उत्पन्न

Orthotics (ऑर्थोटिक्स)— ऑर्थोसिसों एवं उनके प्रयोगों से सम्बन्धित विज्ञान, कृत्रिमअंगविज्ञान

Orthotist (ऑर्थोटिस्ट)— ऑर्थोसिसविज्ञान विशेषज्ञ, कृत्रिमअंगविज्ञानी

Orthotonos, Orthotonus (ऑर्थोटोनोस, ऑर्थोटोनस)— टेटनस की ऐंठन जिसमें सम्पूर्ण शरीर एक कठोर सीधी रेखा में स्थिर हो जाता है।

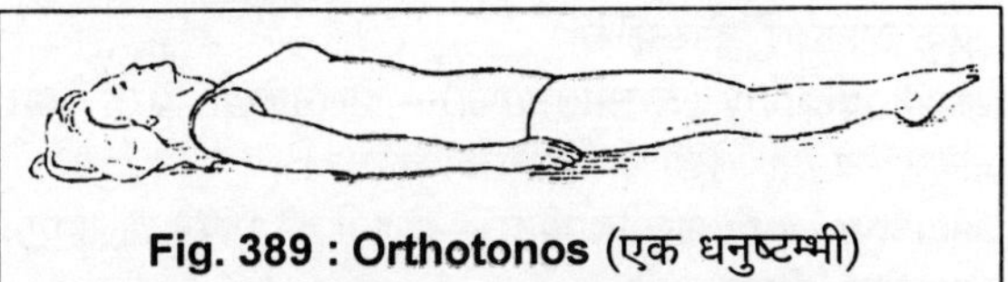

Fig. 389 : Orthotonos (एक धनुष्टम्भी)

Orthotopic (ऑर्थोटॉपिक)—किसी सामान्य स्थान में उत्पन्न होने वाला।

Orthotropic (ऑर्थोट्रॉपिक)—सीधे, विशेष रूप से सीधे ऊपर की ओर प्रसारित होने वाला अथवा वृद्धि करने वाला।

Orthovoltage (ऑर्थोवोल्टेज)— एक्स-रे चिकित्सा में 140 से 400 किलो वोल्ट तक की मध्यम श्रेणी की वोल्टेज

Orthropsia (ऑर्थ्रोप्सिया)—सुबह (पौ फटने पर) अथवा सायंकाल गोधूलि बेला पर तीव्र सूर्य प्रकाश की अपेक्षा अधिक अच्छी तरह से दिखाई देना

Orthuria (ऑर्थूरिया)—मूत्र-त्याग की सामान्य बारम्बारता

O.S. (ओ० एस०)— Oculus Sinister. बायीं आँख

Os (ओ० एस०)— 1. मुख अथवा छिद्र जैसे गर्भाशय का मुख 2. हड्डी

Oscedo (ओसीडो)—1. जँभाई लेना 2. मुख की श्लेष्मिक झिल्ली पर सफेद धब्बे
Oscheal (ऑस्कियल)— वृषण सम्बन्धी, वृषणकोषीय
Oscheitis (ऑस्काइटिस)— वृषण अथवा अण्डकोष का शोथ
Oschelephantiasis (ऑस्केलीफेन्टीएसिस)—अण्डकोष का श्लीपद (हाथी-पाँव रोग)
Oscheo- (ऑस्कियो-)—शब्द का अन्य शब्दों के साथ संयुक्त होने वाला रूप जिसका अर्थ अण्डकोष होता है।
Oscheocele (ऑस्कियोसील)— अण्डकोष का शोथ अथवा अर्बुद
Oscheohydrocele (ऑस्कियोहाइड्रोसील)— वृषण-हर्निया के कोश में तरल का जमा हो जाना
Oscheolith (ऑस्कियोलिथ)—वृषण की त्वग्वसीय ग्रन्थियों में स्थित कोई पथरी
Oscheoma (ऑस्कियोमा)—अण्डकोष का कोई अर्बुद, वृषणार्बुद
Oscheonchus (ऑस्कियोन्कस)— Oscheoma.
Oscheoplasty (ऑस्कियोप्लास्टी)—प्लास्टिक सर्जरी द्वारा अण्डकोष की मरम्मत करना, वृषणसंधान
Oschitis (ऑस्काइटिस)— Oscheitis.
Oscillation (ऑस्सीलेशन)— पेण्डुलम की गति की भाँति आगे पीछे गति होना, कम्पन्न, स्पर्शतरंग; दोलन
Oscillator (ऑस्सीलेटर)—दोलन उत्पन्न करने वाला एक उपकरण
Oscillogram (ऑस्सीलोग्राम)—दोलनलेखी द्वारा बनाया गया ग्राफ, दोलनलेख
Oscillograph (ऑस्सीलोग्राफ)— विद्युत् घटना में होने वाले परिवर्तनों का पता लगाने तथा उनका अभिलेखन करने वाला एक उपकरण, दोलनलेखी
Oscillography (ऑस्सीलोग्राफी)— दोलनलेखी द्वारा तैयार किए गये अभिलेखों का अध्ययन करना।
Oscillometer (ऑस्सीलोमीटर)—दोलनों को मापने वाला एक उपकरण, दोलन-मापी
Oscillometric (ऑस्सीलोमैट्रिक)— दोलन-मापी अथवा इसके द्वारा तैयार किये गये अभिलेखों से सम्बन्धित
Oscillometry (ऑस्सीलोमीट्री)— दोलन-मापी द्वारा दोलनों की माप लेना, दोलनमिति
Oscillopsia (ऑस्सीलोप्सिया)— ऐसी दृष्टि-संवेदना (दिखाई देना) कि स्थिर वस्तुएँ आगे एवं पीछे को घूम रही हैं।
Oscilloscope (ऑस्सीलोस्कोप)—कैथोड-रे ट्यूब के प्रतिदीप्त पर्दे पर विद्युत् परिवर्तनों को दृष्टिगोचर करने वाला एक उपकरण
Oscitate (ऑस्सीटेट)— जँभाई लेना।
Oscitation (ऑस्सीटेशन)— जँभाई लेना।
Osculation (ऑस्कुलेशन)—दो वाहिनियों अथवा संरचनाओं का उनके मुख द्वारा जुड़ जाना।
Osculum (ऑस्कुलम)—एक छोटा-सा छिद्र
-osis (-ओसिस)— किसी रोग अथवा हालत के असामान्य रूप से बिगड़ जाने को प्रदर्शित करने वाला एक प्रत्यय
Osmatic (औस्मेटिक)—गन्ध ज्ञान से सम्बन्धित अथवा उसे धारण करने वाला
Osmazone (ओस्मेज़ोन)— पकाये हुए मांस की सुगन्ध
Osmesis (औस्मेसिस)— 1. गन्ध ज्ञान 2. सूँघने की क्रिया
Osmesthesia (औस्मेस्थीसिया)— गन्ध का ज्ञान प्राप्त करने और उन्हें पहचानने की क्षमता
Osmics (ओस्मिक्स)— गन्ध ज्ञान से सम्बन्धित विज्ञान, घ्राणविज्ञान
Osmidrosis (ओस्मीड्रोसिस)— Bromidrosis. Bromhidrosis.
Osmo- (ओस्मो-)—शब्द का दूसरे शब्द के साथ संयुक्त होने वाला रूप जो गन्ध अथवा सूँघने के साथ के सम्बन्ध को दर्शाता है।
Osmodysphoria (ओस्मोडिस्फोरिया)—किसी प्रकार की गन्ध से घृणा होना
Osmolagnia (ओस्मोलैग्निया)— शरीर की गन्ध से लैंगिक सन्तुष्टि होना
Osmolality (ऑस्मोलैलिटी)—प्रति किलोग्राम विलायक में विलेयों के ऑस्मोलों के शब्दों में व्यक्त किसी विलयन की सान्द्रता
Osmolar (ऑस्मोलर)— किसी विलयन की परासरणी सान्द्रता से सम्बन्धित
Osmolarity (ऑस्मोलैरिटी)—प्रति लीटर विलयन में विलेयों के ऑस्मोलों के शब्दों में व्यक्त किसी विलयन की सान्द्रता, परासरणीप्रभाव, परासारिता
Osmole (ऑस्मोल)—परासरणीय दाब की एक इकाई जो विलेय पदार्थो की उस मात्रा के तुल्य होती है जो विलयन में वियोजित होकर कणों का एक मोल बनाती है।
Osmology (ऑस्मोलॉजी)—गन्ध अथवा परासरण का अध्ययन
Osmometer (ऑस्मोमीटर)—परासरणीय दाब अथवा गन्ध ज्ञान की तीक्ष्णता को मापने वाला एक उपकरण, परासरणमापी
Osmometry (ऑस्मोमीट्री)—परासरणमापी का प्रयोग करके प्रति किलोग्राम विलायक में विलयों की ऑस्मोलों में किसी विलयन की सान्द्रता को मापना
Osmonosology (ऑस्मोनोसोलॉजी)—चिकित्सा-शास्त्र की एक शाखा जिसका सम्बन्ध घ्राण अंगों के रोगों से होता है।
Osmophil (ऑस्मोफिल)— Osmophilic.
Osmophilic (ऑस्मोफिलिक)— उच्च परासरणीय दाब के प्रति लगाव वाला
Osmophobia (ओस्मोफोबिया)—गन्ध का विकृत भय
Osmophore (ओस्मोफोर)— किसी यौगिक की गन्ध के लिए उत्तरदायी किसी रासायनिक का कोई भाग

Osmoreceptor (ऑस्मोरिसीप्टर)—1. अधश्चेतक में स्थित एक ग्राहक जो सीरम के परासरणीय दाब के प्रति संवेदनशील होता है। 2. मस्तिष्क में स्थित एक ग्राहक जो घ्राणीय उद्दीपनों के प्रति संवेदनशील होता है। परासरणग्राही

Osmoregulation (ऑस्मोरेगुलेशन)—अपने चारों ओर के माध्यम के परासरणीय दाब के प्रति शरीर की किसी कोशिका के भीतरी परासरणीय दाब का नियमन

Osmoregulatory (ऑस्मौरैग्युलेटरी)—परासरण के अंश एवं उसकी द्रुतगति को नियमित करने वाला

Osmose (ऑस्मोस)— 1. परासरण द्वारा विसरण करना 2. वह वस्तु जिसका परासरण होता है।

Osmosis (ऑस्मोसिस)— भिन्न सान्द्रता वाले विलयनों को पृथक करने वाली अर्द्धपारगम्य झिल्ली से होकर अल्प सान्द्रता वाले विलयन का उच्च्व सान्द्रता वाले विलयन की ओर गुजरना, परासरण

Osmostat (ऑस्मोस्टेट)— बहिःकोशिकीय तरल की ऑस्मोलैलिटी को नियन्त्रित करने वाले नियमन-केन्द्र

Osmotherapy (ऑस्मोथिरैपी)—अतिपरासारी विलयन को अन्तःशिराभ मार्ग द्वारा प्रविष्ट करके रक्त सीरम की ऑस्मोल सान्द्रता बढ़ाकर प्रमस्तिष्कीय शोफ की चिकित्सा करना

Osmotic (ऑस्मोटिक)— परासरण सम्बन्धी, परासरणी

Osmotic pressure (ऑस्मोटिक प्रेशर)— दो भिन्न सान्द्रता वाले विलयनों को किसी अर्धपारगम्य झिल्ली द्वारा अलग किए जाने पर उत्पन्न होने वाला दाब। यह विलयन की सान्द्रता के अनुसार एवं तापमान में परिवर्तन होने के साथ बदलता रहता है। रक्त कोशिकाओं के भीतर के परासरणी दाब के बराबर परासरणी दाब डालने वाले विलयन समपरासारी या आइसोटॉनिक कहलाते हैं, रक्त कोशिकाओं के भीतर के परासरणी दाब से अधिक परासरणी दाब डालने वाले विलयन रक्त कोशिकाओं को सिकोड़ देते हैं, इन्हें अतिपरासारी या हाइपरटॉनिक कहा जाता है तथा रक्त कोशिकाओं के भीतर के परासरणी दाब से कम परासरणी दाब डालने वाले विलयन रक्त कोशिकाओं को फुला देते हैं जिन्हें अल्पपरासारी या हाइपोटॉनिक कहा जाता है; परासरणीय दाब

Osphresiolagnia (ओस्फ्रेसियोलैग्निया)— Osmolagnia.

Osphresiologic (ओस्फ्रेसियोलॉजिक)— घ्राणविज्ञान सम्बन्धी

Osphresiology (ओस्फ्रेसियोलॉजी)—घ्राणविज्ञान

Osphresiometer (ओस्फ्रेसियोमीटर)— Osmometer.

Osphresiophilia (ओस्फ्रेसियोफीलिया)—गन्ध में असामान्य रूप से रुचि होना।

Osphresiophobia (ओस्फ्रेसियोफोबिया)— गन्ध का रोगोत्पादक भय

Osphresis (ओस्फ्रेसिस)— गन्ध का ज्ञान होना।

Osphretic (ओस्फ्रेटिक)—गन्ध ज्ञान से सम्बन्धित

Osphus (ओस्फस)— कटि-प्रदेश, कोख

Osphyalgia (ओस्फायेल्जिया)— कोख में दर्द होना।

Osphyitis (ओस्फाइटिस)—कटि-प्रदेश का शोथ

Osphyomyelitis (ओस्फायोमाइलाइटिस)— सुषुम्ना रज्जु के कटि-प्रदेश के क्षेत्र का शोथ

Ossa (ओसा)— OS का बहुवचन

Ossein, Osseine (ओसीन)— हड्डी का कोलैजन जो हड्डी का ढांचा बनाता है।

Osseocartilaginous (ओसीयोकार्टिलेजीनस)— हड्डी एवं उपास्थि से सम्बन्धित

Osseofibrous (ओसीयोफाइब्रस)—हड्डी एवं तन्तुमय ऊतक से बना हुआ

Osseomucin (ऑसीयोम्यूसिन)— हड्डी का आधार बनाने वाला पदार्थ

Osseous (ऑसीयस)—हड्डी के समान अथवा हड्डी से सम्बन्धित, अस्थिल, अस्थिमय

Ossi- (ऑसी)—अस्थि को निर्दिष्ट करने वाला एक उपसर्ग

Ossicle (ऑसीकिल)— कोई भी छोटी हड्डी विशेषकर कान की तीन–इन्कस, मैलियस तथा स्टेपीस हड्डियों में से एक; अस्थिका

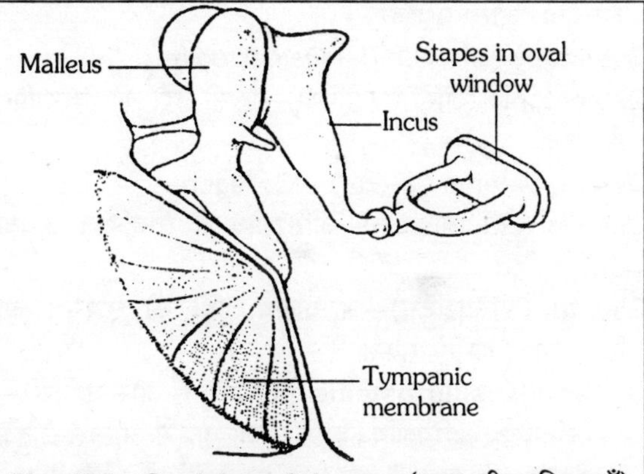

Fig. 390 : Ossicles of the ear (कान की अस्थिकाएँ)
Malleus = मैलियस, Incus = इन्कस, Stapes in oval window = अण्डाकार खिड़की में स्टेपीस, Tympanic membrane = मध्यकर्णिक कला

Ossicula (ऑसीकुला)—छोटी हड्डियाँ

Ossicular (ऑसीकुलर)—किसी अस्थिका से सम्बन्धित

Ossiculectomy (ऑसीकुलेक्टॉमी)— मध्य कर्ण की एक या अधिक छोटी हड्डियों को शल्यक्रिया द्वारा काट कर निकाल देना

Ossiculotomy (ऑसीकुलोटॉमी)—मध्य कर्ण की एक छोटी हड्डी में चीरा लगाना।

Ossiculum (ऑसीकुलम)— Ossicle.

Ossiferous (ऑसीफेरस)— हड्डी से बना हुआ अथवा हड्डी बनाने वाला, अस्थिजन

Ossific (ऑसीफिक)—हड्डी बनाने या बनने वाला

Ossification (ऑसीफिकेशन)— हड्डी का बनना अथवा अन्य ऊतक का हड्डी में परिवर्तित होना, अस्थिभवन, अस्थिकरण

Ossifluence (ऑसीफ्लूएन्स)—किसी हड्डी का मुलायम हो जाना, अस्थिमृदुता

Ossiform (ऑसीफोर्म)—हड्डी से मिलता-जुलता

Ossify (ऑसीफाइ)— हड्डी में परिवर्तित करना, अस्थिकरण करना

Ostalgia (ऑस्टैल्जिया)—किसी हड्डी में दर्द होना, अस्थिशूल

Osteal (ऑस्टियल)— हड्डी से सम्बन्धित

Ostealgia (ऑस्टियेल्जिया)— Ostalgia.

Osteanagenesis (ऑस्टिएनेजेनेसिस)—अस्थि का पुनःनिर्माण

Osteanaphysis (ऑस्टियानेफाइसिस)—Osteoanagenesis.

Ostearthrotomy (ऑस्टियार्थ्रोटॉमी)— किसी हड्डी के जोड़ बनाने वाले सिरे को शल्यकर्म द्वारा काट कर अलग कर देना, अस्थिसन्धि-उच्छेदन

Ostectomy, Osteectomy (ऑस्टेक्टॉमी, ऑस्टीएक्टॉमी)— किसी हड्डी के किसी भाग को शल्यक्रिया द्वारा काट कर अलग कर देना, अस्थि-उच्छेदन

Ostectopy (ऑस्टेक्टॉपी)— Osteectopia.

Osteectopia (ऑस्टीएक्टोपिया)—किसी हड्डी का विस्थापित हो जाना

Ostein, Osteine (ऑस्टीन)— Collagen.

Osteitic (ऑस्टीयाइटिक)—अस्थिशोथ से सम्बन्धित अथवा उससे पीड़ित

Osteitis (ऑस्टाइटिस)—अस्थिशोथ, हड्डी की सूजन। यह निम्न प्रकार का हो सकता है–

Condensing osteitis (कन्डैन्सिन ऑस्टाइटिस)— काठिन्यकर अस्थिशोथ जिसमें मज्जा गुहा में अस्थिल ऊतक के जमा हो जाने से हड्डी घनी एवं भारी हो जाती है।

Osteitis deformans (ऑस्टाइटिस डिफोर्मेन्स)— वृद्ध व्यक्तियों में उत्पन्न होने वाला जीर्ण प्रकार का अस्थिशोथ जिसमें लम्बी हड्डियाँ मोटी हो जाती हैं तथा इनकी अतिवृद्धि हो जाती है और चपटी हड्डियों में विकृति उत्पन्न हो जाती है, विरूप कर अस्थिविकृति

Osteitis fibrosa cystica generalisata (ऑस्टाइटिस फाइब्रोसा सिस्टिका जनरलाइज़ेटा)— ऐसा अस्थिशोथ जिसमें परावटु या पैराथाइरॉयड ग्रन्थियों की अतिसक्रियता के फलस्वरूप हड्डियाँ हल्की तथा मुलायम हो जाती हैं एवं तन्तुमय ह्रास के साथ रोगग्रस्त हड्डी पर पुटियाँ तथा तन्तुमय पर्विकाएँ बन जाती हैं।

Osteitis fragilitans (ऑस्टाइटिस फ्रेजीलीटैन्स)— Osteogenesis imperfecta.

Osteitis gummatous (ऑस्टाइटिस गम्मेटस)— सिफिलिस रोग से सम्बद्ध जीर्ण अस्थिशोथ जिसमें हड्डी पर गम्मा बन जाते हैं।

Osteitis rarefying (ऑस्टाइटिस रेयरीफाईंग)— Osteoporosis.

Osteitis sclerosing (ऑस्टाइटिस स्क्लेरोज़िंग)— Osteitis condensing.

Ostembryon (ऑस्टेमब्रियोन)—ऐसा भ्रूण जिसमें अस्थिभवन हो जाता है अर्थात् हड्डियाँ बन जाती हैं।

Ostemia (ऑस्टीमिया)—किसी हड्डी में रक्ताधिक्य हो जाना

Ostempyesis (ऑस्टेम्पाइसिस)—किसी हड्डी के भीतर पस बन जाना, अस्थिपूतिता

Osteo- (ऑस्टियो-)—एक उपसर्ग जो किसी हड्डी के साथ के सम्बन्ध को दर्शाता है।

Osteoanagenesis (ऑस्टियोएनाजेनेसिस)— किसी हड्डी का पुनर्जनन

Osteoanesthesia (ऑस्टियोएनीस्थीज़िया)— किसी अस्थि की विशेष रूप से ऐसे उद्दीपनों के प्रति असम्वेदनशीलता जिनसे सामान्यतः वेदना उत्पन्न होती है।

Osteoaneurysm (ऑस्टियोएन्यूरिज़्म)— किसी हड्डी में उत्पन्न होने वाला किसी रक्त वाहिनी का विस्फारण

Osteoarthritis (ऑस्टियोआर्थ्राइटिस)— सन्धियों या जोड़ों का व्यपजननीय रोग जिसमें जोड़ की उपास्थि नष्ट हो जाती है तथा हड्डी के किनारों पर अतिवृद्धि हो जाती है जिसके साथ दर्द होता है तथा जकड़ाहट पैदा हो जाती है, अस्थिसन्धिशोथ

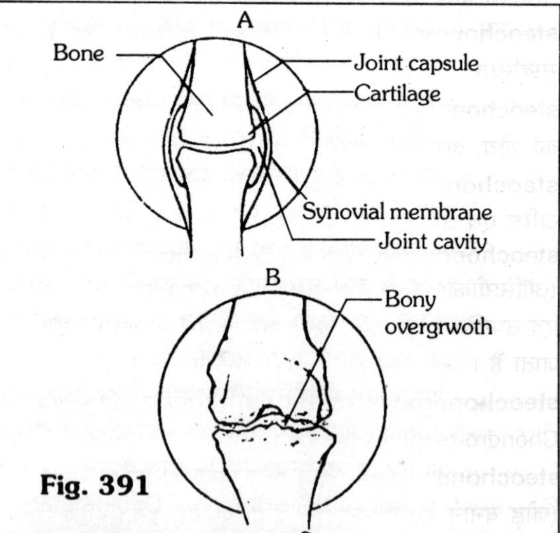

Fig. 391

A. Normal joint = सामान्य सन्धि
B. Osteoarthritis of the knee joint = जानु सन्धि का अस्थिसन्धिशोथ
Bone = अस्थि, Joint capsule = सन्धि सम्पुट, Cartilage = उपास्थि, Synovial membrane = श्लेषक कला, Joint cavity = सन्धि गुहा, Bony overgrowth = अस्थिल अतिवृद्धि

Osteoarthropathy (ऑस्टियोआर्थ्रोपैथी)— सन्धियों एवं अस्थियों का कोई भी रोग, अस्थिसन्धिविकृति

Osteoarthrosis (ऑस्टियोआर्थ्रोसिस)— हड्डी का जीर्ण अशोथज रोग

Osteoarthrotomy (ऑस्टियोआर्थ्रोटॉमी)— Ostearthrotomy.

Osteoblast (ऑस्टियोब्लास्ट)—मध्यजनस्तर से उत्पन्न होने वाली कोशिका जिसका सम्बन्ध हड्डी बनने से होता है, अस्थिकोशिकाप्रसू

Osteoblastic (ऑस्टियोब्लास्टिक)— अस्थिकोशिकाप्रसुओं से सम्बन्धित

Osteoblastoma (ऑस्टियोब्लास्टोमा)—ऑस्टियोब्लास्टों का एक बड़ा, वेदनायुक्त सुदम अर्बुद

Osteocampsia (ऑस्टियोकैम्पसिया)— किसी हड्डी की वक्रता (टेढ़ापन) जैसा कि अस्थिमृदुता में हो जाती है, अतिअस्थिवक्रता

Osteocarcinoma (ऑस्टियोकार्सिनोमा)— हड्डी का कार्सिनोमा या कैन्सर

Osteocartilaginous (ऑस्टियोकार्टिलेज़ीनस)—अस्थि एवं उपास्थि से सम्बन्धित

Osteocele (ऑस्टियोसील)—1. शुक्रग्रन्थि अथवा वृषण का अर्बुद जिसमें अस्थिल ऊतक होता है। 2. हड्डी धारण करने वाला हर्निया

Osteocephaloma (ऑस्टियोसिफैलोमा)—किसी हड्डी का मस्तिष्क के समान एक दुर्दभ अर्बुद

Osteochondral (ऑस्टियोकॉण्ड्रल)— अस्थि एवं उपास्थि से सम्बन्धित

Osteochondritis (ऑस्टियोकॉण्ड्राइटिस)—अस्थि एवं उपास्थि का शोथ, अस्थ्युपास्थिशोथ

Osteochondrodysplasia (ऑस्टियोकॉण्ड्रोडिस्प्लेसिया) अस्थि एवं उपास्थि की वृद्धि का कोई भी विकार

Osteochondrodystrophia, Osteochondrodystrohy (ऑस्टियोकॉण्ड्रोडिस्ट्रॉफिया, ऑस्टियोकॉण्ड्रोडिस्ट्रॉफी)— अस्थि एवं उपास्थि वृद्धि का एक विकार जिससे बौनापन उत्पन्न हो जाता है।

Osteochondrodystrophy (ऑस्टियोकॉण्ड्रोडिस्ट्रॉफी)— Chondro-osteodystrophy.

Osteochondrolysis (ऑस्टियोकॉण्ड्रोलाइसिस)—सन्धायक (जोड़ बनाने वाली) सतह से उपास्थि तथा इसके नीचे स्थित हड्डी के किसी टुकड़े का अलग हो जाना

Osteochondroma (ऑस्टियोकॉण्ड्रोमा)—अस्थिल एवं उपास्थि-ऊतक दोनों से बना एक सुदम अर्बुद, अस्थ्युपास्थि-अर्बुद

Osteochondromatosis (ऑस्टियोकॉण्ड्रोमेटोसिस)— बहुत से अस्थ्युपास्थि-अर्बुदों का बनना

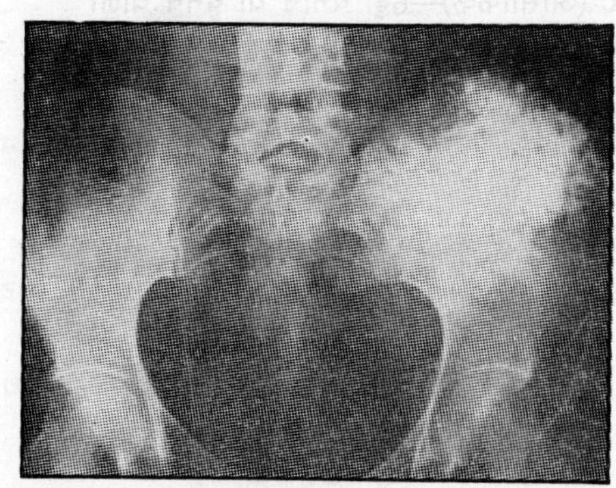

Fig. 392 : Osteochondroma of the ilium bone
(इलियम अस्थि का अस्थ्युपास्थि-अर्बुद)

Osteochondromyxoma (ऑस्टियोकॉण्ड्रोमिक्सोमा)— श्लेष्मार्बुद (मिक्सोमा) के साथ मिश्रित अस्थ्युपास्थि-अर्बुद

Osteochondrosarcoma (ऑस्टियोकॉण्ड्रोसार्कोमा)— किसी अस्थि में उत्पन्न कॉण्ड्रोसार्कोमा

Osteochondrosis (ऑस्टियोकॉण्ड्रोसिस)—बच्चों में वृद्धि काल में अस्थिभवन केन्द्रों का व्यपजनन (ह्रास) होना जिसके पश्चात् पुनर्जनन हो जाता है।

Osteochondrous (ऑस्टियोकॉण्ड्रस)—अस्थि एवं उपास्थि सम्बन्धी

Osteoclasia, Osteoclasis (ऑस्टियोक्लेसिया, ऑस्टियोक्लेसिस)—किसी विकृति को ठीक करने के लिए शल्यकर्म द्वारा किसी हड्डी को तोड़ना, अस्थिभंजन

Osteoclast (ऑस्टियोक्लास्ट)—1. अस्थि मज्जा में बनने वाली एक बड़ी बहुकेन्द्रकीय कोशिका जिसका सम्बन्ध हड्डी के अवशोषण एवं उसे अलग करने से होता है, अस्थि-अवशोषी-कोशिका 2. शल्यक्रिया में अस्थिभंग करने वाला एक यन्त्र, अस्थिभंजक

Osteoclastic (ऑस्टियोक्लास्टिक)—अस्थि-अवशोषी-कोशिका अथवा अस्थिभंजक सम्बन्धी

Osteoclastoma (ऑस्टियोक्लास्टोमा)— अस्थि-अवशोषीकोशिकाअर्बुद

Osteoclasty (ऑस्टियोकलास्टी)— Osteoclasis.

Osteocope (ऑस्टियोकोप)—किसी हड्डी में अत्यधिक तीव्र वेदना होना, अस्थिपीड़ा

Osteocopic (ऑस्टियोकोपिक)—हड्डी में होने वाली तीव्र वेदना से सम्बन्धित

Osteocranium (ऑस्टियोक्रेनियम)—अस्थिभवन काल में किसी भ्रूण की खोपड़ी

Osteocystoma (ऑस्टियोसिस्टोमा)—किसी हड्डी का पुटीय अर्बुद

Osteocyte (ऑस्टियोसाइट)—एक मध्यजनस्तरीय अस्थि निर्माण करने वाली कोशिका जो अस्थि आधात्री में दब जाती

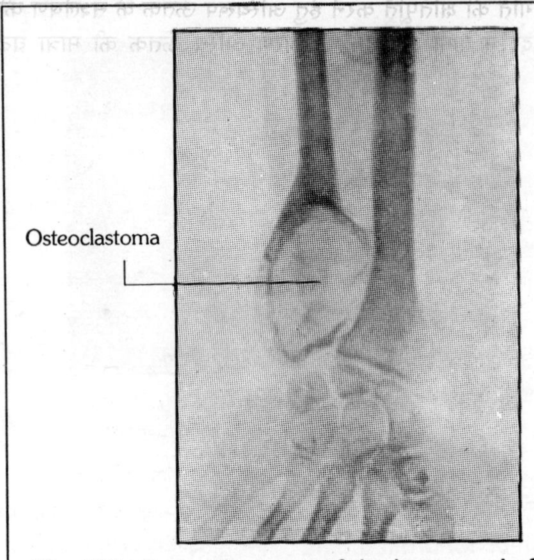

Fig. 393 : Osteoclastoma of the lower end of ulna (अल्ना अस्थि के निचले सिरे का अस्थि-अवशोषीकोशिकाअर्बुद)

है। यह किसी अस्थि रिक्तिका में पड़ी होती है जिससे सूक्ष्म नलिकाओं से होते हुए शाखा युक्त प्रवर्ध बाहर की ओर निकलते हैं तथा अन्य अस्थिकोशिकाओं के प्रवर्धों से मिलकर जाल बना लेते है, अस्थिकोशिका

Osteodensitometer (ऑस्टियोडैन्सीटोमीटर)—हड्डियों के घनत्व का पता लगाने वाला एक उपकरण

Osteodentin (ऑस्टियोडैन्टिन)—हड्डी के समान दन्तधातु

Osteodermia (ऑस्टियोडर्मिया)—त्वचा में अस्थि-निर्माण होना

Osteodesmosis (ऑस्टियोडैस्मोसिस)—किसी कण्डरा का हड्डी में बदलना

Osteodiastasis (ऑस्टियोडायस्टेसिस)—दो आस-पास की हड्डियों को अलग-अलग करना

Osteodynia (ऑस्टियोडाइनिया)—किसी हड्डी में दर्द होना, अस्थिवेदना

Osteodystrophia (ऑस्टियोडिस्ट्रॉफिया)—अस्थि का दोषपूर्ण विकास, अस्थि-दुष्पुष्टि

Osteodystrophy (ऑस्टियोडिस्ट्रॉफी)— Osteodystrophia.

Osteoectomy (ऑस्टियोएक्टॉमी)— Ostectomy.

Osteoepiphysis (ऑस्टियोइपीफाइसिस)—अस्थिल अधिवर्ध

Osteofibroma (ऑस्टियोफाइब्रोमा)—अस्थिल एवं तन्तुमय ऊतकों का एक अर्बुद, अस्थितन्तु-अर्बुद

Osteofibrosis (ऑस्टियोफाइब्रोसिस)—अस्थि की तन्तुमयता जिसमें मुख्यतः लाल अस्थि मज्जा ग्रस्त होती है, अस्थितन्तुमयता

Osteogen (ऑस्टियोजन)—पर्यस्थिकला की आन्तरिक परत को बनाने वाला एक पदार्थ जिससे हड्डी का निर्माण होता है, अस्थिजन

Osteogenesis, Osteogeny (ऑस्टियोजेनेसिस, ऑस्टियोजेनी)—हड्डी का बनना एवं उसका विकसित होना, अस्थिजनन

Osteogenic (ऑस्टियोजेनिक)—अस्थिजनन से सम्बन्धित, अस्थिजनक

Osteogenous (ऑस्टियोजीनस)— Osteogenic.

Osteogeny (ऑस्टियोजेनी)— Osteogenesis.

Osteography (ऑस्टियोग्राफी)— हड्डियों का विवरण, अस्थिवर्णन

Osteohalisteresis (ऑस्टियोहैलिस्ट्रेसिस)—हड्डी में खनिजों की कमी हो जाने से हड्डियों का मुलायम हो जाना

Osteohypertrophy (ऑस्टियोहाइपरट्रॉफी)— अस्थियों की अतिवृद्धि

Osteoid (ऑस्टीऑयड)— हड्डी के समान, अस्थिवत्

Osteolipochondroma (ऑस्टियोलाइपोकॉण्ड्रोमा)— अस्थिल एवं वसीय ऊतकों का बना एक उपास्थि-अर्बुद

Osteologia (ऑस्टियोलॉजिया)— Osteology.

Osteologist (ऑस्टियोलॉजिस्ट)— अस्थिविज्ञान में विशेषज्ञ

Osteology (ऑस्टियोलॉजी)— हड्डियों का वैज्ञानिक अध्ययन, अस्थिप्रकरण, अस्थिविज्ञान

Osteolysis (ऑस्टियोलाइसिस)—हड्डी का नष्ट होना, अस्थिलयन

Osteolytic (ऑस्टियोलाइटिक)—हड्डी नष्ट करने वाला, अस्थिलायी, अस्थिनाशक

Osteoma (ऑस्टियोमा)— किसी हड्डी के ऊपर अथवा कभी-कभी अन्य संरचनाओं पर उत्पन्न होने वाला एक सुदम अस्थिल अर्बुद अथवा हड्डी के समान कठोर रचना, अस्थ्यर्बुद

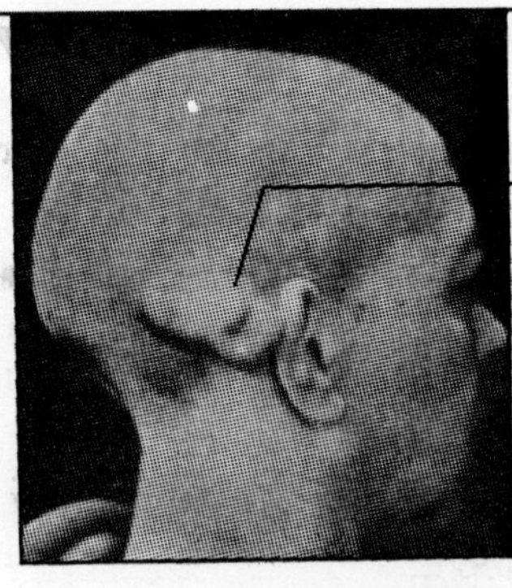

Fig. 394 : Osteoma (अस्थ्यर्बुद)

Osteoma arising from mastoid antrum = कर्णमूल कोटर से उत्पन्न होने वाला अस्थ्यर्बुद

Osteomalacia (ऑस्टियोमैलेशिया)—विटामिन डी की कमी से हड्डियों का मुलायम हो जाना जिसके फलस्वरूप उनमें विकृतियाँ उत्पन्न हो जाती हैं, अस्थिमृदुता

Osteomalacic (ऑस्टियोमैलेशिक)—अस्थिमृदुता से सम्बन्धित अथवा उससे ग्रस्त

Osteomatoid (ऑस्टियोमैटॉयड)— अस्थ्यर्बुद के समान

Osteomatosis (ऑस्टियोमेटोसिस)—बहुत से अस्थ्यर्बुदों का बनना

Osteomere (ऑस्टियोमेयर)— एक सी हड्डियों जैसे कशेरुकाओं की श्रृंखला में से एक

Osteometry (ऑस्टियोमीट्री)—हड्डियों की माप लेना

Osteomyelitis (ऑस्टियोमाइलाइटिस)— रोगजनक जीव द्वारा उत्पन्न अस्थिमज्जाशोथ

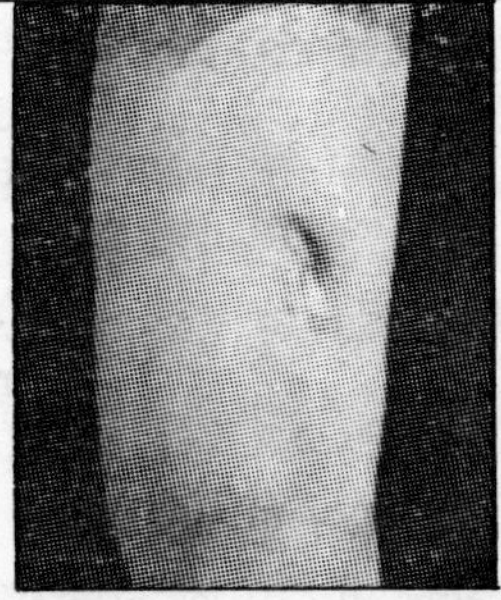

Fig. 395 : Osteomyelitis (अस्थिमज्जाशेथ)
Sprouting granulation tissue at the orifice of the depressed sinus = दबे हुए विवर के छिद्र से निकलता हुआ कणांकुरण ऊतक

Osteomyelodysplasia (ऑस्टियोमाइलोडिस्प्लेसिया)—अस्थि मज्जा गुहाओं का परिमाण में बढ़ जाना जिसके साथ अस्थिल ऊतक पतला हो जाता है तथा साथ ही श्वेतकोशिकाल्पता हो जाती है एवं ज्वर हो जाता है।

Osteomyxochondroma (ऑस्टियोमिक्सोकॉण्ड्रोमा)— Osteochondromyxoma.

Osteon (ऑस्टियोन)— संहत अस्थि की संरचना की आधारी इकाई जो एक हैवर्शियन नलिका एवं चारों ओर स्थित पक्षकों की बनी होती है, अस्थ्यणु

Osteoncus (ऑस्टियोन्कस)—हड्डी का एक अर्बुद

Osteonecrosis (ऑस्टियोनेक्रोसिस)—किसी हड्डी का परिगलन हो जाना, अस्थिगलन

Osteoneuralgia (ऑस्टियोन्यूरैल्जिया)—किसी हड्डी में दर्द होना, अस्थिशूल

Osteopath (ऑस्टियोपैथ)—अस्थि रोगों की प्रैक्टिस करने वाला व्यक्ति, अस्थिरोगविज्ञानी

Osteopathia (ऑस्टियोपैथिया)— Osteopathy.

Osteopathic (ऑस्टियोपैथिक)—अस्थि रोग सम्बन्धी

Osteopathology (ऑस्टियोपैथोलॉजी)— 1. अस्थि रोगों का अध्ययन 2. हड्डी का कोई भी रोग

Osteopathy (ऑस्टियोपैथी)—हड्डी का कोई भी रोग, अस्थिविकृति

Osteopedion (ऑस्टियोपीडियोन)—एक कैल्सीकृत अथवा कठोर बना हुआ भ्रूण

Osteopenia (ऑस्टियोपीनिया)—अस्थि अपघटन की सामान्य गति की क्षतिपूर्ति करने हेतु अस्थिरूप ऊतक के संश्लेषण की दर में कमी हो जाने के कारण अस्थि ऊतक की मात्रा घट जाना

Osteoperiosteal (ऑस्टियोपैरीऑस्टियल)— किसी हड्डी एवं इसकी पर्यस्थिकला से सम्बन्धित

Osteoperiostitis (ऑस्टियोपैरीऑस्टाइटिस)—किसी हड्डी एवं इसकी पर्यस्थिकला का शोथ, अस्थिपर्यस्थिशोथ

Osteopetrosis (ऑस्टियोपैट्रोसिस)—एक आनुवंशिक रोग जिसमें हड्डी असामान्य रूप से ठोस हो जाती है तथा रोगग्रस्त हड्डी का स्वयं ही अस्थिभंग हो जाता है, अस्थ्यश्मरता

Osteopetrotic (ऑस्टियोपैट्रोटिक)—अस्थ्यश्मरता से सम्बन्धित

Osteophage (ऑस्टियोफेज़)—. Osteoclast, 1.

Osteophagia (ऑस्टियोफेज़िया)—कैल्सियम अथवा फॉस्फोरस की कमी में हड्डियाँ खाने की तीव्र इच्छा

Osteophlebitis (ऑस्टियोफ्लेबाइटिस)—किसी हड्डी की शिराओं का शोथ

Osteophone (ऑस्टियोफोन)—चेहरे की हड्डियों से होकर ध्वनि का संचालन करने हेतु बहरे व्यक्तियों द्वारा प्रयोग में लाया जाने वाला एक उपकरण

Osteophony (ऑस्टियोफोनी)— हड्डी से होकर ध्वनि का संचालन होना

Osteophore (ऑस्टियोफोर)— हड्डी को कुचलने वाली चिमटी

Osteophyma (ऑस्टियोफाइमा)—किसी हड्डी की सूजन अथवा वृद्धि

Osteophyte (ऑस्टियोफाइट)—अस्थि-उद्वर्ध

Osteoplaque (ऑस्टियोप्लेक)—हड्डी की एक परत

Osteoplast (ऑस्टियोप्लास्ट)— Osteoblast.

Osteoplastic (ऑस्टियोप्लास्टिक)—. 1. किसी हड्डी की प्लास्टिक सर्जरी द्वारा मरम्मत करने से सम्बन्धित, अस्थिसन्धानक 2. हड्डी बनने से सम्बन्धित

Osteoplasty (ऑस्टियोप्लास्टी)—प्लास्टिक सर्जरी द्वारा किसी हड्डी की मरम्मत करना, अस्थि-संधान

Osteopoikilosis (ऑस्टियोपॉयकीलोसिस)— हड्डियों का एक आनुवंशिक रोग जिसमें हड्डियों में धब्बों के रूप में अत्यधिक कैल्सीकरण हो जाता है।

Osteoporosis (ऑस्टियोपोरोसिस)—हड्डियों के विरलीकरण या छिद्रलता का बढ़ जाना जो अधिकतर वृद्ध लोगों में होता है, हड्डियों के प्रयोग में न आने पर होता है जैसा कि रोगी के बहुत लम्बे समय तक बिस्तर पर पड़े रहने के कारण हो जाता है अथवा आघात पहुँचने के पश्चात् अस्थि ऊतक के नष्ट होने पर हो जाता है या यह अन्य रोगों के द्वितीयक के रूप में हो सकता है; अस्थिसुषिरता

Osteoporotic (ऑस्टियोपोरोटिक)— अस्थिसुषिरता से सम्बन्धित

Osteoradiologist (ऑस्टियोरेडियोलॉजिस्ट)—अस्थियों एवं सन्धियों के विकिरण-विज्ञान का विशेषज्ञ।

Osteoradiology (ऑस्टियोरेडियोलॉजी)—अस्थियों का विकिरण-विज्ञान।

Osteoradionecrosis (ऑस्टियोरेडियोनेक्रोसिस)— अत्यधिक किरणन के पश्चात् किसी हड्डी का परिगलन होना

Osteorrhagia (ऑस्टियोरैह्जिया)—किसी हड्डी से रक्तस्राव होना

Osteorrhaphy (ऑस्टियोरैह्फी)— हड्डी के टुकड़ों को टाँके लगाकर अथवा तारों से स्थिर करना, अस्थि-सीवन

Osteosarcoma (ऑस्टियोसार्कोमा)—हड्डी का दुर्दम सार्कोमा, अस्थिसार्कार्बुद

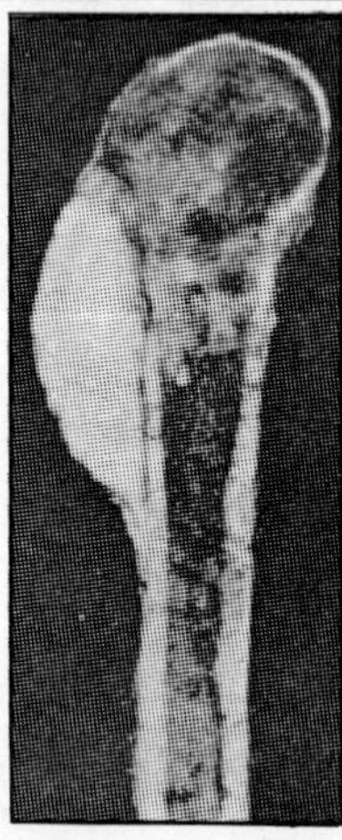

Fig. 396 : Osteosarcoma of the Humerus bone
(ह्यूमेरस हड्डी का अस्थिसार्कार्बुद)

Osteosarcomatous (ऑस्टियोसार्कोमेटस)—अस्थिसार्कार्बुद से सम्बन्धित अथवा उसके समान

Osteosclerosis (ऑस्टियोस्क्लेरोसिस)—किसी हड्डी का कठोर हो जाना, अस्थिकाठिन्य

Osteosclerotic (ऑस्टियोस्क्लेरोटिक)— अस्थि पदार्थ के कठोर होने से सम्बन्धित, उसके कारण अथवा जिसका अस्थि पदार्थ कठोर हो।

Osteoseptum (ऑस्टियोसेप्टम)— नासिका-पट का अस्थिल क्षेत्र

Osteosis (ऑस्टियोसिस)—त्वचा में अस्थिल पर्विकाओं का बनना

Osteospongioma (ऑस्टियोस्पन्जियोमा)—किसी हड्डी का एक स्पंज जैसा अर्बुद

Osteosteatoma (ऑस्टियोस्टियाटोमा)—अस्थिल ऊतकों को धारण करने वाला एक सुदम वसीय अर्बुद

Osteostixis (ऑस्टियोस्टिक्सिस)—शल्यक्रिया द्वारा किसी हड्डी में छिद्र बनाना

Osteosuture (ऑस्टियोस्यूचर)— Osteorrhaphy.

Osteosynovitis (ऑस्टियोसाइनोवाइटिस)—किसी श्लेषक-कला का शोथ जिसके साथ उसके आस-पास की हड्डियों का शोथ भी हो जाता है।

Osteosynthesis (ऑस्टियोसिन्थेसिस)—किसी अस्थिभंग हुई हड्डी के किनारों को शल्यक्रिया द्वारा बाँधना

Osteotabes (ऑस्टियोटैब्स)— मज्जा कोशिकाओं के नष्ट हो जाने पर शिशुओं में होने वाला हड्डी का अपक्षय

Osteotelangiectasia (ऑस्टियोटीलैन्जिएक्टेसिया)—हड्डी का सार्कोमा अर्बुद जिसमें विस्फारित रक्त वाहिनियाँ होती हैं।

Osteothrombosis (ऑस्टियोथ्रॉम्बोसिस)—किसी हड्डी की शिराओं के रक्त के थक्के का बनना

Osteotome (ऑस्टियोटोम)—हड्डी काटने वाला चाकू, अस्थिविच्छेदक

Osteotomoclasis (ऑस्टियोटोमोक्लेसिस)— अस्थिविच्छेदक द्वारा आंशिक विभाजन करने के पश्चात् बलपूर्वक अस्थिभंग करके अस्थि वक्रता (टेढ़ापन) को ठीक करना

Osteotomy (ऑस्टियोटॉमी)— किसी हड्डी को चीरना अथवा उसका पारपरिच्छेदन (आर-पार काटना) करना, अस्थिविच्छेदन। यह निम्न प्रकार से हो सकता है–

Cuneiform osteotomy (क्यूनीफॉर्म ऑस्टियोटॉमी)— किसी हड्डी के खूंटे के आकार (एक ओर मोटा तथा दूसरी आर पतला) के भाग को काट कर अलग कर देना, कीलाकार अस्थिविच्छेदन

Displacement osteotomy (डिसप्लेस्मैंट ऑस्टियोटॉमी)—किसी हड्डी की सीध को परिवर्तित करने के लिए शल्यकर्म द्वारा उसका विभाजन करना और विभाजित किनारों को दूसरे स्थान पर ले जाना।

Linear osteotomy (लीनियर ऑस्टियोटॉमी)— किसी हड्डी को लम्बाई में काटना, रेखी अस्थिविच्छेदन

Osteotribe (ऑस्टियोट्राइब)— एक रेती जो हड्डियों को आकार प्रदान करने के लिए उन पर रगड़ने के काम आती है।

Osteotrite (ऑस्टियोट्राइट)— किसी हड्डी के रोगग्रस्त भाग को खुरच कर निकाल देने वाला एक औज़ार

Osteotrophy (ऑस्टियोट्रॉफी)—हड्डी का पोषण

Osteotylus (ऑस्टियोटाइलस)—किसी हड्डी के टूटे हुए किनारों के चारों ओर बनने वाला किण, घट्टा या कैलस

Osteotympanic (ऑस्टियोटिम्पैनिक)— Otocranial.

Ostia (ऑस्टिया)— Ostium का बहुवचन, मुख

Ostial (ऑस्टियल)—किसी छिद्र से सम्बन्धित

Ostitic (ऑस्टाइटिक)—अस्थिशोथ से सम्बन्धित

Ostitis (ऑस्टाइटिस)— Osteitis.

Ostium (ऑस्टियम)— मुख अथवा छिद्र जैसे डिम्ब वाहिनी का गर्भाशय में खुलने वाला मुख या छिद्र, मूत्रमार्ग का बाह्य छिद्र तथा योनि का बाह्य छिद्र आदि

Ostoid (आस्टॉयड)—हड्डी जैसा, अस्थिवत्

Ostomate (आस्टोमेट)— वह व्यक्ति जिसने शल्यकर्म द्वारा

आँत से उदरीय भित्ति से होकर बाहर को खुलने वाला नालव्रण बनाया हो।

Ostomy (आस्टॉमी)— शल्यक्रिया द्वारा कृत्रिम छिद्र बनाना जैसा कि वृहदान्त्राछिद्रीकरण आदि में किया जाता है।

Ostosis (आस्टोसिस)— Osteogenesis.

Otacoustic (ओटाकॉस्टिक)—1. सुनाई देने में सहायक अथवा सुनने से सम्बन्धित 2. सुनाई देने में सहायता करने के लिए एक उपकरण

Otalgia (ओटैल्जिया)— कान में दर्द होना, कर्णशूल

Otalgic (ओटैल्जिक)—कर्णशूल से सम्बन्धित

Otectomy (ओटेक्टॉमी)— अन्तः कर्ण एवं मध्य कर्ण के ऊतकों को शल्यक्रिया द्वारा काट कर निकाल देना

Othelcosis (ओथेल्कोसिस)— मध्य कर्ण में व्रणोत्पत्ति (जख्म बन जाना) अथवा पूयता (मध्य कर्ण से मवाद बहना) होना, कर्ण-व्रणता

Othematoma (ओथेमेटोमा)— कर्णपाली की पर्युपास्थि एवं उपास्थि के बीच रक्त का निःसरण जिससे कठोर सूजन उत्पन्न हो जाती है।

Othemorrhea (ओथेमोरिह्या)— कान से रक्तस्राव होना

Othygroma (ओथाइग्रोमा)— कर्णपाली का शोफ

Otic (ओटिक)— कान से सम्बन्धित, कर्णपरक

Oticodinia (ओटिकोडाइनिया)— कर्ण रोग के कारण चक्कर आना

Otitic (ओटाइटिक)— कर्णशोथ से सम्बन्धित, कर्णशोथज

Otitis (ओटाइटिस)—कर्णशोथ, कान की सूजन। यह निम्न प्रकार की होती है–

Otitis aviation (ओटाइटिस एवियेशन)— Barotitis.

Otitis externa (ओटाइटिस एक्सटर्ना)—बाह्य कर्णशोथ

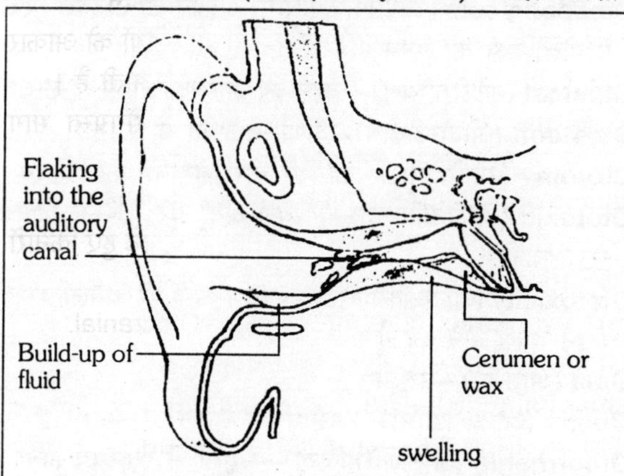

Fig. 397 : Otitis externa (बाह्यकर्णशोथ)

Flaking into the auditory canal = श्रवणीय नलिका में शल्कीभवन (पपड़ियाना) होना, Build-up of fluid = तरल का बन जाना, Cerumen or wax = कान का मैल, Swelling = सूजन

Otitis furuncular (ओटाइटिस फ्रन्कुलर)— बाह्य श्रवण-नली में फुन्सियों का बन जाना

Otitis interna, Otitis labyrinthica (ओटाइटिस इन्टर्ना, ओटाइटिस लेबीरिन्थिका)— अन्तःकर्ण का शोथ

Otitis mastoidea (ओटाइटिस मैस्टॉयडीया)— कर्णमूल अवकाशों का शोथ

Otitis media (ओटाइटिस मीडिया)— मध्यकर्णशोथ

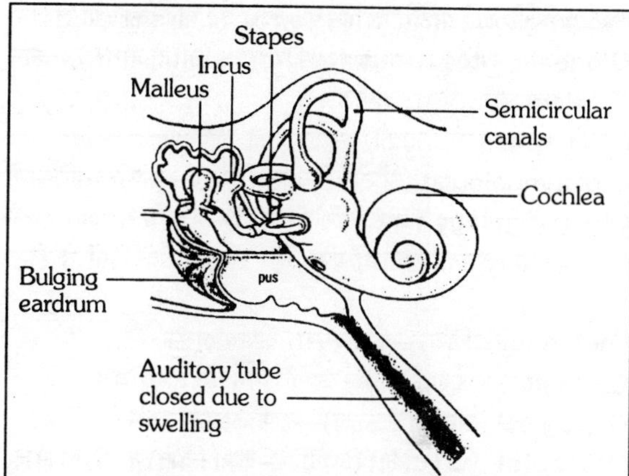

Fig. 398 : Otits media (मध्यकर्णशोथ)

Stapes = स्टेपीस या रकाब, Incus = इन्कस, Malleus = मैलियस, Bulging eardrum = उभरी हुई मध्यकर्ण-गुहा, Pus = पूय या मवाद, Auditory tube closed due to swelling = सूजन के कारण बन्द श्रवणीय नली, Cochlea = कर्णावर्त, Semicircular canals = अर्धवृत्ताकार नलिकाएँ

Otitis mycotica (ओटाइटिस माइकॉटिका)— कवक संक्रमण द्वारा उत्पन्न कर्णशोथ

Oto-, Ot- (ओटो-, ओट-)— कान से सम्बन्धित शब्द के अन्य शब्दों के साथ संयुक्त होने वाले रूप

Otoantritis (ओटोएन्ट्राइटिस)— मध्यकर्ण-गुहा के ऊपरी भाग एवं कर्णमूल कोटर का शोथ

Otoblennorrhea (ओटोब्लेनोरिह्या)—कान से श्लेष्मिक स्राव होना

Otocatarrh (ओटोकैटैरह्)— कान की श्लेष्मिक झिल्ली की सूजन

Otocephalus (ओटोसिफैलस)— ऐसा व्यक्ति जिसमें निचले जबड़े का जन्मजात अभाव होता है तथा कान चेहरे के नीचे जुड़े होते हैं।

Otocephaly (ओटोसिफैली)—निचले जबड़े का जन्मजात अभाव तथा कानों का चेहरे के नीचे जुड़ा होना

Otocerebritis (ओटोसेरीब्राइटिस)— Otoencephalitis.

Otocleisis (ओटोक्लीसिस)—श्रवण-मार्गों का बन्द हो जाना

Otoconia (ओटोकोनिया)—Otoconium का बहुवचन

Otoconium (ओटोकोनियम)— कर्णाश्मरी

Otocranial (ओटोक्रेनियल)—कपाल के श्रवणीय भाग से सम्बन्धित

Otocranium (ओटोक्रेनियम)—कपाल का श्रवणीय भाग

Otocyst (ओटोसिस्ट)— भ्रूण की श्रवणीय पुटिका

Otodynia (ओटोडाइनिया)—कान में दर्द होना, कर्णशूल

Otoencephalitis (ओटोएनसिफैलाइटिस)— मध्यकर्ण शोथ से संक्रमण के फैल जाने के कारण उत्पन्न मस्तिष्क का शोथ

Otoganglion (ओटोगैंग्लियान)— कान की गण्डिका (गैंग्लियान)

Otogenic, Otogenous (ओटोजेनिक, ओटोजीनस)—कान से उत्पन्न होने वाला, कर्णजनक

Otography (ओटोग्राफी)— कान का विवरण

Otolaryngologist (ओटोलैरिन्जोलॉजिस्ट)— कर्णकण्ठविज्ञानी

Otolaryngology (ओटोलैरिन्जोलॉजी)—चिकित्सा-शास्त्र की वह शाखा जिसका सम्बन्ध कान एवं स्वरयन्त्र के रोगों से होता है।

Otolith (ओटोलिथ)—कर्णाश्मरी, कर्णबालुका

Otologic (ओटोलॉजिक)—कर्णविज्ञान से सम्बन्धित

Otological (ओटोलॉजिकल)—कर्णविज्ञान सम्बन्धी

Otologist (ओटोलॉजिस्ट)—कर्णविज्ञान-विशेषज्ञ, कर्णरोग-चिकित्सक, कर्णरोगविज्ञानी

Otology (ओटोलॉजी)—चिकित्सा-शास्त्र की वह शाखा जिसका सम्बन्ध कान की संरचना, उसके कार्य एवं रोगों से होता है; कर्णविज्ञान, कर्णरोगविज्ञान

Otomucormycosis (ओटोम्यूकॉरमाइकोसिस)—कान की म्यूकॉरमाइकोसिता

Otomyasthenia (ओटोमायेस्थीनिया)—कान की पेशियों में कमजोरी हो जाना

Otomyces (ओटोमाइसीज़)—कान का कोई भी कवक संक्रमण

Otomycosis (ओटोमाइकोसिस)—बाह्यकर्ण-कुहर एवं श्रवण-नली का कवक संक्रमण, कर्णकवकता

Otoncus (ओटोन्कस)—कान का अर्बुद, कर्णार्बुद

Otonecrectomy, Otonecronectomy (ओटोनेक्रेक्टॉमी, ओटोनेक्रोनेक्टॉमी)—कान के परिगलित भाग को काट कर अलग कर देना

Otoneuralgia (ओटोन्यूरैल्जिया)—कान में दर्द होना

Otoneurasthenia (ओटोन्यूरेस्थीनिया)—कर्ण रोग के कारण होने वाली कमजोरी

Otoneurology (ओटोन्यूरोलॉजी)— कर्णविज्ञान की वह शाखा जो तन्त्रिका-तन्त्र के कान से सम्बद्ध भाग से सम्बन्धित होती है।

Otopalatodigital (ओटोपैलेटोडिज़िटल)—कानों, तालु एवं अँगुलियों से सम्बन्धित

Otopathy (ओटोपैथी)—कान का कोई भी रोग, कर्णविकृति

Otopharyngeal (ओटोफेरिन्जियल)—कान एवं ग्रसनी (गला) से सम्बन्धित

Otoplasty (ओटोप्लास्टी)—प्लास्टिक सर्जरी द्वारा कान की मरम्मत करना, कर्णसंधान

Otopolypus (ओटोपोलीपस)—कान में स्थित एक पॉलिप, कर्णपुर्वंगक

Otopyorrhea (ओटोपायोरिह्या)— कान से पूयमय स्राव का निकलना, कर्णस्राव

Otopyosis (ओटोपायोसिस)— कान का सपूय रोग

Otorhinolaryngology (ओटोराइनोलैरिन्जोलॉजी)— कान, नाक तथा स्वरयन्त्र की रचनाओं, उनके कार्यो एवं रोगों का अध्ययन

Otorhinology (ओटोराइनोलॉजी)— चिकित्सा-शास्त्र की वह शाखा जिसका सम्बन्ध कान एवं नाक तथा उनके रोगों से होता है।

Otorrhagia (ओटोरैह्जिया)—कान से खून बहना, कर्णरक्तस्राव

Otorrhea (ओटोरिह्या)—कान से स्राव निकलना, कर्णस्राव

Otosalpinx (ओटोसैल्पिंक्स)— Eustachian tube.

Otoscleronectomy (ओटोस्क्लेरोनेक्टॉमी)—कान की कठोर हुई तथा सन्धिग्रहित अस्थिकाओं को शल्यक्रिया द्वारा काट कर अलग कर देना।

Otosclerosis (ओटोस्क्लेरोसिस)—वह दशा जिसमें कान के पोलेपन से स्टेपीस का अस्थिल सन्धिग्रह हो जाता है जिसके फलस्वरूप बधिरता उत्पन्न हो जाती है।

Otoscope (ओटोस्कोप)— कान का परीक्षण करने वाला एक उपकरण, कर्णदर्शी

Otoscopy (ओटोस्कोपी)—कर्णदर्शी द्वारा कान का परीक्षण करना, कर्णदर्शन

Otosis (ओटोसिस)—बोली गई आवाज़ों को गलत समझना

Otospongiosis (ओटोस्पंजियोसिस)— कान की अस्थिल गहन में पोली हड्डी का बनना

Otosteal (ओटोस्टीयल)— कान की अस्थिकाओं से सम्बन्धित

Otosteon (ओटोस्टीयोन)—कर्णास्थिकाओं में से एक

Ototomy (ओटोटॉमी)— कान में चीरा लगाना, कर्णोच्छेदन

Ototoxic (ओटोटॉक्सिक)— श्रवण-अंगों पर विषैला प्रभाव रखने वाला।

Ototoxicity (ओटोटॉक्सीसिटी)—श्रवण-अंगों पर विषैला प्रभाव रखने वाला होने का गुण

Oula (आऊला)—मसूड़ा

Oulitis (आऊलाइटिस)— मसूड़ों की सूजन

Oulorrhagia (आऊलोरैह्जिया)—मसूड़ों से रक्तस्राव होना

Ounce (औंस)— भार तथा तरल आयतन की एक माप

-ous (-अस)— एक प्रत्यय जिसका अर्थ 'से युक्त' है।

Outbreak (आउटब्रेक)—किसी विशिष्ट क्षेत्र में अचानक किसी रोग का उत्पन्न होना।

Outcome (आउटकम)— किसी कार्य का परिणाम

Outflow (आउटफ्लो)—तन्त्रिका-विज्ञान में, आवेगों का केन्द्रीय तन्त्रिका-तन्त्र से बाहर की ओर जाना।

Outlet (आउटलैट)—एक छिद्र जिससे होकर कोई वस्तु बाहर निकलती है, बहिर्गम, निकास

Outpatient (आउटपेशेन्ट)— वह रोगी जो किसी अस्पताल या डिस्पैन्सरी में चिकित्सा कराता है परन्तु अस्पताल में भर्ती नहीं होता, बहिरंग-रोगी

Outpocketing (आउटपॉकेटिंग)— किसी अंग अथवा भाग का बाहर को निकल आना।

Outpouching (आउटपाऊचिंग)— Evagination.

Output (आउटपुट)—. शरीर के किसी संस्थान द्वारा उत्पन्न, बाहर निकाली गई अथवा फेंकी गई किसी वस्तु का कुल योग जैसे हृदय-निकास जो समय की प्रति इकाई में धमनीय संस्थान में पम्प किया गया रक्त का आयतन होता है तथा मूत्रीय निकास जो गुर्दो द्वारा उत्पन्न मूत्र की मात्रा होती है; निकास; निर्गम

Ova (ओवा)—. Ovum का बहुवचन

Oval (ओवल)— 1. डिम्ब सम्बन्धी 2. अण्डाकार

Ovalbumin (ओवेल्ब्युमिन)— अण्डे की सफेदी में उत्पन्न होने वाला एक एल्ब्युमिन

Ovalocyte (ओवेलोसाइट)—एक अण्डाकार लाल रक्त कोशिका

Ovalocytosis (ओवेलोसाइटोसिस)—रक्त में अधिक संख्या में अण्डाकार लाल रक्त कोशिकाओं का पाया जाना।

Oval window (ओवल विण्डो)— मध्य कर्ण में स्थित एक अण्डाकार छिद्र जिसमें स्टेपीस का आधार फिट हो जाता है।

Ovaralgia, Ovarialgia (ओवैरैल्जिया, ओवेरिएल्जिया)— डिम्बग्रन्थि में दर्द होना, डिम्बाशयशूल

Ovarialgia (ओवेरिएल्जिया)— Ovaralgia.

Ovarian (ओवेरियन)— डिम्बग्रन्थि से सम्बन्धित अथवा उसके समान, डिम्बाशयी

Ovariectomised (ओवेरिएक्टोमाइज़्ड)— वह स्त्री जिसके डिम्बग्रन्थि-उच्छेदन का ऑपरेशन हो चुका हो अर्थात् जिसकी डिम्बग्रन्थि काट कर निकाल दी गई हो, उच्छिन-डिम्बग्रन्थिक

Ovariectomy (ओवेरिएक्टॉमी)— किसी डिम्बग्रन्थि को शल्यक्रिया द्वारा काट कर निकाल देना, डिम्बग्रन्थि-उच्छेदन

Ovario- (ओवेरियो-)— डिम्बग्रन्थि के साथ होने वाले सम्बन्ध को प्रदर्शित करने वाला अन्य शब्दों के साथ संयुक्त होने वाला शब्द का रूप

Ovariocele (ओवेरियोसील)—किसी डिम्बग्रन्थि का हर्निया

Ovariocentesis (ओवेरियोसेन्टेसिस)— किसी डिम्बग्रन्थि-पुटी में छेद करके उसके अन्दर स्थित पदार्थ की निकासी कर देना, डिम्बपुटीछेदन

Ovariocyesis (ओवेरियोसाइसिस)— डिम्बग्रन्थि में गर्भावस्था का उत्पन्न होना, डिम्बगर्भ

Ovariodysneuria (ओवेरियोडिसन्यूरिया)— किसी डिम्बग्रन्थि में तन्त्रिकार्ति (नाड़ियों में दर्द) होना

Ovariogenic (ओवेरियोजेनिक)— किसी डिम्बग्रन्थि में उत्पन्न होने वाला।

Ovariohysterectomy (ओवेरियोहिस्ट्रेक्टॉमी)— शल्यक्रिया द्वारा गर्भाशय के साथ डिम्बग्रन्थियों को काट कर अलग कर देना

Ovariolytic (ओवेरियोलाइटिक)—डिम्बग्रन्थिनाशक

Ovariopathy (ओवेरियोपैथी)— डिम्बग्रन्थि का कोई भी रोग

Ovariopexy (ओवेरियोपैक्सी)— शल्यकर्म द्वारा किसी डिम्बग्रन्थि को उदरीय भित्ति से जोड़ कर स्थिर कर देना

Ovariorrhexis (ओवेरियोरैह्क्सिस)—किसी डिम्बग्रन्थि का फट जाना

Ovariosalpingectomy (ओवेरियोसैल्पिजैक्टॉमी)— किसी डिम्बग्रन्थि एवं डिम्ब वाहिनी को शल्यक्रिया द्वारा काट कर अलग कर देना

Ovariosalpingitis (ओवेरियोसैल्पिजाइटिस)— Oophorosalpingitis. डिम्बग्रन्थिडिम्बवाहिनीशोथ

Ovariostomy (ओवेरियोस्टॉमी)— Oophorostomy.

Ovariotomy (ओवेरियोटॉमी)— 1. किसी डिम्बग्रन्थि में चीरा लगाना अथवा उसे काट कर निकाल देना 2. किसी डिम्बग्रन्थि-अर्बुद को अलग कर देना, अर्बुदयुक्त-डिम्बग्रन्थि -उच्छेदन

Ovariotubal (ओवेरियोट्यूबल)—डिम्बग्रन्थि एवं डिम्ब वाहिनियों से सम्बन्धित

Ovarious (ओवेरियस)— डिम्बाकार, अण्डाकार

Ovariprival (ओवेरीप्राइवल)—डिम्बग्रन्थियों के अभाव के परिणामस्वरूप उत्पन्न

Ovaritis (ओवेराइटिस)— Oophoritis.

Ovarium (ओवेरियम)— डिम्बग्रन्थि

Ovary (ओवरी)—श्रोणि-गुहा के दोनों ओर स्थित दो बादाम के आकार की स्त्री लैंगिक ग्रन्थियों में से एक जिसमें डिम्ब तथा दो स्त्री हार्मोन बनते हैं, डिम्बग्रन्थि, डिम्बाशय, अण्डाशय

Oven (ओवेन)— भट्टी

Overbite (ओवरबाईट)—ऊपरी एवं निचले कृन्तक दाँत जब आपस में मिलते हैं तो ऊपरी कृन्तक दाँतों का निचले कृन्तक दाँतों के ऊपर लम्ब रूप से चढ़ जाना

Overclosure (ओवरक्लोज़र)—दाँतों का एक दोष जिसमें अधोहनु या निचला जबड़ा जबड़ों के दाँतों के स्पर्श होने से पूर्व दूर जाकर बन्द होता है।

Overcompensation (ओवरकम्पैन्सेशन)—वह क्रिया जिसके द्वारा कोई व्यक्ति शारीरिक अथवा मनोवैज्ञानिक दोष की आवश्यकता से अधिक क्षतिपूर्ति करने का प्रयास करता है।

Overcorrection (ओवरकरक्शन)—नेत्र की अपवर्तन त्रुटि

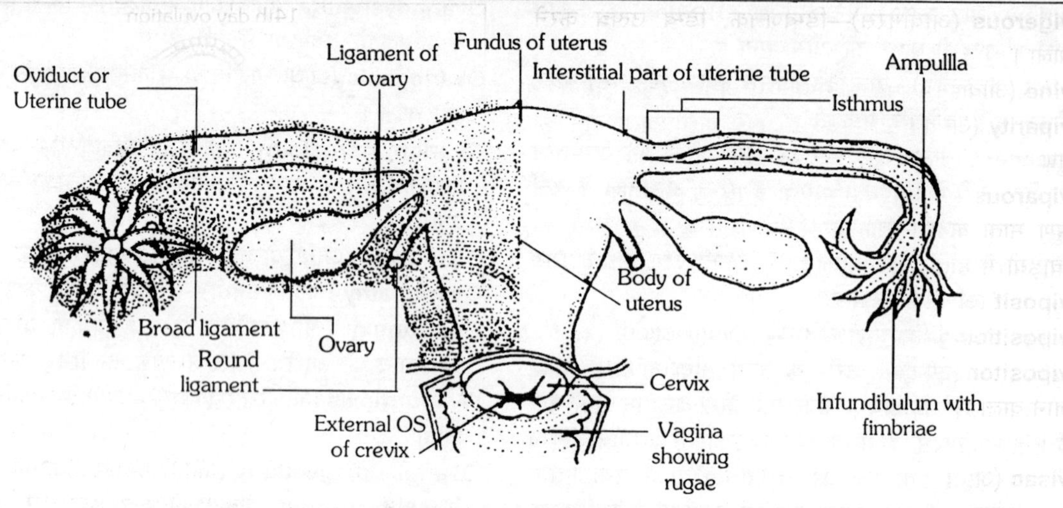

Fig. 399 : Ovary (डिम्बग्रन्थि)

Oviduct or uterine tube = डिम्बवाहिनी, Broad ligament = पृथु स्नायु, Ovary = डिम्बग्रन्थि, Round ligament = गोल स्नायु, External OS of cervix = गर्भाशयग्रीवा का बहिर्मुख, Vagina showing rugae = झुर्रियां प्रदर्शित करते हुए योनि, Cervix = गर्भाशयग्रीवा, Body of uterus = गर्भाशय का काय, Infundibulum with fimbriae = झल्लरीयुक्त कीप, Ampulla = तुम्बिका, Isthmus = संकीर्णपथ, Interstitial part of uterine tube = डिम्बवाहिनी का अन्तरालीय भाग, Fundus of uterus = गर्भाशय का बुध्न या फण्डस, Ligament of ovary = डिम्बग्रन्थि का स्नायु

को ठीक करने के लिए बहुत शक्तिशाली लैन्स का प्रयोग करना।

Overdenture (ओवरडैन्चर)— कोमल ऊतक द्वारा एवं शेष प्राकृतिक दाँतों द्वारा टिकी हुई एक दन्तावली

Overeruption (ओवरइरप्शन)— किसी दाँत की अन्तर्रोध (भींच) वाली सतह का अन्तर्रोध रेखा से बाहर को निकल आना।

Overgrafting (ओवरग्राफ्टिंग)— पहले से विरोहित निरोप पर जिससे उपकला को निकाल दिया गया हो, एक द्वितीय या अतिरिक्त निरोपों को स्थापित करना।

Overhang (ओवरहैंग)— किसी गुहा में प्रयुक्त अधिक पदार्थ का गुहा के किनारों से आगे को बढ़ जाना

Overhead projector (ओवरहैड प्रोजैक्टर)— Epidiascope.

Overhydration (ओवरहाइड्रेशन)—शरीर में तरलों का अधिक होना, अतिजलयुक्तता

Overjet (ओवरजेट)— दाँतों का क्षैतिज रूप में एक दूसरे को ढकना

Overlap (ओवरलैप)—किसी ऊतक अथवा वस्तु के ऊपर किसी वस्तु के किनारे को रखना

Overlay (ओवरले)— पूरी तरह से ढकना

Overmedication (ओवरमेडीकेशन)—आवश्यकता से अधिक औषधियों को ग्रहण करना

Overresponse (ओवररैस्पोन्स)—किसी उद्दीपन के प्रति असामान्य रूप से तीव्र प्रतिक्रिया

Overriding (ओवरराइडिंग)— किसी अस्थिभंग हुई हड्डी के एक किनारे का दूसरी हड्डी के ऊपर को फिसलना

Overtoe (ओवरटू)—पैर के अँगूठे का अन्य अँगुलियों की ओर को इतना अधिक विस्थापित हो जाना कि यह अन्य अँगुलियों के ऊपर रखा होता है।

Overventilation (ओवरवैन्टीलेशन)— Hyperventilation.

Ovi- (ओवी-)— एक उपसर्ग जिसका अर्थ अण्डा होता है।

Ovi albumen (ओवी एल्ब्युमिन)—अण्डे की सफेदी

Ovicidal (ओवीसाइडल)—डिम्ब या अण्डाणु को मारने वाला, डिम्बनाशक

Ovicide (ओवीसाइड)—डिम्बों के लिए विनाशकारी, डिम्बनाशक

Oviduct (ओवीडक्ट)—गर्भाशय के ऊपरी भाग से पार्श्व में फैलने वाली दो नलियों में से एक जिससे होकर डिम्ब डिम्बग्रन्थि से गर्भाशय में पहुँचते हैं, डिम्बवाहिनी

Oviductal (ओवीडक्टल)—किसी डिम्बवाहिनी से सम्बन्धित

Oviferous (ओवीफेरस)— डिम्ब उत्पन्न करने वाला।

Ovification (ओवीफिकेशन)—डिम्बजनन, अण्डोत्पादन

Oviform (ओवीफार्म)—अण्डाकार

Ovigenesis (ओवीजेनेसिस)— Oogenesis.

Ovigenetic (ओवीजेनेटिक)— Oogenetic.

Ovigenic (ओवीजेनिक)— Oogenetic.

Ovigenous (ओवीजीनस)— Oogenetic.

Ovigerm (ओवीज़र्म)— किसी डिम्ब को उत्पन्न करने वाली अथवा उसमें विकसित होने वाली कोशिका

Ovigerous (ओवीगेरस)—डिम्बजनक, डिम्ब उत्पन्न करने वाला।

Ovine (ओवाइन)—भेड़ से सम्बन्धित अथवा उसके समान

Oviparity (ओवीपैरिटी)—अण्डे उत्पन्न करने वाला होने का गुण

Oviparous (ओवीपैरस)—अण्डे उत्पन्न करने वाला जिसमें भ्रूण माता के शरीर के बाहर विकसित होता है जैसा कि चिड़ियों में होता है।

Oviposit (ओवीपोज़िट)—अण्डे देना

Oviposition (ओवीपोज़िशन)—अण्डे देना

Ovipositor (ओवीपोज़िटर)—बहुत से मादा कीटों में पाया जाने वाला एक विशिष्ट अंग जिसके द्वारा वे अपने अण्डे देते हैं।

Ovisac (ओवीसैक)— Graafian follicle.

Ovo- (ओवो-)—किसी अण्डे के साथ के सम्बन्ध को दर्शाने वाला शब्द का अन्य शब्दों के साथ संयुक्त होने वाला रूप

Ovocenter (ओवोसेन्टर)—निषेचित डिम्ब का तारककाय

Ovocyte (ओवोसाइट)— oocyte.

Ovogenesis (ओवोजेनेसिस)—डिम्बों की उत्पत्ति

Ovoglobulin (ओवोग्लोबुलिन)—अण्डे की सफेदी में पाया जाने वाला ग्लोबुलिन

Ovogonium (ओवोगोनियम)— Oogonium.

Ovoid (ओवॉयड)—अण्डाकार, डिम्बाभ

Ovomucoid (ओवोम्यूकॉयड)—अण्डे की सफेदी से उत्पन्न होने वाली म्यूकोप्रोटीन

Ovoplasm (ओवोप्लाज़्म)—अगर्भित अण्डे का कोशिकाद्रव्य

Ovotestis (ओवोटैस्टिस)— एक जननग्रन्थि जिसमें शुक्रग्रन्थिय एवं डिम्बग्रन्थिय दोनों ऊतक होते हैं।

Ovovitellin (ओवोवाइटेलिन)—अण्डे की ज़र्दी में पाई जाने वाली प्रोटीन

Ovoviviparous (ओवोवाइवीपैरस)— अण्डों के द्वारा जनन करने वाला जो (अण्डे) माता के भीतर ही फूट कर बच्चा बाहर निकालते हैं।

Ovula (ओव्यूला)— Ovulum का बहुवचन

Ovular (ओव्यूलर)—डिम्ब से सम्बन्धित

Ovulation (ओव्यूलेशन)—डिम्ब पुटक से डिम्ब की मुक्ति होना, डिम्बोत्सर्जन, डिम्बक्षरण

Ovulatory (ओव्यूलेटरी)—डिम्बोत्सर्जन सम्बन्धी

Ovule (ओव्यूल)—1. डिम्ब पुटक के भीतर स्थित एक डिम्ब 2. एक छोटा अण्डा

Ovulogenous (ओव्यूलोजीनस)—1. डिम्ब अथवा अण्डों को उत्पन्न करने वाला 2. किसी डिम्ब से उत्पन्न होने वाला

Ovulum (ओव्यूलम)—1. डिम्ब 2. एक छोटी अण्डे के समान संरचना

Ovum (ओव्यूम)— स्त्री जनन-कोशिका, एक अण्डा या डिम्ब

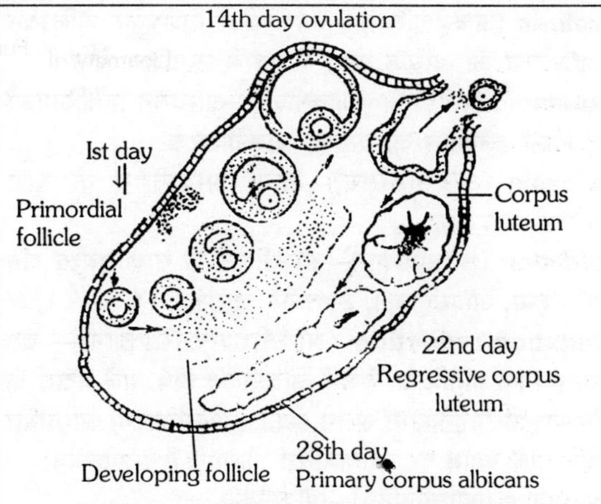

Fig. 400 Ovulation (डिम्बोत्सर्जन)

Ovarian cycle = डिम्बग्रन्थि-चक्र, 1st day primordial follicle = प्रथम दिन आदि पुटक, Developing follicle = विकसित होता हुआ पुटक, 28th day primary corpus albicans = 28 वें दिन प्रारम्भिक कार्पस एल्बीकैन्स, 22nd day regressive corpus luteum = 22वें दिन प्रतिगामी पीत-पिण्ड, Corpus luteum = पीत-पिण्ड, 14th day ovulation = 14वें दिन डिम्बोत्सर्जन

Oxa- (ऑक्सा-)— कार्बन के स्थान पर ऑक्सीजन की विद्यमानता का संकेत देने वाला एक उपसर्ग

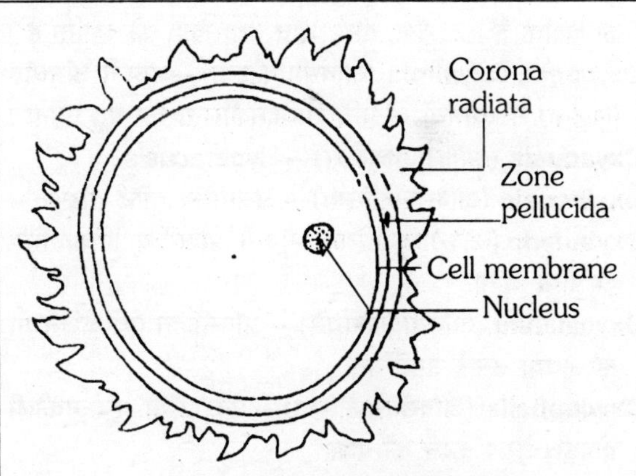

Fig. : 401 : Ovum (डिम्ब)

Corona radiata = विकिरण मण्डल, Zona pellucida = स्वच्छ- क्षेत्र, Cell membrane = कोशिका कला, Nucleus = केन्द्रक

Oxalemia (ऑक्ज़ेलीमिया)—रक्त में अधिक मात्रा में ऑक्ज़ेलेटों का पाया जाना

Oxalism (ऑक्ज़ेलिज़्म)— ऑक्ज़ेलिक एसिड अथवा किसी ऑक्ज़ेलेट के द्वारा उत्पन्न विषाक्तता

Oxalosis (ऑक्ज़ेलोसिस)—कैल्सियम ऑक्ज़ेलेट का शरीर के ऊतकों विशेषकर गुर्दों में जमा हो जाना।

Oxaluria (ऑक्ज़ेलूरिया)— ऑक्ज़ेलेटों विशेषकर कैल्सियम ऑक्ज़ेलेट का अधिक मात्रा में मूत्र में उत्सर्जित होना।

Oxidant (ऑक्सीडैन्ट)— ऑक्सीकरण-अपचयन प्रतिक्रियाओं में किसी इलैक्ट्रॉन का ग्राहक, ऑक्सीकारक

Oxidasis (ऑक्सीडेसिस)—किसी ऑक्सीडेस के द्वारा ऑक्सीकरण होना

Oxidation (ऑक्सीडेशन)—ऑक्सीजन के साथ संयुक्त होने की क्रिया, ऑक्सीकरण, उपचयन, जारण

Oxidation-reduction (ऑक्सीडेशन-रिडक्शन)— वह रासायनिक प्रतिक्रिया जिसमें ऑक्सीकृत होने वाले पदार्थ के परमाणुओं से इलैक्ट्रॉन अलग होकर (ऑक्सीकरण) अपचयित होने वाले पदार्थ पर स्थानान्तरित हो जाते हैं (अपचयन)

Oxidative (ऑक्सीडेटिव)—ऑक्सीकर

Oxidize (ऑक्सीडाइज़)—ऑक्सीजन के साथ संयुक्त करना।

Oxidizing (ऑक्सीडाइजिंग)—ऑक्सीकरण करने वाला।

Oximeter (ऑक्सीमीटर)— रक्त में ऑक्सीजन की मात्रा का पता लगाने वाला एक उपकरण

Oximetry (ऑक्सीमीट्री)— एक ऑक्सीमीटर द्वारा रक्त में ऑक्सीजन की मात्रा ज्ञात करना।

Oxonemia (ऑक्सोनीमिया)—रक्त में एसिटोन कणों का अधिक पाया जाना

Oxy- (ऑक्सी-)—अन्य शब्दों के साथ संयुक्त होने वाला शब्द का रूप जो 1. किसी यौगिक में ऑक्सीजन की विद्यमानता को दर्शाता है। 2. तेज, तीव्र, शीघ्र तथा खट्टा को दर्शाता है।

Oxyacoia, Oxyakoia (ऑक्सीएकोइया)—आननी अंगघात (लक़वा) में ध्वनियों के प्रति सम्वेदनशीलता का बढ़ जाना।

Oxyacusis (ऑक्सीएक्यूसिस)— Hyperacusis.

Oxyblepsia (ऑक्सीब्लेप्सिया)— असामान्य दृष्टि तीक्ष्णता

Oxybutyria (ऑक्सीब्यूटीरिया)—मूत्र में ऑक्सीब्यूटीरिक एसिड का पाया जाना

Oxycalcium (ऑक्सीकैल्सियम)— ऑक्सीजन एवं कैल्सियम का अथवा उनसे सम्बन्धित

Oxycephalia (ऑक्सीसिफैलिया)— एक ऊँची एवं नुकीली खोपड़ी धारण करने की दशा

Oxycephalic (ऑक्सीसिफैलिक)— Oxycephalous.

Oxycephalous (ऑक्सीसिफैलस)— वह व्यक्ति जिसकी खोपड़ी ऊँची एवं नुकीली होती है।

Oxycephaly (ऑक्सीसिफैली)— Oxycephalia.

Oxychromatic (ऑक्सीक्रोमेटिक)—अम्ल रंजकों से शीघ्र ही अभिरंजित हो जाने वाला

Oxychromatin (ऑक्सीक्रोमैटिन)— क्रोमैटिन का अम्ल रंजकों से शीघ्र ही अभिरंजित हो जाने वाला भाग

Oxycinesia (ऑक्सीसाइनीज़िया)—गति करने पर दर्द का पैदा होना

Oxyecoia (ऑक्सीइकोइया)— शोर-गुल के प्रति असामान्य संवेदनशीलता

Oxyesthesia (ऑक्सीएस्थीज़िया)— Hyperesthesia.

Oxygen (ऑक्सीजन)—वायुमण्डल में स्वतन्त्र रूप से उत्पन्न होने वाली एक रंगहीन, गन्धहीन तथा स्वादहीन गैस जो वायुमण्डल के आयतन का लगभग 20 प्रतिशत भाग बनाती है तथा श्वसन (सांस लेने) के लिए आवश्यक है।

Oxygenase (ऑक्सीजीनेस)— एक एन्ज़ाइम जो किसी जीव को श्वसन में वायुमण्डलीय ऑक्सीजन का उपयोग करने के योग्य बनाता है।

Oxygenate (ऑक्सीजीनेट)—ऑक्सीजन से संतृप्त करना

Oxygenated (ऑक्सीजीनेटेड)— ऑक्सीजन से संतृप्त अथवा उसके साथ संयुक्त, ऑक्सीजनित

Oxygenation (ऑक्सीजीनेशन)— ऑक्सीजन के साथ संतृप्ति अथवा संयोजन

Oxygenator (ऑक्सीजीनेटर)— किसी भी वस्तु विशेषकर रक्त का ऑक्सीकरण करने वाला एक उपकरण, ऑक्सीजनित्र

Oxygen concentrator (ऑक्सीजन कॉनूसनूट्रेटर)—कमरे की वायु से अधिकतम नाइट्रोजन को निकालने तथा उसके स्थान पर ऑक्सीजन छोड़ने का एक उपकरण

Oxygen debt (ऑक्सीजन डैब्ट)— कठोर शारीरिक श्रम करने के पश्चात् पुनर्लाभ काल में विश्राम के समय आवश्यक ऑक्सीजन के अतिरिक्त आवश्यक ऑक्सीजन

Oxygenic (ऑक्सीजेनिक)—ऑक्सीजन सम्बन्धी, ऑक्सीजन के समान अथवा ऑक्सीजन धारण करने वाला।

Oxygenize (ऑक्सीजीनाइज़)— Oxidize.

Oxygeusia (ऑक्सीग्यूसिया)—स्वाद संवेद की अत्यधिक तीक्ष्णता

Oxyheme (ऑक्सीहीम)— Hematin.

Oxyhemochromogen (ऑक्सीहीमोक्रोमोजन)— Hematin.

Oxyhemoglobin (ऑक्सीहीमोग्लोबिन)—हीमोग्लोबिन एवं ऑक्सीजन का संयुक्त रूप जो धमनीय रक्त में पाया जाता है तथा शरीर के ऊतकों के लिए ऑक्सीजन का वाहक होता है।

Oxyhemoglobinometer (ऑक्सीहीमोग्लोबिनोमीटर)— रक्त में ऑक्सीजन की मात्रा को मापने वाला एक उपकरण

Oxyhydrocephalus (ऑक्सीहाइड्रोसिफैलस)— एक प्रकार का जलशीर्ष जिसमें सिर नुकीला होता है।

Oxylalia (ऑक्सीलैलिया)— शीघ्रता से बोलना

Oxymyoglobin (ऑक्सीमायोग्लोबिन)—मायोग्लोबिन ऑक्सीजन के साथ संयुक्त रूप में

Oxyntic (ऑक्ज़िन्टिक)— अम्ल स्रवित करने वाला, अम्लस्रावी

Oxyopia (ऑक्सीओपिया)—दृष्टि की असामान्य तीक्ष्णता, तीक्ष्णदृष्टि

Oxyopter (ऑक्सीऑप्टर)—दृष्टि-तीक्ष्णता को मापने की एक इकाई

Oxyosmia (ऑक्सीऑस्मिया)— गन्ध ज्ञान की असामान्य तीक्ष्णता

Oxyosphresia (ऑक्सीऑस्फ्रेसिया)— Oxyosmia.

Oxypathia, Oxypathy (ऑक्सीपैथिया, ऑक्सीपैथी)— 1. एक तीव्र अवस्था 2. संवेदना की असामान्य तीक्ष्णता

Oxyperitoneum (ऑक्सीपैरीटोनियम)— पर्युदर्या-गुहा में ऑक्सीजन का प्रवेश

Oxyphil (e)- [ऑक्सीफिल (इ)]— अम्ल रंजकों द्वारा शीघ्रता से अभिरंजित हो जाने वाला

Oxyphilic (ऑक्सीफिलिक)—अम्लवर्णरागी

Oxyphilous (ऑक्सीफिलस)— Oxyphil.

Oxyphonia (ऑक्सीफोनिया)—कण्ठ ध्वनि का असामान्य रूप से ऊँचा होना

Oxypolygelatin (ऑक्सीपोलीजिलेटिन)— एक रूपान्तरित जिलेटिन जिसका प्रयोग प्लाज़्मा प्रसारक के रूप में आधान में किया जाता है ।

Oxyrhine (ऑक्सीराइन)— तेज नुकीली नाक अथवा तीक्ष्ण गन्ध ज्ञान धारण करने वाला ।

Oxyrygmia (ऑक्सीरिग्मिया)—खट्टी डकार आना ।

Oxytalan (ऑक्सीटैलान)— परिदन्त-ऊतकों में पाया जाने वाला एक प्रकार का संयोजी ऊतक तन्तु

Oxytocia (ऑक्सीटोसिया)—प्रसव शीघ्र होना ।

Oxytocic (ऑक्सीटॉसिक)— 1. गर्भाशय संकोचों को उत्तेजित करने वाला, गर्भाशयसंकोचक 2. गर्भाशय संकोचों को उत्तेजित करके प्रसव शीघ्र करने वाला

Oxytocin (ऑक्सीटॉसिन)—पश्चज पीयूष ग्रन्थि का एक हार्मोन जो गर्भाशय संकोचों को उत्तेजित करता है तथा दूध स्रवित करने के लिए स्तन-ग्रन्थियों को भी उत्तेजित करता है ।

Oxyuriasis (ऑक्सीयूरिएसिस)— Enterobiasis. सूत्रकृमिरोग

Oxyuricide (ऑक्सीयूरिसाइड)— सूत्रकृमियों के लिए विनाशकारी, सूत्रकृमिनाशक

Oxyurid (ऑक्सीयूरिड)— सूत्र कृमि

Oz (ओज़ैड)—औंस

Ozena (ओज़ेना)— शोषकर नासाशोथ जिसमें नाक से पपड़ी उतरती है, श्लेष्मापूयाभ स्राव निकलता है तथा दुर्गन्ध आती है; पीनस; पूतिनासा

Ozenous (ओज़ेनस)—. पीनस या पूतिनासा से सम्बन्धित

Ozochrotia (ओज़ोक्रोशया)— Bromidrosis.

Ozonator (ओज़ोनेटर)— ओज़ोन का उत्पादन करने वाला एक उपकरण

Ozone (ओज़ोन)—एक प्रकार की ऑक्सीजन जिसमें ऑक्सीजन के तीन परमाणु संयुक्त होकर अणु O_3 बनाते हैं । यह नीलापन लिए हुए एक विस्फोटक गैस होती है अथवा नीला-सा तरल होती है जो पूतिरोधी तथा निःसंक्रामक एवं श्वसन संस्थान के लिए विषैली होती है ।

Ozonization (ओज़ोनाइज़ेशन)—ओज़ोन में परिवर्तित करने अथवा ओज़ोन से संतृप्त करने की क्रिया

Ozonize (ओज़ोनाइज़)—1. ऑक्सीजन को ओज़ोन में परिवर्तित करना 2. ओज़ोन से संतृप्त करना

Ozonometer (ओज़ोनोमीटर)—वायुमण्डल में ओज़ोन की मात्रा को मापने वाला एक उपकरण

Ozonoscope (ओज़ोनोस्कोप). ओज़ोन की विद्यमानता को दर्शाने वाला एक उपकरण

Ozostomia (ओज़ोस्टोमिया)— मुँह से बदबू आना

Pp

P (पी)—1. पश्च (पिछला) 2. दाब या दबाव 3. नाड़ी या नब्ज़ 4. फॉस्फोरस का रासायनिक प्रतीक

Pabular (पेबुलर)—पोषण सम्बन्धी

Pabulous (पेबुलस)— पोषक

Pabulum (पेबुलम)—भोजन, पोषण

Pacemaker (पेसमेकर)— 1. कोई भी वस्तु जो किसी क्रिया के सम्पादित होने की दर एवं अनुक्रम को प्रभावित करती है । 2. शिरा-अलिन्द-पर्व, दाँये अलिन्द में ऊर्ध्व महाशिरा के प्रवेश द्वार के निकट कोशिकाओं का एक समूह जिससे आवेग उठकर हृदय के दूसरे भागों में फैल जाते हैं; गतिप्रेरक; गतिचालक ।

Artificial pacemaker (आर्टीफीशियल पेसमेकर)—एक दोषपूर्ण प्राकृतिक गतिप्रेरक के स्थान पर एक वैद्युत उपकरण जो विद्युत्-आवेगों के द्वारा किसी दर विशेष पर हृदय-पेशी का संकुचन करता है, कृत्रिम गतिप्रेरक, हृदय गतिप्रेरक

Pacer (पेसर)—Pacemaker.

Pachismus (पैकिस्मस)—शरीर के किसी अंग अथवा भाग का मोटा हो जाना

Pachy-, Pach- (पैकी-, पैक-)—उपसर्ग जिनका अर्थ मोटा, बड़ा तथा भारी होता है ।

Pachyacria, Pachyakria (पैकीएक्रिया)—भुजाओं के कोमल भागों का बड़ा हो जाना

Pachyblepharon (पैकीब्लेफेरोन)—आँख की पलक के किनारे का मोटा हो जाना

Pachyblepharosis (पैकीब्लेफेरोसिस)— आँख की पलक की जीर्ण स्थूलता

Pachycephalia (पैकीसिफैलिया)—Pachycephaly.

Pachycephalic (पैकीसिफैलिक)— असामान्य रूप से मोटी खोपड़ी धारण करने वाला, स्थूलकपाली

Pachycephalous (पैकीसिफैलस)—Pachycephalic.

Pachycephaly (पैकीसिफैली)— खोपड़ी का असामान्य रूप से मोटा हो जाना

Pachycheilia (पैकीकीलिया)—होठों का असामान्य रूप से मोटा हो जाना

Pachychilia (पैकीकाइलिया)—Pachycheilia.

Pachycholia (पैकीकोलिया)—पित्त या बाइल का मोटा या गाढ़ा हो जाना

Pachychromatic (पैकीक्रोमेटिक)—मोटे धागों के रूप में क्रोमैटिन धारण करने वाला

Pachychymia (पैकीकाइमिया)—काइम का संघनन (घनीभूत होना)

Pachycolpismus (पैकीकोल्पिस्मस)— योनि-भित्तियों के मोटा हो जाने के साथ योनि का जीर्ण शोथ

Pachydactylia, Pachydactyly (पैकीडैक्टाइलिया, पैकीडैक्टाइली)— हाथ तथा पैरों की अँगुलियों का बड़ा हो जाना, स्थूलांगुलिता

Pachydactylous (पैकीडैक्टाइलस)—हाथों-पैरों की अँगुलियों के बड़ा हो जाने से सम्बन्धित अथवा जिसके हाथों-पैरों की अँगुलियाँ बड़ी हों ।

Pachydactyly (पैकीडैक्टाइली)—Pachydactylia.

Pachyderma (पैकीडर्मा)—त्वचा का असामान्य रूप से मोटा हो जाना, गजचर्मता, स्थूल चर्मता

Pachydermatocele (पैकीडर्मेटोसील)—1. मोटी एवं लटकती हुई त्वचा जो श्लीपद (हाथी पाँव) की भाँति प्रतीत होती है । 2. बहुत बड़ा तन्त्रिकातन्तु-अर्बुद

Pachydermatosis (पैकीडर्मेटोसिस)—Pachyderma.

Pachydermatous (पैकीडर्मेटस)—मोटी त्वचा वाला, स्थूलचर्मधारी

Pachydermodactyly (पैकीडर्मोडैक्टाइली)—विसृत तन्तुअर्बुदता के कारण अँगुलियों की सूजन जो अधिकतर तर्जनी, मध्यम एवं मुद्रिका अँगुलियों की समीपस्थ अन्तरांगुलास्थिक सन्धियों में उत्पन्न होती है ।

Pachydermoperiostosis (पैकीडर्मोपैरीऑस्टोसिस)—चेहरे एवं शिरोवल्क (कपालावरण) की त्वचा तथा हाथों एवं पैरों की अंगुलियों की दूरस्थ अंगुल्यस्थियों का अत्यधिक मोटा हो जाना

Pachyemia (पैकीइमिया)—रक्त का गाढ़ा हो जाना, रक्तघनता

Pachyglossia (पैकीग्लोसिया)—जिह्वा का अत्यधिक मोटा हो जाना, स्थूलजिह्वा, जिह्वास्थूलता

Pachygnathous (पैकीग्नेथस)—बड़ा जबड़ा धारण करने वाला

Pachygyria (पैकीगाइरिया)—Macrogyria.

Pachyhematous (पैकीहीमेटस)—गाढ़े रक्त को धारण करने वाला अथवा उससे सम्बन्धित

Pachyhemia (पैकीहीमिया)—रक्त का गाढ़ा होना, रक्तघनता

Pachyleptomeningitis (पैकीलैप्टोमैनिन्जाइटिस)—मस्तिष्क एवं सुषुम्ना रज्जु के मृदुतानिका (पाया मेटर) तथा दृढ़तानिका (ड्यूरा मेटर) का शोथ

Pachylosis (पैकीलोसिस)— त्वचा का असामान्य रूप से मोटा एवं शुष्क होना

Pachymenia (पैकीमैनिया)—त्वचा अथवा झिल्लियों का मोटा हो जाना

Pachymeningitis (पैकीमैनिन्जाइटिस)—दृढ़तानिका या ड्यूरा मेटर का शोथ, दृढ़तानिकाशोथ

Pachymeningopathy (पैकीमैनिन्जोपैथी)—दृढ़तानिका का कोई भी अशोथज रोग

Pachymeninx (पैकीमैनिन्क्स)—दृढ़तानिका

Pachymeter (पैकीमीटर)— स्थूलता मापी यन्त्र, मोटाई मापक यन्त्र

Pachynsis (पैकिन्सिस)—विकृतिजन्य स्थूलता (मोटाई)

Pachyntic (पैकीन्टिक)—विकृतिजन्य स्थूलता से सम्बन्धित

Pachyonychia (पैकीओनीकिया)—नाखूनों का असामान्य रूप से मोटा हो जाना, स्थूलनखता

Pachyostosis (पैकीऑस्टोसिस)— हड्डियों की सुदम स्थूलता

Pachyotia (पैकीऑटिया)— कानों का असामान्य रूप से मोटा होना।

Pachyotous (पैकीओटस)— मोटे कानों वाला

Pachyperiostitis (पैकीपैरीऑस्टाइटिस)—शोथ के कारण पर्यस्थिकला का मोटा होना

Pachyperitonitis (पैकीपैरीटोनाइटिस)—पैरीटोनियम का शोथ एवं उसका मोटा हो जाना

Pachypleuritis (पैकीप्लूराइटिस)—फुफ्फुसावरणों का शोथ एवं उनका मोटा हो जाना

Pachypodous (पैकीपोडस)—मोटे पाँवों वाला, स्थूलपादी।

Pachyrhinic (पैकीराइनिक)—मोटी नाक वाला

Pachysalpingitis (पैकीसैल्पिन्जाइटिस)—किसी डिम्ब वाहिनी का जीर्ण शोथ जिसके साथ वह मोटी हो जाती है।

Pachysalpingoovaritis (पैकीसैल्पिन्जोऊवेराइटिस)—किसी डिम्बग्रन्थि एवं डिम्ब वाहिनी का जीर्ण शोथ जिसमें वे मोटे हो जाते हैं।

Pachysomia (पैकीसोमिया)—शरीर के कोमल भागों की विकृतिजन्य स्थूलता

Pachytic (पैकाइटिक)— मोटा, स्थूल

Pachyvaginalitis (पैकीवैजाइनालाइटिस)—शुक्रग्रन्थियों के अण्डधर कंचुकों का शोथ एवं उनका मोटा हो जाना

Pachyvaginitis (पैकीवैजीनाइटिस)—Pachycolpismus.

Pacifier (पैसीफायर)— शिशुओं की सन्तुष्टि के लिए उन्हें चूसने के लिए प्लास्टिक का बना एक कृत्रिम चूचुक

Pacing (पेसिंग)— किसी घटना के उत्पन्न होने की गति की दर विशेषकर हृदय स्पन्द को स्थापित करने वाला

Pack (पैक)— 1. रोगी को शुष्क अथवा नम, गर्म अथवा ठण्डे कम्बल, चादर या तौलिया में लपेट कर उसकी चिकित्सा करना 2. लपेटने के लिए काम आने वाला कम्बल, चादर अथवा तौलिया 3. किसी गुहा को रूई, गॉज अथवा इसी प्रकार के पदार्थ से भरना

Packed cells (पैक्ड सैल्स)— प्लाज़्मा से अलग हुई लाल रक्त कोशिकाएँ

Packer (पैकर)— किसी गुहा अथवा व्रण में पैक (रूई अथवा गाज़ आदि) को प्रविष्ट करने वाला एक यन्त्र

Packing (पैकिंग)—1. किसी गुहा या व्रण को गॉज़, स्पंज, पैड अथवा अन्य वस्तु से भरना 2. किसी गुहा अथवा व्रण को भरने के लिए प्रयोग में लायी जाने वाली सामग्री।

$PaCO_2$ (पेको)— धमनीय रक्त में कार्बन डाइऑक्साइड का आंशिक दाब

Pad (पैड)— कोमल सामग्री, सामान्यतः रुई का एक गद्दी के समान पिण्ड जो दबाव को कम करने अथवा शरीर के किसी अंग या भाग को सहारा देने के लिए प्रयोग में लाया जाता है; उपधान; कवलिका; गद्दी

Pagetic (पेजेटिक)— पेजेट के रोग से सम्बन्धित अथवा उससे पीड़ित

Pagetoid (पेजेटॉयड)—पेजेट के रोग के समान

Paget's disease (पेजेट्स डिज़ीज)— वृद्ध व्यक्तियों में अस्थियों का जीर्ण शोथ जिसके परिणामस्वरूप वे मोटी एवं कोमल हो जाती हैं तथा लम्बी हड्डियाँ मुड़ जाती हैं।

Paget's disease (पेजेट्स डिज़ीज)—यह एक दुर्दम रोग है जिसमें चूचुक का धीरे-धीरे विनाश होने लगता है और स्तन के भीतर कैंसर विकसित हो जाता है।

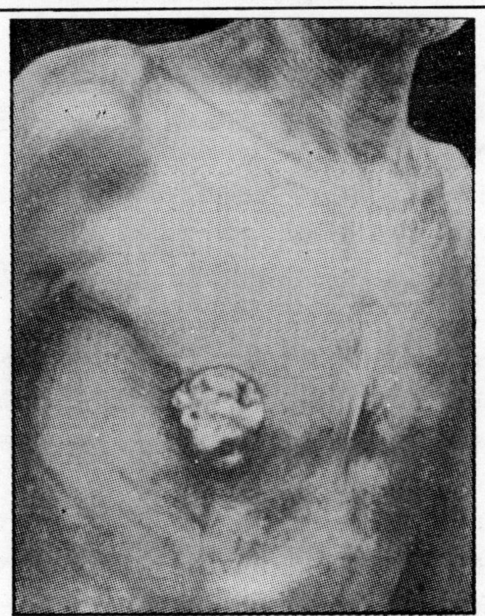

Fig. 402 : Paget's disease in a male breast
(पुरूष के स्तन में पेजेट्स रोग)

Pagophagia (पेगोफेजिया)— बर्फ अत्यधिक मात्रा में खाना

-pagus (-पेगस)—शब्द के प्रारम्भिक भाग में दर्शाये गये स्थान पर संयुक्त होने वाले यमलों को प्रदर्शित करने वाला प्रत्यय

Pain (पेन)—दर्द, वेदना, शूल, पीड़ा। दर्द निम्न प्रकार का हो सकता है–

Aching pain (एकिंग पेन)—सार्वदैहिक वेदना जो संक्रामक रोगों जैसे इन्फ्ल्युएन्जा आदि में होती है।

Acute pain (एक्यूट पेन)— कुछ ही समय के लिए होने वाला, तेज, काटने वाला दर्द जो साधारणतया तीव्र शोथ में उत्पन्न होता है; तीव्र वेदना

After pain (ऑफ्टर पेन)—गर्भाशय के संकुचन से उत्पन्न प्रसव के पश्चात् उदर में होने वाली पीड़ा, प्रसवोत्तर वेदना

Agonizing pain (एगोनाइजिंग पेन)—शरीर अथवा मस्तिष्क को तड़पाने वाली तीव्र वेदना

Bearing-down pain (बीयरिंग-डाउन पेन)—गर्भाशय संकुचन के कारण प्रसव की द्वितीयावस्था में होने वाली पीड़ा जिससे स्त्री इस प्रकार नीचे को जोर लगाती है जैसे कोई मल-त्याग के समय लगाता है, प्रवाहण वेदना

Boring pain (बोरिंग पेन)— गहराई में ऊतकों में होने वाला दर्द जिसमें इस प्रकार की अनुभूति होती है जैसे कोई बरमे से छेद कर रहा हो।

Burning pain (बर्निंग पेन)— गर्मी अथवा अग्नि से जल जाने पर अनुभव किया जाने वाला दर्द

Central pain (सेन्ट्रल पेन)— केन्द्रीय तन्त्रिका-तन्त्र में किसी क्षति के पहुँचने के कारण उत्पन्न होने वाला दर्द

Colicky pain (कोलिकी पेन)—आँत अथवा अन्य किसी खोखले अंग की ऐंठन से सम्बद्ध उदर शूल

Cramplike pain (क्रैम्पलाइक पेन)— पेशीय ऐंठन के कारण उत्पन्न होने वाला दर्द

Dull pain (डल पेन)—निरन्तर रहने वाला मृदु स्पन्दन करता शूल

Eccentric pain (इसेन्ट्रिक पेन)—परिसरीय रचनाओं में उत्पन्न होने वाला दर्द

Expulsive pain (एक्सपल्सिव पेन)— प्रसव की द्वितीय एवं तृतीय अवस्थाओं में होने वाला शूल

False pain (फाल्स पेन)—एक प्रभावहीन वेदना जिसे गलती से वास्तविक प्रसव वेदना समझ लिया जाता है। इसमें गर्भाशयग्रीवा का विस्फारण नहीं होता, मिथ्या प्रसव वेदना

Gas pain (गैस पेन)—गैस के इकट्ठा हो जाने से आमाशय अथवा आँतों के फूल जाने के कारण उत्पन्न होने वाला दर्द

Growing pain (ग्रोइंग पेन)—बढ़ते हुए बच्चों के जोड़ों अथवा भुजाओं में होने वाला दर्द

Homotopic pain (होमोटॉपिक पेन)—चोट लगने के स्थान पर होने वाला दर्द

Hunger pain (हन्गर पेन)— खाना खाने के लिए भूख लगने के समय होने वाला दर्द जो आमाशयिक विकार का एक लक्षण होता है।

Imperative pain (इम्प्रेटिव पेन)—मनोदौर्बल्य में निरन्तर वेदना की अनुभूति होते रहना।

Inflammatory pain (इनफ्लेमेट्री पेन)—शोथ की विद्यमानता में होने वाला दर्द जो दबाव से बढ़ता है।

Intermenstrual pain (इन्टरमैन्सचुअल पेन)—डिम्बोत्सर्जन के समय मासिक धर्मों के बीच के काल में श्रोणि में होने वाला दर्द, अंतरार्तव-मध्य वेदना

Intractable pain (इन्ट्रेक्टेब्ल पेन)— ऐसा दर्द जिसे आसानी से शान्त नहीं किया जा सकता जैसे किसी दुर्दम अर्बुद से उत्पन्न होने वाला दर्द

Labor pain (लेबर पेन)—बच्चे के जन्म के समय गर्भाशय संकोचों के कारण उत्पन्न होने वाली तालबद्ध वेदनाएँ जिनकी तीव्रता एवं बारम्बारता बढ़ती जाती है, प्रसव वेदना।

Lancinating pain (लैन्सीनेटिंग पेन)—Acute pain.

Lightning pain (लाइटनिंग पेन)—क्षण भर के लिए अचानक उत्पन्न होने वाला दर्द जो फिर भी हो सकता है। यह अधिकतर टेबीज़ डॉर्सेलिस नामक रोग में पैरों में होता है।

Menstrual pain (मैन्सच्रुअल पेन)—Dysmenorrhea.

Mental pain (मैन्टल पेन)—. मानसिक अवस्थाओं जैसे दुःख के कारण होने वाला दर्द। यदि यह निरन्तर बना रहता है तो इससे वास्तविक शारीरिक दर्द भी हो सकता है।

Middle pain (मिडिल पेन)—मासिक धर्मो के बीच होने वाली वेदना

Migraine pain (माइग्रेन पेन)— अर्धकपाली या आधासीसी का दर्द

Mobile pain (मोबाइल पेन)— एक स्थान से दूसरे स्थान को जाने वाला दर्द

Neuralgic pain (न्यूरैल्जिक पेन)— किसी नाड़ी की शाखाओं के साथ-साथ होने वाला दर्द

Night pain (नाइट पेन)—रात्रि में सोते समय पेशीय शिथिलन के दौरान कूल्हे अथवा घुटने में होने वाला दर्द

Noise pain (नॉयज पेन)— शोर के कारण कान में होने वाला दर्द

Objective pain (ऑब्जैक्टिव पेन)— किसी बाह्य अथवा आन्तरिक क्षोभक के द्वारा, शोथ के द्वारा अथवा तन्त्रिकाओं, अंगों या शरीर के भागों पर आघात पहुँचने से उत्पन्न शूल

Organic pain (ऑर्गेनिक पेन)— आंगिक कारणों से उत्पन्न होने वाला दर्द, कायिक वेदना

Osteocopic pain (ऑस्टियोकोपिक पेन)— हड्डियों में होने वाला दर्द

Parenchymatous pain (पैरेन्काइमेटस पेन)— किसी तन्त्रिका के परिसरीय सिरे पर उत्पन्न होने वाला दर्द

Phantom limb pain (फेन्टम लिम्ब पेन)— किसी भुजा में महसूस किया जाने वाला दर्द जो ऐसा प्रतीत होता है जैसे उस भुजा के अंगोच्छेदन के पश्चात् उत्पन्न हो रहा हो, कल्पित शाखा वेदना

Postprandial pain (पोस्टप्रैण्डियल पेन)— खाना खाने के बाद पेट में होने वाला दर्द

Psychogenic pain (साइकोजेनिक पेन)—Mental pain

Psychosomatic pain (साइकोसोमेटिक पेन)— मानसिक एवं शारीरिक दोनों कारणों से उत्पन्न होने वाला दर्द

Referred pain (रिफर्ड पेन)— शरीर के जिस भाग में दर्द का कारण स्थित रहता है, उससे दूसरे भाग में होने वाला दर्द; अन्यत्रानुभूत वेदना

Remittent pain (रैमीटैन्ट पेन)— ऐसा दर्द जिसमें अस्थाई रूप में तीव्रता कम हो जाती है।

Rest pain (रैस्ट पेन)—स्थानिक अरक्तता के कारण जो बैठे अथवा खड़े होने की स्थिति में आ जाती है, पैर के निचले भाग में उत्पन्न होने वाला दर्द

Root pain (रूट पेन)—संवेदी तन्त्रिका मूलों के रोग के कारण होने वाला त्वचीय शूल, तन्त्रिकामूल वेदना

Shifting pain (शिफ्टिंग पेन)—ऐसा दर्द जो समय-समय पर विभिन्न स्थनों से उठता प्रतीत होता है जैसे आमवात या गठिया में होता है।

Shooting pain (शूटिंग पेन)—ऐसा दर्द जो बहुत ही जल्दी एक स्थान से दूसरे स्थान को चला जाता है।

Spot pain (स्पॉट पेन)—त्वचा के किसी चकत्ते में उत्पन्न होने वाला दर्द

Sympathetic pain (सिम्पैथेटिक पेन)—Referred pain.

Tenesmic pain (टिनेस्मिक पेन)—मलद्वारीय या मूत्राशयी अवरोधिनी अथवा संकोचिनी के ऐंठनयुक्त संकुचन के कारण मल-त्याग अथवा मूत्र-त्याग के समय होने वाला दर्द

Thermalgesic pain (थर्मेल्जेसिक पेन)—गर्मी से होने वाला दर्द

Thoracic pain (थोरैसिक पेन)—छाती में होने वाला दर्द जो अक्सर नीचे बाँह से होकर कोहनी में पहुँच जाता है।

Throbbing pain (थ्रॉबिंग पेन)— स्पन्दन करता शूल जैसा कि स्थानिक शोथ में होता है।

Wandering pain (वान्ड्रिंग पेन)—बार-बार अपना स्थान बदलने वाला दर्द

Paint (पेन्ट)—1. किसी सतह जैसे त्वचा की सतह पर या किसी दाँत पर लगाने के लिए एक तरल औषधि 2. त्वचा अथवा दाँत पर किसी तरल औषधि को लगाना।

Painters' colic (पेन्टर्स कोलिक)—लैड विषाक्तता के कारण पेट में होने वाला ऐंठनयुक्त शूल

Palatable (पैलेटेबिल)—स्वादिष्ट

Palatal (पैलेटल)—तालु सम्बन्धी

Palatal reflex (पैलेटल रिफ्लैक्स)— कोमल तालु के उद्दीपन से निगलना

Palate (पैलेट)— मुख की छत। नासीय एवं मुखी गुहाओं को पृथक करने वाला क्षैतिज विभाजन, तालु। यह दो प्रकार का होता है–

Hard palate (हार्ड पैलेट)— तालु का अग्र कठोर भाग जो ऊर्ध्वहनुज एवं तालव (तालु की) हड्डियों से थमा होता है, कठोर तालु

Soft palate (सोफ्ट पैलेट)— तालु का पश्च कोमल मांसल भाग, कोमल तालु

Palatiform (पैलेटीफॉर्म)—तालु के समान, तालुवत्

Palatine (पैलेटाइन)—1. तालु से सम्बन्धित, तालव 2. पैलेटाइन हड्डियाँ

Palatitis (पैलेटाइटिस)— तालुशोथ

Palatoglossal (पैलेटोग्लोसल)—तालु एवं जीभ से सम्बन्धित

Palatognathous (पैलेटोग्नेथस)— जन्मजात विदर (फटन) से युक्त तालु धारण करने वाला

Palatograph (पैलेटोग्राफ)— बोलते समय तालु की गतियों का अभिलेखन करने वाला एक उपकरण, तालुगतिलेखी

Palatography (पैलेटोग्राफी)— 1. बोलते समय तालु की गतियों का अभिलेखन करना 2. कोमल तालु का एक्स-रे परीक्षण करना

Palatomaxillary (पैलेटोमैक्ज़िलरी)— तालु एवं ऊर्ध्वहनु से सम्बन्धित

Palatomyograph (पैलेटोमायोग्राफ)—Palatograph.

Palatonasal (पैलेटोनेज़ल)— तालु एवं नासा-गुहा सम्बन्धी

Palatopharyngeal (पैलेटोफेरिन्जियल)— तालु एवं ग्रसनी (गले) से सम्बन्धित

Palatopharyngoplasty (पैलेटोफेरिन्जोप्लास्टी)— बहुत समय से खर्राटे लेने की चिकित्सा करने में प्लास्टिक सर्जरी द्वारा नासाग्रसनी के मुख के परिमाण को कम करना

Palatopharyngorrhaphy (पैलेटोफेरिन्जोरैह्फी)— Staphylopharyngorrhaphy.

Palatoplasty (पैलेटोप्लास्टी)— तालु की प्लास्टिक सर्जरी करना, तालुसंधान

Palatoplegia (पैलेटोप्लीजिया)— कोमल तालु की पेशियों का पक्षाघात हो जाना, तालुघात

Palatoplegic (पैलेटोप्लीजिक)— वह व्यक्ति जिसके कोमल तालु की पेशियों का पक्षाघात हो चुका हो।

Palatorrhaphy (पैलेटोरैह्फी)— विदीर्ण तालु में टाँके लगाकर सिलाई करना, तालुसीवन

Palatoschisis (पैलेटोस्काइसिस)— विदीर्ण तालु, खण्ड-तालु

Palatum (पैलेटम)— तालु

Pale (पेल)—पीला, निस्तेज

Paleo- (पेलीयो-)—एक उपसर्ग जिसका अर्थ पुराना होता है, प्राक्तन

Paleogenesis (पेलीयोजेनेसिस)—पहली पीड़ी में उत्पन्न होना

Paleogenetic (पेलीयोजेनेटिक)—पहली पीढ़ी में उत्पन्न होने वाला

Paleokinetic (पेलीयोकाइनेटिक)— जीर्ण गतिज

Paleontology (पेलीयोन्टोलॉजी)— प्राचीन पादप एवं जन्तु जीवन के अध्ययन से सम्बन्धित विज्ञान

Paleopathology (पेलीयोपैथोलॉजी)—प्राचीन काल से परिरक्षित शरीरों के रोगों का अध्ययन करना।

Paleostriatal (पेलीयोस्ट्रियेटल)— पाण्डुर गोलक से सम्बन्धित

Paleostriatum (पेलीयोस्ट्रियेटम)—रेखित पिण्ड का आद्य भाग, पाण्डुर गोलक

Paleothalamus (पेलीयोथैलेमस)—चेतक का मध्यवर्ती भाग

Pali-, Palin- (पेली-, पेलिन-)—एक उपसर्ग जिसका अर्थ फिर से उत्पन्न होना अथवा दोहराया जाना है।

Palikinesia (पेलीकाइनेसिया)—गतियों का बार-बार होना।

Palilalia (पेलीलैलिया)—किसी शब्द अथवा वाक्यांश को बढ़ती रफ्तार से बार-बार दुहराना, निरर्थकपुनरावृत्ति

Palinal (पेलीनल)—पीछे की ओर गया हुआ अथवा पीछे की ओर जाने वाला

Palindromia (पेलिण्ड्रोमिया)—किसी रोग का फिर से हो जाना अथवा आवृत्ति, रोग की पुनरावृत्ति।

Palindromic (पेलिण्ड्रोमिक)—आवर्ती, फिर से उत्पन्न होने वाला जैसे कोई रोग होता है।

Palinesthesia (पेलीनेस्थीज़िया)— संज्ञाहरण अथवा संन्यास से पुनर्लाभ के पश्चात् संवेदना का वापिस आना

Palingenesis (पेलीनजेनेसिस)—Paleogenesis.

Palingraphia (पेलीनग्रेफिया)— लेखन में अक्षरों अथवा शब्दों की विकृतिजन्य पुनरावृत्ति (दुहराव)

Palinopsia (पेलीनोप्सिया)—प्रतिबिम्ब के उद्दीपन के हट जाने के पश्चात् दृष्टि-प्रतिबिम्ब का निरन्तर बने रहना अथवा उसका फिर से बन जाना

Palinphrasia (पेलीनफ्रेज़िया)—Palilalia.

Pallanesthesia (पैलेनेस्थीज़िया)—त्वचा अथवा अस्थियों में कम्पन्न के ज्ञान की हानि अथवा इसका पूर्ण अभाव

Pallescence (पेलेस्सेन्स)— पिलापी

Pallesthesia (पैलेस्थीज़िया)— कम्पन्नशील ट्यूनिंग फोर्क को शरीर पर रखने पर त्वचा या अस्थियों में एक विशिष्ट कम्पन्नशील संवेदना की अनुभूति होना।

Pallesthetic (पैलेस्थेटिक)— पैलेस्थीज़िया से सम्बन्धित

Pallial (पेलीयल)—प्रावार से सम्बन्धित

Palliate (पैलिएट)—आराम पहुँचाना, रोगोपशमन करना

Palliation (पैलिएशन)—किसी रोग के लक्षणों में आराम पहुँचना, रोगोपशमन

Palliative (पैलिएटिव)—किसी रोग की मुक्ति न करके उसमें आराम पहुँचाने वाला, रोगोपशामक, प्रशामक

Pallid (पैलिड)— पीला, पाण्डुर

Pallidal (पैलीडल)—मस्तिष्क के पाण्डुर गोलक से सम्बन्धित

Pallidectomy (पैलीडैक्टॉमी)—मस्तिष्क के पाण्डुर गोलक को अलग कर देना, पाण्डुरगोलकोच्छेदन

Pallidness (पैलिडनैस)— पीलापन, पाण्डुरता

Pallidoansotomy (पैलीडोएन्सोटॉमी)— मस्तिष्क के पाण्डुर गोलक एवं लेन्साभ पाश में विक्षतियाँ उत्पन्न होना

Pallidotomy (पैलीडोटॉमी)— मस्तिष्क के पाण्डुर गोलक को शल्यक्रिया द्वारा नष्ट करना।

Pallidum (पैलीडम)—मस्तिष्क का पाण्डुर गोलक

Pallium (पैलीयम)—अपने आस-पास के श्वेत पदार्थ सहित प्रमस्तिष्क-प्रान्तस्था, प्रावार

Pallor (पेलर)— पीलापन, पाण्डुरता

Palm (पाम)—हथेली, करतल

Palma (पामा)— हथेली, करतल

Palmar (पामर)—हथेली से सम्बन्धित, करतलगत

Palmaris (पामारिस)—Palmar.

Palmar reflex (पामर रिफ्लैक्स)—शिशुओं में मुट्ठी बाँधने का प्रतिवर्त जो धीरे-धीरे गायब हो जाता है, 4 या 5 माह पश्चात् बिल्कुल समाप्त हो जाता है।

Palmate (पामेट)— करतलाकार, हथेली जैसा

Palmative (पामेटिव)— अँगुली संयोजन

Palmature (पामेटर)— वह विकृतिजन्य अवस्था जिसमें अँगुलियाँ जुड़ जाती हैं।

Palmi (पामई)—Palmus का बहुवचन

Palmic (पामिक)—धड़कन सम्बन्धी

Palmistry (पामिस्ट्री)— हस्तरेखा-विज्ञान

Palmodic (पामोडिक)— स्पन्दन या धड़कन सम्बन्धी

Palmoplantar (पामोप्लान्टर)— हाथों की हथेलियों एवं पैरों के पदतलों (तलुवों) से सम्बन्धित

Palmoscopy (पामोस्कोपी)—हृदय-स्पन्दन का परीक्षण करना

Palmus (पामस)—1. स्पन्दन, धड़कन 2. झटके लगना

Palpable (पैल्पेबिल)—छू कर जिसका ज्ञान हो सके, परिस्पृश्य

Palpate (पैल्पेट)—स्पर्श द्वारा परीक्षण करना, परिस्पर्श करना।

Palpation (पैल्पेशन)— रोग के प्रमाण का पता लगाने के

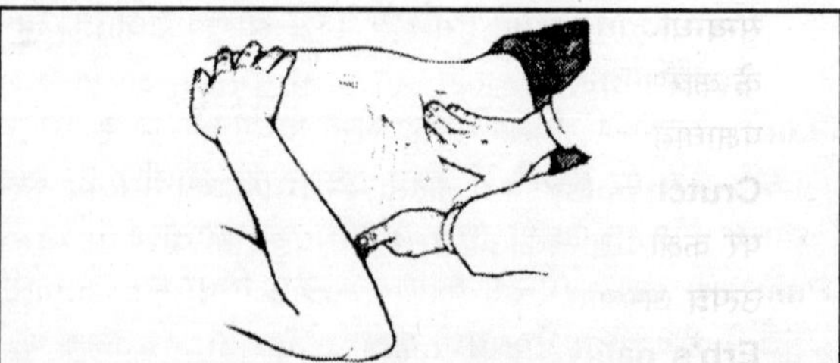

Fig. 403 : Palpation of the liver (यकृत का परिस्पर्शन)

लिए शरीर की बाह्य सतह पर हाथों अथवा अँगुलियों का प्रयोग करके परीक्षण करना, परिस्पर्शन

Palpatopercussion (पैल्पेटोपर्कसन)—परिस्पर्शन एवं परिताड़न दोनों संयुक्त

Palpebra (पैल्पीब्रा)— आँख की पलक, नेत्रच्छद

Palpebrae (पैल्पीब्री)—Papebra का बहुवचन

Palpebral (पैल्पीब्रल)—किसी आँख की पलक से सम्बन्धित, नेत्रच्छदीय

Palpebral commissure (पैल्पीब्रल कमीशर)—नेत्रच्छद-विदर के प्रत्येक सिरे पर आँख की पलकों का संयोजन

Palpebral fissure (पैल्पीब्रल फिशर)—आँख की पलकों के बीच खुला स्थान

Palpebrate (पैल्पीब्रेट)—1. पलक मारना 2. आँख की पलकें धारण करने वाला

Palpebration (पैल्पीब्रेशन)—पलक मारने की क्रिया

Palpebritis (पैल्पीब्राइटिस)—Blepharitis.

Palpitant (पैल्पीटैन्ट)— स्पन्दनशील, धड़कने वाला

Palpitate (पैल्पीटेट)—तीव्रता अथवा तीव्र गति से स्पन्दन करना, ऐसा अधिकतर हृदय के लिए कहा जाता है।

Palpitatio cordis (पैल्पीटेशियो कॉर्डिस)—हृदय-स्पन्दन, दिल की धड़कन, स्पन्दन

Palpitation (पैल्पीटेशन)— असामान्य रूप से तीव्र गति का अथवा अनियमित हृदय स्पन्द जिसे रोगी महसूस करता है, धड़कन

Palsy (पाल्सी)—अस्थायी अथवा स्थायी रूप से अनुभूति की कमी होना अथवा शरीर के प्रभावित भाग की हिलाने-डुलाने में असमर्थता हो जाना, अंगघात। उदाहरण–

Bell's palsy (बेल्स पाल्सी)—आनन-तन्त्रिका की विक्षति के कारण अचानक ही चेहरे के एक ओर होने वाला पक्षाघात जिससे चेहरा कुरूप बन जाता है, आननघात

Birth palsy (बर्थ पाल्सी)—जन्म के समय लगने वाली किसी चोट के कारण होने वाला पक्षाघात, जन्मजन्य अंगघात

Brachial palsy (ब्रेकियल पाल्सी)— कठिन योनिगत प्रसव के दौरान नवजात शिशु को बाहर खींचने के परिणामस्वरूप उसकी किसी बाँह के तन्त्रिका-जाल में चोट पहुँचने से उस बाँह में होने वाला आंशिक या पूर्ण अंगघात

Cerebral palsy (सेरीब्रल पाल्सी)— मस्तिष्क में विकास सम्बन्धी दोष अथवा उसमें जन्म के समय आघात पहुँचने के कारण दोनों पार्श्वों में होने वाला समरूप, अप्रगतिशील पक्षाघात

Crutch palsy (क्रच पाल्सी)— बैसाखी का उपयोग करने पर कक्षीय तन्त्रिकाओं पर दबाव पड़ने के परिणाम स्वरूप उत्पन्न अंगघात

Erb's palsy (अर्ब्स पाल्सी)— पाँचवी एवं छठी ग्रैव तन्त्रिकाओं में विक्षति पहुँचने के कारण कंधे तथा ऊपरी बाहु की पेशियों के समूह का पक्षाघात हो जाना। इसमें बाँह बेजान होकर नीचे को झूल जाती है, हाथ भीतर की ओर घूम जाता है तथा सामान्य गतियाँ नहीं होतीं

Facial palsy (फेसियल पाल्सी)—Bell's Palsy.

Lead palsy (लैड पाल्सी)—लैड विषाक्तता में भुजाओं में होने वाला पक्षाघात, सीसक अंगघात

Obstetric palsy (ऑब्स्टेट्रिक पाल्सी)—Birth Palsy.

Shaking palsy (शेकिंग पाल्सी)— सकम्प अंगघात

Wasting palsy (वेस्टिंग पाल्सी)—Progressive muscular atrophy.

Paludal (पैल्यूडल)—मलेरिया सम्बन्धी

Paludism (पैल्यूडिज़्म)—मलेरिया

Pampiniform (पैम्पीनीफॉर्म)— प्रतान या लता की भाँति घुमावदार, प्रतानाकार

Pampiniform plexus (पैम्पीनीफॉर्म प्लक्सेज़)— वृषणीय अथवा डिम्बाशयी शिराओं या शुक्रग्रन्थियों की पूर्ति करने वाली तन्त्रिकाओं का एक जाल

Pampinocele (पैम्पिनोसील)— वृषण-रज्जु की शिराओं का फूल जाना एवं उनमें दर्द होना

Pan- (पैन-)—सब को दर्शाने वाले शब्द का अन्य शब्द के साथ संयुक्त होने वाला रूप

Panacea (पैनेसीया)— सब रोगों की एक चिकित्सा, सर्वव्याधिहर

Panagglutinable (पैनएग्लुटिनेबल)— उसी जाति के प्रत्येक रक्त वर्ग सीरम से समूहनशील रक्त कोशिकाएँ

Panagglutinin (पैनएग्लुटिनिन)—प्रत्येक रक्त वर्ग की रक्त कोशिकाओं का समूहन करने के सक्षम पदार्थ

Panangiitis (पैनएन्जाइटिस)— किसी रक्त वाहिनी के सभी अस्तरों का शोथ, वाहिकास्तरशोथ।

Panaris (पैनेरिस)— किसी नाखून को चारों ओर से घेरने वाली त्वचा की तह का शोथ

Panarteritis (पैनार्टीराइटिस)— किसी धमनी के सभी अस्तरों का शोथ, पूर्णधमनीशोथ

Panarthritis (पैनार्थ्राइटिस)—सभी जोड़ों में सूजन हो जाना, पूर्णसन्धिशोथ

Panasthenia (पैनेस्थीनिया)—सार्वदैहिक दुर्बलता

Panatrophy (पैनेट्रॉफी)—विस्तृत अपक्षय

Panautonomic (पैनऑटोनोमिक)— सम्पूर्ण स्वसंचालित तन्त्रिका-तन्त्र से सम्बन्धित अथवा उसे प्रभावित करने वाला।

Panblastic (पैनब्लास्टिक)— बीजजनस्तर की सभी परतों से सम्बन्धित

Pancarditis (पैनकार्डाइटिस)—सम्पूर्ण हृदय का शोथ, पूर्णहृद्शोथ

Panchreston (पैनक्रेस्टन)—Panacea.

Panchromia (पैन्क्रोमिया)— बहुत से रंजकों से अभिरंजित होने का गुण

Pancolectomy (पैन्कोलैक्टॉमी)—सम्पूर्ण वृहदान्त्र या कोलन को शल्यक्रिया द्वारा काट कर निकाल देना, पूर्णबृहदान्त्रोच्छेदन

Pancreas (पैन्क्रियाज़)—आमाशय के पीछे अनुप्रस्थ रूप में एवं प्रथम तथा द्वितीय कटि-कशेरुकाओं के सामने स्थित एक बड़ी, लम्बी, गुच्छित ग्रन्थि। यह सिर, शरीर तथा पुच्छ तीन भागों में विभाजित रहती है। सिर ग्रहणी या ड्योडिनम से जुड़ा होता है, पुच्छ या दुम प्लीहा (तिल्ली) तक पहुँचती है तथा सिर एवं दुम के बीच का भाग शरीर होता है। इसके बाह्य स्राव अग्न्याशय-रस में पाचक एन्ज़ाइम होते हैं तथा इसके पूरे पदार्थ में छितरी हुई लैंगरहैन्स की द्वीपिकाओं की बीटा कोशिकाओं से उत्पन्न आन्तरिक स्राव इन्सुलिन कार्बोहाइड्रेट के चयापचय के नियमन में मुख्य भाग लेता है। इसकी कमी से मधुमेह रोग उत्पन्न हो जाता है; अग्न्याशय

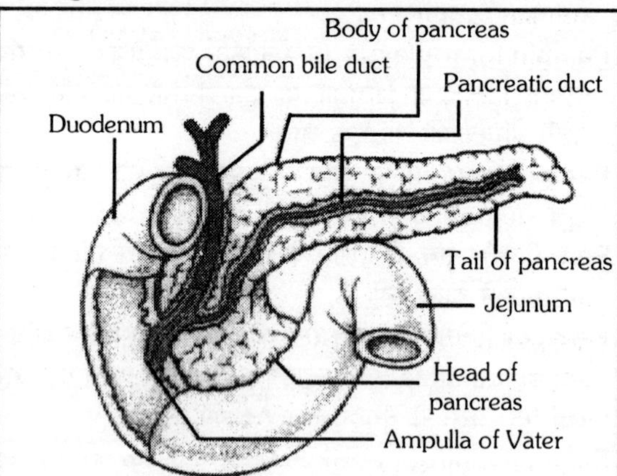

Fig. 404 : Pancreas (अग्न्याशय)

Duodenum = ग्रहणी, Ampulla of Vater = वेटर की कलशिका, Head of pancreas = अग्न्याशय का शीर्ष, Jejunum = मध्यान्त्र, Tail of pancreas = अग्न्याशय की पुच्छ, Pancreatic duct = अग्न्याशयिक वाहिनी, Body of pancreas = अग्न्याशय का काय, Common bile duct = सामान्य पित्त वाहिनी

Pancreata (पैन्क्रियाटा)—Pancreas का बहुवचन

Pancreatalgia (पैन्क्रियाटैल्जिया)— अग्न्याशय में दर्द होना, अग्न्याशयशूल

Pancreatectomy (पैन्क्रियाटैक्टॉमी)—शल्यक्रिया द्वारा अग्न्याशय को काट कर निकाल देना, अग्न्याशयोच्छेदन

Pancreatemphraxis (पैन्क्रियाटैम्फ्रेक्सिस)—अग्न्याशयिक वाहिनी में अवरोध उत्पन्न हो जाने के कारण अग्न्याशय में रक्ताधिक्य हो जाना जिससे अग्न्याशय में सूजन हो जाती है।

Pancreathelcosis (पैन्क्रियाथेल्कोसिस)— अग्न्याशय में जख्म बन जाना

Pancreatic (पैन्क्रियाटिक)—अग्न्याशय से सम्बन्धित, अग्न्याशयिक

Pancreatic duct (पैन्क्रियाटिक डक्ट)— वह वाहिनी जो अग्न्याशय-रस को ड्योडिनम में पहुँचाती है, अग्नयाशयिक वाहिनी

Pancreatic juice (पैन्क्रियाटिक जूस)—अग्न्याशय का बाह्य स्राव, अग्न्याशय-रस

Pancreaticocholecystostomy (पैन्क्रियाटिकोकोली-सिस्टोस्टॉमी)—अग्न्याशय एवं पित्ताशय के बीच एक मार्ग बनाना

Pancreaticoduodenal (पैन्क्रियाटिकोड्योडिनल)—अग्न्याशय एवं ग्रहणी सम्बन्धी

Pancreaticoduodenectomy (पैन्क्रियाटिकोड्योडिनै-क्टॉमी)—Pancreatoduodenectomy.

Pancreaticoduodenostomy (पैन्क्रियाटिकोड्योडिनो-स्टॉमी)— अग्न्याशय एवं ग्रहणी के बीच एक मार्ग बनाना

Pancreaticoenterostomy (पैन्क्रियाटिकोएन्ट्रोस्टॉमी)—अग्न्याशयिक वाहिनी एवं आँत के बीच मार्ग बनाना

Pancreaticogastrostomy (पैन्क्रियाटिकोगैस्ट्रॉस्टॉमी)—अग्न्याशय एवं आमाशय के बीच मार्ग बनाना

Pancreaticojejunostomy (पैन्क्रियाटिकोजेजुनॉस्टॉमी) —अग्न्याशयिक वाहिनी एवं मध्यान्त्र अथवा जेजुनम के बीच मार्ग बनाना

Pancreatin (पैन्क्रियाटिन)—अग्न्याशय से प्राप्त एन्ज़ाइमों का एक मिश्रण, अग्न्याशयजन्य किण्व

Pancreatitis (पैन्क्रियाटाइटिस)— अग्न्याशयशोथ। यह निम्न प्रकार का हो सकता है–

Acute hemorrhagic pancreatitis (एक्यूट हीमोरैह्जिक पैन्क्रियाटाइटिस)—तीव्र अग्न्याशयशोथ जिसमें अग्न्याशय में रक्तस्राव हो जाता है, तीव्र रक्तस्रावी अग्न्याशयशोथ

Acute pancreatitis (एक्यूट पैन्क्रियाटाइटिस)— ऐसा अग्न्याशयशोथ जिसमें अचानक अधिजठरीय प्रदेश में बहुत तेज दर्द उठता है जिसके साथ उल्टी होती है तथा डकारें आती हैं, तीव्र अग्न्याशयशोथ

Calcareous pancreatitis (कैल्केरीयस पैन्क्रियाटाइटिस)— अग्न्याशयशोथ जिसके साथ अग्न्याशय में अश्मरियाँ बन जाती हैं।

Chronic pancreatitis (क्रोनिक पैन्क्रियाटाइटिस)—अग्न्याशयशोथ जिसमें व्रणचिन्ह ऊतक बन जाता है जिसके साथ ही अग्न्याशय का कार्य बिगड़ जाता है।

Purulent pancreatitis (प्यूरूलैन्ट पैन्क्रियाटाइटिस)—ऐसा अग्न्याशयशोथ जिसमें पस पड़ जाता है।

Pancreatocholecystostomy (पैन्क्रियाटोकोलीसिस्टोस-टॉमी)—Pancreaticocholecystostomy.

Pancreatoduodenectomy (पैन्क्रियाटोड्योडीनेक्टॉमी) —ग्रहणी या ड्योडिनम के पास के भाग के साथ अग्न्याशय के सिर को शल्यक्रिया द्वारा अगल कर देना

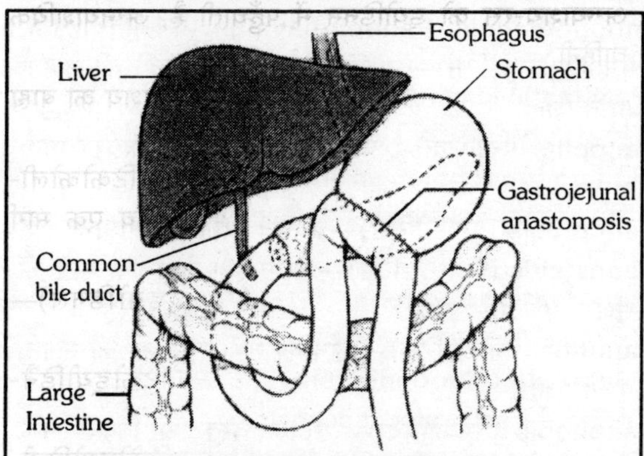

Fig. 405 : Pancreatoduodenectomy
(ग्रहणी-अग्न्याशयोच्छेदन)
Liver = यकृत, Common bile duct = सामान्य पित्त वाहिनी, Large intestine = बड़ी आँत, Gastrojejunal anastomosis = जठरमध्यान्त्र सम्मिलन, Stomach = आमाशय, Esophagus = ग्रासनली

Pancreatoduodenostomy (पैन्क्रियाटोड्योडीनॉस्टॉमी) — शल्यक्रिया द्वारा अग्न्याशयिक वाहिनी का ग्रहणी के साथ सम्मिलन करना

Pancreatogastrostomy (पैन्क्रियाटोगैस्ट्रॉस्टॉमी)—Pancreaticogastrostomy.

Pancreatogenic, Pancreatogenous (पैन्क्रियाटोजेनिक, पैन्क्रियाटोजीनस)—अग्न्याशय से उत्पन्न होने वाला, अग्न्याशयजनित।

Pancreatogram (पैन्क्रियाटोग्राम)— अग्न्याशय का एक्स-रे चित्र

Pancreatography (पैन्क्रियाटोग्राफी)— अग्न्याशय में किसी एक्स-रे अमेद्य पदार्थ का इन्जैक्शन लगाकर उसका एक्स-रे खींचना, अग्न्याशयचित्रण

Pancreatojejunostomy (पैन्क्रियाटोजेजुनास्टॉमी)—Pancreaticojejunostomy.

Pancreatolith (पैन्क्रियाटोलिथ)—अग्न्याशय की पथरी

Pancreatolithectomy (पैन्क्रियाटोलिथेक्टॉमी)—अग्न्याशय से किसी पथरी को अलग कर देना

Pancreatolithiasis (पैन्क्रियाटोलिथिएसिस)—अग्न्याशय में पथरियों का पाया जाना

Pancreatolithotomy (पैन्क्रियाटोलिथोटॉमी)—Pancreatolithectomy.

Pancreatolysis (पैन्क्रियाटोलाइसिस)—अग्न्याशय-ऊतक का नष्ट होना

Pancreatolytic (पैन्क्रियाटोलाइटिक)— अग्न्याशय-ऊतक के लिए विनाशकारी

Pancreatomegaly (पैन्क्रियाटोमेगैली)— अग्न्याशय का असामान्य रूप से बड़ा हो जाना

Pancreatomy (पैन्क्रियाटॉमी)— अग्न्याशय में चीरा लगाना

Pancreatoncus (पैन्क्रियाटोन्कस)—अग्न्याशय का एक अर्बुद

Pancreatopathy (पैन्क्रियाटोपैथी)—Pancreopathy.

Pancreatotomy (पैन्क्रियाटोटॉमी)—Pancreatomy.

Pancreatotropic (पैन्क्रियाटोट्रॉपिक)—अग्न्याशय से लगाव रखने वाला

Pancreectomy (पैन्क्रियेक्टॉमी)—अग्न्याशय को आंशिक अथवा पूर्णरूप से काट कर निकाल देना

Pancreolith (पैन्क्रियोलिथ)—Pancreatolith.

Pancreolithotomy (पैन्क्रियोलिथोटॉमी)—Pancreatolithotomy.

Pancreolysis (पैन्क्रियोलाइसिस)—एन्ज़ाइमो द्वारा अग्न्याशय का नष्ट होना

Pancreolytic (पैन्क्रियोलाइटिक)—Pancreatolytic.

Pancreopathy (पैन्क्रियोपैथी)— अग्न्याशय का कोई भी रोग, अग्न्याशय-विकार

Pancreoprivic (पैन्क्रियोप्राइविक)—अग्न्याशय से रहित

Pancystitis (पैनसिस्टाइटिस)— मूत्राशय की भित्ति की सम्पूर्ण मोटाई को ग्रस्त करने वाला मूत्राशयशोथ

Pancytopenia (पैनसाइटोपीनिया)—सभी रक्त कोशिकाओं का घट जाना, पूर्णरक्तकोशिकाहीनता

Pandemia (पैण्डीमिया)— किसी जानपदिक रोग के द्वारा किसी बड़े क्षेत्र में बहुत से लोगों का रोगग्रस्त होना

Pandemic (पैण्डेमिक)— सम्पूर्ण संसार में फैलने वाला एक जानपदिक रोग, विश्वमारी, महामारी

Pandemicity (पैण्डेमिसिटी)— विश्वमारी होने की अवस्था

Pandiculation (पैण्डीकुलेशन)—अंगड़ाई तथा जम्भाई लेना जैसा कि सामान्य रूप से सोकर उठने पर होता है।

Panencephalitis (पैनएन्सीफैलाइटिस)—सम्पूर्ण मस्तिष्क का शोथ

Panendoscope (पैनएण्डोस्कोप)—मूत्राशय के भीतर का चारों ओर का निरीक्षण करने के लिए एक मूत्राशयदर्शी

Panesthesia (पैनेस्थीज़िया)— अनुभव की गई सम्वेदनाओं का योग

Pang (पैंन)— किसी भावावेग का अचानक उत्पन्न होना, तीव्र क्षणिक पीड़ा।

Panglossia (पैनग्लोसिया)— अत्यधिक बात बनाना

Panhidrosis (पैनहाइड्रोसिस)— शरीर की सम्पूर्ण सतह पर पसीना आना

Panhydrometer (पैनहाइड्रोमीटर)— किसी भी द्रव के आपेक्षिक घनत्व का पता लगाने वाला उत्प्लव-धनत्वमापी (हाइड्रोमीटर)

Panhygrous (पैनहाइग्रस)—सभी ओर से तर

Panhyperemia (पैनहाइप्रीमिया)— शरीर के किसी सम्पूर्ण अंग अथवा भाग में अतिरक्तता होना

Panhypopituitarism (पैनहाइपोपिट्यूटेरिज़्म)—पीयूष ग्रन्थि के अभाव में अथवा इसमें क्षति पहुँच जाने के कारण सार्वदैहिक पीयूष ग्रन्थि अल्पक्रियता, पूर्णपीयूषिकाल्पक्रियता

Panhysterectomy (पैनहिस्ट्रेक्टॉमी)—गर्भाशयग्रीवा सहित सम्पूर्ण गर्भाशय को काट कर निकाल देना, सम्पूर्णगर्भाशयोच्छेदन

Panhysterocolpectomy (पैनहिस्ट्रोकोल्पेक्टॉमी)—सम्पूर्ण गर्भाशय एवं योनि को काट कर निकाल देना।

Panhystero-oophorectomy (पैनहिस्ट्रो-ऊफोरेक्टॉमी) — गर्भाशय, गर्भाशयग्रीवा तथा एक या दोनों डिम्बग्रन्थियों को काट कर निकाल देना।

Panhysterosalpingectomy (पैनहिस्ट्रोसैल्पिन्जैक्टॉमी) — गर्भाशय, गर्भाशयग्रीवा तथा डिम्बवाहिनियों को काट कर निकाल देना।

Panhysterosalpingo-oophorectomy (पैनहिस्ट्रोसैल्पिन्जो-ऊफोरेक्टॉमी)—गर्भाशयग्रीवा सहित सम्पूर्ण गर्भाशय, डिम्बग्रन्थियों एवं डिम्ब वाहिनियों को शल्यक्रिया द्वारा काट कर निकाल देना।

Panic (पैनिक)—आतंक अथवा भय

Panicula (पैनीकुला)— सूजन अथवा अर्बुद

Panidrosis (पैनीड्रोसिस)—Panhidrosis.

Panimmunity (पैनइम्यूनिटी)— बहुत से जीवाणुज तथा विषाणुज रोगों के प्रति सार्वदैहिक रोगक्षमता

Panis (पैनिस)— रोटी

Panivorous (पैनीवोरस)— रोटी पर पलने वाला

Panmyeloid (पैनमाइलॉयड)— अस्थि मज्जा के सभी तत्त्वों से सम्बन्धित

Panmyelophthisis (पैनमाइलोफ्थाइसिस)—अस्थि मज्जा का सार्वदैहिक अपव्यय

Panmyelosis (पैनमाइलोसिस)— अस्थि मज्जा के सभी तत्त्वों में वृद्धि होना

Panneuritis (पैनन्यूराइटिस)— सार्वदैहिक तन्त्रिकाशोथ

Panni (पैनाइ)— Pannus का बहुवचन

Panniculectomy (पैनीकुलेक्टॉमी)—मोटे व्यक्ति में मोटापा कम करने के लिए उदर के वसा की उपरिस्थ परत को काट कर निकाल देना

Panniculitis (पैनीकुलाइटिस)— अग्र उदरीय भित्ति के वसीय संयोजी ऊतक का शोथ, अधस्त्वक् वसास्तरशोथ

Panniculus (पैनीकुलस)— ऊतक की कपड़े के समान चादर, अधस्त्वक्-अस्तर

Pannosity (पैनोसिटी)—त्वचा की कोमलता, त्वग्मृदुता

Pannus (पैनस)—स्वच्छमण्डल के ऊपर बना नवीन उपरिस्थ वाहिकामय ऊतक, नाखूना।

Panodic (पैनोडिक)— सभी दिशाओं में फैलने वाला, विशेषकर कोई तन्त्रिका आवेग

Panophobia (पैनोफोबिया)—सामान्यतया प्रत्येक वस्तु का विकृत भय

Panophthalmia, Panophthalmitis (पैनऑफ्थैल्मिया, पैनऑफ्थैल्माइटिस)— आँख की सभी संरचनाओं की सूजन, सर्वनेत्रशोथ

Panoptic (पैनोप्टिक)— प्रत्येक भाग को दृष्टिगोचर बनाने वाला

Panoptosis (पैनोप्टोसिस)— उदरीय अंगों का सामान्य भ्रंश

Panosteitis (पैनोस्टाइटिस)— किसी हड्डी के प्रत्येक भाग की सूजन, पूर्णअस्थिशोथ

Panotitis (पैनोटाइटिस)— कान की सभी रचनाओं की सूजन, पूर्णकर्णशोथ।

Panphobia (पैनफोबिया)— प्रत्येक वस्तु का विकृत भय, सर्वभीति

Panplegia (पैनप्लेजिया)— पूर्ण पक्षाघात

Pansclerosis (पैनस्क्लेरोसिस)— सम्पूर्ण अंग का कठोर होना

Pansinusitis (पैनसाइनुसाइटिस)—सभी परानासीय विवरों का शोथ, पूर्णनासाविवरशोथ।

Pansphygmograph (पैनस्फाइग्मोग्राफ)— एक ही समय में हृदय की गतियों, नाड़ी तरंग तथा वक्ष की गतियों का अभिलेखन करने वाला एक उपकरण

Pansystolic (पैनसिस्टोलिक)— प्रथम हृदय ध्वनि से द्वितीय हृदय ध्वनि तक विस्तृत होने वाला

Pant (पैन्ट)—1. हाँफना 2. क्षणिक एवं छिछला श्वसन

Pant-, Panto- (पैन्ट-, पैन्टो-)—उपसर्ग जिनका अर्थ सब अथवा किसी वस्तु का सम्पूर्ण है।

Pantachromatic (पैन्टाक्रोमेटिक)— पूर्णतया रंगहीन

Pantalgia (पैन्टेल्जिया)—सम्पूर्ण शरीर में दर्द होना

Pantamorphia (पैन्टामोर्फिया)— सार्वदैहिक विकृत रचना

Pantamorphic (पैन्टामोर्फिक)— निराकार

Pantanencephalia (पैन्टनएन्सिफैलिया)—Pantanencephaly.

Pantanencephaly (पैन्टनएन्सिफैली)— किसी भ्रूण में सम्पूर्ण मस्तिष्क का अभाव

Pantankyloblepharon (पैन्टनकाइलोब्लेफेरोन)— आँख की पलकों का नेत्रगोलक पर सामान्य चिपकाव

Pantatrophia, Pantatrophy (पैन्टाट्रॉफिया, पैन्टाट्रॉफी)— सार्वदैहिक क्षीणता एवं अपक्षय

Panthodic (पैन्थोडिक)—Panodic.

Panting (पैन्टिंग)— शीघ्रगामी एवं छिछला श्वसन

Pantomography (पैन्टोमोग्राफी)—वक्र सतहों की टोमोग्राफी करना

Pantomorphia (पैन्टोमोर्फिया)—किसी भी आकृति को ग्रहण करने के सक्षम

Pantomorphic (पैन्टामॉर्फिक)—सभी आकृतियों को धारण करने के सक्षम

Pantophobia (पैन्टोफोबिया)—Panophobia.

Pantoscopic (पैन्टोस्कोपिक)—पास एवं दूर दोनों की वस्तुओं को देखने के लिए समायोजित

Pantoscopic glasses (पैन्टोस्कोपिक ग्लासेज़)—Bifocal lenses.

Pantothermia (पैन्टोथर्मिया)—बिना किसी स्पष्ट कारण के शरीर का तापमान बदलते रहना

Pantropic (पैन्ट्रॉपिक)—बहुत से अंगों से लगाव रखने वाला

Panzootic (पैनजूटिक)— जन्तुओं में कोई भी बहुत फैलने वाला रोग

PaO_2 — धमनीय रक्त में ऑक्सीजन का आंशिक दाब अथवा धमनीय ऑक्सीजन सान्द्रता

Pap (पैप)—कोमल, अर्द्धठोस भोजन

Paper (पेपर)— लकड़ी एवं अन्य पदार्थों के तन्तुओं की लुगदी से पतली-पतली चादरों के रूप में बना एक पदार्थ, कागज

Bibulous paper (बिबुलस पेपर)— वह कागज जो पानी को आसानी से सोख लेता है।

Filter paper (फिल्टर पेपर)— छानने के काम आने वाला छिद्रपूर्ण कागज जो चिकना नहीं होता

Litmus paper (लिटमस पेपर)—किसी घोल की pH (अम्लता अथवा क्षारता) का परीक्षण करने के लिए लिटमस के घोल से परिपूरित एक कागज जो अम्लीय घोल में लाल तथा क्षारीय घोल में नीला हो जाता है।

Papilla (पैपिला)—एक छोटा चूचुक के समान प्रक्षेपण (उभार) जैसे जिह्वा के शिखर पर स्थित फिलीफार्म पैपिला, अंकुरक

Papillae (पैपिली)—Papilla का बहुवचन, अंकुरक

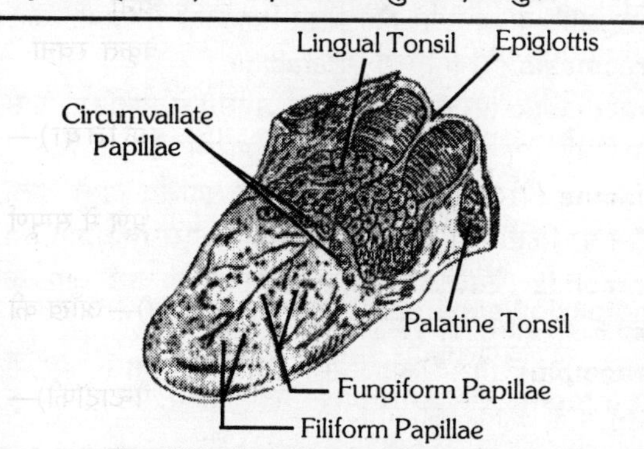

Fig. 406 : Papillae of the tongue
(जिह्वा के अकुंरक)

Lingual tonsil = जिह्वापरक गलतुण्डिका, Circumvallate papillae = परिवृत्त अंकुरक, Filiform papillae = सूत्राकार अंकुरक, Fungiform papillae = कवक रूप अकुंरक, Palatine tonsil = तालव गलतुण्डिका, Epiglottis = कण्ठच्छद

Papillary (पैपिलरी)—अंकुरक सम्बन्धी, उससे मिलता-जुलता, अंकुरकवत् अथवा अंकुरकों से बना हुआ।

Papillary layer (पैपिलरी लेयर)—Stratum papillare.

Papillate (पैपिलेट)— चूचुक के समान वृद्धि से युक्त

Papillectomy (पैपिलेक्टॉमी)— किसी अंकुरक अथवा अंकुरकों को काट कर निकाल देना।

Papilledema (पैपिलीडीमा)— दृष्टि-चक्रिका का शोफ, अक्षिबिम्बशोफ

Papilliferous (पैपिलीफेरस)— अंकुरक धारण करने वाला

Papilliform (पैपिलीफोर्म)— अंकुराकार, अंकुरकरूप

Papillitis (पैपिलाइटिस)—दृष्टि-चक्रिका का शोथ, अक्षिबिम्बशोथ, अंकुरकशोथ

Papilloadenocystoma (पैपिलोएडीनोसिस्टोमा)— अंकुरकार्बुद, ग्रन्थ्यर्बुद तथा पुटीअर्बुद से बना एक अर्बुद

Papillocarcinoma (पैपिलोकार्सिनोमा)—अंकुरकों का कैन्सर

Papilloma (पैपिलोमा)—अंकुरकार्बुद

Papillomatosis (पैपिलोमेटोसिस)—बहुत से अंकुरकार्बुदों का बनना, अंकुरकार्बुदता

Papillomatous (पैपिलोमेटस)— अंकुरकार्बुद सम्बन्धी, अंकुरकार्बुदीय

Papilloretinitis (पैपिलोरेटिनाइटिस)— अंकुरक एवं दृष्टिपटल का शोथ

Papillotome (पैपिलोटोम)— वेटर के पैपिला में चीरा लगाने वाला एक यन्त्र

Papillotomy (पैपिलोटॉमी)—किसी अंकुरक में चीरा लगाना, अंकुरकछेदन

Papillula (पैपील्यूला)—एक छोटा अंकुरक

Papillulae (पैपील्यूली)—Papillula का बहुवचन

Pappataci fever (पैप्पाटेसाइ फीवर)— बालुमक्षिका ज्वर

Pappose (पैप्पोस)— बारीक रोवें जैसे बालों से ढका हुआ

Pappus (पैप्पस)—दाढ़ी के प्रथम बारीक, रोयें जैसे बाल जो गालों एवं ठुड्ढी पर प्रकट होते हैं, रोमगुच्छ

Papula (पैप्यूला)—Papule. Pimple.

Papular (पैप्यूलर)— पिटिका सम्बन्धी, पिटिकीय, फुन्सीदार

Papulation (पैप्यूलेशन)— पिटिकाओं या फुन्सियों का निकलना, पिटिकाभवन

Papule (पैप्यूल)—त्वचा पर एक छोटा, परिसीमित, ठोस, लाल, उठा हुआ स्थान; पिटिका; फुन्सी

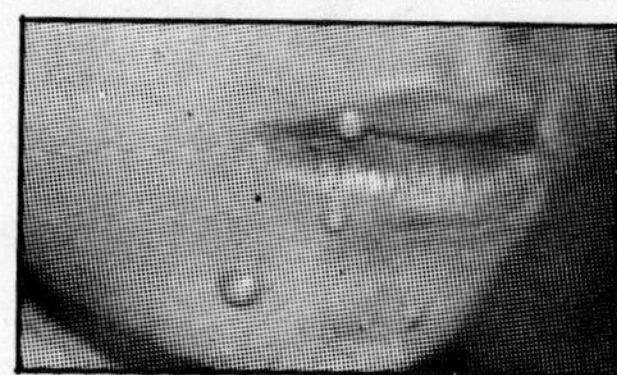

Fig. 407 : Papules (पिटिकाएं)

Papuliferous (पैप्यूलीफेरस)— जिसके पिटिकाएँ अथवा फुन्सियाँ निकल रही हों।

Papuloerythematous (पैप्यूलोइराइदीमेटस)— त्वक्रक्तिमा की सतह पर पिटिकाओं का उत्पन्न होना

Papulopustular (पैप्यूलोपस्चुलर)— पिटिकाओं एवं पूयस्फोटिकाओं दोनों से चिन्हित

Papulopustule (पैपीलोपस्चूल)— ऐसी पिटिका जो शीघ्र ही पूयस्फोटिका में विकसित हो रही होती है।

Papulosis (पैप्यूलोसिस)—बहुत-सी पिटिकाओं का पाया जाना, पिटिकामयता।

Papulosquamous (पैप्यूलोस्क्वामस)—जो पिटिकीय एवं शल्कमय (पपड़ीदार) दोनों होता है।

Papulovesicle (पैप्यूलोवैसिक्ल)— फफोले में विकसित होता हुआ एक छोटा त्वचा उत्सेध

Papulovesicular (पैप्यूलोवैसीकुलर)— पिटिकाओं एवं जलस्फोटिकाओं दोनों से चिह्नित

Papyraceous (पैपीरेसियस)—चर्मपत्र के समान, कागज जैसा

Par (पार)—जोड़ा

Para (पैरा)— वह स्त्री जिसने एक अथवा अधिक जीवनक्षम शिशुओं को जन्म दिया हो।

Para-, Par- (पैरा-, पार-)— उपसर्ग जिनका अर्थ निकट, बगल में, व्यतीत, पार, विपरीत, से अलग, असामान्य, अनियमित, विरुद्ध आदि होता है।

Para-actinomycosis (पैरा-एक्टिनोमाइकोसिस)— जीर्ण संक्रमण, सामान्यतः फुफ्फुसीय जीर्ण संक्रमण जो एक्टिनोमाइसीजता के समान होता है।

Para-anesthesia (पैरा-अनीस्थीज़िया)— शरीर के निचले भाग की असंवेदनता

Para-appendicitis (पैरा-एपैण्डीसाइटिस)— उण्डुकपुच्छ के आस-पास के संयोजी ऊतक का शोथ

Parabionts (पैराबायोन्ट्स)— संयोजन की अवस्था में रहने वाले दो प्राणी

Parabiosis (पैराबायोसिस)—1. दो प्राणियों का जन्मजात संयोजन जैसे संयुक्त यमल अथवा प्रयोग के लिए शल्यक्रिया द्वारा जन्तुओं को संयुक्त करना 2. किसी तन्त्रिका की चालकता का अस्थायी दमन

Parabiotic (पैराबायोटिक)— जन्मजात संयोजन की अवस्था में रहने से सम्बन्धित

Parablepsia, Parablepsis (पैराब्लैप्सिया, पैराब्लेप्सिस)— दृष्टि की असामान्यता, विपर्यस्त दृष्टि

Parabulia (पैराबुलिया)— इच्छा का पलट जाना, विपर्यस्त इच्छा

Paracanthoma (पैराकैन्थोमा)—बाह्यत्वचा की शूक-कोशिका परत का एक अर्बुद

Paracanthosis (पैराकैन्थोसिस)—पैराकैन्थोमाओं (बाह्यत्वचा की शूक-कोशिका परत के अर्बुदों) का विकसित होना।

Paracenesthesia (पैरासीनेस्थीज़िया)—कुशलता की अनुभूति में कमी आ जाना

Paracentesis (पैरासेन्टेसिस)—तरल को निकालने के लिए किसी गुहा का शल्यक्रिया द्वारा वेधन करना जैसे जलोदर में उदर का अथवा फुफ्फुसावरणी निःसरण में फुफ्फुसावरणी गुहा का वेधन करना, पारवेधन

Paracentetic (पैरासेन्टेटिक)—पारवेधन सम्बन्धी, पारवेधनीय

Paracentral (पैरासेन्ट्रल)—केन्द्र के पास स्थित, पराकेन्द्रीय

Paracephalus (पैरासिफैलस)— ऐसा भ्रूण जिसके अल्पवर्धित छोटा सिर होता है तथा अपूर्ण ज्ञानेन्द्रियाँ होती हैं।

Paracervical (पैरासर्वाइकल)— गर्भाशयग्रीवा के आस-पास के संयोजी ऊतक से सम्बन्धित

Paracervix (पैरासर्विक्स)— गर्भाशयग्रीवा के आस-पास का संयोजी ऊतक

Paracholera (पैराकॉलरा)—कॉलरा या विसूचिका (हैजा) के समान रोग परन्तु जो वाइब्रो कॉलरी द्वारा उत्पन्न नहीं होता

Paracholia (पैराकोलिया)— पित्त स्राव में गड़बड़ी हो जाना

Parachordal (पैराकॉर्डल)— भ्रूण में आद्यपृष्ठवंश के पास पड़ा हुआ

Parachroma (पैराक्रोमा)— त्वचा का असामान्य रंग होना

Parachromatism (पैराक्रोमेटिज़्म)—रंगों को ठीक प्रकार से न पहचानना परन्तु वास्तविक वर्णान्धता नहीं होती

Parachromatopsia (पैराक्रोमेटोप्सिया)—वर्णान्धता, रंगों का ज्ञान न होना

Paracinesia, Paracinesis (पैरासाइनीसिया, पैरासाइनीसिस)—प्रेरक शक्तियों का उलट जाना, परागतिक्रम

Paraclinical (पैराक्लीनिकल)— किसी रोग के लक्षणों जैसे ज्वर आदि के अन्तर्गत होने वाली विकृतियों से सम्बन्धित

Paracmasis (पैरेक्मेसिस)—Paracme.

Paracmastic (पैरेक्मेस्टिक)— उस अवस्था से सम्बन्धित जिस पर किसी रोग के लक्षण शान्त होने आरम्भ हो जाते हैं।

Paracme (पैरेक्मी)— उस अवस्था को प्रदर्शित करने वाला जिस पर किसी रोग के लक्षण शान्त होने आरम्भ हो जाते हैं।

Paracolitis (पैराकोलाइटिस)— वृहदान्त्र के चारों ओर के ऊतक का शोथ, पराबृहदान्त्रशोथ

Paracolpitis (पैराकोल्पाइटिस)— योनि को चारों ओर से घेरने वाले ऊतकों का शोथ

Paracolpium (पैराकोल्पियम)— योनि के आस-पास का संयोजी ऊतक

Paracousis (पैराकाऊसिस)—Paracusis.

Paracrine (पैराक्राइन)—किसी अन्तःस्रावी ग्रन्थि के स्रोत के अतिरिक्त अन्य किसी स्रोत से उत्पन्न होने वाला एक हॉर्मोन-स्राव

Paracrisis (पैराक्राइसिस)— शरीर के स्रावों की कोई भी विकृति

Paracusia (पैराकुसिया)— कोई भी श्रवण-विकार, अपश्रवण। यह निम्न प्रकार का हो सकता है—

Paracusia acris (पैराकुसिया एक्रिस)—बहुत तेज सुनाई देना

Paracusia duplicata (पैराकुसिया डुप्लीकेटा)—एक आवाज़ की दो सुनाई देना

Paracusia loci (पैराकुसिया लोकाइ)— किसी ध्वनि की दिशा बताने में असमर्थता

Paracusia willisiana (पैराकुसिया विलीसियाना)— शोरगुल के स्थान पर बेहतर सुनने की क्षमता

Paracusis (पैराकुसिस)—Paracusia.

Paracyesis (पैरासाइसिस)—Ectopic pregnancy.

Paracystic (पैरासिस्टिक)—मूत्राशय के पास स्थित

Paracystitis (पैरासिस्टाइटिस)—मूत्राशय के चारों ओर के ऊतकों का शोथ, परामूत्राशयशोथ।

Paracystium (पैरासिस्टियम)—मूत्राशय को चारों ओर से घेरने वाला संयोजी ऊतक

Paracytic (पैरासाइटिक)—शरीर के किसी भाग में सामान्य रूप से पायी जाने वाली कोशिकाओं के अतिरिक्त अन्य कोशिकाओं से सम्बन्धित

Paradenitis (पैराडीनाइटिस)— किसी ग्रन्थि के चारों ओर के ऊतकों का शोथ

Paradental (पैराडैन्टल)—1. दन्त-चिकित्सा से सम्बन्धित 2. किसी दाँत के चारों ओर स्थित

Paradentium (पैराडैन्टियम)—Periodontium.

Paradidymal (पैराडिडाइमल)—1. परावृषण सम्बन्धी 2. शुक्रग्रन्थि के आस-पास

Paradidymides (पैराडिडाइमाइड्स)— Paradidymis का बहुवचन

Paradidymis (पैराडिडाइमिस)—परावृषण

Paradipsia (पैराडिप्सिया)—तरल वस्तुओं के लिए असामान्य इच्छा

Paradox (पैराडौक्स)—विरोधाभास

Paradoxic, Paradoxical (पैराडौक्सिक, पैराडौक्सीकल)— विरोधाभासी

Paraequilibrium (पैराइक्वीलिब्रियम)—कान के प्राघाणी उपकरण के किसी रोग अथवा इसके कार्य के बिगड़ जाने के कारण चक्कर आना

Paraesthesia (पैराएस्थीज़िया)— किसी संवेदना में किसी प्रकार की असामान्यता, अपसंवेदन

Paraffin (पैराफिन)— पैट्रोलियम से उपलब्ध एक मोमीया हाइड्रोकार्बन जिसका मरहम के आधार के रूप में अथवा जख्मों की मरहम पट्टी में प्रयोग किया जाता है। यह तरल, कोमल, कठोर तथा श्वेत कोमल अथवा पीला कोमल हो सकता है।

Paraffinoma (पैराफिनोमा)—बहुत दिनों से पैराफिन के लगने वाले स्थान पर बना एक अर्बुद

Paraffinum (पैराफिनम)—Paraffin.

Paraflagella (पैराफ्लेजिला)— Paraflagellum का बहुवचन

Paraflagellate (पैराफ्लेजिलेट)—एक या अधिक कशाभों से युक्त

Paraflagellum (पैराफ्लेजिलम)— कुछ एककोशिकीय जन्तुओं में असाधारण कशाभ के अतिरिक्त उनसे संलग्न एक अतिरिक्त सूक्ष्म कशाभ

Parafollicular (पैराफॉलीकुलर)— किसी पुटक या कूप से सम्बद्ध

Parafunction (पैराफंक्शन)— अपक्रिया

Paragammacism (पैरागैमासिज़्म)—अँग्रेजी के अक्षर "जी", "के" तथा "सीएच" की ध्वनियों का उच्चारण करने में असमर्थता

Paraganglia (पैरागैंग्लिया)— Paraganglion का बहुवचन

Paraganglioma (पैरागैंग्लियोमा)— अधिवृक्क अन्तस्था एवं परागण्डिकाओं का एक अर्बुद जो वर्णरागी कोशिकाओं का बना होता है, परागण्डिकार्बुद

Paraganglion (पैरागैंग्लियान)— अनुकम्पी तन्त्रिका-तन्त्र से सम्बद्ध वर्णरागी कोशिकाओं का एक संग्रह जो शरीर के बहुत से अंगों एवं भागों में पाया जाता है, परागण्डिका

Paragene (पैराजीन)—Plasmid

Paragenital (पैराजैनाइटल)—जननांगों के आस-पास का

Parageusia, Parageusis (पैराग्यूसिया, पैराग्यूसिस)—स्वाद के ज्ञान में कोई विकार उत्पन्न हो जाना

Parageusic (पैराग्यूसिक)— स्वाद-ज्ञान में उत्पन्न किसी विकार से सम्बन्धित

Paraglobulin (पैराग्लोबुलिन)—रक्त सीरम एवं शरीर के अन्य तरलों में पाया जाने वाला ग्लोबुलिन

Paraglobulinuria (पैराग्लोबुलिनूरिया)—मूत्र में अत्यधिक पैराग्लोबुलिन का विसर्जित होना

Paraglossa (पैराग्लोसा)—जिह्वा का बढ़ जाना, जिह्वावृद्धि

Paraglossia (पैराग्लोसिया)—जिह्वा के नीचे स्थित ऊतकों का शोथ

Paragnathus (पैराग्नेथस)— 1. जन्म से ही एक सहायक जबड़ा धारण करने वाला 2. एक परजीवीय भ्रूण जो स्वजीवनक्षम भ्रूण के जबड़े के बाह्य भाग से संलग्न रहता है।

Paragnomen (पैरेग्नोमेन)— एक अप्रत्याशित प्रतिक्रिया

Paragonorrheal (पैरागोनोरिह्यल)—अप्रत्यक्ष रूप से सूजाक से सम्बद्ध

Paragrammatism (पैराग्रैमेटिज़्म)—शब्दों का अनुचित प्रयोग करना तथा उन्हें व्याकरण के नियमों के अनुसार व्यवस्थित करने में असमर्थता

Paragranuloma (पैराग्रेनुलोमा)— हॉज़किन के रोग का एक सुदम रूप जो अधिकतर लसीका ग्रन्थियों तक सीमित होता है।

Paragraphia (पैराग्रेफिया)—उन अक्षरों अथवा शब्दों को लिखना जिन्हें लिखना नहीं चाहिए

Parahemophilia (पैराहीमोफीलिया)—कौगुलेशन फैक्टर v की कमी के कारण जन्मजात रक्तस्रावी प्रवृत्ति

Parahepatic (पैराहिपैटिक)— यकृत के आस-पास

Parahepatitis (पैराहिपैटाइटिस)— यकृत के आस-पास के ऊतकों का शोथ

Parahidrosis (पैराहाइड्रोसिस)—Paridrosis.

Parahormone (पैराहॉर्मोन)—वह पदार्थ जो वास्तविक हॉर्मोन नहीं होता परन्तु हॉर्मोन के समान उत्तेजक प्रभाव डालता है।

Parahypnosis (पैराहिपनोसिस)— विकृत निद्रा

Parahypophysis (पैराहाइपोफाइसिस)— पर्याणिका को आस्तरित करने वाली दृढ़तानिका में पाया जाने वाला पीयूष ग्रन्थि का एक छोटा-सा टुकड़ा

Parainfection (पैराइन्फैक्शन)—रोगोत्पादक सूक्ष्मजीवों की विद्यमानता न होते हुए किसी संक्रामक रोग के लक्षणों का अध्ययन

Parakappacism (पैराकैपासिज़्म)—'के' की ध्वनि के स्थान पर अन्य अक्षर की ध्वनि का प्रतिस्थापन

Parakeratosis (पैराकेराटोसिस)—त्वचा की असामान्य श्रृंगी वृद्धि

Parakinesia (पैराकाइनीसिया)—Paracinesia.

Parakinesis (पैराकाइनेसिस)—Paracinesia.

Paralalia (पैरालैलिया)—एक वाणी दोष जिसमें उत्पन्न हुई स्वर ध्वनि इच्छित स्वर ध्वनि से भिन्न होती है अथवा बोलने में एक अक्षर के स्थान पर दूसरे अक्षर को प्रतिस्थापित कर दिया जाता है; उच्चारणदोष

Paralambdacism (पैरालैम्बडैसिज़्म)—'एल' अक्षर का ठीक से उच्चारण करने में असमर्थता

Paralbumin (पैरेल्ब्युमिन)—डिम्बग्रन्थि-पुटी एवं जलोदर में पाया जाने वाला एक एल्ब्युमिन अथवा प्रोटीन पदार्थ

Paralepsy (पैरालैप्सी)—एकदम से एवं अस्थायी रूप से होने वाली मानसिक निष्क्रियता तथा निराशा

Paralexia (पैरालैक्सिया)—छपे हुए शब्दों अथवा वाक्यों को पढ़ने में असमर्थता जिनके स्थान पर शब्दों का अर्थहीन संयोजन प्रतिस्थापित कर दिया जाता है; उच्चारण अक्षमता

Paralgesia (पैरेल्जेसिया)—एक असामान्य एवं वेदनायुक्त अनुभूति

Paralgia (पैरेल्जिया)—Paralgesia.

Paralipophobia (पैरालाइपोफोबिया)— ड्यूटी की उपेक्षा करने का विकृत भय

Parallactic (पैरालेक्टिक)—लम्बन सम्बन्धी

Parallagma (पैरालैग्मा)— किसी हड्डी अथवा टूटी हुई हड्डी के टुकड़ों का विस्थापन

Parallax (पैरालैक्स)—प्रेक्षक की स्थिति बदल जाने के कारण किसी वस्तु का प्रत्यक्ष विस्थापन होना; लम्बन

Parallelism (पैरालैलिज़्म)—समानान्तर होने की दशा, समानान्तरता

Parallergic (पैरेलर्जिक)— पैरालर्जी से सम्बन्धित

Parallergy (पैरालर्जी)—किसी विशिष्ट एलर्जेन से सुग्राहित होने के पश्चात् अन्य उद्दीपनों के प्रति एलर्जीग्रस्त हो जाना।

Paralogia (पैरालोगिया)— विचार का विकार

Paralogism (पैरालोगिज़्म)—Paralogia.

Paralogy (पैरालोगी)—Paralogia.

Paralysed (पैरालाइज़्ड)— पक्षाघात से ग्रस्त

Paralysis (पैरालाइसिस)—तन्त्रिकाओं की विक्षतियों के कारण शरीर के किसी अंग अथवा भाग में अनुभूति का अभाव होना अथवा उसका कार्य न करना, पक्षाघात; अंगघात–

Acoustic paralysis (एकाऊस्टिक पैरालाइसिस)— बधिरता; बहरापन

Alcoholic paralysis (एल्कोहॉलिक पैरालाइसिस)—. जीर्ण मदात्यय में उत्पन्न होने वाला पक्षाघात

Anesthesia paralysis (एनीस्थीज़िया पैरालाइसिस)— संज्ञाहरण देने के पश्चात् उत्पन्न होने वाला पक्षाघात

Ascending paralysis (एसैण्डिग पैरालाइसिस)— पक्षाघात जो निचली भुजा से आरम्भ होकर ऊपर को चढ़ता है, आरोही अंगघात

Atrophic spinal paralysis (एट्रॉफिक स्पाइनल पैरालाइसिस)— तीव्र पोलियोमायलाइटिस के द्वारा उत्पन्न पक्षाघात

Bell's paralysis (बैल्स पैरालाइसिस)—Facial paralysis.

Birth paralysis (बर्थ पैरालाइसिस)—जन्म के समय लगी चोट के कारण होने वाला अंगघात

Brachiofacial paralysis (ब्रेकियोफेशल पैरालाइसिस)— मुख एवं भुजा का पक्षाघात

Bulbar paralysis (बल्बर पैरालाइसिस)— मेडूला आब्लाँगेटा के प्रेरक केन्द्रों में परिवर्तन होने के कारण उत्पन्न पक्षाघात, मेरुशीर्षघात

Central paralysis (सेन्ट्रल पैरालाइसिस)—मस्तिष्क अथवा सुषुम्ना रज्जु की किसी विक्षति के कारण होने वाला पक्षाघात

Complete paralysis (कमप्लीट पैरालाइसिस)— ऐसा पक्षाघात जिसमें सम्वेदना एवं कार्य का पूर्ण अभाव हो जाता है।

Compression paralysis (कम्प्रैशन पैरालाइसिस)— किसी नाड़ी पर लम्बे समय तक दबाव पड़ने से उत्पन्न पक्षाघात, सम्पीडन अंगघात

Crossed paralysis (क्रॉस्ड पैरालाइसिस)—चेहरे के एक ओर तथा विपरीत ओर की भुजाओं को प्रभावित करने वाला पक्षाघात, विपरीतांगघात

Crutch paralysis (क्रच पैरालाइसिस)— बैशाखी के द्वारा बगल की नाड़ियों पर दबाव पड़ने से उत्पन्न पक्षाघात

Decubitus paralysis (डैकुबिटस पैरालाइसिस)— लम्बे समय तक एक स्थिति में लेटे रहने से किसी तन्त्रिका पर दबाव पड़ने से उत्पन्न पक्षाघात

Diphtheritic paralysis (डिफ्थेरेटिक पैरालाइसिस)— रोहिणी या डिफ्थीरिया के उपद्रव स्वरूप उत्पन्न होने वाला तालु, नेत्रों, भुजाओं, मध्यपट या डायाफ्राम तथा अन्तरापर्शुकी पेशियों का पक्षाघात

Diver's paralysis (डाइवर्स पैरालाइसिस)— समुद्र से निकलने के पश्चात् गहराई के समुद्र के गोताखोर के ऊपर अचानक ही वायुमण्डलीय दाब के कम हो जाने के कारण उत्पन्न पक्षाघात

Erb-Duchenne paralysis (अर्ब-डुकेन पैरालाइसिस)— पाँचवीं तथा छठी ग्रैव तन्त्रिका मूलों में क्षति पहुँचने के कारण हाथ की पेशियों के अतिरिक्त ऊपरी बाहु की पेशियों का पक्षाघात

Facial paralysis (फेशियल पैरालाइसिस)— आनन-तन्त्रिका का पक्षाघात, आर्दित, आनन घात

Flaccid paralysis (फ्लैसिड पैरालाइसिस)—सुषुम्ना रज्जु की अधःप्रेरक तन्त्रिकाकोशिकाओं में विक्षतियाँ होने के कारण पेशीय तान के अभाव से सम्बद्ध पक्षाघात, शिथिल अंगाघात

General paralysis (जनरल पैरालाइसिस)— धीरे-धीरे बढ़कर सम्पूर्ण शरीर को प्रभावित करने वाला पक्षाघात, सार्वदैहिक पक्षाघात

Glossolabial paralysis (ग्लोसोलेबियल पैरालाइसिस)— जिह्वा एवं होठों का पक्षाघात

Hysteric paralysis (हिस्टीरिक पैरालाइसिस)— गति का अस्थायी अभाव जो पक्षाघात के समान होता है।

Incomplete paralysis (इनकमप्लीट पैरालाइसिस)— शरीर के किसी अंग अथवा भाग का आंशिक पक्षाघात

Infantile paralysis (इन्फैन्टाइल पैरालाइसिस)—शिशुओं में पोलियोमायलाइटिस में होने वाला पक्षाघात, शिशु-अंगघात

Ischemic paralysis (इस्कीमिक पैरालाइसिस)— रक्त आपूर्ति में कमी हो जाने के फलस्वरूप उत्पन्न होने वाला पक्षाघात

Klumpke-Dejerine paralysis (क्लम्पकी-डीज़ेरीन पैरालाइसिस)—जन्म के समय आघात पहुँचने के फलस्वरूप होने वाला बाँह के निचले भाग एवं हाथों का अपक्षय पक्षाघात

Landry's paralysis (लैण्ड्रीज़ पैरालाइसिस)—निचली भुजाओं में उत्पन्न होने तथा शीघ्र ही धड़ की ओर बढ़ने वाला शिथिल पक्षाघात, लैन्ड्री अंगघात

Lead paralysis (लैड पैरालाइसिस)—लैड विषाक्तता के उपरान्त उत्पन्न होने वाला पक्षाघात

Mimetic paralysis (माइमेटिक पैरालाइसिस)— चेहरे की पेशियों का पक्षाघात

Mixed paralysis (मिक्स्ड पैरालाइसिस)—प्रेरक एवं संवेदी दोनों तन्त्रिकाओं का संयुक्त पक्षाघात, मिश्र-अंगघात

Muscular paralysis (मस्कुलर पैरालाइसिस)—पेशियों के संकुचन का अभाव

Musculospiral paralysis (मस्कुलोस्पाइरल पैरालाइसिस)— किसी कठोर किनारे से बाँह के दब जाने से मस्कुलोस्पाइरल तन्त्रिका में लम्बे समय से अरक्तता हो जाने के कारण कलाई एवं अंगुलियों की प्रसारक पेशियों का पक्षाघात जिसके परिणामस्वरूप हाथ बिस्तर अथवा कुर्सी के किनारे पर से लटक जाता है।

Obstetrical paralysis (ऑब्सटेट्रीकल पैरालाइसिस)— Birth paralysis.

Paralysis agitans (पैरालाइसिस एजिटान्स)— सकम्प अंगघात

Paralysis of accommodation (पैरालाइसिस ऑफ एक्कोमोडेशन)—आँख की रोमक पेशियों का पक्षाघात जिसके परिणामस्वरूप आँख अपने को बहुत सी दूरियों के प्रति समायोजित करने में असमर्थ हो जाती है।

Periodic paralysis (पीरियोडिक पैरालाइसिस)—ऐसा पक्षाघात जो अस्थायी रूप से समाप्त हो जाता है और पुनः उत्पन्न हो जाता है।

Phonetic paralysis (फोनेटिक पैरालाइसिस)— स्वर-रज्जुओं का पक्षाघात

Pott's paralysis (पौट्स पैरालाइसिस)—पौट के रोग के कारण शरीर के निचले भाग में होने वाला पक्षाघात

Pressure paralysis (प्रैशर पैरालाइसिस)— सुषुम्ना रज्जु या किसी तन्त्रिका पर किसी अर्बुद अथवा क्षति पहुँचने से दबाव पड़ने के कारण उत्पन्न पक्षाघात

Pseudobulbar paralysis (स्यूडोबल्बर पैरालाइसिस)— मस्तिष्कप्रान्तस्थासुषुम्ना-पथ के दोनों ओर विक्षतियाँ हो जाने के कारण चेहरे, ग्रसनी एवं जिह्वा का पक्षाघात जिसके साथ ही रोगी अक्सर रोने या हँसने लगता है जिसे नियन्त्रित नहीं किया जा सकता, कूटमेरुशीर्षज घात

Pseudohypertrophic muscular paralysis (स्यूडोहाइपरट्रॉफिक मस्कुलर पैरालाइसिस)—Pseudohypertrophic muscular dystrophy. Dystrophy के अन्तर्गत देखें

Sensory paralysis (सैन्सरी पैरालाइसिस)— सवेरे जागने पर अथवा सोने से कुछ ही देर पहले बोलने या हिलने-डुलने में असमर्थता, सम्वेदी अंगघात

Spastic paralysis (स्पास्टिक पैरालाइसिस)—ऊर्ध्व प्रेरक तन्त्रिकाकोशिका की विक्षतियों के कारण पेशियों के किसी वर्ग का अत्यधिक संस्तम्भता के साथ पक्षाघात तथा बढ़े हुए कण्डरा-प्रतिवर्त, संस्तम्भी अंगघात

Spinal paralysis (स्पाइनल पैरालाइसिस)—सुषुम्ना रज्जु

में आघात पहुँचने अथवा उसके किसी रोग के कारण होने वाला पक्षाघात, मेरुरज्जु अंगघात

Tourniquet paralysis (टोर्नीकुएट पैरालाइसिस)—बहुत समय से विशेषकर बाँह पर टार्नीकुएट के लगे रहने के परिणामस्वरूप होने वाला पक्षाघात

Vasomotor paralysis (वासोमोटर पैरालाइसिस)—वाहिकाप्रेरक केन्द्रों का पक्षाघात होने के कारण रक्त वाहिनियों की तान में कमी होना एवं उनका विस्फारण होना

Vocal paralysis (वोकल पैरालाइसिस)—स्वर-रज्जुओं का पक्षाघात

Volkmann's paralysis (वोल्कमैन्स पैरालाइसिस)—Volkmann's contracture.

Wasting paralysis (वेस्टिंग पैरालाइसिस)—Progressive muscular atrophy. Atrophy के अन्तर्गत देखें

Paralytic (पैरालाइटिक)—1. पक्षाघात सम्बन्धी, घातज 2. पक्षाघात से ग्रस्त व्यक्ति, पक्षाघाती

Paralytic ileus (पैरालाइटिक इलियस)—आँतों का पक्षाघात हो जाना जिसके साथ ही वे फूल जाती हैं, आन्त्रपेशीघात

Paralyzant (पैरालाइजैन्ट)—पक्षाघात उत्पन्न करने वाला कोई साधन (कोई औषधि अथवा पदार्थ)

Paralyze (पैरालाइज़)—पक्षाघात उत्पन्न करना

Paralyzer (पैरालाज़र)—Paralyzant.

Paramagnetic (पैरामैग्नेटिक)—चुम्बक के छोरों की ओर खिंच जाने के सक्षम

Paramagnetism (पैरामैग्नेटिज़्म)—किसी चुम्बक के छोरों की ओर आकर्षण

Paramania (पैरामैनिया)— उन्माद जिसमें किसी व्यक्ति को शिकायत करने में आनन्द की प्राप्ति होती है।

Paramastigote (पैरामैस्टीगोट)— बड़े कशाभ के पास एक छोटे अतिरिक्त कशाभ को धारण करने वाला

Paramastitis (पैरामैस्टाइटिस)—स्तन-ग्रन्थि के चारों ओर की सूजन, परास्तनशोथ।

Paramastoid (पैरामैस्टॉयड)—कर्ण मूल के चारों ओर, पराकर्णमूल

Parameatal (पैरामीएटल)—किसी कुहर के पास अथवा उसके चारों स्थित

Paramedian (पैरामीडियन)—मध्य रेखा के पास

Paramedic (पैरामेडिक)—अचानक रोगों से अथवा चोटों से पीड़ित रोगियों की आपातकालीन देख-भाल में प्रशिक्षित एवं प्रमाणित व्यक्ति

Paramedical (पैरामेडिकल)— चिकित्सा-शास्त्र अथवा चिकित्सा-व्यवसाय से सम्बन्धित जैसे प्रयोगशाला के तकनीशियन आदि, पराचिकित्सीय

Paramenia (पैरामीनिया)—अनियमित, असामान्य अथवा कठिनाई से होने वाला मासिक धर्म; विकृतार्तव

Paramesial (पैरामीज़ियल)—Paramedian.

Parameter (पैरामीटर)— 1. गणित में, एक स्वेच्छ स्थिरांक जिसके विभिन्न मान हो सकते हैं, प्रत्येक मान से समीकरण के विशिष्ट रूप का निर्धारण होता है जिसमें यह प्रकट होता है। 2. सांख्यिकी में, किसी आबादी की विशिष्टता की उस आबादी के एक नमूने की तुलना में परिभाषित करने के लिए प्रयुक्त एक शब्द

Parametrial (पैरामीट्रियल)—परागर्भाशयसंयोजीऊतक से सम्बन्धित

Parametric (पैरामीट्रिक)—1 गर्भाशय को चारों ओर से घेरने वाले ऊतक से सम्बन्धित 2. गर्भाशय के पास स्थित

Parametritic (पैरामीट्राइटिक)—परागर्भाशयसंयोजीऊतक के शोथ से सम्बन्धित

Parametritis (पैरामीट्राइटिस)—परागर्भाशयसंयोजीऊतकशोथ

Parametrium (पैरामीट्रियम)—गर्भाशय के चारों ओर का संयोजी ऊतक, परागर्भाशयसंयोजीऊतक

Paramimia (पैरामीमिया)—बोलते समय अनुचित संकेतों का प्रयोग करना

Paramnesia (पैराम्नेसिया)—1. अर्थहीन शब्दों का प्रयोग करना 2. अज्ञानतावश मिथ्या स्मृति, अपस्मृति

Paramolar (पैरामोलर)—किसी चर्वणक दन्त के पास स्थित एक अतिरिक्त दाँत

Paramorphia (पैरामॉर्फिया)—किसी रचना की आकृति में विकृति हो जाना

Paramucin (पैराम्यूसिन)—डिम्बग्रन्थि-पुटी एवं अन्य पुटियों में पाई जाने वाली एक ग्लाइकोप्रोटीन

Paramusia (पैराम्यूज़िया)—गीत ठीक प्रकार से गाने में असमर्थता

Paramyloidosis (पैरामाइलॉयडोसिस)—ऊतकों में अप्ररूपी एमिलॉयड या श्वेतसाराभ का पाया जाना

Paramyoclonus multiplex (पैरामायोक्लोनस मल्टीप्लैक्स)—अचानक एवं बार-बार होने वाले स्तब्धता के समान पेशीय संकुचन, जो अधिकतर स्वयं ही हो जाते हैं परन्तु भय, आघात, संक्रामक रोग तथा पोलियोमायलाइटिस के पश्चात् भी हो सकते हैं; बहु परापेश्यावमोटन

Paramyosinogen (पैरामायोसिनोजन)—पेशी के प्लाज़्मा से उत्पन्न प्रोटीन

Paramyotonia (पैरामायोटोनिया)—विकृत पेशीय तानता जिससे पेशियों में ऐंठन आ जाती है, परापेशीतानता

Paramyotonus (पैरामायोटोनस)—एक ऐसी दशा जिसमें तानिक पेशीय ऐंठन हो जाती है।

Paranalgesia (पैरानेल्जेसिया)—शरीर के निचले आधे भाग की वेदना-असंवेदिता

Paranasal (पैरानेज़ल)—नासा-गुहाओं के पास स्थित, परानासीय, परानासिक

Paraneoplasia (पैरानियोप्लेसिया)— स्वास्थ्य पर दुर्दम अर्बुद के अप्रत्यक्ष प्रभाव जिनसे कभी-कभी मृत्यु हो जाती है जबकि मृत्यु का कारण स्वतः अर्बुद नहीं होता।

Paraneoplastic (पैरानियोप्लास्टिक)—स्वास्थ्य पर दुर्दम अर्बुद के अप्रत्यक्ष प्रभावों से सम्बन्धित अथवा उनसे ग्रस्त

Paranephric (पैरानैफ्रिक)—1. गुर्दे के पास स्थित 2. अधिवृक्क ग्रन्थियों से सम्बन्धित

Paranephritis (पैरानैफ्राइटिस)—वृक्त के चारों ओर के संयोजी ऊतक अथवा अधिवृक्क ग्रन्थि का शोथ

Paranephros (पैरानैफ्रोस)— एक अधिवृक्क ग्रन्थि

Paranesthesia (पैरानेस्थीज़िया)—Para-anesthesia.

Paraneural (पैरान्यूरल)—किसी तन्त्रिका के पास स्थित

Paraneurone (पैरान्यूरोन)— कोशिकाओं का संचय जिसमें तन्त्रिकास्रावी कण होते हैं।

Paranoia (पैरानोइया)— एक मानसिक विकार जिसमें बाधा उत्पन्न हो जाने की भ्रान्ति हो जाती है।

Paranoiac (पैरानोइयाक)—पैरानोइया से सम्बन्धित अथवा उससे ग्रस्त

Paranoid (पैरानॉयड)— 1. पैरानोइयाक 2. पैरानोइया के समान, संविभ्रमी

Paranomia (पैरानोमिया)—वस्तुओं को देखने अथवा उनका प्रयोग करने के कुछ ही समय पश्चात् उनके नाम याद करने में असमर्थता

Paranormal (पैरानॉर्मल)—मामूली-सा असामान्य

Paranuclear (पैरान्यूक्लियर)—किसी कोशिका के केन्द्रक के पास स्थित

Paranucleate (पैरान्यूक्लिएट)—पराकेन्द्रक से सम्बन्धित अथवा उसे धारण करने वाला

Paranucleolus (पैरान्यूक्लियोलस)—उपकेन्द्रक के आस-पास स्थित गुणसूत्र

Paranucleus (पैरान्यूक्लियस)—किसी कोशिका के केन्द्रक के पास स्थित एक छोटा पिण्ड, पराकेन्द्रक

Paraomphalic (पैराओम्फेलिक)—शुण्डी या नाभि के पास स्थित

Paraoperative (पैराओपेरेटिव)—शल्य-चिकित्सा के सभी विवरणों एवं सहायक वस्तुओं से तथा ऑपरेशन के लिए रोगी की तैयारी से सम्बन्धित

Paraoral (पैराओरल)—मुख के आस-पास

Paraosteoarthropathy (पैराऑस्टियोआर्थ्रोपैथी)— हड्डी एवं जोड़ के रोग के साथ शरीर के निचले भाग का पक्षाघात

Paraovarian (पैराओवेरियन)—Parovarian.

Parapancreatic (पैरापैन्क्रियाटिक)—अग्न्याशय के पास स्थित

Paraparesis (पैरापैरेसिस)—अधः भुजाओं का आंशिक पक्षाघात, आंशिक निम्नांगघात

Paraparetic (पैरापैरेटिक)—1. आंशिक निम्नांगघात से सम्बन्धित 2. आंशिक निम्नांगघात से प्रभावित

Parapedesis (पैरापेडेसिस)— असामान्य मार्गों से स्राव अथवा उत्सर्जन होना

Paraperitoneal (पैरापैरीटोनियल)—पैरीटोनियम के पास स्थित

Paraphasia (पैराफेज़िया)—वाचाघात का एक रूप जिसमें रोगी गलत शब्द बोलता है अथवा शब्दों का अनुचित संयोग प्रयोग करता है, अपवाक्

Paraphasic (पैराफेज़िक)—अपवाक् से सम्बन्धित

Paraphemia (पैराफीमिया)—वाचाघात जिसमें अनुचित शब्दों को बोला जाता है अथवा शब्दों का गलत उच्चारण किया जाता है।

Paraphia (पैराफिया)—स्पर्श-ज्ञान का बदल जाना

Paraphilia (पैराफीलिया)—इस प्रकार के कार्यों के द्वारा जिनका सामाजिक रूप से निषेध है अथवा जिन्हें समाज स्वीकार नहीं करता या जीवविज्ञान के अनुसार जिन्हें उचित नहीं समझा जाता, लैंगिक स्वाभाविक प्रवृत्ति को अभिव्यक्त करना

Paraphimosis (पैराफाइमोसिस)— कसे हुए शिश्नमुण्डच्छद का प्रतिगमन (पीछे को जाना) जो वापिस नहीं हो सकता और यह शिश्नमुण्ड को संकुचित करता है जिसमें दर्द होने लगता है और जो सूज जाता है, शिश्नमुण्डच्छदसंकीर्णन

Paraphobia (पैराफोबिया)—भीति (भय लगना) का एक मृदु रूप

Paraphonia (पैराफोनिया)— वाक्-विकृति, स्वर-विकार

Paraphonia puberum (पैराफोनिया प्यूबेरम)—यौवनारम्भ पर लड़कों में आवाज़ मोटी हो जाना

Paraphora (पैराफोरा)—मृदु मानसिक विकार

Paraphrasia (पैराफ्रेज़िया)—शब्दों को सही ढंग से एवं सम्बद्धता के साथ बोलने में असमर्थता

Paraphrenitis (पैराफ्रेनाइटिस)—मध्यपट के चारों ओर के ऊतकों का शोथ

Parapineal (पैरापीनियल)—पीनियल ग्रन्थि के आस-पास

Paraplasm (पैराप्लाज़्म)—1. कोई भी असामान्य वृद्धि 2. जीवद्रव्य का तरल भाग

Paraplastic (पैराप्लास्टिक)—1. विकृत 2. जीवद्रव्य के तरल भाग से सम्बन्धित

Paraplectic (पैराप्लेक्टिक)—Paraplegic.

Paraplegia (पैराप्लीजिया)— दोनों टाँगों सहित शरीर के निचले भाग में होने वाला पक्षाघात, अधरांगघात

Alcoholic paraplegia (एल्कोहॉलिक पैराप्लीजिया)— अधिक शराब पीने से उत्पन्न अधरांगघात

Cerebral paraplegia (सेरीब्रल पैराप्लीजिया)— द्विपार्श्वीय प्रमस्तिष्कीय विक्षति के कारण उत्पन्न अधरांगघात

Congenital spastic paraplegia (कॉनजैनाइटल स्पास्टिक पैराप्लीजिया)— शिशुओं में सामान्यतः जन्म के समय लगने वाली चोट के कारण निम्न भुजाओं का होने वाला संस्तम्भी पक्षाघात

Paraplegia dolorosa (पैराप्लीजिया डोलोरोसा)—किसी अर्बुद के द्वारा पश्चज सुषुम्ना रज्जु एवं तन्त्रिका मूलों पर दबाव पड़ने के कारण उत्पन्न अधरांगघात जिसमें दर्द बहुत होता है।

Peripheral paraplegia (पैरीफ्रल पैराप्लीजिया)—परिसरीय तन्त्रिकाओं पर दबाव पड़ने, उनमें क्षति पहुँचने अथवा उनके रोग के कारण उत्पन्न अधरांगघात

Pott's paraplegia (पॉट्स पैराप्लीजिया)—कशेरुका-दण्ड के क्षय रोग से सम्बद्ध अधरांगघात

Senile paraplegia (सैनाइल पैराप्लीजिया)— सुषुम्ना रज्जु की आपूर्ति करने वाली धमनियों में काठिन्य होने के कारण वृद्धावस्था में होने वाला अधरांगघात

Paraplegic (पैराप्लीजिक)—अधरांगघात से सम्बन्धित अथवा उससे ग्रस्त

Paraplegiform (पैराप्लीजीफोर्म)—अधरांगघात के समान

Parapleuritis (पैराप्लूराइटिस)—फुफ्फुसावरणों एवं वक्ष का मृदु शोथ

Parapoplexy (पैरापोप्लेक्सी)—अपसन्यास का एक मृदु रूप जिसमें आंशिक जड़िमा (गहन तन्द्रा) हो जाती है, मृदुअपसन्यास

Parapraxia (पैराप्रैक्सिया)— एक मानसिक विकार जिसमें यथार्थता का अभाव, भुलक्कड़पन, वस्तुओं को गलत जगह पर रखने की प्रवृत्ति तथा जबान का या लिखते समय पैन का लड़खड़ाना हो जाता है; चेष्टाविपर्यय

Paraproctia (पैराप्रोक्टिया)— Paraproctium का बहुवचन

Paraproctitis (प्रैराप्रोक्टाइटिस)— मलाशय के आस-पास के ऊतकों का शोथ

Paraproctium (पैराप्रोक्टियम)— मलाशय के चारों ओर का संयोजी ऊतक

Paraprostatitis (पैराप्रोस्टेटाइटिस)—प्रोस्टेट ग्रन्थि के चारों ओर के ऊतकों का शोथ

Paraprotein (पैराप्रोटीन)— एक असामान्य प्लाज़्मा प्रोटीन जैसे एक मैक्रोग्लोबुलिन, क्राइयोग्लोबुलिन अथवा मज्जार्बुद में विद्यमान प्रोटीन

Paraproteinemia (पैराप्रोटीनीमिया)—रक्त में पराप्रोटीनों का पाया जाना, पराप्रोटीनरक्तता

Parapsia, Parapsis (पैरैप्सिया, पैरैप्सिस)—Paraphia.

Parapsoriasis (पैरासोरिएसिस)— त्वचा की जीर्ण शल्कीय लाल विक्षतियाँ

Parapsychology (पैरासाइकोलॉजी)—मनोविज्ञान की वह शाखा जिसका सम्बन्ध उस ज्ञान से होता है जो ज्ञानेन्द्रियों द्वारा प्राप्त नहीं होता जैसे दूरसंवेदन या दूरबोध तथा अतीन्द्रिय दृष्टि आदि; परामनोविज्ञान

Pararectal (पैरारैक्टल)— मलाशय के पास स्थित, परामलाशयी

Parareflexia (पैरारिफ्लैक्सिया)— परावर्तित क्रियाओं की कोई भी विकृति

Pararenal (पैरारीनल)— गुर्दों के पास, परावृक्कीय

Pararhotacism (पैरारोहटेसिज़्म)— "आर" अक्षर का निरन्तर अशुद्ध उच्चारण करना।

Pararrhythmia (पारएरिहदमिया)— दो गति चालकों द्वारा उत्पन्न एक हृद् ताल

Pararthria (पारआर्थरिया)—शब्दों को बोलने में कठिनाई होना।

Parasacral (पैरासैक्रल)— त्रिकास्थि अथवा सैक्रम के पास स्थित

Parasalpingitis (पैरासैल्पिन्जाइटिस)—किसी डिम्ब वाहिनी के चारों ओर के ऊतकों का शोथ

Parasecretion (पैरासीक्रीशन)— 1. स्राव में कोई विकृति 2. एक असामान्य रूप से स्रवित पदार्थ

Parasexuality (पैरासैक्सुआलिटी)— कोई भी असामान्य अथवा सामाजिक रूप से अस्वीकार्य लैंगिक कार्य

Parasigmatism (पैरासिग्मेटिज़्म)—अँग्रेजी के अक्षर "एस" तथा "जैड" का दोषयुक्त उच्चारण

Parasinoidal (पैरासाइनॉयडल)— किसी विवर के पास स्थित

Parasite (पैरासाइट)—1. एक पौधा अथवा जन्तु जो अन्य जीवित जीव के ऊपर अथवा उसके भीतर रहता है जिसे पोषद कहते हैं और जिससे यह कुछ लाभ उठाता है। 2. असमरूप संयुक्त यमलों में से छोटा, अपूर्ण सदस्य जो सामान्य यमल से संलग्न एवं उस पर निर्भर रहता है जिसे जीवनक्षम राक्षस कहते हैं। परजीवी। परजीवी निम्न प्रकार का हो सकता है–

Accidental parasite (एक्सीडैन्टल पैरासाइट)— ऐसा परजीवी जो किसी ऐसे पोषद के ऊपर अथवा उसके भीतर रहता है जो उसका सामान्य पोषद नहीं होता

External parasite (एक्सटर्नल पैरासाइट)—ऐसा परजीवी जो अपने पोषद की बाह्य सतह पर निवास करता है जैसे जूँ, किलनी आदि

Facultative parasite (फैकलटेटिव पैरासाइट)—ऐसा परजीवी जो समय-समय पर अपने पोषद से स्वतन्त्र होकर भी रह सकता है।

Intermittent parasite (इन्टरमिटैन्ट पैरासाइट)—ऐसा परजीवी जो अपने पोषण के लिए बीच-बीच में अपने पोषद के पास पहुँचता है।

Internal parasite (इन्टरनल पैरासाइट)—पोषद के शरीर के भीतर रहने वाला परजीवी जैसे मनुष्य की आँत में रहने वाला गोलकृमि आदि

Malarial parasite (मलेरियल पैरासाइट)—प्लाज़्मोडियम की चार जातियों में से एक जिससे मलेरिया रोग उत्पन्न होता है।

Obligate parasite (ऑब्लीगेट पैरासाइट)— ऐसा परजीवी जो जीवित रहने के लिए अपने पोषद पर पूर्णतया निर्भर रहता है।

Occasional parasite (ऑकेज़नल पैरासाइट)—Intermittent parasite.

Periodic parasite (पीरियोडिक पैरासाइट)— अपने पोषद पर कुछ ही समय के लिए रहने वाला परजीवी

Permanent parasite (परमानैन्ट पैरासाइट)—अपने पोषद पर सम्पूर्ण जीवन व्यतीत करने वाला परजीवी

Specific parasite (स्पेसीफिक पैरासाइट)—ऐसा परजीवी जिसे अपना जीवन चक्र पूर्ण करने के लिए एक विशिष्ट परपोषी की आवश्यकता होती है।

Temporary parasite (टैम्पोरेरी पैरासाइट)—अपने जीवन चक्र के कुछ भाग में अपने पोषद से स्वतन्त्र होकर रहने वाला परजीवी

Parasitemia (पैरासाइटीमिया)—रक्त में परजीवियों का पाया जाना, परजीवीरक्तता

Parasitic (पैरासाइटिक)— किसी परजीवी से सम्बन्धित, उसके द्वारा उत्पन्न अथवा परजीवी के समान; परजीवीय

Parasiticidal (पैरासाइटीसाइडल)—Parasiticide.

Parasiticide (पैरासाइटीसाइड)—परजीवीनाशक

Parasitism (पैरासाइटिज़्म)— परजीवियों द्वारा संक्रमण अथवा जन्तु बाधा, परजीविता

Parasitize (पैरासाइटाइज़)— किसी पोषद के ऊपर अथवा उसके भीतर रहना जैसे कोई परजीवी करता है।

Parasitogenesis (पैरासाइटोजेनेसिस)— परजीवियों द्वारा विकसित होना।

Parasitogenic (पैरासाइटोजेनिक)— परजीवियों द्वारा उत्पन्न

Parasitologist (पैरासाइटोलॉजिस्ट)—परजीवीविज्ञान में विशेषज्ञ, परजीवीविज्ञानवेत्ता

Parasitology (पैरासाइटोलॉजी)—परजीवियों एवं परजीविता का वैज्ञानिक अध्ययन, परजीवीविज्ञान

Parasitophobia (पैरासाइटोफोबिया)—परजीवियों का विकृत भय

Parasitosis (पैरासाइटोसिस)—परजीविता के परिणामस्वरूप उत्पन्न रोग, परजीवीरूग्णता

Parasitotropic (पैरासाइटोट्रॉपिक)—परजीवियों के प्रति आकर्षित

Parasitotropism (पैरासाइटोट्रॉपिज़्म)— औषधियों अथवा अन्य वस्तुओं का परजीवियों के प्रति विशेष आकर्षण

Parasitotropy (पैरासाइटोट्रॉपी)—Parasitotropism.

Paraspadia (पैरास्पेडिया)— ऐसी दशा जिसमें मूत्रमार्ग का छिद्र शिश्न के एक ओर होता है।

Paraspadias (पैरास्पाडियाज़)— एक जन्मजात रोग जिसमें मूत्रमार्ग शिश्न के एक पार्श्व में खुलता है।

Paraspasm (पैरास्पाज़्म)— अधः शाखाओं की पेशीय ऐंठन

Parasteatosis (पैरास्टियेटोसिस)— त्वग्वसीय स्रावों का कोई भी विकार

Parasternal (पैरास्टर्नल)—उरोस्थि के पास स्थित, पराउरोस्थिक

Parastruma (पैरास्ट्रूमा)— किसी परावटु ग्रन्थि की अतिवृद्धि के कारण उत्पन्न गलगण्ड या घेंघा के समान अर्बुद

Parasuicide (पैरासूसाइड)— आत्महत्या के लिए प्रत्यक्ष प्रयास परन्तु जिसमें मृत्यु की इच्छा नहीं होती।

Parasympathetic (पैरासिम्पैथेटिक)— स्वसंचालित तन्त्रिका-तन्त्र के कपालत्रिकास्थि-भाग का अथवा उससे सम्बन्धित, परानुकम्पी।

Parasympathetic nervous system (पैरासिम्पैथैटिक नर्वस सिस्टम)— स्वसंचालित तन्त्रिका-तन्त्र का कपालत्रिकास्थि-भाग जिसके गणिडका पूर्व तन्तु मध्य मस्तिष्क एवं मेडूला ऑब्लॉंगेटा में तथा सुषुम्ना रज्जु के त्रिकास्थि-भाग में स्थित केन्द्रकों से उत्पन्न होते हैं। ये तीसरी, सातवीं, नवीं तथा दसवीं कपालीय तन्त्रिकाओं एवं दूसरी, तीसरी तथा चौथी त्रिकास्थि-तन्त्रिकाओं के साथ-साथ जाते हैं। यह हृदय, चिकनी पेशी, सिर तथा गर्दन की ग्रन्थियों और वक्ष, उदर एवं श्रोणी के आन्तरिक अंगों का तन्त्रिकाप्रेरण करता है; परानुकम्पी तन्त्रिका-तन्त्र

Parasympathicotonia (पैरासिम्पैथिकोटोनिया)—ऐसी दशा जिसमें परानुकम्पी तन्त्रिका-तन्त्र अनुकम्पी तन्त्रिका-तन्त्र पर हावी हो जाता है, परानुकम्पी अतितानता

Parasympatholytic (पैरासिम्पैथोलाइटिक)—परानुकम्पी तन्त्रिका तन्तुओं के लिए विनाशकारी अथवा उनके द्वारा आवेगों के परिसंचरण में अवरोध उत्पन्न करने वाला

Parasympathomimetic (पैरासिम्पैथोमाइमेटिक)—शरीर के किसी भाग की परानुकम्पी तन्त्रिका के उद्दीपन से उत्पन्न प्रभाव के समान प्रभाव उत्पन्न करने वाला; परानुकम्पी-अनुकारी

Parasympathotonia (पैरासिम्पैथोटोनिया)—Vagotonia.

Parasynapsis (पैरासाइनैप्सिस)— अर्धसूत्री विभाजन के दौरान गुणसूत्रों का पास-पास मिल जाना

Parasynovitis (पैरासाइनोवाइटिस)— किसी श्लेषक-कोश के चारों ओर के ऊतकों की सूजन

Parasyphilis (पैरासिफिलिस)— कोई भी रोग जो अप्रत्यक्ष रूप से सिफिलिस के कारण होता है।

Parasyphilitic (पैरासिफिलिटिक)—अप्रत्यक्ष रूप से सिफिलिस के कारण उत्पन्न होने वाले रोगों को बताने वाला

Parasyphilosis (पैरासिफिलोसिस)—Parasyphilis.

Parasystole (पैरासिस्टोल)—एक अस्थानिक हृद्-ताल

Paratarsium (पैराटार्सियम)—पाँवों के गुल्फ का आवरण एवं इसके संयोजी ऊतक

Paratenon (पैराटिनॉन)— किसी कण्डरा और इसके आवरण के बीच स्थित वसीय अथवा श्लेषक ऊतक

Paratereseomania (पैराटेरीसीयोमैनिया)—नवीन दृश्यों एवं विषयों को खोजने का उन्माद

Paraterminal (पैराटर्मिनल)— किसी भी अन्तिम स्थान के पास स्थित अथवा उस तक जाने वाला

Parathormone (पैराथार्मोन)— परावटु ग्रन्थियों का हार्मोन जो कैल्सियम तथा फॉस्फोरस के चयापचय को नियन्त्रित करता है।

Parathymia (पैराथाइमिया)—विकृत चित्तवृत्ति, बिगड़ा हुआ मूड

Parathyroidectomy (पैराथाइरॉयडैक्टॉमी)— एक अथवा अधिक परावटु ग्रन्थियों को शल्यक्रिया द्वारा काट कर अलग कर देना, परावटु-उच्छेदन

Parathyroid gland (पैराथाइरॉयड ग्लैण्ड)—1. अवटु या थाइरॉयड ग्रन्थि के पास स्थित 2. थाइरॉयड ग्रन्थि की पीठ पर तथा इसके निचले किनारे पर स्थित चार छोटी-छोटी अन्तःस्रावी ग्रन्थियों में से एक, परावटु ग्रन्थि

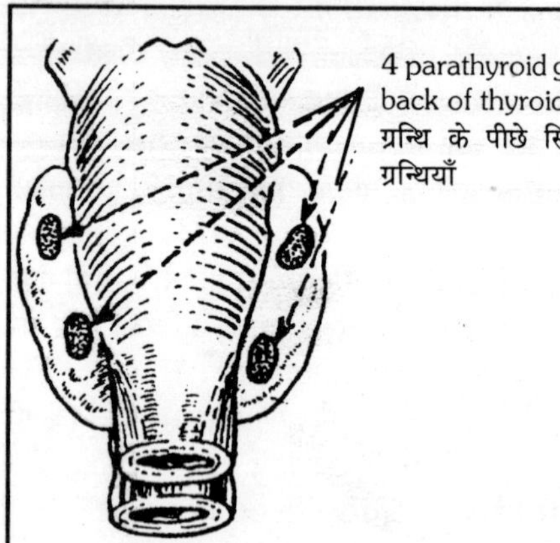

Fig. 408 Parathyroid glands (परावटु ग्रन्थियाँ)

Parathyroprivia (पैराथाइरोप्राइविया)—परावटु ग्रन्थियों को निकाल देने अथवा उनके कार्य न करने के परिणामस्वरूप उत्पन्न दशा

Parathyrotropic (पैराथाइरोट्रॉपिक)—परावटु ग्रन्थियों की ओर आकर्षित

Paratonsillar (पैराटॉन्सिलर)—टॉन्सिल के पास अथवा इसके चारों ओर, परागलतुण्डिकीय

Paratope (पैराटोप)— किसी एण्टीबॉडी पर वह स्थान जिससे कोई एन्टीजन संलग्न होता है।

Paratracheal (पैराट्रेकियल)— श्वास-प्रणाल के पास, पराश्वासनलीय

Paratrichosis (पैराट्राइकोसिस)— बालों में विकृति हो जाना

Paratripsis (पैराट्रिप्सिस)— घर्षण (रगड़न), शल्कन (पपड़ी उतरना)

Paratrophic (पैराट्रॉफिक)—1. भोजन के लिए जिसे जीवित पदार्थो की आवश्यकता हो 2. असामान्य पोषण से सम्बन्धित

Paratrophy (पैराट्रॉफी)—1. परजीवी द्वारा पोषद से पोषण प्राप्त करना 2. पोषण की कमी से होने वाला अपक्षय

Paratuberculosis (पैराट्यूबरकुलोसिस)—यक्ष्मा (तपेदिक) के समान एक रोग जो माइकोबैक्टीरियम ट्यूबरकुलोसिस के द्वारा उत्पन्न नहीं होता।

Paratyphlitis (पैराटाइफ्लाइटिस)— अन्धान्त्र या सीकम के आस-पास के संयोजी ऊतक का शोथ

Paratyphoid (पैराटाइफॉयड)— साल्मोनेला टाइफोसा के अतिरिक्त सभी वर्गों के साल्मोनेला का संक्रमण, परांत्रिक

Paraumbilical (पैराअम्बिलाइकल)— नाभि के पास स्थित, परानाभिक, परानाभीय

Paraurethral (पैरायूरेथ्रल)—मूत्रमार्ग के पास स्थित, परामूत्रमार्गी

Parauterine (पैरायूटेराइन)— गर्भाशय के पास अथवा इसके चारों ओर स्थापित

Paravaginal (पैरावैजाइनल)— योनि के पास अथवा उसके चारों ओर स्थित

Paravaginitis (पैरावैजिनाइटिस)— योनि के चारों ओर के ऊतकों का शोथ, परायोनिशोथ।

Paravalvular (पैरावाल्वयूलर)— किसी कपाट या वाल्व के आस-पास का

Paravenous (पैरावेनस)— किसी शिरा के पास स्थित

Paravertebral (पैरावर्टीब्रल)— कशेरुकाओं के पास, पराकशेरुकीय

Paravertebral anesthesia (पैरावर्टिब्रल एनीस्थीज़िया)— सुषुम्ना तन्त्रिकाओं के मूलों में किसी स्थानीय संज्ञाहारी का इन्जैक्शन लगाना।

Paravesical (पैरावैसाइकल)—मूत्राशय के पास स्थित, परावस्तिय

Paravitaminosis (पैराविटामिनोसिस)— विटामिन की कमी से होने वाला कोई भी रोग

Paraxial (पैराक्सियल)— शरीर अथवा इसके किसी एक भाग के अक्ष के साथ-साथ चलने वाला, उपाक्षीय, पराक्षीय

Paraxon (पैराक्सौन)—किसी अक्षतन्तु की समपार्श्विक शाखा

Parazoon (पैराजून)—परजीवी की भाँति अन्य जन्तु पर रहने वाला जन्तु

Parched (पार्च्ड)— अत्यन्त शुष्क

Parchment crackling (पार्चमैंट क्रैक्लिंग)—कपालशोष के रोगी की खोपड़ी का परिस्पर्शन करने पर कड़े कागज की चटचटाहट महसूस होना।

Parectasia (पैरेक्टेसिया)—किसी संरचना का अत्यधिक चौड़ा हो जाना अथवा फैल जाना

Parectasis (पैरेक्टेसिस)—Parectasia.

Parectropia (पैरेक्ट्रॉपिया)—Apraxia.

Parelectronomic (पारइलैक्ट्रोनोमिक)—विद्युत्-उद्दीपन द्वारा उत्तेजित न होने वाला

Parencephalia (पारएन्सीफैलिया)—मस्तिष्क का जन्मजात दोष

Parencephalitis (पैरेनसिफैलाइटिस)—अनुमस्तिष्क का शोथ

Parencephalocele (पारएन्सीफैलोसील)— कपाल में स्थित किसी फटन से होकर अनुमस्तिष्क का बाहर निकल आना।

Parencephalous (पारएन्सीफैलस)— अविकसित कपाल को धारण करने वाला भ्रूण

Parenchyma (पैरेन्काइमा)—किसी अंग के आवश्यक भाग जिनका सम्बन्ध अंग के कार्य करने से होता है और जो अंग की पीठिका (पजंर) या ढाँचे से भिन्न होते हैं, सार-ऊतक

Parenchymal (पैरेन्काइमल)—Parenchymatous.

Parenchymatitis (पैरेन्काइमेटाइटिस)— सार-ऊतक का शोथ, साररूतकशोथ

Parenchymatous (पैरेन्काइमेटस)—सार-ऊतक से सम्बन्धित अथवा उसकी प्रकृति वाला, सारऊतकीय

Parent (पैरेन्ट)— पिता या माता

Parental (पैरेन्टल)— पैतृक, माँ-बाप सम्बन्धी

Parenteral (पैरेन्ट्रल)—भोजन प्रणाली के द्वारा नहीं बल्कि इन्जैक्शन द्वारा किसी अन्य मार्ग जैसे अन्तःपेशीय, अवत्वक् तथा अन्तःशिराभ आदि मार्ग के द्वारा; आन्त्रेतर

Parenteral hyperalimentation (पैरेन्ट्रल हाइपरएलीमेन्टेशन)—ऐसे रोगी में जो मुख द्वारा भोजन ग्रहण नहीं कर सकता, आवश्यक कुल कैलोरी को अन्तःशिराभ मार्ग द्वारा पहुँचाना।

Parenting (पैरेन्टिंग)—1. सन्तान उत्पन्न करने वाला 2. बच्चों की देखभाल करने वाला

Parepicele (पैरेपीसील)—मस्तिष्क के चौथे निलय की पार्श्वीय गुहा

Parepididymus (पारएपीडीडाइमस)—Paradidymus.

Parepithymia (पारइपीथाइमिया)— लालसा, ललक

Paresis (पैरेसिस)—हल्का अथवा अपूर्ण पक्षाघात, आंशिकघात, मृदुघात

Paresthesia (पैरेस्थीज़िया)—एक विकृत अनुभूति जैसे सुन्न हो जाने, चुभने, झुनझुनी होने, जलने तथा शरीर पर कीड़े रेंगने आदि जैसी अनुभूति का होना; अपसंवेदन

Paresthetic (पैरेस्थीटिक)—अपसंवेदन से सम्बन्धित अथवा उससे ग्रस्त

Paretic (पैरेटिक)—आंशिकघात से सम्बन्धित अथवा उससे ग्रस्त, आंशिकघाती, मृदुघाती

Pareunia (पैरीयूनिया)—. मैथुन, सम्भोग

Paridrosis (पैरीड्रोसिस)—विकृत स्वेदन

Paries (पैरीज़)—किसी अंग अथवा गुहा की एक दीवार, भित्ति, प्राचीर

Parietal (पैराइटल)— 1. किसी गुहा की दीवारों का अथवा उनसे सम्बन्धित, भित्तिक, पार्शिवक 2. पार्श्विकास्थि अथवा पैराइटल हड्डी से सम्बन्धित

Parietal cells (पैराइटल सैल्स)—आमाशय की पाचक ग्रन्थियों के किनारों पर स्थित बड़ी कोशिकाएँ

Parietal lobe (पैराइटल लोब)—मस्तिष्क का प्रत्येक ओर का प्रत्येक पैराइटल हड्डी के नीचे स्थित भाग, पार्श्विक खण्ड

Parietes (पैराइटीज़)— पैरीज़ का बहुवचन

Parietofrontal (पैराइटोफ्रन्टल)—पार्श्विक एवं ललाटीय अस्थियों अथवा खण्डों से सम्बन्धित, पार्श्विकाललाटीय

Parietography (पैराइटोग्राफी)—किसी अंग की भित्तियों का एक्स-रे परीक्षण करना

Parietomastoid (पैराइटोमैस्टॉयड)—पार्श्विकास्थि एवं शंखास्थि के कर्णमूल वाले भाग से सम्बन्धित

Parieto-occipital (पैराइटो-ऑक्सीपिटल)— पार्श्विक एवं पश्चकपालीय हड्डियों अथवा खण्डों से सम्बन्धित, पार्श्विका-पश्चकपालीय

Parietosphenoid (पैराइटोस्फैनॉयड)— पार्श्विकास्थि एवं जतूकाभ अस्थि से सम्बन्धित

Parietosplanchnic (पैराइटोस्प्लेन्कनिक)— Parietovisceral.

Parietosquamosal (पैराइटोस्क्वामोज़ल)—पार्श्विकास्थि एवं शंखास्थि के पट्टकी भाग से सम्बन्धित

Parietotemporal (पैराइटोटैम्पोरल)— पार्श्विकास्थि तथा शंखास्थि अथवा पार्श्विक खण्ड एवं शंख-खण्ड से सम्बन्धित

Parietovisceral (पैराइटोविस्रल)— किसी गुहा की भित्ति एवं गुहा में स्थित अंगों से सम्बन्धित

Pari passu (पैरी पासु)— एक ही समय पर अथवा एक ही गति से उत्पन्न होने वाला।

Parity (पैरिटी)—1. बराबरी, समानता 2. किसी स्त्री की कम से कम 20 सप्ताह तक गर्भवती रहने की क्षमता, प्रसविता

Parkinsonian (पार्किनसोनियन)—पार्किनसन के रोग से सम्बन्धित

Parkinsonism (पार्किनसोनिज़्म)—Parkinson's disease.

Parkinson's disease (पार्किनसन्स डिज़ीज)—तन्त्रिका-तन्त्र का एक जीर्ण रोग जिसमें कम्पन्न होते हैं, पेशीय दुर्बलता एवं कठोरता हो जाती है और एक विशिष्ट प्रकार की चाल हो जाती है; पार्किन्सनता

Paroccipital (पारऑक्सीपिटल)— पश्चकपालीय अस्थि के पास

Parodontitis (पैरोडोन्टाइटिस)—किसी दाँत के चारों ओर के ऊतकों का शोथ

Parodontium (पैरोडोन्टियम)—Periodontium.

Parodynia (पैरोडाइनिया)— प्रसव वेदना

Parole (पैरोल)— किसी रोगी का मानसिक चिकित्सालय से विधिवत् विमुक्ति होने से पूर्व उसकी मुक्ति करने के लिए प्रयुक्त शब्द जिससे आवश्यकता पड़ने पर बिना नवीन कानूनी कार्यवाही के रोगी को चिकित्सालय लौटाया जा सके।

Parolfactory (पैरोलफैक्ट्री)— घ्राणेन्द्रिय संस्थान से सम्बद्ध

Parolivary (पारऑलीवरी)—ऑलिवा के आस-पास

Paromphalocele (पैरोम्फेलोसील)— नाभि के पास स्थित हर्निया

Paroniria (पैरोनिरिया)— नींद में चलना

Paronychia (पैरोनीकिया)— हाथ की किसी अंगुली के नाखून के चारों ओर के किनारों के ऊतकों का शोथ, परिनखशोथ

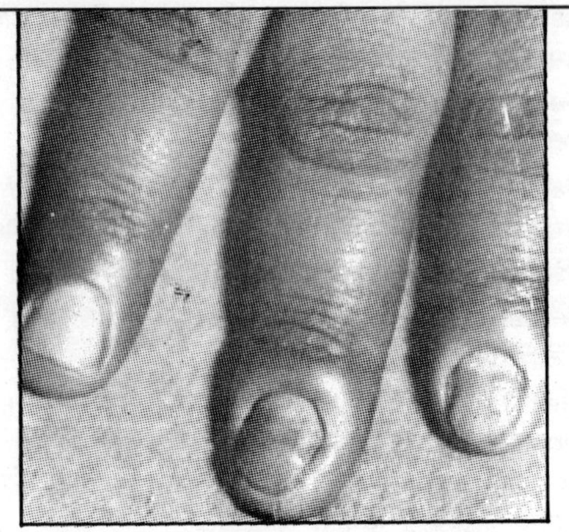

Fig. 409 Paronychia (परिनखशोथ)

Paronychial (पैरोनीकियल)— परिनखशोथ सम्बन्धी

Paronychomycosis (पैरोनीकोमाइकोसिस)— नाखूनों के आस-पास कवक संक्रमण हो जाना।

Paronychosis (पैरोनीकोसिस)— किसी नाखून का एक असामान्य स्थिति में वृद्धि करना

Paroophoritis (पारऊफोराइटिस)—किसी डिम्बग्रन्थि के चारों ओर के ऊतकों का शोथ

Paroophoron (पारऊफोरोन)—डिम्बवाहिनीयोजनी में गर्भाशय एवं डिम्बग्रन्थि के बीच पाया जाने वाला चक्करदार सूक्ष्म नलिकाओं का एक समूह

Parophthalmia (पारॉफ्थैल्मिया)—आँख के चारों ओर के ऊतकों का शोथ

Parophthalmoncus (पारऑफ्थैल्मोन्कस)—आँख के पास स्थित एक अर्बुद

Paropsis (पैरोप्सिस)—कोई भी दृष्टि-दोष

Parorchidium (पैरोर्काइडियम)—एक अथवा दोनों शुक्रग्रन्थियों का विस्थापित हो जाना।

Parorchis (पैरोर्किस)— अधिवृषण, उपाण्ड

Parorexia (पैरोरैक्सिया)— विशेष भोजन अथवा भोजन के लिए अनुपयुक्त वस्तुओं को ग्रहण करने की प्रबल इच्छा, अपरूचि

Parosmia (पैरोस्मिया)— गन्ध ज्ञान का परिवर्तित हो जाना, घ्राणविकृति

Parosphresia, Parosphresis (पैरोस्फ्रेसिया, पैरोस्फ्रेसिस)—Parosmia.

Parosteal (पैरोस्टियल)—पर्यस्थिकला की सबसे बाहर की परत से सम्बन्धित

Parosteitis, Parostitis (पैरोस्टाइटिस)—हड्डी के पास के ऊतकों का शोथ, पर्यस्थिशोथ

Parosteosis, Parostosis (पैरोस्टीयोसिस, पैरोस्टोसिस)—असामान्य स्थान में अस्थिभवन (हड्डी का बनना) होना

Parostitis (पैरोस्टाइटिस)—Parosteitis.

Parotic (पैरोटिक)—कान के पास, पराकर्ण

Parotid (पैरोटिड)—कान के पास स्थित विशेषकर कर्णपूर्व ग्रन्थि, कर्णपूर्व

Parotidectomy (पैरोटिडैक्टॉमी)—किसी कर्णपूर्व ग्रन्थि को शल्यक्रिया द्वारा काट कर अलग कर देना, कर्णपूर्वग्रन्थि-उच्छेदन

Parotid gland (पैरोटिड ग्लैण्ड)— प्रत्येक ओर बाह्य कर्ण कुहर के नीचे तथा अधोहनु की प्रशाखा एवं उरःकर्णमूलीय पेशी के बीच में स्थित एक शुद्ध सीरमी सबसे बड़ी लार ग्रन्थि, कर्णपूर्व ग्रन्धि

Parotiditis (पैरोटिडाइटिस)—Parotitis.

Parotidoauricularis (पैरोटिडोऑरीकुलेरिस)— कर्णपूर्व ग्रन्थि (पैरोटिड ग्लैण्ड) एवं बाह्य कर्ण से सम्बन्धित

Parotidoscirrhus (पैरोटिडोसिरह्स)— 1. कर्णपूर्व ग्रन्थि का कठोर हो जाना 2. कर्णपूर्व क्षेत्र का कठोर कैन्सर

Parotitis (पैरोटाइटिस)—कर्णपूर्व ग्रन्थि की सूजन, कर्णपूर्वग्रन्थिशोथ

Parous (पैरस)—कम से कम एक बच्चे को जन्म देने वाली स्त्री, प्रजाता

Parovarian (पारओवेरियन)—1. किसी डिम्बग्रन्थि के पास स्थित 2. पराडिम्बग्रन्थि से सम्बन्धित, पराडिम्बग्रन्थिक

Parovariotomy (पारओवेरियोटॉमी)— किसी पराडिम्बग्रन्थि-पुटी को काट कर निकाल देना

Parovaritis (पारओवेराइटिस)— पराडिम्बग्रन्थिशोथ

Parovarium (पारओवेरियम)—डिम्बग्रन्थि से सम्बद्ध एक अवशेषी संरचना जो डिम्बवाहिनीयोजनी में डिम्बग्रन्थि एवं डिम्ब वाहिनी के बीच स्थित रहती है, पराडिम्बग्रन्थि

Paroxysm (पारौक्सिज़्म)—1. किसी रोग के लक्षणों का अचानक पुनः उत्पन्न होना 2. अचानक ऐंठन आ जाना अथवा आक्षेप (दौरा पड़ना) आना। प्रवेग, रोगावेग

Paroxysmal (पारौक्सिज़मल)—1. प्रवेगों से सम्बन्धित 2. प्रवेगों में या दौरों के रूप में उत्पन्न होने वाला 3. किसी प्रवेग की प्रकृति का। प्रवेगी

Parricide (पैरीसाइड)— अपने माँ-बाप अथवा किसी निकट सम्बन्धी को जान से मारना

Pars (पार्स)— किसी बड़ी संरचना का भाग

Pars planitis (पार्स प्लेनाइटिस)—परिसरीय दृष्टिपटल का शोथ

Partes (पार्टीस)— Pars का बहुवचन

Parthenogenesis (पार्थेनोजेनेसिस)— ऐसा जनन जिसमें कोई स्त्री अण्ड किसी शुक्राणु से गर्भित हुए बिना ही विकसित होता है जैसे कि कुछ छोटे जन्तुओं में देखा जाता है; अनिषेकजनन

Parthenophobia (पारथीनोफोबिया)—कुँआरियों अथवा लड़कियों का विकृत भय

Particle (पार्टीकिल)—पदार्थ का एक बहुत ही छोटा टुकड़ा, कण

Particulate (पार्टीकुलेट)—कणों से बना हुआ, कणमय

Parturient (पार्चुरिएन्ट)—जन्म देने वाली अथवा बच्चे के जन्म से सम्बन्धित, प्रसूता

Parturifacient (पार्चुरीफेशिएन्ट)—बच्चे का जन्म कराने अथवा उसमें शीघ्रता लाने वाला, प्रसवकारी

Parturiometer (पार्चुरियोमीटर)—प्रसव के समय गर्भाशय-संकोचों के बल को मापने वाला एक उपकरण

Parturiphobia (पार्चुरीफोबिया)—बच्चे के जन्म का रोगोत्पादक भय

Parturition (पार्चुरीशन)— बच्चे को जन्म देने की क्रिया, प्रसव

Part. vic. (पार्ट. विक.)—विभाजित मात्राओं में

Parulides (पैरुलाइड्स)—Parulis का बहुवचन

Parulis (पैरुलिस)—किसी मसूड़े का फोड़ा

Parumbilical (पारअम्बिलाइकल)—नाभि के पास स्थित

Paruresis (पैरुरेसिस)—मूत्रण में, विशेष रूप से अजनबियों की उपस्थिति में बाधा उत्पन्न हो जाना।

Paruria (पैरुरिया)— मूत्र विसर्जन में कोई भी विकृति हो जाना

Parvicellular (पार्वीसेलुलर)—छोटी कोशिकाओं से सम्बन्धित अथवा उनके द्वारा निर्मित

Parvule (पारव्यूल)—बहुत छोटी गोली, गुलिका

Parvus (पार्वस)— छोटा

Pascal (पैस्कल)— दाब की एक इकाई जो एक न्यूटन बल प्रति वर्ग मीटर के बराबर होती है। इसका प्रतीक Pa है।

Passage (पैसेज)—1. तरल पदार्थ का मार्ग 2. गमन की क्रिया

Passion (पैशन)—लैंगिक उत्तेजना के साथ होने वाली अतिभावुकता

Passional (पैशनल)—किसी भी भावुकता से सम्बन्धित

Passive (पैसिव)— निष्क्रिय

Passive congestion (पैसिव कन्जैशन)—शिराओं से होकर रक्त की वापसी में अवरोध उत्पन्न हो जाने के कारण उत्पन्न रक्ताधिक्य

Passive hyperemia (पैसिव हाइपेरीमिया)—बाहर को निकलने में कमी हो जाने के कारण शरीर के किसी भाग में अतिरक्तता का हो जाना

Passivism (पैसिविज़्म)— किसी के प्रति निष्क्रियता प्रदर्शित करना

Passivity (पैसिविटी)—अन्य लोगों पर निर्भरता

Paste (पेस्ट)— बाह्य प्रयोग के लिए औषधि का एक अर्द्धठोस योग, लेप

Paster (पास्टर)—जोड़ वाले द्विफोकसी लैन्सों में निकट दृष्टि वाले भाग को बनाने वाला खण्ड

Pasteurellosis (पास्चुरेलोसिस)—पास्चुरेला जाति के जीवाणुओं के संक्रमण से उत्पन्न रोग

Pasteurization (पैसच्युराइज़ेशन)—रोगोत्पादक जीवाणुओं को नष्ट करने के लिए किसी तरल जैसे दूध को इसके रासायनिक संगठन में परिवर्तन लाए बिना साधारण तापमान पर तथा एक निश्चित समय तक गर्म करना जो अधिकतर 60° से. तापमान पर 30 मिनट तक गर्म किया जाता है; पास्चुरीकरण; निर्जीवीकरण

Pasteurize (पैसच्युराइज़)—पास्चुरीकरण द्वारा संसाधित करना।

Pasteurized (पैसच्युराइज़्ड)— पास्चुरीकृत, निर्जीवीकृत

Pasteurizer (पैस्च्युराइज़र)— पास्चुरीकरण में प्रयोग में लाया जाने वाला उपकरण

Pastille (पैस्टाइल)—चूषने वाली गोली

Past-pointing (पास्ट-पाइन्टिंग)— किसी अँगुली या शरीर के किसी भाग को ठीक किसी विशिष्ट बिन्दु पर रखने में असमर्थता

Patagia (पैटाजिया)—Patagium का बहुवचन

Patagium (पैटाजियम)— एक पंख के समान झिल्ली

Patch (पैच)— एक छोटा परिसीमित क्षेत्र जो अपने चारों ओर की सतह से भिन्न होता है जैसे श्वेत-शल्कता में मुख की श्लेष्मा पर स्थित श्वेत चित्तियाँ, धब्बा

Patella (पटेला)— घुटने के सामने क्वाड्रीसेप्स फिमोरिस पेशी के कण्डरा में स्थित एक छोटी, कुछ आयताकार, चपटी हड्डी; जानुका

Patellapexy (पटेलापैक्सी)— पटेला हड्डी को फीमर हड्डी के निचले सिरे के साथ स्थिर करना।

Patellar (पटेलर)— पटेला हड्डी से सम्बन्धित

Patellar reflex (पटेलर रिफ्लैक्स)—Knee-jerk reflex.

Patellectomy (पटेलेक्टॉमी)—पटेला हड्डी को शल्यक्रिया द्वारा निकाल देना, जानुका-उच्छेदन

Patelliform (पटेलीफोर्म)—पटेला हड्डी की आकृति का, जानुकारूप

Patellofemoral (पटेलोफिमोरल)— पटेला एवं फीमर हड्डियों से सम्बन्धित

Patellometer (पटेलोमीटर)— पटेला-प्रतिवर्त को मापने वाला एक उपकरण

Patency (पेटेन्सी)— बिल्कुल खुला रहने की दशा, एकस्वत्व

Patent (पेटेन्ट)— 1. खुला अथवा अनवरुद्ध, विवृत 2. स्पष्ट (प्रत्यक्ष), व्यक्त

Patent medicine (पेटेन्ट मेडिसिन)— डाक्टर के नुस्खे के बिना बाजार में बिकने वाली औषधि

Paternal (पेटरनल)— पैतृक

Path (पाथ)— मार्ग, रास्ता

Path-, Patho- (पैथ-, पैथो-)—रोग को संकेतिक करने वाले उपसर्ग

Pathema (पैथीमा)— रोगावस्था

Pathergasia (पैथर्गेज़िया)—मस्तिष्क के दोषपूर्ण कार्य से क्रियात्मक अथवा रचनात्मक क्षति पहुँचना जिससे व्यवहार बदल जाता है।

Pathergia (पैथर्जिया)—Pathergy.

Pathergy (पैथर्जी)— 1. ऐसी अवस्था जिसमें किसी उद्दीपन का प्रयोग करना भिन्न प्रकार के अन्य उद्दीपनों के प्रति भी ग्राहकत्व उत्पन्न करता है। 2 बहुत से एण्टिजनों के प्रति एलर्जी से संवेदनशील होने की दशा

Pathetic (पैथेटिक)—1 दया अथवा सहानुभूति के भाव जाग्रत करने वाला, हृदयग्राही 2. चक्रक-तन्त्रिका से सम्बन्धित

Pathetism (पैथेटिज़्म)—Hypnotism. Mesmerism.

Pathfinder (पाथफाइन्डर)— 1. मूत्रमार्ग के निकोचन अथवा संकीर्णन के स्थान का पता लगाने वाला एक यन्त्र 2. मूल नलिकाओं की प्रगति को ढूंढने के लिए एक दन्तज यन्त्र

Pathoanatomical (पैथोएनाटॉमीकल)—रोगग्रस्त ऊतकों की शरीररचना से सम्बन्धित

Pathoanatomy (पैथोएनाटॉमी)— रोगग्रस्त ऊतकों की शरीररचना

Pathobiology (पैथोबायोलॉजी)—Pathology.

Pathoclisis (पैथोक्लाइसिस)— किन्हीं जीवविषों के प्रति एक विशिष्ट सम्वेदनशीलता

Pathocrine (पैथोक्राइन)— किसी अन्तःस्रावी ग्रन्थि के किसी विकार से सम्बन्धित

Pathocrinia (पैथोक्राइनिया)—अन्तःस्रावी ग्रन्थियों का कोई भी विकार

Pathodixia (पैथोडिक्सिया)— किसी व्यक्ति की अपनी बीमारी अथवा चोट प्रदर्शित करने की तीव्र इच्छा

Pathodontia (पैथोडोन्शिया)— दन्त-विकृतिविज्ञान

Pathoformic (पैथोफोर्मिक)— किसी रोग के सब से शुरू के चिह्नों से सम्बन्धित

Pathogen (पैथोजन)— रोग उत्पन्न करने वाला कोई भी सूक्ष्मजीव अथवा पदार्थ, विकृतिजन, रोगजनक

Pathogenesis (पैथोजेनेसिस)— किसी रोग का उत्पन्न होना एवं उसका विकसित होना, रोगजनन

Pathogenetic, Pathogenic (पैथोजेनेटिक, पैथोजेनिक)— रोगोत्पादक, रोगजनक

Pathogenic (पैथोजेनिक)—Pathogenetic.

Pathogenicity (पैथोजेनेसिटी)— रोगोत्पादक क्षमता, रोगजनकता

Pathogeny (पैथोजेनी)—Pathogenesis.

Pathognomonic (पैथोग्नोमोनिक)— किसी रोग के किसी चिह्न अथवा लक्षण को प्रदर्शित करने वाला जिस पर रोग का निदान किया जा सकता है, विशिष्ट-व्याधिज्ञापक

Pathognomy (पैथोग्नोमी)— किसी रोग के चिह्नों एवं लक्षणों का अध्ययन करके उसके कारण का पता लगाना, रोगचिह्नविज्ञान।

Pathognostic (पैथोग्नोस्टिक)—Pathognomonic.

Pathography (पैथोग्राफी)— रोग वर्णन

Pathologic, Pathological (पैथोलॉजिक, पैथोलॉजिकल)— 1. विकृतिविज्ञान से सम्बन्धित 2. किसी रोग से उत्पन्न, विकृतिजन्य; वैकृत

Pathologist (पैथोलॉजिस्ट)— विकृतिविज्ञानी, विकृतिविज्ञान का विशेषज्ञ

Pathology (पैथोलॉजी)—चिकित्सा-शास्त्र की वह शाखा जिसमें रोग की प्रकृति एवं उसके कारण तथा शरीर के ऊतकों एवं अंगों में रोग के द्वारा उत्पन्न क्रियात्मक एवं रचनात्मक परिवर्तनों का अध्ययन किया जाता है; विकृतिविज्ञान

Anatomic pathology (एनॉटामिक पैथोलॉजी)— विकृतिविज्ञान की वह शाखा जिसका सम्बन्ध रोग में उत्पन्न होने वाले रचनात्मक परिवर्तनों के अध्ययन से है।

Cellular pathology (सेलुलर पैथोलॉजी)—रोग में शरीर की कोशिकाओं में उत्पन्न होने वाले सूक्ष्मदर्शीय परिवर्तनों का अध्ययन, कोशिका-विकृतिविज्ञान

Chemical pathology (कैमिकल पैथोलॉजी)—रोग में शरीर में उत्पन्न होने वाले रासायनिक परिवर्तनों का अध्ययन

Clinical pathology (क्लीनिकल पैथोलॉजी)— प्रयोगशाला परीक्षणों द्वारा किसी रोग के निदान में मदद करने के लिए प्रयोग में आने वाला विकृतिविज्ञान

Comparative pathology (कमप्रेटिव पैथोलॉजी)— विकृतिविज्ञान जिसका सम्बन्ध मानव शरीर में होने वाली रोग प्रक्रियाओं का छोटे जन्तुओं के शरीर में होने वाली रोग प्रक्रियाओं की तुलना से होता है।

Dental pathology (डैन्टल पैथोलॉजी)—मुख के रोगों का विकृतिविज्ञान

Experimental pathology (एक्सपैरीमैन्टल पैथोलॉजी)— जन्तुओं में कृत्रिम रूप से उत्पन्न किए गये रोगों का अध्ययन, प्रायोगिक विकृतिविज्ञान

Functional pathology (फंक्शनल पैथोलॉजी)— रोग प्रक्रियाओं में रचनात्मक परिवर्तनों से रहित उत्पन्न होने वाले क्रियात्मक परिवर्तनों का अध्ययन

Geographical pathology (जियोग्रैफिकल पैथोलॉजी)— जलवायु एवं भूगोल से सम्बद्ध विकृतिविज्ञान

Humoral pathology (ह्यूमोरल पैथोलॉजी)— शरीर के तरलों का विकृतिविज्ञान

Medical pathology (मेडिकल पैथोलॉजी)— ऐसे रोगों का विकृतिविज्ञान जो शल्य-चिकित्सा के लिए उपयुक्त नहीं होते ।

Special pathology (स्पेशल पैथोलॉजी)— विशेष रोगों अथवा अंगों का विकृतिविज्ञान

Surgical pathology (सर्जिकल पैथोलॉजी)—रोग के निदान के लिए शल्यक्रिया द्वारा निकाले गये ऊतकों के विकृतिजन्य परीक्षण

Pathomimesis (पैथोमाइमेसिस)—रोग का बहाना करना, छलरुग्णता

Pathomimicry (पैथोमाइमिक्री)—Pathomimesis.

Pathomiosis (पैथोमायोसिस)— ऐसी मनोवृत्ति जिससे किसी रोगी का रोग कम होता है ।

Pathomorphism (पैथोमोर्फिज़्म)—विकृत आकारिकी

Pathonomia (पैथोनोमिया)— रोग प्रक्रियाओं के नियमों का अध्ययन

Pathonomy (पैथोनोमी)—Pathonomia.

Pathophilia (पैथोफीलिया)— किसी जीर्ण रोग के द्वारा उत्पन्न हालातों के अनुसार आदतों को समायोजित करना

Pathophobia (पैथोफोबिया)— रोग का विकृत भय, रोगभित्ति

Pathophoric (पैथोफोरिक)— रोग को संचारित करने वाला जैसे कुछ कीट करते हैं ।

Pathophysiology (पैथोफिज़ियोलॉजी)—रोग के द्वारा सामान्य शरीरवृत्तिक प्रक्रियाओं में उत्पन्न परिवर्तनों का अध्ययन, विकारीशरीरक्रिया

Pathopoiesis (पैथोपॉयसिस)—रोगोत्पत्ति

Pathopsychology (पैथोसाइकोलॉजी)— मनोविज्ञान की वह शाखा जिसका सम्बन्ध रोग की अवधि में उत्पन्न होने वाली मानसिक प्रक्रियाओं से होता है ।

Pathosis (पैथोसिस)— रोगावस्था

Pathotropism (पैथोट्रॉपिज़्म)— रोगग्रस्त ऊतकों के प्रति औषधियों का आकर्षण

Pathway (पाथवे)— 1. तन्त्रिकाकोशिकाओं द्वारा बना मार्ग

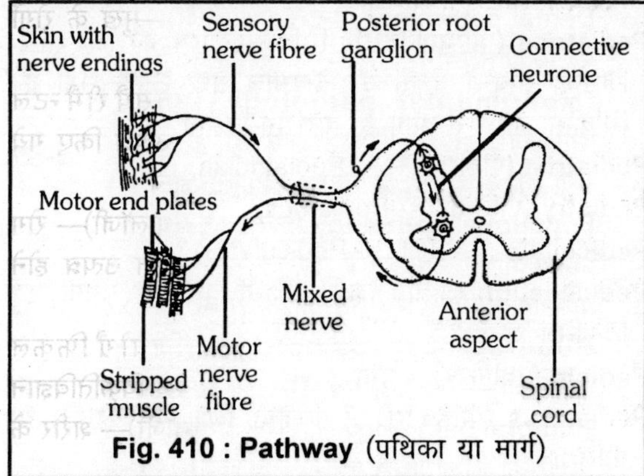

Fig. 410 : Pathway (पथिका या मार्ग)

Skin with nerve endings = तन्त्रिका अन्तागों से युक्त त्वचा, Motor end plates = प्रेरक अन्त्य प्लेटें, Stripped muscle = रेखित पेशी, Sensory nerve fibre = संवेदी तन्त्रिका तन्तु, Motor nerve fibre = प्रेरक तन्त्रिका तन्तु, Mixed nerve = मिश्रित तन्त्रिका, Posterior root ganglion = पश्चज मूल गण्डिका, Connective neurone = संयोजी तन्त्रिकाकोशिका, Spinal cord = सुषुम्ना रज्जु, Anterior aspect = अग्रज रूप

जिस पर से होकर आवेग अपने उद्गम से इच्छित स्थान पर पहुँचते हैं । 2. चयापचय में उत्पन्न होने वाली रासायनिक प्रतिक्रियाओं की एक शृंखला ।

Afferent pathway (एफैरेन्ट पाथवे)—तन्त्रिका संरचनाएँ जिनसे होकर आवेग ग्राहक से सुषुम्ना रज्जु तथा / अथवा मस्तिष्क तक पहुँचते हैं ।

Central pathway (सेन्ट्रल पाथवे)— मस्तिष्क अथवा सुषुम्ना रज्जु में स्थित मार्ग

Efferent pathway (इफेरेन्ट पाथवे)— तन्त्रिका संरचनाएँ जिनसे होकर आवेग केन्द्रीय तन्त्रिका-तन्त्र (मस्तिष्क अथवा सुषुम्ना रज्जु) से कंकालीय पेशीसमूह तक पहुँचते हैं ।

Metabolic pathway (मेटाबोलिक पाथवे)—किसी पदार्थ के चयापचयित होने पर उत्पन्न होने वाली रासायनिक प्रतिक्रियाओं की शृंखला

-pathy (-पैथी)— एक प्रत्यय जिसका अर्थ रोग होता है ।

Patient (पेशेन्ट)— रोगी, बीमार

Patricide (पैट्रीसाइड)—Parricide.

Patrilineal (पैट्रीलीनियल)— पैतृक पंक्ति से अवतीर्ण

Patten (पैटन)— कूल्हे के रोग अथवा टाँगों की असमान लम्बाई की चिकित्सा हेतु एक जूते के नीचे लगाया जाने वाला अवलम्ब (सपोर्ट)

Pattern (पैटर्न)— प्रतिरूप, खाका (चित्र), नमूना अथवा उदाहरण

Patterning (पैटर्निंग)— मस्तिष्क क्षति के लिए चिकित्सा की एक विधि जिसमें रोगी का गतियों जैसे रेगंने या खिसकने के द्वारा पथ प्रदर्शन किया जाता है तो मस्तिष्क के अक्षतिग्रस्त भाग में इन कार्यो को करने के लिए क्षमता विकसित हो जाती है ।

Patulous (पैचुलस)— दूर-दूर तक फैला हुआ, खुला हुआ, फूला हुआ; विकृत

Pauciarticular (पॉसीआर्टीकुलर)—किशोरों में गठियारूप सन्धिशोथ का रोग जिसमें रोग के आरम्भ होते समय एक से चार सन्धियाँ प्रभावित होती हैं ।

Paucibacillary (पॉसीबेसीलरी)— कुछ दण्डाणुओं का बना हुआ अथवा उनकी विद्यमानता को बताने वाला ।

Paucisynaptic (पॉसीसाइनेप्टिक)—Oligosynaptic.

Paulocardia (पौलोकार्डिया)— हृद्-रोध की अनुभूति

Paunch (पौंच)— उदर-गुहा और उसके भीतर की सामग्रियाँ

Pause (पौज़)— एक अवरोध अथवा किसी क्रियाशीलता का अस्थायी रूप से रुक जाना, विराम

Pavement (पेवमैन्ट)— शल्की

Pavementing (पेवमैन्टिंग)— शोथ की अवस्था में श्वेत रक्त कोशिकाओं का केशिकाओं के अस्तर से चिपक जाना

Pavor (पेवर)— अत्यधिक भय, अतिभीति । यह दो प्रकार का होता है–

Pavor diurnus (पेवर डायूर्नस)— दिन के समय विशेषकर बच्चों में होने वाली अतिभीति के दौरे

Pavor nocturnus (पेवर नॉक्चुर्नस)—रात को सोते समय अत्यधिक भय के होने वाले दौरे, निशाभीति

Pb (पीबी)— लेड या सीसे का रासायनिक प्रतीक

p.c. (पी.सी.)— खाने के बाद

PCV (पीसीवी)—Packed Cell Volume. पैक्ड सैल वाल्यूम

Pearl (पर्ल)—1. कड़े बलगम का एक छोटा-सा गोल पिण्ड जैसा कि श्वसन-दमा में देखा जाता है । 2. एक छोटा-सा औषधियुक्त दाना अथवा काँच का कैप्सूल जिसमें किसी उड़नशील औषधि की केवल एक खुराक होती है जिसे रूमाल में तोड़कर औषधि को सांस के साथ अन्दर खींचा जाता है जैसे एमाइल नाइट्राइट 3. कोशिकाओं का एक छोटा-सा पिण्ड जैसा कि कुछ अंकुरकार्बुदों एवं दुर्दम उपकलार्बुदों में उपकला-कोशिकाओं का पाया जाता है ।

Peau d'orange (पीयू डी' औरेंज)—त्वचा की एक ऐसी दशा जिसमें यह सन्तरे के समान बन जाती है । यह शोफयुक्त हो जाती है जिस पर गड्ढे बन जाते हैं तथा संतरे के रंग की हो जाती है जैसा कि छाती के कैन्सर में देखा जाता है ।

Peccant (पीकैन्ट)— रोगोत्पादक, विकारकर

Peccatiphobia (पीक्कैटीफोबिया)— पाप कर्म करने का विकृत भय

Pecten (पेक्टेन)— 1. एक कंघे के समान रचना 2. मलद्वारीय नली का बीच का भाग 3. जघनास्थि

Pectenitis (पेक्टीनाइटिस)— मलद्वारीय नली के बीच के भाग की सूजन

Pectenosis (पेक्टीनोसिस)— मलद्वारीय नली का तंग होना

Pectinate (पैक्टीनेट)— कंघे के समान दाँतों को धारण करने वाला, कंकताकार

Pectineal (पैक्टीनियल)— जघनास्थि अथवा पैक्टीनियस पेशी से सम्बन्धित

Pectiniform (पैक्टीनीफार्म)—Pectinate

Pectora (पैक्टोरा)—Pectus का बहुवचन

Pectoral (पैक्टोरल)—1. वक्ष या छाती का अथवा उससे सम्बन्धित, वक्षीय 2. श्वसन-संस्थान के रोगों में लाभ पहुँचाने वाला जैसे कोई कफोत्सारक करता है ।

Pectoralgia (पैक्टोरैल्जिया)— वक्ष में तन्त्रिकाशूलपरक वेदना का होना

Pectoralis (पैक्टोरेलिस)—स्तन अथवा वक्ष से सम्बन्धित

Pectoriloquy (पैक्टोरीलोक्वी)— परिश्रवण करने पर बोले गये शब्दों की ध्वनि का वक्ष भित्ति से होकर कान को संचारित होना, वक्षध्वनि

Pectorophony (पैक्टोरोफोनी)— वक्ष का परिश्रवण करने पर बोले गये शब्दों की ध्वनि का तेज सुनाई देना ।

Pectus (पैक्टस)—स्तन, वक्ष या छाती । असामान्य वक्ष निम्न प्रकार का हो सकता है-

Pectus carinatum (पैक्टस कैरीनेटम)— ऐसा वक्ष जिसमें स्टर्नम अथवा उरोस्थि असामान्य रूप से उठी हुई होती है जिससे यह कबूतर के वक्ष के समान दिखाई देता है, कपोतवक्ष

Pectus excavatum (पैक्टस एक्सकेवेटम)—ऐसा वक्ष जिसमें स्टर्नम या उरोस्थि जन्मजात असामान्य रूप से दबी हुई होती है जिससे यह कीप के आकार का दिखाई देता है, कीपवक्ष

Ped- (पेड-)— एक उपसर्ग जिसका अर्थ पाद होता है ।

Pedal (पेडल)—पाद सम्बन्धी, पदिक

Pedal spasm (पेडल स्पाज़्म)— पाँवों की पेशियों का अनैच्छिक संकुचन

Pedarthrocace (पेडार्थ्रोकेस)— बच्चों में सन्धि-क्षरण

Pedatrophia (पेडाट्रॉफिया)—Pedatrophy.

Pedatrophy (पेडाट्रॉफी)— 1. बच्चों में क्षयकारी रोग 2. सूखा रोग

Pederast (पीडेरैस्ट)— गुदामैथुनकारी

Pederasty (पीडेरैस्टी)—किसी पुरुष का किशोर के साथ गुदा-मैथुन करना, गुदामैथुन

Pedesis (पेडेसिस)— किसी पदार्थ के तरल अथवा गैस अवस्था में होने पर उसके कणों का इधर-उधर गति करना ।

Pedi- (पेडाइ-)—Ped-, Pedo-

Pedialgia (पेडीएल्जिया)— पाद वेदना, पादशूल

Pediatric (पीडियाट्रिक)—बच्चों की चिकित्सा से सम्बन्धित

Pediatrician (पीडियाट्रिसियन)—बालचिकित्साविज्ञान में विशेषज्ञ, बालरोगविशेषज्ञ

Pediatrics (पीडियाट्रिक्स)—चिकित्सा-शास्त्र की वह शाखा जिसका सम्बन्ध बच्चों की देखभाल तथा उनके रोगों की चिकित्सा करने से होता है, बालरोग-विज्ञान

Pediatrist (पीडीयाट्रिस्ट)—Pediatrician.

Pediatry (पीडियाट्री)—Pediatrics.

Pedicellate (पेडीसिलेट)—Pediculate.

Pedicellation (पेडीसिलेशन)—किसी वृन्त का बनना एवं विकसित होना

Pedicle (पेडीकिल)— वृन्त

Pedicterus (पीडिक्ट्रस)— नवजात शिशु की कामला या पीलिया

Pedicular (पेडीकुलर)—. जूँ से सम्बन्धित अथवा उसके द्वारा उत्पन्न 2. वृन्त सम्बन्धी

Pediculate (पेडीकुलेट)—वृन्त या डण्ठल वाला, वृन्तमय

Pediculation (पेडीकुलेशन)— 1. जूँ से कष्ट पहुँचना 2. किसी वृन्त का बनना एवं उसका विकसित होना।

Pediculi (पेडीकुलाइ)— Pediculus का बहुवचन

Pediculicide (पेडीकुलीसाइड)— जूँओं के लिए विनाशकारी, यूकानाशी

Pediculophobia (पेडीकुलोफोबिया)—जूँओं का रोगोत्पादक भय

Pediculosis (पेडीकुलोसिस)— जूँओं से रोग हो जाना, यूकारोग

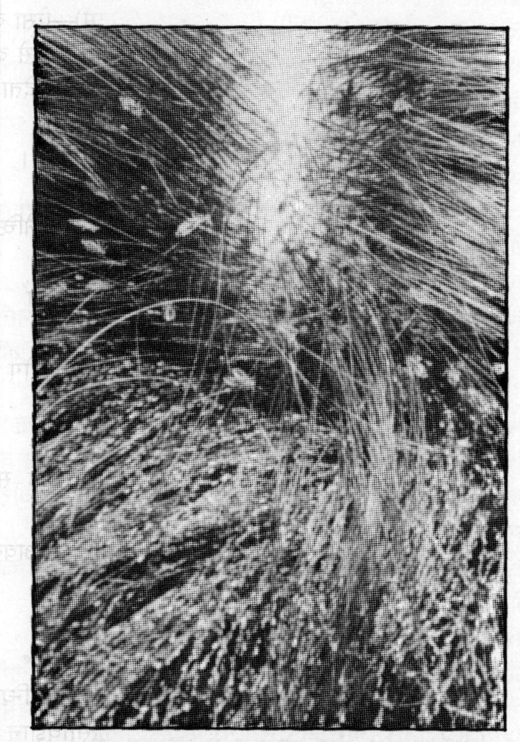

Fig. 411 : Pediculosis capitis
खोपड़ी का यूकारोग (जुओं का रोग)

Pediculous (पेडीकुलस)— जूँओं से पीड़ित

Pediculus (पेडीकुलस)—1 वृन्त 2. जूँ, यूका

Pedicure (पेडीक्योर)— पैरों की देखभाल करना।

Pediform (पेडीफोर्म)— पैर के आकार का, पादवत्

Pedigree (पेडीग्री)— मेण्डल-वंशागति के विश्लेषण में आनुवंशिकी में प्रयोग में लाया जाने वाला किसी व्यक्ति के पूर्वजों का खाका अथवा उनकी एक सूची, वंशवृक्ष

Pediluvium (पेडील्यूवियम)— पाद-स्नान

Pedionalgia (पेडीयोनैल्जिया)—पैर के तलवे में तन्त्रिकाशूलपरक वेदना का होना

Pediophobia (पेडीयोफोबिया)— छोटे बच्चों अथवा गुड़ियों का विकृत भय

Pediphalanx (पेडीफैलेंक्स)— पाद-अंगुल्यस्थि

Peditis (पेडाइटिस)— पाद-अस्थिशोथ

Pedobaromacrometer (पीडोबैरोमैक्रोमीटर)—शिशुओं की माप एवं उनका वजन लेने वाला एक उपकरण

Pedodontia (पीडोडोन्शिया)—Pedodontics.

Pedodontics (पीडोडोन्टिक्स)— दन्त-चिकित्सा की वह शाखा जिसका सम्बन्ध बच्चों के दांतों एवं मुख के रोगों तथा उनकी चिकित्सा से होता है, शिशु-दन्त-चिकित्सा

Pedodontist (पीडोडोन्टिस्ट)—शिशु-दन्त-चिकित्सा का विशेषज्ञ

Pedodynamometer (पीडोडाइनेमोमीटर)—टाँग की पेशियों की शक्ति मापने वाला एक उपकरण

Pedograph (पीडोग्राफ)—कागज पर पाँव की छाप

Pedologist (पीडोलॉजिस्ट)— बालविज्ञान-विशेषज्ञ

Pedology (पीडोलॉजी)— बालविज्ञान, बालचिकित्सा शास्त्र।

Pedometer (पीडोमीटर)—1. टहलते हुए चले गए कदमों की संख्या का संकेत देने वाला एक यन्त्र 2. शिशुओं की माप लेने वाला एक उपकरण

Pedomorphism (पीडोमॉर्फिज़्म)— किसी वयस्क का बच्चों के जैसा व्यवहार

Pedophilia (पीडोफीलिया)— 1. बच्चों का शौक 2. बच्चों के साथ लैंगिक सम्बन्ध स्थापित करने की इच्छा

Pedophilic (पीडोफिलिक)— बच्चों का शौकीन अथवा उनके साथ लैंगिक सम्बन्ध स्थापित करने वाला।

Peduncle (पेडन्किल)—1. वृन्त 2 केन्द्रीय तन्त्रिका-तन्त्र के विभिन्न भागों को जोड़ने वाली तन्त्रिका तन्तुओं की एक बन्धनी

Peduncular (पेडन्कुलर)— वृन्त अथवा बन्धनी से सम्बन्धित, वृन्तीय

Pedunculate, Pedunculated (पेडन्कुलेट, पेडन्कुलेटेड)— Pediculate.

Pedunculi (पेडनकुलाइ)— Pedunculus का बहुवचन

Pedunculotomy (पेडन्कुलोटॉमी)—किसी प्रमस्तिष्क-बन्धनी में चीरा लगाना

Pedunculus (पेडन्कुलस)—Peduncle.

Peel (पील)— छिलका

Peeling (पीलिंग)— त्वचा की उपरिस्थ परत का झड़ना, विशल्कन

Peer (पीयर)— दूसरे से आयु अथवा पद में समान व्यक्ति

Peg (पेग)— एक बाहर को निकली हुई संरचना

Peg rete (पेग रेटी)— बाह्यत्वचा का नीचे त्वचा में को धँस जाना

Pejorative (पीज़ोरेटिव)— बदतर बनने अथवा बनाने वाला।

Pejorism (पीज़ोरिज़्म)— बदतर बनने अथवा बनाने की प्रवृत्ति

Pelade (पीलेड)—शरीर के बालों का चकत्तों के रूप में उड़ जाना

Pelage (पीलेज)— सामूहिक रूप से सम्पूर्ण शरीर के बाल, लोम प्रणाली

Pelioma (पीलियोमा)—Echymosis.

Peliosis (पीलियोसिस)—Purpura.

Pellagra (पेलाग्रा)—निकोटिनिक एसिड (विटामिन बी$_7$) की कमी से होने वाला रोग जिसमें त्वक्शोथ हो जाता है, दस्त आने लगते हैं तथा मनोभ्रंश हो जाता है। यह रोग विशेषकर उन लोगों में होता है जो केवल मक्का खाकर ही जीवित रहते हैं।

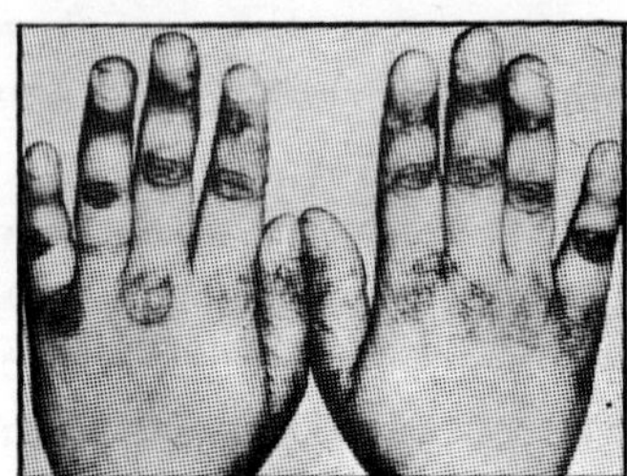

Fig. 412 : Pellagra (पेलाग्रा)

Pellagragenic (पेलाग्राजेनिक)—पेलाग्राजनक

Pellagrin (पेलाग्रिन)—पेलाग्रा से पीड़ित व्यक्ति

Pellagroid (पेलाग्रॉयड)— पेलाग्रा के समान

Pellagrous (पेलाग्रस)—पेलाग्रा से सम्बन्धित अथवा उससे ग्रस्त, पेलाग्राजन्य

Pellet (पिलेट)— एक छोटी गोली या दाना, गुटिका

Pellicle (पेलीकिल)—तरलों की सतह पर बनने वाली एक पतली झिल्ली, सूक्ष्मावरण

Pellicular, Pelliculous (पेलीकुलर, पेलीकुलस)—द्रवों की सतह पर बनने वाली पतली झिल्ली से सम्बन्धित

Pellucid (पेलुसिड)— अर्द्ध-पारदर्शक

Pelma (पेल्मा)— पाँव का तलवा

Pelmatic (पेल्मेटिक)—पाँव के तलवे से सम्बन्धित

Pelmatogram (पेल्मेटोग्राम)—पाँव के तलवे की एक छाप

Pelopathy (पीलोपैथी)—Pelotherapy.

Pelotherapy (पिलोथिरैपी)— शरीर पर मिट्टी का प्रयोग करके रोगों की चिकित्सा करना, कीचोपचार

Peltation (पेल्टेशन)—किसी एन्टिसीरम अथवा वैक्सीन का टीका लगाकर उपलब्ध कराई गयी स्वास्थ्य की रक्षा

Pelvi-, Pelvio-, Pelvo- (पैल्वी-, पैल्वियो-, पैल्वो-)—उपसर्ग जिनका अर्थ श्रोणि होता है।

Pelvic (पैल्विक)—श्रोणि सम्बन्धी, गोणिकीय।

Pelvicaliceal, Pelvicalyceal (पैल्वीकैलीसियल)—वृक्कीय श्रोणि एवं आलवालों से सम्बन्धित

Pelvic bone (पैल्विक बोन)— कूल्हे की हड्डी। इसमें इस्कियम, इलियम तथा प्यूबिस हड्डियाँ सम्मिलित होती हैं।

Pelvic direction (पैल्विक डाइरैक्शन)—श्रोणि के अक्ष की दिशा

Pelvicephalography (पैल्वीसिफैलोग्राफी)— भ्रूण के सिर एवं श्रोणि-बहिर्गम का एक्स-रे एवं उनकी माप लेना।

Pelvicephalometry (पैल्वीसिफैलोमीट्री)— भ्रूण के सिर के व्यासों को मापना तथा माता की श्रोणि के व्यासों से इनकी तुलना करना

Pelvic girdle (पैल्विक गर्डिल)—अनामी हड्डियों द्वारा बना चाप, श्रोणि-बन्ध

Pelvic inlet (पैल्विक इनलैट)—श्रोणि का ऊपरी प्रवेश द्वार

Pelvic outlet (पैल्विक आउटलैट)—श्रोणि का निचला बाहर की ओर खुलने वाला द्वार, श्रोणि-बहिर्गम

Pelvifixation (पैल्वीफिक्सेशन)—शल्यक्रिया द्वारा किसी तैरते हुए श्रोणिगत अंग को श्रोणिगत गुहा की भित्ति के साथ सलंग्न कर देना।

Pelvilithotomy (पैल्वीलिथोटॉमी)—Pyelolithotomy.

Pelvimeter (पैल्वीमीटर)—श्रोणि मापक यन्त्र

Pelvimetry (पैल्वीमीट्री)— श्रोणि की क्षमता एवं इसके व्यास को मापना, श्रोणिमिति

Pelviolithotomy (पैल्वियोलिथोटॉमी)—Pyelilithotomy.

Pelvioplasty (पैल्वियोप्लास्टी)—1. प्रसव को आसान बनाने के लिए श्रोणि-बहिर्गम को बड़ा करना 2. वृक्क की श्रोणि की प्लास्टिक सर्जरी द्वारा मरम्मत करना।

Pelvioscopy (पैल्वियोस्कोपी)—श्रोणि का निरीक्षण करना

Pelviotomy (पैल्वियोटॉमी)—1. प्रसव को आसान बनाने के लिए श्रोणि-बहिर्गम को बड़ा करना 2. वृक्कीय श्रोणि में चीरा लगाना

Pelviperitonitis (पैल्वीपैरीटोनाइटिस)— श्रोणि-पर्युदर्या का शोथ

Pelvirectal (पैल्वीरैक्टल)— श्रोणि एवं मलाशय सम्बन्धी

Pelvis (पैल्विस)—1. धड़ की निचली अस्थिल रचना जो आगे तथा पार्श्व में कूल्हे की हड्डियों (इलियम, इस्कियम एवं प्यूबिस) एवं पीछे त्रिकास्थि और अनुत्रिक से मिलकर बनी होती है।

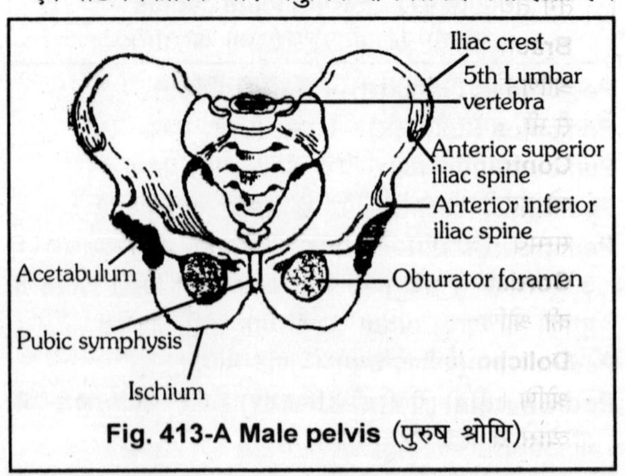

Fig. 413-A Male pelvis (पुरुष श्रोणि)

Acetabulum = अलूखल, Pubic symphysis = जघन सन्धानक, Ischium = आसनास्थि, Obturator foramen = गवाक्ष रन्ध्र, Anterior inferior iliac spine = अग्र निम्न श्रोणिफलकीय कंटक, Anterior superior iliac spine = अग्र ऊर्ध्ववर्ती श्रोणिफलकीय कंटक, 5th lumbar vertebra = पाँचवीं कटिपरक कशेरुका, Iliac crest = श्रोणिफलकीय शिखा

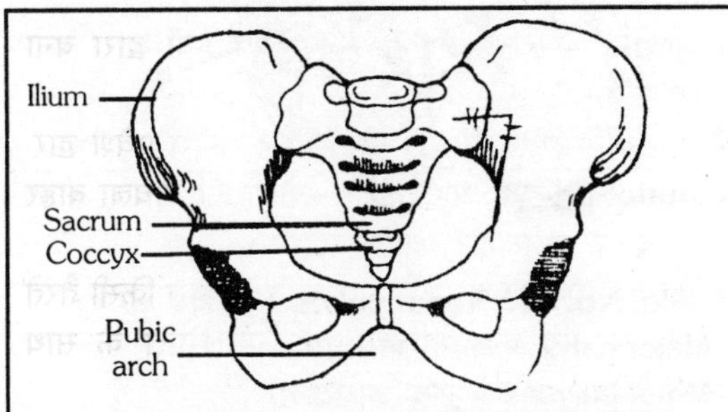

Fig. 413-B Female pelvis (स्त्री श्रोणि)

Ilium = श्रेणिफलक, Sacrum = त्रिकास्थि, Coccyx = अनुत्रिक, Pubic arch = जघनास्थि चाप

2. कोई भी बेसिन के समान रचना जैसे वृक्कीय श्रोणि, गोणिका। श्रोणि निम्न प्रकार की होती है–

Android pelvis (एण्ड्रॉयड पैल्विस)—एक स्त्री श्रोणि जिसका अन्तर्गम कीलाकार होता है तथा अगला खण्ड तंग होता है जिससे यह पुरुष श्रोणि के समान होती है, पुवंत् श्रोणि

Anthropoid pelvis (एन्थ्रोपॉयड पैल्विस)—एक स्त्री श्रोणि जो लम्बी एवं तंग होती है।

Assimilation pelvis (एसीमिलेशन पैल्विस)— ऐसी श्रोणि जिसमें इलियम-हड्डियाँ कशेरुका-दण्ड से सामान्य से ऊपर अथवा नीचे जुड़ती हैं, एकीभूत श्रोणि

Beaked pelvis (बीक्ड पैल्विस)— ऐसी श्रोणि जिसमें श्रोणि-अस्थियाँ पार्श्व में पिचक (दब) जाती हैं और उनका अगला जोड़ आगे को धकेल दिया जाता है जिससे बहिर्गम तंग तथा लम्बा हो जाता है, चंचुवत् श्रोणि

Brachypellic pelvis (ब्रेकीपेलिक पैल्विस)—अण्डाकार श्रोणि जिसमें अनुप्रस्थ व्यास अग्रपश्चस्थ व्यास से 1 से 3 से.मी. बड़ा होता है।

Contracted pelvis (कॉन्ट्रेक्टेड पैल्विस)— ऐसी श्रोणि जो इतनी संकुचित हो जाती है कि बच्चे का जन्म लेना सम्भव नहीं होता, संकुचित श्रोणि

Cordate pelvis (कॉर्डेट पैल्विस)— हृदय के आकार की श्रोणि

Dolichopellic pelvis (डोलिकोपेलिक पैल्विस)— लम्बी श्रोणि। ऐसी श्रोणि जिसमें अग्रपश्चस्थ व्यास अनुप्रस्थ व्यास से बड़ा होता है।

External pelvis (एक्सटर्नल पैल्विस)— वृक्क के बाहर स्थित वृक्कीय श्रोणि

False pelvis (फाल्स पैल्विस)— श्रोणिफलक-रेखा से ऊपर की श्रोणि, मिथ्या श्रोणि

Fissured pelvis (फिशर्ड पैल्विस)— बालास्थिविकारी अथवा रिकेट से ग्रस्त श्रोणि जिसमें इलियम हड्डियाँ आगे को विस्थापित हो जाती हैं जिससे ये लगभग समानान्तर हो जाती हैं।

Flat pelvis (फ्लैट पैल्विस)— आगे पीछे से दबी हुई श्रोणि, चपटी श्रोणि

Frozen pelvis (फ्रोज़न पैल्विस)— ऐसी श्रोणि जिसमें संक्रमण अथवा कैन्सर वृद्धि के कारण श्रोणि के अंग उसके साथ स्थिर हो जाते हैं।

Funnel-shaped pelvis (फनल-शेप्ड पैल्विस)— ऐसी श्रोणि जिसमें अन्तर्गम सामान्य होता है परन्तु बहिर्गम बहुत संकुचित होता है, कीपाकार श्रोणि

Gynecoid pelvis (गाइनीकॉयड पैल्विस)— सामान्य स्त्री श्रोणि, स्त्रीवत् श्रोणि

Halisteretic pelvis (हैलिस्ट्रेटिक पैल्विस)— हड्डियों की कोमलता के परिणामस्वरूप एक विकृत श्रोणि

Infantile pelvis (इन्फैन्टाइल पैल्विस)—एक युवा श्रोणि जो शिशु-श्रोणि के लक्षणों को धारण किए होती है।

Justo major pelvis (जस्टो मेज़र पैल्विस)— असामान्य रूप से बड़ी श्रोणि, सर्ववर्धित श्रोणि

Justo minor pelvis (जस्टो माइनर पैल्विस)—असामान्य रूप से छोटी श्रोणि

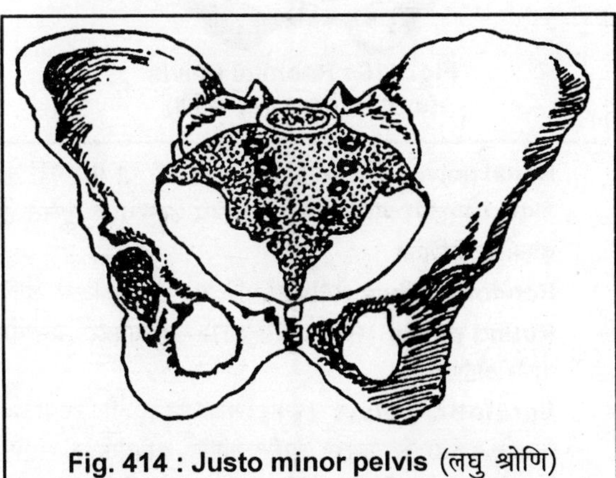

Fig. 414 : Justo minor pelvis (लघु श्रोणि)

Lordotic pelvis (लॉर्डोटिक पैल्विस)—ऐसी श्रोणि जिसमें कशेरुका-दण्ड कटि-प्रदेश में आगे को मुड़ जाता है।

Masculine pelvis (मैस्कुलाइन पैल्विस)—Android pelvis.

Mesatipellic pelvis (मीसेटीपैलिक पैल्विस)— गोल श्रोणि, अस्थिमृदुताजन्य श्रोणि।

Osteomalacic pelvis (ऑस्टियोमैलेसिक पैल्विस)— अस्थिमृदुता के कारण विकृत श्रोणि, अस्थिमृदुताजन्य श्रोणि

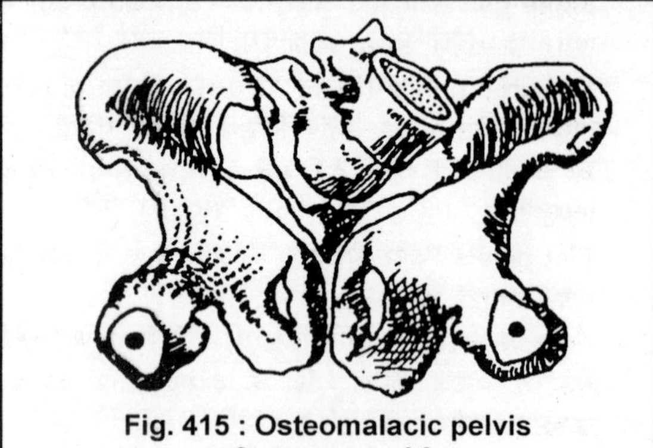

Fig. 415 : Osteomalacic pelvis
(अस्थिमृदुताजन्य श्रोणि)

Platypellic pelvis (प्लेटीपैलिक पैल्विस)— ऐसी श्रोणि जिसमें अग्रपश्चस्थ व्यास छोटे होते हैं तथा अनुप्रंस्थ व्यास चौड़े होते हैं।

Rachitic pelvis (रैकीटिक पैल्विस)—रिकेट रोग से विकृत श्रोणि

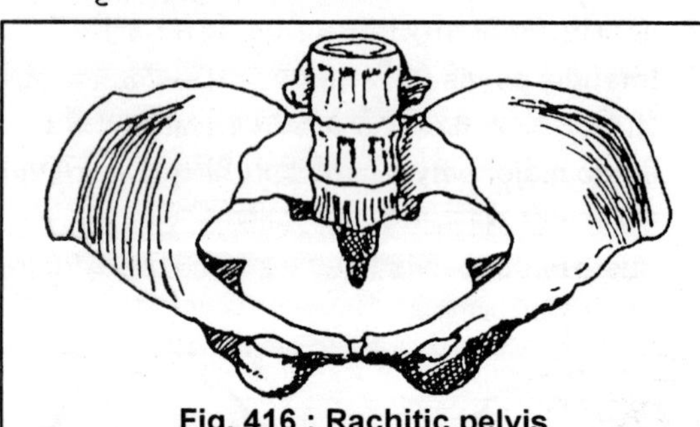

Fig. 416 : Rachitic pelvis
(बालास्थिविकारजन्य श्रोणि)

Renal pelvis (रीनल पैल्विस)— गवीनी या मूत्रनली का ऊपरी कीपाकार भाग जिसमें वृक्कीय आलवाल खुलते हैं, वृक्कीय गोणिका

Reniform pelvis (रेनीफोर्म पैल्विस)— वृक्काकार श्रोणि

Round pelvis (राउण्ड पैल्विस)— वृत्ताकार अन्तर्गम वाली श्रोणि

Scoliotic pelvis (स्कोलियोटिक पैल्विस)— पार्श्वकुब्जता के कारण विकृत श्रोणि, पार्श्वकुब्ज श्रोणि

Split pelvis (स्पिलिट पैल्विस)— एक श्रोणि जो जन्म से ही जघन संधानक पर विभाजित हुई होती है, सहज विपाटित श्रोणि

Triangular pelvis (ट्राइएन्गुलर पैल्विस)— ऐसी श्रोणि जिसका अन्तर्गम त्रिकोना होता है।

True pelvis (ट्रू पैल्विस)— श्रोणिफलक-रेखा से नीचे का श्रोणि का भाग, वास्तविक श्रोणि

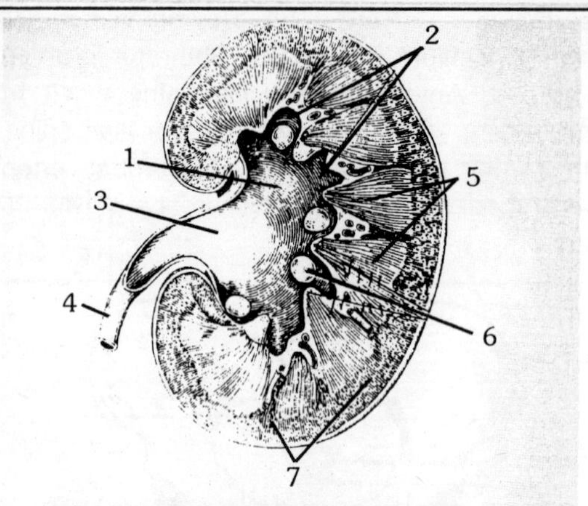

Fig. No. 417 Renal pelvis (वृक्कीय श्रोणि)
1. Major calyx = बृहत आलवाल,
2. Minor calyces = लघु आलवाल,
3. Renal pelvis = वृक्कीय श्रोणि,
4. Ureter = गवीनी या मूत्रनली,
5. Renal pyramids = वृक्कीय पिरामिद
6. Papilla = अंकुरक,
7. Cortex = प्रान्तस्था

Pelvisacral (पैल्वीसैक्रल)— श्रोणि एवं त्रिकास्थि दोनों से सम्बन्धित

Pelviscope (पैल्विस्कोप)— श्रोणि के अन्तरंग का परीक्षण करने के लिए एक गुहान्तदर्शी

Pelvitherm (पैल्वीथर्म)— योनि के द्वारा श्रोणि को गर्मी पहुँचाने के लिए एक उपकरण

Pelviureteral (पैल्वीयूरेट्रल)—वृक्कीय श्रोणि एवं मूत्रनली से सम्बन्धित

Pelviureterography (पैल्वीयूरेट्रोग्राफी)—Pyelography.

Pelvocaliectasis (पैल्वोकैलीएक्टेसिस)—Hydronephrosis.

Pelvoscopy (पैल्वोस्कोपी)— श्रोणि का निरीक्षण करना

Pelvospondylitis (पैल्वोस्पॉण्डीलाइटिस)— कशेरुका-दण्ड के श्रोणि वाले भाग का शोथ

Pemphigoid (पेम्फीगॉयड)— पेम्फीगस (एक चर्म रोग) के समान

Pemphigus (पेम्फीगस)— युवा व्यक्तियों का एक त्वचा रोग जिसमें त्वचा पर छाले अथवा फफोले उत्पन्न होते हैं जो लुप्त होकर वर्णकयुक्त धब्बे छोड़ जाते हैं, तथा इनमें खुजली एवं जलन भी होती है। बिम्बिका या पेम्फीगस तव्वा रोग।

Pemphigus erythematous (पेम्फीगस इरीदीमेटस)— सूर्य में अनावृत होने वाली त्वचा पर विशेष रूप से चेहरे पर तितली के आकार में विस्तृत पपड़ियों के रूप में उतरते हुए विवर्णित छोटे-छोटे चकत्ते या धब्बे तथा फफोले

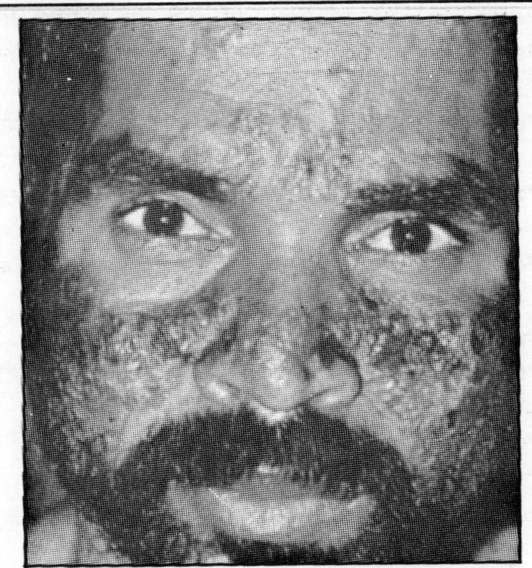

Fig. 418 : Pemphigus erythematous
(पेम्फीगस इरीदीमेटस)

Pemphigus vulgaris (पेम्फीगस वल्गैरिस)— मध्यम आयु में उत्पन्न होने वाला सर्वसामान्य प्रकार का पेम्फीगस रोग जिसमें त्वचा तथा मुखी श्लेष्मिककला पर अण्डाकार या गोल छाले अथवा फफोले बन जाते हैं जिनके फूट जाने पर सहज में ही रक्तस्राव होने लगता है।

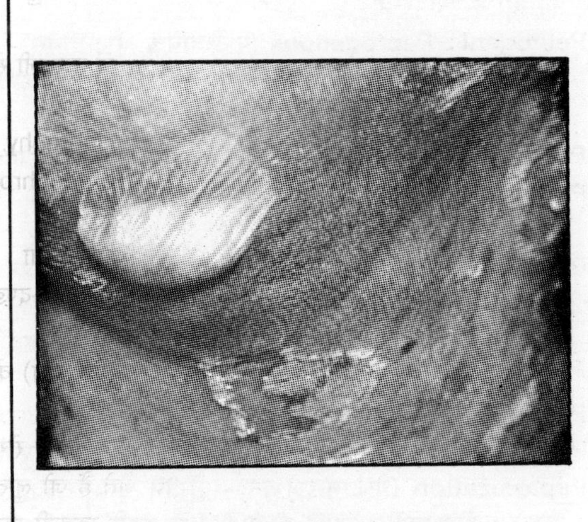

Fig. 419 : Pemphigus vulgaris
(पेम्फीगस वल्गैरिस)

Pendular (पेण्डुलर)—Pendulous.

Pendulous (पेण्डुलस)— पेण्डुलम की भाँति स्वतन्त्रतापूर्वक झूलने वाला, दोलायमान

Penectomy (पेनेक्टॉमी)—Phallectomy.

Penes (पेनीस)—Penis का बहुवचन

Penetrable (पेनेट्रेबिल)— प्रवेश्य, भेद्य

Penetrance (पेनीट्रैन्स)— वह दूरी जिसे कोई वस्तु किसी वस्तु में घुसकर पार करती है।

Penetrate (पेनीट्रेट)— किसी वस्तु में उसकी सतह में छेद करके प्रवेश करना।

Penetrating (पेनीट्रेटिंग)— किसी वस्तु की सतह में छेद करके उसमें प्रवेश करने वाला, वेधी

Penetration (पेनीट्रेशन)—किसी वस्तु अथवा शरीर के किसी भाग की सतह पर छेद करके उसमें प्रवेश करने की क्रिया, वेधन

Penetrometer (पेनीट्रोमीटर)— एक्स-रे की भेद्य शक्ति को मापने वाला एक यन्त्र

-penia (-पीनिया)— एक प्रत्यय जिसका अर्थ न्यूनता या कमी है।

Peniaphobia (पीनियाफोबिया)—निर्धनता का विकृत भय

Penicillate (पेनीसिलेट)— पेनीसिलस सम्बन्धी

Penicilliosis (पेनीसिलियोसिस)—. पेनीसिलियम वंश के कवक के संक्रमण के द्वारा उत्पन्न रोग

Penicillium (पेनीसिलियम)— कवकों का एक वंश जो रोटी, फल आदि पर नीले कवकच्छद (फफूँदी) के रूप में उग आते हैं। इसकी कुछ जातियों से पेनीसिलीन बनाया जाता है।

Penicillus (पेनीसिलस)— प्लीहा या तिल्ली के खण्डकों में स्थित धमनियों की ब्रुश के समान शाखाओं का एक वर्ग

Penile (पेनाइल)— शिश्न या लिंग सम्बन्धी

Penis (पेनिस)— पुरूष का सम्भोग अथवा मैथुन तथा मूत्रण का अंग, शिश्न, लिंग

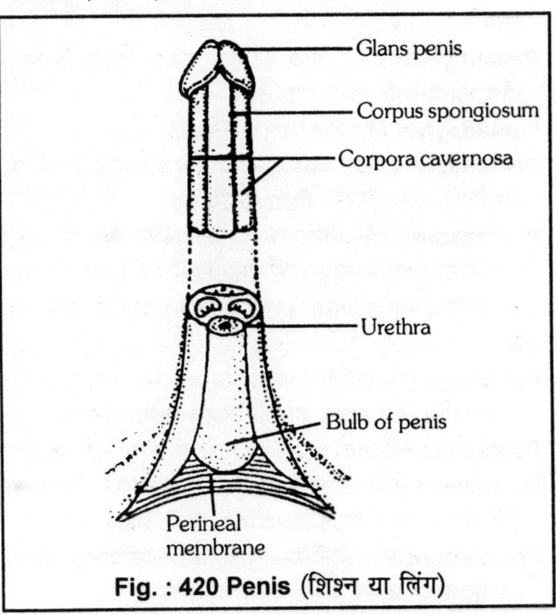

Fig. : 420 Penis (शिश्न या लिंग)

Glans penis = शिश्न-मुण्ड, Corpus spongiosum = स्पंजी पिण्ड, Corpora cavernosa = कॉर्पोरा कैवरनोसा, Urethra = मूत्र मार्ग, Bulb of penis = शिश्न का कन्द, Perineal membrane = मूलाधारीय कला

Captivus penis (कैप्टीवस पेनिस)— ऐसा शिश्न जो योनि-आकर्ष (योनि की दर्दनाक ऐंठन) एवं मूलाधारीय पेशियों के संकुचन के फलस्वरूप सम्भोग के दौरान योनि के भीतर ही रह जाता है जिसे बाहर नहीं निकाला जा सकता

Clubbed penis (क्लब्ड पेनिस)— उत्थान के समय मुड़ा हुआ लिंग

Double penis (डबल पेनिस)—जन्म से ही मूत्रमार्गीय खाँचे से पूर्णतया विभाजित शिश्न

Lunatus penis (ल्यूनेटस पेनिस)—गॉनोरिह्या या सूजाक में वेदनायुक्त टेढ़ा खड़ा लिंग

Palmatus penis (पामेटस पेनिस)—वृषण में बन्द शिश्न

Penischisis (पेनीस्काइसिस)— पुरुष मूत्रमार्ग का जन्मजात शिश्न की पीठ पर, उसकी निचली सतह के ऊपर या पार्श्व में खुलना अथवा शिश्न की कोई भी फटन

Penitis (पेनाइटिस)— शिश्नशोथ

Pennate (पीनेट)—ऐसी वस्तु जिसके अंग पंख के समान एक केन्द्रीय भाग से फैले होते हैं।

Penniform (पेनीफोर्म)— पंख के आकार का

Penoscrotal (पेनोस्क्रूटल)— शिश्न एवं वृषण सम्बन्धी

Penotomy (पीनोटॉमी)— शिश्न या लिंग में चीरा लगाना

Pension neurosis (पेन्शन न्यूरोसिस)—देखें Neurosis compensation.

Pent-, Penta- (पेन्ट-, पेन्टा-)— उपसर्ग जिनका अर्थ पाँच होता है।

Pentad (पेन्टाड)— 1. पाँच का एक वर्ग 2 रसायन-शास्त्र में, पाँच की वैलेन्सी वाला एक तत्त्व

Pentadactyle (पेन्टाडैक्टाइल)—Pentadactyl.

Pentadactyl (पेन्टाडैक्टाइल)— प्रत्येक हाथ एवं पैर में पाँच अँगुलियाँ धारण करने वाला, पंचांगुलिता

Pentagastrin (पेन्टागैस्ट्रिन)— एक कृत्रिम रूप से बनाया गया गैस्ट्रिन जो आमाशय की हाइड्रोक्लोरिक अम्ल को स्रवित करने की क्षमता का पता लगाने के लिए प्रयोग में लाया जाता है।

Pentalogy (पेन्टालॉजी)—पाँच कारकों का संयुक्त रूप से उत्पन्न होना जैसे किसी रोग के लक्षण उत्पन्न होते हैं।

Pentaploid (पेन्टाप्लॉयड)—गुणसूत्रों के पाँच सैटों से युक्त

Pentatomic (पेन्टाटॉमिक)— 1. एक अणु जिसमें पाँच परमाणु होते हैं। 2. पाँच हाइड्रोक्सिल वर्ग वाली शराब

Pentavalent (पेन्टावैलेन्ट)—पाँच की रासायनिक वैलेन्सी (संयोजकता) धारण करने वाला, पंचसंयोजी

Pentosemia (पेन्टोसीमिया)—रक्त में पेन्टोस का पाया जाना

Pentosuria (पेन्टोसूरिया)— मूत्र में पेन्टोस का पाया जाना, पेन्टोमेह

Pentoxide (पेन्टॉक्साइड)—एक रासायनिक अणु जिसमें ऑक्सीजन के पाँच परमाणु होते हैं।

Peotillomania (पियोटिल्लोमैनिया)— लिंग को खींचते रहने का उन्माद परन्तु हस्त-मैथुन नहीं किया जाता।

Peotomy (पीयोटॉमी)— लिंग को शल्यक्रिया द्वारा काट कर अलग कर देना

Pepsic (पेप्सिक)—Peptic.

Pepsin (पेप्सिन)— जठर-रस का मुख्य एन्जाइम जो प्रोटीन को पेप्टोन तथा प्रोटीयोस में बदल देता है।

Pepsiniferous (पेप्सिनीफेरस)—Pepsinogenous.

Pepsinogen (पेप्सिनोजन)— पेप्सिन का पूर्वगामी

Pepsinogenous (पेप्सिनोजीनस)— पेप्सिन को उत्पन्न करने वाला

Pepsinuria (पेप्सिनूरिया)— पेप्सिन का मूत्र में पाया जाना।

Peptic (पेप्टिक)— पेप्सिन अथवा पाचन सम्बन्धी, पाचक

Peptic ulcer (पेप्टिक अल्सर)— ग्रासनली के निचले सिरे में, आमाशय में, जठरनिर्गम में अथवा ग्रहणी में उत्पन्न होने वाला कोई भी व्रण जिससे खाना खाने के आधा से तीन घण्टे पश्चात् अधिजठरीय अथवा दाँये अधःपर्शुकीय प्रदेश में दर्द होता है। ग्रासनली के निचले सिरे, आमाशय तथा जठरनिर्गम के व्रण से होने वाला दर्द खाना खाने के बाद बढ़ जाता है जब कि ग्रहणी के व्रण से होने वाले दर्द में खाना खाने से आराम पहुँचता है। उदर-व्रण।

Peptogenic, Peptogenous (पेप्टोजेनिक, पेप्टोजीनस)— 1. पेप्टोन एवं पेप्सिन बनाने वाला, पेप्टोजेनी 2. पाचन-क्रिया को प्रोत्साहित करने वाला।

Peptolysis (पेप्टोलाइसिस)—पेप्टोनों का जल-अपघटन होना

Peptolytic (पेप्टोलाइटिक)— पेप्टोनों के जल-अपघटन से सम्बन्धित

Peptone (पेप्टोन)— पेप्टोन जल में घुलनशील एक नाइट्रोजनी यौगिक होता है जो गर्म करने पर जमता नहीं और यह कुछ प्रोटीनों के ऊपर प्रोटीनसंलायी एन्जाइमों, अम्लों अथवा क्षारों की क्रिया से उत्पन्न होता है।

Peptonemia (पेप्टोनीमिया)—रक्त में पेप्टोनों का पाया जाना

Peptonic (पेप्टोनिक)—पेप्टोन से सम्बन्धित अथवा उससे युक्त

Peptonization (पेप्टोनाइज़ेशन)—प्रोटीन अपघटनकारी एन्जाइम द्वारा प्रोटीन पदार्थ की पेप्टोनों में बदलने की क्रिया, पेप्टोनीकरण

Peptonize (पेप्टोनाइज़)— पेप्टोनों में बदलना

Peptonolysis (पेप्टोनोलाइसिस)—पेप्टोनों का पेप्टाइडों अथवा अमीनों अम्लों में विघटित हो जाना।

Peptonuria (पेप्टोनूरिया)— पेप्टोनों का मूत्र में पाया जाना।

Peptotoxin (पेप्टोटॉक्सिन)— किसी पेप्टोन से उत्पन्न कोई भी जीवविष

Per (पर)— 1. प्रति, फी 2. से, के द्वारा 3. प्रत्येक इकाई के लिए जैसे मिलीग्राम प्रति किलोग्राम जिसे सामान्यतः मिग्रा. /किग्रा. लिखा जाता है।

Per- (पर-)— एक उपसर्ग जो पूर्णतया या बिल्कुल, नितान्त तथा तीव्रता का संकेत देता है।

Per abdomen (पर एब्डोमन)—उदर द्वारा

Peracephalous (पीरासिफेलस)— एक परजीवीय यमल जिसके सिर और भुजाएँ नहीं होती तथा वक्ष विकृत होता है।

Peracidity (पैरेसिडिटी)— असामान्य अम्लता

Peracute (परैक्यूट)— बहुत तीव्र (तेज) अथवा उत्पाती

Per anum (पर एनम)— मलद्वार द्वारा

Perarticulation (परार्टीकुलेशन)—Diarthrosis.

Peratodynia (पैरेटोडाइनिया)—आमाशय के अभिहृद्-क्षेत्र में दर्द होना।

Peraxillary (परएक्ज़िलरी)—बगल से होकर

Per caput (पर कैपट)—प्रति व्यक्ति

Perceive (परसीव)—ज्ञानेन्द्रियों के द्वारा अथवा मस्तिष्क से ज्ञान प्राप्त करना

Percept (परसैप्ट)—देखी गई किसी वस्तु का मानसिक प्रतिबिम्ब, सम्वेदना, अनुभूति।

Perceptibility (परसेप्टीबिलिटी)—ज्ञानेन्द्रियों द्वारा ज्ञान प्राप्त करने की क्षमता, अनुभूति क्षमता, बोधगम्यता

Perceptible (परसेप्टीबृल)—ज्ञानेन्द्रियों द्वारा जिसके बारे में ज्ञान प्राप्त किया जा सके

Perception (परसेप्शन)— संवेदी प्रभावों की प्राप्त करने अथवा वस्तुओं से अवगत रहने की क्रिया, बोध, प्रत्यक्ष ज्ञान, अनुभूति

Depth perception (डैप्थ परसेप्शन)—वस्तुओं की गहराई अथवा किसी स्थान में विभिन्न वस्तुओं की अपेक्षाकृत दूरियों को पहिचानने की क्षमता

Extrasensory perception (एक्सट्रासैन्सरी परसेप्शन)— जो ज्ञान ज्ञानेन्द्रियों द्वारा प्राप्त नहीं होता

Stereognostic perception (स्टीरीयोग्नॉस्टिक परसेप्शन)— स्पर्श द्वारा वस्तुओं को पहिचानना।

Perceptive (पर्सेप्टिव)— बोध की सामान्य से अधिक शक्ति से सम्बन्धित अथवा उससे युक्त

Perceptivity (पर्सेप्टीविटी)—Perceptibility.

Perceptorium (पर्सेप्टोरियम)—Sensorium.

Percolate (पर्कोलेट)— 1. किसी तरल को किसी पाउडर के रूप में परिवर्तित पदार्थ से होकर गुजारना, परिस्राव 2. कोई भी छना हुआ अथवा परिस्रवित (रिसा हुआ) तरल

Percolation (पर्कोलेशन)—1. निस्यंदन (छानना) 2 किसी तरल विलायक को किसी औषधि के साथ छानकर औषधि के घुलनशील भागों को अलग कर लेना। परिस्रवण, रिसाव।

Percolator (पर्कोलेटर)— परिस्रवण में प्रयोग में लाया जाने वाला पात्र, परिस्रावित्र

Per contiguum (परकॉन्टीगुअम)— स्पर्श द्वारा

Per continuum (पर कॉन्टीनम)— निरन्तरता से

Perculsion (पर्कल्सन)— गति-असमर्थता

Percussible (पर्कसीबृल)— परिताड़न द्वारा जिसका पता लगाया जा सके

Percussion (पर्कसन)— शरीर के भीतर स्थित किसी संरचना की घनता, उसकी स्थिति एवं उसके परिमाण तथा किसी गुहा में तरल अथवा पस (मवाद) की विद्यमानता का पता लगाने के लिए शरीर के उस भाग को अँगुलियों के सिरों से पीटना। पीटने से निकलने वाली ध्वनि के अनुनाद एवं इसकी ऊँचाई के परिवर्तनों को सुनकर इन अवस्थाओं का पता लगाया जाता है, परिताड़न। परिताड़न निम्न प्रकार का होता है–

Auscultatory percussion (ऑस्कल्टेटरी पर्कसन)— परिताड़न जिसमें परिताड़न द्वारा उत्पन्न ध्वनि का परिश्रवण किया जाता है, परिश्रवणीय परिताड़न।

Bimanual percussion (बाइमैनुअल पर्कसन)— ऐसा परिताड़न जिसमें एक हाथ की अँगुली से दूसरे हाथ को थपथपाया जाता है; दुहत्था परिताड़न

Direct percussion, Immediate percussion (डाइरेक्ट पर्कसन, इम्मीडिएट पर्कसन)— ऐसा परिताड़न जिसमें शरीर की सतह को सीधे अँगुलियों से पीटा जाता है।

Indirect percussion, Mediate percussion (इन्डाइरेक्ट पर्कसन, मीडिएट पर्कसन)—दूसरे हाथ को शरीर की सतह पर रखकर फिर इसकी किसी अँगुली को प्रथम हाथ की किसी अँगुली से पीट कर किया जाने वाला परिताड़न

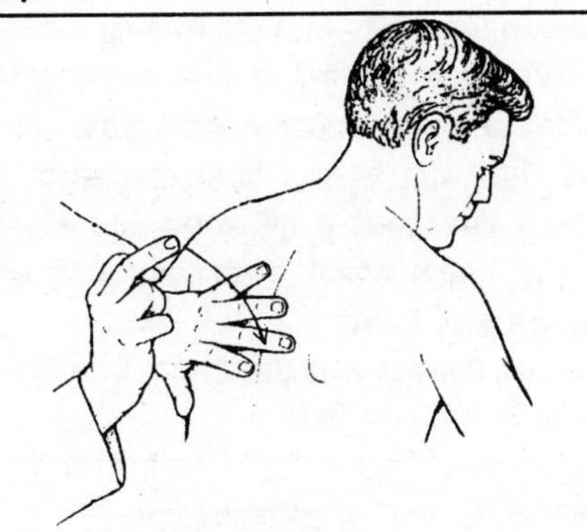

Fig. 421 : Indirect or mediate percussion (अप्रत्यक्ष परिताड़न)

बाँयें हाथ को छाती के पीछे (पीठ) पर रखा जाता है तथा इसकी मध्यम अँगुली के दूरस्थ अँगुलिपर्व को दाँयें हाथ की मध्यम अँगुली के छोर से पीटा जाता है।

Palpatory percussion (पैल्पेटरी पर्कसन)—परिस्पर्शन एवं परिताड़न का संयोजन जिसमें अँगुली उत्पन्न ध्वनि की अपेक्षा स्पर्श-प्रभाव को ग्रहण करती है, परिस्पर्शनीय परिताड़न।

Percussor (पर्कसर)— परिताड़न करने के लिए एक यन्त्र जिसमें एक हथौड़ा होता है जिसमें रबर अथवा धातु का एक सिर होता है, परिताड़नयन्त्र

Percutaneous (परक्यूटेनियस)—त्वचा के द्वारा, त्वचाप्रवेशी

Perencephaly (पेरीनसिफैली)—Porencephaly.

Perfectionism (परफेक्टियोनिज़्म)—एक प्रकार की विक्षिप्ति जिसमें कोई व्यक्ति असम्भव ऊँचे मानकों को प्राप्त करने का प्रयास करता है।

Perflation (परफ्लेशन)— किसी गुहा की दीवारों को फैलाने अथवा स्रावों या अन्य पदार्थ को बाहर फेंक देने के लिए गुहा में हवा भरने की क्रिया

Perforans (पर्फोरैंस)— अन्तर्वेधी जैसे कोई तन्त्रिका अथवा पेशी, छिद्रक

Perforate (पर्फोरेट)— छेद करना, वेधना।

Perforated (पर्फोरेटेड)— छिद्रित, सछिद्र

Perforation (पर्फोरेशन)—छेद करने की क्रिया, छिद्रण, वेधन

Perforator (पर्फोरेटर)—खोपड़ी तथा अन्य हड्डियों में छेद करने वाला एक यन्त्र, वेधक, छिद्रक

Perfrication (परफ्रिकेशन)—किसी मरहम के रगड़ने से

Perfrigeration (परफ्रिज़्रेशन)— हिमदाह, तुषारपात, पाले से क्षतिग्रस्त

Perfusate (परफ्यूज़ेट)— किसी ऊतक अथवा अंग का द्रवनिवेशन करने में प्रयोग में आने वाला द्रव, निविष्ट द्रव

Perfuse (परफ्यूज़)—किसी खोखली रचना की अवकाशिका से किसी तरल को बलपूर्वक प्रवाहित करना।

Perfusion (परफ्यूज़न)—1. किसी तरल का अवकाशों (खाली स्थानों) विशेषकर वाहिनियों से होकर गुजरना 2 किसी तरल को किसी अंग के ऊपर उँडेलना अथवा उसके ऊपर या उससे होकर उँडेला गया तरल 3 किसी अंग अथवा ऊतक की इन्जैक्शन द्वारा पोषकों से पूर्ति करना। द्रवनिवेशन

Peri- (पेरी-)—एक उपसर्ग जिसका अर्थ चारों ओर अथवा आस-पास होता है, परि-

Periacinal, Periacinous (पैरीएसिनल, पैरीएसिनस)— किसी कोष्ठक के चारों ओर स्थित

Periadenitis (पैरीएडीनाइटिस)—किसी ग्रन्थि के चारों ओर के ऊतकों का शोथ, परिलसीकापर्वशोथ

Perialienitis (पैरीएलियनाइटिस)— किसी बाह्य पदार्थ के चारों ओर असंक्रामक शोथ

Periampullary (पैरीएम्पुलरी)—किसी कलशिका अथवा तुम्बिका के चारों ओर स्थित

Periamygdalitis (पैरीएमाइग्डेलाइटिस)— किसी टॉन्सिल के चारों ओर के ऊतकों का शोथ

Perianal (पैरीएनल)— गुदा के चारों ओर अथवा उसके पास, परिगुदीय

Periangiitis (पैरीएन्जाइटिस)— किसी रक्त अथवा लसीका वाहिनी के चारों ओर के ऊताकों का शोथ

Periangiocholitis (पैरीएन्जियोकोलाइटिस)— पित्त वाहिनियों के चारों ओर के ऊतकों का शोथ

Periaortic (पैरीएओर्टिक)—महाधमनी के चारों ओर स्थित

Periaortitis (पैरीएओर्टाइटिस)— महाधमनी के चारों ओर के ऊतकों का शोथ, परिमहाधमनीशोथ

Periapex (पैरीएपेक्स)— किसी दन्त-शिखर के चारों ओर का स्थान

Periapical (पैरीएपिकल)—किसी दन्त-मूल के शिखर को चारों ओर से घेरने वाला।

Periappendicitis (पैरीएपैण्डिसाइटिस)— कृमिवत् उण्डुकपुच्छ के चारों ओर के ऊतकों का शोथ, परिउपांत्रशोथ

Periappendicular (पैरीएपैण्डिकुलर)— उण्डुकपुच्छ को चारों ओर से घेरने वाला।

Periarterial (पैरीआर्टीरियल)— किसी धमनी के चारों ओर स्थित, परिधमनिक

Periarteritis (पैरीआर्टीराइटिस)— किसी धमनी के बाह्य अस्तर एवं इसके चारों ओर के ऊतकों का शोथ, परिधमनीशोथ

Periarthric (पैरीआर्थ्रिक)—किसी सन्धि या जोड़ को चारों ओर से घेरने वाला, परिसन्धिक

Periarthritis (पैरीआर्थ्राइटिस)—किसी जोड़ के चारों ओर के ऊतकों का शोथ, परिसन्धिशोथ

Periarticular (पैरीआर्टीकुलर)—Periarthric.

Periatrial (पैरीएट्रियल)— हृदय के अलिन्दों के चारों ओर स्थित

Periauricular (पैरीऑरीकुलर)—बाह्य कर्ण के चारों ओर

Periaxial (पैरीएक्सियल)—किसी अक्ष के चारों ओर स्थित

Periaxillary (पैरीएक्ज़ीलरी)— किसी बगल के चारों ओर स्थित

Periaxonal (पैरीएक्सोनल)—किसी तन्त्रिका के अक्षतन्तु को चारों ओर से घेरने वाला।

Peribronchial (पैरीब्रोन्कियल)—श्वासनली अथवा श्वासनलियों को चारों ओर से घेरने वाला।

Peribronchiolar (पैरीब्रोन्कियोलर)— किसी श्वसनिका अथवा श्वासनलिका को चारों ओर से घेरने वाला।

Peribronchiolitis (पैरीब्रोन्कियोलाइटिस)— श्वसनिकाओं अथवा श्वासनलिकाओं के चारों ओर के ऊतकों का शोथ

Peribronchitis (पैरीब्रोन्काइटिस)— श्वसनियों अथवा श्वासनलियों के चारों ओर के ऊतकों का शोथ, परिश्वसनिकाशोथ।

Peribuccal (पैरीबक्कल)—गाल के चारों ओर का

Peribulbar (पैरीबल्बर)— किसी भी कन्द को विशेष रूप से नेत्रगोलक या मूत्र-मार्ग के कन्द को चारों ओर से घेरने वाला।

Peribursal (पैरीबर्सल)—श्लेषपुटी के चारों ओर

Pericardia (पैरीकार्डिया)—Pericardium का बहुवचन

Pericardiac, Pericardial (पैरीकार्डियक, पैरीकार्डियल)— हृदयावरण सम्बन्धी, हृदयावरक

Pericardial rub (पैरीकार्डियल रब)—पुरोहृदीय क्षेत्र का परिश्रवण करने पर सुनाई देने वाली एक रगड़न की ध्वनि जो हृदयावरण की शोथयुक्त सतहों के आपस में रगड़ने से उत्पन्न होती है।

Pericardicentesis (पैरीकार्डीसेन्टेसिस)— Pericardiocentesis.

Pericardiectomy (पैरीकार्डियक्टॉमी)—हृदयावरण के किसी भाग को काट कर निकाल देना, परिहृदुच्छेदन

Pericardiocentesis (पैरीकार्डियोसेन्टेसिस)— शल्यक्रिया द्वारा हृदयावरण में छेद करना, परिहृद्वेधन

Pericardiology (पैरीकार्डियोलॉजी)— हृदयावरण के शरीरक्रियाविज्ञान एवं इसके रोगों का अध्ययन

Pericardiolysis (पैरीकार्डियोलाइसिस)—अन्तरांगी तथा भित्तिक हृदयावरण के बीच स्थित चिपकावों को अलग करना

Pericardiomediastinitis (पैरीकार्डियोमीडियास्टीनाइटिस)— हृदयावरण एवं मध्यस्थानिका का शोथ

Pericardioperitoneal (पैरीकार्डियोपैरीटोनियल)— हृदयावरक एवं उदरावरणीय गुहाओं से सम्बन्धित

Pericardiopexy (पैरीकार्डियोपैक्सी)— हृदय के रक्त की आपूर्ति बढ़ाने के लिए शल्यचिकित्सा द्वारा हृदयावरण को पास के किसी ऊतक से जोड़ देना।

Pericardiophrenic (पैरीकार्डियोफ्रेनिक)— हृदयावरण एवं मध्यपट या डायाफ्राम सम्बन्धी

Pericardiopleural (पैरीकार्डियोप्लूरल)— हृदयावरण एवं फुफ्फुसावरणों से सम्बन्धित

Pericardiorrhaphy (पैरीकार्डियोरैह्फी)— हृदयावरण में स्थित ज़ख्म की सिलाई करना

Pericardiostomy (पैरीकार्डियोस्टॉमी)— निकासी के लिए हृदयावरण में चीरा लगाना

Pericardiosymphysis (पैरीकार्डियोसिम्फाइसिस)—अन्तरांगी एवं भित्तिक हृदयावरण के बीच आसंजन या चिपकाव हो जाना

Pericardiotomy (पैरीकार्डियोटॉमी)—हृदयावरण में चीरा लगाना, हृदयावरणछेदन

Pericarditic (पैरीकार्डाइटिक)—हृदयावरण से सम्बन्धित, परिहृद्शोथ सम्बन्धी।

Pericarditis (पैरीकार्डाइटिस)—हृदयावरणशोथ, परिहृद्शोथ। यह निम्न प्रकार का होता है—

Adhesive pericarditis (एडहीसिव पैरीकार्डाइटिस)— हृदयावरणशोथ जिसमें हृदयावरण असामान्य रूप से घने तन्तु-ऊतक द्वारा हृदय से चिपक जाता है, असंजी हृदयावरणशोथ

Constrictive pericarditis (कन्सट्रिक्टिव पैरीकार्डाइटिस)— हृदयावरणशोथ जिसमें अन्तरांगी एवं भित्तिक परतें एक दूसरे से चिपक जाती हैं जिसके साथ सम्पूर्ण हृदयावरण बहुत मोटा हो जाता है, संकीर्णक हृदयावरणशोथ

Dry pericarditis (ड्राइ पैरीकार्डाइटिस)—ऐसा हृदयावरणशोथ जिसमें रिसाव नहीं होता अर्थात् जो सूखा होता है, शुष्क हृदयावरणशोथ।

Fibrinous pericarditis (फाइब्रीनस पैरीकार्डाइटिस)— ऐसा हृदयावरणशोथ जिसमें हृदयावरण मक्खन के समान निःस्राव से ढक जाता है जो सूख कर हृदयावरणीय सतहों को जोड़ देता है, फाइब्रिनी हृदयावरणशोथ

Hemorrhagic pericarditis (हीमोरैह्जिक पैरीकार्डाइटिस)—ऐसा हृदयावरणशोथ जिसमें निःस्राव में रक्त पाया जाता है।

Ischemic pericarditis (इस्कीमिक पैरीकार्डाइटिस)— हृदय की स्थानिक अरक्तता के परिणामस्वरूप होने वाला हृदयावरणशोथ

Neoplastic pericarditis (न्योप्लास्टिक पैरीकार्डाइटिस)— हृदयावरण से जुड़ी रहने वाली रचनाओं के दुर्दम अर्बुदों के द्वारा हृदयावरण के प्रभावित होने के कारण होने वाला हृदयावरणशोथ

Obliterative pericarditis (ऑब्लीट्रेटिव पैरीकार्डाइटिस)—ऐसा हृदयावरणशोथ जिसमें हृदयावरक गुहा का पूर्णतया अभिलोपन हो जाता है।

Postraumatic pericarditis (पोस्टट्रॉमेटिक पैरीकार्डाइटिस)— छाती पर चोट पहुँचने के पश्चात् हृदयावरण की सूजन हो जाना।

Purulent pericarditis (प्यूरूलैन्ट पैरीकार्डाइटिस)— ऐसा हृदयावरणशोथ जिसमें हृदयावरण-कोश में पस या मवाद होता है, सपूय हृदयावरणशोथ।

Rheumatic pericarditis (रिह्यूमैटिक पैरीकार्डाइटिस)— तीव्र आमवाती ज्वर में उत्पन्न होने वाला फाइब्रिनी हृदयावरणशोथ।

Serofibrinous pericarditis (सीरोफाइब्रीनस पैरीकार्डाइटिस)—हृदयावरणशोथ जिसमें सीरमी निःस्राव बहुत बड़ी मात्रा में होता है, परन्तु फाइब्रिन कम होता है।

Tuberculous pericarditis (टुबरकुलस पैरीकार्डाइटिस)—क्षयरोग उत्पादक जीव माइकोबैक्टीरियम द्वारा उत्पन्न हृदयावरणशोथ

Uremic pericarditis (यूरीमिक पैरीकार्डाइटिस)— यूरीमिया के फलस्वरूप होने वाला हृदयावरणशोथ

Viral pericarditis (वाइरल पैरीकार्डाइटिस)—किसी विषाणुज संक्रमण द्वारा उत्पन्न हृदयावरणशोथ

Pericardium (पैरीकार्डियम)—हृदय एवं बड़ी रक्त वाहिनियों की जड़ों को चारों ओर से बन्द करने वाला झिल्लीनुमा तन्तु-सीरमी कोश जो भीतरी सीरमी परत (अन्तरांगी हृदयावरण) तथा बाह्य तन्तुमय परत (भित्तिक हृदयावरण) से बना होता है। इन दोनों परतों के बीच का स्थान हृदयावरणी गुहा होती है जिसमें थोड़ी-सी मात्रा में सीरमी तरल भरा होता है; हृदयावरण; परिहृद्

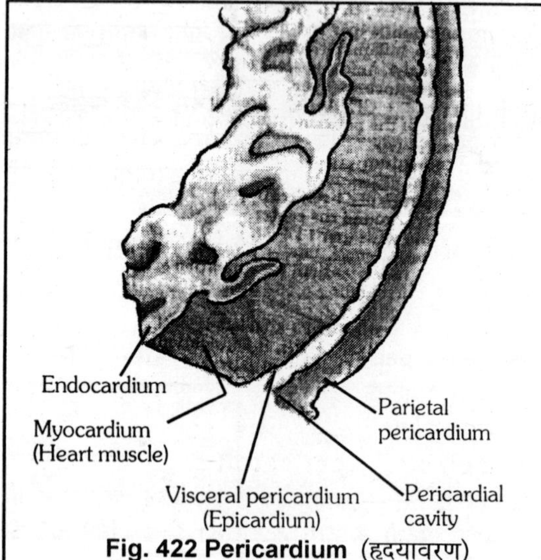

Fig. 422 Pericardium (हृदयावरण)

Endocardium = अन्तर्हृद्कला, Myocardium (Heart muscle) = हृद्पेशी, Visceral pericardium (Epicardium) = अन्तरांगी हृदयावरण (अधिहृद्अस्तर), Pericardial cavity = हृद्यावरक गुहा, Parietal pericardium = भित्तिक हृदयावरण

Pericardotomy (पैरीकार्डोटॉमी)—Pericardiotomy.

Pericecal (पैरीसीकल)—सीकम या अन्धान्त्र के पास स्थित

Pericecitis (पैरीसीकाइटिस)— सीकम के चारों ओर के ऊतकों का शोथ

Pericellular (पैरीसैलुलर)—किसी कोशिका के चारों ओर, परिकोशिकीय

Pericemental (पैरीसिमेन्टल)—Periodontal.

Pericementitis (पैरीसिमेन्टाइटिस)—Periodontitis.

Pericementoclasia (पैरीसिमेन्टोक्लेसिया)—Pyorrhea alveolaris.

Pericementum (पैरीसिमेन्टम)— किसी दन्त-मूल को ढकने वाला तन्तुमय ऊतक

Pericentral (पैरीसेन्ट्रल)—किसी केन्द्र के चारों ओर

Pericholangitis (पैरीकोलेन्जाइटिस)—Periangiocholitis.

Pericholecystitis (पैरीकोलीसिस्टाइटिस)— पित्ताशय के चारों ओर के ऊतकों का शोथ

Perichondral, Perichondrial (पैरीकॉण्ड्रल, पैरीकॉण्ड्रियल)— उपास्थि को आच्छादित करने वाली झिल्ली से सम्बन्धित, उपास्थ्यावरण सम्बन्धी।

Perichondritis (पैरीकॉण्ड्राइटिस)— पर्युपास्थिशोथ

Perichondrium (पैरीकॉण्ड्रियम)— उपास्थि के चारों ओर के तन्तुमय संयोजी ऊतक की झिल्ली, पर्युपास्थि

Perichondroma (पैरीकॉण्ड्रोमा)—पर्युपास्थि या पैरीकॉण्ड्रियम का एक अर्बुद

Perichord (पैरीकॉर्ड)—आद्यपृष्ठवंश का आवरण

Perichordal (पैरीकॉर्डल)— आद्यपृष्ठवंश के चारों ओर स्थित

Perichorioidal, Perichoroidal (पैरीकोराइडल)— नेत्र के रंजितपटल के चारों ओर स्थित

Perichrome (पैरीक्रोम)—ऐसी तन्त्रिका कोशिका जिसके सम्पूर्ण कोशिकाद्रव्य में अभिरंजित हो जाने योग्य सामग्री छितरी हुई होती है।

Pericolic (पैरीकोलिक)—कोलन या वृहदान्त्र को चारों ओर से घेरने वाला, परिबृहदान्त्रिक

Pericolitis (पैरीकोलाइटिस)—कोलन या बृहदान्त्र के चारों ओर का शोथ, परिबृहदान्त्रशोथ

Pericolonitis (पैरीकोलोनाइटिस)—Pericolitis.

Pericolpitis (पैरीकोल्पाइटिस)— योनि के चारों ओर के ऊतकों का शोथ, परियोनिशोथ।

Periconchal (पैरीकाँकल)— कान की शुक्तिका के चारों ओर

Pericorneal (पैरीकॉर्नियल)— नेत्र के स्वच्छमण्डल के चारों ओर स्थित, परिकनीनिकी

Pericoronal (पैरीकॉरोनल)— किसी दाँत के शीर्ष के चारों ओर स्थित

Pericoronitis (पैरीकॉरोनाइटिस)— किसी दाँत के शिखर के चारों ओर की सूजन

Pericranial (पैरीक्रेनियल)— करोटि या खोपड़ी की पर्यस्थिकला से सम्बन्धित

Pericranitis (पैरीक्रेनाइटिस)— परिकपालशोथ, कपालावरणशोथ

Pericranium (पैरीक्रेनियम)—कपाल का अस्थ्यावरण, परिकपाल, कपालावरण।

Pericystic (पैरीसिस्टिक)—किसी आशय अथवा पुटी के आस-पास स्थित, परिआशयिक, परिपुटीय।

Pericystitis (पैरीसिस्टाइटिस)—आशय के आस-पास के ऊतकों का शोथ, परिपुटीशोथ, परिमूत्राशयशोथ।

Pericystium (पैरीसिस्टियम)— 1. मूत्राशय अथवा पित्ताशय के चारों ओर के ऊतक 2. किसी पुटी को चारों ओर से घेरने वाली वाहिकामय भित्ति

Pericyte (पैरीसाइट)—केशिका भित्तियों के चारों ओर स्थित

लम्बी, चपटी, सकुंचनशील संयोजी ऊतक कोशिकाओं में से एक; परिकोशिका

Pericytial (पैरीसाइटियल)— किसी कोशिका के चारों ओर स्थापित

Peridectomy (पैरीडैक्टॉमी)—Peritectomy.

Peridendritic (पैरीडैण्ड्राइटिक)— किसी तन्त्रिका कोशिका के पार्श्व तन्तु को चारों ओर से घेरने वाला।

Peridens (पैरीडैन्स)—दन्त-चाप के बाहर स्थित एक अतिरिक्त दाँत

Peridental (पैरीडैन्टल)—Periodontal.

Peridentitis (पैरीडैन्टाइटिस)— किसी दाँत के चारों ओर के ऊतकों का शोथ

Peridentium (पैरीडैन्टियम)—Periodontium.

Periderm (पैरीडर्म)— भ्रूणीय बाह्यत्वचा की चपटी कोशिकाओं की पतली बाह्य परत जो अधिकतर जन्म से पहले लुप्त हो जाती है, परित्वक्

Peridermal, Peridermic (पैरीडर्मल, पैरीडर्मिक)— परित्वक् से सम्बन्धित

Peridesmic (पैरीडैज़्मिक)—स्नायु को चारों ओर से घेरने वाला अथवा स्नायु के चारों ओर के संयोजी ऊतक आवरण से सम्बन्धित

Peridesmitis (पैरीडैस्माइटिस)— किसी स्नायु के चारों ओर के संयोजी ऊतक का शोथ

Peridesmium (पैरीडैस्मियम)— किसी स्नायु के चारों ओर का संयोजी ऊतक आवरण

Perididymis (पैरीडीडीमिस)— शुक्रग्रन्थि का अण्डधर कंचुक, परिवृषणकोशकला

Perididymitis (पैरीडीडीमाइटिस)—शुक्रग्रन्थि के अण्डधर कंचुक का शोथ; परिवृषणकोशकलाशोथ

Peridiverticulitis (पैरीडाइवर्टीकुलाइटिस)— किसी आन्त्र-विपुटी के चारों ओर का शोथ; परिविपुटीशोथ

Periductal (पैरीडक्टल)— किसी वाहिनी के चारों ओर स्थापित

Periduodenitis (पैरीड्योडीनाइटिस)—ग्रहणी के चारों ओर का शोथ

Peridural (पैरीड्यूरल)—सुषुम्ना रज्जु के ड्यूरा मेटर या दृढ़तानिका के बाहर

Periencephalitis (पैरीएन्सिफैलाइटिस)—मस्तिष्क की सतह की सूजन

Periencephalomeningitis (पैरीएन्सिफैलोमैनिन्जाइटिस) — प्रमस्तिष्क-प्रान्तस्था एवं मस्तिष्कावरणों का शोथ

Perienteric (पैरीएन्ट्रिक)— आँतों के चारों ओर का

Perienteritis (पैरीएन्ट्राइटिस)— आँतों के पैरीटोनियम अस्तर का शोथ

Perienteron (पैरीएन्ट्रॉन)—भ्रूण की पैरीटोनियम-गुहा

Periependymal (पैरीइपैण्डाइमल)—आन्तरीय कला के चारों ओर का

Periesophageal (पैरीइसोफेज़ियल)— ग्रासनली के चारों ओर का

Periesophagitis (पैरीईसोफेज़ाइटिस)— ग्रासनली के चारों ओर के ऊतकों का शोथ

Perifistular (पैरीफिस्चुलर)—किसी नालव्रण के चारों ओर स्थित

Perifocal (पैरीफोकल)—किसी नाभि या केन्द्रबिन्दु के चारों ओर का

Perifollicular (पैरीफॉलीकुलर)— किसी पुटक के चारों ओर स्थित; परिपुटकीय

Perifolliculitis (पैरीफॉलीकुलाइटिस)— रोम कूपों के चारों ओर का शोथ, परिपुटकशोथ, परिलोमपुटकशोथ।

Perigangliitis (पैरीगैंग्लाइटिस)—किसी गण्डिका या गैंग्लियान के चारों ओर के ऊतकों का शोथ

Periganglionic (पैरीगैंग्लियानिक)— किसी गैंग्लियान के चारों ओर

Perigastric (पैरीगैस्ट्रिक)—1. आमाशय के चारों ओर; परिजठरीय 2. आमाशय के पैरीटोनियम अस्तर से सम्बन्धित

Perigastritis (पैरीगैस्ट्राइटिस)—आमाशय के पैरीटोनियम-आवरण का शोथ; परिजठरशोथ

Perigemmal (पैरीजेमल)—किसी कलिका, विशेषकर स्वाद कलिका के चारों ओर

Periglandular (पैरीग्लैण्डुलर)— किसी ग्रन्थि के चारों ओर के ऊतकों से सम्बन्धित; परिग्रन्थि सम्बन्धी

Periglandulitis (पैरीग्लैण्डुलाइटिस)— किसी ग्रन्थि के चारों ओर के ऊतकों का शोथ

Periglottic (पैरीग्लॉटिक)—जिह्वा के आधार एवं कण्ठच्छद के चारों ओर स्थित; परिजिह्वा

Periglottis (पैरीग्लॉटिस)— जिह्वा की श्लेष्मिक कला

Perihepatic (पैरीहिपैटिक)— यकृत के आस-पास

Perihepatitis (पैरीहिपैटाइटिस)— यकृत के पैरीटोनियम-आवरण एवं चारों ओर के ऊतकों का शोथ; परियकृतशोथ

Perihernial (पैरीहर्नियल)— किसी हर्निया के आस-पास

Peri-islet (पैरी-आइलैट)— लैंगरहैन्स की द्वीपिकाओं के चारों ओर स्थित

Perijejunitis (पैरीजेजुनाइटिस)— मध्यान्त्र या जेजुनम के चारों ओर के ऊतकों का शोथ, परिमध्यान्त्रशोथ।

Perikaryon (पैरीकैरियोन)— तन्त्रिका-कोशिका का कोशिका काय

Perikeratic (पैरीकेराटिक)—Pericorneal.

Perikyma (पैरीकाइमा)— दन्त-वल्क की सतह पर विद्यमान एक अनुप्रस्थ कटक एवं खाँच

Perikymata (पैरीकाइमेटा)—Perikyma का बहुवचन

Perilabyrinthitis (पैरीलेबीरिन्थाइटिस)— गहन या लेबीरिन्थ के चारों ओर के ऊतकों का शोथ

Perilaryngeal (पैरीलैरिन्जियल)— स्वरयन्त्र के आस-पास

Perilaryngitis (पैरीलैरिन्जाइटिस)— स्वरयन्त्र के आस-पास के ऊतकों का शोथ, परिस्वरयन्त्रशोथ

Perilenticular (पैरीलैन्टीकुलर)—आँख के लैन्स के चारों ओर

Perilesional (पैरीलीज़नल)—किसी विक्षति के चारों ओर स्थापित अथवा उत्पन्न होने वाला

Periligamentous (पैरीलिगामैन्टस)— किसी स्नायु के चारों ओर

Perilymph, Perilympha (पैरीलिम्फ, पैरीलिम्फा)— अन्तः कर्ण के कलामय एवं अस्थिल गहन के बीच स्थित तरल; परिलसीका

Perilympha (पैरीलिम्फा)—Perilymph.

Perilymphangeal (पैरीलिम्फेन्जियल)—किसी लसीका-वाहिनी के चारों ओर

Perilymphangitis (पैरीलिम्फेन्जाइटिस)— किसी लसीका-वाहिनी के चारों ओर के ऊतकों का शोथ

Perilymphatic (पैरीलिम्फेटिक)—Perilymphangial.

Perimastitis (पैरीमैस्टाइटिस)— किसी स्तन के चारों ओर के तन्तुमय ऊतक का शोथ

Perimeningitis (पैरीमैनिन्जाइटिस)—Pachymeningitis.

Perimenopause (पैरीमीनोपॉज)—रजोनिवृत्ति आरम्भ होने से पूर्व का 3 से 5 वर्ष का काल जिसमें ईस्ट्रोजन हार्मोन घटने शुरू हो जाते हैं जिससे ऋतुस्रावी चक्र अनियमित होने लगते हैं तथा अनार्तव काल बढ़ जाते हैं।

Perimeter (पैरीमीटर)— 1. किसी रचना की सीमा 2. परिसरीय दृष्टि-क्षेत्र के विस्तार का पता लगाने वाला एक उपकरण

Perimetric (पैरीमीट्रिक)— 1. परिगर्भाशयऊति से सम्बन्धित 2. गर्भाशय के चारों ओर का

Perimetritic (पैरीमीट्राइटिक)—परिगर्भाशयऊतिशोथ से सम्बन्धित

Perimetritis (पैरीमीट्राइटिस)—गर्भाशय के पैरीटोनियम-आवरण का शोथ, परिगर्भाशयऊतिशोथ

Perimetrium (पैरीमीट्रियम)— गर्भाशय को आच्छादित करने वाली सीरमी झिल्ली, परिगर्भाशयऊति

Perimetry (पैरीमीट्री)— किसी शरीर अथवा रचना की सीमा को मापना अथवा पैरीमीटर द्वारा दृष्टि-क्षेत्र को मापना

Perimolysis (पैरीमोलाइसिस)— जीर्ण वमन में गैस्ट्रिक एसिड से दाँतों का विकैल्सीभवन होना।

Perimyelis (पैरीमायलिस)— किसी हड्डी की मज्जा-गुहा को आस्तरित करने वाली एक झिल्ली

Perimyelitis (पैरीमायलाइटिस)—1. मृदु-जालतानिकाशोथ 2. किसी हड्डी की मज्जा-गुहा को आस्तरित करने वाली झिल्ली का शोथ

Perimyelography (पैरीमायलोग्राफी)— सुषुम्ना रज्जु के चारों ओर के क्षेत्र का एक्स-रे परीक्षण करना

Perimyocarditis (पैरीमायोकार्डाइटिस)— सामान्यतः एक ही कारण से हृदयावरणशोथ एवं हृद्पेशी-शोथ, दोनों साथ-साथ होना

Perimyoendocarditis (पैरीमायोएण्डोकार्डाइटिस)— हृदय की तीनों परतों—पैरीकार्डियम, मायोकार्डियम तथा एण्डोकार्डियम का शोथ

Perimyositis (पैरीमायोसाइटिस)— किसी पेशी के चारों ओर के संयोजी ऊतक का शोथ

Perimysia (पैरीमाइसिया)— Perimysium का बहुवचन

Perimysial (पैरीमाइसियल)— किसी पेशी के तन्तुमय आवरण से सम्बन्धित अथवा उसकी प्रकृति का

Perimysiitis (पैरीमाइसाइटिस)—पैरीमाइसियम का शोथ

Perimysium (पैरीमाइसियम)—पेशी तन्तुओं की प्रत्येक प्राथमिक पूलिका को चारों ओर से लपेटने वाला संयोजी ऊतक का आवरण

Perinatal (पैरीनेटल)—गर्भावस्था के 28वें सप्ताह से प्रसव के पश्चात् चार सप्ताह तक के काल से सम्बन्धित, प्रसवकालीन

Perinate (पैरीनेट)— प्रसवकालीन शिशु

Perinatologist (पैरीनेटोलॉजिस्ट)— प्रसवकालीनविज्ञान का विशेषज्ञ

Perinatology (पैरीनेटोलॉजी)— प्रसवकालीन अवधि में भ्रूण एवं शिशु का अध्ययन, प्रसवकालीन विज्ञान

Perineal (पैरीनियल)—मूलाधार से सम्बन्धित अथवा उस पर स्थित, मूलाधारीय

Perineal body (पैरीनियल बॉडी)— स्त्री में योनि एवं मलाशय तथा पुरुष में शिश्न और मलाशय के बीच में स्थित ऊतक का एक पिण्ड

Perineo- (पैरीनियो-)— एक उपसर्ग जिसका अर्थ मूलाधार से सम्बन्धित है।

Perineocele (पैरीनियोसील)— स्त्री में मलाशय एवं योनि के बीच अथवा पुरुष में मलाशय तथा प्रोस्टेट के बीच एक हर्निया

Perineocolporectomyomectomy (पैरीनियोकोल्पोरैक्टोमायोमेक्टॉमी)— मूलाधार, योनि तथा मलाशय को चीर कर किसी पेश्यर्बुद को काटकर निकाल देना।

Perineometer (पैरीनियोमीटर)— मूलाधार की ऐच्छिक पेशी संकुचनों की शक्ति मापने के लिए प्रयोग में लाया जाने वाला एक यन्त्र

Perineoplasty (पैरीनियोप्लास्टी)—प्लास्टिक सर्जरी द्वारा मूलाधार की मरम्मत करना; मूलाधारसंधान

Perineorrhaphy (पैरीनियोरैफी)—मूलाधार की सिलाई करना, मूलाधार-सीवन

Perineoscrotal (पैरीनियोस्क्रोटल)— मूलाधार एवं वृषण सम्बन्धी

Perineostomy (पैरीनियोस्टॉमी)—मूलाधार से होकर मूत्र-मार्ग तथा त्वचा के बीच एक स्थायी छिद्र बनाना।

Perineotomy (पैरीनियोटॉमी)— मूलाधार में चीरा लगाना, मूलाधारछेदन

Perineovaginal (पैरीनियोवैजाइनल)— मूलाधार एवं योनि से सम्बन्धित

Perinephrial (पैरीनेफ्रियल)—वृक्क के चारों ओर के संयोजी एवं अन्य ऊतक से सम्बन्धित

Perinephric (पैरीनेफ्रिक)— किसी वृक्क के चारों ओर स्थापित अथवा उत्पन्न होने वाला, परिवृक्कीय

Perinephritis (पैरीनेफ्राइटिस)— परिवृक्कशोथ

Perinephrium (पैरीनेफ्रियम)— वृक्क के चारों ओर के संयोजी एवं अन्य ऊतक

Perineum (पैरीनियम)—1. स्त्री में भग एवं गुदा के बीच का तथा पुरुष में वृषण एवं गुदा के बीच का क्षेत्र 2. श्रोणि-भूतल, एवं श्रोणि-बहिर्गम को घेरने वाली रचनाएँ जो आगे जघन संधानक, पार्श्वो में आसनास्थिक गण्डकों से तथा पीछे अनुत्रिक द्वारा बन्धित होते है। मूलाधर

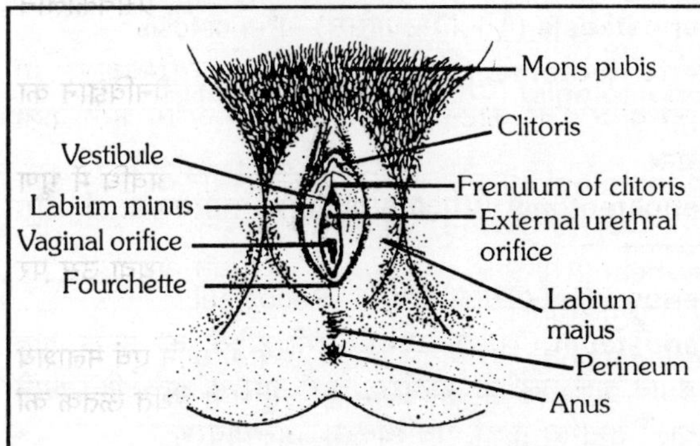

Fig. 423 : Perineum (मूलाधार)

Vestibule = योनि प्रधाण, Labium minus = लघु भगोष्ठ, Vaginal orifice = योनि-छिद्र, Fourchette = फुर्शे, Anus = गुदा, Perineum = मूलाधार, Labium majus = बृहत भगोष्ठ, External urethral orifice = बाह्य मूत्रमार्गीय छिद्र, Frenulum of clitoris = भगनासा का लघुबन्ध, Clitoris = भगनासा या भगशिश्निका, Mons pubis = जघन शैल

Perineural (पैरीन्यूरल)—. किसी तन्त्रिका के चारों ओर

Perineurial (पैरीन्यूरियल)—परितन्त्रिका सम्बन्धी

Perineuritis (पैरीन्यूराइटिस)— परितन्त्रिकाशोथ

Perineurium (पैरीन्यूरियम)— तन्त्रिका तन्तुओं के प्रत्येक बण्डल को चारों ओर से लपेटने वाला एक संयोजी ऊतक आवरण, परितन्त्रिका, तन्त्रिकावरण

Perinuclear (पैरीन्यूक्लियर)— किसी केन्द्रक के चारों ओर

Periocular (पैरीऑकुलर)— आँख के चारों ओर

Period (पीरियड)— 1. काल, अवधि 2. मासिक धर्म, माहवारी, रजोधर्म

Childbearing period (चाइल्डबीयरिंग पीरियड)—कसी स्त्री में यौवनारम्भ से लेकर रजोनिवृत्ति तक का काल जिसमें वह बच्चों को जन्म दे सकती है।

Fertile period (फर्टाइल पीरियड)— किसी स्त्री के एक ऋतुस्रावी चक्र में वह काल जिसमें डिम्ब निषेचित हो सकता है।

Gestation period (जेस्टेशन पीरियड) गर्भावस्था-काल

Incubation period (इनक्यूबेशन पीरियड)— किसी संक्रमण के प्रति अनावृत होने तथा रोग के प्रथम लक्षण के प्रकट होने के बीच का काल; रोगोद्‌भवन काल

Intrapartum period (इन्ट्रापार्टम पीरियड)— प्रसव आरम्भ होने से लेकर प्रसव की तीसरी अवस्था के अन्त तक का काल

Latent period (लेटैन्ट पीरियड)— 1. किसी उद्दीपन एवं परिणामी अनुक्रिया जैसे किसी पेशी के संकुचन के बीच बीता समय 2. रोगोद्‌भवन काल

Menstrual period (मैन्सच्रुअल पीरियड)— आर्तव-काल, मासिक धर्म

Missed period (मिस्ड पीरियड)— अपने सम्भावित समय पर मासिक-धर्म न होना

Neonatal period (नियोनेटल पीरियड)—शिशु जीवन के प्रथम 30 दिनों का काल

Puerperal period (प्यूरपीरल पीरियड)—. बच्चे के जन्म से 6 सप्ताह बाद तक की अवधि जिस समय गर्भाशय का पूर्ण प्रत्यावर्तन हो चुका होता है।

Safe period (सेफ पीरियड)—आर्तव-चक्र या मासिक-चक्र में वह समय जब गर्भाधान नहीं हो सकता

Silent period (साइलैन्ट पीरियड)—किसी रोग की अवधि का वह समय जब चिन्ह एवं लक्षण इतने हल्के होते हैं कि उनका पता लगाना कठिन हो जाता है।

Periodic (पीरियोडिक)— निश्चित समयावकाशों के पश्चात् पुनः उत्पन्न होने वाला, कालिक, नियतकालिक; आवर्ती

Periodicity (पीरियोडीसिटी)— निश्चित समयावकाशों के पश्चात् पुनः उत्पन्न होना, आचर्तिता

Periodontal (पैरीओडोन्टल)— 1. किसी दाँत के चारों ओर 2. परिदन्त सम्बन्धी, परिदन्तीय

Periodontia (पैरीओडोन्टिया)—1. Periodontium का बहुवचन 2. परिदन्तीय ऊतकों के रोगों का अध्ययन एवं उनकी चिकित्सा करना, दन्तूतकोपचार, दन्त-ऊतक-चिकित्सा

Periodontics (पैरीओडोन्टिक्स)—Periodontia.

Periodontist (पैरीओडोन्टिस्ट)— दन्त-ऊतक-चिकित्सा में विशेषज्ञ, दन्तोतक-चिकित्सक

Periodontitis (पैरीओडोन्टाइटिस)— परिदन्तशोथ

Periodontium (पैरीओडोन्टियम)—दाँतों को ढकने एवं उन्हें थामे रहने वाले ऊतक जिनमें सिमेन्ट, परिदन्तीय स्नायु, दन्तउलूखलीय अस्थि तथा मसूड़े सम्मिलित होते हैं; परिदन्त

Periodontoclasia (पैरीओडोन्टोक्लेसिया)— परिदन्तशोथ जिसके साथ परिदन्त में ह्रास एवं इसका विनाश होने लगता है।

Periodontology (पैरीओडोन्टोलॉजी)— दन्तचिकित्सा की वह शाखा जिसका सम्बन्ध दाँतों के चारों ओर के ऊतकों के रोगों की चिकित्सा करने के अध्ययन से होता है।

Periodontolysis (पैरीओडोन्टोलाइसिस)— Periodontoclasia.

Periodontosis (पैरीओडोन्टोसिस)—परिदन्त ऊतकों का कोई भी ह्रासीय रोग जिसमें ऊतकों का नाश होने लगता है, दन्तक्षय

Periodoscope (पीरियडोस्कोप)—प्रसव की सम्भावित तिथि की गणना करने के लिए एक सूची-पत्र

Periomphalic (पैरीओम्फेलिक)—नाभि के चारों ओर अथवा उसके पास स्थित

Periontogenic (पैरीओन्टोजेनिक)—वातावरण के द्वारा उत्पन्न रोग

Perionychia (पैरीयोनीकिया)—किसी नाखून के चारों ओर का शोथ

Perionychium (पैरीयोनीकियम)— नाखून के चारों ओर की बाह्यत्वचा

Perionyxis (पैरीयोनिक्सिस)—किसी नाखून के चारों ओर की बाह्यत्वचा का शोथ

Perioophoritis (पैरीऊफोराइटिस)—डिम्बग्रन्थि के चारों ओर के ऊतकों का शोथ

Perioophorosalpingitis (पैरीऊफोरोसैल्पिन्जाइटिस)—किसी डिम्बग्रन्थि एवं डिम्ब वाहिनी के चारों ओर के ऊतकों का शोथ

Perioothecitis (पैरीऊथेसाइटिस)—Perioophoritis.

Perioothecosalpingitis (पैरीऊथेकोसैल्पिन्जाइटिस)— Perioophorosalpingitis.

Perioperative (पैरीऑपरेटिव)—ऑपरेशन के समय के आस-पास

Periophthalmic (पैरीऑफ्थैल्मिक)—आँख के चारों ओर

Periophthalmitis (पैरीऑफ्थैल्माइटिस)— किसी आँख के चारों ओर के ऊतकों का शोथ

Perioptometry (पैरीऑप्टोमीट्री)—Perimetry.

Perioral (पैरीओरल)—मुँह के चारों ओर

Periorbita (पैरीऑर्बिटा)—नेत्र गर्त को आच्छादित करने वाला संयोजी ऊतक

Periorbital (पैरीऑर्बिटल)—नेत्र गर्त के चारों ओर का

Periorbititis (पैरीऑर्बिटाइटिस)—नेत्र गर्त को आच्छादित करने वाले संयोजी ऊतक का शोथ

Periorchitis (पैरीआर्काइटिस)—शुक्रग्रन्थि को आच्छादित करने वाले ऊतकों का शोथ

Periostea (पैरीऑस्टिया)—Periosteum का बहुवचन

Periosteal (पैरीऑस्टियल)—अस्थ्यावरण सम्बन्धी अथवा उसकी प्रकृति का, अस्थ्यावरणीय, पर्यस्थिक, पर्यस्थिकला सम्बन्धी

Periosteitis (पैरीऑस्टाइटिस)— अस्थ्यावरणशोथ या पर्यस्थिकला का शोथ

Periosteoedema (पैरीऑस्टियोइडीमा)— अस्थ्यावरण या पर्यस्थिकला का शोफ

Periosteoma (पैरीऑस्टियोमा)—पर्यस्थिकलार्बुद

Periosteomyelitis (पैरीऑस्टियोमायलाइटिस)— अस्थि का पर्यस्थिकला एवं मज्जा सहित शोथ

Periosteopathy (पैरीऑस्टियोपैथी)—पर्यस्थिकला या पैरीऑस्टियम का कोई भी रोग

Periosteophyte (पैरीऑस्टियोफाइट)—पर्यस्थिकला पर एक अस्थिल वृद्धि

Periosteorrhaphy (पैरीऑस्टियोरैह्फी)— पर्यस्थिकला के कटे हुए किनारों को टाँके लगा कर जोड़ना।

Periosteosis (पैरीऑस्टियोसिस)—Periostosis.

Periosteotome (पैरीऑस्टियोटोम)—पर्यस्थिकला या अस्थ्यावरण को काटने अथवा इसे हड्डी से अलग करने वाला यन्त्र

Periosteotomy (पैरीऑस्टियोटॉमी)—पर्यस्थिकला में चीरा लगाना

Periosteous (पैरीऑस्टियस)—Periosteal.

Periosteum (पैरीऑस्टियम)—सभी हड्डियों की उनके जोड़ बनाने वाले तलों के अतिरिक्त चारों ओर से आच्छादित करने वाली तन्तुमय कला, पर्यस्थिकला, अस्थ्यावरण

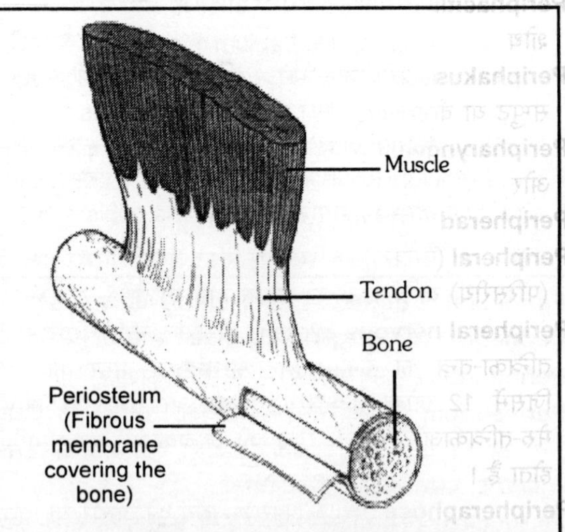

Fig. 424 Periosteum (अस्थ्यावरण)
Fibrous membrane covering the bone = अस्थि को आच्छादित करने वाली तन्तुमय कला, Bone = अस्थि या हड्डी, Tendon = कण्डरा, Muscle = पेशी

Periostitis (पैरीऑस्टाइटिस)—पर्यस्थिकला या अस्थ्यावरण का शोथ

Periostoma (पैरीऑस्टोमा)—Periosteoma.

Periostomedullitis (पैरीऑस्टोमेडुलाइटिस)— पर्यस्थिकला एवं अस्थि मज्जा का शोथ

Periostoses (पैरीऑस्टोसीस)—Periostosis का बहुवचन

Periostosis (पैरीऑस्टोसिस)—1. अस्थि के ऊपर पर्यस्थिकला का जमाव होना 2. पर्यस्थिकलार्बुदों का बनना

Periostosteitis (पैरीऑस्टोस्टाइटिस)—पर्यस्थिकला या पैरीऑस्टियम सहित अस्थि का शोथ

Periostotome (पैरीऑस्टोटोम)—Periosteotome.

Periostotomy (पैरीऑस्टोटॉमी)—Periosteotomy.

Periotic (पैरीयोटिक)—कान के विशेषकर आन्तरिक कान के चारों ओर स्थित

Periovaritis (पैरीओवेराइटिस)—Perioophoritis.

Periovular (पैरीओव्यूलर)—डिम्ब के चारों ओर

Peripachymeningitis (पैरीपैकीमैनिन्जाइटिस)— दृढ़तानिका या ड्यूरा मेटर तथा इसको ढकने वाली हड्डी के बीच स्थित संयोजी ऊतक का शोथ

Peripancreatitis (पैरीपैन्क्रियाटाइटिस)— अग्न्याशय के आस-पास के ऊतकों का शोथ, पर्यग्न्याशयशोथ।

Peripapillary (पैरीपेपिलरी)—अंकुरक के चारों ओर

Peripartum (पैरीपार्टम)—गर्भावस्था के अन्तिम माह अथवा प्रसव के पश्चात् प्रथम कुछ महीनों में माँ में उत्पन्न होने वाला

Peripatetic (पैरीपैटेटिक)— एक स्थान से दूसरे स्थान को गति करने वाला।

Peripenial (पैरीपेनियल)— लिंग के चारों ओर

Periphacitis (पैरीफेकाइटिस)—आँख के लैन्स के कैप्सूल का शोथ

Periphakus (पैरीफेकस)—नेत्र लैन्स के चारों ओर स्थित सम्पुट या कैप्सूल

Peripharyngeal (पैरीफेरिन्जियल)— ग्रसनी या गले के चारों ओर

Peripherad (पैरीफेराड)—परिसर की ओर

Peripheral (पैरीफ्रल)—परिसर पर स्थित अथवा परिसर सम्बन्धी (परिसरीय) या केन्द्र से दूर उत्पन्न होने वाला।

Peripheral nervous system (पैरीफ्रल नर्वस सिस्टम)— तन्त्रिका-तन्त्र का केन्द्रीय तन्त्रिका-तन्त्र से बाहर का भाग जिसमें 12 जोड़ी कपालीय तन्त्रिकाओं तथा 31 जोड़ी मेरु-तन्त्रिकाओं (सुषुम्ना रज्जु की तन्त्रिकाओं) का समावेश होता है।

Peripheraphose (पैरीफेराफोस)—स्वयं को अन्धेरे या छाया की अनुभूति होना जिसका उद्गम परिसरीय दृष्टि-रचनाओं (दृष्टि-तन्त्रिका या नेत्रगोलक) में होता है।

Peripherocentral (पैरीफ्रोसेन्ट्रल)— परिसरीय एवं केन्द्रीय भाग दोनों से सम्बन्धित

Peripherophose (पैरीफेरोफोस)— स्वयं को प्रकाश या रंग की अनुभूति होना जिसका उद्गम परिसरीय दृष्टि-रचनाओं (दृष्टि-तन्त्रिका या नेत्रगोलक) में होता है।

Periphery (पैरीफ्री)—एक बाह्य रचना अथवा सतह अथवा केन्द्र से दूर कोई रचना, परिसर, उपान्त

Periphlebitic (पैरीफ्लेबाइटिक)—परिशिराशोथ से सम्बन्धित

Periphlebitis (पैरीफ्लेबाइटिस)— किसी शिरा के बाह्य अस्तर अथवा इसके चारों ओर के ऊतकों का शोथ, परिशिराशोथ

Periphoria (पैरीफोरिया)—Cyclophoria.

Periphrenitis (पैरीफ्रेनाइटिस)—मध्यपट के चारों ओर के ऊतकों का शोथ

Periplasm (पैरीप्लाज़्म)—ग्राम-निगेटिव जीवाणुओं में कोशिका कला एवं कोशिका भित्ति के बीच का स्थान जिसमें कोशिका द्वारा स्रवित प्रोटीन होती हैं।

Periplast (पैरीप्लास्ट)—कोशिका में परिसरीय जीवद्रव्य

Peripleural (पैरीप्लूरल)—फुफ्फुसावरणों को चारों ओर से घेरने वाला।

Peripleuritis (पैरीप्लूराइटिस)—फुफ्फुसावरणों एवं वक्ष भित्ति के बीच के संयोजी ऊतक का शोथ, परिफुफ्फुसावरणशोथ

Peripolar (पैरीपोलर)— किसी ध्रुव के चारों ओर

Peripolesis (पैरीपोलेसिस)—स्थिर ऊतक कोशिकाओं के बीच भ्रमणशील कोशिकाओं का वेधन करना।

Periporitis (पैरीपोराइटिस)—विशेष रूप से मलेरिया के उपद्रव के रूप में अधिकतर बच्चों के चेहरे पर स्वेद ग्रन्थियों के चारों ओर उत्पन्न होने वाली बहुत-सी छोटी-छोटी फुन्सियाँ

Periportal (पैरीपोर्टल)—पोर्टल शिरा के चारों ओर

Periproctic (पैरीप्रोक्टिक)—मलद्वार के चारों ओर

Periproctitis (पैरीप्रोक्टाइटिस)— मलाशय एवं मलद्वार के चारों ओर के ऊतकों का शोथ, परिमलान्त्रशोथ

Periprostatic (पैरीप्रोस्टेटिक)— प्रोस्टेट ग्रन्थि के चारों ओर अथवा उसके आस-पास स्थित या उत्पन्न होने वाला

Periprostatitis (पैरीप्रोस्टेटाइटिस)—प्रोस्टेट ग्रन्थि के चारों ओर के ऊतकों का शोथ, परिपुरःस्थग्रन्थिशोथ।

Peripylephlebitis (पैरीपाइलेफ्लेबाइटिस)—पोर्टल शिरा के चारों ओर के ऊतकों का शोथ, परिपुरस्थग्रन्थिशोथ

Peripylic (पैरीपाइलिक)—Periportal.

Peripyloric (पैरीपाइलोरिक)—पाइलोरस के चारों ओर

Periradicular (पैरीरेडिकुलर)— किसी मूल विशेष रूप से दन्त-मूल के चारों ओर

Perirectal (पैरीरैक्टल)—मलाशय के चारों ओर

Perirectitis (पैरीरेक्टाइटिस)—Periproctitis.

Perirenal (पैरीरीनल)—Perinephric.

Perirhinal (पैरीराइनल)—नासिका के चारों ओर अथवा उसके आस-पास

Perirhizoclasia (पैरीराहइज़ोक्लेसिया)—किसी दन्त मूलों के सन्निकट ऊतकों का शोथ एवं उनका विनाश
Perisalpingitis (पैरीसैल्पिन्जाइटिस)—डिम्ब वाहिनी के चारों ओर के ऊतकों का शोथ, परिडिम्बवाहिनीशोथ
Perisalpingoovaritis (पैरीसैल्पिन्जोओवेराइटिस)—Perioophorosalpingitis.
Perisalpinx (पैरीसैल्पिंक्स)— डिम्ब वाहिनियों की ऊपरी सीमाओं को ढकने वाला पैरीटोनियम
Periscopic (पैरिस्कोपिक)— सभी ओर को देखने वाला
Perish (पैरिश)—अप्राकृतिक साधनों द्वारा विखण्डित हो जाना अथवा मर जाना
Perisigmoiditis (पैरीसिग्मॉयडाइटिस)—कोलन या वृहदान्त्र के अवग्रहान्त्र वंक के आस-पास के पैरीटोनियम का शोथ
Perisinuous (पैरीसाइनुअस)—किसी विवर के चारों ओर का
Perisinusitis (पैरीसाइनुसाइटिस)—किसी विवर के आस-पास के ऊतकों का शोथ
Perispermatitis (पैरीस्पर्मेटाइटिस)— वृषण-रज्जु के आस-पास के ऊतकों का शोथ
Perisplanchnic (पैरीस्प्लैंकनिक)—किसी अन्तरांग अथवा अन्तरांगों के चारों ओर
Perisplanchnitis (पैरीस्प्लैंकनाइटिस)— अन्तरांगों के चारों ओर के ऊतकों का शोथ
Perisplenic (पैरीस्प्लीनिक)— प्लीहा के चारों ओर अथवा उसके आस-पास
Perisplenitis (पैरीस्प्लीनाइटिस)—प्लीहा सम्पुट का शोथ, परिप्लीहाशोथ
Perispondylic (पैरीस्पॉण्डीलिक)—किसी कशेरुका के चारों ओर
Perispondylitis (पैरीस्पॉण्डीलाइटिस)— किसी कशेरुका के चारों ओर के ऊतकों का शोथ
Perissodactylous (पैरीसोडैक्टाइलस)—Imparidigitate.
Peristalsis (पैरिस्टैल्सिस)— शरीर के खोखले नलिकाकार अंगों, विशेषकर भोजन नली, जिनमें दोनों अनुलम्ब एवं वृत्ताकार पेशी तन्तु होते हैं, में उत्पन्न होने वाली लहर के समान गति जिससे उनके अन्दर के पदार्थ आगे को खिसक जाते हैं; क्रमाकुंचन; पुरःसरण
Peristaltic (पैरिस्टैल्टिक)—क्रमाकुंचन सम्बन्धी अथवा उसकी प्रकृति का, क्रमाकुंचक, पुरःसरणीय
Peristaphyline (पैरिस्टेफाइलीन)—काकलक के आस-पास
Peristasis (पैरिस्टेसिस)—1. शोथ की प्रारम्भिक अवस्था में रोगग्रस्त स्थान में रक्त प्रवाह में कमी हो जाना 2. वातावरण
Peristoma (पैरिस्टोमा)—मुँह के चारों ओर का किनारा
Peristomal (पैरिस्टोमल)—Peristomatous.
Peristomatous (पैरिस्टोमेटस)—मुख के चारों ओर
Peristrumitis (पैरिस्ट्रूमाइटिस)—किसी गलगण्ड या घेंघा के चारों ओर के ऊतकों का शोथ
Peristrumous (पैरिस्ट्रूमस)— घेंघा के चारों ओर
Perisynovial (पैरीसाइनोवियल)—किसी श्लेषक-रचना के चारों ओर
Perisystole (पैरीसिस्टोल)—Presystole.
Perisystolic (पैरीसिस्टोलिक)— निलयी प्रकुंचन से पहले तथा बाद में उत्पन्न होने वाली घटनायें।
Peritectomy (पैरीटैक्टॉमी)— स्वच्छमण्डल के चारों ओर नेत्रश्लेष्मला का एक छल्ला काट कर अलग कर देना
Peritendinea (पैरीटैण्डीनिया)—Peritendineum का बहुवचन
Peritendineum (पैरीटैण्डीनियम)—कण्डरा की तन्तु पूलिकाओं को चारों ओर से लपेटने वाला एक संयोजी ऊतक आवरण
Peritendinitis (पैरीटैण्डीनाइटिस)—किसी कण्डरा के आवरण का शोथ
Peritenon (पैरीटीनॉन)—Peritendineum.
Peritenontitis (पैरीटीनोनटाइटिस)—Peritendinitis.
Perithelioma (पैरीथीलियोमा)—Hemangiopericytoma.
Perithelium (पैरीथीलियम)— छोटी रक्त वाहिनियों एवं केशिकाओं को चारों ओर से लपेटने वाली तन्तुमय संयोजी ऊतक की परत
Perithoracic (पैरीथौरेसिक)— वक्ष के चारों ओर
Perithyroiditis (पैरीथाइरॉयडाइटिस)—अवटु ग्रन्थि के सम्पुट का शोथ
Peritomist (पैरीटॉमिस्ट)— खतना करने वाला व्यक्ति
Peritomize (पैरीटोमाइज़)—परिच्छेदन करना
Peritomy (पैरीटॉमी)—1. स्वच्छमण्डल की परिधि के चारों ओर नेत्रश्लेष्मला में चीरा लगाना 2. खतना करना। परिछेदन
Peritonea (पैरीटोनिया)— Peritoneum का बहुवचन
Peritoneal (पैरीटोनियल)— पैरीटोनियम या पर्युदर्या सम्बन्धी, उदरावरणीय
Peritonealgia (पैरीटोनियेल्जिया)— पैरीटोनियम में दर्द होना
Peritonealize (पैरीटोनीयेलाइज़)— उदर की शल्यक्रिया करते समय किसी ऊतक को पैरीटोनियम से आच्छादित करना।
Peritoneocentesis (पैरीटोनियोसेन्टेसिस)—तरल को प्राप्त करने के लिए पैरीटोनियम-गुहा में छेद करना।
Peritoneoclysis (पैरीटोनियोक्लाइसिस)— इन्जैक्शन द्वारा तरल को पैरीटोनियम-गुहा में प्रविष्ट करना
Peritoneopathy (पैरीटोनियोपैथी)—पैरीटोनियम का कोई भी रोग, उदरावणरोग, पर्युदर्यारोग
Peritoneopericardial (पैरीटोनियोपैरीकार्डियल)—पैरीटोनियम एवं पैरीकार्डियम सम्बन्धी
Peritoneopexy (पैरीटोनियोपैक्सी)— पैरीटोनियम का स्थिरीकरण
Peritoneoplasty (पैरीटोनियोप्लास्टी)—प्लास्टिक सर्जरी द्वारा पैरीटोनियम की मरम्मत करना, उदावरणसंधान, पर्युदर्यसंधान।

Peritoneoscope (पैरीटोनियोस्कोप)— पैरीटोनियम-गुहा का निरीक्षण करने में प्रयोग में लाया जाने वाला एक गुहान्तदर्शी या एण्डोस्कोप, पर्युदर्यादर्शी, उदरावरणदर्शी

Peritoneoscopy (पैरीटोनियोस्कोपी)— पर्युदर्यादर्शी या पैरीटोनियोस्कोप द्वारा पैरीटोनियम-गुहा का नेत्र परीक्षण करना, पर्युदर्यादर्शन, उदरावरणदर्शन

Peritoneotomy (पैरीटोनियोटॉमी)—पैरीटोनियम में चीरा लगाना, पर्युदर्यछेदन, उदरावरणछेदन

Peritoneum (पैरीटोनियम)—सीरमी या रक्तोदकीय झिल्ली जो उदरीय तथा श्रोणि की गुहाओं की भित्तियों को आस्तरित करती है (भित्तिक पर्युदर्या) तथा उदरीय अंगों को चारों ओर से लपेटती है (अन्तरांगी पर्युदर्या); उदरावरण

Peritonism (पैरीटोनिज़्म)— ऐसा रोग जिसमें स्तब्धता एवं पैरीटोनियम शोथ के चिह्न मिलते हैं परन्तु वास्तव में पैरीटोनियम का शोथ नहीं होता

Peritonitic (पैरीटोनाइटिक)— पर्युदर्याशोथ सम्बन्धी अथवा उससे पीड़ित

Peritonitis (पैरीटोनाइटिस)—पैरीटोनियम की सूजन, पर्युदर्याशोथ, उदरावरणशोथ। यह निम्न प्रकार का होता है—

Acute diffuse peritonitis (एक्यूट डिफ्यूज़ पैरीटोनाइटिस)—बहुत बड़े स्थान में होने वाला गम्भीर प्रकार का पर्युदर्याशोथ

Adhesive peritonitis (एडहीसिव पैरीटोनाइटिस)— पैरीटोनियम की ऐसी सूजन जिसमें पैरीटोनियम की भित्तिक एवं अन्तरांगी परतें चिपकावों द्वारा आपस में चिपक जाती हैं, आसंजी पर्युदर्याशोथ

Aseptic peritonitis (एसेप्टिक पैरीटोनाइटिस)— पैरीटोनियम का अजीवाणुज शोथ जो चोट लगने, रसायनों अथवा किरणन द्वारा उत्पन्न होता है।

Bile peritonitis (बाइल पैरीटोनाइटिस)—पयुदर्या-गुहा में पित्त या बाइल के मुक्त होने से उत्पन्न पर्युदर्याशोथ

Chemical peritonitis (कैमिकल पैरीटोनाइटिस)— पयुदर्या-गुहा में रसायनों जैसे जठरान्त्रीय रसों, अग्न्याशयी रस अथवा पित्त के विद्यमान होने से उत्पन्न पर्युदर्याशोथ

Chronic peritonitis (क्रोनिक पैरीटोनाइटिस)— पैरीटोनियम की ऐसी सूजन जो यक्ष्मा अथवा कैन्सर के कारण होती है, चिरकारी पर्युदर्याशोथ

Chyle peritonitis (काइल पैरीटोनाइटिस)—पर्युदर्या-गुहा में मुक्त काइल के पाये जाने से उत्पन्न पर्युदर्याशोथ

Gas peritonitis (गैस पैरीटोनाइटिस)— पैरीटोनियम की ऐसी सूजन जिसमें पैरीटोनियम-गुहा में गैस विद्यमान रहती है।

Generalized peritonitis (जनरलाइज़्ड पैरीटोनाइटिस)—पैरीटोनियम के अधिकतर भाग को प्रभावित करने वाली पैरीटोनियम की सूजन

Localized peritonitis (लोकालाइज़्ड पैरीटोनाइटिस)— ऐसा पर्युदर्याशोथ जिसमें पैरीटोनियम के केवल छोटे से स्थान की ही सूजन होती है, स्थानस्थ पर्युदर्याशोथ

Pelvic peritonitis (पेल्विक पैरीटोनाइटिस)—श्रोणि-क्षेत्र की पैरीटोनियम की सूजन, श्रोणि-पर्युदर्याशोथ

Primary peritonitis (प्राइमरी पैरीटोनाइटिस)— रक्त अथवा लसीका द्वारा संचारित संक्रामक सूक्ष्मजीवों के कारण उत्पन्न होने वाला पर्युदर्याशोथ

Puerperal peritonitis (प्यूरपीरल पैरीटोनाइटिस)— प्रसव के पश्चात् होने वाली पैरीटोनियम की सूजन

Secondary peritonitis (सेकण्ड्री पैरीटोनाइटिस)— पास की रचनाओं से संक्रमण के फैल जाने के परिणामस्वरूप होने वाली पैरीटोनियम की सूजन

Septic peritonitis (सेप्टिक पैरीटोनाइटिस)— पस बनाने वाले जीवाणुज संक्रमण के द्वारा होने वाली पैरीटोनियम की सूजन

Serous peritonitis (सीरस पैरीटोनाइटिस) —ऐसी पैरीटोनियम की सूजन जिसमें सीरम का निःस्राव होता है।

Silent peritonitis (साइलैंट पैरीटोनाइटिस)— ऐसा पर्युदर्याशोथ जिसमें कोई भी चिह्न अथवा लक्षण नहीं होता।

Traumatic peritonitis (ट्रॉमैटिक पैरीटोनाइटिस)— किसी चोट के लगने के पश्चात् उत्पन्न तीव्र पर्युदर्याशोथ, यक्ष्मज पर्युदर्याशोथ

Tuberculous peritonitis (ट्यूबरकुलस पैरीटोनाइटिस)— क्षय रोग द्वारा उत्पन्न पर्युदर्याशोथ, यक्ष्मज पर्युदर्याशोथ

Peritonize (पैरीटोनाइज़)—Peritonealize.

Peritonsillar (पैरीटॉन्सिलर)— किसी टॉन्सिल के चारों ओर, परिगलतुण्डिकीय

Peritonsillitis (पैरीटॉन्सिलाइटिस)— किसी टॉन्सिल के चारों ओर के ऊतकों का शोथ, परिगलतुण्डिकाशोथ

Peritracheal (पैरीट्रेकियल)— श्वास-प्रणाल के चारों ओर

Peritrichal (पैरीट्राइकल)—Peritrichous.

Peritrichate (पैरीट्राइकेट)—Peritrichous.

Peritrichic (पैरीट्राइकिक)—Peritrichous.

Peritrichous (पैरीट्राइकस)— एककोशिकीय जीवों का एक वर्ग जिनकी सम्पूर्ण सतह पर कशाभ या रोमक लगे होते हैं।

Peritrochanteric (पैरीट्रोकैन्ट्रिक)— किसी ट्रोकैन्टर के चारों ओर

Peritubal (पैरीट्यूबल)— किसी डिम्ब वाहिनी के चारों ओर, परिडिम्बवाहिनी

Perityphlic (पैरीटिफ्लिक)— अन्धान्त्र या सीकम के चारों ओर

Perityphlitis (पैरीटिफ्लाइटिस)—सीकम तथा एपैण्डिक्स के चारों ओर के ऊतकों का शोथ, परिअन्धांत्रशोथ

Periumbilical (पैरीअम्बिलाइकल)—नाभि के चारों ओर, परिनाभिक

Periungual (पैरीअन्गुअल)—किसी नाखून के चारों ओर

Periureteral (पैरीयूरेट्रल)—किसी मूत्रनली के चारों ओर, परिगवीनीय, परिमूत्रनलीय

Periureteric (पैरीयूरेट्रिक)—Periureteral.

Periureteritis (पैरीयूरेट्राइटिस)—किसी मूत्रनली के चारों ओर के ऊतकों का शोथ, परिमूत्रनलीशोथ

Periurethral (पैरीयूरेथ्रल)— मूत्रमार्ग के आस-पास स्थित, परिमूत्रपथीय

Periurethritis (पैरीयूरेथ्राइटिस)—मूत्रमार्ग के चारों ओर के ऊतकों का शोथ, परिमूत्रपथशोथ

Periuterine (पैरीयूटेराइन)—गर्भाशय के आस-पास

Periuvular (पैरीयुव्यूलर)—काकलक के चारों ओर

Perivaginal (पैरीवैजाइनल)— योनि के चारों ओर, परियोनिक

Perivaginitis (पैरीवैजीनाइटिस)—Pericolpitis.

Perivascular (पैरीवैस्कुलर)—किसी वाहिनी विशेषकर रक्त वाहिनी के चारों ओर स्थित, परिवाहिकीय

Perivasculitis (पैरीवैस्कुलाइटिस)—Periangitis.

Perivenous (पैरीवीनस)—किसी शिरा को चारों ओर से घेरने वाला अथवा उसके चारों ओर उत्पन्न होने वाला।

Perivertebral (पैरीवर्टीब्रल)—किसी कशेरुका के चारों ओर

Perivesical (पैरीवेसाइकल)—मूत्राशय के चारों ओर

Perivesiculitis (पैरीवेसीकुलाइटिस)—किसी शुक्राशय के चारों ओर के ऊतकों का शोथ

Perivisceral (पैरीविस्रल)—Perisplanchnic.

Perivisceritis (पैरीविस्राइटिस)— किसी भी आन्तरिक अंग के चारों ओर शोथ होना, पर्यंतरांगशोथ

Perixenitis (पैरीज़ीनाइटिस)—Perialienitis.

Perle (पर्ल)— एक कोमल कैप्सूल जिसमें कोई औषधि होती है।

Perleche (पर्लेश)—विशेषकर बच्चों के मुँह के कोनों पर फटन एवं बाह्यत्वचा का विशल्कन (पपड़ी के रूप में उखड़ना), परलेश

Perlingual (परलिंगुअल)— जीभ के द्वारा, औषधियां देने की एक विधि

Permanent (पर्मनैन्ट)—स्थायी

Permeability (पर्मियेबिलिटी)—पारगम्यता

Permeable (पर्मियेबिल)—तरलों अथवा पदार्थों को विलयन के रूप में गुजरने देने की क्षमता वाला, पारगम्य

Permeant (पर्मिएन्ट)— किसी विशेष अर्द्धपारगम्य झिल्ली से होकर गुजर जाने के सक्षम

Permeate (पर्मिएट)—1. वेधन करना या किसी निस्यंदक (छानने का यन्त्र) से होकर गुजरना 2. किसी विलयन अथवा निलम्बन के वे घटक जो किसी निस्यंदक से होकर गुजरते हैं।

Permeation (पर्मिएशन)—वेधन अथवा किसी निस्यंदक से होकर गुजरने की क्रिया, पारगमन

Permutation (परम्यूटेशन)—रूपान्तरण, पूर्ण परिवर्तन

Pernicious (पर्नीशियस)—प्रणाशी, विनाशकारी

Pernicious anemia (पर्नीशियस एनीमिया)—जठर-रस से कैशिल के अंतस्थ कारक के अभाव में जो सायनोकोबालामिन (विटामिन बी$_{12}$) का अवशोषण करता है अथवा भोजन में विटामिन बी$_{12}$ की कमी से अधिकतर 50 वर्ष की आयु के पश्चात् किसी व्यक्ति में होने वाली एक प्रकार की रक्ताल्पता जिसमें त्वचा का रंग नींबू जैसा पीला हो जाता है, जीभ पर जख्म बन जाते हैं जिनमें दर्द होता है, हाथों-पैरों में सुन्नता हो जाती है अथवा झुन झुनी होती है, धीरे-धीरे कमजोरी बढ़ती जाती है, श्रम करने पर सांस फूलने लगता है तथा दिल धड़कने लगता है। लाल रक्त कोशिकाएँ परिमाण में बड़ी हो जाती हैं परन्तु संख्या में बहुत घट जाती हैं; प्रणाशी रक्ताल्पता

Pernio (पर्नियो)— शीतदंश

Perniosis (परनियोसिस)—Chilblain.

Pero- (पेरो-)— एक उपसर्ग जिसका अर्थ विकृत होता है।

Perobrachius (पेरोब्रेकियस)—ऐसा भ्रूण जिसकी बाँहें विकृत होती हैं।

Perocephalus (पेरोसिफैलस)—विकृत सिर वाला भ्रूण

Perochirus (पेरोकाइरस)—विकृत हाथों वाला भ्रूण

Perocormus (पेरोकोर्मस)— ऐसा व्यक्ति जिसका जन्म से धड़ विकृत होता है।

Perodactylia (पेरोडैक्टाइलिया)— ऐसा रोग जिसमें हाथ अथवा पैर की एक या अधिक अँगुलियाँ विकृत हो जाती हैं, विरूपांगुलिता

Perodactylus (पेरोडैक्टाइलस)— ऐसा व्यक्ति जिसके जन्म से ही हाथों अथवा पैरों की अँगुलियाँ विकृत होती हैं।

Perodactyly (पेरोडैक्टाइली)—Perodactylia.

Peromelia (पैरोमीलिया)—किसी भुजा अथवा भुजाओं के अन्तिम भाग का जन्मजात अभाव अथवा उनकी विकृति

Peromelus (पेरोमीलस)—ऐसा व्यक्ति जिसमें जन्म से ही किसी भुजा अथवा भुजाओं के अन्तिम भाग का अभाव होता है अथवा वे विकृत होते हैं।

Peromely (पैरोमेली)—Peromelia.

Perone (पेरोन)— फिबुला अथवा बहिर्जंघिका अस्थि

Peroneal (पेरोनियल)—Fibular.

Peroneotibial (पेरोनियोटिबियल)— फिबुला एवं टिबिया हड्डियों से सम्बन्धित

Peronia (पेरोनिया)— कुरचना, विकृत-रचना

Peropus (पेरोपस)— ऐसा व्यक्ति जिसके जन्म से ही पाद विकृत होते हैं।

Peroral (परओरल)—मुख द्वारा प्रयुक्त, मुखी, मुख-प्रवेशी

Per os (पर ऑस)—मुख द्वारा, मुखप्रवेशी

Perosomus (पेरोसोमस)—जन्म से ही दोषपूर्ण शरीर धारण करने वाला व्यक्ति

Perosplanchnia (पेरोस्प्लेन्कनिया)—अन्तरांगों की जन्मजात कुरचना

Perosseous (परोसियस)—किसी हड्डी से होकर

Perpendicular (पर्पेण्डीकुलर)—लम्ब रूप

Perplication (परप्लीकेशन)—रक्तस्राव को रोकने के लिए किसी धमनी के कटे हुए सिर को चीरा लगाकर उसी की भित्ति में निवेशित करना।

Per primam, Per primam intentionem (पर प्राइमम, पर प्राइमम इन्टैन्शियोनेम)—प्राथमिक विरोहण द्वारा, देखें Healing.

Per rectum (पर रैक्टम)—मलाशय द्वारा

Perseveration (पर्सीविरेशन)—एक ही शब्द अथवा वाक्यांश को बार-बार लगातार बोलना अथवा किसी कार्य के उद्दीपन के समाप्त हो जाने पर भी उस कार्य का लगातार होते रहना, अकारण प्रसक्ति, सतत-प्रसक्ति

Person (पर्सन)— मनुष्य, मानव जाति का

Persona (पर्सोना)—बाह्य रूप जो कोई व्यक्ति दूसरे लोगों को दिखाता है।

Personal (पर्सनल)—किसी व्यक्ति के विशिष्ट गुण, व्यक्तिगत

Personality (पर्सनैलिटी)—किसी व्यक्ति की विशिष्टताएँ तथा उसका व्यवहार जो उसे दूसरे व्यक्तियों से भिन्न करते हैं, व्यक्तित्व। व्यक्तित्व मुख्यतया निम्न प्रकार का होता है—

Alternating personality (आल्टरनेटिंग पर्सनैलिटी)—Multiple personality.

Antisocial personality (एन्टीसोशल पर्सनैलिटी)—एक प्रकार का व्यक्तित्व विकार जिसमें असामाजिक कार्य करना जैसे झूठ बोलना, चोरी करना, झगड़ा करना, दूसरे के अधिकारों का सम्मान न करना, आक्रामक लैंगिक व्यवहार (लड़कियों से छेड़छाड़ करना आदि), शराब बहुत पीना तथा जुआ खेलना आदि विशिष्टताएँ होती हैं; मनोवैकृत व्यक्तित्व

Asthenic personality (एस्थेनिक पर्सनैलिटी)—एक प्रकार का व्यक्तित्व विकार जिसमें व्यक्ति जल्दी थक जाता है, उसमें कमजोरी हो जाती है एवं उत्साह की कमी होती है, चेहरे पर खुशी नहीं रहती तथा मानसिक और शारीरिक उद्दीपन के प्रति अत्यधिक संवेदनशीलता होती है।

Borderline personality (बार्डरलाइन पर्सनैलिटी)—ऐसा व्यक्तित्व जिसमें लोग मुश्किल से ही एक अनुकूल स्थिर मूड को कायम रख पाते हैं और इसमें जल्दी-जल्दी ही मूड बदल जाता है, आवेगी व्यवहार होने लगता है जिसके बारे में पहले से कुछ नहीं बताया जा सकता, एकदम से क्रोध का विस्फोट हो जाता है, बहुत चिड़चिड़ाहट होती है, ऐसा व्यक्ति अपने को ही लँगड़ा-लूला बनाने लगता है अथवा आत्मघातक कार्य करने लगता है, काम-धन्धे तथा वैवाहिक जीवन में स्थायित्व नहीं होता, बहुत समय से खालीपन महसूस होता रहता है या तबियत ऊबने लगती है।

Compulsive personality (कमपल्सिव पर्सनैलिटी)—Obsessive - compulsive personality.

Cyclothymic personality (साइक्लोथाइमिक पर्सनैलिटी)— ऐसा व्यक्तित्व जिसमें बारी-बारी से एक बार चित्त प्रसन्न हो जाता है, उसके पश्चात् उदासी छा जाती है।

Double personality, Dual personality (डबल पर्सनैलिटी, डुअल पर्सनैलिटी)—मानसिक वियोजन जिसमें किसी व्यक्ति में बारी-बारी से दो बिल्कुल भिन्न व्यक्तित्व होते हैं, द्वि व्यक्तित्व

Explosive personality (एक्सप्लोज़िव पर्सनैलिटी)—ऐसा व्यक्तित्व जिसमें कोई व्यक्ति अचानक विस्फोटक हो जाता है और जोर-जोर से गाली बकने लगता है तथा आक्रामक हो जाता है।

Extroverted personality (एक्सट्रोवर्टेड पर्सनैलिटी)—ऐसा व्यक्तित्व जिसमें क्रियाकलाप अथवा कामवासना दूसरे व्यक्तियों या वातावरण की ओर प्रवर्तित होते हैं।

Histrionic personality (हिस्ट्रियोनिक पर्सनैलिटी)—ऐसा व्यक्तित्व जिसमें व्यक्ति बहुत सक्रिय और चमत्कारिक होते हैं जो दूसरों का ध्यान अपनी ओर आकर्षित करते हैं। इन्हें सामान्य दैनिक जीवन पसन्द नहीं आता परन्तु ये कुछ उत्साहवर्धक कार्य करना चाहते हैं एवं उत्साहित रहना चाहते हैं।

Hysterical personality (हिस्टीरिकल पर्सनैलिटी)—Histrionic personality.

Inadequate personality (इनएड्यूकेट पर्सनैलिटी)—एक व्यक्तित्व जिसमें किसी व्यक्ति पर मानसिक, शारीरिक अथवा सामाजिक दबावों का कोई प्रभाव नहीं पड़ता

Introverted personality (इन्ट्रोवर्टेड पर्सनैलिटी)— ऐसा व्यक्तित्व जिसमें क्रियाकलाप अथवा कामवासना व्यक्ति की स्वयं की ओर प्रवर्तित होते हैं।

Multiple personality (मल्टीपूल पर्सनैलिटी)— ऐसा रोग जिसमें तीन या अधिक व्यक्तित्व एक ही व्यक्ति में बारी-बारी से होते हैं जिनमें से अधिकतर एक व्यक्तित्व दूसरों से अनभिज्ञ रहता है।

Neurotic personality (न्यूरोटिक पर्सनैलिटी)—व्यक्तित्व जिसमें व्यक्ति का सामान्य एवं विक्षिप्त व्यक्ति के बीच का व्यवहार होता है।

Obsessive-compulsive personality (ऑब्सेसिव-कमपल्सिव पर्सनैलिटी)— एक प्रकार का व्यक्तित्व विकार जिसमें किसी व्यक्ति पर कोई विचार या

कार्य हावी हो जाता है जिसे बेकार समझा जाता है और साथ ही यह भी महसूस किया जाता है कि इसका प्रतिकार होना चाहिए जैसे वह व्यक्ति गन्दगी एवं दूषण के भय से सफाई को सुनिश्चित करने के लिए अपनी त्वचा को निरन्तर धोता एवं कसकर रगड़ता रहता है।

Paranoid personality (पैरानॉयड पर्सनैलिटी)— एक व्यक्तित्व विकार जिसमें अतिसंवेदनशीलता, दृढ़ता, सन्देह करना जिसका कोई प्रमाण न हो, ईर्ष्या, स्वयं को अत्यधिक महत्त्व देने तथा दूसरों पर दोषारोपण करने की प्रवृत्ति होती है। इस व्यक्तित्व के लोग दूसरों की आलोचना तो करते हैं परन्तु अपनी आलोचना स्वीकार नहीं करते।

Psychopathic personality (साइकोपैथिक पर्सनैलिटी)— मनोवैकृत व्यक्तित्व

Schizoid personality (शाइज़ायड पर्सनैलिटी)— एक व्यक्तित्व विकार जिसमें लज्जा, भीरुता, अतिसंवेदनशीलता, अलग होने एवं एकान्त में रहने के लिए महसूस होना, दिवा स्वप्न दिखाई देना तथा निकट के व्यक्तिगत सम्बन्ध बनाने में निष्फलता आदि विशिष्टताएँ होती हैं।

Perspiration (पर्सपिरेशन)—1. पसीना आना 2. पसीना, स्वेद

Perspire (पर्सपायर)—त्वचा के छिद्रों द्वारा तरल को उत्सर्जित करना

Persuasion (पर्सुएशन)—विश्वास में लेना, पटाना

Per tubam (पर ट्यूबम)—किसी नली से होकर, नलिकाप्रवेशी

Pertubation (परट्यूबेशन)— गड़बड़ी, विघ्नता

Pertussis (पर्टुसिस)—काली खाँसी, कूकर कास

Pertussoid (पर्टुसॉयड)—काली खाँसी के समान

Per urethram (पर यूरेथ्रम)—मूत्रमार्ग द्वारा, मूत्रपथप्रवेशी

Per vaginam (पर वेजाइनम)—योनि द्वारा

Perversion (परवर्ज़न)—सामान्य मार्ग से हट जाना, विपर्यास, उलट जाना

Pervert (परवर्ट)— 1. सामान्य मार्ग से हटाना 2. वह व्यक्ति जो सामान्य मार्ग से हट गया हो, विशेषकर जो लैंगिक रूप से बदल गया हो, विपर्यस्त, पथभ्रष्ट

Perverted (परर्वेटड)— विचलित, असामान्य अथवा अस्तव्यस्त

Per vias naturales (पर व्यास नेचुरल्स)—प्राकृतिक मार्गों द्वारा

Pervigilium (परविज़िलीयम)—Insomnia.

Pervious (पर्वियस)— 1. पारगम्य, प्रवेश्य 2. वेधी

Pes (पेस)— पाँव अथवा पाँव के समान रचना, पाद। असामान्य पाद निम्न प्रकार का हो सकता है—

Pes abductus (पेस एबडक्टस)— ऐसा मुद्गरपाद जिसमें तलवा बाहर की ओर घूम जाता है।

Pes adductus (पेस एडक्टस)— ऐसा मुद्गरपाद जिसमें तलवा भीतर की ओर घूम जाता है।

Pes cavus (पेस केवस)—ऐसा पाद जिसमें असामान्य रूप से खोखला तलवा होता है, उन्नतचापपाद

Pes equinovalgus (पेस इक्वीनोवैल्गस)—ऐसा पाद जिसमें ऐड़ी ऊपर को उठी हुई एवं बाहर की ओर घूमी हुई होती है।

Pes equinovarus (पेस इक्वीनोवेरस)—ऐसा पाद जिसमें ऐड़ी नीचे की ओर होती है तथा तलवा भूमि से ऊपर को उठा होता है, अन्तर्नतपाद

Pes equinus (पेस इक्वीनस)—ऐसा पाद जिसमें ऐड़ी पृथ्वी से स्पर्श नहीं करती है और रोगी केवल अँगुलियों के सहारे ही चलता है।

Pes gigas (पेस गिगास)—एक असामान्य रूप से बड़ा पाद

Pes planus (पेस प्लेनस)— सपाट पाद

Pes valgus (पेस वैल्गस)—Talipes valgus.

Pes varus (पेस वेरस)—Talipes varus.

Pessary (पैसरी)—गर्भाशय को थामने के लिए अथवा गर्भनिरोधक साधन के रूप में योनि में रखा जाने वाला एक यन्त्र जो प्यालेनुमा रबर का यन्त्र होता है और गर्भाशय के मुख पर स्थापित हो जाता है; योनिवर्ति; पिधा; गर्भाशय-धारकवलय।

Pessimism (पैसीमिज़्म)—किसी वस्तु के बुरे पक्ष को ही देखना, निराशावाद

Pest (पेस्ट)— विनाशकारी कीट, बाधा, पीड़क

Pesticemia (पेस्टीसीमिया)— प्लेग उत्पन्न करने वाले जीवाणु यर्सीनिया पेस्टिस का रक्त में पाया जाना।

Pesticide (पेस्टीसाइड)—विनाशकारी कीटों को मारने के लिए प्रयोग में लाया जाने वाला कोई भी रसायन, जीवनाशी

Pestiferous (पेस्टीफेरस)—जनपदमारी को उत्पन्न करने वाला, संक्रमण का वाहक

Pestilence (पेस्टीलेन्स)— कोई सांसर्गिक अथवा संक्रामक जानपदिक रोग, जनपदमारी, महामारी

Pestilential (पेस्टीलेन्टियल)—किसी जनपदमारी से सम्बन्धित अथवा उसे उत्पन्न करने वाला

Pestis (पेस्टिस)— प्लेग

Pestle (पेस्टिल)—खरल में औषधियों को पीस कर चूर्ण बनाने वाला एक यन्त्र, मूसली

Petechia (पेटीचिया)—सूक्ष्म मात्रा में रक्त के मुक्त होने से त्वचा पर बना एक सूक्ष्म लाल धब्बा, रूधिरांक

Petechiae (पेटीची)—Petechia का बहुवचन

Petechial (पेटीचियल)—रूधिरांकों से सम्बन्धित अथवा उन्हें धारण करने वाला, रूधिरांकी

Petiolate (पीटियोलेट)—सवृन्त

Petiole (पीटियोल)—वृन्त या डण्ठल

Petiolus (पीटियोलस)—Petiole.

Petit mal (पेटिट माल)—Epilepsy में देखें
Petrifaction (पैट्रीफैक्शन)— कठोर पदार्थ अथवा पत्थर में परिवर्तित होने की क्रिया
Petrified (पैट्रीफाइड)—कठोर पदार्थ अथवा पत्थर में परिवर्तित, कठोर , दृढ़; अश्मीभूत
Petrify (पैट्रीफाइ)— कठोर बनाओ
Petrissage (पेट्रीसाज)—मालिश में गूँधना एवं पेशियों को दबाना
Petro- (पीट्रो-)—एक उपसर्ग जिसका अर्थ पत्थर है।
Petrolatum (पेट्रोलेटम)— कोमल पैराफिन
Petroleum (पेट्रोलियम)—पृथ्वी के नीचे से उपलब्ध होने वाला एक प्राकृतिक तैलीय ज्वलनशील तरल पदार्थ
Petromastoid (पीट्रोमैस्टॉयड)— शंखास्थि के अश्माभ भाग तथा इसके कर्णमूल प्रवर्ध से सम्बन्धित; अश्मकर्णमूल
Petro-occipital (पीट्रो-ऑक्सीपिटल)— शंखास्थि के अश्माभ भाग तथा पश्चकपालीय अस्थि से सम्बन्धित
Petrosa (पीट्रोसा)— शंखास्थि का अश्माभ भाग, अश्मास्थि
Petrosae (पीट्रोसी)—Petrosa का बहुवचन
Petrosal (पीट्रोसल)—शंखास्थि के अश्माभ भाग से सम्बन्धित; अश्मास्थिक
Petrositis (पीट्रोसाइटिस)— शंखास्थि के अश्माभ भाग का शोथ, अश्मास्थिशोथ
Petrosomastoid (पीट्रोसोमैस्टॉयड)—Petromastoid.
Petrosphenoid (पीट्रोस्फैनॉयड)— शंखास्थि के अश्माभ भाग एवं जतूकास्थि से सम्बन्धित
Petrosquamosal (पीट्रोस्क्वामोसल)—Petrosquamous.
Petrosquamous (पीट्रोस्क्वामस)—शंखास्थि के अश्माभ एवं पट्टकी भागों से सम्बन्धित
Petrous (पीट्रस)—पत्थर के समान; अश्माभ
Petrousitis (पीट्राउसाइटिस)—Petrositis.
Pexis (पैक्सिस)—शल्यक्रिया द्वारा स्थिरीकरण
-pexy (-पैक्सी)—एक प्रत्यय जिसका अर्थ स्थिरीकरण होता है।
Peyer's patch (पीयर्स पैच)— पीयर चित्ती। लसीका पर्विकाओं का एक समूह जो मुख्य रूप से छोटी आँत के इलियम के कोलन के साथ के संगम पर पाया जाता है। ये वृत्ताकार या अण्डाकार, लगभग 1 सेमी. चौड़े तथा 2 से 3 सेमी. लम्बे होते हैं। टाइफॉयड ज्वर में ये परिमाण में बढ़ जाते हैं और अक्सर इनमें जख्म बन जाते हैं।
Peyronie's disease (पाइरोनीज़ डिजीज़)— शिश्न के रक्तधर पिण्डों का कठोर हो जाना। यह दशा वेदनायुक्त हो सकती है जिससे शिश्न में विशेष रूप से जब वह खड़ा हुआ होता है, विरूपण एवं वक्रता उत्पन्न हो जाती है।
pg (पीजी)— पिकोग्राम का प्रतीक
pH (पीएच)— किसी पदार्थ की अम्लता अथवा क्षारता के अंश को व्यक्त करने वाला एक प्रतीक। pH 7 पर कोई पदार्थ उदासीन होता है अर्थात् न तो यह अम्लीय होता है और न क्षारीय। बढ़ती हुई अम्लता को 7 संख्या से नीचे की तथा बढ़ती हुई क्षारता को 7 की संख्या से ऊपर की संख्या से व्यक्त किया जाता है। अधिकतम अम्लता pH 0 तथा अधिकतम क्षारता pH 14 होती है।
Phacitis (फेकाइटिस)—नेत्र लैन्स का शोथ
Phaco- (फेको-)—एक उपसर्ग जिसका अर्थ आँख के लैन्स से सम्बन्धित होता है।
Phacoanaphylaxis (फेकोएनाफाइलैक्सिस)—आँख के स्फटिकाभ लैन्स की प्रोटीन के प्रति अतिसुग्राहिता अथवा अतिसंवेदिता, लैन्स-तीव्रग्राहिता
Phacocele (फैकोसील)— नेत्र के अग्र कोष्ठ में स्फटिकाभ लैन्स का विस्थापन, लैंस-हर्निया
Phacocyst (फैकोसिस्ट)—स्फटिकाभ लैन्स का कैप्सूल, लैन्स-सम्पुट
Phacocystectomy (फैकोसिस्टेक्टॉमी)— मोतियाबिन्द की चिकित्सा में आँख के लैन्स के कैप्सूल के किसी भाग को शल्यक्रिया द्वारा काट कर निकाल देना, लैन्स-सम्पुटोच्छेदन
Phacocystitis (फैकोसिस्टाइटिस)—नेत्र के लैन्स के कैप्सूल की सूजन
Phacodonesis (फैकोडोनेसिस)—नेत्र के लैन्स में कम्पन होना
Phacoemulsification (फैकोइमल्सीफिकेशन)—मोतियाबिन्द की चिकित्सा की एक विधि जिसमें लैन्स को पराश्रव्यीय कम्पनों द्वारा छोटे-छोटे टुकड़ों में विभाजित कर दिया जाता है जिनको फिर चूषित करके अलग कर दिया जाता है।
Phacoerysis (फैकोइराइसिस)—चूषण द्वारा आँख के लैन्स को निकालना, लैन्सचूषण
Phacofragmentation (फैकोफ्रेग्मैन्टेशन)—नेत्र के लैन्स को फोड़कर उसका चूषण कर लेना।
Phacoglaucoma (फैकोग्लोकोमा)—ग्लोकोमा तथा ग्लोकोमा द्वारा आँख के लैन्स में उत्पन्न परिवर्तन
Phacohymenitis (फैकोहाइमेनाइटिस)—Phacocystitis.
Phacoid (फैकॉयड)—लैन्स के आकार का
Phacoiditis (फैकॉयडाइटिस)—Phakitis.
Phacoidoscope (फैकॉयडोस्कोप)—Phacoscope.
Phacolysis (फैकोलाइसिस)—आँख के लैन्स का प्रविलयन (घुल जाना), अवखण्डन (छोटे-छोटे टुकड़े हो जाना) होना अथवा उसका व्यवच्छेदन (चीरा-फाड़ी) करना; लैन्सापघटन
Phacolytic (फैकोलाइटिक)—लैन्सापघटनी
Phacoma (फैकोमा)—Phakoma.
Phacomalacia (फैकोमैलेसिया)—आँख के लैन्स का कोमल हो जाना, लैंसमृदुता
Phacomatosis (फैकोमेटोसिस)—आनुवंशिक तन्त्रिकात्वचीय रोगों के वर्ग में से कोई एक जो शरीर के सम्पूर्ण ऊतकों में फैला होता है।

Phacometachoresis (फैकोमेटाकोरेसिस)—आँख के लैन्स का विस्थापित हो जाना

Phacometer (फैकोमीटर)— किसी लैन्स की अपवर्तनीय शक्ति का पता लगाने वाला एक उपकरण

Phacoplanesis (फैकोप्लेनेसिस)—आँख के लैन्स का असामान्य रूप से गति करना।

Phacosclerosis (फैकोस्क्लेरोसिस)—नेत्र लैन्स का कठोर होना

Phacoscope (फैकोस्कोप)— समंजन के समय नेत्र लैन्स की वक्रता में होने वाले परिवर्तन को देखने वाला एक यन्त्र, लैंसदर्शी

Phacoscotasmus (फैकोस्कोटेस्मस)—नेत्र लैन्स का धुँधला हो जाना

Phacotoxic (फैकोटॉक्सिक)—नेत्र लैन्स के ऊपर विषैला प्रभाव डालने वाला

Phag-, Phago- (फैग-, फैगो-)—उपसर्ग जिनका अर्थ खाना खाना अथवा निगलना होता है।

Phage (फेज़)— जीवाणुभोजी

Phagedena (फेगीडीना)— एक मृतोतक (मृत ऊतकों का कचरा) से युक्त व्रण जो शीघ्रता से फैलता जाता है, विनाशी व्रण

Phagedenic (फेगेडेनिक)— मृतोतक से युक्त व्रण से सम्बन्धित अथवा उसकी प्रकृति का, विनाशीव्रण सम्बन्धी

-phagia, -phagy (-फेगिया, -फेगी)— एक प्रत्यय जिसका अर्थ खाना अथवा निगलना है।

Phagocyte (फेगोसाइट)— कोई भी कोशिका जो सूक्ष्मजीवों अथवा अन्य कोशिकाओं तथा बाह्य कणों को निगल लेती है; भक्षककोशिका

Phagocytic (फेगोसाइटिक)—भक्षककोशिकाओं अथवा भक्षककोशिकाक्रिया से सम्बन्धित, भक्षक-कोशिकीय

Phagocytize (फेगोसाइटाइज)— भक्षककोशिकाओं द्वारा जीवाणुओं तथा बाह्य कणों का निगलना

Phagocytoblast (फेगोसाइटोब्लास्ट)— भक्षककोशिका में विकसित होने वाली कोशिका

Phagocytolysis (फेगोसाइटोलाइसिस)—भक्षककोशिकाओं का नष्ट होना

Phagocytolytic (फेगोसाइटोलाइटिक)—भक्षककोशिकाओं को नष्ट करने वाला

Phagocytose (फेगोसाइटोज)—Phagocytize.

Phagocytosis (फेगोसाइटोसिस)—भक्षककोशिकाओं द्वारा जीवाणुओं एवं बाह्य कणों का निगलना एवं उनका पाचन होना, भक्षककोशिकाक्रिया

Phagodynamometer (फेगोडाइनेमोमीटर)—भोजन को चबाने में लगने वाली शक्ति को मापने वाला एक उपकरण

Phagokaryosis (फेगोकेरियोसिस)— किसी कोशिका केन्द्रक की भक्षककोशिका-क्रिया

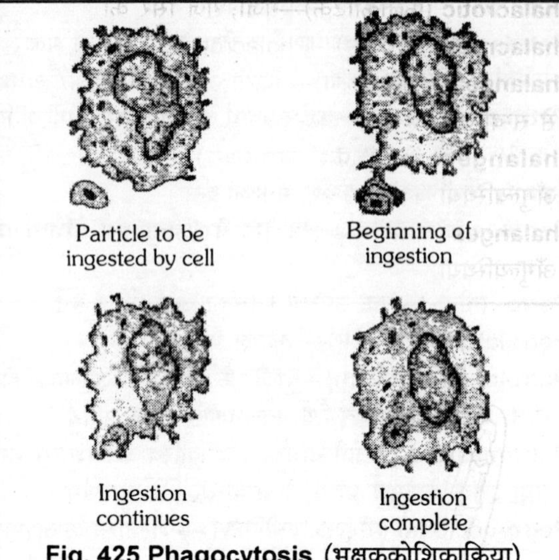

Fig. 425 Phagocytosis (भक्षककोशिकाक्रिया)
Particle to be ingested by cell = कोशिका द्वारा निगल लिए जाने वाला कण, Beginning of ingestion = कण को निगलने की शुरूआत, Ingestion continues = निगलना जारी, Ingestion complete = निगलना पूर्ण हुआ

Phagolysis (फेगोलाइसिस)—Phagocytolysis.

Phagolytic (फैगोलाइटिक)—Phagocytolytic.

Phagomania (फेगोमैनिया)—खाना खाने की तीव्र इच्छा

Phagophobia (फेगोफोबिया)— खाने का रोगोत्पादक भय

Phagopyrism (फेगोपाइरिज़्म)—कुछ खाद्य पदार्थों के प्रति अतिसुग्राहिता का होना जो निगले जाने पर विषाक्तता के लक्षण उत्पन्न करते हैं।

Phagosome (फैगोसोम)—एक भक्षककोशिका में विद्यमान एक कला-परिबंध रिक्तिका जिसमें पचने वाली सामग्री (जीवाणु या अन्य पदार्थ) होती है।

Phagotherapy (फेगोथिरैपी)— भोजन कराके रोगों की चिकित्सा करना।

Phagotype (फेगोटाइप)— जीवाणुओं की किस्म जो भक्षककोशिकाओं द्वारा पूर्णतया निगल लिए जाते हैं।

-phagy (-फेगी)— -phgia.

Phakic (फेकिक)—लैंसीय

Phakitis (फेकाइटिस)—Phacitis.

Phakolysis (फेकोलाइसिस)—Phacolysis.

Phakoma (फैकोमा)—1. ट्यूबेरस स्क्लेरोसिस में रेटिना में कभी-कभी पाया जाने वाला एक सूक्ष्मदर्शीय भूरा-सा-सफेद अर्बुद 2. तन्त्रिकातन्तुअर्बुदता में रेटिना में बहुत ही कम दिखाई देने वाला माइलिनावृत तन्त्रिका तन्तुओं का एक चकत्ता

Phakomatosis (फैकोमेटोसिस)—Phacomatosis.

Phalacrosis (फैलाक्रोसिस)—गंजापन; खालित्य

Phalacrotic (फैलाक्रोटिक)—गंजा; गंजे सिर का

Phalacrous (फैलाक्रस)—Phalacrotic.

Phalangeal (फैलेन्जियल)— किसी अँगुलिपर्व या अँगुल्यस्थि से सम्बन्धित, अँगुलास्थिक

Phalangectomy (फैलेन्जेक्टॉमी)—एक या अधिक अँगुल्यस्थियों को काट कर निकाल देना।

Phalanges (फैलेन्जेज)—हाथ और पैर की अँगुली की हड्डियाँ; अँगुल्यस्थियाँ

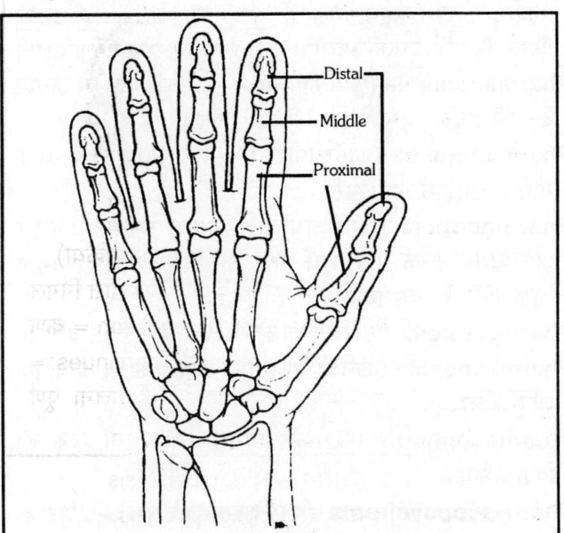

Fig. No. 426 Phalanges of the fingers
(हाथ की अँगुलियों की अँगुल्यस्थियाँ)
Distal = दूरस्थ अँगुल्यस्थि, Middle = मध्यम अँगुल्यस्थि, Proximal = समीपस्थ अँगुल्यस्थि

Phalangette (फैलेन्जेट)—किसी अँगुली की दूरस्थ अँगुल्यस्थि

Phalangitis (फैलेन्जाइटिस)— एक या अधिक अँगुल्यस्थियों का शोथ

Phalanx (फैलेंक्स)—हाथ अथवा पैर की किसी अँगुली की कोई हड्डी, अँगुल्यस्थि

Distal phalanx (डिस्टल फैलेंक्स)— अन्तिम अथवा नख-शय्या के नीचे स्थित अँगुल्यस्थि

Middle phalanx (मिडिल फैलेंक्स)— हाथ की मध्यवर्ती तथा पैर की पार्श्वीय चार अँगुलियों के बीच की अँगुल्यस्थि

Proximal phalanx (प्राक्ज़ीमल फैलेंक्स)— ऐसी अँगुल्यस्थि जो किसी मेटाकार्पल या मेटाटार्सल अस्थि से जुड़कर सन्धि बनाती है।

Phall-, Phalli-, Phallo- (फैल-, फैलाइ-, फैलो-)—उपसर्ग जिनका अर्थ शिश्न या लिंग होता है।

Phallectomy (फैलेक्टॉमी)— लिंग का अंगोच्छेदन (काट कर अलग कर देना), शिश्नोच्छेदन

Phalli (फैलाइ)— Phallus का बहुवचन

Phallic (फैलिक)—शिश्न सम्बन्धी

Phallicism (फैलीसिज़्म)— पुरुष जननागों की पूजा

Phalliform (फैलीफॉर्म)—लिंग के आकार का

Phallitis (फैलाइटिस)—Penitis.

Phallocampsis (फैलोकैम्पसिस)—उत्थान के समय लिंग का नीचे की ओर मुड़ जाना

Phallocrypsis (फैलोक्रिप्सिस)— लिंग का संकुचित होना जिससे यह दिखाई नहीं देता।

Phallodynia (फैलोडाइनिया)—Phallalgia.

Phalloid (फैलॉयड)— किसी लिंग के समान

Phalloncus (फैलोन्कस)— लिंग पर स्थित अर्बुद अथवा सूजन

Phalloplasty (फैलोप्लास्टी)—प्लास्टिक सर्जरी द्वारा लिंग की मरम्मत करना, शिश्नसंधान

Phallorrhagia (फैलोरैह्जिया)— लिंग से रक्तस्राव होना

Phallotomy (फैलोटॉमी)—शिश्न में चीरा लगाना, शिश्नछेदन

Phallus (फैलस)— लिंग; शिश्न

Phanero- (फेनेरो-)—एक उपसर्ग जिसका अर्थ सुस्पष्ट, दृष्टिगोचर है।

Phanerogenic (फैनेरोजेनिक)—ऐसे रोग का संकेत देने वाला जिसका कोई कारण होता है।

Phaneromania (फैनेरोमैनिया)—नाखूनों को काटने अथवा नोचने, बाल, दाढ़ी, मूँछ, फुन्सी अथवा अधिमांस (मस्से) को खरोंचने या खींचने की प्रवृत्ति

Phaneroscope (फेनेरोस्कोप)—त्वचा एवं अवत्वचीय ऊतकों की विक्षतियों के परीक्षण के लिए किसी लैम्प से आने वाले प्रकाश को त्वचा पर संकेन्द्रित करने के लिए प्रयोग में लाया जाने वाला एक लैन्स

Phanerosis (फेनेरोसिस)—दृष्टिगोचर होने की क्रिया; व्यक्तता

Phanic (फेनिक)—स्पष्ट; प्रत्यक्ष

Phantasia (फेन्टेसिया)—एक रूप जो काल्पनिक होता है।

Phantasm (फैन्टाज़्म)—Phantom.

Phantasmatomoria (फैन्टासमैटोमोरिया)— मनोभ्रंश जिसमें बेवकूफी वाली कल्पनाएँ उत्पन्न होती हैं।

Phantasmology (फैन्टास्मोलॉजी)—स्वप्नों एवं आभासों (भूत-प्रेत दिखाई देना) का अध्ययन

Phantasy (फैन्टेसी)— दिवास्वप्न; स्वैरकल्पना

Phantogeusia (फैन्टोग्यूसिया)—मुख में एक स्वाद संवेदना का उत्पन्न होना जो बाह्य उद्दीपन से उत्पन्न नहीं होती।

Phantom (फैन्टम)—1. एक दृष्टि-भ्रम अर्थात् एक प्रतिबिम्ब जो बाह्य उद्दीपन के द्वारा नहीं बनता 2. ऐसी वस्तु का आभास अथवा भ्रम होना जिसका कोई अस्तित्व नहीं होता 3. शरीर अथवा इसके किसी भाग का प्रतिरूप

Phantomize (फैन्टोमाइज़)— मनश्चिकित्सा मे, स्वैरकल्पना द्वारा मानसिक प्रतिबिम्ब स्थापित करना

Phantom limb (फैन्टम लिम्ब)— ऐसा भ्रम होना कि अंगोच्छेदन (काट कर निकाल देना) के पश्चात् भी भुजा विद्यमान रहती है।

Phantom tumor (फैन्टम ट्यूमर)— हिस्टीरिया में दिखाई देने वाला पेशीय संकुचनों अथवा गैस के कारण बनने वाला एक स्पष्ट अर्बुद

Phantosmia (फैन्टोस्मिया)— रुक-रुक कर अथवा निरन्तर गन्ध की अनुभूति होते रहना जबकि गन्ध को सूँघा नहीं जाता

Pharmacal (फार्मेकल)— फार्मेसी सम्बन्धी

Pharmaceutical (फार्मेस्यूटिकल)— फार्मेसी अथवा औषधियों से सम्बन्धित; भैषजिक; औषधीय

Pharmaceutics (फार्मेस्युटिक्स)—औषधियाँ तैयार करने अथवा नुस्खा बनाने का विज्ञान; भैषजिकी, औषधिनिर्माणविज्ञान

Pharmaceutist (फार्मेस्यूटिस्ट)—Pharmacist.

Pharmacist (फार्मेसिस्ट)— औषधियाँ तैयार करने एवं नुस्खे बनाने वाला लाइसेंसशुदा व्यक्ति, भेषजज्ञ

Pharmaco- (फार्मेको-)—एक उपसर्ग जिसका अर्थ औषधि होता है।

Pharmacochemistry (फार्मेकोकैमिस्ट्री)—फार्मेसी सम्बन्धी रसायन-विज्ञान

Pharmacodiagnosis (फार्मेकोडायग्नोसिस)—रोग निदान में औषधियों का प्रयोग

Pharmacodynamic (फार्मेकोडाइनामिक)—औषधि क्रिया से सम्बन्धित

Pharmacodynamics (फार्मेकोडाइनामिक्स)—जीवित जीवों पर औषधियों के प्रभावों का अध्ययन; भेषजक्रियाविज्ञान

Pharmacoendocrinology (फार्मेकोएण्डोक्राइनोलॉजी) — अन्तःस्रावी ग्रन्थियों के कार्य का भेषजगुणविज्ञान

Pharmacoepidemiology (फार्मेकोइपिडीमियोलॉजी)— मानव आबादियों में जानपदिक रोगों में औषधियों की क्रियाओं एवं उनके प्रयोगों का अध्ययन

Pharmacogenetics (फार्मेकोजेनेटिक्स)—व्यक्तिगत जीवों में औषधियों के प्रति होने वाली अनुक्रिया के ऊपर आनुवंशिक कारकों के प्रभावों का अध्ययन, भेषजप्रकरण

Pharmacogenomics (फार्मेकोजीनोमिक्स)—Pharmacogenetics.

Pharmacogeriatrics (फार्मेकोजिरियाट्रिक्स)—वृद्ध व्यक्तियों में औषधियों की क्रियाओं एवं उनके प्रयोगों का अध्ययन करना

Pharmacognosist (फार्मेकोग्नोसिस्ट)— भेषज-अभिज्ञान का विशेषज्ञ

Pharmacognosy (फार्मेकोग्नोसी)— भेषजगुणविज्ञान की वह शाखा जिसका सम्बन्ध प्राकृतिक औषधियों, उनके घटकों तथा गुणों का अध्ययन करने से होता है; भेषज-अभिज्ञान

Pharmacography (फार्मेकोग्राफी)—औषधियों के गुणों पर एक लेख अथवा पुस्तक लिखना।

Pharmacokinetic (फार्मेकोकाइनेटिक)— शरीर में औषधियों की क्रिया एवं उनके चयापचय से सम्बन्धित

Pharmacokinetics (फार्मेकोकाइनेटिक्स)—शरीर में औषधियों की क्रिया एवं उनके चयापचय का अध्ययन

Pharmacologic, Pharmacological (फार्मेकोलॉजिक, फार्मेकोलॉजिकल)— भेषजगुणविज्ञान से सम्बन्धित

Pharmacologist (फार्मेकोलॉजिस्ट)—भेषजगुणविज्ञानी

Pharmacology (फार्मेकोलॉजी)— औषधियों के उद्गम, उनकी प्रकृति, उनके रसायनविज्ञान, गुण तथा शरीर पर उनकी क्रियाओं, एवं उनके उपयोगों का अध्ययन; भेषजगुणविज्ञान

Pharmacomania (फार्मेकोमैनिया)— औषधियाँ लेने अथवा देने की इच्छा जिसे रोका नहीं जा सकता।

Pharmacopedia (फार्मेकोपीडिया)— औषधियों एवं उनके योग के बारे में जानकारी

Pharmacopeia (फार्मेकोपीया)— एक पुस्तक जिसमें औषधियाँ, उनके योग, सूत्र तथा औषधियों के नुस्खे बनाने लिखे होते हैं; भेषजकोश

Pharmacopeial (फार्मेकोपियल)—भेषजकोश से सम्बन्धित

Pharmacophilia (फार्मेकोफिलिया)—औषधियों का अत्यधिक शौक होना

Pharmacophobia (फार्मेकोफोबिया)—औषधियाँ लेने का विकृत भय

Pharmacopsychosis (फार्मेकोसाइकोसिस)— शराब, औषधियों अथवा विषों के द्वारा उत्पन्न एक मानसिक विकार

Pharmacotherapy (फार्मेकोथिरैपी)— औषधियों का प्रयोग करके रोगों की चिकित्सा करना

Pharmacy (फार्मेसी)— 1. स्वास्थ्य विज्ञान की वह शाखा जिसका सम्बन्ध औषधियों के बनाने तथा नुस्खे तैयार करने से होता है, भेषजी, फार्मेसी 2. वह स्थान जहाँ पर औषधियों का निर्माण होता है अथवा नुस्खे तैयार किए जाते हैं।

Pharm. D. (फार्म. डी.)— डाक्टर ऑफ फार्मेसी

Pharyngalgia (फैरिन्जैल्जिया)— ग्रसनी या गले में दर्द होना, ग्रसनीशूल

Pharyngeal (फैरिन्जियल)— ग्रसनी सम्बन्धी

Pharyngeal reflex (फैरिन्जियल रिफ्लैक्स)— ग्रसनी के उद्दीपन के पश्चात् निगलने का प्रयास

Pharyngectomy (फैरिन्जैक्टॉमी)—ग्रसनी के किसी भाग को शल्यक्रिया द्वारा काट कर अलग कर देना, ग्रसनी-उच्छेदन

Pharyngei (फैरिन्जाइ)—ग्रसनी-शाखायें

Pharyngemphraxis (फैरिन्जेम्फ्रेक्सिस)—ग्रसनी में अवरोध उत्पन्न हो जाना, ग्रसनीरोध

Pharynges (फैरिंज़ेज)—Pharynx का बहुवचन

Pharyngeus (फैरिंजियस)—Pharyngeal.

Pharyngismus (फैरिन्जिस्मस)—ग्रसनी में पेशियों की ऐंठन होना; ग्रसनीआकर्ष

Pharyngitic (फैरिन्जाइटिक)—ग्रसनीशोथ से सम्बन्धित

Pharyngitis (फैरिन्जाइटिस)— ग्रसनीशोथ (गले की सूजन)। यह निम्न प्रकार का होता है—

Acute pharyngitis (एक्यूट फैरिन्जाइटिस)—ग्रसनी का तीव्र शोथ जिससे गले में दर्द होता है।

Atrophic pharyngitis (एट्रोफिक फैरिन्जाइटिस)—जीर्ण ग्रसनीशोथ जिसके साथ श्लेष्मिक ग्रन्थियों का अपक्षय एवं उनके स्रावों का अभाव हो जाता है, शोषी ग्रसनीशोथ।

Chronic pharyngitis (क्रोनिक फैरिन्जाइटिस)—. ग्रसनीशोथ जो नाक एवं विवरों के रोगों में, मुँह से सांस लेने, धूम्रपान अधिक करने तथा जीर्ण गलतुण्डिकाशोथ के साथ होता है।

Diphtheritic pharyngitis (डिफ्थीरीटिक फैरिन्जाइटिस)—बच्चों में डिफ्थीरिया रोग में उत्पन्न होने वाला ग्रसनीशोथ जिसमें गले में सफेद झिल्ली बन जाती है।

Gangrenous pharyngitis (गैंग्रीनस फैरिन्जाइटिस)—ग्रसनी की श्लेष्मिक कला का कोथयुक्त शोथ

Granular pharyngitis (ग्रेनुलर फैरिन्जाइटिस)—. जीर्ण ग्रसनीशोथ जिसमें ग्रसनी या गले में दाने बन जाते हैं; कणिकामय ग्रसनीशोथ

Ulcerative pharyngitis (अल्सेरेटिव फैरिन्जाइटिस)—ग्रसनीशोथ जिसमें ज्वर होता है, दर्द होता है तथा जख्म बन जाते हैं।

Pharyngo- (फैरिन्जो-)—अन्य शब्दों के साथ संयुक्त होने वाला शब्द जिसका अर्थ ग्रसनी से सम्बन्धित होता है।

Pharyngoamygdalitis (फैरिन्जोएमाइग्डेलाइटिस)—गले एवं टॉन्सिल की सूजन

Pharyngocele (फैरिन्जोसील)—ग्रसनी भित्ति में हर्निया का बनना

Pharyngoceratosis (फैरिन्जोसीराटोसिस)—Pharyngokeratosis.

Pharyngodynia (फैरिन्जोडाइनिया)—Pharyngalgia.

Pharyngoepiglottic (फैरिन्जोइपीग्लोटिक)—ग्रसनी एवं कण्ठद्वार सम्बन्धी

Pharyngoepiglottidean (फैरिन्जोइपीग्लोटीडियन)—Pharyngoepiglottic.

Pharyngoesophageal (फैरिन्जोईसोफेगियल)—ग्रसनी एवं ग्रासनली से सम्बन्धित

Pharyngoesophagoplasty (फैरिन्जोइसोफेगोप्लास्टी)—ग्रसनी एवं ग्रासनली की प्लास्टिक सर्जरी करना

Pharyngoglossal (फैरिन्जोग्लोसल)—ग्रसनी एवं जिह्वा सम्बन्धी

Pharyngography (फैरिन्जोग्राफी)—किसी एक्स-रे अभेद्य पदार्थ को निगलने के पश्चात् ग्रसनी का एक्स-रे परीक्षण करना

Pharyngokeratosis (फैरिन्जोकेराटोसिस)—ग्रसनी की श्लेष्मिक कला का मोटा एवं कठोर होना।

Pharyngolaryngeal (फैरिन्जोलैरिन्जियल)—ग्रसनी एवं स्वरयंत्र से सम्बन्धित, ग्रसनी-स्वरयन्त्रज

Pharyngolaryngitis (फैरिन्जोलैरिन्जाइटिस)—ग्रसनी एवं स्वरयन्त्र का शोथ, ग्रसनीस्वरयन्त्रशोथ

Pharyngolith (फैरिन्जोलिथ)—ग्रसनी भित्ति में स्थित अश्मरी

Pharyngology (फैरिन्जोलॉजी)—चिकित्सा-शास्त्र की वह शाखा जिसका सम्बन्ध ग्रसनी के अध्ययन से होता है; ग्रसनीविज्ञान

Pharyngolysis (फैरिन्जोलाइसिस)—ग्रसनी का पक्षाघात होना

Pharyngomaxillary (फैरिन्जोमैक्ज़िलरी)—ग्रसनी एवं ऊर्ध्व हनु से सम्बन्धित

Pharyngomycosis (फैरिन्जोमाइकोसिस)—ग्रसनी का कोई भी कवक रोग, ग्रसनीकवकता

Pharyngonasal (फैरिन्जोनेज़ल)— ग्रसनी (गले) एवं नासिका (नाक) से सम्बन्धित

Pharyngo-oral (फैरिन्जो-ओरल)—ग्रसनी एवं मुख से सम्बन्धित

Pharyngopalatine (फैरिन्जोपैलेटाइन)— ग्रसनी एवं तालू सम्बन्धी

Pharyngoparalysis (फैरिन्जोपैरालाइसिस)— ग्रसनी की पेशियों का पक्षाघात होना, ग्रसनीघात

Pharyngopathy (फैरिन्जोपैथी)—ग्रसनी का कोई भी रोग

Pharyngoperistole (फैरिन्जोपैरिस्टोल)— गले का तंग होना

Pharyngoplasty (फैरिन्जोप्लास्टी)—प्लास्टिक सर्जरी द्वारा गले की मरम्मत करना, ग्रसनीसन्धान

Pharyngoplegia (फैरिन्जोप्लेजिया)—Pharyngoparalysis.

Pharyngorhinitis (फैरिन्जोराइनाइटिस)—नासाग्रसनीशोथ

Pharyngorhinoscopy (फैरिन्जोराइनोस्कोपी)—नासाग्रसनी एवं पश्चज नासारन्ध्रों का दृष्टि-परीक्षण

Pharyngorrhea (फैरिन्जोरिह्या)— ग्रसनी से श्लेष्मिक स्राव होना।

Pharyngoscleroma (फैरिन्जोस्क्लेरोमा)— ग्रसनी में स्थित स्क्लेरोमा

Pharyngoscope (फैरिन्जोस्कोप)—ग्रसनी या गले का दृष्टि-परीक्षण करने के लिए एक यन्त्र; ग्रसनीदर्शकयन्त्र

Pharyngoscopy (फैरिन्जोस्कोपी)— ग्रसनीदर्शकयन्त्र द्वारा ग्रसनी का दृष्टि-परीक्षण करना; ग्रसनीदर्शन

Pharyngospasm (फैरिन्जोस्पाज़्म)—Pharyngismus.

Pharyngostenosis (फैरिन्जोस्टेनोसिस)—ग्रसनी का तंग होना, ग्रसनीसंकीर्णता

Pharyngotherapy (फैरिन्जोथिरैपी)—ग्रसनी रोगों की चिकित्सा करना।

Pharyngotome (फैरिन्जोटोम)—ग्रसनी को चीरने वाला एक यन्त्र

Pharyngotomy (फैरिन्जोटॉमी)—ग्रसनी में चीरा लगाना; ग्रसनीछेदन

Pharyngotonsillitis (फैरिन्जोटॉन्सिलाइटिस)—गले एवं टॉन्सिलों की सूजन; ग्रसनी-गलतुण्डिकाशोथ

Pharyngotympanic (फैरिन्जोटिम्पैनिक)— ग्रसनी एवं मध्यकर्ण सम्बन्धी

Pharyngoxerosis (फैरिन्जोज़ीरोसिस)—ग्रसनी या गले का शुष्क हो जाना

Pharynx (फैरिंक्स)— वायु के लिए नासा-गुहाओं के पीछे से स्वरयन्त्र तक तथा भोजन के लिए मुख से ग्रासनली तक का पेशीकलामय मार्ग; ग्रसनी

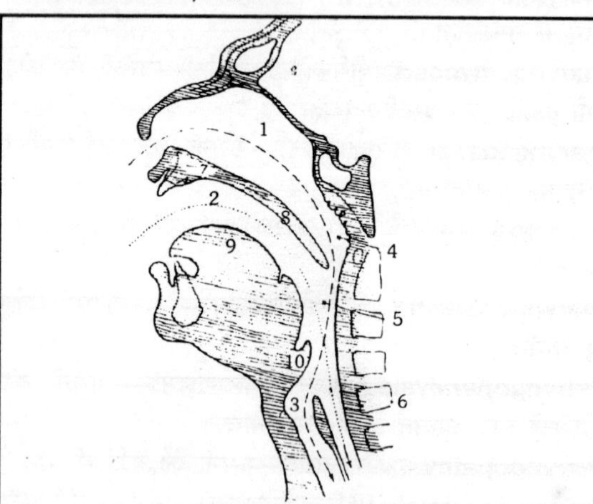

Fig. 427 Pharynx (ग्रसनी)

1. Nasal cavity = नासीय गुहा
2. Oral cavity = मुखी गुहा
3. Laryngeal cavity = स्वरयन्त्रज गुहा
4. Nasal part of the pharynx = ग्रसनी का नासीय भाग
5. Oral part of the pharynx = ग्रसनी का मुखी भाग
6. Pharynx = ग्रसनी
7. Hard palate = कठोर तालु
8. Soft-palate = कोमल तालु
9. Tongue = जिह्वा
10. Epiglottis = कण्ठच्छद

Phase (फेज़)— विकास की कोई अवस्था जैसे मासिक चक्र की प्रफली अवस्था; प्रावस्था

Phasic (फेज़िक)—प्रावस्था का अथवा उससे सम्बन्धित

Phasmophobia (फास्मोफोबिया)— भूत-प्रेतों का विकृत भय

Phatnorrhagia (फेटनोरैह्जिया)—किसी दन्त-गर्तिका से रक्तस्राव होना ।

Ph. D. (पी-एच. डी.)—Doctor of Philosophy.

Phengophobia (फेन्गोफोबिया)—प्रकाश का रोगोत्पादक भय

Phenic (फेनिक)—कोलतार से प्राप्त

Phenic acid (फेनिक एसिड)—Phenol.

Phenol (फिनोल)—कोलतार के आसवन से प्राप्त एक अत्यधिक विषैला यौगिक । यह ऊतकों के लिए संक्षारक होता है तथा इसका जीवाणुस्तम्भक के रूप में प्रयोग किया जाता है; कार्बोलिक अम्ल

Phenolate (फिनोलेट)—कार्बोलिक अम्ल से निर्जीवाणुकृत करना ।

Phenolemia (फिनोलैमिया)— रक्त में फिनोल का पाया जाना ।

Phenologist (फिनोलॉजिस्ट)—ऋतुजैविकी-विशेषज्ञ

Phenology (फिनोलॉजी)—जीवित वस्तुओं पर जलवायु के प्रभावों का अध्ययन; ऋतुजैविकी

Phenoluria (फिनोलूरिया)—मूत्र में कार्बोलिक अम्ल का पाया जाना ।

Phenomenon (फीनोमेनन)—किसी अंग अथवा प्राणभूत कार्य में दृष्टिगोचर होने वाला कोई भी परिवर्तन; कोई भी दूसरों को दिखाई देने वाला लक्षण; घटना

Phenotype (फीनोटाइप)— 1. किसी व्यक्ति का शारीरिक गठन 2. समलक्षणी

Phenotypic (फीनोटाइपिक)— फीनोटाइप से सम्बन्धित

Phenozygous (फीनोजाइगस)—ऐसा व्यक्ति जिसका कपाल चेहरे से बहुत तंग होता है ।

Phenylketonuria (फिनाइलकीटोनूरिया)—मूत्र में फिनाइलपाइरुविक अम्ल का पाया जाना; फेनिल कीटोनमेह

Pheochrome (फियोक्रोम)—Chromaffin.

Pheochromoblast (फियोक्रोमोब्लास्ट)— कोई भी भ्रूणीय रचना जो वर्णरागी (फियोक्रोम) कोशिकाओं में विकसित होती है ।

Pheochromoblastoma (फियोक्रोमोब्लास्टोमा)—Pheochromocytoma.

Pheochromocyte (फियोक्रोमोसाइट)— एक वर्णरागी कोशिका जो क्रोमियम से पीले रंग की हो जाती है ।

Pheochromocytoma (फियोक्रोमोसाइटोमा)— एड्रीनल ग्रन्थि के मेडुला की वर्णरागी कोशिकाओं का एक अर्बुद जिससे इपिनैफ्रीन एवं नॉरइपिनैफ्रीन का स्राव अधिक होता है जिसके परिणामस्वरूप उच्च रक्त-चाप हो जाता है; क्रोमाफिन कोशिकार्बुद

Pheomelanin (फीयोमेलेनिन)— लाल बालों में विद्यमान गन्धक से युक्त पीले-ब्राउन रंग का एक वर्णक

Pheomelanogenesis (फीयोमेलेनोजेनेसिस)— जीवित कोशिकाओं द्वारा फीयोमेलेनिन का बनना

Pheresis (फेरेसिस)—कोई भी कार्यविधि जिसमें दाता से रक्त को खींचा जाता है, इसके प्लाज़्मा तथा श्वेत रक्त कोशिकाओं आदि को अलग करके रोक लिया जाता है तथा बचे हुए भाग को पुनः दाता में चढ़ा दिया जाता है ।

Ph. G. (पीएच. जी.)—Graduate in Pharmacy. फार्मेसी का स्नातक

Phial (फॉयल)— एक छोटा-सा पात्र जिसमें कोई औषधि होती है; काचकूपिका; लघुकूपी

-philia (-फीलिया)—एक प्रत्यय जिसका अर्थ किसी वस्तु के प्रति लगाव होता है।

Philoneism (फिलोनीज़्म)— नवीनता अथवा परिवर्तन का अत्यधिक शौक

Philoprogenitive (फिलोप्रोजेनीटिव)—अत्यधिक सन्तान उत्पन्न करने वाला।

Philtrum (फिल्ट्रम)— ऊपरी होंठ की बाह्य सतह पर बीच में लम्ब-रूप खातिका या खाँच, ओष्ठ-खात

Phimosis (फाइमोसिस)—शिश्नमुण्डच्छद के छिद्र का संकुचित हो जाना जिससे यह शिश्नमुण्ड के ऊपर नहीं खींचा जा सकता, निरुद्धप्रकाश

Phlebalgia (फ्लेबेल्जिया)— किसी शिरा से उठने वाला दर्द

Phlebangioma (फ्लेबेन्जियोमा)—किसी शिरा में उत्पन्न होने वाला ऐन्यूरिज़्म (फुलाव)

Phlebarteriectasia (फ्लेबार्टीरिएक्टेशिया)— रक्त वाहिनियों का विस्फारित होना

Phlebarteriodialysis (फ्लेबार्टीरियोडायालाइसिस)— धमनीशिरापरक फुलाव

Phlebectasia, Phlebectasis (फ्लेबेक्टेशिया, फ्लेबेक्टेसिस)— किसी शिरा का विस्फारित हो जाना; शिराविस्फार

Phlebectomy (फ्लेबेक्टॉमी)— किसी शिरा को अथवा किसी शिरा के भाग को शल्यक्रिया द्वारा काट कर अलग कर देना, शिरा-उच्छेदन

Phlebectopia (फ्लेबेक्टोपिया)—किसी शिरा की असामान्य स्थिति

Phlebemphraxis (फ्लेबेम्फ्रेक्सिस)— डाट लगाकर किसी शिरा में अवरोध उत्पन्न करना।

Phlebeurysm (फ्लेब्यूरिज़्म)— किसी शिरा का वैकृत विस्फारण

Phlebismus (फ्लेबिस्मस)— अवरोध के परिणामस्वरूप उत्पन्न शिराओं का विस्फारण

Phlebitic (फ्लेबाइटिक)— शिराशोथ सम्बन्धी

Phlebitis (फ्लेबाइटिस)— शिराशोथ

Adhesive phlebitis (एडहीसिव फ्लेबाइटिस)— ऐसा शिराशोथ जिसमें शिरा की भित्तियाँ चिपक जाती हैं जिससे शिरा का अभिलोपन हो जाता है।

Obliterative phlebitis (ऑब्लीट्रेटिव फ्लेबाइटिस)— ऐसा शिराशोथ जिसमें किसी शिरा की अवकाशिका स्थायी रूप से बन्द हो जाती है।

Puerperal phlebitis (प्यूरपीरल फ्लेबाइटिस)— बच्चा पैदा होने के बाद उत्पन्न होने वाला शिराशोथ

Sclerosing phlebitis (स्क्लेरोज़िंग फ्लेबाइटिस)— ऐसा शिराशोथ जिसमें शिरायें अवरूद्ध एवं कठोर हो जाती हैं।

Septic phlebitis (सैप्टिक फ्लेबाइटिस)— संक्रमण के कारण किसी शिरा का शोथ होना।

Suppurative phlebitis (सपूरेटिव फ्लेबाइटिस)— ऐसा शिराशोथ जिसमें पस पड़ जाता है।

Phlebo- (फ्लेबो-)—. एक उपसर्ग जिसका अर्थ शिरा होता है।

Phleboclysis (फ्लेबोक्लाइसिस)—किसी शिरा में किसी औषधि का इन्जैक्शन लगाना।

Phlebogram (फ्लेबोग्राम)—1. किसी भेदक माध्यम को किसी शिरा में भर कर उसका लिया गया एक्स-रे चित्र, शिराचित्र 2. शिरा-स्पन्द का अनुरेखण, शिरालेख

Phlebograph (फ्लेबोग्राफ)— शिरा-स्पन्द का अभिलेखन करने वाला एक यन्त्र, शिरालेखी

Phlebography (फ्लेबोग्राफी)— शिराओं की रचना एवं उनके कार्य का अध्ययन; शिराचित्रण

Phleboid (फ्लैबॉयड)— किसी शिरा से सम्बन्धित, उसके समान अथवा उसकी प्रकृति का

Phlebolite (फ्लैबोलाइट)—Phlebolith.

Phlebolith (फ्लेबोलिथ)— किसी शिरा में स्थित पथरी; शिराश्मरी

Phlebolithiasis (फ्लेबोलिथिएसिस)— किसी शिरा में पथरी का बनना, शिराश्मरीयता

Phlebology (फ्लेबोलॉजी)—शिराओं एवं उनके रोगों का अध्ययन; शिराविज्ञान

Phlebomanometer (फ्लेबोमैनोमीटर)—शिरापरक रक्त-चाप को सीधा मापने के लिए एक उपकरण

Phlebometritis (फ्लेबोमीट्राइटिस)— गर्भाशय-शिराओं की सूजन

Phlebomyomatosis (फ्लैबोमायोमेटोसिस)— पेशीय तन्तुओं की अतिवृद्धि से किसी शिरा की भित्तियों का मोटा हो जाना।

Phlebopexy (फ्लेबोपैक्सी)—वृषणशिरापस्फीति में शिरा-जालिका को बचाते हुए शुक्रग्रन्थियों का सीरमी गुहा से बाहर प्रतिरोपण करना।

Phlebophlebostomy (फ्लेबोफ्लेबोस्टॉमी)—शल्यक्रिया द्वारा एक शिरा का दूसरी शिरा के साथ सम्मिलन करना।

Phleboplasty (फ्लेबोप्लास्टी)—प्लास्टिक सर्जरी द्वारा किसी क्षतिग्रस्त शिरा की मरम्मत करना।

Phleborrhagia (फ्लेबोरैह्जिया)— किसी शिरा से रक्तस्राव होना

Phleborrhaphy (फ्लबोरैह्फी)—किसी शिरा में टांका लगाना

Phleborrhexis (फ्लेबोरैह्क्सिस)—किसी शिरा का फट जाना

Phlebosclerosis (फ्लेबोस्क्लेरोसिस)—किसी शिरा की भित्तियों की तन्तुमय कठोरता; शिराकाठिन्य

Phlebostasia, Phlebostasis (फ्लेबोस्टेसिया, फ्लेबोस्टेसिस)—1. शिराओं में रक्त प्रवाह का रुक जाना, शिरास्थैतिकता 2. शिराओं से होकर रक्त प्रवाह को कम करने के लिए उन्हें अस्थायी रूप से दबाना

Phlebostenosis (फ्लेबोस्टेनोसिस)—किसी शिरा का संकुचित होना, शिरासंकीर्णता

Phlebothrombosis (फ्लेबोथ्रॉम्बोसिस)— शिराशोथ से सम्बद्ध किसी शिरा में घनास्र का बनना, शिराघनास्रता

Phlebotome (फ्लेबोटोम)—शिरा में चीरा लगाने वाला एक यन्त्र, शिरोछदक

Phlebotomist (फ्लेबोटॉमिस्ट)—शिरा से पिचकारी एवं सूईं के द्वारा रक्त खींचने वाला व्यक्ति

Phlebotomize (फ्लेबोटोमाइज़)— किसी व्यक्ति की किसी शिरा से रक्त लेना

Phlebotomy (फ्लेबोटॉमी)— किसी शिरा को चीरना; शिराछेदन; शिरावेध

Phlegm (फ्लेग्म)— श्वसन-पथ से निकलने वाला गाढ़ा, चिपचिपा श्लेष्मा; बलगम

Phlegmasia (फ्लेग्मेसिया)— शोथ या सूजन

Phlegmasia alba dolens (फ्लेग्मेसिया एल्बा डोलैन्स)— घनास्रता के कारण शिरा-अवरोध हो जाने से बच्चे के जन्म के पश्चात् अक्सर किसी पैर में उत्पन्न होने वाला तीव्र शोथ जिसमें पैर सफेद या दूधिया हो जाता है; श्वेत पादशोथ

Phlegmatic (फ्लेग्मेटिक)— उदासीन। मूढ़ अथवा आलसी प्रकृति का

Phlegmon (फ्लेग्मोन)—संयोजी ऊतक का तीव्र विस्तृत शोथ

Phlegmonous (फ्लेग्मोनस)—संयोजी ऊतकों के शोथ से सम्बन्धित

Phlogistic (फ्लोजिस्टिक)—शोथ सम्बन्धी अथवा शोथ उत्पन्न करने वाला; शोथकर

Phlogogenic, Phlogogenous (फ्लोगोजेनिक, फ्लोगोजीनस)—सूजन उत्पन्न करने वाला।

Phlogosis (फ्लोगोसिस)— शोथ, सूजन

Phlyctena (फ्लाइक्टीना)—1. कुछ रोगों में नेत्रश्लेष्मला पर बनने वाला एक छोटा-सा जलस्फोट 2. प्रथम श्रेणी के दाह से बना एक छोटा-सा फफोला या छाला

Phlyctenar (फ्लाइक्टेनर)—किसी जलस्फोट से सम्बन्धित

Phlyctenoid (फ्लाइक्टेनॉयड)— किसी फफोले (छाला) अथवा जलस्फोट के समान

Phlyctenosis (फ्लाइक्टेनोसिस)—फफोलों अथवा जलस्फोटों का बनना

Phlyctenula (फ्लाइक्टेनुला)—कॉर्निया या स्वच्छमण्डल पर दिखाई देने वाला एक सूक्ष्म जलस्फोट अथवा पूयस्फोटिका; स्फोटक

Phlyctenulae (फ्लाइक्टेनूली)—Phlyctenula का बहुवचन

Phlyctenular (फ्लाइक्टेनुलर)— स्फोटकीय, फ्लाइक्टेनुला सम्बन्धी, अलजीय

Phlyctenule (फ्लाइक्टेनूल)— एक सूक्ष्म जलस्फोट; स्वच्छमण्डल (कॉर्निया) अथवा नेत्रश्लेष्मला पर बनी एक व्रणयुक्त पर्विका; सूक्ष्मक्षुद्रकोष अथवा छोटा-सा फफोला

Phlyctenulosis (फ्लाइक्टेनुलोसिस)— बहुत से सूक्ष्मक्षुद्रकोषों का बनना।

Phobia (फोबिया)—किसी भी वस्तु का विकृत अथवा रोगोत्पादक भय या उससे अत्यधिक घृणा होना; भीति

Phobic (फोबिक)—विकृत भय से सम्बन्धित अथवा उससे ग्रस्त

Phobophobia (फोबोफोबिया)—डर जाने का विकृत भय

Phocomelia (फोकोमीलिया)—किसी भुजा अथवा भुजाओं के समीपस्थ भाग का जन्मजात अभाव, हाथ तथा पैर (पाँव) एक छोटी तथा अनियमित आकार की हड्डी द्वारा सीधे धड़ से जुड़े होते हैं।

Phocomelus (फोकोमीलस)— फोकोमीलिया से युक्त व्यक्ति

Phocomely (फोकोमैली)—Phocomelia.

Phon (फोन)—ध्वनि की प्रबलता की एक इकाई

Phonacoscope (फोनाकोस्कोप)— स्वर ध्वनियों को बढ़ाने वाला एक उपकरण

Phonacoscopy (फोनाकोस्कोपी)—फोनाकोस्कोप द्वारा छाती का परीक्षण करना।

Phonal (फोनल)—वाणी सम्बन्धी

Phonasthenia (फोनेस्थीनिया)— वाणी की दुर्बलता

Phonation (फोनेशन)—स्वर-ध्वनियों का उच्चारण करना; ध्वनि-उच्चारण

Phonatory (फोनेट्री)—स्वर-ध्वनियों के उच्चारण से सम्बन्धित; ध्वनिका; ध्वनि-निस्सारक

Phonautograph (फोन-ऑटोग्राफ)—स्वर-ध्वनि के कम्पनों का पंजीकरण करने वाला एक उपकरण

Phone (फोन)—1. केवल एक अक्षर के बोलने में उत्पन्न ध्वनि 2. टेलीफोन का संक्षिप्त रूप

Phoneme (फोनेम)—बोलने में ध्वनि की सबसे छोटी इकाई

Phonemic (फोनेमिक)— बोलने में ध्वनि की सबसे छोटी इकाई से सम्बन्धित अथवा उसकी विशिष्टता से युक्त

Phonendoscope (फोनेन्डोस्कोप)—एक स्टेथोस्कोप या परिश्रवणयन्त्र जो परिश्रवणीय ध्वनियों की तीव्रता को बढ़ा देता है।

Phonendoskiascope (फोनेन्डोस्कियास्कोप)—हृदय की गतियों का निरीक्षण करने एवं उसकी ध्वनियों को सुनने वाला एक उपकरण

Phonetic (फोनेटिक)—स्वर-ध्वनियों से सम्बन्धित

Phonetics (फोनेटिक्स)—वाणी एवं उच्चारण का विज्ञान; ध्वनिविज्ञान

Phoniatrics (फोनियाट्रिक्स)— वाणी दोषों का अध्ययन एवं उनकी चिकित्सा

Phonic (फोनिक)—वाणी सम्बन्धी; ध्वनिक

Phonism (फोनिज़्म)—किसी वस्तु को देखने, उसका स्वाद

चखने, उसे सूँघने अथवा स्पर्श द्वारा महसूस करने के प्रभाव से सुनाई देने की अनुभूति होना

Phono- (फोनो-)— एक उपसर्ग जिसका अर्थ वाणी अथवा ध्वनि होता है।

Phonoangiography (फोनोएन्जियोग्राफी)—धमनीय विरूतों का अभिलेखन एवं इनका विश्लेषण करना

Phonocardiogram (फोनोकार्डियोग्राम)—हृदयध्वनि-लेखन द्वारा उत्पन्न अभिलेख, हृद्ध्वनिलेख

Phonocardiograph (फोनोकार्डियोग्राफ)— हृद्ध्वनिलेखन में प्रयोग में आने वाला यन्त्र

Phonocardiography (फोनोकार्डियोग्राफी)— हृदय ध्वनियों का रेखाचित्र-अभिलेख बनाना; हृद्ध्वनिलेखन

Phonocatheter (फोनोकैथीटर)—एक नालशलाका या कैथीटर जिसके सिरे पर एक ध्वनिवर्धक लगा होता है।

Phonogram (फोनोग्राम)—किसी ध्वनि का रेखाचित्र-अभिलेख

Phonograph (फोनोग्राफ)—ध्वनियों की पुनः उत्पत्ति के लिए प्रयोग में आने वाला एक यन्त्र।

Phonology (फोनोलॉजी)—स्वरध्वनिविज्ञान

Phonomania (फोनोमैनिया)—हत्या करने का उन्माद

Phonomassage (फोनोमसाज)—एक उपकरण के द्वारा जो कान में संगीतमय कम्पनों को पहुँचाता है, कान की अस्थिकाओं में गतियाँ उत्पन्न करके कान के रोग की चिकित्सा करना

Phonometer (फोनोमीटर)—ध्वनियों की तीव्रता मापने वाला एक उपकरण

Phonomyoclonus (फोनोमायोक्लोनस)—दिखाई न देने वाले तन्तुकी पेशीय सकुंचन जिनका परिश्रवण द्वारा पता चलता है।

Phonomyogram (फोनोमायोग्राम)—पेशीध्वनिलेखन द्वारा उत्पन्न अभिलेख

Phonomyography (फोनोमायोग्राफी)—पेशीय सकुंचन द्वारा उत्पन्न ध्वनियों का अभिलेखन करना।

Phonopathy (फोनोपैथी)—वाणी अंगों का कोई भी रोग

Phonophobia (फोनोफोबिया)—आवाज़ों अथवा शोरगुल या बोलने का विकृत भय

Phonophoresis (फोनोफोरेसिस)—किसी ऊतक में किसी औषधि का प्रवेश कराने के लिए अल्ट्रासाउण्ड का प्रयोग करना

Phonophotography (फोनोफोटोग्राफी)— बोलने से उत्पन्न कम्पनों का फोटो खींचना

Phonopneumomassage (फोनोन्यूमोमसाज)— मध्य कर्ण का वायु मर्दन

Phonopsia (फोनोप्सिया)—कुछ ध्वनियों को सुनकर दृष्टि-संवेदना का होना।

Phonoreceptor (फोनोरिसीप्टर)—ध्वनि उद्दीपनों का ग्राहक, ध्वनिग्राही

Phonorenogram (फोनोरीनोग्राम)— वृक्कीय धमनी के स्पन्दन से उत्पन्न ध्वनियों का एक अभिलेख

Phonoscope (फोनोस्कोप)— हृदय ध्वनियों का अभिलेखन करने वाला एक उपकरण

Phonoscopy (फोनोस्कोपी)— फोनोस्कोप द्वारा हृदय ध्वनियों का अभिलेखन करना।

Phonosurgery (फोनोसर्जरी)—वाणी में सुधार लाने अथवा उसे परिवर्तित करने के लिए किया जाने वाला ऑपरेशन

-phoresis (-फोरेसिस)—एक प्रत्यय जिसका अर्थ विद्युत्-धारा की क्रिया द्वारा किसी झिल्ली से होकर आयनों का परिभ्रमण करना होता है।

-phoria (-फोरिया)—एक प्रत्यय जिसका अर्थ दृष्टि-अक्ष का घूम जाना है।

Phorology (फोरोलॉजी)— रोग वाहकों का अध्ययन; रोगवाहकविज्ञान

Phorometer (फोरोमीटर)—नेत्रविचलनप्रवृत्ति को मापने वाला एक यन्त्र

Phoropter (फोरोप्टर)— विभिन्न लैन्सों से युक्त एक उपकरण जिसका नेत्र के अपवर्तन में प्रयोग किया जाता है।

Phorotone (फोरोटोन)— नेत्र पेशियों के व्यायाम के लिए एक उपकरण

Phos- (फोस-)—एक उपसर्ग जिसका अर्थ प्रकाश होता है।

Phose (फोज़)— स्वयं को प्रकाश की अनुभूति होना।

Phosgene (फोस्ज़ीन)— एक दम घोटने वाली एवं अत्यन्त विषैली गैस कार्बोनिल क्लोराइड($COCl_2$) जिसका युद्ध में प्रयोग किया जाता है।

Phosphate (फॉस्फेट)— फॉस्फोरिक अम्ल का एक लवण

Phosphated (फॉस्फेटेड)— फेस्फेटों से युक्त

Phosphatemia (फॉस्फेटीमिया)— रक्त में फॉस्फेटों का पाया जाना

Phosphatic (फॉस्फेटिक)— फॉस्फेटों से सम्बन्धित अथवा उनसे युक्त

Phosphatoptosis (फॉस्फेटोप्टोसिस)— मूत्र में फॉस्फेटों का स्व-अक्षेपण (स्वयं ही तलछट के रूप में नीचे बैठ जाना)।

Phosphaturia (फॉस्फेचूरिया)—मूत्र में फॉस्फेटों का अधिक पाया जाना; फॉस्फेटमेह

Phosphene (फॉस्फीन)—प्रकाश के अतिरिक्त अन्य उद्दीपन के द्वारा उत्पन्न प्रकाश-सम्वेदना जैसे नेत्रगोलक पर दबाव डालने पर प्रकाश का दीखना

Phospholipid (फॉस्फोलीपिड)—एक वसाभ पदार्थ जिसमें फॉस्फोरस एवं वसीय अम्ल होते हैं जैसे लेसीथिन

Phosphonecrosis (फॉस्फोनेक्रोसिस)— फॉस्फोरस के प्रभाव से जबड़े की हड्डी का परिगलन हो जाना।

Phosphopenia (फॉस्फोपीनिया)—शरीर में फॉस्फोरस की कमी हो जाना।

Phosphorated (फॉस्फोरेटेड)— फॉस्फोरस के साथ संयुक्त हुआ

Phosphorescence (फॉस्फोरेसैन्स)— ऊष्मा की उत्पत्ति के बिना चमकने का गुण

Phosphorescent (फॉस्फोरेसैन्ट)— ऊष्मा के बिना चमकने वाला

Phosphorhidrosis (फॉस्फोरहाइड्रोसिस)—चमकीले पसीने का स्रवित होना

Phosphoridrosis (फॉस्फोरिड्रोसिस)—Phosphorhidrosis.

Phosphorism (फॉस्फोरिज़्म)— फॉस्फोरस से उत्पन्न जीर्ण विषाक्तता

Phosphorized (फॉस्फोराइज़्ड)— फॉस्फोरस से युक्त

Phosphorpenia (फॉस्फोरपीनिया)—Phosphopenia.

Phosphoruria (फॉस्फोरूरिया)—Phosphaturia.

Phosphorus (फॉस्फोरस)— एक रासायनिक तत्त्व जिसका परमाणु भार 30.9738 होता है तथा परमाणु संख्या 15 है जो हड्डियों एवं दाँतों के विकास के लिए आवश्यक है तथा उनमें कैल्सियम फॉस्फेट के रूप में पाया जाता है। इसकी प्रतिदिन 800 मि. ग्रा. की आवश्यकता होती है।

Phosphorylation (फॉस्फोरीलेशन)—फॉस्फेट का किसी कार्बनिक यौगिक के साथ संयुक्त होना

Phosphuria (फॉस्फूरिया)—Phosphaturia.

Photalgia (फोटेल्जिया)—प्रकाश से दर्द होना जैसे आँख में, दीप्ति नेत्रशूल

Photaugiaphobia (फोटौगियाफोबिया)—तीव्र प्रकाश से असहनशीलता, तेज रोशनी सहन न होना

Photesthesia (फोटेस्थीज़िया)— प्रकाश का बोध होना

Photesthesis (फोटेस्थेसिस)— प्रकाश के प्रति संवेदनशीलता

Photic (फोटिक)—प्रकाश सम्बन्धी

Photism (फोटिज़्म)— किसी वस्तु के सुनने, उसके चखने, सूँघने अथवा त्वचा द्वारा उसके स्पर्श के प्रभाव से दृष्टि-संवेदना का उत्पन्न होना।

Photo- (फोटो-)— एक उपसर्ग जिसका अर्थ प्रकाश होता है।

Photoactinic (फोटोएक्टिनिक)— प्रदीप्त एवं रासायनिक दोनों प्रभावों को उत्पन्न करने वाला विकिरण

Photoactive (फोटोएक्टिव)—सूर्य प्रकाश अथवा अल्ट्रावॉयलेट किरणों के प्रति प्रतिक्रिया करने वाला; प्रकाशसक्रिय

Photoaging (फोटोएजिंग)—वर्षों तक सूर्य-प्रकाश में अनावृत रहने पर त्वचा में क्षति पहुँचना, विशेष रूप से त्वचा में झुर्रियाँ पड़ जाती है।

Photoallergy (फोटोएलर्जी)—प्रकाश के प्रति एलर्जी

Photoautotroph (फोटोऑटोट्रॉफ)— अपनी शक्ति के लिए मात्र प्रकाश पर निर्भर रहने वाला जीव

Photoautotrophic (फोटोऑटोट्रॉफिक)—प्रकाश पर निर्भर रहने वाले किसी जीव से सम्बन्धित

Photobacteria (फोटोबैक्टीरिया)— Photobacterium का बहुवचन

Photobacterium (फोटोबैक्टीरियम)—प्रकाश उत्पन्न करने वाला जीवाणु

Photobiology (फोटोबायोलॉजी)—जीवविज्ञान की वह शाखा जिसमें जीवित जीवधारियों के ऊपर प्रकाश के प्रभावों का अध्ययन किया जाता है।

Photobiotic (फोटोबायोटिक)— केवल प्रकाश में जीवित रहने वाला; प्रकाशजीवी

Photobleach (फोटोब्लीच)— प्रकाश की क्रिया द्वारा रंगहीन बनाना

Photocatalysis (फोटोकैटालाइसिस)— प्रकाश द्वारा किसी रासायनिक प्रतिक्रिया को प्रोत्साहित अथवा उद्दीप्त करना।

Photocatalyst (फोटोकैटालिस्ट)—एक पदार्थ जैसे पर्णहरित या क्लोरोफिल जो प्रकाश से एक रासायनिक प्रतिक्रिया उत्पन्न करता है।

Photoceptor (फोटोसेप्टर)— प्रकाश संवेदना को ग्रहण करने वाला एक तन्त्रिका अन्त

Photochemical (फोटोकैमिकल)— प्रकाश एवं रसायनशास्त्र सम्बन्धी; प्रकाशरासायनिक

Photochemistry (फोटोकैमिस्ट्री)— रसायनशास्त्र की वह शाखा जिसका सम्बन्ध प्रकाश किरणों के रासायनिक गुणों अथवा उनके प्रभावों से होता है; प्रकाशरसायन

Photochemotherapy (फोटोकीमोथिरैपी)— किसी औषधि जैसे मिथौक्सालेन के द्वारा रोग की चिकित्सा करना जो सूर्य प्रकाश अथवा अल्ट्रावॉयलेट किरणों से प्रतिक्रिया करती है।

Photochromogen (फोटोक्रोमोजन)— ऐसा सूक्ष्मजीव जिसमें प्रकाश में अनावृत होने के परिणामस्वरूप वर्णकता विकसित होती है।

Photocoagulation (फोटोकोगुलेशन)—साधारण प्रकाश किरणों अथवा प्रकाश की एक तीव्र किरण के द्वारा ऊतकों में प्रोटीन पदार्थ का जमाना, ऐसा विशेषकर दृष्टिपटल-वियोजन अथवा दृष्टिपटल-रक्तस्राव की चिकित्सा में किया जाता है।

Photocoagulator (फोटोकोगुलेटर)—प्रकाश-स्कन्दन में प्रयुक्त एक उपकरण

Photoconvulsive (फोटोकनवल्ज़िव)— प्रकाश में अनावृत हो जाने पर आक्षेप आना (दौरा पड़ना)

Photodermatitis (फोटोडर्माटाइटिस)— प्रकाश के प्रति त्वचा की सुग्राहिता होने के कारण उत्पन्न त्वक्शोथ

Photodermatosis (फोटोडर्माटोसिस)—Photodermatitis.

Photodromy (फोटोड्रॉमी)—निलम्बन में कणों की दशा जिसमें वे प्रकाश की ओर (धनात्मक फोटोड्रॉमी) अथवा प्रकाश से दूर (ऋणात्मक फोटोड्रॉमी) गति करते हैं।

Photodynamic (फोटोडाइनामिक)—प्रकाश के द्वारा जीवों पर लगी शक्ति से सम्बन्धित

Photodynia (फोटोडाइनिया)—Photalgia.

Photodysphoria (फोटोडिस्फोरिया)— प्रकाश की अत्यधिक असह्यता

Photoelectric (फोटोइलैक्ट्रिक)— प्रकाश एवं विद्युत् से सम्बन्धित; प्रकाश वैद्युत

Photoelectricity (फोटोइलैक्ट्रीसिटी)—प्रकाश की क्रिया द्वारा बनी विद्युत्

Photoelectron (फोटोइलैक्ट्रॉन)—प्रकाश की क्रिया द्वारा मुक्त एक इलैक्ट्रॉन

Photoerythema (फोटोइरीद्मा)—प्रकाश द्वारा उत्पन्न त्वक्रक्तिमा

Photoesthetic (फोटोएस्थेटिक)—प्रकाश के प्रति संवेदनशील, प्रकाशसुग्राही

Photofluorography (फोटोफ्ल्यूरोग्राफी)—प्रतिदीप्तिदर्शक परीक्षण काल में दिखाई देने वाले प्रतिबिम्बों का फोटो खींचना

Photogastroscope (फोटोगैस्ट्रोस्कोप)—आमाशय के भीतर देखने एवं वहाँ के चित्र लेने वाला एक उपकरण

Photogen (फोटोजन)—ऐसा सूक्ष्मजीव जिससे प्रकाश की चमक निकलती है।

Photogene (फोटोजीन)—Aftergene.

Photogenesis (फोटोजेनेसिस)— प्रकाश का जैसे जीवाणुओं या कीड़ों आदि के द्वारा उत्पन्न होना।

Photogenic, Photogenous (फोटोजेनिक, फोटोजीनस)— प्रकाश द्वारा उत्पन्न अथवा प्रकाश उत्पन्न करने वाला।

Photokinesis (फोटोकाइनेसिस)— प्रकाश की अनुक्रिया में गतिशील जीवों की गतियों में परिवर्तन होना।

Photokinetic (फोटोकाइनेटिक)— प्रकाश के उद्दीपन से प्रतिक्रिया करने वाला जिससे उसकी गतियों में परिवर्तन हो जाता है।

Photokinetics (फोटोकाइनेटिक्स)— प्रकाश की अनुक्रिया में किसी रासायनिक प्रतिक्रिया की गति में होने वाले परिवर्तन

Photolabile (फोटोलेबाइल)— प्रकाश से नष्ट हो जाने अथवा निष्क्रियित बन जाने की विशिष्टता

Photoluminescence (फोटोल्यूमिनेसैन्स)—प्रकाश में अनावृत होने के पश्चात् किसी वस्तु का चमकीला बनने का गुण

Photoluminescent (फोटोल्यूमिनेसैन्ट)— प्रकाश में अनावृत होने पर चमकदार होने के सक्षम

Photolysis (फोटोलाइसिस)—प्रकाश के द्वारा रासायनिक विघटन होना, प्रकाशलयन

Photolyte (फोटोलाइट)—प्रकाश द्वारा विघटित पदार्थ

Photolytic (फोटोलाइटिक)—प्रकाश द्वारा विघटित

Photomania (फोटोमैनिया)—. रोशनी के लिए पागल बने रहना, प्रकाशोन्माद

Photomedicine (फोटोमेडिसिन)— कुछ रोगों की चिकित्सा में एक औषधि के रूप में प्रकाश का उपयोग होना।

Photometer (फोटोमीटर)— प्रकाश की तीव्रता को मापने वाला एक उपकरण, प्रकाशमापी

Photometry (फोटोमीट्री)— प्रकाश की तीव्रता को मापना, प्रकाशमिति

Photomicrograph (फोटोमाइक्रोग्राफ)— सूक्ष्मदर्शी में दिखाई देने वाली किसी वस्तु का चित्र; सूक्ष्मदर्शी फोटोग्राफ

Photomicrography (फोटोमाइक्रोग्राफी)— सूक्ष्मदर्शी-फोटोग्राफ की उत्पत्ति

Photomotor (फोटोमोटर)—प्रकाश द्वारा उत्पन्न पेशीय संकुचन से सम्बन्धित

Photomyoclonus (फोटोमायोक्लोनस)—दृष्टिपरक उद्दीपनों की अनुक्रिया में पेशियों में अवमोटनीय आकर्ष होना।

Photon (फोटोन)—किसी प्रकाश किरण की शक्ति की एक इकाई

Photoncia (फोटोन्सिया)—प्रकाश द्वारा उत्पन्न शोथ

Photonosus (फोटोनोसस)—लम्बे समय से तीव्र प्रकाश में अनावृत रहने से उत्पन्न रोग

Photo-onycholysis (फोटो-ओनिकोलाइसिस)— सूर्य प्रकाश अथवा अल्ट्रावॉयलेट किरणों के प्रति अनावृत होने के परिणामस्वरूप नाखून का नखशय्या से ढीला हो जाना या अलग हो जाना।

Photo-ophthalmia (फोटो-ऑफ्थैल्मिया)—तीव्र प्रकाश में अनावृत होने के कारण उत्पन्न स्वच्छमण्डल एवं नेत्रश्लेष्मला का शोथ

Photoparoxysmal (फोटोपारोक्सिसमल)— Photoconvulsive.

Photopathy (फोटोपैथी)— प्रकाश द्वारा उत्पन्न कोई भी रोग

Photoperceptive (फोटोपर्सेप्टिव)— वह जिसे प्रकाश की अनुभूति होती है।

Photoperiod (फोटोपीरियड)— वह समय जब तक कोई जीव प्रतिदिन दिवाप्रकाश में अनावृत होता है।

Photoperiodism (फोटोपीरियडिज़्म)—दिन के प्रकाश एवं अँधेरे के परिवर्तनों द्वारा जीवों में होने वाली शरीरवृत्तिक एवं व्यवहार सम्बन्धी प्रतिक्रियाएँ

Photophilic (फोटोफिलिक)—प्रकाश के प्रति आकर्षित

Photophobia (फोटोफोबिया)—प्रकाश का असामान्य रूप से सहन न होना, प्रकाशासह्यता, प्रकाशभीति

Photophobic (फोटोफोबिक)—प्रकाशभित्ति से सम्बन्धित अथवा उससे ग्रस्त

Photophone (फोटोफोन)— प्रकाश की क्रिया से ध्वनि उत्पन्न करने वाला एक उपकरण

Photophthalmia (फोटोफ्थैल्मिया)—Photo-ophthalmia.

Photopia (फोटोपिया)— तीव्र प्रकाश में देखने के लिए आँख का समायोजन

Photopic (फोटोपिक)— तीव्र प्रकाश से सम्बन्धित

Photopsia, Photopsy (फोटोप्सिया, फोटोप्सी)—दृष्टिपटल के रोग में आँखों के सामने तिरमिरे दिखाई देना अथवा चौंध लगना, प्रकाशाभास, प्रकाशानुभूति

Photoptarmosis (फोटोप्टारमोसिस)— प्रकाश के प्रभाव से छींकें आना

Photoptometer (फोटोप्टोमीटर)— किसी वस्तु को देखने के लिये आवश्यक प्रकाश की न्यूनतम मात्रा को मापने वाला एक उपकरण

Photoptometry (फोटोप्टोमीट्री)— प्रकाश संवेदना को मापना

Photoradiation (फोटोरेडिएशन)— किसी प्रकाश-सुग्राही कारक जैसे हीमैटोपोरफाइरिन का अन्तःशिराभ इन्जैक्शन लगाकर अर्बुदों को प्रकाश में अनावृत करके कैंसर की चिकित्सा करना

Photoradiometer (फोटोरेडियोमीटर)— आयनीकारक विकिरण की पदार्थों को बेधने की क्षमता का निर्धारण करने वाला एक उपकरण

Photoreaction (फोटोरिएक्शन)— प्रकाश द्वारा उत्पन्न रासायनिक प्रतिक्रिया

Photoreactivation (फोटोरिएक्टीवेशन)—प्रकाश के द्वारा किसी वस्तु का या पूर्व में निष्क्रिय हुई प्रक्रिया का सक्रियण

Photoreception (फोटोरिसैप्शन)—प्रकाश का ज्ञान होना।

Photoreceptive (फोटोरिसैप्टिव)—प्रकाश के प्रति संवेदनशील

Photoreceptor (फोटोरिसैप्टर)—प्रकाश के प्रति संवेदनशील एक संवेदी तन्त्रिका अन्त

Photoretinitis (फोटोरेटिनाइटिस)— तीव्र प्रकाश में अनावृत होने से उत्पन्न दृष्टिपटल की सूजन

Photoretinopathy (फोटोरेटिनोपैथी)—सूर्य-प्रकाश अथवा अन्य तीव्र प्रकाश में अधिक रहने से दृष्टिपटल के बिन्दु या चकत्ते का जल जाना।

Photoscan (फोटोस्कैन)—किसी विघटनाभिक समस्थानिक या रेडियोएक्टिव आइसोटोप की शरीर के ऊतक में सान्द्रता को प्रदर्शित करने वाला एक नक्शा जिसे फोटो खींचने की फिल्म पर मुद्रित कर लिया जाता है।

Photoscope (फोटोस्कोप)—Fluroscope.

Photoscopy (फोटोस्कोपी)—Fluroscopy.

Photosensitive (फोटोसैन्सीटिव)—प्रकाश के प्रति संवेदनशील, प्रकाशसुग्राही

Photosensitivity (फोटोसैन्सीटीविटी)—प्रकाश के प्रति संवेदनशीलता, प्रकाश सुग्राहिता

Photosensitization (फोटोसैन्सीटाइज़ेशन)— ऐसी दशा जिसमें त्वचा असामान्य रूप से प्रकाश के प्रति प्रतिक्रिया करती है, प्रकाश सुग्राहीकरण

Photosensitizer (फोटोसैन्सीटाइज़र)—वह पदार्थ जो प्रकाश से संयुक्त होकर शरीर में सुग्राहिता प्रतिक्रिया उत्पन्न करता है।

Photostable (फोटोस्टेबल)—प्रकाश के प्रभाव से जिसमें कोई परिवर्तन न होता।

Photostethoscope (फोटोस्टैथोस्कोप)— एक ऐसा उपकरण जो ध्वनि को प्रकाश की चौंध में परिवर्तित कर देता है, इसका उपयोग भ्रूण के हृदय का सतत अवलोकन करने में किया जाता है।

Photostress (फोटोस्ट्रैस)—तीव्र प्रदीप्ति में अनावरण

Photosynthesis (फोटोसिन्थेसिस)— सूर्य के प्रकाश में पर्णहरित (क्लोरोफिल) की विद्यमानता में वायुमण्डल की कार्बन डाइऑक्साइड एवं मिट्टी के जल का संयोग करके पौधों द्वारा भोजन (कार्बोहाइड्रेट) का निर्माण करना; प्रकाशसंश्लेषण

Phototaxis (फोटोटैक्सिस)— प्रकाश के प्रभाव में कोशिकाओं एवं सूक्ष्मजीवों का गति करना, प्रकाशानुचलन

Phototherapy (फोटोथिरैपी)— प्रकाश के प्रति अनावृत करके रोग की चिकित्सा करना, प्रकाशोपचार

Photothermal (फोटोथर्मल)— प्रकाश द्वारा उत्पन्न ऊष्मा से सम्बन्धित

Photothermal radiation (फोटोथर्मल रेडिएशन)—प्रकाश के किसी स्रोत से ऊष्मा का विकिरण जैसे किसी बिजली के बल्ब से होता है।

Phototimer (फोटोटाइमर)—एक्स-रे-चित्रण में विकिरण को मापने वाला एक उपकरण जो रोगी से होकर गुजर गया है और एक्स-रे अनावरण को समाप्त कर देता है जब यह एक प्रतिबिम्ब बनाने के लिए पर्याप्त होता है।

Phototonus (फोटोटोनस)— प्रकाश के द्वारा किसी प्राणी में उत्पन्न संवेदनशीलता

Phototopia (फोटोटॉपिया)— स्वयं को प्रकाश की अनुभूति होना।

Phototoxic (फोटोटॉक्सिक)— प्रकाश द्वारा उत्पन्न विषैली प्रतिक्रिया से युक्त, विशेषकर त्वचा में जैसे साधारण सूर्यदाह

Phototoxicity (फोटोटॉक्सिसिटी)— प्रकाश के प्रति अत्यधिक अनावृत रहने के परिणामस्वरूप उत्पन्न दशा

Phototoxis (फोटोटॉक्सिस)—प्रकाश अथवा विकिरण में अधिक रहने से उत्पन्न विकार

Phototroph (फोटोट्रॉफ)—Photoautotroph.

Phototrophic (फोटोट्रॉफिक)—प्रकाश से शक्ति उत्पन्न करने के सक्षम

Phototropism (फोटोट्रॉपिज़्म)—किसी जीव अथवा पौधे की प्रकाश की ओर घूम जाने अथवा गति करने की प्रवृत्ति

Photuria (फोटूरिया)—चमकदार मूत्र का विसर्जित होना

Phren (फ्रेन)—1. मस्तिष्क 2. मध्यपट या मध्यच्छद

Phrenalgia (फ्रेनेल्जिया)—1. मानसिक वेदना 2. मध्यपट में दर्द होना, मध्यच्छदार्ति

Phrenectomy (फ्रेनेक्टॉमी)—1. मध्यपट को सम्पूर्ण को अथवा इसके किसी भाग को शल्यक्रिया द्वारा काट कर निकाल देना

2. मध्यच्छदीय तन्त्रिका के किसी भाग को शल्यक्रिया द्वारा काट कर अलग कर देना।

Phrenemphraxis (फ्रेनेम्फ्रेक्सिस)—मध्यच्छदीय अथवा फ्रेनिक तन्त्रिका को कुचलना, मध्यच्छद-तन्त्रिकासंदलन

Phrenetic (फ्रेनेटिक)— उन्मादी, विक्षिप्त

-phrenia (-फ्रेनिया)—एक प्रत्यय जिसका अर्थ मानसिक विकार होता है।

Phrenic (फ्रेनिक)—मध्यपट अथवा मस्तिष्क से सम्बन्धित, मध्यच्छदीय

Phrenicectomy (फ्रेनीसेक्टॉमी)—शल्यक्रिया द्वारा फ्रेनिक तन्त्रिका के एक भाग को काटकर निकाल देना।

Phreniclasia (फ्रेनीक्लेसिया)—Phrenemphraxis.

Phrenicocolic (फ्रेनिकोकोलिक)—Phrenocolic.

Phrenicoexeresis (फ्रेनिकोएक्सरेसिस)—फ्रेनिक तन्त्रिका के किसी भाग को बाहर निकालना

Phrenicogastric (फ्रेनिकोगैस्ट्रिक)—Phrenogastric.

Phrenicoglottic (फ्रेनिकोग्लोटिक)—Phrenoglottic.

Phrenicohepatic (फ्रेनिकोहिपैटिक)—Phrenohepatic.

Phreniconeurectomy (फ्रेनिकोन्यूरैक्टॉमी)—Phrenicectomy.

Phrenicosplenic (फ्रेनिकोस्लीनिक)—Phrenosplenic.

Phrenicotomy (फ्रेनिकोटॉमी)— शल्यक्रिया द्वारा फ्रेनिक तन्त्रिका को विभाजित करना।

Phrenicotripsy (फ्रेनिकोट्रिप्सी)—Phrenemphraxis.

Phrenitis (फ्रेनाइटिस)—1. प्रलाप अथवा क्रोधोन्माद 2. मस्तिष्कशोथ 3. मध्यपटशोथ

Phreno- (फ्रेनो-)— शब्द का अन्य शब्दों के साथ संयुक्त होने वाला रूप जिसका अर्थ मस्तिष्क अथवा मध्यपट होता है।

Phrenocardia (फ्रेनोकार्डिया)— चिन्ताधि में पुरोहृदीय वेदना एवं श्वास कष्ट होना

Phrenocolic (फ्रेनोकोलिक)— मध्यपट एवं बृहदान्त्र सम्बन्धी

Phrenocolopexy (फ्रेनोकोलोपैक्सी)— अनुप्रस्थ बृहदान्त्र को मध्यपट के साथ सीना

Phrenodynia (फ्रेनोडाइनिया)—मध्यपट में दर्द होना

Phrenogastric (फ्रेनोगैस्ट्रिक)—मध्यपट एवं आमाशय से सम्बन्धित

Phrenoglottic (फ्रेनोग्लोटिक)—मध्यपट एवं कण्ठद्वार या घांटी से सम्बन्धित

Phrenograph (फ्रेनोग्राफ)—मध्यपट की गतियों का पंजीकरण करने वाला एक उपकरण, मध्यच्छद गतिलेखी

Phrenohepatic (फ्रेनोहिपैटिक)—मध्यपट एवं यकृत से सम्बन्धित

Phrenopathy (फ्रेनोपैथी)— मानसिक रोग

Phrenopericarditis (फ्रेनोपैरीकार्डाइटिस)— हृदयावरणशोथ तथा मध्यपट के साथ इसका संलग्न हो जाना।

Phrenoplegia (फ्रेनोप्लीजिया)—1. मानसिक विकार का अचानक आक्रमण हो जाना 2. मध्यपट का पक्षाघात होना, मध्यच्छदाघात

Phrenoptosia (फ्रेनोप्टोसिया)—Phrenoptosis.

Phrenoptosis (फ्रेनोप्टोसिस)— मध्यपट का नीचे की ओर विस्थापित हो जाना।

Phrenospasm (फ्रेनोस्पाज़्म)— मध्यपट की ऐंठन, मध्यच्छदाकर्ष

Phrenosplenic (फ्रेनोस्प्लीनिक)—मध्यपट एवं प्लीहा से सम्बन्धित

Phrenotropic (फ्रेनोट्रॉपिक)—मस्तिष्क को प्रभावित करने वाला

Phronosis (फ्रोनोसिस)—मस्तिष्क की स्वस्थता

Phrynoderma (फ्राइनोडर्मा)—A. विटामिन 'ए' की कमी से होने वाली पुटकीय अतिकिरेटिनता, त्वक्रूक्षता

Phthiriasis (थीरिएसिस)—Pediculosis.

Phthiriophobia (थाइरियोफोबिया)— जूँओं का विकृत भय

Phthisic (थाइसिक)— फुफ्फुसीय यक्ष्मा अथवा किसी भी क्षयकारी रोग से ग्रस्त व्यक्ति, क्षयग्रस्त

Phthisical (थाइसिकाल)—फुफ्फुसीय यक्ष्मा अथवा किसी भी क्षयकारी रोग से सम्बन्धित अथवा उससे पीड़ित

Phthisis (थाइसिस)— 1. फुफ्फुसीय यक्ष्मा 2. कोई भी क्षयकारी अथवा अपक्षयी रोग। क्षय या तपेदिक

Phycology (फाइकोलॉजी)—शैवालों (काई) का वैज्ञानिक अध्ययन

Phycomycosis (फाइकोमाइकोसिस)—फाइकोमाइसिटीज कवकों द्वारा उत्पन्न रोग

Phyla (फाइला)—Phylum का बहुवचन

Phylacagogic (फाइलैकागोगिक)—रक्षात्मक एण्टीबॉडियों के उत्पादन को उद्दीप्त करने वाला।

Phylactic (फाइलेक्टिक)— संक्रमण के विरुद्ध शरीर की रक्षा से सम्बन्धित अथवा उसे उत्पन्न करने वाला।

Phylaxis (फाइलैक्सिस)— संक्रमण के विरुद्ध शरीर की रक्षा

Phyletic (फाइलेटिक)—किसी फाइलम अथवा जाति से सम्बन्धित

Phylogenesis (फाइलोजेनेसिस)—जन्तुओं की किसी जाति अथवा वर्ग का विकास, जातिवृत्त

Phylogenetic (फाइलोजेनेटिक)— जातिवृत्तीय

Phylogenic (फाइलोजेनिक)—Phylogenetic.

Phylogeny (फाइलोजेनी)—Phylogenesis.

Phylum (फाइलम)— जन्तु अथवा पादप जगत का एक प्राथमिक विभाग जो किसी वर्ग से अगला ही ऊँचा विभाग होता है, संघ

Phyma (फाइमा)— त्वचा का एक छोटा, गोल अर्बुद अथवा गुलिका

Phymatoid (फाइमैटॉयड)—अर्बुद के समान

Phymatosis (फाइमेटोसिस)—त्वचा पर छोटे, गोल अर्बुदों अथवा गुलिकाओं का बनना।

Physaliferous (फाइसेलीफेरस)—Physaliphorous.

Physaliform, Physalliform (फाइसेलीफोर्म)—छाले या फफोले के समान, बुलबुले जैसा

Physaliphore (फाइसेलीफोर)—किसी दुर्दम वृद्धि में एक मातृ कोशिका अथवा वृहत् कोशिका जिसमें एक बड़ी रिक्तिका होती है।

Physaliphorous (फाइसेलीफोरस)—रिक्तिकाओं अथवा बुलबुलों से युक्त

Physalis (फाइसेलिस)—कुछ दुर्दम अर्बुदों में पायी जाने वाली ऐसे वृहत् कोशिका जिसमें एक रिक्तिका होती है।

Physiatrician (फिज़ियाट्रीशियन)— भौतिक चिकित्सा-विज्ञान का विशेषज्ञ

Physiatrics (फिज़ियाट्रिक्स)—चिकित्सा-विज्ञान की वह शाखा जिसमें रोगों के निदान, उनकी रोकथाम तथा चिकित्सा के लिए शारीरिक व्यायाम, मालिश, भौतिक साधन जैसे प्रकाश, ऊष्मा, जल एवं विद्युत और यान्त्रिक उपकरण प्रयोग में लाए जाते हैं; भौतिक चिकित्सा-विज्ञान

Physiatrist (फिज़ियाट्रिस्ट)— भौतिक चिकित्सा-विज्ञान का विशेषज्ञ

Physiatry (फिज़ियाट्री)—Physical therapy.

Physic (फिज़िक)—1. चिकित्सा एवं रोगी को ठीक करने की कला, उपचारविज्ञान 2. एक औषधि विशेषकर एक विरेचक (दस्तावर)

Physical (फिज़िकल)—1. शरीर सम्बन्धी, शारीरिक 2. भौतिक वस्तुओं का अथवा उनसे सम्बन्धित, भौतिक 3. भौतिक-शास्त्र से सम्बन्धित

Physical examination (फिज़िकल एक्ज़ामिनेशन)— रोगी का निरीक्षण, परिस्पर्शन, परिताड़न एवं परिश्रवण द्वारा परीक्षण

Physical signs (फिज़िकल साइन्स)— शारीरिक परीक्षण द्वारा ज्ञात किसी रोग के लक्षण

Physical therapy (फिज़िकल थिरैपी)—भौतिक साधनों जैसे व्यायाम एवं मालिश, प्रकाश, ऊष्मा, विद्युत तथा अल्ट्रावायोलेट किरणों आदि के द्वारा रोगों की चिकित्सा करना; भौतिक चिकित्सा

Physician (फिज़िशियन)— कायचिकित्सक, वैद्य, डाक्टर

Physicist (फिज़ीसिस्ट)— भौतिक शास्त्र का विशेषज्ञ, भौतिकविज्ञानी

Physicochemical (फिज़िकोकैमिकल)— भौतिक-शास्त्र एवं रसायन-शास्त्र दोनों से सम्बन्धित

Physics (फिज़िक्स)— भौतिकविज्ञान, भौतिक-शास्त्र, भौतिकी

Physio- (फिज़ियो-)— एक उपसर्ग जो प्रकृति से सम्बन्धित होने का संकेत देता है।

Physiochemical (फिज़ियोकैमिकल)—Physicochemical.

Physiocogenic (फिज़ियोकोजेनिक)—भौतिक कारणों से उत्पन्न होने वाला।

Physiocopyrexia (फिज़ियोकोपाइरैक्सिया)— भौतिक विधियों द्वारा उत्पन्न किया गया कृत्रिम ज्वर

Physiognomy (फिज़ियोग्नोमी)—1. चेहरे को देखकर मानसिक अथवा नैतिक लक्षण तथा गुणों का पता लगाना 2. चेहरा 3. रोगी के रूप एवं मुखाकृति को देखकर रोग का निदान करना

Physiologic (फिज़ियोलॉजिक)—Physiological.

Physiological (फिज़ियोलॉजिकल)—शरीर के कार्य से सम्बन्धित, शरीरक्रियात्मक, शरीरवृत्तिक

Physiologicoanatomical (फिज़ियोलॉजिकोएनाटॉमीकल)— शरीरक्रियाविज्ञान एवं शरीररचनाविज्ञान दोनों से सम्बन्धित

Physiologist (फिज़ियोलॉजिस्ट)—शरीरक्रियाविज्ञान का विशेषज्ञ, शरीरक्रियाविज्ञानी

Physiology (फिज़ियोलॉजी)— जीवित प्राणी एवं उसके भागों के कार्यों तथा उनमें होने वाली भौतिक और रासायनिक प्रक्रियाओं से सम्बन्धित विज्ञान; शरीरक्रियाविज्ञान

Physiopathologic (फिज़ियोपैथोलॉजिक)— 1. शरीरक्रियाविज्ञान एवं विकृतिविज्ञान से सम्बन्धित 2. किसी सामान्य कार्य में होने वाले परिवर्तन से सम्बन्धित

Physiopathology (फिज़ियोपैथोलॉजी)— चिकित्सा-शास्त्र की वह शाखा जिसका सम्बन्ध शरीर के असामान्य कार्यों से होता है।

Physiopsychic (फिज़ियोसाइकिक)—मस्तिष्क एवं शरीर दोनों से सम्बन्धित

Physiopyrexia (फिज़ियोपाइरैक्सिया)—किसी भौतिक कारक के द्वारा उत्पन्न ज्वर

Physiotherapeutic (फिज़ियोथिराप्यूटिक)— भौतिक-चिकित्सा से सम्बन्धित

Physiotherapist (फिज़ियोथिरापिस्ट)—भौतिक-चिकित्सा द्वारा रोगियों की चिकित्सा करने के लिये वैधानिक रूप से अधिकृत व्यक्ति, भौतिकचिकित्सक

Physiotherapy (फिज़ियोथिरैपी)—Physical therapy.

Physique (फिज़ीक)— शारीरिक गठन

Physo- (फाइसो-)—एक उपसर्ग जिसका अर्थ वायु अथवा गैस होता है।

Physocele (फाइसोसील)— 1. गैस से फूला हुआ एक हर्निया कोश 2. गैस से भरा एक अर्बुद अथवा शोथ

Physocephaly (फाइसोसिफैली)—सिर की त्वचा के नीचे अत्यधिक वायु की विद्यमानता से सिर का सूज जाना

Physohematometra (फाइसोहीमेटोमीट्रा)— गर्भाशय-गुहा में स्थित गैस एवं रक्त जिनसे गर्भाशय फूल जाता है।

Physohydrometra (फाइसोहाइड्रोमीट्रा)— गर्भाशय-गुहा में स्थित गैस तथा सीरम जिनसे गर्भाशय फूल जाता है।

Physometra (फाइसोमीट्रा)—गर्भाशय-गुहा में गैस का पाया जाना, वायुगर्भाशयता

Physopyosalpinx (फाइसोपायोसैल्पिक्स)— डिम्ब वाहिनी में गैस तथा पस या मवाद का पाया जाना।

Phyto-, Phyt- (फाइटो-, फाइट-)—शब्द के अन्य शब्दों के साथ संयुक्त होने वाले रूप जो किसी पौधे का संकेत देते हैं।

Phytoagglutinin (फाइटोएग्लुटिनिन)—एक लैक्टिन जो लाल रक्त कोशिकाओं एवं श्वेत रक्त कोशिकाओं का समूहन कर देता है।

Phytobezoar (फाइटोबेजोआर)—Food ball.

Phytochemistry (फाइटोकैमिस्ट्री)—पादप रसायनविज्ञान का अध्ययन

Phytodermatitis (फाइटोडर्माटाइटिस)—यान्त्रिक, रासायनिक क्षति या एलर्जी द्वारा पूर्व में पेड़-पौधों में अनावृत हुई त्वचा का शोथ

Phytogenesis (फाइटोजेनेसिस)— पौधों की उत्पत्ति एवं उनका विकास होना

Phytogenous (फाइटोजीनस)— पौधों से उत्पन्न

Phytohemagglutinin (फाइटोहीमेग्लुटिनिन)— पौधों से उत्पन्न एक विशिष्ट पदार्थ लैक्टिन जो लाल रक्त कोशिकाओं का समूहन करता है।

Phytohormone (फाइटोहार्मोन)— पादप हार्मोन

Phytoid (फाइटॉयड)— पौधे के समान

Phytoparasite (फाइटोपैरासाइट)— एक वनस्पति परजीवी

Phytopathogenic (फाइटोपैथोजेनिक)—पौधों में रोग उत्पन्न करने वाला

Phytopathology (फाइटोपैथोलॉजी)—पादप रोगों का अध्ययन

Phytophagous (फाइटोफेगस)—शाकाहारी

Phytopharmacology (फाइटोफार्मेकोलॉजी)— पौधों पर औषधियों एवं रसायनों के प्रभावों का अध्ययन

Phytophotodermatitis (फाइटोफोटोडर्माटाइटिस)—पहले कुछ पौधों के प्रति और उसके पश्चात् सूर्य प्रकाश में अनावृत होने से उत्पन्न एक त्वक्शोथ

Phytopneumoconiosis (फाइटोन्यूमोकोनियोसिस)— वनस्पति से उत्पन्न कणों के सांस के साथ खिंचकर अन्दर जाने से उत्पन्न तन्तुमय प्रतिक्रिया से युक्त एक जीर्ण फुफ्फुस का रोग

Phytosis (फाइटोसिस)— 1. पादप परजीवी के द्वारा उत्पन्न एक रोग 2. शरीर में पादप परजीवियों की विद्यमानता

Phytotoxic (फाइटोटॉक्सिक)—पेड़-पौधों के लिए विषैला

Phytotoxin (फाइटोटॉक्सिन)— किसी पौधे द्वारा उत्पन्न जीवविष

Pia (पाया)—नाज़ुक, कोमल

Pia-arachnitis (पाया-एराक्नाइटिस)—Leptomeningitis.

Pia-arachnoid (पाया-एराक्नॉयड)—Leptomeninges.

Pial (पायल)—पाया मेटर सम्बन्धी

Pia mater (पाया मेटर)— मस्तिष्क एवं सुषुम्ना रज्जु को चारों ओर से ढकने वाले तीन मस्तिष्कावरणों में से सबसे भीतर का पतला एवं कोमल मस्तिष्कावरण, मृदुतानिका

Pian (पियान)—Yaws.

Pianists' cramp (पियानिस्ट्स क्रैम्प)—प्यानो बजाने से अँगुलियों तथा अग्रबाहु की पेशियों में ऐंठन हो जाना।

Piarachnitis (पायारेक्नाइटिस)—Leptomeningitis.

Piarachnoid (पायारेक्नॉयड)—Leptomeninges.

Pica (पिका)—अप्राकृतिक वस्तुओं जैसे मिट्टी आदि को खाने की इच्छा

Piceous (पीसियस)— तारकोल के समान

Pick (पिक)—1. एक तेज, नुकीला, मुड़ा हुआ दन्त-यन्त्र 2. दाँतों से भोजन के टुकड़ों को निकालना।

Pico- (पिको)—शब्द का अन्य शब्दों के साथ संयुक्त होने वाला रूप जो उस इकाई के जिसके साथ यह जुड़ता है, दस खरबवें भाग को प्रदर्शित करता है जैसे—

1 पिकोग्राम = $1/10^{12}$ = 1/1000000000000

= 0.000000000001

Picometer (पिकोमीटर)—एक मीटर का 10 खरबवाँ भाग

Picomole (पिकोमोल)—एक मोल का दस खरबवाँ भाग

Picornavirus (पिकोर्नावाइरस)— पिकोर्नावाइराइडी कुल का एक विषाणु

Picro-, Picr- (पिक्रो-, पिक्र-)— उपसर्ग जिनका अर्थ कड़ुवा है।

Pictograph (पिक्टोग्राफ)— परीक्षण चित्रों का एक सैट जो बच्चों एवं अशिक्षित युवाओं में दृष्टि परीक्षण के लिए प्रयोग में लाया जाता है।

Piebaldism (पाइबेल्डिज़्म)—एक ऐसा रोग जिसमें त्वचा कुछ भूरे रंग की एवं कुछ सफेद होती है।

Piebaldness (पाइबेल्डनैस)—Piebaldism.

Piedra (पाइड्रा)— बालों का एक कवक रोग जिसमें बालों के काण्ड पर कवकों की कठोर सफेद अथवा काली पर्विकाएं बन जाती हैं; केशकवकोपसर्ग

Piesesthesia (पाइसेस्थीसिया)—दबाव के प्रति संवेदनशीलता होना

Piesimeter, Piesometer (पाइसीमीटर, पाइसोमीटर)— दाब के प्रति त्वचा की संवेदनशीलता को मापने वाला एक यन्त्र

-piesis (-पाइसिस)— एक प्रत्यय जिसका अर्थ दाब होता है।

Piezochemistry (पाइज़ोकैमिस्ट्री)—रासायनिक प्रतिक्रियाओं पर उच्च दाब के प्रभावों का अध्ययन

Piezoelectricity (पाइज़ोइलैक्ट्रीसिटी)— कुछ रवों पर दबाव पड़ने से उत्पन्न वैद्युत धाराएँ

Piezogenic (पाइज़ोजेनिक)— दबाव के परिणामस्वरूप उत्पन्न

Piezometer (पाइज़ोमीटर)—Piesimeter.

Pigeon breast (पिजीयोन ब्रेस्ट)—बालास्थिविकार (सूखा रोग) में वक्ष में होने वाली विकृति जिसमें स्टर्नम आगे को निकल आता है तथा वक्ष के पार्श्व चपटे हो जाते हैं जिससे वक्ष कबूतर के वक्ष के समान प्रतीत होता है; कपोतवक्ष

Pigment (पिग्मैंट)—शरीर में स्थित कोई भी रंजन द्रव्य, वर्णक, रंजक। जैसे—

Bile pigment (बाइल पिग्मैंट)— पित्त का कोई भी रंजन द्रव्य जैसे बिलीरूबिन तथा बिलीवर्डिन आदि; पित्त वर्णक

Blood pigment (ब्लड पिग्मैंट)—Hemoglobin.

Endogenous pigment (एण्डोजीनस पिग्मैंट)— शरीर के भीतर उत्पन्न वर्णक जैसे मेलेनिन

Exogenous pigment (एक्सोजीनस पिग्मैंट)—. मानव शरीर से बाहर उत्पन्न वर्णक

Hematogenous pigment (हीमैटोजीनस पिग्मैंट)— लाल रक्त कोशिकाओं के हीमोग्लोबिन से उत्पन्न वर्णक

Hepatogenous pigment (हीपैटोजीनस पिग्मैंट)— Bile pigment.

Skin pigment (स्किन पिग्मैंट)—मेलेनिन

Urinary pigment (यूरीनरी पिग्मैंट)—यूरोक्रोम और कभी-कभी यूरोबिलिन

Pigmentary (पिग्मैंटरी)—किसी वर्णक से सम्बन्धित अथवा उसके समान

Pigmentation (पिग्मैंटेशन)— वर्णकता; वर्णकयुक्तता

Pigmented (पिग्मैंटेड)—वर्णकयुक्त

Pigmentolysin (पिग्मैंटोलाइसिन)— वर्णक को नष्ट करने वाला पदार्थ

Pigmentophage (पिग्मैंटोफेज़)— कोई भी कोशिका, विशेषकर बाल की कोशिका जो किसी वर्णक को निगलती है।

Pigmentophore (पिग्मैंटोफोर)— वर्णक वाहक कोशिका

Pigmentum nigrum (पिग्मैंटम नाइग्रम)— नेत्र के रंजितपटल अस्तर का मेलेनिन

Pigmy (पिग्मी)—Pygmy.

Piitis (पाइटिस)— मृदुतानिकाशोथ

Pil (पिल)— गोली

Pila (पिला)— पोली हड्डी में स्थित एक स्तम्भ के समान संरचना

Pilae (पिली)— Pila का बहुवचन

Pilar, Pilary (पिलर, पिलरी)— बालों से सम्बन्धित

Pile (पाइल)—1. एक अकेला अर्श (बवासीर) 2. बाल 3. विद्युत् उत्पन्न करने की एक बैटरी

Pileous (पाइलियस)— बालों से युक्त; केशयुक्त; रोमिल

Piles (पाइल्स)— बवासीर, अर्श

Pileum (पाइलियम)—1. एक झिल्ली अथवा उल्व या भ्रूणावरण का एक भाग जो कभी-कभी जन्म के समय शिशु के सिर को ढके होता है। 2. वृहत् वपा

Pileus (पाइलियस)—1. एक अनुमस्तिष्कीय गोलार्द्ध 2. जन्म के समय शिशु के सिर को ढकने वाली झिल्ली

Pili (पाइली)— रोम, केश, बाल

Piliation (पिलिएशन)—बालों का बनना एवं विकसित होना।

Piliform (पिलीफार्म)— बालों के समान

Pilimiction (पिलीमिक्शन)— बालों के समान पदार्थों से युक्त मूत्र का उत्सर्जित होना, रोममूत्रता

Pill (पिल)— औषधि का एक छोटा-सा गोलाकार अथवा अण्डाकार पिण्ड जिसे निगल लिया जाता है अथवा चबाया जाता है; गोली; वटी; गुटिका

Pillar (पिलर)— स्तम्भ

Pillet (पिलेट)—छोटी गोली

Pillion (पिलीयोन)— एक अस्थायी कृत्रिम पैर

Pilo- (पाइलो-)— एक उपसर्ग जिसका अर्थ बाल या केश होता है।

Pilocystic (पाइलोसिस्टिक)—अन्तर्पुटित (पुटी में बन्द) एवं बालों को धारण करने वाला जैसे एक त्वगुपुटी होती है।

Piloerection (पाइलोइरैक्शन)— बालों का खड़ा होना।

Piloid (पाइलॉयड)— बाल के समान

Pilojection (पाइलोजैक्शन)— रक्त का थक्का बनाने हेतु बालों को ऐन्यूरिज़्म अथवा फुलाव में प्रविष्ट करना।

Pilomatrixoma (पाइलोमैट्रीक्सोमा)— त्वचा का एक छोटा, कठोर, कैल्सीकृत, सुदम अर्बुद जो अधिकतर चेहरे, गर्दन अथवा बाँहों पर दिखाई देता है।

Pilomotor (पाइलोमोटर)—बालों को हिलाने-डुलाने वाला; रोमहर्षक

Pilonidal (पाइलोनाइडल)—बालों के उद्‌गमकेन्द्र को धारण करने वाला; रोमवत-सम्पुटीय

Pilorum (पाइलोरम)—रोम, केश, बाल

Pilose (पाइलोस)— रोमयुक्त; बालों से ढका हुआ

Pilosebaceous (पाइलोसीबेसियस)— बालों एवं त्वग्वसीय ग्रन्थियों से सम्बन्धित; केशत्वग्वसीय

Pilosis (पाइलोसिस)— बालों का अत्यधिक बनना

Pilosity (पाइलोसिटी)— बालपन

Pilous (पाइलस)—बालों से ढका हुआ

Piltz's reflex (पिल्ट्जस रिफ्लैक्स)— ध्यान अचानक स्थिर करने पर तारा या पुतली के परिमाण में अन्तर हो जाना।

Pilula (पिलूला)—गुटिका, वटी, छोटी गोली

Pilulae (पिलूली)— Pilula का बहुवचन

Pilular (पिलूलर)— गोलियों से सम्बन्धित अथवा उनकी प्रकृति वाला

Pilule (पिलूल)— एक छोटी गोली

Pilus (पाइलस)— एक बाल या केश

Pimel-, Pimelo- (पाइमेल-, पाइमेलो-)— उपसर्ग जिनका अर्थ वसा या वसीय होता है।

Pimelitis (पाइमेलाइटिस)— वसा ऊतक का शोथ, वसोतकशोथ

Pimeloma (पाइमेलोमा)— वसार्बुद

Pimelopterygium (पाइमेलोप्टेरीज़ियम)— नेत्रश्लेष्मला पर स्थित एक वसीय अतिवृद्धि

Pimelorrhea (पाइमेलोरिहूया)— पतले मल-त्याग में वसा का विसर्जित होना ।

Pimelorthopnea (पाइमेलोर्थोप्निया)— मोटापे के कारण लेटने पर सांस लेने में कठिनाई होना ।

Pimelosis (पाइमेलोसिस)— 1. वसा में परिवर्तित होना 2. किसी भी ऊतक का वसीय ह्रास होना, वसापजनन 3. मोटापा

Pimeluria (पाइमेलूरिया)— मूत्र में वसा का उत्सर्जित होना ।

Pimple (पिम्पिल)— त्वचा की एक पिटिका या पूयस्फोटिका (फुन्सी)

Pin (पिन)—धातु अथवा प्लास्टिक का एक पतला एवं लम्बा टुकड़ा जिसका शरीर के भागों के स्थिरीकरण को सुनिश्चित करने के लिए प्रयोग किया जाता है; कील

Pin Steinmann (पिन स्टीनमैन)— एक धातु की छड़ जिसका अस्थिभंग के आन्तरिक स्थिरीकरण के लिए प्रयोग किया जाता है; स्मिथ-पिटरसन कील

Pincement (पिन्समैंट)—मालिश करते समय मांस को चिंकोटना

Pinch (पिंच)— त्वचा अथवा किसी वस्तु को हाथ के अँगूठे तथा सूचक अँगुली के बीच पकड़ना, चिकोटी काटना, चिकोटना

Pineal (पीनियल)—1. पीनियल काय से सम्बन्धित 2. चीड़ के शंकु के समान

Pineal body (पीनियल बॉडी)—मस्तिष्क में महासंयोजिका की पट्टिका के नीचे एक थैली में स्थित एक छोटी, चीड़ के शंकु के आकार की, ग्रन्थि के समान रचना

Pinealectomy (पीनियालेक्टॉमी)— पीनियल काय को शल्यक्रिया द्वारा काट कर निकाल देना ।

Pineal gland (पीनियल ग्लैण्ड)—Pineal body.

Pinealism (पीनियालिज़्म)— पीनियल काय के असामान्य स्राव से उत्पन्न दशा (रोग)

Pinealoblastoma (पीनियलोब्लास्टोमा)—Pineoblastoma.

Pinealocyte (पीनियलोसाइट)—पीनियल काय की एक उपकलाभ कोशिका

Pinealoma (पीनियालोमा)— पीनियल काय का एक अर्बुद जो कालपूर्व यौवनारम्भ से सम्बन्धित होता है; पिनियलार्बुद

Pinealopathy (पीनियलोपैथी)— पीनियल काय अथवा ग्रन्थि का कोई भी रोग

Pineoblastoma (पीनियोब्लास्टोमा)— पीनियल काय प्रसू-अर्बुद

Pineocytoma (पीनियोसाइटोमा)— मस्तिष्क की पीनियल ग्रन्थि का एक दुर्दम अर्बुद

Ping-ponging (पिंग-पाँगिंग)— दो व्यक्तियों के बीच किसी संक्रामक रोग, विशेष रूप से लैंगिक संसर्ग द्वारा संचारित रोग का संचारण

Pinguecula (पिंग्युइकुला)— कन्दी नेत्रश्लेष्मला पर स्वच्छमण्डल के भीतरी एवं बाह्य किनारों पर स्थित एक सुदम, पीलापन लिए हुए, तिकोना धब्बा

Pinguicula (पिंग्युइकुला)—Pinguecula.

Pinhole (पिनहोल)— किसी पिन द्वारा बनाया गया छोटा-सा छिद्र

Pinhole os (पिनहोल ऑस)— योनि से गर्भाशय में को खुलने वाला एक बहुत ही छोटा छिद्र

Piniform (पिनीफार्म)— शंक्वाकार

Pink disease (पिंक डिजीज़)—Acrodynia.

Pinkeye (पिंकआई)—तीव्र सांसर्गिक नेत्रश्लेष्मलाशोथ

Pinna (पिना)— कर्णपाली अथवा कान का सिर से बाहर का भाग

Pinnae (पिनी)—Pinna का बहुवचन

Pinnal (पिनल़)—कर्णपाली से सम्बन्धित

Pinocyte (पिनोसाइट)— अवशोषीकोशिकता को प्रदर्शित करने वाली कोशिका

Pinocytosis (पिनोसाइटोसिस)—वह क्रिया जिसके द्वारा कोशिकाएँ तरल तथा पोषक पदार्थों का अवशोषण करती हैं अथवा उन्हें निगलती हैं; अवशोषीकोशिकता

Pinosome (पिनोसोम)— अवशोषीकोशिकता के द्वारा कोशिका के भीतर बनी तरल से भरी एक रिक्तिका

Pint (पिन्ट)— तरल के माप की एक इकाई जो 20 औंस के बराबर होती है ।

Pinus (पिनस)— पीनियल ग्रन्थि

Pinworm (पिनवर्म)— सूत्र कृमि

Pionemia (पायोनीमिया)— रक्त में वसा का अत्यधिक मात्रा में पाया जाना

Piorthopnea (पायोर्थोप्नीया)—Pimelorthopnea.

Pipet, Pipette (पिपेट)— तरलों का चूषण करने के बाद उन्हें मापने तथा स्थानान्तरित करने के लिए दोनों सिरों पर खुली एक संकरी, पतली एवं अंशांकित (जिस पर माप के लिए चिह्न लगे होते हैं) नली ।

Piptonychia (पिप्टोनीकिया)— नाखूनों का गिरना

Piriform (पिरीफार्म)— नाशपाती के आकार का; तुम्बीरूप

Piscicide (पिस्सीसाइड)— मछलियों को मारने वाला

Pisiform (पिज़ीफोर्म)— 1. मटर के आकर का 2. समीपस्थ पंक्ति में अन्तःप्रकोष्ठिका (अल्ना) की ओर सबसे छोटी मणिबन्धीय (कार्पल) हड्डी

Pit (पिट)— गड्ढा, गर्त

Pitch (पिच)— 1. ध्वनि की तीव्रता का गुण 2. तार तथा अन्य पदार्थों के आसवन से उपलब्ध एक काला, चिपचिपा अवशेष

Pith (पिथ)— 1. किसी बाल का केन्द्र 2. सुषुम्ना रज्जु एवं मेडुला ऑब्लाँगेटा 3. किन्हीं प्रयोगों के लिए तैयार किये गए जन्तु के मस्तिष्क का किसी तीक्ष्ण यन्त्र से छेदन करना ।

Pithecoid (पिथैकॉयड)— बन्दर जैसा

Pithiatic (पिथीयाटिक)—समझा-बुझा कर जिसे ठीक किया जा सकता है।

Pithiatism (पिथीयाटिज़्म)— 1. कहने-सुनने से हिस्टीरिया अथवा अन्य मानसिक विकार का उत्पन्न होना 2. समझा-बुझा कर अथवा उपदेशों द्वारा मानसिक विकार की चिकित्सा करना

Pithiatric (पिथीयाट्रिक)—Pithiatic.

Pithiatry (पिथीयाट्री)— रोगी को राय देकर तथा समझा-बुझा कर मानसिक विकार की चिकित्सा करना।

Pithing (पिथिंग)— मस्तिष्क या सुषुम्ना रज्जु का छेदन करके केन्द्रीय तन्त्रिका-तन्त्र को नष्ट करना। ऐसा प्रयोगात्मक जन्तुओं में किया जाता है; मस्तिष्कसुषुम्नावेधन

Pithode (पिथोड)— कोशिका विभाजन के दौरान बनने वाली ढोल के आकार की केन्द्रकीय तकली

Pitted (पिटेड)—गर्तमय, गड्ढेदार

Pitting (पिटिंग)—गड्ढों का बनना जैसा कि चेचक में देखा जाता है।

Pitting edema (पिटिंग इडीमा)— शोफ जिसे अँगुली से कस कर दबाने पर उस पर बना गड्ढा अँगुली के हटाने पर भी बना रहता है, दाबगर्तक

Pituicyte (पिटूसाइट)—पश्चज पीयूष ग्रन्थि की तन्त्रिकाबंध से सम्बद्ध प्राथमिक तर्कुरूप कोशिका

Pituita (पिटूइटा)—एक गाढ़ा नासिक्य स्राव

Pituitarism (पिट्युटेरिज़्म)— पीयूष ग्रन्थि के कार्य में विकार उत्पन्न हो जाना।

Pituitarium (पिट्यूटेरियम)— पीयूष ग्रन्थि

Pituitary gland (पिट्युटरी ग्लैण्ड)—देखें 'Gland'

Pituitous (पिट्यूटस)— श्लेष्मा सम्बन्धी

Pityriasis (पिटीरिएसिस)—एक त्वचा रोग जिसमें बारीक-बारीक भूसी के समान पपड़ियाँ बन जाती हैं; तुषाभशल्कन। यह मुख्यतया निम्न प्रकार का होता है—

Pityriasis alba (पिटीरिएसिस एल्बा)—चेहरे की त्वचा पर बारीक-बारीक जुड़े हुए शल्कों की गोल अथवा अण्डाकार चित्तियाँ तथा अल्पवर्णकता, ऐसा अधिकतर बच्चों में देखा जाता है।

Pityriasis capitis (पिटीरिएसिस कैपीटिस)—रूसी, फास

Pityriasis rosea (पिटीरिएसिस रोज़ीया)— गुलाबी तुषाभशल्कन

Pityriasis rubra pilaris (पिटीरिएसिस रूब्रा पिलेरिस)—सार्वदेहिक अपशल्कित त्वक्शोथ

Pityriasis versicolor (पिटीरिएसिस वर्सीकलर)—त्वचा का एक जीर्ण कवक संक्रमण जिसमें रंगीन शल्की चित्तियाँ बन जाती हैं।

Pityroid (पिटीरॉयड)— भूसे के समान

Pivot (पाइवट)—एक खूँटा जिस पर कोई वस्तु घूमती है।

Placebo (प्लेसीबो)— रोगी की औषधि के लिए माँग की सन्तुष्टि के लिए दिया जाने वाला एक निष्क्रिय पदार्थ, कूट-भेषज

Placenta (प्लेसेन्टा)—गर्भावस्था काल में गर्भाशय में स्थित एक अण्डाकार अथवा चक्रिकाभ स्पंजी संरचना जो माँ एवं भ्रूण को जोड़ती है तथा जिसके द्वारा भ्रूण अपना पोषण ग्रहण करता है; गर्भनाल; अपरा। अपरा मुख्यतया निम्न प्रकार का होता है—

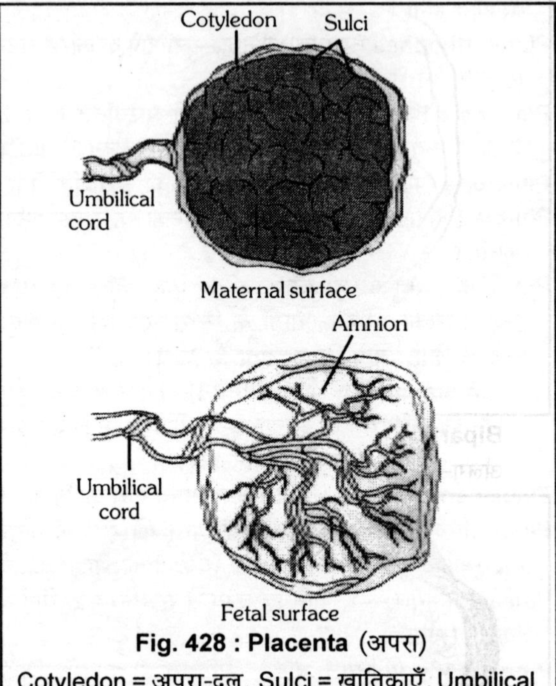

Fig. 428 : Placenta (अपरा)

Cotyledon = अपरा-दल, Sulci = खातिकाएँ, Umbilical cord = नाभि-रज्जु, Maternal surface = मातृक सतह, Fetal surface = भ्रूणीय सतह, Amnion = उल्व

Abruptio placenta (एबरप्शियो प्लेसेन्टा)— गर्भाशय से समय से पूर्व अलग हो जाने वाला अपरा

Accessory placenta (एसेसरी प्लेसेन्टा)— मुख्य अपरा से पृथक एक दूसरा अपरा

Accreta placenta (एक्रीटा प्लेसेन्टा)— एक ऐसा अपरा जो असामान्य रूप से गर्भाशय-पेशी में धँसा होता है जिससे अपरा को अलग करना बहुत कठिन होता है, निविष्ट अपरा

Adherent placenta (एडहीयरैन्ट प्लेसेन्टा)— बच्चे के जन्म के पश्चात् सामान्य काल बीत जाने पर गर्भाशय भित्ति से लगा रहने वाला अपरा, अभिलग्न अपरा

Annular placenta (एन्युलर प्लेसेन्टा)—अँगूठी के आकार का गोल अपरा, वलयाकार अपरा

Battledore placenta (बैटलडोर प्लेसेन्टा)— ऐसा अपरा जिसमें नाभि-रज्जु इसके किनारे में घुसता है, परिसरनाल अपरा

Bilobate placenta (बाइलोबेट प्लेसेन्टा)— दो खण्डों का बना अपरा, द्विखण्डी अपरा

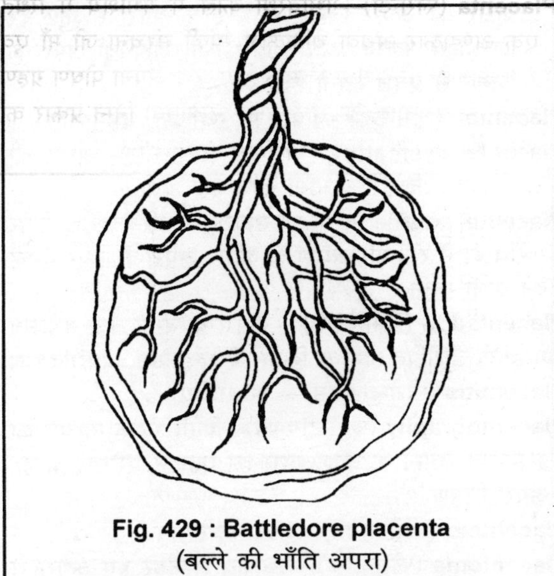
Fig. 429 : Battledore placenta
(बल्ले की भाँति अपरा)

Bipartite placenta (बाइपार्टाइट प्लेसेन्टा)— दो अलग-अलग भागों में बँटा हुआ अपरा, द्विविभक्त अपरा

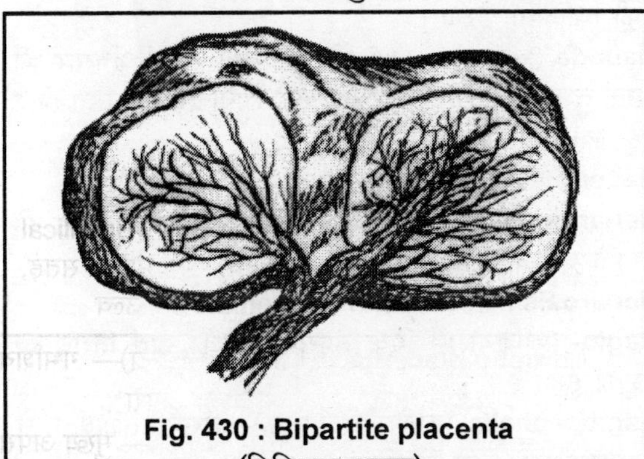
Fig. 430 : Bipartite placenta
(द्विविभक्त अपरा)

Central previa placenta (सेन्ट्रल प्रीविया प्लेसेन्टा)— इस प्रकार का सम्मुखी अपरा जिसमें अपरा पूर्णरूपेण गर्भाशयग्रीवा के अन्तर्मुख को ढके हुए होता है।

Circinate placenta (सर्सिनेट प्लेसेन्टा)— प्याले के आकार का अपरा

Circumvallate placenta (सर्कमवेलेट प्लेसेन्टा)— प्याले के आकार का अपरा जिसके किनारे उठे हुए होते हैं, परिवृत अपरा

Cirsoid placenta (सर्सायड प्लेसेन्टा)— अपरा जिसमें अपस्फीत शिराएँ होती हैं।

Cordiform placenta (कॉर्डीफोर्म प्लेसेन्टा)— हृदय के आकार का अपरा

Deciduate placenta (डेसीडुएट प्लेसेन्टा)—ऐसा अपरा जिसका मातृक भाग प्रसव के साथ छूट जाता है।

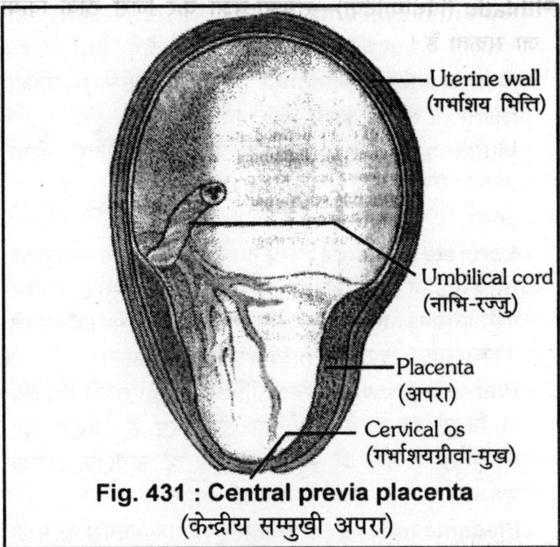

Fig. 431 : Central previa placenta
(केन्द्रीय सम्मुखी अपरा)

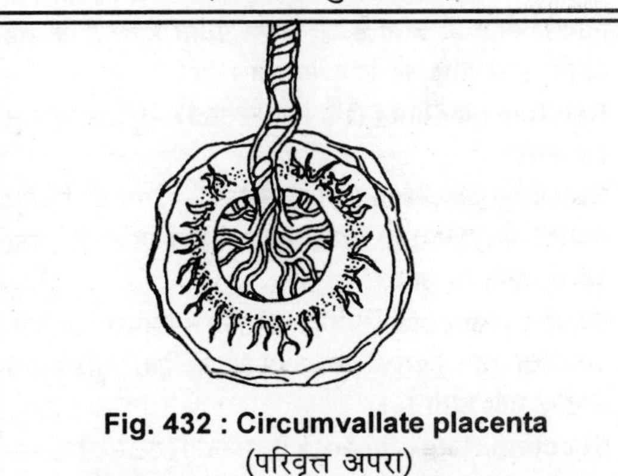
Fig. 432 : Circumvallate placenta
(परिवृत्त अपरा)

Double placenta (डबल प्लेसेन्टा)— यमल गर्भावस्था में दो अपराओं का एक पिण्ड

Fenestrata placenta (फेनेस्ट्रेटा प्लेसेन्टा)—अपरा के अभाव में केवल धब्बों का पाया जाना, गवाक्षी अपरा

Fetal placenta (फीटल प्लेसेन्टा)—अपरा का वह भाग जो जरायुज अंकुरों के एकत्रित होने से बनता है।

Fundal placenta (फण्डल प्लेसेन्टा)— गर्भाशय के बुध्न या फण्डस क्षेत्र में गर्भाशय-भित्ति से संलग्न अपरा

Horseshoe placenta (हार्सशू प्लेसेन्टा)—यमलों के जुड़े हुए अपरा

Incarcerated placenta (इनकार्सीरेटेड प्लेसेन्टा)— प्रसव के पश्चात् गर्भाशय में ठहर जाने वाला अपरा, अन्तर्निविष्ट अपरा

Increta placenta (इनसिरेटा प्लेसेन्टा)—. एक प्रकार का निविष्ट अपरा जिसमें जरायुज अंकुर गर्भाशय-पेशीस्तर में धँस जाते हैं।

Lateral placenta (लेट्रल प्लेसेन्टा)— गर्भाशय की पार्श्विक भित्ति से संलग्न रहने वाला अपरा

Maternal placenta (मैटर्नल प्लेसेन्टा)—अपरा का गर्भाशय की आधार-पतनिका से उत्पन्न होने वाला भाग

Membranous placenta (मेम्ब्रेनस प्लेसेन्टा)—पतला झिल्ली के समान अपरा, कलामय अपरा

Multilobate placenta (मल्टीलोबेट प्लेसेन्टा)—ऐसा अपरा जिसमें तीन से अधिक खण्ड होते हैं, बहुखण्डी अपरा

Percreta placenta (परक्रेटा प्लेसेन्टा)—एक प्रकार का निविष्ट अपरा जिसमें गर्भाशय-पेशीस्तर अपने पैरीटोनियम-आवरण तक फैल जाता है जिससे कभी-कभी गर्भाशय फट जाता है; अत्यन्तर निविष्ट अपरा

Placenta previa (प्लेसेन्टा प्रीविया)— अपरा जो गर्भाशय के निचले खण्ड में आरोपित हो जाता है जिससे यह गर्भाशयग्रीवा-नली के आन्तरिक मुख को आंशिक अथवा पूर्ण रूप से ढक लेता है; सम्मुखी अपरा

Placenta reflexa (प्लेसेन्टा रिफ्लैक्सा)—अपरा जिसका किनारा मोटा हो ज़ाता है और ऐसा प्रतीत होता है कि यह अपने ऊपर पीछे को लौट गया है।

Renifom placenta (रैनीफार्म प्लेसेन्टा)—गुर्दे के आकार का अपरा

Retained placenta (रिटेन्ड प्लेसेन्टा)—प्रसव की द्वितीय अवस्था के पश्चात् दो घण्टे तक बाहर न निकलने वाला अपरा, अनिर्गत अपरा

Spuria placenta (स्पुरिया प्लेसेन्टा)—अपरा का एक अतिरिक्त भाग जिसका मुख्य अपरा से रक्त वाहिकामय सम्बन्ध नहीं होता।

Succenturiate placenta (सक्केनटुरिएट प्लेसेन्टा)—अपरा का एक अतिरिक्त भाग जिसका मुख्य अपरा से रक्त वाहिकामय सम्बन्ध होता है, सहखण्डी अपरा

Supernumerary placenta (सुपरन्यूमेररी प्लेसेन्टा)—अतिरिक्त अपरा

Trilobate placenta (ट्राइलोबेट प्लेसेन्टा)—अपरा जिसमें तीन खण्ड होते हैं।

Velamentous placenta (वेलामेन्टस प्लेसेन्टा)—इस प्रकार का अपरा जिसमें नाभि-रज्जु अपरा से कुछ दूर झिल्ली से संलग्न रहती है और रक्त वाहिनियाँ अपरा के किनारे से प्रवेश करती हैं।

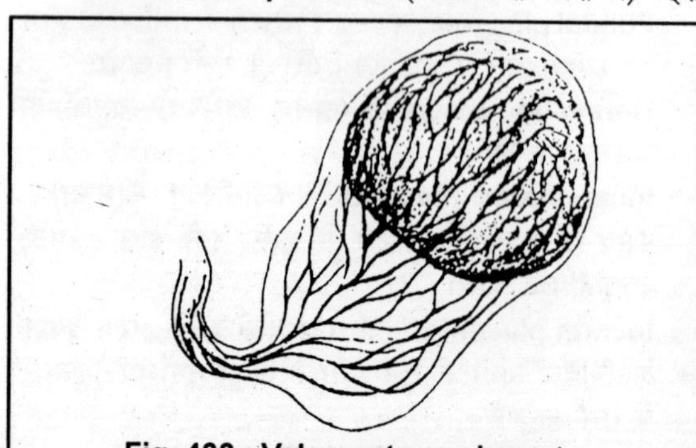

Fig. 433 : Velamentous placenta
(चादर की भाँति फैलने वाला अपरा)

Placental (प्लेसेन्टल)—अपरा से सम्बन्धित, गर्भनालीय

Placental dysmature (प्लेसेन्टल डिस्मेच्योर)—अपरा की अपरिपक्वता जिससे सामान्य कार्य नहीं होता।

Placental souffle (प्लेसेन्टल सफिल)— परिश्रवण करने पर गर्भावस्था में रक्त परिसंचरण के कारण अपरा के ऊपर सुनाई देने वाली ध्वनि

Placentation (प्लेसेन्टेशन)— अपरा के बनने तथा गर्भाशय में इसके आरोपित होने की क्रिया, बीजान्डन्यास, अपराविकास

Placentitis (प्लेसेन्टाइटिस)— अपराशोथ

Placentography (प्लेसेन्टोग्राफी)—किसी भेदक माध्यम का इन्जैक्शन लगाने के बाद अपरा का एक्स-रे परीक्षण करना, अपरा चित्रण

Placentoid (प्लेसेन्टॉयड)—अपरा के समान

Placentoma (प्लेसेन्टोमा)—गर्भाशय में ठहरे हुए अपरा से उत्पन्न अर्बुद

Placentotherapy (प्लेसेन्टोथिरैपी)—अपरा के सत्त्व से रोगों की चिकित्सा करना।

Placode (प्लेकोड)— भ्रूण की पूर्वावस्था में बहिर्जनस्तर की एक तश्तरीनुमा मोटाई जिससे कोई ज्ञानेन्द्रिय विकसित होती है; स्थाली

Placoid (प्लेकॉयड)— तश्तरीनुमा

Pladaroma (प्लेडेरोमा)— आँख की पलक पर अधिमांस की भांति एक कोमल वृद्धि

Pladarosis (प्लेडेरोसिस)—Pladaroma.

Plagio- (प्लेजियो-)— एक उपसर्ग जिसका अर्थ तिरछा या झुका हुआ है।

Plagiocephalic (प्लेजियोसिफैलिक)—असममितशीर्षता से ग्रस्त अथवा उससे सम्बन्धित

Plagiocephalism (प्लेजियोसिफैलिज़्म)—Plagiocephaly.

Plagiocephalous (प्लेजियोसिफैलस)—Plagiocephalic.

Plagiocephaly (प्लेजियोसिफैली)— कपालीय सीवनों के अनियमित रूप से बन्द होने के कारण सिर का असमरूप तथा ऐंठा हुआ हो जाना, असममितशीर्षता

Plague (प्लेग)—प्रारम्भिक रूप से यह रोग यर्सीनिया पेस्टिस नामक जीवाणु द्वारा चूहों में होता है जिनसे यह पिस्सुओं के काटने से मनुष्य में संचारित होता है अथवा एक रोगी से दूसरे में संचारित होता है। यह बहुत प्राणघातक रोग है और इसमें जाड़ा चढ़ कर बुखार आता है जिसके फौरन बाद बहुत कमजोरी हो जाती है तथा अधिकतर प्रलाप होता है, सिर में दर्द होता है, उल्टियाँ होती हैं तथा दस्त आते हैं; ताऊन

Bubonic plague (ब्यूबोनिक प्लेग)— ऐसी प्लेग जिसमें वंक्षण, काँख तथा शरीर के अन्य भागों में लसीका ग्रन्थियों की शोथज वृद्धि हो जाती है। ग्रन्थिल प्लेग।

Pulmonic plague (पल्मोनिक प्लेग)—ऐसी प्लेग जिसमें फेफड़े प्रभावित होते हैं जिसमें कंपकंपी होती है, पार्श्व में वेदना होती है, रक्त मिश्रित बलगम निकलता है तथा तीव्र ज्वर हो जाता है। फुफ्फुसीय प्लेग

Plane (प्लेन)— 1. एक चपटी अथवा सपाट सतह या अपेक्षाकृत चिकनी सतह, तल 2. शरीर अथवा इसके किसी भाग को काटकर बनाई गई अथवा काल्पनिक सपाट सतह, तल 3. रगड़ देना अथवा खरोंच देना

Axial plane (एक्सियल प्लेन)—तल जो शरीर अथवा इसके भाग के दीर्घ अक्ष के समानान्तर होता है।

Coronal or frontal plane (कोरोनल या फ्रन्टल प्लेन)—अग्रपश्चज तल पर समकोण बनाता हुआ लम्ब-रूप तल जो शरीर को अग्र एवं पश्च भागों में विभाजित करता है।

Horizontal plane (हॉरीज़ोन्टल प्लेन)— लम्ब-रूप तल पर समकोण बनाने वाला एक अनुप्रस्थ तल जो शरीर को ऊपरी एवं निचले भागों में विभाजित करता है।

Intraspinous plane (इन्ट्रास्पाइनस प्लेन)— अग्र ऊर्ध्व श्रोणिफलकीय कंटकों से होकर गुजरने वाला अनुप्रस्थ तल

Median plane (मीडियन प्लेन)—लम्बान में शरीर के बीच से होकर आगे से पीछे की ओर गुजरने वाला तल जो शरीर को दाँये एवं बाँये दो अर्द्ध भागों में विभाजित करता है; मध्यम तल

Sagittal plane (सेजिटल प्लेन)—मध्यम तल अथवा अग्रपश्चज सीवन के समानान्तर एक लम्ब-रूप तल जो शरीर को दाँयें-बाँयें भागों में विभाजित करता है।

Transverse plane (ट्रान्सवर्स प्लेन)—शरीर या भुजाओं के लम्ब अक्ष के अनुलम्ब एक तल

Vertical plane (वर्टिकल प्लेन)—क्षैतिज तल के अनुदैर्ध्य (लम्बान में) तल जो शरीर को दाँये-बाँये अथवा अग्र एवं पश्च भागों में विभाजित करता है।

Planigram (प्लेनीग्राम)— शरीर की परत अथवा इसके किसी खण्ड का एक्स-रे चित्र

Planigraphy (प्लेनीग्राफी)—शरीर के खण्ड का एक्स-रे चित्रण करना

Planimeter (प्लेनीमीटर)—किसी समतल वस्तु का क्षेत्रफल मापने का एक उपकरण, क्षेत्रफलमापी

Planimetry (प्लेनीमीट्री)— क्षेत्रफलमापी या प्लेनीमीटर द्वारा किसी सपाट वस्तु के क्षेत्रफल की माप लेना

Planing (प्लेर्निंग)—Dermabrasion.

Plano-, Plan- (प्लेनो-, प्लेन-)—उपसर्ग जिनका अर्थ एक तल, सपाट, स्तर है।

Planocellular (प्लेनोसेलुलर)—चपटी कोशिकाओं का बना हुआ

Planoconcave (प्लेनोकॉनकेव)—जो एक ओर सपाट तथा दूसरी ओर नतोदर हो, समतलावतल

Planoconvex (प्लेनोकॉनवैक्स)—जो एक ओर सपाट तथा दूसरी ओर उन्नतोदर होता है, समतलोत्तल

Planography (प्लेनोग्राफी)—Planigraphy.

Planomania (प्लेनोमैनिया)— घूमने एवं सामाजिक प्रतिबन्धों से मुक्त होने की तीव्र इच्छा

Planotopokinesia (प्लेनोटोपोकाइनेसिया)—किसी स्थान में गति असमर्थता

Planovalgus (प्लेनोवैल्गस)—एक ऐसा रोग जिसमें पाँव का अनुलम्ब चाप सपाट हो जाता है एवं एड़ी बाहर की ओर घूम जाती है।

Planta (प्लान्टा)—पैर का तलवा, पादतल

Plantae (प्लान्टी)— Planta का बहुवचन

Plantalgia (प्लान्टेल्जिया)— पैर के तलवे में दर्द होना

Plantar (प्लान्टर)—पैर के तलवे से सम्बन्धित, पादतलीय

Plantar arch (प्लान्टर आर्च)—पदचाप

Plantar flexion (प्लान्टर फ्लैक्सन)— पाँव को प्रसारित करने पर तलवे का आकुंचित होना

Plantaris (प्लान्टेरिस)—1. पैर के तलवे से सम्बन्धित 2. पिण्डली की गैस्ट्रोस्नीमियस तथा सोलीयस पेशियों के बीच एक लम्बी पेशी

Plantar reflex (प्लान्टर रिफ्लैक्स)—तलुवे को क्षोभित करने पर अँगुलियों का संकुचित होना

Plantation (प्लान्टेशन)—किसी अस्थिल गर्तिका में किसी दाँत का निवेशन

Plantigrade (प्लान्टीग्रेड)—पैर के पूरे तलवे को जमीन पर रखकर चलना।

Planum (प्लेनम)—Plane.

Planuria (प्लेनूरिया)—शरीर के किसी असामान्य मार्ग से मूत्र का उत्सर्जन होना

Plaque (प्लाक)—कोई चकत्ता अथवा सपाट स्थान

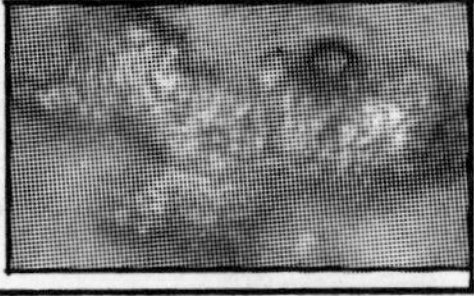

Fig. 434 : Plaque (चकत्ता)

Dental plaque (डैन्टल प्लाक)— किसी दाँत की इनैमल सतह से चिपका रहने वाला सूक्ष्मजीवों का एक चकत्ता जिससे दन्त-क्षरण तथा परिदन्तीय रोग हो सकता है।

-plasia (-प्लेसिया)— एक प्रत्यय जिसका अर्थ निर्माण, वृद्धि है।

Plasm- (प्लाज़्म-)— एक उपसर्ग जिसका अर्थ जीवित पदार्थ है।

Plasm (प्लाज़्म)—1. प्लाविका या प्लाज़्मा 2. बनाने वाला पदार्थ (जीवद्रव्य, कोशिकाद्रव्य आदि)

Plasma (प्लाज़्मा)— रक्त अथवा लसीका का द्रव भाग, प्लाविका

Plasmablast (प्लाज़्माब्लास्ट)— प्लाज़्मा कोशिका की अपरिपक्व पूर्वगामी कोशिका, प्लाविकाप्रसू ।

Plasmacrit (प्लाज़्माक्राइट)— प्लाज़्मा द्वारा घिरे किसी रक्त के नमूने के आयतन की प्रतिशतता

Plasmacyte (प्लाज़्मासाइट)— प्लाज़्मा कोशिका, प्लाविकाकोशिका

Plasmacytoblast (प्लाज़्मासाइटोब्लॉस्ट)—Plasmablast.

Plasmacytoma (प्लाज़्मासाइटोमा)— अस्थि मज्जा में उत्पन्न होने वाला एक प्लाज़्मा कोशिका मज्जार्बुद

Plasmacytosis (प्लाज़्मासाइटोसिस)—रक्त में अधिक प्लाज़्मा कोशिकाओं का पाया जाना ।

Plasmagel (प्लाज़्माजैल)— किसी कोशिका के अन्तःकोशिकाद्रव्य का परिसरीय भाग

Plasmalemma (प्लाज़्मालैमा)— प्लाज़्मा अथवा कोशिका-कला

Plasmapheresis (प्लाज़्माफेरेसिस)— किसी व्यक्ति से रक्त प्राप्त करना, रक्त से प्लाज़्मा अलग करना और फिर दाता या किसी रोगी में जिसे पूर्ण रक्त की अपेक्षा लाल रक्त कोशिकाओं की आवश्यकता होती है, संगठित लाल रक्त कोशिकाओं का पुनः आधान करना; प्लाविकाहरण

Plasmapheretic (प्लाज़्माफेरेटिक)— प्लाविकाहरण से सम्बन्धित

Plasmasome (प्लाज़्मासोम)—कोशिकाद्रव्य में विद्यमान एक उपकेन्द्रकीय पदार्थ

Plasmatherapy (प्लाज़्माथिरैपी)—प्लाज़्मा का प्रयोग करके रोगों की चिकित्सा करना ।

Plasmatic (प्लाज़्मेटिक)—प्लाज़्मा सम्बन्धी, प्लाविकीय

Plasmatogamy (प्लाज़्मेटोगैमी)—केन्द्रकों के जुड़े बिना दो अथवा अधिक कोशिकाओं के कोशिकाद्रव्यों का आपस में मिलना

Plasmatorrhexis (प्लाज़्मेटोरैह्क्सिस)—आन्तरिक दबाव से किसी कोशिका का फट जाना ।

Plasmic (प्लाज़्मिक)—प्लाज़्मा सम्बन्धी

Plasmid (प्लाज़्मिड)—किसी कोशिका में केन्द्रक से बाहर स्थित कोई भी जीनी-तत्त्व जैसा कि जीवाणुओं में पाया जाता है ।

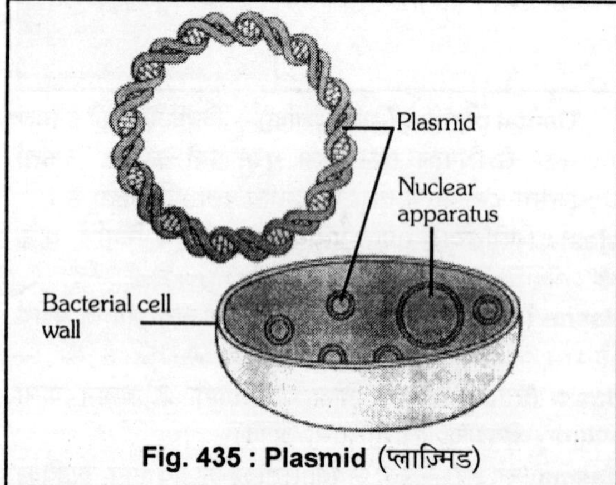

Fig. 435 : Plasmid (प्लाज़्मिड)

Bacterial cell wall = जीवाणुज कोशिका भित्ति, Nuclear apparatus = केन्द्रकीय उपकरण

Plasmin (प्लाज़्मिन)—एक एन्जाइम जो बने हुए फाइब्रिन थक्कों को घोल देता है ।

Plasminogen (प्लाज़्मिनोजन)— प्लाज़्मा में उत्पन्न होने वाला प्लाज़्मिन का निष्क्रिय पूर्वगामी

Plasmocyte (प्लाज़्मोसाइट)— प्लाज़्मा कोशिका । ये प्लाज़्मा कोशिका मज्जार्बुद में बढ़ जाती हैं ।

Plasmocytoma (प्लाज़्मोसाइटोमा)—Plasmacytoma.

Plasmodesma (प्लाज़्मोडैस्मा)— आस-पास की कोशिकाओं को जोड़ने वाला कोशिकाद्रव्य

Plasmodia (प्लाज़्मोडिया)— Plasmodium का बहुवचन

Plasmodial (प्लाज़्मोडियल)— प्लाज़्मोडियम से सम्बन्धित, प्लाज़्मोडियमी

Plasmodicidal (प्लाज़्मोडिसाइडल)— प्लाज़्मोडियम के लिए विनाशकारी, प्लाज़्मोडियमनाशी

Plasmodium (प्लाज़्मोडियम)— मलेरिया को उत्पन्न करने वाला जीव, मलेरिया परजीवी जो मनुष्य की लाल रक्त कोशिकाओं में रहता है । यह निम्न चार प्रकार का होता है—

Plasmodium falciparum (प्लाज़्मोडियम फेल्सीपैरम)— यह दुर्दम तृतीयक मलेरिया उत्पन्न करता है ।

Plasmodium malariae (प्लाज़्मोडियम मलेरी)— यह चतुर्थक मलेरिया उत्पन्न करता है ।

Plasmodium ovale (प्लाज़्मोडियम ओवेल)— यह सुदम तृतीयक अथवा ओवेल मलेरिया उत्पन्न करता है ।

Plasmodium vivax (प्लाज़्मोडियम वाइवैक्स)—यह सुदम तृतीयक अथवा वाइवैक्स मलेरिया को उत्पन्न करता है ।

Plasmogamy (प्लाज़्मोगैमी)— कोशिकाओं का संयोजन

Plasmogen (प्लाज़्मोजन)—जीवद्रव्य का आवश्यक भाग

Plasmology (प्लाज़्मोलॉजी)— कोशिकाओं एवं प्लाज़्मा का अध्ययन

Plasmolysis (प्लाज़्मोलाइसिस)—परासरण द्वारा जल के निकल जाने से कोशिका के जीवद्रव्य का सिकुड़ जाना

Plasmolytic (प्लाज़्मोलाइटिक)—प्लाज़्मोलाइसिस से सम्बन्धित

Plasmolyzable (प्लाज़्मोलाइजेबिल)—परासरण द्वारा जल के निकल जाने से सिकुड़ जाने के सक्षम (जीवद्रव्य)

Plasmolyze (प्लाज़्मोलाइज)— परासरण द्वारा कोशिका से जल की हानि उत्पन्न करना ।

Plasmoma (प्लाज़्मोमा)— 1. प्लाज़्मासाइटोमा 2. प्लाज़्मा कोशिकाओं का एक संग्रह

Plasmon (प्लाज़्मोन)—कोशिकाद्रव्य का जीन सम्बन्धी भाग

Plasmoptysis (प्लाज़्मोप्टाइसिस)— किसी कोशिका से कोशिकाद्रव्य का मुक्त होना

Plasmorrhexis (प्लाज़्मोरैह्क्सिस)—Plasmatorrhexis.

Plasmoschisis (प्लाज़्मोस्काइसिस)— कोशिका का चिर जाना

Plasmotomy (प्लाज़्मोटॉमी)—सूत्री विभाजन जिसमें कोशिकाद्रव्य दो अथवा अधिक पिण्डों में विभाजित हो जाता है।

Plasmotropic (प्लाज़्मोट्रॉपिक)—प्लाज़्मोट्रॉपिज़्म से सम्बन्धित

Plasmotropism (प्लाज़्मोट्रॉपिज़्म)— यकृत, प्लीहा अथवा अस्थि मज्जा में लाल रक्त कोशिकाओं का नष्ट होना

Plaster (प्लास्टर)—1. कोई सामग्री, सामान्यतया प्लास्टर ऑफ पेरिस जिसे पानी में मिश्रित करके शरीर के किसी भाग पर लगाया जाता है। सूखने पर यह सख्त हो जाता है तथा उस भाग को गतिहीन कर देता है अतः इसका निर्मोक या कास्ट अथवा पट्टी के रूप में अस्थि भंग (हड्डियों के टूटने) में या शरीर के किसी भाग को सहारा देने के लिए प्रयोग किया जाता है अथवा यह दन्त-चिकित्सा में दाँतों की छाप लेने के काम आता है। 2. औषधियों का एक लेई जैसा योग जिसे दर्द एवं सूजन को कम करने के लिए सीधा त्वचा पर अथवा किसी मोटे कपड़े पर फैलाकर फिर त्वचा पर लगाया जाता है जैसे ग्लिसरीन बेलाडोना प्लास्टर, अथवा अन्य उद्देश्य के लिए जिसका प्रयोग किया जाता है। 3. एडहीसिव प्लास्टर— किसी मजबूत कपड़े का बना प्लास्टर जिसके एक ओर एक चिपकने वाला पदार्थ जैसे जिंक ऑक्साइड आदि लगा होता है जो शरीर के किसी भाग को गतिहीन करने, दबाव डालने, अस्थिभंग में खिंचाव को सुनिश्चित करने, जख्मों की रक्षा करने अथवा मरहम पट्टी को अपने स्थान पर लगी रहने देने के लिए प्रयोग में लाया जाता है।

Plastic (प्लास्टिक)—1. सांचे में ढलने योग्य, सुघट्य 2. नये ऊतक बनाने वाला।

Plasticity (प्लास्टीसिटी)— प्लास्टिक होने का गुण, सुघट्यता

Plastic surgery (प्लास्टिक सर्जरी)—शरीर की रचनाओं की मरम्मत के लिए किया जाने वाला ऑपरेशन, सुघट्य शल्यचिकित्सा

Plastogamy (प्लास्टोगैमी)—Plasmatogamy.

Plastron (प्लास्ट्रॉन)—उरोस्थि तथा संलग्न उपास्थियाँ

-plasty (-प्लास्टी)—एक प्रत्यय जिसका अर्थ साँचे में ढलना अथवा शल्यक्रिया द्वारा बनाना या मरम्मत करना है, संधान, संधानकर्म

Plate (प्लेट)—1. एक पतली, चपटी संरचना अथवा शरीर का कोई भाग 2. दन्त-पट्टिका जो एक्रीलिक अथवा अन्य किसी पदार्थ की बनी होती है, मुख की आकृति के अनुकूल फिट रहती है एवं कृत्रिम दाँतों को थामे रहती है। 3. सूक्ष्मजीवों के सम्वर्धन हेतु एक छिछली ढकी हुई तश्तरी 4. सम्वर्धन तश्तरी में जीवाणुओं का संरोपण एवं सम्वर्धन करना। पट्टिका, तश्तरी

Approximation plate (एप्रौक्सीमेशन प्लेट)— आँत की शल्यक्रिया में प्रयोग में लायी जाने वाली विकैल्सीकृत अस्थि की एक प्लेट

Auditory plate (ऑडिटरी प्लेट)—बाह्य कर्णकुहर की हड्डी की छत, श्रवण पट्टिका

Bite plate (बाइट प्लेट)— दन्त-चिकित्सा में, किसी प्लास्टिक पदार्थ से बनी एक प्लेट जिसमें रोगी ऊपरी एवं निचले जबड़े के बीच के सम्बन्ध का अभिलेखन करने हेतु अपने दाँतों से काटता है।

Cribriform plate (क्रिब्रीफार्म प्लेट)— झर्झरिका या इथमॉयड अस्थि की क्षैतिज प्लेट का एक पतला, छिद्रित, मध्यवर्ती भाग

End plate (एण्ड प्लेट)— किसी तन्त्रिका तन्तु का अन्तिम पिण्ड जो किसी पेशी कोशिका पर समाप्त होता है, अन्त्य प्लेट

Platelet (प्लेटलेट)— रक्त में पाई जाने वाली एक गोल अथवा अण्डाकार रचना जिसका व्यास 2 से 4 μm (माइक्रोमीटर) होता है। ये एक घन मि. मी. रक्त में 2 से 3 लाख होती हैं। ये रक्त के जमने में मुख्य भाग लेती हैं, बिम्बाणु

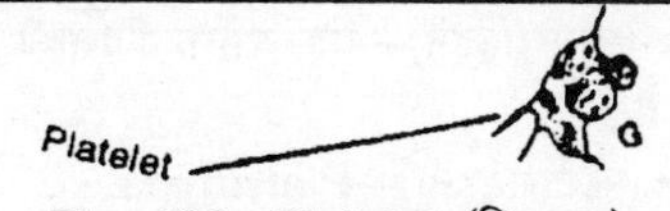

Fig. 436 : Platelet (बिम्बाणु)

Plateletpheresis (प्लेटलेटफेरेसिस)— दाता से रक्त प्राप्त करना, उसके बिम्बाणुओं (प्लेटलेटों) को अलग करना और रक्त के शेष भाग को फिर से दाता में चढ़ाना

Plating (प्लेटिंग)— 1. जीवाणु-विज्ञान में, पैट्री डिश या इसी प्रकार के पात्र में किसी ठोस माध्यम पर जीवाणुओं का संवर्धन करना 2. किसी टूटी हुई हड्डी के सिरों को ठीक से फिट करने के लिए उनके बीच धातु की छड़ लगाना।

Platy- (प्लेटी-)— एक उपसर्ग जिसका अर्थ चौड़ा होता है।

Platybasia (प्लेटीबेसिया)— खोपड़ी का एक जन्मजात दोष जिसमें पश्चज खात का भूतल महा रन्ध्र के चारों ओर ऊपर को निकल आता है।

Platycelous (प्लेटीसीलस)— जिसकी एक सतह नतोदर तथा दूसरी उन्नतोदर होती है।

Platycephalic (प्लेटीसिफैलिक)— चौड़े सिर वाला

Platycephalous (प्लेटीसिफैलस)—Platycephalic.

Platycephaly (प्लेटीसिफैली)—सिर का चौड़ा होना

Platycnemia (प्लेटीस्नीमिया)—पैर का चौड़ा होना

Platycnemic (प्लेटीस्नीमिक)— चौड़ा पैर धारण करने वाला।

Platycnemism (प्लेटीस्नेमिज़्म)—Platycnemia.

Platycoria (प्लेटीकोरिया)—पुतली का चौड़ा हो जाना।

Platycoriasis (प्लेटीकोरिएसिस)—Platycoria.

Platycrania (प्लेटीक्रेनिया)—Platycephaly.

Platyglossal (प्लेटीग्लौसल)— चौड़ी एवं चपटी जीभ वाला।

Platyhelminth (प्लेटीहेल्मिन्थ)—कोई भी चपटा-कृमि

Platyhelminthes (प्लेटीहेल्मिन्थीज)—चपटे-कृमियों का एक संघ जिसमें वर्ग केस्टॉयडीया (फीताकृमि) का समावेश होता है।

Platyhieric (प्लेटीहाइरिक)— चौड़ा सैक्रम धारण करने वाला

Platymeric (प्लेटीमेरिक)— असामान्य रूप से चौड़ी फीमर धारण करने वाला

Platymorphia (प्लेटीमॉर्फिया)— चौड़ी आँख धारण करने की दशा

Platyopia (प्लेटीयोपिया)—बहुत चौड़ा चेहरा धारण करने की दशा

Platyopic (प्लेटीयोपिक)—बहुत चौड़े चेहरे वाला।

Platypellic, Platypelvic (प्लेटीपेलिक, प्लेटीपैल्विक)— जिसकी श्रोणि चौड़ी होती है।

Platypelloid (प्लेटीपेलॉयड)—Platypellic.

Platypnea (प्लेटीप्निया)—सीधे रहने पर सांस लेने में कठिनाई होना परन्तु लेट जाने पर आराम पहुँचना।

Platypodia (प्लेटीपोडिया)—सपाट-पाद

Platyrrhine (प्लेटीराह्इने)—वह व्यक्ति जिसकी नाक बहुत चौड़ी होती है।

Platyrrhiny (प्लेटीराह्इनी)—Platyrrhine.

Platyspondylia (प्लेटीस्पॉण्डीलिया)—Platyspondylisis.

Platyspondylisis (प्लेटीस्पॉण्डीलाइसिस)—कशेरुका-कार्यो का चपटापन

Platystencephaly (प्लेटीस्टेनसिफैली)—ऐसी खोपड़ी वाला जो पश्चकपाल पर चौड़ी और आगे तंग होती है।

Pledget (प्लेजेट)—गॉज अथवा अवशोषक रुई का एक छोटा, चपटा टुकड़ा जो मरहम पट्टी करने, तरल का अवशोषण करने, रक्षा करने अथवा वायु को निकालने के काम आता है; फाहा

-plegia (-प्लीजिया)— एक प्रत्यय जिसका अर्थ पक्षाघात होता है, घात

Pleio-, Pleo-, Pilo- (पिलाइयो-, पिलियो-, पिलो-)—अन्य शब्दों के साथ संयुक्त होने वाले शब्दों के रूप जिनका अर्थ अधिक होता है।

Pleiotropia (प्लाइयोट्रॉपिया)— किसी जीन के कई प्रभाव होने का गुण

Pleiotropic (प्लाइयोट्रॉपिक)— ऐसा जीन जिसके बहुत से प्रभाव होते हैं।

Pleiotropism (प्लाइयोट्रॉपिज़्म)—Pleiotropia.

Pleochroic (प्लीयोक्रोइक)—Pleochromatic.

Pleochroism (प्लीयोक्रोइज़्म)—किसी क्रिस्टल या रवे से होकर विभिन्न कोणों पर प्रकाश के गुजरने से उसमें विभिन्न रंगों को उत्पन्न करने का गुण

Pleochromatic (प्लीयोक्रोमेटिक)— प्लीयोक्रोइज्म सम्बन्धी

Pleochromatism (प्लीयोक्रोमेटिज़्म)—Pleochroism.

Pleocytosis (प्लीयोसाइटोसिस)—प्रमस्तिष्कमेरू-तरल में अधिक संख्या में लसीकाकोशिकाओं का पाया जाना, मेरूद्रवकोशिकाबहुलता

Pleomastia, Pleomazia (प्लीयोमैस्टिया, प्लीयोमैज़िया)— दो से अधिक स्तनों को धारण करना।

Pleomorphic (प्लीयोमॉर्फिक)—बहुत-सी आकृतियों को धारण करने वाला, बहुरूपी

Pleomorphism (प्लीयोमॉर्फिज्म)—1. किसी जीव के जीवन चक्र में एक से अधिक रूपों का उत्पन्न होना, बहुरूपता 2. दो या अधिक भिन्न रूपों में क्रिस्टलीकृत (रवे बनने) होने का गुण

Pleomorphous (प्लीयोमॉर्फस)— बहुत-सी आकृतियों वाला अथवा बहुत से रूपों में रवे बनने वाला।

Pleonasm (प्लीयोनाज़्म)—1. सामान्य संख्या से अधिक संख्या में अंगों अथवा भागों का पाया जाना 2. किसी विचार को व्यक्त करने के लिए आवश्यकता से अधिक शब्दों का प्रयोग करना।

Pleonexia (प्लीयोनेक्सिया)—लालच

Pleonosteosis (प्लीयोनोस्टीयोसिस)— हड्डियों का असामान्य रूप से अस्थिभवन बढ़ जाना।

Pleoptics (प्लीयोप्टिक्स)—दृष्टिमांद्य के लिए सभी प्रकार की चिकित्सा, विशेष रूप से नेत्रों के लिए व्यायाम

Pleoptophor (प्लीयोप्टोफोर)—दृष्टिमांद्य की चिकित्सा के लिए एक यन्त्र

Plesio- (प्लेसियो-)—एक उपसर्ग जिसका अर्थ निकटता या समानता है।

Plesiomorphic (प्लेसियोमॉर्फिक)—Plesiomorphous.

Plesiomorphism (प्लेसियोमॉर्फिज़्म)—रूप की समानता

Plesiomorphous (प्लेसियोमॉर्फस)— एक-सी आकृति का

Plesiopia (प्लेसियोपिया)—आँख के लैन्स की उन्नतोदरता में वृद्धि होना।

Plessesthesia (प्लेसेस्थीसिया)—परिस्पर्शनीय परिताड़न

Plessimeter (प्लेसीमीटर)—Pleximeter.

Plessimetric (प्लेसीमीट्रिक)—प्लेसीमीटर से सम्बन्धित

Plessor (प्लेसर)—Plexor.

Plethora (प्लेथोरा)—अधिक रक्त के द्वारा रक्त वाहिनियों का फूल जाना; अतिरिक्त प्रवाह

Plethoric (प्लेथोरिक)— अधिक भरा हुआ; रक्तबहुल

Plethysmograph (प्लेथिस्मोग्राफ)—शरीर के किसी अंग अथवा भाग से होकर गुजरने वाले रक्त की मात्रा में परिवर्तन होने के कारण उस अंग अथवा भाग के परिमाण में होने वाले परिवर्तनों का पता लगाने वाला एक यन्त्र, रक्तसंचारमापी

Plethysmography (प्लेथिस्मोग्राफी)— प्लेथिस्मोग्राफ द्वारा

शरीर के किसी अंग, भाग अथवा भुजा के परिमाण में होने वाले परिवर्तनों का पता लगाना; रक्तसंचारमापन।

Plethysmometry (प्लेथिस्मोमीट्री)— किसी खोखले अंग या वाहिनी जैसे नाड़ी की पूर्णता की माप लेना।

Pleur-, Pleuro- (प्लूर-, प्लूरो-)—उपसर्ग जो फुफ्फुसावरण, पसली अथवा पार्श्व के साथ होने वाले सम्बन्ध को बताते हैं।

Pleura (प्लूरा)—Pleura का बहुवचन Pleurae है। फेफड़ों को चारों ओर से घेरने वाली (फुफ्फुसीय फुफ्फुसावरण) तथा वक्षीय गुहा की भित्तियों को आस्तरित करने वाली (पार्श्विक फुफ्फुसावरण) सीरमी झिल्ली। इन दोनों फुफ्फुसावरणों के बीच के स्थान को फुफ्फुसावरणी गुहा कहा जाता है। फुफ्फुसावरण अपने सीरमी स्राव द्वारा नम (गीले) रहते हैं जिससे सांस लेते समय वे आपस में रगड़ नहीं खाते।

Pleuracentesis (प्लूरेसेन्टेसिस)—Thoracentesis.

Pleuracotomy (प्लूरेकोटॉमी)—वक्ष भित्ति से होकर फुफ्फुसावरण में चीरा लगाना।

Pleurae (प्लूरी)— Pleura का बहुवचन

Pleural (प्लूरल)—फुफ्फुसावरण सम्बन्धी; फुफ्फुसावरणीय

Pleural crackles (प्लूरल क्रैकल्स)— तान्तुव निस्राव के साथ उत्पन्न फुफ्फुसावरण के शोथ के परिणाम स्वरूप छाती का परिश्रवण करने पर सुनाई देने वाली ध्वनियाँ

Pleuralgia (प्लूरैल्जिया)—फुफ्फुसावरण अथवा पार्श्व में दर्द होना; फुफ्फुसावरणशूल

Pleurapophysis (प्लूरेपोफाइसिस)—एक पसली अथवा किसी कशेरुका का पार्श्विक प्रवर्ध

Pleurectomy (प्लूरेक्टॉमी)—फुफ्फुसावरण के किसी भाग को शल्यक्रिया द्वारा काट कर अलग कर देना; परिफुफ्फुस-उच्छेदन

Pleurisy (प्लूरिसी)—फुफ्फुसावरणशोथ। यह तीव्र अथवा जीर्ण, प्राथमिक अथवा द्वितीयक, एक पार्श्विक, द्विपार्श्विक या स्थानीय हो सकता है। फुफ्फुसावरणशोथ निम्नलिखित प्रकार का हो सकता है—

Acute pleurisy (एक्यूट प्लूरिसी)—फुफ्फुसावरण का तीव्र शोथ जिसमें जाड़ा चढ़ता है, छाती के प्रभावित पार्श्व में दर्द होता है जो खाँसने या गहरे सांस लेने में बढ़ जाता है, ज्वर होता है तथा खाँसी होती है।

Adhesive pleurisy (एडहीसिव प्लूरिसी)—फुफ्फुसावरणशोथ जिसमें निःस्राव दोनों फुफ्फुसावरणों को एक दूसरे से चिपका देता है जिससे फुफ्फुसावरण-अवकाश लुप्त हो जाता है।

Bilateral pleurisy (बाइलेट्रल प्लूरिसी)—छाती के दोनों ओर के फुफ्फुसावरण का शोथ

Chronic pleurisy (क्रोनिक प्लूरिसी)—फुफ्फुसावरण का जीर्ण शोथ

Diaphragmatic pleurisy (डायाफ्रेग्मेटिक प्लूरिसी)—मध्यपटीय फुफ्फुसावरण तक सीमित रहने वाला शोथ; मध्यच्छद-फुफ्फुसावरणशोथ

Dry pleurisy (ड्राइ प्लूरिसी)—फुफ्फुसावरणशोथ जिसमें फुफ्फुसावरण-झिल्ली तान्तुक निःस्राव से आच्छादित हो जाती है। सांस लेते समय फुफ्फुसावरण आपस में रगड़ खाकर दर्द पैदा करते हैं; शुष्क फुफ्फुसावरणशोथ

Fibrinous pleurisy (फाइब्रिनस प्लूरिसी)—फुफ्फुसावरणशोथ जिसमें फुफ्फुसावरण-गुहा में अत्यधिक मात्रा में फाइब्रिन जमा हो जाता है।

Hemorrhagic pleurisy (हीमोरैह्जिक प्लूरिसी)—फुफ्फुसावरणशोथ जिसमें रक्तस्राव हो जाता है; रक्तस्रावी फुफ्फुसावरणशोथ

Interlobar pleurisy (इन्टरलोबर प्लूरिसी)— फेफड़े के खण्डों के बीच स्थित फुफ्फुसावरणीय झिल्लियों का शोथ, अन्तराखण्डी फुफ्फुसावरणशोथ

Plastic pleurisy (प्लास्टिक प्लूरिसी)—Dry pleurisy.

Purulent pleurisy (प्यूरूलैन्ट प्लूरिसी)—फुफ्फुसावरणशोथ जिसमें पस (मवाद) बन जाता है।

Serofibrinous pleurisy (सीरोफाइब्रिनस प्लूरिसी)—फुफ्फुसावरणशोथ जिसमें फाइब्रिनी रिसाव तथा सीरमी निःसरण होता है।

Serous pleurisy (सीरस प्लूरिसी)—फुफ्फुसावरणशोथ जिसमें सीरमी निःसरण होता है।

Suppurative pleurisy (सपुरेटिव प्लूरिसी)—Purulent pleurisy.

Tuberculous pleurisy (ट्यूबरकुलस प्लूरिसी)— यक्ष्मा के कारण होने वाला फुफ्फुसावरणशोथ

Wet pleurisy with effusion (वेट प्लूरिसी विद इफ्यूजन)—Serous pleurisy.

Pleuritic (प्लूराइटिक)— फुफ्फुसावरणशोथ से सम्बन्धित अथवा उसके समान, या फुफ्फुसावरणशोथ से ग्रस्त

Pleuritis (प्लूराइटिस)—Pleurisy.

Pleuritogenous (प्लूराइटोजीनस)—प्लूरिसी उत्पन्न करने वाला

Pleurocele (प्लूरोसील)—फेफड़े के ऊतक अथवा फुफ्फुसावरण का बहिःसरण (हर्निया)

Pleurocentesis (प्लूरोसेन्टेसिस)—Thoracentesis. Thoracocentesis.

Pleurocentrum (प्लूरोसेन्ट्रम)—कशेरुका के केन्द्र का पार्श्विक आधा भाग

Pleurocholecystitis (प्लूरोकोलीसिस्टाइटिस)—फुफ्फुसावरण एवं पित्ताशय का शोथ

Pleuroclysis (प्लूरोक्लाइसिस)— फुफ्फुसावरणीय गुहा में इन्जैक्शन द्वारा तरल पहुँचा कर उसकी धुलाई करना।

Pleurodesis (प्लूरोडेसिस)— फुफ्फुसावरण की पार्श्विक एवं अन्तरांगी परतों के बीच शल्यक्रिया द्वारा आश्लेष (चिपकाव) बनाना।

Pleurodynia (प्लूरोडाइनिया)— अन्तरापर्शुकी पेशियों में दर्द होना; पार्श्व-वेदना

Pleurogenic (प्लूरोजेनिक)— फुफ्फुसावरण से उत्पन्न होने वाला, फुफ्फुसावरणजनक

Pleurogenous (प्लूरोजीनस)—Pleurogenic.

Pleurogram (प्लूरोग्राम)—फेफड़ों एवं फुफ्फुसावरणों का एक्स-रे चित्र; परिफुफ्फुसचित्र

Pleurography (प्लूरोग्राफी)—फेफड़ों एवं फुफ्फुसावरणों का एक्स-रे परीक्षण करना।

Pleurohepatitis (प्लूरोहिपैटाइटिस)—फुफ्फुसावरण एवं यकृत का शोथ

Pleurolith (प्लूरोलिथ)—फुफ्फुसावरण में स्थित पथरी

Pleurolysis (प्लूरोलाइसिस)— शल्यक्रिया द्वारा फुफ्फुसावरण को उसके चिपकावों से अलग करना।

Pleuromelus (प्लूरोमीलस)—एक जन्मजात दोष जिसमें वक्ष (छाती) अथवा कोख से एक अतिरिक्त भुजा उत्पन्न होती है।

Pleuroparietopexy (प्लूरोपैराइटोपैक्सी)—पार्श्विक एवं अन्तरांगी फुफ्फुसावरण के चिपकाव द्वारा फेफड़े को वक्ष भित्ति के साथ स्थिर करना।

Pleuropericardial (प्लूरोपेरीकार्डियल)— फुफ्फुसावरण एवं हृदयावरण सम्बन्धी

Pleuropericarditis (प्लूरोपैरीकार्डाइटिस)— हृदयावरणशोथ के साथ फुफ्फुसावरणशोथ, परिफुफ्फुसपरिहृद्शोथ।

Pleuroperitoneal (प्लूरोपैरीटोनियल)— फुफ्फुसावरण एवं पैरीटोनियम सम्बन्धी

Pleuroperitoneal cavity (प्लूरोपैरीटोनियल कैविटी)— शरीर की गुहा

Pleuropneumonectomy (प्लूरोन्यूमोनेक्टॉमी)—शल्य-चिकित्सा द्वारा फुफ्फुसीय यक्ष्मा में नष्ट हुए फेफड़े को उसके पार्श्विक फुफ्फुसावरण सहित काट कर निकाल देना।

Pleuropneumonia (प्लूरोन्यूमोनिया)— फुफ्फुसावरणशोथ जिसके साथ उपद्रव स्वरूप न्यूमोनिया हो जाता है, फुफ्फुसावरणफुफ्फुसशोथ

Pleuropulmonary (प्लूरोपल्मोनरी)— फुफ्फुसावरण एवं फेफड़े से सम्बन्धित

Pleurorrhea (प्लूरोरिह्या)—फुफ्फुसावरण से तरल का स्रावित होना

Pleuroscopy (प्लूरोस्कोपी)—वक्ष में चीरा लगा कर उसके द्वारा फुफ्फुसावरणीय गुहा का नेत्र-परीक्षण करना।

Pleurosoma (प्लूरोसोमा)—ऐसा भ्रूण जिसके वक्ष एवं उदर में एक विदर या दरार होती है जिससे होकर वक्ष एवं उदर के अंग बाहर निकल आते हैं।

Pleurothotonos (प्लूरोथोटोनस)—टेटनस की भाँति शरीर का एक ओर को मुड़ जाना; पार्श्वायाम

Pleurotomy (प्लूरोटॉमी)— फुफ्फुसावरण में चीरा लगाना, फुफ्फुसावरणछेदन

Pleurotyphoid (प्लूरोटाइफॉयड)—टाइफॉयड ज्वर जिसमें फुफ्फुसावरण रोगग्रस्त हो जाता है।

Pleurovisceral (प्लूरोविस्रल)—फुफ्फुसावरण एवं अन्तरांगों से सम्बन्धित

Plexal (प्लैक्सल)—किसी जालिका से सम्बन्धित अथवा उसकी प्रकृति वाला

Plexectomy (प्लैक्सेक्टॉमी)— किसी जालिका को शल्यक्रिया द्वारा काट कर अलग कर देना, जालिका-उच्छेदन

Plexiform (प्लैक्सीफोर्म)—किसी जालिका के समान; जालरूप

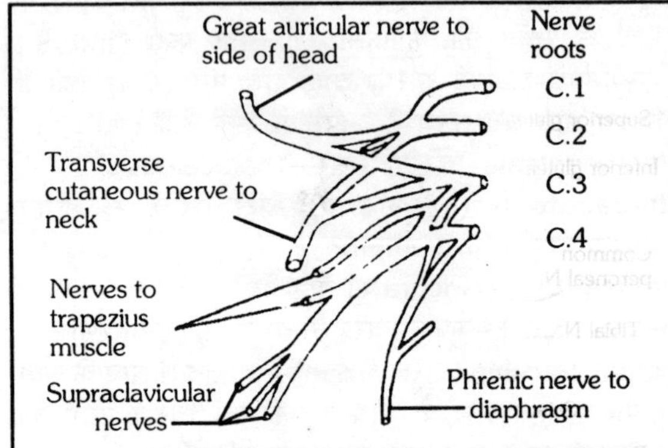

Fig. 437 Cervical plexus (ग्रैव जालिका)

Great auricular nerve to side of the head = सिर के पार्श्व में जाने वाली बृहत् बहिर्कर्णीय तन्त्रिका, Transverse cutaneous nerve to the neck = ग्रीवा को जाने वाली अनुप्रस्थ त्वचीय तन्त्रिका, Nerves to trapezius muscle = ट्रैपीजियस पेशी को जाने वाली तन्त्रिकाएँ, Supraclavicular nerves = अधिजत्रुकीय तन्त्रिकाएँ, Phrenic nerve to diaphragm = मध्यच्छद की आपूर्ति करने वाली मध्यच्छदीय तन्त्रिका, C1 ग्रैव तन्त्रिका प्रथम, C2 ग्रैव तन्त्रिका द्वितीय, C3 ग्रैव तन्त्रिका तृतीय, C4 ग्रैव तन्त्रिका चतुर्थ, Nerve roots = तन्त्रिका मूलें

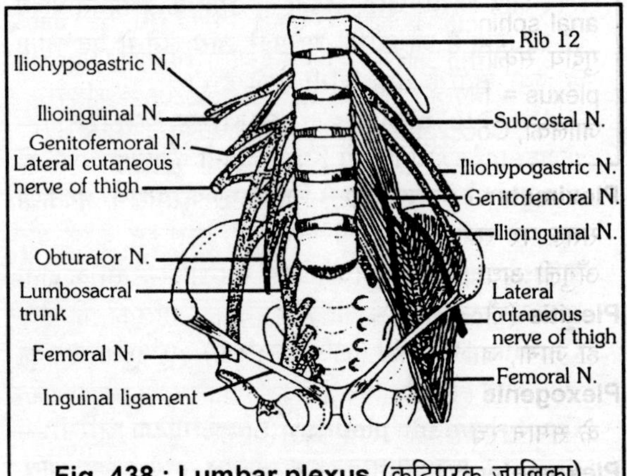

Fig. 438 : Lumbar plexus (कटिपरक जालिका)

Iliohypogastric nerve = इलियोहाइपोगैस्ट्रिक तन्त्रिका, Ilioinguinal nerve = इलियोइन्ग्वाइनल तन्त्रिका, Genitofemoral nerve = जैनिटोफिमोरल तन्त्रिका, Lateral cutaneous nerve of thigh = जंघा की पार्श्वीय त्वचीय तन्त्रिका, Obturator nerve = ऑब्टुरेटर तन्त्रिका, Lumbosacral trunk = कटित्रिकी काण्ड, Femoral nerve = फिमोरल तन्त्रिका, Inguinal ligament = वंक्षणीय स्नायु या इन्ग्वाइनल लिगामैन्ट, Rib 12th = 12 वीं पसली, Subcostal nerve = अवपर्शुकी तन्त्रिका

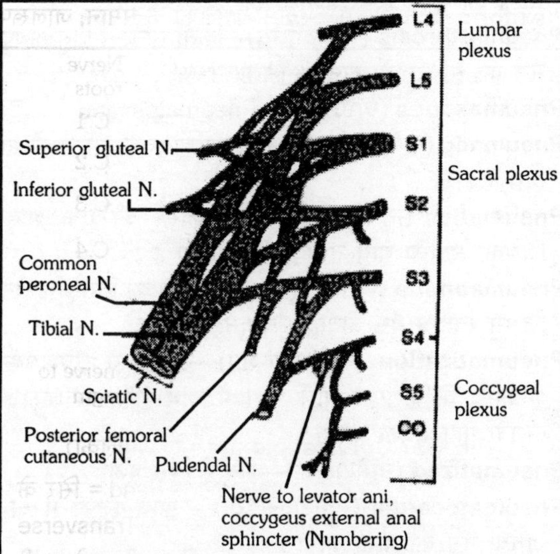

Fig. 439 : Sacral and Coccygeal plexuses
(त्रिकज एवं अनुत्रिकीय जालिकाएँ)

Superior gluteal nerve = उर्ध्ववर्ती नितम्ब-तन्त्रिका, Inferior gluteal nerve = अधोवर्ती नितम्ब-तन्त्रिका, Common peroneal nerve = सामान्य पैरोनियल तन्त्रिका, Tibial nerve = टिबियल तन्त्रिका, Sciatic nerve = शियाटिक तन्त्रिका, Posterior femoral cutaneous nerve = पश्चज फिमोरल त्वचीय तन्त्रिका, Pudendal nerve = बाह्य जननांगी तन्त्रिका, Nerve to levator ani, coccygeus and external anal sphincter = लीवेटर एनाइ, अनुत्रिकीय एवं बाह्य गुदीय संकोचिनी की आपूर्ति करने वाली तन्त्रिका, Sacral plexus = त्रिकज जालिका, Lumbar plexus = कटिपरक जालिका, Coccygeal plexus = अनुत्रिकीय जालिका

Pleximeter (प्लैक्सीमीटर)—परिताड़न के दौरान शरीर की सतह पर रखी जाने वाली प्लेट जो परिताड़न करने वाली अँगुली अथवा हथौड़े की चोट को सहन करती है।

Plexitis (प्लैक्साइटिस)— किसी तन्त्रिका जालिका की सूजन हो जाना, जालिकाशोथ

Plexogenic (प्लैक्सोजेनिक)—किसी जालिका अथवा जालिका के समान रचना को उत्पन्न करने वाला

Plexometer (प्लैक्सोमीटर)—Pleximeter.

Plexopathy (प्लैक्सोपैथी)—जालिका, विशेषकर तन्त्रिकाओं की जालिका का कोई रोग

Plexor (प्लैक्सर)—परिताड़न में प्लेक्सीमीटर के ऊपर ठोकने के लिए प्रयोग में लाया जाने वाला हथौड़ा अथवा अन्य यन्त्र

Plexus (प्लैक्सस)— तन्त्रिकाओं, रक्त वाहिनियों अथवा लसीका-वाहिनियों का एक जाल; जालिका; जालक

Pliability (प्लीयाबिलिटी)— असानी से मुड़ जाने अथवा ऐंठ जाने की क्षमता

Plica (प्लीका)— तह, वली, पुटक, झुर्री

Plicate (प्लीकेट)— तह किया हुआ

Plication (प्लीकेशन)— किसी अंग के परिमाण को कम करने के लिए उसकी भित्तियों के भीतर स्थित तहों की सिलाई करना; वलीकरण

Plicotomy (प्लीकोटॉमी)— मध्यकर्णिक कला की पश्चज तह को शल्यक्रिया द्वारा विभाजित करना।

Pliers (प्लायर्स)— जम्बूर, प्लास

Plinth (प्लिंथ)—फर्श का उठा हुआ सपाट भाग जहाँ पर रोगी व्यायाम करते समय बैठता है।

-ploid (-प्लॉयड)—एक प्रत्यय जो पहले वाले शब्द की जिसके साथ यह जुड़ता है, गुणसूत्रों के जोड़ों की संख्या का संकेत देता है।

Ploidy (प्लॉयडी)—किसी कोशिका में गुणसूत्रों के समूह की संख्या जैसे हैप्लॉयडी, डिप्लॉयडी तथा ट्रिप्लॉयडी का गुणसूत्रों के क्रमशः एक, दो तथा तीन समूह के लिए प्रयोग किया जाता है।

Plombage (प्लोम्बेज)—किसी स्थान अथवा गुहा का किसी निष्क्रिय पदार्थ से भरना, रिक्तीभरण।

Plug (प्लग)— किसी पदार्थ का कोई पिण्ड जो किसी छिद्र को बन्द कर देता है जैसे श्लेष्मा का एक पिण्ड जो गर्भावस्था में गर्भाशयग्रीवा-नली को बन्द कर देता है।

Plugger (प्लगर)—दाँत में भरे जाने वाले पदार्थ को किसी दन्त-गुहा में ठोक कर भरने वाला एक यन्त्र

Plumbic (प्लम्बिक)— लेड या शीशे से सम्बन्धित अथवा उससे युक्त

Plumbism (प्लम्बिज़्म)—जीर्ण लेड विषाक्तता, सीसात्यय

Plumbum (प्लम्बम)— सीसा

Plume (प्लयूम)— पंख, पिच्छ

Plummer-vinson syndrome (प्लमर-विनसन सिण्ड्रोम)— अधिकतर स्त्रियों में लगभग 40 वर्ष की आयु में उत्पन्न होने वाला एक रोग जिसमें लोह अल्पताजन्य रक्ताल्पता हो जाती है, निगलने में कठिनाई होती है तथा नाखून चम्मच के आकार के हो जाते हैं।

Plumose (प्लमोस)—पंख जैसी वृद्धि से युक्त

Pluri- (प्लूरी-)—एक उपसर्ग जिसका अर्थ कई अथवा अधिक होता है।

Pluricausal (प्लूरीकॉजल)—जिसके दो या अधिक कारण हों।

Pluridyscrinia (प्लूरीडिस्क्राइनिया)—कई अन्तःस्रावी अंगों का एक ही समय में विकृत हो जाना।

Pluriglandular (प्लूरीग्लैण्डुलर)—कई ग्रन्थियों से सम्बन्धित, बहुग्रन्थिक

Plurigravida (प्लूरीग्रैविडा)— एक गर्भवती स्त्री जो दो से अधिक बार गर्भवती रह चुकी हो

Plurilocular (प्लूरीलोकुलर)—Multilocular.

Plurinuclear (प्लूरीन्यूक्लियर)— कई केन्द्रकों से युक्त

Pluripara (प्लूरीपैरा)—वह स्त्री जिसने दो से अधिक बच्चों को जन्म दिया हो, बहुप्रसवा

Pluriparity (प्लूरीपैरिटी)—दो से अधिक बच्चों को जन्म देने की अवस्था

Pluripotent, Pluripotential (प्लूरीपोटेन्ट, प्लूरीपोटेन्शियल) —1. किसी भ्रूणीय कोशिका से सम्बन्धित जिससे विभिन्न प्रकार की कोशिकाएँ बन सकती हैं। 2. कई विभिन्न प्रकार की क्रियाओं से युक्त, बहुशक्तिक

Pluripotentiality (प्लूरीपोटेन्शियालिटी)— कई विभिन्न विधियों से विकसित होने अथवा कार्य करने या एक से अधिक अंग अथवा ऊतक को प्रभावित करने की शक्ति होना

Pluriresistant (प्लूरीरेज़िस्टैन्ट)— कई औषधियों विशेषकर प्रतिजीवियों का प्रतिकारक

Plurisegmental (प्लूरीसैग्मैन्टल)—अनेक खण्डों वाला; बहुखण्डाशी

Plutomania (प्लूटोमैनिया)—रईस होने की भ्रान्ति

P.M.S. (पी. एम. एस.)—प्रीमैन्सचुअल सिण्ड्रोम

P.M.T. (पी. एम. टी.)—Premenstrual tension syndrome.

-pnea (-निया)—एक प्रत्यय जिसका अर्थ श्वसन अथवा सांस लेना होता है।

Pneo- (न्यो-)—एक उपसर्ग जिसका अर्थ सांस अथवा सांस लेने से सम्बन्धित होता है।

Pneocardiac reflex (न्योकार्डियक रिफ्लैक्स)— किसी क्षोभक गैस के सूँघने पर हृदय की गति एवं उसके अनुक्रम में परिवर्तन हो जाना।

Pneodynamics (न्योडाइनामिक्स)—सांस लेने की यान्त्रिकविधि

Pneogram (न्योग्राम)—Spirogram.

Pneograph (न्योग्राफ)—Spirograph.

Pneometer (न्योमीटर)—Spirometer.

Pneophore (न्योफोर)—कृत्रिम श्वास में सहायता पहुँचाने वाला यन्त्र

Pneopneic reflex (न्योनिक रिफ्लैक्स)— किसी क्षोभक गैस के सूँघ लेने पर सांस लेने की गति एवं उसकी गहराई में अन्तर आ जाना

Pneoscope (न्योस्कोप)—श्वसन-गतियों को मापने वाला एक उपकरण

Pneum-, Pneuma-, Pneumato- (न्यूम-, न्यूमै-, न्यूमैटो-)— उपसर्ग जिनका अर्थ वायु अथवा गैस या श्वसन से सम्बन्धित होता है।

Pneumarthrogram (न्यूमारथ्रोग्राम)—भेदक माध्यम के रूप में सन्धि में वायु अथवा गैस का इन्जैक्शन लगाकर सन्धि का लिया गया एक्स-रे चित्र

Pneumarthrography (न्यूमार्थ्रोग्राफी)—भेदक माध्यम के रूप में किसी सन्धि में वायु अथवा गैस का इन्जैक्शन लगाकर सन्धि का एक्स-रे परीक्षण करना

Pneumarthrosis (न्यूमार्थ्रोसिस)—किसी सन्धि में वायु अथवा गैस का संचित हो जाना; संधिवातसंचय

Pneumascope (न्यूमैस्कोप)—Pneumatoscope.

Pneumatic (न्यूमैटिक)—वायु, गैस अथवा श्वसन से सम्बन्धित; वायवी

Pneumatics (न्यूमेटिक्स)—भौतिक-शास्त्र की एक शाखा जिसका सम्बन्ध वायु तथा गैसों से होता है।

Pneumatinuria (न्यूमेटीन्यूरिया)—ऐसे मूत्र का विसर्जित होना जिसमें स्वतन्त्र गैस होती है; वायुमेह

Pneumatization (न्यूमेटाइज़ेशन)—ऊतक में, विशेषकर शंखास्थि के कर्णमूल वाले भाग में वायु-पूरित कोशिकाओं अथवा गुहाओं का बनना।

Pneumatized (न्यूमेटाइज़्ड)—वायु से भरा हुआ

Pneumatocardia (न्यूमेटोकार्डिया)— हृदय-कोष्ठों में वायु अथवा गैस का पाया जाना।

Pneumatocele (न्यूमेटोसील)—1. फुफ्फुस ऊतक का बहिःसरण 2. फेफड़े की एक वायु-पुटी 3. एक सूजन, विशेषकर वृषण (अण्डकोष) की सूजन जिसमें गैस अथवा वायु होती है।

Pneumatodyspnea (न्यूमेटोडिस्निया)— फुफ्फुसीय वातस्फीति के द्वारा उत्पन्न श्वास-कष्ट (सांस लेने में कठिनाई)

Pneumatogram (न्यूमेटोग्राम)—Spirogram.

Pneumatograph (न्यूमेटोग्राफ)—Spirograph.

Pneumatohemia (न्यूमेटोहीमिया)—Pneumohemia.

Pneumatology (न्यूमेटोलॉजी)—वायु एवं गैसों के गुणों एवं रोगों की चिकित्सा में उनके उपयोग का अध्ययन

Pneumatometer (न्यूमेटोमीटर)—Pneometer. Spirometer.

Pneumatometry (न्यूमेटोमीट्री)—श्वसन काल में फेफड़ों में खिंच कर आने तथा फेफड़ों के बाहर जाने वाली वायु को मापना

Pneumatorrhachis (न्यूमेटोरैह्चिस)—कशेरुका-नाल में वायु अथवा गैस का पाया जाना।

Pneumatoscope (न्यूमेटोस्कोप)—1. निःश्वसन में छोड़ी गई वायु में गैस को मापने का एक उपकरण 2. श्वसन की गतियों को मापने वाला एक यन्त्र

Pneumatosis (न्यूमेटोसिस)—शरीर में किसी असामान्य स्थान पर वायु अथवा गैस का पाया जाना; वायुपुटिता

Pneumatosis cystoides intestinalis (न्यूमेटोसिस सिस्टॉयडीस इन्टैस्टाइनालिस)—एक रोग जिसमें आँत की दीवार में पतली भित्तियों की गैस से भरी पुटियाँ होती हैं; आन्त्रवायुपुटिता

Pneumatotherapy (न्यूमेटोथिरैपी)— 1. वायु का प्रयोग करके रोगों की चिकित्सा करना 2. फेफड़ों के रोगों की चिकित्सा

Pneumatothorax (न्यूमेटोथौरेक्स)—Pneumothorax.

Pneumaturia (न्यूमेचूरिया)—Pneumatinuria.

Pneumatype (न्यूमेटाइप)—मुख को बन्द करके नासारन्ध्रों द्वारा निकाले गए साँस से काँच की प्लेट पर जमी नमी का अवलोकन करके नासिक्य खातों की अनवरुद्धता का निर्धारण करने वाला एक उपकरण

Pneumectomy (न्यूमेक्टॉमी)—Pneumonectomy.

Pneumo-, Pneumono- (न्यूमो-, न्यूमोनो-)—उपसर्ग जिनका अर्थ वायु अथवा फेफड़ा होता है।

Pneumoangiogram (न्यूमोएन्जियोग्राम)— फेफड़ों में किसी भेदक माध्यम को प्रविष्ट करके फेफड़ों की वाहिनियों का लिया गया एक्स-रे चित्र

Pneumoangiography (न्यूमोएन्जियोग्राफी)—फेफड़ों में किसी भेदक माध्यम को प्रविष्ट करके फेफड़ों की वाहिनियों का एक्स-रे परीक्षण करना।

Pneumoarthrography (न्यूमोआर्थ्रोग्राफी)—Pneumarthrography.

Pneumobulbar (न्यूमोबल्बर)—फेफड़ों एवं मस्तिष्क के मेडुला आब्लाँगेटा में स्थित श्वसन-केन्द्र से सम्बन्धित

Pneumocardial (न्यूमोकार्डियल)—फेफड़ों एवं हृदय से सम्बन्धित

Pneumocele (न्यूमोसील)—Pneumatocele.

Pneumocentesis (न्यूमोसेन्टेसिस)—शल्यक्रिया द्वारा फुफ्फुसावरणीय गुहा का बेधन करना।

Pneumocephalus (न्यूमोसिफैलस)—ऐसे शीर्ष (सिर) से युक्त जिसकी अन्तःकपालिक गुहा में वायु अथवा गैस होती है।

Pneumocholecystitis (न्यूमोकोलीसिस्टाइटिस)—. पित्ताशयशोथ जिसमें पित्ताशय में गैस भरी होती है।

Pneumococcal (न्यूमोकॉक्कल)— न्यूमोकॉक्कसों (क्लोमगोलाणुओं) से सम्बन्धित अथवा उनके द्वारा उत्पन्न, न्यूमोकॉक्कसी, क्लोमगोलाणुक

Pneumococcemia (न्यूमोकॉक्सीमिया)—रक्त में न्यूमोकाक्कसों (क्लोमगोलाणुओं) का पाया जाना; क्लोमगोलाणुरक्तता

Pneumococci (न्यूमोकोकाई)—Pneumococcus का बहुवचन

Pneumococcidal (न्यमोकॉक्कसाइडल)— न्यूमोकॉक्कसों को नष्ट करने वाला।

Pneumococcolysis (न्यूमोकॉक्कोलाइसिस)—न्यूमोकॉक्कसों का नष्ट या अपघटन होना।

Pneumococcosis (न्यूमोकॉक्कोसिस)—न्यूमोकॉक्कसों का संक्रमण, क्लोमगोलाणुरूग्णता।

Pneumococcosuria (न्यूमोकॉक्कोसूरिया)— न्यूमोकॉक्कसों का मूत्र में पाया जाना, क्लोमगोलाणुमेह।

Pneumococcus (न्यूमोकॉक्कस)—अधिकतर जोड़ों में उत्पन्न होने वाला एक अण्डाकार, परिसम्पुटित तथा ग्राम-धनात्मक जीवाणु जिससे न्यूमोनिया, खाँसी, मस्तिष्कावरणशोथ तथा मध्य-कर्णशोथ आदि रोग उत्पन्न होते हैं; क्लोमगोलाणु

Pneumocolon (न्यूमोकोलन)—वायु से भरी बृहदान्त्र (कोलन)

Pneumoconiosis (न्यूमोकोनियोसिस)—धूल कणों के सांस के साथ खिंचकर अन्दर जाने तथा फेफड़ों में उनके जमा हो जाने के कारण उत्पन्न कोई भी फेफड़ों का रोग जैसे सिलीकोसिस आदि। यह एक व्यावसायिक रोग होता है जो साधारणतया खानों में काम करने वाले लोगों तथा पत्थर तोड़ने वालों में होता है; फुफ्फुसधूलिमयता

Pneumocranium (न्यूमोक्रेनियम)—Pneumocephalus.

Pneumocystography (न्यूमोसिस्टोग्राफी)—मूत्राशय में वायु अथवा गैस प्रविष्ट करके उसका एक्स-रे परीक्षण करना।

Pneumocystosis (न्यूमोसिस्टोसिस)—Pneumocystis carinii pneumonia.

Pneumocyte (न्यूमोसाइट)— फेफड़े की एक वायुकोष्ठीय कोशिका

Pneumoderma (न्यूमोडर्मा)— त्वचा के नीचे स्थित वातस्फीति

Pneumodynamics (न्यूमोडाइनामिक्स)—श्वसन-प्रक्रिया का गतिविज्ञान

Pneumoempyema (न्यूमोएम्पाइमा)—फुफ्फुसावरणीय गुहा में पस या मवाद बन जाना जिसमें गैस इकट्ठी हो जाती है।

Pneumoencephalitis (न्यूमोएन्सिफैलाइटिस)—फेफड़े एवं मस्तिष्क का शोथ

Pneumoencephalogram (न्यूमोएन्सिफैलोग्राम)—मस्तिष्कवायवीचित्रण द्वारा उपलब्ध मस्तिष्क की एक्स-रे फिल्म; मस्तिष्कवायवीचित्र

Pneumoencephalography (न्यूमोएन्सिफैलोग्राफी)—कटि-वेधन द्वारा प्रमस्तिष्कमेरु-द्रव को खींचकर तथा उसके स्थान पर वायु को प्रविष्ट करके मस्तिष्क की तरल से युक्त रचनाओं का एक्स-रे परीक्षण करना; मस्तिष्कवायवीचित्रण

Pneumoenteritis (न्यूमोएन्ट्राइटिस)—न्यूमोनिया एवं आन्त्रशोथ दोनों का पाया जाना।

Pneumogalactocele (न्यूमोगैलेक्टोसील)— स्तन अर्बुद जिसमें दूध एवं गैस होती है।

Pneumogastric (न्यूमोगैस्ट्रिक)—फेफड़ों एवं आमाशय से सम्बन्धित; फुफ्फुसजठरीय

Pneumogastrography (न्यूमोगैस्ट्रोग्राफी)— आमाशय में वायु प्रविष्ट करके उसका एक्स-रे परीक्षण करना।

Pneumogram (न्यूमोग्राम)—1. वायु का इन्जैक्शन लगाने के पश्चात् फेफड़ों का लिया गया एक्स-रे चित्र 2. श्वसन-गतियों का एक अभिलेख

Pneumograph (न्यूमोग्राफ)— श्वसन की बारम्बारता तथा तीव्रता का अभिलेखन करने वाला एक उपकरण; श्वसनलेखी

Pneumography (न्यूमोग्राफी)—1. फेफड़ों का शरीररचना सम्बन्धी विवरण 2. किसी ग्राफ पर श्वसन-गतियों का अभिलेखन करना 3. वायु अथवा किसी गैस को इन्जैक्शन द्वारा प्रविष्ट करके शरीर के किसी अंग अथवा भाग का एक्स-रे परीक्षण करना।

Pneumohemia (न्यूमोहीमिया)— रक्त वाहिनियों में वायु अथवा गैस की विद्यमानता

Pneumohemopericardium (न्यूमोहीमोपैरीकार्डियम)— हृदयावरण में वायु अथवा गैस तथा रक्त का इकट्ठा होना

Pneumohemothorax (न्यूमोहीमोथौरेक्स)— फुफ्फुसावरणीय गुहा में वायु या गैस तथा रक्त का संचय

Pneumohydrometra (न्यूमोहाइड्रोमीट्रा)— गर्भाशय में गैस तथा पानी इकट्ठा हो जाना।

Pneumohydropericardium (न्यूमोहाइड्रोपैरीकार्डियम) हृदयावरण में वायु एवं तरल का संचय

Pneumohydroperitoneum (न्यूमोहाइड्रोपैरीटोनियम)— Hydropneumoperitoneum.

Pneumohydrothorax (न्यूमोहाइड्रोथौरेक्स)—वक्ष-गुहा में तरल के साथ वायु अथवा गैस का इकट्ठा हो जाना।

Pneumohypoderma (न्यूमोहाइपोडर्मा)—त्वचा के नीचे स्थित ऊतकों में वायु का पाया जाना।

Pneumokidney (न्यूमोकिडनी)—वृक्क की श्रोणि में वायु एकत्रित हो जाना।

Pneumolith (न्यूमोलिथ)—किसी फेफड़े में स्थित पथरी; फुफ्फुसाश्मरी

Pneumolithiasis (न्यूमोलिथिएसिस)—फेफड़ों में पथरियों का बनना, फुफ्फुसाश्मरीयता

Pneumology (न्यूमोलॉजी)—फेफड़ों एवं वायु पथों के रोगों का विज्ञान

Pneumolysin (न्यूमोलाइसिन)—न्यूमोकॉक्कसों द्वारा उत्पन्न एक रक्तसंलायी जीवविष

Pneumolysis (न्यूमोलाइसिस)— वक्ष भित्ति से चिपके हुए फेफड़े को अलग करना; फुफ्फुसलयन

Pneumomalacia (न्यूमोमैलेशिया)—फेफड़े का असामान्य रूप से कोमल हो जाना।

Pneumomassage (न्यूमोमसाज)— वायु द्वारा मध्य कर्ण की मालिश करना।

Pneumomediastinum (न्यूमोमीडियास्टाइनम)— मध्यस्थानिका के ऊतकों में वायु या गैस का पाया जाना जो किसी रोग के कारण हो सकती है अथवा नैदानिक उद्देश्य से इन्जैक्शन द्वारा प्रविष्ट की गई होती है; वातमध्यस्थानिका

Pneumomelanosis (न्यूमोमेलानोसिस)—फुफ्फुसधूलिमयता में फेफड़ों में दिखाई देने वाली वर्णकता

Pneumometer (न्यूमोमीटर)—Spirometer. Pneometer.

Pneumomycosis (न्यूमोमाइकोसिस)—फेफड़ों का एक कवक रोग; फुफ्फुसकवकता

Pneumomyelography (न्यूमोमायलोग्राफी)— प्रमस्तिष्कमेरु-द्रव को निकालने के पश्चात् वायु अथवा गैस का इन्जैक्शन लगाकर सुषुम्ना-रज्जु का एक्स-रे परीक्षण करना

Pneumon (न्यूमोन)— फेफड़ा

Pneumonectasia, Pneumonectasis (न्यूमोनेक्टेसिया, न्यूमोनेक्टेसिस)—वायु से फेफड़ों का फूल जाना।

Pneumonectomy (न्यूमोनेक्टॉमी)—फेफड़े के किसी भाग अथवा सम्पूर्ण फेफड़े को शल्यक्रिया द्वारा काटकर निकाल देना, फुफ्फुसोच्छेदन

Pneumonia (न्यूमोनिया)—जीवाणुओं, विषाणुओं अथवा रासायनिक क्षोभकों द्वारा उत्पन्न फुफ्फुसशोथ जिसमें घनीभवन (ठोस होने की क्रिया) होने लगता है। इसमें जाड़ा चढ़ता है, तेज बुखार हो जाता है, छाती में दर्द होता है तथा खाँसी उठती है : न्यूमोनिया, फुफ्फुसशोथ। न्यूमोनिया मुख्यतया निम्न प्रकार का होता है—

Abortive pneumonia (एबोर्टिव न्यूमोनिया)— कुछ ही समय के लिये रहने वाला हल्का न्यूमोनिया

Acute pneumonia (एक्यूट न्यूमोनिया)—देखें Lobar pneumonia.

Alba pneumonia (एल्बा न्यूमोनिया)—जन्मजात सिफिलिस रोग होने के कारण नवजात शिशु में होने वाला प्राणघातक न्यूमोनिया

Alcoholic pneumonia (एल्कोहॉलिक न्यूमोनिया)— किसी शराबी में होने वाला न्यूमोनिया जो सामान्यतः अधिक मात्रा में शराब पी लेने के बाद होता है।

Aspiration pneumonia (एस्पिरेशन न्यूमोनिया)—बाह्य पदार्थ को सांस के साथ फेफड़ों में खींच लेने से उत्पन्न न्यूमोनिया; चूषण-न्यूमोनिया

Bilious pneumonia (बिलीयस न्यूमोनिया)— पित्त या बाइल से युक्त आमाशयिक अन्तर्वस्तुओं का चूषण कर लेने पर होने वाला न्यूमोनिया

Bronchopneumonia (ब्रोंकोन्यूमोनिया)— अन्तिम श्वसनिकाओं के मिश्रित जीवाणुज संक्रमण के कारण शिशुओं एवं छोटे बच्चों में होने वाला रोग, यह खसरा तथा काली खाँसी आदि के उपद्रव के रूप में हो सकता है।

Chemical pneumonia (कैमिकल न्यूमोनिया)— किसी विषैली गैस जैसे क्लोरीन को सांस के साथ अन्दर खींच लेने से उत्पन्न न्यूमोनिया

Chronic interstitial pneumonia (क्रोनिक इन्ट्रस्टीशियल न्यूमोनिया)— जीर्ण न्यूमोनिया जिसमें तन्तुमय ऊतक की अतिवृद्धि हो जाती है, इसकी विशिष्टता है कि पुरानी खाँसी होती है जिसमें बलगम निकलता है तथा साथ ही हल्का-सा सांस भी फूलने लगता है; चिरकारी अन्तरालीय न्यूमोनिया

Desquamative interstitial pneumonia (डेस्क्वेमेटिव इन्ट्रस्टीशियल न्यूमोनिया)— न्यूमोनिया जिसमें फुफ्फुसीय अन्तरालीय ऊतक में तन्तुमयता हो जाती है तथा इस रोग में खाँसी आती है, सांस फूलता है जो धीरे-धीरे बढ़ता जाता है एवं अँगुलियाँ मुद्गर के आकार की हो जाती हैं।

Double pneumonia (डबल न्यूमोनिया)—न्यूमोनिया जिसमें दोनों फेफड़े रोगग्रस्त हो जाते हैं।

Embolic pneumonia (एम्बोलिक न्यूमोनिया)— फुफ्फुसीय अन्तःशल्यता के पश्चात् होने वाला न्यूमोनिया

Eosinophilic pneumonia (इओसिनोफिलिक न्यूमोनिया)—इओसिनोफीलिया में उत्पन्न होने वाला न्यूमोनिया

Fibrous pneumonia (फाइब्रस न्यूमोनिया)— न्यूमोनिया जिसके पश्चात् व्रणचिह्न ऊतक बन जाता है।

Friedlander's pneumonia (फ्राइडलैण्डर्स न्यूमोनिया)—विशिष्ट जीव क्लेबसीला न्यूमोनी द्वारा उत्पन्न एक प्रकार का खण्डीय न्यूमोनिया

Gangrenous pneumonia (गैंग्रीनस न्यूमोनिया)— फुफ्फुसीय गैंग्रीन में उत्पन्न होने वाला न्यूमोनिया

Hypostatic pneumonia (हाइपोस्टेटिक न्यूमोनिया)— किसी वृद्ध अथवा निरन्तर एक ही स्थिति में रहने वाले कमजोर व्यक्ति में होने वाला न्यूमोनिया जो गुरुत्व के द्वारा फेफड़े के एक भाग में रक्ताधिक्य हो जाने एवं रक्त में संक्रमण के विकसित होने के कारण होता है; अधःस्थितिक न्यूमोनिया

Influenzal pneumonia (इन्फ्ल्युएन्जल न्यूमोनिया)— इन्फ्ल्युएन्ज़ा के साथ होने वाला एक प्रकार का गम्भीर न्यूमोनिया जो प्राणघातक भी हो जाता है।

Lobar pneumonia (लोबर न्यूमोनिया)— न्यूमोकॉक्कस द्वारा उत्पन्न एक तीव्र न्यूमोनिया जिसमें फेफड़ों के एक या अधिक खण्डों का शोथ हो जाता है जिसके पश्चात् वे ठोस हो जाते हैं; खण्डीय न्यूमोनिया

Lobular pneumonia (लोबुलर न्यूमोनिया)—Bronchopneumonia.

Primary atypical pneumonia (प्राइमरी एटिपिकल न्यूमोनिया)—माइकोप्लाज़्मा न्यूमोनी द्वारा उत्पन्न मृदु न्यूमोनिया जिसमें ग्रसनीशोथ, कास तथा ज्वर हो जाता है।

Secondary pneumonia (सेकेण्ड्री न्यूमोनिया)— अन्य रोगों जैसे टाइफॉयड, चेचक तथा रोहिणी या डिफ्थीरिया आदि के उपद्रव स्वरूप उत्पन्न होने वाला न्यूमोनिया; द्वितीयक न्यूमोनिया

Septic pneumonia (सैप्टिक न्यूमोनिया)—Suppurative pneumonia.

Suppurative pneumonia (सपुरेटिव न्यूमोनिया)— न्यूमोनिया जिसमें फेफड़ों में पस बन जाता है।

Traumatic pneumonia (ट्रॅामेटिक न्यूमोनिया)— फेफड़े अथवा छाती पर चोट लगने के पश्चात् होने वाला न्यूमोनिया; अभिघातज न्यूमोनिया

Tuberculous pneumonia (ट्यूबरकुलस न्यूमोनिया)— माइकोबैक्टीरियम ट्यूबरकुलोसिस नामक जीवाणु द्वारा उत्पन्न न्यूमोनिया

Pneumonic (न्यूमोनिक)—फेफड़ों अथवा न्यूमोनिया से सम्बन्धित

Pneumonitis (न्यूमोनाइटिस)— न्यूमोनिया। फुफ्फुसशोथ (फेफड़ों की सूजन)

Pneumono- (न्यूमोनो-)— एक उपसर्ग जिसका अर्थ फेफड़े से सम्बन्धित होता है।

Pneumonocele (न्यूमोनोसील)—Pneumatocele. Pneumocele.

Pneumonocentesis (न्यूमोनोसेन्टेसिस)—Pneumocentesis.

Pneumonococcal (न्यूमोनोकॉकल)—जीवाणु स्ट्रैप्टोकॉकस न्यूमोनी से सम्बन्धित

Pneumonococcus (न्यूमोनोकॉकस)—Streptococcus pneumoniae.

Pneumonoconiosis (न्यूमोनोकोनियोसिस)—Pneumoconiosis.

Pneumonocyte (न्यूमोनोसाइट)—फेफड़ों की एक वायुकोष्ठकीय कोशिका

Pneumonolysis (न्यूमोनोलाइसिस)—Pneumolysis.

Pneumonomelanosis (न्यूमोनोमेलानोसिस)—काली धूल जैसे कोयले की धूल के कणों को सांस के साथ अन्दर खींचने से उत्पन्न फेफड़ों की काली वर्णकता

Pneumonomycosis (न्यूमोनोमाइकोसिस)—Pneumomycosis.

Pneumonopathy (न्यूमोनोपैथी)— फेफड़े का कोई भी रोग, फुफ्फुसविकृति

Pneumonoperitonitis (न्यूमोनोपैरीटोनाइटिस)—पैरीटोनियम की सूजन जिसके साथ पैरीटोनियम-गुहा में गैस होती है।

Pneumonopexy (न्यूमोनोपैक्सी)— किसी फेफड़े को शल्यक्रिया द्वारा वक्ष-भित्ति से संलग्न करना।

Pneumonopleuritis (न्यूमोनोप्लूराइटिस)— फेफड़ों एवं फुफ्फुसावरण की सूजन

Pneumonorrhaphy (न्यूमोनोरैह्फी)—फेफड़े में टाँका लगाना।

Pneumonosis (न्यूमोनोसिस)— फेफड़े का कोई रोग

Pneumonotherapy (न्यूमोनोथिरैपी)—Pneumotherapy.

Pneumonotomy (न्यूमोनोटॉमी)—Pneumotomy.

Pneumopathy (न्यूमोपैथी)—Pneumonopathy.

Pneumopericardium (न्यूमोपैरीकार्डियम)—हृदयावरण-गुहा में वायु अथवा गैस का होना; वायुहृदयावरण

Pneumoperitoneography (न्यूमोपैरीटोनियोग्राफी)— पैरीटोनियम-गुहा में वायु प्रविष्ट करके पैरीटोनियम तथा आन्तरिक अंगों का एक्स-रे परीक्षण करना

Pneumoperitoneum (न्यूमोपैरीटोनियम)— पैरीटोनियम-गुहा में वायु अथवा गैस का पाया जाना; वायुपर्युदर्या

Pneumoperitonitis (न्यूमोपैरीटोनाइटिस)— पैरीटोनियम का शोथ जिसके साथ पैरीटोनियम-गुहा में वायु अथवा गैस भर जाती है।

Pneumopexy (न्यूमोपैक्सी)—Pneumonopexy.

Pneumophagia (न्यूमोफेज़िया)—Aerophagia.

Pneumopleuritis (न्यूमोप्लूराइटिस)— फेफड़ों एवं फुफ्फुसावरण का शोथ

Pneumopyelography (न्यूमोपायलोग्राफी)— वृक्कीय श्रोणि में इन्जैक्शन द्वारा ऑक्सीजन या वायु प्रविष्ट करके वृक्कीय श्रोणि तथा गवीनियों का एक्स-रे परीक्षण करना

Pneumopyopericardium (न्यूमोपायोपैरीकार्डियम)— हृदावरण-गुहा में वायु, गैस तथा पस का संचित हो जाना।

Pneumopyothorax (न्यूमोपायोथौरेक्स)—फुफ्फुसावरणीय गुहा में वायु तथा पस का इकट्ठा हो जाना।

Pneumoradiography (न्यूमोरेडियोग्राफी)— शरीर के किसी भाग में वायु अथवा ऑक्सीजन का इन्जैक्शन लगाकर उसका एक्स-रे परीक्षण करना

Pneumoresection (न्यूमोरिसैक्शन)—शल्यक्रिया द्वारा किसी फेफड़े के किसी भाग को काट कर निकाल देना।

Pneumoretroperitoneum (न्यूमोरीट्रोपैरीटोनियम)— प्रत्यक्-पर्युदर्यिक (उदरावरण या पैरीटोनियम के पीछे) अवकाश में वायु अथवा गैस का संचित हो जाना

Pneumoroentgenography (न्यूमोरोइन्टजीनोग्राफी)— Pneumography.

Pneumorrhachis (न्यूमोरैह्चिस)— कशेरुका-नाल में वायु अथवा गैस का इकट्ठा हो जाना।

Pneumorrhagia (न्यूमोरैह्जिया)—फेफड़ों से रक्तस्राव होना

Pneumoscope (न्यूमोस्कोप)—Pneumatoscope.

Pneumoserothorax (न्यूमोसीरोथौरेक्स)— फुफ्फुसावरणी गुहा में वायु अथवा गैस तथा सीरम का इकट्ठा हो जाना

Pneumosilicosis (न्यूमोसिलिकोसिस)—Silicosis.

Pneumotachograph (न्यूमोटैकोग्राफ)— अन्तःश्वसन और निःश्वसन में वायु की गति का अभिलेखन करने वाला एक यन्त्र

Pneumotachometer (न्यूमोटैकोमीटर)— निःश्वसित वायु के बहाव को मापने वाला एक यन्त्र

Pneumotaxic (न्यूमोटैक्सिक)—श्वसन-गति को नियमित करने वाला; श्वास-नियामक

Pneumotherapy (न्यूमोथिरैपी)—1. फेफड़े के रोगों की चिकित्सा करना 2. वायु अथवा गैसों द्वारा रोगों की चिकित्सा करना

Pneumothermomassage (न्यूमोथर्मोमसाज)—शरीर पर गर्म हवा का प्रयोग करना

Pneumothorax (न्यूमोथौरेक्स)— फुफ्फुसावरणीय गुहा में वायु अथवा गैस इकट्ठा हो जाना जो स्वतः इकट्ठा हो सकती है, किसी रोग के कारण अथवा चोट पहुँचने के कारण हो सकती है या कृत्रिम रूप से प्रविष्ट की जाती है जैसा कि फुफ्फुसीय यक्ष्मा की चिकित्सा में किया जाता है; वातवक्ष

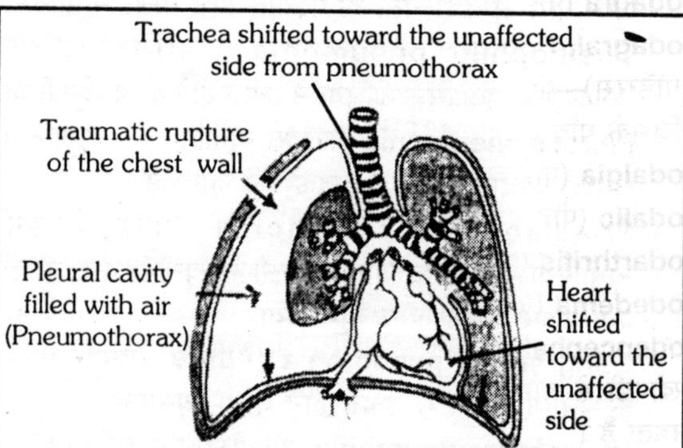

Fig. 440 Pneumothorax (वातवक्ष)

Trachea shifted toward the unaffected side from pneumothorax = वातवक्ष से अप्रभावित पार्श्व की ओर को खिसका हुआ श्वासप्रणाल, Traumatic rupture of the chest wall = चोट पहुँचने के कारण वक्ष भित्ति का फट जाना, Pleural cavity filled with air = वायु से भरी फुफ्फुसावरणीय गुहा (वातवक्ष), Heart shifted toward the unaffected side = अप्रभावित पार्श्व की ओर खिसका हुआ हृदय

Pneumotomy (न्यूमोटॉमी)—फेफड़े में चीरा लगाना

Pneumotoxin (न्यूमोटॉक्सिन)—न्यूमोकॉक्कस द्वारा उत्पन्न जीवविष

Pneumotyphus (न्यूमोटाइफस)—टाइफॉयड ज्वर के साथ न्यूमोनिया हो जाना।

Pneumoventricle (न्यूमोवैन्ट्रीकल)—प्रमस्तिष्कीय निलयों में वायु का संचय

Pneumoventriculography (न्यूमोवैन्ट्रीकुलोग्राफी)—

प्रमस्तिष्कीय निलयों के तरल को निकाल कर वायु अथवा गैस का इन्जैक्शन लगाकर उनका एक्स-रे परीक्षण करना; निलयवायुचित्रण

Pneusis (न्यूसिस)— क्षणिक, छिछला एवं तीव्र श्वसन

Pnigophobia (निगोफोबिया)—गला घुटने का विकृत भय जैसा कि कभी-कभी एन्जाइना पैक्टोरिस में अनुभव किया जाता है।

P.O. (पी. ओ.)—Per Os. मुख द्वारा

Pock (पौक)—एक पूयस्फोटिका (फुंसी) विशेषकर चेचक की पूयस्फोटिका; स्फोट, पिटक

Pocket (पॉकेट)— थैलीनुमा गुहा जैसे परिदन्तीय कोटरिका

Pock mark (पौक मार्क)—किसी पूयस्फोटिका या फुन्सी द्वारा छोड़ा गया दबा हुआ व्रणचिह्न, पिटक-चिह्न

Pock marked (पौक मार्कड)—गड्ढों से युक्त अथवा पूयस्फोटिकाओं या फुन्सियों द्वारा विशेषकर चेचक द्वारा छोड़े गये दबे हुए व्रणचिह्नों को धारण करने वाला।

Poculum (पोकुलम)—Cup.

Podagra (पोडैग्रा)—पैर के अँगूठे में गाउट का दर्द होना

Podagral, Podagric, Podagrous (पोडैग्रल, पोडैग्रिक, पोडैग्रस)—पाँव के अँगूठे में दर्द होने से सम्बन्धित अथवा जिसके पाँव के अँगूठे में दर्द हो रहा है।

Podalgia (पोडैल्जिया)—पांव में दर्द होना, पादशूल

Podalic (पोडैलिक)— पादों से सम्बन्धित

Podarthritis (पोडार्थ्राइटिस)—पांव (पाद) के जोड़ों की सूजन

Podedema (पोडेडीमा)—पाद शोफ

Podencephalus (पोडेन्सिफैलस)—ऐसा भ्रूण जिसका मस्तिष्क खोपड़ी से बाहर होता है और एक पतले वृन्त द्वारा संलग्न रहता है।

Podiatric (पोडियाट्रिक)—पाद-चिकित्सा से सम्बन्धित

Podiatrist (पोडियाट्रिस्ट)—Chiropodist.

Podiatry (पोडियाट्री)—Chiropody.

Podismus (पोडिस्मस)— पाँव का ऐंठ जाना।

Poditis (पोडाइटिस)—पाँव की सूजन हो जाना।

Podium (पोडियम)—पाद के समान प्रवर्ध

Podo-, Pod- (पोडो-, पोड-)— उपसर्ग जिनके अर्थ पाद सम्बन्धी हैं।

Podobromidrosis (पोडोब्रोमीड्रोसिस)—पादों से बदबूदार पसीना निकलना।

Podocyte (पोडोसाइट)—वृक्क के ग्लोमेरूलस की अन्तरांगी परत की एक विशिष्ट उपकला-कोशिका जिससे बहुत से पाँव के समान फैले हुए प्रवर्ध (वृन्त) निकलते हैं; पादकोशिका

Pododynamometer (पोडोडाइनेमोमीटर)—पैर एवं पाँव की पेशियों की शक्ति का पता लगाने वाला एक उपकरण

Pododynia (पोडोडाइनिया)—ऐड़ी एवं तलवे में स्नायुशूलपरक वेदना होना।

Podogram (पोडोग्राम)—पैर के तलवे की छाप

Podograph (पोडोग्राफ)— पैर के तलवे की छाप लेने वाला एक उपकरण

Podologist (पोडोलॉजिस्ट)—Podiatrist or Chiropodist.

Podology (पोडोलॉजी)—Podiatry.

Podomechanotherapy (पोडोमैकेनोथिरैपी)— यान्त्रिक उपायों जैसे चाप टेक आदि के द्वारा पाँव के रोगों की चिकित्सा करना।

Podometer (पोडोमीटर)— टहलने में तय किये गए फासले को मापने वाला एक यन्त्र

Podospasm (पोडोस्पाज़्म)—Podismus.

Pogoniasis (पोगोनिएसिस)— दाढ़ी का अत्यधिक बढ़ जाना अथवा किसी स्त्री में दाढ़ी निकल आना।

Pogonion (पोगोनियॉन)—ठुड्ढी का अग्र मध्य बिन्दु, चिबुकाग्रबिन्द

-poiesis (-पॉयसिस)— एक प्रत्यय जिसका अर्थ बनना या उत्पादन है।

Poikiloblast (पॉयकिलोब्लॉस्ट)— एक अनियमित आकार की केन्द्रक युक्त लाल रक्त कोशिका

Poikilocyte (पॉयकिलोसाइट)—एक बड़ी एवं अनियमित आकार की लाल रक्त कोशिका; विषमलोहितकोशिका

Poikilocythemia (पॉयकिलोसाइथीमिया)—Poikilocytosis.

Poikilocytosis (पॉयकिलोसाइटोसिस)—रक्त में विषमलोहितकोशिकाओं का पाया जाना; असमकोशिकता

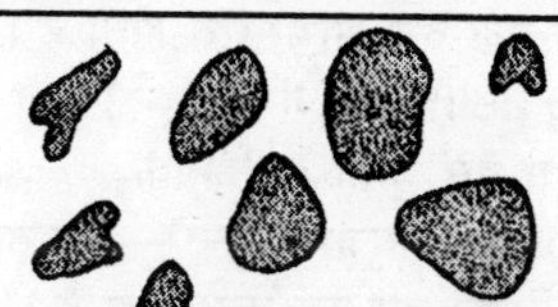

Fig. 441 : Poikilocytosis (असमकोशिकता)

Poikilodentosis (पॉयकिलोडैन्टोसिस)— दाँतों का चित्तकबरा हो जाना जो सामान्यतया पीने के पानी में फ्लूओराइड के अधिक मात्रा में पाये जाने के कारण होता है।

Poikiloderma (पॉयकिलोडर्मा)—त्वचा का एक रोग जिसमें त्वचा में वर्णकता, वाहिकास्फीति, रक्तचित्तिता, कण्डू (खुजली) हो जाती है तथा अपक्षय हो जाता है।

Poikilotherm (पॉयकिलोथर्म)—ऐसा जन्तु जिसके शरीर का तापमान वातावरण के तापमान के अनुसार बदल जाता है।

Poikilothermal, Poikilothermic (पॉयकिलोथर्मल, पॉयकिलोथर्मिक)—असमतापी, विषमतापी

Poikilothermic (पॉयकिलोथर्मिक)—Poikilothermal.

Poikilothermous (पॉयकिलोथर्मस)—Poikilothermal.

Poikilothermy (पॉयकिलोथर्मी)—शरीर का ऐसा तापमान होना जो वातावरण के तापमान के अनुसार घटता बढ़ता रहता है।

Poikilothrombocyte (पॉयकिलोथ्रॉम्बोसाइट)— असामान्य आकृति की बिम्बाणु कोशिका

Point (पाइन्ट)—1. एक सूक्ष्म-सा धब्बा, बिन्दु 2. किसी वस्तु का तेज सिरा 3. सतह तक पहुँचना जैसे किसी फोड़े के पस की एक निश्चित बिन्दु तक पहुँच करना 4. किसी स्थान, समय अथवा अंश में स्थिति

Boiling point (बॉयलिंग पाइन्ट)—वह तापमान जिस पर कोई द्रव उबल जाता है।

Contact point (कॉन्टैक्ट पाइन्ट)—किसी दाँत पर वह बिन्दु जो विपरीत दाँत से स्पर्श करता है।

Craniometric point (क्रेनियोमीट्रिक पाइन्ट)—. कपालमिति में उपयोग में लाया जाने वाला खोपड़ी पर स्थित स्थिर बिन्दुओं में कोई-सा एक बिन्दु

Critical point of gases (क्रिटिक्ल पाइन्ट ऑफ गैसेस)—वह तापमान जिस पर कोई गैस दबाव में और अधिक द्रवित नहीं होती।

Critical point of liquids (क्रिटिक्ल पाइन्ट ऑफ लिक्विड्स)— वह तापमान जिस पर किसी भी दबाव में किसी पदार्थ को द्रव रूप में नहीं रखा जा सकता।

Dew point (डीव पाइन्ट)—वह वायुमण्डलीय तापमान जिस पर नमी जमकर ओस के रूप में जमा होने लगती है; ओसांक

Fixation point (फिक्सेशन पाइन्ट)—वह बिन्दु जिस पर दृष्टि स्थिर हो जाती है।

Focal point (फोकल पाइन्ट)—वह बिन्दु जिस पर प्रकाश किरणों का एक वर्ग अभिसरित होता है।

Freezing point (फ्रीजिंग पाइन्ट)—वह तापमान जिस पर द्रव ठोस बन जाता है; हिमांक

Fusion point (फ्यूज़न पाइन्ट)— वह तापमान जिस पर कोई ठोस पिघल कर द्रव बन जाता है।

Mc Burney's point (मैक बर्नीज़ पाइन्ट)—दाँये अग्र ऊर्ध्व श्रोणिफलक-कंटक एवं नाभि के बीच की रेखा पर कंटक से ½ से 2 इंच दूर स्थित एक बिन्दु जहाँ पर तीव्र एपेण्डीसाइटिस में अँगुलियों से दबाने पर दर्द होता है; मैकबर्नी बिन्दु

Melting point (मेल्टिंग पाइन्ट)—वह तापमान जिस पर कोई ठोस द्रव बन जाता है; गलांक

Mental point (मैन्टल पाइन्ट)—Pogonion.

Neutral point (न्यूट्रल पाइन्ट)—वह बिन्दु जिस पर कोई विलयन न तो अम्लीय होता है और न ही क्षारीय अर्थात् pH 7

Occipital point (ऑक्सीपिटल पाइन्ट)— पश्चकपालीय अस्थि के ऊपर स्थित सबसे पिछला बिन्दु; पश्चकपालीय बिन्दु

Pointillage (पाइंटीलेज)—अँगुलियों के छोरों से मालिश करना

Pointing (पाइंटिंग)— किसी बिन्दु पर पहुँचना।

Poise (पॉयस)—श्यानता (चिपचिपापन) की इकाई

Poison (पॉयज़न)—निगलने, सांस के साथ अन्दर खींचने, लगाने अथवा इन्जैशन से शरीर में ग्रहण किया गया या शरीर के भीतर उत्पन्न कोई भी पदार्थ जो सामान्य शरीरक्रियात्मक कार्यों में गड़बड़ी पैदा करता है अथवा रचनात्मक क्षति पहुँचाता है; विष; जहर

Poisoning (पॉयज़निंग)—1. शरीर में किसी विष के प्रवेश करने पर उत्पन्न विकृत अवस्था, विषाक्तता 2. किसी विष का रोगी पर प्रयोग करना

Blood poisoning (ब्लड पॉयज़निंग)—Septicemia.

Corrosive poisoning (कोरोसिव पॉयज़निंग)—तेज अम्लों या क्षारों को निगल लेने से उत्पन्न विषाक्तता

Food poisoning (फूड पॉयज़निंग)—विषाक्त पदार्थों से युक्त भोजन को ग्रहण करने के परिणाम स्वरूप उत्पन्न विषाक्तता, आहारविषाक्तता।

Poisonous (पॉयज़नस)—किसी विष के गुणों से युक्त; विषैला

Poker back (पोकर बैक)— कशेरुकासन्धिशोथ या स्पॉण्डिलाइटिस अथवा गठियारूप सन्धि-शोथ के कारण होने वाली कठोर या जकड़ी हुई कमर

Polar (पोलर)—ध्रुव सम्बन्धी, ध्रुवीय

Polarimeter (पोलैरीमीटर)—प्रकाश की ध्रुवीकरण की मात्रा अथवा ध्रुवीकृत प्रकाश के घुमाव को मापने वाला एक यन्त्र, ध्रुवणमापी

Polarimetry (पोलैरीमीट्री)— प्रकाश के ध्रुवीकरण की मात्रा अथवा ध्रुवीकृत प्रकाश के घुमाव को मापना।

Polariscope (पोलैरिस्कोप)—ध्रुवीकृत प्रकाश को मापने का एक उपकरण

Polariscopic (पोलैरिस्कोपिक)— घ्रुवीकृत प्रकाश को मापने के उपकरण अथवा पोलैरिस्कोप द्वारा ध्रुवीकृत प्रकाश के अध्ययन से सम्बन्धित

Polariscopy (पोलैरिस्कोपी)—पोलैरिस्कोप द्वारा ध्रुवीकृत प्रकाश का अध्ययन करना।

Polarity (पोलैरिटी)—1. ध्रुवों को धारण करने का गुण, ध्रुवता 2. भौतिक चिकित्सा में दो भुजाओं पर विपरीत प्रभावों का प्रदर्शित होना 3. कोशिका विभाजन में कोशिका घटकों का कोशिका ध्रुवों से सम्बन्ध

Polarization (पोलेराइज़ेशन)—प्रकाश की किसी किरण में ऐसी दशा जिसमें इसके कम्पन्न एक ही तल में एक दूसरे के समानान्तर होते हैं; ध्रुवीकरण

Polarize (पोलाराइज़)— ध्रुवीकरण की अवस्था में रखना।

Polarizer (पोलेराइज़र)— प्रकाश का ध्रुवीकरण करने के लिए एक उपकरण

Pole (पोल)— 1. किसी भी अक्ष की जैसे शरीर के किसी अंग की कोई भी भुजा 2. किसी चुम्बक, सेल अथवा बैटरी के दो बिन्दुओं में से कोई भी एक जिनके भौतिक गुण विपरीत होते हैं; ध्रुव

Polio- (पोलियो-)—तन्त्रिका-तन्त्र के धूसर द्रव्य के साथ के सम्बन्ध को दर्शाने वाला एक उपसर्ग

Polioclastic (पोलियोक्लास्टिक)—तन्त्रिका-तन्त्र के धूसर द्रव्य को नष्ट करने वाला।

Poliodystrophia (पोलियोडिस्ट्रॉफिया)—Poliodystrophy.

Poliodystrophy (पोलियोडिस्ट्रॉफी)— प्रमस्तिष्क के धूसर द्रव्य का अपक्षय

Polioencephalitis (पोलियोएन्सिफैलाइटिस)— मस्तिष्क के धूसर द्रव्य का शोथज रोग, पोलियोमस्तिष्कशोथ

Polioencephalomeningomyelitis (पोलियोएन्सिफैलोमैनिन्जोमायलाइटिस)— मस्तिष्क एवं सुषुम्ना रज्जु के धूसर द्रव्य तथा उनके मस्तिष्कावरणों का शोथ

Polioencephalomyelitis (पोलियोएन्सिफैलोमायलाइटिस)— मस्तिष्क एवं सुषुम्ना रज्जु के धूसर द्रव्य का शोथ

Polioencephalopathy (पोलियोएन्सिफैलोपैथी)—मस्तिष्क के धूसर द्रव्य का कोई भी रोग

Poliomyelencephalitis (पोलियोमायलेन्सिफैलाइटिस)— पोलियोमायलाइटिस एवं पोलियोएन्सिफैलाइटिस दोनों संयुक्त रूप में

Poliomyelitis (पोलियोमायलाइटिस)— बच्चों में मुख्यतया 2 से 5 वर्ष की आयु के बीच में होने वाला सुषुम्ना रज्जु के धूसर द्रव्य का तीव्र विषाणुज शोथ। इसकी विशिष्टताएँ ज्वर हो जाना, गला खराब होना, सिर में दर्द, उल्टी होना तथा गर्दन एवं पीठ का जकड़ जाना है। गम्भीर मामलों में निम्न भुजाओं की पेशियों का पक्षाघात तथा उनका अपक्षय हो जाता है जिसके अन्त में सिकुड़न होकर स्थायी विकृति हो जाती है; पोलियोमेरुरज्जुशोथ। यह निम्न प्रकार का होता है—

Abortive poliomyelitis (एबोर्टिव पोलियोमायलाइटिस)— मृदु पोलियोमायलाइटिस जिसमें केन्द्रीय तन्त्रिका-तन्त्र प्रभावित नहीं होता; मृदु या अधूरा पोलियोमेरुरज्जुशोथ

Acute anterior poliomyelitis (एक्यूट एन्टीरियर पोलियोमायलाइटिस)— सुषुम्ना रज्जु के धूसर द्रव्य के अग्र शृंगों का एक तीव्र विषाणुज शोथ। लघु या अप्रगल्भ प्रकार के पोलियोमायलाइटिस में, जो कुछ ही दिन रहता है, भुजाओं का पक्षाघात नहीं होता। बृहत् या बड़े प्रकार के पोलियोमायलाइटिस में निम्न भुजाओं की पेशियों में कमजोरी आ जाती है अथवा उनका पक्षाघात हो जाता है; तीव्र अग्र पोलियोमेरुरज्जुशोथ

Ascending poliomyelitis (एसेंडिंग पोलियोमायलाइटिस)—पोलियोमायलाइटिस जिसमें निम्न भुजाओं में पक्षाघात शुरू होता है और धीरे-धीरे ऊपर को बढ़ता चला जाता है; आरोही पोलियोमेरुरज्जुशोथ

Bulbar poliomyelitis (बल्बर पोलियोमायलाइटिस)— मेडुला ऑब्लाँगेटा के धूसर द्रव्य को प्रभावित करने वाला एक गम्भीर प्रकार का पोलियोमायलाइटिस जिसके परिणामस्वरूप श्वसन-पेशियों का पक्षाघात होकर श्वसन-पात हो जाता है; मेरुशीर्षपोलियो

Chronic anterior poliomyelitis (क्रोनिक एन्टीरियर पोलियोमायलाइटिस)—पोलियोमायलाइटिस जिसमें पेशियाँ धीरे-धीरे क्षीण होती जाती हैं; जीर्ण अग्रज पोलियोमेरुरज्जुशोथ

Nonparalytic poliomyelitis (नॉनपैरालाइटिक पोलियोमायलाइटिस)—पोलियोमायलाइटिस जिसमें पेशियों का पक्षाघात नहीं होता; अंगघातहीन पोलियो

Paralytic poliomyelitis (पैरालाइटिक पोलियोमायलाइटिस)—पोलियोमायलाइटिस जिसमें निम्न भुजाओं की पेशियों का पक्षाघात हो जाता है; पक्षाघाती पोलियोमेरुरज्जुशोथ

Poliomyeloencephalitis (पोलियोमायलोएन्सिफैलाइटिस)—मस्तिष्कशोथ के साथ पोलियोमेरुरज्जुशोथ

Poliomyelopathy (पोलियोमायलोपैथी)—सुषुम्ना रज्जु के धूसर द्रव्य का कोई भी रोग

Polioplasm (पोलियोप्लाज़्म)—कणिकीय (दानेदार) जीवद्रव्य

Poliosis (पोलियोसिस)—कालपूर्व बालों का सफेद हो जाना; पालित्य

Poliovirus (पोलियोवाइरस)—पोलियोमेरुरज्जुशोथ या पोलियोमायलाइटिस उत्पन्न करने वाला एक विषाणु

Politzer bag (पोलिट्ज़र बैग)— नासाग्रसनी में दबाव बढ़ाकर मध्यकर्ण को फुलाने के लिए रबड़ की एक थैली जिसमें रबड़ का एक छोर होता है।

Politzerization (पोलिट्ज़ेराइजेशन)— पोलिट्ज़र बैग के द्वारा मध्य कर्ण को फुलाना

Pollakiuria (पोलेक्यूरिया)— बार-बार मूत्र त्याग होना

Pollen (पोलेन)—फूल वाले पौधों का नर गैमेटोफाइट (गैमेट या युग्मक को उत्पन्न करने वाला) जो पुंकेसर के छोर पर स्थित परागकोष में विकसित होता है; पराग

Pollenogenic (पोलेनोजेनिक)—परागकणों द्वारा उत्पन्न अथवा उन्हें उत्पन्न करने वाला

Pollenosis (पोलेनोसिस)—Pollinosis.

Pollex (पौलेक्स)— हाथ का अँगूठा, हस्तांगुष्ठ

Pollex extensus (पौलेक्स एक्सटेन्सस)—हाथ के अँगूठे का पीछे की ओर मुड़ जाना।

Pollex flexus (पौलेक्स फ्लक्सस)— हाथ के अँगूठे का स्थायी आकुंचन

Pollex valgus (पौलेक्स वेल्गस)—हाथ के अँगूठे का अल्ना हड्डी की ओर मुड़ जाना।

Pollex varus (पौलेक्स वेरस)— हाथ के अँगूठे का रेडियस हड्डी की ओर घूम जाना

Pollices (पोलीसीज़)—Pollex का बहुवचन

Pollicization (पोलीसाइज़ेशन)— आस-पास के ऊतकों से शल्यक्रिया द्वारा हाथ के अँगूठे का निर्माण करना।

Pollinosis (पोलीनोसिस)—पराग के सम्पर्क में आने पर नासिका की श्लेष्मिक कला का रक्ताधिक्य होना; परागरुग्णता

Pollodic (पोलोडिक)—एक केन्द्र से उत्पन्न होने वाले तन्त्रिका उद्दीपनों से सम्बन्धित

Pollutant (पॉल्यूटैन्ट)—प्रदूषण उत्पन्न करने वाला कारक

Polluted (पॉल्यूटेड)— प्रदूषित, गन्दा

Pollution (पॉल्यूशन)—गन्दा करना, प्रदूषण

Polocyte (पोलोसाइट)— प्राथमिक डिम्बाणुजनककोशिका के विभाजन के फलस्वरूप उत्पन्न (प्रथम ध्रुवीय काय) तथा यदि गर्भाधान हो जाता है तो द्वितीयक डिम्बाणुजनककोशिका के विभाजन के फलस्वरूप उत्पन्न (द्वितीय ध्रुवीय काय) एक छोटी-सी कोशिका जिसमें थोड़ी मात्रा में कोशिकाद्रव्य होता है तथा एक केन्द्रक होता है।

Poltophagy (पोल्टोफैगी)— भोजन को भलि-भाँति चबाना जिससे उसके बहुत छोटे-छोटे टुकड़े हो जाते हैं।

Polus (पोलस)— किसी अंग की भुजा

Poly- (पोली-)— एक उपसर्ग जो बहुत से अथवा अधिक को दर्शाता है।

Polyadenitis (पोलीएडीनाइटिस)— बहुत-सी ग्रन्थियों की सूजन, बहुग्रन्थिशोथ।

Polyadenomatosis (पोलीएडीनोमेटोसिस)— बहुत-सी ग्रन्थियों में ग्रन्थ्यर्बुदों का उत्पन्न होना।

Polyadenopathy (पोलीएडीनोपैथी)— ग्रन्थियों का कोई भी रोग

Polyadenosis (पोलीएडीनोसिस)—. बहुत-सी ग्रन्थियों विशेषकर अन्तःस्रावी ग्रन्थियों का विकार

Polyadenous (पोलीएडीनस)—बहुत-सी ग्रन्थियों को प्रभावित करने वाला अथवा उनसे सम्बन्धित

Polyalgesia (पोलीएल्जेसिया)—किसी हिस्से का एक अकेला उद्दीपन जो बहुत से हिस्सों में संवेदना उत्पन्न करता है।

Polyandry (पोलीएण्ड्री)— एक समय में एक से अधिक पति रखने का व्यवहार

Polyangiitis (पोलीएन्जाइटिस)— बहुत-सी रक्त वाहिनियों अथवा लसीका वाहिनियों का शोथ

Polyarteritis (पोलीआर्टीराइटिस)—बहुत-सी धमनियों का शोथ, बहुधमनीशोथ

Polyarteritis nodosa (पोलीआर्टीराइटिस नोडोसा)—मध्यम-परिमाण की एवं छोटी धमनियों का शोथ जिसमें छोटे-छोटे एन्यूरिज़्म (फुलाव) बन जाते हैं; पर्विल बहुधमनीशोथ

Polyarthralgia (पोलीआर्थ्रेल्जिया)—अनेक जोड़ों में दर्द; बहुसन्धिशूल

Polyarthric (पोलीआर्थ्रिक)— अनेक जोड़ों को प्रभावित करने वाला अथवा उनसे सम्बन्धित, बहुसन्धिक।

Polyarthritis (पोलीआर्थ्राइटिस)— कई जोड़ों की सूजन; बहुसंधिशोथ

Polyarticular (पोलीआर्टीकुलर)—कई जोड़ों को प्रभावित करने वाला।

Polyatomic (पोलीएटोमिक)— कई परमाणुओं से बना हुआ।

Polyavitaminosis (पोलीएविटामिनोसिस)—एक से अधिक विटामिन की न्यूनता

Polybasic (पोलीबेसिक)—कई पुनः स्थापित होने योग्य हाइड्रोजन परमाणुओं से युक्त; बहुक्षारकी

Polyblast (पोलीब्लास्ट)— वृहत् एककेन्द्रकीय भक्षक-कोशिका

Polyblennia (पोलीब्लेनिया)—श्लेष्मा का अत्यधिक स्रवित होना

Polycardia (पोलीकार्डिया)—Tachycardia.

Polycentric (पोलीसेन्ट्रिक)—बहुत से केन्द्रों से युक्त होना

Polycheiria (पोलीकीरिया)— दो से अधिक हाथों वाला

Polychemotherapy (पोलीकीमोथिरैपी)— तुरन्त ही कई औषधियों द्वारा किसी रोग की चिकित्सा करना।

Polycholia (पोलीकोलिया)— पित्त का अत्यधिक स्राव; अतिपित्तनिस्सरण

Polychondritis (पोलीकॉण्ड्राइटिस)— शरीर की बहुत-सी उपास्थियों का शोथ

Polychrest (पोलीक्रेस्ट)—बहुत से रोगों में लाभदायक कोई औषधि, बहुत प्रयुक्त औषधि

Polychromasia (पोलीक्रोमेसिया)—बहुत से रंगों को धारण करने का गुण; बहुवर्णकता

Polychromatic (पोलीक्रोमेटिक)—बहुरंगी, अनेक रंगों वाला

Polychromatocyte (पोलीक्रोमेटोसाइट)— बहुत से प्रकार के अभिरंजकों द्वारा अभिरंजित होने वाली कोशिका; बहुवर्णक-कोशिका

Polychromatophil (पोलीक्रोमेटोफिल)— बहुत से प्रकार के अभिरंजकों द्वारा अभिरंजित होने वाली कोई रचना

Polychromatophilia (पोलीक्रोमेटोफीलिया)— 1. बहुत से अभिरंजकों द्वारा अभिरंजित होने का गुण; बहुवर्णरागिता 2. रक्त में बहुवर्णक-कोशिकाओं की अधिकता

Polychromatophilic (पोलीक्रोमेटोफिलिक)—Polychromatophil.

Polychromatosis (पोलीक्रोमेटोसिस)—Polychromatophilia.

Polychromemia (पोलीक्रोमीमिया)—रक्त के रंजक द्रव्य का बढ़ जाना

Polychromia (पोलीक्रोमिया)—त्वचा की अतिवर्णकयुक्तता

Polychromophil (पोलीक्रोमोफिल)—Polychromatophil.

Polychromophilia (पोलीक्रोमोफीलिया)—Polychromatophilia.

Polychylia (पोलीकाइलिया)—काइल या वसालसीका का अत्यधिक स्राव

Polyclinic (पोलीक्लीनिक)—सर्वोपचारगृह, सामान्य चिकित्सालय

Polyclonal (पोलीक्लोनल)— विभिन्न कोशिकाओं से उत्पन्न होने वाला।

Polyclonia (पोलीक्लोनिया)— बहुत-सी अवमोटनीय ऐंठनों के लक्षण से युक्त रोग

Polycoria (पोलीकोरिया)—किसी आँख में एक से अधिक पुतलियों का पाया जाना; बहुतारा

Polycrotic (पोलीक्रोटिक)— प्रत्येक हृदय-स्पन्द के लिए कई नाड़ी तरंगों को धारण करने वाला।

Polycrotism (पोलीक्रोटिज़्म)— प्रत्येक हृदय-स्पन्द के लिए कई नाड़ी तरंगों को धारण करने का गुण

Polycyesis (पोलीसाइसिस)—बहुसगर्भता

Polycystic (पोलीसिस्टिक)— बहुत-सी पुटियों से बना हुआ, बहुपुटीय

Polycythemia (पोलीसाइथीमिया)—रक्त में लाल रक्त कोशिकाओं की संख्या बढ़ जाना; बहुलोहितकोशिकारक्तता

Compensatory polycythemia (कम्पैन्सेटरी पोलीसाइथीमिया)—Secondary polycythemia.

Polycythemia vera (पोलीसाइथीमिया वेरा)— यह अस्थिमज्जा के लाल रक्त कोशिकाओं को बनाने वाले भाग के अतिविकसन के कारण होता है जिसमें प्रौढ़ व्यक्ति में विशेषकर जाड़े के मौसम में श्यावता (नीलापन) हो जाती है। त्वचा में उपरिस्थ रक्त वाहिनियाँ विस्फारित हो जाती हैं। प्लीहा एवं यकृत बढ़ जाते हैं। लाल रक्त कोशिकाओं की संख्या बढ़कर प्रति घन मि.मी. रक्त में एक करोड़ तीस लाख तक पहुँच जाती है।

Relative polycythemia (रिलेटिव पोलीसाइथीमिया)— लाल रक्त कोशिकाओं की संख्या में अपेक्षाकृत वृद्धि जैसा कि प्लाज़्मा की हानि हो जाने से रक्तसान्द्रण (रक्त का गाढ़ा हो जाना) में होता है।

Secondary polycythemia (सेकण्ड्री पोलीसाइथीमिया)— लोहितकोशिकाजनन के बढ़ जाने से उत्पन्न बहुलोहितकोशिकारक्तता। लोहितकोशिकाजनन किसी शरीरक्रियात्मक दशा जैसे रक्त में ऑक्सीजन तनाव के कम हो जाने से बढ़ता है जो लोहितकोशिकाजनन को उत्तेजित करता है।

Polydactylism (पोलीडैक्टाइलिज़्म)— हाथ अथवा पैर में अधिसंख्य अँगुलियों का पाया जाना, बहुअँगुलिता।

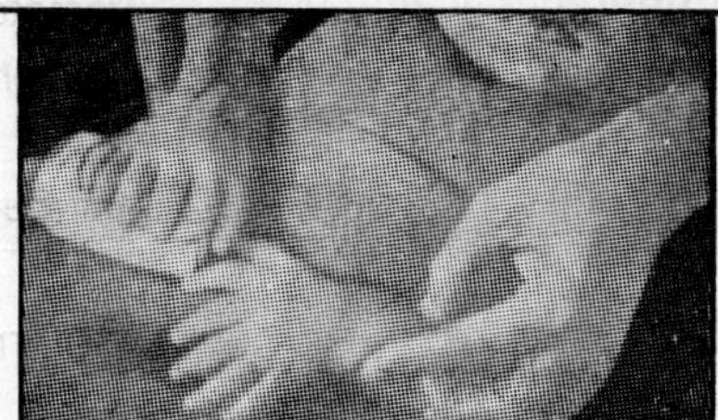

Fig. 442 : Polydactylism (बहुअँगुलिता)

Polydactylous (पोलीडैक्टाइलस)—बहुअँगुलिता से सम्बन्धित

Polydactyly (पोलीडैक्टाइली)— हाथों-पैरों में सामान्य से अधिक संख्या में अँगुलियों का पाया जाना, बहुअंगुलिता

Polydentia (पोलीडैन्शिया)—Polyodontia.

Polydipsia (पोलीडिप्सिया)— प्यास अधिक लगना, अतिपिपासा

Polydrosis (पोलीड्रोसिस)—अत्यधिक पसीना आना।

Polydysplasia (पोलीडिस्प्लेसिया)— शरीर के कई ऊतकों अथवा अंगों का दोषयुक्त विकास

Polydystrophic (पोलीडिस्ट्रॉफिक)—पोलीडिस्ट्रॉफी से सम्बन्धित अथवा उससे युक्त

Polydystrophy (पोलीडिस्ट्रॉफी)—संयोजी ऊतकों की बहुत-सी जन्मजात विकृतियों का पाया जाना।

Polyembryony (पोलीएम्ब्रियोनी)— किसी युग्मनज से दो या अधिक भ्रूणों की उत्पत्ति होना।

Polyendocrine (पोलीएण्डोक्राइन)—कई अन्तःस्रावी ग्रन्थियों से सम्बन्धित

Polyendocrinopathy (पोलीएण्डोक्राइनोपैथी)—बहुत-सी अन्तःस्रावी ग्रन्थियों की अपर्याप्तता से उत्पन्न कोई रोग

Polyergic (पोलीअर्जिक)—कई विभिन्नि रीतियों से कार्य करने के सक्षम

Polyesthesia (पोलीएस्थीसिया)—स्पर्श के केवल एक उद्दीपन को दो अथवा अधिक स्थानों पर महसूस करने की एक विकृत सम्वेदना

Polyesthetic (पोलीएस्थेटिक)—पोलीएस्थीसिया सम्बन्धी

Polygalactia (पोलीगैलेक्टिया)—दूध का अत्यधिक स्रवित होना अथवा बहना, बहुस्तन्यता।

Polygamy (पोलीगैमी)—कई पत्नियों अथवा पतियों को रखने की प्रवृत्ति

Polyganglionic (पोलीगैंग्लियोनिक)— 1. बहुत-सी गण्डिकाओं से सम्बन्धित 2. बहुत-सी ग्रन्थियों को प्रभावित करने वाला

Polygastria (पोलीगैस्ट्रिया)—जठर-रस का अत्यधिक स्राव अथवा उसका बहाव

Polygen (पोलीजन)—1. एक से अधिक वैलेन्सी से युक्त एक तत्त्व जो यौगिकों की एक से अधिक शृखंलाओं को बना सकता है। 2. एक एण्टिजन जिससे दो या दो से अधिक विशिष्ट एण्टीबॉडियाँ बनती है।

Polygenic (पोलीजेनिक)—बहुत से विभिन्न जीनों से सम्बन्धित अथवा उनके द्वारा उत्पन्न

Polyglandular (पोलीग्लैण्डुलर)—Pluriglandular.

Polygnathus (पोलीग्नेथस)— दो असमान परिमाण के जुड़े हुए जुड़वाँ बच्चे जिनमें से छोटा बड़े के जबड़े से संलग्न रहता है।

Polygonal (पोलीगोनल)—बहुकोणीय

Polygram (पोलीग्राम)— बहुलेखी द्वारा तैयार अभिलेख; बहुलेख

Polygraph (पोलीग्राफ)— भिन्न स्पन्दनों के अनुरेखण का एक

साथ अभिलेखन करने वाला एक उपकरण जैसे धमनियों तथा शिराओं के स्पन्दनों के एवं हृदाग्र स्पन्द के अनुरेखण का अभिलेखन करने वाला; बहुलेखी

Polygyny (पोलीगाइनी)—Polygamy.

Polygyria (पोलीगाइरिया)—मस्तिष्क में संवलनों की संख्या बढ़ जाना

Polyhedral (पोलीहैड्रल)—बहुत से तलों वाला; बहुफलकीय

Polyhemia (पोलीहीमिया)— रक्त की मात्रा में वृद्धि हो जाना।

Polyhidrosis (पोलीहाइड्रोसिस)—पसीना अधिक आना; अतिस्वेदन

Polyhistor (पोलीहिस्टर)— एक कायचिकित्सक जिसमें बहुत योग्यता एवं ज्ञान होता है।

Polyhybrid (पोलीहाइब्रिड)— ऐसे माता-पिता की संतान जो तीन से अधिक विशिष्टताओं में एक दूसरे से भिन्न होते हैं।

Polyhydramnios (पोलीहाइड्रेम्नियोज़)—उल्व-कोश में उल्व-तरल का बढ़ जाना; अत्युल्वोदकता

Polyhydric (पोलीहाइड्रिक)—दो से अधिक हाइड्रॉक्सिल वर्गों को धारण करने वाला।

Polyhydruria (पोलीहाइड्रूरिया)—मूत्र में जल की अधिकता

Polyhypermenorrhea (पोलीहाइपरमेनोरिह्या)—बार-बार एवं अधिक मात्रा में होने वाला मासिक धर्म, बहु-अत्यार्तव

Polyhypomenorrhea (पोलीहाइपोमेनोरिह्या)— बार-बार एवं अल्प-मात्रा में होने वाला मासिक धर्म; बहु-अल्पार्तव

Polyideic (पोलीआइडीक)—बहुविचारी

Polyidrosis (पोलीआइड्रोसिस)—Hyperhydrosis.

Polyinfection (पोलीइन्फैक्शन)—एक से अधिक सूक्ष्मजीव द्वारा संक्रमण

Polyionic (पोलीआयोनिक)—कई विभिन्न आयनों से युक्त

Polykaryocyte (पोलीकेरियोसाइट)—वह कोशिका जिसमें बहुत से केन्द्रक होते हैं; बहुकेन्द्रकमूललोहितकोशिका

Polyleptic (पोलीलेप्टिक)— जिसमें बहुत से प्रकोपन (रोग का बढ़ जाना) तथा उपशमन (रोग का घट जाना) होते हैं जैसे मलेरिया में

Polylogia (पोलीलोगिया)—अनवरत एवं असंगत वाणी

Polymastia (पोलीमैस्टिया)— दो से अधिक स्तनों का पाया जाना; बहुस्तनता

Polymastigote (पोलीमैस्टीगोट)—बहुत से कशाभों से युक्त

Polymath (पोलीमैथ)—Polyhistor.

Polymazia (पोलीमैज़िया)—Polymastia.

Polymelia (पोलीमीलिया)— अधिसंख्य भुजाओं का पाया जाना।

Polymelus (पोलीमीलस)— अधिसंख्य भुजाओं को धारण करने वाला।

Polymenia (पोलीमीनिया)—Polymenorrhea.

Polymenorrhea (पोलीमेनोरिह्या)—असामान्य रूप से बार-बार होने वाला मासिक धर्म; बहुआर्तव

Polymer (पोलीमर)—एक ही पदार्थ के दो या अधिक अणुओं के संयोजन से बना एक पदार्थ; बहुलक

Polymeria (पोलीमीरिया)—Polymerism.

Polymeric (पोलीमेरिक)—किसी बहुलक के गुणों से युक्त

Polymerid (पोलीमेरिड)—Polymer.

Polymerism (पोलीमेरिज़्म)—शरीर के हिस्सों का सामान्य से अधिक संख्या में पाया जाना; बहुलकता

Polymerization (पोलीमेराइज़ेशन)—बहुलक बनाने की क्रिया; बहुलकीकरण

Polymerize (पोलीमेराइज़)— बहुलक बनाना

Polymetacarpalia (पोलीमेटाकार्पेलिया)— जन्म से ही अधिसंख्य करभास्थियों या मेटाकार्पल हड्डियों का पाया जाना

Polymetacarpalism (पोलीमेटाकार्पालिज़्म)—Polymetacarpalia.

Polymetatarsalia (पोलीमेटाटार्सेलिया)— जन्म से ही अधिसंख्य प्रपदिकास्थियों या मेटाटार्सल हड्डियों का पाया जाना

Polymetatarsalism (पोलीमेटाटार्सालिज़्म)—Polymetatarsalia.

Polymicrobial, Polymicrobic (पोलीमाइक्रोबियल, पोलीमाइक्रोबिक)— सूक्ष्मजीवों की बहुत-सी जातियों से सम्बन्धित अथवा उनकी विद्यमानता की विशिष्टता से युक्त

Polymicrogyria (पोलीमाइक्रोगाइरिया)— मस्तिष्क की एक कुरचना जिसमें बहुत से छोटे-छोटे संवलन विकसित होते हैं।

Polymicrolipomatosis (पोलीमाइक्रोलाइपोमेटोसिस)—अवत्वचीय ऊतक में लाइपिड की बहुत-सी पर्विकाओं का उत्पन्न होना

Polymorph (पोलीमॉर्फ)— एक बहुरूपीकेन्द्रक श्वेत रक्त कोशिका

Polymorphic (पोलीमॉर्फिक)— एक से अधिक रूपों में उत्पन्न होने वाला; बहुरूपी

Polymorphism (पोलीमॉर्फिज़्म)— बहुत से रूपों में उत्पन्न होने का गुण; बहुरूपता

Polymorphocellular (पोलीमॉर्फोसेलुलर)—बहुत-सी आकृतियों की कोशिकाओं से बना हुआ।

Polymorphonuclear (पोलीमॉर्फोन्यूक्लियर)—1. ऐसे केन्द्रक वाला जिसमें कई खण्ड होते हैं। 2. बहुरूपीकेन्द्रक।

Polymorphonuclear leukocyte (पोलीमॉर्फोन्यूक्लियर ल्यूकोसाइट)— ऐसी श्वेत रक्त कोशिका जिसमें दो या दो से अधिक खण्डों वाला केन्द्रक होता है।

Polymorphous (पोलीमॉर्फस)— बहुरूपी

Polymyalgia (पोलीमायेल्जिया)—बहुत-सी पेशियों में दर्द होना; बहुपेश्यार्ति

Polymyoclonus (पोलीमायोक्लोनस)—शरीर के बहुत से भागों में एक ही समय में होने वाली फड़फड़ाहट (स्फुरण) अथवा पेशीय अवमोटनीय ऐंठन

Polymyopathy (पोलीमायोपैथी)—एक साथ बहुत-सी पेशियों को प्रभावित करने वाला रोग

Polymyositis (पोलीमायोसाइटिस)— एक समय में बहुत-सी पेशियों की सूजन हो जाना; बहुपेशीशोथ

Polynesic (पोलीनेसिक)—बहुत से अलग-अलग स्थानों में उत्पन्न होने वाला

Polyneural (पोलीन्यूरल)—बहुत-सी तन्त्रिकाओं से सम्बन्धित अथवा उनसे पूरित

Polyneuralgia (पोलीन्यूरैल्जिया)— कई तन्त्रिकाओं में तन्त्रिकार्ति का होना, बहुतन्त्रिकाशूल।

Polyneuritic (पोलीन्यूराइटिक)— बहुत-सी तन्त्रिकाओं के शोथ से सम्बन्धित

Polyneuritis (पोलीन्यूराइटिस)—एक साथ बहुत-सी तन्त्रिकाओं में सूजन हो जाना; बहुतन्त्रिकाशोथ

Diabetic polyneuritis (डायाबेटिक पोलीन्यूराइटिस)—Diabetic polyneuropathy.

Metabolic polyneuritis (मेटाबोलिक पोलीन्यूराइटिस)—चयापचयी विकारों के परिणाम स्वरूप उत्पन्न बहुतन्त्रिकाशोथ जैसा कि विटामिन बी, (थायामीन हाइड्रोक्लोराइड) की कमी होने पर होता है।

Toxic polyneuritis (टॉक्सिक पोलीन्यूराइटिस)—विषों के परिणाम स्वरूप उत्पन्न बहुतन्त्रिकाशोथ

Polyneuromyositis (पोलीन्यूरोमायोसाइटिस)—बहुतन्त्रिकाशोथ एवं बहुपेशीशोथ दोनों संयुक्त

Polyneuropathy (पोलीन्यूरोपैथी)—कई तन्त्रिकाओं को प्रभावित करने वाला रोग; बहुतन्त्रिकाविकृति

Alcoholic polyneuropathy (एल्कोहॉलिक पोलीन्यूरोपैथी)—पुराने शराबियों में उत्पन्न होने वाली बहुतन्त्रिकाविकृति

Diabetic polyneuropathy (डायाबेटिक पोलीन्यूरोपैथी)—मधुमेह के उपद्रव के रूप में उत्पन्न होने वाली बहुतन्त्रिकाविकृति

Uremic polyneuropathy (यूरीमिक पोलीन्यूरोपैथी)—यूरीमिया में उत्पन्न बहुतन्त्रिकाविकृति जो जीर्ण वृक्कीय पात के परिणामस्वरूप उत्पन्न होता है।

Polyneuroradiculitis (पोलीन्यूरोरेडीकुलाइटिस)— सुषुम्ना गण्डिकाओं, तन्त्रिका मूलों एवं परिसरीय तन्त्रिकाओं का शोथ

Polynuclear (पोलीन्यूक्लियर)—एक से अधिक केन्द्रकों वाला

Polynucleate (पोलीन्यूक्लिएट)—बहुत से केन्द्रकों वाला

Polynucleosis (पोलीन्यूक्लियोसिस)— परिसरीय रक्त में बहुत-सी बहुकेन्द्रकीय कोशिकाओं का पाया जाना।

Polyodontia (पोलीओडोन्शिया)—अधिसंख्य दाँतों का पाया जाना।

Polyonchosis (पोलीऔन्कोसिस)—बहुत से अर्बुदों का बनना, बहुअर्बुदता।

Polyoncosis (पोलीऔन्कोसिस)—Polyonchosis.

Polyonychia (पोलीओनीकिया)— अधिसंख्य नाखूनों का पाया जाना, बहुनखता

Polyopia, Polyopsia (पोलीओपिया, पोलीओप्सिया)—एक ही वस्तु के एक से अधिक प्रतिबिम्ब दिखाई देना; बहुदृष्टिता

Polyorchidism (पोलीऑर्काइडिज़्म)—दो से अधिक शुक्रग्रन्थियों का पाया जाना।

Polyorchis (पोलीऑर्किस)—ऐसा व्यक्ति जिसके दो से अधिक शुक्रग्रन्थियाँ होती है।

Polyorchism (पोलीऑर्किज़्म)—Polyorchidism.

Polyostotic (पोलीऑस्टोटिक)—बहुत-सी हड्डियों से सम्बन्धित

Polyotia (पोलीऑटिया)—दो से अधिक कानों का पाया जाना

Polyovular (पोलीओव्यूलर)—एक से अधिक डिम्ब से सम्बन्धित अथवा उनसे उत्पन्न

Polyovulatory (पोलीओव्यूलेट्री)— एक ही डिम्बक्षरणीय चक्र में बहुत से डिम्बों को मुक्त करने वाला।

Polyp (पॉलिप)—श्लेष्मिक कला से लटकने वाला वृन्तयुक्त (डण्ठल वाला) एक अर्बुद जो अधिकतर नाक, गर्भाशय तथा मलाशय में पाया जाता है; पुर्वंगक। ये निम्न प्रकार के होते हैं—

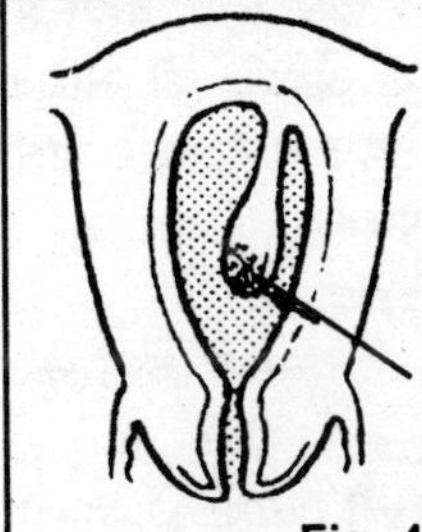

A polyp with a pedicle hanging from the mucous membrane of the uterus. गर्भाशय की श्लेष्मिक कला से लटका हुआ वृन्त से युक्त एक पुर्वंगक

Fig. 443 : Polyp (पुर्वंगक)

Cardiac polyp (कार्डियक पॉलिप)—हृदय के भीतर लगा एक वृन्तीय अर्बुद जो कपाट के पास होने पर उसे अवरुद्ध कर सकता है।

Cervical polyp (सर्वाइकल पॉलिप)— गर्भाशयग्रीवा की श्लेष्मिक कला का तान्तव अथवा श्लेष्मिक पुर्वंगक

Colonic polyp (कोलोनिक पॉलिप)—बृहदान्त्र या कोलन का पुर्वंगक

Fibrinous polyp (फाइब्रिनस पॉलिप)—गर्भाशय में स्थित एक पुर्वंगक जो ठहरे हुए रक्त के फाइब्रिन का बना होता है।

Juvenile polyp (जुवेनाइल पॉलिप)—अधिकतर बच्चों में पाया जाने वाला बड़ी आँत की श्लेष्मिक कला का एक छोटा, सुदम, गोल रक्तार्बुद जो मलाशय से होने वाले रक्तस्राव से सम्बद्ध होता है।

Laryngeal polyp (लैरिन्जियल पॉलिप)—स्वर रज्जुओं से संलग्न एक पुर्वंगक जो वायु मार्ग में को जाता है।

Nasal polyp (नेज़ल पॉलिप)— नासिका की श्लेष्मिक कला से लटकने वाला एक वृन्तीय पुर्वंगक; नासा-पुर्वंगक

Polypapilloma (पॉलीपैपीलोमा)—Yaws.

Polyparesis (पॉलीपैरेसिस)—Dementia paralytica.

Polypathia (पोलीपैथिया)—एक ही व्यक्ति में एक समय पर बहुत से रोगों का पाया जाना।

Polypectomy (पॉलिपैक्टॉमी)—शल्यक्रिया द्वारा किसी पॉलिप को काट कर निकाल देना; पुर्वंगक-उच्छेदन

Polypeptide (पोलीपेप्टाइड)—एक पेप्टाइड जिसमें दो से अधिक अमीनो अम्ल होते हैं।

Polypeptidemia (पोलीपेप्टाइडीमिया)—रक्त में पोलीपेप्टाइडों का पाया जाना।

Polypeptidorrhachia (पोलीपेप्टाइडोरैह्चिया)—प्रमस्तिष्कमेरु-तरल में पोलीपेप्टाइडों का पाया जाना।

Polyphagia (पोलीफेजिया)—खाना बहुत खाना; अतिभक्षण

Polyphalangia, Polyphalangism (पोलीफैलेन्जिया, पोलीफैलेन्जिज़्म)—हाथ अथवा पैर की किसी अँगुली में अतिरिक्त अंगुल्यस्थियों या अंगुलिपर्वों का पाया जाना।

Polyphalic (पोलीफेलिक)—बहुत से शिश्नों या लिंगों से युक्त होने की स्वैरकल्पना से सम्बन्धित

Polypharmacy (पोलीफार्मेसी)—1. एक साथ बहुत-सी औषधियों को देना अथवा किसी एक औषधि की अधिक मात्रा का प्रयोग कराना 2. एक ही समय में दी जाने वाली बहुत-सी औषधियों का नुस्खा। बहुभेषजी

Polyphenic (पोलीफेनिक)—Pleiotropic.

Polyphobia (पोलीफोबिया)— बहुत-सी वस्तुओं का विकृत भय

Polyphonic (पोलीफोनिक)—बहुत-सी आवाज़ों वाला; बहुध्वनिक

Polyphrasia (पोलीफ्रेज़िया)—अत्यधिक बात बनाना

Polyphyletic (पोलीफाइलेटिक)—एक से अधिक उद्‌गम वाला; बहुद्भवी

Polyphyletism (पोलीफाइलेटिज़्म)— रक्त-विज्ञान में, यह सिद्धान्त कि रक्त कोशिकायें कई विभिन्न स्तम्भ कोशिकाओं से उत्पन्न होती हैं।

Polyphyodont (पोलीफायोडोन्ट)—एक जीवन-काल में समयान्तरों पर दाँतों के दो से अधिक सैटों को उत्पन्न करने वाला

Polypi (पॉलिपाइ)— Polypus का बहुवचन

Polypiform (पॉलिपीफार्म)— पुर्वंगक के समान

Polyplasmia (पोलीप्लाज़्मिया)—Hydremia.

Polyplast (पोलीप्लास्ट)—बहुत-सी कोशिकाओं से बना हुआ

Polyplastic (पोलीप्लास्टिक)—1. कोशिकीय निर्माण में बहुत से पदार्थों को धारण करने वाला 2. बहुत से रूपों में परिवर्तित होने वाला

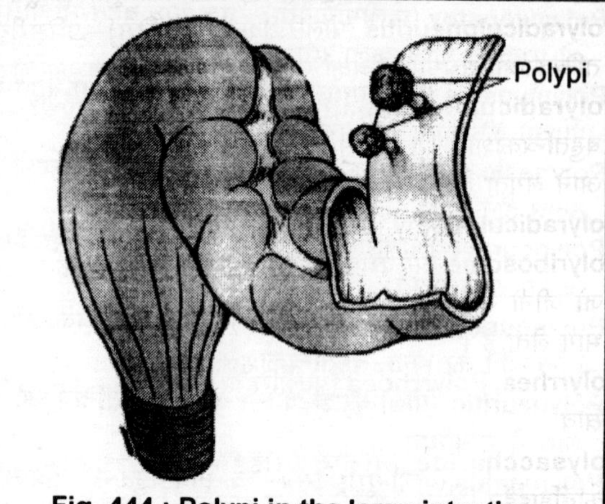

Fig. 444 : Polypi in the large intestine
(बड़ी आँत में पुर्वंगक)

Polyplastocytosis (पोलीप्लास्टोसाइटोसिस)— रक्त बिम्बाणुओं का अधिक बनना।

Polyplegia (पोलीप्लेजिया)— बहुत-सी पेशियों का पक्षाघात होना, बहुपेशीघात।

Polyploid (पोलीप्लॉयड)—कोई व्यक्ति अथवा कोशिका जिसमें समजात गुणसूत्रों के दो से अधिक सैट होते हैं; पॉलिपाभ; पुर्वंगकाभ

Polyploidy (पोलीप्लॉयडी)— समजात गुणसूत्रों के दो सैटों से अधिक धारण करना।

Polypnea (पोलीनीया)—Hyperpnea. Panting.

Polypodia (पोलीपोडिया)— पादों का सामान्य से अधिक संख्या में पाया जाना।

Polypoid (पॉलिपॉयड)—Polypiform.

Polyporous (पोलीपोरस)—बहुत से छिद्रों वाला

Polyposia (पोलीपोसिया)—तरल को अधिक मात्राओं में अधिक समय तक निगलना

Polyposis (पोलीपोसिस)—बहुत से पॉलिपों का बनना, पॉलिपमयता, पॉलिपता; बहुपुर्वंगकता

Polypotome (पॉलिपोटोम)—पॉलिपों को काट कर निकाल देने वाला एक यन्त्र

Polypotrite (पॉलिपोट्राइट)—पॉलिपों को कुचलने वाला एक यन्त्र

Polypous (पॉलिपस)— पॉलिप के समान

Polypragmasy (पोलीप्रैग्मैसी)—एक ही समय में बहुत से विभिन्न उपचारों को लागू करना।

Polypsychotropia (पोलीसाइकोट्रॉपिया)— मानसिक कार्य पर प्रभावकारी दो या दो से अधिक औषधियों का एक साथ प्रयोग करना।

Polyptychial (पोलीपटाइकियल)—कई परतों में व्यवस्थित

Polypus (पॉलिपस)— पॉलिप; पुर्वंगक

Polyradiculitis (पोलीरेडीकुलाइटिस)—तन्त्रिका मूलों की सूजन

Polyradiculoneuritis (पोलीरेडीकुलोन्यूराइटिस)—परिसरीय तन्त्रिकाओं, सुषुम्ना तन्त्रिका मूलों तथा सुषुम्ना रज्जु का शोथ

Polyradiculoneuropathy (पोलीरेडीकुलोन्यूरोपैथी)—बहुतन्त्रिकाशोथ जिसके साथ भुजाओं में धीरे-धीरे कमजोरी आने लगती है और फिर पक्षाघात हो जाता है।

Polyradiculopathy (पोलीरेडीकुलोपैथी)—Polyradiculitis.

Polyribosome (पोलीराइबोसोम)—राइबोसोमों का एक गुच्छा जो जीनी सन्देश के संचारण एवं प्रोटीन संश्लेषण में मुख्य भाग लेता है।

Polyrrhea, Polyrrhoea (पोलीरिह्या)—तरल का अत्यधिक स्राव

Polysaccharide (पोलीसैकेराइड)— एक प्रकार का कार्बोहाइड्रेट जिसका जलअपघटन होने पर साधारण शुगर के दो से अधिक अणु बनते हैं।

Polysaccharose (पोलीसैकेरोज़)—A Polysaccharide.

Polysarca (पोलीसार्का)—मोटापा; बहुस्थूलता

Polyscelia (पोलीसीलिया)— दो से अधिक पैरों का पाया जाना।

Polyscelus (पोलीसीलस)— दो से अधिक पैर जिसके होते हैं।

Polyscope (पोलीस्कोप)—Diaphanoscope.

Polyserositis (पोलीसीरोसाइटिस)— निःसरण (रिसाव) के साथ सार्वदैहिक सीरमीकलाशोथ; बहुसीरमीकलाशोथ

Polysialia (पोलीसियालिया)—Ptyalism.

Polysinusitis (पोलीसाइनुसाइटिस)—एक साथ कई विवरों का शोथ, बहुविवरशोथ।

Polysomaty (पोलीसोमेटी)—केन्द्रक में द्विगुणित क्रोमैटिन से युक्त

Polysome (पोलीसोम)—Polyribosome.

Polysomia (पोलीसोमिया)—भ्रूण का एक से अधिक शरीर होना।

Polysomic (पोलीसोमिक)—किसी विशेष गुणसूत्र के अधिक होने से सम्बन्धित अथवा जिसके कोशिका केन्द्रक में कोई विशेष गुणसूत्र अधिक होता है।

Polysomnogram (पोलीसोम्नोग्राम)— पोलीसोम्नोग्राफी में उपलब्ध शरीरक्रियात्मक कार्यों का एक अभिलेख

Polysomnography (पोलीसोम्नोग्राफी)—निद्रा के दौरान शरीरवृत्तिक सक्रियता की साथ-साथ सतत माप लेना एवं उसका अभिलेख करना।

Polysomus (पोलीसोमस)—एक से अधिक शरीर वाला भ्रूण

Polysomy (पोलीसोमी)—किसी विशेष गुणसूत्र का अधिक होना

Polyspermia (पोलीस्पर्मिया)— 1. वीर्य अधिक बनना 2. किसी डिम्ब का बहुत से शुक्राणुओं द्वारा गर्भाधान होना।

Polyspermism (पोलीस्पर्मिज्म)—Polyspermia.

Polyspermy (पोलीस्पर्मी)—किसी डिम्ब का बहुत से शुक्राणुओं द्वारा गर्भाधान होना।

Polystichia (पोलीस्टाइचिया)— किसी पलक में बालों का दो अथवा अधिक पंक्तियों में पाया जाना।

Polystomatous (पोलीस्टोमेटस)—बहुत से मुखों अथवा छिद्रों वाला

Polysymbrachydactyly (पोलीसिम्ब्रेकीडैक्टाइली)—हाथ अथवा पाँव की कुरचना जिसमें हाथ या पैर की अँगुलियाँ छोटी होती हैं, सामान्य संख्या से अधिक होती हैं और आपस में जुड़ी होती हैं।

Polysynaptic (पोलीसाइनेप्टिक)—दो या अधिक अन्तर्ग्रथनों से अथवा कई अन्तर्ग्रथनों को प्रभावित करने वाले तन्त्रिका मार्ग से सम्बन्धित

Polysyndactyly (पोलीसिण्डैक्टाइली)— हाथ या पैर की अंगुलियों का सामान्य से अधिक संख्या में पाया जाना (बहुअंगुलिता) एवं उनके बीच स्थित जालिकाओं द्वारा उनका आपस में जुड़ा होना (युक्तांगुलिता)

Polytendinitis (पोलीटैण्डीनाइटिस)— बहुत-सी कण्डराओं का शोथ, बहुकण्डराशोथ।

Polytene (पोलीटीन)—क्रोमैटिन के बहुत से धागों से बना हुआ

Polytenization (पोलीटीनाइज़ेशन)— पोलीटीन बनने की प्रक्रिया

Polytenosynovitis (पोलीटीनोसाइनोवाइटिस)— बहुत से कण्डरा आच्छदों की एक साथ सूजन हो जाना।

Polythelia (पोलीथीलिया)—दो से अधिक चूचुकों का पाया जाना; बहुचूचुकता

Polythelism (पोलीथीलिज़्म)—Polythelia.

Polytocous (पोलीटोकस)—एक समय में कई बच्चे उत्पन्न करने वाला।

Polytrichia (पोलीट्राइकिया)—Hypertrichiasis. Hypertrichosis.

Polytrichosis (पोलीट्राइकोसिस)—Hypertrichosis.

Polytrophia (पोलीट्रॉफिया)—अत्यधिक पोषण

Polytrophy (पोलीट्रॉफी)—Polytrophia.

Polytropic (पोलीट्रॉपिक)—एक से अधिक प्रकार की कोशिका अथवा ऊतक को प्रभावित करने वाला।

Polyunguia (पोलीअन्गुइया)—Polyonychia.

Polyuria (पोलीयूरिया)—मूत्र-त्याग अधिक होना; बहुमूत्रता

Polyvacuolate (पोलीवैक्योलेट)—बहुरिक्तिकायुक्त

Polyvalent (पोलीवैलेन्ट)—हाइड्रोजन के दो से अधिक परमाणुओं के साथ संयुक्त होने के सक्षम; बहुसंयोजक

Polyzygotic (पोलीजाइगोटिक)—Polyovulatory.

Pomade (पोमेड)— विशेषकर बालों के लिए एक औषधियुक्त सुगन्धित मरहम

Pomatus (पोमेटम)—Pomade

Pompholyx (पोम्फोलिक्स)— हाथों-पैरों की अँगुलियों के पार्श्व की अथवा हथेली तथा तलवे की त्वचा पर बार-बार बनने वाले जलस्फोटीय विस्फोट (पानी से भरी फुन्सियाँ या दाने) जिनमें खुजली बहुत होती है; हस्त चर्मस्फोट, पाद चर्मस्फोट

Pomphus (पोम्फस)— फफोला या छाला

Ponderal (पौण्डेरल)—भार सम्बन्धी

Pono- (पोनो-)— एक उपसर्ग जिसका अर्थ शारीरिक श्रम, थकान तथा शूल है ।

Ponograph (पोनोग्राफ)—वेदना अथवा थकान के प्रति सम्वेदनशीलता को मापने तथा उसका अभिलेखन करने वाला एक उपकरण

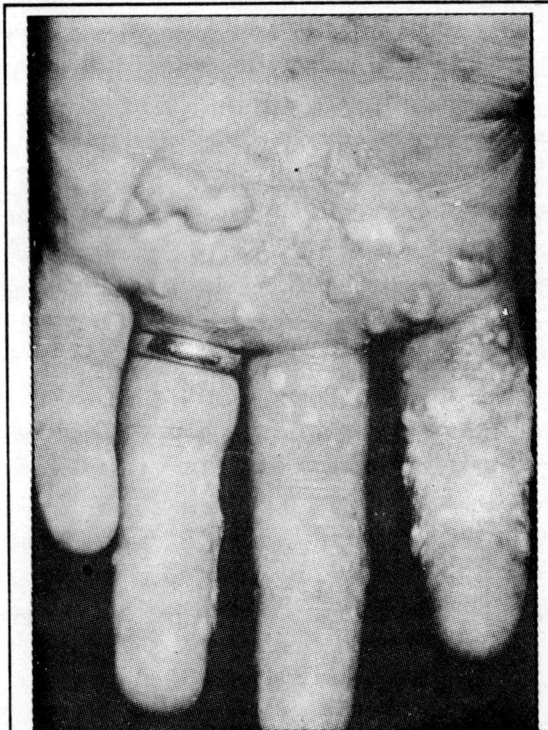

Fig. 445 : Pompholyx of the hand
(हस्त चर्मस्फोट)

Ponopalmosis (पोनोपाल्मोसिस)—थोड़ा-सा श्रम करने पर दिन की धड़कन बढ़ जाना ।

Ponophobia (पोनोफोबिया)—1. वेदना का रोगोत्पादक भय 2. श्रम करने से घृणा हो जाना

Pons (पोन्स)—1. किसी अंग के दो या अधिक हिस्सों को जोड़ने वाले ऊतक का एक प्रवर्ध अथवा पुल जैसे पोन्स हिपैटिका जो यकृत का एक प्रक्षेपण होता है जो इसके अनुदैर्ध्य विदर (दरार) को पार करता है, संयोजक अंग 2. मस्तिष्क के स्तम्भ का बीच का गोल भाग जो मध्य मस्तिष्क को मेडुला ऑब्लांगेटा से जोड़ता है ।

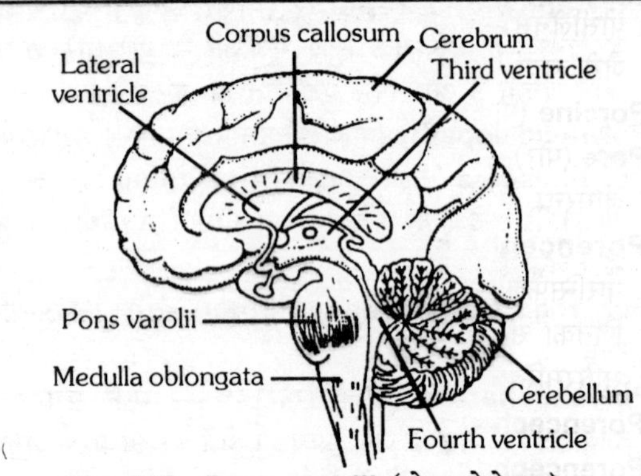

Fig. 446 : Pons varolii (पोन्स वेरोलाइ)

Corpus callosum = कॉर्पस कैलोसम, Lateral ventricle = पार्श्वीय निलय, Pons varolii = पोन्स वेरोलाइ, Medulla oblongata = मेडुला ऑब्लाँगेटा, Fourth ventricle = चतुर्थ निलय, Cerebellum = अनुमस्तिष्क, Third ventricle = तृतीय निलय, Cerebrum = प्रमस्तिष्क

Pontes (पोन्टीज़)— Pons का बहुवचन

Pontic (पोन्टिक)— दन्त-चाप का वह भाग जो किसी दाँत के अभाव में उसकी जगह काम करता है ।

Ponticulus (पोन्टीकुलस)—एक लघु कटक

Pontile (पोन्टाइल)— पोन्स वेरोलाइ से सम्बन्धित

Pontile nuclei (पोन्टाइल न्यूक्लाइ)— पोन्स में स्थित धूसर द्रव्य

Pontine (पोन्टाइन)—पोन्स वेरोलाइ से सम्बन्धित

Pontobulbar (पोन्टोबल्बर)—पोन्स एवं मेडुला ऑब्लाँगेटा से सम्बन्धित

Pontocerebellar (पोन्टोसेरीबेलर)—पोन्स तथा अनुमस्तिष्क (सेरीबेलम) से सम्बन्धित

Pontomesencephalic (पोन्टोमीज़ेनसिफैलिक)—पोन्स तथा मध्य-मस्तिष्क से सम्बन्धित अथवा उन्हें प्रभावित करने वाला

Pool (पूल)—1. कई दाताओं का रक्त मिश्रित करना 2. शरीर में किसी स्थान पर रक्त संचित होना; संहति; संचय

Poples (पोपल्स)— जानुपृष्ठीय अथवा घुटने का पश्च क्षेत्र

Popliteal (पोप्लीटियल)—घुटने के पश्चज क्षेत्र से सम्बन्धित; जानुपृष्ठीय

Poppy (पौपी)— पैपावर वंश के कई पौधों में से कोई भी एक । जाति p. somniferum की कच्ची फलियों के रस से अफीम उपलब्ध होती है ।

Poradenitis (पोरैडीनाइटिस)— लसीका पर्वों का शोथ जिनमें छोटे-छोटे फोड़े बन जाते हैं ।

Porcelain (पोर्सीलेन)—चिकनी मिट्टी का बना एक कठोर, अर्द्धपारदर्शक पदार्थ जिसका दन्त-चिकित्सा में प्रयोग किया जाता है।

Porcelaneous, Porcelanous (पोर्सीलेनीयस, पोर्सीलेनस)—पोर्सीलेन की भाँति अर्द्धपारदर्शक अथवा सफेद जैसे त्वचा

Porcine (पोर्काइन)— सुअर की भाँति

Pore (पोर)— एक छोटा-सा छेद अथवा खाली स्थान, रोमकूप, लोमरन्ध्र

Porencephalia, Porencephaly (पोरेन्सिफैलिया, पोरेन्सिफैली)—मस्तिष्क में पुटियों अथवा गुहाओं का बनना जिनका सम्बन्ध अक्सर किसी पार्श्विक निलय से होता है, सुषिरमस्तिष्कता

Porencephalic (पोरेन्सिफैलिक)—Porencephalous.

Porencephalitis (पोरेन्सिफैलाइटिस)— मस्तिष्क का शोथ जिसके साथ पुटियाँ अथवा गुहाएँ बन जाती है जिनका सम्बन्ध किसी पार्श्विक निलय से हो जाता है।

Porencephalous (पोरेन्सिफैलस)— सुषिरमस्तिष्कता से सम्बन्धित

Pori (पोराइ)— Porus का बहुवचन

Poria (पोरीया)—Porion का बहुवचन

Poriomania (पोरियोमैनिया)—घर से जाने की तीव्र इच्छा

Porion (पोरीयोन)— कर्ण-कुहर के ऊपरी किनारे का मध्य बिन्दु

Porocele (पोरोसील)—अण्डकोष का हर्निया जिसमें अण्डकोष सख्त एवं मोटा हो जाता है।

Poroma (पोरोमा)—1. किसी छिद्र में उत्पन्न होने वाला अर्बुद 2. किण

Porosis (पोरोसिस)—1. टूटी हुई हड्डी की मरम्मत में किण का बनना 2. किसी गुहा का बनना

Porosity (पोरोसिटी)—छिद्रयुक्त होना, सरन्ध्रता, छिद्रिलता

Porotic (पोरोटिक)—Porous.

Porotomy (पोरोटॉमी)—Meatotomy.

Porous (पोरस)—छिद्रपूर्ण, छिद्रिल

Porphyria (पोर्फाइरिया)—पोर्फाइरिन चयापचय में गड़बड़ी होना जिसमें पोर्फाइरिन अथवा उनके पूर्वगामी अधिक बनते एवं उत्सर्जित होते हैं; पोर्फाइरीनता

Porphyrin (पोर्फाइरिन)— जीवद्रव्य में उत्पन्न होने वाला तथा जन्तुओं एवं पौधों के क्रमशः हीमोग्लोबिन तथा पर्णहरित से उपलब्ध श्वसनीय वर्णकों का आधार बनाने वाला नाइट्रोजनयुक्त कार्बनिक यौगिकों के वर्ग में से कोई भी एक

Porphyrinopathy (पोर्फाइरिनोपैथी)— पोर्फाइरिन के असामान्य चयापचय के परिणामस्वरूप उत्पन्न कोई रोग जैसे तीव्र पोर्फाइरीनता

Porphyrinuria (पोर्फाइरीनूरिया)— मूत्र में अधिक पोर्फाइरिन का उत्सर्जित होना; पोर्फाइरिनमेह

Porphyrism (पोर्फाइरिज़्म)—Porphyrinopathy.

Porphyrization (पोर्फाइराइज़ेशन)— पाउडर या चूर्ण के रूप में करने की क्रिया, चूर्णन

Porphyruria (पोर्फाइरूरिया)—Porphyrinuria.

Porro's operation (पौरोस ऑपरेशन)— सिज़ेरियन ऑपरेशन के पश्चात् गर्भाशय, डिम्बग्रन्थियों एवं डिम्बवाहिनियों को काट कर निकाल देना

Porta (पोर्टा)— तन्त्रिकाओं, रक्त वाहिनियों तथा अन्य रचनाओं का किसी अंग में प्रवेश करने का स्थान, प्रतिहार या द्वार जैसे फुफ्फुसीय प्रतिहार—फेफड़े का हाइलम जो फेफड़े में श्वास-नलियों, तन्त्रिकाओं तथा वाहिनियों का प्रवेश एवं निर्गम स्थल होता है; यकृत् प्रतिहार—यह यकृत की अन्तरांगी सतह पर अनुप्रस्थ विदर या दरार होती है जहाँ पर पोर्टल शिरा तथा यकृती धमनी प्रवेश करती है एवं जहाँ से यकृती वाहिनी निकलती है।

Portacaval (पोर्टाकेवल)— प्रतिहारी (पोर्टल) शिरा एवं निम्न महाशिरा से सम्बन्धित

Portacaval shunt (पोर्टाकेवल शन्ट)— प्रतिहारी शिरा एवं निम्न महाशिरा को शल्यक्रिया द्वारा जोड़ना।

Portae (पोर्टी)— Porta का बहुवचन

Portal (पोर्टल)— 1. प्रवेश मार्ग जैसे वह मार्ग जिससे होकर जीवाणु शरीर में प्रवेश कर जाते हैं; प्रतिहारी; प्रवेशद्वार 2. किसी अंग में प्रवेश करने से सम्बन्धित, विशेषकर जिसके द्वारा रक्त यकृत में ले जाया जाता है।

Portal circulation (पोर्टल सर्कुलेशन)— पोर्टल शिरा की शाखाओं द्वारा यकृत में होने वाला रक्त का परिसंचरण जो यकृती शिराओं से वापिस होता हुआ यकृत से बाहर आकर निम्न महाशिरा में बह जाता है।

Portal system (पोर्टल सिस्टम)—पोर्टल शिरा एवं इसकी शाखाएं जो उदरीय अंगों से रक्त एकत्रित करके यकृत को ले जाती हैं जहाँ से रक्त यकृती शिराओं से होता हुआ निम्न महा-शिरा में पहुँचता है; प्रतिहारी प्रणाली

Portio (पोर्शियो)—. किसी अंग का कोई भाग

Porto- (पोर्टो-)—एक उपसर्ग जिसका अर्थ प्रतिहारी है।

Portoenterostomy (पोर्टोएन्ट्रोस्टॉमी)—शल्यक्रिया द्वारा यकृत के पोर्टल या प्रतिहारी क्षेत्र तथा ड्योडिनम के साथ जेजुनम का सम्मिलन

Portogram (पोर्टोग्राम)— पोर्टल शिरा का एक्स-रे चित्र; प्रतिहारीचित्र

Portography (पोर्टोग्राफी)—पोर्टल शिरा में किसी रेडियोअपारदर्शक (एक्स-रे अभेद्य) पदार्थ का इन्जैक्शन लगाकर उसका एक्स-रे परीक्षण करना; प्रतिहारीचित्रण

Portosystemic (पोर्टोसिस्टेमिक)— प्रतिहारी तथा दैहिक शिरापरक परिसंचरण को जोड़ने वाला।

Portovenography (पोर्टोवीनोग्राफी)—Portography.

Porus (पोरस)— द्वार अथवा छिद्र

Posiomania (पोज़ियोमैनिया)—Dipsomania.

Position (पोज़ीशन)— 1. वह स्थान जहाँ पर कोई वस्तु रखी जाती है। 2. शरीर का आसन या उसकी स्थिति 3. भ्रूण के शरीर के किसी भाग अथवा इसके प्रस्तुतिकरण वाले भाग का माता की श्रोणि के साथ सम्बन्ध।

Anatomic position (एनाटोमिक पोज़ीशन)— मानव शरीर की ऐसी स्थिति जिसमें कोई व्यक्ति सीधा खड़ा होकर बाँहों को पार्श्वों में कर लेता है तथा हथेलियों को सामने की ओर घुमा देता है।

Batrachian position (बेट्रेचियन पोज़ीशन)—शिशु के लेटने की स्थिति जो मेंढक की स्थिति के समान होती है।

Bozeman's position (बोज़मैन्स पोज़ीशन)— घुटने एवं कोहनी की स्थिति जिसमें सहारे के लिए रोगी पर पट्टियाँ चिपका दी जाती है।

Brickner position (ब्रिक्नर पोज़ीशन)—वह स्थिति जिसमें कन्धे का कर्षण (खिंचाव), अपावर्तन तथा बाह्य घूर्णन (बाहर की ओर घूमना) प्राप्त करने के लिए रोगी की कलाई को चारपाई के सिरे से बाँध दिया जाता है।

Decubitus position (डेकुबिटस पोज़ीशन)—समतल सतह पर रोगी की स्थिति जो रोगी के शरीर का कौन-सा पार्श्व सतह से स्पर्श करता है, उसके अनुसार दर्शायी जाती है जैसे पृष्ठीय क्षैतिज-स्थिति (पीठ की), बाँयी पार्श्विक क्षैतिज-स्थिति(बाँये पार्श्व की), दाँई पार्श्विक क्षैतिज-स्थिति (दाँयें पार्श्व की) अथवा अभ्युदर क्षैतिज-स्थिति (पेट की)

Dorsal elevated position (डार्सल एलीवेटेड पोज़ीशन)—ऐसी स्थिति जिसमें रोगी कमर के सहारे लेटता है तथा सिर एवं कंधों को 30° या अधिक कोण पर ऊपर उठा लेता है। यह स्थिति अँगुलियों अथवा दोनों हाथों के द्वारा जननांगों का परीक्षण करने के लिए बनाई जाती है।

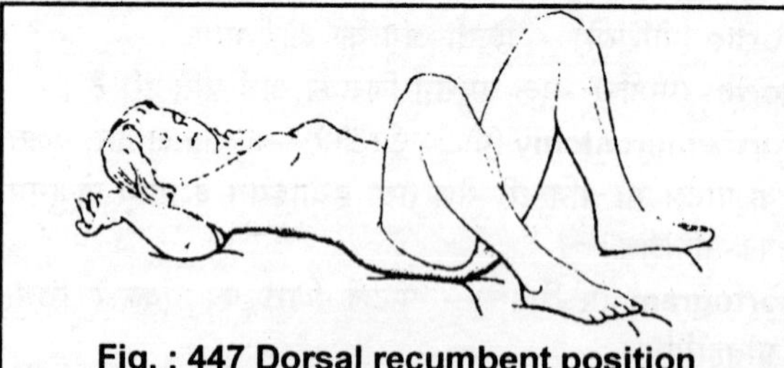

Fig. : 447 Dorsal recumbent position
(अधिपृष्ठ शयान-स्थिति)

Dorsal position (डार्सल पोज़ीशन)— ऐसी स्थिति जिसमें रोगी कमर के सहारे लेटा होता है; अधिपृष्ठ-स्थिति

Dorsal recumbent position (डार्सल रिकम्बैन्ट पोज़ीशन)— ऐसी स्थिति जिसमें रोगी कमर के सहारे लेटता है तथा निम्न भुजाओं को थोड़ा आकुंचित करके बाहर की ओर घुमा लेता है। यह स्थिति प्रसूति सम्बन्धी चिमटी का प्रयोग करने हेतु, प्रसव के पश्चात् जख्मों की मरम्मत करने तथा योनि परीक्षण आदि के लिए स्त्री में बनाई जाती है।

Dorsosacral position (डार्सोसैक्रल पोज़ीशन)—Lithotomy position.

Fowler's position (फाऊलर्स पोज़ीशन)— ऐसी स्थिति जिसमें रोगी के पलंग का सिरहाना 18 से 20 इंच तक फर्श से ऊपर उठा दिया जाता है तथा साथ ही घुटनों को भी उठा दिया जाता है।

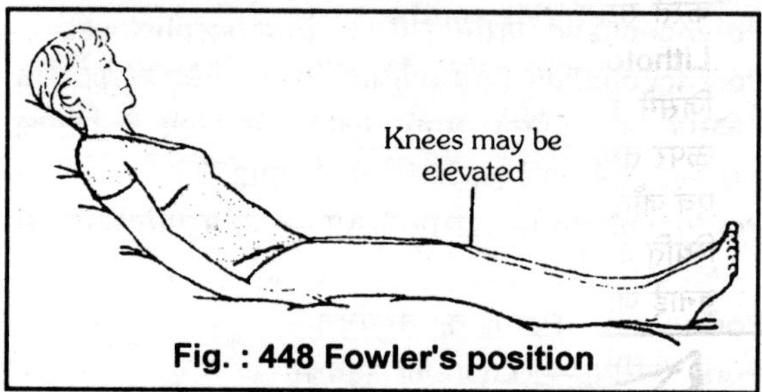

Fig. : 448 Fowler's position

Froglike position (फ्रोगलाइक पोज़ीशन)—Batrachian position.

Genucubital position (जेनुक्यूबिटल पोज़ीशन)— जानुकूर्परासन

Genupectoral position (जेनुपेक्टोरल पोज़ीशन)— जानुवक्ष स्थिति

Horizontal abdominal position (हॉरीजॉन्टल एब्डोमिनल पोज़ीशन)— ऐसी स्थिति जिसमें रोगी पेट के सहारे लेटता है तथा पैरों को फैला देता है। ऐसी स्थिति पीठ तथा कशेरुका-दण्ड का परीक्षण करने के लिए बनाई जाती है।

Horizontal position (हॉरीज़ॉन्टल पोज़ीशन)— अधिपृष्ठ-स्थिति जिसमें पाद प्रसारित हो जाते हैं।

Jackknife position (जैकनाइफ पोज़ीशन)—ऐसी स्थिति जिसमें रोगी पीठ के बल लेटता है, कंधे उठा लेता है, टाँगें जाँघों पर तथा जाँघें उदर के साथ समकोण बनाते हुए आकुंचित कर लेता है। यह स्थिति मूत्रमार्गीय गवेषिणी को प्रविष्ट करने हेतु बनाई जाती है।

Knee-chest position (नी-चैस्ट पोज़ीशन)— रोगी घुटनों एवं ऊपरी वक्ष के सहारे टिकता है तथा जाँघें ऊपर को सीधी रखता है; जानुवक्ष स्थिति

Knee-elbow position (नी-एल्बो पोज़ीशन)—रोगी जाँघों को सीधी ऊपर को करके घुटनों के सहारे टिकता है और कोहनियाँ छाती के साथ उठी हुई होती हैं, ऐसी स्थिति

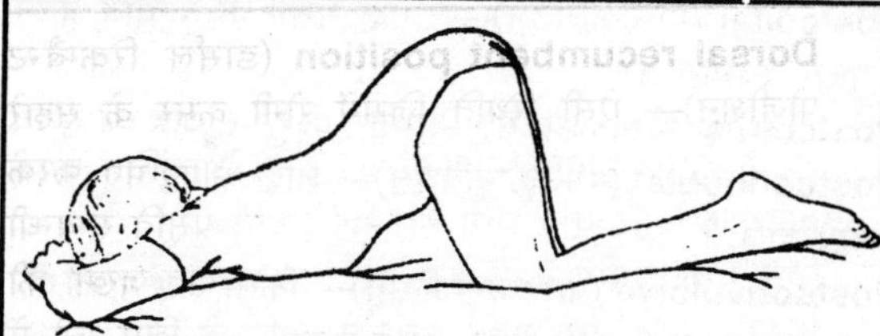
Fig. : 449 Knee-chest or Genupectoral position (जानुवक्ष स्थिति)

अक्सर मलायशदर्शन करते समय बनाई जाती है; जानुकूर्परासन

Left lateral position (लैफ्ट लेट्रल पोज़ीशन)— इस स्थिति में रोगी बाईं करवट लेटता है, दाँयें घुटने एवं जाँघ को खींच लिया जाता है। यह स्थिति स्त्री में योनि-परीक्षण करते समय बनाई जाती है।

Lithotomy position (लिथोटॉमी पोज़ीशन)—ऐसी स्थिति जिसमें रोगी कमर के सहारे लेटता है, जाँघों को पेट के ऊपर तथा पैरों को जाँघों के ऊपर आकुंतिच कर लेता है एवं जाँघों को अपावर्तित कर (फैला) दिया जाता है। ऐसी स्थिति अधिकतर स्त्रियों में जननांगों के ऑपरेशन करने में बनाई जाती है।

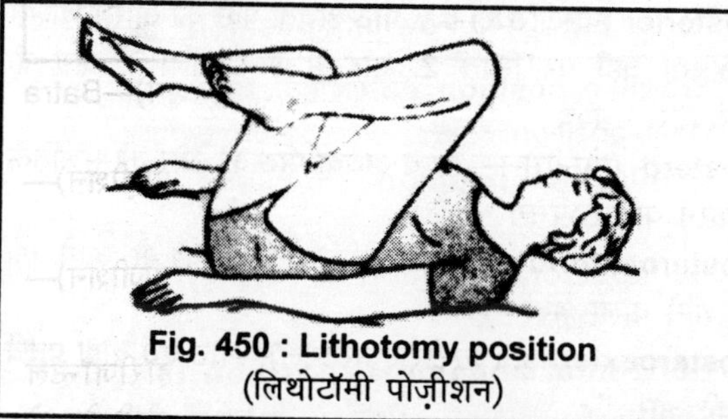
Fig. 450 : Lithotomy position (लिथोटॉमी पोज़ीशन)

Noble's position (नोबल्स पोज़ीशन)—ऐसी स्थिति जिसमें रोगी खड़ा होकर आगे को झुकता है तथा दीवार पर हाथ रखकर अथवा किसी कुर्सी को पकड़ कर शरीर के ऊपरी भाग को सहारा देता है। ऐसी स्थिति वृक्क के परीक्षण में प्रयोग में लाई जाती है।

Obstetrical position (ऑब्स्टेट्रीकल पोज़ीशन)—Left lateral recumbent position.

Orthograde position (ऑर्थोग्रेड पोज़ीशन)—Anatomic position.

Orthopneic position (आर्थोनीक पोज़ीशन)—सीधा बैठा रहने की स्थिति। यह उन लोगों में होती है जिन्हें सांस लेने में कठिनाई होती है।

Prone position (प्रोन पोज़ीशन)— ऐसी स्थिति जिसमें रोगी चेहरा नीचे को करके लेटा होता है।

Rose's position (रोज़्स पोज़ीशन)—अधिपृष्ठ-स्थिति

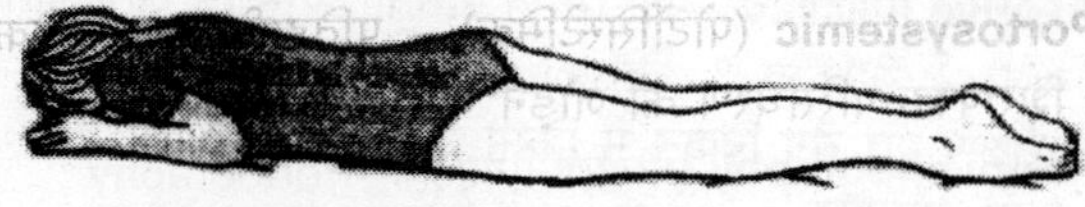
Fig. 451 : Prone position (अधोमुख स्थिति)

जिसमें सिर पूर्णरूप से प्रसारित होकर मेज के किनारे से लटक जाता है।

Sims' position (सिम्स पोज़ीशन)— ऐसी स्थिति जिसमें रोगी बाँयीं करवट लेटता है, दाँयें घुटने एवं जाँघ को बाँयें के ऊपर खींच लिया जाता है तथा बाँयीं बाँह को कमर के साथ लगा दिया जाता है। यह स्थिति मलाशय अथवा योनि के आन्तरिक परीक्षण या जननांगों के ऑपरेशन में बनाई जाती है।

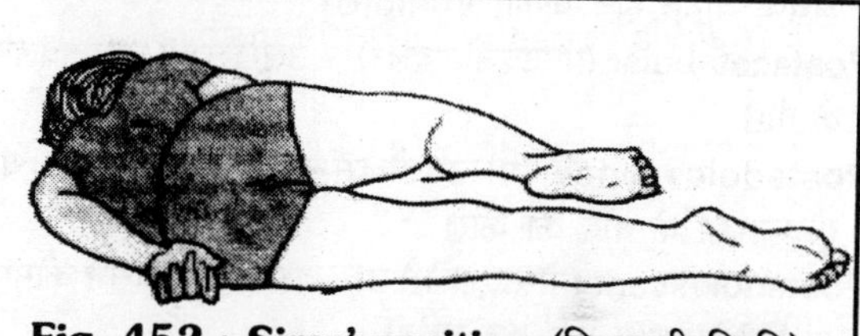
Fig. 452 : Sims' position (सिम्स की स्थिति)

Supine position (सुपाइन पोज़ीशन)—Dorsal position.

Trendelenburg position (ट्रेन्डेलेनबर्ग पोज़ीशन)—अधिपृष्ठ-स्थिति जिसमें रोगी ऐसे बिस्तर पर लेटता है जिसका अन्तिम छोर लगभग 45° ऊपर को उठा होता है तथा सिरहाना नीचे को होता है। यह स्थिति पेट के ऑपरेशनों में बनाई जाती है ताकि गुरुत्वाकर्षण से उदर के अंग ऊपर को रहें।

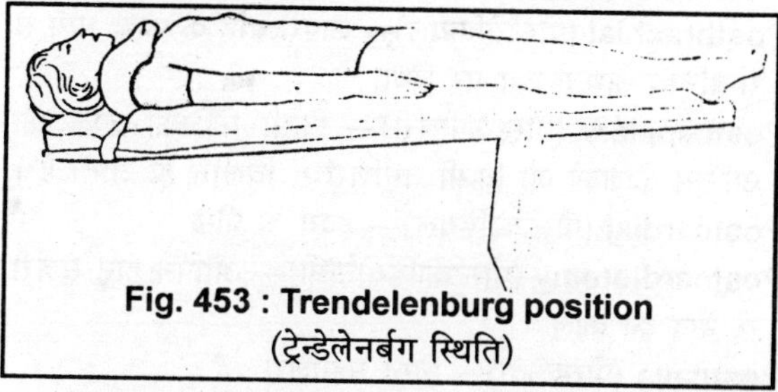
Fig. 453 : Trendelenburg position (ट्रेन्डेलेनबग स्थिति)

Walcher position (वाल्चर पोज़ीशन)—ऐसी स्थिति जिसमें रोगी के नितम्ब (कूल्हे) मेज के किनारे पर होते हैं तथा निम्न भुजाएँ नीचे को लटक जाती हैं।

Positioner (पोज़ीशनर)—शरीर के किसी भाग विशेषकर सिर को किसी विशेष स्थिति में पकड़ने अथवा रखने वाला एक उपकरण

Positioning (पोज़ीशनिंग)—स्वास्थ्यलाभ में, चिकित्सा की सहायता के रूप में शरीर एवं इसकी भुजाओं को स्थिति में रखना।

Positive (पोज़ीटिव)— 1. स्थिति अथवा उपस्थिति को दर्शाने वाला 2. निश्चित 3. जिसका मूल्य जीरो से अधिक हो 4. परीक्षण एवं रोग निदान में किसी असामान्य दशा को बताने वाला; धनात्मक

Positron (पाज़ीट्रॉन)— धनात्मक-पूरित इलैक्ट्रॉन

Posologic (पोसोलॉजिक)— पोसोलॉजी से सम्बन्धित

Posological (पोसोलॉजीकल)— औषधियों की मात्राओं से सम्बन्धित

Posology (पोसोलॉजी)—औषधियों की मात्राओं से सम्बन्धित विज्ञान, औषधमात्राविज्ञान।

Post- (पोस्ट-)— एक उपसर्ग जिसका अर्थ बाद, पीछे अथवा पश्च होता है।

Postabortal (पोस्टएबोर्टल)— गर्भपात के पश्चात् उत्पन्न होने अथवा घटित होने वाला; गर्भपातोत्तर

Postacetabular (पोस्टएसीटाबुलर)— उलूखल या ऐसीटाबुलम के पीछे

Postadolescence (पोस्टएडोलेसैन्स)—किशोरावस्था या यौवनारम्भ के बाद का काल

Postadolescent (पोस्टएडोलेसैन्ट)—वह व्यक्ति जिसने कौमार या किशोरावस्था पार कर ली हो।

Postanal (पोस्टएनल)— गुदा के पीछे; गुदपश्च

Postanesthetic (पोस्टएनीस्थेटिक)— संज्ञाहरण के पश्चात् के काल से सम्बन्धित; निश्चेतनोत्तर

Postapoplectic (पोस्टएपोप्लेक्टिक)— आघात अथवा अपसन्यास (रक्ताघात) के तुरन्त बाद के काल से सम्बन्धित

Postauricular (पोस्टऑरीकुलर)— कर्णपाली या बाह्य कर्ण के पीछे स्थित अथवा वहाँ पर किया गया कोई ऑपरेशन

Postaxial (पोस्टएक्सियल)— किसी अक्ष के पीछे स्थित अथवा उत्पन्न होने वाला; अक्षपश्च

Postbrachial (पोस्टब्रेकियल)— ऊपरी बाहु के पश्च भाग से सम्बन्धित अथवा उस पर स्थित

Postcapillary (पोस्टकैपीलरी)— किसी केशिका जाल की अन्तिम केशिका जो किसी तनुशिरा में विलीन हो जाती है।

Postcardial (पोस्टकार्डियल)— हृदय के पीछे

Postcardiotomy (पोस्टकार्डियोटॉमी)— ओपिन हार्ट सर्जरी के बाद का काल

Postcava (पोस्टकेवा)— निम्न महाशिरा

Postcaval (पोस्टकेवल)—निम्न महाशिरा से सम्बन्धित

Postcentral (पोस्टसेन्ट्रल)— किसी केन्द्र से पीछे स्थित अथवा कुछ घटने वाला; मध्यपश्च

Postcibal (पोस्टसाइबल)— खाने के बाद उत्पन्न होने वाला; भोजनोत्तर

Post-cibum (पोस्ट-साइबम)— भोजन के पश्चात्

Postclavicular (पोस्टक्लैविकुलर)— क्लैविकल हड्डी के पीछे

Postclimacteric (पोस्टक्लाइमैक्ट्रिक)—रजोनिवृत्ति के पश्चात् उत्पन्न होने वाला।

Postcoital (पोस्टकॉयटल)—लैंगिक संसर्ग के पश्चात् घटने वाला, सम्भोगोत्तर

Postcoitus (पोस्टकॉयटस)—सम्भोग के तुरन्त बाद का समय

Postconnubial (पोस्टकौनुबियल)— शादी के पश्चात् उत्पन्न होने वाला।

Postconvulsive (पोस्टकनवल्सिव)— किसी आक्षेप या दौरे के पश्चात् उत्पन्न होने वाला; आक्षेपोत्तर

Postcordial (पोस्टकॉर्डियल)— हृदय से पीछे का

Postcornu (पोस्टकोर्नू)— पार्श्वीय निलय का पश्च शृंग

Postcostal (पोस्टकॉस्टल)—पसलियों के पीछे

Postcubital (पोस्टक्यूबिटल)—अग्रबाहु के पश्चज भाग में

Postdiastolic (पोस्टडायस्टोलिक)— किसी अनुशिथिलन के पश्चात् उत्पन्न होने वाला।

Postdicrotic (पोस्टडाइक्रोटिक)— किसी द्विस्पन्दी नाड़ी तरंग के पश्चात् उत्पन्न होने वाला।

Postdiphtheritic (पोस्टडिफ्थेरीटिक)— डिफ्थीरिया के पश्चात्; रोहिणीरोगोत्तर

Postencephalitic (पोस्टएन्सिफैलाइटिक)— मस्तिष्कशोथ के पश्चात् उत्पन्न होने वाला; मस्तिष्कशोथोत्तर

Postepileptic (पोस्टएपीलेप्टिक)—मिर्गी के दौरे के पश्चात्; अपस्मारोत्तर

Posterior (पोस्टीरियर)—1. पीठ अथवा पीछे की ओर निर्देशित अथवा वहाँ पर स्थित 2. बाद में होने वाला 3. अग्र के विपरीत। पश्च

Postero- (पोस्टीरो-)— पश्च अथवा पीठ की ओर को संकेतिक करने वाला उपसर्ग

Posteroanterior (पोस्टीरोएन्टीरियर)— पीछे से आगे को दर्शाने वाला शब्द

Posteroexternal (पोस्टीरोएक्सटर्नल)—पीठ एवं बाह्य पार्श्व की ओर

Posteroinferior (पोस्टीरोइन्फीरियर)— पीछे एवं नीचे

Posterointernal (पोस्टीरोइन्टरनल)—पीछे एवं अन्दर की ओर

Posterolateral (पोस्टीरोलेट्रल)— शरीर के किसी भाग के पीछे तथा पार्श्व में स्थित, पश्चपार्शिवक

Posteromedial (पोस्टीरोमीडियल)—पीठ एवं मध्यवर्ती तल की ओर

Posteromedian (पोस्टीरोमीडियन)— पीठ पर तथा मध्यवर्ती तल में स्थित

Posteroparietal (पोस्टीरोपैराइटल)—पार्श्विकास्थि या पैराइटल हड्डी के पीछे स्थित

Posterosuperior (पोस्टीरोसुपीरियर)—पीछे और ऊपर स्थित

Posterotemporal (पोस्टीरोटैम्पोरल)—शंखास्थि या टैम्पोरल हड्डी के पीछे स्थित

Postesophageal (पोस्टईसोफेगियल)—ग्रासनली के पीछे स्थित

Postethmoid (पोस्टइथमॉयड)—झर्झरिका अस्थि के पीछे स्थित

Postfebrile (पोस्टफैब्राइल)— किसी ज्वर के बाद उत्पन्न होने वाला, ज्वरोत्तर

Postganglionic (पोस्टगैंग्लियानिक)— किसी गण्डिका या गैंग्लियान के पीछे अथवा दूर स्थित; गण्डिकापश्च।

Posthemiplegic (पोस्टहेमीप्लेजिक)—अर्धांगघात के पश्चात् उत्पन्न होने वाला।

Posthemorrhagic (पोस्ट हीमोरेह्जिक)—रक्तस्राव के पश्चात् उत्पन्न होने वाला।

Posthepatic (पोस्टहिपैटिक)—. यकृत के पीछे

Posthepatitic (पोस्टहिपैटाइटिक)—यकृत्शोथ के पश्चात् उत्पन्न होने वाला; यकृतशोथोत्तर

Posthetomy (पोस्थेटॉमी)—Circumcision.

Posthioplasty (पोस्थियोप्लास्टी)— शिश्नमुण्डच्छद या अग्रच्छद की प्लास्टिक सर्जरी करना, शिश्नमुण्डच्छदसंधान।

Posthitis (पोस्थाइटिस)— अग्रच्छद का शोथ, शिश्नमुण्डच्छदशोथ

Postholith (पोस्थोलिथ)— शिश्नमुण्डच्छद या अग्रच्छद के नीचे उत्पन्न होने वाली पथरी

Posthumous (पोस्थुमस)— 1. मृत्यु के पश्चात् उत्पन्न होने वाला 2. पिता की मृत्यु के बाद पैदा हुआ 3. माँ की मृत्यु के पश्चात् शल्यक्रियात्मक प्रजनन (सिज़ेरियन ऑपरेशन) द्वारा निकाला गया बच्चा

Posthypnotic (पोस्टहिप्नोटिक)— निद्रावस्था के पश्चात्

Postical (पोस्टीकल)— किसी अचानक होने वाले आक्रमण, आघात अथवा ग्रह (दौरे पड़ना) के पश्चात्

Posticteric (पोस्टइक्ट्रिक)— कामला या पीलिया के पश्चात्

Posticus (पोस्टीकस)— शरीर की पिछली सतह को बताने वाला।

Postinfluenzal (पोस्टइन्फ्लुएन्जल)— इन्फ्लुएन्जा के बाद उत्पन्न होने वाला।

Postmalarial (पोस्टमलेरियल)—मलेरिया के पश्चात् उत्पन्न होने वाला।

Postmature (पोस्टमेच्योर)—गर्भावस्था के 42 सप्ताह के बाद उत्पन्न होने वाले शिशु से सम्बन्धित

Postmaturity (पोस्टमेच्योरिटी)—अतिपरिपक्वता जैसा कि उस शिशु में होती है जिसने गर्भावस्था के 42 सप्ताह पश्चात् जन्म लिया हो।

Postmedian (पोस्टमीडियन)— मध्यम तल के पश्चज

Postmediastinal (पोस्टमीडियास्टाइनल)—मध्यस्थानिका के पीछे स्थित।

Postmediastinum (पोस्टमीडियास्टाइनम)—मध्यस्थानिका के पीछे

Postmenopausal (पोस्टमीनोपॉज़ल)—रजोनिवृत्ति के पश्चात्; रजोनिवृत्योत्तर

Postminimus (पोस्टमिनीमस)—हाथ या पैर की पाँचवी अँगुली के पार्श्व से संलग्न एक छोटा अतिरिक्त उपांग जो सामान्य उँगली जैसा लगता है।

Postmortem (पोस्टमॉर्टम)—. मृत्यु के पश्चात् उत्पन्न होने वाला अथवा किया गया, मरणोत्तर

Postmortem examination (पोस्टमॉर्टम एक्ज़ामिनेशन)—Autopsy.

Postnarial (पोस्टनेरियल)—पश्चज नासाद्वारों से सम्बन्धित

Postnaris (पोस्टनेरिस)—Choanae.

Postnasal (पोस्टनेज़ल)— नाक के पीछे स्थित; नासापश्च

Postnatal (पोस्टनेटल)— जन्म के पश्चात् उत्पन्न होने वाला; प्रसवोत्तर; जन्मोत्तर

Postnecrotic (पोस्टनेक्रोटिक)—किसी ऊतक अथवा भाग की मृत्यु के पश्चात्; परिगलनोत्तर

Postneuritic (पोस्टन्यूराइटिक)— तन्त्रिकाशोथ के पश्चात् उत्पन्न होने वाला।

Postocular (पोस्टऑकुलर)—आँख के पीछे

Postolivary (पोस्टोलीवरी)— वर्तुलिका काय के पीछे

Postoperative (पोस्टोपेरेटिव)— शल्यचिकित्सा सम्बन्धी ऑपरेशन के पश्चात्; शल्यकर्मोत्तर

Postoral (पोस्टोरल)— मुख के पश्च भाग में

Postorbital (पोस्टऑर्बिटल)— नेत्रगोलक के पीछे

Postovulatory (पोस्टऑव्यूलेटरी)— डिम्बोत्सर्जन के पश्चात्; डिम्बक्षरणोत्तर

Postpalatine (पोस्टपैलाटाइन)— तालु के पीछे

Postpaludal (पोस्टपैल्युडल)— मलेरिया ज्वर के पश्चात्

Postparalytic (पोस्टपैरालाइटिक)—पक्षाघात् के आक्रमण के पश्चात्

Post partum (पोस्ट पार्टम)— बच्चे के जन्म के पश्चात्, प्रसवोत्तर

Postpartum (पोस्टपार्टम)—बच्चे के जन्म के पश्चात् उत्पन्न होने वाला, जन्मोत्तर, प्रसवोत्तर

Postpharyngeal (पोस्टफेरिन्जियल)—ग्रसनी या गले के पीछे

Postpneumonic (पोस्टन्यूमोनिक)— न्यूमोनिया के बाद उत्पन्न होने वाला।

Postpontile (पोस्टपोन्टाइल)— पोन्स वेरोलाइ के पीछे स्थित

Postprandial (पोस्टप्रैण्डियल)— खाने के बाद, भोजनोत्तर

Postpubertal (पोस्टप्यूबर्टल)— यौवनारम्भ के बाद के काल से सम्बन्धित

Postpuberty (पोस्टप्यूबर्टी)—यौवनारम्भ के बाद का काल

Postpubescent (पोस्टप्यूबेसेन्ट)— यौवनारम्भ के बाद

Postradiation (पोस्टरेडिएशन)— विकिरण से अनावृत होने के बाद

Postsacral (पोस्टसैक्रल)— त्रिकास्थि या सैक्रम के नीचे

Postscapular (पोस्टस्कैपुलर)—अंसफलक या स्कैपुला हड्डी के पीछे या नीचे

Postsphygmic (पोस्टस्फाइग्मिक)—नाड़ी तरंग के पश्चात्; स्पन्दनोत्तर

Postsplenic (पोस्टस्प्लीनिक)— प्लीहा या तिल्ली के पीछे

Poststenotic (पोस्टस्टेनोटिक)—किसी संकुचित स्थान विशेषकर किसी धमनी के संकुचित स्थान से दूर स्थापित या उत्पन्न होने वाला।

Postsynaptic (पोस्टसाइनेप्टिक)—किसी अन्तर्ग्रथन से दूर स्थापित अथवा उत्पन्न होने वाला, अन्तर्ग्रथनोत्तर

Post-tarsal (पोस्ट-टार्सल)— गुल्फ के पीछे

Post-term infant (पोस्ट-टर्म इन्फैन्ट)— गर्भावस्था के 42वें सप्ताह के शुरू होने के बाद पैदा होने वाला शिशु

Post-term pregnancy (पोस्ट-टर्म प्रिग्नैन्सी)—42 सप्ताह (294-दिन) से अधिक दिनों तक जारी रहने वाली गर्भावस्था जिसकी गणना अन्तिम मासिक धर्म के प्रथम दिन से की जाती है।

Post-tibial (पोस्ट-टिबियल)—. टिबिया के पीछे

Post-transcriptional (पोस्ट-ट्रान्सक्रिप्शनल)—प्रतिलेखन के पश्चात् उत्पन्न होने वाला।

Post-translational (पोस्ट-ट्रान्सलेशनल)— अनुवाद के पश्चात् उत्पन्न होने वाला।

Post-transverse (पोस्ट-ट्रान्सवर्स)—किसी अनुप्रस्थ प्रवर्ध के पीछे

Post-traumatic (पोस्ट-ट्रॉमेटिक)—किसी चोट के लगने के बाद

Post-typhoid (पोस्ट-टाइफॉयड)—आन्त्रिक ज्वर या मियादी बुखार के बाद उत्पन्न होने वाला।

Postulate (पोस्चुलेट)—एक अनुमान या विचार जिसे बिना प्रमाण के स्वीकृत कर लिया जाता है; अभिधारणा

Postural (पोस्चुरल)—आसन अथवा स्थिति से सम्बन्धित अथवा उससे प्रभावित; स्थितिज

Postural hypotension (पोस्चुरल हाइपोटैन्शन)— खड़े रहने की स्थिति में रक्त-चाप का कम हो जाना।

Posture (पोस्चर)—शरीर की स्थिति; आसन। यह निम्न प्रकार की होती हैं—

Coiled posture (कॉयल्ड पोस्चर)— इसमें शरीर एक पार्श्व में हो जाता है तथा पैर धड़ से मिलाने के लिए ऊपर को खींच लिए जाते हैं। इस प्रकार की स्थिति प्रमस्तिष्क के रोगों, यकृती, आन्त्रीय तथा वृक्कीय शूल में देखी जाती है।

Dorsal rigid posture (डॉर्सल रिजिड पोस्चर)— इस प्रकार की स्थिति में रोगी कमर के सहारे लेटता है तथा अपने दोनों पैर ऊपर को खींच लेता है। इसे पर्युदर्याशोथ (उदरावरणशोथ), मस्तिष्कावरणशोथ, जलोदर तथा आध्मान (अफारा) में देखा जाता है। एपैण्डीसाइटिस, दाँयी ओर के पर्युदर्याशोथ या पैरीटोनाइटिस एवं दाँयी मूत्रनली या गवीनी में स्थित अश्मरी में दाँया पैर ऊपर को खींच लिया जाता है।

Kyphosis-lordosis posture (काइफोसिस-लॉर्डोसिस पोस्चर)—ऐसा आसन जिसमें श्रोणि आगे को झुक जाती है जिससे कूल्हों में आकुंचन होता है, कटि-प्रदेश में बढ़ी हुई अग्रकुब्जता तथा वक्ष में कुब्जता या कुबड़ापन हो जाता है।

Orthopnea posture (आर्थोप्निया पोस्चर)— रोगी सीधा बैठकर अपने हाथों या कोहनियों को सहारे के लिए किसी वस्तु पर रख लेता है, ऐसी स्थिति श्वसनिका दमा, वातस्फीति (एम्फाइज़ीमा), हृदय रोग तथा कष्टश्वास (साँस फूलना) आदि में देखी जाती है।

Orthotonus posture (आर्थोटोनस पोस्चर)— इसमें गर्दन तथा धड़ दृढ़ता के साथ सीधी रेखा में फैल जाते हैं। इसे टेटनस, अलर्क या रेबीज़ तथा मस्तिष्कावरणशोथ में देखा जाता है।

Prone posture (प्रोन पोस्चर)— इसमें मुख नीचे को लटका लिया जाता है, ऐसा पेट के दर्द या जठर-व्रण में देखा जाता है।

Postuterine (पोस्टयूटेराइन)— गर्भाशय के पीछे स्थित

Postvaccinal (पोस्टवैक्सीनल)— चेचक का टीका लगाने के पश्चात् उत्पन्न होने वाला; टीकोत्तर

Postvalvular (पोस्टवाल्व्यूलर)— किसी कपाट या वाल्व के पीछे स्थित

Potable (पोटेबिल)—पीने योग्य; पेय

Potain's sign (पोटेन्स साइन)— महाधमनी के विस्फारण में, दाँयी ओर उरोस्थि मुष्टि से लेकर द्वितीय अन्तरापर्शुकी अवकाश तथा तृतीय पर्शुका-उपास्थि एवं उरोस्थि के आधार तक फैले क्षेत्र पर परिताड़न करने पर मन्दता पायी जायेगी।

Potamophobia (पोटेमोफोबिया)— अधिक पानी होने का विकृत भय

Potash (पोटाश)—Potassium carbonate.

Potassemia (पोटेसीमिया)—Hyperkalemia.

Potassic (पोटेसिक)— पोटाश का बना हुआ अथवा इससे युक्त

Potassium (पोटेशियम)—शरीर में पाया जाने वाला अन्य तत्त्वों से संयुक्त एक खनिज तत्त्व जो शरीर के भार का .35 प्रतिशत होता है।

Potbelly (पॉटबैली)— तोंद, वसामय उदर

Potency (पोटेन्सी)—1. शक्ति जैसे किसी औषधि की शक्ति 2. सामर्थ्य या क्षमता जैसे किसी पुरुष की सम्भोग करने की क्षमता

Potent (पोटेन्ट)— 1. शक्तिशाली जैसे कोई औषधि 2. एक पुरुष जो सम्भोग करने योग्य होता है ।

Potentia coeundi (पोटेन्शिया सीयूण्डाइ)—लैंगिक संसर्ग सामान्य रूप से करने की क्षमता

Potential (पोटेन्शियल)— 1. जिसका अस्तित्व होता है और कार्य के लिए तैयार रहता है परन्तु सक्रिय नहीं होता 2. विद्युत्-तनाव अथवा दबाव; विभव

Potentiate (पोटेन्शियेट)— शक्तिशाली बनाना

Potentiation (पोटेन्शियेशन)— दो पदार्थों की योगवाही क्रिया जिसमें संयुक्त प्रभाव दोनों पदार्थों में से प्रत्येक के प्रभावों के जोड़ से अधिक होता है; प्रबलीकरण

Potentiator (पोटेन्शियेटर)—ऐसी औषधि जो दूसरी औषधियों के साथ मिलकर उन्हें अधिक शक्तिशाली बनाती है ।

Potentiometer (पोटेन्शियोमीटर)—A voltmeter.

Potion (पोशन)—किसी तरल औषधि की बड़ी खुराक; घूँट

Potted (पॉटेड)— डिब्बाबन्द

Pott's disease (पॉट्स डिज़ीज)— कशेरुकाओं का क्षय रोग; मेरुक्षय जिससे रोगग्रस्त कशेरूकाओं में कुब्जता (कुबड़ापन) हो जाती है ।

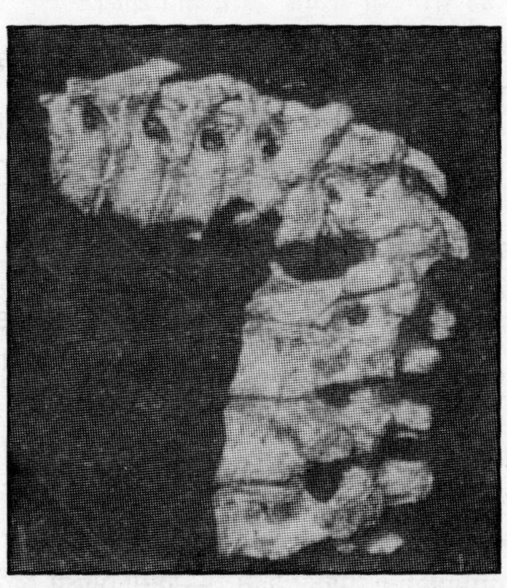

Fig. 454 : Pott's disease (पॉट का रोग)

Pott's fracture (पॉट्स फ्रैक्चर)— फिब्यूला हड्डी के निचले सिरे तथा टिबिया के मध्यवर्ती गुल्फ का अस्थि-भंग होना जिससे पाँव बाहर के ओर विस्थापित हो जाता है ।

Pouch (पॉच)—जेब के समान गुहा अथवा कोश या थैली जैसे पॉच ऑफ डगलस जो गर्भाशय के पीछे तथा मलाशय के आगे पैरीटोनियम की एक थैली होती है; कोष्ठ

Pouchitis (पॉचाइटिस)— शल्यकर्म द्वारा बनी थैली का तीव्र शोथ

Poudrage (पौडरेज)— किसी सतह पर पाउडर का प्रयोग करना जैसे फुफ्फुसावरण की अन्तरांगी तथा पार्श्विक परतों के बीच उन्हें चिपकाने के लिए किया जाता है ।

Poultice (पुल्टिस)—औषधि का एक गर्म, मुलायम, गीला पिण्ड जिसे गॉज अथवा कपड़े की दो परतों के बीच फैलाकर दर्द में आराम पहुँचाने, अवशोषण द्वारा सूजन को कम करने तथा प्रतिक्षोभक (चिड़चिड़ाहट को दूर करने वाला) के रूप में त्वचा पर लगाया जाता है; उपनाह; प्रलेप

Pound (पौण्ड)— भार की एक इकाई जो एवायर्डूपॉयस प्रणाली में 16 औंस या 453.6 ग्राम तथा एपोथीकैरीज़ प्रणाली में 12 औंस या 373.2 ग्राम के बराबर होता है ।

Powder (पाउडर)—1. एक या अधिक पदार्थों के सूक्ष्म कणों का एकत्रित हो जाना, चूर्ण 2. पाउडर के रूप में किसी औषधि की एक कागज़ के अन्दर बन्द एक खुराक; पुड़िया

Power (पावर)—1. कार्य करने की क्षमता 2. शक्ति 3. दृग्विद्या (दृष्टि-विज्ञान) में किसी लैन्स अथवा दृष्टि-यन्त्र के बृहत्तरकरण (बढ़ाने) का अंश 4. सूक्ष्मदर्शी द्वारा जितना गुना किसी वस्तु के व्यास को बढ़ाया जाता है, उसकी संख्या जिसे उस संख्या के बाद एक एक्स (X) लगाकर प्रदर्शित किया जाता है जैसे 10X का अर्थ बृहत्तरकरण 10 गुणा है । 5. गणित में, वह संख्या जिससे किसी मूल्य को गुणा किया जाता है जैसे 10^2=10x10=100 or 10^3=10x10x10=1000, ऋणात्मक शक्ति जैसे 10^{-2}=1/10^2=1/100

Pox (पॉक्स)— एक सांसर्गिक विस्फोटक रोग जैसे चेचक (बड़ी माता) तथा छोटी माता आदि; स्फोट, फुन्सी

Poxvirus (पॉक्सवाइरस)—Poxviridae कुल का एक विषाणु जिससे चेचक रोग उत्पन्न होता है ।

Practice (प्रैक्टिस)— किसी चिकित्सीय व्यवसायी के ज्ञान एवं बुद्धि का रोगों की रोकथाम, उनके निदान तथा चिकित्सा में उपयोग होना; वृत्ति; व्यवसाय

Practitioner (प्रैक्टीशनर)—वह व्यक्ति जिसने वैधानिक नियमों को परिपूर्ण कर लिया है और चिकित्सीय व्यवसाय में लगा हुआ है जैसे कायचिकित्सक, भौतिकचिकित्सक, दन्तचिकित्सक अथवा नर्स आदि; डाक्टर; वैद्य; हकीम

Praecox (प्रीकॉक्स)— शीघ्र (पहले)

Praevia, Praevius (प्रीविया, प्रीवियस)— पहले जाने वाला

Pragmatagnosia (प्रेग्मेटाग्नोसिया)— जानी-पहचानी वस्तुओं को पहचानने में असमर्थता

Pragmatamnesia (प्रेग्मेटाम्नेसिया)— किसी वस्तु के रूप को याद करने में असमर्थता

Pragmatic (प्रेग्मेटिक)— विघ्न डालने से सम्बन्धित

Pragmatism (प्रेग्मेटिज़्म)— विघ्न डालने की क्रिया

Pragmatist (प्रेग्मेटिस्ट)—विघ्न डालने वाला

Prandial (प्रेण्डियल)—भोजन सम्बन्धी

Praxinoscope (प्रेक्सीनोस्कोप)— स्वरयन्त्र का परीक्षण करने वाला एक उपकरण

Praxiology (प्रेक्सियोलॉजी)— व्यवहार का अध्ययन

Praxis (प्रेक्सिस)— अभ्यास, आदत

-praxis (-प्रेक्सिस)—एक प्रत्यय जिसके अर्थ हैं- 1. कार्य या सक्रियता 2. अभ्यास, प्रयोग

Pre- (प्री-)— एक उपसर्ग जिसका अर्थ पहले या सामने होता है; पूर्व; प्राक्; पुरा

Preagonal (प्रीएगोनल)—मृत्यु के कष्ट से ठीक पहले

Prealbuminuric (प्रीएल्ब्युमिनुरिक)— मूत्र में एल्ब्युमिन के प्रकट होने से पूर्व

Preanal (प्रीएनल)— गुदा के सामने

Preanesthesia (प्रीएनीस्थीसिया)—सार्वदैहिक संज्ञाहरण से पूर्व औषधप्रयोग द्वारा उत्पन्न एक मृदु संज्ञाहरण; संज्ञाहरणपूर्व

Preanesthetic (प्रीएनीस्थेटिक)—1. संज्ञाहरणपूर्व से सम्बन्धित अथवा उसे उत्पन्न करने वाली औषधि 2. किसी संज्ञाहारी के प्रयोग करने से पूर्व उत्पन्न होने वाला। संज्ञाहरणपूर्व

Preantiseptic (प्रीएन्टीसेप्टिक)— 1. पूतिरोध की खोज होने से पहले के समय से सम्बन्धित 2. शल्यचिकित्सा में पूतिरोध को अभिग्रहण करने से पूर्व

Preaortic (प्रीएओरटिक)— महाधमनी के सामने स्थापित; पुरोमहाधमनी

Preataxic (प्रीएटैक्सिक)— गतिविभ्रम के आरम्भ होने से पूर्व

Preauricular (प्रीऑरिकुलर)—बहिःकर्ण या कर्णपाली के सामने स्थापित

Preaxial (प्रीएक्सियल)— किसी भुजा अथवा शरीर के अक्ष के सामने स्थित; पुरोक्ष

Precancer (प्रीकैन्सर)— ऐसा रोग जो दुर्दम होने को प्रवृत्त हो रहा हो; कैंसर पूर्व

Precancerous (प्रीकैन्सरस)— एक वृद्धि अथवा विकृतिजन्य प्रक्रिया जो दुर्दम बनने के लिए प्रवृत्त होती है; कैन्सरपूर्व

Precapillary (प्रीकैपीलरी)— केशिका से पूर्व धमनिका या तनुशिरा की शाखा

Precardiac (प्रीकॉर्डियक)— हृदय के आगे

Precardinal (प्रीकॉर्डिनल)— अग्रज प्रमुख शिराओं से सम्बन्धित

Precava (प्रीकेवा)—ऊर्ध्व महाशिरा

Precentral (प्रीसेन्ट्रल)— किसी केन्द्र के सामने; पुरःकेन्द्रक

Precervical (प्रीसर्वाइकल)— गर्दन अथवा गर्भाशयग्रीवा से पूर्व; पुरोग्रीवा

Prechordal (प्रीकॉर्डल)—आद्यपृष्ठवंश या नोटोकॉर्ड के सामने

Precipitable (प्रेसीपिटेबूल)—अवक्षेपित होने योग्य

Precipitant (प्रेसीपिटेन्ट)—वह पदार्थ जो अवक्षेपण उत्पन्न करता है।

Precipitate (प्रेसीपिटेट)— अवक्षेपण द्वारा किसी निलम्बन या विलयन से पृथक किया गया एक निक्षेप या जमाव; अवक्षेप; तलछट

Precipitation (प्रेसीपिटेशन)—किसी घोल में किसी पदार्थ के पात्र की तली में बैठने की क्रिया; अवक्षेपण

Precipitin (प्रेसीपिटिन)—किसी घुलनशील एन्टिजन जो अधिकतर एक प्रोटीन होता है, की विद्यमानता से बनी एक एण्टीबॉडी

Precipitinogen (प्रेसीपिटिनोजन)—कोई भी प्रोटीन जो एक एन्टीजन के रूप में कार्य करते हुए किसी विशिष्ट प्रेसीपिटिन के निर्माण को उत्तेजित करती है।

Precipitinogenoid (प्रेसीपिटिनोजीनॉयड)—एक प्रेसीपिटिनोजन जो गर्म करने पर परिवर्तित हो जाता है जिसके परिणामस्वरूप एक ऐसा पदार्थ बनता है जो विशिष्ट प्रेसीपिटिन के साथ संयुक्त होता है परन्तु किसी अवक्षेप के निर्माण में अग्रसर नहीं होता।

Precipitinoid (प्रेसीपिटिनॉयड)— प्रेसीपिटिन जो अपने एन्टीजन के साथ मिश्रित होकर अधिक अवक्षेपण नहीं कर सकता परन्तु एन्टीजन के प्रति इसका लगाव बना रहता है।

Precipitogen (प्रेसीपिटोजन)—Precipitinogen.

Precipitophore (प्रेसीपिटोफोर)— प्रेसीपिटिन का वह भाग जो अवक्षेपण उत्पन्न करता है।

Precipitum (प्रेसीपिटम)—किसी प्रेसीपिटिन की क्रिया द्वारा उत्पन्न अवक्षेप

Preclinical (प्रीक्लीनिकल)—एक निश्चित रोग का निदान होने की संभावना से पूर्व उत्पन्न होने वाला

Precocious (प्रीकोशियस)—शीघ्र ही शारीरिक अथवा मानसिक विकास होना; कालपूर्व

Precocity (प्रीकोसिटी)—शारीरिक अथवा मानसिक विशेषकों का कालपूर्व विकास; कालपूर्व प्रौढ़ता; कालपूर्वपक्वता

Precocity sexual (प्रीकोसिटी सैक्सुअल)— जननांगों का कालपूर्व विकास

Precognition (प्रीकॉग्नीशन)— ज्ञानेन्द्रियों से परे ज्ञान द्वारा यह पूर्व जानकारी हो जाना कि कोई घटना होने वाली है।

Precoital (प्रीकॉयटल)—लैंगिक संसर्ग से पूर्व

Precoma (प्रीकॉमा)—सन्यास या मूर्च्छा से पूर्व की मानसिक अवस्था; सन्यासपूर्व

Preconscious (प्रीकॉन्शियस)— जो चेतनावस्था में न हो परन्तु शीघ्र ही फिर से चेतनावस्था में आ सकता है।

Preconvulsive (प्रीकनवल्सिव)—किसी आक्षेप (दौरे) से पूर्व

Precordia (प्रीकार्डिया)—Precordium का बहुवचन

Precordial (प्रीकार्डियल)—पुरोहृद् अथवा अधिजठर से सम्बन्धित; पुरोहृदीय

Precordialgia (प्रीकार्डीएल्जिया)— छाती अथवा पुरोहृदीय क्षेत्र में दर्द होना।

Precordium (प्रीकार्डियम)—शरीर की अगली सतह का हृदय एवं वक्ष के निचले भाग के ऊपर स्थित क्षेत्र; पुरोहृद्

Precornu (प्रीकोर्नू)— मस्तिष्क के पार्श्विक निलय का अग्र शृंग

Precostal (प्रीकॉस्टल)— पसलियों के सामने

Precritical (प्रीक्रिटिकल)— किसी संकटावस्था के उत्पन्न होने से पूर्व

Precuneal (प्रीक्यूनियल)—मस्तिष्क के कीलाकार खण्डक के आगे स्थित

Precuneate (प्रीक्यूनियेट)—मस्तिष्क के कीलाकार खण्डक के आगे स्थित से सम्बन्धित

Precursor (प्रीकर्सर)—वह जो दूसरे से पहले होता है जैसे कोई चिह्न या लक्षण; पूर्वगामी

Predentin (प्रीडैन्टिन)—प्राथमिक अकैल्सीकृत दन्तधातु

Prediabetes (प्रीडायाबिटीज़)—वास्तविक मधुमेह रोग उत्पन्न होने से पूर्व कार्बोहाइड्रेट चयापचय में अवरोध उत्पन्न हो जाने की दशा; मधुमेहपूर्व

Prediastole (प्रीडायस्टोल)—हृदय-चक्र में अनुशिथिलन से ठीक पहले का काल; अनुशिथिलनपूर्व

Prediastolic (प्रीडायस्टोलिक)—अनुशिथिलन से पूर्व उत्पन्न होने वाला।

Predicrotic (प्रीडाइक्रोटिक)—स्पन्दनलेख की द्विस्पन्दी तरंग से पूर्व उत्पन्न होने वाला।

Predigestion (प्रीडाइज़ेशन)—निगले जाने से पहले भोजन का आंशिक कृत्रिम पाचन; पाचनपूर्व

Predisposing (प्रीडिस्पोज़िंग)— रोग के प्रति प्रवृत्ति या ग्राहकत्व प्रदर्शित करने वाला; प्रवर्तनपूर्व

Predisposition (प्रीडिस्पोज़ीशन)— रोग के प्रति प्रवृत्ति या ग्राहकत्व; पूर्वप्रवृत्ति

Prediverticular (प्रीडाइवर्टीकुलर)— बृहदान्त्र या कोलन की पेशीय भित्ति के मोटा होने तथा अन्तःअवकाशिका के दाब के बढ़ जाने की दशा को प्रदर्शित करने वाला।

Predormitum (प्रीडोर्मीटन)— वास्तविक नींद आने से एकदम पहले बेहोशी की हालत हो जाना।

Pre-eclampsia (प्री-एक्लैम्पसिया)—गर्भहेतुक विषरक्तता जिसकी विशिष्टताएँ उच्च रक्त-चाप, एल्ब्युमिनमेह एवं पैरों पर शोफ होना है; प्राक्गर्भाक्षेपक

Pre-epiglottic (प्री-इपीग्लॉटिक)— कण्ठच्छद से आगे का

Pre-eruptive (प्री-इरप्टिव)—किसी विस्फोट से पूर्व

Pre-excitation (प्री-एक्साइटेशन)— हृदय के निलय के किसी भाग का कालपूर्व उद्दीपन (उत्तेजना)

Prefrontal (प्रीफ्रन्टल)— 1. मस्तिष्क के ललाटीय खण्ड के अगले भाग में स्थित 2. झर्झरिका या इथमॉयड हड्डी का केन्द्रीय भाग

Preganglionic (प्रीगैंग्लियानिक)—किसी गण्डिका या गैंग्लियान के सामने; गण्डिकापूर्व

Preganglionic fiber (प्रीगैंग्लियानिक फाइबर)—किसी गण्डिकापूर्व तन्त्रिकाकोशिका का अक्षतंतु

Pregenital (प्रीजैनाइटल)—जननांगों में कामोत्तेजक रुचि उत्पन्न होने से पूर्व के काल से सम्बन्धित

Pregnancy (प्रीग्नैन्सी)— गर्भावस्था, सगर्भता। गर्भावस्था निम्न प्रकार की होती है—

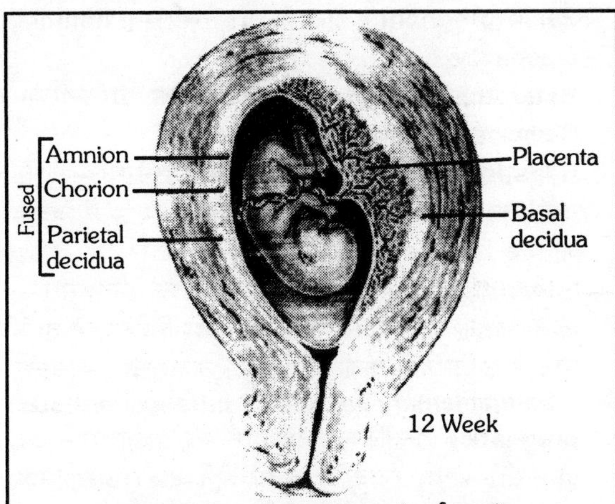

Fig. 455 : Pregnancy (गर्भावस्था)

Amnion = उल्व या भ्रूणावरण, Chorion = जरायु (भ्रूण की बाहरी झिल्ली), Parietal decidua = पार्श्विक पतनिका, Fused = मिले हुए, Basal decidua = आधारी पतनिका, Placenta = अपरा

Abdominal pregnancy (एब्डोमिनल प्रीग्नैन्सी)—उदर-गुहा में अस्थानिक गर्भावस्था

Cervical pregnancy (सर्वाइकल प्रीग्नैन्सी)—गर्भाशयग्रीवा-नलिका में होने वाली अस्थानिक सगर्भता

Combined pregnancy (कम्बाइण्ड प्रीग्नैन्सी)—अन्तर्गर्भाशयी एवं बहिर्गर्भाशयी गर्भावस्थाओं का एक साथ होना

Ectopic pregnancy (एक्टोपिक प्रीग्नैन्सी)—गर्भाशय के बाहर होने वाली गर्भावस्था; अस्थानिक सगर्भता

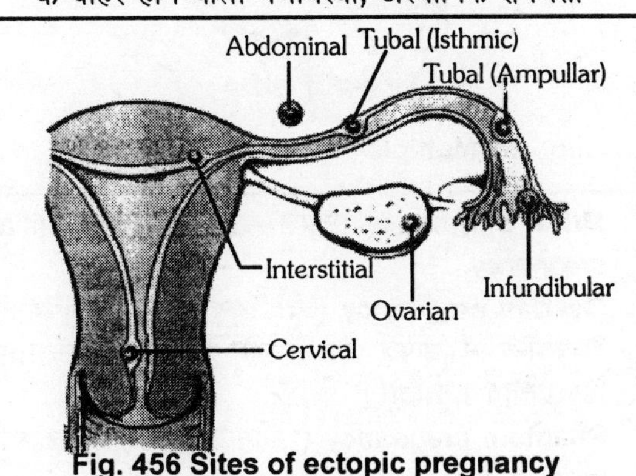

Fig. 456 Sites of ectopic pregnancy
(अस्थानिक सगर्भता के स्थल)

Abdominal = उदरीय, tubal (isthmic) = डिम्बवाहिनीय (संकीर्णपथ में), tubal (ampullar) = डिम्बवाहिनीय (तुम्बिका में), Infundibular = कीप में, Ovarian = डिम्बग्रन्थिल, Interstitial = अन्तरालीय, Cervical = गर्भाशयग्रीवा में

Extrauterine pregnancy (एक्सट्रायूटेराइन प्रीग्नैन्सी)—Ectopic pregnancy.

False pregnancy (फाल्स प्रीग्नैन्सी)—Phantom pregnancy.

Heterotopic pregnancy (हीट्रोटॉपिक प्रीग्नैन्सी)—Combined pregnancy.

Hydatid pregnancy (हाइडेटिड प्रीग्नैन्सी)—ऐसी गर्भावस्था जो हाइडेटिड पुटी के समान पिण्ड में बदल जाती है।

Interstitial pregnancy (इन्टरस्टीशियल प्रीग्नैन्सी)—डिम्ब वाहिनी के गर्भाशय-भित्ति के भीतर स्थित रहने वाले भाग में उत्पन्न होने वाली गर्भावस्था; अन्तरालीय सगर्भता

Intraligamentary pregnancy, Intraligamentous pregnancy (इन्ट्रालिगामैन्टरी प्रीग्नैन्सी, इन्ट्रालिगामैन्टस प्रीग्नैन्सी)— पृथु स्नायु में उत्पन्न होने वाली अस्थानिक सगर्भता; अन्तःपृथुस्नायु सगर्भता

Intramural pregnancy (इन्ट्राम्यूरल प्रीग्नैन्सी)—Interstitial pregnancy.

Molar pregnancy (मोलर प्रीग्नैन्सी)— गर्भावस्था जिसमें डिम्ब एक मोल (पिण्ड) में बदल जाता है।

Multiple pregnancy (मल्टीपूल प्रीग्नैन्सी)—ऐसी गर्भावस्था जिसमें गर्भाशय में एक से अधिक भ्रूण होते हैं; बहुसगर्भता

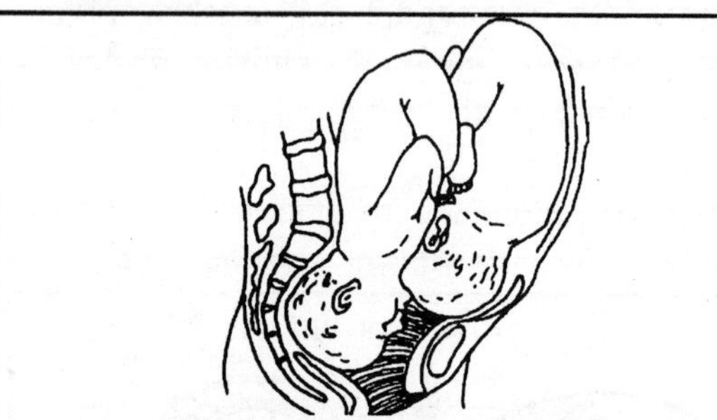

Fig. 457 Multiple pregnancy (बहुसगर्भता)

Mural pregnancy (म्यूरल प्रीग्नैन्सी)—Interstitial pregnancy.

Ovarian pregnancy (ओवेरियन प्रीग्नैन्सी)— किसी डिम्बग्रन्थि में उत्पन्न होने वाली अस्थानिक सगर्भता; डिम्बग्रन्थीय सगर्भता

Phantom pregnancy (फैन्टम प्रीग्नैन्सी)— पेट का बढ़ जाना जिसे गर्भावस्था समझ लिया जाता है।

Postdate pregnancy (पोस्टडेट प्रीग्नैन्सी)— 294 दिन अथवा 42 पूर्ण सप्ताहों से अधिक की गर्भावस्था

Prolonged pregnancy (प्रोलॉग्ड प्रीग्नैन्सी)—Postdate pregnancy.

Tubal pregnancy (ट्यूबल प्रीग्नैन्सी)— किसी डिम्ब वाहिनी में उत्पन्न होने वाली अस्थानिक सगर्भता; डिम्बवाहिनीय सगर्भता

Tuboabdominal pregnancy (ट्यूबोएब्डोमिनल प्रीग्नैन्सी)—अस्थानिक गर्भावस्था जो आंशिक रूप से डिम्बवाहिनी तथा आंशिक रूप से उदर-गुहा में उत्पन्न होती है, डिम्बवाहिनी-उदरीय सगर्भता

Tuboligamentary pregnancy (ट्यूबोलिगामेन्टरी प्रीग्नैन्सी)— किसी डिम्ब वाहिनी में उत्पन्न होने वाली अस्थानिक सगर्भता जो पृथु स्नायु में फैल जाती है; डिम्बवाहिनी-स्नायु सगर्भता

Tubo-ovarian pregnancy (ट्यूबो-ओवेरियन प्रीग्नैन्सी)— डिम्बवाहिनी एवं डिम्बग्रन्थि दोनों में उत्पन्न होने वाली अस्थानिक सगर्भता, डिम्बवाहिनी-डिम्बाशयी सगर्भता

Twin pregnancy (ट्विन प्रीग्नैन्सी)— ऐसी गर्भावस्था जिसमें गर्भाशय में दो भ्रूण होते हैं।

Uteroabdominal pregnancy (यूटेरोएब्डोमिनल प्रीग्नैन्सी)—यमल गर्भावस्था जिसमें एक भ्रूण गर्भाशय में तथा दूसरा उदरीय गुहा में होता है; गर्भाशय-उदरीय सगर्भता

Pregnanediol (प्रीग्नैनेडियोल)— मूत्र में पाया जाने वाला प्रोजेस्टेरोन के चयापचय का निष्क्रिय अन्तिम उत्पाद

Pregnant (प्रीग्नैन्ट)— गर्भवती; सगर्भा; गर्भिणी

Pregravidic (प्रीग्रेविडिक)—गर्भावस्था से पूर्व

Prehallux (प्रीहैलक्स)—पाँव की भीतर की ओर बढ़ती हुई एक अधिसंख्य अस्थि

Prehelicine (प्रीहैलीसाइन)—कर्णकुण्डलिनी के सामने का

Prehemiplegic (प्रीहेमीप्लीजिक)—अर्द्धांगघात के आरम्भ होने से पूर्व उत्पन्न होने वाला।

Prehensile (प्रीहैन्साइल)—पकड़ने के लिए अनुकूल बनाया हुआ।

Prehension (प्रीहैन्सन)—पकड़ने की क्रिया

Prehormone (प्रीहॉर्मोन)—किसी हॉर्मोन का पूर्वगामी

Prehyoid (प्रीहॉयड)—कण्ठिका अस्थि या हॉयड हड्डी के सामने

Prehypophysis (प्रीहाइपोफाइसिज़)— पीयूष ग्रन्थि या पिट्यूटरी ग्लैण्ड का अग्र खण्ड

Preictal (प्रीइक्टल)—किसी आघात अथवा आक्षेप के तुरन्त ही पहले उत्पन्न होने वाला।

Preicteric (प्रीइक्ट्रिक)—कामला या पीलिया के प्रकट होने से पूर्व

Preimmunization (प्रीइम्यूनाइज़ेशन)—बहुत छोटे शिशुओं में कृत्रिम रूप से उत्पन्न किया गया रोगक्षमीकरण

Preinvasive (प्रीइन्वैसिव)— किसी दुर्दम अर्बुद की कोशिकाओं के आस-पास के ऊतकों में फैल जाने से पूर्व; आक्रमणपूर्व

Prelacrimal (प्रीलैक्रीमल)— अश्रु-कोश के सामने का

Prelaryngeal (प्रीलैरिन्जियल)—स्वर-यन्त्र के सामने का

Preleukemia (प्रील्यूकीमिया)—ल्यूकीमिया के विकसित होने से पूर्व अस्थि मज्जा की दुष्क्रिया की एक अवस्था

Prelimbic (प्रीलिम्बिक)—किसी किनारी के सामने

Preload (प्रीलोड)— 1. वह भार जो किसी पेशी के छोटा होने से पूर्व उस पर लगता है। 2. अनुशिथिलन के दौरान निलयी भित्ति में उत्पन्न होने वाला दबाव या तनाव

Prelum (प्रीलम)—दबाव अथवा सम्पीडन

Premalignant (प्रीमैलिग्नैन्ट)—कैन्सर से पूर्व

Premaniacal (प्रीमैनियाकल)— उन्माद के आक्रमण से पूर्व

Premature (प्रीमेच्योर)—1. अपरिपक्व 2. अवधि समाप्त होने अथवा पूर्ण विकसित होने से पूर्व का शिशु; कालपूर्व शिशु 3. उचित समय से पूर्व उत्पन्न होने वाला।

Premature beat (प्रीमेच्योर बीट)—सामान्य हृदय-संकुचन से पूर्व उत्पन्न होने वाला हृदय-संकुचन; कालपूर्व प्रकुंचन

Premature infant (प्रीमेच्योर इन्फैन्ट)—ऐसा शिशु जो जन्म के समय पूर्णतया विकसित नहीं हुआ होता है और इसका वजन 2500 ग्राम या इससे कम होता है।

Premature labor (प्रीमेच्योर लेबर)—. पूर्ण अवधि से पूर्व प्रसव का आरम्भ हो जाना; अकाल प्रसव; कालपूर्व प्रसव

Prematurity (प्रीमेच्योरिटी)—1. कालपूर्व अथवा अपरिपक्व होने की दशा, कालपूर्वता 2. किसी शिशु की जन्म के समय अल्पविकास की अवस्था जिसका जन्म का भार 2500 ग्राम या इससे कम होता है।

Premaxilla (प्रीमैक्ज़िला)—कृन्तकी हड्डी

Premaxillary (प्रीमैक्ज़िलरी)—1. ऊर्ध्वहनु या मैक्ज़िला के सामने 2. कृन्तकी हड्डी से सम्बन्धित

Premedication (प्रीमेडिकेशन)—सार्वदैहिक संज्ञाहरण से पूर्व चेतनाहीनता उत्पन्न करने के लिए आन्तरिक औषध-प्रयोग; पूर्व औषध-प्रयोग

Premenarchal (प्रीमेनार्कल)—प्रथम मासिक धर्म से पूर्व

Premenstrual (प्रीमैन्सच्रुअल)—मासिक धर्म से पूर्व; प्रगार्तव

Premenstrual tension syndrome (प्रीमैन्सच्रुअल टैन्शन सिण्ड्रोम)— ऋतुस्राव या मासिक धर्म के आरम्भ होने से कुछ दिन पूर्व उत्पन्न होने वाला एक संलक्षण जिसमें सिर में दर्द होना, स्तन कष्ट (सूजन तथा दाब वेदना), सारे शरीर का फूला हुआ महसूस होना, मूड एकदम से बदल जाना, तनाव,चिड़चिड़ापन, अवसाद या रोना आना, विस्मृति (भुलक्कड़पन) तथा भ्रम, ये लक्षण होते हैं; प्रागार्तव तनाव संलक्षण

Premenstruum (प्रीमैन्सट्रम)— मासिक धर्म से पहले का समय

Premolar (प्रीमोलर)—1. जबड़े के प्रत्येक ओर रदनक एवं चर्वणक दाँतों के बीच उत्पन्न होने वाले स्थायी दाँतों में से एक 2. चर्वणक दाँत के सामने; अग्रचर्वणक

Premonition (प्रीमोनीशन)—भयंकर घटना के होने की अनुभूति होना।

Premonitory (प्रीमोनिटरी)—चेतावनी देने वाला जैसे कोई प्रारम्भिक लक्षण, पूर्व सूचक

Premonocyte (प्रीमोनोसाइट)—Promonocyte.

Premorbid (प्रीमोर्बिड)— रोग उत्पन्न होने से पूर्व उत्पन्न होने वाला, रोगपूर्व

Premortal (प्रीमोर्टल)— मृत्यु से ठीक पहले

Premunition (प्रीम्यूनीशन)—उन्हीं विकृतिजनक जीवों द्वारा संक्रमण का प्रतिरोध जो काफी दिनों से शरीर में विद्यमान रहते हैं; ससंक्रमण-प्रतिरक्षा

Premunitive (प्रीम्यूनीटिव)—ससंक्रमण-प्रतिरक्षा से सम्बन्धित

Premyeloblast (प्रीमायलोब्लास्ट)—कणिकाश्वेतकोशिकाप्रसू या परिपक्व मायलोब्लास्ट का पूर्वगामी

Premyelocyte (प्रीमायलोसाइट)—Promyelocyte.

Prenarcosis (प्रीनार्कोसिस)—Premedication.

Prenares (प्रीनेयर्स)— नासाद्वार, नासारन्ध्र या नथुने

Prenaris (प्रीनेरिस)—Prenares का एकवचन

Prenatal (प्रीनेटल)— जन्मपूर्व

Preneoplastic (प्रीनियोप्लास्टिक)—किसी अर्बुद के बनने से पहले

Preoperative (प्रीऑपरेटिव)—किसी ऑपरेशन से पहले; शल्यकर्मपूर्व

Preoptic (प्रीऑप्टिक)—दृष्टि-व्यत्यासिका या केयाज़्मा के सामने; पुरःअक्षि

Preoral (प्रीओरल)— मुँह के सामने

Preovulatory (प्रीओव्यूलेटरी)—डिम्बक्षरण से पहले उत्पन्न होने वाला; डिम्बक्षरणपूर्व

Preoxygenation (प्रीऑक्सीजिनेशन)—सार्वदैहिक संज्ञाहरण सम्पादित करने से पूर्व 2 से 7 मिनट तक सांस के साथ 100% ऑक्सीजन ग्रहण करना और फेफड़ों से नाइट्रोजन को विस्थापित करना।

Prep (प्रीप)—सामान्यतः सफाई करके तथा पूतिरोधी विलयनों का प्रयोग करके किसी ऑपरेशन के लिए त्वचा या शरीर की अन्य सतह को तैयार करना।

Prepalatal (प्रीपैलेटल)— दाँतों के सामने स्थापित

Preparalytic (प्रीपैरालाइटिक)—पक्षाघात् होने से पहले; पक्षाघातपूर्व

Preparation (प्रीपेरेशन)— 1. तैयार करना विशेषकर किसी औषधि को प्रयोग के लिए तैयार करना 2. प्रयोग के लिए तैयार की गई कोई औषधि; योग

Preparturient (प्रीपार्टूरीयन्ट)—जन्म से पूर्व के काल से सम्बन्धित

Prepatellar (प्रीपटेलर)—पटेला हड्डी के सामने; पुरोजानुका

Prepatellar bursitis (प्रीपटेलर बर्साइटिस)—पटेला हड्डी के सामने श्लेषपुटी का शोथ

Prepatent (प्रीपेटेन्ट)— प्रमाणित अथवा अभिव्यक्त होने से पूर्व

Prepatent period (प्रीपेटेन्ट पीरियड)—परजीवियों के शरीर में प्रवेश करने तथा रक्त या ऊतकों में उनके प्रकट होने के बीच का समय

Preperception (प्रीपर्सेप्शन)—प्रत्यक्ष का पूर्वज्ञान होना।

Preperitoneal (प्रीपैरीटोनियल)—पैरीटोनियम के आगे स्थापित

Preplacental (प्रीप्लेसेन्टल)—अपरा के बनने से पूर्व उत्पन्न होने वाला।

Preponderance (प्रीपौण्डैरैन्स)— अधिक भार वाला होने अथवा आगे बढ़ने का गुण

Prepotent (प्रीपोटेन्ट)—माँ-बाप में से किसी एक की वंशागत विशिष्टताओं को सन्तान में संचारित करने की अधिक शक्ति से सम्बन्धित

Preprandial (प्रीप्रेण्डियल)—भोजन से पहले

Preprosthetic (प्रीप्रोस्थेटिक)— किसी कृत्रिम अंग के निवेशन से पूर्व किया गया अथवा उत्पन्न होने वाला

Prepsychotic (प्रीसाइकोटिक)— मनोविक्षिप्ति के प्रारम्भ होने से पूर्व के काल से सम्बन्धित

Prepuberal, Prepubertal (प्रीप्यूबेरल, प्रीप्यूबर्टल)— यौवनारम्भ से पूर्व, यौवनपूर्व

Prepubescent (प्रीप्यूबेसेन्ट)— यौवनारम्भ से ठीक पहले के समय से सम्बन्धित

Prepuce (प्रीप्यूस)—शिश्नमुण्ड के आगे की त्वचा अथवा उसके ऊपर त्वचा की तह; शिश्नमुण्डच्छद

Preputia (प्रीप्यूटिया)—Preputium. का बहुवचन

Preputial (प्रीप्यूटियल)—शिश्नमुण्डच्छद सम्बन्धी; शिश्नमुण्डच्छदीय

Preputiotomy (प्रीप्यूटियोटॉमी)— निरूद्धप्रकाश को मुक्त करने के लिए शिश्नमुण्डच्छद को चीरना

Preputium (प्रीप्यूटियम)—Prepuce.

Prepyloric (प्रीपाइलोरिक)—आमाशय के जठरनिर्गम या पाइलोरस के आगे या पहले; पुरोजठरनिर्गम

Prerectal (प्रीरैक्टल)—मलाशय के सामने स्थित

Prerenal (प्रीरीनल)—1. वृक्क के सामने स्थित, वृक्काग्र 2. गुर्दे में पहुँचने से पहले उत्पन्न होने वाला जैसे रक्त में होने वाले परिवर्तन

Preretinal (प्रीरेटिनल)—आँख के रेटिना के सामने

Presacral (प्रीसैक्रल)—. सैक्रम के आगे; पुरोत्रिकास्थिज

Presby-, Presbyo- (प्रैस्बाइ-, प्रैस्बायो-)— उपसर्ग जिनका अर्थ वृद्धावस्था है।

Presbyacusia, Presbyacousia (प्रेस्बाइयेकुसिया, प्रेस्बाइयेकाऊसिया)—वृद्ध होते जाने की सामान्य प्रक्रिया में धीरे-धीरे सुनाई कम देना; जरा-बधिरता

Presbyatrics, Presbyatry (प्रेस्बायाट्रिक्स, प्रैस्बायाट्री)— Geriatrics.

Presbycardia (प्रेस्बाइकार्डिया)—वृद्ध होते जाने से सम्बद्ध हृदय रोग अथवा हृदय की कार्यक्षमता का घट जाना।

Presbycusis, Presbykousis (प्रेस्बाइकुसिस, प्रेस्बाइकाऊसिस)—Presbyacusia.

Presbyope (प्रेस्बायोप)—वह व्यक्ति जो जरादूरदृष्टि से ग्रस्त होता है।

Presbyophrenia (प्रेस्बायोफ्रेनिया)—वृद्धावस्था में उत्पन्न होने वाला मानसिक विकार

Presbyopia (प्रेस्बायोपिया)— जरादूरदृष्टि, जरादूरदृष्टिक।

Presbyopic (प्रेस्बायोपिक)— जरादूरदृष्टि से सम्बन्धित

Presbytiatrics (प्रेस्बाइटियाट्रिक्स)—Geriatrics.

Prescribe (प्रेस्क्राइब)—औषध-निर्देशन; नुस्खा लिखना

Prescriber (प्रेस्क्राइबर)—नुस्खा लिखने वाला चिकित्सक; औषधनिदेशक

Prescription (प्रिस्क्रिप्शन)— नुस्खा; औषधपत्र

Presenile (प्रीसेनाइल)— 1. कालपूर्व वृद्धावस्था 2. वृद्धावस्था से पूर्व उत्पन्न होने वाला

Presenility (प्रीसेनीलिटी)—वृद्धावस्था से पहले उत्पन्न होने वाली दशा; जरापूर्व

Presenium (प्रीसेनियम)—बुढ़ापा शुरू होने से ठीक पहले

Presentation (प्रीज़ेन्टेशन)—प्रस्तुति 1. स्थिति या भ्रूण के लम्ब अक्ष का माता के लम्ब अक्ष के साथ सम्बन्ध 2. योनि या मलाशय में परीक्षण करने वाली अँगुली को स्वयं को प्रस्तुत करने वाली भ्रूण की स्थिति। यह निम्न प्रकार की होती है—

Breech presentation (ब्रीच प्रीज़ेन्टेशन)— नितम्ब प्रस्तुति। प्रसव में भ्रूण के नितम्बों अथवा पैरों की प्रस्तुति। नितम्ब प्रस्तुति तीन प्रकार की होती है। 1. कमप्लीट ब्रीच प्रीज़ेन्टेशन या पूर्ण नितम्ब प्रस्तुतिः—इसमें भ्रूण की जाँघें पेट पर तथा पैर जाँघों पर आकुंचित हो जाते हैं। 2. फ्रैंक ब्रीच प्रीज़ेन्टेशन या स्पष्ट नितम्ब प्रस्तुतिः—इसमें भ्रूण के पैर धड़ पर प्रसारित हो जाते हैं तथा पाँव चेहरे के विपरीत होते हैं। 3. इनकमप्लीट ब्रीच प्रीज़ेन्टेशनः—माँ की योनि में को एक या दोनों पाँवों या घुटनों का भ्रंश होना।

Brow presentation (ब्रो प्रीज़ेन्टेशन)— प्रसव में भ्रूण की भौहों या माथे की प्रस्तुति; भाल प्रस्तुति

Cephalic presentation (सिफैलिक प्रीज़ेन्टेशन)— भ्रूण के सिर के किसी भी भाग की प्रस्तुति

Compound presentation (कम्पाउण्ड प्रीज़ेन्टेशन)— भ्रूण के मुख्य प्रस्तुतिकरण वाले भाग के साथ-साथ किसी भुजा का भ्रंश हो जाना; संयुक्त प्रस्तुति

Face presentation (फेस प्रीज़ेन्टेशन)— प्रसव में भ्रूण क चेहरे की प्रस्तुति होना; आनन प्रस्तुति

Footling presentation (फूटलिंग प्रीज़ेन्टेशन)—भ्रूण की एक (सिंगल फूटलिंग) या दोनों (डबल फूटलिंग) पादों के साथ प्रस्तुति; पाद प्रस्तुति

Funic presentation (फ्यूनिक प्रीज़ेन्टेशन)— प्रसव में नाभि-रज्जु की प्रस्तुति

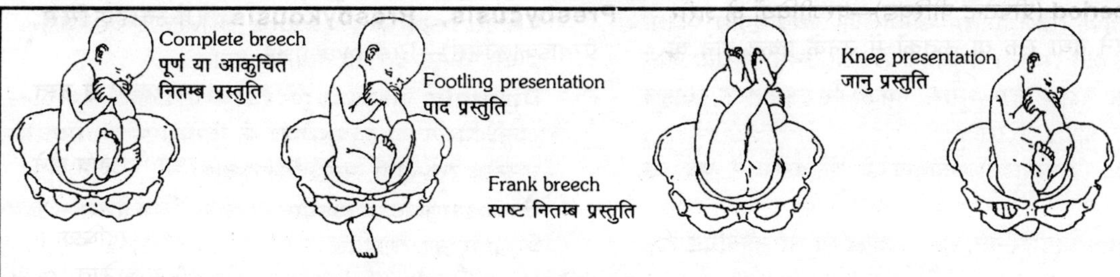

Fig. 458-A : Types of presentation (नितम्ब प्रस्तुति के प्रकार)

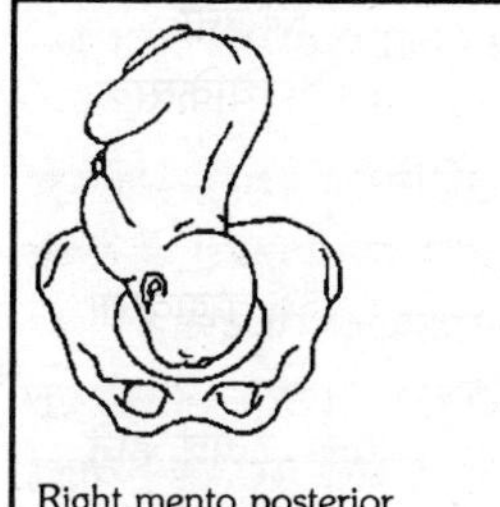

Right mento posterior
दायां चिबुक पश्च

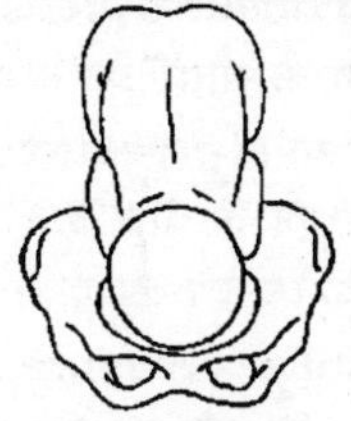

Direct mento posterior
प्रत्यक्ष चिबुक पश्च

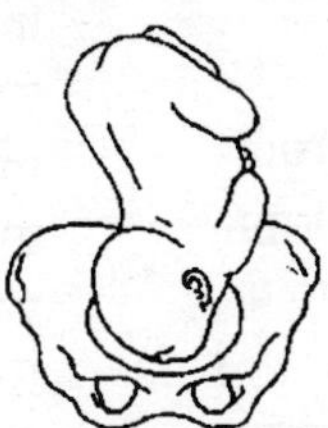

Left mento posterior
बायां चिबुक पश्च

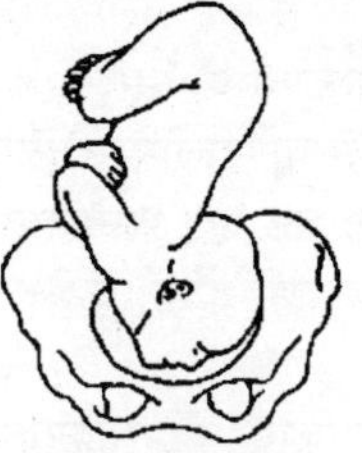

Right mento lateral
दायां चिबुक पार्श्व

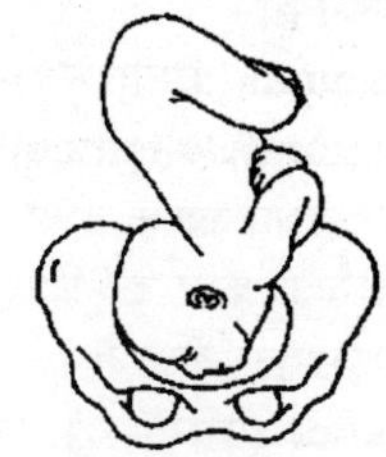

Left mento lateral
बायां चिबुक पार्श्व

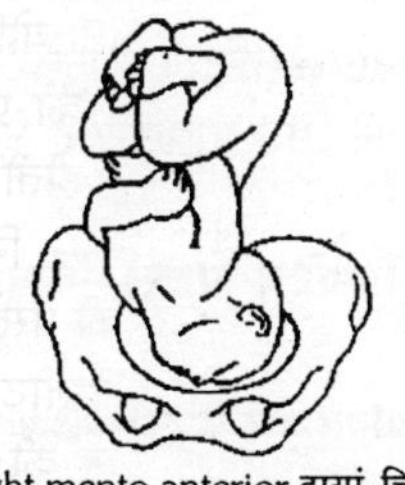

Right mento anterior दायां चिबुक अग्र

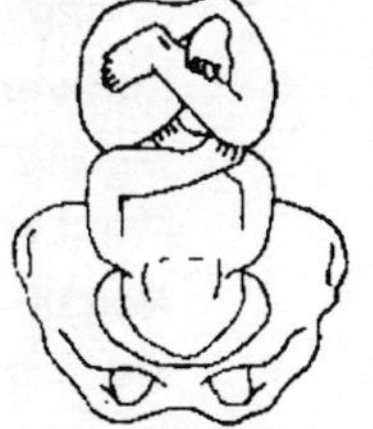

Direct mento anterior
प्रत्यक्ष चिबुक अग्र

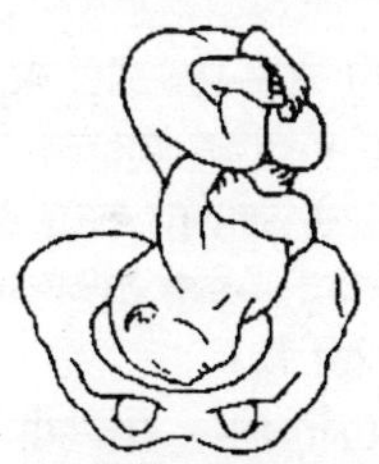

Left mento anterior
बायां चिबुक अग्र

Fig. 458-B : 8 Positions of face presentation (चेहरा प्रस्तुति की 8 स्थितियाँ)

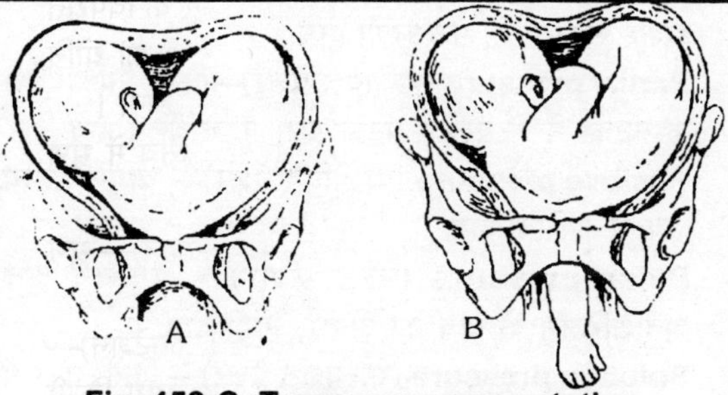

Fig. 458-C :Transverse presentation (अनुप्रस्थ प्रस्तुति)

A. Right scapuloanterior = दायीं स्कन्धफलक-अग्रज
B. Prolapse of the arm in transverse presentation = अनुप्रस्थ प्रस्तुति में बाँह का भ्रंश

Longitudinal presentation (लौंगीट्यूडिनल प्रीज़ेन्टेशन)—ऐसी प्रस्तुति जिसमें भ्रूण का लम्ब अक्ष माँ के लम्ब अक्ष के समानान्तर होता है। यह सामान्य होती है।

Oblique presentation (ऑब्लीक् प्रीज़ेन्टेशन)— ऐसी प्रस्तुति जिसमें भ्रूण का लम्ब अक्ष माँ के लम्ब अक्ष से तिरछा होता है।

Pelvic presentation (पैल्विक प्रीज़ेन्टेशन)—Breech presentation.

Placental presentation (प्लेसेन्टल प्रीज़ेन्टेशन)—अपरा या प्लेसेन्टा की पहले प्रस्तुति होना।

Shoulder presentation (शोल्डर प्रीज़ेन्टेशन)—प्रसव में भ्रूण के कन्धे की प्रस्तुति; स्कन्ध प्रस्तुति

Transverse presentation (ट्रान्सवर्स प्रीज़ेन्टेशन)—भ्रूण के अनुप्रस्थ अथवा आर-पार लेटे हुए प्रसव में प्रस्तुति, अनुप्रस्थ प्रस्तुति

Vertex presentation (वर्टेक्स प्रीज़ेन्टेशन)— प्रसव में भ्रूण के सिर के ऊपरी तथा पिछले भाग की प्रस्तुति; शीर्ष प्रस्तुति

Preservation (प्रिज़र्वेशन)—रक्षण, बचाव

Preservative (प्रिज़र्वेटिव)—औषधियों अथवा खाद्य पदार्थों को खराब होने (सड़ने) से बचाने के लिए उनमें मिलाया जाने वाला एक पदार्थ जैसे शुगर, नमक, सिरका तथा इथाइल एल्कोहॉल आदि; परिरक्षक

Presomite (प्रीसोमाइट)—कायखण्डों के बनने से पूर्व का भ्रूण

Presphenoid (प्रीस्फैनॉयड)— जतूकास्थि या स्फैनॉयड हड्डी के सामने

Presphygmic (प्रीस्फाइग्मिक)— नाड़ी-तरंग से पहले; स्पन्दनपूर्व

Prespinal (प्रीस्पाइनल)—मेरुदण्ड के सामने

Prespondylolisthesis (प्रीस्पॉण्डीलोलिस्थेसिस)— पाँचवी कटि-कशेरुका के दोनों वृन्तों का एक जन्मजात दोष जिसमें कशेरुका काय का विस्थापन नहीं होता, कशेरुकाग्रसर्पण के लिए प्रवृत्त होता है।

Pressor (प्रेसर)— 1. किसी कार्य की सक्रियता को बढ़ाने वाला 2. रक्त-चाप को बढ़ाने के लिए प्रवृत्त; रक्तदाबवर्धक

Pressoreceptive (प्रेसोरिसीप्टिव)—दाब उद्दीपनों के प्रति संवेदनशील

Pressoreceptor (प्रेसोरिसीप्टर)—एक ग्राही या संवेदी तन्त्रिका अन्त जैसे महाधमनी तथा कैरोटिड साइनस में होते हैं, जो रक्त-चाप में परिवर्तन होने से उत्तेजित होता है; दाबग्राही

Pressor nerves (प्रेसर नर्वज़)—ऐसी तन्त्रिकाएं जो उत्तेजित होने पर रक्त-चाप को बढ़ाती हैं।

Pressor reflex (प्रेसर रिफ्लैक्स)— रक्त-चाप में होने वाले परिवर्तनों से उत्पन्न कोई भी प्रतिवर्त

Pressosensitive (प्रेसोसेन्सीटिव)—Pressoreceptive.

Pressosensitivity (प्रेसोसैन्सीटीविटी)—दाब में होने वाले परिवर्तनों का अनुभव करने की क्षमता

Pressure (प्रेशर)— दबाव, फैलाव, खिंचाव, तनाव अथवा भार से पड़ने वाला जोर या बल; दाब

After-pressure (आफ्टर-प्रेशर)—किसी भार अथवा अन्य दाब को हटाने के पश्चात् कुछ सेकण्ड के लिए रहने वाला दाब

Arterial pressure (आर्टीरियल प्रेशर)— धमनियों में रक्त-चाप या रक्त-दाब

Atmospheric pressure (एटमोस्फेरिक प्रेशर)— वायुमण्डलीय दाब

Biting pressure (बाइटिंग प्रेशर)— काटते समय दाँतों पर लगने वाला दाब

Blood pressure (ब्लड प्रेशर)—रक्त के द्वारा रक्त वाहिनियों की दीवारों पर पड़ने वाला दाब; रक्त-दाब; रक्त-चाप

Capillary pressure (कैपिलरी प्रेशर)—रक्त कोशिकाओं के अन्दर का रक्त-दाब

Cerebrospinal pressure (सेरीब्रोस्पाइनल प्रेशर)— प्रमस्तिष्कमेरू-द्रव का दाब या तनाव

Diastolic pressure (डायस्टोलिक प्रेशर)— अनुशिथिलन या हृदय-कोष्ठों के विस्फारण के समय का धमनीय रक्त-दाब; अनुशिथिलन-दाब

Endocardiac pressure (एण्डोकार्डियक प्रेशर)— हृदय के भीतर का रक्त-दाब

Hydrostatic pressure (हाइड्रोस्टेटिक प्रेशर)— किसी बन्द कोष्ठ में स्थित तरल द्वारा लगने वाला दाब; द्रव दाब

Intra-abdominal pressure (इन्ट्रा-एब्डोमिनल प्रेशर)— उदर-गुहा के भीतर का दाब

Intracranial pressure (इन्ट्राक्रेनियल प्रेशर)—खोपड़ी एवं मस्तिष्क के बीच अवजालतानिका-अवकाश में स्थित प्रमस्तिष्कमेरु-द्रव का दाब; अन्तःकपालतीय दाब

Intraocular pressure (इन्ट्रॉकुलर प्रेशर)—नेत्रगोलक के भीतर स्थित तरल का इसकी दीवारों पर पड़ने वाला दाब; अन्तःचाक्षुष दाब

Intrathoracic pressure (इन्ट्राथौरेसिक प्रेशर)— वक्ष के भीतर का दाब

Intraventricular pressure (इन्ट्रावैन्ट्रीकुलर प्रेशर)— अनुशिथिलन एवं प्रकुंचन की भिन्न प्रावस्थाओं में हृदय के निलयों में रक्त-दाब

Negative pressure (निगेटिव प्रेशर)—वायुमण्डलीय दाब से कम दाब

Occlusal pressure (ऑक्लूज़ल प्रेशर)—Biting pressure.

Osmotic pressure (ऑस्मोटिक प्रेशर)—वह बल जिसके द्वारा कोई विलायक किसी अर्द्धपारगम्य झिल्ली से होकर गुजरता है; परासरणी दाब

Partial pressure (पार्शियल प्रेशर)—किसी मिश्रित गैस के घटकों में से प्रत्येक घटक द्वारा पड़ने वाला दाब

Positive pressure (पाज़ीटिव प्रेशर)— वायुमण्डलीय दाब से अधिक दाब

Pulse pressure (पल्स प्रेशर)— प्रकुंचन एवं अनुशिथिलन के दाब का अन्तर; नाड़ी दाब

Solution pressure (सॉल्यूशन प्रेशर)— किसी घोल में मौजूद ठोस को घोलने में लगा दाब

Systolic pressure (सिस्टोलिक प्रेशर)— हृदय के निलयों के सकुंचन के समय का धमनीय दाब; प्रकुंचनीय दाब

Venous pressure (वेनस प्रेशर)— शिराओं के भीतर रक्त का दाब

Pressure palsy (प्रेशर पाल्सी)—किसी तन्त्रिका धड़ पर दबाव पड़ने से उत्पन्न अस्थायी पक्षाघात्

Pressure paralysis (प्रेशर पैरालाइसिस)—सुषुम्ना रज्जु पर दबाव पड़ने से उत्पन्न पक्षाघात

Presternum (प्रीस्टर्नम)—उरोस्थि की मुष्टि अथवा उसका ऊपरी भाग

Presuppurative (प्रीसपुरेटिव)— पस बनने से पहले

Presymptomatic (प्रीसिम्पटोमेटिक)— लक्षणों के प्रकट होने से पहले

Presynaptic (प्रीसाइनेप्टिक)—तन्त्रिका अन्तर्ग्रथन से पहले स्थित

Presyncope (प्रीसिन्कोप)—मूर्च्छा

Presystole (प्रीसिस्टोल)—प्रकुंचन से ठीक पहले का काल; प्रकुंचन पूर्व

Presystolic (प्रीसिस्टोलिक)— प्रकुंचन से ठीक पहले; पुरःप्रकुंचनीय

Pretarsal (प्रीटार्सल)— पदकूर्च के सामने

Preterm (प्रीटर्म)—गर्भावस्था के 37वें सप्ताह से पहले उत्पन्न होने वाला; अकाल प्रसव

Preterm birth (प्रीटर्म बर्थ)— गर्भावस्था के 20 और 38 सप्ताह के बीच होने वाला बच्चे का जन्म

Preterm labor (प्रीटर्म लेबर)—Premature labor.

Prethyroid, Prethyroideal (प्रीथाइरॉयड, प्रीथाइरॉयडियल)—अवटु अथवा थाइरॉयड ग्रन्थि से आगे

Pretibial (प्रीटिबियल)—टिबिया के सामने

Pretracheal (प्रीट्रेकियल)—श्वास-प्रणाल से आगे का

Pretympanic (प्रीटिम्पैनिक)—मध्यकर्णिक कला के सामने स्थित

Preurethritis (प्रीयूरेथ्राइटिस)—स्त्री में मूत्रमार्गीय छिद्र के चारों ओर की सूजन

Prevalence (प्रीवैलेन्स)—किसी निर्दिष्ट आबादी में किसी विशेष समय पर विद्यमान किसी विशिष्ट रोग के रोगियों की कुल संख्या

Prevention (प्रीवेन्शन)— रुकावट

Preventive (प्रीवेन्टिव)—किसी रोग के उत्पन्न होने को रोकने वाला; निरोधक

Preventive medicine (प्रीवेन्टिव मेडिसिन)—चिकित्सा-शास्त्र की वह शाखा जिसका सम्बन्ध शारीरिक एवं मानसिक रोगों की रोकथाम से होता है।

Prevertebral (प्रीवर्टीब्रल)—किसी कशेरुका के सामने; पूर्वकशेरुकीय

Prevertiginous (प्रीवर्टीजीनस)—आगे को गिरने की प्रवृत्ति वाला।

Prevesical (प्रीवैसाइकल)—मूत्राशय के सामने स्थित

Previa, Praevia (प्रीविया)— पहले अथवा सामने प्रकट होने वाला।

Previable (प्रीवॉयबल)—उस भ्रूण से सम्बन्धित जो गर्भाशय से बाहर जीने योग्य नहीं होता।

Prezonular (प्रीज़ोनुलर)— नेत्र के पश्चज कोष्ठ से सम्बन्धित

Prezygotic (प्रीज़ाइगोटिक)—गर्भाधान से पूर्व उत्पन्न होने वाला

Priapism (प्रियापिज़्म)—लिंग का निरन्तर बना रहने वाला असामान्य वेदनायुक्त उत्थान; अविरत शिश्नोत्थान

Priapitis (प्रियापाइटिस)— शिश्नशोथ

Priapus (प्रियापस)— शिश्न या लिंग

Pricking (प्रिकिंग)—चुभोना

Prickle cell (प्रिकिल सेल)—दण्डाकार प्रवर्धों से युक्त एक कोशिका; शूक कोशिका

Prickly heat (प्रीकली हीट)— गर्मी के मौसम में त्वचा पर निकलने वाले लाल-लाल दाने जिनमें खुजली आती है; अम्भौरी; घमौरी

Priessnitz compress (प्राइसनिट्ज कम्प्रैस)— एक ठण्डा गीला-दबाव

Primacy (प्राइमेसी)—प्राथमिक होने की अवस्था

Primal scene (प्राइमल सीन)— बच्चे का प्रथम बार लैंगिक संसर्ग को देखना।

Primary (प्राइमरी)— समय अथवा क्रम में प्रथम, प्राथमिक; मुख्य; प्रारम्भिक

Primary amputation (प्राइमरी एम्पुटेशन)—शोथ के आरम्भ होने से पहले किया जाने वाला अंगोच्छेदन

Primary bubo (प्राइमरी बूबो)— रतिज रोग, विशेषकर सिफिलिस के कारण प्रथम सूजने वाला लसीका पर्व

Primary care (प्राइमरी केयर)—चिकित्सक के प्रथम बार सम्पर्क में आने पर रोगी के स्वास्थ्य की सामान्य देखभाल

Primary lesion (प्राइमरी लीज़न)—1. प्रारम्भिक विक्षति जिससे एक दूसरी विक्षति उत्पन्न होती है। 2. सिफिलिस का प्राथमिक शैंकर

Primary sore (प्राइमरी सोर)—सिफिलिस का प्राथमिक व्रण या कठोर शैंकर

Primate (प्राइमेट)— प्राइमेट्स गण का एक प्राणी

Primates (प्राइमेट्स)— स्तनपायी जन्तुओं का उच्चतम गण जिसमें बन्दर, आदमी आदि सम्मिलित होते हैं।

Prime (प्राइम)—1. सबसे अच्छे स्वास्थ्य एवं सबसे अधिक शक्ति का काल 2. उसी या भिन्न औषधि की एक बड़ी मात्रा देने को तैयारी में उससे पूर्व एक प्राथमिक चिकित्सा करना

Primigravida (प्राइमीग्रेविडा)— पहली बार गर्भवती होने वाली स्त्री; प्रथमसगर्भा

Primipara (प्राइमीपैरा)— वह स्त्री जिसने 500 ग्राम या इससे अधिक (अथवा 20 सप्ताह की गर्भावस्था) के एक जीवित या मृत शिशु को जन्म दिया हो; प्रथमप्रसवा

Primiparity (प्राइमीपैरिटी)— 500 ग्राम या इससे अधिक के

(अथवा 20 सप्ताह की गर्भावस्था के) केवल एक जीवित या मृत शिशु को जन्म देने की दशा, प्रथमप्रसविता।

Primiparous (प्राइमीपेरस)— किसी प्रथमप्रसवा से सम्बन्धित

Primitiae (प्राइमीटाइ)—शिशु के जन्म से ठीक पहले प्रकट होने वाला उल्वोदक या गर्भोदक

Primitive (प्राइमिटिव)—प्राथमिक; प्रारम्भिक; भ्रूणीय या आद्य

Primordia (प्राइमोर्डिया)—Primordium का बहुवचन

Primordial (प्राइमोर्डियल)—1. पहले स्थित होने वाला 2. प्रारम्भिक अथवा आद्य रूप में स्थित रहने वाला।

Primordium (प्राइमोर्डियम)— भ्रूण में कोशिकाओं का प्रथम संचय जिससे शिशु के किसी ऊतक, अंग अथवा भाग का विकास होता है; आद्यक; आद्यांग

Primus (प्राइमस)— समान रचनाओं की शृंखला में से प्रथम

Princeps (प्रिन्सेप्स)— 1. प्रारम्भिक; प्रथम 2. मुख्य; प्रधान

Principal (प्रिन्सिपल)— 1. प्रधान; प्रमुख 2. विशिष्ट

Principes (प्रिन्सीपेस)—Princeps का बहुवचन

Principle (प्रिन्सिपिल)— 1. किसी रासायनिक यौगिक का एक घटक जो उसके आवश्यक गुणों का प्रतिनिधित्व करता है; तत्त्व 2. एक पदार्थ जिस पर किसी औषधि के कुछ गुण निर्भर करते हैं। 3. एक मौलिक सत्यता 4. क्रिया का एक सिद्धान्त या नियम

Active principle (एक्टिव प्रिन्सिपिल)— किसी औषधि का घटक जो चिकित्सीय प्रभाव उत्पन्न करता है।

Antianemic principle (एन्टीएनीमिक प्रिन्सिपिल)— बहिरस्थ कारक विटामिन बी$_{12}$ तथा जठर-रस में विद्यमान केशल के अन्तःस्थ कारक की आपस में क्रिया होने पर आमाशय एवं आँत में बनने वाला एक पदार्थ। यह यकृत में इकट्ठा होता है तथा अस्थि मज्जा में लाल रक्त कोशिकाओं के सामान्य विकास के लिए आवश्यक होता है।

Hematinic principle (हीमैटिनिक प्रिन्सिपिल)—Vit. B_{12} or Cyanocobalamin.

Priority (प्रायरिटी)—प्राथमिकता; अग्रता

Prism (प्रिज़्म)— एक पारदर्शक ठोस पदार्थ जिसके तीन पार्श्व समानान्तर चतुर्भुज, तीनों पार्श्वों के लम्बरूप आधार त्रिभुज होते हैं तथा ठोस की अनुप्रस्थ काट त्रिभुज होती है।

Prisma (प्रिज़्मा)— प्रिज़्म से मिलती-जुलती कोई रचना

Prismata (प्रिज़्मेटा)—Prism का बहुवचन

Prismatic (प्रिज़्मेटिक)—1. प्रिज़्म के आकार का 2. प्रिज़्म के द्वारा उत्पन्न। प्रिज़्मीय

Prismoid (प्रिज़्मॉयड)— प्रिज़्म के समान

Prismoptometer (प्रिज़्मोप्टोमिटर)— प्रिज़्म का प्रयोग करके आँख के विकृत अपवर्तन को मापने वाला एक उपकरण

Prismosphere (प्रिज़्मोस्फेयर)— एक प्रिज़्म तथा एक गोलाकार लैन्स दोनों संयुक्त रूप में

Privacy (प्राइवेसी)— 1. गुप्तता 2. एकान्त स्थान

Privates (प्राइवेट्स)— बाह्य जननांग; गुप्तांग

Privy (प्राइवी)— शौचालय

p.r.n. (पी. आर. एन.)— परिस्थितियों के अनुसार

Pro- (प्रो-)— एक उपसर्ग जो सामने, पहले तथा पक्ष लेने को दर्शाता है।

Proaccelerin (प्रोएक्सीलेरिन)—पांचवा स्कन्दन कारक

Proactivator (प्रोएक्टीवेटर)— किसी सक्रियकारक का पूर्वगामी; एक कारक जो एक सक्रियकारक को बनाने के लिए किसी एन्जाइम से प्रतिक्रिया करता है।

Proal (प्रोआल)— आगे को होने वाली गति से सम्बन्धित

Proantithrombin (प्रोएन्टीथ्रॉम्बिन)—रक्त प्लाज़्मा या सीरम में विद्यमान एक पदार्थ जो हिपैरिन की क्रिया द्वारा एन्टीथ्रॉम्बिन में परिवर्तित हो जाता है।

Proband (प्रोबैण्ड)—Propositus.

Probang (प्रोबैंग)— एक पतली, लचीली छड़ जिसके एक सिरे पर स्पंज अथवा इसी प्रकार की कोई वस्तु लगी होती है। इसका प्रयोग स्वरयन्त्र या ग्रासनली में निकोचन के स्थान का पता लगाने, दवाई लगाने अथवा वहाँ से पदार्थ को निकालने के लिए किया जाता है।

Probationary (प्रोबेशनरी)— सेवा में नियुक्ति के लिए परीक्षण-काल में कार्यरत व्यक्ति

Probationer (प्रोबेशनर)— परिक्षण-काल में कार्य करने वाला व्यक्ति

Probe (प्रोब)— किसी ज़ख्म, नासूर अथवा मार्ग की गहराई तथा उसकी दिशा का पता लगाने वाला एक लम्बा, पतला यन्त्र; एषणी

Proboscis (प्रोबोसिस)— कुछ जन्तुओं में मुख का आगे की ओर बढ़ा हुआ भाग जैसे हाथी में होता है; शूण्ड

Procarcinogen (प्रोकार्सीनोजन)—एक रासायनिक पदार्थ जो चयापचयी प्रक्रियाओं से बदल जाने पर ही कैंसरजनक हो जाता है।

Procaryotae (प्रोकैरीयोटी)—. Procaryote का बहुवचन

Procaryote (प्रोकैरीयोट)—Prokaryote.

Procaryotic (प्रोकैरीयोटिक)—Prokaryotic.

Procatarctic (प्रोकैटारक्टिक)—पहले से प्रवृत्त होने वाला जैसे किसी रोग का कारण; प्रवर्तनपूर्व

Procatarxis (प्रोकैटार्क्सि)— किसी प्रवर्तनपूर्व कारक के द्वारा किसी रोग का आरम्भ होना।

Procedure (प्रोसीडर)— कार्यविधि

Procelia (प्रोसीलिया)— मस्तिष्क का एक पार्श्वीय निलय

Procelous (प्रोसीलस)— आगे की ओर नतोदर

Procentriole (प्रोसेन्ट्रियोल)—कोशिका में स्थित तारक-केन्द्रकों तथा रोमक आधारी कायों का तत्काल पूर्वगामी

Procephalic (प्रोसिफैलिक)— सिर के अगले भाग का अथवा उससे सम्बन्धित

Process (प्रोसेज़)— 1. क्रिया की विधि, प्रक्रिया 2. किसी हड्डी या ऊतक से उत्पन्न होने वाला एक उत्सेध, प्रक्षेपण या अतिवृद्धि; प्रवर्ध जैसे कर्णमूल प्रवर्ध जो शंखास्थि के कर्णमूल वाले भाग से निकलने वाला एक शंक्वाकार प्रक्षेपण होता है, असिरूप या खड्गवत प्रवर्ध जो उरोस्थि के निचले सिरे पर एक लम्बा, पतला तथा नुकीला प्रवर्ध होता है। 3. किसी विशिष्ट परिणाम की उपलब्धि के लिए उठाये जाने वाले कदमों की शृंखला 4. किसी रोग की वृद्धि की अवस्था

Processor (प्रोसेसर)— एक प्रकार की शक्ति को दूसरे प्रकार की शक्ति में अथवा एक प्रकार की सामग्री को दूसरे प्रकार की सामग्री में बदलने का एक साधन

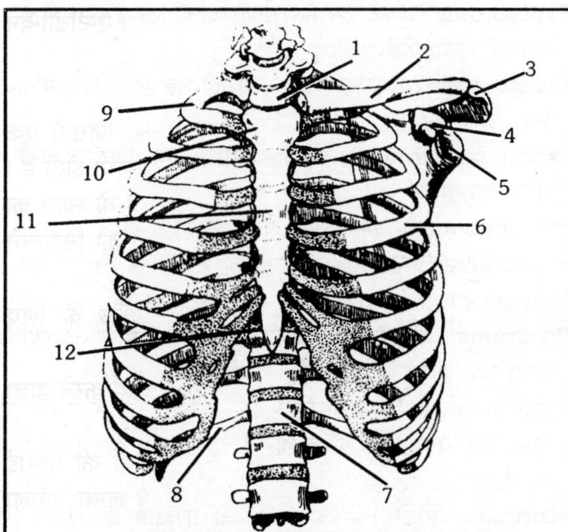

Fig. 459 : Process (प्रवर्ध)

1. First thoracic vertebra = प्रथम वक्षीय कशेरुका 2. Clavicle = जत्रुक या कण्ठास्थि 3. Acromial process of scapula = स्कन्ध-फलक का अंसकूटी प्रवर्ध 4. Coracoid process of scapula = स्कन्ध-फलक का असंतुण्ड प्रवर्ध 5. Glenoid cavity of scapula = स्कन्धफलक की असंगर्त-गुहा 6. 4th rib = छठी पसली 7. 12th thoracic vertebra = 12 वीं वक्षीय कशेरुका 8. 12th rib = 12 वीं पसली 9. First rib = प्रथम पसली 10. Manubrium sterni = उरोस्थि मुष्टि 11. Body of the sternum = उरोस्थि का काय 12. Xiphoid process of sternum = उरोस्थि का असिरूप प्रवर्ध

Processus (प्रोसेसस)—Process.

Procheilon (प्रोकीलॉन)— ऊपरी होंठ के केन्द्र में स्थित एक उत्सेध (उभार)

Prochilon (प्रोकाइलॉन)—Procheilon.

Prochondral (प्रोकॉण्ड्रल)— उपास्थि के बनने से पहले

Prochordal (प्रोकॉर्डल)— आद्यपृष्ठवंश या नोटोकॉर्ड के सामने

Procidentia (प्रोसीडैन्शिया)— पूर्ण भ्रंश विशेषकर गर्भाशय का पूर्ण भ्रंश; गर्भाशयपूर्णभ्रंश

Procoagulant (प्रोकॉगुलैन्ट)—रक्त के जमने को बढ़ावा देने के लिए प्रवृत्त

Procollagen (प्रोकोलेजन)— कोलेजन का पूर्वगामी

Proconvertin (प्रोकनवर्टिन)— स्कन्दन कारक सातवां

Procreate (प्रोक्रिएट)— उत्पन्न या जनन करना।

Procreation (प्रोक्रिएशन)— सन्तानोत्पत्ति, जनन

Procreative (प्रोक्रिएटिव)—जनन सम्बन्धी, प्रजननक्षम।

Proctagra (प्रोक्टैग्रा)— मलाशय में अचानक दर्द होना।

Proctalgia (प्रोक्टैल्जिया)—गुदा के चारों ओर तथा मलाशय में दर्द होना; गुदार्ति; मलाशयशूल।

Proctatresia (प्रोक्टेट्रेसिया)—गुदा का छिद्रयुक्त न होना।

Proctectasia (प्रोक्टेक्टेसिया)— गुदा अथवा मलाशय का विस्फारण

Proctectomy (प्रोक्टेक्टॉमी)—मलाशय को शल्यक्रिया द्वारा काट कर अलग कर देना, मलाशय-उच्छेदन

Proctenclisis (प्रोक्टेनक्लाइसिस)— गुदा अथवा मलाशय का निकोचन

Procteurynter (प्रोक्टीयूरिन्टर)—गुदा अथवा मलाशय को विस्फारित करने वाला एक यन्त्र

Proctitis (प्रोक्टाइटिस)—मलाशयशोथ

Procto-, Proct- (प्रोक्टो-, प्रोक्ट-)— शब्दों के अन्य शब्दों के साथ संयुक्त होने वाले रूप जो गुदा तथा मलाशय के साथ होने वाले सम्बन्ध को बताते हैं।

Proctocele (प्रोक्टोसील)— मलाशय के किसी भाग का योनि में उद्वर्तन (बहिःसरण)

Proctoclysis (प्रोक्टोक्लाइसिस)— किसी तरल को मलाशय में धीरे-धीरे बूँद-बूँद करके प्रविष्ट करना।

Proctococcypexia, Proctococcypexy (प्रोक्टोकॉक्सीपैक्सिया, प्रोक्टोकॉक्सीपैक्सी)—मलाशय का अनुत्रिक या कॉक्सिक्स के साथ स्थिरीकरण

Proctocolectomy (प्रोक्टोकोलेक्टॉमी)—मलाशय एवं कोलन को शल्यक्रिया द्वारा काट कर निकाल देना, मलाशय-बृहदान्त्र-उच्छेदन

Proctocolitis (प्रोक्टोकोलाइटिस)—मलाशय एवं कोलन का शोथ; मलाशयबृहदान्त्रशोथ

Proctocolonoscopy (प्रोक्टोकोलोनॉस्कापी)—मलाशय एवं निचले कोलन के भीतर का निरीक्षण करना।

Proctocolpoplasty (प्रोक्टोकोल्पोप्लास्टी)— मलाशय-योनि-नालव्रण की प्लास्टिक सर्जरी द्वारा मरम्मत करना

Proctocystocele (प्रोक्टोसिस्टोसील)— मूत्राशय का मलाशय में को बहिःसरण

Proctocystoplasty (प्रोक्टोसिस्टोप्लास्टी)— मलाशय एवं मूत्राशय की प्लास्टिक सर्जरी

Proctocystotomy (प्रोक्टोसिस्टोटॉमी)— मलाशय से गुजार कर मूत्राशय में चीरा लगाना।

Proctodeal (प्रोक्टोडीयल)— आद्यगुद से सम्बन्धित

Proctodeum (प्रोक्टोडीयम)—भ्रूण के पुच्छक सिरे का एक बहिर्जनस्तरीय गड्ढा जो बाद में फट जाता है और गुदा बन जाता है; आद्यगुद

Proctodynia (प्रोक्टोडाइनिया)—Proctalgia.

Proctologic (प्रोक्टोलॉजिक)—प्रोक्टोलॉजी से सम्बन्धित

Proctologist (प्रोक्टोलॉजिस्ट)— कोलन, मलाशय तथा गुदा के रोगों का विशेषज्ञ

Proctology (प्रोक्टोलॉजी)—चिकित्सा-शास्त्र की वह शाखा जिसका सम्बन्ध कोलन, मलाशय तथा गुदा के रोगों की चिकित्सा से है।

Proctoparalysis (प्रोक्टोपैरालाइसिस)— मलद्वारीय तथा मलाशयी पेशियों का पक्षाघात हो जाना।

Proctoperineoplasty (प्रोक्टोपैरीनियोप्लास्टी)—मलद्वार एवं मलाशय की प्लास्टिक सर्जरी

Proctoperineorrhaphy (प्रोक्टोपैरीनियोरैह्फी)—Proctoperineoplasty.

Proctopexia, Proctopexy (प्रोक्टोपैक्सिया, प्रोक्टोपैक्सी)—मलाशय का किसी अन्य भाग के साथ स्थिरीकरण, मलाशयस्थिरीकरण।

Proctophobia (प्रोक्टोफोबिया)—मलाशय के रोग से पीड़ित होने का विकृत भय

Proctoplasty (प्रोक्टोप्लास्टी)—मलाशय की प्लास्टिक सर्जरी द्वारा मरम्मत करना, मलाशयसंधान

Proctoplegia (प्रोक्टोप्लीजिया)—Proctoparalysis.

Proctopolypus (प्रोक्टोपॉलिपस)—मलाशय का पुर्वंगक या पॉलिप

Proctoptosia (प्रोक्टोप्टोसिया)—Proctoptosis.

Proctoptosis (प्रोक्टोप्टोसिस)— मलाशय का भ्रंश

Proctorrhagia (प्रोक्टोरैह्जिया)— मलाशय से रक्तस्राव होना।

Proctorrhaphy (प्रोक्टोरैह्फी)—मलाशय की सिलाई करना।

Proctorrhea (प्रोक्टोरिह्या)— गुदा या मलद्वार से श्लेष्मिक स्राव का निकलना।

Proctoscope (प्रोक्टोस्कोप)— मलाशय का निरीक्षण करने वाला एक यन्त्र; मलाशयदर्शी

Proctoscopy (प्रोक्टोस्कोपी)— मलाशयदर्शी द्वारा मलाशय का निरीक्षण करना; मलाशयदर्शन

Proctosigmoid (प्रोक्टोसिग्मॉयड)— मलद्वारीय नली एवं अवग्रहान्त्र का क्षेत्र

Proctosigmoidectomy (प्रोक्टोसिग्मॉयडेक्टॉमी)—शल्यक्रिया द्वारा गुदा, मलाशय तथा अवग्रहान्त्र या सिग्मॉयड कोलन को काट कर निकाल देना

Proctosigmoiditis (प्रोक्टोसिग्मॉयडाइटिस)— मलाशय एवं सिग्मॉयड कोलन का शोथ; मलाशय-अवग्रहान्त्रशोथ

Proctosigmoidoscope (प्रोक्टोसिग्मॉयडोस्कोप)—मलाशय एवं सिग्मॉयड कोलन या अवग्रहान्त्र का निरीक्षण करने वाला एक यन्त्र; मलाशय-अवग्रहान्त्रदर्शी

Proctosigmoidoscopy (प्रोक्टोसिग्मॉयडोस्कोपी)—मलाशय-अवग्रहान्त्रदर्शी द्वारा मलाशय एवं अवग्रहान्त्र का नेत्र परीक्षण करना, मलाशय-अवग्रहान्त्रदर्शन

Proctospasm (प्रोक्टोस्पाज़्म)—मलाशय की ऐंठन होना।

Proctostasis (प्रोक्टोस्टेसिस)—. कब्ज़ हो जाना।

Proctostenosis (प्रोक्टोस्टेनोसिस)—मलाशय का तंग या संकीर्ण हो जाना।

Proctostomy (प्रोक्टोस्टॉमी)—शरीर की सतह से मलाशय में को एक स्थायी छिद्र बनाना; मलान्त्रछेदन

Proctotome (प्रोक्टोटॉम)— मलाशय में चीरा लगाने वाला एक चाकू

Proctotomy (प्रोक्टोटॉमी)— मलाशय अथवा मलद्वार में चीरा लगाना, मलाशयछेदन

Proctotresia (प्रोक्टोट्रेसिया)—अछिद्री मलद्वार को शल्यक्रिया द्वारा ठीक करना।

Proctovalvotomy (प्रोक्टोवाल्वोटॉमी)—मलाशयी कपाटों में चीरा लगाना।

Procumbent (प्रोकम्बैन्ट)— चेहरे को नीचे करके लेटना।

Procursive (प्रोकर्सिव)— आगे को भागने के लिए उद्यत

Procurvation (प्रोकर्वेशन)— आगे को झुकाव

Prodromal (प्रोड्रोमल)— किसी रोग की प्रारम्भिक अवस्था से सम्बन्धित; पूर्वरूपी; पूर्ववर्ती

Prodromal rash (प्रोड्रोमल रैश)— किसी संक्रामक रोग के वास्तविक विस्फोट के प्रकट होने से पूर्व उत्पन्न होने वाला एक विस्फोट

Prodrome (प्रोड्रोम)— किसी रोग की शुरुआत का संकेत देने वाला एक लक्षण; प्रारम्भिक लक्षण

Prodromi (प्रोड्रोमाइ)— Prodromus का बहुवचन

Prodromic (प्रोड्रोमिक)—Prodromal.

Prodromous (प्रोड्रोमस)—Prodromic.

Prodromus (प्रोड्रोमस)—Prodrome.

Prodrug (प्रोड्रग)—एक निष्क्रिय औषधि जो शरीर के भीतर चयापचयी प्रक्रियाओं द्वारा परिवर्तित होकर सक्रिय हो जाती है।

Product (प्रोडक्ट)—प्राकृतिक अथवा कृत्रिम रूप से उत्पन्न कोई भी वस्तु; उत्पाद

Production (प्रोडक्शन)— उत्पादन

Productive (प्रोडक्टिव)—उत्पन्न करने अथवा बनाने वाला, विशेषकर नये ऊतक को; उत्पादक

Proemial (प्रोइमियल)—Prodromal.

Proencephalon (प्रोएन्सिफैलॉन)—Prosencephalon.

Proencephalus (प्रोएन्सिफैलस)— ऐसा भ्रूण जिसकी खोपड़ी के ललाटीय क्षेत्र में स्थित किसी फटन या दरार से होकर मस्तिष्क बाहर को निकल आता है।

Proenzyme (प्रोएन्ज़ाइम)— किसी एन्ज़ाइम का एक निष्क्रिय पूर्वगामी

Proerythroblast (प्रोइरिथ्रोब्लास्ट)—Pronormoblast.

Proerythrocyte (प्रोइरिथ्रोसाइट)—केन्द्रक से युक्त एक अपरिपक्व लाल रक्त कोशिका। यह लाल रक्त कोशिका की पूर्वगामी होती है।

Proestrogen (प्रोईस्ट्रोजन)—एक ईस्ट्रोजन-सक्रियता से रहित पदार्थ परन्तु जो शरीर में सक्रिय ईस्ट्रोजन में चयापचयित हो जाता है।

Proferment (प्रोफर्मेन्ट)—Proenzyme.

Professional (प्रोफेशनल)—. किसी व्यवसाय से सम्बन्धित

Profibrinolysin (प्रोफाइब्रिनोलाइसिन)—फाइब्रिनोलाइसिन एन्ज़ाइम का निष्क्रिय पूर्वगामी

Profile (प्रोफाइल)—1. किसी वस्तु विशेषकर सिर अथवा चेहरे के पार्श्व दृश्य की एक बाह्य रूप रेखा 2. परीक्षणों द्वारा ज्ञात विशिष्टताओं को प्रदर्शित करने वाला एक रेखाचित्र

Profilometer (प्रोफिलोमीटर)— किसी सतह के जैसे दाँतों की सतह के खुरदरेपन को मापने वाला एक यन्त्र

Profluvium (प्रोफ्लूवियम)— अत्यधिक बहाव अथवा स्राव

Profluvium lactis (प्रोफ्लूवियम लैक्टिस)— दूध का अत्यधिक बहना।

Profunda (प्रोफण्डा)—गहराई में स्थित; गहन; गम्भीर

Profundaplasty (प्रोफण्डाप्लास्टी)— गहराई में स्थित किसी अवरुद्ध अथवा संकीर्ण फिमोरल धमनी का पुनर्निर्माण करना

Profundus (प्रोफण्डस)—. गहरा

Profuse (प्रोफ्यूज़)— विपुल; अत्यधिक

Progastrin (प्रोगैस्ट्रिन)—गैस्ट्रिन का एक निष्क्रिय पूर्वगामी

Progenital (प्रोजेनाइटल)—जननांगों की बाह्य सतह के ऊपर

Progenitor (प्रोजेनाइटर)— पूर्वज

Progeny (प्रोजैनी)— सन्तान, संतति

Progeria (प्रोजैरिया)— बचपन में कालपूर्व वृद्धावस्था का उत्पन्न होना; कालपूर्व-जरा

Progestational (प्रोजेस्टेशनल)—ऋतुस्रावी चक्र की ऋतुस्राव से ठीक पहले की प्रावस्था से सम्बन्धित जब प्रोजेस्टेरोन हॉर्मोन की क्रिया से एण्डोमीट्रियम गर्भित डिम्ब के आरोपण के लिए फिर से तैयार हो जाती है; गर्भपूर्व

Progestational agent (प्रोजेस्टेशनल एजेन्ट)— प्रोजेस्टेरोन हॉर्मोन का प्रभाव रखने वाला कोई भी रासायनिक पदार्थ जिसका साधारणतया जन्म-निरोध (बर्थ कन्ट्रोल) की गोलियों में प्रयोग किया जाता है।

Progesterone (प्रोजेस्टेरोन)— पीत पिण्ड, अधिवृक्क प्रान्तस्था (एड्रीनल कॉर्टेक्स) तथा अपरा से मुक्त होने वाला एक स्टैरॉयड हॉर्मोन जिसका कार्य ऋतुस्रावी चक्र के द्वितीय अर्द्ध भाग में एण्डोमीट्रियम में परिवर्तन लाकर गर्भाशय को गर्भित डिम्ब के आरोपण एवं विकास के लिए तैयार करना है।

Progestin (प्रोजेस्टिन)—1. प्रोजेस्टेरोन 2. कृत्रिम रूप से तैयार एक औषधि जिसका गर्भाशय पर प्रोजेस्टेरोन के समान प्रभाव होता है।

Progestogen (प्रोजेस्टोजन)—कोई भी हॉर्मोन-पदार्थ जो, प्रोजेस्टेरोन के प्रभावों के समान प्रभाव उत्पन्न करता है।

Proglossis (प्रोग्लोसिस)— जिह्वा का छोर, जिह्वानोक

Proglottid (प्रोग्लोटिड)— फीताकृमि के खण्डों में से एक, देहखण्ड

Proglottis (प्रोग्लोटिस)—Proglottid.

Prognathic (प्रोग्नेथिक)—Prognathous.

Prognathism (प्रोग्नेथिज़्म)— एक या दोनों जबड़ों का असामान्य प्रक्षेपण (उभरा होना), उद्गत-हनुता

Prognathous (प्रोग्नेथस)— उभरे हुए जबड़े धारण करने वाला; उद्गत-हनु

Prognose (प्रोग्नोस)— किसी रोग की अवधि के विषय में भविष्यवाणी करना

Prognosis (प्रोग्नोसिस)— किसी रोग की सम्भावित अवधि, रोग विमुक्ति की सम्भावना और यहाँ तक कि रोगी की मृत्यु की सम्भावना को पहले से बतलाना; पूर्वानुमान; प्राग्ज्ञान। यह निम्न तीन प्रकार का होता है—

Prognosis anceps (प्रोग्नोसिस एन्सेप्स)— सन्दिग्ध पूर्वानुमान

Prognosis fausta (प्रोग्नोसिस फॉस्टा)—अनुकूल पूर्वानुमान

Prognosis infausta (प्रोग्नोसिस इन्फॉस्टा)— प्रतिकूल पूर्वानुमान

Prognostic (प्रोग्नोस्टिक)—किसी रोग के पूर्वानुमान से सम्बन्धित; अग्रसूचक

Prognosticate (प्रोग्नोस्टिकेट)—पूर्वानुमान करना

Prognostician (प्रोग्नोस्टिशियन)—पूर्वानुमान में निपुण व्यक्ति

Prograde (प्रोग्रेड)— प्रवाह की सामान्य दिशा में

Progranulocyte (प्रोग्रेनुलोसाइट)—Promyelocyte.

Progravid (प्रोग्रेविड)— गर्भावस्था से पहले

Progression (प्रोग्रेसन)—आगे बढ़ना; वृद्धि; उन्नति

Progressive (प्रोग्रेसिव)— बढ़ने वाला जैसे कोई बढ़ने वाला रोग; प्रगामी; वर्धमान

Progressive muscular dystrophy (प्रोग्रेसिव मस्कुलर डिस्ट्रॉफी)— सुषुम्ना रज्जु के ह्रास के कारण पेशियों का धीरे-धीरे बढ़ने वाला अपक्षय या शोष

Prohibition (प्रोहिबीशन)— निषेध

Prohormone (प्रोहॉर्मोन)— किसी हॉर्मोन का कोई पूर्वगामी

Proinsulin (प्रोइन्सुलिन)— अग्न्याशय की बीटा कोशिकाओं में उत्पन्न होने वाले इन्सुलिन का एक पूर्वगामी

Projectile vomiting (प्रोजैक्टाइल वोमीटिंग)— ऐसी उल्टी जिसमें आमाशय के पदार्थ बलपूर्वक बाहर को फेंक दिए जाते हैं जो रोगी से कुछ दूर जाकर गिरते हैं।

Projection (प्रोजेक्शन)—1. आगे को फेंकने की क्रिया 2. तीक्ष्ण उभार, प्रक्षेपण 3. प्रमस्तिष्कीय कॉर्टेक्स तथा तन्त्रिका-तन्त्र के अन्य भागों के बीच में स्थित एक संयोजन 4. बढ़ाने का

कार्य 5. मानसिक क्रिया जिसके द्वारा संवेदनाएं उत्तेजित ज्ञानेन्द्रियों या ग्राहकों को भेजी जाती हैं। 6. किसी अनुभूति का विरूपण जिसके परिणामस्वरूप कोई उस व्यक्ति से बिना कारण घृणा करने लगता है जिसे पहले प्यार किया जाता था अथवा वह उन लोगों के प्रति आकर्षित होता है जिनसे पहले घृणा की जाती थी।

Prokaryon (प्रोकैरीयान)— 1. कोशिकाद्रव्य में छितरा हुआ केन्द्रकीय पदार्थ जो झिल्ली के द्वारा बन्धित नहीं होता 2. प्रोकैरीयोट

Prokaryote (प्रोकैरीयोट)—केन्द्रक तथा केन्द्रकीय कला से रहित एककोशिकीय जीव जिसमें केवल एक वृत्ताकार गुणसूत्र होता है।

Prokaryotic (प्रोकैरीयोटिक)— प्रोकैरीयोट से सम्बन्धित

Prolabial (प्रोलेबियल)— ऊपरी होंठ के बीच के उठे हुए भाग को बताने वाला

Prolabium (प्रोलेबियम)— ऊपरी होंठ का बीच का उठा हुआ भाग

Prolactin (प्रोलैक्टिन)— अग्र पीयूष ग्रन्थि का एक हॉर्मोन जो दुग्ध निर्माण को उत्तेजित करता है; स्तनप्रेरक

Prolactinoma (प्रोलैक्टिनोमा)—पीयूष ग्रन्थि का एक अर्बुद जो प्रोलैक्टिन स्रवित करता है।

Prolapse (प्रोलैप्स)— शरीर के किसी अंग अथवा भाग जैसे गर्भाशय या मलाशय का नीचे को खिसकना अथवा उसका नीचे की ओर विस्थापन; भ्रंश

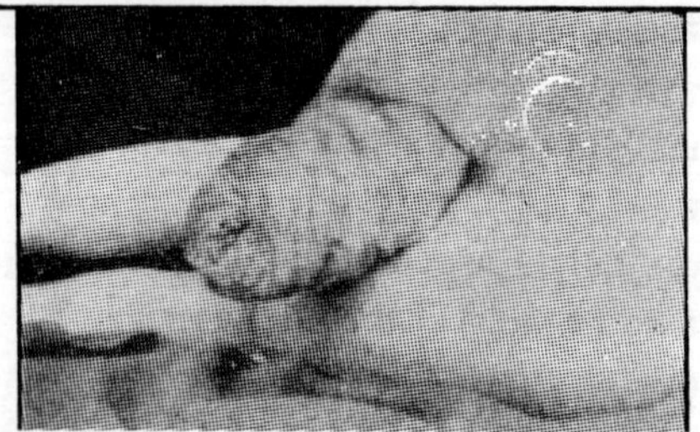

Fig. 460 : Prolapse rectum (मलाशय भ्रंश)

Prolapsus (प्रोलैप्सस)—Prolapse.

Prolective (प्रोलैक्टिव)—कुल प्रति 100 या प्रति 1000 व्यक्तियों की मृत्यु होने पर किसी निश्चित काल में किसी बताये हुए कारण से होने वाली मृत्यु की संख्या को बताने वाला

Prolepsis (प्रोलैप्सिस)— कोई प्रवेगी दौरा शीघ्र ही दुबारा उत्पन्न होना

Proleptic (प्रोलैप्टिक)— सम्भावित समय से पूर्व पुनः उत्पन्न होने वाला

Proleukocyte (प्रोल्यूकोसाइट)—एक अविकसित श्वेत रक्त कोशिका

Proliferate (प्रोलोफ्रेट)— जनन द्वारा एक ही रूप वालों की वृद्धि करना, प्रफलन या आत्मपुनर्जनन करना।

Proliferation (प्रोलीफ्रेशन)—एक ही आकृति वालों विशेषकर कोशिकाओं का उत्पादन तथा उनका बहुगुणन; प्रफलन; प्रचुरोद्भवन

Proliferative (प्रोलीफ्रेटिव)—Proliferous.

Proliferous (प्रोलीफेरस)—1. बहुगुणन करने वाला, जैसे नयी ऊतक कोशिकाओं के बनने से बहुगुणन करने वाला; प्रफली; प्रफलनशील 2. सन्तान वाला

Prolific (प्रोलीफिक)— अबन्ध्य, उपजाऊ, प्रजननशील

Proligerous (प्रोलीगेरस)— सन्तान उत्पन्न करने वाला।

Prolymphocyte (प्रोलिम्फोसाइट)— लसीकाकोशिकाप्रसू (लिम्फोब्लास्ट) एवं लसीकाकोशिका (लिम्फोसाइट) के बीच की मध्यस्थ कोशिका, प्राक्लसीकाकोशिका

Promegakaryocyte (प्रोमेगाकैरियोसाइट)— महामूललोहितकोशिका (मैगाकैरियोसाइट) का एक पूर्वगामी

Promegaloblast (प्रोमेगालोब्लास्ट)—महालोहितकोशिकाप्रसू (मेगालोब्लास्ट) का एक पूर्वगामी

Prometaphase (प्रोमेटाफेज़)—कोशिका के सूत्रीविभाजन की अवस्था जिसमें केन्द्रकीय कला विघटित हो जाती है तथा तारक केन्द्रक कोशिका के ध्रुवों तक पहुँचते हैं जबकि गुणसूत्र संकुचित होते रहते हैं।

Prominence (प्रोमीनैन्स)— प्रक्षेपण, उत्सेध, या बहिःसरण

Prominentia (प्रोमीनैन्शिया)—Prominence.

Prominentiae (प्रोमीनैन्शियाइ)— Prominentia का बहुवचन

Promitochondria (प्रोमाइटोकॉण्ड्रिया)— सूत्रकणिकाओं या माइटोकॉण्ड्रिया के पूर्वगामी

Promonocyte (प्रोमोनोसाइट)— एककेन्द्रकश्वेतकोशिका (मोनोसाइट) का एक पूर्वगामी; प्राक्एककेन्द्रककोशिका

Promontoria (प्रोमोन्टोरिया)—Promontorium का बहुवचन

Promontorium (प्रोमोन्टोरियम)—Promontory.

Promontory (प्रोमोन्टरी)— एक उभड़ा हुआ प्रवर्ध या भाग, प्रोत्तुंग जैसे सैक्रम का प्रोत्तुंग जो सैक्रम हड्डी के आधार की गोणिकीय सतह का आगे को उभड़ा हुआ भाग होता है।

Promoter (प्रोमोटर)—एक पदार्थ जो किसी उत्प्रेरक को कार्य करने के लिए उसकी सहायता करता है।

Promyelocyte (प्रोमायलोसाइट)— मायलोब्लास्ट एवं मायलोसाइट के बीच मध्यस्थ एक कोशिका

Pronasion (प्रोनेज़ियान)—नासिका के पट एवं ऊपरी ओष्ठ की सतह के बीच के कोण का बिन्दु

Pronate (प्रोनेट)— अधोमुख स्थिति में रखना अथवा होना

Pronation (प्रोनेशन)— 1. चेहरे को नीचे की ओर करके लेटने की क्रिया 2. हाथ को इस प्रकार घुमाने की क्रिया कि हथेली नीचे या पीछे की ओर हो जाये। अवतानन

Pronator (प्रोनेटर)—अवतानक

Pronaus, Pronaeus (प्रोनौस, प्रोनेयस)— योनि अथवा योनि का प्रघाण

Prone (प्रोन)—1. सीधे लेट कर चेहरे को नीचे कर लेने वाला, अधोमुख स्थिति 2. हाथ को इस प्रकार घुमाने वाला कि हथेली नीचे की ओर हो जाये।

Prong (प्रोंग)— शंक्वाकार जैसे किसी दाँत की मूल

Pronograde (प्रोनोग्रेड)— हाथों एवं पादों पर चलने वाला

Pronometer (प्रोनोमीटर)—अग्रबाहु के अवतानन अथवा उत्तानन के परिमाण को प्रदर्शित करने वाला एक उपकरण

Pronormoblast (प्रोनॉर्मोब्लास्ट)— लाल रक्त कोशिका का सर्वप्रथम पूर्वगामी; प्राक्सामान्यलोहितकोशिकाप्रसू

Pronuclei (प्रोन्यूक्लियाई)— Pronucleus का बहुवचन

Pronucleus (प्रोन्यूक्लियस)— डिम्ब के निषेचन के पश्चात् डिम्ब अथवा शुक्राणु का केन्द्रक; प्राक्केन्द्रक

Prootic (प्रूटिक)—कान के सामने, पुरःकर्ण

Prop (प्रोप)— किसी को सहारा देने अथवा पकड़े रहने के लिए प्रयोग में लाया जाने वाला एक यन्त्र जैसे मुख टेप जो धातु या रबड़ का एक यन्त्र होता है जिसे मुख को खुला रखने के लिए जबड़ों के बीच में निवेशित किया जाता है।

Propagate (प्रोपेगेट)— 1. प्रजनन (सन्तानोत्पत्ति) करना या उत्पन्न करना 2. आगे को बढ़ना

Propagation (प्रोपेगेशन)—जनन, सन्तानोत्पत्ति

Propagative (प्रोपेगेटिव)— जनन सम्बन्धी

Propalinal (प्रोपेलीनल)— आगे एवं पीछे की गति जैसे जबड़े की गति के लिए प्रयुक्त होने वाला

Propepsin (प्रोपेप्सिन)—Pepsinogen.

Propeptone (प्रोपेप्टोन)— पाचन क्रिया में प्रोटीन एवं पेप्टोन के बीच का एक मध्यस्थ उत्पाद

Propeptonuria (प्रोपेप्टोनूरिया)— प्रोपेप्टोन का मूत्र में उत्सर्जित होना

Properitoneal (प्रोपैरीटोनियल)— पर्युदर्या या उदरावरण के सामने का

Prophase (प्रोफेज़)—सूत्रीविभाजन प्रकार के कोशिका विभाजन की प्रथम अवस्था; पूर्वावस्था

Prophylactic (प्रोफाइलैक्टिक)—1. संक्रमण एवं रोग की रोकथाम में सहायक कोई भी साधन 2. रोकथाम या रोगनिरोध सम्बन्धी, रोगनिरोधी, रोगनिरोधक

Prophylaxes (प्रोफाइलैक्सेज़)— Prophylaxis का बहुवचन

Prophylaxis (प्रोफाइलैक्सिस)—रोगनिरोध, रोगरोधक चिकित्सा

Proplasmacyte (प्रोप्लाज़्मासाइट)— प्लाज़्मा कोशिका का पूर्वगामी

Proplastid (प्रोप्लास्टिड)— कोशिकाद्रव्य में एक कणिका या दाना जिससे एक प्लास्टिड बनता है।

Proplexus (प्रोप्लैक्सस)— मस्तिष्क के पर्श्वीय निलय में स्थित रंजितपटल जालिका

Proportion (प्रोपोर्शन)— अनुपात

Propositus (प्रोपोज़ीटस)— किसी शारीरिक अथवा मानसिक विकार को प्रस्तुत करने वाला प्रारम्भिक व्यक्ति जो एक आनुवंशिक अथवा जीनी-परीक्षण का आधार बनता है।

Proprietary medicine (प्रोप्राइटरी मेडिसिन)— रोगों की चिकित्सा में प्रयोग की जाने वाली औषधि जो नाम तथा निर्माण विधि के दृष्टिकोण से पेटेन्ट, ट्रेडमार्क, कॉपीराइट अथवा गुप्तता द्वारा खुले कॉम्पिटीशन में सुरक्षित रहती है; एकायत्त औषधि

Proprioception (प्रोप्रायोसेप्शन)— शरीर के आसन एवं उसकी गति से अवगत रहना तथा शरीर के सम्बन्ध में वस्तुओं की स्थिति, उनके भार तथा प्रतिरोध की जानकारी होना

Proprioceptive (प्रोप्रायोसेप्टिव)—प्रोप्रायोसेप्शन से सम्बन्धित, प्रग्राही

Proprioceptor (प्रोप्रायोसेप्टर)— शरीर की गतियों एवं स्थिति की सूचना देने वाले संवेदी तन्त्रिका छोरों में से कोई भी एक, जो मुख्य रूप से पेशियों, कण्डराओं तथा गहन या लैबिरिन्थ में उत्पन्न होती हैं; प्रग्राहक

Propriospinal (प्रोप्रायोस्पाइनल)—केवल सुषुम्ना रज्जु से सम्बन्धित

Proptometer (प्रोप्टोमीटर)—नेत्रोत्सेध के अंश को मापने वाला यन्त्र

Proptosis (प्रोप्टोसिस)—नीचे की ओर विस्थापन जैसे गर्भाशय का या गम्भीर पेशीदुर्बलता में आँख की ऊपरी पलक का होता है।

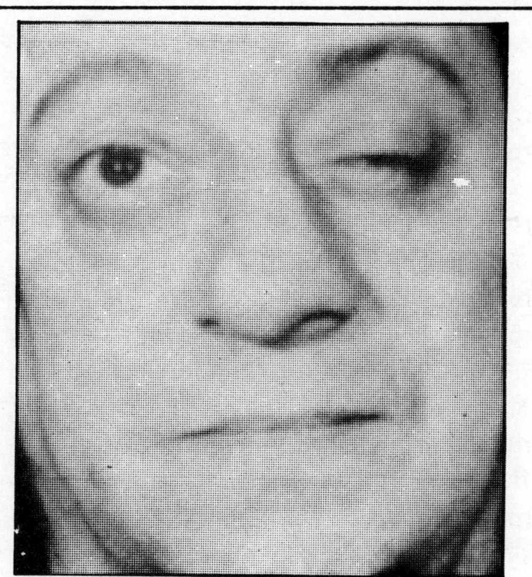

Fig. 461 : Proptosis in Myasthenia gravis
(गम्भीर पेशी दुर्बलता में आँख की पलक का नीचे की ओर विस्थापन)

Proptotic (प्रोप्टोटिक)— नीचे की ओर विस्थापन से सम्बन्धित

Propulsion (प्रोपल्सन)—1. चलते समय आगे को गिरने की प्रवृत्ति, प्रणोदन 2. शीघ्रगामिता

Pro re nata (प्रो री नेटा)—परिस्थितियों के अनुसार

Prorrhaphy (प्रौरैह्फी)— किसी पेशी के कार्य को परिवर्तित करने के लिए पेशी अथवा कण्डरा निवेशन को किसी दूर स्थान पर सीना।

Prorsad (प्रोर्साड)—आगे की दिशा में

Prorubricyte (प्रोरूब्रीसाइट)—एक क्षाररागीय केन्द्रक युक्त लाल रक्त कोशिका

Prosecretin (प्रोसेक्रिटिन)— सेक्रिटिन का पूर्वगामी

Prosect (प्रोसैक्ट)— किसी लाश को अथवा इसके किसी भाग को चीरना।

Prosection (प्रोसैक्शन)— शरीररचना सम्बन्धी रचना को प्रदर्शित करने के लिए पहले से सोच-विचार कर किया जाने वाला व्यवच्छेदन

Prosector (प्रोसैक्टर)— व्यवच्छेदन को सम्पन्न करने वाला व्यक्ति

Prosectorium (प्रोसैक्टोरियम)—एक विच्छेदन कक्ष अथवा ऐसा स्थान जहां पर कक्षा के सामने प्रदर्शित करने के लिए शरीर-रचना सम्बन्धी सम्पाक तैयार किये जाते हैं।

Prosencephalon (प्रोसेन्सीफैलॉन)— भ्रूणीय अग्रमस्तिष्क

Proso- (प्रोसो-)— एक उपसर्ग जिसका अर्थ आगे की ओर या अग्र होता है।

Prosodemic (प्रोसोडेमिक)— सम्पर्क द्वारा एक व्यक्ति से दूसरे व्यक्ति में फैलने वाला, ऐसा किसी रोग के लिए कहा जाता है।

Prosopagnosia (प्रोसोपैग्नोसिया)— चेहरों को पहचानने में असमर्थता यहाँ तक कि अपना चेहरा भी नहीं पहिचाना जाना

Prosopagus (प्रोसोपेगस)—Prosopopagus.

Prosopalgia (प्रोसोपैल्जिया)— त्रिधारीय तन्त्रिकाशूल, आननशूल, ललाटशूल

Prosopectasia (प्रोसोपैक्टेसिया)—चेहरे का बड़ा हो जाना, आननवृद्धि

Prosopic (प्रोसोपिक)—आगे से उन्नतोदर चेहरे से सम्बन्धित

Prosoplasia (प्रोसोप्लेसिया)—कोशिकाओं का रूपान्तरण जब तक वे उच्च कार्य करने वाली कोशिकाओं में विकसित नहीं हो जाती हैं।

Prosopoanoschisis (प्रोसोपोएनोस्काइसिस)— चेहरे पर स्थित तिरछी दरार जो मुँह से आँख तक फैली होती है।

Prosopodiplegia (प्रोसोपोडीप्लीजिया)— चेहरे एवं एक निचली भुजा का पक्षाघात

Prosopodynia (प्रोसोपोडाइनिया)— चेहरे में दर्द होना

Prosoponeuralgia (प्रोसोपोन्यूरैल्जिया)—Prosopalgia.

Prosopopagus (प्रोसोपोपेगस)— असमान परिमाण के दो जुड़े हुए जुड़वाँ बच्चे जिनमें से छोटा बड़े के जबड़े के अतिरिक्त चेहरे के किसी भाग से जुड़ा होता है।

Prosopoplegia (प्रोसोपोप्लीजिया)— चेहरे का पक्षाघात, आननघात

Prosoposchisis (प्रोसोपोस्काइसिस)— चेहरे की जन्मजात फटन या दरार

Prosopospasm (प्रोसोपोस्पाज़्म)— चेहरे की ऐंठन, आननपेशीउद्वेष्ट

Prosoposternodymia (प्रोसोपोस्टर्नोडाइमिया)— जुड़े हुए जुड़वाँ बच्चे जो चेहरे से चेहरे तथा स्टर्नम से स्टर्नम के साथ जुड़े होते हैं।

Prosopothoracopagus (प्रोसोपोथौरैकोपेगस)— दो जुड़वाँ भ्रूण जो चेहरे से वक्ष तक जुड़े होते हैं।

Prosopotocia (प्रोसोपोटोसिया)—बच्चे के जन्म के समय चेहरे की प्रस्तुति

Prosopus varus (प्रोसोपस वेरस)—सिर के एक ओर का शोष हो जाने के कारण चेहरे का जन्मजात टेढ़ापन हो जाना

Prostaglandins (प्रोस्टेग्लैण्डिन्स)— शरीर में असंतृप्त वसीय अम्लों से बनने वाला वसीय अम्ल व्युत्पन्नों का एक वर्ग जो प्रोस्टेट ग्रन्थि, आर्तव-तरल, मस्तिष्क, फेफड़े, वृक्क या गुर्दे, थाइमस ग्रन्थि, वीर्य-तरल तथा अग्न्याशय में पाये जाते हैं। प्रोस्टेग्लैण्डिन संख्या में बहुत होते हैं जो शरीर के बहुत से ऊतकों एवं अंगों को प्रभावित करते हैं। ये गर्भाशय तथा अन्य चिकनी पेशी की संकुचनशीलता को उत्तेजित करते हैं और रक्त-चाप को कम करते हैं, आमाशय के अम्ल स्राव को, शरीर के तापमान तथा प्लेटलेटों के समुच्चयन या संग्रहणता को नियमित करते हैं तथा शोथ को नियन्त्रित करते हैं। ये कुछ हॉर्मोनों की क्रिया को भी प्रभावित करते हैं।

Prostata (प्रोस्टेटा)—Prostate.

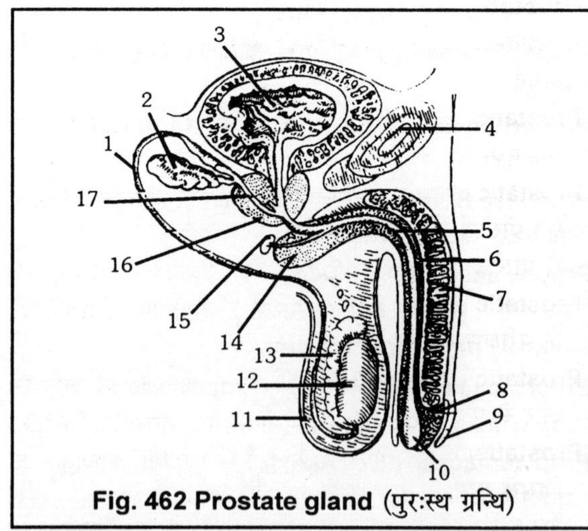

Fig. 462 Prostate gland (पुरःस्थ ग्रन्थि)

1. Deferent duct or vas deferens = शुक्रवाहिनी,
2. Seminal vesicle = शुक्राशय
3. Cavity of the urinary bladder = मूत्राशय की गुहा
4. Symphysis pubis = जघन सन्धानक
5. Urethra = मूत्रमार्ग
6. & 7. Corpus cavernosa = कॉर्पस कैवरनोसा

8. Glans penis = शिश्नमुण्ड
9. Prepuce = शिश्नमुण्डच्छद
10. Urethral dilatation = मूत्रमार्गीय विस्फारण
11. Scrotum = वृषण या अण्डकोष
12. Testis = शुक्रग्रन्थि
13. Epididymis = इपीडीडिमिस
14. Bulb of corpus cavernosum = कॉर्पस कैवरनोसम का कन्द
15. Cowper's gland = काउपर की ग्रन्थि
16. Prostate gland = पुरःस्थ ग्रन्थि
17. Ejaculatory duct = स्खलनीय वाहिनी

Prostatalgia (प्रोस्टेटेल्जिया)—प्रोस्टेट ग्रन्थि में दर्द होना; पुरःस्थग्रन्थिशूल

Prostate (प्रोस्टेट)— पुरुष में मूत्राशय की गर्दन एवं मूत्रमार्ग को चारों ओर से घेरने वाली तीन खण्ड वाली एक ग्रन्थि जो वाहिनियों द्वारा मूत्रमार्ग के प्रोस्टेट वाले भाग में खुलती है। इससे एक पतला तथा हल्का क्षारीय तरल स्रवित होता है जिससे वीर्य का एक भाग बनता है; पुरःस्थग्रन्थि

Prostatectomy (प्रोस्टेटेक्टॉमी)— प्रोस्टेट ग्रन्थि के किसी भाग अथवा सम्पूर्ण ग्रन्थि को काटकर निकाल देना, पुरःस्थोच्छेदन

Prostathelcosis (प्रोस्टेथेल्कोसिस)—प्रोस्टेट ग्रन्थि में जख्म बन जाना।

Prostatic (प्रोस्टेटिक)—प्रोस्टेट ग्रन्थि से सम्बन्धित, पुरःस्थग्रन्थिक

Prostatic calculus (प्रोस्टेटिक कैल्कुलस)—प्रोस्टेट ग्रन्थि में एक पथरी

Prostatic hypertrophy (प्रोस्टेटिक हाइपरट्रॉफी)—वृद्धावस्था में प्रोस्टेट ग्रन्थि का बढ़ जाना जो शोथ अथवा अर्बुद के कारण नहीं होता।

Prostaticovesical (प्रोस्टेटिकोवैसाइकल)— प्रोस्टेट ग्रन्थि एवं मूत्राशय से सम्बन्धित

Prostatic plexus (प्रोस्टेटिक प्लेक्सस)—1. मूत्राशय की ग्रीवा एवं प्रोस्टेट ग्रन्थि के चारों ओर की शिरायें 2. श्रोणि-जालिका से प्रोस्टेट ग्रन्थि को जाने वाली तन्त्रिकाएँ

Prostatic syncope (प्रोस्टेटिक साइनकोप)— प्रोस्टेट ग्रन्थि के परीक्षण के दौरान मूर्च्छित हो जाना।

Prostatic urethra (प्रोस्टेटिक यूरेथ्रा)— मूत्रमार्ग का चारों ओर से प्रोस्टेट ग्रन्थि से घिरा रहने वाला भाग

Prostatism (प्रोस्टेटिज़्म)—प्रोस्टेट ग्रन्थि का कोई भी रोग जिससे मूत्राशय से मूत्र के बहने में अवरोध उत्पन्न हो जाता है।

Prostatitis (प्रोस्टेटाइटिस)—प्रोस्टेट ग्रन्थि की सूजन, पुरःस्थग्रन्थिशोथ

Prostatocystitis (प्रोस्टेटोसिस्टाइटिस)— पुरःस्थग्रन्थिक (प्रोस्टेट ग्लैण्ड के भीतर स्थित) मूत्रमार्ग एवं मूत्राशय का शोथ, पुरःस्थग्रन्थिमूत्राशयशोथ।

Prostatocystotomy (प्रोस्टेटोसिस्टोटॉमी)—प्रोस्टेड ग्रन्थि एवं मूत्राशय में चीरा लगाना।

Prostatodynia (प्रोस्टेटोडाइनिया)—Prostatalgia.

Prostatography (प्रोस्टेटोग्राफी)—किसी भेदक माध्यम को प्रविष्ट करने के पश्चात् प्रोस्टेट ग्रन्थि का एक्स-रे परीक्षण करना।

Prostatolith (प्रोस्टेटोलिथ)— प्रोस्टेट ग्रन्थि में स्थित पथरी, पुरःस्थग्रन्थि-अश्मरी

Prostatolithotomy (प्रोस्टेटोलिथोटॉमी)— किसी पथरी को निकालने के लिए प्रोस्टेट ग्रन्थि में चीरा लगाना, पुरःस्थग्रन्थि-अश्मरी-उच्छेदन।

Prostatomegaly (प्रोस्टेटोमेगैली)— प्रोस्टेट ग्रन्थि का बढ़ जाना, पुरःस्थग्रन्थिवृद्धि

Prostatomy (प्रोस्टेटॉमी)—Prostatotomy.

Prostatomyomectomy (प्रोस्टेटोमायोमेक्टॉमी)—प्रोस्टेट-पेश्यर्बुद को शल्यक्रिया द्वारा काट कर निकाल देना।

Prostatorrhea (प्रोस्टेटोरिह्या)— प्रोस्टेट ग्रन्थि से असामान्य रूप से स्राव निकलना, पुरःस्थातिस्राव

Prostatoseminalvesiculectomy (प्रोस्टेटोसेमीनलवैसीकुलेक्टॉमी)—Prostatovesiculectomy.

Prostatosis (प्रोस्टेटोसिस)— प्रोस्टेट ग्रन्थि का कोई भी अशोथज एवं दुर्दमता रहित रोग

Prostatotomy (प्रोस्टेटोटॉमी)—प्रोस्टेट ग्रन्थि को चीरना।

Prostatovesiculectomy (प्रोस्टेटोवैसीकुलेक्टॉमी)—प्रोस्टेट ग्रन्थि एवं शुक्राशयों को शल्यक्रिया द्वारा काट कर अलग कर देना।

Prostatovesiculitis (प्रोस्टेटोवैसीकुलाइटिस)—प्रोस्टेट ग्रन्थि एवं शुक्राशयों का शोथ

Prostheon (प्रोस्थीयोन)—Prosthion.

Prosternation (प्रोस्टर्नेशन)—Camptocomia.

Prosthesis (प्रोस्थेसिस)— 1. शरीर के किसी लुप्त भाग का किसी कृत्रिम भाग जैसे कृत्रिम भुजा द्वारा पुनःस्थापन करना 2. शरीर का कोई कृत्रिम अंग या भाग जैसे कोई आँख, दाँत या भुजा आदि 3. किसी स्वाभाविक कार्य को बढ़ाने वाला उपकरण जैसे हीयरिंग ऐड (सुनाई देने के लिए प्रयोग में लाया जाने वाला कान का आला)

Prosthetic (प्रोस्थेटिक)—कृत्रिम अंगों अथवा कृत्रिम-अंग विज्ञान से सम्बन्धित

Prosthetics (प्रोस्थेटिक्स)— शल्यचिकित्सा की वह शाखा जिसका सम्बन्ध लुप्त भागों के पुनःस्थापन से होता है, कृत्रिमअंगविज्ञान

Prosthetist (प्रोस्थेटिस्ट)— 1. कृत्रिम दन्तावली में विशेषज्ञ 2. कृत्रिम भुजाएँ बनाने वाला। कृत्रिमांगविज्ञानी।

Prosthetosclerokeratoplasty (प्रोस्थेटोस्क्लेरोकैरेटोप्लास्टी)—प्लास्टिक सर्जरी द्वारा रोगग्रस्त श्वेत पटल (स्क्लेरा)

तथा स्वच्छमण्डल (कॉर्निया) का किसी पारदर्शक कृत्रिम अंग से पुनः स्थापन करना।

Prosthion (प्रोस्थीयोन)— ऊर्ध्वहनु या मैक्ज़िला के दन्तउलूखल प्रवर्ध पर सबसे निचला बिन्दु, अग्र बिन्दु

Prosthodontia (प्रोस्थोडोन्शिया)—Prosthodontics.

Prosthodontics (प्रोस्थोडोन्टिक्स)— दन्त-चिकित्सा की वह शाखा जिसका सम्बन्ध मुख के लिए कृत्रिम सामग्रियों के बनाने से होता है।

Prosthodontist (प्रोस्थोडोन्टिस्ट)— कृत्रिम दाँत बनाने एवं उन्हें फिट करने वाला दन्तज विशेषज्ञ

Prosthokeratoplasty (प्रोस्थोकैरेटोप्लास्टी)— प्लास्टिक सर्जरी द्वारा रोगग्रस्त अथवा व्रणचिह्नयुक्त स्वच्छमण्डल (कॉर्निया) को किसी पारदर्शक कृत्रिम अंग से पुनः स्थापित करना।

Prostholith (प्रोस्थोलिथ)— शिश्नमुण्डच्छदीय अश्मरी

Prostitute (प्रोस्टीट्यूट)—वेश्या

Prostitution (प्रोस्टीट्यूशन)— वेश्यावृत्ति

Prostrate (प्रोस्ट्रेट)—1. शक्ति कम करना 2. सीधे शरीर को फैला कर लेटना।

Prostrated (प्रोस्ट्रेटेड)— शक्तिहीन; थका हुआ, अवसन्न

Prostration (प्रोस्ट्रेशन)—. अत्यधिक थकान अथवा शक्ति की कमी हो जाना, अवसादन, अवसन्नता

Heat prostration (हीट प्रोस्ट्रेशन)— अत्यधिक गर्मी से बहुत थकान या शक्ति का ह्रास हो जाना।

Nervous prostration (नर्वस प्रोस्ट्रेशन)—Neurasthenia.

Protal (प्रोटल)— जन्मजात

Protanomaly (प्रोटानोमैली)— नेत्र के दृष्टिपटल या रेटिना के शंकुओं में लाल रंग के प्रति संवेदनशील वर्णक की कमी होने पर लाल रंग का बोध कम हो जाना।

Protanope (प्रोटेनोप)—लाल वर्णान्धता वाला व्यक्ति, लाल वर्णान्ध

Protanopia (प्रोटेनोपिया)— लाल वर्णान्धता

Protean (प्रोटीएन)—विभिन्न रूपों में परिवर्तित होने के सक्षम जैसे अमीबा

Protease (प्रोटीयेस)— एक प्रोटीनविघटनकारी एन्जाइम

Protectant (प्रोटैक्टेन्ट)— रक्षा अथवा रोगक्षमता प्रदान करने वाला, संरक्षी, रक्षात्मक

Protective (प्रोटेक्टिव)—Protectant.

Protector (प्रोटेक्टर)—किसी उत्प्रेरक में स्थित कोई पदार्थ जो उत्प्रेरक की क्रियाशीलता की गति को बढ़ा देता है।

Proteid (प्रोटीड)—Protein.

Proteidogenous (प्रोटीडोज़ीनस)—प्रोटीन उत्पन्न करने वाला

Protein (प्रोटीन)— जटिल कार्बनिक यौगिकों के वर्ग में से कोई भी एक जिसमें कार्बन, हाइड्रोजन, ऑक्सीजन, नाइट्रोजन तथा सल्फर (गन्धक) होता है जो प्राकृतिक रूप से पौधों तथा जन्तुओं में पाये जाते हैं। इनका जल-अपघटन होने पर अमीनो अम्ल उत्पन्न होते हैं जो वृद्धि, क्षतिग्रस्त ऊतकों की मरम्मत एवं नये ऊतकों के निर्माण के लिए आवश्यक हैं। प्रोटीन कोशिकाओं के प्लाज़्मा की मुख्य घटक होती हैं। ये दूध, अण्डे, दालों, पनीर, मांस, मछली तथा सोयाबीन आदि में पायी जाती है।

Antitumor protein (एन्टिट्यूमर प्रोटीन)— अर्बुद की वृद्धि को रोकने वाली प्रोटीन

Antiviral protein (एन्टिवाइरल प्रोटीन)— ऐसी प्रोटीन जो विषाणुओं के बहुगुणन को रोक देती है।

Bence jones protein (बेन्स जोन्स प्रोटीन)—. बहुदुर्दमज्जार्बुद, लसीकासार्कार्बुद, अतिश्वेतकोशिकारक्तता अथवा हॉज़किन के रोग में मूत्र में पाई जाने वाली एक असामान्य प्रोटीन

Blood protein (ब्लड प्रोटीन)— रक्त में विद्यमान एक प्रोटीन जिसमें लाल रक्त कोशिकाओं में विद्यमान हीमोग्लोबिन तथा सीरम प्रोटीनों का समावेश होता है।

Carrier protein (कैरियर प्रोटीन)— वह प्रोटीन जो किसी हेपटेन के साथ जुड़ कर एक रोगक्षम अनुक्रिया प्रदर्शित करने के सक्षम हो जाती है।

Complete protein (कमप्लीट प्रोटीन)— प्रोटीन जिसमें सभी आवश्यक अमीनो अम्ल मौजूद होते हैं।

Conjugated proteins (कन्जुगेटेड प्रोटीन)—प्रोटीन जिसमें प्रोटीन अणु प्रोटीन रहित अणुओं के साथ संयुक्त रहता है जैसे न्यूक्लियोप्रोटीन, ग्लाइकोप्रोटीन, लाइपोप्रोटीन तथा मेटेलोप्रोटीन

C-reactive protein (CRP)—किन्ही शोथज, ह्रासी तथा नवोत्पादित रोगों से पीड़ित व्यक्तियों के सीरम में पायी जाने वाली एक बीटा-ग्लोबुलिन

Foreign protein (फौरन प्रोटीन)—शरीर में सामान्य रूप से पायी जाने वाली किसी भी प्रोटीन से भिन्न प्रोटीन

Immune protein (इम्यून प्रोटीन)— एन्टीजनों के विरुद्ध शरीर की रक्षा करने वाली प्रोटीन

Incomplete protein (इनकमप्लीट प्रोटीन)— प्रोटीन जिसमें एक या अधिक आवश्यक अमीनो अम्लों का अभाव होता है।

Plasma protein (प्लाज़्मा प्रोटीन)—रक्त प्लाज़्मा में पायी जाने वाली प्रोटीन जैसे एल्ब्युमिन या ग्लोबुलिन

Serum protein (सीरम प्रोटीन)— रक्त सीरम में पायी जाने वाली प्रोटीन जैसे इम्यूनोग्लोबुलिन, एल्ब्युमिन, कमप्लीमैन्ट, स्कन्दन कारक तथा एन्ज़ाइम

Proteinaceous (प्रोटीनेसीयस)—प्रोटीनों से सम्बन्धित अथवा उनके समान, प्रोटीनीय

Proteinemia (प्रोटीनीमिया)—रक्त में प्रोटीन की अधिकता

Proteinic (प्रोटीनिक)—प्रोटीन सम्बन्धी

Proteinogenic (प्रोटीनोजेनिक)—Proteogenic.
Proteinogenous (प्रोटीनोजीनस)— प्रोटीन उत्पन्न करने वाला
Proteinophobia (प्रोटीनोफोबिया)—प्रोटीनयुक्त पदार्थों से घृणा हो जाना।
Proteinosis (प्रोटीनोसिस)—अधिक प्रोटीन का ऊतकों में जमा हो जाना, प्रोटीनमयता
Proteinuria (प्रोटीनूरिया)—मूत्र में एल्ब्युमिन का पाया जाना, प्रोटीनमेह
Proteo-,Prot-(प्रोटीयो-,प्रोट-)—उपसर्ग जिनका अर्थ प्रोटीन है।
Proteoclastic (प्रोटीयोक्लास्टिक)— प्रोटीन का विघटनकारी
Proteogenic (प्रोटीयोजेनिक)—प्रोटीनों को उत्पन्न करने के सक्षम
Proteolipid (प्रोटीयोलाइपिड)—जल में अघुलनशील एक जटिल लाइपिड-प्रोटीन जो मुख्यतया मस्तिष्क में पायी जाती है।
Proteolysed (प्रोटीयोलाइज़्ड)—जल-अपघटित प्रोटीन, प्रोटीनलायित
Proteolysin (प्रोटीयोलाइसिन)—प्रोटीनों का विघटन करने वाला एक विशिष्ट पदार्थ
Proteolysis (प्रोटीयोलाइसिस)—सामान्यतया एन्ज़ाइम की क्रिया द्वारा प्रोटीनों का जलअपघटन होकर साधारण पदार्थों में टूटना, प्रोटीनलयन
Proteolytic (प्रोटीयोलाइटिक)—प्रोटीनों के जलअपघटन में शीघ्रता लाने वाला।
Proteometabolic (प्रोटीयोमेटाबोलिक)—प्रीटोनों के चयापचय से सम्बन्धित
Proteometabolism (प्रोटीयोमेटाबोलिज़्म)—प्रोटीनों का पाचन, अवशोषण तथा स्वांगीकरण, प्रोटीन-चयापचय।
Proteopectic (प्रोटीयोपैक्टिक)—Proteopexic.
Proteopepsis (प्रोटीयोपेप्सिस)—प्रोटीनों का पाचन
Proteopeptic (प्रोटीयोपेप्टिक)— प्रोटीन के पाचन से सम्बन्धित अथवा प्रोटीन का पाचन करने वाला।
Proteopexic (प्रोटीयोपैक्सिक)—शरीर के भीतर प्रोटीनों के स्थिरीकरण से सम्बन्धित
Proteopexis (प्रोटीयोपैक्सिस)— प्रोटीन का ऊतकों में स्थिरीकरण
Proteopexy (प्रोटीयोपैक्सी)—शरीर में प्रोटीनों का स्थिरीकरण
Proteose (प्रोटीयोस)—प्रोटीन एवं पेप्टोन के बीच प्रोटीनलयन (प्रोटीन का अपघटन) का मध्यस्थ उत्पाद
Proteosuria (प्रोटीयोसूरिया)—मूत्र में प्रोटीयोस का पाया जाना, प्रोटियोसमेह
Proteuria (प्रोटीयूरिया)—Proteinuria.
Proteus (प्रोटियस)—यह ग्राम-निगेटिव, विकल्पी, वातनिरपेक्षी, खमीरण करने वाले आन्त्रीय दण्डाणुओं का एक वंश होता है जो आँतों में तथा मल पदार्थ में पाया जाता है और प्रोटीन का विघटन करता है। इससे मूत्रीय पथ का संक्रमण तथा पूतिजीवरक्तता हो जाती है। प्रोटियस की चार जातियाँ होती हैं—P. mirabilis. P.vulgaris. P. morganii and P. rettgeri.
Prothrombin (प्रोथ्रॉम्बिन)—Coagulation Factor II देखें Coagulation
Prothrombinase (प्रोथ्रॉम्बिनेस)— रक्त स्कन्दन में एक महत्त्वपूर्ण एन्जाइम See coagulation.
Prothrombinemia (प्रोथ्रॉम्बिनीमिया)— रक्त में प्रोथ्रॉम्बिन का पाया जाना।
Prothrombinogen (प्रोथ्रॉम्बिनोजन)—सातवाँ स्कन्दनं कारक
Prothrombinogenic (प्रोथ्रॉम्बिनोजेनिक)—प्रोथ्रॉम्बिन के उत्पादन को बढ़ाने वाला।
Prothrombinopenia (प्रोथ्रॉम्बिनोपीनिया)— रक्त में प्रोथ्रॉम्बिन की न्यूनता
Prothrombokinase (प्रोथ्रॉम्बोकाइनेस)—पाँचवा तथा आठवाँ स्कन्दन कारक
Prothymocyte (प्रोथाइमोसाइट)— थाइमस ग्रन्थि में टी कोशिका का एक पूर्वगामी
Protide (प्रोटाइड)— प्रोटीन
Protist (प्रोटिस्ट)— प्रोटिस्टा जगत का कोई भी सदस्य
Protista (प्रोटिस्टा)—उन सभी एककोशिकीय जन्तुओं तथा पौधों का एक जगत जिन्हें आसानी से पौधों या जन्तुओं में वर्गीकृत नहीं किया जा सकता।
Protistologist (प्रोटिस्टोलॉजिस्ट)— एककोशिकीय जीवों का अध्ययन करने वाला व्यक्ति
Protistology (प्रोटिस्टोलॉजी)—एककोशिकीय पौधों तथा सूक्ष्मजीवों का वैज्ञानिक अध्ययन
Proto-, Prot- (प्रोटो-, प्रोट-)— उपसर्ग जिनका अर्थ किसी शृंखला में प्रथम है।
Protobiology (प्रोटोबायोलॉजी)— जीवाणुनाशक विषाणुओं का अध्ययन
Protoblast (प्रोटोब्लास्ट)—1. नग्न कोशिका अर्थात् कोशिका भित्ति से रहित कोशिका 2. खण्डित होते हुए डिम्ब का एक प्रसूखण्ड या ब्लास्टोमियर जिससे एक विशेष अंग या भाग विकसित होता है।
Protoblastic (प्रोटोब्लास्टिक)—किसी प्रोटोब्लास्ट से सम्बन्धित
Protocol (प्रोटोकॉल)— किसी रोगी के परीक्षण, किसी प्रयोग अथवा पोस्टमार्टम परीक्षण पर तैयार की गई प्रारम्भिक टिप्पणियाँ
Protodiastole (प्रोटोडायस्टोल)— द्वितीय हृदय ध्वनि के तुरन्त बाद होने वाला अनुशिथिलन, आद्यानुशिथिलन
Protodiastolic (प्रोटोडायस्टोलिक)—आद्यानुशिथिलन सम्बन्धी
Protoduodenum (प्रोटोड्योडिनम)—ड्योडिनम का ऊपरी आधा भाग
Protoerythrocyte (प्रोटोइरिथ्रोसाइट)—एक आद्य लोहितकोशिकाप्रसू
Protogastor (प्रोटोगैस्टर)— किसी गैस्ट्रूला अथवा विकसित

होते हुए भ्रूण की गुहा जिससे पाचन प्रणाली विकसित होती है।

Protoleukocyte (प्रोटोल्यूकोसाइट)— लाल अस्थि मज्जा एवं प्लीहा में स्थित एक सूक्ष्म लसीकाभ कोशिका

Proton (प्रोटोन)—किसी परमाणु की नाभि का धनात्मक-पूरित भाग जिसके चारों ओर ऋणात्मक-पूरित इलैक्ट्रॉन चक्कर काटते हैं।

Protoneuron (प्रोटोन्यूरॉन)— किसी परिसरीय प्रतिवर्त चाप में प्रथम तन्त्रिका कोशिका

Protoplasia (प्रोटोप्लेसिया)—ऊतक का प्राथमिक निर्माण

Protoplasm (प्रोटोप्लाज़्म)—गाढ़ा, चिपचिपा, अर्द्धपारदर्शक, कोलॉइड (लेसदार) पदार्थ जो कोशिकाद्रव्य एवं केन्द्रकद्रव्य सहित सभी जीवित कोशिकाओं का आवश्यक घटक होता है और जीवित प्राणियों की सभी क्रियाशीलताओं का आधार होता है; जीवद्रव्य

Protoplasmatic (प्रोटोप्लाज़्मेटिक)—Protoplasmic.

Protoplasmic (प्रोटोप्लाज़्मिक)—जीवद्रव्य से सम्बन्धित अथवा उससे बना हुआ, जीवद्रव्यीय

Protoplasmolysis (प्रोटोप्लाज़्मोलाइसिस)—Plasmolysis.

Protoplast (प्रोटोप्लास्ट)— एक जीवाणुज या पादप कोशिका जिसमें कोशिका भित्ति नहीं होती परन्तु प्लाज़्मा कला जुड़ी (अखण्डित) होती है।

Protoporphyria (प्रोटोपोरफाइरिया)— प्रोटोपोरफाइरिन का अधिक मात्रा में मल में उत्सर्जन होना।

Protoporphyrin (प्रोटोपोरफाइरिन)— यह प्राकृतिक रूप में उत्पन्न होता है और हीम अर्थात् हीमोग्लोबिन के लोह-युक्त तथा प्रोटीन-रहित भाग से बनता है।

Protoporphyrinuria (प्रोटोपोर्फाइरिनूरिया)—मूत्र में प्रोटोपोर्फाइरिन का पाया जाना।

Protospasm (प्रोटोस्पाज़्म)— किसी एक स्थान पर शुरू होने वाली ऐंठन जो अन्य भागों पर फैल जाती है।

Prototroph (प्रोटोट्रॉफ)— एक जीव जिसे पोषण की वही आवश्यकताएँ होती हैं जो उसके पूर्वजों को होती हैं।

Prototrophic (प्रोटोट्रॉफिक)—भोजन के रूप में जिसे सादे अकार्बनिक तत्त्वों की आवश्यकता हो।

Prototrophism (प्रोटोट्रॉफिज़्म)— भोजन के रूप में सादे अकार्बनिक तत्त्वों की आवश्यकता

Prototype (प्रोटोटाइप)— प्रारम्भिक रूप जो बाद के व्यक्तियों के लिए आदर्शभूत होता है, प्राग्रूप, आदिरूप, मूलरूप

Protovertebra (प्रोटोवर्टीब्रा)—आद्यपृष्ठवंश में आद्य कशेरुका

Protovertebral (प्रोटोवर्टिब्रल)—आद्य कशेरुका से सम्बन्धित

Protozoa (प्रोटोज़ुआ)—Protozoon का बहुवचन

Protozoacide (प्रोटोज़ुआसाइड)— एककोशिकीय जन्तुओं के लिए विनाशकारी

Protozoal (प्रोटोज़ुअल)—एककोशिकीय जन्तुओं से सम्बन्धित अथवा उनके द्वारा उत्पन्न

Protozoan (प्रोटोज़ुआन)—एककोशिकीय जन्तुओं का अथवा उनसे सम्बन्धित

Protozoiasis (प्रोटोज़ुएसिस)—एककोशिकीय जन्तुओं द्वारा उत्पन्न कोई भी रोग

Protozoicide (प्रोटोज़ुईसाइड)—Protozoacide.

Protozoologist (प्रोटोज़ूलॉजिस्ट)—एककोशिकीय जन्तु-विज्ञान का विशेषज्ञ

Protozoology (प्रोटोज़ूलॉजी)—एककोशिकीय जन्तुओं का अध्ययन

Protozoon (प्रोटोज़ून)— कोई भी एककोशिकीय जन्तु

Protozoophage (प्रोटोज़ूफेग)—एक भक्षक-कोशिका जो प्रोटोज़ुआ को निगल लेती है।

Protraction (प्रोट्रेक्शन)—शरीर के किसी भाग जैसे मैण्डीबिल का आगे को बढ़ जाना।

Protractor (प्रोट्रेक्टर)—1. जख्मों से बाह्य पदार्थों को बाहर निकालने वाला एक यन्त्र 2. पेशी जो किसी भाग को आगे को खींचती है, प्रसारक

Protrude (प्रोट्रयूड)—आगे को निकलना या बढ़ना, उभारना

Protrusion (प्रोट्रयूज़न)—आगे को निकलने या बढ़ने की दशा, उद्वर्तन, बहिःसरण

Protuberance (प्रोट्यूबेरैन्स)— उत्सेध। गाँठ के समान उठा हुआ भाग, प्रोद्वर्ध

Protuberantia (प्रोट्यूबेरेन्शिया)—Protuberance.

Proud (प्राउड)— अत्यधिक कणांकुर ऊतक की विशिष्टता से युक्त

Proud flesh (प्राउड फ्लैश)— किसी जख्म के न भरने पर अत्यधिक कणांकुरों का बना एक पिण्ड, अतिकणांकुरण।

Provertebra (प्रोवर्टीब्रा)—Protovertebra.

Provirus (प्रोवाइरस)—किसी विषाणु का पूर्वगामी

Provisional (प्रोविज़नल)— सामयिक, कुछ काल के लिए

Provitamin (प्रोविटामिन)—विटामिन का पूर्वगामी। एक निष्क्रिय पदार्थ जो शरीर में पहुँच कर किसी विटामिन में रूपान्तनित हो जाता है जैसे कैरोटीन शरीर में विटामिन 'ए' में रूपान्तरित हो जाता है।

Provocative (प्रोवोकेटिव)— प्रोत्तेजक, उत्तेजक

Proxi- (प्रॉक्ज़ी-)— उपसर्ग जिसका अर्थ समीपस्थ या निकटस्थ है।

Proximad (प्रॉक्ज़ीमड)—समीपस्थ अथवा केन्द्रीय बिन्दु की ओर

Proximal (प्रॉक्ज़ीमल)— समीपस्थ, निकटस्थ

Proximalis (प्रॉक्ज़ीमलिस)—Proximal.

Proximate (प्रॉक्ज़ीमेट)—समीपस्थ बिन्दु पर स्थित अथवा एकदम आगे होने वाला, निकट, समीपस्थ, सन्निकट

Proximoataxia (प्रॉक्ज़ीमोएटेक्सिया)— किसी भुजा के समीपस्थ भाग में गतिविभ्रम होना।

Proximobuccal (प्रॉक्ज़ीमोबक्कल)— किसी दाँत की समीपस्थ एवं मुखी सतहों से सम्बन्धित

Proximolabial (प्रॉक्ज़ीमोलेबियल)— किसी दाँत की समीपस्थ एवं ओष्ठीय सतहों से सम्बन्धित

Proximolingual (प्रॉक्ज़ीमोलिंगुअल)—किसी दाँत की समीपस्थ एवं जिह्वापरक सतहों से सम्बन्धित

Prozymogen (प्रोज़ाइमोजन)— ज़ाइमोजन का पूर्वगामी

Pruriginous (प्रूरीजीनस)—कण्डूपिटिका को उत्पन्न करने वाला, उससे सम्बन्धित अथवा उसकी प्रकृति का

Prurigo (प्रूराइगो)—. त्वचा का एक जीर्ण रोग जिसमें गुम्बद के आकार के विस्फोट बनते हैं जिनके शिखर पर अल्पकालिक एक छोटा-सा जलस्फोट या फफोला बनता है जिसमें खुजली बहुत होती है और इसके पश्चात् इसकी पपड़ी बन जाती है; कण्डूपिटिका

Pruritic (प्रूराइटिक)—कण्डू अथवा खुजली सम्बन्धी

Pruritogenic (प्रूराइटोजेनिक)—खुजली उत्पन्न करने वाला

Pruritus (प्रूराइटस)—खुजली, कण्डू । यह निम्न प्रकार की हो सकती है—

Pruritus ani (प्रूराइटस एनाइ)— गुदीय क्षेत्र में होने वाली खुजली, गुदकण्डू

Pruritus aquagenic (प्रूराइटस एक्वाज़ेनिक)— जल के सम्पर्क से उत्पन्न होने वाली खुजली

Pruritus essential (प्रूराइटस एसेन्शियल)— बिना किसी ज्ञात कारण के होने वाली खुजली

Pruritus estivalis (प्रूराइटस एस्टीवेलिस)—गर्मी के मौसम में उत्पन्न होने वाली घमौरियों के साथ होने वाली खुजली

Pruritus hiemalis (प्रूराइटस हाइमेलिस)—जाड़े के मौसम में होने वाली खुजली

Pruritus senilis (प्रूराइटस सेनाइलिस)—त्वचा के ह्रास के कारण वृद्धावस्था में होने वाली खुजली, जरा कण्डू ।

Pruritus symptomatic (प्रूराइटस सिम्पटोमेटिक)—. किसी दूसरे रोग के लक्षण के रूप में उत्पन्न होने वाली खुजली

Pruritus uremic (प्रूराइटस यूरेमिक)— जीर्ण वृक्कीय पात में उत्पन्न होने वाला सार्वदैहिक कण्डू

Pruritus vulvae (प्रूराइटस वल्वी)—भगकण्डू

Psalteria (सेल्टेरिया)— Psalterium का बहुवचन

Psalterium (सेल्टेरियम)—मस्तिष्क की तोरणिका की संयोजिका

Psammoma (सेम्मोमा)— मस्तिष्क का एक छोटा-सा अर्बुद जिसमें कैल्सियममय (चूनेदार) कण मौजूद रहते हैं ।

Psammoma bodies (सेम्मोमा बॉडीज़)—पीनियल काय में पाये जाने वाले कैल्सियम एवं मैग्नीसियम के फॉस्फेट तथा कार्बोनेट के स्तरित काय

Psammomatous (सेम्मोमेटस)—सेम्मोमा काय जिसमें हों ।

Psammosarcoma (सेम्मोसार्कोमा)— सेम्मोमा कणों से युक्त एक सार्कोमा अर्बुद

Psammotherapy (सेम्मोथिरैपी)—रेत का प्रयोग करके रोगों का चिकित्सा करना

Psammous (सेम्मस)— रेतीला, किरकिरा

Pselaphesia, Pselaphesis (सीलाफेसिया, सीलाफेसिस) — बिस्तर को नोचना

Psellism, Psellismus (सेलिज़्म, सेलिस्मस)— दोषयुक्त उच्चारण या हकलाना

Pseud- (स्यूड-)—एक उपसर्ग जिसका अर्थ मिथ्या, कूट या झूठा होता है ।

Pseudacousma (स्यूडेकाऊज़्मा)—ध्वनियों का मिथ्या बोध होना

Pseudacromegaly (स्यूडेक्रोमेगैली)—भुजाओं एवं चेहरे का बड़ा हो जाना जो महाकायता के द्वारा नहीं होता ।

Pseudacusis (स्यूडेकुसिस)—Pseudacousma.

Pseudagraphia (स्यूडेग्रेफिया)—स्वतन्त्र रूप से लिखने में अक्षमता परन्तु शब्दों की नकल करने की क्षमता

Pseudalbuminuria (स्यूडेल्ब्युमिनूरिया)— एल्ब्युमिनमेह जिसका वृक्कीय रोग से कोई सम्बन्ध नहीं होता ।

Pseudankylosis (स्यूडेन्कीलोसिस)—तान्तव सन्धिग्रह

Pseudarthritis (स्यूडार्थ्राइटिस)— सन्धिशोथ के समान दिखाई देने वाला कोई रोग

Pseudarthrosis (स्यूडार्थ्रोसिस)— किसी अस्थिभंग के पश्चात् जो जुड़ा नहीं होता, बनने वाली मिथ्या सन्धि; कूटसन्धि

Pseudelminth (स्यूडेलमिन्थ)— कोई भी वस्तु जो रूप-रंग में किसी आन्त्रीय कृमि के समान हो ।

Pseudencephalus (स्यूडेन्सिफैलस)—भ्रूण जिसमें मस्तिष्क के स्थान पर एक अर्बुद होता है ।

Pseudesthesia (स्यूडेस्थीसिया)—1. मिथ्या अनुभूति जैसा कि अंगोच्छेदन के पश्चात् अभाव ग्रस्त भाग में प्रतीत होती है । 2. अनुभूति जो बाह्य उद्दीपन के द्वारा उत्पन्न नहीं होती

Pseudo- (स्यूडो-)—Pseud.

Pseudoacephalus (स्यूडोएसिफैलस)—Pseudencephalus.

Pseudoagglutination (स्यूडोएग्लुटिनेशन)—लाल रक्त कोशिकाओं के मिल जाने पर गुच्छा बन जाना परन्तु यह वास्तविक समूहन से इस बात में भिन्न है कि इसे हिलाने पर लाल रक्त कोशिकायें तितर-बितर हो जाती हैं ।

Pseudoagraphia (स्यूडोएग्रेफिया)—Pseudagraphia.

Pseudoalbuminuria (स्यूडोएल्ब्युमिनूरिया)—Pseudalbuminuria.

Pseudoallele (स्यूडोएलील)— दो अथवा अधिक जीनों में से एक जो एलील प्रतीत होते हैं परन्तु जिनके अलग लेकिन पास ही में जुड़े हुए स्थल होते हैं ।

Pseudoamenorrhea (स्यूडोएमैनोरिहया)— कूट-अनार्तव

Pseudoanaphylaxis (स्यूडोएनाफाइलैक्सिस)—एक ऐसी दशा जो तीव्रग्राहिता के समान होती है परन्तु विशिष्ट एन्टिजन-एण्टीबॉडी प्रतिक्रिया के कारण नहीं होती।

Pseudoanemia (स्यूडोअनीमिया)— वास्तविक रक्ताल्पता के अन्य चिह्नों के अभाव में त्वचा तथा श्लेष्मिक कला का पीला हो जाना, कूट-अरक्तता।

Pseudoaneurysm (स्यूडोएन्यूरिज़्म)— किसी वाहिनी का चौड़ा हो जाना एवं ऐंठ जाना जो एन्यूरिज़्म (फुलाव) के समान प्रतीत होता है।

Pseudoangina (स्यूडोएन्जाइना)—मानसिक विकार से उत्पन्न होने वाले लक्षण जो हृद्शूल या एन्जाइना पैक्टोरिस से मिलते-जुलते हैं; कूट-हृद्यशूल

Pseudoankylosis (स्यूडोएन्कीलोसिस)— एक मिथ्या सन्धिग्रह, कूटसन्धिग्रह

Pseudoanodontia (स्यूडोएनोडोन्शिया)—दाँतों के निकलने में विफलता होने के कारण उनका अभाव होना परन्तु वास्तविक अभाव न होना।

Pseudoapoplexy (स्यूडोएपोप्लैक्सी)—रक्ताघात के समान एक रोग परन्तु जिसमें प्रमस्तिष्कीय रक्तस्राव नहीं होता।

Pseudoappendicitis (स्यूडोएपेण्डिसाइटिस)— एपेण्डिसाइटिस के समान कोई रोग परन्तु उण्डुकपुच्छ या एपेण्डिक्स का शोथ नहीं होता।

Pseudoapraxia (स्यूडोएप्रेक्सिया)—ऐसी दशा जिसमें कोई व्यक्ति बहुत अनाड़ी होता है और वस्तुओं का गलत इस्तेमाल करता है।

Pseudoarthrosis (स्यूडोआर्थ्रोसिस)—Pseudarthrosis.

Pseudoataxia (स्यूडोएटैक्सिया)—गतिविभ्रम के समान कोई रोग परन्तु जो मेरुरज्जु अपजनन या टेबीज़ डॉर्सेलिस के कारण नहीं होता।

Pseudobacterium (स्यूडोबैक्टीरियम)—कोई भी सूक्ष्मदर्शीय वस्तु जो जीवाणु के किसी रूप से मिलती-जुलती है।

Pseudoblepsia, Pseudoblepsis (स्यूडोब्लेप्सिया, स्यूडोब्लेप्सिस)—मिथ्या अथवा काल्पनिक दृष्टि

Pseudobulbar paralysis (स्यूडोबल्बर पैरालाइसिस)— मेरुशीर्ष-घात के समान पक्षाघात परन्तु जो मेरुशीर्ष विक्षति के कारण नहीं होता।

Pseudocartilage (स्यूडोकॉर्टिलेज)—उपास्थिवत् ऊतक, कूट-उपास्थि।

Pseudocartilaginous (स्यूडोकार्टिलेजीनस)—उपास्थि के समान पदार्थ से सम्बन्धित अथवा उससे बना हुआ।

Pseudocast (स्यूडोकास्ट)— मिथ्या निर्मोक, कूटनिर्मोक

Pseudocele (स्यूडोसील)—मस्तिष्क में पाँचवाँ निलय

Pseudocephalocele (स्यूडोसिफैलोसील)—चोट लग जाने या किसी रोग के कारण अन्तःकपालिक ऊतकों का बहिःसरण होना।

Pseudochancre (स्यूडोशैंकर)—सिफिलिस के शैंकर के समान एक विक्षति

Pseudocholesteatoma (स्यूडोकोलेस्टीयेटोमा)—मध्यकर्ण के जीर्ण शोथ में मध्यकर्ण-गुहा में पाया जाने वाला उपकला-कोशिकाओं का एक कठोर पिण्ड जो कोलेस्टीयेटोमा के समान होता है।

Pseudochorea (स्यूडोकोरिया)— सार्वदैहिक असमंजन की अवस्था जो लास्य या कोरिया के समान होती है, कूटलास्य

Pseudochromesthesia (स्यूडोक्रोमेस्थीसिया)—वर्ण का मिथ्या बोध होना।

Pseudochromhidrosis (स्यूडोक्रोमहाइड्रोसिस)— Pseudochromidrosis.

Pseudochromidrosis (स्यूडोक्रोमीड्रोसिस)— पसीना निकलने के बाद उसका रंगीन दिखाई देना।

Pseudochylous (स्यूडोकाइलस)—वसालसीका के समान

Pseudocirrhosis (स्यूडोसिरह्रोसिस)—ऐसा रोग जिसमें यकृत सिरह्रोसिस के लक्षण होते हैं, परन्तु वे सिरह्रोसिस के कारण नहीं होते, अक्सर संकीर्णक हृदयावरणशोथ के कारण होते हैं।

Pseudocoele (स्यूडोकोसील)—Pseudocele.

Pseudocolloid (स्यूडोकोलॉइड)— डिम्बग्रन्थि-पुटियों में कभी-कभी पाया जाने वाला एक श्लेष्माभ पदार्थ

Pseudocoloboma (स्यूडोकोलोबोमा)—परितारिका पर एक व्रणचिह्न जो नेत्रविदर के समान होता है।

Pseudocoma (स्यूडोकॉमा)—Locked-in syndrome (See Syndrome)

Pseudocoxalgia (स्यूडोकॉक्सैल्जिया)— बच्चों में फीमर के शीर्ष का अस्थ्युपास्थिशोथ, कूटनिताम्बार्ति

Pseudocrisis (स्यूडोक्राइसिस)— ज्वर में अस्थायी रूप से तापमान कम हो जाना जो पुनः बढ़ सकता है। कूट-संकट

Pseudocroup (स्यूडोक्रूप)— मिथ्या क्रूप

Pseudocyesis (स्यूडोसाइसिस)—मिथ्या गर्भावस्था, कूटसगर्भता

Pseudocylindroid (स्यूडोसिलिण्ड्रॉयड)— मूत्र में श्लेष्मा का एक टुकड़ा जो निर्मोक (कास्ट) जैसा लगता है।

Pseudocyst (स्यूडोसिस्ट)— एक विस्फारण जो पुटी के समान होता है, कूटपुटी

Pseudodementia (स्यूडोडिमैन्शिया)— ऐसी दशा जिसमें मनोभ्रंश के समान अपने चारों ओर की कोई सुध नहीं रहती परन्तु बुद्धि में कोई कमी नहीं होती

Pseudodextrocardia (स्यूडोडैक्स्ट्रोकार्डिया)—जन्म से ही अथवा किसी आघात से हृदय का दायीं ओर को विस्थापित हो जाना परन्तु इसके सभी कक्षों एवं वाहिनियों का अपनी सही स्थिति में रहना

Pseudodiabetes (स्यूडोडायाबिटीज़)—मूत्र में शुगर के लिए मिथ्या धनात्मक परीक्षण जिससे मधुमेह का संकेत मिलता है।

Pseudodiphtheria (स्यूडोडिफ्थीरिया)—एक मिथ्या कला का पाया जाना जो कार्नीबैक्टीरियम डिफ्थीरी के कारण नहीं बनती; कूट-रोहिणी

Pseudodipsia (स्यूडोडिप्सिया)—मिथ्या प्यास जिसमें पानी पीने से सन्तुष्टि नहीं होती।

Pseudodysentery (स्यूडोडिसैन्ट्री)—खूनी पेचिश के लक्षणों के समान लक्षणों का उत्पन्न होना परन्तु जो खूनी पेचिश के उत्पादक जीव के द्वारा उत्पन्न नहीं होते।

Pseudoedema (स्यूडोइडीमा)— त्वचा का फुलाव जो शोफ के समान होता है।

Pseudoemphysema (स्यूडोएम्फाइज़िमा)— फेफड़ों की वातस्फीति के समान दशा, परन्तु जो श्वासनलियों में अस्थायी अवरोध उत्पन्न हो जाने के कारण होती है।

Pseudoencephalitis (स्यूडोएन्सिफैलाइटिस)— बहुत अधिक दस्त आने से उत्पन्न मिथ्या मस्तिष्कशोथ

Pseudoesthesia (स्यूडोएस्थीसिया)—Pseudesthesia.

Pseudofracture (स्यूडोफ्रैक्चर)—कुछ प्रकार की अस्थिमृदुता में एक्स-रे में दिखाई देने वाली विकैल्सीभवन की एक रेखा, कूट-अस्थिमंग

Pseudoganglion (स्यूडोगैंग्लियान)—किसी तन्त्रिका की मोटाई जो गण्डिका या गैंग्लियान के समान होती है।

Pseudogeusesthesia (स्यूडोग्यूसेस्थीसिया)— मिथ्या स्वाद

Pseudogeusia (स्यूडोग्यूसिया)— बाह्य उद्दीपन के अभाव में उत्पन्न होने वाली स्वाद अनुभूति

Pseudoglioma (स्यूडोग्लियोमा)—कोई भी अन्तःनेत्रीय अपारदर्शिता जिसे भूल से दृष्टिपटलप्रसूअर्बुद, रेटिनोब्लास्टोमा समझ लिया जाता है।

Pseudoglottis (स्यूडोग्लॉटिस)— कूट स्वर-रज्जुओं के बीच का छिद्र

Pseudogout (स्यूडोगाउट)— जीर्ण सन्धिशोथ जिसमें बार-बार गाउट के समान लक्षणों का प्रकोप होता है जो सामान्यतया केवल एक जोड़ (विशेषकर घुटने) को प्रभावित करता है और छोटे-छोटे जोड़ों को प्रभावित नहीं करता जैसा कि गाउट में होता है। श्लेषक-तरल में पाये जाने वाले क्रिस्टल (रवे) कैल्सियम पाइरोफॉस्फेट डाइहाइड्रेट होते हैं, गाउट के क्रिस्टलों की भाँति यूरेट नहीं होते।

Pseudogynecomastia (स्यूडोगाइनीकोमैस्टिया)—पुरुष स्तन का बढ़ जाना जो वसीय ऊतक के जमाव से बढ़ता है परन्तु ग्रन्थिल ऊतक के बढ़ने से नहीं बढ़ता।

Pseudohematuria (स्यूडोहीमेचूरिया)—मूत्र में एक लाल वर्णक का पाया जाना जिससे ऐसा प्रतीत होता है कि मूत्र में रक्त विद्यमान हो, कूट-रक्तमेह

Pseudohemoptysis (स्यूडोहीमोप्टाइसिस)— थूक के साथ खून का निकलना जो फेफड़ों में उत्पन्न नहीं होता।

Pseudohermaphrodite (स्यूडोहर्मेफ्रोडाइट)— ऐसा व्यक्ति जिसमें कूट-उभयलिंगता हो, कूट-उभयलिंगी

Pseudohermaphroditism (स्यूडोहर्मेफ्रोडाइटिज़्म)— लिंग ग्रन्थियाँ (डिम्बग्रन्थि अथवा शुक्रग्रन्थि) एक लिंग की परन्तु द्वितीयक लिंग विशिष्टताएँ एवं बाह्य जननांग विपरीत लिंग के धारण करना; कूट-उभयलिंगता

Pseudohernia (स्यूडोहर्निया)— अण्डकोशीय क्षेत्र में होने वाली सूजन जो हर्निया से मिलती-जुलती है।

Pseudoheterotopia (स्यूडोहीटेरोटोपिया)—शव परीक्षा में अवलोकित कुछ ऊतकों का दिखायी देने वाला विस्थापन

Pseudohydronephrosis (स्यूडोहाइड्रोनैफ्रोसिस)— वृक्क के पास एक पुटी का पाया जाना जो वृक्कशोफ के समान होती है।

Pseudohyperparathyroidism (स्यूडोहाइपरपैराथॉइ-रायडिज़्म)— अतिपरावटुता के समान एक रोग जो परावटु ग्रन्थि के अतिरिक्त अन्य किसी अर्बुद से उत्पन्न पैराथाइरॉयड के समान हार्मोन के बनने के कारण उत्पन्न होता है।

Pseudohypertrophic (स्यूडोहाइपरट्रॉफिक)—किसी कूट अतिवृद्धि से सम्बन्धित, कूट-अतिवृद्धिक

Pseudohypertrophy (स्यूडोहाइपरट्रॉफी)—कूट-अतिवृद्धि

Pseudohypoparathyroidism (स्यूडोहाइपोपैराथाइरॉय-डिज़्म)— एक आनुवंशिक रोग जो अल्पपरावटुता के समान होता है, परन्तु जो पैराथाइरॉयड हॉर्मोन की कमी से होने की बजाय उसके प्रत्युत्तर देने में निष्फल हो जाने के कारण होता है जिसमें अल्पकैल्सियमरक्तता तथा अतिफॉस्फेटरक्तता हो जाती है एवं सामान्यतया शरीर छोटा और मोटा हो जाता है, चेहरा चाँद के समान गोल हो जाता है तथा मानसिक ह्रास (बुद्धि की कमी) हो जाता है।

Pseudoicterus (स्यूडोइक्ट्रस)—Psendojaundice.

Pseudoinfarction (स्यूडोइन्फार्क्शन)—हृद्पेशी रोधगलन या मायोकार्डियल इन्फार्क्शन के समान कोई भी रोग जैसे तीव्र परिहृद्शोथ

Pseudoisochromatic (स्यूडोआइसोक्रोमेटिक)—1. पूरी तरह से एक ही रंग का दिखाई देने वाला 2. वर्णान्धता के परीक्षण के लिए प्रयोग में लाए जाने वाले घोल के लिए प्रयोग किया जाने वाला शब्द जिसमें (घोल में) दो वर्णक होते हैं जिन्हें सामान्य आँख से पहचाना जा सकता है।

Pseudojaundice (स्यूडोजॉण्डिस)—त्वचा का पीलापन जो कामला या जॉण्डिस के कारण नहीं बल्कि रक्त के परिवर्तनों के कारण होता है, कूटकामला

Pseudolipoma (स्यूडोलाइपोमा)—वसार्बुद या लाइपोमा से मिलती-जुलती कोई भी परिसीमित, कोमल, चिकनी तथा सामान्यतः गतिशील सूजन

Pseudologia (स्यूडोलोगिया)—लेखन अथवा भाषण में मिथ्याकरण, विकारी मिथ्याभाषण

Pseudologia fantastica (स्यूडोलोगिया फैन्टेस्टिका)—किसी

व्यक्ति का अपनी धन-सम्पत्ति, शक्ति तथा बुद्धि के लिए आदतन झूठ बोलना; विकारी मिथ्या भाषण

Pseudomalignancy (स्यूडोमैलिग्नैन्सी)—. एक सुदम अर्बुद जो एक दुर्दम अर्बुद प्रतीत होता है।

Pseudomania (स्यूडोमैनिया)—1. मिथ्या अथवा कपटी मानसिक विकार, कूट-उन्माद; कूट-विक्षिप्ति 2. विकृतिजन्य मिथ्या भाषण

Pseudomasturbation (स्यूडोमास्टर्बेशन)—Peotillomania.

Pseudomelanosis (स्यूडोमेलेनोसिस)— मृत्यु के बाद रक्त वर्णकों द्वारा ऊतकों की विवर्णता

Pseudomembrane (स्यूडोमेम्ब्रेन)—कूट-कला जैसी डिफ्थीरिया में होती है।

Pseudomembranous (स्यूडोमेम्ब्रेनस)—कूट-कला से सम्बन्धित अथवा उससे युक्त

Pseudomeningitis (स्यूडोमैनिन्जाइटिस)— मस्तिष्कावरणशोथ के लक्षणों से मिलता-जुलता रोग परन्तु जिसमें मस्तिष्कावरणों की सूजन नहीं होती

Pseudomenorrhea (स्यूडोमैनोरीह्या)—Cryptomenorrhea.

Pseudomenstruation (स्यूडोमैन्सच्रुएशन)—गर्भाशय से रक्तस्राव होना परन्तु जो अन्तर्गर्भाशयकला या एण्डोमीट्रियम में होने वाले सामान्य परिवर्तनों के साथ नहीं होता

Pseudomnesia (स्यूडोम्नेसिया)—जो कभी न हुआ हो उसकी याद रहना

Pseudomonas (स्यूडोमोनास)— गतिशील,ग्राम-निगेटिव, वातापेक्षी दण्डाणुओं का एक वंश जिनके ध्रुवों पर कशाभ संलग्न रहते हैं। अधिकांशतः ये मृतोपजीवी होते हैं और मिट्टी तथा सड़े-गले पदार्थ पर पाये जाते हैं। कुछ जातियाँ मानव में संक्रमण उत्पन्न करती हैं। मुख्य जाति P. aeruginosa है। इस जाति के जीवाणु मिट्टी, जल, पौधों, जख्मों तथा मूत्रीय संक्रमणों में पाये जाते हैं। इनसे मूत्रीय पथ का संक्रमण, बाह्य कर्णशोथ या पुटकशोथ हो जाता है और इनसे नीला मवाद बनता है।

Pseudomucin (स्यूडोम्यूसिन)— डिम्बग्रन्थि की पुटियों में श्लेष्मरस (म्यूसिन) के समान पाया जाने वाला एक पदार्थ, कूटश्लेष्मरस

Pseudomyopia (स्यूडोमायोपिया)— मिथ्या निकटदृष्टिता

Pseudomyxoma (स्यूडोमिक्सोमा)—पैरीटोनियम-गुहा में स्थित श्लेष्माभ पदार्थ का एक पिण्ड जो श्लेष्मार्बुद के समान होता है, कूट-मिक्सोमा

Pseudoneoplasm (स्यूडोनियोप्लाज़्म)— किसी अर्बुद के समान प्रतीत होने वाली एक अस्थायी सूजन जो अधिकतर शोथज़ होती है।

Pseudoneuroma (स्यूडोन्यूरोमा)—अभिघातज तन्त्रिकार्बुद

Pseudonucleolus (स्यूडोन्यूक्लियोलस)—मिथ्या केन्द्रिका

Pseudopapilledema (स्यूडोपैपिलीडीमा)— दृष्टि-तन्त्रिका के शीर्ष की सूजन जो दृष्टि-तन्त्रिकाशोथ के कारण उत्पन्न नहीं होती।

Pseudoparalysis (स्यूडोपैरालाइसिस)—Pseudoplegia.

Pseudoparaplegia (स्यूडोपैराप्लीजिया)—हिस्टीरिया में अथवा छलरूग्णता (बीमारी का बहाना करना) के कारण निचली भुजाओं का मिथ्या पक्षाघात होना।

Pseudoparasite (स्यूडोपैरासाइट)— परजीवी के समान कोई भी वस्तु

Pseudoparesis (स्यूडोपैरेसिस)— मृदुघात के समान दशा जो हिस्टीरिया के कारण होती है, कूट-आंशिकघात

Pseudopelade (स्यूडोपीलेड)— व्रणचिह्नों से युक्त चित्तियों के रूप में खालित्य (गंजापन) होना जो सीमित खालित्य के समान होता है।

Pseudoplatelet (स्यूडोप्लेटलेट)— उदासीनरागी श्वेत रक्त कोशिका का एक टुकड़ा जिसे एक बिम्बाणु या प्लेटलेट समझ लिया जाता है।

Pseudoplegia (स्यूडोप्लीजिया)— पक्षाघात जो तन्त्रिका-तन्त्र की विक्षति के कारण नहीं बल्कि हिस्टीरिया के कारण होता है, कूट-अंगघात

Pseudopod (स्यूडोपोड)—Pseudopodium.

Pseudopodia (स्यूडोपोडिया)—Pseudopodium का बहुवचन

Pseudopodium (स्यूडोपोडियम)— किसी एककोशिकीय जन्तु जैसे अमीबा, अथवा श्वेत रक्त कोशिका के कोशिकाद्रव्य का अस्थायी बहिःसरण (बाहर को निकल आना) जो चलने एवं भोजन कणों को निगलने का कार्य करता है; कूटपाद

Pseudopolyp (स्यूडोपॉलिप)—श्लेष्मिक झिल्ली की एक स्थानिक अतिवृद्धि जो पॉलिप के समान होती है।

Pseudopolyposis (स्यूडोपॉलिपोसिस)— जीर्ण शोथ के कारण कोलन तथा मलाशय में अधिक संख्या में मिथ्या पॉलिपों का पाया जाना।

Pseudopregnancy (स्यूडोप्रिग्नैन्सी)—मिथ्या गर्भावस्था। एक ऐसी दशा जिसमें गर्भावस्था के चिह्न एवं लक्षण जैसे पेट का बढ़ जाना, वजन का बढ़ना, मासिक धर्म का रुक जाना तथा सुबह को उल्टियाँ होना, मौजूद होते हैं परन्तु गर्भावस्था नहीं होती।

Pseudo-pseudohypoparathyroidism (स्यूडो-स्यूडोहाइपोपैराथाइरॉयडिज़्म)—मिथ्या अल्पपरावटुता का अपूर्ण रूप जिसमें वही चिह्न तथा लक्षण पाये जाते हैं परन्तु रक्त में कैल्सियम एवं फॉस्फोरस का स्तर सामान्य रहता है।

Pseudopsia (स्यूडोप्सिया)— मिथ्या दृष्टि। दृष्टि विभ्रम

Pseudopterygium (स्यूडोटैरीज़ियम)— चोट लगने अथवा जलने के पश्चात् नेत्रश्लेष्मला पर बना व्रणचिह्न जो प्रस्तारी जैसा प्रतीत होता है।

Pseudoptosis (स्यूडोप्टोसिस)— आँख की ऊपरी पलक का नीचे की ओर बढ़ जाना जो पात (गिर जाना) के समान प्रतीत होता है, मिथ्या-वर्त्मपात।

Pseudopuberty (स्यूडोप्यूबर्टी)— तरुण लड़की में डिम्बग्रन्थि से, सामान्यतः डिम्बग्रन्थिक अर्बुद होने के कारण ईस्ट्रोजन हार्मोन अधिक स्रवित होने से उत्पन्न यौवनारम्भ परन्तु डिम्बोत्सर्जन एवं मासिक धर्म नहीं होता।

Pseudoreaction (स्यूडोरिएक्शन)— मिथ्या प्रतिक्रिया। किसी परीक्षण पदार्थ के इन्जैक्शन की अनुक्रिया में त्वचा की प्रतिक्रिया जो उस पदार्थ विशेष के कारण नहीं बल्कि माध्यम में स्थित किसी एलर्जेन के कारण होती है।

Pseudorickets (स्यूडोरिकेट्स)— वृक्कीय बालास्थिविकार

Pseudosclerosis (स्यूडोस्क्लेरोसिस)— एक ऐसा रोग जिसमें तन्त्रिका-तन्त्र की बहुसृत काठिन्य की विक्षतियाँ नहीं होतीं बल्कि उसके लक्षण मिलते हैं।

Pseudoseizure (स्यूडोसीज़र)— मानसिक दौरा

Pseudosmallpox (स्यूडोस्मालपॉक्स)—चेचक के समान कोई रोग

Pseudosmia (स्यूडोस्मिया)—बिना उद्दीपन के गन्ध की अनुभूति होना।

Pseudostoma (स्यूडोस्टोमा)— अभिरंजन में दोष होने के कारण कोशिका भित्तियों में स्थित एक स्पष्ट छिद्र

Pseudostratified (स्यूडोस्ट्रेटीफाइड)—प्रत्यक्ष रूप में परतों से बना हुआ।

Pseudosyphilis (स्यूडोसिफिलिस)— सिफिलिस के समान कोई रोग, कूट-उपदेश।

Pseudotabs (स्यूडोटैब्स)—एक तन्त्रिका-रोग जो मेरुरज्जु अपजनन या टेबीज़ डॉर्सेलिस के समान होता है।

Pseudotetanus (स्यूडोटेटनस)—निरन्तर होने वाले पेशीय संकुचन जो टेटनस के समान होते हैं परन्तु क्लास्ट्रीडियम टेटेनाइ द्वारा उत्पन्न नहीं होते।

Pseudotuberculosis (स्यूडोट्यूबरकुलोसिस)—रोगों का एक वर्ग जो क्षय रोग के समान होते हैं परन्तु वे माइकोबैक्टीरियम ट्यूबरकुलोसिस के अतिरिक्त अन्य जीवाणु के द्वारा होते हैं, कूट-यक्ष्मा

Pseudotumor (स्यूडोट्यूमर)—Phantom tumor.

Pseudovacuole (स्यूडोवैक्योल)—किसी कोशिका में स्पष्ट दिखाई दने वाली एक रिक्तिका जो एक कृत्रिम वस्तु या एक अन्तःकोशिकी परजीवी होता है।

Pseudoxanthoma (स्यूडोजैंथोमा)—पीतार्बुद या जैंथोमा से मिलता-जुलता एक रोग, कूट-जैन्थोमा

P.S.I. (पी. एस. आई.)—Pounds per square inch. पौण्ड प्रति वर्ग इंच

Psilosis (सीलोसिस)—बालों का गिर जाना, केशोन्मूलन

Psilotic (सिलोटिक)—बालों के गिरने से सम्बन्धित

Psoas (सोआस)—कटि-प्रदेश की दो पेशियों में से एक

Psoas abscess (सोआस एब्सेस)— सोआस मेज़र पेशी के आवरण में स्थित एक ठण्डा फोड़ा, कटि-विद्रधि

Psoitis (सोआइटिस)—किसी सोआस पेशी अथवा इसके आवरण का शोथ

Psomophagia (सोमोफेजिया)— खाने को ठीक प्रकार से चबाये बिना निगल जाने की आदत

Psomophagy (सोमोफेज़ी)—Psomophagia.

Psora (सोरा)—1. Scabies 2. Psoriasis.

Psorelcosis (सोरेल्कोसिस)— पामा रोग के कारण जख्म बन जाना।

Psorenteritis (सोरेन्टेराइटिस)—आँत के एकाकी लसीकापरक पुटकों का शोथ

Psoriasiform (सोरियासीफार्म)— विचर्चिका या सोरियासिस के समान

Psoriasis (सोरियासिस)—एक जीर्ण त्वचा रोग जिसमें बारीक-बारीक शुष्क चाँदी के समान शल्कों से ढकी हुई, थोड़ी उठी हुई, चमकीली लाल पिटिकाएँ अथवा चकते बन जाते हैं। सोरियासिस के साथ सन्धिशोथ भी हो सकता है; विचर्चिका; अपरस

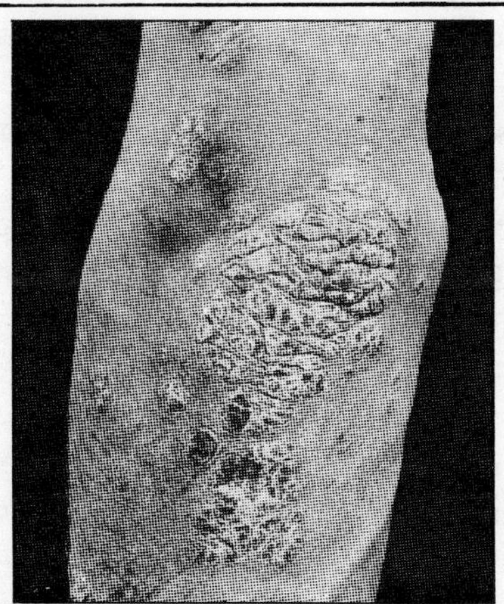

Fig. 463 : Psoriasis (विचर्चिका)

Psoriatic (सोराइटिक)— विचर्चिका सम्बन्धी

Psorophthalmia (सोरोफ्थैल्मिया)—. आँख की पलकों के किनारों का शोथ जिसके साथ जख्म बन जाते हैं।

Psorous (सोरस)— खुजली से सम्बन्धित अथवा उससे ग्रस्त

Psychalgia (साइकेल्जिया)—हिस्टीरिया अथवा मानसिक कष्ट से होने वाली वेदना

Psychanopsia (साइकेनोप्सिया)—मानसिक अन्धता

Psychasthenia (साइकेस्थीनिया)—मानसिक थकान, मनोदौर्बल्य

Psychataxia (साइकेटैक्सिया)— ध्यान केन्द्रित करने में असमर्थता

Psychauditory (साइकाडिटरी)— ध्वनियों के बोध एवं उनकी व्याख्या से सम्बन्धित

Psyche (साइकी)—दिमाग

Psychedelic (साइकेडेलिक)— विभ्रम से सम्बन्धित अथवा उन्हें उत्पन्न करने वाला।

Psychiatric (साइकियाट्रिक)— मनोरोगविज्ञान से सम्बन्धित, मनश्चिकित्सीय

Psychiatrics (साइकियाट्रिक्स)—Psychiatry.

Psychiatrist (साइकियाट्रिस्ट)—मनोरोगविज्ञान-विशेषज्ञ, मनोविकारविज्ञानी, मनोरोगचिकित्सक

Psychiatry (साइकियाट्री)— चिकित्सा विज्ञान की वह शाखा जिसका सम्बन्ध मानसिक रोगों के अध्ययन, उनके निदान, रोकथाम एवं चिकित्सा से है; मनोरोगविज्ञान

Psychic (साइकिक)—मानसिक

Psychical (साइकिकल)—Psychic.

Psychic blindness (साइकिक ब्लाइन्डनैस)— वस्तुओं को देख लेना परन्तु देखी गई वस्तुओं को पहचान न पाना

Psychic deafness (साइकिक डीफनैस)— सुनी हुई आवाज़ों को पहचानने में असमर्थता

Psycho-, Psych- (साइको-, साइक-)— उपसर्ग जो मस्तिष्क अथवा मानसिक क्रियाओं के साथ के सम्बन्ध को दर्शाते हैं।

Psychoactive (साइकोएक्टिव)—मस्तिष्क अथवा व्यवहार को प्रभावित करने वाला जैसे कोई औषधि

Psychoanaleptic (साइकोएनालैप्टिक)—मस्तिष्क पर उत्तेजित प्रभाव डालने वाला।

Psychoanalysis (साइकोएनालाइसिस)—रोगियों के भूत एवं वर्तमान के मानसिक तथा भावावेगी अनुभवों का विवरण प्राप्त करके मानसिक और भावावेगी विकारों के कारण का पता लगाने, रोग निदान करने तथा उसके अनुसार उनकी चिकित्सा करने की विधि; मनोविश्लेषण

Psychoanalyst (साइकोएनालिस्ट)—मनोविश्लेषक

Psychoanalytic (साइकोएनालाइटिक)—मनोविश्लेषण से सम्बन्धित

Psychoauditory (साइकोऑडिटरी)—Psychauditory.

Psychobiology (साइकोबायोलॉजी)—व्यक्तित्व के विकास में शरीर तथा मस्तिष्क के पारस्परिक सम्बन्धों का अध्ययन

Psychocatharsis (साइकोकैथार्सिस)—रोगी की स्मृति से घटनाओं या अभिघातज अनुभवों की याद कराके जो किसी मनस्तन्त्रिकाविक्षिप्ति के प्रारम्भिक कारण थे, उसे भावात्मक तनाव या चिंता से मुक्ति दिलाना।

Psychochrome (साइकोक्रोम)—नेत्रों के अतिरिक्त शरीर के अन्य किसी भाग के संवेदी उद्दीपन के परिणामस्वरूप उत्पन्न वर्ण प्रभाव

Psychochromesthesia (साइकोक्रोमेस्थीसिया)—दृष्टि-ज्ञानेन्द्रिय के अतिरिक्त अन्य ज्ञानेन्द्रिय के उद्दीपन से रंग की अनुभूति होना।

Psychocoma (साइकोकॉमा)—मानसिक जड़िमा की अवस्था

Psychocortical (साइकोकॉर्टिकल)— मानसिक प्रक्रिया एवं प्रमस्तिष्कीय प्रान्तस्था से सम्बन्धित

Psychodiagnosis (साइकोडायग्नोसिस)—रोगों विशेषकर मानसिक रोगों के निदान में एक सहायक के रूप में मनोवैज्ञानिक परीक्षणों का प्रयोग

Psychodiagnostics (साइकोडायग्नोस्टिक्स)—Psychodiagnosis.

Psychodometry (साइकोडोमीट्री)—मानसिक सक्रियता की गति की माप लेना।

Psychodrama (साइकोड्रामा)— रोगियों के एक वर्ग की मनोवैज्ञानिक चिकित्सा जिसमें वे अपने दैनिक जीवन की व्यक्तिगत विरोधी परिस्थितियों को बदल देते हैं।

Psychodynamics (साइकोडाइनामिक्स)—मानव व्यवहार एवं प्रेरणा का वैज्ञानिक अध्ययन।

Psychoendocrinology (साइकोएण्डोक्राइनोलॉजी)—अन्तःस्रावी ग्रन्थियों के कार्यों एवं मानसिक अवस्थाओं के बीच सम्बन्धों का अध्ययन।

Psychoepilepsy (साइकोएपिलैप्सी)—एक प्रकार की हिस्टीरियाजनक विक्षिप्ति जिसमें अपस्मार या मिर्गी की गतियों के समान गतियाँ होने लगती हैं।

Psychogalvanic (साइकोगैल्वेनिक)—त्वचा के वैद्युत गुणों में होने वाले परिवर्तनों से जैसे मनोवैज्ञानिक उद्दीपन द्वारा उत्पन्न त्वचा प्रतिरोध में होने वाले परिवर्तन से सम्बन्धित

Psychogalvanometer (साइकोगैल्वेनोमीटर)—भावात्मक उद्दीपनों की अनुक्रिया में त्वचा के वैद्युत प्रतिरोध में होने वाले परिवर्तनों को निर्धारित करने वाला एक गैल्वेनोमीटर

Psychogenesis (साइकोजेनेसिस)—1. मानसिक विकास 2. किसी रोग अथवा लक्षण का मस्तिष्क में उत्पन्न होना।

Psychogenetic (साइकोजेनेटिक)— 1. मानसिक विकास से सम्बन्धित 2. मस्तिष्क के भीतर उत्पन्न होने वाला जैसे कोई रोग अथवा लक्षण, मनोजात

Psychogenic (साइकोजेनिक)—Psychogenetic.

Psychogeriatric (साइकोज़िरियाट्रिक)—किसी मानसिक विकार से पीड़ित वृद्ध लोगों से सम्बन्धित

Psychogeusic (साइकोग्यूसिक)—स्वाद अनुभूति से सम्बन्धित

Psychogram (साइकोग्राम)—Psychograph.

Psychograph (साइकोग्राफ)—1. रोगी के व्यक्तित्व विशेषकों का रेखाचित्र द्वारा अभिलेखन किये जाने के लिए एक चार्ट 2. किसी व्यक्ति के मानसिक कार्य करने का लिखित वर्णन

Psychographic (साइकोग्राफिक)—किसी व्यक्ति के मनोविश्लेषण के अभिलेखन से सम्बन्धित

Psychography (साइकोग्राफी)—मानसिक विकार के किसी रोगी के मनोविश्लेषण का अभिलेखन करना।

Psychokinesis (साइकोकाइनेसिस)—मस्तिष्क में किसी विचार के उत्पन्न होने से सक्रिय अथवा भावावेगी हो जाना।

Psycholagny (साइकोलैग्नी)— मानसिक हस्तमैथुन। कल्पना मात्र या विचार आने से ही लैंगिक उत्तेजना होना।

Psycholepsy (साइकोलैप्सी)— चित्तवृत्ति (मूड) अथवा मानसिक तनाव में अचानक परिवर्तन होना।

Psycholeptic (साइकोलैप्टिक)—1. अचानक मूड बदल जाने से सम्बन्धित 2. मानसिक स्थिति को प्रभावित करने वाली कोई औषधि

Psycholinguistics (साइकोलिंग्विस्टिक्स)—वाणी से सम्बद्ध मनोवैज्ञानिक कारकों का अध्ययन करना।

Psychologic (साइकोलॉजिक)—Psychological.

Psychological (साइकोलॉजीकल)—मनोविज्ञान सम्बन्धी, मनोवैज्ञानिक

Psychologist (साइकोलॉजिस्ट)— मनोविज्ञानी, मनोरोग विशेषज्ञ

Psychology (साइकोलॉजी)—वह विज्ञान जिसमें मस्तिष्क, सामान्य एवं असामान्य दोनों मानसिक प्रक्रियाओं तथा व्यवहार पर उनके प्रभावों का अध्ययन किया जाता है; मनोविज्ञान। इसकी निम्न शाखायें हैं—

Abnormal psychology (एबनार्मल साइकोलॉजी)—असामान्य व्यवहार एवं सम्बद्ध मानसिक तथ्यों का अध्ययन करना।

Animal psychology (एनिमल साइकोलॉजी)—जन्तु व्यवहार का अध्ययन

Applied psychology (एप्लाइड साइकोलॉजी)—मनोविज्ञान के सिद्धान्तों को विशेष क्षेत्रों में जैसे चिकित्सीय, परिचर्या, शैक्षिक तथा औद्योगिक आदि क्षेत्रों में लागू करना।

Behavioral psychology (बीहेवियरल साइकोलॉजी)—Behaviorism.

Clinical psychology (क्लीनिकल साइकोलॉजी)—मनोविज्ञान की वह शाखा जिसका सम्बन्ध मानसिक विकारों के निदान एवं उनकी चिकित्सा से होता है।

Criminal psychology (क्रिमिनल साइकोलॉजी)—मनोविज्ञान की वह शाखा जिसका सम्बन्ध अपराधियों के सामाजिक व्यवहार एवं उनकी चिकित्सा से होता है।

Experimental psychology (एक्सपैरीमेन्टल साइकोलॉजी)—मनोविज्ञान की वह शाखा जिसका सम्बन्ध परीक्षणों एवं प्रयोगों द्वारा मानसिक कार्यों का अध्ययन करने से होता है।

Genetic psychology (जेनेटिक साइकोलॉजी)—मनोविज्ञान की वह शाखा जिसका सम्बन्ध मनोवैज्ञानिक विशिष्टताओं की उत्पत्ति एवं उनके एक पीढ़ी से दूसरी पीढ़ी में अवतरित होने से होता है।

Physiologic psychology (फिज़ियोलॉजिक साइकोलॉजी)—मनोविज्ञान की वह शाखा जिसमें तन्त्रिका-तन्त्र तथा शरीर के अन्य अंगों की संरचना एवं कार्य तथा व्यवहार से उनके सम्बन्ध का अध्ययन किया जाता है।

Social psychology (सोशल साइकोलॉजी)—मनोविज्ञान की वह शाखा जिसका सम्बन्ध व्यक्ति के कार्यों एवं मानसिक प्रक्रियाओं पर पड़ने वाले सामाजिक प्रभावों के अध्ययन से है।

Psychometrician (साइकोमीट्रीसियन)— मनोमितिज्ञ, मनोमिति विशेषज्ञ

Psychometrics (साइकोमीट्रिक्स)—Psychometry.

Psychometry (साइकोमीट्री)— मानसिक क्षमता की माप लेना, मनोमिति

Psychomotor (साइकोमोटर)—मानसिक प्रक्रियाओं से सम्बद्ध शारीरिक क्रियाशीलता से सम्बन्धित अथवा उसे उत्पन्न करने वाला; मनःप्रेरक

Psychoneurosis (साइकोन्यूरोसिस)—Neurosis.

Psychoneurotic (साइकोन्यूरोटिक)— विक्षिप्ति से सम्बन्धित अथवा उससे पीड़ित (विक्षिप्त)

Psychonosology (साइकोनोसोलॉजी)— मानसिक रोगों एवं आचरण सम्बन्धी विकारों का वर्गीकरण

Psycho-oncology (साइको-ओन्कोलॉजी)—कैंसर के रोगी की चिकित्सा एवं व्यवस्था के मनोवैज्ञानिक पहलू

Psychoparesis (साइकोपैरेसिस)— दिमाग की कमजोरी

Psychopath (साइकोपैथ)— मनोवैकृत व्यक्तित्व वाला व्यक्ति, मनोविकृत, विकृतमनस्क

Psychopathia (साइकोपैथिया)—Psychopathy.

Psychopathic (साइकोपैथिक)— 1. समाज विरोधी; मनोविकृत सम्बन्धी 2. मानसिक विकारों की चिकित्सा से सम्बन्धित

Psychopathologist (साइकोपैथोलॉजिस्ट)—मनोविकृति-विज्ञान में विशेषज्ञ

Psychopathology (साइकोपैथोलॉजी)—चिकित्सा-विज्ञान की वह शाखा जिसका सम्बन्ध मानसिक विकारों अथवा अस्वाभाविक व्यवहार के कारणों तथा उनकी प्रकृति का अध्ययन करने से होता है, मनोविकृति-विज्ञान

Psychopathy (साइकोपैथी)— कोई भी मानसिक रोग

Psychopharmaceuticals (साइकोफार्मास्यूटिकल्स)—मानसिक बीमारियों की चिकित्सा में प्रयोग में लायी जाने वाली औषधियाँ

Psychopharmacology (साइकोफार्मेकोलॉजी)—. मानसिक विकारों पर औषधियों की क्रिया का अध्ययन

Psychophysical (साइकोफिज़ीकल)—मस्तिष्क के शरीर के साथ सम्बन्ध से सम्बन्धित

Psychophysics (साइकोफिज़िक्स)—शारीरिक प्रक्रियाओं के सम्बन्ध में मानसिक क्रियाओं का अध्ययन, मनोभौतिकी

Psychophysiologic (साइकोफिज़ियोलॉजिक)—मस्तिष्क के शरीरक्रियाविज्ञान से सम्बन्धित

Psychophysiological (साइकोफिज़ियोलॉजिकल)—Psychophysiologic.

Psychophysiology (साइकोफिज़ियोलॉजी)—मस्तिष्क का शरीरक्रियाविज्ञान

Psychoplegia (साइकोप्लीजिया)—मानसिक दुर्बलता

Psychoplegic (साइकोप्लीजिक)—मानसिक दुर्बलता उत्पन्न करने वाला।

Psychoprophylaxis (साइकोप्रोफाइलैक्सिस)—स्वाभाविक प्रसव के लिए माँ को मानसिक एवं शारीरिक रूप से तैयार करने की एक विधि

Psychorelaxation (साइकोरिलैक्सेशन)— सार्वदैहिक शारीरिक शिथिलन उत्पन्न करके चिंता एवं मानसिक तनाव में कमी लाना।

Psychorhythmia (साइकोरिह्दमिया)—पूर्व की ऐच्छिक क्रियाओं की अनैच्छिक पुनरावृत्ति

Psychosensorial (साइकोसेन्सोरियल)—Psychosensory.

Psychosensory (साइकोसेन्सरी)—1. संवेदी उद्दीपनों को ग्रहण करने एवं समझने वाला 2. उन अनुभूतियों से सम्बन्धित जो संवेदी अंगों में उत्पन्न नहीं होतीं जैसे विभ्रम

Psychosexual (साइकोसैक्सुअल)—लिंग के मानसिक अथवा भावावेगी पहलुओं से सम्बन्धित

Psychosis (साइकोसिस)—कोई भी बड़ा आंगिक अथवा भावावेगी मानसिक विकार जिसमें व्यक्तित्व का विखण्डन हो जाता है, वास्तविकता से सम्पर्क टूट जाता है तथा अक्सर भ्रान्ति या मिथ्याविश्वास एवं विभ्रम (बहम) हो जाता है; मनोविक्षिप्ति; पागलपन। मनोविक्षिप्ति निम्न प्रकार की होती है—

Alcoholic psychosis (एल्कोहॉलिक साइकोसिस)—शराब के अत्यधिक सेवन से उत्पन्न मनोविक्षिप्ति

Depressive psychosis (डिप्रेसिव साइकोसिस)—देखें Manic-depressive psychosis.

Drug psychosis (ड्रग साइकोसिस)—किसी औषधि का सेवन करने से उत्पन्न मनोविक्षिप्ति

Exhaustion psychosis (एग्ज़ॉसशन् साइकोसिस)—अत्यधिक थकान, पुरानी बीमारी या लम्बे समय तक नींद न आने से उत्पन्न मनोविक्षिप्ति

Gestational psychosis (जेस्टेशनल साइकोसिस)—गर्भावस्था में उत्पन्न होने वाली मनोविक्षिप्ति

Hysterical psychosis (हिस्टेरीकल साइकोसिस)—हिस्टीरिया के रोगियों में उत्पन्न होने वाली मनोविक्षिप्ति जिसकी अचानक होने वाले विभ्रम या बहम, भ्रान्ति या मिथ्याविश्वास तथा गलत व्यवहार से अभिव्यक्ति होती है।

Manic-depressive psychosis (मैनिक-डिप्रेसिव साइकोसिस)—एक बड़ा असर करने वाला मानसिक विकार जिसमें बारी-बारी से अवसाद (खिन्नता) तथा उन्माद या पागलपन की चित्तवृत्ति होती रहती है।

Organic psychosis (ऑर्गेनिक साइकोसिस)—केन्द्रीय तन्त्रिका-तन्त्र की किसी विकृतिजन्य दशा जैसे आंशिक घात के परिणामस्वरूप होने वाली मनोविक्षिप्ति

Postinfectious psychosis (पोस्टइन्फैक्शियस साइकोसिस)— किसी संक्रामक रोग जैसे मस्तिष्कावरणशोथ, न्यूमोनिया तथा टाइफॉयड ज्वर आदि के पश्चात् होने वाली मनोविक्षिप्ति

Postpartum psychosis (पोस्टपॉर्टम साइकोसिस)—प्रसवोत्तर काल में होने वाली मनोविक्षिप्ति, प्रसूति मनोविक्षिप्ति

Puerperal psychosis (प्यूरपीरल साइकोसिस)—Postpartum psychosis.

Senile psychosis (सैनाइल साइकोसिस)—वृद्धावस्था के कारण होने वाली मनोविक्षिप्ति, जरा मनोविक्षिप्ति

Situational psychosis (सिच्वेशनल साइकोसिस)—असहनीय वायुमण्डलीय परिस्थिति में उत्पन्न होने वाली मनोविक्षिप्ति

Toxic psychosis (टॉक्सिक साइकोसिस)—विषाक्त पदार्थों के ग्रहण करने अथवा शरीर में स्थित जीवविषों के कारण उत्पन्न होने वाली मनोविक्षिप्ति

Traumatic psychosis (ट्रॉमेटिक साइकोसिस)— सिर में चोट लगने के परिणामस्वरूप होने वाली मनोविक्षिप्ति

Psychosocial (साइकोसोशल)— मनोवैज्ञानिक एवं सामाजिक दोनों कारकों से सम्बन्धित

Psychosomatic (साइकोसोमैटिक)—1. मस्तिष्क एवं शरीर के सम्बन्ध से सम्बन्धित 2. मानसिक अथवा भावावेगी उद्गम के शारीरिक लक्षणों को धारण करने वाला। मनःकायिक

Psychostimulant (साइकोस्टिमुलैन्ट)— मनोप्रेरक सक्रियता में अल्पकालिक वृद्धि करने वाला।

Psychosurgery (साइकोसर्जरी)—कुछ मानसिक विकारों जैसे अत्यधिक उत्तेजित होने अथवा समाज विरोधी कार्य करने की अवस्था में मस्तिष्क का ऑपरेशन करना, मनःशल्यचिकित्सा

Psychotechnics (साइकोटैक्निक्स)— आर्थिक एवं सामाजिक समस्याओं के अध्ययन में मनोवैज्ञानिक विधियों का प्रयोग

Psychotherapeutic (साइकोथिराप्यूटिक)—मनश्चिकित्सा से सम्बन्धित

Psychotherapeutics (साइकोथिराप्यूटिक्स)—Psychotherapy.

Psychotherapist (साइकोथिरापिस्ट)—मनश्चिकित्सा में लगा हुआ कोई चिकित्सक अथवा पराचिकित्सीय कार्यकर्ता

Psychotherapy (साइकोथिरैपी)—रोगों विशेषकर मानसिक रोगों की मनोवैज्ञानिक चिकित्सा, मनश्चिकित्सा

Psychotic (साइकोटिक)—मनोविक्षिप्ति से सम्बन्धित अथवा उससे ग्रस्त, मनोविकारी, मनोविक्षिप्त

Psychotogenic (साइकोटोजेनिक)— किसी मनोविक्षिप्ति को उत्पन्न करने वाला।

Psychotomimetic (साइकोटोमाइमेटिक)— किसी मनोविक्षिप्ति के लक्षणों के समान लक्षण उत्पन्न करने वाला

Psychotropic (साइकोट्रॉपिक)— मस्तिष्क पर प्रभाव डालने वाला, इसे विशेषकर औषधियों के लिए प्रयोग में लाया जाता है।

Psychroalgia (साइक्रोएल्जिया)—ठण्ड की वेदनायुक्त अनुभूति

Psychroesthesia (साइक्रोएस्थीज़िया)—शरीर के किसी गर्म भाग में ठण्ड महसूस होना।

Psychrometer (साइक्रोमीटर)—वायुमण्डलीय नमी को मापने वाला एक उपकरण, आर्द्रतामापी

Psychrometry (साइक्रोमीट्री)—आद्रतामापी द्वारा वायुमण्डलीय नमी को मापना

Psychrophil (साइक्रोफिल)—Psychrophile.

Psychrophile (साइक्रोफाइल)—कम तापमान पर सबसे अच्छी वृद्धि करने वाला जीव

Psychrophilic (साइक्रोफिलिक)—ठण्ड को पसन्द करने वाला, यह जीवाणुओं के लिए प्रयोग किया जाता है जो ठण्ड में सबसे अधिक वृद्धि करते हैं।

Psychrophobia (साइक्रोफोबिया)— ठण्ड से घृणा होना अथवा उसका विकृत भय

Psychrophore (साइक्रोफोर)—ठण्ड का प्रयोग करने के लिए दो अवकाशिकाओं का एक कैथीटर

Psychrotherapy (साइक्रोथिरैपी)—ठण्ड का प्रयोग करके रोगों की चिकित्सा करना

Pt. (पिट)— पिन्ट

Ptarmic (टार्मिक)— छींक लाने वाला

Ptarmus (टार्मस)—ऐंठन युक्त छींके

Pterion (टेरियोन)—ललाटीय, पार्श्विक, कालिक एवं जतूकाभ अस्थियों के संगम का एक बिन्दु; पक्षकबिन्दु

Pternalgia (टर्नेल्जिया)—एड़ी में दर्द होना

Pterotic (टेरोटिक)—पक्षकबिन्दु से सम्बन्धित

Pterygium (टेरीजियम)—कन्दी नेत्रश्लेष्मला की त्रिभुजाकार मोटाई जो आन्तर नेत्रकोण से स्वच्छमण्डल तक फैली होती है; प्रस्तारी अर्म; नाखूना

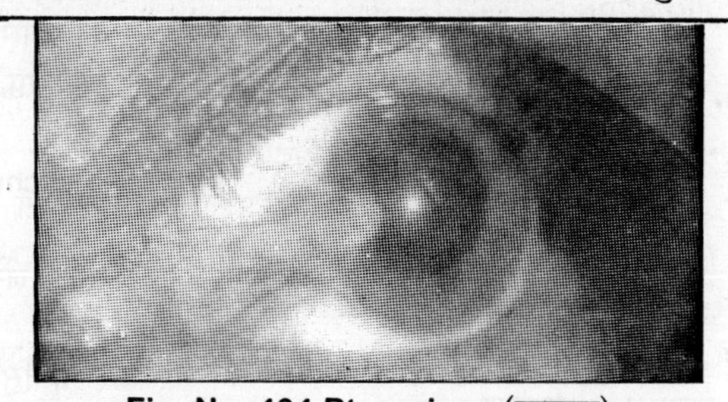

Fig. No. 464 Pterygium (नाखूना)

Pterygoid (टेरीगॉयड)—पंख जैसा, पक्षाभ

Pterygomandibular (टेरीगोमैण्डीबुलर)—जतूकाभ अस्थि के पक्षाभ प्रवर्ध एवं अधोहनु या मेण्डीबिल से सम्बन्धित

Pterygomaxillary (टेरीगोमैक्ज़ीलरी)— पक्षाभ प्रवर्ध एवं ऊपरी जबड़े से सम्बन्धित, पक्षाभऊर्ध्वहनुज

Pterygopalatine (टेरीगोपैलाटाइन)—पक्षाभ प्रवर्ध एवं तालव हड्डी से सम्बन्धित, पक्षाभतालुज

Ptilosis (टीलोसिस)—आँख की पलकों के बालों का अभाव, वर्त्मरोमपात

Ptosed (टोस्ड)—नीचे को लटका अथवा गिरा हुआ।

Ptosis (टोसिस)—किसी अंग का नीचे को लटक जाना अथवा गिर जाना जैसे पक्षाघात होने से आँख की ऊपरी पलक का नीचे को झुक जाना, वर्त्मपात

Ptotic (टोटिक)—वर्त्मपाती, पलक गिरने से सम्बन्धित

Ptyal-, Ptyalo- (टायल-, टायलो-)—उपसर्ग जिनका अर्थ लार-ग्रन्थियाँ अथवा लार होता है।

Ptyalagogue (टायलागौग)—Sialagogue.

Ptyalectasis (टायलैक्टेसिस)— किसी लार-वाहिनी का चौड़ा हो जाना अथवा उसे शल्यक्रिया द्वारा चौड़ा करना, लारवाहिकास्फीति।

Ptyalin (टायलिन)—लार में उत्पन्न होने वाला एल्फा-एमाइलेस एन्जाइम

Ptyalism (टायलिज़्म)—लार अधिक बनना, अतिलालास्रावता

Ptyalith (टायलिथ)—लार-ग्रन्थि में स्थित पथरी, लालाश्मरी

Ptyalocele (टायलोसील)—लार-ग्रन्थि का पुटीय अर्बुद

Ptyalogenic (टायलोजेनिक)— लार से अथवा उसकी क्रिया द्वारा बना हुआ

Ptyalogogue (टायलोगौग)—Sialogogue.

Ptyalography (टायलोग्राफी)—Sialography.

Ptyalolith (टायलोलिथ)—Ptyalith.

Ptyalolithiasis (टायलोलिथिएसिस)—किसी लार-ग्रन्थि अथवा वाहिनी में पथरी का पाया जाना।

Ptyalolithotomy (टायलोलिथोटॉमी)— किसी लार-ग्रन्थि अथवा वाहिनी से शल्यक्रिया द्वारा पथरी निकालना।

Ptyaloreaction (टायलोरिएक्शन)—लार में उत्पन्न होने वाली एक प्रतिक्रिया

Ptyalorrhea (टायलोरीह्या)—अत्यधिक लार बहना।

Ptyocrinous (टायोक्राइनस)—एक प्रकार का ग्रन्थिल स्राव जिसमें कोशिका की अन्तर्वस्तुएँ मुक्त होती हैं।

Ptysis (टायसिस)—थूकना अथवा थूक का मुख से बाहर को फेंक दिया जाना।

Ptysmagogue (टायस्मागौग)—लार का बहाव उत्पन्न करने वाला।

Pubarche (प्यूबार्के)— 1. यौवनारम्भ की शुरूआत 2. जघन-रोमों का प्रथम बार प्रकट होना।

Puber (प्यूबर)—यौवनारम्भ की शुरूआत पर

Puberal (प्यूबेरल)— यौवनारम्भ सम्बन्धी

Pubertal (प्यूबर्टल)—Puberal.

Pubertas (प्यूबर्टास)— कालपूर्व यौवनारम्भ अथवा कम उम्र में ही यौवनारम्भ हो जाना।

Puberty (प्यूबर्टी)—जीवन का वह काल जिसमें किसी भी लिंग का व्यक्ति जनन (सन्तानोत्पत्ति) के सक्षम हो जाता है। यह लड़कों में 13 से 15 तथा लड़कियों में 9 से 16 वर्ष की आयु होती है जब उनके द्वितीयक लैंगिक लक्षण विकसित होने आरम्भ हो जाते हैं; यौवनारम्भ

Pubes (प्यूबेस)— 1. जघन-क्षेत्र में उगने वाले बाल 2. जघन-क्षेत्र

Pubescence (प्यूबेसैन्स)— 1. यौवनारम्भ पर पहुँचना 2. शरीर पर बारीक-बारीक मुलायम बालों का आवरण

Pubescent (प्यूबेसैन्ट)—1. यौवनारम्भ पर पहुँचने वाला 2. बारीक-बारीक कोमल बालों से ढका हुआ, रोमिल

Pubetrotomy (प्यूबेट्रोटॉमी)— जघनास्थि एवं अधः उदरीय भित्ति से होकर काटना।

Pubic (प्यूबिक)— जघन सम्बन्धी

Pubiotomy (प्यूबियोटॉमी)—श्रोणि के संकुचित होने की अवस्था में, शिशु के जन्म को आसान बनाने के लिए शल्यक्रिया द्वारा जघनास्थियों को संधानक पर अलग करके श्रोणि-मार्ग को चौड़ा करना; जघनछेदन

Pubis (प्यूबिस)— जघनास्थि

Pubo- (प्यूबो-)— एक उपसर्ग जिसका अर्थ जघनास्थि या जघन-क्षेत्र है।

Pubocapsular (प्यूबोकैप्सुलर)—जघनास्थि तथा नितम्ब-सन्धि के सम्पुट से सम्बन्धित

Pubococcygeal (प्यूबोकॉक्सीजियल)—जघनास्थि एवं अनुत्रिक सम्बन्धी

Pubofemoral (प्यूबोफिमोरल)—जघनास्थि एवं फीमर हड्डी से सम्बन्धित

Pubomadesis (प्यूबोमेडेसिस)—जघन-क्षेत्र के बालों का अभाव

Puboprostatic (प्यूबोप्रोस्टेटिक)—जघनास्थि एवं प्रोस्टेट ग्रन्थि से सम्बन्धित

Puborectal (प्यूबोरैक्टल)— जघनास्थि एवं मलाशय से सम्बन्धित

Pubovesical (प्यूबोवैसाइकल)— जघनास्थि एवं मूत्राशय सम्बन्धी

Pudenda (प्यूडेन्डा)— भग। स्त्री के बाह्य जननांग

Pudendagra (प्यूडेन्डेग्रा)— स्त्री के बाह्य जननांगों में दर्द होना

Pudendal (प्यूडेन्डल)—स्त्री के बाह्य जननांगों से सम्बन्धित

Pudendum (प्यूडेन्डम)—Pudenda का एक वचन

Pudic (प्यूडिक)—Pudendal.

Puerile (प्यूराइल)—1. बचपन अथवा बच्चों से सम्बन्धित; बाल्यावस्था 2. बच्चे के समान, बालपन

Puerilism (प्यूरीलिज़्म)— बचपन, बालिशता

Puerpera (प्यूरपेरा)—वह स्त्री जिसने तुरन्त ही बच्चे को जन्म दिया हो, प्रसूता

Puerperae (प्यूरपीरी)—Puerpera का बहुवचन

Puerperal (प्यूरपीरल)—प्रसूतिकाल अथवा प्रसूता से सम्बन्धित, प्रासूतिक

Puerperal eclampsia (प्यूरपीरल एकलैम्पसिया)—प्रसूतिकाल में उत्पन्न होने वाला गर्भाक्षेपक

Puerperal fever (प्यूरपीरल फीवर)—बच्चा पैदा होने के बाद होने वाला ज्वर

Puerperalism (प्यूरपेरालिज़्म)—बच्चे के जन्म के साथ उत्पन्न होने वाली वैकृत दशा

Puerperal sepsis (प्यूरपीरल सेप्सिस)—प्रसूतिकाल में अथवा गर्भपात के उपद्रव के रूप में स्त्री के जननांगी पथ में उत्पन्न होने वाला कोई भी संक्रमण। प्रसव के पश्चात् ज्वर के अन्य कारणों के अभाव में, प्रथम 24 घण्टों को छोड़कर लगातार किन्हीं भी दो दिन तक तापमान 100.4°F रहने पर जननांगी पथ में संक्रमण होना मान लिया जाता है। उदर के निचले भाग एवं जननांगी पथ में दर्द होता है एवं दाब-वेदना होती है।

Puerperant (प्यूरपीरैन्ट)—Puerperal.

Puerperia (प्यूरपीरिया)—Puerperium का बहुवचन

Puerperium (प्यूरपीरियम)—बच्चे के पैदा होने के बाद तथा अपरा एवं झिल्लियों के निकल जाने के बाद का 42 दिन का समय जिसमें गर्भाशय अपने सामान्य परिमाण में लौट आता है, प्रसूतिकाल, प्रसवोत्तरकाल

Puerperous (प्यूरपीरस)—Puerperal.

Puff (पफ)— परिश्रवण करने पर क्षण भर के लिए सुनाई देने वाली एक कोमल, सीटी जैसी ध्वनि

Pulicatio (पुलीकेशियो)— पिस्सुओं से पीड़ित

Pulicide (प्यूलीसाइड)— पिस्सुओं को मारने वाला, पिस्सूनाशी

Pullulate (पुल्यूलेट)—कली निकलना अथवा अंकुरित होना

Pullulation (पुल्यूलेशन)—कली निकलने अथवा अंकुरित होने की क्रिया

Pulmo- (पल्मो-)—शब्द का अन्य शब्दों के साथ संयुक्त होने वाला रूप जिसका अर्थ फेफड़ा होता है।

Pulmoaortic (पल्मोएओर्टिक)— फेफड़ों एवं महाधमनी से सम्बन्धित

Pulmolith (पल्मोलिथ)—Pneumolith.

Pulmometer (पल्मोमीटर)— फेफड़े की समाई को मापने वाला एक उपकरण

Pulmometry (पल्मोमीटरी)—फेफड़े की समाई का पता लगाना।

Pulmonary (पल्मोनरी)— फेफड़ों से सम्बन्धित अथवा उन्हें ग्रस्त करने वाला, फुफ्फुसीय

Pulmonectomy (पल्मोनेक्टॉमी)—किसी फेफड़े के भाग अथवा सम्पूर्ण फेफड़े को शल्यक्रिया द्वारा काट कर अलग कर देना

Pulmonic (पल्मोनिक)— फेफड़ों अथवा फुफ्फुसीय धमनी से सम्बन्धित

Pulmonitis (पल्मोनाइटिस)—न्यूमोनिया, फेफड़े की सूजन, फुफ्फुसशोथ

Pulmonologist (पल्मोनोलॉजिस्ट)— फुफ्फुसीय रोगों की चिकित्सा में विशेषज्ञ

Pulmotor (पल्मोटर)—फेफड़ों में ऑक्सीजन भर कर कृत्रिम श्वसन उत्पन्न करने वाला एक उपकरण

Pulp (पल्प)—1. किसी अंग का कोमल भाग जैसे हाथ अथवा पैर की किसी अँगुली के अन्तिम पोर की करतलीय (हथेली की ओर की) या पदतलीय (तलुवे की ओर की) सतह पर कोमल ऊतक का एक उत्सेध (उठान) 2. दन्त-मज्जा जो किसी दाँत की मज्जा गुहा में भरा रहने वाला अत्यधिक वाहिकावर्धित तथा तन्त्रिकावितरित संयोजी ऊतक होता है। 3. आमाशय से गुजर कर ग्रहणी में प्रवेश करने वाले आंशिक रूप से पचित भोजन का पिण्ड, जिसे काइम कहा जाता है। 4. गूदा, मज्जा

Pulpa (पल्पा)—मज्जा, गूदा

Pulpal (पल्पल)— मज्जा सम्बन्धी

Pulpalgia (पल्पैल्जिया)—दन्त-मज्जा में दर्द होना।

Pulp capping (पल्प कैपिंग)— दन्त-मज्जा को ढकना एवं बाहरी हालातों से उसकी रक्षा करना।

Pulpectomy (पल्पैक्टॉमी)—दन्त-मज्जा को निकाल देना, दन्तमज्जा-उच्छेदन।

Pulpefaction (पल्पीफैक्शन)—मज्जा में परिवर्तित होना।

Pulp extirpation (पल्प एक्सटर्पेशन)—Pulpectomy.

Pulpiform (पल्पीफार्म)—Pulpy.

Pulpify (पल्पीफाइ)—गूदेदार बनाना।

Pulpitis (पल्पाइटिस)—किसी दन्त-मज्जा का शोथ

Pulposus (पल्पोसस)—Pulpy.

Pulpotomy (पल्पोटॉमी)— मज्जा अंगोच्छेदन

Pulpy (पल्पी)—मज्जा के समान या गूदेदार, मज्जावत्, पिलपिला

Pulsate (पल्सेट)—अनुक्रम में स्पन्दन करना या धड़कना

Pulsatile (पल्सेटाइल)—धड़कनें अथवा क्रमबद्ध स्पन्दन करने वाला, स्पन्दी, स्पन्दनशील

Pulsating (पल्सेटिंग)—Pulsatile. Throbbing.

Pulsation (पल्सेशन)— क्रमबद्ध स्पन्द जैसे हृदय का; एक धड़कन; स्पन्दन

Pulse (पल्स)—किसी धमनी में से होकर रक्त के गुजरने पर उसमें नियमित संकुचन एवं प्रसार के द्वारा उत्पन्न स्पन्दन या धड़कन जो सामान्यतया अंगुली द्वारा कलाई पर रेडियल धमनी में महसूस की जाती है, नाड़ी। युवा व्यक्ति में सामान्य नाड़ी गति पुरुष में 70 से 72 तथा स्त्री में 78-82 प्रति मिनट होती है। नाड़ी मुख्यतया निम्न प्रकार की होती हैं—

Accelerated pulse (एक्सीलिरेटेड पल्स)—शीघ्रगामी नाड़ी

Alternating pulse (आल्टरनेटिंग पल्स)—नाड़ी जिसमें बारी-बारी से एक दुर्बल एवं एक शक्तिशाली स्पन्दन होता है।

Anacrotic pulse (एनाक्रोटिक पल्स)— अनुरेखण में मुख्य तरंग की आरोही भुजा पर द्वितीयक तरंग प्रदर्शित करने वाली नाड़ी, उत्स्पंदी नाड़ी

Anadicrotic pulse (एनाडाइक्रोटिक पल्स)—अनुरेखण में एक नाड़ी तरंग जिसकी आरोही भुजा पर दो छोटे-छोटे खाँच होते हैं।

Bigeminal pulse (बाइजेमिनल पल्स)—एक अनियमित नाड़ी जिसमें दो नियमित स्पन्द एक लम्बे अन्तराल द्वारा अन्य दो नियमित स्पन्दों से पृथक होते हैं।

Bounding pulse (बाउण्डिंग पल्स)—नाड़ी जो सामान्य से अत्यधिक शक्तिशाली हो जाती है और फिर शीघ्र ही गायब हो जाती है, उत्प्लावी नाड़ी

Capillary pulse (कैपिलरी पल्स)—केशिकाओं के रक्त से बारी-बारी से भरने एवं खाली होने से उनमें उत्पन्न होने वाली धड़कन, केशिका स्पन्द

Carotid pulse (कैरोटिड पल्स)—गर्दन में किसी कैरोटिड धमनी में महसूस की जाने वाली नाड़ी

Catacrotic pulse (कैटाक्रोटिक पल्स)—अनुरेखण में मुख्य तरंग की अवरोही भुजा पर द्वितीयक तरंग प्रदर्शित करने वाली नाड़ी, विषमावरोही नाड़ी

Catadicrotic pulse (कैटाडाइक्रोटिक पल्स)— एक नाड़ी तरंग जिसके अनुरेखण की अवरोही भुजा पर दो छोटे-छोटे खाँच होते हैं, अवद्विस्पन्दी नाड़ी

Collapsing pulse (कोलेप्सिंग पल्स)— दुर्बल नाड़ी जो तुरन्त ही एवं पूर्णतया लुप्त हो जाती है, निपाती नाड़ी

Deficit pulse (डेफिसिट पल्स)—ऐसी नाड़ी जिसमें प्रति मिनट स्पन्दों की संख्या हृदय के प्रति मिनट स्पन्दों की संख्या से कम होती है, न्यूनसंख्य नाड़ी

Dicrotic pulse (डाइक्रोटिक पल्स)— नाड़ी जिसमें डबल स्पन्द होता है, एक हृदय स्पन्द में दो नाड़ी स्पन्द होते हैं जिनमें से एक दुर्बल होता है; द्विस्पन्दी नाड़ी

Febrile pulse (फेब्राइल पल्स)— ज्वर के प्रारम्भ में एक पूर्ण, शक्तिशाली नाड़ी जो ज्वर उतर जाने पर कमजोर हो जाती है।

Full pulse (फुल पल्स)— रक्त से भर जाने से पूरी तरह

फूली हुई नाड़ी जैसे कि शोथ में किसी धमनी में देखी जाती है।

Hard pulse (हार्ड पल्स)— धमनीय भित्ति में परिवर्तन हो जाने के कारण कठोर प्रतीत होने वाली नाड़ी

High-tension pulse (हाई-टैन्शन पल्स)— नाड़ी जिसमें शक्तिशाली स्पन्द होता है जैसी कि तेज बुखार में देखी जाती है; उच्च तनावी नाड़ी

Intermittent pulse (इन्टरमिटैन्ट पल्स)— नाड़ी जिसमें कुछ स्पन्द कभी-कभी लुप्त हो जाते हैं, सविरामी नाड़ी

Irregular pulse (इर्रेगुलर पल्स)—नाड़ी जिसमें स्पन्द बल एवं बारम्बारता में परिवर्तनशील होते हैं, अनियमित नाड़ी

Jerky pulse (ज़र्की पल्स)— किसी खाली धमनी के रक्त से एकदम से भर जाने पर उत्पन्न होने वाली धड़कन

Jugular pulse (जुगुलर पल्स)— गर्दन में जुगुलर शिराओं में दिखायी देने वाली नाड़ी

Low-tension pulse (लो-टैन्शन पल्स)— एक अल्प शक्ति की नाड़ी जो अचानक हृदय पात, निपात, दुर्बलता एवं अन्य रोगों में उत्पन्न हो जाती है; अल्प-तनावी नाड़ी

Pistol-shot pulse (पिस्टल-शॉट पल्स)—नाड़ी जिसमें कोई धमनी एकदम से फूल जाती है तथा फिर उसमें निपात हो जाता है।

Quadrigeminal pulse (क्वाड्रीजेमिनल पल्स)—ऐसी नाड़ी जिसमें हर चौथे स्पन्द के पश्चात् विराम हो जाता है।

Radial pulse (रेडियल पल्स)— रेडियल धमनी पर अनुभव की जाने वाली नाड़ी

Rapid pulse (रेपिड पल्स)— नाड़ी जिसकी गति सामान्य से अधिक हो जाती है।

Regular pulse (रेगुलर पल्स)—नाड़ी जिसमें स्पन्द की लम्बाई, स्पन्दों की प्रति मिनट संख्या तथा शक्ति सब एक-सी होती है; नियमित नाड़ी

Riegel's pulse (राइगल्स पल्स)— नाड़ी जो सांस निकालते समय कम हो जाती है।

Slow pulse (स्लो पल्स)— नाड़ी जिसमें स्पन्दों की गति 40 से 60 प्रति मिनट होती है।

Soft pulse (सॉफ्ट पल्स)— नाड़ी जो अंगुली के मामूली दबाव से रुक जाती है, कोमल नाड़ी

Thready pulse (थ्रेडी पल्स)—एक धागे जैसी बारीक नाड़ी जिसका मुश्किल से ही पता चलता है, क्षीण नाड़ी

Tricrotic pulse (ट्राईक्रोटिक पल्स)—नाड़ी जिसमें अनुरेखण धमनी के एक स्पन्द में तीन पृथक प्रसार प्रदर्शित करता है।

Trigeminal pulse (ट्राइजेमिनल पल्स)—नाड़ी जिसमें प्रत्येक 3 नियमित स्पन्दों के पश्चात् एक विराम होता है।

Vagus pulse (वेगस पल्स)—Slow pulse.

Venous pulse (वेनस पल्स)— किसी शिरा विशेषकर दाँयी जुगुलर शिरा पर होने वाली धड़कन; शिरा नाड़ी; शिरा स्पन्द

Vermicular pulse (वर्मीकुलर पल्स)— एक लघु, जल्दी-जल्दी चलने वाली नाड़ी जो कीड़े के चलने जैसी प्रतीत होती है।

Waterhammer pulse (वाटरहैमर पल्स)—नाड़ी जिसमें स्पन्द छोटा, शक्तिशाली तथा झटका देने वाला होता है जिसका एकदम से निपात हो जाता है।

Wiry pulse (वाइरी पल्स)— एक छोटी, तनी हुई नाड़ी जो तार के समान प्रतीत होती है।

Pulse pressure (पल्स प्रेशर)— प्रकुंचन एवं अनुशिथिलन के दाबो का अन्तर, नाड़ी दाब

Pulsimeter (पल्सीमीटर)—नाड़ी की बारम्बारता एवं उसके बल को मापने वाला एक उपकरण

Pulsion (पल्सन)—आगे को ढकेलना, नोदन

Pulsometer (पल्सोमीटर)—Pulsimeter.

Pulsus (पल्सस)— नाड़ी, नब्ज़

Pultaceous (पल्टेसियस)— गूदेदार, किसी पुल्टिस के समान, पुल्टिसी

Pulv. (पल्व)— पाउडर, चूर्ण

Pulverisable (पल्वेराइज़ेबिल)— पाउडर या चूर्ण में बदल जाने योग्य, चूर्णनीय

Pulverization (पल्वेराइज़ेशन)—किसी पदार्थ को कुचल कर पाउडर बनाने की क्रिया, चूर्णन

Pulverize (पल्वेराइज़)— किसी पदार्थ को कुचल कर पाउडर बनाना

Pulverulent (पल्वेरूलैन्ट)— पाउडर जैसा

Pulvinar (पल्वीनर)—चेतन के पिछले सिरे का मध्यवर्ती उठा हुआ भाग, चेतकपश्चान्त

Pulvinate (पल्वीनेट)—उन्नतोदर, मसनद के आकार का

Pulvis (पल्विस)—पाउडर, चूर्ण

Pump (पम्प)—1. किसी तरल अथवा गैस को निकालने या उसे भरने का एक उपकरण, पिचकारी, उदंचिका 2. किसी तरल अथवा गैस को निकालना अथवा उसे भरना।

Pump-oxygenator (पम्प-ऑक्सीजीनेटर)—एक रक्त पम्प तथा ऑक्सीजनित्र से बना एक उपकरण जो दिल के ऑपरेशन के समय रक्त को ढकेलता एवं उसे ऑक्सीजनयुक्त बनाता है।

Puna (पूना)—Altitude sickness.

Punch (पंच)— ऊतक विशेषकर त्वचा में एक छोटा वृत्ताकार छेद बनाने वाला एक यन्त्र

Punched out (पंच्ड आउट)—स्पष्ट कटे हुए गोल किनारों से युक्त जो किसी बर्मे या छेद करने वाले यन्त्र से बनाये गये छिद्र

के समान प्रतीत होता है जैसे सिफिलिस रोग की तृतीय अवस्था में गम्मा का पंच्ड आउट अल्सर

Puncta (पंक्टा)— बहुत से बिन्दु, कर्बुर, धब्बे

Punctate (पंक्टेट)—बहुत सूक्ष्म छिद्रों या गड्ढों से चिह्नित। कर्बुरित, बिन्दुकित

Punctiform (पंक्टीफोर्म)—बिन्दु के समान।

Punctio (पंक्शियो)—छेद करना या चुभोना

Punctograph (पंक्टोग्राफ)—एक्स-रे परीक्षण में ऊतकों में बाह्य पदार्थों के स्थान का पता लगाने वाला एक यन्त्र

Punctum (पंक्टम)—बिन्दु जैसे अन्ध बिन्दु

Puncture (पंक्चर)—1. किसी तेज़ नुकीली वस्तु अथवा औज़ार से छेद करना, छिद्रण, वेधन 2. किसी तेज़ नुकीले औज़ार से बना छेद, या ज़ख्म—

Cisternal puncture (सिस्टर्नल पंक्चर)—प्रमस्तिष्कमेरु-द्रव का एक नमूना लेने के लिए एक सूई को अवपश्चकपालिक ऊतक से गुजारते हुए कुण्ड अनुमस्तिष्कमेरुशीर्ष का वेधन करना, महाकुण्ड वेधन

Exploratory puncture (एक्सप्लोरेटरी पंक्चर)—निकाले गये तरल अथवा पस का परीक्षण करने हेतु किसी गुहा या पुटी का वेधन करना, अन्वेषी वेधन

Lumbar puncture (लम्बर पंक्चर)— परीक्षण करने के लिए प्रमस्तिष्कमेरु-द्रव को प्राप्त करने अथवा प्रमस्तिष्क-जलशोफ को कम करने के लिए कटि- प्रदेश में सुषुम्ना रज्जु के दृढ़तानिका या ड्यूरा मेटर का वेधन करना, कटि वेधन

Spinal puncture (स्पाइनल पंक्चर)—Lumbar puncture.

Sternal puncture (स्टर्नल पंक्चर)—अस्थि मज्जा का एक नमूना लेने के लिए सूई से उरोस्थि की मुष्टि का वेधन करना, उरोस्थि वेध

Ventricular puncture (वैन्ट्रीकुलर पंक्चर)—तरल को खींचने अथवा मस्तिष्कनिलयचित्रण के लिए वायु प्रविष्ट करने हेतु मस्तिष्क के निलय का वेधन करना, निलय वेध

Pungency (पन्जैन्सी)—तेज, उग्र अथवा तीक्ष्ण गुण होना जैसे किसी गन्ध या स्वाद का

Pungent (पन्जैन्ट)—तीक्षण, तीखा या तेज जैसा कोई गन्ध या स्वाद

Pupa (प्यूपा)— लार्वा एवं पूर्णकीट के बीच में कीट के विकास की द्वितीय अवस्था

Pupae (प्यूपी)—Pupa का बहुवचन

P.U.O. (पी. यू. ओ.)—Pyrexia of unknown origin अज्ञात उद्गम का ज्वर

Pupil (प्यूपिल)—आँख के परितारिका या उपतारा के केन्द्र में स्थित सकुंचनशील छिद्र जिसके द्वारा प्रकाश आँख में प्रवेश करता है, तारा, पुतली

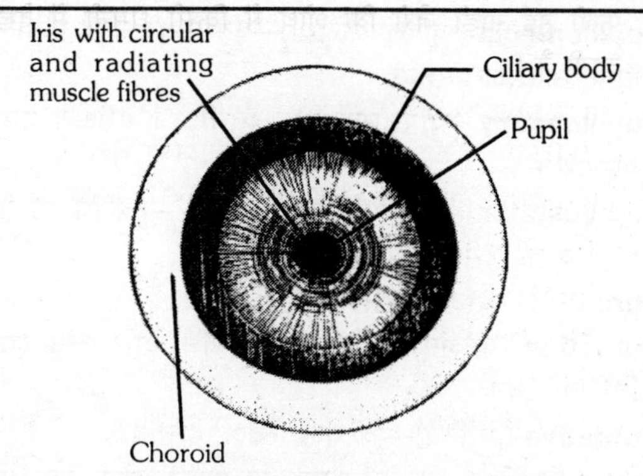

Fig. 465 Pupil (तारा या पुतली)

Iris with circular and radiating muscle fibres = वृत्ताकार एवं विकीर्ण पेशी तन्तुओं से युक्त उपतारा, Choroid = रंजितपटल, Pupil = तारा या पुतली, Ciliary body = रोमक पिण्ड

Bounding pupil (बाउण्डिंग प्यूपिल)—शीघ्र ही विस्फारित एवं संकुचित हो जाने वाली पुतली

Cats' eye pupil (कैट्स आई प्यूपिल)—एक संकीर्ण एवं रेखा-छिद्र के समान पुतली

Cornpickers pupils (कॉर्नपिकर्स प्यूपिल्स)—किसानों की चौड़ी पुतलियाँ जो धूल में काम करते हैं।

Fixed pupil (फिक्सड प्यूपिल)—ऐसी पुतली जिसमें उद्दीपनों से कोई प्रतिक्रिया नहीं होती।

Pinhole pupil (पिनहोल प्यूपिल)—एक बहुत ही सूक्ष्म अथवा अत्यधिक संकुचित पुतली

Robertson pupil (रोबर्टसन प्यूपिल)—Argyll Robertson Pupil.

Pupilla (प्यूपिला)—Pupil.

Pupillae (प्यूपीली)—Pupilla का बहुवचन

Pupillary (प्यूपिलरी)—तारा या पुतली सम्बन्धी

Pupillary reflex (प्यूपिलरी रिफ्लैक्स)— 1. पुतली पर प्रकाश डालने पर इसका संकुचित हो जाना 2. निकट एवं दूर दृष्टि का समायोजन करने पर पुतली का क्रमशः संकुचित होना एवं विस्फारित होना।

Pupillography (प्यूपिलोग्राफी)—पुतली की गतियों का अभिलेखन करना

Pupillometer (प्यूपिलोमीटर)—पुतली के व्यास को मापने वाला एक उपकरण, तारामापी।

Pupillometry (प्यूपिलोमीट्री)—पुतली के व्यास को मापना, तारामिति।

Pupillomotor (प्यूपिलोमोटर)—उपतारा या परितारिका की चिकनी पेशी की आपूर्ति करने वाले स्वायत्त तन्त्रिका तन्तुओं से सम्बन्धित

Pupilloplegia (प्यूपिलोप्लेज़िया)—पुतली की धीमी प्रतिक्रिया होना, आंशिकताराघात

Pupilloscopy (प्यूपिलोस्कोपी)—पुतली का परीक्षण करना, तारादर्शन

Pupillostatometer (प्यूपिलोस्टेटोमीटर)—पुतलियों के केन्द्रों के बीच की दूरी मापने वाला एक यन्त्र

Pure (प्योर)—शुद्ध, अमिश्रित

Purgation (पर्गेशन)— विरेचक औषधि द्वारा दस्त लाना, विरेचन, रेचन

Purgative (पर्गेटिव)—विरेचक, रेचक, दस्तावर

Purge (पर्ग)—1. किसी विरेचक का प्रयोग करके दस्त लाना 2. कोई विरेचक या दस्तावर औषधि

Puriform (प्यूरीफॉर्म)— पस या मवाद के समान, पूयाभ, पूयवत

Purify (प्यूरीफाई)—शुद्ध करना, शोधन करना।

Purine (प्यूरीन)— न्यूक्लियोप्रोटीन पाचन का अन्तिम उत्पाद जो टूट कर यूरिक एसिड बनाता है।

Purinemia (प्यूरीनीमिया)—रक्त में प्यूरीन का पाया जाना

Purity (प्यूरिटी)—शुद्ध होने अर्थात् संदूषकों या प्रदूषकों से रहित होने की अवस्था

Purkinje fibres (पर्किन्जी फाइबर्स)—ये हृदय में हिज की पूलिका से उत्पन्न होने वाले बहुत बड़े तन्तु होते हैं और निलयों में प्रवेश कर जाते हैं। ये हृदय-आवेग को अलिन्दों से निलयों में संचालित करते हैं।

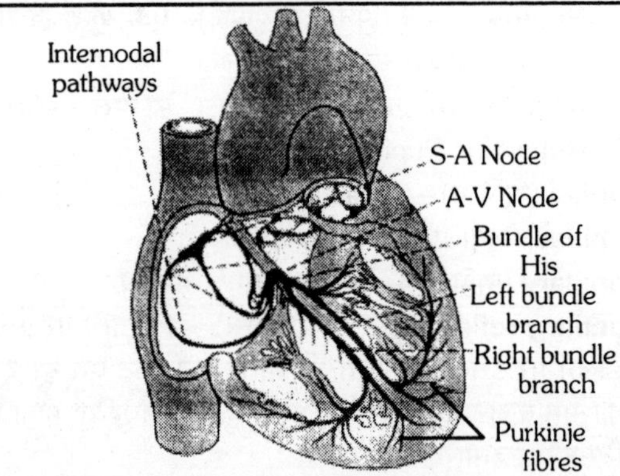

Fig. No. 466 : Purkinje fibres (पर्किन्जी तन्तु)

S. A. node (Sinoatrial node) = साइनोएट्रियल नोड, Internodal pathways = S. A. node तथा A-V node के बीच स्थित मार्ग, A-V node (Atrioventricular node)= एट्रियोवैन्ट्रिकुलर नोड, Bundle of His = हिज़ की पूलिका, Left bundle branch = हिज़ की पूलिका की बायीं शाखा, Right bundle branch = हिज़ की पूलिका की दायीं शाखा, Purkinje fibres = पर्किन्जी तन्तु

Purohepatitis (प्यूरोहिपैटाइटिस)—यकृत का सपूय (मवाद पड़ जाने से युक्त) शोथ

Puromucous (प्यूरोम्यूकस)— श्लेष्मा एवं मवाद दोनों से युक्त

Purple (पर्पिल)—लाल को नीले के साथ मिलाने पर बना रंग

Purpura (परप्यूरा)—रक्तचित्तिता या परप्यूरा त्वचा, श्लेष्मिक कलाओं, जोड़ों, आन्तरिक अंगों तथा अन्य ऊतकों में रक्तस्राव होता है। त्वचा में रक्तस्राव होने से सर्वप्रथम चमकीले लाल रंग की विवर्णता होती है जो बैंगनी होते हुए कत्थई-लाल हो जाती है और फिर कत्थई-पीली हो जाती है जो बाह्यत्वचा से होकर दिखाई देती है और दो-तीन सप्ताह के भीतर लुप्त हो जाती है। छोटे-छोटे रक्तस्राव रूधिरांक तथा बड़े-बड़े अनियमित रक्तस्राव नीललांछन होते हैं। ये दबाने पर गायब नहीं होते। रक्तचित्तिता (परप्यूरा) मुख्यता निम्न प्रकार की होती हैं—

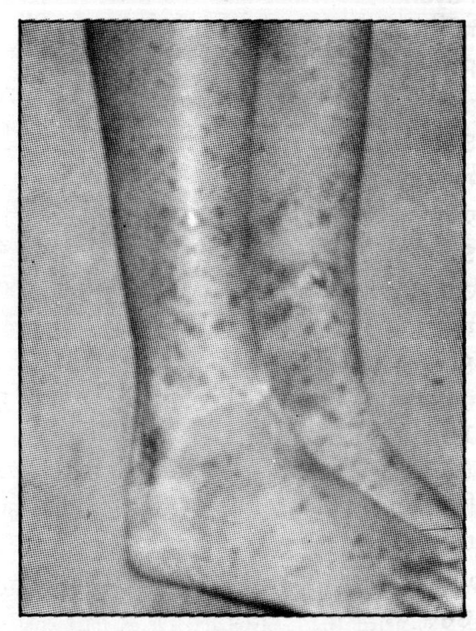

Fig. 467 : Purpura (रक्तचित्तिता)

Allergic purpura, Anaphylactoid purpura, Nonthrombocytopenic purpura (एलर्जिक परप्यूरा, एनाफाइलैक्टॉयड परप्यूरा, नॉनथ्रॉम्बोसाइटोपीनिक परप्यूरा)—जीवाणुओं, औषधियों अथवा भोजन से होने वाली एलर्जी के द्वारा उत्पन्न रक्तचित्तिता जिसमें रक्त में प्लेटलेट कम नहीं होते

Angioneurotic purpura (एन्जियोन्यूरोटिक परप्यूरा)—वाहिकातन्त्रिकता-शोफ से चिह्नित रक्तचित्तिता

Fibrinolytic purpura (फाइब्रिनोलाइटिक परप्यूरा)—रक्त की बढ़ी हुई फाइब्रिन-विघटनकारी सक्रियता के परिणामस्वरूप होने वाली रक्तचित्तिता

Fulminans purpura (फल्मीनैन्स परप्यूरा)—मुख्यतया

बच्चों में किसी संक्रामक रोग के पश्चात् होने वाली शीघ्रता से वृद्धि करने वाली रक्तचित्तिता जो अधिकतर प्राणघातक होती है।

Hemorrhagic purpura (हीमोरैह्जिक परप्यूरा)—Idiopathic thrombocytopenic purpura.

Henoch purpura (हेनॉक परप्यूरा)—स्कोनलीन-हेनॉक रक्तचित्तिता जिसमें उदरीय लक्षणों की प्रधानता होती है।

Idiopathic thrombocytopenic purpura (इडियोपैथिक थ्रॉम्बोसाइटोपीनिक परप्यूरा)— रक्त प्लेटलेटों के अत्यधिक कम हो जाने से जिसके कारण का पता नहीं होता, से उत्पन्न होने वाली रक्तस्रावी रक्तचित्तिता; अज्ञातहेतुक हीनघनास्रकोशिका रक्तचित्तिता

Immune thrombocytopenic purpura (इम्यून थ्रॉम्बोसाइटोपीनिक परप्यूरा)—Idiopathic thrombocytopenic purpura.

Psychogenic purpura (साइकोजेनिक परप्यूरा)—किसी मानसिक विकार के कारण उत्पन्न रक्तचित्तिता

Rheumatica purpura (रिह्यूमेटिका परप्यूरा)—जोड़ों के दर्द के साथ सम्बद्ध रक्तचित्तिता

Schonlein purpura (स्कोनलीन परप्यूरा)—स्कोनलीन-हेनॉक रक्तचित्तिता जिसमें सन्धायक लक्षणों की प्रधानता होती है।

Senile purpura (सैनाइल परप्यूरा)—वृद्ध व्यक्तियों में अग्र बाहु, हाथों के पीछे तथा पैरों पर उत्पन्न होने वाले गहरे बैंगनी-लाल रंग के नीललांछन एवं रूधिरांक

Simplex purpura (सिमप्लैक्स परप्यूरा)—सार्वदेहिक रोग से असम्बद्ध रक्तचित्तिता

Thrombotic thrombocytopenic purpura (थ्रॉम्बोटिक थ्रॉम्बोसाइटोपीनिक परप्यूरा)— रक्तचित्तिता जिसमें अन्तिम धमनिकाओं एवं केशिकाओं की अन्तःशल्यता एवं घनास्रता हो जाती है; घनास्री अल्पबिम्बाणु-परप्यूरा

Purpuric (परप्यूरिक)— रक्तचित्तिता से सम्बन्धित, उसके समान या उससे पीड़ित

Purring thrill (परिंग थ्रिल)—द्विकपर्दी संकीर्णता, एन्यूरिज़्म (फुलाव) या हृदय के कपाटीय रोग में पुरोहृद् पर रखे गये हाथ को महसूस होने वाली बिल्ली की घुरघुराहट के समान स्पृश्यतरंग (थरथरी) या कम्पन

Purulence (पुरूलैन्स)— पस बनना अथवा उसका पाया जाना

Purulency (पुरूलैन्सी)—Purulence.

Purulent (पुरूलैन्ट)—पस या मवाद बनाने वाला अथवा उसे धारण करने वाला, सपूय, मवादयुक्त

Puruloid (पुरूलॉयड)—मवाद जैसा, पूयाभ

Pus (पस)— शोथ का द्रव उत्पाद जो एक पतले तरल, प्रोटीन पदार्थों, श्वेत रक्त कोशिकाओं तथा कोशिकीय मलबे से बना होता है एवं साधारणतः पीलापन लिए होता है; पस; मवाद; पूय

Pus cells (पस सैल्स)—मवाद में पाई जाने वाली मृत श्वेत रक्त कोशिकाएँ

Pustula (पस्चुला)—Pustule.

Pustulant (पस्चुलैन्ट)—पूयस्फोटिकाएँ (फुंसियाँ) बनाने वाला, पूतिजनक

Pustular (पस्चुलर)— पूयस्फोटिकाओं या फुंसियों से सम्बन्धित अथवा उनसे बना हुआ।

Pustulation (पस्चुलेशन)—पूयस्फोटिकाओं (फुंसियों) का बनना।

Pustule (पस्चूल)—पूयस्फोटिका, फुंसी

Pustulocrustaceous (पस्चुलोक्रस्टेशियस)— जिसमें फुंसियाँ एवं पपड़ी बनी होती हैं।

Pustulosis (पस्चुलोसिस)—सारे शरीर में फुंसियाँ निकल आना।

Putamen (पुटेमेन)—कवच

Putrefaction (प्यूट्रीफैक्शन)—जन्तु पदार्थ विशेषकर प्रोटीनों का जीवाणुओं अथवा कवकों द्वारा विघटन जिससे दुर्गन्धित यौगिक जैसे हाइड्रोजन सल्फाइड, अमोनिया तथा मरकैप्टान उत्पन्न होते हैं; पूतीभवन

Putrefactive (प्यूट्रीफैक्टिव)—पूतीभवन से सम्बन्धित अथवा उसे उत्पन्न करने वाला, पूतिजन्य

Putrefy (प्यूट्रीफाइ)—सड़ना

Putrescence (प्यूट्रीसैन्स)—सड़ान्ध; पूतीभवन

Putrescent (प्यूट्रीसैन्ट)—सड़ने की प्रक्रिया का, पूतिमान, सड़ा-गला।

Putrid (प्यूट्रिड)—सड़ा हुआ, विघटित अथवा दुर्गन्धित

PVO_2— मिश्रित शिरापरक रक्त में ऑक्सीजन का आंशिक दाब

Pyarthrosis (प्यारथ्रोसिस)— किसी सन्धि गुहा में पस बन जाना; पूयसन्धि

Pycnemia (पिकनीमिया)—रक्त का गाढ़ा हो जाना।

Pyecchysis (पाइकाइसिस)—मवाद का रिसाव

Pyelectasia, Pyelectasis (पायलेक्टेसिया, पायलेक्टेसिस)—वृक्कीय श्रोणि का विस्फारण, वृक्कगोणिकाविस्फार।

Pyelitic (पायलाइटिक)—वृक्क-गोणिकाशोथ से सम्बन्धित अथवा उससे ग्रस्त

Pyelitis (पायलाइटिस)— वृक्कीय गोणिकाशोथ, वृक्कगोणिकाशोथ

Pyelo- (पायलो-)—एक उपसर्ग जिसका अर्थ गोणिका या श्रोणि होता है।

Pyelocaliceal (पाइलोकैलीसियल)— वृक्कीय श्रोणि एवं आलवालों से सम्बन्धित

Pyelocaliectasis (पायलोकैलीएक्टेसिस)—वृक्कीय श्रोणि एवं आलवालों का विस्फारण

Pyelocalyceal (पाइलोकैलीसियल)—Pyelocalyceal.

Pyelocystitis (पायलोसिस्टाइटिस)—वृक्कीय श्रोणि एवं मूत्राशय का शोथ, वृक्कगोणिकामूत्राशयशोथ।

Pyelocystostomosis (पायलोसिस्टोस्टोमोसिस)—वृक्क एवं मूत्राशय के बीच शल्यक्रिया द्वारा सम्बन्ध स्थापित करना।

Pyelofluoroscopy (पाइलोफ्लुओरोस्कोपी)—किसी भेदक माध्यम का प्रयोग करके वृक्कीय श्रोणि एवं मूत्रनलियों या गवीनियों का प्रतिदीप्तिदर्शन-परीक्षण करना।

Pyelogram (पायलोग्राम)—गवीनी अथवा मूत्रनली तथा वृक्कीय श्रोणि की एक एक्स-रे फिल्म, वृक्क गोणिकाचित्र।

Pyelography (पायलोग्राफी)— वृक्कीय श्रोणि एवं गवीनी का एक्स-रे परीक्षण करना, वृक्कगोणिकाचित्रण

Pyelolithotomy (पायलोलिथोटॉमी)—पथरियों को निकालने के लिए वृक्कीय श्रोणि में चीरा लगाना, वृक्कगोणिकाश्मरीहरण

Pyelolymphatic (पायलोलिम्फैटिक)—वृक्कीय श्रोणि की लसीका वाहिनियों से सम्बन्धित

Pyelometer (पायलोमीटर)—Pelvimeter.

Pyelometry (पायलोमीट्री)—Pelvimerty.

Pyelonephritis (पायलोनैफ्राइटिस)— वृक्क एवं इसकी श्रोणि का शोथ; गोणिकावृक्कशोथ

Pyelonephrosis (पायलोनैफ्रोसिस)—वृक्क एवं इसकी श्रोणि का कोई भी रोग

Pyelopathy (पायलोपैथी)— वृक्कीय श्रोणि का कोई भी रोग

Pyeloplasty (पायलोप्लास्टी)—प्लास्टिक सर्जरी द्वारा वृक्कीय श्रोणि की मरम्मत करना, वृक्कगोणिकासंधान

Pyeloplication (पायलोप्लीकेशन)—शल्यक्रिया द्वारा किसी विस्फारित वृक्कीय श्रोणि की भित्तियों की अन्दर की ओर तह बनाकर इसके परिमाण को कम करना।

Pyeloscopy (पायलोस्कोपी)—प्रतिदीप्तिदर्शी द्वारा वृक्कीय श्रोणि का परीक्षण करना, वृक्कगोणिकादर्शन

Pyelostomy (पायलोस्टॉमी)— वृक्कीय श्रोणि में शल्यक्रिया द्वारा एक छिद्र बनाना।

Pyelotomy (पायलोटॉमी)—वृक्कीय श्रोणि में चीरा लगाना

Pyeloureterectasis (पायलोयूरेटरेक्टेसिस)—Hydronephrosis.

Pyeloureterography (पायलोयूरेटरोग्राफी)—Pyelography.

Pyelovenous (पायलोवेनस)—वृक्कीय श्रोणि एवं वृक्कीय शिराओं से सम्बन्धित

Pyemesis (पायमेसिस)— पस या मवाद की उल्टी होना, पूतिवमन

Pyemia (पायमिया)—रक्त में पस बनाने वाले जीवों की विद्यमानता से उत्पन्न एक प्रकार की पूतिजीवरक्तता जिसमें द्वितीयक स्थलान्तरणीय प्रकार के बहुत से फोड़े बन जाते हैं, पूयरक्तता

Pyemic (पायमिक)—पूयरक्तता या रक्तविषाक्तता से सम्बन्धित अथवा उससे ग्रस्त

Pyencephalus (पायेनसिफैलस)—मस्तिष्क का फोड़ा जिसमें पस पड़ गया हो।

Pyesis (पाइसिस)—मवाद बनना, पूतिता

Pyg-, Pygo- (पाइग-, पाइगो-)—उपसर्ग जिनका अर्थ नितम्ब है।

Pygal (पाइगल)—नितम्बों से सम्बन्धित

Pygalgia (पाइगेल्जिया)—नितम्बों में दर्द होना।

Pygmalionism (पाइग्मेलियोनिज्म)—स्वयं बनाई गयीं वस्तुओं से प्यार होना।

Pygmy (पिग्मी)— बौना

Pygoamorphus (पाइगोएमोर्फस)—असमरूप संयुक्त यमल जिनमें से परजीवी एक आकारहीन पिण्ड होता है जो जीवनक्षम राक्षस के नितम्बों से जुड़ा होता है।

Pygodidymus (पाइगोडीडाइमस)—डबल नितम्बों एवं निम्न भुजाओं को धारण करने वाला भ्रूण

Pygomelus (पाइगोमीलस)— ऐसा भ्रूण जिसके नितम्बों से एक या अधिक अधिसंख्य भुजायें संलग्न रहती हैं।

Pygopagus (पाइगोपेगस)—संयुक्त यमल जो त्रिकज क्षेत्र में जुड़े होते हैं।

Pyknemia (पिकनीमिया)—Pycnemia.

Pyknic (पिकनिक)— छोटे, स्तम्भाकार गठन वाला जिसकी गोलाकार भुजाएँ होती हैं तथा वक्ष एवं उदर बढ़े हुए होते हैं।

Pykno- (पिक्नो-)— एक उपसर्ग जिसका अर्थ मोटा, गठीला, घना तथा बारम्बार होने वाला होता है।

Pyknocardia (पिक्नोकार्डिया)— तेज नाड़ी

Pyknocyte (पिक्नोसाइट)—एक छोटी सूचिकाकार लाल रक्त कोशिका

Pyknocytosis (पिक्नोसाइटोसिस)— रक्त में छोटी सूचिकाकार लाल रक्त कोशिकाओं का बढ़ जाना।

Pyknodysostosis (पिक्नोडिसोस्टोसिस)—एक आनुवंशिक रोग जो हड्डियों को प्रभावित करता है जिसमें बच्चों में बौनापन हो जाता है, अस्थि-अश्मरता हो जाती है, करोटि अन्तराल खुले होते हैं, माथा आगे को निकल आता है तथा दाँतों की विकृतियाँ हो जाती हैं।

Pyknometer (पिक्नोमीटर)—द्रवों के विशिष्ट गुरूत्व का पता लगाने वाला यन्त्र

Pyknomorphous (पिक्नोमॉर्फस)—किसी ऐसी कोशिका या ऊतक को बताने वाला जो गहनता से अभिरंजित होता है क्योंकि अभिरंजक सामग्री खूब ठसाठस भर जाती है।

Pyknophrasia (पिक्नोफ्रेज़िया)—बोली मोटी हो जाना।

Pyknosis (पिक्नोसिस)— मोटाई, विशेषकर किसी कोशिका का ह्रास हो जाना जिसमें केन्द्रक परिमाण में सिकुड़ जाता है

तथा क्रोमैटिन गाढ़ा होकर ठोस पिण्ड बन जाता है; केन्द्रक संघनन

Pyknotic (पिक्नोटिक)— केन्द्रक संघनन से सम्बन्धित

Pyla (पाइला)—मस्तिष्क के तृतीय निलय एवं प्रमस्तिष्कीय कुल्या के बीच संचारण का एक छिद्र

Pylar (पाइलर)— पाइला से सम्बन्धित

Pylemphraxis (पाइलैम्फ्रेक्सिस)—पोर्टल शिरा का बन्द हो जाना।

Pylephlebectasia, Pylephlebectasis (पायलेफ्लेबेक्टेसिया, पायलेफ्लेबेक्टेसिस)—पोर्टल शिरा का चौड़ा हो जाना।

Pylephlebitis (पायलेफ्लेबाइटिस)—पोर्टल शिरा का शोथ, उग्रप्रतिहारीशिराशोथ

Pylethrombophlebitis (पायलेथ्रॉम्बोफ्लेबाइटिस)—पोर्टल शिरा की घनास्रता एवं शोथ

Pylethrombosis (पायलेथ्रॉम्बोसिस)—पोर्टल शिरा की घनास्रता

Pylic (पाइलिक)—प्रतिहारी शिरा से सम्बन्धित

Pylon (पाइलॉन)—एक अस्थायी कृत्रिम टाँग

Pyloralgia (पाइलोरैल्जिया)— जठर-निर्गम या पाइलोरस के स्थान में दर्द होना, जठर-निर्गम शूल

Pylorectomy (पाइलोरेक्टॉमी)—शल्यक्रिया द्वारा पाइलोरस को काट कर अलग कर देना।

Pylori (पाइलोराइ)—Pylorus का बहुवचन

Pyloric (पाइलोरिक)—जठर-निर्गम सम्बन्धी, जठरनिर्गमीय

Pyloric antrum (पाइलोरिक एन्ट्रम)—आमाशय के जठरनिर्गमीय भाग का प्रथम भाग

Pyloric cap (पाइलोरिक कैप)—ड्योडिनम का प्रथम भाग

Pyloristenosis (पाइलोरीस्टेनोसिस)—जठर-निर्गम या पाइलोरस की संकीर्णता

Pyloritis (पाइलोराइटिस)—जठर-निर्गम का शोथ या पाइलोरस की सूजन, जठरनिर्गमशोथ

Pyloro- (पाइलोरो-)—एक उपसर्ग जिसका अर्थ पाइलोरस है।

Pylorodiosis (पाइलोरोडायोसिस)—पाइलोरस का चौड़ा हो जाना।

Pyloroduodenitis (पाइलोरोड्योडीनाइटिस)— पाइलोरस एवं ड्योडिनम की श्लेष्मला का शोथ

Pylorogastrectomy (पाइलोरोगैस्ट्रेक्टॉमी)—पाइलोरस एवं आस-पास के आमाशय के भाग को शल्यक्रिया द्वारा काट कर निकाल देना।

Pyloromyotomy (पाइलोरोमायोटॉमी)— पाइलोरस की अनुदैर्ध्य (लम्बाई में स्थित) तथा वर्तुल या चक्राकार पेशियों को चीरना, जठर-निर्गम-संकोचीछेदन

Pyloroplasty (पाइलोरोप्लास्टी)—प्लास्टिक सर्जरी द्वारा पाइलोरस की मरम्मत करना।

Pyloroptosia (पाइलोरोप्टोसिया)—पाइलोरस का नीचे की ओर विस्थापन

Pyloroptosis (पाइलोरोप्टोसिस)—Pyloroptosia.

Pyloroschesis (पाइलोरोस्केसिस)—जठरनिर्गम-छिद्र में अवरोध उत्पन्न हो जाना

Pyloroscopy (पाइलोरोस्कोपी)— गुहान्तदर्शी या एण्डोस्कोप द्वारा पाइलोरस का नेत्र परीक्षण करना।

Pylorospasm (पाइलोरोस्पाज्म)—पाइलोरस का ऐंठ जाना, जठरनिर्गमाकर्ष

Pylorostenosis (पाइलोरोस्टेनोसिस)— पाइलोरस का तंग हो जाना।

Pylorostomy (पाइलोरोस्टॉमी)—शल्यक्रिया द्वारा उदर-भित्ति के द्वारा पाइलोरस में एक छिद्र बनाना।

Pylorotomy (पाइलोरोटॉमी)—पाइलोरस में चीरा लगाना, जठरनिर्गमछेदन

Pylorus (पाइलोरस)—आमाशय का निचला द्वार जो ड्योडिनम में खुलता है, जठर-निर्गम

Pyo-, Py- (पायो-, पाय-)— अन्य शब्दों के साथ संयुक्त होने वाले शब्दों के रूप जिनका अर्थ पस या मवाद होता है।

Pyocele (पायोसील)—पस का संचय जैसा कि वृषण या अण्डकोष में हो जाता है।

Pyocelia (पायोसीलिया)— उदरीय गुहा में पस बन जाना।

Pyocephalus (पायोसिफैलस)—कपाल के भीतर सपूय तरल का पाया जाना।

Pyochezia (पायोचीज़िया)— मल में पस का पाया जाना।

Pyococcus (पायोकॉकस)—कोई भी गोलाणु या कॉकस जो पस बनाता है।

Pyocolpocele (पायोकोल्पोसील)— योनि का कोई अर्बुद जिसमें पस होता है।

Pyocolpos (पायोकोल्पोस)—योनि में पस का इकट्ठा हो जाना, योनिपूतिता

Pyocyanic (पायोसायनिक)—नीले मवाद से सम्बन्धित

Pyocyst (पायोसिस्ट)—एक पुटी जिसमें पस होता है।

Pyocystis (पायोसिस्टिस)—मूत्राशय में पस का बनना तथा उसका इकट्ठा हो जाना।

Pyocyte (पायोसाइट)—पस कोशिका

Pyoderma (पायोडर्मा)—कोई भी सपूय त्वचा रोग, त्वक्पूयता

Pyodermatitis (पायोडर्माटाइटिस)—त्वचा के पूयजनक संक्रमण के द्वारा उत्पन्न त्वक्शोथ

Pyodermatosis (पायोडर्मैटोसिस)—Pyoderma

Pyodermia (पायोडर्मिया)—Pyoderma.

Pyofecia (पायोफीसिया)—Pyochezia.

Pyogen (पायोजन)—वह वस्तु जो पस बनने को प्रेरित करती है।

Pyogenesis (पायोजेनेसिस)—पूतिजनन, मवाद बनना

Pyogenetic (पायोजेनेटिक)—Pyogenic.

Pyogenic (पायोजेनिक)—मवाद बनाने वाला, पूतिजनक

Pyogenous (पायोजीनस)—Pyogenic.

Pyohemia (पायोहीमिया)—Pyemia.

Pyohemothorax (पायोहीमोथोरैक्स)—फुफ्फुसावरणी गुहा में पस एवं रक्त का पाया जाना।

Pyohydronephrosis (पायोहाइड्रोनेफ्रोसिस)— गुर्दे में पस तथा मूत्र का इकट्‌ठा होना।

Pyoid (पॉयड)— मवाद जैसा, पूयाभ

Pyolabyrinthitis (पायोलैबिरिन्थाइटिस)—कर्ण-गहन का शोथ जिसमें पस बन जाता है।

Pyometra (पायोमीट्रा)— गर्भाशय के भीतर पस इकट्‌ठा होना, पूयगर्भाशयता, गर्भाशयपूतिता

Pyometritis (पायोमीट्राइटिस)—गर्भाशय का सपूय शोथ

Pyomyositis (पायोमायोसाइटिस)—पेशियों का शोथ जिसमें पस बन जाता है।

Pyonephritis (पायोनेफ्राइटिस)—वृक्क का सपूय शोथ, वृक्कपूतिशोथ

Pyonephrolithiasis (पायोनेफ्रोलिथिएसिस)—गुर्दे में मवाद एवं पथरियों का पाया जाना।

Pyonephrosis (पायोनेफ्रोसिस)—वृक्कीय श्रोणि में पस इकट्‌ठा हो जाना, वृक्कपूतिता

Pyoovarium (पायोओवेरियम)—किसी डिम्बग्रन्थि का फोड़ा

Pyopericarditis (पायोपैरीकार्डाइटिस)—हृदयावरण का सपूय शोथ, सपूयहृद्‌यावरणशोथ

Pyopericardium (पायोपैरीकार्डियम)—हृदयावरण में पस बनना।

Pyoperitoneum (पायोपैरीटोनियम)—पैरीटोनियम-गुहा में पस बन जाना।

Pyoperitonitis (पायोपैरीटोनाइटिस)—पैरीटोनियम का सपूय शोथ, सपूयउदरावरणशोथ

Pyophagia (पायोफेजिया)—मवाद निगलना।

Pyophthalmia (पायोफ्थैल्मिया)—आँख की मवाद युक्त सूजन, सपूयनेत्रश्लेष्मलाशोथ

Pyophthalmitis (पायोफ्थैल्माइटिस)—Pyophthalmia.

Pyophylactic (पायोफाइलैक्टिक)—पस बनने के विरुद्ध रक्षा करने वाला।

Pyophysometra (पायोफाइज़ोमीट्रा)—गर्भाशय में मवाद एवं गैस का संचित होना।

Pyopneumocholecystitis (पायोन्यूमोकोलीसिस्टाइटिस) —पित्ताशय का वायु एवं पस से फूल जाना।

Pyopneumocyst (पायोन्यूमोसिस्ट)—पुटी जिसमें पस तथा गैस होती है।

Pyopneumohepatitis (पायोन्यूमोहिपैटाइटिस)—जिगर का फोड़ा जिसमें पस तथा गैस होती है।

Pyopneumopericardium (पायोन्यूमोपैरीकार्डियम)—हृदयावरण में पस तथा वायु या गैस का होना।

Pyopneumoperitoneum (पायोन्यूमोपैरीटोनियम)—पर्युदर्या-गुहा में पस एवं गैस का पाया जाना।

Pyopneumoperitonitis (पायोन्यूमोपैरीटोनाइटिस)—पर्युदर्याशोथ (पैरीटोनियम की सूजन) जिसमें पस तथा गैस होती है।

Pyopneumothorax (पायोन्यूमोथोरैक्स)—फुफ्फुसावरणी गुहा में मवाद तथा वायु या गैस की विद्यमानता।

Pyopoiesis (पायोपायसिस)—Pyogenesis. Suppuration.

Pyopoietic (पायोपॉयटिक)—Pyogenic. Suppurative.

Pyoptysis (पायोप्टाइसिस)—मवाद थूकना।

Pyopyelectasis (पायोपाइलेक्टेसिस)—मवाद से वृक्कीय श्रोणि का चौड़ा हो जाना।

Pyorrhagia (पायोरैह्जिया)—अत्यधिक पस का बहना जैसे कि किसी फोड़े के फूटने पर होता है।

Pyorrhea (पायोरिह्या)— मवादयुक्त पदार्थ का स्रवित होना, पूयस्राव, पूतिस्राव

Pyosalpingitis (पायोसैल्पिन्जाइटिस)—डिम्ब वाहिनी की मवाद से युक्त सूजन, सपूयडिम्बवाहिनीशोथ

Pyosalpingo-oophoritis (पायोसैल्पिन्जो-ऊफोराइटिस) डिम्ब वाहिनी एवं डिम्बग्रन्थि का शोथ जिसमें पस बन जाता है।

Pyosalpingo-oothecitis (पायोसैल्पिजो-उथेसाइटिस)—Pyosalpingo-oophoritis.

Pyosalpinx (पायोसैल्पिंक्स)—डिम्ब वाहिनी में पस का संचित होना, पूयडिम्बवाहिनी

Pyosemia (पायोसीमिया)—Pyospermia.

Pyosepticemia (पायोसैप्टीसीमिया)—पस बनाने वाले जीवाणुओं द्वारा रक्त का संक्रमण होना।

Pyosis (पायोसिस)—Suppuration.

Pyospermia (पायोस्पर्मिया)—वीर्य में पस का पाया जाना।

Pyostatic (पायोस्टेटिक)—पस बनने को रोकने वाला।

Pyostomatitis (पायोस्टोमेटाइटिस)—मुखपाक जिसमें पस बनने लगता है।

Pyotherapy (पायोथिरैपी)—पस के द्वारा रोगों की चिकित्सा करना।

Pyothorax (पायोथोरैक्स)—छाती में पस इकट्‌ठा हो जाना।

Pyotorrhea (पायोटोरिह्या)—कान से मवाद बहना।

Pyourachus (पायोयूरेकस)—यूरेकस में पस का इकट्ठा हो जाना।

Pyoureter (पायोयूरेटर)—गवीनी या मूत्रनली में पस इकट्‌ठा हो जाना।

Pyovesiculosis (पायोवैसीकुलोसिस)—शुक्राशयों में पस का संचय

Pyr- (पाइर-)—एक उपसर्ग जिसका अर्थ गर्मी या अग्नि है।

Pyramid (पिरामिड)— एक नुकीली अथवा शंक्वाकार रचना, पिरामिद जैसे वृक्कीय पिरामिद

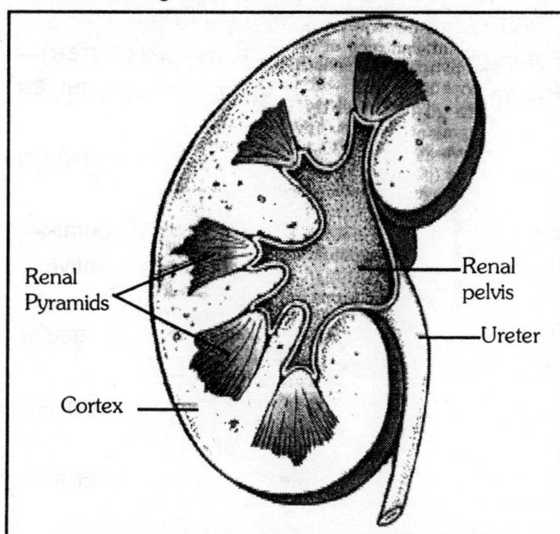

Fig. 468 : Renal pyramids (वृक्कीय पिरामिद) Cortex = प्रान्तस्था, Ureter = गवीनी या मूत्रनली, Renal pelvis = वृक्कीय श्रोणि

Pyramidal (पिरामिडल)— पिरामिद के आकार वाला, पिरामिदी

Pyramidotomy (पिरामिडोटॉमी)—पिरामिदी पथों को शल्यक्रिया द्वारा काट कर निकाल देना।

Pyramis (पाइरामिस)—Pyramid.

Pyrectic (पाइरेक्टिक)—ज्वरीय, ज्वर सम्बन्धी

Pyrenemia (पाइरीनीमिया)— रक्त में केन्द्रक युक्त लाल रक्त कोशिकाओं का पाया जाना।

Pyretherapy (पाइरेथिरैपी)— कृत्रिम ज्वर द्वारा रोगों की चिकित्सा करना।

Pyretic (पाइरेटिक)—Pyrectic.

Pyreticosis (पाइरेटीकोसिस)—कोई भी रोग जिसमें ज्वर होता है।

Pyretic therapy (पाइरेटिक थिरैपी)—Pyretherapy.

Pyreto- (पाइरेटो-)— एक उपसर्ग जो ज्वर के साथ के सम्बन्ध को दर्शाता है।

Pyretogen (पाइरेटोजन)—ज्वर उत्पन्न करने वाला पदार्थ

Pyretogenesia, Pyretogenesis (पाइरेटोजेनेसिया, पाइरेटोजेनेसिस)— ज्वर का उद्गम एवं इसकी उत्पत्ति

Pyretogenetic (पाइरेटोजेनेटिक)—Pyretogenic.

Pyretogenic (पाइरेटोजेनिक)— ज्वर उत्पन्न करने वाला।

Pyretogenous (पाइरेटोजीनस)—1. ज्वर उत्पन्न करने वाला 2. ज्वर से उत्पन्न

Pyretolysis (पाइरेटोलाइसिस)— बुखार कम हो जाना।

Pyretotherapy (पाइरेटोथिरैपी)—1. कृत्रिम ज्वर द्वारा रोगों की चिकित्सा करना 2. ज्वर की चिकित्सा करना।

Pyretotyphosis (पाइरेटोटाइफोसिस)— अति ज्वर में प्रलापी अथवा जड़िमा या गहन तन्द्रा की दशा

Pyrexia (पाइरैक्सिया)— ज्वर या बुखार। ऐसी दशा जिसमें शरीर का तापमान सामान्य से अधिक हो जाता है।

Pyrexial (पाइरैक्सियल)— ज्वर से सम्बन्धित

Pyrexiophobia (पाइरैक्सियोफोबिया)—ज्वर का विकृत भय

Pyriform (पाइरीफार्म)—नाशपाती के आकार का

Pyro- (पाइरो-)— एक उपसर्ग जिसका अर्थ गर्मी या अग्नि होता है।

Pyrogen (पाइरोजन)—कोई भी पदार्थ जो ज्वर उत्पन्न करता है, ज्वरोत्पादक

Pyrogenic (पाइरोजेनिक)— ज्वर उत्पन्न करने वाला, ज्वरजनक

Pyroglobulinemia (पाइरोग्लोबुलिनीमिया)— बहु दुर्दम-मज्जाबुर्द तथा कुछ अन्य रोगों के रोगियों के रक्त में एक असामान्य गलोबुलिन का पाया जाना जो गर्मी से अवक्षेपित (तलछट के रूप में नीचे बैठ जाना) हो जाती है।

Pyroglobulins (पाइरोग्लोबुलिन्स)—बहु दुर्दम-मज्जार्बुद तथा कुछ अन्य रोगों से सम्बद्ध सीरम ग्लोबुलिन

Pyrolagnia (पाइरोलैग्निया)— आग देखने अथवा आग लगाने का पागलपन जिससे लैंगिक आनन्द प्राप्त होता है।

Pyrolysis (पाइरोलाइसिस)—तापमान के बढ़ जाने पर कार्बनिक पदार्थ का विघटन होना, तापलयन

Pyromania (पाइरोमैनिया)—अग्न्योन्माद; आग देखने अथवा आग लगाने का पागलपन

Pyromaniac (पाइरोमैनियक)— आग लगाने के उन्माद से ग्रस्त व्यक्ति

Pyrometer (पाइरोमीटर)— तापमान मापने का एक उपकरण

Pyronyxis (पाइरोनिक्सिस)—गर्म सूईंयों से किसी भाग को वेध कर दहन करना अथवा रोगों की चिकित्सा करना।

Pyrophobia (पाइरोफोबिया)— अग्नि का रोगोत्पादक भय, अग्निभीति, आग का डर

Pyroptothymia (पाइरोप्टोथाइमिया)—एक मानसिक विकार जिसमें किसी व्यक्ति को अपने चारों ओर आग की लपटें नजर आती हैं।

Pyropuncture (पाइरोपंक्चर)— गर्म सूईंयों से वेधन करके शरीर के किसी भाग के रोग की चिकित्सा करना।

Pyrosis (पाइरोसिस)—हृद्दाह। अधिजठरीय तथा उरोस्थि-क्षेत्र में जलन महसूस होना।

Pyrotherapy (पाइरोथिरैपी)— रोगी में कृत्रिम ज्वर उत्पन्न करके किसी रोग की चिकित्सा करना।

Pyrotic (पाइरोटिक)— 1. हृद्दाह से सम्बन्धित 2. कॉस्टिक; जलाने वाला, दाहक

Pyrotoxin (पाइरोटॉक्सिन)—कसी ज्वरीय रोग में उत्पन्न होने वाला एक जीवविष

Pyruvic acid (पाइरुविक एसिड)— कार्बोहाइड्रेट, वसा तथा अमीनो अम्लों के चयापचय में एक मध्यवर्ती उत्पाद जो थायामीन की कमी में रक्त एवं ऊतकों में मात्रा में बढ़ जाता है।

Pythogenesis (पाइथोजेनेसिस)— सड़ते हुए पदार्थ से उत्पन्न होना।

Pythogenic (पाइथोजेनिक)—सड़ते हुए पदार्थ से उत्पन्न होने वाला।

Pythogenous (पाइथोजीनस)—Pythogenic.

Pyuria (पाइयूरिया)— मूत्र में पस का पाया जाना, पूतिमेह

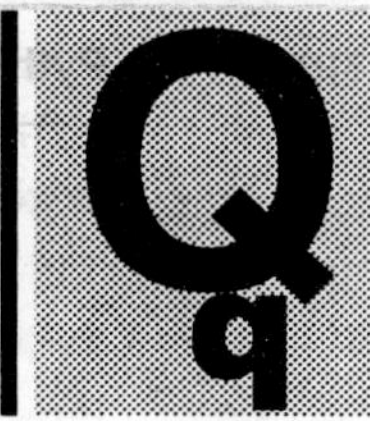

Q (क्यू)—1. मात्रा, तादाद 2. कूलम्ब का प्रतीक

q.d. (क्यू. डी.)—प्रतिदिन

q.h. (क्यू. एच.)—प्रत्येक घंटे पर

q.i. (क्यू. आई.)—अधिकतम उतना जिससे कोई प्रसन्न रहता हो।

q.i.d. (क्यू. आई. डी.)—दिन में चार बार

Q law (क्यू लॉ)—जैसे तापमान कम होता है, रासायनिक क्रियाशीलता कम हो जाती है।

q.m. (क्यू. एम.)— प्रति प्रातःकाल

q.n. (क्यू. एन.)—प्रत्येक रात्रि

q.q.h. (क्यू. क्यू. एच.)—हर चार घण्टे पर

QRST (क्यू आर एस टी)—Q, R, S तथा T किसी इलैक्ट्रोकार्डियोग्राम की चार तरंगें होती हैं जो निलयों के संकुचन से सम्बद्ध होती हैं।

q.s. (क्यू. एस.)—अधिक से अधिक उतना जितनी आवश्यकता हो।

qt. (क्यूट)— Quart.

Quack (कुवैक)— मिथ्या चिकित्सक, कुवैद्य, नीमहकीम

Quackery (कुवैकरी)— मिथ्या चिकित्सा, कुवैद्यकी, नीमहकीमी

Quadrangular (क्वाड्रेन्गुलर)—चार कोणों वाला, चतुष्कोणक

Quadrant (क्वाड्रेन्ट)—1. किसी वृत्त का एक चौथाई भाग 2. चार एक-से, जैसे उदर की सतह के भागों में से एक

Quadrantanopia (क्वाड्रेन्टेनोपिया)—एक चौथाई दृष्टि-क्षेत्र में दृष्टि-दोष या अन्धता का उत्पन्न हो जाना।

Quadrantanopsia (क्वाड्रेन्टेनोप्सिया)— Quadrantanopia.

Quadrate (क्वाड्रेट)—वर्ग अथवा चार बराबर पार्श्वों वाला; चतुरस्र; वर्गाकार

Quadrate lobe (क्वाड्रेट लोब)—पाइलोरस एवं ड्योडिनम के सम्पर्क में रहने वाला यकृत का एक छोटा खण्ड

Quadrate lobule (क्वाड्रेट लोब्यूल)— अनुमस्तिष्क की ऊपरी सतह का वर्गाकार खण्डक

Quadri-, Quadr- (क्वाड्री-, क्वाड्र-)—उपसर्ग जिनका अर्थ चार से युक्त अथवा चार से बना हुआ होता है।

Quadriceps (क्वाड्रीसेप्स)— चार सिर वाला जैसे कोई क्वाड्रीसेप्स पेशी होती है, चतुःशिरस्क

Quadricepsplasty (क्वाड्रीसेप्सप्लास्टी)—क्वाड्रीसेप्स फिमोरिस पेशी के चारों ओर के चिपकावों तथा व्रणचिह्नों को दूर करने के लिए प्लास्टिक सर्जरी करना।

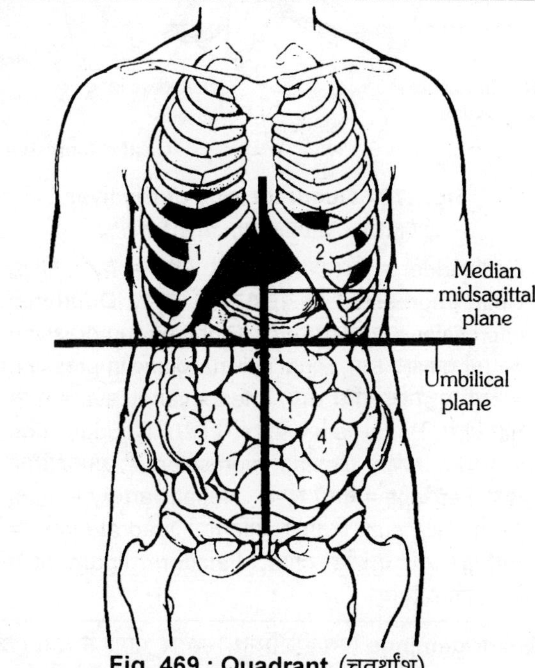

Fig. 469 : Quadrant (चतुर्थांश)

Quadrants of the abdomen = उदर के चतुर्थांश
1. Right upper = ऊपरी दायाँ
2. Left upper = ऊपरी बायाँ
3. Right lower = निचला दायाँ
4. Left lower = निचला बायाँ

Median midsagittal plane = मध्यम मध्य-अग्रपश्च तल
Umbilical plane = नाभिकीय तल

Quadriceps reflex (क्वाड्रीसेप्स रिफ्लैक्स)—जानुका-कण्डरा को एकदम से थपथपाने के परिणामस्वरूप क्वाड्रीसेप्स पेशी के संकुचित होने पर टांग का प्रसारित हो जाना।

Quadricuspid (क्वाड्रीकस्पिड)— चार कपर्दिका वाला जैसे कोई हृदय कपाट अथवा दाँत होता है।

Quadridigitate (क्वाड्रीडिजीटेट)—किसी हाथ अथवा पाँव में केवल चार अँगुलियाँ धारण करने वाला।

Quadrigemina (क्वाड्रीजेमिना)—चतुष्टय पिण्ड

Quadrigeminal (क्वाड्रीजेमिनल)—1. चार तह वाला 2. चार समरूप भागों से युक्त 3. चतुष्टय पिण्ड से सम्बन्धित

Quadrigeminum (क्वाड्रीजेमिनम)—चतुष्टय पिण्ड के चार भागों में से एक

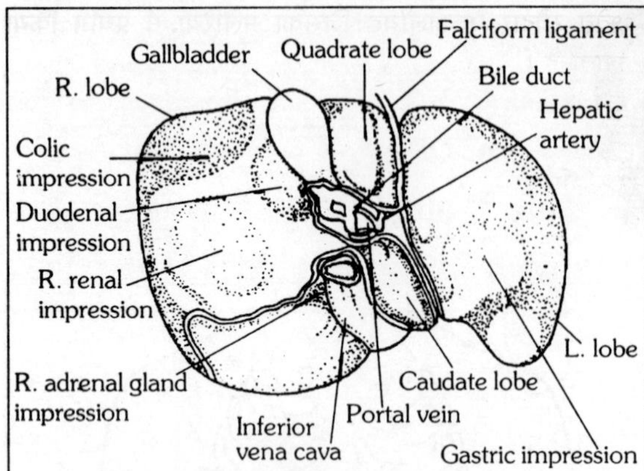

Fig. 470 : Quadrate lobe of the liver
(यकृत का वर्गाकार या चौकोर खण्ड)

Gallbladder = पित्ताशय, Right lobe = दायाँ खण्ड, Colic impression = वृहदान्त्रीय छाप, Duodenal impression = ड्योडिनम-छाप, Right renal impression = दार्यी वृक्कीय छाप, Right adrenal gland impression = दार्यी एड्रीनल ग्रन्थि छाप, Inferior vena cava = निम्न महा-शिरा, Portal vein = प्रतिहारी शिरा, Caudate lobe = पुच्छक खण्ड, Gastric impression = आमाशयिक छाप, Left lobe = बायाँ खण्ड, Hepatic artery = यकृती धमनी, Bile duct = पित्त वाहिनी, Quadrate lobe = वर्गाकार या चौकोर खण्ड, Falciform ligament = हँसियाकार स्नायु

Quadrigeminus (क्वाड्रीजेमिनस)—चार भागों से बना हुआ

Quadrigeminy (क्वाड्रीजेमिनी)— Quadrigeminal.

Quadrilateral (क्वाड्रीलेट्रल)—चार पार्श्वों वाला, चतुर्भुज

Quadrilocular (क्वाड्रीलॉकुलर)— चार कोष्ठों अथवा गुहाओं से युक्त, चतुष्कोटरीय

Quadripara (क्वाड्रीपैरा)— वह स्त्री जो चार बार गर्भवती रह चुकी हो और प्रत्येक गर्भावस्था 20 सप्ताह से अधिक रह चुकी हो, चतुर्गर्भा

Quadriparesis (क्वाड्रीपैरेसिस)— Tetraparesis.

Quadripartite (क्वाड्रीपैरटाइट)—चार भागों में विभाजित

Quadriplegia (क्वाड्रीप्लीजिया)—चारों भुजाओं का पक्षाघात हो जाना, चतुरंगघात

Quadriplegic (क्वाड्रीप्लीजिक)—चतुरंगघात से सम्बन्धित अथवा उससे पीड़ित

Quadripolar (क्वाड्रीपोलर)—चार ध्रुवों वाले सेल से सम्बन्धित

Quadrisect (क्वाड्रीसैक्ट)—चार भागों में विभाजित करना

Quadrisection (क्वाड्रीसैक्शन)—चार भागों में विभाजित करने वाला।

Quadritubercular (क्वाड्रीट्यूबरकुलर)—चार गुलिकाओं अथवा कपर्दिकाओं से युक्त

Quadrivalent (क्वाड्रीवैलेन्ट)—चार की रासायनिक वैलेन्सी से युक्त

Quadruped (क्वाडरूपैड)— चार पादों वाला जन्तु, चतुष्पादी, चौपाया

Quadruplet (क्वाडरूप्लेट)—एक जन्म से उत्पन्न होने वाले चार बच्चों में से एक; चतुर्ज

Qualifying (क्वालीफाईंग)—मनोविज्ञान में, अभी-अभी प्रदर्शित की गई मुखाकृति में अन्य मुखाकृति को जोड़ देने की क्षमता रखने वाला जैसे किसी गुस्से की मुखाकृति के पश्चात् हँसी की मुखाकृति प्रदर्शित करना जो इस बात का चिह्न होती है कि व्यक्ति इतना क्रुद्ध नहीं है जैसा कि वह दिखाई देता है।

Qualimeter (क्वालीमीटर)— एक्स-रेज़ की गुणवत्ता को मापने वाला एक उपकरण

Qualitative (क्वालीटेटिव)—किसी भी वस्तु की गुणवत्ता के सन्दर्भ में, गुणात्मक, गुण सम्बन्धी

Quality (क्वालिटी)— उत्तमता, गुणवत्ता

Qualmish (क्वालमिश)—मितली या औकाई से पीड़ित, वमनेच्छुक, उद्विग्न

Qualmishness (क्वालमिशनैस)—मितली, औकाई, उद्विग्नता

Quanta (क्वान्टा)— Quantum का बहुवचन

Quantimeter (क्वान्टीमीटर)—जितनी एक्स-रे के प्रति कोई व्यक्ति अनावृत हुआ है, उसकी मात्रा मापने का एक उपकरण

Quantitative (क्वान्टीटेटिव)—. मात्रा से सम्बन्धित, मात्रात्मक, मात्रामूलक

Quantity (क्वान्टीटी)—मात्रा, परिमाण

Quantivalence (क्वान्टीवैलेन्स)—हाइड्रोजन परमाणुओं की वह संख्या जिसके साथ कोई तत्त्व या मूलक संयुक्त होगा।

Quantum (क्वान्टम)—1. एक निश्चित मात्रा 2. विकिरण शक्ति की एक इकाई

Quantum libet (क्वान्टम लाइबेट)—अधिक से अधिक जितनी इच्छा हो।

Quantum sufficit (क्वान्टम सफीसिट)—अधिक से अधिक उतना जितनी आवश्यकता हो, पर्याप्त मात्रा

Quarantine (क्वारेन्टाईन)—1. किसी संक्रमित स्थान से आने वाले व्यक्तियों की किसी देश में प्रवेश करने से रुके रहने की अवधि 2. किसी सांसर्गिक रोग के प्रारम्भ होने से लोगों को पब्लिक से अलग रखने की अवधि। संगरोध, संगरोधन

Quart (क्वार्ट)—एक गैलन का चौथा भाग (946 मि. ली.) या दो पिन्ट जिसे संक्षेप में qt. लिखा जाता है।

Quartan (क्वार्टन)— हर चौथे दिन होने वाला जैसे मलेरिया ज्वर होता है, चतुर्थक

Quartipara (क्वार्टीपैरा)— Quadripara.

Quartisect (क्वार्टीसैक्ट)— चार भागों में काटना।

Quassation (क्वासेशन)— कच्ची औषधियों को छोटे-छोटे टुकड़ों में तोड़ना।

Quatelet index (क्वाटलेट इण्डैक्स)—यह स्थूलता या मोटापे की गणना करने के लिए एक सूचकांक है। इसका किलोग्राम में शरीर के भार को उसकी मीटर वर्ग में ऊँचाई से विभाजित करके पता लगाया जाता है अर्थात्

$$\frac{\text{भार (कि. ग्राम)}}{\text{ऊँचाई}^2 \text{ (मीटर)}}$$

Quater in die (क्वेटर इन डाइ)—दिन में चार बार

Quaternary (क्वाटरनरी)—1. क्रम में चौथा 2. चार तत्त्वों से बना हुआ

Queckenstedt's sign (क्वीकेन्सटीड्ट्स साइन)—गर्दन की शिराओं को दबाने पर प्रमस्तिष्कमेरु-द्रव का दाब बढ़ जाना

Quenching (क्विंचिंग)—बुझाना या किसी गर्म वस्तु जैसे किसी गर्म धातु को ठण्डा करना

Querulent (क्वीरूलैन्ट)—1. हमेशा शिकायत करने वाला 2. शीघ्र कुपित होने वाला (चिड़चिड़ा)

Questionnaire (क्वेश्चिनरी)—जानकारी अथवा उपयोगी आंकड़े उपलब्ध करने हेतु किसी रोगी के समक्ष प्रस्तुत प्रश्नावली या अनुसन्धान विषय

Quick (क्विक)—1. शरीर का तीक्ष्ण अनुभूति को ग्रहण करने वाला भाग जैसे किसी हाथ या पैर की अँगुली का छोर 2. गर्भवती स्त्री जिसे भ्रूण की गतियों का पता चलता है।

Quickening (क्विकनिंग)—गर्भाशय में महसूस की जाने वाली भ्रूण की प्रथम गति, प्रथम गर्भस्पन्दन

Quicklime (क्विकलाइम)—अनबुझा चूना

Quiescence (क्वाइसैन्स)—शान्ति

Quiescent (क्वाइसैन्ट)—शान्त

Quincke's disease (क्विंक्स डिज़ीज़)—वाहिकातन्त्रिकताशोफ अथवा पित्ती

Quincke's pulse (क्विंक्स पल्स)— केशिका क्षेत्र में बारी-बारी से लाली तथा पिलापी होना जैसे कि अँगुलियों के नाखूनों के नीचे देखा जाता है, यह महाधमनी-अपर्याप्तता का एक चिह्न होता है।

Quincke's puncture (क्विंक्स पंक्चर)— कटि-वेधन

Quinestrol (क्वीनेस्ट्रॉल)— कोई ईस्ट्रोजन

Quinine (क्वीनीन)—सिन्कोना की छाल से उत्पन्न एक कड़ुवा श्वेत रवेदार एल्कालॉयड जिसका मलेरिया में प्रयोग किया जाता है।

Quininism (कुनीनिज़्म)—सिन्कोना अथवा इसके क्षाराभ या ऐल्कालॉइड कुनीन के द्वारा उत्पन्न विषाक्तता, कुनीनविषण्णता, कुनीनात्पय

Quinqu (क्विनक्यू)—एक उपसर्ग जिसका अर्थ पाँच है।

Quinquaud's disease (क्विनक्वाड्स डिज़ीज़)—शिरोवल्क या कपालावरण के रोमकूपों का सपूय शोथ जिसके परिणामस्वरूप गंजे चकत्ते बन जाते हैं।

Quinquetubercular (क्विंक्वीट्यूबरकुलर)— पाँच कपर्दिकाओं अथवा गुलिकाओं को धारण करने वाला

Quinquevalent (क्विनक्यूवैलेन्ट)— Pentavalent.

Quinquina (क्विनक्वाइना)— Cinchona.

Quinsy (क्विंन्सी)—परिगलतुण्डिका विद्रधि, टॉन्सिल के चारों ओर का फोड़ा

Quintan (क्विंनटान)—प्रत्येक पाँचवे दिन पुनः उत्पन्न होने वाला जैसे कोई बुखार होता है, पंचक

Quinti- (क्विन्टी-)—एक उपसर्ग जिसका अर्थ पाँचवाँ होता है।

Quintipara (क्विन्टीपैरा)—वह स्त्री जो पाँच बार गर्भवती रह चुकी हो और प्रत्येक गर्भावस्था 20 सप्ताह से अधिक रह चुकी हो, पंचजाता

Quintuplet (क्विन्टूप्लेट)—एक जन्म से उत्पन्न होने वाले पाँच बच्चों में से एक

Quodque (क्योडक्यू)—प्रत्येक

Quotidian (क्योटीडियन)—रोज़ होने वाला जैसे मलेरिया बुखार, दैनिक

Quotient (क्योशिएन्ट)—विभाजन के द्वारा उपलब्ध एक संख्या जैसे श्वसन-भागफल जो सांस के साथ निकाली गई कार्बन डाइऑक्साइड की मात्रा को सांस के साथ खींची गई ऑक्सीजन की मात्रा से विभाजित करने का परिणाम होता है जो सामान्यतः 0.9 होता है। भागफल, भजनफल

q. v. (क्यू. वी.)—1. जितना अधिक से अधिक आप चाहते हैं। 2. जिसे देखो

Q wave (क्यू वेव)— किसी इलैक्ट्रोकार्डियोग्राम की P तरंग के पश्चात् नीचे की ओर जाने वाली अथवा ऋणात्मक तरंग।

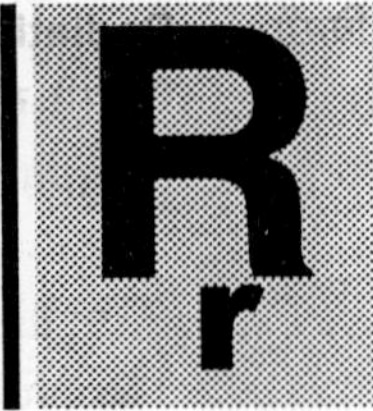

R (आर)—1. दाँया या दाँई; श्वसन; रैंटजन 2. कार्बनिक रेडिकल का रासायनिक प्रतीक

r (आर)— Roentgen एवं Radius का संक्षिप्त रूप

R_x—लेटिन में, नुस्खे में जो कुछ लिखा है, उसे लेने को दर्शाने वाला प्रतीक

Ra (आर ए)— रेडियम का रासायनिक प्रतीक

Rabbetting (रैबैटिंग)—किसी टूटी हुई हड्डी के टेढ़े-मेढ़े किनारों का आपस में सट जाना।

Rabiate (रैबिएट)—रैबीज़ या अलर्क से पीड़ित

Rabic (रैबिक)—रैबीज़ या अलर्क से सम्बन्धित

Rabicidal (रैबीसाइडल)—रैबीज़ या अलर्क को उत्पन्न करने वाले विषाणु के लिए विनाशकारी

Rabid (रैबिड)—रैबीज़ से सम्बन्धित अथवा उससे ग्रस्त, अलर्कग्रस्त, जलातंकग्रस्त

Rabies (रैबीज़)—यह ऊष्ण-रक्तक या गर्म खून वाले (समतापी) स्तनपायी जन्तुओं विशेषकर कुत्तों, बिल्लियों, लोमड़ियों, गीदड़ों, चौपायों तथा चिमगादड़ों आदि के केन्द्रीय तन्त्रिका-तन्त्र का एक तीव्र संक्रामक विषाणुज, प्राणघातक रोग होता है जिसमें पक्षाघात होकर अन्त में उसकी मृत्यु हो जाती है। इस रोग से ग्रस्त किसी जन्तु के द्वारा मनुष्य को काट लेने पर यह रोग मनुष्य में संचारित हो जाता है। 6 दिन से लेकर। वर्ष तक के रोगोद्‌भवन काल के पश्चात् इस रोग से पीड़ित मनुष्य में ठण्ड लगकर ज्वर हो जाना, सिर में दर्द होना, कमजोरी हो जाना, प्रकाश-असह्यता (रोशनी बर्दाश्त न होना), पेशीय वेदना, अवसाद या खिन्नता, चिड़चिड़ापन तथा आक्षेप आना (दौरे पड़ना), ये लक्षण उत्पन्न हो जाते हैं। रोग की अन्तिम अवस्थाओं में जलभीति या जलातंक का लक्षण हो जाता है जिसमें रोगी पानी से दूर भागता है, वह पानी से डरता है क्योंकि पानी पीने अथवा केवल देखने मात्र से निगलने की पेशियों का पक्षाघात् एवं स्वरयन्त्र की ऐंठन हो जाती है। रोग के शुरू होने के एक सप्ताह के भीतर श्वसन-पेशियों का पक्षाघात् हो जाने से रोगी की मृत्यु हो जाती है; अलर्क; जलातंक

Rabiform (रैबीफॉर्म)—अलर्क या रैबीज़ के समान

Race (रेस)— जाति

Racemic (रेसीमिक)—दृष्टि के दृष्टिकोण से निष्क्रिय यौगिक

Racemization (रेसीमाइज़ेशन)— दृष्टि के दृष्टिकोण से किसी सक्रिय यौगिक से किसी निष्क्रिय रूप का उत्पन्न होना

Racemose (रेसीमोस)—अंगूरों के गुच्छे के आकार का जैसे कोई ग्रन्थि होती है, गुच्छित; गुच्छेदार

Rachi-, Rachio- (रैकी-, रैकियो-)—उपसर्ग जिनका अर्थ कटंक अथवा मेरु-दण्ड होता है।

Rachia (रैकिया)— कटंक अथवा मेरु-दण्ड

Rachial (रैकियल)— कटंक अथवा मेरु-दण्ड से सम्बन्धित

Rachialbuminimeter (रैकीएल्ब्युमिनीमीटर)— प्रमस्तिष्कमेरु-तरल में एल्ब्युमिन की मात्रा का पता लगाने वाला एक उपकरण

Rachialbuminimetry (रैकीएल्ब्युमिनीमीट्री)— प्रमस्तिष्कमेरु-तरल में एल्ब्युमिन की मात्रा का पता लगाना

Rachialgia (रैकीएल्जिया)— मेरु-दण्ड में दर्द होना, मेरु-दण्ड शूल

Rachianalgesia (रैकीएनल्जैसिया)— कशेरुका-दण्ड की असंवेदनता

Rachianesthesia (रैकीएनीस्थीसिया)— Rachianalgesia. Spinal anesthesia.

Rachicele (रैकीसील)— कटंक-नाल की अन्तर्वस्तुओं का अयुक्त मेरुदण्ड में निकल आना।

Rachicentesis (रैकीसैन्टेसिस)—कटंक-नाल का वेधन; कटि वेधन; कटि-छिद्रण

Rachidial (रैकीडियल)—मेरू-दण्ड सम्बन्धी

Rachidian (रैकीडियन)— Rachidial.

Rachigraph (रैकीग्राफ)— कशेरुका-दण्ड की बाह्य रेखाओं तथा पीठ का अभिलेखन करने वाला एक उपकरण, कशेरूकालेखी

Rachilysis (रैकीलाइसिस)—कशेरुका-दण्ड की पार्श्विक वक्रता को खिंचाव एवं दबाव दोनों से ठीक करना।

Rachio- (रैकियो-)— Rachi.

Rachiocampsis (रैकियोकैम्पसिस)— कशेरुका-दण्ड की वक्रता

Rachiocentesis (रैकियोसेन्टेसिस)— कटि-वेधन

Rachiochysis (रैकियोकाइसिस)—कटंक-नाल में द्रव का इकट्ठा हो जाना, मेरुदण्ड द्रवता

Rachiodynia (रैकियोडाइनिया)— Rachialgia.

Rachiometer (रैकियोमीटर)— कशेरुका-दण्ड की किसी वक्रता को मापने वाला एक यन्त्र

Rachiomyelitis (रैकियोमायलाइटिस)—सुषुम्ना रज्जु का शोथ

Rachiopagus (रैकियोपेगस)— दो संयुक्त जुड़वाँ बच्चे जो कशेरुका-दण्ड पर जुड़े होते हैं।

Rachiopathy (रैकियोपैथी)—कशेरुका-दण्ड का कोई भी रोग

Rachioplegia (रैकियोप्लीजिया)—सुषुम्ना रज्जु की किसी विक्षति के कारण होने वाला पक्षाघात

Rachioscoliosis (रैकियोस्कोलियोसिस)—कशेरुका-दण्ड की पार्श्विक वक्रता, पार्श्वकुब्जता

Rachiotome (रैकियोटोम)—कशेरुकाओं को विभाजित करने वाला एक यन्त्र

Rachiotomy (रैकियोटॉमी)—किसी कशेरुका अथवा कशेरुका-दण्ड को चीरना।

Rachipagus (रैकीपेगस)— Rachiopagus.

Rachis (रैकिस)—कंटक अथवा कशेरुका दण्ड

Rachischisis (रैकिस्चाइसिस)— कशेरुका-दण्ड की जन्मजात फटन, मेरु-नलिकाविदर

Rachitic (रकीटिक)— रकेटी, बालास्थिविकारी

Rachitis (रेकाइटिस)—1. कशेरुका-दण्ड का शोथ 2. बालास्थिविकार, रिकेट

Rachitism (रेकाइटिज़्म)—रिकेट की प्रवृत्ति होना

Rachitogenic (रेकीटोजेनिक)—रिकेट को उत्पन्न करने अथवा विकसित करने वाला, रिकेटजनक

Rachitome (रेकिटोम)— Rachiotome.

Rachitomy (रेकिटॉमी)— Rachiotomy.

Raclage (रैक्लेज)—किसी कोमल वृद्धि को नष्ट करके खुरचकर अथवा रगड़ कर साफ करना।

Rad (राड)— रेडिएशन अवशोषित मात्रा

Rad (रेड)—मूल, जड़

Radectomy (रेडेक्टॉमी)—किसी दाँत की सम्पूर्ण अथवा आंशिक मूल को शल्यक्रिया द्वारा काट कर अलग कर देना, दन्तमूलोच्छेदन

Radiability (रेडियाबिलिटी)—एक्स-रे द्वारा शीघ्र ही वेधित हो जाने की क्षमता

Radiable (रेडियेबल)—एक्स-रेज़ द्वारा वेधनीय अथवा परीक्षित होने योग्य

Radiad (रेडियाड)— रेडियस या बहि:प्रकोष्ठिका हड्डी की ओर

Radial (रेडियल)—1. रेडियस हड्डी अथवा बाँह की रेडियल (पार्श्विक) ओर से सम्बन्धित, बहि:प्रकोष्ठकीय 2. एक ही केन्द्र से बाहर की ओर को फैलने वाला।

Radialis (रेडियालिस)—रेडियस हड्डी से सम्बन्धित

Radial reflex (रेडियल रिफ्लैक्स)— रेडियस हड्डी के निचले सिरे को परिताड़ित करने के फलस्वरूप अग्रबाहु का आकुंचित हो जाना।

Radian (रेडियान)—कोणीय माप की एक एस आई इकाई जो 57.295 अंश के तुल्यांक होती है।

Radiant (रेडिएन्ट)—1. प्रकाश की किरणों को निकालने या फेंकने वाला 2. एक केन्द्र से फैलने वाला 3. विकिरण द्वारा संचारित। विकिरणी

Radiate (रेडिएट)—एक ही केन्द्र से फैलाना, विकीर्ण करना।

Radiating (रेडिएटिंग)—एक केन्द्र से फैलने वाला, विकिरणकारी

Radiatio (रेडिएशियो)—एक विकिरण अथवा विकिरण करने वाली संरचना।

Radiation (रेडिएशन)— 1. वह क्रिया जिसके द्वारा शक्ति किसी अवकाश (खाली स्थान) अथवा पदार्थ से होकर आगे बढ़ती हैं। 2. किसी एक ही केन्द्र से किरणों अथवा शक्ति का सभी दिशाओं में निकलना अथवा फैलना, विकिरण 3. किसी एक ही उद्गम से तन्तुओं के समूह अथवा किसी रचना का फैलना जैसे चेतक को प्रमस्तिष्क-गोलार्द्धों से जोड़ने वाले तन्तुओं के समूह

Radiation biology (रेडिएशन बायोलॉजी)—जीवित जीवधारियों के ऊपर विकिरण के प्रभावों का वैज्ञानिक अध्ययन

Radiationes (रेडिएशियन्स)—radiatio का बहुवचन

Radiation symbol (रेडियेशन सिम्बल)—एक सर्वव्यापक प्रतीक जिसका उपयोग रेडियोसक्रिय स्रोतों, रेडियोसक्रिय सामग्रियों के पात्रों तथा उन स्थानों का संकेत देने के लिए किया जाता है जहाँ पर रेडियोसक्रिय सामग्रियों का संग्रह होता है और उनका उपयोग होता है।

Radiation syndrome (रेडियेशन सिण्ड्रोम)—1. रेडियोसक्रिय पदार्थों से उत्पन्न आयनीकारक विकिरण के प्रति शरीर के ऊतक के अनावृत होने के परिणामस्वरूप उत्पन्न रोग 2. किसी एटम बम के विस्फोट के प्रभावों के परिणामस्वरूप उत्पन्न रोग

Radiation therapy (रेडियेशन थिरैपी)— विकिरण द्वारा दुर्दम अर्बुदों की चिकित्सा करना।

Radiator (रेडिएटर)—ऊष्मा अथवा प्रकाश का विकिरण करने वाला एक उपकरण

Radical (रेडिकल)— 1. परमाणुओं का एक वर्ग जो एक ही इकाई की भाँति कार्य करता है और अपने में परिवर्तन लाए बिना एक यौगिक से दूसरे यौगिक में पहुँच जाता है परन्तु यह स्वतन्त्र रूप से स्थित नहीं रह सकता 2. मूल, उद्गम अथवा कारण के लिए निर्दिष्ट; समूल; मूलक

Radical cure (रेडिकल क्योर)—किसी रोग से पूर्ण विमुक्ति मिल जाना, किसी रोग का समूल नष्ट हो जाना।

Radical treatment (रेडिकल ट्रीटमैन्ट)— रोग का पूरी तरह सफाया करने के लिए की जाने वाली चिकित्सा जो सामान्यतया रेडिकल शल्यचिकित्सा होती है जैसे पूर्ण गर्भाशयोच्छेदन

Radices (रेडिसेस)— Radix का बहुवचन

Radiciform (रेडिसीफोर्म)—किसी जड़ के समान

Radicle (रेडिकिल)— किसी वाहिनी अथवा तन्त्रिका की सबसे छोटी शाखाओं में से एक जो मूलिका या महीन जड़ के समान होती है, तन्त्रिकामूल, शिरामूल

Radicotomy (रेडिकोटॉमी)— किसी कंटकीय (मेरुदण्डीय) तन्त्रिका मूल को विभाजित करना।

Radicula (रेडिकुला)—Radicle

Radiculalgia (रेडिकुलेल्जिया)—कंटकीय तन्त्रिका मूलों के रोगग्रस्त होने के कारण होने वाला दर्द

Radicular (रेडिकुलर)— किसी मूल या मूलिका से सम्बन्धित, मूलोद्भव, मूलक

Radiculectomy (रेडिकुलेक्टॉमी)—किसी कंटकीय तन्त्रिका मूल को शल्यचिकित्सा द्वारा काट कर निकाल देना।

Radiculitis (रेडिकुलाइटिस)—कंटकीय (मेरुदण्डीय) तन्त्रिका मूलों का शोथ, तन्त्रिकामूलशोथ

Radiculoganglionitis (रेडिकुलोगैंग्लियोनाइटिस)—पश्च कंटकीय मूलों एवं उनकी गण्डिकाओं का शोथ, तन्त्रिकामूलगण्डिकाशोथ

Radiculomedullary (रेडिकुलोमेडुलरी)—तन्त्रिका मूलों एवं सुषुम्ना रज्जु से सम्बन्धित

Radiculomeningomyelitis (रेडिकुलोमैनिन्जियो-मायलाइटिस)—तन्त्रिका मूलों, मस्तिष्कावरणों एवं सुषुम्ना रज्जु का शोथ

Radiculomyelopathy (रेडिकुलोमायलोपैथी)— मेरुदण्डीय तन्त्रिका मूलों एवं सुषुम्ना रज्जु का कोई भी रोग

Radiculoneuritis (रेडिकुलोन्यूराइटिस)—तीव्र बहुतन्त्रिकाशोथ

Radiculoneuropathy (रेडिकुलोन्यूरोपैथी)—तन्त्रिका मूलों एवं मेरु-तन्त्रिकाओं का कोई भी रोग

Radiculopathy (रेडिकुलोपैथी)—मेरुदण्डीय तन्त्रिका मूलों का कोई भी रोग

Radiectomy (रेडिएक्टॉमी)—किसी दन्त-मूल को शल्यक्रिया द्वारा निकाल देना, दन्तमूलोच्छेदन

Radiferous (रेडिफेरस)—रेडियम से युक्त

Radii (रेडाइ)— Radius का बहुवचन

Radio- (रेडियो-)—1. एक उपसर्ग जो विकिरणी ऊर्जा, विघटनाभिक या रेडियोसक्रिय पदार्थों, रेडियम तथा अग्रबाहु की रेडियस हड्डी के साथ के सम्बन्ध को दर्शाता है। 2. किसी रासायनिक तत्त्व का एक उपसर्ग जो उस तत्त्व के विघटनाभिक समस्थानिक या रेडियोसक्रिय आइसोटोप का संकेत देता है।

Radioactive (रेडियोएक्टिव)— विकिरण ऊर्जा को निकालने वाला, विकिरणशील, विघटनाभिक

Radioactive decay (रेडियोएक्टिव डिके)—किसी रेडियोसक्रिय पदार्थ में रेडियोसक्रिय परमाणुओं का घट जाना।

Radioactive patient (रेडियोएक्टिव पेशेन्ट)—वह रोगी जिसकी रेडियोसक्रिय पदार्थों से चिकित्सा की गई हो तथा जिससे किरणें निकलती रहती हों।

Radioactivity (रेडियोएक्टीविटी)—किसी पदार्थ की अपने केन्द्रक से किरणें या कण (एल्फा, बीटा, गामा) निकालने की क्षमता, विकिरणशीलता, विघटनशीलता

Radioallergosorbent test (रेडियोएलर्जोज़ार्बेन्ट टैस्ट)— यह एलर्जी के लिए एक रक्त परीक्षण है। रक्त में एण्टीबॉडी इम्यूनोग्लोबुलिन ई (IgE) की मात्राओं को माप कर एलर्जी का पता लगाया जाता है जो बाह्य पदार्थों के प्रति एलर्जी से ग्रस्त व्यक्ति में बढ़ जाती है।

Radioanaphylaxis (रेडियोएनाफाइलैक्सिस)—विकिरण के प्रति असामान्य संवेदनशीलता होना।

Radioautogram (रेडियोऑटोग्राम)— Autoradiogram.

Radioautograph (रेडियोऑटोग्राफ)— Autoradiograph.

Radioautography (रेडियोऑटोग्राफी)— Autoradiography.

Radiobicipital (रेडियोबाइसीपिटल)— रेडियस हड्डी एवं बाँह की बाइसेप्स पेशी से सम्बन्धित

Radiobiologist (रेडियोबायोलॉजिस्ट)—रेडियोबायोलॉजी में विशेषज्ञ

Radiobiology (रेडियोबायोलॉजी)—विज्ञान की वह शाखा जिसका सम्बन्ध प्रकाश, अल्ट्रावायोलेट एवं आयनीकृत विकिरण के जीवित ऊतकों या जीवों के ऊपर होने वाले प्रभावों के अध्ययन से है।

Radiocardiogram (रेडियोकार्डियोग्राम)— रेडियोकार्डियोग्राफी के दौरान लिया गया रेखाचित्र-अभिलेख अथवा फिल्म

Radiocardiography (रेडियोकार्डियोग्राफी)—हृदय की संरचना एवं इसके कार्य की जाँच हेतु इसमें से गुजरते हुए किसी रेडियोसक्रिय पदार्थ का रेखाचित्र-अभिलेख करना अथवा उसकी फिल्म बनाना।

Radiocarpal (रेडियोकार्पल)—रेडियस हड्डी एवं मणिबन्ध या कलाई से सम्बन्धित

Radiochemistry (रेडियोकैमिस्ट्री)—रसायन-विज्ञान की वह शाखा जिसका सम्बन्ध रेडियोसक्रिय पदार्थों से होता है।

Radiochroism (रेडियोक्रोइज़्म)— किसी पदार्थ की रेडियोसक्रिय किरणों का अवशोषण करने की क्षमता

Radiochrometer (रेडियोक्रोमीटर)— एक्स-किरणों की वेधन शक्ति को मापने वाला एक उपकरण

Radiocinematograph (रेडियोसाइनेमेटोग्राफ)—आन्तरिक अंगों के चलचित्र लेने के लिये एक्स-रे मशीन के साथ संयुक्त एक चलचित्र कैमरा

Radiocinematography (रेडियोसाइनेमेटोग्राफी)—एक्स-रे प्रतिदीप्तिदर्शन द्वारा आन्तरिक अंगों के चल-चित्र लेना।

Radiocurable (रेडियोक्यूरेबिल)—विकिरण चिकित्सा पद्धति द्वारा ठीक होने योग्य

Radiocystitis (रेडियोसिस्टाइटिस)—रेडियम अथवा एक्स-रे द्वारा चिकित्सा करने के पश्चात् उत्पन्न मूत्राशयशोथ

Radiode (रेडियोड)—चिकित्सा के काम आने वाले रेडियम को रखने वाला धातु का पात्र

Radiodense (रेडियोडैन्स)— Radiopaque.

Radiodensity (रेडियोडैन्सिटी)— Radiopacity.

Radiodermatitis (रेडियोडर्माटाइटिस)—एक्स-रे अथवा रेडियोसक्रिय तत्त्वों के प्रति अनावृत होने से उत्पन्न त्वक्शोथ; विकिरण-त्वक्शोथ

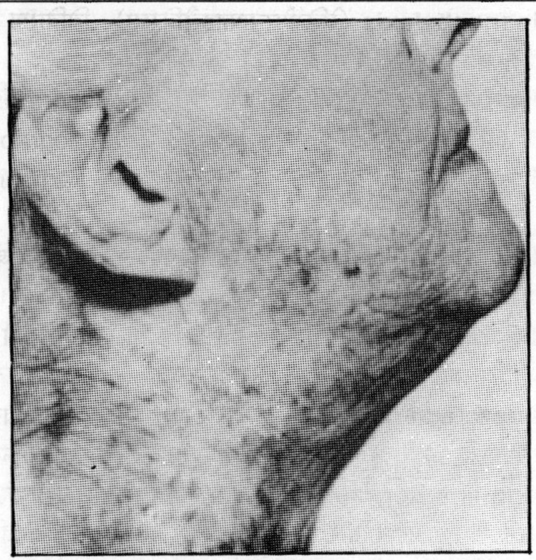

Fig. : 471 : Radiodermatitis (विकिरण-त्वक्‌शोथ)

Radiodiagnosis (रेडियोडायग्नोसिस)—एक्स-रे द्वारा रोग का निदान करना।

Radiodigital (रेडियोडिज़ीटल)—अग्रबाहु की रेडियस हड्डी एवं हाथ की अँगुलियों से सम्बन्धित

Radiodontia (रेडियोडोन्शिया)—दाँतों का एक्स-रे चित्रण

Radiodontics (रेडियोडोन्टिक्स)—दन्त-विकिरण विज्ञान

Radiodontist (रेडियोडोन्टिस्ट)—दन्त-विकिरण विज्ञान में विशेषज्ञ

Radioecology (रेडियोइकोलॉजी)— वातावरण में जीवित प्राणियों पर विकिरण के प्रभाव का अध्ययन

Radioelectrocardiogram (रेडियोइलैक्ट्रोकार्डियोग्राम)— रेडियोइलैक्ट्रोकार्डियोग्राफी द्वारा उपलब्ध अभिलेख

Radioelectrocardiography (रेडियोइलैक्ट्रोकार्डियोग्राफी)— रोगी पर उपकरण लगाये बिना विकिरण-तरंग द्वारा उसके हृदय स्पन्दों में हुए परिवर्तनों का अभिलेखन करना।

Radioelement (रेडियोऐलीमैन्ट)—कोई भी तत्त्व जिसमें रेडियोसक्रियता की शक्ति होती है।

Radioencephalogram (रेडियोएन्सिफैलोग्राम)— प्रमस्तिष्कीय रक्त वाहिनियों से गुजरते हुए किसी रेडियोसक्रिय पदार्थ का उपलब्ध अभिलेख

Radioencephalography (रेडियोएन्सिफैलोग्राफी)— रोगी की खोपड़ी पर इलैक्ट्रोडों को रखे बिना उसके मस्तिष्क से संचारित होने वाली विकिरण-तरंगों का अभिलेखन करना।

Radioepidermitis (रेडियोइपिडर्माइटिस)— विघटनाभिक या रेडियोसक्रिय किरणों द्वारा उत्पन्न बाह्यत्वचा का शोथ

Radioepithelitis (रेडियोइपिथीलाइटिस)— किरणन के प्रति अनावृत होने से उत्पन्न उपकला का शोथ

Radiogenesis (रेडियोजेनेसिस)—विकिरण ऊर्जा का उत्पन्न होना।

Radiogenic (रेडियोजेनिक)— 1. विकिरण उत्पन्न करने वाला 2. विकिरण द्वारा उत्पन्न

Radiogenics (रेडियोजेनिक्स)— विकिरण-विज्ञान

Radiogram (रेडियोग्राम)—शारीरिक अंगों का एक्स-रे चित्र

Radiograph (रेडियोग्राफ)—एक्स-रे चित्र अथवा फिल्म, विकिरण चित्र

Radiographer (रेडियोग्राफर)—एक्स-रे चित्रण करने वाला व्यक्ति, विकिरण-चित्रकार

Radiography (रेडियोग्राफी)—एक्स-रे खींचना, एक्स-रे चित्रण, विकिरणी-चित्रण

Radiohumeral (रेडियोह्यूमेरल)—रेडियस एवं ह्यूमेरस हड्डियों से सम्बन्धित

Radioimmunity (रेडियोइम्यूनिटी)—विकिरण के प्रति संवेदनशीलता कम हो जाना, विकिरणक्षमता

Radioimmunoassay (रेडियोइम्यूनोऐसे)—यह पदार्थों विशेषकर एण्टीजन एवं एण्टीबॉडी की सान्द्रता का पता लगाने वाली एक संवेदनशील निर्धारण विधि है। एण्टीजन निर्धारण में एण्टीबॉडी एवं रेडियोसक्रियतायुक्त एण्टीजन की ज्ञात मात्राओं को एण्टीजन के नमूने के साथ मिलाया जाता है। एण्टीबॉडी रेडियोसक्रियतायुक्त एण्टीजन एवं नमूने के एण्टीजन से बन्ध जाती है। मिश्रण के स्वतन्त्र एण्टीजन से युक्त तथा एण्टीबॉडी-बन्धित एण्टीजन भागों को वर्णलेखन अथवा अन्य विधियों से पृथक कर लिया जाता है। नमूने के एण्टीजन की सान्द्रता बन्धित भाग की रेडियोसक्रियता के विषमानुपाती अथवा स्वतन्त्र भाग की सक्रियता की समानुपाती होती है। एण्टीबॉडी निर्धारण में एण्टीजन एवं एण्टीबॉडी के कार्य उलट जाते हैं।

Radioimmunodiffusion (रेडियोइम्यूनोडिफ्यूज़न)— रेडियोआइसोटोपयुक्त एण्टीजनों का प्रयोग करके एण्टीजन-एण्टीबॉडी के आपसी कार्य का अध्ययन करना।

Radioimmunoelectrophoresis (रेडियोइम्यूनोइलैक्ट्रोफोरेसिस)— रेडियोआइसोटोपयुक्त एण्टीजन अथवा एण्टीबॉडी के प्रयोग द्वारा वैद्युतकणसंचलन होना।

Radioimmunosorbent (रेडियोइम्यूनोज़ॉर्बेन्ट)—सीरम के नमूने में इम्यूनोग्लोबुलिन गामा ई (IgE) मापने की रेडियोइम्यूनोऐसे तकनीक को प्रदर्शित करने वाला।

Radioiodine (रेडियोआयोडीन)—आयोडीन का रेडियोसक्रिय आइसोटोप जिसका थाइरॉयड ग्रन्थि के रोगों के निदान एवं चिकित्सा में प्रयोग किया जाता है।

Radioiron (रेडियोआयरन)—लोहे का रेडियोसक्रिय आइसोटोप

Radioisotopes (रेडियोआइसोटोप्स)—तत्त्वों के रेडियोसक्रिय रूप, विकिरण-समस्थानिक

Radiolesion (रेडियोलीज़न)—विकिरण द्वारा उत्पन्न क्षति अथवा चोट पहुँचना, विकिरणविक्षति

Radioligand (रेडियोलाइगैण्ड)—रेडियोसक्रियतायुक्त कोई एण्टीजन अथवा एण्टीबॉडी

Radiologic, Radiological (रेडियोलॉजिक, रेडियोलॉजिकल)—विकिरण-विज्ञान से सम्बन्धित

Radiologist (रेडियोलॉजिस्ट)— विकिरणविज्ञान में विशेषज्ञ, विकिरणविज्ञानी

Radiology (रेडियोलॉजी)—चिकित्सा-विज्ञान की वह शाखा जिसका सम्बन्ध रेडियोसक्रिय पदार्थों तथा विकिरण-ऊर्जा जिसमें एक्स-रे आदि सम्मिलित हैं, के रोगों के निदान एवं चिकित्सा में प्रयोग के अध्ययन से है। विकिरणविज्ञान

Radiolucency (रेडियोलूसैन्सी)—विकिरण-ऊर्जा के लिए अर्द्धपारदर्शकता, विकिरणपारभासी

Radiolucent (रेडियोलूसैन्ट)—विकिरण-ऊर्जा के लिए अर्द्धपारदर्शक

Radiolus (रेडियोलस)—एषणी अथवा गवेषिणी

Radiometer (रेडियोमीटर)— 1. एक्स-रे की मात्रा का अन्दाज़ लगाने वाला अथवा विकिरण-ऊर्जा की वेधन शक्ति को मापने वाला यन्त्र 2. ऐसा यन्त्र जिसमें विकिरण ऊष्मा तथा प्रकाश को सीधे यान्त्रिक शक्ति में बदल दिया जा सकता है।

Radiomicrometer (रेडियोमाइक्रोमीटर)— विकिरण में होने वाले छोटे-छोटे परिवर्तनों को मापने वाला यन्त्र

Radiomimetic (रेडियोमाइमेटिक)—विकिरण के प्रभावों को उत्पन्न करने वाला, विकिरण-अनुकारी

Radiomuscular (रेडियोमस्कुलर)—रेडियस हड्डी या रेडियल धमनी तथा बाँह की पेशियों से सम्बन्धित

Radiomutation (रेडियोम्यूटेशन)—आयनीकारक विकिरण के प्रभावों से किसी कोशिका की जीनी सामग्री में होने वाला स्थायी परिवर्तन

Radion (रेडियोन)—रेडियोसक्रिय पदार्थ से निकलने वाले रेडियोसक्रिय कणों में से एक

Radionecrosis (रेडियोनेक्रोसिस)—विकिरण में अनावृत हो जाने पर ऊतकों का नष्ट हो जाना।

Radioneuritis (रेडियोन्यूराइटिस)— विकिरण-ऊर्जा के प्रति अनावृत हो जाने से उत्पन्न तन्त्रिकाशोथ

Radiopacity (रेडियोपैसिटी)—विकिरण-ऊर्जा जैसे एक्स-रे के मार्ग को अवरुद्ध करने का गुण, रेडियो-अपारदर्शकता

Radiopalmar (रेडियोपामर)—हथेली के बहिःप्रकोष्ठीय या पार्श्वीय ओर से सम्बन्धित

Radiopaque (रेडियोपेक)— एक्स-रेज़ अथवा अन्य प्रकार के विकिरण के लिए अभेद्य

Radioparency (रेडियोपैरेन्सी)—विकिरण ऊर्जा जैसे एक्स-रे के लिए पारदर्शकता

Radioparent (रेडियोपैरेन्ट)—विकिरण-ऊर्जा जैसे एक्स-रे के लिए पारदर्शक

Radiopathology (रेडियोपैथोलॉजी)—विकिरण द्वारा शरीर में उत्पन्न विकृतिजन्य परिवर्तनों का अध्ययन

Radiopelvimetry (रेडियोपैल्वीमीट्री)— एक्स-रे चित्रण द्वारा श्रोणि की माप लेना।

Radiopharmaceutical (रेडियोफार्मेस्युटीकल)—रेडियोसक्रिय कोई औषधि अथवा रसायन

Radiophobia (रेडियोफोबिया)—एक्स-रे अथवा विकिरण का रोगोत्पादक भय

Radiopotentiation (रेडियोपोटेन्शियेशन)—कुछ औषधियों एवं ऑक्सीजन के द्वारा विकिरण की शक्ति को बढ़ाना।

Radiopraxis (रेडियोप्रेक्सिस)—किसी रेडियोसक्रिय पदार्थ का प्रयोग करके रोगों का निदान अथवा उनकी चिकित्सा करना।

Radioprotectant (रेडियोप्रोटैक्टेन्ट)—वह पदार्थ जो विकिरण के प्रभावों को रोक देता है अथवा उन्हें कम कर देता है।

Radiopulmonography (रेडियोपल्मोनोग्राफी)—श्वसन के दौरान फेफड़े से होकर गैसों के प्रवाह को मापने के लिए रेडियोसक्रिय सामग्रियों का प्रयोग करना।

Radioreaction (रेडियोरिएक्शन)—विकिरण के प्रति शरीर की प्रतिक्रिया

Radioreceptor (रेडियोरिसीप्टर)— वह जो विकिरण ऊर्जा जैसे प्रकाश, ऊष्मा या एक्स-रे को ग्रहण करता है।

Radioresistance (रेडियोरेज़िस्टैन्स)—विकिरण के प्रति ऊतकों का प्रतिरोध

Radioresistant (रेडियोरेज़िस्टैन्ट)— विकिरण की क्रिया का प्रतिरोधक जैसे कोई अर्बुद होता है जो विकिरण से चिकित्सा करने पर नष्ट नहीं हो सकता।

Radioresponsive (रेडियोरेस्पोन्सिव)— विकिरण के प्रति संवेदनशील अर्थात् विकिरण के प्रति अनुक्रिया करने वाला।

Radioscopy (रेडियोस्कोपी)— एक्स-रे द्वारा शरीर के आन्तरिक अंगों का परीक्षण करना।

Radiosensibility (रेडियोसेन्सीबिलिटी)— Radiosensitivity.

Radiosensitive (रेडियोसेन्सीटिव)—विकिरण-सुग्राही

Radiosensitivity (रेडियोसेन्सीटीविटी)—विकिरण-ऊर्जा जैसे एक्स-रेज़ के प्रति सम्वेदनशीलता जैसे त्वचा एवं अर्बुद आदि की

Radiosensitization (रेडियोसैन्सीटाइज़ेशन)—रसायन-चिकित्सा का प्रयोग करके विकिरण के प्रति ऊतक की सम्वेदनशीलता बढ़ाना।

Radiosensitizer (रेडियोसैन्सीटाइज़र)—एक रासायनिक पदार्थ जिससे ऊतकों की रेडियोसम्वेदनशीलता बढ़ जाती है।

Radiosurgery (रेडियोसर्जरी)—किसी दुर्दम अर्बुद आदि को काट कर अलग कर देने के लिए रेडियोसक्रिय किरणों का प्रयोग करना।

Radiotelemetry (रेडियोटेलीमीट्री)—रोगी के जैविक आंकड़ों को एकत्रित करने, उनका विश्लेषण करने तथा उनकी व्याख्या

करने हेतु उनका विकिरण तरंगों द्वारा दूर स्थित अभिलेखन करने वाले उपकरण को संचारित होना।

Radiotherapeutic (रेडियोथिराप्यूटिक)— विकिरण-चिकित्सा से सम्बन्धित

Radiotherapeutics (रेडियोथिराप्यूटिक्स)— 1. विकिरण-चिकित्सा 2. विकिरण-चिकित्सीय साधनों का अध्ययन

Radiotherapist (रेडियोथिरापिस्ट)—विकिरण-चिकित्सा का विशेषज्ञ, विकिरण-चिकित्साविज्ञानी

Radiotherapy (रेडियोथिरैपी)— विकिरण-ऊर्जा जैसे एक्स-रे, रेडियम, रेडियोसक्रिय पदार्थों तथा अल्ट्रावॉयलेट किरणों आदि के द्वारा रोगों की चिकित्सा करना; विकिरणचिकित्सा

Radiothermy (रेडियोथर्मी)—1. लघु-तरंग डायाथर्मी 2. विकिरणशील पदार्थों से उत्पन्न ऊष्मा का रोगों की चिकित्सा में प्रयोग

Radiothyroidectomy (रेडियोथाइरॉयडेक्टॉमी)— रेडियोसक्रिय आयोडीन के प्रयोग से थाइरॉयड ग्रन्थि का नष्ट होना।

Radiothyroxin (रेडियोथाइरॉक्सिन)—थाइरॉयड ग्रन्थि का रेडियोसक्रिय थाइरॉक्सिन हार्मोन

Radiotoxemia (रेडियोटॉक्सीमिया)—विकिरण-ऊर्जा अथवा विकिरणशील पदार्थों द्वारा उत्पन्न जीवविषरक्तता

Radiotracer (रेडियोट्रेसर)—एक विकिरणशील अन्वेषक

Radiotransparent (रेडियोट्रान्सपैरेन्ट)—एक्स-रे अथवा अन्य प्रकार के विकिरणों के लिये भेद्य (प्रवेश्य)

Radiotropic (रेडियोट्रॉपिक)—विकिरण द्वारा प्रभावित

Radioulnar (रेडियोअल्नर)— रेडियस एवं अल्ना हड्डियों से सम्बन्धित, बहिरन्तःप्रकोष्ठकी

Radisectomy (रेडिसैक्टॉमी)—शल्य-क्रिया द्वारा जड़ से किसी अंग को उखाड़ देना।

Radium (रेडियम)— बहुत सूक्ष्म मात्राओं में पाया जाने वाला एक विकिरणशील धात्विक तत्त्व जिससे एल्फा (α), बीटा (β) तथा गामा (γ) किरणें निकलती हैं।

Radium needle (रेडियम निडिल)— रेडियम के लिए एक लम्बा एवं पतला पात्र जो दुर्दम कोशिकाओं को मारने के लिए ऊतक में निवेशित किया जाता है।

Radium therapy (रेडियम थिरैपी)— Radiotherapy.

Radius (रेडियस)— 1. किसी वृत्त के केन्द्र से वृत्त की परिधि पर स्थित किसी बिन्दु तक खींची गई रेखा, अर्द्ध-व्यास 2. अग्रबाहु की बाह्य अस्थि, अन्दर की अल्ना होती है; बहिःप्रकोष्ठिका

Radix (रेडिक्स)— जड़, मूल

Radon (रेडन)—रेडियम के आइसोटोपों के विघटन के परिणामस्वरूप उत्पन्न एक रेडियोसक्रिय गैसीय तत्त्व

Rage (रेग)— हिंसक क्रोध

Rale (राल)—वक्ष का परिश्रवण करने पर सुनाई देने वाली एक असामान्य श्वसन-ध्वनि जो किसी विकृतिजन्य दशा का संकेत देती है। राल निम्न प्रकार की होती हैं—

Amphoric rale (एम्फोरिक राल)— किसी तरल से युक्त गुहा के किसी श्वसनी से सम्बन्धित हो जाने पर, वक्ष का परिश्रवण करने से सुनाई देने वाली एक रूक्ष, सुरीली और टन-टन करती ध्वनि

Atelectatic rale (एटीलेक्टेटिक राल)— क्षणिक राल जो गहरा साँस लेने अथवा खाँसने पर लुप्त हो जाती है।

Bronchiectatic rale (ब्रोन्कियक्टेटिक राल)—स्राव से भरी श्वसनीविस्फार-गुहाओं के ऊपर सुनाई देने वाली राल जो बलगम निकल जाने पर लुप्त हो जाती है।

Bubbling rale (बबलिंग राल)—सांस लेने एवं निकालने पर वायु के बड़ी श्वास-नलियों में श्लेष्मा से होकर गुजरने पर उत्पन्न होने वाली बुलबुलों की ध्वनि के समान ध्वनि, बुद्बुदी राल

Clicking rale (क्लीकिंग राल)— सांस लेते समय वायु के लघु श्वसनियों में स्रावों से होकर गुजरने पर उत्पन्न होने वाली एक छोटी चिपचिपी ध्वनि जैसी कि क्षय रोग की प्रारम्भिक अवस्था में सुनाई देती है।

Crackling rale (क्रैकलिंग राल)— सांस लेने पर बारीक श्वसनियों में स्थित तरल से बर्तन के टूटने से उत्पन्न जैसी ध्वनि निकलना।

Crepitant rale (क्रेपीटैन्ट राल)— सांस लेने के अन्त में सुनाई देने वाली एक बारीक, शुष्क, कड़ाके की ध्वनि जैसे बालों को अंगुलियों के बीच रगड़ने से उत्पन्न होती है, जो अधिकतर अधःस्थितिक न्यूमोनिया में फेफड़ों के आधार पर सुनाई देती है।

Dry rale (ड्राइ राल)— श्वास-दमा या कास अथवा खाँसी में श्वसनिकाओं के तंग हो जाने पर सुनाई देने वाली सीटी अथवा फुफकारने जैसी ध्वनि

Gurgling rale (गर्गलिंग राल)— बड़े-बड़े बुलबुलों की गुहाओं के तरल से होकर वायु के गुजरने से उत्पन्न ध्वनि जैसी कि गुहाओं के बनने के पश्चात् फुफ्फुसीय यक्ष्मा में सुनाई देती है, घर्घरी राल

Moist rale (मॉयस्ट राल)— तरल से युक्त श्वसनियों में से होकर वायु के गुजरने से उत्पन्न ध्वनि

Sibilant rale (सिबीलेन्ट राल)— दमा एवं खाँसी में श्वास-नलियों में स्थित चिपचिपे स्रावों अथवा उनकी दीवारों के मोटा हो जाने के कारण सुनाई देने वाली ऊँची, सीटी या फुफकार जैसी ध्वनि

Subcrepitant rale (सबक्रेपीटैन्ट राल)— Crackling rale.

Vesicular rale (वैसीकुलर राल)— Crepitant rale.

Ramal (रेमल)— किसी प्रशाखा से सम्बन्धित

Rami (रेमाई)— रेमस का बहुवचन

Ramicotomy (रेमीकोटॉमी)— प्रशाखा को काट देना।

Ramification (रेमीफिकेशन)— शाखाओं में विभाजित होने की क्रिया, प्रशाखन, बहुशाखन

Ramify (रेमीफाइ)— शाखाओं में फैलना

Ramisection (रेमीसैक्शन)—किसी प्रशाखा को काटना।

Ramisectomy (रेमीसैक्टॉमी)— किसी प्रशाखा को शल्यक्रिया द्वारा काट कर अलग कर देना।

Ramitis (रेमाइटिस)—किसी प्रशाखा की सूजन, प्रशाखाशोथ

Ramollissement (रेमोलाइसेमेन्ट)— किसी अंग अथवा ऊतक विशेषकर मस्तिष्क के अंग अथवा ऊतक का असामान्य रूप से कोमल हो जाना, अंगमृदुता

Ramose (रेमोस)— शाखाओं में विभक्त होने वाला; बहुत-सी शाखाओं से युक्त

Ramous (रेमस)— Ramose.

Ramuli (रेमुलाइ)— Ramulus. का बहुवचन

Ramulus (रेमुलस)— एक छोटी शाखा अथवा अन्तिम विभाजन

Ramus (रेमस)—1. एक शाखा जैसे किसी तन्त्रिका, शिरा अथवा धमनी की शाखा; प्रशाखा 2. किसी अनियमित आकार की अस्थि का एक भाग जो मुख्य काय के साथ एक कोण बनाता है।

Ramus communicans (रेमस कम्यूनीकैन्स)—दो तन्त्रिकाओं अथवा धमनियों को जोड़ने वाली शाखा, संगमी प्रशाखा

Rancid (रेन्सिड)—विघटन से उत्पन्न दुर्गन्धयुक्त या बदबूदार अथवा अप्रिय स्वाद वाला

Rancidify (रेन्सिडीफाइ)—दुर्गन्धयुक्त अथवा अप्रिय स्वाद वाला बनाना।

Rancidity (रेन्सिडिटी)—दुर्गन्धयुक्त अथवा खराब स्वाद वाला होना, विकृतगंधता

Random (रैन्डम)— संयोगवश उत्पन्न होने वाला, अचानक किया गया

Randomization (रैन्डोमाइज़ेशन)— संयोगवश व्यक्तियों को वर्गों में जैसे प्रायोगिक एवं नियन्त्रण प्रणाली में विनियोजित करना।

Range (रेंज)— उच्च एवं निम्न सीमाओं के बीच का अन्तर, प्रसर

Ranine (रेनाइन)—1. रैनुला अथवा अधःजिह्वा पुटी, जिह्वा की अधःसतह या अवजिह्वी शिरा से सम्बन्धित, जिह्वाधस्तलीय 2. मेढंक से सम्बन्धित

Ranula (रैनुला)— जिह्वा के नीचे लघुबन्ध के किसी भी ओर स्थित एक बड़ा पुटीय अर्बुद, अधःजिह्वा-पुटी

Ranular (रैनुलर)— अधःजिह्वा पुटी से सम्बन्धित, अधःजिह्वापुटीय

Rape (रेप)—बलात्कार

Raphe (रेफी)— किसी हिस्से के दो अर्द्ध भागों के जोड़ को दर्शाने वाली सिकुड़न या क्रीज़ अथवा कटक, सन्धिरेखा, सीवनी, तुन्नसेवनी। उदाहरण—

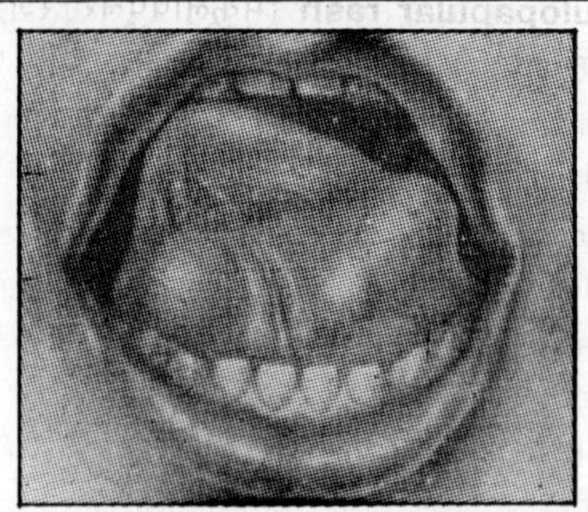

Fig. 472 : Ranula beneath the tongue
(अधः जिह्वा-पुटी)

Abdominal raphe (एब्डोमिनल रेफी)— उदर-मध्य रेखा

Raphe of the tongue (रेफी ऑफ दि टंग)— जिह्वा के पृष्ठ पर स्थित एक मध्यम खातिका

Scrotal raphe (स्क्रूटल रेफी)— वृषण या अण्डकोष की मध्य रेखा में स्थित कटक

Rapport (रेप्पर्ट)—चिकित्सक एवं रोगी के बीच परस्पर विश्वास का सम्बन्ध, सौहार्द

Rapture (रैप्चर)— अत्यन्त हर्ष

Raptus (रैप्टस)— किसी रोग का अचानक आक्रमण होना अथवा दौरा पड़ना, आकस्मिकरोगावेग

Rarefaction (रेयरीफैक्शन)— घनता (ठोसपन) कम हो जाना जैसे कैल्सियम के अवशोषण के कारण हड्डी का ठोसपन कम जो जाना, विरलीकरण, विरलीभवन, विरलन

Rarefy (रेयरीफाइ)— अल्प ठोस बनाना अथवा छिद्रिलता या रन्ध्रमयता बढ़ाना।

Rasceta (रेसेटा)— कलाई की अग्रज सतह पर स्थित अनुप्रस्थ झुर्री

Rash (रैश)— त्वचा पर होने वाला कोई अस्थायी विस्फोट, छपाकी, पित्तिका जैसे—

Butterfly rash (बटरफ्लाइ रैश)—दोनों गालों पर निकलने वाले विस्फोट जो प्रसार द्वारा नासिका पुल पार कर आपस में जुड़ जाते हैं जैसा कि रक्तिम ल्यूपस तथा त्वग्वसास्रावग्रस्त त्वक्शोथ में देखा जाता है।

Diaper rash (डायापर रैश)— शिशुओं में पोतड़े से ढकी रहने वाली त्वचा पर उत्पन्न होने वाला विस्फोट

Drug rash (ड्रग रैश)— कुछ औषधियों जैसे ब्रोमाइड अथवा आयोडीन द्वारा उत्पन्न विस्फोट

Heat rash (हीट रैश)— Miliaria rubra.

Hemorrhagic rash (हीमोरैहजिक रैश)—. रक्तस्रावों अथवा नीललांछनों से बने विस्फोट

Macular rash (मैकुलर रैश)— ऐसी पित्तिका जिसमें विक्षतियाँ सपाट और चारों ओर की त्वचा के लेवल में विद्यमान होती हैं।

Maculopapular rash (मैकुलोपैपुलर रैश)— ऐसी पित्तिका जिसमें चित्तीदार एवं पिटकीय दोनों प्रकार की विक्षतियाँ संयुक्त रूप से होती हैं।

Nettle rash (नैटिल रैश)—पित्ती उछलना, शीतपित्त

Rose rash (रोज़ रैश)—कोई भी गुलाबी रंग का विस्फोट

Serum rash (सीरम रैश)— किसी बाह्य सीरम का इन्जैक्शन लगाने के परिणामस्वरूप उत्पन्न सीरम रोग के साथ होने वाला विस्फोट

Summer rash (समर रैश)— Miliaria. Prickly heat.

Sunburn-like rash (सनबर्न-लाइक रैश)— तीव्र धूप-ताम्रता में हुई लाल त्वचा के समान एक चित्तीदार पित्तिका

Rasion (रेज़न)—. रेती से औषधियों को खुरचना।

Raspatory (रैस्पेटरी)— शल्यचिकित्सा में प्रयुक्त रेती

RAST (आर ए एस टी)— Radioallergosorbent test.

Rasura (रेसुरा)—1. खुरचने की क्रिया अथवा शेव बनाना 2. खुरचन या रेती चलाना।

Rate (रेट)— किसी घटना के उत्पन्न होने की गति या बारम्बारता जिसे सामान्यतः समय में या किसी अन्य ज्ञात मानक में व्यक्त किया जाता है। दर

Attack rate (अटैक रेट)— किसी रोग के नये मामले पैदा होने की गति

Basal metabolic rate (बेसल मेटाबोलिक रेट)— 'B' के अन्तर्गत देखें

Birth rate (बर्थ रेट)— 'B' के अन्तर्गत देखें

Case fatality rate (केस फेटालिटी रेट)—किसी रोग से पीड़ित लोगों की कुल संख्या के साथ उस रोग से मृत लोगों की संख्या का अनुपात

Case rate (केस रेट)— Morbidity rate.

Death rate (डैथ रेट)— 'D' के अन्तर्गत देखें

Erythrocyte sedimentation rate (ESR) (इरिथ्रोसाइट सेडीमेन्टेशन रेट)— 'E' के अन्तर्गत देखें

Fertility rate (फर्टीलिटी रेट)— किसी बतायी हुई आबादी में प्रति वर्ष 15 से 44 वर्ष की आयु की प्रति 1000 स्त्रियों से जन्म लेने वाले बच्चों की संख्या

Growth rate (ग्रोथ रेट)— वह गति जिससे कोई व्यक्ति, अंग अथवा ऊतक वृद्धि करता है जिसे सामान्यतः समय की प्रति इकाई जैसे घण्टों, दिनों, महीनों अथवा वर्षों में व्यक्त किया जाता है।

Heart rate (हार्ट रेट)— 'H' के अन्तर्गत देखें

Morbidity rate (मोर्बीडिटी रेट)— 'M' के अन्तर्गत देखें

Mortality rate (मोर्टालिटी रेट)— मृत्यु दर

Pulse rate (पल्स रेट)— नाड़ी गति। हृदय के संकुचन से उत्पन्न समय की प्रति इकाई पर स्पन्दों की संख्या जिन्हें सामान्यतः अंगुलियों से कलाई पर रेडियल धमनी में महसूस किया जाता है। सामान्य नाड़ी गति वयस्क पुरूष में 70 से 72 तथा स्त्री में 78 से 82 प्रति मिनट होती है।

Respiration rate (रैस्पीरेशन रेट)— समय की प्रति इकाई में सांसों की संख्या, श्वास-दर

Ratio (रेशियो)— अनुपात

Ration (राशन)— किसी रोगी की कुछ काल के लिए अनुमोदित प्रतिदिन की भोजन एवं पेय की निश्चित मात्रा, राशन

Rational (रेशनल)— 1. स्वस्थ मस्तिष्क वाला 2. उचित अथवा तर्कानुसार, तर्कसंगत, युक्तिसंगत

Rationale (रेश्यनली)— आधारभूत कारण अथवा तर्कानुसार

Rationalization (रेश्यनैलाइज़ेशन)—उचित बनाना, यौक्तिकीकरण

Rattle (रैट्ल)— परिश्रवण करने पर सुनाई देने वाली ध्वनि अथवा राल

Death rattle (डैथ रैट्ल)—मरते हुए व्यक्ति के श्वास-प्रणाल का परिश्रवण करने पर सुनाई देने वाली एक गड़गड़ाहट की आवाज़

Raucous (रौकस)— कर्कश अथवा रूक्ष, जैसी कोई स्वर ध्वनि

Rave (रेव)— बेहूदी बातें करना जैसे प्रलाप में की जाती हैं।

Raving (रेविंग)— बेहूदी बातें करने वाला।

Ray (रे)—एक ही केन्द्र से फैलने वाली जैसे विकिरण ऊर्जा की, विशेषकर प्रकाश अथवा ऊष्मा की रेखाओं में से एक; किरण, रश्मि। किरण मुख्यतया निम्न प्रकार की होती हैं—

Actinic ray (एक्टीनिक रे)— रासायनिक परिवर्तनों को उत्पन्न करने के सक्षम सूर्य की किरण

Alpha ray (एल्फा रे)— रेडियोसक्रिय तत्त्वों के परमाणवीय अवखण्डन से उत्पन्न हीलियम के धनात्मक-पूरित कणों की एक किरण। इनमें बीटा किरणों की अपेक्षा वेधन शक्ति कम होती है। ये कागज की पतली शीट या चादर से पूर्णतया अवशोषित हो जाती हैं एवं प्रतिदीप्ति (चमक) उत्पन्न करती हैं।

Beta rays (बीटा रेज़)— रेडियोसक्रिय तत्त्वों के परमाणवीय विखण्डन से निकले ऋणात्मक-पूरित इलैक्ट्रॉन जिनकी वेधन शक्ति एल्फा किरणों से अधिक परन्तु गामा किरणों से कम होती है।

Chemical rays (कैमिकल रेज़)— Actinic rays.

Delta rays (डैल्टा रेज़)— रेडियोसक्रिय पदार्थों से निकलने वाली अत्यधिक वेधन करने वाली किरणें

Gamma rays (गामा रेज़)—रेडियोसक्रिय पदार्थों के परमाणवीय विखण्डन के समय उनसे निकलने वाली अत्यन्त लघु तरंग दैर्घ्य की विद्युतचुम्बकीय तरंगें। इनकी प्रकृति एक्स-रे के समान होती है। इनमें एल्फा अथवा बीटा किरणों की अपेक्षा अधिक वेधन शक्ति होती है।

Heat ray (हीट रे)—3,900 से 7,700 एंगसट्रॉम यूनिट

की एक दृष्टिगोचर किरण या 7,700 से 14,000 एंगसट्रॉम यूनिट की एक इन्फ्रारेड किरण

Infrared rays (इन्फ्रारेड रेज़)— 'I' के अन्तर्गत देखें

Reflected ray (रिफ्लैक्टेड रे)—एक ऐसी किरण जो किसी अभेद्य अथवा अनावशोषक सतह से वापिस पीछे को फेंक दी जाती है।

Roentgen rays (रैंटजन रेज़)— एक्स-रेज़ जो बहुत से पदार्थों का वेधन कर सकती हैं, शरीर के आन्तरिक अंगों एवं भागों का चित्र लेने के काम आती हैं। ये रोगों के निदान एवं चिकित्सा दोनों के लिए प्रयोग की जाती हैं; अवरक्त किरण

Ultraviolet rays (अल्ट्रावॉयलेट रेज़)— 'U' के अन्तर्गत देखें

X-rays (एक्स-रेज़)— Roentgen rays.

Raynaud's disease (रेनॉड्स डिज़ीज)— रेनाड का रोग। अधिकतर 18 से 30 वर्ष तक की आयु की स्त्रियों में उत्पन्न होने वाला एक परिसरीय वाहिकीय रोग। इसमें ठण्ड लग जाने अथवा मानसिक दबाव से भुजाओं की रक्त वाहिनियों का असामान्य रूप से संकुचन हो जाता है जिससे अंगुलियों विशेषकर हाथ की अंगुलियों में कभी-कभी पीलापन अथवा नीलापन हो जाता है।

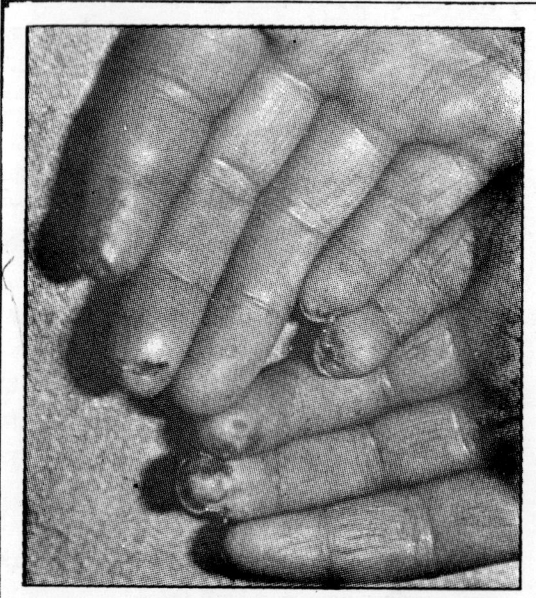

Fig. 473 : Raynaud's disease (रेनॉड्स रोग)

RBC (आर. बी. सी.)—लाल रक्त कोशिका

R.C.P. (आर. सी. पी.)— Royal college of Physicians.

R.C.S. (आर. सी. एस.)— Royal college of Surgeons.

R.D.S. (आर. डी. एस.)— Respiratory distress syndrome.

Re- (री-)— एक उपसर्ग जिसका अर्थ पीछे अथवा फिर होता है।

Reabsorb (रीएबज़ार्ब)— पुनः अवशोषण करना।

Reabsorption (रीएबज़ार्पशन)— पुनः अवशोषण

React (रिएक्ट)— 1. किसी उद्दीपन के प्रति प्रत्युत्तर देना 2. किसी रासायनिक प्रतिक्रिया में भाग लेना।

Reactant (रिएक्टैन्ट)— किसी रासायनिक प्रतिक्रिया में भाग लेने वाला कोई रसायन अथवा पदार्थ

Reaction (रिएक्शन)— 1. किसी जीव अथवा उसके किसी भाग का किसी उद्दीपन के प्रति प्रत्युत्तर 2. एक रासायनिक प्रक्रिया जिसमें कोई पदार्थ दूसरे पदार्थ में रूपान्तरित हो जाता है। 3. किसी उद्दीपन के प्रति प्रत्युत्तर में विपरीत क्रिया अथवा काट करने वाला कार्य 4. किसी विशेष परिस्थिति द्वारा उत्पन्न मानसिक और/या भावावेगी अवस्था। प्रतिक्रिया। उदाहरणार्थ—

Acid reaction (एसिड रिएक्शन)— ऐसी प्रतिक्रिया जिसकी नीले लिटमस पेपर के लाल में परिवर्तित हो जाने से पहचान हो जाती है।

Adverse reaction (एडवर्स रिएक्शन)—कोई भी अवांछनीय या अनचाही प्रतिक्रिया

Alkaline reaction (एल्कालाइन रिएक्शन)— ऐसी प्रतिक्रिया जिसकी लाल लिटमस पेपर के नीले में परिवर्तित हो जाने से पहचान हो जाती है।

Allergic reaction (एलर्जिक रिएक्शन)—किसी एन्टीजन के प्रति एलर्जी होने से उत्पन्न स्थानीय अथवा सार्वदैहिक प्रतिक्रिया

Anaphylactic reaction (एनाफाइलैक्टिक रिएक्शन)— शरीर की किसी बाह्य प्रोटीन अथवा औषधि के प्रति एलर्जीजनक अतिसंवेदिता प्रतिक्रिया

Antigen-antibody reaction (एन्टीजन-एण्टीबॉडी रिएक्शन)—. किसी एन्टीजन का इसकी एक या अधिक विशिष्ट एण्टीबॉडी के साथ संयोजन, प्रतिजन-प्रतिपिण्ड प्रतिक्रिया

Complement-fixation reaction (कमप्लीमैन्ट-फिक्सेशन रिएक्शन)— 'C' के अन्तर्गत देखें

Defence reaction (डिफैन्स रिएक्शन)— केवल अहम् की रक्षा के लिए होने वाली एक मानसिक अनुक्रिया

Delayed reaction (डिलेड रिएक्शन)— किसी उद्दीपन के प्रति अनावृत होने के घण्टों अथवा दिनों के पश्चात् होने वाली प्रतिक्रिया जैसे त्वचा का शोथ

Hypersensitivity reaction (हाइपरसैन्सीटीविटी रिएक्शन)— Allergic reaction.

Immediate reaction (इमीडियेट रिएक्शन)— किसी एन्टिजन के प्रति अनावृत हो जाने पर कुछ ही मिनटों से लेकर एक घण्टे के भीतर होने वाली प्रतिक्रिया

Immune reaction (इम्यून रिएक्शन)— Antigen- antibody reaction

Intracutaneous reaction (इन्ट्राक्यूटेनियस रिएक्शन)—. किसी सम्वेदनशील व्यक्ति की त्वचा में किसी पदार्थ (एन्टिजन) का इन्जैक्शन लगाने के पश्चात् होने वाली प्रतिक्रिया

Intradermal reaction (इन्ट्राडर्मल रिएक्शन)— Intracutaneous reaction.

Local reaction (लोकल रिएक्शन)— उद्दीपन अथवा इन्जैक्शन के बिन्दु पर होने वाली प्रतिक्रिया

Neutral reaction (न्यूट्रल रिएक्शन)—रसायन-शास्त्र में अम्ल अथवा क्षारीय गुणों के अभाव को दर्शाने वाली प्रतिक्रिया जिसे pH 7.0 में व्यक्त किया जाता है।

Serum reaction (सीरम रिएक्शन)— Serum sickness.

Transfusion reaction (ट्रान्सफ्यूज़न रिएक्शन)— असंगत अथवा असंयोज्य रक्त चढ़ाने के पश्चात् होने वाली प्रतिक्रिया जिसमें रक्त प्राप्त करने वाले व्यक्ति अर्थात् रोगी की लाल रक्त कोशिकाओं का रक्त-अपघटन या रक्तलयन (लाल रक्त कोशिकाओं का टूटना) हो जाता है।

Wassermann reaction (वाशरमैन रिएक्शन)— सिफिलिस रोग का परीक्षण जो कम्प्लीमैन्ट फिक्सेशन पर आधारित होता है।

Reactionary (रिएक्शनरी)— कोई भी वस्तु जो प्रतिक्रिया करती है, प्रतिक्रियात्मक, अभिक्रियात्मक

Reactivate (रिएक्टीवेट)— पुनः क्रियाशील या सक्रिय बनाना

Reactivation (रिएक्टीवेशन)— पुनः क्रियाशील अथवा सक्रिय बनाने की क्रिया, पुनःक्रियाशीलता

Reactivative (रिएक्टीवेटिव)—पुनःक्रियाशील, प्रतिक्रियाशील

Reactivity (रिएक्टीविटी)— किसी उद्दीपन के प्रति प्रतिक्रिया करने की प्रक्रिया

Reading (रीडिंग)—लिखित अथवा छपे हुए शब्दों को समझना

Lip reading (लिप रीडिंग)— बोलने वाले के होठों की गतियों का निरीक्षण करके उसकी बोली को समझना।

Reagent (रीएजेन्ट)—किसी अन्य पदार्थ की उपस्थिति का पता लगाने के लिए एक रासायनिक प्रतिक्रिया उत्पन्न करने हेतु प्रयोग में लाया जाने वाला एक पदार्थ, अभिकर्मक

Reagin (रिएजिन)—1. एटोपी (एक एलर्जी जिसके विकसित होने की आनुवंशिक प्रवृत्ति होती है) के व्यक्तियों के सीरम में पाई जाने वाली इम्यूनोग्लोबुलिन गामा E (IgE) वर्ग की एण्टीबॉडी 2. सिफिलिस रोग के वाशरमैन रिएक्शन (W. R.) परीक्षण में प्रयोग में लाई जाने वाली कमप्लीमैन्ट का स्थिरीकरण करने वाली एक एण्टीबॉडी

Reaginic (रिएजिनिक)— रिएजिन सम्बन्धी

Reamer (रिएमर)— दन्तचिकित्सा में किसी दाँत की मूल नलिका को बड़ा करने के लिए प्रयोग में आने वाला एक यन्त्र

Reanimate (रिएनिमेट)—पुनर्जीवित करना, पुनः क्रियाशील बनाना या सक्रिय करना।

Reapers' keratitis (रीएपर्स केराटाइटिस)— अनाज की धूल से उत्पन्न स्वच्छमण्डलशोथ

Rebase (रीबेस)—दन्त-चिकित्सा में, कृत्रिम-दन्तावली के आधार की सामग्री का पुनःस्थापन करके तथा दाँतों के अन्तर्रोधीय सम्बन्ध में परिवर्तन लाये बिना कृत्रिम-दन्तावली को पुनः फिट करना।

Rebound (रीबाउण्ड)— उद्दीपन के अचानक हट जाने के पश्चात् नवीन सक्रियता का उत्पन्न होना जैसे किसी मामूली संकुचन के पश्चात् शक्तिशाली संकुचन का उत्पन्न होना, उच्छलन, प्रतिक्षेप

Rebreathing (रीब्रीदिंग)— ऐसी गैस को सांस के साथ खींच लेना जिसे पहले सांस के साथ निकाल दिया गया था, पुनःश्वसन

Recalcification (रीकैल्सीफिकेशन)— उन ऊतकों में कैल्सियम लवणों का पुनःस्थापन होना जिनसे वे निकल चुके हैं, पुनर्कैल्सीभवन

Recall (रीकाल)— 1. याद करना 2. वापिस बुलाना

Recanalization (रीकैनालाइज़ेशन)— घनास्रता के कारण किसी रक्त वाहिनी की अवकाशिका के भिंच जाने पर उसका पुनःस्थापन करना, पुनर्नलीकरण

Receptacle (रीसेप्टेकूल)— वह पात्र जिसमें किसी वस्तु को रखा जाता है, आधान

Receptaculum (रीसेप्टाकुलम)—एक पात्र अथवा गुहा जिसमें कोई तरल भरा होता है, आधान

Receptive (रिसीप्टिव)— उद्दीपन के प्रति सम्वेदनशील या अनुक्रियाशील

Receptor (रिसीप्टर)— 1. एक संवेदी तन्त्रिका अन्त जो उद्दीपनों को ग्रहण करके उनको संचारित करता है, ग्राहक, ग्राही 2. कोशिका का एक घटक जो किसी औषधि अथवा हार्मोन के साथ संयुक्त होकर कोशिका के कार्य को बदल देता है।

Recess (रिसेस)— एक छोटा गड्ढा अथवा गुहा, दरी

Recession (रिसेशन)—शरीर के किसी भाग का अपनी सामान्य स्थिति से पीछे को हट जाना, प्रतिगमन, प्रतिसार

Recessitivity (रेसीसीटीविटी)—पीछे जाने की अवस्था

Recessive (रिसेसिव)— पीछे को जाने को प्रवृत्त, अप्रभावी

Recessus (रिसेसस)— Recess.

Recidivation, Recidivism (रेसीडाइवेशन, रेसीडाइविज़्म)— 1. किसी रोग का पुनः उत्पन्न हो जाना 2. असामाजिक अथवा आपराधिक कार्यों को फिर से करना।

Recidivism (रेसीडाविज़्म)— Recidivation.

Recidivist (रेसीडाइविस्ट)—1. एक प्रमाणित अपराधी 2. वह व्यक्ति जो मानसिक विकार की चिकित्सा अथवा दण्ड पाने के पश्चात् फिर से असामाजिक या आपराधिक कार्य करने लगता है।

Recidivity (रेसीडाइविटी)— पहली अवस्था में लौटने की प्रवृत्ति

Recipe (रिसीपी)—1. R_x प्रतीक द्वारा संकेतिक नुस्खे का शीर्ष जिसका अर्थ होता है 'लो' 2. किसी औषधि को तैयार करने के लिए एक नुस्खा अथवा सूत्र (फार्मूला)

Recipient (रेसीपिएन्ट)— वह व्यक्ति जो दाता से कुछ विशेषकर रक्त, ऊतक अथवा अंगों आदि को प्राप्त करता है; आदाता

Recipiomotor (रेसीपायोमोटर)—प्रेरक उद्दीपनों को ग्रहण करने से सम्बन्धित

Reciprocal (रेसीप्रोकल)— परस्पर बदलने योग्य, अन्योन्य

Reciprocate (रेसीप्रोकेट)— आगे-पीछे चलना, अदल-बदल करना।

Reciprocation (रेसीप्रोकेशन)—परिवर्तन, अदल-बदल

Reciprocity (रेसीप्रोसिटी)— किसी चिकित्सक को प्रैक्टिस करने के लिए किसी प्रान्त के द्वारा प्रदत्त लाइसेन्स को दूसरे प्रान्त द्वारा मान्यता प्रदान करना।

Reclination (रीक्लाइनेशन)— लेटने की क्रिया, अधोविलम्बन

Recline (रीक्लाइन)— नीचे लेटना

Reclus' disease (रेक्लस डिज़ीज)—स्तन में बहु, सुदम, पुटीय वृद्धियाँ

Recombinant (रीकम्बीनैन्ट)— 1. जीनी-पुनःसंयोग के फलस्वरूप उत्पन्न नवीन कोशिका अथवा प्राणी 2. ऐसी कोशिकाओं अथवा प्राणियों से सम्बन्धित

Recombinant DNA (रीकम्बीनैन्ट डी एन ए)— किसी कोशिका की जीन प्ररूप या समजीनी तथा समलक्षणी को बदलने के लिये उसमें कृत्रिम रूप से प्रविष्ट डीऑक्सीराइबोन्यूक्लिक एसिड

Recombination (रीकम्बीनेशन)— आपस में फिर से मिलना, पुनर्मिलन, पुनर्विन्यास, पुनःसंयोग

Recomposition (रीकम्पोज़ीशन)— पुनर्निर्माण

Recompression (रीकमप्रेशन)—अत्यधिक कम दबाव में रहने के पश्चात् वापिस सामान्य वायुमण्डलीय दाब पर आ जाना।

Recon (रीकॉन)—जीनी पदार्थ की सबसे छोटी इकाई जो पुनः संयोग के सक्षम होती है।

Reconcentration (रीकॉन्सन्ट्रेशन)— पुनः सान्द्र बनाने की क्रिया

Reconstitution (रीकॉन्स्टीट्यूशन)—पूर्व में परिरक्षण एवं संचय के लिये परिवर्तित किये गये किसी पदार्थ को उसकी प्रारम्भिक अवस्था में लौटाना जैसा कि शुष्क प्लाज़्मा के साथ किया जाता है।

Reconstruction (रीकनूस्ट्रक्शन)— किसी लुप्त अंग या भाग की शल्य-क्रिया द्वारा मरम्मत करना।

Record (रिकार्ड)— अभिलेख

Recorder (रिकार्डर)—अभिलेखी

Recording (रिकार्डिंग)—अभिलेखन

Recover (रिकवर)—पुनः प्राप्त करना जैसे किसी रोग के पश्चात् पुनः स्वास्थ्य लाभ प्राप्त करना।

Recovery (रिकवरी)—1. किसी रोग के पश्चात् पुनः स्वस्थ होने की क्रिया 2. सार्वदैहिक संज्ञाहीनता से निकल आना।

Recrement (रीक्रीमैन्ट)— लार या थूक अथवा अन्य स्राव जो अपना कार्य करने के पश्चात् पुनः रक्त में अवशोषित हो जाता है।

Recrementitious (रीक्रीमैन्टीशियस)—उस स्राव की प्रकृति वाला जो अपना कार्य करके रक्त में पुनः अवशोषित हो जाता है।

Recrudescence (रीक्रूडीसैन्स)— किसी रोग के लक्षणों का अस्थायी रूप से लुप्त हो जाने के पश्चात् पुनः उत्पन्न हो जाना।

Recrudescent (रीक्रूडीसैन्ट)— किसी रोग के पश्चात् पुनः क्रियाशील अथवा सक्रिय हो जाने वाला।

Recruitment (रीक्रुइटमैन्ट)— 1. किसी उद्दीपन के लम्बे समय तक रहने पर यद्यपि इसकी शक्ति में परिवर्तन नहीं होता, किसी प्रतिवर्त क्रिया में धीरे-धीरे वृद्धि होकर उसका अधिकतम हो जाना 2. श्रवण विज्ञान में, ध्वनि की तीव्रता में थोड़ी सी वृद्धि हो जाने पर इसका एकदम से बहुत तेज हो जाना।

Rect- (रैक्ट-)— Recto.

Recta (रैक्टा)— Rectum का बहुवचन

Rectal (रैक्टल)— मलाशय सम्बन्धी, मलाशयी

Rectal alimentation (रैक्टल एलीमेन्टेशन)— मलाशय के द्वारा आहार कराना।

Rectal crisis (रैक्टल क्राइसिस)— सपीडकुंथन (मलोत्सर्ग के समय ऐंठन होना) तथा मलाशय वेदना

Rectalgia (रैक्टेल्जिया)— मलाशय में दर्द होना, मलाशय शूल

Rectal reflex (रैक्टल रिफ्लैक्स)— मलोत्सर्ग की सामान्य इच्छा

Rectangle (रैक्टेंगिल)— आयत

Rectangular (रैक्टेंगुलर)— आयताकार, समकोणीय

Rectectomy (रैक्टेक्टॉमी)— मलाशय अथवा गुदा को शल्यक्रिया द्वारा काट कर निकाल देना, मलाशय-उच्छेदन

Rectification (रेक्टीफिकेशन)—1. किसी पदार्थ को शुद्ध करने की क्रिया, परिशोधन, शोधन 2. सीधा करने अथवा ठीक करने का कार्य 3. आल्टरनेटिंग करन्ट को डाइरेक्ट करन्ट में बदलने की क्रिया

Rectified (रेक्टीफाइड)— शुद्ध अथवा सीधा किया गया, परिशोधित, शोधित

Rectifier (रेक्टीफायर)— विद्युत में, एक आल्टरनेटिंग करन्ट को डाइरेक्ट करन्ट में बदलने वाला एक उपकरण

Rectitis (रेक्टाइटिस)— मलाशयशोथ

Recto- (रैक्टो-)— एक उपसर्ग जिसका अर्थ मलाशय होता है।

Rectoabdominal (रैक्टोएब्डोमिनल)— मलाशय एवं उदर से सम्बन्धित

Rectocele (रैक्टोसील)—योनि में मलाशय के किसी भाग का बहिःसरण होना, मलाशयस्रंस, मलाशयभ्रंश

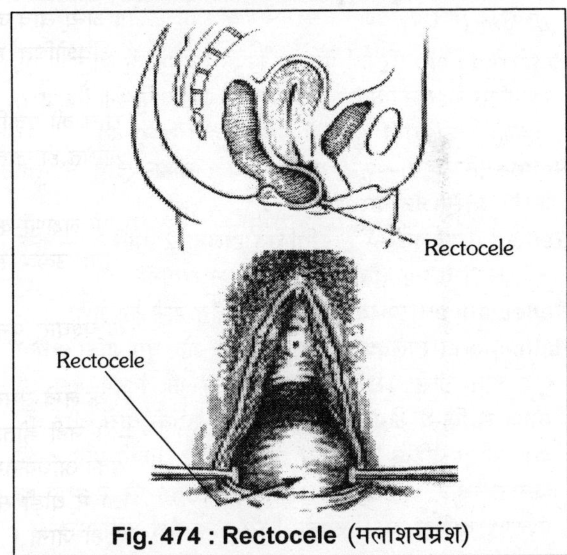

Fig. 474 : Rectocele (मलाशयभ्रंश)

Rectoclysis (रैक्टोक्लाइसिस)—मलाशय में धीरे-धीरे तरल को प्रविष्ट करना।

Rectococcygeal (रैक्टोकॉक्सीजियल)— मलाशय एवं अनुत्रिक अथवा कॉक्सिक्स से सम्बन्धित

Rectococcypexia (रैक्टोकॉक्सीपैक्सिया)— मलाशय को अनुत्रिक के साथ सी कर उसका स्थिरीकरण करना।

Rectocolitis (रैक्टोकोलाइटिस)—मलाशय एवं कोलन की सूजन

Rectocutaneous (रैक्टोक्यूटेनियस)—मलाशय एवं त्वचा से सम्बन्धित

Rectocystotomy (रैक्टोसिस्टोटॉमी)—मलाशय से होकर मूत्राशय को चीरना जिसे अधिकतर किसी पथरी को निकालने के लिये किया जाता है।

Rectolabial (रैक्टोलेबियल)— मलाशय एवं किसी एक बृहत भगोष्ठ से सम्बन्धित

Rectoperineorrhaphy (रैक्टोपैरीनियोरैह्फी)—मलाशय एवं मूलाधार की शल्यक्रिया द्वारा मरम्मत करना।

Rectopexy (रैक्टोपैक्सी)— मलाशय की किसी अन्य भाग के साथ सिलाई करके इसका स्थिरीकरण करना, मलाशयस्थिरण

Rectophobia (रैक्टोफोबिया)— मलाशय रोग के साथ कैन्सर होने की सम्भावना का रोगोत्पादक भय

Rectoplasty (रैक्टोप्लास्टी)— प्लास्टिक सर्जरी द्वारा गुदा एवं मलाशय की मरम्मत करना, गुद-मलाशयसंधान

Rectorrhaphy (रैक्टोरैह्फी)— मलाशय एवं गुदा की सिलाई करना।

Rectoscope (रैक्टोस्कोप)— मलाशय परीक्षण के लिये एक वीक्षक, मलाशयदर्शी

Rectoscopy (रैक्टोस्कोपी)— मलाशयदर्शन

Rectosigmoid (रैक्टोसिग्मॉयड)— मलाशय का ऊपरी एवं सिग्मॉयड कोलन का अन्तिम भाग, मलाशय-अवग्रहांत्रज

Rectosigmoidectomy (रैक्टोसिग्मॉयडेक्टॉमी)— मलाशय एवं सिग्मॉयड कोलन को शल्यक्रिया द्वारा काट कर निकाल देना, मलाशय-अवग्रहान्त्रोच्छेदन

Rectostenosis (रैक्टोस्टेनोसिस)— मलाशय का तंग हो जाना, मलाशयसंकीर्णता

Rectostomy (रैक्टोस्टॉमी)— Proctostomy.

Rectotome (रैक्टोटोम)— Proctotome.

Rectotomy (रैक्टोटॉमी)— Proctotomy.

Rectourethral (रैक्टोयूरेथ्रल)—मलाशय एवं मूत्रमार्ग से सम्बन्धित अथवा इनसे सम्बन्ध स्थापित करने वाला।

Rectouterine (रैक्टोयूटेराइन)—मलाशय एवं गर्भाशय से सम्बन्धित,

Rectovaginal (रैक्टोवेजाइनल)—. मलाशय एवं योनि से सम्बन्धित

Rectovesical (रैक्टोवेसाइकल)—मलाशय एवं मूत्राशय से सम्बन्धित

Rectovestibular (रैक्टोवेस्टीबुलर)— मलाशय एवं योनि के प्रघाण से सम्बन्धित

Rectovulvar (रैक्टोवल्वर)—मलाशय एवं भग से सम्बन्धित

Rectum (रैक्टम)— अवग्रहान्त्र वंक एवं मलद्वारीय या गुदीय नली के बीच आँत का सबसे नीचे का भाग जो लगभग 5 इन्च (12.7 से. मी.) लम्बा होता है, मलाशय

Rectus (रैक्टस)— सीधा

Recumbency (रीकम्बेन्सी)— लेटने की स्थिति

Recumbent (रीकम्बेन्ट)— लेटने वाला, अधःशायी

Recuperate (रीकूप्रेट)— किसी बीमारी के बाद सामान्य स्वास्थ्य प्राप्त होना, पुनर्स्वास्थ्यलाभ होना

Recuperation (रीकूप्रेशन)—पुनः सामान्य स्वास्थ्य प्राप्त करना, पुनः स्वास्थ्य लाभ

Recurrence (रीक्रैन्स)— कुछ काल शान्ति के पश्चात् लक्षणों की पुनः वापसी, पुनरावृत्ति

Recurrent (रीकरन्ट)— कुछ काल शान्ति के पश्चात् वापिस लौटने वाला जैसे किसी रोग के लक्षण, पुनरावर्ती, आवर्तक

Recurvation (रीकर्वेशन)— पीछे की ओर मुड़ना, प्रतिवर्तन

Recurvatum (रिकर्वेटम)— पीछे की ओर झुकने वाला।

Recurve (रिकर्व)—पीछे की ओर मोड़ना।

Red blood cell (रैड ब्लड सैल)— लाल रक्त कोशिका

Red cross (रैड क्रॉस)— श्वेत पृष्ठभूमि पर बना लाल रंग का एक क्रॉस जो चिकित्सा सम्बन्धी व्यक्ति अथवा संस्था का अन्तर्राष्ट्रीय मान्यता प्राप्त एक चिह्न होता है।

Redifferentiation (रीडिफ्रेन्सियेशन)— दुर्दम कोशिकाओं द्वारा फिर से परिपक्व कोशिकाओं की विशिष्टताओं को ग्रहण करना।

red. in pulv. (रेड. इन पल्व.)— चूर्ण या पाउडर बनाया गया

Redintegration (रेडिन्टीग्रेशन)—1. अभावग्रस्त भाग की पुनः प्राप्ति अथवा क्षतिग्रस्त भाग की मरम्मत करना 2. पुनः स्वास्थ्य लाभ

Redox (रीडॉक्स)— ऑक्सीकरण एवं अपचयन के लिये संयुक्त शब्द

Redressement (रीड्रेस्मैन्ट)— 1. किसी विकृति को ठीक करना 2. किसी जख्म की एक से अधिक बार मरहम पट्टी करना।

Reduce (रिड्यूज़)— 1. भार अथवा परिमाण में घटना 2. दुर्बल बनाना जैसे किसी घोल को दुर्बल बनाना 3. पुनः सामान्य स्थान पर लाना जैसे टूटी हुई हड्डी को

Reducible (रिड्यूज़िबिल)— सामान्य अवस्था में पुनः स्थापित होने के सक्षम जैसे कोई स्थानच्युत अस्थि अथवा कोई हर्निया

Reductant (रिडक्टैन्ट)—वह जो ऑक्सीकरण- अपचयन की प्रतिक्रियाओं में अपचयित हो जाता है।

Reductase (रिडक्टेस)— रासायनिक यौगिकों की अपचयन की प्रक्रिया को तेज करने वाला एक एन्जाइम

Reduction (रिडक्शन)—1. सामान्य स्थिति में पुनः स्थापित करना जैसे किसी टूटी हुई हड्डी या किसी हर्निया को पुनः सामान्य स्थिति में स्थापित करना, पुनःस्थापन 2. किसी पदार्थ में हाइड्रोजन का जुड़ जाना अथवा इलैक्ट्रॉनों की वृद्धि होना।

Redundancy (रीडनडैन्सी)— अधिकता

Redundant (रिडन्डैन्ट)— आवश्यकता से अधिक

Reduplicated (रिडुप्लीकेटेड)— 1. दोहरा, दूना, द्विरावृत्त 2. पीछे को मुड़ा हुआ जैसे कोई तह होती है।

Reduplication (रिडुप्लीकेशन)— 1. दुगुना या दोहरा होना जैसे शरीर के कुछ भागों का अथवा कुछ रोगों में हृदय ध्वनियों का दुगुना हो जाना, द्विरावृत्ति 2. पीछे को मुड़ना जैसे कोई तह होती है।

Re-education (री-एजूकेशन)—शारीरिक एवं मानसिक स्वास्थ्य की पुनः प्राप्ति के लिये प्रशिक्षण (ट्रेनिंग)

Reef (रीफ)— तह या परत

Reefing (रीफिंग)— शल्य-क्रिया द्वारा किसी ऊतक को तहों में लपेट कर तथा उसमें टाँके लगाकर उसके परिमाण को घटाना।

Reel (रील)— डगमगाहट

Re-entry (री-एन्ट्री)— हृदयरोगविज्ञान में, वह यान्त्रिक विधि जिसके द्वारा किसी कालपूर्व हृदय-स्पन्द को सामान्य हृदय-स्पद्द के साथ जोड़ दिया जाता है।

Refect (रीफैक्ट)— रोग से मुक्त करना।

Refection (रीफैक्शन)— 1. फिर से प्राप्ति होना, रोग से विमुक्ति होना 2. अल्पाहार, जलपान

Referral (रीफ्रल)—परामर्श लेने अथवा चिकित्सा के लिए रोगी को किसी दूसरे डाक्टर अथवा विशेषज्ञ के पास भेजने की प्रथा।

Referred pain (रिफर्ड पेन)— अपने उद्‌गम के स्थान से दूर स्थानों पर महसूस किया जाने वाला दर्द जैसे एन्जाइना पैक्टोरिस (हृद्‌शूल) का बायीं भुजा में महसूस होने वाला दर्द

Refine (रिफाइन)—शुद्ध करना अथवा बाह्य पदार्थ से मुक्त करना, परिमार्जन करना।

Reflect (रिफ्लैक्ट)— 1. प्रतिबिम्ब डालना 2. पीछे को मोड़ना 3. चिन्तन करना (विचारना) 4. ध्यान लगाना

Reflectance (रिफ्लैक्टेन्स)— परावर्तित होने का गुण

Reflection (रिफ्लैक्शन)—1. पीछे की ओर घूम जाना अथवा मुड़ जाना जैसे पैरीटोनियम का शरीर की किसी गुहा की भित्ति से किसी अंग के पास पहुँचकर उसके चारों ओर घूम कर वापिस देहिक भित्ति पर आ जाना 2. किसी प्रकाश की किरण, ध्वनि अथवा ऊष्मा का ऐसी सतह पर टकराने के पश्चात् वापिस लौट आना जिसे यह वेध नहीं सकती। परावर्तन

Reflectometer (रिफ्लैक्टोमीटर)—किसी सतह से परावर्तित प्रकाश को मापने वाला एक यन्त्र। इसका उपयोग मूत्र विश्लेषण में किया जाता है।

Reflector (रिफ्लैक्टर)— एक उपकरण अथवा सतह जो प्रकाश की किरणों अथवा ध्वनि की तरंगों को परावर्तित कर देती है, परावर्तक

Reflex (रिफ्लैक्स)— एक प्रतिवर्त क्रिया। किसी उद्दीपन के प्रति एक अनैच्छिक अनुक्रिया जो उद्दीपन के बिन्दु तथा अनुक्रिया करने वाले अंग (पेशी अथवा ग्रन्थि) के बीच स्थित तन्त्रिका-मार्ग पर निर्भर करती है। यह मार्ग प्रतिवर्त चाप कहलाता है। इसके अन्तर्गत एक संवेदी ग्राही, अभिवाही या संवेदी तन्त्रिका-कोशिका, मस्तिष्क अथवा सुषुम्ना रज्जु में स्थित प्रतिवर्त केन्द्र, एक या अधिक अपवाही अथवा प्रेरक तन्त्रिका-कोशिकायें तथा एक प्रभावित अंग (पेशी या ग्रन्थि) सम्मिलित होते हैं; प्रतिवर्त।

Abdominal reflex (एब्डोमिनल रिफ्लैक्स)— त्वचा को उद्दीप्त करने पर अथवा पास की अस्थिल रचनाओं को थपथपाने से उदरीय भित्ति की पेशियों का संकुचित होना, उदरीय प्रतिवर्त

Abdominocardiac reflex (एब्डोमिनोकार्डियक रिफ्लैक्स)— उदरीय अंगों के उद्दीपन से हृदय-गति का कम हो जाना।

Accommodation reflex (एक्कोमोडेशन रिफ्लैक्स)— विभिन्न दूरियों पर वस्तुओं को देखने पर दृष्टि-अक्ष की

दिशा, पुतली के परिमाण एवं लैन्स की उन्नतोदरता का समायोजन

Achiles reflex (एकिलस रिफ्लैक्स)— Achilles tendon reflex.

Anal reflex (एनल रिफ्लैक्स)— गुदा के आस-पास की त्वचा के क्षोभण के पश्चात् मलद्वारीय संकोचिनी का संकुचित हो जाना, गुद-प्रतिवर्त

Ankle reflex (एंकिल रिफ्लैक्स)— Ankle jerk.

Antagonistic reflex (एन्टागोनिस्टिक रिफ्लैक्स)—एक ही समय में उत्पन्न होने वाले दो या दो से अधिक प्रतिवर्त परन्तु उनके प्रभाव भिन्न होते हैं।

Auditory reflex (ऑडिटरी रिफ्लैक्स)— किसी ध्वनि की अनुक्रिया में उत्पन्न होने वाला कोई भी प्रतिवर्त, श्रवण-प्रतिवर्त

Biceps reflex (बाइसेप्स रिफ्लैक्स)— बाइसेप्स ब्रेकाइ पेशी की कण्डरा का परिताड़न करने पर अग्रबाहु का आकुंचित होना, बाइसैप्स प्रतिवर्त

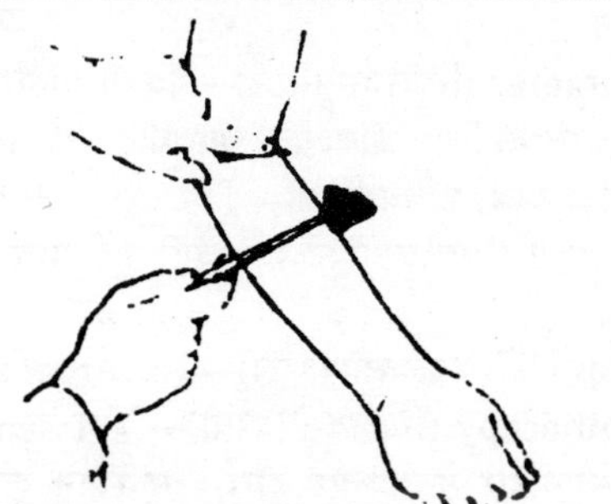

Fig. 475 : Biceps reflex (बाइसैप्स प्रतिवर्त)

Percussion with hammer of the finger placed on the muscle brachii, causing flexion of the forearm. ब्रेकाई पेशी पर रखी अँगुली पर हैमर से परिताड़न करने पर अग्रबाहु का आकुंचित होना

Carotid sinus reflex (कैरोटिड साइनस रिफ्लैक्स)— गर्दन पर कैरोटिड साइनस पर दबाव पड़ने पर हृदय गति का धीमी हो जाना।

Ciliary reflex (सिलियरी रिफ्लैक्स)— दूर के पश्चात् पास के देखने के समायोजन में पुतली का सामान्य संकुचन

Conditioned reflex (कन्डीशण्ड रिफ्लैक्स)— 'C' के अन्तर्गत देखें

Conjunctival reflex (कन्जंक्टाइवल रिफ्लैक्स)— 'C' के अन्तर्गत देखें

Corneal reflex (कॉर्नियल रिफ्लैक्स)— 'C' के अन्तर्गत देखें

Cough reflex (कफ रिफ्लैक्स)—मध्य कर्ण, ग्रसनी, आमाशय अथवा आँत के शोभण से खाँसी का उत्पन्न होना।

Cremasteric reflex (क्रेमैस्ट्रिक रिफ्लैक्स)— 'C' के अन्तर्गत देखें

Crossed reflex (क्रॉस्ड रिफ्लैक्स)—शरीर के उद्दीपन की ओर के विपरीत पार्श्व में उत्पन्न होने वाला प्रतिवर्त, विपक्ष प्रतिवर्त

Cutaneous reflex (क्यूटेनियस रिफ्लैक्स)— त्वचा के उद्दीप्त होने पर उसमें झुरियाँ पड़ जाना।

Deep reflex (डीप रिफ्लैक्स)— त्वचा के नीचे स्थित रचनाओं जैसे पेशियों, कण्डराओं तथा हड्डियों आदि के उद्दीपन से उत्पन्न होने वाला प्रतिवर्त, गम्भीर प्रतिवर्त

Delayed reflex (डीलेड रिफ्लैक्स)—उद्दीपन के पश्चात् कुछ सेकण्डों तक उत्पन्न न होने वाला प्रतिवर्त

Grasp reflex (ग्रैस्प रिफ्लैक्स)— हथेली अथवा तलवे के उद्दीपन से हाथ अथवा पैर की अंगुलियों का आकुंचन या उनमें किसी वस्तु को पकड़ने की प्रतिक्रिया होना, मुष्टि प्रतिवर्त

Heart reflex (हार्ट रिफ्लैक्स)— कोई भी प्रतिवर्त जिसमें किसी संवेदी तन्त्रिका के उद्दीपन से हृदय गति बढ़ जाती है या घट जाती है।

Jaw reflex (जॉ रिफ्लैक्स)— Chin reflex.

Knee-jerk reflex (नी-जर्क रिफ्लैक्स)—पटेला के कण्डरा का परिताड़न करने के फलस्वरूप टाँग का प्रसारित हो जाना, जानु-प्रतिवर्त

Lacrimal reflex (लैक्रीमल रिफ्लैक्स)— नेत्रश्लेष्मकला के क्षोभण के परिणाम स्वरूप आँसुओं का निकल आना।

Laryngeal reflex (लैरिन्जियल रिफ्लैक्स)—स्वर-यन्त्र के क्षोभण के परिणामस्वरूप खाँसी का उत्पन्न होना, स्वरयन्त्रज प्रतिवर्त

Laughter reflex (लॉफ्टर रिफ्लैक्स)— गुदगुदाने पर लगातार हँसी आते रहना।

Lid reflex (लिड रिफ्लैक्स)— Corneal reflex.

Light reflex (लाइट रिफ्लैक्स)— आँखों पर रोशनी पड़ने पर पुतली का सिकुड़ जाना, तारा-प्रतिवर्त

Local reflex (लोकल रिफ्लैक्स)— ऐसा प्रतिवर्त जिसमें केन्द्रीय तन्त्रिका-तन्त्र संलिप्त नहीं होता।

Mendel-Bechterew reflex (मेण्डेल-बीचटेरीयू रिफ्लैक्स)— पाद के पृष्ठ का परिताड़न करने पर पैर की अंगुलियों का पदतलीय आकुंचन

Nociceptive reflex (नोसीसेप्टिव रिफ्लैक्स)— वेदनायुक्त उद्दीपन के द्वारा उत्पन्न होने वाला प्रतिवर्त, पीड़ाग्राही प्रतिवर्त

Palatal reflex (पैलेटल रिफ्लैक्स)— 'P' के अन्तर्गत देखें

Patellar reflex (पैटेलर रिफ्लैक्स)— Knee-jerk reflex.

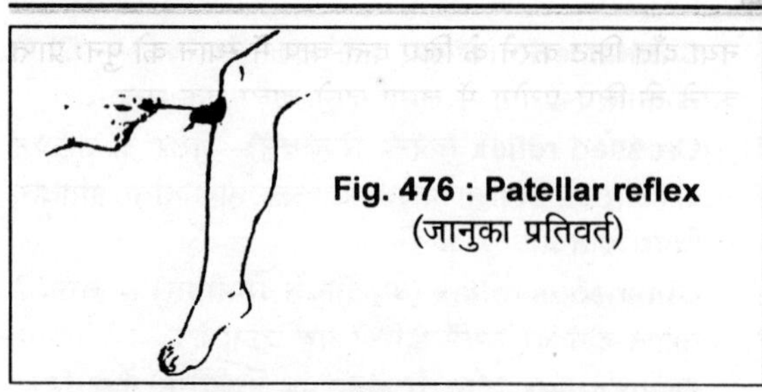

Fig. 476 : Patellar reflex
(जानुका प्रतिवर्त)

Pathologic reflex (पैथोलॉजिक रिफ्लैक्स)—किसी रोग के कारण होने वाला कोई असामान्य प्रतिवर्त जो रोग के लक्षणों में से एक लक्षण होता है।

Pharyngeal reflex (फेरिन्जियल रिफ्लैक्स)— 'P' के अन्तर्गत देखें

Pilomotor reflex (पिलोमोटर रिफ्लैक्स)— त्वचा के ठण्डा होने पर, इसके पीटे जाने पर अथवा भावावेगी प्रतिक्रिया के फलस्वरूप त्वचा का झुर्रीदार बन जाना।

Pressor reflex (प्रेशर रिफ्लैक्स)— धमनिकाओं के संकीर्णन के फलस्वरूप रक्त-चाप का बढ़ जाना।

Pupillary reflex (प्यूपिलरी रिफ्लैक्स)— Light-reflex.

Sexual reflex (सैक्सुअल रिफ्लैक्स)— लैंगिक क्रियाशीलताओं से सम्बन्धित प्रतिवर्त विशेषकर लिंग का उत्थान एवं स्खलन

Statokinetic reflex (स्टेटोकाइनेटिक रिफ्लैक्स)— शरीर के चलते-फिरते रहने की दशा में उत्पन्न होने वाले प्रतिवर्त, स्थिति-गतिक प्रतिवर्त

Stretch reflex (स्ट्रेच रिफ्लैक्स)— किसी पेशी को फैलाने पर उसी में संकुचन होना, तनाव प्रतिवर्त

Sucking reflex (सकिंग रिफ्लैक्स)— होठों के स्पर्श द्वारा शिशु के होठों में चूषण गतियों का उत्पन्न होना, चूषण प्रतिवर्त

Superficial reflex (सुपरफीशियल रिफ्लैक्स)—त्वचा, कॉर्निया, नेत्रश्लेष्मला तथा ग्रसनी आदि के क्षोभण से उत्पन्न होने वाला प्रतिवर्त; उपरिस्थ प्रतिवर्त

Swallowing reflex (स्वालोईंग रिफ्लैक्स)— Palatal reflex.

Tendon reflex (टैण्डन रिफ्लैक्स)— किसी पेशी के कण्डरा का परिताड़न करने पर पेशी का संकुचित हो जाना, कण्डरा प्रतिवर्त

Triceps reflex (ट्राइसेप्स रिफ्लैक्स)— बाँह को ढीली करके मोड़ कर रख कर ट्राइसेप्स के कण्डरा को ठोंकने पर अग्रबाहु का तुरन्त प्रसारित हो जाना।

Urinary reflex (यूरीनरी रिफ्लैक्स)— मूत्राशय में मूत्र के इकट्ठा हो जाने के कारण उसमें दाब बढ़ जाने की अनुक्रिया में उसकी भित्तियों में सकुंचन होना तथा त्रिकोण एवं मूत्रमार्गीय अवरोधिनी में शिथिलन होना जिससे मूत्र बाहर निकल जाता है।

Vascular reflex (वैस्कुलर रिफ्लैक्स)— Vasomotor reflex.

Vasomotor reflex (वासोमोटर रिफ्लैक्स)— किसी उद्दीपन की अनुक्रिया में किसी रक्त वाहिनी का संकुचन अथवा विस्फारण होना जैसे भय से पीला पड़ जाना।

Reflex action (रिफ्लैक्स एक्शन)— A reflex.

Reflex arc (रिफ्लैक्स आर्क)— देखें 'reflex'.

Reflex center (रिफ्लैक्स सेन्टर)— मस्तिष्क अथवा सुषुम्ना रज्जु में स्थित वह स्थान जहाँ पर प्रतिवर्त चाप की संवेदी तन्त्रिका से आने वाले आवेगों से प्रेरक तन्त्रिकाओं में जाने वाले आवेग प्रारम्भ होते हैं, प्रतिवर्त केन्द्र

Reflexion (रिफ्लैक्सन)— परावर्तन

Reflexogenic (रिफ्लैक्सोजेनिक)— किसी प्रतिवर्त क्रिया को उत्पन्न करने अथवा बढ़ाने वाला, प्रतिवर्तजनक

Reflexogenous (रिफ्लैक्सोजीनस)— Reflexogenic.

Reflexograph (रिफ्लैक्सोग्राफ)— किसी प्रतिवर्त क्रिया का अभिलेखन करने वाला एक उपकरण, प्रतिवर्तलेखी

Reflexology (रिफ्लैक्सोलॉजी)— प्रतिवर्त क्रियाओं का अध्ययन

Reflexometer (रिफ्लैक्सोमीटर)— किसी प्रतिवर्त क्रिया को उत्पन्न करने के लिए आवश्यक थपथपाहट के बल को मापने वाला एक यन्त्र, प्रतिवर्तमापी

Reflexophil (रिफ्लैक्सोफिल)— बढ़ी हुई प्रतिवर्त क्रियाओं से युक्त

Reflexophile (रिफ्लैक्सोफाइल)— Reflexophil.

Reflexotherapy (रिफ्लैक्सोथिरैपी)— रोग के स्थान से दूर किसी स्थान पर हस्तोपचार द्वारा, उस स्थान को सुन्न करके अथवा उसका दहनकर्म करके रोगों की चिकित्सा करना।

Reflux (रिफ्लक्स)— वापसी अथवा पीछे की ओर बहना, प्रतिवाह, पश्चवाह। उदाहरणार्थ—

Esophageal reflux, Gastroesophageal reflux (ईसाफेगियल रिफ्लक्स, गैस्ट्रोईसोफेगियल रिफ्लक्स)— आमाशय के पदार्थों का ग्रासनली में वापिस लौट आना।

Vesicoureteral reflux (वैसिकोयूरेट्रल रिफ्लक्स)—मूत्र का मूत्राशय से पीछे की ओर किसी गवीनी या मूत्रनली में को वापिस बहना।

Refract (रिफ्रैक्ट)—1. पीछे को घूम जाना 2. घुमाना, झुकाना अथवा विचलित करना 3. नेत्रों के अपवर्तन की त्रुटियों का पता लगाना और उन्हें ठीक करना।

Refractable (रिफ्रैक्टेबल)— अपवर्तित हो जाने के सक्षम

Refracta dosi (रिफ्रैक्टा डोसाइ)— बराबर-बराबर विभाजित मात्राओं में

Refraction (रिफ्रैक्शन)—1. आँखों की अपवर्तन-त्रुटियों के परिमाण का पता लगाना तथा चश्मे के द्वारा उन्हें सही करना। 2. भिन्न घनत्वों के माध्यमों से होकर गुजरने पर प्रकाश की किरणों की दिशा में परिवर्तन हो जाना, अपवर्तन

Errors of refraction of the eyes (एरर्स ऑफ रिफ्रैक्शन ऑफ दि आईज़)— नेत्रों का ऐसा रोग जिसमें प्रकाश की समानान्तर किरणें नेत्रगोलक की आकृति अथवा नेत्र के अपवर्तन-माध्यमों (कॉर्निया या स्वच्छमण्डल, एक्वीयस ह्यूमर या नेत्रोद, स्फटिकाभ लैन्स, विट्रियस बॉडी या नेत्रकाचाभ काय) में दोष होने के कारण रेटिना या दृष्टिपटल पर केन्द्रित नहीं होतीं।

Refractionist (रिफ्रैक्शनिस्ट)— नेत्रों की अपवर्तन-त्रुटियों का पता लगाने तथा चश्मे के द्वारा उन्हें ठीक करने में निपुण व्यक्ति; दृष्टिमितिज्ञ; नेत्रापवर्तनमितिज्ञ

Refractionometer (रिफ्रैक्शियोनोमीटर)— Refractometer.

Refractive (रिफ्रैक्टिव)—1. अपवर्तन सम्बन्धी 2. अपवर्तन करने की शक्ति धारण करने वाला।

Refractive power (रिफ्रैक्टिव पावर)— वह अंश अथवा डिग्री जितना कोई पारदर्शक वस्तु प्रकाश की किरणों को सीधे मार्ग से घुमा देती है, अपवर्तन-शक्ति

Refractivity (रिफ्रैक्टीविटी)—अपवर्तनीय होने का गुण

Refractometer (रिफ्रैक्टोमीटर)— 1. आँख की अपवर्तनी शक्ति मापने वाला एक यन्त्र 2. चश्मों के लैन्सों की शक्ति मापने वाला एक यन्त्र। अपवर्तनांकमापी

Refractometry (रिफ्रैक्टोमीट्री)— लैन्सों की अपवर्तनी शक्ति को मापना, अपवर्तनांकमिति

Refractory (रिफ्रैक्टरी)— 1. दु:साध्य अथवा जिसकी आसानी से चिकित्सा न की जा सकती हो, दुश्चिकित्स्य 2. उद्दीपन का प्रतिकारक, ऐसा किसी पेशी अथवा तन्त्रिका के लिए कहा जाता है।

Refracture (रिफ्रैक्चर)— ऐसी हड्डी को फिर से तोड़ना जिसके टूटे हुए भाग गलत स्थिति में जुड़ गये हों।

Refrangible (रिफ्रैन्जाइबिल)— फिर से टूट जाने योग्य

Refresh (रीफ्रेश)—1. पुनः शक्ति पहुँचाना, थकान से आराम पहुँचाना अथवा नया करना 2. किसी जख्म को भरने एवं इसकी सतहों के आपस में जुड़ने को आसान बनाने के लिए जख्म की विपरीत सतहों के ऊपर के उपकला-आवरण को खुरचना।

Refrigerant (रेफ्रीजीरैन्ट)— ठण्डा करने अथवा बुखार कम करने वाला, प्रशीतक, तापहर

Refrigeration (रेफ्रीजीरेशन)— ठण्डा होना, प्रशीतन, तापहरण

Refrigerator (रेफ्रीजीरेटर)—ठण्डा करने का उपकरण अथवा बर्फ रखने का बॉक्स, प्रशीतित्र

Refringence (रैफ्रिन्जैन्स)— Refraction.

Refringency (रैफ्रिन्जैन्सी)— Refractivity.

Refringent (रैफ्रीन्जैन्ट)— Refractive.

Refusion (रिफ्यूज़न)— रक्त परिसंचरण से रक्त लेकर फिर इसे रक्त परिसंचरण में वापिस करना।

Regainer (रीगेनर)—1. लुप्त हुई किसी वस्तु को पुनः स्थापित करने के लिए प्रयोग में लाया जाने वाला एक यन्त्र 2. कोई नया दाँत फिट करने के लिए दन्त-चाप में स्थान को पुनः प्राप्त करने के लिए प्रयोग में लाया जाने वाला एक यन्त्र

Regel (रीगेल)— मासिक धर्म, ऋतु स्राव

Regel kleine (रीगेल क्लीन)— डिम्बोत्सर्जन के समय गर्भाशय से हल्के रक्तमय स्राव का निकलना।

Regenerate (रीजेनेरेट)—पुनः उत्पन्न करना, जनन करना

Regeneration (रीजेनेरेशन)—ह्रास के विपरीत। जनन, मरम्मत, पुनःवृद्धि अथवा ऊतकों का पूर्वावस्था में पहुँचना; पुनर्जनन

Regimen (रीगाइम)—स्वास्थ्य को सुधारने अथवा उसे एक-सा बनाये रखने के लिए भोजन, नींद तथा व्यायाम के नियमन की एक क्रमबद्ध योजना; विधान

Regio (रीज़ियो)— Region.

Region (रीज़न)— शरीर का समतल स्थान जिसकी कुछ सीमाएँ होती हैं, क्षेत्र, प्रदेश

Regional (रीज़नल)— किमी क्षेत्र से सम्बन्धित, क्षेत्रीय, प्रादेशिक

Register (रजिस्टर)— किसी रोगी के नाम, जाति, पते और उसके रोग के सभी तथ्यों जैसे जाँचों, रोग-निदान एवं चिकित्सा आदि का आधिकारक अभिलेख

Registering (रजिस्ट्रिंग)—अभिलेखी

Registrant (रजिस्ट्रैन्ट)— ड्यूटी के लिए उपलब्ध नर्स जिसका नाम रजिस्टर में दर्ज होता है।

Registrar (रजिस्ट्रार)—रजिस्ट्री करने वाला।

Registration (रजिस्ट्रेशन)— रजिस्टर में दर्ज करने का कार्य, पंजीकरण

Registry (रजिस्ट्री)— वह कार्यालय जहाँ पर ड्यूटी करने के लिए तैयार नर्सों की सूची रखी होती है।

Regression (रिग्रेसन)— 1. वापिस लौटने की क्रिया, प्रतिगमन अथवा पूर्व अवस्था को वापिस लौटना 2. किसी रोग के लक्षणों का फिर से उत्पन्न होना, प्रतिक्रमण

Regressive (रिग्रेसिव)—प्रतिक्रमण या प्रत्यागमन से सम्बन्धित अथवा इसकी विशिष्टता से युक्त, प्रतिक्रमी, प्रतिगामी

Regular (रेगुलर)— नियमानुसार, नियमित

Regulation (रेगुलेशन)— नियन्त्रित होने की दशा, नियमित करने की क्रिया, नियम; नियमन

Regulative (रेगुलेटिव)— नियमन सम्बन्धी

Regulator (रेगुलेटर)— तरलों, रक्त अथवा ऑक्सीजन के प्रवाह की दर को समायोजित अथवा नियन्त्रित करने वाला एक उपकरण

Regurgitant (रिगर्गीटैन्ट)— पीछे की ओर बहने वाला, प्रत्यावाही

Regurgitate (रिगर्गीटेट)—1. पीछे की ओर बहना 2. थोड़ी-थोड़ी मात्रा में आमाशय की अन्तर्वस्तुओं को बाहर निकालना, उगलना

Regurgitation (रिगर्गीटेशन)— पीछे की ओर बहना जैसे

अपचित भोजन का आमाशय से वापिस मुँह में आ जाना अथवा दोषयुक्त हृदय कपाट से होकर रक्त का पीछे की ओर बहना जिसका प्रभावित कपाट के अनुसार एओर्टिक, माइट्रल, पल्मोनरी अथवा ट्राइकस्पिड रिगर्गीटेशन नाम दिया गया; प्रत्यावहन

Rehabilitation (रीहैबिलीटेशन)—शारीरिक अथवा अन्य असमर्थता वाले व्यक्तियों का पुनः सामान्य कार्यों को करने लगना, पुनर्वासन

Rehabilitee (रीहैबिलीटी)— पुनर्वासी

Rehalation (रीहेलेशन)—फिर से साँस लेना।

Rehydration (रीहाइड्रेशन)— ऐसे व्यक्ति में जिसमें से पानी निकल चुका है, मुख से अथवा इन्जैक्शन द्वारा पुनः तरल पहुँचाना

Reimplantation (रीइमप्लान्टेशन)— किसी हिस्से अथवा संरचना की जैसे किसी दाँत अथवा अँगुली आदि की उस स्थान पर जहाँ से उसकी हानि हो चुकी है अथवा उसे अलग किया गया है, पुनःस्थापना करना; पुनःस्थापन

Reinfection (रीइन्फैक्शन)— उसी जीव द्वारा दूसरा संक्रमण होना, पुनःसंक्रमण

Reinforcement (रीइन्फोर्समैन्ट)— पुनः बल प्रदान करना।

Reinforcer (रीइन्फोर्सर)— कोई भी वस्तु जो पुनः बल प्रदान करती है।

Reinfusate (रीइनफ्यूज़ेट)— शरीर में पुनः आधान (फिर से चढ़ाने) के लिए प्रयोग में लाया जाने वाला तरल

Reinfusion (रीइनफ्यूज़न)— शरीर के तरल जैसे रक्त सीरम को उसी व्यक्ति के शरीर में फिर से चढ़ाना जिससे उसे पहले निकाला गया है।

Reinnervation (रीइन्नर्वेशन)— किसी जीवित तन्त्रिका के साथ सम्मिलन द्वारा अथवा किसी नई तन्त्रिका के निरोपण द्वारा शरीर के किसी पक्षाघात् से ग्रस्त भाग या अंग की तन्त्रिका पूर्ति की पुनः प्राप्ति

Reinoculation (रीइनॉकुलेशन)— उसी विषाणु अथवा जीव का दूसरा टीका लगाना, पुनर्टीकाकरण

Reintegration (रीइन्टीग्रेशन)—किसी मानसिक रोग के पश्चात् सामान्य मानसिक कार्य करने एवं व्यवहार की पुनः प्राप्ति हो जाना।

Reinversion (रीइनवर्ज़न)—किसी उलट गये अंग जैसे उलट गये गर्भाशय को उसके फण्डस या बुघ्न पर दबाव डाल कर ठीक करना।

Reiter's syndrome (राइटर्स सिण्ड्रोम)—एक संलक्षण जो मूत्रमार्गशोथ, सन्धिशोथ तथा नेत्रश्लेष्मलाशोथ से मिलकर बनता है।

Rejection (रिजैक्शन)—1. अस्वीकृति 2. पोषद की कोशिकाओं की रोगक्षम प्रतिक्रिया द्वारा निरोपित ऊतक का नष्ट होना।

Rejuvenation (रीजुवेनेशन)—जवानी अथवा सामान्य की ओर वापसी, कायाकल्प, पुनर्यौवन प्राप्ति

Rejuvenescence (रीजुवेनेसेन्स)— युवा बनना अथवा जीवन स्थिति की प्रारम्भिक अवस्था में वापिस पहुँचना।

Relapse (रिलैप्स)—स्पष्ट रूप से समाप्त हो जाने के पश्चात् किसी रोग अथवा लक्षणों का फिर से उत्पन्न होना, आवृत्ति, पुनरावृत्ति

Relapsing (रिलैप्सिंग)— स्पष्ट रूप से समाप्त होने के पश्चात् फिर से उत्पन्न होने वाला, आवर्ती, पुनरावर्ती

Relation (रिलेशन)— सम्बन्ध अथवा किसी वस्तु की दूसरे से की गई तुलना की अवस्था जैसे—

Occlusal jaw relation (ऑक्लुज़ल जॉ रिलेशन)—. मैण्डिबिल के दाँतों का मैक्ज़िला के दाँतों के साथ सम्बन्ध जब वे आपस में मिले होते हैं।

Relative (रिलेटिव)—1. सापेक्ष 2. सम्बन्धी

Relax (रिलैक्स)—ढीला करना, तनाव कम करना अथवा मानसिक दबाव या चिंता से मुक्ति पाना।

Relaxant (रिलैक्सेन्ट)—1. शिथिलन से सम्बन्धित अथवा उसे उत्पन्न करने वाला, शिथिलकर 2. वह औषधि जो तनाव कम करती है। 3. मृदु विरेचक, हल्का दस्तावर

Relaxation (रिलैक्सेशन)—ढीलापन अथवा तनाव कम होना, शिथिलन, शिथिलता

Relaxin (रिलैक्सिन)—गर्भावस्था के दौरान डिम्बग्रन्थि में पीत-पिण्ड में स्रवित होने वाला एक पोलीपेप्टाइड हार्मोन

Relay (रिले)—विद्युत धारा को फिर से शक्तिशाली बनाने वाला एक यन्त्र

Relief (रिलीफ)—आराम, उपशमन

Relieve (रिलीव)— आराम पहुँचाना।

Reline (रिलाइन)—किसी दन्तावली के अस्तर की सतह को फिर से बनाना।

Remainder (रिमेन्डर)— शेष, बचा हुआ अंश

Remediable (रेमीडियेब्ल)— साध्य, चिकित्स्य

Remedial (रेमीडियल)— आरोग्यकारक, उपचारक, प्रतिकारक

Remedy (रेमिडी)— उपचार, प्रतिकार, औषध

Remineralization (रीमिनरलाइज़ेशन)— किसी खनिज की किसी रोग के द्वारा शरीर से हानि होने के पश्चात् अथवा भोजन में इसकी कमी होने से शरीर में इसका पुनःस्थापन करना।

Reminiscence (रैमीनिसैन्स)— स्मरण द्वारा पुनः ज्ञान प्राप्ति

Remission (रेमीसन)— 1. किसी रोग के लक्षणों में कमी हो जाना 2. वह समय जब लक्षणों में कमी हो जाती है। उपशमन

Remit (रेमिट)— कुछ समय के लिए कम गम्भीर होना।

Remittance (रेमीटैन्स)— किसी रोग के लक्षणों का अस्थायी रूप से कम हो जाना।

Remittent (रेमीटैन्ट)— किसी रोग के लक्षण जो अस्थायी रूप से कम हो जाते हैं, अल्पविरामी

Remittent fever (रेमीटैन्ट फीवर)— ऐसा ज्वर जो बारी-बारी से उतर जाता तथा फिर चढ़ जाता है परन्तु तापमान सामान्य नहीं होता ।

Remnant (रेमनैन्ट)— वह जो शेष रह जाता है अथवा छोड़ दिया जाता है, एक अवशेष

Remnant radiation (रेमनैन्ट रेडिएशन)— जिस हिस्से का परीक्षण किया जाना है, उसकी एक्स-रे फिल्म बनाने के लिए उससे होकर गुजरने वाला आयनीकृत विकिरण

Remodeling (रीमॉडलिंग)—1. शरीर के किसी भाग का पुनर्निर्माण होना 2. सम्पूर्ण जीवन में अस्थि निर्माण में उत्पन्न होने वाले परिवर्तनों की एक श्रृंखला

Remote (रीमोट)— सुदूर, दूरस्थ, दूरवर्ती

Ren (रीन)— वृक्क या गुर्दा

Ren mobilis (रीन मोबाइलिस)— चलायमान वृक्क

Ren unguliformis (रीन अन्गुलीफोर्मिस)—घोड़े के नाल के आकार का वृक्क

Renal (रीनल)—1. वृक्क या गुर्दे से सम्बन्धित, वृक्कीय 2. गुर्दे के आकार का

Renal clearance test (रीनल क्लीयरैन्स टैस्ट)— एक मानक समय में किसी दिए हुए पदार्थ को वृक्क द्वारा निष्कासित करने की क्षमता पर आधारित एक वृक्क कार्य परीक्षण

Renal scanning (रीनल स्केनिंग)—यह वृक्क या गुर्दे की आकृति एवं उसके कार्य का पता लगाने के लिए एक परीक्षण है जिसमें एक रेडियोसक्रिय पदार्थ को जो गुर्दे में संचित हो जाता है, अन्तःशिराभ इन्जैक्शन द्वारा रोगी को दिया जाता है। पदार्थ जब गुर्दे में संचित होता है तो उससे निकलने वाली किरणन का किसी एक्स-रे फिल्म पर अभिलेखन कर लिया जाता है।

Renal tubule (रीनल ट्यूब्यूल)— वृक्काणु, वृक्क-नलिका

Renes (रीन्ज़)— Ren का बहुवचन

Renicapsule (रीनीकैप्सूल)— वृक्क का सम्पुट

Renicardiac (रीनीकार्डियक)—हृदय एवं वृक्क से सम्बन्धित

Reniculus (रेनीकुलस)— वृक्क का एक खण्डक

Renifleur (रेनीफ्लीअर)— वह व्यक्ति जो दूसरों के मूत्र की गन्ध से लैंगिक रूप से उत्तेजित हो जाता है।

Reniform (रेनीफोर्म)— गुर्दे के आकार का, वृक्काकार

Renin (रेनिन)— गुर्दे के द्वारा उत्पन्न एक एन्जाइम जो एन्जियोटेन्सीनोजन को एक रक्त-दाबवर्धक पदार्थ एन्जियोटेन्सिन I में परिवर्तित करके रक्त-दाब को नियमित करने में भाग लेता हे। वृक्क-धमनीय दाब के कम हो जाने पर यह उत्पन्न होता है।

Reninism (रेनिनिज़्म)— रेनिन के अधिक उत्पादन से उत्पन्न रोग

Renin substrate (रेनिन सब्सट्रेट)— Hypertensinogen.

Renipelvic (रेनीपैल्विक)— वृक्क की श्रोणि से सम्बन्धित

Reniportal (रेनीपोर्टल)—वृक्कीय पोर्टल संस्थान से सम्बन्धित

Renipuncture (रेनीपंक्चर)—वृक्क के कैप्सूल का शल्यक्रिया द्वारा वेधन, वृक्कसम्पुट-छिद्रण

Renitis (रीनाइटिस)— वृक्कशोथ, गुर्दे की सूजन

Rennet (रेन्नेट)— एक तरल जिसमें दूध जमाने वाला एन्जाइम रेनिन होता है।

Rennin (रेनिन)—शिशुओं के आमाशयिक रस में पाया जाने वाला एक एन्जाइम जो दूध जमाकर दही बना देता है।

Renninogen (रेनिनोजन)— रेनिनपूर्व। जिससे रेनिन बनता है।

Reno-, Ren- (रीनो-, रीन-)—उपसर्ग जिनका अर्थ वृक्क होता है।

Renocutaneous (रीनोक्यूटेनियस)— गुर्दों एवं त्वचा से सम्बन्धित

Renogastric (रीनोगैस्ट्रिक)— गुर्दे एवं आमाशय से सम्बन्धित

Renogenic (रीनोजैनिक)—वृक्क में अथवा उससे उत्पन्न होने वाला, वृक्कजनित

Renogram (रीनोग्राम)— रेडियोसक्रिय आयोडीन (^{131}I) की एक अन्तःशिराभ इन्जैक्शन द्वारा दी गई मात्रा की गुर्दों द्वारा रक्त से अलग करने की दर का अभिलेख, वृक्कलेख

Renography (रीनोग्राफी)—गुर्दे का एक्स-रे परीक्षण करना, वृक्कविकिरणलेख

Renointestinal (रीनोइन्टैस्टाइनल)— गुर्दे एवं आँत से सम्बन्धित

Renomegaly (रीनोमैगेली)—वृक्क का बढ़ जाना, अतिवृक्कता

Renopathy (रीनोपैथी)— Nephropathy.

Renoprival (रीनोप्राइवल)— गुर्दे के कार्य के अभाव से सम्बन्धित अथवा उसके द्वारा उत्पन्न

Renopulmonary (रीनोपल्मोनरी)— वृक्कों एवं फेफड़ों से सम्बन्धित

Renotrophic (रीनोट्रॉफिक)— गुर्दे की अतिवृद्धि उत्पन्न करने के सक्षम

Renotrophin (रीनोट्रॉफिन)— वृक्क की वृद्धि या उसके पोषण को प्रभावित करने वाला कोई कर्मक

Renotropic (रीनोट्रॉपिक)— वृक्क ऊतक के प्रति विशेष लगाव रखने वाला

Renotropin (रीनोट्रॉपिन)— Renotrophin.

Renovascular (रीनोवैस्कुलर)— वृक्क की रक्त वाहिनियों से सम्बन्धित

Renule (रेन्यूल)— गुर्दे का वृक्कीय धमनी की किसी शाखा द्वारा पूरित एक क्षेत्र

Renunculus (रीननकुलस)— Reniculus.

Rep. (रिप.)— इसे दोबारा होने दो।

Repair (रिपेयर)— मरम्मत करना, विरोहण

Repellent (रीपीलैन्ट)—हानिकारक कीटों को भगाने वाला कोई साधन, विकर्षक

Repercolation (रीपर्कोलेशन)—पुनः परिस्त्रवण

Repercussion (रीपर्कसन)—. 1. किसी सूजन, अर्बुद अथवा विस्फोट को कम करने वाला कार्य, प्रतिप्रभाव प्रतिघात, प्रतिकार 2. बैलोटमैन्ट

Repercussive (रीपर्कसिव)—1. प्रतिप्रभाव उत्पन्न करने वाला 2. प्रतिकारक

Replacement (रिप्लेसमैन्ट)— पुनःस्थापित करना, प्रतिस्थापन

Replantation (रीप्लान्टेशन)—शरीर से अलग हुए भाग जैसे हाथ अथवा पैर आदि का शल्यक्रिया द्वारा पुनःआरोपण, पुनर्रोपण

Repletion (रीप्लीशन)— भरा हुआ होना अथवा सन्तुष्ट होना, परिपूर्णता

Replicate (रीप्लीकेट)— दुहराना

Replication (रीप्लीकेशन)—1. शरीर के किसी भाग का पीछे की ओर मुड़ जाना 2. चिकित्सीय परीक्षणों में पूर्व में किए गये किसी प्रयोग के परिणाम की पुष्टि के लिए फिर से उस प्रयोग को करना, प्रतिकृत्ति

Replicon (रीप्लीकॉन)—गुणसूत्र या किसी गुणसूत्र के DNA का एक खण्ड जो दुहरा हो सकता है।

Repolarization (रीपोलेराइज़ेशन)— वह प्रक्रिया जिसके द्वारा निध्रुवण करने के पश्चात् कला (झिल्ली), कोशिका या तन्तु का पुनः ध्रुवीकरण किया जाता है जिसमें धनात्मक आवेश बाह्य सतह पर तथा ऋणात्मक आवेश आन्तरित सतह पर होता है।

Reportable disease (रिपोर्टेबूल डिज़ीज़)—ऐसा रोग जिसकी डाक्टर के द्वारा स्वास्थ्य अधिकारी को रिपोर्ट होनी चाहिए।

Repositio (रीपोज़िशियो)— Reposition.

Reposition (रीपोज़िशन)—कसी अंग अथवा ऊतक का वापिस सामान्य अवस्था में पहुँच जाना, पुनःस्थापन

Repositioning (रीपोज़िशनिंग)— शरीर के किसी भाग अथवा अंग को उसके उद्गम के स्थान में स्थापित करना।

Repositor (रीपोज़िटर)— विस्थापित अंग अथवा ऊतक को वापिस सामान्य अवस्था में लाने के लिए प्रयोग में लाया जाने वाला एक यन्त्र जैसे उलट गये गर्भाशय को पुनःस्थापित करने के लिए एक यन्त्र, पुनःस्थापी, पुनर्स्थापी

Repressed (रीप्रेस्ड)—निरूद्ध या दमित

Repression (रीप्रेसन)—रोक अथवा दबाव, दमन, उपशमन

Repressor (रीप्रेसर)— वह जो रोकता अथवा दबाता है।

Reproduce (रीप्रोड्यूज़)— जनन करना, सन्तान उत्पन्न करना।

Reproducibility (रीप्रोड्यूज़ीबिलिटी)— पुनः प्रस्तुत करने की क्षमता

Reproduction (रीप्रोडक्शन)— 1. जन्तुओं एवं पौधों द्वारा सन्तान उत्पन्न करने की क्रिया, जनन, सन्तानोत्पत्ति 2. एक-सी संरचना या स्थिति का निर्माण करना। जनन निम्न प्रकार का होता है—

Asexual reproduction (एसैक्सुअल रीप्रोडक्शन)— लैंगिक कोशिकाओं के संयोजन के बिना जैसे विखण्डन अथवा कलिकोत्पादन द्वारा जनन होना, अलैंगिक जनन

Sexual reproduction (सैक्सुअल रीप्रोडक्शन)—लैंगिक अथवा जनन कोशिकाओं द्वारा होने वाला जनन जिसमें एक पुरुष जनन कोशिका (शुक्राणु) एक स्त्री जनन कोशिका (डिम्ब अथवा अण्डें) से संयुक्त होता है, लैंगिक जनन

Somatic reproduction (सोमेटिक रीप्रोडक्शन)— Asexual reproduction.

Reproductive (रीप्रोडक्टिव)— जनन क्रिया से सम्बन्धित अथवा सन्तानोत्पत्ति करने की शक्ति वाला, जननीय

Repullulation (रीपुलुलेशन)—कलिकोत्पादन अथवा उगने के द्वारा किसी नई वृद्धि का उत्पन्न होना।

Repulsion (रिपल्सन)— 1. आकर्षण के विपरीत 2. पीछे को खींचने की क्रिया 3. अलग करने के लिए किसी के द्वारा दूसरे पर लगाया गया बल

Research (रसर्च)— अनुसन्धान

Resect (रिसैक्ट)—किसी अंग अथवा संरचना के किसी भाग को काट कर निकाल देना।

Resectable (रिसैक्टेबिल)— शल्यक्रिया द्वारा काट कर पूर्णतया अलग किया जाने योग्य जैसा कि किसी दुर्दम वृद्धि के लिए कहा जाता है।

Resection (रिसैक्शन)— किसी अंग अथवा संरचना के किसी भाग को शल्यक्रिया द्वारा काट कर अलग कर देना, उच्छेदन

Gastric resection (गैस्ट्रिक रिसैक्शन)—शल्य-क्रिया द्वारा आमाशय के किसी भाग को काट कर अलग कर देना।

Transurethral resection (ट्रान्सयूरेथ्रल रिसैक्शन)— मूत्रमार्ग से गुजारे गये एक यन्त्र से शल्यक्रिया द्वारा प्रोस्टेट ग्रन्थि को काट कर निकाल देना।

Wedge resection (वेज रिसैक्शन)— शल्यक्रिया द्वारा किसी ऊतक के जैसे डिम्बग्रन्थि के कीलाकार अथवा तिकोने टुकड़े को काट कर अलग कर देना।

Resectoscope (रिसैक्टोस्कोप)—मूत्रमार्ग से होते हुए प्रोस्टेट ग्रन्थि को निकालने अथवा जीवऊति परीक्षा या बायोप्सी के लिए इसके टुकड़े को अलग करने के लिए चौड़े कोण वाले दूर दर्शक यन्त्र या टेलीस्कोप तथा वैद्युत सक्रियतायुक्त तार के फन्दे से युक्त एक यन्त्र

Resectoscopy (रिसैक्टोस्कोपी)— रिसैक्टोस्कोप द्वारा मूत्र-मार्ग से होकर प्रोस्टेट ग्रन्थि को काट कर बाहर निकालना अथवा जीवऊति परीक्षा के लिये इसके एक टुकड़े को प्राप्त करना।

Reserve (रिज़र्व)— 1. भविष्य के प्रयोग के लिये शेष को रोके रखना अथवा शेष रुका हुआ जैसे अम्ल के उदासीनीकरण के लिये उपलब्ध शरीर का सुरक्षित क्षार, संचिति 2. संकटावस्था में प्रयुक्त एक अतिरिक्त आपूर्ति जैसे संकटावस्था में हृदय के

द्वारा अतिरिक्त कार्य करने की क्षमता 3. किसी व्यक्ति का अपनी सम्वेदनाओं एवं विचारों पर आत्म-संयम

Reserve air (रिज़र्व एयर)—सामान्य मात्रा से अधिक फेफड़ों से बाहर निकल सकने वाली वायु की अतिरिक्त मात्रा जो 1200 से 1600 c.c. होती है ।

Reservoir (रिज़र्वायर)— 1. तरलों के संचयन के लिये एक स्थान अथवा गुहा, कुण्ड, जलाशय 2. किसी रोगोत्पादक जीव के लिये एक वैकल्पिक अथवा निष्क्रिय वाहक

Residency (रेज़ीडैन्सी)—किसी अस्पताल में चिकित्सीय स्नातकों या स्नातकोत्तरों के चिकित्सीय व्यवसाय में प्रशिक्षित होने के लिए 1 वर्ष और अक्सर 3 से 4 वर्ष का काल

Resident (रेज़ीडैन्ट)— एक चिकित्सा-शास्त्र का स्नातक एवं लाइसेन्सशुदा कायचिकित्सक जो किसी अस्पताल में चिकित्सा में आगे ट्रेनिंग ले रहा हो, निवासी चिकित्सक

Residua (रेज़िडुआ)— Residuum का बहुवचन

Residual (रेज़िडुअल)—1. किसी अवशेष अथवा बचे हुये भाग से सम्बन्धित, अवशिष्ट, अवशेषांगी 2. अनुभव का कोई भी बाद का प्रभाव जो बाद के व्यवहार को प्रभावित करता है ।

Residual air (रेज़िडुअल एयर)—पूर्णरूपेण सांस निकाल देने के पश्चात् फेफड़ों में रहने वाली वायु जो किसी वयस्क में लगभग 1500 c.c. होती है ।

Residual function (रेज़िडुअल फंक्शन)—किसी रोग अथवा आघात या चोट लगने के पश्चात् रहने वाली शेष कार्य करने की क्षमता

Residual urine (रेज़िडुअल यूरीन)— मूत्र त्याग के पश्चात् मूत्राशय में बचा हुआ मूत्र जैसा कि बढ़ी हुई प्रोस्टेट ग्रंथि के रोगियों में होता है ।

Residue (रेजिड्यू)— किसी वस्तु का कोई भाग निकल जाने के पश्चात् शेष बचा हुआ भाग, अवशेष, अवशिष्ट

Residue-free diet (रिज़िड्यू-फ्री डाइट)— सेल्युलोज़ अथवा रूक्षांश (तन्तु) से रहित भोजन ।

Residuum (रेज़िडम)— अवशेष या बचा हुआ ।

Resilience (रेज़िलियेन्स)— लचीलापन, प्रत्यास्थता

Resilient (रेज़िलियेन्ट)— लचीला, प्रत्यास्थ

Resin (रेज़िन)— कुछ पौधों के द्वारा स्रवित अथवा कृत्रिम रूप से उत्पन्न किया गया गोंद के समान एक कार्बनिक पदार्थ जो जल में अघुलनशील परन्तु एल्कोहॉल में घुलनशील होता है, राल

Resina (रेज़िना)— रेज़िन

Resinoid (रेजिनॉयड)— किसी रेज़िन के समान

Resinous (रेज़िनस)—रेज़िन की प्रकृति का अथवा उससे सम्बन्धित, रालवत्

Resistance (रेज़िस्टैन्स)— 1. प्रतिकूलता अथवा प्रतिकारक बल जैसे किसी तरल अथवा वायु द्वारा उससे होकर गुजरने वाली किसी भी वस्तु को रोकने के लिये उस पर लगने वाला बल या शरीर अथवा किसी चालक का किसी विद्युत्-धारा के मार्ग में अवरोध 2. एक सामान्य जीव की अपने वातावरण के हानिकारक जीवों से अप्रभावित रहने की स्वाभाविक क्षमता अथवा शरीर की रोगोत्पादक जीवों की वृद्धि या उनके विषैले उत्पादों से होने वाली क्षति को रोकने की क्षमता । रोगक्षमता या इम्यूनिटी एण्टीबॉडियों की विद्यमानता से सम्बद्ध प्रतिरोध होता है, जिनकी संक्रामक सूक्ष्मजीवों पर विशिष्ट क्रिया होती है 3. मनोविश्लेषण में, दबे हुये विषय का ज्ञान होने में बाधा । प्रतिरोध

Drug resistance (ड्रग रेज़िस्टैन्स)—किसी सूक्ष्मजीव की किसी औषधि से प्रभावित न होने की क्षमता, औषध प्रतिरोध

Peripheral resistance (पेरीफ़्रल रेज़िस्टैन्स)—छोटी-छोटी रक्त वाहनियों विशेषकर धमनिकाओं एवं केशिकाओं से होकर बहने वाले रक्त में अवरोध उत्पन्न हो जाना, परिसरीय प्रतिरोध

Resistant (रेज़िस्टैन्ट)— प्रतिरोधी ।

Resistivity (रेज़िस्टीविटी)— वैद्युत धारा के मार्ग में किसी वस्तु के प्रतिरोध की माप

Resistor (रेज़िस्टर)—वैद्युत धारा के प्रवाह में प्रतिरोध उपलब्ध कराने हेतु वैद्युत परिपथ में समाविष्ट एक तत्त्व

Resolution (रेज़ोल्यूशन)— 1. किसी रोग का अथवा बिना पके किसी सूजन का लुप्त हो जाना या फिर से सामान्य हो जाना, शमन, शोथोपशमन 2. विघटन, विभेदन

Resolve (रिज़ोल्व)— 1. लुप्त होना अथवा सामान्य अवस्था में वापिस पहुँचना 2. विघटित होना ।

Resolvent (रिज़ोल्वैन्ट)—सूजन के समाप्त होने को प्रोत्साहित करने वाला, विभेदक, शामक

Resonance (रेज़ोनैन्स)— 1. शरीर के किसी खोखले भाग जैसे छाती या पेट का परिताड़न करने पर सुनाई देने वाली ध्वनि की गुणवत्ता, अनुनाद । अनुनाद का घट जाना डलनैस (मन्दता) तथा इसका बढ़ जाना फ्लैटनैस कहलाता है । 2. परिश्रवण करने पर सुनाई देने वाली स्वर ध्वनि । अनुनाद मुख्यतया निम्न प्रकार का होता है—

Amphoric resonance (एम्फोरिक रेज़ोनैन्स)— खाली बोतल के मुँह पर फूँकने से उत्पन्न ध्वनि के समान ध्वनि

Bandbox resonance (बैण्डबॉक्स रेज़ोनैन्स)—एम्फाइजीमा से पीड़ित रोगियों की छाती का परिताड़न करने पर सुनाई देने वाला फुफ्फुसीय अनुनाद ।

Cracked-pot resonance (क्रेक्ड-पॉट रेज़ोनैन्स)—क्षय रोग के बढ़ जाने पर जब गुहाएं बन जाती हैं, छाती का परिताड़न करने पर सुनाई देने वाला फुफ्फुसीय अनुनाद जो टूटे बर्तन से उत्पन्न ध्वनि के समान होता है ।

Skodiac resonance (स्कोडियाक रेज़ोनैन्स)—फेफड़े के निचले भाग में फुफ्फुसावरणी निसःरण के स्थित रहने

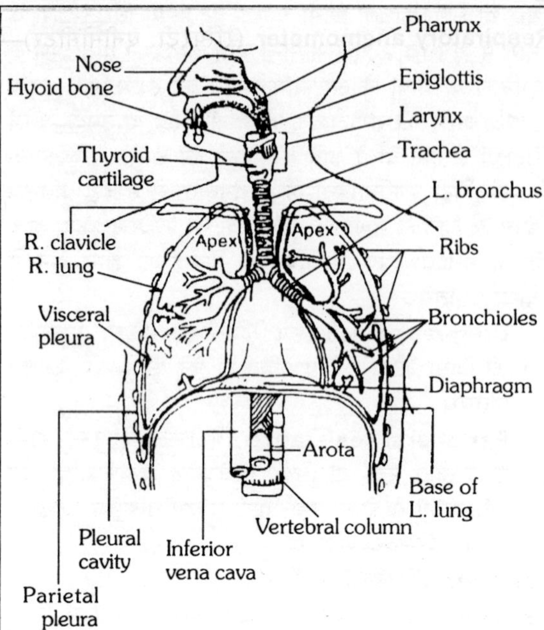

Fig. 477 : Respiratory organs (श्वसनांग)

Nose = नासिका, Hyoid bone = कण्ठिकास्थि, Thyroid cartilage = अवटु उपास्थि, Right clavicle = दायीं जत्रुक अस्थि, Right lung = दायां फेफड़ा, Visceral pleura = अन्तरांगी फुफ्फुसावरण, Pleural cavity = फुफ्फुसावरणीय गुहा, Parietal pleura = पार्श्विक फुफ्फुसावरण, Inferior vena cava = निम्न महाशिरा, Vertebral column = कशेरुका-दण्ड, Aorta = महाधमनी, Base of left Lung = बायें फेफड़े का आधार, Apex = शिखर, Bronchioles = श्वासनलिकाएं, Diaphragm = मध्यपट या मध्यच्छद, Heart space = हृदय का स्थान, Ribs = पसलियाँ, Left bronchus = बायीं श्वासनली, Trachea = श्वासप्रणाल, Larynx = स्वरयन्त्र, Epiglottis = कण्ठच्छद, Pharynx = ग्रसनी

से उसके ऊपरी भाग में बढ़ा हुआ परिताड़न अनुनाद, स्कोडी अनुनाद

Tympanitic resonance (टिम्पैनाइटिक रेज़ोनैन्स)—वायु से फूली किसी खोखली रचना जैसे आमाशय अथवा कोलन का परिताड़न करने पर सुनाई देने वाला अनुनाद, आध्मानी अनुनाद।

Vesicular resonance (वैसीकुलर रेज़ोनैन्स)— सामान्य फुफ्फुसीय अनुनाद, कोष्ठकी अनुनाद

Vocal resonance (वोकल रेज़ोनैन्स)—परिश्रवण करने पर छाती से होते हुये सुनाई देने वाली बोलने की ध्वनि, श्रव्यवाक् अनुनाद

Resonant (रेज़ोनैन्ट)— परिताड़न करने पर कम्पनशील ध्वनि उत्पन्न करने वाला, अनुनादी, प्रतिनादी

Resonating (रेज़ोनेटिंग)—किसी ध्वनि के स्रोत की सहानुभूति में कम्पन करने वाला।

Resonating cavities (रेज़ोनेटिंग कैविटीज़)—स्वर ध्वनि को तेज करने वाला यन्त्र जिसके अन्तर्गत स्वरयन्त्र का ऊपरी भाग, ग्रसनी, नासा-गुहा, परानासीय विवर तथा मुख गुहा सम्मिलित होते हैं।

Resonator (रेज़ोनेटर)—ध्वनियों को तेज करने के काम आने वाला एक यन्त्र

Resorb (रीज़ार्ब)— 1. पुनः अवशोषित करना 2. पुनः अवशोषित होना।

Resorbent (रीज़ार्बेन्ट)— असामान्य पदार्थ जैसे रक्त के थक्कों के अवशोषण को प्रोत्साहित करने वाला।

Resorption (रीज़ार्प्शन)—1. अवशोषण के द्वारा अलग होने की क्रिया जैसे पस का अवशोषण द्वारा अलग होना 2. किसी हड्डी अथवा दाँत के इनैमल का अपघटन एवं उसका स्वांगीकरण 3. पुनः अवशोषण

Resorptive (रीज़ार्पटिव)— पुनःअवशोषक

Respirable (रैस्पिरेबिल)— श्वसन योग्य

Respiration (रैस्पिरेशन)— वायुमण्डल एवं शरीर की कोशिकाओं के बीच ऑक्सीजन तथा कार्बन डाइऑक्साइड का विनिमय जिसमें अन्तःश्वसन तथा निःश्वसन का समावेश होता है। अन्तःश्वसन के दौरान ऑक्सीजन को ग्रहण किया जाता है जो फुफ्फुसीय वायुकोशों में पहुँचती है और वहाँ पर विसरण द्वारा ऑक्सीजन रक्त में मिश्रित हो जाती है और शरीर की कोशिकाओं में ले जाई जाती है तथा शरीर की कोशिकाओं से कार्बन डाइऑक्साइड रक्त के द्वारा वायुकोशों में ले जायी जाती है जहाँ से वह निःश्वसन में बाहर निकल जाती है; श्वास; श्वसन। श्वसन मुख्यतया निम्न प्रकार का होता है—

Abdominal respiration (एब्डोमिनल रैस्पिरेशन)—उदरीय पेशियों तथा डायाफ्राम द्वारा होने वाला श्वसन जबकि छाती में गति नहीं होती जैसा कि खण्डीय न्यूमोनिया में देखा जाता है; उदरीय श्वसन

Accelerated respiration (एक्सीलरेटेड रैस्पिरेशन)—सामान्य दर अर्थात् युवा व्यक्ति में 25 प्रति मिनट की दर से ऊपर होने वाला श्वसन। यह शारीरिक श्रम अथवा मानसिक परेशानियों के फलस्वरूप एवं रोगों जैसे न्यूमोनिया तथा दमा आदि में देखा जाता है।

Aerobic respiration (ऐरोबिक रैस्पिरेशन)— श्वसन जिसमें वायु या मुक्त ऑक्सीजन का उपयोग होता है।

Amphoric respiration (एम्फोरिक रैस्पिरेशन)—एक प्रकार का श्वसन जिसमें एक बड़ी फुफ्फुसीय गुहा या वातवक्ष होने के मामले में परिश्रवण करने पर ऐसी ध्वनि सुनाई देती है जैसे किसी बोतल के मुँह पर फूँक मारने पर सुनाई देती है।

Anaerobic respiration (ऐनीरोबिक रैस्पिरेशन)— श्वसन जिसमें मुक्त ऑक्सीजन भाग नहीं लेती, यह रासायनिक प्रतिक्रियाओं द्वारा प्राप्त होती है।

Artificial respiration (आर्टीफीशियल रैस्पिरेशन)— साँस रुक जाने पर रोगी को दिया जाने वाला कृत्रिम श्वसन

Cell respiration (सैल रैस्पिरेशन)— Internal respiration.

Cheyne-stokes respiration (चाइन-स्टाक्स रैस्पिरेशन)— 'C' के अन्तर्गत देखें

Decreased respiration (डिक्रीज्ड रैस्पिरेशन)— ऐसा श्वसन जिसमें श्वसनीय गति व्यक्ति की आयु के हिसाब से सामान्य से कम होती है जैसा कि यूरीमिया, मधुमेही गहन-मूर्छा, हिस्टीरिया तथा स्तब्धता आदि में होता है।

External respiration (एक्सटर्नल रैस्पिरेशन)—फेफड़ों के अन्दर स्थित वायु तथा वायुकोशों की भित्तियों में स्थित केशिकाओं के रक्त के बीच ऑक्सीजन एवं कार्बन डाइऑक्साइड का आदान-प्रदान होना, बाह्य श्वसन

Fetal respiration (फीटल रैस्पिरेशन)—अपरा में भ्रूण एवं माता के रक्त के बीच गैसों का आदान-प्रदान होना।

Forced respiration (फोर्स्ड रैस्पिरेशन)—स्वेच्छा से श्वसन की गति एवं गहनता को बढ़ाना।

Internal respiration (इन्टर्नल रैस्पिरेशन)—शरीर की कोशिकाओं एवं रक्त के बीच गैसों का आदान-प्रदान होना, आन्तरिक श्वसन

Interrupted respiration (इन्ट्रप्टेड रैस्पिरेशन)—ऐसा श्वसन जिसमें अन्तःश्वसनीय एवं निःश्वसनीय ध्वनियाँ लगातार नहीं होतीं।

Intrauterine respiration (इन्ट्रायूटेराइन रैस्पिरेशन)— जन्म से पूर्व गर्भाशय में भ्रूण द्वारा सांस लेना।

Kussmaul's respiration (कुस्मौल्स रैस्पिरेशन)— गहरे-गहरे, हाँफते हुए साँस लेना जो वायु क्षुधा अथवा मधुमेह जनित सन्यास या मूर्च्छा की विशिष्टता होती है।

Labored respiration (लेबर्ड रैस्पिरेशन)— साँस फूलना अथवा कठिनाई से लिया जाने वाला साँस, कष्टश्वास, कृच्छश्वसन

Slow respiration (स्लो रैस्पिरेशन)—एक मिनट में 12 से नीचे की दर पर होने वाले श्वसन

Thoracic respiration (थौरैसिक रैस्पिरेशन)—केवल छाती की गतियाँ होने से श्वसन क्रिया होना और उदरीय भित्ति इसमें भाग नहीं लेती।

Respirator (रैस्पिरेटर)— कृत्रिम श्वसन देने के लिये एक उपकरण, श्वसित्र, श्वासयन्त्र

Respiratory (रैस्पिरेट्री)— श्वसन सम्बन्धी

Respiratory anemometer (रैस्पिरेट्री एनीमोमीटर)— फुफ्फुसीय कार्य की जाँच करने के लिए प्रयोग में लाया जाने वाला एक प्रकार का रैस्पिरोमीटर

Respiratory quotient (रैस्पिरेट्री कुयोशिएन्ट)— साँस के साथ निकाली गई वायु में कार्बन डाइऑक्साइड की मात्रा को साँस के साथ खींची गई ऑक्सीजन की मात्रा से विभाजित करने पर प्राप्त परिणाम जो सामान्यतया 0.9 होता है।

Respiratory system (रैस्पिरेट्री सिस्टम)—गैसों के विनिमय में प्रयुक्त अंग जिनमें नासिका, ग्रसनी, स्वरयन्त्र, श्वास-प्रणाल, श्वास नलियाँ तथा फेफड़े होते हैं।

Respire (रैस्पायर)— 1. सांस लेना 2. ऑक्सीजन का उपभोग करना एवं कार्बन डाइऑक्साइड को मुक्त करना।

Respirometer (रैस्पिरोमीटर)— श्वसन की प्रकृति का पता लगाने वाला एक उपकरण

Respite (रैस्पाइट)— जीर्ण अथवा दुर्बलकारी रोग के रोगियों की बीच-बीच में अल्पकालिक देखभाल

Response (रैस्पोन्स)— किसी उद्दीपन के परिणामस्वरूप होने वाली एक प्रतिक्रिया जो किसी पेशी का संकुचन अथवा ग्रन्थि का स्राव हो सकती है या किसी चिकित्सा का परिणाम जो अनुकूल अथवा प्रतिकूल हो सकता है; अनुक्रिया; प्रतिवेदन

Rest (रैस्ट)— 1. श्रम के पश्चात् विश्राम 2. मस्तिष्क अथवा शरीर की सक्रियता से मुक्ति 3. बचा हुआ भाग, शेष 4. भ्रूणीय ऊतक का एक अवशेष जो युवा व्यक्ति में भी बना रहता है, अवशिष्ट

Restenosis (रेस्टेनोसिस)— पुनः उत्पन्न होने वाली संकीर्णता जैसे किसी हृदय के कपाट अथवा वाहिनी की संकीर्णता

Restiform (रेस्टीफार्म)— रस्सी के आकार का

Resting (रैस्टिंग)— विश्राम करने वाला; निष्क्रिय

Resting cell (रैस्टिंग सैल)— 1. ऐसी कोशिका जो विभाजित नहीं हो रही होती 2. ऐसी कोशिका जो अपना सामान्य कार्य नहीं करती।

Restitutio ad integrum (रेस्टीट्यूशियो एड इन्टीग्रम)— पूर्ण रूप से पुनः स्वास्थ्य प्राप्ति

Restitution (रेस्टीट्यूशन)—1. पहली अवस्था को लौटना, प्रत्यावर्तन, प्रत्यानयन 2. सही करना 3. शिशु के सिर के योनि से पूर्णतया बाहर निकल जाने के पश्चात् उसका स्वयं ही शिशु के शरीर की सीध में हो जाना

Restless (रैस्टलैस)—बेचैन, व्याकुल, व्यग्र

Restlessness (रैस्टलैसनैस)— बेचैनी, व्याकुलता, व्यग्रता

Restoration (रेस्टोरेशन)— 1. अपनी पूर्वावस्था में लौटना जैसे पुनः स्वास्थ्य की प्राप्ति अथवा किसी हिस्से का अपनी सामान्य अवस्था में पुनःस्थापन 2. दन्त-चिकित्सा में, वह सामग्री अथवा उपकरण जो किसी दाँत या दाँतों तथा आस-पास के ऊतकों को पुनः स्थापित करता है। आरोग्यलाभ

Restorative (रेस्टोरेटिव)—1. पुनः स्वास्थ्य प्राप्ति से सम्बन्धित 2. स्वास्थ्य एवं शक्ति की पुनः प्राप्ति में सहायक उपचार, शक्तिदाता, आरोग्यकारक

Restraint (रेस्ट्रेन्ट)— प्रबल नियन्त्रण, बन्दीकरण, प्रतिबन्ध अथवा किसी रोगी को अपने द्वारा चोट खाने से बचाने के लिये प्रयोग में लाया जाने वाला उपकरण या कोई विधि

Resuscitate (रीससाइटेट)— पुनर्जीवित करना।

Resuscitation (रीससाइटेशन)— स्पष्ट रूप से मृत्यु हो जाने के पश्चात् पुनः जीवन प्राप्ति, पुनर्जीवन

Resuscitator (रीससाइटेटर)— जिन व्यक्तियों में सांस रुक जाता है उनमें श्वसन प्रारम्भ करने के काम आने वाला एक उपकरण

Retained (रीटेन्ड)— रुद्ध

Retainer (रीटेनर)—1. किसी वस्तु को उसके स्थान पर रखने वाला कोई भी उपकरण 2. दन्त-चिकित्सा में, किसी दाँत अथवा आंशिक दन्तावली को उचित स्थिति में रखने वाला एक उपकरण

Retardate (रीटार्डेट)— मन्दबुद्धि व्यक्ति

Retardation (रिटार्डेशन)—देरी; बाधा या रुकावट; विलम्ब से मानसिक या शारीरिक विकास होना; मन्दता; मन्दन; विलम्बन

Retarder (रिटार्डर)—दन्त-चिकित्सा में प्रयुक्त एक पदार्थ जो किसी सामग्री जैसे जिप्सम आदि के रासायनिक कठोरीकरण को धीमा करता है।

Retch (रेच)—उल्टी के लिये अनैच्छिक प्रयास

Retching (रेचिंग)—उल्टी करने के लिये अनैच्छिक प्रयास करने वाला, उबकाई, वमनोद्रेक

Rete (रेटी)— जाल, रक्त वाहिनियों अथवा तन्त्रिकाओं की जालिका जैसे धमनीय जालिका, जो धमनियों की केशिकायें बन जाने वाले स्थान से ठीक पहले छोटी-छोटी धमनियों का एक जाल होता है।

Retention (रिटेन्शन)—शरीर में उत्सर्गी उत्पादों जैसे मल, मूत्र अथवा स्वेद आदि को रोकने की क्रिया; अवधारण

Retention defect (रिटेन्शन डिफैक्ट)— वस्तुओं को देखने के तुरन्त बाद उन्हें याद न रख पाना।

Retention cyst (रिटेन्शन सिस्ट)—ग्रन्थि की वाहिनी के बन्द हो जाने के कारण ग्रन्थि में स्राव के रुक जाने से उत्पन्न पुटी, अवरोधन पुटी

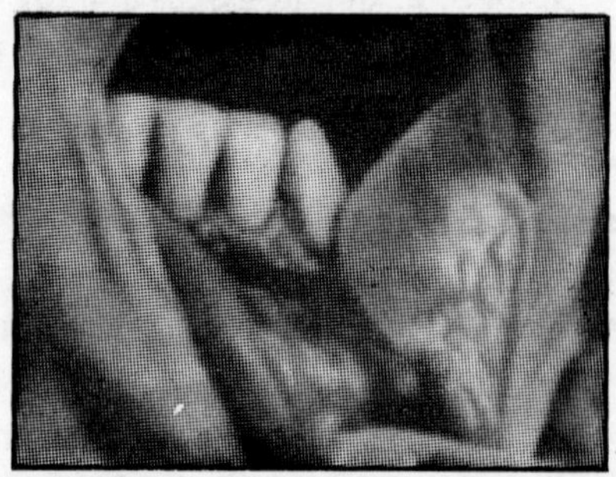

Fig. 478 : Retention cyst (अवरोधन पुटी)

Retention enema (रिटेन्शन एनीमा)— पोषण उपलब्ध कराने हेतु, श्लेष्मिक कला को औषधियुक्त करने अथवा संज्ञाहरण उत्पन्न करने के लिये रोक लिया जाने वाला एनीमा

Retention with overflow (रिटेन्शन विद ओवरफ्लो)— अवरोधिनी की ऐंठन के कारण मूत्र-त्याग के समय मूत्राशय के खाली न होने के परिणामस्वरूप मूत्र का मूत्राशय में ठहर जाना तथा मूत्राशय का भरा होने के कारण केवल अधिक मूत्र का बूँद-बूँद करके टपकना।

Retentive (रिटेन्टिव)— धारण करने की शक्ति वाला, धारक

Retentivity (रिटेन्टीविटी)— धारणशीलता

Retia (रेटिया)—Rete का बहुवचन

Retial (रेटियल)—किसी जाल अथवा जालिका से सम्बन्धित, जालीय

Reticula (रेटिकुला)—Reticulum का बहुवचन

Reticular (रेटिकुलर)— जाल के समान, जालीदार

Reticular cells (रेटिकुलर सैल्स)— 1. जालीदार संयोजी ऊतक की कोशिकायें 2. लसीकापरक एवं मज्जाभ ऊतकों में पाई जाने वाली भक्षक कोशिकायें

Reticular layer (रेटिकुलर लेयर)—त्वचा अथवा अन्तस्त्वचा का गहराई का भाग बनाने वाली संयोजी ऊतक की परत जिसके नीचे अंकुरकवत् परत स्थित होती है।

Reticular tissue (रेटिकुलर टिशू)— जालीदार तन्तुओं एवं कोशिकाओं का बना संयोजी ऊतक जो मुख्यतया अस्थि मज्जा तथा लसीका पर्वों में पाया जाता है।

Reticulate (रेटिकुलेट)—किसी जाल की प्रकृति वाला

Reticulated (रेटिकुलेटेड)—1. जाल या जाली सम्बन्धी 2. जाल के समान

Reticulation (रेटिकुलेशन)— जाल का बनना अथवा उसका पाया जाना, जालिकाभवन

Reticulo- (रेटिकुलो-)— एक उपसर्ग जिसका अर्थ जाल या जाली है।

Reticulocyte (रेटिकुलोसाइट)— एक अपरिपक्व लाल रक्त कोशिका जिसमें कणिकाओं अथवा सूत्रों का एक जाल होता है, जाललोहितकोशिका

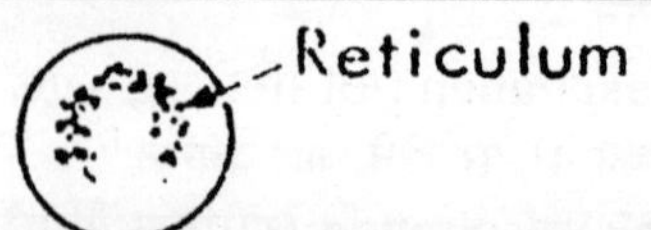

Fig. 479 : Reticulocyte (जाललोहितकोशिका)

Reticulocytopenia (रेटिकुलोसाइटोपीनिया)—रक्त में जाललोहितकोशिकाओं की कमी हो जाना।

Reticulocytosis (रेटिकुलोसाइटोसिस)—परिसंचरण करते रक्त में जाललोहितकोशिकाओं का संख्या में बढ़ जाना, जाललोहितकोशिकाबहुलता

Reticuloendothelial (रेटिकुलोएण्डोथीलियल)— जालीय अन्तःकला अथवा जालीय अन्तःकला–प्रणाली से सम्बन्धित, जालीय अन्तःकला।

Reticuloendothelial cell (रेटिकुलोएण्डोथीलियल सैल)— जालीय अन्तःकला–प्रणाली की एक भक्षक कोशिका

Reticuloendothelioma (रेटिकुलोएण्डोथीलियोमा)— जालीय अन्तःकला-ऊतक से बना एक दुर्दम अर्बुद

Reticuloendotheliosis (रेटिकुलोएण्डोथीलियोसिस)— जालीय अन्तःकला का अतिविकसन, जालीय अन्तःकला-कोशिकता

Reticuloendothelium (रेटिकुलोएण्डोथीलियम)— जालीय अन्तःकला-प्रणाली का ऊतक

Reticulohistiocytoma (रेटिकुलोहिस्टियोसाइटोमा)— त्वचा, श्लेष्मिक कला तथा लम्बी हड्डियों की श्लेषक-कला को रोगग्रस्त करने वाली हिस्टियोसाइटों एवं बहुकेन्द्रकीय बृहत् कोशिकाओं की कणिकागुल्मता

Reticulohistiocytosis (रेटिकुलोहिस्टियोसाइटोसिस)— Reticuloendotheliosis.

Reticuloid (रेटिकुलॉयड)—जालिका-कोशिकता के समान

Reticuloma (रेटिकुलोमा)—जालीय अन्तःकला-कोशिकाओं से बना एक अर्बुद

Reticulopenia (रेटिकुलोपीनिया)— रक्त में जाललोहितकोशिकाओं की संख्या में कमी हो जाना।

Reticulosarcoma (रेटिकुलोसार्कोमा)—लसीका एवं अन्य ग्रंथियों की जालीय अन्तःकला में उत्पन्न होने वाली बृहत एककेन्द्रकश्वेतकोशिकाओं से बना एक दुर्दम अर्बुद

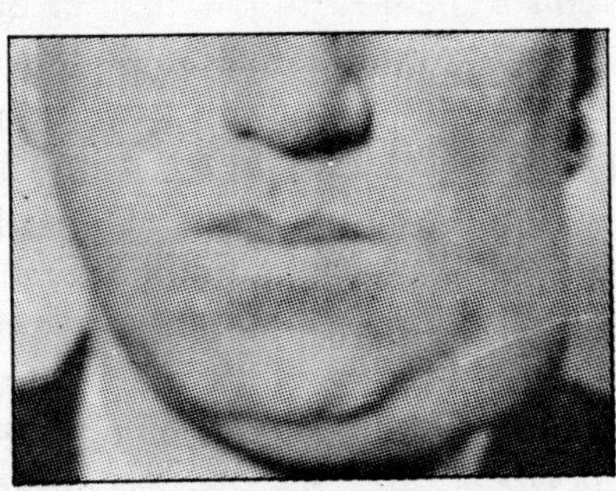

Fig. 480 : Reticulosarcoma (रेटिकुलोसार्कोमा)

Reticulosis (रेटिकुलोसिस)— Reticulocytosis.

Reticulospinal (रेटिकुलोस्पाइनल)— जालिका एवं मेरु-दण्ड से सम्बन्धित

Reticulum (रेटिकुलम)—1. एक छोटा-सा जाल विशेषकर कोशिका में जीवद्रव्य का जाल, जालिका 2. जालीय ऊतक

Retiform (रेटीफार्म)— जालीय, जाल के समान, जालवत्

Retina (रेटिना)—नेत्रगोलक की सबसे भीतर की या तीसरी परत जिस पर किसी वस्तु का प्रतिबिम्ब बनता है, दृष्टिपटल

Retinaculum (रेटिनाकुलम)— 1. किसी अंग अथवा हिस्से को अपने स्थान पर धारण किये रहने वाली एक रचना 2. ऑपरेशन के दौरान ऊतकों को पीछे की ओर खींचने वाला एक यन्त्र। उपबन्धनी

Retinal (रेटिनल)— रेटिना अथवा दृष्टिपटल से सम्बन्धित, दृष्टिपटलीय

Retinal break (रेटिनल ब्रेक)— दृष्टिपटल या रेटिना की निरन्तरता में एक भंजन जो सामान्यतया आँख पर चोट पहुँचने के कारण होता है।

Retinectomy (रेटिनेक्टॉमी)—शल्य-क्रिया द्वारा दृष्टिपटल के एक भाग को काटकर अलग कर देना।

Retinene (रेटिनीन)—रोह्डोप्सिन पर प्रकाश की क्रिया द्वारा रेटिना पर बनने वाला नारंगी-पीले रंग का एक वर्णक; विटामिन 'ए' का एक एल्डीहाइड

Retinitis (रेटिनाइटिस)— रेटिना की सूजन, दृष्टिपटलशोथ। यह मुख्यतया निम्न प्रकार का होता है—

Actinic retinitis (एक्टीनिक रेटिनाइटिस)— तीव्र प्रकाश अथवा अन्य प्रकार की विकिरण-ऊर्जा के प्रति अनावृत होने से उत्पन्न दृष्टिपटलशोथ

Albuminuric retinitis (एल्ब्यूमिनूरिक रेटिनाइटिस)— जीर्ण वृक्क रोग तथा दुर्दम उच्च रक्त-चाप में उत्पन्न होने वाली रेटिना की सूजन

Circinate retinitis (सर्सिनेट रेटिनाइटिस)—ऐसा दृष्टिपटलशोथ जिसमें घनीफुल्ली अथवा मैकुला के चारों ओर सफेद धब्बों का एक वृत्त बन जाता है।

Diabetic retinitis (डायाबिटिक रेटिनाइटिस)—लम्बे समय से चले आ रहे मधुमेह रोग में उत्पन्न होने वाली रेटिना की सूजन

Disciform retinitis (डिस्सीफोर्म रेटिनाइटिस)— दृष्टिपटलशोथ जिसमें मैकुला के क्षेत्र में रेटिना का ह्रास हो जाता है।

Exogenous purulent retinitis (एक्सोजीनस प्यूरूलैन्ट रेटिनाइटिस)— बाहर स्थित किसी जख्म में छेद हो जाने के परिणामस्वरूप वहाँ से आँख में प्रवेश करने वाले संक्रामक जीवों से उत्पन्न होने वाला दृष्टिपटलशोथ

Exudative retinitis (एक्सूडेटिव रेटिनाइटिस)—जीर्ण दृष्टिपटलशोथ जिसमें दृष्टि-चक्रिका के चारों ओर उठान उत्पन्न हो जाते हैं।

Hemorrhagic retinitis (हीमोरेह्जिक रेटिनाइटिस)— ऐसा दृष्टिपटलशोथ जिसमें रेटिना में अधिक रक्त-स्राव होता है।

Metastatic retinitis (मेटास्टेटिक रेटिनाइटिस)— रेटिना की वाहिनियों में संक्रमी अन्तःशल्यों के ठहर जाने के फलस्वरूप उत्पन्न तीव्र सपूय दृष्टिपटलशोथ

Punctate retinitis (पंक्टेट रेटिनाइटिस)—

दृष्टिपटलशोथ जिसमें आँख के फण्डस या बुघ्न में बहुत से सफेद या पीले धब्बे बन जाना विशिष्टता होती है।

Retinitis pigmentosa (रेटिनाइटिस पिग्मेन्टोसा)— बचपन में शुरू होने वाला एक जीर्ण प्रगतिशील रोग जिसमें रेटिना का ह्रास हो जाता है तथा उसमें सभी ओर फैली हुई वर्णकता हो जाती है परन्तु रेटिना की सूजन नहीं होती। रात्रि दृष्टि दोषयुक्त हो जाती है जिसके पश्चात् दृष्टि-क्षेत्र संकुचित हो जाता है; वर्णकित दृष्टिपटल-व्यपजनन

Retinitis proliferans (रेटिनाइटिस प्रोलीफ्रैन्स)— ऐसा दृष्टिपटलशोथ जिसमें बार-बार रक्तस्राव होने के परिणामस्वरूप संयोजी ऊतक के वाहिकावर्धित पिण्ड रेटिना से विट्रियस में को लटके होते हैं।

Solar retinitis (सोलर रेटिनाइटिस)—रेटिना के सूर्य की किरणों में अनावृत होने के कारण उत्पन्न दृष्टिपटलशोथ

Suppurative retinitis (सपूरेटिव रेटिनाइटिस)— पूयजनक जीवों के कारण उत्पन्न दृष्टिपटलशोथ जिसमें पस बन जाता है।

Syphilitic retinitis (सिफिलिटिक रेटिनाइटिस)— सिफिलिस के कारण होने वाला दृष्टिपटलशोथ या रेटिना की सूजन।

Retinoblastoma (रेटिनोब्लास्टोमा)—बच्चों में उत्पन्न होने वाला रेटिना का एक दुर्दम अर्बुद, दृष्टिपटलप्रसूअर्बुद

Retinochoroid (रेटिनोकोरॉइड)—आँख के रेटिना एवं कोरॉइड से सम्बन्धित

Retinochoroiditis (रेटिनोकोरॉइडाइटिस)—रेटिना एवं कोरॉइड की सूजन, दृष्टिरंजितपटलशोथ

Retinocystoma (रेटिनोसिस्टोमा)— रेटिना अथवा दृष्टिपटल का तन्त्रिकाबन्धार्बुद

Retinodialysis (रेटिनोडायालाइसिस)— अपने परिसर पर रेटिना का अलग हो जाना।

Retinoid (रेटिनॉयड)—रेटिना के समान

Retinol (रेटिनोल)— विटामिन $ए_1$, स्तनपायी में पाया जाने वाला एक प्रकार का विटामिन ए

Retinomalacia (रेटिनोमैलेसिया)—रेटिना का कोमल हो जाना

Retinopapillitis (रेटिनोपैपीलाइटिस)— रेटिना एवं दृष्टि-अंकुरक का शोथ

Retinopathy (रेटिनोपैथी)— रेटिना का कोई भी रोग, दृष्टिपटल-विकृति

Arteriosclerotic retinopathy (आर्टिरियोस्क्लेरोटिक रेटिनोपैथी)— धमनीकाठिन्य एवं उच्च रक्त-चाप से सम्बद्ध दृष्टिपटल-विकृति

Circinate retinopathy (सर्सिनेट रेटिनोपैथी)— रेटिना का एक रोग जिसमें रेटिना में मैकुला के चारों ओर सफेद धब्बों का एक वृत्त बन जाता है, वृत्ताकार दृष्टिपटल-विकृति

Diabetic retinopathy (डायाबिटिक रेटिनोपैथी)— मधुमेह रोग में उत्पन्न होने वाली दृष्टिपटल-विकृति

Hypertensive retinopathy (हाइपरटेन्सिव रेटिनोपैथी)— अनिवार्य अथवा दुर्दम उच्च रक्त-चाप के साथ होने वाली दृष्टिपटल-विकृति, अतिरिक्त दाबी दृष्टिपटल-विकृति

Leukemic retinopathy (ल्यूकीमिक रेटिनोपैथी)— सभी प्रकार के ल्यूकीमिया में उत्पन्न होने वाली दृष्टिपटल-विकृति जिसमें दृष्टिपटलीय शिराओं में अतिरक्तता एवं ऐंठन हो जाती है, छितरे हुए रक्तस्राव और दृष्टिपटल तथा दृष्टि-चक्रिका का शोफ हो जाता है।

Solar retinopathy (सोलर रेटिनोपैथी)—सूर्य को सीधा देखने पर रेटिना में उत्पन्न होने वाले विकृतिजन्य परिवर्तन जैसे कि अक्सर सूर्य ग्रहण के पश्चात् देखे जाते हैं।

Syphilitic retinopathy (सिफिलिटिक रेटिनोपैथी)— सिफिलिस रोग की बाद की अवस्थाओं में उत्पन्न होने वाली दृष्टिपटल-विकृति

Toxemic retinopathy of pregnancy (टॉक्सीमिक रेटिनोपैथी ऑफ प्रीग्नैन्सी)— गर्भावस्था में अचानक दृष्टिपटलीय धमनिकाओं का ऐंठ जाना जिसके पश्चात् छितरे हुए रक्तस्राव हो जाते हैं, धनीफुल्ली या मैकुला पर तारे के आकर का शोफ एवं अक्षिबिम्बशोफ हो जाता है जैसा कि उच्च रक्त-चाप में होता है।

Toxic retinopathy (टॉक्सिक रेटिनोपैथी)— बहुत-सी औषधियों का लम्बे समय से प्रयोग करने पर दृष्टिपटल में परिवर्तन उत्पन्न हो जाना।

Retinopexy (रेटिनोपैक्सी)— दृष्टिपटल-पृथक्करण के मामले में, दृष्टिपटल के पृथक हुए भाग को नीचे स्थित ऊतक के साथ स्थिर कर देना; दृष्टिपटलस्थिरण

Retinoschisis (रेटिनोस्काइसिस)— रेटिना का दो परतों में फट जाना तथा परतों के बीच पुटी का बन जाना।

Retinoscope (रेटिनोस्कोप)—दृष्टिपटल दर्शन अथवा नेत्रापवर्तन मापन करने के लिये प्रयोग में लाया जाने वाला एक यन्त्र, नेत्रापवर्तनमापी, दृष्टिपटलदर्शी

Retinoscopy (रेटिनोस्कोपी)—दृष्टिपटलदर्शी अथवा नेत्रापवर्तनमापी का प्रयोग करके आँखों में रोशनी डालना तथा परावर्तित प्रकाश किरणों की गति से अपवर्तन की त्रुटियों का पता लगाना, नेत्रापवर्तनमापन, दृष्टिपटलदर्शन

Retinosis (रेटिनोसिस)— रेटिना का कोई भी ह्रासीय रोग जिसमें सूजन नहीं होती।

Retinotomy (रेटिनोटॉमी)— दृष्टिपटल या रेटिना को चीरना

Retire (रिटायर)—सोने के लिए जाना।

Retisolution (रेटिसोल्यूशन)— गॉल्गी रचनाओं का प्रविलयन अथवा विघटन

Retispersion (रेटिस्पर्ज़न)— गॉल्गी रचनाओं का कोशिका के परिसर को स्थानान्तरण

Retoperithelium (रीटोपेरीथीलियम)— किसी जालिका को ढकने वाली उपकला

Retort (रिटार्ट)— आसवन में प्रयुक्त होने वाला फ्लास्क के आकार का लम्बी गर्दन वाला पात्र, काँच-पात्र

Retothelium (रीटोथीलियम)— Reticuloendothelium.

Retract (रीट्रैक्ट)— पीछे को खींचना

Retractibility (रिट्रैक्टीबिलिटी)—पीछे को खिंच जाने की क्षमता, प्रतिगमनशीलता

Retractile (रीट्रैक्टाइल)—पीछे को खिंच जाने योग्य, आकुंचनशील, संकोचनीय

Retraction (रिट्रैक्शन)— पीछे को खींचने की क्रिया, प्रतिगमन, प्रत्याकुंचन, आकुंचन

Retractor (रिट्रैक्टर)— 1. किसी जख्म के किनारों को खुला रखने के लिये उन्हें पकड़े रहने वाला एक यन्त्र 2. शरीर के किसी अंग अथवा भाग को पीछे को खींचने वाली पेशी, आकुंचक

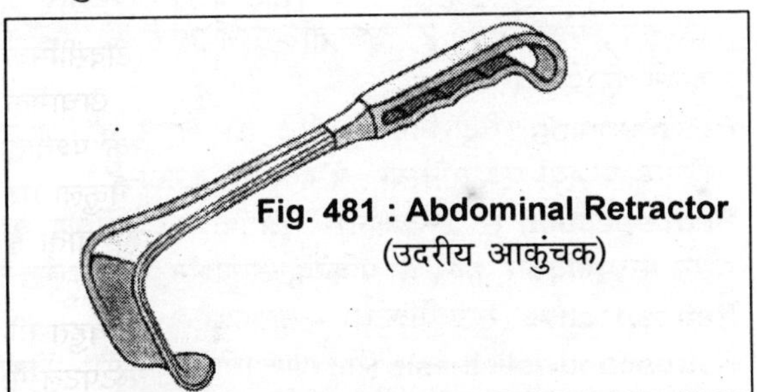

Fig. 481 : Abdominal Retractor (उदरीय आकुंचक)

Retrad (रिट्राड)— शरीर के पिछले भाग की ओर

Retrain (रीट्रेन)— पुनःप्रशिक्षित करना ।

Retreat (रिट्रीट)— कठिन जीवन स्थितियों से अलग करना, पुनर्चिकित्सा

Retrenchment (रिट्रेंचमैन्ट)— प्लास्टिक सर्जरी द्वारा अधिक ऊतक को अलग करने की क्रिया ।

Retrieval (रिट्राइवल)— मनोविज्ञान में, याद की हुई बात का फिर से ज्ञान कराना ।

Retro- (रीट्रो-)—एक उपसर्ग जिसका अर्थ पीछे की ओर होता है, प्रत्यक्-, पश्च-, प्रति-

Retroaction (रीट्रोएक्शन)— विपरीत दिशा में होने वाला कार्य

Retroauricular (रीट्रोऑरीकुलर)— कर्णपाली के पीछे

Retrobuccal (रीट्रोबक्कल)—मुख के पिछले भाग से सम्बन्धित

Retrobulbar (रीट्रोबल्बर)— नेत्रगोलक अथवा मेडुला ऑब्लाँगेटा के पीछे, पश्चनेत्रगोलकीय

Retrocalcaneobursitis (रीट्रीकैल्केनियोबर्साइटिस)— Achillobursitis.

Retrocecal (रीट्रोसीकल)—सीकम के पीछे, प्रत्यक्-उण्डुकीय

Retrocedent (रीट्रोसीडैन्ट)— पीछे की ओर अथवा वापिस जाने वाला, प्रतिवर्ती; स्थानान्तरगामी

Retrocervical (रीट्रोसर्वाइकल)— गर्भाशयग्रीवा के पीछे

Retrocession (रीट्रोसेशन)— 1. पीछे की ओर जाना 2. पुनरावृत्ति 3. पीछे की ओर विस्थापन जैसे गर्भाशय का हो जाता है । प्रत्यावर्तन, पश्चगमन

Retroclusion (रीट्रोक्लूज़न)—सुईं से धमनी को दबाकर धमनीय रक्तस्राव को रोकना ।

Retrocolic (रीट्रोकोलिक)— कोलन के पीछे

Retrocollic (रीट्रोकोलिक)— गर्दन के पीछे से सम्बन्धित

Retrocollic spasm (रीट्रोकोलिक स्पाज़्म)—वक्र-ग्रीवास्तम्भ (अकड़ी हुई गर्दन) जिसमें गर्दन की पश्च पेशियों की ऐंठन हो जाने से सिर पीछे को खिंच जाता है ।

Retrocollis (रीट्रोकोलिस)— Retrocollic spasm.

Retrocursive (रीट्रोकर्सिव)— पीछे की ओर कदम रखने अथवा मुड़ने वाला ।

Retrodeviation (रीट्रोडीविएशन)— पीछे की ओर विस्थापन

Retrodisplacement (रीट्रोडिसप्लेसमैन्ट)— पीछे की ओर विस्थापन

Retroduction (रीट्रोडक्शन)— Retrograde.

Retroduodenal (रीट्रोड्योडिनल)— ड्योडिनम के पीछे

Retroesophageal (रीट्रोईसोफेगियल)— ग्रासनली के पीछे

Retrofilling (रीट्रोफिलिंग)—दाँत के शिखर पर बनाये गए छिद्र के द्वारा दन्त-मूल में किसी भरने वाली सामग्री को स्थापित करना ।

Retroflected (रीट्रोफ्लैक्टेड)— Retroflexed.

Retroflection (रीट्रोफ्लैक्सन)— Retroflexion.

Retroflexed (रीट्रोफ्लेक्सड)—पीछे को मुड़ा हुआ, पश्चनत

Retroflexion (रीट्रोफ्लेक्सन)— किसी अंग जैसे गर्भाशय का पीछे की ओर मुड़ जाना, पश्चकुंचन

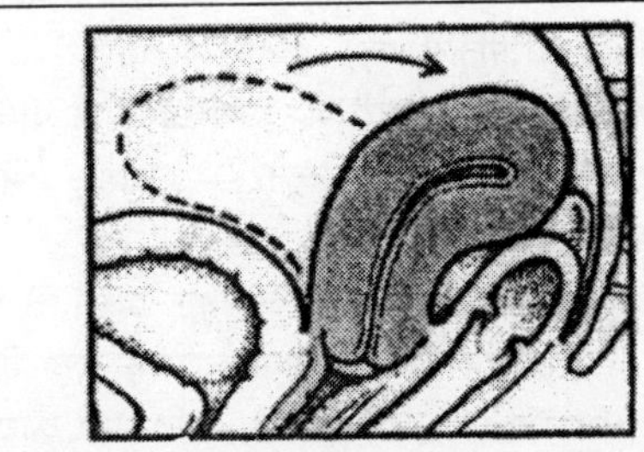

Fig. 482 : Retroflexion (गर्भाशय का पश्चकुंचन)

Retrognathia (रीट्रोग्नेथिया)—अधोहनु (मेन्डीबिल) या निचले जबड़े का पीछे की ओर स्थापन

Retrognathic (रीट्रोग्नेथिक)— अधोहनु के पीछे की ओर विस्थापन से सम्बन्धित

Retrognathism (रीट्रोग्नेथिज़्म)— Retrognathia.

Retrograde (रीट्रोग्रेड)— 1. पीछे को जाने वाला, पश्चगामी, पश्चगतिक 2. बेहतर से बहुत बुरा होने वाला ।

Retrograde amnesia (रीट्रोग्रेड एम्नेसिया)— हाल ही की घटनाओं को भूल जाना परन्तु पहले बीती घटनाओं को याद करना ।

Retrograde flow (रीट्रोग्रेड फ्लो)—सामान्य दिशा के विपरीत किसी तरल का बहना।

Retrograde pyelography (रीट्रोग्रेड पायलोग्राफी)—नीचे से मूत्रनली या गवीनी के द्वारा किसी रेडियो अपारदर्शक रंजक का इन्जैक्शन लगा कर गोणिकाचित्रण सम्पन्न करना।

Retrography (रीट्रोग्राफी)—शीशे की अर्थात् उल्टी लिखाई लिखना जो मस्तिष्क के कुछ रोगों का एक लक्षण होता है, प्रतिलेख

Retrogression (रीट्रोग्रेसन)—पीछे को जाना अथवा अपनी पूर्वावस्था में वापिस पहुँचना, किसी ऊतक अथवा रचना का प्रत्यावर्तन, ह्रास अथवा अपक्षय; प्रतिगमन

Retrogressive (रीट्रोग्रेसिव)—प्रतिगामी

Retroinfection (रीट्रोइन्फैक्शन)—गर्भाशय में शिशु द्वारा माँ को संचारित संक्रमण

Retroinhibition (रीट्रोइन्हीबिशन)—पुनर्निवेशन अवरोधन

Retroinsular (रीट्रोइन्सुलर)— द्वीपिका के पीछे

Retroiridian (रीट्रोआइरिडियन)— परितारिका के पीछे

Retrojection (रीट्रोजैक्शन)— किसी तरल का इन्जैक्शन लगाकर किसी गुहा की धुलाई करना।

Retrojector (रीट्रोजैक्टर)— एक ऐसी सिरिंज जिसके नाज़ल से एक लम्बी ट्यूब सलंग्न रहती है जिसका उपयोग किसी गुहा की धुलाई के लिए किया जाता है।

Retrolabyrinthine (रीट्रोलैबिरिन्थाइन)—कान के गहन अथवा लैबिरिन्थ के पीछे स्थित

Retrolental (रीट्रोलैन्टल)— आँख के लैन्स के पीछे

Retrolenticular (रीट्रोलैन्टीकुलर)— Retrolental.

Retrolingual (रीट्रोलिंगुअल)— जीभ के पीछे

Retromammary (रीट्रोमैमरी)— स्तन-ग्रन्थि के पीछे

Retromandibular (रीट्रोमेन्डीबुलर)—अधोहनु (मेन्डीबिल) अथवा निचले जबड़े के पीछे

Retromastoid (रीट्रोमैस्टॉयड)—कर्णमूल प्रवर्ध के पीछे

Retromolar (रीट्रोमोलर)— अन्तिम चर्वणक दन्त के पीछे

Retromorphosis (रीट्रोमॉर्फोसिस)—प्रतिगामी कायान्तरण

Retronasal (रीट्रोनेज़ल)—नासिका के पिछले भाग से सम्बन्धित अथवा वहाँ पर स्थित

Retro-ocular (रीट्रो-ऑकुलर)— आँख के पीछे

Retroparotid (रीट्रोपैरोटिड)— कर्णमूल ग्रन्थि अथवा पैरोटिड ग्लैण्ड के पीछे

Retroperitoneal (रीट्रोपैरीटोनियल)— पैरीटोनियम के पीछे, प्रत्यक्-पर्युदर्यिक

Retroperitoneum (रीट्रोपैरीटोनियम)—पैरीटोनियम के पीछे का स्थान

Retroperitonitis (रीट्रोपैरीटोनाइटिस)— पैरीटोनियम के पीछे के स्थान का शोथ

Retropharyngeal (रीट्रोफेरिन्जियल)—ग्रसनी या गले के पीछे, प्रत्यग्ग्रसनी, प्रत्यक्-ग्रसनिक

Retropharyngitis (रीट्रोफेरिन्जाइटिस)— ग्रसनी के पिछले भाग का शोथ

Retropharynx (रीट्रोफेरिंक्स)—ग्रसनी या गले का पिछला भाग

Retroplacental (रीट्रोप्लेसेन्टल)—अपरा के पीछे

Retroplasia (रीट्रोप्लेसिया)—किसी कोशिका अथवा ऊतक का अधिक आद्य या प्रारम्भिक रूप में ह्रास होना।

Retroposed (रीट्रोपोज़्ड)—. पीछे की ओर विस्थापित

Retroposition (रीट्रोपोज़िशन)— पीछे की ओर विस्थापन

Retropubic (रीट्रोप्यूबिक)— जघनास्थि के पीछे

Retropulsion (रीट्रोपल्सन)— 1. शरीर के किसी भाग को पीछे को धकेलना जैसे प्रसव में शिशु के सिर को पीछे को धकेलना, पश्चसरण 2. कुछ तन्त्रिका-विकारों में पीछे को चलने की प्रवृत्ति

Retrorunning (रीट्रोरनिंग)— पीछे को दौड़ने की आदत जिससे पेशियों एवं सन्धियों में दर्द होने लगता है।

Retrospection (रीट्रोस्पैक्शन)— अतीत का सर्वेक्षण एवं उस पर पुनर्विचार करने की प्रक्रिया, अनुदर्शन, पश्चावलोकन

Retrospective (रीट्रोस्पैक्टिव)— अनुदर्शी

Retrospondylolisthesis (रीट्रोस्पॉण्डीलोलिस्थैसिस)— किसी कशेरुका का पश्च-विस्थापन

Retrosternal (रीट्रोस्टर्नल)— स्टर्नम के पीछे

Retrosternal pulse (रीट्रोस्टर्नल पल्स)— अधिउरोस्थिक खाँच पर महसूस किया जाने वाला एक नाड़ी-स्पन्द

Retrotarsal (रीट्रोटार्सल)— आँख के पदकूर्च अथवा नेत्रच्छदपट्टिका के पीछे

Retrouterine (रीट्रोयुटेराइन)— गर्भाशय के पीछे

Retroversioflexion (रीट्रोवर्सियोफ्लैक्सन)— गर्भाशय की पश्चनति एवं पश्चकुंचन

Retroversion (रीट्रोवर्ज़न)— किसी सम्पूर्ण अंग जैसे गर्भाशय का पीछे की ओर घूम जाना, पश्चनति

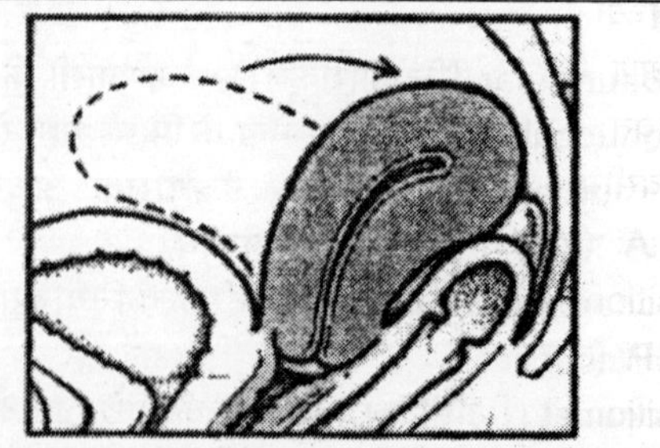

Fig. 483 : Retroversion (गर्भाशय की पश्चनति)

Retroverted (रीट्रोवर्टेड)— पश्चनति को बताने वाला।

Retrovesical (रीट्रोवैसाइकल)— मूत्राशय के पीछे

Retrovirus (रीट्रोवाइरस)— Retroviridae कुल का कोई भी विषाणु

Retrude (रीट्रूड)—भीतर अथवा पीछे की ओर को जोर लगाना।

Retrusion (रीट्रूजन)— भीतर अथवा पीछे की ओर जोर लगाने की क्रिया

Reunient (रीयूनिएन्ट)— 1. ऊतकों को जोड़ना, 2. संयोगी वाहिनी

Reunion (रीयूनियन)— पुनः संयोग

Revaccination (रीवैक्सीनेशन)— दूसरी बार टीका लगाना, पुनर्टीकाकरण

Revascularization (रीवैस्कुलैराइज़ेशन)— नवीन रक्त वाहिनियों के पुनः निर्माण से शरीर के किसी भाग में पुनः रक्त प्रवाह होने लगना।

Revellent (रीवैलेन्ट)— प्रत्युत्तेजन उत्पन्न करने वाला, प्रत्युत्तेजक

Reverberation (रीवरबीरेशन)— किसी ध्वनि की बार-बार गूँज सुनाई देना।

Reversal (रिवर्सल)— 1. विपरीत दिशा में घूम जाने वाला 2. किसी स्वाभाविक प्रवृत्ति का परिवर्तित होकर उसके विपरीत हो जाना जैसे प्यार का घृणा में परिवर्तित हो जाना।

Reversible (रिवर्सिबल)— उलट जाने योग्य

Reversion (रिवर्ज़न)—. 1. किसी पूर्व स्थिति में लौटना अथवा प्रतिक्रमण या प्रत्यागमन, प्रत्यावर्तन, उत्क्रमण 2. दूरवर्ती किसी पूर्वज से किसी लक्षण की वंशागति (एक वंश से दूसरे वंश में जाना) जो कई वंशों में प्रकट न हुआ हो।

Revivescence (रीवाइवीसैन्स)— Revivification.

Revivification (रीवाइवीफिकेशन)— पुनर्जीवन

Revulsant (रीवल्सैन्ट)— Revulsive.

Revulsion (रीवल्सन)—1. किसी रोग को शरीर के किसी एक भाग से तुरन्त रक्त खींच कर दूसरे भाग को स्थानान्तरित करना 2. प्रतिक्षोभण

Revulsive (रीवल्सिव)— 1. किसी रोग को शरीर के किसी एक भाग से दूसरे भाग में स्थानान्तरित करने वाला 2. प्रतिक्षोभक

Reye's syndrome (रीज़ सिण्ड्रोम)—15 वर्ष से कम आयु के बच्चों में तीव्र विषाणुज संक्रमण के पश्चात् उत्पन्न एक संलक्षण जिसमें तीव्र मस्तिष्कविकृति तथा यकृत का एवं सम्भवतः अग्न्याशय, हृदय, वृक्क, प्लीहा तथा लसीका पर्वो का वसीय अन्तःसंचरण हो जाता है।

R. F. A. (आर. एफ. ए.)— Right fronto-anterior fetal position. भ्रूण की दाईं ललाट-अग्रज स्थिति

R. F. P. (आर. एफ. पी.)— Right fronto-posterior fetal position. भ्रूण की दाई ललाट-पश्चज स्थिति

R. F. T. (आर. एफ. टी.)— Right fronto-transverse fetal position. भ्रूण की दाईं ललाट-अनुप्रस्थ स्थिति

R. H. (आर. एच.)— Releasing hormone. मुक्त करने वाला हॉर्मोन

Rh (आर एच)—रीहसस, एक बन्दर (मैकेका रीहसस) जिसमें सर्वप्रथम Rh फैक्टर की पहचान हुई थी।

Rhabdo- (रेह्ब्डो-)— एक उपसर्ग जिसका अर्थ छड़, दण्ड या रॉड होता है।

Rhabdocyte (रेह्ब्डोसाइट)— Metamyelocyte.

Rhabdoid (रेह्ब्डॉयड)— छड़ के समान

Rhabdomyoblastoma (रेह्ब्डोमायोब्लास्टोमा)— Rhabdomyosarcoma.

Rhabdomyolysis (रेह्ब्डोमायोलाइसिस)—कंकालीय पेशी का नष्ट होना जिसके साथ मूत्र में मायोग्लोबिन का उत्सर्जन होता है, रेखितपेशीलयन

Rhabdomyoma (रेह्ब्डोमायोमा)— एक अर्बुद जिसमें रेखित पेशी तन्तु होते हैं, रेखीपेश्यर्बुद

Rhabdomyosarcoma (रेह्ब्डोमायोसार्कोमा)— कंकालीय पेशी का एक अति दुर्दम अर्बुद, रेखितपेशीसार्कोमा

Rhabdophobia (रेह्ब्डोफोबिया)— छड़ अथवा स्टिक से पीटे जाने का विकृत भय

Rhabdosarcoma (रेह्ब्डोसार्कोमा)— Rhabdomyosarcoma.

Rhabdovirus (रेह्ब्डोवाइरस)—दण्डाकार आर एन ए विषाणुओं के किसी वर्ग में से कोई एक जिनमें से रेबीज़ विषाणु संक्रमित जन्तु से मनुष्य में संचारित होकर रेबीज़ रोग उत्पन्न करता है।

Rhachialgia (रेह्किएल्ज्यिा)—कशेरुका-दण्ड में दर्द होना, पृष्ठवेदना।

Rhachiocampsis (रेहकियोकैम्पसिस)—. मेरु-दण्ड की वक्रता (टेढ़ापन) हो जाना।

Rhachioplegia (रेह्कियोप्लीजिया)—. मेरुदण्डीय पक्षाघात

Rhachioscoliosis (रेह्कियोस्कोलियोसिस)— मेरु-दण्ड की पार्श्विक वक्रता

Rhachis (रेह्किस)— मेरु-दण्ड, कंटकीय दण्ड

Rhachischisis (रेह्किस्काइसिस)— मेरु-दण्ड में एक जन्मजात विदर या दरार

Rhachitis (रेह्काइटिस)— Rickets.

Rhacoma (रेह्कोमा)— कटी-फटी, अव्यवस्थित खरोंच या अपघर्णण

Rhacous (रेह्कस)— झुर्रीदार, कटा-फटा

Rhagades (रेह्गेड्स)—त्वचा पर विशेषकर मुख के कोनों अथवा गुदा पर लम्बी दरारें या फटन जिनमें दर्द होता है अथवा बारीक-बारीक लम्बे व्रणचिह्न बनते हैं; विदर

Rhagadiform (रेह्गेडीफॉर्म)— जिसमें दरार पड़ गई हो अथवा जो फट गया हो।

-rhage, -rhagia (-रेह्ज, -रेह्जिया)— प्रत्यय जिनका अर्थ खून बहना अथवा अति स्राव है।

Rhagma (रेह्ग्मा)—अस्थिभंग, फटन अथवा विदारण

Rh antiserum (आरएच एन्टिसीरम)— Rh एण्टीबॉडियों से युक्त मानव सीरम

Rhaphe (रैह्फी)— Raphe.

-rhaphy (-रैह्फी)— एक प्रत्यय जिसका अर्थ टाँके लगाना अथवा सिलाई करना है।

Rh blood group (आर एच ब्लड ग्रुप)— सन् 1940 में Landsteiner तथा wiener ने रीह्सस बन्दर की लाल रक्त कोशिकाओं की सतह पर एन्टिजनों की खोज की जिन्हें उन्होंने Rh factor कहा। यह बहुत से लोगों के रक्त में पाया जाता है। जब किसी व्यक्ति के रक्त में Rh factor पाया जाता है तो ऐसे रक्त को Rh^+ (Rh पाज़ीटिव) कहा जाता है। जब Rh factor नहीं पाया जाता तो रक्त को Rh^-(Rh निगेटिव) कहा जाता है। यदि Rh निगेटिव रक्त से युक्त किसी व्यक्ति में Rh पाज़ीटिव रक्त का आधान किया जाता है तो उससे एन्टी Rh एग्लुटिनिन (एक एण्टीबॉडी) बनती है जो बाद के Rh पाज़ीटिव रक्त के आधान होने पर लाल रक्त कोशिकाओं पर विद्यमान एन्टिजन से सलंग्न हो जाती है और लाल रक्त कोशिकाओं का समूहन तथा रक्त-अपघटन कर देती है।

-rhea (-रिह्या)— एक प्रत्यय जिसका अर्थ बहना है।

Rhegma (रेह्ग्मा)— Rhagma.

Rhegmatogenous (रेह्ग्मेटोजीनस)— किसी अस्थिभंग, फटन अथवा विदारण से या उसके कारण उत्पन्न होने वाला।

Rhembasmus (रेह्मबेस्मस)— मस्तिष्क का घूमना।

Rheo- (रीह्यो-)—विद्युत्-धारा अथवा तरलों की धारा या बहाव को संकेतिक करने वाला एक उपसर्ग

Rheobase (रीह्योबेस)— उद्दीपन उत्पन्न करने के लिए आवश्यक न्यूनतम विद्युत्-धारा

Rheobasic (रीह्योबेसिक)— उद्दीपन उत्पन्न करने के लिए आवश्यक न्यूनतम विद्युत्-धारा से सम्बन्धित

Rheoencephalography (रीह्योएन्सिफैलोग्राफी)— मस्तिष्क के रक्त प्रवाह को मापने की तकनीक

Rheologist (रीह्योलॉजिस्ट)— रीह्योलॉजी में विशेषज्ञ

Rheology (रीह्योलॉजी)— कुरूपता या विकृति तथा तरलों जैसे रक्त के हृदय एवं रक्त वाहिनियों से होकर बहने का अध्ययन, स्रवणविज्ञान, धारा-विज्ञान

Rheometer (रीह्योमीटर)— 1. गैल्वेनोमीटर 2. रक्त धारा की गति को मापने वाला एक उपकरण

Rheometry (रीह्योमीट्री)—. विद्युत्-धारा अथवा रक्त प्रवाह की माप लेना, विद्युत्धारामिति, रक्तस्रावमिति

Rheostat (रीह्योस्टेट)— किसी चक्र में प्रवेश करने वाली विद्युत्-धारा की मात्रा को नियन्त्रित करने के लिए प्रतिरोध कायम रखने वाला एक उपकरण; धारा नियन्त्रक

Rheostosis (रीह्योस्टोसिस)— अतिअध्यास्थिता का उत्पन्न होना जिसमें लम्बी हड्डियों में रेखाएँ होती हैं।

Rheotaxis (रीह्योटैक्सिस)—किसी तरल की धारा में किसी जीव का अपने लम्बे अक्ष को प्रवाह की दिशा के समानान्तर करके गति करना।

Rheotropism (रीह्योट्रॉपिज़्म)— Rheotaxis.

Rhestocythemia (रीह्स्टोसाइथीमिया)— रक्त में टूटी हुई लाल रक्त कोशिकाओं का उत्पन्न होना।

Rheum, Rheuma (रीह्यूम, रीह्यूमा)—कोई भी जलीय अथवा श्लेष्मिक स्राव, प्रतिश्यायी स्राव

Rheumarthritis (रिह्यूमेर्थ्राइटिस)— गठियारूप सन्धिशोथ

Rheumatalgia (रिह्यूमेटेल्जिया)—जीर्ण आमवाती वेदना

Rheumatic (रिह्यूमेटिक)—आमवाती, आमवात सम्बन्धी

Rheumatic fever (रिह्यूमेटिक फीवर)— एक तीव्र रोग जिसमें ज्वर हो जाता है, जोड़ों में दर्द होता है तथा जिसके बाद में अक्सर हृदयशोथ हो जाता है; आमवाती ज्वर

Rheumatid (रिह्यूमेटिड)— आमवाती रोग के कारण उत्पन्न कोई भी त्वचा विक्षति

Rheumatism (रिह्यूमेटिज़्म)— कोई भी रोग जिसमें सन्धियों, पेशियों तथा अन्य सम्बद्ध रचनाओं में सूजन हो जाती है, ह्रास हो जाता है, दर्द होता है तथा जकड़ाहट या अकड़न हो जाती है। इसमें सन्धिशोथ (संक्रामक, गठियारूप, गाउटरूप, पुनरावर्ती तथा मनोजात), आमवाती ज्वर अथवा आघात या चोट लग जाने के कारण होने वाला सन्धिशोथ, पेशीशोथ, श्लेषपुटीशोथ तथा तन्तुपेशीशोथ आदि सम्मिलित होते हैं; आमवात

Rheumatismal (रिह्यूमेटिज़्मल)— आमवात सम्बन्धी

Rheumatoid (रिह्यूमेटॉयड)—आमवात की प्रकृति का अथवा उसके समान, आमवाताभ, गठियारूप

Rheumatoid arthritis (रिह्यूमेटॉयड आर्थ्राइटिस)— जोड़ों की सूजन जिसमें जकड़ाहट होती है, दर्द होता है तथा उपास्थियों में अतिवृद्धि हो जाती है जिससे जोड़ों में पंगु बनाने वाली विरूपता उत्पन्न हो जाती है; गठियारूप सन्धिशोथ

Rheumatoid factor (रिह्यूमेटॉयड फैक्टर)—गठियारूप सन्धिशोथ के युवा रोगियों के रक्त सीरम में पाया जाने वाला एक इम्यूनोग्लोबुलिन जो रोग निदान में सहायक होता है; गठियारूप कारक

Rheumatologist (रिह्यूमेटोलॉजिस्ट)—आमवाती रोगों का विशेषज्ञ, आमवातरोगविज्ञानी

Rheumatology (रिह्यूमेटोलॉजी)— चिकित्सा-विज्ञान की वह शाखा जिसका सम्बन्ध आमवाती रोगों से होता है; आमवातविज्ञान

Rhexis (रैह्क्सिस)—किसी अंग अथवा रक्त वाहिनी का फट जाना।

Rh. factor (आरएच फैक्टर)— देखें 'Blood group'

Rhicnosis (राह्इक्नोसिस)—अवत्वक् ऊतक विशेषकर प्रत्यास्थ (लचीले) तन्तुओं का अपक्षय हो जाने के कारण त्वचा का झुर्रीदार हो जाना।

Rhigosis (राह्इगोसिस)— ठण्ड लगना

Rhigotic (राइ्गोटिक)— ठण्ड लगने से सम्बन्धित

Rhin (राइ्इन)— नासिका, नाक, नासा

Rhin-, Rhino- (राइ्इन-, राइ्इनो-)—उपसर्ग जिनका अर्थ नासिका होता है।

Rhinal (राइ्इनल)— नासिका सम्बन्धी, घ्राणी

Rhinalgia (राइ्इनैल्जिया)— नाक में दर्द होना; नासिकार्ति

Rhinarium (राइ्इनेरियम)— नासा-प्रदेश

Rhinedema (राइ्इनेडीमा)— नासिका का शोफ

Rhinencephalic (राइ्इनैन्सिफैलिक)— घ्राणमस्तिष्क से सम्बन्धित, घ्राणमस्तिष्कीय

Rhinencephalon (राइ्इनैन्सिफैलॉन)— मस्तिष्क का घ्राणी खण्ड, घ्राणमस्तिष्क

Rhinencephalus (राइ्इनैन्सिफैलस)— Rhinocephalus.

Rhinenchysis (राइ्इनैनकाइसिस)— एक नासीय डूश अथवा नासीय गुहाओं की धुलाई करना।

Rhinesthesia (राइ्इनेस्थीसिया)— गन्ध का ज्ञान होना

Rhineurynter (राइ्इन्यूरिन्टर)— नासारन्ध्रों या नथुनों को फैलाने वाला प्लास्टिक का थैला

Rhinion (राइ्इनियन)— नासिकास्थियों के बीच स्थित सीवनी का निचला सिरा, नासामूल बिन्दु

Rhinism (राइ्इनिज़्म)— नाक की आवाज़ में बोलना, अनुनासिकता दोष

Rhinitis (राइ्इनाइटिस)—नासिका की श्लेष्मिक कला का शोथ, नासाशोथ। यह मुख्यतया निम्न प्रकार का होता है—

Acute rhinitis (एक्यूट राइ्इनाइटिस)— Coryza.

Allergic rhinitis (एलर्जिक राइ्इनाइटिस)— नासिका की श्लेष्मिक कला के किसी एलर्जेन के प्रति सम्वेदनशील होने से उत्पन्न होने वाला नासाशोथ, प्रत्यूर्जित नासाशोथ; प्रतिश्याय

Atrophic rhinitis (एट्रोफिक राइ्इनाइटिस)— नासिका की श्लेष्मिक कला का जीर्ण शोथ जिसमें इसका अपक्षय या शोष हो जाता है तथा शुष्क पपड़ियाँ बन जाती हैं एवं घ्राण ज्ञान का अभाव हो जाता है अर्थात् सूँघने से किसी गन्ध का पता नहीं चलता; शोषी नासाशोथ

Caseous rhinitis (केज़ियस राइ्इनाइटिस)— ऐसा नासाशोथ जिसमें नाक में बदबूदार पनीर जैसा पदार्थ इकट्ठा हो जाता है तथा नाक से सीरमपूयमय स्राव निकलता है।

Chronic rhinits (क्रोनिक राइ्इनाइटिस)— नासिका की श्लेष्मिक कला का जीर्ण शोथ जिसमें श्लेष्मिक कला की अतिवृद्धि हो जाती है अथवा पालिप या पुर्वंगक बन जाते हैं।

Fibrinous rhinitis (फाइब्रिनस राइ्इनाइटिस)—. नासाशोथ जिसमें नासा-गुहाओं में कूट या मिथ्या कला बन जाती है।

Hypertrophic rhinitis (हाइपरट्रॉफिक राइ्इनाइटिस)— नासाशोथ जिसमें श्लेष्मिक कला मोटी एवं सूजी हुई हो जाती है, अतिवृद्धिक नासाशोथ

Purulent rhinitis (प्यूरुलैन्ट राइ्इनाइटिस)— जीर्ण नासाशोथ जिसमें पस बन जाता है; सपूय नासाशोथ

Vasomotor rhinitis (वासोमोटर राइ्इनाइटिस)— उद्दीपनों जैसे ठण्ड लगना, थकान, गुस्सा तथा चिंता से रक्त वाहिनियों की तान एवं पारगम्यता में क्षणिक परिवर्तन हो जाने के कारण (जैसा कि एलर्जिक नासाशोथ में होता है) उत्पन्न होने वाला नासाशोथ जिसमें नाक से पानी बहने लगता है।

Rhino- (राइ्इनो-)—एक उपसर्ग जिसका अर्थ नासिका या नाक होता है।

Rhinoanemometer (राइ्इनोएनीमोमीटर)— नासा-मार्गों से होकर वायु के बहाव की गति को माप कर नासा-अवरोध का पता लगाने वाला एक उपकरण

Rhinoantritis (राइ्इनोएन्ट्राइटिस)— नासा-गुहा एवं ऊर्ध्वहनु-कोटर का शोथ

Rhinobyon (राइ्इनोबियोन)— नाक के लिये टैम्पन या डाट; नासा पिचु

Rhinocanthectomy (राइ्इनोकैन्थेक्टॉमी)— Rhinommectomy.

Rhinocele (राइ्इनोसील)— मस्तिष्क के घ्राणी खण्ड का निलय

Rhinocephalia (राइ्इनोसिफैलिया)— Rhinocephaly.

Rhinocephalus (राइ्इनोसिफैलस)-ऐसा भ्रूण जिसकी आँखें आंशिक या पूर्णरूप से जुड़ी होती हैं और नाक आँखों के ऊपर शूण्ड के समान निकली होती है।

Rhinocephaly (राइ्इनोसिफैली)— एक जन्मजात विकृति जिसमें आँखें आंशिक रूप से अथवा पूर्णतया जुड़कर एक हो जाती हैं तथा नाक आँखों के ऊपर शूण्ड के समान निकली होती है।

Rhinocheiloplasty (राइ्इनोचीलोप्लास्टी)— नाक एवं ऊपरी होंठ की प्लास्टिक सर्जरी करना।

Rhinocleisis (राइ्इनोक्लीसिस)— नासावरोध

Rhinodacryolith (राइ्इनोडैक्रियोलिथ)— नासिका-वाहिनी में स्थित एक अश्रु-अश्मरी

Rhinodymia (राइ्इनोडायमिया)— सामान्य चेहरे पर डबल नाक का पाया जाना।

Rhinodynia (राइ्इनोडाइनिया)— Rhinalgia.

Rhinogenous (राइ्इनोजीनस)— नासिका से उत्पन्न होने वाला, नासामूलक, नासाजनित

Rhinokyphosis (राइ्इनोकाइफोसिस)— नासिका पुल की एक विरूपता

Rhinolalia (राइ्इनोलेलिया)— Rhinism.

Rhinolaryngitis (राइ्इनोलेरिन्जाइटिस)— एक ही समय में नासिका की श्लेष्मिक कला एवं स्वर-यन्त्र का शोथ

Rhinolith (राह्इनोलिथ)—नासा-अश्मरी

Rhinolithiasis (राह्इनोलिथिएसिस)— नासा-अश्मरी का बनना, नासाश्मरीयता

Rhinologic (राह्इनोलॉजिक)— नासॉरोगविज्ञान से सम्बन्धित

Rhinologist (राह्इनोलॉजिस्ट)— नासा-रोगों का विशेषज्ञ, नासारोग-विज्ञानी

Rhinology (राह्इनोलॉजी)— चिकित्सा-विज्ञान की वह शाखा जिसका सम्बन्ध नासिका के रोगों से होता है, नासा-रोगविज्ञान

Rhinomanometer (राह्इनोमैनोमीटर)—नासावरोध की सीमा को मापने के काम आने वाला एक उपकरण

Rhinomanometry (राह्इनोमैनोमीट्री)— श्वसन के दौरान नासिका के भीतर वायु प्रवाह एवं वायु दाब को मापना और प्राप्त संख्याओं से नासावरोध की गणना की जा सकती है।

Rhinometer (राह्इनोमीटर)—नासिका अथवा इसकी गुहाओं को मापने वाला एक यन्त्र, नासामापी

Rhinomiosis (राह्इनोमायोसिस)— शल्यक्रिया द्वारा नासिका के परिमाण को घटाना

Rhinommectomy (राह्इनोमैक्टॉमी)— शल्यक्रिया द्वारा आँख के भीतरी नेत्रकोण को काट कर निकाल देना।

Rhinomycosis (राह्इनोमाइकोसिस)—नासिका की श्लेष्मिक झिल्लियों एवं स्रावों का कवक संक्रमण

Rhinonecrosis (राह्इनोनेक्रोसिस)—नासिकास्थियों का परिगलन होना, नासिकास्थिगलन

Rhinopathy (राह्इनोपैथी)— नासिका का कोई भी रोग, नासाविकृति

Rhinopharyngeal (राह्इनोफेरिन्जियल)— नाक एवं गले से सम्बन्धित, नासाग्रसनीय

Rhinopharyngitis (राह्इनोफेरिन्जाइटिस)— नाक एवं गले की सूजन, नासाग्रसनीशोथ

Rhinopharyngocele (राह्इनोफेरिन्जोसील)— नासाग्रसनी का एक अर्बुद

Rhinopharyngolith (राह्इनोफेरिन्जोलिथ)— नासाग्रसनी में स्थित अश्मरी

Rhinopharynx (राह्इनोफेरिंक्स)— ग्रसनी का ऊर्ध्व भाग जो नासा-पथों में विलीन हो जाता है।

Rhinophonia (राह्नोफोनिया)—नाक में बोलना

Rhinophore (राह्इनोफोर)— सांस लेने की क्रिया को आसान बनाने के लिए नासा-प्रवेशिनी

Rhinophycomycosis (राह्इनोफाइकोमाइकोसिस)—नासिका एवं परानासिका के विवरों का कवकज संक्रमण जो फैलकर मस्तिष्क तक पहुँच सकता है।

Rhinophyma (राहइनोफाइमा)— नासिका की त्वचा की पर्विल (गाँठदार) सूजन जिसमें रक्ताधिक्य होता है तथा लाली हो जाती है, नासावृद्धि

Rhinoplasty (राह्इनोप्लास्टी)—नाक की प्लास्टिक सर्जरी करना, नासा-सन्धान

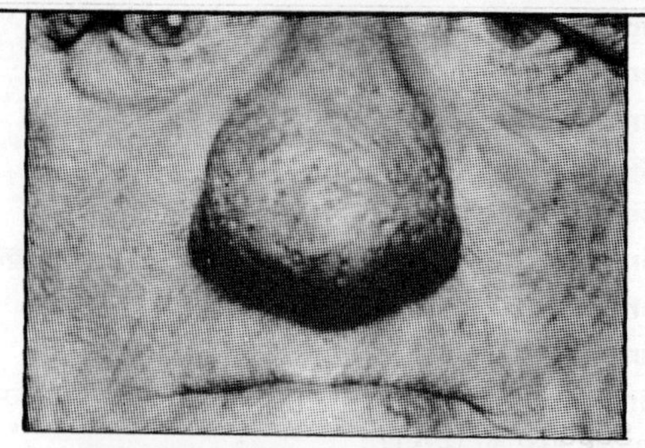

Fig. 484 : Rhinophyma (नासावृद्धि)

Rhinopneumonitis (राह्इनोन्यूमोनाइटिस)—नासिका एवं फेफड़ों की श्लेष्मिक कलाओं की सूजन

Rhinopolypus (राह्इनोपॉलिपस)—नासिका का पॉलिप या नासापुर्वंगक

Rhinorrhagia (राह्इनोरेह्जिया)— Epistaxis; nose bleed.

Rhinorrhea (राह्इनोरिह्या)— नासिका से पतला जल के समान स्राव होना, नासास्राव

Rhinosalpingitis (राह्इनोसैल्पिन्जाइटिस)— नासिका की श्लेष्मिक कला एवं यूस्टेशियन अथवा कम्बुकर्णी नली का शोथ

Rhinoscleroma (राह्इनोस्क्लेरोमा)— नासिका एवं नासाग्रसनी का एक जीर्ण संक्रामक रोग जिसमें चकत्तों अथवा पर्वों के रूप में पत्थर जैसी कठोर वृद्धियाँ उत्पन्न हो जाती हैं; नासाकठिनार्बुद

Rhinoscope (राह्इनोस्कोप)— नासिका के परीक्षण के लिये एक यन्त्र, नासिकादर्शी

Rhinoscopic (राह्इनोस्कोपिक)— नासिकादर्शी अथवा नासिकादर्शन सम्बन्धी

Rhinoscopy (राह्इनोस्कोपी)— नासिकादर्शी द्वारा नासिका

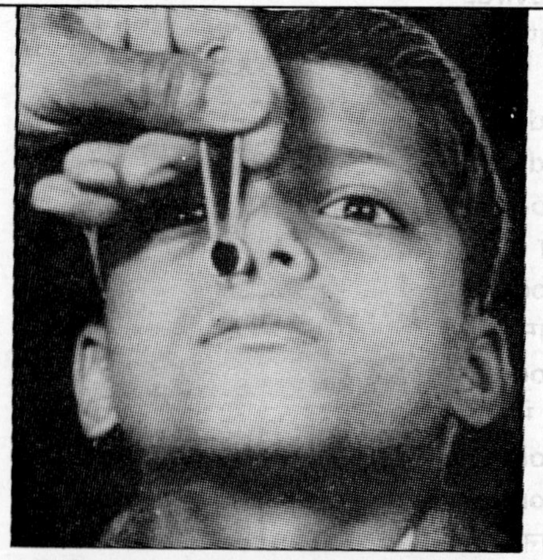

Fig. 485-A Anterior rhinoscopy (अग्र नासिकादर्शन)

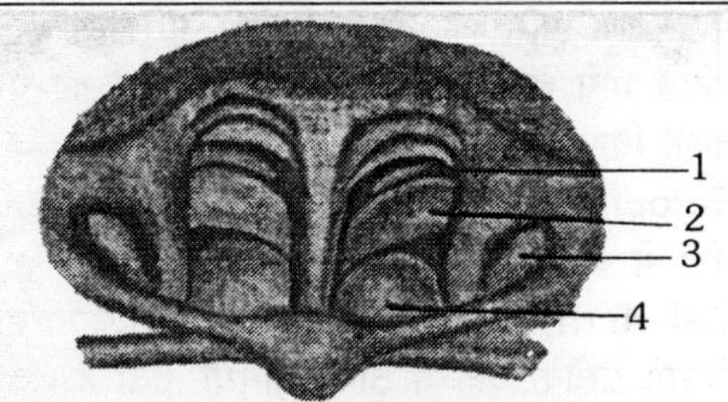

Fig. 485-B Posterior rhinoscopy
(पश्च नासिकादर्शन)
1. Superior turbinate = ऊर्ध्ववर्ती लट्टू-रूप
2. Middle turbinate = मध्यम लट्टू-रूप
3. Eustachian orifice = कम्बुकर्णी-छिद्र
4. Inferior turbinate = अधोवर्ती लट्टू-रूप

का परीक्षण करना जो अग्र नासा-रन्ध्रों के द्वारा (अग्र नासिका दर्शन) अथवा नासाग्रसनी में एक छोटे शीशे से पश्च रन्ध्रों द्वारा (पश्च नासिका दर्शन) किया जाता है; नासादर्शन

Rhinosinusitis (राइनोसाइनुसाइटिस)— नासिका एवं परानासीय विवरों की श्लेष्मिक कला का शोथ

Rhinosporidiosis (राइनोस्पोरीडीयोसिस)— राइनोस्पोरीडियम सीबेरी नामक कवक द्वारा उत्पन्न एक कवक रोग जिसमें नासिका, स्वरयन्त्र, आँखों तथा कभी-कभी शिश्न एवं योनि की श्लेष्मिक कला पर सवृन्त (डण्ठल सहित) पॉलिप उत्पन्न हो जाते हैं; राइनोस्पोरोडियमता

Rhinostenosis (राइनोस्टेनोसिस)— नासिका-मार्गों में अवरोध उत्पन्न हो जाना, नासारोध

Rhinotomy (राइनोटॉमी)—नाक में चीरा लगाना, नासाछेदन

Rhinotracheitis (राइनोट्रेकाइटिस)— नासिका की श्लेष्मिक कलाओं एवं श्वास-प्रणाल का शोथ

Rhinovaccination (राइनोवैक्सीनेशन)— किसी वैक्सीन का नेत्र की श्लेष्मिक कला पर प्रयोग करना।

Rhinovirus (राइनोवाइरस)— Picornaviridae. कुल के विषाणुओं का एक वंश जिससे ठण्ड लग जाने का रोग होता है।

Rhitidectomy (राइटाइडेक्टॉमी)— Rhytidectomy.

Rhitidosis (राइटाइडोसिस)— Rhytidosis.

Rhizo- (राइजो-)— एक उपसर्ग जिसका अर्थ जड़ या मूल होता है।

Rhizodontropy (राइजोडोन्ट्रॉपी)— किसी दन्त-मूल पर एक कृत्रिम किरीट को संलग्न करने की प्रक्रिया

Rhizodontrypy (राइज़ोडोन्ट्राइपी)—किसी दाँत की किसी जड़ में छेद करना।

Rhizoid (राइज्वॉयड)—जड़ के समान

Rhizome (राइज़ोम)—जमीन के नीचे बढ़ने वाला जड़ के समान तना, प्रकन्द

Rhizomelia (राइज़ोमीलिया)— एक विकार जिसमें कन्धा एवं कूल्हे का जोड़ संलिप्त होते हैं।

Rhizomelic (राइज़ोमेलिक)—कूल्हे एवं कन्धे के जोड़ से सम्बन्धित

Rhizomeningomyelitis (राइज़ोमैनिन्जोमायलाइटिस)— Radiculomeningomyelitis.

Rhizomucor (राइज़ोम्यूकोर)— Mucoraceae. कुल के विषाणुओं का एक वंश जिससे म्यूकोरमाइकोसिस कवक रोग उत्पन्न होता है।

Rhizoneure (राइज़ोन्यूर)— एक तन्त्रिका कोशिका जिससे तन्त्रिका मूल बनता है।

Rhizotomy (राइज़ोटॉमी)— किसी तन्त्रिका मूल का विभाजन अथवा पारपरिच्छेदन करना, मेरुतन्त्रिकामूलछेदन

Rhodamine (रोह्डामीन)— एक लाल प्रतिदीप्त रंजक

Rhodo- (रोह्डो-)— एक उपसर्ग जिसका अर्थ लाल होता है।

Rhodogenesis (रोह्डोजेनेसिस)— प्रकाश के द्वारा रंग उड़ा दिये जाने के पश्चात् विजुअल पर्पिल का पुनर्जनन होना।

Rhodophylactic (रोह्डोफाइलैक्टिक)—रोह्डोफाइलैक्सिस से सम्बन्धित

Rhodophylaxis (रोह्डोफाइलैक्सिस)— प्रकाश के द्वारा रंग उड़ा दिये जाने के पश्चात् दृष्टिपटल या रेटिना की उपकला की विजुअल पर्पिल को पुनर्जीवित करने की क्षमता

Rhodopsin (रोह्डोप्सिन)— विजुअल पर्पिल, रेटिना की शलाकाओं में स्थित एक बैंगनी-लाल रंग का प्रकाशसुग्राही वर्णक जो प्रकाश द्वारा विरंजित होकर पीला हो जाता है जिससे रेटिना के संवेदी तन्त्रिका अन्त उत्तेजित हो जाते हैं।

Rhombencephalon (रोह्म्बेन्सिफैलॉन)— पश्चमस्तिष्क

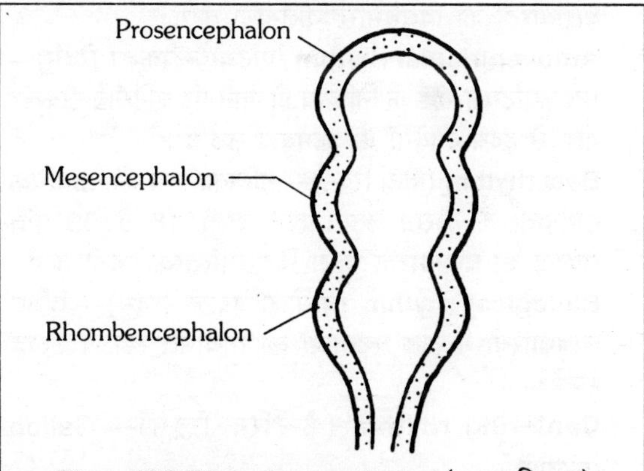

Fig. : 486 Rhombencephalon (पश्चमस्तिष्क)
Prosencephalon = अग्रमस्तिष्क
Mesencephalon = मध्यमस्तिष्क
Rhombencephalon = पश्चमस्तिष्क

Rhombic (रोह्म्बिक)— पश्चमस्तिष्क से सम्बन्धित

Rhombocele (रोह्म्बोसील)— पश्चमस्तिष्क की गुहा

Rhomboid (रोह्म्बॉयड)—तिरछे आयत के आकार का जिसके कोण तिरछे होते हैं, हीरे के आकार का, हीरकाकार

Rhomboidal (रोह्म्बॉयडल)— Rhomboid.

Rhomboid fossa (रोह्म्बॉयड फोसा)— मस्तिष्क का चौथा निलय

Rhombomere (रोह्म्बोमेयर)— Neuromere.

Rhoncal, Rhonchial (राँग्कल, राँग्कियल)— गले की खड़खड़ाहट से सम्बन्धित अथवा उससे उत्पन्न होने वाला।

Rhonchi (राँग्काइ)— Rhonchus. का बहुवचन

Rhonchus (राँग्कस)—गले की खड़खड़ाहट अथवा श्वास नलियों में उत्पन्न आगन्तुक ध्वनि या रॉल (बुदबुद करती हुई आवाज़)

Rhopheocytosis (रोह्फियोसाइटोसिस)— किसी कोशिका की सतह पर रिक्तिकाओं का बनना जिनके द्वारा कोशिका चारों ओर की सामग्री का चूषण करती है।

Rhotacism (रोटेसिज़्म)— 'आर' अक्षर की ध्वनि का अत्यधिक अथवा अनुचित प्रयोग करना।

Rhyparia (राइपेरिया)— कुछ ज्वरों में मुख में इकट्ठा हो जाने वाला दुर्गन्धयुक्त पदार्थ

Rhypophagy (राइपोफेगी)— Scatophagy. Coprophagy.

Rhypophobia (राइपोफोबिया)—मल-त्याग, मल अथवा गन्दगी का विकृत भय

Rhythm (रिद्म)— 1. एक मापी गई गति; किसी क्रिया या कार्य की नियमित समयावकाशों पर पुनरावृत्ति 2. विद्युत्मस्तिष्कलेखन में किसी आवेग का नियमित रूप से उत्पन्न होना। ताल, अनुक्रम

Alpha rhythm (एल्फा रिद्म)— किसी सामान्य व्यक्ति की पूर्ण विश्राम की अवस्था में 8 से 12 प्रति सेकण्ड की बारम्बारता की विद्युत्मस्तिष्कलेखनी तरंगें

Atrioventricular rhythm (एट्रियोवैन्ट्रीकुलर रिद्म)— साइनोएट्रियल नोड के निष्क्रिय हो जाने पर एट्रियोवैन्ट्रीकुलर नोड से हृदय-आवेगों का क्रमबद्ध उठना।

Beta rhythm (बीटा रिद्म)— तन्त्रिका-तन्त्र की अत्यधिक सक्रियता के दौरान उत्पन्न होने वाली 18 से 30 प्रति सेकण्ड की बारम्बारता वाली विद्युत्मस्तिष्कलेखनी तरंगें

Biological rhythm (बायोलॉजिकल रिद्म)—जीवित जीवधारियों में कुछ घटनाओं का नियमित रूप से उत्पन्न होना।

Cantering rhythm (कैन्टेरिंग रिद्म)— Gallop rhythm.

Circadian rhythm (सर्केडियन रिद्म)— लगभग प्रत्येक 24 घण्टे पर चाहे रात का अन्धेरा हो या दिन की रोशनी, कुछ जैविक सक्रियताओं का नियमित रूप से पुनः उत्पन्न होना।

Coupled rhythm (कपिल्ड रिद्म)—जोड़ों के रूप में उत्पन्न होने वाले हृदय स्पन्द जिनमें से प्रत्येक तीसरा स्पन्द कमजोर होता है तथा इससे कलाई पर नब्ज़ या नाड़ी नहीं बनती।

Delta rhythm (डेल्टा रिद्म)—गहरी नींद में, शैशव काल में अथवा मस्तिष्क के अर्बुद या मस्तिष्क रक्तस्राव में उत्पन्न होने वाली 4 से नीचे प्रति सेकण्ड की बारम्बारता वाली विद्युत्मस्तिष्कलेखनी तरंगें

Ectopic rhythm (एक्टोपिक रिद्म)— साइनोएट्रियल नोड से बाहर उत्पन्न होने वाला हृदय-ताल

Gallop rhythm (गैलप रिद्म)— असामान्य हृदय ताल जिसमें प्रत्येक चक्र में तीन ध्वनियाँ होती हैं।

Gamma rhythm (गामा रिद्म)— 50 प्रति सेकण्ड की बारम्बारता वाली विद्युत्मस्तिष्कलेखनी तरंगें, वल्गित ताल

Nodal rhythm (नोडल रिद्म)— Atrioventricular rhythm.

Pendulum rhythm (पेण्डुलम रिद्म)— एक-सी दो हृदय-ध्वनियों वाला ताल जो टिक-टिक करती घड़ी की आवाज़ के समान होता है, पर्वक ताल

Sinus rhythm (साइनस रिद्म)— साइनोएट्रियल नोड से उत्पन्न होने वाला सामान्य हृदय-ताल, शिरानाल-अलिन्द-पर्व ताल

Theta rhythm (थीटा रिद्म)—4 से 7 प्रति सेकण्ड की बारम्बारता वाली विद्युत्मस्तिष्कलेखनी तरंगें जो मुख्यतया बच्चों में उत्पन्न होती हैं परन्तु मानसिक दबाव की स्थिति में युवा व्यक्तियों में भी होती हैं।

Ventricular rhythm (वेन्ट्रीकुलर रिद्म)—पूर्ण हृद्रोध में निलय में संकुचन उत्पन्न होना।

Rhythmic (रिद्मिक)— ताल या अनुक्रम सम्बन्धी, तालबद्ध

Rhythmical (रिद्मिकल)— Rhythmic.

Rhythmicity (रिद्मीसिटी)— स्पन्द करने की क्षमता, तालता

Rhytidectomy (राह्इटाइडेक्टॉमी)— झुर्रियों को दूर करने के लिये शल्य-क्रिया द्वारा त्वचा को काट कर निकाल देना।

Rhytidoplasty (राह्इटाइडोप्लास्टी)— त्वचा की झुर्रियों को प्लास्टिक सर्जरी द्वारा निकाल देना।

Rhytidosis (राह्इटाइडोसिस)— अधिकतर मृत्यु से पूर्व स्वच्छमण्डल या कार्निया पर झुर्रियाँ पड़ जाना।

Rib (रिब)— प्रत्येक ओर वक्ष-कशेरुकाओं के पार्श्वों से निकल कर पार्श्व में एवं आगे को फैलने वाली 12 तंग तथा मुड़ी हुई हड्डियों में से कोई एक जो वक्ष-कंकाल का मुख्य भाग बनाती हैं, पर्शुका, पसली। पसली निम्न प्रकार की होती हैं—

Abdominal rib (एब्डोमिनल रिब)— False rib

Asternal rib (एस्टर्नल रिब)— False rib.

Bifid rib (बाइफिड रिब)— ऐसी पसली जो द्विशाखित होती है।

Cervical rib (सर्वाइकल रिब)— ग्रैव कशेरुका, सामान्यतया सबसे निचली ग्रैव कशेरुका से निकलने वाली एक अधिसंख्य पर्शुका या पसली; ग्रैव पर्शुका

False ribs (फाल्स रिब्स)—प्रत्येक ओर निचली पाँच पसलियाँ जो सीधे स्टर्नम से नहीं जुड़ी होतीं, कूट पर्शुकाएँ

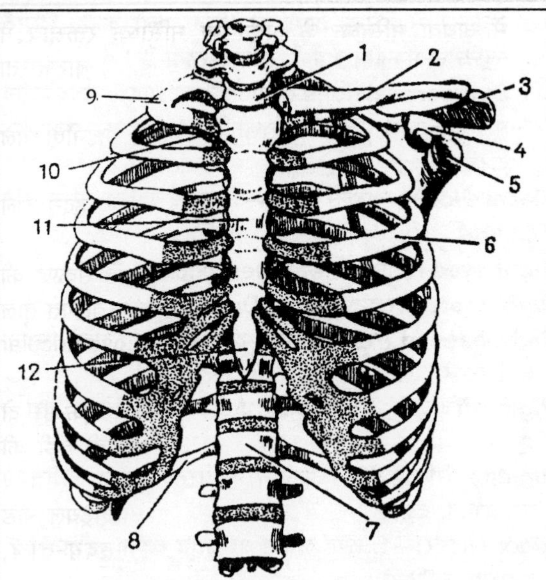

Fig. 487-A Ribs : (पसलियाँ)

1. First thoracic vertebra = प्रथम वक्षीय कशेरुका
2. Clavicle = जत्रुक अस्थि
3. Acromial process of scapula = असंफलक या स्कन्धफलक का अंसकूटी प्रवर्ध
4. Coracoid process of scapula = स्कन्धफलक का असंतुण्ड प्रवर्ध
5. Glenoid cavity of scapula = स्कन्धफलक की असंगर्त-गुहा
6. Ribs = पर्शुकाएँ या पसलियाँ (चौथी)
7. 12th thoracic vertebra = बारहवीं वक्षीय कशेरुका
8. 12th rib = बारहवीं पर्शुका
9. 1st rib = प्रथम पर्शुका
10. Manubrium = उरोस्थि या स्टर्नम की ऊपरी हड्डी
11. Body of sternum = उरोस्थि का काय
12. Xiphoid process of sternum = उरोस्थि का असिरूप प्रवर्ध

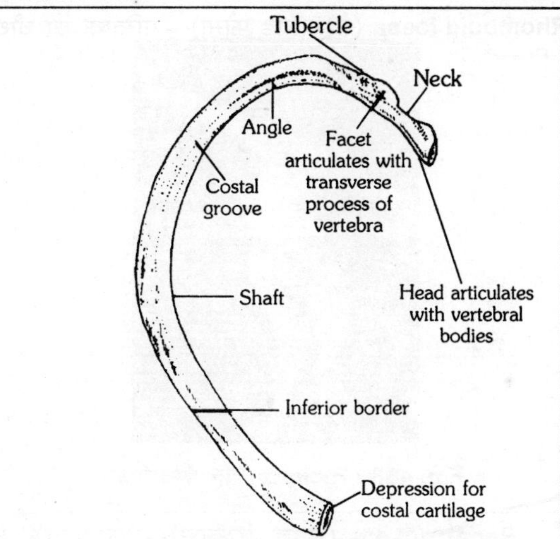

Fig. 487 B : नीचे से दिखाई दे रही एक प्रारूपिक पर्शुका या पसली

Head articulates with vertebral bodies = शीर्ष कशेरुकाओं के कायों से जुड़ता है, Neck = ग्रीवा (गर्दन), Facet articulates with transverse process of vertebra = कशेरुका के अनुप्रस्थ प्रवर्ध से जुड़ने वाला सन्धायक पृष्ठ, Tubercle = गुलिका, Angle = कोण, Costal groove = अवपर्शुकी खातिका, Shaft = काण्ड, Inferior border = अधोवर्ती सीमा, Depression for costal cartilage = पर्शुका-उपास्थि के लिए गर्त

Floating ribs (फ्लोटिंग रिब्स)—प्रत्येक ओर निचली दो कूट पर्शुकाएँ जो स्टर्नम से नहीं जुड़ी होतीं, चल-पर्शुका

Lumbar rib (लम्बर रिब)— प्रथम कटिपरक कशेरुका के अनुप्रस्थ प्रवर्ध से जुड़ने वाली कभी-कभी विकसित होने वाली एक अल्पवर्धित पसली

Slipping rib (स्लीपिंग रिब)—एक ऐसी पसली जिसमें पर्शुका-उपास्थि बार-बार उखड़ जाती है।

Sternal rib (स्टर्नल रिब)— True rib.

True ribs (ट्रू रिब्स)— प्रत्येक ओर ऊपरी सात पसलियाँ जो पर्शुका-उपास्थियों द्वारा स्टर्नम या उरोस्थि से जुड़ी होती हैं।

Vertebral rib (वर्टीब्रल रिब)— Floating rib.

Vertebrochondral rib (वर्टीब्रोकॉण्ड्रल रिब)— False rib.

Vertebrocostal rib (वर्टिब्रोकॉस्टल रिब)— प्रत्येक ओर ऊपरी तीन कूट पर्शुकाओं में से कोई भी एक

Vertebrosternal rib (वर्टीब्रोस्टर्नल रिब)— True rib.

Ribbon (रिबन)— फीता

Riboflavin (रिबोफ्लेविन)— विटामिन B_2, बी-कॉमप्लैक्स वर्ग का एक जल में धुलनशील विटामिन

Ribosomes (राइबोसोम्स)—ये कोशिका के कोशिकाद्रव्य में पायी जाने वाली रचनायें होती हैं जो माइटोकॉण्ड्रिया से बहुत छोटी होती हैं और अकेली होती हैं अथवा गुच्छों के रूप में होती हैं, जिन्हें पॉलीराइबोसोम या पॉलीसोम कहा जाता है। राइबोसोमों में राइबोन्यूक्लियोप्रोटीन होती है और ये प्रोटीन बनाते हैं।

Rickets (रिकेट्स)—विटामिन डी एवं कैल्सियम की कमी के कारण होने वाला शिशुओं एवं बच्चों का एक रोग जिसमें बच्चा देर से चलना शुरू करता है, दाँत देर से निकलते हैं तथा करोटि अन्तराल या ब्रह्मरन्ध्र (काग) देर से बन्द होते (भरते) हैं, हड्डियाँ मुड़ जाती हैं और कुरूप हो जाती हैं, पेशियों में दर्द होता है तथा रात को माथे पर पसीना आता है; बालास्थिविकार; अस्थिवक्रता

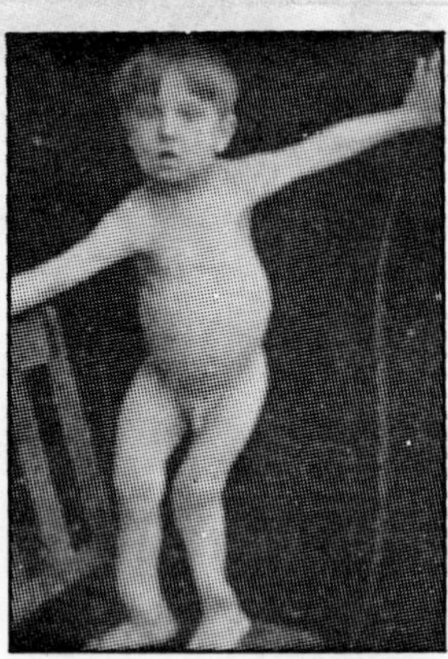

Fig. 488 : Rickets (बालास्थिविकार)

Renal rickets (रीनल रिकेट्स)—एक प्रकार का बालास्थिविकार जो गम्भीर जीर्ण वृक्कीय अपर्याप्तता के कारण बचपन में होता है।

Rickettsia (रिकेट्सिया)— रिकेटसियेसी कुल एवं रिकेटसियेल्स गण के सूक्ष्मजीवों का वंश जिनकी विषाणुओं एवं जीवाणुओं के बीच की स्थिति होती है। ये जुओं, पिस्सुओं, किलनियों तथा माइटो (सूक्ष्म परजीवी) द्वारा मनुष्य में संचारित होते हैं और बहुत से रोग उत्पन्न करते हैं।

Rickettsial (रिकेट्सियल)—रिकेट्सिया से सम्बन्धित अथवा उनसे उत्पन्न

Rickettsicidal (रिकेट्सीसाइडल)— रिकेट्सिया के लिये विनाशकारी

Rickettsiosis (रिकेट्सियोसिस)—रिकेट्सिया द्वारा संक्रमण

Rickettsiostatic (रिकेट्सियोस्टेटिक)— रिकेट्सिया की वृद्धि को रोकने अथवा धीमी करने वाला।

Rickety (रिकेटी)— रिकेटग्रस्त, बालास्थिविकारग्रस्त

Rider's bone (राइडर्स बोन)—घोड़े पर अत्यधिक सवारी करने वाले व्यक्ति के पैर की अभिवर्तनी पेशी में हड्डी का बनना।

Ridge (रिज)—बाहर को निकली अथवा उभरी हुई एक लम्बी संरचना या कटक (किसी वस्तु का खुरदरा किनारा)

Alveolar ridge (एल्वियोलर रिज)— ऊर्ध्वहनु अथवा अधोहनु का अस्थिल प्रवर्ध जिसमें दाँतों के गर्त विद्यमान होते हैं।

Dental ridge (डैन्टल रिज)— किसी दाँत का नोकदार किनारा

Dermal ridges (डर्मल रिजेज)—अँगुलियों की सतह पर स्थित कटक जिनसे अँगुली-छाप बनती है।

Epicondylic ridge (इपीकॉण्डाइलिक रिज)— ह्यूमेरस हड्डी पर पेशीय संलग्नता के लिये दो कटकों में से एक

Gluteal ridge (ग्लूटियल रिज)— फीमर हड्डी के बड़े ट्रोकैन्टर से तिरछा आगे को बढ़ने वाला कटक जिससे ग्लूटियस मैक्ज़ीमस पेशी संलग्न रहती है।

Supraorbital ridge (सुप्राआर्बिटल रिज)—नेत्रकोटरीय मुख के ऊपर विद्यमान ललाटीय अस्थि का एक वक्र कटक

Riedel's lobe (राइडल्स लोब)—यकृत का जिह्वा की आकृति का प्रवर्ध

Right-eyed (राइट-आईड)— Dextrocular.

Right-footed (राइट-फूटेड)— Dextropedal.

Right-handed (राइट-हैण्डेड)—दाँये हाथ से लिखने अथवा कार्य करने वाला।

Rigid (रिजिड)— अकड़ा हुआ, कठोर अथवा जो लचीला न हो।

Rigidity (रिजिडिटी)— अकड़न, कठोरता अथवा लचीलेपन का अभाव; दृढ़ता

Rigor (राइगर)—1. ठण्ड लगना या जाड़ा चढ़ना, शीतकंप 2. कठोरता, काठिन्य

Rigor mortis (राइगर मोर्टिस)—मृत शरीर का अकड़ जाना, मृत्युज काठिन्य

Rim (रिम)— किनारा

Rima (रिमा)— एक विदर, फटन, दरार अथवा रेखा छिद्र जैसे आँखों की पलको के बीच, मुख के होठों एवं स्वर-रज्जुओं के बीच स्थित लम्बा रेखा छिद्र

Rimae (रिमी)— Rima का बहुवचन

Rimose (राइमोस)— फटा हुआ अथवा जिसमें दरार पड़ गई हो विदरित

Rimula (राइमुला)— एक सूक्ष्म विदर या फटन जैसे सुषुम्ना रज्जु या मस्तिष्क की

Rind (रिण्ड)— किसी अंग का बाह्य मोटा अस्तर

Ring (रिंग)—1. वृत्ताकार छिद्र, वलय, छल्ला 2. कोई भी वृत्ताकार अंग अथवा स्थान

Deep inguinal ring (डीप इन्ग्वाइनल रिंग)—गहराई में उदरीय भित्ति के भीतर अग्र-ऊर्ध्ववर्ती श्रोणिफलकीय कटक एवं जघनास्थि-गुलिका के बीच स्थित वक्षंणीय नली का छिद्र जिससे होकर पुरुष में वृषण रज्जु तथा स्त्री में गोल स्नायु वक्षंणीय नली में प्रवेश करता है; गहन वक्षंणीय छिद्र

Superficial inguinal ring (सुपरफीशियल इन्ग्वाइनल रिंग)—वक्षंणीय नली का उदरीय भित्ति में स्थित उपरिस्थ छिद्र जिससे होकर पुरुष में वृषण-रज्जु तथा स्त्री में गोल स्नायु वक्षंणीय नली से बाहर आ जाता है। इस छिद्र से होकर वक्षंणीय बहिःसरण भी प्रकट हो सकता है।

Ringworm (रिंगवर्म)— त्वचा, बाल एवं नाखूनों का कवक संक्रमण; दद्रु

Rinne's test (राइन्स टैस्ट)—अस्थि चालन द्वारा होने वाली सुनाई की वायु चालन द्वारा होने वाली सुनाई से तुलना करने का एक परीक्षण। इसके लिये एक कम्पन्न करते ट्यूनिंग फोर्क

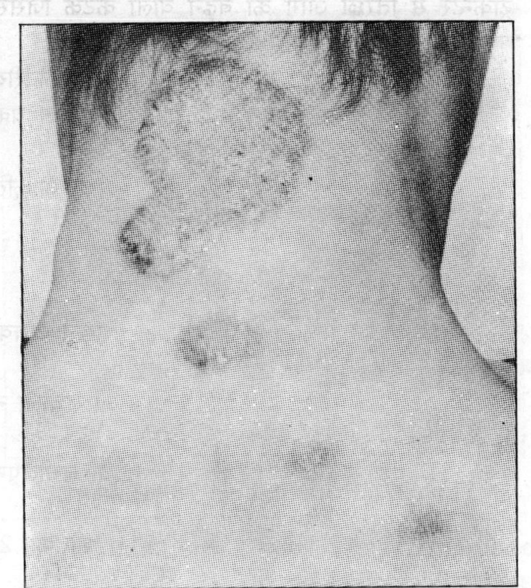

Diag. 489 : Ringworm
(त्वचा का कवक संक्रमण या द्रदु)

को उसके स्तम्भ के द्वारा कान के कर्णमूल (मैस्टॉयड) प्रवर्ध पर रखा जाता है जब तक कि रोगी को यह सुनाई देना बन्द न हो जाये। इसके पश्चात् इसे बाह्य कर्णकुहर के पास पकड़ा जाता है। यदि रोगी अब भी कम्पन्न सुनता है तब यह धनात्मक राइन्स परीक्षण होता है अर्थात् वायु चालन द्वारा सुनाई देना अस्थि चालन द्वारा सुनाई देने से अधिक होता है। यदि कान के द्वारा ट्यूनिंग फोर्क सुनाई नहीं देता है तो परीक्षण को फिर से किया जाता है। इस बार कम्पन्नशील ट्यूनिंग फोर्क को पहले बाह्य कर्णकुहर के पास पकड़ा जाता है जब तक कि सुनाई देना बन्द न हो जाये, फिर इसे कान के कर्णमूल प्रवर्ध पर रखा जाता है। यदि आवाज़ अब भी सुनाई देती है तो इसे ऋणात्मक राइन्स परीक्षण कहा जाता है।

Rinse (रिन्स)—1. खँगालना 2. खँगालने के लिए प्रयुक्त कोई विलयन या जल

Ripaults' sign (रिपैल्ट्स साइन)—नेत्रगोलक पर एक पार्श्विक दबाव डालने से पुतली के आकार में परिवर्तन होना।

Ripening (राइपनिंग)— 1. गर्भाशयग्रीवा का प्रसव के दौरान मुलायम तथा चौड़ा हो जाना 2. मोतियाबिन्द की परिपक्वता

Risk (रिस्क)— ऐसी सम्भावना होना कि कुछ हानिकारक घटना होने वाली है, जोखिम

Risus (राइसस)— हँसने वाला, हँसी, हँसना, हास्यानुकारी

Risus sardonicus (राइसस सार्डोनिकस)—टेटनस रोग में चेहरे की पेशियों की ऐंठन से उत्पन्न हँसने वाली आकृति, हास्यानुकारी मुखभंग

Ritgen's maneuver (रिटजन्स मैन्युवर)—माँ के मूलाधार पर दबाव डालकर बच्चे के सिर की डिलीवरी करना तथा

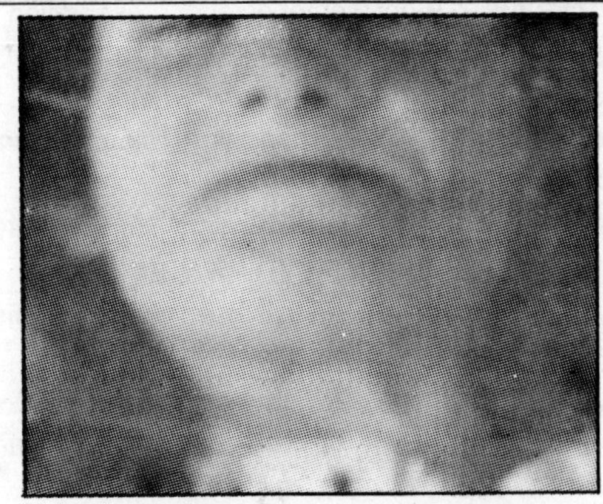

Fig. 490 : Risus sardonicus
(हास्यानुकारी मुखभंग)

डिलीवरी की शीघ्रता पर नियन्त्रण करने हेतु दूसरे हाथ से बच्चे के सिर पर दबाव भी डालना।

Ritter's disease (रिटर्स डिजीज़)—नवजात शिशु का सार्वदैहिक सपूयचर्मविस्फोट या इम्पेटिगो रोग

Ritual (रिचुअल)— आवश्यक नियमित कार्यक्रम

Rivalry (राइवलरी)—. प्रतियोगिता, स्पर्धा

Rivalry sibling (राइवलरी सिब्लिंग)— दूसरे व्यक्तियों विशेषकर अपने माँ-बाप का उनकी ओर ध्यान देने एवं उनसे प्यार करने के लिये बच्चों में आपस में होड़ लगना।

Rivalry strife (राइवलरी स्ट्राइफ) बारी-बारी से दो भिन्न प्रतिबिम्ब दिखाई देना जब दो आँखों के दृष्टि-क्षेत्र एक दृष्टि-प्रतिबिम्ब में संयुक्त नहीं हो सकते।

Rivinus' canals (राइवीनस कैनाल्स)— उपजिह्वा-ग्रन्थियों की वाहिनियाँ

Rivinus' glands (राइवीनस ग्लैण्ड्स)— उपजिह्वा-ग्रन्थियाँ

Rivus lacrimalis (राइवस लैक्रीमेलिस)—वह मार्ग जिससे होकर आँसू अश्रुप्रवाही ग्रन्थियों से अश्रुप्रवाही सूक्ष्मनलिकाओं के निकास पर पहुँचते हैं।

R. L. E. (आर. एल. इ.)— Right lower extremity. दायीं अधोवर्ती शाखा

R. L. L. (आर. एल. एल.)— Right lower lobe of the lung. फेफड़ें का दायाँ अधोवर्ती खण्ड

R. L. Q. (आर. एल. क्यू.)— Right lower quadrant (of abdomen)दायाँ अधोवर्ती चतुर्थांश (उदरीय)

R. M. A. (आर. एम. ए.)— Registered Medical Assistant; Right mentoanterior presentation (of the fetal face) पंजीकृत चिकित्सीय सहायक; दायीं चिबुक अग्रज प्रस्तुति (भ्रूण के चेहरे की)

R. M. L. (आर. एम. एल.)— Right middle lobe of lung. दाँया मध्यम खण्ड (फेफड़े का)

R. M. P. (आर. एम. पी.)— 1. Registered medical

practitioner. 2. Right mentoposterior presentation (of the fetal face) 1. पंजीकृत चिकित्सक 2. दायीं चिबुक पश्चज प्रस्तुति (भ्रूण के चेहरे की)

R. M. V. (आर. एम. वी.)— Respiratory minute volume. श्वसनीय मिनट आयतन

R. N. (आर. एन.)— Registered Nurse. पंजीकृत परिचारिका

RNA (आर. एन. ए.)— राइबोन्यूक्लिक एसिड

R. N. C. (आर. एन. सी.)— Registered Nurse Certified. प्रमाणित पंजीकृत परिचारिका

R. O. A. (आर. ओ. ए.)— Right occipitoanterior position of the fetus. भ्रूण की दायीं पश्चकपाल-अग्र स्थिति

Roar (रोर)— गरजना, गुर्राना या चिल्लाना

Roaring (रोरिंग)—गर्जना

Robertson's pupil (रोबर्टसन्स प्यूपिल)— Argyll Robertson pupil.

Robert's pelvis (रोबर्ट्स पैल्विस)— त्रिक-श्रोणिफलकीय सन्धियों की अस्थिसन्धिशोथ के कारण होने वाली अनुप्रस्थ ओर को (आड़ी) संकुचित श्रोणि

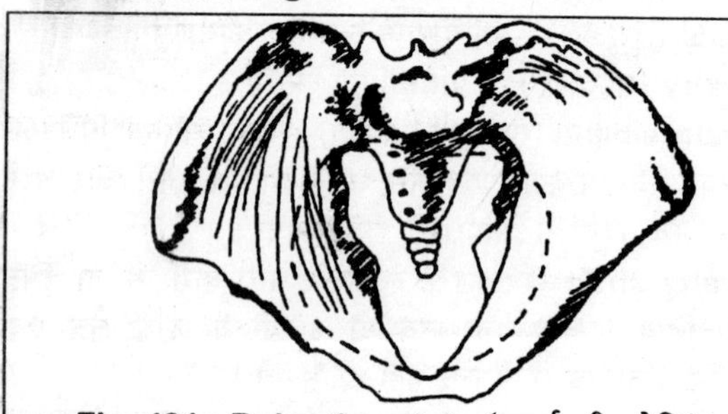

Fig. 491 : Robert's pelvis (राबर्ट की श्रोणि)

Robust (रोबस्ट)— हृष्ट-पुष्ट

Rod (रॉड)— 1. छड़ या डण्डा, शलाका 2. रेटिना में कोन्स के साथ स्थित छड़ के आकार के प्रकाश सुग्राही कणों में से एक

Rodent (रोडैन्ट)— स्तनी वर्ग एवं रोडेन्शिया गण का एक जन्तु जैसे चूहा, गिलहरी तथा गिनी-पिग आदि जो कुतर कर भोजन ग्रहण करता है।

Rodenticide (रोडेन्टीसाइड)— कुतर कर खाने वाले पशुओं को मारने वाला।

Rodent ulcer (रोडेन्ट अल्सर)— सामान्यतया चेहरे के ऊपरी दो-तिहाई भाग में त्वचा की आधारी कोशिकाओं से उत्पन्न होने वाला कैन्सर का जख्म जिसके किनारे ऊपर को उठे हुए (परन्तु इपिथीलियोमा की भाँति बाहर को मुड़े हुए नहीं) होते हैं तथा भूतल कणिकामय (दानेदार) होता है और जो धीरे-धीरे आस-पास के कोमल ऊतकों एवं हड्डियों को नष्ट करता रहता है।

Rodonalgia (रोडोनैल्जिया)— एक वाहिकाप्रेरक रोग जिसमें भुजाओं में तन्त्रिका-शूल होता है जिसके साथ सूजन हो जाती है तथा लाली हो जाती है एवं ज्वर हो जाता है।

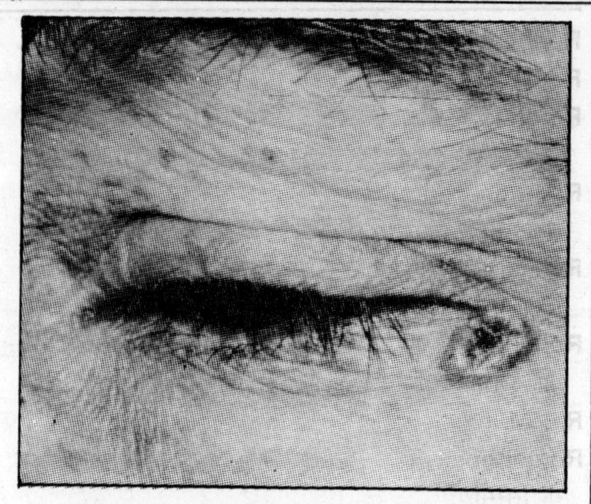

Fig. 492 : Rodent ulcer (रोडेन्ट अल्सर)

Roentgen (रैंटजन)— एक्स- अथवा गामा-विकिरण की अन्तर्राष्ट्रीय इकाई

Roentgenism (रैंटजेनिज़्म)— एक्स-रे का गलत इस्तेमाल करने से उत्पन्न रोग, रैंटजनता

Roentgenkymogram (रैंटजनकाइमोग्राम)—एक्स-रे द्वारा निश्चित हृदय की गतियों का अनुरेखण के रूप में अभिलेख

Roentgenkymograph (रैंटजनकाइमोग्राफ)— केवल एक ही एक्स-रे फिल्म पर हृदय एवं उससे संलग्न बड़ी वाहिनियों की गतियों का अभिलेखन करने वाला उपकरण

Roentgenkymography (रैंटजनकाइमोग्राफी)— रैंटजनकाइमोग्राफ का प्रयोग करके हृदय की गतियों का अभिलेखन करना।

Roentgenocinematography (रैंटजीनोसिनेमेटोग्राफी)— चल-चित्र फोटोग्राफी द्वारा एक्स-रे परीक्षण करना।

Roentgenogram (रैंटजीनोग्राम)— एक्स-रे चित्रण द्वारा बनी फिल्म

Roentgenograph (रैंटजीनोग्राफ)— Radiograph.

Roentgenography (रैंटजीनोग्राफी)— एक्स-रे द्वारा शरीर के आन्तरिक अंगों का चित्र (रैंटजीनोग्राम या रेडियोग्राम) लेना।

Roentgenologist (रैंटजीनोलॉजिस्ट)— एक्स-रे विशेषज्ञ, विकिरणविज्ञानी

Roentgenology (रैंटजीनोलॉजी)— एक्स-रे अध्ययन, विकिरणविज्ञान

Roentgenometer (रैंटजीनोमीटर)— Radiometer.

Roentgenometry (रैंटजीनोमीट्री)— एक्स-रे की तीव्रता को मापना।

Roentgenoscope (रैंटजीनोस्कोप)— A fluoroscope.

Roentgenotherapy, Roentgentherapy (रैंटजीनोथिरैपी, रैंटजनथिरैपी)— एक्स-रे द्वारा रोगों की चिकित्सा करना।

Roentgen ray (रेंटजन-रे)— एक्स-रे, क्ष-किरण

Roger's disease (रोगर्स डिज़ीज)— निलयी पटीय दोष

Rolando's area (रोलैण्डोस एरिया)— सेरीब्रम के कॉर्टेक्स या प्रमस्तिष्क-प्रान्तस्था में स्थित प्रेरक क्षेत्र

Rolando's fissure (रोलैण्डोस फिशर)— पार्श्विक एवं ललाटीय खण्ड के बीच विदर, दरार या फटन

Roll (रोल)—1. बेलन की तरह बनी हुई कोई वस्तु 2. एक ही दिशा में बार-बार घूमना; चक्कर खाना; अपनी धुरी पर घूमना

Roller (रोलर)—सर्जन के प्रयोग के लिये किसी कपड़े या गॉज की बेलनाकार लिपटी हुई पट्टी

R.O.M. (आर. ओ. एम.)— Range of motion. गति प्रसार

Romanopexy (रोमेनोपैक्सी)—मलाशय के भ्रंश में अवग्रहान्त्र या सिग्मॉयड वंक का स्थिरीकरण करना।

Romanoscope (रोमेनोस्कोप)—अवग्रहान्त्र वंक का परीक्षण करने वाला यन्त्र

Rombergism (रोमबर्गिज़्म)—. Romberg's sign.

Romberg's sign (रोमबर्ग्स साइन)— खड़े होकर पावों को पास-पास लाकर आँखों को बन्द करने पर शरीर का सन्तुलन बनाये रखने में असमर्थता तथा नीचे गिरने की प्रवृत्ति

Rongeur (रॉन्गियर)— हड्डी के छोटे-छोटे टुकड़ों को निकालने वाला एक यन्त्र

Rooming-in (रूमिंग-इन)—प्रसव के तुरन्त पश्चात् शिशुओं को अस्पताल के उसी कमरे में रखना जिसमें उनकी माताएँ होती हैं।

Root (रूट)— 1. किसी पौधे का भूमिगत भाग 2. किसी तन्त्रिका का समीपस्थ छोर 3. किसी अंग का ऊतकों में गड़ा रहने वाला भाग 4. किसी दाँत का जबड़े की हड्डियों के गर्त (दन्तउलूखल) में दबा रहने वाला भाग। मूल

Root arteries (रूट आर्टरीज़)— सुषुम्ना रज्जु में तन्त्रिका मूलों के साथ चलने वाली धमनियाँ

Root canal (रूट कैनाल)— किसी दन्त मूल की मज्जा गुहा

Rootlet (रूटलैट)— मूलिका

Root pick (रूट पिक)— दाँत निकालने के परिणामस्वरूप उत्पन्न दन्त-मूल के टुकड़ों को ढूंढ निकालने के लिए प्रयोग में आने वाला एक दन्त्य यन्त्र

Root planing (रूट प्लानिंग)— दन्त-चिकित्सा में, किसी दन्त-मूल की चिकनी सतह उपलब्ध करने हेतु दन्त-मूल की खुरदरी सतहों की घिसाई करना।

R.O.P. (आर. ओ. पी.)— Right Occipitoposterior (fetal representation) दाँयी पश्चकपालपश्च (भ्रूण-प्रस्तुति)

Rosa (रोज़ा)— गुलाब

Rosacea (रोज़ेसिया)— नाक, माथे एवं गालों की त्वचा का एक जीर्ण रोग जिसमें चेहरा तमतमा जाता है जिसके पश्चात् रक्त केशिकाओं के विस्फारण के कारण लालिमा हो जाती है और पिटिकायें एवं पूयस्फोटिकायें निकल आती हैं; गुलाबचर्मता

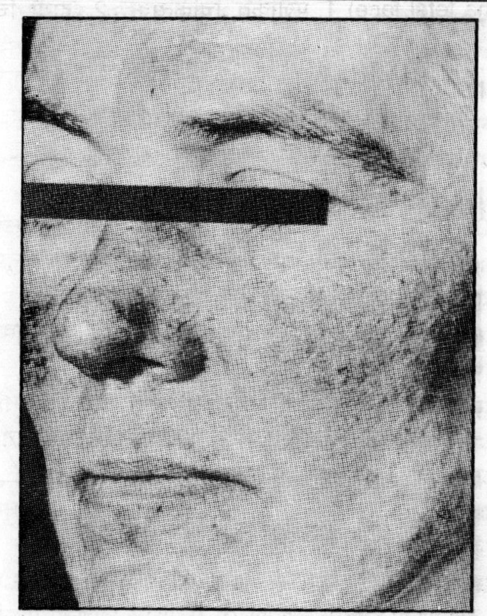

Fig. 493 : Rosacea (गुलाबचर्मता)

Rosaniline (रोज़ेनीलीन)—अन्य रंजकों को बनाने के काम आने वाला एक आधारभूत रंजक

Rosary (रोज़री)—माला के दानों की डोरी के समान संरचना

Rachitic rosary (रैकीटिक रोज़री)—बालास्थिविकार अथवा रिकेट में पर्शुका की उपास्थियों के साथ-साथ अनुक्रम में माला के दानों के रूप में निकलने वाले उभार

Rosenbach's sign (रोज़ेनबैक्स साइन)—अवटु-अतिक्रियता में बन्द आँख की पलकों में बारीक-बारीक एवं शीघ्रगामी कम्पनों का उत्पन्न होना।

Rosenbach's test (रोज़ेनबैक्स टैस्ट)— मूत्र में बाइल का पता लगाने के लिये एक परीक्षण

Roseola (रोज़ीयोला)—1. कोई भी गुलाबी रंग का त्वचा विस्फोट 2. असंक्रामी स्फोट

Roseolous (रोज़ीयोलस)—रोज़ीयोला (गुलाबी विस्फोट) के समान अथवा उससे सम्बन्धित

Rose's position (रोज़ पोज़ीशन)— ऐसी स्थिति जिसमें रोगी पूर्णरूप से हाथ-पैर फैलाकर ऑपरेशन की मेज पर लेट जाता है तथा मुख एवं होठों पर होने वाले ऑपरेशन के दौरान रक्त के चूषण को रोकने के लिए वह सिर को मेज के किनारे पर से नीचे को लटका लेता है।

Rosette (रोज़ेट)— 1. गुलाब के समान स्तवक 2. मलेरिया परजीवी प्लाज्मोडियम मलेरी अपनी परिपक्व अवस्था में

Rostellum (रोस्टेलम)—फीताकृमि के स्कोलेक्स की मांसल चोंच जिसमें हुक लगे होते हैं, शीर्षांग

Rostra (रोस्ट्रा)—Rostrum का बहुवचन

Rostrad (रोस्ट्राड)— चंचु की ओर अथवा सिर की ओर

Rostral (रोस्ट्रल)—1. चोंच के समान 2. सिर की ओर
Rostralis (रोस्ट्रालिस)— Rostral.
Rostrate (रोस्ट्रेट)— चोंच वाला, चचुंक
Rostriform (रोस्ट्रीफोर्म)— चोंच के आकार का
Rostrum (रोस्ट्रम)— कोई भी चोंचदार संरचना, चंचु
Rot (रोट)—सड़ना, विगलन
R. O. T. (आर. ओ. टी.)— Right Occipitotransverse pasition of the fetus. भ्रूण की दायीं पश्चकपालीय अनुप्रस्थ स्थिति
Rotameter (रोटेमीटर)— गैस अथवा किसी द्रव के बहाव को मापने वाला एक उपकरण
Rotate (रोटेट)—. घुमाना, ऐंठना अथवा चक्कर खिलाना।
Rotation (रोटेशन)—घुमाने, ऐंठने अथवा चक्कर खिलाने की क्रिया; घूर्णन; परिभ्रमण; परिक्रमण
Rotator (रोटेटर)— किसी अंग को उसकी धुरी पर घुमाने वाली पेशी, आवर्तनी पेशी
Rotavirus (रोटावाइरस)— Reoviridae. कुल के आर.एन. ए. विषाणुओं का एक वर्ग जिससे सर्वाधिक शिशुओं एवं छोटे बच्चों में दस्त आने लगते हैं।
Rototome (रोटोटोम)— गुहान्तदर्शी द्वारा सन्धि के भीतर का परीक्षण करने के लिए की जाने वाली शल्यक्रिया में ऊतकों को काटने के लिए प्रयुक्त एक घूर्णी यन्त्र
Rotula (रोटुला)— पटेला हड्डी, जान्वास्थि
Rotular (रोटुलर)—पटेला हड्डी से सम्बन्धित, जान्वास्थिक
Rough (रफ)— खुरदरा
Roughage (रफेज)— भोजन में विद्यमान अपाच्य पदार्थ जैसे फलों, सब्जियों एवं अनाजों के तन्तु (रेशे) जो आँत की क्रमाकुंचन गतियों को उत्तेजित करते हैं तथा मल-त्याग कराते हैं; रूक्षांश
Rouleau (राऊलीयू)—बेलन के आकार में व्यवस्थित लाल रक्त कोशिकाओं का एक समूह, गुल्ली
Roundworm (राउण्डवर्म)—निमेटोडा वर्ग का गोल, केंचुए के आकार का आँत में रहने वाला कीड़ा; गोलकृमि
R P F (आर पी एफ)— Renal plasma flow. वृक्कीय प्लाज़्मा प्रवाह
R. Ph. (आर. पीएच.)— Registered Pharmacist पंजीकृत भेषजज्ञ
R P O (आर पी ओ)—1. Radiation protection officer. 2. Right posterior oblique. 1. विकिरण सुरक्षा अधिकारी 2. दायाँ पश्च तिर्यक
R. Q. (आर. क्यू.)— Respiratory quotient.
-rrhagia (-रेह्जिया)—एक प्रत्यय जिसका अर्थ अति स्राव अथवा रक्तस्राव होता है।
-rrhaphy (-रैह्फी)—एक प्रत्यय जिसका अर्थ शल्यक्रियात्मक सिलाई करना है।
-rrhea (-रिह्या)— एक प्रत्यय जिसका अर्थ अति प्रवाह अथवा अधिक बहाव होता है।
-rrhexis, -rhexis (-रैह्क्सिस)— प्रत्यय जिनका अर्थ फट जाना है।
Rub (रब)— किसी एक सतह के दूसरी सतह पर गति करने से उत्पन्न रगड़ की ध्वनि जैसा कि फुफ्फुसावरणशोथ में परिश्रवण करने पर सुनाई देने वाली दोनों परतों के द्वारा उत्पन्न रगड़ की ध्वनि; घर्षण ध्वनि
Rubber-dam (रबर-डैम)—दन्त-चिकित्सा के दौरान दाँत को मुँह की लार से (बचाव हेतु) सील करने के लिये दन्त-चिकित्सकों द्वारा प्रयोग में लाई जाने वाली रबड़ की पतली चादर
Rubedo (रूबेडो)— त्वचा की अस्थायी लालिमा
Rubefacient (रूबीफेशिएन्ट)— रक्त वाहिनियों को विस्फारित करके एवं स्थानीय रक्ताधिक्य उत्पन्न करके त्वचा की लाली उत्पन्न करने वाला, रक्तिमाकर, रक्तिमकारी
Rubefaction (रूबीफैक्शन)—किसी क्षोभक वस्तु को त्वचा पर लगाने से त्वचा का लाल हो जाना, त्वग्रक्तिमा; रक्तचर्मता
Rubella (रूबेला)—खसरा के समान एक तीव्र विषाणुज संक्रमण जिसमें हल्का ज्वर होता है, गला खराब हो जाता है तथा पहले या दूसरे दिन गुलाबी रंग के बिन्दुओं के रूप में दाने निकल आते हैं जो चेहरे से शुरू होकर पूरे शरीर में फैल जाते हैं एवं ग्रीवा की उपरिस्थ और बहिःकर्ण के पीछे की ग्रन्थियाँ बड़ी हो जाती हैं।
Rubeola (रूबीयोला)—1. खसरा 2. रूबेला
Rubeosis (रूबियोसिस)— लाली, नववाहिकामयता
Rubeosis iridis (रूबीयोसिस आइराइडिस)—परितारिका या उपतारा की अग्रज सतह पर नयी रक्त वाहिनियों का बनना।
Ruber (रूबर)— लाल
Rubescent (रूबेसैन्ट)— लाल होने वाला; तमतमाने वाला।
Rubiginous (रूबिजीनस)— जंग लगा हुआ
Rubigo (रूबिगो)—जंग
Rubin's test (रूबिन्स टैस्ट)— डिम्ब वाहिनियों की विवृतता (खोखलेपन) के लिये एक परीक्षण
Rubner's test (रबनर्स टैस्ट)— 1. मूत्र में ग्लूकोज़ या लैक्टोज़ के लिये परीक्षण 2. रक्त में कार्बन मानोक्सॉइड के लिये परीक्षण
Rubor (रूबोर)— लाली, जो शोथ के मुख्य चिह्नों में से एक है; रक्तिमा
Rubriblast (रूब्रीब्लास्ट)— Pronormoblast.
Rubric (रूब्रिक)— लाल अथवा लाल केन्द्रक से सम्बन्धित
Rubricyte (रूब्रीसाइट)— Polychromatic normoblast.
Rubrospinal (रूब्रोस्पाइनल)— लाल केन्द्रक एवं सुषुम्ना रज्जु से सम्बन्धित
Rubrothalamic (रूब्रोथैलेमिक)— मस्तिष्क के लाल केन्द्रक एवं चेतक से सम्बन्धित

Rubrum (रूब्रम)— लाल

Rubulavirus (रूबुलावाइरस)— Paramyxoviridae. कुल के विषाणुओं का एक वंश जिससे कर्णपूर्वग्रन्थिशोथ (कनफेड़ या गदूद) उत्पन्न हो जाता है।

Ructus (रक्टस)— डकार

Rudiment (रूडीमैन्ट)— मूलांग, आद्यावशेष

Rudimentary (रूडीमैन्टरी)— मूलांग अथवा आद्यावशेष की प्रकृति वाला, अल्पवर्धित, आद्यांगिक, मूलांगी

Rudimentum (रूडीमैन्टम)— Rudiment.

Ruff (रफ)— कालर

Rufous (रूफस)—लाली लिये हुये

Ruga (रूगा)— सिकुड़न (क्रीज़), झुर्री या तह

Rugae (रूगी)—झुर्रियाँ

Rugine (रूगाइन)— 1. पैरीऑस्टियम को ऊपर उठाने वाला यन्त्र 2. सर्जन की रेती

Rugitus (रूगीटस)— आँतों में होने वाली गड़गड़ाहट की आवाज़

Rugose, Rugous (रूगोस, रूगस)—बहुत सी सिकुड़नें अथवा झुर्रियों वाला, झुर्रीदार

Rugosity (रूगोसिटी)—1. सिकुड़नों अथवा झुर्रियों वाला होने की दशा 2. सिकुड़न (क्रीज़), झुर्री या तह

Rugous (रूगस)— Rugose.

R. U. L. (आर. यू. एल.)— Right upper lobe of the lung. फेफड़े का दायाँ ऊपरी खण्ड

Ruler (रूलर)— पैमाना

Rum (रम)— गन्ने की शराब

Rumblossom (रमब्लोसम)— Rhinophyma.

Rum fits (रम फिट्स)—पुराने शराबी का शराब पीना छोड़ देने पर मिर्गी के दौरों के समान दौरे पड़ना।

Ruminant (रूमीनैन्ट)— ऐसा जन्तु जो भोजन को पुनः चबाने के लिए उसका प्रत्यावहन (भोजन को आमाशय से वापस बाहर मुँह में ले आना) करता है।

Rumination (रियूमिनेशन)— पहले निगले गये भोजन को वापिस बाहर निकाल कर फिर से चबाना, रोमन्थन

Ruminative (रूमीनेटिव)—वह व्यक्ति जिसने पहले से ही कुछ विचार एवं धारणाएँ बना रखी हों।

Rump (रम्प)—नितम्ब

Run (रन)— मवाद अथवा श्लेष्मा को निकालना।

Runaround, Runround (रनअराउण्ड, रनराउण्ड)—हाथ के नाखून के चारों ओर उपरिस्थ संक्रमण

Rundown (रनडाउन)— दुर्बल, क्षीण

Running (रनिंग)— पस या श्लेष्मा का निकलना।

Rupia (रूपिया)— सिफिलिस की तृतीयावस्था में उत्पन्न होने वाली त्वचा से जुड़ी रहने वाली मोटी-मोटी काले रंग की परतदार पपड़ियाँ

Rupioid (रूपियॉड)— रूपिया के समान

Rupophobia (रूपोफोबिया)— Rhypophobia.

Rupture (रपचर)—किसी अंग अथवा ऊतक का फट जाना या टूट जाना, विदर, फटन

R U Q (आर यू क्यू)— Right upper quadrant (of abdomen) दायाँ ऊर्ध्ववर्ती चतुर्थांश (उदरीय)

Rush (रश)— शक्तिशाली क्रमाकुंचन गति

Russell body (रसल बॉडी)—कैंसर की तथा साधारण शोथज वृद्धियों में पाया जाने वाला एक छोटा-सा काचाभ काय

Russian bath (रशियन बाथ)—ऊष्ण वाष्प स्नान के पश्चात् शरीर को रगड़कर फिर ठण्डे पानी में डुबकी लगाना।

Rust's disease (रस्ट्स डिज़ीज)— ग्रैव कशेरूकाओं एवं उनकी सन्धियों का क्षय रोग

Rusty (रस्टी)— Rubiginous.

Rut-formation (रट-फार्मेशन)—वातावरण में रुचि का अभाव, केवल एक ही वस्तु में ध्यान केन्द्रित रखना।

Rutidosis (रूटीडोसिस)— Rhytidosis. Rytidosis.

Rutilizm (रूटीलिज्म)— लाल अथवा सुनहरे भूरे रंग के बालों का होना

R. V. (आर. वी.)— Residual volume.

Ryle's tube (राइल्स ट्यूब)—आमाशय के पदार्थों को निकालने के लिये प्रयोग में लाई जाने वाली रबर की एक नली

Rytidosis (राइटीडोसिस)— Rhytidosis. Rutidosis.

S s

S (एस)—सल्फर या गन्धक का रासायनिक प्रतीक

S. (एस.)— आधा; बायाँ

S–A, SA, S.A. (एस–ए, एस ए, एस.ए.)— साइनोएट्रियल (शिरानाल-अलिन्द–, शिरा-अलिन्द)

Sabulous (सेबुलस)— रेतीला अथवा किरकिरा

Saburra (सेबुरा)— भोजन के सड़ जाने के कारण मुँह अथवा आमाशय से दुर्गन्ध आना।

Saburral (सेबुरल)— 1. भोजन के सड़ जाने के कारण मुँह अथवा आमाशय से दुर्गन्ध आने से सम्बन्धित 2. रेतीला अथवा कंकड़ीला

Sac (सैक)— थैली के समान कोई अंग अथवा रचना, कोश, थैली। उदाहरण—

Air sacs (एयर सैक्स)—फेफड़ों के वायुकोश

Amniotic sac (एम्नियोटिक सैक)— एक पतली झिल्ली जिसमें एम्नियॉन-तरल या उल्व-तरल भरा होता है जिसमें भ्रूण बन्द रहता है।

Conjunctival sac (कन्जन्क्टाइवल सैक)— आँख की पलकों एवं नेत्रगोलक की अग्र सतह के बीच नेत्रश्लेष्मला द्वारा बनी गुहा

Hernial sac (हर्नियल सैक)— पैरीटोनियम का थैली के समान बाहर को निकल आना जिसमें कोई अंग होता है, हर्निया-कोश

Saccades (सैक्केड्स)—एक वस्तु को देख कर दूसरी वस्तु के देखने पर दोनों नेत्रों में एक साथ उत्पन्न होने वाली अनियन्त्रित झटका देने वाली गतियाँ

Saccadic (सैक्केडिक)— नेत्रों की कभी-कभी होने वाली अनियन्त्रित झटका देने वाली गतियों से सम्बन्धित, झटकेदार

Saccate (सैकेट)— 1. थैली या कोश से सम्बन्धित या कोशीय अथवा थैलीनुमा (थैली के आकार का), कोशाकार 2. किसी थैली या कोश में बन्द

Saccharated (सैकेरेटेड)— शर्करा से युक्त

Saccharephidrosis (सैक्रीफीड्रोसिस)—पसीने में शुगर का पाया जाना, मधुस्वेद

Sacchari- (सैकेरी-)— Saccharo-

Saccharic (सैकेरिक)— शुगर से सम्बन्धित

Saccharide (सैकेराइड)— शर्कराओं सहित कार्बोहाइड्रेटों की शृंखला में से कोई एक

Sacchariferous (सैकेरीफेरस)— शुगर को उत्पन्न करने अथवा धारण करने वाला, शर्करायुक्त

Saccharification (सैकेरीफिकेशन)— शुगर में परिवर्तित होना, शर्कराभवन, शर्करीकरण

Saccharify (सैकेरीफाइ)— स्टार्च अथवा सेल्यूलोज़ को शुगर में परिवर्तित करना।

Saccharimeter (सैकेरीमीटर)— किसी विलयन में शुगर की मात्रा को निर्धारित करने वाला एक यन्त्र, शर्करामापी

Saccharin (सैकेरिन)— एक कृत्रिम उत्पाद जो शुगर से 300 से 500 गुना मीठा होता है और किसी वस्तु को कृत्रिम रूप से मीठा बनाने के लिये प्रयुक्त किया जाता है, सैक्रीन

Saccharine (सैकेरीन)— शुगर की प्रकृति वाला अथवा उसके गुणों वाला, मीठा, मीठी

Saccharo- (सैकेरो-)— एक उपसर्ग जिसका अर्थ शुगर होता है।

Saccharogalactorrhea (सैकेरोगैलेक्टोरिह्या)— दूध में अत्यधिक शुगर का स्रवित होना।

Saccharolytic (सैकेरोलाइटिक)— शुगर को खण्डित करने के सक्षम, शर्करालायी

Saccharometabolic (सैकेरोमेटाबोलिक)— शुगर के चयापचय से सम्बन्धित

Saccharometabolism (सैकेरोमेटाबोलिज़्म)— शुगर का चयापचय

Saccharometer (सैकेरोमीटर)— शर्करामापी

Saccharomyces (सैकेरोमाइसीस)— कवकों का एक वंश जिनमें कलिकाओं के निकलने से जनन होता है।

Saccharomycetic (सैकेरोमाइसीटिक)— यीस्ट कवकों से सम्बन्धित अथवा उनके द्वारा उत्पन्न

Saccharomycosis (सैकेरोमाइकोसिस)— यीस्ट (खमीर या किण्व) द्वारा उत्पन्न कोई भी रोग

Saccharorrhea (सैकेरोरिह्या)— शरीर के तरलों जैसे मूत्र अथवा पसीने में शुगर का पाया जाना।

Saccharose (सैकेरोस)— सुक्रोज़, गन्ने की शर्करा

Saccharosuria (सैकेरोसूरिया)— मूत्र में सैक्रोज़ का पाया जाना।

Saccharum (सैकेरम)— शुगर, शर्करा

Saccharuria (सैकेरूरिया)— मूत्र में शुगर का पाया जाना।

Sacciform (सैक्कीफार्म)— Saccate.

Saccular (सैक्कुलर)— कोश के आकार का, थैलानुमा, लघुकोशीय

Sacculated (सैक्कुलेटेड)— छोटी-छोटी थैलियों अथवा लघुकोशों से बना हुआ।

Sacculation (सैक्कुलेशन)— एक या अधिक लघुकोशों का बनना।

Saccule (सैक्यूल)— लघु कोश

Sacculocochlear (सैक्कुलोकॉक्लियर)— लघुकोश एवं कर्णावर्त से सम्बन्धित

Sacculus (सैक्कुलस)— Saccule.

Saccus (सैक्कस)— कोश अथवा थैली

Sacrad (सैक्राड)— सैक्रम की ओर

Sacral (सैक्रल)— सैक्रम सम्बन्धी, त्रिकज अथवा त्रिकास्थिज या सेक्रमी

Sacral flexure (सैक्रल फ्लैक्सर)— त्रिकास्थि के सामने मलाशयी वक्र

Sacralgia (सैक्रेल्जिया)— सैक्रम में दर्द होना, त्रिकास्थिशूल

Sacral index (सैक्रल इण्डैक्स)— त्रिकज चौड़ाई को 100 से गुणा करके उसे त्रिकज लम्बाई से भाग देने पर निकला परिणाम

Sacralization (सैक्रेलाइज़ेशन)— पाँचवीं कटि-कशेरुका का सैक्रम के साथ संयोजन, त्रिकास्थिभवन

Sacral plexus (सैक्रल प्लक्सस)— सैक्रमी तन्त्रिकाओं का जाल जिससे आसन-तन्त्रिका या शियाटिक नर्व निकलती है।

Sacrectomy (सैक्रेक्टॉमी)— सैक्रम के किसी भाग को शल्यक्रिया द्वारा काट कर निकाल देना, त्रिक-उच्छेदन

Sacro- (सैक्रो-)— सैक्रम के साथ के सम्बन्ध को बताने वाला एक उपसर्ग

Sacroanterior (सैक्रोएन्टीरियर)— गर्भाशय में भ्रूण की स्थिति जिसमें भ्रूण की त्रिकास्थि आगे की ओर स्थित होती है।

Sacrococcygeal (सैक्रोकॉक्सीजियल)— सैक्रम तथा कॉक्सिक्स से सम्बन्धित, त्रिकानुत्रिकीय

Sacrocoxalgia (सैक्रोकॉक्सेल्जिया)— त्रिकानुत्रिक सन्धि में दर्द होना, त्रिकानुत्रिकार्ति

Sacrocoxitis (सैक्रोकॉक्साइटिस)—त्रिकानुत्रिकसन्धिशोथ

Sacrodynia (सैक्रोडाइनिया)— Sacralgia.

Sacroiliac (सैक्रोइलियक)— सैक्रम एवं इलियम से सम्बन्धित, त्रिकश्रोणिफलकीय

Sacroiliac joint (सैक्रोइलियक ज्वांइट)— कूल्हे की हड्डी एवं सैक्रम के बीच का जोड़

Sacroiliitis (सैक्रोइलियाइटिस)— त्रिकश्रोणिफलकीय सन्धिशोथ

Sacrolisthesis (सैक्रोलिस्थेसिस)— एक विकृति जिसमें सैक्रम अन्तिम कटि-कशेरुका के सामने होता है।

Sacrolumbar (सैक्रोलम्बर)— सैक्रम एवं कटि-कशेरुका का अथवा उनसे सम्बन्धित, त्रिक-कटिज, त्रिककटीय

Sacroposterior (सैक्रोपोस्टीरियर)— गर्भाशय में भ्रूण की स्थिति जिसमें भ्रूण की त्रिकास्थि पीछे की ओर स्थित होती है।

Sacrosciatic (सैक्रोसियाटिक)— सैक्रम एवं इस्कियम से सम्बन्धित

Sacrospinal (सैक्रोस्पाइनल)— सैक्रम एवं कंटक-दण्ड सम्बन्धी

Sacrotomy (सैक्रोटॉमी)— सैक्रम के निचले भाग में चीरा लगाना

Sacrouterine (सैक्रोयूटेराइन)— सैक्रम एवं गर्भाशय से सम्बन्धित

Sacrovertebral (सैक्रोवर्टीब्रल)— सैक्रम एवं कशेरुका-दण्ड से सम्बन्धित

Sacrum (सैक्रम)— कॉक्सिक्स के ठीक ऊपर पाँच कशेरुकाओं के आपस में जुड़ जाने से बनी एक त्रिकोनी हड्डी जो कशेरुका-दण्ड का आधार होती है तथा कॉक्सिक्स के साथ मिलकर वास्तविक श्रोणि की पश्च सीमा का निर्माण करती है, त्रिक या त्रिकास्थि

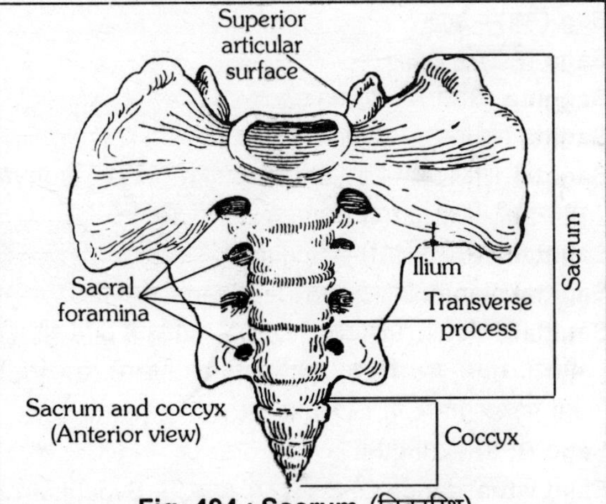

Fig. 494 : Sacrum (त्रिकास्थि)

Superior articular surface = उर्ध्वर्ती सन्धायक सतह, Sacral foramina = त्रिकज रन्ध्र, Coccyx = अनुत्रिक या गुदास्थि, Transverse processes = अनुप्रस्थ प्रवर्ध, Ilium = श्रोणिफलक या निताम्बस्थि, Sacrum = त्रिकास्थि

Sactosalpinx (सैक्टोसैल्पिंक्स)—स्रावों के रुक जाने से विस्फारित डिम्ब वाहिनी

Saddle (सैड्ल)—घोड़े पर सवारी करने वाली सीट से मिलती-जुलती संरचना जैसे कृत्रिम दन्तावली का आधार होता है, काठी, पर्याण

Saddle area (सैड्ल एरिया)— नितम्बों, मूलाधार तथा जघांओं का भाग जो घोड़े पर चढ़ने पर काठी के सम्पर्क में आते हैं।

Saddle back (सैड्ल बैक)— अत्यधिक वक्र पीठ का निचला भाग, अग्रकुब्जता

Saddle joint (सैड्ल ज्वाइंट)— ऐसा जोड़ जो एक ओर नतोदर तथा दूसरी ओर उन्नतोदर होता है, अवतलोत्तल सन्धि

Saddle nose (सैड्ल नोज़)— ऐसी नासिका जिसका सेतु या पुल दबा हुआ होता है जो जन्मजात सिफिलिस का एक चिह्न है, पर्याण-नासा, काठीरूप नासिका

Sadism (सैडिज़्म)— दूसरों को मानसिक अथवा शारीरिक वेदना पहुँचा कर लैंगिक आनन्द की प्राप्ति होना, परपीड़नकामुकता

Sadist (सैडिस्ट)— परपीड़नकामुकता को करने वाला, परपीड़नकामुक

Sadistic (सैडिस्टिक)— परपीड़नकामुकता से सम्बन्धित अथवा जो परपीड़नकामुकता से ग्रस्त हो।

Sadness (सैडनैस)— उदासीनता

Sadomasochism (सैडोमेज़ोचिज़्म)— परपीड़नकामुकता एवं परपीड़ितकामुकता दोनों से सम्बन्धित लैंगिक आनन्द

Sadomasochist (सैडोमेज़ोचिस्ट)— वह व्यक्ति जो परपीड़नकामुक तथा परपीड़ितकामुक दोनों ही होता है।

Saemisch's ulcer (सेमिक्स अल्सर)— कॉर्निया का संक्रामक सर्पिल (सांप के आकार का) व्रण

Sag (सैग)— झोल

Sage (सेज)— थूक

Sagging (सैगिंग)— झोलदार

Sagitta (सेजिटा)— Otoliths.

Sagittal (सैजिटल)— 1. तीर के आकार का 2. अग्रपश्च सीवन की दिशा अथवा अग्रपश्च तल में स्थित

Sagittalis (सैजिटेलिस)— Sagittal.

Sagittal plane (सैजिटल प्लेन)— 'Plane' में देखें

Sagittal sulcus (सैजिटल सल्कस)— पार्श्विक अस्थियों की भीतरी सतह पर स्थित एक खातिका जिससे ऊर्ध्ववर्ती अग्र-पश्चज विवर के लिए एक नाली-सी बन जाती है।

Sago (सैगो)— साबूदाना

Saint vitus' dance (सेन्ट वाइटस डान्स)— Sydenham's Chorea.

Sal (साल)—. लवण अथवा लवण के समान कोई पदार्थ जैसे अमोनियम क्लोराइड, सोडियम कार्बोनेट आदि

Salaam convulsion (सलाम कनवल्ज़न)— उरःकर्णमूलीय पेशियों की अवमोटनीय ऐंठन के फलस्वरूप इस प्रकार की गति उत्पन्न होना जैसे कोई सलाम कर रहा हो।

Salacious (सैलासियस)— कामातुर, व्याभिचारी

Salient (सैलिएन्ट)— Projection.

Salifiable (सैलीफिएबिल)— किसी अम्ल से संयुक्त होकर लवण बनाने के सक्षम

Salify (सैलीफाइ)— किसी लवण में बदलना।

Salimeter (सैलीमीटर)— लवणीय घोलों की शक्ति को मापने वाला यन्त्र

Saline (सैलाइन)— लवण या नमक से युक्त अथवा उससे सम्बन्धित; लवणीय; नमकीन

Saline solution (सैलाइन सॉल्यूशन)— सोडियम क्लोराइड (लवण या नमक) तथा आस्रुत जल का घोल। ऐसा घोल जिसमें प्रति 100 मि.ली. आस्रुत जल में .9 ग्राम सोडियम क्लोराइड (नमक) होता है, शरीर के समपरासारी अथवा समतानी होता है अतः इसे नार्मल सैलाइन कहा जाता है और यह निर्जलीकरण में रोगी में शिरा द्वारा चढ़ाने के काम आता है।

Salinometer (सैलाइनोमीटर)— किसी घोल में नमक की मात्रा का पता लगाने वाला एक यन्त्र, लवणमापी

Saliva (सैलाइवा)— लार-ग्रन्थियों का एन्जाइमयुक्त स्राव जो भोजन को नम बनाता है, उसके चबाने एवं निगलने में मदद करता है तथा भोजन की पाचन क्रिया को आरम्भ कर देता है; लार; लाला; थूक

Salivant (सैलाइवैन्ट)— लार या थूक के बहाव को उत्तेजित करने वाला, लालास्रावक

Salivary (सैलाइवरी)— लार या थूक से सम्बन्धित, उसे उत्पन्न करने वाला अथवा उससे बना हुआ; लारमय; लार वाला

Salivary glands (सैलाइवरी ग्लैण्ड्स)— मुख की ग्रन्थियाँ जिनसे लार स्रवित होती है। कर्णपूर्व, अवअधोहनुज एवं अवजिह्वी – तीन प्रकार की लार-ग्रन्थियाँ होती हैं जिनमें से प्रत्येक जोड़े में होती है; लार ग्रन्थियाँ

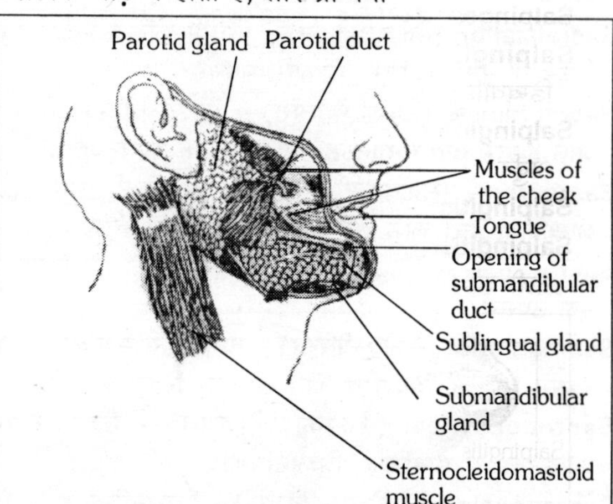

Fig. 495 : Salivary glands (लार ग्रन्थियाँ)

Parotid gland = कर्णमूल ग्रन्थि, Sternocleidomastoid muscle = स्टर्नोक्लीडोमैस्टॉयड पेशी, Submandibular gland = अवअधोहनुज ग्रन्थि, Sublingual gland = अवजिह्वी ग्रन्थि, Opening of submandibular duct = अवअधोहनुज वाहिनी का छिद्र, Tongue = जिह्वा, Muscles of the cheek = कपोल की पेशियाँ, Parotid duct = कर्णमूल वाहिनी

Salivate (सैलाइवेट)— अत्यधिक थूक निकालना।

Salivation (सैलाइवेशन)— 1. लार का स्राव होना, लालास्रवण 2. अतिलालास्रावता, थूक अधिक आना

Salivator (सैलाइवेटर)— थूक अधिक लाने वाला, लालानिस्सारक

Salivatory (सैलाइवेट्री)— लार स्रवित करने वाला

Salivolithiasis (सैलाइवोलिथिएसिस)— Sialolithiasis.

Salk vaccine (साक वैक्सीन)— मृत पोलियोमायलाइटिस विषाणुओं से युक्त एक वैक्सीन जो पोलियोमायलाइटिस के प्रति रोगक्षमता उत्पन्न करने के काम आती है, पोलियोरोधी टीका

Sallow (सैलो)— त्वचा की पिलापी (पीलापन), पाण्डु वर्ण

Salmonella (साल्मोनैला)— Enterobacteriaceae. कुल के वातापेक्षी (विकल्पी वातनिरपेक्षी) जीवाणुओं का एक वंश जिसमें मुख्य रूप से Salmonella typhi एवं Salmonella paratyphi जीवाणुओं का समावेश होता है। मानव में Salmonella typhi से टाइफॉयड ज्वर तथा Salmonella paratyphi से पैराटाइफॉयड ज्वर होता है।

Salmonellosis (साल्मोनैलोसिस)— साल्मोनैला वंश के जीवाणुओं का संक्रमण

Salpingectomy (सैलंपिजैक्टॉमी)— शल्यक्रिया द्वारा डिम्बवाहिनी को काट कर अलग कर देना, डिम्बवाहिनी-उच्छेदन

Salpingemphraxis (सैल्पिजैम्फ्रेक्सिस)— यूस्टेशियन या कम्बुकर्णी नली में अवरोध उत्पन्न हो जाना।

Salpinges (सैल्पिजेज़)— Salpinx. का बहुवचन

Salpingian (सैलंपिजियन)— कम्बुकर्णी नली अथवा डिम्बवाहिनी सम्बन्धी

Salpingioma (सैल्पिजियोमा)— डिम्बवाहिनी का कोई भी अर्बुद

Salpingitic (सैल्पिजाइटिक)— डिम्बवाहिनीशोथ से सम्बन्धित

Salpingitis (सैल्पिजाइटिस)— डिम्ब वाहिनी अथवा श्रवणीय नली का शोथ, डिम्बवाहिनीशोथ

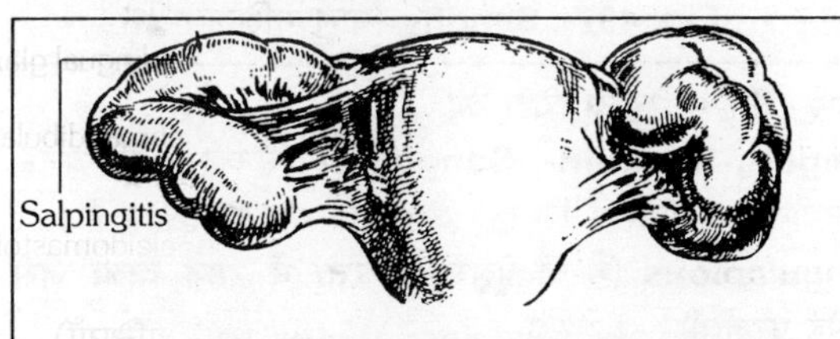

Fig. 496 : Salpingitis (डिम्बवाहिनीशोथ)

Salpingo- (सैल्पिजो-)— डिम्ब वाहिनी अथवा कम्बुकर्णी नली को दर्शाने वाला एक उपसर्ग

Salpingocele (सैल्पिजोसील)— डिम्ब वाहिनी का बहिःसरण (हर्निया)

Salpingocyesis (सैल्पिजोसाइसिस)— डिम्बवाहिनी सगर्भता, एक प्रकार की अस्थानिक सगर्भता जिसमें भ्रूण डिम्बवाहिनी में विकसित होता है।

Salpingogram (सैल्पिजोग्राम)— डिम्बवाहिनीचित्र, डिम्ब वाहिनी की एक्स-रे फिल्म

Salpingography (सैल्पिजोग्राफी)— किसी रेडियोअपारदर्शक पदार्थ का इन्जैक्शन लगाने के पश्चात् डिम्ब वाहिनियों का एक्स-रे परीक्षण करना, डिम्बवाहिनीचित्रण

Salpingolithiasis (सैल्पिजोलिथिएसिस)— डिम्ब वाहिनी में पथरियों का पाया जाना, डिम्बवाहिनी-अश्मरीयता

Salpingolysis (सैल्पिजोलाइसिस)— डिम्ब वाहिनी के भीतर के चिपकावों को शल्यक्रिया द्वारा अलग कर देना, डिम्बवाहिनीलयन

Salpingoneostomy (सैल्पिजोनियोस्टॉमी)— झालरों के चिपकावों द्वारा बन्द डिम्ब वाहिनी को शल्यचिकित्सा द्वारा पुनः खोलना।

Salpingo-oophorectomy (सैल्पिजो-ऊफोरेक्टॉमी)— किसी डिम्ब वाहिनी एवं डिम्बग्रन्थि को शल्यक्रिया द्वारा काट कर निकाल देना, डिम्बवाहिनीग्रन्थि-उच्छेदन

Salpingo-oophoritis (सैल्पिजो-ऊफोराइटिस)— किसी डिम्ब वाहिनी एवं डिम्बग्रन्थि का शोथ, डिम्बवाहिनीग्रन्थिशोथ

Salpingo-oophorocele (सैल्पिजो-ऊफोरोसील)—हर्निया जिसमें कोई डिम्ब वाहिनी तथा डिम्बग्रन्थि होती है।

Salpingo-oothecitis (सैल्पिजो-ऊथेसाइटिस)— Salpingo-oophoritis.

Salpingo-oothecocele (सैलंपिजो-ऊथेकोसील)— Salpingo-oophorocele.

Salpingo-ovariectomy (सैलंपिजो-ओवेरिएक्टॉमी)— Salpingo-oopherectomy.

Salpingoperitonitis (सैल्पिजोपैरीटोनाइटिस)— डिम्ब वाहिनियों को आच्छादित करने वाले पैरीटोनियम का शोथ, डिम्बवाहिनीपर्युदर्याशोथ

Salpingopexy (सैल्पिजोपैक्सी)— किसी डिम्ब वाहिनी का स्थिरीकरण

Salpingopharyngeal (सैल्पिजोफेरिन्जियल)— श्रवणीय नली एवं ग्रसनी (गला) सम्बन्धी

Salpingoplasty (सैल्पिजोप्लास्टी)— प्लास्टिक सर्जरी द्वारा डिम्ब वाहिनी की मरम्मत करना, डिम्बवाहिनीसन्धान

Salpingorrhagia (सैल्पिजोरैह्जिया)— किसी डिम्ब वाहिनी से रक्तस्राव होना।

Salpingorrhaphy (सैल्पिजोरैह्फी)— किसी डिम्ब वाहिनी की सिलाई करना अथवा उसमें टाँकें लगाना।

Salpingosalpingostomy (सैलंपिजोसैल्पिजोस्टॉमी)— शल्यक्रिया द्वारा एक डिम्ब वाहिनी को दूसरे के साथ संलग्न करना।

Salpingoscope (सैल्पिजोस्कोप)— नासाग्रसनी एवं यूस्टेशियन नली का परीक्षण करने वाला एक यन्त्र

Salpingoscopy (सैल्पिजोस्कोपी)— डिम्ब वाहिनियों का गुहान्तदर्शन

Salpingostenochoria (सैल्पिजोस्टेनोकोरिया)— यूस्टेशियन नली की संकीर्णता अथवा निकोचन

Salpingostomatomy (सैल्पिजोस्टोमैटॉमी)— शोथ हो जाने एवं व्रणचिह्नों के बन जाने से अवरुद्ध डिम्ब वाहिनी में एक कृत्रिम छिद्र बनाना।

Salpingostomy (सैल्पिंजोस्टॉमी)— 1. किसी अवरुद्ध डिम्ब वाहिनी में निकासी के लिये एक छिद्र बनाना, डिम्बवाहिनी-छिद्रीकरण 2. शल्यक्रिया द्वारा किसी डिम्ब वाहिनी की विवृतता अथवा व्यक्तता (खोखलापन) का पुनः स्थापन

Salpingotomy (सैल्पिंजोटॉमी)— किसी डिम्ब वाहिनी में चीरा लगाना।

Salpingo-ureterostomy (सैल्पिंजो-यूरेट्रोस्टॉमी)— शल्यक्रिया द्वारा किसी डिम्ब वाहिनी को गवीनी या मूत्र नली के साथ जोड़ना।

Salpingysterocyesis (सैल्पिंजीस्टेरोसाइसिस)— एक प्रकार की अस्थानिक सगर्भता जिसमें भ्रूण डिम्ब वाहिनी के गर्भाशय में स्थित प्रवेश द्वार पर स्थापित हो जाता है।

Salpinx (सैल्पिंक्स)— डिम्ब वाहिनी अथवा यूस्टेशियन नली

Salt (साल्ट)— 1. सोडियम क्लोराइड या साधारण नमक। ऐसा नमक जिसमें सोडियम क्लोराइड के 10,000 भाग में 1 भाग सोडियम अथवा पोटेशियम आयोडाइड मिला होता है, आयोडाइज़्ड साल्ट कहलाता है जो भोजन में आयोडीन का मुख्य स्रोत है और गलगण्ड या घेंघा को बनने से रोकता है। 2. बेस एवं अम्ल की आपसी क्रिया के फलस्वरूप बना एक रासायनिक यौगिक जैसे सुगन्धित अमोनियम क्लोराइड (सुगन्धित लवण) तथा पित्त लवण (पित्त या बाइल में पाये जाने वाले ग्लाइकोलिक एवं टौरोकोलिक एसिड के लवण) 3. लवण विरेचक जैसे इप्सम साल्ट (मैग्नीशियम सल्फेट) आदि

Saltation (साल्टेशन)— 1. उछलने-कूदने अथवा नाचने की क्रिया जैसे कोरिया में 2. उत्परिवर्तन

Saltatory (साल्टेटरी)— उछल-कूद करने अथवा नाचने वाला।

Salting in (साल्टिंग इन)— तनु लवण विलयनों के मिलाने पर घुलनशीलता में वृद्धि होना जैसा कि कुछ प्रोटीनों में देखा जाता है।

Salting out (साल्टिंग आउट)— किसी लवण जैसे अमोनियम सल्फेट, सोडियम क्लोराइड या मैग्नीशियम सल्फेट को मिलाने पर किसी प्रोटीन का अवक्षेपण द्वारा अपने विलयन से अलग हो जाना।

Salt solution, physiological (साल्ट सॉल्यूशन, फिज़ियोलॉजिकल)— Normal saline.

Salubrious (सॉल्यूब्रियस)— स्वास्थ्यकर

Saluresis (सैल्यूरेसिस)— मूत्र में सोडियम क्लोराइड का उत्सर्जित होना।

Saluretic (सैल्यूरेटिक)— मूत्र में सोडियम क्लोराइड के उत्सर्जन से सम्बन्धित अथवा उसे बढ़ावा देने वाला।

Salutarium (सेलुटेरियम)— Sanitarium. Sanatorium.

Salutary (सॉल्यूट्री)— Salubrious.

Salve (सॉल्व)—जख्मों के लिये कोई मरहम

Sample (सैम्पिल)— नमूना

Sampling (सैम्पिलिंग)—सम्पूर्ण का प्रतिनिधित्व करने के लिये एक भाग की छंटनी करना, नमूना लेना।

Sanation (सैनेशन)— विरोहण (भरने की क्रिया)

Sanative (सैनेटिव)— विरोहित हो जाने अथवा भरे जाने की प्रकृति वाला, विरोहण करने अथवा भरने वाला, रोग हर या रोग निवारक

Sanatorium (सेनेटोरियम)—स्वास्थ्य की रक्षा हेतु अथवा रोगियों की चिकित्सा करने हेतु विशेषकर जीर्ण रोगों के रोगियों जैसे क्षय रोग आदि अथवा मानसिक विकारों के रोगियों की चिकित्सा करने की एक संस्था, क्षयरोगचिकित्सालय

Sanatory (सैनेटरी)—स्वास्थ्यकर, रोगमुक्तिकारी

Sand (सैण्ड)— रेत, बालु

Sandfly (सैण्डफ्लाई)— बालु-मक्षिका

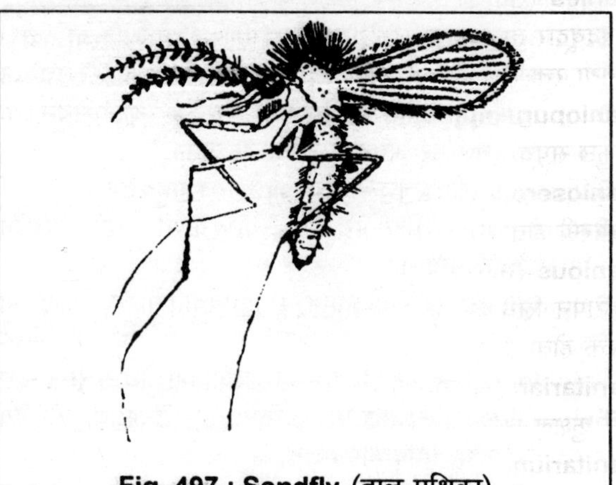

Fig. 497 : Sandfly (बालु-मक्षिका)

Sane (सेन)— स्वस्थ-चित्त का

Sangui-, Sanguin-, Sanguino- (सैंग्वी-, सैंग्विन-, सैंग्वीनो-)— उपसर्ग जिनका अर्थ रक्त अथवा रक्तिम है।

Sanguicolous (सैंग्वीकोलस)— रक्त में रहने वाला जैसे कोई परजीवी

Sanguifacient (सैंग्वीफेशिएन्ट)—रक्त बनाने वाला, रक्तनिर्माणक

Sanguiferous (सैंग्वीफेरस)— रक्त का संचारण करने अथवा उसे धारण करने वाला जैसे परिसंचारी-अंग, रक्तसंचारी-अंग

Sanguification (सैंग्वीफिकेशन)— रक्त में परिवर्तन अथवा रक्त का उत्पादन, रक्त-निर्माण

Sanguifluxus (सैंग्वीफ्लक्सस)— रक्तस्राव, खून बहना

Sanguimotor, Sanguimotory (सैंग्वीमोटर, सैंग्वीमोटरी)— रक्त परिसंचरण सम्बन्धी

Sanguine (सैंग्वीन)— 1. रक्त से सम्बन्धित अथवा रक्त से युक्त 2. रक्तपूर्ण, रक्तवर्ण 3. प्रफुल्ल, प्रसन्न

Sanguineous (सैंग्वीनियम)—1. रक्तिम; रक्त सम्बन्धी 2. रक्त से पूर्ण, रक्तबाहुल

Sanguinolent (सैंग्वीनोलेन्ट)— रक्त से युक्त अथवा रक्तरंजित, सरक्त

Sanguinopoietic (सैंग्वीनोपॉयटिक)— Sanguifacient

Sanguinopurulent (सैंग्वीनोप्यूरूलैन्ट)— रक्त एवं पस से सम्बन्धित अथवा उन्हें धारण करने वाला, रक्तपूतियुक्त, रक्तपूतिमिश्रित

Sanguinous (सैंग्वीनस)— Sanguineous.

Sanguirenal (सैंग्वीरीनल)— वृक्कों की रक्त आपूर्ति से सम्बन्धित

Sanguis (सैंग्वीयस)— रक्त, खून

Sanguisuga (सैंग्वीसुगा)— जोंक अथवा रक्त चूषक

Sanguivorous (सैंग्वीवोरस)— रक्त पर जीवन निर्वाह करने वाला, रक्तचूषक

Sanies (सेनीज़)—किसी जख्म से निकलने वाला पतला, बदबूदार तथा हरापन लिये हुए एक स्राव जिसमें सीरम, पस तथा रक्त होता है। पतला रक्तपूतिस्राव

Saniopurulent (सेनियोप्यूरूलैन्ट)— जो कुछ पूयरक्तक एवं कुछ सपूय होता है।

Sanioserous (सेनियोसीरस)— जो कुछ पूयरक्तक एवं कुछ सीरमी होता है।

Sanious (सेनियस)— ऐसा जख्म जिससे पतला, बदबूदार, हरापन लिये हुए स्राव निकलता है जिसमें सीरम, पस तथा रक्त होता है; पूयरक्तक

Sanitarian (सेनीटेरियन)—स्वच्छता एवं जन स्वास्थ्य विज्ञान में कुशल व्यक्ति

Sanitarium (सेनीटेरियम)— Sanatorium.

Sanitary (सेनीटरी)—1. स्वास्थ्यवर्द्धक अथवा स्वास्थ्य सम्बन्धी 2. स्वच्छ

Sanitary napkin (सेनीटरी नेप्किन)— मासिक धर्म के रक्त का अवशोषण करने के काम आने वाला सेनीटरी पैड

Sanitation (सेनीटेशन)— 1. स्वास्थ्य-रक्षा 2. स्वच्छता

Sanitization (सेनीटाइज़ेशन)— स्वच्छ करने की क्रिया, स्वच्छता-प्रबन्ध

Sanitize (सेनीटाइज)—स्वच्छ करना

Sanitizer (सेनीटाइज़र)— स्वच्छ करने वाला

Sanity (सेनिटी)— मस्तिष्क की स्वस्थता, स्वस्थचित्तता

Sap (सैप)— किसी प्राणी का जीवित रहने के लिये आवश्यक प्राकृतिक रस

Cell sap (सैल सैप)— जीवद्रव्य का तरल भाग

Nuclear sap (न्यूक्लियर सैप)— कोशिका केन्द्रक का तरल भाग

Saphena (सैफेना)— टांग की लघु जघन शिरा अथवा वृहत् जघन शिरा के लिये प्रयुक्त नाम

Saphenectomy (सैफेनेक्टॉमी)— जघन शिरा को शल्यक्रिया द्वारा काट कर निकाल देना।

Saphenous (सैफेनस)— टांग की किसी जघन शिरा अथवा जघन तन्त्रिका से सम्बन्धित अथवा उससे सम्बद्ध

Saphenous nerve (सैफेनस नर्व)— और्वी तन्त्रिका की एक शाखा जो पैर, टखने तथा पाँव के मध्यवर्ती पार्श्व की आपूर्ति करती है।

Saphenous veins (सैफेनस वेन्स)— टाँग की दो उपरिस्थ, लघु एवं वृहत् जघन शिरायें

Sapid (सेपिड)— स्वादिष्ट

Sapo (सेपो)— साबुन

Saponaceous (सेपोनेसीयस)— साबुन जैसा

Saponatus (सेपोनेटस)— साबुन के साथ मिला हुआ।

Saponification (सेपोनीफिकेशन)— किसी तेल अथवा वसा को किसी साबुन में परिवर्तित करना, साबुनीकरण, साबुनीभवन

Saponify (सेपोनीफाई)— किसी साबुन में परिवर्तित करना।

Sapor (सेपर)— स्वाद

Saporific (सेपोरीफिक)—किसी स्वाद अथवा सुगन्ध को प्रदान करने वाला, सुस्वादु, जायकेदार

Sapphism (सेफिज़्म)— स्त्रीसमलिंगकामुकता

Sapremia (सेप्रीमिया)— Septicemia.

Sapro- (सेप्रो-)— एक उपसर्ग जिसका अर्थ सड़ना (गलना) अथवा सड़ा हुआ पदार्थ होता है।

Saprobe (सैप्रोब)— एक जीव जैसे कोई जीवाणु अथवा कवक जो मृत कार्बनिक द्रव्य पर वास करता है।

Saprobic (सैप्रोबिक)—मृत कार्बनिक द्रव्य पर वास करने वाले किसी जीवधारी से सम्बन्धित

Saprodontia (सेप्रोडोन्टिया)— दन्त-क्षरण

Saprogen (सेप्रोजन)— मवाद बनाने वाला अथवा मवाद पड़ जाने से उत्पन्न कोई भी सूक्ष्मजीव, पूतिजन

Saprogenic (सेप्रोजेनिक)— मवाद बनाने वाला अथवा मवाद बन जाने से उत्पन्न, पूतिजनक, पूतिकारक

Saprogenous (सेप्रोजीनस)— Saprogenic.

Saprophilous (सेप्रोफिलस)— Saprophytic.

Saprophyte (सेप्रोफाइट)—सड़ते हुये अथवा मृत कार्बनिक पदार्थ पर जीवित रहने वाला कोई भी जीव, मृतजीवी, मृतोपजीवी

Saprophytic (सेप्रोफाइटिक)—मृतजीवी अथवा मृतोपजीवी से सम्बन्धित, मृतोपजीवीपरक

Saprostomous (सेप्रोस्टोमस)—बदबूदार सांस वाला

Saprozoic (सैप्रोज़ोइक)— सड़ते हुये अथवा मृत कार्बनिक पदार्थ पर जीवित रहने वाला जन्तु

Saprozoonosis (सैप्रोजूनोसिस)— ऐसा जन्तुओं द्वारा मनुष्य में संचारित होने वाला रोग जिसमें रोगोत्पादक जीव को अपना जीवन चक्र पूर्ण करने के लिए दोनों, एक जन्तु परपोषी की तथा एक जन्तु रहित (भोजन, मिट्टी, पौधे) भण्डार की आवश्यकता होती है।

Sarapus (सेरापस)— चपटे पाँवों वाला व्यक्ति

Sarcitis (सेर्साइटिस)— Myositis.

Sarco- (सार्को-)— एक उपसर्ग जिसका अर्थ मांस होता है।

Sarcoadenoma (सार्कोएडीनोमा)—किसी ग्रन्थि का मांसल अर्बुद

Sarcobiont (सार्कोबियोन्ट)— मांस पर जीवित रहने वाला सूक्ष्मजीव

Sarcoblast (सार्कोब्लास्ट)— Myoblast

Sarcocarcinoma (सार्कोकार्सिनोमा)—सार्कोमा एवं कार्सिनोमा प्रकृति का एक दुर्दम अर्बुद

Sarcocele (सार्कोसील)—शुक्रग्रन्थि का मांसल शोथ अथवा अर्बुद, वृषणमांसार्बुद

Sarcogenic (सार्कोजेनिक)— मांस अथवा पेशी को बनाने वाला।

Sarcoid (सार्कायॅड)—1. मांस के समान, मांसाभ 2. सार्कायॅडोसिस की गुलिकाभ या यक्ष्माभ विक्षति

Sarcoidosis (सार्कायॅडोसिस)— एक ऐसा रोग जिसके कारण का पता नहीं होता जिसमें कणिकागुल्मीय विक्षतियाँ उत्पन्न होती हैं जो शरीर के किसी भी अंग या ऊतक को प्रभावित कर सकती हैं।

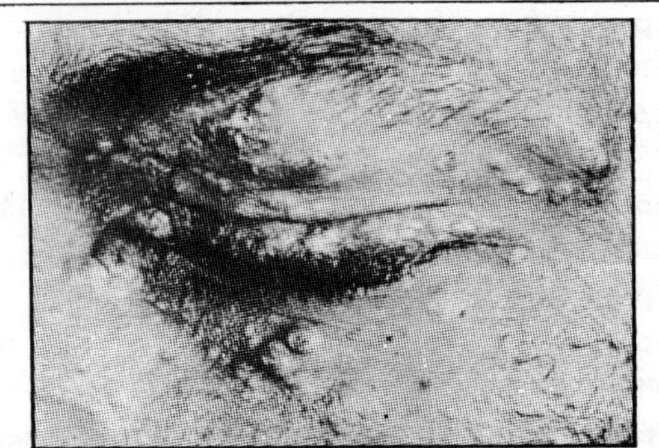

Fig. 498 : Sarcoidosis (सार्कायॅडोसिस)

Sarcolemma (सार्कोलेम्मा)—प्रत्येक रेखित पेशी तन्तु को आच्छादित करने वाली एक झिल्ली

Sarcolemmal, Sarcolemmic, Sarcolemmous (सार्कोलेमल, सार्कोलेमिक, सार्कोलेमस)—सार्कोलेम्मा से सम्बन्धित

Sarcology (सार्कोलॉजी)— चिकित्सा-विज्ञान की वह शाखा जिसका सम्बन्ध शरीर के कोमल ऊतकों के अध्ययन से है, मृदूतिविज्ञान

Sarcolysis (सार्कोलाइसिस)— शरीर के कोमल ऊतकों अथवा माँस का विघटन होना।

Sarcolytic (सार्कोलाइटिक)— माँस का विघटन करने वाला

Sarcoma (सार्कोमा)— संयोजी ऊतक जैसे पेशी अथवा अस्थि का एक दुर्दम अर्बुद या कैन्सर जो हड्डियों, मूत्राशय, वृक्कों, यकृत, प्लीहा तथा फेफड़ों आदि को प्रभावित कर सकता है; सार्कार्बुद; सार्कोमा

Sarcomatoid (सार्कोमेटॉयड)— किसी सार्कोमा के समान; सार्कार्बुदाभ।

Sarcomatosis (सार्कोमेटोसिस)— बहुत से स्थानों पर बहुत से सार्कोमाओं का बनना, सार्कोमारुग्णता

Sarcomatous (सार्कोमेटस)— सार्कोमा की प्रकृति का अथवा सार्कोमा के समान, सार्कार्बुदाभ, सार्कोमाभ

Sarcomphalocele (सार्कोम्फेलोसील)— नाभि का मांसल अर्बुद

Sarcophagy (सार्कोफेजी)—मांस खाने की आदत

Sarcoplasm (सार्कोप्लाज़्म)— पेशी कोशिकाओं का कोशिका-द्रव्य

Sarcoplasmic (सार्कोप्लाज़्मिक)— सार्कोप्लाज़्म सम्बन्धी

Sarcoplast (सार्कोप्लास्ट)—. पेशी की अन्तरालीय कोशिका जो पेशी में रूपान्तरित होने के समक्ष होती है।

Sarcopoietic (सार्कोपॉयटिक)— मांस अथवा पेशी बनाने वाला, मांसनिर्माणक, पेशीनिर्माणक

Sarcoptes (सार्कोप्टीस)— कुटकियों का एक वंश जिसमें सार्कोप्टीस स्कैबाई का समावेश होता है जिससे मनुष्य में स्कैबीज़ या पामा रोग उत्पन्न होता है।

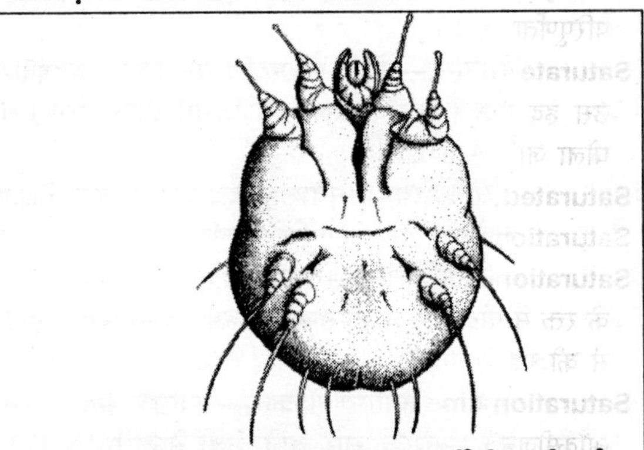

Fig. 499 : Sarcoptes scabei (सार्कोप्टीस स्कैबाई)

Sarcoptic (सार्कोप्टिक)— सार्कोप्टीस वंश की कुटकियों का, उनसे सम्बन्धित अथवा उनके द्वारा उत्पन्न

Sarcosis (सार्कोसिस)— 1. मांस की असामान्य वृद्धि होना 2. बहुत से मांसल अर्बुदों का उत्पन्न होना।

Sarcostosis (सार्कोस्टोसिस)— मांसल अथवा पेशीय ऊतक में अस्थिभवन या अस्थिकरण होना।

Sarcotic (सार्कोटिक)—माँस को बनाने वाला अथवा मांस के बनने से सम्बन्धित, मांसोत्पादक

Sarcous (सार्कस)— मांस अथवा पेशी से सम्बन्धित, मांसल, मांसाभ

Sarmassation (सार्मसेशन)— कामोद्दीपक होकर स्त्री के अंगों को भींचना अथवा उनकी मालिश करना।

Sartorius (सार्टोरियस)— शरीर में स्थित सबसे लम्बी पेशी जो फीते के आकार की होती है और टाँग में पायी जाती है।

Sashmi (साश्मी)— कच्ची मछली से बने भोजन के लिए प्रयुक्त एक सामान्य शब्द जो मानव ऊतकों के लिए संक्रमण का एक स्रोत हो सकता है।

Sat. (सेट.)—संतृप्त

Satellite (सेटेलाइट)— बड़ी रचना से संलग्न एक छोटी रचना, अनुषंगी; उपग्रह

Satellite cells (सेटेलाइट सैल्स)— कंटकीय गण्डिकाओं में तन्त्रिकाकोशिकाओं के कार्यों को चारों ओर से बन्द करने वाली तन्त्रिकाबन्ध कोशिकाएँ

Satellitism (सेटेलाइटिज़्म)—कुछ जीवाणु जातियों का पास ही की असम्बद्ध जातियों के जीवाणुओं की कॉलोनियों की अपेक्षा अधिक प्रबलता से वृद्धि करना, अनुषंगिता

Satellitosis (सेटेलाइटोसिस)— केन्द्रीय तन्त्रिका-तन्त्र में तन्त्रिकाकोशिकाओं के चारों ओर तन्त्रिकाबन्ध कोशिकाओं का एकत्रित हो जाना, ऐसा कुछ ह्रासीय एवं शोथज रोगों में देखा जाता है।

Satiation (सैटीएशन)— तृप्ति, परिपूर्ति

Satiety (सैटाइटी)— पूर्णतया विशेषकर भोजन से तृप्ति, परिपूर्णता

Saturate (सेचुरेट)—1. किसी पदार्थ को किसी विलयन में उस हद तक घोलना जिससे आगे अधिक पदार्थ को नहीं घोला जा सकता 2. परिपूर्ण करना, संतृप्त करना।

Saturated (सेचुरेटेड)— संतृप्त

Saturation (सेचुरेशन)—संतृप्ति, संतृप्तिकरण

Saturation index (सेचुरेशन इण्डैक्स)— किसी ज्ञात आयतन के रक्त में पाई जाने वाली हीमोग्लोबिन की मात्रा की सामान्य से की गई तुलना

Saturation time (सेचुरेशन टाइम)— किसी व्यक्ति के शुद्ध ऑक्सीजन को सांस के साथ अन्दर खींचने पर उसके धमनीय रक्त के संतृप्त होने में लगने वाला समय

Saturnine (सेटुरनीन)— लेड या सीसे से सम्बन्धित अथवा उससे उत्पन्न, सीसज

Saturnine breath (सेटुरनीन ब्रीद)— सीसा विषाक्तता के द्वारा उत्पन्न मीठी श्वास

Saturnism (सेटुरनिज़्म)— सीसा या लेड विषाक्तता

Satyriasis (सेटीरिएसिस)— पुरुष में अत्यधिक बढ़ी हुई कामेच्छा, पुरुष-अतिकामुकता

Satyrism (सेटीरिज़्म)— Satyriasis.

Satyromania (सेटीरोमैनिया)— Satyriasis.

Saucerization (सौसेराइज़ेशन)— किसी ऊतक में शल्यक्रिया द्वारा गड्ढा बनाना अथवा चोट लग जाने पर गड्ढा बन जाना।

Sauriasis (सोरिएसिस)— Ichthyosis.

Savory (सेवरी)— बढ़िया स्वाद अथवा गन्ध वाला

Saw (सा)— क्रकच, आरी

Saxifragant (सैक्सीफ्रेगेन्ट)—पथरियों को विशेषकर मूत्राशय में घोलने अथवा तोड़ने वाला

S. b. (एस. बी.)— एन्टीमनी का रासायनिक प्रतीक

S. c. (एस. सी.)— अवत्वचीय, अधस्त्वचीय

Scab (स्कैब)— 1. किसी त्वचीय अथवा उपरिस्थ (ऊपरी) व्रण की पपड़ी जो स्राव के सूख जाने से बन जाती है, खुरण्ड 2. पपड़ी से ढक जाना

Scabicidal (स्कैबीसाइडल)— पामा कुटकी के लिए विनाशकारी

Scabicide (स्कैबीसाइड)— पामा या स्कैबीज़ को उत्पन्न करने वाली कुटकी को मारने वाला, पामानाशी

Scabies (स्कैबीज़)—कण्डू (खुजली) कुटकी सार्कोप्टीस स्कैबियाइ द्वारा उत्पन्न एक अति सांसर्गिक त्वचा रोग। मादा कण्डू किलनी अधिकतर हाथ पर अँगुलियों के बीच त्वचा में छेद करके लम्बे-लम्बे बिल बना लेती है जिससे बहुत खुजली आती है और खुजलाने पर एक्ज़िमा हो जाता है; पामा

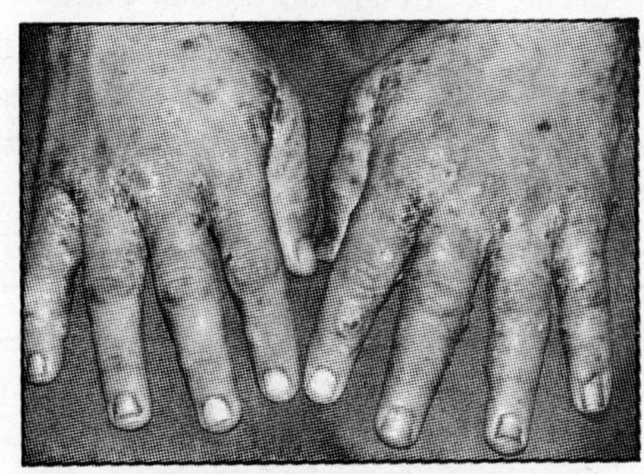

Fig. 500 : Scabies (पामा)

Scabietic (स्कैबियेटिक)— पामा रोग से सम्बन्धित

Scabieticide (स्कैबियेटीसाइड)— Scabicide.

Scabiphobia (सकैबीफोबिया)— पामा रोग (खुजली) हो जाने का विकृत भय

Scabrities (स्कैब्राइटीस)— 1. त्वचा का परतदार एवं खुरदरा होना 2. आँख की पलकों की भीतरी सतह का खुरदरापन

Scala (स्केला)— कर्णावर्त या कॉक्लिया की तीन सर्पिल (चक्राकार) वाहिनियों में से एक, अधःकुल्या

Scalae (स्केली)— Scala का बहुवचन

Scald (स्केल्ड)— गर्म द्रव अथवा वाष्प से जलना या इस प्रकार जला हुआ।

Scalding (स्केल्डिंग)— मूत्र-त्याग करने पर जलन के साथ दर्द होना।

Scale (स्केल)— 1. त्वचा को ढकने वाली एक छोटी पतली पपड़ी या खुरण्ड 2. किसी गुण जैसे तापमान, भार या वज़न, लम्बाई-चौड़ाई तथा कठोरता आदि को मापने के लिये एक यन्त्र 3. दाँतों के ऊपर की टार्टर या दन्तमल की परत 4. दाँतों के ऊपर से टार्टर की परत को अलग करना।

Scaled (स्केल्ड)— परतदार या पपड़ीदार

Scalene (स्केलीन)— असमान पार्श्वों एवं कोणों वाला, ऐसा किसी त्रिकोण के लिये कहा जाता है।

Scalenectomy (स्केलेनेक्टॉमी)— किसी स्केलीनस पेशी को काट देना।

Scalenotomy (स्केलेनोटॉमी)— किसी स्केलीनस पेशी में चीरा लगाना।

Scaler (स्केलर)— दाँतों से पथरी को निकालने वाला एक दन्त-यंत्र

Scaling (स्केलिंग)— दाँतों से दन्तमल (टार्टर) अथवा पथरी को अलग करने की क्रिया

Scall (स्कॉल)— शिरोवल्क या कपालावरण का त्वक्शोथ जिसमें विस्फोट उत्पन्न होता है जिस पर स्राव के सूख जाने पर पपड़ी बन जाती है।

Scalloping (स्कैलोपिंग)— किसी रचना के सामान्य रूप से चिकने किनारे पर विद्यमान गड्ढों की एक श्रृंखला

Scalp (स्कैल्प)— कपाल का आवरण जिसमें बालों सहित त्वचा तथा अवत्वक् ऊतक आदि होते हैं, शिरोवल्क, कपालावरण

Scalpel (स्कैल्पल)— एक छोटा, सीधा शल्यक्रिया सम्बन्धी चाकू जिसका एक किनारा उन्नतोदर होता है; छुरी

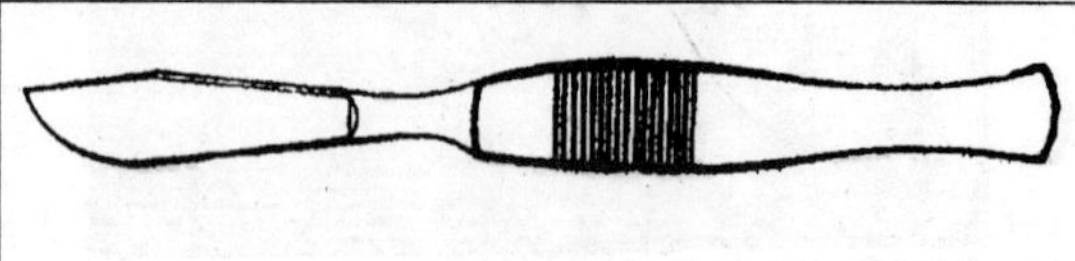

Fig. 501 : Scalpel (शल्यक्रियात्मक चाकू)

Scalpriform (स्कैल्प्रीफोर्म)— छेनी के आकार का

Scalprum (स्कैल्प्रम)— हड्डियों के टुकड़ों को निकालने के लिये एक दाँतेदार यन्त्र

Scaly (स्केली)— पपड़ियों के समान अथवा पपड़ीदार, शल्कमय

Scan (स्कैन)—1. सिन्टिस्कैन का संक्षिप्त रूप जिसे परीक्षित अंग के नाम से पहचाना जाता है जैसे मस्तिष्क स्कैन, थाइरॉयड स्कैन, यकृत स्कैन आदि 2. स्कैनिंग द्वारा उपलब्ध प्रतिबिम्ब, अभिलेख या आँकड़ें जिनकी सामान्यतः प्रयोग में लायी जाने वाली तकनीक अथवा स्कैनिंग में प्रयुक्त साधन से पहचान होती है जैसे परिकलित टोमोग्राफी स्कैन (CT scan), अल्ट्रासाउण्ड स्कैन आदि।

Scanner (स्कैनर)— स्कैनिंग के लिए प्रयोग में लाया जाने वाला एक उपकरण

Scanning (स्कैनिंग)— शरीर में इन्जैक्शन द्वारा पहुँचाये गए किसी विशिष्ट पदार्थ जो किसी विशिष्ट ऊतक जैसे थाइरॉयड ग्रन्थि, मस्तिष्क या यकृत में इकट्ठा हो जाता है, से निकलने वाली विकिरणसक्रिय तरंगों का किसी फोटो लेने वाली प्लेट पर अभिलेखन करना।

Scanty (स्कैन्टी)—बहुत कम या अपर्याप्त

Scapha (स्कैफा)— कर्णकुण्डलिनी एवं प्रतिकुण्डलिका के बीच कान का लम्बा गड्ढा

Scapho- (स्कैफो-)— एक उपसर्ग जिसका अर्थ नाव होता है।

Scaphocephalic (स्कैफोसिफैलिक)— नाव के आकार के सिर वाला

Scaphocephalism (स्कैफोसिफैलिज़्म)— नौकाकार सिर का होना, नौकाकार-करोटि

Scaphocephalous (स्कैफोसिफैलस)— Scaphocephalic.

Scaphocephaly (स्कैफोसिफैली)— Scaphocephalism.

Scaphohydrocephalus (स्कैफोहाइड्रोसिफैलस)— Scaphohydrocephaly.

Scaphohydrocephaly (स्कैफोहाइड्रोसिफैली)— जलशीर्षता एवं नौकाकार-करोटि संयुक्त रूप में

Scaphoid (स्कैफॉयड)— 1. नौकाकार, नाव के आकार का 2. मणिबन्ध (कलाई) अथवा पदकूर्च की समीपस्थ नौकाकार हड्डी

Scaphoid fossa (स्कैफॉयड फोसा)— Scapula.

Scaphoiditis (स्कैफॉयडाइटिस)— नौकाभ अस्थि का शोथ

Scapi (स्कैपाइ)— Scapus. का बहुवचन

Scapula (स्कैपुला)— कन्धे के पश्च भाग को बनाने वाली एक बड़ी, चपटी, तिकोनी हड्डी जो क्लैविकल एवं ह्यूमेरस हड्डियों से जुड़ कर जोड़ बनाती है; अंसफलक; स्कन्धफलक

Scapulalgia (स्कैपुलेल्जिया)— स्कैपुला हड्डी के क्षेत्र में दर्द होना, अंसफलकार्ति, स्कन्धफलकार्ति

Scapular (स्कैपुलर)— स्कैपुला हड्डी का अथवा उससे सम्बन्धित, अंसफलकीय, स्कन्धफलकीय

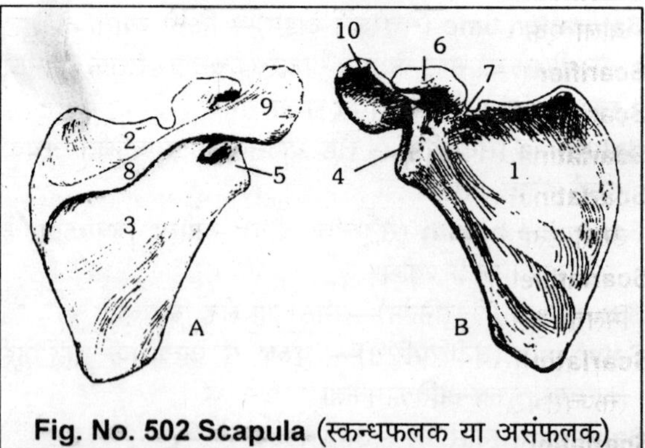

Fig. No. 502 Scapula (स्कन्धफलक या असंफलक)

A- Posterior aspect = पश्चज रूप B- Anterior aspect = अग्रज रूप

1. Subscapular fossa = अवस्कन्धफलकीय खात
2. Supraspinous fossa = अधिकंटकीय खात
3. Infraspinous fossa = अवकंटकीय खात
4. Glenoid cavity = असंगर्त-गुहा
5. Neck of scapula = स्कन्धफलक की ग्रीवा

6. Coracoid process = असंतुण्ड प्रवर्ध
7. Notch = खाँच
8. Spine = कंटक
9. and 10. Acromial process = 9 और 10. असंकूटी प्रवर्ध

Scapulary (स्कैपुलरी)— कन्धे पर बाँधी जाने वाली पट्टी, स्कन्धबन्धनपट्ट

Scapulectomy (स्कैपुलेक्टॉमी)— शल्यक्रिया द्वारा सम्पूर्ण स्कैपुला हड्डी को अथवा उसके किसी भाग को काट कर निकाल देना, स्कन्धफलक-उच्छेदन, अंसफलक-उच्छेदन

Scapulo- (स्कैपुलो-)— शब्द का संयुक्त होने वाला रूप जिसका अर्थ कन्धा होता है।

Scapuloclavicular (स्कैपुलोक्लैविकुलर)— स्कैपुला एवं क्लैविक्ल हड्डी से सम्बन्धित

Scapulodynia (स्कैपुलोडाइनिया)— कन्धे में दर्द होना

Scapulohumeral (स्कैपुलोह्यूमेरल)— स्कैपुला एवं ह्यूमेरस हड्डी से सम्बन्धित

Scapulopexy (स्कैपुलोपैक्सी)— स्कैपुला हड्डी का पसलियों के साथ स्थिरीकरण करना, स्कन्धफलकस्थिरीकरण, अंसफलकस्थिरीकरण

Scapulothoracic (स्कैपुलोथौरेसिक)— स्कैपुला हड्डी एवं वक्ष से सम्बन्धित

Scapus (स्कैपस)— काण्ड, तना

Scar (स्कार)— व्रणचिह्न, क्षतचिह्न, घाव का निशान

Scarification (स्कारीफिकेशन)— त्वचा में बहुत से उपरिस्थ (ऊपरी) चीरे लगाना अथवा उसे कई स्थानों पर खरोंच देना, प्रच्छान, उत्पाटन

Scarificator (स्कारीफिकेटर)— त्वचा में छोटे-छोटे चीरे लगाने वाला एक यन्त्र, प्रच्छानक, उत्पाटक

Scarifier (स्कारीफॉयर)— Scarificator.

Scarify (स्कारीफाइ)— खरोंचना

Scarlatina (स्कार्लेटीना)— स्कार्लेट-ज्वर, रक्त-ज्वर

Scarlatinal (स्कार्लेटिनल)— स्कार्लेटिना से सम्बन्धित अथवा उससे उत्पन्न, रक्तज्वरीय

Scarlatinella (स्कार्लेटिनेला)— खसरा एवं स्कार्लेट फीवर से मिलता-जुलता एक मृदु रोग

Scarlatiniform (स्कार्लेटिनीफॉर्म)— स्कार्लेटिना जैसा, रक्तज्वराभ, रक्त-ज्वरीय

Scarlatinoid (स्कार्लेटिनॉयड)— स्कालेंट फीवर के समान, रक्त-ज्वरीय,

Scarlet (स्कार्लेट)— गहरा लाल रंग

Scarlet fever (स्कार्लेट फीवर)— एक तीव्र सांसर्गिक रोग जिसमें गला खराब हो जाता है, ज्वर हो जाता है तथा नाड़ी की गति तेज हो जाती है जिसके पश्चात् दाने निकल आते हैं जो एक लाल आधार पर छोटे-छोटे चमकीले लाल बिन्दु होते हैं जो दबाने पर लुप्त हो जाते हैं। दाने पहले गर्दन तथा छाती पर प्रकट होते हैं, फिर शीघ्र ही शरीर में फैल जाते हैं और अन्त में भुजाओं को ग्रस्त कर लेते हैं, बाद में ये पपड़ियाँ-सी बनकर झड़ जाते हैं। दाने निकलने के साथ ही जिह्वा पर सफेद परत जम जाती है एवं अंकुरक बढ़ जाते हैं।

Scatacratia (स्केटेक्रेटिया)— मल-असंयति, अनियन्त्रित मल-त्याग

Scatemia (स्केटीमिया)— आँत से जीवविषों के अवशोषण से उत्पन्न जीवविषरक्तता

Scato- (स्केटो-)—गोबर अथवा मल के साथ के सम्बन्ध को प्रदर्शित करने वाला एक उपसर्ग

Scatologic (स्केटोलॉजिक)— मल पदार्थ से सम्बन्धित

Scatology (स्केटोलॉजी)— Coprology.

Scatoma (स्केटोमा)— Fecaloma, Stercoroma.

Scatophagy (स्केटोफेजी)— Coprophagy. Rhypophagy.

Scatoscopy (स्केटोस्कॉपी)— नैदानिक उद्देश्यों से मल का परीक्षण करना, मलदर्शन

Scatter (स्कैटर)— एक्स-किरणों के किसी माध्यम से गुजरने पर उस माध्यम के द्वारा एक्स-किरणों का विसरण। जब एक्स-किरणें किसी वस्तु से टकरा कर परावर्तित हो जाती हैं तो वे पीछे की ओर विसरित होती हैं अतः इसे पश्च विसरण कहा जाता है।

Scattergram (स्कैटरग्राम)— किसी चार्ट पर आँकड़ों का प्रदर्शन जिससे प्रत्येक मान को एक प्रतीक द्वारा संकेतिक किया जाता है।

Scatula (स्कैटुला)— एक वर्गाकार गोलियों का डिब्बा

Scavenger cell (स्केवेन्जर सैल)— भक्षककोशिका जो भक्षककोशिकाक्रिया द्वारा त्याज्य पदार्थ को दूर करती है और इस प्रकार अपमार्जक अथवा सफाई करने वाले की भाँति कार्य करती है जैसे बृहत्भक्षककोशिका या मैक्रोफेज अथवा उदासीनरागी श्वेत रक्त कोशिका; अपमार्जक कोशिका

Scavenging (स्केवेन्जिग)— सफाई करना, अपमार्जन

Scelalgia (स्कैलैल्जिया)—टाँग में दर्द होना।

Schema (स्कीमा)— योजना, आकृति, बाह्य रूपरेखा अथवा रेखाचित्र

Schemata (स्कीमेटा)— Schema का बहुवचन

Schematic (स्कीमेटिक)— किसी योजना, आकृति, बाह्य रूपरेखा अथवा रेखाचित्र से सम्बन्धित; कार्यप्रदर्शी; योजनाबद्ध

Schematograph (स्कीमैटोग्राफ)— शरीर की रूपरेखा का छोटे परिमाण में अनुरेखण करने वाला एक यन्त्र

Scheme (स्कीम)— योजना

Scheroma (स्केरोमा)— अश्रु-तरल की कमी से होने वाला रोग

Schick test (शिक टैस्ट)— तनु डिफ्थीरिया टॉक्सिन का 0.1 मिली. का एक अन्तस्त्वचीय इन्जैक्शन लगाकर डिफ्थीरिया के

प्रति रोगक्षमता के अंश को निधारित करने वाला एक परीक्षण। यदि 3 से 4 दिन पश्चात् इन्जैक्शन के स्थान पर एक लाल सूजन उत्पन्न होती है तो परीक्षण का परिणाम धनात्मक होता है। यदि थोड़ी या बिल्कुल ही कोई प्रतिक्रिया नहीं होती है तो परीक्षण का परिणाम कुछ ही धनात्मक या बिल्कुल ही ऋणात्मक होता है।

Schiller's test (शिलर्स टैस्ट)— उपरिस्थ कैन्सर, विशेषकर गर्भाशयग्रीवा के कैन्सर के लिये एक परीक्षण। गर्भाशयग्रीवा को आयोडीन घोल से पेन्ट कर दिया जाता है। कैन्सर कोशिकाओं में ग्लाइकोजन नहीं होने के कारण वे आयोडीन घोल से अभिरंजित नहीं होतीं जिससे उनकी विद्यमानता का पता लगाया जा सकता है।

Schilling's classification (शिलिंग्स क्लासीफिकेशन)— बहुरूपी केन्द्रक उदासीनरागियों में उनके केन्द्रकों की संख्या एवं उनकी व्यवस्था के अनुसार उनका 4 श्रेणियों में वर्गीकरण

Schindylesis (स्किनडाइलेसिस)— एक प्रकार की सन्धि जिसमें एक हड्डी दूसरी हड्डी के खाँचे में फिट हो जाती है।

Schisto- (स्किस्टो- या शिस्टो-)— एक उपसर्ग जिसका अर्थ फटन, विदर या दरार होता है।

Schistocelia (स्किस्टोसीलिया)— उदर की जन्मजात विदर या फटन

Schistocephalus (स्किस्टोसिफैलस)— ऐसा भ्रूण जिसके सिर में विदर या फटन होती है।

Schistocormia (स्किस्टोकोर्मिया)— ऐसा भ्रूण जिसके धड़ में विदर या फटन होती है।

Schistocystis (स्किस्टोसिस्टिस)— मूत्राशय की फटन

Schistocyte (शिस्टोसाइट)— रक्तसंलायी रक्ताल्पता में रक्त में पाया जाने वाला लाल रक्त कोशिका का एक टुकड़ा, विखण्डित लोहितकोशिका

Schistocytosis (शिस्टोसाइटोसिस)—रक्त में विखण्डित लाल रक्त कोशिकाओं का पाया जाना।

Schistoglossia (स्किस्टोग्लोसिया)— एक दरार पड़ी जीभ

Schistomelia (शिस्टोमीलिया)— किसी भुजा में विद्यमान जन्मजात विदर

Schistomelus (शिस्टोमीलस)— ऐसा भ्रूण जिसकी किसी भुजा में फटन या दरार होती है।

Schistoprosopia (शिस्टोप्रोसोपिया) – चेहरे की जन्मजात फटन

Schistoprosopus (शिस्टोप्रोसोपस)— फटे हुये चेहरे से युक्त भ्रूण

Schistorrhachis (शिस्टोरैह्चिस)— कशेरुका-दण्ड के निचले भाग में स्थित जन्मजात फटन से झिल्लियों का बाहर निकल आना।

Schistosoma (शिस्टोसोमा)— वर्ग ट्रेमेटोडा के कुल शिस्टोसोमेटीडी के रक्त पर्ण-कृमियों का एक वंश

Schistosome (शिस्टोसोम)— शिस्टोसोमा वंश के किसी अवयव का सामान्य नाम

Schistosomia (शिस्टोसोमिया)— एक विकृत भ्रूण जिसके उदर में एक फटन होती है तथा भुजाएँ यदि मौजूद होती हैं तो वे अल्पवर्धित होती हैं।

Schistosomiasis (शिस्टोसोमिएसिस)— रक्त पर्णकृमि शिस्टोसोमा द्वारा उत्पन्न एक परजीवीय रोग

Schistosomicide (शिस्टोसोमीसाइड)— शिस्टोसोमों को नष्ट करने वाला।

Schistosomus (शिस्टोसोमस)— Schistosomia.

Schistosternia (शिस्टोस्टर्निया)— Schistothorax.

Schistothorax (शिस्टोथौरेक्स)— वक्ष या छाती की फटन

Schistotrachelus (शिस्टोट्रेकिलस)— ऐसा भ्रूण जिसकी गर्दन में विदर या फटन होती है।

Schizaxon (शाइज़ेक्सॉन)— दो लगभग बराबर शाखाओं में विभाजित होने वाला अक्षतंतु

Schizencephaly (साइज़ेनसिफैली)— एक विकृत भ्रूण जिसकी खोपड़ी में एक लम्बी दरार पड़ी होती है।

Schizo- (शाइज़ो-)— शब्द का अन्य शब्दों के साथ संयुक्त होने वाला रूप जो विभाजन का संकेत देता है।

Schizoblepharia (शाइज़ोब्लेफेरिया)— किसी आँख की पलक में फटन होना।

Schizocyte (शाइज़ोसाइट)— Schistocyte.

Schizocytosis (शाइज़ोसाइटोसिस)— Schistocytosis.

Schizogenesis (शाइज़ोजेनेसिस)— विखण्डन या विभाजन द्वारा जनन

Schizogony (शाइज़ोगोनी)—पोषद के शरीर में स्पोरोजुआइट का बहु विखण्डन द्वारा अलैंगिक जनन जिससे मीरोजुआइट उत्पन्न होते हैं, विखण्डीजनन

Schizogyria (शाइज़ोगाइरिया)— प्रमस्तिष्कीय संवलनों में स्थित एक विदर

Schizoid (शाइज़ॉयड)— विखण्डित मनस्कता या शाइज़ोफ्रेनिया के समान अथवा उससे ग्रस्त

Schizoidism (शाइज़ाइडिज़्म)— विखण्डित मनस्कता या शाइजोफ्रेनिया से ग्रस्त होने की अवस्था

Schizomycete (शाइज़ोमाइसीट)— शाइज़ोमाइसीटीज़ वर्ग का कोई भी जीव

Schizomycetes (शाइज़ोमाइसीटीज)— जीवाणुओं सहित पादप सूक्ष्म-जीवों का एक वर्ग जिनमें विखण्डन द्वारा बहुगुणन होता है, विखण्डी कवक

Schizomycetic (शाइज़ोमाइसीटिक)— किसी शाइज़ोमाइसीट से सम्बन्धित अथवा उसके द्वारा उत्पन्न

Schizont (शाइज़ोन्ट)— 1. बहु विखण्डन के फलस्वरूप स्पोरोजुआइट के जीवन चक्र में उत्पन्न होने वाली एक अवस्था 2. लाल रक्त कोशिकाओं में मलेरिया परजीवी के जीवन चक्र की अलैंगिक प्रावस्था में एक अवस्था। खण्डप्रसू

Schizonticide (शाइज़ोन्टीसाइड)— खण्डप्रसुओं को नष्ट करने वाला, खण्डप्रसूनाशी

Schizonychia (शाइजोनीकिया)— नाखूनों का फटना, विखण्डितनखता

Schizophasia (शाइज़ोफेज़िया)— विकृत वाणी, निरर्थक शब्दोच्चारण

Schizophrenia (शाइज़ोफ्रेनिया)— एक मानसिक विकार जिसमें मानसिक क्रियाशीलता का ह्रास हो जाता है। रोगी को भ्रान्ति या मिथ्या विश्वास तथा विभ्रम हो जाता है, उसमें उभयवृत्तिता या उभयमाविका (दोहरे विचार आना) हो जाती है, वाणी की असम्बद्धता तथा दैनिक कार्यों की विचारों के साथ असम्बद्धता होती है अर्थात् वह सोचता कुछ है और करता कुछ और है, भावहीनता हो जाती है, किसी कार्य में रुचि नहीं रहती, रोगी वास्तविक जगत से अलग होकर काल्पनिक जगत में पहुँच जाता है, उसका व्यवहार प्रतिक्रामी (बदले का) होता है; विखण्डित मनस्कता। शाइज़ोफ्रेनिया या विखण्डित मनस्कता के भेद—

Acute schizophrenia (एक्यूट शाइज़ोफ्रेनिया)— ऐसा शाइज़ोफ्रेनिया जिसमें लक्षण अचानक ही उत्पन्न होते हैं जो शान्त हो सकते हैं अथवा समय व्यतीत होने पर जीर्ण हो जाते हैं।

Ambulatory schizophrenia (एम्बुलेटरी शाइज़ोफ्रेनिया)—एक मन्द प्रकार का शाइज़ोफ्रेनिया जिसमें रोगी को अस्पताल में भर्ती कराने की आवश्यकता नहीं होती।

Catatonic schizophrenia (केटाटोनिक शाइज़ोफ्रेनिया)— एक प्रकार का शाइज़ोफ्रेनिया जिसमें रोगी बिल्कुल निष्क्रिय रहता है अथवा बहुत उत्तेजित हो जाता है, कभी-कभी हिंसात्मक भी हो जाता है।

Paranoid schizophrenia (पैरानॉयड शाइज़ोफ्रेनिया)— शाइज़ोफ्रेनिया जिसमें रोगी को स्वयं को महान अथवा महत्त्वपूर्ण होने या दूसरों के द्वारा कष्ट पहुंचने की भ्रान्ति हो जाती है।

Reactive schizophrenia (रिएक्टिव शाइजोफ्रेनिया)— वातावरणीय दशाओं से उत्पन्न होने वाला शाइज़ोफ्रेनिया

Undifferentiated schizophrenia (अनडिफ्रेन्शियेटेड शाइज़ोफ्रेनिया)— एक प्रकार का शाइज़ोफ्रेनिया जिसे शाइज़ोफ्रेनिया के अन्य भेदों में वर्गीकृत नहीं किया जा सकता और जिसमें भ्रान्तियाँ, असंगतता या असम्बद्धता होती है या भद्दा बेढंगा बर्ताव होता है।

Schizophrenic (शाइज़ोफ्रेनिक)— शाइज़ोफ्रेनिया से सम्बन्धित अथवा उससे ग्रस्त; विखण्डितमनस्कताग्रस्त

Schizoprosopia (शाइज़ोप्रोसोपिया)—चेहरे पर फटन हो जाना

Schizotonia (शाइज़ोटॉनिया)— पेशी वर्गों की विषम तान

Schizotrichia (शाइज़ोट्राइकिया)— बालों का किनारों पर फट जाना।

Schizozoite (शाइज़ोजुआइट)— Merozoite.

Schneiderian membrane (शनीडेरियन मेम्ब्रेन)— नाक की श्लेष्मिक झिल्ली

Schonlein's disease (स्कॉनलीन्स डिज़ीज़)— औषधि संवेदनशीलता, सीरम रोग तथा अन्य एलर्जीजनक विकारों से उत्पन्न एक एलर्जीजनक परप्यूरा रोग जिसके साथ अक्सर जोड़ों एवं पेट में दर्द होता है।

Schuffner's dots (शफनर्ज डाट्स)— लाल रक्त कोशिकाओं के मलेरिया-परजीवी प्लाज़्मोडियम वाइवैक्स से संक्रमित होने पर उनमें पाये जाने वाले कण

Schwalbe's ring (श्वैलबेस रिंग)— आँख की डेस्मेट्स झिल्ली का परिसरीय किनारा

Schwann cell (श्वॉन सैल)— परिसरीय तन्त्रिका-तन्त्र की एक कोशिका जिससे परिसरीय तन्त्रिका तन्तुओं के माइलिन आवरण एवं तन्त्रिकाच्छद का निर्माण होता है।

Schwannoma (श्वैनोमा)— तन्त्रिकाच्छद का सुदम अर्बुद, श्वानार्बुद

Schwannosis (श्वैनोसिस)— किसी तन्त्रिका के श्वैन के आवरण अथवा तन्त्रिकाच्छद की अतिवृद्धि

Schwann's sheath (श्वैन्स शीथ)— तन्त्रिकाच्छद

Sciage (सियेज)— मालिश करते समय हाथ की आरी चलाने के समान गति

Sciatic (शियाटिक)—1. शियाटिक तन्त्रिका अथवा इस्कियम से सम्बन्धित 2. गृध्रसी से सम्बन्धित, उसके द्वारा उत्पन्न अथवा उससे पीड़ित

Sciatica (शियाटिका)— पैर में शियाटिक तन्त्रिका की लम्बाई के साथ-साथ होने वाला दर्द जो जांघ के पीछे महसूस होता है तथा पैर के भीतर की ओर नीचे को चला जाता है। यह शियाटिक तन्त्रिका के शोथ, उस पर चोट पहुँचने अथवा उसके दब जाने के कारण होता है; गृध्रसी

Sciatic nerve (शियाटिक नर्व)— शरीर में स्थित सबसे बड़ी तन्त्रिका जो शरीर के प्रत्येक ओर सेक्रमी जालिका से उत्पन्न होती है, बृहत् आसन रन्ध्र से होकर श्रोणि से निकलती है तथा जाँघ के पीछे नीचे को जाती है जहाँ पर यह टिबियल एवं पैरोनियल तन्त्रिकाओं में विभाजित हो जाती है; आसन तन्त्रिका

Science (साइन्स)— विज्ञान

Scientific (साइन्टिफिक)— विज्ञान सम्बन्धी

Scientist (साइन्टिस्ट)— वैज्ञानिक

Scieropia (साइरोपिया)— दोषयुक्त दृष्टि जिसमें वस्तुएँ किसी छाया में प्रकट होती दिखाई देती हैं

Scintigram (सिन्टिग्राम)— सिन्टिफोटोग्राफी द्वारा उत्पन्न एक प्रतिबिम्ब

Scintigraphy (सिन्टिग्राफी)— Scintiphotography.

Scintillascope (सिन्टिलैस्कोप)—आयनीकरण करते विकिरण

के, एल्फा कणों के प्रभाव को प्रतिदीप्त पर्दे पर देखने के लिये एक उपकरण

Scintillation (सिन्टिलेशन)— विकिरणसक्रिय पदार्थों द्वारा उत्पन्न शरीर से निकलने वाली चिन्गारी

Scintiphotograph (सिन्टीफोटोग्राफ)— सिन्टीफोटोग्राफी द्वारा उपलब्ध प्रतिबिम्ब

Scintiphotography (सिन्टिफोटोग्राफी)— शरीर में इन्जैक्शन द्वारा पहुँचाए गए विकिरणसक्रिय पदार्थों से निकलने वाली चिन्गारियों के फोटो लेना। यह उन अंगों एवं ऊतकों की जिनमें विकिरणसक्रिय पदार्थ जमा हो जाता है, बाह्य रूपरेखा तथा उनके कार्य का पता लगाने के लिये किया जाता है।

Scintiscan (सिन्टिस्कैन)— सिन्टिफोटोग्राफी का प्रयोग करके शरीर में इन्जैक्शन द्वारा पहुँचाए गए किसी विकिरणशील पदार्थ से उत्पन्न होने वाली चिन्गारियों का एक नक्शा या खाका बनाना। नक्शे की तीव्रता (गाढ़ेपन) से शरीर के विभिन्न भागों में पदार्थ के विभिन्न जमाव का पता चल जाता है।

Scintiscanner (सिन्टिस्केनर)— सिन्टिस्कैन करने में काम आने वाला उपकरण

Scintography (सिन्टोग्राफी)— Scintiphotography.

Scirrhoid (सिरहॉयड)—कठोर कार्सिनोमा से सम्बन्धित अथवा उसके समान

Scirrhoma (सिरह्रोमा)— कठोर कार्सिनोमा या कठोर कैन्सर

Scirrhosarca (सिरह्रोसार्का)— मांस का, विशेषकर नवजात शिशु के मांस का कठोर हो जाना।

Scirrhous (सिरह्स)— कठोर अथवा कठोर बनाया गया, कठोर कार्सिनोमा के समान

Scirrhus (सिरह्स)— तन्तुमय ऊतक की अतिवृद्धि के कारण कठोर कैंसरीय अर्बुद

Scission (सीज़न)— विभाजित करना, काटना अथवा फाड़ना; उच्छेदन

Scissiparity (सिसीपैरीटी)— Schizogenesis.

Scissor gait (सीज़र गेट)— देंखे 'Gait'.

Scissura (सीशुरा)— विदर, दरार अथवा फटन

Scissurae (सीशुरी)— Scissura का बहुवचन

Scler- (स्कलर-)— एक उपसर्ग जिसका अर्थ कठोरता अथवा श्वेतपटल से सम्बन्ध है।

Sclera (स्क्लेरा)—नेत्रगोलक की सतह के पिछले लगभग 5/6 भाग को आच्छादित करने वाला एक दृढ़ श्वेत तन्तुमय ऊतक जो आगे स्वच्छमण्डल या कॉर्निया में तथा पीछे दृष्टि-तन्त्रिका के बाह्य आवरण के साथ विलीन हो जाता है; श्वेतपटल

Scleradenitis (स्क्लेरेडीनाइटिस)— किसी ग्रन्थि का सूज जाना एवं उसका कठोर हो जाना।

Sclerae (स्क्लेरी)— Sclera का बहुवचन

Scleral (स्क्लेरल)— श्वेतपटल सम्बन्धी, श्वेतपटलीय

Scleratogenous (स्क्लेरेटोजीनस)— Sclerogenous.

Sclerectasia (स्क्लेरेक्टेसिया)— श्वेतपटल का बाहर को निकल आना।

Sclerectoiridectomy (स्क्लेरेक्टोआइरिडेक्टॉमी)— श्वेतपटल एवं उपतारा का आंशिक उच्छेदन, श्वेतपटलपरितारिका-उच्छेदन

Sclerectoiridodialysis (स्क्लेरेक्टोआइरिडोडाय-लाइसिस)— श्वेतपटल उच्छेदन एवं परितारिका विलगन

Sclerectomy (स्क्लेरेक्टॉमी)— 1. श्वेतपटल या स्क्लेरा के किसी भाग को शल्यक्रिया द्वारा काटकर अलग कर देना, श्वेतपटल-उच्छेदन 2. मध्य कर्णशोथ के पश्चात् चिपकावों को अलग कर देना।

Scleredema (स्क्लेरेडीमा)— त्वचा का बहुत दिनों से धीरे-धीरे मोटा एवं कठोर हो जाना जो अधिकतर बच्चों तथा स्त्रियों में होता है और सिर तथा गर्दन से शुरू होकर नीचे की ओर शरीर में फैल जाता है; त्वचाकाठिन्य

Sclerema (स्क्लेरीमा)— त्वचा का कठोर होना; त्वक्काठिन्य

Sclerencephalia (स्क्लेरेन्सिफैलिया)— मस्तिष्ककाठिन्य

Sclerencephaly (स्क्लेरेन्सिफैली)— Sclerencephalia.

Scleriasis (स्क्लेरिएसिस)— त्वचा अथवा आँख की पलक का कठोर होना।

Scleriritomy (स्क्लेरीरिटॉमी)—श्वेतपटल एवं परितारिका में चीरा लगाना, श्वेतपटलपरितारिकाछेदन

Scleritis (स्क्लेराइटिस)— Sclerotitis.

Scleroatrophy (स्क्लेरोएट्रॉफी)—

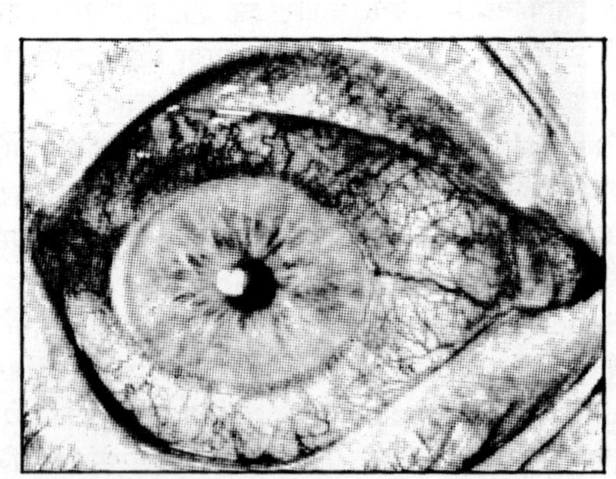

Fig. 503 : Scleritis (श्वेतपटलशोथ)

Scleroblastema (स्क्लेरोब्लॉस्टीमा)— भ्रूणीय ऊतक जिससे हड्डी बनती है।

Scleroblastemic (स्क्लेरोब्लॉस्टीमिक)— स्क्लेरोब्लॉस्टीमा से सम्बन्धित अथवा उससे उत्पन्न

Sclerocataracta (स्क्लेरोकैटेरेक्टा)— कठोर मोतियाबिन्दु

Sclerochoroidal (स्क्लेरोकोराइडल)— श्वेतपटल एवं रंजितपटल दोनों से सम्बन्धित

Sclerochoroiditis (स्क्लेरोकोरॉयडाइटिस)— श्वेतपटल एवं रंजितपटल का शोथ

Scleroconjunctival (स्क्लेरोकनजन्क्टाइवल)— श्वेतपटल एवं नेत्रश्लेष्मला से सम्बन्धित

Scleroconjunctivitis (स्क्लेरोकनजन्क्टीवाइटिस)— श्वेतपटल एवं नेत्रश्लेष्मला का शोथ

Sclerocornea (स्क्लेरोकॉर्निया)— स्क्लेरा एवं कॉर्निया दोनों एक परत के रूप में संयुक्त

Sclerodactylia (स्क्लेरोडैक्टाइलिया)— Acroscleroderma.

Sclerodactyly (स्क्लेरोडैक्टाइली)— Sclerodactylia.

Scleroderma (स्क्लेरोडर्मा)— त्वचा एवं शरीर के किसी भी भाग जैसे हृदय, फेफड़े, वृक्क या गुर्दे तथा जठरान्त्रीय नली की जीर्ण कठोरता एवं सिकुड़न; त्वचाकठिनता; त्वक्काठिन्य

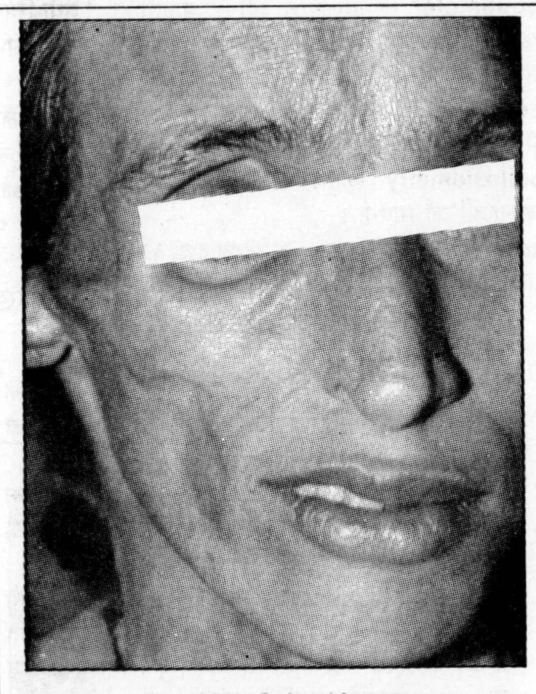

Fig. 504 : Scleroderma
(त्वक्काठिन्य या त्वचाकठिनता)

Sclerodermatitis (स्क्लेरोडर्माटाइटिस)— त्वचा का शोथ जिसके साथ वह मोटी तथा कठोर हो जाती है।

Sclerodermatous (स्क्लेरोडर्मेटस)— त्वचाकठिनता अथवा त्वक्काठिन्य से सम्बन्धित

Sclerogenic (स्क्लेरोजेनिक)— Sclerogenous.

Sclerogenous (स्क्लेरोजीनस)— ऊतक का काठिन्य अथवा उसकी कठोरता उत्पन्न करने वाला, काठिन्यजनक

Scleroid (स्क्लेरॉयड)— कठोर ढाँचे वाला

Scleroiritis (स्क्लेरोआइराइटिस)— श्वेतपटल एवं परितारिका दोनों का शोथ, श्वेतपटलपरितारिकाशोथ

Sclerokeratitis (स्क्लेरोकेराटाइटिस)— श्वेतपटल या स्क्लेरा एवं कॉर्निया का शोथ, श्वेतपटलकनीनिकाशोथ

Sclerokeratoiritis (स्क्लेरोकेराटोआइराइटिस)— स्क्लेरा, कॉर्निया तथा आइरिस की सूजन श्वेतपटलकनीनिकापरितारिकाशोथ

Sclerokeratosis (स्क्लेरोकेराटोसिस)— Sclerokeratitis.

Scleroma (स्क्लेरोमा)— श्लेष्मिक कला अथवा त्वचा में स्थित कणांकुर ऊतक का एक परिसीमित, कठोर स्थान

Scleromalacia (स्क्लेरोमैलेशिया)—श्वेतपटल या स्क्लेरा का कोमल हो जाना, श्वेतपटल-मृदुता

Scleromere (स्क्लेरोमीयर)—1. कंकाल का कोई खण्ड अथवा विखण्ड या आदि कायांश 2. स्क्लेरोटोम का पुच्छक आधा भाग

Sclerometer (स्क्लेरोमीटर)— किसी पदार्थ के घनत्व अथवा उसकी कठोरता का पता लगाने वाला एक यन्त्र

Scleromyxedema (स्क्लेरोमिक्सिडीमा)—एक प्रकार का लाइकेन मिक्सिडीमेटोसस जिसमें सम्पूर्ण शरीर में पर्विकाएँ निकल आती हैं तथा त्वचा विस्तृत रूप से मोटी हो जाती है।

Scleronychia (स्क्लेरोनीकिया)— नाखूनों का कठोर एवं मोटा होना।

Scleronyxis (स्क्लेरोनिक्सिस)—श्वेतपटल का शल्यक्रिया द्वारा वेधन

Sclero-oophoritis (स्क्लेरो-ऊफोराइटिस)— डिम्बग्रन्थि का काठिन्य एवं शोथ

Sclerophthalmia (स्क्लेरोफ्थैल्मिया)—केवल केन्द्रीय भाग को साफ छोड़कर, स्क्लेरा की जन्मजात वृद्धि होकर कॉर्निया को ढक लेना।

Scleroplasty (स्क्लेरोप्लास्टी)— श्वेतपटल या स्क्लेरा की प्लास्टिक सर्जरी करना।

Scleroprotein (स्क्लेरोप्रोटीन)— अस्थियों, उपास्थियों, बालों तथा नाखूनों में पाई जाने वाली, रसायनों में अधुलनशील एवं रचना में तन्तुमय एक साधारण प्रोटीन जो शरीर को सहारा देती या उसकी रक्षा करती है।

Sclerosal (स्क्लेरोसल)— Sclerous.

Sclerosant (स्क्लेरोज़ेन्ट)— काठिन्य उत्पन्न करने वाला।

Sclerose (स्क्लेरोज)— कठोर अथवा काठिन्यग्रस्त होना अथवा बनाना।

Sclerosed (स्क्लेरोज़्ड)— 1. काठिन्यग्रस्त 2. कठोर बनाया गया।

Sclerosing (स्क्लेरोजिंग)— काठिन्य उत्पन्न करने वाला, काठिन्यकर

Scleroses (स्क्लेरोसेस)— Sclerosis. का बहुवचन

Sclerosis (स्क्लेरोसिस)—शोथ, ह्रास अथवा तन्तुमय ऊतक के बनने से किसी अंग या ऊतक की कठोरता अथवा दृढ़ता, काठिन्य। उदाहरण—

Amyotrophic lateral sclerosis (एमायोट्रॉफिक लेट्रल स्क्लेरोसिस)— अग्र शृंग कोशिकाओं तथा पिरामिदी पथ के ह्रास के फलस्वरूप उत्पन्न प्रगामी पेशी शोष, पेशी-शोषी पार्श्वपथकाठिन्य। यह शीघ्र ही बढ़ जाता है और अधिकतर मेरुशीर्ष अंगघात में समाप्त होता है।

Arterial sclerosis (आर्टीरियल स्क्लेरोसिस)— धमनियों के अस्तरों की कठोरता

Arteriolar sclerosis (आर्टीरियोलर स्क्लेरोसिस)— धमनिकाओं के अस्तरों की कठोरता

Diffuse sclerosis (डिफ्यूज़ स्क्लेरोसिस)— मस्तिष्क एवं सुषुम्ना रज्जु के अधिक स्थानों की कठोरता

Disseminated sclerosis (डिसेमिनेटेड स्क्लेरोसिस)— प्रसृत काठिन्य

Scleroskeleton (स्क्लेरोस्केलेटन)— तन्तुमय रचनाओं जैसे स्नायु, प्रावरणी एवं कण्डराओं में अस्थिभवन हो जाने के फलस्वरूप बनने वाली हड्डियाँ

Sclerostenosis (स्क्लेरोस्टेनोसिस)— ऊतकों की कठोरता एवं इनका संकुचन दोनों संयुक्त

Sclerostomy (स्क्लेरोस्टॉमी)— स्क्लेरा या श्वेतपटल में चीरा लगाना।

Sclerotherapy (स्क्लेरोथिरैपी)— काठिन्यजनक साधनों का प्रयोग करके अर्श या बवासीर की चिकित्सा करना।

Sclerothrix (स्क्लेरोथ्रिक्स)— बालों की भंगुरता (भुरभुरापन) हो जाना।

Sclerotic (स्क्लेरोटिक)— 1. काठिन्य से सम्बन्धित अथवा उससे ग्रस्त 2. श्वेतपटल से सम्बन्धित

Sclerotica (स्क्लेरोटिका)— श्वेतपटल

Scleroticectomy (स्क्लेरोटीसेक्टॉमी)— Sclerectomy.

Scleroticochoroiditis (स्क्लेरोटिकोकोरॉयडाइटिस)— Sclerochoroiditis.

Scleroticonyxis (स्क्लेरोटिकोनिक्सिस)— Scleronyxis.

Scleroticopuncture (स्क्लेरोटिकोपंक्चर)— Scleronyxis. Scleroticonyxis.

Scleroticotomy (स्क्लेरोटिकोटॉमी)— Sclerotomy.

Sclerotitis (स्क्लेरोटाइटिस)— श्वेतपटलशोथ

Sclerotome (स्क्लेरोटोम)— 1. श्वेतपटल या स्क्लेरा में चीरा लगाने के काम आने वाला एक चाकू, श्वेतपटलछेदक 2. आद्यपृष्ठवंश के प्रत्येक ओर स्थित उपकलाहीन मध्यजनस्तर-ऊतक के खण्डों में से एक जिनसे कशेरुकायें एवं पसलियाँ बनती हैं।

Sclerotomy (स्क्लेरोटॉमी)— स्क्लेरा में चीरा लगाना, श्वेतपटल-छेदन

Sclerotrichia (स्क्लेरोट्राइकिया)—बालों की कठोरता एवं भंगुरता (भुरभुरापन)

Sclerous (स्क्लेरस)—कठोर अथवा दृढ़

Scobinate (स्कोबिनेट)— खुरदरी, विषम अथवा पर्विल सतह से युक्त

Scoleces (स्कोलेसेज़)— Scolex. का बहुवचन

Scoleciform (स्कोलैसीफार्म)— स्कोलेक्स के समान

Scolecoid (स्कोलीकॉयड)—कीड़े से मिलता-जुलता

Scolecology (स्कोलेकोलॉजी)— Helminthology.

Scolex (स्कोलेक्स)— फीताकृमि का सिर जिसमें हुक या चूषक लगे होते हैं जिनसे यह अपने को आँत की दीवार से चिपका लेता है।

Scoliokyphosis (स्कोलियोकाइफोसिस)— पार्श्वकुब्जता एवं कुब्जता दोनों संयुक्त

Scolioma (स्कोलियोमा)— कशेरुका-दण्ड की वक्रता, मेरु-वक्रता, कुब्जता

Scoliometer (स्कोलियोमीटर)— वक्रताओं विशेषकर कशेरुका-दण्ड की पार्श्विक वक्रताओं को मापने वाला एक उपकरण

Scoliorachitic (स्कोलियोरेकेटिक)— रिकेट के द्वारा उत्पन्न मेरु-दण्ड की वक्रता से सम्बन्धित अथवा उससे ग्रस्त

Scoliosiometry (स्कोलियोसियोमीट्री)— कशेरुका-दण्ड की वक्रताओं को मापना।

Scoliosis (स्कोलियोसिस)— कशेरुका-दण्ड की पार्श्विक वक्रता, पार्श्वकुब्जता

Congenital scoliosis (कॉनजैनाइटल स्कोलियोसिस)— जन्मजात पार्श्वकुब्जता

Coxitic scoliosis (कॉक्साइटिक स्कोलियोसिस)— कूल्हे के रोग में श्रोणि के झुक जाने से कटिपरक क्षेत्र में उत्पन्न होने वाली पार्श्वकुब्जता

Empyematic scoliosis (एम्पाइमेटिक स्कोलियोसिस)— अन्तःपूयता और छाती के एक पार्श्व के प्रत्याकुंचन के पश्चात् होने वाली पार्श्वकुब्जता

Functional scoliosis (फंक्शनल स्कोलियोसिस)— ऐसी पार्श्वकुब्जता जो वास्तव में कशेरुका-दण्ड की किसी विकृति के कारण उत्पन्न नहीं होती बल्कि अन्य किसी दशा जैसे टाँगों की असमान लम्बाई के कारण उत्पन्न होती है।

Habit scoliosis (हैबिट स्कोलियोसिस)— आदतन् अनुपयुक्त आसन या स्थिति धारण करने के कारण उत्पन्न पार्श्वकुब्जता

Idiopathic scoliosis (इडियोपैथिक स्कोलियोसिस)— अज्ञात कारणों से उत्पन्न पार्श्वकुब्जता

Inflammatory scoliosis (इन्फ्लेमेटेरी स्कोलियोसिस)— कशेरुकाओं के शोथज रोग के कारण उत्पन्न पार्श्वकुब्जता

Ischiatic scoliosis (इस्कियेटिक स्कोलियोसिस)—कूल्हे के किसी रोग के कारण उत्पन्न पार्श्वकुब्जता

Myopathic scoliosis (मायोपैथिक स्कोलियोसिस)— कशेरुका दण्ड की पेशियों की कमजोरी के कारण होने वाली पार्श्वकुब्जता

Osteopathic scoliosis (ऑस्टियोपैथिक स्कोलियोसिस)— कशेरुका-दण्ड की अस्थिल विकृति से उत्पन्न पार्श्वकुब्जता
Rachitic scoliosis (रैकीटिक स्कोलियोसिस)— बालास्थिविकार के कारण होनी वाली पार्श्वकुब्जता
Sciatic scoliosis (शियाटिक स्कोलियोसिस)—गृध्रसी या शियाटिका से होने वाली पार्श्वकुब्जता
Static scoliosis (स्टेटिक स्कोलियोसिस)— टाँगों की असमान लम्बाई के कारण होने वाली पार्श्वकुब्जता

Scoliosometry (स्कोलियोसोमीट्री)— Scoliosiometry.

Scoliotic (स्कोलियोटिक)— पार्श्वकुब्जता से सम्बन्धित अथवा उससे ग्रस्त

Scoliotone (स्कोलियोटोन)— पार्श्वकुब्जता में कशेरुका-दण्ड की वक्रता को ठीक करने वाला उपकरण

Scoop (स्कूप)— चम्मच के आकार का शल्यचिकित्सीय यन्त्र

-scope (-स्कोप)— एक प्रत्यय जिसका अर्थ देखने अथवा परीक्षण करने का एक यन्त्र है।

Scopometer (स्कोपोमीटर)— किसी निलम्बन का घनत्व मापने वाला एक यन्त्र

Scopophilia (स्कोपोफीलिया)— Voyeurism.

Scopophobia (स्कोपोफोबिया)—देखे जाने का विकृत भय

Scopophobiac (स्कोपोफोबियक)— वह व्यक्ति जो देखे जाने से डरता है।

-scopy (-स्कोपी)—A एक प्रत्यय जिसका अर्थ परीक्षण अथवा निरीक्षण होता है।

Scoracratia (स्कोरेक्रेटिया)— मल रोकने में अक्षमता

Scorbutic (स्कार्ब्यूटिक)— स्कर्वी से सम्बन्धित अथवा उससे ग्रस्त, स्कर्वीग्रस्त, शीतादग्रस्त

Scorbutigenic (स्कार्ब्यूटिजेनिक)— स्कर्वी रोग उत्पन्न करने वाला।

Scorbutus (स्कार्ब्यूटस)—शीताद, स्कर्वी

Scordinema (स्कोरडिनेमा)— किसी संक्रामक रोग के पूर्वरूपी लक्षण के रूप में थकान एवं सिर में भारीपन होने के साथ जम्भाई तथा अँगड़ाई लेना।

Score (स्कोर)— गणना जिसकी किसी प्रमाणिक गणना से तुलना की जाती है। उदाहरण—
Apgar score (अपगार स्कोर)—प्रसव के साधारणतया एक मिनट बाद पता की गई किसी शिशु की दशा की एक संख्या-सूचक अभिव्यक्ति। हृदय गति, श्वसन, पेशी तान, उद्दीपनों के प्रति प्रत्युत्तर एवं रंग प्रत्येक को 0, 1 या 2 में श्रेणीबद्ध किया गया है। अधिकतम कुल गणना 10 है। जिनके स्कोर कम होते हैं उन्हें जीवित रखने के लिए तुरन्त ध्यान देने की आवश्यकता होती है।

Scoretemia (स्कोरीटीमिया)— Scatemia.

Scoto- (स्कोटो-)— अँधेरे के साथ होने वाले सम्बन्ध का संकेत देने वाला उपसर्ग

Scotochromogen (स्कोटोक्रोमोजन)— कोई भी सूक्ष्मजीव जो प्रकाश अथवा अँधेरे में वृद्धि करने पर वर्णक (क्रोमोजन) उत्पन्न करता है।

Scotodinia (स्कोटोडाइनिया)— चक्कर आना जिसके साथ आँखों के सामने काले-काले धब्बे दिखाई देते हैं तथा आँखों से धुँधला दिखाई देता है।

Scotogram, Scotograph (स्कोटोग्राम, स्कोटोग्राफ)—अंधेरे में किसी फोटो खींचने वाली प्लेट पर किसी विकिरण के प्रभाव का तैयार किया गया अभिलेख

Scotograph (स्कोटोग्राफ)— Scotogram.

Scotoma (स्कोटोमा)— दृष्टि-क्षेत्र में स्थित एक अल्प-दृष्टि का स्थान जो चारों ओर से कम घटी अथवा सामान्य दृष्टि से घिरा होता है, अन्धक्षेत्र

Scotomagraph (स्कोटोमाग्राफ)—अन्धक्षेत्रों या स्कोटोमाओं का अभिलेखन करने वाला एक उपकरण

Scotomata (स्कोटोमेटा)— Scotoma का बहुवचन

Scotomatous (स्कोटोमेटस)— अन्धक्षेत्र से सम्बन्धित, उसकी प्रकृति का अथवा उससे ग्रस्त

Scotometer (स्कोटोमीटर)—. दृष्टि-क्षेत्र में अन्धक्षेत्र का पता लगाने एवं उसकी माप लेने वाला एक यन्त्र, अन्धक्षेत्रमापी

Scotometry (स्कोटोमीट्री)—. अन्धक्षेत्रों का पता लगाना एवं उनकी माप लेना, अन्धक्षेत्रमापन, अन्धक्षेत्रमिति

Scotomization (स्कोटोमाइज़ेशन)— अन्धक्षेत्रों विशेषकर मानसिक अन्धक्षेत्रों का उत्पन्न होना जिसमें रोगी प्रत्येक वस्तु के अस्तित्व को अस्वीकार कर देता है जो उसके स्वाभिमान को ठेस पहुँचाती है।

Scotophilia (स्कोटोफीलिया)— अंधेरे अथवा रात के लिये आकर्षण

Scotophobia (स्कोटोफोबिया)— अन्धेरे अथवा रात्रि का विकृत भय

Scotopia (स्कोटोपिया)— अंधेरे अथवा रात्रि में देखने के लिये आँखों का समायोजित होना।

Scotopic (स्कोटोपिक)— तिमिर, धुँधला प्रकाश

Scotopsin (स्कोटॉप्सिन)— नेत्र के दृष्टिपटल की शलाकाओं का प्रोटीन भाग

Scotoscopy (स्कोटोस्कोपी)— प्रतिदीप्तिदर्शी द्वारा आन्तरिक अंगों का परीक्षण करना।

Scraping (स्क्रेपिंग)— खुरचना, आखुरण

Scratch (स्क्रैच)—1. नाखूनों अथवा तेज़ औज़ार से खुरचने से बना कोई निशान या ऊपरी जख्म 2. खुजली में आराम पाने के लिये त्वचा को विशेषकर अँगुलियों के नाखूनों से रगड़ना, खरोंचना

Scratching (स्क्रैचिंग)— खरोंचने वाला

Scratch test (स्क्रैच टैस्ट)—परीक्षण पदार्थ जिसका एक एलर्जेन

होने का सन्देह होता है, के उचित हल्के घोल की कुछ बूंदों को खरोंची गई त्वचा के ऊपर रखना। यदि पदार्थ कोई एलर्जेन है तो 15 मिनट के भीतर एक स्फोट बन जायेगा।

Screatus (स्क्रीएटस)— एक विक्षिप्ति जिसमें खखारने अथवा खर्राटे लेने के अचानक नियतकालिक आक्रमण होते हैं।

Screen (स्क्रीन)—1. एक समतल स्थान जिस पर चलचित्रों अथवा स्लाइडों को देखा जाता है या एक्स-रे चित्रों को दिखाया जाता है। 2. प्रतिदीप्तिदर्शी-परीक्षण करना 3. परदे के समान एक रचना अथवा पदार्थ जो क्षति पहुँचाने वाले प्रभाव जैसे एक्स-रे अथवा सूर्य की किरणों से रक्षा करने में या आवरण के रूप में प्रयुक्त होता है। 4. किसी रोग अथवा लक्षणों का पता लगाने के लिये शरीर का सार्वदैहिक परीक्षण करना 5. कर्मचारियों की छंटनी करना।

Screening (स्क्रीनिंग)— 1. किसी रोग विशेष की विद्यमानता का पता लगाने के लिये बहुत से लोगों का परीक्षण करना जैसे क्षय रोग का पता लगाने के लिये छाती का एक्स-रे करना, परीक्षण 2. प्रतिदीप्तिदर्शन

Screw-worm (स्क्रू-वर्म)— स्क्रू या पेंचदार कृमि

Scribe (स्क्राइब)— लिखना, अनुरेखण करना अथवा किसी नुकीले यन्त्र द्वारा लाइन खींचकर चिह्नित करना।

Scrobiculate (स्क्रोबाइकूलेट)—गड्ढेदार

Scrobiculus cordis (स्क्रोबाइकुलस कॉर्डिस)—अधिजठरीय खात, उदर-गर्त

Scrofula (स्क्रोफुला)—यक्ष्मज ग्रैव लसीकापर्वशोथ, कण्ठमाला

Scrofulide (स्क्रोफुलाइड)— Scrofuloderma.

Scrofuloderma (स्क्रोफुलोडर्मा)—त्वचा का यक्ष्मज संक्रमण जो अधिकतर यक्ष्मज ग्रैव लसीकापर्वशोथ के द्वितीयक के रूप में होता है जिसमें अधिकतर यक्ष्मज नाड़ीव्रण के फलस्वरूप व्रण बन जाते हैं, यक्ष्मज त्वग्गलन, त्वग्गण्डमाला

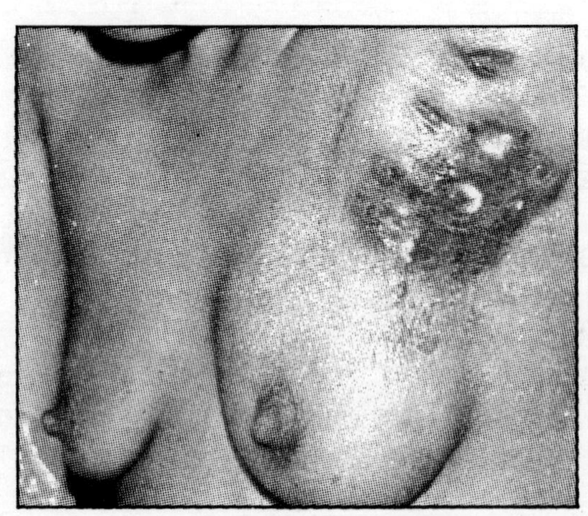

Fig. 505 : Scrofuloderma (यक्ष्मज त्वग्गलन)

Scrofulosis (स्क्रोफुलोसिस)— Scrofula.

Scrofulous (स्क्रोफुलस)— कण्ठमाला अथवा यक्ष्मज त्वग्गलन से सम्बन्धित अथवा उससे पीड़ित

Scrotal (स्क्रोटल)— वृषण सम्बन्धी, अण्डकोषीय

Scrotectomy (स्क्रोटेक्टॉमी)— वृषण के किसी भाग को शल्यक्रिया द्वारा काट कर निकाल देना, वृषणकोश-उच्छेदन

Scrotiform (स्क्रोटीफार्म)— वृषण या अण्डकोष के आकार का

Scrotitis (स्क्रोटाइटिस)— वृषणशोथ, अण्डकोषशोथ

Scrotocele (स्क्रोटोसील)— वृषण-हर्निया

Scrotoplasty (स्क्रोटोप्लास्टी)— वृषण पर प्लास्टिक सर्जरी करना

Scrotum (स्क्रोटम)—वृषण, अण्डकोष

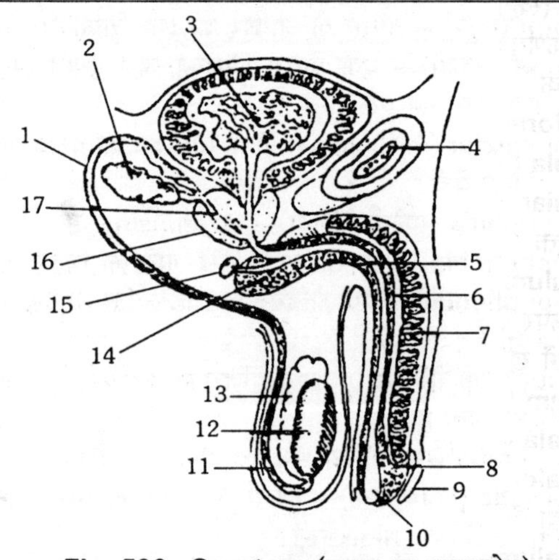

Fig. 506 : Scrotum (वृषण या अण्डकोष)

1. Vas deferens = शुक्रवाहिनी
2. Seminal vesicle = शुक्राशय
3. Urinary bladder = मूत्राशय
4. Symphysis pubis = जघन सन्धानक
5. Urethra = मूत्रमार्ग
6. Corpus spongiosum = कार्पस स्पॉन्जियोसम,
7. Corpus cavernosum = कार्पस कैवरनोसम
8. Glans penis = शिश्नमुण्ड
9. Prepuce = शिश्नमुण्डच्छद
10. Urethral dilatation = मूत्रमार्गीय विस्फारण
11. Scrotum = वृषण या अण्डकोष
12. Testis = शुक्रग्रन्थि
13. Epididymis = इपीडीडिमिस
14. Dilatation of the corpus spongiosum = कार्पस स्पॉन्जियोसम का विस्फारण
15. Cowper's gland = काउपर की ग्रन्थि
16. Prostate gland = प्रोस्टेट ग्रन्थि
17. Ejaculatory duct = स्खलनीय वाहिनी

Scrubbing (स्क्रबिंग)— कस कर रगड़ कर साफ करना

Scruple (स्क्रुपल)— 20 ग्रेन या 1.296 ग्राम

Scum (स्कम)— किसी सम्वर्धन की सतह पर तैरने वाली जीवाणुओं अथवा मैल की छोटी पतली परत, फेन

Scurf (स्कर्फ)—रूसी

Scurvy (स्कर्वी)—एस्कार्बिक एसिड (विटामिन सी) की कमी से होने वाला एक रोग जिसमें रक्ताल्पता हो जाती है, मसूड़े स्पंज के समान पोले हो जाते हैं जिनसे रक्तस्राव होने लगता है, अवत्वक रक्तस्राव तथा श्लेष्मिक कला से रक्तस्राव होने लगता है, दाँत ढीले हो जाते अथवा हिलने लगते हैं, भुजाओं एवं जोड़ों में दर्द होता है तथा कमजोरी बहुत हो जाती है; शीताद

Scuta (स्क्यूटा)— Scutum. का बहुवचन

Scutate (स्कुटेट)— Scutiform.

Scute (स्क्यूट)— एक पलती प्लेट विशेषकर ऊर्ध्व मध्यकर्ण-गुहा एवं कर्णमूल कोशिकाओं को पृथक करने वाली अस्थिल प्लेट, प्रशल्क

Scutiform (स्क्यूटीफॉर्म)— कवच या ढाल के आकार का

Scutula (स्क्यूटुला)— Scutulum. का बहुवचन

Scutular (स्क्यूटुलर)— त्वचा पर छोटी-छोटी खाँचेदार पपड़ियों से युक्त

Scutulum (स्क्यूटुलम)— कवक संक्रमण के द्वारा शिरोवल्क के ऊपर रोमकूप पर बनने वाली एक पीली प्यालेनुमा पपड़ी जिसमें खुजली आती है, चषकीपीतपर्पटी

Scutum (स्क्यूटम)— ढाल

Scybala (स्काइबेला)— Scybalum का बहुवचन

Scybalous (स्काइबेलस)—कठोर मल पदार्थ की प्रकृति का अथवा उससे बना हआ, मलगांठयुक्त

Scybalum (स्काइबेलम)—आँत में स्थित मल पदार्थ का एक कठोर पिण्ड, मलगाँठ, सुद्दा

Scyphiform (स्काइफीफॉर्म)— Scyphoid.

Scypho- (स्काइफो-)— एक उपसर्ग जिसका अर्थ प्याला होता है।

Scyphoid (स्काइफॉयड)— प्यालेनुमा, चषकाकार

S. D. (एस. डी.)—1. त्वचा मात्रा 2. मानक विचलन

SDA (एस.डी.ए.)— Specific dynamic action. विशिष्ट गतिज क्रिया

S.E. (एस.इ.)— Standard error. मानक त्रुटि

Seal (सील)— 1. कसकर बन्द करना, सील करना 2. इस प्रकार बन्द करने के लिये जिससे वायु प्रवेश न कर सके, के काम आने वाला पदार्थ जैसे कोई आश्लेषी (चिपकाने वाला) अथवा मोम 3. किसी मुहर की कागज पर बनी छाप

Sealant (सीलैन्ट)— वायुरुद्ध घेरे के रूप में प्रयुक्त कोई सामग्री

Searcher (सर्चर)— मूत्राशय में पथरियों का पता लगाने वाला एक यन्त्र

Seasickness (सीसिकनैस)—पानी के जहाज़ से यात्रा करने से उत्पन्न गति-रुग्णता, समुद्री-रुग्णता

Seat (सीट)—एक रचना जिस पर दूसरी रचना स्थिर होती है अथवा उससे सहारा पाती है।

Seatworm (सीटवर्म)—सूत्रकृमि

Seb- (सीब-)—एक उपसर्ग जिसका अर्थ त्वग्वसा है।

Sebaceous (सीबेसियस)—त्वग्वसा से सम्बन्धित, उसे धारण करने वाला अथवा उसे स्रवित करने वाला; त्वग्वसीय

Sebaceous cyst (सीबेसियस सिस्ट)— पुटी जिसमें सीबम या त्वग्वसा भरा होता है। त्वग्वसीय पुटी

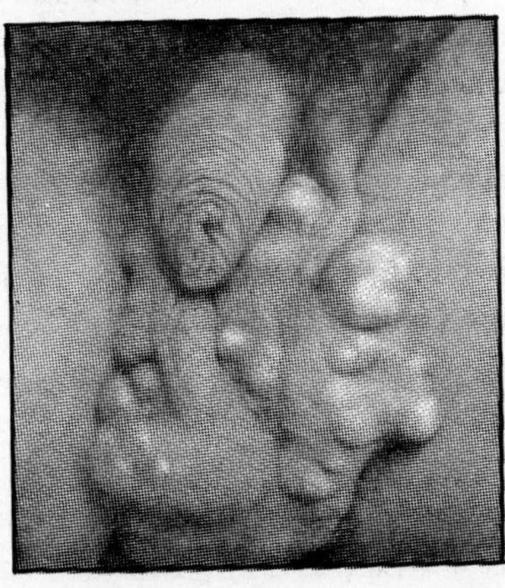

Fig. 507 : Multiple sebaceous cysts in the scrotum (वृषण या अण्डकोष में बहुत-सी त्वग्वसीय पुटियाँ)

Sebaceous glands (सीबेसियस ग्लैण्ड्स)— त्वचा की त्वग्वसा या सीबम स्रवित करने वाली ग्रन्थियाँ जो रोमकूपों में खुलती हैं, त्वग्वसीय ग्रन्थियाँ

Sebastomania (सिबेस्टोमैनिया)—धार्मिक उन्माद

Sebiagogic (सेबियागोगिक)— Sebiferous.

Sebiferous (सेबीफेरस)— Sebiparous.

Sebiparous (सेबीपेरस)— त्वग्वसा अथवा वसीय पदार्थ उत्पन्न करने वाला, त्वग्वसोत्पादक

Sebolite, Sebolith (सिबोलाइट, सिबोलिथ)— त्वग्वसीय ग्रन्थि में स्थित पथरी

Seborrhagia (सीबोरेह्जिया)— Seborrhea.

Seborrhea (सीबोहिर्या)— त्वग्वसीय ग्रन्थियों से अत्यधिक स्राव निकलना, त्वग्वसास्राव

Seborrheic (सीबोरिह्क)— त्वग्वसास्राव से पीड़ित अथवा उसके समान, त्वग्वसास्रावग्रस्त

Seborrheid (सीबोरीह्ड)— त्वग्वसास्रावी त्वक्शोथ

Seborrhoic (सीबोरॉह्यक)— Seborrheic.

Sebotropic (सीबोट्रॉपिक)— त्वग्वसीय ग्रन्थियों से त्वग्वसा के स्राव को उत्तेजित करने वाला।

Sebum (सीबम)— त्वचा की त्वग्वसीय ग्रन्थियों का तैलीय स्राव, त्वग्वसा

Sec (सेक)— Second का संक्षिप्त रूप

Secernent (सीकरनैन्ट)—स्रवित करने वाला।

Seclusion of pupil (सेक्लूज़न ऑफ प्यूपिल)— Synechia, annular.

Secodont (सीकोडॉन्ट)—ऐसे चर्वणक दांत धारण करने वाला जिनके काटने वाले सिरे दन्त शिखरों पर होते हैं।

Secondaries (सेकण्ड्रीज़)— 1. द्वितीयक स्थलान्तरण 2. द्वितीयक सिफिलिस की विक्षतियाँ

Secondary (सेकण्ड्री)— 1. अगला अथवा द्वितीयक 2. किसी प्राथमिक कारण से उत्पन्न

Secondary areola (सेकण्ड्री एरियोला)— गर्भावस्था के दौरान चूचुकों के चारों ओर उत्पन्न वर्णकता

Secondary hemorrhage (सेकण्ड्री हीमोरेह्ज)—किसी चोट लगने, ऑपरेशन अथवा प्रसव के पश्चात् गर्भाशय से, 24 घण्टों के बाद प्रकट होने वाला रक्तस्राव जो पूतिता (मवाद पड़ जाना) के कारण होता है।

Secondary radiation (सेकण्ड्री रेडियेशन)— प्राथमिक विकिरण तथा विकिरित होने वाले पदार्थ के बीच पारस्परिक क्रिया द्वारा उत्पन्न एक्स-रेज़

Second intention (सेकण्ड इन्टैन्शन)— दो कणांकुर युक्त सतहों का आश्लेष (चिपकाव) द्वारा विरोहण (भरना)

Second sight (सेकण्ड साइट)— प्रारम्भिक मोतियाबिन्द में आँख के लैन्स की अपवर्तन-शक्तियों में होने वाला परिवर्तन जिससे चश्मे के बिना दुबारा पढ़ा जा सकता है।

Secreta (सीक्रीटा)— स्राव के उत्पाद, उत्सृष्ट पदार्थ

Secretagogue (सिक्रीटागौग)—स्राव उद्दीपक अथवा स्राव उत्पन्न करने वाला, स्राववर्धक

Secrete (सिक्रीट)—स्राव उत्पन्न करना।

Secretin (सेक्रेटिन)—अम्ल काइम के आँत में प्रवेश करने पर ड्योडिनम एवं जेजुनम की श्लेष्मिक कला से स्रवित होने वाला एक हार्मोन। यह अग्न्याशयी तथा पित्त या बाइल एवं आन्त्रीय स्राव को उत्तेजित करता है।

Secretinase (सेक्रेटिनेज़)— सीरम का एक एन्जाइम जो सेक्रेटिन को निष्क्रिय कर देता है।

Secretion (सिक्रीशन)— 1. वह क्रिया जिसके द्वारा कोई ग्रन्थिल अंग किसी पदार्थ को उत्पन्न करता है 2. किसी ग्रन्थिल अंग द्वारा उत्पन्न कोई पदार्थ, स्राव। यदि पदार्थ किसी वाहिनी के द्वारा बाहर को बहता है जैसे लार या थूक तो यह बाह्य स्राव कहलाता है, यदि यह रक्त अथवा लसीका में वापिस चला जाता है जैसे इन्सुलिन तो यह आन्तरिक स्राव कहलाता है।

Secretogogue (सिक्रीटोगौग)— Secretagogue.

Secretoinhibitory (सिक्रीटोइन्हीबिटरी)— स्राव को रोकने वाला, स्रावरोधक, स्रावरोधी

Secretomotor (सिक्रीटोमोटर)—वह, विशेषकर कोई तन्त्रिका जो स्राव को उत्तेजित करती है; स्रावप्रेरक

Secretor (सिक्रीटर)— श्लेष्मिक स्रावों जैसे लार (थूक) अथवा जठर-रस में रक्त वर्ग ABO के पदार्थों को स्रवित करने वाला व्यक्ति, स्रावक, स्रावी

Secretory (सेक्रेटरी)— स्राव से सम्बन्धित अथवा उसे बढ़ावा देने वाला, स्रावी

Sectarian (सेक्टेरियन)— ऐसा चिकित्सक जो चिकित्सा की अवैज्ञानिक विधियों जैसे जादूगरी, धार्मिक कृत्यों आदि को अपनाता है।

Sectile (सैक्टाइल)— कट जाने योग्य

Sectio (सैक्शियो)— Section.

Section (सैक्शन)—1. काटने की क्रिया जैसे सिज़ेरियन सैक्शन–शिशु के जन्म के लिए उदरीय भित्ति एवं गर्भाशय को चीरना, परिच्छेदन 2. शरीर के किसी अंग अथवा भाग का एक खण्ड या विभाजन, परिच्छेद 3. काटने से बनी सतह

Sectioning (सैक्शनिंग)— सूक्ष्मदर्शी में परीक्षण करने के लिये ऊतकों के बहुत पतले खण्डों को काटने की क्रिया।

Sectioning ultrathin (सैक्शनिंग अल्ट्राथिन)—विशेषकर इलैक्ट्रॉन माइक्रोस्कोप में परीक्षण करने के लिये असाधारण पतले (मोटाई में 1 माइक्रोन से कम) खण्डों को काटना।

Sector (सैक्टर)— किसी वृत्त का दो अर्द्धव्यासों एवं एक चाप के बीच का स्थान

Sectoranopia (सैक्टोरेनोपीया)— दृष्टि-क्षेत्र के किसी वृत्त खण्ड में दृष्टि का लोप हो जाना

Sectorial (सैक्टोरियल)—काटने वाला।

Secunda (सेकण्डा)— गौण

Secundigravida (सेकण्डीग्रेविडा)— वह स्त्री जो दूसरी बार गर्भवती रह चुकी हो, द्विगर्भी

Secundina (सेकण्डिना)— द्वितीयक

Secundines (सेकण्डाइन्स)—अपरा, नाभि-रज्जु तथा झिल्लियाँ जो प्रसव की तृतीयावस्था में अर्थात् बच्चे के जन्म के पश्चात् बाहर निकल जाते हैं; जेरी; सूतिस्राव

Secundipara (सेकण्डीपैरा)— वह स्त्री जिसने अलग-अलग समय पर दो बच्चों को जन्म दिया हो जिनमें से प्रत्येक का वज़न 500 ग्राम या इससे अधिक हो चाहे वे जीवनक्षम हों अथवा नहीं, द्विगर्भा, द्विप्रसवा

Secundiparity (सेकण्डीपैरिटी)— द्विप्रसविता, दूसरी बार गर्भवती होने की अवस्था

Secundis Horis (सेकण्डिस हॉरिस)— हर दो घंटे में

Secundum artem (सेकण्डम आर्टम)— नियमानुसार

Sedate (सिडेट)—शान्त करना

Sedation (सिडेशन)— 1. उत्तेजना को विशेषकर किसी शामक का प्रयोग करके शान्त करना, शमन 2. शान्त हो जाने की अवस्था

Sedative (सिडेटिव)— उत्तेजना को शान्त करने वाला, शामक। शामक स्थानीय, सार्वदैहिक, तन्त्रिका-तन्त्र एवं हृदय पर प्रभाव करने वाला हो सकता है।

Sedentary (सिडेन्ट्री)—1. आदतन बैठा रहने वाला अथवा शारीरिक कार्य न करने की आदत वाला 2. ऐसे व्यवसाय से सम्बन्धित जिसमें शारीरिक श्रम की न्यूनतम आवश्यकता होती है।

Sedigitate (सैडिजिटेट)— एक या दोनों हाथों अथवा पैरों में छः अंगुलियां धारण करने वाला।

Sediment (सेडीमेन्ट)— तलछट। वह पदार्थ जो किसी द्रव की तली में बैठ जाता है।

Sedimentate (सैडीमेन्टेट)— तलछट बनाना

Sedimentation (सैडीमेन्टेशन)— तलछट का बनना, अवसादन, तलछटीकरण

Sedimentation rate (सैडीमेन्टेशन रेट)—वह दर जिस पर एक लम्बी, तंग नली में रक्त में स्थित लाल रक्त कोशिकायें नीचे बैठ जाती हैं। यह वह दूरी होती है जितनी लाल रक्त कोशिकायें एक घण्टे में नीचे गिरती हैं। यह सामान्यतया पुरुषों में 10 मि.मी. प्रति घण्टा से कम तथा स्त्रियों में कुछ अधिक होती है। तलछटीकरण दर

Sedimentator (सेडीमेन्टेटर)— केन्द्रापसारी यन्त्र

Sedimentometer (सैडीमेन्टोमीटर)— रक्त की तलछटीकरण दर का अभिलेखन करने वाला एक उपकरण, अवसादनदरमापी

Seed (सीड)—1. किसी पौधे का परिपक्व डिम्ब 2. वीर्य 3. कैन्सर की चिकित्सा के लिये रेडियम चिकित्सा पद्धति में प्रयोग में लाया जाने वाला एक कैप्सूल जिसमें रेडियम होता है। 4. किसी सम्वर्द्ध माध्यम में सूक्ष्मजीवों को प्रविष्ट करना

Segment (सैग्मैन्ट)— खण्ड, खण्डांश

Segmenta (सैग्मैन्टा)— Segmentum. का बहुवचन

Segmental (सैग्मैन्टल)— खण्ड अथवा खण्डांशों से सम्बन्धित, उसके समान अथवा उनसे बना हुआ; खंडाशीय अथवा खण्डीय

Segmentation (सैग्मैन्टेशन)—एक-से भागों में विभाजित होना, खण्डीभवन, खण्डांशीभवन

Segmentectomy (सैग्मेन्टेक्टॉमी)— शल्यक्रिया द्वारा किसी अंग अथवा ग्रन्थि के किसी शरीररचनात्मक खण्ड को काट कर निकाल देना।

Segmented (सैग्मैन्टेड)— खण्डित

Segmenter (सैग्मैन्टर)— मलेरिया-परजीवी प्लाज़्मोडियम की लाल रक्त कोशिका में विकास की एक अवस्था जिसमें परजीवी में विखण्डीजनन होता है।

Segmentum (सैग्मैन्टम)— Segment.

Segregation (सैग्रीगेशन)—पृथक्करण

Segregator (सैग्रीगेटर)— प्रत्येक गुर्दे से अलग-अलग मूत्र प्राप्त करने के लिये दो गवीनी-नालशलाकाओं का बना एक यन्त्र, पृथक्कारी

Seguin's signal symptom (सीग्वीन्स सिग्नल सिम्पटम)— अपस्मार या मिर्गी के दौरे के ठीक पहले उत्पन्न होने वाले अनियन्त्रित पेशीय संकुचन

Seisesthesia (सीसेस्थीसिया)— संघट्टन या आघात का बोध होना

Seismesthesia (सीस्मेस्थीसिया)— कम्पन्नों की अनुभूति होना

Seismotherapy (सीस्मोथिरैपी)— Sismotherapy.

Seizure (सीज़र)—दर्द अथवा किसी रोग जैसे अपस्मार (मिर्गी) का अचानक आक्रमण हो जाना अथवा दौरा पड़ जाना, ग्रह

Clonic seizure (क्लोनिक सीज़र)— देखें 'Convulsion.'

Convulsive seizure (कनवल्सिव सीज़र)—मिर्गी का दौरा

Febrile seizure (फैब्राइल सीज़र)— देखें 'Convulsion.'

Grand mal seizure (ग्राण्ड माल सीज़र)— देखें 'Epilepsy.'

Jacksonian seizure (जैक्सोनियन सीज़र)— देखें 'Epilepsy.'

Myoclonic seizure (मायोक्लोनिक सीज़र)— देखें 'Epilepsy.'

Petit mal seizure (पैटिट माल सीज़र)— देखें 'Epilepsy.'

Selection (सलेक्शन)— छाँटने की क्रिया, वरण, चयन

Selective (सलेक्टिव)— चुने जाने योग्य, वरणात्मक

Selene unguium (सैलीन अनगुविम)—नाखून की एक छोटी अर्द्धचन्द्राकार रचना

Self (सैल्फ)— रोगक्षमताविज्ञान में, किसी व्यक्ति का अपना प्रतिजनी गठन; स्वतः

Self-abuse (सैल्फ-एब्यूज)— हस्तमैथुन

Self-analysis (सैल्फ-एनालाइसिस)— स्व-विश्लेषण

Self-concept (सैल्फ-कन्सैप्ट)— किसी व्यक्ति का दूसरों एवं वातावरण के सम्बन्ध में स्वयं का बोध

Self-conscious (सैल्फ-कॉन्शस)— अपने अस्तित्व को जानने वाला

Self-consciousness (सैल्फ-कॉन्शसनैस)— आत्म-ज्ञान

Self-defence (सैल्फ-डिफैन्स)—आत्म-रक्षा

Self-differentiation (सैल्फ-डिफ्रैन्शियेसन)— अन्तर्भूत कारणों की क्रिया के परिणामस्वरूप किसी रचना अथवा ऊतक में भिन्नता हो जानी।

Self-digestion (सैल्फ-डाइजे़शन)— Autodigestion.

Self-efficacy (सैल्फ-एफीकैसी)— किसी विशिष्ट लक्ष्य तक पहुँचने में सफल होने के लिए किसी व्यक्ति का अपनी क्षमता के लिए व्यक्तिगत निर्णय

Self-esteem (सैल्फ-एस्टीम)— Self-concept.

Self-hypnosis (सैल्फ-हिप्नोसिस)— स्वयं को सम्मोहित करना

Self-infection (सैल्फ-इन्फैक्शन)— Autoinfection.

Self-limited (सैल्फ-लिमिटेड)— ऐसे रोग को बताने वाला जो चिकित्सा के बिना एक निश्चित काल के पश्चात् समाप्त हो जाने वाला होता है जैसे इन्फ्लुएन्जा

Self-registering (सैल्फ-रजिस्ट्रिंग)— आप से आप अंकित करने वाला, स्वतः अभिलेखी

Self-tolerance (सैल्फ-टोलेरैन्स)— स्व-प्रतिजनों के प्रति सहनशीलता

Sella (शेला)— काठी

Sellar (शेलर)— पर्याणिका या शेला टर्सिका से सम्बन्धित

Sella turcica (शेला टर्सिका)—स्फैनॉयड हड्डी की ऊपरी सतह पर स्थित एक गड्ढा जिसमें पीयूष ग्रन्थि स्थित रहती है, पर्याणिका

Semantics (सिमैन्टिक्स)— शब्दों के अर्थों एवं उनके उपयोग के नियमों का अध्ययन

Semeiography (सेमियोग्राफी)— किसी रोग के चिह्नों एवं लक्षणों का वर्णन करना।

Semeiology (सेमियोलॉजी)— लाक्षणिकी

Semeiosis (सेमियोसिस)— लक्षणों के द्वारा किसी रोग का अध्ययन करना।

Semeiotic (सेमियोटिक)—लक्षणों का अथवा उनसे सम्बन्धित

Semeiotics (सेमियोटिक्स)— लाक्षणिकी

Semelincident (सेमीलिन्सीडैन्ट)— किसी व्यक्ति में केवल एक बार उत्पन्न होने वाला।

Semen (सीमेन)—पुरुष में स्खलन में मूत्रमार्ग से निकलने वाला एक गाढ़ा, दूधिया पत्थर जैसा, चिपचिपा स्राव। यह मूत्रप्रजनन-पथ से सम्बद्ध बहुत सी ग्रन्थियों (प्रोस्टेट आदि) के स्रावों से बनता है और इसमें शुक्राणु होते हैं जो शुक्रग्रन्थियों में बनते हैं तथा शुक्राशय में संचित होते हैं; वीर्य

Semenarche (सीमेनार्की)— यौवनारम्भ के दौरान वीर्य उत्पादन का आरम्भ होना।

Semenuria (सीमेनूरिया)— Seminuria. Spermaturia.

Semi- (सेमी-)— एक उपसर्ग जिसका अर्थ आधा होता है।

Semicanal (सेमीकैनाल)— एक ओर खुलने वाली नलिका

Semicartilaginous (सेमीकार्टिलेजिनस)— आंशिक रूप से उपास्थि का

Semicircular (सेमीसर्कुलर)— अर्द्धवृत्ताकार

Semicircular canals (सेमीसर्कुलर कैनाल्स)— अन्तःकर्ण की ऊर्ध्व, पश्च एवं निम्न नलिकायें

Semicoma (सेमीकॉमा)— अर्धमूर्च्छा, अर्धसन्यास

Semicomatose (सेमीकॉमाटोस)— अर्धमूर्च्छित

Semiconscious (सेमीकॉन्शस)— Semicomatose.

Semicrista (सेमीक्रिस्टा)— एक छोटी अथवा अल्पवर्धित शिखा

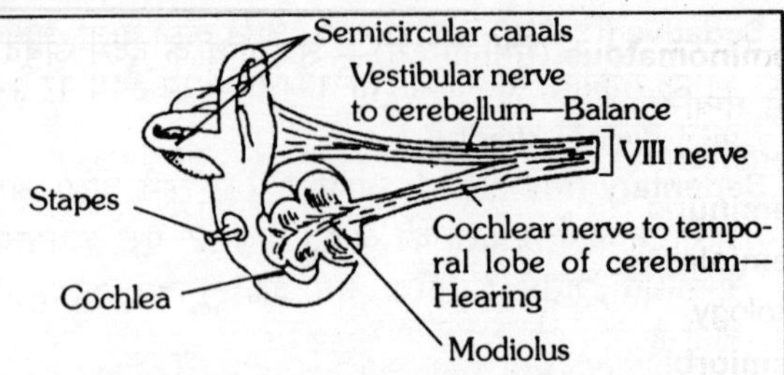

Fig. 508 : Semicircular canals of the internal ear (अन्तःकर्ण की अर्द्धवृत्ताकार नलिकाएँ)

Semicircular canals = अर्द्धवृत्ताकार नलिकाएँ, Stapes = स्टेपीस, Cochlea = कर्णावर्त, Modiolus = अस्थिल अक्ष, Cochlear nerve to temporal lobe of cerebrum –Hearing = प्रमस्तिष्क के शंखास्थिक खण्ड को जाने वाली कॉक्लियर तन्त्रिका जिसका सम्बन्ध सुनाई देने से है। VIIIth nerve = आँठवी तन्त्रिका, Vestibular nerve to cerebellum—balance = अनुमस्तिष्क को जाने वाली वैस्टीब्यूलर तन्त्रिका जिसका कार्य सन्तुलन बनाये रखना है।

Semidecussation (सेमीडेकुसेशन)— तन्त्रिका तन्तुओं का अधूरा क्रास करना।

Semierection (सेमीइरैक्शन)— अपूर्ण उत्थान

Semiflexion (सेमीफ्लैक्सन)— किसी भुजा की आकुंचन एवं प्रसार के बीच की स्थिति

Semilunar (सेमील्यूनर)— अर्द्धचन्द्राकार

Semilunar cusp (सेमील्यूनर कस्प)— माधमनी के अथवा दायें निलय एवं फुफ्फुसीय धमनी के बीच स्थित फुफ्फुसीय कपाट के तीन खण्डों में से एक; अर्द्धचन्द्राकार कपर्दिका

Semilunare (सेमील्यूनेरी)—कलाई की अर्द्धचन्द्राकार हड्डी

Semilunar lobe (सेमील्यूनर लोब)— अनुमस्तिष्क की ऊपरी सतह पर स्थित एक खण्ड

Semiluxation (सेमीलक्सेशन)— Subluxation.

Semimembranous (सेमीमेम्ब्रेनस)— जिसका कुछ भाग किसी झिल्ली का बना होता है।

Seminal (सेमीनल)—वीर्य सम्बन्धी

Seminal duct (सेमीनल डक्ट)— Spermatic duct.

Seminal emission (सेमीनल एमिसन)— वीर्य का निकलना

Seminal filament (सेमीनल फिलामैन्ट)— शुक्राणु

Seminal fluid (सेमीनल फ्लूड)—. वीर्य

Seminal vesicle (सेमीनल वेसीकिल)— देखें Vesicle, seminal.

Semination (सेमीनेशन)— वीर्यरोपण, शुक्रसेचन

Seminiferous (सेमीनीफेरस)— वीर्य को उत्पन्न करने अथवा उसका वाहन करने वाला, वीर्यजनक

Seminoma (सेमीनोमा)— शुक्रग्रन्थि का दुर्दम अर्बुद, दुर्दम वृषणार्बुद

Seminomatous (सेमीनोमेटस)— शुक्रग्रन्थि के दुर्दम अर्बुद से सम्बन्धित

Seminormal (सेमीनॉर्मल)— अर्द्धसामान्य

Seminuria (सेमीन्यूरिया)— Semenuria. Spermaturia.

Semiology (सेमीयोलॉजी)— Semeiology. Symptomatology.

Semiorbicular (सेमीऑर्बिकुलर)— Semicircular.

Semiotic (सेमीयोटिक)— Semeiotic. Symptomatic.

Semiotics (सेमीयोटिक्स)— Semeiotics. Symptomatology.

Semipenniform (सेमीपेनीफोर्म)— एक ओर पंख के आकार का

Semipermeable (सेमीपर्मीएबल)—ऐसा किसी झिल्ली के लिये कहा जाता है जिससे होकर तरल गुजर जाते हैं परन्तु उनमें घुला पदार्थ नहीं गुजरता, अर्द्धपारगम्य

Semipronation (सेमीप्रोनेशन)— आधा लेटने की स्थिति

Semiprone (सेमीप्रोन)— Sims' position.

Semirecumbent (सेमीरिकम्बैन्ट)— आधा लेटा हुआ

Semis (सेमिस)—आधा

Semisideratio, Semisideration (सेमीसाइडेरेशियो, सेमीसाइडेरेशन)— Hemiplegia.

Semisolid (सेमीसोलिड)—. अर्द्धठोस, अर्धघन

Semisopor (सेमीसोपर)— Semicoma.

Semispinal (सेमीस्पाइनल)— ऐसी पेशियों को निर्दिष्ट करने वाला जो आंशिक रूप से कशेरुकाओं के मेरुदण्डीय प्रवर्धों से संलग्न रहती हैं।

Semisulcus (सेमीसल्कस)— एक छोटी परिखा जो दूसरी छोटी परिखा से जुड़कर पूर्ण परिखा बनाती है।

Semisupination (सेमीसुपीनेशन)— उतानन एवं अवतानन के बीचों बीच की स्थिति

Semisupine (सेमीसुपाइन)— जो पूर्ण रूप से उत्तान न हो

Semisynthetic (सेमीसिन्थेटिक)— किसी प्राकृतिक रूप से उत्पन्न होने वाले पदार्थ का रासायनिक परिवर्तन करके बनाया गया

Semitendinous (सेमीटैण्डीनस)— आंशिक रूप से कण्डरा का होना।

Semitertian (सेमीटर्शियन)— मलेरिया ज्वर जो अंशतः तृतीयक एवं अंशतः दैनिक होता है।

Senescence (सैनेस्सेन्स)— वृद्ध होना, जरावस्था

Senile (सैनाइल)— वृद्धावस्था से सम्बन्धित, जरा-जन्य

Senilism (सैनीलिज़्म)— कालपूर्व वृद्धावस्था

Senility (सैनीलिटी)— वृद्धावस्था के साथ होने वाली शारीरिक एवं मानसिक दुर्बलता, जरा-दौर्बल्य

Senium (सैनियम)— बुढ़ापा

Senopia (सेनोपिया)— द्वितीय दृष्टि। किसी वृद्ध व्यक्ति की निकट दृष्टि में सुधार होना जो प्रारम्भिक मोतियाबिन्द का एक चिन्ह होता है।

Sensate (सैन्सेट)— स्पर्श एवं अन्य संवेदनाओं का अनुभव करने के सक्षम

Sensation (सैन्सेशन)— किसी उत्तेजित अभिवाही तन्त्रिका द्वारा मस्तिष्क के संवेदना-क्षेत्र को ले जाये गये आवेगों के द्वारा उत्पन्न प्रभाव, संवेदन, संवेदना, अनुभूति। संवेदना के भेद—

Cutaneous sensation (क्यूटेनियस सैन्सेशन)— त्वचा के ग्राहकों से उत्पन्न होने वाली संवेदना

Delayed sensation (डीलेड सैन्सेशन)— किसी उद्दीपन के तुरन्त बाद अनुभव न की जाने वाली संवेदना

External sensation (एक्स्टर्नल सैन्सेशन)— शरीर से बाहर स्थित उद्दीपनों के द्वारा उत्पन्न संवेदना

Girdle sensation (गर्डिल सैन्सेशन)— Zonesthesia.

Gnostic sensation (ग्नोस्टिक सैन्सेशन)— ज्ञान सम्बन्धी संवेदना जैसे वस्तुओं को देखकर अथवा छूकर पहिचानना

Internal sensation (इन्टर्नल सैन्सेशन)— Subjective sensation.

Palmesthetic sensation (पाल्मेस्थेटिक सैन्सेशन)— कम्पन से त्वचा में उत्पन्न संवेदना

Primary sensation (प्राइमरी सैन्सेशन)— सीधे उद्दीपन के फलस्वरूप उत्पन्न संवेदना

Referred sensation (रिफर्ड सैन्सेशन)— ऐसी संवेदना जो वास्तविक स्रोत के अतिरिक्त अन्य स्रोत से उत्पन्न होती दिखाई देती है।

Subjective sensation (सब्जैक्टिव सैन्सेशन)— ऐसी सम्वेदना जो शरीर के बाहर स्थित उद्दीपन से उत्पन्न न होकर स्वयं शरीर में स्थित उद्दीपन से उत्पन्न होती है।

Tactile sensation (टैक्टाइल सैन्सेशन)—स्पर्श की अनुभूति होने से उत्पन्न संवेदना

Sense (सैन्स)—1. मानसिक शक्ति जिसके द्वारा शरीर के भीतर या बाहर वस्तुओं की दशाओं अथवा गुणों का बोध होता है। 2. समझने की शक्ति। संवेद, ज्ञान, बोध। संवेद के मुख्य भेद—

Color sense (कलर सैन्स)— वह मानसिक शक्ति जिसके द्वारा रंगों का ज्ञान होता है एवं उन्हें पहचाना जाता है, वर्ण-बोध

Kinesthetic sense (काइनेस्थेटिक सैन्स)— Muscular sense.

Light sense (लाइट सैन्स)— संवेद जिसके द्वारा प्रकाश की तीव्रता के अंशों को पहचाना जाता है, प्रकाश-बोध

Muscular sense (मस्कुलर सैन्स)— संवेद जिसके द्वारा पेशीय गतियों का ज्ञान होता है, पेशी-बोध

Position sense (पोज़ीशन सैन्स)— Posture sense.

Posture sense (पोस्चर सैन्स)— पेशीय संवेद के द्वारा शरीर अथवा इसके भागों की स्थिति अथवा उनकी मुद्रा का ज्ञान प्राप्त करने की क्षमता

Pressure sense (प्रेशर सैन्स)— वह संवेद जिसके द्वारा शरीर की सतह पर दबाव का ज्ञान होता है।

Sixth sense (सिक्स्थ सैन्स)— शरीर के अंगों का सामान्य रूप से कार्य करने का संवेद

Space sense (स्पेस सैन्स)— संवेद जिसके द्वारा किसी स्थान में वस्तुओं, उनके सम्बन्धों तथा उनकी लम्बाई-चौड़ाई का ज्ञान होता है।

Special senses (स्पेशल सैन्सेज़)— पाँच संवेद–दृष्टि, श्रवण, घ्राण, स्पर्श तथा स्वाद का संवेद, विशेष ज्ञान

Static sense (स्टेटिक सैन्स)— ऐसा संवेद जिससे सन्तुलन बनाये रखना सम्भव होता है।

Stereognostic sense (स्टीरीयोग्नॉस्टिक सैन्स)— वह संवेद जिसके द्वारा अंगुलियों में पकड़ी गई वस्तुओं की आकृति एवं उनके ठोसपन का ज्ञान होता है।

Tactile sense (टैक्टाइल सैन्स)— स्पर्श का संवेद

Temperature sense (टैम्प्रेचर सैन्स)— वह संवेद जिसके द्वारा तापमान की भिन्नताओं का पता चलता है।

Time sense (टाइम सैन्स)— जिसके द्वारा समयावकाशों की भिन्नताओं का पता चलता है।

Sensibility (सैन्सीबिलिटी)—अनुभव करने, ज्ञान प्राप्त करने अथवा उद्दीपनों का प्रत्युत्तर देने की क्षमता; संवेदनशीलता, बोधगम्यता। यह निम्न प्रकार की होती हैं—

Deep sensibility (डीप सैन्सीबिलिटी)— 1. त्वचा के किसी स्थान को संज्ञाहीन करने के पश्चात् भी बनी रहने वाली संवेदनशीलता 2. गहराई के ऊतक (पेशी, कण्डरा आदि) की दाब, वेदना तथा गति के प्रति संवेदनशीलता

Epicritic sensibility (इपिक्रिटिक सैन्सीबिलिटी)— हल्के स्पर्श एवं तापमान के प्रति संवेदनशीलता, सूक्ष्म संवेदनशीलता

Splanchnesthetic sensibility (स्प्लैंकनेस्थेटिक सैन्सीबिलिटी)— आन्तरिक अंगों की संवेदनशीलता

Sensibilization (सैन्सीबिलीज़ेशन)— Sensitization.

Sensible (सैन्सीबिल)—संवेदनशील

Sensiferous (सैन्सीफेरस)— संवेदनाओं को उत्पन्न करने अथवा उन्हें संचारित करने वाला।

Sensigenous (सैन्सीजीनस)— किसी संवेदी आवेग को उत्पन्न करने अथवा उसे आरम्भ करने वाला।

Sensimeter (सैन्सीमीटर)— शरीर के विभिन्न स्थानों की सम्वेदनशीलता की श्रेणी का अभिलेखन करने वाला एक उपकरण

Sensitinogen (सैन्सीटिनोजन)— शरीर को सुग्राही बनाने वाले एन्टिजन

Sensitive (सैन्सीटिव)—उद्दीपनों का प्रत्युत्तर देने के सक्षम अथवा किसी पदार्थ जैसे औषधि या बाह्य प्रोटीन के प्रति असामान्य रूप से ग्रहणशील, सुग्राही, सूक्ष्मग्राही, सम्वेदनशील

Sensitivity (सैन्सीटिविटी)—सुग्राहिता अथवा सूक्ष्म ग्राहिता, सम्वेदनशीलता

Sensitization (सैन्सीटाइज़ेशन)— किसी पदार्थ विशेष (एन्टिजन) जैसे प्रोटीन अथवा पराग के प्रति संवेदनशील बनाने की क्रिया, सुग्राहीकरण, सूक्ष्मग्राहीकरण

Sensitize (सैन्सीटाइज़)— सुग्राही या सूक्ष्मग्राही बनाना।

Sensitized (सैन्सीटाइज्ड)— सुग्राहीकृत

Sensitizer (सैन्सीटाइज़र)— वह पदार्थ जो ग्रहणशील व्यक्ति को उसी अथवा अन्य क्षोभकों के प्रति प्रतिक्रिया करने योग्य बनाता है।

Sensitometer (सैन्सीटोमीटर)— प्रकाश की भेदक शक्ति का पता लगाने वाला एक उपकरण

Sensitometery (सैन्सीटोमीटरी)— विकिरण-विज्ञान में, फिल्म के घनत्व का अवलोकन करके उसकी विकिरण के प्रति अनुक्रिया को मापने की क्रियाविधि

Sensomobile (सैन्सोमोबाइल)— किसी उद्दीपन के प्रत्युत्तर में गति करने के सक्षम

Sensomobility (सैन्सोमोबिलिटी)— किसी उद्दीपन के प्रत्युत्तर में गति करने की क्षमता

Sensomotor (सैन्सोमोटर)— Sensorimotor.

Sensor (सैन्सर)— 1. एक ज्ञानेन्द्रिय 2. तापमान, प्रकाश, ध्वनि, विकिरण, चुम्बकत्व या गति जैसे भौतिक उद्दीपकों के प्रति संवेदनशील एक उपकरण जो पता लगाये गए तथ्यों का अभिलेखन करने तथा मान के किसी स्तर से नीचे गिरने अथवा उससे ऊपर उठने पर अलार्म बजाने के लिए सुसज्जित होता है।

Sensorial (सैन्सोरियल)— मस्तिष्क में स्थित संवेदना क्षेत्र से सम्बन्धित, संवेदनाक्षेत्रीय

Sensoriglandular (सैन्सरीग्लैण्डुलर)—किसी तन्त्रिका के उद्दीपन की अनुक्रिया में होने वाले ग्रन्थिल स्राव से सम्बन्धित

Sensorimetabolism (सैन्सरीमेटाबोलिज़्म)—संवेदी तन्त्रिका उद्दीपन की अनुक्रिया में चयापचयी क्रियाशीलता का उत्पन्न होना।

Sensorimotor (सैन्सरीमोटर)— जो संवेदी एवं प्रेरक दोनों हो, संवेदीप्रेरक, सम्वेदनाप्रेरक

Sensorimuscular (सैन्सरीमस्कुलर)— किसी संवेदी तन्त्रिका उद्दीपन की अनुक्रिया में होने वाली पेशीय क्रियाशीलता

Sensorineural (सैन्सरीन्यूरल)— किसी संवेदी तन्त्रिका का अथवा उससे सम्बन्धित

Sensorium (सैन्सोरियम)— प्रमस्तिष्कीय प्रान्तस्था का वह भाग जो संवेदनाओं के केन्द्र की भाँति कार्य करता है, संवेदनाक्षेत्र

Sensorivascular (सैन्सरीवैस्कुलर)— Sensorivasomotor.

Sensorivasomotor (सैन्सरीवासोमोटर)— किसी संवेदी तन्त्रिका के उद्दीपन से उत्पन्न होने वाले वाहिकीय परिवर्तन

Sensory (सैन्सरी)— 1. संवेदना सम्बन्धी, संवेदी 2. अभिवाही

Sensory amusia (सैन्सरी एम्यूज़िया)— संगीत ध्वनियों को न पहचान सकना।

Sensory aphasia (सैन्सरी अफेज़िया)— लिखे हुये अथवा बोले गये शब्दों को समझने में असमर्थता

Sensory area (सैन्सरी एरिया)— प्रमस्तिष्कीय प्रान्तस्था का कोई भी स्थान जहाँ पर संवेदनाएँ ग्रहण की जाती हैं। संवेदना-क्षेत्र

Sensory nerve (सैन्सरी नर्व)— संवेदी तन्तुओं से बनी एक तन्त्रिका अथवा संवेदी आवेगों को संवेदना-क्षेत्र तक ले जाने वाली एक अभिवाही तन्त्रिका

Sensory registration (सैन्सरी रजिस्ट्रेशन)— मस्तिष्क में किसी संवेदना का पंजीकरण होना।

Sensory unit (सैन्सरी यूनिट)— अपनी सभी शाखाओं एवं उनके अन्तस्थों सहित एक अकेला संवेदी तन्त्रिका तन्तु

Sensual (सैन्सुअल)— वह व्यक्ति जिसके कार्यों पर भावावेग हावी रहते हैं।

Sensualism (सैन्सुआलिज़्म)—ऐसी दशा जिसमें किसी व्यक्ति के कार्यों पर भावावेगों की प्रधानता होती है।

Sensuality (सैन्सुआलिटी)— Sensualism.

Sensulato (सैन्सुलेटो)—व्यापक अर्थ में

Sensuous (सैन्सुअस)— संवेदों से सम्बन्धित अथवा उन्हें प्रभावित करने वाला।

Sensustricto (सैन्सुस्ट्रिक्टो)—सही अर्थ में

Sentient (सैन्टिएन्ट)—संवेदनशील, संवेदनसमर्थ

Sentiment (सैन्टीमैन्ट)— भावावेग, अनुभूति

Sentimental (सैन्टीमैन्टल)— भावुक

Separation (सैपेरेशन)— पृथक्करण

Separative (सैपेरेटिव)— पृथक्करण सम्बन्धी

Separator (सैपेरेटर)— पृथक करने वाला, पृथक्कारी

Separatorium (सैपेरेटोरियम)— परिकपाल को खोपड़ी से अलग करने वाला एक यन्त्र

Sepsis (सेप्सिस)— रक्त में रोगोत्पादक सूक्ष्मजीवों अथवा उनके जीवविषों की विद्यमानता या उनकी विद्यमानता से उत्पन्न दशा, पूतिता जैसे प्रसवोत्तर पूतिता अर्थात् बच्चा पैदा होने के बाद जननांगी पथ का संक्रमण

Septa (सेप्टा)— Septum का बहुवचन

Septal (सेप्टल)—पट सम्बन्धी, पटीय

Septan (सेप्टान)— प्रत्येक सातवें दिन पुनः उत्पन्न होने वाला

Septate (सेप्टेट)— किसी पट द्वारा विभाजित

Septectomy (सेप्टेक्टॉमी)— किसी पट को विशेषकर नासा-पट अथवा उसके किसी भाग को शल्यक्रिया द्वारा काट कर अलग कर देना।

Septemia (सेप्टीमिया)— Septicemia.

Septi- (सैप्टी-)— एक उपसर्ग जिसका अर्थ सात होता है।

Septic (सेप्टिक)— 1. पूतिता सम्बन्धी, पूतिज 2. रोगजनक जीवधारियों अथवा उनके जीवविषों से सम्बन्धित

Septicemia (सेप्टिसीमिया)— रक्त विषाक्तता, जीवाणुरक्तता, पूतिजीवरक्तता। रक्त में विकृतिजनक या रोगोत्पादक जीवाणुओं का पाया जाना। इस रोग में जाड़ा चढ़ कर बुखार आता है, रूधिर-चिह्न उत्पन्न हो जाते हैं तथा फोड़ा बन जाता है।

Septicemic (सेप्टिसीमिक)— पूतिजीवरक्तता से सम्बन्धित, पूतिजीवरक्तक, उसके कारण अथवा उसकी प्रकृति का

Septic fever (सेप्टिक फीवर)— पूतिजीवरक्तता के कारण होने वाला ज्वर

Septicophlebitis (सेप्टिकोफ्लेबाइटिस)— शिरा का पुतिज शोथ

Septicopyemia (सेप्टिकोपाइमिया)— पूतिजीवरक्तता एवं पूतिरक्तता दोनों संयुक्त

Septicopyemic (सेप्टिकोपाइमिक)—पूतिजीवरक्तता एवं पूतिरक्तता से सम्बन्धित

Septigravida (सेप्टीग्रेविडा)— सातवीं बार गर्भवती होने वाली स्त्री

Septimetritis (सेप्टीमीट्राइटिस)— पूतिता के द्वारा गर्भाशय का शोथ

Septipara (सैप्टीपैरा)— वह स्त्री जिसने सात जीवित अथवा अजीवित बच्चों को जन्म दिया हो जिनमें से प्रत्येक बच्चे का वज़न 500 ग्राम या उससे अधिक हो, सप्तगर्भा

Septivalent (सैप्टीवैलेन्ट)— सात वैलेन्सी (संयोजन शक्ति) से युक्त

Septomarginal (सेप्टोमार्जीनल)— किसी पट के किनारे से सम्बन्धित, पटपरिसरीय

Septometer (सेप्टोमीटर)—1. नासा-पट की चौड़ाई को मापने वाला एक यन्त्र 2. वायु के जीवाणुज संदूषण का पता लगाने के लिए एक उपकरण

Septonasal (सेप्टोनेज़ल)— नासा-पट से सम्बन्धित

Septoplasty (सेप्टोप्लास्टी)— नासा-पट की प्लास्टिक सर्जरी करना, नासापटसंधान

Septorhinoplasty (सेप्टोराइनोप्लास्टी)— नासिक्य पट एवं बाह्य-नासिका दोनों के दोषों अथवा विकृतियों की प्लास्टिक सर्जरी द्वारा मरम्मत करना।

Septostomy (सेप्टास्टॉमी)— किसी पट में शल्यक्रिया द्वारा एक छिद्र बनाना, पटछिद्रीकरण

Septotome (सेप्टोटोम)— नासा-पट को काटने अथवा उसके किसी खण्ड को अलग करने के लिए एक यन्त्र

Septotomy (सेप्टोटॉमी)— किसी पट को विशेषकर नासा-पट को चीरना, नासापटछेदन

Septula (सेप्टुला)— Septulum. का बहुवचन

Septulum (सेप्टुलम)— एक छोटी विभाजित करने वाली दीवार अथवा पट, पटिका, क्षुद्रपट

Septum (सेप्टम)—दो गुहाओं में विभाजित करने वाली दीवार, पट जैसे अलिन्दी-पट–हृदय के अलिन्दों के बीच एक दीवार; नासा-पट–नासा-गुहा को दो भागों में विभाजित करने वाली दीवार

Septuplet (सेप्टुप्लेट)— एक ही जन्म में पैदा होने वाले 7 बच्चों में से एक

Sequel (सीक्यूल)— Sequela.

Sequela (सीक्यूला)— किसी रोग के पश्चात् अथवा उसके परिणामस्वरूप उत्पन्न होने वाली विकृत दशा, अनुगम, अनुप्रभाव, रोगोत्तर विकार

Sequence (सीक्वैन्स)— अनुक्रम

Sequential (सीक्वेन्शल)— आनुक्रमिक (क्रम में उत्पन्न होने वाला)

Sequester (सीक्वैस्टर)— 1. सम्पूर्ण शरीर से किसी छोटे से टुकड़े को अलग करना 2. विविक्त, विविक्तांश

Sequestra (सीक्वैस्ट्रा)— Sequestrum. का बहुवचन

Sequestral (सीक्वैस्ट्रल)— विविक्त से सम्बन्धित

Sequestrant (सीक्वैस्ट्रैन्ट)— विविक्त करने का साधन

Sequestration (सीक्वैस्ट्रेशन)—1. विविक्त का बनना, विविक्तीभवन 2. किसी रोगी को अलग रखना, पृथक्करण

Sequestrectomy (सीक्वैस्ट्रेक्टॉमी)— किसी विविक्तांश को शल्यक्रिया द्वारा काट कर निकाल देना, विविक्तोच्छेदन

Sequestrotomy (सीक्वैस्ट्रोटॉमी)— Sequestrectomy.

Sequestrum (सीक्वैस्ट्रम)— चारों ओर के ऊतक से अलग हुआ परिगलित हड्डी का एक टुकड़ा, विविक्त, विविक्तांश

Sera (सीरा)— Serum. का बहुवचन

Seralbumin (सीराल्ब्युमिन)— रक्त एल्ब्युमिन

Serendipity (सेरेण्डीपिटी)— अन्य किसी विषय पर जांच के दौरान अप्रत्याशित रूप से उपलब्ध कोई खोज अथवा परिणाम

Serial (सीरियल)— क्रमिक या पंक्तिवद्ध अथवा एक के बाद दूसरा होने वाला, निरन्तरता में

Sericeps (सीरीसेप्स)— भ्रूण के सिर पर खिंचाव उत्पन्न करने के लिये प्रयुक्त सिल्क कोश

Series (सीरीज़)— शृंखला, अनुक्रम

Seriflux (सेरीफ्लक्स)— सीरमी स्राव

Serious (सीरियस)— गम्भीर

Seriscission (सेरीसीज़न)— किसी अर्बुद या अन्य ऊतक के वृन्त के चारों ओर सिल्क का बन्ध लगाकर उसको विभाजित कर देना।

Sero- (सीरो-)— एक उपसर्ग जिसका अर्थ सीरम से सम्बन्धित होता है।

Seroalbuminuria (सीरोएल्ब्युमिनुरिया)— मूत्र में सीरम एल्ब्युमिन का पाया जाना।

Serocolitis (सीरोकोलाइटिस)— कोलन के सीरमी अस्तर का शोथ, बृहदांत्रावरणशोथ

Seroconversion (सीरोकनवर्ज़न)— किसी संक्रामक रोग अथवा रोगक्षमीकरण की अनुक्रिया में सीरम में विशिष्ट एण्टीबॉडियों का विकसित हो जाना।

Seroculture (सीरोकल्चर)— रक्त सीरम में जीवाणुज सम्वर्धन

Serocystic (सीरोसिस्टिक)— पुटियों से बना हुआ जिनमें सीरमी तरल भरा होता है।

Serodermatosis (सीरोडर्मेटोसिस)— त्वचा रोग जिसमें बाह्यत्वचा में सीरमी निःस्राव होता है।

Serodiagnosis (सीरोडायग्नोसिस)— रक्त सीरम की प्रतिक्रियाओं को देख कर रोग निदान करना।

Seroenteritis (सीरोएण्ट्राइटिस)— आँत के सीरमी अस्तर का शोथ, आंत्रावरणशोथ

Seroepidemiology (सीरोइपिडीमियोलॉजी)— सीरम पीरक्षण द्वारा पता लगाये गए संक्रमण के आधार पर किसी रोग का जानपदिक अध्ययन करना।

Serofast (सीरोफास्ट)— सीरम-स्थायी

Serofibrinous (सीरोफाइब्रिनस)— सीरम एवं फाइब्रिन से बना हुआ, सीरम-फाइब्रिनी

Serofibrous (सीरोफाइब्रस)— सीरमी एवं तन्तुमय सतह से सम्बन्धित

Seroflocculation (सीरोफ्लोकुलेशन)— सीरम में किसी एन्टिजन के द्वारा उत्पन्न ऊर्णन

Serogroup (सीरोग्रुप)— जीवाणुओं का एक वर्ग जिनमें एक सामान्य एन्टिजन होता है।

Serohepatitis (सीरोहिपैटाइटिस)— यकृत के पैरीटोनियम-आवरण का शोथ, यकृतावरणशोथ

Seroimmunity (सीरोइम्यूनिटी)— किसी प्रतिसीरम के प्रयोग द्वारा उत्पन्न रोगक्षमता

Serolipase (सीरोलाइपेस)— रक्त सीरम में पाया जाने वाला लाइपेस

Serologic, Serological (सीरोलॉजिक, सीरोलॉजिकल)— सीरमों से सम्बन्धित अथवा उनका अध्ययन, सीरमीय, सीरमी

Serologist (सीरोलॉजिस्ट)— सीरमविज्ञानविशेषज्ञ

Serology (सीरोलॉजी)— सीरम का वैज्ञानिक अध्ययन, सीरमविज्ञान

Serolysin (सीरोलाइसिन)— रक्त सीरम में पाया जाने वाला एक जीवाणुनाशक पदार्थ या लाइसिन

Seroma (सीरोमा)— ऊतकों में सीरम का संचय जो अर्बुद के समान प्रतीत होता है।

Seromembranous (सीरोमेम्ब्रेनस)— 1. जो सीरमी एवं झिल्लीनुमा दोनों हो। 2. सीरमी झिल्ली से सम्बन्धित अथवा उससे बना हुआ।

Seromucoid (सीरोम्यूकॉयड)— सीरम एवं श्लेष्मा जैसा, सीरमश्लेष्माभ

Seromucous (सीरोम्यूकस)— सीरम एवं श्लेष्मा दोनों से सम्बन्धित अथवा इनसे बना हुआ, सीरमश्लेष्मिक

Seromuscular (सीरोमस्कुलर)—. आँत के सीरमी तथा पेशीय अस्तरों से सम्बन्धित

Seromyotomy (सीरोमायोटॉमी)— किसी खोखले अन्तरांग की दीवार को चीरना जिसमें सीरमी कला एवं पेशीय परत को संलिप्त किया जाता है परन्तु श्लेष्मकला को नहीं किया जाता।

Seronegative (सीरोनिगेटिव)— सीरमी परीक्षणों में ऋणात्मक प्रतिक्रिया उत्पन्न करने वाला।

Seroperitoneum (सीरोपैरीटोनियम)— पैरीटोनियम में तरल का पाया जाना।

Seropositive (सीरोपाज़िटिव)— सीरमी परीक्षणों में धनात्मक प्रतिक्रिया उत्पन्न करने वाला।

Seroprevention (सीरोप्रीवेन्शन)— Seroprophylaxis.

Seroprognosis (सीरोप्रोग्नोसिस)— सीरमी प्रतिक्रियाओं द्वारा ज्ञात किसी रोग का पूर्वानुमान

Seroprophylaxis (सीरोप्रोफाइलैक्सिस)— सीरम देकर किसी रोग की रोकथाम करना।

Seropurulent (सीरोप्यूरूलैन्ट)— सीरम एवं पस से बना हुआ जैसे कोई निःस्राव, सीरमपूयमय

Seropus (सीरोपस)— सीरम एवं पस का संचय, सीरमपूतितमय

Seroreaction (सीरोरिएक्शन)— सीरम में उत्पन्न होने वाली अथवा किसी सीरम की क्रिया द्वारा उत्पन्न प्रतिक्रिया 2. सीरम के किसी इन्जैक्शन के लगाने पर होने वाली प्रतिक्रिया जिसमें दाने निकल आते हैं, ज्वर तथा दर्द आदि हो जाते हैं।

Seroresistance (सीरोरैज़िस्टैन्स)— किसी सीरम प्रतिक्रिया की ऋणात्मक होने में निष्फलता; सीरम-प्रतिरोध

Seroresistant (सीरोरैजिस्टैन्ट)— सीरम-प्रतिरोध से सम्बन्धित; सीरम-प्रतिरोधी

Seroreversion (सीरोरीवर्जन)— सीरमी प्रतिक्रियाक्षमता में कमी होना जो स्वतः भी हो सकती है अथवा चिकित्सा की अनुक्रिया में भी हो सकती है।

Serosa (सीरोसा)— कोई भी सीरमी झिल्ली जैसे पैरीटोनियम, फुफ्फुसावरण तथा हृदयावरण आदि; सीरमी कला

Serosamucin (सीरोसाम्यूसिन)— सीरमी तरलों जैसे श्लेषक तरल में श्लेष्माभ पदार्थ का पाया जाना।

Serosanguineous (सीरोसैंग्वीनियस)—सीरम एवं रक्त से बना हुआ अथवा उन दोनों की प्रकृति वाला।

Seroserous (सीरोसीरस)— दो या अधिक सीरमी सतहों से सम्बन्धित

Serositis (सीरोसाइटिस)— किसी सीरमी झिल्ली का शोथ, सीरमीकलाशोथ

Serosity (सीरोसिटी)— सीरमी होने का गुण, मेदुरता

Serosynovial (सीरोसाइनोवियल)— सीरमी तथा श्लेषक-पदार्थ से सम्बन्धित

Serosynovitis (सीरोसाइनोवाइटिस)— श्लेषककलाशोथ जिसमें सीरम का रिसाव होता है, सीरमीश्लेषककलाशोथ

Serotaxis (सीरोटैक्सिस)—तेज़ त्वचीय क्षोभक का प्रयोग करने से उत्पन्न त्वचा का शोफ

Serotherapy (सीरोथिरैपी)— एण्टीबॉडियों से युक्त मानव अथवा जन्तु रक्त सीरम से रोग की चिकित्सा करना, सीरमचिकित्सा

Serothorax (सीरोथौरैक्स)— वक्ष में जल-संचय

Serotonergic (सीरोटोनर्जिक)— सीरोटोनिन की क्रिया से सम्बन्धित

Serotonin (सीरोटोनिन)— रक्त प्लेटलेटों, जठरान्त्र-श्लेष्मकला, पीनियल काय, मास्ट कोशिकाओं तथा केन्द्रीय तन्त्रिका-तन्त्र में पाया जाने वाला एक हॉर्मोन 5-हाइड्रौक्सीट्रिप्टामाइन (5-एच टी) जो आमाशयिक स्राव को कम करता है, चिकनी पेशियों को उत्तेजित करता है तथा रक्त वाहिनियों को संकुचित करता है। यह तन्त्रिका आवेगों को संचारित करता है।

Serotoninergic (सीरोटोनिनर्जिक)— सीरोटोनिन हॉर्मोन को मुक्त करने वाली तन्त्रिका-कोशिकाओं से सम्बन्धित

Serotype (सीरोटाइप)— किसी सूक्ष्म जीवधारी की वह किस्म जिसे उसके घटक एण्टिजनों के द्वारा सुनिश्चित किया जाता है।

Serous (सीरस)— 1. सीरम से सम्बन्धित अथवा उसके समान, सीरमी 2. सीरम को उत्पन्न करने अथवा उसे धारण करने वाला।

Serous gland (सीरस ग्लैण्ड)— जलीय तरल को स्रवित करने वाली ग्रन्थि जिसमें एल्ब्युमिन होता है जैसे कर्णपूर्व ग्रन्थि

Serous inflammation (सीरस इन्फ्लेमेशन)— शोथ जिसमें सीरमी निःस्राव होता है अथवा सीरमी कला का शोथ

Serovaccination (सीरोवैक्सीनेशन)— एक प्रक्रिया जिसमें तुरन्त निष्क्रिय रोगक्षमता उत्पन्न करने के लिये किसी सीरम का इन्जैक्शन लगाया जाता है जिसके साथ बाद में सक्रिय रोगक्षमता उत्पन्न करने के लिये जीवाणुज वैक्सीन लगायी जाती है।

Serovar (सीरोवर)— Serotype.

Serozyme (सीरोज़ाइम)— Prothrombin.

Serozymogenic (सीरोज़ाइमोजेनिक)— किसी सीरमी तरल एवं एन्जाइमों से सम्बन्धित

Serpiginous (सर्पीजीनस)— रेंगने वाला, सर्पी या सर्पिल

Serpigo (सर्पिजो)— कोई भी रेंगने वाला त्वचा विस्फोट जैसे दाद अथवा हर्पीज़ आदि

Serrate (सिरेट)— दाँतेदार, दन्तुर

Serrated (सिरेटेड)—आरी के समान किनारे वाला, दन्तुरित

Serration (सिरेशन)—1. दाँतेदार होना 2. किसी दाँतेदार

संरचना का बनना, दन्तुरण, क्रकचन, 3. किसी दाँतेदार किनारे का एक अकेला दाँत

Serrefine (सेरेफाइन)— रक्तस्रावी वाहिनियों को दबाने वाली एक प्रकार की चीमटी

Serrenoeud (सेरेनोयूड)— बन्धों को कसने वाला एक उपकरण

Serrulate (सेरूलेट)— बारीक दाँतेदार, सूक्ष्म दन्तुरित

Serrulated (सेरूलेटेड)— Serrulate.

Serum (सीरम)—1. रक्त के जमने के पश्चात् रक्त का जलीय भाग सीरम कहलाता है जो फाइब्रिनोजन से रहित प्लाज़्मा होता है। 2. किसी रोगजनक जीवधारी के प्रति रोगक्षम बनाये गये जानवर से लिया गया रक्त सीरम जिसका उसी जीवधारी से उत्पन्न रोग के रोगी में रोगक्षमता उत्पन्न करने के लिये इन्जैक्शन लगाया जाता है। 3. सीरमी झिल्लियों को नम बनाये रखने वाला कोई भी सीरमी तरल। रक्तोद

Serumal (सेरूमल)— सीरम से सम्बन्धित अथवा उससे उत्पन्न

Serum-fast (सीरम-फास्ट)— सीरम से नष्ट न होने वाला, सीरम स्थायी

Serum rash (सीरम रैश)— सीरम के किसी इन्जैक्शन के लगने के स्थान पर प्रथम बार दिखाई देने वाला विस्फोट

Serum sickness (सीरम सिकनैस)—किसी प्रतिसीरम के देने अथवा किसी औषधि चिकित्सा के कुछ दिन पश्चात् उत्पन्न होने वाली एक अतिसुग्राहिता प्रतिक्रिया जिसमें त्वचा पर दाने निकल आते हैं, लसीका पर्व बढ़ जाते हैं, ज्वर हो जाता है तथा जोड़ों में दर्द होता है।

Servation (सर्वेशन)— किसी अंग का प्रयोग अथवा उसका कार्य

Servomechanism (सर्वोमैकानिज़्म)— ऐसी प्रतिक्रिया जो स्व-नियामक साधन प्रतीत होती है जैसे प्रकाश के प्रति पुतली की प्रतिक्रिया

Sesamoid (सीसामॉयड)— किसी वर्तुलिकाभ हड्डी को दर्शाने वाला, वर्तुलिकाभ

Sesamoid bone (सीसामॉयड बोन)— किसी कण्डरा अथवा सन्धि सम्पुट में दबी हुई एक छोटी पर्विल हड्डी, वर्तुलिकाभ अस्थि

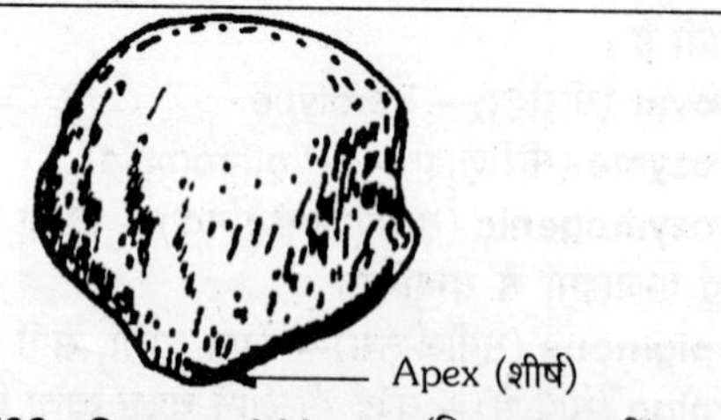

Fig. : 509 : Sesamoid bone (तिलाकार हड्डी)

Sesamoiditis (सीसामॉयडाइटिस)— किसी वर्तुलिकाभ अस्थि का शोथ

Sesquihora (सैसक्वीहॉरा)— प्रत्येक डेढ़ घण्टे पर

Sessile (सैसाइल)—अवृन्त (बिना डण्ठल का)

Set (सैट)—1. दृढ़तापूर्वक अपने स्थान पर स्थिर करना जैसे किसी अस्थिभंग के पुनःस्थापन में किसी हड्डी को सैट करना 2. एमल्गम या प्लास्टर को सख्त होने देना।

Seta (सैटा)— Set का बहुवचन

Setaceous (सैटाशस)— 1. ब्रुश के बालों जैसा 2. ब्रुश के बालों जैसे बालों से युक्त

Setiferous (सैटीफेरस)—ब्रुशों के बालों जैसी रचनाओं को धारण करने वाला।

Setigerous (सैटीगेरस)— Setiferous.

Seton (सैटोन)-- कोई विवर या नालव्रण बनाने के लिए किसी पुटी या अवत्वचीय ऊतकों से होकर गुजारने के लिए प्रयोग में लायी जाने वाली धागों की एक पूली, गॉज की एक पट्टी या एक तार

Setting (सैटिंग)— कठोर होना जैसे एमल्गम का कठोर होना।

Set-up (सैट-अप)— स्थिर कर देना

Severe (सीवीयर)—तीव्र, उग्र

Sewage (सीवेज़)—मैला, वाहित मल

Sewer (सीवर)— मल मार्ग, मैले की नली

Sex (सैक्स)— 1. एक विशेष लक्षण जो अधिकतर जन्तुओं एवं पौधों में नर तथा मादाओं को भिन्न करता है। यह जननग्रन्थियों द्वारा उत्पन्न युग्मकों के प्रकार पर आधारित होता है, मादा में डिम्ब (बृहत्‌युग्मक) तथा नर में शुक्राणु (लघुयुग्मक) हैं। 2. वह श्रेणी जिसमें किसी प्राणी को इस आधार पर रखा जाता है। लिंग। लिंग निर्धारण—

Sex chromosomal (सैक्स क्रोमोसोमल)— कायिक (दैहिक) कोशिकाओं में स्थित स्त्री एक्स एक्स या पुरुष एक्स वाई जीनप्ररूप (समजीनी) के द्वारा लिंग निर्धारण

Sex gonadal (सैक्स गोनाडल)—जननग्रन्थि-ऊतक (डिम्बाशयी अथवा शुक्रग्रन्थि सम्बन्धी) के आधार पर निर्धारित लिंग

Sex morphological (सैक्स मार्फोलॉजिकल)— बाह्य जननांगों के रूप के द्वारा निर्धारित लिंग

Sex psychological (सैक्स साइकोलॉजिकल)— व्यक्ति की अपने सैक्स (पुर्लिंग अथवा स्त्रीलिंग) के विषय में सोच तथा उसके अनुसार उसके हाव-भाव द्वारा निर्धारित लिंग

Sex chromatin (सैक्स क्रोमैटिन)— सैक्स क्रोमैटिन सामान्य स्त्री कायिक कोशिकाओं के केन्द्रकों के भीतर दिखाई देने वाला पिण्ड होता है। स्त्री की प्रत्येक कायिक या दैहिक कोशिका में दो एक्स गुणसूत्रों में से एक जीनी रूप से निष्क्रिय हो जाता है। सैक्स अथवा लिंग क्रोमैटिन निष्क्रिय हुए एक्स गुणसूत्र को प्रदर्शित करता है।

Sex chromosomes (सैक्स क्रोमोसोम्स)— लिंग निर्धारण से सम्बन्धित गुणसूत्र जो मानव में एक्स (स्त्री) तथा वाई

(पुरुष) हैं। सामान्य स्त्री में दो एक्स गुणसूत्र तथा सामान्य पुरुष में एक एक्स एवं एक वाई गुणसूत्र होता है।

Sex-conditioned (सैक्स-कण्डीशन्ड)— लिंग से प्रभावित

Sexdigital (सैक्सडिजि़टल)— हाथों-पैरों में छः-छः अंगुलियाँ धारण करने वाला, षटांगुलिक

Sexdigitate (सैक्सडिजि़टेट)— Sexdigital. Sedigitate.

Sex drive (सैक्स ड्राइव)— लैंगिक आनन्द के लिए अभिप्रेरण

Sexduction (सैक्सडक्शन)— जीवाणुज जीनों की लिंग कारक से संलग्न होकर दाता (पुरुष) जीवाणु से प्राप्तकर्त्ता (स्त्री) जीवाणु को स्थानान्तरित होने की क्रिया

Sexivalent (सैक्सीवैलेन्ट)— हाइड्रोजन के छः परमाणुओं से संयुक्त होने के सक्षम

Sex-limited (सैक्स-लिमिटेड)— एक ही लिंग में उत्पन्न होने वाला।

Sex-linked (सैक्स-लिंक्ड)— लिंग गुणसूत्र पर स्थापित जीन के द्वारा नियन्त्रित

Sexology (सैक्सोलॉजी)— लैंगिकता का वैज्ञानिक अध्ययन, यौन-विज्ञान

Sex surrogate (सैक्स सुर्रोगेट)— लिंग चिकित्सा में एवज़ी में नियुक्त लिंग सहभोगी का प्रयोग करना।

Sextan (सैक्सटान)— प्रत्येक छठे दिन उत्पन्न होने वाला, षट्दिवसीय

Sextigravida (सैक्सटीग्रेविडा)— छठी बार गर्भवती होने वाली स्त्री

Sextipara (सैक्सटीपैरा)— वह स्त्री जिसने अलग-अलग गर्भावस्था से छः शिशुओं को जन्म दिया हो, प्रत्येक शिशु का भार 500 ग्राम या अधिक हो, चाहे वह जीवित हो अथवा मृत हो।

Sextis Horis (सैक्सटिस हॉरिस)—हर छः घण्टे पर

Sextuplet (सैक्सटुप्लेट)— एक ही गर्भावस्था से पैदा होने वाले छः बच्चों में से एक, षट्क

Sexual (सैक्सुअल)— लिंग सम्बन्धी अथवा लिंग धारण करने वाला, लैंगिक, यौन

Sexual abuse (सैक्सुअल एब्यूज)— लैंगिक छेड़छाड़ या उत्पीड़न अथवा बलात्कार

Sexual intercourse (सैक्सुअल इन्टरकोर्स)— सम्भोग, लैंगिक संसर्ग, रतिक्रिया

Sexuality (सैक्सुआलिटी)—1. लिंग धारण करने की दशा 2. लक्षण जो पुरुष एवं स्त्री के बीच भिन्नता करते हैं। 3. किसी व्यक्ति का लिंग से सम्बन्धित गठन एवं जीवन

Sexualization (सैक्सुआलाइज़ेशन)— लैंगिक शक्ति प्राप्त करने का कार्य

Sexual reflex (सैक्सुअल रिफ्लैक्स)—जननांगों की प्रत्यक्ष उत्तेजना से अथवा अप्रत्यक्ष रूप से सोते समय या जागृत अवस्था में भावावेग में उत्तेजित होने के फलस्वरूप लिंगोत्थान एवं वीर्य स्खलन होना।

Shadow (शैडो)— किसी वस्तु की पड़ी छाया

Shadow-casting (शैडो-कॉस्टिंग)— अल्ट्रामाइक्रोस्कोप में किसी पदार्थ की परीक्षा की जाने के लिए उस पदार्थ पर धातु जैसे सोना एवं क्रोमियम आदि का छिड़काव करके उसकी दृष्टिगोचरता को बढ़ाने की एक तकनीक

Shadowgram, Shadowgraph (शैडोग्राम, शैडोग्राफ)— एक्स-रे के प्रति अनावृत फोटोग्राफी की प्लेट पर एक छाप

Shaft (शैफ्ट)— किसी बेलनाकार काय का बीच का मुख्य लम्बा भाग जैसे किसी लम्बी हड्डी का उसके चौड़े सिरों के बीच का भाग, काण्ड

Shakes (शेक्स)— 1. जाड़ा चढ़कर होने वाली कंपकंपी 2. पुराने शराबियों के शरीर में होने वाली थरथराहट (कम्पन)

Shaking palsy (शेकिंग पाल्सी)— Parkinson's disease. Paralysis agitans.

Shallow (शैलो)— उथला या छिछला

Shaman (शैमैन)— वह व्यक्ति जो औषधि के साथ-साथ जादू-टोने से भी रोगों की चिकित्सा करता है।

Shank (शैंक)— Shin.

Shape (शेप)— 1. आकार, रूप 2. किसी विशेष आकृति में ढालना

Sharkskin (शार्कस्किन)— पैलाग्रा में दिखायी देने वाली एक दशा जिसमें त्वग्वसीय ग्रन्थियों के मुखों पर सूखी पीली-सी सामग्री की डाट लग जाती है।

Shear (शीयर)— दो विपरीत समानान्तर बलों द्वारा शरीर का विरूपित हो जाना।

Sheath (शीथ)— एक ढकने वाली विशेषकर किसी लम्बे भाग को ढकने वाली रचना, आच्छद, आवरण जैसे—

Lamellar sheath (लैमेलर शीथ)— तन्त्रिका तन्तुओं की पूलिका को आच्छादित करने वाला संयोजी ऊतक का आवरण

Muscle sheath (मसल शीथ)— पेशी को आच्छादित करने वाली झिल्ली

Myelin sheath (माइलिन शीथ)— कुछ तन्त्रिकाओं के अक्षतन्तुओं के चारों ओर लाइपिडों एवं प्रोटीन का बना आवरण

Synovial sheath (साइनोवियल शीथ)—दो परतों वाला एक आवरण जो एक भीतरी अन्तरांगी परत जो कण्डरा के ऊपर स्थित रहती एवं उससे चिपकी रहती है तथा एक बाह्य पार्श्विक परत का बना होता है। दोनों परतों के बीच के स्थान में श्लेषक तरल भरा होता है। ये विशेषकर हाथों तथा पाँवों में पाये जाते हैं, श्लेष्कावरण

Shedding (शैडिंग)— 1. दूध के दाँतों का गिरना 2. बाह्यत्वचा की बाह्य परत का केंचुली के रूप में झड़ना 3. त्वचा से जीवाणुओं का अभाव होना

Sheet (शीट)— पलंग की चादर

Shelf (शैल्फ)— अलमारी (टाँड)

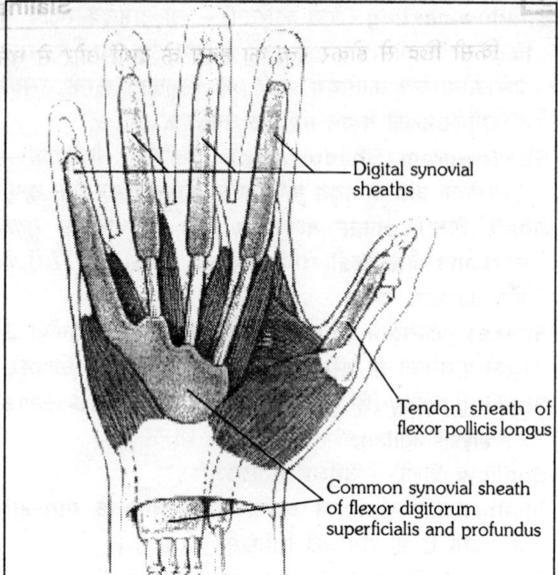

Fig. 510 : Synovial sheaths (श्लेषकावरण)

Digital synovial sheaths = अँगुलियों के श्लेषकावरण, Tendon sheath of flexor pollicis longus = फ्लैक्सर पॉलीसिस लाँगस का कण्डरा आवरण, Common synovial sheath of flexor digitorum superficialis and profundus = फ्लैक्सर डिज़ीटोरम सुपरफीशियालिस एवं प्रोफण्डस का उभयनिष्ठ श्लेषकावरण

Shelf-time (शैल्फ-टाइम)—1. वह समय जिसमें भोजन को खाने के लिए टाँड या शैल्फ पर सुरक्षित रखा जा सकता है। 2. वह काल जिसमें किसी पदार्थ अथवा औषधि को उसमें विघटन हुए बिना सुरक्षित रखा जा सकता है।

Shell (शैल)— एक कठोर आवरण जैसे किसी अण्डे का होता है।

Shield (शील्ड)— कोई भी रक्षक संरचना अथवा उपकरण, कवच जैसे चूचुक कवच

Shift (शिफ्ट)— स्थिति अथवा दिशा में परिवर्तन, स्थानान्तरण, विस्थापन

Shiga's bacillus (शाइगाज़ बेसीलस)— एक प्रकार की पेचिश को उत्पन्न करने वाला बेसीलस (जीवाणु)

Shigella (शाइगेला)— एण्ट्रोबैक्टीरियेसी कुल के अगतिशील, ग्राम-ऋणात्मक, दण्डाकार जीवाणुओं का एक वंश जिससे हल्के दस्त आने से लेकर गम्भीर तथा प्राणघातक तक पेचिश उत्पन्न हो जाती है।

Shigellosis (शाइगेलोसिस)— शाइगेला का संक्रमण जिससे खून की पेचिश हो जाती है।

Shin (शिन)— टिबिया हड्डी का अगला किनारा अथवा पैर का घुटने से टखने तक का भाग, प्रजंघिका

Shingles (शिंगिल्स)— विसर्पी छाजन

Shiver (शिविर)—1. एक मृदु कम्पन्न जैसे ठण्ड अथवा भय से होता है। 2. काँपना अथवा थरथराना

Shivering (शिवरिंग)— ठण्ड अथवा भय से काँपने वाला

Shock (शॉक)— स्तब्धता; रक्तस्राव, निर्जलीकरण, औषधि प्रतिक्रिया, आघात, संक्रमण, विषाक्तता एवं हृद्पेशी-रोधगलन आदि के द्वारा उत्पन्न तीव्र परिसरीय परिसंचरण-पात के कारण सामान्य कार्य करने के लिये हृदय में अपर्याप्त रक्त की वापसी होना। इसमें तापमान एवं रक्त-चाप का कम हो जाना, शीघ्रगामी तथा क्षीण नाड़ी का पाया जाना और त्वचा का पीलापन विशिष्टतायें होती हैं; स्तब्धता के मुख्य भेद—

Allergic shock (एलर्जिक शॉक)— Anaphylactic shock.

Anaphylactic shock (एनाफाइलैक्टिक शॉक)— प्रोटीन पदार्थ अथवा सीरम जिसके प्रति रोगी संवेदनशील होता है, के किसी इन्जैक्शन के लगने के परिणामस्वरूप उत्पन्न स्तब्धता; तीव्रग्राही स्तब्धता

Anesthesia shock (एनीस्थीसिया शॉक)— संज्ञाहरण की अधिक मात्रा से उत्पन्न स्तब्धता

Cardiogenic shock (कार्डियोजेनिक शॉक)— अपर्याप्त हृदय-निकास के कारण परिसंचरण-संस्थान एवं ऊतकों की अपर्याप्त रक्त पूर्ति के परिणामस्वरूप उत्पन्न स्तब्धता

Deferred shock (डीफर्ड शॉक)— किसी चोट लगने अथवा जल जाने के पश्चात् देर से (3 से 30 घण्टे में) उत्पन्न होने वाली स्तब्धता

Delayed shock (डीलेड शॉक)— Deferred shock.

Electric shock (इलैक्ट्रिक शॉक)— शरीर के किसी भाग से होकर विद्युत–धारा के गुजरने के फलस्वरूप उत्पन्न स्तब्धता

Hemorrhagic shock (हीमोरैह्जिक शॉक)— तीव्र रक्तस्राव होने के परिणामस्वरूप उत्पन्न स्तब्धता

Hypovolemic shock (हाइपोवोलेमिक शॉक)— निर्जलीकरण अथवा रक्तस्राव होने के परिणामस्वरूप रक्त का आयतन घट जाने से उत्पन्न स्तब्धता

Insulin shock (इन्सुलिन शॉक)— इन्सुलिन की अधिक मात्रा के कारण होने वाली स्तब्धता, जो रक्त शुगर को बहुत कम कर देती है।

Irreversible shock (इर्रीवर्सिबल शॉक)— ऐसी गम्भीरता की स्तब्धता जिसकी चिकित्सा नहीं हो सकती और मृत्यु को नहीं रोका जा सकता।

Protein shock (प्रोटीन शॉक)— किसी प्रोटीन का इन्जैक्शन लगाने के बाद होने वाली स्तब्धता

Psychic shock (साइकिक शॉक)— अत्यधिक भय, आनन्द, क्रोध तथा दुःख या क्लेश के कारण होने वाली स्तब्धता

Secondary shock (सेकण्ड्री शॉक)— Deferred shock.

Septic shock (सेप्टिक शॉक)— शरीर में ग्राम-ऋणात्मक जीवाणुओं के पाये जाने से उत्पन्न स्तब्धता

Serum shock (सीरम शॉक)— किसी सीरम के इन्जैक्शन के प्रति एलर्जी-प्रतिक्रिया के रूप में उत्पन्न होने वाली स्तब्धता

Surgical shock (सर्जिकल शॉक)— किसी ऑपरेशन के पश्चात् होने वाली स्तब्धता

Traumatic shock (ट्रॉमेटिक शॉक)— किसी आघात अथवा शल्यचिकित्सा से उत्पन्न होने वाली स्तब्धता

Shock therapy (शॉक थिरैपी)— कुछ मानसिक रोगों मुख्यतया अवसाद या खिन्नता की, मस्तिष्क से विद्युत्-धारा गुजार कर आक्षेप (दौरे) उत्पन्न करके चिकित्सा करना, आघातोपचार

Shooting (शूटिंग)—तीव्र (तेज) या गम्भीर

Shortsightedness (शॉर्टसाइटेडनैस)— Myopia. Near-sightedness.

Shot (शॉट)— एक अधस्त्वचीय इन्जैक्शन

Shotgun prescription (शॉटगन प्रिस्क्रिप्शन)— कई औषधियों से युक्त नुस्खा जिसे इस आशा से दिया जाता है कि कोई औषधि तो लाभदायक सिद्ध हो सकती है।

Shotty (शॉटी)—बन्दूक की गोली के समान

Shoulder (शोल्डर)— क्लैविकल एवं स्कैपुला का संगम जहाँ पर बाँह धड़ से जुड़ती है, कन्धा, स्कन्ध

Shoulder blade (शोल्डर ब्लेड)— स्कैपुला हड्डी, स्कन्धफलक अंसफलक

Shoulder girdle (शोल्डर गर्डिल)— ऊपरी भुजाओं का वह भाग जो दो स्कैपुला एवं दो क्लैविकल हड्डियों से बनता है, स्कन्ध मेखला

Show (शो)— प्रसव अथवा मासिक धर्म से ठीक पहले योनि से दिखाई देने वाला रक्त, प्रसवसूचकस्राव, आर्तव, ऋतुस्राव

Shreds (श्रैड्स)—हाल ही में उत्सर्जित मूत्र में दिखाई देने वाली श्लेष्मा की बारीक-बारीक धागे के समान रचनायें जो मूत्र-पथ अथवा सम्बद्ध अंगों में सूजन होने का संकेत देती हैं।

Shrill (श्रिल)—कर्णवेधी अथवा तीव्र ध्वनि

Shudder (शडर)—भय से काँपना

Shunt (शन्ट)—1. दो प्राकृतिक नलिकाओं विशेषकर रक्त वाहिनियों के बीच एक शरीर-वृत्तिक मार्ग 2. एक ओर को मोड़ देना अथवा बाइपास कर देना 3. बहाव को एक मुख्य मार्ग से दूसरे मार्ग में मोड़ देने के लिये शल्यक्रिया द्वारा बनाया गया एक मार्ग, पार्श्वपथ बनाने के लिये किया जाने वाला ऑपरेशन भी; पार्श्वपथ। उदाहरण—

Arteriovenous shunt (आर्टीरियोवेनस शन्ट)—. रक्त का किसी धमनी से केशिकाओं से होते हुए सीधे किसी शिरा में को घूम जाना।

Cardiovascular shunt (कार्डियोवैस्कुलर शन्ट)— किसी छिद्र से होकर रक्त का हृदय के दायीं ओर से घूम कर बायीं ओर को पहुँचना अथवा फुफ्फुसीय परिसंचरण से दैहिक परिसंचरण में पहुँचना (दायाँ-बायाँ पार्श्वपथ) या रक्त का हृदय के बायीं ओर से घूम कर दायीं ओर को पहुँचना अथवा दैहिक परिसंचरण से फुफ्फुसीय परिसंचरण में पहुँचना (बायाँ-दायाँ पार्श्वपथ)

Dialysis shunt (डायलेसिस शन्ट)— Arteriovenous shunt.

Left-to-right shunt (लैफ्ट-टू-राइट शन्ट)— रक्त का हृदय की बायीं ओर से दायीं ओर को घूम जाना (जैसे किसी पटीय दोष से होकर) अथवा दैहिक परिसंचरण से फुफ्फुसीय परिसंचरण को रक्त का घूम जाना (जैसे किसी विवृत धमनी वाहिनी से होकर)

Portacaval shunt (पोर्टकेवल शन्ट)—पोर्टल शिरा एवं महा-शिरा के बीच शल्यक्रिया द्वारा सम्बन्ध स्थापित करना

Right-to-left shunt (राइट-टू-लैफ्ट शन्ट)— रक्त का हृदय की दायीं ओर से बायीं ओर को जाना (जैसे किसी पटीय दोष से होकर) या फुफ्फुसीय धमनी से महाधमनी में को जाना (जैसे विवृत धमनी वाहिनी से होकर)

SI (एस आई)— माप की अन्तर्राष्ट्रीय प्रणाली

SIADH (एस आई ए डी एच)—अनुपयुक्त प्रतिमूत्रल हार्मोन का संलक्षण

Siagonantritis (सियागोनैन्ट्राइटिस)—उर्ध्वहनु-विवर का शोथ

Sial- (सियाल-)— एक उपसर्ग जिसका अर्थ लार अथवा लार-ग्रन्थियाँ हैं।

Sialaden (सियालेडन)— लार-ग्रन्थि

Sialadenitis (सियालेडीनाइटिस)— किसी लार-ग्रन्थि का शोथ, लालाग्रन्थिशोथ

Sialadenoncus (सियालेडीनॉन्कस)— लार-ग्रन्थि का एक अर्बुद, लालाग्रन्थ्यर्बुद

Sialadenosis (सियालेडीनोसिस)— लार-ग्रन्थियों की अशोथज सूजन

Sialadenotropic (सियालेडीनोट्रॉपिक)— लार-ग्रन्थियों को प्रभावित करने वाला

Sialagogue (सियालेगौग)— लार का स्राव बढ़ाने वाला, लारवर्धक

Sialaporia (सियालेपोरिया)— लार या थूक के स्राव में कमी हो जाना

Sialectasia, Sialectasis (सियालेक्टेसिया, सियालेक्टेसिस)— किसी लार ग्रन्थि का विस्फारण

Sialemesia (सियालेमेसिया)— Sialemesis.

Sialemesis (सियालेमेसिस)— लार या थूक की उल्टी होना अथवा थूक अधिक बनने से उल्टी होना, लारवमन

Sialic (सियालिक)—लार से सम्बन्धित अथवा उसके समान

Sialine (सियालीन)— लार सम्बन्धी, लाराभ

Sialism, Sialismus (सियालिज़्म, सियालिस्मस)— Ptyalism.

Sialitis (सियालाइटिस)— किसी लार-ग्रन्थि का शोथ

Sialo- (सियालो-)— Sial-

Sialoadenectomy (सियालोएडीनेक्टॉमी)— किसी लार-ग्रन्थि को शल्यक्रिया द्वारा काट कर अलग कर देना, लारग्रन्थि-उच्छेदन

Sialoadenitis (सियालोएडीनाइटिस)— Sialadenitis.

Sialoadenotomy (सियालोएडीनोटॉमी)— किसी लार-ग्रन्थि में चीरा लगाना, लारग्रन्थिछेदन

Sialoaerophagia (सियालोएरोफेजिया)— थूक एवं वायु का निगलना

Sialoaerophagy (सियालोएरोफेजी)— Sialoaerophagia.

Sialoangiectasis (सियालोएन्जियक्टेसिस)— किसी लार-ग्रन्थि वाहिनी का चौड़ा हो जाना, लालावाहिकाविस्फार

Sialoangiitis (सियालोएन्जाइटिस)— Sialoangitis.

Sialoangiography (सियालोएन्जियोग्राफी)— Sialography.

Sialoangitis (सियालोएन्जाइटिस)— किसी लार-वाहिनी का शोथ, लालावाहिकाशोथ

Sialocele (सियालोसील)— किसी लार-ग्रन्थि की पुटी

Sialodochitis (सियालोडोकाइटिस)— Sialoangitis.

Sialodochoplasty (सियालोडोकोप्लास्टी)— किसी लार-ग्रन्थि की प्लास्टिक सर्जरी द्वारा मरम्मत करना, लारग्रन्थिसंधान

Sialoductitis (सियालोडक्टाइटिस)— Sialoangitis.

Sialogen (सियालोजन)— लालास्राव उत्पन्न करने वाला साधन

Sialogenous (सियालोजीनस)— थूक बनाने वाला, लारजनक

Sialogogic (सियालोगोगिक)— लार उत्पन्न करने अथवा उसके स्राव को बढ़ाने वाला ।

Sialogogue (सियालोगौग)— Sialagogue. Sialogogic.

Sialogram (सियालोग्राम)— लार-ग्रन्थियों एवं उनकी वाहिनियों का एक्स-रे चित्र, लालावाहिकाचित्र

Sialography (सियालोग्राफी)— लार-ग्रन्थियों एवं उनकी वाहिनियों का एक्स-रे परीक्षण करना, लालावाहिका-चित्रण

Sialoid (सियालॉयड)— लार सम्बन्धी अथवा लार के समान, लारवत्

Sialolith (सियालोलिथ)— लाराश्मरी, लार-ग्रन्थि में स्थित पथरी

Sialolithiasis (सियालोलिथिएसिस)— लार-ग्रन्थियों में पथरियों का बनना, लालाश्मरता

Sialolithotomy (सियालोलिथोटॉमी)—किसी लार-ग्रन्थि अथवा वाहिनी से पथरी को निकाल देना, लालाग्रन्थिछेदन

Sialometaplasia (सियालोमेटाप्लेसिया)— लार-ग्रन्थियों का इतरविकसन

Sialometry (सियालोमीट्री)— लार या थूक के स्राव की माप लेना ।

Sialoncus (सियालोन्कस)— किसी लार-ग्रन्थि अथवा वाहिनी में अवरोध उत्पन्न हो जाने के कारण उत्पन्न जिह्वा के नीचे एक अर्बुद

Sialoporia (सियालोपोरिया)— लार का अल्प स्राव होना

Sialorrhea (सियालोरिह्या)— लारस्राव, लालास्राव ।

Sialoschesis (सियालोस्केसिस)— लार या थूक के बनने में रुकावट पैदा हो जाना ।

Sialosemeiology (सियालोसीमियोलॉजी)— रोग निदान के लिये लार का अध्ययन करना ।

Sialosis (सियालोसिस)— लार का प्रवाह

Sialostenosis (सियालोस्टेनोसिस)— किसी लार-वाहिनी का तंग हो जाना, लालावाहिकासंकीर्णन

Sialosyrinx (सियालोसिरिंक्स)—1. लार-ग्रन्थि में को बना नालव्रण 2. लार-वाहिनियों की धुलाई करने के लिये एक सिरिंज (पिचकारी) 3. लार-वाहिनियों के लिये निकास-नली

Sialotic (सियालोटिक)—लार प्रवाह से सम्बन्धित

Sib (सिब)—1. भाई अथवा बहिन 2. एक खून का रिश्तेदार, सहोदर

Sibilant (सिबिलैन्ट)— सीटी की सी आवाज़ उत्पन्न करने अथवा फुफकारने वाला, सीत्कारी

Sibilation (सिबिलेशन)— फुफकारने की आवाज़ उत्पन्न करने की क्रिया

Sibilismus (सिबिलिस्मस)— फुफकार की आवाज़

Sibilus (सिबिलस)— एक फुफकारने वाली रॉल

Sibling (सिबलिंग)— एक भाई अथवा बहिन

Sibship (सिबशिप)— एक ही माता-पिता से पैदा हुये व्यक्तियों के बीच सम्बन्ध

Sicca (सिक्का)— शुष्क, सूखा हुआ

Siccant (सिक्कैन्ट)—सुखाने वाला, शुष्ककारी

Siccative (सिक्केटिव)— सुखाने वाला अथवा जो सूखता है ।

Sicchasia (सिक्केसिया)—मितली, जी मिचलाना

Siccolabile (सिक्कोलेबाइल)— सुखाने से परिवर्तित होने अथवा नष्ट होने वाला ।

Siccostable (सिक्कोस्टेबल)—सुखाने से जिस पर कोई असर न पड़ता हो ।

Siccus (सिक्कस)— शुष्क, सूखा हुआ

Sick (सिक)—रोगी, किसी रोग से पीड़ित व्यक्ति, बीमार

Sickle cell (सिकिल सैल)— Meniscocyte.

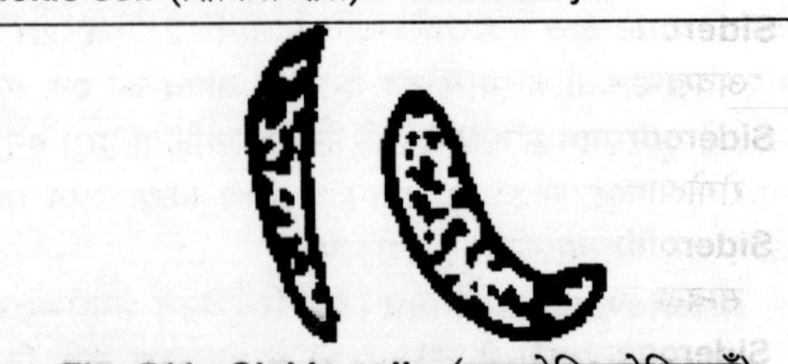

Fig. 511 : Sickle cells (दात्रलोहितकोशिकाएँ)

Sicklemia (सिकलीमिया)—दात्रलोहितकोशिका-अरक्तता । रक्त में दात्रलोहितकोशिकाओं का पाया जाना ।

Sickling (सिकलिंग)— रक्त में लाल रक्त कोशिकाओं का दात्रलोहितकोशिकाओं में विकसित होना।

Sickness (सिक्नैस)— रोग, व्याधि, बीमारी, अस्वस्थता

Altitude sickness (एल्टीट्यूड सिक्नैस)— Mountain sickness.

Decompression sickness (डीकम्प्रेसन सिक्नैस)— 'D' के अन्तर्गत देखें (Decompression illness)

Morning sickness (मार्निंग सिक्नैस)— 'M' के अन्तर्गत देखें

Motion sickness (मोशन सिक्नैस)— 'M' के अन्तर्गत देखें

Mountain sickness (माऊन्टेन सिक्नैस)— Altitude sickness.

Radiation sickness (रेडियेशन सिक्नैस)— किरणन द्वारा उत्पन्न बीमारी जिसमें भूख नहीं लगती, जी मिचलाता है, उल्टियाँ होती हैं तथा श्वेतकोशिकाल्पता हो जाती है तथा बिम्बाणुअल्पता हो जाती है जिससे रक्तस्राव होने लगता है।

Sea sickness (सी सिक्नैस)— नाव में यात्रा करने वालों को होने वाली गति-रूग्णता

Serum sickness (सीरम सिक्नैस)— सीरम का इन्जैक्शन लगने के बाद उत्पन्न होने वाली बीमारी

Side (साड)— पार्श्व

Side-effect (साइड-इफैक्ट)—अनुषंगी-प्रभाव

Side position (साइड पोज़िशन)—ऐसी स्थिति जिसमें रोगी एक पार्श्व में लेटकर जंघाओं को आंकुचित कर लेता है तथा नीचे की बाँह को पीठ के पीछे कर लेता है।

Sideration (साइडेरेशन)—1. किसी रोग का आकस्मिक आक्रमण 2. रोग की चिकित्सा में विद्युत्-चिन्गारियों का प्रयोग

Siderism, Siderismus (साइडेरिज़्म, साइडेरिस्मस)— Metallotherapy.

Sidero- (साइड्रो-)— एक उपसर्ग जिसका अर्थ लोहा अथवा फौलाद होता है।

Sideroblast (साइड्रोब्लास्ट)— एक केन्द्रकयुक्त लाल रक्त कोशिका जिसके कोशिकाद्रव्य में लौह कण विद्यमान रहते हैं।

Siderocyte (साइड्रोसाइट)— एक लाल रक्त कोशिका जिसमें हीमोग्लोबिन रहित लोहा होता है।

Sideroderma (साइड्रोडर्मा)— हीमोग्लोबिन के विकृत अवखण्डन से त्वचा का काँसे के रंग का हो जाना।

Siderodromophobia (साइड्रोड्रोमोफोबिया)—रेलवे यात्रा का रोगोत्पादक भय

Siderofibrosis (साइड्रोफाइब्रोसिस)— लोहे के जमावों से सम्बद्ध तन्तुमयता जैसे प्लीहा या तिल्ली में होता है।

Siderogenous (साइड्रोजीनस)— लोहे को उत्पन्न करने अथवा बनाने वाला।

Sideropenia (साइड्रोपीनिया)— रक्त में लोहे की कमी हो जाना।

Sideropenic (साइड्रोपीनिक)— रक्त में लोहे की कमी की विशिष्टता से युक्त

Siderophage (साइड्रोफेज़)— Siderophore.

Siderophil (साइड्रोफिल)— ऐसी कोशिका जिसका लोहे से लगाव होता है।

Siderophile (साइड्रोफाइल)— Siderophil.

Siderophilin (साइड्रोफिलिन)— Transferrin.

Siderophilous (साइड्रोफिलस)— लोहे का अवशोषण करने की प्रवृत्ति वाला जैसे लाल रक्त कोशिकायें होती हैं।

Siderophore (साइड्रोफोर)—हीमोसाइड्रिन को धारण करने वाली बृहत्भक्षककोशिका

Sideroscope (साइड्रोस्कोप)— आँख में लौह कणों की खोज करने वाला एक यन्त्र

Siderosilicosis (साइड्रोसिलिकोसिस)— Silicosiderosis.

Siderosis (साइड्रोसिस)— 1. लोहे के कणों के सांस के साथ खिंच कर अन्दर पहुँचने से उत्पन्न एक प्रकार की फुफ्फुसधूलिमयता 2. रक्त में लोहे की अधिकता, लोहमयता 3. ऊतकों में लोहे का जमा होना।

Siderosis hepatic (साइड्रोसिस हिपैटिक)— यकृत में असामान्य मात्रा में लोहे का जमा हो जाना।

Siderosis urinary (साइड्रोसिस यूरीनरी)— मूत्र में हीमोसाइड्रिन कणों का पाया जाना।

Siderosome (साइड्रोसोम)— एक जाललोहितकोशिका जिसमें लोहे के कण होते हैं।

Siderotic (साइड्रोटिक)— लौहमयता से सम्बन्धित, लौहमय

SIDS (एस आई डी एस)— Sudden infant death syndrome. आकस्मिक शिशु मृत्यु संलक्षण

Siemens (साइमैन्स)—. विद्युत्-चालकता की SI इकाई जिसका प्रतीक mho है।

Siemens' syndrome (साइमैन्स सिण्ड्रोम)— Ichthyosis congenita.

Sieve (सीव)— चलनी

Sievert (सीवर्ट)— एस आई इकाईयों से प्राप्त अवशोषित विकिरण शक्ति की एक इकाई। एक सीवर्ट 1 J/kg या 100 rem के बराबर होता है।

Sig. (सिग)— लेटिन शब्द signa का संक्षिप्त रूप जिसका अर्थ नुस्खा लिखने में 'इस पर लेबूल लगाओ' है।

Sigault's operation (सीगौल्ट्स ऑपरेशन)— प्रसव को आसान बनाने के लिए श्रेणि-बहिर्गम को बड़ा करने हेतु जघन संधानक का विभाजन करना।

Sigh (साइ)— गहरी सांस लेकर सांस निकालना जिसमें हल्की-सी आवाज़ सुनाई देती है, आह भरना

Sight (साइट)— 1. दृष्टि या नज़र। देखने की शक्ति 2. देखी गई वस्तु

Day sight (डे साइट)— Nyctalopia. Night blindness.

Far sight (फार साइट)— Hyperopia. Hypermetropia.

Near sight (नियर साइट)— Myopia.

Night sight (नाइट साइट)— Hemeralopia. Day blindness.

Old sight (ओल्ड साइट)— Presbyopia.

Second sight (सेकण्ड साइट)— Senopia.

Sigmatism (सिग्मेटिज़्म)—बोलने में "S" ध्वनि का अत्यधिक अथवा दोषयुक्त प्रयोग करना।

Sigmoid (सिग्मॉयड)— कोलन के अवग्रहान्त्र वंक से सम्बन्धित, अवग्रहान्त्र

Sigmoid colon (सिग्मॉयड कोलन)— श्रोणि के बायें श्रोणिफलकीय क्षेत्र में स्थित बड़ी आँत का अवरोही कोलन से मलाशय तक का अँग्रेजी के अक्षर 'S' के आकार का लगभग 15 इंच लम्बा भाग, अवग्रहान्त्र

Sigmoidectomy (सिग्मॉयडेक्टॉमी)— सम्पूर्ण सिग्मॉयड कोलन अथवा इसके किसी भाग को शल्यक्रिया द्वारा काट कर निकाल देना, अवग्रहांत्र-उच्छेदन

Sigmoiditis (सिग्मॉयडाइटिस)— सिग्मॉयड कोलन का शोथ, अवग्रहान्त्रशोथ

Sigmoidopexy (सिग्मॉयडोपैक्सी)— मलाशय भ्रंश के लिए सिग्मॉयड कोलन को उदरीय भित्ति के साथ स्थिर करना, अवग्रहान्त्रस्थिरीकरण

Sigmoidoproctostomy (सिग्मॉयडोप्रोक्टोस्टॉमी)— शल्यक्रिया द्वारा सिग्मॉयड कोलन का मलाशय के साथ सम्मिलन, अवग्रहान्त्रमलाशयसम्मिलन

Sigmoidorectostomy (सिग्मॉयडोरैक्टास्टॉमी)— Sigmoidoproctostomy.

Sigmoidoscope (सिग्मॉयडोस्कोप)—सिग्मॉयड कोलन का दृष्टि-परीक्षण करने के लिए एक गुहान्तदर्शी, अवग्रहान्त्रदर्शी

Sigmoidoscopy (सिग्मॉयडोस्कोपी)— अवग्रहान्त्रदर्शी का प्रयोग करके सिग्मॉयड कोलन का निरीक्षण करना, अवग्रहान्त्रदर्शन

Sigmoidosigmoidostomy (सिग्मॉयडोसिग्मॉयडोस्टॉमी)— सिग्मॉयड कोलन के दो खण्डों के बीच शल्यक्रिया द्वारा सम्बन्ध स्थापित करना।

Sigmoidostomy (सिग्मॉयडोस्टॉमी)— शल्यक्रिया द्वारा सिग्मॉयड कोलन से शरीर की सतह पर खुलने वाला एक कृत्रिम छिद्र बनाना।

Sigmoidotomy (सिग्मॉयडोटॉमी)— सिग्मॉयड कोलन में चीरा लगाना।

Sigmoidovesical (सिग्मॉयडोवैसाइकल)— सिग्मॉयड कोलन तथा मूत्राशय से अथवा इनके बीच स्थित छिद्र से सम्बन्धित

Sign (साइन)—1. किसी वस्तु का अस्तित्व होने का संकेत 2. स्वानुभूत प्रमाणों (लक्षणों) के विपरीत जिनका रोगी को पता चलता है, परीक्षण करने वाले डाक्टर को पता लगने वाला किसी रोग का कोई भी वस्तुपरक अथवा अभिदृश्यक प्रमाण 3. फार्मेसी में प्रयोग में लाया जाने वाला एक प्रतीक अथवा संक्षिप्त रूप। चिह्न

Signa (सिग्ना)— Signetur (Sig.)

Signal (सिग्नल)—वह जिससे कोई कार्य होता है, संकेत

Signature (सिग्नेचर)— नुस्खे का वह भाग जिसमें रोगी के लिए निर्देश होते हैं।

Signetur (सिग्नेटर)— सेवन विधि, औषधिनिर्देश

Significant (सिग्नीफिकेन्ट)— महत्त्वपूर्ण

Silent (साइलैन्ट)—शोरगुल से रहित (शान्त); मूक या मौन (कुछ न बोलने वाला)

Silent disease (साइलैन्ट डिजीज़)— ऐसा रोग जिसके स्पष्ट लक्षण अथवा चिह्न उत्पन्न नहीं होते।

Silicatosis (सिलिकेटोसिस)— सिलिकेट धूल के सांस के साथ खिंचकर अन्दर जाने से उत्पन्न फुफ्फुसधूलिमयता

Siliceous, Silicious (सिलिसीयस, सिलिसियस)— सिलिका से युक्त

Silicic (सिलिसिक)— सिलिका अथवा सिलिकॉन से सम्बन्धित

Silicoanthracosis (सिलिकोएन्थ्रेकोसिस)— कोयले की खानों में काम करने वाले लोगों में सिकतामयता एवं फुफ्फुसधूलिमयता संयुक्त रूप में होना।

Silicosiderosis (सिलिकोसाइड्रोसिस)— एक प्रकार की फुफ्फुसधूलिमयता जिसमें सांस के साथ खींची गई धूलि में सिलिकेट एवं लौह के कण होते हैं।

Silicosis (सिलिकोसिस)— सिलिका की धूलि के सांस के साथ खिंचकर अन्दर जाने से उत्पन्न एक प्रकार की फुफ्फुसधूलिमयता जिसमें अलग-अलग छोटे-छोटे पर्व बन जाते हैं, सिकतामयता

Silicotic (सिलीकोटिक)— सिकतामयता से सम्बन्धित अथवा उससे ग्रस्त

Silicotuberculosis (सिलिकोट्यूबरकुलोसिस)—फुफ्फुसीय यक्ष्मा से सम्बद्ध सिकतामयता

Siliqua olivae (सिलिक्वा ओलीवी)— मस्तिष्क के ओलिव के चारों ओर घेरते हुए प्रतीत होने वाले तन्तु

Siliquose (सिलिक्योस)— किसी फली अथवा छिलके से सम्बन्धित अथवा उसके समान

Siliquose cataract (सिलिक्योस कैटेरैक्ट)— मोतियाबिन्द जिसका लैन्स कैप्सूल सूखा तथा झुर्रीदार होता है।

Siliquose desquamation (सिलिक्योस डैस्कुएमेशन)— त्वचा से शुष्क जलस्फोटों या फफोलों का झड़ना

Silt (सिल्ट)— तलछट, गाद

Silver fork deformity (सिल्वर फोर्क डिफोर्मिटी)— कलाई

तथा हाथ के कालेस फ्रैक्चर में विद्यमान एक विकृति जो काँटे की पीठ की वक्रता के समान प्रतीत होती है।

Simesthesia (साइमेस्थीज़िया)— किसी हड्डी में सम्वेदनशीलता अनुभव होना।

Simian crease (साइमियन क्रीज़)— हथेली की कोई क्रीज़ या सिकुड़न

Similia similibus curantur (सिमीलिया सिमीलिबस कुरैन्टर)— होमियोपैथी का सिद्धान्त कि कोई औषधि स्वस्थ व्यक्ति में जिन विकृतिजन्य लक्षणों को उत्पन्न करती है वह ऐसे लक्षणों में रोगी व्यक्ति में आराम पहुँचायेगी। सदृश विधान

Similimum (सिमीलिमम)— ऐसी औषधि जो रोग से उत्पन्न लक्षण से बिल्कुल मिलता-जुलता लक्षण उत्पन्न करती है जैसा कि होमियोपैथी की औषधि करती है; सदृशतम औषधि

Simmond's disease (साइमण्ड्स डिज़ीज)— ऐसा राग जिसमें पीयूष ग्रन्थि के पूर्ण अपक्षय से थाइरॉयड ग्रन्थि, एड्रीनल ग्रन्थियाँ तथा जनन ग्रन्थियाँ (डिम्ब ग्रन्थियाँ एवं शुक्र ग्रन्थियाँ) कार्य नहीं करतीं और जननांगों का अपक्षय एवं द्वितीयक लिंग विशिष्टताओं का अभाव हो जाता है, कालपूर्व (समय से पूर्व) वृद्धावस्था आ जाती है तथा कृशता उत्पन्न हो जाती है।

Simon's position (साइमन्स पोज़ीशन)— ऐसी स्थिति जिसमें रोगी कमर के सहारे लेटता है, पैरों को जंघाओं पर, जंघाओं को उदर पर आंकुचित कर लेता है, कुल्हों को थोड़ा ऊपर उठा दिया जाता है तथा जंघाओं को कसकर अपवर्तित कर (एक दूसरे से दूर पार्श्व में ले जाया जाना) दिया जाता है। ऐसी स्थिति योनि पर ऑपरेशन करने के लिये बनाई जाती है।

Simple (सिम्पल)— 1. जो जटिल न हो, सरल 2. जो यौगिक न हो

Simple fracture (सिम्पल फ्रैक्चर)— ऐसा अस्थिभंग जिसमें त्वचा नहीं फटती

Simple inflammation (सिम्पल इन्फ्लेमेशन)— शोथ जिसमें पस नहीं बनता।

Sims' position (सिम्स पोज़ीशन)— 'Position' के अन्तर्गत देखें

Simul (साइमल)— तुरन्त अथवा एक ही समय में, जिसे साधारणतया नुस्खे में लिखा जाता है।

Simulation (साइमुलेशन)—1. किसी रोग से पीड़ित होने का बहाना 2. एक रोग के लक्षणों का दूसरे रोग के द्वारा अनुकरण करना।

Simulator (साइमुलेटर)—एक उपकरण जो वांछित अवस्था के समान अवस्था बनाता है।

Simultanagnosia (साइमलटेनाग्नोसिया)—किसी दृश्य के सभी तत्त्वों की एक साथ अनुभूति होने में विफलता।

Sinapized (साइनापाइज़्ड)—सरसों से युक्त

Sincipital (सिन्सीपिटल)— अग्रोपरिशीर्ष से सम्बन्धित, अग्रोपरिशीर्षी

Sinciput (सिन्सीपुट)— सिर का ऊपरी एवं आगे का भाग, अग्रोपरिशीर्ष

Sinew (साइनीव)— कण्डरा

Sing. (सिंग.)—प्रत्येक का

Singer's node (सिंगर्स नोड)— उन लोगों में जो अपनी आवाज़ का गलत इस्तेमाल करते हैं, एक या दोनों स्वर रज्जुओं पर बनने वाले छोटे सफेद पर्व; कण्ठ-पर्व

Singleton (सिंग्लेटन)—एक अकेला भ्रूण विकसित होता हुआ।

Singulation (सिंगुलेशन)— हिचकी

Singulis Horis (सिंगुलिस हॉरिस)—प्रत्येक घण्टे पर

Singultous (सिंगलटस)— हिचकी से सम्बन्धित

Singultus (सिंगल्टस)—हिचकी

Sinister (सिनिस्टर)—बायाँ, बायीं ओर

Sinistrad (सिनिस्ट्राड)— बायीं ओर को

Sinistral (सिनिस्ट्रॉल)—. 1. बाईं ओर से सम्बन्धित, वामवर्त 2. बायें हाथ से कार्य करने वाला व्यक्ति, वामपार्श्ववर्ती

Sinistrality (सिनिस्ट्रॉलिटी)— बायें हाथ से कार्य करने का गुण, वामहस्तता

Sinistraural (सिनिस्ट्रॉरल)— बायें कान से अच्छी तरह से सुनने वाला।

Sinistro- (सिनिस्ट्रो-)— एक उपसर्ग जिसका अर्थ बायाँ या बाँईं ओर को है।

Sinistrocardia (सिनिस्ट्रोकार्डिया)— हृदय का मध्यवर्ती रेखा से बाईं ओर को विस्थापित हो जाना।

Sinistrocerebral (सिनिस्ट्रोसेरीब्रल)— बाँयें प्रमस्तिष्कीय गोलार्द्ध से सम्बन्धित अथवा उसमें स्थापित

Sinistrocular (सिनिस्ट्रोकुलर)— बाईं आँख से जिसे अच्छा दिखाई देता हो, वामनेत्री

Sinistrocularity (सिनिस्ट्रॉकुलैरिटी)— बाईं आँख से अच्छा दिखाई देना।

Sinistroflexion (सिनिस्ट्रोफ्लैक्शन)— बाँयें पार्श्व की ओर झुकना।

Sinistrogyration (सिनिस्ट्रोगाइरेशन)— बायीं ओर को घूमना।

Sinistromanual (सिनिस्ट्रोमैनुअल)— बाँयें हाथ से कार्य करने वाला, वामहस्त

Sinistropedal (सिनिस्ट्रोपीडल)— दाँयें पैर की अपेक्षा बाँये से अधिक चलने वाला, वामपाद

Sinistrorotation (सिनिस्ट्रोरोटेशन)— Sinistrotorsion.

Sinistrorse (सिनिस्ट्रोर्ज़)— बायीं ओर को घूमा हुआ।

Sinistrotorsion (सिनिस्ट्रोटॉर्ज़न)— बायीं ओर को ऐंठ जाना

अथवा घूम जाना जैसे किसी आँख का बायीं ओर को घूम जाना।

Sinistrous (सिनिस्ट्रस)— भद्दा, अकुशल

Sinoatrial (साइनोएट्रियल)— शिराकोटर एवं हृदय के अलिन्द से सम्बन्धित, शिरा-अलिन्दी

Sinoatrial node (साइनोएट्रियल नोड)— Node के अन्तर्गत देखें

Sinoauricular (साइनोआरिकुलर)— Sinoatrial.

Sinobronchitis (साइनोब्रॉन्काइटिस)— जीर्ण परानासिक विवरशोथ जिसके साथ बार-बार खाँसी उठती है।

Sinogram (साइनोग्राम)— किसी विवर में एक्स-रे अभेद्य पदार्थ का इन्जैक्शन लगाकर उसकी ली गई एक्स-रे फिल्म, नाड़ीव्रणचित्र

Sinography (साइनोग्राफी)—विवरों का एक्स-रे चित्रण करना

Sinopulmonary (साइनोपल्मोनरी)— परानासिक विवरों तथा फेफड़ों से सम्बन्धित अथवा उन्हें प्रभावित करने वाला।

Sinuitis (साइनुआइटिस)— Sinusitis.

Sinuotomy (साइनुयोटॉमी)— Sinusotomy.

Sinuous (साइनुअस)— ऐंठा हुआ, सर्पिल, पेंचदार

Sinus (साइनस)— 1. किसी हड्डी में स्थित एक गुहा जैसे परानासिक विवर जो खोपड़ी की हड्डियों में स्थित वायु से युक्त गुहायें होती हैं और नासा-गुहाओं में विलीन हो जाती हैं। 2. किसी रक्त वाहिनी का विस्फारण जैसे कैरोटिड साइनस जो सामान्य कैरोटिड धमनी का उसके द्विभाजन पर विस्फारण होता है, शिरानाल 3. एक पथ या नालव्रण जिससे होकर पस या मवाद निकलता है जैसे पाइलोनाइडी नालव्रण या नासूर

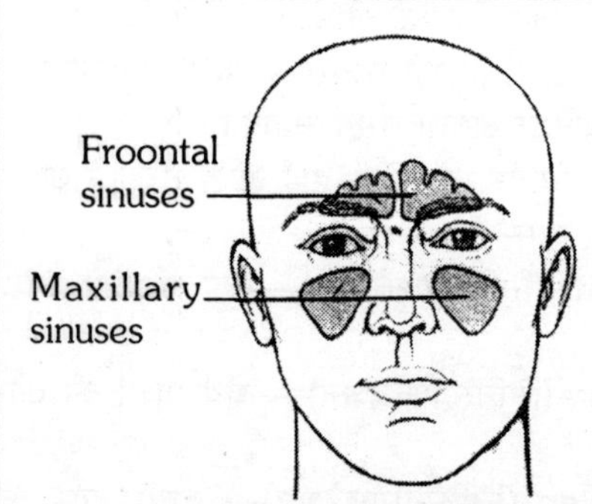

Fig. 512 : Paranasal sinuses (परानासिक विवर)
Frontal sinuses = ललाटीय विवर, Maxillary sinuses = ऊर्ध्वहनुज या ऊपरी जबड़े के विवर

Sinus arrhythmia (साइनस अरीह्दमिया)— सांस लेते समय हृदय गति का बढ़ जाना तथा सांस निकालते समय घट जाना।

Sinus bradycardia (साइनस ब्रैडीकार्डिया)— प्रति मिनट 50 स्पन्द या उससे कम की हृदय गति

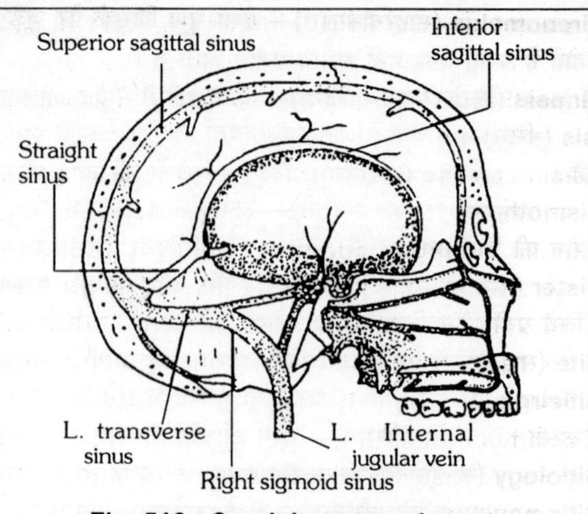

Fig. 513 : Cranial venous sinuses
(कपालीय शिरापरक विवर)
Superior sagittal sinus = ऊर्ध्व अग्र-पश्चज शिरानाल या विवर, Straight sinus = सीधा विवर, Left transverse sinus = बाँया अनुप्रस्थ विवर, Right sigmoid sinus = दाँया अवग्राही विवर, Left internal jugular vein = बाँयीं आन्तरिक जुगुलर शिरा, Inferior sagittal sinus = अधोवर्ती अग्र-पश्चज्र विवर

Sinusitis (साइनुसाइटिस)— किसी विवर विशेषकर किसी परानासिक विवर का शोथ, वायुविवरशोथ, शिरानालशोथ

Sinusoid (साइनुसॉयड)— 1. किसी विवर या साइनस के समान, शिरानालाभ 2. जालीय अन्तःकला से आस्तरित केशिका से कुछ बड़ी एक सूक्ष्म रक्त वाहिनी जो ऐसे अंगों जैसे यकृत, प्लीहा, एड्रीनल ग्रन्थियों तथा अस्थि-मज्जा में पाई जाती है।

Sinusoidal (साइनुसॉयडल)— किसी शिरानालाभ से सम्बन्धित

Sinusotomy (साइनुसोटॉमी)—किसी विवर या साइनस में चीरा लगाना।

Sinus rhythm (साइनस रिह्दम)— शिरा-अलिन्द पर्व से उत्पन्न होने वाला सामान्य हृदय-ताल

Sinus tachycardia (साइनस टैकीकार्डिया)— प्रति मिनट 90 या अधिक स्पन्दों की हृदय दर

Siphon (साइफन)— एक मुड़ी हुई नली जिसकी असमान लम्बाई की दो भुजायें होती हैं जो विभिन्न ऊँचाइयों पर रखे दो पात्रों से संलग्न रहती हैं तथा वायुमण्डलीय दाब द्वारा ऊँचाई पर रखे पात्र से नीचे रखे पात्र में तरलों को स्थानातरित करने के लिए प्रयुक्त होती है।

Siphonage (साइफनजी)— शरीर की गुहा जैसे आमाशय तथा मूत्राशय की निकासी के लिए साइफन का प्रयोग

Siphonaptera (साइफोनैप्टेरा)— पिस्सुओं का एक गण

Siphonoma (साइफोनोमा)—बारीक नलियों का एक अर्बुद

Sirenomelia (साइरेनोमीलिया)— एक जन्मजात रोग जिसमें पैर जुड़े होते हैं परन्तु पाँव नहीं जुड़े होते।

Sirenomelus (साइरेनोमीलस)— ऐसा भ्रूण जिसके पैर जुड़े होते हैं परन्तु पाँव नहीं जुड़े होते।

Siriasis (सिरीएसिस)— Sunstroke.

-sis (-सिस)— प्रत्यय जो अवस्था अथवा दशा का संकेत देता है।

Sismotherapy (सिस्मोथिरैपी)— कम्पनशील मालिश द्वारा रोग की चिकित्सा करना।

Sister (सिस्टर)— नर्स विशेषकर सीनियर अथवा बड़ी नर्स के लिये प्रयोग किया जाने वाला शब्द, परिचारिका

Site (साइट)— स्थान अथवा स्थिति

Sitieirgia (सिटाइर्गिया)—हिस्टीरिया में भोजन लेने से इन्कार करना।

Sitiology (साइटियोलॉजी)— Sitology.

Sitiomania (साइटियोमैनिया)— Sitomania.

Sito- (साइटो-)—एक उपसर्ग जिसका अर्थ भोजन या अनाज है।

Sitology (साइटोलॉजी)— भोजन एवं पोषण विज्ञान, आहार-विज्ञान

Sitomania (साइटोमैनिया)—नियत समय पर अत्यधिक भूख लगना।

Sitophobia (साइटोफोबिया)—भोजन का रोगोत्पादक भय, आहारभीति

Sitotaxis (साइटोटैक्सिस)— Sitotropism.

Sitotherapy (साइटोथिरैपी)— आहार चिकित्सा

Sitotoxin (साइटोटॉक्सिन)— भोजन में उत्पन्न कोई भी विष

Sitotoxism (साइटोटॉक्सिज़्म)— भोजन विषाक्तता

Sitotropism (साइटोट्रॉपिज़्म)— भोजन तत्त्वों की विद्यमानता के प्रति जीवित कोशिकाओं की अनुक्रिया

Situation (सिच्युएशन)— स्थिति, परिस्थिति, दशा, स्थापन

Situs (साइटस)— स्थिति अथवा स्थान

Situs inversus viscerum (साइटस इनवर्सस विसेरम)— वक्ष एवं उदर के अन्तरांगों का शरीर के विपरीत ओर को असामान्य विस्थापन

Situs perversus (साइटस परवर्सस)— किसी भी आन्तरिक संरचना की कुस्थिति

Sitz bath (सिट्ज बाथ)— 'Bath' के अन्तर्गत देखें

SI units (एस आई यूनिट्स)— माप की इकाईयों की अन्तर्राष्ट्रीय प्रणाली

Skateboard (स्केटबोर्ड)— ऊपरी भुजा को पूर्वावस्था में लाने के लिये काम में आने वाला एक उपकरण

Skatole (स्केटोल)— मल में पाया जाने वाला एक बदबूदार, रवेदार पदार्थ बीटामिथाइल इन्डोल जो आँत में प्रोटीन के विघटन से बनता है।

Skatoxyl (स्केटॉक्सिल)— बड़ी आँत के कुछ रोगों में मूत्र में पाया जाने वाला स्केटोल का ऑक्सीकरण उत्पाद

Skein (स्कीन)— कोशिका के सूत्री विभाजन की पूर्वावस्था में दिखाई देने वाले क्रोमैटिन के कुण्डलित धागे

Skeneitis (स्कीनाइटिस)— Skenitis.

Skelalgia (स्केलैल्जिया)— पैर में दर्द होना।

Skeletal (स्केलेटल)— कंकाल सम्बन्धी, कंकालीय

Skeletal muscle (स्केलेटल मसल)— कंकाल से संलग्न पेशी, कंकालीय पेशी

Skeletization (स्केलेटाइज़ेशन)— 1. अत्यधिक कृशता 2. शरीर से कोमल भागों को अलग करके केवल कंकाल ही शेष छोड़ना।

Skeleto- (स्केलेटो-)— शब्द का अन्य शब्दों के साथ संयुक्त होने वाला रूप जिसका अर्थ कंकाल होता है।

Skeletogenous (स्केलेटोजीनस)—कंकाल बनाने वाला।

Skeletogeny (स्केलेटोजेनी)— कंकाल का निर्माण होना।

Skeletology (स्केलेटोलॉजी)— शरीररचनाविज्ञान की वह शाखा जिसका सम्बन्ध कंकाल के अध्ययन से होता है।

Skeleton (स्केलेटन)— शरीर का हड्डियों का ढाँचा जिसमें 206 हड्डियाँ होती हैं, 80 धड़ की तथा 126 भुजाओं की होती हैं; कंकाल; अस्थिपंजर

Skene's glands (स्कीनीज़ ग्लैण्ड्स)— स्त्री में दो छोटी-छोटी ग्रन्थियाँ जिनमें से एक अपनी वाहिनी द्वारा मूत्र-मार्ग के पिछले भाग के भूतल के प्रत्येक पार्श्व में खुलती है, स्कीन ग्रन्थियाँ

Skenitis (स्कीनाइटिस)— स्कीनीज़ ग्रन्थियों का शोथ, स्कीनग्रन्थिशोथ

Skeocytosis (स्कीयोसाइटोसिस)—1. परिसरीय रक्त में अपरिपक्व श्वेत रक्त कोशिकाओं का पाया जाना 2. बाईं ओर को झुकाव

Sketch (स्कैच)— रेखाचित्र

Skew (स्कीव)— 1. एक ओर को घूमा हुआ 2. असमरूप, बेडौल

Skew deviation (स्कीव डेविएशन)— एक आँख का ऊपर तथा बाहर को एवं दूसरी का नीचे तथा भीतर को घूम जाना।

Skia- (स्किया-)—एक उपसर्ग जो छाया के साथ के सम्बन्ध को बतलाता है।

Skiagram (स्कायाग्राम)— एक्स-रे चित्र

Skiameter (स्कायामीटर)—एक्स-रे की तीव्रता (गहनता) मापने का यन्त्र

Skiascopy (स्कायास्कोपी)— 1. Retinoscopy 2. Fluoroscopy.

Skill (स्किल)— निपुणता

Skin (स्किन)— शरीर का बाह्य रक्षक आवरण जो अन्तस्त्वचा या यथार्थ त्वचा तथा बाह्यत्वचा से मिलकर बनता है, त्वचा। त्वचा निम्न प्रकार की हो सकती है—

Alligator skin (एलीगेटर स्किन)— Ichthyosis.

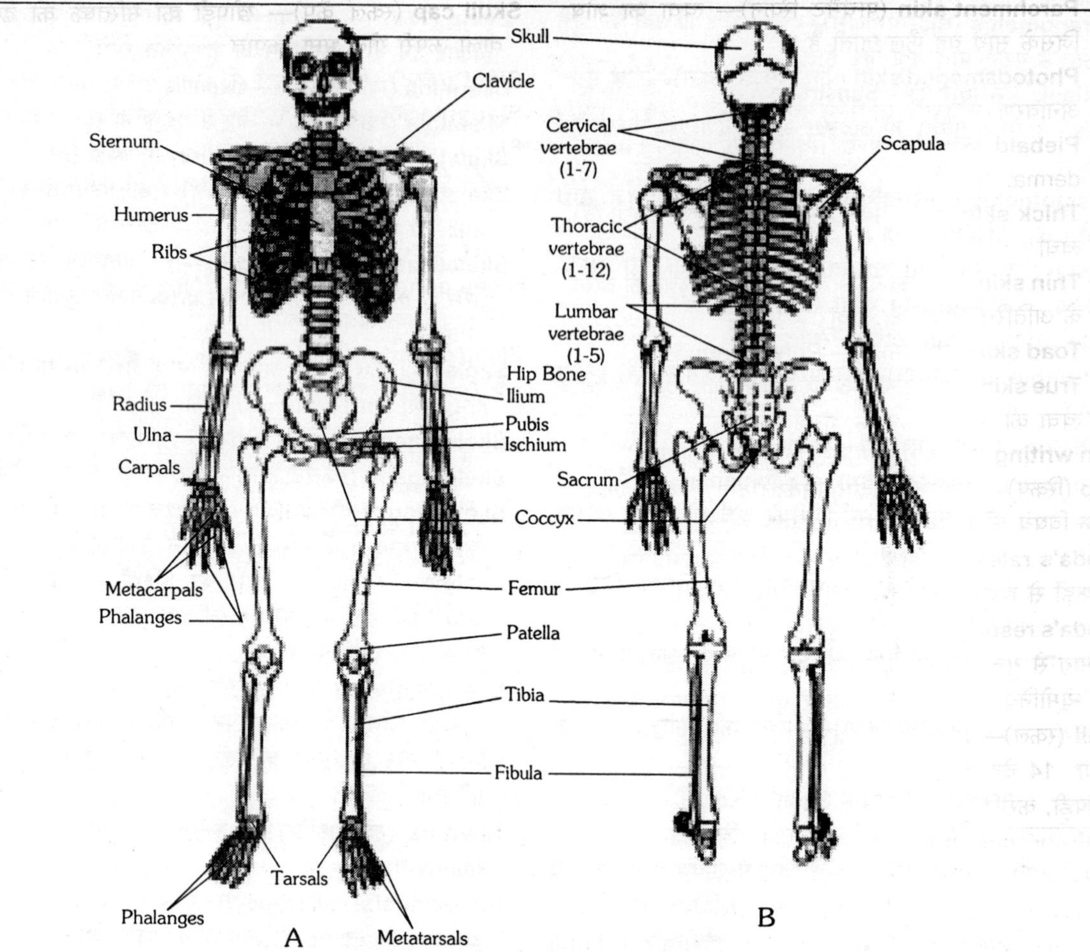

Fig. 514 : Skeleton (कंकाल या अस्थिपंजर)

A- Anterior view = अग्रज दृश्य B- Posterior view = पश्चज दृश्य

Sternum = उरोस्थि, Humerus = प्रगण्डिका, Ribs = पर्शुकाएँ (पसलियाँ), Radius = बहिःप्रकोष्ठिका, Ulna = अन्तःप्रकोष्ठिका, Carpals = मणिबन्धीय अस्थियाँ, Metacarpals = करभास्थियाँ, Phalanges = अंगुल्यस्थियाँ, Tarsals = गुल्फास्थियाँ, Metatarsals = प्रपदास्थियाँ, Fibula = बहिर्जंघिका, Tibia = अन्तर्जंघिका, Patella = जानुफलक, Femur = उर्विका या उर्वास्थि, Coccyx = अनुत्रिक या गुदास्थि, Sacrum = त्रिकास्थि, Ischium = आसनास्थि, Pubis = जघनास्थि, Ilium = श्रोणिफलक, Hip bone = नितम्बास्थि, Lumbar vertebrae (1-5) = कटिपरक कशेरुकाएँ (1-5), Thoracic vertebrae (1-12) = वक्षीय कशेरुकाएँ (1-12), Cervical vertebrae (1-7) = ग्रैव कशेरुकाएँ (1-7), Clavicle = कण्ठास्थि या जत्रुक, Scapula = स्कन्धफलक या असंफलक

Bronzed skin (ब्रोंज़्ड स्किन)— एडिसन के रोग में काली त्वचा

Deciduous skin (डेसीडुअस स्किन)— बाह्यत्वचा का झड़ना

Elastic skin (इलास्टिक स्किन)—त्वचा जिसमें अत्यधिक लचीलापन होता है।

False skin (फाल्स स्किन)—बाह्यत्वचा

Farmer's skin (फार्मर्स स्किन)— शुष्क झुर्रीदार त्वचा, किसान की त्वचा

Glabrous skin (ग्लैबरस स्किन)— बालों से रहित चिकनी त्वचा

Glossy skin (ग्लॉसी स्किन)— चिकनी एवं चमकीली त्वचा

Hidebound skin (हाइडबाउण्ड स्किन)— Scleroderma.

Loose skin (लूज़ स्किन)— त्वचा की अतिवृद्धि

Marble skin (मार्बल स्किन)— ठण्ड से त्वचा की अस्थायी रूप से हल्के से बैंगनी रंग की विवर्णता

Parchment skin (पार्चमैंट स्किन)— त्वचा का शोष जिसके साथ वह फैल जाती है।

Photodamaged skin (फोटोडैमेज्ड स्किन)—जीर्ण सूर्य अनावरण के कारण क्षतिग्रस्त त्वचा

Piebald skin (पाइबैल्ड स्किन)— Vitiligo. Leucoderma.

Thick skin (थिक स्किन)— हथेलियों एवं तलवों की त्वचा

Thin skin (थिन स्किन)— हथेलियों एवं तलवों की त्वचा के अतिरिक्त शरीर की त्वचा

Toad skin (टोड स्किन)— Phrynoderma.

True skin (ट्रू स्किन)—अन्तस्त्वचा (यथार्थ त्वचा) अथवा त्वचा की आन्तरिक परत, वास्तविक त्वचा

Skin writing (स्किन राइटिंग)— Dermatographia.

Skip (स्किप्)— उछलना, कूदना, निकाल देना, लुप्त हो जाना, एक विषय को छोड़कर दूसरा पकड़ना; प्लावी

Skoda's rales (स्कोडास रॉल्स)— न्यूमोनिया में ठोस हुए फेफड़ों से होकर सुनी जाने वाली श्वासनलिकाओं की रॉल

Skoda's resonance (स्कोडास रेज़ोनैन्स)— निःसरण अथवा रिसाव से युक्त फुफ्फुसावरणशोथ में तरल की रेखा से ऊपर या न्यूमोनिया में घनीभवन से ऊपर सुना जाने वाला अनुनाद

Skull (स्कल)— सिर की हड्डियों का ढाँचा जो 8 कपाल की तथा 14 चेहरे की हड्डियों एवं दाँतों से मिल कर बनता है, खोपड़ी, करोटि

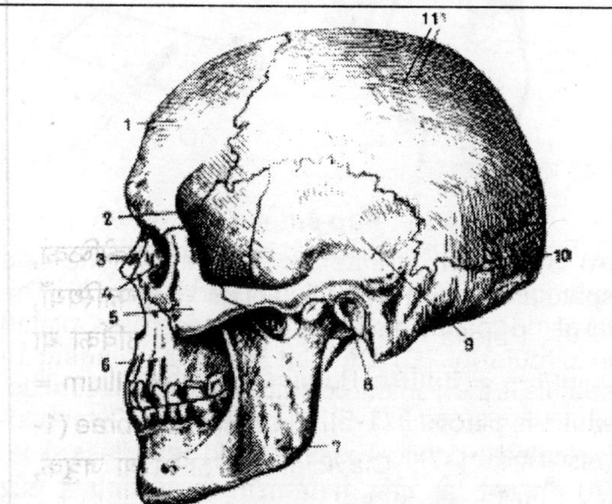

Fig. 515 : Skull (करोटि या खोपड़ी)

1. Frontal bone = ललाटीय अस्थि 2. Sphenoid bone (great wing) = जतूकाभ अस्थि (बड़ा पंख) 3. Nasal bone = नासिक्य अस्थि 4. Lacrimal bone = अश्रुवाही अस्थि 5. Zygoma bone = कपोलास्थि 6. Maxilla = ऊर्ध्व हनु (ऊपरी जबड़ा) 7. Mandible = अधोहनु (निचला जबड़ा) 8. External acoustic meatus = बाह्य श्रवणेन्द्रिय कुहर 9. Temporal bone = शंखास्थि 10. Occipital bone = पश्चकपालीय अस्थि 11. Parietal bone = पार्श्विकास्थि

Skull cap (स्कल कैप)— खोपड़ी का मस्तिष्क को ढकने वाला ऊपरी गोल भाग, कपाल

Slant (स्लैन्ट)—तिरछा (ढाल में) होना, तिरछा करना

Slaughter-house (स्लॉट्र-हाउज़)— कसाईखाना, वधशाला

Sleep (स्लीप)— शरीर एवं मस्तिष्क के लिए एक विश्राम काल जिसमें शरीर के शरीरक्रियात्मक कार्य कम होते हैं तथा चेतना घट जाती है और शरीर के ऐच्छिक कार्य नहीं होते, निद्रा, नींद

Sleep apnea (स्लीप एप्निया)— नींद के दौरान श्वसन में नियतकालिक अवरोध होना।

Sleep disorder (स्लीप डिसार्डर)— वातावरणीय कारकों जैसे शोर, अत्यधिक गर्मी या ठण्ड, गतियों (जैसे रेलगाड़ी, बस या अन्य वाहन में यात्रा करने पर) अथवा ऊँचाई में अन्तर आ जाने के अतिरिक्त कोई भी दशा जिससे नींद में विघ्न पड़ता है।

Sleep drunkenness (स्लीप ड्रंकननैस)— Somnolentia.

Sleep epilepsy (स्लीप एपिलैप्सी)— Narcolepsy.

Sleeping sickness (स्लीपिंग सिक्नैस)— Trypanosomiasis.

Sleeplessness (स्लीपलैसनैस)— निद्रा का अभाव, अनिद्रा

Sleep terror disorder (स्लीप टैरर डिसार्डर)— बार-बार डर से चिल्ला कर अचानक सोते से जाग जाना जैसा कि अधिकतर बच्चों में देखा जाता है।

Sleep walker (स्लीप वॉकर)— नींद में चलने वाला।

Sleep walking (स्लीप वाकिंग)— नींद में चलने की आदत, निद्राभ्रमण

Slide (स्लाइड)—1. काँच अथवा अन्य किसी पारदर्शक पदार्थ की एक पतली प्लेट जिस पर सूक्ष्मदर्शी द्वारा परीक्षित होने वाले पदार्थ को रखा जाता है। 2. पर्दे पर दिखाने के लिए फिल्म स्लाइड प्रोजेक्टर में प्रयोग किये जाने हेतु तैयार किया गया एक फोटोग्राफ

Slime (स्लाइम)—चिपचिपा पदार्थ

Slimy (स्लाइमी)—किसी चिपचिपे पदार्थ के समान, चिपचिपा

Sling (स्लिंग)—गोफन, लटकन

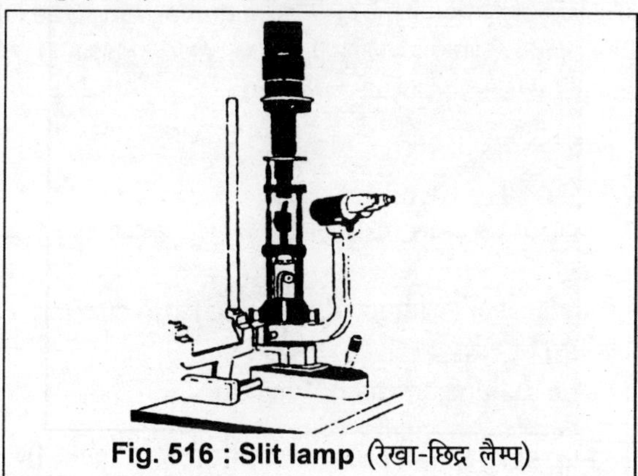

Fig. 516 : Slit lamp (रेखा-छिद्र लैम्प)

Slit (स्लिट)— तंग छेद, रेखा छिद्र

Slit lamp (स्लिट लैम्प)—नेत्ररोगविज्ञान में, आयताकार प्रकाश स्रोत के साथ संयुक्त सूक्ष्मदर्शी का बना एक यन्त्र जिसमें प्रकाश को एक रेखा-छिद्र के रूप में संकीर्ण किया जा सकता है।

Slop (स्लोप)—घर का गंदा पानी, मलिन जल

Slope (स्लोप)— ढाल

Slough (स्लफ)— 1. जीवित ऊतक अथवा किसी ज़ख्म से अलग हुआ मृत या परिगलित ऊतक, मृत्तोतक 2. जीवित ऊतक अथवा किसी जख्म से मृत या परिगलित भाग के रूप में अलग होना 3. झड़ना या केंचुली के रूप में अलग होना

Sloughing (स्लफिंग)— 1. मृत्तोतक का बनना 2. मृत अथवा परिगलित ऊतक का जीवित ऊतक से अलग होना।

Slow (स्लो)— 1. मन्द बुद्धि 2. मन्द गति वाला जैसे नाड़ी या नब्ज 3. कोई रोग अथवा ज्वर जो प्रगतिशील न हो

Sludge (स्लज)—शहर, कारखानों तथा व्यापारिक क्षेत्रों का कूड़ा-करकट अथवा कचरा; अवमल; अवपंक

Sluggish (स्लगिश)— मन्दगतिक, सुस्त, धीमा

Sluice (स्लूस)—जलप्रपात

Sluice way (स्लूस वे)— Spillway.

Slumber (स्लम्बर)— ऊँघ, झपकी (अल्पनिद्रा)

Slur (स्लर)—अस्पष्ट उच्चारण करना, छिपाना, कम करना।

Slurry (स्लरी)—एक पतला जलीय मिश्रण

Small intestine (स्माल इन्टैस्टाइन)— देखें Intestine.

Smallpox (स्मालपॉक्स)— एक तीव्र सांसर्गिक, दैहिक, विषाणुज रोग जिसमें तेज बुखार आता है तथा क्रमशः चकत्ते, पिटिकाएँ, जलस्फोट, पूयस्फोटिकाएँ या फुन्सियाँ निकलती है और फिर पपड़ियाँ बन जाती हैं, जिनके झड़ने पर छोटे-छोटे गड्ढे बन जाते हैं; चेचक; मसूरिका; शीतला, बड़ी माता

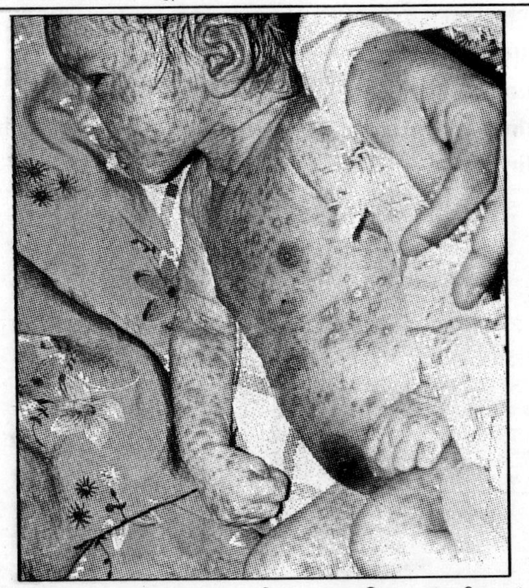

Fig. 517 : Small pox (चेचक, मसूरिका या शीतला)

Smear (स्मीयर)— 1. सामग्री को स्लाइड के आर-पार फैलाकर तैयार किया गया सूक्ष्मदर्शीय परीक्षण के लिए एक प्रतिरूप (नमूना) 2. सूक्ष्मदर्शीय परीक्षण के लिए स्लाइड पर फैलाने के लिए अथवा ठोस सम्वर्धन के ऊपर फैलाने हेतु शरीर के संक्रमित स्थान से उपलब्ध पदार्थ; लेप

Blood smear (ब्लड स्मीयर)—अभिरंजन एवं सूक्ष्मदर्शीय पीरक्षण के लिए काँच की स्लाइड पर तैयार की गयी रक्त की एक पतली फिल्म

Pap smear (पैप स्मीयर)—कैंसर का प्रारम्भिक अवस्था में पता लगाने के लिए कोशिकाओं का अध्ययन करने के लिए योनि अथवा गर्भाशयग्रीवा से उपलब्ध एक स्मीयर

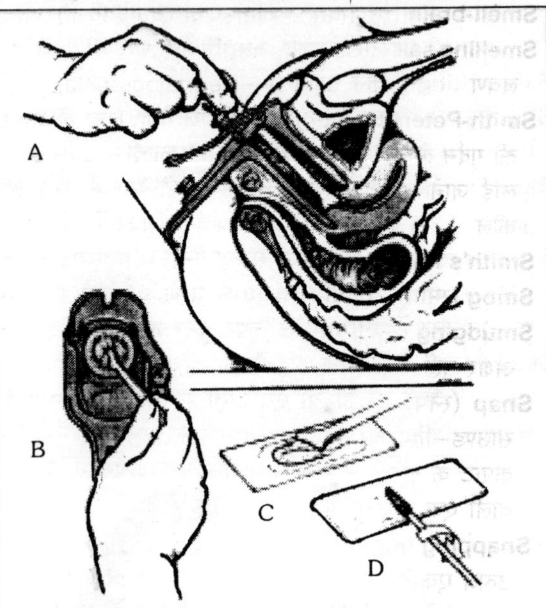

Fig. 518 : Pap smear (पैप स्मीयर)

(A) Speculum is inserted into the vagina and spatula is placed in position at cervical os. (B) The tip of the spatula placed at the cervical os is rotated in circularity (C) Cellular material clinging to spatula is then smeared smoothly on a glass slide, which is placed in fixative solution (D) Cytobrush is rotated in cervical os and rolled onto glass slide. (A) स्पैकुलम को योनि में निवेशित किया जाता है और स्पैचुला को गर्भाशयी मुख पर स्थिति में रखा जाता है। (B) गर्भाशयी मुख पर रखे स्पैचुला के छोर को गोलाई में घुमाया जाता है। (C) स्पैचुला से लटकने वाले कोशिकीय पदार्थ को फिर किसी काँच की स्लाइड पर एकसार लेप दिया जाता है जो स्थिरीकारक विलयन में रखी होती है। (D) साइटोब्रुश को गर्भाशयी मुख में घुमाया जाता है और फिर काँच की स्लाइड पर इसे फिराया जाता है।

Smegma (स्मैग्मा)— त्वग्वसीय ग्रन्थियों का गाढ़ा पनीर जैसा स्राव जिससे बदबू आती है और जो स्त्री में भग-शिश्निका

(क्लाइटोरिस) के आस-पास लघु भगोष्ठों के नीचे तथा पुरुष में शिश्न के शिश्नमुण्डच्छद के नीचे पाया जाता है, शिश्नमल, भगोष्ठमल

Smegmalith (स्मैग्मालिथ)— Smegmolith.

Smegmatic (स्मैग्मेटिक)— शिश्नमल अथवा स्मैग्मा से सम्बन्धित या उससे बना हुआ।

Smegmolith (स्मैग्मोलिथ)— शिश्नमल या भगोष्ठमल में स्थित पथरी

Smell (स्मैल)— 1. सूँघना 2. गन्ध, सुगन्ध अथवा दुर्गन्ध 3. किसी गन्ध को निकालना।

Smell-brain (स्मैल-ब्रेन)— Rhinencephalon.

Smelling salt (स्मैलिंग साल्ट)—अमोनियम कार्बोनेट, सुगन्धित लवण

Smith-Peterson nail (स्मिथ-पीटरसन नेल)— फीमर हड्डी की गर्दन के अस्थिभंग में दृढ़ता प्रदान करने के लिए प्रयोग में लाई जाने वाली तीन उठे हुए किनारों वाली एक विशिष्ट कील

Smith's fracture (स्मिथ्स फ्रैक्चर)— Colles' fracture.

Smog (स्मॉग)— कुहरा एवं धुआँ दोनों मिले हुए।

Smudging (स्मजिंग)—एक वाणी दोष जिसमें कठिन व्यंजन अक्षर नहीं बोले जाते।

Snap (स्नैप)— एक संक्षिप्त, तीव्र ध्वनि जैसे ओपनिंग साउण्ड–द्विकपर्दी संकीर्णता या माइट्रल स्टेनोसिस में द्विकपर्दी कपाट के खुलने से सम्बद्ध प्रारम्भिक प्राकुंचन में सुनी जाने वाली एक संक्षिप्त तीव्र ध्वनि, स्फुटन

Snapping finger (स्नैपिंग फिंगर)— अँगुली को मोड़ने से उत्पन्न एक तीव्र टूटने जैसी ध्वनि, क्वणत् अँगुली

Snare (स्नेयर)— पॉलिपों अथवा अर्बुदों के चारों ओर उनके आधार पर तार के फन्दे को कस कर उन्हें अलग करने के लिए तार के फन्दे से युक्त एक यन्त्र, पाश

Sneeze (स्नीज़)—नासिका की श्लेष्मिक कला के क्षोभण से निःश्वसन की पेशियों के ऐंठनयुक्त संकुचन द्वारा नाक तथा मुँह से बलपूर्वक वायु को बाहर निकालना, छींक

Snellen's chart (स्नेलेन्स चार्ट)— दृष्टि-तीक्ष्णता के परीक्षण के लिए पढ़ा जाने वाला चार्ट जिसमें नीचे तली पर सबसे छोटे अक्षरों से धीरे-धीरे बढ़ते परिमाण में शिखर पर सबसे बड़े काले अक्षर छपे होते हैं।

Snellen's test (स्नेलेन्स टैस्ट)— दृष्टि-तीक्ष्णता का परीक्षण जिसमें रोगी कुछ दूरी से पहले एक आँख से, फिर दूसरी आँख से और फिर दोनों आँखों से स्नेलेन्स चार्ट पर अक्षरों को पढ़ता है।

Snip (स्निप)—कैंची से कतरना, कर्तन

Snore (स्नोर)—1. काकलक एवं कोमल तालु में कम्पन होने के कारण सोते समय होने वाली रूक्ष, शोर करती श्वास; खर्राटा 2. खर्राटे लेना।

Snoring rale (स्नोरिंग रॉल)—धीमी खर्राटे लेती रॉल जो सांस लेते समय भी निरन्तर बनी रहती है।

Snout (स्नाऊट)— थूथन

Snow bildness (स्नो ब्लाइण्डनैस)— 'Blindness' के अन्तर्गत देखें

Snuff (स्नफ)— नाक से सांस के साथ अन्दर खींचा जाने वाला औषधीय पाउडर, नस्य, सुंघनी

Snuffles (स्नफल्स)— शिशुओं में मुख्यतया जन्मजात सिफिलिस में नाक से सांस लेने में अवरोध उत्पन्न हो जाना जिसमें नासिका की श्लेष्मिक कला से श्लेष्मा स्रवित होता है, नासाश्लेष्मस्राव

SOAP (एस ओ ए पी)— एस ओ ए पी रोगी के चार्ट पर लिखे जाने वाले शीर्षकों का सामूहिक रूप होता है। S (एस)–एस रोगी तथा उसके आस-पास के लोगों से प्राप्त स्वानुभूत (रोगी द्वारा स्वयं अनुभव किए गए) आँकड़ों का संकेत देता है। O (ओ)–ओ रोगी के निरीक्षण, उसके शारीरिक परीक्षण तथा जांचों आदि के द्वारा उपलब्ध वस्तुपरक अथवा परानुभूत आंकड़ों को बताता है। A (ए)–ए रोगी के रोग के विश्लेषण करने से निर्धारित उसकी स्थिति के सन्दर्भ में लिखा जाता है। P (पी)–पी रोगी की आगे की देखभाल के लिए निर्देश देता है। यदि रोगी कई रोगों से पीड़ित है तो चार्ट पर प्रत्येक रोग के लिए एक SOAP की एन्ट्री की जाती है।

Soap (सोप)— एक सफाई करने वाला रासायनिक यौगिक जो वसीय अम्ल जैसे सोडियम स्टिएरेट पर किसी क्षार की क्रिया से बनता है, साबुन

Soap liniment (सोप लिनीमैन्ट)— एल्कोहॉल एवं जल में साबुन तथा कपूर का घोल जिसका उद्दीपक और रक्तिमाकर के रूप में प्रयोग किया जाता है।

Soap-suds enema (सोप-सुड्स एनिमा)— देखें 'Enema'.

S.O.B. (एस ओ बी)— Short of breath.

Sob (सोब)—1. सिसकी, सिसकना 2. जोर-जोर से रोना

Socia (सोशिया)— किसी अंग का एक अस्थानिक, अधिसंख्य अथवा सहायक भाग

Social (सोशल)— सामाजिक

Socialization (सोशलाइज़ेशन)— किसी व्यक्ति को सामाजिक रीति-रिवाज़ों के अनुकूल बनाने तथा समाज में उचित व्यवहार करने की शिक्षा देने की प्रक्रिया

Social phobia (सोशल फोबिया)— सामाजिक होने का विकृत भय

Socia parotidis (सोशिया पैरोटाइडिस)— सहायक पैरोटिड ग्रन्थि

Socio- (सोशियो)— एक उपसर्ग जिसका अर्थ सामाजिक या समाज है।

Socioacusis (सोशियोएक्यूसिस)— सुनने की तीव्रता पर वातावरणीय शोरगुल के प्रभाव

Sociobiology (सोशियोबॉयोलॉजी)— जीव-विज्ञान की वह शाखा जिसमें सामाजिक व्यवहार पर जैविक तथा आनुवंशिक कारकों के प्रभावों का अध्ययन किया जाता है।

Sociogenic (सोशियोजेनिक)— समाज से उत्पन्न होने वाला अथवा समाज द्वारा थोपा गया।

Sociological (सोशियोलॉजिकल)— समाजशास्त्र सम्बन्धी, समाजपरक

Sociologist (सोशियोलॉजिस्ट)— समाजशास्त्र का विशेषज्ञ

Sociology (सोशियोलॉजी)— मनुष्य के सामाजिक व्यवहार, समाज के नियम तथा रीति-रिवाजों एवं समाज के कार्यों का अध्ययन; समाजशास्त्र, सामाजिक ज्ञान

Sociomedical (सोशियोमेडिकल)— समाजशास्त्र एवं चिकित्साशास्त्र से सम्बन्धित

Sociometry (सोशियोमीट्री)— समाजशास्त्र की वह शाखा जिसका सम्बन्ध सामाजिक व्यवहार की माप से होता है।

Sociopath (सोशियोपैथ)— समाज विरोधी व्यक्तित्व वाला व्यक्ति

Sociopathic personality (सोशियोपैथिक परसेनैलिटी)— देखें 'Personality, antisocial.'

Sociopathy (सोशियोपैथी)— समाज विरोधी होना

Sociotherapy (सोशियोथिरैपी)— समाज-वातावरणीय कारकों द्वारा रोग की चिकित्सा करना।

Socket (साकेट)—शरीर में स्थित एक गड्ढा जिसमें कोई तुल्य अंग फिट होता है, गर्त जैसे किसी हड्डी में स्थित कोई गर्त जिसमें जोड़ बनाने वाली दूसरी हड्डी का सिर फिट होता है।

Eye socket (आई साकेट)— नेत्रगुहा

Tooth socket (टूथ साकेट)— एक दन्तउलूखल या दन्त-गुहा जिसमें दन्त मूल रहती है, दन्त-गर्त

Soda (सोडा)— खाना पकाने अथवा बिस्कुट आदि बनाने के काम आने वाला सोडा (सोडियम बाइकार्बोनेट) तथा कॉस्टिक सोडा (सोडियम हाइड्रॉक्साइड) आदि के लिये प्रयोग किया जाने वाला शब्द।

Sodic (सोडिक)— सोडे अथवा सोडियम से सम्बन्धित या उन्हें धारण करने वाला।

Sodio- (सोडियो-)— अन्य शब्दों के साथ संयुक्त होने वाला शब्द जो सोडियम से युक्त यौगिक को प्रदर्शित करता है।

Sodium (सोडियम)— यह एक कोमल धात्विक तत्त्व है जिसकी परमाणविक संख्या 11 तथा परमाणु-भार 22.989768 है, प्रतीक Na है। यह शीघ्र ही वायु अथवा जल में ऑक्सीकृत हो जाता है। इसके लवण शरीर में पाये जाते हैं और उनका चिकित्सा में व्यापक रूप से प्रयोग किया जाता है। सोडियम आयन शरीर में बहिर्कोशिकीय तरलों का मुख्य घटक होता है। इसके सर्वाधिक महत्त्वपूर्ण लवण जिनका चिकित्सा में प्रयोग किया जाता है, निम्नलिलिखित हैं—

Sodium acetate (सोडियम एसीटेट)— इसका उपयोग मूत्र को क्षारीय बनाने में तथा वृक्क अपोहन विलयनों में किया जाता है। कफ निस्सारक एवं मूत्रल के रूप में भी इसका प्रयोग होता है।

Sodium bicarbonate (सोडियम बाइकार्बोनेट)— यह एक श्वेत गन्धहीन पाउडर होता है। इसका प्रत्यम्ल के रूप में मुख से (अत्यम्लता में) तथा अन्तःशिराभ मार्ग द्वारा (अम्लमयता में) एवं मूत्र को क्षारीय बनाने के लिए प्रयोग किया जाता है। इसका विलयन के रूप में बाह्य प्रयोग जैसे नासिका, मुख एवं योनि के प्रक्षालन के लिए तथा मामूली से जले हुए स्थान की मरहम पट्टी के लिए भी किया जाता है। खाने का सोडा।

Sodium carbonate (सोडियम कार्बोनेट)— यह एक सफेद रवेदार पाउडर होता है जिसे धोने का सोडा भी कहा जाता है। इसका त्वचा रोगों की चिकित्सा में लोशन या क्षारीय स्नान के रूप में प्रयोग किया जाता है।

Sodium chloride (सोडियम क्लोराइड)— यह साधारण नमक होता है जिसे सामान्यतः भोजन को स्वादिष्ट बनाने के लिए उसमें मिलाया जाता है। यह श्वेत रवेदार यौगिक होता है जो रक्त तथा शरीर के अन्य तरलों का मुख्य घटक होता है। शरीर के तरलों में उपयुक्त इलैक्ट्रोलाइट सन्तुलन को बनाये रखने के लिए सोडियम एवं क्लोरीन आयन महत्त्वपूर्ण होते हैं। इसे नार्मल सैलाइन विलयन (.9% जलीय विलयन) जो समपरासारी एवं शरीरक्रियात्मक होता है, को बनाने के काम में लाया जाता है और निर्जलीकरण की चिकित्सा में अन्तःशिराभ मार्ग द्वारा इसका प्रयोग किया जाता है या इसका आधान किया जाता है। इसका वमनकारी के रूप में भी उपयोग किया जाता है।

Sodium citrate (सोडियम साइट्रेट)— यह एक सफेद दानेदार पाउडर होता है जिसका रक्त के लिए स्कन्दनरोधी के रूप में प्रयोग किया जाता है।

Sodium fluoride (सोडियम फ्लुओराइड)—यह एक सफेद रवेदार पाउडर होता है जिसे दन्त-क्षरण की रोकथाम के लिए पीने के पानी में मिलाया जाता है तथा 2% विलयन को दाँतों पर लगाया जाता है।

Sodium iodide (सोडियम आयोडाइड)— एक रंगहीन रवेदार ठोस पदार्थ जिसका कफ निस्सारक के रूप में प्रयोग किया जाता है।

Sodomist, Sodomite (सोडोमिस्ट, सोडोमाइट)— गुदामैथुन करने वाला व्यक्ति

Sodomy (सोडोमी)— गुदामैथुन जो अधिकतर पुरुषों के बीच होता है।

Soemmering's ring (सीमेरिंग्स रिंग)— लैन्स कैप्सूल के परिसर की वर्त्तुलाकार (अँगूठी के आकार की) सूजन

Soemmering's spot (सीमेरिंग्स स्पॉट)— रेटिना या दृष्टिपटल के केन्द्र में स्थित एक पीला धब्बा; पीत बिन्दु

Soft (सॉफ्ट)— कोमल, मृदु

Soft diet (सॉफ्ट डाइट)— अर्द्धठोस अथवा तरल खाद्य पदार्थों से बना भोजन

Softening (सॉफ्टनिंग)— मुलायम होना, मृदुता, कोमलता

Soft palate (सॉफ्ट पैलेट)— मुख एवं ग्रसनी को आंशिक रूप से पृथक करने वाला मुख की छत अथवा तालू का पिछला पेशीकलामय भाग, कोमल तालु

Soft sore (सॉफ्ट सोर)— 'Chancroid' देखें

Soil (सॉयल)— मिट्टी, भूमि, मैले या मल का दाग

Sol (साल)— एक द्रव कोलाइडी (लेसदार) विलयन

Sol. (साल.)—विलयन, घोल।

Solac (सोलेक)— कोई वस्तु अथवा व्यक्ति जो दर्द अथवा मानसिक परेशानियों में आराम पहुँचाता है।

Solar (सोलर)—1. सूर्य अथवा इसकी किरणों से सम्बन्धित, सौर 2. सौर (तन्त्रिका) जालिका; सौर प्रतान; स्नायु गुच्छ

Solarium (सोलेरियम)—सूर्यचिकित्सा अथवा प्रकाशचिकित्सा के लिये विशेष रूप से बना कमरा, सूर्यरश्मिचिकित्सागृह

Solar plexus (सोलर प्लक्सस)— सिलिएक एवं सुपीरियर मिजेन्ट्रिक दो गण्डिकाओं (गैंग्लियान) से बना आमाशय के पीछे तथा एड्रीनल ग्रन्थियों के बीच में स्थित सिलिएक प्लक्सस या कुक्षि (तन्त्रिका) जालिका जिससे अनुकम्पी तन्तु निकलकर आन्तरिक अंगों को जाते हैं।

Solar reflex (सोलर रिफ्लैक्स)— Plantar reflex.

Solar therapy (सोलर थिरैपी)— Heliotherapy.

Solation (सोलेशन)— किसी जेल का द्रवित होकर विलयन बन जाना।

Solder (सोडर)— धातु जोड़ने का टाँका

Soldering (सोडरिंग)— किसी लेज़र तकनीक द्वारा एक ऊतक को दूसरे से चिपकाना।

Sole (सोल)— पांव की तली, पदतल, पैर का तलवा

Soleus (सोलियस)— पैर की पिण्डली की एक चपटी, चौड़ी पेशी; पिण्डिका

Solid (सॉलिड)— ठोस

Solidification (सॉलिडीफिकेशन)— घनीकरण, ठोस बनाने का कार्य

Solidify (सॉलिडिफाइ)—ठोस बनाना या होना।

Solidity (सॉलिडिटी)— घनता, ठोसपन

Solipsism (सोलिपसिज़्म)—यह विश्वास कि संसार केवल स्वयं किसी व्यक्ति एवं उसके अनुभवों से बनता है।

Solitary (सॉलिटरी)—अकेला अथवा अलग-अलग स्थित रहने वाला, एकाकी, एकाल

Solitude (सॉलिट्यूड)— एकान्त; निर्जनता

Solubility (सॉल्युबिलिटी)— विलेयता, घुलनशीलता

Soluble (सॉल्युबल)—विलेय, घुलनशील

Solum (सोलम)— तली (पेंदी) अथवा सबसे निचला भाग

Solum tympani (सोलम टिम्पैनाइ)— मध्यकर्ण-गुहा का भूतल

Solute (सॉल्यूट)— विलयन बनाने के लिये किसी विलायक में घुला हुआ पदार्थ; विलेय

Solutio (सॉल्यूशियो)— विलयन, घोल

Solution (सॉल्यूशन)—1. अपने अन्दर घुले हुये पदार्थों से युक्त द्रव 2. किसी ठोस पदार्थ को किसी द्रव पदार्थ के साथ समांग रूप से मिश्रित करने की क्रिया जिससे कि घुले हुये पदार्थ को विलायक द्रव से अलग न पहचाना जा सके। विलयन, घोल। विलयन या घोल मुख्यतया निम्न प्रकार का होता है—

Aqueous solution (एक्वियस सॉल्यूशन) ऐसा घोल जिसमें जल विलायक या घोलक के रूप में होता है।

Buffer solution (बफर सॉल्यूशन)— ऐसा विलयन जिसमें थोड़ी मात्रा में कोई अम्ल या क्षार मिला देने पर उसकी अम्लता या क्षारता में कोई परिवर्तन नहीं होता।

Colloidal solution (कोलॉइडल सॉल्यूशन)— ऐसा विलयन जिसमें विलेय घुलता नहीं है बल्कि निलम्बित रहता है जैसे एल्ब्युमिन आदि

Contrast solution (कॉन्ट्रास्ट सॉल्यूशन)— रेडियोअपारदर्शक पदार्थ से युक्त एक विलयन जिसका प्रयोग शरीर की गुहाओं का एक्स-रे परीक्षण करने को आसान बनाने के लिए किया जाता है।

Hyperbaric solution (हाइपरबैरिक सॉल्यूशन)—ऐसा विलयन जिसका विशिष्ट गुरुत्व उस विलयन के विशिष्ट गुरुत्व से अधिक होता है जिससे इसकी तुलना की जाती है।

Hypertonic solution (हाइपरटॉनिक सॉल्यूशन)— वह घोल जिसका परासरणी दाब कोशिकाओं अथवा शरीर के तरलों के परासरणी दाब से अधिक होता है अतः यह कोशिकाओं से जल खींचकर उनके कोशिकाद्रव्य को संकुचित करता है।

Hypotonic solution (हाइपोटॉनिक सॉल्यूशन)— वह घोल जिसका परासरणी दाब कोशिकाओं या शरीर के तरलों के परासरणी दाब से कम होता है जिससे यह जल को कोशिकाओं में प्रवेश करने देता है और इस प्रकार कोशिकाओं को फुला देता है एवं सम्भवतः लाल रक्त कोशिकाएँ फट जाती हैं।

Isobaric solution (आइसोबेरिक सॉल्यूशन)— ऐसा विलयन जिसका विशिष्ट गुरुत्व उस विलयन के विशिष्ट गुरुत्व के बराबर होता है जिससे इसकी तुलना की जाती है।

Isosmotic solution (आइसोस्मोटिक सॉल्यूशन)— ऐसा विलयन जिसका परासरणीय दाब वही होता है जैसा कि

उस विलयन का होता है जिससे इसकी तुलना की जाती है।

Isotonic solution (आइसोटॉनिक सॉल्यूशन)— वह विलयन जिसका परासरणी दाब कोशिकाओं अथवा शरीर के तरलों के परासरणी दाब के समान होता है।

Normal solution (नॉर्मल सॉल्यूशन)— ऐसा विलयन जिसमें 1 लीटर (1000 मिली.) विलयन में अभिकर्मक का एक ग्राम तुल्यांक भार होता है जिसे 1N से अभिव्यक्त किया जाता है।

Oral rehydration solution (ओरल रीहाइड्रेशन सॉल्यूशन)— ऐसा विलयन जिसमें एक लीटर पीने के पानी में 3.5 ग्राम सोडियम क्लोराइड, 2.9 ग्राम पोटेशियम क्लोराइड, 2.9 ग्राम ट्राइसोडियम साइट्रेट तथा 1.5 ग्राम ग्लूकोज़ घुला होता है जिसे निर्जलन में पीने के लिए प्रयोग में लाया जाता है।

Saturated solution (सेचुरेटेड सॉल्यूशन)— ऐसा विलयन जिसमें वह विलेय पूरा होता है जो विलायक में घुल सकता है, संतृप्त विलयन

Seminormal solution (सेमीनॉर्मल सॉल्यूशन)—ऐसा विलयन जिसमें 1 लीटर (1000 मिली.) विलयन में अभिकर्मक का आधा ग्राम तुल्यांक भार होता है जिसे N/2 से अभिव्यक्त किया जाता है।

Solv (सॉल्व)—घोलना, गलाना

Solvate (सॉल्वेट)— विलायक एवं विलेय के बीच प्रतिक्रिया होने से बना एक यौगिक

Solvent (सॉल्वेन्ट)— विलायक, घोलक अथवा घोल बनाने वाला।

Soma (सोमा)— 1. मस्तिष्क से पृथक शरीर, देह 2. जनन कोशिकाओं के अतिरिक्त शरीर की सभी कोशिकाएँ 3. कोशिका काय

Somal (सोमल)— Somatic.

Somasthenia (सोमेस्थीनिया)— पुरानी शारीरिक कमजोरी, देहदौर्बल्य

Somat-, Somato- (सोमेट-, सोमेटो-)— उपसर्ग जो शरीर के साथ के सम्बन्ध को बताते हैं।

Somatalgia (सोमैटैल्जिया)— शारीरिक वेदना

Somatasthenia (सोमेटेस्थीनिया)— Somasthenia.

Somatesthesia (सोमेटेस्थीसिया)— शरीर की चेतना अथवा उसका बोध होना, कायिक अभिज्ञा

Somatesthetic (सोमेटेस्थेटिक)— कायिक अभिज्ञा से सम्बन्धित

Somatic (सोमेटिक)— 1. शरीर सम्बन्धी, दैहिक, कायिक 2. शरीर के गुण वाला 3. अन्तरांगों की तुलना में शरीर भित्ति से सम्बन्धित

Somaticosplanchnic (सोमेटिकोस्प्लैंकनिक)— Somaticovisceral.

Somaticovisceral (सोमेटिकोविस्रल)— शरीर एवं अन्तरांगों से सम्बन्धित

Somatist (सोमेटिस्ट)—वह व्यक्ति जो यह विश्वास करता है कि मानसिक विकार शरीर से उत्पन्न होते हैं।

Somatization (सोमेटाइज़ेशन)— मानसिक विकारों का शारीरिक लक्षणों में परिवर्तित होना।

Somatochrome (सोमेटोक्रोम)— एक तन्त्रिका कोशिका जिसमें केन्द्रक पूर्ण रूप से चारों ओर से कोशिकाद्रव्य से घिरा होता है।

Somatogenic (सोमेटोजेनिक)— शरीर में उत्पन्न होने वाला

Somatology (सोमेटोलॉजी)—मानव शरीर की रचना एवं उसके कार्यों का अध्ययन, देहविज्ञान

Somatome (सोमाटोम)— 1. भ्रूण के शरीर को काटने वाला एक यन्त्र 2. भ्रूणकायखण्ड

Somatomedin (सोमेटोमेडिन)— यकृत में निर्मित एक पदार्थ जो वृद्धि हॉर्मोन के उपास्थि एवं अस्थि के ऊपर होने वाले प्रभाव पर क्रिया करके वृद्धि को नियमित करता है।

Somatomegaly (सोमेटोमेगैली)— शरीर का असामान्य रूप से बड़ा होना।

Somatometry (सोमेटोमीट्री)— शरीर की माप लेना।

Somatopagus (सोमेटोपेगस)— दो भ्रूण जो धड़ पर आपस में जुड़े होते हैं।

Somatopathic (सोमेटोपैथिक)— शारीरिक रोग से पीड़ित, मानसिक रोग से नहीं

Somatopathy (सोमेटोपैथी)— मानसिक रोग के अतिरिक्त कोई भी शारीरिक रोग

Somatoplasm (सोमेटोप्लाज़्म)— जनन कोशिकाओं के जीवद्रव्य के अतिरिक्त शरीर की सभी कोशिकाओं का जीवद्रव्य, कायद्रव्य

Somatopleural (सोमेटोप्लूरल)— आद्य-कायास्तर से सम्बन्धित

Somatopleure (सोमेटोप्लूरी)— भ्रूण की कायिक भित्ति जो बाह्य बहिर्जनस्तर तथा उसके नीचे स्थित कायिक मध्यजनस्तर की एक परत की बनी होती है, आद्य-कायास्तर

Somatoprosthetics (सोमेटोप्रोस्थेटिक्स)— कृत्रिम-अंगविज्ञान के द्वारा शरीर के बाह्य लुप्त अथवा विकृत भागों का पुनःस्थापन करने की कला एवं विज्ञान

Somatopsychic (सोमेटोसाइकिक)— शरीर एवं मस्तिष्क दोनों से सम्बन्धित, कायमानसिक, मनोकायिक

Somatopsychosis (सोमेटोसाइकोसिस)— कोई भी मानसिक रोग जो किसी शारीरिक रोग के लक्षण के रूप में होता है।

Somatoschisis (सोमेटोस्काइसिस)— ऐसा भ्रूण जिसके धड़ में एक फटन या दरार होती है।

Somatoscopy (सोमेटोस्कोपी)— शरीर का परीक्षण

Somatosensory (सोमेटोसैन्सरी)— शरीर के उपरिस्थ एवं गहन भागों से सम्बन्धित सम्वेदना

Somatosexual (सोमेटोसैक्सुअल)— शरीर एवं लैंगिक विशिष्टताओं से सम्बन्धित

Somatostatin (सोमेटोस्टेटिन)— हाइपोथैलेमस का एक हॉर्मोन जो सोमेटोट्रॉपिन हॉर्मोन के मुक्त होने तथा इन्सुलिन एवं गैस्ट्रिन के स्राव को रोकता है।

Somatostatinoma (सोमेटोस्टेटीनोमा)— अग्न्याशय की लैंगरहैन्स की द्वीपिकाओं का सोमेटोस्टेटिन स्रावी अर्बुद्ध

Somatotherapy (सोमेटोथिरैपी)— रोगी शरीर की चिकित्सा करना, कायचिकित्सा, भौतिक चिकित्सा

Somatotonia (सोमेटोटोनिया)— ऐसा व्यक्तित्व जिसमें शारीरिक सक्रियता की प्रधानता होती है, काय-प्रधानता

Somatotopagnosis (सोमेटोटोपैग्नोसिस)—शरीर के किसी भाग की पहचान करने में असमर्थता

Somatotrope (सोमेटोट्रोप)— अग्र पीयूष ग्रन्थि की उन कोशिकाओं में से कोई भी एक जो सोमेटोस्टेटिन (वृद्धि हॉर्मोन) स्रवित करती है।

Somatotroph (सोमेटोट्रॉफ)— अग्रज पीयूष ग्रन्थि की एक कोशिका जिससे सोमेटोट्रॉपिन (वृद्धि-उद्दीपक हार्मोन) स्रवित होता है।

Somatotrophic (सोमेटोट्रॉफिक)— 1. शरीर की कोशिकाओं को प्रभावित करने वाला 2. वृद्धि को बढ़ावा देने वाला, कायपोषी

Somatotrophin (सोमेटोट्रॉफिन)— Somatotropin.

Somatotropic (सोमेटोट्रॉपिक)— शरीर अथवा शरीर की कोशिकाओं को प्रभावित करने वाला, कायपोषी

Somatotropin (सोमेटोट्रॉपिन)— अग्र पीयूष ग्रन्थि का वृद्धि-उद्दीपन हॉर्मोन

Somatotype (सोमेटोटाइप)— एक विशेष प्रकार का शारीरिक गठन

Somatotypology (सोमेटोटाइपोलॉजी)— विशेष प्रकार के शारीरिक गठन का अध्ययन

Somesthesia (सोमेस्थीसिया)— Somatesthesia.

Somesthetic (सोमेस्थेटिक)— शरीर की संवेदनाओं एवं संवेदी रचनाओं से सम्बन्धित, कायिक संवेदी

Somite (सोमाइट)— भ्रूण की तन्त्रिका-नली के साथ-साथ खण्डों के रूप में व्यवस्थित मध्यजनस्तर के ब्लॉक के समान जोड़ीदार पिण्डों में से एक, भ्रूणकायखण्ड। प्रत्येक भ्रूणकायखण्ड से एक पेशी निकलती है जिसकी एक मेरु-तन्त्रिका द्वारा पूर्ति होती है तथा एक जोड़ी भ्रूणकायखण्डों से एक कशेरुका बनता है।

Somnambulance (सोमनेम्बुलैन्स)— Somnambulism.

Somnambule (सोमनेम्बूल)— नींद में चलने वाला व्यक्ति, निद्राचर

Somnambulism (सोमनेम्बुलिज़्म)—नींद में चलना, निद्राचलन, निद्राभ्रमण

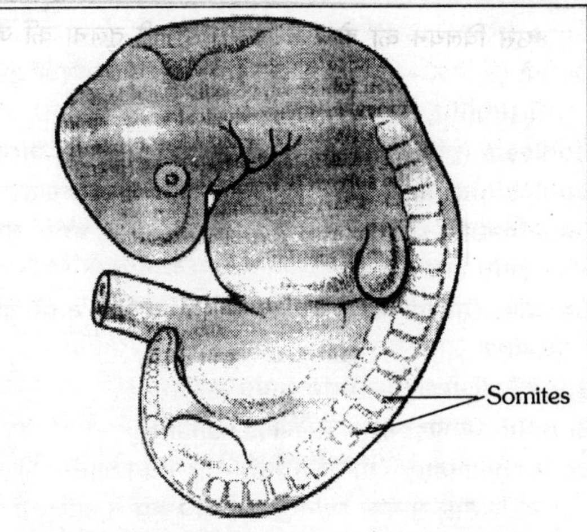

Fig. 519 Somites : in a one month human embryo भ्रूणकायखण्ड : एक माह के मानव भ्रूण में

Somnambulist (सोमनेम्बुलिस्ट)— Somnambule.

Somnifacient (सोमनीफेशिएन्ट)— नींद लाने वाला, निद्रायक, निद्राजनक

Somniferous (सोमनीफेरस)— नींद लाने वाला अथवा नींद लाने वाले से सम्बन्धित, निद्राकर

Somnific (सोमनीफिक)— नींद लाने वाला।

Somniloquence (सोमनीलोक्वैन्स)— Somniloquism.

Somniloquism (सोमनीलोक्विज़्म)— किसी का सोते समय बात करना, निद्रालाप

Somniloquist (सोमनीलोक्विस्ट)— वह व्यक्ति जो सोते समय बात करता है।

Somniloquy (सोमनीलोक्वी)— सोते समय बात करना।

Somnipathisi (सोमनीपैथिस्ट)— किसी भी निद्रा विकार से ग्रस्त व्यक्ति अथवा वह जो कृत्रिम निद्रा के प्रभाव में हो।

Somnipathy (सोमनीपैथी)— 1. कोई भी निद्रा विकार 2. सम्मोहन विद्या, कृत्रिम निद्रा लाना

Somnocinematograph (सोमनोसिनेमेटोग्राफ)— सोते हुए लोगों की गतियों का अभिलेखन करने वाला एक उपकरण

Somnolence (सोमनोलैन्स)— 1. निद्रा लेने की इच्छा 2. तन्द्रा या सुस्ती

Somnolency (सोम्नोलैन्सी)— Somnolence.

Somnolent (सोमनोलैन्ट)—1. निद्रालु 2. तन्द्रालु

Somnolentia (सोमनोलैन्शिया)—1. निद्रा या तन्द्रा अथवा सुस्ती 2. शराबी की बीच-बीच में भंग हुई निद्रा जिसमें वह उत्तेजित हो जाता है अथवा हिंसात्मक व्यवहार करने लगता है।

Somnolescent (सोम्नोलैसैन्ट)— सोने के लिए प्रवृत्त, निद्रालु, तन्द्रालु

Somnolism (सोमनोलिज़्म)— कृत्रिम निद्रा में होने की अवस्था

Sone (सोन)— ध्वनि की एक इकाई

Sonic (सोनिक)— ध्वनि का, उससे सम्बन्धित अथवा उसके द्वारा निर्धारित

Sonicate (सोनिकेट)—ध्वनि तरंगों के प्रति अनावृत करना।

Sonication (सोनिकेशन)—ध्वनि तरंगों के प्रति अनावरण

Sonification (सोनीफिकेशन)— ध्वनि अथवा ध्वनि तरंगों का उत्पन्न होना।

Sonifier (सोनीफायर)— ध्वनि तरंगों को उत्पन्न करने वाला एक यन्त्र

Sonify (सोनीफाइ)— ध्वनि उत्पन्न करना।

Sonitus (सोनाइटस)— Tinnitus aurium.

Sonochemistry (सोनोकैमिस्ट्री)— रसायन-शास्त्र की वह शाखा जिसका सम्बन्ध ध्वनि द्वारा विशेष रूप से अल्ट्रासाउण्ड द्वारा उत्पन्न रासायनिक परिवर्तनों से है।

Sonogram (सोनोग्राम)— पराश्रव्यचित्रण द्वारा उपलब्ध अभिलेख

Sonograph (सोनोग्राफ)— Ultrasonograph.

Sonographer (सोनोग्राफर)— Ultrasonographer.

Sonography (सोनोग्राफी)— पराश्रव्यचित्रण

Sonolucent (सोनोल्यूसैन्ट)— पराश्रव्यचित्रण में, अल्ट्रासाउण्ड तरंगों को पीछे अपने स्रोत को परावर्तित न करने अर्थात् प्रतिध्वनियाँ न उत्पन्न करने वाला

Sonometer (सोनोमीटर)— दन्त-चिकित्सकों द्वारा उपयोग में लाया जाने वाला एक यन्त्र जो ध्वनि उत्पन्न करके संज्ञाहरण उत्पन्न करता है।

Sonomotor (सोनोमोटर)— ध्वनि द्वारा उत्पन्न गतियों से सम्बन्धित

Sonorous (सोनोरस)— अनुनादी; शोर करने वाला, ध्वनिक

Sophisticate (सोफिस्टीकेट)— मिलावट करना।

Sophistication (सॉफिस्टीकेशन)— औषधि में किसी भी पदार्थ की मिलावट करना।

Sophomania (सोफोमैनिया)— किसी व्यक्ति को अपनी बुद्धि पर दृढ़ विश्वास होना।

Sopor (सोपोर)— एक अप्राकृतिक गहन निद्रा

Soporiferous (सोपोरीफेरस)—नींद को बढ़ावा देने वाला निद्राजनक, निद्राकारी

Soporific (सोपोरीफिक)— गहरी नींद लाने वाला अथवा स्वापक या मादक (नशीला), निद्रापक

Soporose, Soporous (सोपोरोस, सोपोरस)— गहरी नींद में सोया हुआ अथवा मूर्च्छित, निद्रालु, तन्द्रालु

Sorb (ज़ार्ब)— अवशोषण अथवा अधिशोषण द्वारा पदार्थों को आकर्षित करना एवं रोकना।

Sorbefacient (ज़ार्बीफेशियन्ट)— अवशोषण उत्पन्न करने अथवा उसे बढ़ावा देने वाला, अवशोषकर

Sorbent (ज़ार्बेन्ट)— वह जो अवशोषण करता है, अवशोषक

Sordes (सोर्ड्स)— साधारणतया हल्के बुखार में दाँतों पर तथा होठों के आस-पास पाई जाने वाली कत्थई रंग की बदबूदार पपड़ियां, दन्तमल, मुखमल

Sore (सोर)— 1. स्पर्शासह्य या दाबवेदनायुक्त अथवा वेदनायुक्त 2. व्रण या ज़ख्म

Soreness (सोरनैस)— दर्द, शूल अथवा निरन्तर बनी रहने वाली पीड़ा

Sore throat (सोर थ्रोट)—ग्रसनीशोथ, स्वरयन्त्रशोथ अथवा गलतुण्डिकाशोथ (टॉन्सिलाइटिस)

Soroche (सोरोक)—पर्वत व्याधि

Sororiation (सोरोरिएशन)—यौवनारम्भ पर स्तनों की वृद्धि होना।

Sorption (ज़ार्प्शन)— अवशोषित होना

S. O. S. (एस. ओ. एस.)— आवश्यकतानुसार

Souffle (सूफिल)— परिश्रवण में सुनाई देने वाली कोमल सीटी जैसी ध्वनि अथवा परिश्रवणीय मर्मर; ब्रुईट या विरूत। उदाहरण—

- **Cardiac souffle** (कार्डियक सूफिल)— हृदय-मर्मर
- **Fetal souffle** (फीटल सूफिल)— गर्भावस्था के अन्तिम दिनों में भ्रूण के नाभि-रज्जु के दब जाने के कारण गर्भाशय पर सुनाई देने वाली मर्मर, गर्भ-मर्मर
- **Funic souffle** (फ्यूनिक सूफिल)— Fetal souffle.
- **Placental souffle** (प्लेसेन्टल सूफिल)— 'P' के अन्तर्गत देखें
- **Splenic souffle** (स्प्लीनिक सूफिल)— मलेरिया में प्लीहा पर सुनाई देने धाली ध्वनि
- **Uterine souffle** (यूटेराइन सूफिल)— गर्भावस्था के अन्तिम महीनों में रक्त के गर्भाशय की विस्फारित धमनियों में प्रवेश करने से उत्पन्न ध्वनि जो माता की नाड़ी के साथ-साथ उत्पन्न होती है, जरायु-मर्मर

Sound (साउण्ड)—1. वायु अथवा अन्य माध्यम के कम्पनों के द्वारा कान में उत्पन्न संवेदना अथवा अनुभूति 2. कम्पनों की शक्ति जिससे कान में अनुभूतियाँ उत्पन्न होती हैं, ध्वनि 3. शोर 4. किसी गुहा अथवा नलिका में किसी बाह्य वस्तु की खोज करने या किसी निकोचन को विस्फारित करने हेतु, उसमें प्रविष्ट करने के लिये एक यन्त्र; गवेषिणी 5. स्वस्थ, रोगी नहीं

- **Blowing sound** (ब्लोइंग साउण्ड)— किसी छोटे से छेद से होकर थोड़ा जोर देकर वायु के गुजरने से उत्पन्न एक सीटी जैसी ध्वनि
- **Bottle sound** (बोटल साउण्ड)— किसी बोतल में भरे तरल से उत्पन्न ध्वनि के समान ध्वनि
- **Breath sounds** (ब्रीद साउण्ड्स)— परिश्रवण करने पर सुनाई देने वाली श्वसन-ध्वनियाँ
- **Cardiac sounds** (कार्डियक साउण्ड्स)— Heart sounds.

Cracked-pot sound (क्रेक्ड-पॉट साउण्ड)— टूटे बर्तन के पीटने से उत्पन्न ध्वनि के समान फुफ्फुसीय गुहाओं पर सुनाई देने वाली ध्वनि, भग्न-पात्र ध्वनि

Ejection sound (इजैक्शन साउण्ड)— प्रथम हृदय ध्वनि के तुरन्त बाद सुनाई देने वाली ऊँची चटखने की आवाज़

Fetal heart sound (फीटल हार्ट साउण्ड)—भ्रूण के हृदय द्वारा उत्पन्न ध्वनि

Friction sound (फ्रिक्शन साउण्ड)— दो सूजी हुई श्लेष्मिक सतहों के आपस में रगड़ने से उत्पन्न ध्वनि

Heart sound (हार्ट साउण्ड)— हृदय-क्षेत्र पर सुनाई देने वाली हृदय की "लब" एवं "डप" दो ध्वनियाँ

Percussion sound (पर्कसन साउण्ड)— परिताड़न करने से उत्पन्न कोई भी ध्वनि

Respiratory sound (रेस्पिरेट्री साउण्ड)— फेफड़ों पर सुनाई देने वाली ध्वनि

Succussion sound (सक्कुसन साउण्ड)— किसी तरल से भरी हुई गुहा पर सुनाई देने वाली छपछपाने की सी ध्वनि

Urethral sound (यूरेथ्रल साउण्ड)—मूत्रमार्ग में किसी पथरी अथवा किसी निकोचन के स्थान का पता लगाने में प्रयुक्त यन्त्र, मूत्रमार्ग-गवेषिणी

Soup (सूप)—सूप अथवा शोरबा

Sour (सावर)—खट्टा

Sp (स्प)— 1. स्प्रिट 2. जाति

Space (स्पेस)— 1. शरीर में स्थित कोई स्थान अथवा गुहा, अवकाश 2. आकाश

Space maintainer (स्पेस मेनटेनर)— दन्त-चिकित्सा में, आस-पास के दाँतों को हिल-डुलकर निकले हुए दाँत के द्वारा छोड़े गये स्थान में जाने से रोकने के लिये दन्त-चाप में लगाया जाने वाला एक उपकरण

Space medicine (स्पेस मेडीसिन)— हवाई यात्रा करने वाले व्यक्तियों की स्वास्थ्य समस्याओं से सम्बन्धित चिकित्सा-शास्त्र की शाखा

Space sickness (स्पेस सिक्कनैस)— हवाई यात्रा करने वाले लोगों में उत्पन्न होने वाली बीमारी जिसमें चक्कर आते हैं जो भार-रहित वातावरण में सिर को तीव्रता से घुमाने पर आते हैं, सम्पूर्ण शरीर कष्टमय होता है, जी मिचलाता है तथा उल्टियाँ होती हैं।

Spall (स्पाल)— 1. एक टुकड़ा 2. टुकड़ों में तोड़ देना

Spallation (स्पेलेशन)—1. बहुत छोटे-छोटे भागों में टूटने की क्रिया 2. निष्क्रिय कणों का रक्त प्रवाह में मुक्त होना।

Span (स्पान)— विस्तार अथवा अवधि जैसे जीवन की अवधि

Spanogyny (स्पेनोगाइनी)— स्त्रियों से पुरुषों का अधिक होना या स्त्री बच्चों के जन्म लेने में कमी हो जाना।

Sparer (स्पेरर)— अपचय द्वारा नष्ट होने वाला एक पदार्थ परन्तु जो दूसरे पदार्थों पर अपचयी क्रिया को कम नहीं करता।

Sparganoma (स्पार्गेनोमा)— डाइबोथ्रायोसिफैलस वंश के फीताकृमि के लार्वों से युक्त एक पिण्ड

Sparganosis (स्पार्गेनोसिस)— किसी भी फीताकृमि विशेषकर डाइबोथ्राइयोसिफैलस वंश के फीताकृमि के लार्वों (स्पर्गेना) का संक्रमण जो अवत्वक ऊतक में फैलकर शोथ तथा तन्तुमयता उत्पन्न करते हैं; स्पर्गेनम रुग्णता

Sparganum (स्पर्गेनम)— फीताकृमि विशेषकर डाइबोथ्राइयोसिफैलस वंश के फीताकृमि का लार्वा। स्पर्गेना इसका बहुवचन है।

Sparge (स्पार्ग)— किसी द्रव में वायु अथवा गैस निवेशित करना।

Spargosis (स्पार्गोसिस)—1. दूध से स्त्री स्तनों का फूल जाना 2. त्वचा का मोटा हो जाना।

Spasm (स्पाज़्म)— पेशियों में अचानक होने वाला अनियन्त्रित संकुचन, ऐंठन, आकर्ष, उद्वेष्ट।

Bronchial spasm (ब्रॉंकियल स्पाज़्म)— छोटी-छोटी श्वास-नलियों के पेशीय अस्तरों में होने वाली ऐंठन जिससे दमा हो जाता है।

Carpopedal spasm (कार्पोपीडल स्पाज़्म)— हाथों एवं पांवों का अनैच्छिक पेशीय संकुचन

Choreiform spasm (कारीफार्म स्पाज़्म)— कोरिया के समान ऐंठन युक्त गतियाँ होना।

Clonic spasm (क्लोनिक स्पाज़्म)— पेशियों का बारी-बारी से संकुचित एवं शिथिल होना, अवमोटनाकर्ष

Habit spasm (हैबिट स्पाज़्म)— आदत के कारण होने वाली ऐंठन

Myopathic spasm (मायोपैथिक स्पाज़्म)— पेशियों के रोग के साथ होने वाली ऐंठन

Nodding spasm (नोडिंग स्पाज़्म)— उरःकर्णमूलीय या स्टर्नोमैस्टॉयड पेशियों की अवमोटनीय ऐंठन जिससे सिर ऊपर-नीचे हिलता है।

Tetanic spasm (टिटैनिक स्पाज़्म)— 1. टेटनस में होने वाली पेशीय ऐंठन, धनुर्वाताकर्ष 2. तानिक ऐंठन

Tonic spasm (टॉनिक स्पाज़्म)— अधिक समय तक रहने वाले अनियन्त्रित पेशीय संकुचन

Toxic spasm (टॉक्सिक स्पाज़्म)— किसी जीवविष द्वारा उत्पन्न ऐंठन, तानिकाकर्ष

Spasmatic (स्पाज़्मेटिक)— Spasmodic.

Spasmo- (स्पाज़्मो-)—एक उपसर्ग जिसका अर्थ ऐंठन होता है।

Spasmodic (स्पाज़्मोडिक)— ऐंठन से सम्बन्धित, उसके समान अथवा जिसमें ऐंठन हो, उद्वेष्टकर, आकर्षजन

Spasmogen (स्पाज़्मोजन)— ऐंठन उत्पन्न करने वाला।

Spasmogenic (स्पाज़्मोज़ेनिक)— ऐंठन उत्पन्न करने वाला, आकर्षजन, उद्वेष्टजन

Spasmology (स्पाज़्मोलॉजी)—ऐंठनों का अध्ययन, उद्वेष्टप्रकरण

Spasmolygmus (स्पाज़्मोलाइग्मस)— कण्ठद्वार या घांटी के ऐंठन के साथ बन्द होने से उत्पन्न हिचकी लेना अथवा सिसकना

Spasmolysin (स्पाज़्मोलाइसिन)— वह जो ऐंठन को समाप्त करता है।

Spasmolysis (स्पाज़्मोलाइसिस)— ऐंठन का समाप्त होना, उद्वेष्टलयन

Spasmolytic (स्पाज़्मोलाइटिक)— उद्वेष्टहर

Spasmophemia (स्पाज़्मोफीमिया)— Stuttering.

Spasmophilia (स्पाज़्मोफीलिया)—ऐंठन अथवा आक्षेप (दौरे पड़ने) की असामान्य प्रवृत्ति

Spasmophilic (स्पाज़्मोफिलिक)— स्पाज़्मोफीलिया से सम्बन्धित

Spasmous (स्पाज़्मस)—ऐंठन का प्रकृति का

Spasmus (स्पाज़्मस)— ऐंठन, उद्वेष्ट, आकर्ष

Spastic (स्पास्टिक)—1. ऐंठन के समान अथवा उसकी प्रकृति वाला 2. ऐंठन से उत्पन्न 3. ऐंठनों से पीड़ित व्यक्ति। संस्तम्भी, आकर्षी, उद्वेष्टकर

Spastic gait (स्पास्टिक गेट)— चलने पर टाँगों की स्तंभित गति होना।

Spasticity (स्पास्टीसिटी)— पेशियों की तान अथवा उनके संकुचनों का बढ़ जाना जिससे कठोरता उत्पन्न हो जाती है एवं भद्दी गतियाँ होती हैं, संस्तम्भता

Spatia (स्पेटिया)— Spatium का बहुवचन

Spatial (स्पेटियल)— स्थान या अवकाश सम्बन्धी; अवकाशिकी; आकाशीय

Spatium (स्पेटियम)—स्थान या अवकाश

Spatula (स्पैचुला)— एक चपटा, पतला, कुछ लचीला चाकू के आकार का यन्त्र जो किसी चिकनी सतह पर अर्द्धठोस पदार्थों को फैलाने अथवा उन्हें मिलाने के काम आता है; चमस; लेपनी

Spatulate (स्पैचुलेट)— स्पैचुला द्वारा किसी वस्तु को मिलाना।

Spatulated (स्पैचुलेटेड)— लेपनी या स्पैचुला द्वारा मिश्रित किया गया।

Spatulation (स्पैचुलेशन)— स्पैचुला द्वारा किसी चिकनी सतह पर पदार्थों को मिलाकर एक-सा करने की क्रिया।

SPCA (एस पी सी ए)— Serum prothrombin conversion accelerator (blood coagulation factor VII)

Specialist (स्पेशलिस्ट)— चिकित्सा-विज्ञान की किसी शाखा में विशेष जानकारी रखने वाला व्यक्ति, विशेषज्ञ

Specialization (स्पेशलाइज़ेशन)— चिकित्सा-विज्ञान की किसी शाखा में विशेष ज्ञान प्राप्त करने का कार्य; विशिष्टीकरण, विशेषज्ञता

Specialize (स्पेशलाइज़)— विशेषज्ञ बनना।

Specialty (स्पेशल्टी)— चिकित्सा-विज्ञान की वह शाखा जिसमें कोई विशेषज्ञ प्रैक्टिस करता है, विशिष्टता, दक्षता

Speciation (स्पेशियेशन)— विकास-क्रिया द्वारा जीवधारियों की नवीन जातियों की उत्पत्ति होना।

Species (स्पेसीज)— जीव-विज्ञान में, जीवित जीवधारियों के वर्गीकरण में वंश के ठीक नीचे की श्रेणी; जाति

Species-specific (स्पेसीज़-स्पेसीफिक)— किसी जाति की विशिष्टतायें

Specific (स्पेसीफिक)—1. विशिष्ट 2. वह औषधि जो किसी विशेष रोग अथवा लक्षण के लिए साध्य होती है। 3. ऐसा रोग जो हमेशा एक ही प्रकार के जीव से उत्पन्न होता है। 4. किसी विशेष अंग तथा कार्य आदि के लिए प्रयोग करने एवं प्रभाव आदि में सीमित 5. किसी जाति से सम्बन्धित

Specific dynamic action (स्पेसीफिक डायनामिक एक्शन)— भोजन के अवशोषण के फलस्वरूप चयापचयी दर का बढ़ जाना।

Specific gravity (स्पेसीफिक ग्रेविटी)— विशिष्ट गुरुत्व

Specificity (स्पेसीफीसिटी)— विशिष्ट होना, विशिष्टता

Specilla (स्पेसिला)— Specillum का बहुवचन

Specillum (स्पेसीलम)— 1. लैन्स 2. बटन के आकार का एषणी

Specimen (स्पेसीमैन)— नमूना, प्रतिरूप। किसी वस्तु की सम्पूर्ण की किस्म तथा उसकी गुणवत्ता को प्रदर्शित करने के लिए उस वस्तु का एक छोटा-सा भाग जैसे मूत्र का एक नमूना

Speck (स्पैक)—सूक्ष्म धब्बा

Spectacles (स्पैक्टेकल्स)— देखें 'Glasses'.

Spectra (स्पैक्ट्रा)— Spectrum का बहुवचन

Spectral (स्पैक्ट्रल)— स्पैक्ट्रम से सम्बन्धित, दृश्याभासी

Spectro- (स्पैक्ट्रो-)— एक उपसर्ग जिसका अर्थ स्पैक्ट्रम है।

Spectrochemistry (स्पैक्ट्रोकैमिस्ट्री)—प्रतिबिम्बदर्शन द्वारा रासायनिक पदार्थों का अध्ययन करना तथा उनकी पहचान करना।

Spectrocolorimeter (स्पैक्ट्रोकलरीमीटर)— स्पैक्ट्रम के एक अकेले रंग को पृथक करके वर्णान्धता का पता लगाने वाला उपकरण

Spectrofluorometer (स्पैक्ट्रोफ्लूओरोमीटर)— प्रतिदीप्ति के अंश को मापने वाला एक उपकरण

Spectrogram (स्पैक्ट्रोग्राम)— किसी स्पैक्ट्रम का लेखाचित्र

Spectrograph (स्पैक्ट्रोग्राफ)— किसी सम्वेदनशील फोटो खींचने वाली प्लेट पर स्पैक्ट्रम का फोटो खींचने के लिये बना एक यन्त्र

Spectrography (स्पैक्ट्रोग्राफी)— किसी स्पैक्ट्रम का चित्र खींचने या उसका अनुरेखण करने की कार्यविधि

Spectrometer (स्पैक्ट्रोमीटर)— किसी स्पैक्ट्रोस्कोप या स्पैक्ट्रमदर्शी द्वारा उत्पन्न प्रकाश की तरंगदैर्ध्य का पता लगाने वाला एक यन्त्र, प्रतिबिम्ब-विश्लेषक

Spectrometry (स्पैक्ट्रोमीट्री)— स्पैक्ट्रोमीटर का प्रयोग करके प्रकाश किरणों की तरंगदैर्ध्य का पता लगाने की क्रिया, प्रतिबिम्ब-विश्लेषण

Spectrophobia (स्पैक्ट्रोफोबिया)—किसी का शीशों का अथवा शीशे में दिखायी देने वाली अपनी आकृति का विकृत भय होना।

Spectrophotofluorimetry (स्पैक्ट्रोफोटोफ्लुओरीमीट्री)— स्पैक्ट्रम-प्रकाशमापी द्वारा किसी प्रतिदीप्ति की तीव्रता तथा उसके गुण की माप लेना।

Spectrophotometer (स्पैक्ट्रोफोटोमीटर)—किसी विलयन से संचारित होने वाले प्रकाश की स्पैक्ट्रम से तुलना करके विलयन में रंग की मात्रा का पता लगाने वाला एक उपकरण, स्पैक्ट्रम-प्रकाशमापी, प्रतिबिम्बमापी

Spectrophotometry (स्पैक्ट्रोफोटोमीट्री)— स्पैक्ट्रोफोटोमीटर या स्पैक्ट्रम-प्रकाशमापी द्वारा किसी विलयन में रंग की मात्रा का पता लगाना, प्रतिबिम्बमिति

Spectroscope (स्पैक्ट्रोस्कोप)— प्रिज़्म के द्वारा जिससे होकर प्रकाश गुजरता है और निरीक्षण के लिये स्पैक्ट्रम बनाता है, प्रकाश को उसके घटक रंगों में पृथक करने वाला एक यन्त्र; स्पैक्ट्रमदर्शी; प्रतिबिम्बदर्शी

Spectroscopic (स्पैक्ट्रोस्कोपिक)— स्पैक्ट्रमदर्शी से सम्बन्धित, प्रतिबिम्बदर्शी सम्बन्धी

Spectroscopy (स्पैक्ट्रोस्कोपी)— प्रतिबिम्बदर्शन

Spectrum (स्पैक्ट्रम)— श्वेत प्रकाश के काँच की त्रिभुजाकृति (प्रिज़्म) से होकर गुजरने से बनी सात रंगों की एक पट्टी। ये रंग 7700 आँगस्ट्रॉम इकाई से 3900 आँगस्ट्रॉम इकाई तक के विभिन्न तरंगदैर्ध्य के होते हैं तथा क्रम से सबसे छोटे तरंगदैर्ध्य से लेकर सबसे बड़े तरंगदैर्ध्य तक के बैंगनी, नील, नीला (रंग), हरा, पीला, नारंगी तथा लाल रंग होते हैं और जो इन्द्रधनुष के समान प्रतीत होते हैं; दृश्याभास; प्रतिबिम्ब

Absorption spectrum (एब्ज़ॉर्शन स्पैक्ट्रम)— प्रकाश किरणों के किसी पदार्थ से होकर गुजरने से बना स्पैक्ट्रम जो कुछ रंगों को अपने अन्दर अवशोषित कर लेता है। ऐसा स्पैक्ट्रम बहुत से रसायनों के लिये विशिष्ट होता है, अवशोषण स्पैक्ट्रम

Broad spectrum (ब्रॉड स्पैक्ट्रम)— बहुत से सूक्ष्मजीवों के प्रति प्रभावकारी प्रतिजीवियों (एण्टिबायोटिक) के लिये प्रयोग किया जाने वाला एक शब्द

Chromatic spectrum (क्रोमेटिक स्पैक्ट्रम)— Visible spectrum.

Invisible spectrum (इनविज़िब्ल स्पैक्ट्रम)—लाल रंग से ऊपर (7700 आँगस्ट्रॉम इकाई की तरंगदैर्ध्य) अथवा बैंगनी रंग से नीचे (3900 आँगस्ट्रॉम इकाई की तरंगदैर्ध्य) का स्पैक्ट्रम आँख से दिखाई नहीं देता।

Visible spectrum (विज़िब्ल स्पैक्ट्रम)— 3900 आँगस्ट्रॉम इकाई से लेकर 7700 आँगस्ट्रॉम इकाई तक के तरंगदैर्ध्य का बैंगनी से लेकर लाल रंग तक का स्पैक्ट्रम आँख से दिखाई देता है।

Speculum (स्पैकुलम)—दृष्टि-परीक्षण के लिये शरीर के किसी छिद्र, नलिका अथवा गुहा को खोलने या फैलाने के लिए एक यन्त्र; वीक्षक, जैसे कर्ण वीक्षक या इयर स्पैकुलम जो कान का परीक्षण करने के लिये एक छोटी कीपाकार नली होता है।

Ear speculum (इयर स्पैकुलम)— कर्ण वीक्षक या इयर स्पैकुलम जो कान का परीक्षण करने के लिए एक छोटी कीपाकार नली होता है।

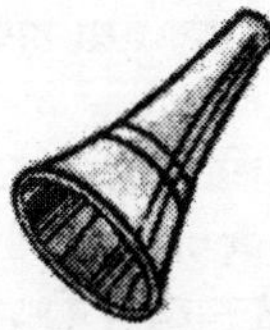

Fig. 520 A : Ear speculum (कर्ण वीक्षक)

Eye speculum (आई स्पैकुलम)— किसी आँख का निरीक्षण करने अथवा उस पर ऑपरेशन करने के दौरान आँख की पलकों को अलग रखने वाला एक यन्त्र

Rectal speculum (रैक्टल स्पैकुलम)— मलाशय के परीक्षण के लिए एक नीलकाकार वीक्षक जिसमें एक अवरोधक लगा होता है, मलाशयी वीक्षक

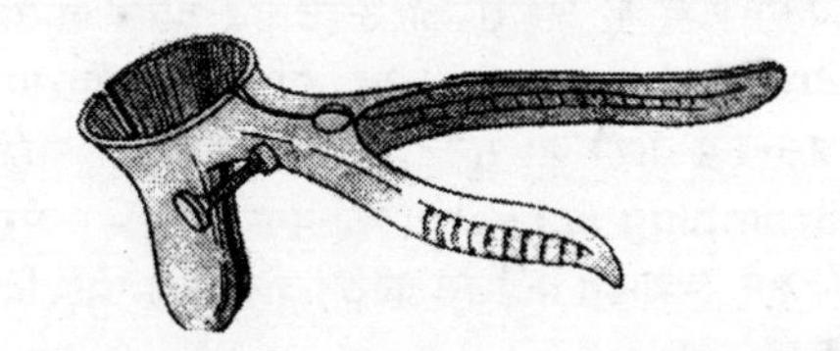

Fig. 520 B : Rectal speculum (मलाशयी वीक्षक)

Vaginal speculum (वैजाइनल स्पैकुलम)— एक ऐसा वीक्षक जिसमें एक दूसरे के सामने दो चौड़े तथा चपटे फलक होते हैं जिन्हें योनि में प्रविष्ट करके अलग, एक दूसरे से दूर कर दिया जाता है, योनि तथा गर्भाशयग्रीवा के निरीक्षण के लिए प्रयोग में लाया जाता है।

Speech (स्पीच)—1. स्वर ध्वनियों द्वारा विचारों की अभिव्यक्ति 2. शब्दों का उच्चारण करना; वाणी, बोली 3. बोले गये शब्द। बोली या उच्चारण के भेद—

Aphonic speech (एफोनिक स्पीच)— कानाफूसी करना।

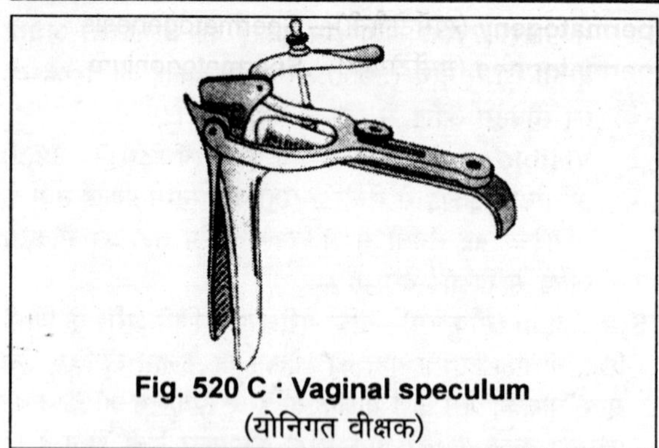
Fig. 520 C : Vaginal speculum (योनिगत वीक्षक)

Ataxic speech (एटेक्सिक स्पीच)—पेशीय असमन्वय के परिणामस्वरूप होने वाली दोषयुक्त वाणी जो सामान्यतः अनुमस्तिष्क के किसी विकार का परिणाम होती है।

Cued speech (क्यूड स्पीच)— बहरे लोगों के लिए एक भाषा जिसमें ओष्ठ-पाठन तथा हाथों के इशारों, दोनों का संयोजन होता है।

Echo speech (इको स्पीच)— Echolalia.

Esophageal speech (ईसोफेगियल स्पीच)— उस व्यक्ति में जिसने अपने स्वरयन्त्र को शल्यक्रिया द्वारा निकलवा दिया हो, ग्रासनली या ईसोफेगस में वायु के कम्पन से उत्पन्न होने वाली वाणी

Explosive speech (एक्सप्लोज़िव स्पीच)— आंगिक मस्तिष्क रोग अथवा मानसिक विकार से पीड़ित व्यक्ति में अचानक उत्पन्न होने वाली तेज बोली

Interjectional speech (इन्टरजैक्शनल स्पीच)— वाणी जिसमें अस्पष्ट ध्वनियाँ होती हैं।

Mirror speech (मिरर स्पीच)— एक वाणी दोष जिसमें किसी शब्द के अक्षरों को उलट कर बोला जाता है।

Pressed speech (प्रेस्ड स्पीच)— शीघ्रगामी तथा असम्बद्ध वाणी जो सुनने वाले को समझ में नहीं आती।

Scamping speech (स्केम्पिंग स्पीच)— ऐसी वाणी जिसमें उच्चारण के लिये कठिन शब्दों को छोड़ दिया जाता है।

Scanning speech (स्कैनिंग स्पीच)— ऐसी वाणी जिसमें शब्दों के समुदायों के बीच में लम्बे विराम हो जाते हैं; सविराम उच्चारण

Slurring speech (स्लरिंग स्पीच)— अस्पष्ट उच्चारण, स्खलित उच्चारण

Staccato speech (स्टेकेटो स्पीच)— धीरे-धीरे तथा जोर लगाकर बोलना जिसमें प्रत्येक वाक्य खण्ड को अलग-अलग बोला जाता है।

Stammering speech (स्टैमरिंग स्पीच)— हकलाते हुए बोलना

Spell (स्पैल)—दौरा; दौर

Sperm (स्पर्म)— 1. वीर्य 2. शुक्राणु

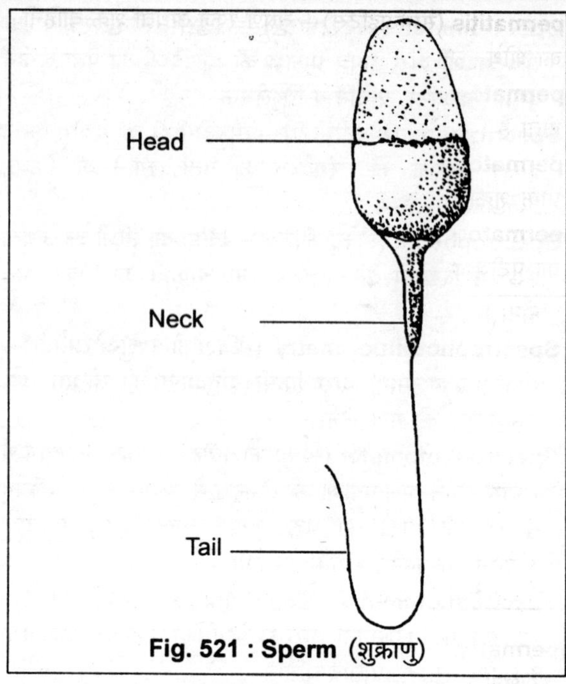

Fig. 521 : Sperm (शुक्राणु)

Sperma-, Spermato-, Spermo- (स्पर्मा-, स्पर्मेटो-, स्पर्मो-)— उपसर्ग जिनका अर्थ वीर्य, शुक्राणु है।

Sperma (स्पर्मा)— 1. वीर्य 2. पुरुष जनन कोशिका (शुक्राणु)

Spermacrasia (स्पर्मेक्रेसिया)— वीर्य में शुक्राणुओं का अभाव

Spermagglutination (स्पर्मेग्लुटिनेशन)— शुक्राणुओं का समूहन होना।

Spermatemphraxis (स्पर्मेटेमफ्रेक्सिस)— वीर्य के निकलने में अवरोध उत्पन्न हो जाना।

Spermatic (स्पर्मेटिक)— वीर्य अथवा शुक्राणुओं से सम्बन्धित

Spermatic cord (स्पर्मेटिक कॉर्ड)— 'Cord' के अन्तर्गत देखें

Spermatic duct (स्पर्मेटिक डक्ट)— कोई भी वाहिनी जो वीर्य का वाहन करती है, विशेषकर शुक्र वाहिनी तथा स्खलनीय वाहिनी

Spermaticidal (स्पर्मेटीसाइडल)— शुक्राणुओं के लिए विनाशकारी अथवा उन्हें मारने वाला, शुक्राणुनाशक

Spermaticide (स्पर्मेटीसाइड)— Spermaticidal. Spermicide.

Spermatid (स्पर्मेटिड)— Spermatoblast.

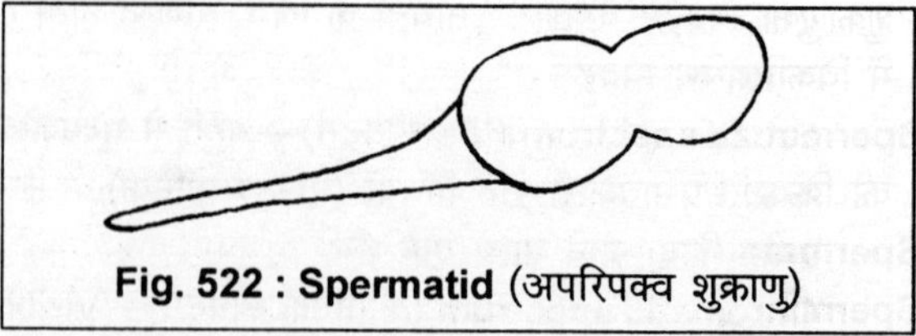
Fig. 522 : Spermatid (अपरिपक्व शुक्राणु)

Spermatin (स्पर्मेटिन)— वीर्य में स्थित एक लेसदार पदार्थ

Spermatism (स्पर्मेटिज़्म)—वीर्य स्खलन, शुक्राणुता

Spermatitis (स्पर्मेटाइटिस)— वृषण-रज्जु अथवा शुक्र वाहिनी का शोथ

Spermato- (स्पर्मेटो-)—एक उपसर्ग जिसका अर्थ शुक्राणु होता है।

Spermatoblast (स्पर्मेटोब्लास्ट)— एक अल्पवर्धित शुक्राणु, प्राक् शुक्राणु, शुक्राणुप्रसू

Spermatocele (स्पर्मेटोसील)— अधिवृषण या एपिडिडीमिस का पुटीय अर्बुद जिसमें शुक्राणु होते हैं, शुक्रपुटी

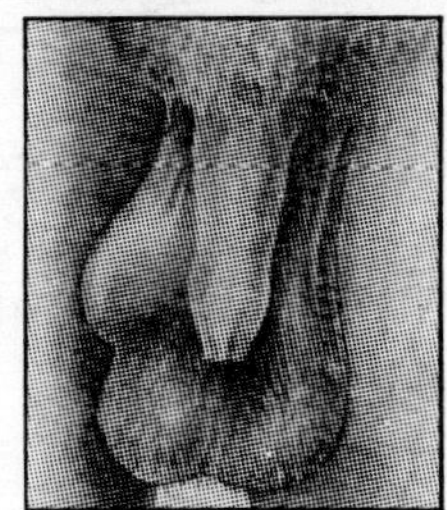

Fig. 523 : Spermatocele (शुक्रपुटी)

Spermatocelectomy (स्पर्मेटोसिलेक्टॉमी)— किसी शुक्रपुटी को शल्यक्रिया द्वारा काट कर निकाल देना।

Spermatocidal (स्पर्मेटोसाइडल)— Spermaticidal.

Spermatocide (स्पर्मेटोसाइड)— Spermatocidal.

Spermatocyst (स्पर्मेटोसिस्ट)— 1. शुक्राशय 2. शुक्रपुटी

Spermatocystectomy (स्पर्मेटोसिस्टेक्टॉमी)—किसी शुक्राशय को शल्यक्रिया द्वारा काट कर निकाल देना।

Spermatocystitis (स्पर्मेटोसिस्टाइटिस)— किसी शुक्राशय का शोथ

Spermatocystotomy (स्पर्मेटोसिस्टोटॉमी)— किसी शुक्राशय में चीरा लगाना।

Spermatocytal (स्पर्मेटोसाइटल)— शुक्राणु कोशिकाओं से सम्बन्धित, शुक्राणुकोशिकीय

Spermatocyte (स्पर्मेटोसाइट)— शुक्राणुजनन में किसी शुक्राणुजन से उत्पन्न होने वाली कोशिका जो विभाजित होकर प्राक् शुक्राणु बनाती है जिससे शुक्राणु उत्पन्न होते हैं; शुक्राणुकोशिका

Spermatocytogenesis (स्पर्मेटोसाइटोजेनेसिस)—शुक्राणुओं के बनने की प्रारम्भिक अवस्था जिसमें शुक्राणुजन शुक्राणुकोशिकाओं में विकसित होती हैं और फिर प्राक् शुक्राणुओं में विकसित हो जाती हैं।

Spermatogenesis (स्पर्मेटोजेनेसिस)— शुक्राणुओं के बनने की क्रिया, शुक्राणुजनन

Spermatogenetic (स्पर्मेटोजेनेटिक)— Spermatogenic.

Spermatogenic (स्पर्मेटोजेनिक)— शुक्राणु उत्पन्न करने वाला, शुक्राणुजनक

Spermatogenous (स्पर्मेटोजीनस)— Spermatogenic.

Spermatogeny (स्पर्मेटोजैनी)— Spermatogenesis.

Spermatogone (स्पर्मेटोगोन)— Spermatogonium.

Spermatogonium (स्पर्मेटोगोनियम)— शुक्र-नलिका में उत्पन्न होने वाली एक बड़ी अविशिष्ट पुरुष जनन कोशिका जो शुक्रजनन में शुक्राणुकोशिकाओं को उत्पन्न करती है, शुक्राणुजन

Spermatoid (स्पर्मेटॉयड)— शुक्राणु के समान, शुक्राणुवत्

Spermatology (स्पर्मेटोलॉजी)— वीर्य का अध्ययन

Spermatolysin (स्पर्मेटोलाइसिन)— शुक्राणुओं को नष्ट करने वाला एक लाइसिन

Spermatolysis (स्पर्मेटोलाइसिस)— शुक्राणुओं का नष्ट हो जाना।

Spermatolytic (स्पर्मेटोलाइटिक)—शुक्राणुओं को नष्ट करने वाला।

Spermatopathia (स्पर्मेटोपैथिया)— वीर्य का कोई भी रोग

Spermatopathy (स्पर्मेटोपैथी)— Spermatopathia.

Spermatophobia (स्पर्मेटोफोबिया)— शुक्रमेह का रोगोत्पादक भय

Spermatopoietic (स्पर्मेटोपॉयटिक)— वीर्य बनाने वाला।

Spermatorrhea (स्पर्मेटोरिह्या)— लैंगिक उत्तेजना के बिना बार-बार वीर्य की अनियन्त्रित निकासी होना, शुक्रमेह, वीर्यस्खलनता

Spermatoschesis (स्पर्मेटोस्केसिस)— वीर्य में रुकावट पैदा हो जाना।

Spermatospore (स्पर्मेटोस्पोर)— Spermatogonium.

Spermatotoxin (स्पर्मेटोटॉक्सिन)— Spermatoxin.

Spermatovum (स्पर्मेटोव्यूम)— गर्भित अण्ड

Spermatoxin (स्पर्मेटॉक्सिन)— शुक्राणुओं को नष्ट करने वाला जीवविष

Spermatozoa (स्पर्मेटोजुआ)— स्पर्मेटोजून का बहुवचन

Spermatozoal (स्पर्मेटोजुअल)— शुक्राणुओं से सम्बन्धित

Spermatozoan (स्पर्मेटोजुआन)— Spermatozoal.

Spermatozoicide (स्पर्मेटोज़्वाइसाइड)— Spermicide.

Spermatozoon (स्पर्मेटोजून)— शुक्रग्रन्थियों की शुक्रजनक नलिकाओं में प्राक् शुक्राणुओं से बनने वाली एक परिपक्व पुरुष जनन कोशिका, शुक्राणु। यह लगभग 51 माइक्रोन लम्बा होता है और 3 भागों में बंटा होता है, प्रथम भाग केन्द्रकयुक्त एक चौड़ा, अण्डाकार चपटा सिर होता है जिस पर एक कशाभ होता है, द्वितीय भाग बीच में जीवद्रव्य की गर्दन होती है तथा तृतीय भाग दुम होता है। यह अपने सिर से डिम्ब का छेदन करके उसको गर्भित करता है।

Spermaturia (स्पर्मेचूरिया)— मूत्र में वीर्य का पाया जाना, शुक्रमेह

Spermectomy (स्पर्मेक्टॉमी)— वृषण-रज्जु के किसी भाग को शल्यक्रिया द्वारा काट कर निकाल देना।

Spermia (स्पर्मिया)— Spermium का बहुवचन

Spermic (स्पर्मिक)— शुक्राणुओं से सम्बन्धित

Spermicidal (स्पर्मीसाइडल)— Spermicide.

Spermicide (स्पर्मीसाइड)—शुक्राणुओं को मारने वाला, शुक्राणुनाशक

Spermiduct (स्पर्मीडक्ट)— एक समझी जाने वाली स्खलनीय वाहिनी एवं शुक्रवाहिनी

Spermiogenesis (स्पर्मियोजेनेसिस)— शुक्राणुओं के बनने में द्वितीय अवस्था जिसमें प्राक्-शुक्राणु शुक्राणुओं में रूपान्तरित हो जाते हैं।

Spermiogram (स्पर्मियोग्राम)— वीर्य में शुक्राणुअें के परीक्षण का अभिलेख

Spermium (स्पर्मियम)—परिपक्व पुरुष जनन-कोशिका या शुक्राणु

Spermo- (स्पर्मो-)— Sperma.

Spermoblast (स्पर्मोब्लास्ट)— Spermatid. Spermatoblast.

Spermolith (स्पर्मोलिथ)— शुक्राशय अथवा वृषण-वाहिनी में स्थित पथरी, शुक्रवाहिकाश्मरी

Spermolysin (स्पर्मोलाइसिन)— Spermatolysin.

Spermolysis (स्पर्मोलाइसिस)— Spermatolysis.

Spermolytic (स्पर्मोलाइटिस)— Spermatolytic.

Spermoneuralgia (स्पर्मोन्यूरैल्जिया)—वृषण-रज्जु में तन्त्रिकाशूल होना।

Spermophlebectasia (स्पर्मोफ्लेबेक्टेसिया)— वृषण-शिराओं की अपस्फीति

Spermoplasm (स्पर्मोप्लाज्म)— शुक्राणु का जीवद्रव्य

Spermosphere (स्पर्मोस्फीयर)— शुक्राणुजनों से उत्पन्न अल्पवर्धित शुक्राणुओं का एक पिण्ड

Spermospore (स्पर्मोस्पोर)— Spermatogonium.

Spermotoxin (स्पर्मोटॉक्सिन)— Spermatoxin.

Sp. gr. (एसपी. ग्रे.)— विशिष्ट गुरुत्व

Sph. (एसपीएच.)—गोलाकार

Sphacelate (स्फेसीलेट)— कोथयुक्त अथवा परिगलित होना

Sphacelation (स्फेसीलेशन)—1. कोथयुक्त अथवा परिगलित होने की प्रक्रिया 2. कोथ अथवा परिगलन

Sphacelism (स्फेसीलिज्म)— 1. गैंगरीन से प्रभावित करने की क्रिया अथवा परिगलन 2. मृत्तोतक का बनना।

Sphaceloderma (स्फेसीलोडर्मा)— त्वचा का कोथ या इसकी गैंगरीन, त्वक्कोथ

Sphacelous (स्फेसीलस)— Gangrenous; necrosed; sloughing.

Sphacelus (स्फेसीलस)—मृत्तोतक अथवा कोथ-ऊतक का एक पिण्ड

Sphagiasmus (स्फेगियास्मस)— अपस्मार या मिर्गी के दौरे में होने वाली गर्दन की पेशियों की ऐंठन

Sphagitis (स्फेगाइटिस)—गले की सूजन

Sphenethmoid (स्फैनेथ्मॉयड)— Sphenoethmoid.

Sphenion (स्फैनियोन)—पार्श्विकास्थि के जतूकास्थिज कोण का छोर

Spheno- (स्फेनो-)—एक उपसर्ग जिसका अर्थ कीलाकार अथवा स्फैनॉयड हड्डी होता है।

Sphenobasilar (स्फैनोबेसीलर)—स्फैनॉयड हड्डी एवं ऑक्सीपिटल हड्डी के आधारी भाग से सम्बन्धित

Sphenoccipital (स्फैनोक्सीपिटल)— स्फैनॉयड एवं ऑक्सीपिटल हड्डियों से सम्बन्धित

Sphenocephalus (स्फैनोसिफैलस)— ऐसा भ्रूण जिसका सिर कीलाकार होता है।

Sphenocephaly (स्फैनोसिफैली)—कीलाकार सिर से युक्त होने की दशा, शकुंशीर्षता

Sphenoethmoid (स्फैनोएथ्मॉयड)—स्फैनॉयड एवं इथमॉयड हड्डियों से सम्बन्धित

Sphenoethmoidectomy (स्फैनोइथ्मॉयडैक्टॉमी)— शल्यक्रिया द्वारा स्फैनॉयड एवं इथ्मॉयड अस्थियों के रोगग्रस्त भाग को निकाल देना।

Sphenofrontal (स्फैनोफ्रन्टल)— स्फैनॉयड एवं फ्रन्टल या ललाटीय हड्डियों से सम्बन्धित

Sphenoid (स्फैनॉयड)—कीलाकार, जतूकाभ

Sphenoidal (स्फैनॉयडल)— स्फैनॉयड हड्डी से सम्बन्धित, जतूकास्थिज

Sphenoid bone (स्फैनॉयड बोन)— सामने पश्चकपालीय एवं झर्झरिका अस्थियों तथा पार्श्व में पार्श्विकास्थि एवं शंखास्थि के बीच स्थित खोपड़ी के आधार की बड़ी हड्डी, जूतकाभ अस्थि

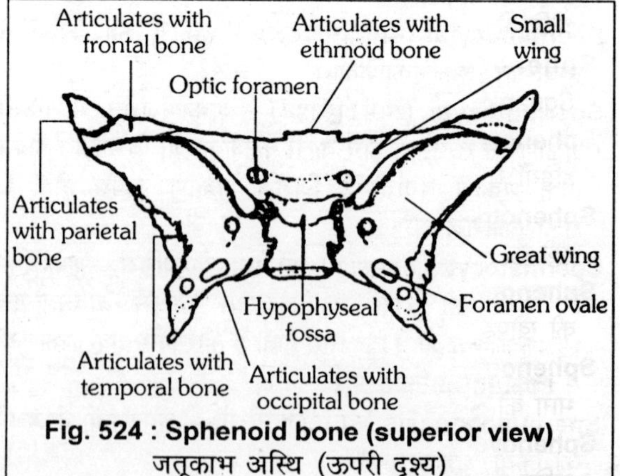

Fig. 524 : Sphenoid bone (superior view)
जतूकाभ अस्थि (ऊपरी दृश्य)

Articulates with ethmoid bone = इथमॉयड हड्डी से जुड़ने वाला भाग, Optic foramen = दृष्टिपरक रन्ध्र, Articulates with frontal bone = ललाटीय अस्थि से जुड़ने वाला भाग, Articulates with parietal bone = पार्श्विक अस्थि से जुड़ने

वाला भाग, Articulates with temporal bone = शंखास्थि से जुड़ने वाला भाग, Articulates with occipital bone = पश्चकपालिक अस्थि से जुड़ने वाला भाग, Hypophyseal fossa = पीयूषिका-खात, Foramen ovale = अण्डाकार रन्ध्र, Great wing = बड़ा पंख, Small wing = छोटा पंख

Sphenoid fissure (स्फैनॉयड फ़िशर)— तन्त्रिकाओं एवं रक्त वाहिनियों के लिए स्फैनॉयड तथा ललाटीय हड्डियों में स्थित फटन

Sphenoiditis (स्फैनॉयडाइटिस)— स्फैनॉयड के विवर का शोथ अथवा स्फैनॉयड हड्डी का परिगलन

Sphenoidostomy (स्फैनॉयडोस्टॉमी)—किसी स्फैनॉयड विवर में छेद बनाना।

Sphenoidotomy (स्फैनॉयडोटॉमी)— स्फैनॉयड हड्डी में चीरा लगाना।

Sphenomalar (स्फैनोमेलर)— स्फैनॉयड एवं मेलर हड्डियों से सम्बन्धित

Sphenomaxillary (स्फैनोमैक्ज़िलरी)— स्फैनॉयड हड्डी एवं ऊपरी जबड़े (ऊर्ध्वहनु) से सम्बन्धित

Spheno-occipital (स्फैनो-ऑक्सीपिटल)— स्फैनॉयड एवं ऑक्सीपिटल हड्डियों से सम्बन्धित

Sphenopalatine (स्फैनोपैलाटाइन)— स्फैनॉयड एवं पैलाटाइन हड्डियों से सम्बन्धित, जतूकपार्श्विकास्थिज

Sphenoparietal (स्फैनोपैराइटल)— स्फैनॉयड एवं पैराइटल हड्डियों से सम्बन्धित, जतूकपार्श्विकास्थिज

Sphenopetrosal (स्फैनोपैट्रोसल)— जतूकास्थि एवं शंखास्थि के अश्माभ भाग से सम्बन्धित

Sphenorbital (स्फैनोर्बिटल)— स्फैनॉयड हड्डी एवं नेत्र-गुहाओं से सम्बन्धित

Sphenosis (स्फैनोसिस)— ऐसी दशा जिसमें भ्रूण माँ की श्रोणि में कीलाकार हो जाता है।

Sphenosquamosal (स्फैनोस्क्वामोसल)— Squamosphenoid.

Sphenotemporal (स्फैनोटैम्पोरल)— स्फैनॉयड एवं टैम्पोरल हड्डियों से सम्बन्धित

Sphenotic (स्फैनोटिक)— भ्रूण की एक हड्डी जो स्फैनॉयड हड्डी का भाग बन जाती है।

Sphenotresia (स्फैनोट्रेसिया)— कपालछेदन में किसी भ्रूण की खोपड़ी के आधार पर छेद करना।

Sphenotribe (स्फैनोट्राइब)— भ्रूण की खोपड़ी के आधारी भाग को तोड़ने वाला एक यन्त्र

Sphenovomerine (स्फैनोवोमेराइन)— जतूकास्थि एवं सीरिका अस्थि से सम्बन्धित

Sphenozygomatic (स्फैनोजाइगोमेटिक)— स्फैनॉयड एवं जाइगोमेटिक हड्डियों से सम्बन्धित

Sphere (स्फीयर)— 1. गेंद (गोल) या ग्लोब अथवा पृथ्वी 2. वातावरण जिसमें कोई व्यक्ति रहता एवं कार्य करता है, क्षेत्र

Spheresthesia (स्फेरेस्थीसिया)— आमाशय से उठ कर गले में आता हुआ एक गोला या पिण्ड महसूस होना जैसे कि हिस्टीरिया तथा अन्य विक्षिप्तियों में देखा जाता है।

Spherical (स्फेरीकल)— गोलाकार

Sphero- (स्फेरो-)— एक उपसर्ग जिसका अर्थ गोलाकार अथवा एक गोला है।

Spherocylinder (स्फेरोसिलिण्डर)— ऐसा लैन्स जिसकी एक सतह गोलाकार तथा दूसरी बेलनाकार होती है।

Spherocyte (स्फेरोसाइट)— गोलाकार लाल रक्त कोशिका, गोलक-कोशिका, गोलरक्तकोशिका

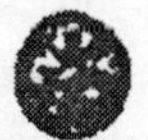

Fig. 525 : Spherocyte (गोलककोशिका)

Spherocytosis (स्फेरोसाइटोसिस)— रक्त में गोलक-कोशिकाओं का पाया जाना, गोलक-कोशिकता

Spheroid (स्फेरॉयड)—गोले के समान शरीर

Spheroidal (स्फेरॉयडल)— गोले से मिलता-जुलता, गोलाभ

Spherolith (स्फेरोलिथ)—नवजात शिशु के वृक्क में एक बहुत ही छोटी पथरी

Spheroma (स्फेरोमा)— एक गोलाकार अर्बुद

Spherometer (स्फेरोमीटर)—किसी सतह की वक्रता मापने का एक उपकरण

Spheroplast (स्फेरोप्लास्ट)— ऐसा जीवाणु जिसकी कठोर कोशिका भित्ति अधूरी अलग हो गयी है।

Spherospermia (स्फेरोस्पर्मिया)—दुम रहित गोल शुक्राणु

Spherule (स्फेरूल)— बहुत छोटा गोला

Sphincter (स्फिंक्चर)— किसी प्राकृतिक द्वार अथवा मार्ग को बन्द करने वाली एक वृत्ताकार पेशी, संवरणी या अवरोधिनी जैसे गुदा संवरणी जो गुदा को बन्द करती है, बाह्य रेखित पेशी की तथा आन्तरिक सादी पेशी की होती है।

Sphincteral (स्फिंक्चरल)— संवरणी अथवा अवरोधिनी से सम्बन्धित

Sphincteralgia (स्फिंक्चरैल्जिया)— किसी संवरणी पेशी में दर्द होना, गुदार्ति, मलद्वार की पीड़ा

Sphincterectomy (स्फिंक्चरेक्टॉमी)— किसी संवरणी पेशी को शल्यक्रिया द्वारा काट कर निकाल देना, संवरणी-उच्छेदन

Sphincterial, Sphincteric (स्फिंक्चीरियल, स्फिंक्चीरिक)— Sphincteral.

Sphincteric (स्फिंक्चरिक)— Sphincteral.

Sphincterismus (स्फिंक्चरिसमस)—गुदा अवरोधिनी पेशियों में ऐंठन हो जाना।

Sphincteritis (स्फिंक्चराइटिस)— किसी संवरणी अथवा अवरोधिनी पेशी का शोथ, संवरणीशोथ

Sphincteroid (स्फिंक्चीरॉयड)— किसी संवरणी या अवरोधिनी के समान

Sphincterolysis (स्फिंक्वेरोलाइसिस)— अग्र संसक्ति में आइरिस को कॉर्नियां से अलग करना।

Sphincteroplasty (स्फिंक्विरोप्लास्टी)— किसी संवरणी पेशी पर प्लास्टिक सर्जरी करना, संवरणीसंधान

Sphincteroscope (स्फिंक्विरोस्कोप)— गुदा संवरणी का निरीक्षण करने वाला एक यन्त्र

Sphincteroscopy (स्फिंक्विरोस्कोपी)— स्फिंक्वरोस्कोप द्वारा आन्तरिक गुदा संवरणी का निरीक्षण करना।

Sphincterotome (स्फिंक्विरोटोम)— किसी संवरणी या अवरोधिनी को काटने वाला एक यन्त्र

Sphincterotomy (स्फिंक्विरोटॉमी)—किसी संवरणी पेशी को चीरना।

Sphygmic (स्फाइग्मिक)— नाड़ी सम्बन्धी

Sphygmo- (स्फाइग्मो-)— नाड़ी या नब्ज़ का संकेत देने वाला एक उपसर्ग

Sphygmobolometer (स्फाइग्मोबोलोमीटर)— नाड़ी बल मापने का एक उपकरण

Sphygmocardiogram (स्फाइग्मोकार्डियोग्राम)— हृद्स्पन्द एवं रेडियल नाड़ी का एक अनुरेखण

Sphygmocardiograph (स्फाइग्मोकार्डियोग्राफ)— रेडियल नाड़ी एवं हृद्स्पन्द का एक साथ अभिलेखन करने वाला एक उपकरण, स्पन्दनहृद्स्पन्दनलेखी

Sphygmocardioscope (स्फाइग्मोकार्डियोस्कोप)— Sphygmocardiograph.

Sphygmochronograph (स्फाइग्मोक्रोनोग्राफ)— हृद्स्पन्द एवं नाड़ी के बीच के समय का रेखाचित्र द्वारा अभिलेखन करने वाला एक स्पन्दनलेखी

Sphygmodynamometer (स्फाइग्मोडाइनेमोमीटर)— Sphygmobolometer.

Sphygmogram (स्फाइग्मोग्राम)— स्पन्दनलेखी का प्रयोग करके बनाया गया नाड़ी का अनुरेखण

Sphygmograph (स्फाइग्मोग्राफ)— स्पन्दनलेखी

Sphygmographic (स्फाइग्मोग्राफिक)— किसी स्पन्दनलेखी से सम्बन्धित अथवा उसके द्वारा बना हुआ।

Sphygmography (स्फाइग्मोग्राफी)— स्पन्दनलेखी का प्रयोग करके धमनीय नाड़ी का अभिलेख करना।

Sphygmoid (स्फाइग्मॉयड)— नाड़ी के समान, नाड़ीस्पन्दाभ

Sphygmology (स्फाइग्मोलॉजी)— नाड़ी का वैज्ञानिक अध्ययन, नाड़ीविज्ञान

Sphygmomanometer (स्फाइग्मोमैनोमीटर)— धमनीय रक्त-चाप मापने का एक यन्त्र (ब्लड प्रेशर इन्स्ट्रूमैन्ट) यह एनेरॉयड तथा मर्करी दो प्रकार का होता है, रक्तदाबमापी

Sphygmomanometry (स्फाइग्मोमैनोमीट्री)— रक्तदाबमापी के द्वारा रक्त-चाप को मापना, रक्तदाबमिति

Sphygmometer (स्फाइग्मोमीटर)— नाड़ी मापने का एक यन्त्र, स्पन्दनमापी

Sphygmometroscope (स्फाइग्मोमीट्रोस्कोप)— नाड़ी का परिश्रवण करने के लिए प्रयुक्त एक यन्त्र

Sphygmo-oscillometer (स्फाइग्मो-आस्सिलोमीटर)— सिस्टोलिक एवं डायस्टोलिक ब्लड प्रेशर मापने के लिए एनेरॉयड रक्तदाबमापी (ब्लड प्रेशर इन्स्ट्रूमैन्ट) के समान एक यन्त्र

Sphygmopalpation (स्फाइग्मोपैल्पेशन)— नाड़ी का परिस्पर्शन करना।

Sphygmophone (स्फाइग्मोफोन)— नाड़ी स्पन्द को सुनने वाला एक यन्त्र

Sphygmoscope (स्फाइग्मोस्कोप)— हृदय की गतियों एवं नाड़ी स्पन्दों को दिखाने वाला एक यन्त्र

Sphygmosystole (स्फाइग्मोसिस्टोल)— स्फाइग्मोग्राम का खण्ड जो हृदय के प्रकुंचन के अनुरूप होता है।

Sphygmotonograph (स्फाइग्मोटोनोग्राफ)— नाड़ी एवं रक्त-चाप दोनों का साथ-साथ लेखाचित्र के रूप में अभिलेखन करने वाला एक यन्त्र

Sphygmotonometer (स्फाइग्मोटोनोमीटर)— धमनियों की दीवारों के लचीलेपन को मापने वाला एक यन्त्र

Sphygmoviscosimetry (स्फाइग्मोविस्कोसिमेट्री)— रक्त के दाब एवं चिपचिपाहट की माप लेना।

Sphygmus (स्फाइग्मस)— नाड़ी अथवा स्पन्दन

Sphyrectomy (स्फाइरेक्टॉमी)— कर्णास्थि को शल्यक्रिया द्वारा काट कर निकाल देना, गुल्फोच्छेदन

Sphyrotomy (स्फाइरोटॉमी)—कर्णास्थि को चीरना।

Spica (स्पाइका)—अंग्रेजी के आठ के अंक के समान पट्टी जिसमें घुमाव एक दूसरे को पार कर जाते हैं, स्वास्तिक पट्टिका

Spicae (स्पाइकी)— Spica. का बहुवचन

Spicular (स्पाइकुलर)— किसी कंटिका से सम्बन्धित अथवा उसके समान

Spicule (स्पाइक्यूल)— एक छोटी, तेज सूई के आकार की रचना; कंटिका

Spiculum (स्पाइकूलम)— Spicule.

Spider-burst (स्पाइडर-बर्स्ट)— टाँग पर ऐसा स्थान जिसमें किसी केन्द्रीय बिन्दु से विस्फारित केशिकायें फैलती हैं।

Spider cells (स्पाइडर सैल्स)— तन्त्रिकाबन्ध में शाखाओं में विभाजित कोशिकायें

Spider fingers (स्पाइडर फिंगर्स)— असामान्य रूप से लम्बी, पतली तथा मुड़ी हुई अंगुलियाँ

Spider nevus (स्पाइडर नीवस)— त्वचा की एक वृद्धि जिसमें एक केन्द्रीय लाल बिन्दु से विस्फारित केशिकायें फैलती हैं जो मकड़ी के समान प्रतीत होती हैं।

Spigelian line (स्पाइज़ीलियन लाइन)— उदर पर मध्यम रेखा के समानान्तर स्थित एक रेखा जो रैक्टस एब्डोमिनिस पेशी के किनारे को चिह्नित करती है।

Spigelian lobe (स्पाइजेलियन लोब)—यकृत के दाँये खण्ड के पीछे स्थित एक छोटा खण्ड

Spike (स्पाइक)— किसी अनुरेखण जैसे एन्केफैलोग्राम पर ऊपर को एक नुकीला मोड़

Spill (स्पिल)—अति प्रवाह, अत्यधिक बहाव

Spillway (स्पिलवे)— दाँतों की रूपरेखा जिससे होकर भोजन चबाते समय कपर्दिकाओं से बाहर निकलता है।

Spiloma, Spilus (स्पाइलोमा, स्पाइलस)—त्वचा का तिल अथवा इसकी विवर्णता

Spiloplaxia (स्पाइलोप्लैक्सिया)— कुष्ठ रोग में उत्पन्न होने वाला एक लाल धब्बा

Spilus (स्पाइलस)— एक चपटे प्रकार की तिल वर्णकता

Spina (स्पाइना)— 1. मेरुदण्ड, रीढ़, कंटक 2. काँटे के समान प्रवर्ध अथवा प्रक्षेपण (उभार)

Spina bifida (स्पाइना बाइफिडा)—एक जन्मजात दोष जिसमें कशेरुका-दण्ड में कशेरुकाओं के फलक आपस में नहीं जुड़ते जिससे होकर मस्तिष्कावरण अक्सर बाहर निकल आते हैं, अयुक्त मेरुदण्ड

Spinae (स्पाइनी)— Spina का बहुवचन

Spinal (स्पाइनल)— किसी कंटक, कशेरुका-दण्ड अथवा सुषुम्ना रज्जु से सम्बन्धित; मेरुदण्डीय

Spinal anesthesia (स्पाइनल एनीस्थीज़िया)— मेरु-नलिका में किसी संज्ञाहारी का इन्जैक्शन लगाने से उत्पन्न संज्ञाहरण

Spinal canal (स्पाइनल कैनाल)— कशेरुका-दण्ड का नाल जिसमें सुषुम्ना स्थित रहती है।

Spinal column (स्पाइनल कालम)— सुषुम्ना रज्जु को चारों ओर से बन्द करने वाला कशेरुका-दण्ड जो 33 हड्डियों से मिलकर बनता है : 7 ग्रैव (गर्दन की), 12 पृष्ठीय अथवा वक्षीय (छाती की), 5 कटिपरक (पीठ के निचले भाग की), 5 त्रिकास्थियाँ या सैक्रल हड्डियाँ, ये जुड़कर एक हड्डी बनाती हैं तथा 4 हड्डियाँ अनुत्रिक अथवा कॉक्सिक्स में होती हैं जो जुड़कर एक हड्डी बनाती हैं।

Spinal cord (स्पाइनल कॉर्ड)— 'Cord' के अन्तर्गत देखें

Spinal fluid (स्पाइनल फ्लूड)—मेरु-द्रव

Spinal ganglion (स्पाइनल गैंग्लियान)— किसी मेरु-तन्त्रिका की पृष्ठीय अथवा पश्च मूल पर तन्त्रिका कोशिका कायो की बनी गाँठ के समान वृद्धि

Spinalgia (स्पाइनैल्जिया)— कशेरुका-दण्ड के क्षेत्र में दर्द होना

Spinalis (स्पाइनेलिस)— Spinal.

Spinal nerves (स्पाइनल नर्वज़)— मेरु-रज्जु से निकलने वाली तन्त्रिकाओं के 31 जोड़े जिनमें से 8 ग्रैव, 12 वक्षीय, 5 कटिपरक, 5 त्रिकास्थिज या सैक्रल तथा 1 अनुत्रकीय होता है। ये जोड़े मेरु-कशेरुकाओं के अनुरूप होते हैं।

Spinal puncture (स्पाइनल पंक्चर)— देखें Lumbar puncture.

Spinal stenosis (स्पाइनल स्टेनोसिस)— मेरु-नलिका का तंग होना।

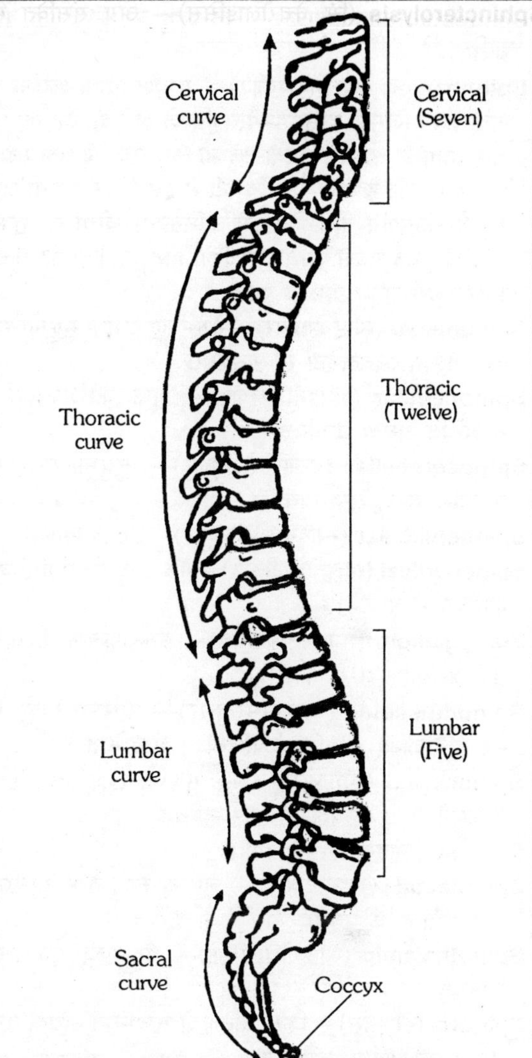

Fig. 526 : Spinal Column (कशेरुका-दण्ड)

Cervical curve = ग्रैव वक्र, Thoracic curve = वक्षीय वक्र, Lumbar curve = कटिपरक वक्र, Sacral curve = त्रिकास्थिज वक्र, Coccyx = अनुत्रिक, Cervical (seven) = ग्रैव (सात), Thoracic (twelve) = वक्षीय (बारह), Lumbar (Five) = कटिपरक (पाँच)

Spinate (स्पाइनेट)— काँटेदार अथवा काँटे के आकार का

Spindle (स्पिण्डल)— तकुवे के आकार का अथवा दोनों किनारों पर धीरे-धीरे पतला हो जाने वाला, तर्कु

Spindle-shaped (स्पिण्डल शेप्ड)—तर्कुरूप, तकली के आकार का

Spine (स्पाइन)—1. हड्डी का काँटे के समान तेज प्रवर्ध 2. मेरु-दण्ड, कशेरुका-दण्ड अथवा रीढ़ की हड्डी

Spinifugal (स्पाइनीफ्यूगल)— सुषुम्ना अथवा मेरु-रज्जु से दूर भागने वाला।

Spinipetal (स्पाइनीपीटल)— मेरु-रज्जु की ओर गति करने वाला।

Spinnbarkeit (स्पाइनबारकीट)— गर्भाशयग्रीवा-श्लेष्मा का लचीलापन जिसके द्वारा डिम्बोत्सर्जन के होने के दिन का पता चल जाता है। गर्भाशयग्रीवा-श्लेष्मा को काँच की एक स्लाइड पर रखा जाता है और फिर चिमटी से इसे ऊपर उठाया जाता है। डिम्बोत्सर्जन वाले दिन इसे अधिकतम खींचा जा सकता है अर्थात् यह सबसे अधिक लचीला होता है, जिसके पश्चात् इसका लचीलापन कम हो जाता है।

Spinobulbar (स्पाइनोबल्बर)— मेरु-रज्जु अथवा सुषुम्ना-रज्जु तथा मेडुला ऑब्लांगेटा से सम्बन्धित

Spinocellular (स्पाइनोसैलुलर)— शूक कोशिकाओं से सम्बन्धित अथवा उनके समान

Spinocerebellar (स्पाइनोसेरीबेलर)— सुषुम्ना-रज्जु एवं अनुमस्तिष्क से सम्बन्धित

Spinocollicular (स्पाइनोकोलीकुलर)— Spinotectal.

Spinocortical (स्पाइनोकॉर्टीकल)— मेरु-रज्जु एवं प्रमस्तिष्कीय कार्टेक्स से सम्बन्धित

Spinoglenoid (स्पाइनोग्लैनॉयड)— स्कन्धफलक के कटंक एवं असंगर्त गुहा से सम्बन्धित

Spinomuscular (स्पाइनोमस्कुलर)— सुषुम्ना-रज्जु एवं मेरु-तन्त्रिकाओं से परिपूर्ण पेशियों से सम्बन्धित

Spinoneural (स्पाइनोन्यूरल)— सुषुम्ना-रज्जु तथा इससे निकलने वाली तन्त्रिकाओं से सम्बन्धित

Spinose (स्पाइनोस)—Spinous.

Spinotectal (स्पाइनोटैक्टल)— सुषुम्ना-रज्जु तथा आच्छादी, मध्यमस्तिष्क के पृष्ठीय भाग से सम्बन्धित

Spinothalamic (स्पाइनोथैलेमिक)— मेरु-रज्जु एवं चेतक सम्बन्धी

Spinous (स्पाइनस)— किसी कंटक से सम्बन्धित अथवा उसके समान, मेरुदण्डीय, कंटकीय

Spinous process (स्पाइनस प्रोसेस)— प्रत्येक कशेरुका के पश्च भाग पर स्थित एक नुकीली अतिवृद्धि

Spinthariscope (स्पिनथैरिस्कोप)— रेडियोसक्रियता का पता लगाने के लिए प्रयुक्त एक यन्त्र

Spintherism (स्पाइन्थेरिज़्म)— आँखों के आगे चिन्गारियों की अनुभूति होना।

Spintheropia (स्पाइन्थेरोपिया)— Spintherism.

Spiracle (स्पाइरेकल)— श्वास छिद्र

Spiradenoma (स्पाइरेडीनोमा)— स्वेद ग्रन्थियों का सुदम अर्बुद, स्वेदग्रन्थ्यर्बुद

Spiral (स्पाइरल)— चक्करदार, ऐंठा हुआ, पेंचदार या सर्पिल

Spirilla (स्पाइरिला)— Spirillum. का बहुवचन

Spirillar (स्पाइरिलर)—अँग्रेजी के अक्षर 'एस' के आकार का

Spirillicidal (स्पाइरिलीसाइडल)— सर्पिल जीवाणुओं अथवा चक्रकीटों (स्पाइरोकीट) को नष्ट करने वाला।

Spirillicide (स्पाइरिलीसाइड)— Spirillicidal.

Spirillolysis (स्पाइरिलोलाइसिस)— सर्पिल जीवाणुओं का नष्ट होना।

Spirillosis (स्पाइरिलोसिस)— रक्त में सर्पिल जीवाणुओं की विद्यमानता से उत्पन्न रोग

Spirillotropic (स्पाइरिलोट्रॉपिक)— सर्पिल जीवाणुओं की ओर आकर्षित

Spirillotropism (स्पाइरिलोट्रॉपिज्म)— सर्पिल जीवाणुओं को आकर्षित करने की क्षमता

Spirillum (स्पाइरिलम)— सर्पिल जीवाणु

Spirit (स्प्रिट)— 1. तीव्र एल्कोहॉल युक्त द्रव या मदिरा (शराब) 2. कोई आस्रुत अथवा उड़नशील द्रव 3. उड़नशील अथवा आवश्यक द्रव का घोल जैसे स्प्रिट क्लोरोफार्म 4. सत्व, सार 5. आत्मा 6. उत्साह

Spiritual therapy (स्प्रिचुअल थिरैपी)— आध्यात्मिक ज्ञान का प्रयोग करके रोगों की चिकित्सा करना।

Spirituous (स्प्रिचुअस)— 1. एल्कोहॉल से सम्बन्धित 2. शराबी

Spiritus (स्प्रिटस)— उड़नशील पदार्थ का एल्कोहॉल में घोल

Spiro-, Spir- (स्पाइरो-, स्पाइर-)— उपसर्ग जिनका अर्थ 1. कुण्डली या कुण्डली के आकार का है। 2. सांस लेना

Spirochaeta pallidum (स्पाइरोकीटा पैलिडम)— स्पाइरोकीटेसी कुल तथा स्पाइरोकीटेल्स गण का एक पेंचदार या चक्करदार, गतिशील जीवाणु जिससे सिफिलिस रोग उत्पन्न होता है; पाण्डुर सर्पकीट

Spirochetal (स्पाइरोकीटल)— स्पाइरोकीट सम्बन्धी

Spirochetalytic (स्पाइरोकीटालाइटिक)— Spirocheticidal.

Spirochete (स्पाइरोकीट)— स्पाइरोकीटेल्स गण का कोई भी सूक्ष्मजीव

Spirochetemia (स्पाइरोकीटीमिया)— रक्त में चक्रकीटों (स्पाइरोकीट) का पाया जाना, चक्रकीटरक्तता, सर्पकीटरक्तता

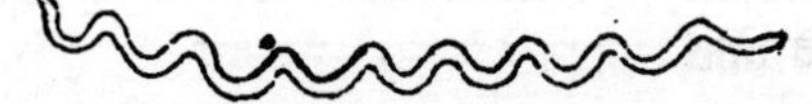

Fig. 527 Spirochaete Treponema pallidum
(ट्रैपोनेमा पैलीडम चक्रकीट)

Spirocheticidal (स्पाइरोकीटीसाइडल)— स्पाइरोकीटों के लिए विनाशकारी

Spirocheticide (स्पाइरोकीटीसाइड)— Spirocheticidal.

Spirochetolysis (स्पाइरोकीटोलाइसिस)—अपघटन द्वारा स्पाइरोकीटों का नष्ट होना।

Spirochetosis (स्पाइरोकीटोसिस)— सपाइरोकीटों का कोई भी संक्रमण, स्पाइरोकीटता

Spirochetotic (स्पाइरोकीटोटिक)— स्पाइरोकीटता से सम्बन्धित अथवा उससे पीड़ित

Spirocheturia (स्पाइरोकीटूरिया)— स्पाइरोकीटों का मूत्र में पाया जाना।

Spirogram (स्पाइरोग्राम)— श्वसनलेखी द्वारा श्वसन-गतियों का बना एक अभिलेख, श्वसनलेख

Spirograph (स्पाइरोग्राफ)— श्वसनलेखी

Spiroid (स्पाइरॉयड)— पेंचदार के समान

Spirokinesis (स्पाइरोकाइनेसिस)— सर्पिल या पेंचदार गति करना।

Spiroma (स्पाइरोमा)— Spiradenoma.

Spirometer (स्पाइरोमीटर)— फेफड़ों की वायु क्षमता मापने का उपकरण, श्वसनमापी

Spirometry (स्पाइरोमीट्री)—फेफड़ों की वायु क्षमता को मापना, श्वसनमित्ति

Spiroscope (स्पाइरोस्कोप)— फेफड़ों की वायु क्षमता को मापने वाला एक उपकरण

Spissated (स्पाइसेटेड)— Inspissated.

Spissitude (स्पाइसीट्यूड)—किसी द्रव का वाष्पीकरण द्वारा उत्पन्न गाढ़ापन

Spit (स्पिट)— 1. थूक 2. थूकना

Spiteful (स्पाइटफुल)— ईर्ष्यालु

Spitter (स्पिटर)— थूकने वाला

Spitting (स्पिटिंग)— मुँह से थूक निकालना

Spittle (स्पिट्ल)— थूक, लार

Splanchna (स्प्लैंकना)— आँतें अथवा अन्तरांग

Splanchnapophysis (स्प्लैंकनेपोफाइसिस)—एक कंकालीय तत्त्व जैसे निचला जबड़ा जो पाचक नली से सम्बन्धित होता है।

Splanchnectopia (स्प्लैंक्नेक्टोपिया)— एक अन्तरांग अथवा अन्तरांगों का विस्थापन, अन्तरांगभ्रंश

Splanchnemphraxis (स्प्लैंक्नेमफ्रेक्सिस)—किसी भी आन्तरिक अंग विशेषकर आँत में अवरोध उत्पन्न होना।

Splanchnesthesia (स्प्लैंक्नेस्थीसिया)— आन्तरिक अंगों की अनुभूति होना।

Splanchnesthetic (स्प्लैंक्नेस्थेटिक)— आन्तरिक अंगों की अनुभूति होने से सम्बन्धित

Splanchni-, Splanchno- (स्प्लैंक्नी-, स्प्लैंक्नो-)— उपसर्ग जिनका अर्थ अन्तरांग होता है।

Splanchnic (स्प्लैंक्निक)— अन्तरांगों अथवा आन्तरिक अंगों से सम्बन्धित, आशयिक, अन्तरांगीय

Splanchnicectomy (स्प्लैंक्नीसैक्टॉमी)— आशयिक तन्त्रिका के भाग को काट कर अलग कर देना, आशयानुकम्पी तन्त्रिका उच्छेदन

Splanchnic nerves (स्प्लैंक्निक नर्वज़)— वक्षीय अनुकम्पी गण्डिकाओं से निकल कर अन्तरांगों की पूर्ति करने वाली तीन तन्त्रिकायें

Splanchnicotomy (स्प्लैंक्नीकोटॉमी)— किसी आशयिक तन्त्रिका का पारपरिच्छेदन करना।

Splanchnoblast (स्प्लैंक्नोब्लास्ट)— किसी अन्तरांग का मूलांग या आद्यावशेष

Splanchnocele (स्प्लैंक्नोसील)— किसी अन्तरांग का बहिःसरण या हर्निया

Splanchnocoele (स्प्लैंक्नोसील)— भ्रूण की अल्पवर्धित या आद्यांगिक गुहा (देहगुहा) जिससे अन्तरांगी गुहाएँ बनती है।

Splanchnocranium (स्प्लैंक्नोक्रेनियम)— Viscerocranium.

Splanchnodiastasis (स्प्लैंक्नोडायस्टेसिस)— किसी अन्तरांग का विस्थापन अथवा उसका अलग होना।

Splanchnodynia (स्प्लैंक्नोडाइनिया)— उदरीय क्षेत्र में दर्द होना।

Splanchnography (स्प्लैंक्नोग्राफी)— अन्तरांगों का शरीर-रचना विज्ञान सम्बन्धी वर्णन, अन्तरांगलेख, आशयलेख

Splanchnolith (स्प्लैंक्नोलिथ)—आँत की पथरी

Splanchnologia (स्प्लैंक्नोलॉजिया)— Splanchnology.

Splanchnology (स्प्लैंक्नोलॉजी)— अन्तरांगों का अध्ययन, आशयप्रकरण, अन्तरांगविज्ञान

Splanchnomegaly (स्प्लैंक्नोमेगैली)— किसी अन्तरांग का बड़ा हो जाना।

Splanchnomicria (स्प्लैंक्नोमाइक्रिया)— छोटे अन्तरांगों का होना।

Splanchnopathia (स्प्लैंक्नोपैथिया)— Splanchnopathy.

Splanchnopathy (स्प्लैंक्नोपैथी)— अन्तरांगों का कोई भी रोग

Splanchnopleural (स्प्लैंक्नोप्लूरल)— आद्यशय-अस्तर सम्बन्धी

Splanchnopleure (स्प्लैंक्नोप्लूरी)— मध्यजनस्तर की अन्तरांगी परत के अन्तर्जनस्तर के साथ जुड़ने से बनने वाली भ्रूण की एक परत जिससे पाचक नली की पेशियाँ तथा संयोजी ऊतक विकसित होते हैं; आद्याशय-अस्तर

Splanchnopleuric (स्प्लैंक्नोप्लूरिक)— Splanchnopleural.

Splanchnoptosia, Splanchnoptosis (स्प्लैंक्नोप्टोसिया, स्प्लैंक्नोप्टोसिस)— अन्तरांगों का भ्रंश, अन्तरांगच्युति, आशयस्रंस

Splanchnosclerosis (स्प्लैंक्नोस्क्लेरोसिस)— अन्तरांगों का कठोर होना।

Splanchnoscopy (स्प्लैंक्नोस्कोपी)—अन्तरांगों का एक्स-रे अथवा पारप्रदीपन परीक्षण करना, अन्तरांगदर्शन, आशयदर्शन

Splanchnoskeletal (स्प्लैंक्नोस्केलेटल)— अन्तरांगों से सम्बन्धित कंकालीय रचनाओं से सम्बन्धित

Splanchnoskeleton (स्प्लैंक्नोस्केलेटन)— अन्तरांगों से सम्बन्धित कंकालीय रचनाएँ

Splanchnosomatic (स्प्लैंक्नोसोमेटिक)— Viscerosomatic.

Splanchnotomy (स्प्लैंक्नोटॉमी)— अन्तरांगों का व्यवच्छेदन (चीरा-फाड़ी) करना, आशय-छेदन

Splanchnotribe (स्प्लैंक्नोट्राइब)— आँत की अवकाशिका को अस्थायी रूप से बन्द करने के लिए आँत को कुचलने वाला एक यन्त्र

Splash (स्प्लैश)— बूँदों में बिखेरा जाना, आस्फाल

Splashing (स्प्लैशिंग)— छींटे उड़ाने वाला।

Splay (स्प्ले)— किसी नलिकाकार रचना के व्यास को बढ़ाने के लिए लम्बाई में एक चीरा लगाकर उसके सिरे को खोलना।

Splayfoot (स्प्लेफूट)— बहिर्नतपाद, सपाट पाद

Spleen (स्प्लीन)— उदर-गुहा के ऊपरी बाँयें भाग में आमाशय के हृदय-अन्त के पार्श्व में स्थित एक बड़ी, गहरे लाल रंग की तथा स्पंज के समान पोली ग्रन्थि। यह एक घने सम्पुट में बन्द रहती है तथा इसके एक ओर नाभि या हाइलम होता है जिससे होकर प्लीहज वाहिनियाँ एवं तन्त्रिकाएँ इसमें प्रवेश करती हैं और इससे बाहर निकलती हैं। इसका कार्य भ्रूण एवं नवजात शिशु में सभी प्रकार की रक्त कोशिकाओं का परन्तु युवाओं में केवल लसीकाकोशिकाओं एवं एककेन्द्रक- श्वेतकोशिकाओं का निर्माण करना, रक्त भण्डार के रूप में कार्य करना, लाल रक्त कोशिकाओं का विखण्डन करके हीमोग्लोबिन को मुक्त करना है जिसे यकृत बिलिरूबिन में परिवर्तित कर देता है, परिसंचरण से जीवाणुओं एवं अवखण्डित या बेकार लाल रक्त कोशिकाओं आदि को अलग करने के लिए निस्यन्दक (छानने के यन्त्र) की भाँति कार्य करना है; प्लीहा; तिल्ली

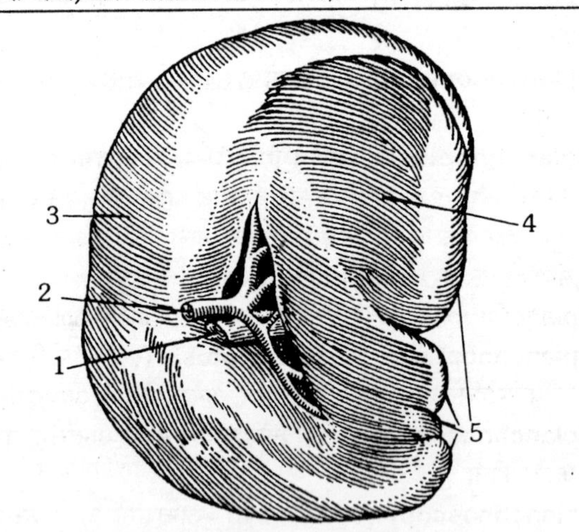

Fig. 528 : Spleen (प्लीहा या तिल्ली)

1. Splenic vein = प्लीहज शिरा 2. Splenic artery = प्लीहज धमनी 3. Site of contact with left kidney = बायें वृक्क के सम्पर्क में रहने वाला स्थल 4. Site of contact with stomach = आमाशय के सम्पर्क में रहने वाला स्थल 5. Anterior border of spleen = प्लीहा का अग्रज किनारा

Accessory spleen (एसेसरी स्प्लीन)— प्लीहा से संलग्न प्लीहा ऊतक की एक पर्विका, अतिरिक्त प्लीहा

Floating spleen (फ्लोटिंग स्प्लीन)— अस्थिर प्लीहा, चल प्लीहा, प्लवमान प्लीहा

Lardaceous spleen (लार्डेसियस स्प्लीन)— वसा के जमाव से बढ़ी हुई प्लीहा

Movable spleen (मूवेबिल स्प्लीन)— Floating spleen.

Sago spleen (सैगो स्प्लीन)— साबूदाने के दानों के समान प्रतीत होने वाली प्लीहा

Wandering spleen (वाण्ड्रिंग स्प्लीन)— Floating spleen.

Waxy spleen (वैक्सी स्प्लीन)— एमिलॉयड ह्रास से ग्रस्त प्लीहा

Splenadenoma (स्प्लीनेडीनोमा)—प्लीहा के मज्जा के अतिविकसन के कारण उत्पन्न प्लीहा का अर्बुद

Splenalgia (स्प्लीनैल्जिया)— प्लीहा या तिल्ली में दर्द होना, प्लीहार्ति

Splenceratosis (स्प्लीनसीराटोसिस)— प्लीहा का कठोर होना।

Splenectasia, Splenectasis (स्प्लीनेक्टेसिया, स्प्लीनेक्टेसिस)— Splenomegaly.

Splenectomy (स्प्लीनेक्टॉमी)— शल्यक्रिया द्वारा प्लीहा को काट कर निकाल देना, प्लीहोच्छेदन

Splenectopia, Splenectopy (स्प्लीनेक्टोपिया, स्प्लीनेक्टॉपी)— प्लीहा का विस्थापन अथवा उसकी गतिशीलता

Splenelcosis (स्प्लीनेल्कोसिस)— प्लीहा में जख्म अथवा फोड़ा बन जाना।

Splenemia (स्प्लीनीमिया)— प्लीहा का रक्ताधिक्य हो जाना

Splenemphraxis (स्प्लीनेमफ्रेक्सिस)— प्लीहा या तिल्ली का रक्ताधिक्य

Spleneolus (स्प्लीनीयोलस)— अतिरिक्त प्लीहा

Splenetic (स्प्लीनेटिक)— प्लीहा से सम्बधित अथवा उसके रोग से पीड़ित, प्लीहज

Splenetic flexure (स्प्लीनेटिक फ्लैक्सर)— बाईं ओर प्लीहा के पास अनुप्रस्थ एवं अवरोही कोलन के जुड़ने से बना मोड़

Splenial (स्प्लीनियल)— पट्टी या सम्पीड से सम्बन्धित

Splenic (स्प्लीनिक)— Splenetic.

Splenicterus (स्प्लीनिक्ट्रस)— कामला या पीलिया के साथ होने वाला प्लीहा का शोथ

Spleniculus (स्प्लीनीकुलस)— Accessory spleen.

Splenification (स्प्लीनीफिकेशन)— Splenization.

Spleniform (स्प्लीनीफोर्म)— प्लीहा से मिलता-जुलता

Splenitis (स्प्लीनाइटिस)— प्लीहाशोथ

Splenium (स्प्लीनियम)— 1. पट्टी या सम्पीड 2. बन्धनी के समान रचना

Splenization (स्लीनाइज़ेशन)— किसी ऊतक में जैसे फेफड़े के ऊतक में परिवर्तन होना जो प्लीहा के ऊतक के समान हो जाता है, प्लीहाभवन

Spleno- (स्लीनो-)— एक उपसर्ग जिसका अर्थ प्लीहा होता है।

Splenocele (स्लीनोसील)— प्लीहा-भ्रंश

Splenoceratosis (स्लीनोसीराटोसिस)— Splenceratosis.

Splenocleisis (स्लीनोक्लीसिस)—घर्षण से या गॉज का प्रयोग करके प्लीहा की सतह पर तन्तुमय ऊतक के निर्माण को प्रवृत्त करना।

Splenocolic (स्लीनोकोलिक)— प्लीहा एवं कोलन से सम्बन्धित

Splenocyte (स्लीनोसाइट)— प्लीहा का एककेन्द्रकश्वेतकोशिका अथवा लसीकाकोशिका

Splenodynia (स्लीनोडाइनिया)— Splenalgia.

Splenogenic, Splenogenous (स्प्लीनोजेनिक, स्लीनोजीनस)— प्लीहा में उत्पन्न होने वाला।

Splenogram (स्लीनोग्राम)— प्लीहा का एक्स-रे चित्र

Splenography (स्लीनोग्राफी)— 1. प्लीहा का एक्स-रे परीक्षण, प्लीहाचित्रण 2. प्लीहा का वर्णन

Splenohemia (स्लीनोहीमिया)— Splenemia.

Splenohepatomegaly (स्लीनोहिपैटोमेगैली)— प्लीहा एवं यकृत का बड़ा हो जाना, प्लीहायकृत्-अतिवृद्धि

Splenoid (स्लीनॉयड)—प्लीहा के समान, प्लीहाभ

Splenokeratosis (स्लीनोकैराटोसिस)—प्लीहा का कठोर हो जाना।

Splenolaparotomy (स्लीनोलैप्रोटॉमी)— उदरीय भित्ति से होकर प्लीहा में चीरा लगाना।

Splenology (स्लीनोलॉजी)— प्लीहा के कार्यों एवं रोगों का अध्ययन

Splenolymphatic (स्लीनोलिम्फेटिक)— प्लीहा एवं लसीका पर्वों से सम्बन्धित

Splenolysin (स्लीनोलाइसिन)— प्लीहा-ऊतक को नष्ट करने वाला लाइसिन

Splenolysis (स्लीनोलाइसिस)— लाइसिन द्वारा प्लीहा-ऊतक का नष्ट होना।

Splenoma (स्लीनोमा)—प्लीहा का एक अर्बुद, प्लीहार्बुद

Splenomalacia (स्लीनोमैलेशिया)— प्लीहा का कोमल हो जाना, प्लीहामृदुता

Splenomedullary (स्प्लीनोमेडुलरी)— प्लीहा तथा अस्थि-मज्जा से सम्बन्धित अथवा उनमें उत्पन्न होने वाला।

Splenomegalia, Splenomegaly (स्प्लीनोमेगैलिया, स्लीनोमेगैली)—प्लीहा का बढ़ जाना, प्लीहा अतिवृद्धि

Splenometry (स्लीनोमीट्री)— प्लीहा की माप लेना

Splenomyelogenous (स्लीनोमायलोजीनस)—प्लीहा एवं अस्थि-मज्जा में उत्पन्न होने वाला।

Splenomyelomalacia (स्लीनोमायलोमैलेशिया)— प्लीहा एवं अस्थि मज्जा का कोमल हो जाना, प्लीहाअस्थिमज्जामृदुता

Splenoncus (स्लीनॉन्कस)— Splenoma.

Splenonephric (स्लीनोनैफ्रिक)—प्लीहा एवं वृक्क सम्बन्धी

Splenonephroptosis (स्लीनोनेफ्रोप्टोसिस)— प्लीहा एवं वृक्क का नीचे की ओर विस्थापन

Splenopancreatic (स्लीनोपैंक्रियाटिक)— प्लीहा एवं अग्न्याशय से सम्बन्धित

Splenopathy (स्लीनोपैथी)— प्लीहा का कोई भी रोग, प्लीहाविकृति

Splenopexia (स्लीनोपैक्सिया)— Splenopexy.

Splenopexy (स्लीनोपैक्सी)—प्लीहा का स्थिरीकरण, प्लीहास्थिरण

Splenophrenic (स्लीनोफ्रेनिक)— प्लीहा एवं मध्यपट से सम्बन्धित

Splenopneumonia (स्लीनोन्यूमोनिया)— न्यूमोनिया जिसके साथ फेफड़े का प्लीहाभवन हो जाता है।

Splenoportogram (स्लीनोपोर्टोग्राम)— किसी एक्स-रे अमेद्य पदार्थ का इन्जैक्शन लगाकर प्लीहा तथा पोर्टल शिरा का लिया गया एक्स-रे चित्र, प्लीहाप्रतिहारीचित्र

Splenoportography (स्लीनोपोर्टोग्राफी)—प्लीहा में किसी एक्स-रे अभेद्य पदार्थ का इन्जैक्शन लगाकर प्लीहा एवं पोर्टल या प्रतिहारी शिरा का एक्स-रे परीक्षण करना।

Splenoptosia (स्लीनोप्टोसिया)— Splenoptosis.

Splenoptosis (स्लीनोप्टोसिस)— प्लीहा का नीचे की ओर विस्थापन, प्लीहापात

Splenorenal (स्लीनोरीनल)— Splenonephric.

Splenorenal shunt (स्लीनोरीनल शन्ट)—रक्त के प्रतिहारी प्रणाली से सार्वदैहिक शिरापरक परिसंचरण में प्रवेश करने के लिए सक्षम बनाने हेतु प्लीहज शिरा का वृक्कीय शिरा के साथ सम्मिलन जिसे प्रतिहारी उच्च रक्त-चाप में किया जाता है।

Splenorrhagia (स्लीनोरैह्जिया)— प्लीहा से रक्तस्राव होना।

Splenorrhaphy (स्लीनोरैह्फी)— प्लीहा के जख्म की सिलाई करना।

Splenosis (स्लीनोसिस)—प्लीहा का विघटन हो जाने के परिणामस्वरूप प्लीहज ऊतक का उदर के भीतर रोपण और फिर उसकी वृद्धि होना।

Splenotomy (स्लीनोटॉमी)— प्लीहा में चीरा लगाना, प्लीहा -छेदन

Splenotoxin (स्लीनोटॉक्सिन)— प्लीहा-कोशिकाओं से उत्पन्न अथवा उन पर क्रिया करने वाला एक जीवविष

Splenule (स्लीन्यूल)— अतिरिक्त प्लीहा

Splenulus (स्लीनुलस)— एक अल्पवर्धित अथवा सहायक या अतिरिक्त प्लीहा

Splenunculus (स्लीननकुलस)— अतिरिक्त प्लीहा

Splint (स्लिन्ट)— शरीर के विस्थापित, गतिशील अथवा क्षतिग्रस्त

अंगों के स्थिरीकरण अथवा उनकी रक्षा हेतु प्रयोग में लाया जाने वाला लकड़ी या धातु का बना एल उपकरण; कमची; कुशा

Splinter (स्प्लिन्टर)—1. किसी टूटी हुई हड्डी का एक छोटा टुकड़ा 2. त्वचा में छेदकर घुसने वाला अथवा उसमें दबा हुआ किसी धातु का एक छोटा नुकीला टुकड़ा

Splinting (स्प्लिन्टिंग)— स्प्लिन्ट से किसी सन्धिच्युति अथवा अस्थिभंग को स्थिर करना, स्थिरीकरण, कुशानुप्रयोग

Split (स्प्लिट)—1. एक लम्बी फटन 2. लम्बी फटन से ग्रस्त, विभक्त, विपाटित

Split foot (स्प्लिट फूट)— विदीर्ण पाद

Split hand (स्प्लिट हैण्ड)— विदीर्ण हाथ

Split pelvis (स्प्लिट पैल्विस)— सन्धानक पर जघनास्थियों के संयोजन में जन्मजात निष्फलता

Splitter (स्प्लिटर)— लम्बाई में फाड़ने अथवा चीरने वाला

Splitting (स्प्लिटिंग)— लम्बाई में फाड़ना या चीरना, खण्डन, विपाटन

Split tongue (स्प्लिट टंग)— विदीर्ण अथवा द्विशाखित जिह्वा

Spodogenous (स्पोडोजीनस)—किसी अंग में त्याज्य पदार्थ के जमा हो जाने के कारण उत्पन्न

Spodophagous (स्पोडोफेगस)— शरीर में स्थित अपशिष्ट पदार्थों को नष्ट करने वाला, ऐसा सफाई करने वाली कोशिकाओं के लिए कहा जाता है।

Spodophorous (स्पोडोफोरस)— अपशिष्ट पदार्थों को शरीर से अलग करने अथवा बाहर ले जाने वाला।

Spondyl- (स्पॉण्डील-)— कशेरुका के अर्थ में प्रयुक्त उपसर्ग

Spondylalgia (स्पॉण्डीलैल्जिया)— कशेरुकाओं में दर्द होना, कशेरुकार्ति, कशेरुकाशूल

Spondylarthritis (स्पॉण्डीलारथ्राइटिस)— कशेरुका-दण्ड का शोथ, कशेरुकासन्धिशोथ

Spondylarthrocace (स्पॉण्डीलारथ्रोकेसी)— कशेरुकाओं का यक्ष्मा (क्षयरोग), कशेरुकाक्षय

Spondylexarthrosis (स्पॉण्डीलेक्सारथ्रोसिस)— किसी कशेरुका का विस्थापन

Spondylitic (स्पॉण्डीलाइटिस)— 1. स्पॉण्डीलाइटिस से सम्बन्धित 2. स्पॉण्डीलाइटिस से पीड़ित व्यक्ति

Spondylitis (स्पॉण्डीलाइटिस)— 1. एक या अधिक कशेरुकाओं का शोथ 2. कशेरुकाओं का क्षय रोग

Spondylizema (स्पॉण्डीलाइज़ीमा)— किसी कशेरुका का अपने नीचे की कशेरुका के नष्ट होने अथवा कोमल हो जाने से, नीचे को विस्थापित हो जाना।

Spondylo- (स्पॉण्डीलो-)— कशेरुका के अर्थ में प्रयुक्त होने वाला पूर्व शब्द

Spondyloarthropathy (स्पॉण्डीलोआर्थ्रोपैथी)— कशेरुका-दण्ड के जोड़ों का रोग

Spondylocace (स्पॉण्डीलोकेसी)— Spondylarthrocace.

Spondylodymus (स्पॉण्डीलोडाइमस)—कशेरुकाओं पर जुड़े हुये दो जुड़वाँ भ्रूण

Spondylodynia (स्पॉण्डीलोडाइनिया)— Spondylalgia.

Spondylolisthesis (स्पॉण्डीलोलिस्थेसिस)— किसी निचली कटि-कशेरुका का आगे को सैक्रम के ऊपर विस्थापित हो जाना, कशेरुकाग्रसर्पण

Spondylolisthetic (स्पॉण्डीलोलिस्थेटिक)— कशेरुकाग्रसर्पण से सम्बन्धित

Spondylolysis (स्पॉण्डीलोलाइसिस)— किसी कशेरुका का टूटना

Spondylomalacia (स्पॉण्डीलोमैलेशिया)— कशेरुकाओं का कोमल हो जाना।

Spondylopathy (स्पॉण्डीलोपैथी)— कशेरुकाओं का कोई भी रोग, कशेरुकाविकृति

Spondyloptosis (स्पॉण्डीलोप्टोसिस)— Spondylolisthesis.

Spondylopyosis (स्पॉण्डीलोपायोसिस)— किसी कशेरुका में पस बनना।

Spondyloschisis (स्पॉण्डीलोस्काइसिस)— एक या अधिक कशेरुका-चापों की जन्मजात फटन

Spondylosis (स्पॉण्डीलोसिस)— कशेरुकासन्धिग्रह

Spondylosyndesis (स्पॉण्डीलोसिण्डेसिस)— कशेरुकाओं के बीच शल्यक्रिया द्वारा सन्धिग्रह का निर्माण करना।

Spondylotherapy (स्पॉण्डीलोथिरैपी)— 1. मेरुदण्ड के रोग की चिकित्सा करना 2. रोग की चिकित्सा में मेरुदण्ड को हाथ से घुमाना-फिराना।

Spondylothoracic (स्पॉण्डीलोथॉरैसिक)— कशेरुकाओं एवं वक्ष से सम्बन्धित

Spondylotomy (स्पॉण्डीलोटॉमी)— किसी विकृति को ठीक करने अथवा बच्चे के जन्म को आसान बनाने के लिए शल्यक्रिया द्वारा कशेरुका-दण्ड को काटना, कशेरुकादण्ड-उच्छेदन

Spondylous (स्पॉण्डीलस)— किसी कशेरुका से सम्बन्धित

Sponge (स्पन्ज)—1. एक छिद्रिल, अवशोषक पिण्ड जैसे गॉज की गद्दी या गॉज से चारों ओर से लिपटी हुई रूई अथवा कुछ समुद्री जानवरों का इलास्टिक तन्तुमय कंकाल 2. स्पन्ज स्नान के लिए संक्षिप्त शब्द 3. स्पन्ज से नम बनाना अथवा सफाई करना।

Sponge graft (स्पंज ग्राफ्ट)— कंणाकुरण को उत्पन्न करने के लिए किसी व्रण या जख्म में रखा गया एक स्पंज

Spongia (स्पंजिया)— Sponge.

Spongiform (स्पन्जीफॉर्म)— स्पन्ज के समान

Sponging (स्पन्जिंग)— स्पन्ज स्नान, शरीर को स्पन्ज से गीला करना

Spongio- (स्पंजियो-)— एक उपसर्ग जिसका अर्थ स्पंज है।

Spongioblast (स्पॉन्जियोब्लास्ट)— भ्रूण की तन्त्रिका-नलिका

के आस-पास उत्पन्न होने वाली उपकला-कोशिकाओं में से कोई एक, जिनमें से कुछ तन्त्रिकाबन्धी एवं कुछ आन्तरीयक कोशिकाओं में विकसित होती हैं।

Spongioblastoma (स्पॉन्जियोब्लास्टोमा)— मस्तिष्क का एक अर्बुद जो स्पॉन्जियोब्लास्ट कोशिकाओं का बना होता है।

Spongiocyte (स्पॉन्जियोसाइट)— एक तन्त्रिकाबन्ध-कोशिका

Spongioid (स्पन्जियोऑयड)— Spongiform.

Spongioplasm (स्पॉन्जियोप्लाज़्म)— जीवद्रव्य के तरल को संभाले रहने वाला तान्तुकी जाल, स्पन्जीद्रव्य

Spongiose (स्पंजियोस)—स्पंज के समान

Spongiosis (स्पॉन्जियोसिस)—त्वचा की स्पन्जी परत का अन्तराकोशिका-शोफ

Spongiositis (स्पॉन्जियोसाइटिस)— मूत्रमार्ग के स्पन्जी पिण्ड का शोथ

Spongiosum (स्पन्जियोसम)— स्पंज जैसा, स्पंजी, छिद्रिल

Spongy (स्पंजी)— स्पंज के समान

Spontaneous (स्पॉन्टेनियस)— बिना किसी स्पष्ट कारण के उत्पन्न होने वाला; अपने आप; स्वतः

Spontaneous fracture (स्पॉन्टेनियस फ्रैक्चर)— विखनिजीकृत अस्थि में जैसे अस्थि-सुषिरता में स्वतः अस्थि भंग हो जाना जिसमें दर्द नहीं होता।

Spoon (स्पून)—. एक ऐसा यन्त्र जिसमें एक हैण्डल तथा किनारे पर एक प्यालेनुमा रचना होती है।

Sporadic (स्पोरेडिक)—1. कभी-कभी उत्पन्न होने वाला 2. अकेले उत्पन्न होने वाला 3. दूर-दूर तक छितराया हुआ, विकीर्ण

Sporangiophore (स्पोरेन्जियोफोर)— कुछ कवकों के एक बीजाणु कोष को सहारा देने वाला वृन्त

Sporangium (स्पोरेन्जियम)—बीजाणुओं को धारण करने वाली एक थैली जैसा कि कुछ कवकों में देखी जाती है।

Spore (स्पोर)—1. कुछ जीवाणुओं के भीतर उत्पन्न होने वाला एक अण्डाकार पिण्ड जो वातावरणीय परिवर्तन से नष्ट नहीं होता 2. छोटे-छोटे जीवधारियों जैसे एककोशिकीय जन्तु, कवक तथा शैल या काई आदि की एक लैंगिक अथवा अलैंगिक जनन कोशिका। बीजाणु

Sporicidal (स्पोरीसाइडल)— बीज़ाणुओं के लिए विनाशकारी, बीजाणुनाशक

Sporicide (स्पोरीसाइड)— Sporicidal.

Sporidium (स्पोराइडियम)—एक एककोशिकीय बीजाणु

Sporiferous (स्पोरीफेरस)— बीजाणुओं को उत्पन्न करने वाला, बीजाणुजनक

Spork (स्पोर्क)— ऐसे लोगों के लिए एक बर्तन जो ऊपरी भुजाओं से ठीक प्रकार से कार्य नहीं कर सकते।

Sporo- (स्पोरो-)— एक उपसर्ग जिसका अर्थ बीजाणु होता है।

Sporoblast (स्पोरोब्लास्ट)— मच्छर में मलेरिया-परजीवी की युग्मकपुटी में एक काय जिससे बाद में स्पोरोज़्वाइट विकसित हो जाता है।

Sporocyst (स्पोरोसिस्ट)— बीजाणुपुटी, बीजपुटी। 1. एक कोश या थैली जिसमें बीजाणु अथवा जनन कोशिकायें होती हैं। 2. बीजाणुओं के उत्पन्न होने से पूर्व कुछ एककोशिकीय जन्तुओं द्वारा स्पोरोब्लास्ट के चारों ओर स्रवित एक कोश 3. पर्णकृमि के जीवन-चक्र में वह अवस्था जिसमें घोंघे पोषद में किसी मिरासीडियम से एक थैलीनुमा जीवधारी उत्पन्न होता है जिसमें जनन कोशिकायें होती हैं और जो पुत्री बीज़ाणुपुटियों को जन्म देता है।

Sporogenesis (स्पोरोजेनेसिस)—बीजाणुओं का उत्पन्न होना अथवा बनना, बीजाणुजनन

Sporogenic (स्पोरोजेनिक)— बीजाणुओं को उत्पन्न करने अथवा बनाने वाला, बीजाणुजनक

Sporogenous (स्पोरोजीनस)— बीजाणुओं के उत्पादन से सम्बन्धित

Sporogeny (स्पोरोजेनी)— Sporogenesis.

Sporogony (स्पोरोगोनी)— स्पोरोजुआ, विशेषकर मच्छर में मलेरिया-परजीवी के स्पोरोजुआ का लैंगिक जीवन-चक्र

Sporont (स्पोरोन्ट)— अपने लैंगिक जीवन-चक्र में एक परिपक्व एककोशिकीय जन्तु

Sporophore (स्पोरोफोर)— किसी जीव का बीजाणु-धारक भाग

Sporophyte (स्पोरोफाइट)— किसी पौधे की बीजाणु-धारक अवस्था

Sporoplasm (स्पोरोप्लाज़्म)— बीजाणु का जीवद्रव्य

Sporotrichosis (स्पोरोट्राइकोसिस)— स्पोरोट्राइकम कवक

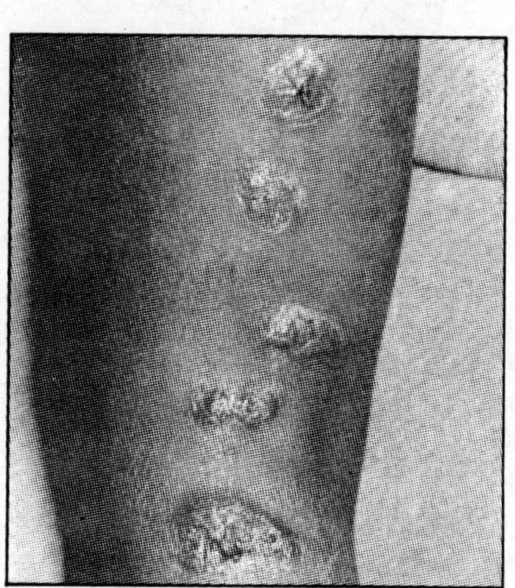

Fig. 529 : Sporotrichosis (स्पोरोट्राइकोसिस)

द्वारा उत्पन्न त्वचा एवं उपरिस्थ लसीका ग्रन्थियों का जीर्ण कवक रोग जिसमें फोड़े, गाँठें तथा जख्म बन जाते हैं।

Sporozoan (स्पोरोज़ुआन)— 1. स्पोरोज़ोआ से सम्बन्धित 2. स्पोरोज़ून, बीजाणु

Sporozoite (स्पोरोज़्वाइट)—मलेरिया-परजीवी के जीवन-चक्र में युग्मकपुटी के भीतर स्पोरोब्लास्ट से उत्पन्न होने वाली एक लम्बी हंसियें के आकार की कोशिका

Sporozoon (स्पोरोज़ून)— Sporozoan.

Sport (स्पोर्ट)— Mutation.

Sporular (स्पोरूलर)— बीजाणु से सम्बन्धित

Sporulation (स्पोरूलेशन)— बीजाणुओं का उत्पन्न होना, बीजाणुजनन

Sporule (स्पोरूल)— छोटा बीजाणु, सूक्ष्मबीजाणु

Spot (स्पॉट)— चारों ओर के स्थान से भिन्न दिखाई देने वाला सतह पर एक छोटा-सा स्थान जैसे अन्ध बिन्दु अर्थात् अक्षिबिम्ब जहाँ पर अक्षि-तन्त्रिका दृष्टिपटल या रेटिना में प्रवेश करती है; चित्ती; बिन्दु; धब्बा

Spotted (स्पॉटेड)— चित्तीदार, धब्बेदार, कर्बुर

Spotting (स्पॉटिंग)— साधारणतया मासिक धर्मों के बीच अथवा प्रसव के प्रारम्भ में योनि से प्रकट होने वाला हल्के से रक्त के साथ मिश्रित स्राव

Sprain (स्प्रेन)— मोच जो अधिकतर पाँव अथवा टखने के जोड़ में होती है।

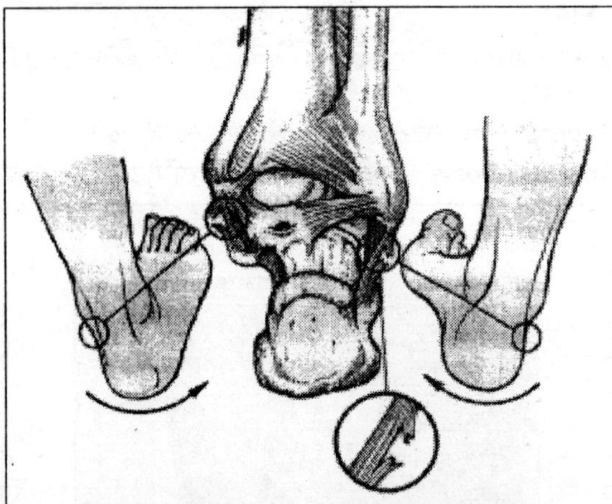

Fig. 530 : Sprain involving the ankle ligaments
(टखने के लिगामैन्टो को ग्रस्त करती हुई मोच)

Spray (स्प्रे)— 1. सूक्ष्म उड़नशील कणों में परिवर्तित कोई औषधियुक्त द्रव, फुहार, बौछार 2. कणित्र 3. किसी द्रव को सूक्ष्म उड़नशील कणों में छोड़ना।

Sprayer (स्प्रेयर)— छिड़कने वाला मनुष्य अथवा यन्त्र, फुहारा

Spreader (स्प्रैडर)— 1. किसी सतह अथवा स्थान पर किसी पदार्थ को वितरित करने वाला एक यन्त्र 2. रचनाओं के बीच स्थान बनाने वाला कोई साधन

Spring (स्प्रिंग)—1. साल का जाड़े के बाद तथा गर्मी से पहले का मौसम, बसन्त ऋतु 2. किसी मशीन अथवा शरीर के किसी भाग का अपने लचीलेपन के कारण अपनी पूर्व स्थिति में लौट जाना।

Spring finger (स्प्रिंग फिंगर)— Trigger finger.

Sprout (स्प्राउट)—अंकुर निकलना, उगना

Sprouting (स्प्राउटिंग)— जिसका अंकुर निकल रहा हो; उगने वाला

Sprue (स्प्रू)—ग्लूकोज़, वसा तथा विटामिनों के अवशोषण में अवरोध उत्पन्न हो जाने के कारण ऊष्णकटिबन्धीय तथा अनुष्णकटिबन्धीय दोनों प्रदेशों में उत्पन्न होने वाला एक जीर्ण रोग जिसमें कमजोरी हो जाती है, वज़न घट जाता है, अपच हो जाता है एवं वसायुक्त दस्त आने लगते हैं।

Spud (स्पड)—किसी बाह्य पदार्थ को हटाने के लिए एक छोटा फावड़ें के समान ब्लेड

Spur (स्पर)— एक तेज, नुकीली, बाह्यवृद्धि जैसे किसी हड्डी से उत्पन्न होने वाली, प्रसर। उदाहरणार्थ—पार्ष्णिकीय प्रसर

Spurious (स्पुरियस)— मिथ्या; कूट जो वास्तविक न हो; मिलावट से अशुद्ध किया हुआ

Sputum (स्प्यूटम)— खाँस कर मुख से निकाला गया पदार्थ जो फेफड़ों से आता है; बलगम; कफ। बलगम निम्न प्रकार का हो सकता है—

Bloody sputum (ब्लडी स्प्यूटम)— रक्त से मिश्रित बलगम जैसा कि फुफ्फुसीय यक्ष्मा में होता है।

Negative sputum (निगेटिव स्प्यूटम)— अम्ल-स्थायी बेसीलस (जीवाणु) से रहित बलगम, ऋणात्मक बलगम

Nummular sputum (न्यूमुलर स्प्यूटम)— गोल, चपटी, चक्रिका के रूप में बलगम जो सिक्कों के समान प्रतीत होता है जैसा कि श्वसनीविस्फार तथा बढ़े हुए फुफ्फुसीय यक्ष्मा रोग में देखा जाता है; सिक्काकार कफ

Positive sputum (पाज़ीटिव स्प्यूटम)— बलगम जिसमें अम्ल-स्थायी बेसीलस होता है, धनात्मक कफ

Rusty sputum (रस्टी स्प्यूटम)— रक्त अथवा रक्त वर्णकों से अभिरंजित बलगम, मण्डूर कफ

Squama (स्क्वेमा)—1. हड्डी की एक पतली प्लेट 2. बाह्यत्वचा से उतरने वाली एक पपड़ी, पट्टक, शल्क

Squamate (स्क्वेमेट)— पपड़ीदार, पपड़ी के समान

Squamatization (स्क्वेमेटाइज़ेशन)— कोशिकाओं का पट्टकी कोशिकाओं में परिवर्तित होना।

Squame (स्क्वेम)— Squama.

Squamocellular (स्क्वेमोसेलुलर)— पट्टकी कोशिकाओं से सम्बन्धित अथवा उनसे युक्त

Squamomastoid (स्क्वेमोमैस्टॉयड)— शंखास्थि के पट्टकी या शल्कीय एवं कर्णमूल भाग से सम्बन्धित

Squamo-occipital (स्क्वेमो-ऑक्सीपिटल)— पश्चकपालीय हड्डी के पट्टकी भाग से सम्बन्धित

Squamoparietal (स्क्वेमोपैराइटल)— शंखास्थि के पट्टकी भाग तथा पार्श्विकास्थि से सम्बन्धित

Squamopetrosal (स्क्वेमोपैट्रोसल)— शंखास्थि के शल्कीय एवं अश्माभ भाग से सम्बन्धित

Squamosa (स्क्वेमोसा)— शंखास्थि का पट्टकी भाग

Squamosae (स्क्वेमोसी)— Squamosa. का बहुवचन

Squamosal (स्क्वेमोसल)— Squamous.

Squamosphenoid (स्क्वेमोस्फैनॉयड)— शंखास्थि के पट्टकी भाग तथा जतूकास्थि से सम्बन्धित

Squamous (स्क्वेमस)— पपड़ी अथवा पतली प्लेट के समान रचना, पट्टकी, शल्कीय

Squamous bone (स्क्वेमस बोन)—शंखास्थि का ऊपरी अगला भाग

Squamous cells (स्क्वेमस सैल्स)— उपकला की चपटी, पपड़ीदार कोशिकाएँ

Squamous epithelium (स्क्वेमस इपिथीलियम)—चपटी कोशिकाओं की उपकला

Squamous suture (स्क्वेमस स्यूचर)—शंखास्थि एवं पार्श्विक अस्थियों के बीच स्थित सीवन

Squamozygomatic (स्क्वेमोज़ाइगोमेटिक)— शंखास्थि के पट्टकी एवं गण्डास्थिक भाग से सम्बन्धित

Squarrose, Squarrous (स्क्वेरोस, स्क्वारस)—रूसीयुक्त अथवा पपड़ीदार

Squatting (स्क्वेटिंग)— एक स्थिति जिसमें कूल्हों तथा घुटनों को आकुंचित कर लिया जाता है तथा नितम्बों को एड़ियों पर रख लिया जाता है।

Squint (स्क्विंट)— Strabismus.

S. R. (एस. आर.)— Sedimentation rate. तलछटीकरण दर

Stab (स्टैब)—1. किसी चाकू अथवा नुकीले यन्त्र से छेद करना अथवा इसके छेद करने से बना जख्म, वेध 2. जीवाणु सम्वर्धन

Stab culture (स्टैब कल्चर)— जीवाणु सम्वर्धन जिसमें जीवाणुओं को किसी तार या सूईं द्वारा किसी ठोस जिलेटिन माध्यम में निवेशित किया जाता है।

Stabile (स्टेबिल)— अगतिशील, अपरिवर्तनशील, स्थिर, दृढ़

Stability (स्टेबिलिटी)— स्थिर अथवा अपरिवर्तनशील होने का गुण, स्थिरता, दृढ़ता

Stabilization (स्टेबीलाइज़ेशन)— किसी वस्तु जैसे किसी रचना अथवा रासायनिक क्रिया को स्थिर या दृढ़ बनाना।

Stabilizer (स्टैबीलाइज़र)— स्थिरता या दृढ़ता उपलब्ध कराने वाला साधन

Stable (स्टेबूल)—दृढ़; स्थिर

Staccato (स्टेकेटो)— रुक-रुककर होने वाला, सविराम

Stactometer (स्टेक्टोमीटर)— तरल को बूंदों में मापने वाला एक यन्त्र, बूंदमापी यन्त्र

Stadia (स्टेडिया)— Stadium का बहुवचन

Stadiometer (स्टेडियोमीटर)— खड़े होने या बैठे होने की ऊँचाई मापने वाला एक यन्त्र

Stadium (स्टेडियम)— मंच या घटनास्थल

Staff (स्टॉफ)— 1. किसी अस्पताल से सम्बद्ध डाक्टरों, नर्सों तथा कम्पाउण्डरों आदि का एक वर्ग 2. मूत्र-मार्ग तथा मूत्राशय में निवेशित किये जाने वाले शल्यचिकित्सीय चाकू का मार्ग-दर्शन करने के लिये प्रयुक्त एक खाँचेदार यन्त्र, खातिकायुक्त शलाका 3. लकड़ी की एक छड़ अथवा छड़ के समान रचना

Stage (स्टेज)— 1. किसी रोग की अवधि अथवा किसी जीव के जीवन-वृत्त में एक समय, अवस्था 2. सूक्ष्मदर्शी का प्लेटफार्म जिस पर अध्ययन की जाने वाली वस्तु सहित स्लाइड को रखा जाता है। अवस्था के मुख्य भेद—

Acme stage (एक्मी स्टेज)— किसी रोग का चर्मोत्कर्ष या उसकी संकटावस्था

Amphibolic stage (एम्फीबोलिक स्टेज)— किसी रोग के चर्मोत्कर्ष एवं उसके अन्त के बीच का काल

Cold stage (कोल्ड स्टेज)— मलेरिया ज्वर के प्रारम्भ होने पर जाड़ा चढ़ने का समय

Decrement stage (डिक्रीमैन्ट स्टेज)— ज्वर अथवा अन्य लक्षणों के कम होने का समय

End stage (एण्ड स्टेज)— किसी रोग की पूर्ण विकसित अवस्था

Eruptive stage (इरप्टिव स्टेज)— वह काल जिसमें दाने निकल आते हैं।

First stage of labor (फर्स्ट स्टेज ऑफ लेबर)— गर्भाशय के नियमित संकुचनों के प्रारम्भ होने से लेकर गर्भाशय-ग्रीवा के पूर्ण विस्फारण तक का काल

Hot stage (हॉट स्टेज)— मलेरिया में ज्वर की अवस्था

Increment stage (इन्क्रीमैन्ट स्टेज)— ज्वर अथवा अन्य लक्षणों के बढ़ने का समय

Invasive stage (इन्वैसिव स्टेज)— वह काल जिसमें रोगोत्पादक जीवधारी रोग के प्रारम्भ होने से पूर्व शरीर में विद्यमान रहता है।

Second stage of labor (सेकण्ड स्टेज ऑफ लेबर)— गर्भाशय-ग्रीवा के पूर्ण विस्फारण से लेकर बच्चे के गर्भाशय से बाहर निकल जाने तक का समय

Sweating stage (स्वीटिंग स्टेज)— मलेरिया की तृतीय अथवा अन्तिम अवस्था जब पसीना आता है।

Third stage of labor (थर्ड स्टेज ऑफ लेबर)— प्रसव का वह समय जब अपरा तथा भ्रूणीय झिल्लियाँ गर्भाशय से बाहर निकल जाती हैं।

Stagger (स्टेगर)—लड़खड़ाते हुए चलना, लड़खड़ाना

Staggers (स्टेगर्स)— विसम्पीडन रोग में एक प्रकार के चक्कर आना, भ्रमि

Staging (स्टेजिंग)—1. किसी रोग की अवधि अथवा किसी

जीवधारी के जीवन वृत्त में भिन्न अवस्थाओं को निश्चित करना 2. अर्बुदों विशेषकर दुर्दम अर्बुदों का उनकी रचनाओं, उनके प्रसार, चिकित्सा के प्रति प्रत्युत्तर तथा रोगी की साध्यासाध्यता के अनुसार वर्गीकरण करना।

Stagnant (स्टेग्नैन्ट)— प्रवाहहीन, निश्चल

Stagnate (स्टेग्नेट)— प्रवाहहीन या निश्चल होना।

Stagnation (स्टेग्नेशन)— शरीर में किसी भी तरल के प्रवाह (बहाव) का रुक जाना, निश्चलन

Stain (स्टेन)— 1. धब्बा, दाग 2. सूक्ष्मदर्शी द्वारा पहचाने जाने तथा अध्ययन किए जाने के लिए ऊतकों अथवा कोशिकाओं को रंगीन बनाने के काम आने वाला कोई रंजक अथवा वर्णक, अभिरंजक 3. सूक्ष्मदर्शी द्वारा अध्ययन किए जाने के लिए किसी ऊतक अथवा वस्तु पर किसी रंजक या वर्णक का प्रयोग करना, अभिरंजन

Acid-fast stain (एसिड-फास्ट स्टेन)— 'A' के अन्तर्गत देखें

Albert's stain (एलबर्टस स्टेन)— डिफ्थीरिया दण्डाणुओं के परीक्षण के लिए एक अभिरंजक जिसमें टाल्युडीन ब्लू, मिथाइलीन ग्रीन, ग्लेसियल एसीटिक एसिड, 95% एल्कोहॉल तथा जल होता है।

Differential stain (डिफ्रैन्शियल स्टेन)— भेदक अभिरंजक। ऐसा अभिरंजक जिसे किसी ऊतक के किसी भाग को अभिरंजित करने के लिए प्रयोग में लाया जाता है जिस पर अन्य भाग के दूसरे रंग से अभिरंजित होने पर कोई प्रभाव नहीं पड़ता।

Field stain (फाइल्ड स्टेन)— यह मलेरिया-परजीवी की रक्त की मोटी फिल्म को अभिरंजित करने के लिए प्रयोग में लाया जाता है। इसमें मिथाइलीन ब्लू, एज़र। डाइ, एनहाइड्रस डाइसोडियम हाइड्रोजन फॉस्फेट, एनहाइड्रस पोटेशियम डाइहाइड्रोजन फॉस्फेट और आसुत जल होता है।

Giemsa stain (जिएम्सा स्टेन)— ऐसा अभिरंजक जिसमें पाउडर के रूप में जिएम्सा अभिरंजक होता है, मैथेनॉल एवं ग्लिसरॉल होता है तथा जिसे ऊतकों, रक्त कोशिकाओं, नीग्री कायों, गुणसूत्रों, चक्रकीटों एवं एककोशिकीय जन्तुओं के अभिरंजन के लिए प्रयोग में लाया जाता है।

Gram stain (ग्राम स्टेन)— जीवाणुओं का विभेदन करने वाला एक अभिरंजक जिसके लिए स्लाइड को लौ से गर्म करके स्मीयर को स्थिर किया जाता है, क्रिस्टल वायोलेट के एक घोल से अभिरंजित किया जाता है, आयोडीन घोल से संसाधित किया जाता है और फिर एल्कोहॉल-एसीटोन से संसाधित किया जाता है, खंगाल कर विरंजित किया जाता है और फिर सैफ्रानिन O से उसका प्रतिकारक अभिरंजन किया जाता है। बैंगनी-काले रंग के अभिरंजित जीवाणु ग्राम पाज़ीटिव तथा बैंगनी रंग के अभिरंजित जीवाणु ग्राम निगेटिव होते हैं।

Leishman stain (लीशमैन स्टेन)— इसे पतली रक्त फिल्मों को अभिरंजित करने के लिए प्रयोग में लाया जाता है।

Staining (स्टेनिंग)— किसी पदार्थ विशेषकर किसी ऊतक को, उसका सूक्ष्मदर्शी द्वारा परीक्षण किए जाने तथा उसके विभिन्न भागों को पहचानने के लिए किसी रंजक या वर्णक से रंगीन बनाने की क्रिया; अभिरंजन

Staircase phenomenon (स्टेयरकेस फिनोमेनन)—Treppe.

Stalagmometer (स्टेलेग्मोमीटर)— किसी तरल की दी हुई मात्रा में बूंदों की संख्या का पता लगाने वाला एक यन्त्र

Stalk (स्टाक)— किसी अंग अथवा रचना से संलग्न पादप वृन्त के समान एक लम्बी शरीररचना सम्बन्धी रचना, वृन्त, डण्ठल

Stamina (स्टेमिना)— शक्ति, सहनशीलता, ओजस्विता, दम

Stammer (स्टेमर)— हकलाकर बोलना

Stammering (स्टेमरिंग)—1. एक वाणी दोष जिसमें कोई व्यक्ति हकलाते हुए बोलता है, हकलाना 2. हकलाने वाला

Stanch (स्टैंच)— रक्त के बहाव को रोकना, स्तम्भन

Standard (स्टैण्डर्ड)— वह जो रीति-रिवाज अथवा अधिकारी द्वारा स्थापित हो चुका है जैसे कोई माप या प्रतिरूप (नमूना) जिससे इसी प्रकार की अन्य वस्तुओं की तुलना की जाती है, प्रमाणिक

Standardization (स्टैण्डर्डाइज़ेशन)—प्रमाणिक बनाने की क्रिया, मानकीकरण जैसे औषधियों के प्रभावों का जन्तुओं पर परीक्षण करके उन्हें प्रमाणिक या स्टैण्डर्ड बनाना।

Standardized (स्टैण्डर्डाइज्ड)— प्रमाणिक अथवा स्टैण्डर्ड बनाया गया, मानकीकृत

Standstill (स्टैण्डस्टिल)— क्रियाशीलता का जैसे हृदय अथवा फेफड़ों की क्रियाशीलता का रुक जाना, विराम

Stannic (स्टेनिक)— टिन के समान अथवा उससे युक्त

Stannous (स्टेनस)— Stannic.

Stannum (स्टेनम)— टिन

Stapedectomy (स्टेपीडेक्टॉमी)— श्रवण में सुधार करने हेतु कान की स्टेपीस हड्डी को शल्यक्रिया द्वारा काट कर निकाल देना, रकाब-उच्छेदन

Stapedial (स्टेपीडियल)— कान की स्टेपीस हड्डी से सम्बन्धित, रकाब सम्बन्धी

Stapedii (स्टेपीडाइ)— Stapedius. का बहुवचन

Stapediotenotomy (स्टेपीडियोटीनोटॉमी)—स्टेपीडियस पेशी के कण्डरा को चीरना।

Stapediovestibular (स्टेपीडियोवेस्टीबुलर)— कान की स्टेपीस हड्डी तथा प्रघाण से सम्बन्धित

Stapedius (स्टेपीडियस)— मध्य कर्ण की स्टेपीस हड्डी में निवेशित होने वाली एक छोटी पेशी, रकाबिका

Stapedotomy (स्टेपीडोटॉमी)— कर्णगहनसम्पुटकाठिन्य में ऑपरेशन द्वारा श्रवण शक्ति में सुधार लाना।

Stapes (स्टेपीस)— मध्य कर्ण में स्थित एक अस्थिका (छोटी हड्डी) जो इन्कस से जुड़कर जोड़ बनाती है, रकाब

Staphylagra (स्टेफाइलेग्रा)— काकलक को पकड़ने वाला एक यन्त्र

Staphyle (स्टेफाइल)— काकलक

Staphylectomy (स्टेफाइलेक्टॉमी)— Uvulectomy.

Staphyledema (स्टेफाइलेडीमा)— काकलक का शोफ, काकलकवर्धन

Staphyline (स्टेफाइलीन)— 1. काकलक से सम्बन्धित 2. अँगूरों के गुच्छे से मिलता-जुलता

Staphylion (स्टेफाइलियोन)— कठोर तालु के पश्चज किनारे का मध्यबिन्दु

Staphylitis (स्टेफाइलाइटिस)— काकलकशोथ

Staphylium (स्टेफाइलियम)— चूचुक

Staphylo- (स्टेफाइलो-)— एक उपसर्ग जिसका अर्थ काकलक, अँगूरों के गुच्छे के समान अथवा उससे सम्बन्धित या स्टैफिलोकॉकस से सम्बन्धित होता है।

Staphyloangina (स्टैफिलोएन्जाइना)— स्टैफिलोकॉकस के द्वारा गले में खराश हो जाना।

Staphylococcal (स्टैफिलोकॉकल)— स्टैफिलोकॉकस से सम्बन्धित अथवा उसके द्वारा उत्पन्न

Staphylococcemia (स्टैफिलोकॉक्सीमिया)—रक्त में स्टैफिलोकॉकस का पाया जाना, स्तवकगोलाणुरक्तता

Staphylococci (स्टैफिलोकॉकई)— स्टैफिलोकॉकस का बहुवचन

Staphylococcic (स्टैफिलोकॉक्सिक)— Staphylococcal.

Staphylococcolysis (स्टैफिलोकॉकोलाइसिस)— स्टैफिलोकोकई का नष्ट होना।

Staphylococcosis (स्टैफिलोकॉकोसिस)— स्टैफिलोकॉकस द्वारा उत्पन्न संक्रमण

Staphylococcus (स्टैफिलोकॉकस)— स्टैफिलोकॉकस वंश का एक ग्राम-धनात्मक जीवाणु जो त्वचा पर तथा ऊर्ध्व श्वसन-पथ में रहता है जिससे फोड़ा बनता है तथा ऊर्ध्व श्वसन-पथ का संक्रमण उत्पन्न होता है, स्तवकगोलाणु

Staphylococcus aureus (स्टैफिलोकॉकस औरियस)— एक ग्राम-पाज़ीटिव जीवाणु जो सामान्यतः त्वचा (रोमकूपों) तथा श्लेष्मिक कला पर विशेष रूप से नासिका एवं मुख की श्लेष्मिक कला पर पाया जाता है। इसके जीवविष से फुन्सियां निकल आती हैं, बालतोड़, फोड़ा, कार्बन्कल आदि बन जाते हैं तथा मुखपाक, दन्त-मज्जा का शोथ, ग्रसनीशोथ, श्वसनीफुफ्फुसशोथ, अन्तर्हृद्यकलाशोथ, मस्तिष्कावरणशोथ, अस्थिमज्जाशोथ, पूयज सन्धिशोथ, मूत्रीय पथ का संक्रमण एवं भोजन विषाक्तता आदि हो जाती है।

Staphylococcus epidermidis (स्टैफिलोकॉकस इपीडर्माइडिस)— सामान्यतः त्वचा पर पायी जाने वाली जीवाणुओं की एक जाति परन्तु इससे कोई रोग उत्पन्न नहीं होता।

Staphylococcus saprophyticus (स्टैफिलोकॉकस सैप्रोफाइटिकस)— इससे मूत्रीय पथ के संक्रमण हो सकते हैं।

Staphyloderma (स्टैफिलोडर्मा)— स्टैफिलोकॉकई द्वारा त्वचा का संक्रमण

Staphylodermatitis (स्टैफिलोडर्माटाइटिस)— स्टैफिलोकॉकसो द्वारा उत्पन्न त्वक्‌शोथ

Staphylodialysis (स्टेफाइलोडायलाइसिस)— कॉकलक का ढीला-ढीला एवं लम्बा हो जाना।

Staphylohemia (स्टैफिलोहीमिया)— रक्त में स्टैफिलोकॉकसो का पाया जाना, स्तवकगोलाणुरक्तता

Staphylolysin (स्टैफिलोलाइसिन)—1. किसी स्टैफिलोकॉकस द्वारा उत्पन्न एक हीमोलाइसिन (रक्त-अपघटन करने वाला कारक) 2. स्टैफिलोकॉकई का अपघटन करने वाली कोई एण्टीबॉडी

Staphyloma (स्टेफिलोमा)— आँख के कॉर्निया या स्क्लेरा का बाहर को निकल आना, स्वच्छमण्डलार्बुद, अजका

Staphylomatous (स्टेफिलोमेटस)— स्वच्छमण्डलार्बुद या स्टेफिलोमा से सम्बन्धित अथवा उसके समान

Staphyloncus (स्टेफाइलोन्कस)— कॉकलक की वृद्धि अथवा उसका कोई अर्बुद, काकलकस्फीति

Staphylopharyngorrhaphy (स्टिफिलोफैरिन्जोरैह्फी)— ऑपरेशन द्वारा काकलक में या कोमल तालु और ग्रसनी में विद्यमान दोषों को ठीक करना।

Staphyloplasty (स्टेफाइलोप्लास्टी)— कॉकलक अथवा कोमल तालु की प्लास्टिक सर्जरी करना, काकलकसंधान, कोमलतालुसंधान

Staphyloptosia, Staphyloptosis (स्टेफाइलोप्टोसिया, स्टेफाइलोप्टोसिस)— कॉकलक का लम्बा हो जाना, कॉकलकदीर्घीभवन

Staphylorrhaphy (स्टेफाइलोरैह्फी)— किसी फटे हुए तालु की सिलाई करना, तालुसीवन

Staphyloschisis (स्टेफाइलोस्वाइसिस)— कॉकलक एवं कोमल तालु की फटन होना।

Staphylotome (स्टेफाइलोटोम)— काकलक को काटने वाला एक यन्त्र

Staphylotomy (स्टेफाइलोटॉमी)—1. कॉकलक में चीरा लगाना, काकलकछेदन 2. स्वच्छमण्डलार्बुद या स्टेफाइलोमा को शल्यक्रिया द्वारा काट कर निकाल देना।

Staphylotoxin (स्टैफिलोटॉक्सिन)— स्टैफिलोकॉकस की किसी जाति के द्वारा उत्पन्न जीवविष

Stapling (स्टेपलिंग)— शल्यचिकित्सा में, ऊतकों के अनुकूल विशेष स्टेपलों का प्रयोग करके दो ऊतकों को जैसे आँत के दो किनारों को आपस में जोड़ने की प्रक्रिया

Star (स्टार)—तारे के समान कोई भी रचना जैसे वृक्क की ताराकार शिराएँ

Starch (स्टार्च)— पौधों में कार्बोहाइड्रेटों का मुख्य भण्डार

Stare (स्टेयर)— स्थिर दृष्टि से देखना, घूरना, ताकना

Startling (स्टार्टलिंग)— चौंकना

Starvation (स्टार्वेशन)— आहारहीनता, उपवास, व्रत, अनशन

Starve (स्टार्व)— उपवास करना अथवा भूखों मरना

Stases (स्टेसीस)— Stasis का बहुवचन

Stasibasiphobia (स्टेसीबेसीफोबिया)— किसी व्यक्ति को सीधा खड़े होने या चलने में असमर्थता होने का भ्रम होना अथवा ऐसा करने का प्रयास करने से भय लगना।

Stasimorphia, Stasimorphy (स्टेसीमॉर्फिया, स्टेसीमॉर्फी)— वृद्धि न होने के कारण विकृति उत्पन्न हो जाना।

Stasiphobia (स्टेसीफोबिया)— Stasibasiphobia.

Stasis (स्टेसिस)— तरलों के जैसे रक्त तथा मूत्र आदि के बहाव में रुकावट पैदा हो जाना, स्थैतिकता

Intestinal stasis (इन्टैस्टाइनल स्टेसिस)— आँत में अवरोध उत्पन्न हो जाने अथवा क्रमाकुंचन गतियों में गड़बड़ी पैदा हो जाने के कारण आँत के भोजन के सामान्य मार्ग में बाधा उत्पन्न हो जाना, आन्त्र बद्धता स्थैतिकता

Venous stasis (वेनस स्टेसिस)—शिरा-रक्ताधिक्य के कारण रक्त प्रवाह में अवरोध उत्पन्न हो जाना, शिरा-रक्ताधिक्य स्थैतिकता

Stat (स्टैट)— तुरन्त

State (स्टेट)— अवस्था, दशा अथवा स्थिति

Static (स्टेटिक)— विश्रामावस्था में; जो गतिशील न हो; साम्यावस्था में अथवा सन्तुलित; स्थैतिक

Static balance (स्टेटिक बैलेन्स)— Static equilibrium.

Static electricity (स्टेटिक इलैक्ट्रीसिटी)— रगड़ से उत्पन्न होने वाली विद्युत्

Static equilibrium (स्टेटिक इक्वीलिब्रियम)— गुरुत्व के सम्बन्ध में सिर तथा शरीर की स्थिर स्थिति बनाये रखने की क्षमता

Statics (स्टेटिक्स)—स्थितिविज्ञान, स्थैतिकी

Static splint (स्टेटिक स्प्लिन्ट)— स्थिति ठीक करने, दृढ़ता, सुरक्षा या सहारे के लिए प्रयुक्त एक खपची

Statim (स्टेटिम)— Stat.

Station (स्टेशन)— 1. खड़े होने पर बनी स्थिति 2. रुकने का स्थान

Stationary (स्टेशनरी)— स्थिर अवस्था में रहने वाला

Statistical (स्टेटिस्टीकल)—सांख्यिकी से सम्बन्धित, सांख्यिकीय

Statistics (स्टेटिस्टिक्स)— वह विज्ञान जिसका सम्बन्ध किसी भी विषय से सम्बन्धित संख्या-सूचक आँकड़ों के क्रमबद्ध संग्रह एवं उनका विश्लेषण करने से है, सांख्यिकी

Morbidity statistics (मॉर्बिडिटी स्टेटिस्टिक्स)— रोगों से सम्बन्धित सांख्यिकी

Vital statistics (वाइटल स्टेटिस्टिक्स)— जन्म, मृत्यु एवं विवाह से सम्बन्धित सांख्यिकी

Statoacoustic (स्टेटोएकॉस्टिक)— सन्तुलन एवं सुनने से सम्बन्धित

Statoconia (स्टेटोकोनिया)—कर्णाश्मरियाँ

Statoconium (स्टेटोकोनियम)— Statoconia का एकवचन, कर्णाश्मरी

Statokinetic (स्टेटोकाइनेटिक)— गति होने से उत्पन्न शरीर की प्रतिक्रियाओं से सम्बन्धित, स्थिति-गतिक

Statokinetics (स्टेटोकाइनेटिक्स)— स्थायी सन्तुलन को बनाए रखने के लिए गतिशील शरीर का सांमजस्य

Statokinetic reflexes (स्टेटोकाइनेटिक रिफ्लैक्सेस)— शरीर की गतियों के परिणामस्वरूप होने वाली प्रतिक्रियाएँ

Statolith (स्टेटोलिथ)— जिलेटिन झिल्ली के भीतर एक सूक्ष्म कैल्सियम-युक्त कण

Statometer (स्टेटोमीटर)— नेत्रोत्सेघ के अंश को मापने वाला यन्त्र, नेत्रोत्सेधमापी

Statosphere (स्टेटोस्फेयर)— Centrosome.

Stature (स्टेचर)—खड़े होने की स्थिति में किसी व्यक्ति की ऊँचाई या लम्बाई

Status (स्टेटस)—दशा या अवस्था, सतत अवस्था जैसे सतत दमा, अचानक होने वाला तीव्र तथा लगातार बना रहने वाला दमे का आक्रमण जो साधारण चिकित्सा से ठीक नहीं होता।

Staunch (स्टाँच)— किसी जख्म से खून के बहाव को रोकना।

Stauroplegia (स्टौरोप्लीजिया)— चेहरे के एक पार्श्व का तथा धड़ एवं भुजाओं का दूसरे पार्श्व का पक्षाघात

Staxis (स्टैक्सिस)— रक्तस्राव

S.T.D. (एस. टी. डी.)— 1. Skin test dose. 2. Sexually transmitted disease.

Steal (स्टील)— रक्त प्रवाह का अपने सामान्य मार्ग से विचलित हो जाना।

Steam (स्टीम)— वाष्प, भाप

Steam tent (स्टीम टैन्ट)— एक ऐसा उपकरण जिसमें भाप को सांस के साथ अन्दर खींचा जा सकता है।

Steapsin (स्टीएप्सिन)— अग्न्याशयिक रस का वसा-विघटनकारी एन्जाइम

Stear- (स्टीयर-)— एक उपसर्ग जिसका अर्थ वसा होता है।

Steariform (स्टीयरीफार्म)— वसा के समान, वसारूप

Stearodermia (स्टीयरोडर्मिया)— त्वचा की त्वग्वसीय ग्रन्थियों का रोग

Stearrhea (स्टीयरिह्या)— त्वग्वसा अथवा वसा का अत्यधिक स्रवित होना।

Steatadenoma (स्टीयेटेडीनोमा)— त्वग्वसीय ग्रन्थियों का अर्बुद

Steatitis (स्टीयेटाइटिस)— वसा ऊतक का शोथ

Steato- (स्टीयेटो-)—एक उपसर्ग जिसका अर्थ वसीय होता है।

Steatocele (स्टीयेटोसील)— अण्डकोष के भीतर वसीय अर्बुद

Steatocryptosis (स्टीयेटोक्रिप्टोसिस)— त्वग्वसीय ग्रन्थियों का कोई भी रोग

Steatocystoma (स्टीयेटोसिस्टोमा)— त्वग्वसीय पुटी

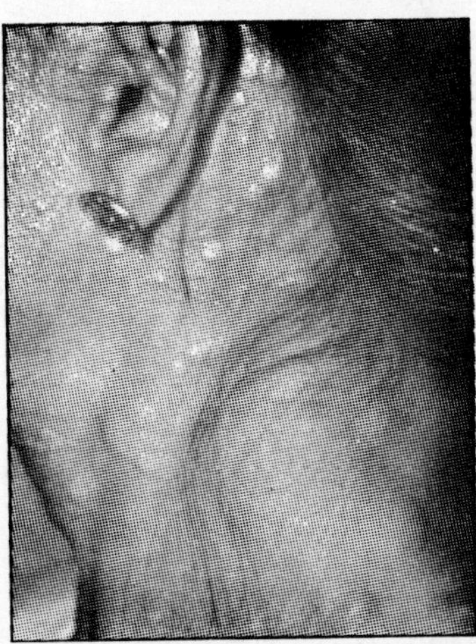

Fig. 531 : Steatocystoma multiplex : Numerous subcutaneous cysts. (स्टीयेटोसिस्टोमा मल्टीप्लैक्स : बहुत-सी त्वग्वसीय पुटियों का बनना)

Steatocystoma multiplex (स्टीयेटोसिस्टोमा मल्टीप्लैक्स)—बहुत सी त्वग्वसीय पुटियों का बनना।

Steatogenous (स्टीयेटोजीनस)— Lipogenic.

Steatolysis (स्टीयेटोलाइसिस)— Lipolysis.

Steatolytic (स्टीयेटोलाइटिक)— Lipolytic.

Steatoma (स्टीयेटोमा)— 1. वसार्बुद 2. त्वग्वसीय पुटी

Steatomatosis (स्टीयेटोमेटोसिस)— Steatocystoma multiplex.

Steatomatous (स्टीयेटोमेटस)— बहुत सी त्वग्वसीय पुटियों से चिह्नित

Steatonecrosis (स्टीयेटोनेक्रोसिस)— वसीय ऊतक का परिगलन

Steatopathy (स्टीयेटोपैथी)— त्वग्वसीय ग्रन्थियों का कोई भी रोग

Steatopyga (स्टीयेटोपाइगा)— Steatopygia.

Steatopygia (स्टीयेटोपाइगिया)—नितम्बों में वसा का असामान्य जमाव होना जो अधिकतर स्त्रियों में देखा जाता है; नितम्बमेदुरता

Steatopygous (स्टीयेटोपाइगस)— नितम्बमेदुरता से सम्बन्धित अथवा उसे धारण करने वाला।

Steatorrhea (स्टीयेटोरिह्या)— 1. मल में अत्यधिक वसा का पाया जाना, वसापुरीष 2. त्वग्वसास्राव

Steatosis (स्टीयेटोसिस)— 1. वसीय ह्रास 2. त्वग्वसीय ग्रन्थियों का रोग

Stegnosis (स्टेग्नोसिस)—1. संकीर्णता; किसी मार्ग का बन्द हो जाना 2. किसी स्राव का रुक जाना 3. मलबद्धता, कब्ज

Stegnotic (स्टेग्नोटिक)— Astringent. Constipating.

Stella (स्टीला)— तारा, सितारा

Stellae (स्टीली)— Stella. का बहुवचन

Stellate (स्टीलेट)— ताराकार; इस प्रकार व्यवस्थित कि भाग एक केन्द्र से फैले हुए होते हैं।

Stellate cell (स्टीलेट सैल)— ताराकार कोशिका

Stellate fracture (स्टीलेट फ्रैक्चर)— ऐसा अस्थिभंग जिसमें बहुत-सी फटन या दरारें चोट लगने के केन्द्रीय बिन्दु से फैली हुई होती हैं।

Stellate veins (स्टीलेट वेन्स)— वृक्क की सतह पर शिराओं के ताराकार पिण्ड

Stellectomy (स्टीलेक्टॉमी)— ताराकार गण्डिका को शल्यक्रिया द्वारा काट कर अलग कर देना।

Stellula (स्टीलुला)— एक छोटा ताराकार पिण्ड अथवा आकृति

Stem (स्टैम)— डण्ठल के समान सहारा देने वाली कोई भी रचना, तना, स्तम्भ

Stenion (स्टेनियोन)— कर्णपटी के क्षेत्र में खोपड़ी के सबसे छोटे अनुप्रस्थ व्यास का अन्त

Steno- (स्टेनो-)— तंग अथवा छोटा के अर्थ में प्रयुक्त होने वाला एक उपसर्ग

Stenobregmatic (स्टेनोब्रेग्मेटिक)—ऐसी करोटी को निर्दिष्ट करने वाला जिसका ऊपरी एवं आगे का भाग तंग होता है।

Stenocardia (स्टेनोकार्डिया)— Angina pectoris.

Stenocephalia (स्टेनोसिफैलिया)— Stenocephaly.

Stenocephalic (स्टेनोसिफैलिक)— संकीर्णकपालीयता से सम्बन्धित अथवा उससे ग्रस्त

Stenocephalous (स्टेनोसिफैलस)— Stenocephalic.

Stenocephaly (स्टेनोसिफैली)— कपाल अथवा सिर का तंग हो जाना, संकीर्णकपालीयता

Stenochoria (स्टेनोकोरिया)— अश्रुपथ-संकीर्णता

Stenocompressor (स्टेनोकम्प्रेसर)— थूक के बहने को रोकने के लिए स्टीनसेन-वाहिनी को दबाने वाला यन्त्र

Stenocoriasis (स्टेनोकोरिएसिस)— पुतली का संकुचित होना

Stenocrotaphia (स्टेनोक्रोटेफिया)— कर्णपटी के क्षेत्र में करोटी या खोपड़ी का तंग हो जाना।

Stenocrotaphy (स्टेनोक्रोटेफाइ)— Stenocrotaphia.

Stenopaic, Stenopeic (स्टेनोपेक, स्टेनोपीक)— तंग छेद अथवा रेखा-छिद्र वाला, सूचीछिद्र

Stenopeic (स्टेनोपीक)— Stenopaic.

Stenosal (स्टेनोसल)— Stenotic.

Stenosed (स्टेनोस्ड)— संकीर्ण, तंग

Stenosis (स्टेनोसिस)— शरीर के किसी छिद्र अथवा मार्ग का संकीर्ण या तंग हो जाना, संकीर्णता । जैसे—

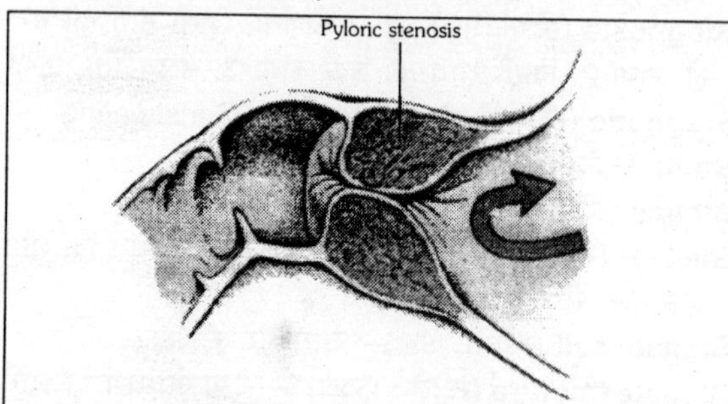

Fig. No. 532 : Pyloric stenosis (जठरनिर्गमीय संवरणी या अवरोधिनी का तंग होना)

Aortic stenosis (एओर्टिक स्टेनोसिस)— महाधमनीय कपाट के छिद्र का तंग हो जाना, महाधमनी-संकीर्णता

Bronchial stenosis (ब्रोन्कियल स्टेनोसिस)— Bronchiostenosis.

Mitral stenosis (माइट्रल स्टेनोसिस)— माइट्रल वाल्व या द्विकपर्दी कपाट अथवा बाँयें अलिन्द-निलय-छिद्र की संकीर्णता जो अधिकतर आमवाती (रूमेटी) हृदय रोग का परिणाम होती है, द्विकपर्दी संकीर्णता

Pyloric stenosis (पाइलोरिक स्टेनोसिस)— जठरनिर्गमीय संवरणी या अवरोधिनी का तंग होना, जठरनिर्गम-संकीर्णता

Stenostenosis (स्टेनोस्टेनोसिस)— पैरोटिड ग्रन्थि की वाहिनी का निकोचन

Stenostomia (स्टेनोस्टोमिया)— मुख का तंग होना ।

Stenothermal, Stenothermic (स्टेनोथर्मल, स्टेनोथर्मिक)— तापमान के केवल थोड़े से परिवर्तन के भीतर रहने वाला, ऐसा जीवाणुओं के लिए कहा जाता है ।

Stenothorax (स्टेनोथौरेक्स)— असामान्य रूप से तंग छाती

Stenotic (स्टेनोटिक)— संकीर्णता से उत्पन्न अथवा संकीर्णता से युक्त, संकीर्ण, संकुचित

Stensen's duct (स्टेनसेन्स डक्ट)— कर्णपूर्व ग्रन्थि की उत्सर्गी नली

Stent (स्टेन्ट)— किसी ऊतक को जगह पर थामे रखने अथवा किसी त्वचा निरोप या सम्मिलित नलिकाकार रचनाओं को सहारा देने के लिए एक उपकरण अथवा किसी उचित पदार्थ का सांचा

Stentorophonic (स्टेन्टोरोफोनिक)— तेज बोलने वाला अथवा तेज आवाज़ पैदा करने वाला ।

Stephanial (स्टेफेनियल)— किरीटबिन्दु से सम्बन्धित

Stephanion (स्टेफेनियोन)— ऊर्ध्ववर्ती शंखास्थिक कटक एवं किरीटी सीवन के कटान पर स्थित बिन्दु, किरीट बिन्दु

Steppage gait (स्टीपेज गेट)— 'Gait' के अन्तर्गत देखें

Sterco- (स्टर्को-)— मल के साथ के सम्बन्ध का संकेत देने वाला एक उपसर्ग

Stercobilin (स्टर्कोबिलिन)—बाइल या पित्त से उत्पन्न एक भूरा वर्णक जो मल को उसका विशिष्ट रंग प्रदान करता है ।

Stercobilinogen (स्टर्कोबिलिनोजन)— मल में विद्यमान यूरोबिलिनोजन से उत्पन्न एक रंगहीन पदार्थ जो ऑक्सीकरण से भूरा हो जाता है ।

Stercolith (स्टर्कोलिथ)—मलाश्मरी

Stercoraceous (स्टर्कोरेसीयस)— मल से सम्बन्धित अथवा मल से बना, पुरीषी, विष्ठायुक्त

Stercoral (स्टर्कोरल)— मल सम्बन्धी, मलजात

Stercorolith (स्टर्कोरोलिथ)— Stercolith.

Stercoroma (स्टर्कोरोमा)— मलाशय में स्थित मल-पदार्थ का एक अर्बुद के समान पिण्ड

Stercorous (स्टर्कोरस)— मल के समान

Stercus (स्टर्कस)—मल या गोबर

Stere-, Stereo- (स्टीरी-, स्टीरीयो-)— उपसर्ग जिनका अर्थ ठोस, ठोसपन अथवा तीन परिमापों वाला है ।

Stere (स्टेरी)— एक घन मीटर

Stereo- (स्टेरीयो-)—एक उपसर्ग जिसका अर्थ ठोस, लम्बाई-चौड़ाई-ऊँचाई वाला अथवा दृढ़ता से स्थापित है ।

Stereoagnosis (स्टीरीयोएग्नोसिस)— Astereognosis.

Stereoanesthesia (स्टीरीयोएनिस्थीज़िया)— वस्तुओं को उनकी रूप की अनुभूति से पहचानने में असमर्थता, रूपाकार-ज्ञानासमर्थता

Stereoarthrolysis (स्टीरीयोआर्थ्रोलाइसिस)— अस्थिल सन्धिग्रह में शल्यक्रिया द्वारा गतिशील नया जोड़ बनाना ।

Stereoauscultation (स्टीरीयोऑस्कल्टेशन)— छाती के विभिन्न भागों पर दो स्टेथोस्कोपों द्वारा परिश्रवण करना ।

Stereocampimeter (स्टीरीयोकैम्पीमीटर)—दोनों नेत्रों के दृष्टि-क्षेत्र को एक साथ मापने के लिए एक यन्त्र

Stereocilia (स्टीरीयोसिलिया)— Stereocilium का बहुवचन

Stereocilium (स्टीरीयोसिलियम)— एक अगतिशील सूक्ष्माकुंर (कोशिकाओं की सतह से निकलने वाला जीवद्रव्य का प्रक्षेपण)

Stereocolpogram (स्टीरीयोकोल्पोग्राम)— स्टीरीयोकोल्पोस्कोप द्वारा योनि एवं गर्भाशयग्रीवा का लिया गया चित्र

Stereocolposcope (स्टीरीयोकोल्पोस्कोप)— योनि एवं गर्भाशयग्रीवा का तीन परिमापों (लम्बाई, चौड़ाई एवं ऊँचाई) में निरीक्षण करने के लिए प्रयोग में आने वाला एक उपकरण

Stereoencephalotome (स्टीरीयोएन्सिफैलोटोम)— स्टीरीयोएन्सिफैलोटॉमी में प्रयोग में लाया जाने वाला एक मार्ग-दर्शक यन्त्र

Stereoencephalotomy (स्टीरीयोएन्सिफैलोटॉमी)— स्टीरीयोएन्सिफैलोटोम के मार्ग-दर्शन द्वारा मस्तिष्क में विशिष्ट क्षेत्र के स्थापन के पश्चात् उसमें शल्यक्रिया द्वारा चीरा लगाना ।

Stereognosis (स्टीरीयोग्नोसिस)— स्पर्श द्वारा ठोस वस्तुओं की आकृति पहचानने में समर्थता

Stereogram (स्टीरीयोग्राम)— त्रिविम-चित्र

Stereograph (स्टीरीयोग्राफ)— एक स्टीरीयोस्कोप का एक्स-रे उपकरण

Stereography (स्टीरीयोग्राफी)— Stereoradiography.

Stereoisomer (स्टीरीयोआइसोमर)—त्रिविमसमावयवता प्रदर्शित करने वाला यौगिक, त्रिविमसमावयवी

Stereoisomeric (स्टीरीयोआइसोमेरिक)— त्रिविमसमावयवता से सम्बन्धित

Stereoisomerism (स्टीरीयोआइसोमेरिज़्म)— ऐसी दशा जिसमें दो अथवा अधिक पदार्थों का एक ही एमप्रीकल फार्मूला (आनुभविक सूत्र) होता है परन्तु स्ट्रक्चरल फार्मूला (संरचनात्मक सूत्र) भिन्न होता है, त्रिविमसमावयवता

Stereology (स्टीरीयोलॉजी)— वस्तुओं के लम्बाई, चौड़ाई एवं ऊँचाई तीनों पहलुओं का अध्ययन करना।

Stereometer (स्टीरीयोमीटर)— किसी ठोस की लम्बाई, चौड़ाई तथा ऊँचाई तीनों परिमाप की माप लेने वाला एक यन्त्र

Stereometry (स्टीरीयोमीट्री)— किसी ठोस पदार्थ के तीन परिमाण (लम्बाई, चौड़ाई एवं ऊँचाई) की माप लेना।

Stereo-ophthalmoscope (स्टीरीयो-ऑफ्थैल्मोस्कोप)— एक दृष्टिपटलदर्शी या ऑफ्थैल्मोस्कोप जिसके द्वारा रोगी की आँख का बुध्न या फण्डस परीक्षक की दोनों आँखों से एक साथ दिखाई देता है।

Stereo-orthopter (स्टीरीयो-आर्थोप्टर)— तीर्यक् दृष्टि को ठीक करने के लिए एक शीशा-परावर्तक उपकरण

Stereophorometer (स्टीरीयोफोरोमीटर)— दोषयुक्त दृष्टि को ठीक करने के लिये एक प्रिज़्म-अपवर्तक उपकरण

Stereophotography (स्टीरीयोफोटोग्राफी)— ऐसी फोटोग्राफी जो चित्र में ठोसपन अथवा गहराई के प्रभाव को उत्पन्न करती है।

Stereophotomicrograph (स्टीरीयोफोटोमाइक्रोग्राफ)— सूक्ष्मदर्शी द्वारा दिखाई देने वाली वस्तु की घनता (ठोसपन) अथवा गहराई को दर्शाने वाला चित्र

Stereopsis (स्टीरीयोप्सिस)— Stereoscopic vision.

Stereoradiography (स्टीरीयोरेडियोग्राफी)—किसी वस्तु की दो थोड़े भिन्न कोणों से एक्स-रे फिल्म लेना ताकि उन्हें किसी स्टीरीयोस्कोग के द्वारा देखने पर उस वस्तु की घनता (ठोसपन) अथवा गहराई का प्रभाव उत्पन्न हो सके।

Stereoroentgenography (स्टीरीयोरैंटजनोग्राफी)— Stereoradiography.

Stereoscope (स्टीरीयोस्कोप)— ऐसा यन्त्र जो किसी वस्तु के दो चित्रों के प्रतिबिम्बों को मिलाकर देखने पर उस वस्तु की घनता (ठोसपन) अथवा गहराई को दर्शाता है।

Stereoscopic, Stereoscopical (स्टीरीयोस्कोपिक, स्टीरीयोस्कोपिकल)— 1. स्टीरीयोस्कोप अथवा उसके प्रयोग से सम्बन्धित 2. स्टीरीयोस्कोप का असर रखने वाला

Stereoscopy (स्टीरीयोस्कोपी)— ऐसी तकनीक जिसके द्वारा एक ही वस्तु के दो प्रतिबिम्बों को मिलाकर एक कर दिया जाता है जिससे तीन आयामों वाला एक ही प्रतिबिम्ब प्रतीत होता है।

Stereospecific (स्टीरीयोस्पेसीफिक)— किसी कोशिका पर सम्भव अभिग्राहकों में से केवल एक के लिए विशिष्ट

Stereotactic (स्टीरीयोटैक्टिक)— Stereotaxic.

Stereotaxic (स्टीरीयोटैक्सिक)— त्रिविमस्थाननिर्धारण सम्बन्धी

Stereotaxis (स्टीरीयोटैक्सिस)— 1. मस्तिष्क में निश्चित रूप से क्षेत्रों का स्थापन करने की एक विधि जिसे कुछ तन्त्रिका-विज्ञान सम्बन्धी ऑपरेशनों में करना आवश्यक होता है। 2. किसी ठोस पदार्थ के स्पर्श की अनुक्रिया में गतिशीलता, घन-अकुचलनता

Stereotaxy (स्टीरीयोटैक्सी)— Stereotaxis.

Stereotropic (स्टीरीयोट्रॉपिक)—घन-वृत्ति से सम्बन्धित

Stereotropism (स्टीरीयोट्रॉपिज़्म)— किसी वस्तु का किसी ठोस पदार्थ की ओर (धनात्मक घन-वृत्ति) अथवा उससे दूर (ऋणात्मक घन-वृत्ति) घूम जाना।

Stereotypy (स्टीरीयोटिपी)— बेमतलब के शब्दों अथवा कार्यों को लगातार बार-बार दुहराना।

Steric (स्टेरिक)— स्थान में परमाणुओं की व्यवस्था से सम्बन्धित

Sterilant (स्टेरीलैन्ट)— सूक्ष्मजीवों को नष्ट करने वाला साधन

Sterile (स्टेराइल)— 1. अपूतित अथवा जीवित सूक्ष्मजीवों से रहित, निर्जीवाणुक 2. जो अबन्ध्य हो या जननक्षम न हो अर्थात् जो बच्चा उत्पन्न न करती हो, बन्ध्या, बाँझ

Sterility (स्टेरीलिटी)— 1. जीवित सूक्ष्मजीवों से रहित रहना, निर्जीवाणुकता, विसंक्रमणता 2. किसी स्त्री की गर्भित होने अथवा किसी पुरुष की किसी स्त्री को गर्भित करने में असमर्थता, बन्ध्यता, बाँझपन। यह निम्न प्रकार की होती है—

Absolute sterility (एब्सोल्यूट स्टेरीलिटी)— किन्हीं रचनात्मक अथवा क्रियात्मक दोषों के कारण होने वाली असाध्य बन्ध्यता जो जनन कोशिकाओं के उत्पादन अथवा गर्भधारण को रोक देते हैं।

Acquired sterility (एक्वायर्ड स्टेरीलिटी)— एक बार बच्चा पैदा करने के बाद आगे गर्भधारण न होना।

Aspermatogenic sterility (एस्पर्मेटोजेनिक स्टेरीलिटी)— जीवित शुक्राणुओं को उत्पन्न करने में विफलता हो जाने के कारण उत्पन्न बन्ध्यता

Dysspermatogenic sterility (डिसस्पर्मेटोजेनिक स्टेरीलिटी)— शुक्राणुओं के उत्पादन में किसी असामान्यता के उत्पन्न होने के कारण पुरुष में होने वाली बन्ध्यता

Female sterility (फीमेल स्टेरीलिटी)— किसी स्त्री की गर्भधारण करने में असमर्थता

Male sterility (मेल स्टेरीलिटी)— किसी पुरुष की शुक्राणुओं अथवा जीवनक्षम शुक्राणुओं को उत्पन्न करने में असमर्थता

Primary sterility (प्राइमरी स्टेरीलिटी)— शुक्रग्रन्थि अथवा डिम्बग्रन्थि की सक्रिय जनन कोशिकाओं को उत्पन्न करने में असमर्थता होने के कारण होने वाली बन्ध्यता

Relative sterility (रिलेटिव स्टेरीलिटी)— लिंग अंगों के दोष के अतिरिक्त अन्य कारणों से होने वाली बन्ध्यता

Sterilization (स्टेरीलाइज़ेशन)— 1. गर्मी से, गैस जैसे फोरमल्डीहाइड या इथाइलीन ऑक्साइड से अथवा आयनन विकिरण के प्रति अनावृत करके या गैसों अथवा द्रवों को किसी छिद्रिल वस्तु से छान कर जो सूक्ष्मजीवों को अलग कर देती है, किसी पदार्थ के सभी सूक्ष्मजीवों को पूर्णतया अलग करने अथवा उन्हें नष्ट करने की क्रिया, निर्जीवाणुकरण 2. वह क्रिया जिसके द्वारा किसी व्यक्ति को जनन के अक्षम बना दिया जाता है जैसे शल्यक्रिया द्वारा शुक्रग्रन्थियों या डिम्बग्रन्थियों को काट कर निकाल देना (बन्ध्यकरण) अथवा विकिरण द्वारा निष्क्रिय करना या जननीय वाहिनियों (शुक्र वाहिकाओं या डिम्बवाहिनियों) को बाँध देना अथवा इनके किसी भाग को काट कर अलग कर देना; बन्ध्यीकरण

Sterilize (स्टेरीलाइज़)— 1. सूक्ष्मजीवों से मुक्त करना 2. जनन के लिये असमर्थ बनाना।

Sterilizer (स्टेरीलाइज़र)— सूक्ष्मजीवों को नष्ट करने वाला एक उपकरण, विसंक्रामक यन्त्र जैसे वाष्पदाबी विसंक्रामक यन्त्र

Sterna (स्टर्ना)— Sternum का बहुवचन

Sternad (स्टर्नाड)— स्टर्नम की ओर

Sternal (स्टर्नल)— स्टर्नम सम्बन्धी, उरोस्थिक

Sternalgia (स्टर्नेल्जिया)— Sternodynia.

Sternal puncture (स्टर्नल पंक्चर)— उरोस्थि से अस्थि मज्जा का नमूना उपलब्ध करने हेतु बड़े छिद्र वाली सूई से उरोस्थि को छेदित करना।

Sternebra (स्टर्नेब्रा)— प्रारम्भिक जीवन में स्टर्नम के खण्डों में से कोई भी एक जो बाद में जुड़कर स्टर्नम के काय का निर्माण करते हैं, उरोस्थि खण्ड

Sternebrae (स्टर्नीब्री)— Sternebra. का बहुवचन

Sternen (स्टर्नन)— उरोस्थि से सम्बन्धित परन्तु अन्य रचनाओं से नहीं

Sterno- (स्टर्नो-)— शब्द का दूसरों के साथ संयुक्त होने वाला रूप जिसका अर्थ स्टर्नम होता है।

Sternoclavicular (स्टर्नोक्लैविकुलर)— स्टर्नम एवं क्लैविकल हड्डी से सम्बन्धित, उरोस्थिजत्रुकीय

Sternocleidal (स्टर्नोक्लीडल)— Sternoclavicular.

Sternocleidomastoid (स्टर्नोक्लीडोमैस्टॉयड)— स्टर्नम, क्लैविकल एवं कर्णमूल प्रवर्ध से सम्बन्धित

Sternocostal (स्टर्नोकॉस्टल)— स्टर्नम एवं पसलियों से सम्बन्धित, उरःपर्शुकीय

Sternodymia (स्टर्नोडाइमिया)— ऐसी दशा जिसमें विकृत जुड़वाँ भ्रूण स्टर्नम पर जुड़े होते हैं।

Sternodymus (स्टर्नोडाइमस)—स्टर्नम पर जुड़े हुए जुड़वाँ भ्रूण

Sternodynia (स्टर्नोडाइनिया)— स्टर्नम में दर्द होना, उरोस्थिशूल

Sternohyoid (स्टर्नोहॉयड)— स्टर्नम एवं हॉयड हड्डी से सम्बन्धित

Sternoid (स्टर्नॉयॅड)— स्टर्नम या छाती की हड्डी के समान, उरोस्थिवत्

Sternomastoid (स्टर्नोमैस्टॉयड)— स्टर्नम एवं टेम्पोरल हड्डी या शंखास्थि के कर्णमूल प्रवर्ध से सम्बन्धित, उरःकर्णमूलीय

Sternopagia (स्टर्नोपेगिया)— Sternodymia.

Sternopagus (स्टर्नोपेगस)— Sternodymus.

Sternopericardial (स्टर्नोपैरीकॉर्डियल) स्टर्नम एवं पैरीकार्डियम से सम्बन्धित

Sternoschisis (स्टर्नोस्काइसिस)— स्टर्नम की जन्मजात फटन

Sternothyroid (स्टर्नोथाइरॉयड)— स्टर्नम एवं थाइरॉयड कार्टिलेज या ग्रन्थि से सम्बन्धित

Sternotomy (स्टर्नोटॉमी)—. स्टर्नम को चीरना, उरोस्थि-छेदन

Sternotracheal (स्टर्नोट्रेकियल)— स्टर्नम एवं ट्रेकिया या श्वास प्रणाल से सम्बन्धित

Sternotrypesis (स्टर्नोट्राइपेसिस)— शल्यक्रिया द्वारा स्टर्नम में छेद करना।

Sternovertebral (स्टर्नोवर्टिब्रल)— उरोस्थि एवं कशेरुकाओं से सम्बन्धित

Sternum (स्टर्नम)— वक्ष या छाती में आगे मध्यम रेखा में

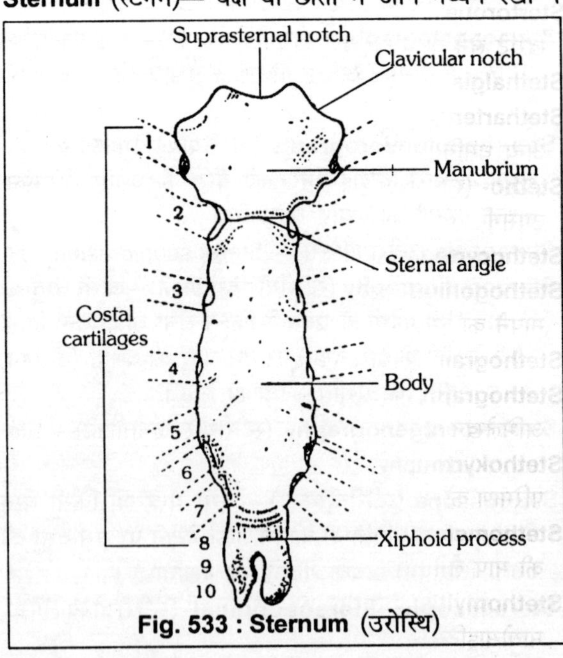

Fig. 533 : Sternum (उरोस्थि)

Suprasternal notch = अधिउरोस्थिक खाँच, Clavicular notch = जत्रुकीय खाँच, Manubrium = मैनुब्रियम, उरोस्थि या स्टर्नम का ऊपरी भाग, Sternal angle = उरोस्थिक कोण, Body = काय, Xiphoid process = असिरूप प्रवर्ध, Costal cartilages = पर्शुका-उपास्थियाँ

स्थित एक लम्बी, चपटी हड्डी जो 3 खण्डों से मिलकर बनी होती है–मुष्टि (सबसे ऊपरी खण्ड), काय (बीच का खण्ड) जो युवा व्यक्ति में उपास्थि द्वारा जुड़े 4 अलग-अलग खण्डों से मिलकर बनता है एवं असिरूप या खड्गाभ प्रवर्ध (निचला खण्ड) होता है; उरोस्थि

Sternutament (स्टर्नुटेमेन्ट)— Sternutatory.

Sternutatio (स्टर्नुटेशियो)— छींक आना

Sternutation (स्टर्नुटेशन)— छींकना

Sternutator (स्टर्नुटेटर)— छींक लाने वाली वस्तु, छिक्काजनक

Sternutatory (स्टर्नुटेटरी)— छींक लाने वाला, नस्य

Steroid (स्टेरॉयड)— यौगिकों के किसी वर्ग में से कोई एक जिसमें लिंग हार्मोनों, एड्रीनल कॉर्टेक्स के हार्मोनों (कॉर्टिकोस्टेरॉयड), डी विटामिनों के पूर्वगामी, स्टैरालों, पित्त अम्लों, सैपोनिनों, डिजीटैलिस के ग्लूकोसाइडों तथा कुछ कैंसरजनक पदार्थों का समावेश होता है।

Steroidal (स्टैरॉयडल)— स्टैरॉयड से सम्बन्धित

Steroidogenesis (स्टैरॉयडोजेनेसिस)— स्टैरॉयडो की उत्पत्ति जैसे कि एड्रीनल ग्रन्थियों के द्वारा होती है।

Sterol (स्टैराल)— एक स्टैरॉयड जिसमें एक OH (एल्कोहॉल) वर्ग होता है जैसे कोलेस्ट्रॉल एवं अरगोस्ट्राल

Stertor (स्टर्टर)— खर्राटे लेना अथवा खर्राटों के साथ सांस लेना, घर्घराहट

Stertorous (स्टर्टोरस)— खर्राटे लेने से सम्बन्धित अथवा खर्राटे लेने वाला, घर्घराहटयुक्त

Stethalgia (स्टेथैल्जिया)— छाती में दर्द होना।

Stetharteritis (स्टेथारटीराइटिस)— छाती में महाधमनी अथवा अन्य धमनियों का शोथ

Stetho- (स्टेथो-)— वक्ष या छाती का संकेत देने वाला एक उपसर्ग

Stethocyrtograph (स्टेथोसिर्टोग्राफ)— Stethokyrtograph.

Stethogoniometer (स्टेथोगोनियोमीटर)— वक्ष की वक्रता मापने का उपकरण, वक्षवक्रतामापी

Stethogram (स्टेथोग्राम)— Phonocardiogram.

Stethograph (स्टेथोग्राफ)— श्वसन में छाती की गतियों का अभिलेखन करने वाला एक उपकरण

Stethokyrtograph (स्टेथोकिर्टोग्राफ)— वक्ष के वक्रों के परिमाण को मापने एवं उनका अभिलेखन करने वाला उपकरण

Stethometer (स्टेथोमीटर)— श्वसन के दौरान वक्ष के विस्तार की माप लेने वाला एक उपकरण

Stethomyitis, Stethomyositis (स्टेथोमाइटिस, स्टेथो-मायोसाइटिस)— छाती की पेशियों का शोथ

Stethoparalysis (स्टेथोपैरालाइसिस)— छाती की पेशियों का पक्षाघात

Stethophonometer (स्टेथोफोनोमीटर)— परिश्रवण में निकलने वाली ध्वनि की तीव्रता का पता लगाने वाला एक यन्त्र

Stethoscope (स्टेथोस्कोप)— एक मध्यस्थित यन्त्र जो परिश्रवण करने पर शरीर में उत्पन्न ध्वनियों को परीक्षक के कानों तक संचारित करता है, परिश्रवणयन्त्र, परिश्रावक

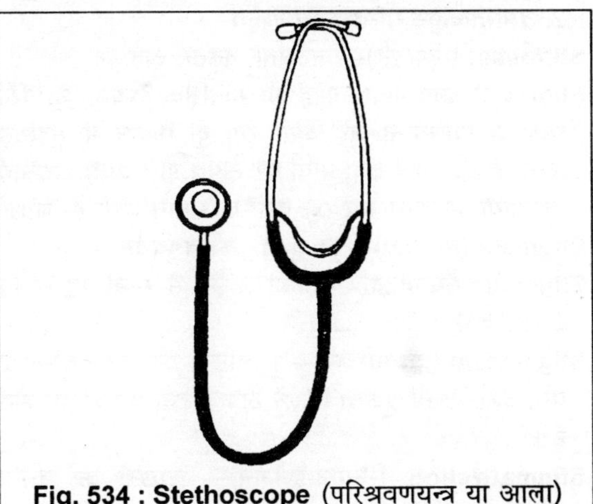

Fig. 534 : Stethoscope (परिश्रवणयन्त्र या आला)

Binaural stethoscope (बाइनौरल स्टेथोस्कोप)— ऐसा परिश्रावक या स्टेथोस्कोप जिसमें दोनों कानों से उपयोग में लाने के लिए दो इयर पीस होते हैं।

Bowless type stethoscope (बोलैस टाइप स्टेथोस्कोप)— ऐसा स्टेथोस्कोप जिसमें चैस्ट पीस एक छिछला धातु का प्याला होता है जिसका व्यास लगभग 4.5 सेमी. होता है, मुख रबर के डायाफ्राम से ढका होता है।

Differential stethoscope (डिफ्रैन्शियल स्टेथोस्कोप)— ऐसा स्टेथोस्कोप जिसमें दो चैस्ट पीस होते हैं जिससे छाती के विभिन्न भागों में दो ध्वनियाँ साथ-साथ सुनाई दे सकती हैं और उनकी तुलना की जा सकती है।

Electronic stethoscope (इलैक्ट्रोनिक स्टेथोस्कोप)— परिश्रवण करने पर शरीर से सुनाई देने वाली ध्वनियों की तीव्रता बढ़ाने के लिए प्रयोग में लाया जाने वाला स्टेथोस्कोप

Single stethoscope (सिंगुल स्टेथोस्कोप)—केवल एक कान के लिए बना एक कड़ा या लचीला स्टेथोस्कोप

Stethoscopic (स्टेथोस्कोपिक)— स्टेथोस्कोप या परिश्रवणयन्त्र से सम्बन्धित

Stethoscopy (स्टेथोस्कोपी)— स्टेथोस्कोप या परिश्रवणयन्त्र द्वारा परीक्षण, परिश्रवणयन्त्र-जाँच

Stethospasm (स्टेथोस्पाज़्म)— छाती की पेशियों की ऐंठन, वक्ष-उद्वेष्ट

Sthenia (स्थेनिया)— असाधारण शक्ति होना, बल, स्फूर्ति

Sthenic (स्थेनिक)—सक्रिय या क्रियाशील; शक्तिशाली, सबल

Stheno- (स्थेनो-)— एक उपसर्ग जिसका अर्थ शक्ति या बल है।

Sthenometer (स्थेनोमीटर)— पेशीय शक्ति को मापने वाला एक उपकरण

Sthenometry (स्थेनोमीट्री)— शारीरिक शक्ति को मापना

Stiff (स्टिफ)— कठोर, दृढ़, जो लचीला न हो, अकड़ा हुआ

Stiff-neck fever (स्टिफ-नैक फीवर)—1. डेंगू, हड्डीतोड़ बुखार 2. प्रमस्तिष्कमेरु-मस्तिष्कावरणशोथ

Stiffness (स्टिफनैस)— कठोरता, दृढ़ता, अकड़न

Stigma (स्टिग्मा)— 1. कोई भी मानसिक अथवा शारीरिक चिह्न या विशिष्टता जो किसी रोग के निदान में सहायता करती है। 2. हाथ तथा पांवों पर उत्पन्न होने वाली रक्तस्रावी विक्षतियाँ जो क्रास रूप (x) व्रणों के समान होती हैं; लांछन

Stigmata (स्टिग्मेटा)— Stigma. का बहुवचन

Stigmatic (स्टिमेटिक)— किसी लांछन से सम्बन्धित अथवा उससे चिह्नित

Stigmatism (स्टिग्मेटिज़्म)— 1. लांछनों को धारण करना 2. ऐसी दशा जिसमें प्रकाश किरणें ठीक रेटिना पर केन्द्रित होती हैं।

Stigmatization (स्टिग्मेटाइज़ेशन)— लांछनों का बनना, लांछनीकरण, लांछनीभवन

Stigmatometer (स्टिग्मेटोमीटर)— नेत्र अपवर्तन का परीक्षण करने वाला एक यन्त्र

Stilet, Stilette (स्टीलेट, स्टीलेटे)—एक छोटी तेज नुकीली एषणी

Stillbirth (स्टिलबर्थ)— मृत बच्चे का जन्म, मृतजन्म

Stillborn (स्टिलबोर्न)— मृत पैदा हुआ, मृतजात

Stillicidium (स्टीलीसाइडियम)— बूँद-बूँद करके टपकना या बहना

Still's disease (स्टिल्स डिजीज़)—किशोरावस्था में होने वाला गठियारूप सन्धिशोथ

Stilus (स्टीलस)— Stylus.

Stimulant (स्टिमुलैन्ट)— शरीर की क्रियात्मक सक्रियता को बढ़ाने वाला साधन, उद्दीपक, उत्तेजक

Stimulate (स्टिमुलेट)— किसी अंग अथवा रचना की क्रियात्मक सक्रियता को बढ़ाना, उद्दीपन करना

Stimulating (स्टिमुलेटिंग)— उत्तेजित या उद्दीप्त करने वाला, उत्तेजक, उद्दीपक

Stimulation (स्टिमुलेशन)—उत्तेजित अथवा उद्दीप्त करने की क्रिया, उद्दीपन, उत्तेजना

Stimulator (स्टिमुलेटर)— Stimulating.

Stimuli (स्टिमुलाइ)—स्टिमुलस का बहुवचन

Stimulus (स्टिमुलस)— कोई भी साधन (रासायनिक पदार्थ आदि), कारक, कार्य, शक्ति (विद्युत्-शक्ति आदि), वातावरणीय परिवर्तन का प्रभाव, भौतिक परिवर्तन जैसे वस्तुओं से स्पर्श अथवा दाब में परिवर्तन आदि जो शरीर के किसी अंग या भाग की क्रियात्मक शक्ति को बढ़ाता है या उसे उत्तेजित अथवा क्षोभित करता है; उद्दीपन; उद्दीपक, उत्तेजक

Sting (स्टिंग)—1. जहरीले कीड़े का डंक 2. डंक मारना

Stinger (स्टिन्गर)—दाहक, जलाने वाला

Stippling (स्टिपलिंग)— धब्बेदार दिखाई देना जैसे आँख के कुछ रोगों में रेटिना का धब्बेदार दिखाई देना, कुर्बरता

Stirrup (स्टिरप)— Stapes.

Stitch (स्टिच)— 1. अचानक क्षण भर के लिए होने वाली काटने जैसी अथवा ऐंठन की स्थानीय वेदना 2. टांका 3. टांका लगाकर त्वचा अथवा माँस को जोड़ना।

Stockinet (स्टॉकिनेट)—पट्टियों को अपने स्थान पर थामे रखने अथवा पैर, बाँह या किसी अँगुली पर एक-सा दबाव डालने के लिए दोनों सिरों पर खुली हुई तथा एक से परिमाण की बुनी हुई नलिकाकार वस्तु

Stocking (स्टॉकिंग)— पाद तथा पैर के लिए एक इलास्टिक आवरण जो मौसम के प्रभाव से उनकी रक्षा करता है तथा उन पर एक-सा दबाव डालता है।

Stoichiology (स्टॉयकियोलॉजी)— कोशिका शरीरवृत्ति का अध्ययन

Stoichiometric (स्टॉयकियोमीट्रिक)— रासायनिक गणनाओं से सम्बन्धित

Stoichiometry (स्टॉयकियोमीट्री)— रासायनिक गणनाएँ

Stoke (स्टोक)— किसी तरल की श्यानता अथवा चिपचिपेपन की एक इकाई जो .0001 वर्ग मीटर प्रति सेकण्ड होती है।

Stokes-Adams syndrome (स्टोक्स-एडेम्स सिण्ड्रोम)— मस्तिष्क के रक्त प्रवाह में बाधा उत्पन्न हो जाने के कारण बेहोशी हो जाना तथा दौरे पड़ना, स्टोक्स-एडेम्स संलक्षण

Stoke's disease (स्टोक्स डिजीज़)— Exophthalmic goiter. Hyperthyroidism.

Stoke's lens (स्टोक्स लैन्स)— तिर्यक दृष्टि का निदान करने के लिए एक उपकरण

Stom- (स्टोम-)— एक उपसर्ग जिसका अर्थ आमाशय है।

Stoma (स्टोमा)— मुख, द्वार या छिद्र

Stomach (स्टोमक)— ग्रासनली या ईसोफेगस तथा ड्योडिनम के बीच, डायाफ्राम के नीचे, प्लीहा के दाईं ओर तथा आंशिक रूप से यकृत के नीचे पोषण-नली (भोजन-नली) का पेशीकलामय चौड़ा थैलीनुमा भाग। यह बुध्न या फण्डस अथवा ऊपरी गोल भाग, एक काय या बीच के भाग तथा जठर-निर्गम या पाइलोरस अथवा दूरस्थ छोटे भाग से मिलकर बना होता है। यह जठर-रस या गैस्ट्रिक जूस स्रवित करता है जो भोजन के साथ मिश्रित होकर आँतों के द्वारा आगे पाचन के लिए उपयुक्त काइम, एक अर्द्धठोस पदार्थ बनाता है; आमाशय

Stomachal (स्टोमेकल)— 1. आमाशय सम्बन्धी 2. क्षुधावर्धक

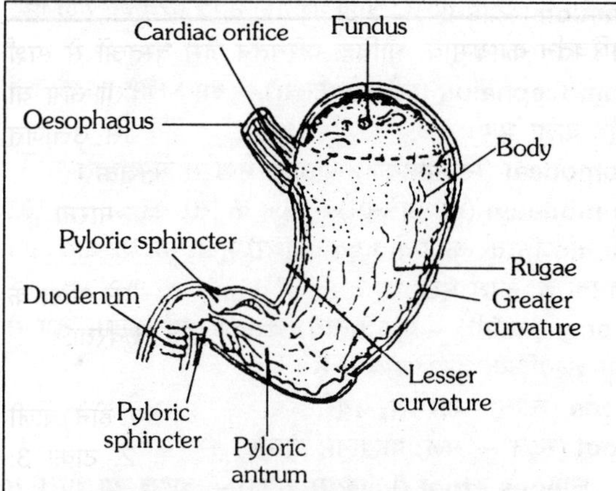

Fig. 535 : Longitudinal section of stomach (आमाशय की अनुलम्ब काट)

Cardiac orifice = जठरागमीय द्वार, Oesophagus = ग्रासनली, Pyloric sphincter = जठरनिर्गमीय संकोचिनी, Duodenum = ग्रहणी या ड्योडिनम, Pyloric antrum = जठरनिर्गमीय कोटर, Lesser curvature = लघु वक्रता, Greater curvature = वृहत् वक्रता, Rugae = झुर्रियाँ, Body = काय, Fundus = बुध्न या फण्डस

Stomachalgia (स्टोमेकेल्ज़िया)— आमाशय में दर्द होना, आमाशयशूल, जठरार्ति

Stomachic (स्टोमेकिक)— 1. आमाशय से सम्बन्धित 2. आमाशय की क्रियात्मक सक्रियता बढ़ाने वाली औषधि, क्षुधावर्धक

Stomach intubation (स्टोमक इनट्यूबेशन)— आमाशय के पदार्थों को प्राप्त करने के लिए उसमें एक नली को निवेशित करना।

Stomachoscopy (स्टोमेकोस्कोपी)— Gastroscopy.

Stomach pump (स्टोमक पम्प)— आमाशय में निवेशित एक नली से होकर मुख या नासिका के द्वारा आमाशय की अन्तर्वस्तुओं को बाहर निकालने वाला एक उपकरण

Stomach tube (स्टोमक ट्यूब)— आमाशय की धुलाई करने अथवा उसमें भोजन या द्रवों को प्रविष्ट करने के काम आने वाली एक नली

Stomal (स्टोमल)— मुख, द्वार या छिद्र से सम्बन्धित

Stomata (स्टोमेटा)— Stoma का बहुवचन

Stomatal (स्टोमेटल)— बहुत से मुख, द्वार या छिद्रों से सम्बन्धित

Stomatalgia (स्टोमेटैल्जिया)— मुँह में दर्द होना, मुखार्ति

Stomatic (स्टोमेटिक)— मुख सम्बन्धी

Stomatitis (स्टोमेटाइटिस)—मुख की श्लेष्मिक कला की सूजन, मुखपाक। मुखपाक मुख्यतया निम्न प्रकार का होता है—

Angular stomatitis (एन्गुलर स्टोमेटाइटिस)— Perleche.

Aphthous stomatitis (एफ्थस स्टोमेटाइटिस)— मुखपाक जिसमें गालों, होठों तथा जिह्वा पर छोटे-छोटे, गोल, सफेद जलस्फोट (फफोले) बन जाते हैं जो फूट जाते हैं और छिछले जख्म बन जाते हैं जिनके चारों ओर लाल घेरा बन जाता है। यह आघात, दुर्बलता, जठरान्त्र सम्बन्धी गड़बड़ियों, पोषकों की कमी अथवा स्ट्रैप्टोकोकाइ या स्टैफिलोकोकाइ के स्थानीय संक्रमण से उत्पन्न होता है; एप्थस मुखपाक

Catarrhal stomatitis (कैटेरहल स्टोमेटाइटिस)— Simple stomatitis.

Corrosive stomatitis (कोरोसिव स्टोमेटाइटिस)— संक्षारक या क्षयकारी पदार्थ के प्रति अनावृत होने के परिणामस्वरूप उत्पन्न होने वाला मुखपाक

Membranous stomatitis (मेम्ब्रेनस स्टोमेटाइटिस)— मुखपाक जिसमें कूट कला बन जाती है।

Parasitic stomatitis (पैरासाइटिक स्टोमेटाइटिस)— यह यीस्ट के समान कवक कैन्डिडा एल्बीकैन्स के द्वारा विशेषकर शिशुओं एवं छोटे बच्चों में उत्पन्न होता है जिसमें मुख की श्लेष्मकला, मसूड़ों तथा जिह्वा पर सफेद चित्तियाँ (चकत्ते) बन जाते हैं।

Simple stomatitis (सिम्पल स्टोमेटाइटिस)— मुखपाक जिसमें मुख की श्लेष्मकला का विसरित लाल शोथ हो जाता है जो तेज दाँत, बहुत गर्म या क्षोभक भोजन, अत्यधिक धूम्रपान तथा कुछ औषधियों से, जीर्ण ज्वरों तथा क्षीणता में उत्पन्न होता है; प्रतिश्यायी मुखपाक

Traumatic stomatitis (ट्रॉमेटिक स्टोमेटाइटिस)— चोट पहुँचने जैसे दन्तावली के ठीक प्रकार से फिट न होने अथवा गाल के काट लेने के परिणामस्वरूप उत्पन्न मुखपाक

Ulcerative stomatitis (अल्सेरेटिव स्टोमेटाइटिस)— मुखपाक जिसमें गालों, जिह्वा तथा होठों पर छिछले जख्म बन जाते हैं। यह रक्त रोगों जैसे तीव्र ल्यूकीमिया तथा कणीश्वेतकोशिकाहीनता (एग्रेनुलोसाइटोसिस) अथवा विनसैन्ट जीवों के संक्रमण के कारण होता है, सव्रण मुखपाक

Stomato- (स्टोमेटो-)— मुख के अर्थ में प्रयुक्त एक उपसर्ग

Stomatocyte (स्टोमेटोसाइट)— एक लाल रक्त कोशिका जिसके केन्द्र में एक द्विनतोदर क्षेत्र होता है जो एक दरार के समान प्रतीत होता है।

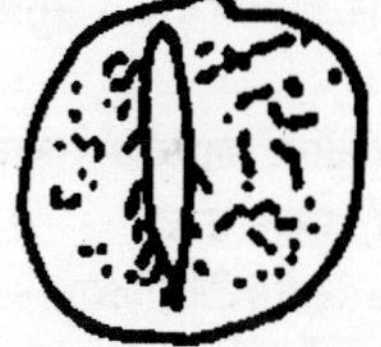

Fig. 536 : Stomatocyte (स्टोमेटोसाइट)

Stomatocytosis (स्टोमेटोसाइटोसिस)— लाल रक्त कोशिकाओं का एक आनुवंशिक विकार जिसमें लाल रक्त कोशिकाओं की

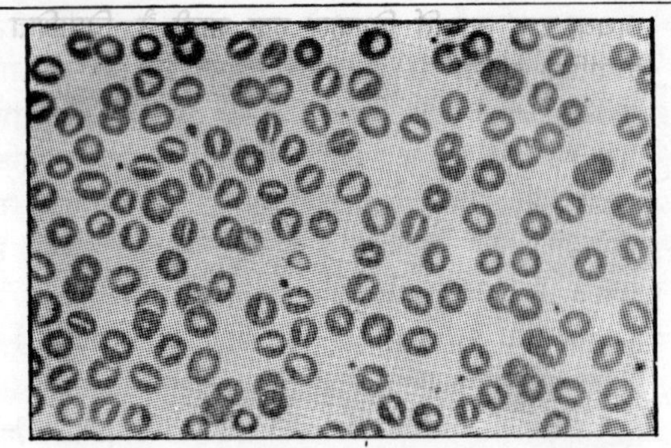

Fig.537 : Stomatocytosis (स्टोमेटोसाइटोसिस)

दोषयुक्त कलाओं से होकर उनके भीतर अत्यधिक सोडियम आयनों तथा जल के पहुँच जाने पर वे फूल जाती हैं।

Stomatodeum (स्टोमेटोडियम)— Stomodeum.

Stomatodynia (स्टोमेटोडाइनिया)— Stomatalgia.

Stomatodysodia (स्टोमेटोडिसोडिया)— Halitosis.

Stomatogastric (स्टोमेटोगैस्ट्रिक)— मुख एवं आमाशय से सम्बन्धित

Stomatognathic (स्टोमेटोग्नेथिक)— मुख एवं जबड़ों को एक साथ प्रदर्शित करने वाला।

Stomatologic (स्टोमेटोलॉजिक)— मुखरोगविज्ञान से सम्बन्धित

Stomatologist (स्टोमेटोलॉजिस्ट)— मुख रोगों का विशेषज्ञ

Stomatology (स्टोमेटोलॉजी)— चिकित्सा-विज्ञान की वह शाखा जिसका सम्बन्ध मुख एवं इसके रोगों से होता है, मुखरोगविज्ञान

Stomatomalacia (स्टोमेटोमैलेशिया)— मुख की किसी भी रचना का असामान्य रूप से कोमल हो जाना, मुखमृदुता

Stomatomenia (स्टोमेटोमीनिया)— मासिक धर्म के समय मुँह से खून बहना।

Stomatomy (स्टोमेटॉमी)— प्रसव को आसान बनाने के लिये शल्यक्रिया द्वारा गर्भाशय के मुख के किनारों को काटना।

Stomatomycosis (स्टोमेटोमाइकोसिस)— मुख का कोई भी कवक-रोग, मुखकवकता

Stomatonecrosis (स्टोमेटोनेक्रोसिस)— कोथयुक्त व्रणीय मुखपाक

Stomatonoma (स्टोमेटोनोमा)— Cancrum oris.

Stomatopathy (स्टोमेटोपैथी)— मुख का कोई भी रोग, मुखविकृति

Stomatoplasty (स्टोमेटोप्लास्टी)— प्लास्टिक सर्जरी द्वारा मुख की मरम्मत करना, मुखसंधान

Stomatorrhagia (स्टोमेटोरैह्जिया)— मुँह से खून बहना

Stomatoscope (स्टोमेटोस्कोप)— मुख का परीक्षण करने वाला एक यन्त्र, मुखदर्शी

Stomatosis (स्टोमेटोसिस)— Stomatopathy.

Stomatotomy (स्टोमेटोटॉमी)— Stomatomy.

Stomion (स्टोमियोन)— होंठों को बन्द करने पर मुखी रेखा-छिद्र का मध्यस्थ बिन्दु

Stomocephalus (स्टोमोसिफैलस)— बहुत छोटे जबड़ों एवं मुँह वाला भ्रूण

Stomodeal (स्टोमोडियल)— आद्य मुख से सम्बन्धित

Stomodeum (स्टोमोडियम)— भ्रूण के सिर की ओर के सिरे के बर्हिजनस्तर का एक गड्ढा जिससे मुख गुहा का अग्र भाग बनता है, आद्य मुख

-stomy (-स्टॉमी)— एक प्रत्यय जिसका अर्थ कृत्रिम रूप से या शल्यक्रिया द्वारा खोलना है।

Stone (स्टोन)—अश्मरी, पथरी

Stool (स्टूल)— मल, पाखाना, विष्ठा

Bilious stool (बिलियस स्टूल)— बाइल या पित्त से युक्त पीला अथवा पीलापन लिये कत्थई मल

Fatty stool (फैटी स्टूल)— मल जिसमें वसा या चर्बी होती है जैसा कि अग्न्याशयिक रोग में होता है।

Lienteric stool (लाइनटेरिक स्टूल)— मल जिसमें अपचित भोजन होता है।

Rice water stool (राईस वाटर स्टूल)— कॉलरा या हैजे का सफेद पानी जैसा मल जो देखने में चावलों के मांड जैसा लगता है, तन्दुल जलवत् मल

Stooping (स्टूपिंग)— सिर झुकना, अवनमन

Stop needle (स्टॉप निडिल)— ऐसी सूईं जिसके छोर पर एक नेत्र होता है तथा कॉण्ड पर सूई के इच्छा से अधिक घुसने को रोकने के लिये एक चक्रिका लगी होती है।

Storm (स्टॉर्म)— 1. किसी रोग के लक्षणों का अचानक तथा अस्थाई रूप से बढ़ जाना, उग्रता 2. बहुत उत्तेजना 3. हिंसात्मक आक्रमण

Stout (स्टाउड)— 1. मजबूत 2. मोटा, भारी शरीर वाला

Strabismal (स्ट्राबिस्मल)— Strabismic.

Strabismic (स्ट्राबिस्मिक)— तिर्यक् दृष्टि से सम्बन्धित अथवा उससे पीड़ित

Strabismologist (स्ट्राबिस्मोलॉजिस्ट)— तिर्यक् दृष्टिविज्ञान में विशेषज्ञ

Strabismology (स्ट्राबिस्मोलॉजी)— तिर्यक् दृष्टि का अध्ययन

Strabismometer (स्ट्राबिस्मोमीटर)— तिर्यक् दृष्टि को मापने वाला एक यन्त्र, तिर्यक्दृष्टिमापी

Strabismus (स्ट्राबिस्मस)— एक दृष्टि-दोष जिसमें दोनों नेत्रों के दृष्टि-अक्ष किसी वस्तु पर एक साथ नहीं टिकते। तिर्यक् दृष्टि, टेढ़ा देखना, ढेरना। तिर्यक् दृष्टि के मुख्य भेद—

Accommodative strabismus (एक्कोमोडेटिव स्ट्राबिस्मस्)— नेत्र समंजन में विकार होने के कारण होने वाली तिर्यक् दृष्टि

Alternating strabismus (आल्टरनेटिंग स्ट्राबिस्मस)— बारी-बारी से किसी एक आँख को प्रभावित करने वाली तिर्यक् दृष्टि

Bilateral strabismus (बाइलेट्रल स्ट्राबिस्मस)— Accommodative strabismus.

Convergent strabismus (कन्वर्जैन्ट स्ट्राबिस्मस)— तिर्यक् दृष्टि जिसमें विचलित नेत्र भीतर की ओर घूम जाता है।

Deorsum vergens strabismus (डियोर्सम वर्जेन्स स्ट्राबिस्मस)— तिर्यक् दृष्टि जिसमें विचलित नेत्र नीचे की ओर घूम जाता है।

Divergent strabismus (डाइवर्जैन्ट स्ट्राबिस्मस)— तिर्यक् दृष्टि जिसमें विचलित नेत्र बाहर की ओर घूम जाता है।

Intermittent strabismus (इण्टरमिटैन्ट स्ट्राबिस्मस)— समयावकाशों पर बार-बार उत्पन्न होने वाली तिर्यक् दृष्टि

Mechanical strabismus (मैकेनीकल स्ट्राबिस्मस)— नेत्रगुहा में नेत्र-पेशी की क्रिया में अवरोध उत्पन्न हो जाने के कारण उत्पन्न तिर्यक् दृष्टि

Monocular strabismus (मोनोकुलर स्ट्राबिस्मस)— तिर्यक् दृष्टि जिसमें एक ही आँख आदतन विचलित होती है।

Paralytic strabismus (पैरालाइटिक स्ट्राबिस्मस)— किसी नेत्र-पेशी का पक्षाघात होने के कारण होने वाली तिर्यक् दृष्टि

Spastic strabismus (स्पास्टिक स्ट्राबिस्मस)— किसी नेत्र-पेशी के संकुचन के कारण होने वाली तिर्यक् दृष्टि

Vertical strabismus (वर्टिकल स्ट्राबिस्मस)— तिर्यक् दृष्टि जिसमें विचलित नेत्र ऊपर की ओर घूम जाता है।

Strabometer (स्ट्राबोमीटर)— Strabismometer.

Strabotome (स्ट्राबोटोम)— तिर्यक् दृष्टि के ऑपरेशन में प्रयोग में आने वाला एक चाकू, तिर्यकदृष्टिसंधानक

Strabotomy (स्ट्राबोटॉमी)— तिर्यक् दृष्टि के लिये किया जाने वाला ऑपरेशन, तिर्यकदृष्टिसंधान

Strain (स्ट्रेन)— 1. शरीर के किसी भाग से अधिक श्रम करना 2. अत्यधिक प्रयास करने अथवा अत्यधिक प्रयोग करने से चोट पहुँचाना 3. अत्यधिक प्रयास करना या जोर लगाना जैसे मलोत्सर्ग (मल-त्याग) के समय किया जाता है। 4. छानना 5. किसी जाति अथवा वैविध्य के भीतर के जीवों का एक वर्ग जिसमें कुछ विशेष गुण होता है। 6. तनाव 7. दबाव

Strainer (स्ट्रेनर)— छननी

Strait (स्ट्रेट)— एक संकीर्ण अथवा तंग मार्ग

Stramonium (स्ट्रामोनियम)—धतूरा

Strand (स्ट्रेण्ड)— केवल एक धागा या तन्तु

Strangalesthesia (स्ट्रेन्गेलेस्थीसिया)— Zoonesthesia.

Strangle (स्ट्रेंगिल)— श्वास-प्रणाल के दबाव से दम घोटना या दम घुटना, कण्ठ-घोटन

Strangulated (स्ट्रेन्गुलेटेड)— अत्यधिक संकीर्ण जिससे वायु अथवा रक्त आपूर्ति बिल्कुल रुक जाती है, विपाशित जैसे विपाशित हर्निया

Strangulation (स्ट्रेन्गुलेशन)— किसी भाग का सम्पीडन (भिंच जाना) अथवा संकीर्णन (तंग हो जाना) जिससे उसकी रक्त आपूर्ति में अवरोध उत्पन्न हो जाता है, विपाशन, गला घोंटना

Strangury (स्ट्रेन्गरी)—दर्द के साथ बूँद-बूँद करके पेशाब होना, बिन्दुमूत्रकृच्छ, मूत्रकृच्छता

Strap (स्ट्रैप)— 1. मरहम पट्टी को स्थान पर थामे रखने अथवा किसी जख्म की सतहों को मिलाने के लिए एक बन्धन या पट्टी जैसे एडहीसिव प्लास्टर की 2. एडहीसिव प्लास्टर की पट्टी से बाँधना

Strapping (स्ट्रैपिंग)— एडहीसिव प्लास्टर की पट्टी को सहारा देने अथवा दबाने के लिए शरीर के किसी भाग पर लगाना, पट्टी चिपकाना

Stratification (स्ट्रेटीफिकेशन)— परतों में व्यवस्थापन

Stratified (स्ट्रेटीफाइड)— परतों में व्यवस्थित, स्तरित

Stratified epithelium (स्ट्रैटीफाइड इपीथीलियम)— कोशिकाओं की एक से अधिक परत से बनने वाली इपीथीलियम जिसकी प्रत्येक परत में विभिन्न आकार की कोशिकाएँ होती हैं, स्तरित उपकला

Stratiform (स्ट्रेटीफोर्म)— Stratified.

Stratigraphy (स्ट्रेटीग्राफी)— Tomography.

Stratum (स्ट्रेटम)—एक परत जैसे स्ट्रेटम कॉर्नियम, बाह्यत्वचा की सबसे बाहरी परत; अस्तर

Streak (स्ट्रीक)— एक रेखा, लकीर या धारी जैसे आद्य रेखा

Stream (स्ट्रीम)— धारा, स्रोत

Streaming movement (स्ट्रीमिंग मूवमैंट)— Ameboid movement ('movement' के अन्तर्गत देखें)

Streblodactyly (स्ट्रेब्लोडैक्टाइली)— Camptodactyly.

Strength (स्ट्रैन्थ)—शक्ति, बल

Strengthening (स्ट्रैन्थनिंग)— शक्तिशाली बनाने वाला, शक्तिदायक

Strephosymbolia (स्ट्रेफोसिम्बोलिया)—1. ऐसी दशा जिसमें वस्तुयें उल्टी दिखाई देती हैं जैसे किसी शीशे में दिखाई देती हैं। 2. एक से परन्तु विपरीत दिशा में मुख किये हुए अक्षरों के बीच जैसे p-q तथा b-d के बीच पहचान करने में कठिनाई

Strepitus (स्ट्रेपीटम)—परिश्रवण करने पर सुनाई देने वाली एक ध्वनि

Strepticemia (स्ट्रैप्टीसीमिया)— Streptococcemia.

Strepto- (स्ट्रेप्टो-)— एक उपसर्ग जिसका अर्थ ऐंठा हुआ होता है।

Streptoangina (स्ट्रैप्टोएन्जाइना)— स्ट्रैप्टोकोकाई द्वारा गला खराब होना जिसमें गले में झिल्ली बन जाती है।

Streptococcal (स्ट्रैप्टोकॉकल)— स्ट्रैप्टोकॉकसो द्वारा उत्पन्न अथवा उनसे सम्बन्धित, गोलाणुज

Streptococcemia (स्ट्रैप्टोकॉक्सीमिया)—रक्त में स्ट्रैप्टोकॉकस जीवाणुओं का पाया जाना, गोलाणुरक्तता

Streptococci (स्ट्रैप्टोकोकाइ)— Streptococcus का बहुवचन

Streptococcic (स्ट्रैप्टोकॉक्सिक)— स्ट्रैप्टोकॉकस जीवाणुओं से सम्बन्धित, उनसे उत्पन्न अथवा उनके समान

Streptococcicosis (स्ट्रैप्टोकॉक्सीकोसिस)— स्ट्रैप्टोकॉकस का कोई भी संक्रमण

Streptococcolysin (स्ट्रैप्टोकॉकोलाइसिन)— स्ट्रैप्टोकॉकस द्वारा उत्पन्न एक लाइसिन

Streptococcus (स्ट्रैप्टोकॉकस)— स्ट्रैप्टोकॉकस वंश तथा स्ट्रैप्टोकॉकेसी (Streptococcaceae) परिवार का एक ग्राम-धनात्मक जीवाणु, गोलाणु

Streptococcus equisimilis (स्ट्रैप्टोकॉकस इक्वीसिमीलिस)— यह ऊपरी श्वसनीय पथ में पाया जाता है और इससे विसर्प, प्रसवोत्तर पूतिता, न्यूमोनिया, अस्थिमज्जाशोथ तथा अन्तर्हृद्शोथ आदि रोग उत्पन्न हो जाते हैं।

Streptococcus faecalis (स्ट्रैप्टोकॉकस फीकालिस)— यह सामान्य जीवाणु-समूह के एक भाग के रूप में मानव की आँत तथा उसके मल में पाया जाता है और इससे मूत्रीय पथ का संक्रमण हो सकता है।

Streptococcus mutans (स्ट्रैप्टोकॉकस म्यूटैन्स)— स्ट्रैप्टोकोकाई की एक जाति जिससे दन्त-क्षरण एवं अन्तर्हृद्शोथ हो जाता है।

Streptococcus pneumoniae (स्ट्रैप्टोकॉकस न्यूमोनी)— ग्राम-पाज़ीटिव, अण्डाकार या गोलाकार और जोड़ों में पाए जाने वाले गोलाणुओं की एक जाति जिससे न्यूमोनिया विशेष रूप से खण्डीय न्यूमोनिया, मस्तिष्कावरणशोथ, नेत्रश्लेष्मलाशोथ, अन्तर्हृद्शोथ, पूतिज सन्धिशोथ, अस्थिमज्जाशोथ तथा मध्यकर्णशोथ आदि हो जाता है।

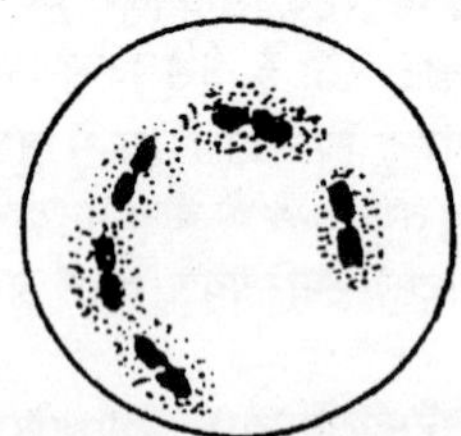

Fig. 538 : Streptococcus pneumoniae (स्ट्रैप्टोकॉकस न्यूमोनी)

Streptococcus pyogenes (स्ट्रैप्टोकॉकस पायोजीन्स)— इस प्रकार का स्ट्रैप्टोकॉकस मुख में, गले में तथा श्वसनीय पथ में पाया जाता है और इससे पस बनता है तथा पूयज रोग उत्पन्न होते हैं।

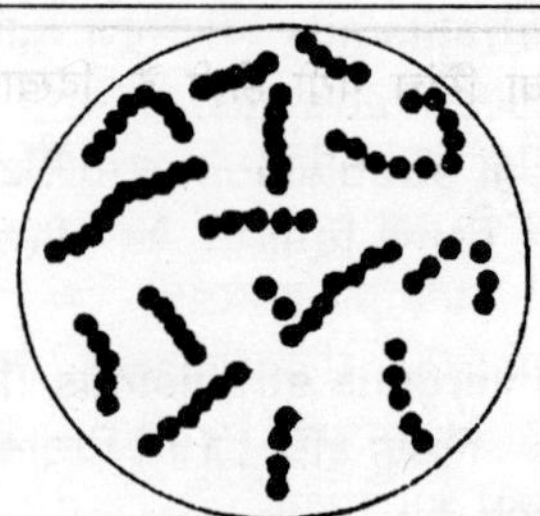

Fig. 539 : Streptococcus pyogenes (स्ट्रैप्टोकॉकस पायोजीन्स)

Streptocolysin (स्ट्रैप्टोकोलाइसिन)— Streptococcolysin.

Streptodermatitis (स्ट्रैप्टोडर्माटाइटिस)—स्ट्रैप्टोकोकाई द्वारा उत्पन्न त्वचा का शोथ

Streptoleukocidin (स्ट्रैप्टोल्यूकोसाइडिन)—. स्ट्रैप्टोकॉकस के द्वारा उत्पन्न एक जीवविष जो श्वेत रक्त कोशिकाओं के लिये विनाशकारी होता है।

Streptolysin (स्ट्रेप्टोलाइसिन)— Streptococcolysin.

Streptomycetaceae (स्ट्रैप्टोमाइसीटेसी)— वातापेक्षी ग्राम-पाज़ीटिव जीवाणुओं का एक कुल

Streptosepticemia (स्ट्रैप्टोसेप्टीसीमिया)— स्ट्रैप्टोकॉकस जीवाणुओं के कारण होने वाली पूतिजीवरक्तता

Stress (स्ट्रैस)—1. किसी शब्द, वाक्य अथवा बात पर जोर देना 2. प्रयास 3. शारीरिक स्ट्रैस–दबाव, यान्त्रिक बल, रोगजनक जीव तथा आघात 4. मनोवैज्ञानिक स्ट्रैस–भय, चिन्ता, संकट एवं प्रसन्नता आदि 5. जैविक जीवों को अपना जीवन धारण किए रहने के लिये आवश्यक दबाव जो बढ़ने पर जीव में विकृतिजनक परिवर्तन उत्पन्न कर देता है।

Stress breaker (स्ट्रैस ब्रेकर)—चबातें समय अत्यधिक दाब से लगे हुए दाँतों में आराम पहुँचाने के लिए स्थिर अथवा अलग हो जाने वाली आंशिक दन्तावली में समाविष्ट किया जाने वाला एक यन्त्र

Stress incontinence (स्ट्रैस इन्कॉन्टीनैन्स)— 'Incontinence' के अन्तर्गत देखें

Stressor (स्ट्रैसर)— दबाव उत्पन्न करने वाला साधन अथवा दशा

Stretch (स्ट्रैच)— फैलाना, तनाव

Stretcher (स्ट्रेचर)— बीमार, चोट खाए हुए अथवा मृत व्यक्ति को ले जाने वाली डोली, स्ट्रेचर

Stretch mark (स्ट्रैच मार्क)— Stria atrophica.

Stretch receptor (स्ट्रैच रिसीप्टर)— किसी पेशी या कण्डरा में स्थित एक प्रग्राहक जो खिंचाव से उद्दीप्त हो जाता है।

Stria (स्ट्रिया)— चारों ओर के ऊतक से ऊपर उठी हुई अथवा नीचे दबी हुई या रंग और रचना में उससे भिन्न एक रेखा, लकीर या पट्टी अथवा धारी

Stria atrophica (स्ट्रिया एट्रोफिका)— शरीर के भागों में

जहाँ पर त्वचा खिंच गयी होती है, दिखाई देने वाली एक बारीक गुलाबी-श्वेत या घूसर रंग की रेखा जैसी गर्भावस्था में उदर पर दिखायी देती है।

Striae (स्ट्री)— Stria का बहुवचन

Striatal (स्ट्रियाटल)— रेखित पिण्ड से सम्बन्धित

Striate, Striated (स्ट्रियेट, स्ट्रियेटेड)— धारीदार; जिस पर रेखाएँ या लकीरें हों, रेखित

Striated body (स्ट्रियेटेड बॉडी)— Corpus striatum.

Striated muscle (स्ट्रियेटेड मसल)— देखें 'Muscle'.

Striation (स्ट्रियेशन)— 1. धारीदार अथवा लकीरदार होना, रेखन, रेखांकन 2. रेखा, अथवा लकीरों की एक शृंखला

Striatonigral (स्ट्रियेटोनाइग्रल)— रेखित पिण्ड से उभर कर काले द्रव्य तक पहुँचने वाला।

Striatum (स्ट्रियेटम)— Corpus striatum.

Stricture (स्ट्रिक्चर)— किसी नली, वाहिनी, मार्ग अथवा खोखले अंग जैसे मूत्रनली या गवीनी, मूत्र-मार्ग अथवा ग्रासनली का असामान्य रूप से तंग हो जाना; निकोचन

Stricturotome (स्ट्रिक्चुरोटोम)— निकोचनों को काटने वाला एक उपकरण

Stricturotomy (स्ट्रिक्चुरोटॉमी)—मूत्र-मार्ग के निकोचनों को काटने का ऑपरेशन

Strident (स्ट्रीडैन्ट)— Stridulous.

Stridor (स्ट्रीडोर)— एक कर्कश या रूक्ष, ऊँची श्वसनीय ध्वनि; घर्घर

Congenital laryngeal stridor (कॉनजैनाइटल लेरिन्जियल स्ट्रीडोर)— स्वर-यन्त्र में अवरोध उत्पन्न हो जाने के कारण जन्म के समय अथवा जीवन के प्रथम तीन सप्ताह में सुनी जाने वाली घर्घर

Stridulous (स्ट्रीडुलस)— तेज, रगड़न से होने वाली कर्कश ध्वनि उत्पन्न करने वाला।

String (स्ट्रिन्ग)— एक पतली एवं लम्बी रज्जु अथवा रज्जु के समान रचना

Striocerebellar (स्ट्रियोसेरीबेलर)— रेखित पिण्ड एवं अनुमस्तिष्क से सम्बन्धित अथवा उन्हें प्रभावित करने वाला।

Strip (स्ट्रिप)— 1. किसी नलिका जैसे मूत्र-मार्ग या किसी रक्त वाहिनी को अँगुली से शुरू से आखिर तक दबाते हुए उसके सभी पदार्थों को बाहर निकालना 2. छिलका उतारना या छीलना

Stripe (स्ट्रिप)—1. शरीररचनाविज्ञान में, एक रेखा, पट्टी या धारी 2. एक्स-रे चित्रण में, एक रेखीय अपारदर्शिता जो घनत्व में प्रतिबिम्ब के आस-पास के भागों से भिन्न होती है।

Stripper (स्ट्रिपर)— छिलके उतारने या छीलने वाला।

Stripping (स्ट्रिपिंग)—1. पृथक्करण जैसे किसी आवरण का पृथक्करण 2. छिलके उतारने या छीलने वाला।

Strobila (स्ट्रोबिला)— युवा फीताकृमि का शरीर

Strobilae (स्ट्रोबिली)— Strobila का बहुवचन

Strobiloid (स्ट्रोबिलॉयड)— फीताकृमि के देहखण्डों की जंजीर से मिलता-जुलता

Stroboscope (स्ट्रोबोस्कोप)— बीच-बीच में प्रकाश की चौंध को उत्पन्न करने वाला एक यन्त्र जिसे हिलती हुई अथवा कम्पन करती हुई वस्तुओं पर दिखाया जाता है। इससे वस्तु स्थिर दिखायी देती है।

Stroke (स्ट्रोक)— 1. एक तेज मुक्का, आघात या प्रहार 2. आकस्मिक आक्रमण 3. मस्तिष्क में रक्तस्राव होने अथवा अन्तःशल्य या घनास्र के बन जाने जो किसी धमनी में अवरोध उत्पन्न कर देता है, से अचानक उत्पन्न चेतना का अभाव अर्थात् बेहोशी होना (रक्ताघात) जिसके पश्चात् पक्षाघात हो जाता है। 4. गर्मी के प्रति अनावृत होने से अचानक बहुत तेज बुखार हो जाना (तापाघात, सूर्याघात) 5. थपथपाना

Stroker (स्ट्रोकर)— थपथपाने वाला

Stroke volume (स्ट्रोक वाल्यूम)— प्रत्येक स्पन्द पर बाँयें निलय से फेंके गये रक्त की मात्रा जो आयु, लिंग तथा श्रम के अनुसार बदलती रहती है।

Stroma (स्ट्रोमा)— किसी अंग को संभाले रहने वाला ऊतक अथवा आधारक, पीठिका

Stromal, Stromatic (स्ट्रोमल, स्ट्रोमेटिक)— किसी अंग की पीठिका से सम्बन्धित अथवा उसके समान, पीठिकी, अवर्णिकी

Stromata (स्ट्रोमेटा)— Stroma का बहुवचन

Stromatolysis (स्ट्रोमेटोलाइसिस)— किसी कोशिका की पीठिका का नष्ट होना।

Stromatosis (स्ट्रोमेटोसिस)— गर्भाशय की सम्पूर्ण अन्तर्गर्भाशयकला में आधारक का पाया जाना।

Stromic (स्ट्रोमिक)— Stromal.

Stromuhr (स्ट्रोमर)— रक्त प्रवाह की तीव्रता को मापने वाला एक यन्त्र

Strongyloides (स्ट्रान्जीलायडीज़)— गोलकृमियों का एक वंश जो मनुष्य को संक्रमित करता है तथा मानव आँत में पाया जाता है, आन्त्रकृमि

Strongyloidiasis (स्ट्रॉन्जीलायडिएसिस)— Strongyloidosis.

Strongyloidosis (स्ट्रॉन्जीलॉयडोसिस)— स्ट्रॉन्जीलॉयड रुग्णता

Strongylosis (स्ट्रॉन्जीलोसिस)— परजीवीय कृमि स्ट्रॉन्जीलस स्टरकोरालिस के संक्रमण से उत्पन्न रोग

Strophocephaly (स्ट्रोफोसिफैली)— सिर एवं चेहरे का जन्मजात विरूपण

Strophulus (स्ट्रोफुलस)— पिटकीय अथवा फुन्सीदार पित्ती

Structural (स्ट्रक्चरल)— रचना सम्बन्धी, रचनात्मक

Structure (स्ट्रक्चर)— रचना, संरचना

Struma (स्ट्रूमा)— गलगण्ड, घेंघा या ग्वॉयटर, अवटुता

Strumectomy (स्ट्रूमेक्टॉमी)—शल्यकर्म द्वारा गलगण्ड या ग्वॉयटर को काटकर कर निकाल देना, गलगण्ड-उच्छेदन

Strumiform (स्ट्रूमीफार्म)— गलगण्ड या घेंघा से मिलता-जुलता, गलगण्डरूप

Strumiprivous (स्ट्रूमीप्राइवस)— थाइरॉयड ग्रन्थि के निकाल देने से सम्बन्धित अथवा उसके द्वारा उत्पन्न

Strumitis (स्ट्रूमाइटिस)— थाइरॉयड ग्रन्थि की सूजन, अवटुशोथ

Strumous (स्ट्रूमस)— 1. कण्ठमाला से ग्रस्त 2. गलगण्ड या घेंघा से ग्रस्त

Strumpell-Marie disease (स्ट्रमपेल-मेरी डिज़ीज)— गठियारूप कशेरुकाशोथ

Strumpell's sign (स्ट्रमपेल्स साइन)—जंघा को उदर के ऊपर आकुंचित करने पर पांव का अभिपृष्ठ-आकुंचन होना जो टांग के संस्तम्भी पक्षाघात् का एक चिह्न है ।

Strychnine (स्ट्रिकनीन)— स्ट्रिकनस नक्स-वोमिका पौधे से उपलब्ध एक विषैला एल्केलॉयड । यह केन्द्रीय तन्त्रिका-तन्त्र के सभी भागों को उद्दीप्त करता है और पूर्व में इसका क्षुधावर्द्धक, अवसादक विषों के प्रतिकारक के रूप में तथा हृदयपेशी-शोथ की चिकित्सा में प्रयोग किया जा चुका है ।

Strychninism (स्ट्रिक्नीनिज़्म)— जीर्ण स्ट्रक्नीन विषाक्तता

Strychnism (स्ट्रिक्निज़्म)—Strychninism.

STS (एस टी एस)— सिफिलिस रोग के लिए सीरमी परीक्षण

STU (एस टी यू)— त्वचा परीक्षण इकाई

Stuart factor (स्टुआर्ट फैक्टर)—Thrombokinase.

Stump (स्टम्प)— अंगोच्छेदन के पश्चात् छूटा किसी भुजा का दूरस्थ सिरा, स्थूणक, ठूँठ

Stump hallucination (स्टम्प हैलुसिनेशन)— किसी भुजा को काट दिए जाने के पश्चात् भी उसको धारण किए रहने की अनुभूति होना ।

Stun (स्टन)— मुक्का मार कर या चोट पहुँचा कर बेहोश कर देना ।

Stunned (स्टन्ड)— मुक्का लगने या चोट खाने से बेहोश हुआ व्यक्ति, अचेत

Stunt (स्टन्ट)—वृद्धि (बढ़ोतरी) को रोकना; बौना (नाटा) बनाना

Stunting (स्टन्टिंग)— बढ़ोतरी रोकने वाला, वृद्धिरोधक

Stupe (स्ट्यूप)— किसी औषधि से युक्त गर्म पानी में भिगोया गया एक कपड़ा या स्पंज जिसे सिकाई के लिए प्रयुक्त किया जाता है जैसे टर्पेन्टाइन स्ट्यूप जिसे गर्म पानी में तारपीन की थोड़ी सी मात्रा मिलाकर तैयार किया जाता है, आद्रसेक

Stupefacient (स्ट्यूपफेशिएन्ट)—Narcotic. Soporific.

Stupefactive (स्ट्यूपफैक्टिव)— सुषुप्ति अथवा जड़िमा या गहन तन्द्रा को उत्पन्न करने वाला ।

Stupefying (स्ट्यूपफाईंग)—Stupefactive.

Stupor (स्ट्यूपर)— 1. अचेतनता अथवा बेहोशी, सुन्नता, निष्क्रियता अथवा सुस्ती होना जिसमें अनुभूतियों का दमन हो जाता है । 2. ऐसी दशा जिसमें रोगी से कम ही प्रत्युत्तर प्राप्त होता है । जड़िमा

Stuporous (स्ट्यूपोरस)—जड़िमा या गहन तन्द्रा से ग्रस्त

Stupration (स्ट्यूप्रेशन)— बलात्कार

Stutter (स्टट्र)— हकलाना

Stuttering (स्टट्रिंग)— हकलाहट

Sty, Stye (स्टाइ)— आँख की पलक की किसी त्वग्वसीय ग्रन्थि का शोथ, अंजनी, विलनी, गुहेरी

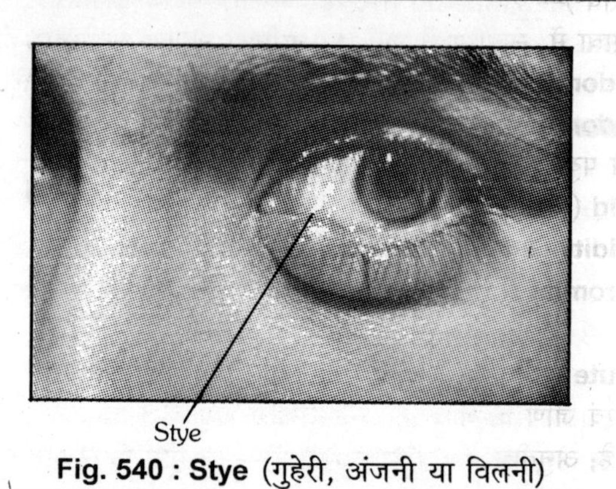

Fig. 540 : Stye (गुहेरी, अंजनी या विलनी)

Style, Stylet (स्टाइल, स्टाइलेट)— 1. किसी रबर कैथीटर अथवा नालशलाका या प्रवेशिनी को दृढ़ बनाने के लिये या इसकी अवकाशिका से कचरे को निकालने के लिये इसमें निवेशित किया जाने वाला धातु का एक तार, अन्तःशलाका 2. एक पतली एषणी

Stylet (स्टाइलेट)—Style.

Styliform (स्टाइलीफोर्म)— लम्बा एवं नुकीला

Stylo- (स्टाइलो-)— एक उपसर्ग जिसका अर्थ शराभ प्रवर्ध है ।

Stylohyal (स्टाइलोहॉयल)—Stylohyoid.

Stylohyoid (स्टाइलोहॉयड)— शराभ प्रवर्ध एवं कण्ठिकास्थि से सम्बन्धित

Styloid (स्टीलॉयड)— लम्बा तथा नुकीला, शराभ

Styloiditis (स्टीलॉयडाइटिस)— शराभ प्रवर्ध का शोथ

Styloid process (स्टीलॉयड प्रोसेस)— नीचे की ओर को उभरा हुआ शंखास्थि का एक नुकीला प्रवर्ध

Stylomandibular (स्टीलोमैण्डीबुलर)— शंखास्थि के शराभ प्रवर्ध एवं अधोहनु या मेण्डीबिल से सम्बन्धित

Stylomastoid (स्टीलोमैस्टॉयड)— शंखास्थि के शराभ एवं कर्णमूल प्रवर्धों से सम्बन्धित, शरकर्णमूलक

Stylomaxillary (स्टीलोमैक्ज़िलरी)— शंखास्थि के शराभ प्रवर्ध तथा ऊर्ध्वहनु या मैक्ज़िला से सम्बन्धित

Stylostaphyline (स्टीलोस्टैफाइलीन)— शंखास्थि के शराभ प्रवर्ध एवं काकलक से सम्बन्धित

Stylosteophyte (स्टाइलोस्टीयोफाइट)—किसी हड्डी से निकलने वाली खूँटी के आकार की एक बाह्यवृद्धि

Stylus (स्टाइलस)— 1. अन्तःशलाका या स्टाइलेट 2. बाह्य प्रयोग के लिये पेन्सिल के समान नुकीला औषधीय योग, शर

Stype (स्टाइप)— रूई अथवा अन्य सामग्री का एक डाट या फाहा, स्तम्भ

Stypsis (स्टिप्सिस)— किसी स्तम्भक औषधि का प्रयोग करना

Styptic (स्टिप्टिक)— स्तम्भक, रक्तस्तम्भक

Sub- (सब-)— एक उपसर्ग जिसका अर्थ नीचे या कम, भीतर, कम मात्रा में, सामान्य से कम तथा मामूली होता है।

Subabdominal (सबएब्डोमिनल)— उदर से नीचे

Subabdominoperitoneal (सबएब्डोमिनोपैरीटोनियल)— उदरीय पर्युदर्या के नीचे

Subacid (सबएसिड)— मामूली अम्ल

Subacidity (सबएसिडिटी)— अल्प अम्लत्व

Subacromial (सबएक्रोमियल)—असंकूट या एक्रोमियन के नीचे

Subacute (सबएक्यूट)— कुछ ही तीव्र (थोड़ा उग्र) अथवा तीव्र एवं जीर्ण के बीच का, ऐसा किसी रोग के लिये कहा जाता है; अनुतीव्र

Subalimentation (सबएलीमेन्टेशन)— अपर्याप्त पोषण

Subanal (सबएनल)— गुदा से नीचे

Subanconeus (सबएन्कोनियस)— कोहनी से नीचे

Subaortic (सबएओर्टिक)— महाधमनी से नीचे

Subapical (सबएपिकल)— शिखर से नीचे

Subaponeurotic (सबएपोन्यूरोटिक)— किसी कण्डराकला से नीचे

Subarachnoid (सबएरेक्नॉयड)— जालतानिका एवं मृदुतानिका के बीच, अवजालतानिका

Subarachnoid cisternae (सबएरेक्नॉयड सिस्टर्नी)— मस्तिष्क के आधार पर स्थित गुहाओं के रूप में बड़े-बड़े अवजालतानिका-अवकाश

Subarachnoid space (सबएरेक्नॉयड स्पेस)— जालतानिका एवं मृदुतानिका के बीच का स्थान जिसमें प्रमस्तिष्कमेरु-द्रव रहता है।

Subarcuate (सबआर्कुएट)— हल्का-सा मेहराब के आकार का

Subareolar (सबएरियोलर)—परिवेश या मण्डल से नीचे

Subastragalar (सबएस्ट्रागेलर)— टखने की हड्डी या गुल्फास्थि के नीचे

Subastringent (सबएस्ट्रिन्जैन्ट)— मृदु स्तम्भक

Subatomic (सबएटोमिक)— किसी परमाणु के घटकों का अथवा उनसे सम्बन्धित

Subaural (सबऔरल)— कान से नीचे, अवकर्णी

Subauricular (सबऔरीकुलर)—कर्णपाली से नीचे

Subaxial (सबएक्सियल)—किसी अक्ष से नीचे

Subaxillary (सबएक्जिलरी)— बगल से नीचे, अवकक्षी

Subbasal (सबबेसल)— किसी भी आधार अथवा आधारीय कला के नीचे

Sub-brachycephalic (सब-ब्रेकीसिफैलिक)— कुछ छोटे सिर को धारण करने वाला जिसका अभिसूचक लगभग 80 होता है।

Subcalosal (सबकैलोसल)— महासंयोजन पिण्ड से नीचे

Subcapsular (सबकैप्सुलर)— किसी सम्पुट या कैप्सूल विशेषकर मस्तिष्क के कैप्सूल से नीचे

Subcartilaginous (सबकार्टिलेजिनस)— 1. किसी उपास्थि के नीचे 2. आंशिक रूप से उपास्थि से बना हुआ।

Subcecal (सबसीकल)— अन्धान्त्र या उण्डुक से नीचे

Subchondral (सबकॉण्ड्रल)— किसी उपास्थि से नीचे

Subchorionic (सबकोरियोनिक)— जरायु या कोरियोन के नीचे

Subchoroidal (सबकोरॉयडल)— नेत्र के रंजितपटल अस्तर के नीचे

Subchronic (सबक्रोनिक)— अनुतीव्र एवं जीर्ण के बीच की अवस्था

Subclass (सबक्लास)— जन्तु वर्गीकरण में वर्ग एवं गण के बीच

Subclavian (सबक्लेवियन)—Subclavicular.

Subclavicular (सबक्लैविकुलर)— क्लैविकूल हड्डी से नीचे, अवजत्रुकी

Subclinical (सबक्लीनिकल)— किसी रोग की उसके विशिष्ट लक्षणों के प्रकट होने से पूर्व की अवस्था से सम्बन्धि, लक्षणहीन

Subconjunctival (सबकन्जन्क्टाइवल)— नेत्रश्लेष्मला के नीचे, अवनेत्रश्लेष्मलीय

Subconscious (सबकॉनशियस)— आंशिक रूप से चेतन, अर्द्धचेतन।

Subconsciousness (सबकॉनशियसनैस)—आंशिक रूप से चेतन होना, अर्द्धचेतना।

Subcoracoid (सबकोराकॉयड)— असंतुण्ड प्रवर्ध के नीचे

Subcortex (सबकॉर्टेक्स)—मस्तिष्क का कार्टेक्स के नीचे स्थित श्वेत पदार्थ, अवप्रान्तस्था।

Subcortical (सबकॉर्टिकल)— प्रमस्तिष्कीय कार्टेक्स के नीचे के स्थान से सम्बन्धित, अवप्रान्तस्थीय

Subcostal (सबकॉस्टल)— पसलियों के नीचे, अवपर्शुक

Subcostalgia (सबकॉस्टैल्जिया)— अवपर्शुक तन्त्रिका के ऊपर के क्षेत्र में दर्द होना

Subcostosternal (सबकॉस्टोस्टर्नल)— पसलियों एवं उरोस्थि अथवा स्टर्नम से नीचे अथवा इनके नीचे

Subcranial (सबक्रेनियल)— कपाल से नीचे

Subcrepitant (सबक्रेपीटैन्ट)— आंशिक रूप से करकरी, ऐसा किसी राल (आगन्तुक ध्वनि) के लिये कहा जाता है।

Subcrepitation (सबक्रेपीटेशन)— आंशिक रूप से चटचटाहट वाली आगन्तुक ध्वनियों का पाया जाना।

Subculture (सबकल्चर)— अन्य सम्वर्ध से उत्पन्न पदार्थ से जीवाणुओं का एक सम्वर्ध तैयार करना, उपसम्वर्ध

Subcurative (सबक्यूरेटिव)— किसी औषधि की वह मात्रा जो आंशिक रूप से रोगनाशक होती है।

Subcutaneous (सबक्यूटेनियस)— त्वचा के नीचे, अवत्वक्, अवत्वचीय

Subcuticular (सबक्यूटीकुलर)—Subepidermal.

Subcutis (सबक्यूटिस)— त्वचा के नीचे स्थित संयोजी ऊतक की परत, अवत्वचा, अधस्त्वचा

Subdelirium (सबडिलीरियम)— मृदु प्रलाप

Subdeltoid (सबडैल्टॉयड)— डैल्टॉयड पेशी के नीचे

Subdental (सबडैण्टल)— दाँतों अथवा किसी दाँत के नीचे

Subdermal (सबडर्मल)— त्वचा से नीचे

Subdiaphragmatic (सबडायाफ्रेग्मेटिक)— मध्यपट या डायाफ्राम से नीचे

Subdorsal (सबडॉर्सल)—पृष्ठीय क्षेत्र से नीचे

Subduct (सबडक्ट)— नीचे को खींचना

Subdural (सबड्यूरल)— दृढ़तानिका एवं जालतानिका के बीच, अवदृढ़तानिकी

Subendocardial (सबएण्डोकॉर्डियल)— एण्डोकार्डियम से नीचे, अवअन्तर्हृदी

Subendothelial (सबएण्डोथीलियल)—एण्डोथीलियम से नीचे, अवअन्तःकलायज

Subendothelium (सबएण्डोथीलियम)—अवअन्तःकला

Subendymal (सबएण्डाइमल)— आन्तरीय कला के नीचे

Subependymal (सबइपीण्डाइमल)—Subendymal.

Subepidermal (सबइपिडर्मल)— बाह्यत्वचा के नीचे, अधस्त्वचीय, अवत्वचीय

Subepidermic (सबइपिडर्मिक)—Subepidermal.

Subepithelial (सबइपिथीलियल)— उपकला या इपिथीलियम के नीचे, अवोपत्वचीय, अवोपकलायज

Subepithelium (सबइपिथीलियम)—Subepithelial.

Subfamily (सबफेमिली)— कुल एवं वंश के बीच का विभाजन

Subfascial (सबफेशियल)— किसी प्रावरणी के नीचे, उपप्रावर्णिक

Subfebrile (सबफेब्राइल)—हल्का बुखार

Subfertility (सबफर्टीलिटी)— प्रजनन के लिए सामान्य से कम क्षमता का होना।

Subflavous (सबफ्लेवस)— पीला-सा

Subfrontal (सबफ्रन्टल)— मस्तिष्क के ललाटीय खण्ड से नीचे

Subgenus (सबजीनस)— जन्तु वर्गीकरण में एक वंश तथा जाति के बीच का

Subgingival (सबजिन्जाइवल)— मसूड़े के नीचे

Subglenoid (सबग्लैनॉयड)—असंगर्त खात से नीचे

Subglossal (सबग्लॉसल)— जिह्वा के नीचे

Subglossitis (सबग्लोसाइटिस)— जिह्वा के नीचे की सतह या ऊतकों का शोथ

Subglottic (सबग्लोटिक)—कण्ठद्वार या घांटी के नीचे

Subgranular (सबग्रेनुलर)— जो पूर्णतया कणिकीय (दानेदार) नहीं होता।

Subgrondation, Subgrundation (सबग्रोन्डेशन, सबग्रुन्डेशन)— किसी टूटी हुई हड्डी के किसी टुकड़े का दूसरे के नीचे दब जाना जैसे कपाल की हड्डियों का होता है।

Subgrundation (सबग्रुन्डेशन)—Subgrondation.

Subhepatic (सबहिपैटिक)— यकृत से नीचे, अवयकृती

Subhyoid (सबहॉयड)—कण्ठिकास्थि से नीचे

Subicteric (सबइक्ट्रिक)— मृदु कामला से ग्रस्त

Subiliac (सबइलियक)— इलियम से नीचे

Subilium (सबइलियम)—इलियम का सबसे निचला भाग

Subinfection (सबइन्फैक्शन)— मृदु संक्रमण जिसमें बहुत ही कम चिह्न या लक्षण होते हैं, अवसंक्रमण।

Subinflammation (सबइन्फ्लेमेशन)— मृदु शोथ

Subinflammatory (सबइन्फ्लेमेटरी)— मृदु शोथज

Subintimal (सबइन्टीमल)— अन्तःअस्तर के नीचे

Subintrant (सबइन्ट्रैन्ट)— ऐसे प्रवेगों या रोगावेगों (दौरों) अथवा चक्रों से युक्त जो इतनी शीघ्रता से होते हैं कि आपस में मिल जाते हैं।

Subinvolution (सबइन्वोल्यूशन)— अपूर्ण प्रत्यावर्तन, आंशिक प्रत्यावर्तन

Subjacent (सब्जैसेन्ट)— नीचे स्थापित

Subject (सब्जैक्ट)— 1. एक रोगी जिसकी चिकित्सा, निरीक्षण अथवा जाँच की जा रही हो 2. व्यवच्छेदन (चीरा-फाड़ी) के लिए प्रयोग में लाया जाने वाला शव

Subjective (सब्जैक्टिव)— जिसका केवल रोगी को पता लगता है, परीक्षक को नहीं जैसे लक्षणों का पता लगना; स्वप्रत्यय; स्वानुभूत

Subjugal (सबजुगल)—गण्डास्थि या जाइगोमेटिक हड्डी से नीचे

Subkingdom (सबकिंग्डम)— जन्तु-जगत के वर्गीकरण में, जगत एवं संघ के बीच एक विभाजन

Sublatio (सबलेशियो)— शरीर के किसी भाग का ऊपर को उठना अथवा अलग हो जाना।

Sublatio retinae (सबलेशियो रेटिनी)— रेटिना का अलग हो जाना।

Sublation (सबलेशन)—Sublatio.

Sublesional (सबलीज़नल)— किसी विक्षति के नीचे

Sublethal (सबलीथल)— मारने के लिए अपर्याप्त; लगभग प्राणघातक,

Sublimate (सब्लीमेट)— 1. उत्सादन से प्राप्त अथवा तैयार किया गया एक पदार्थ, उत्सादित पदार्थ 2. उत्सादन करना

Sublimation (सब्लीमेशन)— किसी ठोस का द्रव में परिवर्तित हुए बिना सीधे किसी गैसीय अवस्था में परिवर्तित हो जाना, उत्सादन, परिशोधन

Sublime (सब्लाइम)— किसी ठोस पदार्थ को सीधे गैसीय अवस्था में वाष्पीकृत करना तथा फिर इसे संघनित करना।

Subliminal (सब्लीमिनल)— 1. संवेदना या अनुभूति की प्रभावसीमा से नीचे अर्थात् सम्वेदना को जागृत करने या पेशीय संकुचन को उत्पन्न करने के लिए अत्यधिक दुर्बल। 2. सामान्य चेतनता से नीचे, अधःसांवेदनिक

Sublimis (सब्लीमिस)— सतह के पास

Sublingual (सबलिंगुअल)— जिह्वा के नीचे, अवजिह्वी

Sublinguitis (सबलिंग्वाइटिस)— अवजिह्वी ग्रन्थि का शोथ

Sublobular (सबलोबुलर)— किसी खण्डक के नीचे

Sublumbar region (सबलम्बर रीजन)— कटि-प्रदेश से नीचे

Subluxate (सबलक्ज़ेट)—आंशिक रूप से सन्धिच्युत करना।

Subluxation (सबलक्ज़ेशन)—आंशिक सन्धिच्युति या विस्थापन, अनुसन्धिच्युति

Submammary (सबमैमरी)— स्तन-ग्रन्थि से नीचे

Submandibular (सबमैण्डीबुलर)— अधोहनु अथवा मैण्डीबिल से नीचे, अवअधोहनुज

Submandibularitis (सबमैण्डीबुलैराइटिस)— अवअधोहनुज ग्रन्थि का शोथ

Submarginal (सबमार्जिनल)— किसी भाग के किनारे अथवा इसकी सीमा के पास या इससे अगला

Submaxilla (सबमैक्ज़िला)— अधोहनु

Submaxillary (सबमैक्ज़िलरी)—ऊर्ध्वहनु या मैक्ज़िला से नीचे, अवऊर्ध्वहनुज

Submedial, Submedian (सबमीडियल, सबमीडियन)— मध्य से नीचे अथवा उसके पास

Submembranous (सबमेम्ब्रेनस)— आंशिक रूप से झिल्लीनुमा पदार्थ से युक्त

Submental (सबमैन्टल)— ठुड्ढी से नीचे, अवचिबुकीय

Submerge (सबमर्ज)— पानी में रखना।

Submerged tooth (सबमर्ज्ड टूथ)— ऐसा दाँत जो भींच के तल से नीचा होता है।

Submicron (सबमाइक्रोन)— एक माइक्रोन से कम की माप

Submicronic (सबमाइक्रोनिक)— परिमाण में एक माइक्रोन से छोटा जिसे केवल अल्ट्रामाइक्रोस्कोप द्वारा ही देखा जा सकता है।

Submicroscopic (सबमाइक्रोस्कोपिक)— इतना छोटा जो सूक्ष्मदर्शी द्वारा दिखाई न देता हो।

Submorphous (सबमोर्फस)— जो न तो पूर्णतया आकारहीन (रवेहीन) हो और न ही रवेदार हो जैसे कुछ अश्मरियाँ

Submucosa (सबम्यूकोसा)— किसी श्लेष्मिक झिल्ली के नीचे सछिद्र संयोजी ऊतक की परत, अवश्लेष्मिककला

Submucous (सबम्यूकस)— किसी श्लेष्मिक झिल्ली के नीचे, अवश्लेष्मिककलायज

Submuscular (सबमस्कुलर)— पेशी के नीचे, अवपेशीय

Subnarcotic (सबनार्कोटिक)— मृदु स्वापक या मादक, हल्का नशीला पदार्थ

Subnasal (सबनेज़ल)— नाक के नीचे

Subnasion (सबनेज़ियान)— ऊपरी होंठ की सतह एवं नासिका-पट के बीच कोण का बिन्दु

Subneural (सबन्यूरल)— किसी तन्त्रिका के नीचे

Subnormal (सबनॉर्मल)— सामान्य से नीचे, अवसामान्य

Subnormality (सबनॉर्मलिटी)— सामान्य से नीचे होना।

Subnotochordal (सबनोटोकॉर्डल)—आद्यपृष्ठवंश के नीचे स्थित

Subnucleus (सबन्यूक्लियस)—एक द्वितीयक केन्द्रक जिसमें केन्द्रीय तन्त्रिका-तन्त्र का कोई केन्द्रक विभाजित हो सकता है, अवकेन्द्रक

Suboccipital (सबऑक्सीपिटल)— पश्चकपाल से नीचे, अवपश्चकपालिक

Suboptimal (सबऑप्टीमल)— अनुकूलतम से कम

Suborbital (सबआर्बिटल)—नेत्रगुहा से नीचे

Suborder (सबआर्डर)— जन्तु वर्गीकरण में, किसी गण एवं कुल के बीच

Subordination (सबआर्डिनेशन)— अधीनता

Suboxidation (सबऑक्सीडेशन)— न्यून ऑक्सीकरण

Subpapular (सबपेपुलर)— बहुत हल्का पिटकीय (फुन्सीदार)

Subparietal (सबपैराइटल)— पार्श्विक या पैराइटल हड्डी अथवा खण्ड से नीचे

Subpatellar (सबपटेलर)— पटेला के नीचे

Subpectoral (सबपैक्टोरल)— पैक्टोरल पेशी के नीचे

Subpelviperitoneal (सबपैल्वीपैरीटोनियल)— श्रोणिगत पर्युदर्या के नीचे

Subpericardial (सबपैरीकार्डियल)— हृदयावरण या पैरीकार्डियम के नीचे, अवपरिहृदीय

Subperiosteal (सबपैरीऑस्टियल)— अस्थ्यावरण या पैरीऑस्टियम के नीचे

Subperitoneal (सबपैरीटोनियल)— पर्युदर्या, उदरावरण या पैरीटोनियम के नीचे; अवपर्युदर्यीय

Subperitoneoabdominal (सबपैरीटोनियोएब्डोमिनल)— Subperitoneal.

Subperitoneopelvic (सबपैरीटोनियोपैल्विक)— Subpelviperitoneal.

Subpharyngeal (सबफेरिन्जियल)— ग्रसनी या गले से नीचे

Subphrenic (सबफ्रेनिक)—Subdiaphragmatic.

Subphylum (सबफाइलम)— जन्तु जगत में संघ एवं वर्ग के बीच की एक श्रेणी

Subpial (सबपायल)— पाया मेटर के नीचे

Subplacenta (सबप्लेसेन्टा)— गर्भावस्था में बीजपुटी के आरोपित होने वाले स्थान के अतिरिक्त शेष सम्पूर्ण गर्भाशय-गुहा को आस्तरित करने वाली अन्तर्गर्भाशयकला (एण्डोमीट्रियम)

Subplacental (सबप्लेसेन्टल)— अपरा के नीचे

Subpleural (सबप्लूरल)— फुफ्फुसावरणों के नीचे

Subplexal (सबप्लैक्सल)— किसी भी जालिका या जालक से नीचे अथवा उसके नीचे

Subpontine (सबपोन्टाइन)— पोन्स से नीचे

Subpreputial (सबप्रीप्यूशियल)— शिश्नमुण्डच्छद के नीचे

Subpubic (सबप्यूबिक)— जघनास्थि के नीचे

Subpulmonary (सबपल्मोनरी)— फेफड़े से नीचे

Subpyramidal (सबपाइरामिडल)— वृक्क के किसी पिरामिद के नीचे

Subretinal (सबरेटिनल)—रेटिना के नीचे

Subscapular (सबस्कैपुलर)— स्कैपुला हड्डी से नीचे, अवअंसफलकीय

Subscleral (सबस्क्लेरल)— आँख के श्वेतपटल या स्क्लेरा के नीचे

Subsclerotic (सबस्क्लेरोटिक)— श्वेतपटल के नीचे 2. जो पूर्णतया कठोर न बना हो

Subscription (सब्सक्रिप्शन)— नुस्खे का वह भाग जिसमें घटकों को मिलाने का निर्देश दिया होता है, अवनिर्देश

Subserosal (सबसीरोसल)—Subserous.

Subserous (सबसीरस)— किसी श्लेषक झिल्ली के नीचे, अवसीरमी

Subside (सब्साइड)—लुप्त हो जाना

Subsidence (सब्सीडैन्स)— किसी रोग का धीरे-धीरे लुप्त होना, लोप

Subsidiary (सब्सीडियरी)— गौण

Subsistence (सबसिस्टैन्स)— जीवन के लिए अनिवार्य किसी वस्तु जैसे भोजन की न्यूनतम मात्रा

Subspecies (सबस्पेसीज़)—किसी जाति से नीचा

Subspinous (सबस्पाइनस)— किसी कंटक प्रवर्ध अथवा मेरु-दण्ड के नीचे

Substage (सबस्टेज)— किसी सूक्ष्मदर्शी में स्टेज के नीचे कन्डैन्सर को सम्भाले रहने वाली संलग्न वस्तु

Substance (सब्सटैन्स)—वह द्रव्य जिससे कोई अंग अथवा ऊतक बनता है, पदार्थ, वस्तु

Colloid substance (कोलॉयड सब्सटैन्स)— कोलॉयड अपजनन में जेली के समान पदार्थ

Gray substance (ग्रे सब्सटैन्स)— मस्तिष्क एवं सुषुम्ना रज्जु का धूसर द्रव्य

Ground substance (ग्राउण्ड सब्सटैन्स)— आधात्री या अन्तराकोशिकी पदार्थ

Ketogenic substance (कीटोजेनिक सब्सटैन्स)— ऐसा पदार्थ जो अपने चयापचय में कीटोन कार्यों को उत्पन्न करता है।

Pressor substance (प्रेशर सब्सटैन्स)— धमनीय रक्त-चाप को बढ़ाने वाला एक पदार्थ

Transmitter substance (ट्रासन्समीटर सब्सटैन्स)— Neurotransmitter.

White substance (व्हाइट सब्सटैन्स)—मस्तिष्क एवं सुषुम्ना रज्जु का श्वेत द्रव्य

Substandard (सबस्टैण्डर्ड)— प्रमाणिक से नीचे का

Substantia (सब्सटैन्शिया)—द्रव्य

Substantiae (सब्सटैन्शी)—Substantia. का बहुवचन

Substernal (सबस्टर्नल)— स्टर्नम के नीचे, अवउरोस्थिज

Substernomastoid (सबस्टर्नोमैस्टॉयड)— स्टर्नोमैस्टॉयड पेशी के नीचे

Substitute (सब्स्टीट्यूट)— कोई भी वस्तु अथवा औषधि जिसका दूसरी वस्तु अथवा औषधि की एवजी में प्रयोग किया जा सकता है।

Substitution (सब्स्टीट्यूशन)— किसी एक वस्तु के बदले दूसरी को पुनःस्थापित करना, प्रतिस्थापन, स्थानापन्नता

Substrate, Substratum (सब्सट्रेट, सब्सट्रेटम)— 1. नीचे पड़ी रहने वाली एक परत, आधार अथवा नींव 2. एक पदार्थ जिस पर कोई एन्जाइम कार्य करता है, कार्य-द्रव्य

Substructure (सबस्ट्रक्चर)— किसी अंग का सबसे नीचे का अथवा सहारा देने वाला या अंग को थामे रहने वाला भाग, अवसंरचना

Subsultus (सबसल्टस)— कोई भी कम्पन अथवा स्फुरण

Subsylvian (सबसिल्वियन)— सिल्वियन विदर से नीचे स्थित

Subtarsal (सबटार्सल)— पदकूर्च या गुल्फ से नीचे

Subtendinous (सबटैण्डीनस)—कण्डरा से नीचे, अवकण्डरीय

Subtentorial (सबटैन्टोरियल)— अनुमस्तिष्क की छदि के नीचे, अवमस्तिष्कच्छदीय

Subterminal (सबटर्मिनल)— किसी भुजा के सिरे के पास

Subtetanic (सबटिटेनिक)— मृदु टेटनस से पीड़ित

Subthalamic (सबथैलेमिक)—1. अवचेतक सम्बन्धी 2. चेतक से नीचे स्थापित

Subthalamus (सबथैलेमस)— आन्तर अग्रमस्तिष्क का चेतक से नीचे एवं अधश्चेतक से ऊपर स्थित भाग, अवचेतक

Subthreshold (सबथ्रीशोल्ड)—प्रभाव-सीमा से नीचे, अवदेहली

Subtile, Subtle (सबटाइल, सब्टल)— 1. तीक्ष्ण बुद्धि 2. अति सूक्ष्म

Subtotal (सबटोटल)— सम्पूर्ण से कम

Subtraction (सबट्रैक्शन)— वह प्रक्रिया जिसके द्वारा एक्स-रे चित्र पर आने वाली अवांछित रचनाओं को दूर किया जा सकता है।

Subtribe (सबट्राइब)— जन्तु वर्गीकरण में किसी जाति एवं वंश के बीच की श्रेणी

Subtrochanteric (सबट्रोकैन्ट्रिक)— किसी ट्रोकैन्टर से नीचे, अवगण्डक

Subtrochlear (सबट्रॉक्लियर)—चक्रक से नीचे

Subtuberal (सबट्यूबेरल)— किसी भी सूजन अथवा उभार से नीचे स्थित

Subtympanic (सबटिम्पैनिक)— मध्यकर्ण से नीचे

Subumbilical (सबअम्बिलाइकल)— नाभि से नीचे

Subungual, Subunguial (सबअँगुअल, सबअंग्वायल)— किसी नाखून से नीचे, अवनखी

Suburethral (सबयूरेथ्रल)—मूत्र-मार्ग के नीचे

Subvaginal (सबवैजाइनल)— किसी नलिकाकार चादर के भीतर अथवा योनि से नीचे, अवयोनिज

Subvalvar (सबवाल्वर)— किसी कपाट से नीचे

Subvalvular (सबवाल्व्यूलर)—Subvalvar.

Subvertebral (सबवर्टीब्रल)— कशेरुका-दण्ड या किसी कशेरुका की अभ्युदर सतह पर

Subvirile (सबविराइल)— अल्प पुंसत्व (मर्दानगी) से युक्त

Subvitrinal (सबवाइट्रीनल)— नेत्रकाचाभ काय के नीचे

Subvolution (सबवोल्यूशन)— चिपकावों को रोकने के लिये किसी पल्ले को पलट देने के लिये किया जाने वाला ऑपरेशन, अनुवर्तन

Subwaking (सबवेकिंग)— जागने एवं सोने के बीच

Subzonal (सबज़ोनल)— किसी क्षेत्र के नीचे

Subzygomatic (सबज़ाइगोमेटिक)— गण्डास्थि या जाइगोमेटिक हड्डी के नीचे

Succagogue (सक्कागौग)— ग्रन्थिल स्राव को उत्तेजित करने वाला पदार्थ

Succedaneous (सक्सेडेनीयस)— किसी स्थानापन्न या एवज़ी से सम्बन्धित

Succedaneum (सक्सेडेनीयम)— एक स्थानापन्न या एवज़ी अर्थात् कोई औषधि या अन्य वस्तु जिसे दूसरे के स्थान पर काम में लाया जा सकता है।

Succenturiate (सक्केनचुरिएट)— एवज़ी के रूप में कार्य करने वाला, सहायक, अनुषंगी

Succession (सक्सेशन)— अनुक्रम

Succi (सक्काई)—Succus का बहुवचन

Succorrhea (सक्कोरिह्या)— किसी भी रस विशेषकर पाचक रस का अत्यधिक स्रवित होना।

Succubus (सक्कुबस)— एक बुरा भयानक स्वप्न

Succus (सक्कस)— जीवित ऊतकों के द्वारा स्रवित कोई भी तरल अथवा रस जैसे जठर-रस या आमाशयिक रस जो आमाशय की दीवारों का स्राव होता है, रस

Succussion (सक्कुसन)— जल से पूर्ण होने पर उत्पन्न होने वाली छपछप की ध्वनि को सुनकर शरीर की गुहा विशेषकर वक्ष में तरल एवं वायु की विद्यमानता का पता लगाने के लिये शरीर को हिलाना, हल्लन

Suck (सक)— चूषण जैसे स्तन से दूध का चूषण करना, चूसना

Sucker (सकर)— चूषक

Sucking pad (सकिंग पैड)—शिशु के गालों में वसा या चर्बी का एक पिण्ड जो शिशु को चूषण में मदद करता है।

Suckle (सकूल)— स्तनपान कराना, दूध पिलाना

Suckling (सकलिंग)— दूध पीने वाला बच्चा, स्तन-पान करने वाला शिशु, स्तनपायी

Sucrase (सुक्रेज़)— आन्त्रीय रस में विद्यमान एक एन्जाइम जो सुक्रोज़ को ग्लूकोज़ एवं फ्रक्टोज़ में विघटित कर देता है।

Sucrose (सुक्रोज़)— ईख की चीनी

Sucrosemia (सुक्रोसीमिया)— रक्त में सुक्रोज़ का पाया जाना, सुक्रोजरक्तता

Sucrosuria (सुक्रोसूरिया)— मूत्र में सुक्रोज़ का पाया जाना, सुक्रोज़मेह

Suction (सक्शन)— किसी तरल या गैस के ऊपर वायु दाब कम करके चूषित्र या एस्पिरेटर द्वारा उसे खींचना

Suctorial (सक्टोरियल)— 1. चूषण सम्बन्धी 2. चूषण के लिये साधनयुक्त

Sudamen (सूडामैन)— पसीने के रुक जाने से त्वचा की शृंगीय परत में उत्पन्न होने वाला कुछ सफेदी लिए हुए एक जलस्फोट या फफोला जो अत्यधिक पसीना आने पर अथवा कुछ ज्वरीय रोगों में प्रकट होता है; स्वेदराजिका, श्वेतराजिका

Sudamina (सुडामिना)—Sudamen का बहुवचन

Sudaminal (सुडामिनल)—स्वेदराजिकाओं से सम्बन्धित

Sudanophilia (सुडैनोफीलिया)— सुडान रंजक के प्रति आकर्षण

Sudanophilic (सुडैनोफिलिक)— सुडान रंजको से शीघ्र ही अभिरंजित हो जाने वाला।

Sudanophobic (सुडैनोफोबिक)— सुडान रंजकों से अभिरंजित न होने वाला।

Sudation (सुडेशन)— स्वेदन की क्रिया, पसीना निकलना

Sudatoria (सुडेटोरिया)— अत्यधिक पसीना आना

Sudatorium (सुडेटोरियम)—1. ऊष्ण वायु स्नान 2. ऊष्ण वायु स्नान के लिए प्रयोग में लाया जाने वाला कमरा

Sudokeratosis (सूडोकैराटोसिस)— त्वचा की शृंगी अपवृद्धियाँ जो स्वेद ग्रन्थियों की वाहिनियों को अवरुद्ध कर देती हैं।

Sudomotor (सुडोमोटर)— स्वेद ग्रन्थि के स्राव को उत्तेजित करने वाला, स्वेदग्रन्थिप्रेरक

Sudor (सुडोर)— पसीना; स्वेद

Sudoral (सुडोरल)—पसीने से सम्बन्धित, उससे उत्पन्न अथवा उससे ग्रस्त

Sudoresis (सुडोरेसिस)—Diaphoresis

Sudoriferous (सुडोरीफेरस)— स्वेद को उत्पन्न करने अथवा इसका वाहन करने वाला, स्वेदोत्पादक

Sudorific (सुडोरीफिक)— स्वेद या पसीने को उत्पन्न करने अथवा इसके स्राव को उत्तेजित करने वाला, स्वेदजनक, पसीना लाने वाली औषधि

Sudoriparous (सुडोरीपेरस)—Sudoriferous.

Sudorometer (सुडोरोमीटर)— स्वेद या पसीने की मात्रा को मापने वाला एक यन्त्र

Sudorrhea (सुडोरिह्या)—Hyperhidrosis.

Suffocate (सफोकेट)— दम घोंटना

Suffocating (सफोकेटिंग)—दम घोंटने वाला।

Suffocation (सफोकेशन)— दम घुटना, घुटन, श्वासावरोध

Suffusion (सफ्यूज़न)—1. शरीर के किसी तरल का चारों ओर के ऊतकों में फैल जाना, परिप्लावन 2. चिकित्सा के रूप में शरीर का गीला होना।

Sugar (शुगर)— एक मीठा कार्बोहाइड्रेट जिसके दो मुख्य वर्ग डाइसैकेराइड एवं मोनोसैकेराइड होते हैं, शर्करा

Suggestibility (सजेस्टीबिलिटी)— अन्य व्यक्तियों के प्रस्तावों के प्रति ग्रहणशीलता, संसूच्यता

Suggestible (सजेस्टीबिल)— अन्य व्यक्तियों के प्रस्तावों के प्रति ग्रहणशील, संसूच्य

Suggestion (सजेस्शन)— प्रस्ताव, संसूचन, सुझाव

Suggestive (सजेस्टिव)— प्रस्ताव से सम्बन्धित अथवा प्रस्तावित करने योग्य

Suggillation (सजीलेशन)— नीलांछन

Suicide (सूसाइड)—आत्महत्या

Suicidology (सूसाइडोलॉजी)— आत्महत्या का विज्ञान

Sulcal (सल्कल)— परिखा सम्बन्धी

Sulcate, Sulcated (सल्केट, सल्केटेड)— खातिकायुक्त या खाँचेदार

Sulciform (सल्कीफार्म)— खातिका के समान

Sulculus (सल्क्यूलस)— छोटी परिखा

Sulcus (सल्कस)— एक खातिका, खाँचा या हल्का-सा गड्ढा; परिखा जो विशेषकर मस्तिष्क की सतह पर स्थित होती है।

Cerebellar sulci (सेरीबेलर सल्काइ)— अनुमस्तिष्क में वलियों के बीच स्थित विदर या दरारें

Cerebral sulci (सेरीब्रल सल्काइ)— प्रमस्तिष्क में कर्णकों या संवलनों के बीच स्थित विदर या दरारें

Coronary sulcus (कॉरोनरी सल्कस)— हृदय की बाह्य सतह पर अलिन्दों एवं निलयों के बीच विभाजन करता हुआ एक खाँचा

Sagittal sulcus (सैजीटल सल्कस)— ऊर्ध्ववर्ती अग्रपश्चज विवर के लिए खाँचा

Skin sulci (स्किन सल्काइ)— त्वचा की सतह पर विद्यमान परिवर्तनशील गहराई के बहुत से खाँचें।

Sulcus centralis (सल्कस सेन्ट्रालिस)—प्रमस्तिष्कीय गोलार्द्ध के ललाटीय एवं पार्श्विक खण्डों को विभाजित करने वाली दरार या फटन

Sulfhemoglobin (सल्फहीमोग्लोबिन)— रक्त पर हाइड्रोजन सल्फाइड की क्रिया से बना एक पदार्थ

Sulfhemoglobinemia (सल्फहीमोग्लोबिनीमिया)— रक्त में सल्फहीमोग्लोबिन का पाया जाना, सल्फहीमोग्लोबिनरक्तता

Sulfurated (सल्फ्यूरेटेड)— सल्फर या गन्धक से संयुक्त अथवा पूरित

Sullage (सुलेज़)— कूड़ा-कर्कट, मलिनजल

Sumendum (सुमेण्डम)— लेना

Summation (समेशन)— किसी पेशी अथवा तन्त्रिका पर लगे उद्दीपनों का संचयी प्रभाव

Sunburn (सनबर्न)— सूर्यप्रकाश में अत्यधिक रहने से उत्पन्न त्वक्शोथ, आतपदाह, सूर्यदाह

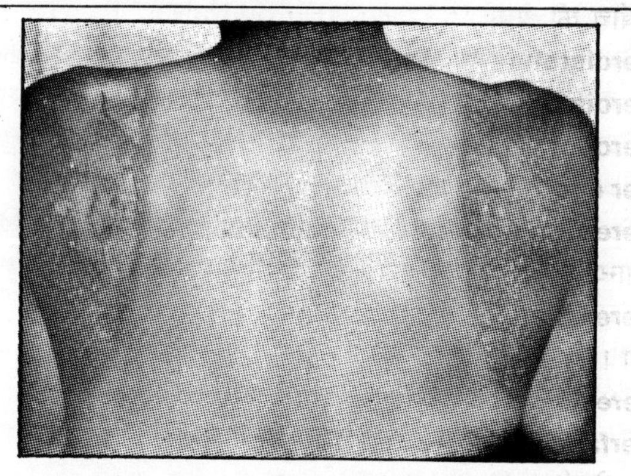

Fig. 541 : Sunburn (आतपदाह)

Sunglasses (सनग्लासेस)— धूप का चश्मा

Sunscreen (सनस्क्रीन)— मरहम अथवा क्रीम के रूप में कोई भी पदार्थ जो सूर्य-किरणों से त्वचा की रक्षा करने के लिए प्रयोग में लाया जाता है।

Sunstroke (सनस्ट्रोक)—धूप में अत्यधिक रहने से उत्पन्न तीव्र दशा जिसमें अतिज्वर (तापमान का 105°F से ऊपर हो जाना) हो जाता है, प्रलाप होता है अथवा आक्षेप आने (दौरे पड़ने) लगते हैं तथा सन्यास (मूर्च्छा) हो जाता है; सूर्याघात; आतपघात

Suntan (सनटैन)— धूप में रहने पर त्वचा का काला पड़ जाना।

Super- (सुपर-)— एक उपसर्ग जिसका अर्थ ऊपर, श्रेष्ठ, परे या पार अथवा अत्यधिक या अत्यन्त होता है।

Superabduction (सुपरएब्डक्शन)— अत्यधिक दूर को खींच ले जाना।
Superacidity (सुपरएसिडिटी)—अत्यधिक अम्लता
Superacromial (सुपरएक्रोमियल)—Supra-acromial.
Superactivity (सुपरएक्टीविटी)—अतिसक्रियता
Superacute (सुपरएक्यूट)— बहुत तीव्र, बहुत उग्र
Superalimentation (सुपरएलीमेन्टेशन)— क्षयकारी रोगों की चिकित्सा में शरीर की आवश्यकता अथवा भूख से अधिक खाना खिलाना, अत्याहार
Superalkalinity (सुपरएल्केलीनिटी)— अत्यधिक क्षारता
Superanal (सुपरएनल)—Supra-anal.
Superantigen (सुपरएन्टिजन)— ऐसा एन्टिजन जो एक साथ अधिक संख्या में T कोशिकाओं को सक्रिय कर देता है।
Supercilia (सुपरसिलिया)—Supercilium का बहुवचन
Superciliary (सुपरसिलियरी)— आँख की भौंह से सम्बन्धित अथवा उसके क्षेत्र में स्थित, अधिभ्रूज
Supercilium (सुपरसिलियम)— 1. आँख की भौंह, भ्रू 2. आँख की भौंह का एक बाल
Superclass (सुपरक्लास)— जन्तु वर्गीकरण में, संघ एवं वर्ग के बीच की श्रेणी
Superdicrotic (सुपरडाइक्रोटिक)—Hyperdicrotic.
Superdistention (सुपरडिस्टैन्शन)—Hyperdistention.
Superduct (सुपरडक्ट)— उठाना
Super ego (सुपर इगो)— अहम् बढ़ जाना
Supereruption (सुपरइरप्शन)— किसी दाँत का भींच के सामान्य तल से परे को हो जाना।
Superexcitation (सुपरएक्साइटेशन)— अत्यधिक उत्तेजना होना।
Superextension (सुपरएक्सटेन्शन)— अत्यधिक खिंचाव होना
Superfamily (सुपरफेमिली)— जन्तु वर्गीकरण में, गण एवं कुल के बीच की एक श्रेणी
Superfecundation (सुपरफिकण्डेशन)— दो अलग-अलग लैंगिक ससंर्गों द्वारा एक ही आर्तव चक्र में दो या अधिक डिम्बों का गर्भाधान होना, अधिसंफलन, अतिप्रजनन
Superfetation (सुपरफिटेशन)— दो भिन्न मासिकधर्म-काल में दो डिम्बाणुओं का निषेचन होने के कारण गर्भाशय में भिन्न आयु के दो भ्रूणों का पाया जाना, अधिगर्भधारण
Superficial (सुपरफीशियल)— सतह पर अथवा उसके समीप स्थित, उपरिस्थ
Superficialis (सुपरफीशियालिस)—Superficial.
Superficial reflex (सुपरफीशियल रिफ्लैक्स)— बहुत ही हल्के उद्दीपन जैसे त्वचा को रुई से स्पर्श करने पर उत्पन्न होने वाला प्रतिवर्त
Superficies (सुपरफीशीज़)— बाह्य सतह
Superflexion (सुपरफ्लैक्सन)—अत्यधिक आकुंचन
Supergenual (सुपरजेनुअल)— घुटने से ऊपर
Superheated (सुपरहीटेड)—अत्यधिक गर्म, अतितप्त
Superimpregnation (सुपरइम्प्रिग्नेशन)—गर्भावस्था में गर्भाधान होना।
Superinduce (सुपरइन्ड्यूज़)— पहले से स्थित किसी अवस्था में अलग से कुछ और कर देना।
Superinfection (सुपरइन्फैक्शन)— ऐसे जीवधारी द्वारा उत्पन्न एक नया संक्रमण जो उस जीवधारी से भिन्न होता है जिसने पहला संक्रमण उत्पन्न किया है, और जिस पर पहले संक्रमण के लिए की गई चिकित्सा का कोई प्रभाव नहीं होता।
Superinvolution (सुपरइन्वोल्यूशन)—Hyperinvolution.
Superior (सुपीरियर)— 1. अपेक्षाकृत ऊँचा अथवा किसी भी वस्तु के ऊपर स्थित, उर्ध्व 2. किसी से अच्छा, उत्कृष्ट
Superiority complex (सुपीरियरिटी कॉमप्लैक्स)— अपनी हीन भावना की क्षतिपूर्ति करने के लिए किसी व्यक्ति का अपनी श्रेष्ठता का अत्यधिक किया जाने वाला प्रदर्शन
Superjacent (सुपरजैसेन्ट)— ठीक ऊपर स्थापित
Superlactation (सुपरलैक्टेशन)— अत्यधिक दुग्ध स्राव होना अथवा सामान्य से अधिक समय तक निरन्तर दुग्ध स्राव होना।
Superlethal (सुपरलीथल)— मृत्यु लाने के लिए आवश्यकता से अधिक किसी औषधि की मात्रा अथवा कोई चोट
Supermedial (सुपरमीडियल)—मध्य से ऊपर
Supermotility (सुपरमोटीलिटी)— अत्यधिक गतिशीलता
Supernatant (सुपरनेटेन्ट)—1. किसी द्रव की सतह पर तैरने वाला जैसे पानी पर तैरने वाला तेल 2. अवक्षेपित अघुलनशील पदार्थ की परत के ऊपर रहने वाला साफ द्रव
Supernumerary (सुपरन्यूमेरेरी)— सामान्य संख्या से अधिक, अधिसंख्य
Supernutrition (सुपरन्यूट्रीशन)— सामान्य से अधिक पोषण
Superolateral (सुपरोलेट्रल)—ऊपर एवं पार्श्व में
Superovulation (सुपरओव्यूलेशन)— जल्दी-जल्दी डिम्बोत्सर्जन होना अथवा एक समय में बहुत से डिम्बों का उत्पन्न होना।
Superparasite (सुपरपैरासाइट)— ऐसा परजीवी जो दूसरे परजीवी पर परजीवी होता है।
Superparasitism (सुपरपैरासाइटिज़्म)— ऐसी दशा जिसमें पोषद बहुत से परजीवियों से पीड़ित अथवा संक्रमित हो जाता है।
Superpetrosal (सुपरपैट्रोसल)— शंखास्थि के अश्माभ भाग के ऊपरी हिस्से से ऊपर अथवा उसके ऊपर
Supersaturate (सुपरसेचुरेट)— किसी पदार्थ को विलयन में उस मात्रा से अधिक मिलाना जिसे स्थायी रूप से विलयन के रूप में रखा जा सकता है।
Superscription (सुपरस्क्रिप्शन)—किसी नुस्खे का शीर्ष जिसमें

R_x चिह्न होता है जिसका लेटिन भाषा में अभिप्राय रिसीपी होता है जिसका अर्थ "लो" है; अधिनिर्देश

Supersecretion (सुपरसीक्रीशन)— किसी भी स्राव का अधिक होना

Supersensitive (सुपरसैन्सीटिव)—Hypersensitive.

Supersensitiveness (सुपरसैन्सीटिवनैस)—Hypersensitiveness.

Supersoft (सुपरसॉफ्ट)— अत्यधिक कोमल

Supersonic (सुपरसोनिक)—1. पराश्रव्य 2. ध्वनि की गति से तेज गति पर यात्रा करने वाला।

Superstructure (सुपरस्ट्रक्चर)— किसी रचना का दिखाई देने वाला भाग, अधिसंरचना

Supertension (सुपरटैन्शन)— अत्यधिक बढ़ा हुआ तनाव

Supervascularization (सुपरवैस्कुलैराइज़ेशन)— वाहिकामयता का बढ़ जाना।

Supervenosity (सुपरवेनोसिटी)—शिरापरक रक्त में ऑक्सीजन की असामान्य रूप से कमी हो जाना।

Supervention (सुपरवेन्शन)— पहले से स्थित रोग के उपद्रव के रूप में नये रोग का उत्पन्न हो जाना।

Supervirulent (सुपरवाइरूलैन्ट)— सामान्य से अधिक विषाक्त

Supervitaminosis (सुपरविटामिनोसिस)— भोजन में विटामिनों की अत्यधिक मात्रा होने अथवा औषधियों के रूप में अत्यधिक प्रयोग करने से शरीर में विटामिनों का अधिक जमाव हो जाना।

Supervoltage (सुपरवोल्टेज)— 500 से 1000 किलो वोल्ट के बीच वोल्टेज पर बनने वाले एक्स-रे के लिए प्रयोग में लाया जाने वाला शब्द

Supinate (सुपिनेट)— हथेली को ऊपर की ओर घुमाना अथवा पाद के मध्यवर्ती किनारे को ऊपर उठाना या कमर के सहारे सीधा लेटना, उत्तान करना

Supination (सुपिनेशन)— उत्तान करने की क्रिया, उत्तानन

Supinator (सुपिनेटर)— वह पेशी जो अग्रबाहु का उत्तान करती है।

Supine (सुपाइन)— 1. कमर के सहारे लेटकर मुँह ऊपर की ओर कर लेना 2. हाथ अथवा पाद की ऐसी स्थिति जिसमें हथेली या पाद ऊपर की ओर होता है। उत्तान

Supplemental (सप्लीमैन्टल)— न्यूनतापूरक, संपूरक

Supplemental air (सप्लीमैन्टल एयर)—Reserve air.

Supplementary (सप्लीमैन्टरी)—Supplemental.

Supplementary air (सप्लीमैन्टरी एयर)—Reserve air.

Supply (सप्लाइ)— आवश्यकता की पूर्ति करना, सम्भरण

Support (सपोर्ट)— सहारा देना, सँभालना, पोषण करना

Supporter (सपोर्टर)— सहारा देने वाला, सँभालने वाला, पोषण करने वाला; आधार

Suppository (सपोज़ीटरी)— शरीर के किसी छिद्र जैसे मलाशय, योनि अथवा मूत्र-मार्ग में निवेशित करने के लिए औषधियुक्त बेलनाकार या शंक्वाकार एक पिण्ड जो वहाँ पर जाकर घुल जाता है तथा इसकी औषधि अवशोषित हो जाती है; वर्तिका

Suppress (सप्रेस)— दबाना, रोकना, दमन करना, उपशमन करना।

Suppressant (सप्रेसेन्ट)— दबाने वाला अथवा शमन करने वाला व्यक्ति या ऐसा साधन जो स्राव, उत्सर्जन या शरीर के सामान्य आस्राव अथवा विसर्जन को रोकता है।

Suppression (सप्रेसन)— शरीर के किसी स्राव के प्राकृतिक उत्पादन, उत्सर्जन अथवा सामान्य आस्राव या विसर्जन में रुकावट पैदा हो जाना; दमन; उपशमन

Suppurant (सपुरैन्ट)— मवाद बनाने वाला अथवा मवाद बनने को बढ़ावा देने वाला, पूयजनक, पूयवर्धक

Suppurate (सपुरेट)— पस या मवाद बनाना

Suppuration (सपुरेशन)— पस का बनना, पूयता, पूयीभवन

Suppurative (सपुरेटिव)— पस बनाने अथवा पस बनने को बढ़ावा देने वाला, सपूय, पूयज

Supra- (सुप्रा-)— एक उपसर्ग जिसका अर्थ ऊपर या अधि होता है।

Supra-acromial (सुप्रा-एक्रोमियल)— एक्रोमियन के ऊपर

Supra-anal (सुप्रा-एनल)— गुदा के ऊपर

Supra-auricular (सुप्रा-ऑरिकुलर)— कर्णपाली के ऊपर, अधिकर्णी

Supra-axillary (सुप्रा-एक्ज़ीलरी)— बगल से ऊपर

Suprabuccal (सुप्राबक्कल)— गाल से ऊपर

Suprabulge (सुप्राबल्ज)— किसी दन्त-शिखर का वह भाग जो उस दाँत की भींच की सतह की ओर अभिसरित होता है।

Supracerebellar (सुप्रासेरीबेलर)— अनुमस्तिष्क की ऊपरी सतह से ऊपर

Supracerebral (सुप्रासेरीब्रल)— प्रमस्तिष्क की सतह के ऊपर या इससे ऊपर

Suprachoroid (सुप्राकोरॉयड)— नेत्रगोलक की कोरॉयड परत के ऊपर स्थित, अधिरंजितपटल

Suprachoroidea (सुप्राकोरॉयडिया)—कोरॉयड की सबसे बाहर की परत, अधिरंजितपटल

Suprachoroid lamina (सुप्राकोरॉयड लैमिना)—Suprachoroidea.

Supraciliary (सुप्रासिलियरी)—Superciliary.

Supraclavicular (सुप्राक्लैविकुलर)— क्लैविकल के ऊपर, अधिजत्रुकीय

Supracolic (सुप्राकोलिक)— कोलन के ऊपर, अधिबृहदान्त्रज

Supracondylar (सुप्राकॉण्डाइलर)—किसी स्थूलक अथवा कॉण्डाइल के ऊपर, अधिस्थूलकीय

Supracostal (सुप्राकॉस्टल)— पसलियों के ऊपर

Supracotyloid (सुप्राकोटीलॉयड)— उलूखल के ऊपर

Supracranial (सुप्राक्रेनियल)—कपाल के ऊपर

Supracristal (सुप्राक्रिस्टल)—किसी किरीट या कटक से ऊपर

Supradiaphragmatic (सुप्राडायाफ्रेग्मेटिक)— मध्यपट या डायाफ्राम के ऊपर

Supraduction (सुप्राडक्शन)—Sursumduction.

Supraepicondylar (सुप्राइपिकॉण्डाइलर)— किसी अधिस्थूलक या इपिकॉण्डाइल से ऊपर

Supragingival (सुप्राजिन्जाइवल)—मसूड़े के ऊपर

Supraglenoid (सुप्राग्लेनॉयड)— असंगर्त गुहा के ऊपर, अध्यसंगर्ती

Supraglottic (सुप्राग्लॉटिक)—कण्ठद्वार से ऊपर

Supraglottitis (सुप्राग्लोटाइटिस)— कण्ठच्छद का शोथ

Suprahepatic (सुप्राहिपैटिक)— यकृत के ऊपर

Suprahyoid (सुप्राहॉयड)— कण्ठिकास्थि या हॉयड हड्डी से ऊपर, अधिकण्ठिकी

Suprainguinal (सुप्राइन्ग्वाइनल)—वंक्षण से ऊपर

Supraintestinal (सुप्राइन्टैस्टाइनल)— आँत के ऊपर पड़ा हुआ।

Supraliminal (सुप्रालिमीनल)— सम्वेदना की प्रभावसीमा से ऊपर; चेतन

Supralumbar (सुप्रालम्बर)— कटि-प्रदेश से ऊपर

Supramalleolar (सुप्रामैलियोलर)— किसी गुल्फ या टखने से ऊपर

Supramammary (सुप्रामैमरी)—किसी स्तन से ऊपर

Supramandibular (सुप्रामैण्डीबुलर)—अधोहनु या मेण्डीबिल से ऊपर

Supramarginal (सुप्रामार्जिनल)— किसी किनारे से ऊपर

Supramastoid (सुप्रामैस्टॉयड)— शंखास्थि के कर्णमूल प्रवर्ध से ऊपर

Supramastoid crest (सुप्रामैस्टॉयड क्रैस्ट)— गण्डास्थि की पश्चज मूल के ऊर्ध्ववर्ती किनारे पर स्थित एक कटक

Supramaxilla (सुप्रामैक्ज़िला)— अधिऊर्ध्वहनु

Supramaxillary (सुप्रामैक्ज़िलरी)— 1. ऊपरी जबड़े से सम्बन्धित 2. ऊपरी जबड़े से ऊपर स्थित, अधिऊर्ध्वहनुज

Suprameatal (सुप्रामीयेटल)— किसी कुहर या द्वार विशेषकर बाह्य कर्ण कुहर के ऊपर

Supramedial (सुप्रामीडियल)— मध्यवर्ती रेखा से ऊपर, अध्यभिमध्य

Supramental (सुप्रामैन्टल)— अधोहनु (निचला जबड़ा) पर ठुड्डी से ऊपर सबसे पिछला मध्यरेखा-बिन्दु

Supranasal (सुप्रानेज़ल)—नाक से ऊपर

Supraneural (सुप्रान्यूरल)— किसी तन्त्रिका के ऊपर

Supranuclear (सुप्रान्यूक्लियर)— मस्तिष्क में किसी केन्द्रक के ऊपर स्थित

Supraoccipital (सुप्राऑक्सीपिटल)—पश्चकपाल के ऊपर, अधिपश्चकपालीय

Supraocclusion (सुप्राऑक्लूज़न)— किसी दाँत का सामान्य अन्तर्रोध-तल से बाहर को निकल आना।

Supraocular (सुप्राऑकुलर)— किसी नेत्र-गोलक के ऊपर

Supraorbital (सुप्राआर्बीटल)—किसी नेत्र-गुहा से ऊपर, ऊर्ध्वाक्षिक

Suprapatellar (सुप्रापटेलर)— पटेला से ऊपर, अधिजानुका

Suprapelvic (सुप्रापैल्विक)— श्रोणि से ऊपर

Supraphrenic (सुप्राफ्रेनिक)— मध्यच्छद से ऊपर, अधिमध्यच्छद

Suprapontine (सुप्रापोन्टाइन)— पोन्स से ऊपर

Suprapubic (सुप्राप्यूबिक)— जघन-क्षेत्र से ऊपर, अधिजघनिक

Suprapubic cystotomy (सुप्राप्यूबिक सिस्टोटॉमी)— जघन संधानक के ठीक ऊपर से शल्यक्रिया द्वारा मूत्राशय में चीरा लगाना।

Suprarenal (सुप्रारीनल)— 1. वृक्क या गुर्दे के ऊपर, अधिवृक्कज 2. एड्रीनल या अधिवृक्क ग्रन्थि

Suprarenalectomy (सुप्रारीनलैक्टॉमी)—Adrenalectomy.

Suprarenal gland (सुप्रारीनल ग्लैण्ड)—Adrenal gland.

Suprarenalism (सुप्रारीनैलिज़्म)—Adrenalism.

Suprarenalopathy (सुप्रारीनलोपैथी)— एड्रीनल ग्रन्थियों के असामान्य रूप से कार्य करने से उत्पन्न कोई भी रोग

Suprascapular (सुप्रास्कैपुलर)— स्कैपुला से ऊपर, अध्यंसफलकीय

Suprascleral (सुप्रास्क्लेरल)— स्क्लेरा की बाह्य सतह पर

Suprasegmental (सुप्रासैग्मैन्टल)— खण्डित भाग से ऊपर

Suprasegmental brain (सुप्रासैग्मैन्टल ब्रेन)— इसके अन्तर्गत मस्तिष्क के प्रमस्तिष्क, मध्यमस्तिष्क तथा अनुमस्तिष्क का समावेश होता है।

Suprasellar (सुप्रासेलर)— पर्याणिका से ऊपर, अधिपर्याणिका

Suprasonic, Supersonic (सुप्रासोनिक, सुपरसोनिक)— संगीत ध्वनि जिसमें कम्पन की बारम्बारता 20,000 चक्र प्रति सेकण्ड से ऊपर होती है।

Supraspinal (सुप्रास्पाइनल)— मेरुदण्ड से ऊपर, अधिकंटकीय

Supraspinous (सुप्रास्पाइनस)— किसी भी मेरुदण्डीय प्रवर्ध से ऊपर

Suprastapedial (सुप्रास्टेपीडियल)— आन्तरिक कर्ण की स्टेपीस अस्थिका से ऊपर

Suprasternal (सुप्रास्टर्नल)—स्टर्नम से ऊपर, अध्युरोस्थिक

Suprasymphysary (सुप्रासिम्फाइसरी)— जघन सन्धानक से ऊपर

Supratemporal (सुप्राटैम्पोरल)— शंखास्थि से ऊपर

Supratentorial (सुप्राटैन्टोरियल)— अनुमस्तिष्क की छदि से ऊपर

Suprathoracic (सुप्राथौरेसिक)— वक्ष से ऊपर

Supratonsillar (सुप्राटॉन्सिलर)— टॉन्सिल से ऊपर

Supratrochlear (सुप्राट्रॉक्लियर)— किसी चक्रक विशेषकर ह्यूमेरस के चक्रक या ट्रॉक्लिया से ऊपर, अधिचक्रक

Supraturbinal (सुप्राटर्बिनल)— सर्वोच्च नासिक्य शुक्तिका

Supratympanic (सुप्राटिम्पैनिक)—कान की टिम्पैनिक झिल्ली से ऊपर

Supravaginal (सुप्रावैजाइनल)— योनि अथवा किसी आवरण से ऊपर, अधियोनिज

Supravalvar (सुप्रावाल्वर)— कपाटों से ऊपर, फुफ्फुसीय या महाधमनीय कपाट से ऊपर

Supravalvular (सुप्रावाल्वयूलर)—Supravalvar.

Supraventricular (सुप्रावैन्ट्रीकुलर)— किसी निलय विशेषकर हृदय के निलय से ऊपर, अधिनिलयी

Supravergence (सुप्रावर्जेन्स)— एक आँख का ऊपर की ओर गति करना।

Supraversion (सुप्रावर्ज़न)—1. ऊपर की ओर घूम जाना 2. किसी दाँत का अन्तर्रोध रेखा से बाहर को निकल आना।

Supravesical (सुप्रावेसाइकल)— मूत्राशय के ऊपर, अधिवस्तिक

Sura (सुरा)— पैर की पिण्डली

Sural (सुरल)— पैर की पिण्डली से सम्बन्धित

Suralimentation (सुरेलीमैन्टेशन)— अधिक खाना खिलाकर चिकित्सा करना।

Surditas (सुर्डीटास)— बहरापन, बधिरता

Surdity (सुर्डिटी)— बहरापन, बधिरता

Surdomute (सुर्डोम्यूट)— बहरा और गूंगा, मूक-बधिर

Surefooted (श्योरफुटेड)— बिना लड़खड़ाते या गिरते हुए चलने के सक्षम

Surface (सर्फेस)— 1. किसी वस्तु की बाह्य सीमा, तल, सतह, पृष्ठ 2. किसी खोखली संरचना के बाह्य या आन्तरिक खुले भाग

Surfactant (सर्फेक्टैन्ट)— वह जो सतह तनाव को कम करता है जैसे तेल

Surgeon (सर्जन)—शल्यचिकित्सक

Dental surgeon (डैण्टल सर्जन)— दन्तचिकित्सक

Surgery (सर्जरी)— 1. चिकित्सा- विज्ञान की वह शाखा जिसका सम्बन्ध ऑपरेशन या हाथ से की जाने वाली विधियों द्वारा दोषों तथा विकृतियों को ठीक करने, चोटों की मरम्मत करने तथा कुछ रोगों के निदान एवं चिकित्सा करने से है; शल्यचिकित्सा; शल्यक्रिया 2. ऑपरेशन का कमरा 3. सर्जन द्वारा किया जाने वाला कार्य

Ablative surgery (एब्लेटिव सर्जरी)— एक ऐसा ऑपरेशन जिसमें किसी भाग को निकाल दिया जाता है।

Ambulatory surgery (एम्बुलेटरी सर्जरी)— किसी ऐसे रोगी पर किया जाने वाला कोई ऑपरेशन जो उसी दिन अस्पताल में भर्ती हुआ हो और उसकी छुट्टी भी हो गयी हो।

Aural surgery (औरल सर्जरी)— कान की शल्यक्रिया

Closed surgery (क्लोज़्ड सर्जरी)— त्वचा में चीरा लगाये बिना ही किया जाने वाला ऑपरेशन जैसे किसी अस्थिभंग अथवा स्थानच्युति का बिठाना।

Conservative surgery (कनज़र्वेटिव सर्जरी)— शल्यक्रिया जिसमें जितना अधिक से अधिक सम्भव हो सकता है, किसी रोगग्रस्त संरचना, अंग अथवा भाग को रोक लिया जाता है।

Cosmetic surgery (कॉस्मेटिक सर्जरी)— रूप-रंग में सुधार करने के लिए किया जाने वाला ऑपरेशन

Dental surgery (डैन्टल सर्जरी)— दन्तशल्यक्रिया

Exploratory surgery (एक्सप्लोरेट्री सर्जरी)— नैदानिक उद्देश्यों के लिए किया जाने वाला ऑपरेशन

Major surgery (मेजर सर्जरी)— बड़े तथा गम्भीर ऑपरेशन जिन्हें साधारणतया सार्वदैहिक संज्ञाहरण में किया जाता है, जिनमें जीवन को खतरा होता है; बृहत् शल्यकर्म।

Minor surgery (माइनर सर्जरी)— मामूली रोगों तथा चोटों के किए जाने वाले छोटे-छोटे ऑपरेशन जिनमें जीवन को कोई खतरा नहीं होता, लघु शल्यकर्म

Open heart surgery (ओपन हार्ट सर्जरी)— हृदय पर किया जाने वाला ऑपरेशन जिसमें उसे खोल दिया जाता है; विवृतहृद-शल्यकर्म

Oral surgery (ओरल सर्जरी)—मुख एवं सम्बद्ध रचनाओं पर की जाने वाली शल्यक्रिया,

Orthopedic surgery (ओर्थोपेडिक सर्जरी)— हड्डी एवं जोड़ के रोगों की चिकित्सा तथा उनकी विकृतियों को ठीक करने के लिए की जाने वाली शल्यक्रिया

Plastic surgery (प्लास्टिक सर्जरी)— दोषयुक्त, क्षतिग्रस्त अथवा लुप्त रचनाओं की मरम्मत करने अथवा उन्हें पूर्वावस्था में लाने या उनकी आकृति तथा रूप में सुधार लाने से सम्बन्धित शल्यक्रिया जो अधिकतर शरीर के किसी भाग से या किसी व्यक्ति से दूसरे भाग पर या दूसरे व्यक्ति पर एक ऊतक को स्थानान्तरित करके की जाती है; संधान शल्यकर्म

Radical surgery (रेडिकल सर्जरी)— ऐसी शल्यक्रिया जिसमें आस-पास के लसीका निकास के क्षेत्र सहित शरीर के सम्पूर्ण रोगग्रस्त भाग को निकाल दिया जाता है।

Reconstructive surgery (रीकन्सट्रक्टिव सर्जरी)— किसी दोष को ठीक करने या किसी लुप्त भाग के पुनर्निमाण के लिए किया जाने वाला ऑपरेशन

Subtotal surgery (सबटोटल सर्जरी)— ऐसा ऑपरेशन जिसमें किसी अंग के केवल एक भाग को अलग किया

जाता है जैसे सबटोटल हिस्ट्रेक्टॉमी जिसमें गर्भाशय को निकाल दिया जाता है जबकि गर्भाशयग्रीवा अपने स्थान पर ही रहती है।

Surgical (सर्जिकल)—शल्यक्रिया सम्बन्धी, शल्यक्रियात्मक

Surgical fever (सर्जिकल फीवर)— किसी ऑपरेशन अथवा चोट लगने के बाद होने वाला ज्वर

Surgical neck (सर्जिकल नैक)— गण्डकों के नीचे ह्यूमेरस हड्डी के काण्ड का संकुचित भाग जहाँ पर अधिकतर अस्थिभंग होता है।

Surrenal (सुररीनल)— किसी वृक्क के ऊपर

Surrogate (सुर्रोगेट)—प्रतिस्थापक; एक वस्तु अथवा व्यक्ति जो दूसरी वस्तु या व्यक्ति को पुनः स्थापित करता है।

Sursanure (सुर्सेन्यूर)— एक ऊपर से भरा हुआ जख्म जिसके भीतर पस होता है, अन्तःपूतिजक्षत

Sursumduction (सर्समडक्शन)— किसी हिस्से का जैसे दूसरी आँख से रहित किसी एक आँख का ऊपर को घूम जाना।

Sursumvergence (सर्समवर्जेन्स)— ऊपर की ओर गति करना विशेषकर किसी एक आँख का, दूसरी आँख नहीं घूमती।

Sursumversion (सर्समवर्ज़न)— दोनों आँखों का एक साथ ऊपर को घूम जाना।

Surveillance (सर्वीलैन्स)— किसी वस्तु का नियन्त्रण

Survey (सर्वे)— सर्वेक्षण

Survival (सर्वाइवल)— जीवित रहना, अनुजीवन

Susceptibility (सस्सेप्टीबिलिटी)— ग्रहणशील होना, सुग्राह्यता, संवेदनशीलता

Susceptible (सस्सेप्टीबल)— ग्रहणशील, सुग्राह्य, संवेदनशील

Suscitate (सस्साइटेट)— अधिक सक्रियता के लिये उत्तेजित करना।

Suscitation (सस्साइटेशन)— अधिक सक्रियता के लिये उत्तेजित करने की क्रिया

Suspended (सस्पैण्डेड)— 1. लटका हुआ, निलम्बित 2. अस्थायी रूप से निष्क्रिय

Suspension (सस्पैन्सन)— 1. अस्थायी रुकावट जैसे दर्द या किसी प्राणभूत क्रिया का अस्थायी रूप से रुक जाना 2. चिकित्सा, मुख्यतया कशेरुका-दण्ड के रोगों की रोगी को ठुड्ढी एवं कंधों के द्वारा लटका कर चिकित्सा करना 3. एक औषधीय योग जिसमें ठोस कण किसी तरल में मिल जाते हैं परन्तु घुलते नहीं; निलम्बन

Suspensoid (सस्पैन्सॉयड)—Colloid suspension.

Suspensory (सस्पैन्सरी)— 1. शरीर की कोई रचना जैसे कोई स्नायु, पेशी अथवा हड्डी जो शरीर के किसी भाग या अंग को संभाले रहती है। 2. शरीर के किसी भाग विशेषकर अण्डकोष को संभालने के लिये एक गोफन, लटकन या पट्टी; निलम्बी

Suspiration (सस्पिरेशन)— आह भरना

Suspirious (सस्पीरियस)— आह भरने वाला।

Sustentacular (सस्टैन्टाकुलर)— संभाले या थामे रहने वाला।

Sustentaculum (सस्टैन्टाकुलम)— एक सहारा अथवा सहारा देने वाली रचना

Susurrus (सूसुरस)— एक मर्मर

Sutura (स्यूचुरा)— 1. अचल सन्धि 2. सींवनी या टाँका

Suturae (स्यूचुरी)—Sutura का बहुवचन

Sutural (स्यूचरल)— सीवनी से सम्बन्धित, सीवनीय

Suturation (स्यूचुरेशन)— टाँके लगाना या सिलाई करना, सीवन

Suture (स्यूचर)— 1. अचल सन्धि 2. किसी अचल सन्धि में हड्डियों के जुड़ने की रेखा जैसे खोपड़ी की हड्डियों के बीच की रेखाएं 3. टाँके लगा कर किसी जख्म के किनारों को जोड़ना, सीवन 4. टाँके लगाने में प्रयोग में लाया जाने वाला धागा, तार अथवा अन्य सामग्री 5. किसी जख्म की सिलाई करने पर बनी किनारों के जुड़ने की रेखा

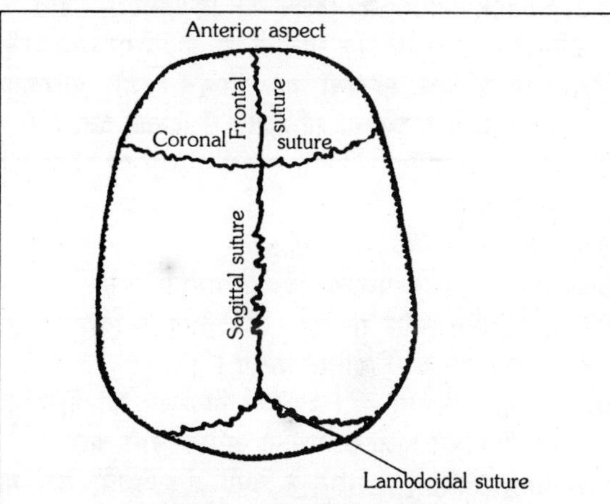

Fig. 542 A : Sutures of the skull
(करोटि या खोपड़ी की सीवने)

Frontal suture = ललाटीय सीवन, Coronal suture = किरीटी सीवन, Sagittal suture = अग्र-पश्चज सीवन, Lambdoidal suture = लैम्बडॉयडल सीवन

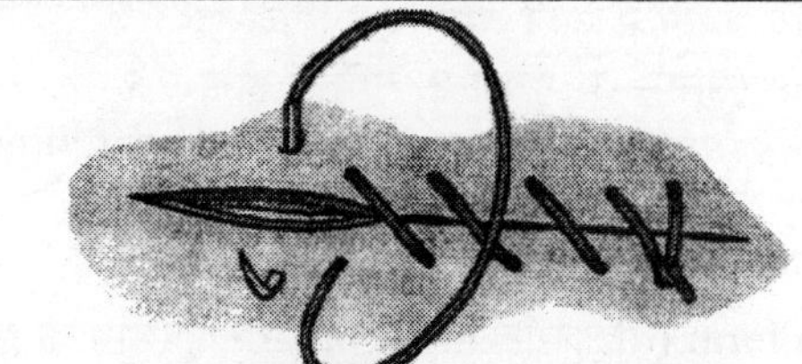

Fig. 542 B : Surgical suturing
(शल्यक्रियात्मक सिलाई)

Suturectomy (स्यूचुरैक्टॉमी)— शल्यक्रिया द्वारा कपालीय सीवन को अलग कर देना।

Sutured (स्यूचर्ड)— सिला हुआ

Swab (स्वाब)— 1. किसी तार या छड़ी के किनारे से संलग्न रूई, गॉज अथवा अन्य अवशोषक पदार्थ की एक गद्दी जिसे गुहाओं को साफ करने, औषधि लगाने अथवा जीवाणुविज्ञान सम्बन्धी पीरक्षण के लिए ऊतक के एक टुकड़े या स्राव को प्राप्त करने हेतु प्रयोग में लाया जाता है; फाहा; फुरेरी 2. फाहे से पोंछना

Swaddling (स्वॉड्लिंग)— शिशु को कस कर कपड़ों में लपेट कर रखना।

Swage (स्वेज़)— 1. हथौड़े से पीट कर अथवा साँचे में ढाल कर धातु को आकृति प्रदान करना 2..किसी सुईं से किसी टाँके के धागे को जोड़ना

Swager (स्वाज़र)— ऐसा दन्त-यन्त्र जिसका उपयोग सिल्वर एमल्ग्म या सोने पर विभिन्न दिशाओं में एक साथ दबाव डाल कर उसे आकार प्रदान करने में किया जाता है।

Swallow (स्वॉलो)— निगलना

Swallowing (स्वॉलोंइग)— निगलने की क्रिया, निगरण

Swan neck deformity (स्वान नैक डिफोर्मिटी)— हाथ की समीपस्थ अन्तरांगुल्यस्थिक सन्धियों का अतिप्रसार तथा दूरस्थ अन्तरांगुल्यस्थिक सन्धियों का आकुंचन जो अधिकतर आमवाताभ या गठियारूप सन्धिशोथ में दिखाई देता है।

Swarming (स्वार्मिंग)— किसी सम्वर्ध माध्यम पर जीवाणुओं का फैल जाना।

Sway-back (स्वे-बैक)—Lordosis.

Sweat (स्वीट)— 1. पसीना, स्वेद 2. पसीना लाना

Sweat center (स्वीट सेन्टर)— अधश्चेतक में विद्यमान एक केन्द्र जो स्वेदन को नियन्त्रित करता है।

Sweating (स्वीटिंग)— 1. पसीना निकालने की क्रिया 2. पसीना निकालने वाला 3. पसीना अधिक लाने वाला

Swelling (स्वैलिंग)— शरीर के किसी अंग अथवा हिस्से की असामान्य अल्पकालिक वृद्धि, सूजन, उत्सेध

Swift's disease (स्विफ्ट्स डिजीज़)—Acrodynia.

Swine (स्वाइन)— सुअर, सूकर

Switch (स्विच)— किसी विद्युत्-परिपथ को तोड़ने अथवा खोलने या विद्युत्-धारा को एक चालक से दूसरे चालक में मोड़ देने के लिये प्रयोग में आने वाला एक उपकरण

Swoom (स्वूम)—1. मूर्च्छा 2. मूर्च्छित होना

Sycoma (साइकोमा)— एक बड़ा कोमल अधिमांस, मांसार्बुद, मस्सा

Sycophant (साइकोफैन्ट)— चापलूस

Sycosiform (साइकोसीफोर्म)— जीर्ण रोमकूपशोथ के समान

Sycosis (साइकोसिस)— जीर्ण रोमकूपशोथ, विशेषकर दाढ़ी का (साइकोसिस बार्बी)

Sycotic (साइकोटिक)— जीर्ण रोमकूपशोथ से सम्बन्धित अथवा उससे ग्रस्त

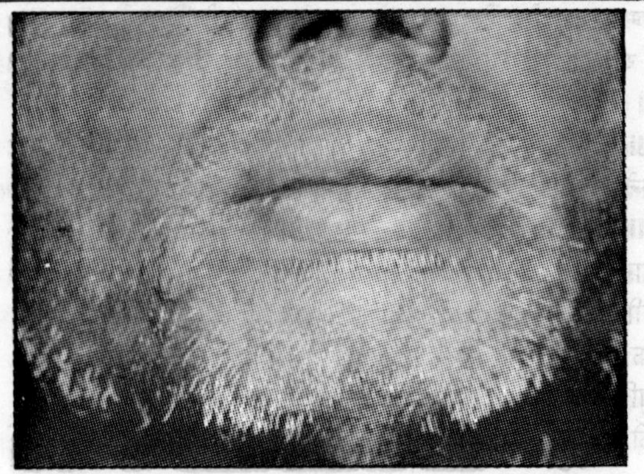

Fig. 543 : Sycosis barbae (जीर्ण रोमकूपशोथ)

Sydenham's chorea (साइडेनहेम्स कोरिया)—'Chorea' के अन्तर्गत देखें

Syllabic utterance (साइलेबिक अटेरैन्स)—Scanning speech.

Syllable stumbling (साइलेबूल स्टम्बलिंग)—Dyssyllabia.

Syllabus (सिलेबस)— किसी पढ़ाई के कोर्स की रूपरेखा

Syllepsis (साइलेप्सिस)— गर्भधारण या गर्भाधान

Sylvian aqueduct (सिलवियन एक्वीडक्ट)— मस्तिष्क के तीसरे निलय से चौथे निलय को जाने वाली एक तंग नलिका

Sylvian fissure (सिलवियन फ़िशर)— कालिक खण्ड को ललाटीय एवं पार्श्विक खण्डों से पृथक करने वाला विदर

Sym- (सिम-)— उपसर्ग जिसका अर्थ के साथ, साथ-साथ, पार्श्व में है।

Symballophone (सिम्बेलोफोन)— एक विशेष स्टेथोस्कोप जिसमें दो चैस्ट पीस होते हैं जिसे दो चैस्ट पीसों द्वारा ज्ञात भिन्न ध्वनियों की तुलना करके छाती में विक्षति के स्थान का पता लगाने के लिये प्रयुक्त किया जाता है।

Symbion (सिम्बियोन)—Symbiont.

Symbiont (सिम्बियोन्ट)— एक जीवधारी जो दूसरे के साथ सहजीविता की अवस्था में रहता है, सहजीवी

Symbiosis (सिम्बियोसिस)— दो भिन्न जीवधारियों का घनिष्ठ सम्बन्ध के साथ एक साथ रहना। यदि किसी भी जीवधारी को कोई हानि नहीं होती है तो सम्बन्ध सहभोजिता कहलाता है, यदि दोनों जीवधारी एक दूसरे से लाभान्वित होते हैं तो सम्बन्ध सहजीवनता होता है तथा यदि एक जीवधारी को हानि होती है एवं दूसरे को लाभ पहुँचता है तो सम्बन्ध को परजीविता कहा जाता है; सहजीविता

Symbiote (सिम्बियोट)—Symbion. Symbiont.

Symbiotic (सिम्बियोटिक)— सहजीविता से सम्बन्धित

Symblepharon (सिम्बलेफेरोन)— आँख की पलक की नेत्रश्लेष्मला का नेत्रगोलक से चिपक जाना, बद्धगोलकवर्त्म

Symblepharopterygium (सिम्बलेफेरोट्रीज़ियम)—

नेत्रश्लेष्मला का नेत्रगोलक पर असामान्य रूप से चिपक जाना जिससे यह नाखूना या टेरीज़ियम जैसा लगता है ।

Symbol (सिम्बल)— चिह्न, प्रतीक

Symbolia (सिम्बोलिया)— स्पर्श ज्ञान द्वारा किसी वस्तु को पहचानने की क्षमता

Symbolism (सिम्बोलिज़्म)— 1. एक मानसिक दशा जिसमें रोगी द्वारा ऐसा माना जाता है कि जो कोई भी बात होती है वह रोगी के अपने विचारों का प्रतीक होती है, प्रतीकता 2. मस्तिष्क में दबे हुए लैंगिक विचारों की ऐसे शब्दों में एक अभिव्यक्ति जिसका देखने वाले को पता चल जाता है परन्तु रोगी को इस बात का होश नहीं रहता कि वह क्या कह गया है ।

Symbolization (सिम्बोलाइज़ेशन)— एक मानसिक प्रक्रिया जिसमें कोई वस्तु, विचार अथवा दूसरे का गुण प्रतिनिधित्व करने के लिये रोगी के अर्द्धचेतन मस्तिष्क में आता है; प्रतीकीकरण

Symbolophobia (सिम्बोलोफोबिया)— किसी व्यक्ति का अपने को शब्दों अथवा कार्य में अभिव्यक्त करने का विकृत भय

Symbrachydactyly (सिम्ब्रेकीडैक्टाइली)— हाथ की अंगुलियों का जालयुक्त होना जो असामान्य रूप से छोटी होती हैं ।

Syme's operation (साइम्स ऑपरेशन)— 1. टखने के जोड़ पर पाँव का विच्छेदन करना जिसके साथ गुल्कों को निकाल दिया जाता है । 2. शल्यक्रिया द्वारा जिह्वा को काट कर अलग कर देना 3. बाह्य मूत्रमार्गच्छेदन

Symmelia (साइम्मीलिया)— टांगों का जुड़ जाना ।

Symmelus, Symelus (साइम्मीलस, साइमीलस)— ऐसा भ्रूण जिसकी टांगें जुड़ी होती हैं ।

Symmetrical (सिमेट्रिकल)— समरूप, सुडौल

Symmetromania (सिमेट्रोमैनिया)— समरूप गतियाँ करने जैसे दोनों बाँहों को हिलाने का उन्माद

Symmetry (सिमेट्री)— शरीर के विपरीत पार्श्वों के भागों की परिमाण, आकृति तथा व्यवस्थापन में अनुरूपता; समरूपता; सुडौलपन

Sympath-, Sympatho- (सिम्पैथ-, सिम्पैथो-)— उपसर्ग जिनका अर्थ स्वायत्त तन्त्रिका-तन्त्र का अनुकम्पी भाग है ।

Sympathectomize (सिम्पैथेक्टोमाइज़)— अनुकम्पीतंत्रिकोच्छेदन सम्पन्न करना

Sympathectomy (सिम्पैथेक्टॉमी)— स्वसंचालित तन्त्रिका-तन्त्र के अनुकम्पी विभाजन के किसी भाग का पारपरिच्छेदन करना या उसका उच्छेदन करना अर्थात् उसे काट कर बाहर निकाल देना; अनुकम्पीतंत्रिकोच्छेदन

Sympatheoneuritis (सिम्पैथीयोन्यूराइटिस)— अनुकम्पी तन्त्रिका का शोथ

Sympathetectomy (सिम्पैथेटेक्टॉमी)—Sympathectomy.

Sympathetic (सिम्पैथेटिक)— 1. अनुकम्पी तन्त्रिका-तन्त्र से सम्बन्धित 2. सहानुभूति से सम्बन्धित अथवा उससे उत्पन्न, संवेदी

Sympatheticalgia (सिम्पैथेटीकैल्जिया)— ग्रैव अनुकम्पी गण्डिका में दर्द होना ।

Sympathetic irritation (सिम्पैथेटिक इर्रिटेशन)— किसी संरचना का अन्य सम्बद्ध संरचना की सहानुभूति में जो क्षोभित हुई है, क्षोभित होना

Sympathetic nervous system (सिम्पैथेटिक नर्वस सिस्टम)— स्वसंचालित तन्त्रिका-तन्त्र का एक बड़ा भाग जो गण्डिकाओं, तन्त्रिकाओं तथा तन्त्रिका जालिकाओं का बना होता है जो अनैच्छिक पेशियों की आपूर्ति करते हैं । अनुकम्पी तन्त्रिका-तन्त्र

Sympatheticoparalytic (सिम्पैथेटिकोपैरालाइटिक)— अनुकम्पी तन्त्रिका-तन्त्र के पक्षाघात के कारण उत्पन्न होने वाला

Sympatheticopathy (सिम्पैथेटिकोपैथी)—अनुकम्पी तन्त्रिका-तन्त्र के विकार के परिणामस्वरूप होने वाला कोई भी रोग

Sympathetic ophthalmia (सिम्पैथेटिक ऑफ्थैल्मिया)— किसी नेत्र में उत्पन्न शोथ जो दूसरे नेत्र में उसी प्रकार का शोथ होने से उत्पन्न होता है । सहानुभूतिमूलक नेत्रशोथ

Sympatheticotonia (सिम्पैथेटिकोटोनिया)—Sympathicotonia.

Sympatheticotonic (सिम्पैथेटिकोटॉनिक)—अनुकम्पी तन्त्रिका-तन्त्र की अति सक्रियता के कारण बढ़े हुए वाहिकासंकीर्णन से और इस प्रकार उच्च रक्त-चाप से युक्त

Sympatheticotripsy (सिम्पैथेटिकोट्रिप्सी)— Sympathicotripsy.

Sympathetic plexus (सिम्पैथेटिक प्लक्सस)— अनुकम्पी तन्त्रिकाओं एवं गण्डिकाओं से बनी एक जालिका

Sympathetoblast (सिम्पैथेटोब्लास्ट)—Sympathicoblast.

Sympathic (सिम्पैथिक)—Sympathetic.

Sympathicectomy (सिम्पैथीसेक्टॉमी)—Sympathectomy.

Sympathicoblast (सिम्पैथिकोब्लास्ट)— एक आद्य (प्रारम्भिक) अनुकम्पी तन्त्रिका-कोशिका, अनुकम्पीकोशिकाप्रसू

Sympathicoblastoma (सिम्पैथिकोब्लास्टोमा)— अनुकम्पीकोशिकाप्रसुओं का बना एक दुर्दम अर्बुद

Sympathicolytic (सिम्पैथिकोलाइटिस)—Sympatholytic.

Sympathicomimetic (सिम्पैथिकोमाइमेटिक)—Sympathomimetic.

Sympathiconeuritis (सिम्पैथिकोन्यूराइटिस)— अनुकम्पी तन्त्रिकाओं का शोथ

Sympathicopathy (सिम्पैथिकोपैथी)— Sympatheticopathy.

Sympathicotonia (सिम्पैथिकोटोनिया)— अनुकम्पी

तन्त्रिका-तन्त्र की तान का बढ़ जाना जिससे रक्त वाहिनियों में ऐंठन हो जाने तथा उच्च रक्त-चाप होने की प्रवृत्ति हो जाती है।

Sympathicotonic (सिम्पैथिकोटॉनिक)—सिम्पैथिकोटोनिया से सम्बन्धित अथवा उससे ग्रस्त

Sympathicotripsy (सिम्पैथिकोट्रिप्सी)— किसी अनुकम्पी गण्डिका (गैंग्लियान), तन्त्रिका या तन्त्रिका जाल को कुचल देना।

Sympathicotropic (सिम्पैथिकोट्रॉपिक)— अनुकम्पी तन्त्रिका-तन्त्र के प्रति लगाव रखने वाला।

Sympathicus (सिम्पैथिकस)— अनुकम्पी तन्त्रिका-तन्त्र

Sympathism (सिम्पैथिज़्म)— ऐसी दशा जिसमें कोई व्यक्ति शीघ्र ही दूसरे व्यक्ति के प्रस्ताव अथवा मत स्वीकार कर लेता है तथा उनका प्रत्युत्तर देता है।

Sympathist (सिम्पैथिस्ट)— वह व्यक्ति जो शीघ्र ही दूसरे व्यक्ति के प्रस्ताव अथवा राय स्वीकार कर लेता है तथा उनका प्रत्युत्तर देता है।

Sympathizer (सिम्पैथाइज़र)—1. सहानुभूतिमूलक नेत्रशोथ से ग्रस्त आँख 2. सहानुभूति प्रदर्शित करने वाला

Sympathoadrenal (सिम्पैथोएड्रीनल)—अनुकम्पी तन्त्रिका-तन्त्र तथा एड्रीनल ग्रन्थि के मेडुला से सम्बन्धित अथवा उन्हें प्रभावित करने वाला।

Sympathoblast (सिम्पैथोब्लास्ट)—Sympathicoblast.

Sympathoblastoma (सिम्पैथोब्लास्टोमा)— एक अर्बुद जो मुख्यतया अनुकम्पीकोशिका-प्रसुओं से बना होता है जिसमें तन्त्रिकाकोशिकाप्रसू एवं स्पॉन्जियोब्लास्ट छितरे होते हैं।

Sympathoglioblastoma (सिम्पैथोग्लायोब्लास्टोमा)— अनुकम्पीकोशिकाप्रसुओं से बना एक अर्बुद जिसमें तन्त्रिकाकोशिकाप्रसू एवं स्पॉन्जियोब्लास्ट छितरे हुए होते हैं।

Sympathogonia (सिम्पैथोगोनिया)— भ्रूणीय कोशिकाएँ जो अनुकम्पी कोशिकाओं में विकसित होती हैं।

Sympathogonioma (सिम्पैथोगोनियोमा)— अनुकम्पीकोशिकाप्रसू अर्बुद

Sympatholytic (सिम्पैथोलाइटिक)— अनुकम्पी तन्त्रिका-तन्त्र से गुजरने वाले आवेगों को रोकने अथवा नष्ट करने वाला, अनुकम्पीरोधीसम

Sympathomimetic (सिम्पैथोमाइमेटिक)— अनुकम्पी तन्त्रिका-तन्त्र के उद्दीपन से उत्पन्न होने वाले प्रभावों जैसे इपिनेफ्रोन के इन्जैक्शन के पश्चात् होने वाले प्रभावों के समान प्रभाव उत्पन्न करने वाला, अनुकम्पीअनुकारीसम

Sympathy (सिम्पैथी)— 1. शरीर के दो अंगों अथवा भागों के बीच का सम्बन्ध जिसके द्वारा एक अप्रभावित अंग या भाग दूसरे अंग या भाग के रोग से प्रभावित हो जाता है जब कि वास्तव में किसी रोगोत्पादक जीव का संचारण नहीं होता 2. दूसरे के दुःख में दया दिखलाना 3. दूसरे व्यक्ति की अनुभूति के समान ही अपनी अनुभूति होना जैसे दूसरे व्यक्ति के रोने पर स्वयं भी रोने लगना।

Symperitoneal (सिम्पैरीटोनियल)— शल्यक्रिया द्वारा पर्युदर्या या पैरीटोनियम के दो भागों के बीच चिपकाव उत्पन्न करने से सम्बन्धित

Sympexion (सिम्पैक्सियान)— प्रोस्टेट ग्रन्थि अथवा शुक्राशयों में पायी जाने वाली एक छोटी अश्मरी

Sympexis (सिम्पैक्सिस)— सतह तनाव के प्रभाव से होने वाला लाल रक्त कोशिकाओं का व्यवस्थापन

Symphalangia (सिम्फैलेन्जिया)— समीपस्थ अँगुल्यस्थिक सन्धियों का जन्मजात सन्धिग्रह

Symphalangism (सिम्फैलन्ज़िस्म)— 1. हाथ अथवा पैर की अँगुलियों के जोड़ों का सन्धिग्रह 2. हाथ या पैर की अँगुलियों का जालयुक्त होना।

Symphalangy (सिम्फैलेन्जी)—Symphalangism.

Symphyogenetic (सिम्फायोजेनेटिक)— किसी जीव के विकास एवं कार्य पर आनुवंशिकता तथा वातावरण के संयुक्त प्रभाव से सम्बन्धित

Symphyseal (सिम्फाइज़ियल)— किसी संधानक से सम्बन्धित

Symphyseotomy (सिम्फाइज़ियोटॉमी)— प्रसव के दौरान श्रोणि को बड़ा करने के लिए जघन संघानक को काटना, संधानकछेदन

Symphysic (सिम्फाइज़िक)—Symphyseal.

Symphysiectomy (सिम्फाइज़ियेक्टॉमी)— Symphyseotomy.

Symphysion (सिम्फाइज़ियोन)— अधोहनु के दन्तउलूखलीय प्रवर्ध का सबसे अगला बिन्दु

Symphysiorrhaphy (सिम्फाइज़ियोरैह्फी)— विभाजित संधानक में टाँके लगाना।

Symphysiotome (सिम्फाइज़ियोटोम)—किसी संधानक को विभाजित करने वाला एक यन्त्र

Symphysiotomy (सिम्फाइज़ियोटॉमी)— श्रोणि-बहिर्गम को बड़ा करके प्रसव को आसान बनाने के लिए जघन संधानक को विभाजित करना, जघनसंधानक-छेदन

Symphysis (सिम्फाइज़िस)— 1. दो हड्डियों की संयोजन रेखा जैसे जघनास्थियों का सामने मध्य रेखा पर संगम, संधानक 2. एक अचल सन्धि जिसमें आमने-सामने की अस्थिल सतह तन्तूपास्थि की एक चक्रिका द्वारा कस कर जुड़ी होती हैं जैसे एक कशेरुका-सन्धि होती है।

Symphysodactyly (सिम्फाइज़ोडैक्टाइली)—Syndactylism.

Symplasmatic (सिमप्लाज्मेटिक)— जीवद्रव्य के संयोजन से सम्बन्धित जैसा कि महाकाय कोशिका निर्माण में होता है।

Symplast (सिमप्लास्ट)— एक बहुकेन्द्रकीय कोशिका जो पृथक कोशिकाओं के संयोजन से बनती है।

Sympodia (सिम्पोडिया)— अधोवर्ती भुजाओं का संयोजन होना।

Symport (सिम्पोर्ट)— किसी झिल्ली से होकर एक ही दिशा में दो भिन्न अणुओं या आयनों का वाहन करने की यान्त्रिकी

Symptom (सिम्पटम)— शरीर में अथवा इसके कार्य में कोई परिवर्तन होना जिसका व्यक्ति को पता चल जाता है, जिससे शरीर में किसी रोग के होने का संकेत मिलता है; लक्षण। लक्षण मुख्यतया निम्न प्रकार के होते हैं—

Accessory symptom (एसेसरी सिम्पटम)— लघु लक्षण, आनुषंगिक लक्षण

Accidental symptom (एक्सीडैन्टल सिम्पटम)— किसी रोग की अवधि में सहसा उत्पन्न होने वाला कोई लक्षण जिसका रोग से कोई सम्बन्ध नहीं होता

Cardinal symptom (कार्डिनल सिम्पटम)— किसी रोग का निदान करने में मुख्य लक्षण

Concomitant symptom (कॉनकमीटैन्ट सिम्पटम)— Accessory symptom.

Constitutional symptom (कॉन्स्टीट्यूशनल सिम्पटम)— सार्वदैहिक लक्षण

Delayed symptom (डिलेड सिम्पटम)— देर से प्रकट होने वाला लक्षण

Equivocal symptom (इक्वीवोकल सिम्पटम)— बहुत से रोगों में उत्पन्न होने वाला लक्षण

Induced symptom (इन्ड्यूज़्ड सिम्पटम)— किसी औषधि अथवा अन्य उपायों द्वारा कृत्रिम रूप से उत्पन्न लक्षण जिन्हें समान्यतः नैदानिक उद्देश्यों के लिए उत्पन्न किया जाता है।

Local symptom (लोकल सिम्पटम)— स्थानिक लक्षण

Objective symptom (ऑब्जेक्टिव सिम्पटम)—देखने वाले को स्पष्ट रूप से पता चलने वाला लक्षण, परानुभूत लक्षण

Presenting symptom (प्रेज़ेन्टिंग सिम्पटम)— वह लक्षण जो रोगी को इलाज कराने के लिए मजबूर करता है।

Prodromal symptom (प्रोड्रोमल सिम्पटम)— लक्षण जो किसी रोग के उत्पन्न होने की सूचना देते हैं, पूर्वरूप लक्षण

Rational symptom (रेशनल सिम्पटम)—Subjective symptom.

Signal symptom (सिग्नल सिम्पटम)— किसी खतरनाक रोग का पूर्वसूचक लक्षण, पूर्वाभास जैसे अपस्मार के आक्षेप (मिर्गी के दौरे) का पूर्वाभास

Static symptom (स्टेटिक सिम्पटम)— एक अकेले अंग अथवा अकेली रचना के रोग से सम्बन्धित लक्षण

Subjective symptom (सब्जैक्टिव सिम्पटम)— वह लक्षण जिसका ज्ञान केवल रोगी को होता है, स्वानुभूत लक्षण।

Sympathetic symptom (सिम्पैथेटिक सिम्पटम)— रोग उत्पन्न होने वाले स्थान से दूर उत्पन्न होने वाला लक्षण

Withdrawal symptom (विदड्राल सिम्पटम)— किसी पदार्थ अथवा औषधि का जिसका कोई व्यक्ति आदि हो चुका हो, सेवन यकायक बन्द कर देने से उत्पन्न लक्षण

Symptomatic (सिम्पटोमेटिक)— किसी लक्षण से सम्बन्धित अथवा उसकी प्रकृति का, लाक्षणिक

Symptomatology (सिम्पटोमेटोलॉजी)— 1. लक्षणों का अध्ययन, लाक्षणिकी 2. किसी रोग के संयुक्त लक्षण

Symptomatolytic (सिम्पटोमेटोलाइटिक)— लक्षणों को लुप्त कर देने वाला।

Symptom complex (सिम्पटम कॉमप्लैक्स)— एक साथ उत्पन्न होने वाले लक्षणों का एक समूह

Symptomolytic (सिम्पटोमोलाइटिक)—Symptomatolytic.

Symptosis (सिम्पटोसिस)— किसी अंग अथवा शरीर का धीरे-धीरे क्षीण होते जाना, क्षय

Sympus (सिम्पस)— ऐसा भ्रूण जिसकी टाँगें जुड़ी होती हैं।

Syn- (सिन-)—एक उपसर्ग जिसका अर्थ जुड़े हुये अथवा एक साथ होता है।

Synache (साइनेकी)— गले की सूजन जिससे वायु मार्ग अवरुद्ध हो जाता है।

Synactosis (साइनेक्टोसिस)— शरीर के भागों के असामान्य संयोजन के परिणामस्वरूप होने वाली कुरचना

Synadelphus (साइनेडेल्फस)— आठ भुजाओं से युक्त एक विकृत भ्रूण

Synalgia (साइनैल्जिया)—Referred pain. 'Pain' के अन्तर्गत देखें

Synalgic (साइनैल्जिक)— अन्यत्रानुभूत वेदना से सम्बन्धित अथवा जिसे अन्यत्रानुभूत वेदना हो रही हो

Synanastomosis (सिनएनास्टोमोसिस)— कई रक्त वाहिनियों के बीच एक सम्मिलन

Synandrogenic (सिनएण्ड्रोजेनिक)— पुल्लिगी हार्मोनो के प्रभावों को बढ़ाने वाला।

Synaphoceptors (साइनेफोसैप्टर्स)— प्रत्यक्ष सम्पर्क द्वारा उद्दीप्त ग्राहक

Synapse (साइनेप्स)— दो तन्त्रिकाकोशिकाओं के प्रवर्धों के बीच अथवा एक तन्त्रिका कोशिका एवं एक प्रेरक अंग के बीच का संगम जहाँ पर तन्त्रिका-आवेगों का संचारण होता है, अन्तर्ग्रथन। यह निम्न प्रकार का होता है—

Axodendritic synapse (एक्सोडैण्ड्राइटिक साइनेप्स)— एक तन्त्रिकाकोशिका के अक्षतन्तु एवं दूसरी तन्त्रिकाकोशिका के पार्श्वतन्तुओं के बीच सम्बन्ध

Axodendrosomatic synapse (एक्सोडैण्ड्रोसोमेटिक

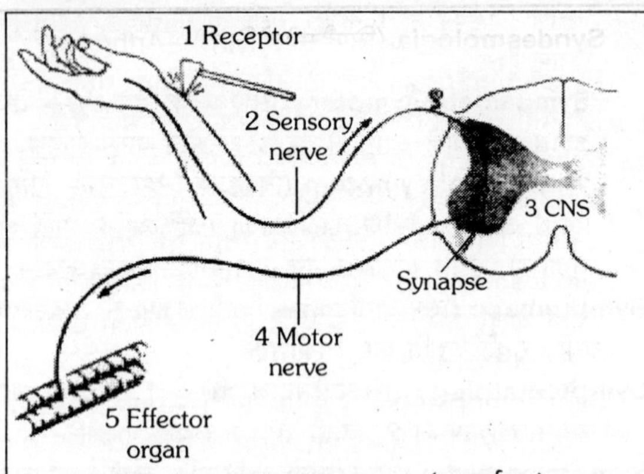

Fig. No. 544 : Synapse (अन्तर्ग्रथन)

1. Receptor = अभिग्राहक या ग्राही 2. Sensory nerve = संवेदी तन्त्रिका 3. CNS (Central nervous system) = केन्द्रीय तन्त्रिका-तन्त्र Synapse = अन्तर्ग्रथन 4. Motor nerve = प्रेरक तन्त्रिका 5. Effector organ = प्रभावित अंग

साइनेप्स)— एक तन्त्रिकाकोशिका के अक्षतन्तु एवं दूसरी तन्त्रिकाकोशिका के पार्श्वतन्तुओं तथा काय के बीच सम्बन्ध

Axosomatic synapse (एक्सोसोमेटिक साइनेप्स)— एक तन्त्रिकाकोशिका के अक्षतन्तु तथा दूसरी तन्त्रिकाकोशिका के काय के बीच सम्बन्ध

Synapsis (साइनेप्सिस)— 1. अन्तर्ग्रथन 2. युग्मकजनन में, प्रथम परिपक्वता विभाजन की प्रक्रिया जिसमें सजातीय गुणसूत्रों के जोड़ों का संयुग्मन हो जाता है जिससे दोहरे गुणसूत्र बनते हैं।

Synaptic (साइनेप्टिक)— अन्तर्ग्रथन सम्बन्धी, अन्तर्ग्रथनीय

Synaptolemma (साइनेप्टोलेम्मा)— किसी अन्तर्ग्रथन पर दो तन्त्रिकाकोशिकाओं को पृथक करने वाली झिल्ली

Synaptology (साइनेप्टोलॉजी)— अन्तर्ग्रथन का अध्ययन

Synarthrodia (साइनारथ्रोडिया)—Synarthrosis.

Synarthrodial (साइनारथ्रोडियल)— अचल सन्धि से सम्बन्धित

Synarthrophysis (साइनारथ्रोफाइसिस)— जोड़ों में धीरे-धीरे बढ़ने वाला सन्धिग्रह

Synarthrosis (साइनारथ्रोसिस)— अचल सन्धि

Syncanthus (सिन्कैन्थस)— नेत्रगोलक का नेत्रगुहा की रचनाओं से चिपक जाना।

Syncaryon (सिनकैरियोन)—Synkaryon.

Syncephalus (सिनसिफैलस)— विकृत भ्रूण जिसके एक सिर, एक चेहरा परन्तु चार कान होते हैं।

Syncephaly (सिनसिफैली)— ऐसे भ्रूण का होना जिसके एक सिर, एक चेहरा परन्तु चार कान होते हैं।

Syncheilia (सिन्काइलिया)—Synchilia.

Syncheiria (सिन्काइरिया)—Synchiria.

Synchilia (सिन्काइलिया)— होठों का जन्म से चिपका होना

Synchiria (सिन्काइरिया)— ऐसी दशा जिसमें शरीर के एक ओर लगाये गये उद्दीपन को दोनों ओर महसूस किया जाता है।

Synchondroseotomy (सिनकॉण्ड्रोस्योटॉमी)—मूत्राशय की अग्रज भित्ति के जन्मजात अभाव में ऑपरेशन द्वारा त्रिकश्रोणिफलकीय लिगामैन्टों को काटते हुए जघन-चाप को बन्द कर देना।

Synchondroses (सिन्कॉण्ड्रोसेस)—Synchondrosis का बहुवचन

Synchondrosis (सिण्कॉण्ड्रोसिस)— एक प्रकार की उपास्थि युक्त सन्धि जिसमें युवा जीवन से पूर्व उपास्थि अस्थि में परिवर्तित हो जाती है, उपास्थि-सन्धि

Synchondrotomy (सिन्कॉण्ड्रोटॉमी)— 1. किसी उपास्थि सन्धि की जोड़ बनाने वाली उपास्थि को विभाजित करना 2. सन्धानक छेदन

Synchorial (सिन्कोरियल)— एक ही अपरा से संलग्न कई भ्रूणों से सम्बन्धित

Synchronia (सिन्क्रोनिया)—Synchronism.

Synchronism (सिन्क्रोनिज़्म)— रोगों का एक ही समय में होना।

Synchronous (सिन्क्रोनस)— एक ही समय में उत्पन्न होने वाला, समकालिक

Synchrony (सिन्क्रोनी)— दो अलग घटनाओं का एक साथ उत्पन्न होना।

Synchysis (सिनकाइसिस)— आँख के काचाभ काय की तरल अवस्था

Syncinesis (सिनसाइनेसिस)—Synkinesis.

Synciput (सिन्सीपुट)— कपाल का अगला एवं ऊपर का आधा भाग

Synclinal (सिनक्लीनल)—किसी बिन्दु की ओर एक ही दिशा में झुकने वाले

Synclitic (सिनक्लीटिक)— भ्रूण के सिर के तलों एवं माता की श्रोणि के तलों के बीच में समानान्तरता होने से सम्बन्धित

Synclitism (सिनक्लीटिज़्म)— भ्रूण के सिर के तलों एवं माता की श्रोणि के तलों के बीच में समानान्तरता होना।

Synclonus (सिनक्लोनस)— 1. बहुत-सी पेशियों का एक साथ अवमोटनीय सकुंचन 2. ऐसा रोग जो पेशीय कम्पनों के लक्षण से युक्त होता है।

Syncopal (सिन्कोपल)— मूर्छा से सम्बन्धित अथवा मूर्छा से चिह्नित

Syncope (सिन्कोप)— मूर्च्छा; मस्तिष्क में अपर्याप्त रक्त प्रवाह होने के कारण होने वाला अल्पकालिक चेतना का अभाव जो अल्प रक्त-चाप के परिणामस्वरूप होता है, तथा हृद्शूल (एन्जाइना पैक्टोरिस) एवं हिस्टीरिया आदि रोगों में हो सकता है।

Syncopic (सिन्कोपिक)—Syncopal.

Syncretio (सिन्क्रेशियो)— आमने-सामने की शोथयुक्त सतहों का चिपक जाना।

Syncytial (सिनसाइटियल)— किसी संकोशिका का अथवा उससे सम्बन्धित, संकोशिकीय

Syncytioma (सिनसाइटियोमा)— जरायु का एक अर्बुद जो सुदम (मोल) या दुर्दम (जरायु कार्सिनोमा) हो सकता है; संकोशिकार्बुद

Syncytiotrophoblast (सिनसाइटियोट्रोफोब्लास्ट)—Syntrophoblast.

Syncytium (सिनसाइटियम)—1. कोशिका भित्तियों के घुल जाने से उत्पन्न जीवद्रव्य का एक बहुकेन्द्रकीय ढेर जैसे कोई रेखित पेशी तन्तु 2. कोशिकाओं का एक समूह जिसमें एक कोशिका का जीवद्रव्य पास की कोशिकाओं के जीवद्रव्य के साथ मिश्रित हो जाता है जैसे भ्रूण की उपकलाहीन मध्यजनस्तर कोशिकायें, संकोशिका

Syndactyl, Syndactyle (सिण्डैक्टाइल, सिण्डैक्टाइली)—Syndactylous.

Syndactylia (सिण्डैक्टाइलिया)—Syndactyly.

Syndactylism (सिन्डैक्टाइलिज़्म)— हाथ अथवा पैर की दो या अधिक अँगुलियों का संयोजन, युक्तांगुलिता

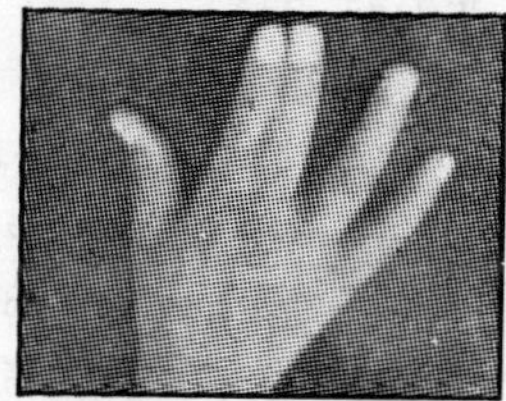

Fig. 545 : Syndactylism (युक्तांगुलिता)

Syndactylous (सिण्डैक्टाइलस)— युक्तांगुलिता से सम्बन्धित

Syndactyly (सिण्डैक्टाइली)—Syndactylism.

Syndectomy (सिण्डैक्टॉमी)—Peridectomy. Peritectomy.

Syndesis (सिण्डेसिस)— 1. शल्यक्रिया द्वारा किसी सन्धि को अचल अथवा गतिहीन बनाना या उसमें सन्धिग्रह करना, सन्धिस्थिरीकरण 2. एक साथ बंधे होना।

Syndesmectomy (सिण्डेस्मेक्टॉमी)— किसी स्नायु या लिगामैंट के किसी भाग को शल्यक्रिया द्वारा काट कर निकाल देना।

Syndesmectopia (सिण्डेस्मेक्टोपिया)—किसी लिगामैंट की असामान्य स्थिति होना।

Syndesmitis (सिण्डेस्माइटिस)— 1. स्नायुशोथ 2. नेत्रश्लेष्मलाशोथ

Syndesmodial (सिण्डैस्मोडियल)—Syndesmotic.

Syndesmography (सिण्डेस्मोग्राफी)— स्नायु का विवरण देना

Syndesmologia (सिण्डैस्मोलोजिया)—Arthrology.

Syndesmology (सिण्डेस्मोलॉजी)— स्नायु, सन्धियों, उनकी गतियों तथा उनके रोगों का अध्ययन; सन्धिप्रकरण

Syndesmoma (सिण्डेस्मोमा)— संयोजी ऊतक का एक अर्बुद

Syndesmopexy (सिण्डेस्मोपैक्सी)— दो लिगामैंटों को जोड़ना अथवा किसी लिगामैंट को नये स्थान पर स्थिर करना।

Syndesmophyte (सिण्डेस्मोफाइट)— 1. किसी स्नायु से उत्पन्न होने वाली अस्थिल बाह्य वृद्धि 2. कशेरुकाओं के बीच बना एक अस्थिल पुल

Syndesmoplasty (सिण्डेस्मोप्लास्टी)— प्लास्टिक सर्जरी द्वारा किसी लिगामैंट की मरम्मत करना।

Syndesmorrhaphy (सिण्डेस्मोरैह्फी)— किसी स्नायु की सिलाई करना।

Syndesmosis (सिण्डेस्मोसिस)— ऐसा जोड़ जिसमें हड्डियाँ लिगामैंटों से बंधी होती हैं।

Syndesmotic (सिण्डेस्मोटिक)— सिण्डेस्मोसिस से सम्बन्धित

Syndesmotomy (सिण्डेस्मोटॉमी)— किसी लिगामैंट को चीरना

Syndrome (सिण्ड्रोम)— चिह्नों एवं लक्षणों का एक समूह जो सामूहिक रूप से किसी रोग विशेष का संकेत देते हैं; संलक्षण जैसे पाददाह संलक्षण, अपवृक्कीय संलक्षण, प्लमर-विन्सन संलक्षण तथा स्टोक्स-ऐडम्स संलक्षण आदि

Hurler syndrome (हर्लर सिण्ड्रोम)— एन्जाइम α-L-iduronidase की कमी से म्यूकोपोलीसेकेराइडो के चयापचय में विकार उत्पन्न हो जाने के कारण उत्पन्न रोग जिसमें चेहरा परनाला जैसा हो जाता है, बौनापन हो जाता है, कुब्जता हो जाती है, भुजाओं में विकृति उत्पन्न हो जाती है, सन्धि में पूर्ण गति नहीं होती, हाथ फावड़े के समान हो जाते हैं, गम्भीर बुद्धि ह्रास हो जाता है, स्वच्छमण्डल या कॉर्निया धुँधला हो जाता है, बहरापन हो जाता है, यकृत एवं प्लीहा परिमाण में बढ़ जाते हैं।

Locked-in syndrome (लॉक्ड-इन सिण्ड्रोम)— पोन्स के आधारी भाग में विद्यमान एक रोधगलितांश जिसके परिणामस्वरूप चतुरांगघात, निगरण-कष्ट होता है तथा आननी द्विपार्श्वघात हो जाता है। रोगी होश में होता है।

Turner's syndrome (टरनर्स सिण्ड्रोम)— इस संलक्षण में सामान्यतः रोगी में 45 गुणसूत्र (सामान्य 46) होते हैं, द्वितीय गुणसूत्र का सामान्यतः अभाव होता है। यह एक प्रकार का जनन ग्रन्थिल कुविकास है जिसमें शरीर बौना होता है, गर्दन में जाल बन जाता है, पश्चज बाल रेखा नीची होती है, कोहनी का कोण बढ़ा होता है, अग्रबाहु बाहर की ओर घूम जाती है, लैंगिक अल्पविकास होता है, कबूतर की छाती जैसी छाती होती है तथा हृदीय दोष उत्पन्न हो जाते हैं। पुरुष में मूत्र-त्याग की बारम्बारता बढ़ जाती है और मूत्रकृच्छ होता है। नीचे पीठ में दर्द होता है। स्त्री में सामान्यतः स्तनों के अल्पविकास एवं प्राथमिक अनार्तव की शिकायत मिलती है।

Syndromic (सिण्ड्रोमिक)—किसी संलक्षण से सम्बन्धित अथवा संलक्षण के रूप में उत्पन्न होने वाला।

Synechia (साइनीकिया)—शरीर के भागों का चिपक जाना विशेषकर आइरिस का कार्निया या लैन्स से चिपक जाना, संसक्ति

Synechiae (साइनीकी)—Synechia. का बहुवचन

Synechiotomy (साइनीकियोटॉमी)—Synechotomy.

Synechotome (साइनीकोटोम)— चिपकावों को तोड़ने वाला एक यन्त्र

Synechotomy (साइनीकोटॉमी)— किसी चिपकाव को तोड़ देना।

Synecology (साइनीकोलॉजी)— वर्ग के रूप में जीवों का उनके वातावरण के सम्बन्ध में अध्ययन

Synectenterotomy (साइनेक्टेनटेरोटॉमी)— आन्त्रीय चिपकावों को तोड़ना।

Synencephalocele (साइनेनसिफैलोसील)— मस्तिष्क-हर्निया जिसमें आस-पास की रचनाओं के साथ चिपकाव हो जाते हैं।

Syneresis (साइनेरेसिस)— किसी जेल या जेली का संकुचित होना जिसके परिणामस्वरूप वह तरल से अलग हो जाता हैं जैसे रक्त के जमने पर फाइब्रिन का सिकुड़ जाना।

Synergetic (सिनर्जेटिक)—Synergic.

Synergia (सिनर्जिया)—Synergy.

Synergic (सिनर्जिक)— सहकारिता प्रदर्शित करने वाला जैसे एक साथ कार्य करने वाली कुछ पेशियाँ, सहकारी, योगवाही

Synergism (सिनर्ज़िस्म)— दो या अधिक पदार्थों जैसे औषधियों की संयुक्त क्रिया जिससे ऐसा प्रभाव उत्पन्न होता है जो प्रत्येक औषधि से अलग-अलग उत्पन्न प्रभावों के कुल योग से बड़ा होता है, योगवाहिता

Synergist (सिनर्जिस्ट)— 1. सहऔषध। वह औषधि जो दूसरी औषधि की क्रिया को बढ़ाने का कार्य करती है। 2. वह पेशी या अंग जो दूसरे के साथ सहकारिता में कार्य करता है, योगवाही, सहकारी

Synergistic (सिनर्जिस्टिक)— 1. योगवाहिता सम्बन्धी 2. साथ-साथ कार्य करने वाला।

Synergy (सिनर्जी)— दो या अधिक रचनाओं अथवा औषधियों की परस्पर सम्बन्धित क्रिया या सहकारिता, योगवाहिता

Synesthesia (साइनेस्थीज़िया)— 1. दूसरे स्थान पर लगे किसी उद्दीपन से किसी एक स्थान में संवेदना की अनुभूति होना 2. उस ज्ञान के अतिरिक्त जिसे उद्दीप्त किया गया है, भिन्न ज्ञान के संवेदना की अनुभूति होना जैसे आवाज़ सुनने से गन्ध या रंग की संवेदना उत्पन्न होना; सहसंवेदन

Synesthesialgia (साइनेस्थीसिएल्जिया)— दर्द जो रोगी को विभिन्न लक्षण का अनुभव होता है।

Synezesis (साइनेज़ेसिस)— पुतली का बन्द होना।

Syngamy (सिनगैमी)— 1. लैंगिक जनन 2. गर्भाधान में युग्मनज को बनाने के लिये दो युग्मकों का मिलन

Syngeneic (सिनजेनीक)—Isologous.

Syngenesious (सिन्जेनेसियस)— एक ही जाति के प्राणी से उत्पन्न, ऐसा किसी ऊतक प्रतिरोपों के लिए कहा जाता है।

Syngenesis (सिन्जेनेसिस)— 1. माता एवं पिता दोनों से उत्पन्न जनन कोशिकाओं से उत्पन्न होने वाला केवल किसी एक से उत्पन्न जनन कोशिका से नहीं 2. एक ही पूर्वज से अवरोहित होने की अवस्था

Syngenetic (सिन्जेनेटिक)— लैंगिक जनन से सम्बन्धित

Syngenic (सिन्जेनिक)—Syngeneic.

Syngnathia (सिंग्नेथिया)—जबड़ों के बीच जन्मजात चिपकाव होना।

Syngraft (सिन्ग्राफ्ट)— उत्पत्ति सम्बन्धी दृष्टिकोण से एक समान व्यक्तियों के बीच प्रतिरोपित कोई ऊतक या अंग

Synhidrosis (सिनहाइड्रोसिस)— दूसरे रोग से सम्बद्ध अत्यधिक पसीना आना।

Synidrosis (सिनाइड्रोसिस)—Synhidrosis.

Synizesis (साइनीज़ेसिस)—1. अन्तर्रोध 2. सूत्रीविभाजन की पूर्वावस्था में केन्द्रकीय क्रोमैटिन का पुंजीकरण होना

Synkaryon (सिनकैरीयान)— दो उपकेन्द्रकों के संयोजन से बना एक केन्द्रक

Synkinesis (सिनकाइनेसिस)— किसी ऐच्छिक गति के साथ एक अनैच्छिक गति का होना।

Synkinetic (सिनकाइनेटिक)— किसी ऐच्छिक गति के साथ एक अनैच्छिक गति के होने से सम्बन्धित अथवा जिसमें ऐसा होता हो।

Synnecrosis (सिननेक्रोसिस)—समूहों अथवा व्यक्तियों के बीच ऐसा सम्बन्ध जिसमें एक दूसरे की हत्या करते हैं।

Synonychia (साइनोनिकीया)— अँगुलियों के दो या अधिक नाखूनों का संयुक्त हो जाना जैसा कि युक्तांगुलिता में होता है।

Synonym (सिनोनिम)— पर्याय

Synophrys (साइनोफ्रीस)— दोनों भौहों का एक साथ वृद्धि करना।

Synophthalmia (साइनोफ्थैल्मिया)—Cyclopia.

Synophthalmus (साइनोफ्थैल्मस)—Cyclops.

Synopsia (साइनोप्सिया)— नेत्रों का जन्मजात संयोजन

Synopsis (साइनोप्सिस)— संकलित दृश्य; संक्षेप; सार; झांकी, झलक

Synoptophore (साइनोप्टोफोर)— तिर्यक दृष्टि का निदान एवं उसकी चिकित्सा करने वाला एक यन्त्र

Synoptoscope (साइनोप्टोस्कोप)—Synoptophore.

Synorchidism (साइनोर्काइडिज़्म)—Synorchism.

Synorchism (साइनोर्किज़्म)— शुक्रग्रन्थियों का जन्म से जुड़े रह कर एक पिण्ड बन जाना।

Synoscheos (साइनोस्कियोस)— शिश्न एवं अण्डकोष के बीच चिपकाव हो जाना।

Synosteography (सइनोस्टियोग्राफी)— सन्धियों का विवरण

Synosteology (सइनोस्टियोलॉजी)— सन्धियों का अध्ययन

Synosteosis (सइनोस्टियोसिस)—Synostosis.

Synosteotomy (सइनोस्टियोटॉमी)—सन्धि का विच्छेदन करना

Synostosis (सइनोस्टोसिस)— आस-पास की जोड़ बनाने वाली अथवा अलग-अलग रहने वाली हड्डियों या एक ही हड्डी के भागों का अस्थिमय ऊतक से जुड़ना, अस्थि-संयोजन

Synostotic (सइनोस्टोटिक)—अस्थि-संयोजन से सम्बन्धित

Synotia (सइनोटिया)— अधोहनु या निचले जबड़े के अभाव या उसके अपूर्ण विकास में किसी भ्रूण के कानों का जुड़ जाना अथवा उनका पास-पास होना।

Synotus (सइनोटस)— ऐसा भ्रूण जिसके कान जुड़े होते हैं अथवा पास-पास होते हैं।

Synovectomy (सइनोवेक्टॉमी)— किसी श्लेषक-कला को शल्यक्रिया द्वारा काट कर निकाल देना, श्लेषककलोच्छेदन

Synovia (सइनोविया)— श्लेषक-कला द्वारा स्रवित सन्धि गुहाओं, श्लेषपुटियों तथा कण्डरा आच्छदों में पाया जाने वाला एक रंगहीन, पारदर्शक, चिपचिपा तरल; श्लेषक

Synovial (सइनोवियल)— श्लेषक सम्बन्धी

Synovial bursa (सइनोवियल बर्सा)—Bursa.

Synovial crypt (सइनोवियल क्रिप्ट)— किसी सन्धि की श्लेषक-कला की विपुटी

Synovial cyst (सइनोवियल सिस्ट)— श्लेषक-कला की पुटी जिसमें श्लेषक-तरल भरा होता है।

Synovial fluid (सइनोवियल फ्लूड)—Synovia.

Synovialis (सइनोवियालिस)—Synovial.

Synovial membrane (सइनोवियल मेम्ब्रेन)— सन्धि सम्पुट को आस्तरित करने वाली झिल्ली, श्लेष्क-कला

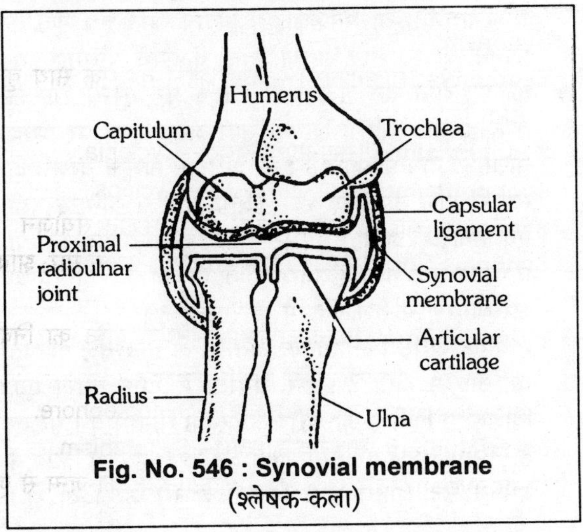

Fig. No. 546 : Synovial membrane
(श्लेषक-कला)

Humerus = प्रगण्डिका या ह्यूमेरस, Capitulum = मुण्डक, Proximal radioulnar joint = समीपस्थ बहिरन्तःप्रकोष्ठी सन्धि, Radius = बहिःप्रकोष्ठिका, Ulna = अन्तःप्रकोष्ठिका, Articular cartilage = सन्धायक उपास्थि, Synovial membrane = श्लेषक-कला, Capsular ligament = सम्पुटीय स्नायु, Trochlea = चक्रक

Synovialoma (सइनोवियालोमा)—Synovioma.

Synovioma (सइनोवियोमा)— किसी श्लेषक-कला से उत्पन्न होने वाला एक अर्बुद, श्लेषककलार्बुद

Synoviparous (सइनोवीपेरस)— श्लेषक-तरल बनाने वाला।

Synovitis (सइनोवाइटिस)— श्लेषक-कला का शोथ जो शुष्क (जिसमें निःसरण या रिसाव कम होता है या बिल्कुल नहीं होता), सपूय (जिसमें श्लेषक-कला की गुहा में पस बन जाता है) या सीरमी (जिसमें पस से रहित निःसरण होता है) हो सकता है; श्लेष्ककलाशोथ

Synovium (सइनोवियम)—A synovial membrane.

Synpolydactyly (सिनपोलीडैक्टाइली)— बहुअंगुलिता एवं युक्तांगुलिता संयुक्त रूप से

Syntactic (सिन्टेक्टिक)— किसी सन्धि से सम्बन्धित अथवा उसे प्रभावित करने वाला

Syntasis (सिन्टेसिस)— फैलाना

Syntaxis (सिन्टेक्सिस)—सन्धि

Syntectic (सिन्टेक्टिक)— क्षीणता से सम्बन्धित

Syntexis (सिन्टेक्सिस)— क्षीणता

Synthermal (सिनथर्मल)— एक से तापमान वाला।

Syntheses (सिन्थेसेस)—Synthesis का बहुवचन

Synthesis (सिन्थेसिस)—1. किसी यौगिक को बनाने वाले तत्त्वों को जोड़कर कृत्रिम रूप से उस यौगिक को बनाना अथवा उसका प्राकृतिक रूप से बनना 2. सरल तत्त्वों या यौगिकों से किसी जटिल पदार्थ को बनाने की क्रिया जैसे अमीनो अम्लों से प्रोटीन का बनाना, संश्लेषण

Synthesize (सिन्थेसाइज़)— संश्लेषण द्वारा बनाना।

Synthetic (सिन्थेटिक)— संश्लिष्ट, कृत्रिम

Synthorax (सिन्थोरैक्स)—Thoracopagus.

Syntone (सिन्टोन)— वह व्यक्ति जो अपने को वातावरण, जीवन की परिस्थितियों एवं समाज के अनुसार समायोजित कर लेता है।

Syntonic (सिन्टोनिक)— ऐसे व्यक्तित्व से सम्बन्धित जिसमें वातावरण, जीवन की परिस्थितियों तथा समाज के अनुसार समायोजित करने की विशिष्टता होती है।

Syntripsis (सिन्ट्रिप्सिस)— विखण्डित अस्थिभंग अथवा इसे उत्पन्न करने का कार्य

Syntrophoblast (सिन्ट्रोफोब्लास्ट)— अपरा के जरायु-अंकुरों को ढकने वाली कोशिकाओं की बाह्य परत जिनका सम्पर्क माता के रक्त अथवा पतनिका से होता है।

Syntropic (सिन्ट्रॉपिक)— एक ही दशा में घूम जाने से सम्बन्धित

Syntropy (सिन्ट्रॉपी)—एक ही दशा में घूमना या संकेत देना।

Synulosis (साइनुलोसिस)— व्रणचिह्न ऊतक का बनना

Synulotic (साइनुलोटिक)— व्रणचिह्न ऊतक के बनने को बढ़ावा देने वाला।

Syphilelcosis (सिफिलेल्कोसिस)— सिफिलिस में जख्मों का बनना।

Syphilelcus (सिफिलेल्कस)— एक सिफिलिस का जख्म या शैंकर

Syphilemia (सिफिलीमिया)— रक्त में सिफिलिस रोग उत्पन्न करने वाले जीवाणु ट्रेपोनेमा पैलिडम का पाया जाना।

Syphilid, Syphilide (सिफिलिड, सिफिलाइड)— द्वितीयक सिफिलिस की कोई त्वचा विक्षति, फिरंगचर्मता

Syphilimetry (सिफिलिमीट्री)— सिफिलिस के संक्रमण की तीव्रता को निर्धारित करने वाला एक परीक्षण

Syphiliphobia (सिफिलिफोबिया)— सिफिलिस का विकृत भय, उपदंशभीति

Syphilis (सिफिलिस)—एक स्पाइरोकीट ट्रेपोनेमा पैलिडम द्वारा उत्पन्न एक संक्रामक, जीर्ण, रतिज रोग जिसमें बहुत सी त्वचा विक्षतियाँ उत्पन्न हो जाती हैं परन्तु शरीर का कोई भी अंग अथवा ऊतक ग्रस्त हो सकता है। यह रोग प्रत्यक्ष लैंगिक सम्पर्क, संक्रमित रक्त अथवा प्लाज़्मा के आधान से या संक्रमित पदार्थ से सम्पर्क होने से अथवा गर्भाशय में जीवाणुओं के माता से भ्रूण में पहुँचने से संचारित होता है। जीवाणु त्वचा या श्लेष्मिक झिल्ली में स्थित किसी भी कटी-फटी जगह से प्रवेश कर जाता है; उपदंश। इस रोग को तीन अवस्थाओं में विभाजित किया गया है।

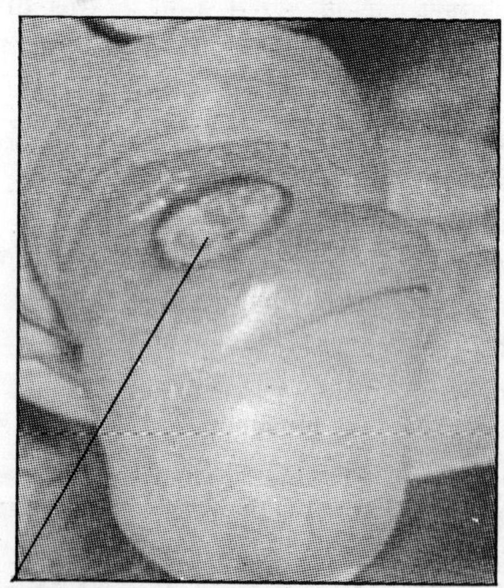

Fig.547 : Primary syphilis (प्राथमिक सिफिलिस)

प्रारम्भिक अवस्था–प्रारम्भिक अवस्था में, संक्रमण के 2 से 4 सप्ताह पश्चात् अधिकतर शिश्न अथवा भग पर परन्तु त्वचा या श्लेष्मिक झिल्ली पर किसी भी स्थान पर एक विक्षति उत्पन्न होती है जो एक छोटी लाल पिटिका या फुन्सी से छोटे से जख्म में और फिर कठोर शैंकर में बदल जाती है जो संक्रामक एवं वेदना रहित होता है। विक्षति के उत्पन्न होने के लगभग दो सप्ताह पश्चात् लसीका ग्रन्थियाँ कठोर हो जाती है एवं बड़ी हो जाती हैं।

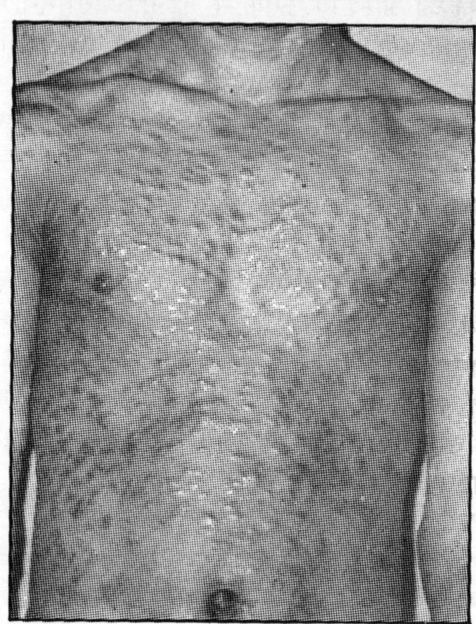

Fig. 548 A : Secondary syphilis : Multiple skin eruptions (syphilides) द्वितीयक सिफिलिस : बहुल त्वचा विस्फोट (फिरंगीचर्मता)

द्वितीयक अवस्था–कठोर शैंकर के बनने के लगभग 6 सप्ताह पश्चात् धड़ एवं भुजाओं पर बहुरूपी त्वचा विस्फोट (फिरंगीचर्मता या सिफिलाइड) निकल आते हैं। गुदा के किनारे या भग पर अथवा स्तनों के नीचे मांसगुल्म या कॉण्डाइलोमा बन सकता है। गर्दन पर भूरे-से रंग की वर्णकता हो जाती है जिसके साथ जगह-जगह पर श्वित्र या सफेद दाग हो जाते हैं। पूरे शरीर से अथवा चकत्तों के रूप में बाल उड़ जाते हैं। क्षेत्रीय लसीका ग्रन्थियाँ बड़ी एवं कठोर हो जाती हैं। सिर में दर्द, बुखार, व्याकुलता या घबराहट तथा गला खराब होना आम बात है। जोड़ों तथा अस्थ्यावरण में तेज दर्द भी हो सकता है।

तृतीयक अवस्था–द्वितीयक अवस्था के कुछ वर्ष पश्चात् यह आरम्भ होती है। इस अवस्था में गम्मा बनना एक विशिष्टता होती है जो शरीर के प्रत्येक भाग में बन सकता है। इसके फूटने पर ऐसा जख्म बन जाता है जैसे किसी ने बर्मे से छेद (गहरा सीधे किनारों वाला) कर दिया हो।

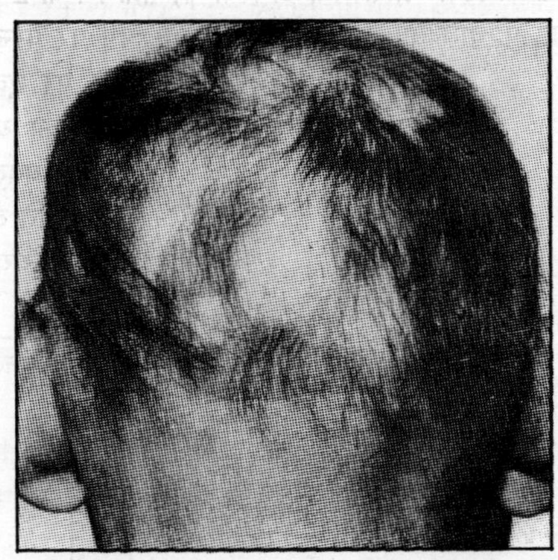

Fig. 548 B : Secondary stage of syphilis
(सिफिलिस की द्वितीयक अवस्था)
Patchy alopecia = चकत्तों के रूप में बालों का झड़ना

हृदय एवं रक्त वाहिनियाँ (हृद्वाहिकीय उपदंश) तथा केन्द्रीय तन्त्रिका-तन्त्र (तन्त्रिका-उपदंश) अधिकतर ग्रस्त होते हैं। मेरुरज्जु अपजनन या टेबीज़ डॉर्सेलिस, आंशिक घात (पागल का व्यापक अंगघात) भी हो जाता है।

सिफिलिस या उपदंश के मुख्य भेद—

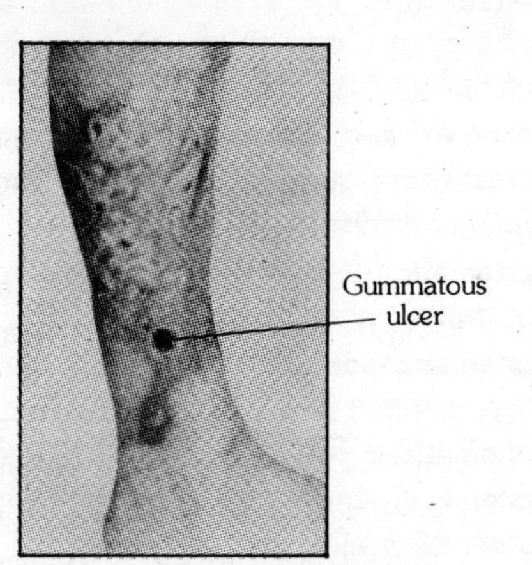

Fig. 549 : Tertiary stage of syphilis
(सिफिलिस की तृतीयक अवस्था)
Gummatous ulcer = गम्माजनित व्रण

Cardiovascular syphilis (कार्डियोवैस्कुलर सिफिलिस)— हृदय एवं बड़ी रक्त वाहिनियों विशेषकर महाधमनी (एओरटा) का उपदंश (सिफिलिस)

Congenital syphilis (कॉनज़ैनाइटल सिफिलिस)— गर्भाशय में माँ से शिशु में संचारित होने वाली सिफिलिस, जन्मजात उपदंश

Extragenital syphilis (एक्सट्राजैनाइटल सिफिलिस)— सिफिलिस जिसमें प्रारम्भिक शैंकर जननांगों के अतिरिक्त अन्य किसी भी स्थान पर बनता है।

Innocentium syphilis (इनोसेन्टियम सिफिलिस)— लैंगिक संसर्ग द्वारा उत्पन्न न होने वाली सिफिलिस

Latent syphilis (लेटेन्ट सिफिलिस)— सिफिलिस की प्रावस्था जिसमें लक्षण नहीं होते और रोग का निदान सीरमीय परीक्षणों से होता है।

Neurosyphilis (न्यूरोसिफिलिस)— केन्द्रीय तन्त्रिका-तन्त्र (मस्तिष्क एवं सुषुम्ना रज्जु) की सिफिलिस

Visceral syphilis (विस्रल सिफिलिस)—आन्तरिक अंगों की सिफिलिस

Syphilitic (सिफिलिटिक)— सिफिलिस से सम्बन्धित, उससे उत्पन्न या उससे ग्रस्त; उपदंशग्रस्त

Syphiloderm, Syphiloderma (सिफिलोडर्म, सिफिलोडर्मा)— सिफिलिस द्वारा उत्पन्न एक त्वचा रोग

Syphilogenesis, Syphilogeny (सिफिलोजेनेसिस, सिफिलोजेनी)— सिफिलिस का उत्पन्न होना

Syphilography (सिफिलोग्राफी)— सिफिलिस रोग का विवरण

Syphiloid (सिफिलॉयड)— सिफिलिस के समान, उपदंशवत्

Syphilologist (सिफिलोलॉजिस्ट)— सिफिलिस रोग का विशेषज्ञ

Syphilology (सिफिलोलॉजी)— सिफिलिस का वैज्ञानिक अध्ययन

Syphiloma (सिफिलोमा)— सिफिलिस में उत्पन्न एक अर्बुद अथवा गम्मा, उपदंशार्बुद

Syphilomania (सिफिलोमैनिया)—Syphilophobia.

Syphilopathy (सिफिलोपैथी)— कोई भी सिफिलिस सम्बन्धी विकार

Syphilophobia (सिफिलोफोबिया)— सिफिलिस का रोगोत्पादक भय, उपदंशभीति

Syphilophobic (सिफिलोफोबिक)— उपदंशभीति से सम्बन्धित अथवा उससे ग्रस्त

Syphilophyma (सिफिलोफाइमा)— सिफिलिस के कारण होने वाली कोई भी वृद्धि या उद्वर्ध (अपवृद्धि)

Syphilosis (सिफिलोसिस)— सार्वदैहिक सिफिलिस रोग

Syphilotherapy (सिफिलोथिरैपी)— सिफिलिस रोग की चिकित्सा

Syphilotropic (सिफिलोट्रॉपिक)— विशेषकर सिफिलिस के प्रति सुग्राह्य (ग्रहणशील)

Syphilous (सिफिलस)—Syphilitic.

Syphionthus (सिफियोन्थस)— सिफिलिस में दिखाई देने वाले त्वचा पर ताँबें के रंग के चकत्ते

Syr. (सीर.)— सीरप

Syrigmophonia (स्रिग्मोफोनिया)— दन्तावली की किसी विशिष्टता के कारण "S" के अक्षर के उच्चारण में एक सीटी की-सी आवाज़ सुनाई देना।

Syrigmus (स्रिग्मस)— कानों में सुनाई देने वाली सी-सी करने अथवा घंटी बजने की-सी आवाज़

Syringadenoma (सिरिंगाडीनोमा)— किसी स्वेद ग्रन्थि का एक अर्बुद

Syringadenosus (सिरिंगेडीनोसस)— स्वेद ग्रन्थियों से सम्बन्धित

Syringe (सिरिंज)— 1. किसी तरल का शरीर, गुहा अथवा रक्त वाहिनी में सूचिका भरण करने (इन्जैक्शन लगाने) के लिये या किसी गुहा अथवा रक्त वाहिनी से तरल खींचने के लिये एक यन्त्र, पिचकारी 2. सिरिंज से किसी गुहा की धुलाई करना अथवा किसी तरल को निवेशित करना

Syringeal (सिरिंजियल)— सुषुम्ना-रज्जु या मस्तिष्क में विद्यमान किसी गुहा अथवा नालव्रण से सम्बन्धित

Syringectomy (सिरिंजेक्टॉमी)—Fistulectomy.

Syringitis (सिरिंजाइटिस)— कम्बुकर्णी नली या यूस्टेशियन ट्यूब का शोथ, कम्बुकर्णीनलीशोथ।

Syringoadenoma (सिरिंगोएडीनोमा)— Syringocystadenoma.

Syringobulbia (सिरिंगोबल्बिया)— मेडुला ऑब्लांगेटा में गुहाओं का पाया जाना।

Syringocarcinoma (सिरिंगोकार्सिनोमा)— किसी स्वेद ग्रन्थि का कैन्सर

Syringocele (सिरिंगोसील)— सुषुम्ना रज्जु की केन्द्रीय नली

Syringocystadenoma (सिरिंगोसिस्टेडीनोमा)— स्वेद ग्रन्थियों का ग्रन्थ्यर्बुद

Syringocystoma (सिरिंगोसिस्टोमा)— किसी स्वेद ग्रन्थि का पुटीय अर्बुद

Syringoencephalomyelia (सिरिंगोएन्सिफैलोमायलिया)— मस्तिष्क एवं सुषुम्ना रज्जु में गुहाओं का पाया जाना।

Syringoid (सिरिंगॉयड)— नली के समान

Syringoma (सिरिंगोमा)—स्वेद ग्रन्थियों का अर्बुद

Syringomeningocele (सिरिंगोमैनिन्जोसील)— मस्तिष्कावरण- हर्निया या मैनिन्जोसील जो सिरिंगोमायलोसील के समान होता है।

Syringomyelia (सिरिंगोमायलिया)— सुषुम्ना रज्जु के पदार्थ में तरल से भरी गुहाओं का पाया जाना।

Syringomyelitis (सिरिंगोमायलाइटिस)— सुषुम्ना रज्जु का शोथ जिसके साथ केन्द्रीय नली का विस्फारण हो जाता है।

Syringomyelocele (सिरिंगोमायलोसील)— अयुक्त मेरुदण्ड में किसी अस्थिल दोष से होकर सुषुम्ना रज्जु का बहिःसरण (हर्निया) हो जाना जिसकी गुहा सुषुम्ना रज्जु की केन्द्रीय नली से सम्बन्धित होती हैं।

Syringomyelus (सिरिंगोमायलस)— सुषुम्ना रज्जु की केन्द्रीय नली का असामान्य विस्फारण (चौड़ा हो जाना)

Syringopontia (सिरिंगोपोन्टिया)— पोन्स में गुहाओं का पाया जाना।

Syringosystrophy (सिरिंगोसिस्ट्रॉफी)— डिम्ब वाहिनी में ऐंठन आ जाना।

Syringotome (सिरिंगोटोम)—Fistulatome.

Syringotomy (सिरिंगोटॉमी)—Fistulectomy.

Syrinx (सिरिंक्स)— 1. नालव्रल या फिश्चुला 2. एक नली 3. कुम्बकर्णी नली या यूस्टेशियन नली

Syrup (सीरप)— शुगर का जल में एक गाढ़ा घोल जिसमें किसी औषधि को मिला दिया जाता है और जिसका औषधियों के लिये स्वादिष्ट वाहन के रूप में प्रयोग किया जाता है; शर्बत

Syrupus (सीरूपस)—Syrup.

Syrupy (सीरपी)—1. शर्बत सम्बन्धी 2. शर्बत जैसे गाढ़ेपन का

Syssarcosic (सिसार्कोसिक)—Syssarcotic.

Syssarcosis (सिसार्कोसिस)— पेशियों द्वारा हड्डियों का जुड़ना

Syssarcotic (सिसार्कोटिक)— पेशियों द्वारा हड्डियों के जुड़ने से सम्बन्धित

Systaltic (सिस्टेल्टिक)— बारी-बारी से संकुचित एवं विस्फारित होने वाला, स्पन्दनशील

System (सिस्टम)— आपस में सम्बन्धित रचनाओं अथवा अंगों का एक समूह जो एक ही उद्देश्य के लिये अथवा परिणाम उत्पन्न करने के लिये जो अकेले एक की क्रिया से सम्भव नहीं होता, एक साथ कार्य करते हैं; संस्थान; तन्त्र जैसे पाचक संस्थान, श्वसन संस्थान तथा हृद्वाहिका संस्थान आदि

Systema (सिस्टेमा)—System.

Systematic (सिस्टेमेटिक)—1. किसी संस्थान से सम्बन्धित 2. यथाक्रम, क्रमबद्ध

Systematization (सिस्टेमेटाइज़ेशन)— किसी योजना के अनुसार संगठित करना।

Systematized (सिस्टेमेटाइज़्ड)— क्रमबद्ध व्यवस्थित, नियमित

Systemic (सिस्टेमिक)— सार्वदैहिक ! सम्पूर्ण शरीर से सम्बन्धित अथवा उसे प्रभावित करने वाला, तन्त्रानुसारी

Systemic circulation (सिस्टेमिक सर्कुलेशन)— फेफड़ों के अतिरिक्त सम्पूर्ण शरीर से होने वाला परिसंचरण

Systemic remedy (सिस्टेमिक रेमिडी)— सम्पूर्ण शरीर पर क्रिया करने वाला उपचार

Systemoid (सिस्टैमॉयड)—1. किसी संस्थान या तन्त्र से सम्बन्धित 2. कई प्रकार के ऊतकों से बने अर्बुदों से सम्बन्धित

Systole (सिस्टोल)— हृदय-चक्र का वह भाग जिसमें हृदय संकुचित रहता है जो हृदय की प्रथम एवं द्वितीय ध्वनि के बीच के समयावकाश में होता है; प्रकुंचन

Aborted systole (एबोर्टेड सिस्टोल)— एक कालपूर्व

प्रकुंचन जिसका किसी परिसरीय धमनी के स्पन्दन से ताल-मेल नहीं खाता।

Atrial systole (एट्रियल सिस्टोल)— अलिन्दों का संकुचन जिससे उनसे रक्त निलयों में धकेल दिया जाता है।

Extra systole (एक्स्ट्रा सिस्टोल)—देखें 'Extrasystole.'

Premature systole (प्रीमैच्योर सिस्टोल)—Extrasystole.

Ventricular systole (वैन्ट्रीकुलर सिस्टोल)— निलयों का संकुचन

Systolic (सिस्टोलिक)— प्रकुंचन सम्बन्धी, प्रकुंचनीय

Systolic discharge (सिस्टोलिक डिस्चार्ज)— प्रत्येक प्रकुंचन पर हृदय से धकेले गये रक्त की मात्रा

Systolic murmur (सिस्टोलिक मर्मर)—हृदय के प्रकुंचन के दौरान सुनाई देने वाली मर्मर

Systolometer (सिस्टोलोमीटर)—1. हृदीय संकुचन के बल को निर्धारित करने वाला एक उपकरण 2. हृदय ध्वनियों का विश्लेषण करने वाला एक यन्त्र

Systremma (सिस्ट्रेमा)— टांग की पिण्डली की पेशियों में ऐंठन हो जाना, पेशियों की एक कठोर गाँठ बन जाती है। बाँयटा आना

Syzygial (साइज़ाइगियल)— साइज़ाइगियम से सम्बन्धित

Syzygiology (साइज़ाइगियोलॉजी)— पृथक भागों अथवा एकाकी कार्यों के अध्ययन के विपरीत सम्पूर्ण के पारस्परिक सम्बन्धों या अन्योन्याश्रय का अध्ययन करना।

Syzygium (साइज़ाइगियम)— शरीर की दो रचनाओं, अंगों अथवा भागों का संयोजन जिसमें उनकी पहचान समाप्त नहीं होती

Syzygy (साइज़ाइगी)—Syzygium.

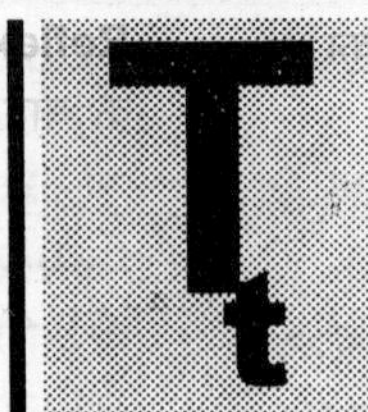

T (टी)— तापमान; समय; अन्तरक्षिक (आँख के भीतर का) तनाव

Tabacism (टेबासिज़्म)— जीर्ण तम्बाकू विषाक्तता

Tabacosis (टेबाकोसिस)—Tabacism.

Tabacum (टेबेकम)—तम्बाकू

Tabagism (टेबेजिज़्म)— तम्बाकू अथवा निकोटीन के अत्यधिक प्रयोग से उत्पन्न विषाक्तता

Tabefaction (टेबीफैक्शन)— रोग के कारण शरीर का क्षीण होना, कृशता, क्षीणता, दुर्बलता

Tabella (टेबिला)— औषधियुक्त पदार्थ का एक पिण्ड जो छोटी चक्रिका के रूप में ढला होता है, टिकिया, बटी, गोली

Tabellae (टेबिली)—Tabella का बहुवचन

Tabes (टेबीज़)—शरीर अथवा शरीर के किसी भाग का किसी जीर्ण रोग के कारण धीरे-धीरे क्षीण होते जाना, क्षय, अपजनन

Tabes dorsalis (टेबीज़ डॉर्सेलिस)— स्पाइरोकीट, ट्रेपोनेमा पैलिडम के संक्रमण के लगभग 10–25 वर्ष पश्चात् उत्पन्न तृतीयक सिफिलिस की एक अवस्था जिसमें सुषुम्ना रज्जु के पश्च स्तम्भों तथा संवेदी तन्त्रिका धड़ों में ह्रास हो जाता है। इसमें भुजाओं में चमचमाते हुए (अति तीव्र) दर्द के प्रवेग (दौर पड़ना) होते हैं, धीरे-धीरे चलने-फिरने में कठिनाई या अस्थिरता (ठीक से खड़ा न हो सकना) हो जाती है, मूत्रोत्सर्जन में विकृति, अन्तरांगों में गड़बड़ियाँ हो जाती हैं तथा पैरों या धड़ में सुन्नता हो जाती है या झुनझुनी मारने लगती हैं; मुरूरज्जु अपजनन

Tabes mesenterica (टेबीज़ मीज़ेन्ट्रिका)— बच्चों में आन्त्रयोजनीय ग्रन्थियों के क्षय रोग के कारण होने वाली कृशता, आन्त्रयोजनी ग्रन्थिकायक्ष्मा

Tabescense (टेबेसैन्स)— धीरे-धीरे क्षीण होने की दशा

Tabescent (टेबेसैन्ट)— धीरे-धीरे क्षीण हो जाने वाला

Tabetic (टेबेटिक)— क्षीणता या कृशता से सम्बन्धित अथवा उससे पीड़ित, शोषग्रस्त

Tabetic crisis (टेबीटिक क्राइसिस)— सिफिलिस के कारण उत्पन्न होने वाला तीव्र उदर शूल

Tabetic foot (टेबीटिक फूट)— प्रेरणज गतिविभ्रम या चलन-गतिभंग में ऐंठा हुआ पाँव

Tabetiform (टेबीटीफोर्म)— टेबीज़ के समान, शोषवत्

Tabic (टेबिक)—Tabetic.

Tabid (टेबिड)—Tabetic.

Tablature (टेबलेचर)— मुख्य कपालीय अस्थियों का जालीदार अस्थिल ऊतक के द्वारा आन्तरिक एवं बाह्य परतों में विभाजित होना।

Table (टेब्ल)— एक चपटी परत या सतह अथवा पतली चपटी प्लेट जैसें किसी हड्डी की, पत्रक, अस्तर, आवरण, अस्थ्यावरण

Tablespoon (टेब्लस्पून)— समाई की एक घरेलु इकाई जिसमें किसी द्रव के लगभग 4 ड्राम या 15 मि. ली. होते हैं, बड़ा चम्मच

Tablet (टेबलेट)—औषधीय पाउडर का एक छोटा, चक्रिका के समान पिण्ड; टिकिया; गोली; बटी। गोली या बटी के मुख्य भेद—

Buccal tablet (बक्कल टेबलेट)— गोली जिसे मुख में गाल एवं मसूड़ों के बीच में तब तक रखा जाता है जब तक वह घुल न जाये और मुख की श्लेष्मकला से अवशोषित न हो जाये।

Enteric-coated tablet (एन्ट्रिक-कोटेड टेबलेट)— ऐसी गोली जो ऐसे पदार्थ से मंढी होती है जो जठर-रस में नहीं घुलता।

Sublingual tablet (सबलिंगुअल टेबलेट)— गोली जो जीभ के नीचे रखने पर घुलती है जिससे मुख की श्लेष्मकला द्वारा क्रियाशील घटकों का सीधा अवशोषण हो जाता है।

Vaginal tablet (वैजाइनल टेबलेट)— स्थानीय क्रिया के लिये योनि में रखी जाने वाली गोली जैसे श्वेतप्रदर या ल्यूकोरिह्या में रखी जाती है।

Taboo, Tabu (टेबू)— प्रतिबन्धित या निषिद्ध अथवा जो धार्मिक उद्देश्यों के लिए अलग कर दिया गया हो।

Taboparalysis (टेबोपैरालाइसिस)—Taboparesis.

Taboparesis (टेबोपैरेसिस)— टेबीज़ डॉर्सेलिस के साथ होने वाला पागल का व्यापक अंगघात

Tabophobia (टेबोफोबिया)— टेबीज़ से पीड़ित होने का विकृत भय

Tabular (टेबुलर)— 1. टेब्ल के आकार का या परताकार 2. सूचीबद्ध

Tabule (टैब्यूल)—Tablet.

Tac (टैक)— इन्फ्ल्युएन्ज़ा, श्लेष्मिक ज्वर

Tache (टैश)— एक रंगीन धब्बा या चकत्ता (चित्ती)

Tachetic (टैकेटिक)— चित्तीदार या धब्बेदार

Tachistoscope (टेकिस्टोस्कोप)— दृष्टि-ज्ञान की गति का पता लगाने वाला एक उपकरण

Tachogram (टेकोग्राम)— रक्त प्रवाह की गति का रेखाचित्र-अभिलेख

Tachograph (टेकोग्राफ)— गति का निरन्तर अभिलेखन करने वाला एक गतिमापक यन्त्र

Tachography (टेकोग्राफी)— रक्त प्रवाह की गति का रेखाचित्रण द्वारा अभिलेखन करना।

Tachometer (टेकोमीटर)— गतिमापकयन्त्र

Tachometric (टेकोमीट्रिक)— गतिमापकयन्त्र से सम्बन्धित

Tachy- (टैकी-)— एक उपसर्ग जिसका अर्थ शीघ्रगामी या द्रुतगामी होता है।

Tachyarrhythmia (टेकीएरीहृदमिया)— सामान्य हृदय ताल में किसी प्रकार की अनियमितता हो जाने पर उत्पन्न तीव्र हृदय गति

Tachyauxesis (टेकीऑक्सेसिस)— किसी जीव के किसी भाग का सम्पूर्ण शरीर की अपेक्षा तीव्र गति से वृद्धि करना।

Tachycardia (टेकीकार्डिया)— हृदय गति का असामान्य रूप से तेज हो जाना, हृद्‌क्षिप्रता, दिल की धड़कन बढ़ जाना। यह मुख्यतया निम्न प्रकार की होती है—

Atrial tachycardia (एट्रियल टेकीकार्डिया)— तीव्र हृदय गति जिसमें स्पन्द सामान्यतया 161 से 190 प्रति मिनट होते हैं जो अलिन्द के किसी बिन्दु से उत्पन्न होते हैं; अलिन्दी हृद्‌क्षिप्रता

Ectopic tachycardia (एक्टोपिक टेकीकार्डिया)— शिरा-अलिन्द पर्व के बाहर से उत्पन्न होने वाले आवेगों के कारण होने वाले तीव्र हृदय स्पन्द, अस्थानिक हृद्‌क्षिप्रता

Essential tachycardia (एसेन्शियल टेकीकार्डिया)— हृदय के क्रियात्मक विकार के कारण निरन्तर बनी रहने वाली हृद्‌क्षिप्रता

Fetal tachycardia (फीटल टेकीकार्डिया)— भ्रूण की 160 या इससे अधिक प्रति मिनट हृदय गति

Junctional tachycardia (जंक्शनल टेकीकार्डिया)— अलिन्द-निलय-संगम अर्थात् अलिन्द-निलय-पर्व से उठने वाले आवेगों के कारण होने वाली हृद्‌क्षिप्रता

Nodal tachycardia (नोडल टेकीकार्डिया)—Junctional tachycardia.

Orthostatic tachycardia (ओर्थोस्टेटिक टेकीकार्डिया)— खड़े होने पर उत्पन्न होने वाली हृद्‌क्षिप्रता

Paroxysmal tachycardia (पारॉक्सिसमल टेकीकार्डिया)— अलिन्द में (प्रवेगी अलिन्दी हृद्‌क्षिप्रता), अलिन्द-निलय-पर्व में (प्रवेगी पर्व हृद्‌क्षिप्रता) अथवा निलय में (प्रवेगी निलयी हृद्‌क्षिप्रता) उत्पन्न होने वाले आवेगों के कारण होने वाली हृद्‌क्षिप्रता जो अचानक एकदम से उत्पन्न होती है और समाप्त हो जाती है; प्रवेगी हृद्‌क्षिप्रता

Reflex tachycardia (रिफ्लैक्स टेकीकार्डिया)— हृदय के बाहर से उद्दीपनों के परिणामस्वरूप उत्पन्न हृद्‌क्षिप्रता जो प्रतिवर्त क्रिया के रूप में हृदय गति को बढ़ाते हैं।

Sinus tachycardia (साइनस टेकीकार्डिया)— शिरा-अलिन्द-पर्व से उत्पन्न होने वाले आवेगों से होने वाली साधारण हृद्‌क्षिप्रता जिसमें हृदय गति प्रति मिनट 100 से अधिक होती है। यह श्रम करने से, भूखा रहने पर, ज्वर, संक्रमण, रक्ताल्पता (खून की कमी) रक्तस्राव (खून बहना), अवटुविषाक्तता, हृद्‌पात तथा अन्य बहुत से रोगों में एवं कुछ औषधियों जैसे इपिनैफ्रीन और एट्रोपीन आदि के कारण होता है; शिरानाल हृद्‌क्षिप्रता

Supraventricular tachycardia (सुप्रावैन्ट्रीकुलर टेकीकार्डिया)— पर्व-हृद्‌क्षिप्रता एवं अलिन्दी हृद्‌क्षिप्रता का संयोजन, अधिनिलयी हृद्‌क्षिप्रता

Ventricular tachycardia (वैन्ट्रीकुलर टेकीकार्डिया)— निलयों में स्थित किसी बिन्दु से उठने वाले आवेगों से उत्पन्न हृद्‌क्षिप्रता जिसमें हृदय गति 150 से 200 प्रति मिनट हो जाती है, निलयी हृद्‌क्षिप्रता

Tachycardiac (टेकीकार्डियक)— हृद्‌क्षिप्रता से सम्बन्धित अथवा उससे पीड़ित

Tachycardic (टैकीकार्डिक)— शीघ्रगामी हृदय गति से सम्बन्धित

Tachycrotic (टैकीक्रोटिक)— शीघ्रगामी नाड़ी से सम्बन्धित, उसे उत्पन्न करने वाला अथव जिसकी नाड़ी शीघ्रगामी हो।

Tachygastria (टैकीगैस्ट्रिया)— आमाशय के सकुंचनों की गति बढ़ जाना।

Tachylalia (टेकीलेलिया)— बोलने में शीघ्रता

Tachymeter (टेकीमीटर)— किसी के गति करते हुये उसकी गति की तीव्रता का पता लगाने वाला एक यन्त्र

Tachyphagia (टेकीफेजिया)— शीघ्रता से खाना

Tachyphasia (टेकीफ़ेज़िया)—Tachyphrasia.

Tachyphemia (टेकीफीमिया)—Tachyphrasia.

Tachyphrasia (टेकीफ्रेज़िया)— बहुत बोलना अथवा जल्दी-जल्दी बोलना

Tachyphrenia (टेकीफ्रेनिया)— मानसिक अतिसक्रियता

Tachyphylaxis (टेकीफाइलैक्सिस)— किसी पदार्थ की विषाक्त मात्रा के प्रभाव के प्रति पहले से उसी पदार्थ की थोड़ी-थोड़ी मात्राओं के इन्जैक्शन लगाकर शीघ्र ही रोगक्षमीकरण करना।

Tachypnea (टेकीप्निया)— अति तीव्र श्वसन, श्वासक्षिप्रता, क्षिप्रश्वसन

Tachyrhythmia (टेकीरीहृदमिया)— दिल की धड़कन का बढ़ जाना, हृद्‌क्षिप्रता

Tachysystole (टेकीसिस्टोल)— असामान्य रूप से तीव्र प्रकुंचन

Tachytrophism (टेकीट्रॉफिज़्म)— बढ़ा हुआ चयापचय

Taciturn (टेसीटर्न)— अल्पभाषी, कम बोलने वाला।

Tacky (टैकी)— थोड़ा चिपकने वाला, श्लेषी, आश्लेषी।

Tactile (टैक्टाइल)— 1. स्पर्श सम्बन्धी 2. स्पर्श द्वारा जिसका ज्ञान होता है।

Tactile disk (टैक्टाइल डिस्क)— बाह्यत्वचा एवं बाल के उपकलापरक मूल आवरण में पाये जाने वाले किसी संवेदी तन्त्रिका तन्तु का सूक्ष्म विस्तृत अन्त

Taction (टैक्शन)— 1. स्पर्श ज्ञान 2. स्पर्श करना

Tactometer (टेक्टोमीटर)— स्पर्श-सम्वेदनशीलता को मापने वाला एक यन्त्र, स्पर्शज्ञानमापी

Tactor (टैक्टर)— कोई भी स्पर्श अंग

Tactual (टैक्चुअल)—स्पर्श सम्बन्धी

Tactus (टैक्टस)— स्पर्श

Taedium vitae (टीडियम वाइटी)— जिंदगी की थकान जिससे आत्महत्या करने की प्रवृत्ति उत्पन्न होने लगती है।

Taenia (टीनिया)— संघ प्लेटीहैल्मिन्थीज़, वर्ग केस्टोडा का परजीवीय, चपटे, पट्टी के समान कृमियों का एक वंश जिनमें टीनिया सेगीनेटा तथा टीनिया सोलियम महत्त्वपूर्ण हैं जो युवा जीवन में मनुष्य की आँत में वास करते हैं; फीताकृमि

taenia (टीनिया)— 1. फीताकृमि 2. कोई भी पट्टे के समान रचना

Taeniacide (टीनियासाइड)—फीताकृमियों को मारने वाला

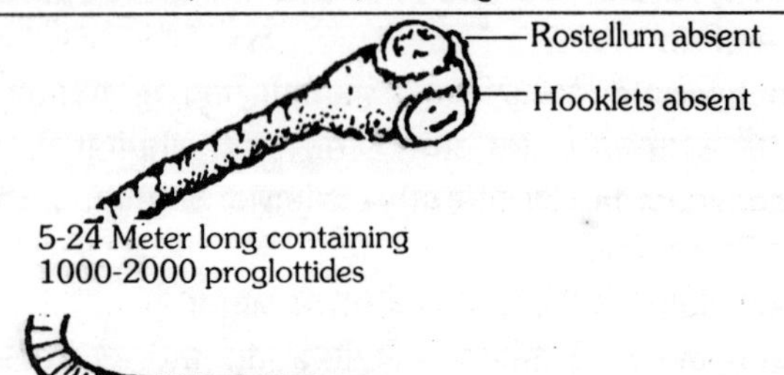

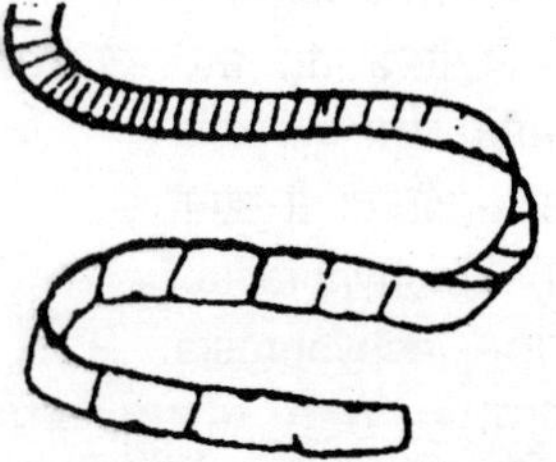

Fig. 550 A : Taenia saginata (टीनिया सेगीनेटा)
Rostellum absent = शीर्षांग नहीं होता, Hooklets absent = अकुंश नहीं होते, 5–24 meter long containing 1000–2000 proglottides. 5–24 मीटर लम्बा होता है जिसमें 1000–2000 देहखण्ड होते हैं।

Taeniafuge (टीनियाफ्यूज़)— कोई भी वस्तु जो फीताकृमियों को बाहर निकाल देती है, फीताकृमि निस्सारक

Taeniasis (टीनिएसिस)—फीताकृमियों से पीड़ित होना

Taeniform (टीनीफार्म)— रचना में फीताकृमि के समान

Taenifuge (टीनीफ्यूज़)—Taeniafuge.

Taeniophobia (टीनियोफोबिया)— फीताकृमियों से पीड़ित होने का विकृत भय

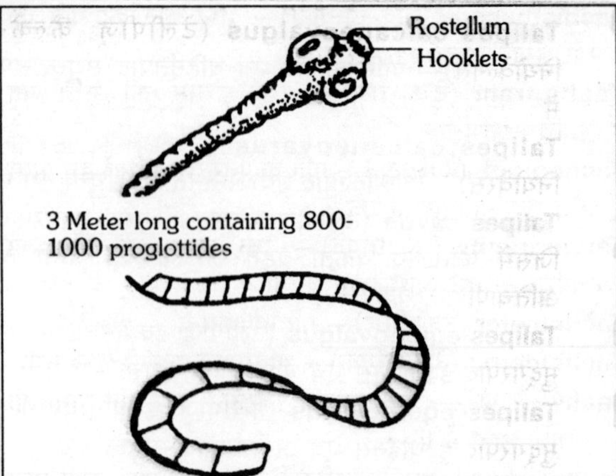

Fig. 550 B : Taenia soluim (टीनिया सोलियम)
Rostellum = शीर्षांग, Hooklets = अकुंशिकाए, 3 meter long containing 800-1000 proglottides = 3 मीटर लम्बा जिसमें 800-1000 देहखण्ड होते हैं।

Tag (टैग)— 1. एक छोटा पुर्वंगक (पॉलिप) या छोटी वृद्धि 2. कागज के टुकड़ों को बाँधने के लिये धातु की पतली नोक लगे सिरों वाला एक छोटा धागा

Tail (टेल)— किसी जन्तु का सबसे पिछला, लम्बा, लचीला भाग अथवा सुषुम्ना रज्जु का अन्तिम भाग; पुच्छ; पूँछ

Tailor's cramp (टेलर्स क्रैम्प)— दर्जी में बाँहों एवं हाथों की पेशियों में होने वाली ऐंठन

Taint (टेन्ट)— धब्बा; सड़ाना; कलंक

Takayasu's arteritis (टेकायासूज़ आर्टीराइटिस)— महाधमनी-चाप की एक या अधिक बड़ी शाखाओं सहित महाधमनी का शोथ

Talalgia (टैलैल्जिया)— टखने या ऐड़ी में दर्द होना, पार्ष्णिकार्ति

Talar (टेलर)— टेलस हड्डी से सम्बन्धित, टखना

Talc. (टैल्क.)—एक कोमल, साबुनी पाउडर

Talcosis (टैल्कोसिस)—टैल्कम पाउडर के सांस के साथ खिंचकर अन्दर पहुँचने से उत्पन्न रोग

Talcum (टैल्कम)—Talc.

Talectomy (टेलेक्टॉमी)— एड़ी की हड्डी को शल्यक्रिया द्वारा काट कर निकाल देना, पार्ष्णिकास्थि-उच्छेदन

Tali (टेलाइ)—Talus. का बहुवचन

Talipedic (टेलीपेडिक)— मुद्गरपाद वाला

Talipes (टेलीपीज़)— मुद्गरपाद, पाद की एक जन्मजात विकृति जिसमें पाद अपनी सामान्य स्थिति से विचलित हो जाता है। यह निम्न प्रकार का होता है—

Talipes calcaneous (टेलीपीज़ कैल्केनियस)— मुद्गरपाद जिसमें पाद आकुंचित हो जाता है तथा केवल एड़ी ही पृथ्वी से स्पर्श करती है जिससे रोगी एड़ी के भीतरी पार्श्व पर चलता है, पार्ष्णिकापाद

Talipes calcaneovalgus (टेलीपीज़ कैल्के-नियोवेल्गस)— पार्ष्णिकापाद एवं बहिर्नतपाद संयुक्त रूप में

Talipes calcaneovarus (टेलीपीज़ कैल्के-नियोवेरस)— पार्ष्णिकापाद एवं अन्तर्नतपाद संयुक्त रूप में

Talipes cavus (टेलीपीज़ केवस)— ऐसा मुद्गरपाद जिसमें पदतलीय वक्रता बहुत अधिक बढ़ जाती है, अतिचापीपाद, वक्रपाद

Talipes equinovalgus (टेलीपीज़ इक्वीनोवेल्गस)— मुद्गरपाद इक्वाइनस एवं बहिर्नतपाद संयुक्त रूप में

Talipes equinovarus (टेलीपीज़ इक्वीनोवेरस)— मुद्गरपाद इक्वाइनस एवं अन्तर्नतपाद संयुक्त रूप में

Talipes equinus (टेलीपीज़ इक्वाइनस)— मुद्गरपाद जिसमें पाद प्रसारित हो जाता है तथा रोगी अँगुलियों के सहारे चलता है।

Talipes valgus (टेलीपीज़ वेल्गस)— मुद्गरपाद जिसमें एड़ी एवं पाद बाहर की ओर मुड़ जाते हैं जिससे रोगी पाद के भीतर की ओर के सहारे चलता है, बहिर्नतपाद

Talipes varus (टेलीपीज़ वेरस)— मुद्गरपाद जिसमें एड़ी भीतर की ओर मुड़ जाती है जिससे रोगी पाद के बाहर की ओर के सहारे चलता है, अन्तर्नतपाद

Talipomanus (टेलीपोमेनस)— मुद्गरहस्त, हाथ की एक जन्मजात विकृति जिसमें हाथ अपनी सामान्य स्थिति से विचलित हो जाता है।

Talo- (टेलो-)— एक उपसर्ग जिसका अर्थ घुटिकास्थि (टेलस हड्डी) होता है।

Talocalcaneal (टेलोकैल्केनियल)— टेलस एवं कैल्केनियस हड्डी से सम्बन्धित

Talocalcanean (टेलोकैल्केनियन)—Talocalcaneal.

Talocrural (टेलोक्रूरल)— टेलस एवं पैर की हड्डी से सम्बन्धित

Talocrural articulation (टेलोक्रूरल आर्टीकुलेशन)— टखने का जोड़

Talofibular (टेलोफिब्युलर)— टेलस एवं फिब्यूला हड्डी से सम्बन्धित

Talonavicular (टेलोनेवीकुलर)—टेलस एवं नेवीकुलर हड्डी से सम्बन्धित

Talonid (टैलोनिड)— किसी निचले चर्वणक दन्त का पश्चज भाग

Taloscaphoid (टेलोस्कैफॉयड)—Talonavicular.

Talotibial (टेलोटिबियल)— टेलस एवं टिबिया हड्डी से सम्बन्धित

Talus (टेलस)— टखने की हड्डी (एस्ट्रागेलस) जो टिबिया, फिब्यूला, कैल्केनियस तथा नेविकुलर हड्डी से जुड़ कर टखने का जोड़ बनाती है; घुटिकास्थि

Tambour (टैम्बूर)— धमनीय स्पन्दनों, रक्त-चाप एवं श्वसनीय गतियों का संचारण एवं उनका पंजीकरण करने वाला ढोल के आकार का एक उपकरण

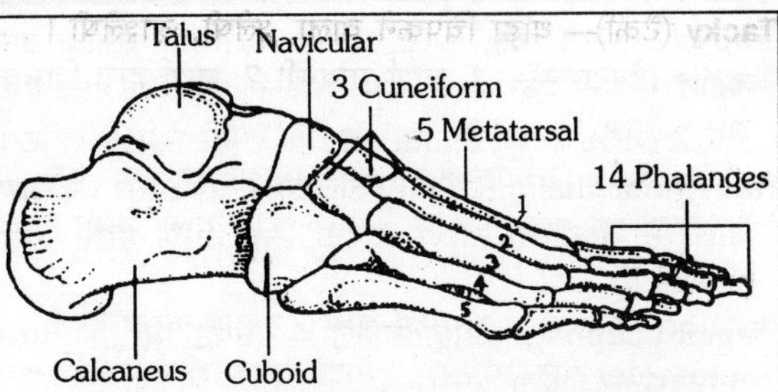

Fig. 551 : Talus (ankle bone) (घुटिकास्थि)

Talus = घुटिकास्थि, Navicular = नौकाभ अस्थि, 3 Cuneiform = 3 कीलाकार अस्थियाँ, 5 Metatarsal = 5 प्रपदिकास्थियाँ, 14 Phalanges= 14. अगुंल्यस्थियाँ, Cuboid = घनास्थि, Calcaneus = पार्ष्णिका या कैल्केनियस अस्थि

Tampon (टेम्पन)— रक्तस्राव को रोकने अथवा स्रावों के अवशोषण के लिए रुई, स्पंज या अन्य पदार्थ की बनी गद्दी या डाट जैसे मासिक-धर्म के काल में योनि में आर्तव स्राव के अवशोषण के लिए अथवा नाक से खून बहने को रोकने के लिए नासा रन्ध्रों में डाट लगाने आदि के लिए प्रयोग में लाई जाती है; पिचु

Tamponade (टेम्पोनेड)— 1. डाट का प्रयोग करना अथवा प्रयोग कराना 2. शरीर के किसी हिस्से का विकृतिजन्य सम्पीडन, तीव्र सम्पीडन

Tamponage (टेम्पोनेज)—Tamponade.

Tamponing, Tamponment (टैम्पोनिंग, टैम्पोन्मैंट)—Tamponade. (1)

Tang (टैंग)—1. तीव्र स्वाद या गन्ध 2. किसी चाकू की नोक

Tangentiality (टैन्जेन्शियालिटी)— बातचीत में विघ्न पड़ जाना जिसमें किसी व्यक्ति की बातचीत में एक प्रसंग से शीघ्र ही दूसरे प्रसंग पर भटक जाने की प्रवृत्ति होती है।

Tank (टैंक)— टंकी, कुण्ड

Tannate (टेनेट)— टेनिक एसिड के लवणों में से कोई भी लवण जो सभी स्तम्भक होते हैं।

Tanner (टेनर)— चमड़ा कमाने वाला, चर्मशोधक

Tannery (टेनरी)— चमड़ा कमाने का कारखाना, चर्मशोधनशाला

Tannin (टेनिन)— टेनिक एसिड

Tantrum (टेन्ट्रम)— बहुत गुस्सा दिखाना जिसके साथ मार-पीट भी हो सकती है अथवा नहीं भी हो सकती, आवेश

Tanyoz's sign (टैनीयोज़्स साइन)—1. जलोदर में, नाभि का नीचे की ओर विस्थापित हो जाना 2. गर्भावस्था में, नाभि का ऊपर की ओर विस्थापित हो जाना।

Tanyphonia (टैनीफोनिया)— स्वर-रज्जुओं की पेशियों में तनाव हो जाने के परिणामस्वरूप एक पतली, क्षीण वाणी का उत्पन्न होना।

Tap (टैप)—1. पारवेधन द्वारा किसी गुहा से तरल की निकासी कर देना, वेध, वेधन 2. एक हल्का-सा मुक्का

Tape (टेप)— 1. रुई, कपड़े, कागज, प्लास्टिक अथवा अन्य पदार्थ से बनी एक लम्बी, तंग, लचीली पट्टी जैसे एडहीसिव टेप 2. शरीर के किसी भाग को एक लम्बी पट्टी से लपेटना

Tapeinocephalic (टेपीनोसिफैलिक)— चपटे सिर को धारण करने से सम्बन्धित अथवा चपटा सिर धारण करने वाला, निम्नशीर्षी

Tapeinocephaly (टेपीनोसिफैली)— चपटे सिर को धारण करना, निम्नशीर्षता

Tapeta (टेप्टा)—Tapetum. का बहुवचन

Tapetum (टेप्टम)— महासंयोजन पिण्ड से उत्पन्न होने वाली तन्तुओं की एक पतली चादर जिससे मस्तिष्क के पार्श्विक निलयों के अधोवर्ती एवं पश्चज शृंगों की छत तथा पार्श्विक भित्तियों का निर्माण होता है। तन्तु शखांस्थिक एवं पश्चकपालिक खण्डों को चले जाते हैं।

Tapeworm (टेपवर्म)— वर्ग केस्टोडा, संघ प्लेटीहैल्मिन्थीज़ का एक लम्बा, चपटा, फीते के आकार का आन्त्रीय परजीवी जिसमें एक स्कोलेक्स होता है जिस पर आन्त्रीय भित्ति से चिपकने के लिए हुक एवं चूषक लगे होते हैं, तथा खण्डों की एक शृंखला होती है; फीताकृमि

Taphophilia (टेफोफीलिया)— कब्रों से अधिक लगाव

Taphophobia (टेफोफोबिया)— जिंदा गाड़ दिए जाने का विकृत भय

Tapia syndrome (टेपिया सिण्ड्रोम)— उस ओर की 10वीं (वेगस) एवं 12वीं (अधोजिह्वी) कपालीय तन्त्रिकाओं को प्रभावित करने वाली किसी विक्षति के कारण जिसमें ग्रसनी प्रभावित हुई है, ग्रसनी एवं स्वरयन्त्र का एक ओर का पक्षाघात होना तथा जिह्वा की दूसरी ओर का अपक्षय होना।

Tapinocephalic (टेपिनोसिफैलिक)— खोपड़ी के शिखर के चपटेपन से सम्बन्धित

Tapinocephaly (टेपिनोसिफैली)— खोपड़ी के शिखर का चपटा होना।

Tapotement (टेपोटमैन्ट)—मालिश करते समय थपथपाना

Tapping (टैपिंग)—देखें 1. Paracentesis. 2. Tapotement.

Tar (तार)— लकड़ी, कोयले तथा कार्बनिक पदार्थ आदि के आसवन से उपलब्ध एक गहरा-कत्थई या काला, चिपचिपा द्रव; तारकोल; अलकतरा; बिरोजा

Tarantism (टैरेन्टिज़्म)— नृत्य-उन्माद

Tardive (टार्डिव)— धीरे-धीरे बढ़ने वाला जैसे कोई रोग होता है; देरी करने वाला।

Tare (टेयर)— उस पात्र का भार जिसमें कोई वस्तु रख कर तोली जाती है।

Tared (टेयर्ड)— ज्ञात भार का एक पात्र

Tarentism (टैरिन्टिज़्म)—Tarantism.

Target (टार्गेट)— एक संरचना अथवा अंग जिसकी ओर किसी वस्तु को निर्देशित किया जाता है या जो किसी विशेष वस्तु जैसे हॉर्मोन या औषधि से प्रभावित होता है।

Target cell (टार्गेट सैल)— एक लाल रक्त कोशिका जिसमें एक गोल गाढ़ा केन्द्रीय क्षेत्र होता है जो चारों ओर से एक हल्के छल्ले से घिरा होता है।

Tarsadenitis (टार्सेडीनाइटिस)— नेत्रच्छदपट्टिका एवं मीबोमी ग्रन्थियों का शोथ

Tarsal (टार्सल)— नेत्रच्छदपट्टिका या टखने से सम्बन्धित

Tarsal bones (टार्सल बोन्स)— टखने की सात हड्डियाँ, गुल्फास्थियाँ

Tarsale (टार्सेल)— एक गुल्फास्थि

Tarsalgia (टार्सेल्जिया)— टखने या पदकूर्च में दर्द होना, गुल्फार्ति

Tarsal glands (टार्सल ग्लैण्ड्स)— नेत्रच्छदपट्टिका में दबी हुई त्वग्वसीय ग्रन्थियाँ जो इसके किनारे पर खुलती हैं।

Tarsalia (टार्सेलिया)—Tarsale का बहुवचन

Tarsalis (टार्सेलिस)— टार्सल पेशियों में से एक

Tarsectomy (टार्सेक्टॉमी)— 1. एक या अधिक टार्सल हड्डियों को शल्यक्रिया द्वारा काट कर निकाल देना, गुल्फोच्छेदन 2. किसी आँख की नेत्रच्छदपट्टिका को शल्यक्रिया द्वारा काट कर निकाल देना।

Tarsectopia (टार्सेक्टोपिया)—पदकूर्च की स्थानच्युति हो जाना

Tarsectopy (टार्सेक्टोपी)—Tarsectopia.

Tarsen (टार्सेन)— नेत्रच्छदपट्टिका के भीतर

Tarsi (टासाइ)—Tarsus का बहुवचन

Tarsitis (टार्साइटिस)— 1. नेत्रच्छदपट्टिका का शोथ, वर्त्मान्तशोथ 2. पदकूर्च या गुल्फ का शोथ

Tarso- (टार्सो-)— एक उपसर्ग जिसका अर्थ पाँव का चपटा भाग या आँख की पलक का किनारा है।

Tarsocheiloplasty (टार्सोकीलोप्लास्टी)— किसी आँख की पलक के किनारे की प्लास्टिक सर्जरी द्वारा मरम्मत करना।

Tarsoclasia (टार्सोक्लेसिया)— मुद्गरपाद को ठीक करने के लिए गुल्फ का शल्यक्रिया द्वारा अस्थिभंग करना।

Tarsoclasis (टार्सोक्लेसिस)—Tarsoclasia.

Tarsomalacia (टॉर्सोमैलेशिया)— किसी नेत्रच्छदपट्टिका का कोमल हो जाना।

Tarsomegaly (टार्सोमेगैली)—. किसी एड़ी की हड्डी अथवा कैल्केनियस हड्डी का बढ़ जाना।

Tarsometatarsal (टार्सोमेटाटार्सल)— गुल्फ एवं प्रपदिका से सम्बन्धित, पदकूर्चप्रपदिक

Tarso-orbital (टार्सो-ऑर्बिटल)— नेत्रच्छदपट्टिका एवं नेत्र गुहा सम्बन्धी

Tarsophalangeal (टार्सोफेलन्जियल)— गुल्फ एवं पैर की अँगुलियों की अँगुल्यस्थियों से सम्बन्धित

Tarsophyma (टार्सोफाइमा)— किसी नेत्रच्छदपट्टिका का कोई भी अर्बुद

Tarsoplasia (टार्सोप्लेसिया)—Tarsoplasty.

Tarsoplasty (टार्सोप्लास्टी)—नेत्रच्छदपट्टिका की प्लास्टिक सर्जरी करना, वर्त्मसंघान

Tarsoptosis (टार्सोप्टोसिस)—सपाट पाद

Tarsorrhaphy (टार्सोरेह्फी)— नेत्रच्छद-विदर को कम करने अथवा इसे पूर्णतया बन्द करने के लिए आँख की ऊपरी एवं निचली पलकों के किनारों को सीना, वर्त्मसीवन

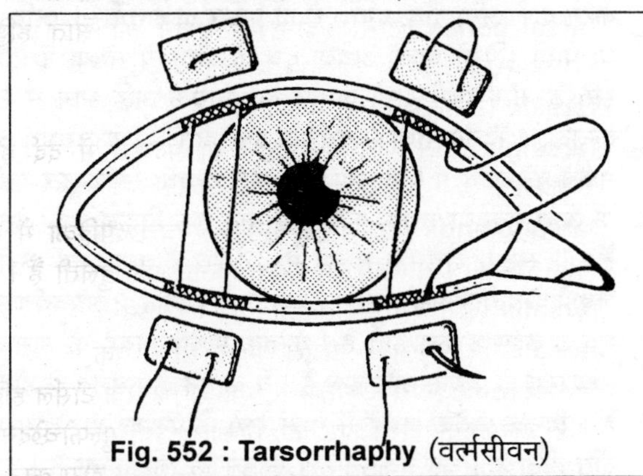

Fig. 552 : Tarsorrhaphy (वर्त्मसीवन)

Tarsotarsal (टार्सोटार्सल)— टार्सल हड्डियों की दो पंक्तियों के बीच के जोड़ से सम्बन्धित

Tarsotibial (टार्सोटिबियल)— गुल्फ एवं टिबिया हड्डी से सम्बन्धित, नेत्रच्छदपट्टिकोच्छेदन यागुल्फास्थिछेदन

Tarsotomy (टार्सोटॉमी)— नेत्रच्छदपट्टिका अथवा गुल्फ में चीरा लगाना, नेत्रच्छदपट्टिकाछेदन या गुल्फास्थिछेदन

Tarsus (टार्सस)— 1. टाँग के निचले भाग एवं पाँव के बीच स्थित टखना जो सात हड्डियों से मिलकर बना होता है–टेलस (एस्ट्रागेलस), कैल्केनियस, नेवीकुलर, मध्यवर्ती, बीच की तथा पार्श्वीय क्यूनीफार्म, एवं क्यूबॉयड हड्डियाँ; गुल्फ; पदकूर्च 2. आँखों की पलकों को सहारा देने वाली रचना बनाने वाले घने तन्तुमय ऊतक की वक्र प्लेट, नेत्रच्छदपट्टिका

Tartar (टार्टर)— दाँतों पर जमा होने वाला कैल्सियममय पदार्थ, दन्तमल

Tartaric (टारटरिक)— दन्तमल से सम्बन्धित

Tartrate (टारट्रेट)— टारट्रिक एसिड का कोई लवण

Tartrated (टार्टरेटेड)— टार्टर अथवा टार्टरिक अम्ल के साथ संयुक्त अथवा उससे युक्त

Tastant (टेस्टेन्ट)— स्वाद के संवेद को उद्दीप्त करने वाला कोई भी पदार्थ

Taste (टेस्ट)— स्वाद

After taste (आफ्टर टेस्ट)— उद्दीपक के हट जाने के पश्चात् निरन्तर बना रहने वाला स्वाद

Taste buds (टेस्ट बड्स)— जिह्वा की सतह, कोमल तालु, कण्ठच्छद तथा ग्रसनी के कुछ भाग में स्थित अण्डाकार रचनाएँ–स्वाद कलिकाएँ जिनमें संवेदी एवं स्वाद कोशिकाएँ होती हैं। उद्दीप्त होने पर ये स्वाद के संवेद को उत्पन्न करती हैं।

Taster (टेस्टर)— वह व्यक्ति जो स्वाद चखकर किसी विशेष पदार्थ का पता लगाने के सक्षम होता है।

Tattooing (टैटोइंग)— गोदना, गोदन

Taurocholemia (टौरोकोलीमिया)— रक्त में टौरोकोलिक अम्ल का पाया जाना।

Taurodontism (टौरोडोन्टिज़्म)— ऐसी दशा जिसमें दाँतों के मज्जा कक्ष असामान्य रूप से बड़े और गहरे होते हैं जिससे मज्जा कक्षों का दन्त मूलों पर अतिक्रमण हो जाता है।

Tauto- (टौटो-)— एक उपसर्ग जिसका अर्थ वही होता है।

Tautomenial (टौटोमीनियल)— उसी आर्तव-काल से सम्बन्धित

Tautomer (टौटोमर)— चलावयवता के सक्षम रासायनिक पदार्थ

Tautomeral (टौटोमीरल)— उसी भाग से सम्बन्धित

Tautomeric (टौटोमेरिक)— चलावयवता को प्रदर्शित करने वाला अथवा उसे प्रदर्शित करने के सक्षम

Tautomerism (टौटोमेरिज़्म)— त्रिविमसमावयवता जिसमें दो सूत्र गतिक संतुलन में स्थित रहते हैं जिससे एक पदार्थ की मात्रा में परिवर्तन हो जाने पर दूसरा पदार्थ संतुलन को बनाए रखने के लिए दूसरे रूप में परिवर्तित हो जाता है, चलावयवता

Taxa (टेक्सा)— Taxon का बहुवचन

Taxis (टैक्सिस)— 1. किसी जीव की किसी उद्दीपक के प्रति अनुक्रिया, उसकी उद्दीपक की ओर गति करना (धनात्मक) अथवा उद्दीपक से दूर जाना (ऋणात्मक) अनुक्रिया होती है; अनुचालन। 2. किसी अंग को हाथ से प्रतिस्थापित करने अथवा किसी हर्निया या सन्धिच्युति का पुनःस्थापन करने के लिए ताकत लगाना।

Taxon (टैक्सोन)— जन्तु वर्गीकरण की एक श्रेणी जैसे–जाति, वंश, कुल, गण, वर्ग अथवा संघ

Taxonomic (टैक्सोनोमिक)—जीव वर्गीकरण-विज्ञान से सम्बन्धित

Taxonomy (टैक्सोनॉमी)—जीवधारियों के वर्गीकरण से सम्बन्धित विज्ञान, वर्गिकी, वर्गीकरणविज्ञान

T. b. (टी. बी.)— तपेदिक, क्षय रोग, यक्ष्मा

TBSA (टी बी एस ए)— Total body surface area. सम्पूर्ण शरीर की सतह का क्षेत्रफल

T-cell receptor —TCR (टी-सैल रिसीप्टर – टी एस आर)— टी कोशिकाओं की सतह पर विद्यमान एक अणु जो किसी विशेष एन्टिजन को ग्रहण करने के लिए होता है।

T cells (टी सैल्स)— लसीकाकोशिकायें जो थाइमस ग्रन्थि में परिपक्व होती हैं, टी कोशिकायें (T cells) कहलाती हैं। जब ये रक्त परिसंचरण में प्रवेश कर जाती हैं तो एण्टीबॉडी बनाने वाली कोशिकाओं के उत्पादन को बढ़ा कर विलम्ब से रोगक्षमता उत्पन्न करती हैं।

T. D. S. (टी. डी. एस.)— दिन में तीन बार

Tear (टीयर)— फाड़ना

Tearing (टीयरिंग)— फाड़ने वाला, विदीर्णकारी

Tears (टीयर्स)— अश्रु ग्रन्थियों द्वारा स्रवित जलीय, हल्का क्षारीय तथा नमकीन द्रव जो नेत्रश्लेष्मला को भिगोये रखता है; आँसू; अश्रु

Tease (टीज़)— किसी ऊतक का सूक्ष्मदर्शीय परीक्षण करने के लिए इसको किसी बारीक सुईं से सूक्ष्म भागों में अलग-अलग करना।

Teaspoon (टीस्पून)—आयतन की एक घरेलू इकाई जो लगभग 5 मिलीलीटर के बराबर होती है।

Teat (टीट)— स्तन-ग्रन्थि का चूचुक अथवा चूचुक के समान कोई भी प्रोद्वर्ध (उभार)

Teatulation (टीटूलेशन)— चूचुक के समान उठान का उत्पन्न होना।

Technic (टैक्नीक)— Technique.

Technical (टैक्नीकल)— जिसके लिये तकनीक अथवा विशेष कुशलता की आवश्यकता हो, तकनीकी

Technician (टैक्नीशियन)—तकनीकी कार्यो को करने के लिये निपुण व्यक्ति जिन्हें करने के लिये वह डिप्लोमा या डिग्री प्राप्त किये होता है।

Technique (टैक्नीक)— 1. किसी कार्य को करने की विधि, तकनीक 2. किसी कार्य अथवा ऑपरेशन को करने के लिये लगने वाला दिमाग

Techno- (टैक्नो-)— एक उपसर्ग जिसका अर्थ कला या बुद्धि होता है।

Technocausis (टैक्नोकौसिस)— वैद्युत दहन

Technologist (टैक्नोलॉजिस्ट)— विशिष्ट तकनीकी कार्य को सम्पन्न करने के लिये एक निपुण व्यक्ति जिसके लिये उसके पास डिग्री होती है।

Technology (टैक्नोलॉजी)—तकनीकी-विज्ञान, प्रौद्योगिकी

Technotonia (टैक्नोटोनिया)— शिशु-हत्या

Tecta (टैक्टा)— Tectum का बहुवचन

Tectal (टैक्टल)— मध्य-मस्तिष्क के पृष्ठीय भाग से सम्बन्धित

Tectiform (टैक्टीफार्म)— मूलाकार, जड़ की शक्ल का

Tectocephalic (टैक्टोसिफैलिक)— 1. नौकाकार कपाल धारण करने से सम्बन्धित 2. नौकाकार कपाल धारण करने वाला।

Tectocephaly (टैक्टोसिफैली)—नौकाकार कपाल धारण करना

Tectology (टैक्टोलॉजी)—संरचनात्मक आकारिकी

Tectonic (टैक्टोनिक)— नेत्र की संरचना विशेष रूप से स्वच्छमण्डल या कॉर्निया में होने वाले परिवर्तनों से सम्बन्धित

Tectorial (टैक्टोरियल)—किसी आच्छद या आवरण की प्रकृति का अथवा उससे सम्बन्धित

Tectorium (टैक्टोरियम)—1. कोई भी छत के समान रचना, छद, आवरण 2. कॉर्टी-झिल्ली

Tectospinal (टैक्टोस्पाइनल)— मध्यमस्तिष्क के आच्छद से सुषुम्ना रज्जु तक फैलने वाला।

Tectum (टैक्टम)— 1. छत के समान कोई भी संरचना, छद 2. मध्यमस्तिष्क का पृष्ठीय भाग

Tedious (टीडियस)— कठिन; श्रमसाध्य

Teenage (टीनेज)— किशोर। 13 से 19 वर्ष तक की आयु के व्यक्ति से सम्बन्धित

Teeth (टीथ)— प्रत्येक जबड़े से निकलने वाले चबाने का कार्य करने वाले अंग, दाँत, दन्त। ये दो प्रकार के होते हैं–I. अचिर या पाती (गिरने वाले) अथवा दूध के दाँत–ये संख्या में 20 होते हैं और इनमें दोनों जबड़ों के प्रत्येक अर्द्ध भाग में 2 कृन्तक, 1 रदनक तथा 2 चर्वणक दन्त होते हैं। ये लगभग 6 महीने की आयु में निकलना शुरू होते हैं तथा सभी दूसरे वर्ष के अन्त तक या उसके फौरन ही बाद तक निकल चुके होते हैं। II. स्थायी दाँत–ये संख्या में 32 होते हैं तथा इनमें दोनों जबड़ों के प्रत्येक अर्द्ध भाग में 2 कृन्तक, 1 रदनक, 2 अग्रचर्वणक एवं 3 चर्वणक दन्त होते हैं। कृन्तक प्रत्येक जबड़े के सामने मध्यरेखा के प्रत्येक ओर होते हैं। ये काटने के मतलब के होते हैं। रदनक प्रत्येक जबड़े में मध्य रेखा के प्रत्येक ओर तीसरा दाँत होता है। यह पकड़ने एवं फाड़ने के लिये होता है। दो अग्रचर्वणक दन्त प्रत्येक जबड़े में प्रत्येक ओर रदनक एवं चर्वणक दाँतों के बीच होते हैं। चर्वणक प्रत्येक जबड़े में प्रत्येक ओर पिछले दाँत होते हैं। ये पीसने तथा चबाने के लिये होते हैं।

Hutchinson's teeth (हटचिनसन्स टीथ)—जन्मजात सिफिलिस का एक चिह्न जिसमें ऊपरी जबड़े के पार्श्वीय कृन्तक दन्त नीचे की ओर बढ़े हुए होते हैं तथा उसी जबड़े के केन्द्रीय कृन्तक दन्त काटने वाले किनारे पर खाँचेदार होते हैं जो केवल स्थायी दाँतों में पाये जाते हैं, अन्त्यचर्वणक दन्त

Wisdom teeth (विस्डम टीथ)—तीसरे स्थायी चर्वणक दन्त जो सबसे बाद में निकलते हैं, अक्कल दाढ़

Teething (टीथिंग)—दाँतों का निकलना, दन्तोद्भवन

Teetotal (टीटोटल)— सभी मादक पदार्थों के त्याग से सम्बन्धित

Teetotalism (टीटोटालिज़्म)— मादक पदार्थों का पूर्ण बहिष्कार

Teetotallar (टीटोटैलर)— कभी भी किसी मादक पदार्थ का सेवन न करने वाला व्यक्ति

Tegmen (टेग्मेन)— शरीर के किसी भाग को ढकने वाली रचना अथवा छत; छद, आवरण

Tegmenta (टेग्मेन्टा)— Tegmentum का बहुवचन

Tegmental (टेग्मेन्टल)—किसी छद से सम्बन्धित

Tegmentum (टेग्मेन्टम)— 1. एक छत या आवरण 2. मध्य-मस्तिष्क का पृष्ठीय भाग

Tegument (टेगुमेन्ट)— 1. त्वचा या शरीर का आवरण 2. कोई भी ढकने वाली रचना

Tegumental, Tegumentary (टेगुमेन्टल, टेगुमेन्टरी)— त्वचा सम्बन्धी; ढकने वाला

Teichopsia (टीकोप्सिया)— देखें Scotoma, scintillating.
Teinodynia (टीनोडाइनिया)— Tenodynia. Tenalgia.
Tel-, Tele-, Telo- (टेल-, टेली-, टेलो-)— उपसर्ग जिनका अर्थ सिरा, दूसरा सिरा अथवा दूरस्थ है।
Tela (टेला)— जाली के समान कोई भी ऊतक अथवा रचना
Telae (टेली-)— Tela का बहुवचन
Telalgia (टेलैल्जिया)— Referred pain.
Telangiectases (टीलैन्जियेक्टेसीस)— Telangiectasis का बहुवचन
Telangiectasia, Telangiectasis (टीलैन्जियेक्टेसिया टीलैन्जियेक्टेसिस)— रक्त केशिकाओं अथवा सूक्ष्म रक्त वाहिनियों के एक समूह का विस्फारण, वाहिकास्फीति
Telangiectasis (टीलैन्जियेक्टेसिस)— Telangiectasia.
Telangiectatic (टीलैन्जियेक्टेटिक)— वाहिकास्फीति सम्बन्धी
Telangiectodes (टीलैन्जियेक्टोड्स)— वाहिकास्फीति से युक्त अर्बुद
Telangiitis (टीलैन्जाइटिस)— केशिकाओं का शोथ
Telangioma (टीलैन्जियोमा)— विस्फारित केशिकाओं अथवा धमनिकाओं का बना अर्बुद
Telangion (टीलैन्जियोन)— एक केशिका अथवा अन्तिम धमनिका
Telangiosis (टीलैन्जियोसिस)— केशिकाओं का कोई भी रोग, केशिकारुग्णता
Tele-, Tel- (टेली-, टेल-)— उपसर्ग जिनका अर्थ अन्य अथवा दूर है।
Telecanthus (टेलीकैन्थस)— आँखों की पलकों के मध्यवर्ती नेत्रकोणों के बीच असामान्य रूप से बढ़ी दूरी
Telecardiogram (टेलीकार्डियोग्राम)— Telelectrocardio-gram.
Telecardiography (टेलीकार्डियोग्राफी)— टेलीकार्डियोग्राम लेने की क्रिया
Telecardiophone (टेलीकार्डियोफोन)— एक स्टेथोस्कोप जो हृदय ध्वनियों को रोगी से दूर सुनाई देने योग्य बनाता है।
Teleceptive (टेलीसेप्टिव)— दूरग्राह्य सम्बन्धी
Teleceptor (टेलीसेप्टर)— एक ज्ञानेन्द्रिय जैसे आँख, कान तथा नाक जो शरीर से कुछ दूर उत्पन्न होने वाले किसी उद्दीपन का प्रत्युत्तर देती हैं; दूरग्राह्य
Telecinesia (टेलीसाइनीजिया)— Telekinesis.
Telecurietherapy (टेलीक्यूरीथिरैपी)— रोगी से कुछ दूर स्थित किसी स्रोत से रोगी की रेडिएशन चिकित्सा करना।
Teledendrite, Teledendron (टेलीडैण्ड्राइट, टैलीडैण्ड्रॉन)— किसी अक्षतन्तु के अन्तिम प्रवर्ध
Telediagnosis (टेलीडायग्नोसिस)— इलैक्ट्रोनिक विधि से चिकित्सक को संचारित होने वाले आंकड़ों के आधार पर रोगी से दूर किसी स्थान पर रह कर उसके रोग का निदान करना।
Telediastolic (टेलीडायस्टोलिक)— अनुशिथिलन की अन्तिम प्रावस्था से सम्बन्धित
Telefluoroscopy (टेलीफ्लोरोस्कोपी)— प्रतिदीप्तिदर्शी-प्रतिबिम्बों का टेलीविज़न पर संचारित होना जिससे दूर बैठे उनका अध्ययन किया जा सके।
Telegamic (टेलीगैमिक)— दूर से मादा को आकर्षित करने वाला, मादा प्रकर्षी
Telegenesis (टेलीजेनेसिस)— कृत्रिम गर्भाधान
Telekinesis (टेलीकाइनेसिस)— बिना स्पर्श किए किसी वस्तु को इच्छानुसार चला देना, अस्पर्श गति
Telelectrocardiogram (टेलीलैक्ट्रोकार्डियोग्राम)— यन्त्र से निकलने वाले लम्बे तार द्वारा गैल्वेनोमीटर को रोगी से जोड़ कर रोगी से दूर रह कर उसका लिया गया इलैक्ट्रोकार्डियोग्राम
Telemedicine (टेलीमेडीसिन)— टेलीविज़न के पर्दे पर रोगी की हालत देखकर रोगी से दूर रहने वाले चिकित्सक द्वारा अपनी राय देना अथवा नुस्खा लिखना।
Telemeter (टेलीमीटर)— दूरस्थ किसी वस्तु की माप लेने एवं इलैक्ट्रॉनिक विधि से इसके आँकड़े संचारित करने वाला एक इलैक्ट्रॉनिक यन्त्र
Telemetry (टेलीमीट्री)— अपने से दूर स्थित किसी वस्तु की माप लेना जिसके आँकड़े इलैक्ट्रॉनिक विधि से संचारित हो जाते हैं।
Telemnemonic (टेलीम्नेमोनिक)— दूसरे व्यक्ति की स्मृति से अवगत होने वाला।
Telencephalic (टेलीन्सिफेलिक)— उन्मस्तिष्क सम्बन्धी
Telencephalization (टेलीन्सिफेलाइज़ेशन)— कार्य का मस्तिष्क के अवप्रान्तस्थीय केन्द्रों से प्रान्तस्था को स्थानान्तरित हो जाना।
Telencephalon (टेलीन्सिफेलॉन)— भ्रूणीय अन्तमस्तिष्क, उन्मस्तिष्क
Teleneurite (टेलीन्यूराइट)— किसी अक्षतन्तु का शाखायुक्त अन्त
Teleneuron (टेलीन्यूरॉन)— तन्त्रिका अन्त
Teleo- (टेलीयो-)— एक उपसर्ग जिसका अर्थ सही या पूर्ण है।
Teleological (टेलीयोलॉजिकल)— सप्रयोजन विद्या से सम्बन्धित। विकास में अन्तिम उद्देश्य की पूर्ति करने वाला।
Teleology (टेलीयोलॉजी)— सप्रयोजन वाद
Teleomitosis (टेलीयोमाइटोसिस)— पूर्ण हुआ सूत्री विभाजन
Teleonomic (टेलीयोनोमिक)— टेलीयोनोमी से सम्बन्धित
Teleonomy (टेलीयोनोमी)— ऐसी धारणा कि किसी जीवधारी में किसी रचना अथवा कार्य का अस्तित्व होने से संकेत मिलता है कि उसमें विकासीय उत्तरजीविता का मान था।
Teleoperator (टेलीआपरेटर)— किसी व्यक्ति द्वारा दूर से चलाई जाने वाली मशीन

Teleopsia (टेलीऑप्सिया)— एक दृष्टि-दोष जिसमें वस्तुयें वास्तव में जितनी दूरी पर होती हैं, उससे दूर नजर आती हैं।

Teleorganic (टेलीऑर्गेनिक)— प्राणभूत, जीवन के लिए आवश्यक

Teleotherapeutics (टेलीयोथिराप्यूटिक्स)—निद्राजनक सुझाव द्वारा रोग की चिकित्सा करना।

Telepathist (टेलीपैथिस्ट)— वह व्यक्ति जो दूसरों के मस्तिष्क को पढ़ने की क्षमता रखने का दावा करता है।

Telepathy (टेलीपैथी)— संवेदी अंगों अथवा भौतिक साधनों का प्रयोग किए बिना एक व्यक्ति के विचारों का दूर स्थित दूसरे व्यक्ति के मस्तिष्क में पहुँच जाना।

Teleradiogram (टेलीरेडियोग्राम)— दूर विकिरणी-चित्रण द्वारा उपलब्ध एक एक्स-रे चित्र

Teleradiography (टेलीरेडियोग्राफी)— Teleroentgenography.

Teleradiology (टेलीरेडियोलॉजी)— किसी एक्स-रे चित्र का दूर किसी स्थान को संचारण होना जहां पर किसी रेडियोलॉजिस्ट द्वारा इसकी व्याख्या होती है।

Teleradium (टेलीरेडियम)— चिकित्सित स्थान से दूर रेडियम का स्रोत

Telereceptor (टेलीरिसीप्टर)— एक अंग जैसे नेत्र जो दूर से संवेद उद्दीपनों को ग्रहण कर सकता है।

Telergy (टेलर्जी)— 1. स्वचलता 2. किसी व्यक्ति के विचारों की दूर रहने वाले किसी दूसरे व्यक्ति के मस्तिष्क में किसी अज्ञात शक्ति के संचारण द्वारा काल्पनिक क्रिया होना।

Teleroentgenogram (टेलीरैंटजीनोग्राम)— टेलीरैंटजीनोग्राफी द्वारा लिया गया एक्स-रे चित्र

Teleroentgenography (टेलीरैंटजीनोग्राफी)— एक्स-रे चित्रण जिसमें चित्र के विरूपण को कम करने के लिए किरणों की समानान्तरता सुनिश्चित करने हेतु एक्स-रे ट्यूब शरीर से 6½–7 फिट दूर होती है।

Teleroentgentherapy (टेलीरैंटजीनथिरैपी)— Teletherapy.

Telescope (टेलीस्कोप)— दूर दर्शक यन्त्र

Telesthesia (टेलीस्थीज़िया)—दूर होने पर ज्ञान होना।

Telesystolic (टेलीसिस्टोलिक)— हृदय-प्रकुंचन के समाप्त होने से सम्बन्धित

Teletactor (टेलीटैक्टर)— त्वचा के द्वारा ध्वनि को ग्रहण करने के लिए बहरे व्यक्ति के द्वारा प्रयोग में लाया जाने वाला एक उपकरण

Teletherapy (टेलीथिरैपी)— चिकित्सीय साधन जैसे रेडिएशन को शरीर से दूर रख कर रोग की चिकित्सा करना, दूरविकिरण-चिकित्सा

Teletypewriter (टेलीटाइपराइटर)— टेलीफोन से जुड़ा हुआ एक टाइपराइटर जो टाइपराइटर द्वारा लिखे संदेशों को भेजकर एवं प्राप्त करके सम्पर्क स्थापित करने के लिए बहरे व्यक्तियों द्वारा प्रयोग में लाया जाता है।

Telluric (टेलुरिक)— पृथ्वी से सम्बन्धित अथवा उससे उत्पन्न होने वाला।

Tellurism (टेलुरिज़्म)— एक विचारधारा कि पृथ्वी से निकलने वाली वस्तुओं से रोग उत्पन्न होता है।

Teloceptor (टेलोसेप्टर)— Teleceptor.

Telodendron (टीलोडैण्ड्रॉन)— Teledendrite.

Telogen (टीलोजन)— रोम वृद्धि चक्र की विश्राम प्रावस्था

Teloglia (टीलोग्लिया)— तन्त्रिकापेशीय संगम के पास किसी प्रेरक तन्त्रिका तन्तु के सिरे पर तन्त्रिकाच्छदीय कोशिकाओं का एकत्रित हो जाना।

Telognosis (टीलोग्नोसिस)— इलैक्ट्रोनिक विधि से चिकित्सक के पास पहुँची एक्स-रे फिल्म में पाये जाने वाले दोषों के आधार पर रोग का निदान करना।

Telokinesia (टेलोकाइनीज़िया)— Telophase.

Telolemma (टीलोलेम्मा)— प्रेरक अन्त्य प्लेट का आवरण

Telomere (टीलोमेयर)— किसी गुणसूत्र की किसी भुजा का अन्त

Telophase (टीलोफेज)— सूत्री विभाजन की अन्तिम प्रावस्था, सूत्रीविभाजन अन्तावस्था

Telotism (टीलोटिज़्म)— किसी कार्य को पूर्णरूप से करना जैसे कि किसी ज्ञानेन्द्रिय द्वारा होता है।

Temper (टैम्पर)— किसी व्यक्ति की चित्तवृत्ति की दशा, प्रकृति, स्वभाव

Temperament (टैम्प्रामैन्ट)— प्रकृति, स्वभाव अथवा मिजाज

Temperance (टैम्प्रेन्स)— किसी व्यक्ति के विचारों एवं उसके कार्यों में, विशेष रूप से शराब आदि का प्रयोग करने में संयम होना।

Temperate (टैम्प्रेट)—मामूली (जो अधिक न हो); संयमी; शान्त

Temperature (टैम्प्रेचर)— ऊष्णता का अंश, तापमान। यह निम्न प्रकार का होता है—

Absolute temperature (एब्सॉल्यूट टैम्प्रेचर)— बिल्कुल जीरों से मापा गया तापमान जो – 273.15° से. तथा – 459.67° फे. होता है।

Ambient temperature (एम्बिएन्ट टैम्प्रेचर)— वातावरण अथवा किसी स्थान का तापमान

Axillary temperature (एक्ज़िलरी टैम्प्रेचर)— थर्मामीटर को बगल में रख कर बगल का लिया गया तापमान जो मुखीय तापमान से .5 से 1.0° फे. (0.28° से. .56° से.) कम होता है।

Critical temperature (क्रिटिकल टैम्प्रेचर)— वह तापमान जिससे नीचे कोई गैस दाब से द्रव रूप में बदल जाती है।

Inverse temperature (इनवर्स टैम्प्रेचर)— शरीर का तापमान जो शाम की अपेक्षा सुबह को अधिक होता है।

Maximum temperature (मैक्ज़िमम टैम्प्रेचर)— वह तापमान जिससे ऊपर जीवाणुओं की वृद्धि नहीं होती।

Mean temperature (मीन टैम्प्रेचर)— किसी बताये गए इलाके में घोषित समयावधि के लिए औसत तापमान

Minimum temperature (मिनीमम टैम्प्रेचर)— वह तापमान जिससे नीचे जीवाणुओं की वृद्धि नहीं होती।

Normal temperature (नॉर्मल टैम्प्रेचर)—एक स्वस्थ मनुष्य के शरीर का मुख से लिया गया तापमान जो 98.6° फे. (37° से.) होता है।

Optimum temperature (ऑप्टीमम टैम्प्रेचर)—किसी कार्य को करने, जीवाणुओं की वृद्धि अथवा किसी एन्जाइम की क्रिया के लिए अनुकूलतम तापमान

Oral temperature (ओरल टैम्प्रेचर)— कम से कम तीन मिनट तक थर्मामीटर को मुख में जिह्वा के नीचे रख कर तथा होठों को बन्द करके लिया गया तापमान

Rectal temperature (रैक्टल टैम्प्रेचर)— थर्मामीटर को गुदीय नली में घुसा कर लिया गया तापमान

Subnormal temperature (सबनॉर्मल टैम्प्रेचर)— सामान्य तापमान 98.6° फे. (37° से.) से नीचे का तापमान, अवसामान्य तापमान

Template (टैमप्लेट)— एक नमूना या साँचा जो उसी प्रकार का दूसरा बनाने के लिए मार्गदर्शक की भाँति प्रयोग में लाया जाता है।

Temple (टैम्पूल)—सिर के प्रत्येक ओर कान के सामने तथा गण्डास्थिक चाप के ऊपर का क्षेत्र, कर्णपटी, शंख

Tempolabile (टैम्पोलेबाइल)—एक निश्चित समय के भीतर स्वतः परिवर्तित हो जाने वाला

Tempora (टैम्पोरा)— The temples.

Temporal (टैम्पोरल)— 1. कर्णपटी (कनपटी) या शंख से सम्बन्धित, कालिक, शंखास्थिक 2. समय से सम्बन्धित अथवा समय में सीमित

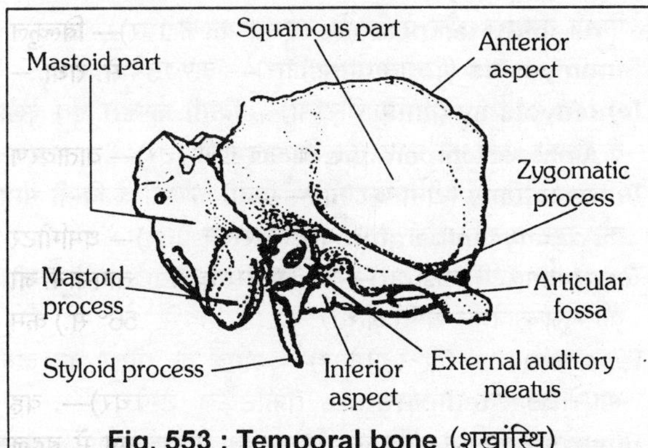

Fig. 553 : Temporal bone (शखांस्थि)

Squamous part = शल्कीय भाग, Anterior aspect = अग्रज रूप, Zygomatic process= गण्डास्थिक प्रवर्ध, Articular fossa = सन्धायक खात, External auditory meatus = बाह्य कर्ण कुहर, Inferior aspect = अधोवर्ती रूप, Styloid process = शूकाभ प्रवर्ध, Mastoid process = स्तनाकार या मैस्टॉयड प्रवर्ध, Mastoid part = मैस्टॉयड भाग

Temporalis (टैम्पोरेलिस)— शंखास्थिक खात में स्थित पेशी जो अधोहनु या मैण्डीबिल को ऊपर उठाती है।

Temporis (टैम्पोरिस)— Tempora का एकवचन

Temporo- (टैम्पोरो-)— एक उपसर्ग जिसका अर्थ कर्णपटी होता है।

Temporoauricular (टैम्पोरोऑरिकुलर)— शंखास्थिक एवं बहिर्कर्णीय क्षेत्रों से सम्बन्धित

Temporohyoid (टैम्पोरोहॉयड)— टैम्पोरल एवं हॉयड हड्डी से सम्बन्धित

Temporomalar (टैम्पोरोमेलर)— Temporozygomatic.

Temporomandibular (टैम्पोरोमैण्डीबुलर)—टैम्पोरल हड्डी एवं मैण्डीबिल के सम्बन्धित, शंखअधोहनुक

Temporomaxillary (टैम्पोरोमैक्ज़िलरी)— टैम्पोरल एवं मैक्ज़िला हड्डी से सम्बन्धित

Temporo-occipital (टैम्पोरो-ऑक्सीपिटल)— टैम्पोरल एवं ऑक्सीपिटल हड्डी से सम्बन्धित

Temporoparietal (टैम्पोरोपैराइटल)— टैम्पोरल एवं पैराइटल हड्डी से सम्बन्धित

Temporopontine (टैम्पोरोपोन्टाइन)— मस्तिष्क के टैम्पोरल खण्ड तथा पोन्स से सम्बन्धित अथवा उनके बीच स्थित

Temporosphenoid (टैम्पोरोस्फैनॉयड)— टैम्पोरल एवं स्फैनॉयड हड्डी से सम्बन्धित

Temporozygomatic (टैम्पोरोजाइगोमेटिक)— टैम्पोरल एवं जाइगोमेटिक हड्डी से सम्बन्धित

Tempostabile (टैम्पोस्टेबिल)— समय के साथ न बदलने वाला।

Tempostable (टैम्पोस्टेबूल)— Tempostabile.

Temulence (टेमुलैन्स)— शराबीपन

Tenacious (टिनेशियस)— चिपचिपा, आश्लेषी

Tenacity (टिनेसिटी)— चिपचिपाहट

Tenacula (टेनाकुला)— Tenaculum का बहुवचन

Tenaculum (टेनाकुलम)— किसी भाग जैसे किसी धमनी को पकड़ने एवं थामे रखने के लिए हुक के समान, नुकीला शल्यक्रिया सम्बन्धी यन्त्र

Tenalgia (टिनैल्जिया)— Tenodynia.

Tendency (टैन्डैन्सी)— प्रवृत्ति

Tender (टैन्डर)— स्पर्श अथवा दाब के प्रति संवेदनशील, स्पर्शासह्य

Tenderness (टैन्डरनैस)— स्पर्श अथवा दाब के प्रति संवेदनशीलता, स्पर्शासह्यता, दाब-वेदना

Tendinitis (टैन्डीनाइटिस)— Tenonitis. Tenontitis. Tendonitis.

Tendinoplasty (टैन्डीनोप्लास्टी)— Tendoplasty. Tenoplasty.

Tendinosis (टैण्डीनोसिस)—1. बार-बार चोट पहुँचने से किसी कण्डरा में ह्रास होना 2. शोथ रहित कण्डरा की सूजन

Tendinosuture (टैन्डीनोस्यूचर)— Tenorrhaphy.

Tendinous (टैन्डीनस)— कण्डरा से सम्बन्धित, उससे बना हुआ अथवा उसके समान; कण्डरीय

Tendinous synovitis (टैण्डीनस साइनोवाइटिस)— किसी कण्डरा के श्लेषक-आवरण का शोथ

Tendo (टैण्डो)— कण्डरा

Tendolysis (टैण्डोलाइसिस)— किसी कण्डरा को चिपकावों से अलग करना।

Tendomucin (टैण्डोम्यूसिन)— कण्डरा में पायी जाने वाली एक प्रकार की म्यूसिन या श्लेष्मरस

Tendon (टैण्डन)— कण्डरा। तन्तुमय संयोजी ऊतक की एक रज्जु जो पेशी में विलीन हो जाती है तथा उसे किसी हड्डी या अन्य भागों से संलग्न करती है जैसे एकिलस या कैल्केनियल कण्डरा जो गैस्ट्रोस्नीमियस पेशी के निचले सिरे पर एड़ी के पीछे सबसे मोटा तथा सबसे मजबूत कण्डरा होता है जो पेशी को कैल्केनियस हड्डी से संलग्न करता है।

Tendonitis (टैण्डोनाइटिस)— कण्डरा का शोथ

Tendon reflex (टैण्डन रिफ्लैक्स)— किसी पेशी के कण्डरा का परिताड़न करने पर पेशी का संकुचित होना।

Tendon spindle (टैण्डन स्पिनुडल)— किसी कण्डरा में तर्कुरूप तन्त्रिका अन्त

Tendoplasty (टैण्डोप्लास्टी)— Tendinoplasty. Tenoplasty.

Tendosynovitis (टैण्डोसाइनोवाइटिस)— Tendovaginitis. Tenosynovitis.

Tendotome (टैण्डोटोम)— कण्डरा को काटने वाला चाकू

Tendotomy (टैण्डोटॉमी)— Tenotomy.

Tendovaginal (टैण्डोवैजाइनल)— किसी कण्डरा एवं इसके आवरण से सम्बन्धित

Tendovaginitis (टैण्डोवैजीनाइटिस)— किसी कण्डरा एवं इसके आवरण की सूजन, कण्डरापिधानशोथ

Tenectomy (टेनेक्टॉमी)— किसी कण्डरा अथवा किसी कण्डरा आवरण की किसी विक्षति को शल्यक्रिया द्वारा काट कर निकाल देना।

Tenesmic (टिनेस्मिक)— संपीड कुंथन से सम्बन्धित अथवा उसके समान

Tenesmus (टिनेस्मस)—मलद्वारीय अथवा मूत्राशयी संवरणी का ऐंठनयुक्त संकुचन जिसमें दर्द होता है तथा मल-त्याग या मूत्रण के लिए जोर लगाना पड़ता है जिसका कोई असर नहीं होता; सम्पीडकुंथन

Tenia (टीनिया)— 1. कोमल ऊतक की एक चपटी बन्धनी या पट्टी 2. टीनिया वंश का एक फीताकृमि

Teniae (टीनी)— Tenia का बहुवचन

Tenial (टीनियल)— किसी फीताकृमि से अथवा कोमल ऊतक की एक चपटी बन्धनी या पट्टी से सम्बन्धित

Teniasis (टीनियेसिस)— शरीर में फीताकृमियों का पाया जाना, फीताकृमिरूग्णता

Tenicide (टीनीसाइड)— Taeniacide.

Teniform (टीनीफार्म)— Tenioid.

Tenifugal (टीनीफ्यूगल)— फीताकृमियों को बाहर निकाल देने की शक्ति वाला

Tenifuge (टेनीफ्यूज़)— फीताकृमियों को बाहर निकालने वाला, फीताकृमिनिस्सारक

Tenioid (टीनीआयड)— फीते के आकार का अथवा फीताकृमि के समान

Teniola (टीनियोला)— एक लम्बा एवं पतला फीताकृमि या पट्टी के समान रचना

Tennis elbow (टेनिस एल्बो)— सामान्यतया टेनिस खेलने में जोर पड़ने पर उत्पन्न एक रोग जिसमें ह्यूमेरस हड्डी के पार्श्वीय अधिस्थूलक पर दर्द होता है जो बाहु तथा अग्रबाहु के बाहर की ओर फैल जाता है एवं कलाई के अभिपृष्ठ-आंकुचन और उत्तानन (सीधा करने) से बढ़ जाता है। कलाई में कमजोरी हो जाती है तथा वस्तुओं को पकड़ने में कठिनाई होती है।

Teno- (टीनो-)— एक उपसर्ग जिसका अर्थ कण्डरा होता है।

Tenodesis (टीनोडेसिस)— शल्यक्रिया द्वारा किसी कण्डरा को किसी हड्डी के साथ स्थिर कर देना, कण्डरा-स्थिरीकरण

Tenodynia (टीनोडाइनिया)— किसी कण्डरा में दर्द होना, कण्डरार्ति

Tenofibril (टीनोफाइब्रिल)— Tonofibril.

Tenolysis (टीनोलाइसिस)— Tendolysis.

Tenomyoplasty (टीनोमायोप्लास्टी)— प्लास्टिक सर्जरी द्वारा किसी कण्डरा और पेशी की मरम्मत करना।

Tenomyositis (टीनोमायोसाइटिस)— कण्डरापेशीशोथ

Tenomyotomy (टीनोमायोटॉमी)— किसी कण्डरा एवं पेशी के किसी भाग को काट कर निकाल देना।

Tenonectomy (टीनोनेक्टॉमी)— किसी कण्डरा के किसी भाग को काट कर निकाल देना, कण्डरोच्छेदन

Tenonitis (टीनोनाइटिस)— 1. कण्डराशोथ 2. टेनन के कैप्सूल की सूजन, टेनन-सम्पुटशोथ

Tenonometer (टीनोनोमीटर)— आँख के भीतर का दाब मापने का एक उपकरण

Tenon's capsule (टेनन्स कैप्सूल)— नेत्रश्लेष्मला के पीछे नेत्रगोलक का एक पतला संयोजी ऊतक का आवरण

Tenontitis (टीनोन्टाइटिस)— Tendonitis. Tendinitis.

Tenontodynia (टीनोन्टोडाइनिया)— Tenalgia. Tenodynia.

Tenontography (टीनोन्टोग्राफी)— कण्डराओं का विवरण

Tenontolemmitis (टीनोन्टोलेम्माइटिस)— Tenosynovitis.

Tenontology (टीनोन्टोलॉजी)—कण्डराओं का अध्ययन

Tenontomyoplasty (टीनोन्टोमायोप्लास्टी)— Tenomyoplasty.

Tenontomyotomy (टीनोन्टोमायोटॉमी)— किसी पेशी के किसी कण्डरा को काटना जिसके साथ सम्पूर्ण पेशी अथवा इसके किसी भाग को काट कर निकाल देना।

Tenontoplastic (टीनोन्टोप्लास्टिक)— कण्डरासन्धान से सम्बन्धित

Tenontoplasty (टीनोन्टोप्लास्टी)— Tenoplasty.

Tenontothecitis (टीनोन्टोथीसाइटिस)— Tendovaginitis.

Tenophyte (टीनोफाइट)— किसी कण्डरा पर एक उपास्थि की या अस्थिल वृद्धि

Tenoplasty (टीनोप्लास्टी)— प्लास्टिक सर्जरी द्वारा कण्डराओं की मरम्मत करना, कण्डरासन्धान

Tenoreceptor (टीनोरिसीप्टर)— कण्डरा में स्थित प्रग्राही तन्त्रिका अन्त

Tenorrhaphy (टीनोरैह्फी)—किसी कण्डरा को सीना, कण्डरासीवन

Tenositis (टीनोसाइटिस)— Tenontitis. Tendonitis.

Tenostosis (टीनोस्टोसिस)— किसी कण्डरा का हड्डी में परिवर्तित होना।

Tenosuspension (टीनोसस्पैन्सन)—शल्यचिकित्सा में, किसी रचना को सम्भालने या सहारा देने में किसी कण्डरा का प्रयोग करना।

Tenosuture (टीनोस्यूचर)— Tenorrhaphy.

Tenosynovectomy (टीनोसाइनोवेक्टॉमी)— किसी कण्डरा-आच्छद को शल्यक्रिया द्वारा काट कर अलग कर देना।

Tenosynovitis (टीनोसाइनोवाइटिस)— किसी कण्डरा- आच्छद की सूजन, कण्डरावरणशोथ

Tenotome (टीनोटोम)— किसी कण्डरा को आर-पार काटने के लिए एक यन्त्र

Tenotomist (टीनोटॉमिस्ट)—कण्डराछेदन विशेषज्ञ

Tenotomy (टीनोटॉमी)— शल्यक्रिया द्वारा कण्डरा को काटना, कण्डराछेदन

Tenovaginitis (टीनोवैजीनाइटिस)—Tenosynovitis.

Tense (टैन्स)—खींचा हुआ, तना हुआ, कठोर, कसा हुआ, मानसिक दबाव से युक्त

Tensiometer (टैन्सियोमीटर)— किसी द्रव के सतह तनाव का पता लगाने वाला एक उपकरण

Tension (टैन्शन)—1. खींचने की क्रिया अथवा खिंचा होना 2. दाब जैसे धमनीय रक्त-दाब 3. मानसिक दाब। तनाव

Tension suture (टैन्शन स्यूचर)— किसी जख्म के किनारों पर खिंचाव को कम करने के लिए उस पर लगाया जाने वाला टाँका

Tensometer (टैन्सोमीटर)— वस्तुओं की खिंचाव शक्ति का परीक्षण करने वाला उपकरण

Tensor (टैन्सर)— कोई भी पेशी जो किसी भाग को तनावयुक्त बनाती है, तानिका

Tensores (टैन्सोर्स)— Tensor का बहुवचन

Tent (टेन्ट)— 1. कोमल पदार्थ की एक डाट 2. मास्क (नाक और मुँह को ढकने वाला नकाब) जैसे ऑक्सीजन का मास्क, छदि

Tentacle (टेन्टाकूल)— भोजन ग्रहण करने, परिग्रहण अथवा चलने-फिरने के लिए अपृष्ठवंशियों में पाया जाने वाला एक लम्बा तथा पतला प्रवर्ध

Tentoria (टेन्टोरिया)— Tentorium का बहुवचन

Tentorial (टेन्टोरियल)—छदि से सम्बन्धित

Tentorium (टेन्टोरियम)— शरीर का एक भाग जो छदि के समान होता है।

Tentorium cerebelli (टेन्टोरियम सेरीबेलाइ)—प्रमस्तिष्क एवं अनुमस्तिष्क के बीच पश्चकपालीय खण्डों को सहारा देने वाला दृढ़तानिका का प्रवर्ध, अनुमस्तिष्क छदि

Tephromalacia (टेफरोमैलेशिया)— मस्तिष्क अथवा सुषुम्ना रज्जु के धूसर द्रव्य का कोमल हो जाना।

Tephromyelitis (टेफरोमायलाइटिस)— सुषुम्ना रज्जु के धूसर द्रव्य का शोथ

Tephrosis (टेफरोसिस)—भस्मीकरण; शवदाह

Tephrylometer (टेफरीलोमीटर)— प्रमस्तिष्क-प्रान्तस्था की मोटाई मापने वाला एक उपकरण

Tepid (टेपिड)— हल्का गर्म; गुनगुना, अल्पोषण

Tepidarium (टेपिडेरियम)—ऊष्ण स्नान का स्थान

Tepor (टेपर)— मामूली गर्मी

Ter- (टर-)— एक उपसर्ग जिसका अर्थ तीन बार होता है।

Teracurie (टेराक्यूरी)— विकिरणशीलता की एक इकाई, 10^{12} कूरी

Teramorphous (टेरामॉर्फस)— जन्मजात विकृत भ्रूण के समान

Teras (टेरास)— विकृत भ्रूण, दैत्य

Teratic (टेराटिक)— विकृत भ्रूण से सम्बन्धित

Teratism (टेराटिज़्म)— जन्मजात अथवा उपार्जित शारीरिक विकृति

Atresic teratism (एट्रेसिक टेराटिज़्म)— ऐसी शारीरिक विकृति जिसमें शरीर के सामान्य द्वार जैसे मुख, गुदा या योनि आदि नहीं बनते।

Ceasmic teratism (सियास्मिक टेराटिज़्म)— ऐसी शारीरिक विकृति जिसमें किसी भाग के पार्श्वीय अर्द्ध भाग आपस में नहीं मिल पाते जैसा कि खण्ड तालू में होता है।

Ectogenic teratism (एक्टोजेनिक टेराटिज़्म)—ऐसी

शारीरिक विकृति जिसमें शरीर के कुछ भाग नहीं होते अथवा वे दोषयुक्त होते हैं।

Ectopic teratism (एक्टोपिक टेराटिज़्म)— ऐसी शारीरिक विकृति जिसमें शरीर के कुछ अंग अथवा भाग विस्थापित होते हैं।

Hypergenic teratism (हाइपरजेनिक टेराटिज़्म)— ऐसी शारीरिक विकृति जिसमें शरीर के किसी भाग का बाहुल्य हो जाता है जैसे बहुअंगुलिता

Symphysic teratism (सिम्फाइसिक टेराटिज़्म)— ऐसी शारीरिक विकृति जिसमें सामान्य रूप से पृथक भाग आपस में जुड़े होते हैं।

Terato- (टेराटो-)— एक उपसर्ग जो विकृत भ्रूण को दर्शाता है।

Teratoblastoma (टेराटोब्लास्टोमा)— एक अर्बुद जिसमें भ्रूणीय पदार्थ होता है जो तीनों जनन अस्तरों को प्रस्तुत नहीं करता।

Teratocarcinoma (टेराटोकार्सिनोमा)— अपरूपार्बुद या टेराटोमा की उपकला-कोशिकाओं से उत्पन्न होने वाला कैन्सर

Teratogen (टेराटोजन)—अपरूपजनन उत्पन्न करने वाली कोई भी वस्तु, अपरूपजन

Teratogenesis (टेराटोजेनेसिस)— किसी भ्रूण में विकृत रचनाओं का उत्पन्न होना जिसके परिणामस्वरूप वह दैत्य हो जाता है, अपरूपजनन

Teratogenetic (टेराटोजेनेटिक)— अपरूपजनन सम्बन्धी

Teratogenic (टेराटोजेनिक)— Teratogenetic.

Teratogenicity (टेराटोजेनीसिटी)— कुरचना उत्पन्न करने का गुण अथवा ऐसा करने की क्षमता

Teratogenous (टेराटोजीनस)— विकृत भ्रूणीय भागों से उत्पन्न होने वाला

Teratogeny (टेराटोजेनी)— Teratogenesis.

Teratoid (टेराटॉयड)—दैत्य के समान

Teratoid tumor (टेराटॉयड ट्यूमर)— Teratoma.

Teratologic (टेराटोलॉजिक)— अपरूपविज्ञान सम्बन्धी

Teratology (टेराटोलॉजी)— चिकित्सा-विज्ञान की वह शाखा जिसका सम्बन्ध जन्मजात विकृत भ्रूणों के अध्ययन से होता है, अपरूपविज्ञान, विरूपविज्ञान

Teratoma (टेराटोमा)— अधिकतर डिम्बग्रन्थि या शुक्रग्रन्थि में पाया जाने वाला एक जन्मजात पुटीय अर्बुद जिसमें भ्रूण के सभी तीनों जनन अस्तर होते हैं, अपरूपार्बुद।

Teratomatous (टेराटोमेटस)— अपरूपार्बुद से सम्बन्धित अथवा उसके समान

Teratophobia (टेराटोफोबिया)— विकृत बच्चे को जन्म देने का रोगोत्पादक भय

Teratosis (टेराटोसिस)— विकृत भ्रूण का होना।

Teratospermia (टेराटोस्पर्मिया)— वीर्य में विकृत शुक्राणुओं का पाया जाना।

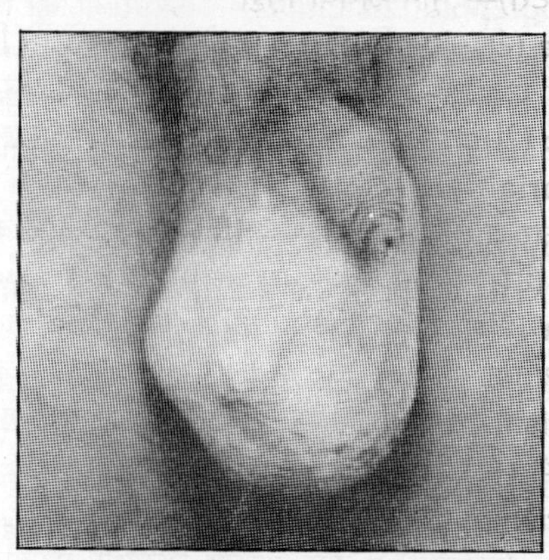

Fig. 554 : Teratoma of the testis
(वृषण या अण्डकोष का अपरूपार्बुद अथवा टेराटोमा)

Teratozoospermia (टेराटोज़ूस्पर्मिया)— Teratospermia.

Terebrant (टेरीब्रेन्ट)— छेदक

Terebrating (टेरीब्रेटिंग)— Terebrant.

Terebration (टेरीब्रेशन)— 1. छेद करने की क्रिया 2. छेद करने जैसी वेदना होना।

Teres (टेरीज़)— गोल तथा लम्बा, बेलनाकार। ऐसा कुछ पेशियों एवं स्नायु के लिए कहा जाता है।

Tergal (टर्गल)— पीठ अथवा पृष्ठीय सतह से सम्बन्धित

Tergum (टर्गम)— पीठ

Ter in die (टर इन डाइ)—दिन में तीन बार

Term (टर्म)— एक निश्चित समयावधि विशेषकर गर्भावस्था की

Terminad (टर्मिनाड)— लक्ष्य बिन्दु की ओर

Terminal (टर्मिनल)—1. किसी अन्त से सम्बन्धित, अन्त्य 2. अन्त में रखा हुआ, अन्तस्थ 3. अन्त

Terminal cancer (टर्मिनल कैंसर)— बढ़ा हुआ कैंसर

Terminal illness (टर्मिनल इलनैस)— ऐसी बीमारी जिससे रोगी की मृत्यु हो जाती है।

Terminal infection (टर्मिनल इन्फैक्शन)— किसी रोग की अन्तिम अवस्था में प्रकट होने वाला संक्रमण जो अक्सर प्राणघातक होता है।

Terminatio (टर्मिनेशियो)— समाप्ति अथवा समाप्त होने वाला।

Termination (टर्मिनेशन)—1. किसी कार्य का रुक जाना, समाप्ति 2. किसी भाग का दूरस्थ सिरा

Termini (टर्मिनाइ)— Terminus का बहुवचन

Terminology (टर्मिनोलॉजी)— Nomenclature.

Terminus (टर्मिनस)— एक अन्त

Terms (टर्म्स)—ऋतुस्राव, मासिक धर्म

Ternary (टर्नरी)—1. तीसरा; तिगुना; तिहरा 2. तीन रासायनिक तत्त्वों से मिलकर बना रासायनिक पदार्थ

Terra (टेरा)— भूमि अथवा मिट्टी

Terrace (टीरेस)— किसी जख्म को बन्द करने के लिए मोटे ऊतकों के द्वारा उसकी कई पंक्तियों में सिलाई करना ।

Terrific (टेरिफिक)—भय उत्पन्न करने वाला; भयंकर; भयावह

Territoriality (टैरीटोरियालिटी)— लोगों की किसी अधिकार-क्षेत्र विशेष या प्रभाव का प्रतिवाद करने की प्रवृत्ति

Terror (टेरर)— अत्यधिक भय, अतिभीति

Tertian (टर्शियन)— प्रत्येक तीसरे दिन होने वाला, ऐसा सामान्यतया मलेरिया ज्वर के लिए कहा जाता है; तृतीयक

Tertiarism (टर्शियारिज़्म)— सिफिलिस की तृतीयक अवस्था के सभी लक्षणों के लिए एक सामूहिक शब्द

Tertiarismus (टर्शियारिज़्मस)— Tertiarism.

Tertiary (टर्शियरी)— क्रम अथवा अवस्था में तीसरा जैसे तृतीयक सिफिलिस

Tertigravida (टर्शिग्रेविडा)— तीसरी बार गर्भवती होने वाली स्त्री, तृतीय सगर्भा

Tertipara (टर्शिपैरा)— वह स्त्री जो तीन बार गर्भवती रह चुकी हो और जिसने तीन जीवनक्षम शिशुओं को जन्म दिया हो, त्रिगर्भा

Tessellated (टेसीलेटेड)—छोटे-छोटे वर्गों से बना हुआ, खानेदार

Test (टैस्ट)—1. परीक्षण 2. रासायनिक प्रतिक्रिया

Testa (टैस्टा)— छिलका

Testalgia (टेस्टेल्जिया)— शुक्रग्रन्थि में दर्द होना ।

Testectomy (टेस्टेक्टॉमी)— Orchectomy. Orchidectomy.

Testes (टेस्टीस)— Testis का बहुवचन

Testicle (टेस्टिकल)— एक शुक्रग्रन्थि

Testicond (टेस्टीकोन्ड)— अनवतीर्ण शुक्रग्रन्थियों को धारण करना ।

Testicular (टेस्टीकुलर)—किसी शुक्रग्रन्थि से सम्बन्धित

Testiculus (टेस्टीकुलस)— Testis.

Testis (टेस्टिस)—वृषण या अण्डकोष के भीतर स्थित पुरुष की दो जनन ग्रन्थियों में से एक जिसमें वीर्य एवं पुरुष लिंग हॉर्मोन–टेस्टोस्टेरोन उत्पन्न होता है, शुक्रग्रन्थि ।

Abdominal testis (एब्डोमिनल टेस्टिस)— Undescended testis.

Cryptorchid testis (क्रिप्टोर्किड टेस्टिस)— Undescended testis.

Displaced testis (डिस्प्लेस्ड टेस्टिस)— असामान्य रूप से वंक्षणीय नली या श्रोणि में स्थित शुक्रग्रन्थि

Ectopic testis (एक्टोपिक टेस्टिस)— शुक्रग्रन्थि का किसी असामान्य स्थान पर जैसे वृषण से बाहर मूलाधार में पाया जाना ।

Inverted testis (इनवर्टेड टेस्टिस)— वृषण या अण्डकोष में एक उल्टी शुक्रग्रन्थि जिससे इपिडीडिमिस शुक्रग्रन्थि के पश्चज भाग की अपेक्षा अग्रज भाग से संलग्न रहती है ।

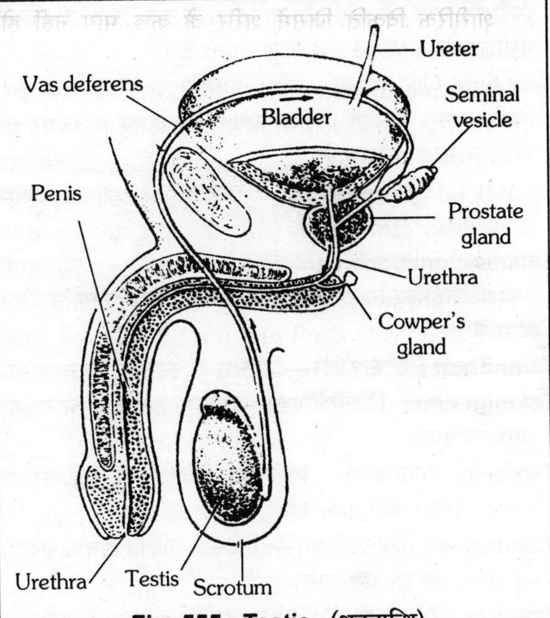

Fig. 555 : Testis (शुक्रग्रन्थि)

Ureter = मूत्रनली या गवीनी, Bladder = मूत्राशय, Vas deferens = शुक्रवाहिनी, Penis = शिश्न, Urethra = मूत्र-मार्ग, Testis = शुक्रग्रन्थि, Scrotum = अण्डकोष या वृषण, Cowper's gland = काउपर-ग्रन्थि, Prostate gland = प्रोस्टेट ग्रन्थि, Seminal vesicle = शुक्राशय

Movable testis (मूवेबल टेस्टिस)— Retractile testis.

Retractile testis (रीट्रैक्टाइल टेस्टिस)— ऐसी शुक्रग्रन्थि जो ऊपर को चढ़कर वृषण या अण्डकोष के ऊपरी भाग तक पहुँचती है या नीचे वक्षंणीय नली में को उतर जाती है ।

Undescended testis (अनडिसेन्डेड टेस्टिस)— ऐसी शुक्रग्रन्थि जो नीचे उतर कर अण्डकोष में नहीं पहुँचती और वक्षंणीय नली या उदरीय गुहा में रहती है । अनवतीर्ण शुक्रग्रन्थि

Testitis (टेस्टाइटिस)— Orchitis.

Test meal (टैस्ट मील)— आमाशय की सामग्रियों के रासायनिक विश्लेषण या आमाशय के रोगों के एक्स-रे निदान के लिए रोगी को दिया जाने वाला एक थोड़ा तथा निश्चित मात्रा एवं संघटन का आहार, परीक्षणाहार

Testoid (टेस्टॉयड)—शुक्रग्रन्थि के समान

Testopathy (टेस्टोपैथी)—शुक्रग्रन्थियों का कोई भी रोग

Testosterone (टेस्टोस्टेरोन)— शुक्रग्रन्थियों से उत्पन्न एक पुरुष लिंग हॉर्मोन

Test tube baby (टैस्ट ट्यूब बेबी)— ऐसी माँ से पैदा होने वाला बच्चा जिसके डिम्ब को अलग कर किसी टैस्ट ट्यूब

(परीक्षण नली) में गर्भित किया जाता है तथा फिर इसे उसके गर्भाशय में आरोपित कर दिया जाता है।

Test type (टैस्ट टाइप)— दृष्टि-तीक्ष्णता के परीक्षण के लिए किसी कागज पर छपे विभिन्न प्रमाण के टाइप के अक्षर या अंक, परीक्षण अक्षरमाला

Tetanic (टिटेनिक)— टिटेनस से सम्बन्धित अथवा उसे उत्पन्न करने वाला, धनुस्तम्भी

Tetanic convulsion (टिटेनिक कन्वल्ज़न)— एक तानी आक्षेप जिसके साथ निरन्तर बना रहने वाला पेशीय सकुंचन होता है।

Tetaniform (टिटेनीफॉर्म)— टिटेनस के समान, धनुस्तम्भरूप

Tetanigenous (टिटेनीजीनस)—टिटेनस उत्पन्न करने वाला, धनुस्तम्भजनक

Tetanism (टिटेनिज़्म)— विशेषकर शिशुओं में टिटेनस के समान निरन्तर बनी रहने वाली पेशीय अतितानता

Tetanization (टिटेनाइजेशन)— टिटेनस-आक्षेपों अथवा लक्षणों को उत्पन्न करना, धनुस्तम्भन

Tetanize (टिटेनाइज़)— टिटेनस-आक्षेपों अथवा लक्षणों को उत्पन्न करना।

Tetanode (टिटैनोड)— टिटैनी में ऐंठनों के बीच शान्ति का समय

Tetanoid (टिटेनॉयड)—धनुस्तम्भाभ

Tetanoid paraplegia (टिटेनॉयड पैराप्लीजिया)—सुषुम्ना रज्जु का पार्श्वीय काठिन्य होने के कारण टाँगों का पक्षाघात हो जाना।

Tetanolysin (टिटेनोलाइसिन)— टिटेनस को उत्पन्न करने वाले बेसीलस क्लॉस्ट्रीडियम टिटेनाइ द्वारा उत्पन्न जीवविष का रक्तलायक घटक

Tetanometer (टिटेनोमीटर)—तानिक पेशीय ऐंठन के बल की माप लेने वाला एक यन्त्र

Tetanomotor (टिटेनोमोटर)— पेशियों की तन्त्रिकाओं को यान्त्रिक क्रिया द्वारा उद्दीप्त करके उनमें तानिक ऐंठन उत्पन्न करने वाला एक यन्त्र

Tetanophil, Tetanophilic (टिटेनोफिल, टिटेनोफिलिक)— टिटेनस जीवविष के प्रति जिसका लगाव हो।

Tetanospasmin (टिटेनोस्पाज़्मिन)— टिटेनस को उत्पन्न करने वाले बेसीलस क्लॉस्ट्रीडियम टिटेनाइ के द्वारा उत्पन्न जीवविष का तन्त्रिका विषाक्त घटक जिससे टिटेनस में आक्षेप आते हैं।

Tetanotoxin (टिटेनोटॉक्सिन)— टिटेनस जीवविष

Tetanus (टिटेनस)— किसी जख्म से शरीर में प्रवेश करने वाले टिटेनस बेसीलस क्लॉस्ट्रीडियम टिटेनाइ के तन्त्रिकाप्रेरक जीवविष (टिटेनोस्पाज़्मिन) द्वारां उत्पन्न एक तीव्र संक्रामक रोग जो अधिकतर प्राणघातक होता है। इसमें हनुस्तम्भ (जबड़ों का भिंच जाना), सार्वदैहिक पेशीय ऐंठन, शरीर का पीछे की ओर मुड़ जाना, आक्षेप आना (दौरे पड़ना), श्वसनीय ऐंठन तथा पक्षाघात हो जाता है; धनुस्तम्भ। टिटेनस या धनुस्तम्भ के भेद—

Acoustic tetanus (एकाउस्टिक टिटेनस)—फैरेडिक करन्ट द्वारा उत्पन्न प्रायोगिक टिटेनस

Anticus tetanus (एन्टीकस टिटेनस)— टिटेनस जिसमें शरीर पीछे को मुड़ जाता है। (Emprosthotonos–अन्तरायाम)

Artificial tetanus (आर्टीफीशियल टिटेनस)— औषधि जैसे स्ट्रिचनीन के द्वारा उत्पन्न टिटेनस

Ascending tetanus (एसेंडिंग टिटेनस)— ऐसी टिटेनस जिसमें पेशियों में ऐंठन सबसे पहले शरीर के निचले भाग में होती है, फिर ऊपर को चढ़ जाती है और अन्त में सिर तथा गर्दन की पेशियों में ऐंठन होती है।

Cephalic tetanus (सिफैलिक टिटेनस)— सिर अथवा चेहरे पर, विशेष रूप से आँख की भौंह के पास ज़ख्म हो जाने के कारण एक संक्षिप्त रोगोद्भवन (1 से 2 दिन) काल के पश्चात् उत्पन्न होने वाली टिटेनस। इसमें चर्वण-पेशियों में ऐंठन हो जाने से जबड़े भिंच जाते हैं, चेहरे के एक ओर पक्षाघात हो जाता है तथा भोजन निगलने में कठिनाई होती है।

Chronic tetanus (क्रोनिक टिटेनस)— टिटेनस जिसमें लक्षण किसी चोट लगने के काफी अर्से बाद उत्पन्न होते हैं तथा वे इतने उग्र नहीं होते।

Cryptogenic tetanus (क्रिप्टोजेनिक टिटेनस)— ऐसी टिटेनस जिसमें जीव के प्रवेश स्थल का पता नहीं होता।

Descending tetanus (डिसेन्डिंग टिटेनस)— ऐसी टिटेनस जिसमें पहले सिर और गर्दन की पेशियों में ऐंठन होती है और फिर शरीर की अन्य पेशियों में होती है।

Dorsalis tetanus (डार्सेलिस टिटेनस)— टिटेनस जिसमें शरीर पीछे की ओर मुड़ जाता है।

Idiopathic tetanus (इडियोपैथिक टिटेनस)— टिटेनस जिसमें जीवों का प्रवेश स्थल (जख्म) दिखाई नहीं देता।

Infantile tetanus (इन्फैन्टाइल टिटेनस)— Neonatorum tetanus.

Lateralis tetanus (लेट्रालिस टिटेनस)—एक प्रकार की टिटेनस जिसमें शरीर पार्श्वों में झुक जाता है।

Local tetanus (लोकल टिटेनस)— टिटेनस जिसमें जख्म के पास कुछ पेशियों में ऐंठन हो जाती है।

Neonatorum tetanus (न्योनेटोरम टिटेनस)— बहुत छोटे शिशुओं में सामान्यतया नाभि के संक्रमण के कारण उत्पन्न होने वाली टिटेनस, नवजात-धनुस्तम्भ

Postoperative tetanus (पोस्टऑपरेटिव टिटेनस)— किसी ऑपरेशन के बाद होने वाली टिटेनस

Puerperal tetanus (प्यूरपीरल टिटेनस)— बच्चा पैदा होने के पश्चात् होने वाली टिटेनस

Tetanus dorsalis (टिटेनस डॉर्सेलिस)— टिटेनस जिसमें शरीर आगे की ओर मुड़ जाता है। (Opisthotonos–बाह्यायाम)

Tetanus lateralis (टिटेनस लेट्रालिस)— टिटेनस जिसमें शरीर पार्श्व में मुड़ जाता है; (Pleurothotonos–पार्श्वायाम)

Toxic tetanus (टॉक्सिक टिटेनस)—नक्स वोमिका अथवा स्ट्रिचनीन की अधिक मात्रा लेने से उत्पन्न टिटेनस

Traumatic tetanus (ट्रॉमेटिक टिटेनस)— किसी चोट लगने के पश्चात् चोट के क्लॉस्ट्रीडियम टिटेनाइ से संक्रमित होने के कारण उत्पन्न टिटेनस

Tetanus antitoxin (टिटेनस एण्टिटॉक्सिन)—1. टिटेनस बेसीलस क्लॉस्ट्रीडियम टिटेनाइ के संक्रमण के परिणामस्वरूप अथवा टिटेनस टॉक्सिन या टाक्सॉयड के संरोपण (टीका लगाने) से रक्त में उत्पन्न होने वाली एक एण्टीबॉडी 2. टिटेनस टॉक्सिन के प्रति रोगक्षमीकृत घोड़े के रक्त से प्राप्त एक एण्टिटॉक्सिन। यह मनुष्य में निष्क्रिय रोगक्षमता उत्पन्न करके टिटेनस की रोकथाम अथवा चिकित्सा में प्रयोग में लाया जाता है। इसकी अवत्वचीय इन्जैक्शन द्वारा दी जाने वाली रोग-निरोधी मात्रा 1500 यूनिट तथा चिकित्सा के लिये अवत्वचीय या अन्तःशिराभ इन्जैक्शन द्वारा दी जाने वाली मात्रा 5000 से 20,000 यूनिट है।

Tetanus immune globulin (टिटेनस इम्यून ग्लोबुलिन)— मानव रक्त से प्राप्त इम्यून ग्लोबुलिन जिसका उन व्यक्तियों में प्रयोग किया जाता है जिन्हें टिटेनस के प्रति पहले रोगक्षमीकृत नहीं किया गया हो और जिसके घोड़े के सीरम में उत्पन्न टिटेनस एन्टीटॉक्सिन की अपेक्षा इतर प्रभाव कम होते हैं।

Tetanus toxoid (टिटेनस टाक्सॉयड)— यह टिटेनस टॉक्सिन होता है जिसे रूपान्तरित कर दिया जाता है जिससे इसकी विषाक्तता बहुत कम हो जाती है परन्तु इसकी सक्रिय रोगक्षमता उत्पन्न करने की क्षमता नहीं बदलती।

Tetany (टिटेनी)— रक्त में कैल्सियम की कमी, विटामिन डी की कमी जिससे कैल्सियम का अवशोषण कम हो जाता है, परावटु या पैराथाइरॉयड अल्पता, क्षारमयता (रक्त में क्षार की अधिकता) के द्वारा अधिकतर बच्चों में उत्पन्न होने वाला तथा दुग्धस्रवण काल एवं गर्भावस्था में कैल्सियम की अधिक आवश्यकता होने से स्त्रियों में उत्पन्न होने वाला एक रोग। इसमें कभी भुजाओं में सुन्नता हो जाती है तथा कभी झुनझुनी होती है, कलाई तथा टखने के जोड़ों पर अत्यधिक आकुंचन (मणिबन्धपादिक ऐंठन) होता है, पेशीय स्फुरण (फड़फड़ाहट) तथा ऐंठन हो जाती है और आक्षेप आने (दौरे पड़ने) लगते हैं; अपतानिका। अपतानिका या टिटेनी के मुख्य भेद—

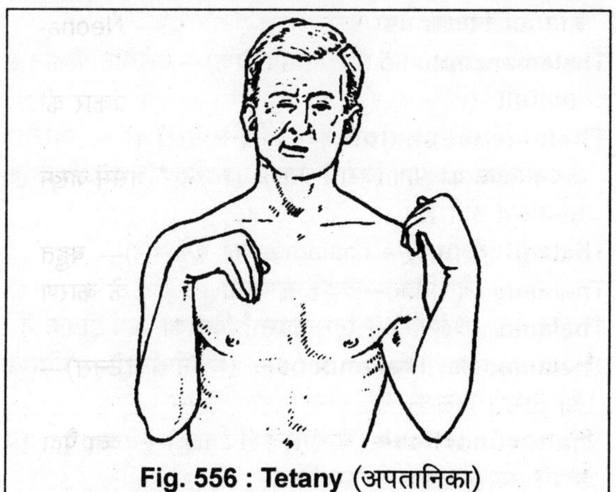

Fig. 556 : Tetany (अपतानिका)

Gastric tetany (गैस्ट्रिक टिटेनी)— आमाशय के रोगों के कारण उत्पन्न गम्भीर टिटेनी जिसमें साँस लेने में कठिनाई होती है तथा भुजाओं की तानिक, वेदनायुक्त ऐंठन होती है।

Hyperventilation tetany (हाइपरवेन्टीलेशन टिटेनी)— लगातार बलपूर्वक साँस लेने तथा निकालने से उत्पन्न टिटेनी

Hypocalcemic tetany (हाइपोकैल्सीमिक टिटेनी)— सीरम में कैल्सियम या विटामिन डी की कमी से उत्पन्न होने वाली टिटेनी

Latent tetany (लेटेन्ट टिटेनी)— तन्त्रिकाओं के यान्त्रिक अथवा वैद्युत् उद्दीपन से उत्पन्न होने वाली टिटेनी

Parathyroid tetany, Parathyroprival tetany (पैराथाइरॉयड टिटेनी, पैराथाइरोप्राइवल टिटेनी)— पैराथाइरॉयड ग्रन्थियों की कार्याल्पता के कारण अथवा उनके निकाल देने से उत्पन्न टिटेनी

Rachitic tetany (रेकीटिक टिटेनी)— रिकेट या बालास्थिविकार में होने वाली टिटेनी

Tetany of alkalosis (टिटेनी ऑफ एल्कालोसिस)— शरीर से अम्ल की हानि होने अथवा उसमें क्षार के बढ़ जाने से उत्पन्न टिटेनी

Tetartanopia, Tetartanopsia (टीटारटेनोपिया, टीटारटेनोप्सिया)— प्रत्येक दृष्टि-क्षेत्र के एक-जैसे चौथाई भाग में समरूप अन्धता

Tetra-, Tetr- (टैट्रा-, टैट्र-)— चार के अर्थ में प्रयुक्त उपसर्ग

Tetra-amelia (टैट्रा-एमेलिया)— ऊपरी एवं निचली भुजाओं का अभाव

Tetrabasic (टैट्राबेसिक)— चार पुनःस्थापित हो सकने वाले हाइड्रोजन परमाणुओं से युक्त, ऐसा किसी अम्ल या अम्ल लवण के लिए कहा जाता है।

Tetrablastic (टैट्राब्लास्टिक)— चार जनन अस्तर— बहिर्जनस्तर, अन्तःजनस्तर तथा दो मध्यजनस्तरों से युक्त

Tetrabrachius (टैट्राब्रेकियस)—विकृत भ्रूण जिसके चार बाहें होती हैं।

Tetrachirus (टैट्राकाइरस)— विकृत भ्रूण जिसके चार हाथ होते हैं।

Tetracrotic (टैट्राक्रोटिक)— एक नाड़ी अनुरेखण जिसकी तरंग की अवरोही भुजा में ऊपर की ओर को चार उठान होते हैं।

Tetracuspid (टैट्राकस्पिड)— चार नोकों वाला

Tetrad (टैट्रॉड)— एक-सी अथवा सम्बद्ध चार वस्तुओं का एक समूह जैसे कोई तत्त्व जिसमें चार की वैलेन्सी अथवा संयोजन शक्ति होती है; या कुछ गोलाणुओं के दो तलों में विभाजन से उत्पन्न चार कोशिकाओं का एक समूह; चतुष्क

Tetradactyl (टैट्राडैक्टाइल)— किसी हाथ अथवा पाँव में केवल चार अँगुलियाँ धारण करने वाला।

Tetradactyly (टैट्राडैक्टाइली)— हाथ अथवा पाँव में चार अँगुलियों का पाया जाना।

Tetradic (टैट्राडिक)— चतुष्क से सम्बन्धित

Tetragenous (टैट्राजीनस)— जीवधारियों विशेषकर जीवाणुओं से सम्बन्धित जो चार के वर्गों में विभाजित होते हैं।

Tetragon (टैट्रागोन)— Tetragonum.

Tetragonum (टैट्रागोनम)— चार पार्श्वों वाली आकृति

Tetralogy (टैट्रालोगी)—चार लक्षणों अथवा तत्त्वों का संयोजन, चतुष्क

Tetramastia, Tetramazia (टैट्रामैस्टिया, टैट्रामैज़िया)— चार स्तनों का पाया जाना।

Tetramastigote (टैट्रामैस्टीगोट)— चार कशाभों को धारण करने वाला।

Tetramastous (टैट्रामैस्टस)—चार स्तनों से युक्त

Tetramelus (टैट्रामीलस)—संयुक्त यमल जिनमें चार बाँहें या चार टाँगें होती हैं।

Tetrameric, Tetramerous (टैट्रामेरिक, टैट्रामेरस)— चार हिस्सों वाला

Tetranopsia (टैट्रानोप्सिया)— Quadrantanopia.

Tetraotus (टैट्राओटस)— Tetrotus.

Tetraparesis (टैट्रापैरेसिस)— सभी चारों भुजाओं की पेशीय दुर्बलता

Tetraperomelia (टैट्रापैरोमीलिया)— सभी चारों भुजाओं की जन्मजात कुरचनाएँ

Tetraphocomelia (टैट्राफोकोमीलिया)—सभी चारों भुजाओं के समीपस्थ भाग का जन्मजात अभाव, हाथ तथा पाँव एक छोटी तथा अनियमित आकार की हड्डी द्वारा सीधे धड़ से जुड़े होते हैं।

Tetraplegia (टैट्राप्लीजिया)— चतुरांगघात

Tetraplegic (टैट्राप्लीजिक)— सभी चारों भुजाओं के पक्षाघात से पीड़ित

Tetraploid (टैट्राप्लॉयड)— गुणसूत्र के चार सैटों वाला

Tetraploidy (टैट्राप्लॉयडी)— गुणसूत्रों के चार सैट धारण करना।

Tetrapod (टैट्रापॉड)—चार पाँवों वाला, चतुष्पाद

Tetrapus (टैट्रापस)— ऐसा विकृत भ्रूण जिसके चार पाँव होते हैं।

Tetrascelus (टैट्रास्केलस)— ऐसा विकृत भ्रूण जिसके चार टाँगें होती हैं।

Tetrasomic (टैट्रासोमिक)— किसी द्विगुणित कोशिका में गुणसूत्रों के एक जोड़े के दो गुणसूत्रों के बजाय चार गुणसूत्र धारण करने वाला।

Tetrasomy (टैट्रासोमी)— किसी द्विगुणित कोशिका में गुणसूत्रों के एक जोड़े के दो गुणसूत्रों के बजाय चार गुणसूत्रों का पाया जाना।

Tetrastichiasis (टैट्रास्टिकिएसिस)— एक विकृत भ्रूण जिसकी आँखों की पलकों के बालों की चार पंक्तियाँ होती हैं।

Tetratomic (टैट्राटोमिक)— चार परमाणुओं वाला

Tetravalent (टैट्रावैलेन्ट)— चार की वैलेन्सी वाला

Tetrotus (टैट्रोटस)— एक विकृत भ्रूण जिसके दो चेहरे, चार आँखें तथा चार कान होते हैं।

Tetroxide (टैट्रॉक्साइड)— एक रासायनिक यौगिक जिसमें चार ऑक्सीजन परमाणु होते हैं।

Tetter (टीटर)— बहुत से वाहिकीय त्वचा रोगों जैसे विसर्प (हर्पीज़), दद्रु (दाद), छाजन या एक्ज़िमा के लिए प्रयुक्त शब्द

Texis (टैक्सिस)— बच्चा पैदा करना।

Textiform (टैक्सटीफोर्म)—जाल के समान बना हुआ, जालवत्

Textoblastic (टैक्सटोब्लास्टिक)— तरुण ऊतक बनाने अथवा पुनर्जनन करने वाला, ऐसा कोशिकाओं के लिये कहा जाता है।

Textural (टैक्सचुरल)— किसी ऊतक की रचना अथवा उसके गठन से सम्बन्धित

Texture (टैक्सचर)— किसी ऊतक की रचना अथवा उसका गठन

Textus (टैक्सटस)— Tissue.

T fracture (टी फ्रैक्चर)— ऐसा अस्थि-भंग जिसमें हड्डी लम्बाई में एवं आड़ी, दोनों प्रकार से फट जाती है।

Thalamectomy (थैलेमेक्टॉमी)— चेतक को शल्यक्रिया द्वारा काट कर निकाल देना।

Thalamencephalic (थैलेमेन्सिफैलिक)— थैलेमेन्सिफैलॉन से सम्बन्धित

Thalamencephalon (थैलेमेन्सिफैलॉन)— आन्तर अग्रमस्तिष्क का भाग जिसमें चेतक, पश्चचेतक तथा अधिचेतक सम्मिलित होते हैं।

Thalami (थैलेमाइ)— Thalamus का बहुवचन

Thalamic (थैलेमिक)—चेतक सम्बन्धी

Thalamo- (थैलेमो-)— एक उपसर्ग जिसका अर्थ चेतक है।

Thalamocele, Thalamocoele (थैलेमोसील)— मस्तिष्क का तीसरा निलय

Thalamocortical (थैलेमोकॉर्टिकल)— चेतक एवं प्रमस्तिष्क-प्रान्तस्था से सम्बन्धित

Thalamolenticular (थैलेमोलैन्टीकुलर)— चेतक एवं लेन्साभ केन्द्रक से सम्बन्धित

Thalamotomy (थैलेमोटॉमी)— चेतक के किसी भाग को शल्यकर्म द्वारा नष्ट करना।

Thalamus (थैलेमस)— चेतक। अधश्चेतक एवं अधिचेतक के बीच आन्तर अग्रमस्तिष्क का सबसे बड़ा भाग जो मस्तिष्क के तीसरे निलय की पार्श्वीय प्राचीर के एक भाग को बनाता है। गन्ध, दृष्टि तथा श्रवण सम्बन्धी आवेगों के अतिरिक्त चेतक द्वारा सभी आवेगों को ग्रहण किया जाता है और प्रमस्तिष्क-प्रान्तस्था को भेज दिया जाता है।

Thalassemia (थैलासीमिया)— एक आनुवंशिक रक्तसंलायी रक्ताल्पता। यह दो प्रकार की होती है। I. थैलासीमिया मेजर (समजात या समधर्मी रूप)–यह बचपन में होती है। यह बहुत गम्भीर रक्तसंलायी, अल्पक्रोमी तथा लघुलोहितकोशिकीय रक्ताल्पता होती है जिसके रहते बच्चा ज्यादा दिनों तक जीवित नहीं रह पाता एवं इसमें हृदय और प्लीहा की वृद्धि हो जाती है तथा अस्थि मज्जा की क्रियाशीलता बढ़ जाने से कपालीय अस्थियाँ मोटी हो जाती हैं तथा कंकालीय विकृतियाँ उत्पन्न हो जाती हैं। II. थैलासीमिया माइनर (विषमयुग्मजी रूप)–यह मृदु रक्तसंलायी रक्ताल्पता होती है जिसमें हीमोग्लोबिन का स्तर 6 से 10 ग्राम प्रति 100 मिली. रक्त होता है। लाल रक्त कोशिकायें लघुलोहितकोशिकीय तथा अल्पक्रोमी होती हैं एवं संख्या में ये 6,000,000 प्रति धन मिमी. रक्त से ऊपर हो जाती हैं। यह सामान्यतया लक्षण रहित होती है। पूर्वानुमान अच्छा रहता है।

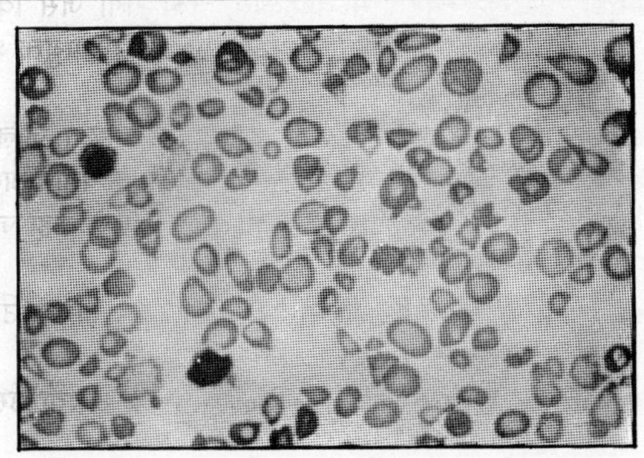

Fig. 557 : Thalassemia (रक्तसंलायी रक्ताल्पता)

Thalassophobia (थैलासोफोबिया)— समुद्र का विकृत भय

Thalassoposia (थैलासोपोज़िया)— समुद्र के पानी को पीना।

Thalassotherapy (थैलासोथिरैपी)—समुद्री जल द्वारा रोगों की चिकित्सा करना।

Thallus (थैलस)— कवक के समान जड़ों, तने एवं पत्तियों से रहित एक सादा पौधा

Thamuria (थैमूरिया)— असामान्य रूप से बार-बार मूत्र त्याग होना।

Thanato- (थैनेटो-)—मृत्यु के अर्थ में प्रयुक्त उपसर्ग

Thanatobiological (थैनेटोबायोलॉजिकल)— जीवन एवं मृत्यु की क्रियाओं से सम्बन्धित

Thanatognomonic (थैनेटोग्नोमोनिक)— मृत्यु होने का संकेत देने वाला।

Thanatography (थैनेटोग्राफी)— मरते समय किसी व्यक्ति के लक्षणों एवं विचारों को लिखना।

Thanatoid (थैनेटॉयड)— मृत्यु के समान, मृत्युवत्

Thanatology (थैनेटोलॉजी)—मृत्यु-विज्ञान

Thanatomania (थैनेटोमैनिया)—आत्म-हत्या का उन्माद

Thanatometer (थैनेटोमीटर)— भीतरी तापमान लेकर मृत्यु होने का पता लगाने वाला एक यन्त्र

Thanatophidia (थैनेटोफीडिया)—जहरीले साँप

Thanatophobia (थैनेटोफोबिया)— मृत्यु का विकृत भय, मृत्युभीति

Thanatophoric (थैनेटोफोरिक)—प्राणघातक

Thaumatropy (थौमेट्रॉपी)— एक प्रकार के ऊतक का दूसरे में रूपान्तरित हो जाना।

Thaumaturgic (थौमेटर्जिक)— अद्‌भुत कार्य अथवा जादूगरी करना।

Thea (थीया)— चाय

Theaism (थीयेइज़्म)—चाय अधिक पीने से उत्पन्न जीर्ण विषाक्तता

Theatre (थियेटर)— शाला जैसे शस्त्रकर्म शाला

Thebaic (थीबेक)— अफीम से सम्बन्धित अथवा उससे उत्पन्न

Thebaine (थीबेन)— अफीम से उपलब्ध एक एल्कालॉयड

Theca (थीका)— एक आच्छद, आवरण या खोल जैसे हृदया को ढकने वाला हृदयावरण या पैरीकार्डियम; पिधान; वेष्टन

Thecae (थीकी)— Theca का बहुवचन

Thecal (थीकल)— किसी आच्छद या आवरण से सम्बन्धित

Thecitis (थीकाइटिस)— किसी कण्डरा के आवरण का शोथ

Thecodont (थीकोडॉन्ट)— गर्तों में घुसे दाँतों को धारण करने वाला।

Thecoma (थीकोमा)— डिम्बग्रन्थि का अर्बुद

Thecomatosis (थीकोमेटोसिस)— डिम्बग्रन्थि में संयोजी ऊतक का बढ़ जाना।

Thecostegnosia, Thecostegnosis (थीकोस्टेग्नोसिया, थीकोस्टेग्नोसिस)—किसी कण्डरा के आवरण का संकुचन

Theinism, Theism (थीनिज़्म, थीज़्म)— अधिक चाय पीने से उत्पन्न जीर्ण विषाक्तता जिसमें दिल की धड़कन बढ़ जाती है, नींद नहीं आती, घबराहट होती है, सिर में दर्द होता है तथा अपच या बदहज़्मी की शिकायत मिलती है।

Thelalgia (थीलैल्जिया)— चूचुकों में दर्द होना, चूचुकवेदना

Thelarche (थीलार्के)— यौवनारम्भ पर स्तनों के विकास का आरम्भ होना।

Thelasis (थीलेसिस)— चूसना
Thele (थीली)— Nipple.
Theleplasty (थेलीप्लास्टी)— Mammilliplasty.
Thelerethism (थलेरेथिज़्म)— चूचुक का उत्थान (खड़ा होना)
Thelia (थीलिया)— Thelium का बहुवचन
Thelitis (थीलाइटिस)— चूचुकों का शोथ
Thelium (थीलियम)— 1. एक अकुंरक 2. एक चूचुक
Theloncus (थीलोन्कस)— चूचुक का अर्बुद
Thelophlebostemma (थीलोफ्लेबोस्टीमा)— चूचुक के चारों ओर शिराओं का काला वृत्त
Thelorrhagia (थीलोरैह्जिया)— चूचुक से रक्तस्राव होना।
Thelygenic (थीलाइजेनिक)— केवल स्त्री सन्तान उत्पन्न करने वाली।
Thenad (थीनाड)— हथेली अथवा अंगुष्ठमूल-उत्सेध की ओर
Thenal (थीनल)— हथेली अथवा अंगुष्ठमूल-उत्सेध से सम्बन्धित
Thenal eminence (थीनल इमिनैन्स)— अँगूठे का गोला
Thenar (थीनर)— 1. हाथ की हथेली अथवा पैर का तलवा 2. हथेली से सम्बन्धित 3. अँगूठे के आधार पर हाथ का माँसल भाग
Thenar eminence (थीनर इमिनैन्स)— अंगुष्ठ-मूल उत्सेध
Thenen (थीनेन)— दर्द से, विशेष रूप से हथेली के दर्द से सम्बन्धित
Theomania (थियोमैनिया)— धार्मिक उन्माद
Theophobia (थियोफोबिया)— ईश्वर के कोप का रोगोत्पादक भय
Theoretical (थियोरेटिकल)—सिद्धान्तमूलक
Theory (थियोरी)— एक कल्पना अथवा अनुमान जो सार्वजनिक रूप से स्वीकृत हो जाने पर सिद्धान्त बन जाता है, वाद
Theotherapy (थियोथिरैपी)—भूत-प्रेत चिकित्सा पद्धति द्वारा तथा धार्मिक रीतियों से रोगों की चिकित्सा करना।
Theque (थेक्यू)— बाह्यत्वचा में मेलेनिन से युक्त न्यच्छ कोशिकाओं का एक गोल अथवा अण्डाकार संचय या नीड़ (घोंसला)
Therapeusis (थिराप्यूसिस)— Therapeutics.
Therapeutic (थिराप्यूटिक)— 1. चिकित्सीय, चिकित्सार्थ 2. रोगनिवारक
Therapeutics (थिराप्यूटिक्स)— चिकित्सा-विज्ञान की वह शाखा जिसका सम्बन्ध औषधियों अथवा उपायों का प्रयोग करने तथा रोगों की चिकित्सा से है; उपचार-विज्ञान
Therapeutist (थिराप्यूटिस्ट)— Therapist.
Therapia (थिरैपिया)— 1. Therapy. 2. Therapeutics.
Therapist (थिरापिस्ट)— स्वास्थ्य रक्षा के विशिष्ट क्षेत्र में रोगों की चिकित्सा करने में कुशल व्यक्ति जैसे भौतिकचिकित्सा-विशेषज्ञ
Therapy (थिरैपी)— किसी रोग अथवा विकृतिजनक अवस्था की चिकित्सा
Anticoagulant therapy (एन्टीकॉगुलैन्ट थिरैपी)— रक्त के जमने तथा घनास्र या थ्रॉम्बस बनाने की प्रवृत्ति को कम करने के लिए स्कन्दनरोधी औषधियों से चिकित्सा करना।
Behavior therapy (बिहेवियर थिरैपी)— रोगी का व्यवहार बदलकर किसी मानसिक विकार की चिकित्सा करना।
Collapse therapy (कौलेप्स थिरैपी)—फुफ्फुसीय यक्ष्मा से प्रभावित पार्श्व की ओर वातवक्ष उत्पन्न करके जिससे उस ओर के फेफड़े को आराम मिल जाता है, फुफ्फुसीय यक्ष्मा की चिकित्सा करना।
Diathermic therapy (डायाथर्मिक थिरैपी)— डायाथर्मी द्वारा रोगों की चिकित्सा करना।
Electroconvulsive therapy (इलैक्ट्रोकनवल्जिव थिरैपी)— 'E' के अन्तर्गत देखें
Fever therapy (फीवर थिरैपी)—कृत्रिम रूप से ज्वर उत्पन्न करके कुछ रोगों की चिकित्सा करना।
Insulin shock therapy (इन्सुलिन शॉक थिरैपी)— 'I' के अन्तर्गत देखें
Occupational therapy (ऑक्यूपेशनल थिरैपी)— कुछ रोगों की चिकित्सा में एवं अक्षमता को रोकने के लिए रोगी को किसी काम में या खेल खेलने में लगाया जाता है, व्यावसायिक चिकित्सा
Physical therapy (फिज़िकल थिरैपी)— 'P' के अन्तर्गत देखें
Radiation therapy (रेडिएशन थिरैपी)— Radiotherapy.
Replacement therapy (रिप्लेस्मैन्ट थिरैपी)—शरीर के प्राकृतिक पदार्थ जैसे इन्सुलिन या थाइरॉयड हॉर्मोन आदि के अभाव या उसकी अल्पता को प्रतिस्थापित करने के लिए चिकित्सा करना।
Serum therapy (सीरम थिरैपी)— Serotherapy.
Shock therapy (शॉक थिरैपी)— 'S' के अन्तर्गत देखें
Spiritual therapy (स्प्रिचुअल थिरैपी)— 'S' के अन्तर्गत देखें
Substitution therapy (सब्स्टीट्यूशन थिरैपी)—रोगी को ऐसा पदार्थ देना जिसे शरीर सामान्यतया उत्पन्न करता है जैसे हॉर्मोन
Vaccine therapy (वैक्सीन थिरैपी)—जीवाणुओं अथवा उनके उत्पादों का इन्जैक्शन लगाकर किसी रोग के प्रति सक्रिय रोगक्षमता उत्पन्न करके उसकी चिकित्सा करना।
Therm (थर्म)— ताप की एक इकाई
Thermacogenesis (थर्मेकोजेनेसिस)— औषधीय चिकित्सा से शरीर का तापमान बढ़ जाना।

Thermaerotherapy (थर्माएरोथिरैपी)— गर्म वायु का प्रयोग करके रोगों की चिकित्सा करना ।

Thermal (थर्मल)— ऊष्मा सम्बन्धी, तापीय

Thermalgesia (थर्मेल्जैसिया)— गर्मी से दर्द होना, तापवेदना

Thermalgia (थर्मेल्जिया)— Causalgia.

Thermal radiation (थर्मल रेडिएशन)— ऊष्मा विकिरण

Thermal sense (थर्मल सैन्स)— Thermesthesia.

Thermanalgesia (थर्मेनलजेसिया)— किसी प्रमस्तिष्कीय विक्षति के कारण गर्मी से दर्द महसूस करने में असमर्थता

Thermanesthesia (थर्मेनेस्थीज़िया)— Thermoanesthesia.

Thermatology (थर्मेटोलॉजी)— रोग की चिकित्सा में ऊष्मा का अध्ययन

Thermelometer (थर्मेलोमीटर)—तापमान के सूक्ष्म परिवर्तनों को मापने वाला एक वैद्युत थर्मामीटर

Thermesthesia (थर्मेस्थीज़िया)— Thermoesthesia.

Thermesthesiometer (थर्मेस्थीज़ियोमीटर)— ऊष्मा के प्रति सम्वेदनशीलता को मापने वाला एक उपकरण

Thermhyperesthesia (थर्महाइपरेस्थीज़िया)—ऊष्मा के प्रति अत्यधिक संवेदनशीलता

Thermhypesthesia (थर्महाइपेस्थीज़िया)— Thermohypesthesia.

Thermic (थर्मिक)— ऊष्मा सम्बन्धी, तापीय

Thermistor (थर्मिस्टर)—तापमान में बहुत ही सूक्ष्म परिवर्तनों को शीघ्र ही मापने वाला एक थर्मामीटर

Thermo- (थर्मो-)—गर्म अथवा गर्मी के अर्थ में प्रयुक्त एक उपसर्ग

Thermoalgesia (थर्मोएल्जैसिया)— Thermalgesia.

Thermoanalgesia (थर्मोएनलजैसिया)— Thermanalgesia.

Thermoanesthesia (थर्मोएनीस्थीज़िया)— गर्मी एवं ठण्ड को पहचानने में असमर्थता, तापसंवेदनाभाव, तापसंवेदनाहरण

Thermobiosis (थर्मोबायोसिस)— उच्च तापमान पर जीवित रहने की क्षमता

Thermobiotic (थर्मोबायोटिक)— उच्च तापमान पर जीवित रहने के सक्षम

Thermocauterectomy (थर्मोकॉटरेक्टॉमी)— ताप-दहन द्वारा शरीर के किसी अंग अथवा भाग को काट कर निकाल देना ।

Thermocautery (थर्मोकॉटरी)— गर्म किए गये तार से दहन करना ।

Thermochemistry (थर्मोकैमिस्ट्री)— रसायन-शास्त्र की वह शाखा जिसका सम्बन्ध तापमान परिवर्तनों से है जो रासायनिक प्रतिक्रियाओं के साथ होते हैं, ऊष्मारसायन

Thermochroic (थर्मोक्रोइक)— ऐसा पदार्थ जो ऊष्मा के एक भाग को संचारित करता है और शेष को अवशोषित कर लेता है ।

Thermochroism (थर्मोक्रोइज़्म)— किसी पदार्थ का ऊष्मा के एक भाग को संचारित करने तथा शेष को अवशोषित करने का गुण

Thermochrose (थर्मोक्रोज़)— प्रकाश किरणों के समान ऊष्मा किरणों में परावर्तन, अपवर्तन एवं अवशोषण का गुण होना ।

Thermochrosis (थर्मोक्रोसिस)— Thermochroism.

Thermochrosy (थर्मोक्रोसी)— Thermochrose.

Thermocoagulation (थर्मोकौगुलेशन)—ऊतक को नष्ट करने के लिए उच्च-बारम्बारता वाली धाराओं से इसे जमाना ।

Thermocouple (थर्मोकपूल)— Thermopile.

Thermocurrent (थर्मोकरन्ट)—ताप-वैद्युत साधनों से उत्पन्न एक विद्युत्-धारा

Thermode (थर्मोड)— शरीर के किसी भाग को गर्म अथवा ठण्डा करने वाला एक उपकरण

Thermodiffusion (थर्मोडिफ्यूज़न)—गर्मी के बढ़ जाने से किसी पदार्थ का विसरण बढ़ जाना ।

Thermodilution (थर्मोडाइलूशन)— किसी द्रव का उस समय तापमान कम जो जाना जब इसे अधिक ठण्डे द्रव में प्रविष्ट किया जाता है ।

Thermoduric (थर्मोड्यूरिक)— उच्च तापमान में रहने के सक्षम

Thermodynamics (थर्मोडायनामिक्स)— भौतिक-शास्त्र की वह शाखा जिसका सम्बन्ध ऊष्मा एवं ऊर्जा (शक्ति) से, उनके एक दूसरे में परिवर्तित होने तथा उनकी समस्याओं से है ।

Thermoelectric (थर्मोइलैक्ट्रिक)— ताप-विद्युत् से सम्बन्धित

Thermoelectricity (थर्मोइलैक्ट्रीसिटी)— ऊष्मा द्वारा उत्पन्न विद्युत्

Thermoesthesia (थर्मोएस्थीज़िया)—तापमान के अन्तरों को पहचानने की क्षमता

Thermoexcitory (थर्मोएक्साइटरी)— शरीर में ऊष्मा के उत्पादन को उत्तेजित करने वाला ।

Thermogenesis (थर्मोजेनेसिस)— ऊष्मा की उत्पत्ति, विशेषकर शरीर में; तापजनन

Thermogenetic (थर्मोजेनेटिक)— Thermogenic.

Thermogenic (थर्मोजेनिक)— ऊष्मा उत्पन्न करने वाला, तापजनक

Thermogenics (थर्मोजेनिक्स)— ऊष्मा-विज्ञान

Thermogenous (थर्मोजीनस)— Thermogenic.

Thermogram (थर्मोग्राम)— तापमान के परिवर्तनों का रेखाचित्र-अभिलेख

Thermograph (थर्मोग्राफ)— ताप के परिवर्तनों का अभिलेखन करने वाला एक उपकरण, तापलेखी

Thermography (थर्मोग्राफी)— शरीर के तापमान परिवर्तनों का तापलेखी द्वारा रेखाचित्र-अभिलेखन करना, तापलेखन

Thermohyperalgesia (थर्मोहाइपरैल्जीसिया)— गर्मी से तेज दर्द होना ।

Thermohyperesthesia (थर्मोहाइपरेस्थीज़िया)— ऊष्मा के प्रति अत्यधिक संवेदनशीलता

Thermohypesthesia (थर्मोहाइपेस्थीज़िया)— ऊष्मा के प्रति घटी हुई संवेदनशीलता

Thermohypoesthesia (थर्मोहाइपोएस्थीज़िया)— Thermohypesthesia.

Thermoinhibitory (थर्मोइन्हीबिटरी)— शरीर में ऊष्मा की उत्पत्ति को रोकने वाला, तापजननरोधी

Thermojunction (थर्मोजंक्शन)— Thermopile.

Thermolabile (थर्मोलेबाइल)—जो गर्मी से आसानी से परिवर्तित अथवा नष्ट हो जाता हो, ताप-परिवर्ती

Thermolamp (थर्मोलैम्प)— गर्मी पहुँचाने के लिए प्रयोग में लाया जाने वाला लैम्प

Thermology (थर्मोलॉजी)— ऊष्मा-विज्ञान

Thermolysis (थर्मोलाइसिस)— 1. ऊष्मा द्वारा रासायनिक विघटन 2. वाष्पन, विकिरण आदि के द्वारा शरीर से ऊष्मा की हानि होना। तापवियोजन, तापलयन

Thermolytic (थर्मोलाइटिक)—तापवियोजन या तापलयन से सम्बन्धित अथवा उसे बढ़ावा देने वाला।

Thermomassage (थर्मोमसाज)— गर्मी से मालिश करना।

Thermometer (थर्मामीटर)— तापमान का पता लगाने वाला एक यन्त्र, तापमापी। यह मुख्यतया निम्न प्रकार का होता है—

Alcohol thermometer (एल्कोहॉल थर्मामीटर)—ऐसा थर्मामीटर जिसमें एल्कोहॉल होता है।

Celsius thermometer (सेल्सियस थर्मामीटर)— सेन्टीग्रेड थर्मामीटर। यह वैज्ञानिक थर्मामीटर होता है जिस पर पानी के उबलने का तापमान (क्वथनाङ्क) 100° से. तथा इसके जमने का तापमान (हिमाङ्क) 0° से. होता है, इस प्रकार यह 100 अंशों (डिग्रियों) में बँटा होता है।

Centigrade thermometer (सेन्टीग्रेड थर्मामीटर)— Celsius thermometer.

Clinical thermometer (क्लीनिकल थर्मामीटर)— थर्मामीटर जिससे शरीर का तापमान मापा जाता है। इसमें पारा होता है जो मापे गये बिन्दु पर ठहरा रहता है जब तक थर्मामीटर को झटक कर इसे नीचे न लाया जाय। यह 94° से 110°F के चिह्नों द्वारा चिह्नित होता है। शरीर का सामान्य तापमान 98.4°F है। ज्वरमापी, नैदानिक ज्वरमापी

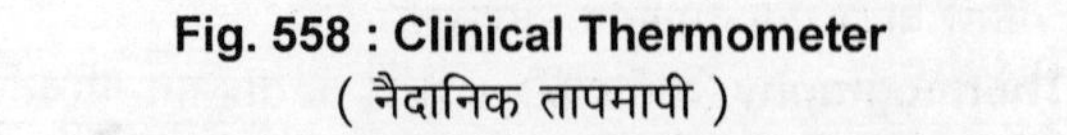

Fig. 558 : Clinical Thermometer
(नैदानिक तापमापी)

Fahrenheit thermometer (फेहरनहाइट थर्मामीटर)— थर्मामीटर जिसमें पानी के उबलने का तापमान (क्वथनाङ्क) 212°F तथा इसके जमने का तापमान (हिमाङ्क) 32°F होता है।

Gas thermometer (गैस थर्मामीटर)— गैस जैसे वायु, हीलियम या ऑक्सीजन से भरा रहने वाला थर्मामीटर

Mercury thermometer (मर्करी थर्मामीटर)— ऐसा थर्मामीटर जिसमें तापमान को मापने के लिए पारा होता है।

Recording thermometer (रिकार्डिंग थर्मामीटर)— थर्मामीटर जो निरन्तर तापमान को मापता एवं उसका अभिलेखन करता रहता है।

Rectal thermometer (रैक्टल थर्मामीटर)— थर्मामीटर जो शरीर का तापमान मापने के लिए मलाशय में निवेशित किया जाता है।

Spirit thermometer (स्प्रिट थर्मामीटर)— थर्मामीटर जो कम तापमान को मापने के लिए पारे की बजाय स्प्रिट या एल्कोहॉल से भरा होता है।

Surface thermometer (सर्फेस थर्मामीटर)— शरीर की सतह का तापमान मापने के लिए थर्मामीटर

Thermometric (थर्मामीट्रिक)— ऊष्मा की माप अथवा थर्मामीटर से सम्बन्धित

Thermometry (थर्मामीटरी)— तापमान को मापना, तापमापन

Thermoneurosis (थर्मोन्यूरोसिस)— हिस्टीरिया तथा अन्य तन्त्रिका-विकारों में तापमान का बढ़ जाना।

Thermopenetration (थर्मोपेनीट्रेशन)— Thermoradiotherapy.

Thermophagy (थर्मोफेजी)— अत्यधिक गर्म भोजन ग्रहण करना।

Thermophile (थर्मोफाइल)— Thermophil.

Thermophilic (थर्मोफिलिक)— उच्च तापमान पर सबसे अधिक वृद्धि करने वाला, ऐसा जीवाणुओं के लिए कहा जाता है; तापरागी

Thermophils (थर्मोफिल्स)— बढ़े हुए तापमान पर अर्थात् 40° से 70° से. पर सबसे अधिक बढ़ने वाले जीव

Thermophobia (थर्मोफोबिया)— गर्मी का विकृत भय

Thermophore (थर्मोफोर)— 1. गर्मी को रोके रखने वाला एक उपकरण 2. ऊष्मा के प्रति संवेदनशीलता का मूल्यांकन करने वाला एक यन्त्र

Thermophylic (थर्मोफाइलिक)— ऊष्मा से नष्ट होने का प्रतिकारक, यह कुछ जीवाणुओं का लक्षण होता है।

Thermopile (थर्मोपाइल)—तापमान में होने वाले बहुत ही सूक्ष्म परिवर्तनों को मापने वाला एक उपकरण

Thermoplacentography (थर्मोप्लेसेन्टोग्राफी)— अपरा के संलग्न होने के स्थान का पता लगाने के लिए तापलेखन का प्रयोग करना।

Thermoplastic (थर्मोप्लास्टिक)— वह वस्तु जो गर्मी से

मुलायम अथवा लचीली (जिसे हथौड़े से पीटकर बढ़ाया जा सकता है) हो जाती है ।

Thermoplegia (थर्मोप्लीजिया)— Heatstroke or sunstroke.

Thermopolypnea (थर्मोपोलीनिया)— अत्यधिक गर्मी अथवा तेज बुखार में जल्दी-जल्दी सांस लेना ।

Thermoradiotherapy (थर्मोरेडियोथिरैपी)— डायाथर्मी द्वारा शरीर की गहराई में स्थित ऊतकों को गर्मी पहुँचाना ।

Thermoreceptor (थर्मोरिसीप्टर)— शरीर के तापमान में होने वाली किसी वृद्धि से उद्दीप्त होने वाला तन्त्रिका अन्त

Thermoregulation (थर्मोरेगुलेशन)— ऊष्मा-नियमन, तापनियमन

Thermoregulator (थर्मोरेगुलेटर)— Thermostat.

Thermoregulatory (थर्मोरेगुलेटरी)— ऊष्मा नियमन सम्बन्धी

Thermoresistant (थर्मोरिज़िस्टैन्ट)— Thermophylic.

Thermoscope (थर्मोस्कोप)— ऐसा यन्त्र जो तापमान के जरा-से अन्तरों को उनका अभिलेखन किए बिना ही बताता है ।

Thermostabile (थर्मोस्टेबिल)— जिस पर गर्मी का प्रभाव नहीं होता, तापस्थिर

Thermostable (थर्मोस्टेबल)— Thermostabile.

Thermostasis (थर्मोस्टेसिस)— शरीर के तापमान को बनाये रखना ।

Thermostat (थर्मोस्टेट)— स्वतः तापमान को नियमित करने वाला उपकरण, ताप-नियन्त्रक

Thermosteresis (थर्मोस्टेरेसिस)— ऊष्मा की हानि होना ।

Thermosterilization (थर्मोस्टेरीलाइज़ेशन)— ऊष्मा द्वारा निर्जीवाणुकरण

Thermosystaltic (थर्मोसिस्टेल्टिक)—ऊष्मा के उद्दीपन से संकुचित होने वाला जैसे कोई पेशी होती है ।

Thermosystaltism (थर्मोसिस्टेल्टिज़्म)— ऊष्मा के उद्दीपन से संकुचन जैसे पेशियों का संकुचन होना ।

Thermotactic, Thermotaxic (थर्मोटैक्टिक, थर्मोटैक्सिक)— शरीर के तापमान के नियमन से सम्बन्धित

Thermotaxis (थर्मोटैक्सिस)— 1. शारीरिक तापमान का नियमन 2. कुछ जीवधारियों अथवा कोशिकाओं का ऊष्मा की ओर (धनात्मक तापानुचलन) अथवा ऊष्मा से दूर (ऋणात्मक तापानुचलन) को जाना ।

Thermotherapeutics (थर्मोथिराप्यूटिक्स)— ऊष्मा का प्रयोग करके रोगों की चिकित्सा करना, तापोपचार

Thermotherapy (थर्मोथिरैपी)— Thermotherapeutics.

Thermotic (थर्मोटिक)— ऊष्मा सम्बन्धी

Thermotics (थर्मोटिक्स)— ऊष्मा-विज्ञान

Thermotolerant (थर्मोटोलेरैन्ट)— उच्च तापमान में सामान्य रूप से जीवित रहने के सक्षम

Thermotonometer (थर्मोटोनोमीटर)—ऊष्मा के द्वारा उत्पन्न पेशीय संकुचन को मापने वाला एक यन्त्र

Thermotoxin (थर्मोटॉक्सिन)—अत्यधिक गर्मी से ऊतकों में उत्पन्न होने वाला एक विष

Thermotropism (थर्मोट्रॉपिज़्म)— Thermotaxis.

Theroid (थीरॉयड)— जिसमें जन्तुओं की सहज प्रवृत्तियाँ एवं विशिष्टताएँ होती हैं ।

Therology (थीरोलॉजी)— स्तनधारियों का अध्ययन करना ।

Thesaurismosis (थीसौरिस्मोसिस)— सामान्यतया किसी चयापचयी रोग के कारण कुछ कोशिकाओं में अधिकता में पदार्थों का जमा होना ।

Thesaurismotic (थीसौरिस्मोटिक)— ऐसा पदार्थ जो सामान्यतया किसी चयापचयी रोग के कारण कुछ कोशिकाओं में अधिक जमा हो जाता है ।

Thesaurosis (थीसौरोसिस)—शरीर में बाह्य अथवा सामान्य पदार्थों का जमा होना ।

Theta (थीटा)— ग्रीक वर्णमाला में आठवाँ अक्षर θ

Thiersch's graft (थीरशेज़ ग्राफ्ट)— त्वचा निरोपण की एक विधि जिसमें बाह्यत्वचा का एवं अन्तस्त्वचा के एक भाग का प्रयोग होता है ।

Thigh (थाइ)—टाँग का कूल्हे के जोड़ तथा घुटने के बीच का भाग, उरु, जाँघ

Thigh-friction (थाइ-फ्रिक्शन)— एक प्रकार का हस्तमैथुन, उरुघर्षण

Thigmesthesia (थिग्मेस्थीज़िया)—स्पर्श के प्रति सूक्ष्मग्राहिता या संवेदनशीलता

Thigmotaxis (थिग्मोटैक्सिस)—स्पर्श करने पर कुछ गतिशील कोशिकाओं का गति करना, स्पर्शानुचलन

Thigmotropism (थिग्मोट्रॉपिज़्म)— Thigmotaxis.

Thinking (थिंकिंग)— सोचना, विचारना

Thinning (थिनिंग)— किसी द्रव में किसी विलायक को मिलाकर उसके गाढ़ेपन को कम करना ।

Third intention (थर्ड इन्टैन्शन)— कणांकुरों से भर जाने से जख्म का विरोहण (भर जाना)

Thirst (थर्स्ट)— प्यास

Thixolabile (थिक्सोलेबाइल)—वह वस्तु जो हिलाने पर परिवर्तित हो जाती है ।

Thixotropic (थिक्सोट्रॉपिक)—एक लेसदार पदार्थ जो हिलाने पर तरल हो जाता है और खड़ा रखने पर पुनः लेसदार बन जाता है ।

Thixotropism (थिक्सोट्रॉपिज़्म)— Thixotropy.

Thixotropy (थिक्सोट्रॉपी)— किसी लेसदार पदार्थ का गुण कि वह हिलाने पर तरल हो जाता है और खड़ा रखा रहने पर फिर लेसदार बन जाता है ।

Thlipsencephalus (थ्लिप्सेन्सीफेलस)— एक विकृत भ्रूण

जिसमें खोपड़ी दोषयुक्त होती है अथवा उसका अभाव होता है।

Thomas splint (थोमास स्पलिन्ट)— कूल्हे पर एक छल्ले से आरम्भ होकर पाँव के पार तक फैली एक कमची या कुशा जिससे टूटी हुई टाँग के लम्ब अक्ष में उस पर खिंचाव उत्पन्न होता है।

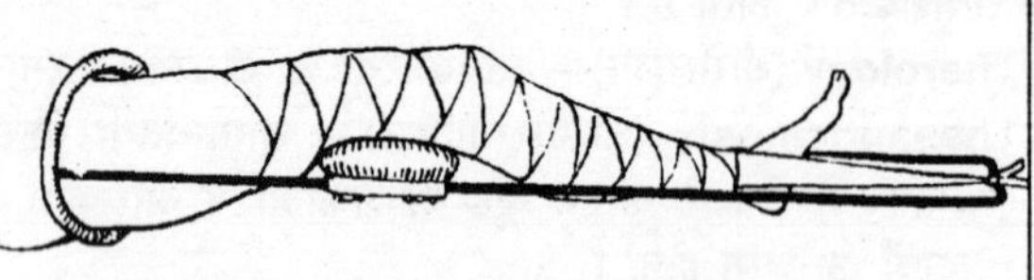

Fig. 559 : Thomas splint (थोमास स्पलिन्ट)

Thoracalgia (थोरेकैल्ज़िया)— वक्ष प्राचीर में बेदना, वक्षवेदना

Thoracectomy (थोरेसैक्टॉमी)—वक्ष प्राचीर को चीरना

Thoracentesis (थोरेसेन्टेसिस)— Pleurocentesis.

Thoraces (थौरैसेस)— Thorax का बहुवचन

Thoracic (थौरैसिक)—छाती से सम्बन्धित

Thoracic cage (थौरैसिक केग)— वक्ष को चारों ओर से घेरने वाली अस्थिल रचना

Thoracic limbs (थौरैसिक लिम्ब्स)— ऊपरी भुजाएँ

Thoracicoabdominal (थौरैसिकोएब्डोमिनल)— वक्ष एवं उदर सम्बन्धी

Thoracicohumeral (थौरैसिकोह्यूमेरल)—वक्ष एवं ह्यूमेरस हड्डी से सम्बन्धित

Thoraco- (थौरैको-)— वक्ष अथवा वक्ष भित्ति के अर्थ में प्रयुक्त एक उपसर्ग

Thoracoabdominal (थोरैकोएब्डोमिनल)— Thoracicoabdominal.

Thoracoacromial (थौरैकोएक्रोमियल)— वक्ष एवं एक्रोमियन से सम्बन्धित

Thoracocautery (थौरैकोकॉटरी)— किसी फेफड़े को पिचकाने के लिए दहनकर्म द्वारा फुफ्फुसीय चिपकावों को तोड़ना।

Thoracoceloschisis (थौरैकोसिलोस्काइसिस)— वक्ष एवं उदर में स्थित जन्मजात फटन या विदर

Thoracocentesis (थौरैकोसेन्टेसिस)— सूई का प्रयोग करके वक्ष-गुहा से तरल का चूषण करने के लिये शल्यक्रिया द्वारा वक्ष भित्ति का छेदन करना, वक्षवेधन

Thoracocyllosis (थौरैकोसाइलोसिस)— वक्षविरूपता

Thoracocyrtosis (थौरैकोसिर्टोसिस)— वक्ष भित्ति की अत्यधिक वक्रता

Thoracodelphus (थौरैकोडेल्फस)—एक विकृत भ्रूण जिसके केवल एक सिर एवं वक्ष होता है, परन्तु चार टाँगें होती हैं।

Thoracodidymus (थौरैकोडाइडीमस)— वक्ष पर जुड़े हुये दो संयुक्त जुड़वाँ बच्चे

Thoracodorsal (थौरैकोडॉर्सल)— बाह्य पश्चज वक्षीय भित्ति से सम्बन्धित

Thoracodynia (थौरैकोडायनिया)—छाती में दर्द होना, वक्षवेदना

Thoracoepigastric (थौरैकोइपीगैस्ट्रिक)— वक्ष एवं अधिजठर से सम्बन्धित

Thoracogastroschisis (थौरैकोगैस्ट्रोस्काइसिस)— Thoracoceloschisis.

Thoracolaparotomy (थौरैकोलैप्रोटॉमी)—वक्षछेदन एवं उदरछेदन का एक साथ किया जाना।

Thoracolumbar (थौरैकोलम्बर)— वक्ष एवं कटि-कशेरुकाओं से सम्बन्धित

Thoracolysis (थौरैकोलाइसिस)— वक्ष की प्राचीर से चिपके हुये फेफड़े को अलग करना, परिफुफ्फुसवियोजन

Thoracomelus (थौरैकोमीलस)— एक विकृत भ्रूण जिसकी छाती से एक अतिरिक्त टाँग जुड़ी होती है।

Thoracometer (थौरैकोमीटर)— छाती के प्रसार को मापने वाला एक उपकरण

Thoracometry (थौरैकोमीट्री)— वक्ष की माप लेना।

Thoracomyodynia (थौरैकोमायोडाइनिया)— छाती की पेशियों में दर्द होना।

Thoracopagus (थौरैकोपेगस)— संयुक्त यमल जो वक्ष पर जुड़े होते हैं, बद्धवक्षयमल

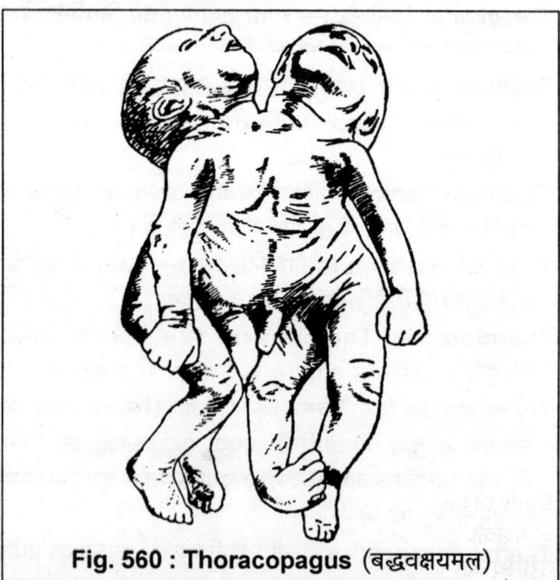

Fig. 560 : Thoracopagus (बद्धवक्षयमल)

Thoracoparacephalus (थौरैकोपैरासिफैलस)— असमान संयुक्त यमल जिसमें परजीवीय (छोटा) यमल का सिर स्वजीवनक्षम राक्षस (बड़े) यमल के वक्ष से जुड़ा होता है।

Thoracopathy (थौरैकोपैथी)— वक्ष, इसके अंगों या ऊतकों का कोई भी रोग

Thoracoplasty (थौरैकोप्लास्टी)— पसलियों के भागों को शल्यक्रिया द्वारा काट कर निकाल देना जिससे वक्ष की प्राचीर रोगग्रस्त फेफड़े को पिचका सके, वक्षसन्धान

Thoracopneumoplasty (थोरैकोन्यूमोप्लास्टी)—वक्ष एवं फेफड़े दोनों की प्लास्टिक सर्जरी करना।

Thoracoschisis (थौरैकोस्काइसिस)— वक्ष भित्ति की जन्मजात फटन

Thoracoscope (थौरैकोस्कोप)—किसी पर्शुकान्तराल से होकर वक्ष-गुहा का निरीक्षण करने के लिये एक गुहान्तदर्शी, वक्षदर्शी

Thoracoscopy (थौरैकोस्कोपी)— वक्षदर्शी द्वारा फुफ्फुसावरणी गुहा का निरीक्षण करना, वक्षदर्शन

Thoracostenosis (थोरैकोस्टेनोसिस)—वक्ष का तंग होना, वक्षसंकीर्णन

Thoracostomy (थौरैकॉस्टॉमी)— वक्ष भित्ति में चीरा लगाना जिसमें छिद्र को निकासी के लिये कायम रखा जाता है।

Thoracotomy (थौरैकोटॉमी)—वक्ष भित्ति में शल्यक्रिया द्वारा चीरा लगाना, वक्षछेदन

Thorax (थौरैक्स)— शरीर का गर्दन के आधार एवं मध्यपट या डायाफ्राम के बीच का भाग जो पसलियों से घिरा होता है, वक्ष, उर, छाती

Barrel-shaped thorax (बैरल-शेप्ड थौरैक्स)— बढ़ी हुई फुफ्फुसीय वातस्फीति के रोगियों में पाई जाने वाली गोलाकार ढोल के समान छाती

Peyrot's thorax (पीरॉट्स थौरैक्स)—बढ़े हुये

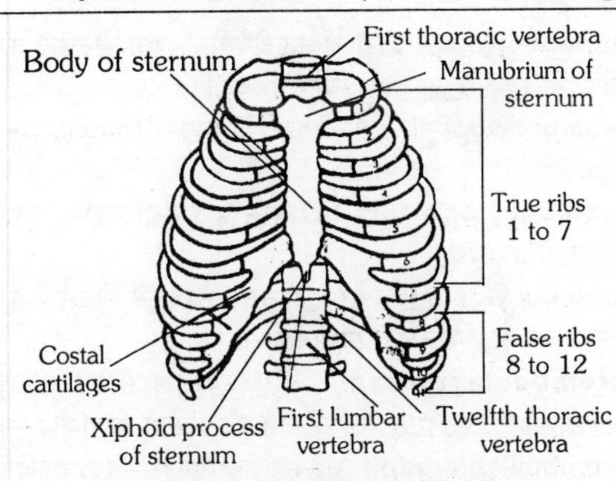

Fig. No. 561 : Thorax (वक्ष)

Body of sternum = उरोस्थि काय, Costal cartilages = पर्शुकी उपास्थियाँ, Xiphoid process of sternum = उरोस्थि का असिरूप प्रवर्ध, First lumbar vertebra = प्रथम कटिपरक कशेरुका, Twelfth thoracic vertebra = बारहवीं वक्षीय कशेरुका, False ribs 8-12 = 8 से 12 कूट पर्शुकाएँ, True ribs 1 to 7 = 1 से 7 वास्तविक पर्शुकाएँ, Manubrium of sternum = उरोस्थि या स्टर्नम का ऊपरी भाग, First thoracic vertebra = प्रथम वक्षीय कशेरुका,

फुफ्फुसावरणीय निःसरण में दिखाई देने वाला एक तिरछा अण्डाकार वक्ष

Thought (थॉट)— विचार

Threadworm (थ्रेडवर्म)— धागे के समान, लम्बा एवं पतला आँत में रहने वाला कीड़ा, सूत्रकृमि

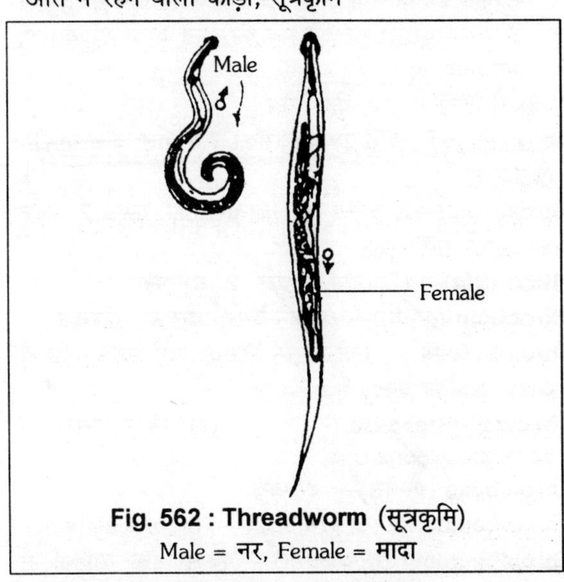

Fig. 562 : Threadworm (सूत्रकृमि)
Male = नर, Female = मादा

Threpsology (थ्रेप्सोलॉजी)— पोषण-विज्ञान

Threshold (थ्रीशोल्ड)— प्रभावसीमा। वह बिन्दु जिस पर कोई प्रभाव उत्पन्न होना शुरू होता है जैसे किसी उद्दीपन की निम्नतम तीव्रता जिससे जरा ही कोई संवेदना होती है अथवा सान्द्रता जिस पर रक्त में स्थित कोई पदार्थ जो सामान्यतया वृक्क से उत्सर्जित नहीं होता, मूत्र में प्रकट होने लगता है (वृक्कीय प्रभावसीमा)

Threshold dose (थ्रीशोल्ड डोज़)— न्यूनतम मात्रा जिससे रोगी पर कोई प्रभाव होता है।

Thrill (थ्रिल)— 1. परिस्पर्शन द्वारा अनुभव किया जाने वाला कम्पन 2. किसी उत्तेजना जैसे भय से होने वाली कंपकंपी। स्पृश्यतरंग, थरथरी

Aneurysmal thrill (एन्यूरिज़्मल थ्रिल)— किसी एन्यूरिज़्म या फुलाव का परिस्पर्शन करने पर अनुभव की जाने वाली स्पृश्यतरंग

Aortic thrill (एओर्टिक थ्रिल)—कपाटीय दोषों में महाधमनी-छिद्र पर सुनी जाने वाली स्पृश्यतरंग

Arterial thrill (आर्टीरियल थ्रिल)— किसी धमनी पर सुनी जाने वाली स्पृश्यतरंग

Diastolic thrill (डायस्टोलिक थ्रिल)— महाधमनीय अपर्याप्तता में अनुशिथिलन के दौरान पुरोहृद् पर अनुभव की जाने वाली स्पृश्यतरंग, अनुशिथिलनीय स्पृश्यतरंग

Hydatid thrill (हाइडेटिड थ्रिल)— हाइडेटिड पुटी के परिस्पर्शन पर अनुभव की जाने वाली स्पृश्यतरंग

Presystolic thrill (प्रिसिस्टोलिक थ्रिल)— निलयों के संकुचन से ठीक पहले हृदय के शिखर पर कभी-कभी अनुभव की जाने वाली स्पृश्यतरंग

Systolic thrill (सिस्टोलिक थ्रिल)— महाधमनीय या फुफ्फुसीय संकीर्णता अथवा निलयी पटीय दोष में प्रकुंचन के दौरान पुरोहृद पर अनुभव की जाने वाली स्पृश्यतरंग, प्रकुंचनीय स्पृश्यतरंग

Thrix (थ्रिक्स)— बाल, केश, रोम

-thrix (-थ्रिक्स)— एक प्रत्यय जिसका अर्थ बाल, केश या रोम होता है।

Throat (थ्रोट)—1. ग्रसनी एवं गलतोरणिका, कण्ठ 2. गर्दन का अगला भाग, गला

Throb (थ्रॉब)— 1. स्पन्दन, धड़कन 2. धड़कना

Throbbing (थ्रॉबिंग)— धड़कने वाला, प्रस्पन्द, प्रस्पन्दन

Thromb- (थ्रॉम्ब-)— एक उपसर्ग जिसका अर्थ रक्त का जमना अथवा रक्त का थक्का है।

Thrombapheresis (थ्रॉम्बेफेरेसिस)— Thrombocytapheresis.

Thrombase (थ्रॉम्बेस)—. थ्रॉम्बिन

Thrombasthenia (थ्रॉम्बेस्थीनिया)— Thromboasthenia.

Thrombectomy (थ्रॉम्बेक्टॉमी)—. किसी रक्त वाहिनी से शल्यक्रिया द्वारा थक्के को बाहर निकाल देना, घनास्रनिष्कासन

Thrombi (थ्रॉम्बाइ)— Thrombus. का बहुवचन

Thrombin (थ्रॉम्बिन)— थ्रॉम्बिन रक्त प्लाज़्मा में विद्यमान एक पदार्थ होता है जो कैल्सियम आयनों की विद्यमानता में थ्रॉम्बोप्लास्टिन जो क्षतिग्रस्त ऊतकों एवं फटे हुए प्लेटलेटों से मुक्त होने वाला पदार्थ होता है, की प्रोथ्रॉम्बिन पर क्रिया करने से बनता है। यह प्लाज़्मा की घुलनशील फाइब्रिनोजन पर क्रिया करके उसे अघुलनशील फाइब्रिन में बदल देता है। फाइब्रिन धागे के समान तन्तुओं का जाल बनाती है जिसमें रक्त कोशिकाएँ फँस जाती हैं, इस प्रकार थक्का बन जाता है।

Thrombinogen (थ्रॉम्बिनोजन)—Prothrombin.

Thrombinogenesis (थ्रॉम्बिनोजेनेसिस)—थ्रॉम्बिन का बनना

Thrombo- (थ्रॉम्बो-)— रक्त के थक्के या घनास्र के अर्थ में प्रयुक्त एक उपसर्ग

Thromboangiitis (थ्रॉम्बोएन्जाइटिस)— किसी रक्त वाहिनी के भीतरी अस्तर की सूजन जिसके साथ रक्त का थक्का बन जाता है, घनास्रवाहिकाशोथ

Thromboangiitis obliterans (थ्रॉम्बोएन्जाइटिस ऑब्लीटिरैन्स)— Buerger's disease.

Thromboarteritis (थ्रॉम्बोआर्टीराइटिस)— घनास्रता जिसके साथ किसी धमनी का शोथ हो जाता है, घनास्रधमनीशोथ

Thromboasthenia (थ्रॉम्बोएस्थीनिया)—प्लेटलेट की विकृति जिसमें थक्के का दोषयुक्त प्रतिगमन होता है तथा प्लेटलेटों के समूहन का अभाव (एक जगह इकट्ठा न होना) हो जाता है जिससे शरीर पर नील पड़ जाते हैं, चोट लगने के बाद खून बहुत बहता है तथा नक्सीर छूटती है, आदि; बिम्बाणु-अवसन्नता; बिम्बाणु-दुर्बलता

Thromboblast (थ्रॉम्बोब्लास्ट)— Megakaryocyte.

Thromboclasis (थ्रॉम्बोक्लेसिस)— Thrombolysis.

Thromboclastic (थ्रॉम्बोक्लास्टिक)— Thrombolytic.

Thrombocyst (थ्रॉम्बोसिस्ट)— किसी घनास्र या थ्रॉम्बस के चारों ओर बनने वाला झिल्लीनुमा कोश (थैली)

Thrombocystis (थ्रॉम्बोसिस्टिस)— Thrombocyst.

Thrombocytapheresis (थ्रॉम्बोसाइटेफेरेसिस)— रक्तदाता से प्राप्त रक्त से प्लेटलेटों को अलग करना तथा रक्त के शेष भाग का पुनः दाता में आधान करना।

Thrombocytasthenia (थ्रॉम्बोसाइटेस्थीनिया)— रक्तस्रावी रोगों का एक वर्ग जो बिम्बाणुओं की आकृति-मूलक असामान्यता के कारण उत्पन्न होते हैं, उनकी संख्या कम हो जाने के कारण नहीं।

Thrombocyte (थ्रॉम्बोसाइट)— एक रक्त प्लेटलेट, बिम्बाणु

Thrombocythemia (थ्रॉम्बोसाइथीमिया)—रक्त में प्लेटलेटों की संख्या बढ़ जाना, बिम्बाणु-बहुलता।

Thrombocytin (थ्रॉम्बोसाइटिन)— Serotonin.

Thrombocytocrit (थ्रॉम्बोसाइटोक्राइट)— रक्त की दी हुई मात्रा में प्लेटलेट आयतन को मापने वाला एक उपकरण

Thrombocytolysis (थ्रॉम्बोसाइटोलाइसिस)— प्लेटलेटों का नष्ट होना।

Thrombocytopathy (थ्रॉम्बोसाइटोपैथी)— रक्त प्लेटलेटों की कोई भी विकृति या दोष, बिम्बाणु-विकृति

Thrombocytopenia (थ्रॉम्बोसाइटोपीनिया)— Thrombopenia.

Thrombocytopoiesis (थ्रॉम्बोसाइटोपॉयसिस)— रक्त प्लेटलेटों का बनना।

Thrombocytosis (थ्रॉम्बोसाइटोसिस)— रक्त में प्लेटलेटों की संख्या का बढ़ जाना, बिम्बाणुबहुलता

Thromboelastogram (थ्रॉम्बोइलास्टोग्राम)— थ्रॉम्बोइलास्टोग्राफ द्वारा रक्त स्कन्दन की प्रक्रिया का पंजीकरण

Thromboelastograph (थ्रॉम्बोइलास्टोग्राफ)— रक्त स्कन्दन की प्रक्रिया का पंजीकरण करने वाला एक उपकरण

Thromboembolectomy (थ्रॉम्बोएम्बोलैक्टॉमी)— शल्यक्रिया द्वारा किसी अन्तःशल्यीय घनास्र को निकाल देना।

Thromboembolic (थ्रॉम्बोएम्बोलिक)— घनास्र-अन्तःशल्यता से सम्बन्धित

Thromboembolism (थ्रॉम्बोएम्बोलिज़्म)— किसी रक्त वाहिनी का किसी ऐसे घनास्र या थ्रॉम्बस के द्वारा बन्द हो जाना जो अपने बनने के स्थान से अलग हो चुका होता है तथा रक्त के द्वारा उस रक्त वाहिनी तक पहुँचा है, घनास्रअन्तःशल्यता

Thromboendarterectomy (थ्रॉम्बोएण्डार्टीरेक्टॉमी)— अवरुद्ध धमनी के भीतरी अस्तर के कुछ भाग सहित अवरोध उत्पन्न करने वाले थ्रॉम्बस को शल्यक्रिया द्वारा निकाल देना, घनास्त्र-अन्तर्धमनी-उच्छेदन

Thromboendarteritis (थ्रॉम्बोएण्डार्टीराइटिस)— किसी धमनी के भीतरी अस्तर का शोथ जिसके साथ थ्रॉम्बस बन जाता है, घनास्त्र-अन्तर्धमनीशोथ

Thromboendocarditis (थ्रॉम्बोएण्डोकार्डाइटिस)— शोथयुक्त हृदय कपाट पर थक्के का बनना।

Thrombogen (थ्रॉम्बोजन)— Prothrombin.

Thrombogene (थ्रॉम्बोजीन)—रक्त स्कन्दन कारक 5.

Thrombogenesis (थ्रॉम्बोजेनेसिस)— रक्त थक्के का बनना, घनास्त्रजनन

Thrombogenic (थ्रॉम्बोजेनिक)— थक्का बनाने वाला, घनास्त्रजनक

Thromboid (थ्रॉम्बॉयड)— किसी घनास्त्र अथवा थक्के के समान, घनास्त्रवत्

Thrombokinase (थ्रॉम्बोकाइनेस)— रक्त स्कन्दन कारक 10

Thrombokinesis (थ्रॉम्बोकाइनेसिस)— रक्त का जमना

Thrombolic (थ्रॉम्बोलिक)— थ्रॉम्बोलस सम्बन्धी

Thrombolus (थ्रॉम्बोलस)— एक अन्तःशल्य जो मुख्य रूप से आपस में चिपके हुए बिम्बाणुओं से बना होता है।

Thrombolymphangitis (थ्रॉम्बोलिम्फेन्जाइटिस)— थ्रॉम्बस बन जाने से अवरोध उत्पन्न हो जाने के कारण किसी लसीका-वाहिनी की सूजन हो जाना।

Thrombolysis (थ्रॉम्बोलाइसिस)—किसी थ्रॉम्बस का टूटना

Thrombolytic (थ्रॉम्बोलाइटिक)— थ्रॉम्बस को तोड़ने वाला अथवा उससे सम्बन्धित, घनास्त्रलयी

Thrombon (थ्रॉम्बन)—रक्तोत्पादक संस्थान का वह भाग जिसका सम्बन्ध प्लेटलेट के बनने से है।

Thrombonecrosis (थ्रॉम्बोनेक्रोसिस)—किसी रक्त वाहिनी की अवकाशिका में घनास्त्रता हो जाने के साथ उसकी भित्तियों का परिगलन हो जाना।

Thrombopathy (थ्रॉम्बोपैथी)— Thrombocytopathy.

Thrombopenia (थ्रॉम्बोपीनिया)—रक्त में प्लेटलेटों की संख्या घट जाना, बिम्बाणुअल्पता

Thrombophilia (थ्रॉम्बोफीलिया)— घनास्त्रता उत्पन्न होने की प्रवृत्ति

Thrombophlebitis (थ्रॉम्बोफ्लेबाइटिस)—थ्रॉम्बस बनने के साथ किसी शिरा की सूजन हो जाना, घनास्त्रशिराशोथ

Thromboplastic (थ्रॉम्बोप्लास्टिक)— रक्त में थक्का बनने से सम्बन्धित अथवा उसे बढ़ावा देने वाला।

Thromboplastid (थ्रॉम्बोप्लास्टिड)— एक रक्त प्लेटलेट

Thromboplastin (थ्रॉम्बोप्लास्टिन)— तीसरा रक्त स्कन्दन कारक, रक्त एवं ऊतकों में पाया जाने वाला एक पदार्थ जो कैल्सियम ऑयनों की विद्यमानता में प्रोथ्रॉम्बिन के थ्रॉम्बिन में परिवर्तित होने में सहायता पहुँचाता है।

Thromboplastinogen (थ्रॉम्बोप्लास्टिनोजन)— Blood coagulation facter VIII.

Thrombopoiesis (थ्रॉम्बोपॉयसिस)— Thrombocytopoiesis.

Thrombopoietin (थ्रॉम्बोपॉयटिन)— एक रासायनिक पदार्थ जो बिम्बाणुओं के बनने को उद्दीप्त करने के लिए अस्थि मज्जा पर क्रिया करता है।

Thrombosed (थ्रॉम्बोस्ड)— जमा हुआ अथवा घनास्त्रता से ग्रस्त

Thromboses (थ्रॉम्बोसेज़)— Thrombosis का बहुवचन

Thrombosin (थ्रॉम्बोसिन)— Thrombin.

Thrombosinusitis (थ्रॉम्बोसाइनुसाइटिस)— किसी विवर विशेषकर परानासिक विवर का शोथ जिसके साथ इसमें घनास्त्र बन जाता है।

Thrombosis (थ्रॉम्बोसिस)— किसी रक्त वाहिनी में रक्त थक्के का बनना अथवा उसका पाया जाना, घनास्त्रता

Atrophic thrombosis (एट्रोफिक थ्रॉम्बोसिस)— रक्त परिसंचरण की गति धीमी हो जाने के परिणामस्वरूप उत्पन्न घनास्त्रता जैसा कि सूखा रोग में होता है।

Cerebral thrombosis (सेरीब्रल थ्रॉम्बोसिस)— किसी प्रमस्तिष्कीय रक्त वाहिनी में रक्त का थक्का बन जाना जिससे प्रमस्तिष्कीय रोधगलन हो सकता है, प्रमस्तिष्कीय घनास्त्रता

Coagulation thrombosis (कौगुलेशन थ्रॉम्बोसिस)— किसी रक्त वाहिनी में फाइब्रिन के जम जाने के कारण उत्पन्न घनास्त्रता

Compression thrombosis (कम्प्रेशन थ्रॉम्बोसिस)— किसी रक्त वाहिनी में दाब से जैसे किसी अर्बुद के दाब से रक्त परिसंचरण में अवरोध उत्पन्न हो जाने के कारण उत्पन्न घनास्त्रता

Coronary thrombosis (कॉरोनरी थ्रॉम्बोसिस)— किसी कॉरोनरी धमनी की घनास्त्रता जिससे अधिकतर हृद्पेशी-रोधगलन हो जाता है, हृद्धमनी घनास्त्रता

Embolic thrombosis (एम्बोलिक थ्रॉम्बोसिस)— एक अन्तःशल्य द्वारा उत्पन्न घनास्त्रता जो किसी रक्त वाहिनी को अवरुद्ध करता है।

Infective thrombosis (इन्फैक्टिव थ्रॉम्बोसिस)— घनास्त्रता जिसमें जीवाणुज संक्रमण होता है।

Plate thrombosis (प्लेट थ्रॉम्बोसिस)— रक्त बिम्बाणुओं के इकट्ठा हो जाने के कारण उत्पन्न घनास्त्रता

Puerperal thrombosis (प्यूरपीरल थ्रॉम्बोसिस)—प्रसव के पश्चात् किसी शिरा में रक्त का थक्का बनना, प्रसूति घनास्त्रता

Traumatic thrombosis (ट्रॉमेटिक थ्रॉम्बोसिस)— किसी चोट लगने के पश्चात् उत्पन्न होने वाली घनास्रता

Venous thrombosis (वेनस थ्रॉम्बोसिस)— किसी शिरा में घनास्रता होना।

Thrombostasis (थ्रॉम्बोस्टेसिस)— शरीर के किसी भाग में रक्त की स्थैतिकता (रुक जाना) जिससे रक्त का थक्का बन जाता है अथवा रक्त का थक्का बन जाने के कारण रक्त की स्थैतिकता

Thrombosthenin (थ्रॉम्बोस्थेनिन)— बिम्बाणुओं में विद्यमान एक प्रोटीन जो रक्त के थक्के का आकुंचन करती है।

Thrombotic (थ्रॉम्बोटिक)—किसी घनास्र या थ्रॉम्बस से सम्बन्धित, उससे उत्पन्न अथवा उसकी प्रकृति का; घनास्री

Thrombus (थ्रॉम्बस)— हृदय अथवा किसी रक्त वाहिनी के भीतर रक्त के घटकों से बना रक्त का एक थक्का जो हृदय गुहा या रक्त वाहिनी को अवरुद्ध कर देता है; घनास्र—

Agonal thrombus (एगोनल थ्रॉम्बस)—ठीक मृत्यु के समय हृदय में बनने वाला घनास्र

Antemortem thrombus (एन्टीमार्टम थ्रॉम्बस)— मृत्यु से पूर्व हृदय अथवा बड़ी रक्त वाहिनियों में बनने वाला घनास्र

Mural thrombus (म्यूरल थ्रॉम्बस)— अन्तर्हृद्-भित्ति से संलग्न एक घनास्र

Occluding thrombus (ऑक्लूडिंग थ्रॉम्बस)—किसी रक्त वाहिनी को पूर्णतया बन्द करने वाला थ्रॉम्बस

Parietal thrombus (पैराइटल थ्रॉम्बस)— किसी रक्त वाहिनी की भित्ति से संलग्न थ्रॉम्बस

Postmortem thrombus (पोस्टमार्टम थ्रॉम्बस)— मृत्यु के पश्चात् हृदय अथवा किसी बड़ी रक्त वाहिनी में बनने वाला घनास्र

Through illumination (थ्रो इलूमिनेशन)— Transillumination.

Thrush (थ्रश)— कैण्डिडा एल्बीकैन्स द्वारा उत्पन्न मुख अथवा गले का कवक संक्रमण जो विशेषकर शिशुओं एवं छोटे बच्चों में होता है तथा सफेद चकत्ते एवं जख्म बनना इसकी विशिष्टता होती है, अभिप्लवन, मुखव्रण

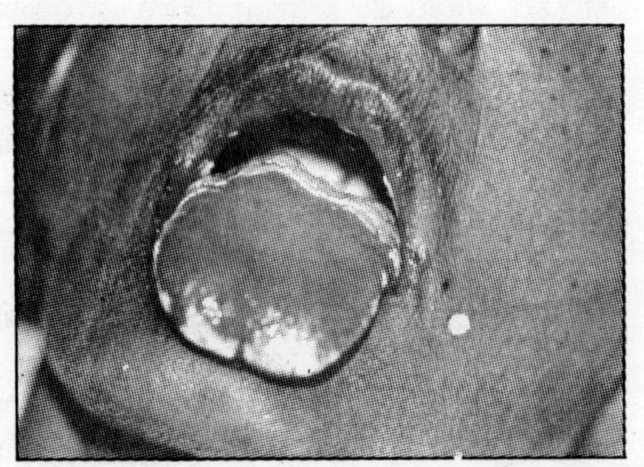

Fig. 563 : Thrush (मुखव्रण या अभिप्लवन)

Thrust (थ्रस्ट)— आगे को धकेल देना।

Thrypsis (थ्राइप्सिस)— एक अस्थिभंग जिसमें हड्डी के टुकड़े-टुकड़े हो जाते हैं।

Thumb (थम्ब)— हाथ का अँगूठा। हाथ की रेडियस हड्डी के ओर की पहली, छोटी तथा मोटी अँगुली जिसमें दो अँगुल्यस्थियाँ होती हैं, हस्तांगुष्ठ

Thylacitis (थाइलेसाइटिस)— त्वचा की त्वग्वसीय ग्रन्थियों का शोथ

Thymectomize (थाइमैक्टोमाइज़)— थाइमस ग्रन्थि को शल्यक्रिया द्वारा काट कर निकाल देना।

Thymectomy (थाइमैक्टॉमी)— थाइमस ग्रन्थि का शल्यक्रिया द्वारा उच्छेदन, बाल्यग्रन्थि-उच्छेदन

Thymelcosis (थाइमैल्कोसिस)— थाइमस ग्रन्थि में जख्म बन जाना।

-thymia (-थाइमिया)— मस्तिष्क की अवस्था का संकेत देने वाला एक प्रत्यय

Thymic (थाइमिक)—थाइमस ग्रन्थि या बाल्यग्रन्थि से सम्बन्धित

Thymicolymphatic (थाइमिकोलिम्फेटिक)— थाइमस एवं लसीका ग्रन्थियों से सम्बन्धित

Thymin (थाइमिन)— थाइमस ग्रन्थि से स्रवित होने वाला हार्मोन के समान एक पदार्थ जो अन्तर्ग्रथनोत्तर तन्त्रिकापेशी-संचारण में बाधा उत्पन्न करता है।

Thymion (थाइमियोन)—एक अधिमांस, मस्सा

Thymitis (थाइमाइटिस)—थाइमस ग्रन्थि का शोथ, बाल्यग्रन्थिशोथ

Thymo- (थाइमो-)— थाइमस ग्रन्थि के साथ होने वाले सम्बन्ध को बताने के लिए प्रयुक्त एक उपसर्ग

Thymocyte (थाइमोसाइट)—थाइमस ग्रन्थि से उत्पन्न होने वाली एक लसीकाकोशिका

Thymogenic (थाइमोजेनिक)— मस्तिष्क से उत्पन्न होने वाला।

Thymokesis (थाइमोकेसिस)— थाइमस ग्रन्थि की असामान्य वृद्धि

Thymokinetic (थाइमोकाइनेटिक)— थाइमस ग्रन्थि को उद्दीप्त करने वाला।

Thymoleptic (थाइमोलेप्टिक)—किसी गम्भीर मानसिक विकार जैसे अवसाद या उन्माद में चित्तवृत्ति (मूड) को परिवर्तित करने वाली कोई भी औषधि

Thymolysis (थाइमोलाइसिस)— थाइमस ग्रन्थि ऊतक का नष्ट होना।

Thymolytic (थाइमोलाइटिक)— थाइमस ग्रन्थि ऊतक के लिए विनाशकारी

Thymoma (थाइमोमा)— थाइमस ग्रन्थि के उपकला-ऊतकों से उत्पन्न होने वाला अर्बुद, बाल्यग्रन्थि-अर्बुद

Thymopathy (थाइमोपैथी)— थाइमस ग्रन्थि का कोई भी रोग

Thymopexy (थाइमोपैक्सी)— किसी बढ़ी हुई थाइमस ग्रन्थि को किसी नई स्थिति में स्थिर करना।

Thymopoietin (थाइमोपॉयटिन)— थाइमस ग्रन्थि से स्रवित होने वाला हॉर्मोन के समान एक पदार्थ जो थाइमोसाइटों की भिन्नता उत्पन्न करता है।

Thymoprival (थाइमोप्राइवल)— Thymoprivic.

Thymoprivic (थाइमोप्राइविक)— थाइमस ग्रन्थि के निकाल देने अथवा उसके अपक्षय से सम्बन्धित या उससे उत्पन्न

Thymoprivous (थाइमोप्राइवस)— Thymoprivic.

Thymosin (थाइमोसिन)— थाइमस ग्रन्थि से स्रवित होने वाला हार्मोन के समान एक पदार्थ जो T-लसीकाकोशिकाओं की परिपक्वता को बढ़ावा देता है।

Thymotoxic (थाइमोटॉक्सिक)— थाइमस ग्रन्थि के लिए विषैला

Thymus (थाइमस)— मध्यस्थानिका–गुहा में हृदय के आगे एवं ऊपर स्थित एक लसीकाभ ग्रन्थि जो लगभग यौवनारम्भ पर अपने अधिकतम भार को ग्रहण कर लेती है और फिर इसका प्रत्यावर्तन होने लगता है। इसका मुख्य कार्य नवजात शिशु में रोगक्षमता उत्पन्न करना है। थाइमस की लसीकाकोशिकाएँ T कोशिकाओं में विकसित होती हैं और परिपक्व होना शुरू हो जाती हैं। जब ये रक्त परिसंचरण में प्रवेश कर जाती हैं तो एण्टीबॉडी बनाने वाली कोशिकाओं के उत्पादन को बढ़ाकर रोगक्षमता उत्पन्न करती हैं। थाइमस ग्रन्थि हार्मोन के समान पदार्थ थाइमिन, थाइमोपॉयटिन तथा थाइमोसिन भी स्रवित करती है; थाइमस ग्रन्थि; बाल्यग्रन्थि

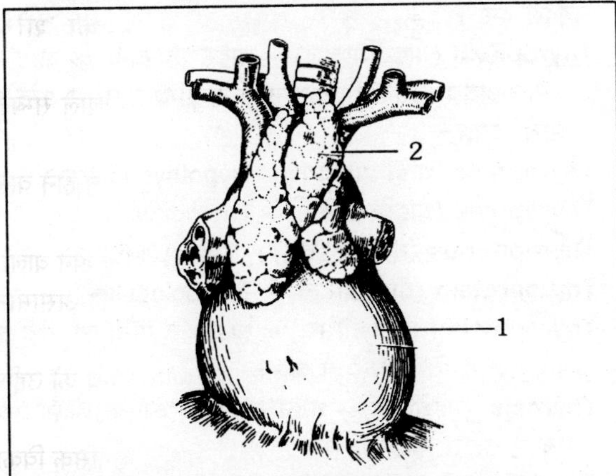

Fig. 564 : Thymus gland (थाइमस ग्रन्थि)

1. Pericardium = हृदयावरण
2. Thymus = थाइमस ग्रन्थि

Thymusectomy (थाइमसेक्टॉमी)— शल्यक्रिया द्वारा थाइमस ग्रन्थि को काट कर निकाल देना।

Thyreo-, Thyro- (थाइरीयो-, थाइरो-)— थाइरॉयड या अवटु के अर्थ में प्रयुक्त उपसर्ग

Thyreoplasia (थाइरीयोप्लेसिया)— थाइरॉयड ग्रन्थि का दोषपूर्ण विकास जिसके साथ वह असामान्य रूप से कार्य करती है।

Thyroadenitis (थाइरोएडीनाइटिस)—थाइरॉयड ग्रन्थि का शोथ

Thyroaplasia (थाइरोएप्लेसिया)— थाइरॉयड ग्रन्थि का अपूर्ण विकास

Thyroarytenoid (थाइरोएरिटीनॉयड)— थाइरॉयड ग्रन्थि एवं दर्वीकल्प उपास्थियों से सम्बन्धित

Thyrocalcitonin (थाइरोकैल्सिटोनिन)— Calcitonin.

Thyrocardiac (थाइरोकार्डियक)— थाइरॉयड ग्रन्थि एवं हृदय से सम्बन्धित

Thyrocele (थाइरोसील)— Goiter.

Thyrocervical (थाइरोसर्वाइकल)— थाइरॉयड ग्रन्थि एवं गर्दन से सम्बन्धित, अवटु-ग्रैव

Thyrochondrotomy (थाइरोकॉण्ड्रोटॉमी)— थाइरॉयड उपास्थि में शल्यक्रिया द्वारा चीरा लगाना।

Thyrocolloid (थाइरोकोलॉयड)—थाइरॉयड ग्रन्थि में पाया जाने वाला एक लेसदार पदार्थ

Thyrocricotomy (थाइरोक्रिकोटॉमी)— मुद्रिकावटुज या क्रिकोथाइरॉयड झिल्ली को विभाजित करना।

Thyroepiglottic (थाइरोइपिग्लॉटिक)— थाइरॉयड ग्रन्थि एवं कण्ठच्छद से सम्बन्धित, अवटु कण्ठच्छदीय

Thyrofissure (थाइरोफिशर)— Laryngofissure.

Thyrogenic, Thyrogenous (थाइरोजेनिक, थाइरोजीनस)— थाइरॉयड ग्रन्थि में उत्पन्न होने वाला।

Thyroglobulin (थाइरोग्लोबुलिन)—1. थाइरॉयड ग्रन्थि द्वारा स्रवित तथा इसके कोलॉइड पदार्थ में संचित एक आयोडीनयुक्त ग्लाइकोप्रोटीन 2. सूअर से प्राप्त थाइरॉयड ग्रन्थि के टुकड़े करने पर उपलब्ध एक पदार्थ। अवटु अल्पक्रियता में मुख द्वारा इसका सेवन कराया जाता है।

Thyroglossal (थाइरोग्लॉसल)— थाइरॉयड ग्रन्थि एवं जिह्वा से सम्बन्धित, अवटुजिह्वा

Thyrohyal (थाइरोहॉयल)— थाइरॉयड उपास्थि एवं हॉयड हड्डी से सम्बन्धित

Thyrohyoid (थाइरोहॉयड)— थाइरॉयड ग्रन्थि या उपास्थि तथा हॉयड हड्डी से सम्बन्धित

Thyroid (थाइरॉयड)—1. थाइरॉयड ग्रन्थि, अवटु ग्रन्थि 2. उन जन्तुओं से जो मनुष्य के भोजन के रूप में काम आते हैं, सामान्यतया सुअरों से प्राप्त एक साफ, सूखी, पाउडर के रूप में थाइरॉयड ग्रन्थि

Thyroid crisis (थाइरॉयड क्राइसिस)— Thyroid storm.

Thyroidea accessoria (थाइरॉयडीया एसेसोरिया)— सहायक या अतिरिक्त थाइरॉयड ग्रन्थि

Thyroidectomize (थाइरॉयडेक्टोमाइज)— थाइरॉयड ग्रन्थि को शल्यक्रिया द्वारा काट कर निकालना।

Thyroidectomized (थाइरॉयडेक्टोमाइज़्ड)—वह जिसकी थाइरॉयड ग्रन्थि निकाल दी गई हो।

Thyroidectomy (थाइरॉयडेक्टॉमी)— थाइरॉयड ग्रन्थि को शल्यकर्म द्वारा काट कर निकाल देना, अवटु-उच्छेदन

Thyroid gland (थाइरॉयड ग्लैण्ड)— गर्दन के आधार पर, स्वरयन्त्र के निचले भाग तथा श्वासप्रणाल के ऊपरी भाग के दोनों ओर स्थित एक अन्तःस्रावी ग्रन्थि, अवटु ग्रन्थि। यह दो पार्श्वीय खण्डों से बनी होती है जो एक संकीर्णपथ द्वारा आपस में जुड़े होते हैं। यह दो सक्रिय हार्मोन थाइरॉक्सिन तथा ट्राइ-आयडोथाइरोनीन स्रवित करती है जिनका सम्बन्ध मुख्यतया चयापचय से होता है।

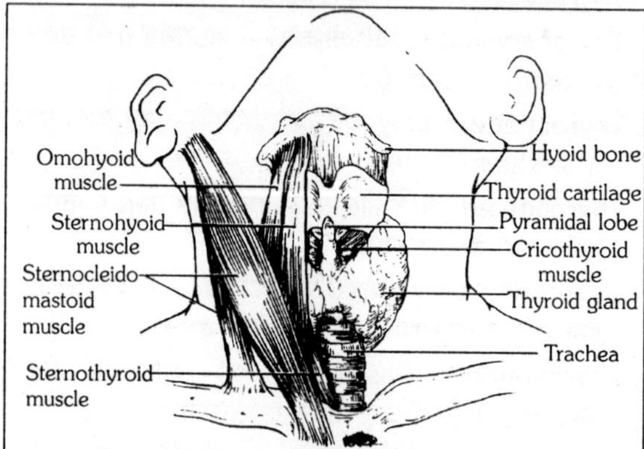

Fig. 565 : Thyroid gland (अवटु ग्रन्थि)
Omohyoid muscle = ओमोहॉयड पेशी, Sternohyoid muscle = स्टर्नोहायॅड पेशी, Sternocleidomastoid muscle = स्टर्नोक्लीडोमैस्टॉयड पेशी, Sternothyroid muscle = स्टर्नोथाइरॉयड पेशी, Trachea = श्वास-प्रणाल, Thyroid gland = अवटु ग्रन्थि, Cricothyroid muscle = क्रिकोथाइरॉयड पेशी, Pyramidal lobe = पिरामिदी खण्ड, Thyroid cartilage = अवटु उपास्थि, Hyoid bone = हायॅड अस्थि

Thyroidism (थाइरॉयडिज़्म)—थाइरॉयड ग्रन्थि की अतिसक्रियता से होने वाला रोग, अवटुक्रियता

Thyroiditis (थाइरॉयडाइटिस)— थाइरॉयड ग्रन्थि का शोथ, अवटुशोथ, अवटुग्रन्थिशोथ

Thyroidology (थाइरॉयडोलॉजी)—थाइरॉयड ग्रन्थि का अध्ययन करना।

Thyroidomania (थाइरॉयडोमैनिया)— अवटु-अतिक्रियता के साथ होने वाला उन्माद

Thyroidotomy (थाइरॉयडोटॉमी)— थाइरॉयड ग्रन्थि में चीरा लगाना, अवटुछेदन, अवटुग्रन्थिछेदन

Thyroid-stimulating hormone (थाइरॉयड- स्टिमुलेटिंग हार्मोन)—अग्रज पीयूष ग्रन्थि से स्रवित होने वाला एक हॉर्मोन जो थाइरॉयड को अपने दो हॉर्मोन–थाइरॉक्सिन एवं ट्राइआयडोथाइरोनीन को स्रवित करने के लिए उसे उद्दीप्त करता है।

Thyroid storm (थाइरॉयड स्टॉर्म)— अवटु-विषाक्तता का एक उपद्रव जिसमें यकायक ज्वर हो जाता है, पसीना आता है, दिल की धड़कन बढ़ जाती है, फुफ्फुसीय शोफ या रक्तसंकुल हृद्‌पात हो जाता है, कँपकँपी एवं बेचैनी होती है।

Thyrointoxication (थाइरोइनटॉक्सिकेशन)— Hyperthyroidism.

Thyrolaryngeal (थाइरोलैरिन्जियल)— थाइरॉयड ग्रन्थि एवं स्वर-यन्त्र से सम्बन्धित

Thyrolingual (थाइरोलिंग्वल)— Thyroglossal.

Thyrolysin (थाइरोलाइसिन)— वह जो थाइरॉयड ऊतक को नष्ट करता है।

Thyrolytic (थाइरोलाइटिक)— थाइरॉयड ग्रन्थि के लिए विनाशकारी

Thyromegaly (थाइरोमेगैली)— थाइरॉयड ग्रन्थि का बढ़ जाना।

Thyromimetic (थाइरोमाइमेटिक)— थाइरॉयड हॉर्मोनों अथवा थाइरॉयड ग्रन्थि द्वारा उत्पन्न प्रभावों के समान प्रभाव उत्पन्न करने वाला।

Thyroparathyroidectomy (थाइरोपैराथाइरॉयडेक्टॉमी)— थाइरॉयड एवं पैराथाइरॉयड ग्रन्थियों को शल्यक्रिया द्वारा काट कर निकाल देना।

Thyropathy (थाइरोपैथी)— थाइरॉयड ग्रन्थि का कोई भी रोग

Thyropharyngeal (थाइरोफेरिन्जियल)— थाइरॉयड ग्रन्थि एवं ग्रसनी से सम्बन्धित

Thyroplasty (थाइरोप्लास्टी)—प्लास्टिक सर्जरी द्वारा स्वर रज्जुओं के आस-पास की थाइरॉयड उपास्थि के रूप-रंग को बदल देना।

Thyroprival (थाइरोप्राइवल)— थाइरॉयड ग्रन्थि के कार्य के अभाव अथवा उसके निष्कासन से सम्बन्धित, उससे ग्रस्त या उससे उत्पन्न

Thyroprivia (थाइरोप्राइविया)— Hypothyroidism.

Thyroprivic (थाइरोप्राइविक)— Thyroprival.

Thyroprivous (थाइरोप्राइवस)— Thyroprivic.

Thyroprotein (थाइरोप्रोटीन)— Thyroglobulin.

Thyroptosis (थाइरोप्टोसिस)— थाइरॉयड ग्रन्थि का नीचे की ओर वक्ष में विस्थापित हो जाना।

Thyrosis (थाइरोसिस)— थाइरॉयड ग्रन्थि का असामान्य कार्य होने से उत्पन्न कोई भी रोग

Thyrotherapy (थाइरोथिरैपी)— थाइरॉयड ग्रन्थि के योगों से रोगों की चिकित्सा करना।

Thyrotome (थाइरोटोम)— थाइरॉयड उपास्थि को काटने वाला एक चाकू

Thyrotomy (थाइरोटॉमी)— 1. थाइरॉयड उपास्थि को काटना, अवटूपास्थिछेदन 2. थाइरॉयड ग्रन्थि को काटने का ऑपरेशन

Thyrotoxic (थाइरोटॉक्सिक)— थाइरॉयड ग्रन्थि की विषैली क्रियाशीलता से सम्बन्धित अथवा उससे ग्रस्त, अवटुविषज

Thyrotoxicosis (थाइरोटॉक्सिकोसिस)— थाइरॉयड ग्रन्थि की अतिसक्रियता के कारण होने वाली विषाक्त दशा जिसमें थाइरॉयड ग्रन्थि बढ़ जाती है, आँखें बाहर को निकल आती हैं, अँगुलियों में कम्पन होने लगता है तथा दिल की धड़कन बढ़ जाती है; अवटुविषाक्तता

Thyrotoxin (थाइरोटॉक्सिन)— थाइरॉयड ग्रन्थि में उत्पन्न होने वाला कोई जीवविष

Thyrotrophic (थाइरोट्रॉफिक)— Thyrotropic.

Thyrotrophin (थाइरोट्रॉफिन)— Thyrotropin.

Thyrotropic (थाइरोट्रॉपिक)— थाइरॉयड ग्रन्थि के प्रति लगाव रखने अथवा उसे उत्तेजित करने वाला; अवटुप्रेरक, अवटूद्दीपक

Thyrotropin (थाइरोट्रॉपिन)— अग्र पीयूष ग्रन्थि का एक हॉर्मोन जो थाइरॉयड ग्रन्थि को उत्तेजित करता है।

Thyrotropism (थाइरोट्रॉपिज़्म)— थाइरॉयड ग्रन्थि के प्रति लगाव

Thyroxine (थाइरॉक्सिन)— थाइरॉयड ग्रन्थि का एक आयोडीन-युक्त हार्मोन जो कोशिका की चयापचय दर को बढ़ाता है। यह अवटुअल्पक्रियता की चिकित्सा में प्रयोग में लाया जाता है।

Tibia (टिबिया)— घुटने एवं टखने के बीच की टाँग की भीतरी एवं बड़ी हड्डी जो ऊपर फीमर तथा नीचे टेलस हड्डी से जुड़ कर जोड़ बनाती है, अन्तर्जंघिका

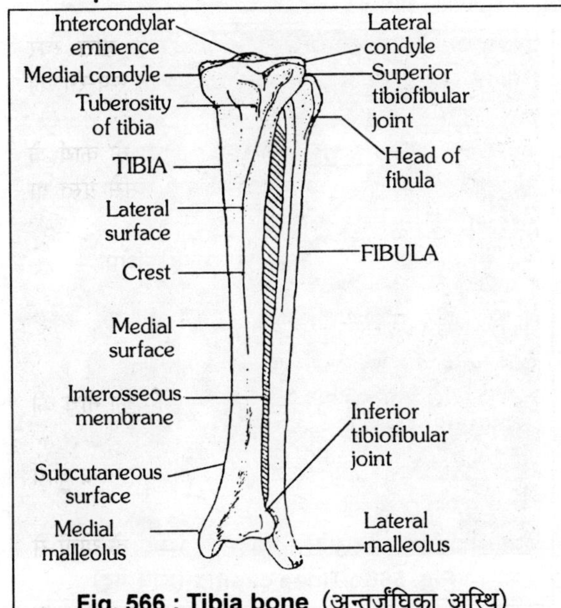

Fig. 566 : Tibia bone (अन्तर्जंघिका अस्थि)

Intercondylar eminence = अन्तरास्थूलकीय उत्सेध, Medial condyle = मध्यवर्ती स्थूलक, Tuberosity of tibia = अन्तर्जंघिका का गण्डक, Tibia = अन्तर्जंघिका, Lateral surface = पार्श्वीय सतह, Crest = श्रृंग, Medial surface = मध्यवर्ती सतह, Interosseous membrane = अन्तरास्थिक कला, Subcutaneous surface = अवत्वचीय सतह, Medial malleolus = मध्यवर्ती गुल्फ, Lateral malleolus = पार्श्वीय गुल्फ, Inferior tibiofibular joint = अधोवर्ती अन्तर्बहिर्जंघिकी सन्धि, Fibula = बहिर्जंघिका अस्थि, Head of fibula = बहिर्जंघिका का शीर्ष, Superior tibiofibular joint = उर्ध्ववर्ती अन्तर्बहिर्जंधिकी सन्धि, Lateral condyle = पार्श्वीय स्थूलक

Tibiad (टिबियाड)— टिबिया हड्डी की ओर

Tibiae (टिबी)— Tibia का बहुवचन

Tibial (टिबियल)—टिबिया हड्डी से सम्बन्धित, अन्तर्जंधिकी

Tibialgia (टिबिएल्जिया)—टिबिया हड्डी में दर्द होना।

Tibialis (टिबियालिस)— Tibial.

Tibio- (टिबियो-)— एक उपसर्ग जिसका अर्थ टिबिया अस्थि है।

Tibiocalcanean (टिबियोकैल्केनियन)— टिबिया एवं कैल्केनियस हड्डियों से सम्बन्धित

Tibiofemoral (टिबियोफिमोरल)— टिबिया एवं फीमर हड्डियों से सम्बन्धित, अन्तर्बहिर्जंघिकी

Tibiofibular (टिबियोफिबुलर)— टिबिया एवं फिबुला हड्डियों से सम्बन्धित, अन्तर्बहिर्जंघिकी

Tibionavicular (टिबियोनेवीकुलर)— टिबिया एवं नेवीकुलर हड्डी से सम्बन्धित

Tibioperoneal (टिबियोपैरोनियल)— Tibiofibular.

Tibioscaphoid (टिबियोस्कैफॉयड)— Tibionavicular.

Tibiotarsal (टिबियोटार्सल)— टिबिया हड्डी एवं टार्सस या पदकूर्च से सम्बन्धित

Tic (टिक)— एक ऐंठनयुक्त, अनैच्छिक, बारम्बार होने वाला पेशीय संकुचन जिसमें चेहरे, गर्दन अथवा कन्धे की पेशियाँ सबसे अधिक प्रभावित होती है; स्वभावाकर्ष; पेशीय स्फुरण

Tick (टिक)— एक रक्त-चूषक परजीवी, किलनी

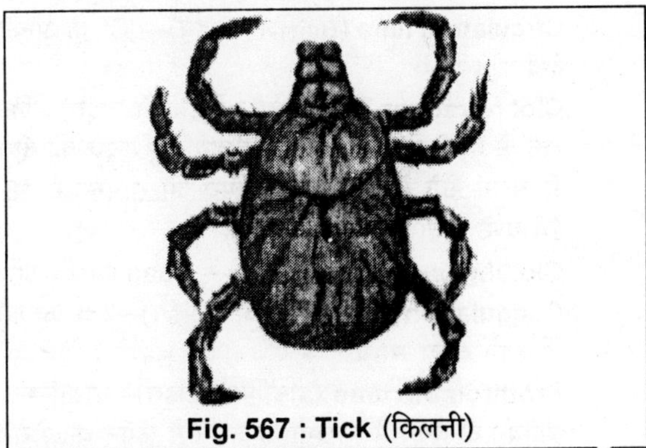

Fig. 567 : Tick (किलनी)

Tickle (टिक्ल)— 1. गुदगुदी 2. गुदगुदाना

Tickling (टिक्लिग)— गुदगुदाहट

T. I. D. (टी.आई.डी.)— दिन में तीन बार

Tidal (टाइडल)— नियत अवधि पर उठने एवं गिरने या बढ़ने तथा घटने वाला।

Tidal air (टाइडल एयर)—सामान्य श्वसन में सांस के साथ अन्दर खींची गई तथा बाहर निकाली गई वायु का आयतन जो एक युवा पुरुष में लगभग 500 घन से. होता है।

Tide (टाइड)— नियत अवधि पर उठना एवं गिरना या बढ़ना तथा घटना जैसे उपवास के पश्चात् अस्थायी रूप से मूत्र की अम्लता का बढ़ जाना (एसिड टाइड) अथवा जागने के पश्चात् एवं खाना खाने के बाद मूत्र की अस्थायी रूप से क्षारीयता का बढ़ जाना (एल्कालाइन टाइड) या खाना खाने के बाद लसीका और रक्त में वसा का बढ़ जाना।

Tigroid (टाइग्रॉयड)— चीते के समान धारीदार, धब्बेदार अथवा चिह्नित

Tigroid bodies (टाइग्रॉयड बॉडीज़)— Nissl bodies.

Tigrolysis (टाइग्रोलाइसिस)— Chromatolysis.

Tilmus (टिल्मस)— Carphology.

Tilt (टिल्ट)— झुकाव, तिरछापन,

Tiltometer (टिल्टोमीटर)— बिस्तर अथवा ऑपरेशन मेज के झुकाव के अंश को मापने वाला एक उपकरण

Timbre (टिम्बर)— किसी ध्वनि का सुरीला होने का गुण जिससे उसे पहचाना जाता है।

Time (टाइम)—घटनाओं का वह सम्बन्ध जिसे पूर्व, वर्तमान एवं भविष्य के शब्दों में व्यक्त किया जाता है और जिसे इकाईयों जैसे मिनटों, घण्टों, दिनों, महीनों या वर्षों में मापा जाता है। समय

Bleeding time (ब्लीडिंग टाइम)— एक छोटे से ज़ख्म से खून बहने में लगने वाला समय जिसका सामान्यतः कर्ण पालि या अँगुली का छेदन करके परीक्षण किया जाता है। यह छेदन के पश्चात् रक्त की प्रथम बूँद के प्रकट होने तथा अन्तिम बूँद के पृथक्करण के बीच का समय अन्तराल होता है जो सामान्यतया 1 से 3 मिनट होता है।

Circulation time (सर्कुलेशन टाइम)— 'C' के अन्तर्गत देखें

Clot retraction time (क्लॉट रिट्रैक्शन टाइम)—किसी रक्त के थक्के का सीरम को निचोड़ते हुए ट्यूब की दीवार से अलग होने में लगने वाला समय जो सामान्यतः 18 से 24 घण्टे होता है।

Clotting time (क्लॉटिंग टाइम)— Coagulation time.

Coagulation time (कौगुलेशन टाइम)—रक्त के जमने में लगने वाला समय

Prothrombin time (प्रोथ्रॉम्बिन टाइम)—प्रोथ्रॉम्बिन से थ्रॉम्बिन के बनने में प्लाज़्मा के जमने में लगने वाला समय

Reaction time (रिएक्शन टाइम)— किसी उद्दीपन का उपयोग करने एवं इसकी अनुक्रिया के बीच का काल

Setting time (सैटिंग टाइम)— किसी सामग्री जैसे दन्त-पारदमिश्र, प्लास्टर, सिमेन्ट आदि के कठोर हो जाने में लगने वाला समय

Timer (टाइमर)—समय को मापने अथवा उसका नियमन करने वाला एक उपकरण

Tinct. (टिंक्ट)— टिंक्चर

Tinctable (टिंक्टेबूल)— अभिरंजित होने योग्य

Tinction (टिंक्शन)— 1. अभिरंजित करने की क्रिया 2. अभिरंजक

Tinctorial (टिंक्टोरियल)— अभिरंजन या रंग से सम्बन्धित

Tinctura (टिंक्चुरा)— Tincture.

Tincturation (टिंक्चुरेशन)— किसी उचित आषधि से टिंक्चर बनाना।

Tincture (टिंक्चर)— किसी जन्तु अथवा वनस्पति औषधि या रासायनिक पदार्थ का एक एल्कोहॉलयुक्त घोल जैसे टिंक्चर आयोडीन

Tine (टाइन)—एक तेज़ नुकीली भुजा

Tinea (टीनिया)— ट्राइकोफाइटोन, इपीडर्मोफाइटोन तथा माइक्रोस्पोरम वंशों की बहुत सी जातियों के कवकों द्वारा उत्पन्न त्वचा का एक कवक संक्रमण जिससे शरीर के बहुत से भाग प्रभावित होते हैं; दद्रु; दाद। शरीर के ग्रस्त होने वाले भाग के अनुसार यह निम्न प्रकार का होता है—

Tinea barbae (टीनिया बार्बी)— दाढ़ी का कवक संक्रमण, दाढ़ी का दाद

Tinea capitis (टीनिया केपीटिस)— शिरोवल्क का कवक संक्रमण, शीर्ष-दद्रु

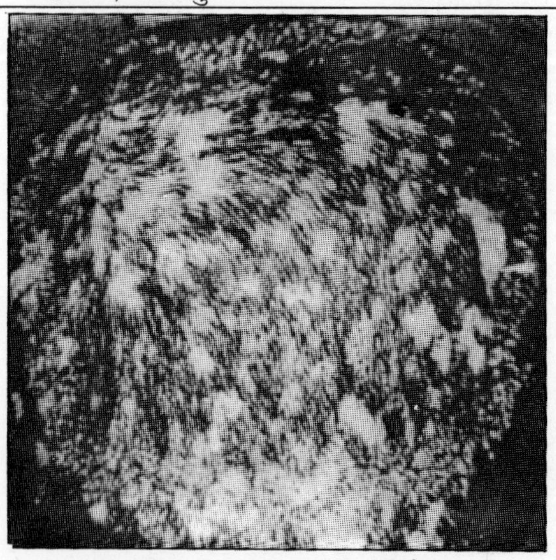

Fig. 568 : Tinea capitis (शीर्ष दद्रु)

Tinea corporis (टीनिया कॉर्पोरिस)— काय-दद्रु

Tinea cruris (टीनिया क्रूरिस)— स्पर्श करने वाली त्वचा जैसे वृषणीय या वंक्षणीय क्षेत्रों की त्वचा का कवक संक्रमण, वंक्षण-दद्रु

Tinea nigra (टीनिया नाइग्रा)— हथेली की त्वचा का कवक संक्रमण

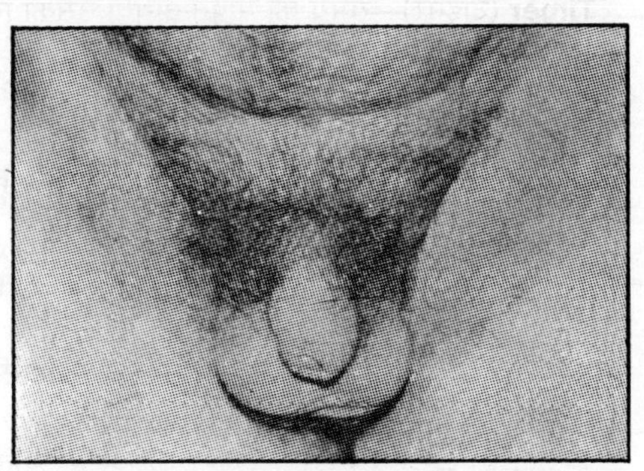

Fig. 569 : Tinea cruris (Dhobie itch)
(वंक्षण - दद्रु)

Tinea pedis (टीनिया पेडिस)— पाँव की त्वचा का जीर्ण कवक संक्रमण, पाद-दद्रु

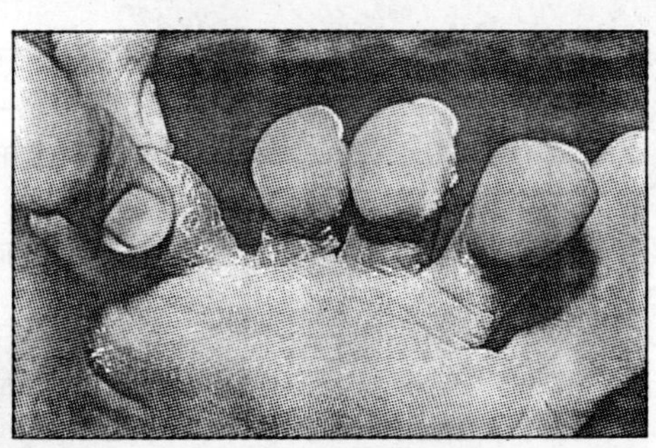

Fig. 570A : Tinea pedis (Athlete's foot) (पाद-दद्रु)

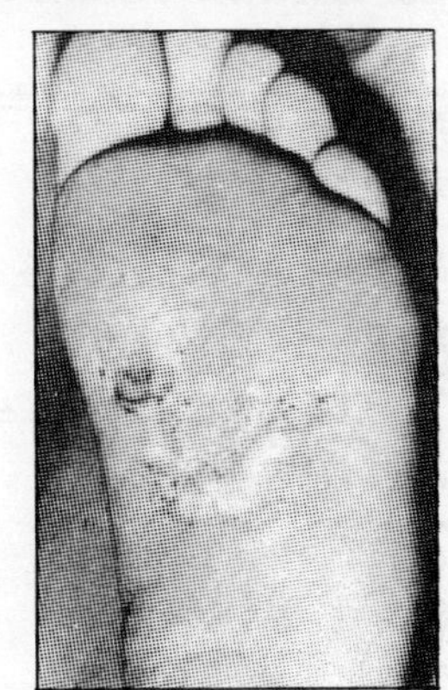

Fig. 570b : Tinea pedis involving sole
(तलवे को ग्रस्त करने वाला पाद-दद्रु)

Tinea unguium (टीनिया अनग्वीयम)—नाखूनों का कवक संक्रमण, नख-दद्रु

Tingibility (टिन्जीबिलिटी)— अभिरंजित होने का गुण

Tingible (टिन्जीबूल)— अभिरंजित होने योग्य

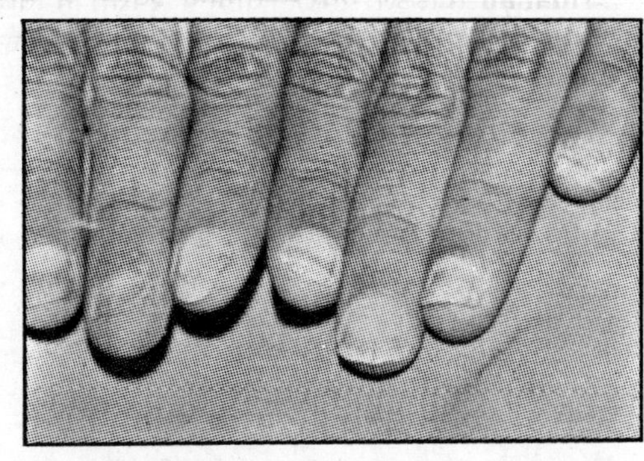

Fig. 571 : Tinea unguium (नख-दद्रु)

Tingle (टिंगूल)—नुकीली वस्तु से चुभने अथवा डंक लगने जैसी संवेदना

Tingling (टिंग्लिग)— नुकीली वस्तु से चुभने अथवा डंक लगने जैसी संवेदना की अनुभूति होना, झुनझुनी

Tinnitus (टिनाइटस)— रोगी द्वारा कान में सुनाई देने वाली घंटी के बजने जैसी, भिनभिनाहट अथवा अन्य ध्वनियाँ; कर्ण क्ष्वेड

Tint (टिन्ट)— हल्का रंग

Tintometer (टिन्टोमीटर)— विभिन्न रंगों का एक पैमाना जिसके साथ रक्त अथवा अन्य तरल के रंग की तीव्रता का पता लगाने के लिए उसकी तुलना की जाती है।

Tintometric (टिन्टोमीट्रिक)—रंगों के पैमाने से तुलना करके रंग का पता लगाने से सम्बन्धित

Tintometry (टिन्टोमीट्री)— रंगों के पैमाने से तुलना करके रंग का पता लगाना

Tip (टिप)— सिरा, छोर या किसी भाग का शिखर

Tipped uterus (टिप्ड यूटेरस)— गर्भाशय की कुस्थिति

Tipping (टिपिंग)— किसी दाँत का अपने लम्ब अक्ष पर कोण बनाना

Tiqueur (टिक्व्यूअर)— पेशीस्फुरण से पीड़ित व्यक्ति

Tire (टायर)— थकना

Tirefond (टायरफोन्ड)— हड्डी के दबे हुए भागों को ऊपर उठाने या बाह्य पदार्थ को बाहर निकालने के लिए बोतल की डाट निकालने वाले पेंच के समान यन्त्र

Tires (टायर्स)— ऐसी दशा जिसमें कब्ज हो जाता है, उल्टी हो जाती हैं, पेशियों में कम्पन्न एवं दर्द होता है।

Tiring (टायरिंग)— किसी हड्डी के टुकड़ों के चारों ओर तार बाँधना

Tissue (टिशू)— एक-सी कोशिकाओं का एक समूह जो मिलकर किसी विशेष कार्य को करती हैं; ऊतक

Adenoid tissue (एडीनॉयड टिशू)— Lymphoid tissue.

Adipose tissue (एडिपोस टिशू)— Fatty tissue.

Areolar tissue (एरियोलर टिशू)— ढीला संयोजी ऊतक जो आपस में फँसे तन्तुओं से बना होता है, अवकाशी ऊतक

Bony tissue (बोनी टिशू)— हड्डी, अस्थि

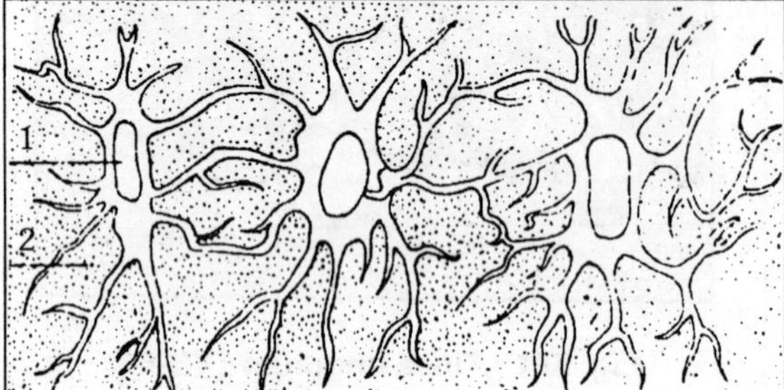

Fig. 572 : Tissue, bony (अस्थिल ऊतक)

1. Bone cells or osteocytes = अस्थि कोशिकाएँ या ऑस्टियोसाइट 2. Intercellular substance = अन्तराकोशिकी पदार्थ

Cancellous tissue (कैन्सीलस टिशू)— हड्डी का स्पंजी ऊतक, स्पंजी अस्थि ऊतक

Cartilaginous tissue (कार्टिलेजिनस टिशू)— उपास्थि का पदार्थ

Cicatricial tissue (साइकाट्राइसियल टिशू)— व्रणचिह्न ऊतक

Connective tissue (कनक्टिव टिशू)— ऊतक जो शरीर के अन्य ऊतकों, अंगों अथवा भागों को सहारा देता तथा जोड़ता है, संयोजी ऊतक। संयोजी ऊतकों के अन्तर्गत श्लेष्मिक ऊतक, तन्तुमय ऊतक, वसामय ऊतक, हड्डी तथा उपास्थि आदि सम्मिलित होते हैं।

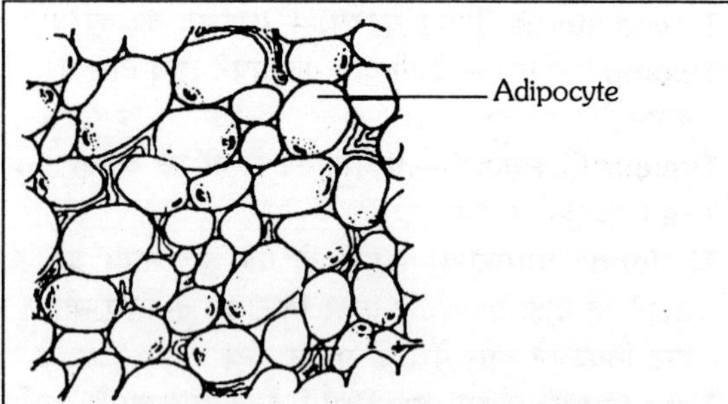

Fig. 573 A : Connective tissue (संयोजी ऊतक)
Adipose tissue (वसीय ऊतक)
Adipocyte = वसा कोशिका

Elastic tissue (इलास्टिक टिशू)— पीले इलास्टिक तन्तुओं से बना संयोजी ऊतक जो कुछ लिगामैन्टों आदि में पाया जाता है, प्रत्यास्थ ऊतक

Embryonic tissue (एम्ब्रियोनिक टिशू)— Mucous tissue.

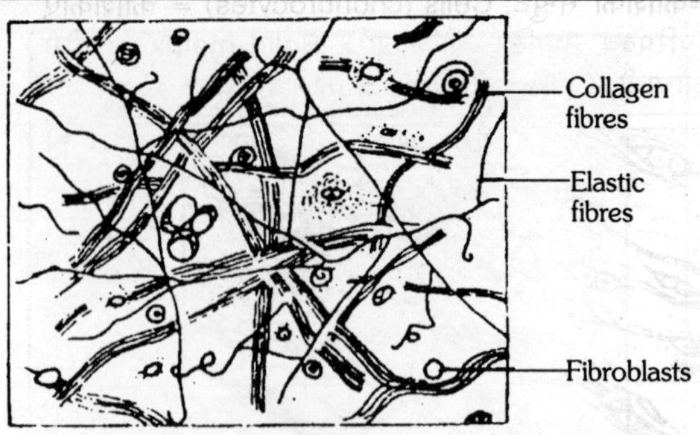

Fig. 573 B : Connective tissue (संयोजी ऊतक)
Areolar tissue (अवकाशी या सछिद्र ऊतक)
Collagen fibres = कोलेजन तन्तु, Elastic fibres = इलास्टिक तन्तु, Fibroblasts = फाइब्रोब्लास्ट

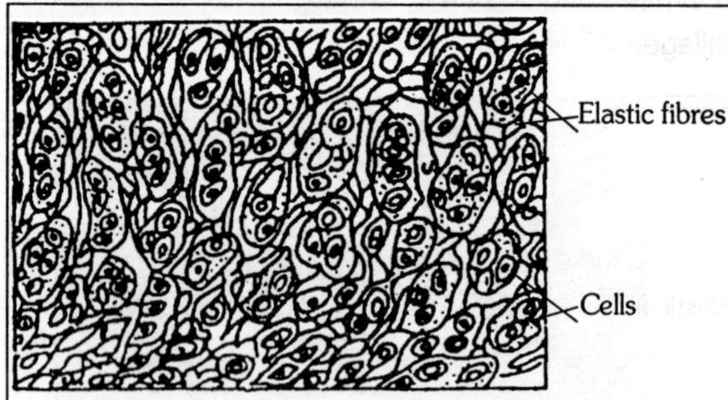

Fig. 573 C I : Connective tissue (संयोजी ऊतक)
Cartilaginous tissue (उपास्थिक ऊतक)

I Elastic cartilage = प्रत्यास्थ या इलास्टिक उपास्थि, Elastic fibres = प्रत्यास्थ या इलास्टिक तन्तु, Cells = कोशिकाएँ

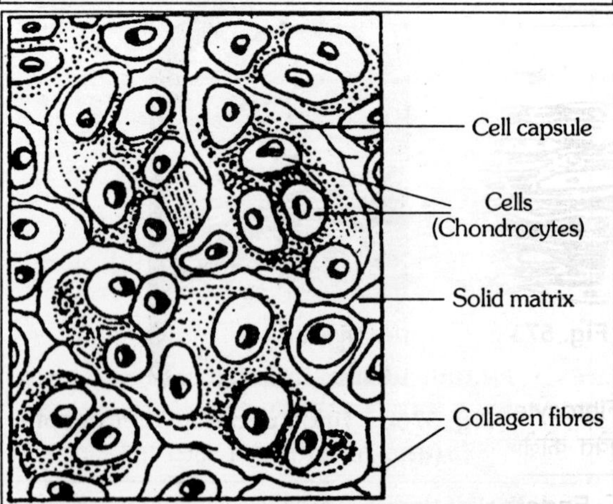

Fig. 573 C II : Connective tissue (संयोजी ऊतक)
Cartilaginous tissue (उपास्थिक ऊतक)

II Hyaline cartilage = काचाभ उपास्थि, Cell capsule

=कोशिका सम्पुट, Cells (chondrocytes) = कोशिकाएँ (परिपक्व उपास्थि कोशिकाएँ), Solid matrix = ठोस आधात्री, Collagen fibres = कोलेजन तन्तु

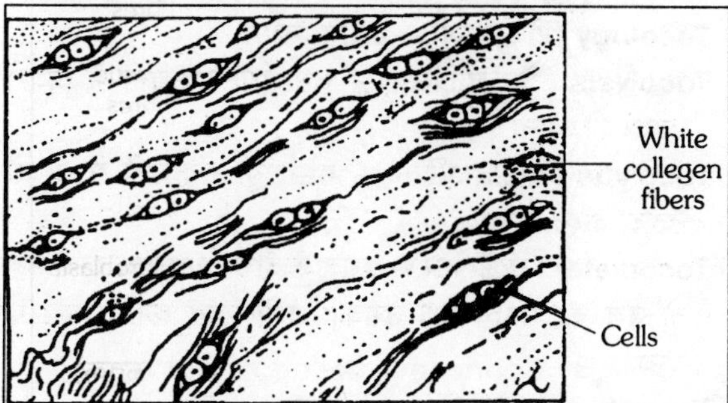

Fig. 573 C III : Connective tissue (संयोजी ऊतक) **Cartilaginous tissue** (उपास्थिक ऊतक)

III White fibrocartilage = श्वेत तन्तु-उपास्थि, White collagen fibres = श्वेत कोलेजन तन्तु, Cells = कोशिकाएँ

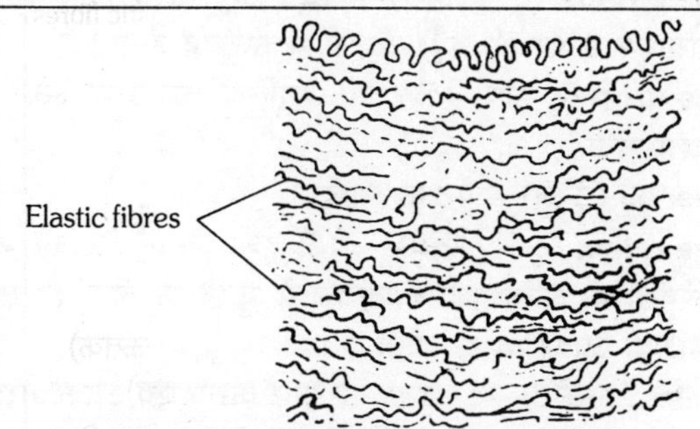

Fig. 573 D : Connective tissue (संयोजी ऊतक) **Elastic tissue** (प्रत्यास्थ या इलास्टिक ऊतक)

Elastic fibres = प्रत्यास्थ तन्तु

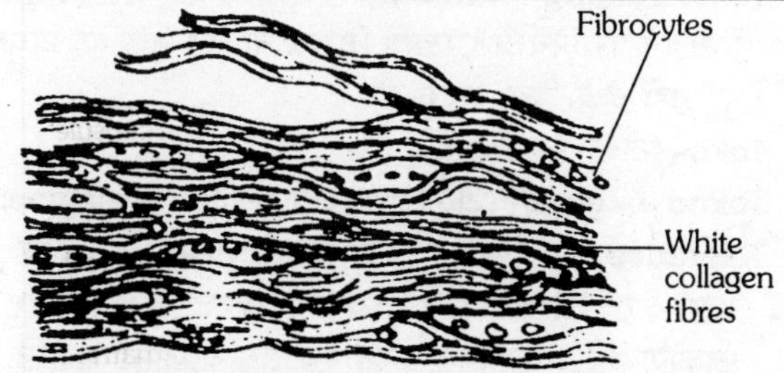

Fig. 573 E : Connective tissue (संयोजी ऊतक) **Fibrous tissue** (तन्तुमय ऊतक)

Fibrocytes = फाइब्रोसाइट, White collagen fibers = श्वेत कोलेजन तन्तु

Endothelial tissue (एण्डोथीलियल टिशू)— Endothelium.

Epithelial tissue (इपिथीलियल टिशू)— Epithelium.

Erectile tissue (इरेक्टाइल टिशू)— स्पंजी ऊतक जो रक्त से भर जाने पर फैल जाता एवं कठोर हो जाता है। यह शिश्न, भगशिश्निका तथा चूचुकों में पाया जाता है, उच्छायी ऊतक

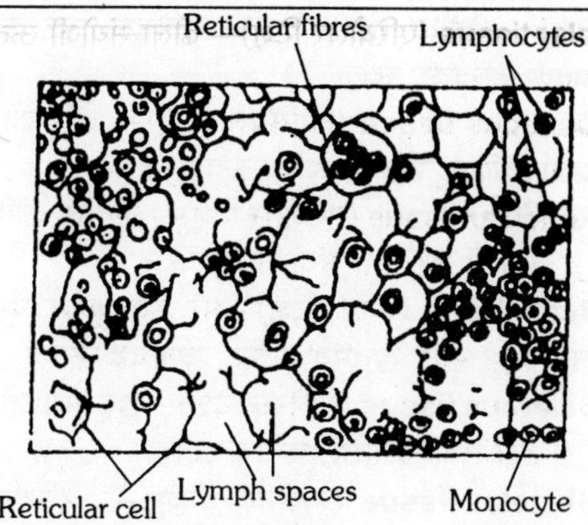

Fig. 573 F : Connective tissue (संयोजी ऊतक) **Lymphoid tissue** (लसीकाभ ऊतक)

Reticular fibres = जालीय तन्तु, Reticular cell = जालीय कोशिका, Lymph spaces = लसीका अवकाश, Monocyte = एककेन्द्रकश्वेतकोशिका, Lymphocytes = लसीकाकोशिकाएँ,

Extracellular tissue (एक्सट्रासैलुलर टिशू)— शरीर की कोशिकाओं से बाहर स्थित कुल ऊतक एवं तरल जिसमें प्लाज़्मा, लसीका तथा उपास्थि आदि सम्मिलित होते हैं।

Fatty tissue (फैटी टिशू)— शरीर की वसा से बनने वाला ऊतक

Fibrous tissue (फाइब्रस टिशू)— शरीर का सामान्य संयोजी ऊतक जो मुख्यतया तन्तुओं का बना होता है, तन्तु ऊतक

Glandular tissue (ग्लैण्डुलर टिशू)— उपकला-कोशिकाओं का एक समूह जो स्राव उत्पन्न करता है।

Granulation tissue (ग्रेनुलेशन टिशू)— कणिका ऊतक

Interstitial tissue (इन्ट्रस्टीशियल टिशू)— किसी अंग के कोशिकीय तत्त्वों के बीच संयोजी ऊतक का जाल, अन्तराली ऊतक

Lymphoid tissue (लिम्फॉयड टिशू)— संयोजी ऊतक के जाल में फँसा विकसित होती हुई एवं परिपक्व लसीका कोशिकाओं का एक संग्रह, लसीका ऊतक। यह कण्ठशालूक एवं टॉन्सिल आदि में पाया जाता है।

Mucous tissue (म्यूकस टिशू)— जेली के समान लेसदार संयोजी ऊतक जैसा कि नाभि-रज्जु में होता है।

Muscular tissue (मस्कुलर टिशू)— पेशी का पदार्थ, पेशी-ऊतक

Nerve tissue, Nervous tissue (नर्व टिशू, नर्वस

टिशू)— केन्द्रीय एवं परिसरीय तन्त्रिका-तन्त्र का सभी ऊतक, तन्त्रिका-ऊतक

Osseous tissue (ओसियस टिशू)— हड्डी को बनाने वाला विशिष्ट ऊतक, अस्थि-ऊतक

Reticular tissue (रेटिकुलर टिशू)— जालीय कोशिकाओं एवं तन्तुओं का बना संयोजी ऊतक

Scar tissue (स्कार टिशू)—भरे हुए ज़ख्म पर बनने वाला एक मोटा तन्तुमय ऊतक, व्रणचिह्न ऊतक

Sclerous tissue (स्क्लेरस टिशू)— दृढ़ संयोजी ऊतक जैसे हड्डी तथा उपास्थि, कठिन ऊतक

Skeletal tissue (स्क्लेटल टिशू)— अस्थियाँ एवं उपास्थियाँ

Subcutaneous tissue (सबक्यूटेनियस टिशू)— त्वचा के नीचे स्थित सछिद्र ऊतक की परत, अधस्त्वकूतक

Tissue factor (टिशू फैक्टर)— स्कन्दन कारक 3

Tissue-trimming (टिशू ट्राइमिंग)— ऊतक किनारे को ढालना

Tissular (टिशूलर)—जीवित ऊतकों से सम्बन्धित

Titer (टाइटर)— किसी अन्य पदार्थ की दी हुई मात्रा से प्रतिक्रिया करने के लिए अथवा उसके तुल्य बनाने के लिए किसी पदार्थ की आवश्यक मात्रा; अनुमापनांक

Titillation (टाइटीलेशन)—गुदगुदाहट

Titrant (टाइट्रैन्ट)— रसायनविज्ञान में, अनुमापन में मिलाया जाने वाला एक विलयन

Titrate (टाइट्रेट)— अनुमापन द्वारा पता लगाना

Titration (टाइट्रेशन)— किसी घोल में ज्ञात शक्ति के किसी द्रव अभिकर्मक को मिलाकर किसी दिए गए घटक का पता लगाना जब तक घटक अभिकर्मक के साथ प्रतिक्रिया करके खर्च न हो जाय जिसका संकेत घोल के रंग में होने वाले परिवर्तन से मिल जाता है; अनुमापन

Titre (टाइटर)— Titer.

Titrimetric (टाइट्रीमीट्रिक)—अनुमापन द्वारा विश्लेषण से सम्बन्धित

Titrimetry (टाइट्रीमीट्री)—अनुमापन द्वारा विश्लेषण

Titubation (टाइटूबेशन)— अनुमस्तिष्क के रोगों में पाई जाने वाली एक लड़खड़ाती चाल, प्रस्खलन

Toadskin (टोडस्किन)— एक ऐसा रोग जिसमें त्वचा अत्यधिक शुष्क हो जाती है, उसमें झुर्रियाँ पड़ जाती हैं तथा वह परतों के रूप में झड़ने लगती है।

Tobaccoism (टोबैकोइज़्म)— तम्बाकू विषाक्तता

Toco- (टोको-)— बच्चे के जन्म के साथ के सम्बन्ध को बताने वाला एक उपसर्ग

Tocodynagraph (टोकोडाइनाग्राफ)— गर्भाशय-संकुचनों की तीव्रता को मापने वाला एक उपकरण

Tocodynamography (टोकोडाइनेमोग्राफी)— गर्भाशय के संकुचनों की तीव्रता का अभिलेखन करना।

Tocodynamometer (टोकोडायनेमोमीटर)— Tocometer.

Tocograph (टोकोग्राफ)— Tocodynagraph.

Tocography (टोकोग्राफी)— Tocodynamography.

Tocology (टोकोलॉजी)—प्रसूतिविज्ञान

Tocolysis (टोकोलाइसिस)— गर्भाशयी संकुचनों में अवरोध उत्पन्न हो जाना।

Tocolytic (टोकोलाइटिक)— गर्भाशयी संकुचनों में अवरोध उत्पन्न करने वाला।

Tocometer (टोकोमीटर)—प्रसव के दौरान गर्भाशय के संकुचनों के बल को मापने एवं उसका अभिलेखन करने वाला एक यन्त्र

Tocopheral (टौकोफिरॉल)— Vitamin E

Tocophobia (टोकोफोबिया)— बच्चा पैदा होने का विकृत भय, प्रसवभीति, प्रसवसंत्रास

Tocus (टोकस)— प्रसव, बच्चे का जन्म होना

Toe (टू)— पैर की एक अँगुली, पादांगुली

Toe clonus (टू क्लोनस)— प्रथम अँगुल्यस्थि के अचानक प्रसारण से पैर की बड़ी अँगुली में सकुंचन होना।

Toe drop (टू ड्रॉप)— पैर की अँगुलियों को ऊपर उठाने में असमर्थता

Toenail (टूनेल)— पैर का नाखून

Toe reflex (टू रिफ्लैक्स)— ऐसी दशा जिसमें पैर की बड़ी अँगुली के शक्तिशाली आकुंचन से घुटने के नीचे की सभी पेशियाँ आकुंचित हो जाती हैं।

Toilet (टॉयलेट)— 1. ज़ख्म को साफ करना एवं उसकी मरहम पट्टी करना 2. मल-मूत्र के विसर्जन के समय इन त्याज्य पदार्थों को इकट्ठा करने तथा बाहर फेंक देने के लिये प्रयोग में लाया जाने वाला पात्र

Toilet training (टॉयलेट ट्रेनिंग)— बच्चे को मल एवं मूत्र के विसर्जन पर नियन्त्रण रखना सिखलाना जब तक वह टॉयलेट पर नहीं बैठा दिया जाता।

Toko- (टोको-)— Toco-

Tokodynagraph (टोकोडाइनाग्राफ)— Tocodynagraph.

Talerance (टोलेरैन्स)— बिना विपरीत प्रभाव के उत्पन्न हुए सहन करने की क्षमता जैसे ग्लूकोज सह्यता अर्थात् शरीर की ग्लूकोज़ को अवशोषित करने एवं उसका उपयोग करने की क्षमता या श्रम सह्यता अर्थात् शारीरिक श्रम का परिमाण जिसे बिना थकान किया जा सकता है; सह्यता; सहनशक्ति

Tolerant (टोलेरैन्ट)— बुरे प्रभाव अनुभव किये बिना औषधियों को सहन करने वाला।

Tolerize (टोलेराइज़)—सहनशीलता उत्पन्न करना।

Tolerogen (टोलेरोजन)— वह जो कोई एण्टीबॉडी बनाकर शरीर को किसी एण्टीजन के साथ प्रतिक्रिया करने के लिए असमर्थ बना देता है।

Tolerogenesis (टोलेरोजेनेसिस)— रोगक्षमता सम्बन्धी सह्यता का उत्पन्न होना।

Tolerogenic (टोलेरोजेनिक)— रोगक्षमता सम्बन्धी सह्यता उत्पन्न करने वाला।

Tollwut (टालवट)—रेबीज़

-tome (-टोम)— काटना अथवा काटने के यन्त्र के अर्थ में प्रयुक्त प्रत्यय

Tomo- (टोमो-)— खण्ड अथवा परत को बताने वाला एक उपसर्ग

Tomogram (टोमोग्राम)— किसी ऊतक खण्ड का टोमोग्राफी द्वारा लिया गया एक्स-रे चित्र।

Tomograph (टोमोग्राफ)— एक विशेष एक्स-रे उपकरण जिसके द्वारा किसी अंग की किसी खास गहराई तक का एक्स-रे चित्र लिया जाता है।

Tomography (टोमोग्राफी)—टोमोग्राफ द्वारा किसी ऊतक खण्ड या किसी ऊतक अथवा अंग की किसी खास गहराई का एक्स-रे चित्र लेना।

Tomomania (टोमोमैनिया)— किसी सर्जन का बेमतलब के ऑपरेशन करने का उन्माद

-tomy (-टामी)— एक प्रत्यय जिसका अर्थ काटना या चीरा लगाना है।

Tonaphasia (टोनाफेज़िया)— प्रमस्तिष्कीय विक्षति के कारण किसी ट्यून को स्मरण रखने में असमर्थता

Tone (टोन)— 1. किसी पेशी या वाहिनी का तनाव अथवा उसे बढ़ाने या खींचने के प्रति प्रतिरोध, तान 2. शरीर अथवा इसके किसी अंग या भाग की स्वस्थावस्था 3. संगीत ध्वनि अथवा स्वर-ध्वनि, स्वरक

Tone deafness (टोन डीफनैस)— Amusia.

Toner (टोनर)— हल्का करने में प्रयुक्त एक विलयन

Tongue (टंग)— मुख के भूतल पर स्थित स्वतन्त्र रूप से गति करने वाला पेशीय अंग जो स्वाद का मुख्य अंग होता है तथा भोजन को चबाने एवं निगलने में और बोलने में सहायता पहुँचाता है, जिह्वा, जीभ

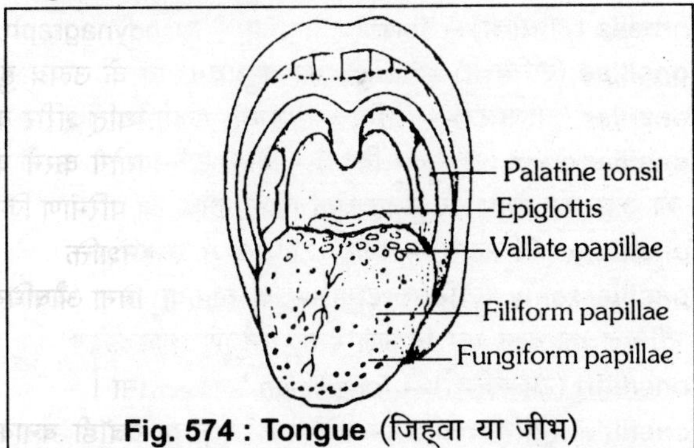

Fig. 574 : Tongue (जिह्वा या जीभ)

Palatine tonsil = पैलाटाइन टॉन्सिल, Epiglottis = कण्ठच्छद, Vallate papillae = परिवृत्त अकुंरक, Filifrom papillae = सूत्राकार अकुंरक, Fungiform papillae = कवकरूप अकुंरक

Bifid tongue (बाइफिड टंग)— जिह्वा जिसके अगले सिरे पर लम्बाई में विदर होता है।

Black hairy tongue (ब्लैक हेयरी टंग)— जिह्वा के पृष्ठ-तल पर भूरे रंग के रोवें के समान एक चकत्ते का पाया जाना।

Burning tongue (बर्निंग टंग)— Glossodynia.

Cleft tongue (क्लैफ्ट टंग)— Bifid tongue.

Coated tongue (कोटेड टंग)— जिह्वा जो एक सफेदी या पीलापन लिए हुए परत से ढकी होती है जो विशल्कित उपकला, भोजन के मलबे, जीवाणु अथवा कवक आदि से बनी होती है।

Deviation of tongue (डेवियेशन ऑफ टंग)— जिह्वा के बाहर निकालने पर इसका मध्य-रेखा से घूम जाना।

Dotted tongue (डॉटेड टंग)—श्वेत बिन्दुकित या धब्बेदार जिह्वा

Dry tongue (ड्राइ टंग)— शुष्क एवं झुर्रीदार त्वचा जो सामान्यतः निर्जलीकरण का संकेत देती है।

Fissured tongue (फ़िशर्ड टंग)— जिह्वा जिसकी पृष्ठीय सतह पर बहुत-सी गहरी-गहरी खातिकाएँ होती हैं।

Furred tongue (फर्ड टंग)— सफेद बालों से मंढी हुई जिह्वा जैसी कि ज्वरों में देखी जाती है, कुल्वक जिह्वा

Furrowed tongue (फरोड टंग)— Fissured tongue.

Geographical tongue (ज़ियागरफिकल टंग)— जिह्वा जिस पर लाल स्थान के चारों ओर सफेद उठे हुए चकत्ते होते हैं जिससे जिह्वा भूगोल के नक्शे के समान हो जाती है, खर जिह्वा

Hairy tongue (हेयरी टंग)— जिह्वा जिसके अंकुरक बढ़े हुए एवं बाल के समान हो जाते हैं।

Magenta tongue (मैजेन्टा टंग)— रिबोफ्लेविन की कमी में दिखाई देने वाली चॉकलेट रंग की जिह्वा; मंजिष्ठा जिह्वा

Scrotal tongue (स्क्रोटल टंग)— फटी हुई जीभ जो देखने में अण्डकोष की खाल के समान प्रतीत होती है।

Smoker's tongue (स्मोकर्स टंग)— Leukoplakia.

Smooth tongue (स्मूथ टंग)— जिह्वा की अंकुरकों के अपक्षय के परिणामस्वरूप उत्पन्न दशा जैसी कि रक्ताल्पता तथा कुपोषण में देखी जाती है।

Stippled tongue (स्टिपूल्ड टंग)— Dotted tongue.

Tremulous tongue (ट्रेमुलस टंग)— अतिअवटुक्रियता में जीभ में कम्पन होना।

Trifid tongue (ट्राइफिड टंग)—ऐसी जिह्वा जिसका अगला सिरा तीन भागों में विभाजित रहता है।

Trombone tongue (ट्रोम्बोन टंग)— जल्दी-जल्दी जीभ

का बाहर को निकल आना एवं भीतर को चले जाना जिसे रोका नहीं जा सकता।

Tongue-swallowing (टंग-स्वालोइंग)— कमर के बल लेटे बेहोश व्यक्ति की शिथिल जिह्वा का फिसल कर पीछे गले में को चले जाना।

Tongue-tie (टंग-टाइ)— जिह्वा-बद्धता

Tonic (टॉनिक)— 1. तनाव से सम्बन्धित अथवा तनाव से युक्त विशेषकर पेशीय तनाव से 2. सामान्य तान को पुनः स्थापित करने वाला 3. एक औषधि जो शक्ति एवं तान को बढ़ाती है, बल्य, टॉनिक

Tonicity (टॉनिसिटी)— 1. तान विशेषकर पेशीय तान से युक्त होने का गुण, तानता 2. ऊतक तान या तनाव की अवस्था

Tonicoclonic (टॉनिकोक्लोनिक)— Tonoclonic.

Tonic spasm (टॉनिक स्पाज्म)— सतत, अनियन्त्रित पेशीय दृढ़ संकुचन

Tonitrophobia (टोनीट्रोफोबिया)— Brontophobia.

Tono- (टोनो-)— एक उपसर्ग जिसका अर्थ तान अथवा तनाव होता है।

Tonoclonic (टोनोक्लोनिक)— जो तानिक एवं अवमोटनीय दोनों हो, ऐसा पेशीय ऐंठनों के लिये कहा जाता है।

Tonofibril (टोनोफाइब्रिल)— कुछ कोशिकाओं विशेषकर उपकला-कोशिकाओं के कोशिकाद्रव्य में विद्यमान बारीक-बारीक सूत्रों (टोनोफिलामैन्ट) की एक पूलिका

Tonofilament (टोनोफिलामैंट)— टोनोफाइब्रिल का एक सूत्र

Tonogram (टोनोग्राम)— तनावअभिलेखन द्वारा उत्पन्न अभिलेख

Tonograph (टोनोग्राफ)— अभिलेखन करने वाला तनावमापी, तनावअभिलेखी

Tonography (टोनोग्राफी)— अन्तरक्षि-दाब (आँख के भीतर के दाब) में होने वाले परिवर्तनों का अभिलेखन करना, तनावअभिलेखन

Tonometer (टोनोमीटर)— तनाव या दाब विशेषकर आँख के भीतर का दाब मापने वाला एक यन्त्र, तनावमापी

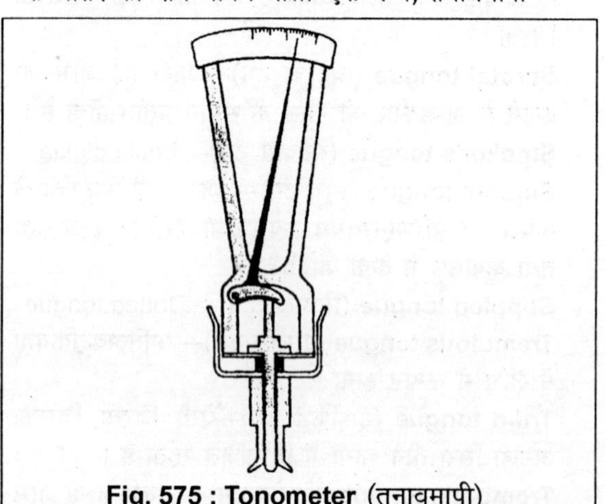

Fig. 575 : Tonometer (तनावमापी)

Tonometry (टोनोमीट्री)— किसी हिस्से के तनाव या दाब जैसे अन्तरक्षि-दाब को मापना, तनावमिति, तनावमापन

Tonophant (टोनोफैन्ट)— ध्वनि तरंगों को दृष्टिगत कराने वाला एक यन्त्र

Tonoplast (टोनोप्लास्ट)—अन्तराकोशिकीय रिक्तिका को चारों ओर से घेरले वाली झिल्ली

Tonoscillograph (टोनोसिलोग्राफ)— धमनीय एवं केशिकीय दाब का लेखाचित्रीय अभिलेखन करने वाला एक यन्त्र

Tonoscope (टोनोस्कोप)—1. ध्वनि के द्वारा मस्तिष्क का परीक्षण करने वाला एक उपकरण 2. ऐसी ध्वनि उत्पन्न करने वाला एक उपकरण जो कम्पनों का पर्दे पर पंजीकरण करने पर दिखाई देती है।

Tonotropic (टोनोट्रॉपिक)—किसी पेशी की विश्रामावस्था में उसकी लम्बाई में होने वाले ह्रास को बताने वाला।

Tonsil (टॉन्सिल)— लसीकाभ ऊतक का एक पिण्ड, गलतुण्डिका। यह मुख्यतया निम्न प्रकार का होता है—

- **Cerebellar tonsil** (सेरीबेलर टॉन्सिल)— अनुमस्तिष्क की निचली सतह पर स्थित लसीकाभ ऊतक का एक गोल पिण्ड
- **Faucial tonsil** (फॉसियल टॉन्सिल)— Palatine tonsil.
- **Lingual tonsil** (लिंग्वल टॉन्सिल)— जिह्वा की मूल पर स्थित लसीकाभ ऊतक का एक पिण्ड, जिह्वा टॉन्सिल
- **Luschka's tonsil** (लस्चकास टॉन्सिल)— Pharyngeal tonsil.
- **Nasal tonsil** (नेज़ल टॉन्सिल)— नासिका-पट पर स्थित लसीकाभ ऊतक का एक पिण्ड
- **Palatine tonsil** (पैलाटाइन टॉन्सिल)— ग्रसनी के दोनों ओर गलतोरणिका के स्तम्भों के बीच (गलतुण्डिका-खात) में स्थित लसीकाभ ऊतक का एक पिण्ड
- **Pharyngeal tonsil** (फेरिन्जियल टॉन्सिल)— ग्रसनी की पश्च भित्ति की छत पर स्थित विस्तृत लसीकाभ ऊतक

Tonsilla (टॉन्सिला)— Tonsil.

Tonsillae (टॉन्सिली)— Tonsil का बहुवचन

Tonsillar (टॉन्सिलर)— टॉन्सिल सम्बन्धी, गलतुण्डिकीय

Tonsillar crypt (टॉन्सिलर क्रिप्ट)— किसी टॉन्सिल की ग्रसनी की ओर की सतह पर स्थित एक गहरी खाँच

Tonsillary (टॉन्सिलरी)— किसी टॉन्सिल से सम्बन्धित

Tonsillectomy (टॉन्सिलेक्टॉमी)— शल्यक्रिया द्वारा किसी टॉन्सिल को काट कर निकाल देना, गलतुण्डिकाउच्छेदन

Tonsillith (टॉन्सिलिथ)— Tonsillolith.

Tonsillitis (टॉन्सिलाइटिस)— किसी टॉन्सिल या गलतुण्डिका विशेषकर तालु-गलतुण्डिका का शोथ, तुण्डिकाशोथ

Tonsilloadenoidectomy (टॉन्सिलोएडीनॉयडेक्टॉमी)—

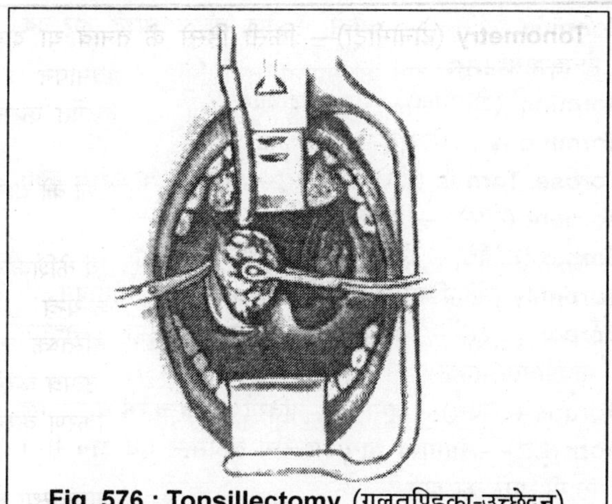
Fig. 576 : Tonsillectomy (गलतुण्डिका-उच्छेदन)

ग्रसनी के टॉन्सिलों एवं एडीनॉयडों को शल्यक्रिया द्वारा काट कर निकाल देना।

Tonsillolith (टॉन्सिलोलिथ)— टॉन्सिल में पाई जाने वाली पथरी, गलतुण्डिकाश्मरी

Tonsillopathy (टॉन्सिलोपैथी)— टॉन्सिल का कोई भी रोग

Tonsilloscopy (टॉन्सिलोस्कोपी)—टॉन्सिलों का निरीक्षण करना

Tonsillotome (टॉन्सिलोटोम)— टॉन्सिल को शल्यक्रिया द्वारा काट कर निकाल देने के काम आने वाला एक यन्त्र, गलतुण्डिका-उच्छेदक

Tonsillotomy (टॉन्सिलोटॉमी)— किसी टॉन्सिल में चीरा लगाना, गलतुण्डिकाछेदन

Tonus (टोनस)— तान अथवा तानता

Tooth (टूथ)— काटने एवं भोजन को चबाने के लिए प्रत्येक जबड़े से निकलने वाली छोटी-छाटी हड्डी के समान रचनाओं में से एक, दाँत, दन्त—

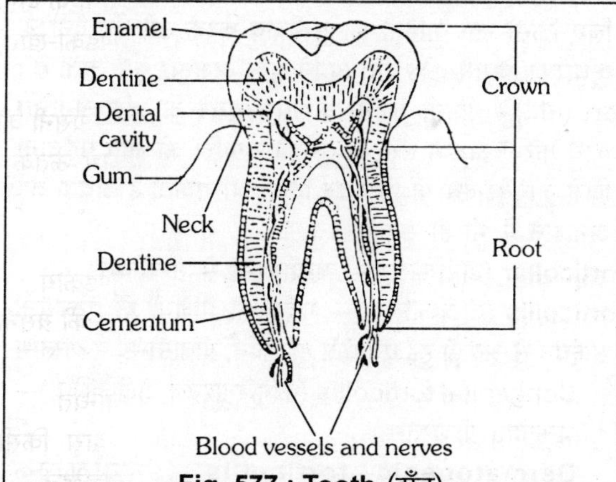

Fig. 577 : Tooth (दाँत)

Enamel = दन्तवल्क, Dentine = दन्तधातु, Dental cavity = दन्त-गुहा, Gum = मसूड़ा, Neck = ग्रीवा, Cementum = दन्तबज्र, Blood vessels and nerves = रक्त वाहिनियां एवं तन्त्रिकाएं, Root = मूल, Crown = शिखर

Accessional tooth (एकेज़्नल टूथ)— तीसरा चर्वणक दन्त

Anatomic tooth (एनाटॉमिक टूथ)—कृत्रिम दाँत जो प्राकृतिक दाँत की अनुलिपि होता है।

Bicuspid tooth (बाइकस्पिड टूथ)— Premolar tooth.

Canine tooth (कैनाइन टूथ)— 'C' के अन्तर्गत देखें

Cheek tooth (चीक टूथ)— Molar tooth.

Cuspid tooth, Cuspidate tooth (कस्पिड टूथ, कस्पिडेट टूथ)— Canine tooth.

Cutting tooth (कटिंग टूथ)— ऊर्ध्व-हनुज एवं अधोहनुज अग्रज दाँत

Deciduous tooth (डेसीडुअस टूथ)— 'D' में देखें

Hutchinson's tooth (हटचिनसन्स टूथ)— 'H' में देखें

Impacted tooth (इम्पैक्टेड टूथ)—दाँत जो निकल नहीं पाता, अन्तर्घट्ट दन्त

Implanted tooth (इमप्लान्टेड टूथ)— जबड़े में स्थायी रूप से आरोपित एक कृत्रिम दाँत

Incisor tooth (इन्सीज़र टूथ)— प्रत्येक जबड़े के अग्रज भाग में स्थित चार छेनी के आकार के किरीट एवं केवल एक शंकुरूप शुण्डाकार मूल से युक्त दाँतों में से एक

Milk tooth (मिल्क टूथ)— Deciduous tooth.

Molar tooth (मोलर टूथ)— चर्वणक दन्त। प्रत्येक जबड़े में छः चर्वणक दाँत होते हैं, स्थायी दन्तोद्भवन में प्रत्येक ओर तीन अग्रचर्वणक दाँतों के पीछे परन्तु अस्थिर दन्तोद्भवन (दूध के दाँत निकलने) में चार चर्वणक दाँत होते हैं जिनमें से प्रत्येक ओर रदनक दाँतों के पीछे दो-दो दाँत होते हैं। प्रत्येक चर्वणक दाँत में कुछ चतुर्भुजाकार किरीट होता है जिसके चबाने की सतह पर चार या पाँच नोके होती हैं। मूल निचले जबड़े में दो भागों में तथा ऊपरी जबड़े में तीन भागों में विभाजित रहती है।

Permanent tooth (पर्मानैन्ट टूथ)— पाँचवे से सातवें वर्ष में निकलना शुरू होने एवं 17 से 23 वर्ष की आयु तक पूर्णरूप से निकल जाने वाले 32 दाँतों में से एक, तीसरे चर्वणकों में से सबसे अन्त का सबसे बाद में निकलता है।

Premolar tooth (प्रीमोलर टूथ)— केवल स्थायी दन्तोद्भवन में दो नोक वाले किरीटों से युक्त चार अग्रचर्वणक दाँत होते हैं जिनमें से प्रत्येक ओर रदनक एवं चर्वणक दाँतों के बीच दो-दो दाँत होते हैं।

Primary tooth (प्राइमरी टूथ)— Deciduous tooth.

Temporary tooth (टेम्पोरेरी टूथ)— Deciduous tooth.

Tricuspid tooth (ट्राइकस्पिड टूथ)—ऐसा दाँत जिसके किरीट में तीन नोकें निकली होती हैं।

Toothache (टूथैक)— दाँत में दर्द होना, दन्तशूल

Top-, Topo- (टोप-, टोपो-)— उपसर्ग जिनका अर्थ स्थान है।

Topagnosis (टोपेग्नोसिस)— स्पर्श संवेदना के स्थान को निर्धारित करने में असमर्थता

Topalgia (टोपेल्जिया)— सीमित स्थान में होने वाला दर्द

Topectomy (टोपैक्टॉमी)— कुछ मानसिक रोगों की चिकित्सा में मस्तिष्क के ललाटीय प्रान्तस्था के एक छोटे एवं विशिष्ट क्षेत्र को शल्यक्रिया द्वारा काट कर निकाल देना, प्रमस्तिष्कप्रान्तस्था-अंशोच्छेदन

Topesthesia (टोपेस्थीज़िया)— Topognosia. Topognosis.

Tophaceous (टोफेसियस)— 1. टोफस से सम्बन्धित 2. रेतीला या किरकिरा

Tophi (टोफाइ)— Tophus का बहुवचन

Tophus (टोफस)— गाउट में कान की उपास्थि में अथवा सन्धियों के आस-पास के ऊतकों में सोडियम यूरेट का जमाव

Tophyperidrosis (टोफीपेरीड्रोसिस)— किसी स्थानीय क्षेत्र में अत्यधिक पसीना आना।

Topica (टोपिका)— स्थानीय बाह्य प्रयोग के लिए उपचार

Topical (टोपिकल)— किसी स्थान विशेष से सम्बन्धित; स्थानीय

Topoalgia (टोपोएल्जिया)— स्थानीय वेदना

Topoanesthesia (टोपोएनीस्थीज़िया)— स्पर्श संवेदना के स्थान को पहचानने में असमर्थता

Topochemistry (टोपोकैमिस्ट्री)—किसी रचना के विशिष्ट स्थानों जैसे किसी कोशिका की सतह कला पर का रासायनिक संघटन

Topognosia, Topognosis (टोपोग्नोसिया, टोपोग्नोसिस)— स्पर्श संवेदना के स्थान को पहचानने की क्षमता

Topographic (टोपोग्राफिक)—विशिष्ट क्षेत्रों के विवरण से सम्बन्धित

Topography (टोपोग्राफी)— शरीर के किसी भाग का विवरण देना, अंगरेखांकन

Topology (टोपोलॉजी)— 1. किसी दिए हुए क्षेत्र की सभी रचनाओं एवं उनके आपसी सम्बन्धों का अध्ययन करना 2. प्रसूति तन्त्र में, भ्रूण के प्रस्तुतिकरण वाले भाग का श्रोणि के बहिर्गम के साथ सम्बन्ध

Toponarcosis (टोपोनार्कोसिस)— स्थानीय असंवेदनता

Toponeurosis (टोपोन्यूरोसिस)— स्थानीय सीमित क्षेत्र की विक्षिप्ति

Toponym (टोपोनिम)— किसी क्षेत्र का नाम

Toponymy (टोपोनिमी)— शरीर के क्षेत्रों का नामकरण

Topophobia (टोपोफोबिया)— शरीर के किसी क्षेत्र विशेष का विकृत भय, स्थलभीति

Topothermesthesiometer (टोपोथर्मेस्थीज़ियोमीटर)— स्थानीय तापमान संवेद को मापने वाला एक उपकरण

Torcular herophili (टोर्कुलर हीरोफिलाइ)— विवरों का संगम

Toric (टोरिक)— पुष्पासन सम्बन्धी

Tormina (टोर्मिना)— आँतों में तेज बाँयटे मारते हुए दर्द होना, उग्रांत्रशूल

Torminal (टोर्मिनल)— उग्रान्त्रशूलग्रस्त

Torminous (टोर्मिनस)— Torminal.

Torose, Torous (टोरोस, टोरस)— गाँठदार या उभरा हुआ

Torpent (टोर्पेन्ट)—निष्क्रिय; प्रसुप्त

Torpid (टोर्पिड)— निष्क्रिय; मन्दगतिक या धीमा

Torpidity (टोर्पीडिटी)— निष्क्रियता; मन्दता या धीमापन

Torpor (टोर्पर)— असामान्य निष्क्रियता; प्रसुप्तता; सुन्नता; भावहीनता; तन्द्रा

Torque (टारक्यू)— घुमावदार गतियाँ उत्पन्न करने वाला बल

Torr (टॉर)— सामान्य वायुमण्डलीय तापमान एवं दाब में 1 मि.मी. पारे का दाब

Torrefaction (टॉर्रेफैक्शन)—भूनना, विशेषकर किसी औषधि को सुखाने के लिए उसे भूनना, तापन

Torrefy (टॉर्रेफाइ)—भूनना, तपाना

Torsiometer (टॉर्सियोमीटर)— नेत्रगोलक के दृष्टि-अक्ष अर्थात उसके अग्र-पश्च अक्ष के चारों ओर के घुमाव को मापने वाला एक यन्त्र

Torsion (टार्शन)— अपने अक्ष पर ऐंठ जाने की क्रिया अथवा ऐंठ जाना, मरोड़

Torsionometer (टॉर्सियोनोमीटर)—कशेरुका-दण्ड के लम्ब अक्ष के चारों ओर के घूर्णन को मापने वाला एक उपकरण

Torsive (टॉर्सिव)— ऐंठा हुआ

Torsiversion (टॉर्सीवर्शन)— किसी दाँत का उसके लम्ब अक्ष के चारों ओर घूमना।

Torso (टॉर्सो)— शरीर का धड़

Torsoclusion (टॉर्सोक्लूज़न)—1. रक्तस्राव को रोकने के लिए किसी रक्त वाहिनी का सूचीदाब करके उसे ऐंठ देना 2. कुधारणा जिसमें कोई दाँत अपने लम्ब अक्ष पर घूम जाता है।

Tort (टॉर्ट)— किसी व्यक्ति के द्वारा दूसरे के प्रति अनुचित कार्य करना अथवा उसे या उसकी सम्पत्ति को क्षति पहुँचाना जिसे जानबूझकर या इरादतन किया जा सकता है अथवा वह अनजाने में भी हो सकता है।

Torticollar (टॉर्टीकॉलर)— मन्यास्तम्भ से सम्बन्धित

Torticollis (टॉर्टीकॉलिस)— गर्दन की पेशियों के ऐंठनयुक्त सकुंचन से अकड़ी हुई एवं ऐंठी हुई गर्दन, ग्रीवास्तम्भ, मन्यास्तम्भ

Congenital torticollis (कॉन्जैनाइटल टॉर्टीकॉलिस)— जन्मजात ग्रीवास्तम्भ

Dermatogenic torticollis (डर्मेटोजेनिक टॉर्टीकॉलिस)— ग्रीवा में त्वचा विक्षतियों के कारण उत्पन्न होने वाला वेदनायुक्त ग्रीवास्तम्भ

Hysterical torticollis (हिस्ट्रीकल टॉर्टीकॉलिस)— हिस्टीरिया के कारण होने वाला ग्रीवास्तम्भ

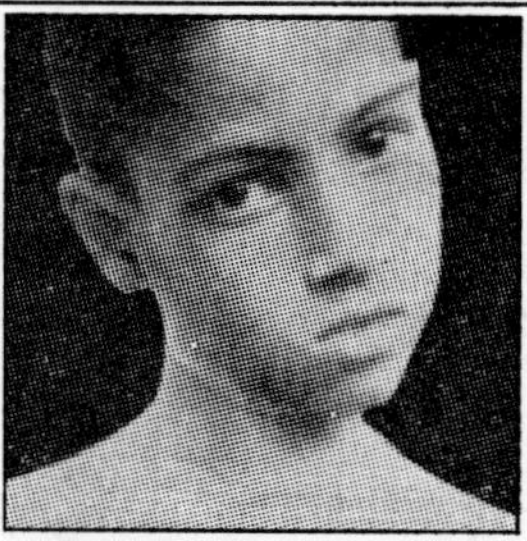

Fig. 578 : Torticollis (ग्रीवास्तम्भ, मन्यास्तम्भ)

Ocular torticollis (ऑकुलर टॉर्टीकॉलिस)—दोनों नेत्रों में असमान दृष्टि होने से उत्पन्न ग्रीवास्तम्भ

Rheumatic torticollis (रिह्यूमेटिक टॉर्टीकॉलिस)— आमवात अथवा गठिया में गर्दन का अकड़ जाना।

Tortipelvis (टॉर्टीपैल्विस)— पेशीय ऐंठन जो कशेरुका-दण्ड एवं कूल्हे को विरूपित कर देती हैं।

Tortuous (टार्चुअस)— ऐंठा हुआ, कुटिल। बहुत सी ऐंठनों अथवा घुमावों वाला

Torture (टॉर्चर)— मानसिक अथवा शारीरिक कष्ट पहुँचाना, उत्पीड़ित करना

Toruli (टोरूलाइ)— Torulus का बहुवचन

Toruloid (टोरूलॉयड)— माला के दानों के समान

Toruloma (टोरूलोमा)—क्रिप्टोकॉकसता की एक पर्विका

Torulosis (टोरूलोसिस)— Cryptococcosis.

Torulus (टोरूलस)— Papilla.

Torus (टोरस)—एक उभार, उठान अथवा सूजन, पुष्पासन

Totality (टोटैलिटी)—समष्टि, पूर्णता

Totipotence (टोटीपोटैन्स)— Totipotency.

Totipotency (टोटीपोटैन्सी)—किसी कोशिका की बहुत से विभिन्न प्रकार के ऊतकों में विकसित होने की क्षमता

Totipotent (टोटीपोटैन्ट)— बहुत से विभिन्न प्रकार के ऊतकों में विकसित होने के सक्षम कोशिका जैसे कोई गर्भित डिम्ब

Totipotential (टोटीपोटैन्शियल)— Totipotent.

Touch (टच)— 1. स्पर्श, स्पर्शानुभूति 2. परिस्पर्शन

After touch (आफ्टर टच)— उद्दीपक के साथ सम्पर्क न रहने पर स्पर्श की अनुभूति बराबर बनी रहना।

Double touch (डबल टच)— योनिगत एवं मलाशयी परीक्षण एक साथ करना।

Tourniquet (टोर्नीकुयट)—अस्थायी रूप से दूरस्थ स्थान में परिसंचरण को रोकने, रक्तस्राव को रोकने अथवा अन्तःशिराभ इन्जैक्शन या शिरावेध को आसान बनाने के लिए भुजा के चारों ओर कस कर बाँधा जाने वाला पट्टा

Towelette (टॉवेलेट)— शल्यचिकित्सा अथवा प्रसूति तन्त्र में प्रयोग में लाई जाने वाली छोटी तौलिया

Tox-, Toxi-, Toxo- (टॉक्स-, टॉक्सि-, टॉक्सो-)—उपसर्ग जिनका अर्थ जीवविष या विष होता है।

Toxanemia (टॉक्सेनीमिया)—किसी रक्तसंलायी जीवविष द्वारा उत्पन्न रक्ताल्पता

Toxemia (टॉक्सीमिया)—1. रक्त धारा द्वारा जीवाणुज जीवविषों के सम्पूर्ण शरीर में फैल जाने से उत्पन्न दशा, जीवविषरक्तता 2. चयापचयी विघ्नताओं के परिणामस्वरूप उत्पन्न दशा जैसे गर्भहेतुक विषरक्तता

Toxemic (टॉक्सीमिक)—रक्त विषाक्तता (विषरक्तता) उत्पन्न करने वाला, विषाक्त

Toxenzyme (टॉक्सेन्ज़ाइम)— विषैला एन्जाइम

Toxic (टॉक्सिक)— विषैला। विष से सम्बन्धित अथवा विष से उत्पन्न

Toxicant (टॉक्सीकैन्ट)— 1. कोई भी विष 2. विषैला

Toxicemic (टॉक्सिसीमिक)— Toxemic.

Toxicide (टॉक्सिसाइड)—जीवविषों के लिए विनाशकारी

Toxicity (टॉक्सिसिटी)— विषालुता, विषैलापन, विषाक्तता

Toxico- (टॉक्सिको-)— एक उपसर्ग जिसका अर्थ विषैला होता है।

Toxicoderma (टॉक्सिकोडर्मा)— किसी विष के परिणामस्वरूप उत्पन्न कोई भी त्वचा रोग

Toxicodermatitis (टॉक्सिकोडर्मैटाइटिस)—किसी विष के कारण उत्पन्न त्वचा का शोथ

Toxicodermatosis (टॉक्सिकोडर्मैटोसिस)— Toxicoderma.

Toxicogenic (टॉक्सिकोजेनिक)— किसी विष से उत्पन्न अथवा उसे उत्पन्न करने वाला, विषजनक, विषोत्पादक

Toxicoid (टॉक्सिकॉयड)— किसी विष के समान

Toxicologic (टॉक्सिकोलॉजिक)— जीवविषविज्ञान से सम्बन्धित

Toxicologist (टॉक्सिकोलॉजिस्ट)— विषविज्ञानी, जीवविषविज्ञ, अगदतन्त्र विज्ञानी

Toxicology (टॉक्सिकोलॉजी)— विषविज्ञान, जीवविषविज्ञान, अगदतन्त्र

Toxicomania (टॉक्सिकोमैनिया)— विषों या मादक वस्तुओं को लेने की तीव्र इच्छा

Toxicopathic (टॉक्सिकोपैथिक)— किसी विष से उत्पन्न किसी भी रोग से सम्बन्धित

Toxicopathy (टॉक्सिकोपैथी)— किसी विष से उत्पन्न कोई भी रोग

Toxicopexis (टॉक्सिकोपैक्सिस)— शरीर में किसी विष का स्थिरीकरण अथवा उदासीनीकरण करना।

Toxicopexy (टॉक्सिकोपैक्सी)— Toxicopexis.

Toxicophidia (टॉक्सिकोफीडिया)— Thanatophidia.

Toxicophobia (टॉक्सिकोफोबिया)— विषाक्त होने का विकृत भय, विषभीति, विषातंक

Toxicosis (टॉक्सिकोसिस)— विष से उत्पन्न कोई भी रोगावस्था, विषाक्तता, विषण्णता—

Endogenic toxicosis (एण्डोजेनिक टॉक्सिकोसिस)— शरीर के भीतर उत्पन्न किसी विष से होने वाला रोग

Exogenic toxicosis (एक्सोजेनिक टॉक्सिकोसिस)— शरीर में उत्पन्न न होने वाले किसी विष से होने वाला रोग

Retention toxicosis (रिटेन्शन टॉक्सिकोसिस)— शरीर में बनने वाले पदार्थों से उत्पन्न कोई भी विषैली दशा जो सामान्यतः उत्सर्जित हो जाते हैं।

Toxidermitis (टॉक्सिडर्माइटिस)— Toxicoderma.

Toxiferous (टॉक्सिफेरस)—किसी विष को धारण करने वाला, उसे उत्पन्न करने या उसका वाहन करने वाला; विषवाहक

Toxigenic (टॉक्सिजेनिक)— जीवविषों अथवा विषों को उत्पन्न करने वाला, जीवविषजनक, विषोत्पादक

Toxigenicity (टॉक्सिजेनीसिटी)— जीवविषों को उत्पन्न करने का गुण, जीवविषजनकता

Toxigenous (टॉक्सिजीनस)— Toxigenic.

Toxignomic (टॉक्सिग्नोमिक)— किसी विष की विशेष विषैली क्रिया धारण करने वाला।

Toxin (टॉक्सिन)— कुछ पौधों, जन्तुओं तथा रोगजनक जीवाणुओं द्वारा उत्पन्न एक विषैला पदार्थ जो एक प्रकार का प्रोटीन होता है; जीवविष। यह निम्न प्रकार का होता है—

Bacterial toxins (बैक्टीरियल टॉक्सिन्स)— जीवाणुओं से उत्पन्न होने वाले जीवविष जिनके अन्तर्गत बहिर्जीवविष, अंतर्जीवविष तथा विषैले एन्जाइम आते हैं।

Botulinal toxin, Botulinum toxin (बोटूलिनल टॉक्सिन, बोटूलिनम टॉक्सिन)— खाद्य विषाक्तता उत्पन्न करने वाले जीवधारी क्लॉसट्रीडियम बोटूलिनम से उत्पन्न होने वाला जीवविष

Dermonecrotic toxin (डर्मोनेक्रोटिक टॉक्सिन)—त्वचा का परिगलन करने वाला जीवविष

Dick toxin (डिक टॉक्सिन)—कुछ स्ट्रैप्टोकॉक्सों द्वारा उत्पन्न कोई भी लोहितकोशिकाजनक जीवविष

Diphtheria toxin (डिफ्थीरिया टॉक्सिन)— कॉर्नीबैक्टीरियम डिफ्थीरी द्वारा उत्पन्न विशिष्ट जीवविष

Erythrogenic toxin (इरिथ्रोजेनिक टॉक्सिन)— Dick toxin.

Extracellular toxin (एक्सट्रासैलुलर टॉक्सिन)—Exo-toxin.

Fatigue toxin (फेटीग टॉक्सिन)— पेशीय थकान के कारण शरीर में पाया जाने वाला एक जीवविष

Intracellular toxin (इन्ट्रासैलुलर टॉक्सिन)— Endot-oxin

Plant toxin (प्लान्ट टॉक्सिन)— Phytotoxin.

Tetanus toxin (टिटेनस टॉक्सिन)— क्लॉसट्रीडियम टिटेनाइ द्वारा उत्पन्न एक बहिर्जीवविष

Toxin-antitoxin (टॉक्सिन-एन्टीटॉक्सिन)— डिफ्थीरिया टॉक्सिन का अपने प्रतिजीवविष के साथ लगभग उदासीन एक मिश्रण जो डिफ्थीरिया के प्रति रोगक्षमता उत्पन्न करने के लिए प्रयोग में लाया जाता है।

Toxinic (टॉक्सिनिक)— किसी जीवविष से सम्बन्धित

Toxinicide (टॉक्सिनीसाइड)— जीवविषों के लिए विनाशकारी, विषनाशक

Toxinogenic (टॉक्सिनोजेनिक)— Toxigenic.

Toxinogenicity (टॉक्सिनोजेनीसिटी)— Toxigenicity.

Toxinology (टॉक्सिनोलॉजी)— जीवविष-विज्ञान

Toxinosis (टॉक्सिनोसिस)— किसी जीवविष द्वारा उत्पन्न कोई भी रोग

Toxipathic (टॉक्सिपैथिक)— विष से उत्पन्न होने वाली रोगावस्था से सम्बन्धित

Toxipathy (टॉक्सिपैथी)— जीवविष द्वारा उत्पन्न कोई भी रोग

Toxiphobia (टॉक्सिफोबिया)— Toxicophobia.

Toxisterol (टॉक्सिस्टैरॉल)—अर्गस्ट्रॉल या कैल्सीफैरोल के अत्यधिक किरणन से बनने वाला एक विषैला पदार्थ

Toxitabellae (टॉक्सिटेबेली)— जहरीली गोलियाँ

Toxitherapy (टॉक्सिथिरैपी)— जीवविषों का प्रयोग करके रोगों की चिकित्सा करना।

Toxituberculid (टॉक्सिट्यूबरकुलिड)— माइकोबैक्टीरियम ट्यूबरकुलोसिस द्वारा उत्पन्न एक जीवविष की क्रिया के परिणाम स्वरूप उत्पन्न एक त्वचा विक्षति

Toxoalexin (टॉक्सोएलेक्सिन)— एक रोगविषरोधक जो जीवाणुज जीवविषों की काट करता है।

Toxoid (टाक्सॉयड)— ऐसा जीवविष जिसकी विषालुता को ऊष्मा से अथवा रासायनिक पदार्थ का प्रयोग करके नष्ट कर दिया गया हो परन्तु इन्जैक्शन द्वारा प्रयोग किए जाने पर इसकी एण्टीबॉडी उत्पन्न करने की क्षमता नष्ट नहीं होती जैसे डिफ्थीरिया टॉक्सॉयड अथवा टिटेनस टॉक्सॉयड आदि, जीवविषाभ

Toxolysin (टॉक्सोलाइसिन)— Toxicide. Antitoxin.

Toxonosis (टॉक्सोनोसिस)— Toxicosis.

Toxophil, Toxophile (टॉक्सोफिल, टॉक्सोफाइल)— जीवविषों के प्रति विशेष रूप से आकर्षित होने वाला।

Toxophilic (टॉक्सोफिलिक)— किसी जीवविष के प्रति आकर्षित होने वाले से सम्बन्धित। किसी जीवविष के प्रति सुगमता से ग्रहणशील

Toxophore (टॉक्सोफोर)— किसी जीवविष का एक भाग जिससे विषैला प्रभाव उत्पन्न होता है।

Toxophorous (टॉक्सोफोरस)— किसी टॉक्सोफोर से सम्बन्धित

Toxophylaxin (टॉक्सोफाइलैक्सिन)— वह पदार्थ जो जीवाणुज जीवविषों को उदासीन करता है।

t. p. r. (टी. पी. आर.)— Temperature, pulse, respiration. तापमान, नाड़ी, श्वसन

Trabecula (ट्रेबीकुला)— किसी अंग की भित्ति अथवा कैप्सूल से बढ़कर उसके पदार्थ में पहुँचने वाला संयोजी ऊतक का एक तन्तुमय पट्टा, रज्जु, बन्धक

Trabeculae (ट्रेबीकुली)— Trabecula का बहुवचन

Trabeculae carneae cordis (ट्रेबीकुली कॉर्नी कॉर्डिस)— हृदय के निलयों की भीतरी दीवारों से संलग्न मोटे पेशीय पट्टे

Trabecular (ट्रेबीकुलर)— किसी बन्धक से सम्बन्धित

Trabecularism (ट्रेबीकुलेरिज़्म)— बन्धक या रज्जु धारण करना।

Trabeculate (ट्रेबीकुलेट)— रज्जु अथवा बन्धक धारण करने वाला।

Trabeculation (ट्रेबीकुलेशन)—1. किसी अंग की भित्तियों में तन्तुमय पट्टों अथवा बन्धकों का उत्पन्न होना 2. तन्तुमय पट्टों या बन्धकों का बनना।

Trabeculectomy (ट्रेबीकुलेक्टॉमी)—अधिमन्थ या ग्लोकोमा की चिकित्सा में श्वेतपटल के नीचे कुछ तन्तुमय पट्टों या बन्धकों को काट कर नेत्र के अग्रज कक्ष एवं अवनेत्रश्लेष्मलीय अवकाश के बीच एक नालव्रण की रचना करना।

Trabeculoplasty (ट्रेबीकुलोप्लास्टी)— ग्लोकोमा की चिकित्सा में एक्वीयस ह्यूमर के निकल जाने के लिए लेजर का प्रयोग करके नेत्र के तन्तुमय पट्टों का प्रकाश-स्कन्दन करना।

Trabs (ट्रेब्स)— एक सहारा देने अथवा संभालने वाला पट्टा जैसे महासंयोजिका पिण्ड जो प्रमस्तिष्कीय गोलार्द्धों को जोड़ने वाला मेहराब के आकार का श्वेत तन्तुओं का एक पट्टा होता है।

Trace (ट्रेस)—1. बहुत ही थोड़ी मात्रा 2. दिखाई देने वाला चिह्न

Tracer (ट्रेसर)— 1. अन्वेषण करने वाला 2. अक्स उतारने वाला एक यन्त्र 3. किसी वस्तु की बाह्य रूपरेखा अथवा गतियों का रेखा चित्रण द्वारा अभिलेखन करने वाला एक उपकरण 4. एक पदार्थ जिसके द्वारा शरीर से होकर किसी यौगिक की प्रगति को देखा जा सकता है। अनुज्ञापक

Trachea (ट्रेकिया)— छठी ग्रीवा-कशेरुका के स्तर पर स्वरयन्त्र से नीचे को जाने वाली उपास्थि की बनी नली जो श्लेष्मिक कला से आस्तरित होती है तथा पाँचवीं पृष्ठीय कशेरुका के स्तर पर दो मुख्य शाखाओं, दाँयीं एवं बाँयीं श्वसनी में विभाजित हो जाती है; श्वास-प्रणाल

Tracheaectasy (ट्रेकियेक्टेसी)— श्वास-प्रणाल का विस्फारित हो जाना।

Tracheal (ट्रेकियल)— श्वास-प्रणाल से सम्बन्धित, श्वासप्रणालीय

Trachealgia (ट्रेकियेल्जिया)— श्वास-प्रणाल में दर्द होना

Tracheitis (ट्रेकाइटिस)— श्वास-प्रणालशोथ

Trachelagra (ट्रेकीलेग्रा)—गर्दन की पेशियों का आमवात (गठिया) जिसके परिणामस्वरूप मन्यास्तम्भ हो जाता है, ग्रीवावात

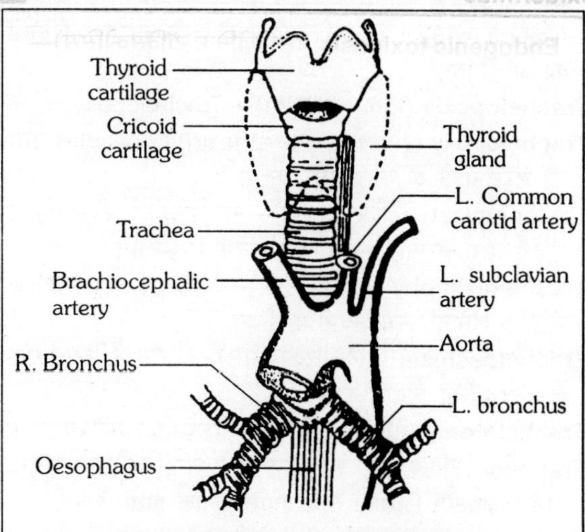

Fig. 579 Trachea : (श्वासप्रणाल)

Thyroid cartilage = अवटु उपास्थि, Cricoid cartilage = मुद्रिकाभ उपास्थि, Trachea = श्वासप्रणाल, Brachiocephalic artery = ब्रेकियोसिफेलिक धमनी, R.bronchus = दायीं श्वासनली, Oesophagus = ग्रासनली, L.bronchus = बायीं श्वासनली, Aorta = महाधमनी, L.subclavian artery = बायीं सबक्लेवियन धमनी, L.common carotid artery = बायीं सामान्य कैरोटिड धमनी, Thyroid gland = अवटु ग्रन्थि

Trachelectomy (ट्रेकीलेक्टॉमी)— गर्भाशयग्रीवा को काटकर निकाल देना।

Trachelematoma (ट्रेकीलेमेटोमा)— गर्दन पर स्थापित एक रक्तगुल्म

Trachelism, Trachelismus (ट्रेकेलिज़्म, ट्रेकेलिस्मस)— गर्दन का पीछे की ओर ऐंठ जाना, ग्रीवापेशीआकर्ष

Trachelitis (ट्रेकीलाइटिस)— Cervicitis.

Trachelo- (ट्रेकिलो-)— एक उपसर्ग जिसका अर्थ गर्दन होता है।

Trachelocele (ट्रेकिलोसील)— Tracheocele.

Trachelocyrtosis (ट्रेकिलोसिर्टोसिस)— Trachelokyphosis.

Trachelocystitis (ट्रेकिलोसिस्टाइटिस)—मूत्राशय की ग्रीवा का शोथ

Trachelodynia (ट्रेकिलोडाइनिया)— गर्दन में दर्द होना।

Trachelokyphosis (ट्रेकिलोकाइफोसिस)— कशेरुका-दण्ड के गर्दन वाले भाग की अत्यधिक अग्र वक्रता

Trachelology (ट्रेकिलोलॉजी)— गर्दन एवं इसके रोगों का वैज्ञानिक अध्ययन

Trachelomastoid (ट्रेकिलोमैस्टॉयड)— गर्दन की एक पेशी

Trachelomyitis (ट्रेकिलोमाइटिस)— गर्दन की पेशियों का शोथ

Trachelopanus (ट्रेकिलोपेनस)— 1. ग्रीवा की लसीकापरक

वाहिनियों की सूजन 2. गर्भाशयग्रीवा की लसीकापरक वाहिनियों की अतिरक्तता

Trachelopexia (ट्रेकिलोपैक्सिया)— Trachelopexy.

Trachelopexy (ट्रेकिलोपैक्सी)— गर्भाशयग्रीवा को आस-पास की संरचनाओं के साथ स्थिर करना।

Tracheloplasty (ट्रेकिलोप्लास्टी)— गर्भाशयग्रीवा की प्लास्टिक सर्जरी द्वारा मरम्मत करना, गर्भाशयग्रीवा सन्धान

Trachelorrhaphy (ट्रेकिलोरैह्फी)— फटी हुई गर्भाशयग्रीवा में टाँके लगाना, गर्भाशयग्रीवा-सीवन

Tracheloschisis (ट्रेकिलोस्काइसिस)— गर्दन में स्थित एक जन्मजात छिद्र अथवा दरार

Trachelotomy (ट्रेकिलोटॉमी)— गर्भाशयग्रीवा को चीरना।

Tracheo- (ट्रेकियो-)— शब्द का अन्य शब्दों के साथ संयुक्त होने वाला रूप जिसका अर्थ श्वास-प्रणाल होता है।

Tracheoaerocele (ट्रेकियोएयरोसील)— श्वास-प्रणाल का हर्निया या पुटी जिसमें हवा भरी होती है।

Tracheobiliary (ट्रेकियोबिलीयरी)— श्वास-प्रणाल एवं पित्तज वाहिनी से सम्बन्धित

Trachelobregmatic (ट्रेकिलोब्रेग्मेटिक)— ग्रीवा एवं ब्रह्मबिन्दु से सम्बन्धित

Tracheobronchial (ट्रेकियोब्रोंकियल)— श्वास-प्रणाल एवं श्वसनियों से सम्बन्धित

Tracheobronchitis (ट्रेकियोब्रोंकाइटिस)— श्वास-प्रणाल एवं श्वसनियों का शोथ, श्वासप्रणालश्वसनीशोथ

Tracheobronchomegaly (ट्रेकियोब्रोन्कोमेगैली)— सामान्यतः जन्मजात श्वास-प्रणाल एवं प्रमुख श्वासनलियों का चौड़ा होना।

Tracheobronchoscopy (ट्रेकियोब्रोंकोस्कोपी)— श्वसनीदर्शी द्वारा श्वास-प्रणाल एवं श्वसनियों के भीतर का निरीक्षण करना।

Tracheocele (ट्रेकियोसील)— श्वास-प्रणाल की श्लेष्मिक कला का बहिःसरण, श्वासप्रणाल-हर्निया

Tracheoesophageal (ट्रेकियोईसोफेगियल)— श्वास-प्रणाल एवं ग्रासनली से सम्बन्धित

Tracheolaryngeal (ट्रेकियोलैरिन्जियल)— श्वास-प्रणाल एवं स्वर-यन्त्र से सम्बन्धित

Tracheolaryngotomy (ट्रेकियोलैरिन्जोटॉमी)— स्वर-यन्त्र एवं श्वास-प्रणाल में चीरा लगाना।

Tracheomalacia (ट्रेकियोमैलेशिया)— श्वास-प्रणाल की उपास्थियों का कोमल हो जाना।

Tracheomegaly (ट्रेकियोमेगैली)— असामान्य रूप से विस्फारित श्वास-प्रणाल

Tracheopathia, Tracheopathy (ट्रेकियोपैथिया, ट्रेकियोपैथी)— श्वास-प्रणाल का कोई भी रोग

Tracheopharyngeal (ट्रेकियोफेरिन्जियल)— श्वास-प्रणाल एवं ग्रसनी (गला) से सम्बन्धित

Tracheophonesis (ट्रेकियोफोनेसिस)— उरोस्थिक खाँच पर हृदय ध्वनियों का परिश्रवण करना।

Tracheophony (ट्रेकियोफोनी)— परिश्रवण में श्वास-प्रणाल पर सुनाई देने वाली ध्वनि, श्वासप्रणालध्वनि

Tracheoplasty (ट्रेकियोप्लास्टी)—प्लास्टिक सर्जरी द्वारा श्वास-प्रणाल की मरम्मत करना।

Tracheopyosis (ट्रेकियोपायोसिस)— श्वास-प्रणाल का शोथ जिसमें पस बन जाता है।

Tracheorrhagia (ट्रेकियौरैह्जिया)— श्वास-प्रणाल से रक्तस्राव होना

Tracheoschisis (ट्रेकियोस्काइसिस)— श्वास-प्रणाल में फटन या दरार बन जाना।

Tracheoscope (ट्रेकियोस्कोप)— श्वासप्रणाल-दर्शन में प्रयुक्त एक यन्त्र

Tracheoscopic (ट्रेकियोस्कोपिक)— श्वासप्रणाल-दर्शन से सम्बन्धित

Tracheoscopy (ट्रेकियोस्कोपी)— श्वास-प्रणाल के भीतर का निरीक्षण करना, श्वासप्रणालदर्शन

Tracheostenosis (ट्रेकियोस्टेनोसिस)— श्वास-प्रणाल का तंग होना, श्वासप्रणाल-संकीर्णन

Tracheostoma (ट्रेकियोस्टोमा)— गर्दन से होकर श्वास-प्रणाल में खुलने वाला।

Tracheostomize (ट्रेकियोस्टोमाइज़)— श्वासप्रणाल-छिद्रीकरण को सम्पादित करना।

Tracheostomy (ट्रेकियोस्टॉमी)— गर्दन से होकर श्वास-प्रणाल में छेद करना, श्वासप्रणालछिद्रीकरण

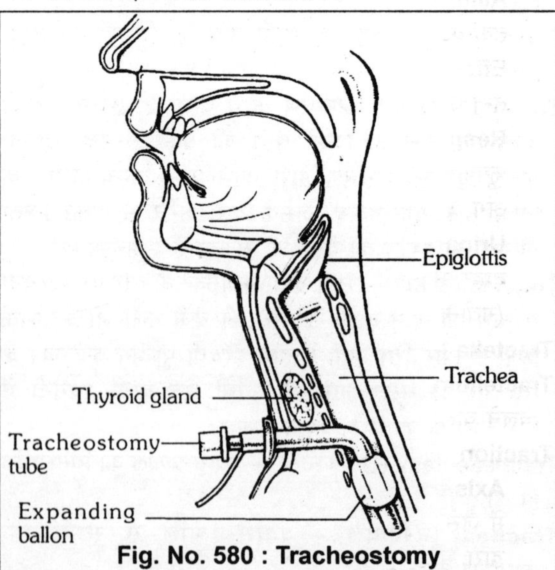

Fig. No. 580 : Tracheostomy
(श्वास-प्रणाल छिद्रीकरण)

Thyroid gland = अवटु ग्रन्थि, Tracheostomy tube = श्वास-प्रणाल छिद्रीकरण नली, Expanding ballon = प्रसरणशील गुब्बारा, Trachea = श्वास-प्रणाल, Epiglottis = कण्ठच्छद

Tracheotome (ट्रेकियोटोम)— श्वास-प्रणाल में चीरा लगाने वाला एक यन्त्र, श्वासप्रणालछेदक

Tracheotomy (ट्रेकियोटॉमी)—श्वास-प्रणाल के ऊपर स्थित गर्दन की त्वचा एवं पेशियों से होते हुए श्वास-प्रणाल में चीरा लगाना, श्वासप्रणालछेदन

Trachitis (ट्रेकाइटिस)— Tracheitis.

Trachoma (ट्रेकोमा)— क्लेमाइडिया ट्रेकोमेटिस के किसी उपभेद द्वारा उत्पन्न एक प्रकार का जीर्ण सांसर्गिक नेत्रश्लेष्मलाशोथ जिसमें आँख की पलक की नेत्रश्लेष्मला पर पुटक (दाने) निकल आते हैं। इस रोग में रोशनी सहन न होना, आँख में दर्द होना तथा आँख से पानी निकलना आदि लक्षण होते हैं; रोहें

Trachomatous (ट्रेकोमेटस)— रोहे से सम्बन्धित अथवा रोहयुक्त

Trachychromatic (ट्रेकीक्रोमेटिक)— बहुत गाढ़े अभिरंजित क्रोमैटिन से युक्त केन्द्रक से सम्बन्धित

Trachyonychia (ट्रेकीओनीकिया)—खुरदरी सतह वाले नाखून

Trachyphonia (ट्रेकीफोनिया)— रूक्ष या कर्कश वाणी

Tracing (ट्रेसिंग)— किसी सक्रियता जैसे श्वसनीय गतियों, हृदय स्पन्द अथवा मस्तिष्क की वैद्युत सक्रियता का रेखाचित्र-अभिलेख; अनुरेखण

Tract (ट्रैक्ट)—1. मार्ग, नली 2. एक-सा कार्य करने वाले ऊतकों अथवा अंगों का लम्बान में एक संग्रह, पथ। उदाहरण—

Afferent tract (एफेरैन्ट ट्रैक्ट)— सुषुम्ना रज्जु में स्थित श्वेत तन्तु जो मस्तिष्क की ओर तन्त्रिका आवेगों को ले जाते हैं।

Alimentary tract (एलीमैन्टरी ट्रैक्ट)— मुख से गुदा तक की नली, पाचक नली, पोषण नली

Efferent tract (इफेरैन्ट ट्रैक्ट)— सुषुम्ना रज्जु में स्थित तन्तु जो मस्तिष्क से तन्त्रिका आवेगों को ले जाते हैं।

Respiratory tract (रेस्पीरेट्री ट्रैक्ट)— नासिका से लेकर फुफ्फुसीय वायुकोशों तक निरन्तरता में स्थित श्वसनीय अंग, श्वास-पथ

Urinary tract (यूरीनरी ट्रैक्ट)— वृक्क से शरीर के बाहर तक का मार्ग जिसमें वृक्क की श्रोणि, मूत्रनली (गवीनी), मूत्राशय तथा मूत्र-मार्ग सम्मिलित होते हैं।

Tractella (ट्रेक्टेला)— Tractellum. का बहुवचन

Tractellum (ट्रेक्टेलम)— किसी एककोशिकीय जन्तु का अग्रज चलने वाला कशाभ

Traction (ट्रैक्शन)—कर्षण, खिंचाव

Axis traction (एक्सिस ट्रैक्शन)— लम्ब अक्ष की रेखा में जैसे श्रोणि को लम्ब अक्ष की रेखा में खींचना जिसके द्वारा भ्रूण को बाहर को खींचा जाता है, अक्ष कर्षण

Bryant traction (ब्रीयान्ट ट्रैक्शन)—बच्चो में फीमर के अस्थिभंग में ऊपर को सीधी खड़ी निचली भुजाओं पर लगाया गया खिंचाव

Cervical traction (सर्वाइकल ट्रैक्शन)— सिर को ऊपर उठाने के लिए बल लगाने पर ग्रैव मेरूदण्ड पर लगने वाला खिंचाव

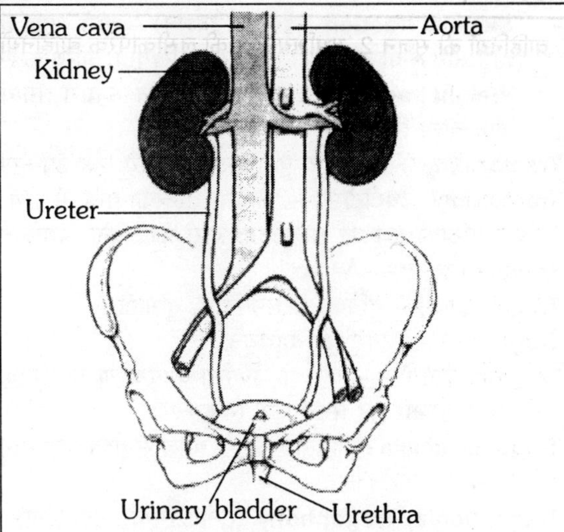

Fig. 581 : Urinary Tract (मूत्र-पथ)

Vena cava = महा-शिरा, Kidney = वृक्क या गुर्दा, Ureter = मूत्रनली या गवीनी, Urinary bladder = मूत्राशय, Urethra = मूत्र-मार्ग, Aorta = महाधमनी,

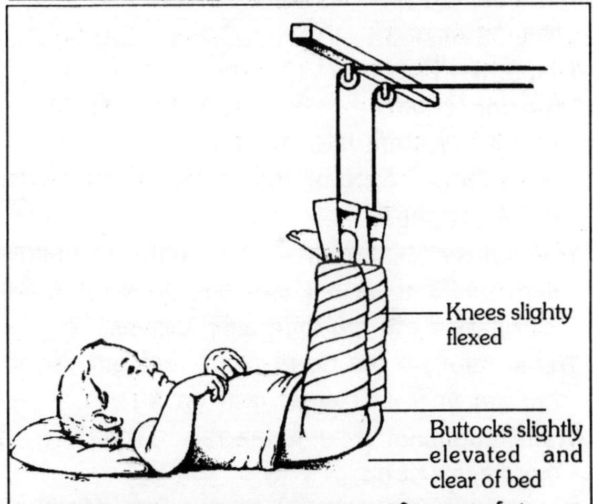

Fig. 582 : Bryant traction (ब्रीयान्ट कर्षण)

Buttocks slightly elevated and clear of bed = नितम्ब बिस्तर से थोड़े ऊपर उठे हुए, Knees slightly flexed = घुटने थोड़े आकुंचित

Elastic traction (इलास्टिक ट्रैक्शन)—इलास्टिक साधनों जैसे रबर की पट्टियों द्वारा लगाया जाने वाला खिंचाव

External traction (एक्सटर्नल ट्रैक्शन)— किसी भी अस्थिभंग पर लगाया जाने वाला खिंचाव, बाह्यकर्षण

Intermittent traction (इन्टरमिटैन्ट ट्रैक्शन)— रुक-रुक कर लगने वाला खिंचाव

Skeletal traction (स्क्लेटल ट्रैक्शन)— तारों आदि के द्वारा सीधे लम्बी हड्डियों पर लगने वाला खिंचाव, अस्थि-कर्षण
Weight traction (वेट ट्रैक्शन)— वज़न के द्वारा लगाया जाने वाला खिंचाव

Tractor (ट्रैक्टर)— खिंचाव पैदा करने के लिये एक उपकरण

Tractotomy (ट्रैक्टोटॉमी)— केन्द्रीय तन्त्रिका-तन्त्र में स्थित किसी तन्त्रिका पथ को शल्यक्रिया द्वारा काट देना, पथछेदन

Tractus (ट्रैक्टस)— A tract.

Tragal (ट्रेगल)— तुंगिका से सम्बन्धित, तुंगिकी

Tragi (ट्रेगाइ)— ट्रेगस का बहुवचन

Tragion (ट्रेगियोन)— कर्ण के उपास्थि के प्रक्षेपण या तुंगिका के ऊपरी किनारे पर स्थित एक बिन्दु

Tragomaschalia (ट्रेगोमैस्केलिया)— बगल से बदबूदार पसीना निकलना।

Tragophonia, Tragophony (ट्रेगोफोनिया, ट्रेगोफोनी)— Egophony.

Tragopodia (ट्रेगोपोडिया)— Knock-knee.

Tragus (ट्रेगस)—कान के बाह्य छिद्र के सामने स्थित उपास्थि का प्रक्षेपण, तुंगिका

Trainable (ट्रेनेबूल)— मन्द बुद्धि का व्यक्ति जिसे प्रशिक्षित किया जा सकता है।

Trait (ट्रेट)— विशेषक

Trajector (ट्रेजेक्टर)— किसी ज़ख्म में बन्दूक की गोली के स्थान का पता लगाने वाला एक यन्त्र

Trance (ट्रैन्स)— अर्द्धचेतनावस्था जो नींद के समान प्रतीत होती है, उपसमाधि

Tranquilizer (ट्रैन्क्वीलाइज़र)— एक औषधि जो मानसिक तनाव एवं चिन्ता को कम करने का कार्य करती है जैसे क्लोरप्रोमाजीन तथा डायजीपाम आदि, प्रशान्तक

Trans- (ट्रान्स-)— एक उपसर्ग जिसका अर्थ आर-पार, परे तथा द्वारा या से होकर अथवा गुजार कर है।

Transabdominal (ड्रान्सएब्डोमिनल)— उदरीय भित्ति के आर-पार, पार-उदरीय

Transaction (ट्रान्सैक्शन)—दो अथवा अधिक व्यक्तियों की मुठभेड़ हो जाने से उत्पन्न पारस्परिक क्रिया

Transanimation (टान्सएनिमेशन)— मुँह से मुँह लगा कर श्वसन क्रिया स्थापित करके पुनर्जीवित करना।

Transaortic (ट्रान्सएओर्टिक)— महाधमनी के द्वारा किया गया।

Transappendageal (ट्रान्सएपेण्डेजीयल)— किसी उपांग के आर-पार

Transatrial (ट्रान्सएट्रियल)— अलिन्द से गुजार कर किया गया

Transaudient (ट्रान्सआडिएन्ट)— ध्वनि तरंगों से भेद्य

Transaxial (ट्रान्सएक्सियल)— किसी रचना अथवा भाग के लम्ब अक्ष के आर-पार

Transbasal (ट्रान्सबेसल)— खोपड़ी के आधार से होकर

Transbronchial (ट्रान्सब्रोंकियल)— श्वासनलियों के आर-पार, पारश्वसनीय, पारश्वसनिक

Transcalent (ट्रान्सकेलेन्ट)— ऊष्मा किरणों से भेद्य

Transcapillary (ट्रान्सकैपिलरी)— किसी केशिका की अन्तःकला-भित्ति के आर-पार

Transcatheter (ट्रान्सकैथीटर)— किसी कैथीटर की अवकाशिका से गुजार कर किया गया।

Transcervical (ट्रान्ससर्वाइकल)— गर्भाशयग्रीवा के मुख से गुजार कर किया गया।

Transcondylar (ट्रान्सकॉण्डाइलर)— स्थूलकों के आर-पार

Transcortical (ट्रान्सकॉर्टिकल)— प्रमस्तिष्कीय प्रान्तस्था के दो भागों को जोड़ने वाला।

Transcutaneous (ट्रान्सक्यूटेनियस)— Percutaneous.

Transdermic (ट्रान्सडर्मिक)— Percutaneous.

Transduce (ट्रान्सड्यूस)— एक प्रकार की शक्ति को दूसरे प्रकार की शक्ति में बदलना।

Transducer (ट्रान्सड्यूसर)—एक प्रकार की शक्ति को दूसरे प्रकार की शक्ति में परिवर्तित करने वाला एक उपकरण जैसे दाब या तापमान को वैद्युत आवेग में परिवर्तित करने वाला।

Transductant (ट्रान्सडक्टैन्ट)— ऐसी कोशिका जिसमें पारगमन द्वारा एक नयी विशेषता उत्पन्न हो गयी है।

Transduction (ट्रान्सडक्शन)— जीवाणुभक्षी द्वारा किसी जीनी खण्ड का एक जीवाणु से दूसरे जीवाणु पर स्थानान्तरित होना, पारगमन

Transdural (ट्रान्सड्यूरल)— दृढ़तानिका से होकर अथवा उसके आर-पार

Transection (ट्रान्सैक्शन)— 1. किसी लम्ब अक्ष के आर-पार काटना, पारपरिच्छेदन 2. आर-पार काटा गया खण्ड

Transepithelial (ट्रान्सइपिथीलियल)— उपकला के पार अथवा उससे होकर उत्पन्न होने वाला।

Transethmoidal (ट्रान्सइथमॉयडल)— झर्झरिका अस्थि के पार अथवा उससे होकर

Transfer, Transference (ट्रान्सफर, ट्रान्सफरैन्स)— किसी लक्षण का शरीर के एक हिस्से से दूसरे हिस्से को पहुँच जाना, स्थानान्तरण, अन्यारोपण

Transferrin (ट्रान्सफेरिन)— रक्त सीरम में विद्यमान एक ग्लोबुलिन जो लोहे को बाँधता एवं उसका वाहन करता है।

Transfix (ट्रान्सफिक्स)— तेज़ औज़ार से आर-पार छेद करना, पारवेध

Transfixation (ट्रान्सफिक्सेशन)— पारवेधन

Transfixion (ट्रान्सफिक्शन)— भीतर से बाहर की ओर आर-पार काटना जैसे किसी अंगोच्छेदन या विच्छेदन में किया जाता है।

Transforation (ट्रान्सफोरेशन)— भ्रूण की खोपड़ी के आधार पर छेद करना।

Transforator (ट्रान्सफोरेटर)— भ्रूण की खोपड़ी में छेद करने वाला एक यन्त्र

Transformant (ट्रान्सफोर्मैन्ट)— ऐसा जीवाणु जिसने रूपान्तरण के द्वारा दूसरे जीवाणु से जीनी सामग्री प्राप्त की हो।

Transformation (ट्रान्सफोर्मेशन)— रूपान्तरण, रूप अथवा रचना का परिवर्तन होना।

Transformer (ट्रान्सफोर्मर)—एक वोल्टेज तथा करण्ट की विद्युत्-शक्ति को दूसरे वोल्टेज तथा करण्ट की विद्युत्-शक्ति में बदलने वाला एक उपकरण

Transfuse (ट्रान्सफ्यूज़)—आधान करना।

Transfusion (ट्रान्सफ्यूज़न)— रक्त, रक्त के किसी घटक, सैलाइन अथवा अन्य घोल को किसी शिरा द्वारा रक्त धारा में प्रविष्ट करना; आधान

Cadaver blood transfusion (कैडावर ब्लड ट्रान्सफ्यूज़न)— मृत्यु के तुरन्त बाद शव से प्राप्त रक्त का आधान

Direct transfusion (डाइरैक्ट ट्रान्सफ्यूज़न)—एक व्यक्ति से सीधे दूसरे व्यक्ति में रक्त का स्थानान्तरण होना, प्रत्यक्ष रक्ताधान

Drip transfusion (ड्रिप ट्रान्सफ्यूज़न)—एक बहुत ही धीमा आधान जिसे बूँदों के द्वारा मापा जा सकता है।

Exchange transfusion (एक्सचेन्ज ट्रान्सफ्यूज़न)— रोगी के शरीर से बार-बार थोड़ी-थोड़ी मात्रा में रक्त खींचना तथा इसके स्थान पर दाता के रक्त को पहुँचाना जब तक लगभग सम्पूर्ण रक्त नहीं बदल जाता।

Indirect transfusion (इनडायरैक्ट ट्रान्सफ्यूज़न)— आधान की इस विधि में किसी दाता से रक्त को किसी उचित पात्र में इकट्ठा किया जाता है और फिर रोगी में चढ़ाया जाता है, अप्रत्यक्ष रक्ताधान

Transgene (ट्रान्सजीन)—एक नया निवेशित जीन

Transgenic (ट्रान्सजेनिक)— ऐसा जीव जिसमें अन्य जीव से जीनी पदार्थ को निवेशित किया गया हो।

Transglottic (ट्रान्सग्लॉटिक)— कण्ठद्वार को अनुलम्ब पार करने वाला।

Transhiatal (ट्रान्सहायटल)— किसी द्वार या छिद्र से होकर

Transient (ट्रान्ज़िएण्ट)— थोड़े समय का, अस्थायी, अल्पावधिक

Transiliac (ट्रान्सइलियक)— दो श्रोणिफलकों के बीच फैलने वाला

Transilient (ट्रान्सीलिएन्ट)— उस पार कूद जाने अथवा ऊपर से गुजर जाने वाला।

Transillumination (ट्रान्सइलुमिनेशन)— किसी गुहा अथवा अंग की दूसरी ओर से इसकी प्राचीर से तेज रोशनी गुजार कर इसका निरीक्षण करना, पार-प्रदीपन

Transilluminator (ट्रान्सइलुमिनेटर)— पार-प्रदीपन में काम आने वाला एक यन्त्र, पार-प्रदीपक

Transinsular (ट्रान्सइन्सुलर)— मस्तिष्क की द्वीपिका के पार

Transischiac (ट्रान्सइस्कियक)— एक आसनास्थि से दूसरी आसनास्थि तक फैला हुआ।

Transisthmian (ट्रान्सइस्थमियान)— किसी संकीर्णपथ के पार

Transition (ट्रान्ज़ीशन)— एक दशा अथवा स्थिति से दूसरी दशा अथवा स्थिति में या एक भाग का दूसरे भाग में परिवर्तन होना।

Transitional (ट्रान्ज़ीशनल)— परिवर्तन से सम्बन्धित अथवा परिवर्ती

Translation (ट्रान्सलेशन)— अन्य रूप में बदलना।

Translocation (ट्रान्सलोकेशन)— किसी गुणसूत्र के किसी भाग के दूसरे गुणसूत्र को या उसी गुणसूत्र के दूसरे भाग को स्थानान्तरित होने से उस गुणसूत्र का बदल जाना, स्थानान्तरण, स्थलान्तरण

Translucent (ट्रान्सलुसैन्ट)—अर्द्धपारदर्शक, पारभासी

Translucid (ट्रान्सलुसिड)— Translucent.

Transmembrane (ट्रान्समेम्ब्रेन)—किसी झिल्ली से होकर अथवा उसके पार

Transmigration (ट्रान्समाइग्रेशन)— आर-पार या से होकर भ्रमण करना, विशेषकर श्वेत रक्त कोशिकाओं का केशिकाओं की भित्तियों से होकर ऊतकों में पहुँचना।

Transmissible (ट्रान्समिस्सीबूल)— स्थानान्तरित हो जाने योग्य जैसे कोई संक्रामक रोग

Transmission (ट्रान्समिशन)— स्थानान्तरण जैसे किसी रोग का एक व्यक्ति से दूसरे व्यक्ति को स्थानान्तरित होना, संचरण, संचारण

Transmitter (ट्रान्समिटर)—संचारक, प्रेषक

Transmural (ट्रान्सम्यूरल)— किसी अंग अथवा गुहा की भित्ति की सम्पूर्ण मोटाई से होकर फैलने अथवा उसे ग्रस्त करने वाला।

Transmutation (ट्रान्सम्यूटेशन)—1. एक जाति का दूसरी जाति में विकासीय परिवर्तन, रूपान्तरण 2. एक रासायनिक तत्त्व का दूसरे में परिवर्तन

Transnasal (ट्रान्सनेज़ल)— नाक से, पारनासी

Transocular (ट्रान्सॉकुलर)— आँख के आर-पार

Transonance (ट्रान्सोनैन्स)— ध्वनियों का किसी अंग से होकर संचारित होना जैसे हृदय ध्वनियों का फेफड़ों एवं वक्ष भित्ति से होकर संचारित होना।

Transorbital (ट्रान्सॉर्बिटल)— नेत्र-गुहा से होकर गुजरने वाला।

Transparent (ट्रान्सपैरेन्ट)— पारदर्शक

Transparietal (ट्रान्सपैराइटल)— प्राचीर से होकर

Transperitoneal (ट्रान्सपैरीटोनियल)— पैरीटोनियम के आर-पार अथवा उससे होकर

Transpirable (ट्रान्सपाइरेबल)— त्वचा अथवा झिल्लियों के द्वारा उत्सर्जित करने के सक्षम जैसे पसीना आना।

Transpiration (ट्रान्सपिरेशन)— त्वचा या किसी झिल्ली से होकर जल, गैस या वाष्प का निकालना।

Transpire (ट्रान्सपायर)— त्वचा अथवा श्वसनीय पथ से वाष्प को बाहर निकालना।

Transplacental (ट्रान्स्प्लेसेन्टल)— अपरा से होकर

Transplant (ट्रान्सप्लान्ट)— 1. ऊतक अथवा किसी अंग को शरीर के एक भाग से दूसरे भाग पर स्थानान्तरित करना जैसा कि निरोपण या प्लास्टिक सर्जरी में किया जाता है। 2. प्रतिरोपण में प्रयोग में लाया जाने वाला कोई ऊतक अथवा अंग

Transplantar (ट्रान्सप्लांन्टर)— तलवे के आर-पार

Transplantation (ट्रान्सप्लान्टेशन)— शरीर के किसी एक भाग से जीवित ऊतक अथवा अंग को लेकर उसे दूसरे भाग पर अथवा दूसरे व्यक्ति में निरोपित करना, प्रतिरोपण

Allogeneic transplantation (एलोजेनिक ट्रान्सप्लान्टेशन)— किसी दाता से कोई सामग्री लेकर उसका किसी दूसरे व्यक्ति में प्रतिरोपण करना।

Autologous transplantation (ऑटोलोगस ट्रान्सप्लान्टेशन)—शरीर में किसी एक स्थान से कोई सामग्री लेकर उसे दूसरे स्थान पर प्रतिरोपित करना।

Autoplastic transplantation (ऑटोप्लास्टिक ट्रान्सप्लान्टेशन)— एक ही शरीर के एक भाग से दूसरे भाग में किसी ऊतक का प्रतिरोपण करना।

Bone marrow transplantation (बोन मैरो ट्रान्सप्लान्टेशन)— 'B' के अन्तर्गत देखें

Corneal transplantation (कॉर्नियल ट्रान्सप्लान्टेशन)— Keratoplasty.

Heart-lung transplantation (हार्ट-लंग ट्रान्सप्लान्टेशन)— हृदय एवं दोनों फेफड़ों का साथ-साथ प्रतिरोपण होना।

Heterotopic transplantation (हीटरोटॉपिक ट्रान्सप्लान्टेशन)— ऐसा प्रतिरोपण जिसमें प्रतिरोप को प्रापक में दाता में रहने वाले स्थान से भिन्न स्थान में रखा जाता है।

Homoplastic transplantation (होमोप्लास्टिक ट्रान्सप्लान्टेशन)— Autoplastic transplantation.

Homotopic transplantation (होमोटॉपिक ट्रान्सप्लान्टेशन)— प्रतिरोपण जिसमें प्रतिरोप को प्रापक में उसी स्थान में रखा जाता है जिस स्थान पर वह दाता में था।

Renal transplantation (रीनल ट्रान्सप्लान्टेशन)— वृक्कीय पात से पीड़ित किसी प्रापक में वृक्क कार्य को पुनः स्थापित करने के लिए किसी दाता से वृक्क का प्रतिरोपण करना।

Tooth transplantation (टूथ ट्रान्सप्लान्टेशन)— एक दन्तकोटर से दूसरे दन्तकोटर में किसी दाँत का स्थानान्तरण

Transpleural (ट्रान्सप्लूरल)— फुफ्फुसावरणों से होकर

Transport (ट्रान्सपोर्ट)— पदार्थों विशेषकर इलैक्ट्रोलाइटों, पोषकों तथा तरलों का कोशिका भित्तियों के पार हो जाना; परिवहन

Transpose (ट्रान्सपोज़)— किसी ऊतक अथवा अंग को दूसरे स्थान पर स्थानान्तरित करना।

Transposition (ट्रान्सपोज़िशन)— 1. स्थिति-अन्तरण (स्थिति की अदला-बदली) 2. किसी अन्तरांग का विपरीत पार्श्व में विस्थापित होना 3. किसी ऊतक के पल्ले को अपने मूल स्थान से पूर्णतया अलग किए बिना, जब तक कि वह नये स्थान से न जुड़ जाए, प्रतिरोपित करना।

Transpubic (ट्रान्सप्यूबिक)— जघनास्थि से होकर किया गया

Transsection (ट्रान्ससेक्शन)— Transection.

Transsegmental (ट्रान्ससेग्मैन्टल)— किसी खण्ड के पार बढ़ने वाला।

Transseptal (ट्रान्ससेप्टल)— किसी पट के आर-पार

Transsexual (ट्रान्ससैक्सुअल)—1. विपरीत लिंग का होने की तीव्र इच्छा रखने वाला व्यक्ति 2. वह व्यक्ति जिसका बाह्य लिंग बदल दिया गया हो जिससे वह विपरीत लिंग का दिखाई देता है।

Transsexualism (ट्रान्ससैक्सुआलिज़्म)—किसी व्यक्ति का अपने बाह्य लिंग अंगों को बदलवा कर विपरीत लिंग का होने की तीव्र इच्छा

Transsphenoidal (ट्रान्सस्फैनॉयडल)— स्फैनॉयड हड्डी से होकर अथवा उसके पार

Transsynaptic (ट्रान्ससाइनेप्टिक)— किसी अन्तर्ग्रथन के पार संचारित होने वाले तन्त्रिका आवेग

Transtemporal (ट्रान्सटैम्पोरल)—प्रमस्तिष्क के कालिक खण्ड को पार करने वाला।

Transthalamic (ट्रान्सथैलेमिक)— चेतक के पार

Transthermia (ट्रान्सथर्मिया)— विद्युत्-धारा द्वारा गहरे ऊतकों में ऊष्मा उत्पन्न करना।

Transthoracic (ट्रान्सथोरैसिक)—वक्ष या छाती के पार, पारवक्षीय

Transthoracotomy (ट्रान्सथोरैकोटॉमी)— वक्ष के आर-पार चीरा लगाना।

Transtympanic (ट्रान्सटिम्पैनिक)— मध्यकर्णिक झिल्ली अथवा गुहा के पार

Transubstantiation (ट्रान्सबस्टेन्शिएशन)— एक ऊतक का दूसरे से विस्थापित होना।

Transudate (ट्रान्सूडेट)— किसी झिल्ली विशेषकर केशिकाओं की भित्तियों से निकलने वाला एक तरल पदार्थ, पारस्राव, रिसाव

Transudation (ट्रान्सुडेशन)— किसी झिल्ली से किसी तरल

का विशेषकर सीरम का केशिकाओं की भित्तियों से होकर रिसना, पारस्रवण

Transude (ट्रान्सूड)— रिसना या टपकना अथवा किसी द्रव को धीरे-धीरे किसी झिल्ली से होकर गुजारना।

Transureteroureterostomy (ट्रान्सयूरेट्रोयूरेट्रोस्टॉमी)— एक मूत्रनली या गवीनी के एक खण्ड को काटकर उसके दोनों सिरों को विपरीत मूत्रनली से जोड़ देना।

Transurethral (ट्रान्सयूरेथ्रल)— मूत्र-मार्ग से गुजार कर किया गया।

Transvaginal (ट्रान्सवैजाइनल)— योनि से होकर

Transvector (ट्रान्सवेक्टर)— एक जन्तु जो ऐसे जीवविष को संचारित करता है जिसे वह उत्पन्न नहीं करता और जिससे वह स्वतः प्रभावित नहीं होता।

Transvenous (ट्रान्सवेनस)— किसी शिरा से होकर

Transversalis (ट्रान्सवर्सालिस)— शरीर के लम्ब अक्ष के साथ समकोणों पर उत्पन्न होने वाली एक रचना, अनुप्रस्थिका

Transverse (ट्रान्सवर्स)— शरीर के लम्ब अक्ष के समकोणों पर स्थित, अनुप्रस्थ

Transversectomy (ट्रान्सवर्सेक्टॉमी)— किसी कशेरुका के अनुप्रस्थ प्रवर्ध को शल्यक्रिया द्वारा काट कर निकाल देना।

Transversion (ट्रान्सवर्शन)— किसी दाँत का दूसरे दाँत के स्थान पर निकलना।

Transversocostal (ट्रान्सवर्सोकॉस्टल)— Costo-transverse.

Transversus (ट्रान्सवर्सस)— शरीर के किसी भाग अथवा अंग के लम्ब अक्ष के आर-पार स्थित, अनुप्रस्थ

Transvesical (ट्रान्सवेसाइकल)— मूत्राशय से होकर

Transvestism, Transvestitism (ट्रान्सवेस्टिज़्म, ट्रान्सवेस्टीटिज़्म)— विपरीत लिंग के कपड़े पहन कर लैंगिक आनन्द की प्राप्ति करना, इतरलिंगवस्त्रकामुकता

Transvestite (ट्रान्सवेस्टाइट)— विपरीत लिंग के कपड़े पहन कर लैंगिक आनन्द प्राप्त करने वाला व्यक्ति

Trapezial (ट्रेपीजियल)—समलम्बक (अस्थि) से सम्बन्धित

Trapeziform (ट्रेपीज़ीफॉर्म)—समलम्बाभ आकृति का

Trapeziometacarpal (ट्रेपीज़ियोमेटाकार्पल)— समलम्बक (अस्थि) एवं अँगूठे की करभास्थि से सम्बन्धित अथवा उन्हें जोड़ने वाला।

Trapezium (ट्रेपीज़ियम)—1. एक चार पार्श्वों वाली आकृति जिसमें कोई भी पार्श्व समानान्तर नहीं होते। 2. कलाई की हड्डियों की दूरस्थ पंक्ति की रेडियस हड्डी की ओर की प्रथम हड्डी जो अँगूठे की करभास्थि से मिलकर जोड़ बनाती है, समलम्बक अस्थि

Trapezius (ट्रेपीज़ियस)— गर्दन एवं कन्धे की एक चपटी, त्रिकोणी पेशी

Trapezoid (ट्रेपीज़्वॉयड)— चार पार्श्वों वाली आकृति जिसमें केवल दो पार्श्व समानान्तर होते हैं, समलम्बाभ

Trap, food (ट्रैप, फूड)— दाँतों में अथवा उनके बीच में एक स्थान जहाँ पर भोजन के कण बैठ जाते हैं।

Trauma (ट्रॉमा)— शारीरिक अथवा मानसिक आघात, चोट, अभिघात

Traumata (ट्रॉमेटा)— Trauma का बहुवचन

Traumatic (ट्रॉमेटिक)— किसी आघात या चोट से उत्पन्न अथवा उससे सम्बन्धित, अभिघातज

Traumatism (ट्रॉमेटिज़्म)— किसी चोट अथवा ज़ख्म के परिणामस्वरूप होने वाली विक्रतावस्था, अभिघातता

Traumatize (ट्रॉमेटाइज़)— चोट पहुँचाना

Traumato- (ट्रॉमेटो-)—आघात या चोट के साथ के सम्बन्ध को बताने वाला उपसर्ग

Traumatology (ट्रॉमेटोलॉजी)— शल्यचिकित्सा की वह शाखा जिसका सम्बन्ध चोटों एवं जख्मों से होता है, अभिघातविज्ञान

Traumatonesis (ट्रॉमेटोनेसिस)— टाँके लगाकर किसी ज़ख्म की मरम्मत करना।

Traumatopathy (ट्रॉमेटोपैथी)— चोट लगने के फलस्वरूप उत्पन्न रोग

Traumatophilia (ट्रॉमेटोफीलिया)— चोट या आघात से आनन्द प्राप्त होना।

Traumatopnea (ट्रॉमेटोप्निया)— वक्ष भित्ति में स्थित किसी ज़ख्म में वायु का प्रवेश करना एवं उससे बाहर निकलना।

Traumatopyra (ट्रॉमेटोपाइरा)— किसी चोट लगने के फलस्वरूप उत्पन्न ज्वर

Traumatosepsis (ट्रॉमेटोसेप्सिस)— किसी ज़ख्म के बनने के पश्चात् पूतिजीवरक्तता का उत्पन्न होना।

Traumatotherapy (ट्रॉमेटोथिरैपी)—चोट की चिकित्सा

Travail (ट्रॉवेल)— प्रसव, बच्चा पैदा होना

Tray (ट्रे)— चपटा पात्र

Treadmill (ट्रेडमिल)—ड्रम के समान एक उपकरण जिसके ऊपर हृदय रोग का रोगी पंजों के सहारे चलता है जिसका हृदय-अपर्याप्तता का पता लगाने में प्रयोग किया जाता है।

Treatise (ट्रेटाइज़)— निबन्ध, लेख अथवा पुस्तक

Treat (ट्रीट)— औषधियों, शल्यक्रिया अथवा अन्य उपायों से किसी रोग से मुक्ति दिलाना।

Treatment (ट्रीटमैन्ट)—किसी रोग अथवा विकार की काट करना, चिकित्सा, उपचार, इलाज। यह निम्न प्रकार की होती है—

Active treatment (एक्टिव ट्रीटमैन्ट)— विशिष्टतया किसी रोग अथवा चोट से मुक्ति दिलाने के लिए की जाने वाली चिकित्सा, सक्रिय चिकित्सा

Causal treatment (कौज़ल ट्रीटमैन्ट)— रोग के कारण को दूर करने के लिए की जाने वाली चिकित्सा

Conservative treatment (कान्ज़र्वेटिव ट्रीटमैन्ट)—

औषधियों के प्रयोग अथवा किसी ऑपरेशन को तब तक रोके रखना जब तक इनके लिए संकेत न हो।

Dental treatment (डैन्टल ट्रीटमैन्ट)— दन्त-रोगों की चिकित्सा

Dietetic treatment (डाइटेटिक ट्रीटमैन्ट)—भोजन के नियमन से की जाने वाली रोगों की चिकित्सा

Electric shock treatment (इलैक्ट्रिक शॉक ट्रीटमैन्ट)— Electro-shock therapy.

Empiric treatment (एम्पीरिक ट्रीटमैन्ट)—निरीक्षण एवं अनुभवों के आधार पर की जाने वाली रोगों की चिकित्सा, किसी वैज्ञानिक आधार पर नहीं

Expectant treatment (एक्सपैक्टैन्ट ट्रीटमैन्ट)— लक्षणों के उत्पन्न होने पर उनमें आराम पहुँचाने के लिए की जाने वाली चिकित्सा, रोगमुक्ति को प्रकृति पर छोड़ दिया जाता है; प्रत्याशी चिकित्सा

Light treatment (लाइट ट्रीटमैन्ट)— Phototherapy.

Medical treatment (मैडिकल ट्रीटमैन्ट)— औषधियों का प्रयोग करके रोगों की चिकित्सा करना।

Palliative treatment (पैलिएटिव ट्रीटमैन्ट)— रोग से मुक्ति दिलाने की अपेक्षा लक्षणों में आराम पहुँचाने के लिए की जाने वाली चिकित्सा, प्रशामक चिकित्सा

Preventive treatment, Prophylactic treatment (प्रीवेन्टिव ट्रीटमैन्ट, प्रोफाइलैक्टिक ट्रीटमैन्ट)— रोग की रोकथाम के लिए निर्देशित चिकित्सा, निरोधक चिकित्सा

Radiation treatment (रेडिएशन ट्रीटमैन्ट)— एक्स-रेज़ अथवा अल्ट्रावॉयलेट रेज़ आदि के द्वारा रोगों की चिकित्सा करना।

Rational treatment (रेशनल ट्रीटमैन्ट)— वैज्ञानिक आधार पर की जाने वाली चिकित्सा

Shock treatment (शॉक ट्रीटमैन्ट)— Shock therapy.

Solar treatment (सोलर ट्रीटमैन्ट)— सूर्य-प्रकाश में अनावरण के द्वारा रोगों की चिकित्सा करना, सूर्य-चिकित्सा

Specific treatment (स्पेसीफिक ट्रीटमैन्ट)— विशिष्टतया रोग को दूर करने के लिए की जाने वाली चिकित्सा

Starvation treatment (स्टारवेशन ट्रीटमैन्ट)— उपवास के द्वारा की जाने वाली रोगों की चिकित्सा

Supportive treatment (सपोर्टिव ट्रीटमैन्ट)— विशिष्ट चिकित्सा के साथ न्यूनतापूरक के रूप में की जाने वाली चिकित्सा

Surgical treatment (सर्जिकल ट्रीटमैन्ट)— ऑपरेशन द्वारा की जाने वाली रोग की चिकित्सा

Symptomatic treatment (सिम्पटोमेटिक ट्रीटमैन्ट)— Expectant treatment.

Tree (ट्री)— शाखाओं से युक्त एक संरचना जो वृक्ष के समान प्रतीत होती है जैसे श्वसनीय वृक्ष (श्वासनलियाँ एवं उनकी शाखाएँ)

Trema (ट्रेमा)— 1. रन्ध्र 2. भग

Trematoda (ट्रेमेटोडा)— संघ प्लैटीहैल्मिन्थीज़ (चपटे कृमियों) का एक वर्ग

Trematode (ट्रेमेटोड)— ट्रेमेटोडा वर्ग का एक परजीवीय चपटा कृमि, पर्णकृमि

Trematodiasis (ट्रेमेटोडिएसिस)— पर्णकृमि द्वारा उत्पन्न रोग

Tremble (ट्रेम्बल)— काँपना

Trembles (ट्रेम्बिल्ज़)—दुग्ध-रुग्णता

Trembling (ट्रेम्बलिंग)— काँपता हुआ।

Tremelloid, Tremellose (ट्रेमीलॉयड, ट्रेमीलोस)— जेली के समान, लसलसा या लेसदार

Tremogram (ट्रेमोग्राम)— ट्रेमोग्राफ द्वारा बनाया गया एक रेखाचित्र-अभिलेख

Tremograph (ट्रेमोग्राफ)— कम्पनों का अभिलेखन करने वाला एक उपकरण

Tremolabile (ट्रेमोलेबाइल)— हिलाने से आसानी से नष्ट होने अथवा निष्क्रिय हो जाने वाला, ऐसा किसी किण्व या फर्मेन्ट के लिए कहा जाता है।

Tremophobia (ट्रेमोफोबिया)— काँपने का रोगोत्पादक भय

Tremor (ट्रेमर)— कम्प, कम्पन। कम्प या कम्पन के भेद—

Action tremor (एक्शन ट्रेमर)—कार्य करते समय जैसे लिखते या प्याला उठाते समय हाथ में होने वाला कम्पन

Alcoholic tremor (एल्कोहॉलिक ट्रेमर)— शराबियों में होने वाला कम्पन

Coarse tremor (कोर्स ट्रेमर)— धीमी गति से होने वाला कम्पन

Continuous tremor (कन्टीन्युअस ट्रेमर)—. निरन्तर रहने वाला कम्पन

Essential tremor (एसेन्शियल ट्रेमर)— सामान्यतः प्रारम्भिक वयस्क जीवन में सिर एवं ऊपरी भुजाओं में उत्पन्न होने वाला कम्पन

Familial tremor (फेमीलियल ट्रेमर)— किसी परिवार के कई सदस्यों में उत्पन्न होने वाला वंशागत कम्पन

Fibrillary tremor (फाइब्रीलरी ट्रेमर)— पेशी अथवा पेशियों की अपेक्षा अलग-अलग पेशीय क्षुद्र तन्तुओं के संकुचन से उत्पन्न कम्पन

Fine tremor (फाइन ट्रेमर)— जल्दी-जल्दी होने वाला कम्पन

Flapping tremor (फ्लेपिंग ट्रेमर)— Asterixis.

Forced tremor (फोर्स्ड ट्रेमर)—स्वैच्छिक गति रुक जाने के बाद भी होते रहने वाला कम्पन

Head tremor (हैड ट्रेमर)— सिर का हिलते रहना।

Hunt's tremor (हन्ट्स ट्रेमर)— प्रत्येक ऐच्छिक गति के

साथ होने वाला कम्पन जो अनुमस्तिष्कीय विक्षतियों में होता है।

Hysterical tremor (हिस्टीरिकल ट्रेमर)—हीस्टीरिया में कभी-कभी एक भुजा में उत्पन्न होने वाला सूक्ष्म कम्पन

Intention tremor (इन्टैन्शन ट्रेमर)—ऐच्छिक गति के लिए प्रयास करने पर उत्पन्न होने वाला कम्प, चेष्टा कम्प

Persistent tremor (पर्सिस्टैन्ट ट्रेमर)— लगातार बना रहने वाला कम्पन चाहे कोई व्यक्ति आराम कर रहा हो अथवा चल-फिर रहा हो।

Physiological tremor (फिजियोलॉजिकल ट्रेमर)— सामान्य व्यक्तियों में होने वाला कम्पन जो अल्पकालिक हो सकता है तथा अत्यधिक शारीरिक श्रम, उत्तेजना, भूख, थकान या अन्य कारणों से सम्बद्ध होता है।

Postural tremor (पोस्चुरल ट्रेमर)— भुजाओं या धड़ को कुछ स्थितियों में रखने पर होने वाला कम्पन

Psychogenic tremor (साइकोजेनिक ट्रेमर)— Hysterical tremor

Rest tremor (रैस्ट ट्रेमर)— प्रभावित भाग के विश्रामावस्था में होने पर उत्पन्न होने तथा उसके सक्रिय हो जाने पर कम हो जाने या समाप्त हो जाने वाला कम्पन जैसे पार्किन्सनता में होता है।

Senile tremor (सैनाइल ट्रेमर)— वृद्धावस्था में होने वाला कम्पन

Volitional tremor (वोलीशनल ट्रेमर)— कोई शारीरिक कार्य करने पर भुजाओं अथवा सम्पूर्ण शरीर का काँपना, ऐसा बहुसृत काठिन्य एवं अन्य तन्त्रिका-रोगों में पाया जाता है; ऐच्छिक कम्पन

Tremorgram (ट्रेमोरग्राम)— Tremogram.

Tremostable (ट्रेमोस्टेबूल)— वह जो हिलाने पर नहीं बदलता या नष्ट नहीं होता।

Tremulor (ट्रेमुलर)— कम्पनशील मालिश करने के लिए एक उपकरण

Tremulous (ट्रेमुलस)— काँपता हुआ अथवा हिलता हुआ, कम्पायमान

Tremulousness (ट्रेमुलसनैस)— प्रकम्पता, थर्राहट

Trench (ट्रेंच)— खात, परिखा या खाई

Trench foot (ट्रेंच फूट)— हिमदाह के समान एक रोग जो ठण्डे पानी में बहुत समय तक खड़े रहने वाले सैनिकों के पैरों को ग्रस्त करता है।

Trench mouth (ट्रेंच माउथ)— तीव्र परिगलनकारी व्रणयुक्त मसूड़ाशोथ

Trend (ट्रेण्ड)— झुकाव, प्रवृत्ति

Trendelenburg position (ट्रेण्डेलेन्बर्ग पोज़ीशन)— ऐसी स्थिति जिसमें रोगी का सिर नीचे को होता है तथा शरीर एवं टाँगें ऊपर को उठी होती हैं।

Trepan (ट्रेपान)— 1. खोपड़ी में छेद करना 2. खोपड़ी को काटने के लिए एक आरी

Trepanation (ट्रेपानेशन)— Trephination.

Trephination (ट्रेफीनेशन)— Trephining def. (1)

Trephine (ट्रेफाइन)— 1. ट्रेफाइन से छेद करना 2. खोपड़ी से हड्डी का वृत्ताकार टुकड़ा अलग करने के लिए एक बेलनाकार आरी 3. कॉर्निया का वृत्ताकार क्षेत्र अलग करने के लिए एक यन्त्र

Trephining (ट्रेफाइनिंग)—1. ट्रेफाइन से हड्डी को काटना 2. ट्रेफाइन से कॉर्निया के वृत्ताकार टुकड़े को अलग करना।

Trephocyte (ट्रेफोसाइट)— Trophocyte.

Trepidant (ट्रेपीडैन्ट)— काँपता हुआ

Trepidatio (ट्रेपीडेशियो)— Trepidation.

Trepidatio cordis (ट्रेपीडेशियो कॉर्डिस)— Palpitation.

Trepidation (ट्रेपीडेशन)— 1. काँपना 2. भय, चिंता

Treponema (ट्रेपोनीमा)— ट्रेपोनीमेटेसी कुल का मनुष्य में परजीवी के रूप में रहने वाला स्पाइरोकीटों का एक वंश। ट्रेपोनीमा पैलीडम सिफिलिस रोग उत्पन्न करने वाला जीव होता है।

Treponematosis (ट्रेपोनीमेटोसिस)—ट्रेपोनीमा का संक्रमण होना।

Treponeme (ट्रेपोनेम)— ट्रेपोनीमा वंश का कोई भी जीव

Treponemiasis (ट्रेपोनीमिएसिस)— ट्रेपोनीमा से पीड़ित होना।

Treponemicidal (ट्रेपोनीमीसाइडल)— ट्रेपोनीमाओं को नष्ट करने वाला, उपदंशपरजीवीनाशक

Trepopnea (ट्रेपोनिया)— किसी निश्चित स्थिति में अधिक आसानी से सांस लिया जाना।

Treppe (ट्रेप)— हृदय अथवा किसी पेशी के नियमित अन्तराल पर जल्दी-जल्दी उत्तेजित होने से पेशीय संकुचन में धीरे-धीरे होने वाली वृद्धि

Tresis (ट्रेसिस)— वेधन, छिद्रण

T R H (टी आर एच)— Thyrotropin releasing hormone.

Tri- (ट्राइ-)— तीन के अर्थ में प्रयुक्त उपसर्ग

Triad (ट्रॉयड)—1. तीन सम्बद्ध वस्तुओं का एक वर्ग, त्रिक 2. ट्राइवैलेन्ट

Triage (ट्रीयेज़)— चिकित्सा की प्रथमता की आवश्यकता को निश्चित करने के लिए युद्ध अथवा अन्य विपत्ति में रोगी या ज़ख्मी व्यक्तियों की छँटनी करना एवं उनका वर्गीकरण करना।

Triakaidekaphobia (ट्राइएकीडेकाफोबिया)— 13 की संख्या के बारे में मूढ़-विश्वास

Triamelia (ट्राऐमीलिया)—तीन भुजाओं का अभाव

Triangularis (ट्राऐन्गुलेरिस)— ठुड्डी की त्रिकोणीय पेशी

Triangulum (ट्राऐन्गुलम)— त्रिभुज, त्रिकोण

Triatomic (ट्राऐटोमिक)—तीन परमाणुओं को धारण करने वाला।

Tribade (ट्राइबेड)— Lesbian.

Tribadism (ट्राइबेडिज़्म)— स्त्रियों के द्वारा आपस में विषमलैंगिक मैथुन की नकल करने का प्रयास, परस्परस्त्री मैथुन

Tribasic (ट्राइबेसिक)— पुनः स्थापित किये जाने योग्य तीन हाइड्रोजन परमाणुओं से बना हुआ।

Tribasilar (ट्राइबेसीलर)— जिसमें तीन बेस हों।

Tribasilar synostosis (ट्राइबेसीलर साइनोस्टोसिस)— खोपड़ी की तीन हड्डियों–ऑक्सीपिटल, स्फैनॉयड तथा टैम्पोरल के कालपूर्व संयोजन के परिणामस्वरूप उत्पन्न दशा जिसके फलस्वरूप प्रमस्तिष्कीय विकास रुक जाता है एवं बुद्धि न्यूनता हो जाती है।

Tribe (ट्राइब)— जन्तु वर्गीकरण में कुल अथवा उपकुल के नीचे एवं वंश से ऊपर की एक श्रेणी

Tribology (ट्राइबोलॉजी)— शरीर पर, विशेष रूप से सन्धियों में अस्थियों की सन्धायक सतहों पर घर्षण का एवं इसके प्रभावों का अध्ययन

Triboluminescence (ट्राइबोलुमिनेसैन्स)— यान्त्रिक शक्ति जैसे कुछ स्फटिकों को पीसने, रगड़ने अथवा तोड़ने से उत्पन्न चमक या चिंगारियाँ

Tribrachia (ट्राइब्रेकिया)— तीन बाँहों से युक्त होना

Tribrachius (ट्राइब्रेकियस)—तीन बाँहों वाला भ्रूण

Tributaries (ट्राइब्यूटारीज़)— छोटी-छोटी शाखाएँ जो बड़ी शाखाओं में बहती हैं, आगतशाखाएँ

Tricellular (ट्राइसैलुलर)— तीन कोशिकीय

Tricephalus (ट्रॉइसिफैलस)— एक विकृत भ्रूण जिसके तीन सिर होते हैं।

Triceps (ट्राइसेप्स)— तीन सिर वाला जैसे ट्राइसेप्स पेशी होती है, त्रिशीर्षपेशी

Trichalgia (ट्राइकैल्ज़िया)— बालों को छूने अथवा उन्हें हिलाने से दर्द होना।

Trichangia (ट्राइकैन्जीया)— रक्त केशिकाएँ

Trichangiectasia, Trichangiectasis (ट्राइकैन्जिएक्टेसिया, ट्राइकैन्जिएक्टेसिस)— केशिकाओं का विस्फारण

Trichangion (ट्राइकैन्जियोन)— Telangion.

Trichatrophia (ट्राइकेट्रॉफिया)— मूल के अपक्षय के परिणामस्वरूप केशों की भंगुरता हो जाना।

Trichauxe, Trichauxis (ट्राइकौक्सी, ट्राइकौक्सिस)—

Trichi-, Tricho- (ट्राइकी-, ट्राइको-)— उपसर्ग जिनका अर्थ बाल या केश होता है।

-trichia (-ट्राइकिया)— एक प्रत्यय जिसका अर्थ बालों की दशा या प्रकार है।

Trichiasis (ट्राइकिएसिस)— 1. आँखों की पलकों के बालों का अन्दर की ओर वृद्धि करना जिससे वे कॉर्निया को रगड़ कर चिड़चिड़ाहट पैदा करते हैं, पक्ष्मावर्तन 2. मूत्र में बाल के समान सूत्रों का प्रकट होना, लोमता

Trichilemmal (ट्राइकीलेमल)— किसी केश के बाह्य मूल आच्छद से सम्बन्धित

Trichilemmoma (ट्राइकीलेमोमा)— केश के निचले बाह्य मूल आच्छद का एक सुदम अर्बुद

Trichion (ट्राइकियोन)— माथे के शिखर पर बाल-रेखा का मध्य-बिन्दु

Trichite (ट्राइकाइट)— Trichocyst.

Trichitis (ट्राइकाइटिस)— केश कन्दों का शोथ, लोमकन्दशोथ

Tricho- (ट्राइको-)— केश या बाल के साथ के सम्बन्ध को दर्शाने वाला एक उपसर्ग

Trichoanesthesia (ट्राइकोएनिस्थीज़िया)— केश सम्वेदनशीलता का अभाव होना।

Trichobacteria (ट्राइकोबैक्टीरिया)— कशाभों अथवा सूत्रों से युक्त जीवाणु

Trichobezoar (ट्राइकोबेज़ोर)—आमाशय अथवा आँत में विद्यमान बालों की एक गेंद

Trichocardia (ट्राइकोकार्डिया)— हृदयावरण का शोथ जिस पर बालों के समान उठान होते हैं।

Trichoclasia, Trichoclasis (ट्राइकोक्लेसिया, ट्राइकोक्लेसिस)—बालों की भंगुरता

Trichocryptosis (ट्राइकोक्रिप्टोसिस)— रोमकूपों का कोई भी रोग

Trichocyst (ट्राइकोसिस्ट)— किसी एककोशिकीय जन्तु के परिसर के चारों ओर व्यवस्थित एक सूक्ष्म लम्बी पुटी जिसमें एक तरल होता है जो मुक्त होने पर आक्रमण करने या प्रतिरक्षा करने का कार्य करता है, यह रोमको में पायी जाती है।

Trichodynia (ट्राइकोडाइनिया)— Trichalgia.

Trichodystrophy (ट्राइकोडिस्ट्रॉफी)— बालों का दोषपूर्ण पोषण या उनकी वृद्धि जिसके परिणामस्वरूप बहुधा गंजापन हो जाता है।

Trichoepithelioma (ट्राइकोइपिथीलियोमा)— रोमकूपों से उत्पन्न होने वाला त्वचा का एक सुदम अर्बुद

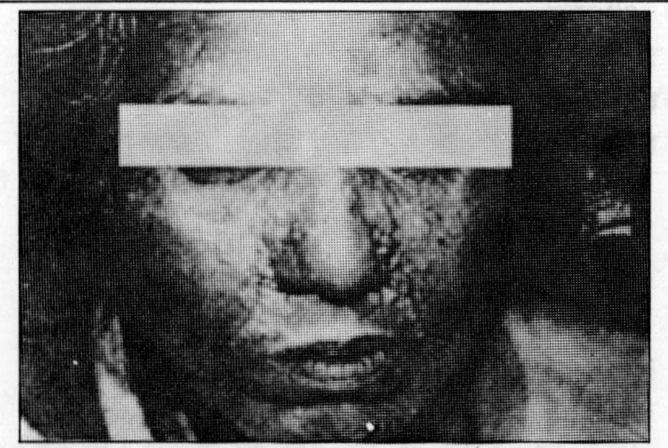

Fig. 583 : Trichoepithelioma (ट्राइकोइपिथीलियोमा)

Trichoesthesia (ट्राइकोएस्थीज़िया)— बालों को स्पर्श करने पर संवेदना की अनुभूति होना ।

Trichogen (ट्राइकोजन)— बालों की वृद्धि को उत्तेजित करने वाला साधन

Trichogenous (ट्राइकोजीनस)— केश वृद्धि को उत्तेजित करने वाला ।

Trichoglossia (ट्राइकोग्लॉसिया)— जिह्वा का रोमयुक्त होना ।

Trichoid (ट्राइकॉयड)— बाल के समान

Trichokryptomania (ट्राइकोक्रिप्टोमैनिया)— Trichorrhexomania.

Tricholemmoma (ट्राइकोलेमोमा)— Trichilemmoma.

Tricholeukocyte (ट्राइकोल्यूकोसाइट)— रोम कोशिका

Tricholith (ट्राइकोलिथ)— आँत में स्थित बालों का गोला जो कैल्सीकृत हो चुका है ।

Trichologia (ट्राइकोलोगिया)— Trichotillomania.

Trichology (ट्राइकोलॉजी)— केश, इसके रोगों एवं उनकी चिकित्सा का अध्ययन; लोमविज्ञान; केशविज्ञान

Trichoma (ट्राइकोमा)—1. एक या अधिक आँख की पलकों के बालों का व्युत्क्रमण (भीतर की ओर मुड़ जाना) 2. आपस में फँसे हुये उलझटे के रूप में बाल जिनमें पपड़ियाँ एवं छोटे-छोटे कीड़े दब जाते हैं ।

Trichomadesis (ट्राइकोमैडेसिस)— खोपड़ी के बालों का गिरना ।

Trichomatosis (ट्राइकोमेटोसिस)— शिरोवल्क के कवक रोग एवं सफाई के अभाव में फँसे हुए उल्झटेदार बालों का पाया जाना ।

Trichomatous (ट्राइकोमेटस)— ट्राइकोमा की प्रकृति का अथवा उससे ग्रस्त

Trichome (ट्राइकोम)— बाल के समान एक रचना

Trichomegaly (ट्राइकोमेगैली)— पलकों एवं भौहों के बालों की अत्यधिक वृद्धि

Trichomonacide (ट्राइकोमोनासाइड)— ट्राइकोमोनाडों के लिए विनाशकारी

Trichomonad (ट्राइकोमोनाड)— ट्राइकोमोनास वंश का एक परजीवी

Trichomonal (ट्राइकोमोनल)— ट्राइकोमोनास से सम्बन्धित

Trichomonas (ट्राइकोमोनास)— कशाभी परजीवीय एककोशिकीय जन्तुओं का एक वंश जिसकी ट्राइकोमोनास वैजाइनालिस जाति योनि में पाई जाती है जिससे स्त्रियों में प्रदर हो जाता है ।

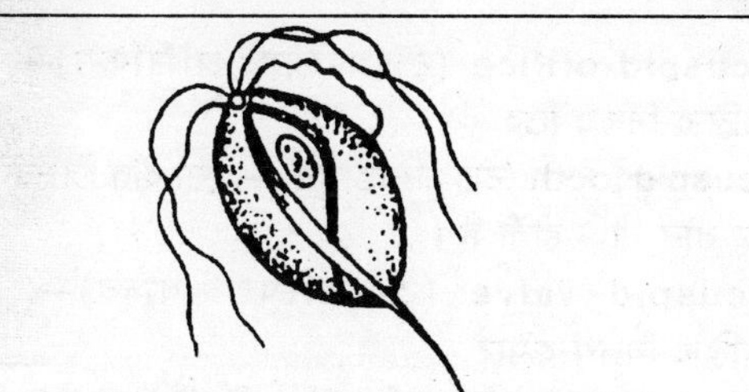

Fig. 584 : Trichomonas vaginalis
(ट्राइकोमोनास वैजाइनेलिस)

Trichomoniasis (ट्राइकोमोनिएसिस)— ट्राइकोमोनास वंश के जीवों से पीड़ित होना, ट्राइकोमोनीयता

Trichomycetosis (ट्राइकोमाइसेटोसिस)— Trichomycosis.

Trichomycosis (ट्राइकोमाइकोसिस)— किसी कवक द्वारा उत्पन्न बालों का कोई भी रोग

Trichonodosis (ट्राइकोनोडोसिस)— किसी कवक के कारण रोम काण्डों पर पर्विकाओं का बनना ।

Trichonosis, Trichonosus (ट्राइकोनोसिस, ट्राइकोनोसस)— बालों की कोई भी रोगावस्था, लोमविकृति, केश-विकृति

Trichopathic (ट्राइकोपैथिक)— बालों के रोग से सम्बन्धित

Trichopathophobia (ट्राइकोपैथोफोबिया)— बालों के उगने का विकृत भय विशेषकर चेहरे पर बालों के उगने का स्त्रियों को विकृत भय होना ।

Trichopathy (ट्राइकोपैथी)—बालों का कोई भी रोग

Trichophagia, Trichophagy (ट्राइकोफेजिया, ट्राइकोफेजी)— बालों को खाने की आदत

Trichophobia (ट्राइकोफोबिया)— बाल का अथवा उसको स्पर्श करने का रोगोत्पादक भय

Trichophytic (ट्राइकोफाइटिक)— 1. ट्राइकोफाइटोन से सम्बन्धित 2. केश वृद्धि को बढ़ावा देने वाला ।

Trichophytid (ट्राइकोफाइटिड)— एक द्वितीयक त्वचा विस्फोट जो वंश ट्राइकोफाइटोन के किसी कवक की एक एलर्जीजन्य प्रतिक्रिया होती है जो संक्रमण के स्थान से दूर स्थान पर उत्पन्न होती है ।

Trichophytin (ट्राइकोफाइटिन)— ट्राइकोफाइटोन वंश के कवकों के सम्वर्धनों का एक सत्व जो एक एण्टिजन के रूप में ट्राइकोफ़ाइटॉनता के लिए त्वचा परीक्षणों में काम आता है ।

Trichophytobezoar (ट्राइकोफाइटोबेज़ोआर)— आमाशय अथवा आँत में पाई जाने वाली बालों की गेंद

Trichophyton (ट्राइकोफाइटोन)— परजीवीय कवकों का एक वंश जो त्वचा, बालों तथा नाखूनों में वास करते हैं एवं बहुत से त्वचाकवकता और दद्रु संक्रमण उत्पन्न करते हैं ।

Trichophytosis (ट्राइकोफाइटोसिस)— ट्राइकोफाइटोन वंश के कवकों का संक्रमण, ट्राइकोफ़ाइटॉनता

Trichopoliosis (ट्राइकोपोलियोसिस)— Poliosis.

Trichoptilosis (ट्राइकोप्टीलोसिस)— बालों का अन्त पर फट जाना ।

Trichorrhea (ट्राइकोरिह्या)— बालों का शीघ्र ही गायब हो जाना ।

Trichorrhexis (ट्राइकोरैहक्सिस)— ऐसी दशा जिसमें बाल फट जाते हैं और पंख के समान हो जाते हैं ।

Trichorrhexomania (ट्राइकौरैह्क्सोमैनिया)— हाथ के नाखूनों से बालों को तोड़ने का उन्माद

Trichoschisis (ट्राइकोस्काइसिस)— बालों का फटना।

Trichoscopy (ट्राइकोस्कोपी)—बालों का निरीक्षण करना।

Trichosis (ट्राइकोसिस)— बालों का कोई भी रोग अथवा उनकी असामान्य वृद्धि—

Trichosis decolor (ट्राइकोसिस डीकलर)— बालों का कोई भी असामान्य रंग होना अथवा उनका रंगहीन होना।

Trichosis setosa (ट्राइकोसिस सिटोसा)— बालों का रूक्ष होना

Trichosomatous (ट्राइकोसोमेटस)— ऐसा एककोशिकीय जन्तु जो एक छोटे काय वाले कशाभों से युक्त होता है।

Trichosporon (ट्राइकोस्पोरोन)— कवकों का एक वंश जो श्वसनीय एवं पाचक पथों के सामान्य कवक समूह होते हैं जो बालों को संक्रमित करते हैं।

Trichosporosis (ट्राइकोस्पोरोसिस)— ट्राइकोस्पोरोन का बालों का संक्रमण

Trichostasis spinulosa (ट्राइकोस्टेसिस स्पाइनुलोसा)— एक जन्मजात रोग जिसमें रोम कूप में एक काले कंटीले पिण्ड की डाट लग जाती है जिसमें बहुत से बारीक-बारीक गर्भरोम होते हैं।

Trichotillomania (ट्राइकोटिलोमैनिया)— बालों को नोचने की सनक, लोमकर्षणोन्माद

Trichotomous (ट्राइकोटोमस)—तीन में विभाजित

Trichotomy (ट्राइकोटॉमी)—तीन भागों में विभाजन

Trichotoxin (ट्राइकोटॉक्सिन)— रोमक उपकला को नष्ट करने वाली एक एन्टीबॉडी अथवा कोशिका-जीवविष

Trichotrophy (ट्राइकोट्रॉफी)— बालों का पोषण

Trichroic (ट्राइक्रोइक)— तीन विभिन्न ढंग से देखने पर तीन विभिन्न रंगों को प्रदर्शित करने वाला।

Trichroism (ट्राइक्रोइज़्म)— तीन विभिन्न ढंग से देखने पर तीन विभिन्न रंगों को प्रदर्शित करना।

Trichromat (ट्राइक्रोमेट)— वह व्यक्ति जो तीन प्राथमिक रंगों को देखता है, त्रिवर्णदृष्टिक

Trichromatic (ट्राइक्रोमेटिक)— Trichromic.

Trichromatism (ट्राइक्रोमेटिज़्म)— Trichroism.

Trichromatopsia (ट्राइक्रोमेटोप्सिया)— सभी तीनों प्राथमिक रंगों के लिए सामान्य वर्ण दृष्टि, त्रिवर्णदृष्टिता

Trichromic (ट्राइक्रोमिक)— 1. तीन रंगों के प्रदर्शन से सम्बन्धित अथवा उन्हें प्रदर्शित करने वाला 2. केवल तीन प्राथमिक रंगों को पहचानने के सक्षम, त्रिवर्णदृष्टिक

Trichterbrust (ट्राइक्टरब्रस्ट)— कीपाकार वक्ष

Trichuriasis (ट्राइक्यूरिएसिस)— आँत में ट्राइक्यूरिस वंश के कृमियों का पाया जाना, कशाकृमिरूग्णता

Trichuricide (ट्राइक्यूरीसाइड)— ट्राइक्यूरिस के लिए विनाशकारी, कशाकृमिनाशक, चाबुककृमिनाशक

Trichuris (ट्राइक्यूरिस)—आन्त्रीय गोल कृमि परजीवियों का एक वंश जिसमें जाति ट्राइक्यूरिस ट्राइक्यूरा (चाबुक कृमि) सम्मिलित होती है जो मुख्यतया मनुष्य को संक्रमित करती है।

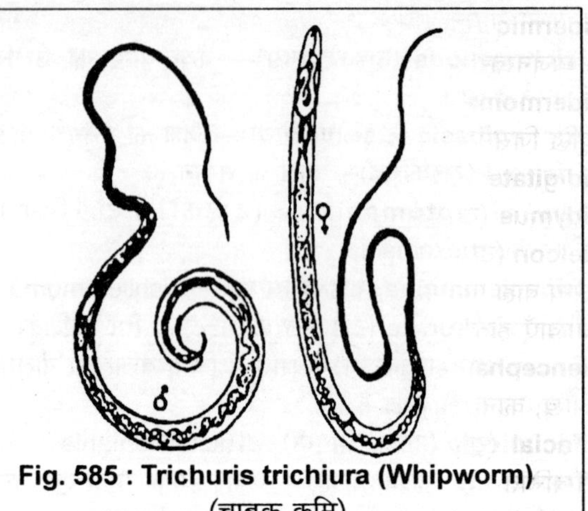

Fig. 585 : Trichuris trichiura (Whipworm) (चाबुक कृमि)

Tricipital (ट्राइसिपिटल)—1. तीन सिर वाला 2. ट्राइसेप्स पेशी से सम्बन्धित

Tricorn (ट्राइकोर्न)—1. मस्तिष्क के पार्श्वीय निलयों में से एक 2. तीन सींग वाला

Tricornic (ट्राइकोर्निक)— Tricornute.

Tricornute (ट्राइकोर्नूट)— तीन सींग वाला

Tricrotic (ट्राइक्रोटिक)— एक नाड़ी स्पन्द के स्पन्दनलेखी अनुरेखण पर तीन खाँचों से युक्त।

Tricrotism (ट्राइक्रोटिज़्म)— एक नाड़ी स्पन्द के स्पन्दनलेखी अनुरेखण पर तीन खाँचों से युक्त होना

Tricrotous (ट्राइक्रोटस)— Tricrotic.

Tricuspid (ट्राइकस्पिड)— तीन नोकों अथवा कपर्दिकाओं वाला जैसे हृदय का कोई कपाट, त्रिकपर्दी

Tricuspidal (ट्राइकस्पिडल)— Tricuspid.

Tricuspidate (ट्राइकस्पिडेट)— Tricuspid.

Tricuspid atresia (ट्राइकस्पिड एट्रैसिया)— त्रिकपर्दी कपाट की संकीर्णता

Tricuspid murmur (ट्राइकस्पिड मर्मर)— त्रिकपर्दी कपाट की संकीर्णता होने से अथवा इसकी अक्षमता के कारण उत्पन्न मर्मर

Tricuspid orifice (ट्राइकस्पिड ऑरिफिस)— दाँया अलिन्द-निलय-छिद्र

Tricuspid tooth (ट्राइकस्पिड टूथ)— ऐसा दाँत जिसके शिखर पर तीन नोके होती हैं।

Tricuspid valve (ट्राइकस्पिड वाल्व)— दायाँ अलिन्द-निलय-कपाट

Tridactylism (ट्राइडैक्टाइलिज़्म)— किसी हाथ अथवा पैर में केवल तीन अँगुलियों का पाया जाना।

Tridactylous (ट्राइडैक्टाइलस)— जिसके हाथ अथवा पैर में तीन अँगुलियाँ हों ।

Trident, Tridentate (ट्राइडैन्ट, ट्राइडैन्टेट)— तीन दाँतों वाला ।

Tridermic (ट्राइडर्मिक)— बहिर्जनस्तर, अन्तःजनस्तर तथा मध्यजनस्तर से विकसित होने वाला ।

Tridermoma (ट्राइडर्मोमा)— एक दैत्य के समान रचना की वृद्धि जिसमें तीनों जनन अस्तर होते हैं ।

Tridigitate (ट्राइडिजीटेट)— Tridactylous.

Tridymus (ट्राइडाइमस)— Triplet.

Trielcon (ट्राइएल्कॉन)— ज़ख्मों से बन्दूक की गोलियाँ अथवा अन्य बाह्य पदार्थों को निकालने के लिए एक यन्त्र जिसमें तीन शाखाएँ होती हैं ।

Triencephalus (ट्राइएन्सिफैलस)— एक विकृत भ्रूण जिसके आँख, कान एवं नाक नहीं होते ।

Trifacial (ट्राइफेशियल)— पाँचवी कपालीय तन्त्रिका से सम्बन्धित

Trifacial neuralgia (ट्राइफ़ेशल न्यूरैल्जिया)— Trigeminal neuralgia.

Trifid (ट्राइफिड)— तीन भागों में चिरा हुआ ।

Trifocal (ट्राइफोकल)— तीन केन्द्रबिन्दुओं से युक्त

Trifurcation (ट्राइफर्केशन)— तीन शाखाओं में विभाजन

Trigastric (ट्राइगैस्ट्रिक)— तीन पिण्डों वाला जैसे कुछ पेशियाँ होती हैं ।

Trigeminal (ट्राईजेमिनल)— त्रिधारा-तन्त्रिका अथवा पाँचवीं कपालीय तन्त्रिका से सम्बन्धित, त्रिधारीय

Trigeminal nerve (ट्राइजेमिनल नर्व)— पाँचवीं कपालीय तन्त्रिका, त्रिधारा-तन्त्रिका

Trigeminal neuralgia (ट्राइजेमिनल न्यूरैल्जिया)— आनन-तन्त्रिकाशूल, त्रिधारा-तन्त्रिका की प्रगति के साथ-साथ होने वाला तीव्र शूल

Trigeminus (ट्राइजेमिनस)— त्रिधारा-तन्त्रिका । पाँचवीं कपालीय तन्त्रिका

Trigeminy (ट्राइजेमिनी)— तीन में उत्पन्न होना विशेषकर तीन नाड़ी स्पन्दों का वेगयुक्त अनुक्रम में उत्पन्न होना ।

Trigger (ट्राइगर)—1. उद्दीपक या उद्दीपन 2. यकायक आरम्भ हो जाना ।

Trigger action (ट्राइगर एक्शन)— शरीरक्रियात्मक क्रिया अथवा विकृतिजन्य परिवर्तन जो आकस्मिक उद्दीपक से शुरू हो जाते हैं ।

Trigger finger (ट्राइगर फिंगर)— ऐसी दशा जिसमें हाथ या पैर की किसी अँगुली का आकुंचन अथवा प्रसार अस्थायी रूप से रुक जाता है परन्तु एक झटके के साथ अँगुली अपनी सामान्य अवस्था में वापिस आ जाती है ।

Trigger substance (ट्राइगर सब्सटैन्स)— एक रासायनिक पदार्थ जो किसी क्रिया को प्रारम्भ करता है ।

Triglycerides (ट्राइग्लाइसेराइड्स)— रक्त में ग्लिसरॉल का पाँच विभिन्न वसीय अम्लों में से तीन के साथ संयोजन । रक्त में लाइपिड (वसीय पदार्थ) ट्राइग्लाइसेराइड होते हैं जो पानी में घुलनशील नहीं होते अतः प्रोटीन के साथ संयोग करके लाइपोप्रोटीनों के रूप में एक स्थान से दूसरे स्थान को जाते हैं ।

Trigocephalus (ट्राइगोसिफैलस)— एक विकृत भ्रूण जिसका चेहरा त्रिकोणाकार होता है ।

Trigona (ट्राइगोना)— Trigonum. का बहुवचन

Trigonal (ट्राइगोनल)—1. त्रिभुजाकार 2. किसी त्रिकोण से सम्बन्धित

Trigone (ट्राइगोन)— एक त्रिभुजाकार स्थान, विशेषकर मूत्राशय के आधार पर मूत्रनलियों के दो छिद्रों एवं मूत्रमार्ग के बीच का त्रिभुजाकार स्थान; त्रिकोण

Trigonectomy (ट्राइगोनेक्टॉमी)— मूत्राशय के त्रिभुजाकार भाग (त्रिकोण) को शल्यक्रिया द्वारा काट कर निकाल देना ।

Trigonid (ट्राइगोनिड)— किसी निचले चर्वणक दांत की प्रथम तीन कपर्दिकाएँ

Trigonitis (ट्राइगोनाइटिस)— मूत्राशय के त्रिकोण का शोथ, मूत्राशय-त्रिभुजशोथ

Trigonocephalic (ट्राइगोनोसिफैलिक)— तिकोने सिर वाला

Trigonocephalus (ट्राइगोनोसिफैलस)— Trigonocephalic.

Trigonocephaly (ट्राइगोनोसिफैली)— तिकोने सिर का होना ।

Trigonum (ट्राइगोनम)— Trigone.

Trihybrid (ट्राइहाइब्रिड)— तीन वंशागत विशिष्टताओं में भिन्न माँ-बाप की सन्तान

Tri-iniodymus (ट्राइ-आइनियोडाइमस)— एक विकृत भ्रूण जिसके एक ही शरीर होता है और तीन सिर होते हैं जो पश्चकपाल पर जुड़े होते हैं ।

Tri-iodothyronine (ट्राइ-आयडोथाइरोनीन)— थाइरॉयड ग्रन्थि का एक हॉरमोन

Trilabe (ट्राइलेब)— मूत्राशय से बाह्य पदार्थों को निकालने के लिए तीन दाँतों वाली चिमटी

Trilaminar (ट्राइलेमिनर)— तीन परतों वाला

Trilateral (ट्राइलेट्रल)— तीन पार्श्वों से सम्बन्धित अथवा तीन पार्श्वों वाला

Trill (ट्रिल)— एक काँपती आवाज़

Trilobate (ट्राइलोबेट)— तीन खण्डों वाला

Trilobed (ट्राइलोब्ड)— Trilobate.

Trilocular (ट्राइलोकुलर)— तीन अवकाशों अथवा गुहाओं से युक्त

Trilogy (ट्राइलोजी)— तीन का एक समूह अथवा शृंखला

Trimanual (ट्राइमैनुअल)— तीन हाथों से किया गया ।

Trimastigote (ट्राइमैस्टीगोट)— तीन कशाभो वाला

Trimensual (ट्राइमैन्सुअल)— प्रत्येक तीन माह में होने वाला

Trimester (ट्रिमेस्टर)—तीन माह की अवधि, त्रिमास—

First trimester (फर्स्ट ट्रिमेस्टर)— गर्भावस्था के प्रथम तीन माह

Second trimester (सेकण्ड ट्रिमेस्टर)— गर्भावस्था के द्वितीय एवं बीच के तीन महीने

Third trimester (थर्ड ट्रिमेस्टर)— गर्भावस्था के तृतीय एवं अन्तिम तीन माह

Trimmer (ट्राइमर)— ऐसा यन्त्र जो किसी वस्तु के किनारे-किनारे से सामग्री को काट कर उसे आकार प्रदान करता है।

Trimorphic (ट्राइमॉर्फिक)— Trimorphous.

Trimorphism (ट्राइमॉर्फिज़्म)— तीन विभिन्न रूपों में जीवित रहना।

Trimorphous (ट्राइमॉर्फस)— तीन विभिन्न रूपों में जीवित रहने वाला।

Triocephalus (ट्रायोसिफैलस)— एक विकृत भ्रूण जिसके अल्पवर्धित सिर होता है जिस पर आँखें, नाक तथा कान नहीं होते।

Triolism (ट्रायोलिज़्म)— लैंगिक कार्य जिसमें दोनों लिंगों के तीन व्यक्ति संलिप्त होते हैं।

Triophthalmos (ट्रायोफ्थैल्मोस)— एक विकृत भ्रूण जिसके तीन आँखें होती हैं।

Triopodymus (ट्रायोपोडाइमस)— एक विकृत भ्रूण जिसके तीन जुड़े हुए सिर तथा तीन चेहरे होते हैं।

Triorchid, Triorchis (ट्राइआर्किड, ट्राइआर्किस)— वह व्यक्ति जिसके तीन शुक्रग्रन्थियाँ होती हैं।

Triorchidism (ट्राइआर्किडिज़्म)— तीन शुक्रग्रन्थियों का पाया जाना।

Triotus (ट्रायोटस)— वह व्यक्ति जिसके तीसरा कान होता है।

Trioxide (ट्रायोक्सॉइड)— ऐसा अणु जिसमें ऑक्सीजन के तीन परमाणु होते हैं।

Trip (ट्रिप)—औषधियों द्वारा उत्पन्न विभ्रम

Tripara (ट्राइपैरा)— Tertipara.

Triphalangia (ट्राइफैलेन्जिया)— हाथ अथवा पैर के अँगूठे में तीन अंगुल्यस्थियों या अंगुलिपर्वों का पाया जाना।

Triphalangism (ट्राइफैलेन्जिस्म)— Triphalangia.

Triphasic (ट्राइफेसिक)— तीन प्रावस्थाओं वाला

Tripier's amputation (ट्राइपीयर्स एम्पुटेशन)— किसी पाद का विच्छेदन जिसके साथ कैल्केनियस हड्डी का एक भाग निकाल दिया जाता है।

Triple (ट्रिपल)— तिगुना; तीन से बना हुआ।

Triplegia (ट्राइप्लीजिया)—तीन भुजाओं का पक्षाघात होना।

Triple response (ट्रिपल रैस्पोन्स)— चोट लगने पर उत्पन्न होने वाली त्वचा की तीन प्रतिक्रियाएँ

Triplet (ट्रिपलेट)— 1. एक जन्म से उत्पन्न होने वाले तीन बच्चों में से एक 2. एक प्रकार की तीन वस्तुओं का संयोजन, त्रिज

Triplex (ट्रिप्लैक्स)— Triple or threefold.

Triploblastic (ट्रिप्लोब्लास्टिक)— तीन जनन अस्तरों–बहिर्जनस्तर, अन्तःजनस्तर एवं मध्यजनस्तर से बना हुआ।

Triploid (ट्रिप्लॉयड)— गुणसूत्रों की अगुणित संख्या के तिगुने को धारण करने वाला।

Triploidy (ट्रिप्लॉयडी)— गुणसूत्रों की अगुणित संख्या के तिगुने का पाया जाना।

Triplokoria (ट्रिप्लोकोरिया)— एक आँख में तीन पुतलियों का पाया जाना।

Triplopia (ट्रिप्लोपिया)— एक ही वस्तु के तीन प्रतिबिम्ब दिखाई देना।

Tripod (ट्राइपोड)— तीन पादों वाला

Tripodia (ट्राइपोडिया)—तीन पादों का पाया जाना।

Tripoding (ट्राइपोडिंग)—सहारे के लिए तीन आधारों जैसे दो पैरों एवं एक छड़ी का प्रयोग करना।

Triprosopus (ट्राइप्रोसोपस)— एक विकृत भ्रूण जिसके तीन चेहरे होते हैं।

Tripsis (ट्रिप्सिस)— 1. सम्पेषण (घोटने) की क्रिया 2. मालिश

-tripsy (-ट्रिप्सी)— एक प्रत्यय जिसका अर्थ जान-बूझकर किसी वस्तु को कुचलना है।

Tripus (ट्राइपस)— संयुक्त जुड़वाँ बच्चे जिनके तीन पाँव होते हैं।

Triquetral (ट्राइक्वेट्रल)— त्रिकोणिका

Triquetrous (ट्राइक्वेट्रस)— Triangular.

Triquetrum (ट्राइक्वेट्रम)— तीन कोनों वाला

Triradial, Triradiate (ट्राइरेडियल, ट्राइरेडिएट)— तीन किरणों वाला; तीन दिशाओं में विकिरणशील

Triradius (ट्राइरेडियस)— हथेली में प्रत्येक अँगुली के आधार पर तीन दिशाओं में जाने और एक त्रिभुज बनाने वाले त्वचीय कटकों द्वारा उत्पन्न एक आकृति

Trisaccharide (ट्राइसैकाराइड)—वह कार्बोहाइड्रेट जो जल-अपघटन द्वारा साधारण शुगर के तीन अणु प्रदान करता है।

Triskaidekaphobia (ट्राइस्कीडेकाफोबिया)— Triakaidekaphobia.

Trismic (ट्रिज़्मिक)— हनुस्तम्भ सम्बन्धी

Trismoid (ट्रिज़्मॉयड)— हनुस्तम्भ के समान

Trismus (ट्रिज़्मस)— चर्वण-पेशियों की ऐंठन जिसके फलस्वरूप जबड़े भिंच जाते हैं; हनुस्तम्भ

Trisomic (ट्राइसोमिक)— द्विगुणित कोशिका में (2n+1) एक प्रकार का एक अतिरिक्त (तीसरा) गुणसूत्र धारण करने वाला व्यक्ति

Trisomy (ट्राइसोमी)—द्विगुणित कोशिका में एक प्रकार के एक अतिरिक्त (तीसरा) गुणसूत्र का पाया जाना, त्रिगुणसूत्रता

Trisplanchnic (ट्राइस्प्लैंकनिक)— शरीर की तीन बड़ी गुहाओं अर्थात् खोपड़ी, वक्ष एवं उदर से सम्बन्धित

Trist (ट्रिस्ट्)— दुःखी; अप्रसन्न

Tristichia (ट्राइस्टीकिया)— पलकों के बालों की तीन पंक्तियों का पाया जाना।

Tristimania (ट्रिस्टीमैनीया)— Melancholia.

Trisulcate (ट्राइसल्केट)— तीन खातिकाओं वाला

Tritanomalopia (ट्राइटैनोमैलोपिया)— Tritanopia.

Tritanope (ट्राइटैनोप)— नीलवर्णान्धता से ग्रस्त व्यक्ति, नीलवर्णान्ध

Tritanopia (ट्राइटैनोपिया)—नीलवर्णान्धता, नीले रंग का दिखाई न देना।

Triticeous (ट्राइटीशियस)— गेहूँ के दाने के आकार का

Triturable (ट्राइटुरेबूल)—पाउडर बन जाने योग्य, संपेषणीय, अवपेषणीय

Triturate (ट्राइटुरेट)—1. रगड़ कर पाउडर बनाना 2. रगड़ कर बनाया गया पाउडर

Trituration (ट्राइटुरेशन)—1. रगड़ कर या पीस कर पाउडर बनाने की क्रिया, अवपेषण, घोटना 2. बारीक पाउडर के रूप में बनाया गया पदार्थ

Triturator (ट्राइटुरेटर)— पदार्थों को निरन्तर रगड़ने वाला एक उपकरण

Trivalence (ट्राइवैलेन्स)— तीन वैलेन्सी वाला होना

Trivalency (ट्राइवैलेन्सी)— Trivalence.

Trivalent (ट्राइवैलेन्ट)—तीन की वैलेन्सी धारण करने वाला।

Trivalve (ट्राइवाल्व)— तीन कपाटों वाला

Trizonal (ट्राइज़ोनल)— तीन क्षेत्रों अथवा परतों वाला

Trocar (ट्रोकार)— धातु की एक प्रवेशिनी में बन्द एक तेज नुकीला यन्त्र जो गुहा भित्ति का वेधन करने एवं तरल को खींचने के लिए प्रयोग में लाया जाता है।

Troch (ट्रोक)— Troche.

Trochanter (ट्रोकैन्टर)— फीमर हड्डी की ग्रीवा के नीचे दो अस्थिल प्रवर्धों में से एक। बड़ा ग्रेटर ट्रोकैन्टर एवं छोटा लेसर ट्रोकैन्टर होता है।

Trochanterian, Trochanteric (ट्रोकैन्टेरियन, ट्रोकैन्टेरिक)— किसी ट्रोकैन्टर से सम्बन्धित

Trochanterplasty (ट्रोकैन्टरप्लास्टी)— प्लास्टिक सर्जरी द्वारा फीमर की ग्रीवा की मरम्मत करना।

Trochantin (ट्रोकैन्टिन)— लेसर ट्रोकैन्टर

Trochantinian (ट्रोकैन्टीनियन)— फीमर हड्डी के लेसर ट्रोकैन्टर से सम्बन्धित

Troche (ट्रोकी)— Lozenge.

Trochisci (ट्रोकिस्काइ)— Trochiscus का बहुवचन

Trochiscus (ट्रोकिसकस)— एक औषधियुक्त गोली या चूषिका (चूसी जाने वाली गोली)

Trochlea (ट्रोक्लिया)—1. घिरनी का कार्य करने वाली एक रचना 2. किसी हड्डी की जोड़ बनाने वाली चिकनी सतह जिस पर कोई दूसरी हड्डी खिसकती है, चक्रक

Trochleae (ट्रोक्ली)— Trochlea. का बहुवचन

Trochlear (ट्रोक्लियर)— 1. चक्रक से सम्बन्धित 2. घिरनी की प्रकृति का

Trochleariform (ट्रोक्लियरीफार्म)—घिरनी के आकार का

Trochlearis (ट्रोक्लियरिस)— 1. चक्रक से सम्बन्धित 2. घिरनी की प्रकृति का

Trochleiform (ट्रोक्लीफार्म)— Trochleariform.

Trochocardia (ट्रोकोकार्डिया)— हृदय का अपने अक्ष पर घुमावदार विस्थापन

Trochocephalia, Trochocephaly (ट्रोकोसिफैलिया, ट्रोकोसिफैली)— ललाटीय एवं पार्श्विक अस्थियों के कालपूर्व संयोजन से सिर का गोल हो जाना, चक्रकपालीयता, गोलकपालीयता

Trochoid (ट्रोकॉयड)— घिरनी के आकार का, चक्राभ

Trochoides (ट्रोकॉयडीज़)— घूमने वाला जोड़

Tromomania (ट्रोमोमैनिया)— Delirium tremens.

Troph-, Tropho- (ट्रॉफ-, ट्रॉफो-)— उपसर्ग जिनका अर्थ पोषण है।

Trophectoderm (ट्रोफेक्टोडर्म)— Trophoblast.

Trophedema (ट्रोफेडीमा)— पादों अथवा पैरों का जीर्ण स्थायी शोफ

Trophesy (ट्रोफेसी)— पोषणज तन्त्रिकाओं के विकार के कारण उत्पन्न दोषयुक्त पोषण

Trophic (ट्रॉफिक)—1. पोषण से सम्बन्धित अथवा उस पर निर्भर रहने वाला, पोषणज 2. तन्त्रिका आपूर्ति में बाधा उत्पन्न हो जाने के परिणामस्वरूप उत्पन्न

-trophic (-ट्रॉफिक)— एक प्रत्यय जिसका अर्थ पोषण है।

Trophicity (ट्रॉफीसिटी)— पौषणिक प्रभाव

Trophism (ट्रॉफिज्म)— Nutrition.

Tropho- (ट्रॉफो-)— Troph-

Trophoblast (ट्रोफोब्लास्ट)— बीजपुटी की सबसे बाहरी परत जो गर्भित डिम्ब को गर्भाशय-भित्ति से संलग्न करती है तथा अपरा बन जाती है, बीजपोषक

Trophoblastic (ट्रोफोब्लास्टिक)— बीजपोषक सम्बन्धी

Trophoblastoma (ट्रोफोब्लास्टोमा)— Chorioepithelioma.

Trophocyte (ट्रोफोसाइट)— शुक्रग्रन्थि की एक कोशिका जो विकासशील शुक्राणुओं का पोषण करती है।

Trophoderm (ट्रोफोडर्म)— अपने नीचे स्थित मध्यजनस्तर सहित बीजपोषक

Trophodermatoneurosis (ट्रोफोडर्मेटोन्यूरोसिस)— Acrodynia.

Trophodynamics (ट्रोफोडाइनामिक्स)— पोषण से सम्बन्धित शक्तियों एवं कारकों का अध्ययन

Trophology (ट्रोफोलॉजी)—पोषणविज्ञान, आहारविज्ञान

Trophoneurosis (ट्रॉफोन्यूरोसिस)— शरीर के किसी भाग की तन्त्रिका आपूर्ति में कमी हो जाने के कारण उस भाग में पोषणज विकार उत्पन्न हो जाना।

Trophoneurotic (ट्रोफोन्यूरोटिक)— तन्त्रिका आपूर्ति में कमी हो जाने के कारण उत्पन्न पोषणज विकार से सम्बन्धित

Trophonosis (ट्रोफोनोसिस)— Trophopathia.

Trophonucleus (ट्रोफोन्यूक्लियस)— किसी एककोशिकीय जन्तु में विद्यमान एक केन्द्रक जिसका सम्बन्ध प्रजनन से नहीं बल्कि वर्धी चयापचयी कार्यों से होता है।

Trophopathia (ट्रॉफोपैथिया)— 1. पोषण का कोई भी विकार 2. कोई पोषणज रोग

Trophopathy (ट्रॉफोपैथी)— Trophopathia.

Trophoplast (ट्रोफोप्लास्ट)— एक कणिकीय जीवद्रव्य-काय

Trophotaxis (ट्रोफोटैक्सिस)— Trophotropism.

Trophotherapy (ट्रोफोथिरैपी)—आहार-चिकित्सा

Trophotropic (ट्रोफोट्रॉपिक)— कोशिकाओं का पोषक पदार्थों से दूर को अथवा उनकी ओर को गति करने से सम्बन्धित

Trophotropism (ट्रोफोट्रॉपिज़्म)— कोशिकाओं का पोषक पदार्थों से दूर को अथवा उनकी ओर की गति करना।

Trophozoite (ट्रोफोज्वाइट)— एक बीजाणु परजीवी जो अपनी वृद्धि की अवस्था में अपने पोषद से पोषण ग्रहण करता है।

-trophy (-ट्रॉफी)— एक प्रत्यय जिसका अर्थ भोजन या पोषण है।

Tropia (ट्रोपिया)— Strabismus.

-tropic (-ट्रॉपिक)— एक प्रत्यय जिसका अर्थ 'की ओर घूम जाने वाला' अथवा 'से लगाव रखने वाला' है।

Tropical (ट्रॉपिकल)—ऊष्णकटिबन्धीय

Tropical lichen (ट्रॉपिकल लाइकेन)— Prickly heat.

-tropin (-ट्रॉपिन)— एक प्रत्यय जो किसी पदार्थ के उद्दीपक प्रभाव का, विशेष रूप से किसी हॉर्मोन के उसके लक्ष्य अंग पर प्रभाव का संकेत देता है।

Tropism (ट्रॉपिज़्म)— किसी जीव की किसी बाह्य उद्दीपक जैसे प्रकाश, अंधेरा, गर्मी या ठण्ड आदि की ओर (धनात्मक वृत्ति) अथवा उससे दूर (ऋणात्मक वृत्ति) को होने वाली अनैच्छिक गति

Tropoelastin (ट्रोपोइलास्टिन)— इलास्टिन का पूर्वगामी

Tropometer (ट्रोपोमीटर)— 1. नेत्रगोलकों के घूर्णन को मापने वाला एक यन्त्र 2. लम्बी हड्डियों की ऐंठन को मापने वाला एक उपकरण

Trough (ट्रॉफ)— एक खातिका अथवा नाली, द्रोणी

Trousseau's sign (ट्रूसॉज़ साइन)— बढ़े हुए टिटेनी रोग का एक चिह्न जिसमें ऊपरी बाहु की तन्त्रिकाओं एवं वाहिनियों पर दाब लगाने के परिणामस्वरूप पेशीय ऐंठन हो जाती है।

Trousseau's spots (ट्रूसॉज़ स्पॉट्स)— मस्तिष्कावरणशोथ एवं अन्य प्रमस्तिष्कीय रोगों में हाथ के नाखून से त्वचा पर धारी बन जाना।

True pelvis (ट्रू पैल्विस)— श्रोणि या पैल्विस का इलियोपैक्टीनियल रेखा से नीचे का भाग, वास्तविक श्रोणि

True ribs (ट्रू रिब्स)— ऊपरी सात पसलियाँ

Truncal (ट्रँग्काल)— धड़ सम्बन्धी

Truncate (ट्रँग्केट)— 1. अंगोच्छेदन या विच्छेदन करना अथवा भुजाओं से विहीन करना 2. वर्गाकार कटे हुए सिरे को धारण करने वाला

Trunci (ट्रँग्काइ)— Truncus का बहुवचन

Truncus (ट्रँग्कस)— धड़, काण्ड, प्रकाण्ड

Trunk (ट्रँक)— सिर एवं भुजाओं के अतिरिक्त शरीर का शेष भाग अथवा एक बड़ी रचना जैसे रक्त वाहिनी, तन्त्रिका या लसीका-वाहिनी जिससे छोटी-छोटी शाखाएँ निकलती हैं अथवा जो इन शाखाओं के मिलने से बनती है; धड़; प्रकाण्ड; काण्ड

Trusion (ट्रूज़न)—किसी दाँत अथवा दाँतों की कुस्थिति

Truss (ट्रस)— हर्निया के लिए प्रयोग में लाई जाने वाली पेटी, हर्निया-पेटी

Try-in (ट्राइ-इन)—किसी कृत्रिम दन्तावली (परीक्षण-दन्तावली) की दुरूस्ती का पता लगाने के लिए उसका प्रारम्भिक निवेशन

Trypanocide, Trypanocidal (ट्रिपेनोसाइड, ट्रिपेनोसाइडल)—ट्रिपेनोसोमों को नष्ट करने वाला

Trypanolysis (ट्रिपेनोलाइसिस)— ट्रिपेनोसोमों का नष्ट होना

Trypanolytic (ट्रिपेनोलाइटिक)— ट्रिपेनोसोमों के लिए विनाशकारी

Trypanosoma (ट्रिपेनोसोमा)— परजीवीय, कशाभी एककोशिकीय जन्तुओं का एक वंश जो रक्त में पाया जाता है जिसकी जाति टी. रोह्डेसिएन्सी टीसेट्सी मक्खी द्वारा संचारित होती है तथा पूर्वी अफ्रीका में निद्रा रोग लाती है।

Trypanosomal (ट्रिपेनोसोमल)— ट्रिपेनोसोमा से सम्बन्धित

Trypanosome (ट्रिपेनोसोम)— ट्रिपेनोसोमा वंश का कोई भी एककोशिकीय जन्तु

Trypanosomiasis (ट्रिपेनोसोमिएसिस)— ट्रिपेनोसोमों द्वारा उत्पन्न रोग जैसे अफ्रीका का निद्रा रोग

Trypanosomic (ट्रिपेनोसोमिक)—ट्रिपेनोसोमों से सम्बन्धित

Trypanosomicide (ट्रिपेनोसोमीसाइड)— Trypanocide.

Trypanosomid (ट्रिपेनोसोमिड)— ट्रिपेनोसोम द्वारा उत्पन्न त्वचा विस्फोट

Trypsin (ट्रिप्सिन)— आँत में एन्ट्रोकाइनेस की अग्न्याशय से स्रवित ट्रिप्सीनोजन पर क्रिया होने से बनने वाला एक प्रोटीन-अपघटनकारी एन्ज़ाइम

Trypsinogen (ट्रिप्सीनोजन)— अग्न्याशयी रस में पाया जाने वाला ट्रिप्सिन का निष्क्रिय रूप जो आँत में एन्ट्रोकाइनेस के साथ मिश्रित होकर सक्रिय हो जाता है।

Trypsogen (ट्रिपसोजन)— Trypsinogen.

Tryptic (ट्रिप्टिक)— ट्रिप्सिन सम्बन्धी, ट्रिप्सिनी

Tryptolysis (ट्रिप्टोलाइसिस)— प्रोटीनों का ट्रिप्सिन द्वारा जलअपघटन

Tryptone (ट्रिप्टोन)— किसी प्रोटीन पर ट्रिप्सिन की क्रिया से उत्पन्न होने वाला एक पेप्टाइड

Tryptophan (ट्रिप्टोफेन)— प्रोटीन में विद्यमान मानव चयापचय के लिए आवश्यक एक अमीनो एसिड

Tryptophanuria (ट्रिप्टोफेनूरिया)— मूत्र में ट्रिप्टोफेन का पाया जाना

Tsetse fly (टीसेट्सी फ्लाइ)— अफ्रीका की एक मक्खी जो निद्रा रोग उत्पन्न करती है।

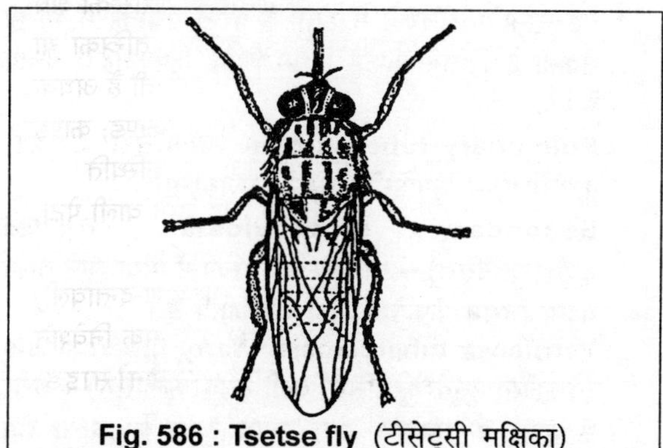

Fig. 586 : Tsetse fly (टीसेट्सी मक्षिका)

T S H (टी एस एच)— Thyroid- stimulating hormone.

T S H–R F (टी एस एच–आर एफ)— Thyroid- stimulating hormone releasing factor.

Tsp (टीएसपी)— Teaspoon. चाय की चम्मच

Tub (टब)— स्नान करने का पात्र

Tuba (ट्यूबा)— Tube.

Tubae (ट्यूबी)— Tuba का बहुवचन

Tubage (ट्यूबेज)— किसी नाल में एक नली को प्रविष्ट करना।

Tubal (ट्यूबल)— ट्यूब या वाहिनी विशेषकर डिम्ब वाहिनी से सम्बन्धित, डिम्बवाहिनीय

Tubal nephritis (ट्यूबल नेफ्राइटिस)— वृक्क नलिकाओं का शोथ, वृक्कनलीशोथ

Tubal pregnancy (ट्यूबल प्रिग्नैन्सी)— किसी एक डिम्ब वाहिनी में गर्भावस्था का होना।

Tubatorsion (ट्यूबेटॉर्शन)— किसी डिम्ब वाहिनी का ऐंठ जाना।

Tubba, Tubboe (ट्यूबा, ट्यूबो)— याज़ जो हथेली एवं तलवे पर आक्रमण करता है।

Tube (ट्यूब)— एक लम्बा, खोखला, बेलनाकार अंग अथवा यन्त्र; नली; नाल; नलिका

Tubectomy (ट्यूबेक्टॉमी)— किसी नली विशेषकर डिम्ब वाहिनी को सम्पूर्ण को अथवा उसके किसी भाग को शल्यक्रिया द्वारा काट कर अलग कर देना।

Tuber (ट्यूबर)— एक सूजन अथवा प्रोद्वर्ध (उभार), कन्द

Tubera (ट्यूबेरा)— Tuber का बहुवचन

Tubercle (ट्यूबरकूल)— 1. माइकोबैक्टीरियम ट्यूबरकुलोसिस के संक्रमण द्वारा उत्पन्न एक छोटा, गोलाकार पिण्ड, यक्ष्मिका 2. किसी हड्डी पर कण्डरा की संलग्नता के लिए स्थित अथवा त्वचा या श्लेष्मिक झिल्ली पर स्थित एक छोटी पर्विका या उत्सेध; गुलिका

Tubercula (ट्यूबरकुला)— Tuberculum. का बहुवचन

Tubercular (ट्यूबरकुलर)— पर्विकाओं से सम्बन्धित अथवा उनसे चिह्नित, यक्ष्मिकीय

Tuberculate, Tuberculated (ट्यूबरकुलेट, ट्यूबरकुलेटेड)— पर्विकाओं से आच्छादित

Tuberculation (ट्यूबरकुलेशन)— गुलिकाओं का बनना।

Tuberculid (ट्यूबरकुलिड)— यक्ष्मा के जीवविषों द्वारा उत्पन्न एक पिटिकीय (फुन्सीदार) त्वचा विस्फोट

Tuberculide (ट्यूबरकुलाइड)— Tuberculid.

Tuberculigenous (ट्यूबरकुलीजीनस)— यक्ष्मा रोग उत्पन्न करने वाला।

Tuberculin (ट्यूबरकुलिन)— ट्यूबरकूल बेसीलस से निकाला गया एक तरल जिसे यक्ष्मा के निदान के लिए प्रयोग में लाया जाता है।

Tuberculin test (ट्यूबरकुलिन टैस्ट)— ट्यूबरकुलिन से होने वाली त्वचा प्रतिक्रिया पर आधारित यक्ष्मज संक्रमण के होने का पता लगाने के लिए किया जाने वाला एक परीक्षण। ट्यूबरकुलिन का त्वचा पर अन्तस्त्वचीय इन्जैक्शन द्वारा अथवा खरोंची गई त्वचा पर रगड़ कर प्रयोग किया जाता है। संक्रमित व्यक्ति में 48 से 96 घण्टे के बाद एक स्थानीय सूजन दिखाई देती है।

Tuberculitis (ट्यूबरकुलाइटिस)— किसी गुलिका का शोथ

Tuberculocele (ट्यूबरकुलोसील)— किसी शुक्रग्रन्थि का यक्ष्मा रोग

Tuberculocidal (ट्यूबरकुलोसाइडल)— माइकोबैक्टीरियम ट्यूबरकुलोसिस को नष्ट करने वाला, यक्ष्मानाशी

Tuberculocide (ट्यूबरकुलोसाइड)— Tuberculocidal.

Tuberculoderma (ट्यूबरकुलोडर्मा)— Tuberculid.

Tuberculofibroid (ट्यूबरकुलोफाइब्रॉयड)— गुलिकाओं के तान्तव ह्रास को प्रदर्शित करने वाला।

Tuberculofibrosis (ट्यूबरकुलोफाइब्रोसिस)— जीर्ण न्यूमोनिया जिसमें तन्तुमय ऊतक बन जाता है।

Tuberculoid (ट्यूबरकुलॉयड)— किसी गुलिका अथवा यक्ष्मा के समान, गुलिकाभ, यक्ष्माभ

Tuberculoma (ट्यूबरकुलोमा)— एक यक्ष्मज अर्बुद अथवा फोड़ा, यक्ष्मिकागुल्म

Tuberculomania (ट्यूबरकुलोमैनिया)— क्षय रोग से ग्रस्त हो जाने का असामान्य विश्वास

Tuberculophobia (ट्यूबरकुलोफोबिया)— यक्ष्मा या क्षय रोग से पीड़ित होने का विकृत भय

Tuberculoprotein (ट्यूबरकुलोप्रोटीन)— यक्ष्मिका या गुलिका दण्डाणुओं से उत्पन्न एक प्रोटीन

Tuberculosilicosis (ट्यूबरकुलोसिलीकोसिस)— सिकतामयता जिसके साथ उपद्रव स्वरूप फुफ्फुसीय यक्ष्मा (फेफड़े की तपेदिक) हो जाती है।

Tuberculosis (ट्यूबरकुलोसिस)— तपेदिक, यक्ष्मा, क्षय रोग। बेसीलस माइकोबैक्टीरियम ट्यूबरकुलोसिस द्वारा उत्पन्न रोग जो अधिकतर फेफड़ों को प्रभावित करता है, परन्तु शरीर के अन्य भाग जैसे जठरान्त्र-नली, हड्डियाँ, जोड़, तन्त्रिका-तन्त्र, त्वचा तथा लसीका पर्व आदि भी ग्रस्त होते हैं। इस रोग में गुलिकाएँ बनती हैं, किलाटीभवन या पनीरीभवन होता है, परिगलन होता है, फोड़ा बनता है, तन्तुमयता होती है तथा कैल्सीकरण हो जाता है। संक्रमण संक्रमित व्यक्ति अथवा संक्रमित गाय के सम्पर्क में आने या दूषित दूध पीने से आता है।

Aerogenic tuberculosis (एरोजेनिक ट्यूबरकुलोसिस)— संक्रमित बिन्दु को सांस के साथ अन्दर खींच लेने पर वायु द्वारा उत्पन्न यक्ष्मा रोग

Avian tuberculosis (एवियन ट्यूबरकुलोसिस)— माइकोबैक्टीरियम एवियम द्वारा चिड़ियों में उत्पन्न होने वाली यक्ष्मा

Bovine tuberculosis (बोवाइन ट्यूबरकुलोसिस)— माइकोबैक्टीरियम बोविस द्वारा चौपायों में उत्पन्न होने वाला क्षय रोग जो मनुष्य में संचारित हो जाता है, गोयक्ष्मा

Cutaneous tuberculosis (क्यूटेनियस ट्यूबरकुलोसिस)— माइकोबैक्टीरियम ट्यूबरकुलोसिस के संक्रमण से त्वचा में विक्षतियाँ उत्पन्न होना।

Disseminated tuberculosis (डिस्सेमिनेटेड ट्यूबरकुलोसिस)— Miliary tuberculosis.

Endogenous tuberculosis (एण्डोजीनस ट्यूबरकुलोसिस)—शरीर के अन्य स्थान में स्थित गुलिका से उत्पन्न होने वाली यक्ष्मा

Enteric tuberculosis (एन्ट्रिक ट्यूबरकुलोसिस)— फुफ्फुसीय यक्ष्मा के उपद्रव स्वरूप उत्पन्न पाचक नली का यक्ष्मा रोग जो बलग़म के निकलकर मुँह में आने और माइकोबैक्टीरियम ट्यूबरकुलोसिस जीवाणुओं के निगल लिए जाने के परिणामस्वरूप उत्पन्न होता है। यह संक्रमित दूध में विद्यमान माइकोबैक्टीरियम बोविस नामक जीवाणुओं के निगलने से भी उत्पन्न हो सकता है।

Exogenous tuberculosis (एक्सोजीनस ट्यूबरकुलोसिस)— शरीर से बाहर स्थित किसी स्रोत से उत्पन्न होने वाली यक्ष्मा

Hematogenous tuberculosis (हिमैटोजीनस ट्यूबरकुलोसिस)— यक्ष्मा रोग का प्रारम्भिक स्थल से रक्त-धारा के द्वारा दूसरे स्थल तक फैल जाना।

Miliary tuberculosis, Acute tuberculosis (मिलियरी ट्यूबरकुलोसिस, एक्यूट ट्यूबरकुलोसिस)— तीव्र यक्ष्मा जिसमें दण्डाणुओं के रक्त के द्वारा शरीर में फैल जाने से शरीर के बहुत से अंगों में सूक्ष्म गुलिकाएँ बन जाती हैं, कंगुयक्ष्मा

Open tuberculosis (ओपन ट्यूबरकुलोसिस)— यक्ष्मा जिसमें ऐसी विक्षतियाँ होती हैं जिनसे यक्ष्मज दण्डाणु शरीर के बाहर निकल जाते हैं।

Primary tuberculosis (प्राइमरी ट्यूबरकुलोसिस)— यह सामान्यतः बच्चों में होता है परन्तु वयस्कों में भी हो सकता है जिसमें फेफड़े में प्रारम्भिक फुफ्फुसक्षय बनता है।

Pulmonary tuberculosis (पल्मोनरी ट्यूबरकुलोसिस)— फुफ्फुसीय यक्ष्मा, राजयक्ष्मा

Secondary tuberculosis (सेकण्ड्री ट्यूबरकुलोसिस)— सामान्यतः वयस्कों में पाया जाने वाला यक्ष्मा जिसमें फेफड़े में गुहा बन जाती है।

Verrucosa tuberculosis, Warty tuberculosis (वेरुकोसा ट्यूबरकुलोसिस, वार्टी ट्यूबरकुलोसिस)— शरीर से बाहर के संक्रमण द्वारा उत्पन्न त्वचा का यक्ष्मा रोग जिसमें अधिमांस बन जाते हैं।

Tuberculostate (ट्यूबरकुलोस्टेट)— एक यक्ष्मारोधी साधन

Tuberculostatic (ट्यूबरकुलोस्टेटिक)—माइकोबैक्टीरियम ट्यूबरकुलोसिस की वृद्धि को रोकने वाला, यक्ष्मास्तम्भी, यक्ष्मारोधी

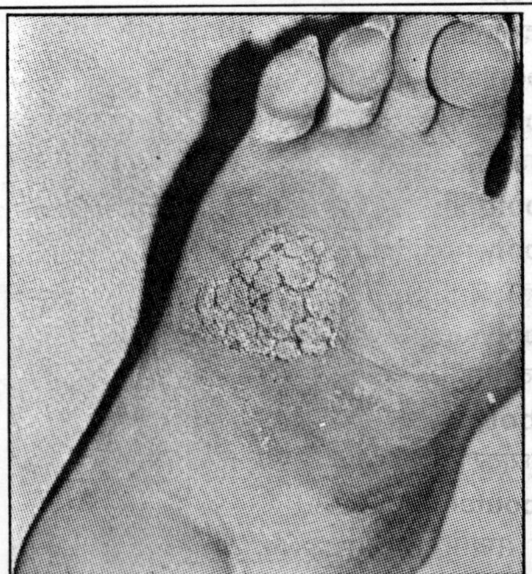

Fig. No. 587 : Verrucosa tuberculosis, Warty tuberculosis,
(अधिमांसल यक्ष्मा रोग) wart formation on the sole
तलवे पर अधिमासों का बनना

Tuberculotherapeutic (ट्यूबरकुलोथिराप्यूटिक)— यक्ष्मानाशी औषधियों द्वारा यक्ष्मा की चिकित्सा की जाने से सम्बन्धित

Tuberculotic (ट्यूबरकुलोटिक)— यक्ष्मा से सम्बन्धित अथवा उससे पीड़ित, यक्ष्मज

Tuberculous (ट्यूबरकुलस)— Tuberculotic.

Tuberculum (ट्यूबरकुलम)— Tubercle.

Tuberiferous (ट्यूबरीफेरस)— Tuberous.

Tuberose (ट्यूबरोस)— Tuberous.

Tuberosis (ट्यूबेरोसिस)— ऐसा रोग जिसमें पर्विकाएँ पाई जाती हैं।

Tuberositas (ट्यूबरोसिटास)— Tuberosity.

Tuberosity (ट्यूबरोसिटी)— 1. किसी हड्डी पर स्थित एक उठान जिससे कोई पेशी संलग्न होती है, गण्डक। 2. एक गुलिका, पर्विका या उत्सेध

Tuberous (ट्यूबरस)— कन्दिल

Tubi (ट्यूबाइ)— Tubus का बहुवचन

Tubo- (ट्यूबो-)— नली के अर्थ में प्रयुक्त एक उपसर्ग

Tuboabdominal (ट्यूबोएब्डोमिनल)— डिम्ब वाहिनी एवं उदर से सम्बन्धित

Tuboligamentous (ट्यूबोलिगामैन्टस)— डिम्ब वाहिनी एवं गर्भाशय के पृथु स्नायु से सम्बन्धित

Tubo-ovarian (ट्यूबो-ओवेरियन)— डिम्ब वाहिनी एवं डिम्बग्रन्थि से सम्बन्धित

Tubo-ovariotomy (ट्यूबो-ओवेरियोटॉमी)— डिम्ब वाहिनियों एवं डिम्बग्रन्थियों को चीरना।

Tubo-ovaritis (ट्यूबो-ओवेराइटिस)—डिम्ब वाहिनी एवं डिम्बग्रन्थि का शोथ

Tuboperitoneal (ट्यूबोपैरीटोनियल)— डिम्बवाहिनी एवं उदरावरण सम्बन्धी

Tuboplasty (ट्यूबोप्लास्टी)— Salpingoplasty.

Tuborrhea (ट्यूबोरिह्या)— यूस्टेशियन नली से स्राव निकलना।

Tubotorsion (ट्यूबोटॉर्शन)— किसी नली को ऐंठने का कार्य

Tubotympanal (ट्यूबोटिम्पैनल)— मध्यकर्ण एवं यूस्टेशियन नली से सम्बन्धित

Tubotympanic (ट्यूबोटिम्पैनिक)—कान की श्रवणीय नली एवं मध्यकर्ण-गुहा से सम्बन्धित

Tubotympanum (ट्यूबोटिम्पैनम)—श्रवण-नली एवं मध्यकर्ण-गुहा को एक साथ समझा जाना।

Tubouterine (ट्यूबोयूटेराइन)— डिम्ब वाहिनी एवं गर्भाशय से सम्बन्धित

Tubovaginal (ट्यूबोवैजाइनल)— डिम्बवाहिनी एवं योनि से सम्बन्धित

Tubular (ट्यूबलर)— नली अथवा नलिका से सम्बन्धित या उसके आकार का, नलिकाकार, नलिकीय

Tubulature (ट्यूबूलेचर)— किसी भभके की छोटी गर्दन

Tubule (ट्यूब्यूल)—एक छोटी नली अथवा नलिका जैसे वृक्कीय नलिकाएँ तथा शुक्रजनक नलिकाएँ आदि

Tubuli (ट्यूब्यूलाइ)— Tubulus का बहुवचन

Tubuliform (ट्यूब्यूलीफॉर्म)— Tubular.

Tubulization (ट्यूब्यूलाइज़ेशन)— कटी हुई तन्त्रिकाओं की मरम्मत करना जिसमें तन्त्रिका सिरों को किसी अवशोष्य सामग्री की नली में रखा जाता है।

Tubuloalveolar (ट्यूब्यूलोएल्वियोलर)— नलिकाओं एवं वायुकोशों से बना हुआ।

Tubulocyst (ट्यूब्यूलोसिस्ट)— किसी वाहिनी अथवा नली के विस्फारण से बनी पुटी

Tubulodermoid (ट्यूब्यूलोडर्मायड)— सतत भ्रूणीय नलिकीय रचना के द्वारा उत्पन्न एक त्वचाभ पुटी

Tubuloneogenesis (ट्यूब्यूलोनियोजेनेसिस)— नयी नलिकाओं का बनना।

Tubuloracemose (ट्यूब्यूलोरेसीमोस)— ऐसी ग्रन्थि को निर्दिष्ट करने वाला जिसकी नलिकीय एवं गुच्छेदार रचना होती है।

Tubulorrhexis (ट्यूब्यूलौरैह्क्सिस)— वृक्क नलिकाओं का फट जाना।

Tubulose (ट्यूब्यूलोस)— Tubulous.

Tubulous (ट्यूब्यूलस)— नलिकाओं से युक्त

Tubulus (ट्यूब्यूलस)— Tubule.

Tubus (ट्यूबस)— Tube.

Tuft (टफ्ट)—एक छोटा गुच्छा या समूह अथवा चक्करदार पिण्ड

Tug (टग)— Tugging.

Tugging (टगिंग)— खींचने की सी अनुभूति होना जैसे महाधमनी-चाप के ऐन्यूरिज़्म (फुलाव) में श्वास-प्रणाल में होती है।

Tularemia (टूलेरीमिया)— फ्रान्सीसेला टुलेरेन्सिस (पास्चुरेला टुलेरेन्सिस) द्वारा उत्पन्न एक तीव्र प्लेग के समान संक्रामक रोग जो किसी संक्रमित किलनी या अन्य रक्तचूषक कीट के काटने से अथवा संक्रमित जन्तुओं के साथ सीधे सम्पर्क द्वारा मनुष्य में संचारित होता है।

Tumefacient (ट्यूमेफेशेन्ट)—सूजन या फुलाव उत्पन्न करने वाला।

Tumefaction (ट्यूमेफैक्शन)— 1. सूजन या फुलाव 2. सूजन की क्रिया अथवा सूजा हुआ होना।

Tumefy (ट्यूमीफाइ)— सूजना अथवा सूजन उत्पन्न करना।

Tumentia (टुमेन्शिया)— सूजन या फुलाव

Tumescence (ट्यूमेसैन्स)— 1. सूजा या फूला हुआ होना 2. सूजन या फुलाव

Tumescent (ट्यूमेसैन्ट)— Turgescent.

Tumid (टुमिड)— सूजा हुआ या फूला हुआ।

Tumor (ट्यूमर)— 1. ऊतक की स्वतः उत्पन्न होने वाली वृद्धि 2. सूजन, शोथ के चार प्रमुख चिह्नों में से एक 3. फुलाव अथवा फैलाव। अर्बुद, गुल्म, रसौली

Adenoid tumor (एडीनॉयड ट्यूमर)—ग्रन्थ्यर्बुद

Adipose tumor (एडीपोस ट्यूमर)— Lipoma.

Amyloid tumor (एमीलॉयड ट्यूमर)— कठोर पिण्डो या पर्विकाओं के रूप में त्वचा अथवा श्लेष्मिक कला के नीचे एमीलॉयड का संचित हो जाना।

Benign tumor (बैनाइन ट्यूमर)— यह प्रगतिशील नहीं होता, निकाल देने के पश्चात् फिर से उत्पन्न नहीं होता और स्थलान्तरण को उत्पन्न नहीं करता तथा अधिकतर एक तन्तुमय कैप्सूल से चारों ओर से घिरा होता है; सुदम अर्बुद

Blood tumor (ब्लड ट्यूमर)—रक्तार्बुद, रक्तगुल्म

Dermoid tumor (डर्मायॅड ट्यूमर)— त्वग्पुटी

Fibroid tumor (फाइब्रॉयड ट्यूमर)— तन्तुमय ऊतक का बना गर्भाशयपेशीअस्तर का एक सुदम अर्बुद, तन्तु-अर्बुद

Malignant tumor (मैलिग्नैन्ट ट्यूमर)— यह तेजी से बढ़ता है, निकाल देने के पश्चात् फिर से उत्पन्न हो जाता है, स्थलान्तरण को उत्पन्न करता है तथा चिकित्सा से ठीक नहीं होता और इससे जीवन को खतरा हो जाता है; दुर्दम अर्बुद

Mixed tumor (मिक्सड ट्यूमर)— दो या अधिक प्रकार के ऊतक से बना अर्बुद

Tumoraffin (ट्यूमोराफिन)— अर्बुद कोशिकाओं की ओर विशेष रूप से आकर्षित होने वाला

Tumoricidal (ट्यूमोरीसाइडल)— अर्बुद कोशिकाओं के लिए विनाशकारी

Tumorigenesis (ट्यूमोरीजेनेसिस)— अर्बुदों का उत्पन्न होना

Tumorigenic (ट्यूमोरीजेनिक)—अर्बुद उत्पन्न करने वाला

Tumorous (ट्यूमोरस)— अर्बुद के समान

Tumultus (ट्यूमल्टस)— अत्यधिक सक्रियता अथवा गतिशीलता

Tumultus cordis (ट्यूमल्टस कॉर्डिस)— हृदय के स्पन्दन में वृद्धि एवं हृदय का कार्य अनियमित होना।

Tunic (ट्यूनिक)— आवरण अथवा अस्तर, कंचुक

Tunica (ट्यूनिका)— शरीर के किसी भाग अथवा अंग को आच्छादित करने या आस्तरित करने वाली एक झिल्ली अथवा अन्य संरचना, कंचुक, आवरण

Tunica adventitia (ट्यूनिका एडवेन्टीशिया)— किसी धमनी या किसी नलिकाकार रचना का बाह्य अस्तर, बहिः कंचुक

Tunica albuginea (ट्यूनिका एल्बुजीनिया)— किसी अंग जैसे शुक्रग्रन्थि अथवा डिम्बग्रन्थि को चारों ओर से बन्द करने वाला एक श्वेत तन्तुमय अस्तर, श्वेत कंचुक

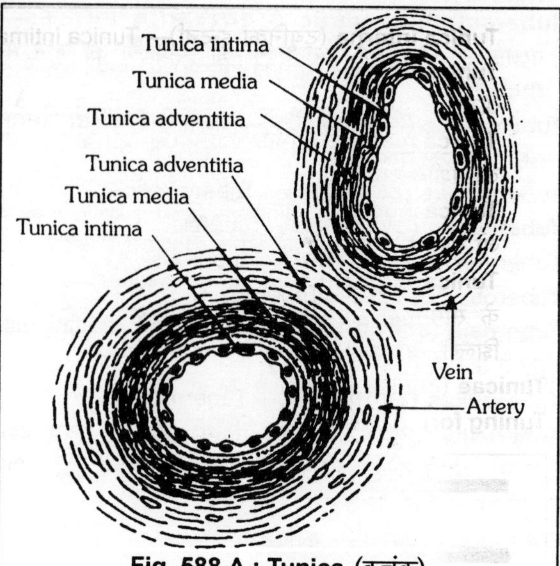

Fig. 588 A : Tunica (कचुंक)

Vein = शिरा, Artery = धमनी,
Structure of an artery and vein = धमनी एवं शिरा की रचना :– Tunica intima = अन्तः कंचुक या आन्तरिक अस्तर, Tunica media = मध्यवर्ती कंचुक, Tunica adventitia = बाह्य कंचुक

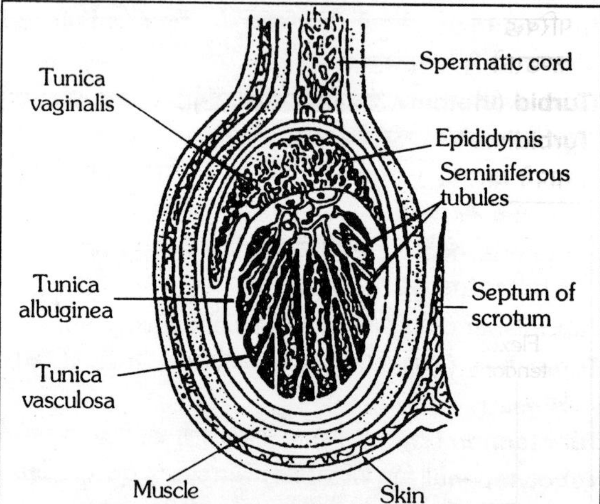

Fig. 588 B : Longitudinal section of the testis (शुक्रग्रन्थि की अनुलम्ब काट)

Tunica vaginalis = अण्डधर कंचुक, Tunica albuginea = श्वेत कंचुक, Tunica vasculosa = ट्यूनिका वैस्कुलोसा, Muscle = पेशी, Skin = त्वचा, Septum of scrotum = वृषण का पट, Seminiferous tubules = वीर्यजनक नलिकाएँ, Epididymis = अधिवृषण या इपिडीडिमिस, Spermatic cord = वृषण रज्जु

Tunica externa (ट्यूनिका एक्सटर्ना)— धमनी का बाह्य अस्तर

Tunica interna (ट्यूनिका इन्टर्ना)— Tunica intima.

Tunica intima (ट्यूनिका इन्टिमा)— धमनी का भीतरी अस्तर

Tunica media (ट्यूनिका मीडिया)— धमनी का बीच का पेशीय अस्तर

Tunica mucosa (ट्यूनिका म्यूकोसा)— श्लेष्मिक झिल्ली जो बहुत सी रचनाओं को आस्तरित करती है; श्लेष्म कला

Tunica vaginalis (ट्यूनिका वैजाइनालिस)—शुक्रग्रन्थि के सामने के भाग एवं पार्श्वों को ढकने वाली सीरमी झिल्ली, अण्डधर कंचुक

Tunicae (ट्यूनिकी)— Tunica का बहुवचन

Tuning fork (ट्यूनिंग फोर्क)— देखें 'Fork'

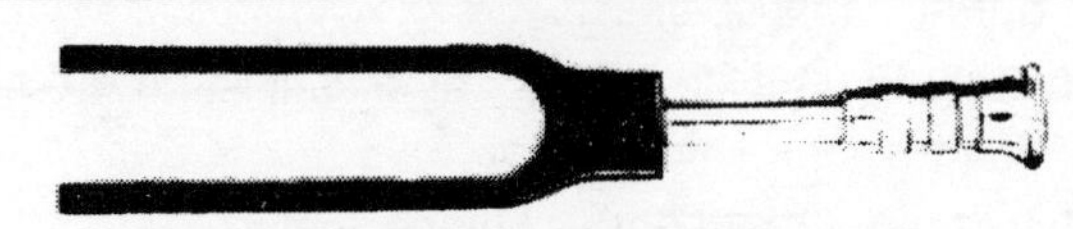

Fig. 589 : Tuning fork (ट्यूनिंग फोर्क)

Tunnel (टनल)— ठोस काय में स्थित आने-जाने का एक तंग मार्ग जो प्रवेश एवं निर्गम के लिए सिरों के अतिरिक्त पूर्णतया परिबद्ध रहता है जैसे कार्पल टनल जो कलाई में स्थित एक नली होती है और चारों ओर से अस्थि-तन्तुमय पदार्थ से परिबद्ध रहती है जिससे होकर मध्यवर्ती तन्त्रिका एवं आकुंचनी कण्डरायें गुजरती हैं । सुरंग

Turbid (टर्बिड)— गदला; जो साफ न हो, आविल

Turbidimeter (टर्बिडीमीटर)— किसी तरल के गदलेपन को मापने वाला एक उपकरण

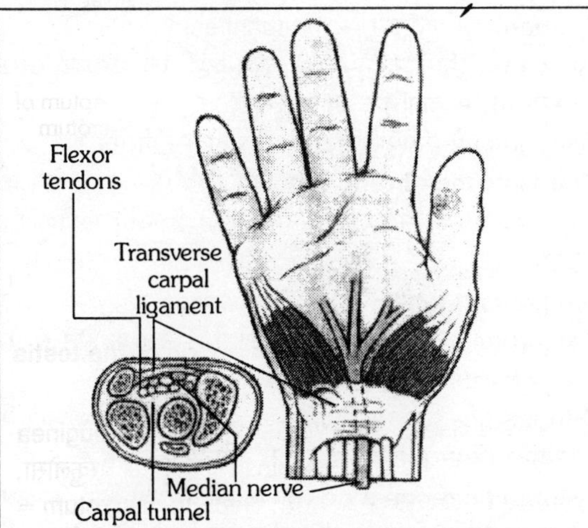

Fig. 590 : Carpal tunnel (मणिबन्धीय सुंरग)

Flexor tendons = आकुंचक कण्डरायें, Transverse carpal ligament = अनुप्रस्थ मणिबन्धीय स्नायु, Carpal tunnel = मणिबन्धीय सुंरग, Median nerve = मध्यम तन्त्रिका

Turbidimetric (टर्बिडीमीट्रिक)— आविलता या धुँधलेपन की माप से सम्बन्धित

Turbidimetry (टर्बिडीमीट्री)—किसी तरल के गदलेपन को मापना

Turbidity (टर्बिडिटी)—गदलापन; धुंधलापन; आविलता

Turbinal, Turbinate (टर्बिनल, टर्बिनेट)— उल्टे शंकु के आकार का, लट्टू-रूप

Turbinated (टर्बिनेटेड)— चोटी के आकार का

Turbinectomy (टर्बिनेक्टॉमी)— टर्बिनेट हड्डी (नासा-शुक्तिका) को काट कर निकाल देना, नासाशुक्तिकोच्छेदन

Turbinotome (टर्बिनोटोम)— टर्बिनेट हड्डी को काट कर निकालने वाला एक यन्त्र, नासाशुक्तिकोच्छेदक

Turbinotomy (टर्बिनोटॉमी)— किसी टर्बिनेट हड्डी को चीरना, नासाशुक्तिकाछेदन

Turbulence (टर्बुलैन्स)— हिंसा, प्रहार

Turgescence (टर्जेसैन्स)— शरीर के किसी भाग का फूल जाना अथवा बड़ा हो जाना, उच्छूनता

Turgescent (टर्जेसैन्ट)— फूला हुआ

Turgid (टर्जिड)— फूला अथवा सूजा हुआ, स्फीत

Turgidity (टर्जिडिटी)—फुलाव, स्फीति

Turgometer (टर्गोमीटर)— फुलाव को मापने वाला एक उपकरण

Turgor (टर्गर)— 1. फुलाव अथवा सूजन 2. कोशिका में सामान्य तनाव

Turista (टूरिस्टा)— यात्री का अतिसार

Turmschadel (टॉर्मशेडल)— खोपड़ी की तीन बड़ी सीवनों के जल्दी जुड़ जाने से उत्पन्न एक जन्मजात विकृति जिसमें सिर ऊँचा एवं गोल हो जाता है।

Turner's syndrome (टरनर्स सिण्ड्रोम)— Dysgenesis, gonadal.

Turning (टर्निंग)— रूपान्तर

Turn of life (टर्न ऑफ लाइफ)—रजोनिवृत्ति

Turn-over (टर्न-ओवर)— उलटना

Turricephaly (टरीसिफैली)— Oxycephalia. Oxycephaly.

Turunda (टुरूण्डा)— एक निकासिका, पिचु या डाट अथवा सपोज़ीटरी या वर्तिका

Turundae (टुरूण्डी)— Turunda का बहुवचन

Tusk (टस्क)— होठों से बाहर निकला हुआ एक बहुत बड़ा दाँत

Tussal (टसल)— Tussive.

Tussicular (टसीकुलर)— Tussive.

Tussiculation (टसीकुलेशन)—थोड़ी देर के लिये उठने वाली सूखी खाँसी

Tussigenic (टसीजेनिक)— खाँसी लाने वाला

Tussis (टसिस)— खाँसी, कास

Tussive (टसिव)— खाँसी से सम्बन्धित

Tutamen (ट्यूटामेन)—एक रक्षक आवरण अथवा संरचना जैसे आँखों के लिये पलकें तथा पलकों के बाल

Tutamina (ट्यूटामिना)— Tutamen का बहुवचन

Twang (ट्वाँग)— नकिया कर बोलना, अनुनासिका

T wave (टी वेव)—इलैक्ट्रोकार्डियोग्राम का वह भाग जो निलयों के पुनः ध्रुवीकरण के कारण होता है जो धनात्मक या ऋणात्मक हो सकता है, यह ई सी जी लेने में प्रयुक्त लीड के ऊपर निर्भर करता है।

Tweezers (ट्वीज़र्स)— चिमटियों से युक्त ऐसा यन्त्र जिसमें सूक्ष्म रचनाओं को पकड़ने या उन्हें निकालने के लिए चिमटियों को आपस में भींचा जाता है।

Twig (ट्विग)— किसी रक्त वाहिनी अथवा तन्त्रिका की अन्तिम शाखा

Twin (ट्विन)— जुड़वाँ बच्चों में से एक, यमल

Allantoidoangiopagous twins (एलेन्टॉय-डोएन्जियोपेगस ट्विन्स)— नाभिबद्ध यमल

Conjoined twins (कॉनज्वाइन्ड ट्विन्स)— एकयुग्मज-यमल जिनके शरीर जुड़े होते हैं, संयुक्त यमल

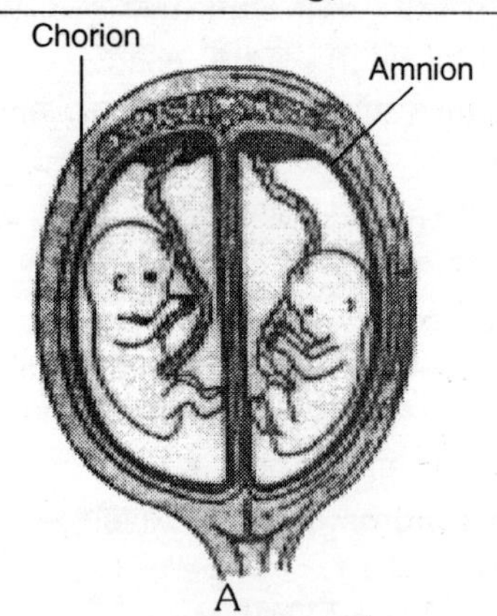

A

Separate placentas = पृथक अपरा

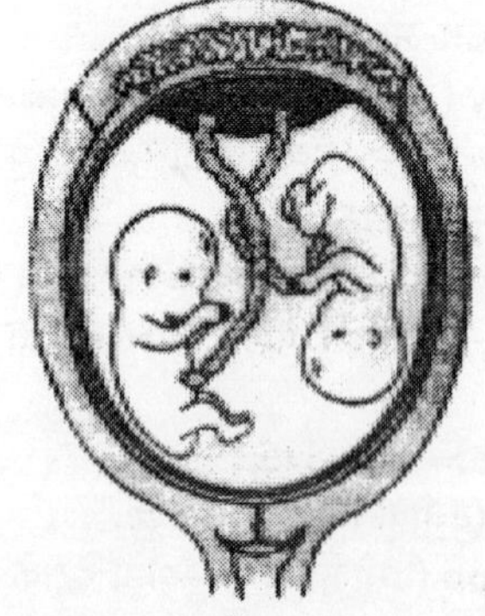

B

Single placenta = अकेला अपरा

Chorion = जरायु, Amnion = उल्व या भ्रूणावरण

Fig. 591 : Twin (यमल)

Dizygotic twins (डाइज़ाइगोटिक ट्विन्स)— एक ही समय में गर्भित होने वाले दो अलग-अलग डिम्बों से विकसित होने वाले यमल, द्विडिम्बी यमल

Impacted twins (इम्पैक्टेड ट्विन्स)— यमल जो गर्भाशय में ऐसे फँस जाते हैं कि सामान्य प्रसव में बाधा डालते हैं।

Monozygotic twins (मानोज़ाइगोटिक ट्विन्स)—एक गर्भित डिम्ब से विकसित होने वाले यमल

Parasitic twins (पैरासाइटिक ट्विन्स)— छोटे-बड़े संयुक्त यमलों में से छोटा यमल

Twinge (ट्विन्ज)— अचानक होने वाला तेज दर्द

Twinning (ट्विनिंग)— जुड़वाँ बच्चों का पैदा होना।

Twitch (ट्विच)— 1. किसी पेशी का तुरन्त होने वाला ऐंठनयुक्त संकुचन, स्फुरण 2. झटका

Twitching (ट्विचिंग)— किसी पेशी के किसी भाग में बारम्बार ऐंठनयुक्त संकुचन होना, स्फुरण

Tylectomy (टाइलैक्टॉमी)— Lumpectomy.

Tylia (टाइलिया)— Tylion का बहुवचन

Tylion (टाइलियोन)— दृष्टिपरक खातिका के अग्रज किनारे के बीच का बिन्दु

Tyloma (टाइलोमा)— किण, घट्टा

Tyloses (टाइलोसीज़)— Tylosis का बहुवचन

Twilight (ट्वीलाइट)— धुँधला प्रकाश

Tylosis (टाइलोसिस)— किण या कैलस का बनना।

Tympanal (टिम्पैनल)— Tympanic.

Tympanectomy (टिम्पैनेक्टॉमी)— मध्यकर्ण कला को शल्यक्रिया द्वारा काटकर निकाल देना।

Tympania (टिम्पैनिया)— Tympanites.

Tympanic (टिम्पैनिक)— 1. मध्य-कर्ण का अथवा उससे सम्बन्धित, मध्यकर्णिक 2. अनुनादी

Tympanicity (टिम्पैनीसिटी)— अनुनादी होने का गुण

Tympanic membrane (टिम्पैनिक मेम्ब्रेन)— मध्य कर्ण की गुहा की पार्श्व भित्ति को बनाने वाली झिल्ली, मध्यकर्णिक कला

Tympanism (टिम्पैनिज़्म)— Tympanites.

Tympanites (टिम्पैनाइटीज़)— आँतों में गैस के होने से पेट का फूल जाना, आध्मान, अफारा

Tympanitic (टिम्पैनाइटिक)— 1. आध्मान या अफारे से सम्बन्धित अथवा उससे ग्रस्त 2. अनुनादी

Tympanitic resonance (टिम्पैनाइटिक रैज़ोनैन्स)— किसी वायु या गैस से भरी गुहा का परिताड़न करने पर उत्पन्न ध्वनि

Tympanitis (टिम्पैनाइटिस)— Otitis media.

Tympano- (टिम्पैनो-)— एक उपसर्ग जिसका अर्थ मध्यकर्ण की गुहा है।

Tympanocentesis (टिम्पैनोसेन्टेसिस)— मध्यकर्ण-कला का वेधन करना।

Tympanoeustachian (टिम्पैनोयूस्टेशियन)— मध्यकर्ण-गुहा एवं यूस्टेशियन नली से सम्बन्धित

Tympanogenic (टिम्पैनोजेनिक)— मध्यकर्ण से उत्पन्न होने वाला

Tympanography (टिम्पैनोग्राफी)— किसी भेदक माध्यम को प्रविष्ट करके यूस्टेशियन नली एवं मध्य कर्ण का एक्स-रे परीक्षण करना।

Tympanohyal (टिम्पैनोहॉयल)— मध्यकर्ण-गुहा एवं हॉयड हड्डी से सम्बन्धित

Tympanomalleal (टिम्पैनोमेलियल)— मध्यकर्ण-कला एवं मुद्‌गर अस्थि से सम्बन्धित

Tympanomandibular (टिम्पैनोमैण्डीबुलर)—मध्यकर्ण-गुहा एवं अधोहनु या मैण्डीबूल से सम्बन्धित

Tympanomastoid (टिम्पैनोमैस्टॉयड)—मध्यकर्ण-गुहा एवं कर्णमूल प्रवर्ध से सम्बन्धित

Tympanomastoidectomy (टिम्पैनोमैस्टॉयडेक्टॉमी)— श्रवणीय नली एवं कर्णपटह के एक भाग सहित कर्णमूल प्रवर्ध को निकाल देना।

Tympanomastoiditis (टिम्पैनोमैस्टॉयडाइटिस)—मध्य-कर्ण का एवं कर्णमूल कोशिकाओं का शोथ

Tympanometry (टिम्पैनोमीट्री)—मध्यकर्ण-कला की गतिशीलता को मापना।

Tympanophonia, Tympanophony (टिम्पैनोफोनिया, टिम्पैनोफोनी)— Autophony.

Tympanoplasty (टिम्पैनोप्लास्टी)— मध्यकर्ण-कला की प्लास्टिक सर्जरी करना, मध्यकर्णसन्धान

Tympanosclerosis (टिम्पैनोस्क्लेरोसिस)— मध्यकर्ण की अस्थिकाओं के चारों ओर कठोर तन्तुमय ऊतकों का पाया जाना।

Tympanosis (टिम्पैनोसिस)— Tympanites.

Tympanosquamosal (टिम्पैनोस्क्वामोसल)—शंखास्थि (कर्णपटी की हड्डी) के मध्यकर्णिक एवं शल्कीय भागों से सम्बन्धित

Tympanostapedial (टिम्पैनोस्टेपीडियल)— मध्यकर्ण-गुहा एवं स्टेपीस से सम्बन्धित

Tympanostomy (टिम्पैनोस्टॉमी)— Myringotomy.

Tympanotemporal (टिम्पैनोटैम्पोरल)—मध्यकर्ण-गुहा एवं टैम्पोरल हड्डी से सम्बन्धित

Tympanotomy (टिम्पैनोटॉमी)— Myringotomy.

Tympanous (टिम्पैनस)—आध्मान से पीड़ित

Tympanum (टिम्पैनम)— मध्यकर्ण-गुहा

Tympany (टिम्पैनी)—1. आध्मान या अफारा 2. अनुनाद

Type (टाइप)— किसी व्यक्ति, रोग अथवा पदार्थ आदि का सामान्य लक्षण; प्ररूप; प्रकार

Typhinia (टाइफाइनिया)— Relapsing fever.

Typhlectasis (टिफ्लेक्टेसिस)— सीकम या अन्धान्त्र का फूल जाना

Typhlectomy (टिफ्लेक्टॉमी)— Cecectomy.

Typhlenteritis (टिफ्लेन्ट्राइटिस)— Typhlitis.

Typhlitis (टिफ्लाइटिस)—सीकम या अन्धान्त्र की सूजन, अन्धान्त्रशोथ

Typhlo- (टिफ्लो-)— एक उपसर्ग जो सीकम (अन्धान्त्र) अथवा अन्धता के साथ होने वाले सम्बन्ध को दर्शाता है।

Typhlodicliditis (टिफ्लोडिक्लाइडाइटिस)— इलियोसीकल कपाट का शोथ

Typhloempyema (टिफ्लोएमपाइमा)— अन्धान्त्रशोथ के पश्चात् उदर में एक फोड़े का पाया जाना

Typhloenteritis (टिफ्लोएन्ट्राइटिस)— Typhlitis.

Typhlolexia (टिफ्लोलैक्सिया)— Alexia.

Typhlolithiasis (टिफ्लोलिथिएसिस)— अन्धान्त्र में अश्मरी का बनना

Typhlology (टिफ्लोलॉजी)—अन्धता का अध्ययन

Typhlomegaly (टिफ्लोमेगैली)— सीकम या अन्धान्त्र का असामान्य रूप से बढ़ जाना

Typhlon (टिफ्लॉन)— अन्धान्त्र

Typhlopexia (टिफ्लोपैक्सिया)— Typhlopexy.

Typhlopexy (टिफ्लोपैक्सी)— गतिशील सीकम को उदरीय भित्ति के साथ सीना

Typhlorrhaphy (टिफ्लोरैह्फी)— टाँके लगाकर सीकम की मरम्मत करना

Typhlosis (टिफ्लोसिस)— अन्धता, दृष्टिहीनता

Typhlospasm (टिफ्लोस्पाज़्म)— सीकम का ऐंठ जाना

Typhlostenosis (टिफ्लोस्टेनोसिस)— सीकम का तंग होना

Typhlostomy (टिफ्लोस्टॉमी)— एक स्थायी अन्धान्त्र-नालव्रण स्थापित करना

Typhlotomy (टिफ्लोटॉमी)— Cecotomy.

Typhloureterostomy (टिफ्लोयूरेट्रोस्टॉमी)— किसी मूत्रनली या गवीनी का अन्धान्त्र में आरोपण

Typho- (टाइफो-)— एक उपसर्ग जिसका अर्थ ज्वर या टाइफॉयड से सम्बन्धित होता है।

Typhobacillosis (टाइफोबेसीलोसिस)— टाइफॉयड बेसीलस से उत्पन्न जीवविषों के कारण उत्पन्न विषाक्तता

Typhoid (टाइफॉयड)—1. टाइफस के समान 2. टाइफॉयड, आन्त्रिक

Typhoidal (टाइफॉयडल)— टाइफॉयड के समान

Typhoid carrier (टाइफॉयड कैरियर)— ऐसा व्यक्ति जिसे टाइफॉयड ज्वर से मुक्ति मिल चुकी है परन्तु जिसमें टाइफॉयड के जीवाणु, सामान्यतः पित्ताशय में रहते हैं जो मूत्र एवं मल में उत्सर्जित होते हैं।

Typhoid fever (टाइफॉयड फीवर)— आन्त्रिक ज्वर, मियादी बुखार। साल्मोनेला टाइफाइ, एक ग्राम-ऋणात्मक, स्वतः गतिशील दण्डाणु द्वारा उत्पन्न एक तीव्र संक्रामक रोग जिसमें निरन्तर ज्वर रहता है जो संक्रमित जल, दूध, भोजन के द्वारा, दण्डाणुओं को साँस के साथ अन्दर खींचने से, मक्खियों, रोगी अथवा वाहकों द्वारा संचारित होता है। दण्डाणु छोटी आँत की पीयर चित्तियों में स्थापित हो जाते हैं जिससे ज़ख्म बन जाते हैं जो भर जाते हैं अथवा उनसे रक्तस्राव होता है या उनमें छेद हो जाता है। रोग की अवधि तीन सप्ताह की होती है। रोग के चिह्न एवं लक्षण निम्न हैं—

प्रथम सप्ताह—रोगी सार्वदेहिक दुर्बलता, माथे में दर्द, हाथों-पैरों में वेदना, भूख न लगने, कब्ज होने, नींद न आने तथा बुखार की शिकायत करता है। तापमान धीरे-धीरे (सीढ़ी के डण्डों के समान) ऊपर को चढ़ता चला जाता है और रोज़ सुबह को 1/2 से 1 डिग्री नीचे गिर जाता है तथा सप्ताह के अन्त तक 102°F से 103°F तक पहुँच जाता है। नाड़ी की गति तापमान के बढ़ने की तुलना में धीमी होती है एवं नाड़ी द्विस्पन्दी होती है। यह अधिकतर 90 से 100 प्रति मिनट होती है। जिह्वा पर सफेद परत जम जाती है जिसका सिरा तथा किनारे साफ होते हैं। लगभग सातवें दिन धड़ एवं उदर पर टाइफॉयड के दाने (गुलाबी दाने–मोतीझारा) प्रकट हो जाते हैं जो दबाने पर फीके पड़ जाते हैं। परिस्पर्शन करने पर प्लीहा या तिल्ली की अनुभूति होती है। रक्त में श्वेत रक्त कोशिकाओं की कमी हो जाती है। श्वेत रक्त कोशिकाएँ प्रत्येक घन मिमी. रक्त में 4000 से 5000 हो जाती हैं।

द्वितीय सप्ताह—रोगी अधिक शक्तिहीन हो जाता है, सिर का दर्द कम हो जाता है। नींद न आना कभी-कभी कष्टदायक होता है और प्रलाप हो जाता है। तापमान लगभग 101° F से 103°F के बीच स्थिर हो जाता है। यह अक्सर एकदम से बहुत तेज, 104°F से 105°F तक हो जाता है। पेट फूल जाता है और दस्त आने की प्रवृत्ति बहुत होती है।

तीसरा सप्ताह—तीसरे सप्ताह में जीवविषरक्तता बढ़ जाती है तथा रोगी सन्यास अथवा गहन मूर्च्छा में पहुँच जाता है और उसकी मृत्यु हो जाती है परन्तु अधिकतर इस सप्ताह के अन्त तक उसमें सुधार हो जाता है एवं तापमान गिरना शुरू हो जाता है। फिर भी छोटी आंत के जख्मों से रक्तस्राव होने अथवा उनके फटने का डर रहता है। रोगी बहुत कमजोर हो जाता है।

रोगनिवृत्ति काल—तीसरे सप्ताह के पश्चात् तापमान धीरे-धीरे कम होकर सामान्य हो जाता है, जीभ साफ हो जाती है, परिस्पर्शन द्वारा प्लीहा की अनुभूति नहीं होती। रक्ताल्पता (खून की कमी) हो जाती है, बाल झड़ने लगते हैं तथा खाल उतरने लगती है। सामान्य दशा में सुधार होता है। कभी-कभी रोग की पुनरावृत्ति हो जाती है।

Typholysin (टाइफोलाइसिन)— टाइफॉयड बेसीलसों के लिये विनाशकारी लाइसिन

Typhomalarial (टाइफोमलेरियल)— टाइफॉयड के साथ मलेरिया से पीड़ित

Typhomania (टाइफोमैनिया)— ऐसा प्रलाप जिसमें रोगी बड़बड़ाता है जो टाइफॉयड ज्वर एवं टाइफस रोग की विशिष्टता है।

Typhopneumonia (टाइफोन्यूमोनिया)— टाइफॉयड ज्वर के साथ न्यूमोनिया होना

Typhosepsis (टाइफोसेप्सिस)—टाइफॉयड ज्वर द्वारा उत्पन्न पूतिजीवरक्तता

Typhous (टाइफस)—टाइफस ज्वर से सम्बन्धित

Typhus (टाइफस)— तीव्र संक्रामक रोगों के एक वर्ग का कोई रोग जिसमें तीव्र ज्वर होता है, तीसरे से सातवें दिन के बीच चित्तीपिटिकीय विस्फोट निकल आते हैं, सिर में तेज दर्द होता है, कमजोरी बहुत होती है तथा तन्त्रिका-लक्षण उत्पन्न हो जाते हैं; टाइफस। इस वर्ग में निम्न तीन रोग सम्मिलित होते हैं—

Epidemic typhus (इपीडेमिक टाइफस)— रिकेट्शिया प्रोवेजीकी द्वारा उत्पन्न एवं शरीर की जूँ द्वारा एक मनुष्य से दूसरे मनुष्य में संचारित होने वाला एक संक्रामक रोग, जानपदिक टाइफस

Murine typhus (म्यूराइन टाइफस)—रिकेट्शिया टाइफाइ द्वारा उत्पन्न तथा चूहे के पिस्सू एवं चूहे की जूँ द्वारा चूहे से मनुष्य में संचारित होने वाला एक संक्रामक रोग

Recrudescent typhus (रीक्रूडिसैन्ट टाइफस)— फिर से उत्पन्न होने वाला इपीडेमिक टाइफस, प्रत्यावर्ती जानपदिक टाइफस

Typical (टिपीकल)— किसी दिए हुये नमूने के लक्षणों से युक्त, उससे सम्बन्धित अथवा उसके अनुरूप; प्ररूपी

Typing (टाइपिंग)— किस्म की पहचान करना जैसे किसी व्यक्ति के रक्त वर्ग का पता लगाना, वर्गनिर्धारण

Typology (टाइपोलॉजी)— वर्गीकरण करने का विज्ञान जैसे किस्म के अनुसार जीवाणुओं का वर्गीकरण करना, वर्गीकरणविज्ञान

Typoscope (टाइपोस्कोप)— मन्ददृष्टिता अथवा मोतियाबिन्दु के रोगियों के लिये पढ़ने में मदद करने के लिये एक उपकरण

Typus (टाइपस)— Type.

Tyrannism (टाइरानिज़्म)— Sadism.

Tyremesis (टाइरीमेसिस)— शिशुओं द्वारा दही जैसे पदार्थ की उल्टी होना

Tyriasis (टाइरियेसिस)— श्लीपद, हाथी-पाँव

Tyrogenous (टाइरोजीनस)— पनीर से उत्पन्न

Tyroid (टाइरॉयड)— पनीर जैसा

Tyroma (टाइरोमा)— पनीर जैसे पदार्थ से युक्त एक अर्बुद

Tyromatosis (टाइरोमेटोसिस)— Caseation.

Tyrosinemia (टाइरोसाइनीमिया)— एक आनुवंशिक रोग जिसमें रक्त में टाइरोसीन बढ़ जाता है और यह मूत्र में आने लगता है जिसके परिणामस्वरूप यकृत का सिरहोसिस हो जाता है, वृक्कीय नलिकाएँ ग्रस्त हो जाती हैं तथा अल्पग्लूकोज़रक्तता हो जाती है।

Tyrosinosis (टाइरोसीनोसिस)— टाइरोसीन के दोषयुक्त चयापचय के फलस्वरूप उत्पन्न एक रोग जिसमें इसके उपचयन उत्पाद मूत्र में प्रकट होते हैं।

Tyrosinuria (टाइरोसीनूरिया)— मूत्र में टाइरोसीन का पाया जाना

Tyrosis (टाइरोसिस)— 1. किलाटीभवन या पनीरीभवन 2. शिशुओं द्वारा पनीर जैसे पदार्थ की उल्टी होना 3. दूध का जम कर दही बनना

Tyrosyluria (टाइरोसीलूरिया)— मूत्र में टाइरोसीन उत्पादों का बढ़ जाना

Tyrotoxism (टाइरोटॉक्सिज़्म)— दूध अथवा पनीर में स्थित किसी जीवविष द्वारा उत्पन्न विषाक्तता

Tysonitis (टाइसोनाइटिस)— शिश्नमुण्डच्छदीय ग्रन्थियों का शोथ

Tyson's glands (टाइसन्ज़ ग्लैण्डस)— Preputial glands.

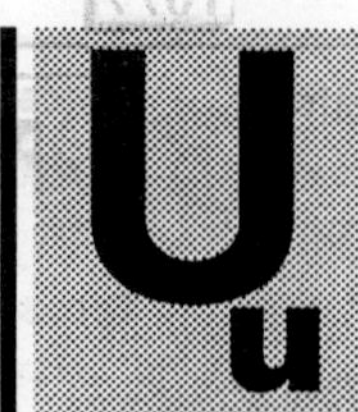

U (यू)— 1. इकाई 2. यूरेनियम का रासायनिक प्रतीक

Uberous (यूबेरस)— अबन्ध्य या जननक्षम; फलदायक या उपजाऊ

Uberty (यूबर्टी)— जननक्षमता या प्रजनन शक्ति; उपजाऊपन

Uffelmann's test (ऊफेलमैंज़ टैस्ट)— आमाशयिक रस में लैक्टिक एसिड का निर्धारण करने वाला एक परीक्षण

Uhthoff's sign (ऊटहोफ्स साइन)— बहु प्रसृत काठिन्य में अक्षिदोलन का उत्पन्न होना।

Ulaganactesis (यूलेगानेक्टेसिस)— मसूड़ों में अथवा उनके आस-पास चिड़चिड़ाहट होना।

Ulalgia (यूलैल्जिया)—मसूड़ों में दर्द होना।

Ulatrophia (यूलैट्रॉफिया)— मसूड़ों का सिकुड़ जाना।

Ulcer (अल्सर)— शोथज परिगलित ऊतक के मृत्तोतक (कचलेऊ) बनने से त्वचा अथवा श्लेष्मिक झिल्ली की निरन्तरता में स्थित एक टूटन; व्रण; जख्म। व्रण या जख्म मुख्यतया निम्न प्रकार के होते हैं—

Aphthous ulcer (एफ्थस अल्सर)— एफ्थस मुखपाक द्वारा उत्पन्न एक छोटा-सा मुखीय व्रण

Callous ulcer (कैलस अल्सर)— उठे हुए एवं कठोर किनारों से युक्त एक जीर्ण व्रण जिसमें कणांकुर नहीं होते, जो भरता नहीं

Carcinomatous ulcer (कार्सिनोमेटस अल्सर)— कैन्सर का जख्म जिसके किनारे उठे हुए एवं बाहर की ओर उलटे हुए होते हैं जिससे ज़ख्म फूलगोभी के समान प्रतीत होता है।

Chronic ulcer (क्रोनिक अल्सर)— एक चिरकालिक व्रण जिसके तल पर तन्तुमय व्रणचिह्न ऊतक होता है, जीर्ण व्रण

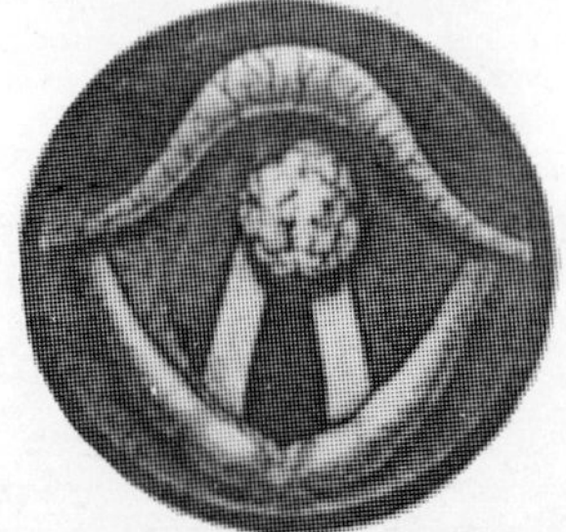

Fig. 592 : Carcinomatous ulcer of the vocal cords (स्वर-रज्जुओं का कैंसर का जख्म)

Decubitus ulcer (डेकूबिटस अल्सर)— Bedsore. Decubitus ulcer के लिए 'D' के अन्तर्गत देखें

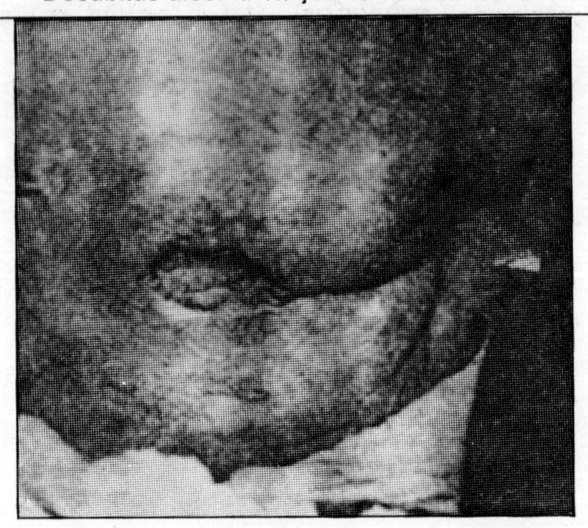

Fig. 593 : Decubitus ulcer or Bedsore (शय्याक्षत)

Dental ulcer (डैन्टल अल्सर)— दाँतों से मुख की श्लेष्मकला पर पहुँचने वाली क्षति से बनने वाला व्रण

Duodenal ulcer (ड्योडिनल अल्सर)— ड्योडिनम या ग्रहणी में स्थित पाचक या पेप्टिक व्रण, ग्रहणी-व्रण

Fungus ulcer (फन्गस अल्सर)— कवक संक्रमण द्वारा उत्पन्न एक व्रण जिसमें कणांकुर व्रण के किनारों से बाहर को निकले होते हैं और उनसे शीघ्र ही रक्तस्राव होने लगता है।

Gastric ulcer (गैस्ट्रिक अल्सर)— आमाशय में स्थित पाचक या पेप्टिक व्रण, आमाशयी व्रण

Healing ulcer (हीलिंग अल्सर)— ऐसा व्रण जिसके भूतल पर लाल कणांकुर ऊतक होता है, किनारे शोथ से रहित होते हैं तथा जिसमें से हल्का-सा सीरमी स्राव निकलता है।

Indolent ulcer (इण्डोलैन्ट अल्सर)— सामान्यतः टाँग पर पाया जाने वाला एक जीर्ण, प्रायः वेदना रहित व्रण जिसके कठोर एवं उठे हुए किनारे होते हैं तथा जिसमें कुछ ही कणांकुर होते हैं अथवा ये बिल्कुल ही नहीं होते तथा जिसकी विरोहण (भरने) की प्रवृत्ति नहीं होती।

Peptic ulcer (पेप्टिक अल्सर)— जठर-रस के अम्ल की

क्रिया के कारण आमाशय अथवा ड्योडिनम की श्लेष्मिक कला पर बनने वाला व्रण, पेप्टिक व्रण, पाचक व्रण

Perforating ulcer (पर्फोरेटिंग अल्सर)—ऐसा व्रण जो किसी अंग की अथवा अंग की प्राचीर की सम्पूर्ण मोटाई को ग्रस्त कर लेता है जिससे दोनों सतहों पर एक-एक छिद्र बन जाता है, छिद्रित व्रण जैसे आँत का व्रण

Phagedenic ulcer (फेगेडेनिक अल्सर)— ऐसा व्रण जो शीघ्रता से वृद्धि करता है तथा ऊतकों का वियोजन करके मृत्तोतक एवं स्राव उत्पन्न करता है, तीव्र विनाशी व्रण

Rodent ulcer (रोडैन्ट अल्सर)— त्वचा का एक दुर्दम व्रण जिसके किनारे उठे हुए होते हैं और जो साधारणतया चेहरे के ऊपरी भाग पर पाया जाता है और धीरे-धीरे हड्डियों एवं ऊतकों को नष्ट करने लगता है; रोडेन्ट व्रण

Serpiginous ulcer (सर्पीजीनस अल्सर)— रेंगने वाला ज़ख्म जिसका एक हिस्सा भरता है तथा दूसरा आगे को बढ़ जाता है, सर्पी व्रण

Simple ulcer (सिम्पूल अल्सर)— एक स्थानीय व्रण जिसमें तीव्र शोथ अथवा वेदना नहीं होती।

Specific ulcer (स्पेसीफिक अल्सर)— विशिष्ट रोग जैसे यक्ष्मा अथवा सिफिलिस आदि के द्वारा उत्पन्न व्रण

Stercoraceous ulcer, Stercoral ulcer (स्टर्कोरेसियस अल्सर, स्टर्कोरल अल्सर)— 1. मल के अड़ जाने से पड़ने वाले दबाव से उत्पन्न होने वाला व्रण, मलजात व्रण 2. एक नालव्रणीय व्रण जिससे मल निकलता है।

Stress ulcer (स्ट्रैस अल्सर)— तीव्र या जीर्ण शारीरिक अथवा मानसिक कष्ट से उत्पन्न होने वाला एक पाचक व्रण

Traumatic ulcer (ट्रॉमेटिक अल्सर)— किसी चोट के लग जाने के कारण उत्पन्न एक व्रण

Trophic ulcer (ट्रॉफिक अल्सर)— शरीर के किसी भाग के पोषण के अभाव में बनने वाला ज़ख्म, अपोषणज व्रण

Tropical ulcer (ट्रॉपिकल अल्सर)— ऊष्णकटिबन्धीय प्रदेशों में निम्न भुजाओं पर उत्पन्न होने वाला एक जीर्ण व्रण जिसमें मृत्तोतक बनता है, ऊष्णकटिबन्धी व्रण

Varicose ulcer (वैरीकोस अल्सर)— अपस्फीत शिराओं के कारण विशेषकर निम्न भुजाओं में उत्पन्न होने वाला व्रण, अपस्फीत व्रण

Venereal ulcer (वेनेरियल अल्सर)— रति रोग जैसे सिफिलिस आदि के द्वारा उत्पन्न होने वाला व्रण

Ulcera (अल्सेरा)— Ulcus का बहुवचन

Ulcerate (अल्सरेट)— व्रण उत्पन्न करना अथवा उससे ग्रस्त होना

Ulcerated (अल्सरेटेड)— किसी व्रण की प्रकृति का अथवा उससे पीड़ित

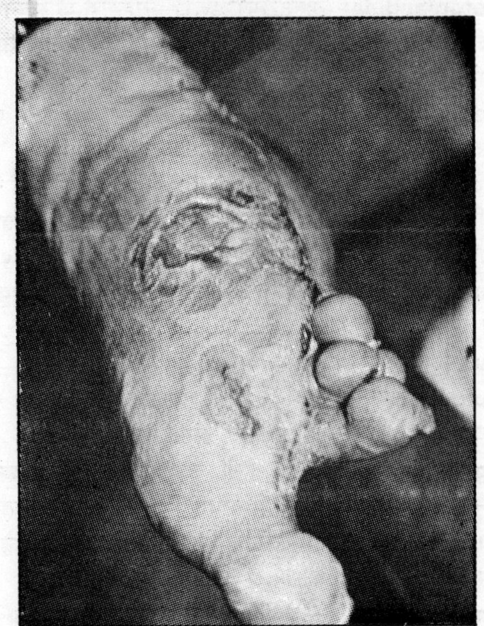

Fig. 594 : Trophic ulcer of the foot (पाँव का अपोषणज व्रण)

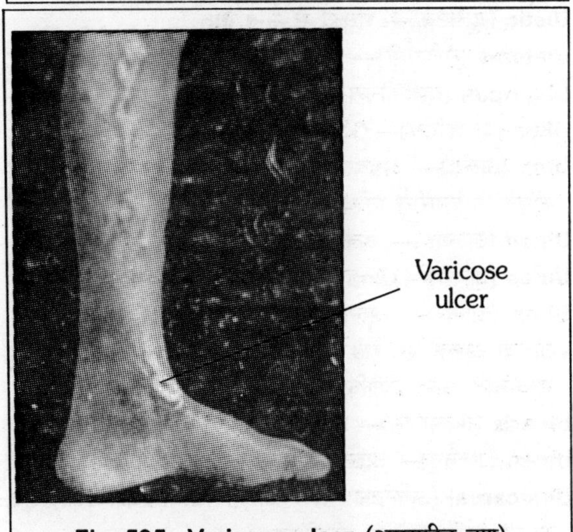

Fig. 595 : Varicose ulcer (अपस्फीत व्रण)

Ulceration (अल्सरेशन)— किसी व्रण या ज़ख्म का बनना, व्रणोत्पत्ति, व्रणभवन

Ulcerative (अल्सेरेटिव)— व्रण या ज़ख्म बनने से सम्बन्धित अथवा उसे बनाने वाला, व्रणीय, व्रणयुक्त

Ulcerative colitis (अल्सेरेटिव कोलाइटिक)— 'Colitis' के अन्तर्गत देखें

Ulcerogangrenous (अल्सेरोगैंग्रीनस)—व्रण एवं कोथ दोनों के बनने की विशिष्टता से युक्त

Ulcerogenic (अल्सरोजेनिक)— ज़ख्म बनाने वाला, व्रणजनक

Ulceroglandular (अल्सरोग्लैण्डुलर)— संक्रमण के स्थान पर एक व्रण का बनना जिसके पश्चात् क्षेत्रीय अथवा सार्वदैहिक लसीका पर्व सूज जाते हैं।

Ulceromembranous (अल्सरोमेम्ब्रेनस)— व्रण एवं एक तन्तुमय कूट कला के बनने की विशिष्टता से युक्त

Ulceromembranous tonsillitis (अल्सेरोमेम्ब्रेनस टॉन्सिलाइटिस)— गलतुण्डिकाशोथ जिसमें ज़ख्म हो जाता है और एक झिल्ली बन जाती है।

Ulcerous (अल्स्रस)— किसी व्रण से सम्बन्धित, उसकी प्रकृति का अथवा उससे ग्रस्त

Ulcus (अल्कस)— व्रण या ज़ख्म

Ulectomy (यूलेक्टॉमी)— 1. व्रणचिह्न ऊतक को काट कर निकाल देना 2. मसूड़ों को काट कर निकाल देना

Ulegyria (यूलीगाइरिया)— ऐसी दशा जिसमें प्रमस्तिष्कीय प्रान्तस्था में कर्णक तंग एवं विरूपित हो जाते हैं, जन्मजात हो सकती है अथवा चोट पहुँचने से व्रणचिह्न ऊतक बन जाने के परिणामस्वरूप होती है।

Ulemorrhagia (यूलेमोरैह्जिया)— मसूड़ों से खून बहना।

Ulerythema (यूलेराइदीमा)— त्वचा का एक त्वग्रक्तिमा-रोग जिसमें व्रणचिह्न ऊतक बन जाता है एवं अपक्षय हो जाता है।

Uletic (यूलेटिक)— मसूड़ों से सम्बन्धित

Uletomy (यूलेटॉमी)— Cicatricotomy.

Uliginous (यूलीजीनस)— मिट्टी या कींचड़ से युक्त; गदला

Ulitis (यूलाइटिस)— Gingivitis.

Ulna (अल्ना)— अग्रबाहु की अन्दर की एवं बड़ी हड्डी जो अँगूठे के विपरीत पार्श्व में होती है, अन्तःप्रकोष्ठिका

Ulnad (अल्नाड)— अल्ना हड्डी को ओर

Ulnae (अल्नी)— Ulna का बहुवचन

Ulnar (अल्नर)— अल्ना हड्डी, अग्रबाहु के मध्यवर्ती पार्श्व अथवा अल्ना पर रखे गये नाम की तन्त्रिका या धमनी से सम्बन्धित; अन्तःप्रकोष्ठिक

Ulnaris (अल्नारिस)— Ulnar.

Ulnen (अल्नेन)— अल्ना से सम्बन्धित

Ulnocarpal (अल्नोकार्पल)— अल्ना (अन्तःप्रकोष्ठिका) एवं कलाई (मणिबन्ध) से सम्बन्धित

Ulnoradial (अल्नोरेडियल)— अल्ना (अन्तःप्रकोष्ठिका) एवं रेडियस (बहिःप्रकोष्ठिका) से सम्बन्धित

Ulo- (यूलो-)— एक उपसर्ग जिसका अर्थ व्रणचिह्न या व्रणचिह्न बनना होता है।

Ulocace (अलोकेस)— मसूड़ों में ज़ख्म बनना।

Ulocarcinoma (यूलोकार्सिनोमा)— मसूड़ों का कैन्सर

Ulodermatitis (यूलोडर्मैटाइटिस)— त्वक्शोथ जिसके साथ व्रणचिह्न ऊतक बन जाता है।

Uloglossitis (यूलोग्लोसाइटिस)— मसूड़ों एवं जीभ की सूजन

Uloid (यूलॉयड)— व्रणचिह्न के समान

Uloncus (यूलॉंकस)—मसूड़ों की सूजन अथवा उनका अर्बुद

Ulorrhagia (यूलोरैह्जिया)— मसूड़ों से रक्तस्राव होना।

Ulorrhea (यूलोरीह्या)— मसूड़ों से स्राव निकलना।

Ulosis (यूलोसिस)— व्रणचिह्न ऊतक का बनना

Ulotic (यूलोटिक)—व्रणचिह्न ऊतक बनाने वाला

Ulotomy (यूलोटॉमी)— 1. व्रणचिह्न ऊतक में चीरा लगाना 2. मसूड़ों में चीरा लगाना

Ulotrichous (यूलोट्राइकस)— छोटे-छोटे ऊन जैसे बालों को धारण करने वाला, संकुलित केशधारी

Ulotripsis (यूलोट्रिप्सिस)— मालिश करके मसूड़ों को उत्तेजित करना।

Ultimate (अल्टीमेट)— अन्तिम

Ultra- (अल्ट्रॉ-)—परे (दूर) या अधिक के अर्थ में प्रयुक्त उपसर्ग

Ultrabrachycephalic (अल्ट्राब्रेकीसिफैलिक)—बहुत छोटी करोटि या खोपड़ी वाला जिसका सूचक 90 या इससे अधिक होता है।

Ultracentrifugation (अल्ट्रासेन्ट्रीफ्यूगेशन)—किसी पदार्थ को द्रुत अपकेन्द्रक संयन्त्र में रखकर जिसे बहुत तेज़ रफ्तार से घुमाया जाता है, बहुत अधिक अपकेन्द्री बल के द्वारा उसके अणुओं को अलग करना एवं नीचे तली में बैठाना।

Ultracentrifuge (अल्ट्रासेन्ट्रीफ्यूज़)— द्रुत अपकेन्द्रक संयन्त्र

Ultradian (अल्ट्राडीयान)— जीवित जीवधारियों में उत्पन्न होने वाली घटनाओं से सम्बन्धित जो प्रत्येक 24 घण्टे में दुबारा हो जाती हैं।

Ultradolichocephalic (अल्ट्राडोलीकोसिफैलिक)— बहुत लम्बी करोटि या खोपड़ी वाला जिसका सूचक 65 से कम होता है।

Ultrafilter (अल्ट्राफिल्टर)— अतिसूक्ष्म-निस्यन्दन में प्रयोग में लाया जाने वाला निस्यन्दक

Ultrafiltration (अल्ट्राफिल्ट्रेशन)— ऐसे निस्यन्दक के द्वारा छानना जो अतिसूक्ष्मदर्शीय (बहुत छोटे-छोटे) कणों को अलग करता है, अतिसूक्ष्म-निस्यन्दन

Ultraligation (अल्ट्रालाइगेशन)— किसी शाखा के उद्गम से दूर किसी रक्त वाहिनी पर बन्ध लगाना।

Ultramicrobe (अल्ट्रामाइक्रोब)— ऐसा सूक्ष्मजीव जिसे साधारण सूक्ष्मदर्शी से नहीं देखा जा सकता।

Ultramicroscope (अल्ट्रामाइक्रोस्कोप)— सूक्ष्मदर्शी जिसके द्वारा साधारण सूक्ष्मदर्शी द्वारा दिखाई न देन वाली वस्तुओं को देखा जा सकता है, अतिसूक्ष्मदर्शी

Ultramicroscopic (अल्ट्रॉमाइक्रोस्कोपिक)— Submicroscopic.

Ultramicroscopy (अल्ट्रामाइक्रोस्कोपी)— अतिसूक्ष्मदर्शी द्वारा वस्तुओं को देखना।

Ultramicrotome (अल्ट्रामाइक्रोटोम)— ऐसा सूक्ष्मछिद्रक जो किसी ऊतक की बहुत ही पतली-पतली फाँकें बना देता है, अतिसूक्ष्मछिद्रक

Ultramicrotomy (अल्ट्रामाइक्रोटॉमी)—अतिसूक्ष्मदर्शी द्वारा परीक्षण करने के लिए अतिसूक्ष्मछिद्रक का प्रयोग करके किसी वस्तु को अति सूक्ष्म खण्डों में काटना।

Ultrasonic (अल्ट्रॉसोनिक)— 20,000 से ऊपर चक्र प्रति सेकण्ड बारम्बारता की ध्वनि से सम्बन्धित जो सुनाई नहीं देती, पराश्रव्य, पराध्वनिक

Ultrasonics (अल्ट्रॉसोनिक्स)— वह विज्ञान जिसका सम्बन्ध सुनाई न देने वाली ध्वनियों के अध्ययन से है जिनकी बारम्बारता 20,000 चक्र प्रति सेकण्ड से अधिक है।

Ultrasonogram (अल्ट्रॉसोनोग्राम)— पराश्रव्यचित्रण द्वारा उत्पन्न प्रतिबिम्ब

Ultrasonograph (अल्ट्रॉसोनोग्राफ)— अल्ट्रॉसाउण्ड का प्रयोग करके किसी प्रतिबिम्ब को उत्पन्न करने के लिए कम्प्यूटर युक्त यन्त्र

Ultrasonographer (अल्ट्रॉसोनोग्राफर)—वह व्यक्ति जो अल्ट्रॉसोनोग्राफ के परीक्षणों को निष्पादित करता है और/या उनकी व्याख्या करता है।

Ultrasonography (अल्ट्रॉसोनोग्राफी)— अल्ट्रॉसाउण्ड का प्रयोग करके किसी अंग अथवा ऊतक का प्रतिबिम्ब या चित्र प्राप्त करना। अल्ट्रॉसाउण्ड तरंगें विभिन्न घनत्व वाले ऊतकों से टकराती हैं तो विभिन्न तीव्रता वाली प्रति-ध्वनियों को उत्पन्न करती हैं जिनका अभिलेखन कर लिया जाता है जिससे ऊतकों का प्रतिबिम्ब बन जाता है।

Ultrasonosurgery (अल्ट्रॉसोनोसजरी)— अल्ट्रॉसाउण्ड का प्रयोग करके विशेष रूप से तन्त्रिका-तन्त्र में कोई ऑपरेशन करना।

Ultrasound (अल्ट्रॉसाउण्ड)— सुनाई न देने वाली ध्वनि जिसकी बारम्बारता 20,000 से 10,000,000,000 चक्र प्रति सेकण्ड होती है, पराध्वनि

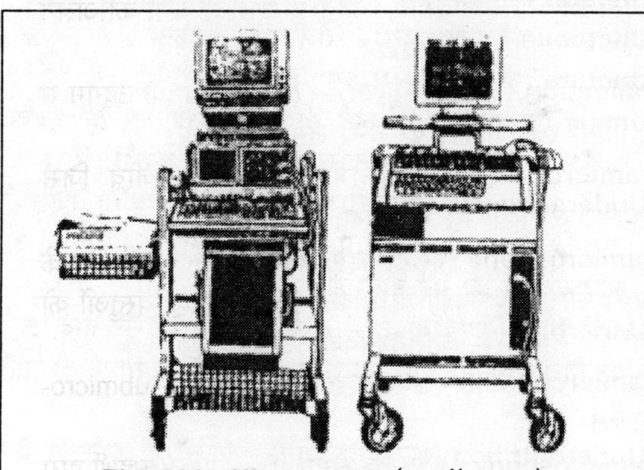

Fig. 596 : Ultrasound (अल्ट्रॉसाउण्ड)

Ultrastructure (अल्ट्रॉस्ट्रक्चर)— बहुत सूक्ष्म संरचना जिसे केवल अतिसूक्ष्मदर्शी द्वारा ही देखा जा सकता है।

Ultratherm (अल्ट्रॉथर्म)— एक छोटी तरंगदैर्ध्य की डायथर्मी मशीन

Ultraviolet (अल्ट्रॉवायोलेट)— दृष्टिगत स्पैक्ट्रम के बैंगनी किनारे के पार

Ultraviolet radiation (अल्ट्रॉवायोलेट रेडिएशन)— सूर्य अथवा किसी कृत्रिम स्रोत से अल्ट्रॉवायोलेट किरणों का निकलना, अल्ट्रॉवायोलेट विकिरण

Ultraviolet rays (अल्ट्रॉवायेलेट रेज़)— स्पैक्ट्रम की दिखाई न देने वाली किरणें जो दिखाई देने वाले बैंगनी किनारे से दूर होती हैं जिनका तरंग-दैर्ध्य 3900 से 1800 एंग्स्ट्रॉम इकाई के बीच होता है; परानीललोहित किरणें

Ultraviolet therapy (अल्ट्रॉवायोलेट थिरैपी)— रोगों की जैसे बालास्थिविकार की अल्ट्रॉवायोलेट विकिरण से चिकित्सा करना।

Ultromotivity (अल्ट्रोमोटीविटी)— स्वतःप्रवर्तित गति की शक्ति

Ululation (युलूलेशन)— मानसिक रोग से पीड़ित व्यक्तियों का जोर-जोर से चिल्लाना।

Umbilical (अम्बिलाइकल)— नाभि से सम्बन्धित

Umbilical cord (अम्बिलाइकल कॉर्ड)— भ्रूण को अपरा से जोड़ने वाली एक रज्जु जिसमें दो धमनियाँ एवं एक शिरा होती है और जो चारों ओर से एक लिसलिसे पदार्थ से घिरी होती हैं जिसे ह्वार्टन्स जेली कहते हैं; नाभि-रज्जु

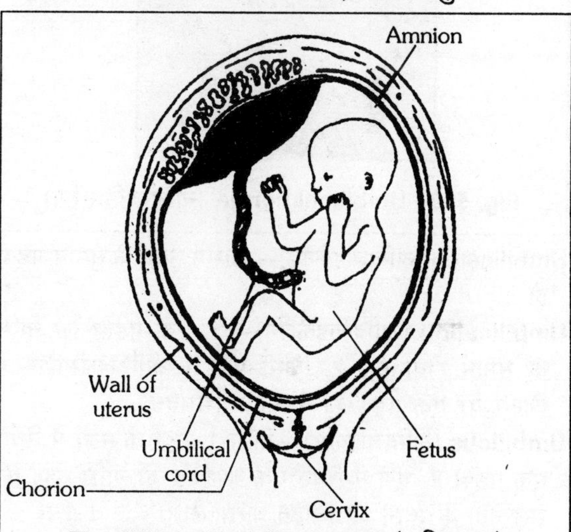

Fig. 597 A : Umbilical cord (नाभि-रज्जु)
Wall of uterus = गर्भाशय की भित्ति, Umbilical cord = नाभि-रज्जु, Chorion = जरायु, Cervix = गर्भाशयग्रीवा, Fetus = भ्रूण, Amnion = उल्व या भ्रूणावरण

Umbilical hernia (अम्बिलाइकल हर्निया)— नाभि के क्षेत्र में विद्यमान एक हर्निया, नाभि-हर्निया

Umbilical souffle (अम्बिलाइकल सूफ्ल)— नाभि-रज्जु से उत्पन्न होने वाली सी-सी करने की आवाज़

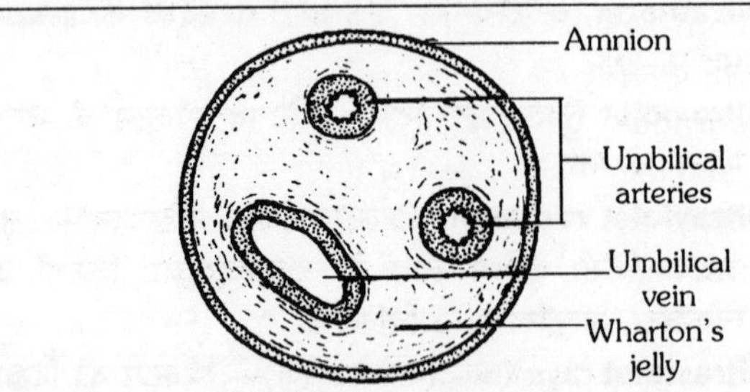

Fig. 597 B : Transverse section of the umbilical cord (नाभि-रज्जु की अनुप्रस्थ काट)

Amnion = उल्व या भ्रूणावरण, Umbilical arteries = नाभि-रज्जु की धमनियाँ, Umbilical vein = नाभि-रज्जु की शिरा, Wharton's jelly = नाभि-रज्जु का लेसदार पदार्थ

Umbilicate (अम्बिलाइकेट)— नाभि से सम्बन्धित अथवा उसके आकार का

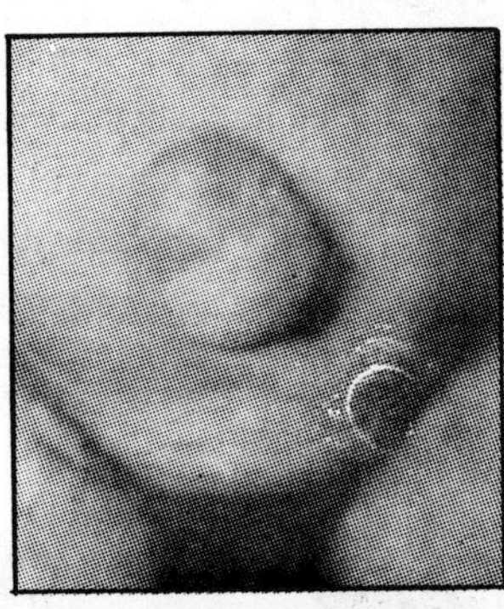

Fig. 598 : Umbilical hernia (नाभि-बहिःसरण)

Umbilicated (अम्बिलाइकेटेड)— जिसमें नाभि के समान गड्ढा हो

Umbilication (अम्बिलाइकेशन)— 1. एक गड्ढा जो नाभि के समान होता है। 2. किसी फोड़े अथवा जलस्फोट के शिखर पर एक गड्ढे का बनना, नाभिभवन

Umbilicus (अम्बिलाइकस)— नाभि 1. उदर के मध्य में स्थित एक गड्ढा 2. भ्रूण में स्थित एक व्रणचिह्न जो नाभि-रज्जु की संलग्नता के स्थान को चिह्नित करता है।

Umbo (अम्बो)— किसी गोल सतह का उभरा हुआ केन्द्र, ककुद

Umbra (अम्ब्रा)— किसी एक्स-रे चित्र का किनारा

Umbrella filter (अम्ब्रैला फिल्टर)— किसी रक्त वाहिनी में रखा जाने वाला एक निस्यन्दक जो अन्तःशल्य को इस बिन्दु से आगे जाने को रोकता है।

Un- (अन-)— पीछे, उलटना तथा नहीं के अर्थ में प्रयुक्त एक उपसर्ग

Uncal (अँग्कल)— मस्तिष्क के अंकुश से सम्बन्धित

Uncarthrosis (अन्कारथ्रोसिस)— अस्थि रोग जो कशेरुकाओं के अंकुशित प्रवर्धों को ग्रस्त करता है।

Unci (अनसाइ)— Uncus का बहुवचन

Uncia (अनसिया)— एक औंस

Unciform (अन्सीफोर्म)— हुक के आकार का

Unciforme (अन्सीफोर्मी)— Unciform.

Uncinaria (अनसाइनेरिया)— अंकुशकृमि

Uncinariasis (अनसाइनेरिएसिस)— अकुंशकृमि रोग, अंकुशकृमिता, अकुंशकृमिरूग्णता

Uncinate (अनसाइनेट)— हुक के आकार का; हुक से युक्त; अकुँशित

Uncinate convolution (अनसाइनेट कॉन्वोल्यूशन)— अकुंशित कर्णक

Uncinatum (अनसाइनेटम)— जिसमें हुक लगे होते हैं।

Uncipressure (अन्सीप्रेशर)— रक्तस्राव को रोकने के लिये हुक से लगाया गया दबाव

Uncomplemented (अनकाम्प्लीमैन्टेड)— जो सम्पूरक से संयुक्त अथवा सम्बद्ध नहीं होता और इसलिए निष्क्रिय होता है।

Unconditioned reflex (अनकण्डीशन्ड रिफ्लैक्स)— एक प्राकृतिक अथवा जन्म से उत्पन्न प्रतिवर्त क्रिया, उपार्जित नहीं

Unconscious (अनकॉनशस)— अचेत अथवा जो संवेदी उद्दीपनों के प्रति प्रत्युत्तर न देता हो; मूर्च्छित, बेहोश, अचेत

Unconsciousness (अनकॉनशसनैस)— अचेतनता अथवा संवेदी उद्दीपनों के प्रति प्रत्युत्तर न देना, मूर्च्छा, बेहोशी।

Unco-ossified (अन्को-ऑसीफाइड)— जो एक हड्डी में अस्थीकृत न हुआ हो।

Uncovertebral (अन्कोवर्टीब्रल)— किसी कशेरुका के हुक के आकार के प्रवर्ध से सम्बन्धित

Unction (अन्कशन)— 1. मरहम 2. मरहम लगाना

Unctuous (अन्कचुअस)— तेलीय या चिकना

Uncture (अन्कचूर)— मरहम

Uncus (अन्कस)— 1. कोई भी हुक के आकार की रचना, अकुंश 2. हिप्पोकैम्पस–गाइरस का अगला हुकदार सिरा

Underachiever (अण्डरएचीवर)— ऐसा व्यक्ति जिसकी उपलब्धियां उससे कम होती हैं जिसके होने की सम्भावना की भविष्यवाणी की गई होती है।

Underbite (अण्डरबाइट)— ऐसी दशा जिसमें मुँह बन्द करने पर निचले कृन्तक दाँत ऊपरी कृन्तक दाँतों के सामने हो जाते हैं।

Undernutrition (अण्डरन्यूट्रीशन)— किसी भी कारण से होने वाला अपर्याप्त पोषण, हीनपोषण

Understain (अण्डरस्टेन)— सामान्य से कम गाढ़ा अभिरंजित करना ।

Undertoe (अण्डरटो)— पैर के अंगूठे का अन्य अंगुलियों के नीचे विस्थापित हो जाना ।

Underventilation (अण्डरवैन्टीलेशन)— Hypoventilation.

Underweight (अण्डरवेट)— ऐसी दशा जिसमें किसी व्यक्ति के शरीर का भार उसके सामान्य भार से कम से कम 10% (10 प्रतिशत) कम होता है ।

Undescended (अनडिसेन्डेड)—अनवतीर्ण जैसे कोई अनवतीर्ण शुक्र-ग्रन्थि जो जन्म के समय पर वक्षंणीय नली अथवा उदरीय गुहा में रहती है और अण्डकोष में नहीं उतरती ।

Undifferentiated (अनडिफ्रेन्शियेटेड)— अविभेदित; आद्य

Undifferentiation (अनडिफ्रेन्शियेशन)— Anaplasia.

Undine (अन्डाइन)— आँखों की धुलाई करने के लिये एक छोटा काँच का फ्लास्क, अक्षिसेचनी

Undinism (अनडाइनिज़्म)— मूत्र-त्याग करने अथवा मूत्र दिखाई देने से लैंगिक इच्छा का जागृत होना ।

Undulant (अनडुलैन्ट)— तरंगों की भाँति गति करने वाला

Undulate (अनडुलेट)— लहरदार अथवा लहरदार किनारे वाला

Undulation (अनडुलेशन)— लहरदार गति या स्पन्दन (धड़कन) तरंगण; उर्मिलता

Ung. (अन्ग.)— मरहम

Ungual (अँग्वल)— नाखूनों से सम्बन्धित अथवा उनसे मिलता जुलता

Ungual phalanx (अँग्वाल फेलैंक्स)— हाथ एवं पैर की प्रत्येक अँगुली का अन्तिम अँगुली पर्व

Unguent (अँग्वैन्ट)— मरहम

Unguentum (अँग्वैन्टम)— मरहम

Ungues (अनग्वीस)— Unguis का बहुवचन

Unguiculate (अँग्वाइकुलेट)— पंजे के समान; पंजों अथवा नाखूनों को धारण करने वाला

Unguinal (अनग्वाइनल)— Ungual.

Unguis (अनग्विस)— नाखून; नख

Ungula (अन्गुला)— गर्भाशय से मृत भ्रूण को निकालने के लिये एक उपकरण

Uni- (यूनी-)— एक के अर्थ में प्रयुक्त एक उपसर्ग

Uniarticular (यूनीआर्टीकुलर)— एक सन्धि या जोड़ से सम्बन्धित

Uniaxial (यूनीएक्सियल)— केवल एक अक्ष वाला, एकाक्षीय

Unibasal (यूनीबेसल)— केवल एक आधार वाला

Unicameral (यूनीकैमेरल)— केवल एक गुहा अथवा कोष्ठ वाला

Unicamerate (यूनीकैमेरेट)— Unicameral.

Unicellular (यूनीसैलुलर)—एककोशिकीय

Unicentral (यूनीसेन्ट्रल)—केवल एक केन्द्र वाला

Uniceps (यूनीसेप्स)— केवल एक शीर्ष अथवा उद्‌गम वाला जैसे कोई पेश होती है ।

Unicorn (यूनीकॉर्न)—केवल एक शृंग (सींग) धारण करने वाला; एकश्रृंगी

Unicornous (यूनीकॉर्नस)— Unicorn.

Unicuspid (यूनीकस्पिड)—एक कपर्दिका धारण करने वाला

Unicuspidate (यूनीकस्पिडेट)— Unicuspid.

Unifamilial (यूनीफेमिलीयल)— एक ही परिवार से सम्बन्धित अथवा उसी में उत्पन्न होने वाला जैसे कोई रोग

Uniflagellate (यूनीफ्लेजीलेट)— केवल एक कशाभ धारण करने वाला

Uniforate (यूनीफोरेट)—केवल एक छिद्र वाला

Uniform (यूनीफार्म)— एक ही आकृति वाला

Unigerminal (यूनीजर्मिनल)— केवल एक अण्ड अथवा बीजांकुर से सम्बन्धित

Uniglandular (यूनीग्लैण्डुलर)— केवल एक ग्रन्थि से सम्बन्धित अथवा उसे प्रभावित करने वाला

Unigravida (यूनीग्रेविडा)—वह स्त्री जो प्रथम बार गर्भवती हुई हो ।

Unilaminar (यूनीलेमिनार)—केवल एक परत वाला

Unilaminate (यूनीलेमिनेट)— Unilaminar.

Unilateral (यूनीलेट्रल)— केवल एक पार्श्व से सम्बन्धित, उसे प्रभावित करने वाला अथवा उस पर उत्पन्न होने वाला; एक पार्श्विक

Unilobar (यूनीलोबर)— केवल एक खण्ड वाला

Unilocular (यूनीलॉकुलर)—केवल एक गुहा वाला

Unimolecular (यूनीमोलीकुलर)— Monomolecular.

Uninuclear (यूनीन्यूक्लियर)— केवल एक केन्द्रक वाला

Uninucleated (यूनीन्यूक्लिएटेड)— Uninuclear.

Uniocular (यूनीऑकुलर)— केवल एक आँख से सम्बन्धित अथवा उसे धारण करने वाला, एकनेत्री

Union (यूनियन)— दो अथवा अधिक वस्तुओं के जुड़ कर एक होने की क्रिया अथवा उनका इस प्रकार जुड़ा होना जैसे किसी टूटी हुई हड्डी या किसी ज़ख्म के किनारों का जुड़ना या जुड़ा होना, योग; विरोहण प्रक्रिया

Unioval (यूनीओवल)— Uniovular. Monozygotic.

Uniovular (यूनीओव्यूलर)— एक ही डिम्ब से सम्बन्धित अथवा उससे बनने वाला, एकडिम्बज

Unipara (यूनीपैरा)— Primipara.

Uniparous (यूनीपेरस)— Primiparous.

Unipolar (यूनीपोलर)— 1. एक ही ध्रुव को धारण करने वाला अथवा उससे सम्बन्धित 2. एक प्रवर्ध वाला जैसे कोई तन्त्रिका कोशिका होती है । एकध्रुवी

Unipotent, Unipotential (यूनीपोटेन्ट, यूनीपोटेन्शियल)— केवल एक शक्ति धारण करने वाला जैसे केवल एक गण की कोशिकायें उत्पन्न करने वाला, एक शक्त

Uniseptate (यूनीसेप्टेट)—केवल एक पट धारण करने वाला

Unisex (यूनीसैक्स)— 1. विशेष रूप से केशविन्यास या वस्त्र-धारण के लिहाज़ से स्त्री एवं पुरूष के बीच विभेदन न कर पाना 2. किसी भी लिंग के व्यक्ति के द्वारा प्रयोग में लाये जाने के लिए उपयुक्त

Unisexual (यूनीसैक्सुअल)— एकलिंगी

Unit (यूनिट)— 1. बहुत सी एक-सी वस्तुओं में से केवल एक; किसी सम्पूर्ण वस्तु का एक खण्ड जो ऐसे एक-से खण्डों से मिलकर बनी होती है। 2. किसी वस्तु की एक निश्चित मात्रा जिसे माप के लिए मानक माना जाता है। इकाई—

Angstrom unit (एंग्स्ट्रॉम यूनिट)— तरंगदैर्ध्य की एक अन्तर्राष्ट्रीय इकाई जो एक मिलीमीटर की 1/10,000,000 अथवा एक इंच की 1/254,000,000 होती है।

Coronary care unit (कॉरोनरी केयर यूनिट)— किसी अस्पताल का वह विभाग जो गम्भीर हृदय रोग के रोगियों की देखभाल एवं उनकी आपात चिकित्सा हेतु विशेष रूप से बना हुआ एवं साधनों से सुसज्जित होता है।

Intensive care unit (इन्टैन्सिव केयर यूनिट)— किसी अस्पताल का वह विभाग जो गम्भीर रोग से पीड़ित रोगियों की देखभाल के लिए विशेष साधनों एवं विशेषज्ञों से युक्त होता है। गहन चिकित्सा इकाई

International unit (इन्टरनेशनल यूनिट)— International conference for unification of Formulae द्वारा परिभाषित एक इकाई

Kienbock's unit (कीनबॉक्स यूनिट)— एक्स-रे अनावरण की एक इकाई जो 0.1 इरीद्मा के बराबर होती है; इसका प्रतीक X है।

Light unit (लाइट यूनिट)— किसी प्रामाणिक मोमबत्ती से एक फिट की दूरी पर प्रकाश की मात्रा

SI unit (एस आई यूनिट)— सन् 1960 में हुए भार एवं माप के ग्यारहवें अन्तर्राष्ट्रीय सम्मेलन में मानी गई इन्टरनेशनल सिस्टम ऑफ यूनिट्स की इकाइयों में से कोई एक इकाई। एस आई इकाइयों में मीटर (लम्बाई), किलोग्राम (भार), सेकण्ड (समय) तथा एम्पीयर (वैद्युत-धारा) आदि सम्मिलित होते हैं।

Unit of heat (यूनिट ऑफ हीट)— 1. कैलोरी (ग्राम कैलोरी; किलो कैलोरी) 2. जूल

Unit of wavelength (यूनिट ऑफ वेवलैंथ)— एंग्स्ट्रॉम इकाई। नैनोमीटर

Unitarian (यूनीटेरियन)— केवल एक इकाई से बना हुआ।

Unitary (यूनीटरी)— किसी एक ही इकाई से सम्बन्धित

Uniterminal (यूनीटर्मिनल)— केवल एक अन्त वाला

Univalence (यूनीवैलेन्स)— केवल एक वैलेन्सी वाला होना

Univalency (यूनीवैलेन्सी)— Univalence.

Univalent (यूनीवैलेन्ट)— एक की वैलेन्सी वाला

Universal (यूनीवर्सल)— सर्वव्यापी

Universal antidote (यूनीवर्सल एन्टिडोट)— विषाक्तता में प्रयुक्त एक प्रतिकारक जब विशिष्ट प्रतिकारक का पता नहीं होता अथवा वह उपलब्ध नहीं होता।

Universal donor (यूनीवर्सल डोनर)— O रक्त वर्ग का व्यक्ति जिसके रक्त को बिना खतरे के A B O रक्त वर्गों में से किसी भी रक्त वर्ग के व्यक्ति में चढ़ाया जा सकता है।

Universal recipient (यूनीवर्सल रिसीपिएन्ट)—AB रक्त वर्ग का व्यक्ति जो बिना खतरे के किसी भी रक्त वर्ग के मनुष्य का रक्त प्राप्त कर सकता है।

Unmedullated (अनमेडुलेटेड)— Unmyelinated.

Unmyelinated (अनमाइलीनेटेड)— माइलिन आच्छद से रहित

Unphysiological (अनफिज़ियोलॉजिकल)— शरीरवृत्तिक सिद्धान्तों के प्रतिकूल

Unrest (अनरैस्ट)— अशान्ति, चंचलता

Unsanitary (अनसेनीटरी)— Insanitary.

Unsaturated (अनसेचुरेटेड)— 1. और अधिक घोलने या अवशोषित करने योग्य, असंतृप्त 2. ऐसे यौगिकों को बताने वाला जिनमें दो या अधिक परमाणु दुगुने अथवा तिगुने बन्धनों द्वारा जुड़े होते हैं।

Unsaturated compound (अनसेचुरेटेड कम्पाउण्ड)— एक कार्बनिक यौगिक जिसमें कार्बन परमाणुओं के बीच दुगुने या तिगुने बन्धन होते हैं।

Unsex (अनसैक्स)— लिंग ग्रन्थियों (शुक्रग्रन्थियाँ अथवा डिम्बग्रन्थियाँ) या लैंगिक विशिष्टता से वंचित करना।

Unsound (अनसाउण्ड)— अस्वस्थ

Unsoundedness (अनसाउण्डेडनैस)—अस्वस्थता

Unstriated (अनस्ट्रिएटेड)— अरेखित जैसे चिकनी पेशी होती है।

Unstriped (अनस्ट्रिप्ड)— Unstriated.

Unwell (अनवैल)— रोगी; बीमार; अस्वस्थ

Unwholesome (अनहोलसम)— स्वास्थ्य के लिए अहितकर

Upper (अपर)— उर्ध्ववर्ती; ऊपरी

Upsiloid (अपसीलॉयड)— U अथवा V अक्षर के आकार का

Uptake (अपटेक)— ऊतकों अथवा सम्पूर्ण जीवधारी द्वारा अवशोषण

Urachal (यूरेकल)— यूरेकस से सम्बन्धित

Urachus (यूरेकस)— मूत्राशय के शिखर से नाभि तक विस्तृत एक तन्तुमय रज्जु

Uracrasia (यूरेक्रेसिया)— 1. मूत्र की विकृत अवस्था 2. मूत्र को रोकने में असमर्थता

Uracratia (यूरेक्रेशिया)— मूत्र को रोकने में असमर्थता, मूत्र असंयति

Uragogue (यूरेगोग)— मूत्रल

Uraniscochasm (यूरेनिस्कोचाज़्म)— Uranoschisis.

Uranisconitis (यूरेनिस्कोनाइटिस)— तालुशोथ

Uraniscoplasty (यूरेनिस्कोप्लास्टी)— Uranoplasty.

Uraniscorrhaphy (यूरेनिस्कोरैह्फी)— किसी खण्डतालु की सिलाई करना।

Uraniscus (यूरेनिस्कस)— तालु

Uranoplasty (यूरेनोप्लास्टी)— प्लास्टिक सर्जरी द्वारा खण्डतालु की मरम्मत करना।

Uranoplegia (यूरेनोप्लीजिया)— कोमल तालु की पेशियों का पक्षाघात

Uranorrhaphy (यूरेनोरैह्फी)— Uraniscorrhaphy.

Uranoschisis (यूरेनोस्काइसिस)—खण्डतालु

Uranostaphyloplasty (यूरेनोस्टेफिलोप्लास्टी)— कोमल एवं कठोर तालु के दोष को प्लास्टिक सर्जरी द्वारा ठीक करना।

Uranostaphylorrhaphy (यूरेनोस्टेफिलोरैह्फी)— कोमल एवं कठोर तालु के दोष को सिलाई करके ठीक करना।

Uranostaphyloschisis (यूरेनोस्टेफिलोस्काइसिस)— कोमल एवं कठोर तालु का विदर या इनकी फटन

Uranoveloschisis (यूरेनोवीलोस्काइसिस)— Uranostaphyloschisis.

Urapostema (यूरेपोस्टीमा)— एक फोड़ा जिसमें मूत्र भरा होता है।

Uraroma (यूरेरोमा)— मूत्र की मीठी गन्ध

Urarthritis (यूरेर्थ्राइटिस)— गाउट के कारण होने वाला सन्धिशोथ

Urate (यूरेट)—यूरिक एसिड का एक लवण जो सामान्यतया मूत्र में पाया जाता है।

Uratemia (यूरेटीमिया)— रक्त में यूरेट विशेषकर सोडियम यूरेट का पाया जाना।

Uratic (यूरेटिक)— यूरेट अथवा गाउट से सम्बन्धित

Uratolysis (यूरेटोलाइसिस)— यूरेटों का विघटन होना।

Uratolytic (यूरेटोलाइटिक)— यूरेटों का विघटन करने वाला

Uratoma (यूरेटोमा)— गाउट में जोड़ में पाई जाने वाली यूरेटों की एक कणिकाश्मरी (छोटी पथरी); टोफस

Uratosis (यूरेटोसिस)— ऊतकों में यूरेटों का जमाव

Uraturia (यूरेटूरिया)— मूत्र में यूरेटों का अधिक पाया जाना।

Urceiform (अर्सीफोर्म)— कलश के आकार का

Urceolate (अर्सियोलेट)— Urceiform.

Ur-defense (अर-डिफैन्स)— एक विश्वास जैसे धार्मिक या वैज्ञानिक विश्वास जो व्यक्ति की मानसिक स्वस्थता बनाये रखने के लिए आवश्यक है।

Urea (यूरिया)— मूत्र का मुख्य नाइट्रोजनी घटक तथा प्रोटीन चयापचय का मुख्य नाइट्रोजनी अन्तिम-उत्पाद जो अमीनो अम्लों एवं अमोनिया यौगिकों से यकृत में बनता है। मूत्र में इसकी अधिकता से यूरीमिया रोग होने का संकेत मिलता है।

Urea frost (यूरिया फ्रोस्ट)— बढ़े हुए यूरीमिया के रोगियों की त्वचा पर दिखाई देने वाले यूरिया के श्वेत परतदार जमाव

Ureagenesis (यूरियाजेनेसिस)— Ureapoiesis.

Ureagenetic (यूरियाजेनेटिक)— यूरिया से सम्बन्धित अथवा उसे उत्पन्न करने वाला।

Ureal (यूरियल)—यूरिया से सम्बन्धित अथवा उसे धारण करने वाला।

Ureameter (यूरियामीटर)—मूत्र में यूरिया की मात्रा का पता लगाने वाला एक उपकरण; यूरियामापी

Ureametry (यूरियामीट्री)— मूत्र में यूरिया की मात्रा का पता लगाना।

Ureapoiesis (यूरियापॉयसिस)— यूरिया की उत्पत्ति होना।

Urease (यूरियेस)— एक एन्जाइम जो यूरिया का कार्बन डाइऑक्साइड एवं अमोनिया में जल-अपघटन होने को बढ़ाता है।

Urecchysis (यूरेकाइसिस)— मूत्र का ऊतकों में निःसरण (रिसाव) होना।

Uredema (यूरेडीमा)— मूत्र की अवत्वचीय (त्वचा के नीचे) ऊतकों में विद्यमानता से उत्पन्न सूजन

Ureic (यूरीक)— Ureal.

Urelcosis (यूरेल्कोसिस)— मूत्र-पथ में ज़ख्म बनना।

Uremia (यूरीमिया)— वृक्क-पात से सम्बद्ध विषाक्त दशा जो प्रोटीन के चयापचय के अन्तिम-उत्पाद (यूरिया आदि) के रुक जाने से उत्पन्न होती है जिन्हें सामान्यतया गुर्दों के द्वारा उत्सर्जित कर दिया जाता है। इसमें निरन्तर सिर में हल्का-हल्का दर्द रहता है, जी मिचलाता है, उल्टी होती है, चक्कर आते हैं, दौरे पड़ते हैं तथा बेहोशी हो जाती है।

Uremic (यूरीमिक)— यूरीमिया से सम्बन्धित अथवा उसके द्वारा उत्पन्न; यूरीमियायुक्त; यूरीमियाजनित

Uremigenic (यूरीमिजेनिक)— यूरीमिया से उत्पन्न अथवा उसे उत्पन्न करने वाला

Ureogenesis (यूरियोजेनेसिस)—यूरिया का बनना

Ureometer (यूरियोमीटर)— Ureameter.

Ureometry (यूरियोमीट्री)— Ureametry.

Uresiesthesia, Uresiesthesis (यूरेसीस्थीज़िया, यूरेसीस्थेसिस)—मूत्र-त्याग की सामान्य प्रवृत्ति

Uresis (यूरेसिस)— मूत्रण, मूत्र-त्याग

Ureter (यूरेटर)— एक नली जो वृक्क की श्रोणि में शुरू होकर मूत्राशय के आधार पर समाप्त होती है जिससे होकर मूत्र वृक्क से मूत्राशय में पहुँचता है; गवीनी; मूत्रनली

Ureteral (यूरेट्रल)— गवीनी या मूत्रनली सम्बन्धी

Ureteralgia (यूरेट्रेल्जिया)— मूत्रनली में दर्द होना, गवीनीशूल

Uretercystoscope (यूरेटरसिस्टोस्कोप)— एक मूत्राशयदर्शी जिसके साथ एक गवीनी-कैथीटर जुड़ा होता है।

Ureterectasia (यूरेटरेक्टेसिया)— Ureterectasis.

Ureterectasis (यूरेटरेक्टेसिस)— गवीनी का विस्फारित होना

Ureterectomy (यूरेटरेक्टॉमी)—किसी मूत्रनली को शल्यक्रिया द्वारा काट कर निकाल देना, गवीनी-उच्छेदन

Ureteric (यूरेटरिक)— Ureteral.

Ureteritis (यूरेटराइटिस)— मूत्रनलीशोथ, गवीनीशोथ

Uretero- (यूरेटरो-)— एक उपसर्ग जिसका अर्थ मूत्रनली या गवीनी होता है।

Ureterocele (यूरेटरोसील)— मूत्रनली का मूत्राशय में खुलने वाले स्थान के पास पुटी के समान विस्फारण; गवीनीस्फीति

Ureterocelectomy (यूरेटरोसीलेक्टॉमी)— गवीनीस्फीति को शल्यक्रिया द्वारा काट कर निकाल देना।

Ureterocervical (यूरेटरोसर्वाइकल)— मूत्रनली एवं गर्भाशयग्रीवा से सम्बन्धित

Ureterocolic (यूरेटरोकोलिक)— मूत्रनली एवं वृहदान्त्र से सम्बन्धित

Ureterocolostomy (यूरेटरोकोलोस्टॉमी)— मूत्रनली को वृहदान्त्र या कोलन में आरोपित करना।

Ureterocystanastomosis (यूरेटरोसिस्टेनास्टोमोसिस)— Ureteroneocystostomy.

Ureterocystoneostomy (यूरेटरोसिस्टोनियोस्टॉमी)— Ureteroneocystostomy.

Ureterocystoplasty (यूरेटरोसिस्टोप्लास्टी)— प्लास्टिक सर्जरी द्वारा मूत्रनली एवं मूत्राशय की मरम्मत करना।

Ureterocystoscope (यूरेटरोसिस्टोस्कोप)— Uretercystoscope.

Ureterocystostomy (यूरेटरोसिस्टोस्टॉमी)— Ureteroneocystostomy.

Ureterodialysis (यूरेटरोडायालाइसिस)— किसी मूत्रनली का फट जाना।

Ureteroenteric (यूरेटरोएन्ट्रिक)— किसी मूत्रनली एवं आँत से सम्बन्धित

Ureteroenterostomy (यूरेटरोएन्ट्रोस्टॉमी)— किसी मूत्रनली एवं आँत के बीच मार्ग बनाना।

Ureterography (यूरेटरोग्राफी)— किसी एक्स-रे अभेद्य पदार्थ का इन्जैक्शन लगाकर मूत्रनली का एक्स-रे परीक्षण करना।

Ureteroheminephrectomy (यूरेटरोहेमीनेफ्रेक्टॉमी)— एक ओर वृक्क तथा गवीनी के डबल हो जाने के मामले में डबल हुए भाग को शल्यक्रिया द्वारा काट कर अलग कर देना।

Ureterohydronephrosis (यूरेटरोहाइड्रोनेफ्रोसिस)— मूत्र के बाहर को बहने में अवरोध उत्पन्न हो जाने के परिणामस्वरूप मूत्रनली एवं वृक्क की श्रोणि में मूत्र के इकट्ठा हो जाने से उनका विस्फारित हो जाना।

Ureteroileoneocystostomy (यूरेटरोइलियोनियोसिस्टोस्टॉमी)— मूत्रीय पथ की निरन्तरता को पुनः स्थापित करने के लिए आंशिक रूप से नष्ट हुई मूत्रनली के ऊपरी खण्ड का इलियम के किसी खण्ड के साथ सम्मिलन करना और फिर इलियम के निचले सिरे को मूत्राशय में आरोपित कर देना।

Ureteroileostomy (यूरेटरोइलियोस्टॉमी)— किसी मूत्रनली का इलियम से पृथक किए गये किसी खण्ड के साथ सम्मिलन करना जो उदरीय भित्ति के एक छिद्र से सम्बन्धित होता है जिससे मूत्र इस छिद्र से होकर निकलने लगता है।

Ureterolith (यूरेटरोलिथ)—मूत्रनली में स्थित एक पथरी

Ureterolithiasis (यूरेटरोलिथिएसिस)— मूत्रनली में पथरी का बनना, गवीनी-अश्मरीयता

Ureterolithotomy (यूरेटरोलिथोटॉमी)— पथरी को निकालने के लिए मूत्रनली में चीरा लगाना, गवीनीअश्मरीहरण

Ureterolysis (यूरेटरोलाइसिस)— 1. मूत्रनली का फट जाना 2. मूत्रनली का पक्षाघात होना 3. शल्यक्रिया द्वारा मूत्रनली को चिपकावों से मुक्त करना।

Ureteroneocystostomy (यूरेटरोनियोसिस्टोस्टॉमी)— किसी मूत्रनली एवं मूत्राशय के बीच शल्यक्रिया द्वारा नया मार्ग बनाना।

Ureteroneopyelostomy (यूरेटरोनियोपाइलोस्टॉमी)— किसी मूत्रनली एवं वृक्कीय श्रोणि के बीच शल्यक्रिया द्वारा नया मार्ग बनाना।

Ureteronephrectomy (यूरेटरोनेफ्रेक्टॉमी)— किसी वृक्क को उसकी मूत्रनली के साथ शल्यक्रिया द्वारा काट कर निकाल देना।

Ureteropathy (यूरेटरोपैथी)— मूत्रनली का कोई भी रोग

Ureteropelvioplasty (यूरेटरोपैल्वियोप्लास्टी)— मूत्रनली एवं वृक्कीय श्रोणि के संगम की प्लास्टिक सर्जरी द्वारा मरम्मत करना।

Ureterophlegma (यूरेटरोफ्लेग्मा)— मूत्रनली में श्लेष्मा का संचय

Ureteroplasty (यूरेटरोप्लास्टी)— मूत्रनली की प्लास्टिक सर्जरी करना, गवीनीसंधान

Ureteroproctostomy (यूरेटरोप्रोक्टोस्टॉमी)— मूत्रनली से मलाशय के निचले भाग तक शल्यक्रिया द्वारा एक मार्ग बनाना।

Ureteropyelitis (यूरेटरोपायलाइटिस)— वृक्क की श्रोणि एवं किसी मूत्रनली की सूजन

Ureteropyelography (यूरेटरोपायलोग्राफी)— मूत्रनली एवं वृक्कीय श्रोणि का एक्स-रे परीक्षण करना।

Ureteropyeloneostomy (यूरेटरोपायलोनियोस्टॉमी)— Ureteroneopyelostomy.

Ureteropyelonephritis (यूरेटरोपायलोनेफ्राइटिस)— मूत्रनली, वृक्कीय श्रोणि एवं वृक्क का शोथ

Ureteropyeloplasty (यूरेटरोपायलोप्लास्टी)—प्लास्टिक सर्जरी द्वारा किसी मूत्रनली एवं वृक्कीय श्रोणि की मरम्मत करना।

Ureteropyelostomy (यूरेटरोपायलोस्टॉमी)— Ureteropyeloneostomy.

Ureteropyosis (यूरेटरोपायोसिस)— किसी मूत्रनली का सूपय शोथ

Ureterorectostomy (यूरेटरोरैक्टोस्टॉमी)— Ureteroproctostomy.

Ureterorenoscope (यूरेटरोरीनोस्कोप)— गवीनीवृक्कदर्शन में प्रयोग में लाया जाने वाला एक फाइब्रोप्टिक एण्डोस्कोप, गवीनीवृक्कदर्शक

Ureterorenoscopy (यूरेटरोरीनोस्कोपी)— गवीनीवृक्कदर्शक का प्रयोग करके मूत्रनली एवं वृक्क के भीतर का निरीक्षण करना, गवीनीवृक्कदर्शन

Ureterorrhagia (यूरेटरोरैह्जिया)— मूत्रनली से रक्तस्राव होना।

Ureterorrhaphy (यूरेटरोरैह्फी)— मूत्रनली में टाँके लगाना।

Ureteroscope (यूरेटरोस्कोप)— एक ऐसा यन्त्र जिसे मूत्रनली की अवकाशिका एवं वृक्क की संग्राही प्रणाली का निरीक्षण करने हेतु मूत्राशय से गुजार कर ऊपर मूत्रनली में पहुँचाया जाता है।

Ureterosigmoid (यूरेटरोसिग्मॉयड)— मूत्रनली एवं अवग्रहान्त्र से सम्बन्धित

Ureterosigmoidostomy (यूरेटरोसिग्मॉयडोस्टॉमी)— मूत्रनली को अवग्रहान्त्र वंक में आरोपित करना, गवीनी-अवग्रहान्त्रसम्मिलन

Ureterostegnosis (यूरेटरोस्टेग्नोसिस)— Ureterostenosis.

Ureterostenosis (यूरेटरोस्टेनोसिस)— किसी गवीनी का निकोचन

Ureterostoma (यूरेटरोस्टोमा)— एक छिद्र जिससे होकर मूत्रनली मूत्राशय में प्रवेश करती है।

Ureterostomy (यूरेटरोस्टॉमी)— मूत्रनली में स्थायी छिद्र बनाना; गवीनीछिद्रीकरण

Ureterotomy (यूरेटरोटॉमी)—गवीनी या मूत्रनली में चीरा लगाना, गवीनीछेदन

Ureterotrigonoenterostomy (यूरेटरोट्राइगोनोएन्ट्रोस्टॉमी)—मूत्राशय के त्रिकोण को एक अथवा दोनों मूत्रनलीय छिद्रों सहित शल्यक्रिया द्वारा काट कर निकाल देना एवं आँत में उसे आरोपित करना।

Ureteroureteral (यूरेटरोयूरेट्रल)— एक ही मूत्रनली के दो भागों से अथवा एक मूत्रनली का दूसरे के साथ संयोग होने से सम्बन्धित

Ureteroureterostomy (यूरेटरोयूरेटरोस्टॉमी)— एक मूत्रनली से दूसरी मूत्रनली में को एक मार्ग बनाना।

Ureterouterine (यूरेटरोयूटेराइन)— मूत्रनली एवं गर्भाशय सम्बन्धी

Ureterovaginal (यूरेटरोवैजाइनल)— किसी मूत्रनली एवं योनि से सम्बन्धित

Ureterovesical (यूरेटरोवेसाइकल)— किसी मूत्रनली एवं मूत्राशय से सम्बन्धित

Ureterovesicostomy (यूरेटरोवैसीकोस्टॉमी)— किसी मूत्रनली को मूत्राशय में पुनः आरोपित करना।

Urethra (यूरेथ्रा)— एक नलिका जिससे होकर मूत्र मूत्राशय से शरीर से बाहर निकल जाता है; मूत्रमार्ग

Prostatic urethra (प्रोस्टेटिक यूरेथ्रा)— पुरुष मूत्र-मार्ग का पुरःस्थग्रन्थिक भाग जो लगभग 2.5 सेमी. लम्बा होता है।

Urethra muliebris (यूरेथ्रा म्यूलाइब्रिस)— स्त्री का मूत्रमार्ग

Urethra virilis (यूरेथ्रा विरीलिस)— पुरुष का मूत्रमार्ग

Urethral (यूरेथ्रल)— मूत्रमार्ग सम्बन्धी, मूत्रमार्गीय

Urethralgia (यूरेथ्रैल्जिया)—मूत्रमार्ग में दर्द होना, मूत्रमार्गशूल

Urethrascope (यूरेथ्रेस्कोप)— Urethroscope.

Urethratresia (यूरेथ्राट्रेसिया)— मूत्रमार्ग का अछिद्रण अथवा अन्तर्रोध

Urethrectomy (यूरेथ्रेक्टॉमी)— मूत्रमार्ग को अथवा इसके भाग को काट कर निकाल देना।

Urethremorrhagia (यूरेथ्रीमोरैह्जिया)— Urethrorrhagia.

Urethremphraxis (यूरेथ्रेम्फ्रेक्सिस)— Urethrophraxis.

Urethreurynter (यूरेथ्रेयूरिन्टर)—मूत्रमार्ग-विस्फारक

Urethrism, Urethrismus (यूरेथ्रिज़्म, यूरेथ्रिस्मस)— मूत्रमार्ग की क्षोभ्यता अथवा उसका जीर्ण आकर्ष (ऐंठन)

Urethritis (यूरेथ्राइटिस)— मूत्रमार्गशोथ। यह मुख्यतया निम्न प्रकार का होता है—

Gonococcal urethritis, Specific urethritis (गॉनोकोकल यूरेथ्राइटिस, स्पेसीफिक यूरेथ्राइटिस)— गॉनोकॉकस द्वारा उत्पन्न मूत्रमार्गशोथ

Nongonococcal urethritis, Nonspecific urethritis, Simple urethritis (नॉनगॉनोकॉकल यूरेथ्राइटिस, नॉनस्पेसीफिक यूरेथ्राइटिस, सिम्पल यूरेथ्राइटिस)— मूत्रमार्गशोथ जो गॉनोकॉकस-संक्रमण से उत्पन्न नहीं होता

Urethro- (यूरेथ्रो-)— एक उपसर्ग जिसका अर्थ मूत्रमार्ग होता है।

Urethrobulbar (यूरेथ्रोबल्बर)— मूत्रमार्ग एवं शिश्न के कन्द से सम्बन्धित

Urethrocele (यूरेथ्रोसील)— स्त्री में मूत्रमार्ग का भ्रंश; मूत्रमार्ग विपुटी, मूत्रमार्गभ्रंश

Urethrocystitis (यूरेथ्रोसिस्टाइटिस)— मूत्रमार्ग एवं मूत्राशय का शोथ

Urethrocystometrography (यूरेथ्रोसिस्टोमीट्रोग्राफी)— Urethrocystometry.

Urethrocystometry (यूरेथ्रोसिस्टोमीट्री)— मूत्राशय एवं मूत्र-मार्ग में एक साथ दाब मापना।

Urethrocystopexy (यूरेथ्रोसिस्टोपैक्सी)— जोर लगाने पर मूत्र निकल जाने में लाभ पहुँचाने हेतु मूत्रमार्ग मूत्राशय संगम की प्लास्टिक सर्जरी करना।

Urethrodynia (यूरेथ्रोडायनिया)— Urethralgia.

Urethrograph (यूरेथ्रोग्राफ)— मूत्रमार्ग का अन्तर्व्यास मापने वाला एक यन्त्र

Urethrography (यूरेथ्रोग्राफी)— मूत्रमार्ग में किसी एक्स-रे अभेद्य पदार्थ का इन्जैक्शन लगाकर उसका एक्स-रे परीक्षण करना।

Urethrometer (यूरेथ्रोमीटर)— मूत्रमार्ग के व्यास को मापने वाला एक उपकरण; मूत्रमार्गमापी

Urethrometry (यूरेथ्रोमीट्री)— मूत्रमार्ग के व्यास को मापना।

Urethropenile (यूरेथ्रोपेनाइल)— मूत्रमार्ग एवं शिश्न से सम्बन्धित

Urethroperineal (यूरेथ्रोपेरीनियल)— मूत्रमार्ग एवं मूलाधार से सम्बन्धित

Urethroperineoscrotal (यूरेथ्रोपेरीनियोस्क्रोटल)—मूत्रमार्ग, मूलाधार एवं वृषण (अण्डकोष) सम्बन्धी

Urethropexy (यूरेथ्रोपैक्सी)— मूत्रमार्ग का शल्यक्रिया द्वारा स्थिरीकरण

Urethrophraxis (यूरेथ्रोफ्रेक्सिस)— मूत्रमार्ग में अवरोध उत्पन्न हो जाना।

Urethrophyma (यूरेथ्रोफाइमा)— मूत्रमार्ग का अर्बुद

Urethroplasty (यूरेथ्रोप्लास्टी)— मूत्रमार्ग की प्लास्टिक सर्जरी करना; मूत्रमार्गसंधान

Urethroprostatic (यूरेथ्रोप्रोस्टेटिक)— मूत्रमार्ग एवं प्रोस्टेट ग्रन्थि से सम्बन्धित

Urethrorectal (यूरेथ्रोरैक्टल)— मूत्रमार्ग एवं मलाशय से सम्बन्धित

Urethrorrhagia (यूरेथ्रोरैह्जिया)— मूत्रमार्ग से रक्तस्राव होना।

Urethrorrhaphy (यूरेथ्रोरैह्फी)— किसी मूत्रमार्ग-नालवर्ण में टाँके लगाना; मूत्रमार्गसीवन

Urethrorrhea (यूरेथ्रोरिह्या)— मूत्रमार्ग से असामान्य स्राव निकलना।

Urethroscope (यूरेथ्रोस्कोप)—मूत्रमार्ग के भीतर का दृष्टि-परीक्षण करने के लिये एक यन्त्र; मूत्रमार्गदर्शी

Urethroscopic (यूरेथ्रोस्कोपिक)—मूत्रमार्गदर्शी अथवा मूत्रमार्गदर्शन से सम्बन्धित

Urethroscopy (यूरेथ्रोस्कोपी)—मूत्रमार्गदर्शी द्वारा मूत्रमार्ग के भीतर का दृष्टि-परीक्षण करना; मूत्रमार्गदर्शन

Urethrospasm (यूरेथ्रोस्पाज़्म)— मूत्रमार्ग की ऐंठन जिससे उसमें संकुचन हो जाता है।

Urethrostaxis (यूरेथ्रोस्टेक्सिस)— मूत्रमार्ग से रक्त का टपकना

Urethrostenosis (यूरेथ्रोस्टेनोसिस)— मूत्रमार्ग का तंग होना।

Urethrostomy (यूरेथ्रोस्टॉमी)— शल्यक्रिया द्वारा मूलाधार की सतह पर मूत्रमार्ग का स्थायी छिद्र बनाना।

Urethrotome (यूरेथ्रोटोम)— मूत्रमार्गीय निकोचन को काटने वाला एक यन्त्र; मूत्रमार्गछेदक

Urethrotomy (यूरेथ्रोटॉमी)— मूत्रमार्गीय निकोचन को काटना, मूत्रमार्गछेदन

Urethrotrigonitis (यूरेथ्रोट्राइगोनाइटिस)— मूत्रमार्ग एवं मूत्राशय के त्रिकोण का शोथ

Urethrovaginal (यूरेथ्रोवैजाइनल)— मूत्रमार्ग एवं योनि से सम्बन्धित

Urethrovesical (यूरेथ्रोवेसाइकल)— मूत्रमार्ग एवं मूत्राशय से सम्बन्धित

Urethrovesicopexy (यूरेथ्रोवेसिकोपैक्सी)— दबाव मूत्र असंयति को ठीक करने के लिए मूत्र-मार्ग एवं मूत्राशय के आधार को जघन-सन्धानक की पश्चज सतह या अग्रज उदरीय भित्ति से शल्यक्रिया द्वारा निलम्बित कर देना।

-uretic (-यूरेटिक)— एक प्रत्यय जिसका अर्थ मूत्र होता है।

Uretic (यूरेटिक)— मूत्र के उत्सर्जन को बढ़ाने वाला; मूत्रल; मूत्रवर्धक

Urgency (अर्जेन्सी)—मूत्र त्याग करने की तुरन्त आवश्यकता; अत्यावश्यकता

Urhydrosis (अरहाइड्रोसिस)— पसीने में यूरिया का पाया जाना; मूत्रगन्धी स्वेदलता

U R I (यू आर आई)— Upper respiratory infection.

Uric (यूरिक)— मूत्र का अथवा उससे सम्बन्धित

Uricacidemia (यूरिकेसिडीमिया)— रक्त में यूरिक अम्ल का अधिक पाया जाना।

Uricaciduria (यूरिकेसीडूरिया)— मूत्र में यूरिक अम्ल की अधिकता

Uricemia (यूरिसीमिया)— Uricacidemia.

Uricocholia (यूरिकोकोलिया)— पित्त या बाइल में यूरिक एसिड का पाया जाना।

Uricolysis (यूरिकोलाइसिस)— यूरिक एसिड का विघटित होना; यूरिकाम्ल-अपघटन

Uricolytic (यूरिकोलाइटिक)— यूरिक एसिड का विघटन करने वाला; यूरिकाम्ल-अपघटनी

Uricometer (यूरिकोमीटर)— मूत्र में यूरिक एसिड की मात्रा का पता लगाने वाला एक उपकरण

Uricopoiesis (यूरिकोपॉयसिस)— यूरिक एसिड का उत्पन्न होना।

Uricosuria (यूरिकोसूरिया)— यूरिक एसिड का मूत्र में उत्सर्जित होना; यूरिकाम्लमेह

Uricosuric (यूरिकोसूरिक)— यूरिकाम्लमेह से सम्बन्धित, उससे

प्रभावित अथवा मूत्र में यूरिक अम्ल के उत्सर्जन को बढ़ाने वाला; यूरिकाम्ल उत्सर्गी

Uridrosis (यूरीड्रोसिस)— Urhydrosis.

Uriesthesia (यूरिएस्थीज़िया)— Uresiesthesia.

Uriesthesis (यूरिएस्थेसिस)— Uresiesthesis.

Urina (यूरिना)— मूत्र, पेशाब

Urinal (यूरिनल)— मूत्र-पात्र; पेशाब घर, मूत्रालय

Urinalysis (यूरिनेलाइसिस)—मूत्र का विश्लेषण

Urinary (यूरिनरी)— मूत्र से सम्बन्धित, उसे स्रवित करने वाला अथवा मूत्र धारण करने वाला; मूत्रीय

Urinary bladder (यूरिनरी ब्लैडर)— शरीर में स्थित एक पात्र जो वृक्कों से उत्सर्जित मूत्र को ग्रहण करता है, मूत्राशय

Urinary calculus (यूरिनरी कैल्कुलस)— मूत्रीय पथ में बनने वाली पथरी

Urinary casts (यूरिनरी कास्ट्स)— वृक्क नलिकाओं के निर्मोक जो मूत्र के साथ निकलते हैं।

Urinary diversion (यूरिनरी डाइवर्ज़न)— शल्यक्रिया द्वारा मूत्र प्रवाह का अनुप्रेषण करना।

Urinary incontinence (यूरीनरी इन्कॉन्टीनैन्स)— देखें 'Incontinence'

Urinary reflex (यूरिनरी रिफ्लैक्स)— मूत्राशय में मूत्र के संचित हो जाने के परिणामस्वरूप मूत्र-त्याग की इच्छा करना।

Urinary stammering (यूरिनरी स्टेमरिंग)— मूत्रण के समय अस्थायी विघ्नताएँ होना।

Urinate (यूरिनेट)— मूत्र-त्याग करना, पेशाब करना

Urination (यूरिनेशन)— मूत्र-त्याग की क्रिया, मूत्रण

Urine (यूरिन)— वृक्कों द्वारा रक्त से निस्यन्दित तरल जो वृक्कों से उत्सर्जित होता है और मूत्राशय में संचित हो जाता है तथा सामान्यतया अपनी इच्छानुसार मूत्रमार्ग द्वारा निकाल दिया जाता है; मूत्र

Urinemia (यूरिनीमिया)— Uremia.

Uriniferous (यूरिनीफेरस)— मूत्र का वाहन करने वाला।

Urinific (यूरिनीफिक)— Uriniparous.

Uriniparous (यूरिनीपेरस)— मूत्र बनाने वाला, मूत्रजन

Urinogenital (यूरिनोजेनाइटल)— Urogenital.

Urinogenous (यूरिनोजीनस)— Urogenous.

Urinology (यूरिनोलॉजी)— Urology.

Urinoma (यूरिनोमा)—एक पुटी जिसमें मूत्र होता है।

Urinometer (यूरिनोमीटर)— मूत्र के विशिष्ट गुरुत्व का पता लगाने वाला उपकरण, मूत्र-गुरुत्वमापी

Urinometry (यूरिनोमीट्री)— मूत्र के विशिष्ट गुरुत्व का पता लगाना।

Urinophil (यूरिनोफिल)— मूत्र में पनपने वाला जैसे कुछ जीवाणु होते हैं।

Urinoscopy (यूरिनोस्कोपी)— Uroscopy.

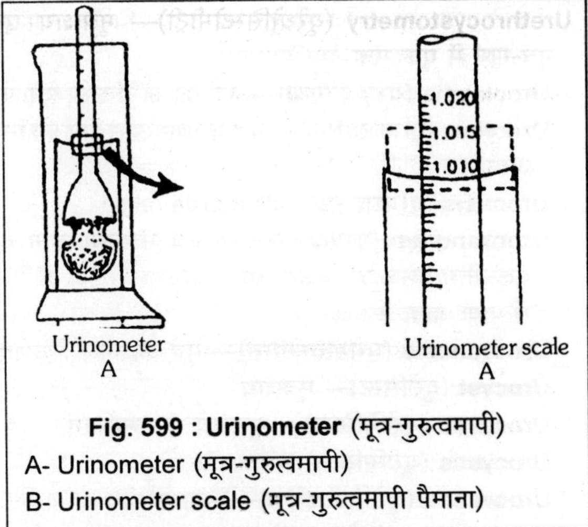

Fig. 599 : Urinometer (मूत्र-गुरुत्वमापी)

A- Urinometer (मूत्र-गुरुत्वमापी)

B- Urinometer scale (मूत्र-गुरुत्वमापी पैमाना)

Urinose, Urinous (यूरिनॉस, यूरिनस)— मूत्र से सम्बन्धित अथवा उसकी प्रकृति का या उसे धारण करने वाला; मूत्रज; मूत्रल

Urinosexual (यूरिनोसैक्सुअल)— Urogenital.

Urinous (यूरिनस)— मूत्र से सम्बन्धित अथवा उसकी प्रकृति वाला, मूत्रज

Uriposia (यूरिपोसिया)— पेशाब पीना

Uro- (यूरो-)—एक उपसर्ग जिसका अर्थ मूत्र से सम्बन्धित होता है।

Uroammoniac (यूरोअमोनियक)— मूत्र एवं अमोनिया से युक्त

Urobilin (यूरोबिलिन)— यूरोबिलिनोजन के ऑक्सीकरण से बना एक भूरा वर्णक

Urobilinemia (यूरोबिलिनीमिया)— यूरोबिलिन वर्णकों का रक्त में पाया जाना, यूरोबिलिनरक्तता

Urobilinicterus (यूरोबिलिनिक्टेरस)— यूरोबिलिनरक्तता के कारण होने वाली कामला

Urobilinogen (यूरोबिलिनोजन)— आन्त्रीय जीवाणुओं की बिलिरूबिन के ऊपर होने वाली क्रिया से आंत में बनने वाला एक रंगहीन यौगिक

Urobilinogenemia (यूरोबिलिनोजनीमिया)— रक्त में यूरोबिलिनोजन का पाया जाना।

Urobilinuria (यूरोबिलिन्यूरिया)— मूत्र में यूरोबिलिन की अधिकता

Urocele (यूरोसील)— मूत्र के संचित हो जाने से उत्पन्न अण्डकोष का फुलाव, जलवृषण

Urocheras (यूरोकेरस)— मूत्र में पाया जाने वाला कैल्सियममय तलछट

Urochesia (यूरोकेज़िया)— मूत्र का मल में विसर्जित होना।

Urochrome (यूरोक्रोम)— यूरोबिलिन से उत्पन्न मूत्र में पाया

जाने वाला एक वर्णक जो मूत्र को उसका विशिष्ट रंग प्रदान करता है; मूत्रवर्णक

Uroclepsia (यूरोक्लेप्सिया)— मूत्र का अनैच्छिक विसर्जन

Urocrisia (यूरोक्राइज़िया)— मूत्र परीक्षण द्वारा रोग का निदान करना।

Urocrisis (यूरोक्राइसिस)— Urocrisia.

Urocyanogen (यूरोस्यानोजन)— मूत्र में पाया जाने वाला एक नीला वर्णक जो विशेष रूप से कॉलरा या हैजे के रोगियों में पाया जाता है।

Urocyanosis (यूरोसायनोसिस)— मूत्र की नील विवर्णता

Urocyst (यूरोसिस्ट)— मूत्राशय

Urocystic (यूरोसिस्टिक)— मूत्राशय से सम्बन्धित

Urocystis (यूरोसिस्टिस)— मूत्राशय

Urocystitis (यूरोसिस्टाइटिस)— मूत्राशयशोथ

Urodynamics (यूरोडाइनामिक्स)— मूत्र-पथ में मूत्र के बहाव का गति-विज्ञान

Urodynia (यूरोडाइनिया)— मूत्रण के समय दर्द होना, मूत्रवेदना

Uroedema (यूरोइडीमा)— Uredema.

Uroenterone (यूरोएन्ट्रोन)— Urogastrone.

Uroerythrin (यूरोइरिथ्रिन)— एक लाल वर्णक जो कभी-कभी मूत्र में पाया जाता है।

Uroflowmeter (यूरोफ्लोमीटर)— मूत्रण के दौरान मूत्र प्रवाह की गति को मापने वाला एक उपकरण

Urofuscin (यूरोफ्यूसिन)— विशेष रूप से पोर्फाइरीनमेह के रोगियों के मूत्र में कभी-कभी पाया जाने वाला एक लाल-भूरा वर्णक

Urofuscohematin (यूरोफस्कोहेमाटिन)— कुछ रोगों में मूत्र में पाया जाने वाला एक लाल-भूरे रंग का वर्णक

Urogastrone (यूरोगैस्ट्रोन)— मूत्र में विद्यमान एक पॉलीपेप्टाइड जो जठर-स्राव का एक शक्तिशाली अवरोधक होता है।

Urogenital (यूरोजेनाइटल)— मूत्रीय एवं जननीय अंगों से सम्बन्धित, मूत्रजननांगी

Urogenous (यूरोजीनस)— 1. मूत्र उत्पन्न करने वाला, मूत्रजनक 2. मूत्र में उत्पन्न होने वाला

Urogram (यूरोग्राम)— मूत्र-पथ के किसी भाग की एक एक्स-रे फिल्म; मूत्रपथचित्र

Urography (यूरोग्राफी)— किसी एक्स-रे अभेद्य पदार्थ को प्रविष्ट करके मूत्र-पथ के किसी भी भाग का एक्स-रे परीक्षण करना; मूत्रपथचित्रण। यह निम्न प्रकार से होता है—

Ascending urography, Cystoscopic urography (एस्सेण्डिंग यूरोग्राफी, सिस्टोस्कोपिक यूरोग्राफी)— मूत्रमार्ग के द्वारा मूत्राशय में किसी भेदक माध्यम का इन्जैक्शन लगाकर किया जाने वाला मूत्रपथचित्रण

Descending urography, Excretion urography, Excretory urography, Intravenous urography (डिस्सेण्डिंग यूरोग्राफी, एक्सक्रीशन यूरोग्राफी, एक्सक्रीटरी यूरोग्राफी, इन्ट्रावेनस यूरोग्राफी)— किसी एक्स-रे अपारदर्शक पदार्थ का अन्तःशिराभ इन्जैक्शन लगाकर किया जाने वाला मूत्रपथचित्रण जो गुर्दे से उत्सर्जित हो जाता है तथा जिसका एक्स-रे द्वारा उत्सर्जन के समय अध्ययन किया जाता है।

Retrograde urography (रीट्रोग्रेड यूरोग्राफी)— Ascending urography, cystoscopic urography.

Urogravimeter (यूरोग्रेवीमीटर)— Urinometer.

Urohematin (यूरोहीमाटिन)— Urobilin.

Urohematonephrosis (यूरोहिमेटोनेफ्रोसिस)— वृक्कीय श्रोणि का रक्त एवं मूत्र से फूल जाना।

Urohematoporphyrin (यूरोहीमैटोपोर्फाइरिन)— Urobilin.

Uroheparin (यूरोहिपैरिन)— मूत्र में उत्सर्जित हिपैरिन का एक निष्क्रिय रूप

Urohypertension (यूरोहाइपरटैन्शन)— मूत्र से उत्पन्न एक दाब बढ़ाने वाला पदार्थ

Urokinase (यूरोकाइनेस)— मानव मूत्र से उपलब्ध एक एन्जाइम जिसे घनास्रलायी साधन के रूप में प्रयोग में लाया जाता है और अन्तःशिराभ मार्ग द्वारा दिया जाता है।

Urokinetic (यूरोकाइनेटिक)— मूत्रीय अंगों के उद्दीपन से होने वाली प्रतिक्रिया के परिणामस्वरूप उत्पन्न

Urolagnia (यूरोलैग्निया)— मूत्र अथवा मूत्रण (पेशाब करना) से सम्बद्ध लैंगिक उत्तेजना

Urolith (यूरोलिथ)— मूत्र में अथवा मूत्र-पथ में एक अश्मरी (पथरी); मूत्राश्मरी

Urolithiasis (यूरोलिथिएसिस)— मूत्रीय पथरियों का बनना अथवा मूत्रीय पथरियों से सम्बद्ध रोग; मूत्राश्मरता

Urolithic (यूरोलिथिक)— मूत्रीय अश्मरियों से सम्बन्धित

Urolithology (यूरोलिथोलॉजी)-- मूत्रीय अश्मरियों का अध्ययन

Urologic (यूरोलॉजिक)—मूत्रविज्ञान से सम्बन्धित

Urological (यूरोलॉजिकल)— Urologic.

Urologist (यूरोलॉजिस्ट)—मूत्रविज्ञान विशेषज्ञ

Urology (यूरोलॉजी)— चिकित्सा- विज्ञान की वह शाखा जिसका सम्बन्ध दोनों लिंगों में मूत्र-पथ तथा पुरुष में जनन-पथ से है; मूत्रविज्ञान

Urolutein (यूरोल्यूटीन)— मूत्र में दिखाई देने वाला एक पीला वर्णक

Uromancy (यूरोमैन्सी)— रोग के निदान के लिये मूत्र विश्लेषण का प्रयोग करना।

Uromelanin (यूरोमेलेनिन)— मूत्र में कभी-कभी पाया जाने वाला मेलेनिन, एक काला वर्णक

Uromelus (यूरोमीलस)— एक जन्मजात विकृत भ्रूण जिसकी निचली भुजाएँ जुड़ी होती हैं।

Urometer (यूरोमीटर)— Urinometer.

Urometry (यूरोमीट्री)— Urinometry.
Uroncus (यूरोन्कस)— एक सूजन अथवा पुटी जिसमें मूत्र होता है।
Uronephrosis (यूरोनेफ्रोसिस)— Hydronephrosis. Nephrohydrosis.
Uronology (यूरोनोलॉजी)— Urology.
Uronophil (यूरोनोफिल)— मूत्र में सबसे अधिक वृद्धि करने वाला जैसे कुछ सूक्ष्मजीव करते हैं।
Uronophile (यूरोनोफाइल)— ऐसा सूक्ष्मजीव जो मूत्र से युक्त संवर्ध में सबसे अधिक वृद्धि करता है।
Uronoscopy (यूरोनोस्कोपी)— Uroscopy.
Uropathogen (यूरोपैथोजन)— मूत्र-संस्थान का रोग उत्पन्न करने वाला एक सूक्ष्मजीव
Uropathy (यूरोपैथी)— मूत्र संस्थान का कोई भी रोग, मूत्रमार्गविकृति
Uropenia (यूरोपीनिया)—मूत्र का अल्प स्राव
Uropepsin (यूरोपैप्सिन)— मूत्र में उत्सर्जित पैप्सिन चयापचय का अन्तिम उत्पाद
Urophanic (यूरोफेनिक)—मूत्र में प्रकट होने वाला।
Urophein, Urophaein (यूरोफीन)— मूत्र में कभी-कभी पाया जाने वाला धूसर वर्णक
Urophosphometer (यूरोफॉस्फोमीटर)— मूत्र में फॉस्फोरस की मात्रा का पता लगाने वाला एक यन्त्र
Uroplania (यूरोप्लेनिया)— मूत्र-पथ के अतिरिक्त अन्य अंगों से मूत्र का निकलना।
Uropoiesis (यूरोपॉयसिस)—मूत्र का बनना।
Uropoietic (यूरोपॉयटिक)— मूत्र बनने से सम्बन्धित अथवा मूत्र बनाने वाला; मूत्रोत्पादक
Uroporphyria (यूरोपॉर्फिरिया)—पॉर्फिरिनता जिसमें मूत्र में अधिक यूरोपॉर्फिरिन उत्सर्जित होता है।
Uroporphyrin (यूरोपॉर्फिरिन)— पॉर्फिरिनता के रोगियों के मूत्र एवं मल में पाया जाने वाला कुछ लाली लिये हुये एक वर्णक
Uroporphyrinogen (यूरोपॉर्फिरिनोजन)— यूरोपॉर्फिरिन का एक पूर्वगामी
Uropsammus (यूरोपसेमस)— मूत्र की कंकरीट
Uropurpurin (यूरोपरप्यूरिन)— मूत्र में कभी-कभी पाया जाने वाला एक बैंगनी वर्णक
Uropyonephrosis (यूरोपायोनेफ्रोसिस)— वृक्कीय श्रोणि में मूत्र एवं पस का पाया जाना।
Uropyoureter (यूरोपायोयूरेटर)— मूत्रनली में मूत्र एवं पस का इकट्ठा होना।
Uroradiology (यूरोरेडियोलॉजी)— मूत्र-पथ का एक्स-रे विज्ञान
Urorectal (यूरोरैक्टल)— मूत्रीय पथ एवं मलाशय से सम्बन्धित
Urorosein (यूरोरोज़ीन)— Urorrhodin.
Urorrhagia (यूरोरैहज़िया)— Polyuria.
Urorrhea (यूरोरिह्या)— Enuresis.
Urorrhodin (यूरोरोडिन)— कुछ संक्रामक रोगों जैसे टाइफॉयड ज्वर तथा यक्ष्मा (तपेदिक) में मूत्र में दिखाई देने वाला गुलाबी रंग का एक वर्णक
Urorubin (यूरोरूबिन)— मूत्र में पाया जाने वाला एक लाल वर्णक
Urorubrohematin (यूरोरूब्रोहीमैटिन)— बहुत से जीर्ण रोगों में मूत्र में पाया जाने वाला एक लाल-से रंग का वर्णक
Uroscheocele (यूरोस्क्योसील)— Urocele.
Uroschesis (यूरोस्केसिस)— मूत्र का दमन अथवा अवधारण
Uroscopic (यूरोस्कोपिक)—मूत्र परीक्षण से सम्बन्धित
Uroscopy (यूरोस्कॉपी)— रोग के निदान के लिये मूत्र परीक्षण करना।
Urosemiology (यूरोसेमियोलॉजी)— रोग-निदान के सहायक के रूप में मूत्र का अध्ययन करना।
Urosepsis (यूरोसेप्सिस)— ऊतकों में मूत्रीय पदार्थों के ठहर जाने एवं उनका अवशोषण हो जाने से उत्पन्न पूतिज विषाक्तता
Urosis (यूरोसिस)— मूत्रांगों का कोई भी रोग, मूत्रांगविकृति
Urostealith (यूरोस्टीयालिथ)— एक मूत्रीय अश्मरी जिसमें वसीय पदार्थ होते हैं; वसाभ मूत्राश्मरी
Urothelium (यूरोथीलियम)— मूत्राशय की उपकला
Urothorax (यूरोथौरैक्स)— वक्षीय गुहा में मूत्र का पाया जाना।
Urotoxia (यूरोटॉक्सिया)— मूत्र की विषाक्तता
Urotoxicity (यूरोटॉक्सिसिटी)— Urotoxia.
Urotoxin (यूरोटॉक्सिन)— मूत्र में विद्यमान विषैले पदार्थ
Uroureter (यूरोयूरेटर)— मूत्र से मूत्रनली का फूल जाना।
Urous (यूरस)— मूत्र की प्रकृति वाला
Uroxanthin (यूरोज़ैन्थीन)— मूत्र में पाया जाने वाला एक पीला वर्णक
Urtica (अर्टिका)— एक फफोला या स्फोट
Urticant (अर्टिकेन्ट)— पित्ती उछालने वाला।
Urticaria (अर्टिकेरिया)— कुछ भोजन, औषधियों, संक्रमण

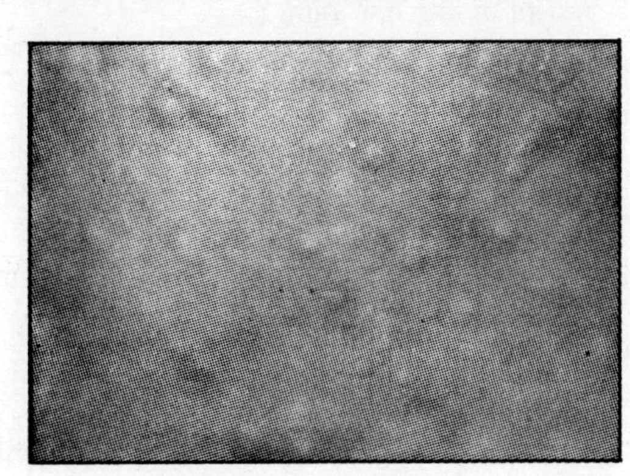

Fig. 600 : Urticaria (पित्ती)

अथवा मानसिक दबाव के कारण होने वाली त्वचा की एक वाहिकीय प्रतिक्रिया जिसमें कुछ देर के लिये स्फोट प्रकट होते हैं जिनमें खुजली आती है; पित्ती, शीतपित्त

Urticarial (अर्टिकेरियल)—पित्ती से सम्बन्धित

Urticate (अर्टिकेट)— 1. पित्ती उत्पन्न करना 2. पित्ती निकलने से पीड़ित

Urtication (अर्टिकेशन)— 1. पित्ती उछलना 2. जलन महसूस होना जैसे बिच्छू घास के डंक मारने से होती है।

Ustion (असचन)— दहनकर्म

Ustulation (अस्टुलेशन)— किसी नम औषधि को सुखाना अथवा भूनना।

Ustus (अस्टस)— जला हुआ

Ut dict. (अट डिक्ट.)— जैसा निर्देशित

Utend (यूटेण्ड)— प्रयुक्त होने वाला

Uter-, Utero- (यूट्र-, यूट्रो-)— गर्भाशय के साथ होने वाले सम्बन्ध को बताने वाले उपसर्ग

Uteralgia (यूट्रेल्जिया)— गर्भाशय में दर्द होना

Uterectomy (यूट्रेक्टॉमी)— गर्भाशय को शल्यक्रिया द्वारा काट कर निकाल देना

Uteri (यूटेराइ)— Uterus का बहुवचन

Uterine (यूट्राइन)— गर्भाशय से सम्बन्धित

Uterine souffle (यूट्राइन सूफ्ल)—स्टेथोस्कोप द्वारा सगर्भा गर्भाशय में सुनाई देने वाली एक वाहिकीय ध्वनि

Uterine subinvolution (यूट्राइन सबइन्वोल्यूशन)— देखें 'Subinvolution'

Uterine tube (यूट्राइन ट्यूब)— डिम्ब वाहिनी

Uteroabdominal (यूट्रोएब्डोमिनल)— गर्भाशय एवं उदर से सम्बन्धित

Uterocele (यूट्रोसील)— हर्निया जिसमें गर्भाशय होता है।

Uterocervical (यूट्रोसर्वाइकल)— गर्भाशय एवं गर्भाशयग्रीवा से सम्बन्धित

Uterocystostomy (यूट्रोसिस्टोस्टॉमी)— गर्भाशयग्रीवा एवं मूत्राशय के बीच मार्ग बनाना।

Uterofixation (यूट्रोफिक्सेशन)— किसी विस्थापित्त गर्भाशय का स्थिरीकरण

Uterogenic (यूट्रोजेनिक)—गर्भाशय में उत्पन्न होने वाला

Uterogestation (यूट्रोजेस्टेशन)— गर्भाशय में गर्भावस्था; सामान्य गर्भावस्था

Uterography (यूट्रोग्राफी)— गर्भाशय का एक्स-रे परीक्षण करना।

Uterolith (यूट्रोलिथ)— Hysterolith.

Uterometer (यूट्रोमीटर)— Hysterometer.

Uteroovarian (यूट्रोओवेरियन)— गर्भाशय एवं डिम्बग्रन्थि से सम्बन्धित

Uteroparietal (यूट्रोपैराइटल)— गर्भाशय एवं उदरीय भित्ति से सम्बन्धित

Uteropexia, Uteropexy (यूट्रोपैक्सिया, यूट्रोपैक्सी)— Hysteropexy.

Uteropexy (यूट्रोपैक्सी)— Hysteropexy.

Uteroplacental (यूट्रोप्लेसेन्टल)— गर्भाशय एवं अपरा से सम्बन्धित

Uteroplasty (यूट्रोप्लास्टी)— प्लास्टिक सर्जरी द्वारा गर्भाशय की मरम्मत करना; गर्भाशयसंधान

Uterorectal (यूट्रोरैक्टल)— गर्भाशय एवं मलाशय से सम्बन्धित

Uterosacral (यूट्रोसैक्रल)— गर्भाशय एवं सैक्रम से सम्बन्धित

Uterosalpingography (यूट्रोसैल्पिन्जोग्राफी)— Hysterosalpingography.

Uterosclerosis (यूट्रोस्क्लेरोसिस)— गर्भाशय का काठिन्य

Uteroscope (यूट्रोस्कोप)— Hysteroscope.

Uteroscopy (यूट्रोस्कोपी)— Hysteroscopy.

Uterotome (यूट्रोटोम)— Hysterotome.

Uterotomy (यूट्रोटॉमी)— Hysterotomy.

Uterotonic (यूट्रोटॉनिक)— गर्भाशयी पेशी की तान बढ़ाने वाला।

Uterotractor (यूट्रोट्रैक्टर)— गर्भाशयग्रीवा पर खिंचाव लगाने के लिये एक यन्त्र

Uterotrophic (यूट्रोट्रॉफिक)— गर्भाशय को प्रभावित करने वाला।

Uterotubal (यूट्रोट्यूबल)— गर्भाशय एवं डिम्ब वाहिनियों से सम्बन्धित

Uterotubography (यूट्रोट्यूबोग्राफी)— Hysterosalpingography.

Uterovaginal (यूट्रोवैजाइनल)— गर्भाशय एवं योनि से सम्बन्धित

Uteroventral (यूट्रोवैन्ट्रल)— Uteroabdominal.

Uterovesical (यूट्रोवैसाइकल)— गर्भाशय एवं मूत्राशय से सम्बन्धित

Uterus (यूट्रस)— स्त्री जनन-संस्थान का खोखला पेशीय अंग जिसमें गर्भित डिम्ब आरोपित हो जाता है तथा विकासशील भ्रूण का पोषण होता है। इसकी गुहा नीचे योनि में तथा प्रत्येक पार्श्व में एक डिम्ब वाहिनी में खुलती है; गर्भाशय

Infantile uterus (इन्फैन्टाइल यूट्रस)— शिशु गर्भाशय, अविकसित गर्भाशय

Uterus acolis (यूट्रस एकोलिस)— गर्भाशयग्रीवा से रहित गर्भाशय

Uterus arcuatus (यूट्रस आर्कुएटस)— दबे हुए मेहराबी बुध्न से युक्त गर्भाशय

Uterus bicornis (यूट्रस बाइकॉर्निस)—गर्भाशय जिसमें दो शृंग होते हैं; द्विशृंगी गर्भाशय

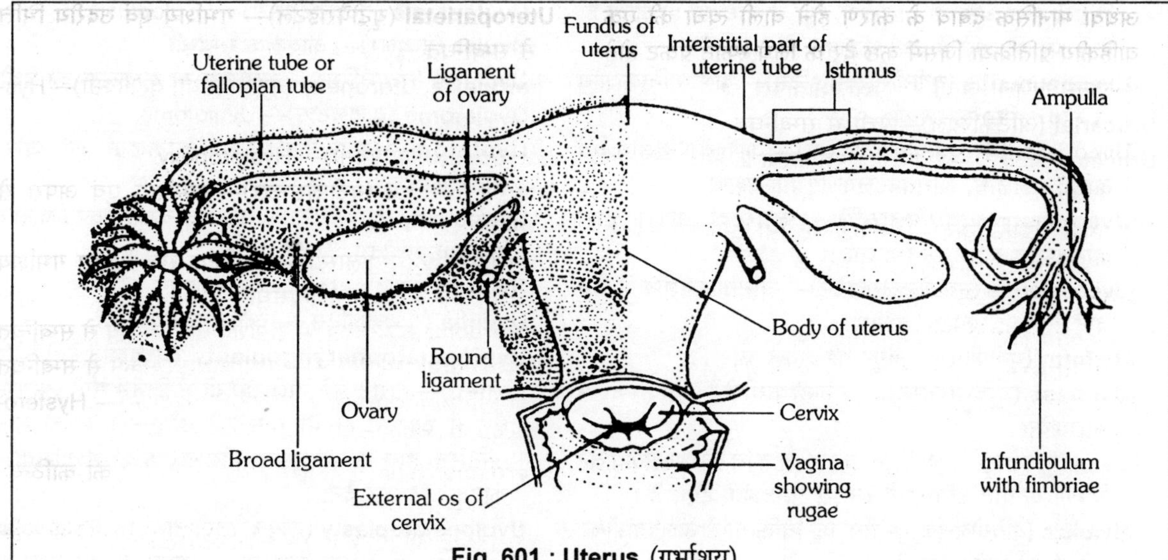

Fig. 601 : Uterus (गर्भाशय)

Uterine tube or fallopin tube = डिम्बवाहिनी, Broad ligament = पृथु स्नायु, Ovary = डिम्बग्रन्थि, Round ligament = गोल स्नायु, External os of cervix = गर्भाशयग्रीवा का बहिर्मुख, Vagina showing rugae = झुर्रियाँ प्रदर्शित करते हुए योनि, Cervix = गर्भाशयग्रीवा, Body of uterus = गर्भाशय का काय, Infundibulum with fimbriae = झालरदार कीप, Ampulla = तुम्बिका, Isthmus = संकीर्णपथ, Interstitial part of uterine tube = डिम्बवाहिनी का अन्तरालीय भाग, Fundus of uterus = गर्भाशय का बुध्न या फण्डस, Ligament of ovary = डिम्बग्रन्थि का स्नायु

Uterus biforis (यूट्रस बाइफोरिस)— ऐसा गर्भाशय जिसमें बाह्य मुख एक पट द्वारा दो भागों में विभाजित रहता है।

Uterus bilocularis (यूट्रस बाइलॉकुलेरिस)—एक पट द्वारा दो भागों में विभाजित गर्भाशय

Uterus bipartite (यूट्रस बाइपार्टाइट)— Uterus septate.

Uterus cordiformis (यूट्रस कार्डीफोर्मिस)— हृदय के आकार का गर्भाशय

Uterus duplex (यूट्रस डुपलैक्स)—द्विकायिक गर्भाशय

Uterus fetal (यूट्रस फीटल)— गर्भाशय जिसका विकास रुक जाता है।

Uterus gravid (यूट्रस ग्रेविड)—सगर्भा गर्भाशय

Uterus septate (यूट्रस सैप्टेट)— ऐसा गर्भाशय जो एक अग्र-पश्चज पट द्वारा दो गुहाओं में विभाजित रहता है।

Uterus unicornis (यूट्रस यूनीकॉर्निस)— गर्भाशय जिसमें केवल एक शृंग होता है; एक शृंगी गर्भाशय

Utricle (यूट्रीकल)— 1. आभ्यन्तर कर्ण के कलामय लैबिरिन्थ के दो कोशों में से बड़ा कोश 2. कोई भी छोटा कोश। दृति

Prostatic utricle, Urethral utricle (प्रोस्टेटिक यूट्रीकल, यूरेथ्रल यूट्रीकल)— प्रोस्टेट के पदार्थ में एक छोटा अन्ध कोष्ठ

Utricular (यूट्रीकुलर)—1. दृति या यूट्रीकल से सम्बन्धित 2. किसी आशय के समान

Utriculi (यूट्रीकुलाइ)— Utriculus का बहुवचन

Utriculitis (यूट्रीकुलाइटिस)— दृति या यूट्रीकल का शोथ

Utriculoplasty (यूट्रीकुलोप्लास्टी)— गर्भाशय से लम्बाई में एक कीलाकार या खूंटे के आकार का हिस्सा काटकर उसके परिमाण को कम करना।

Utriculosaccular (यूट्रीकुलोसेकुलर)— लैबिरिन्थ के यूट्रीकल एवं लघुकोश से सम्बन्धित

Utriculus (यूट्रीकुलस)— यूट्रीकल, दृति

Utriform (यूट्रीफोर्म)— बोतल के आकार का

Uvaeformis (यूवीफोर्मिस)— रंजितपटल का वाहिकीय फलक

Uvea (यूवीया)— आँख की बीच की वर्णकयुक्त परत जो उपतारा, रोमक काय तथा रंजितपटल से बनी होती है; असितपटल

Uveal (यूवीयल)— असितपटल से सम्बन्धित

Uveitic (यूवाइटिक)— असितपटलशोथ से पीड़ित अथवा उससे सम्बन्धित

Uveitides (यूवीटाइडीज़)— Uveitis का बहुवचन

Uveitis (यूवाइटिस)—असितपटलशोथ

Uveoencephalitis (यूवीयोएनसिफेलाइटिस)— हरडा संलक्षण जिसमें दोनों ओर के दृष्टिपटल का शोफ, असितपटलशोथ, रंजितपटलशोथ तथा दृष्टिपटल का पृथक्करण हो जाता है

जिसके साथ अस्थायी या स्थायी रूप से बधिरता हो जाती है, बाल भूरे हो जाते हैं तथा गंजापन हो जाता है।

Uveoneuraxitis (यूवीयोन्यूरेक्साइटिस)— दृष्टि-तन्त्रिकाशोथ के साथ असितपटलशोथ

Uveoparotitis (यूवीयोपैरोटाइटिस)— कर्णपूर्वग्रन्थिशोथ एवं असितपटलशोथ, असितपटलकर्णपूर्वग्रन्थिशोथ

Uveoplasty (यूवीयोप्लास्टी)— प्लास्टिक सर्जरी द्वारा असितपटल की मरम्मत करना।

Uveoscleritis (यूवीयोस्क्लेराइटिस)— असितपटलशोथ के फैल जाने से उत्पन्न श्वेतपटलशोथ

Uviform (यूवीफोर्म)— अंगूर की शक्ल का

Uviofast (यूवियोफास्ट)— अल्ट्रॉवायोलेट विकिरण से अप्रभावित

Uviol (यूवियोल)— एक विशेष प्रकार का काँच जो अल्ट्रॉवायोलेट किरणों के प्रति असामान्य रूप से पारदर्शक होता है।

Uviolize (यूवियोलाइज़)— रोगों की चिकित्सा में अल्ट्रॉवायोलेट किरणों का प्रयोग करना।

Uviometer (यूवियोमीटर)— अल्ट्रॉवायोलेट प्रकाश की तीव्रता मापने वाला एक यन्त्र

Uvioresistant (यूवियोरेज़िस्टेन्ट)— Uviofast.

Uviosensitive (यूवियोसेन्सीटिव)— अल्ट्रॉवायोलेट किरणों के प्रभावों के प्रति संवेदनशील

Uvula (यूव्यूला)— काकलक। एक लटकता हुआ छोटा मांसल पिण्ड विशेषकर तालु का काकलक, अलिजिह्वा

Uvulaptosis (यूव्यूलेप्टोसिस)— Uvuloptosis.

Uvular (यूव्यूलर)— काकलक सम्बन्धी

Uvularis (यूव्यूलेरिस)— अलजिह्वा या काकलक की पेशी

Uvulatome (यूव्यूलेटोम)— Uvulotome.

Uvulatomy (यूव्यूलेटॉमी)— काकलक को चीरना, काकलकछेदन

Uvulectomy (यूव्यूलेक्टॉमी)— काकलक को काट कर निकाल देना, काकलक-उच्छेदन

Uvuli (यूव्यूलाइ)— Uvula का बहुवचन

Uvulitis (यूव्यूलाइटिस)— काकलकशोथ

Uvulopalatopharyngoplasty (यूव्यूलोपैलेटोफैरिंजोप्लास्टी)— खर्राटे लेने वाले रोगियों में जिनमें सोते समय सांस लेने में रुकावट हो भी सकती है और नहीं भी हो सकती, अतिरिक्त तालु के एवं मुखग्रसनीय ऊतक को शल्यक्रिया द्वारा काटकर निकाल देना।

Uvulopalatoplasty (यूव्यूलोपैलेटोप्लास्टी)— Palatoplasty.

Uvuloptosis (यूव्यूलोप्टोसिस)— काकलक का शिथिल हो जाना एवं लटक जाना।

Uvulotome (यूव्यूलोटोम)— काकलक को काट कर निकाल देने वाला एक यन्त्र

Uvulotomy (यूव्यूलोटॉमी)— Uvulatomy.

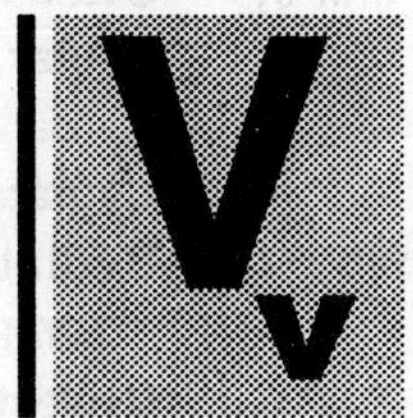

V (वी)—1. वाइब्रियो; दृष्टि; दृष्टि-तीक्ष्णता 2. वेनेडियम का रासायनिक प्रतीक

Vaccigenous (वैक्सीजीनस)— Vaccinogenous.

Vaccina (वैक्सीना)— Vaccinia.

Vaccinable (वैक्सीनेबल)— टीका लगवाने के सक्षम

Vaccinal (वैक्सीनल)— टीके से अथवा टीका लगाने से सम्बन्धित

Vaccinate (वैक्सीनेट)— रोगक्षमता उत्पन्न करने के लिये टीका लगाना।

Vaccination (वैक्सीनेशन)— रोगक्षमता उत्पन्न करने के लिये टीका लगाने की क्रिया; टीकाकरण

Vaccinator (वैक्सीनेटर)—टीका लगाने वाला व्यक्ति

Vaccine (वैक्सीन)—जीवित क्षीण किये गये अथवा मारे गये सूक्ष्मजीवों (जीवाणु, विषाणु आदि), उनके जीवविषों अथवा उनसे निकाले गये पदार्थों का एक निलम्बन जिसे संक्रामक रोगों की रोकथाम या उनकी चिकित्सा के लिये शरीर में प्रविष्ट किया जाता है; टीका। वैक्सीन या टीका मुख्यतया निम्न प्रकार का होता है।

Attenuated vaccine (अटेन्यूएटेड वैक्सीन)— जीवित जीवाणुओं अथवा विषाणुओं से तैयार की गई वैक्सीन जिनकी अतिविषण्णता नष्ट कर दी जाती है परन्तु उनकी रोगक्षमता उत्पन्न करने की शक्ति बनी रहती है।

Autogenous vaccine (ऑटोजीनस वैक्सीन)— रोगी जिसकी चिकित्सा की जानी है, की किसी विक्षति (जख्म आदि) से उपलब्ध पदार्थ के सम्वर्धन से तैयार की गई जीवाणुज वैक्सीन

Bacterial vaccine (बैक्टीरियल वैक्सीन)— मारे गये अथवा दुर्बल बनाये गये जीवाणुओं का नमक के घोल में निलम्बन जिसे उसी जीवाणु के प्रति सक्रिय रोगक्षमता उत्पन्न करने हेतु शरीर में इन्जैक्शन लगाने के लिये प्रयोग में लाया जाता है, जीवाणुज वैक्सीन

B C G vaccine (बी सी जी वैक्सीन)— माइकोबैक्टीरियम ट्यूबरकुलोसिस से तैयार की गई वैक्सीन जिसे यक्ष्मा (तपेदिक) के प्रति सक्रिय रोगक्षमता उत्पन्न करने के लिये प्रयोग में लाया जाता है। यक्ष्मारोधक टीका

Cholera vaccine (कॉलरा वैक्सीन)— मारे गये वाइब्रियो कॉलरी से तैयार की गई वैक्सीन जिसे कॉलरा या हैज़े के प्रति रोगक्षमता उत्पन्न करने के लिये प्रयोग में लाया जाता है; विसूचिका टीका

DTP vaccine (डी टी पी वैक्सीन)— डिफ्थीरिया तथा टिटेनस टॉक्सायड एवं मृत बनाये गये बोर्डेटेला पर्टुसिस से तैयार की गई वैक्सीन का एक मिश्रण जिसे डिफ्थीरिया, टिटेनस तथा काली खाँसी के प्रति सक्रिय रोगक्षमता उत्पन्न करने के लिये प्रयोग में लाया जाता है। इसे अन्तःपेशीय इन्जैक्शन द्वारा दिया जाता है।

Hepatitis B vaccine (हिपैटाइटिस बी वैक्सीन)— हिपैटाइटिस बी के प्रति रोगक्षमीकरण के लिए प्रयुक्त हिपैटाइटिस बी विषाणु के सतह एन्टिजन (HBs Ag) से तैयार की गयी वैक्सीन

Heterologous vaccine (हीट्रोलोगस वैक्सीन)— जिस रोगी की चिकित्सा की जानी है उसके अतिरिक्त अन्य किसी स्रोत से उपलब्ध सूक्ष्मजीवों से तैयार की गई वैक्सीन

Homologous vaccine (होमोलोगस वैक्सीन)— Autogenous vaccine.

Influenza vaccine (इन्फ्लुएन्जा वैक्सीन)— निष्क्रिय किये गये इन्फ्लुएन्जा विषाणु से तैयार की गई वैक्सीन जिसको इन्फ्लुएन्जा के प्रति रोगक्षमता उत्पन्न करने के लिये प्रयोग में लाया जाता है।

Measles virus, inactivated vaccine (मीज़ल्स वाइरस, इनएक्टिवेटेड वैक्सीन)— निष्क्रिय बनाये गये खसरा विषाणु से तैयार की गई वैक्सीन। इसका केवल उसी समय प्रयोग किया जाता है जब लिव अटेन्यूएटेड मीज़ल्स वैक्सीन के प्रयोग का निषेध होता है।

Measles virus, live attenuated vaccine (मीज़ल्स वाइरस, लिव अटेन्यूएटेड वैक्सीन)— खसरा के जीवित दुर्बल बनाये गये विषाणु से तैयार की गई वैक्सीन जिसका प्रयोग करना अच्छा समझा जाता है।

Mixed vaccine (मिक्सड वैक्सीन)— एक से अधिक प्रकार के जीवाणुओं अथवा विषाणुओं से तैयार की गई वैक्सीन

Mumps vaccine (मम्प्स वैक्सीन)— मारे गये अथवा जीवित दुर्बल बनाये गये मम्प्स वाइरस से तैयार की गई वैक्सीन जिसे मम्प्स (कनफेड़ या गदूद) के प्रति सक्रिय रोगक्षमता उत्पन्न करने के लिये प्रयोग में लाया जाता है।

Pertussis vaccine (पर्टुसिस वैक्सीन)— मारे गये पर्टुसिस बेसीलसों द्वारा बनाई गई वैक्सीन जो काली खाँसी के प्रति रोगक्षम बनाने के काम आती है।

Poliomyelitis vaccine (पोलियोमायलाइटिस वैक्सीन)— मारे गये पोलियोवाइरस से तैयार की गई वैक्सीन जिसे अवत्वचीय इन्जैक्शन द्वारा दिया जाता है तथा जिसका पोलियोमायलाइटिस के प्रति रोगक्षमता उत्पन्न करने के लिये प्रयोग किया जाता है; पोलियोरोधक टीका

Rabies vaccine (रेबीज़ वैक्सीन)— रेबीज़ के मारे गये, स्थिर विषाणु से तैयार की गई वैक्सीन जो किसी व्यक्ति को रेबीज़ से ग्रस्त जन्तु द्वारा काट लेने के पश्चात् उस व्यक्ति में रेबीज़ उत्पन्न होने को रोकने के लिये प्रयोग में लाई जाती है।

Smallpox vaccine (स्मालपॉक्स वैक्सीन)— वैक्सीनिया वाइरस से तैयार की गई वैक्सीन जिसका चेचक या बड़ी माता के प्रति रोगक्षमता उत्पन्न करने के लिये प्रयोग किया जाता है; चेचकरोधी टीका

Triple vaccine (ट्रिपूल वैक्सीन)— तीन प्रकार के सूक्ष्मजीवों के सम्वर्धन से बनाई गई वैक्सीन; त्रिक वैक्सीन

Tuberculosis vaccine (ट्यूबरकुलोसिस वैक्सीन)— BCG vaccine.

Typhoid vaccine (टाइफॉयड वैक्सीन)—टाइफॉयड के प्रति रोगक्षम बनाने के लिये मारे गये जीवाणु साल्मोनेला टाइफोसा से बनाई गई वैक्सीन

Vaccinia (वैक्सीनिया)— गोशीतला, गायों का एक सांसर्गिक विषाणुज रोग जो मनुष्यों में चेचक के प्रति एण्टीबॉडी बनाकर रोगक्षमता उत्पन्न करने के लिए लगाये जाने वाले गोशीतला विषाणु का टीका लगाने पर उत्पन्न होता है। यह टीका लगवाये हुए व्यक्ति अथवा संक्रमित गाय के सम्पर्क में आने से भी संचारित होता है। गोमसूरिका

Vaccinial (वैक्सीनियल)— गोशीतला या गोमसूरिका सम्बन्धी

Vacciniform (वैक्सीनीफॉर्म)— वैक्सीनिया अथवा गोशीतला की प्रकृति का या उसके समान, गोशीतलारूप

Vaccinin (वैक्सीनिन)— गोशीतला का टीका लगाया जाने योग्य तत्त्व या सार

Vacciniola (वैक्सीनियोला)— टीका लगाने के स्थानिक विस्फोट के पश्चात् उत्पन्न होने वाला द्वितीयक सार्वदैहिक विस्फोट, टीकाजनित उद्भेद

Vaccinist (वैक्सीनिस्ट)— Vaccinator.

Vaccinization (वैक्सीनाइज़ेशन)—थोड़े-थोड़े समय पश्चात् टीकाकरण होना जब तक यह रुक नहीं जाता।

Vaccinogen (वैक्सीनोजन)—वैक्सीन का स्रोत

Vaccinogenous (वैक्सीनोजीनस)— वैक्सीन उत्पन्न करने वाला।

Vaccinoid (वैक्सीनॉयड)—वैक्सीनिया या गोशीतला के समान, गोशीतलाभ

Vaccinostyle (वैक्सीनोस्टाइल)— टीका लगाने के काम आने वाला एक नुकीला शर

Vaccinotherapeutics (वैक्सीनोथिराप्यूटिक्स)— जीवाणुज वैक्सीन का इन्जैक्शन लगाकर रोगों की चिकित्सा करना।

Vaccinum (वैक्सीनम)— वैक्सीन, टीका

Vacuolar (वैक्योलर)— रिक्तिकाओं से सम्बन्धित, उनकी प्रकृति का अथवा उन्हें धारण करने वाला।

Vacuolar degeneration (वैक्योलर डीजेनेरेशन)— रिक्तिकाओं की संख्या एवं उनके परिमाण में वृद्धि हो जाने से कोशिकाओं का फूल जाना।

Vacuolate (वैक्योलेट)— Vacuolated.

Vacuolated (वैक्योलेटेड)—रिक्तिकाओं से युक्त

Vacuolation (वैक्योलेशन)— 1. रिक्तिकाओं का बनना 2. रिक्तिकाओं से युक्त होना

Vacuole (वैक्योल)— किसी कोशिका के जीवद्रव्य में स्थित एक अवकाश अथवा गुहा जो वायु या तरल से भरी होती है; रिक्तिका

Autophagic vacuole (ऑटोफेजिक वैक्योल)— ऐसी रिक्तिका जिसमें राइबोसोमों अथवा सूत्रकणिकाओं या माइटोकॉण्ड्रिया के टुकड़े होते हैं।

Contractile vacuole (कॉन्ट्रेक्टाइल वैक्योल)—कुछ एककोशिकीय जन्तुओं के जीवद्रव्य में पाई जाने वाली तरल से भरी एक गुहा। यह धीरे-धीरे परिमाण में बढ़ती है और फिर यकायक संकुचित होकर खाली हो जाती है।

Heterophagous vacuole (हीट्रोफेगस वैक्योल)— ऐसी रिक्तिका जिसमें कोशिका से बाहर के पदार्थ पाए जाते हैं।

Vacuolization (वैक्योलाइज़ेशन)— रिक्तिकाओं का बनना; रिक्तिकाभवन

Vacuum (वैक्यूम)— वायु रहित स्थान; निर्वात

Vacuum aspiration (वैक्यूम एस्पिरेशन)— गर्भाशय में कैथीटर से संलग्न चूषण उपकरण द्वारा निर्वात या शून्य स्थान उत्पन्न करके उसकी सामग्रियों को निकालना।

Vacuum extractor (वैक्यूम एक्सट्रैक्टर)— प्रसव के दौरान भ्रूण पर खिंचाव डालने के लिए भ्रूण के सिर पर लगाया जाने वाला एक चूषण कप

Vade mecum (वेड मेकम)— एक लाभदायक वस्तु जिसे कोई व्यक्ति हमेशा अपने पास रखता है जैसे डिक्शनरी या कोई छोटी पुस्तक

Vagal (वेगल)— वेगस तन्त्रिका से सम्बन्धित

Vagectomy (वेगेक्टॉमी)— शल्यक्रिया द्वारा वेगस तन्त्रिका के किसी खण्ड को काट कर निकाल देना।

Vagi (वेगाइ)— Vagus का बहुवचन

Vagina (वैजाइना)— 1. स्त्री में भग से लेकर गर्भाशयग्रीवा तक की एक नली, योनि 2. आवरण अथवा आवरण के समान रचना।

Vaginae (वैजाइनी)— Vagina का बहुवचन

Vaginal (वैजाइनल)— योनि, अण्डधर कंचुक अथवा किसी भी आवरण से सम्बन्धित

Vaginalectomy (वैजाइनालैक्टॉमी)— शल्यक्रिया द्वारा ट्यूनिका वैजाइनालिस को काट कर निकाल देना ।

Vaginal hysterectomy (वैजाइनल हिस्ट्रेक्टॉमी)—शल्यक्रिया द्वारा गर्भाशय को योनि से होकर अलग करना ।

Vaginalitis (वैजाइनालाइटिस)— शुक्रग्रन्थि के अण्डधर कंचुक का शोथ

Vaginapexy (वैजाइनापैक्सी)— Colpopexy. Vaginofixation.

Vaginate (वैजाइनेट)— किसी आवरण या आच्छद को बनाने वाला अथवा उसके भीतर बन्द

Vaginectomy (वैजाइनेक्टॉमी)— 1. योनि अथवा इसके किसी भाग को काट कर निकाल देना 2. शुक्रग्रन्थि के अण्डधर कंचुक को काट कर अलग कर देना ।

Vaginism (वैजाइनिज़्म)— Vaginismus.

Vaginismus (वैजाइनिस्मस)— योनि की वेदनायुक्त ऐंठन; योनि-आकर्ष

Vaginitis (वैजीनाइटिस)— 1. योनि की सूजन, योनिशोथ 2. किसी आवरण या आच्छद का शोथ 3. शुक्रग्रन्थि के अण्डधर कंचुक का शोथ

Adhesive vaginitis (एडहीसिव वैजीनाइटिस)— योनिशोथ जिसमें योनि की भित्तियों के बीच आश्लेष (चिपकाव) उत्पन्न हो जाते हैं ।

Amebic vaginitis (अमीबिक वैजीनाइटिस)—एन्टेमीबा हिस्टोलाइटिका द्वारा उत्पन्न योनिशोथ

Atrophic vaginitis (एट्रॉफिक वैजीनाइटिस)— रजोनिवृत्ति के पश्चात् होने वाला योनिशोथ जो ईस्ट्रोजन की कमी से सम्बद्ध होता है । इसमें योनि का अपक्षय हो जाता है और इसके चारों ओर खुजली होती है तथा योनि-स्राव का अभाव हो जाता है ।

Candidal vaginitis (कैन्डीडल वैजीनाइटिस)— कैन्डिडा एल्बीकैन्स नामक कवक के संक्रमण के द्वारा उत्पन्न योनिशोथ

Emphysematous vaginitis (एम्फाइज़ेमेटस वैजीनाइटिस)— योनिशोथ जिसके साथ संयोजी ऊतकों में गैस के बुलबुले बन जाते हैं ।

Postmenopausal vaginitis (पोस्टमीनोपॉज़ल वैजीनाइटिस)— Atrophic vaginitis.

Senile vaginitis (सैनाइल वैजीनाइटिस)— Atrophic vaginitis.

Trichomonas vaginalis vaginitis (ट्राइकोमोनास वैजाइनालिस वैजीनाइटिस)— ट्राइकोमोनास वैजाइनालिस, एक कशाभी एककोशिकीय जन्तु के संक्रमण से उत्पन्न योनिशोथ

Vagino- (वैजाइनो-)—एक उपसर्ग जिसका अर्थ योनि है ।

Vaginoabdominal (वैजाइनोएब्डोमिनल)— योनि एवं उदर सम्बन्धी

Vaginocele (वैजाइनोसील)— Colpocele.

Vaginodynia (वैजाइनोडाइनिया)— योनि में दर्द होना; योनि-वेदना

Vaginofixation (वैजाइनोफिक्सेशन)— Colpopexy.

Vaginogenic (वैजाइनोजेनिक)— योनि में उत्पन्न होने वाला ।

Vaginogram (वैजाइनोग्राम)— योनि का एक्स-रे चित्र

Vaginography (वैजाइनोग्राफी)— योनि का एक्स-रे परीक्षण करना ।

Vaginohysterectomy (वैजाइनोहिस्ट्रैक्टॉमी)— Vaginal hysterectomy.

Vaginolabial (वैजाइनोलेबियल)— योनि एवं भगोष्ठों से सम्बन्धित

Vaginometer (वैजाइनोमीटर)— योनि की लम्बाई एवं इसके फैलाव को मापने वाला एक यन्त्र

Vaginomycosis (वैजाइनोमाइकोसिस)— योनि का कोई कवक रोग

Vaginopathy (वैजाइनोपैथी)— योनि का कोई भी रोग

Vaginoperineal (वैजाइनोपैरीनियल)— योनि एवं मूलाधार से सम्बन्धित

Vaginoperineoplasty (वैजाइनोपैरीनियोप्लास्टी)— Colpoperineoplasty.

Vaginoperineorrhaphy (वैजाइनोपैरीनियोरैह्फी)— योनि एवं मूलाधार दोनों को ग्रस्त करने वाली फटन की सिलाई करना ।

Vaginoperineotomy (वैजाइनोपैरीनियोटॉमी)— योनि एवं मूलाधार दोनों में एक चीरा लगाना ।

Vaginoperitoneal (वैजाइनोपैरीटोनियल)— योनि एवं पैरीटोनियम या उदरावरण से सम्बन्धित

Vaginopexy (वैजाइनोपैक्सी)— Colpopexy.

Vaginoplasty (वैजाइनोप्लास्टी)— Colpoplasty.

Vaginoscope (वैजाइनोस्कोप)— Colposcope.

Vaginosis (वैजाइनोसिस)—योनि का रोग

Vaginotome (वैजाइनोटोम)— योनि भित्तियों में चीरा लगाने वाला एक यन्त्र

Vaginotomy (वैजाइनोटॉमी)— योनि-छेदन

Vaginovesical (वैजाइनोवेसीकल)— योनि एवं मूत्राशय से सम्बन्धित

Vaginovulvar (वैजाइनोवल्वर)— योनि एवं भग से सम्बन्धित

Vagitis (वेगाइटिस)— वेगस तन्त्रिका का शोथ

Vagitus (वेजीटस)— शिशु का चिल्लाना; शिशुक्रन्दन

Vagitus uterinus (वेजीटस यूट्रीनस)— शिशु का जन्म से पूर्व गर्भाशय में चिल्लाना ।

Vago- (वेगो-)— एक उपसर्ग जिसका अर्थ वेगस तन्त्रिका है ।

Vagoglossopharyngeal (वेगोग्लोसोफेरिन्जियल)— वेगस एवं ग्लोसोफेरिन्जियल तन्त्रिकाओं से सम्बन्धित

Vagolysis (वेगोलाइसिस)— शल्यक्रिया द्वारा वेगस तन्त्रिका को नष्ट करना ।

Vagolytic (वेगोलाइटिक)— 1. वेगस तन्त्रिका के नष्ट होने से सम्बन्धित 2. वह वस्तु जिसका प्रभाव वेगस तन्त्रिका से संचारित होने वाले आवेगों में अवरोध हो जाने से उत्पन्न प्रभाव के समान होता है।

Vagomimetic (वेगोमाइमेटिक)— वेगस तन्त्रिका के उद्दीपन से उत्पन्न प्रभाव के समान प्रभाव रखने वाली वस्तु

Vagopressure (वेगोप्रेशर)— वेगस तन्त्रिका पर लगने वाला दाब, वेगसदाब

Vagosympathetic (वेगोसिम्पैथेटिक)— ग्रैव अनुकम्पी एवं वेगस तन्त्रिकाओं को एक साथ समझा जाना।

Vagotomy (वेगोटॉमी)— शल्यक्रिया द्वारा वेगस तन्त्रिका को आर-पार काट देना; वेगसछेदन

Vagotonia (वेगोटोनिया)— वेगस तन्त्रिका की क्षोभ्यता

Vagotonic (वेगोटॉनिक)— वेगस तन्त्रिका की क्षोभ्यता से सम्बन्धित

Vagotonin (वेगोटोनिन)—अग्न्याशय से उपलब्ध एक हॉर्मोन-योग जो वेगस-तान को बढ़ाता है।

Vagotropic (वेगोट्रॉपिक)— वेगस तन्त्रिका को प्रभावित करने वाला।

Vagotropism (वेगोट्रॉपिज़्म)— वेगस तन्त्रिका के प्रति लगाव होना जैसे किसी औषधि का

Vagovagal (वेगोवेगल)— पूर्णरूप से वेगस तन्त्रिका से होकर उत्पन्न होने वाली प्रतिवर्त क्रिया अर्थात् वेगस तन्त्रिका से होकर संचारित होने वाले अभिवाही एवं अपवाही आवेगों के द्वारा होने वाली प्रतिवर्त क्रिया

Vagrant (वेगरैन्ट)— किसी स्थिर मकान के बिना एक स्थान से दूसरे स्थान को घूमने वाला

Vagus (वेगस)— फुफ्फुसजठरीय अथवा 10वीं कपालीय तन्त्रिका, वेगस नर्व जो उद्दीप्त होने पर हृदय गति को कम करती है।

Vagus pulse (वेगस पल्स)— वेगस तन्त्रिका के उद्दीपन से उत्पन्न धीमी गति वाली नाड़ी

Valence, Valency (वैलेन्स, वैलेन्सी)— एक परमाणु अथवा परमाणुओं के वर्ग की संयोजन-शक्ति या पुनःस्थापन-शक्ति का अंश, इसमें हाइड्रोजन परमाणु तुलना करने की इकाई होती है; संयोजकता

Valent (वैलेन्ट)— जिसमें संयोजकता हो।

Valetudinarian (वैलीट्यूडीनेरियन)— जीर्ण रोगी

Valgoid (वैल्गॉयड)— बहिर्नत से सम्बन्धित अथवा बहिर्नतपाद से पीड़ित

Valgus (वैल्गस)— शरीर का वह भाग जो बाहर की ओर शरीर की मध्य रेखा से दूर को घूमा होता है जैसे बहिर्नतपाद, बहिर्नत

Valid (वेलिड)— प्रभावकारी, सही, इच्छित परिणाम देने वाला, वैध

Validate (वेलीडेट)— किसी वस्तु की वैधता एवं उसकी शुद्धता को सुनिश्चित करना।

Validity (वेलीडिटी)— 1. वह डिग्री या अंश जिस तक किसी अध्ययन के आँकड़े अथवा परिणाम सही होते हैं। 2. स्वास्थ्य 3. वैधता

Valine (वैलीन)— प्राकृतिक रूप में उत्पन्न होने वाला एक अमीनो एसिड जो शिशुओं की सामान्य वृद्धि तथा युवाओं में नाइट्रोजन चयापचय के लिए आवश्यक है।

Valinemia (वैलीनीमिया)— रक्त में अधिक मात्रा में वैलीन का पाया जाना।

Valla (वेला)— Vallum का बहुवचन

Vallate (वैलेट)— किसी गड्ढे के चारों ओर किनारे से युक्त, परिवृत्त

Vallate papilla (वैलेट पैपिला)—'Circumvallate papillae.

Vallecula (वैलीकुला)— एक गड्ढा या खातिका, कन्दरिका जैसे—

Vallecula cerebelli (वेलीकुला सेरीबेलाइ)— अनुमस्तिष्क की निचली सतह पर लम्बाई में स्थित एक गहरी खातिका जिसमें मेडुला ऑब्लाँगेटा स्थित रहता है।

Vallecula ovata (वेलीकुला ओवेटा)— यकृत में स्थित एक गड्ढा जिसमें पित्ताशय स्थित रहता है।

Valleculae (वैलीकुली)— Vallecula का बहुवचन

Valley (वेली)— Vallecula cerebelli.

Vallis (वेलिस)— Vallecula cerebelli.

Vallum (वेलम)— कोई भी उठा हुआ लगभग वृत्ताकार किनारा

Vallum unguis (वेलम अन्ग्विस)— नाखून को ढकने वाली त्वचा की तह, अधिनख

Valoid (वेलॉयड)— उसी शक्ति वाला तरल-सत्त जैसे कि मूल औषधि होती है।

Value (वैल्यू)— मूल्य, दाम, महत्त्व, मूल्य आँकना; मान

Valva (वाल्वा)— कपाट, कपाटिका

Valvae (वाल्वी)— Valva का बहुवचन

Valval (वाल्वल)— कपाट से सम्बन्धित

Valvar (वाल्वर)— Valval.

Valvate (वाल्वेट)— Valvular.

Valve (वाल्व)— किसी खोखले अंग अथवा मार्ग में एक झिल्लीनुमा रचना जो अस्थायी रूप से बन्द होकर तरल को पीछे की ओर बहने से रोकती है, कपाट, कपाटिका। उदाहरण—

Aortic valve (एओर्टिक वाल्व)— हृदय के बाँये निलय एवं महाधमनी के बीच का कपाट, महाधमनीय कपाट

Artificial valve (आर्टिफ़ीशियल वाल्व)— मनुष्य द्वारा बनाया गया हृदय-कपाट

Atrioventricular valves (एट्रियोवैन्ट्रीकुलर वाल्वज़)— दाँये अलिन्द एवं दाँये निलय के बीच (त्रिकपर्दी कपाट)

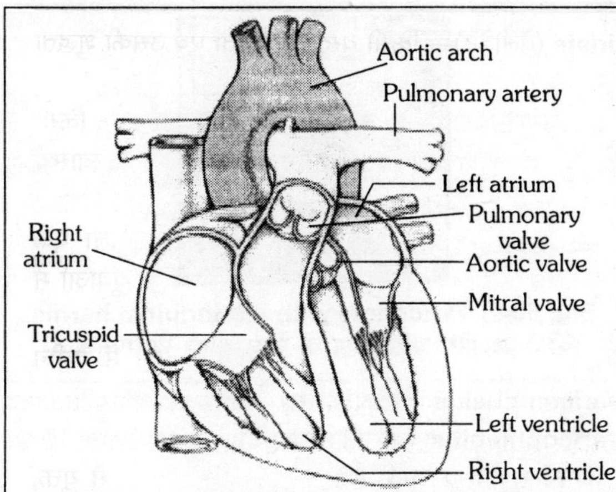

Fig. 602 : Valves and ventricles of the heart
(हृदय के कपाट एवं निलय)

Aortic arch = महाधमनी-चाप, Right atrium = दायाँ अलिन्द, Tricuspid valve = त्रिकपर्दी कपाट, Right ventricle = दायाँ निलय, Left ventricle = बायाँ निलय, Mitral or bicuspid valve = माइट्रल या द्विकपर्दी कपाट, Aortic valve = महाधमनीय कपाट, Pulmonary valve = फुफ्फुसीय कपाट, Left atrium = बायाँ अलिन्द, Pulmonary artery = फुफ्फुसीय धमनी

तथा बाँये अलिन्द एवं बाँयें निलय के बीच (द्विकपर्दी कपाट या माइट्रल कपाट) स्थित कपाट

Bicuspid valve (बाइकस्पिड वाल्व)— हृदय के बायें अलिन्द एवं बायें निलय के बीच के छिद्र को बन्द करने वाला कपाट

Cardiac valve (कार्डियक वाल्व)— हृदय के चार कपाटों (दायें अलिन्द-निलयी या त्रिकपर्दी, फुफ्फुसीय, बायें अलिन्द-निलयी या द्विकपर्दी अथवा माइट्रल तथा महाधमनीय कपाट) में से एक जो हृदय में रक्त प्रवाह को नियन्त्रित करते हैं।

Ileocecal valve (इलियोसीकल वाल्व)—इलियम एवं बड़ी आँत के बीच स्थित कपाट; शेषान्धान्त्र कपाटिका

Mitral valve (माइट्रल वाल्व)— Bicuspid valve.

Pulmonary valve (पल्मोनरी वाल्व)— दाँये निलय एवं पल्मोनरी धमनी के छिद्र के बीच स्थित कपाट

Pyloric valve (पाइलोरिक वाल्व)— आमाशय के जठरनिर्गमीय छिद्र पर स्थित श्लेष्मिक झिल्ली की एक उठी हुई वृत्ताकार परत

Right atrioventricular valve (राइट एट्रियोवैन्ट्रीकुलर वाल्व)— Tricuspid valve.

Semilunar valve (सेमील्यूनर वाल्व)— हृदय के अर्द्ध-चन्द्राकार महाधमनीय एवं फुफ्फुसीय कपाट

Tricuspid valve (ट्राइकस्पिड वाल्व)— हृदय के दायें अलिन्द एवं दायें निलय के बीच का कपाट त्रिकूपर्दी कपाट

Valvectomy (वाल्वेक्टॉमी)— किसी कपाट को विशेष कर हृदय कपाट को शल्यक्रिया द्वारा काट कर निकाल देना।

Valviform (वाल्वीफॉर्म)— कपाट के आकार का

Valvoplasty (वाल्वोप्लास्टी)— किसी कपाट की प्लास्टिक सर्जरी करना, कपाटिकासंधान

Valvotomy (वाल्वोटॉमी)— किसी कपाट में चीरा लगाना; कपाटिकाछेदन

Valvula (वाल्व्यूला)— एक छोटा कपाट; कपाटिका

Valvulae (वाल्व्यूली)— Valvula का बहुवचन

Valvular (वाल्व्यूलर)— किसी कपाट से सम्बन्धित, उसे प्रभावित करने वाला अथवा उसे धारण करने वाला; कपाटिकी

Valvule (वाल्व्यूल)— Valvula.

Valvulitis (वाल्व्यूलाइटिस)— किसी कपाट विशेषकर हृदय कपाट का शोथ, कपाटिकाशोथ

Valvuloplasty (वाल्व्यूलोप्लास्टी)— किसी कपाट विशेषकर हृदय कपाट की प्लास्टिक सर्जरी द्वारा मरम्मत करना।

Valvulotome (वाल्व्यूलोटोम)— किसी कपाट में चीरा लगाने के लिए एक यन्त्र

Valvulotomy (वाल्व्यूलोटॉमी)— Valvotomy.

Van den Bergh's test (वान डेन बर्ग्स टैस्ट)— रक्त सीरम अथवा प्लाज़्मा में बिलिरूबिन की विद्यमानता का पता लगाने के लिए किया जाने वाला एक परीक्षण

Vapor (वेपर)— 1. वाष्प, भाप 2. गैस 3. अपश्वसन, उच्छ्वसन (सांस के साथ निकाली गई भाप या गैस) 4. सांस के साथ खींचकर अन्दर ले जाने के लिए औषधीय पदार्थ

Vaporium (वेपोरियम)— गर्म, ठण्डी अथवा औषधियुक्त वाष्प का प्रयोग कराने के लिए एक उपकरण

Vaporization (वेपोराइज़ेशन)— 1. किसी ठोस या द्रव का वाष्प में परिवर्तन, वाष्पन; आसवन 2. वाष्प-चिकित्सा

Vaporize (वेपोराइज़)— किसी पदार्थ को किसी वाष्प में बदलना।

Vaporizer (वेपोराइज़र)— किसी द्रव को वाष्प की फुहार में परिवर्तित करने वाला एक उपकरण

Vaporous (वेपोरस)— वाष्प से बना, उससे सम्बन्धित अथवा वाष्प बनाने वाला।

Vaporthorax (वेपरथोरैक्स)— अधिक ऊँचाई पर पहुँचने वाले व्यक्ति के फेफड़ों एवं वक्ष-भित्ति के बीच फुफ्फुसीय अन्तराल में बहुत से जल वाष्प के बुलबुलों का पाया जाना।

Vapotherapy (वेपोथिरेपी)— वाष्प द्वारा रोगों की चिकित्सा करना, वाष्पोपचार

Variability (वेरीयाबिलिटी)— अस्थिरता, चञ्चलता, प्रकारान्तरता

Variable (वेरिएबल)— परिवर्ती

Variance (वेरिएन्स)— परिवर्तित या विचलित होने की अवस्था

Variant (वेरिएन्ट)— 1. वह वस्तु या व्यक्ति जो परिवर्तनशील या अस्थिर हो 2. बदल जाने या परिवर्तित हो जाने की प्रवृत्ति वाला

Variate (वेरिएट)— Variable.

Variation (वेरिएशन)— भिन्नता, परिवर्तन, विभेद

Varication (वेरिकेशन)— 1. अपस्फीतशिरा या कुटिलशिरा का बनना 2. अपस्फीति

Variceal (वेरीसीयल)— अपस्फीतशिरा अथवा अपस्फीतशिराओं का या उनसे सम्बन्धित

Variced (वेरीसेड)— किसी अपस्फीति से सम्बन्धित

Varicella (वेरीसेला)— छोटी माता, लघुमसूरिका

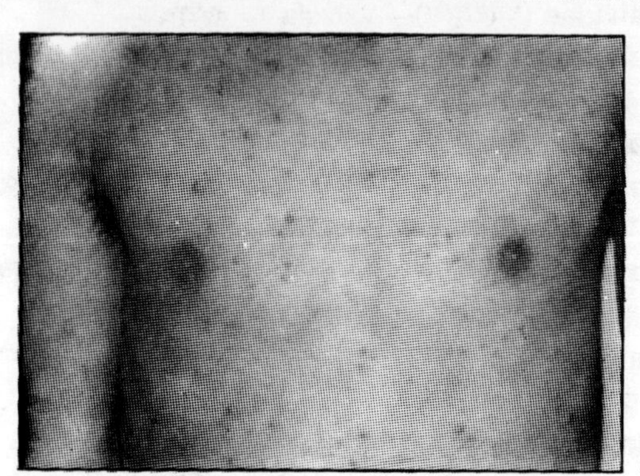

Fig. 603 : Varicella (Chickenpox)
(लघु-मसूरिका या छोटी माता)

Varicellation (वेरीसिलेशन)— लघुमसूरिका या छोटी माता से रक्षा करने के लिए उसके विषाणु का टीकाकरण करना।

Varicelliform (वेरीसेलीफोर्म)— लघुमसूरिका या छोटी माता के समान

Varicelloid (वेरीसीलॉयड)— Varicelliform.

Varicellovirus (वेरीसिलोवाइरस)— Varicella- Zoster virus.

Varices (वेरीसेज़)— Varix का बहुवचन

Variciform (वेरीसीफोर्म)— अपस्फीतशिरा या कुटिलशिरा से मिलता-जुलता

Varicoblepharon (वेरीकोब्लेफैरोन)— आँखों की पलकों की एक अपस्फीत सूजन

Varicocele (वेरिकोसील)— वृषण-रज्जु की शिराओं (प्रतानाकार जालिका) का बढ़ जाना जिससे अण्डकोष में सूजन हो जाती है जो किशारों में सामान्यतया बाईं ओर होती है और कीड़ों की थैली के समान प्रतीत होती है; वृषण-शिरापस्फीति

Varicocelectomy (वेरिकोसीलेक्टॉमी)— वृषण-शिरापस्फीति को काट कर निकाल देना।

Varicography (वेरिकोग्राफी)— अपस्फीत शिराओं का एक्स-रे परीक्षण करना।

Varicoid (वेरिकॉयड)— किसी अपस्फीति के समान

Varicole (वेरिकोल)— Varicocele.

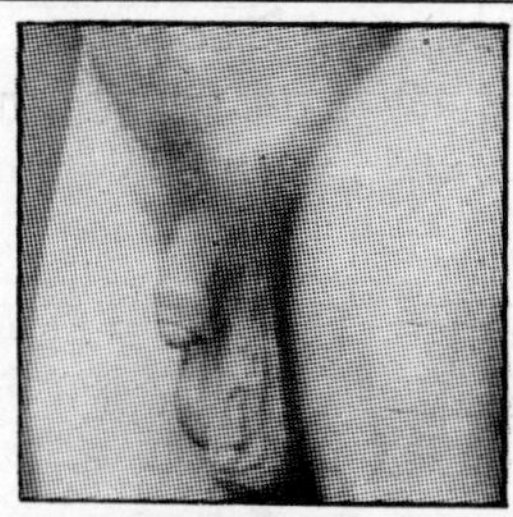

Fig. 604 : Varicocele with left inguinal hernia
(बाँयें वक्षंणीय बहिःसरण के साथ वृषण-शिरापस्फीति)

Varicomphalus (वेरिकॉम्फेलस)— नाभि का अपस्फीत अर्बुद

Varicophlebitis (वेरिकोफ्लेबाइटिस)— अपस्फीत शिराएँ जिनमें सूजन हो जाती है।

Varicose (वेरिकोस)— किसी अपस्फीति की प्रकृति का अथवा उससे सम्बन्धित; फूला हुआ, सूजा हुआ अथवा गाँठदार, ऐसा शिराओं के लिए कहा जाता है; अपस्फीत

Varicoses (वेरीकोसेस)— Varicosis का बहुवचन

Varicose ulcer (वेरिकोस अल्सर)— अपस्फीत शिराओं के फलस्वरूप बनने वाला एक ज़ख्म जो सबसे अधिक टाँग के निचले आधे भाग के मध्यवर्ती पार्श्व में बनता है।

Varicose veins (वेरिकोस वेन्स)— बढ़ी हुई, ऐंठी हुई उपरिस्थ शिराएँ जो सबसे अधिक निचली भुजाओं में दिखाई देती हैं; अपस्फीत शिराएँ

Varicosis (वेरिकोसिस)— शिराओं का अपस्फीत होना

Varicosity (वेरिकोसिटी)— 1. अपस्फीत होना; अपस्फीति 2. एक अपस्फीत शिरा

Varicotomy (वेरिकोटॉमी)— किसी अपस्फीत शिरा को काट कर निकाल देना; अपस्फीतशिरा-उच्छेदन

Varicula (वेरिकुला)— नेत्रश्लेष्मला की अपस्फीति; अपस्फीतनेत्रश्लेष्मला

Varicule (वेरीक्यूल)— एक छोटी अपस्फीत शिरा जो सामान्यतः त्वचा में दिखायी देती है।

Variety (वैराइटी)— जन्तु वर्गीकरण में, किसी जाति की उप श्रेणी; भेद

Variola (वेरियोला)— चेचक; मसूरिका; बड़ी माता

Variolar (वेरियोलर)— चेचक से सम्बन्धित

Variolate (वेरियोलेट)— 1. चेचक विषाणु का टीका लगाना 2. ऐसी विक्षतियों (फुन्सी आदि) को धारण करने वाला जो चेचक की विक्षतियों के समान प्रतीत होती हैं।

Variolation, Variolization (वेरियोलेशन, वेरियोलाइज़ेशन)-- चेचक विषाणु का टीका लगाने की क्रिया, मसूरिकाकरण

Variolic (वेरियोलिक)— Variolar.

Varioliform (वेरियोलीफोर्म)—चेचक के समान

Variolization (वेरियोलाइज़ेशन)— Variolation.

Varioloid (वेरियोलॉयड)— Varioliform.

Variolous (वेरियोलस)— Variolar.

Varix (वेरिक्स)—एक बढ़ी हुई तथा ऐंठी हुई शिरा, धमनी अथवा लसीका-वाहिनी; अपस्फीति; कुटिल शिरा; अपस्फीत शिरा

Varnish (वार्निश)— किसी विलायक में गोंद एवं रेजिन का एक विलयन। जब इन्हें किसी सतह पर लगाया जाता है तो विलायक वाष्पीकृत हो जाता है और एक कठोर तथा कुछ लचीली परत रह जाती है। दन्त-चिकित्सा में, किसी वार्निश का दाँत के संवेदनशील क्षेत्र जैसे मज्जा की रक्षा करने के लिए प्रयोग किया जाता है।

Varolian (वेरोलियान)—पोन्स वेरोलाइ से सम्बन्धित

Varus (वेरस)— अन्तर्नत। भीतर की ओर अर्थात् शरीर की मध्यरेखा की ओर मुड़ा हुआ शरीर का कोइ भाग जैसे अन्तर्नत पाद

Vas (वास)— वाहिका या वाहिनी जैसे रक्त वाहिनी या वास डिफ्रेन्स जो शुक्रग्रन्थि की उत्सर्गी वाहिनी होती है। यह प्रत्येक शुक्रग्रन्थि से प्रोस्टेट-मूत्रमार्ग तक वीर्य का परिवहन करती है, शुक्र-वाहिका

Vasa (वासा)— Vas का बहुवचन

Vasal (वासल)— वाहिका अथवा वाहिनी से सम्बन्धित, वाहिकीय

Vasalgia (वासेल्जिया)— किसी वाहिनी में दर्द होना।

Vascular (वैस्कुलर)— रक्त वाहिनियों से सम्बन्धित अथवा उनसे बना हुआ; रक्तधर; वाहिकामय

Vascularity (वैस्कुलैरिटी)— रक्तधर अथवा वाहिकामय होना; वाहिकामयता; रक्तधरता

Vascularization (वैस्कुलैराइज़ेशन)— ऊतकों में नई रक्त वाहिनियों का बनना; वाहिकावर्धन

Vascularize (वैस्कुलैराइज़)—नई रक्त वाहिनियों के बनने से रक्तधर अथवा वाहिकामय होना।

Vascularized (वैस्कुलैराइज़्ड)— नयी रक्त वाहिनियों को बनाकर वाहिकामय बनाया गया।

Vascular ring (वैस्कुलर रिंग)— जन्म से श्वास-प्रणाल एवं ग्रासनली को चारों ओर से घेरने वाला एक धमनीय छल्ला

Vascular system (वैस्कुलर सिस्टम)— वह प्रणाली जिसके अन्तर्गत धमनियों, धमनिकाओं, केशिकाओं, तनुशिराओं एवं शिराओं का समावेश होता है।

Vascular tuft (वैस्कुलर टफ्ट)— Chorionic villi.

Vascular tumor (वैस्कुलर ट्यूमर)— विस्फारित रक्त वाहिनियों से युक्त अर्बुद

Vasculature (वैस्कुलेचर)—1. शरीर अथवा इसके किसी भाग में रक्त वाहिनियों की व्यवस्था 2. किसी विशिष्ट क्षेत्र को रक्त वाहिनियों की आपूर्ति

Vasculitis (वैस्कुलाइटिस)— Angiitis.

Vasculocardiac (वैस्कुलोकार्डियक)— Cardiovascular.

Vasculogenesis (वैस्कुलोजेनेसिस)— वाहिकामय प्रणाली का विकसित होना।

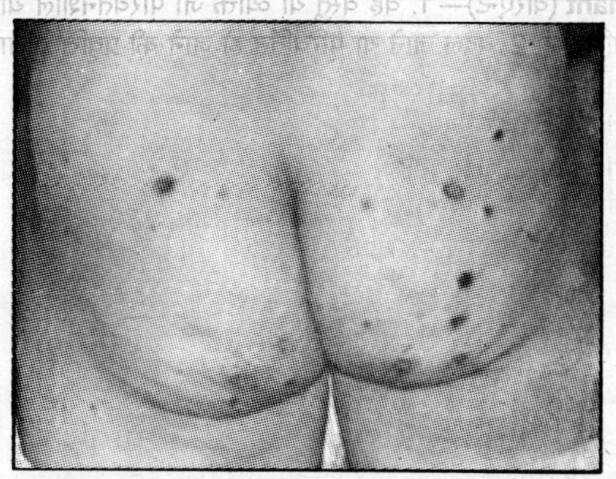

Fig. 605 : Cutaneous vasculitis : Punched out necrotic ulcers (त्वचीय वाहिकाशोथ : पंच्ड आउट परिगलित व्रण)

Vasculogenic (वैस्कुलोजेनिक)— वाहिकावर्धन को प्रेरित करने वाला।

Vasculomotor (वैस्कुलोमोटर)— Vasomotor.

Vasculopathy (वैस्कुलोपैथी)— रक्त वाहिनियों का कोई भी रोग

Vasculum (वासकुलम)— एक सूक्ष्म वाहिनी

Vasectomy (वासेक्टॉमी)— शुक्रवाहिका को अथवा इसके किसी भाग को काट कर निकाल देना, ऐसा पुरुष में बन्ध्यता उत्पन्न करने के लिए सामान्यतया दोनों ओर किया जाता है; शुक्रवाहिकोच्छेदन

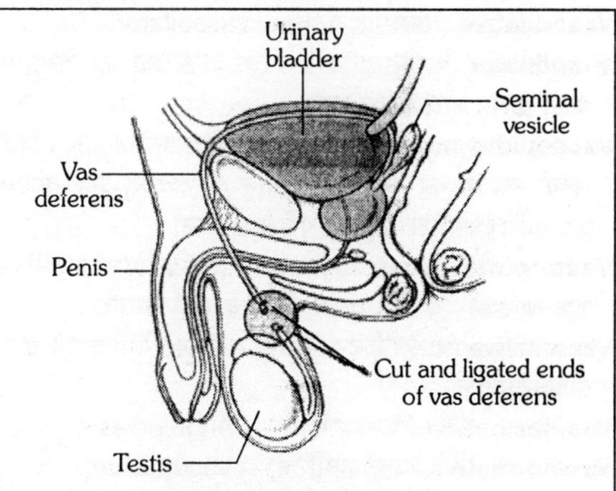

Fig. 606 : Vasectomy (शुक्रवाहिकोच्छेदन)

Vas deferens = शुक्र-वाहिका, Penis = शिश्न या लिंग, Testis = शुक्रग्रन्थि, Cut and ligated ends of the vas deferens = शुक्र-वाहिका के कटे हुए एवं बंधे हुए सिरे, Seminal vesicle = शुक्राशय, Urinary bladder = मूत्राशय

Vasectomy reversal (वासेक्टॉमी रिवर्सल)— शल्यक्रिया द्वारा पूर्व में कटी हुई शुक्र-वाहिका को पुनः जोड़ना।

Vasifaction (वासीफैक्शन)— Angiopoiesis.

Vasifactive (वासीफैक्टिव)— Vasofactive. Vasoformative.

Vasiform (वासीफोर्म)— वाहिनी के समान; वाहिकारूप

Vasitis (वासाइटिस)— शुक्रवाहिकाशोथ

Vaso- (वासो-)— एक उपसर्ग जिसका अर्थ वाहिनी है जैसे रक्त वाहिनी

Vasoactive (वासोएक्टिव)— रक्त वाहिनियों पर कोई प्रभाव डालने वाला

Vasoconstriction (वासोकन्सट्रिक्शन)— रक्त वाहिनियों के अन्तर्व्यास का घट जाना; वाहिकासंकीर्णन

Vasoconstrictive (वासोकन्सट्रिक्टिव)— रक्त वाहिनियों का संकीर्णन करने वाला; वाहिकासंकीर्णक

Vasoconstrictor (वासोकन्सट्रिक्टर)— Vasoconstrictive.

Vasodepression (वासोडिप्रेसन)— रक्त वाहिनियों का प्रतिरोध कम हो जाना जिससे रक्त-चाप कम हो जाता है।

Vasodepressor (वासोडिप्रेसर)— 1. रक्त वाहिनियों को विस्फारित करके रक्त-दाब या रक्त-चाप को कम करने वाला; वाहिकादाबह्रासी 2. रक्त परिसंचरण को कम करने वाला।

Vasodilatation (वासोडाइलेटेशन)— रक्त वाहिनियों का विस्फारित होना अथवा उनके अन्तर्व्यास का बढ़ जाना; वाहिकाविस्फार

Vasodilation (वासोडाइलेशन)— Vasodilatation.

Vasodilative (वासोडाइलेटिव)— Vasodilator.

Vasodilator (वासोडाइलेटर)— रक्त वाहिनियों का विस्फारण करने वाला; वाहिकाविस्फारक

Vasoepididymography (वासोइपिडिडाइमोग्राफी)— किसी भेदक माध्यम का इन्जैक्शन लगाने के पश्चात् शुक्र-वाहिका एवं अधिवृषण का एक्स-रे परीक्षण करना।

Vasoepididymostomy (वासोइपिडिडाइमोस्टॉमी)— शुक्र-वाहिका एवं अधिवृषण के बीच मार्ग बनाना।

Vasofactive (वासोफैक्टिव)— नई रक्त वाहिनियाँ बनाने वाला; वाहिकोत्पादक

Vasoformation (वासोफोर्मेशन)— Angiopoiesis.

Vasoformative (वासोफोर्मेटिव)— Vasofactive.

Vasoganglion (वासोगैंग्लियान)— रक्त वाहिनियों का पिण्ड

Vasography (वासोग्राफी)— रक्त वाहिनियों का एक्स-रे परीक्षण करना।

Vasohypertonic (वासोहाइपरटॉनिक)— Vasoconstrictor.

Vasohypotonic (वासोहाइपोटॉनिक)— Vasodilator.

Vasoinhibitor (वासोइनहिबिटर)— वाहिकाप्रेरक तन्त्रिकाओं की क्रिया को कम करने वाला।

Vasoinhibitory (वासोइनहिबिटरी)— Vasoinhibitor.

Vasoligation (वासोलाइगेशन)— किसी वाहिनी विशेषकर शुक्र वाहिका को बाँध देना।

Vasomotion (वासोमोशन)— किसी रक्त वाहिनी के अन्तर्व्यास में परिवर्तन होना; वाहिकाप्रेरण

Vasomotor (वासोमोटर)— रक्त वाहिनियों के संकीर्णन एवं विस्फारण को नियन्त्रित करने वाला; वाहिकाप्रेरक

Vasomotor epilepsy (वासोमोटर एपिलेप्सी)— त्वचा में वाहिकाप्रेरक परिवर्तनों से होने वाला अपस्मार

Vasomotor reflex (वासोमोटर रिफ्लैक्स)— त्वचा के प्रति किसी उद्दीपन की प्रतिक्रिया में त्वचीय रक्त वाहिनियों का संकुचित होना।

Vasomotor spasm (वासोमोटर स्पाज़्म)— छोटी धमनियों में ऐंठन हो जाना।

Vasomotory (वासोमोटरी)— Vasomotor.

Vasoneuropathy (वासोन्यूरोपैथी)—संयुक्त वाहिकीय एवं तन्त्रिका सम्बन्धी दोष से उत्पन्न होने वाला रोग

Vasoneurosis (वासोन्यूरोसिस)— Angioneurosis.

Vaso-orchidostomy (वासो-ऑर्किडोस्टॉमी)— अधिवृषण को शुक्र-वाहिका के कटे हुए किनारे से जोड़ना।

Vasoparalysis (वासोपैरालाइसिस)—रक्त वाहिनियों का पक्षाघात, उनकी अतानता अथवा उनका अल्पतनाव होना।

Vasoparesis (वासोपैरेसिस)— वाहिकाप्रेरक तन्त्रिकाओं का आंशिक पक्षाघात

Vasopermeability (वासोपर्मिएबिलिटी)— किसी रक्त वाहिनी की पारगम्यता

Vasopressin (वासोप्रेसिन)— अधश्चेतक के केन्द्रकों की कोशिकाओं से स्रवित होने वाला एक हॉर्मोन जो आवश्यकता पड़ने पर मुक्त होने के लिए वहाँ से पीयूष ग्रन्थि के पश्च खण्ड में पहुँच कर उसमें संचित हो जाता है। यह एक प्रतिमूत्रल या मूत्ररोधी हॉर्मोन है तथा रक्त वाहिनियों को संकुचित करके रक्त-दाब को बढ़ाता है एवं क्रमाकुंचन को बढ़ाता है।

Vasopressor (वासोप्रेसर)— रक्त वाहिनियों को संकुचित करने एवं रक्त-दाब को बढ़ाने वाला, वाहिकादाबवर्धी

Vasopressure (वासोप्रेशर)— किसी रक्त वाहिनी पर पड़ने वाला दाब, वाहिकादाब

Vasopuncture (वासोपंक्चर)— शुक्र-वाहिका का वेधन

Vasoreflex (वासोरिफ्लैक्स)— वह प्रतिवर्त क्रिया जिससे रक्त वाहिनियों के अन्तर्व्यास में परिवर्तन हो जाता है।

Vasorelaxation (वासोरिलैक्सेशन)—वाहिकीय दाब का कम हो जाना।

Vasorrhaphy (वासोरैह्फी)— शुक्र-वाहिका की सिलाई करना या उसमें टाँके लगाना।

Vasosection (वासोसैक्शन)— किसी वाहिनी अथवा विशेषकर शुक्र-वाहिका को काटना।

Vasosensory (वासोसैन्सरी)— रक्त वाहिनियों में संवेदना होने से सम्बन्धित

Vasospasm (वासोस्पाज़्म)— किसी रक्त वाहिनी का ऐंठ जाना, वाहिकाकर्ष

Vasospastic (वासोस्पास्टिक)— वाहिकाकर्ष से सम्बन्धित अथवा उससे युक्त, वाहिकाकर्षी

Vasostimulant (वासोस्टिमुलैन्ट)— वाहिकाप्रेरक क्रिया को उत्तेजित करने वाला।

Vasostomy (वासोस्टॉमी)— शुक्र-वाहिका में एक छिद्र बनाना

Vasothrombin (वासोथ्रॉम्बिन)— रक्त वाहिनियों के अस्तर की कोशिकाओं से उत्पन्न होने वाला थ्रॉम्बिन

Vasotomy (वासोटॉमी)— शुक्र-वाहिका में चीरा लगाना, शुक्रवाहिकाछेदन

Vasotonia (वासोटोनिया)— रक्त वाहिनियों की तान अथवा तनाव

Vasotonic (वासोटॉनिक)— 1. किसी वाहिनी की तान से सम्बन्धित 2. किसी वाहिनी की तान बढ़ाने वाला

Vasotribe (वासोट्राइब)— Angiotribe.

Vasotripsy (वासोट्रिप्सी)— Angiotripsy.

Vasotrophic (वासोट्रॉफिक)— रक्त वाहिनियों के पोषण से सम्बन्धित

Vasotropic (वासोट्रॉपिक)—रक्त वाहिनियों को प्रभावित करने वाला।

Vasovagal (वासोवेगल)— वेगस तन्त्रिका के उद्दीपनों की रक्त वाहिनियों पर होने वाली क्रिया से सम्बन्धित; वाहिका-वेगसी

Vasovagal syncope (वासोवेगल सिन्कोप)— मानसिक दबाव या दर्द में अथवा चोट आदि लग जाने पर वेगस तन्त्रिका के उद्दीपन से उत्पन्न अल्प रक्त-दाब के कारण अचानक बेहोशी हो जाना।

Vasovasostomy (वासोवासोस्टॉमी)— शुक्र-वाहिका के पूर्व में काटे गये सिरों को फिर से जोड़ना।

Vasovesiculectomy (वासोवेसीकुलेक्टॉमी)— शुक्र-वाहिका एवं शुक्राशय को काट कर निकाल देना।

Vasovesiculitis (वासोवेसीकुलाइटिस)— शुक्र-वाहिका एवं शुक्राशय का शोथ

Vastomy (वास्टॉमी)— शुक्र-वाहिका को सामान्यतया बांध कर काट देना।

Vastus (वास्टस)— बड़ा, यह पेशियों के लिए कहा जाता है।

Vater's corpuscles (वेटर्स कार्पुसल्स)— त्वचा की पूर्ति करने वाली तन्त्रिकाओं के अण्डाकार अन्त्य अंग

Vater's papilla (वेटर्स पैपिला)— Ampulla of vater.

Vault (वॉल्ट)— गुम्बद के आकार की रचना

VC (वी सी)— Vital capacity.

V. D. (वी. डी.)— Venereal disease. रतिज रोग

V. D. H. (वी. डी. एच.)— Valvular disease of the heart. हृदय का कपाटीय रोग

VDRL (वी डी आर एल)— Venereal Disease Research Laboratory.

Vection (वेक्शन)— रोगोत्पादक सूक्ष्मजीवों को संक्रमित व्यक्ति से ले जाकर स्वस्थ व्यक्ति तक पहुँचाना।

Vectis (वेक्टिस)— प्रसव में भ्रूण के प्रस्तुत होने वाले भाग पर खिंचाव पैदा करने के लिए एक मुड़ा हुआ लीवर (टेक)

Vector (वेक्टर)—1. रोगोत्पादक जीवधारियों का वाहक जो अधिकतर एक आर्थ्रोपोड या कीट होता है और जीवधारियों को संक्रमित व्यक्ति से असंक्रमित व्यक्ति को संचारित करता है, रोगवाहक। 2. परिमाण (लम्बाई, चौड़ाई एवं ऊँचाई), दिशा तथा संवेद या ज्ञान से बनी कोई राशि या तादाद जिसे एक उपयुक्त लम्बाई की सीधी रेखा एवं दिशा से प्रदर्शित किया जाता है।

Biological vector (बायोलॉजिकल वेक्टर)—एक आर्थ्रोपोड रोगवाहक जिसमें रोगोत्पादक जीव असंक्रमित व्यक्ति के लिए संक्रमी होने से पूर्व विकसित होता है अथवा विभाजित होकर संख्या में बढ़ता है, जैव रोगवाहक

Mechanical vector (मैकेनिकल वेक्टर)— एक आर्थ्रोपोड वाहक जिसमें रोगोत्पादक जीव विकसित नहीं होता अथवा विभाजित होकर संख्या में नहीं बढ़ता, यान्त्रिक रोगवाहक

Vectorcardiogram (वेक्टरकार्डियोग्राम)— वेक्टर फाँदो की एक सतत शृंखला के द्वारा हृदय की क्रिया के वैद्युत बलों की दिशा एवं उनके परिमाण का तैयार किया गया एक रेखाचित्र अभिलेख

Vectorcardiography (वेक्टरकार्डियोग्राफी)— वेक्टर फाँदों की एक सतत शृंखला के द्वारा हृदय की क्रिया के वैद्युत बलों की दिशा एवं उनके परिमाण का रेखाचित्र अभिलेखन करना।

Vectorial (वेक्टोरियल)— किसी वेक्टर या रोगवाहक से सम्बन्धित

Vectorscope (वेक्टर्सकोप)— वेक्टरकार्डियोग्राम देखने के लिए एक यन्त्र

Vegan (वेज़ान)— एक विशुद्ध रूप से शाकाहारी व्यक्ति जो अपने भोजन से जन्तुओं से उत्पन्न सभी प्रोटीन को निकाल देता है।

Veganism (वेज़ानिज़्म)— शाकाहारी भोजन के प्रति दृढ़ लगाव जिसमें दूध, पनीर आदि सहित सभी जन्तु उत्पादों का बहिष्कार होता है।

Vegetable (वेज़ीटेबूल)— 1. पेड़-पौधों से सम्बन्धित अथवा उनसे उत्पन्न 2. भोजन के लिए उगाया जाने वाला एक छोटा झाड़ीनुमा पौधा 3. पेड़-पौधों का खाया जाने योग्य भाग जिसे भोजन के रूप में प्रयोग में लाया जाता है, इसमें बीज, जड़, तना, पत्तियाँ, फूल एवं फल सभी सम्मिलित होते हैं। वनस्पति

Vegetal (वेज़ीटल)— 1. किसी पौधे अथवा पौधों या उद्भेद से सम्बन्धित 2. वर्धी

Vegetarian (वेज़ीटेरियन)— शाकाहारी

Vegetarianism (वेज़ीटेरियानिज़्म)— किसी व्यक्ति के भोजन में पेड़-पौधों से उत्पन्न पदार्थों के लिए दृढ़ता

Vegetate (वेज़ीटेट)— उगना जैसे पेड़-पौधों का उगना

Vegetation (वेज़ीटेशन)— कोई भी वृक्ष के समान कवककरूप वृद्धि; उद्‌भेद

Vegetative (वेज़ीटेटिव)— 1. वृद्धि करने की शक्ति रखने वाला जैसे पेड़-पौधे, वर्धी 2. पेड़-पौधों का, उनसे सम्बन्धित या उनका गुण 3. अलैंगिक जनन जैसे कलिकोत्पादन या विखण्डन द्वारा अलैंगिक जनन का अथवा उससे सम्बन्धित 4. अनैच्छिक रूप से अथवा अज्ञानतावश कार्य करने वाला 5. शान्त, निश्चल अथवा निष्क्रिय

Vegetoanimal (वेज़ीटोएनिमल)— पौधों एवं जन्तुओं से सम्बन्धित

Vehemence, Vehemency (वेहीमेन्स, वेहीमेन्सी)— उग्रता, प्रचण्डता

Vehement (वेहीमैन्ट)— उग्र, प्रचण्ड

Vehicle (वेहाइकल)— अनुपान, वाहन

Veil (वेल)— 1. एक ढकने वाली रचना 2. उल्व-कोश का एक टुकड़ा जो कभी-कभी किसी नवजात शिशु के चेहरे को ढक लेता है। 3. स्वर-ध्वनि की मृदु रुक्षता

Vein (वेन)— एक वाहिनी जिसमें पल्मोनरी शिरा के अतिरिक्त जो फेफड़ों से शुद्ध (ऑक्सीजनयुक्त) रक्त लाती है, काला लाल रक्त (रक्त जिसने अपनी अधिकतर ऑक्सीजन ऊतकों में छोड़ दी है) हृदय की ओर बहता है; शिरा

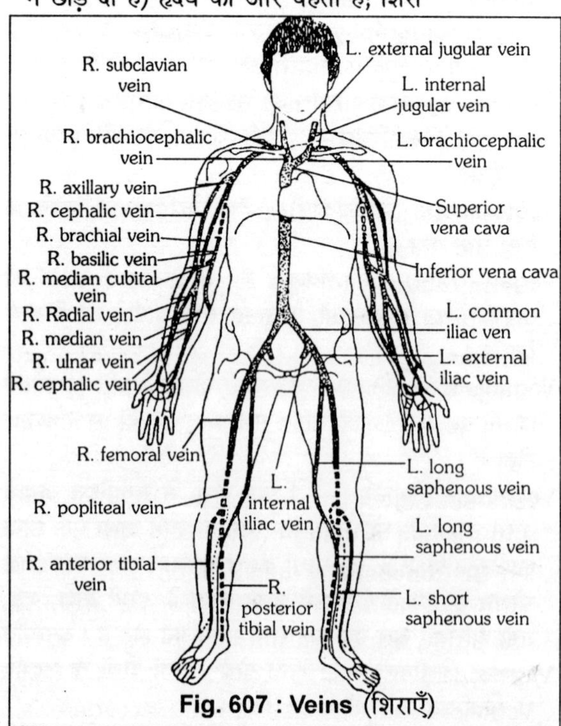

Fig. 607 : Veins (शिराएँ)

R. subclavian vein = दायीं सबक्लेवियन शिरा, R. brachiocephalic vein = दायीं ब्रेकियोसिफैलिक शिरा, R. axillary vein = दायीं कक्षी या एक्जीलरी शिरा, R. cephalic vein = दायीं सिफैलिक शिरा, R. brachial vein = दायीं ब्रेकियल शिरा, R. basilic vein = दायीं आधारी शिरा, R. median cubital vein = दायीं मध्यवर्ती प्रकोष्ठी शिरा, R. radial vein = दायीं बहिःप्रकोष्ठी या रेडियल शिरा, R. median vein = दायीं मध्यवर्ती शिरा, R. ulnar vein = दायीं अन्तःप्रकोष्ठीय या अल्नर शिरा, R. cephalic vein = दायीं सिफैलिक शिरा, R. femoral vein = दायीं फीमोरल शिरा, R. popliteal vein = दायीं जानुपृष्ठीय शिरा, R. anterior tibial vein = दायीं अग्रज टिबियल धमनी, R. posterior tibial vein = दायीं पश्चज टिबियल शिरा, L. internal iliac vein = बायीं आन्तरिक श्रोणिफलकीय या इलियक शिरा, L. short saphenous vein = बायीं लघु सैफेनस शिरा, L. long saphenous vein = बायीं वृहत् सैफेनस शिरा, L. external iliac vein = बायीं बाह्य इलियक शिरा, L. common iliac vein = बायीं सामान्य इलियक शिरा, Inferior vena cava = निम्न महाशिरा, Superior vena cava = ऊर्ध्व महाशिरा, L. brachiocephalic vein= बायीं ब्रेकियोसिफैलिक शिरा, L. internal jugular vein = बायीं आन्तरिक जुगुलर शिरा, L. external jugular vein = बायीं बाह्य जुगुलर शिरा

Veined (वेन्ड)— सतह पर शिराओं अथवा शिराओं के समान रेखाओं से चिह्नित

Veinlet (वेनलेट)— Venule.

Vela (वेला)— Velum का बहुवचन

Velamen (वेलामेन)— कोई भी आवरण कला

Velamenta (वेलामेन्टा)— Velamentum का बहुवचन

Velamentous (वेलामेन्टस)— आवरण रचना के समान

Velamentum (वेलामेन्टम)— एक कलामय आवरण

Velamina (वेलामिना)—Velamen का बहुवचन

Velar (वेलर)— किसी छदन या आवरण रचना से सम्बन्धित

Veliform (वेलीफोर्म)— Velamentous.

Vellication (वेलीकेशन)— पेशीय तन्तुओं का ऐंठनयुक्त स्फुरण

Vellus (वेलस)— नवजात शिशु के भ्रूणरोम के गिर जाने के पश्चात् शरीर पर पाये जाने वाले बारीक-बारीक बाल

Velocity (वेलोसीटी)— गति का वेग

Velopharyngeal (वेलोफेरिन्जियल)— कोमल तालु एवं ग्रसनी (गला) से सम्बन्धित

Velosynthesis (वेलोसिन्थेसिस)— Staphylorrhaphy.

Velpeau's bandage (वेल्पियस बैन्डेज़)— 'Bandage' के अन्तर्गत देखें

Velpeau's deformity (वेल्पियस डिफोर्मिटी)— कौलेस फ्रैक्चर की एक विकृति जिसमें रेडियस हड्डी का निचला टुकड़ा पीछे को विस्थापित हो जाता है।

Velum (वेलम)— छदन, छद

Vena (वेना)— शिरा। उदाहरण—

Inferior vena cava (इन्फीरियर वेना केवा)— शरीर के निचले भाग से रक्त की निकासी करने वाली मुख्य शिरा जो दो सामान्य श्रोणिफलक शिराओं के जुड़ने से बनती है और हृदय के दाँये अलिन्द में खुलती है; निम्न महाशिरा

Superior vena cava (सुपीरियर वेना केवा)— शरीर के ऊपरी भाग से रक्त की निकासी करने वाली मुख्य शिरा जो दाँयी एवं बाँई ब्रेकियोसिफैलिक शिराओं से मिलकर बनती है और हृदय के दाँये अलिन्द में खुलती है; ऊर्ध्व महाशिरा

Venacavography (वेनाकेवोग्राफी)— महाशिरा का एक्स-रे परीक्षण करना

Venae (वेनी)— वेना का बहुवचन

Venae comitantes (वेनी कमीटेन्ट्स)— किसी धमनी के साथ-साथ चलने वाली दो या अधिक शिरायें

Venation (वेनेशन)— किसी अंग अथवा रचना में शिराओं का वितरण

Venectasia (वेनेक्टेसिया)— Phlebectasia.

Venectomy (वेनेक्टॉमी)— Phlebectomy.

Veneer (वीनियर)— मनुष्य द्वारा निर्मित एक सामग्री जैसे एक्रीलिक रेज़िन जिसे किसी दाँत की सतह से सलंग्न किया जा सकता है।

Venenation (वेनेनेशन)— 1. विषाक्तता, विषालुता 2. विषाक्त होना।

Venene (वीनीन)—विषैले साँपों के विषों का एक मिश्रण, सर्पविष

Veneniferous (वीनेनीफेरस)— विष का वाहन करने वाला।

Venenific (वीनेनीफिक)— विष उत्पन्न करने वाला।

Venenosalivary (वीनेनोसैलाइवरी)— Venomosalivary.

Venenosity (वीनेनोसिटी)— जहरीला होना

Venenous (वीनेनस)— जहरीला, विषैला

Venepuncture (वेनेपंक्चर)— Venipuncture.

Venereal (वेनेरीयल)—लैंगिक संसर्ग से सम्बन्धित अथवा उसके कारण उत्पन्न; रतिज

Venereal bubo (वेनेरीयल बूबो)— किसी रतिज रोग के परिणामस्वरूप वंक्षण-क्षेत्र में स्थित बढ़ी हुई लसीका ग्रन्थि

Venereal disease (वेनेरीयल डिज़ीज)— ऐसे रोग जैसे सिफिलिस (उपदंश), गॉनोरीह्या (सूजाक) आदि से पीड़ित व्यक्ति के साथ लैंगिक संसर्ग से अर्जित एक रोग; रतिज रोग

Venereal sore (वेनेरीयल सोर)— Chancroid

Venereal urethritis (वेनेरीयल यूरेथ्राइटिस)— गॉनोरीह्या में होने वाला मूत्रमार्गशोथ

Venereal wart (वेनेरीयल वार्ट)— Condyloma; verruca acuminata.

Venereologist (वेनेरीयोलॉजिस्ट)— रतिजरोगविशेषज्ञ

Venereology (वेनेरीयोलॉजी)— रतिज रोगों का अध्ययन एवं उनकी चिकित्सा करना; रतिजरोगविज्ञान

Venereophobia (वेनेरीयोफोबिया)— रतिज रोग का रोगोत्पादक भय

Venery (वेनेरी)—मैथुन, अतिसम्भोग

Venesection (वेनेसैक्शन)— शिरावेधन

Venin (वेनिन)— किसी सर्प विष में विषैला पदार्थ

Venin-antivenin (वेनिन-एन्टिवेनिन)— सर्प विष की काट करने वाली वैक्सीन

Veniplex (वेनीप्लैक्स)— शिराओं की जालिका

Venipuncture (वेनीपंक्चर)— शल्यक्रिया द्वारा किसी शिरा का वेधन करना; शिरावेधन

Venisection (वेनीसैक्शन)— Phlebotomy. Venesection.

Venisuture (वेनीस्यूचर)— Phleborrhaphy.

Veno- (वेनो-)— एक उपसर्ग जिसका अर्थ शिरा होता है।

Venoatrial (वेनोएट्रियल)— महाशिरा एवं अलिन्द से सम्बन्धित

Venoauricular (वेनोऑरिकुलर)— Venoatrial.

Venoclysis (वेनोक्लाइसिस)— Phleboclysis.

Venoconstrictor (वेनोकन्सट्रिक्टर)— शिरा को संकुचित करने वाली वस्तु; शिरासंकीर्णक

Venofibrosis (वेनोफाइब्रोसिस)— Phlebosclerosis.

Venogram (वेनोग्राम)— 1. शिराओं का एक्स-रे चित्र; शिराचित्र 2. शिरा-स्पन्द का एक अनुरेखण; शिरालेख

Venography (वेनोग्राफी)—1. शिराओं का एक्स-रे परीक्षण करना; शिराचित्रण 2. शिरा-स्पन्द का एक अनुरेखण तैयार करना; शिरालेखन

Venom (वीनम)— कुछ कीटों, मकड़ियों अथवा साँपों आदि के द्वारा उत्सर्जित एक विष जो काटने या डंक मारने से मनुष्य में संचारित होता है; विष

Venomization (वीनोमाइज़ेशन)— सर्प विष को किसी पदार्थ के साथ मिलाना।

Venomosalivary (वीनोमोसैलाइवरी)— ऐसी लार को स्रवित करने वाला जिसमें विष होता है।

Venomotor (वीनोमोटर)— शिराओं के संकीर्णन अथवा विस्फारण से सम्बन्धित या उसे नियन्त्रित करने वाला।

Venomous (वीनोमस)— 1. विषैला; विषाक्त 2. विष बनाने वाला।

Veno-occlusive (वेनो-ऑक्लुज़िव)— शिराओं में अवरोध उत्पन्न हो जाने से सम्बन्धित अथवा उससे युक्त

Venoperitoneostomy (वेनोपैरीटोनियोस्टॉमी)— जलोदरीय तरल की निकासी के लिये पैरीटोनियम-गुहा में सैफेनस शिरा के कटे हुए सिरे को निवेशित करना।

Venopressor (वेनोप्रेसर)— शिरापरक रक्त-दाब से सम्बन्धित

Venosclerosis (वेनोस्क्लेरोसिस)— Phlebosclerosis.

Venose (वेनोस)— शिराओं से युक्त

Venosinal (वेनोसाइनल)— महाशिरा एवं हृदय के दाँयें अलिन्द से सम्बन्धित

Venosity (वेनोसिटी)— शरीर के किसी भाग में शिरापरक रक्त की अधिकता अथवा अधिक संख्या में शिराओं की पूर्ति होना।

Venospasm (वेनोस्पाज़्म)— किसी शिरा का संकुचन

Venostasis (वेनोस्टेसिस)— Phlebostasia. Phlebostasis.

Venostat (वेनोस्टेट)—शिराओं को दबाने वाला एक उपकरण

Venostomy, Venous cutdown (वेनोस्टॉमी, वेनस कटडाउन)— Cutdown.

Venothrombotic (वेनोथ्रॉम्बोटिक)— शिराओं में घनास्त्रों के बनने को प्रेरित करने वाला।

Venotomy (वेनोटॉमी)— किसी शिरा में चीरा लगाना।

Venous (वेनस)— शिराओं अथवा उनसे गुजरने वाले रक्त से सम्बन्धित; शिरापरक

Venous blood (वेनस ब्लड)— शिराओं के अन्दर का काला रक्त

Venous hum (वेनस हम)— गर्दन की बड़ी शिराओं पर परिश्रवण करने पर सुनाई देने वाली मर्मर

Venous hyperemia (वेनस हाइपेरीमिया)— Venosity.

Venous return (वेनस रिटर्न)— हृदय के अलिन्दों को वापस होने वाले रक्त की मात्रा

Venovenostomy (वेनोवेनोस्टॉमी)— Phlebophlebostomy.

Vent (वेन्ट)— उत्सर्जन के लिए किसी गुहा में स्थित एक छिद्र या बहिर्गम अथवा गुदा; निकास

Venter (वेन्टर)—1. शरीर का तोंद या पिण्ड के समान भाग; किसी पेशी का बीच का मांसल भाग या पिण्ड 2. उदर या आमाशय 3. शरीर का खोखला भाग या गुहा

Ventilate (वेन्टीलेट)— फुफ्फुसीय केशिकाओं में रक्त को ऑक्सीजनित करना।

Ventilation (वेन्टीलेशन)— 1. किसी कमरे में निरन्तर ताजी हवा की आपूर्ति होना तथा वहां से गन्दी हवा का निकलना 2. फेफड़ों एवं चारों ओर की वायु के बीच वायु का आदान-प्रदान होना 3. प्रतिदिन सांस के साथ खींची गई वायु की मात्रा। संवातन

Ventilation coefficient (वेन्टीलेशन कोएफीशियेन्ट)— एक लीटर ऑक्सीजन के अवशोषण के लिए सांस के साथ ली गई एवं निकाली गई वायु की मात्रा

Ventilaton rate (वेन्टीलेशन रेट)— एक मिनट में सांस के साथ खींची गई एवं निकाली गई वायु की मात्रा

Ventilator (वेन्टीलेटर)— फेफड़ों के कृत्रिम श्वसन के लिये एक उपकरण; संवातक

Ventouse (वेन्टूस)— चषकन में प्रयोग में लाया जाने वाला एक गिलास अथवा गिलास के आकार का पात्र

Ventrad (वेन्ट्रॉड)— अभ्युदर पार्श्व की ओर

Ventral (वेन्ट्रल)— तोंद या उदर, शरीर के अगले भाग अथवा सामने के पार्श्व से सम्बन्धित; अभ्युदरीय

Ventralis (वेन्ट्रालिस)— Ventral.

Ventricle (वेन्ट्रीकल)— एक छोटी गुहा अथवा कोष्ठ जैसा कि हृदय अथवा मस्तिष्क में होता है; निलय

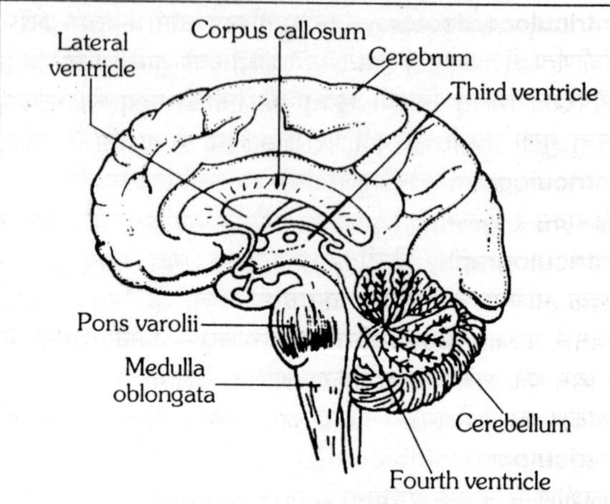

Fig. 608 : Ventricles of the brain
(मस्तिष्क के निलय)

Corpus callosum = कॉर्पस कैलोसम, Lateral ventricle = पार्श्वीय निलय, Pons varolii = पोन्स वैरोलाइ, Medulla oblongata = मेडुला ऑब्लांगेटा, Fourth ventricle = चतुर्थ निलय, Cerebellum = अनुमस्तिष्क, Third ventricle = तृतीय निलय, Cerebrum = प्रमस्तिष्क

Ventricornu (वेन्ट्रीकॉर्नू)— सुषुम्ना रज्जु के धूसर द्रव्य का अग्रज शृंग

Ventricose (वेन्ट्रीकोस)— 1. वायु से भरा हुआ अथवा फूला हुआ 2. मोटा

Ventricular (वेन्ट्रीकुलर)— निलय सम्बन्धी; निलयी

Ventricularis (वेन्ट्रीकुलेरिस)— Ventricular.

Ventriculectomy (वेन्ट्रीकुलेक्टॉमी)— मायोकार्डियम के आंशिक उच्छेदन के द्वारा विस्फारित बायें निलय के आयतन को कम करना।

Ventriculi (वेन्ट्रीकुलाइ)— Ventriculus का बहुवचन

Ventriculitis (वेन्ट्रीकुलाइटिस)— किसी निलय का शोथ

Ventriculo- (वेन्ट्रीकुलो-)— एक उपसर्ग जिसका अर्थ निलय होता है।

Ventriculoatrial (वेन्ट्रीकुलोएट्रियल)— दोनों निलयों एवं अलिन्दों से सम्बन्धित

Ventriculoatriostomy (वेन्ट्रीकुलोएट्रियोस्टॉमी)— जलशीर्ष में आराम पहुँचाने के लिए एक कैथीटर को जिसमें एक ऐसा कपाट लगा होता है जो केवल एक ओर को खुलता है, प्रमस्तिष्कमेरु-द्रव को निकालने तथा जुगुलर शिरा से होकर

हृदय के दाँये अलिन्द में पहुँचाने के लिए किसी प्रमस्तिष्कीय निलय में प्रविष्ट करना ।

Ventriculocisternostomy (वेन्ट्रीकुलोसिस्टर्नोस्टॉमी)— प्रमस्तिष्कमेरु-द्रव की निकासी के लिये मस्तिष्क के निलयों एवं महाकुण्ड के बीच शल्यक्रिया द्वारा एक छिद्र बनाना; मस्तिष्कनिलयकुण्डसम्मिलन

Ventriculocordectomy (वेन्ट्रीकुलोकार्डेक्टॉमी)— स्वर-यन्त्र संकीर्णता में आराम पहुँचाने के लिये किया जाने वाला एक ऑपरेशन जिसमें निलयी भूतल को निकाल दिया जाता है परन्तु मुखी प्रवर्धों को वहीं पर छोड़ दिया जाता है ।

Ventriculogram (वेन्ट्रीकुलोग्राम)— प्रमस्तिष्कीय निलयों की एक्स-रे फिल्म

Ventriculography (वेन्ट्रीकुलोग्राफी)—1. वायु अथवा अन्य भेदक माध्यम को प्रविष्ट करके मस्तिष्क के निलयों का एक्स-रे परीक्षण करना; मस्तिष्कनिलयचित्रण 2. किसी भेदक माध्यम का इन्जैक्शन लगाकर हृदय के निलयों का एक्स-रे परीक्षण करना ।

Ventriculomastoidostomy (वेन्ट्रीकुलोमैस्टॉयडोस्टॉमी)— जलशीर्ण में आराम पहुँचाने के लिए एक पॉलीथीन ट्यूब के द्वारा पार्श्वीय प्रमस्तिष्कीय निलय तथा कर्णमूल कोटर के बीच सम्पर्क स्थापित करना ।

Ventriculometry (वेन्ट्रीकुलोमीट्री)— मस्तिष्क के अन्तर्निलयी (निलयों के भीतर की) दाब की माप लेना ।

Ventriculonector (वेन्ट्रीकुलोनेक्टर)— हिज़ की पूलिका

Ventriculophasic (वेन्ट्रीकुलोफेज़िक)— निलयी सकुंचन द्वारा प्रभावित

Ventriculoplasty (वेन्ट्रीकुलोप्लास्टी)— प्लास्टिक सर्जरी द्वारा हृदय के किसी निलय के किसी दोष की मरम्मत करना ।

Ventriculopuncture (वेन्ट्रीकुलोपंक्चर)— मस्तिष्क के किसी पार्श्वीय निलय का शल्यक्रिया द्वारा वेधन करना ।

Ventriculoscopy (वेन्ट्रीकुलोस्कोपी)— मस्तिष्क के निलयों का गुहान्तदर्शी द्वारा परीक्षण करना ।

Ventriculostomy (वेन्ट्रीकुलोस्टॉमी)—जलशीर्ष में आराम पहुँचाने के लिये मस्तिष्क के तीसरे निलय एवं अन्तरावृन्तीय कुण्ड के बीच शल्यक्रिया द्वारा एक मार्ग बनाना ।

Ventriculosubarachnoid (वेन्ट्रीकुलोसबएराक्नॉयड)— प्रमस्तिष्कीय निलयों एवं अवजालतानिका-अवकाश से सम्बन्धित

Ventriculotomy (वेन्ट्रीकुलोटॉमी)— किसी निलय में चीरा लगाना ।

Ventriculovenous (वेन्ट्रीकुलोवेनस)— प्रमस्तिष्कीय निलय एवं शिरा से सम्बन्धित अथवा उनसे सम्बन्ध स्थापित करने वाला ।

Ventriculus (वेन्ट्रीकुलस)—1. निलय 2. आमाशय

Ventricumbent (वेन्ट्रीकम्बेन्ट)— पेट के सहारे लेटने वाला

Ventriduct (वेन्ट्रीडक्ट)— पेट की तरफ को लाना ।

Ventriduction (वेन्ट्रीडक्शन)— पेट की तरफ को लाने अथवा खींचने की क्रिया

Ventrimeson (वेन्ट्रीमेसन)— शरीर की अभ्युदर सतह पर मध्यम रेखा

Ventro- (वेन्ट्रो-)— एक उपसर्ग जिसका अर्थ उदर या शरीर की अभ्युदर (अग्र) सतह होता है ।

Ventrocystorrhaphy (वेन्ट्रोसिस्टौरैह्फी)— किसी पुटी अथवा मूत्राशय की उदरीय भित्ति के साथ सिलाई करना ।

Ventrodorsal (वेन्ट्रोडॉर्सल)— सामने से पीछे को

Ventrofixation (वेन्ट्रोफिक्सेशन)— किसी अन्तरांग जैसे गर्भाशय को टाँके लगाकर उदरीय भित्ति के साथ स्थिर करना, अग्रस्थिरीकरण, उदराग्रस्थिरीकरण

Ventrohysteropexy (वेन्ट्रोहिस्ट्रोपैक्सी)— गर्भाशय का अग्रस्थिरीकरण

Ventroinguinal (वेन्ट्रोइनग्वाइनल)— अभ्युदर एवं वंक्षण क्षेत्रों से सम्बन्धित

Ventrolateral (वेन्ट्रोलेट्रल)— अभ्युदर एवं पार्श्वीय दोनों

Ventromedian (वेन्ट्रोमीडियन)— अभ्युदर एवं मध्यम दोनों

Ventroptosia, Ventroptosis (वेन्ट्रोप्टोसिया, वेन्ट्रोप्टोसिस)— Gastroptosis.

Ventroptosis (वेन्ट्रोप्टोसिस)—Ventroptosia.

Ventroscopy (वेन्ट्रोस्कोपी)— प्रदीप्ति द्वारा उदर-गुहा का परीक्षण करना ।

Ventrose (वेन्ट्रोस)— तोंद या पेट के समान सूजन धारण करने वाला ।

Ventrosity (वेन्ट्रोसिटी)— बढ़े हुए पेट का होना; मोटापा

Ventrosuspension (वेन्ट्रोसस्पेन्शन)— गर्भाशय-अग्रनिलम्बन

Ventrotomy (वेन्ट्रोटॉमी)— Celiotomy. Laparotomy.

Ventrovesicofixation (वेन्ट्रोवेसाइकोफिक्सेशन)— गर्भाशय को उदरीय भित्ति एवं मूत्राशय के साथ स्थिर करना ।

Venturimeter (वेन्टुरीमीटर)— वाहिनियों से होकर तरलों के बहाव को मापने वाला यन्त्र

Venula (वेन्यूला)— Venule.

Venulae (वेन्यूली)— Venula का बहुवचन

Venular (वेन्यूलर)— शिरिका या तनुशिरा से सम्बन्धित

Venule (वेन्यूल)— एक अन्तिम सबसे छोटी शिरा जो एक केशिका में विलीन हो जाती हैं; तन्तुशिरा; शिरिका

Venulous (वेन्यूलस)— Venular.

Venus's collar (वेनसस कॉलर)— सिफिलिस रोग में गर्दन के चारों ओर की वर्णकता

Verbigeration (वर्बीग्रेशन)— अर्थहीन शब्दों एवं वाक्यांशों को असामान्य रूप से बार-बार दुहराना; निरर्थक-शब्दावृत्ति

Verbomania (वर्बोमैनिया)—अत्यधिक बात करने का उन्माद

Verge (वर्ज)— एक परिधि अथवा छल्ला जैसे शरीर की सतह पर स्थित गुदीय छिद्र

Vergence (वर्जेन्स)— निकट अथवा दूर दृष्टि के समायोजन में नेत्रों की विपरीत दिशाओं में गति होना

Verification (वेरीफिकेशन)— सत्य का निर्णय, सत्यापन

Vermes (वर्मेस)— Vermis का बहुवचन

Vermi- (वर्मी-)— एक उपसर्ग जिसका अर्थ कृमि अथवा कृमि के समान है।

Vermicidal (वर्मीसाइडल)— आँत के कीड़ों को मारने वाला; कृमिनाशी; कृमिनाशक

Vermicide (वर्मीसाइड)— Vermicidal.

Vermicular (वर्मीकुलर)—कीड़े के समान; कृमिवत्

Vermicular pulse (वर्मीकुलर पल्स)— छोटी शीघ्रगामी नाड़ी जिससे अँगुलियों में कीड़े की जैसी अनुभूति होती है।

Vermiculation (वर्मीकुलेशन)— कीड़े के समान गति जैसे आँत की क्रमाकुंचन गति

Vermicule (वर्मीक्यूल)— 1. एक छोटा कृमि 2. कीड़े के समान शक्ल वाला

Vermiculose (वर्मीकुलोस)— Vermiculous.

Vermiculous (वर्मीकुलस)— 1. कृमि-सदृश 2. कृमियों से पीड़ित

Vermiculus (वर्मीकुलस)— एक छोटा कृमि अथवा कृमि सदृश रचना

Vermiform (वर्मीफोर्म)— कृमि आकार का; कृमिवत्

Vermiform appendix (वर्मीफोर्म एपैण्डिक्स)— एक 2.5 सेमी. से 20 सेमी. लम्बी, तंग, कृमि के आकार की, दूरस्थ सिरे पर बन्द नली जो सीकम से जुड़ी होती है; कृमिवत् उण्डुकपुच्छ। इसकी सूजन को एपैण्डिसाइटिस कहते हैं।

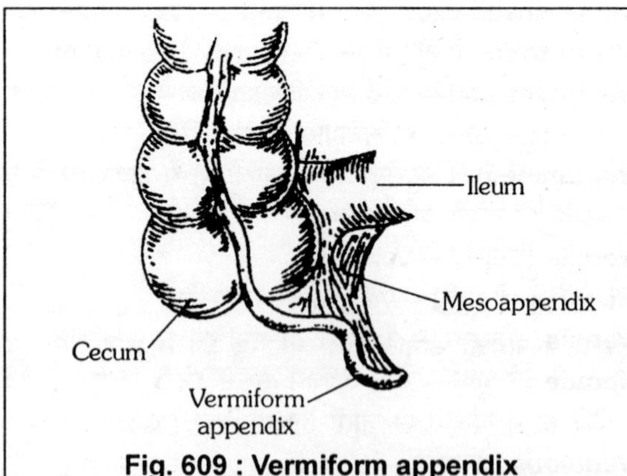

Fig. 609 : Vermiform appendix
(कृमिवत् उण्डुकपुच्छ)
Ileum = शेषान्त्र, Cecum = अन्धान्त्र या उण्डुक, Mesoappendix = उण्डुकपुच्छ की आन्त्रयोजनी

Vermifugal (वर्मीफ्यूगल)— आँत से कीड़ों को बाहर निकालने वाला; कृमिनिस्सारक

Vermifuge (वर्मीफ्यूज)— Anthelmintic. Vermicide.

Vermilion border (वर्मीलियन बार्डर)— होंठों के गुलाबी-लाल क्षेत्र का चारों ओर की त्वचा के साथ का संगम

Vermilionectomy (वर्मीलियोनेक्टॉमी)— होंठ के वर्मीलियन बार्डर को शल्यक्रिया द्वारा काट कर निकाल देना।

Vermin (वर्मिन)— छोटे-छोटे जानवर एवं कीट जैसे चूहे, जूएँ अथवा खटमल आदि जो रोगोत्पादक होते हैं; पीड़क जन्तु

Verminal (वर्मीनल)— कृमियों से सम्बन्धित अथवा उनके द्वारा उत्पन्न, कृमिजनित

Vermination (वर्मीनेशन)— कृमियों अथवा पीड़क जन्तु द्वारा पीड़ित होना, कृमिरुग्णता

Verminosis (वर्मीनोसिस)— पीड़क जन्तु द्वारा कष्ट होना

Verminous (वर्मीनस)— कृमियों अथवा पीड़क जन्तु से सम्बन्धित या उनसे पीड़ित, कृमिरूग्ण, कृमिजन्य

Vermiphobia (वर्मीफोबिया)— कृमियों से पीड़ित होने का विकृत भय

Vermis (वर्मिस)—1. एक कृमि या कीड़ा 2. वर्मिस सेरीबेलाइ जो अनुमस्तिष्क का उसके दो खण्डों के बीच का मध्यम भाग होता है, मध्यशीर्षखण्ड

Vermix (वर्मिक्स)— Appendix.

Vernacular (वर्नाकुलर)— अपने देश का, स्वदेशी

Vernal (वर्नल)— बसन्त से सम्बन्धित अथवा उसमें उत्पन्न होने वाला।

Vernix (वर्निक्स)— वार्निश, जैसे भ्रूण स्नेह जो अन्तर्गर्भाशय जीवन में भ्रूण का रक्षात्मक आवरण होता है जो त्वग्वसा, विशल्कित उपकला-कोशिकाओं तथा भ्रूण रोम से बना होता है।

Verruca (वेरूका)— अधिमांस या अधिमांस के समान रचना; मस्सा

Verruca acuminata (वेरूका एक्यूमिनेटा)— एक विषाणु द्वारा उत्पन्न जननांगों एवं गुदा के आस-पास एक नुकीला, लाल रंग लिये हुए रतिज अधिमांस

Verruca digitata (वेरूका डिज़ीटेटा)— चेहरे एवं शिरोवल्क पर दिखाई देने वाला अधिमांस जिससे त्वचीय शृंग उत्पन्न होता है।

Verruca filiformis (वेरूका फिलीफोर्मिस)— गर्दन एवं आँख की पलकों पर दिखाई देने वाले छोटे, धागे के समान अधिमांस

Verruca necrogenica (वेरूका नेक्रोजेनिका)— परिगलनी अधिमांस

Verruca plana (वेरूका प्लेना)— एक छोटा, चिकना, थोड़ा उठा हुआ अधिमांस जो अधिकतर बच्चों में दिखाई देता है।

Verruca plantaris (वेरूका प्लान्टेरिस)— पाँव के तलवे पर उत्पन्न होने वाला अधिमांस

Verruca vulgaris (वेरूका वल्गेरिस)— त्वचा पर कहीं भी उत्पन्न होने वाला सामान्य अधिमांस

Verrucae (वेरूकी)— Verruca का बहुवचन

Verruciform (वेरूसीफोर्म)— अधिमांस के समान; मस्से जैसा

Verrucose, Verrucous (वेरूकोस, वेरूकस)— अधिमांस के समान; अधिमांसी (मस्सों से युक्त); अधिमासंल

Verrucosis (वेरूकोसिस)— बहुत से अधिमांसों का उत्पन्न होना ।

Verrucous (वेरूकस)— Verrucose.

Verruga (वेरूगा)— Verruca.

Versicolar (वर्सीकलर)— बहुत से रंगों को धारण करने अथवा उनमें परिवर्तित होने वाला ।

Version (वर्ज़न)— 1. स्थिति परिवर्तन विशेषकर गर्भाशय में भ्रूण की स्थिति का परिवर्तित होना जो स्वाभाविक हो सकता है अथवा प्रसव को आसान बनाने के लिये डाक्टर के द्वारा हाथों से भी किया जाता है । 2. किसी अंग जैसे गर्भाशय का अपनी सामान्य स्थिति से झुक जाना, गर्भवर्तन

Bimanual version (बाइमैनुअल वर्ज़न)— Bipolar version.

Bipolar version (बाइपोलर वर्ज़न)— गर्भाशय में स्थित भ्रूण के दोनों ध्रुवों पर बाह्य अथवा संयुक्त (बाह्य एवं आन्तरिक) हस्तोपचार द्वारा क्रिया करके उसकी स्थिति को बदलना ।

Cephalic version (सिफैलिक वर्ज़न)—भ्रूण को घुमा देना जिससे सिर की प्रस्तुति होती है ।

Combined version (कमबाइण्ड वर्ज़न)— संयुक्त बाह्य एवं आन्तरिक हस्तोपचार द्वारा गर्भाशय में भ्रूण की स्थिति को बदलना ।

External version (एक्सटर्नल वर्ज़न)— बाह्य हस्तोपचार द्वारा गर्भाशय में भ्रूण को घुमाना, बाह्य गर्भवर्तन

Internal version (इन्टर्नल वर्ज़न)— आन्तरिक हस्तोपचार द्वारा गर्भाशय में भ्रूण को घुमाना जिसमें एक हाथ अथवा उसकी अंगुलियों को योनि से गुजार कर प्रविष्ट किया जाता है, आम्यन्तर गर्भवर्तन

Pelvic version (पैल्विक वर्ज़न)— भ्रूण को हस्तोपचार द्वारा घुमाना जिससे श्रोणि की प्रस्तुति होती है ।

Podalic version (पोडेलिक वर्ज़न)— भ्रूण को इस प्रकार घुमाना कि नितम्बों की प्रस्तुति होती है ।

Postural version (पोस्चुरल वर्ज़न)— माँ की स्थिति बदल जाने पर उपलब्ध गर्भवर्तन

Spontaneous version (स्पॉन्टेनियस वर्ज़न)— गर्भाशय के पेशीय संकुचन से स्वतः भ्रूण का घूम जाना, स्वतःप्रवर्तित गर्भवर्तन

Vert (वर्ट)— पलटना

Vertebra (वर्टीब्रा)— कशेरुका । यह कशेरुका-दण्ड या कटंक-दण्ड की 33 हड्डियों में से एक होती है, जो 7 ग्रैव (गर्दन की), 12 वक्षीय, 5 कटिपरक, 5 सैक्रमी तथा 4 अल्पवर्धित अनुत्रिक केशेरुकाओं से मिलकर बना होता है । युवाओं में 5 सैक्रमी कशेरुकाएँ जुड़ कर अकेली एक हड्डी बनाती हैं जिसे सैक्रम या त्रिकास्थि कहते हैं और 4 अनुत्रिक कशेरुकाएँ जुड़ कर केवल एक हड्डी बनाती हैं जिसे कॉक्सिक्स या अनुत्रिक कहते हैं ।

Basilar vertebra (बेसीलर वर्टीब्रा)— सबसे नीचे की कटिपरक कशेरुका

Caudate vertebrae (कौडेट वर्टीब्री)— दुम की कशेरुकाएँ

Cervical vertebrae (सर्वाइकल वर्टीब्री)— ग्रीवा की 7 कशेरुकाएँ

Coccygeal vertebrae (कॉक्सीजियल वर्टीब्री)—आपस में जुड़कर अनुत्रिक या गुदास्थि का निर्माण करने वाली चार कशेरुकाएँ, अनुत्रिक कशेरूकाएँ

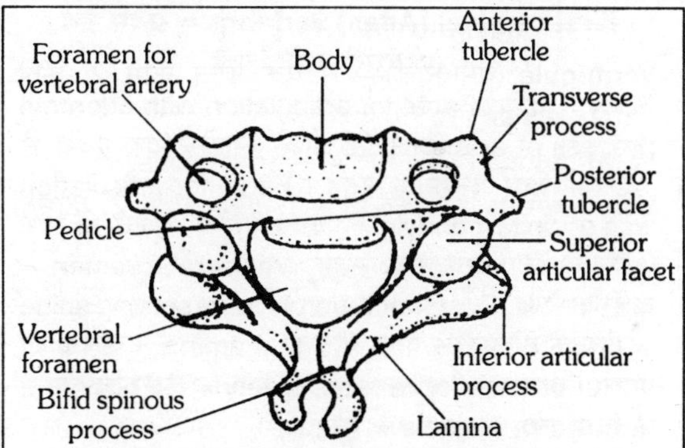

Fig. 610 I : A typical cervical vertebra (3rd to 6th cervical vertebra)

Body = काय, Foramen for vertebral artery = कशेरुका-धमनी के लिए रन्ध्र, Pedicle = वृन्त, Vertebral foramen = कशेरुका-रन्ध्र, Bifid spinous process = द्विशाखित कंटकीय प्रवर्ध, Lamina = फलक या पटल, Inferior articular process = अधोवर्ती सन्धायक प्रवर्ध, Superior articular facet = ऊर्ध्ववर्ती सन्धायक पृष्ठ, Posterior tubercle = पश्चज गुलिका, Transverse process = अनुप्रस्थ प्रवर्ध, Anterior tubercle = अग्रज गुलिका

Dentata vertebra (डेन्टेटा वर्टीब्रा)— द्वितीय ग्रैव कशेरुका

Dorsal vertebrae (डॉर्सल वर्टीब्री)— Thoracic vertebrae.

False vertebra (फाल्स वर्टीब्रा)— स्थिर कशेरुका । सेक्रमी एवं अनुत्रिकीय कशेरुकाएँ जो जुड़ जाती हैं । कूट कशेरूका

First cervical vertebra (फर्स्ट सर्वाइकूल वर्टीब्रा)— Atlas.

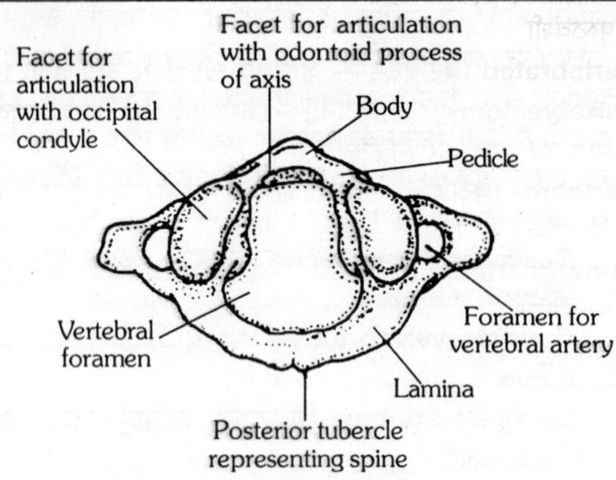

Fig. 610 II : Vertebra (कशेरुका)
First cervical (Atlas) vertebra = प्रथम ग्रैव (शीर्षधर) कशेरुका

Body = काय, Facet for articulation with odontoid process of axis. अक्ष (axis) के ओडोन्टॉयड प्रवर्ध से जुड़ने के लिए सन्धायक सतह। Facet for articulation with occipital condyle = पश्चकपालीय स्थूलक के साथ जुड़ने के लिए सन्धायक सतह, Vertebral foramen = कशेरुका-रन्ध्र, Posterior tubercle representing spine = कण्टक की प्रतीक पश्च गुलिका, Lamina = फलक या पटल, Foramen for vertebral artery = कशेरुका-धमनी के लिए रन्ध्र, Pedicle = वृन्त

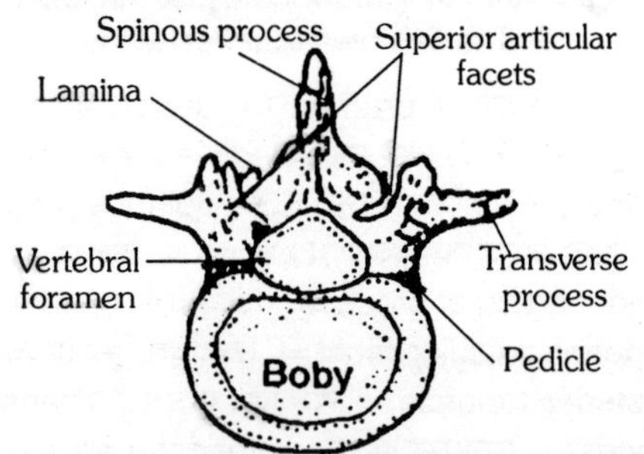

Fig. 610 III : Lumbar Vertebra (कटि-कशेरुका)

Spinous process = कंटकीय प्रवर्ध, Lamina = फलक या पटल, Vertebral foramen = कशेरुका-रन्ध्र, Body = काय, Pedicle = वृन्त, Transverse process = अनुप्रस्थ प्रवर्ध, Superior articular facets = ऊर्ध्ववर्ती सन्धायक पृष्ठ

Fixed vertebra (फिक्सड वर्टीब्रा)— False vertebra.

Flexion vertebra (फ्लैक्सन वर्टीब्रा)—एटलस तथा एक्सिस के अलावा सभी कशेरुकाएँ, कटि-कशेरूका

Lumbar vertebra (लम्बर वर्टीब्रा)— कटिपरक क्षेत्र में स्थित पाँच कशेरुकाएँ, कटि-कशेरूकाएँ

Magnum vertebra (मैग्नम वर्टीब्रा)— त्रिकास्थि

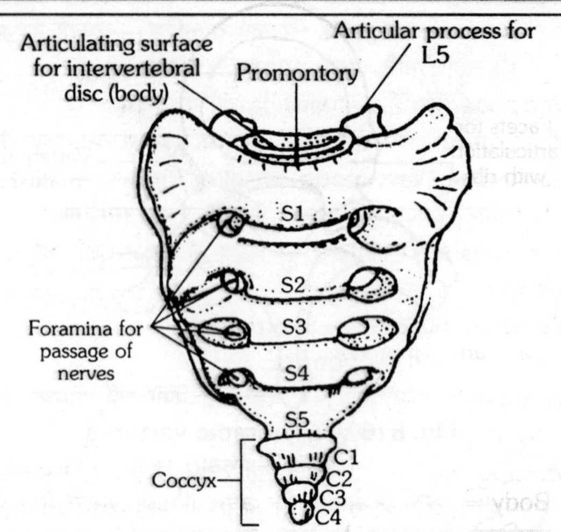

Fig. 610 IV : Five fused vertebrae forming the sacrum (त्रिकास्थि या सैक्रम का निर्माण करने वाली पाँच संयुक्त कशेरुकाएँ)

Promontory = प्रोतुंग, Articulating surface for intervertebral disc (body) = अन्तराकशेरुक चक्रिका के जुड़ने के लिए सन्धायक पृष्ठ (काय), Foramina for passage of nerves = तन्त्रिकाओं के गुजरने के लिए रन्ध्र, S1, S2, S3, S4, S5 = त्रिकास्थि-कशेरुका प्रथम, द्वितीय, तृतीय, चतुर्थ एवं पंचम, Coccyx = अनुत्रिकास्थि, C1, C2, C3, C4 = अनुत्रिकास्थि-कशेरुका प्रथम, द्वितीय, तृतीय एवं चतुर्थ, Articular process for L5 = कटि-कशेरुका पाँच के लिए सन्धायक पृष्ठ

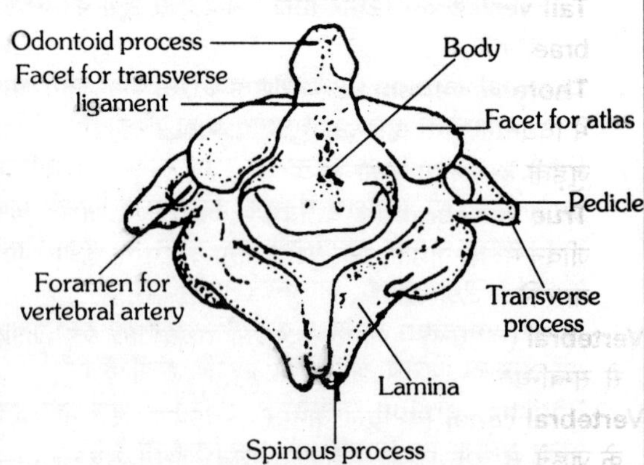

Fig. 610 V : Second cervical (axis) vertebra
द्वितीय ग्रैव (अक्ष) कशेरुका

Odontoid process = ओडोन्टॉयड प्रवर्ध, Facet for transverse ligament = अनुप्रस्थ स्नायु के लिए सन्धायक सतह, Foramen for vertebral artery = कशेरुका-धमनी के लिए रन्ध्र, Spinous process = कंटकीय प्रवर्ध, Lamina = फलक या पटल, Transverse process = अनुप्रस्थ प्रवर्ध, Pedicle = वृन्त, Facet for atlas = शीर्षधर या एटलस के लिए सन्धायक पृष्ठ, Body = काय

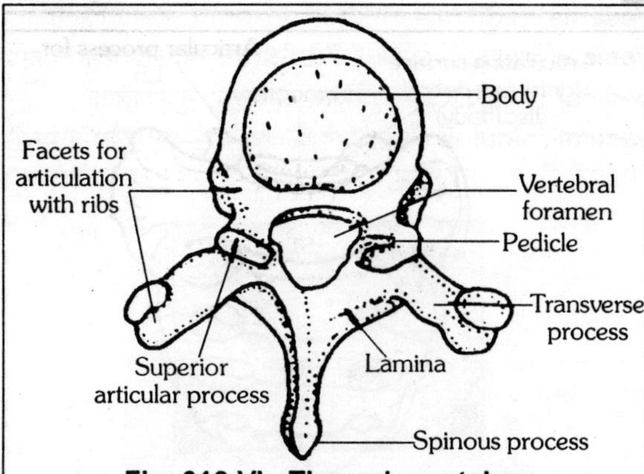

Fig. 610 VI : Thoracic vertebra
(वक्षीय कशेरुका)

Body = काय, Facets for articulation with ribs = पसलियों से जुड़ने के लिए सन्धायक पृष्ठ, Superior articular process = ऊर्ध्व सन्धायक प्रवर्ध, Spinous process = कंटकीय प्रवर्ध, Lamina = फलक या पटल, Transverse process = अनुप्रस्थ प्रवर्ध, Pedicle = वृन्त, Vertebral foramen = कशेरुका-रन्ध्र

Odontoid vertebra (ओडनटॉयड वर्टीब्रा)— Axis. Second cervical vertebra.

Sacral vertebrae (सैक्रल वर्टीब्री)— त्रिकास्थि या सैक्रम का निर्माण करने वाली पाँच संयुक्त कशेरुकाएँ, त्रिक कशेरूकाएं

Second cervical vertebra (सेकण्ड सर्वाइकल वर्टीब्रा)— अक्ष, द्वितीय ग्रैव कशेरुका

Tail vertebrae (टेल वर्टीब्री)— Coccygeal vertebrae.

Thoracic vertebrae (थौरैसिक वर्टीब्री)— वक्षीय क्षेत्र में विद्यमान बारह कशेरुकाएँ जो पर्शुकाओं या पसलियों से जुड़ती हैं, वक्षीय कशेरूकायें

True vertebrae (ट्रू वर्टीब्री)— कशेरुकाएँ जो सम्पूर्ण जीवन में नहीं जुड़तीं; ग्रैव, वक्षीय तथा कटिपरक कशेरुकाएँ; वास्तविक कशेरूकायें

Vertebral (वर्टीब्रल)— किसी कशेरुका अथवा कशेरुका- दण्ड से सम्बन्धित

Vertebral canal (वर्टीब्रल कैनाल)— कशेरुकाओं के रन्ध्रों के जुड़ने से बना लम्बा, खोखला स्थान जिसमें सुषुम्ना रज्जु होती है।

Vertebral column (वर्टीब्रल कॉलम)—कशेरुका-दण्ड

Vertebral ribs (वर्टीब्रल रिब्स)— सबसे निचली दो अथवा तैरती पर्शुकाएँ (पसलियाँ)

Vertebrarium (वर्टीब्रेरियम)— Vertebral column.

Vertebrata (वर्टीब्रेटा)—संघ कॉर्डेटा का एक उपसंघ जिसमें वे सभी जन्तु सम्मिलित होते हैं जिनमें कशेरुका-दण्ड होता है।

Vertebrate (वर्टीब्रेट)—कशेरुका-दण्ड धारण करने वाला; पृष्ठवंशी

Vertebrated (वर्टीब्रेटेड)— जुड़े हुए खण्डों से बना हुआ।

Vertebrectomy (वर्टीब्रेक्टॉमी)— किसी कशेरुका अथवा इसके भाग को काट कर निकाल देना।

Vertebro- (वर्टीब्रो-)— कशेरुका का संकेत देने वाला एक उपसर्ग

Vertebroarterial (वर्टीब्रोआर्टीरियल)— कशेरुका-धमनी से सम्बन्धित

Vertebrobasilar (वर्टीब्रोबेसीलर)— कशेरुका की एवं बेसीलर धमनियों से सम्बन्धित

Vertebrochondral (वर्टीब्रोकॉण्ड्रल)— किसी कशेरुका एवं पर्शुका-उपास्थि से सम्बन्धित

Vertebrocostal (वर्टीब्रोकॉस्टल)—किसी कशेरुका एवं पर्शुका (पसली) से सम्बन्धित

Vertebrofemoral (वर्टीब्रोफिमोरल)— कशेरुकाओं एवं फीमर हड्डी से सम्बन्धित

Vertebrogenic (वर्टीब्रोजेनिक)— किसी कशेरुका अथवा कशेरुका-दण्ड में उत्पन्न होने वाला।

Vertebroiliac (वर्टीब्रोइलियक)— कशेरुकाओं एवं इलियम हड्डी से सम्बन्धित

Vertebromammary (वर्टीब्रोमैमरी)— कशेरुकी एवं स्तनीय क्षेत्रों से सम्बन्धित

Vertebrosacral (वर्टीब्रोसैक्रल)— कशेरुकाओं एवं सैक्रम से सम्बन्धित

Vertebrosternal (वर्टीब्रोस्टर्नल)— किसी कशेरुका एवं स्टर्नम से सम्बन्धित; कशेरुका-उरोस्थिक

Vertex (वर्टेक्स)— शिखर या चोटी विशेषकर सिर का शिखर; कपालशीर्ष

Vertex cordis (वर्टेक्स कॉर्डिस)—हृदय का शिखाग्र

Vertical (वर्टिकल)— 1. क्षैतिज तल पर लम्बरूप अथवा सीधा 2. शिखाग्र से सम्बन्धित अथवा उस पर स्थित

Verticalis (वर्टिकेलिस)— Vertical.

Vertices (वर्टिसेस)— Vertex का बहुवचन

Verticil (वर्टिसिल)— Vortex.

Verticillate (वर्टिसिलेट)— किसी पहिये के आरों की भाँति व्यवस्थित

Verticomental (वर्टिकोमैन्टल)— सिर के शिखर एवं ठुड्ढी से सम्बन्धित

Vertiginous (वर्टिजिनस)— भ्रमि अथवा चक्कर आने से सम्बन्धित या उससे पीड़ित; भ्रमिग्रस्त

Vertigo (वर्टिगो)— भ्रमि या चक्कर आना। किसी व्यक्ति का अपने को (स्वानुभूत भ्रमि) अथवा अपने चारों ओर की वस्तुओं को (वस्तुपरक भ्रमि) घूमते हुए महसूस करना।

Auditory vertigo (ऑडिटरी वर्टिगो)— कान के रोग के कारण होने वाली भ्रमि (चक्कर आना)

Central vertigo (सेन्ट्रल वर्टिगो)— केन्द्रीय तन्त्रिका-तन्त्र के रोग के कारण उत्पन्न होने वाली भ्रमि

Cerebral vertigo (सेरीब्रल वर्टिगो)— मस्तिष्क के रोग के कारण होने वाली भ्रमि

Epidemic vertigo (इपिडेमिक वर्टिगो)— महामारी के रूप में उत्पन्न होने वाली भ्रमि जो प्रघाणी तन्त्रिकाकोशिकाशोथ के द्वारा उत्पन्न होती है।

Epileptic vertigo (इपिलैप्टिक वर्टिगो)— अपस्मार (मिर्गी) के दौरे के समय अथवा इसके पश्चात् होने वाली भ्रमि; अपस्मारज भ्रमि

Essential vertigo (एसेन्शियल वर्टिगो)— किसी अज्ञात कारण से होने वाली भ्रमि

Gastric vertigo (गैस्ट्रिक वर्टिगो)— पेट की गड़बड़ियों के कारण होने वाली भ्रमि

Horizontal vertigo (हॉरीज़ान्टल वर्टिगो)— क्षैतिज (पृथ्वी के समानान्तर) लेट जाने पर होने वाली भ्रमि

Hysterical vertigo (हिस्टीरीकल वर्टिगो)— हिस्टीरिया के साथ होने वाली भ्रमि

Labyrinthine vertigo (लैबिरिन्थाइन वर्टिगो)—कान के गहन के रोग के कारण होने वाली भ्रमि; लैबिरिन्थी भ्रमि

Laryngeal vertigo (लैरिन्जियल वर्टिगो)— स्वर-यन्त्र की ऐंठन के कारण होने वाली भ्रमि

Nocturnal vertigo (नॉक्टर्नल वर्टिगो)— सोते समय होने वाली भ्रमि

Objective vertigo (ऑब्जैक्टिव वर्टिगो)—ऐसी भ्रमि जिसमें स्थिर वस्तुएँ घूमती हुई प्रतीत होती हैं, परानुभूत भ्रमि

Ocular vertigo (ऑकुलर वर्टिगो)— आँख के रोग के कारण होने वाली भ्रमि

Organic vertigo (ऑर्गेनिक वर्टिगो)— मस्तिष्क में आघात पहुँचने के कारण होने वाली भ्रमि

Positional vertigo, Postural vertigo (पोज़ीशनल वर्टिगो, पोस्चुरल वर्टिगो)— सिर को किसी विशिष्ट स्थिति में रखने पर होने वाली भ्रमि, स्थितिज भ्रमि

Toxic vertigo (टॉक्सिक वर्टिगो)— शरीर में विद्यमान किसी जीवविष के कारण होने वाली भ्रमि

Vertical vertigo (वर्टिकल वर्टिगो)— सीधे खड़े होने पर होने वाली भ्रमि

Vertometer (वर्टोमीटर)— Censometer. Focimeter.

Verumontanitis (वेरुमोन्टानाइटिस)— शुक्र वप्र का शोथ

Verumontanum (वेरुमोन्टेनम)— मूत्रमार्ग के पुरःस्थग्रन्थिक भाग के भूतल पर स्थित एक उठान जहाँ पर शुक्र-वाहिनियाँ प्रवेश करती हैं।

Very low density lipoproteins (वेरी लो डेन्सिटी लाइपोप्रोटीन्स)— देखें Lipoproteins.

Vesania (वीसेनिया)—मानसिक अस्वस्थता, मनोविक्षिप्ति

Vesica (वेसाइका)– आशय जैसे मूत्राशय और पिताशय आदि

Vesical (वेसाइकल)— मूत्राशय सम्बन्धी, मूत्राशयिक

Vesical calculus (वैसाइकल कैल्कुलस)— मूत्राशय में पथरी

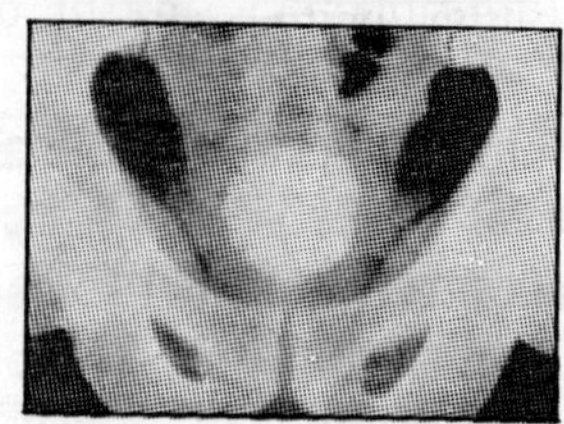

Fig. 611 : Vesical calculus (मूत्राशय में पथरी)

Vesical reflex (वैसाइकल रिफ्लैक्स)— मूत्राशय के मूत्र से भर कर मामूली-सा फूल जाने पर मूत्र-त्याग की प्रवृति होना।

Vesicant (वेसीकैन्ट)—छाले या फफोले उत्पन्न करने वाला, स्फोटक

Vesicate (वेसीकेट)— पुटिका या फफोला बनाना।

Vesication (वेसीकेशन)— 1. छाले या फफोले उत्पन्न करना, स्फोटन 2. एक छाला या फफोला

Vesicatory (वेसीकेटरी)— छालों या फफोलों से सम्बन्धित अथवा उन्हें उत्पन्न करने वाला; स्फोटकर

Vesicle (वेसीकल)— 1. एक छोटा आशय या कोश जिसमें तरल भरा होता है, पुटिका 2. एक छोटा-सा छाला या फफोला, जलस्फोट

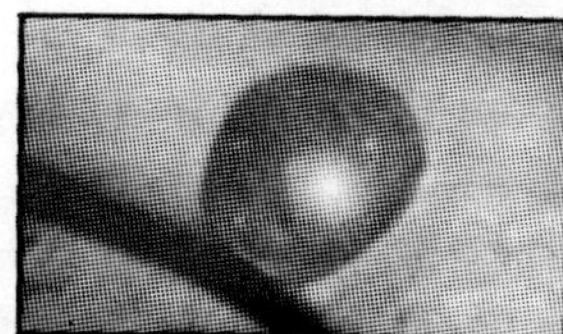

Fig. 612 : Vesicle (छाला या फफोला)

Vesicle seminal (वेसीकल सेमीनल)— पुरुष में मूत्राशय के पीछे प्रोस्टेट ग्रन्थि के पास स्थित दो झिल्लीनुमा थैली के समान रचनाओं में से एक। प्रत्येक ओर इससे एक वाहिनी निकल कर शुक्र-वाहिका से जुड़ती है और स्खलनीय वाहिनी का निर्माण करती है। यह वीर्य के लिए एक कुण्ड की भाँति कार्य करता है तथा एक गाढ़ा, चिपचिपा तरल भी स्रवित करता है जो वीर्य का एक भाग होता है; शुक्राशय

Vesico- (वेसिको-)— आशय के अर्थ में प्रयुक्त उपसर्ग

Vesicoabdominal (वेसिकोएब्डोमिनल)— मूत्राशय एवं उदर से सम्बन्धित

Vesicobullous (वेसिकोबुलस)— विभिन्न परिमाण के बहुत से फफोलो या छालों का निकल आना।

Vesicocele (वेसिकोसील)— Cystocele.

Vesicocervical (वेसिकोसर्वाइकल)— मूत्राशय एवं गर्भाशयग्रीवा से सम्बन्धित

Vesicoclysis (वेसिकोक्लाइसिस)— मूत्राशय में तरल को प्रविष्ट करना।

Vesicoenteric (वेसिकोएन्ट्रिक)— मूत्राशय एवं आँत से सम्बन्धित

Vesicofixation (वेसिकोफिक्सेशन)— मूत्राशय को उदर-भित्ति के साथ संलग्न करना।

Vesicointestinal (वेसिकोइन्टैस्टाइनल)— Vesicoenteric.

Vesicolithiasis (वेसिकोलिथियेसिस)— Cystolithiasis.

Vesicoprostatic (वेसिकोप्रोस्टेटिक)—मूत्राशय एवं प्रोस्टेट ग्रन्थि से सम्बन्धित

Vesicopubic (वेसिकोप्यूबिक)— मूत्राशय एवं जघनास्थियों से सम्बन्धित

Vesicopustular (वेसिकोपस्चुलर)— सपूय जलस्फोट से सम्बन्धित

Vesicopustule (वेसिकोपसच्यूल)— जलस्फोट या फफोला जिसमें पस बन रहा होता है।

Vesicorectal (वेसिकोरैक्टल)— मूत्राशय एवं मलाशय से सम्बन्धित

Vesicorectostomy (वेसिकोरैक्टास्टॉमी)— शल्यक्रिया द्वारा मूत्राशय की पश्चज भित्ति का मलाशय के साथ सम्मिलन कर देना।

Vesicosigmoid (वेसिकोसिग्मॉयड)— मूत्राशय एवं सिग्मॉयड कोलन से सम्बन्धित

Vesicosigmoidostomy (वेसिकोसिग्मॉयडोस्टॉमी)—मूत्राशय एवं सिग्मॉयड कोलन के बीच एक मार्ग बनाना।

Vesicospinal (वेसिकोस्पाइनल)— मूत्राशय एवं कशेरुका-दण्ड से सम्बन्धित

Vesicostomy (वेसिकोस्टॉमी)— मूत्राशय में एक छेद बनाना।

Vesicotomy (वेसिकोटॉमी)— मूत्राशय में एक चीरा लगाना।

Vesicoumbilical (वेसिकोअम्बिलाइकल)— मूत्राशय एवं नाभि से सम्बन्धित

Vesicoureteral (वेसिकोयूरेट्रल)— मूत्राशय एवं किसी मूत्रनली से सम्बन्धित

Vesicourethral (वेसिकोयूरेथ्रल)— मूत्राशय एवं मूत्र-मार्ग से सम्बन्धित

Vesicouterine (वेसिकोयूट्राइन)—मूत्राशय एवं गर्भाशय से सम्बन्धित

Vesicouterovaginal (वेसिकोयूट्रोवैजाइनल)— मूत्राशय, गर्भाशय एवं योनि से सम्बन्धित

Vesicovaginal (वेसिकोवैजाइनल)— मूत्राशय एवं योनि से सम्बन्धित

Vesicovaginorectal (वेसिकोवैजाइनोरैक्टल)— मूत्राशय, योनि तथा मलाशय सम्बन्धी

Vesicovisceral (वेसिकोविस्रल)— मूत्राशय एवं किसी अन्तरांग से सम्बन्धित

Vesicula (वेसिकुला)— Vesicle.

Vesicular (वेसिकुलर)— त्वचा पर स्थित जलस्फोटों या छोटे फफोलों से सम्बन्धित अथवा उनसे बना हुआ; कोष्ठकी

Vesicular eczema (वेसिकुलर एक्ज़िमा)— एक्ज़िमा जिसके साथ जलस्फोट या फफोले बन जाते हैं।

Vesicular murmur (वेसिकुलर मर्मर)— परिश्रवण करने पर सुनाई देने वाली सामान्य श्वसन-ध्वनि

Vesicular rale (वेसिकुलर राल)— एक करकरी राल या आगन्तुक ध्वनि, सामान्यतया फेफड़ों के आधार पर अन्तःश्वसन के अन्त में बर्तन के टूटने से उत्पन्न ध्वनि के समान सुनाई देने वाली ध्वनि

Vesicular resonance (वेसिकुलर रेजोनैन्स)— सामान्य फेफड़े पर सुनाई देने वाली परिताड़न ध्वनि

Vesiculase (वेसीकुलेस)— प्रोस्टेट ग्रन्थि के तरल में स्थित एक एन्जाइम जो वीर्य को जमाता है।

Vesiculate (वेसिकुलेट)— Vesicular.

Vesiculated (वेसिकुलेटेड)— जिसके जलस्फोट या फफोले निकल रहे हों।

Vesiculation (वेसिकुलेशन)— जलस्फोटों का बनना; जलस्फोटन

Vesiculectomy (वेसिकुलेक्टॉमी)— किसी छोटे आशय या पुटिका विशेषकर शुक्राशय को आंशिक अथवा पूर्णरूप से काट कर निकाल देना; शुक्राशय-उच्छेदन

Vesiculiferous (वेसिकुलीफेरस)— छाले बनाने वाला

Vesiculiform (वेसिकुलीफोर्म)— किसी पुटिका अथवा जलस्फोट के आकार का

Vesiculitis (वेसिकुलाइटिस)— किसी आशय विशेषकर शुक्राशय का शोथ; शुक्राशयशोथ

Vesiculo- (वेसिकुलो-)— एक उपसर्ग जिसका अर्थ फफोला या छाला है।

Vesiculobronchial (वेसिकुलोब्रोन्कियल)— कोष्ठकों एवं श्वासनलियों से सम्बन्धित

Vesiculocavernous (वेसिकुलोकेवरनस)— जो कोष्ठकी एवं गह्वरी या छिद्रिल दोनों हो।

Vesiculogram (वेसीकुलोग्राम)— शुक्राशय का एक्स-रे चित्र

Vesiculography (वेसीकुलोग्राफी)— शुक्राशयों का एक्स-रे परीक्षण

Vesiculopapular (वेसिकुलोपैपुलर)— जलस्फोटों एवं पिटिकाओं से सम्बन्धित अथवा उनसे बना हुआ।

Vesiculoprostatitis (वेसिकुलोप्रोस्टेटाइटिस)— मूत्राशय एवं प्रोस्टेट ग्रन्थि का शोथ

Vesiculopustular (वेसिकुलोपस्चुलर)— जलस्फोटों एवं पूयस्फोटिकाओं दोनों से युक्त

Vesiculotomy (वेसिकुलोटॉमी)— किसी आशय विशेषकर शुक्राशय में चीरा लगाना।

Vesiculotubular (वेसिकुलोट्यूबुलर)— जिसमें कोष्ठकी एवं नलीकीय दोनों गुण विद्यमान हों।

Vesiculotympanic (वेसिकुलोटिम्पैनिक)— जिसमें कोष्ठकी तथा आध्मानयुक्त होना दोनों गुण विद्यमान होते हैं।

Vesp, Vespar (वेस्प, वेस्पर)— शरीर में किसी तरल का वाहन करने वाली एक नलिका, नली अथवा वाहिनी जैसे रक्त का वाहन करने वाली रक्त वाहिनी तथा लसीका का वाहन करने वाली लसीका-वाहिनी आदि; वाहिका

Vestibula (वेस्टीबुला)— Vestibulum का बहुवचन

Vestibular (वेस्टीबुलर)— किसी प्रघाण से सम्बन्धित; प्रघाणी, प्रघाणीय

Vestibularis (वेस्टीबुलेरिस)— Vestibular.

Vestibulate (वेस्टीबुलेट)— किसी प्रघाण से युक्त

Vestibule (वेस्टीब्यूल)— किसी नलिका के प्रवेश-द्वार पर स्थित एक छोटा-सा स्थान अथवा गुहा–प्रघाण जैसे कान का प्रघाण जो कर्णावर्त के पीछे तथा अर्धवृत्तीय नलिकाओं के सामने अन्तः कर्ण का बीच का भाग होता है एवं योनि का प्रघाण जो लघु भगोष्ठों के बीच का स्थान होता है जिसमें मूत्रमार्ग एवं योनि खुलती हैं।

Vestibulocochlear (वेस्टीबुलोकॉक्लियर)— 1. कान के प्रघाण एवं कर्णावर्त से सम्बन्धित 2. सन्तुलन एवं सुनने से सम्बन्धित

Vestibulocochlear nerve (वेस्टीबुलोकॉक्लियर नर्व)— आठवीं कपालीय तन्त्रिका

Vestibulogenic (वेस्टीबुलोजेनिक)— किसी प्रघाण जैसे कान के प्रघाण में उत्पन्न होने वाला।

Vestibulo-ocular (वेस्टीबुलो-ऑकुलर)— प्रघाणी एवं नेत्र-प्रेरक तन्त्रिकाओं से सम्बन्धित

Vestibulopathy (वेस्टीबुलोपैथी)— प्रघाण का कोई भी रोग

Vestibuloplasty (वेस्टीबुलोप्लास्टी)— मुख के प्रघाण की प्लास्टिक सर्जरी करना।

Vestibulospinal (वेस्टीबुलोस्पाइनल)— प्रघाण एवं सुषुम्ना रज्जु से सम्बन्धित

Vestibulotomy (वेस्टीबुलोटॉमी)— अन्तःकर्ण के प्रघाण में चीरा लगाना।

Vestibulourethral (वेस्टीबुलोयूरेथ्रल)— योनि के प्रघाण एवं मूत्रमार्ग से सम्बन्धित

Vestibulum (वेस्टीबुलम)— Vestibule.

Vestige (वेस्टिज)—किसी रचना का अवशेष जो किसी व्यक्ति अथवा किसी जाति के विकास की पूर्व अवस्था में पूर्णतया विकसित था तथा कार्य करता था; अवशेष, अवशेष सम्बन्धी

Vestigial (वेस्टिज़ीयल)— अवशेषी, अवशेष सम्बन्धी

Vestigium (वेस्टिज़ीयम)— Vestige.

Veterinarian (वेटेरीनेरियन)— पशु-चिकित्सक

Veterinary (वेटेरीनरी)— 1. घरेलू जानवरों, उनके रोगों तथा चिकित्सा से सम्बन्धित 2. पशु-चिकित्सक

Veterinary medicine (वेटेरीनरी मेडिसिन)— चिकित्सा-विज्ञान की वह शाखा जिसका सम्बन्ध जन्तुओं के रोगों एवं उनकी चिकित्सा से है।

V. F. (वी. एफ.)— Vocal fremitus.

V. H. (वी. एच.)— Viral hepatitis.

Via (वाया)— शरीर में स्थित कोई भी मार्ग जैसे आँत, नाक तथा योनि का मार्ग आदि

Viability (वायाबिलिटी)— जन्म के पश्चात् जीवित रहने की क्षमता; जीवनक्षमता

Viable (वायबूल)— जन्म के पश्चात् जीवित रहने के सक्षम; जीवनक्षम

Viae (वायी)— Via का बहुवचन

Vial (वॉयल)— औषधियों के लिए एक छोटी काँच की बोतल या शीशी

Vibex (वाइबैक्स)— रक्त के अवत्वचीय निःसरण (रिसाव) से बनने वाला एक तंग, लम्बा निशान या धारी

Vibices (वाइबिसेज़)— Vibex का बहुवचन

Vibrapuncture (वाइब्रापंक्चर)— गोदने की तकनीक से औषधि को त्वचा में प्रविष्ट करना।

Vibratile (वाइब्रेटाइल)—आगे-पीछे घूमने वाला; कम्पनशील

Vibration (वाइब्रेशन)— 1. आगे-पीछे होने वाली तीव्र गति, दोलन; कम्पन 2. किसी रोग की चिकित्सा के रूप में शरीर को हिलाना-डुलाना, एक प्रकार की मालिश

Vibrative (वाइब्रेटिव)— Vibratory.

Vibrator (वाइब्रेटर)— शरीर अथवा इसके भाग में कृत्रिम कम्पन उत्पन्न करने वाला एक उपकरण; कम्पित्र; कम्पक

Vibratory (वाइब्रेटरी)— कम्पन करने वाला अथवा कम्पन उत्पन्न करने वाला; कम्पनशील

Vibrio (वाइब्रियो)—मुड़े हुए, गतिशील, ग्राम-ऋण जीवाणुओं का एक वंश। वाइब्रियो कॉलरी कॉमा के आकार का होता है जो मनुष्य में कॉलरा या हैजा उत्पन्न करता है।

Vibriocidal (वाइब्रियोसाइडल)— बेसीलस वाइब्रियो विशेषकर वाइब्रियो कॉलरी के लिए विनाशकारी

Vibrion (वाइब्रियोन)— वाइब्रियो

Vibrioses (वाइब्रियोसेस)— Vibriosis का बहुवचन

Vibriosis (वाइब्रियोसिस)— वाइब्रियो से संक्रमित होना।

Vibrissae (वाइब्रीसी)— नासारन्ध्रों में उगने वाले कड़े बाल; नासालोम

Vibrissal (वाइब्रीसल)— नासालोमों से सम्बन्धित

Vibromassage (वाइब्रोमसाज)— यान्त्रिक कम्पक द्वारा की जाने वाली मालिश

Vibromasseur (वाइब्रोमैसर)—कान की कम्पनशील मालिश करने के लिए एक यन्त्र

Vibrometer (वाइब्रोमीटर)— कम्पनशील संवेदना प्रभावसीमा को मापने वाला एक उपकरण

Vibrotherapeutics (वाइब्रोथिराप्यूटिक्स)— रोगों की चिकित्सा में कम्पन का प्रयोग करना।

Vicarious (विकेरीयस)—दूसरे की एवज़ी में कार्य करने वाला; असामान्य स्थिति में उत्पन्न होने वाला। उन्मार्गी; अपथप्रवृत्त

Vicarious menstruation (विकेरीयस मैन्सचुएशन)— मासिक धर्म के समय योनि के अतिरिक्त अन्य स्थान जैसे नाक एवं स्तनों आदि से रक्तस्राव होना; उन्मार्गी-आर्तव; अपथप्रवृत्तार्तव

Vicarious respiration (विकेरीयस रेस्पिरेशन)—किसी फेफड़े में श्वसन के कम या समाप्त हो जाने पर दूसरे फेफड़े में बढ़ा हुआ श्वसन

Videoendoscope (वीडियोएण्डोस्कोप)— एक वीडियो कैमरा के साथ फिट एक गुहान्तदर्शी

Videoendoscopy (वीडियोएण्डोस्कोपी)— वीडियो कैमरा के साथ फिट गुहान्तदर्शी द्वारा गुहान्तदर्शन करना।

Videognosis (वीडियोग्नोसिस)— टेलीविज़न पर संचारित आँकड़ों एवं एक्स-रे चित्रों द्वारा किसी रोग का किया जाने वाला निदान

Videokeratoscope (वीडियोकेराटोस्कोप)— वीडियो कैमरा के साथ फिट एक स्वच्छमण्डल-दर्शी

View (व्यू)— दृश्य

View box (व्यू बॉक्स)— विकिरण-विज्ञान में, विकिरण-चित्र को देखने के लिए एकरूप प्रकाश का स्रोत

Vigil (विजिल)—नींद न आना, अनिद्रा, जागरण

Vigilambulism (विजिलएम्बुलिज़्म)— व्यक्ति की जागृत अवस्था में उत्पन्न होने वाली स्वचलता जो निद्राचलन के समान होती है।

Vigilance (विज़ीलैन्स)—जो कुछ भी हो सकता हो, उसके लिए सावधानी, निगरानी या चौकसी

Viginti (विजिन्टी)— बीस

Vigintinormal (विजिन्टीनॉर्मल)— किसी सामान्य के बीसवें भाग से बना हुआ जैसे कोई घोल होता है।

Vigor (विगोर)—शारीरिक अथवा मानसिक शक्ति

Villi (विलाइ)— विलस का बहुवचन

Villiferous (विलीफेरस)— अंकुरों से युक्त

Villitis (विलाइटिस)— Villositis.

Villoma (विलोमा)— एक अंकुरी अर्बुद

Villose, Villous (विलोस, विलस)—अंकुरों अथवा बारीक बाल के समान प्रवर्धों को धारण करने वाला या उनसे सम्बन्धित; अंकुरी

Villositis (विलोसाइटिस)— अपरा के अंकुरों की सूजन हो जाना।

Villosity (विलोसिटी)— 1. अंकुरों से ढके होना 2. एक अंकुर

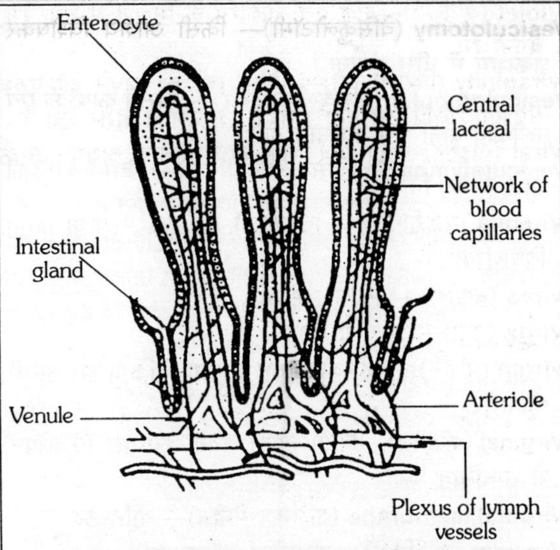

Fig. 613 : Intestinal villi (आन्त्रीय अंकुरक)
Enterocyte = एन्ट्रोसाइट, Intestinal gland = आन्त्रीय ग्रन्थि, Venule = तनुशिरा या शिरिका, Plexus of lymph vessels = लसीका वाहिनियों की जालिका, Arteriole = धमनिका, Network of blood capillaries = रक्त केशिकाओं का जाल, Central lacteal = केन्द्रीय दुग्धवाहिनी

Villous (विलस)— Villose.

Villus (विलस)— अंकुर। कुछ झिल्लियों की स्वतन्त्र सतह पर पाया जाने वाला एक छोटा सूत्री प्रवर्ध जैसे जरायुज अंकुर जो जरायु से उत्पन्न होने वाले छोटे-छोटे वाहिकामय प्रक्षेपणों में से एक होता है जो अपरा बनाने में मदद करते हैं, तथा आन्त्रीय अंकुर जो छोटी आँतों की अवकाशिका में आन्त्रीय श्लेष्मकला से उत्पन्न होने वाले सूक्ष्म प्रक्षेपणों में से एक होता है। ये तरल एवं पोषकों का अवशोषण करते हैं।

Villusectomy (वाइलसेक्टॉमी)— Synovectomy.

Vincent's angina (विनसैन्ट्स एन्जाइना)— 'Angina' के अन्तर्गत देखें

Vincula (विनकुला)— Vinculum का बहुवचन

Vinculum (विनकुलम)—एक जोड़ने वाली बन्धनी या पट्टी

Vinegar (विनेगार)—1. एसिटिक एसिड का तनु एवं अशुद्ध घोल, सिरका 2. तनु एसिटिक एसिड का औषधीय योग

Vinic (वाइनिक)— शराब से सम्बन्धित

Vinous (वाइनस)— शराब से युक्त अथवा उसकी प्रकृति का; शराब जैसा; मदिराभ

Vinum (वाइनम)— शराब, मदिरा

Violaceous (वॉयलेशस)—बैंगनी विवर्णता विशेषकर त्वचा की बैंगनी विवर्णता से युक्त

Violate (वायोलेट)—किसी व्यक्ति को चोट पहुँचाना, विशेषकर किसी स्त्री के साथ बलात्कार करना।

Violence (वायोलेन्स)—1. हिंसा 2. बलात्कार

Violet (वॉयलेट)—लाल एवं नीले रंग के मिश्रण से बना रंग, बैंगनी रंग

Viraginity (विराजीनिटी)— किसी स्त्री का अपने को पुरुष समझना यद्यपि उसे पता होता है कि उसका शरीर स्त्री है।

Viral (वाइरल)— किसी विषाणु से सम्बन्धित अथवा उसके द्वारा उत्पन्न; विषाणुज

Viremia (वाइरीमिया)— विषाणुओं का रक्त में पाया जाना; विषाणुरक्तता

Vires (वाइरेस)—Vis का बहुवचन

Virga (वर्गा)— शिश्न या लिंग

Virgin (वर्जिन)— वह स्त्री जिसने सम्भोग न किया हो; कुमारी; कुँआरी

Virginal (वर्जिनल)— किसी कुमारी अथवा कुमारीत्व (कुँवारेपन) से सम्बन्धित

Virginal membrane (वर्जिनल मेम्ब्रेन)— योनिच्छद

Virginity (वर्जिनिटी)— कुमारीत्व (कुँवारापन)

Viricidal (वाइरीसाइडल)— Virucidal.

Viricide (वाइरीसाइड)— Virucide.

Virile (विराइल)— पुंस्त्व; पुल्लिग; पुंवत्ता

Virile reflex (विराइल रिफ्लैक्स)— शिश्नमुण्डच्छद को ऊपर को खींचने पर पूर्णरूप से शिथिल शिश्न का एकदम से नीचे को गिर जाना।

Virilescence (विरीलेसेन्स)—स्त्री में पुरुष के द्वितीयक लिंग लक्षणों का उत्पन्न होना।

Virilia (विरीलिया)— पुरुष लैंगिक अंग

Virilism (विरीलिज़्म)— किसी स्त्री में पुरुष द्वितीयक लिंग लक्षणों की विद्यमानता अथवा उनका उत्पन्न होना; स्त्रीपुंवत्ता

Virility (विरीलिटी)—1. पुरुष लिंग लक्षणों से युक्त होना 2. पुरुष में लैंगिक शक्ति। पौरुष, पुंवत्ता; पुंसुत्व

Virilization (विरीलाइज़ेशन)— किसी स्त्री में पुरुष द्वितीयक लिंग लक्षणों का उत्पन्न होना जैसे आवाज़ का बदल जाना तथा दाढ़ी एवं मूछों का निकलना आदि।

Virilizing (विरीलाइजिंग)— स्त्री-पुंवत्ता उत्पन्न करने वाला।

Virion (वाइरियोन)— एक पूर्ण विषाणुज कण; जीनी-पदार्थ की एक इकाई जो एक रक्षात्मक परत से घिरी होती है जो एक कोशिका से दूसरी कोशिका तक इसके संचारण के लिए वाहन के रूप में कार्य करती है।

Viripotent (विरीपोटेन्ट)—1. लैंगिक रूप से परिपक्व जैसा कि पुरुष के लिए लागू होता है। 2. शादी के योग्य जैसा कि किसी स्त्री के लिए लागू होता है।

Viroids (वाइरायड्स)— आर एन ए के छोटे, नग्न, संक्रामक अणु

Virolactia (वाइरोलेक्टिया)— विषाणुओं का दूध में स्रवित होना।

Virologist (वाइरोलॉजिस्ट)— विषाणुविज्ञान का विशेषज्ञ, विषाणुविज्ञानी

Virology (वाइरोलॉजी)—विषाणुओं एवं उनके द्वारा उत्पन्न रोगों का अध्ययन, विषाणुविज्ञान

Viropexis (वाइरोपैक्सिस)— किसी विषाणु कण का किसी कोशिका के साथ स्थिरीकरण, विषाणुस्थिरण

Virose, Virous (वाइरोस, वाइरस)—विषाक्त

Virucidal (वाइरूसाइडल)—किसी विषाणु के लिए विनाशकारी; विषाणुनाशक

Virucide (वाइरूसाइड)—किसी विषाणु को नष्ट करने अथवा उसे निष्क्रिय बनाने वाली वस्तु; विषाणुनाशक

Virucopria (वाइरूकोप्रिया)—विषाणु का मल में पाया जाना

Virulence (वाइरूलैन्स)— 1. रोग उत्पन्न करने के लिए किसी सूक्ष्मजीव की रोगजनकता का अंश, अत्यधिक विषालुता, अतिविषण्णता; उग्रता 2. विषालु या उग्र होने का गुण

Virulent (वाइरूलैन्ट)— 1. अत्यधिक विषैला अथवा क्षति पहुँचाने वाला; उग्र 2. संक्रामक

Viruliferous (वाइरूलीफेरस)—किसी विषाणु को उत्पन्न करने अथवा उसका वाहन करने वाला।

Viruria (वाइरूरिया)—विषाणुओं का मूत्र में पाया जाना।

Virus (वाइरस)— एक सूक्ष्म संक्रामक जीव जो साधारण माइक्रोस्कोप द्वारा नहीं बल्कि अल्ट्रामाइक्रोस्कोप द्वारा दिखाई देता है और अपने पोषण तथा चयापचय एवं जनन के लिए परजीवी के रूप में किसी कोशिका के भीतर रहता है; विषाणु

Attenuated virus (एटीन्यूटेड वाइरस)— ऐसा विषाणु जो इस प्रकार रूपान्तरित कर दिया जाता है कि यह रक्षात्मक एन्टीबॉडियों के उत्पादन को तो उद्दीप्त करता है परन्तु इससे कोई विशिष्ट रोग उत्पन्न नहीं होता।

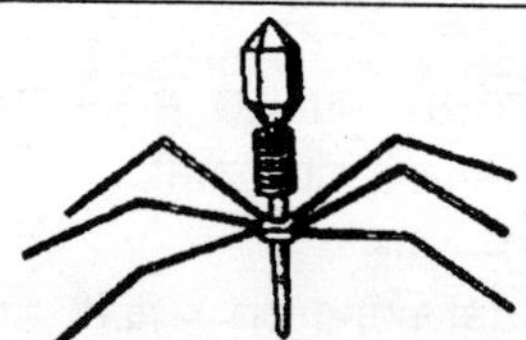

1. Bacterial virus or bacteriophage (जीवाणुज विषाणु या जीवाणुभक्षी)

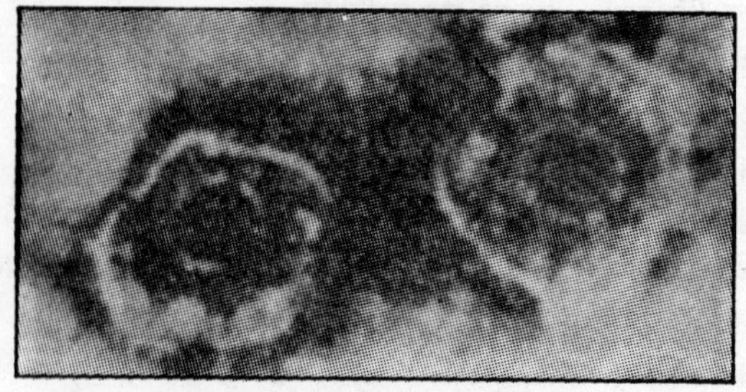

2. Chickenpox virus (लघुमसूरिका या छोटी माता का विषाणु)

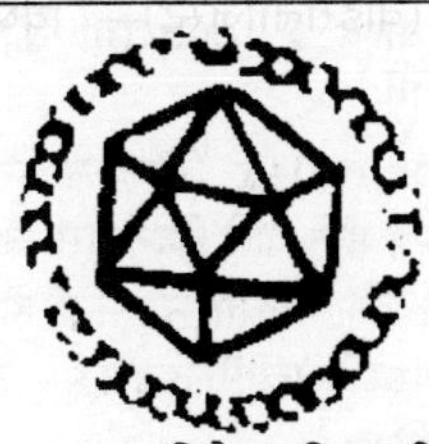

3. Hepatitis B virus (हिपैटाइटिस बी विषाणु)

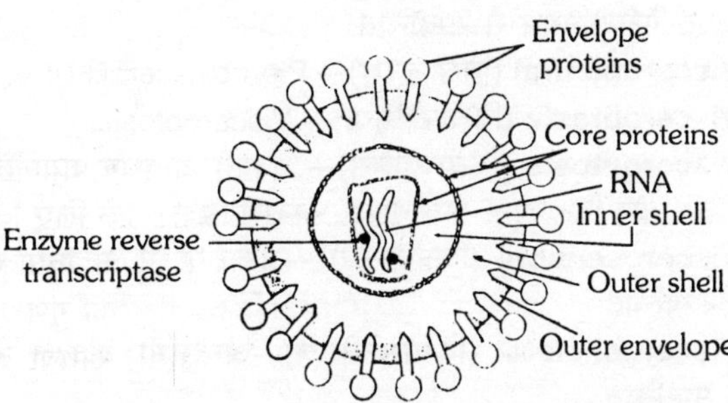

4. AIDS virus (HIV) एड्स का विषाणु (HIV)

Enzyme reverse transcriptase = एन्जाइम रिवर्स ट्रान्सक्रिप्टेस, Outer envelope = बाह्य आवरण, Outer shell = बाह्य कवच, RNA, Inner shell = आन्तरिक कवच, Core proteins = आभ्यान्तर प्रोटीन, Envelope protein = आवरण प्रोटीन

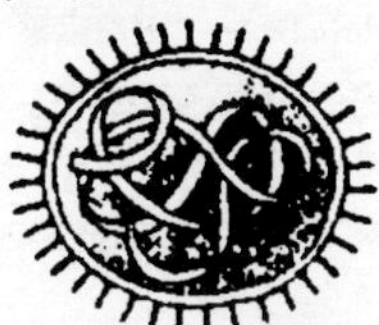

5. Influenza virus (इन्फ्लुएन्जा विषाणु)

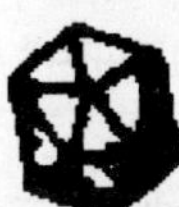

6. Poliomyelitis virus (पोलियोमायलाइटिस का विषाणु)

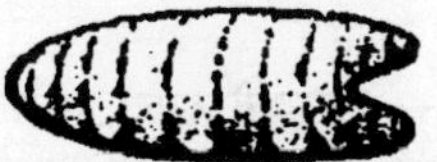

7. Rabies virus (अलर्क या जलातंक उत्पन्न करने वाला विषाणु)

Fig. 614 : Viruses (विषाणु)

Bacterial virus (बैक्टीरियल वाइरस)— Bacteriophage.

Chicken pox virus (चिकन पॉक्स वाइरस)— लघुमसूरिका या छोटी माता उत्पन्न करने वाला विषाणु

Common cold virus (कॉमन कोल्ड वाइरस)— ऐसा विषाणु जिससे ठण्ड लगने का रोग होता है या जुकाम हो जाता है।

Dengue virus (डेंगू वाइरस)— डेंगू उत्पन्न करने वाला विषाणु

DNA virus (डी एन ए वाइरस)—विषाणुओं का एक वर्ग जिसमें डीऑक्सीराइबोन्यूक्लिक एसिड (डी एन ए) होता है। इसके अन्तर्गत एडीनोवाइरस, हर्पीज़वाइरस, पॉक्सवाइरस, पैरवोवाइरस तथा पैपोवावाइरस का समावेश होता है।

Enteric viruses (एन्ट्रिक वाइरसेस)— एन्ट्रोवाइरस वंश के विषाणु

Hepatitis viruses (हिपैटाइटिस वाइरसेस)— हिपैटाइटिस वाइरस A, B, C, D तथा E पाँच प्रकार के होते हैं जिनसे यकृतशोथ उत्पन्न होता है। हिपैटाइटिस A वाइरस (HAV) तथा हिपैटाइटिस B वाइरस (HBV) प्रमुख हिपैटाइटिस वाइरस हैं। हिपैटाइटिस A वाइरस (HAV) या Infectious hepatitis virus से विषाणुज यकृतशोथ A तथा हिपैटाइटिस B वाइरस (HBA) या Serum hepatitis virus से विषाणुज यकृतशोथ B उत्पन्न होता है। हिपैटाइटिस C वाइरस (HCV) से आधान-उत्तर यकृतशोथ उत्पन्न होता है।

Human immunodeficiency virus (HIV) (एच.आई. वी.)— इससे एड्स रोग उत्पन्न होता है।

Influenza virus (इन्फ्लुएन्जा वाइरस)— A, B तथा C तीन प्रकार के इन्फ्लुएन्जा वाइरस होते हैं जिनसे इन्फ्ल्युएन्जा होता है।

Latent virus (लेटेन्ट वाइरस)— ऐसा विषाणु जो संक्रमण के लम्बे अरसे के बाद संक्रमित व्यक्ति में कोई रोग उत्पन्न करता है।

Lytic virus (लाइटिक वाइरस)— ऐसा विषाणु जो किसी कोशिका को संक्रमित करने के पश्चात् उसका अपघटन कर देता है।

Measles virus (मीज़ल्स वाइरस)— ऐसा विषाणु जो सामान्यतः बच्चों में खसरा रोग उत्पन्न करता है।

Mumps virus (मम्प्स वाइरस)— इससे कर्णपूर्वग्रन्थिशोथ हो जाता है अथवा कन्फेड़ या गदूद निकल आते हैं जिसके उपद्रव स्वरूप कभी-कभी शुक्रग्रन्थिशोथ, डिम्बग्रन्थिशोथ तथा अग्न्याशयशोथ आदि हो जाते हैं।

Neurotropic virus (न्यूरोट्रॉपिक वाइरस)— ऐसा विषाणु जिसका जनन तन्त्रिका ऊतक में होता है।

Oncogenic virus (ओंकोजेनिक वाइरस)—ऐसा विषाणु जिससे कैंसर हो जाता है।

Poliomyelitis virus (पोलियोमायलाइटिस वाइरस)— ऐसा विषाणु जिससे पोलियोमायलाइटिस रोग उत्पन्न होता है।

Rabies virus (रैबीज़ वाइरस)— अलर्क या जलातंक उत्पन्न करने वाला विषाणु

Smallpox virus (स्मालपॉक्स वाइरस)— चेचक का विषाणु

Varicella zoster virus (वेरीसेला जॉस्टर वाइरस)— इससे हर्पीज एवं लघुमसूरिका या छोटी माता हो जाती है।

Virusemia (वाइरूसीमिया)— Viremia.

Virus shedding (वाइरस शेडिंग)— परपोषी से किसी विषाणु की मुक्ति होना।

Virustatic (वाइरूस्टेटिक)—विषाणुओं की वृद्धि को रोकने वाला।

Vis (विस)— बल अथवा शक्ति

Vis afronte (विस एफ्रोन्टे)— बल जो आकर्षित करता है।

Vis formativa (विस फोर्मेटाइवा)— शक्ति जिसके परिणामस्वरूप नया ऊतक उत्पन्न होता है।

Vis medicatrix naturae (विस मेडिकाट्रिक्स नेचुरी)— शरीर की प्राकृतिक विरोहण शक्ति, प्राणशक्ति

Viscera (विस्रा)—किसी गुहा में बन्द आन्तरिक अंग विशेषकर उदरीय अंग; अन्तरांग; आशय

Viscerad (विस्राड)— अन्तरांगों की ओर

Visceral (विस्रल)— किसी अन्तरांग अथवा अन्तरांगों से सम्बन्धित; अन्तरांगी; आशयिक

Visceral cavity (विस्रल कैविटी)—शरीर की गुहा जिसमें अन्तरांग होते हैं; आशयी

Visceralgia (विस्रेल्जिया)—किसी भी अन्तरांग में दर्द होना; अन्तरांगशूल; आशयशूल

Visceral pleura (विस्रल प्लूरा)— 'Pleura' के अन्तर्गत देखें

Visceral skeleton (विस्रल स्केलेटन)— अन्तरांगों को बन्द करने वाली श्रोणि, पसलियाँ तथा उरोस्थि

Viscerimotor (विस्रीमोटर)— Visceromotor.

Viscero- (विस्रो-)—एक उपसर्ग जिसका अर्थ अन्तरांगों से सम्बन्धित है।

Viscerocranium (विस्रोक्रेनियम)—करोटि या खोपड़ी का भ्रूणीय ग्रसनीय चापों से उत्पन्न होने वाला भाग

Viscerogenic (विस्रोजेनिक)—किसी अन्तरांग में उत्पन्न होने वाला।

Viscerograph (विस्रोग्राफ)— अन्तरांगों की यान्त्रिक सक्रियता का अभिलेखन करने वाला एक यन्त्र

Visceroinhibitory (विस्रोइनहीबिटरी)—किसी अन्तरांग की क्रिया को रोकने वाला; आशयसंवेदनासंदमी

Visceromegaly (विस्रोमेगैली)— उदरीय अन्तरांगों का बड़ा हो जाना।

Visceromotor (विस्रोमोटर)— 1. प्रेरक आवेगों को अन्तरांगों तक पहुँचाने वाला 2. अन्तरांगों की आवश्यक गतियों से सम्बन्धित

Visceromotor reflex (विस्रोमोटर रिफ्लैक्स)— किसी अन्तरांग में उत्पन्न होने वाले वेदनायुक्त उद्दीपनों के परिणामस्वरूप उदरीय पेशियों की तानता में वृद्धि होना।

Visceroparietal (विस्रोपैराइटल)— अन्तरांगों से एवं उदरीय भित्ति से सम्बन्धित

Visceroperitoneal (विस्रोपैरीटोनियल)—उदरीय अन्तरांगों एवं पैरीटोनियम से सम्बन्धित

Visceropleural (विस्रोप्लूरल)— Pleurovisceral.

Visceroptosia (विस्रोप्टोसिया)— Visceroptosis.

Visceroptosis (विस्रोप्टोसिस)—. किसी अन्तरांग का नीचे की ओर विस्थापन; आशयभ्रंश; अन्तरांगभ्रंश

Viscerosensory (विस्रोसैन्सरी)—अन्तरांगों में संवेदना से सम्बन्धित

Visceroskeletal (विस्रोस्केलेटल)—अन्तरांगी कंकाल से सम्बन्धित

Visceroskeleton (विस्रोस्क्लेटन)—अन्तरांगों की रक्षा करने के लिए अस्थिल ढाँचा जैसे पर्शुकाएँ या पसलियाँ एवं उरोस्थि, या श्रोणिगत अस्थियाँ

Viscerosomatic (विस्रोसोमेटिक)—अन्तरांगों एवं शरीर से सम्बन्धित

Viscerotome (विस्रोटोम)— सूक्ष्मदर्शीय परीक्षण के लिये यकृत का एक टुकड़ा प्राप्त करने हेतु शव परीक्षा के समय प्रयोग में लाया जाने वाला एक यन्त्र; आशय-उच्छेदक

Viscerotomy (विस्रोटॉमी)—किसी अन्तरांग में चीरा लगाना; आशय-उच्छेदन

Viscerotonia (विस्रोटॉनिया)— व्यक्तित्व विशेषक जिसमें व्यक्ति ढीला-ढाला रहता है, उसे आराम-तलबी की ज्यादा सूझती है, मिलनसारी बढ़ जाती है तथा वह आनन्दपूर्वक जीवन व्यतीत करता है।

Viscerotrophic (विस्रोट्रॉफिक)— अन्तरांगों से सम्बद्ध पोषणज रोगों से सम्बन्धित

Viscerotropic (विस्रोट्रॉपिक)— प्रारम्भिक रूप से अन्तरांगों पर क्रिया करने वाला।

Viscid (विसिड)— चिपकने वाला, चिपचिपा, श्यान

Viscidity (विसीडिटी)—चिपचिपाहट; श्यानता

Viscidosis (विसीडोसिस)—पुटीय तन्तुमयता

Viscoelasticity (विस्कोइलास्टीसिटी)—चिपचिपा एवं लचीला होने का गुण

Viscometer (विस्कोमीटर)— Viscosimeter.

Viscosimeter (विस्कोसीमीटर)— किसी पदार्थ की श्यानता अथवा चिपचिपेपन को मापने वाला एक उपकरण; श्यानतामापी यन्त्र

Viscosimetry (विस्कोसीमीट्री)—किसी पदार्थ की श्यानता अथवा चिपचिपेपन को मापना।

Viscosity (विस्कोसिटी)— श्यानता अथवा चिपचिपापन

Viscous (विस्कस)— चिपचिपा, गोंद जैसा, जिसमें चिपचिपापन बहुत हो; श्यान

Viscus (विस्कस)— Viscera का एकवचन

Visibility (विज़ीबिलिटी)— दिखाई दिये जाने का गुण

Visible (विज़ीबल)— दिखाई दिये जाने योग्य, दृष्टिगत

Visile (विज़िल)—1. दृष्टि से सम्बन्धित 2. देखी गई वस्तुओं को तुरन्त याद कर लेना।

Vision (विज़न)— दृष्टि

Achromatic vision (एक्रोमेटिक विज़न)—पूर्ण वर्णान्धता

Binocular vision (बाइनॉकुलर विज़न)—दोनों आँखों से किसी वस्तु को देखना जिसके दो प्रतिबिम्ब, प्रत्येक आँख से एक प्रतिबिम्ब, जुड़ जाते हैं जिससे एक प्रतिबिम्ब बनता है; द्विनेत्री दृष्टि

Colored vision (कलर्ड विज़न)— Chromatopsia.

Day vision (डे विज़न)— रात की अपेक्षा दिन में अच्छा दिखाई देना।

Dichromatic vision (डाइक्रोमेटिक विज़न)—केवल दो मुख्य रंग, नीला तथा पीला या लाल और हरा दिखाई देना।

Double vision (डबल विज़न)—द्विदृष्टि, द्विगुण दृष्टि

Field of vision (फील्ड ऑफ विज़न)—वह अधिकतम क्षेत्र जहाँ तक कोई आँख देख सकती है, दृष्टि-क्षेत्र

Half vision (हाफ विज़न)— Hemianopia.

Low vision (लो विज़न)—दृष्टि-हीनता जिसे औषधियों, शल्यक्रिया या चश्मों के द्वारा ठीक नहीं किया जा सकता।

Monocular vision (मानोकुलर विज़न)—एक आँख से दिखाई देना।

Multiple vision (मल्टीपूल विज़न)—बहुदृष्टि

Night vision (नाइट विज़न)— रात के अंधेरे अथवा कम रोशनी में किसी वस्तु का दिखाई देना।

Oscillating vision (ऑस्सीलेटिंग विज़न)— Oscillopsia.

Peripheral vision (पैरीफ्रल विज़न)—किरणों के रेटिना पर पीत बिन्दु के बाहर पड़ने के परिणामस्वरूप होने वाली दृष्टि

Phantom vision (फेन्टम विज़न)— शल्यक्रिया द्वारा निकाली गई आँख में दृष्टि का अनुभव होना।

Phototopic vision (फोटोटॉपिक विज़न)— Day vision.

Triple vision (ट्रिपल विज़न)—एक दृष्टि-दोष जिसमें एक ही वस्तु के तीन प्रतिबिम्ब दिखायी देते हैं।

Tunnel vision (टनल विज़न)—ऐसी दशा जिसमें दृष्टि-क्षेत्र चारों ओर से केन्द्र की ओर घट जाता है जिससे किसी व्यक्ति का लम्बी नली में से देखना प्रतीत होता है।

Yellow vision (यलो विज़न)— Xanthopsia.

Visit (विज़िट)— रोगी को देखने जाना; निरीक्षण

Visitor (विज़िटर)— भेंट करने वाला, निरीक्षक

Visual (विजुअल)—दृष्टि सम्बन्धी; दृष्टिपरक

Visual acuity (विजुअल एक्यूटी)— दृष्टि-तीक्ष्णता

Visual angle (विजुअल एन्गल)— दृष्टि रेखा एवं देखी गयी वस्तु के छोरों के बीच का कोण, दृष्टि-कोण

Visual axis (विजुअल एक्सिस)— देखी गयी वस्तु से पुतली के केन्द्र से होकर पीत बिन्दु तक पहुँचने वाली दृष्टि रेखा, दृष्टि-अक्ष

Visual field (विजुअल फील्ड)— वह स्थान, आँख को स्थिर रखने पर जिसके भीतर की वस्तुएँ दिखाई दे सकती हैं; दृष्टि-क्षेत्र

Visualization (विजुआलाइज़ेशन)—1. दृष्टिगोचर करने की क्रिया, वीक्षण 2. कल्पना में किसी वस्तु को देखना।

Visualize (विजुआलाइज़)— 1. दृष्टिगोचर करना 2. कल्पना में किसी वस्तु को देखना।

Visual plane (विजुअल प्लेन)—वह तल जिसमें दोनों नेत्रों के दृष्टि-अक्ष स्थित रहते हैं।

Visual point (विजुअल पाइन्ट)—दृष्टि का केन्द्र

Visual-purple (विजुअल-पर्पिल)— Rhodopsin.

Visual yellow (विजुअल यलो)—प्रकाश की विजुअल-पर्पिल पर क्रिया होने से रेटिना में बनने वाला एक वर्णक

Visuoauditory (विजुयोआडिटरी)—देखने एवं सुनने से सम्बन्धित

Visuognosis (विजुयोग्नोसिस)— जो कुछ देखा गया है, उसे पहचानना एवं उसकी व्याख्या करना।

Visuomotor (विज़ुयोमोटर)— एक ही समय में जैसे कार चलाते समय आँख से देखकर जानकारी प्राप्त करने एवं शारीरिक गति करने की क्षमता को बताने वाला।

Visuopsychic (विजुयोसाइकिक)—जो दृष्टिपरक एवं मानसिक दोनों हो

Visuosensory (विजुयोसैन्सरी)—दृष्टि-प्रभावों की पहचान से सम्बन्धित; दृष्टि-संवेदी

Visuospatial (विज़ुयोस्पेशल)—स्थानिक सम्बन्धो की दृष्टिपरक अनुभूति से सम्बन्धित

Vita (वाइटा)— जीवन, प्राण

Vita glass (वाइटा ग्लास)—सूर्यप्रकाश की अल्ट्रॉवायोलेट किरणों को संचारित करने के लिए बिल्लौर या काचमणि से युक्त खिड़की का काँच

Vital (वाइटल)—1. जीवन सम्बन्धी 2. जीवन के लिये आवश्यक, प्राणभूत

Vital capacity (वाइटल कैपैसिटी)— वायु का आयतन जिसे पूर्ण अन्तःश्वसन के पश्चात् निकाला जा सकता है।

Vital center (वाइटल सेन्टर)— मेडुला में स्थित श्वसन-केन्द्र

Vital force (वाइटल फोर्स)— प्राणभूत शक्ति

Vitalism (वाइटालिज़्म)— यह सिद्धान्त कि जीवन का अस्तित्व रासायनिक या यान्त्रिक बल के कारण नहीं है, जीववाद

Vitalist (वाइटालिस्ट)—जीववाद में विश्वास करने वाला व्यक्ति

Vitalistic (वाइटालिस्टिक)— जीववाद सम्बन्धी

Vitality (वाइटालिटी)— 1. जीवन शक्ति, प्राण शक्ति 2. जीवित रहने की अवस्था

Vitalize (वाइटालाइज़)— जीवन प्रदान करना

Vitalometer (वाइटैलोमीटर)—ऐसा यन्त्र जो किसी दन्त मज्जा में वैद्युत उद्दीपन के प्रति किसी तन्त्रिका की प्रतिक्रिया को मापने के लिए प्रयोग में लाया जाता है।

Vitals (वाइटल्स)— जीवनदायी अंग, प्राणभूत अंग

Vital signs (वाइटल साइन्स)— जीवन के चिह्न अर्थात् दिल की धड़कन, सांस लेना, शरीर का तापमान तथा रक्त-चाप

Vital statistics (वाइटल स्टेटिस्टिक्स)— जन्म दर, मृत्यु दर एवं अस्वस्थता दर की सांख्यिकी

Vitamer (विटामर)— एक पदार्थ अथवा यौगिक जिसमें विटामिन की सक्रियता होती है।

Vitamin (विटामिन)—भोजन में पाये जाने वाले बहुत से प्रकार के कार्बनिक पदार्थों के वर्ग में से कोई सा एक जो सूक्ष्म मात्राओं में शरीर के सामान्य चयापचय, उसकी वृद्धि एवं विकास के लिये आवश्यक हैं। ये वसा अथवा जल में घुलनशील होते हैं। विटामिन 6 प्रकार के होते हैं—A, B, C, D, E, तथा K

Vitamin A (विटामिन ए)—वसा में घुलनशील एक विटामिन जो मछली के जिगर के तेलों, अण्डे की ज़र्दी, जिगर, मक्खन, पनीर तथा हरी पत्तियों वाली एवं पीली सब्जियों में पाया जाता है जिनमें से अधिकतर में यह अपने पूर्वगामी कैरोटीन के रूप में पाया जाता है। यह सामान्य वृद्धि तथा विकास के लिये एवं उपकलापरक ऊतकों की स्वस्थता तथा उनके सामान्य कार्य के लिये आवश्यक है। भोजन में इसकी कमी से बच्चों की वृद्धि एवं उनके विकास में अवरोध उत्पन्न हो जाता है, संक्रमण के प्रति प्रतिरोध कम हो जाता है, स्वच्छपटल मृदुता, शुष्काक्षिपाक (आँख का खुश्क हो जाना) तथा रात्रि अन्धता (रतौंधी) हो जाती है।

Vitamin B (विटामिन B)— जल में घुलनशील विटामिनों का एक वर्ग जो 2-4 घण्टे तक अधिक गर्म करने पर नष्ट हो जाते हैं। इस वर्ग के अन्तर्गत निम्नलिखित कारक आते हैं—

Vitamin B_1 or Thiamine hydrochloride (विटामिन बी$_1$ आर थायामिन हाइड्रोक्लोराइड)— यह सम्पूर्ण अनाजों में, यीस्ट, फलियों, सूखे मेवों, अण्डे की जर्दी, फलों तथा सब्जियों में पाया जाता है। एक युवा के लिये इसकी लगभग 2 मिग्रा. की प्रतिदिन आवश्यकता होती है। यह वृद्धि, मानसिक स्वस्थता तथा कार्बोहाइड्रेट चयापचय को प्रभावित करता है। इसकी कमी से तन्त्रिकाशोथ, मानसिक अस्वस्थता, भार की हानि तथा बेरी-बेरी नामक रोग हो जाता है।

Vit. B_2 or Riboflavine (विटा. बी$_2$ आर रिबोफ्लेविन)— यह दूध, अण्डा, मांस, मछली, मुर्गी, यीस्ट, यकृत तथा हरी सब्जियों में पाया जाता है। एक युवा के लिये इसकी लगभग 1 मि.ग्रा. की प्रतिदिन आवश्यकता होती है। यह वृद्धि के लिये आवश्यक है तथा ऊतक की मरम्मत से सम्बद्ध होता है। इसकी कमी से वृद्धि में अवरोध उत्पन्न हो जाता है, त्वचा पर विशेषकर मुख के कोणों पर फटन (कोणीय मुखशोथ) हो जाती है तथा जिह्वाशोथ हो जाता है।

Vit. B_6 or Pyridoxine hydrochloride (विटा. बी$_6$ आर पाइरीडॉक्सीन हाइड्रोक्लोराइड)— यह चावल, चोकर, दाल, यीस्ट, यकृत, अण्डे, मछली तथा बन्द गोभी आदि में पाया जाता है। एक युवा व्यक्ति को प्रतिदिन इसकी लगभग 1 मि.ग्रा. की आवश्यकता होती है। इसकी कमी से परिसरीय तन्त्रिकाविकृति हो जाती है, गर्भावस्था में उल्टी होती है, बच्चों में दौरे पड़ने लगते हैं तथा युवाओं में अवसाद (हताशा) हो जाता है।

Vit. B_{12} or Cyanocobalamin (विट. बी$_{12}$ आर सायनोकोबालामिन)—यह दूध, पनीर, मांस, मछली, अण्डा तथा यकृत में पाया जाता है। एक युवा व्यक्ति के लिए इसकी प्रतिदिन लगभग 5 μg (5 माइक्रोग्राम) की आवश्यकता होती है। इसकी कमी से प्रणाशी रक्ताल्पता तथा सुषुम्ना रज्जु का अनुतीव्र संयुक्त व्यपजनन हो जाता है।

Nicotinic acid or Niacin (निकोटिनिक एसिड आर नियासिन)— यह दूध, अनाज, यकृत, मांस तथा हरी सब्जियों आदि में पाया जाता है। एक युवा व्यक्ति के लिए इसकी प्रतिदिन लगभग 10 मि.ग्रा. की आवश्यकता होती है। इसकी कमी से पेलाग्रा हो जाता है अतः इसे पेलाग्रारोधी कारक भी कहा जाता है और पेलाग्रा की चिकित्सा में इसका प्रयोग किया जाता है। इसकी वाहिकाविस्फारक क्रिया के कारण प्रमस्तिष्कीय घनास्रता, हृद्शूल तथा रोधकघनास्र-वाहिकाशोथ (बर्जर-रोग) की चिकित्सा में भी इसका प्रयोग किया जाता है।

Folic acid (फॉलिक एसिड)—. यह अधिकतर पालक, हरी पत्तियों तथा दूध आदि में पाया जाता है। एक युवा व्यक्ति के लिए प्रतिदिन इसकी 1 मि.ग्रा. तक की आवश्यकता होती है। इसका सम्बन्ध लाल रक्त कोशिकाओं के बनने से है तथा इसकी कमी से वृहत्लोहितकोशिका रक्ताल्पता हो जाती है।

Pantothenic acid (पैन्टोथेनिक एसिड)—यह गेहूँ के आटे, दूध, अण्डे की ज़र्दी, मांस आदि में पाया जाता है एवं व्यवसायिक रूप में कैल्सियम पैन्टोथिनेट के रूप में

उपलब्ध होता है। यह वृद्धि के लिए महत्त्वपूर्ण है। इसकी कमी बहुत कम होती है। फिर भी इसकी कमी से बर्निंग फीट सिण्ड्रोम, गंजापन एवं बन्ध्यता (बांझपन) हो जाती है।

Choline (कोलीन)— यह अधिकतर यीस्ट, दूध तथा अण्डे की ज़र्दी आदि में पाया जाता है। यह एक वसा-प्रेरक कारक होता है और इसकी कमी से वसीय ह्रास के कारण यकृत की वृद्धि हो जाती है। वसीय यकृत एवं एल्कोहॉलजनित सिरहोसिस यकृत में इसके प्रयोग से लाभ पहुँचता है।

Inositol (इनोसीटॉल)—यह अधिकतर सन्तरे तथा नींबू आदि में पाया जाता है। मनुष्य में इसकी कमी कम ही होती है।

Biotin (बायोटिन)—. यह सभी सामान्य भोजन विशेषकर मांस तथा यीस्ट में पाया जाता है। मनुष्य में इसकी कमी बहुत कम होती है।

Para-aminobenzoic acid (पैरा-अमीनोबेन्ज़ोइक एसिड)।

Vitamin C or Ascorbic acid (विटामिन सी आर एस्कार्बिक एसिड)— जल में घुलनशील एक विटामिन जो नींबू, सन्तरा, आमला, टमाटर, हरी सब्जियों, सेव, नासपाती, अंकुरित अनाजों तथा विशेषकर माता के दूध में पाया जाता है। इसकी प्रतिदिन की आवश्यकता शिशु के लिए 15-50 मि.ग्रा., युवा के लिए 50-100 मि.ग्रा. तथा गर्भवती स्त्री एवं दूध पिलाने वाली माता के लिए 100-150 मि.ग्रा. है। ऑक्सीजन की विद्यमानता में गर्म करने पर यह नष्ट हो जाता है। यह संयोजी ऊतक के अन्तराकोशिकी पदार्थ के बनने के लिए तथा बहुत से ऊतकों विशेषकर केशिका भित्तियों के अन्तराकोशिकी सिमेन्ट को ठीक बनाये रखने के लिए आवश्यक होता है। इसकी कमी से स्कर्वी रोग हो जाता है।

Vitamin D or Antirachitic vitamin (विटामिन डी आर एन्टीरैकीटिक विटामिन)—विटामिन डी वर्ग में डी$_2$ (कैल्सीफेरोल), डी$_3$ (इराडियेटेड 7-डीहाइड्रोकोलस्ट्रॉल), डी$_4$ (इराडियेटेड 22-डाइहाइड्रोअर्गोस्ट्रॉल) तथा डी$_5$ (इराडियेटेड डीहाइड्रोसाइटोस्टेरोल) सम्मिलित होते हैं। यह एक वसा-विलेय विटामिन है और कॉड लीवर ऑयल, दूध, मक्खन, पनीर, अण्डे की ज़र्दी में होता है तथा सूर्य के प्रकाश में अनावृत होने पर त्वचा में स्थित अर्गोस्ट्रॉल के ऊपर सूर्य प्रकाश की अल्ट्रॉवायोलेट किरणों की क्रिया से त्वचा में विटामिन डी$_2$ (कैल्सीफेराल) के रूप में बनता है अथवा अर्गोस्ट्रॉल पर अल्ट्रॉवायोलेट किरणों की क्रिया से कृत्रिम रूप से बनाया जाता है। एक युवा व्यक्ति के लिए प्रतिदिन इसकी लगभग 1000 I.U. की आवश्यकता होती है। यह कैल्सियम तथा फॉस्फोरस के अवशोषण के लिए आवश्यक है अतः हड्डियों एवं दाँतों के सामान्य विकास के लिए इसकी आवश्यकता होती है। इसकी कमी से बच्चों में रिकेट्स (बालास्थिविकार), युवाओं में अस्थिमृदुता, तथा दन्त क्षरण हो जाता है।

Vitamin E or antisterility vitamin (विट. ई आर एन्टीस्टेरीलिटी विटामिन)—इसे एल्फा टोकोफेरोल भी कहा जाता है। यह एक वसा-विलेय विटामिन है जो गेहूँ अंकुर के तेल, अनाज, अण्डे की ज़र्दी, हरी पत्तियों तथा दूध आदि में पाया जाता है एवं कृत्रिम रूप से बनाया जाता है। यह गर्म करने पर नष्ट नहीं होता। इसकी प्रतिदिन 5 से 15 मि.ग्रा. तक की आवश्यकता होती है। यह सामान्य जनन एवं सामान्य पेशीय विकास के लिए आवश्यक है तथा इसकी वाहिकाविस्फारक क्रिया होती है। इसकी कमी से बन्ध्यता हो जाती है तथा गर्भपात हो जाता है अथवा गर्भाशय में भ्रूण की मृत्यु हो जाती है एवं पेशीय रोग हो जाते हैं। बन्ध्यता, गर्भपात तथा पेशीय रोगों की चिकित्सा में इसका प्रयोग किया जाता है। इसकी वाहिकाविस्फारक क्रिया के कारण हृद्शूल, सविरामी खजंता एवं रेनॉड रोग में इसका प्रयोग किया जाता है।

Vitamin K or Anti-hemorrhagic factor (विटामिन के आर एन्टीहीमौरैहजिक फैक्टर)— यह एक वसा-विलेय विटामिन है और विटा. K$_1$ के रूप में पालक, सोयाबीन, फूलगोभी, पत्तागोभी, दूध, अण्डा, मछली, मांस आदि में पाया जाता है। यह जीवाणुज क्रिया द्वारा विटा. K$_2$ के रूप में आँत में भी बनाया जाता है। यह यकृत में प्रोथ्रॉम्बिन के बनने से सम्बद्ध होता है जिससे रक्त के जमने में मदद करता है। इसकी कमी से रक्त-रकन्दन का समय बढ़ जाता है एवं रक्तस्राव होता है। इसका रक्तस्राव में प्रयोग किया जाता है।

Vitaminoid (विटामिनॉयड)— विटामिन की प्रकृति वाला

Vitaminology (विटामिनोलॉजी)— विटामिनों का अध्ययन

Vitellary (वाइटेलरी)— Vitelline.

Vitelliform (वाइटेलीफॉर्म)— अण्डे की ज़र्दी से सम्बन्धित या उसके समान

Vitellin (वाइटेलिन)— अण्डपीत की एक प्रोटीन जिसमें लेसीथिन होता है।

Vitelline (वाइटेलाइन)— अण्डे की ज़र्दी अथवा डिम्ब से सम्बन्धित; अण्डपीतक

Vitellogenesis (वाइटेलोजेनेसिस)—ज़र्दी का उत्पन्न होना

Vitellointestinal (वाइटेलोइन्टेस्टाइनल)— भ्रूणीय पीतक कोश एवं आन्त्रीय पथ से सम्बन्धित

Vitellus (वाइटेलस)— किसी डिम्ब विशेषकर मुर्गी के अण्डे की ज़र्दी; अण्डपीत

Vitiate (विटिएट)— दूषित करना अथवा नष्ट करना।

Vitiation (विटिएशन)— दूषित करने जैसे रक्त को दूषित करने की क्रिया; दूषण

Vitiligines (विटीलाइजीन्ज़)—त्वचा का वर्णक रहित क्षेत्र
Vitiliginous (विटीलीज़ीनस)— अर्जित श्वित्र से सम्बन्धित
Vitiligo (विटीलिगो)—अर्जित श्वित्र

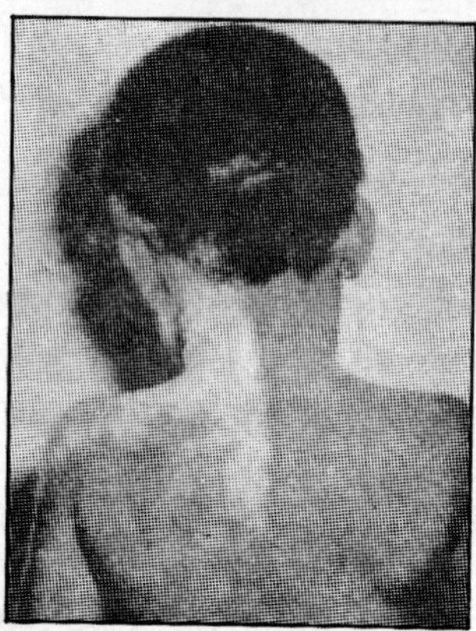

Fig. 615 : Vitiligo (अर्जित श्वित्र)

Vitiligoidea (विटीलिगॉयडीया)— Xanthoma.
Vitium (वाइशियम)— दोष, त्रुटि अथवा अपूर्णता
Vitrectomy (विट्रेक्टॉमी)— शल्यक्रिया द्वारा नेत्रकाचाभ कोष्ठ के पदार्थों को निकालना तथा उनके स्थान पर किसी निर्जीवाणुक शरीरवृत्तिक विलयन को प्रविष्ट करना ।
Vitreitis (विट्राइटिस)— Hyalitis.
Vitreocapsulitis (विट्रियोकैप्सुलाइटिस)— Hyalitis.
Vitreodentin (विट्रियोडैन्टिन)— एक असामान्य रूप से कठोर एवं काँच के समान दन्तधातु
Vitreoretinal (विट्रियोरेटिनल)— नेत्रकाचाभ एवं रेटिना या दृष्टिपटल से सम्बन्धित
Vitreoretinopathy (विट्रियोरेटिनोपैथी)— दृष्टिपटल का कोई भी रोग जिससे काचाभ काय में उपद्रव उत्पन्न हो जाते हैं ।
Vitreous (विट्रियस)— 1. काँच के समान अथवा काचाभ 2. नेत्रकाचाभ काय
Vitreous body (विट्रियस बॉडी)— नेत्रगोलक की गुहा में भरा रहने वाला पारदर्शक, जेली के समान (लिसलिसा) एक पिण्ड, नेत्रकाचाभ काय
Vitreous chamber (विट्रियस चैम्बर)—नेत्रगोलक की गुहा का लैन्स से पीछे का भाग
Vitreous humor (विट्रियस ह्यूमर)—नेत्रकाचाभ काय में भरा रहने वाला साफ जलीय तरल, नेत्रकाचाभ-द्रव
Vitreous membrane (विट्रियस मेम्ब्रेन)— रंजितपटल या कोराइड की आन्तरिक झिल्ली
Vitrescence (विट्रेसेन्स)— काँच के समान कठोर एवं पारदर्शक होना ।
Vitreum (विट्रियम)— आँख का नेत्रकाचाभ काय या विट्रियस बॉडी
Vitrification (विट्रीफिकेशन)— गर्म करके दन्त्य पोर्सिलेन को एक चिकने, चिपचिपे पदार्थ में बदलने की क्रिया ।
Vitriol (विट्रियोल)—कोई भी स्फटिकाभ सल्फेट
Vitronectin (विट्रोनैक्टिन)—ऊतक में क्षति पहुँचने के स्थान पर शोथज एवं मरम्मत की प्रतिक्रियाओं में संलिप्त एक प्लाज़्मा ग्लाइकोप्रोटीन
Vitrum (विट्रम)— काँच
Vivaria (वाइवेरिया)— Vivarium का बहुवचन
Vivarium (वाइवेरियम)—जीवित जन्तुओं को, विशेषकर चिकित्सीय अनुसन्धान में प्रयुक्त जन्तुओं को रखने का एक स्थान
Vives (वाइव्ज़)— बढ़ी हुई ग्रन्थियाँ
Vivi- (वाइवी-)— शब्द का संयुक्त होने वाला रूप जिसका अर्थ जीवित होता है ।
Vividialysis (वाइवीडायालाइसिस)— किसी जीवित झिल्ली के द्वारा अपोहन होना ।
Vividiffusion (वाइवीडिफ्यूजन)— किसी बन्द उपकरण से होकर रक्त का परिसंचरण होना जिसमें यह उन पदार्थों को अलग करने के लिए जो साधारणतया गुर्दों के द्वारा अलग किए जाते हैं, किसी झिल्ली से होकर गुजरता है; जीवी-अपोहन
Vivification (वाइवीफिकेशन)— 1. भोजन की जीवनरहित प्रोटीन को स्वांगीकरण द्वारा जीवित प्रोटीन पदार्थ में बदलना 2. ऊतकों के जुड़ने में मदद करने के लिए किसी ज़ख्म की सतह को रगड़ कर साफ-सुथरा बनाना ।
Viviparity (वाइवीपैरिटी)—अण्डा देने की बजाय जो फूट कर जीवित बच्चे को जन्म देता है, जीवित बच्चे को पैदा करने की क्षमता
Viviparous (वाइवीपेरस)—जीवित बच्चे को जन्म देने वाली जो माता के शरीर के भीतर ही पनपता है ।
Vivisect (वाइवीसैक्ट)—प्रयोगात्मक उद्देश्यों के लिए किसी जीवित जन्तु का विच्छेदन करना ।
Vivisection (वाइवीसैक्शन)— शरीरवृत्तिक अथवा विकृतिजन्य परीक्षणों के लिए किसी जीवित जन्तु का विच्छेदन करने की क्रिया; अंगोच्छेदन
Vivisectionist (वाइवीसैक्शनिस्ट)— वह व्यक्ति जो जीवित जन्तुओं का विच्छेदन करता है अथवा उसमें विश्वास करता है ।
Vivisector (वाइवीसैक्टर)— वह व्यक्ति जो जीवित जन्तुओं का विच्छेदन करता है ।
Vivisepulture (वाइवीसेपल्टर)— किसी को जिन्दा गाड़ देना
VLDL (वी एल डी एल)— Very low density lipoprotein.
Vocal (वोकल)— स्वर ध्वनि से सम्बन्धित
Vocal cords (वोकल कॉर्डस)— स्वर-यन्त्र में स्थित पतले, सरकण्डों के समान ऊतक के दो वलन जो अपने बीच से वायु के गुजरने पर कम्पन करते हैं और ध्वनि उत्पन्न करते हैं । स्वर-रज्जु
Vocal folds (वोकल फोल्ड्स)— स्वर-रज्जु

Vocal fremitus (वोकल फ्रेमिटस)— रोगी के बोलने पर परिस्पर्शन करने पर वक्ष-भित्ति का अनुभूत होने वाला कम्पन

Vocalization (वोकलाइज़ेशन)—शब्दोच्चारण

Vocal ligament (वोकल लिगामैन्ट)— स्वर-रज्जु के भीतर स्थित इलास्टिक ऊतक की एक मजबूत बन्धनी

Vocal resonance (वोकल रेज़ोनैन्स)— रोगी के बोलने की अवस्था में परिश्रवण में सुनाई देने वाली फेफड़े की ध्वनि

Voces (वोसेज़)—. Vox का बहुवचन

Voice (वॉयस)— स्वर-रज्जुओं के कम्पन से उत्पन्न तथा मुख से उच्चारित ध्वनि; वाक्

Voice-box (वॉयस-बॉक्स)— स्वर-यन्त्र

Void (वायड)—1. त्याज्य पदार्थ विशेषकर मूत्र को निकाल फेंकना 2. आँतों अथवा मूत्राशय को खाली करना। उत्सर्जन

Vol. (वोल.)— Volume. आयतन

Vola, Volar (वोला, वोलर)—हथेली अथवा तलवे से सम्बन्धित, करतल अथवा पदतल

Vola manus (वोला मेनस)— हथेली

Vola pedis (वोला पेडिस)— पांव का तलवा

Volaris (वोलारिस)— Volar.

Volatile (वोलाटाइल)— उड़नशील

Volatilization (वोलाटाइलाइज़ेशन)—किसी ठोस अथवा द्रव को वाष्प में बदलना; वाष्पीकरण

Volatilize (वोलाटाइलाइज़)—किसी द्रव अथवा ठोस को वाष्पीकृत करना।

Volition (वोलीशन)— संकल्प; इच्छा करना या इच्छा-शक्ति

Volitional (वोलीशनल)— इच्छा-शक्ति द्वारा सम्पन्न

Volkmann's ischemic contracture (वाल्कमैन्ज़ इस्कीमिक कॉन्ट्रैक्चर)—अग्रबाहु की आकुंचक पेशियों की तन्तुमयता के कारण जो कठोर प्रतीत होती हैं एवं जिनका लचीलापन समाप्त हो जाता है, कलाई के आकुंचन के साथ सभी अँगुल्यस्थियों का आकुंचित हो जाना। यह अधिकतर बच्चों में ह्यूमेरस हड्डी के अधिस्थूलकीय अस्थिभंग अथवा अग्रबाहु की हड्डियों के अस्थिभंग के उपद्रव के रूप में होता है।

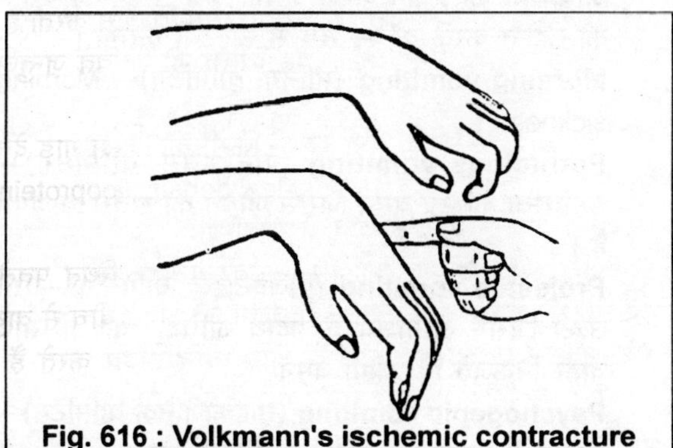

Fig. 616 : Volkmann's ischemic contracture

Volley (वॉली)— मस्तिष्क या सुषुम्ना रज्जु में स्थित किसी केन्द्र से एक साथ कई तन्त्रिका आवेगों का उत्पन्न होना।

Volsella (वोल्सेला)— Vulsella.

Volt (वोल्ट)— एक वैद्युत इकाई जो एक ओह्म प्रतिरोध से होकर एक एम्पियर धारा उत्पन्न करने के लिए आवश्यक विद्युत्-गतिप्रेरक बल होता है।

Voltage (वोल्टेज)— विद्युत्-गतिप्रेरक बल जिसे वोल्ट में मापा जाता है।

Voltaic (वोल्टेक)— बैटरी द्वारा उत्पन्न विद्युत् से सम्बन्धित

Voltaism (वोल्टाइज़्म)— Galvanism.

Voltammeter (वोल्टामीटर)— वोल्ट एवं एम्पियर दोनों को मापने वाला एक उपकरण

Voltampere (वोल्टएम्पीयर)— वैद्युत शक्ति की एक इकाई जो एक वोल्ट को एक सम्पीयर से गुणा करने पर उपलब्ध होती है और जो एक वाट या $^1/_{1000}$ किलोवाट के तुल्यांक होती है।

Voltmeter (वोल्टमीटर)— वोल्टेज मापने वाला एक उपकरण

Volubility (वोल्यूबिलिटी)— अत्यधिक बोलना; वाचालता

Volume (वॉल्यूम)— किसी पदार्थ से घिरा हुआ स्थान, कोई तीन दिशाओं (लम्बाई, चौड़ाई एवं ऊँचाई) वाला क्षेत्र या किसी पात्र की समाई जिसे घन इकाई में व्यक्त किया जाता है; आयतन

Expiratory reserve volume (एक्सपिरेटरी रिज़र्व वॉल्यूम)—वायु की अधिकतम मात्रा जिसे सामान्य निःश्वसन के पश्चात् फेफड़ों से निकाला जा सकता है; निःश्वसन आरक्षित आयतन

Inspiratory reserve volume (इन्सपिरेटरी रिज़र्व वॉल्यूम)— वायु की अधिकतम मात्रा जिसे सामान्य अन्तःश्वसन के समाप्त होने के पश्चात् सांस के साथ अन्दर लिया जा सकता है; अन्तःश्वसन आरक्षित आयतन

Mean corpuscular volume (मीन कार्पुसुलर वॉल्यूम)— M.C.V. 'M' के अन्तर्गत देखें

Minute volume (मिनट वॉल्यूम)— एक मिनट में फेफड़ों से निकली वायु का आयतन

Packed cell volume (पैक्ड सैल वॉल्यूम)— Hematocrit.

Residual volume (रेज़ीडुअल वॉल्यूम)— अधिकतम निःश्वसन के अन्त में फेफड़ों में बची वायु का आयतन, अवशिष्ट आयतन

Stroke volume (स्ट्रोक वॉल्यूम)— एक हृद् स्पन्द में किसी निलय से निकाले गये रक्त का आयतन

Tidal volume (टाइडल वॉल्यूम)—एक श्वसनीय चक्र के दौरान सांस के साथ ली गई तथा निकाली गई वायु का आयतन; श्वसन आयतन

Volumenometer (वॉल्यूमेनोमीटर)— Volumometer.

Volumetric (वॉल्यूमैट्रिक)— आयतन की माप से सम्बन्धित

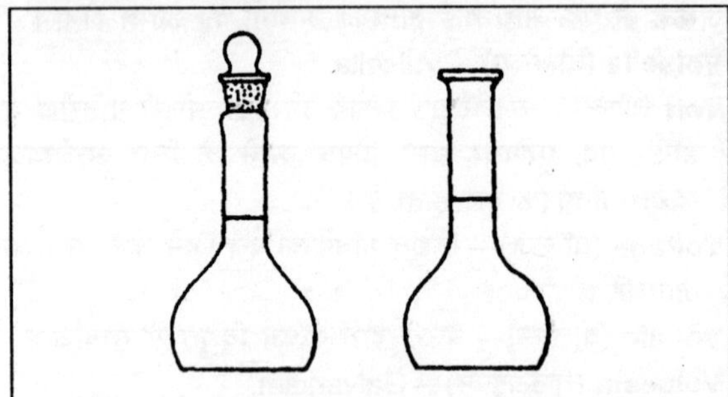

Fig. 617 : Volumetric flask (आयतनी फ्लास्क)

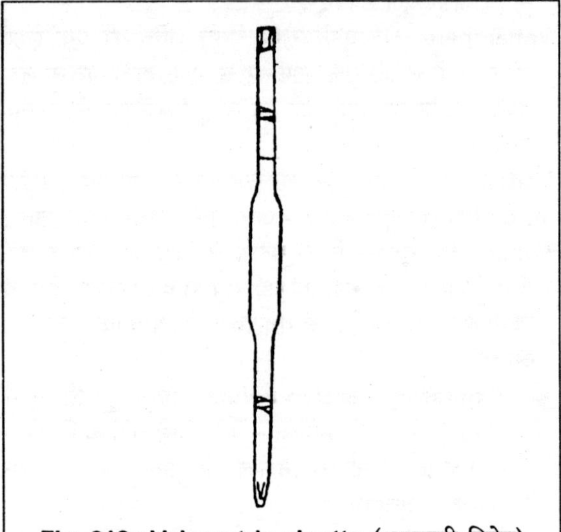

Fig. 618 : Volumetric pipette (आयतनी पिपेट)

Volumometer (वॉल्यूमोमीटर)— आयतन को मापने वाला उपकरण

Voluntary (वालन्ट्री)— इच्छा से सम्बन्धित अथवा इच्छानुसार पूरा होने वाला, ऐच्छिक

Voluntary muscle (वालन्ट्री मसल)—. इच्छा द्वारा नियन्त्रित पेशी जैसे कंकालीय पेशियाँ होती हैं; ऐच्छिक पेशी

Voluptuous (वाल्यूप्टुअस)— विषय-भोगी; कामुक

Volupty (वाल्यूप्टी)— लैंगिक आनन्द

Volute (वाल्यूट)— Convoluted.

Volvulus (वालव्यूलस)— आँत के किसी पाश की एक ऐंठन जिससे अवरोध उत्पन्न हो जाता है।

Vomer (वोमर)— नासा-पट का पश्च एवं पश्च-निम्न भाग बनाने वाली पतली हड्डी; सीरिका

Vomerine (वोमेराइन)— सीरिका हड्डी से सम्बन्धित

Vomerobasilar (वोमेरोबेसीलर)—वोमर हड्डी एवं खोपड़ी के आधार से सम्बन्धित

Vomeronasal (वोमेरोनेज़ल)— वोमर एवं नासिकास्थियों से सम्बन्धित

Vomica (वोमिका)—1. पस तथा पूतिमान या सड़े गले पदार्थ का अचानक एवं अत्यधिक कफोत्सारण होना 2. पस बनने एवं ऊतक के टूटने से किसी फेफड़े में बनी कोई गुहा

Vomicose (वोमिकोस)— 1. जख्मों वाला 2. सपूय (पस से युक्त)

Vomit (वोमिट)—1. आमाशय से मुँह से होकर निकलने वाला पदार्थ, वमित पदार्थ 2. आमाशय के पदार्थों को मुख द्वारा बाहर फेंकना; वमन या उल्टी करना।

Bilious vomit (बिलियस वोमिट)—बहुत अधिक मात्रा में पित्त या बाइल से युक्त वमित पदार्थ जिससे वेटर की कलशिका से दूर आन्त्रीय अवरोधन होने का संकेत मिलता है।

Black vomit (ब्लैक वोमिट)— ऐसा वमित पदार्थ या उल्टी जिसमें आमाशयिक अन्तर्वस्तुओं के साथ रक्त मिश्रित होता है जो सामान्यतः आमाशय में रक्तस्राव होने से सम्बद्ध होता है।

Vomiting (वोमिटिंग)—. आमाशय के पदार्थों का मुंह से होकर जबरदस्ती निकलना, उल्टी होना, वमन

Cerebral vomiting (सेरीब्रल वोमिटिंग)—किसी मस्तिष्क रोग, विशेष रूप से बढ़े हुए प्रमस्तिष्कमेरु-दाब के कारण होने वाली उल्टियाँ

Cyclic vomiting (साइक्लिक वोमिटिंग)—नियतकालिक बार-बार होने वाली उल्टी

Dry vomiting (ड्राइ वोमिटिंग)—उल्टी जिसमें केवल गैस निकलती है, शुष्क वमन

Epidemic vomiting (इपिडेमिक वोमिटिंग)— किसी विषाणु के कारण महामारी के रूप में लोगों के एक वर्ग में जैसे किसी स्कूल में या छोटे समुदाय में उत्पन्न होने वाली उल्टियाँ

Fecal vomiting (फीकल वोमिटिंग)— Copremesis. Stercoraceous vomiting.

Incoercible vomiting (इनकोअर्सिब्ल वोमिटिंग)— ऐसी उल्टी जिस पर नियन्त्रण नहीं किया जा सकता।

Induced vomiting (इन्ड्यूज़्ड वोमिटिंग)— कुछ औषधियों का प्रयोग करके अथवा हाथ से पश्चज ग्रसनी को उद्दीप्त करके कृत्रिम रूप से उल्टियाँ कराना।

Morning vomiting (मॉर्निंग वोमिटिंग)— Morning sickness.

Pernicious vomiting (पर्निशियस वोमिटिंग)— गर्भावस्था का उग्र वमन जिससे जीवन को खतरा हो जाता है।

Projectile vomiting (प्रोजेक्टाइल वोमिटिंग)—ऐसी उल्टी जिसमें आमाशय के पदार्थ अधिक बल के साथ बाहर निकलते हैं; प्रक्षेपी वमन

Psychogenic vomiting (साइकोजेनिक वोमिटिंग)— भावात्मक तनाव एवं चिंता से सम्बद्ध वमन

Stercoraceous vomiting (स्टर्कोरेशियस वोमिटिंग)— मल-पदार्थ की उल्टी, पुरीष वमन

Vomiting of pregnancy (वोमिटिंग ऑफ प्रीग्नैन्सी)— Morning sickness.

Vomition (वोमिशन)— Vomiting.

Vomitive (वोमिटिव)— Emetic.

Vomitory (वोमिटरी)— Emetic.

Vomiturition (वोमिट्यूरीशन)— उबकाई

Vomitus (वोमिटस)—1. उल्टी करना, वमन 2. उल्टी में निकला पदार्थ, वमित पदार्थ

Von Gierke's disease (वोन ग्यिरकेज़ डिज़ीज)— Glycogen storage disease.

Von Graefe's sign (वोन ग्रेफेज़ साइन)—नेत्रच्छद या आँख की पलक का नेत्रगोलक के साथ तुरन्त ही नीचे को न आना जो नेत्रोत्सेघी गलगण्ड का एक चिह्न है।

Voorhee's bag (वूरेज़ बैग)— प्रसव को प्रेरित करने हेतु गर्भाशयग्रीवा को चौड़ा करने के लिये रबड़ का एक फूलने वाला थैला

Voracious (वोरेसियस)—. अतृप्त भूख वाला

Vortex (वोर्टेक्स)— ऐसी रचना जो घुमावदार या चक्करदार प्रतीत होती है जैसे त्वचा के बाल, आवर्त

Vortices (वोर्टिसेज़)—Vortex का बहुवचन

Vorticose (वोर्टिकोस)— चक्करदार

V.R. (वी.आर.)— दायीं दृष्टि; संवातन दर; वाक्-प्रतिध्वनि

Vox (वॉक्स)— स्वर ध्वनि

Voyeur (वायर)— वह व्यक्ति जो दूसरों के लैंगिक कार्यों को देखकर लैंगिक आनन्द की प्राप्ति करता है।

Voyeurism (वाययरिज़्म)—. दूसरे व्यक्तियों के लैंगिक कार्यों को देखकर लैंगिक आनन्द की प्राप्ति करना।

Vuerometer (व्यूरोमीटर)—आँखों के बीच के फासले को मापने वाला एक उपकरण

Vulgaris (वल्गेरिस)—साधारण; सामान्य

Vulnerable (वल्नेरेबल)—आसानी से क्षतिग्रस्त हो जाने वाला; सुभेद्य

Vulnerant (वल्नेरैन्ट)—चोट पहुँचाने या क्षतिग्रस्त करने वाला

Vulnerary (वल्नेरेरी)— 1. जख्मों से अथवा जख्मों के भरने से सम्बन्धित 2. जख्मों के भरने को बढ़ावा देने वाली वस्तु, क्षतिविरोहक

Vulnerate (वल्नेरेट)— जख्म बनाना

Vulnus (वल्नस)— एक जख्म या चोट; घाव

Vulsella, Vulsellum (वल्सेला, वल्सेलम)—ऐसी चिमटी जिसके प्रत्येक ब्लेड के सिरे पर एक तेज, नुकीला हुक लगा होता है।

Vulva (वल्वा)— स्त्री बाह्य जननांग जिनमें जघन शैल, वृहत् भगोष्ठ, लघु भगोष्ठ, भग-शिश्निका, योनि का प्रघाण एवं योनि-छिद्र सम्मिलित होते हैं; भग

Vulvae (वल्वी)— Vulva का बहुवचन

Vulval, Vulvar (वल्वल, वल्वर)— भग से सम्बन्धित

Vulvectomy (वल्वेक्टॉमी)—भग को काट कर निकाल देना; भगोच्छेदन

Vulvismus (वल्विस्मस)— Vaginismus.

Vulvitis (वल्वाइटिस)— भगशोथ

Atrophic vulvitis (एट्रॉफिक वल्वाइटिस)— अपक्षय से ग्रस्त भग का शोथ जिसमें खुजली बहुत आती है।

Follicular vulvitis (फॉलीकुलर वल्वाइटिस)— भग के रोम कूपों का शोथ, पुटिकीय भगशोथ

Leukoplakic vulvitis (ल्यूकोप्लेकिक वल्वाइटिस)— एक जीर्ण अपक्षय-ग्रस्त भगशोथ

Mycotic vulvitis (माइकोटिक वल्वाइटिस)— बहुत से कवकों द्वारा, सर्वाधिक कैण्डिडा एल्बीकैन्स के द्वारा उत्पन्न भगशोथ

Vulvo- (वल्वो-)— किसी आवरण अथवा भग के अर्थ में प्रयुक्त उपसर्ग

Vulvocrural (वल्वोक्रूरल)— भग एवं जांघ से सम्बन्धित

Vulvodynia (वल्वोडाइनिया)—भग के क्षेत्र में दर्द होना

Vulvopathy (वल्वोपैथी)—. भग का कोई भी रोग

Vulvouterine (वल्वोयूटेराइन)— भग एवं गर्भाशय से सम्बन्धित

Vulvovaginal (वल्वोवैजाइनल)— भग एवं योनि से सम्बन्धित

Vulvovaginal glands (वल्वोवैजाइनल ग्लैण्ड्स)— Bartholin's glands.

Vulvovaginitis (वल्वोवैजीनाइटिस)— भग एवं योनि की सूजन, भगयोनिशोथ

Vulvovaginoplasty (वल्वोवैजाइनोप्लास्टी)—प्लास्टिक सर्जरी द्वारा भग एवं योनि की मरम्मत करना, भगयोनिसंधान

VV (वीवी.)— Veins.

V/V (वी/वी)— विलेय का आयतन प्रति विलायक आयतन

V/W (वी/डब्लू)— किसी पदार्थ का आयतन प्रति अन्य पदार्थ की भार की इकाई

W w

W (डब्लू)—1. टन्सटन का रासायनिक प्रतीक 2. वाट (विद्युत्-शक्ति की एक इकाई)

Wadding (वैडिंग)— चादरों में शल्यचिकित्सात्मक मरहम पट्टियों में प्रयुक्त धुनी हुई रुई या ऊन

Waddle (वॉड्ल)— Waddling gait.

Wafer (वेफर)— 1. आटे की लेई की बनी एक पतली शीट जो पाउडर के रूप में किसी औषधि की एक मात्रा को अपने अन्दर बन्द करने के लिए प्रयोग में लाई जाती है 2. एक चपटी योनि-वर्ति

Waist (वेस्ट)—धड़ का वक्ष एवं कूल्हों के बीच का भाग; कटि

Wakeful (वेकफुल)— सोने में असमर्थ; अनिद्रा से ग्रस्त; जागृत

Wakefulness (वेकफुलनैस)—अनिद्रा, जागृतावस्था

Walcher's position (वाल्कर्ज़ पोज़िशन)—ऐसी स्थिति जिसमें रोगी के कूल्हे बिस्तर के किनारे पर होते हैं तथा पैर नीचे को लटक जाते हैं।

Walk (वॉक)— 1. चलना 2. चाल

Walker (वाकर)—बैसाखी

Walking cast (वाकिंग कास्ट)— रोगी को चलने योग्य बनाने वाला एक निर्मोक

Walking typhoid (वाकिंग टाइफॉयड)— मृदु टाइफॉयड ज्वर जिसमें रोगी चल-फिर सकता है।

Wall (वाल)— किसी कोशिका, वाहिनी, अंग अथवा गुहा जैसे किसी धमनी, शिरा, आमाशय अथवा छाती आदि को चारों ओर से घेरने या सीमित करने वाली एक रचना; प्राचीर; दीवार

Wallerian degeneration (वॉलेरीयन डीजेनेरेशन)—अपने कोशिका काय से कटकर अलग हुए तन्त्रिका तन्तु (अक्ष-तन्तु) का ह्रास

Walleye (वालआइ)— 1. स्वच्छमण्डल या कॉर्निया की श्वेत अपारदर्शकता 2. नेत्रों का बाहर की ओर घूम जाना (नेत्रबहिर्विचलन)

Wandering (वाण्ड्रिग)— इधर-उधर घूमने वाला; जो स्थिर न हो; भ्रमी; भ्रमणकारी; भ्रमणशील

Wandering abscess (वाण्ड्रिग एब्सेस)— ऐसा फोड़ा जो सतह में धँस जाता है तथा इस पर अपने उद्‌गम से दूर किसी स्थान पर प्रकट होता है।

Wandering kidney (वाण्ड्रिग किडनी)— स्थानच्युत तैरता हुआ गुर्दा।

Wandering mind (वाण्ड्रिग माइन्ड)—अस्थिर विचलित मस्तिष्क

Wandering spleen (वाण्ड्रिग स्प्लीन)—स्थानच्युत तैरती हुई प्लीहा (तिल्ली)

Wane (वेन)— कमी या घटाव, फीका पड़ना

Wangensteen's method (वाँगेन्सटीन्ज़ मैथड)— एक वैद्युत चूषक पम्प से संलग्न अन्तर्नासिकी कैथीटर का प्रयोग करके आँत से गैस तथा तरल निकाल कर ऑपरेशन के पश्चात् पेट फूल जाने में आराम पहुँचाने की एक विधि। इस उपकरण द्वारा वायुमण्डलीय दाब कम करके निरन्तर चूषण किया जाता है।

Wangensteen tube (वाँगेन्सटीन ट्यूब)—कसी ऑपरेशन के पश्चात् उदरीय फुलाव में आराम पहुँचाने के लिए चूषण साइफन-उपकरण के संयोजन में अन्तर्नासिकी शलाका के रूप में प्रयुक्त एक नली

Warburg apparatus (वारबर्ग एप्रेटस)— एक केशिकीय दाबमापी

Ward (वार्ड)—किसी अस्पताल का एक बड़ा कमरा जिसमें कई रोगियों, साधारणतया चार से अधिक रोगियों की देखभाग की जाती है; कक्ष

Wardrop's disease (वारड्रॉप्स डिजीज़)— दुर्बल व्यक्तियों में नख शय्या का तीव्र शोथ जिसमें दुर्गन्धित व्रण बन जाता है एवं नाखून गिर जाता है।

Wardrop's operation (वारड्रॉप्स ऑपरेशन)— किसी फुलाव के लिए फुलाव-कोश से कुछ दूरी पर किसी धमनी को बाँध देना।

Warehousemen's itch (वेयरहाउज़मैन्स इच)—क्षोभक पदार्थों को स्पर्श करने पर हाथों में होने वाला एक्ज़िमा

War gases (वार गैसेज)— युद्ध में विषैला या क्षोभक प्रभाव उत्पन्न करने वाली गैसें

Warm blooded (वार्म ब्लडेड)—मनुष्य सहित वे जन्तु जिनके रक्त का तापमान एक-सा बना रहता है और वायुमण्डलीय तापमान के परिवर्तन के साथ बदलता नहीं; समतापी

Wart (वार्ट)— बाह्यत्वचा एवं अंकुरकों की एक स्थानीय अतिवृद्धि जो किसी विषाणु द्वारा उत्पन्न होती है अथवा यह एक सुदम अर्बुद हो सकती है; अधिमांस (मस्सा)। अधिमांस या मस्से मुख्यतया निम्न प्रकार के होते हैं—

Common wart (कॉमन वार्ट)— सामान्य अधिमांस

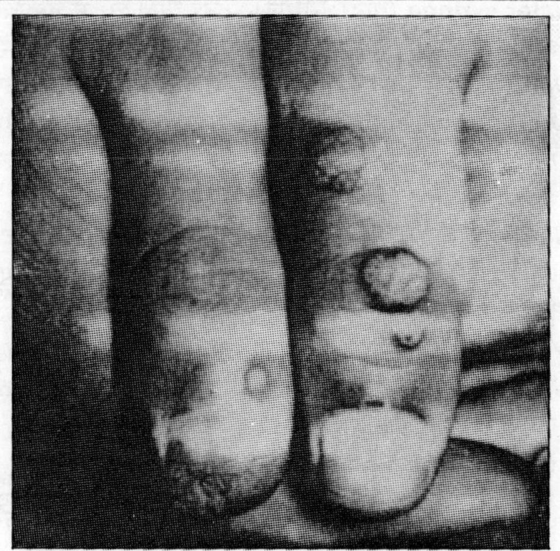
Fig. 619 : Common warts (सामान्य अधिमांस)

Fig wart (फिग वार्ट)— जननांगों पर उत्पन्न होने वाली अंजीर के समान एक वृद्धि

Genital wart (जेनाइटल वार्ट)— मानव पैपीलोमावाइरस (HPV) द्वारा जननागों पर उत्पन्न होने वाला एक मस्सा। स्त्रियों में ये मस्से गर्भाशयग्रीवा के कैंसर से सम्बद्ध हो सकते हैं।

Moist wart (मॉयस्ट वार्ट)— सिफिलिस में नम त्वचा की तहों पर विशेषकर भग अथवा गुदा के आस-पास उत्पन्न होने वाला एक चौड़ा, चपटा, श्लेष्मिक चकत्ता जो भूरे रंग के निःस्राव से आस्तरित होता है।

Plantar wart (प्लान्टर वार्ट)— देखें 'Verruca plantaris'.

Postmortem wart (पोस्टमार्टम वार्ट)—शव परीक्षा करने वाले व्यक्तियों के हाथों में दिखायी देने वाले मस्से

Seborrheic wart (सीबोरीहक वार्ट)— वृद्ध व्यक्ति के चेहरे पर उत्पन्न होने वाला श्रृंगीय अतिवृद्धि का एक चकत्ता

Senile wart (सैनाइल वार्ट)— Seborrheic wart.

Tuberculous wart (ट्यूबरकुलस वार्ट)— यक्ष्मज संक्रमण के द्वारा त्वचा तथवा श्लेष्मिक कला पर उत्पन्न होने वाला अधिमांस

Venereal wart (वेनीरियल वार्ट)—त्वचा पर विशेषकर जननांगों एवं गुदा की श्लेष्मिक कला तथा त्वचा के संगम पर किसी विषाणु द्वारा उत्पन्न होने वाला एक साधारण, नुकीला अधिमांस

Verruca filiformis (वेरूका फिलिफोर्मिस)— देखें Verruca.

Verruca vulgaris (वेरूका वल्गेरिस)— देखें Verruca.

Verruca wart (वेरूका वार्ट)— देखें Verruca.

Wartpox (वार्टपॉक्स)— पिटिकाओं या फुन्सियों का उत्पन्न होना जो मस्सों के समान कुछ समय के लिए बनी रहती हैं।

Warty (वार्टी)— मस्सों से मिलता-जुलता या उनकी प्रकृति का, मस्साभ (मस्सेदार); अधिमांसल

Wash (वॉश)— 1. शरीर के किसी भाग अथवा सम्पूर्ण शरीर की सफाई करना; धावन 2. शरीर के किसी भाग की धुलाई करने के लिए एक घोल जैसे आँखों को धोने के लिए आई लोशन

Washerwoman's itch (वाशरवूमैन्स इच)—लाण्ड्री में काम करने वालों के हाथ का एक्ज़िमा

Wassermann-fast (वासरमैन-फास्ट)— सिफिलिसरोधी चिकित्सा के पश्चात् भी वासरमैन परीक्षण से धनात्मक प्रतिक्रिया प्रदर्शित करने वाला।

Wassermann reaction (वासरमैन रिएक्शन)—सिफिलिस के निदान के लिये सीरम पूरक बन्धन परीक्षण

Wastage (वेस्टेज)— क्षय से हानि होना।

Waste (वेस्ट)—1. शरीर अथवा इसके किसी भाग के परिमाण या शक्ति में कमी होना 2. जीवधारी के भीतर स्थित भविष्य में प्रयोग में लाये जाने के लिये व्यर्थ पदार्थ 3. व्यर्थ में व्यय करना।

Waste products (वेस्ट प्रॉडक्ट्स)— मल, मूत्र, मृत त्वचा, बाल, नाखून तथा कार्बन डाइऑक्साइड आदि

Wasting (वेस्टिंग)— शरीर अथवा इसके भाग के परिमाण या शक्ति को कम करने वाला; क्षयकारी

Wasting palsy (वेस्टिंग पाल्सी)—

Water (वाटर)—1. एक साफ, रंगहीन, गन्धहीन तथा स्वादहीन द्रव, H_2O, जल; पानी 2. जल में किसी औषधि का घोल

Alkaline water (एल्कालाइन वाटर)—ऐसा जल जिसमें बड़ी मात्रा में कैल्सियम या सोडियम बाइकार्बोनेट होता है।

Distilled water (डिस्टिल्ड वाटर)—आसवन द्वारा शुद्ध किया गया जल; आस्रुत जल

Hard water (हार्ड वाटर)—ऐसा जल जिसमें मैग्नीशियम एवं कैल्सियम के लवण घुले होते हैं; कठोर जल

Heavy water (हैवी वाटर)— ऐसा जल जिसका हिमांक (जमने का) तथा क्वथनांक (उबलने का) बिन्दु ऊँचा होता है और जो जीवन के लिये सक्षम नहीं होता।

Lime water (लाइम वाटर)—जल में कैल्सियम हाइड्रोक्सॉइड $Ca(OH)_2$ का क्षारीय घोल

Mineral water (मिनरल वाटर)— ऐसा जल जिसमें पर्याप्त मात्रा में खनिज होते हैं, जिसे सामान्यतः चिकित्सीय रूप में प्रयोग में लाया जाता है; खनिज-जल

Potable water (पोटेबूल वाटर)— ऐसा जल जो संदूषण से मुक्त और पीने के लिए उपयुक्त होता है।

Purified water (प्यूरीफाइड वाटर)— खनिज रहित जल जिसे आसवन द्वारा अथवा जल से आयनों को पृथक करके उपलब्ध किया जाता है।

Pyrogen-free water (पाइरोजन-फ्री वाटर)— ज्वरोत्पादक जीवों से मुक्त जल

Saline water (सैलाइन वाटर)— ऐसा जल जिसमें पर्याप्त मात्रा में सोडियम क्लोराइड (सामान्य लवण) होता है।

Soft water (सॉफ्ट वाटर)— ऐसा जल जिसमें मैग्नीशियम अथवा कैल्सियम के बहुत ही थोड़े घुले हुये लवण होते हैं।

Water bed (वाटर बैड)— गर्म पानी (100° F या 37.8° C) से आंशिक रूप से भरा रबड़ का एक गद्दा जो शय्याक्षत की रोकथाम तथा उसकी चिकित्सा के काम आता है।

Water borne (वाटर बोर्न)—पीने के पानी द्वारा संचारित, जलवाहित

Water cure (वाटर क्योर)— Hydrotherapy.

Water for injection (वाटर फॉर इन्जैक्शन)— इन्जैक्शन द्वारा प्रयोग में लाये जाने के लिये एमप्यूलों में संचित आस्रुत एवं निर्जीवाणुकृत जल

Water-hammer pulse (वाटर-हैमर पल्स)— Pulse के अन्तर्गत देखें

Waterhouse-Friderichsen syndrome (वाटरहाउस-फ्राइडेरीक्सेन सिण्ड्रोम)—मस्तिष्कावरणशोथ द्वारा एड्रीनल ग्रन्थि में रक्तस्राव होने के परिणामस्वरूप तीव्र एड्रीनल अपर्याप्तता हो जाने के कारण मुख्य रूप से 10 वर्ष से कम आयु के बच्चों में उत्पन्न होने वाला रोग। इसमें उल्टियाँ होती हैं, दस्त आते हैं, व्यापक चित्तिता हो जाती है, श्यावता हो जाती है, दौरे पड़ने लगते हैं तथा निपात हो जाता है।

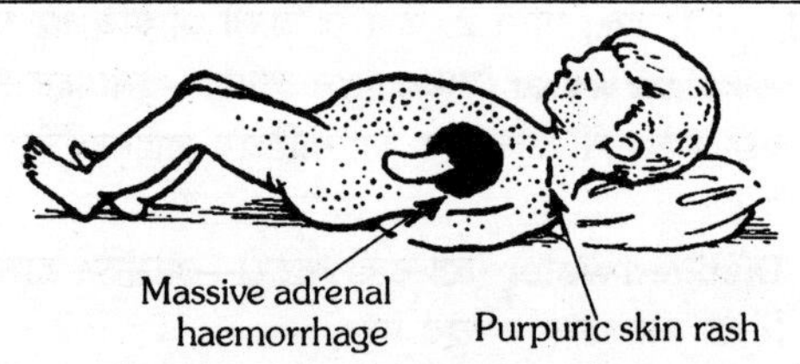

Fig. 620 : Water house- Friderichsen syndrome (वाटरहाउज़ फ्राइडेरीक्सेन संलक्षण)
Massive adrenal haemorrhage = एड्रीनल ग्रन्थि में अत्यधिक रक्तस्राव होना, Purpuric skin rash = त्वचा पर रक्तचित्तिता के ददोरे

Water intoxication (वाटर इन्टॉक्सिकेशन)— शरीर में जल की अधिकता जिससे सिर में ठप-ठप करके दर्द होने, उच्च रक्त-दाब, चक्कर आने, पेट में ऐंठन होने, विभ्रम (बहम) तथा आक्षेप (दौरे पड़ने) के लक्षण मिलते हैं।

Water on brain (वाटर ऑन ब्रेन)— Hydrocephalus.

Waters (वाटर्स)— उल्व-तरल का प्रचलित नाम

Water syringe (वाटर सिरिंज)—दन्त-चिकित्सा में दन्तावली के एक स्थानिक क्षेत्र पर जल छिड़कने के लिए एक सिरिंज

Watt (वाट)—. विद्युत्-शक्ति की एक इकाई जो प्रति सेकण्ड एक जूल की दर से किया गया कार्य होता है। एक वाट एक वोल्ट के बल से बहने वाली एक एम्पियर की धारा द्वारा उत्पन्न शक्ति होती है।

Wattage (वाटेज)—किसी वैद्युत उपकरण द्वारा उत्पन्न अथवा उसके द्वारा व्यय की गई विद्युत्-शक्ति जिसे वाट में व्यक्त किया जाता है।

Wattmeter (वाटमीटर)—वाटेज़ मापने के लिये एक यन्त्र

Wave (वेव)—1. किसी द्रव की सतह की एक अस्थायी उठान जो आगे को बढ़ जाती है। 2. एक काँपती हुई गति 3. इलैक्ट्रोकार्डियोग्राम, एन्सिफैलोग्राम के अभिलेखन में या शरीरवृत्तिक क्रियाशीलता के अन्य रेखाचित्र-अभिलेख में दिखाई देने वाला एक दोलन या कम्प। तरंग, लहर

Alpha wave (एल्फा वेव)— Rhythm, alpha.

Beta wave (बीटा वेव)— Rhythm, beta

Brain wave (ब्रेन वेव)—मस्तिष्क द्वारा उत्पन्न वैद्युत आवेगों का तालबद्ध उतार-चढ़ाव

Delta wave (डैल्टा वेव)— Rhythm, delta.

Dicrotic wave (डाइक्रोटिक वेव)— द्विस्पन्दी नाड़ी में द्वितीय तरंग

Electrocardiographic waves (इलैक्ट्रोकार्डियोग्राफिक वेव्स)— किसी इलैक्ट्रोकार्डियोग्राम में दिखायी देने वाली तरंगे जो हृदय पेशी की वैद्युत क्रियाशीलता को प्रदर्शित करती हैं।

Excitation wave (एक्साइटेशन वेव)— उत्तेजक-आवेग जो हृदय के शिरा-अलिन्द-पर्व से उत्पन्न होकर अलिन्दों की पेशी से होते हुये अलिन्द-निलय-पर्व तक पहुँचता है और फिर निलय में पहुँचकर हृदय-कोष्ठों को संकुचित करता है; उत्तेजन तरंग

Fluid wave (फ्लूड वेव)— उदर के एक ओर परिताड़न करने पर दूसरी ओर अनुभव होने वाली एक तरंग जो उदरीय गुहा में मुक्त तरल के होने का एक चिह्न होती है।

Hertzian wave (हर्टज़ियन वेव)—रेडियो एवं वायरलैस संचारण में प्रयुक्त विद्युत्चुम्बकीय विकिरण

Light wave (लाइट वेव)— Light देखें

Pulse wave (पल्स वेव)— 'P' के अन्तर्गत देखें

Radio waves (रेडियो वेव्ज़)—10^{11} तथा 10^{14} हर्टज़ की बारम्बारता के बीच की विद्युत्-चुम्बकीय तरंगें

Sound waves (साउण्ड वेव्ज़)— कम्पन करते हुये माध्यम के कम्पन जो अन्तःकर्ण के कर्णावर्त के संवेदी ग्राहकों को उद्दीप्त करके ध्वनि की अनुभूति उत्पन्न करते हैं।

Ultrasonic waves (अल्ट्रासोनिक वेव्ज़)— बहुत ऊँची बारम्बारता (आवृत्ति) अर्थात् 20 किलो हर्टज़ से अधिक

बारम्बारता वाली ध्वनि तरंगें जो मनुष्य के कान से सुनाई देने वाली ध्वनि उत्पन्न नहीं करतीं।

Wavelength (वेवलैंथ)—एक तरंग के शिखर से दूसरी तरंग के शिखर तक की दूरी; तरंग-दैर्ध्य

Wax (वैक्स)— 1. मोम, मधुमक्खियों द्वारा जमा किया गया एक सुघट्य पदार्थ जिसे शुद्ध रूप में चिकित्सा में मरहम बनाने के काम में लाया जाता है। 2. कान का मैल

Waxing (वैक्सिंग)— दन्त-चिकित्सा में, किसी दन्तावली की बाह्य रेखा के चारों ओर मोम को ढालना।

Waxy (वैक्सी)— मोम से सम्बन्धित अथवा उसके समान, मोमीया

Waxy cast (वैक्सी कॉस्ट)—गम्भीर, जीर्ण वृक्कीय रोग में उत्पन्न होने वाला घना, अधिक परावर्तक (पीछे की ओर मोड़ देने योग्य) मूत्रीय निर्मोक

Waxy degeneration (वैक्सी डीजेनेरेशन)— क्षयकारी रोगों में पाया जाने वाला श्वेतसाराभ (एमीलॉयड) का ह्रास

W. B. C. (डब्लू. बी. सी.)— White blood cells. श्वेत रक्त कोशिकायें

Weak (वीक)—1. शक्तिहीन, कमजोर, दुर्बल 2. तनु या हल्का जैसे कोई विलयन या घोल होता है।

Weaken (वीक्न)— दुर्बल या कमजोर बनाना।

Weakness (वीक्नेस)— शारीरिक दुर्बलता अथवा कमजोरी

Weal (वील)—आनन्दः कल्याण

Wean (वीन)— माँ के दूध की एवज़ी में अन्य पोषक पदार्थों के उपयोग के द्वारा बच्चे को माँ का दूध पिलाना छुड़ा देना; स्तन-त्याग; अपस्तनन

Weanling (वीनलिंग)— ऐसा शिशु जिसने हाल ही में माँ का दूध पीना छोड़कर पोषण का कोई दूसरा तरीका अपना लिया हो; स्तन्यमोचन

Weanling diarrhea (वीनलिंग डायरीह्या)— उस शिशु में दस्त होने जिससे माँ का दूध छुड़ा दिया गया है, स्तन्यमोचन अतिसार

Wear (वीयर)— घर्षण के द्वारा क्षय या ह्रास होना।

Web (वेब)—आस-पास की रचनाओं को सम्बन्धित करने वाला एक ऊतक या कोई झिल्ली, जाल, जाली

Webbed (वेब्ड)—जालयुक्त जैसे बत्तख के पैर की अंगुलियाँ; जालीदार

Webbing (वेबिंग)—जन्म से ऐसे ऊतक या झिल्ली द्वारा आस-पास की रचनाओं का जुड़ा होना जो सामान्यतः वहाँ नहीं होती

Weber's gland (वेबर्स ग्लैण्ड)— जिह्वा की श्लेष्मिक ग्रन्थियों में से एक

Weber's paralysis (वेबर्स पैरालाइसिस)—एक ओर की नेत्रप्रेरक तन्त्रिका का पक्षाघात हो जाना जिसके साथ दूसरी ओर सस्तम्भी अर्धांगघात हो जाता है।

Weber's test (वेबर्स टैस्ट)— एकपार्श्विक बधिरता के लिए एक परीक्षण। इस परीक्षण में एक कम्पनशील ट्यूनिंग फोर्क के आधार को माथे के बीच में रखा जाता है। यदि दोनों कान स्वस्थ हैं तो उन दोनों से बराबर-बराबर ध्वनि सुनाई देगी। एकपार्श्विक तन्त्रिका जनित बधिरता में स्वस्थ कान से ध्वनि सुनाई देगी जबकि चालकता सम्बन्धी बधिरता में बहरे कान से ध्वनि सुनाई देगी।

Wechsler intelligence scale for children (वैक्सलर इन्टैलीजैन्स स्केल फॉर चिल्ड्रन)— स्कूल-पूर्व (5 से 8 वर्ष की आयु के) बच्चों के लिए एक बुद्धि परीक्षण

Wedge (वेज़)—1. धातु अथवा लकड़ी का एक टुकड़ा जो एक सिरे पर मोटा तथा दूसरे पर पतला होता चला जाता है; कील; खूँटा 2. पाँच पार्श्वों वाली ठोस वस्तु

Wedge-shaped (वेज़-शेप्ड)— कील के आकार का; कीलाकार

Weed (वीड)— घास अथवा जंगली पौधे

Weeping (वीपिंग)— 1. आँसू बहाने वाला, रोने वाला 2. वह जिससे पानी टपकता है। 3. नम या गीला, आर्द्र

Weeping eczema (वीपिंग एक्ज़िमा)— 'Eczema' के अन्तर्गत देखें

Weeping sinew (विपिंग साइनीव)— किसी कण्डरा आवरण की परिसीमित पुटीय सूजन

Weidel's reaction (वाइडेल्ज़ रिएक्शन)— जैन्थीन कणों एवं यूरिक अम्ल की विद्यमानता के लिये परीक्षण

Weigert's law (वाइगर्ट्स लॉ)— एक नियम जो बताता है कि ऊतक की हानि अथवा उसके नष्ट हो जाने पर मरम्मत के दौरान नया ऊतक अधिक बनता है।

Weight (वेट)— भारीपन की माप; भार, वजन

Atomic weight (एटोमिक वेट)— कार्बन-12 के एक परमाणु के भार की तुलना में किसी रासायनिक तत्त्व के एक परमाणु का भार जिसे 12000 बताया गया है। इसका संक्षिप्त रूप at. wt. है।

Avoirdupois weight (एवॉयरडूपॉयस वेट)— भार की एक प्रणाली जिसमें इकाईयाँ ड्राम (27.344 ग्रेन) औंस (16 ड्राम) तथा पौंड (16 औंस) होती हैं।

Birth weight (बर्थ वेट)—यह जन्म के पश्चात् 60 मिनट के भीतर उपलब्ध किसी शिशु का प्रथम भार है। सामान्य जन्म भार 2500 ग्राम या अधिक, कम जन्म भार 2500 ग्राम से कम, बहुत कम जन्म भार 1500 ग्राम से कम तथा अत्यधिक कम जन्म भार 1000 ग्राम से कम होता है।

Dry weight (ड्राइ वेट)— जल निकाल देने के पश्चात् जैसे 100°C से ऊपर गर्म करने पर बची सामग्री का भार

Equivalent weight (इक्वीवैलेन्ट वेट)— किसी तत्त्व का ग्रामों में भार जो 1 ग्राम हाइड्रोजन के साथ संयुक्त होता है या उसे विस्थापित करता है।

Molecular weight (मॉलीकुलर वेट)— किसी अणु का

भार जो उसके परमाणुओं के भार का योग करने से उपलब्ध होता है।

Weight in volume (वेट इन वॉल्यूम)— किसी ठोस पदार्थ की भार में मात्रा जो द्रव की एक मापी हुई मात्रा में धुली हुई होती है जिसे w/v में व्यक्त किया जाता है जिसमें w/ ठोस पदार्थ के ग्रामों की संख्या तथा v 100 मिली. विलयन होता है।

Weight in weight (वेट इन वेट)— किसी ठोस पदार्थ की भार में मात्रा जो द्रव की भार में ज्ञात मात्रा में घुली होती है जिसे w/w में व्यक्त किया जाता है जिसमें w/ ठोस पदार्थ के ग्रामों की संख्या तथा /w 100 ग्राम विलयन है।

Weismannism (विस्मेनिज़्म)— एक सिद्धान्त कि उपार्जित लक्षण आनुवंशिक नहीं होते।

Welch's bacillus (वेल्शेज़ बेसीलस)— गैस गैंग्रीन को उत्पन्न करने वाला बेसीलस क्लॉस्ट्राइडियम परफ्रिन्जैन्स

Welt (वेल्ट)—जोर से मारने (चाबुक मारने), मुक्का मारने अथवा एलर्जी द्वारा त्वचा पर उत्पन्न एक उत्थान (उठान) जिसमें त्वचा फटती नहीं।

Wen (वेन)—1. Sebaceous cyst . 2. Steatoma.

Wernicke's encephalopathy (वर्निक्ज़ एन्सिफैलोपैथी)— जीर्ण मदात्यय, आमाशयिक कार्सिनोमा अथवा गर्भिणी अतिवमन में विटामिन बी$_1$ (थायामीन हाइड्रोक्लोराइड) की कमी से उत्पन्न होने वाली मस्तिष्क-विकृति

Wernicke syndrome (वर्निक सिण्ड्रोम)— पुराने शराबियों की दशा जो अधिकतर विटामिन बी$_1$ की कमी से उत्पन्न होती है जिसमें शराबी की आँखें चलायमान होती हैं, वह लड़खड़ाते हुए चलता है और उसमें कम्पन होने लगता है।

Wet brain (वैट ब्रेन)—मदात्यय के कारण प्रमस्तिष्कमेरू-द्रव की मात्रा बढ़ जाना जिसके साथ मस्तिष्कावरणों का शोफ हो जाता है।

Wet dream (वैट ड्रीम)—रात्रि में वीर्य स्खलन, स्वप्न दोष

Wet nurse (वैट नर्स)— वह स्त्री जो दूसरे के बच्चे को स्तनपान कराती (अपना दूध पिलाती) है। धात्री

Wet nurse phenomenon (वैट नर्स फिनोमैनन)—अगर्भा स्त्री के जो पहले गर्भवती रह चुकी हो, चूचुकों के बार-बार उद्दीपन की प्रतिक्रिया में दूध का उत्पादन होना।

Wet pack (वैट पैक)—ज्वर को कम करने के लिये दिया जाने वाला एक प्रकार का स्नान जिसमें रोगी को ठण्डी गीली चादरों में लपेटा जाता है जिनके ऊपर एक कम्बल ढक दिया जाता है।

Wharton's duct (व्हारटन्स डक्ट)—अव-अधोहनुज लार-ग्रन्थि की वाहिनी जो मुख में फ्रीनम या बन्ध के पार्श्व में खुलती है।

Wharton's jelly (व्हारटन्स जैली)—नाभि-रज्जु का लेसदार पदार्थ

Wheal (ह्वील)— त्वचा पर उत्पन्न होने वाला एक परिसीमित उत्थान जो शीघ्र ही लुप्त हो जाता है तथा जिसमें खुजली आती है। ऐसा पित्ती, एलर्जी तथा कीट के काटने आदि में देखा जाता है; स्फोट

Wheel (व्हील)— चक्र के आकार का एक यन्त्र

Wheel chair (व्हील चेयर)—बड़े पहियों वाली एक विशेष कुर्सी जो ऐसे रोगियों को जो चल-फिर नहीं सकते, लाने ले जाने का कार्य करती है।

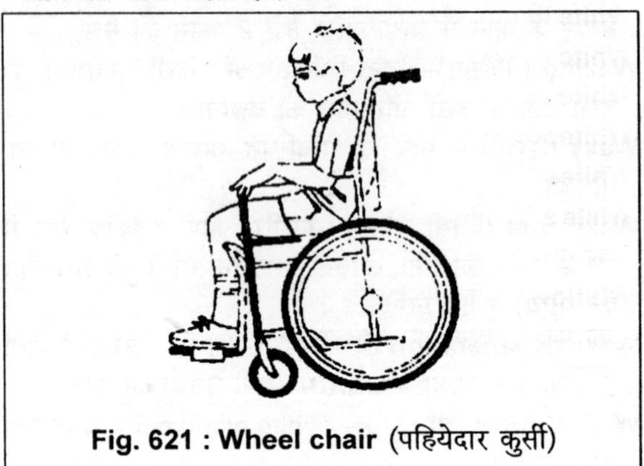

Fig. 621 : Wheel chair (पहियेदार कुर्सी)

Wheeze (ह्वीज)— श्वसन के दौरान सुनी जाने वाली सीटी बजाने जैसी आवाज; घर-घराहट

Wheezing (ह्वीजिंग)—कठिनाई से सांस लेने जैसे दमा या अन्य श्वसनीय विकारों में सीटी बजने जैसी आवाज़ों का उत्पन्न होना, घरघराहट, खरखराहट

Whelk (ह्वेल्क)—1. स्फोट 2. चेहरे पर स्थित एक पर्व अथवा यक्ष्मिका

Whey (ह्वे)— मट्ठा; छाछ; तक्र

Whiff (ह्विफ)—1. फुफकार 2. हल्का-सा साँस के साथ अन्दर खींचना अथवा बाहर निकाल देना जैसे तम्बाकू के धुयें को

Whinolalia (विनोलैलिया)— नाक से अधिक बोलना तथा बोली का बिगड़ जाना।

Whiplash (ह्वीप्लैश)— एकदम से झटका लग जाने से गर्दन में आने वाली मोच के लिये एक प्रचलित शब्द

Whipple's disease (व्हीपूल्स डिजीज़)— Lipodystrophy intestinal.

Whipworm (ह्विपवर्म)— Trichuris trichiura. Roundworm.

Whirl (हर्ल)— 1. तेजी से घुमाना 2. चक्कर आना

Whirlbone (हर्लबोन)—1. जानुका या पटेला 2. फीमर का शीर्ष

Whisky (ह्विस्की)—जौ से बनाई गई मदिरा

Whisper (ह्विस्पर)— कानाफूसी करना

Whistle (हिस्ल)—1. मुँह से निकाली जाने वाली सीटी जैसी आवाज़ 2. सीटी या बाँसुरी 3. तेज हवा की सायं-सायं की आवाज़

White ant (ह्वाइट आन्ट)— दीमक

White cell (ह्वाइट सैल)— श्वेत रक्त कोशिका

White gangrene (ह्वाइट गैंग्रीन)— स्थानीय रक्ताल्पता के कारण उत्पन्न कोथ

Whitehead (ह्वाइटहैड)— Milium.

White leg (ह्वाइट लैग)—फिमोरल शिरा का शोथ जिसमें पैर पर सफेद सूजन हो जाती है, घनास्रशिराशोथ

White line (ह्वाइट लाइन)— Linea alba.

White of egg (ह्वाइट ऑफ एग)— अण्डे का एल्ब्युमिन

White of eye (ह्वाइट ऑफ आई)— Sclera.

Whitepox (ह्वाइटपॉक्स)— चेचक का मृदु रूप

Whites (ह्वाइट्स)— श्वेत प्रदर

White softening (व्हाइट सॉफ्टनिंग)—शरीर के किसी भी भाग का मुलायम हो जाना जो सफेद और अल्परक्तक हो गया है।

Whitlow (ह्विटलो)—हाथ अथवा पैर की किसी अंगुली के सिरे का फोड़ा; चिप्य या अँगुलबेढ़ा

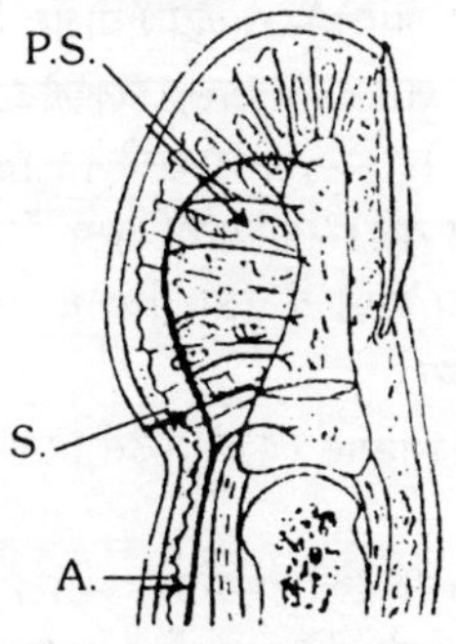

Fig. 622 : Whitlow (चिप्य या अगुँलबेढ़ा)
P.S. = Closed sac बन्द कोश, S. = Fibrous septum तन्तुमय पट, A. = Artery धमनी

W. H. O. (डब्लू. एच. ओ.)— World Health Organization. विश्व स्वास्थ्य संगठन

Whole body counter (होल बॉडी काउण्टर)— सम्पूर्ण शरीर में विद्यमान विकिरण का पता लगाने वाला एक यन्त्र

Wholism (ह्योलिज्म)— Holism.

Whoop (हूप)— कूकर कास (काली खाँसी) का ध्वनिक (आवाज़ करने वाला) तथा आक्षेपिक (कँपा देने वाला) अन्तःश्वसन (साँस लेना)

Whooping cough (हूपिंग कफ)— बेसीलस बोर्डेटेला पर्टुसिस द्वारा उत्पन्न एक संक्रामक रोग जिसमें श्वसनीय पथ की श्लेष्मिक कला की सूजन हो जाती है जिसके पश्चात् खाँसी के विशेष प्रकार के दौरे पड़ते हैं जिनके अन्त में हूप-हूप करते लम्बा साँस लिया जाता है; काली खाँसी; कूकर कास

Whorl (हर्ल)— चक्करदार व्यवस्थापन

Whorled (हर्लड)— चक्करदार

Widal's reaction or test (वीडाल्स रिएक्शन आर टैस्ट)— टाइफॉयड ज्वर के लिये किया जाने वाला एक समूहन परीक्षण

Will (विल)— 1. अभिलाषा; इच्छा 2. किसी व्यक्ति के कार्यों पर उसकी नियन्त्रण करने की शक्ति 3. इच्छापत्र (वसीयतनामा)

Wilms tumor (विल्मज़ ट्यूमर)— बच्चों में उत्पन्न होने वाला वृक्क का तीव्र गति से बढ़ने वाला अर्बुद

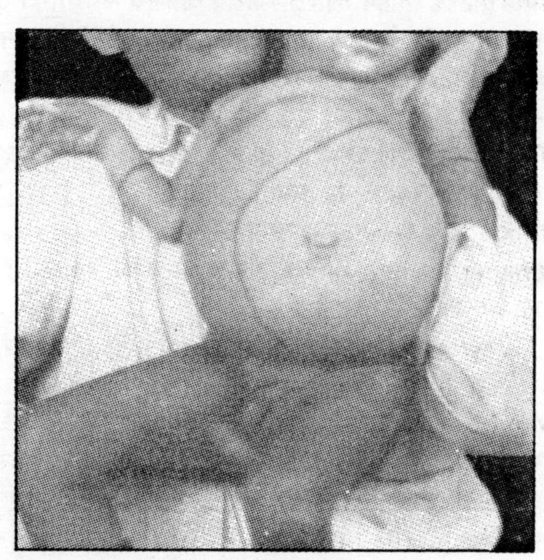

Fig. 623 : Wilm's tumor of the left kidney
(बायें वृक्क का विल्म का अर्बुद)

Wilson's disease (विल्सन्स डिज़ीज)— Hepatolenticular degeneration.

Winckel's disease (विन्केल्ज़ डिज़ीज)—नवजात शिशु का एक प्राणघातक रोग जिसमें अत्यधिक रक्तस्राव होता है, रक्तमेह हो जाता है, कामला या पीलिया हो जाती है, प्लीहा बढ़ जाती है, आक्षेप आने लगते हैं तथा निपात हो जाता है।

Wind (वाइन्ड)— वायु; पवन; गैस

Windage (वाइन्डेज)—आन्तरिक क्षति जिसमें सतह पर कोई विक्षति नहीं होती।

Windburn (वाइन्डबर्न)— वायु द्वारा उत्पन्न त्वग्रक्तिमा या इरीद्मा

Windchill (वाइन्डचिल)— अनावृत मानव त्वचा पर वायु का ठण्डा प्रभाव

Windchill factor (वाइन्डचिल फैक्टर)— त्वचा के वायु में अनावृत होने पर उससे ऊष्मा की हानि होना जो वायु की गति के अनुपात में होती है।

Winding sheet (वाइण्डिग शीट)— शव को लपेटने के काम आने वाली चादर

Window (विण्डो)— देखें 'Fenestra'.

Windowing (विन्डोइंग)— किसी भी वस्तु में एक छिद्र बनाना, विशेष रूप से त्वचा या अस्थिल क्षेत्र पर दबाव को कम करने के लिए प्लास्टर के ढाँचे में छिद्र बनाना।

Windpipe (विण्डपाइप)— Trachea.

Wine (वाइन)—1. किसी भी फल का किण्वित (खमीकृत) रस, सामान्यतया अँगूरों का जिसमें 10–15% एल्कोहॉल होता है; मदिरा; मद्य; शराब 2. किसी औषधीय पदार्थ का मदिरा में घोल

Wine glass (वाइन ग्लास)—शराब के लिये लगभग दो औंस तरल (60 मि.ली.) की माप (एक पैग) का काँच का पात्र

Wing (विंग)— शरीर की पंख के समान कोई रचना विशेषकर स्फैनॉयड हड्डी के बृहत् एवं लघु पंख

Wink (विंक)— पलकों को जल्दी-जल्दी बन्द करना एवं खोलना, पलक मारना; झपकना; झपकी लेना

Winker (विंकर)— पलक मारने वाला

Winking (विकिंग)— पलकों को जल्दी-जल्दी बन्द करने एवं खोलने की क्रिया

Jaw winking (जॉ विकिंग)—जबड़े के गति करने के साथ ही अनैच्छिक रूप से पलकों का बन्द होना।

Wire (वायर)— 1. धातु की एक पतली लम्बी, लचीली रचना; तार 2. तार से किसी टूटी हुई हड्डी के टुकड़ों को आपस में जोड़ना 3. दन्त-चिकित्सा में, दाँतों की स्थिति की अव्यवस्थाओं को ठीक करने के लिये दन्त-चाप के चारों ओर तार लगाना

Wiring (वायरिंग)— तार से हड्डी के टुकड़ों को जकड़ कर बाँधना

Wirsung, duct of (वर्सूंग, डक्ट ऑफ)— अग्न्याशय की उत्सर्गी वाहिनी

Wiry (वाइरी)— तार के समान या तार की-सी अनुभूति होना जैसा कि एक प्रकार की नाड़ी में होती है।

Wisdom tooth (विस्डम टूथ)— प्रत्येक जबड़े के प्रत्येक ओर का अन्तिम चर्वणक दन्त। ये चारों दाँत 25 वर्ष की आयु तक निकल आते हैं अथवा कभी भी नहीं निकलते; अक्कल दाढ़

Witches milk (विचेज़ मिल्क)— नवजात शिशु द्वारा स्रवित दुग्ध

Withdrawal (विदड्राल)— औषधियों, शराब अथवा नशीली वस्तुओं का छूट जाना जिनका कोई व्यक्ति आदी हो जाता है।

Withdrawal syndrome (विदड्राल सिण्ड्रोम)— Abstinence syndrome.

Withering (विदरिंग)— मुर्झाने वाला; निस्तेज

Witzelsucht (विटज़ेलसूक्ट)—ललाटीय खण्ड विक्षतियों के कारण उत्पन्न एक मानसिक रोग जिसमें रोगी घटिया मजाक करके एवं दो अर्थों वाले शब्दों का प्रयोग करके तथा सारहीन कहानियाँ कहकर अपना ही मनोरंजन करता है।

Wolffian body (वूलफीयन बॉडी)—कशेरुका-दण्ड के प्रत्येक ओर एक भ्रूणीय अंग

Wolffian cyst (वूलफीयन सिस्ट)—गर्भाशय के एक पृथु स्नायु में विद्यमान पुटी

Wolffian duct (वूलफीयन डक्ट)— मध्य वृक्क से अवस्कर गुहा में खुलने वाली भ्रूणीय वाहिनी जिससे अधिवृषण वाहिनी, शुक्र-नली, शुक्राशय, स्खलनीय नली, मूत्रनली तथा वृक्क की श्रोणि विकसित होती हैं।

Wolffian tubules (वूलफीयन ट्यूब्यूल्स)—30 से 34 भ्रूणीय नलिकायें जो मध्य वृक्क के भीतर उत्पन्न होती हैं तथा मध्य वृक्कीय वाहिनी में खुलती हैं।

Wolman's disease (वोल्मैन्स डिज़ीज)—एक वंशागत चयापचयी विकार के कारण शिशुओं में यकृत एवं प्लीहा की वृद्धि होना, एड्रीनल ग्रन्थियों का कैल्सीकरण होना तथा अस्थि मज्जा एवं अन्य ऊतकों में झाग कोशिकाओं का विकसित होना।

Womb (वूम)—गर्भाशय; जरायु

Wood alcohol (वुड एल्कोहॉल)— Methyl alcohol.

Wood lamp (वुड लैम्प)— अल्ट्रॉवायोलेट लैम्प

Wood light (वुड लाइट)— अल्ट्रावायोलेट प्रकाश

Wood rays (वुड रेज़)— अल्ट्रॉवायोलेट किरणें

Wood wool (वुड वूल)—शल्यचिकित्सा में मरहम-पट्टी करने हेतु प्रयोग में लाए जाने के लिए विशेष रूप से तैयार किए गये लकड़ी के तन्तु

Woolsorter's disease (वूलसारटर्स डिजीज़)— Anthrax, pulmonary.

Wordblindness (वर्डब्लाइण्डनैस)—लिखे हुये अथवा छपे हुये शब्दों को समझने में असमर्थता; शब्दान्धता; लेखान्धता

Word-deafness (वर्ड-डीफनैस)—बोले गये शब्दों को समझने में असमर्थता यद्यपि आवाज़ सुनाई देती है, शब्द-बधिरता

Word salad (वर्ड सलाद)— अर्थहीन शब्दों का बोलना; निरर्थक- शब्दोच्चार

Workaholic (वर्कार्हॉलिक)— अपनी सम्पूर्ण शक्ति लगाकर किसी कार्य को करने के लिए मजबूर कोई व्यक्ति

Work out (वर्क आउट)— हल करना।

Work-up (वर्क-अप)— रोग का निदान करने के लिये की जाने वाली कार्यवाहियाँ जिनमें रोगी का इतिहास लेना, शारीरिक परीक्षण, विकृतिविज्ञान के पीरक्षण, एक्स-रे तथा इलैक्ट्रोकार्डियोग्राम आदि का समावेश होता हे।

World Health Organization (वर्ड हैल्थ ऑर्गानाइज़ेशन)— WHO.

Worm (वर्म)—1. कोई भी छोटा, भुजाहीन, रेंगने वाला जन्तु; कीड़ा, कृमि 2. अनुमस्तिष्क का मध्यम भाग 3. कृमि के समान कोई भी रचना

Wormian bone (वोर्मियन बोन)— कपालीय सीवनियों की छोटी, अव्यवस्थित हड्डियों में से एक; सीवनी अस्थि

Worried well (वरीड वैल)— ऐसे व्यक्ति जो वास्तव में ठीक होते हैं परन्तु अपनी चिन्ता अथवा कल्पित रोग के कारण वे

बहुधा इलाज कराते रहते हैं और अपने स्वास्थ्य के बारे में आश्वस्त होना चाहते हैं।

Wound (वूण्ड)— आघात या चोट के कारण त्वचा अथवा शरीर की किसी रचना की सामान्य निरन्तरता में स्थित टूटन; घाव; जख्म; व्रण; अथवा क्षत। यह मुख्यतया निम्नलिखित प्रकार का होता है—

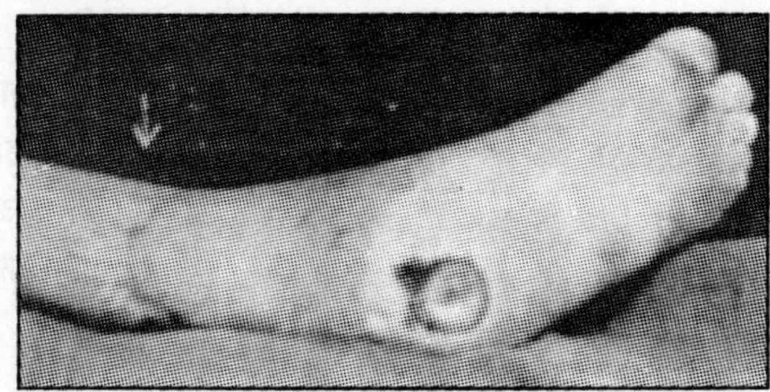

Fig. 624 : Perforating wound on the sole
(तलवे पर छेदक व्रण)

Abraded wound (एब्रेडेड वूण्ड)— Abrasion.

Avulsed wound (एव्यूलस्ड वूण्ड)—विदारण (चिर जाना) के परिणामस्वरूप बना जख्म

Bullet wound (बुलेट वूण्ड)—बुलेट (बन्दूक की गोली) द्वारा बना एक वेधन व्रण जिसमें गोली का प्रवेश बिन्दु छोटा तथा इसके निकलने का बड़ा होता है।

Contused wound (कॉन्ट्यूज़्ड वूण्ड)—धारहीन (खुट्टल) वस्तु से बना नील जिसमें त्वचा नहीं फटती बल्कि उसके नीचे के ऊतक फट जाते हैं और त्वचा बिना फटे रहती है। त्वचा के नीचे रक्त वाहिनियों के फटने से नील विवर्णता (नीला पड़ जाना) हो जाती है।

Crushing wound (क्रशिंग वूण्ड)—शरीर के किसी भाग के कुचलने से बना जख्म

Gunshot wound (गनशॉट वूण्ड)—गोली लगने से बना जख्म

Incised wound (इन्साइज़्ड वूण्ड)— तेज़ काटने वाले यन्त्र से बनाया गया स्पष्ट व्रण

Lacerated wound (लेसीरेटेड वूण्ड)— किसी धारहीन वस्तु अथवा डंडे या लाठी से मारने से बना फटा हुआ जख्म जिसके किनारे फटे हुये एवं ऊबड़-खाबड़ होते हैं, विदीर्ण क्षत

Nonpenetrating wound (नॉनपेनीट्रेटिंग वूण्ड)— जख्म जिसमें त्वचा की सतह की निरन्तरता में टूटन नहीं होती

Open wound (ओपन वूण्ड)— ऐसा जख्म जिसमें स्वतन्त्र बाहर की ओर मुख होता है।

Penetrating wound, Puncture wound (पेनीट्रेटिंग वूण्ड, पंक्चर वूण्ड)— किसी तेज धार वाली वस्तु से बना हुआ जख्म जो त्वचा से होकर नीचे स्थित ऊतकों में पहुँच जाता है।

Perforating wound (पर्फोरेटिंग वूण्ड)— ऐसा ज़ख्म जिसमें जख्म बनाने वाली वस्तु शरीर में प्रवेश करती एवं बाहर निकल जाती है जैसे बन्दूक की गोली

Puncture wound (पंक्चर वूण्ड)— Penetrating wound.

Septic wound (सेप्टिक वूण्ड)—. सक्रंमित व्रण

Stab wound (स्टैब वूण्ड)— छुरा घोंपने से बना जख्म

Subcutaneous wound (सबक्यूटेनियस वूण्ड)— ऐसा व्रण जो त्वचा के नीचे अवत्वचीय ऊतक तक विस्तृत होता है परन्तु जिससे नीचे की अस्थियाँ या अन्य अंग प्रभावित नहीं होते।

Tunnel wound (टनल वूण्ड)— ऐसा जख्म जिसके प्रवेश तथा निर्गम छिद्र बराबर व्यास के होते हैं।

W-plasty (डब्लू-प्लास्टी)— किसी सीधी रेखा के व्रणचिह्न के सकुंचित होने को रोकने के लिए प्लास्टिक सर्जरी करना जिसमें व्रण के किनारों को w की एक शृंखला के रूप में काटा जाता है और उन्हें आपस में टेढ़ी-मेढ़ी रेखा (Zig-Zag) के ढंग में सी दिया जाता है।

W. R. (डब्लू. आर.)— Wassermann reaction.

Wrap (रैप)— एक ढक्कन या आवरण अथवा किसी वस्तु को लपेटकर ढकना

Wrench (रेन्श)— मोच

Wrinkle (रिंग्कल)—1. त्वचा की झुर्री 2. त्वचा पर झुर्री डालना

Wrist (रिस्ट)— बाँह का अग्रबाहु एंव हाथ के बीच का क्षेत्र; मणिबन्ध; कलाई

Wrist drop (रिस्ट ड्रॉप)— ऐसा रोग जिसमें बहिःप्रकोष्ठीय या रेडियल तन्त्रिका पर आघात पहुँचने या हाथ तथा अंगुलियों की प्रसारक पेशियों के पक्षाघात के कारण हाथ कलाई पर आकुंचित हो जाता है, जिसे प्रसारित नहीं किया जा सकता; मणिबन्धस्रस

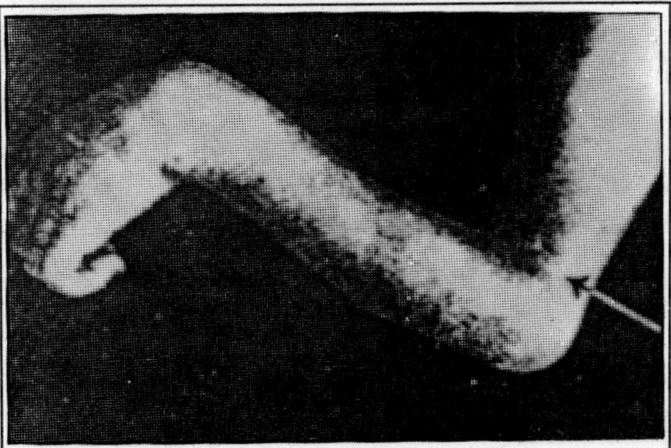

Fig. 625 : Wrist drop due to injury to the radial nerve. बहिःप्रकोष्ठीय या रेडियल तन्त्रिका पर आघात पहुँचने के कारण उत्पन्न मणिबन्धस्रंस

Writer's cramp (राइटर्स क्रैम्प)— अधिक समय तक लिखते रहने से अँगूठे एवं पास की दो अंगुलियों की पेशियों को प्रभावित करने वाला उद्वेष्ट या ऐंठन (बाँयटा)

Writing hand (राइटिंग हैण्ड)—. सकम्प अंगघात में दिखाई देने वाली हाथ की स्थिति जिसमें अंगुलियाँ हाथ की पेशी के संकुचन के कारण इस प्रकार की स्थिति बना लेती हैं जैसे लिखते समय पैन पकड़ रही हों।

Wryneck (रीनैक)— वक्र-ग्रीवास्तम्भ

W. S. (डब्ल्यू. एस.)— Water- soluble. जल में घुलनशील

Wt. (डब्लूटी)— Weight.

Wuchereria (वूकेरेरीया)—वर्ग नेमाटोडा के फाइलेरिया-कृमियों का एक वंश जो संसार के गर्म क्षेत्रों में पाया जाता है।

Wuchereria bancrofti (वूकेरेरीया बेन्क्रोफ्टाइ)— फाइलेरिया-कृमि जो श्लीपद (हाथीपाँव), लसीकावाहिनीशोथ तथा वसालसीकामेह उत्पन्न करता है।

Wuchereriasis (वूकेरेरीएसिस)— Filariasis. Elephantiasis.

W/V. (डब्लू/वी)— Weight in volume.

W/W. (डब्लू/डब्लू)— Weight in weight.

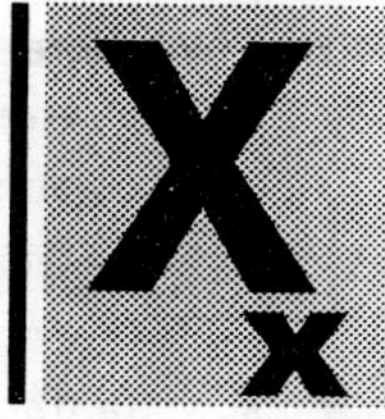

X (एक्स)— जैंथीन का प्रतीक

Xanchromatic (ज़ेन्क्रोमेटिक)— Xanthochromic.

Xanth-, Xantho- (ज़ेन्थ-, ज़ेन्थो-)—उपसर्ग जिनका अर्थ पीला होता है।

Xanthelasma (ज़ेन्थेलाज़्मा)— Xanthoma.

Xanthelasmoidea (ज़ेन्थेलाज़्मॉयडीया)—बचपन का जीर्ण त्वचा रोग जिसमें स्फोट बनते हैं जिनके पश्चात् भूरे-पीले रंग के चकत्ते बन जाते हैं।

Xanthemia (ज़ेन्थीमिया)—रक्त में पीले वर्णक कैरोटीन का पाया जाना।

Xanthene (ज़ेन्थीन)—एक रासायनिक यौगिक जिससे बहुत से रंजक बनते हैं।

Xanthic (ज़ेन्थिक)— 1. पीला 2. ज़ेन्थीन से सम्बन्धित

Xanthic calculus (ज़ेन्थिक कैल्कुलस)— एक मूत्रीय अश्मरी जिसमें ज़ेन्थीन होता है।

Xanthine (ज़ेन्थीन)— यह प्यूरीन बेसों एडिनीन तथा ग्वानीन का एक चयापचयी उत्पाद एवं यूरिड अम्ल का एक पूर्वगामी होता है जो पेशीय ऊतक, यकृत, प्लीहा, अग्न्याशय तथा अन्य अंगों एवं मूत्र में पाया जाता है। पीत-रंजक

Xanthinuria (ज़ेन्थीनूरिया)— मूत्र में अधिक मात्रा में ज़ेन्थीन का उत्सर्जित होना, पीतरंजकमेह

Xanthism (ज़ेन्थिज़्म)— बालों, त्वचा एवं नेत्रों आदि की लाली लिये हुए सफेदी

Xanthiuria (ज़ेन्थीयूरिया)— पीतरंजकमेह

Xanthochroia (ज़ेन्थोक्रोइया)—त्वचा की पीत विवर्णता

Xanthochromatic (ज़ेन्थोक्रोमेटिक)— Xanthochromic.

Xanthochromia (ज़ेन्थोक्रोमिया)— पीत विवर्णता जैसे त्वचा या प्रमस्तिष्कमेरु-तरल की; पीतचर्मता

Xanthochromic (ज़ेन्थोक्रोमिक)—1. किसी भी पीली वस्तु या पीतचर्मता से सम्बन्धित 2. पीले रंग वाला

Xanthochronous (ज़ेन्थोक्रोनस)— पीले रंग-रूप वाला; पीतचर्म

Xanthocyanopia, Xanthocyanopsia (ज़ेन्थोसायनोपिया, ज़ेन्थोसायनोप्सिया)— एक प्रकार की वर्णान्धता जिसमें केवल नीला एवं पीला रंग दिखाई देता है परन्तु लाल एवं हरा नहीं दिखाई देता; लोहितहरितवर्णांधता

Xanthocyte (ज़ेन्थोसाइट)— एक कोशिका जिसमें पीला वर्णक होता है।

Xanthoderma (ज़ेन्थोडर्मा)— त्वचा का पीलापन (पिलापी); पीतचर्मता

Xanthodont (ज़ेन्थोडोन्ट)—पीले दाँतों वाला; पीत-दन्त

Xanthogranuloma (ज़ेन्थोग्रेनुलोमा)— एक अर्बुद जिसमें कणिकागुल्म एवं पीतार्बुद दोनों के लक्षण विद्यमान रहते हैं।

Juvenile xanthogranuloma (जुवेनाइल ज़ेन्थोग्रेनुलोमा)—एक त्वचा रोग जिसमें शैशव काल में अथवा शुरू बचपन में शिरोवल्क, चेहरे, ऊपरी धड़ तथा भुजाओं की प्रसारक सतह पर पीले, पीले-भूरे, गुलाबी या भूरे रंग की पिटिकाएँ निकल आती हैं जो साधारणतया दो-तीन वर्ष में स्वयं ही लुप्त हो जाती हैं।

Necrobiotic xanthogranuloma (नेक्रोबायोटिक ज़ेन्थोग्रेनुलोमा)—परिगलित बड़े ज़ेन्थोग्रेनुलोमा

Xanthogranulomatous (ज़ेन्थोग्रेनुलोमेटस)—ज़ेन्थोग्रेनुलोमा से सम्बन्धित, उसकी प्रकृति का अथवा उससे प्रभावित

Xanthokyanopy (ज़ेन्थोक्यानोपी)— Xanthocyanopia.

Xanthoma (ज़ेन्थोमा)— लाइपिड के जमा हो जाने के कारण त्वचा में उत्पन्न होने वाली थोड़ी उठी हुई, चपटी, कोमल पिटिका, पर्व अथवा चकत्ता; पीतार्बुद। पीतार्बुद के मुख्य भेद निम्न हैं—

Diabetic xanthoma (डायाबिटिक ज़ेन्थोमा)— मधुमेह के साथ होने वाला पीतार्बुद; मधुमेहज पीतार्बुद

Disseminatum xanthoma (डिस्सेमिनेटम ज़ेन्थोमा)— सम्पूर्ण शरीर पर उत्पन्न होने वाले पीतार्बुद

Eruptive xanthoma (इरप्टिव ज़ेन्थोमा)— एकदम से उत्पन्न होने वाले बहुत से पीतार्बुद, विस्फोटक पीतार्बुद

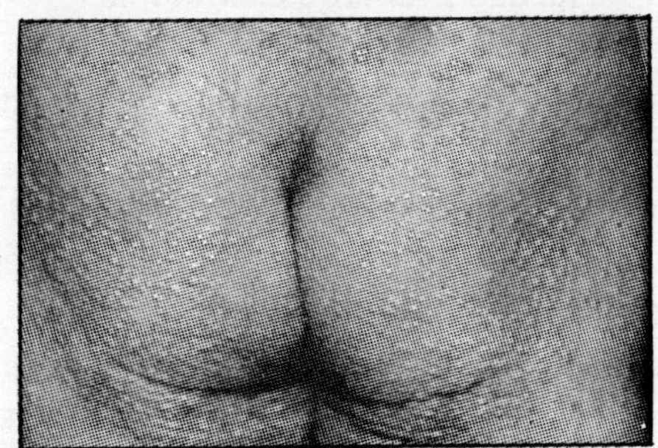

Fig. 626 : Eruptive Xanthoma (विस्फोटक पीतार्बुद)

Multiplex xanthoma (मल्टीप्लैक्स ज़ेन्थोमा)— बहुपीतार्बुद

Palpebrarum xanthoma (पेल्पीब्रेरम ज़ेन्थोमा)— आँख की पलक में उत्पन्न होने वाला पीतार्बुद; नेत्रच्छद पीतार्बुद

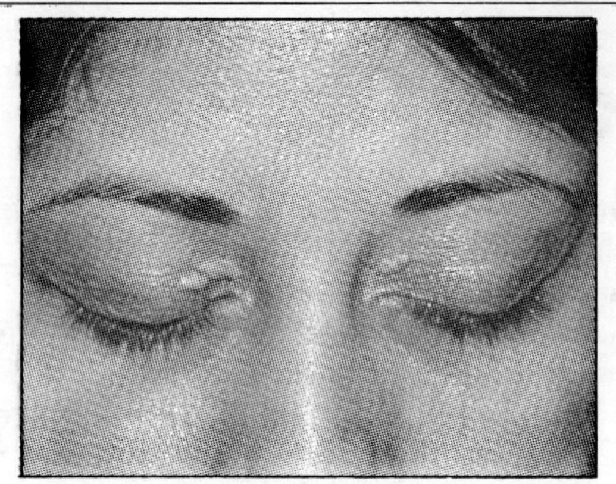

Fig. 627 : Palpebrarum Xanthoma
(नेत्रच्छद पीतार्बुद)

Tuberous xanthoma (ट्यूबरस ज़ेन्थोमा)— गर्दन, कन्धों, धड़ तथा जोड़ों की त्वचा पर विशेषकर कोहिनियों एवं घुटनों की त्वचा पर उत्पन्न होने वाला एक आनुवंशिक पीतार्बुद जो छोटे-छोटे, लचीले तथा पीले पर्वों से बना होता है; कन्दिल पीतार्बुद

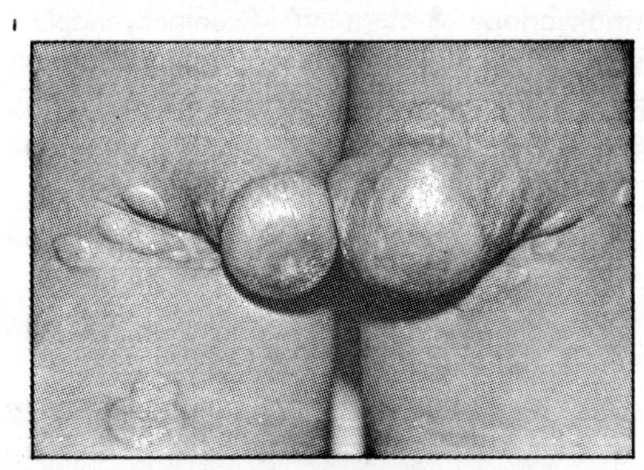

Fig. 628 : Tuberous xanthoma
(कन्दिल पीतार्बुद)

Xanthomatosis (ज़ेन्थोमेटोसिस)—बहुत से पीतार्बुदों का बनना; पीतार्बुदता

Xanthomatous (ज़ेन्थोमेटस)—पीतार्बुद से सम्बन्धित

Xanthophose (ज़ेन्थोफोस)— पीले रंग के दिखाई देने की अनुभूति होना।

Xanthophyll (ज़ेन्थोफिल)—कुछ पौधों तथा अण्डे की ज़र्दी में पाया जाने वाला केरोटीन से उत्पन्न एक पीला वर्णक

Xanthoproteic (ज़ेन्थोप्रोटीक)— ज़ेन्थोप्रोटीन से उत्पन्न अथवा उससे सम्बन्धित

Xanthoprotein (ज़ेन्थोप्रोटीन)— प्रोटीनों को नाइट्रिक एसिड के साथ गर्म करने पर उत्पन्न पीलापन लिए हुए पदार्थ

Xanthopsia (ज़ेन्थोप्सिया)—ऐसा रोग जिसमें वस्तुएँ पीली दिखाई देती हैं; पीतदृष्टि

Xanthopsin (ज़ेन्थोप्सिन)—रोह्डोप्सिन पर प्रकाश की क्रिया से उत्पन्न विज़ुअल पर्पिल

Xanthopsis (ज़ेन्थोप्सिस)— पीत वर्णकता

Xanthorrhea (ज़ेन्थोरीह्या)—योनि से पीले पूयमय स्राव का निकलना।

Xanthosis (ज़ेन्थोसिस)—. केरोटीन वर्णक से युक्त गाजर आदि अधिक मात्रा में खाने के फलस्वरूप त्वचा का पीला हो जाना।

Xanthous (ज़ेन्थस)— पीला

Xanthuria (ज़ेन्थूरिया)— Xanthinuria.

Xanthylic (ज़ेन्थाइलिक)— ज़ेन्थीन से सम्बन्धित

X chromosome (एक्स क्रोमोसोम)— वह गुणसूत्र जो स्त्री लक्षणों को निश्चित करता है। सामान्य स्त्री में दो एक्स गुणसूत्र तथा पुरुष में एक एक्स गुणसूत्र एवं एक वाइ गुणसूत्र होता है।

Xeno- (ज़ीनो-)— अजनबी अथवा बाह्य पदार्थ के अर्थ में प्रयुक्त एक उपसर्ग

Xenobiotic (ज़ीनोबायोटिक)—किसी जीवधारी का बाह्य प्रतिजीवी अर्थात् ऐसा प्रतिजीवी जो उस जीवधारी में उत्पन्न न हुआ हो।

Xenogeneic (ज़ीनोजेनीक)— प्रतिरोपण के लिए प्रयोग में लाया जाने वाला ऊतक जो आदाता की जाति से भिन्न जाति के प्राणि से प्राप्त किया जाता है।

Xenogenesis (ज़ीनोजेनेसिस)— Heterogenesis.

Xenogenous (ज़ीनोजीनस)—किसी बाह्य पदार्थ से उत्पन्न होने वाला अथवा किसी जीवधारी के बाहर उत्पन्न होने वाला, आगन्तुकशल्यजनक

Xenograft (ज़ीनोग्राफ्ट)— Heterograft.

Xenology (ज़ीनोलॉजी)—परजीवियों का तथा उनके एक दूसरे के साथ एवं अपने पोषदों के साथ के सम्बन्ध का अध्ययन

Xenomenia (ज़ीनोमेनिया)— Vicarious menstruation.

Xenoparasite (ज़ीनोपैरासाइट)— एक बाह्य परजीवी जो अपने पोषद की कमजोरी के कारण अन्य पोषद पर रहता है; सम्भावी परजीवी

Xenophobia (ज़ीनोफोबिया)—अजनबियों का रोगोत्पादक भय; अज्ञातव्यक्तिभीति

Xenophonia (ज़ीनोफोनिया)—स्वर ध्वनि की गुणवत्ता में परिवर्तन होना।

Xenophthalmia (ज़ीनोफ्थैल्मिया)—बाह्य पदार्थ द्वारा उत्पन्न नेत्रशोथ (आँख का सूज जाना)

Xenorexia (ज़ीनोरैक्सिया)—क्षुधा की विकृति जिसमें कोई व्यक्ति निरन्तर बाह्य पदार्थों को खाता रहता है।

Xenotransplantation (ज़ीनोट्रान्सप्लान्टेशन)—मानव शरीर में जन्तु ऊतकों या अंगों का प्रतिरोपण

Xeransis (ज़ीरेन्सिस)— ऊतकों में धीरे-धीरे नमी का अभाव होना।

Xerantic (ज़ीरेन्टिक)— शुष्क बनाने वाला, शुष्ककर

Xerasia (ज़ीरेसिया)— बालों की असामान्य शुष्कता एवं भंगुरता हो जाना तथा अन्ततः उनका अभाव हो जाना (झड़ जाना); केशरूक्षता

Xero- (ज़ीरो-)— एक उपसर्ग जिसका अर्थ शुष्क होता है।

Xerocheilia (ज़ीरोकीलिया)— होठों की खुश्की

Xerocyte (ज़ीरोसाइट)—ऐसी लाल रक्त कोशिका जिससे जल निकल चुका है और वह आधी गाढ़ी तथा आधी हल्की प्रतीत होती है।

Xerocytosis (ज़ीरोसाइटोसिस)—रक्त में अधिक संख्या में ज़ीरोसाइटों या निर्जलीकृत लाल रक्त कोशिकाओं का पाया जाना

Xeroderma (ज़ीरोडर्मा)— त्वचा की अत्यधिक शुष्कता एवं रूक्षता; मृदु मत्स्यचर्मता

Xerogram (ज़ीरोग्राम)— Xeroradiograph.

Xerography (ज़ीरोग्राफी)— Xeroradiography.

Xeroma (ज़ीरोमा)— Xerophthalmia.

Xeromammography (ज़ीरोमैमोग्राफी)—स्तन की ज़ीरोरेडियोग्राफी

Xeromenia (ज़ीरोमीनिया)— रक्तस्राव से रहित मासिक धर्म के लक्षणों का प्रकट होना

Xeromycteria (ज़ीरोमिक्टीरिया)— नासिका-मार्गों का शुष्क होना

Xeronosus (ज़ीरोनोसस)—त्वचा का शुष्क होना, त्वग्रूक्षता

Xerophagia (ज़ीरोफेज़िया)— सूखा भोजन ग्रहण करना; शुष्कभोज्यता

Xerophagy (ज़ीरोफेज़ी)— Xerophagia.

Xerophthalmia (ज़ीरोफ्थैल्मिया)—नेत्र के किसी रोग अथवा विटामिन ए की कमी के कारण नेत्रश्लेष्मला एवं स्वच्छमण्डल का असामान्य रूप से शुष्क एवं मोटा हो जाना; शुष्काक्षिपाक

Xerophthalmus (ज़ीरोफ्थैल्मस)— Xerophthalmia.

Xeroradiograph (ज़ीरोरेडियोग्राफ)— ज़ीरोरेडियोग्राफी द्वारा तैयार किया गया स्थायी अभिलेख

Xeroradiography (ज़ीरोरेडियोग्राफी)— एक शुष्क प्रक्रिया का प्रयोग करके एक्स-रे चित्र का पुनः उत्पादन करना जिसमें पाउडर के रूप में एक पदार्थ जैसे सेलेनियम से एक प्लेट आच्छादित होती है और विद्युत् से समान रूप से पूरित (चार्जयुक्त) होती है, जिसे धातु की प्लेटों के बीच में थामा जाता है। क्ष-किरणें या एक्स-रेज़ विद्युत-चार्ज अथवा पदार्थ को विभिन्न अंशों तक परिवर्तित कर देती हैं जो उन ऊतकों पर निर्भर करता है जिन्हें पार करके वे आई हैं। इससे प्रतिबिम्ब बनता है।

Xerosialography (ज़ीरोसियालोग्राफी)— लार-ग्रन्थियों एवं उनकी वाहिनियों का ज़ीरोरेडियोग्राफी द्वारा परीक्षण करना

Xerosis (ज़ीरोसिस)— असामान्य शुष्कता जैसे नेत्रश्लेष्मला, त्वचा, श्लेष्मिक झिल्ली तथा मुख आदि की; शुष्कता

Xerostomia (ज़ीरोस्टोमिया)—लार या थूक के अभाव में मुँह का खुश्क हो जाना; मुख-शुष्कता

Xerotes (ज़ीरोट्स)— खुश्की, शुष्कता

Xerotic (ज़ीरोटिक)— खुश्क, शुष्क

Xerotocia (ज़ीरोटोसिया)— उल्व-तरल की कमी से प्रसव का शुष्क हो जाना

Xerotripsis (ज़ीरोट्रिप्सिस)— खुश्क रगड़; शुष्कघर्षण

Xiphi-, Xipho- (ज़ीफाइ-, ज़ीफो-)—असिरूप या खड्गवत् प्रवर्ध के अर्थ में प्रयुक्त उपसर्ग

Xiphisternal (ज़ीफॉइस्टर्नल)— असिरूप प्रवर्ध से सम्बन्धित

Xiphisternum (ज़ीफाइस्टर्नम)— उरः पत्रक, असिरूप, प्रवर्ध

Xiphocostal (ज़ीफोकॉस्टल)—असिरूप प्रवर्ध एवं पसलियों से सम्बन्धित

Xiphodynia (ज़ीफोडाइनिया)— असिरूप प्रवर्ध में दर्द होना

Xiphoid (ज़ीफॉयड)— तलवार के आकार का, असिरूप, खडगवत्

Xiphoidalgia (ज़ीफॉयडैल्जिया)— Xiphodynia.

Xiphoiditis (ज़ीफॉयडाइटिस)—असिरूप या खड्गवत् प्रवर्ध की सूजन

Xiphoid process (ज़ीफॉयड प्रोसेज़)— स्टर्नम का सबसे नीचे का तलवार के आकार का भाग; असिरूप अथवा खड्गवत् प्रवर्ध

Xiphopagotomy (ज़ीफोपेगोटॉमी)— असिरूप प्रवर्ध पर जुड़े हुए यमलों को शल्यक्रिया द्वारा अलग करना

Xiphopagus (ज़ीफोपेगस)— असिरूप प्रवर्ध पर जुड़े हुए समरूप यमल; बद्ध-उरोस्थियमल

X-linked (एक्स-लिंक्ड)— एक्स गुणसूत्र पर स्थित जीनों द्वारा संचारित

X-linked disorder (एक्स-लिंक्ड डिसार्डर)— एक्स गुणसूत्र पर स्थित जीनों द्वारा उत्पन्न रोग

X-radiation (एक्स-रेडिएशन)—1. एक्स-रे द्वारा चिकित्सा करना अथवा एक्स-रे के प्रति अनावृत होना 2. क्ष-किरणों से बनी विद्युत्-चुम्बकीय तरंगें अथवा शक्ति

X-ray dermatitis (एक्स-रे डर्माटाइटिस)— एक्स-रेज़ में अनावृत होने के कारण उत्पन्न त्वक्शोथ

X-rays (एक्स-रेज़)—एक उच्च-शक्ति की विद्युत्-चुम्बकीय तरंग जिसकी दैर्ध्य (लम्बाई) 0.05 से 100 एन्गस्ट्रॉम इकाई होती है। एक्स-किरणें तीव्र गति वाले इलैक्ट्रॉनों के वायु-शून्य नली में विद्यमान लक्ष्य (भारी धातु जैसे टंग्सटन की एक प्लेट) पर

टकराने वाले स्थान पर उत्पन्न होती हैं जो अदृश्य होती हैं। इलैक्ट्रॉन उनके स्रोत तथा किसी उचित लक्ष्य के बीच विभवान्तर लगाकर किसी गर्म तन्तु से उत्पन्न किए जाते हैं। एक्स-किरणें बहुत से अपारदर्शक पदार्थों को कुछ हद तक वेध देती हैं अतः इनका उपयोग नैदानिक तथा चिकित्सीय उद्देश्यों के लिए आन्तरिक अंगों एवं शरीर के भागों के फोटो लेने में किया जाता है; क्ष-किरण

Xyrospasm (ज़ाइरोस्पाज़्म)—अँगुलियों एवं भुजाओं का व्यावसायिक कम्पन जैसा कि नाइयों में देखा जाता है।

Xysma (ज़िज़्मा)— दस्तों में कभी-कभी दिखाई देने वाले ऊतक के छोटे-छोटे टुकड़े

Xyster (ज़िस्टर)— Raspatory.

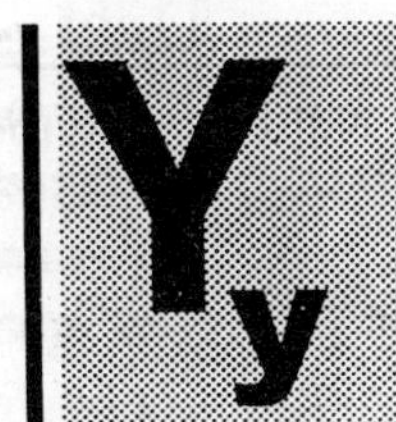

Yard (यार्ड)— 3 फुट या 36 इंच की माप जो 0.9144 मीटर के बराबर होती है; गज

Yaw (या)— याज़ की एक विक्षति

Mother yaw (मदर या)— एक बड़ी कणिकागुल्मीय विक्षति जो सर्वाधिक हाथ, टाँग या पाँव पर उत्पन्न होती है।

Yawn (यान)—जम्भाई लेना

Yawning (यानिंग)— जम्भाई लेने वाला।

Yaws (याज)— ऊष्णकटिबन्धीय क्षेत्र में स्पाइरोकीट, ट्रेपोनेमा पेर्टिन्यू द्वारा अधिकतर बच्चों में उत्पन्न होने वाला एक अरतिज,

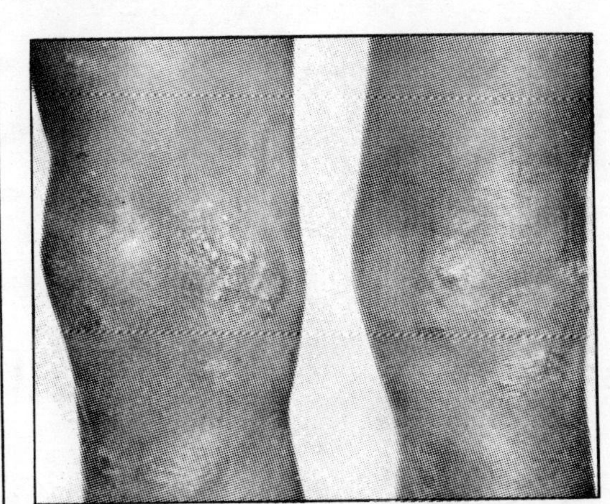

Fig. 629 : Early yaws (प्रारम्भिक न्युपदंश)

दैहिक संक्रामक रोग जिसमें कणिकागुल्म बन जाता है जो फूट कर जख्म बन जाता है तथा बाद में भर जाता है और व्रणचिह्न (खुरन्ट) शेष रह जाता है; न्युपदंश

Y cartilage (वाई कार्टिलेज)— ऐसी उपास्थि जो जघनास्थि, श्रोणिफलक या नितामबास्थि तथा आसनास्थि को जोड़ती है और प्रसारित होकर उल्लूखल में चली जाती है।

Ychromosome (वाई क्रोमोसोम)— एक गुणसूत्र जो पुरुष लिंग को निर्धारित करता है। सामान्य पुरुषों में एक Y गुणसूत्र तथा एक X गुणसूत्र होता है। सामान्य स्त्रियों में दो X गुणसूत्र होते हैं।

Yeast (यीस्ट)—फलों, सब्जियों, मिट्टी एवं जन्तु मल आदि में पाया जाने वाला एक कवक जो कार्बोहाइड्रेटों का किण्वन या खमीरण करने के सक्षम होता है।

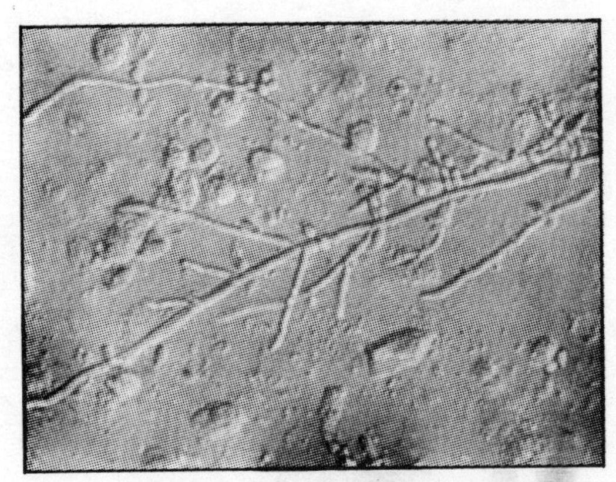

Fig. 630 : Yeast (यीस्ट)

Brewer's yeast (ब्रीवर्स यीस्ट)— शराब बनाने एवं रोटी पकाने के काम आने वाली यीस्ट

Dried yeast (ड्राइड यीस्ट)— प्रोटीनों एवं विटामिन बी कॉम्प्लैक्स के स्रोत के रूप में प्रयोग में लाई जाने वाली शुष्क यीस्ट

Yellow body (यलो बॉडी)— पीत-पिण्ड

Yellow fever (यलो फीवर)— दक्षिण अमरीका तथा पश्चिमी अफ्रीका में पाये जाने वाले एक विषाणु द्वारा उत्पन्न एक तीव्र संक्रामक रोग जिसमें ज्वर हो जाता है, कामला हो जाती है, एल्ब्युमिनमेह हो जाता है तथा रक्तवमन होता है; पीत-ज्वर

Yellow spot (यलो स्पॉट)—1. प्रत्येक स्वर-रज्जु के अग्रज किनारे पर स्थित एक छोटी, पीली पर्विका 2. रेटिना के केन्द्र में स्थित एक पीला धब्बा, पीत-बिन्दु

Yellow vision (यलो विज़न)— Xanthopsia.

Yerba (यर्बा)— एक बूटी

Yersinia (यर्सिनिया)— ग्राम-ऋण जीवाणुओं का एक वंश

Yersiniosis (यर्सिनियोसिस)— यर्सिनिया का संक्रमण

Yersin's serum (यर्सिन्ज़ सीरम)—प्लेग के लिए एक प्रतिजीवविषज सीरम

Yield (यील्ड)— उत्पन्न करना।

Y ligament (वाई लिगामैंट)— कूल्ह के ऊपरी एवं अगले भागों को ढकने वाला Y के आकार का एक स्नायु

Y-linkage (वाइ-लिंकेज)— किसी जीन के Y गुणसूत्र पर पैदा होने की अवस्था

Yoga (योगा)—योगा शब्द शारीरिक आसनों या स्थितियों तथा श्वसन के नियमन से सम्बद्ध होता है ।

Yogurt, Yoghurt (योगर्ट, योघर्ट)— लैक्टोबेसीलस बल्गेरीकस की क्रिया से जमकर दही बना दूध

Yoke (योक)— दो रचनाओं को जोड़ने वाला एक ऊतक

Yolk (योक)— डिम्ब या अण्डे में संचित पौष्टिक पदार्थ; पीतक; अण्डपीतक

Young (यंग)— युवा, अल्पवयस्क; तरुण

Young's rule (यंग्स रूल)—किसी बच्चे के लिए औषधि की मात्रा की गणना करने की एक विधि । इसके लिए बच्चे की आयु को उसकी आयु जमा 12 से भाग देते हैं । परिणाम युवा व्यक्ति की खुराक के उस भाग को प्रदर्शित करता है जिसे बच्चे को दिया जाना है जैसे 3 वर्ष के बच्चे को युवा व्यक्ति की खुराक के निम्न भाग की आवश्यकता होती है– 3/3+12 = 3/15 = 1/5 भाग

Youth (यूथ)— बचपन एवं परिपक्वता के बीच का काल, यौवन

Ypsiliform (इप्सिलीफोर्म)— Y के आकार का

Zz

Z (ज़ैड)—परमाणु-संख्या का प्रतीक

Zavanelli maneuver (जेवानेली मैन्यूवर)— हाथों के द्वारा असाध्य कन्धा प्रस्तुति में कठिनाई से जन्म लेने वाले भ्रूण के सिर को घुमा देना।

Zea (ज़ीया)—Maize. मक्का

Zeaxanthin (ज़ीएज़ैन्थिन)— अनाजों, फलों, बीजों तथा अण्डे की ज़र्दी आदि में पाया जाने वाला एक कैरोटीन (विटामिन ए का पूर्वगामी)

Zeaxanthol (ज़ीएजैन्थॉल)— Zeaxanthin.

Zeis' glands (ज़ीस ग्लैण्ड्स)—पलक की इसके स्वतन्त्र किनारे के पास स्थित त्वग्वसीय ग्रन्थियाँ। प्रत्येक ग्रन्थि एक पक्ष्म (पलक के बाल) से सम्बद्ध होती है।

Zeitgeist (ज़ीटगीस्ट)— किसी विशेष समय पर लोगों का उत्साह या उनकी धारणा

Zelophobia (जीलोफोबिया)— ईर्ष्या का विकृत भय

Zelotypia (ज़ीलोटाइपिया)— ईर्ष्या में पागलपन

Zenkerism (ज़ींग्केरिज़्म)— Zenker's degeneration.

Zenker's degeneration (ज़ींग्कर्स डीजेनेरेशन)— तीव्र संक्रामक रोगों विशेषकर टाइफॉयड ज्वर में कंकालीय पेशियों का शीशे के समान या मोम जैसा काचाभ ह्रास

Zenker's diverticulum (ज़ींग्कर्स डाइवर्टिकुलम)— ग्रासनलीय भित्ति के किसी दोष से होकर ग्रासनली की श्लेष्मिक कला का बहिःसरण होना।

Zenker's fluid (ज़ींग्कर्स फ्लूड)—एक ऊतक स्थिरीकारक जिसमें मरक्यूरिक क्लोराइड, पोटेशियम डाइक्रोमेट, ग्लेसियल एसीटिक एसिड एवं जल होता है। इसे कोशिकाओं के, विशेष रूप से केन्द्रकों के विस्तृत परीक्षण के लिए प्रयोग में लाया जाता है।

Zeoscope (जीयोस्कोप)— किसी तरल में एल्कोहॉल की मात्रा को निर्धारित करने वाला एक उपकरण

Zero (जीरो)—1. शून्य 2. सेन्टीग्रेड थर्मामीटर पर सबसे नीचे का बिन्दु —(0° C) जो बर्फ के पिघलने का तापमान होता है जिससे अंशांकन शुरू होता है। यह फेहरनहाइट थर्मामीटर के 32° के तुल्य होता है।

Absolute zero (एब्सॉल्यूट ज़ीरो)—सबसे नीचे का तापमान जिस पर सभी गैसें द्रवीभूत हो जाती हैं जो —273.15° C अथवा —459.67° F होता है।

Zestocausis (ज़ेस्टोकॉसिस)— गर्म वाष्प से युक्त नली से दहन करना।

Ziehl-Neelsen method (ज़ेल-नेल्सन मैथड)— माइकोबैक्टीरियम ट्यूबरकुलोसिस को अभिरंजित करने की विधि

Zieve's syndrome (जीव्ज़ सिण्ड्रोम)—अधिक शराब पी लेने पर अल्पकालिक कामला या पीलिया, रक्तसंलायी रक्ताल्पता, अतिवसारक्तता तथा उदरीय वेदना का होना।

Zig-zag (ज़िग-जाग)— टेढ़ा-मेढ़ा, कुटिल

Zinc (ज़िंक)— ज़स्ता, यशद

Zinciferous (ज़िंकीफेरस)— जस्ते से युक्त

Zincoid (ज़िंकॉयड)— ज़िंक या ज़स्ते के समान अथवा उससे सम्बन्धित

Zincum (ज़िंकम)— जस्ता, यशद

Zingiber (ज़िंजीबर)— अदरक के पौधों का वंश

Zn. (ज़ैडएन)— जिंक का रासायनिक प्रतीक

Zoacanthosis (ज़ोएकैन्थोसिस)—त्वचा में बालों, कंटीले बालों अथवा निम्न श्रेणी के जन्तुओं के डंकों के घुसने से उत्पन्न त्वक्शोथ

Zoanthropic (ज़ोएन्थ्रोपिक)— जानवर होने की अनुभूति होने से सम्बन्धित अथवा जिसे जानवर होने की अनुभूति हो।

Zoanthropy (जोएन्थ्रोपी)—जानवर होने की भ्रान्ति; स्वपश्वानुभूति

Zoe (जोइ)—जीवन; प्राण

Zoetic (जोइटिक)—. जीवन सम्बन्धी

Zoic (ज़ोइक)— जन्तु जीवन से सम्बन्धित

Zoite (ज़्वाइट)— Sporozoite.

Zollinger-Ellison syndrome (जोलिंगर-एलिसन सिण्ड्रोम)— अग्न्याशय के इन्सुलिन-अस्रावी अर्बुद द्वारा उत्पन्न एक रोग जिससे बहुत अधिक गैस्ट्रिन हार्मोन स्रवित होता है। यह आमाशय को अधिक मात्रा में हाइड्रोक्लोरिक एसिड तथा पैप्सिन स्रवित करने के लिए उद्दीप्त करता है जिससे फिर आमाशय एवं आँत का पैप्टिक अल्सर (उदर-व्रण) बन जाता है।

Zona (ज़ोना)— 1. एक क्षेत्र या मण्डल; पट्टा या बन्ध; कटिबन्ध या मेखला 2. वर्तुलाकार विसर्पिका

Zona ciliaris (ज़ोना सिलीयरिस)— रोमक प्रवर्ध संयुक्त रूप में; रोमक क्षेत्र

Zona facialis (ज़ोना फेसियालिस)— चेहरे की वर्तुलाकार विसर्पिका

Zona fasciculata (ज़ोना फेशिकुलेटा)—अधिवृक्क ग्रन्थि की बीच की मोटी परत, पूलिका अस्तर

Zona glomerulosa (ज़ोना ग्लोमेरुलोसा)— अधिवृक्क प्रान्तस्था की कैप्सूल से ठीक नीचे सबसे बाहरी परत; स्तवक अस्तर

Zona ophthalmica (ज़ोना ऑफ्थैल्मिका)—नेत्र-तन्त्रिका द्वारा पूरित क्षेत्र की वर्तुलाकार विसर्पिका

Zona pellucida (ज़ोना पेलुसिडा)—डिम्ब की आन्तरिक मोटी श्लेष्मिक परत, स्वच्छ अस्तर

Zona reticularis (ज़ोना रेटीकुलेरिस)— अधिवृक्क प्रान्तस्था की सबसे भीतरी परत; जाल क्षेत्र

Zonae (ज़ोनी)—. Zona का बहुवचन

Zonal (ज़ोनल)—क्षेत्र या मण्डल से सम्बन्धित; क्षेत्रीय; मण्डलीय

Zonary (ज़ोनरी)— किसी क्षेत्र अथवा मण्डल से सम्बन्धित या उसके आकार का

Zonary placenta (ज़ोनरी प्लेसेन्टा)—जरायु के चारों ओर चौड़े छल्ले के रूप में व्यवस्थित एक अपरा

Zonate (ज़ोनेट)— छल्लेदार या विभिन्न प्रकार की संकेन्द्रित परतों से युक्त

Zondek-Aschheim test (ज़ोण्डेक-एशकीम टैस्ट)— गर्भावस्था का एक परीक्षण जिसमें रोगिणी के मूत्र को अवत्वक् इन्जैक्शन द्वारा अपरिपक्व मादा चूहे (चुहिया) में प्रविष्ट किया जाता है। यदि चूहिया मर जाती है तो गर्भावस्था का संकेत मिलता है।

Zone (ज़ोन)— चारों ओर से घेरने वाला स्थान अथवा सीमा; क्षेत्र; मण्डल

Abdominal zone (एब्डोमिनल ज़ोन)— उदरीय क्षेत्र

Ciliary zone (सिलीयरी ज़ोन)— नेत्र की परितारिका की अग्रज सतह का परिसरीय भाग

Epileptogenic zone (एपिलेप्टोजेनिक ज़ोन)—मस्तिष्क का वह स्थान जो उत्तेजित होने पर मिर्गी का दौरा उत्पन्न करता है।

Erogenous zone (इरोजीनस ज़ोन)— शरीर का वह स्थान जो उत्तेजित होने पर लैंगिक उत्तेजना उत्पन्न करता है जैसे स्तन, होंठ, जननांग तथा नितम्ब एवं गुदीय क्षेत्र आदि

Zonesthesia (ज़ोनेस्थीसिया)—ऐसा महसूस होना जैसे कोई रस्सा शरीर को भींच रहा हो; बंधनानुभूति

Zonifugal (ज़ोनीफ्यूगल)— किसी क्षेत्र या मण्डल में से बाहर की ओर को निकलने वाला

Zoning (ज़ोनिंग)—सिफिलिस के मामले में, सीरमी परीक्षण में सीरम की थोड़ी-सी मात्रा में एक शक्तिशाली प्रतिक्रिया का उत्पन्न होना।

Zonipetal (ज़ोनीपीटल)—बाहर से किसी क्षेत्र या मण्डल में प्रवेश करने वाला।

Zonography (ज़ोनोग्राफी)— केन्द्रबिन्दु के एक अपेक्षाकृत मोटे तल के साथ एक प्रकार की टोमोग्राफी जिसका विशेष रूप से वृक्कीय एक्स-रे चित्रण में प्रयोग किया जाता है।

Zonoskeleton (ज़ोनोस्केलेटन)— समीपस्थ अस्थियाँ जिनसे भुजाएँ जुड़ी होती हैं जैसे कूल्हे की हड्डी, स्कैपुला एवं क्लैविक्ल

Zonula (ज़ोनुला)— एक छोटा क्षेत्र या मण्डल; मण्डलिका

Ciliary zonula (सिलीयरी ज़ोनुला)— नेत्र के लैन्स का निलम्बी स्नायु; रोमक मण्डलिका

Zonulae (ज़ोनुली)— Zonula का बहुवचन

Zonular (ज़ोनुलर)— मण्डलिका सम्बन्धी

Zonular cataract (ज़ोनुलर कैट्रेक्ट)— ऐसा मोतियाबिन्दु जिसमें अपारदर्शिता लैन्स की कुछ परतों तक सीमित रहती है।

Zonular space (ज़ोनुलर स्पेस)— लैंस के लिगामैन्टों के तन्तुओं के बीच का स्थान

Zonule (ज़ोन्यूल)— Zonula.

Zonulitis (ज़ोन्यूलाइटिस)— रोमक मण्डलिका की सूजन

Zonulolysis (ज़ोन्यूलोलाइसिस)—एन्जाइमों का प्रयोग करके रोमक मण्डलिका घोल को देना जिससे शल्यक्रिया द्वारा लैन्स को निकाला जा सके।

Zonulotomy (ज़ोन्यूलोटॉमी)— रोमक मण्डलिका में चीरा लगाना

Zonulysis (ज़ोन्यूलाइसिस)— Zonulolysis.

Zoo- (जू-)— जन्तु के अर्थ में प्रयुक्त एक उपसर्ग

Zoobiology (जूबायोलॉजी)— जन्तुओं का जीव-विज्ञान

Zooblast (जूब्लास्ट)— एक जन्तु कोशिका विशेषकर एक अपरिपक्व कोशिका

Zoochemistry (जूकैमिस्ट्री)— जन्तुओं का जीवरसायन

Zoochrome (जूक्रोम)— जन्तुओं अथवा मानवों में प्राकृतिक रूप से उत्पन्न होने वाला एक वर्णक

Zoodermic (जूडर्मिक)— किसी जन्तु की त्वचा द्वारा सम्पादित जैसे त्वचा निरोपण में किया जाता है।

Zoodynamics (जूडाइनामिक्स)— जन्तुओं का शरीरक्रियाविज्ञान

Zooerastia (जूइरास्टिया)— Zoophilia.

Zooerasty (जूइरेस्टी)— Bestiality.

Zoofulvin (जूफुल्विन)— कुछ चिड़ियों के पंखों से उपलब्ध एक पीला वर्णक

Zoogenesis (जूजेनेसिस)— Zoogeny.

Zoogenous (जूजीनस)— जन्तुओं से उपार्जित

Zoogeny (जूजेनी)— जन्तुओं का परिवर्धन एवं विकास

Zoogeography (जूजियोग्राफी)— पृथ्वी पर जन्तुओं के वितरण का वैज्ञानिक अध्ययन

Zoogonous (जूगोनस)— Viviparous.

Zoogony (जूगोनी)— Viviparity.

Zoograft (जूग्राफ्ट)— किसी जन्तु से उपलब्ध ऊतक का एक निरोप

Zoografting (जूग्राफ्टिंग)—किसी मानव शरीर पर किसी जन्तु ऊतक को निरोपित करना।

Zooid (ज़्वॉयड)— पशु के समान

Zoolagnia (जूलैग्निया)— पशुओं के लिए लैंगिक इच्छा

Zoologist (जूलॉजिस्ट)— जन्तु-विज्ञान का विशेषज्ञ

Zoology (जूलॉजी)— जन्तु-विज्ञान

Zoomania (जूमैनिया)— पशुओं या जानवरों को प्राप्त करने हेतु पागल बने रहना।

Zoom lens (जूम लैन्स)— एक प्रकार का आँख का लैन्स जिसे पास अथवा दूर की वस्तुओं पर संकेन्द्रित करने के लिए समायोजित किया जा सकता है।

Zoonoses (जूनोसेज़)— जन्तुओं के रोग जो मनुष्य को संचारित हो सकते हैं; पशुजन्य रोग

Zoonosis (जूनोसिस)— Zoonoses का एकवचन

Zoonotic (जूनोटिक)— पशुजन्य रोगों से सम्बन्धित

Zooparasite (जूपैरासाइट)—एक जन्तु परजीवी

Zoopathology (जूपैथोलॉजी)—जन्तु रोगों का विकृति-विज्ञान

Zoophagous (जूफेगस)— मांसाहारी। जन्तु भोजन पर जीवित रहने वाला।

Zoophile (जूफाइल)— पशुओं का शौकीन

Zoophilia (जूफीलिया)— पशुओं का शौक होना

Zoophilic (जूफिलिक)— वह व्यक्ति जो जानवरों को चाहता है।

Zoophilism (जूफीलिज़्म)— Zoophilia.

Zoophobia (जूफोबिया)— जन्तुओं का विकृत भय; पशुभिति

Zoophyte (जूफाइट)— पौधे के समान एक जन्तु

Zooplankton (जूप्लेन्कटन)—प्राकृतिक जल में विद्यमान छोटा जन्तु

Zooplasty (जूप्लास्टी)— Zoografting.

Zoopsia (जूप्सिया)— विभ्रम जिसमें पशु दिखाई देते हैं।

Zoopsychology (जूसाइकोलॉजी)—जन्तुओं का मनोविज्ञान

Zoosadism (जूसैडिज़्म)— जन्तुओं को कष्ट पहुँचाने से उत्पन्न कामुकता

Zooscopy (जूस्कोपी)—जन्तुओं का वैज्ञानिक निरीक्षण

Zoosmosis (जूस्मोसिस)—जीवित ऊतकों में परासरण की प्रक्रिया

Zoospermia (जूस्पर्मिया)— स्खलित वीर्य में जीवित शुक्राणुओं का पाया जाना।

Zoospore (जूस्पोर)— एक या अधिक कशाभों से गति करने वाला एक गतिशील, अलैंगिक, कशाभयुक्त बीजाणु जैसा कि कुछ शैवालों तथा कवकों द्वारा उत्पन्न होता है।

Zoosterol (जूस्टैराल)— जन्तुओं से उत्पन्न कोई भी स्टैरॉल

Zootechnics (जूटैक्निक्स)— घरेलु पशुओं के बच्चा पैदा कराने एवं उनकी देख-भाल करने की तकनीक

Zootherapeutics (जूथिराप्यूटिक्स)— पशु चिकित्सा

Zootic (जूटिक)—पशुओं से सम्बन्धित

Zootomy (जूटॉमी)— जन्तुओं का विच्छेदन करना।

Zootoxin (जूटॉक्सिन)— किसी जन्तु से उत्पन्न कोई जीवविष जैसे सर्प विष आदि

Zootrophic (जूट्रॉफिक)— जन्तु पोषण से सम्बन्धित

Zoster (ज़ॉस्टर)— Herpes zoster.

Zosteriform (ज़ॉस्टेरीफार्म)— Zosteroid.

Zosteroid (ज़ॉस्टेरॉयड)— वर्तुलाकार विसर्पिका अथवा हर्पीज़ जॉस्टर के समान

Z-plasty (ज़ैड-प्लास्टी)— प्लास्टिक सर्जरी की एक तकनीक जिसमें व्रणचिह्न निकोचनों के शिथिलन के लिए त्वचा के किसी दोष की दो त्रिभुजाकार पल्लों जिन्हें Z आकार का चीरा लगाकर बनाया जाता है, के स्थिति-अन्तरण द्वारा मरम्मत की जाती है; Z सन्धान

Zr. (ज़ैडआर.)— जिर्कोनियम का रासायनिक प्रतीक

Zwitterions (ज़्वीटेरियन्स)— आयन जिनमें चार्ज के दोनों धनात्मक एवं ऋणात्मक क्षेत्र होते हैं।

Zyg- (ज़ाइग-)— एक उपसर्ग जिसका अर्थ दो रचनाओं को जोड़ने वाला ऊतक; जुड़ा हुआ तथा संगम होता है।

Zygal (ज़ाइगल)—दो रचनाओं को जोड़ने वाले ऊतक से सम्बन्धित

Zygapophyseal (ज़ाइगेपोफाइजियल)— ज़ाइगेपोफाइसिस से सम्बन्धित

Zygapophyses (ज़ाइगेपोफाइसेस)— Zygapophysis का बहुवचन

Zygapophysial (ज़ाइगेपोफाइज़ियल)— Zygapophyseal.

Zygapophysis (ज़ाइगेपोफाइसिस)— कशेरुका का सन्धायक प्रवर्ध

Zygion (ज़ाइजियॉन)—गण्डास्थिक चाप पर स्थित सबसे अधिक पार्श्वीय बिन्दु

Zygocyte (ज़ाइगोसाइट)— Zygote.

Zygodactyly (ज़ाइगोडैक्टाइली)— Syndactylism.

Zygoma (ज़ाइगोमा)— 1. शंखास्थि का गण्डास्थिक प्रवर्ध 2. गण्डास्थिक चाप 3. गण्डास्थि या कपोलास्थि

Zygomatic (ज़ाइगोमेटिक)— गण्डास्थि से सम्बन्धित, गण्डास्थिक

Zygomatic arch (ज़ाइगोमेटिक आर्च)—गालों के प्रत्येक ओर प्रत्येक गण्डास्थि के गण्डास्थिक प्रवर्ध के शंखास्थि के गण्डास्थिक प्रवर्ध से मिलकर जोड़ बनाने वाला चाप, गण्ड-चाप

Zygomatic bone (ज़ाइगोमेटिक बोन)— चेहरे के प्रत्येक ओर आँख के नीचे की हड्डी

Zygomaticoauricular (ज़ाइगोमेटिकोऑरिकुलर)— गण्डास्थि एवं बाह्य कर्ण से सम्बन्धित

Zygomaticofacial (ज़ाइगोमेटिकोफेशल)— जाइगोमा एवं चेहरे से सम्बन्धित

Zygomaticofrontal (ज़ाइगोमेटिकोफ्रन्टल)— जाइगोमा एवं ललाटीय हड्डी से सम्बन्धित

Zygomaticomaxillary (ज़ाइगोमेटिकोमैक्ज़िलरी)—जाइगोमा एवं मैक्ज़िला (ऊर्ध्वहनु) से सम्बन्धित

Zygomatico-orbital (ज़ाइगोमेटिको-ऑर्बिटल)— जाइगोमा एवं नेत्र-गुहा से सम्बन्धित

Zygomaticosphenoid (ज़ाइगोमेटिकोस्फैनॉयड)— जाइगोमा एवं स्फैनॉयड हड्डी से सम्बन्धित

Zygomaticotemporal (ज़ाइगोमेटिकोटैम्पोरल)— जाइगोमा एवं शंखास्थि से सम्बन्धित

Zygomatic process (ज़ाइगोमेटिक प्रोसेज)— शंखास्थि के पट्की भाग का नीचे की ओर को जाने वाला एक पतला प्रक्षेपण, तथा गण्डास्थि का गण्ड-चाप बनाने वाला एक भाग

Zygomatic reflex (ज़ाइगोमेटिक रिफ्लैक्स)— जाइगोमा का परिताड़न करने पर निचले जबड़े का परिताड़ित ओर को चले जाना।

Zygomaticum (ज़ाइगोमेटिकम)— Zygomatic bone.

Zygomaxillary (ज़ाइगोमैक्ज़िलरी)— गाल की हड्डी एवं ऊपरी जबड़े से सम्बन्धित

Zygomycetes (जाइगोमाइसीटीज़)— कवकों का एक वर्ग जिससे म्यूकोरमाइकोसिस एवं एन्टेमोफ्थोरामाइकोसिस रोग उत्पन्न होता है।

Zygomycosis (ज़ाइगोमाइकोसिस)— ज़ाइगोमेटिक या गाल की हड्डी का कवक संक्रमण

Zygon (ज़ाइगोन)— प्रमस्तिष्कीय विदर की दो समानान्तर भुजाओं को जोड़ने वाला पट्टा

Zygopodium (ज़ाइगोपोडियम)—भुजा-कंकाल का मध्यवर्ती भाग अर्थात् ऊपरी भुजा की रेडियस तथा अल्ना हड्डियाँ एवं अधोवर्ती भुजा की टिबिया तथा फिब्यूला हड्डियाँ

Zygosis (ज़ाइगोसिस)—दो एककोशिकीय जन्तुओं का लैंगिक संयोग

Zygosity (ज़ाइगोसिटी)— दो एककोशिकीय जन्तुओं के लैंगिक संयोग से सम्बन्धित

Zygosperm (जाइगोस्पर्म)— ZYgospore.

Zygospore (जाइगोस्पोर)— दो आकार में एक-सी रचनाओं के संयोजन से बना एक बीजाणु

Zygosyndactyly (ज़ाइगोसिण्डैक्टाइली)— हाथों अथवा पैरों की अँगुलियों का पूर्ण रूप या अपूर्ण रूप से जालयुक्त होना।

Zygote (ज़ाइगोट)— नर एवं मादा युग्मकों के संयोग से बनने वाली कोशिका; गर्भित डिम्ब; युग्मनज

Zygotic (ज़ाइगोटिक)— युग्मनज सम्बन्धी

Zygotoblast (ज़ाइगोटोब्लास्ट)— Sporozoite.

Zygotomere (ज़ाइगोटोमेयर)— Sporoblast.

Zymase (ज़ाइमेस)— किण्वन या खमीरण करने वाला एन्जाइम

Zyme- (जाइम-)— एक उपसर्ग जिसका अर्थ एन्जाइम अथवा किण्वन या खमीरण है।

Zyme (ज़ाइम)— एन्जाइम अथवा किण्व (खमीर)

Zymic (ज़ाइमिक)—एन्जाइमों से सम्बन्धित; किण्विक

Zymogen (ज़ाइमोजन)— Proenzyme.

Zymogene (ज़ाइमोजीन)— किण्वन या खमीरण को उत्पन्न करने वाले सूक्ष्म जीवधारी

Zymogenesis (ज़ाइमोजेनेसिस)— किसी निष्क्रिय पूर्वगामी एन्जाइम (जाइमोजन) का एक सक्रिय एन्जाइम में रूपान्तरित होना।

Zymogenic (ज़ाइमोजेनिक)— 1. किण्वन करने वाला; किण्वजनक 2. किसी जाइमोजन से सम्बन्धित या उसे उत्पन्न करने वाला; ज़ाइमोजनजनक

Zymogenous (ज़ाइमोजीनस)— Zymogenic.

Zymogram (ज़ाइमोग्राम)—कागज की पट्टियाँ जिनमें वैद्युतकणसंचलन द्वारा अलग किये गए एन्जाइमों की स्थितियों को दर्शाया जाता है।

Zymohydrolysis (ज़ाइमोहाइड्रोलाइसिस)— किसी किण्व द्वारा किया जाने वाला विघटन

Zymoid (ज़ाइमॉयड)— किसी एन्जाइम के समान

Zymologic (ज़ाइमोलॉजिक)— किण्व-विज्ञान से सम्बन्धित

Zymologist (ज़ाइमोलॉजिस्ट)— किण्व-विज्ञान का विशेषज्ञ

Zymology (ज़ाइमोलॉजी)— किण्व-विज्ञान

Zymolysis (ज़ाइमोलाइसिस)— Fermentation. Zymosis.

Zymolyte (ज़ाइमोलाइट)—वह पदार्थ जिस पर कोई किण्व या फर्मेन्ट क्रिया करता है।

Zymolytic (ज़ाइमोलाइटिक)— किण्वन या खमीरण उत्पन्न करने वाला; किण्वक

Zymometer (ज़ाइमोमीटर)— किण्वन की माप करने वाला एक उपकरण; किण्वनमापी यन्त्र

Zymonema (ज़ाइमोनेमा)— कवकों का एक वंश

Zymonematosis (ज़ाइमोनेमेटोसिस)— ज़ाइमोनेमा द्वारा उत्पन्न रोग

Zymophoric, Zymophorous (ज़ाइमोफोरिक, ज़ाइमोफोरस)— खमीरण करने के गुणों से युक्त

Zymophyte (ज़ाइमोफाइट)— किण्वन या खमीरण करने वाला सूक्ष्मजीव

Zymoplastic (ज़ाइमोप्लास्टिक)— किण्व उत्पन्न करने वाला

Zymoprotein (ज़ाइमोप्रोटीन)—कोई भी प्रोटीन जो एन्जाइम के रूप में भी कार्य करती है।

Zymose (ज़ाइमोस)— Invertin or invertase.

Zymosis (ज़ाइमोसिस)— 1. किण्वन या खमीरण 2. वह प्रक्रिया जिसके द्वारा कोई संक्रामक रोग उत्पन्न होता है। 3. कोई संक्रामक रोग

Zymosterol (ज़ाइमोस्टैरॉल)— यीस्ट से उपलब्ध एक स्टैरॉयड

Zymosthenic (ज़ाइमोस्थेनिक)— किसी एन्जाइम की शक्ति एवं क्रियाशीलता बढ़ाने वाला।

Zymotic (ज़ाइमोटिक)—किण्वन या खमीरण से सम्बन्धित अथवा उसके द्वारा उत्पन्न

Weight and Measurements

Units of Weight (भार की इकाइयाँ)

Teragram=1,000,000,000,000, grams (10 खरब ग्राम)

Gigagram=1,000,000,000 grams (एक अरब ग्राम)

Megagram=1,000,000 grams (10 लाख ग्राम)

Kilogram=1,000 grams=15,432.35 grains = 35.274, avoirdupois ounces=32.151 apothe-caries or troy ounces=2.2046 avoirdupois pounds.

Hectogram=100 grams=1,543.23 grains.

Decagram=10 grams=154.323 grains.

Gram (unit)=1gm.=15.432 grains=0.25720 apothecaries' dram=0.03527 avoirdupois ounce=0.03215 apothecaries' or troy ounce=0.002205 avoirdupois pound.

Decigram=0.1 gm.=1.5432 grains

Centigram=0.01 gm.=0.15432 grain.

Milligram=0.001 gm. (एक ग्राम का हजारवाँ भाग) =0.015432 grain.

Microgram=.000001 gm. (ग्राम का दस लाखवाँ भाग) =.000015432 grain.

Nanogram=0.000000001 gm. (एक ग्राम का एक अरबवाँ भाग)=.000000015432 grain. Picogram=.000000000001 gm. (1 ग्राम का दस खरबवाँ भाग)=.000000000015432 grain

1 Grain=64.7989 milligrams=0.0648 gram= 0.00208 apothecaries' ounce= 0.0001429 avoirdupois pound=.000065 kilogram.

1 Ounce=480.0 grains=31.1 grams=1 apothecaries' ounce=0.06855 avoirdupois pound=0.0311 kilogram.

1Lb (Pound)=7000.0 grains=453.5924 grams=14.583 apothecaries' ounces=1.0 avoirdupois pound=0.45354 kilogram

1 Dram (apothecaries')=3.8879 grams.

Apothecaries' weight

20 grains=1 scruple 3 scruples=1 dram

8 drams=1 ounce 12 ounces=1 pound

Avoirdupois weight

27.343 grains=1 dram

16 drams=1 ounce

16 ounces=1 pound

100 pounds=1 hundredweight

2000 pounds=1 short ton

2240 pounds=1 long ton

1 oz. troy=480 grains

1 oz avoirdupois=437.5 grains.

1 lb. troy=5760 grains

1 lb. avoirdupois=7000 grains.

Troy Weight

24 grains=1 penny weight, 20 penny weight=1 ounce, 12 ounces=1 Pound

Units of Length (लम्बाई की इकाइयाँ)

1μ =1 micrometer=0.001 millimeter. 1 millimeter =1000 micrometer.

1 millimeter=0.1 centimeter=0.03937 inch =0.00328 foot=0.0011 yard=0.001 meter

1 centimeter=10 millimeter=0.3937 inch =0.03281 foot=0.0109 yard=0.01 meter.

1 inch=25.4mm.=2.54 cm.=0.0833 foot =0.0278 yard=0.0254m.

12 inches=1 foot.

1 ft.=304.8 mm.=30.48 cm.=12.0 inch=0.333 yard=0.3048 meter, 3 feet=1 yard, 1 yard.=914.40 mm.=91.44 cm.=36.0 inch=3 feet=0.9144 m.

1 meter=1000 mm.=100 cm.=39.37 inch =3.2808 feet=1.0936 yard.

Kilometer=1000 meters=0.6215 mile.

1 mile=5280 feet=1.609 kilometers.

Cubic Measure

1 cubic centimeter=0.06102 cubic inch.

1 cubic inch=16.3872 cubic centimeters, 1728 cubic inches=1 cubic foot.

1 cubic foot=0.02832 cubic meter, 27 cubic feet=1 cubic yard

1 cubic meter=1.3079 cubic yard=35.314 cubic feet.

Units of Volume
(आयतन की इकाइयाँ)

1 milliliter=16.23 minims=0.2705 fluid dram=0.0338 fluid ounce=0.061 cubic inch=0.001 liter=0.00106 quart.

1 fluid dram=3.697 milliliters=0.125 fluid ounce=0.226 cubic inch=0.00369 liter =0.00391 quart

1 cubic inch=16.3866 milliliters=4.4329 fluid drams=0.5541 fluid ounce=0.01639 liter=0.0173 quart.

1 fluid ounce=29.573 milliliters=8 fluid drams=1.8047 cubic inches=0.02957 liter =0.03125 quart.

1 pint=473.166 milliliters=16 ounces=½ quart.

1 quart=946.332 milliliters=256.0 fluid drams=32.0 fluid ounces=57.75 cubic inches=.9463 liter.

1 liter=1000 milliliters=270.52 fluid drams=33.815 fluid ounces=61.025 cubic inches=1.0567 quarts

1 gallon=4 quarts=8 pints=3.785 liters.

Household weights (घरेलू वज़न)

Approximately 60 drops=5mls.=1 dram=1/8 ounce=1 teaspoonful

1 teaspoonful=1/8 fl. oz=1 dram.

3 teaspoonful=1 tablespoonful

1 tablespoonful=½ fl. oz.=4 drams.

16 tablespoonful (liquid) = 1 cup.

12 tablespoonful (dry)=1 cup.

1 cup=8 fl. oz.

1 tumbler or glass=8 fl. oz.=½ pint.

Units of time (समय की इकाइयाँ)

1 millisecond=one thousandth of a second.

1 second=1/60 of a minute.

1 minute=1/60 of an hour.

1 hour=1/24 of a day.

Symbols and their Meanings

(चिन्ह एवं उनके अर्थ)

♏ Minim. बूँद

ʒ Dram ड्राम

fʒ Fluid dram. फ्लूड ड्राम

℥ Ounce. औंस

f℥ Fluid ounce. फ्लूड औंस

O pint. पिन्ट

lb Pound. पौण्ड

R_x Recipe; take. नुस्खा; लीजिये

$\bar{a}$ a of each प्रत्येक का

A, A U Angstrom unit. एंग्सट्रॉम इकाई

C' Complement. पूरक

$\bar{C}$ With. से, के साथ

P After बाद में

Δ Change, heat. परिवर्तन, ऊष्मा या गर्मी

Eo Electroaffinity. Capability of the ions to retain their electric charge. आयनों की अपने विद्युत् चार्ज को रोकने की क्षमता

$m\mu$ Millimicron or micromillimeter. एक मिलीमीटर का दस लाखवाँ भाग, माइक्रोमिलीमीटर

$\downarrow$ Decrease. घटना

μg Microgram. माइक्रोग्राम

mEq Milliequivalent. The concentration of electrolytes in a certain volume of solution. विलयन के किसी निश्चित आयतन में इलैक्ट्रोलाइटों की सान्द्रता, मिलीइक्वीवैलेन्ट

mg. Milligram मिलीग्राम

mg% Milligrams percent; milligrams per 100 mls. प्रत्येक 100 मिलीलीटर में मिलीग्राम

$\uparrow$ Increase. बढ़ना

QO_2 Oxygen consumption. ऑक्सीजन का उपभोग

PO_2 Partial pressure of oxygen. ऑक्सीजन का आंशिक दबाव

PCO_2 Partial pressure of carbon dioxide. कार्बन डाइऑक्साइड का आंशिक दबाव

$\bar{s}$ Without. बिना, रहित

$\bar{s}\bar{s}$, ss one-half. आधा, अर्द्ध भाग

μm Micrometer. माइक्रोमीटर

μ Micron. माइक्रोन

$\mu\mu$ Micromicron. माइक्रोमाइक्रोन

$+$ Plus; excess; acid reaction; positive. जमा; अधिक; अम्ल क्रिया; धनात्मक

$-$ Minus; deficiency; alkaline reaction; negative.नफी; कमी; क्षारीय क्रिया; ऋणात्मक

$\pm$ Either positive or negative; indefinite. धनात्मक या ऋणात्मक; अनिश्चित

Number; following a number; pounds. संख्या; किसी संख्या के बाद; पौण्ड

$\div$ Divided by. द्वारा विभाजित

$\times$ Multiplied by; magnification. द्वारा गुणा किया गया; आवर्धन या बृहत्तरकरण

$=$ Equal. बराबर

$\cong$ Approximately equal. लगभग बराबर

$>$ Greater than. से बड़ा

$<$ Lesser than. से छोटा या कम

$\nless$ Not less than. से कम नहीं

$\ngtr$ Not greater than. से बड़ा नहीं

$\leqq$ Equal to or less than. के बराबर अथवा से कम

$\geqq$ Equal to or greater than. के बराबर अथवा बड़ा

$\neq$ Not equal to. के बराबर नहीं

$\surd$ Root; square root. मूल; वर्गमूल

$\sqrt[2]{}$ Square root. वर्गमूल

$\sqrt[3]{}$ Cube root. घनमूल

∞ Infinity. असीमितता

: Ratio; "is to." अनुपात

:: Equality between ratios, "as." अनुपातों के बीच समानता

$\therefore$ Therefore. इसलिए; अतः

$^\circ$ Degree. डिग्री, अंश

% Percent. प्रतिशत

π (पाई)—3.1416—ratio of circumference of a circle to its diameter. किसी वृत्त की परिधि का उसके व्यास के साथ का अनुपात

□, ♂ Male. नर (पुरुष)

○, ♀ Female. मादा (स्त्री)

$\rightleftharpoons$ Denoting a reversible reaction. परिवर्तनीय प्रतिक्रिया को बताने वाला

Abbreviations and their Meanings

(शब्दों के संक्षिप्त रूप एवं उनके अर्थ)

abs. feb.—without fever. ज्वर-रहित
a.c.—before eating. खाने से पहले
ad—to; upto. को; तक
ad lib—as desired. इच्छानुसार
ad part. dolent—to the painful parts. वेदनायुक्त भागों पर
ad sat.—to saturation. संतृप्ति तक
adst. feb.—when fever is present. जब बुखार हो
ad us. ext—For external use. बाह्य प्रयोग के लिए
AF—atrial fibrillation. अलिन्दी विकम्पन
ag. feb.—when fever increases. जब बुखार बढ़ता है।
agit.—Shake; stir. हिलाना; मन्थन करना
agit. ante sum—Shake before taking. सेवन करने से पूर्व हिलाओ
alb.—white. श्वेत
alt. dieb.—every other day. प्रत्येक तीसरे दिन
alt. hor—every other hour. प्रत्येक तीसरे घण्टे पर
alt. noc.—every other night. प्रत्येक तीसरी रात्रि
AM—morning. सुबह
ant.—anterior. अग्र
A-P—anterior-posterior. अग्र-पश्चज
ap—before dinner. भोजन से पूर्व
Aq.—water. जल, पानी
aq. dest.—distilled water. आसुत जल
aq. frig.—cold water. ठण्डा पानी
at. wt.—atomic weight. परमाणु-भार
bal.—bath. स्नान
bib.—drink. पीना, पेय
b.i.d.—twice daily. प्रतिदिन दो बार
b.i.n.—twice a night. रात्रि में दो बार
bis in 7d.—twice a week. सप्ताह में दो बार
BM—bowl movement. मल-त्याग
BP—blood pressure. रक्त-चाप
B.P.—British Pharmacopeia.
C—Calorie (Kilocalorie) कैलोरी (किलोकैलोरी)
c—calorie (small calorie) कैलोरी (छोटी कैलोरी)
ca—about or approximately. लगभग
cal.—calorie. कैलोरी
cap.—capsule. कैप्सूल
cat.—cataplasma. Poultice. पुल्टिस
CBC—Complete blood count. सम्पूर्ण रक्त गणना
CC—chief complaint मुख्य शिकायत
cc—cubic centimeter. घन सेन्टीमीटर
cito disp.—let it be dispensed quickly. इसका नुस्खा शीघ्र ही बनाओ
c.m.—tomorrow morning. कल सुबह
cm.—centimeter. सेन्टीमीटर
c.m.s.—to be taken tomorrow morning. कल सुबह लिया जाने वाला
c.n.—tomorrow night. कल रात
CNS—Central nervous system. केन्द्रीय तन्त्रिका-तन्त्र
coch. mag.—a tablespoonful बड़ी चम्मचभर
coch. parv.—a teaspoonful. चाय की चम्मचभर
collyr.—An eyewash. आँख धोने का लोशन
cont. rem.—let the medicines be continued. औषधियाँ लेना जारी रखें
CSF—cerebrospinal fluid. प्रमस्तिष्कमेरु-द्रव
cv—cardiovascular. हृद्वाहिकीय
D—dose. खुराक, मात्रा
d.—give. दो
d—density. घनत्व
/d—per day. प्रतिदिन
D & C—dilatation and currettage. विस्फारण एवं आखुरण
dB—decibel. डेसीबल
d.d. in d.—from day to day. दिन प्रतिदिन
dec.—Pour off. उँडेल दो
def.—defecation. मल-त्याग
dent. tal. dos.—give of such doses. इतनी मात्राएँ लेना छोड़ दें
det—let it be given. इसे छोड़ने दें
dieb. alt.—every other day. प्रत्येक अगले दिन
dieb. tert.—every third day. प्रत्येक तीसरे दिन
dil.—dilute, diluted. तनु, तनुकृत (हल्का)
dim.—one-half. एक आधा भाग
div.—divide. विभाजित करो
DOA—dead on arrival. पहुँचते ही मृत्यु हो जाना
DPT—diphtheria- pertussis-tetanus (vaccine) डिफ्थीरिया-काली खाँसी-टेटनस (वैक्सीन)
dr.—dram. ड्राम
ECG—electrocardiogram. इलैक्ट्रोकार्डियोग्राम
ECT—electroconvulsive therapy. विद्युत्-आक्षेपकारी

चिकित्सा-पद्धति
ED—Emergency Department. आपातकालीन विभाग
EDC—estimated date of confinement. प्रसव की आकलित तिथि
EEG—electroencephalogram. विद्युत्मस्तिष्कलेख
EMG—electromyogram. विद्युत्पेशीलेख
emp.—Plaster. प्लास्टर
EMS—emergency medical service. आपातकालीन चिकित्सा-सेवा
emuls.—an emulsion. कोई इमल्शन
ENT—ear, nose and throat. कान, नाक एवं गला
ER—Emergency Room. आपातकालीन कक्ष
ESR—erythrocyte sedimentation rate. लोहित- कोशिका तलछटीकरण दर
en., enem.—enema. एनीमा
et—and. और, तथा
exhib.—let it be given. इसे छोड़ देने दें
ext.—spread. फैलाओ
F.—Fahrenheit. फेहरनहाइट
f—female. स्त्री
F.A.—first aid. प्राथमिक चिकित्सा
fl. dr.—fluid dram. फ्लूड ड्राम
fl. oz.—fluid ounce. फ्लूड औंस
FSH—follicle-stimulating hormone. पुटक-उद्दीपक हॉर्मोन
g, gm.—gram. ग्राम
garg.—a gargle. गरारा
G1—Gastrointestinal. जठरान्त्रीय
gr.—grain. ग्रेन
grad.—by degrees. अंशों द्वारा
Gtt, gtt—drops. बूँदें
guttat—drop by drop. बूँद-बूँद करके
h, hr—hour. घन्टा
haust.—a draught. एक घूँट
Hg.—mercury. पारद या पारा
h.n.—tonight. रात को
hor. decub—bed time. सोते समय
hr—hour. घण्टा
h.s.—bed time. सोते समय
idem—the same. वही
im—intramuscular. अन्तःपेशीय
in d.—daily. प्रतिदिन
inf.—infusion. फाँट
inhal.—inhalation. अभिश्वसन
inj.—injection. इन्जैक्शन
instill.—instillation. बिन्दुपातन, बूँद-बूँद करके टपकाना
iop—intraocular pressure. अन्तःनेत्र्य दाब
IQ—intelligence quotient. बुद्धि लब्धि
IU—international unit. अन्तर्राष्ट्रीय इकाई
IUCD—intrauterine contraceptive device. अर्न्तगर्भाशयी गर्भनिरोधक उपकरण
IUD—intrauterine device. अर्न्तगर्भाशयी उपकरण
IUFD—intrauterine fetal death. अर्न्तगर्भाशयी भ्रूणीय मृत्यु
IV—intravenous. अन्तःशिराभ
IVP—intravenous pyelogram. अन्तःशिराभ वृक्क-गोणिकाचित्र
J—joule. जूल
kcal.—kilocalorie. किलोकैलोरी
KUB—kidney, ureter, and bladder. वृक्क, गवीनी या मूत्रनली एवं मूत्राशय
lb—pound. पौण्ड
LD_{50}—lethal dose, medium. मध्यम श्रेणि की प्राणघातक मात्रा
LH—luteinizing hormone. ल्यूटीनाइजिंग हार्मोन
lin.—a liniment. लेप
liq.—liquid; fluid. द्रव; तरल
lmp—last menstrual period. अन्तिम मासिक-धर्म काल
lot.—lotion. लोशन
LTD—lowest tolerated dose. अन्तिम सहन की गयी मात्रा
M.—mix. मिश्रित करो
M—molar, muscle. मोलर, पेशी
man. prim.—first thing in the morning. सबसे पहले सुबह को
MED—minimum effective dose. न्यूनतम प्रभावकारी मात्रा
med.—a medicine. कोई औषधि
m. et n.—morning and night. सुबह और रात
mEq.—milliequivalent.
mist.—mixture. मिश्रण
mitt.—send. भेजो
mm—millimeter. मिलीमीटर
m.mol—millimole. मिलीमोल
mod.—moderate sized. साधारण परिमाण का
mod. praesc.—as prescribed. जैसा नुस्खे में लिखा है।
mol. wt.—mole cular weight. आणविक भार
µEq.—microequivalent.
mv—millivolt. मिलीवोल्ट
NF.—National Formulary. राष्ट्रीय सूत्र-समुदाय
noct. maneq.—night and morning. रात्रि एवं प्रातःकाल
n.p.o.—nothing by mouth. मुँह से कुछ न लेना
nunc.—now. अब

O.—Pint. पिन्ट
OB.—Obstetrics. प्रसूति-विज्ञान
OC—oral contraceptive. मुखी गर्भनिरोधक
O.D.—right eye. दाँईं आँख
O.L.—left eye. बाँईं आँख
om. mane vel. noc.—every morning or night. प्रत्येक सुबह या रात को
omn. bid.—every 2 days. प्रत्येक दो दिनों में
omn. bih.—every 2nd hour. प्रत्येक दूसरे घण्टे पर
omn. hor.—every hour. प्रत्येक घण्टे पर
omn. noct.—every night. प्रत्येक रात्रि में
om. ¼h.—every 15 minutes. प्रत्येक 15 मिनट में
oz—ounce. औंस
paren.—parenterally. आँत के अतिरिक्त अन्य मार्ग से
part. aeq.—equal parts. बराबर भाग
part. vic.—individual doses. व्यक्तिगत मात्राएँ
p.c.—After meal. भोजन के पश्चात्
ph—Hydrogen ion concentration. हाइड्रोजन आँयन सान्द्रता
PI—Present illness; previous illness. वर्तमान रोग; पूर्ववर्ती रोग
pil.—pill. पिल, गोली
PM—afternoon, evening. उपराह या तीसरा पहर, सन्ध्या या शाम
p.o.—by mouth. मुँह से
P.p.—melting point. गलनांक या द्रवणांक
p.p.a.—the bottle being first shaked. बोतल को पहले हिलाया गया
ppm.—parts per million. प्रत्येक दस लाख पर भाग
post.—posterior. पश्चज
p.r.—through the rectum. मलाशय से होकर
p.r.n.—as needed. जैसी आवश्यता हो
pro. rat. aet.—according to patient's age. रोगी की आयु के अनुसार
pt.—pint. पिन्ट
pulv.—powder. पाउडर
p.v.—through the vagina. योनि से गुजार कर
q.h.—every hour. प्रत्येक घण्टे पर
q.2h.—every two hours. प्रत्येक दो घण्टे पर
q 3h—every 3 hours. प्रत्येक तीन घण्टे पर
q.1.D.—four times a day. दिन में चार बार
q.l.—as much as wanted. अधिकतम आवश्यकतानुसार
q.p.—at will. इच्छा पर
q.s.—sufficient quantity. पर्याप्त मात्रा
qt—quart. स्फटिक या बिल्लौर
quotid.—daily. प्रतिदिन, रोज़
q.v.—which see. जिसे देखो
RBC—red blood cells. लाल रक्त कोशिकाएँ
red. in pulv.—reduced to powder. पाउडर के रूप में पीसा गया
repetat., rep.—to be repeated. दुहराना है
RNA—ribonucleic acid. राइबोन्यूक्लिक एसिड
RPM—revolutions per minute. चक्कर प्रति मिनट
RQ—Respiratory quotient. श्वसनीय लब्धि
rub.—red. लाल
s.—singular. एकवचन
S.—mark. चिह्न, निशान
SA—sinoatrial. शिरा-अलिन्दी
s. a. or sec. a.—by skill. बुद्धि से
sc—subcutaneous. अवत्वचीय
semih.—half an hour. आधा घण्टा
sig.—write. लिखो
sing.—of each. प्रत्येक का
SOB—Shortness of breath. जल्दी-जल्दी सांस लेना
sol.—solution. विलयन, घोल
solv.—dissolve. घोलो
s.o.s.—if necessary. यदि आवश्यक हो
S/p—no change after. बाद में कोई परिवर्तन नहीं
sp. gr.—specific gravity. विशिष्ट गुरुत्व
spt.—spirit. स्पिरिट
ss.—a half. एक अर्द्ध भाग
st.—let it (them) stand. इसे अथवा इन्हें खड़ा रहने दें
STD—Sexually transmitted diseases. लैंगिक संसर्ग द्वारा संचारित रोग
sum.—let him take, to be taken. उसे लेने दो, लेना है।
sum. tal.—take 1 such. ऐसा एक लो
syr.—syrup. सीरप, शर्बत
T.—temperature. तापमान
tab.—tablet. टिकिया, गोली
tere—rub. रगड़ो
t.i.d.—Three times a day. दिन में तीन बार
tere bene.—rub well. ठीक प्रकार से रगड़ो
t.i.n.—three times a night. रात्रि में तीन बार
tinct.—tincture. टिंक्चर
tr.—tincture. टिंक्चर
TSD—time since death. मृत्यु होने से समय
TSH—thyroid-stimulating hormone. अवटु उद्दीपक हार्मोन
ung.—ointment. मरहम
ur.—urine. मूत्र, पेशाब

UTI—urinary tract infection. मूत्रीय पथ का संक्रमण
UV—ultraviolet. अल्ट्रावॉयोलेट
Vin—wine. शराब, मदिरा
Vol.—Volume. आयतन
Vol.%—Volume percent. आयतन प्रतिशतता
WBC—White blood cells. श्वेत रक्त कोशिकाएँ
w.s.—water soluble. जल में घुलनशील
wt.—weight. भार
w/v.—weight by volume.